HAGERS HANDBUCH

DER

PHARMACEUTISCHEN PRAXIS.

HAGERS HANDBUCH

DER

PHARMACEUTISCHEN PRAXIS

FÜR

APOTHEKER, ÄRZTE, DROGISTEN UND MEDICINALBEAMTE.

UNTER MITWIRKUNG VON

Max Arnold-Chemnitz, G. Christ-Berlin, K. Dieterich-Helfenberg,
Ed. Gildemeister-Leipzig, P. Janzen-Perleberg, C. Scriba-Darmstadt

VOLLSTÄNDIG NEU BEARBEITET UND HERAUSGEGEBEN

VON

B. FISCHER, UND C. HARTWICH,
BRESLAU ZÜRICH.

MIT ZAHLREICHEN IN DEN TEXT GEDRUCKTEN HOLZSCHNITTEN.

ERSTER BAND.

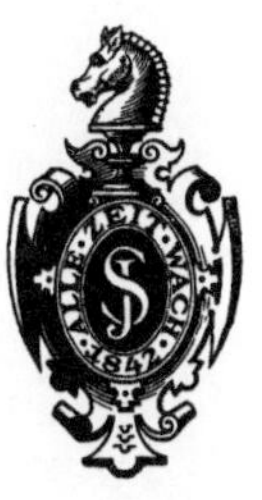

SPRINGER-VERLAG BERLIN HEIDELBERG GMBH
1900

ISBN 978-3-642-47104-9   ISBN 978-3-642-47350-0 (eBook)
DOI 10.1007/978-3-642-47350-0

Vorrede.

Der Herausgabe der ersten Auflage des Handbuches der pharmaceutischen Praxis durch HAGER lag die Erwägung zu Grunde, dass das Material, welches dem Apotheker bei Ausübung seines Berufes täglich durch die Hände geht, nur zum kleineren Theile in den jeweilig geltenden Pharmakopöen eine wissenschaftliche Durcharbeitung erfahren hat, dass vielmehr der weitaus grössere Theil des Gesammtmateriales von den Pharmakopöen nicht berücksichtigt ist und der ganzen Sachlage nach auch nicht berücksichtigt werden kann. — Eine Zusammenfassung dieses vielgestaltigen Stoffes in seinen mannigfaltigen Beziehungen zu Wissenschaft und Praxis, in seinen Beziehungen zur Arzneibereitung sowie zum gewerblichen und praktischen Leben, das war das Ziel, welches HAGER bei der Abfassung seines Handbuches s. Zt. vorgeschwebt hatte. — Und dass er dieses Ziel erreicht hat, davon legt die ausserordentliche Verbreitung dieses Werkes beredtes Zeugniss ab. In vielen Tausend Exemplaren ist es seit seinem ersten Erscheinen von dem Büchermarkte aufgenommen und über den ganzen Erdball verbreitet worden. Aber auch dieses Werk entging nicht dem Schicksale aller Bücher: es begann, obgleich es auch heute noch stark begehrt ist, allmählich zu veralten, ein Vorgang, den auch die im Jahre 1882 erfolgte Herausgabe eines Ergänzungsbandes auf die Dauer nicht aufzuhalten vermochte.

Der Erkenntniss dieser Thatsache hat auch HAGER in dem letzten Jahrzehnt seines Lebens sich nicht verschlossen, vielmehr wiederholt ernstliche Anstalten zur Verjüngung dieses seines Lieblingswerkes getroffen. — Indessen stellten sich diesem Unternehmen zunächst ernstliche Schwierigkeiten entgegen. Die ursprüngliche Idee HAGER'S, einen weiteren Ergänzungsband herauszugeben, musste bald als unausführbar fallen gelassen werden, da es nicht möglich erschien, die zeitlich mehrere Jahrzehnte auseinander liegenden Bände durch einen neuen Ergänzungsband zu einem harmonischen Ganzen zu verbinden. So blieb denn eine völlig neue Bearbeitung als einzig mögliches Auskunftsmittel. — Aber auch an dieses weitausschauende Unternehmen ging HAGER zu Anfang der 90er Jahre nach langen Erwägungen mit frohem Arbeitsmuthe heran; allerdings um allmählich zu der Ueberzeugung zu kommen, dass seine Kraft allein zu einer raschen Beendigung dieses Werkes wohl nicht ausreichen würde.

Auf Wunsch der Firma Julius Springer trat HAGER daher gelegentlich der Arbeiten zur Herausgabe des Kommentars für das deutsche Arznei-

buch mit dem ersten Unterzeichneten auch wegen einer gemeinsamen Neubearbeitung des Handbuches der pharmaceutischen Praxis in nähere Beziehungen. — Leider war es ihm nicht mehr vergönnt, das Erscheinen der
neuen Bearbeitung zu erleben.

Das Dahinscheiden HAGER's führte nochmals einen Aufschub des
Unternehmens herbei.

Da indessen alle Betheiligten in dem Wunsche sich begegneten, das schon
ziemlich vorgeschrittene Unternehmen zur definitiven Ausführung zu bringen,
so wurde es möglich, die entgegenstehenden Schwierigkeiten so weit zu
überwinden, dass Ende December 1898 mit der Drucklegung begonnen,
und die erste Lieferung der neuen Bearbeitung im Januar 1899 ausgegeben werden konnte, umsomehr als es gelungen war, die Zusage bebewährter Fachgenossen für die gemeinsame Arbeit zu erhalten.

Nach dem Ableben HAGER's hatten sich die unterzeichneten Herausgeber dahin verständigt, dass unbeschadet des gemeinsamen Zusammenwirkens die verantwortliche Redaktion des pharmaceutisch-chemischen und
galenisch-technischen Theiles von Dr. B. FISCHER, diejenige des pharmakognostisch-botanischen Theiles aber von Prof. Dr. C. HARTWICH übernommen
werden solle.

Das Ziel, dessen Erreichung sie sich gesteckt hatten, war in Kürze
folgendes:

Vor allem sollte dem Werke sein ursprünglicher Charakter gewahrt
bleiben: Ein praktisches Nachschlagewerk der Pharmacie zu sein,
in welchem die Apotheker und Angehörige verwandter Berufsarten auf
möglichst viele Fragen sich Raths erholen könnten. War damit auch grundsätzlich eine lediglich theoretische Bearbeitung des Stoffes ausgeschlossen,
so erschien es doch unabweislich, das praktische Material im streng wissenschaftlichen System zu behandeln und rein wissenschaftliche, ja unter Umständen sogar theoretische Erörterungen da einzuflechten, wo sie dem
Verständniss für die Praxis förderlich zu sein versprachen. — Für die Bearbeitung des Textes war als Grundsatz aufgestellt worden, das gesammte
Material in möglichst einfacher, prunkloser Weise darzustellen, einmal
damit das Werk nicht zu sehr anschwelle, dann aber auch, damit die Darstellung möglichst verständlich werde.

Es wurde ferner in Aussicht genommen, die Betrachtungen nicht auf
das Arzneibuch für das Deutsche Reich zu beschränken, sondern ausserdem noch das Ergänzungsbuch des Deutschen Apotheker-Vereins, ferner die lokalen deutschen Vorschriftensammlungen und von fremden Pharmakopöen die Austriaca, Britannica, Gallica, Helvetica und
United-States-Pharmacopoïea zu berücksichtigen. — Man mag über
die Zulänglichkeit der Pharmakopöen denken wie man will, so steht doch
fest, dass in denselben eine ungeheure Menge Detail-Material niedergelegt
ist, welches dem, der zu lesen versteht, reiche Anregung gewährt. Davon abgesehen wurde natürlich die gesammte Litteratur des In- und Auslandes, soweit sie Beziehungen zur Pharmacie hat, in Berücksichtigung
gezogen.

In ihren Einzelheiten gestaltete sich die Bearbeitung etwa in folgender Weise:

Bei den chemischen Bearbeitungen wurde für jede Substanz zunächst eine sorgfältige Aufzählung ihrer Synonyma gegeben. Bei den im Grossbetrieb hergestellten Präparaten wurde von Darstellungsvorschriften im allgemeinen abgesehen. Dagegen wurden für diejenigen Präparate, welche voraussichtlich oder möglicherweise einmal im pharmaceutischen Laboratorium dargestellt werden könnten, um so genauere Vorschriften gegeben, die, wo es nöthig erschien, durch praktische Versuche erprobt worden sind. Es ist hierbei grundsätzlich von allen allgemeinen Angaben abgesehen, vielmehr jede Vorschrift thunlichst in festen Gewichts- oder Maassverhältnissen angegeben worden; auch wurde versucht, die Beschreibung der Darstellungsverfahren in möglichst anschaulicher Form zu geben. — Der Litteratur-Kundige wird unschwer zu beurtheilen vermögen, wo aus eigener Erfahrung geschildert, wo lediglich referirt worden ist.

Präparate, welche in mehreren Handelssorten vorkommen, sind so genau beschrieben worden, dass es nicht schwer sein kann, die einzelnen Sorten in den Preisverzeichnissen wiederzufinden.

Die Abschnitte: Eigenschaften, Prüfung, Aufbewahrung, Anwendung enthalten alles für die Praxis Wissenswerthe in möglichst knapper und unzweideutiger Form. Unter Anwendung ist nicht nur die therapeutische, sondern auch diejenige in den Gewerben und im Haushalt behandelt worden.

Die auf die analytischen Arbeiten sich beziehenden Kapitel sind so bearbeitet worden, dass in jedem Falle nur durch eigene Erfahrung bewährte Methoden aufgeführt wurden. Es war nicht beabsichtigt, etwa eine Sammlung aller bekannten Methoden zu geben, es wurde vielmehr besonderer Werth darauf gelegt, dass die mitgetheilten Methoden auf ihre Zuverlässigkeit durch eigene Erfahrung geprüft und mit einfachen Hilfsmitteln ausführbar sind.

Bei der Bearbeitung der Drogen wurde gesucht, die Beschreibungen möglichst kurz und präcis zu geben, so dass meist nur das wirklich Charakteristische aufgeführt wurde, das zur Erkennung der Droge nothwendig ist. Ganz besonders sollen diejenigen Elemente hervorgehoben werden, die bei Erkennung der Drogen auch im fein zerkleinerten Zustande am wichtigsten sind. Wo es irgend nothwendig erschien, wurde das Verständniss durch Abbildungen zu unterstützen gesucht. Die Angaben über „Bestandtheile" geben, so wenig Platz ihnen auch meist eingeräumt werden konnte, hoffentlich doch eine Vorstellung von den neuen und bedeutenden Ergebnissen der Forschung auf diesem Gebiete. Besondere Sorgfalt wurde den Gehaltsbestimmungen der Drogen zugewendet und fast nur selbst erprobte Methoden aufgenommen; die an zahlreichen Stellen mitgetheilten Grenzzahlen durften nicht fehlen, können aber hier und da nur bedingten Werth beanspruchen, da die Untersuchungen, aus denen sie abgeleitet wurden, noch zu wenig zahlreich sind. Denjenigen Drogen, die auch technisch, als Genussmittel u. s. w. verwendet werden, musste eine eingehendere, über das pharmaceutische Interesse hinausgehende Bearbeitung zu Theil werden, da der Apotheker erfahrungsgemäss oft genöthigt ist, ihnen auch nach andern als den rein pharmaceutischen Richtungen seine Aufmerksamkeit zuzuwenden.

Zweifelhafte Angaben wurden im Texte nach Möglichkeit vermieden. Wo irgend eine Angabe zu Zweifeln Veranlassung geben konnte, wurden diese durch Beifügung der chemischen Formel, oder des specifischen Gewichtes oder des Procentgehaltes zu beseitigen versucht. Dadurch gewinnen die gemachten Angaben ausserordentlich an Brauchbarkeit und Zuverlässigkeit.

Bei der Auswahl des Stoffes war besonders der Gesichtspunkt maassgebend, alles das aufzunehmen, was der Apotheker in der ihm gewöhnlich zur Verfügung stehenden Litteratur nur schwer oder mangelhaft oder gar nicht auffinden wird, so dass in gewisser Beziehung die neue Bearbeitung dieses Handbuches eine kleine Bibliothek ersetzen dürfte.

Besondere Sorgfalt ist auch den modernen Arzneimitteln, den galenischen Präparaten, Magistral-Vorschriften, Specialitäten und technischen Artikeln, überhaupt der pharmaceutischen Nebenindustrie und den Beziehungen der Pharmacie zur Hygiene und zu den Gewerben zugewendet worden. Wo es nützlich erschien, ist versucht worden, das Verständniss durch zusammenfassende Aufsätze zu fördern, welche den gegenwärtigen Stand der betreffenden Fragen darstellen.

So glauben denn die Herausgeber in der Neubearbeitung des Handbuches der pharmaceutischen Praxis das Beste gegeben zu haben, was sie vom Standpunkt der praktischen Pharmacie aus zu geben vermögen: die Erfahrungen ihrer und ihrer Mitarbeiter wissenschaftlicher und praktischer Thätigkeit während eines Menschenalters.

Möchte auch die neue Bearbeitung von HAGER's Handbuch der pharmaceutischen Praxis dem Apotheker ein treuer und zuverlässiger Berather werden in seinem vielgestaltigen und verantwortlichen Berufe.

Breslau und Zürich, im März 1900.

B. FISCHER. C. HARTWICH.

Abelmoschus.

Abelmoschus moschatus Med. (syn. Hibiscus Abelmoschus L.). **Malvaceae-Hibisceae.** Heimisch in Ostindien, jetzt in allen Tropengegenden kultivirt.

Verwendung finden die Samen:

Semen Abelmoschi. Semen Alceae Aegyptiacae. Grana moschata. Semen Abutilontis Avicennae. Semen Althaeae aegyptiacae. Semen Ketmiae americanae. Semen Moschi arabici. — Abelmoschuskörner. Bisamkörner. Bisampappelsamen. Dessmerkörner. Moschuskörner. — Grains d'Ambrette. Die Samen sind nierenförmig, 4 mm lang, 3 mm breit, grünbraun, mit hellen Längsstreifen und riechen stark nach Moschus. Besonders geschätzt sind westindische Samen (Martinique); ostindische, die seit 20 Jahren vorkommen, sind oft stark verunreinigt. Sie verdanken den Geruch einem ätherischen Oel, von dem sie 0,1—0,25 % enthalten, das in der Parfümerie, zur Herstellung von Likören etc. verwendet wird.

Ein aus Amerika in den Handel gebrachtes **Ambresetteseed-Oel** roch wenig nach Moschus und bestand im wesentlichen aus Copaivabalsam-Oel. Den Samen substituirt man zuweilen die geruchlosen Samen von **Abutilon indicum (L.) G. Don.**

Abrus.

† Abrus precatorius L. Papilionaceae-Vicieae. Ursprünglich wohl in Ostindien heimisch, jetzt überall in den Tropen.

Verwendung finden die Samen:

Semen Abri. Semen Jequirity. — Giftbohnen. Paternostererbsen. Süssstrauchsamen. — Grains ou pois d'Amérique. Red bean. Love pea. Scarlet seed. Preyer bean. Sie sind etwa erbsengross, etwas länglich, hartschalig, scharlachroth mit grossem schwarzen Fleck um den Nabel. Sie gelten allgemein als giftig, sollen aber in Aegypten gegessen werden; in Ostindien benutzt man sie als Aphrodisiacum.

Neuerdings (seit 1882) haben sie Aufmerksamkeit erregt als Heilmittel bei gewissen Augenkrankheiten. Man hat gefunden, dass ein aus dem zerkleinerten Samen kalt bereiteter Auszug, in die Augen gestrichen, eine hochgradige, eiterige Entzündung hervorruft, nach deren Ablauf manche Leiden, wie granulöse und diphtheritische Bindehautentzündungen, gebessert erscheinen sollen. Indessen werden die günstigen Erfolge bei Trachom und inveterirtem Pannus neuerdings geleugnet. Man schrieb die Wirkung ursprünglich einem in dem Auszug sich findenden Bacillus zu, weiss aber jetzt, dass sie dem stark giftigen **Abrin** (Jequiritin) zukommt. Das Abrin soll aus zwei Eiweissstoffen, einem Globulin (Paraglobulin) und einem der Albuminose verwandten bestehen. In Amerika verwendet man diese Samen auch gegen Lupus und andere Hautkrankheiten.

Wurzel, Stengel und Blätter der Pflanze schmecken süss in Folge des Gehaltes an **Glycyrrhizin**, von welchem die Blätter 9-10 % enthalten sollen.

Aufbewahrung. Unter den vorsichtig aufzubewahrenden Arzneistoffen.

Zur Anwendung werden die Samen grob zerstossen, mit 50 Theilen kaltem Wasser eine halbe Stunde lang ausgezogen, und der schwach gelbgefärbte Auszug filtrirt. Oder es werden 3 gr der Samen mit 5 ccm kaltem Wasser 24 Stunden macerirt, dann wird eine gleiche Menge heissen Wassers zugesetzt und nach dem Erkalten filtrirt.

Acacia.

Mimosaceae — Acacieae.

I. Acacia anthelmintica Baill. Heimisch in Abyssinien und Kordofan. Die Rinde kommt als **Musena, Massena, Basena** etc. zuweilen nach Europa und wird als Anthelminticum empfohlen. Enthält Musenin, einen dem Saponin verwandten Stoff. Dosis 30,0 g im Aufguss.

II. Acacia Giraffae Willd. (**Camelthorn**). Heimisch in Südafrika. Die 1,2 cm langen, 0,8 cm breiten, 0,4 cm dicken, grünlich braunen Samen sind als Kaffeesurrogat empfohlen. Liefert auch minderwerthiges Gummi (s. d.).

III. Acacia Farnesiana Willd. Wahrscheinlich in Westindien heimisch, in den Tropen vielfach kultiviert. Die wohlriechenden Blüthen (fälschlich als **Cassiablüthen** bezeichnet) verwendet man zu krampfstillenden Theeaufgüssen, als insektentödtendes Mittel und als Aphrodisiacum.

IV. Eine ganze Reihe von Arten liefern in der Rinde ein geschätztes, gerbstoffhaltiges Material, das freilich in erster Linie technisch, aber auch medicinisch als adstringirendes Mittel verwandt wird. Es kommen hauptsächlich in Betracht: **A. arabica Willd.** in Asien und Afrika, **A. dealbata Lk., A. decurreus Willd., A. homalophylla A. Cunn.** alle drei in Australien. Die Rinde der erstgenannten Art enthält 22—32% Gerbstoff.

V. A. arabica Willd., A. Bambolah Roxb., A. cineraria Willd., A. nilotica Desf. liefern in ihren Hülsen das Gerbematerial **Bablah** mit etwa 20% Gerbstoff und 4% Gallussäure.

VI. Acacia Catechu Willd., A. Suma Kurz liefern **Catechu** (s. d.).

VII. Ueber die Gummi liefernden Arten vergl. **Gummi.**

VIII. Flores Acaciae sind die Blüthen von **Prunus spinosa** (s. d.).

Acetalum.

I. Acetalum. Acetal. **Diäthylacetal. Aethylidendiäthyläther.** $CH_3 — CH(OC_2H_5)_2$ = 118. Ein Kondensationsprodukt des Acetaldehyds mit Aethylalkohol; in dem durch Kohle filtrirten Rohspiritus enthalten.

Darstellung. Man destillirt 2 Th. Weingeist (95 Vol. Proc.) mit 3 Th. Braunstein, 3 Th. conc. Schwefelsäure und 2 Th. Wasser, bis 3 Th. Flüssigkeit übergegangen sind. Das Destillat wird rektificirt, alsdann das Acetal durch Zusatz von krystallisirtem Calciumchlorid, event. einer konc. wässerigen Calciumchloridlösung ausgesalzen. Man erhitzt die Acetal-Schicht, um Aldehyd und Aethylacetat zu zerstören, im geschlossenen Gefässe mit Natronlauge auf 100°, schüttelt mit konc. Calciumchloridlösung aus, entwässert durch geschmolzenes Calciumchlorid und destillirt fraktionirt. Die bei 104 bis 106° übergehenden Antheile werden gesammelt.

Eigenschaften. Farblose, ätherisch riechende, neutrale Flüssigkeit, spec. Gewicht = 0,821 bei 22° C., Siedepunkt 104—106°. Löslich in 25 Theilen Wasser von 15°; aus dieser Lösung wird es durch Calciumchlorid ausgesalzen. Mit Alkohol und Aether in jedem Verhältniss mischbar. Durch wässerige Säuren wird es leicht in Alkohol und Aldehyd gespalten, dagegen ist es ziemlich beständig gegen Alkalien. Es giebt daher mit Jod und Natronlauge nicht direkt, wohl aber, wenn es vorher mit etwas verdünnter Schwefelsäure erwärmt worden war, Jodoform.

Aufbewahrung. Vor Licht geschützt, in nicht zu grossen Gefässen.

Anwendung. Innerlich genommen erzeugt es Schlaf und Anästhesie. Man giebt es in Dosen von 8—15 g in starker Verdünnung, meist mit Arabischem Gummi emulgirt, als Schlafmittel. Der Geschmack ist schwach bitter, wenig brennend, mit pfefferminzähnlichem Nachgeschmack.

II. Methylalum. **Methylal.** **Methylendimethyläther** $CH_2(OCH_3)_2 = 76.$ Ein dem obigen analoges Präparat: Kondensationsprodukt aus Formaldehyd mit Methylalkohol.

Darstellung. Man erwärmt in einer Retorte ein Gemisch von 1 Th. Methylalkohol, 1 Th. Braunstein und 1,5 Th. konc. Schwefelsäure, die mit 1,5 Th. Wasser verdünnt wurde. Unter Eintritt einer lebhaften Reaktion destillirt eine Flüssigkeit über, welche neben Methylal noch Methylalkohol, Ameisensäure und Wasser enthält. Man rektificirt das Destillat und fängt die zwischen 40 und 50° C. übergehenden Antheile auf. Alsdann entwässert man diese Fraktion zunächst mit geschmolzenem Calciumchlorid, sodann mit geglühter Potasche und fraktionirt so lange, bis man ein bei 42° C. vollständig übergehendes Produkt erhält.

Eigenschaften. Farblose, spec. leichte, bewegliche, neutrale, nach Chloroform und Essigäther aromatisch riechende Flüssigkeit, spec. Gewicht 0,855 bei 15°, Siedepunkt 42°. Löslich in 3 Th. Wasser, mischbar mit Alkohol, Aether, fetten und ätherischen Oelen, nicht leicht entzündlich. Von Alkalien nicht verändert, von Säuren wird es in Formaldehyd und in Methylalkohol zerlegt.

Prüfung. 1) Es sei neutral. 2) Das spec. Gewicht gehe nicht über 0,860 hinaus. 3) Löst man 5 Tropfen Methylal in 10 ccm Wasser und fügt 1 Tropfen Kaliumpermanganatlösung hinzu, so darf innerhalb 5 Minuten Entfärbung nicht eintreten (Alkohol, Aldehyd). 4) Auf Chloroform würde durch die Isonitril-Reaktion zu prüfen sein; s. Chloroform.

Aufbewahrung. Vor Licht geschützt in nicht zu grossen Gefässen.

Anwendung. Aeusserlich als schmerzstillende Einreibung. Innerlich in Gaben von 1—5 g als Hypnoticum. Eingeathmet (30—50 g) als Inhalations-Anästheticum. Die hypnotische Wirkung tritt auch nach subkutaner Injektion ein. Antidot des Strychnins!

Rp. Methylali 10,0	Methylali 15,0	Methylali 2,0
Olei Olivarum 30,0	Sirupi Sacchari 100,0	Aquae destillatae 8,0
S. Zur Einreibung.	S. Abends 1 Theelöffel.	S. Zur subkutanen Injektion.

Als „Acetal" wird bisweilen auch folgende Mischung bezeichnet: Aetheris acetici 15,0, Olei Aurantii, Thymi, Serpylli, Caryophyllorum, Lavandulae, āā gtt. 3. Olei Citri gtt. 6. Olei Rosmarini gtt. 7. Olei Bergamottae gtt. 10. Mentholi 5,0, Alcohol absoluti 150,0 g.

Melange de Grégory. Forméthylal-Dumas. Unter diesem Namen wurde früher ein rohes Methylal, aus Methylal, Methylalkohol und Ameisensäure bestehend, verwendet.

Acetanilidum.

† **Acetanilidum** (Brit., Germ., Helv., U-St.). **Antifebrinum** (Austr.). **Acétanilide** (Gall.). **Phenylacetamid** $C_6H_5NH(CH_3CO) = 135.$

Darstellung. 2 Th. Anilin werden mit 3 Th. Eisessig in einem Rundkolben *a* mit aufgesetztem Luftkühlrohr *b* so lange zum Sieden erhitzt, bis eine herausgenommene Probe beim Erkalten rasch und vollständig erstarrt, was in etwa 5 Stunden der Fall ist. Alsdann giesst man die noch heisse Flüssigkeit unter Umrühren in etwa 6—8 Th. kaltes Wasser, sondert die Krystallmasse nach völligem Erkalten von den flüssigen Antheilen und krystallisirt die Krystallmasse aus der 20fachen Menge siedenden Wassers um, bis

der Schmelzpunkt 112—113⁰ ist. Ist es nothwendig, die Krystalle zu entfärben, so kann
dies durch Digeriren mit etwas Thierkohle geschehen.

$$C_6H_5NH_2 + CH_3COOH = H_2O + C_6H_5 - NH(CH_3CO).$$

Es ist nicht erforderlich, chemisch reines Anilin anzuwenden, es genügt das technische „Anilin für Blau“. Dagegen
ist es zweckmässig, dieses kurz vor der Verwendung zu rektificiren.

Eigenschaften. Farblose, glänzende, geruchlose Blättchen von schwach brennendem Geschmack, bei 295⁰ siedend. Der
Schmelzpunkt liegt nach Austr. etwa bei 112⁰, Helv. bei 112 bis
113⁰, Germ. und U-St. bei 113⁰, Brit. bei 113,5⁰, Gall. bei 114⁰.
Löslich in 200 Th. kaltem oder 18 Th. siedendem Wasser, in
3,5 Th. Weingeist, in 18 Th. Aether, leichtlöslich in Chloroform.

Durch Erhitzen mit ätzenden Alkalien wird es in freies
Anilin und essigsaures Alkali gespalten. Durch Erhitzen mit konc.
Salzsäure entstehen Anilinchlorhydrat und Essigsäure C_6H_5NH
$(CH_3CO) + H_2O + HCl = CH_3COOH + C_6H_5NH_2 . HCl$.

Prüfung. 1) Es sei neutral, farblos, geruchlos und zeige
den geforderten Schmelzpunkt. 2) In konc. Schwefelsäure löse es
sich in der Kälte ohne Färbung. (Färbung durch verschiedene
organische Verunreinigungen, starke Verkohlung durch Zucker.)
3) In Salpetersäure (von 1,153 spec. Gew.) löse es sich ohne
Färbung (Phenacetin = Gelbfärbung). 4) Die kalt gesättigte wässerige Lösung werde
durch Eisenchlorid nicht violett gefärbt (Anilin-Salze). 5) 0,5 g Acetanilid verbrennen,
ohne einen Rückstand zu hinterlassen (unorganische Beimengungen).

Aufbewahrung. Nach Germ. und Helv.: Vorsichtig.

Anwendung. Innerlich bewirkt es beim fiebernden Menschen Temperatur-
Erniedrigung. Man giebt es als Antipyreticum und Antineuralgicum meist in Pulverform.
Nebenwirkungen: Schweisse, cyanotische Verfärbung. Vorsicht ist geboten, da grosse
Gaben Methämoglobin erzeugen können. Grösste Einzelgabe: 0,5 g (Germ., Helv.).
Grösste Tagesgabe: 3 g (Helv.), 4 g (Germ.). Aeusserlich nur selten als die Eite-
rung beschränkendes Antisepticum.

Technisch als Verdünnungs(fälschungs)mittel für riechende Substanzen, z. B. Pipe-
ronal, Moschus, Vanillin etc.

Analyse. Man erkennt das Acetanilid an den physikalischen Eigenschaften, ferner
an folgenden Reaktionen: 1) Kocht man 0,1 g Acetanilid mit 5 ccm Kalilauge, so treten
eigenthümlich riechende Anilindämpfe auf; fügt man zu der erkalteten Flüssigkeit einige
Tropfen Chloroform, so entwickelt sich beim nochmaligen Erwärmen der widerliche
Isonitril- (Carbylamin-, Isocyanphenyl-) Geruch. Das Reagensglas ist nach der Beobachtung
sofort zu beseitigen. 2) Man kocht 0,1 g Acetanilid mit 2 ccm Salzsäure (25 Proc.) eine
Minute lang, fügt 3 ccm Karbolwasser (1 : 20) sowie 20 Tropfen filtrirte Chlorkalklösung
hinzu: Es entsteht zwiebelrothe, trübe Flüssigkeit, welche durch Ammoniak in indigoblau
verändert wird. (Indophenol-Reaktion.)

Hat man in Gemischen eine Bestimmung des Acetanilids auszuführen, so kann
diese, falls andere stickstoffhaltige Substanzen nicht zugegen sind, dadurch erfolgen, dass
man den Stickstoffgehalt, z. B. nach KJELDAHL, ermittelt. Durch Multiplikation des gefundenen Stickstoffes mit 9,64 erhält man die Menge des vorhandenen Acetanilids.

Im Harn findet sich das Acetanilid z. Th. als Acetyl-Paraamidophenol-Aetherschwe-
felsäure, z. Th. als Paraamidophenol-Glukuronsäure oder Acetyl-Paraamidophenol-Glukuron-
säure. Diese spalten beim Erhitzen mit Salzsäure Paraamidophenol ab, welches die
Indophenol-Reaktion giebt. Der Harn reducirt alkalische Kupferlösung und dreht links
wegen des Gehaltes an gepaarter Glukuronsäure.

Man kocht 10 ccm Harn mit 2 ccm Salzsäure. Nach dem Erkalten giebt man

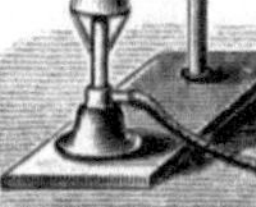

Fig. 1.

2 ccm 3procentiges Karbolwasser sowie etwas filtrirte Chlorkalklösung hinzu: Zwiebelrothe Färbung, die durch Ammoniak in Blau übergeht (Indophenol-Reaktion).

Acetanilid ist Bestandtheil einer grossen Anzahl von Geheimmitteln und Specialitäten:

Antikamnia. Gemisch von 80 Acetanilid mit 20 Natriumbikarbonat, zuweilen auch etwas Koffeïn.

Antinervin-Radlauer. (*Salbromalid.*) Gemisch aus Ammoniumbromid, Salicylsäure je 25, Acetanilid 50 (Ritsert).

Exodyne. Acetanilid 90, Natriumbikarbonat, Natriumsalicylat je 5.

Headine. Acetanilid 70, Natriumbikarbonat 30,0.

Phenatol. Mischung aus Acetanilid, Natriumbikarbonat, Koffeïn, Natriumsulfat, Natriumchlorid.

Phenolid. Acetanilid, Natriumbikarbonat āā.

Pyratine. Acetanilid 60, Koffeïn 7, Natriumbikarbonat 20, Calciumkarbonat 13 (Welter).

Rp. Acetanilidi 2,0—5,0
Sacchari 3,0
fiat pulvis, divide in partes X.
Drei bis viermal täglich ein Pulver.

Rp. Acetanilidi 2,0
Sacchari albi
Gummi arabici āā 1,0
fiant cum Aqua pilulae 20.
2—4 Mal täglich 3—4 Pillen.

Tinctura dentifricia cum Acetanilido.
Rp. Acetanilidi 5,
Glycerini 20,
Spiritus 75,
Tinct. Coccionellae 5,
Olei Menthae pip.
„ Geranii āā gtt. V
1 Theelöffel voll in ¹/₂ Glas Wasser als antiseptisches Mundwasser.

Acetanilidi Derivata.

Von den näheren Derivaten des Acetanilids kommen pharmaceutisch folgende in Betracht:

Ammonol (amerik. Ursprungs) soll angeblich Ammoniumphenylacetamid (Formel?) sein. Zweifelhaftes Präparat: Analgeticum und Antipyreticum.

† **Antisepsin.** Asepsin. p. Bromacetanilid. $C_6H_4Br(1)NH . CH_3CO(4)$. Man löst 135 Th. Acetanilid in Eisessig, trägt 160 Th. Brom ein und krystallisirt den entstehenden weissen Niederschlag aus heissem Alkohol um.

Farblose, monokline Prismen, Schm. P. 165—166°, in Wasser fast unlöslich, in Alkohol mässig löslich. Aufbewahrung. Vorsichtig, vor Licht geschützt. Aeusserlich als Antisepticum auf nicht blutende Wunden. Innerlich 0,02 — 0,05 — 0,1 g als Antipyreticum und Antineuralgicum. (Vorsicht wegen Kollaps.)!

[*Antisepsin*—Viquerat ist eine Art Lymphe, welche in der Weise erhalten wird, dass man 1—2 ccm einer 0,5procentigen Lösung von Jodtrichlorid in Abscesse spritzt und das sich ausscheidende Serum als Heilmittel benutzt. Nicht mit dem Vorigen zu verwechseln.]

Jodantifebrin. Para-Jodacetanilid. $C_6H_4J(1)NHCH_3CO(4)$. Darstellung: a) Durch Einwirkung von Chlorjod auf eine eisessigsaure Lösung von Acetanilid; b) durch Erhitzen von p-Jodanilin mit Eisessig: $C_6H_4JNH_2 + CH_3CO_2H = H_2O + C_6H_4J . NH . CH_3CO$. Aus Wasser krystallisirt farblose, rhombische Tafeln, geruchlos, geschmacklos. Wenig löslich in kaltem, ziemlich löslich in siedendem Wasser, sehr leicht löslich in Alkohol und in Eisessig (Schm. P. 181,5°). Scheint den Organismus unverändert zu verlassen.

† **Diacetanilid.** $C_6H_5N(CH_3CO)_2$. Durch Erhitzen von Monoacetanilid mit Eisessig auf 200—250° C. zu erhalten. Das Reaktionsprodukt wird mit heissem Petroläther ausgezogen, welcher das Monoacetanilid ungelöst lässt. Aus der heissen Petroläther-Lösung scheidet sich Diacetanilid in Blättchen aus. Schm. P. 111° C. Wirkt wie Monoacetanilid, aber stärker. Aufbewahrung: Vorsichtig.

† **Formanilid.** *Formanilidum*, Phenylformamid $C_6H_5NH(HCO)$. Darstellung: a) Durch rasches Destilliren von 93 Th. Anilin mit 126 Th. krystallisirter oder 90 Th. entwässerter Oxalsäure: $C_2O_4H_2 + C_6H_5NH_2 = H_2O + CO_2 + C_6H_5NH(HCO)$. b) Durch Erhitzen von Ameisensäure-Ester mit Anilin: $HCOOC_2H_5 + C_6H_5NH_2 = C_2H_5OH + C_6H_5NH(HCO)$.

Farblose, lange prismatische Krystalle, Schm. P. 46°. In Wasser ziemlich, in Alkohol leicht löslich. Löslich auch in Glycerin und in Oelen. Zerfällt mit verdünnten Säuren in Anilin und Ameisensäure. Aufbewahrung: Vorsichtig.

Aeusserlich: Blutstillend, auf Schleimhäuten anästhesirend. Zu Einblasungen in den Kehlkopf mit gleichen Theilen Amylum oder Lycopodium. Zu Pinselungen auf Schleimhäuten die 10—20proc. Lösung, zu Einspritzungen in die Urethra und Blase die

2—3proc. Lösung. **Innerlich:** 0,15—0,25 g dreimal täglich als Antipyreticum und Analgeticum, bei Rheumatismus, Malaria, Typhus. Vorsicht wegen Cyanose!

† **Benzanilid.** Benzoylanilid. Benzoylanilin. $C_6H_5NH(C_6H_5CO)$. Durch Einwirkung von Benzoylchlorid oder Benzoesäureanhydrid auf Anilin in gleicher Weise wie Acetanilid. $C_6H_5NH_2 + C_6H_5COCl = HCl + C_6H_5NH(C_6H_5CO)$.

Farblose, perlmutterglänzende Blättchen, in Wasser fast unlöslich, löslich in 58 Th. kaltem oder 7 Th. siedendem Alkohol. Schm. P. 163°. Aufbewahrung: Vorsichtig.

Als Antipyreticum in der Kinderpraxis. Kinder von 1—3 Jahren = 0,1—0,2 g, von 4—8 Jahren 0,2—0,4 g, von 8 Jahren ab 0,4—0,6 g, Erwachsene 1—3 g.

† **Salicylanilid.** $C_6H_5NH(C_6H_4OH . CO) = 213$. Durch Erwärmen einer Mischung von 50 Th. Salicylsäure und 34 Th. Anilin mit 20 Th. Phosphortrichlorid darzustellen. Man wäscht das Reaktionsprodukt mit Wasser, löst es in verdünnter, kalter Natronlauge und fällt es aus dieser Lösung durch Salzsäure, worauf man den Niederschlag aus verdünntem Alkohol umkrystallisirt. Farblose Prismen oder Blättchen, Schm. P. 134—135°. Leicht löslich in Alkohol, Aether, Benzol, Chloroform, schwer löslich in Schwefelkohlenstoff und heissem Wasser. Die alkoholische Lösung wird durch Ferrichlorid violett gefärbt. Wenig wirksam. Aufbewahrung: Vorsichtig.

Salifebrin-RADLAUER. Fälschlich „Salicylanilid“ genannt. Angeblich ein Kondensationsprodukt aus Acetanilid und Salicylsäure, ist in der That aber eine mechanische (event. durch Schmelzen bereitete) Mischung von Acetanilid und Salicylsäure.

† **Gallussäureanilid.** Gallanilid. *Gallanolum* (Gallinol). $C_6H_5NH . CO . C_6H_2(OH)_3$ + $2 H_2O$. Man erhitzt Gallussäure oder Tannin mit einem Ueberschuss von Anilin 1 Stunde lang auf 150°, entfernt durch Ausziehen mit salzsäurehaltigem Wasser das überschüssige Anilin und krystallisirt den Rückstand wiederholt aus siedendem Wasser um.

Farblose, bei 100° wasserfrei werdende Krystalle. Wenig löslich in kaltem, leicht löslich in siedendem Wasser, in Alkohol und in Aether. Durch Alkalien wird es unter Braunfärbung gelöst. Die wässerige Lösung färbt sich mit Eisenchlorid blau. Die wasserfreie Verbindung schmilzt bei 205°. Aufbewahrung: Vorsichtig, vor Licht geschützt.

Wirkt reducirend und antiseptisch. An Stelle des Pyrogallols bei Hautkrankheiten (Ekzem, Psoriasis) in Substanz, in Mischungen mit Talcum, in Salben 1:30 bis 1:4. Angeblich ungiftig, nicht reizend.

† **Methylacetanilid.** Exalgine (Gall.). $C_6H_5N(CH_3)(CH_3CO)$. Man lässt zu 215 Th. Monomethylanilin (unter Rückflusskühlung) allmählich und unter Umschwenken 80 Th. Acetylchlorid zutropfen. Unter freiwilliger Erhitzung vollzieht sich die Reaktion $2C_6H_5NHCH_3$ + $CH_3COCl = C_6H_5N(CH_3)CH_3CO + C_6H_5NHCH_3 . HCl$. Man trägt den noch warmen Kolbeninhalt in siedendes Wasser ein und sammelt die nach dem Erkalten sich ausscheidenden Krystallnadeln, welche aus siedendem Wasser oder verdünntem Alkohol umkrystallisirt werden.

Da nur die Hälfte des Monomethylanilins umgewandelt wird, der Rest als salzsaures Salz in der Mutterlauge gelöst ist, so dampft man diese nach Zusatz von wenig Salzsäure etwas ein und gewinnt das Monomethylanilin wieder durch Destillation der mit Natronlauge stark alkalisch gemachten Flüssigkeit im Wasserdampfstrome.

Farblose, lange prismatische Krystallnadeln, in 60 Th. kaltem, oder in 2 Th. siedendem Wasser, sehr leicht in Alkohol löslich. Schm. P. 102°, Siedep. gegen 245°. Schmilzt unter siedendem Wasser. Durch Erhitzen mit Natronlauge oder konc. Salzsäure wird es in Essigsäure und Monomethylanilin gespalten. Die im letzteren Falle erhaltene salzsaure Lösung darf, nach dem Uebersättigen mit Ammoniak, auf Zusatz von Chlorkalklösung nicht violett gefärbt werden (Anilin). Gall. Aufbewahrung: Vorsichtig.

Anwendung. Als Antineuralgicum in Gaben von 0,2—0,4—0,8 g bis zu 1,5 g täglich.

Jatrol angeblich Oxyjodomethylanilid. Als Jodoformersatz (Trockenantisepticum, geruchloses, farbloses Pulver) empfohlen. Formel? Zweifelhaftes Präparat.

Acetonum.

I. Acetonum. (Ergänzb.) **Dimethylketon. Aceton. Propanon. Spiritus pyroaceticus. Mesitalkohol.** $CH_3 : CO : CH_3 = 58$. Spurenweise im normalen Harn und im Blut enthalten, bei hohem Fieber und bei Diabetes in grösserer Menge im Harn auftretend. Entsteht bei der trockenen Destillation des Holzes, beim Erhitzen von Zucker oder Gummi mit Kalk.

Bereitung. Baryumacetat wird der trockenen Destillation unterworfen. Das Destillat wird mit Natriumkarbonat entsäuert und über geschmolzenem Calciumchlorid rektificirt. — Ganz reine Präparate werden auf dem Umwege über das Aceton-Natrium-bisulfit dargestellt. Man lässt das Aceton mit Natriumbisulfit krystallisiren, destillirt die Bisulfit-Verbindung mit Säuren oder Alkalien und rektificirt das Destillat über Calcium-chlorid. — Die Handelswaare wird bei der trockenen Destillation des Holzes gewonnen (s. Alcohol methylicus).

Eigenschaften. Klare, farblose, leicht bewegliche, neutrale Flüssigkeit, leicht ent-zündlich und mit leuchtender Flamme verbrennend, ätherisch und pfefferminzartig riechend und schmeckend. Mit Wasser, Alkohol und Aether in jedem Verhältniss mischbar. Spec. Gew. 0,808 bei 15° C. Siedep. 56° C. Ausgezeichnetes Lösungsmittel für Fette, Harze, Kautschuk, Kampfer, Celluloid etc. Das *Acetonum purum* der Preislisten enthält stets etwas Methylalkohol. Es siedet bei 56—58° C. Das spec. Gew. ist 0,80—0,81 (Ergänzb.), doch genügt dieses Präparat für alle pharmaceutische Zwecke. Völlig rein ist nur das aus der Bisulfitverbindung dargestellte Aceton.

Reaktionen. 1) Beim Versetzen mit Kalilauge und Jod entsteht Jodoform. Ist auf Gegenwart von Alkohol Rücksicht zu nehmen, so fügt man eine Lösung von Jod in Ammoniumjodid und an Stelle von Kalilauge Ammoniak hinzu (GUNNING). 2) Fügt man zu einer Acetonlösung einige Tropfen frischbereiteter Natriumnitroprussidlösung und etwas Kalilauge, so tritt rothbraune Färbung auf. Nach dem Ansäuern mit Essigsäure geht sie in Purpur- oder Violettfärbung (LEGAL) über.

Prüfung. 1) In Betracht kommen: Reaktion, spec. Gew. und Siedepunkt. 2) Trockenes Kaliumkarbonat oder Calciumchlorid, in das Aceton gebracht, darf nicht zer-fliessen (Wasser). 3) Mit Wasser sei es klar mischbar (Trübung = Empyreuma, auch Koh-lenwasserstoffe). 4) Schüttelt man 10 ccm Aceton mit 10 ccm Liquor Kalii acetici, so darf die wässerige Schicht nicht mehr als 11 ccm betragen, Wasser, Methylalkohol, Aethylal-kohol). Ueber die Bestimmung s. unter *Alcohol methylicus.*

Anwendung. Früher innerlich gegen Tuberkulose, Gicht, Rheumatismus, auch als Wurmmittel. Einzelgabe 0,3—0,6; Tagesgabe 3,0 g. Aeusserlich zu reizenden Ein-reibungen. Löst Schiessbaumwolle zu Aceton-Kollodium auf. Technisch zu Lacken, zur Darstellung von Jodoform und Sulfonal.

II. Hypnonum. Acetophenon. Phenyl-Methylaceton. Phenyl-Methylketon.

$C_6H_5 : CO : CH_3$. Durch trockene Destillation gleicher Molekulargewichte Calciumbenzoat und Calciumacetat oder durch Kochen von Benzol mit Acetylchlorid und Aluminiumchlorid. Die zwischen 190—205° siedenden Antheile werden rektificirt, die bei 195—200° über-gehende Fraktion wird abgekühlt. Die durch Absaugen gereinigten Krystalle sind erstarrtes Acetophenon.

Farblose oder gelbliche, ölartige Flüssigkeit nach Bittermandelöl und Jasmin riechend. Siedep. 210°. Erstarrt bei + 4° zu Krystallblättern, die bei 20° schmelzen. Spec. Gew. = 1,035. Fast unlöslich in Wasser, sehr leicht löslich in Alkohol, Aether, Chloro-form, Benzol und fetten Oelen, auch in 60 Th. Glycerin.

Zu 0,05—0,15 g pro dosi in fettem Oel gelöst als Schlafmittel, meist in Kapseln.

III. Salacetolum. Acetolsalicylsäure-Ester. $C_6H_4(OH)CO_2CH_2COCH_3$.

Vom Aceton leitet sich ein „Acetol" genannter Alkohol CH_3COCH_2OH ab, dessen Salicylsäure-Ester das Salacetol ist. Nicht zu verwechseln mit „Salactol"; s. Hydrogenium peroxydatum.

Darstellung. Monochloraceton wird mit Natriumsalicylat erhitzt.

$$C_6H_4(OH)CO_2 \cdot Na + Cl \cdot CH_2COCH_3 = NaCl + C_6H_4(OH)CO_2CH_2COCH_3.$$

Eigenschaften. Farblose, schwach bitterschmeckende Nadeln oder Schuppen, lös-lich in 2200 Th. Wasser oder 15 Th. Alkohol, 25 Th. Ricinusöl, 30 Th. Mandelöl. Schmelzp. 71°. Wird es mit Wasser geschüttelt, so giebt das Filtrat mit Eisenchlorid die Reaktion der Salicylsäure (Violettfärbung). Durch 1procentige Natronlauge wird es beim Schütteln (unter Verseifung) gelöst. Beim Ansäuern dieser Lösung fällt Salicylsäure aus.

Anwendung. In Tagesgaben von 2—4 g an Stelle des Natriumsalicylats bei Ge-lenkrheumatismus; in Ricinusöl gelöst bei Sommerdiarrhöen.

Acidum aceticum.

Essigsäure wird in der Pharmacie in folgenden Formen angewendet: I. Als konc. Essigsäure, II. verdünnte Essigsäure, III. Essig, IV. Holzessig, V. Weinsteingeist.

I. Konc. Essigsäure. **Acidum aceticum** (Helv., Germ.). **Acidum aceticum concentratum** (Austr.). **Acidum aceticum glaciale** (Brit., U-St.). **Acide acétique crystallisable** (Gall.). **Acetum glaciale. Essigsäure. Essigsäurehydrat. Eisessig** $CH_3 CO_2 H = 60$. Die 100procentige Säure ist eine klare, farblose, stechend sauer riechende und ätzend sauer schmeckende Flüssigkeit, unter 16^0 C. zu farblosen rhombischen Tafeln erstarrend, welche bei $16{,}7^0$ wieder schmelzen. Siedep. 118^0. Die Dämpfe sind leicht entzündlich und brennen mit bläulicher Flamme. Spec. Gewicht 1.0553 bei 15^0 C. Mit Wasser, Alkohol, Aether, Glycerin in jedem Verhältniss mischbar. Beim Verdünnen der Säure mit Wasser steigt das spec. Gewicht zunächst in Folge Bildung von Hydraten, dann fällt es wieder. Das spec. Gewicht von 1,066 entspricht z. B. einer Säure von 95, aber auch einer solchen von 56 Proc. Daher giebt das spec. Gewicht keinen sicheren Anhalt über den Säuregehalt. Die Essigsäure der Pharmakopöen und des Handels enthält 96—99 Proc. $C_2 H_4 O_2$ und 4—1 Proc. Wasser.

	Austr.	Brit.	Gall.	Germ.	Helvet.	U-St.
Spec. Gew.	1,060	1,058	1,063	1,064$>$	1,064$>$	1,058$>$
Essigsäuregehalt $\%$	$>$96	ca. 99	99	96	96	99
Siedepunkt	116—117^0	—	120^0	ca. 117^0	ca. 117^0	117—118^0

Gutes Lösungsmittel für Harze, äther. Oele, Horn u. dgl., besonders in der Wärme.

Darstellung. Fabrikmässig durch Destillation von 100 Th. völlig (!) entwässertem Natriumacetat mit 80 Th. englischer und 30 Th. rauchender Schwefelsäure. Das Destillat wird zur Oxydation der schwefligen Säure und Zerstörung der organischen Substanz sowie Bindung etwaiger Chlorwasserstoffsäure mit 1 Th. gepulvertem Kaliumdichromat, 4 Th. entwässertem Natriumacetat 48 Stunden macerirt, dann decanthirt und rektificirt. Die zuerst übergehenden wasserhaltigen Portionen (5 Th.) werden gesondert aufgefangen. Ausbeute etwa 70 Th. $CH_3 CO_2 Na + H_2 SO_4 = Na HSO_4 + CH_3 CO_2 H$.

Aufbewahrung. Nur die **Austr.** schreibt die Aufbewahrung unter den Separanden vor.

Abgabe. Da Eisessig nur zu wenigen technischen Zwecken (Photographie, Chemie) verwendet wird, so überzeuge man sich, dass der Käufer auch wirklich „Eisessig" haben will. Wenn im Handverkauf schlechthin „Essigsäure" als Arzneimittel verlangt wird, so gebe man *Acidum aceticum dilutum*.

Prüfung. 1) Völlige Flüchtigkeit beim Erhitzen von 3—5 ccm der Säure im Platinschälchen. Man beachte hierbei, dass die Dämpfe entzündlich sind und die Schleimhäute stark reizen. 2) Die mit dem 10fachen Volumen Wasser verdünnte Säure werde weder durch Silbernitrat (Chlor) noch durch Baryumnitrat (Schwefelsäure) getrübt. 3) Mit Kaliumpermanganat bis zur deutlichen Rothfärbung versetzt, entfärbe sie dieses innerhalb 5 Minuten nicht (Empyreuma und Aldehyde z. B. Furfurol). 4) Sie sei indifferent gegen Schwefelwasserstoff (Metalle, besonders Blei, Kupfer, Zink). 5) Mit Baryumchlorid entstehe weder direkt (Schwefelsäure) noch nach Zusatz von Chlorwasser (schweflige Säure) ein Niederschlag. 6) Die mit gleichem Vol. konc. Schwefelsäure gemischte Essigsäure entfärbe Indigolösung nicht (Salpetersäure). Gehaltsbestimmung durch Titriren gewogener Mengen von Säure mit Normalnatronlauge oder Kalilauge und Phenolphtalëin. 1 ccm $\dfrac{NaOH}{n} = 0{,}06$ g Essigsäure $CH_3 CO_2 H$.

Reaktionen. 1) Beim Erwärmen von Essigsäure mit Alkohol und konc. Schwefelsäure tritt der Geruch des Essigäthers auf. 2) Beim starken Glühen der innigen Mischung eines essigsauren Alkalisalzes (Na) mit gepulverter arseniger Säure tritt der widerliche Kakodylgeruch auf.

Anwendung. Wirkt im konc. Zustande auf Schleimhaut und Haut ätzend, in verdünntem reizend. Innerlich wird die concentrirte Säure kaum angewendet, die innere

Anwendung der Essigsäure erfolgt lediglich in Form von *Acetum* oder *Acidum aceticum dilutum.* Aeusserlich selten als Aetzmittel bei Warzen und Hühneraugen, gegen Wunden, die mit Leichengift inficirt sind. Bisweilen als blasenziehendes Mittel und als Riechmittel. Technisch: In der Photographie und Chemie.

Vésicatoire de Beauvoisin: Fliesspapier, Lcinen oder Charpie wird, mit Eisessig getränkt, auf die Haut gelegt. Ein starkes Hautreizmittel.

Flacons de poche, Flacons de sel anglais (franz. Specialität) sind Riechfläschchen mit kleinen Kaliumsulfatkrystallen gefüllt und mit Vinaigre anglais (Acetum britannicum), s. S. 10, aromatisirt.

II. Verdünnte Essigsäure.

Fabrikmässig dargestellt durch Destillation von krystallisirtem Natriumacetat mit Engl. Schwefelsäure, auch durch Verdünnung des Vorlaufes von der Destillation des Eisessigs. In den einzelnen Pharmakopöen von verschiedener Stärke.

Acidum aceticum dilutum (Austr., Germ. III., Helv.). **Acidum aceticum** (Brit., U-St.). **Acide acétique du commerce** à 1,060 (Gall.). *Acetum concentratum. Acide pyroligneux purifié.*

	Austr.	Brit.	Gall.	Helv.	Germ.	U-St.
Gehalt an $C_2H_4O_2$	20,4	33	48	30	30	36
Specifisches Gewicht	1,029	1,044	1,060	1,041	1,041	1,048

Man beachte, dass Brit. und U-St. unter „Acidum aceticum" eine verdünnte Essigsäure verstehen.

Die verdünnte Essigsäure verhält sich in allen Punkten wie eine wässerige Lösung der konc. Essigsäure. Sie ist also in der nämlichen Weise zu prüfen wie die conc. Essigsäure. Auch die Bestimmung des Essigsäure-Gehaltes erfolgt durch Titriren gewogener Mengen mit Normalnatronlauge und Phenolphtaleïn.

Volumgewicht der Essigsäure
bei + 15° (OUDEMANS).

Vol.-Gew.	Proc.	Vol.-Gew.	Proc.	Vol.-Gew.	Proc.	Vol.-Gew.	Proc.	Vol.-Gew.	Proc.
0·9992	0	1·0298	21	1·0543	42	1·0702	63	1·0741	84
1·0007	1	1·0311	22	1·0552	43	1·0707	64	1·0739	85
1·0022	2	1·0324	23	1·0562	44	1·0712	65	1·0736	86
1·0037	3	1·0337	24	1·0571	45	1·0717	66	1·0731	87
1·0052	4	1·0350	25	1·0580	46	1·0721	67	1·0726	88
1·0067	5	1·0363	26	1·0589	47	1·0725	68	1·0720	89
1·0083	6	1·0375	27	1·0598	48	1·0729	69	1·0713	90
1·0098	7	1·0388	28	1·0607	49	1·0733	70	1·0705	91
1·0113	8	1·0400	29	1·0615	50	1·0737	71	1·0696	92
1·0127	9	1·0412	30	1·0623	51	1·0740	72	1·0686	93
1·0142	10	1·0424	31	1·0631	52	1·0742	73	1·0674	94
1·0157	11	1·0436	32	1·0638	53	1·0744	74	1·0660	95
1·0171	12	1·0447	33	1·0646	54	1·0746	75	1·0644	96
1·0185	13	1·0459	34	1·0653	55	1·0747	76	1·0625	97
1·0200	14	1·0470	35	1·0660	56	1·0748	77	1·0604	98
1·0214	15	1·0481	36	1·0666	57	1·0748	78	1·0580	99
1·0228	16	1·0492	37	1·0673	58	1·0748	79	1·0553	100
1·0242	17	1·0502	38	1·0679	59	1·0748	80		
1·0256	18	1·0513	39	1·0684	60	1·0747	81		
1·0270	19	1·0523	40	1·0691	61	1·0746	82		
1.0284	20	1·0533	41	1·0697	62	1·0744	83		

Anmerkung. Die Volum-Gewichte über 1·0553 entsprechen zwei Lösungen von sehr verschiedenem Gehalt. Um zu wissen, ob man eine Säure vor sich hat, deren Gehalt an $C_2H_4O_2$ das Dichtigkeitsmaximum (78 Proc.) übertrifft, braucht man nur etwas Wasser zuzusetzen. Nimmt das Volum-Gewicht zu, so war die Säure stärker als 78procentig, im entgegengesetzten Falle war sie schwächer.

Anwendung. In kleinen Gaben innerlich zu 0,5—1,0 g stark verdünnt, regt sie Appetit und Verdauung an, in grösseren Gaben und häufiger genommen, erzeugt sie Verdauungsstörungen, Abmagerung, Blutarmuth. Aeusserlich: Zu reizenden Einreibungen, Waschungen, als Riechmittel. Technisch und pharmaceutisch vielfach verwendet. Ist im Handverkauf abzugeben, wenn zu Arzneizwecken „Essigsäure" verlangt wird.

Vinaigre de toilette (MALLARD).

Tincturae Benzoës
„ Balsami tolutani āā 2,0
Aquae Coloniensis moschatae 80,0
Mixturne oleoso-balsamicae 20,0
Acidi acetici diluti (30%) 30,0
Radicis Ratanhiae 0,25
Kosmetischer Zusatz zum Waschwasser.

Pasta contra comedones (UNNA).

Acidi acetici diluti (30%) 2,0
Glycerini 3,0
Boli albi 4,0
Fiat pasta. Gegen „Mitesser". Abends aufzulegen.

Vinaigre phéniqué (Gall.).

Acidi carbolici 10,0
Acidi acetici diluti (48%) 200,0
Aquae destillatae 790,0

Acidum aceticum carbolisatum (Diet. M.).

Acidi carbolici 10,0
Acidi acetici diluti (30%) 85,0
Olei Eucalypti 5,0
Zum Räuchern in Krankenzimmern.

Acidum aceticum camphoratum.

Camphorae 1,0
Spiritus 2,0
Acidi acetici diluti (30%) 7,0

Vinaigre radical, Esprit de Venus (Acetum radicale) der früheren Ph. Gall. war ein Destillat aus Kupferacetat. Es war im wesentlichen Eisessig mit einem kleinen Gehalt an Aceton, welches den Geruch modificirte.

Vinaigre anglais.
Acetum britannicum (Gall.).
Acidi acetic. glac. 100,0
Camphorae 10,0
Olei Cinnam. Ceyl.
„ Caryophyllor. āā 0,2
„ Lavandulae 0,1
Zur Füllung der *Flacons de poche.*

Vinaigre de Bully.
Tincturae Benzoës 1,0
Acidi acetici 5,0
Aquae Coloniensis 100,0

Acid. acetic. aromaticum (Ph. Germ. I.).
Acidi acetici glac. 100,0
Olei Cinnam. Cassiae 4,0
„ Thymi
„ Bergamottae āā 12,0
„ Caryophyllor. 36,0
„ Citri
„ Lavandulae āā 24,0
Zur Füllung von Riechfläschchen (Stücke von Kaliumsulfat), zu reizenden Einreibungen.

Acetine. Hühneraugenmittel. Verdünnte Essigsäure (30—50 Proc.) mit Fuchsin roth oder (HOCHSTÄTTERS Acetine) mit Indigocarmin blau gefärbt.

Acetidux (Dr. OELFERS) gegen Hühneraugen, Warzen etc. Nach SCHAEDLER: Lösung von 5 g Chromsäure in 15 g Wasser, nach Anderen gefärbte verdünnte Essigsäure.

Essigessenzen, zur Herstellung von Speise-Essig im Haushalt durch Verdünnen mit Wasser bestehen aus etwa 80procentiger Essigsäure. Diese Essenzen kommen auch gewürzt, z. B. zur Herstellung von Esdragon-Essig, Kräuter-Essig etc. vor.

III. Essig. Acetum. Vinaigre. Vinegar.

Nach den einzelnen Pharmakopöen entweder durch Verdünnen von Essigsäure oder durch Gährung darzustellen.

A) Reiner, gemischter Essig. *Acetum purum, Acetum destillatum.* Helv.: **Acetum purum** mit 5% Essigsäure. U-St.: **Acidum aceticum dilutum** mit 6%, Brit. desgl. mit 4,27% Essigsäure. Alle farblos, auf Reinheit wie die konc. Essigsäure zu prüfen.

B) Schnellessig, Branntweinessig. Essig. Austr. und Germ. III: **Acetum** mit 6% Essigsäure. Spec. Gew. etwa 1,008. Als officinell sind die fast farblosen, durch das sog. Schnellessigverfahren aus verdünntem Weingeiste erzeugten Sorten aufzufassen. Der von den Fabriken gelieferte **Essigsprit** enthält etwa 10% Essigsäure. Er ist also mit der nöthigen Menge Wasser zu verdünnen. Nicht zu grosse Vorräthe bereiten!

Prüfung. Verdampfungsrückstand etwa 1 Proc. Derselbe rieche nicht nach Gewürzen und schmecke nicht scharf (Gewürze, Pfeffer). Die Asche reagire alkalisch. Freie Salzsäure: Man destillirt den Essig ab und fällt das Destillat mit Silbernitrat. Spuren von Chlor sind zulässig, weil Magnesiumchlorid enthaltendes Wasser beim Destilliren Salzsäure abgiebt. Freie Schwefelsäure: Verdampfen von 5 ccm Essig im Wasserbade mit einigen Körnchen Zucker, wobei Verkohlung nicht erfolgen darf. Metalle: Durch Einleiten von Schwefelwasserstoff. **Arsen:** 5 ccm Essig, 2 ccm verdünnte Schwefelsäure und 1 Stück reines Zink. Das entwickelte Gas darf Silbernitratlösung $(1+1)$ nicht gelb färben. — Der Essig darf keine Essigälchen enthalten.

Gehaltsbestimmung. 10 g Essig bedürfen zur Neutralisation bei Anwendung von Phenolphthaleïn als Indikator nach Austr., Germ., U-St. = 10 ccm Normal-Kalilauge. Helvet. = 8,33 ccm. Brit. = 7,1 ccm Normal-Kalilauge.

Getreide-Essig. Durch Essigsäure-Gährung aus einer Mischung von gemalztem und ungemalztem Getreide zu erhalten, war früher von Brit. als **Acetum** (Vinegar) aufgenommen. Bräunliche Flüssigkeit, spec. Gew. 1,017—1,019. Essigsäuregehalt = 5,41 Proc.

Weinessig. *Acetum Vini.* Durch Essigsäure-Gährung von Wein oder Most erhalten. Gall.: *Vinaigre blanc* mit 7—8 Proc. Essigsäure. In Norddeutschland wird der gewöhnliche Schnellessig häufig fälschlich als „Weinessig" bezeichnet.

Weinessig hat das spec. Gew. 1,0116—1,0147, angenehm weinigen Geruch und Geschmack, enthält nur Spuren von Alkohol und Glycerin, 0,35—1,5 Proc. weinig riechendes Extrakt, 0,15—0,25 Proc. Asche, in welcher Phosphorsäure enthalten ist. Der Gehalt an Essigsäure ist 6—8 Proc. Wesentlich ist das Vorhandensein von Weinstein, zu - dessen Nachweis 1 Liter abzudampfen ist, s. unter **Vinum.** Weinessig soll unter Benutzung von mindestens 20 Proc. Wein hergestellt werden. Er soll mindestens 0,4 Proc. Extrakt und 0,003 Proc. Phosphorsäure enthalten.

Anwendung. Innerlich in Verdünnung zu kühlenden Getränken (Oxycrata), Limonaden, Saturationen. Als Antidot bei Vergiftungen mit kaustischen Alkalien, Aetzkalk. **Aeusserlich** wirkt er adstringirend und (durch Koagulation) blutstillend. Verdünnt mit 5 Th. Wasser zu Waschungen, Umschlägen, mit 3—6 Th. zu Klystieren mit 3—8 Th. zu Mund- und Gurgelwässern. Desinficirende Räucherungen nicht als zweckmässig zu bezeichnen.

Essigsprit des Handels enthält 8—10 Proc. Essigsäure, hält sich deshalb frei von Essig-Aalen. Aufbewahrung in Lagerfässern in trockenem kühlen Keller! Zu Küchenzwecken giebt man zweckmässig 6procentigen Essig ab, welcher event. schwach aromatisirt werden kann.

<table>
<tr><td colspan="2">

Essig-Aroma.

Weinbeeröl	3,0
Essigäther	50,0
Birnenäther	50,0
Spiritus (90°/₀)	397,0.

Acetum Dracunculi.
Esdragon-Essig (Diet. M.).

Herbae Dracunculi recentis	100,0
Aceti	1000,0
Acidi salicylici	1,0

8 Tage maceriren, pressen. Colatur auf fast 100° erhitzen, in geschlossener Flasche mehrere Tage absetzen lassen, filtriren und auf Flaschen abfüllen.

</td><td>

Kräuter-Essig.

Herbae Dracunculi recentis	200,0
Fructuum Anethi recentium	200,0
Herbae Achilleae moschatae	25,0
Foliorum Lauri	25,0

Mit *Spiritus dilutus* durchfeuchtet, 24 Stunden stehen lassen, sodann mit 50 Liter Essigsprit maceriren.

Sirop de Vinaigre (Gall.).

Aceti Vini (7—8°/₀)	100,0
Sacchari	175,0

Durch mässiges Erwärmen im geschlossenen Gefässe einen Sirup zu bereiten. Es ist hier in der That Weinessig anzuwenden.

</td></tr>
</table>

Acetogen. Nährsalz-Mischung für die Fabrikation des Essigs nach Pasteur. Calcii phosphorici 15,0, Natrii phosphorici 45,0, Ammonii phosphorici 40,0.

Sterilisator. Ein aromatischer Essig mit freier Salzsäure, Weinsäure und Citronensäure.

IV. Holzessig. Acetum *(Acidum)* pyrolignosum. Acetum lignicum. Acide pyroligneux. Vinaigre de bois. Pyroligneous acid. Vinegar from wood.

A) Roher Holzessig. *Acetum pyrolignosum* (Helv.). *Acetum pyrolignosum crudum* (Germ. III.). Braune Flüssigkeit, 5—7°/₀ (Helv. 5°/₀, Germ. III 6°/₀) Essigsäure, etwas Methylalkohol und Aceton, sowie 6—10°/₀ Holztheer gelöst enthaltend, welcher sich im Verlauf der Aufbewahrung zum Theil absetzt.

B) *Acetum pyrolignosum rectificatum,* Gereinigter Holzessig (Germ. III). Man destillirt den rohen Holzessig so lange, als das Destillat noch schwach gelblich gefärbt ist (etwa 80°/₀). Klare, gelbliche, später bräunliche Flüssigkeit von 5°/₀ Essigsäuregehalt.

Eine Mischung aus 1 ccm gereinigtem Holzessig, 9 ccm Wasser und 30 ccm verdünnter Schwefelsäure muss eine Lösung von 0,02 g Kaliumpermanganat in 20 ccm Wasser innerhalb 5 Minuten völlig entfärben. (Richtiger Gehalt an Theerstoffen.)

Anwendung. Beide Präparate werden wegen ihres Gehaltes an Essigsäure und an Theerbestandtheilen (Phenolen) äusserlich als adstringirendes und desinficirendes Mittel verwendet. Zu Waschungen und Umschlägen, als Mund- und Gurgelwasser, zu Einspritzungen in die Scheide 1—5,0 : 100,0 Wasser, zum Verbinden jauchiger Wunden 10—20,0 : 100,0 Wasser. Das ungereinigte Präparat ist das wirksamere, auch in der Veterinär-Praxis bei Klauenseuche, Maulfäule, Räude allein gebrauchte. Technisch der rohe Holzessig besonders zum Räuchern des Fleisches.

Innerlich nur der gereinigte Holzessig zu 0,5—1,0 g in starker Verdünnung bei Wangenbrand (Noma). Vorsicht wegen Intoxikationen.

Aufbewahrung des gereinigten Holzessigs: An kühlem Ort, in gut geschlossenen, möglichst gefüllten Gefässen vor Sonnenlicht geschützt. Nach langer Aufbewahrung wird er besonders bei Einwirkung von Licht und Luft dunkelbraun und ist dann zu verwerfen.

Acetum vulnerarium in usum veterinarium.

Aluminis pulverati	5,0
Aquae communis	100,0
Aceti pyrolignosi (crd.)	150,0
Spiritus diluti	20,0

Zum Verbande eiternder Wunden und zu Einspritzungen.

Linimentum Wilkinson.

Aceti pyrolignosi (crudi) 50,0
Ammonii carbonici q. s. ad neutralisationem.
D. ad vitrum nigrum.

Zum Bepinseln und Waschen syphilitischer Wucherungen.

V. Weinsteingeist. Liquor pyro-tartaricus. Spiritus Tartari *(empyreumaticus).*

Darstellung. Eine eiserne Retorte wird zu $^2/_3$ mit grobgepulvertem, rohem Weinstein angefüllt und über freiem Feuer allmählich bis zum Glühen erhitzt. Das Destillat sammelt man in einer geräumigen, gut abgekühlten Vorlage (man gebe den reichlich auftretenden Gasen Gelegenheit zu entweichen) und befreie es durch wiederholte Filtration von dem nicht gelösten brenzlichen Oel.

Eigenschaften. Gelbbräunliche, klare Flüssigkeit von brenzlich-säuerlichem Geruch und Geschmack, welche beim Abdunsten in Wasser leicht lösliche Krystalle von Brenzweinsäure abscheidet. Spec. Gew. 0,995—1,005. Enthält viele Bestandtheile des Holzessigs, ausserdem noch Brenzweinsäure.

Anwendung. Früher als anregendes, schweiss- und harntreibendes Mittel viel benutzt, jetzt obsolet. Dosis 1—2—3 g in Verdünnung. Bestandtheil der in manchen Gegenden als schweisstreibendes Mittel beliebten *Mixtura pyro-tartarica.*

Mixtura pyro-tartarica. Mixtura simplex. Mixtura bezoardica. Mixtura de tribus s. diatrion. Simplextropfen in loco: Mixturae pyro-tartaricae camphoratae.

Spiritus Angelicae compositi	120,0
Liquoris pyro-tartarici	80,0
Acidi sulfurici concentrati	5,0

Alle 2—3 Stunden einen Theelöffel voll in heissem Fliederthee.

Erkennung und Bestimmung. Nicht zu stark verdünnte Essigsäure erkennt man am Geruche. Ist die Lösung sehr verdünnt, so neutralisirt man sie mit Natriumkarbonat, dampft zur Trockne und stellt mit dem Rückstand folgende Reaktion an: 1) Fügt man das Acetat zu einer Mischung aus 2 Th. konc. Schwefelsäure und 1 Th. Alkohol, so tritt beim Erwärmen Geruch nach Essigäther auf. 2) Versetzt man die klare Lösung eines neutralen Acetats mit Ferrichloridlösung, so entsteht eine blutrothe Lösung von Ferriacetat. Beim Aufkochen scheidet sich ein Niederschlag von basischem Ferriacetat ab. 3) Mischt man eine kleine Menge eines Acetates innig mit Arsenigsäure-Anhydrid und erhitzt die Mischung stark in einem Glührohre, so erfolgt die Bildung widerlich riechenden Kakadyloxydes (Alkarsin, Cadet'sche Flüssigkeit) $As_2O(CH_3)_4$.

Die Bestimmung der Essigsäure erfolgt, falls diese in freiem Zustande vorhanden ist und andere freie Säuren abwesend sind, durch Titration einer gewogenen Menge mit Normal-Kalilauge und Phenolphthaleïn als Indikator. 1 ccm Normal-Kalilauge ist $= 0{,}06$ g Essigsäure $C_2H_4O_2$. (In der Praxis wendet man auch Normal-Ammoniak mit .Lackmus an.)

Liegen essigsaure Salze zur Bestimmung vor, so destillirt man diese zunächst mit verdünnter Schwefelsäure oder mit Phosphorsäure am besten im Wasserdampfstrome so lange, bis das Destillat neutral übergeht und titrirt alsdann das Gesammt-destillat oder einen aliquoten Theil wie angegeben mit Normal-Kalilauge und Phenophthaleïn.

OTTO's Acetometer. Ein in den Essigfabriken gebrauchter Apparat zur Feststellung der Stärke des Essigs besteht aus einem 36 cm langen und 2 cm weitem Glascylinder mit zwei verschiedenen Theilungen. Bis zur Marke a fasst der Cylinder $= 1$ ccm. Der Raum zwischen a und b ist $= 10$ ccm. In dem darüber befindlichen Theile entspricht der Raum zwischen zwei ganzen Zahlen $= 2{,}08$ ccm (diese 2,08 ccm entsprechen $= 2{,}07$ g (!) Ammoniakflüssig-keit von $1{,}369\,^0/_0$ NH_3). — Zum Gebrauche wird der Cylinder bis zur Marke a mit Lackmustinktur gefüllt. Dann fügt man bis zur Marke b von dem zu untersuchenden Essig hinzu, mischt durch sanftes Schwenken und lässt alsdann von der ammoniakalischen Probeflüssigkeit unter sanftem Bewegen so lange zu-fliessen, bis eben deutliche Blaufärbung auftritt. Der Gehalt des Essigs an Essigsäure $(C_2H_4O_2)$ kann alsdann direkt an der Graduirung abgelesen werden. Schneidet z. B. die blaue Flüssigkeit bei dem Theilstrich 6,5 ab, so enthält der Essig in 100 ccm $= 6{,}5$ g Essigsäure.

Die ammoniakalische Probeflüssigkeit zu diesem Acetometer wird ge-mischt aus

136 g Ammoniakflüssigkeit von 0,959 spec. Gew. bei 17,5⁰ C. und 864 g Wasser oder
140 g   „   „   0,960   „   „   „ 860 g   „

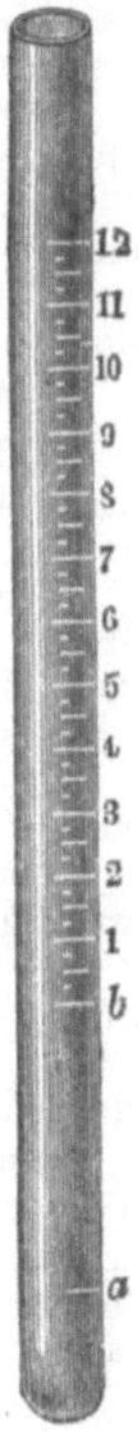

† **Essigsäure-Anhydrid** $(CH_3CO)_2 . O$. *Acidum aceticum anhydricum.* Nicht zu verwechseln mit wasserfreier Essigsäure! s. S. 8. Wird u. a. durch Einwir-kung von Phosphoroxychlorid oder von Chlorkohlenoxyd (Phosgen) auf wasser-freies Natriumacetat dargestellt: $4\,CH_3CO_2Na + POCl_3 = 2[(CH_3CO)_2O] + NaPO_3 + 3\,NaCl$. Farblose, leicht bewegliche Flüssigkeit von sehr stechendem Geruch. (Vorsicht.) Spec. Gew. 1,080; Siedep. 137⁰. Geht beim Kochen mit Wasser in Essigsäure über. Als Reagens zum Nachweis des Cholesterins, in der organischen Chemie zum „Acetyliren". Arzneilich nicht verwendet. Aufbewah-rung in Flaschen mit Glasstopfen. (Vorsichtig!)

† **Acetylchlorid.** Essigsäurechlorid. *Acetylum chloratum* CH_3COCl. Darstellung durch Einwirkung von Phosphorpentachlorid auf wasserfreie Essig-säure: $CH_3CO_2H + PCl_5 = HCl + POCl_3 + CH_3COCl$. Farblose, an der Luft rauchende, stechend riechende Flüssigkeit. Siedepunkt 53⁰ C. Giebt mit Was-ser $=$ Essigsäure $+$ Chlorwasserstoff, mit Alkohol $=$ Essigsäureäthyläther $+$ Chlorwasser-stoff. Anwendung in der organischen Synthese. Aufbewahrung in Flaschen mit Glas-stopfen. (Vorsichtig!)

Fig. 2. OTTO's Acetometer.

† **Monochloressigsäure,** *Acidum monochloro-aceticum.* *Acide monochloracétique.* *Mono-chloracetic acid.* CH_2ClCO_2H.

Darstellung. In wasserfreie Essigsäure, welche bis nahe zum Sieden erhitzt ist, wird — unter dem Einfluss des Sonnenlichtes oder bei Gegenwart von Jod — trockenes Chlor eingeleitet (10—20 Stunden), bis das Gewicht der Essigsäure um mehr als die Hälfte zu-genommen hat: $CH_3CO_2H + Cl_2 = HCl + CH_2ClCO_2H$. Das Reaktionsprodukt wird erhitzt und wiederholt fraktionirt. Die bei 180—188⁰ übergehenden Antheile erstarren beim Ab-kühlen zu Krystallen, welche aus siedendem Benzol umkrystallisirt werden können.

Eigenschaften. Farblose Nadeln oder rhombische Tafeln. In der Kälte geruchlos, in der Wärme erstickend riechend. Schm. P. 62—63⁰ C. Siedep. 185—187⁰ C. Hygroskopisch. In Wasser, Alkohol oder Aether leicht löslich. — Die 5 proc. mit Salpetersäure angesäuerte wässerige Lösung wird durch Silbernitratlösung nicht sofort getrübt. (Vorsichtig auf-bewahren!)

Anwendung. In Substanz oder konc. Lösung als Aetzmittel bei Warzen, Haut-verdickungen.

† **Dichloressigsäure.** *Acidum dichloraceticum.* $CHCl_2 . CO_2H$. Durch weitergehende Chlorirung der Essigsäure (s. Monochloressigsäure) zu erhalten. $CH_3CO_2H + 2\,Cl_2 = 2\,HCl + CHCl_2 . CO_2H$. Bei 0⁰ C. noch flüssig, bei starker Abkühlung erstarrend. Farblose Flüssigkeit, spec. Gew. 1,52 bei 15⁰ C. Siedepunkt 190⁰. (Vorsichtig aufzubewahren!) Nur selten als Aetzmittel gebraucht.

† **Trichloressigsäure.** *Acidum trichloraceticum* (Germ.). *Acide trichloracétique. Tri-*

chloracetic acid. CCl_3CO_2H. Am vortheilhaftesten durch Oxydation von Chloralhydrat mittels rother rauchender Salpetersäure darzustellen $CCl_3CHO + O = CCl_3CO_2H$.

Farblose, rhomboedrische Krystalle von schwachstechendem Geruche, an der Luft zerfliesslich, in Wasser, Alkohol und Aether löslich. Schmelzp. 55°, bei etwa 195° siedend. Die wässerige Lösung scheidet beim Erhitzen mit überschüssigem Natriumkarbonat Chloroform ab. Die wässerige, mit Salpetersäure angesäuerte Lösung werde durch Silbernitrat sogleich nur opalisirend getrübt. Aufbewahrung: In Gefässen mit Glasstopfen, vorsichtig.

Anwendung. Aeusserlich. In Substanz oder konc. Lösung als Aetzmittel zur Entfernung derber, widerstandsfähiger Wucherungen (Condylom, Papillom, Leichdornen), die 3proc. Lösung auf Tampons bei Nasenbluten. Wegen der Eigenschaft, Eiweiss zu fällen als Reagens auf Eiweiss, s. Urina.

† *Acidum trichloraceticum liquefactum.* 10 Th. Acidum trichloraceticum und 1 Th. Wasser geben ein flüssig bleibendes Liquidum. Receptur-Erleichterung.

† **Acetocaustin** wird eine 50 procentige Auflösung der Trichloressigsäure genannt.

Thioessigsäure, *Acidum thioaceticum* CH_3COSH. Thiacetsäure. Aethanthiolsäure. Durch Einwirkung von Phosphorpentasulfid auf wasserfreie Essigsäure zu erhalten $5 CH_3COOH + P_2S_5 = P_2O_5 + 5 CH_3COSH$.

Schwach gelbliche Flüssigkeit, zugleich nach Essigsäure und nach Schwefelwasserstoff riechend. Siedepunkt 93°. Spec. Gew. bei 10° = 1,074. In 16 Th. Wasser, leicht in Alkohol löslich. Zerfällt beim Erhitzen mit verdünnten Säuren in Essigsäure und Schwefelwasserstoff $CH_3COSH + H_2O = CH_3CO_2H + H_2S$.

Die 6 procentige wässerige Lösung dient als Ersatz des Schwefelwasserstoffes in der Analyse (SCHIFF).

Ammonium thioaceticum $CH_3COS(NH_4)$. Thioessigsaures Ammonium. Man übersättigt 30 cm der reinen Säure mit Ammoniakflüssigkeit und füllt die Mischung auf 100 ccm auf. Diese Lösung dient als Ersatz des Schwefelwasserstoffes in der Analyse (SCHIFF). Auf 1—2 g Substanz in salzsaurer Flüssigkeit wendet man 2—3 ccm der 30 procentigen Lösung an. Man bereite die Lösung des Ammoniumthioacetates nicht für zu lange Zeit hinaus, da sie sich unter Trübung zersetzt.

Amidoessigsäure. $CH_2(NH_2)CO_2H$. *Glycocollum.* Glycin. Leimsüss, Leimzucker. Aminoäthansäure Tritt als Zersetzungsprodukt vieler thierischer Stoffe beim Behandeln derselben mit Mineralsäuren oder ätzenden Alkalien auf, entsteht in dieser Weise aus dem Knochenleim. Als Benzoylglykokoll (Hippursäure) kommt sie im Harn der Pflanzenfresser vor.

Darstellung. Man kocht 1 Th. Hippursäure 10—12 Stunden lang am Rückflusskühler mit 4 Th. konc. Salzsäure, wodurch die Hippursäure in Benzoësäure und salzsaures Glykokoll gespalten wird $CH_2NH_2(C_6H_5CO)CO_2H + H_2O + HCl = C_6H_5CO_2H + CH_2(NH_2)CO_2H . HCl$. Man koncentrirt die Lösung, scheidet die Benzoësäure mechanisch ab und dampft die Lösung zur Trockne. Den Rückstand nimmt man mit Wasser auf, kocht die Lösung mit einem Ueberschuss Bleiglätte und fällt das Filtrat mit Schwefelwasserstoff. Die vom Schwefelblei abfiltrirte Flüssigkeit hinterlässt beim Verdampfen das Glykokoll. — Synthetisch aus Monochloressigsäure und Ammoniak.

Grosse, farblose, süssschmeckende Prismen. In Wasser leicht löslich, in Alkohol und Aether unlöslich. Schmilzt bei 236° unter Bräunung. Die wässerige Lösung giebt mit Ferrichlorid blutrothe, mit Kupfersulfat tiefblaue Färbung. — Glykokoll vereinigt sich sowohl mit Säuren als auch mit Basen zu Salzen, z. B. $CH_2(NH_2)CO_2H . HCl$, ferner $(CH_2NH_2CO_2)_2Cu + H_2O$.

†† *Hydrargyrum glycocollicum*, Glykokoll-Quecksilber $(CH_2NH_2CO_2)_2Hg$. Man löst 2 g Glykokoll in 20 ccm Wasser, fügt 1 g gefälltes Quecksilberoxyd hinzu, schüttelt bis zur Auflösung und füllt mit Wasser bis zu 100 ccm auf. 1 ccm der Lösung ist = 0,01 g HgO. Zu subkutanen Injektionen. Sehr vorsichtig aufzubewahren.

Acidum anisicum.

I. Anissäure. Acidum anisicum. $C_6H_4(OCH_3)CO_2H$. Methylparaoxybenzoësäure. Oxybenzoëmethyläthersäure (identisch mit der Dragonsäure von LAURENT und der „Umbellsäure" und Badiansäure von PERSOZ).

Darstellung. Man giesst 1 Th. Anisöl in eine auf 50° erwärmte Lösung von 5 Th. Kaliumdichromat, 20 Th. Wasser und 10 Th. konc. Schwefelsäure. Wenn die Reaktion nach einigen Minuten beendet ist, lässt man erkalten, filtrirt die Anissäure ab und reinigt sie durch Auflösen in Ammoniak und Fällen mit Salzsäure. Schliesslich krystallisirt man sie aus siedendem Wasser um.

Eigenschaften. Farblose, in reinem Zustande geruchlose, monokline Nadeln oder Prismen. Schmelzp. 184° (corr.), Siedep. 275—280°. Löslich in 2500 Th. Wasser von 18°, leicht löslich in siedendem Wasser, auch in Alkohol und in Aether. Die wässerige Lösung reagirt sauer und giebt mit Ferrichlorid keine Violettfärbung. Sie entfärbt Kaliumpermanganat nicht. — 1 g Anissäure wird neutralisirt (Phenolphthaleïn als Indikator) durch 0,368 g Kalihydrat = 65,7 ccm $^1/_{10}$-Normal-Kalilauge. Mol.-Gew. = 152. Aufbewahrung unter den indifferenten Arzneimitteln, nicht lichtempfindlich.

Prüfung. Anissäure sei farblos und rieche nur schwach nach Anisöl. 0,5 g verbrennen ohne einen Rückstand zu hinterlassen. Die wässerige Lösung reagire sauer, werde durch Eisenchlorid nicht violett gefärbt (Salicylsäure) und entfärbe nur mässige Mengen von Kaliumpermanganat. — Sie schmelze nicht unter 180°.

Anwendung. Sie wirkt antiseptisch, antithermisch und antirheumatisch wie Salicylsäure, aber ohne zu ätzen. Innerlich (meist als Na-Salz oder Phenylester) 0,3—1,0 g als Antipyreticum (beeinflusst die Herzthätigkeit nicht!). Aeusserlich in der Wundbehandlung in der nämlichen Weise und den gleichen Dosen wie Salicylsäure, also in Salben, spirituöser Lösung etc., 1 : 100 bis 1 : 10.

II. Natriumanisat. Natrium anisicum. $C_6H_4(OCH_3)CO_2Na + ^1/_2H_2O.$ Anissaures Natrium. Mol.-Gew. = 183.

Darstellung. Man stösst 10 Th. Anissäure und 5,5 Th. Natriumbikarbonat mit Wasser zu einer Pasta an und krystallisirt das Salz, dessen wässerige Lösung noch schwach sauer reagiren muss, aus 90 proc. Alkohol unter Erwärmen um.

Eigenschaften. Farblose Blättchen mit $^1/_2$ Mol. Krystallwasser, oder ein farbloses kleinkrystallinisches Pulver, welches fast wasserfrei ist. Leicht löslich in Wasser. Die wässerige Lösung reagirt schwach sauer; sie giebt mit Ferrichlorid eigelben Niederschlag von Ferrianisat, durch Mineralsäuren wird Anissäure in Krystallen abgeschieden. Aus der wässerigen Lösung krystallisirt ein Salz $C_6H_4(OCH_3).CO_2Na + 5H_2O$ in derben Säulen. Aufbewahrung wie Anissäure.

Anwendung. An Stelle des Natriumsalicylates zu 0,3—1,0 g mehrmals täglich bei Ischias und Rheumatismus. Stört die Herzthätigkeit nicht.

III. Anissäure-Phenylester. $C_6H_4(OCH_3)CO_2C_6H_5.$ Phenylum anisatum. Mol.-Gew. = 228. (Fälschlich auch *Acidum anisophenylicum*, s. MINDES.) Die dem Salol entsprechende Verbindung der Anissäure. Wird dargestellt durch Einwirkung von Phosphorpentachlorid auf eine Mischung von Anissäure und Phenol, s. Salolum.

Farblose, bei 75—76° schmelzende Krystalle, unlöslich in Wasser, leicht löslich in Alkohol und in Chloroform. Durch Natronlauge wird es schon in der Kälte gelöst unter Spaltung in Anissäure und in Phenol. Aufbewahrung wie Anissäure.

Anwendung. Zu 0,5—1,0 g mehrmals bei Rheumatismus und Neuralgien wie das Salol.

Acidum benzoicum.

Von den Pharmakopöen schreiben Austr., Gall., Germ., Helv. die durch Sublimation von Benzoëharz gewonnene Benzoësäure vor. Gall. hat ausserdem noch die auf nassem Wege aus Harz bereitete aufgenommen. U-St. und Brit. lassen die aus Harz sublimirte und die aus Toluol gewonnene Benzoësäure zu.

I. Reine oder künstliche Benzoësäure. Acidum benzoicum (Brit., U-St.). Acidum benzoicum artificiale (e Toluolo, seu crystallisatum) $C_6H_5CO_2H.$ Mol.-Gew. = 122.

Darstellung. Toluol $C_6H_5 . CH_3$ wird durch Chloriren zunächst in Benzotrichlorid $C_6H_5CCl_3$ verwandelt und dieses durch Erhitzen mit Wasser auf 150° in Benzoësäure übergeführt: $C_6H_5CCl_3 + 2H_2O = 3HCl + C_6H_5CO_2H$.

Eigenschaften. Farblose, glänzende Nadeln oder Blätter, in reinem Zustande geruchlos. Schmelzp. 120—121°, Siedep. 249—250°. Sublimirt schon bei 150°. Mit Wasserdämpfen flüchtig. Die Dämpfe der Benzoësäure reizen die Schleimhäute heftig. Löslich in 15 Th. siedendem oder 380 Th. kaltem Wasser, ferner in 2 Th. Alkohol oder 3 Th. Aether. Leicht löslich in Chloroform, Schwefelkohlenstoff, fetten und ätherischen Oelen.

Dieses Präparat kann als reine Benzoësäure angesehen werden. Es ist in der Regel nur durch Spuren von Benzaldehyd und durch kleine Mengen gechlorter Benzoësäuren verunreinigt. Die U-St. und Brit. lassen es als officinelles Präparat zu, ausserdem wird es in ausgedehntem Umfange in der organischen Technik, z. B. zur Herstellung von Anilinblau, verwendet.

II. Harn-Benzoësäure. Acidum benzoicum ex urina.

Der Harn der Pflanzenfresser enthält Hippursäure (Benzoyl-Glycocoll) $CH_2NH(C_6H_5CO)CO_2H$, welche durch Einwirkung von Säuren oder Basen in Glycocoll und Benzoësäure gespalten wird.

Man lässt Harn von Pferden oder Rindern durch mehrtägiges Stehen in Gruben faulen (Bildung von NH_3!), klärt ihn dann in Bottichen mit Kalkmilch, dampft die klare Flüssigkeit auf ein kleines Volumen ein und scheidet die Benzoësäure durch Ansäuern der filtrirten Flüssigkeit mit Salzsäure ab.

$$CH_2 . NH(C_6H_5CO)CO_2H + H_2O = CH_2(NH_2)CO_2H + C_6H_5CO_2H.$$

Die so hergestellte Benzoësäure enthält stets geringe Mengen von Mineralstoffen (Asche), meist Kalksalze, und besitzt in der Regel schwach urinösem Geruch. Sie wird kaum noch angewendet. Sie ist in keiner Pharmakopöe mehr officinell.

III. Benzoësäure aus Harz.

a) **Auf nassem Wege.** **Acide benzoïque par voie humide** (Gall.). Man mischt 1000 g gepulvertes (zimmtsäurefreies) Benzoëharz mit 300 g Aetzkalk, die vorher durch Besprengen mit Wasser in staubiges Calciumhydrat verwandelt sind, vertheilt das Gemisch in 6 Liter Wasser, **digerirt** zunächst einige Zeit und kocht alsdann unter **Umrühren** und Ersatz des verdampften Wassers eine Stunde. Die Flüssigkeit wird kolirt, der Rückstand noch 1—2 Mal mit je 4 Liter Wasser ausgekocht.

Die vereinigten, Calciumbenzoat enthaltenden Flüssigkeiten werden filtrirt, auf etwa 3 Liter eingedampft und mit reiner Salzsäure bis zur stark sauren Reaktion versetzt. Nach dem Erkalten sammelt man die Krystalle und krystallisirt sie unter Zusatz von etwas Thierkohle aus 20 Th. siedendem Wasser um.

Man kann auf diese Weise die gesammte Benzoësäure aus dem Harz gewinnen, aber diese ist nahezu frei von riechenden Stoffen, dafür aber enthält sie in der Regel noch etwas Mineralstoffe (Kalksalze).

b) **Durch Sublimation.** **Acidum benzoicum** (Austr., Brit., Germ., Helv., U-St.). **Acide benzoïque par sublimation** (Gall.). **Benzoic acide. Flores Benzoes. Fleurs de Benjoin.**

Zur Darstellung eignen sich nur zimmtsäurefreie Benzoësorten (Palembang-Benzoë, nicht aber die zimmtsäurehaltige Penang-Benzoë).

Ehe man zur Sublimation schreitet, muss man sich also vergewissern, dass das zu verarbeitende Benzoëharz auch wirklich zimmtsäurefrei ist. Zu diesem Zwecke digerirt man 5 g eines guten Durchschnittsmusters des gepulverten Benzoëharzes mit einer heissen Lösung von 1,3 g kryst. Natriumkarbonat in 15 g Wasser eine Stunde lang, filtrirt nach dem Erkalten und fällt aus dem Filtrat die Benzoësäure durch Zusatz von verdünnter Schwefelsäure. Die ausgewaschenen Krystalle werden alsdann in einem Probirrohre mit konc. Kaliumpermanganatlösung übergossen und das lose verschlossene Rohr in ein erwärmtes Wasserbad eingesetzt. Es darf der Geruch nach Bittermandelöl nicht auftreten.

Das Harz wird gepulvert und zwar entweder unvermischt oder — wie Gall. vor-

schreibt — nach dem Vermischen mit dem gleichen Gewicht Sand der Sublimation unterworfen.

Darstellung. Um kleinere Mengen der officinellen Benzoësäure darzustellen, bringt
man in einen 4—5 cm hohen und etwa 20 cm weiten Tiegel (*a*) aus Gusseisen oder
Schwarzblech getrocknetes, grobgepulvertes Benzoëharz in etwa 2—3 cm hoher Schicht,
bedeckt den Tiegel mit einer Scheibe (*o*) lockeren Filtrirpapieres, welche mit vielen Nadel-
stichen durchbohrt und an den Rand des Tiegels mit
Stärkekleister festgeklebt ist. Ueber die Papierscheibe
setzt man einen aus starkem Papier geklebten Hut (*c*)
in Dütenform, welcher (bei *d*) durch Bindfaden befestigt ist. Diese Vorrichtung setzt man auf ein ge-
heiztes Sandbad, z. B. auf eine mit nicht zu dicker
Schicht Sand bedeckte heisse Heerdplatte. Um den
Tiegel herum schichtet man den Sand etwas in die
Höhe, auch kann man zweckmässig in die Sandschicht
einen Thermometer einsetzen. Man leitet die Erwärmung der Sandschicht so, dass ihre Temperatur zwischen 160—180° bleibt. Steigt die Temperatur erheblich über 180° hinaus, so fällt die Benzoësäure sehr
stark gefärbt und brenzlich riechend aus. Nach 5 bis
6 Stunden ist die Sublimation beendet; man nimmt
alsdann den Apparat vorsichtig auseinander und sammelt die in dem Papierhute befindlichen Benzoësäure-
krystalle. Die über den Tiegel angebrachte Scheibe
von durchlöchertem Papier (das sog. Diaphragma)
hat den Zweck, das Zurückfallen von Benzoësäure-

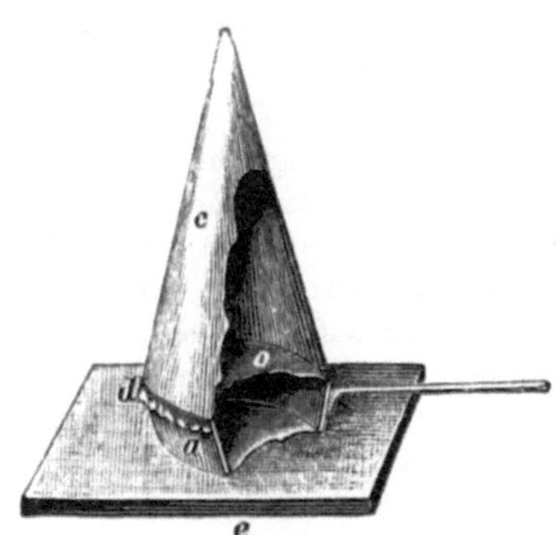

Fig. 3.   Kleiner Apparat z. Benzoësäure-
sublimation.

krystallen in den Tiegel zu verhindern; andererseits aber zeigt sie den Nachtheil, dass
erhebliche Mengen Benzoësäure in Dampfform oder in geschmolzenem Zustande in diese
Scheibe eindringen, wodurch die Ausbeute natürlich verringert wird.

Gleichfalls für Darstellung im kleineren Massstabe empfiehlt STARTING (Arch. Pharm.
1889, S. 410) nachstehende Anordnung: Ein Kasten von 86 cm Länge, 31 cm Breite und
31 cm Tiefe wird, wenn die Innenflächen nicht glatt gehobelt sind, mit weissem Glanzpapier ausgeklebt, Deckel und Fugen werden von aussen zugeklebt. In die Längsseite des
Kastens schneidet man ein dem Sublimirgefäss genau entsprechendes, rundes Loch ein.
Als Sublimirgefäss dient ein halbkugelförmiges Gefäss aus getriebenem Schwarzblech,
Messing oder Kupfer von 8 cm Durchmesser und 5 cm Höhe (eine alte Waageschale). Man
beschickt dasselbe mit etwa 40 g gepulvertem und vorher getrocknetem Benzoëharz und
dreht es nun etwa 1,5 cm tief in den Kasten ein. 5—8 cm über dem Sublimirgefäss ist
ein auf Leisten ruhender Rahmen mit durchlöchertem Filtrirpapier angebracht, um das
Zurückfallen der Benzoësäure zu verhindern. Das Sublimirgefäss wird nun mittelst einer
kleinen Spiritusflamme erwärmt. Nach 4—5 Stunden lässt man erkalten, entfernt das
Sublimirgefäss vorsichtig, kratzt den Harzrückstand heraus und beschickt das Gefäss mit
einer neuen Menge Benzoëharz. Der Kasten wird zur Entnahme der Benzoësäure nach
einer Reihe (12—15) hinter einander ausgeführter Sublimationen geöffnet. Die Ausbeute
soll bis zu 25 Proc. betragen. Wesentlich für die Erzielung guter Ausbeute ist, dass das
Aufnahmegefäss im Verhältniss zum Sublimirgefäss entsprechend geräumig ist.

Die von verschiedenen Operationen stammende Benzoësäure ist stets sorgfältig zu
mischen, weil die einzelnen Parthieen in der Regel etwas verschieden ausfallen.

Für die Herstellung grösserer Mengen von Benzoësäure sind besondere Apparate
konstruirt worden (Komment. HAGER-FISCHER-HARTWICH. II. Aufl. Bd. I, S. 49); indessen
benutzen auch Fabriken einfache Vorrichtungen, z. B. Holztonnen von 1 Meter Höhe, welche
mit Papier ausgeklebt und im übrigen in ähnlicher Weise hergerichtet sind, wie dies von
STARTING oben angegeben ist.

Die Rückstände von der Sublimation kann man entweder zur Gewinnung von
Benzoësäure auf nassem Wege oder zur Herstellung von Räucheressenzen etc. verwerthen.

Eigenschaften. Die sublimirte Benzoësäure ist reine Benzoësäure, welche
mit riechenden Stoffen beladen ist. Von diesen sind nachgewiesen worden: Benzoësäure-
Methylester $C_6H_5 . CO_2CH_3$, Benzoësäure-Benzylester $C_6H_5CO_2 . C_7H_7$, Vanillin $C_8H_8O_3$,
Guajacol $C_6H_4(OH)OCH_3$, Brenzcatechin $C_6H_4(OH)_2$, Acetylguajacol $C_6H_4(OH)O . C_2H_3O$,
Benzoylguajacol $C_6H_4(OH)OC_7H_5O$ und Benzophenon $(C_6H_5)_2CO$. Sie bildet farblose bis
gelblich oder bräunlich-gelb gefärbte Nadeln oder Blättchen von angenehmem, nicht bran-

digem Geruch und aromatischem, stark kratzendem Geschmack. Wegen des Gehaltes an
ätherischem Oel schmilzt das Präparat schon unter siedendem Wasser.

Prüfung. 1) Sie schmilzt auf dem Platinbleche unter Ausstossung stechend
riechender Dämpfe und verbrennt, ohne einen Rückstand zu hinterlassen. (Ein solcher
würde bestehen aus unorganischer Verunreinigung, z. B. Borsäure.) Starke Verkohlung
beim Erhitzen weist auf Zucker oder Weinsäure hin. — 2) In 10 Th. Chloroform sei sie
löslich. Ein Rückstand könnte aus Oxalsäure, Weinsäure, Zucker, Borsäure bestehen. — 3) Man erwärmt 0,25 g Benzoësäure mit 2,5 ccm Wasser und 0,25 g Kaliumpermanganat durch Einstellen in heisses Wasser 10—15 Minuten lang. Es darf der Geruch nach Bittermandelöl nicht auftreten, andernfalls ist Zimmtsäure zugegen. — 4) Die
kalt gesättigte wässerige Lösung werde durch Eisenchlorid nicht violett gefärbt (Salicylsäure). — 5) Ob die Benzoësäure lediglich aus Harz dargestellt wurde, lässt sich nicht
zweifellos feststellen. Kennzeichen für ein solches gutes Präparat sind: a) In Ammoniak
löst sie sich unter Trübung und gelblicher bis bräunlicher Färbung auf. b) Schüttelt man
0,1 g Benzoësäure mit 2 ccm verdünnter Schwefelsäure an und fügt 5 ccm Kaliumpermanganatlösung (1 : 1000) hinzu, so muss die Flüssigkeit nach 8 Stunden entfärbt sein.
c) Man übergiesst 1 g Benzoësäure mit 50 ccm Wasser und 1 ccm Normalkalilauge und
lässt unter öfterem Umschütteln 15 Minuten stehen. Im Filtrat entsteht auf Zusatz eines
Tropfens Ferrichloridlösung ein rosafarbiger Niederschlag, auch die über diesem stehende
Flüssigkeit ist in der Regel roth gefärbt.

Aufbewahrung. Bezüglich der reinen Sorten (I—IIIa) ist nichts zu bemerken;
die aus Harz sublimirte Benzoësäure IIIb werde vor Licht und ammoniakalischer
Luft geschützt in gut geschlossenen Gefässen aufbewahrt.

Analyse. Man erkennt die Benzoësäure an ihren physikalischen Eigenschaften und
an folgenden Reaktionen: 1) Beim Glühen mit Aetzkalk liefert sie Benzol C_6H_6, welches
durch Überführen in Nitrobenzol gekennzeichnet werden kann. 2) Die wässerige Lösung
giebt mit neutralem Ferrichlorid einen bräunlichen Niederschlag von Ferribenzoat. Durch
Salzsäure wird dieser unter Abscheidung freier Benzoësäure gespalten.

Aus der wässerigen Lösung kann man die freie Benzoësäure durch Chloroform ausschütteln. Nach dem Verdunsten des Lösungsmittels kann die Menge der Benzoësäure
durch Titriren mit Normal-Kalilauge und Phenolphthaleïn als Indikator bestimmt werden.
1 ccm Normal-Kalilauge = 0,122 g Benzoësäure.

Anwendung. Wirkt gährungs- und fäulnisswidrig (bakterientödtend), auch tem-
peraturherabsetzend. Aeusserlich wird meist Toluol-Benzoësäure verwendet und zwar in
der Wundbehandlung wie Karbolsäure und Salicylsäure in 1 proc. alkoholisch - wässeriger
Lösung, ferner in Salben 1 : 10 — 20, in Form von Verbandstoffen. Innerlich. Als
erregendes oder expektorirendes Mittel zu 0,1—0,5 g in Pulvern oder subkutanen Injektionen. Die Ausscheidung der Benzoësäure erfolgt durch den Urin als Hippursäure.

Die Toluol-Benzoësäure wird ähnlich wie die Salicylsäure wegen des schwierigeren
Nachweises zur Konservirung von Nahrungsmitteln etc. (Bier 0,05—0,1 : 1000, süsse Früchte
0,5 : 1000,0) verwendet, doch ist die Verwendung z. B. in Frankreich untersagt.

Liquor injectorius excitans — ROHDE.

Acidi benzoici	
Camphorae	ää 1,0
Spiritus	10,0

Zur subkutanen Injektion.

Linimentum antipsoricum.		**Mixtura lithontriptica — URE.**	
Acidi benzoici	3,0	Acidi benzoici	2,0
Benzoli	57,0	Natrii bicarbonici	5,0
Spiritus absoluti	35,0	Natrii phosphorici	10,0
Glycerini	5,0	Aquae Cinnamomi	200,0
		Tincturae Hyoscyami	10,0

Zweimal täglich auf die Krätze-Pusteln aufzu-
pinseln. Cave: Feuersgefahr!

Dreimal täglich einen Esslöffel bei Lithiasis,
Harngries.

Pulvis pectoralis — WEDEL.

WEDEL'sches Brustpulver.

Radicis Liquiritiae	10,0
Rhizomatis Iridis	2,0
Sulfuris depurati	5,0
Acidi benzoici	0,5
Sacchari pulverati	20,0
Olei Foeniculi	
Olei Anisi	āā gtt. 4

Täglich drei- bis viermal einen Theelöffel. In älteren Vorschriften steht an Stelle der Benzoësäure: Resinae Benzoes 2,0—3,0.

Tinctura dentifricia — MILLER.

Thymoli	0,25
Acidi benzoici	3,0
Tincturae Eucalypti	15,0
Spiritus	100,0
Olei Gaultheriae	gtt. 25
(vel Olei Menthae pip.	gtt. 20)

Auf ein Glas Wasser = ein Esslöffel voll.

Trochisci cum Acido benzoico.

Acidi benzoici	5,0
Fructus Anisi vulgaris	10,0
Succi Liquiritiae pulv.	20,0
Tragacanthae pulv.	5,0
Glycerini	
Aquae Rosae	āā 10,0
Vanillae saccharatae	0,5
Radicis Liquiritiae q. s.	

Für 100 Pastillen, die mit Lignum santalinum rubrum zu bestreuen sind. Bei Heiserkeit (für Redner und Sänger) mehrmals täglich 1—2 Stück zu nehmen.

Unguentum antiherpeticum acre.

Balsami Peruviani	5,0
Acidi carbolici	2,0
Acidi benzoici	1,0
Unguenti cerei	20,0

Gegen Kinn- und Bartflechte, Gesichtsfinnen.

Unguentum antiherpeticum leniens.

Balsami Peruviani	5,0
Acidi benzoici	2,5
Unguenti cerei	25,0

Wie die vorige Salbe zu gebrauchen.

† **Jodosobenzoësäure** $C_6H_4(CO_2H)JO$. *Acidum jodoso-benzoicum.* Zur Darstellung wird o-Jodbenzoësäure $C_6H_4JCO_2H$ in rauchender Salpetersäure gelöst, die Lösung zum Sieden erhitzt und nach dem Abkühlen mit Wasser versetzt. Die ausgeschiedene Säure wird aus Wasser umkrystallisirt. D.R.P. 68574.

Schwach gelbliche Blättchen, bei 209° unter Zersetzung schmelzend. Durch angesäuerte Kaliumjodidlösung wird unter Rückbildung von Jodbenzoësäure freies Jod abgeschieden. $C_6H_4(CO_2H)JO + 2HJ = H_2O + 2J + C_6H_4(J)CO_2H$.

Vorübergehend als Jodoform-Ersatz empfohlen. Vorsichtig aufzubewahren.

Benzoësaure-Verbandstoffe. a) Benzoësäure-Gaze nach BRUNS 5 Proc. 1 kg entfetteter Gaze wird getränkt mit 2500 ccm einer Lösung aus Acidi benzoïci 50,0 g, Olei Ricini 20,0 g (oder Olei Ricini und Colophonii āā 10,0 g) und 2430 ccm Spiritus von 90 Proc. b) Benzoësäure-Watte nach BRUNS 5 Proc. Man bereitet eine Lösung aus Acidi benzoïci 50,0 g, Olei Ricini, Colophonii āā 10,0 g, Spiritus q. s., dass die Lösung 4 l beträgt und tränkt damit 1 kg entfettete Watte.

Bestimmung der Benzoësäure in Verbandstoffen. Man extrahirt in einem kleinen aus einer Glasröhre hergestellten Perkolator 5 g einer Durchschnittsprobe des Verbandstoffes mit Alkohol bis zur Erschöpfung. Alsdann fügt man zu den vereinigten Auszügen einige Tropfen Phenolphthaleïnlösung und titrirt mit $^1/_{10}$-Normal-Kalilauge bis zur Rothfärbung. 1 ccm $^1/_{10}$-Normal-Kalilauge entspricht = 0,0122 g Benzoësäure.

Acidum boricum.

Acidum boricum (Austr. Brit. Germ. Helv. U-St.). **Acide borique.** (Gall.) **Borsäure. Acidum boracicum. Sal sedativum (seu narcoticum) Hombergi. Acor boracicus. Boric (Boracic) acid. Fleurs de borax.** $B(OH)_3$. **Mol. Gew. = 62.** Das officinelle Präparat wird aus dem Borax abgeschieden; die Darstellung durch Reinigung der rohen Borsäure des Handels kann nicht empfohlen werden.

Darstellung. Eine filtrirte Lösung von 10 Th. Borax in 30 Th. siedendem Wasser vermischt man mit 11 Th. 30proc. reiner Salpetersäure (spec. Gew. 1.185). Nach längerem Stehen der Mischung an einem kühlen Orte sammelt man die ausgeschiedenen Krystalle, wäscht sie mit eiskaltem Wasser und krystallisirt sie aus der 4fachen Menge siedendem Wasser um. — Die Mutterlauge kann nach dem Neutralisiren mit Natriumcarbonat auf rohes Natriumnitrat verarbeitet werden.

Eigenschaften. Farblose, geruchlose, glänzende, schuppenartige, sechsseitige Krystalle von schwach saurem Geschmack, welche fettig anzufühlen sind. Spec. Gew. = 1.48.

Sie lösen sich in 25—30 Th. kaltem oder 3—4 Th. siedendem Wasser, auch in 20 Th. Alkohol (von 90 Vol. Proc.) oder 5 Th. Glycerin, wenig in Aether. Mit Wasserdämpfen sind sie flüchtig. Beim starken Erhitzen blähen sie sich stark auf, geben 43.65 Proc. Wasser ab und schmelzen zu einem Glasfluss = Borsäureanhydrid B_2O_3, welcher in der Hitze nicht mehr flüchtig ist. Die wässerige Lösung röthet den Lackmusfarbstoff nur undeutlich. Der saure Charakter der Borsäure tritt namentlich nach Zusatz von grösseren Mengen Glycerin in die Erscheinung, s. w. u.; Mischungen von Borsäure mit Salicylsäure schmecken stark bitter.

Prüfung. 1) 2 g Borsäure lösen sich klar in 60 ccm Wasser. 2) Diese Lösung werde durch Schwefelwasserstoffwasser nicht verändert (Metalle, z. B. Blei, Kupfer), durch Ammoniak nicht blau gefärbt (Kupfer). Nach dem Ansäuern mit Salzsäure werde sie durch Ferricyankalium nicht blau und durch Rhodankalium nicht roth gefärbt (Eisen). 3) Nach dem Ansäuern mit Salpetersäure werde sie weder durch Silbernitrat (Chlor) noch durch Baryumchlorid (Schwefelsäure) getrübt. 4) Man löse 0,05 g Diphenylamin in 5 ccm konc. Schwefelsäure und schichte die obige Borsäurelösung darauf. In kurzer Zeit eintretende Blaufärbung zeigt Salpetersäure an.

Erkennung, Bestimmung. Die wässerige Lösung der freien Borsäure färbt Lackmus weinroth. Bringt man sie auf Curcumapapier, so entsteht auf diesem — selbst wenn die Lösung mit Salzsäure angesäuert war — beim Abdunsten oder Eintrocknen ein braunrother Fleck, der beim Betupfen mit Ammoniak in Schwarzblau übergeht (Charakteristisch!). Freie Borsäure färbt die nicht leuchtende Flamme grün; Borate müssen zur Erzielung dieser Flammenfärbung mit Schwefelsäure (nicht Salzsäure) befeuchtet werden. Die Lösungen der freien Borsäure in Alkohol oder Glycerin (bei Boraten ist ausserdem Zusatz von Schwefelsäure erforderlich!) brennen mit grüngesäumter Flamme.

Die Bestimmung der Borsäure, wenn sie in freiem Zustande vorhanden ist, kann gewichtsanalytisch oder maassanalytisch erfolgen.

a) Gewichtsanalytisch. Hat man in einer Lösung nur freie Borsäure, so versetzt man diese mit einer genau gewogenen genügenden Menge geglühten Natriumcarbonats Na_2CO_3, dampft zur Trockne und glüht den Rückstand. Das Gewicht desselben ist gleich der Menge des zugesetzten Natriumcarbonats plus dem vorhandenen Borsäureanhydrid minus der durch die Borsäure ausgetriebenen Kohlensäure. Man bestimmt alsdann die Menge der in dem Rückstande noch vorhandenen Kohlensäure, berechnet, wie viel Natriumoxyd in dem angewendeten Natriumcarbonat enthalten ist. Man addirt Gesammt-Natriumoxyd + im Rückstand gefundene Kohlensäure und zieht die Summe von der zugesetzten Menge Natriumcarbonat ab. Die Differenz entspricht dem im Rückstand vorhandenen Borsäureanhydrid, B_2O_3, welches auf Borsäure $B(OH)_3$ umzurechnen ist. Vergl. Fresenius, Quant. Analyse I und II.

b) Maassanalytisch. Man löst etwa 0,2—0,3 g Borsäure in Wasser, fügt 40 bis 60 ccm Glycerin hinzu und titrirt nach Zusatz einiger Tropfen Phenophthaleïn mit $^1/_{10}$-Normal-Natronlauge (frei von CO_2), besser noch mit $^1/_{10}$-Barytlauge, bis roth. Durch weiteren Zusatz von Glycerin darf die Flüssigkeit nicht entfärbt werden s. w. u. 1 ccm $^1/_{10}$-Normal-Lauge entspricht = 0,0062 g Borsäure BO_3H_3.

Bestimmung in Verbandstoffen. 5 g Borsäure-Watte oder -Gaze werden zerschnitten und in einem 500 ccm-Kolben durch häufiges Umschütteln mit einer Mischung von 1 Th. Glycerin und 19 Th. Wasser ausgezogen und später mit der gleichen Mischung bis zur Marke aufgefüllt. 100 ccm der klar abgehobenen Lösung werden mit 40 ccm Glycerin gemischt und unter Zusatz von Phenolphthaleïn mit möglichst kohlensäurefreier (!) $^1/_{10}$-Normal-Natronlauge titrirt. Die Anzahl der verbrauchten Kubikcentimeter $^1/_{10}$-Normal-Natronlauge, mit 0,0062 multiplicirt, ergiebt die Menge der in 1 g Borwatte etc. enthaltenen Borsäure $B(OH)_3$. Nach Beendigung der Titration muss auf erneuten Zusatz von Glycerin die rothe Färbung der Lösung bestehen bleiben. Verschwindet sie, so ist dies ein Anzeichen dafür, dass es bei der Titration an Glycerin fehlte. Es muss alsdann ein neuer Versuch mit grösserem Glycerin-Zusatz ausgeführt werden.

Anwendung. Borsäure wirkt stark fäulnisswidrig, antiseptisch, verhindert aber die Schimmelbildung nicht. Aeusserlich: als Antisepticum und Desinficiens in der Wundbehandlung und Behandlung von Schleimhäuten in wässeriger Lösung 2,0 — 4,0: 100,0 in Salben 1,0 — 2,0: 10,0, zu Einblasungen unverdünnt als Pulver. In Form von Verbandstoffen. Innerlich zu 0,3—1,0 g bei falschen Gährungen im Magen und einigen Infektionskrankheiten versucht. Intoxikationen können nach starken innerlichen Gaben, aber auch bei äusserlicher Anwendung durch Resorption eintreten.

Technisch: Zur Konservirung von Nahrungsmitteln, Bier, Milch, Fleisch, Fische, (auf 1 kg. = 0,5—1,0 g), nicht ganz unbedenklich (s. o.). Zur Herstellung von Glasuren, Emailleflüssen, bei der Flintglasbereitung, zum Färben des Goldes, in der Galvanoplastik und Photographie, zum Tränken der Dochte der Stearinkerzen.

AESCHLIMANNS Schnupfpulver gegen Nasenkatarrh: Acidi borici, Naphthalini āā 25,0, Camphorae 1,0, parfümirt mit Rosen- oder Patschuli-Oel.

Antibacterin, ein Einathmungs-Antiseptikum. Nach AUFRECHT: Acidi borici 6,25, Liquoris Ferri sesquichlorati 1,5, Spiritus Aetheris chlorati q. s. ad 100,0.

Antifungin (OPPERMANN), Specificum bei Diphtherie: Magnesiae ustae 1,0, Acidi borici 15,5, Aquae destillatae 75,0. [F. SCHOLZ.]

Boroglycerinum, Boroglycerid, BARFF's preserving compound. $C_3H_5BO_3$. 62 Th. Borsäure werden unter Erwärmen in 92 Th. Glycerin gelöst. Durchsichtige, hygroskopische, feste Masse. Die 5procentige Lösung in der Wundbehandlung.

Vorschrift des Ergänzb.: Borsäure-Pulver 62 Th., Glycerin 104 Th. werden verrieben und im Sandbade unter Umrühren so lange auf 150° erhitzt, bis das Gewicht = 100 Th. beträgt. Die heisse Masse wird auf Glasplatten gegossen und nach dem Erkalten abgestossen.

Glyceritum Boroglycerini [U-St.], 310 g Borsäure mit 460 g Glycerin in tarirter Porzellanschale nicht über 150° erhitzen, bis die Mischung 500 g wiegt, dann 500 g Glycerin zumischen. Die 10 proc. Lösung zur Wundbehandlung.

Borol, Konservirungsmittel und Antisepticum. Geschmolzenes Gemisch von Borsäure und Natriumbisulfat. (WAURICK.)

Borsalyl, Antisepticum. Gemenge von 25 g Borsäure und 32 g Natriumsalicylat. (WAURICK.)

Crinol. Ein Haarspiritus; nach AUFRECHT: Spiritus 35,0, Glycerin 5,0, Borsäure 0,5, Wasser 60,0, Parfüm ad libitum.

Glacialin, Conservirungsmittel für Fleisch und Milch. Lösung von 9 Th. Borax, 18 Th. Borsäure, 6 Th. Zucker, 9 Th. Glycerin und 400 Th. Wasser.

Listerine (amerik.-engl. Desinf.-Mittel). Ol. Eucalypti, Ol. Wintergreen, Menthol, Thymol āā 0,5 g, Acidi borici 15,0, Spiritus 135,0 Aquae q. s ad 1 Liter Tscheppe, Pharm. Ztg. 1894, 118).

Listerine-LAMBERT. Acidi borici 20 (solve in aqua), Acidi benzoici 15,0, Thymoli 5,0, Eucalyptoli gtt. 5, Olei Gaultheriae gtt. 5, Olei Menthae gtt. 3, Ol. Thymi gtt. 1, Alkohol 100, Aquae q. s. ad 500 g. (Pharm. Ztg. 1895, 621).

WICKERSHEIMERS Konservirungsflüssigkeit für Nahrungsmittel, Borsäure 50 g, Kochsalz 20 g, Salicylsäure 7,5 g, Glycerin 250 g, Wasser q. s. ad 1 Liter.

Glybolid. Eine Pasta aus 2 Th. Glycerin, 1 Th. Borsäure, 1 Th. Acetanilid hergestellt. Bei Pusteln, Abscessen etc.

Boralid. Mischung aus gleichen Theilen Borsäure und Acetanilid. Bei Eczemen.

Konserve-Salz. Kochsalz 5 Th., Kalisalpeter 3 Th., Borsäure 2 Th. Auf 1 kg Fleisch = 1 g der Mischung.

Borsäure-Watte	5%	10%	20%
Rp. Acidi borici	75,0	150,0	300,0
Aquae fervidae	2850,0	2850,0	2700,0
Gossypii depurati	1000,0	1000,0	1000,0
Fuchsini	—	—	0,2

Man presst bei jeder Vorschrift bis auf 3000 g ab, s. Ligamenta.

Borsäure-Lint	5%
Rp. Acidi borici	50,0
Aquae fervidae	1000,0
Spiritus (90%)	500,0
Lint	1000,0

Ohne abzupressen trocknen.

Unguentum Acidi borici LISTER.

(Original-Vorschrift.)

Rp. Acidi borici
Cerae albae āā 5,0
Olei Amygdalarum
Paraffini solidi āā 10,0

Unguentum Acidi borici LISTER.

(Badische Taxe.)

Rp. Acidi borici plv.
Olei Amygdalarum
Cerae albae āā 10,0
Lanolini 20,0

Lanolinum boricum in bacillis.

Rp. Sebi benzoïnati   30,0
      Lanolini   60,0
      Acidi borici plv.   10,0

In Stangen giessen und in Metallbüchsen mit verschiebbarem Boden abgeben.

Lanolimentum Boroglycerini.
(Badische Taxe.)

Rp. Olei Olivarum   5,0
      Lanolini   20,0
      Ungt. Paraffini   65,0
      Boroglycerini   5,0
      Glycerini   5,0.

Zu 50 g der schaumig gerührten Salbe 1 Tropfen Rosenöl.

Lanolimentum Boroglycerini.
Wollfett-Boroglycerin (Ergb.)

Rp. (1) Acidi borici   20,0
    (2) Glycerini   100,0
    (3) Aquae destillatae   50,0
    (4) Adipis lanae anhydr.   350,0
    (5) Olei Olivarum   130,0

Es werden 1, 2 u. 3 bis zur Lösung erwärmt und mit 4 u. 5 zur weichen Salbe verarbeitet.

Borsäure-Gaze 10%.

Rp. Acidi borici   120,0
      Aquae fervidae   1380,0
      Gaze hydrophile (22—25 m) 1000,0

Tränken und auf 2250,0 abpressen.

Gaze boriqué 10% (Gall.).

Rp. Acidi borici plv.   1000,0
      Terebinth. venetae   100,0
      Spiritus 90%   18,9 kg

1 kg Gaze soll von dieser Lösung 2,2 kg aufnehmen, also nach dem Abpressen 3,2 kg wiegen.

Pasta aseptica (Form. Berol.)

Rp. Acidi salicylici   0,5
      Acidi borici   5,0
      Zinci oxydati   10,0
      Vaseline american 34,5.

Vaseline boriqué (Gall.).

Rp. Acidi borici 1,0
      Vaseline   9,0

Ungt. acidi borici (Germ., U-St.).
Unguentum boricum (Helv.)

	Germ. u. Hlv.	U-St.
Acidi borici	1.	1.
Ungt. Paraffini	9.	6.

Unguentum acidi borici extensum.
Bor-Salbenmull (Diet. M.).

Rp. Sebi benzoinati   70,0
      Adipis benzoinati   20,0
      Acidi borici subt. plv. 10,0

Unguentum contra combustiones.
Prof. Dr. Schwimmers Brandsalbe.

Rp. Acidi borici   5,0
      Zinci oxydati 10,0
      Adipis   35,0

Acidum camphoricum.

Acidum camphoricum. Kamphersäure (Germ.). **Rechts-Kamphersäure. Gewöhnliche Kamphersäure. Kamphylsäure. Acide camphorique. Camphoric acid.** $C_{10}H_{16}O_4$ **Mol. Gew.** $= 200.$ Zweibasische Säure $= C_8H_{14}(CO_2H)_2$.

Darstellung. Man wählt Stehkolben oder Rundkolben mit engem Halse von etwa 4 Liter Fassungsraum aus und bringt in jeden derselben 150 g Kampher sowie 2 Liter Salpetersäure von 1,27 spec. Gewicht. In den Hals eines jeden Kolbens kittet man mit Hilfe von Gips bei C ein Glasrohr ein von 1,6 bis 2 m Länge und etwa 0,75 bis 1 cm lichter Weite.[1] Das obere Ende des Rohres wird rechtwinklig umgebogen, um es bei D direkt in einen Abzug, bez. ins Freie einmünden zu lassen.

Den so vorbereiteten Kolben B bringt man auf ein Wasserbad A und erhält dieses in lebhaftem Sieden. Die Einwirkung der Salpetersäure auf den geschmolzenen Kampher zeigt sich in reichlicher Entwickelung von braunen Dämpfen (Untersalpetersäure, Stickstoffdioxyd NO_2), welche durch den Rauchfang bez. ins Freie entweichen, während die gleichzeitig verdampfende Salpetersäure in dem als Luftkühler bez. Rückflusskühler wirkenden Glasrohr verdichtet wird und wieder in den Kolben zurückfliesst. — Sobald die Dämpfe in dem Kühlrohr nur noch wenig gefärbt sind, kann man das Erhitzen einstellen. Für die oben angegebenen Gewichtsmengen ist etwa 50stündiges Erhitzen erforderlich.

Nach völligem Erkalten sammelt man die in der Salpetersäure ausgeschiedenen Krystalle von Kamphersäure, indem man die Flüssigkeit durch einen Trichter giesst, in dessen Grund ein Bäusch'chen Asbest oder Glaswolle gedrückt ist. [Das Filtrat destillirt man bis auf etwa $^1/_5$ ab. Scheiden sich aus demselben nach dem Erkalten noch Krystalle ab, so vereinigt man diese mit der ersten Ausscheidung. Die überdestillirte Salpetersäure kann zu technischen Zwecken verwendet werden.]

---

[1] Noch zweckmässiger ist es, entsprechende Kühlröhren an Kolben anschleifen zu lassen (s. Fig. 4).

Die gewonnenen Krystalle übergiesst man mit der 5fachen Menge Wasser, erhitzt und fügt soviel Natriumcarbonat hinzu, dass Auflösung erfolgt, und die Flüssigkeit schwach alkalisch reagirt. Man filtrirt und lässt krystallisiren. Die erhaltenen Krystalle von Kamphersaurem Natrium löst man in der 10fachen Menge Wasser auf, zersetzt durch einen Ueberschuss von Salzsäure, lässt krystallisiren und reinigt die erhaltenen Krystalle durch Umkrystallisiren, wenn nöthig unter Zusatz von Thierkohle.

Eigenschaften. Farb- und geruchlose Krystallblättchen oder ein krystallinisches Pulver, beim Kauen zwischen den Zähnen knirschend, von säuerlichem, hintennach bitterlichem Geschmack Die reine Säure schmilzt bei 186—187⁰, Germ. giebt als Schm.-P. 178—180⁰ an. Verflüchtigt sich beim weiteren Erhitzen unter Spaltung in Kamphersäure-Anhydrid und Wasser. Löslich in 140 Th. Wasser von 15⁰ oder in 8 Th. siedendem Wasser, ferner in 1,3 Th. Weingeist, in 1,8 Th. Aether oder in 1000 Th. Chloroform. Die wässerige Lösung röthet Lackmusfarbstoff. Von kohlensauren und ätzenden Basen wird die übrigens zweibasische Kamphersäure reichlich aufgenommen unter Bildung der entsprechenden Salze, welche „Kamphorate" heissen. 1 ccm Normal-Kalilauge sättigt = 0,1 g Kamphersäure. An charakteristischen Reaktionen ist die Kamphersäure arm. Die mit Natriumkarbonat bis zur schwachsauren Reaktion abgestumpfte wässerige Lösung giebt **1)** mit Calciumchlorid, Baryumchlorid oder Quecksilberchlorid keine Fällung. **2)** Mit Silbernitrat in hinreichend koncentrirter Flüssigkeit einen weissen, körnigen Niederschlag, in viel Wasser, auch in Ammoniak löslich. **3)** Mit Ferrichlorid einen lehmfarbigen Niederschlag. **4)** Mit Kupfersulfat auch in starker Verdünnung hellblauen, gallertartigen Niederschlag.

Prüfung. **1)** Sie sei geruchlos, rieche also nicht nach Kampher. **2)** Der Schmelzpunkt, welcher bei Gegenwart von Kamphoronsäure herabgedrückt wird, liege nicht unter 180⁰. **3)** Die kaltgesättigte Lösung werde weder durch Baryumnitrat noch durch Silbernitrat getrübt (Schwefelsäure, Salzsäure). **4)** Mischt man 2 ccm der kaltgesättigten Lösung mit 2 ccm konc. reiner Schwefelsäure und schichtet darauf 1 ccm Ferrosulfatlösung, so darf eine braune Zone nicht auftreten (Salpetersäure). **5)** 1 g Kamphersäure soll 10 ccm Normal-Kalilauge sättigen.

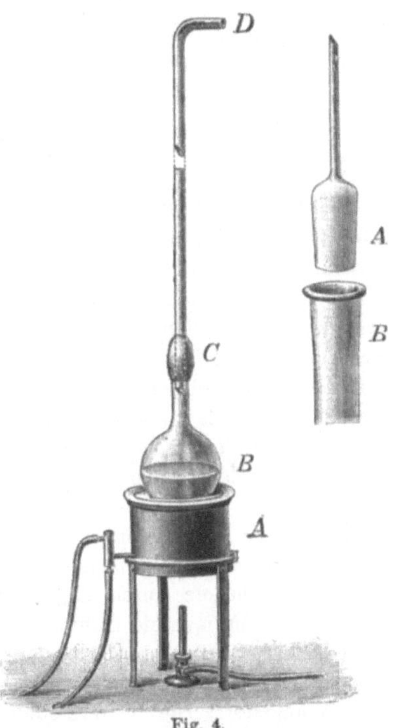

Fig. 4.

Aufbewahrung. In gut geschlossenen Gefässen.

Anwendung. Aeusserlich als mildes, leicht excitirendes und desinficirendes Adstringens bei Entzündungen des Pharynx, Larynx und der Nase, bei Geschwüren, Pusteln und chronischer Urethritis, bei pathologischen Schweissen. Man wendet bei akuten Affektionen Lösungen von 0,5—2 Proc., bei chronischen von 3—6 Proc. an. Wenn es nöthig ist, bereitet man die Lösungen unter Zusatz von Weingeist. Für je 1 Proc. Kamphersäure lässt man 11 Proc. Weingeist (90 Vol. Proc.) zusetzen. Innerlich zu 1—3—5 g in Oblatenpulvern gegen die nächtlichen Schweisse der Phthisiker. Man giebt das Mittel etwa 2 Stunden, bevor der Schweiss gewöhnlich zum Ausbruch kommt.

Acidum camphoricum anhydricum. Kamphersäure-Anhydrid, $C_8H_{14} {<}{CO \atop CO}{>} O$ = 182, wird erhalten, wenn man Kamphersäure der Sublimation unterwirft. Farblose Krystallnadeln, Schmelzpunkt 216—217⁰, Siedepunkt oberhalb 270⁰. Wird von siedendem Wasser langsam wieder in Kamphersäure verwandelt.

Kalium camphoricum. Kaliumcamphorat. Kamphersaures Kalium $C_{10}H_{14}O_4K_2$ = 276. Wird durch Neutralisiren einer alkoholischen Lösung von 20 Th. Camphorsäure mit einer alkoholischen Lösung von 11,2 Th. Kaliumhydroxyd und Eindampfen bis zur Trockne erhalten. In trocknem Zustande eine farblose, krystallinische Masse, gewöhnlich in Folge Anziehung von Wasser ein dicker Syrup. In Wasser leicht löslich, aus diesem Grunde bisweilen an Stelle der schwer löslichen Kamphersäure verwendet.

† **Anilinum camphoricum.** Kamphersaures Anilin. $C_{10}H_{16}O_4 (C_6H_5NH_2)_2 = 386.$ Zur Darstellung trägt man in 46,5 Th. Anilin (für Blau), welche im Wasserbade erhitzt sind, 50 Th. Camphorsäure ein. Sobald Auflösung der letzteren erfolgt ist, giesst man die Mischung in flache Gefässe und setzt sie in dünner Schicht niedriger Temperatur aus, worauf Krystallisation erfolgt.

Krystallinische Massen, in 30 Th. Wasser löslich, leicht löslich in Alkohol und in Aether, löslich auch in 10 Th. Glycerin; diese Lösung kann mit dem gleichen Volumen Wasser verdünnt werden, ohne dass Ausscheidung oder Zersetzung erfolgt. Chloroform und Schwefelkohlenstoff lösen nur das Anilin heraus, während krystallisirte Kamphersäure zurückbleibt. — **Vor Licht geschützt vorsichtig aufzubewahren.**

In Gaben von 0,1—0,2 g als Antispasmodicum. Als dosis maxima pro die würden 1,0 g anzunehmen sein.

Acidum carbolicum.

I. † Acidum carbolicum (Austr. Brit. Germ. U-St.) **Phénol** (Gall.), **Phenolum** (Helv.). **Phenylsäure. Phenylalkohol. Steinkohlen-Kreosot. Acide phénique. Phenic acid. Carbolic acid. Salicon. Salicol. C_6H_5OH. Mol. Gew. $= 94$.**

Die Preislisten der Drogisten führen folgende wichtigeren Sorten auf: 1. *Acidum carbolic. cryst.* Schm.-P. 35—37. 2) *Acidum carbolic. cryst.* Schm.-P. 40—41°; dieses Präparat heisst *Phenolum absolutum*, falls es in lose Krystalle gebracht ist. 3) *Acidum carbolic. cryst.* Ph. G. III. Schm.-P. 40—42°. 4) *Acidum carbolic. synthet.* Schm.-P. 40 bis 42°. Ausserdem noch rohe Karbolsäure.

Darstellung. Die Karbolsäure oder das „Phenol par excellence" bildet neben höheren Phenolen (Kresolen, Xylenolen etc.) den Hauptbestandtheil der zwischen 140 und 220° siedenden Fraktion des Steinkohlentheers. Zur Abscheidung der Karbolsäure wird diese Fraktion mit Natronlauge behandelt, wodurch die Phenole in Lösung übergeführt werden, während die Kohlenwasserstoffe ungelöst bleiben. Aus der alkalischen Lösung werden die Phenole durch Ansäuern mit Salzsäure abgeschieden.[1]) Von den homologen Phenolen trennt man sie dadurch, dass das Phenolgemisch mit zur völligen Auflösung unzureichenden Mengen von Natronlauge behandelt wird. Unter diesen Umständen verbindet sich zuerst das Phenol (als stärkere Säure) mit dem Natronhydrat, die Kresole und Xylenole bleiben ungelöst. Die weitere Reinigung des aus der alkalischen Lösung durch Säuren abgeschiedenen Phenolgemisches erfolgt durch wiederholte fraktionirte Destillation, durch Krystallisation mit nachfolgendem Abschleudern oder Abpressen der Krystalle.

Die synthetische Karbolsäure wird in der Weise dargestellt, dass Benzol durch Einwirkung von Schwefelsäure zunächst in Benzolsulfosäure, und diese durch Schmelzen mit Kalihydrat in Phenolkalium

$$C_6H_6 \quad + H_2SO_4 \quad = \quad H_2O \quad + C_6H_5SO_3H$$
$$C_6H_5SO_3H + 3\,KOH \quad = \quad 3\,H_2O + C_6H_5OK + SO_3K_2$$

übergeführt wird; aus der Lösung des letzteren wird auf Zusatz von Säuren Karbolsäure ausgefällt.

Eigenschaften. Die reinste Karbolsäure ist die synthetisch gewonnene. Sie stellt farblose, eigenartig riechende Krystalle dar, schmilzt, völlig über Schwefelsäure getrocknet, bei 42° C. und siedet bei 182—183°; die Dämpfe sind leicht entzündlich. Das spec. Gew. ist bei 15° C $= 1.066$. Sie löst sich bei 15° C. in 15 Th. Wasser; sie löst sich ferner leicht in Alkohol, Aether, Chloroform, Schwefelkohlenstoff, Glycerin, fetten und ätherischen Oelen. In Petroläther ist sie in der Kälte fast unlöslich, in der Wärme leichter

---

[1]) Die in diesem oder in einem späteren Stadium gewonnene Säure wurde früher als „Rohe Karbolsäure" bezeichnet.

löslich. In Substanz oder konc. Lösung ätzt sie Haut und Schleimhäute. Unter dem Einfluss von Luft und Licht nimmt sie leicht röthliche Färbung an.

Einige Pharmakopöen schreiben nicht völlig reine Karbolsäure vor, sondern lassen mehr oder weniger kresolhaltige Präparate zu. Je mehr Kresole eine Karbolsäure enthält, desto mehr wird ihr Schmelzpunkt erniedrigt, der Siedepunkt aber erhöht, und desto mehr sinkt die Löslichkeit in Wasser. Dies Verhalten giebt Aufschluss darüber, welche Präparate die einzelnen Pharmakopöen verlangen. Es schreiben vor: Brit. Schm.-P. nicht unter 38,8⁰. U-St. Schm.-P. nicht unter 35⁰, löslich in etwa 15 Th. Wasser. Austr. Schm.-P. 37—40⁰, löslich in etwa 15 Th. Wasser. Germ. Schm.-P. 40—42⁰. Gall. u. Helv. Schm.-P. 42⁰. Die Karbolsäure hat die Formel C_6H_5OH. Mol.-Gew. $= 94$.

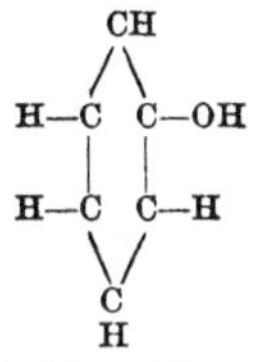

Durch Aetzalkalien (KOH, NaOH), auch durch Ammoniak, wird Karbolsäure unter Bildung von „Phenolaten“ gelöst. Metallen gegenüber spielt die Karbolsäure die Rolle einer schwachen einbasischen Säure. Die von ihr sich ableitenden Salze heissen „Phenolate“ und haben die Formel C_6H_5OM. — Roth gewordene Karbolsäure tauscht man entweder beim Drogisten um oder reinigt sie durch Destillation aus Glasgefässen. Löst man roth gewordene Karbolsäure in Wasser, so lässt sich durch Filtration, welche den in Wasser unlöslichen Farbstoff zurückhält, eine farblose Lösung erzielen.

Prüfung. Diese kann sich beschränken auf die Prüfung des äusseren Aussehens (Farblosigkeit), Abwesenheit unangenehmen Geruches, die Feststellung des Schmelzpunktes, wobei die Substanz vorher über Schwefelsäure zu trocknen ist, des Siedepunktes und der Löslichkeit in Wasser unter genauer Einhaltung der vorgeschriebenen Temperatur. Allenfalls wäre noch die völlige Flüchtigkeit beim Verbrennen nachzuweisen.

Erkennung und Bestimmung. Die wässerige Lösung zeigt folgende Reaktionen: 1) Mit wenig (!) Eisenchloridlösung versetzt nimmt sie blauviolette Färbung an, die durch Salzsäure in Gelb übergeht (in der alkoholischen Lösung tritt die Violettfärbung erst nach dem Verdünnen mit Wasser auf). 2) Lässt man zu der ammoniakalischen Lösung unter Umschütteln Bromdampf zufliessen, so nimmt sie lasurblaue Färbung an (LIEBERMANN). 3) Auf Zusatz von MILLON's Reagens entsteht (in verdünnten Lösungen beim Erwärmen) kirschrothe Färbung. 4) Durch Zusatz von Bromwasser im Ueberschuss entsteht krystallinischer Niederschlag von Tribromphenol $C_6H_2Br_3OH$.

Die Bestimmung kann a) gewichtsanalytisch, b) maassanalytisch ausgeführt werden:

A) Gewichts-analytisch. Man versetzt die 0,1—0,2 Phenol enthaltende wässerige Lösung unter Umrühren mit frisch bereitetem Bromwasser bis zur deutlichen Gelbfärbung und lässt 4—5 Stunden zum Absetzen an einem kühlen Orte stehen. Dann filtrirt man durch ein gewogenes Filter, wäscht bis zur Neutralität mit Wasser und trocknet bei 80⁰ C. Das erhaltene Gewicht giebt mit 0,2839 multiplicirt die vorhandene Karbolsäure an. Das Resultat fällt ein wenig zu hoch aus, weil mit dem Tribromphenol stets etwas Tribromphenolbrom $C_6H_2Br_3OBr$ ausfällt. Dieser Fehler kann jedoch in den meisten Fällen vernachlässigt werden.

B. Maass-analytisch. Man bedarf folgender Lösungen: α) 6,0 g reines getrocknetes Kaliumbromid (KBr) werden in Wasser zu 1 Liter gelöst. β) 1,67 g reines getrocknetes Kaliumbromat $(KBrO_3)$ werden in Wasser zu 1 Liter gelöst. Mischt man von beiden Lösungen je 50 ccm und säuert mit 5 ccm konc. Schwefelsäure an, so werden nach der Gleichung $5KBr + KBrO_3 + 3H_2SO_4 = 3H_2O + 3K_2SO_4 + 3Br_2 = 0{,}240$ g Brom in Freiheit gesetzt, welche nach der Gleichung $C_6H_5OH + 3Br_2 = 3HBr + C_6H_2Br_3OH$ die Menge von 0,047 g Phenol zu binden vermögen.

Man stellt zunächst den Wirkungswerth der Titrirlösungen fest, indem man 50 ccm Kaliumbromidlösung, 50 ccm Kaliumbromatlösung und 2 g reines Kaliumjodid vermischt, die Lösung mit 5 ccm konc. Schwefelsäure ansäuert und das ausgeschiedene Jod unter Zusatz von Stärkelösung mit $^1/_{10}$ Natriumthiosulfatlösung titrirt. 1 ccm $^1/_{10}$ Natriumthiosulfatlösung entspricht $= 0{,}0127$ g Jod oder 0,008 g Brom. Man wird daher für obige Mengen (50 ccm KBr-Lösung und 50 ccm $KBrO_3$-Lösung) $= 30$ ccm $^1/_{10}$-Natriumthiosulfatlösung verbrauchen.

Zur Ausführung der Bestimmung stellt man sich eine Lösung dar, welche im Liter etwa 1 g des zu untersuchenden Phenols enthält. Hiervon bringt man 30—50 ccm in eine etwa 250 ccm fassende Flasche mit Glasstopfen, lässt 50 ccm Kaliumbromidlösung, 50 ccm Kaliumbromatlösung zufliessen, mischt, giebt 5 ccm konc. Schwefelsäure zu und mischt wiederum nach Aufsetzen des Glasstopfens. Nach 15 Minuten fügt man 2 g Kaliumjodid hinzu und titrirt das ausgeschiedene Jod unter Zusatz von Stärkelösung mit $^1/_{10}$-Normal-Natriumthiosulfatlösung. Dieser Methode haftet die Fehlerquelle in Folge Bildung von Tribromphenolbrom nicht an. [BECKURTS.]

Beispiel. Die Natriumthiosulfatlösung ist $^1/_{10}$-normal. 1 ccm derselben, entspricht daher 0,008 g Brom oder — da 6 Mol. Brom (480) von 1 Mol. Phenol (94) beansprucht werden — = 0,00156 g Phenol. 50 ccm Kaliumbromidlösung + 50 ccm Kaliumbromatlösung + 2 g Kaliumjodid + 5 ccm konc. Schwefelsäure brauchen zur Bindung des ausgeschiedenen Jods = 30 ccm $\frac{n}{10}$-Natriumthiosulfatlösung, d. h. 30 ccm $\frac{n}{10}$-Natriumthiosulfatlösung binden 0,240 g Brom, welche mit 0,047 g Phenol in Reaktion zu treten vermögen.

Angenommen, man hatte 50 ccm der vorbereiteten Phenollösung 1 : 1000 (s. oben) mit 50 ccm Kaliumbromidlösung, 50 ccm Kaliumbromatlösung gemischt und 2 g Kaliumjodid hinzugefügt und mit 5 ccm konc. Schwefelsäure angesäuert. Nach Zusatz von etwas Stärkelösung sollen 7,5 ccm $\frac{n}{10}$-Natriumthiosulfat bis zur eintretenden Farblosigkeit verbraucht werden. Es ist also eine der 7,5 ccm $\frac{n}{10}$-Natriumthiosulfat entsprechende Menge Brom nicht an Phenol gebunden worden. Wäre genau alles Brom verbraucht worden, so würde dies eine absolute Menge von 0,047 g Phenol anzeigen. Den 7,5 ccm $\frac{n}{10}$-Natriumthiosulfatlösung entsprechen aber 0,06 g Brom oder (7,5 $\times$ 0,00156 g) = 0,0117 g Phenol. Die zur Bestimmung benutzten 50 ccm Phenollösung enthalten daher 0,047 g minus 0,0117 g = 0,0353 g Phenol. In dem ganzen Liter Phenollösung würden daher 20 $\times$ 0,0353 = 0,706 g Phenol enthalten sein, und da 1 g des Phenolpräparats zu 1000 ccm aufgelöst worden war, so enthält das ursprüngliche Phenolpräparat 70,6 Proc. Phenol.

Karbolsäure-Bestimmung in Verbandstoffen. Man bringt 10 g einer Durchschnittsprobe in einen $^1/_2$-Liter-Kolben, übergiesst mit 400 ccm heissem destillirtem Wasser, extrahirt durch häufiges Umschütteln und füllt nach dem Erkalten auf 500 ccm auf. Von dieser Lösung bringt man bei 5 proc. Verbandstoff = 50 ccm, bei 10 proc. = 25 ccm in ein Glasstopfen-Gefäss von $^1/_4$ l, fügt je 50 ccm Kaliumbromid- und Kaliumbromatlösung, sowie 5 ccm konc. Schwefelsäure hinzu und lässt die Mischung nach dem Umschwenken 15 Minuten verschlossen stehen. Hierauf setzt man 10 ccm Kaliumjodidlösung 1 : 10 hinzu und titrirt das ausgeschiedene Jod mit $^1/_{10}$-Natriumthiosulfatlösung. — Zieht man für jeden verbrauchten ccm $^1/_{10}$-Natriumthiosulfatlösung 0,00156 g von 0,047 g ab, so bedeutet der verbleibende Rest die Menge Phenol, welche in den angewendeten ccm Phenollösung vorhanden ist.

Zum Nachweis des Phenol in Leichentheilen, Harn etc. destillirt man diese nach dem Ansäuern mit Weinsäure im Wasserdampfstrom ab. Das Destillat wird mit Aether ausgeschüttelt, das nach dem freiwilligen Verdunsten des letzteren hinterbleibende Phenol wird über Schwefelsäure getrocknet und gewogen. Oder man bestimmt; falls Fäulnissbasen ausgeschlossen sind, das Phenol im Destillate maassanalytisch nach B. Findet man in Leichentheilen Karbolsäure in geringen Mengen, so darf man nicht ausser Acht lassen, dass Phenole sich stets bei der Fäulniss von Eiweiss (Fleisch) bilden, dass also diese geringen Mengen ebensogut lediglich durch Fäulniss entstanden sein können.

Aufbewahrung. Vor Licht geschützt, vorsichtig. (Austr. Germ. Helv.).

Anwendung. Karbolsäure wirkt fäulnisswidrig, gährungshemmend. In Substanz oder konc. Lösung ätzt sie Haut und Schleimhäute stark. Die betroffenen Parthieen werden weiss, unempfindlich und stossen sich später wie Brandschorfe ab. Innerlich bei abnormen Gährungserscheinungen im Magen und Darm, bei Diabetes in Lösung oder Pillen. Grösste Einzelgabe 0,1 g, grösste Tagesgabe 0,5 g (Austr. Germ. Helv.). Aeusserlich in den mannigfachsten Formen bei der Wundbehandlung. Als Verbandwasser die 3 procentige, zur Desinfektion der Hände und Instrumente 5 procentige wässerige Lösung. Lösungen in Oel sind wenig wirksam. — Ist zufällig konc. Karbolsäure auf die Haut gelangt, so wischt man sie zunächst mit einem Stück Filtrirpapier oder dergl. trocken weg, und wäscht alsdann die Stelle mit Alkohol nach.

Karbolsäure ist innerlich genommen ein heftiges Gift, wirkt auf das Centralnervensystem und tödtet durch Respirationslähmung. Intoxikationen können auch durch Resorption von Wundflächen oder Schleimhäuten aus erfolgen. Die Ausscheidung erfolgt zumeist als Phenylschwefelsäure $C_6H_5SO_4H$. Der Harn nimmt tintenartige Färbung an. Gegenmittel bei Karbolsäurevergiftung sind: Zuckerkalk oder Natriumsulfat.

Technisch. Bei der Fabrikation der Darmsaiten, des Leimes, der Salicylsäure, vieler Farbstoffe und anderer organischen Präparate (Pikrinsäure) benutzt.

II. † Acidum carbolicum liquefactum (Austr. Brit. Germ.). Phenolum liquefactum

(Helv.). Verflüssigte oder zerflossene Karbolsäure. Eine Recepturerleichterung, welche durch Vermischen von geschmolzener Karbolsäure mit etwa 10 Proc. Wasser dargestellt wird. Es schreiben vor: 1 Th. Wasser auf 10 Th. Karbolsäure Austr. Germ. Brit. 1 Th. Wasser auf 9 Th. Karbolsäure Helv. Farblose oder gelblich-röthliche Flüssigkeit: Spec. Gew. 1,064—1,067 (Brit.) bez. 1,068—1,069 (Germ.). Feststellung des Gehaltes an Phenol kann gewichts- oder maassanalytisch erfolgen s. oben. Empirisch in folgender Weise: 10 ccm dürfen, nach Zusatz von 2,3 ccm Wasser, nicht bleibend getrübt werden, sollen aber nach weiterem Zusatz von 8—10 Tropfen Wasser, eine trübe Mischung geben, welche mit nicht weniger als 135 und mit nicht mehr als 140 ccm Wasser eine klare Flüssigkeit geben muss. Die zu verwendenden Flüssigkeiten müssen durchweg eine Temperatur von 15° C. haben. (Zeigt an, dass der Phenolgehalt des Präparates richtig und dass das zur Herstellung benutzte Phenol nicht kresolhaltig ist).

Die Verflüssigung bez. das Flüssigbleiben beruht auf der Bildung eines Hydrates $C_6H_5OH + \frac{1}{2}H_2O$. Vorsichtig aufzubewahren (Austr. Germ. Helv.). Unter 10° kann theilweises Erstarren der Flüssigkeit erfolgen.

III. † Acidum carbolicum crudum. Rohe Karbolsäure. Da die unter diesem Namen

im Handel befindlichen Rohprodukte zur Zeit nicht Phenol, sondern Kresol als wirksamen Bestandtheil enthalten, so vergl. man hierüber unter Kresolum.

IV. Karbolwasser. Zum Desinficiren der Instrumente etc. benutzt man 5 procentige,

zur Desinfektion von Wunden bez. als Verbandwasser 3 procentige Lösungen. Das Karbolwasser der Pharmakopöen ist von verschiedener Stärke. Austr. u. Germ.: *Aqua carbolisata* = 3 Proc. Helv.: *Aqua phenolata* = 5 Proc. Gall.: *Soluté d'acide phenique* a) zum innerlichen Gebrauch 0,1 Proc., b) zum äusserlichen Gebrauch = 2 Proc.

Antiepidemicum universale, MÜLLER's. Karbolsäure 3 Tropfen, Essigäther 10 Tropfen, Wasser 180,0. (HAGER.)

Carbolised resin-FLETSCHER (zahnärztl. Specialität), 100 Kopallack mit 30 Karbolsäure.

Karbolsäure-Pastillen, RADEMANN's. D. R. P. 44 528. Kryst. Karbolsäure 9 Th., Borsäure 1 Th. werden zu Pastillen verarbeitet. Nach einem neueren Patent sollen Carbolsäuredämpfe über erwärmte Borsäure geleitet werden. Die verdichteten Dämpfe werden zu Pastillen verarbeitet.

Karbolsäure-Pastillen, SALZMANN's. Man schmilzt 95 Th. Karbolsäure, mischt 5 Th. gepulverte Stearinseife darunter, rührt bis zum Erkalten und formt die Masse in Pastillen.

Phenolsalyl-Christmas. Karbolsäure 9,0, Salicylsäure 1,0, Milchsäure 2,0, Menthol 0,1. Die zusammengeschmolzene Masse löst sich in 25 Th. Wasser, leichter in Glycerin.

Vulneral-GRUNDMANN. (Vorschrift des Fabrikanten!) Tinct. Benzoës comp. Tinct. Myrrhae āā 75,0, Ungt. Paraffini, Ungt. Vaselini comp. āā 300,0, Cerati Cetacei, Lanolini āā 100,0, Acidi borici, Zinci oxydati āā 40,0, Acidi carbolici 12,5, Liq. Aluminii acetici, Camphorae āā 7,5, Adipis 360,0.

Acetum carbolisatum.

Karbol-Räucheressig.

Rp. Acidi carbolici   5,0
     Aquae Coloniensis   5,0
     Aceti 6 %   90,0

20—30 g werden auf Tellern durch schwaches Erwärmen verdunstet.

Acetum carbolisatum (Ergänzb.).

Rp. Acidi carbolici   4,0
     Aceti   96,0

Acetum hygienicum.

Antiseptischer Gesundheitsessig von Apotheker Dr. KOPP-**Strassburg.**

Rp. Acidi carbolici puri   10,0
     Acidi salicylici   2,0
     Acidi acetici glacialis   6,0
     Vinaigre de Bully   100,0
     Menthol   1,0

Nach Karlsruher Ortsgesundheitsrath einen 2procentige Lösung von Thymol in Alkohol und verdünnter Essigsäure.

Acidum carbolicum camphoratum
Rp. Acidi carbolici 10,0
Camphorae   30,0
Unter schwachem Erwärmen zusammenzureiben.
Durchsichtige, farblose, später röthliche Masse.
sp. G. 0,99. Gegen Wundrose [Schewelow].

Acidum aceticum carbolisatum.
Karbol-Essigsäure.
Rp. Acidi carbolici   10,0
Acidi acetici diluti (30%) 85,0
Olei Eucalypti   5,0
Zum Räuchern in Krankenzimmern.

Aether carbolisatus.
Rp. Acidi carbolici 0,5
Aetheris   50,0.
Zum Einblasen bei Katarrh der Tuba Eustachii.

Aqua dentifricia carbolisata.
Rp. Acidi carbolici   2,0
Tincturae Quillajae 20,0
Olei Menthae pip. gtt. VIII
Aquae destillatae   180,0.
Karbol-Mundwasser, gegen Caries.

Bacilli Acidi carbolici (Nasenbougies).
Rp. Acidi carbolici   2,0
Glycerini   30,
Massae Gelatinae albae 55,0
Aquae   5,0
fiant bacilli No. 15.

Balsamum otalgicum.
Ohren-Balsam.
Rp. Acidi carbolici liquefacti gtt. X
Olei Succini rectificati • gtt. V
Olei Hyoscyami   5,0
Olei Olivarum   30,0.
Bei Ohrenzwang, Ohrengeschwür täglich 1—2 mal
3—4 Tropfen in den Gehörgang zu träufeln.

Candelae carbolisatae.
Karbol-Kerzchen.
Rp. Carbonis Tiliae   830,0
Solutionis Kalii nitrici 50,0:1000,0
Tragacanthae pulveratae   20,0
Acidi carbolici   100,0
Olei Wintergreen   1,0
Die mit der Salpeterlösung getränkte Kohle wird
getrocknet, darauf mit den übrigen Substanzen
gemischt und die Mischung mit Traganthschleim,
der 2 Proc. Kalisalpeter enthält, zur Masse an-
gestossen. [Diet. M.]

Collemplastrum carbolisatum (Diet. M.)
Rp. Massae Collemplastri   800,0
Rhizom. Iridis plv. M./50 80,0
Sandarac. plv.   20,0
Acidi carbolici   36,0
Olei resinae   15,0
Aether   150,0
Bereitung s. Collemplastrum.

Collodium Acidi carbolici.
Rp. Acidi carbolici cryst.
Collodii   āā 5,0.
Sehr ätzende Masse; auf Baumwolle in den schmer-
zenden cariösen Zahn zu bringen.

Emplastrum carbolisatum.
[Pintschovius.]
Rp. Cerae albae   4,0
Colophonii
Olei Olivarum   āā 2,0
Acidi carbolici   5,0.
Auf Leinwand gestrichen bei Lupus.

Gelatina carbolisata. [Diet. M.]
Rp. Gelatinae albae 30,0
Aquae   64,0
Quellen lassen, im Dampfbade erhitzen, zusetzen:
Glycerini   5,0
Acidi carbolici 1,0

Glyceritum Acidi carbolici (U-St.).
Rp. Acidi carbolici 20,0
Glycerini   80,0.

Glycerinum Acidi carbolici (Brit.)
besteht aus 1 Gew. Th. Carbolsäure u. 4 Vol. Glycerin.

Linimentum carbolisatum.
Rp. Acidi carbolici 1,—2,0
Olei Olivarum
Aquae calcis āā 50,0.
Gegen Wundsein der Kinder.

Liquor antipityrismaticus Lemaire.
Rp. Acidi carbolici   3,0
Acidi acetici diluti 300,0.
Damit getränkte Kompressen auf die Kopfgrind-
stellen aufzulegen.

Liquor injectorius Lister.
Rp. Acidi carbolici   5,0
Aquae destillatae 195,0.
Zum Ausspritzen von Wunden.

Liquor antisepticus Merletta.
Rp. Acidi carbolici puri 5,0
Acidi acetici diluti 60,0
Camphorae   40,0
Spiritus Vini   500,0.

Liquor antisepticus Pennes.
Rp. Acidi carbolici puri 10,0
Aquae destillatae   300,0
Bromi   5,0.
Wird äusserlich angewendet gegen Biss und Stich
giftiger Thiere, gegen Leichengift. Innerlich
giebt man die Flüssigkeit mit Catechusirup
gegen Cholera:
Rp. Liquoris antiseptici Pennesii 25,0
Tincturae Catechu   15,0
Sirupi simplicis   150,0.
½ stündlich einen halben Esslöffel.

Liquor inhalatorius carbolisatus Rothe.
Rp. Acidi carbolici
Spiritus diluti āā 1,0
Tincturae Jodi   0,5
Glycerini
Aquae destillatae āā 2,5.
25—30 Tropfen auf 1—2 Esslöffel voll Wasser zum
Zerstäuben bez. Inhaliren.

Lotio carbolica [Hutchinson].
Rp. Acidi carbolici 2,0
Glycerini
Spiritus āā 15,0
Aquae   170,0

Mixtura Acidi carbolici.
Rp. Acidi carbolici puri   1,0 (!)
Aquae destillatae   200,0
Mucilaginis Gummi Arabici 50,0.
Zweistündlich einen Esslöffel bei äusserlicher An-
wendung von Aqua phenylata (bei den Pocken
vom Eruptionsstadium an).

Mixtura antidiabetica — EBSTEIN.
Rp. Acidi carbolici   5,0
    Aquae destillatae   150,0
    Aquae Menthae pip. 50,0.
Bei Diabetes 2—4 mal täglich 1 Theelöffel.

Oleum crinale (LASSAR).
LASSAR's Karbol-Haaröl.
Rp. Acidi carbolici   1,5
    Olei Olivarum   100,0
    Olei Bergamottae gtt. XXX.
Bei Pityriasis capitis und Kopfekzem.

Olfactorium anticatarrhoicum HAGER.
Rp. Acidi carbolici puri
    Spiritus Vini   āā   10,0
    Liquoris Ammonii caustici 12,0
    Aquae destillatae   20,0.
50-Gramm-Flaschen mit weiter Oeffnung werden zu $^1/_3$ mit vorstehender Mischung beschickt und dann mit einem solchen Bausche Baumwolle gefüllt, dass dieser die Flüssigkeit gerade aufsaugt. Bei beginnendem Schnupfen, Stockschnupfen, chronischem Katarrh und anderen katarrhalischen Leiden häufig zu riechen.

Pasta carbolica LISTER.
    Acidi carbolici   5,0
    Olei Olivarum   50,0
    Cretae praeparatae q. s.
fiat pasta mollis. Zwischen Calico auf Wunden zu legen.

Pilulae Acidi carbolici.
Rp. Acidi carbolici puri 5,0
    Unguenti Glycerini 10,0
    Rhizomatis Calami   5,0
    Radicis Althaeae q. s.
M. f. pilulae 200.
S. Täglich viermal eine (später zwei bis drei [!]) Pillen (bei verschiedenen Hautkrankheiten, Pruritus universalis und pudendi). Jede Pille enthält 0,025 g Karbolsäure.

Pilulae contra pruritum HERTEL.
Rp. Acidi carbolici 6,0
    Unguenti Glycerini
    Pulveris Radicis Althaeae āā q. s.
f. pilulae 100.
S. Dreimal täglich anfangs zwei, später drei Pillen. Vorsicht! Jede Pille enthält 0,06 g Karbolsäure.

Pulvis dentifricius carbolisatus.
Karbol-Zahnpulver.
Rp. Acidi carbolici   2,0
    Ossis Sepiae pulv.
    Rhiz. Iridis Florentinae āā   7,25
    Olei Caryophyllorum gtt. III.
    Calcii carbonici   85,0.

Pulvis desinfectorius MAC DOUGALL.
Rp. Acidi carbolici   10,0·
    Calcariae hydratae pulvereae
    Magnesiae sulfurosae   āā   150,0.
Zum Verbinden und Einstreuen schlecht eiternder Wunden, zur Desinfektion der Nachtstühle.

Pulvis divinus purus MAGNANT PÈRE.
Rp. Gypsi usti
    Calcariae hydratae   āā   50,0
    Aluminis pulverati   25,0
    Acidi carbolici   2,5
Zum Verbande und Einstreuen in brandige, profuse eiternde, cancröse Wunden; mit Wasser gemischt zum Bestreichen der Hautausschläge, Froststellen etc.

Pulvis Talci cum Acido carbolico (LASSAR).
    Talci veneti   50,0
    Acidi carbolici   2,0

Sapo carbolisatus (Karbol-Seife).
Rp. a) Saponis stearinici plv. 75,0
    Acidi carbolici   25,0
Mischen und in Formen pressen (Diet. M.). Zum Waschen der Hände für Ärzte. 25procentig!

Rp. b) Saponis medicati   100,0
    Acidi carbolici   5,0—10,0
Mischen und in Formen pressen. 5—10procentig!

Sapo carbolisatus mollis 5 Proc.
Karbol-Kaliseife.
Rp. Saponis kalini   285,0
    Acidi carbolici   15,0
    Olei Bergamottae   3,0
    Olei Citronellae   0,5.

Sebum carbolisatum 2 Proc.
Karbol-Talg 2 Proc.
Rp. Sebi benzoïnati   98,0
    Acidi carbolici   2,0.

Spiritus carbolisatus desinfectorius.
Rp. Acidi carbolici   20,0
    Olei Citronellae
    Olei Sassafras āā   1,0
    Spiritus diluti   980,0.

Spiritus phenylatus contra tineas.
Mottenspiritus.
Rp. Acidi carbolici   10,0
    Olei Caryophyllorum
    Olei Citri
    Camphorae   āā   5,0
    Spiritus (90 Proc.)   500,0.

Suppositoria Acidi carbolici (Brit.).
Rp. Acidi carbolici   0,8
    Cerae albae   1,6
    Olei Cacao   10,0.
fiant suppositoria No 12.

Unguentum Acidi carbolici.
Rp. Acidi carbolici   1,0
    Unguenti cerei   25,0.

Unguentum carbolisatum (Ergänzb.)
Karbol-Salbe.
Rp. Acidi carbolici   5,0
    Adipis suilli   95,0.
Unter Erwärmen aufzulösen.

Unguentum contra perniones (LASSAR).
    Acidi carbolici   0,5
    Vaselini
    Unguenti Plumbi āā 10,0
    Olei Amygdalarum   5,0.
Auf offene Frostbeulen aufzulegen.

Unguentum contra perniones — ROTHE.
Rp. Acidi carbolici   1,0
    Tincturae Jodi
    Acidi tannici āā   2,0
    Unguenti cerei   30,0.

Unguentum diachylon carbolisatum — LASSAR
Rp. Emplastri Lithargyri simpl.
    Vaselini flavi   āā   50,0
    Acidi carbolici   **2,0.**
Bei juckender brennender Haut; Pruritus vaginae.

Vinaigre phéniqué (Gall.).

Acidi carbolici	10,0
Acidi acetici dil (30%)	333,0
Aquae	657,0.

Linimentum contra scabiem bestiarum.

Vet.   I.

Rp.		
	Acidi carbolici	10,0
	Olei Raparum	150,0
	Petrolei	50,0
	Tinctura Aloës	20,0.

Täglich werden die räudigen Hautstellen einmal sanft eingerieben. Bei Schafen und Jagdhunden wendet man eine wässrige Flüssigkeit an.

Vet.   II.

Rp.		
	Boracis	50,0
	Saponis domestici	100,0
	Aquae	5000,0
	Acidi carbolici	100,0
	Olei Terebinthinae	50,0
	Spiritus Vini	200,0.

Mit der gut durchgeschüttelten Flüssigkeit werden die räudigen Stellen täglich einmal mit Hilfe einer Bürste berieben oder benetzt.

Liquor antiparonychicus.

Vet.   Maukewasser.

Rp.		
	Aquae vulnerariae vinosae	
	Tincturae Benzoës	
	Tincturae Aloës	
	Tincturae Arnicae āā	50,0
	Acidi carbolici	5,0.

Von dieser Flüssigkeit wird den Leinmehlumschlägen bei bösartiger Mauke beigemischt. Bei gutartiger Mauke macht man aus Mehl einen dünnflüssigen Brei, versetzt diesen mit $1/_3$ Volum des Maukewassers und wendet das Gemisch als Pinselung an.

Vet.   **Oleum carbolisatum.**

Rp.	Acidi carbolici	5,0
	Olei Lini	100,0.

Zum Bestreichen offener Stellen und eiternder Wunden.

Pockenlecke

Vet.   für Schweine.

Rp.	Natri nitrici crudi		
	Natri sulfurici	āā	100,0
	Fructus Anisi		
	Radicis Liquiritiae	āā	25,0
	Farinae secalinae		100,0
	Acidi carbolici		3,0
	Spiritus Vini		15,0.

S. Täglich dreimal einen Esslöffel voll zu geben. Bösartige Pocken sind mit folgendem Liniment zu bepinseln:

Pockenliniment

Vet.   für Schweine.

Rp.	Olei Lini	60,0
	Vitellum ovorum duorum	
	Acidi carbolici	2,0.

Fiat emulsio.

Vet. Unguentum contra scabiem bestiarum.

Rp.	Sebi taurini		
	Adipis suilli		
	Colophonii	āā	50,0
	Acidi carbolici		5,0
	Petrolei Italici		25,0.

Walz'sche concentrirte Lauge gegen Räude

Vet.   der Schafe.

Rp.	Natrii carbonici crudi	500,0
	Aquae calidae	1000,0
	Acidi carbolici	200,0
	Olei animalis aetherei	50,0
	Glycerini	250,0
	Ammonii chlorati	100,0
	Aquae q. s. ad 3 Liter.	

Zum Gebrauch wird diese Mischung mit 30 Litern warmem Wasser verdünnt und auf die räudigen Stellen alle 3 Tage eingebürstet. Sollen Bäder angewendet werden, so werden 3 Liter der koncentrirten Walz'schen Lauge mit 100—120 Liter Wasser verdünnt und die Schafe darin jeden fünften Tag gebadet. Man hüte sich, dass von der Flüssigkeit den Thieren in die Augen komme.

Waschung bei Klauenseuche

der Wiederkäuer.

Vet.   I.

Rp.	Aluminis crudi	50,0
	Aquae calidae	1000,0
	Acidi carbolici	10,0
	Aceti pyrolignosi crudi	500,0.

Anfangs wird diese Flüssigkeit mit einem gleichen Volum Wasser verdünnt, später unverdünnt angewendet.

Vet.   II.

R.	Cupri sulfurici crudi	25,0
	Ferri sulfurici crudi	20,0
	Gallarum subtile pulveratarum	15,0
	Aquae	1000,0
	Acidi carbolici	10,0.

Vet.   III.

Rp.	Acidi nitrici crudi	20,0
	Acidi pyrolignosi crudi	500,0
	Acidi carbolici	15,0
	Aquae communis	1500,0.

Vet.   **Hufschmiere.**

Rp.	Lanolini		
	Olei Rapae		
	Sebi	āā	50,0
	Acidi carbolici		5,0.

V. Karbolsäure-Verbandstoffe.

V. Karbolsäure-Verbandstoffe. Die Vorschriften zur Herstellung von Karbolsäure-Verbandstoffen sind ausserordentlich zahlreich. Im Nachstehenden geben wir lediglich die wichtigeren wieder.

Gossypium carbolisatum. Karbol-Watte. a) Ergänzb.: Verflüssigte Karbolsäure (von 90 Proc.) 60 Th., Weingeist (90 Proc.) 1300 Th. Mit dieser Lösung tränkt man 1000 Th. entfettete Baumwolle. Nachdem man durch Druck die gleichmässige Vertheilung der Flüssigkeit in der Baumwolle bewirkt hat, lässt man diese 24 Stunden in einem bedeckten Gefässe stehen und trocknet endlich bei Zimmertemperatur. Enthält etwa 5 Proc. Karbolsäure.

b) Gall. Man bereitet eine Lösung aus: Karbolsäure 1 kg, Weingeist 13,5 kg, Lärchenterpentin 500 g. Mit dieser Lösung tränkt man entfettete Watte und presst diese soweit ab, dass 1 kg Watte = 1,65 kg Flüssigkeit zurückhält, also im Ganzen 2,65 kg wiegt. Enthält etwa 10 Proc. Karbolsäure.

Tela carbolisata. Karbol-Mull. Karbol-Gaze. a) Ergänzb. Mit einer Lösung von 120 Th. verflüssigter Karbolsäure (90 Proc.) in 1000 Th. Weingeist tränkt man 1000 Th. entfetteten Mull oder entfettete Gaze. — Nachdem durch Druck die gleichmässige Vertheilung der Flüssigkeit in dem Gewebe bewirkt ist, wird dieses bei Zimmertemperatur getrocknet. Enthält etwa 10 Proc. Karbolsäure.

b) Gall. Wird in genau der nämlichen Weise bereitet wie die vorstehend behandelte Karbolsäure-Watte der Gall.

c) Nach LISTER. 1 Th. Karbolsäure wird mit 5 Th. Harz und 7 Th. Paraffin zusammengeschmolzen; in die heisse Mischung wird Gaze getaucht, welche darauf zwischen zwei erwärmten Metallplatten hindurchgepresst wird. Enthält etwa 6—7 Proc. Karbolsäure.

d) Nach BRUNS. In 2500 ccm einer Lösung von 100,0 g Karbolsäure, 400,0 g Kolophonium, 40,0 g Ricinusöl in 2000 ccm Weingeist wird 1 kg (ca. 25 m) Mull oder Gaze eingetaucht, mit den Händen gleichmässig durchgearbeitet und schliesslich horizontal zum Trocknen ausgespannt.

Karbol-Jute. a) Unfixirt. (10 proc.): Karbolsäure 150,0, Weingeist 1000,0, destillirtes Wasser 350,0, gebleichte Jute 1 kg. b) Fixirt. (10 proc.): Karbolsäure 100,0, Kolophonium 200, Weingeist 1100,0, Glycerin 500. c) Nasse Jute. Durch Einlegen von Jute in eine 3 proc. ölige Karbolsäurelösung und darauffolgendes Abpressen.

Catgut nach LISTER. In eine Mischung von 1 Th. Chromsäure, 4000 Th. Wasser und 200 Th. Karbolsäure wird unmittelbar nach der Bereitung so viel Catgut gelegt, als Karbolsäure in der Mischung vorhanden ist, nach 48 Stunden wird es herausgenommen. Nach dem Trocknen wird es entweder auf eine Spule straff aufgewickelt, oder in einer 20 proc. öligen Karbolsäurelösung aufbewahrt.

Antiseptische Seide zum Nähen wird durch einstündiges Kochen in einer 5 proc. wässerigen Lösung von Karbolsäure dargestellt.

†**Kaliumphenylat,** *Kalium phenylicum* seu *carbolicum* $C_6H_5OK = 132$. In trocknem Zustande zu erhalten durch Eintragen von 39 Th. metall. Kalium in 94 Th. Phenol in einer Wasserstoffatmosphäre unter Erwärmen. · Farblose krystallinische (faserige) Stücke, welche bald oberflächlich roth werden. Hygroskopisch. Vorsichtig, vor Licht geschützt, aufbewahren. Eine wässerige Lösung, welche rund $50^0/_0$ C_6H_5OK enthält, wird erhalten durch Auflösen 100 Th. Phenol in 175 Th. Kalilauge von 1,33—1,334 spec. Gew.

†**Natriumphenylat.** *Natrium phenylicum* seu *carbolicum.* $C_6H_5ONa = 116$. Wie das vorige durch Einwirkung von 23 Th. metall. Natrium auf 94 Th. Karbolsäure. Eine Auflösung von 100 Th. Phenol in 130 Th. Natronlauge von 1,33—1,334 spec. Gew. + 14 Th. Wasser enthält rund 50 Proc. C_6H_5ONa.

†**Phénol sodé dissous** (GALL). Acidi carbolici 70,0 g, Liq. Natrii caustici (1,332 spec. Gew.) 100,0 g, Aquae q. s. ad 1 Liter. Enthält rund 10 Proc. Natriumphenylat.

†**Ammonium phenylat.** $C_6H_5ONH_4$. Durch Einleiten von trocknem Ammoniak in Phenol zu erhalten. Weisses, sublimirbares Pulver. Eine Lösung von 100 Th. Phenol in 180 Th. Ammoniakflüssigkeit (0,960) enthält rund 40 Proc. $C_6H_5ONH_4$.

Acidum carbonicum.

I. Acidum carbonicum. Kohlensäure(anhydrid). Kohlendioxyd. Acide carbonique. Carbonic acid. $CO_2 = 44$. Farbloses, nicht brennbares, Verbrennung und Athmung nicht unterhaltendes Gas von säuerlich-stechendem Geruch und Geschmack. Röthet in feuchtem Zustande vorübergehend Lackmus. Es ist 1,52 mal schwerer als Luft. Bei 0^0 C. und 760 mm B wiegen 1000 ccm = 1.9781 g oder 1 g ist = 505.52 ccm. In Wasser ist es ziemlich löslich. 1 Vol. Wasser löst unter gewöhnlichem Druck bei 0^0 = 1.796 Vol., bei 5^0 = 1,45 Vol., bei 10^0 = 1,18 Vol., bei 15^0 = 1.002 Vol., bei 20^0 = 0.901 Vol. Kohlensäure. Durch Kochen kann die gesammte Kohlensäure aus der wässerigen Lösung vertrieben werden. In Alkohol, ferner in Benzin und anderen Kohlenwasserstoffen ist die Kohlensäure wesentlich leichter löslich als in Wasser.

Bei 0^0 kann sie durch einen Druck von 30 Atmosphären zu flüssiger Kohlensäure kondensirt werden. Diese siedet bei — 78^0 und erzeugt beim freiwilligen Verdunsten so intensive Kälte, dass ein Theil zu fester Kohlensäure, schneeartigen Massen erstarrt.

Darstellung a) der gasförmigen Kohlensäure. Die für analytische und andere ähnlichen Zwecke erforderlichen kleineren Mengen Kohlensäure erzeugt man durch Einwirkung von verdünnten Säuren auf Karbonate in einem Kipp'schen oder diesem ähnlichen Apparate (s. Acidum sulfhydricum). Am zweckmässigsten verwendet man weissen Marmor (100 Th.) und 15procentige Salzsäure (500 Th.). Das entwickelte Gas wird zu seiner Reinigung durch Wasser oder dünne Sodalösung geleitet; soll es getrocknet werden, so kann dies durch Calciumchlorid, konc. Schwefelsäure oder glasige Phosphorsäure geschehen. Grauer und schwarzer Marmor, sowie Kreide, liefern beim Zersetzen mit Säuren ein übelriechendes Kohlensäuregas. Benutzt man Kombinationen von Kreide oder Magnesit oder Dolomit mit verdünnter Schwefelsäure, so ist die Zersetzung der Karbonate durch häufiges Umschütteln der Mischung zu befördern. Ueber Reinigung der Kohlensäure s. bei Aquae minerales.

b) Von flüssiger Kohlensäure. Die gegenwärtig in Deutschland von rund 80 Fabriken geübte Fabrikation bezweckt die Verwerthung der dem Erdboden freiwillig entströmenden, ferner derjenigen Kohlensäure, welche in Heizgasen, in den Gasen der Kalköfen etc. enthalten ist.

Da, wo dem Erdboden reine Kohlensäure freiwillig entströmt (Mofetten), fängt man sie in Gasometern auf und führt sie durch Komprimiren in den flüssigen Zustand über. Aus Heizgasen u. dergl. gewinnt man sie wie folgt:

Die kohlensäurehaltigen Gase werden zunächst durch Wasser gewaschen, alsdann in den unteren Theil eines Thurmes eingeleitet, wo ihnen von oben — durch Cascaden-Einrichtung vertheilt — Natriumkarbonatlösung entgegenrieselt. Diese bindet die Kohlensäure zu Natriumbikarbonat. Hat die Lauge genügend Kohlensäure aufgenommen, so scheidet man entweder das Natriumbikarbonat in festem Zustande ab und treibt die Hälfte der Kohlensäure durch Glühen aus, $2\,NaHCO_3 = H_2O + Na_2CO_3 + CO_2$, oder — neuerdings — man erhitzt die Bikarbonat-Laugen, wobei gleichfalls Rückbildung von Natriumkarbonat und Abspaltung von Kohlensäure erfolgt. Das regenerierte Natriumkarbonat geht in den Betrieb zurück, die entwickelte Kohlensäure aber wird durch Filter von Kohle und Watte filtrirt, durch Calciumchlorid entwässert und schliesslich in Cylinder aus Eisen bezw. Stahl gepumpt, in denen durch einen Druck von 30 Atmosphären bei 0^0 die Verflüssigung erfolgt.

c) Von fester Kohlensäure. Um aus flüssiger Kohlensäure feste darzustellen, legt man eine völlig gefüllte Kohlensäure-Flasche horizontal auf einen Bock; eine nicht völlig gefüllte Flasche bringt man — die Oeffnung nach unten — in so stark geneigte Lage, dass die Flüssigkeit im Innern der Flasche über dem Ausflussventil steht. Alsdann bindet man einen Beutel von lockerem Wollgewebe vor das Ausflussventil und öffnet dieses für kurze Zeit. Es wird nun aus der Flasche ein dünner Strahl flüssiger Kohlensäure in den Beutel getrieben; ein Theil derselben vergast und verwandelt den übrigen Theil in feste Kohlensäure.

Würde man die Flasche aufrecht stehen lassen, so würde beim Oeffnen des Hahnes die Kohlensäure lediglich in Gasform austreten. Es würde — da unter diesen Umständen flüssige Kohlensäure nicht die Flasche verlässt — auch feste Kohlensäure nicht entstehen. Hatte man richtig operirt, so findet sich in dem Beutel ein lockerer Schnee von fester Kohlensäure, welcher an der Luft, ohne zu schmelzen, allmählich vergast. Bringt man diesen Schnee durch Pressen in kompakte Stücke, so kann man diese, besonders wenn sie in wollene Tücher eingeschlagen werden, mehrere Stunden konserviren.

Flüssige Kohlensäure ist eine fast farblose Flüssigkeit, welche bei -78^0 siedet, bei -58^0 aber fest wird. Der kritische Punkt für die Verflüssigung ist $+ 31^0$, d. h. oberhalb dieser Temperatur ist selbst bei noch so grosser Steigerung des Druckes eine Verflüssigung nicht möglich. — Der Druck, welchen die flüssige Kohlensäure ausübt, ist bis 31^0 (d. h. bis zum kritischen Punkte) lediglich abhängig von der Temperatur. Er beträgt bei $+ 5^0 = 40,5$, bei $+ 20^0 = 58,5$, bei $+ 30^0 = 73$ Atmosphären. Ueber 31^0 hinaus ist der Druck sowohl von der Temperatur, wie von dem Grade der Füllung abhängig. Bei einer bestimmten, gleichbleibenden Füllung betrug er z. B. bei $105^0 = 775$, bei $143,5^0 = 985$ und bei $161^0 = 1100$ Atmosphären. Aus dem Vorstehenden ergiebt sich, dass es gefährlich ist, Flaschen mit flüssiger Kohlensäure über $+ 31^0$ hinaus zu erwärmen, dass man vielmehr dafür Sorge zu tragen hat, dass die Temperatur der Flaschen die mittlere Wärme von $15—20^0$ nicht überschreitet.

Die Versendung der flüssigen Kohlensäure erfolgt in Flaschen aus Eisen (Stahl), welche amtlich auf einen Druck von 250 Atmosphären geprüft worden sind; diese Prüfung ist alle 3 Jahre zu wiederholen. Für die Lagerung etc. solcher Flaschen existiren besondere Verordnungen, mit denen man sich genau vertraut zu machen hat. Vergl. Pharm. Kalender, 1896. Jahrbuch S. LXXXVI.

In den letzten Jahren sind wiederholt Explosionen solcher Flaschen erfolgt. In einigen Fällen wurde festgestellt, dass die Flaschen in Folge mangelhaften Ausglühens nicht zäh genug waren, in anderen Fällen scheint die Ursache darin bestanden zu haben, dass die Wandungen der Flaschen durch die Kohlensäure (bei Gegenwart von Wasser und Glycerin) angegriffen wurden. Sehr bequem für den Gebrauch der flüssigen Kohlensäure ist die Einrichtung der Reducirventile, welche es ermöglichen, dass man die Kohlensäure mit einem verminderten, beliebig abzustufenden Drucke ausströmen lassen kann. Vergl. auch unter Aquae minerales.

Feste Kohlensäure in Schneeform hat ein geringeres spec. Gewicht als Wasser, durch Komprimiren kann das spec. Gewicht bis auf 1,5 erhöht werden. — Will man die feste Kohlensäure zur Kälteerzeugung benutzen, so bringt man sie im schneeförmigen Zustande in eine Porzellanschale, feuchtet sie mit Aether an, bringt in diese Mischung die abzukühlenden Gefässe und deckt das Ganze mit wollenen Tüchern zu. Die Temperatur sinkt bis auf —80°.

Analyse. Man erkennt die Kohlensäure in freiem Zustande daran, dass sie beim Einleiten in klares Kalkwasser oder Barytwasser weisse Niederschläge von Calciumkarbonat bez. Baryumkarbonat erzeugt, welche sich in verdünnten Säuren (HCl) unter Aufbrausen lösen. Die Salze der Kohlensäure brausen beim Uebergiessen mit verdünnten Mineralsäuren (HCl) auf; das entweichende Gas wird auf sein Verhalten gegen Kalk- und Barytwasser geprüft.

Die Bestimmung der Kohlensäure erfolgt je nach den näheren Bedingungen 1) gewichts-analytisch, 2) gas-analytisch, 3) maass-analytisch.

1. Gewichts-analytisch. Diese Bestimmung kann nach zwei Verfahren ausgeführt werden: α) durch indirekte Wägung. Man kann sich des beistehenden einfachen Apparates von FRESENIUS bedienen. *A* und *B* sind zwei leichte Kolben von etwa 100 ccm Fassungsraum. Die zu analysirende Substanz wird in *B* eingewogen und mit etwas Wasser übergossen. *A* wird zu etwa $^1/_3$ mit konc. Schwefelsäure beschickt. Bei *C* ist der Apparat mit einem Glasstäbchen luftdicht verschlossen. Der so vorbereitete Apparat wird gewogen. Alsdann saugt man bei *D* vorsichtig an, verschliesst den Schlauch bei *D* durch Zusammendrücken und lüftet hierauf den Schlauch vorsichtig. Durch das Saugen war in *A* sowie in *B* ein luftverdünnter Raum entstanden. Beim Lüften des Schlauches wird durch den Druck der äusseren Luft etwas Schwefelsäure von *A* nach *B* gepresst. Hierdurch erfolgt in *B* Entwicklung der Kohlensäure, welche nach *A* entweicht und an die dort vorgeschlagene Schwefelsäure den beigemengten Wasserdampf abgiebt. Ist die Zersetzung beendet, so saugt man schwach an *D*, lüftet alsdann

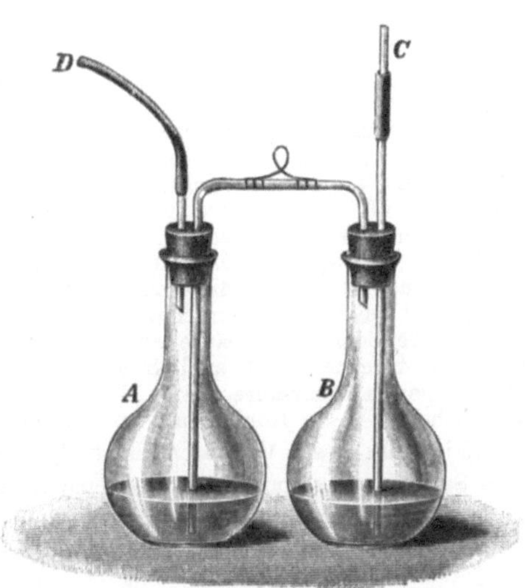

Fig. 5.

den Verschluss *C* und saugt noch so lange (5 Min.) Luft durch den Apparat, bis man sicher ist, dass alle Kohlensäure aus dem Apparat entfernt ist. Alsdann setzt man den Verschluss bei *C* wieder auf und wägt den Apparat nach dem Erkalten. Die Differenz zwischen beiden Wägungen ergiebt die vorher vorhanden gewesene Kohlensäure.

Man benutzt diese Methode zur Bestimmung der Kohlensäure in solchen Salzen, welche durch Schwefelsäure ohne Bildung von Niederschlägen leicht zersetzt werden, also z. B. den Karbonaten bezw. Bikarbonaten von K, Na, NH_4, Mg, nicht aber von Ca, Ba, Sr. An Stelle des beschriebenen Apparates sind andere, noch handlichere im Gebrauch, z. B. die von BUNSEN, GEISSLER, MOHR u. a. Von der zu analysirenden Substanz wägt man soviel ein (0,5—1,0—2,0 g), dass etwa 0,2—0,3 g Kohlensäure zu erwarten sind.

β) Durch direkte Wägung. In beistehender Figur 6 ist *A* eine mit Kalilauge beschickte Vorlage, welche auch durch eine Waschflasche ersetzt werden kann. *a* ein Kugeltrichter, B der Zersetzungskolben, C ist ein mit wenig Calciumchlorid gefülltes Rohr. D ist mit Calciumchlorid völlig gefüllt, E enthält mit Kupfersulfat getränkte und wieder getrocknete Bimssteinstücke, F ist wiederum mit Calciumchlorid völlig gefüllt. G ist ein mit 33 proc. Kalilauge beschickter Kali-Apparat, g ist ein mit Natronkalk, h ein mit Calciumchlorid gefülltes gerades Rohr, H ist eine mit Schwefelsäure beschickte Waschflasche. Man prüft zunächst den Apparat auf seine Dichtigkeit, indem man den Schlauch vor A abklemmt, den Hahn des Kugeltrichters öffnet und nun bei H mässig ansaugt. Es muss nun, wenn man mit dem Saugen aufhört, die Kalilauge in G deutlich zurücksteigen und ihren Stand mindestens 5 Minuten lang behalten.

Ist der Apparat dicht, so wägt man $G + g$ genau und schaltet sie wieder ein. In den Zersetzungskolben B wägt oder misst man die zu untersuchende Substanz genau ein, setzt den Hahntrichter auf, schliesst den Hahn und füllt den Trichter ganz oder zum Theil mit 10 proc. Salzsäure (nicht koncentrirter!). Jetzt klemmt man den Schlauch zwischen A und a ab, und lässt durch den Tropftrichter langsam die Säure zufliessen (event. unter Ansaugen bei H). Der Zufluss wird so geregelt, dass ein ruhiges Passiren der Gasblasen bei G zu beobachten ist. Wenn alle Säure zugeflossen ist und der Durchtritt von Gas-

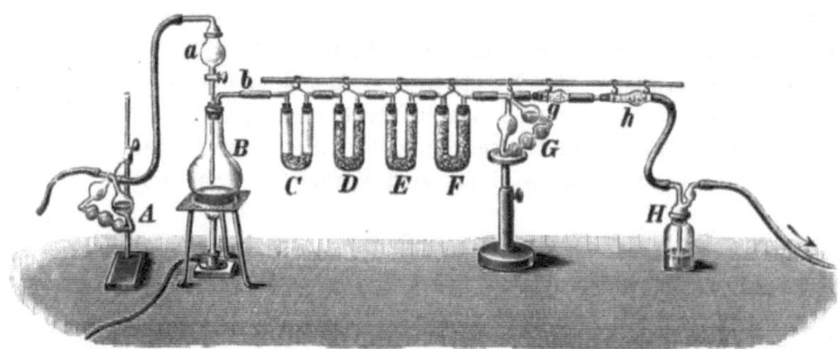

Fig. 6.

blasen bei G aufhört, so erwärmt man den Kolben B langsam bis gerade zum beginnenden Sieden. Hierauf schliesst man bei H einen Aspirator an, setzt diesen in Thätigkeit, öffnet alsdann den Verschluss zwischen A und a und leitet einen ruhigen Luftstrom durch den Apparat, bis alle Kohlensäure aus demselben entfernt ist. Die Dauer richtet sich nach dem Volumen des Apparates und beträgt $1/2$—2 Stunden. Nach $1/2$ stündigem Erkalten werden $G + g$ gewogen. Das Mehrgewicht ist die bei der Bestimmung erhaltene Kohlensäure. Bedingung ist, dass die Calciumchlorid-Röhren neutrales Calciumchlorid enthalten. Die mit gewöhnlichem Calciumchlorid gefüllten Röhren sind daher vor der Ingebrauchnahme mit Salzsäure oder Kohlensäure zu sättigen und von dem Ueberschuss dieser Gase durch Ueberleiten trockner Luft zu befreien. An Stelle des Calciumchlorids kann zweckmässig auch glasige Phosphorsäure treten. — Die Einwage von Substanz beträgt so viel, dass schliesslich 0,3—0,4 g Kohlensäure zur Wägung gelangen.

Mit Hilfe dieses Verfahrens lässt sich die Kohlensäure bestimmen in allen kohlensauren Salzen, welche mit Salzsäure keine in der Wärme unlöslichen Verbindungen geben, also in allen Karbonaten und Bikarbonaten mit Ausnahme derjenigen von Silber und Quecksilber. Natürlich kann man an Stelle der festen Salze auch Lösungen untersuchen. Das gleiche Verfahren würde unter Hinweglassung der Säure auch geeignet sein, um die in Wasser gelöste Kohlensäure zu bestimmen, ferner unter Hinweglassung des Zersetzungskolbens zur Bestimmung der Kohlensäure in Luft und anderen Gasen. An Stelle des in der Figur gezeichneten Kaliapparates nach LIEBIG kann natürlich auch ein anderer, z. B. der nach GEISSLER treten.

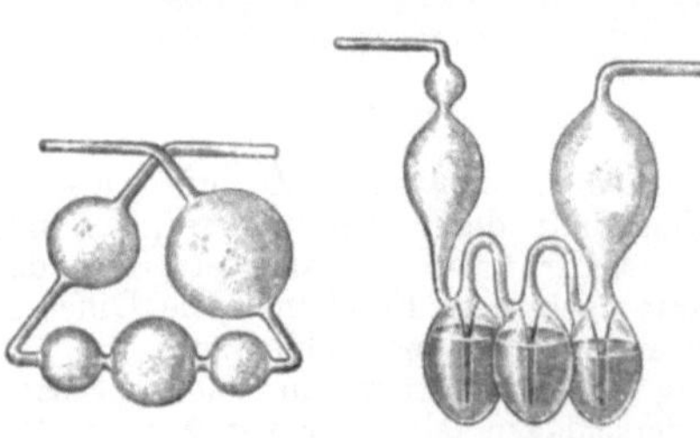

Fig. 7. Kali-Apparat nach LIEBIG. Fig. 8. Kali-Apparat nach GEISSLER.

Ueber die gasanalytische Bestimmung vergl. BUNSEN: Gasometrische Methoden, und HEMPEL, Gasanalyse. Die maassanalytische Bestimmung wird bei Luft und Wasser behandelt werden s. Aër und Aqua.

Anwendung. Reine gasförmige Kohlensäure findet gelegentlich Verwendung zu Rektal-Injektionen bei Phthisikern. Der Arzt benutzt alsdann eine kleine Flasche flüssiger Kohlensäure mit Reducir-Ventil und führt dem Patienten in einer Sitzung unter etwa $^1/_2$—1 Atmosphäre Druck 2—4 Liter Gas ein. Technisch findet die flüssige Kohlensäure beim Bierausschank, zur Fabrikation von Mineralwässern, für Feuerlösch-Zwecke (Gasspritze), zum Heben von Schiffen, als Kraftquelle etc. ausgedehnte Anwendung.

Die Anwendung kohlensäurehaltiger Wässer zum inneren und äusseren Gebrauch beruht darauf, dass die Kohlensäure die Haut und die Schleimhäute reizt und daher die Cirkulation und die Verdauung anregt.

Vergiftung. Kohlensäure unterhält weder die Verbrennung noch die Athmung. In reiner Kohlensäure erlöschen Licht und Feuer, Thiere ersticken. Daher können Menschen zu Schaden kommen, wenn sie Räume betreten (Gährräume, Brunnen, Gruben etc.), in denen Ansammlungen von Kohlensäure vorhanden sind. Man prüft die Luft in solchen Räumen durch Hineinbringen eines brennenden Lichtes. Brennt dieses hell weiter, so nimmt man an, dass auch ein Mensch in dieser Luft leben kann. Verlöscht das Licht jedoch, oder brennt es trübe, so ist die Luft als verdächtig anzusehen.

Menschen, die durch Einathmen von Kohlensäure bewusstlos geworden sind, bringt man sofort in frische Luft. Nach dem Oeffnen der Kleider leitet man künstliche Athmung ein und sucht zugleich durch Hautreize (Auflegen von Senfteig) Athmung und Herzthätigkeit wieder in Gang zu setzen.

Limonaden-Bonbons. Zucker 800,0, Natriumbikarbonat 100,0, Weinsäure 100,0 werden feingepulvert, gemischt und mit einer Mischung von Citronenöl 5 Tropfen und Spiritus 200,0 angestossen, worauf die noch feuchte Masse in Formen von Weissblech eingedrückt wird, die vorher mit Cacaoöl auspolirt sind. Verpackung in Stanniol.

Limonaden-Pastillen. Citronensäure 50,0, Arabisches Gummi 100,0, Zucker 850,0 feingepulvert, mit 5 Tropfen Citronenöl mischen, mit Spiritus von 70 % anstossen und Pastillen von 1 g Schwere formen. Beide Vorschriften lassen sich in Bezug auf Farbe und Aroma modificiren.

Stollwercks Brause-Limonaden-Bonbons bestehen aus viereckigen Kästchen von leicht löslicher aromatisirter Zuckermasse, die mit Kügelchen aus Natriumbicarbonat und Weinsäure gefüllt sind.

Pastilli aërophori.

Pastilli (Trochisci) Selters, Dragées minerales de Mège.

Rp. Natrii bicarbonici plv. 100,0
Acidi tartarici plv.   90,0

Durch Komprimiren mit Hilfe von Spiritus 100 Pastillen zu formen.

Potio effervescens. (Gall. Helv.)

Potion gazeuse. Potion antivomitive de Rivière.

No. I. Potion alcaline.

	Gall.	Helv.
Rp. Kalii bicarbonici	2,0	—
Natrii carbonici	—	9,0
Aquae	50,0	81,0
Sirupi Sacchari	15,0	10,0

No. II. Potion acide.

	Gall.	Helv.
Acidi citrici	2,0	4,0
Aquae	50,0	86,0
Sirupi Citri	15,0	10,0

Zum Gebrauche mischt man in einem Wasserglase gleiche Raumtheile beider Lösungen. Auch kann man den Kranken je einen Esslöffel von beiden Lösungen einnehmen lassen, und zwar ist alsdann No. I zuerst zu nehmen.

Potio Riveri. (Ph. Germ. III)

Mixtura salina Riverii. Potio Citri. Saturatio citrica. RIVER'scher Trank.

Rp. Acidi citrici   4,0
Aquae   190,0
Natrii carbonici cryst.   9,0

Das Natriumkarbonat wird der Citronensäurelösung in kleinen Krystallen zugefügt, diese durch mässiges Umschwenken langsam gelöst und die Flasche verschlossen. Nur zum Gebrauche zu bereiten.

Pulvis aërophorus (Germ. III). Pulvis effervescens (Helv.).

	Germ.	Helv.
Rp. Natrii bicarbonici	10,0	30,0
Acidi tartarici	9,0	27,0
Sacchari	19,0	43,0

Für den Handverkauf empfiehlt es sich, diesem Pulver etwa 1 g Magnesium carbonicum zuzusetzen.

Pulvis aërophorus anglicus (Germ. III). Pulvis aërophorus anglicus (Austr.). Pulvis effervescens anglicus (Helv.). Poudre gazogène alcaline (Gall.)

		Poudre gazogène neutre (Gall.)
Rp. Acidi tartarici plv.	1,5	2,0
Natrii bicarbonici	2,0	2,0

Die Weinsäure ist in eine weisse, das Natriumbikarbonat in eine blaue oder rothe Kapsel einzufüllen.

Pulvis aërophorus Carolinensis.
Karlsbader Brausepulver.
I. Natrii sulfurici sicci plv. 1,75
Natrii chlorati plv.   0,72
Acidi tartarici   0,72
In eine weisse Kapsel.
II. Natrii bicarbonici   2,4
Kalii sulfurici   0,08
In eine blaue oder rote Kapsel.

Pulvis aërophorus Hufelandi (Ph. paup.).
Plv. aërophorus c. Cremore Tartari
Rp. Magnesii carbonici   10,0
Tartari depurati   20,0

Pulvis aërophorus granulatus.
Granulirtes Brausepulver.
Rp. Natrii bicarbonici plv. 85,0
Acidi tartarici plv.   40,0
Acidi citrici plv.   30,0

Man erwärmt die Mischung in einer Porzellanschale gelinde im Wasserbade und arbeitet sie mit 30,0 Spiritus durch. Die noch feuchte Masse reibt man durch ein passendes Haarsieb oder ein Sieb von verzinntem Eisenblech und trocknet sogleich im Trockenschrank. Gleichheit der Körner wird durch Absieben erzielt. Eiserne Geräthe sind zu vermeiden!

Pulvis aërophorus SIMON.
Rp. Acidi tartarici plv.   4,0
Sacchari plv.   4,0
Natrii bicarbonici plv. 4,0
Magnesii carbonici   1,0

Pulvis aërophorus citratus.
Rp. Pulveris aërophori 50,0
Olei Citri   gtt. 5.

Pulvis aërophorus cum Magnesia.
Magnesiabrausepulver (Ergänzb).
Rp. Acidi tartarici   1,0
Elaeosacchari Citri 2,0
Sacchari pulv.   3,0
Magnesii carbonici 4,0

Pulvis aërophorus menthatus.
Rp. Pulveris aërophori   50,0
Olei Menthae pip. gtt. 5.

Pulvis aërophorus zingiberatus.
Rp. Pulveris aërophori 100,
Olei Zingiberis gtt. 1.

Pulvis pistorius.
Backpulver. Hefepulver (amerikanisches
Tartari depurati plv.   11,0
Calcii carbonici praec. 4,0
Auf 500 g Mehl = 15—20 g.

Deutsches Backpulver.
Acidi tartarici   15,0
Natrii bicarbonici   20,0
Amyli Oryzae   35,0
Auf 500 g Mehl = 30—40 g.

Saturatio simplex (Form. Berol).
Liquoris Kalii carbon. 15,0
Aceti   80,0
Sirupi Saccharis   15,0
Aquae   ad 200,0

II. Phosgen. Kohlensäurechlorid. Kohlenoxychlorid. Carbonylchlorid. $COCl_2$

(Mol.-Gew. = 99). Entsteht durch direkte Vereinigung von Kohlenoxyd mit Chlor $CO + Cl_2 = COCl_2$. Ferner durch Zersetzung des Chloroforms durch Luft und Licht. Technisch dargestellt nach PATERNO, indem man ein Gemisch von Kohlenoxyd und Chlor über glühende Knochenkohle leitet. Farbloses, erstickend riechendes Gas, durch Druck und Kälte zu einer Flüssigkeit kondensirbar, welche bei $+ 8^0$ siedet. Von erstickendem Geruche, eingeathmet giftig.

Im Handel ist es erhältlich in Toluol-Lösung (mit $20^0/_0$ $COCl_2$) und als flüssiges Phosgen in Glasröhren eingeschlossen. Verwendet wird es in der chemischen Synthese z. B. zur Darstellung der Salole und von Theerfarbstoffen.

Acidum chinicum.

I. Acidum chinicum. Chinasäure $C_7H_{12}O_6$ ist in den echten Chinarinden zu 5—8 Proc. an Kalk und an die Alkaloide gebunden vorhanden. Ausserdem in den Blättern von *Vaccinium Myrtillus*, im Kraut von *Galium Mollugo*, in den Kaffeebohnen, im Wiesenheu.

Darstellung. Man behandelt gepulverte Chinarinde 2—3 Tage mit kaltem Wasser, versetzt den Auszug mit wenig Kalkmilch, um Chinagerbsäure und kleine Mengen von Alkaloiden zu fällen, und dampft das Filtrat zum Sirup ein. Nach mehrwöchentlichem Stehen am kühlen Orte krystallisirt Calciumchinat (chinasaurer Kalk) aus. Man reinigt es durch Umkrystallisiren und zerlegt es durch Schwefelsäure oder Oxalsäure.

Eigenschaften. Chinasäure bildet wasserhelle rhombische Prismen von rein und starksaurem (nicht bitterem) Geschmack, löslich in 2 Th. Wasser, weniger löslich in Alkohol, fast unlöslich in Aether. Schm.-P. 162⁰. Die wässerige Lösung ist linksdrehend

II. Calcium chinicum. **Chinasaurer Kalk.** **Calciumchinat.** $(C_7H_{11}O_6)_2\,Ca + 10\,H_2O$, durch Neutralisiren der wässerigen Lösung der Chinasäure mit Calciumkarbonat zu erhalten. Seidenglänzende, rhombische Blättchen, in 5—6 Th. Wasser löslich, in absolutem Alkohol unlöslich.

III. Aether chinicus. a) **das reine Aethylchinat, der Chinasäure-Aethyläther** $C_6H_7(OH)_4CO_2 \cdot C_2H_5$ wird durch Einwirkung von Aethyljodid auf das Silberchinat erhalten $C_6H_7(OH)_4CO_2Ag + JC_2H_5 = AgJ + C_6H_7(OH)_4CO_2 \cdot C_2H_5$. HAGER giebt folgende Vorschrift: Man mischt 100 Th. Weingeist (95 Proc.) mit 100 Th. konc. Schwefelsäure und lässt die Mischung in gut verschlossener Flasche zur möglichsten Bildung von Aethylschwefelsäure mehrere Tage an einem lauwarmen Orte stehen. Dann bringt man unter Umschütteln in kleinen Portionen 400 Th. gepulvertes und entwässertes Calciumchinat hinzu und lässt unter öfterem Umschütteln nochmals eine Woche in wohlverschlossener Flasche stehen. Dann fügt man 100 Th. absoluten Weingeist hinzu, mischt, lässt einen Tag absetzen und filtrirt. Das Filtrat wird mit 10 Th. Natriumbicarbonat und etwas Thierkohle digerirt und nach 24 Stunden nochmals filtrirt. Das Filtrat wird nun aus dem Wasserbade der Destillation unterworfen. Alkohol destillirt über, der Chinasäure-Aether verbleibt im Rückstande.

Eigenschaften. Eine dickflüssige klare, farblose oder blassgelbliche, brennend und bitter schmeckende, in Wasser und Weingeist leicht, in Aether weniger lösliche Flüssigkeit. Der Siedepunkt liegt über 200⁰, doch findet schon bei gewöhnlicher Temperatur geringe Verdunstung statt. In wässeriger Lösung zersetzt sich der Aether leicht unter Spaltung in Aethylalkohol und freie Chinasäure.

Aufbewahrung und *Anwendung.* Aufbewahrung in kleinen, möglichst gefüllten Gläsern, vor Licht geschützt. — Anwendung innerlich zu 1,0—2,0 g in wässeriger Lösung, besonders aber in Inhalationen gegen Intermittens: 2—3,0 g des Aethers werden auf eine Kompresse gegossen und eingeathmet.

b) **Chinaäther von GROH & WUZIAN.** Diese beschrieben ein Präparat, welches sie durch Destillation von chinasaurem Kalk mit Alkohol und Schwefelsäure dargestellt hatten und zwar verwendeten sie das Destillat. Dieses Präparat ist keine einheitliche chemische Verbindung, sondern eine Mischung verschiedenartiger Substanzen, im wesentlichen Alkohol, Aethyläther und wenig Chinaäther enthaltend.

Acidum chromicum.

† **Acidum chromicum** (Austr. Brit. Germ. Helv. U-St.). **Acide chromique crystallisé** (Gall.). **Chromsäure (Anhydrid).** **Chromtrioxyd.** **Chromic acid.** **Chromic Anhydride.** $CrO_3 = 100$. Das in Frage stehende Präparat ist wissenschaftlich nicht als „Chromsäure", sondern als „Chromsäure-Anhydrid oder Chromtrioxyd" zu bezeichnen.

Darstellung. 300 Th. Kaliumdichromat, 500 Th. Wasser und 775 Th. konc. Schwefelsäure werden bis zur vollständigen Lösung erhitzt und 12 Stunden stehen gelassen, um das Kaliumbisulfat auskrystallisiren zu lassen. Die Mutterlauge wird auf 80—90⁰ erhitzt und zunächst mit 275 Th. konc. Schwefelsäure (unter Umrühren in kleinen Portionen) und so viel Wasser versetzt, dass die zunächst ausgeschiedene Chromsäure sich gerade wieder löst. — Nach 12 Stunden des Stehens an einem kühlen Orte giesst man die Flüssigkeit von den Krystallen ab und erhält durch Eindampfen der Lauge weitere Krystalle. Man lässt die Krystalle in einem bedeckten Trichter abtropfen, trocknet sie auf einer porösen Thonplatte, wäscht sie nach und nach mit wenig Salpetersäure, trocknet sie wieder auf einer neuen Thonplatte und entfernt die Salpetersäure durch Erhitzen auf 60—80⁰ (Ph. Helv.). Die Darstellung ist materiell nicht gewinnbringend. $K_2Cr_2O_7 + 2H_2SO_4 = 2KHSO_4 + 2CrO_3 + H_2O$. Die Schwierigkeit bei der Darstellung liegt namentlich in der Gewinnung eines schwefelsäurefreien Präparates.

Eigenschaften. Die reine (schwefelsäurefreie) Chromsäure bildet dunkelbraun-rothe, mässig hygroskopische Nadeln bez. rhombische Prismen, welche in weniger als dem gleichen Gewichte Wasser löslich sind. Schwefelsäurehaltige Chromsäure stellt scharlach-rothe Krystalle dar und ist stark hygroskopisch. In der Hitze (bei etwa 200°) schmelzen die Krystalle zu einer fast schwarzen Flüssigkeit, die bei etwa 300° in grünes Chromoxyd und Sauerstoff zerfällt $2 CrO_3 = 3 O + Cr_2O_3$. Beim Erwärmen der Chromsäure mit Schwefel-säure wird Sauerstoff, beim Erwärmen mit Salzsäure Chlor in Freiheit gesetzt. Zahlreiche leicht oxydirbare unorganische und organische Substanzen (SO_2, H_2S, CO, Alkohol, Glycerin, Oxalsäure, Weinsäure) reduciren die Chromsäure zu Chromoxyd. Die Reaktion ist oft sehr heftig, so dass z. B. beim Zusammenbringen krystallisirter Chromsäure mit Alkohol, Glycerin, Zucker, Gerbsäure, Kork u. dergl. unter Umständen Entzündung eintreten kann. Werden Chromsäure oder ein chromsaures Salz der Destillation mit Kochsalz und Schwefelsäure unterworfen, so destillirt Chromoxychlorid (Chromacichlorid) CrO_2Cl_2 über, welches durch Wasser in Chromsäure und Salzsäure zerlegt wird. (Nachweis von Chlorwasserstoff neben Bromwasserstoff).

Von Salzen der Chromsäure sind besonders zwei Reihen bekannt. Die „Chromate" oder neutralen Chromate leiten sich von dem Chromsäurehydrat CrO_4H_2 ab; sie sind meist gelb oder roth gefärbt, viele von ihnen sind unlöslich. Die früher „saure Chro-mate" genannten (doppelt chromsauren) Salze werden gegenwärtig als Salze einer Pyro-oder Dichromsäure $Cr_2O_7H_2$ aufgefasst und dementsprechend „Pyrochromate" oder „Di-chromate" genannt.

Analyse. Man erkennt die freie Chromsäure an ihrem Aussehen. Fügt man zu ihrer wässerigen Lösung etwas Wasserstoffsuperoxyd und schüttelt sofort mit Aether aus, so färbt sich die ätherische Schicht prachtvoll blau. — Die mit einem Alkali neutralisirte Lösung der Chromsäure giebt folgende Reaktionen:

1) Baryumchlorid erzeugt citronengelben Niederschlag von Baryumchromat $BaCrO_4$, der in Salzsäure und Salpetersäure löslich, in Essigsäure unlöslich ist. 2) Bleiacetat oder Bleinitrat fällen gelbes Bleichromat $PbCrO_4$, unlöslich in Salpetersäure und Essigsäure, lös-lich in Natronlauge. 3) Silbernitrat erzeugt braunrothes Silberchromat Ag_2CrO_4, welches in Salpetersäure, sowie in Ammoniak löslich ist.

Für die Bestimmung ist von Wichtigkeit, dass alle Verbindungen der Chrom-säure durch Reduktionsmittel zu Verbindungen des Chromoxyds reducirt werden, während alle Derivate des Chroms (also auch das Chromoxyd) durch Schmelzen mit Soda (oder Potasche) und Salpeter oder Kaliumchlorat in Salze der Chromsäure übergeführt werden.

Bestimmung als Chromoxyd. Man versetzt die Lösung der Chromsäure oder eines löslichen Chromates mit einem kleinen Ueberschuss von Salzsäure, fügt Alkohol hinzu und lässt sie 12 Stunden an einem warmen Orte stehen. Die Chromsäure wird zu grünem Chromoxydsalz reducirt unter Entwickelung von Aldehyd. Man verjagt den Alkohol und den Aldehyd durch Erwärmen und fällt heiss mit Ammoniak. Das mit heissem Wasser ausgewaschene Chromhydroxyd wird getrocknet und durch Glühen in Chromoxyd verwandelt.

Multiplicirt man die Menge des gefundenen Chromoxyds mit 1,3158, so erhält man die dem Chromoxyd entsprechende Menge Chromsäure ($152 Cr_2O_3 = 200 (CrO_3)_2$. Bei dieser Bestimmung müssen organische Substanzen, welche auf Chromoxydhydrat lösend einwirken (z. B. Oxalsäure, Weinsäure, Citronensäure, Glycerin etc.) abwesend sein. Liegen unlösliche Chromate vor (z. B. $BaCrO_4$), so muss durch Schmelzen derselben mit Kalium-natriumkarbonat die Chromsäure zunächst in eine lösliche Form gebracht werden. Ueber Bestimmung durch Maassanalyse s. später.

Bestimmung als Bleichromat. Man versetzt die zu bestimmende Lösung, falls sie neutral oder alkalisch reagiren sollte, mit Essigsäure bis zur deutlich sauren Reaktion, fügt alsdann genügend Natriumacetat hinzu und fällt mit einem Ueberschuss von Blei-acetat. Man lässt absetzen, filtrirt durch ein gewogenes Filter, wäscht mit schwach essigsaurem, schliesslich mit destillirtem Wasser aus, trocknet bei 100° und wägt. Das Gewicht des Bleichromates $PbCrO_4$ mit 0,3096 multiplicirt giebt das Gewicht der Chrom-säure CrO_3.

In analoger Weise kann man die Chromsäure mittelst Baryumacetates auch als Baryumchromat $BaCrO_4$ fällen. Das Baryumchromat mit 0,3952 multiplicirt, giebt die Menge der Chromsäure CrO_3 an.

Prüfung. Nur die Germ. verlangt ein schwefelsäurefreies Präparat. Die übrigen Ph. lassen grössere oder kleinere Mengen Schwefelsäure zu. 1) Die 1proc. wässerige Lösung sei klar (Cr_2O_3, $BaCrO_4$, $BaSO_4$ würden ungelöst bleiben) und werde nach Zusatz von 10 Tropfen Salzsäure durch Baryumnitrat nicht getrübt (Schwefelsäure). 2) Wird 0,1 g der Chromsäure in einem Porzellantiegel mässig erhitzt, so entweicht Sauerstoff, und es hinterbleibt grünes Chromoxyd. Dieses Chromoxyd darf an Wasser nichts Lösliches (Kaliumchromat) abgeben, d. h. der wässerige Auszug muss farblos sein und ohne Rückstand verdampfen.

Die geringeren Handelssorten der Chromsäure enthalten häufig freie Schwefelsäure, Kaliumsulfat und Kaliumdichromat.

Aufbewahrung. Vorsichtig, vor Staub geschützt, in Gefässen mit gut schliessenden Glasstopfen. Hals und Stopfen sind stets sauber ausgewischt zu halten, da die Chromsäure zum Verkitten der Gefässe neigt. Das Abwägen erfolgt in Wageschalen aus Porzellan, bei grösseren Mengen in Porzellanschalen.

Anwendung. Chromsäure findet ausschliesslich örtliche Anwendung als Aetzmittel. Innerlich wirkt sie giftig. Die Aetzwirkung beruht auf den Eiweiss koagulirenden und oxydirenden Eigenschaften der Chromsäure. In 1—2 Th. Wasser gelöst, dient sie als Aetzmittel bei Leichdornen, Condylomen, Warzen und schwammigen Excrescenzen, neuerdings besonders bei Leucoplacia oris; in 4—6 Th. Wasser gelöst, wirkt sie mehr austrocknend und adstringirend, indem sie nur eine Schrumpfung der thierischen Faser veranlasst. Die mit der koncentrirten Säurelösung betupften Stellen färben sich dunkelbraun, später bildet sich ein blauschwarzer trockener Schorf, der nach Verlauf von 2—3 Tagen abfällt und eine in zwei Tagen in Granulation übergehende Wundfläche hinterlässt. In circa 10—15 Th. Wasser gelöst, fördert die Chromsäure besonders die Vernarbung. Die örtliche Anwendung der Chromsäure kann, wenn Resorption eingetreten ist, Vergiftungssymptome verursachen und Erbrechen, Diarrhoe und Kollaps herbeiführen. Als Gegengift der innerlich in die Verdauungswege eingeführten Chromsäure gelten Kalkwasser, Eiweisslösung, Milch und Zucker.

Da die Chromsäure Albumin koagulirt und verhärtet, so dient die 5—10procentige Lösung zum Konserviren anatomischer Präparate bez. als Härtungsmittel.

Rosshändler benutzen die Chromsäure zum Färben der Haare der Pferde. Auch wird sie zum Färben und Beizen des Holzes, der Gewebe und Gespinnste benutzt. Letztere sind leicht entzündlich, so wie die mit Pikrinsäure tingirten. Ein auffallender Funken genügt, sie schnell unter Verglimmen zu vernichten.

Dispensation. Die Abgabe wässeriger Chromsäure-Lösungen erfolgt in Gläsern mit Glasstopfen. Zu Pinselungen verwendet man Pinsel aus Glaswolle oder Pfropfen aus Asbest.

Antisudorin. Von Dresden aus vertriebenes Mittel gegen Fussschweiss ist eine wässerige 9procentige Lösung von Chromsäure.

Chromsäure gegen Fussschweiss. Man pinselt die 5procentige wässerige Lösung auf die vorher gewaschenen und abgetrockneten Fusssohlen auf. Vorsicht bei Wunden. Das Aufpinseln ist in 8—14tägigen Intervallen zu wiederholen.

Solutio acidi chromici (Germ. II.) **Soluté d'acide chromique** (Gall.)

Acidi chromici

Aquae āā

Receptur - Erleichterung; in Flaschen mit Glasstopfen aufzubewahren.

Acidum chrysophanicum.

Chrysophansäure. Rheïn. Rheïnsäure. Rhabarbergelb. Parietinsäure. Rumicin. Dioxymethylanthrachinon. $C_{15}H_{10}O_4$ oder $C_6H_2(CH_3)(OH){<}{\overset{CO}{\underset{CO}{}}}{>}C_6H_3.OH$. Mol. Gew. **254.**

Chrysophansäure ist nicht in der Wandflechte *(Parmelia parietina)*, wohl aber im echten Rhabarber, in *Rumex obtusifolius* sowie in den Sennesblättern enthalten. Früher hielt man die Chrysophansäure für identisch mit Chrysarobin.

Darstellung. a) Man extrahirt zerkleinerte, durch Ausziehen mit Wasser von den Extraktivstoffen möglichst befreite Rhabarberwurzel (Rückstände von Extr. Rhei) mit verdünnter Kalilauge, säuert die filtrirte Flüssigkeit mit Essigsäure an, wäscht den Niederschlag mit Wasser und krystallisirt ihn nach dem Trocknen aus heissem Ligroïn oder Benzol um.

b) Man übergiesst in einem weiten Kolben Chrysarobin mit ziemlich viel verdünnter Kalilauge und schüttelt die Flüssigkeit unter Einleiten eines Luftstromes so lange, bis alles Chrysarobin gelöst ist, und die Lösung einen gleichmässig rothen Farbenton angenommen hat. Hierauf wird die filtrirte Lösung mit verdünnter Salzsäure angesäuert und der erhaltene Niederschlag wie unter a angegeben gereinigt.

$$C_{30}H_{26}O_7 + 4O \quad = \quad 2\,C_{15}H_{10}O_4 + 3\,H_2O$$
Chrysarobin   Chrysophansäure.

Eigenschaften. Goldgelbe, klinorhombische Prismen, ohne Geschmack. Unlöslich in Wasser, löslich in 224 Th. siedendem Alkohol von 81 Proc. — Essigsäure, Chloroform, Benzol und Benzin lösen sie gleichfalls auf. Löslich in ätzenden Alkalien (wenig in kohlensauren) mit rother Färbung, in konc. Schwefelsäure mit tiefrother Färbung. (Chrysarobin wird durch Schwefelsäure mit gelber Färbung gelöst.) Mit Kalihydrat giebt Chrysophansäure eine blaue (Chrysarobin eine braune) Schmelze. Schm.-P. 162° C.

Prüfung. Das Präparat zeige die vorerwähnten Eigenschaften, schmelze nicht unter 160° C. und hinterlasse beim Verbrennen keinen Rückstand.

Anwendung. Nur in beschränktem Umfange äusserlich in Salbenform (0,4 bis 1,0 : 10,0) bei Hauterkrankungen. Gegenwärtig wird an Stelle von Chrysophansäure gewöhnlich das Chrysarobin angewendet. s. dieses.

Rohe Chrysophansäure. Acidum chrysophanicum crudum. Mit diesem unzutreffenden Namen wird der zur Trockne verdampfte Benzol-Auszug des Goa-Pulvers (Chrysarobins) bezeichnet.

Bismuthum chrysophanicum. Dermol. Das von Trojescu beschriebene chrysophansaure Wismuth sollte angeblich der Formel $Bi(C_{15}H_9O_4)_3 . Bi_2O_3$ entsprechen. Nach E. Merck ist es ein Gemenge von ziemlich unreinem Chrysarobin und Wismuthhydroxyd.

Acidum citricum.

I. Acidum citricum (Austr. Brit. Germ. Helv. U-St.). **Acide citrique** (Gall.). **Citronensäure. Oxytricarballylsäure. Citric acid.** $C_6H_8O_7 + H_2O$. **Mol. Gew. 210.**

Citronensäure ist im Pflanzenreiche sehr verbreitet und kommt theils frei, theils an Basen (K_2O, CaO, MgO) gebunden, meist mit Aepfelsäure, Weinsäure u. a. Säuren zusammen vor. In grösster Menge ist sie in fast allen sauren Früchten, z. B. Citronen, Pomeranzen, den Früchten von *Prunus Padus*, *Vaccinium Vitis Idaea*, Tamarinden etc. enthalten. Nachgewiesen wurde sie ferner in den Kaffeebohnen, Eicheln, Runkelrüben, Topinambur, Zwiebeln, Wallnussschalen, in vielen Kräutern (Tabak, Convallaria), einigen Pilzen, sogar in der Milch.

Darstellung. Der aus unreifen bez. unverkäuflichen Citronen durch Pressen erhaltene Saft enthält 6—8 Proc. Citronensäure, ausserdem Zucker, Gummi, Schleim. Er geht beim Stehen in freiwillige Gährung über, wodurch 5—6 Proc. Alkohol entstehen. Hierdurch wird die Hauptmenge der trübenden Bestandtheile (Schleim) niedergeschlagen. Der so geklärte Saft wird noch aufgekocht, wodurch die Eiweissstoffe abgeschieden und durch Coliren bez. Filtriren beseitigt werden.

1000 Theile des so geläuterten Saftes werden in Holzbottichen, die mit Blei ausgekleidet sind, durch Einleiten von Wasserdampf bis fast zum Sieden erhitzt, und unter Umrühren allmählich mit 63 Th. Schlämmkreide, welche mit Wasser zu einem Brei angerieben ist, versetzt, bis Entwickelung von Kohlensäure auf einen weiteren Zusatz nicht mehr stattfindet, nöthigenfalls führt man die Neutralisation durch Zugeben kleiner Mengen Kalkmilch zu Ende. Man lässt das gebildete Calciumcitrat in der Wärme absetzen, zieht die überstehende Flüssigkeit ab und wäscht das Calciumcitrat mit heissem Wasser aus. Man vertheilt das Calciumcitrat in 250 Th. Wasser und versetzt es unter Umrühren

und Erwärmen mit einer 1 + 5 verdünnten Schwefelsäure (etwa 63 Th. konc. Schwefelsäure sind erforderlich), bis diese in sehr geringem Ueberschuss vorhanden ist. Das ausfallende Calciumsulfat (Gips) wird mit kaltem Wasser ausgesüsst, die Citronensäurelösung
aber dampft man bis zur Krystallisation ein; gefärbte Lösungen können durch Thierkohle
entfärbt werden.

Im Grossbetriebe werden die geschilderten Operationen in Holzbottichen ausgeführt,
welche mit Blei ausgeschlagen sind. Das Krystallisiren der medicinalen „bleifreien" Citronensäure muss aber unbedingt in Porzellangefässen erfolgen.

Die Gewinnung der Citronensäure aus Johannisbeeren oder Preisselbeeren, welche
1—1,3 Proc. ausgeben, ist nur unter besonderen örtlichen Verhältnissen lohnend. Auch
hier unterwirft man den frischgepressten Saft zur Klärung zunächst der weingeistigen
Gährung, verfährt im Uebrigen wie oben.

Nach WEHMER kann man Citronensäure auch auf physiologischem Wege herstellen:
Gewisse Pilze *(Citromyces glaber* und *C. Pfefferianus)* spalten Traubenzucker in Citronensäure, welche mit der natürlichen völlig identisch ist. Die Ausbeute beträgt etwa 55 Proc.
des Traubenzuckers. Das Verfahren soll bereits technisch ausgeführt werden.

Eigenschaften. Koncentrirt man die wässerige Lösung der Citronensäure durch
Erhitzen, bis die Temperatur der Lösung 130° ist, so krystallisirt
aus der heissen Lösung die Citronensäure wasserfrei. Aus erkalteten Lösungen dagegen krystallisirt sie stets mit Krystallwasser als $C_6H_8O_7 + H_2O$, Mol.-Gew. 210. Diese Krystallwasser
enthaltende Citronensäure ist das Präparat des Handels und der
Officinen.

$$CH_2\text{-}CO_2H$$
$$\mid$$
$$C(OH)CO_2H$$
$$\mid$$
$$CH_2CO_2H$$
Citronensäure.

Sie bildet farb- und geruchlose, sehr sauer schmeckende, an warmer Luft oberflächlich etwas verwitternde, rhombische Prismen mit trapezoidischen Endflächen, welche sich

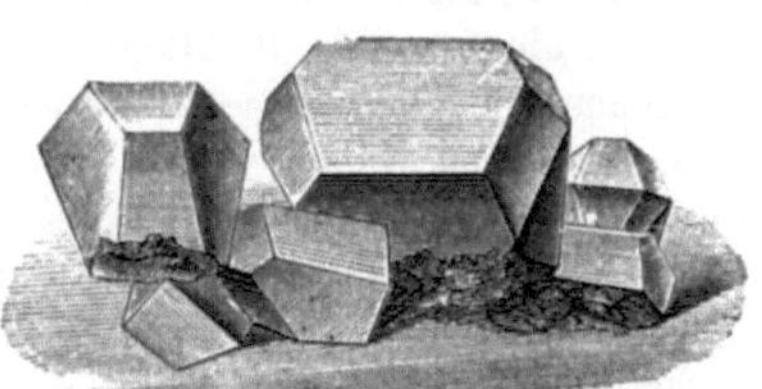

Fig. 9. Krystalle der Citronensäure.

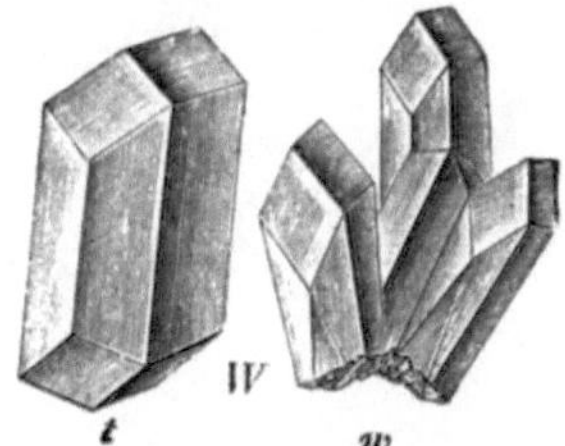

Fig. 10. Krystalle der Weinsäure.

wie beistehende Figur zeigt, von den Krystallen der Weinsäure gut unterscheiden. Beim
Erhitzen schrumpfen sie unter Abgabe von Wasser bei 70—75° etwas zusammen und
schmelzen dann je nach der Schnelligkeit des weiteren Erhitzens bei 135—152° unter
Uebergehen in wasserfreie Citronensäure, welche bei 153° schmilzt.

Bei weiterem Erhitzen (175°) tritt tiefgreifende Zersetzung ein unter Abspaltung
von Wasser, Kohlenoxyd, Kohlensäure, Aceton und Bildung von Akonitsäure und Itakon-
säure. Geruch nach Caramel tritt hierbei nicht auf. Durch Oxydation mit Kaliumpermanganat entsteht Oxalsäure.

Citronensäure löst sich in 0,75 Th. Wasser, in 0,5 Th. siedendem Wasser, ferner in
1 Theile Alkohol von 90 Proc., auch in 50 Th. Aether. Sie ist optisch inaktiv. In der
wässerigen Lösung entsteht durch Thätigkeit von Mikroorganismen Essigsäure.

Die Citronensäure ist eine dreibasische Säure; sie bildet drei Reihen von Salzen
(Citrate), hat das Vermögen, zahlreiche Doppelsalze, ferner mit Alkoholen Ester zu bilden.

Analyse. Die Citronensäure ist arm an charakteristischen Reaktionen. Die Citrate
der Alkalien wie der Schwermetalle sind in Wasser relativ leicht löslich. Nachfolgende
Reaktionen sind hervorzuheben:

1) Die wässerige Lösung der Citronensäure ist optisch inaktiv, diejenige der Weinsäure des Handels ist rechtsdrehend.

2) Fügt man zu einer Lösung von Citronensäure Kalkwasser im Ueberschuss
(letzteres ist nothwendig um Alkalicitrate zu zersetzen!), so entsteht in der Kälte kein

Niederschlag. Erhitzt man aber die Lösung mit einem Ueberschuss heiss bereiteten Kalkwassers, so entsteht ein weisser Niederschlag von Calciumcitrat, welcher beim Erkalten
zum grössten Theil wieder in Lösung geht. Der Niederschlag wird auch von Alkali-
citraten gelöst. (Weinsäure giebt mit Kalkwasser in der Kälte einen Niederschlag, der
beim Erwärmen in Lösung geht.)

3) Versetzt man eine Citronensäurelösung mit überschüssigem Barytwasser oder fügt
man zu einer Lösung von Alkalicitrat Baryumacetat im Ueberschuss, so entsteht zunächst
ein weisser Niederschlng von amorphem Baryumcitrat $Ba_3(C_6H_5O_7)_2 + 7 H_2O$. Erhitzt man
die Flüssigkeit mit diesem Niederschlage zwei Stunden hindurch auf dem Wasserbade, so
geht der amorphe Niederschlag in sehr charakteristische klinorhombische Säulen
$Ba_6(C_6H_5O_7)_4 + 7 H_2O$ über, die bei 50facher Vergrösserung gut zu identificiren sind. Sehr
verdünnte Lösungen sind durch Eindampfen zu koncentriren.

4) Erhitzt man Citronensäure oder eines ihrer Salze im Wasserbade mit konc.
Schwefelsäure, so entweichen Kohlenoxyd, Kohlensäure (Aceton), ohne dass die Flüssigkeit geschwärzt wird. Erst bei längerem und stärkerem Erhitzen erfolgt Dunkelfärbung
unter Entweichen von schwefeliger Säure. (Weinsäure färbt die Schwefelsäure sehr schnell
kaffeebraun.)

5) Schliesst man 0,01 g Citronensäure mit überschüssiger (3 ccm) Ammoniakflüssigkeit in ein Glasrohr so ein, dass über der Flüssigkeit nur ein kleiner freier Raum bleibt,
erhitzt 6 Stunden auf 110—120⁰ und lässt die Flüssigkeit in einem Porzellanschälchen an
der Luft stehen, so erhält man ein intensiv blaues oder grünes Produkt. (Unterschied von
Oxalsäure, Weinsäure, Apfelsäure).

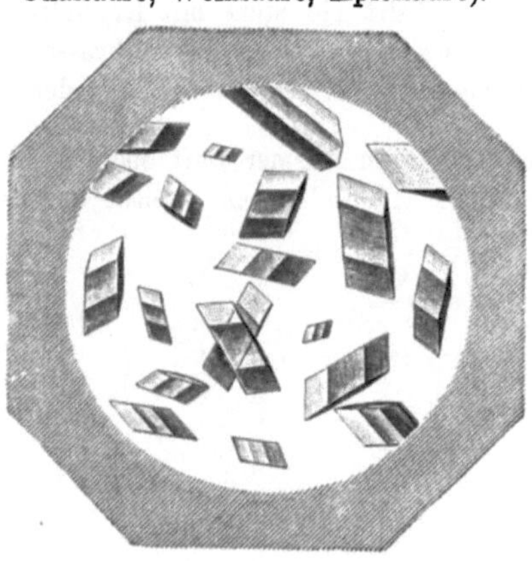

Fig. 11   Krystalle von Baryumcitrat aus heisser
Lösung gefällt.

Bestimmung. Liegt lediglich Citronensäure
vor, nicht eine Mischung mit anderen nicht flüchtigen Säuren (flüchtige Säuren, z. B. Essigsäure,
wären durch Destillation im Wasserdampfstrom zunächst zu entfernen), so kann man die Bestimmung durch Titration (s. u.) mit Normal-Kalilauge
und Phenolphthaleïn als Indikator ausführen. Oder
man neutralisirt die Lösung mit Alkali, fällt mit
einem Ueberschuss von Baryumacetat, unter Zusatz
des doppelten Volumens Alkohol von 95 Proc. Nach
24stündigem Stehen filtrirt man das ausgeschiedene
Baryumcitrat ab, wäscht es mit Alkohol von 65 Proc.
aus, zersetzt es mit Schwefelsäure und wägt als
$BaSO_4$. Das erhaltene Baryumsulfat, mit 0,601
multiplicirt, giebt die Menge der Citronensäure
$C_6H_8O_7 + H_2O$ an:

Ist eine Trennung von Weinsäure erforderlich, so versetzt man mit Kaliumacetat und dann
mit dem doppelten Volumen Alkohol von 95 Proc. Nach 2stündigem Stehen filtrirt
man das ausgeschiedene Kaliumbitartrat ab und wäscht mit Alkohol von 65 Proc.
nach. Das Filtrat fällt man mit Bleiacetat. Der entstandene Niederschlag wird mit Weingeist von 50 Proc. gewaschen, dann in Wasser vertheilt. Man zerlegt ihn durch Einleiten
von Schwefelwasserstoff und titrirt die in Freiheit gesetzte Citronensäure mit Normal-
Kalilauge. — 1 ccm Normal-Kalilauge entspricht = 0,07 g Citronensäure $C_6H_8O_7 + H_2O$.

Prüfung. 1) 1 g Citronensäure, in 2 ccm Wasser gelöst, darf auf Zusatz von
10 Tropfen Kaliumacetatlösung und 5 ccm Weingeist nicht getrübt werden, auch dürfen
nach einigen Stunden sich krystallinische Abscheidungen nicht zeigen (Weinsäure, Oxalsäure). 2) 1 g Citronensäure mit 10 ccm konc. Schwefelsäure angerieben, darf, im Wasserbade erwärmt, sich innerhalb einer Stunde nur gelb, nicht dunkelbraun färben (Weinsäure).
3) Die 10procentige wässerige Lösung darf weder durch Baryumchlorid (Schwefelsäure)
noch durch Ammoniumoxalat (Kalksalze) getrübt werden. 4) 1,0 g Citronensäure muss
ohne wägbaren Rückstand zu hinterlassen, verbrennen. Kalksalze, überhaupt feuerbeständige Verunreinigungen. 5) Stumpft man eine Lösung von 5 g Citronensäure in 50 ccm
Wasser mit soviel (11,5 ccm 10procentigen Ammoniaks) eisenfreier Ammoniakflüssigkeit
ab, dass sie gerade noch schwach sauer reagirt, so darf auf Zusatz von 20 ccm gesättigten

Schwefelstoffwassers Dunkelfärbung nicht eintreten. (Blei). **6)** 1 g Citronensäure erfordert zur Neutralisation nicht weniger als 14,2 ccm (theoret.: 14,3) Normal-Kalilauge.

Aufbewahrung. In nicht zu trockener aber ammoniakfreier Luft an einem kühlen Orte (in der Officin nicht in den obersten Fächern!) und in gut geschlossenen Gefässen.

Wirkung und Anwendung. Citronensäure wirkt innerlich in verdünnter Lösung durstlöschend, kühlend, die Herzthätigkeit herabsetzend. Daher in Form von Limonaden (5 : 1000) bei Fieber, Diphtherie, Skorbut und rheumatischen Affektionen. 4 g kryst. Citronensäure entsprechen etwa dem Safte einer grossen Citrone. Als Ersatz des Essigs wird sie von Anhängern der Naturheilkunde benutzt. Uebermässiger und allzulang fortgesetzter Gebrauch erzeugt Anämie. Grösster Verbrauch auf Schiffen gegen den Skorbut. Im Organismus wird die Citronensäure zu Kohlensäure verbrannt; die Alkalicitrate werden im Organismus zu Alkalikarbonaten verbrannt, machen daher das Blut alkalisch. Aeusserlich wirkt sie schwach antiseptisch. In wässeriger Lösung (2,0 : 250,0) zu Gurgelungen bei Ziegenkrebs, (1,0 : 5,0—10,0) zu Pinselungen bei Diphtherie, (1,0 : 100,0) zu Injektionen gegen Gonorrhoe, (0,5—0,8 : 100,0) zu Ausspülungen der Blase. Technisch besonders in der Kattundruckerei, theils als Reservage, theils zur Belebung der Farben.

Essentia ad Limonadam.
Limonadenessenz.

Rp. 1. Sacchari albi 600,0
2. Aquae destillatae 400,0
3. Acidi citrici 40,0
4. Aquae florum Aurantii 100,0
5. Spiritus Vini 100,0
6. Essentiae corticis Citri 10,0

Man bereite aus 1 u. 2 einen Sirup, füge die Lösung von 3 u. 4 hinzu, filtrire u. vermische mit 5 u. 6

100,0 dieser Essenz geben mit 1 Liter Wasser oder kohlensaurem Wasser eine Limonade.

Limonade citrique (Gall.).
Potus citricus.

Rp. Sirupi Acidi citrici (Gall.) 100,0
Aquae 900,0
Tincturae corticis Citri recentis 2,0

Pastilli Acidi citrici.
Pastilles pour la soif.

Rp. 1. Acidi citrici 25,0
2. Sacchari albi 1000,0
3. Spiritus 10,0
4. Olei Citri 1,5
5. Tragacanthae 0,5

Man bereite aus 5 mit etwa 75 ccm Wasser einen Schleim. 1 u. 2 werden gemischt, darauf mit der Lösung von 3 u. 4 aromatisirt, worauf man mit Hilfe des Traganthschleimes eine derbe Masse bereitet, aus welcher Pastillen von 1 g Schwere bereitet werden.

Potio antiscorbutica citrata.

Rp. 1. Corticis Chinae 50,0
2. Acidi citrici 15,0
3. Aquae q. s.
4. Tincturae Chinae compositae
5. Tincturae Cinnamomi āā 15,0
6. Sirupi Sacchari 50,0

Man bereite aus 1—3 ein Decoct von 500,0 Colatur und füge dieser 4—6 hinzu. (Bei blutendem Zahnfleisch, Skorbut.)

Pulvis refrigerans.
Pulvis ad Limonadam (Germ. I.)

Rp. Sacchari albi 120,0
Acidi citrici 10,0
Olei Citri gtt. 1.

Non nisi ad dispensationem paretur.

Sirop d'acide citrique (Gall.).
Sirupus acidi citrici s. Citri.

Rp. Acidi citrici
Aquae destillatae āā 10,0
Sirupi Sacchari 980,0

Zum Aromatisiren kann man auf 1 kg = 20 g Tinct. Citri corticis recentis zufügen. Dies ist alsdann der *Sirop de Limon* der Ph. Gall.

Succus Citri factitius.

a) in usum recepturae.
Acidi citrici 7,2
Aquae destillatae 93,0

b) in usum mercatorium.

Rp. Acidi citrici 70,0
Tincturae Citri corticis recentis 1,0
Aquae destillatae 860,0
Spiritus 80,0

Nach 8tägiger Maceration filtriren.

Sherry soda water sirop.

Rp. Succi Cerasorum fermentati et filtrati
Aquae communis āā 1200,0
Sacchari 3000,0
Acidi citrici 35,0

Werden zu einem Sirup gekocht.

II. Kalium citricum. Kaliumcitrat. Citronensaures Kali. Potassii Citras.

Citrate of Potassium (Brit., U-St.). Man neutralisirt eine koncentrirte Lösung von 21 Th. kryst. Citronensäure durch eine Lösung von 30 Th. Kaliumbikarbonat und dampft die Flüssigkeit zur Trockne, oder man krystallisirt den Trockenrückstand aus 60 proc. Alkohol um. Entweder prismatische Krystalle $C_6H_5O_7K_3 + H_2O$ (U-St.) oder ein grobkörniges

Salzpulver $C_6H_5O_7K_3$ (Brit.). In Wasser leicht löslich, neutral oder sehr schwach sauer, hygroskopisch, in Weingeist schwer löslich.

Die 10proc. wässerige Lösung werde weder durch Schwefelwasserstoff (Blei), noch durch Baryumnitratlösung (Schwefelsäure), noch durch Calciumchlorid in der Kälte (s. S. 42) verändert (Weinsäure, Oxalsäure), und nach dem Ansäuern durch Salpetersäure durch Silbernitrat nur schwach getrübt (Chlor).

Anwendung. Als schweisstreibendes und temperaturherabsetzendes Mittel bei Rheumatismus, Gicht, Malaria etc. mehrmals täglich 1,0—2,0.

Natrio-Kalium citricum. Natrium-Kaliumcitrat. Citronensaures Natrium-Kalium (oder Natron-Kali). Von PUSCH als Ersasz des *Tartarus natronatus* in dem SEIDLITZ'schen Brausepulver empfohlen. Zur Darstellung sättigt man in wässeriger Lösung 100 Th. Citronensäure mit 108 Th. Kaliumkarbonat und 221 Th. kryst. Natriumkarbonat, filtrirt und bringt die Lösung durch Eindampfen zur Krystallisation.

Acidum cinnamylicum.

I. Acidum cinnamylicum. Zimmtsäure. β-Phenylacrylsäure. Acide cinnamique. Cinnamic acid. $C_6H_5 . CH = CH . CO_2H$. Mol. Gew. $= 148$.

Im Handel unterscheidet man 1. *Acidum cinnamylicum medicinale* und 2. *Acidum cinnamylicum artificiale.* Erstere wird aus natürlich vorkommenden Zimmtsäure-Derivaten abgeschieden, letztere synthetisch gewonnen.

Darstellung. 1) Man unterwirft Styrax der Destillation mit überschüssiger Natronlauge. Hierbei gehen Styrol C_8H_8 und Zimmtalkohol $C_9H_9 . OH$ über, während zimmtsaures Natrium im Destillationsrückstande verbleibt. Man verdünnt den letzteren mit Wasser, filtrirt die Lösung und scheidet aus ihr die Zimmtsäure durch Zusatz von Salzsäure ab. Die Krystalle werden mit Wasser gewaschen, in Ammoniumkarbonatlösung gelöst, die Lösung nochmals durch Salzsäure zersetzt und die Krystalle aus heissem Wasser, event. unter Zusatz von Thierkohle, umkrystallisirt. — In ähnlicher Weise lässt sie sich gewinnen aus dem Perubalsam und Tolubalsam, ferner durch Oxydation des Zimmtaldehydes (Zimmtöls) mit Salpetersäure. 2) Synthetisch: Benzaldehyd wird mit Acetylchlorid im geschlossenen Rohr erhitzt: $C_6H_5CHO + CH_3COCl = HCl + C_6H_5CH = CH — CO_2H$.

Eigenschaften. Zum Recepturgebrauch wird die medicinale Zimmtsäure vorgezogen, zur Herstellung von Präparaten, Verbandstoffen u. dergl. wird die künstlich hergestellte verwendet.

Farblose Krystallblättchen, ohne Geruch, zwischen den Zähnen knirschend, zunächst fast geschmacklos, dann von kratzendem Geschmack. In kaltem Wasser schwer löslich (1:3500), leicht löslich in Alkohol und in fetten Oelen. Schm.-P. 133°, S.-P. 300—304°. Theilweise unzersetzt sublimirbar, mit Wasser flüchtig. Geht bei der Oxydation (z. B. mit Kaliumpermanganat) in Benzaldehyd über, durch Reduktion (mit Natrium-Amalgam oder Kaliumsufit) entsteht Hydrozimmtsäure $= \beta$-Phenylpropionsäure $C_6H_5CH_2 — CH_2 — CO_2H$. In der wässerigen Lösung der Salze der Zimmtsäure erzeugt Manganchlorür sofort Fällung des Mangansalzes. Zimmtsäure ist eine einbasische Säure, die Salze heissen „Cinnamate".

Die synthetische Säure des Handels riecht gewöhnlich schwach nach Benzaldehyd; sie schmilzt gegen 130° und siedet gegen 300°.

Prüfung. Sie sei farblos (gefärbte Präparate sind zu verwerfen!), geruchlos, hinterlasse beim Verbrennen keinen Rückstand. — Die mit Salpetersäure angesäuerte wässerige Lösung werde durch Silbernitrat nicht getrübt (Chlor). — 1 g Zimmtsäure erfordere zur Neutralisation 6,7 ccm Normalkalilauge (theoretisch $= 6,75$ ccm).

Aufbewahrung: Vor Licht geschützt.

Anwendung. Neuerdings in Form intravenöser oder intramuskulärer Injektionen, auch zu Pinselungen gegen Tuberkulose empfohlen. Bei Kehlkopftuberkulose werden ausserdem Pinselungen der 5proc. alkoholischen Lösung oder Verreibungen von 5—10 Zimmtsäure mit 95—100 Glycerin angewendet. In der Technik dient die Zimmtsäure als Ausgangsmaterial zur künstlichen Darstellung von Indigo.

Rp. Acidi cinnamylici 5,0
Olei Amygdalarum dulcium 10,0
Vitellum ovi No. 1
Solutionis Natrii chlorati (0,7%) q. s.
fiat emulsio. Vor dem Gebrauch ist die Emulsion mit Kalilauge schwach alkalisch zu machen.
Dosis 0,1—1,00 ccm wöchentlich 2mal. LEEDERER.

Rp. Acidi cinnamylici
Cocaïni hydrochlorici āā 1,0
Spiritus 18,0
Zur Injektion in Lupusknötchen. Dosis 1—2 Tropfen.

Innerlich eingenommen, geht die Zimmtsäure in den Harn als Hippursäure über.

II. Acidum phenylo-propionicum. β-Phenyl-Propionsäure. Hydro-Zimmtsäure. Acidum hydrocinnamylicum. $C_6H_5 — CH_2 — CH_2 — CO_2H$. Entsteht durch Reduktion der Zimmtsäure mittelst Natriumamalgam oder Jodwasserstoffsäure.

Farblose Krystallnadeln von eigenthümlichem Bockgeruch. Schm.-P. 47,5⁰, Siedep. 280⁰. Mit Wasserdämpfen flüchtig. Löslich in 180 Th. kaltem Wasser, leichter löslich in siedendem Wasser, leicht löslich in Alkohol.

Innerlich bei Phthisis, dreimal täglich 10 Tropfen einer alkoholischen Lösung 1 + 5.

Acidum cresotinicum.

Nachdem KOLBE und LAUTEMANN durch Ueberleiten von Kohlensäure über auf 180⁰ erhitztes Phenolnatrium die Salicylsäure erhalten hatten, stellten sie unter den nämlichen Bedingungen (Ueberleiten von Kohlensäure über Kresolnatrium) aus Kresol die homologe Kresotinsäure dar. Vergl. unter Acidum salicylicum. Wegen ihrer Aehnlichkeit mit der Salicylsäure wurde die neue Säure auch „Homosalicylsäure" genannt. $C_8H_8O_3$. Mol. Gew. = 152.

$$C_6H_4<{}^H_{OH} \qquad C_6H_4<{}^{CO_2H}_{OH} \qquad C_6H_3<{}^H_{CH_3}{}_{OH} \qquad C_6H_3<{}^{CO_2H}_{CH_3}{}_{OH}$$

Phenol   Salicylsäure   Kresol   Kresotinsäure

Als man dann erkannte, dass das Kresol des Steinkohlentheers aus drei isomeren Kresolen (o. m. p.) bestehe, gelang es, auch aus dem für einheitlich gehaltenen Reaktionsprodukt der oben skizzirten Darstellung drei verschiedene Kresotinsäuren zu isoliren. In reinem Zustande können diese isomeren Kresotinsäuren erhalten werden, wenn man die entsprechenden reinen Kresole der oben angegebenen Reaktion unterwirft.

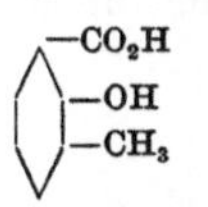

I. Acidum cresotinicum (ortho) $C_6H_3 . (CO_2H) . (OH)(CH_3)$ 1 . 2 . 3. Orthohomosalicylsäure. β-Kresotinsäure. v-Orthooxymetatoluylsäure. Entsteht durch Ueberleiten von Kohlensäure über erhitztes o-Kresolnatrium.

Krystallisirt aus siedendem Wasser in farblosen, langen, flachen Nadeln. Schm.-P. 163—164⁰. Ist mit Wasserdämpfen flüchtig, in Wasser schwer löslich, in Alkohol leicht löslich. Die wässerige Lösung wird durch Eisenchlorid violett gefärbt. Die Orthokresotinsäure wird wegen ihrer schon nach kleinen Gaben eintretenden lähmenden Wirkung auf den Herzmuskel therapeutisch nicht verwendet.

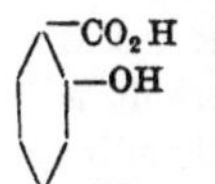

II. Acidum cresotinicum (meta) $C_6H_3(CO_2H)(OH)(CH_3)$ 1 . 2 . 4. Metahomosalicylsäure. γ-Kresotinsäure. Orthooxyparatoluylsäure. Entsteht durch Ueberleiten von Kohlensäure über erhitztes m-Kresolnatrium.

Krystallisirt aus Wasser in farblosen Nadeln, aus Alkohol in monoklinen Prismen. Schm.-P. 177⁰. Mit Wasserdämpfen flüchtig. In Wasser schwer löslich, in Alkohol leichtlöslich. Die wässerige Lösung wird durch Eisenchlorid violett gefärbt. Die Metakresotinsäure erwies sich therapeutisch als unwirksam.

III. Acidum cresotinicum (para) $C_6H_3(CO_2H)(OH)(CH_3)$ **1.2.5. Parahomosalicylsäure.** **α-Kresotinsäure. α-Orthooxymetatoluylsäure.** Entsteht durch Ueberleiten von Kohlensäure über erhitztes p-Kresolnatrium.

Krystallisirt aus siedendem Wasser in sehr langen Nadeln oder rhombischen Prismen. Mit Wasserdämpfen flüchtig. Schm.-P. 151°. Schwer löslich in Wasser, leicht löslich in Alkohol. Die wässerige Lösung wird durch Eisenchlorid violett gefärbt. Falls „Kresotinsäure" schlechthin verordnet wird, ist diese Parakresotinsäure abzugeben.

Prüfung. Die Kresotinsäuren sind vollständige Analoga der Salicylsäure, ihre Prüfung schliesst sich daher derjenigen der Salicylsäure eng an: **1)** Sie seien in Aether klar löslich. **2)** Die über Schwefelsäure getrockneten Säuren müssen im Capillarrohre die oben angegebenen Schmelzpunkte zeigen (Salicylsäure drückt die Schmelzpunkte herab). **3)** Je 1 g der über Schwefelsäure getrockneten Säuren erfordert zur Sättigung 0,368 g Kalihydrat oder 65,7 ccm $^1/_{10}$ Normal-Kalilauge. Ueber die Aufbewahrung ist nichts Besonderes zu bemerken.

Anwendung. Die Parakresotinsäure bildet ein völliges Analogon der Salicylsäure. Sie wird wie diese als Antisepticum, Antirheumaticum und Antipyreticum, und auch in den gleichen Dosen wie diese gegeben. Vor der Salicylsäure soll sie den Vorzug geringerer Nebenwirkungen haben. Die Ausscheidung erfolgt durch den Harn als Glucuronverbindung, zum geringeren Theil als Kresotinsäure.

IV. Acidum cresotinicum crudum. Rohe Kresotinsäure. Zum grössten Theile aus der Paraverbindung bestehend, daneben kleine Mengen o- und m-Kresotinsäure enthaltend. Die wässerige Lösung 2:1000 wird als Desinfektionsflüssigkeit zum Waschen der Thiere verwendet.

V. Natrium (para) cresotinicum. **Parakresotinsaures Natrium.** $C_6H_3(CH_3)$ $OH.(CO_2Na)$. Farbloses, geruchloses, fein krystallinisches Pulver von deutlich bitterem, aber nicht widerlichem Geschmack. Löslich in 24 Th. erwärmtem Wasser, ohne sich später wieder abzuscheiden. Die wässerige Lösung wird durch Eisenchlorid violett gefärbt.

Dieses Salz ist die Form, in welcher die p-Kresotinsäure am häufigsten innerlich verwendet wird. Man giebt es unter den gleichen Indikationen und in den gleichen Gaben wie Natriumsalicylat. Die Nebenwirkungen sollen erheblich geringer sein wie bei Natriumsalicylat.

Acidum aseptinicum. Aseptinsäure. Borkresolwasserstoffsuperoxd. Eine Lösung von 3 g Salicylsäure (neuerdings Kresotinsäure) und 5 g Borsäure in 1000 g Wasserstoffsuperoxyd von circa 1,5 Proc. H_2O_2-Gehalt. Farblose Flüssigkeit als Antisepticum und Blutstillungsmittel angewendet.

Kresin ist eine Auflösung von Phenolen in kresoxylessigsaurem Natrium mit einem Gehalt von 25 Proc. Kresolen. Dient als Desinficiens.

Calcium cresotinicum. Unter diesem unzutreffenden Namen wird der von FODOR zur Desinfektion empfohlene Kresolkalk beschrieben. Vergl. Calcium cresylicum unter Kresol.

Acidum cubebicum.

Acidum cubebicum. Cubebensäure. Acide cubebique. Cubebic acid.
Resina Cubebarum acida. $C_{13}H_{14}O_7$ (?) Mol. Gew. $= 282$.

Darstellung. Grob gepulverte Cubeben werden mit Wasser übergossen und durch Destillation mit Wasserdampf vom ätherischen Oele so viel als möglich befreit. Dann bringt man den Destillationsrückstand zur Extraktdicke und extrahirt ihn wiederholt mit Alkohol. Man destillirt von den alkoholischen Auszügen den Alkohol ab. Bei Behandlung des Rückstandes mit kaltem Wasser hinterbleibt eine braungrüne klebrige Masse, welche durch Destillation mit Wasserdampf vom flüchtigen Oel befreit wird. Man löst sie alsdann in 60proc. Alkohol auf, worauf sich beigemengtes fettes Oel abscheidet. Die filtrirte weingeistige Lösung hinterlässt beim Verdunsten eine harzige Masse, welche aus Cubebin, Cubebensäure und indifferentem Harz besteht. Man digerirt sie mehrmals bei 50⁰ mit starker Kalilauge und säuert die filtrirten Auszüge mit Salzsäure an. Der jetzt entstehende Niederschlag besteht aus Cubebensäure und indifferentem Harz. Man löst ihn in dem doppelten Gewicht Weingeist auf, fügt Calciumchlorid und soviel Ammoniak hinzu, dass die Lösung eben trübe wird. Innerhalb einiger Tage scheidet sich cubebensaurer Kalk ab. Man wäscht diesen mit Wasser, reibt ihn mit Wasser an, und zerlegt ihn durch Zusatz von Salzsäure. Die ausgeschiedenen Flocken werden gesammelt, gewaschen und im Vacuum über Schwefelsäure getrocknet.

Eigenschaften. Eine weisse, harz- oder wachsartige Masse, unter den Fingern erweichend, färbt sich an der Luft allmählich braun. Schm.-P. 56⁰. Fast geschmacklos, reagirt nur schwach sauer. In Wasser unlöslich, leicht löslich in Alkohol, Aether, Chloroform, sowie beim Erwärmen in konc. wässerigem Ammoniak und in ätzenden Alkalien. Von konc. Schwefelsäure wird die Säure mit purpurvioletter bez. carminrother Färbung gelöst, die auf Zusatz von wenig Wasser kirschroth wird und durch viel Wasser verschwindet.

Aufbewahrung. Vor Licht und Feuchtigkeit geschützt.

Anwendung. Cubebensäure galt früher als der wirksame Bestandtheil der Cubeben; sie wird in Gaben von 0,2—1,0 g mehrmals täglich in Pillen oder Bissen bei Gonorrhoe und anderen katarrhalischen Leiden (Cystitis) gegeben. Die Ausscheidung erfolgt als Cubebensäure durch den Urin.

Acidum formicicum.

Acidum formicicum (Germ. Helv.). **Acidum formicum. Acide formique. Formic acid. Formylsäure. Ameisensäure. Hydrocarbonsäure $H.CO_2H$. Mol. Gew. = 46.**

Handelssorten. Ameisensäure kommt im Handel vor 1) Als reine konc. Ameisensäure, 99—100% CO_2H_2 enthaltend. 2) Als officinelle Ameisensäure mit einem Gehalt von rund 25. Proc. CO_2H_2; letztere ist das Präparat der genannten Pharmakopöen.

Darstellung. In eine etwa $^3/_4$ Liter fassende tubulirte Retorte, welche mit einem Liebig'schen Kühler verbunden und in ein Sandbad eingesetzt ist, bringe man 150 g Glycerin und 150 g käufliche krystallisirte Oxalsäure, welche grob gepulvert ist. Das Sandbad wird allmählich angeheizt. Bei 75⁰ beginnt eine Kohlensäureentwickelung, welche bei 90⁰ und darüber in vollem Gange ist. In die Vorlage destillirt wässerige Ameisensäure über, die in der Regel durch etwas Oxalsäure verunreinigt ist, welche durch die entweichende Kohlensäure mechanisch mitgerissen wurde. Wenn die Kohlensäureentwickelung nachlässt, mässige man das Erhitzen dadurch, dass man einen Theil des Sandes von der Retorte entfernt, um der Bildung von Akroleïn und Allylalkohol vorzubeugen. Zu dem Destillationsrückstand kann man auf's Neue 150 g Oxalsäure zufügen und ebenso wie vorher verfahren. Diesen Zusatz von Oxalsäure kann man noch mehrmals wiederholen, ja den Destillationsrückstand schliesslich aufbewahren, um ihn bei einer späteren Darstellung an Stelle des Glycerins wieder zu benutzen. Das Destillat enthält neben etwas Oxalsäure etwa 50—54 Proc. Ameisensäure. Man reinigt es durch nochmalige Destillation und bringt es alsdann auf das vorgeschriebene spec. Gewicht.

Hierbei bildet sich aus Glycerin und Oxalsäure zunächst Ameisensäure-Glycerinäther (Glycerinmonoformiat)

$$C_3H_5(OH)_3 + (COOH)_2 = C_3H_5\binom{(OH)_2}{(HCO_2)} + CO_2 + H_2O$$

Glycerin   Oxalsäure   Glycerinmonoformiat

welches bei weiterer Einwirkung von Wasser in Glycerin und Ameisensäure zerfällt

$$C_3H_5\binom{(OH)_2}{(HCO_2)} + H_2O = C_3H_5(OH)_3 + HCO_2H$$

Glycerinmonoformiat   Glycerin   Ameisensäure

Um aus einer wässerigen Lösung der Ameisensäure die **wasserfreie Ameisen-säure** zu gewinnen, sättigt man die Lösung mit Bleikarbonat, scheidet das gut krystal-lisirende und in kaltem Wasser ziemlich schwer lösliche Bleiformiat ab, und zersetzt es, nachdem es getrocknet ist, durch Ueberleiten von trocknem Schwefelwasserstoffgase im Oelbade bei 130°. Schwefelblei bleibt zurück und wasserfreie Ameisensäure geht über. Um sie von absorbirtem Schwefelwasserstoff zu befreien, wird sie über trocknem Bleiformiat digerirt und dann nochmals rektificirt

$$\left.\begin{array}{l} \text{H. COO} \\ \text{H. COO} \end{array}\right\rangle \;\boxed{\text{Pb} + \text{S}}\; \begin{array}{l} \text{H} \\ \text{H} \end{array} \;=\; \text{Pb S} \;+\; 2\,\text{H. COOH}$$

Bleiformiat   Schwefelwasserstoff   Schwefelblei   Ameisensäure

Eigenschaften. a. der **wasserfreien Ameisensäure.** Farblose, völlig flüchtige, schwach rauchende, stechend sauer riechende Flüssigkeit, spec. Gew. bei 15°=1,2256. Erstarrt bei 0° krystallinisch und schmilzt dann bei + 8,5°. Siedep. 99°. Bei 107° destillirt konstant eine wässerige Säure mit 72 Proc. Ameisensäure, entsprechend der Formel $HCO_2H + H_2O$. b.) der **officinellen Ameisensäure.** Diese ist eine wässerige Auflösung von Ameisen-säure und enthält rund 25 Proc. HCO_2H. Klare, farblose, stechend riechende, völlig flüch-tige, sehr saure Flüssigkeit, mit Wasser und Alkohol in allen Verhältnissen mischbar. Das spez. Gewicht ist 1,060—1,063 (Germ. Helv.).

Tabelle über den Gehalt der wässerigen Ameisensäure von CH_2O_2 bei 15° C.

Proc.	Spec. Gew.	Proc.	Spec. Gew.	Proc.	Spec. Gew.	Proc.	Spec. Gew.
40	1·1004	32	1·0764	24	1·0592	16	1·0392
39	1·0968	31	1·0736	23	1·0570	15	1·0366
38	1·0934	30	1·0710	22	1·0548	14	1·0342
37	1·0902	29	1·0689	21	1·0524	13	1·0319
36	1·0871	28	1·0670	20	1·0500	12	1·0297
35	1·0849	27	1·0650	19	1·0471	11	1·0275
34	1·0820	26	1·0630	18	1·0445	10	1·0253
33	1·0792	25	1·0612	17	1·0419		

Die Ameisensäure ist eine **einbasische** Säure, ihre Salze heissen „Formiate". Sie hat die Neigung, in Kohlenoxyd und Wasser zu zerfallen, und wirkt deshalb als „Reduktionsmittel".

Analyse. a) **Qualitativ.** 1) Erwärmt man freie Ameisensäure oder ein Alkalisalz der-selben mit Silbernitrat, so erfolgt Ausscheidung von dunklem metallischen, pulverförmigem Silber. 2) Erwärmt man freie Ameisensäure mit Quecksilberoxyd, so erfolgt Ausscheidung von metallischem Quecksilber. 3) Erwärmt man wässerige Ameisensäure oder ein Alkali-salz derselben mit Mercurichlorid, so erfolgt Ausscheidung von Mercurochlorid (Calomel). 4) Versetzt man ein Alkalisalz der Ameisensäure mit Eisenchlorid, so entsteht eine roth-braune Lösung, aus welcher sich beim Kochen ein rostfarbiger Niederschlag abscheidet. 5) Erwärmt man Ameisensäure (oder deren Salze) mit konc. Schwefelsäure, so wird Kohlen-oxyd gebildet, welches mit bläulicher Flamme verbrennt.

b) **Quantitativ.** Liegt lediglich freie Ameisensäure vor, so kann man diese mit Normal-Natronlauge und Phenolphthaleïn titriren. 1 ccm Normal-Natronlauge ist = 0,046 *g* Ameisensäure. Aus Mischungen mit nicht flüchtigen Säuren kann man die Ameisensäure durch Destillation mit Wasserdampf abscheiden und dann durch Titriren bestimmen. Liegt eine Mischung mehrerer flüchtiger Säuren vor, so ist die Bestimmung so erschwert, dass ihre Beschreibung über den Rahmen dieses Buches hinausgeht.

Prüfung. 1) Sie verbrenne, entzündet, mit blauer Flamme und ohne Rückstand. 2) Mit Bleiessig versetzt gebe sie ein Krystallmagma von Bleiformiat (Identität). 3) Mit Kalilauge neutralisirt rieche sie weder nach Akroleïn noch nach Allylalkohol (s. Darstellung).

4) Die mit 5 Th. Wasser verdünnte Säure werde durch Silbernitrat nicht sofort getrübt (Chlor) und nach dem Neutralisiren mit Ammoniak durch Calciumchlorid nicht getrübt (Oxalsäure). **5)** 5 g Ameisensäure erfordern zur Neutralisation 27,1 ccm Normal-Kalilauge (Phenolphthaleïn als Indikator). Wird die Säure mit Bleioxyd digerirt, filtrirt und das Filtrat zur Trockne verdampft, so darf letzteres keinen Rückstand hinterlassen, welcher beim Erhitzen Acetongeruch verbreitet (Essigsäure).

Aufbewahrung. Es empfiehlt sich, die Ameisensäure vorsichtig aufzubewahren, obgleich die Germ. und Helv. dies nicht vorschreiben.

Anwendung. Ameisensäure besitzt antiseptische Eigenschaften (die Bienen konserviren den Honig durch Zufügung von Ameisensäure), doch sind diese arzneilich noch nicht ausgenutzt. Innerlich wird sie kaum gegeben, erzeugt übrigens heftige Magenentzündung, Nierenhyperämie, Blutharnen. Aeusserlich lediglich in Form von Spiritus Formicarum und Tinctura Formicarum als hautreizendes Mittel bei Neuralgien, Rheumatismus etc.

<table>
<tr><td>

Spiritus Formicarum (Germ. III).

Ameisenspiritus (sp. G. 0,894—0,898).

Rp. Acidi formicici (1.060) 2,0
Spiritus (90 Vol. Proc.) 35,0
Aquae destillatae 13,0

</td><td>

Tinctura Formicarum composita.

Loco Tincturae Formicarum.

Rp. Acidi formicici (1.060) 10,0
Tincturae aromaticae 20,0
Olei Lavandulae 1,0
Spiritus diluti (0,892) 70,0

</td></tr>
</table>

Formamidum. Formamid. $HCONH_2$ ist Ameisensäure, in welcher die OH-Gruppe durch den Amid-Rest-NH_2 ersetzt ist. Mol.-Gew. = 45.

Darstellung. Man erhitzt 2 Th. Ammoniumformiat mit 1 Theil Harnstoff

$$2(HCOONH_4) + CO(NH_2)_2 \quad = \quad CO_3(NH_4)_2 + 2(HCONH_2)$$

so lange auf 140⁰, als noch Ammoniumkarbonat entweicht, und destillirt alsdann im Vacuum ab.

Eigenschaften. Farblose oder schwach gelbliche, sirupöse, geruchlose Flüssigkeit, mit Wasser und Weingeist in jedem Verhältniss mischbar. Gegen Lackmuspapier von sehr schwach saurer Reaktion. Destillirt im Vacuum unzersetzt bei 150⁰, unter gewöhnlichem Druck siedet es bei 192—195⁰, dabei zum Theil in Ammoniak und Kohlensäure zerfallend. Entwickelt mit konc. Kalilauge schon in der Kälte Ammoniak. Es löst Quecksilberoxyd auf. Es sei beim Erhitzen völlig flüchtig; mit 10 Th. Wasser verdünnt röthe es blaues Lackmuspapier nur ganz schwach.

†† **Hydrargyrum formamidatum solutum.** Quecksilberformamidlösung.

Darstellung. Man löst 10 g Mercurichlorid in Wasser und fällt aus dieser Lösung durch Zusatz überschüssiger Natronlauge Quecksilberoxyd. Dieses wird unter Vermeidung von Verlusten so lange ausgewaschen, bis es vollkommen frei von Chlor ist, dann noch im feuchten Zustande in der gerade hinreichenden Menge Formamid unter Erwärmen auf 30—40⁰ gelöst, die Lösung verdünnt, filtrirt und auf 1 Liter aufgefüllt.

Eigenschaften. Farblose, schwach alkalische Flüssigkeit von wenig metallischem Geschmack. Wird in der Kälte durch ätzende Alkalien nicht verändert, beim Erwärmen dagegen erfolgt Reduktion zu metallischem Quecksilber. Schwefelwasserstoff und Schwefelammonium scheiden schwarzes Mercurisulfid aus. Eiweisslösung wird nicht gefällt. Die Lösung enthält das Salz $(HCONH)_2Hg$ neben freiem Formamid.

Prüfung. Die Lösung reagire nicht sauer. Auf vorsichtigen Zusatz von Kaliumjodid entstehe wohl Gelbfärbung, aber kein Niederschlag.

Aufbewahrung. Vor Licht geschützt, sehr vorsichtig.

Anwendung. Zu subkutanen Injektionen bei Syphilis. 1 ccm der Lösung enthält die 0,01 g Mercurichlorid entsprechende Menge Quecksilber. ·

Acidum gallicum.

Acidum gallicum (Brit. Helv. U-St. Ergänzb.). **Acide gallique** (Gall.). **Gallussäure. Sal essentiale Gallarum. Trioxybenzoësäure. Gallic acid.** $C_7H_6O_5 + H_2O$. **Mol. Gew. = 188.** In vielen Pflanzenstoffen, z. B. Galläpfeln, Sumach, Dividivi, Bärentraubenblättern und im chinesischen Thee, meist mit Gerbsäure zusammen, vorkommend.

Darstellung. 10 Th. Gallusgerbsäure (Tannin) werden in einem Kasserol aus Porzellan mit 10 Th. Wasser und 50 Th. verdünnter Schwefelsäure (oder mit 30 Th. Wasser und 30 Th. Salzsäure von 1,123 spec. Gew.) $^1/_4$ Stunde lang gekocht und alsdann 1—2 Tage an einem kühlen Ort gelassen. Die ausgeschiedenen Krystalle werden in der 6fachen Menge destillirtem Wasser unter Erwärmen gelöst, diese Lösung mit etwas Thierkohle erhitzt, heiss filtrirt und zum Krystallisiren an einen kühlen Ort gebracht. Nöthigenfalls ist das Umkrystallisiren und die Behandlung mit Thierkohle zu wiederholen. Eisen ist bei der Darstellung sorgfältig fern zu halten.

Eigenschaften. Farblose oder schwachgelbliche, seidenglänzende, geruchlose Nadeln oder trikline Prismen, von zusammenziehendem, säuerlichem Geschmack. Löslich in 125 Th. kaltem, 3 Th. siedendem Wasser, in 5 Th. kaltem oder 1 Th. siedendem Alkohol, in 40 Th. Aether oder in 12 Th. Glycerin; wenig löslich in Chloroform, Benzol oder Benzin. Sie enthalten rund 9,6 Proc. Krystallwasser, welches bei 100° abgegeben wird. — Die Gallussäure beginnt bei 220° C. zu schmelzen, und zerfällt bei weiterem Erhitzen in Kohlensäure und Pyrogallol. Lösungen der Gallussäure in überschüssigem Alkali nehmen aus der Luft rasch Sauerstoff auf und färben sich roth bis braun, bis schwarz. Tropft man eine Gallussäurelösung zu Kalkwasser, so entsteht eine Trübung, welche nach kurzer Zeit grau, grün und dunkler wird. Die wässerige Lösung reducirt Silbernitrat; dagegen nicht die FEHLING'sche Lösung. Fügt man sie zu Ferrichloridlösung, so erfolgt theilweise Reduktion zu Ferrochlorid, und es entsteht ein schwarzblauer Niederschlag, der von überschüssigem Ferrichlorid mit grünlicher Farbe gelöst wird. Eine Lösung von oxydfreiem Ferrosulfat wird durch Gallussäure nicht verändert, an der Luft wird die Mischung (in Folge Oxydation) lasurblau, worauf schwarzblauer Niederschlag entsteht ohne Entfärbung der Flüssigkeit.

Gallussäure erzeugt in Lösungen von Alkaloiden, Eiweiss, Leim, Brechweinstein keine Niederschläge (Unterschied von Gerbsäure).

Ihrer Konstitution nach charakterisirt sie sich als „Trioxybenzoësäure", ihre nähere Formel ist daher $C_6H_2\begin{smallmatrix}OH\\OH\\OH\\CO_2H\end{smallmatrix}$. Sie ist eine einbasische Säure, ihre Salze heissen „Gallate".

Nur die Salze der Alkalien sind in Wasser löslich.

Prüfung. 1) 1 g hinterlasse beim Verbrennen keinen Rückstand. 2) Die mit heissem Wasser bereitete Lösung 1 : 20 sei klar und fast farblos; sie werde durch Baryumchlorid nicht getrübt (Schwefelsäure) und durch Leimlösung nicht gefällt (Gerbsäure).

Aufbewahrung. Lichtschutz ist vom Ergänzb. vorgeschrieben, aber nicht unbedingt erforderlich. Man schütze sie vor ammoniakalischen Dämpfen.

Anwendung. Gallussäure wirkt örtlich adstringirend, aber, weil sie Eiweiss nicht fällt, weniger energisch als Gerbsäure; sie wird auch aus dem gleichen Grunde besser und länger vertragen wie diese. Die entfernte Wirkung ist die gleiche wie die der Gerbsäure, weil letztere im Organismus zu Gallussäure umgewandelt wird. Man giebt sie innerlich 2—3 mal täglich zu 0,1—0,6 g in Pulvern oder Pillen bei Diabetes, Albuminurie, Lungenblutungen. Aeusserlich bei aphthösen Geschwüren (1 : 50), Blutungen. Bei Alkaloïdvergiftungen kann sie die Gerbsäure nicht ersetzen. Technisch in der Photographie als Entwickler und in der Tintenfabrikation.

<table>
<tr><td>

Glycerinum Acidi gallici (U-St.).
Glycerine of Gallic acid.
Rp. Acidi gallici 1,0
Glycerini   5,0

</td><td>

Mixtura contra albuminuriam. GALLOIS.
Rp. Acidi gallici   0,5
Aquae destillatae   70,0
Sirupi Sacchari   30,0
Theelöffelweise in 1 Tage zu verbrauchen.

</td></tr>
</table>

† Gallanolum. $C_6H_2(OH)_3CONHC_6H_5 + 2H_2O$. Gallanol. (Gallinol korrumpirt!) Gallussäureanilid. Gallanilid. Mol. Gew. = 281. Zur Darstellung erhitzt man 10 Th. Gallussäure mit 8—10 Th. Anilin (Anilin für Blau!) eine Stunde lang (im Oelbade!) bei 150° C. Man kocht alsdann die Reaktionsmasse mit stark verdünnter Salzsäure, um das überschüssige Anilin herauszulösen, mehrmals aus. (Salzsaures Anilin bleibt in Lösung!) Die beim Erkalten sich abscheidenden Krystalle werden gesammelt und mehrmals aus siedendem Wasser umkrystallisirt.

Farblose Krystalle, in kaltem Wasser fast unlöslich, sehr leicht löslich in Alkohol und Aether sowie in heissem Wasser. Aus Wasser krystallisirt die Verbindung mit 2 Mol.

Krystallwasser. Sie schmilzt im wasserfreien Zustande bei 205° C. Die wässerige Lösung färbt sich mit Eisenchlorid blauschwarz. In ätzenden Alkalien ist Gallanol leicht löslich unter Spaltung in Anilin und gallussaures Alkali. Daher erfolgt bald Braun- und Schwarzfärbung der Lösung. Die Lösung in Ammoniak nimmt an der Luft feurig-rothe Färbung an.

Anwendung. Als Ersatz des Pyrogallols bei Hautkrankheiten (Psoriasis, Favus, Prurigo), da es weniger reizt und auch wenig giftig ist. Auf Wunden reizt es. Die alkoholische Lösung zur Desinfektion der Hände der Operateure. Vorsichtig aufzubewahren.

Gallicinum. Gallussäuremethyläther. $C_6H_2(OH)_3CO_2CH_3$. Mol. Gew. $= 184$. Zur Darstellung sättigt man eine Lösung von 1 Th. Gallussäure (oder Gerbsäure) in 3—4 Th. Methylalkohol mit trocknem Salzsäuregas. Nach mehrtägigem Stehen verdampft man die Lösung bis zur Sirupkonsistenz. Den Rückstand mischt man mit kalkfreiem Baryumkarbonat und zieht alsdann das Gemisch mit Methylalkohol aus.

Aus Methylalkohol krystallisirt, farblose, wasserfreie Prismen, aus Wasser feine, verfilzte Nadeln. Löslich in heissem Wasser, in Alkohol und in Aether. Wird durch ätzende Alkalien unter Bräunung zerlegt. Schm. P. 202°. Die Lösung in Ammoniak nimmt an der Luft feurig-rothe Färbung an.

Als Antiseptikum bei Augenkrankheiten, wie Conjunctivitis. Das specifisch leichte Pulver wird mit dem Pinsel direkt aufgestäubt.

Gallobromolum. Dibromgallussäure. $C_6Br_2(OH)_3CO_2H + H_2O$ Mol. Gew. $= 346$. Zur Darstellung reibt man 1 Th. Gallussäure mit 2,5 Th. Brom zusammen und krystallisirt das Reaktionsprodukt aus siedendem Wasser um.

Farblose Nadeln oder prismatische Blätter, welche bei 120° wasserfrei werden und bei 150° schmelzen. Löslich in etwa 8 Th. Wasser von 15°, leicht löslich in siedendem Wasser, in Alkohol und in Aether. Die wässerige Lösung wird durch Ferrichlorid schön violett gefärbt. Die Lösung in Ammoniak nimmt an der Luft feurig-rothe Färbung an. Innerlich als Ersatz der Alkalibromide in Tagesgaben von 2—3 g in wässeriger Lösung mit einem säuerlichen Sirup. Aeusserlich die 1—2proc. Lösung zu Einspritzungen bei Gonorrhoe und Umschlägen bei Eczema madidum. Vor Licht geschützt aufzubewahren.

Acidum hydrobromicum.

I. † Acidum hydrobromicum. Bromwasserstoffsäure (Germ. Brit. Helv. U-St.), **Acide bromhydrique** (Gall.). **Bromhydric acid. Hydrobromsäure. HBr. Mol. Gew. $= 81$.** Die wasserfreie Bromwasserstoffsäure ist gasförmig (officinell in Gall.) und findet als solche keine medicinische Verwendung. Als „Bromwasserstoffsäure" im Sinne der Pharmacie und Therapie sind wässerige Lösungen des Bromwasserstoffgases zu verstehen. Diese sind aufgenommen von Brit. Gall. Germ. Helv. U-St., aber in den einzelnen Pharmakopöen von verschiedenem Gehalt an HBr.

Darstellung. I. Von gasförmigem Bromwasserstoff.

In ein mit einem Kugeltrichter B versehenes Kölbchen A (Fig. 12) bringt man 1 Th. amorphen Phosphor sowie 2 Th. Wasser. Den Kugeltrichter beschickt man mit 10 Th. Brom und lässt dieses nun langsam tropfenweise (!) in den Kolben einfliessen. Jeder einfallende Tropfen Brom verursacht im Anfang eine von Lichterscheinung begleitete

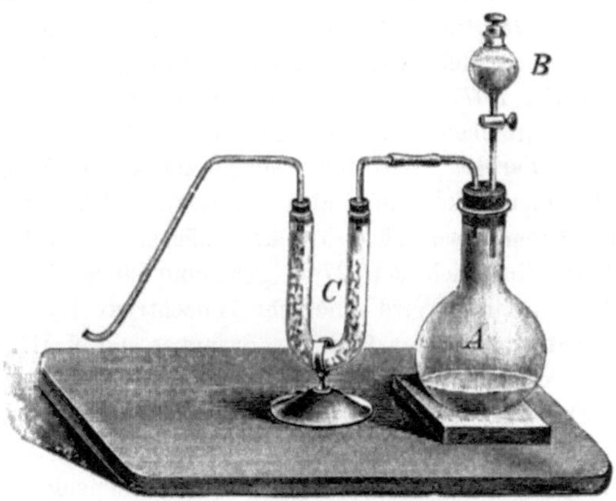

Fig. 12.

Verpuffung. Sobald erst eine gewisse Menge Bromwasserstoff gebildet ist, löst sich das weiter zufliessende Brom ruhig auf und Bromwasserstoff entweicht. Man leitet diesen, um Bromdämpfe zurückzuhalten, durch eine mit feuchten Glasscherben und gelbem Phosphor gefüllte U-Röhre C und kann den so gereinigten Bromwasserstoff über Quecksilber auffangen, natürlich auch in Wasser einleiten. Das Trocknen erfolgt durch Schwefelsäure oder glasige Phosphorsäure.

$$PBr_3 + 3 H_2O = 3 HBr + PO_3H_3.$$

II. Von wässeriger Bromwasserstoffsäure.

a) Man löst 50 Th. krystall. Baryumbromid ($Ba Br_2 + 2 H_2O$) in 100 Th. Wasser und versetzt diese Lösung unter kräftigem Umrühren mit einer Mischung aus 15 Th. konc. Schwefelsäure und 30 Th. Wasser. Der entstandene Niederschlag wird abfiltrirt und mit 30 Th. Wasser gewaschen. Die gesammelten und gemischten Filtrate destillirt man aus einem Kolben oder einer Retorte. Bis 120° C. destillirt eine sehr dünne, oberhalb 120° C. eine koncentrirtere Säure,

$$BaBr_2 + H_2SO_4 = BaSO_4 + 2 HBr$$

Baryumbromid   Schwefelsäure   Baryumsulfat   Bromwasserstoff

welche durch Verdünnen mit Wasser oder mit dem ersten Destillat (bis 120° C.) auf das geforderte spec. Gewicht eingestellt wird.

b) Man übergiesst 60 Th. grob gepulvertes Kaliumbromid mit einer Mischung von 50 Th. konc. Schwefelsäure und 25 Th. Wasser, fügt 2 Th. amorphen Phosphor hinzu und destillirt ab. Das Destillat wird zur Oxydation der mit übergangenen schwefligen Säure vorsichtig bis zur eben bleibenden Gelbfärbung mit Bromwasser versetzt, alsdann fällt man die Schwefelsäure aus durch Zusatz von wenig Baryumkarbonat oder Baryumbromid. Die nach dem Absetzen klar abgegossene Säure wird rektificirt. Man erhält etwa 150 Th. 25 proc. reiner Säure.

Die Darstellung im pharmaceutischen Laboratorium ist materiell nicht lohnend. Die Technik erhält grosse Mengen Bromwasserstoff als Nebenprodukt bei Bromirungen. Sie führt diesen in Baryumbromid über und gewinnt daraus nach IIa wässerige Bromwasserstoffsäure.

Eigenschaften a) der gasförmigen Bromwasserstoffsäure. Farbloses, wie Chlorwasserstoff riechendes Gas, an der Luft Nebel bildend. Wird bei —73° C. zu einer farblosen Flüssigkeit verdichtet, welche bei —87° C. erstarrt. In Wasser sehr leicht löslich. Das spec. Gewicht des Gases ist = 2,79703; 1 Liter wiegt bei 0° C. und 760 mm Barometerstand = 3,6167 g. Die Gall. beschreibt das Gas als „Acide bromhydrique gazeuse".

b) Wässerige Bromwasserstoffsäure. Der Gehalt der Bromwasserstoffsäure ist nach den verschiedenen Pharmakopöen verschieden. *Acidum hydrobromicum* (Germ.) enthält 25 Proc. HBr, spec. Gew. = 1,208. *Acidum hydrobromicum dilutum* (bromhydric acid) (Brit. Helv. U-St.), *Acide bromhydrique dissous* (Gall.) enthalten 10 Proc. HBr., spec. Gewicht 1.077. Von dem spec. Gewicht und dem verschiedenen Gehalt an Bromwasserstoff abgesehen, haben die genannten Präparate gleiche Eigenschaften.

Farblose, sehr sauer schmeckende Flüssigkeit, welche blaues Lackmuspapier röthet, mit Ammoniakdämpfen dichte weisse Nebel bildet. Destillirt man dünne wässerige Lösungen von Bromwasserstoff, so geht zunächst eine sehr verdünnte Säure über, der Siedepunkt steigt allmählich, bei 127° C. geht eine Säure über ($HBr . 5 H_2O$), welche konstant 47.5 Proc. HBr enthält. Wird eine sehr koncentrirte Lösung von Bromwasserstoff destillirt, so entweicht zunächst gasförmiger Bromwasserstoff HBr, bis die Säure nur noch die Koncentration von 47,5 Proc. HBr hat, und dann destillirt dieses Hydrat über. Durch Luft und Licht wird die Bromwasserstoffsäure unter Gelbfärbung und Auftreten von freiem Brom zersetzt. Bromwasserstoffsäure ist eine einbasische Säure; ihre Salze heissen „Bromide". Man beachte, dass die pharmaceutische Nomenklatur der Salze von der chemischen abweicht.

Es benennen die Salze	KBr	$KBrO_3$
der Chemiker	Kaliumbromid	Kaliumbromat
der Pharmaceut	Kalium bromatum	Kalium bromicum.

Volumgewicht und Gehalt der Bromwasserstoffsäure

bei 15⁰ C.   Nach J. BIEL.

Proc.	Spec. Gew.	Proc.	Spec. Gew.	Proc.	Spec. Gew.	Proc.	Spec. Gew.
1	1·0082	13	1·102	25	1·209	37	1·338
2	1·0155	14	1·110	26	1·219	38	1·350
3	1·0230	15	1·119	27	1·229	39	1·362
4	1·0305	16	1·127	28	1·239	40	1·375
5	1·038	17	1·136	29	1·249	41	1·388
6	1·046	18	1·145	30	1·260	42	1·401
7	1·053	19	1·154	31	1·270	43	1·415
8	1·061	20	1·163	32	1·281	44	1·429
9	1·069	21	1·172	33	1·292	45	1·444
10	1·077	22	1·181	34	1·303	46	1·459
11	1·085	23	1·190	35	1·314	47	1·474
12	1·093	24	1·200	36	1·326	48	1·490

Analyse. a) Erkennung. Man erkennt die Bromwasserstoffsäure an folgenden Reaktionen:

1) Erwärmt man die freie Säure mit etwas Braunstein oder Salpetersäure oder fügt man Chlorwasser zu, so wird Brom in Freiheit gesetzt, welches von Chloroform mit rothbrauner Farbe gelöst wird. (Ferrichlorid setzt kein Brom in Freiheit!) **2)** Auf Zusatz von Silbernitrat entsteht ein gelblichweisser, käsiger Niederschlag von Silberbromid AgBr, unlöslich in Salpetersäure, schwerlöslich in Ammoniak, lichtempfindlich.

b) Bestimmung. Ist die Säure rein und in freiem Zustande vorhanden, so titrirt man mit Normal-Kali und Phenolphthaleïn. 1 ccm Normal-Kalilauge zeigt 0,081 g Bromwasserstoff an. Man kann auch mit überschüssiger Silbernitratlösung unter Erwärmen und Zusatz von wenig Salpetersäure fällen und das ausgewaschene Silberbromid wägen. (Auch für die löslichen Bromide zu verwenden). Das erhaltene AgBr mit 0.4308 multiplicirt giebt die Menge der vorhandenen Bromwasserstoffsäure, HBr, an.

Aufbewahrung. In Gefässen mit Glasstopfen, vor Licht und ammoniakalischer Luft geschützt. Vorsichtig! In einer ammoniakhaltigen Atmosphäre setzt sich an Hals und Stopfen Ammoniumbromid an.

Prüfung. **1)** Sie sei ohne Rückstand flüchtig. Ein hinterbleibender wägbarer Rückstand wäre zu prüfen, ob er glühbeständig ist oder nicht. In letzterem Falle könnte er aus Ammoniumbromid bestehen, welches in Folge Einwirkung ammoniakalischer Luft entstanden war. **2)** Die bis auf einen Gehalt von 5 Proc. HBr verdünnte Säure werde durch Schwefelwasserstoff weder sofort (Metalle, Arsen) noch nach Uebersättigung mit Ammoniak (Eisen, Zink) verändert, auch durch Baryumnitrat nicht getrübt (Schwefelsäure). **3)** Schüttelt man 5 ccm der unverdünnten Säure mit Chloroform, so darf sich dieses nicht violett färben, auch nicht nach Zusatz von einem Tropfen Ferrichloridlösung (Jod). **4)** Verdünnt man 6—12 Tropfen der Säure mit 2 ccm Wasser, fällt mit Silbernitrat vollständig aus, giebt 7—10 ccm Ammoniumkarbonatlösung hinzu und schüttelt kräftig, so darf die nach 5 Minuten abfiltrirte Flüssigkeit nach dem Uebersättigen mit Salpetersäure nicht bis zur Undurchsichtigkeit getrübt werden (Chlorwasserstoff).

10,0 g der 10 procentigen Bromwasserstoffsäure sättigen 12,35 ccm Normal-Kalilauge.

10,0 g der 25 procentigen Bromwasserstoffsäure sättigen 30,86 ccm Normal-Kalilauge.

Gelbgewordene Bromwasserstoffsäure. Ist die Gelbfärbung durch freies Brom bedingt, so lässt sie sich durch blosse Destillation nicht beseitigen. In diesem Falle fügt man tropfenweise vorsichtig so viel einer sehr verdünnten Lösung von schwefliger Säure zu, bis die Säure eben farblos geworden ist. Dann destillirt man ab und verwirft das Destillat solange, als es, mit Bromwasser bis zur Gelbfärbung versetzt, durch Baryumchlorid beim Aufkochen noch getrübt wird, also noch schweflige Säure enthält. Ist dieses nicht mehr der Fall, so fängt man die nunmehr übergehenden Antheile gesondert auf und verdünnt sie bis zum geforderten spec. Gewicht. Den Vorlauf kann man mit Bromwasser versetzen und durch Neutralisiren mit Baryumkarbonat auf Baryumbromid verarbeiten.

Dispensation. Beim Mischen mit anderen Flüssigkeiten ist die Bromwasserstoffsäure stets als letzter Bestandtheil zuzugeben, weil sonst die nach der Bromwasserstoffsäure benutzten Gefässe durch Bromwasserstoff verunreinigt werden. Man beachte, dass nur die Germ. eine 25procentige Bromwasserstoffsäure vorschreibt, dass Brit., Gall., Helv., U-St. nur die verdünnte Bromwasserstoffsäure mit 10 Proc. HBr aufgenommen haben.

Anwendung. Die unverdünnte (25proc.) Säure wirkt auf Haut und Schleimhäute ätzend; man benutzt sie daher bisweilen unverdünnt als Aetzmittel bei Mercurial-Stomatitis. Zu Aetzungen bei Diphtherie 1:10 verdünnt. Innerlich als Ersatz des Bromkaliums, wenn man dessen Nebenwirkungen und die Kaliwirkung vermeiden will, 3—6mal täglich 8—12—15 Tropfen der 25procentigen Säure (oder die $2^1/_2$fache Menge der 10procentigen) in starker Verdünnung mit Zuckerwasser etc. bei Epilepsie, Nervosität, Neurasthenie, Chorea. Helv. giebt als höchste Gaben für die 10procentige Säure 1,5 g pro dosi und 5,0 g pro die an.

II. Acidum hydrobromicum Fothergill, eine aus Kaliumbromid und Weinsäure „ex tempore" herzustellende Bromwasserstoffsäure, welche noch Kaliumbitartrat gelöst enthält. Man vermischt eine Lösung von 10 Th. Kaliumbromid in 30 Th. Wasser mit einer Lösung von 12 Th. Weinsäure in 30 Th. Wasser, lässt das Gemisch mindestens 24 Stunden an einem kühlen Orte stehen und filtrirt vom ausgeschiedenen Weinstein aus. Das Präparat enthält annähernd 10 Proc. Bromwasserstoff, HBr, ausserdem noch Kaliumbitartrat.

Pilulae hydrobromicae.

Kalli bromati	5,0
Acidi hydrobromici (25%)	10,0
Glycerini	6,0
Boli albae	6,0
Pulveris radicis Liquiritiae	
Pulveris succi Liquiritiae āā q. s.	

fiant pil. 240; dispensentur ad vitrum.

Acidum hydrochloricum.

Die Salzsäure des Handels stellt Lösungen des Chlorwasserstoffgases in Wasser dar. Man unterscheidet 1) reine Salzsäure, 2) rohe Salzsäure. Ausserdem werden die einzelnen Sorten nach dem Procentgehalt an Chlorwasserstoff HCl, bez. nach dem spec. Gewichte bezeichnet.

I. Acidum hydrochloricum gasiforme. Gasförmige Salzsäure. HCl. Mol. Gew. = 36,5. Wird in der Regel durch Erhitzen von Natriumchlorid (Kochsalz) mit einer mässig verdünnten Schwefelsäure dargestellt. Als Apparat kann man den zur Bereitung des Spiritus Dzondii abgebildeten, s. Ammonium, benutzen. Geeignete Mischungen sind: **1)** Kochsalz in groben Krystallen (!) 10 Th., konc. Schwefelsäure 18 Th., Wasser 4 Th. **2)** 15 Th. Kochsalz, 25 Th. konc. Schwefelsäure und 8 Th. Wasser. **3)** 4 Th. Kochsalz, 5 Th. konc. Schwefelsäure, 4 Th. Wasser. Das entwickelte Gas ist unter allen Umständen durch Einleiten in wenig Wasser zu waschen. Zum Zwecke des Trocknens leitet man es gewöhnlich durch konc. Schwefelsäure, seltener über Calciumchlorid.

Zur Herstellung kleiner Mengen Salzsäuregas kann man sich folgenden stationären Apparates bedienen. Man füllt den Kolben *a* etwa zur Hälfte mit rauchender Salzsäure an. Den Tropftrichter *b* beschickt man mit koncentrirter Schwefelsäure. Lässt man letztere tropfenweise zu der rauchenden Salzsäure zufliessen, so erhält man einen ausgiebigen Strom von Salzsäuregas. Der Apparat kann längere Zeit stationär gehalten werden. Figur 13.

Farbloses, an der Luft Nebel bildendes Gas von stechend saurem Geruch und Geschmack; in Wasser sehr leicht und reichlich löslich. 1 Liter Wasser löst bei 20⁰ C. = 460 Liter Chlorwasserstoffgas. 1 Liter Chlorwasserstoff wiegt bei 0⁰ C. und 760 mm B. = 1.6352 g. Es kann bei —4⁰ C. durch einen Druck von 25 Atmosphären oder bei + 10⁰ C. durch 40 Atmosphären zu einer Flüssigkeit kondensirt werden. 1500 g Kochsalz geben 936 g oder 572 Liter gasförmigen Chlorwasserstoff. Diese Menge würde hinreichen, um mit 2,808 Liter Wasser eine 25 procentige Salzsäure zu liefern.

II. † Wässerige Salzsäure. Lösungen des Chlorwasserstoffs in Wasser. **Acidum hydrochloricum** (Brit. Germ. Helv. U-St.). **Acidum hydrochloricum concentratum** (Austr.). **Acide chlorhydrique officinal** (Gall.). **Acidum hydrochloratum. Acidum muriaticum. Hydrochlorsäure. Chlorwasserstoffsäure. Salzsäure.**

Die von den einzelnen Pharmakopöen recipirte Säure ist von verschiedener Stärke. Es schreiben vor:

	Austr.	Brit.	Gall.	Germ.	Helv.	U-St.
Spec. Gewicht	1,120	1,160	1,171	1,124	1,124	1,163
Procentgehalt HCl	23,86	31,79	34,4	25,0	25,0	31,9

Eine klare, farblose, und wenn die Säure mehr als 28 Proc. Chlorwasserstoff enthält, an feuchter Luft rauchende Flüssigkeit von ätzend saurem Geschmack und saurem Geruch.

Unterwirft man wässerige Lösungen des Chlorwasserstoffes von weniger als 20 Proc. Gehalt an HCl der Destillation, so destillirt zunächst eine sehr dünne Salzsäure über. Bei 110⁰ C. destillirt konstant eine Salzsäure mit einem Gehalt von 20,17 Proc. Chlorwasserstoff (HCl) über. Unterwirft man umgekehrt Salzsäure von einer höheren Koncentration als 20 Proc. der Destillation, so entweicht zunächst gasförmiger Chlorwasserstoff, bis die rückständige Säure nur noch 20,17 Proc. HCl enthält, dann destillirt die vorerwähnte Säure mit einem Gehalte von 20,17 Proc. HCl über. — Diese bei 110⁰ C. konstant destillirende (d. h. bei 760 mm B) Salzsäure hat das spez. Gew. 1,104 und entspricht dem Hydrat $HCl + 8 H_2O$.

Prüfung. Die mit dem 5—10 fachen Volumen Wasser verdünnte Säure darf **1)** durch Zinkjodidstärkelösung nicht gebläut werden (Chlor). **2)** Durch Schwefelwasserstoff nicht verändert werden (Metalle, z. B. Cu, Pb, As).

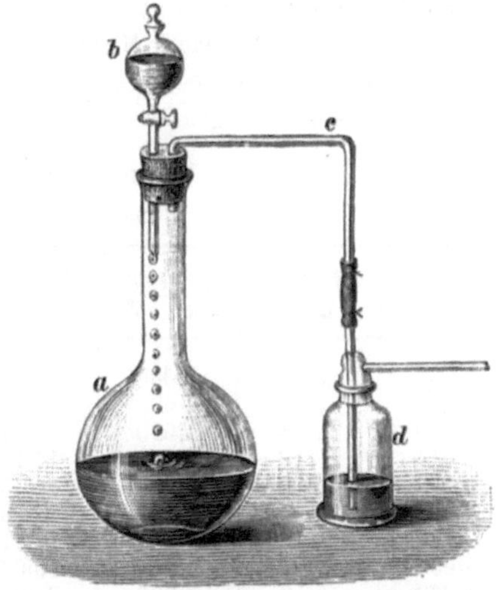

Fig. 13.

3) Durch Baryumnitratlösung auch nach Zusatz von Jodlösung bis zur schwach gelben Färbung nicht getrübt werden (Schwefelsäure, schweflige Säure). **4)** Durch Kaliumferrocyanidlösung nicht verändert werden (Eisen). **5)** 10 ccm der Säure dürfen beim Abdampfen in einer Platinschale einen wägbaren glühbeständigen Rückstand nicht hinterlassen (unorganische Verunreinigungen). **6)** Prüfung auf Arsen. a) Wird 1 ccm Salzsäure mit 3 ccm Zinnchlorürlösung versetzt, so darf innerhalb einer Stunde eine Färbung nicht eintreten. b) Handelt es sich um eine einwandsfreie Prüfung auf Arsen, so bringt man 100—200 ccm mit absolut arsenfreiem Zink in einen ordnungsmässigen MARSH'schen Apparat und prüft in diesem. Wenn sich nach 6—10 stündigem Erhitzen des Glührohres ein Arsenspiegel nicht abgeschieden hat, kann die Säure praktisch als arsenfrei angesehen werden. S. unter **Arsenum.** **7) Gehaltsbestimmung.** Man titrirt mit Normal-Kalilauge und Phenolphthaleïn als Indikator. 1 ccm Normal-Kalilauge sättigt 0.0365 g HCl, 5 g Salzsäure verbrauchen demnach

bei einem Gehalt von Proc. HCl	25	23.86	31.9	31.79	34.4
ccm Normal-KOH	34.24	32.68	43.7	43.55	47.1

Aufbewahrung. Man bewahrt die Salzsäure an einem kühlen Orte vorsichtig, grössere Vorräthe, namentlich der mehr als 25 Proc. HCl enthaltenden, auch zweckmässig vor Licht geschützt auf. Werden grössere Vorräthe im Ballon bezogen, so empfiehlt es sich, den Inhalt desselben sogleich nach der Ankunft in mehrere grössere Flaschen zu vertheilen. Die Aufbewahrungsgefässe müssen Glasstopfen haben und sollten zweckmässig aus einem widerstandsfähigen (Kali-)Glase bestehen. In der Officin bewahrt man die Salzsäure in einem besonderen Säureschränkchen auf. Die Schilder der Aufbewahrungsgefässe sind zweckmässig in radirter Schrift herzustellen. Man beachte, dass Salzsäuredämpfe die Emaille, namentlich auch die rothe Schrift der Emaille-Schilder stark angreifen. Man hüte sich auch, Salzsäure und Ammoniak in räumlicher Nähe zusammen aufzustellen. In diesem Falle nämlich bildet sich sehr bald an dem Halse des Salzsäuregefässes eine Krystallisation von Salmiak, die für gewisse Zwecke störend ist.

Anwendung. Unverdünnte Salzsäure wirkt auf Haut und Schleimhaut ätzend und bringt, in den Magen gebracht, heftige Magenentzündung hervor. Gegenmittel: Eiweiss, Milch, Seife, Magnesia, weniger zweckmässig Alkalikarbonate. In starker Verdünnung wirkt sie kontrahirend auf die Gewebe, gährungs- und fäulnisswidrig. Man verwendet sie: Aeusserlich als Aetzmittel fast nicht mehr, nur noch selten in Pinselsäften bei entzündlichen Processen des Zahnfleisches (Stomatitis), als Zusatz zu reizenden Fussbädern. Innerlich in starker Verdünnung (0,5 — 1,0 : 200) als ein die Verdauung beförderndes und den Darm desinficirendes Mittel bei ausserordentlich zahlreichen Krankheiten.

Dispensation. Ist Salzsäure als Bestandtheil von Mixturen etc. verordnet, so soll sie stets der sonst fertigen Mixtur etc. als letzter Bestandtheil zugesetzt werden s. S. 54.

Volumgewicht der Salzsäure bei 15°

nach Lunge und Marchlewski.

Spec. Gew. bei 15°	Procente H Cl	Spec. Gew. bei 15°	Procente H Cl	Spec. Gew. bei 15°	Procente H Cl	Spec. Gew. bei 15°	Procente H Cl
1·000	0·16	1·060	12·19	1·115	22·86	1·160	31·52
1·005	1·15	1·065	13·19	1·120	23·82	1·163	32·10
1·010	2·14	1·070	14·17	1·125	24·78	1·165	32·49
1·015	3·12	1·075	15·16	1·130	25·75	1·170	33·46
1·020	4·13	1·080	16·15	1·135	26·70	1·171	33·65
1·025	5·15	1·085	17·13	1·140	27·66	1·175	34·42
1·030	6·15	1·090	18·11	1·1425	28·14	1·180	35·39
1·035	7·15	1·095	19·06	1·145	28·61	1·185	36·31
1·040	8·16	1·100	20·01	1·150	29·57	1·190	37·23
1·045	9·16	1·105	20·97	1·152	29·95	1·195	38·16
1·050	10·17	1·110	21·92	1·155	30·55	1·200	39·11
1·055	11·18						

III. Acidum hydrochloricum dilutum (Austr., Brit., Helv., Germ., U-St.). **Verdünnte Salzsäure.** Eine durch Verdünnung der koncentrirten Säure mit Wasser herzustellende klare, farblose Flüssigkeit. Die einzelnen Pharmakopöen schreiben verschiedenen Gehalt an Chlorwasserstoff vor.

	Austr.	Brit.	Germ.	Helv.	U-St.
Spec. Gew. bei 15° C	1,062	1,052	1,061	1,049	1,050
Procentgehalt an H Cl	12,4	10,58	12,5	10,0	10,0

IV. † Acidum hydrochloricum fumans. Reine rauchende Salzsäure. Mit diesem Namen wird im Handel eine Salzsäure vom spec. Gewicht 1,195 mit 38,2 Proc. Gehalt an Chlorwasserstoff bezeichnet. Eine farblose, an der Luft stark rauchende Flüssigkeit. Sie findet Verwendung in der analytischen sowie synthetischen Chemie (Inversion nach Clerget), ferner zur Darstellung gasförmiger und absolut arsenfreier Salzsäure. Die Dämpfe dieser Säure sind ein schlimmer Feind der Emailleschrift.

V. † Absolut arsenfreie Salzsäure. Zur toxikologischen Analyse bedarf man einer von Arsen absolut freien Salzsäure. Wir empfehlen, diese wie folgt darzustellen:

In einen Destillationskolben mit Glasstopfen bringt man 1 Liter reine rauchende Salzsäure (1,195 spec. Gew.) sowie 30 g trockenes Ferrochlorid. Man erhitzt die Säure und leitet die zunächst entweichenden Dämpfe, mit welchen sich alles vorhandene Arsen als Arsentrichlorid As Cl_3 verflüchtigt, zur Absorption in eiskaltes Wasser. Die so erhaltene Säure kann man zur Füllung von Schwefelwasserstoff- oder Kohlensäure-Apparaten u. dergl. verwenden. Wenn kein Gas mehr entweicht, sondern wässerige Salzsäure übergeht, lässt man (um den Apparat durchzuspülen) die Destillation kurze Zeit gehen, wechselt alsdann die Vorlage und fängt das Destillat auf, bis im Kolben ein Rückstand von 100—150 ccm übrig bleibt, welchen man verwirft.

Die so gewonnene Salzsäure enthält etwa 20 Proc. H Cl. Sie ist absolut arsenfrei, dagegen enthält sie eine Spur Ferrichlorid, welche aber beim Arsennachweis nicht stört.

Es empfiehlt sich, diese Säure nicht allzu lange aufzubewahren, da sie schliesslich aus den Aufbewahrungsgefässen doch wieder Spuren von Arsen aufnimmt. Wir bereiten sie etwa alle Monate einmal frisch. Ueber die Prüfung auf Arsen s. S. 55 u. unter Arsenum.

VI. † Acidum hydrochloricum crudum. (Ergänzb.) **Rohe Salzsäure. Acide chlorhydrique du commerce** (Gall.). **Crude hydrochloric acid. Spiritus Salis.** Die rohe Salzsäure des Handels, meist ein Nebenprodukt der chemischen Grossindustrie, z. B. des Sodaprocesses nach LEBLANC.

Eine klare, mehr oder weniger gelbe, an der Luft rauchende Flüssigkeit vom spec. Gew. 1,16—1,17, entsprechend 30—33 Proc. H Cl. Die Verunreinigungen bestehen in: Eisen, Thonerde, Schwefelsäure, Schwefligsäure, Chlor, Arsen. Wird 1 ccm der Säure mit 3 ccm Zinnchlorürlösung versetzt, so darf nicht sofort Braunfärbung eintreten, sonst wäre der Arsengehalt zu hoch. Kleine Mengen von Arsen enthält jede Salzsäure des Handels, obgleich es eine Kleinigkeit wäre, das Arsen der Hauptsache nach auch aus dieser Sorte abzuscheiden.

Dispensation. Rohe Salzsäure wird zu vielen technischen und häuslichen Verrichtungen im Handverkaufe gefordert. — Man gebe sie in diesen Fällen niemals in Gefässen ab, welche im gewöhnlichen Leben bestimmungsgemäss zur Aufnahme von Nahrungsmitteln etc. dienen, also niemals in Tassenköpfen, Schnaps- oder Trinkgläsern, sondern lediglich in Flaschen aus starkem Glase, welche mit der Aufschrift „Salzsäure, Gift" signirt werden.

Erkennung und *Bestimmung.* Man erkennt die freie Salzsäure an der sauren Reaktion, an ihrer Eigenschaft, bei Annäherung von Ammoniakdampf weisse Nebel zu bilden, ferner (in einiger Koncentration) mit Braunstein erwärmt Chlor zu entwickeln. Sie ist flüchtig und kann durch Destillation von anderen, nicht flüchtigen Säuren getrennt werden. Die wichtigste Reaktion ist die, dass Salzsäure im freien sowie im gebundenen Zustande mit Silbernitrat einen weissen Niederschlag von Chlorsilber giebt, welcher in stark verdünnter Salpetersäure unlöslich, in Ammoniak aber leicht löslich ist. — Das Chlorsilber schmilzt beim Erhitzen, ohne seine Zusammensetzung zu ändern, zu farblosem Hornsilber, während Cyansilber dabei in metallisches Silber und Cyan zerfällt.

Die Bestimmung der freien Salzsäure erfolgt in der Regel maassanalytisch durch Titriren mit Normalkalilauge und Phenolphthalein als Indikator. 1 ccm Normalkalilauge neutralisirt = 0,0365 g Chlorwasserstoff, s. S. 55. Die Bestimmung der Salzsäure im freien und gebundenen Zustande erfolgt durch Fällung mit Silbernitrat in folgender Weise:

Die klare wässerige Lösung, welche nicht mehr als etwa 0,15 g Cl enthalten sollte, wird in der Kälte (!) mit einer durch Sapetersäure angesäuerten Lösung von Silbernitrat in mässigem Ueberschuss versetzt. Man erwärmt alsdann auf dem Wasserbade (nicht über 60°) und rührt dabei mit einem dünnen Glasstabe so lange um, bis das Chlorsilber sich völlig zusammengeballt hat, und die darüber stehende Flüssigkeit klar ist. Hierauf lässt man an einem dunklen Orte erkalten, filtrirt das Chlorsilber ab, wäscht es zunächst mit Salpetersäure enthaltendem, schliesslich mit reinem Wasser aus, bis das Filtrat durch eine Spur Salzsäure nicht mehr getrübt wird, und trocknet es.

Die Bestimmung der Menge des Chlorsilbers kann geschehen: **Gewichtsanalytisch:**
a) Durch Wägung auf gewogenem Filter oder im Gooch'schen Tiegel.

b) Durch Wägung des geschmolzenen Chlorsilbers im Porzellantiegel. In diesem
Falle bringt man die Hauptmenge des getrockneten Chlorsilbers auf ein Uhrglas und verbrennt das Filter vollständig (!) in einem gewogenen Porzellantiegel. Nach dem Erkalten
tropft man auf den Rückstand etwas Salpetersäure, bringt nach der erfolgten Auflösung
des Silbers Salzsäure in einigem Ueberschuss hinzu und dampft zur Trockne. Hierauf
bringt man die Hauptmenge des Chlorsilbers von dem Uhrglase in den Tiegel, und erhitzt
über mässiger Flamme bis zum beginnenden (!) Schmelzen. $AgCl \times 0,25435 = HCl$ oder
$AgCl \times 0,24738 = Cl$.

c) Man kann auch das vom Chlorsilber möglichst befreite Filter in einem Rose'schen
Tiegel völlig (!) verbrennen, alsdann das Chlorsilber dazu bringen und nun das gesammte
Chlorsilber im Wasserstoffstrome zu metallischem Silber reduciren. $Ag \times 0,337963 = HCl$
oder $Ag \times 0,328703 = Cl$.

Maassanalytisch können Chlorwasserstoffsäure und Chloride nach Mohr und
nach Volhard bestimmt werden.

a) Nach Mohr. Voraussetzung ist hierbei, dass die zu bestimmende Lösung völlig
neutral ist und ausser Chlor keinen anderen Bestandtheil enthält, welcher mit Silbernitrat
eine unlösliche Verbindung eingeht. Ebenso müssen Substanzen abwesend sein, welche
etwa Chlorsilber in Lösung überführen. Dies vorausgesetzt ist wie folgt zu verfahren:
Man bringt eine gemessene oder gewogene Menge der zu prüfenden Lösung in ein
(Erlenmeyer-)Kölbchen, fügt 3—4 Tropfen Kaliumchromatlösung hinzu und lässt unter
Umschwenken so lange von einer $^1/_{10}$-Normal-Silbernitratlösung zufliessen, bis die ursprünglich immer wieder verschwindende rothe Färbung des entstehenden Silberchromates eben
gerade bestehen bleibt. 1 ccm $^1/_{10}$-Normal-Silbernitratlösung zeigt 0,00365 g HCl oder
0,00585 g NaCl oder 0,00355 g Cl an.

b) Nach Volhard. Diese Bestimmungsart des Chlors hat vor der vorigen den
Vortheil, dass sie in salpetersaurer Lösung ausgeführt wird. Man bedarf dazu:

1. Silbernitratlösung $^1/_{10}$-Normal, 17 g Silbernitrat in 1 Liter enthaltend.

2. Ammoniumrhodanatlösung $^1/_{10}$-Normal. Man löst 7,5—8,0 g Ammoniumrhodanat
   zu 1 Liter auf und stellt die Lösung so ein, dass, wenn man 10 ccm der $^1/_{10}$-Nor-
   mal-Silbernitratlösung mit einigen Tropfen Eisenalaunlösung versetzt, genau 10 ccm
   der Ammoniumrhodanatlösung erforderlich sind, um Rothfärbung hervorzubringen.

3. Eisenalaunlösung, d. i. eine bei gewöhnlicher Temperatur gesättigte Lösung von
   Ferriammoniumsulfat, welches chlorfrei sein muss.

Zur Ausführung der Bestimmung lässt man zu der zu untersuchenden Lösung,
welche mit einer chlorfreien Salpetersäure angesäuert ist, eine gemessene und zwar überschüssige Menge der Silberlösung zufliessen, schwenkt um, fügt 1—2 ccm der Eisenalaunlösung hinzu und lässt nun solange von der Rhodamammoniumlösung unter Umschwenken
zulaufen, bis eine schwache Rothfärbung der Lösung bestehen bleibt. Die Differenz zwischen der zugesetzten Silbernitratlösung und der verbrauchten Ammoniumrhodanatlösung
ist auf Chlor zu berechnen. 1 ccm $^1/_{10}$-Silbernitratlösung oder $^1/_{10}$-Ammoniumrhodanat-
lösung ist $= 0,00365$ HCl oder $0,00355$ Cl.

Beispiel. Es wurden 40 ccm Silbernitratlösung zufliessen gelassen, alsdann wurden
zum Zurücktitriren 13,7 ccm Ammoniumrhodanatlösung verbraucht. Mithin sind von dem
vorhandenen Chlor (40 minus 13,7) 26,3 ccm Silberlösung verbraucht worden. Der Gehalt
der Lösung an Cl beträgt $26,3 \times 0,00355 g = 0,093365 g$ Cl; an HCl demnach $26,3 \times$
$0,00365 = 0,095995 g$ HCl.

Toxikologisches. Tödtliche Vergiftungen durch Salzsäure in Folge Verwechselung
oder Selbstmord werden häufig beobachtet. In der Regel ist der Verlauf nicht so rasch,
dass nicht Gegenmittel angewendet werden könnten. Ist dieses geschehen, also z. B. der
Magen ausgepumpt worden, oder hat man zur Abstumpfung der Säure Alkalien (MgO)
gereicht, so ist der Versuch, in den Leichentheilen freie Salzsäure nachzuweisen, einfach
aussichtslos. In diesem Falle wird man sich darauf beschränken müssen, wenn es verlangt werden sollte, den Gesammtgehalt an Chloriden nach S. 57 u. 58 festzustellen.

In Erbrochenem, Speiseresten, Magenflüssigkeit dagegen wird man mit dem Nachweis der Salzsäure Erfolg haben können. Man kann a) direkt mit Normalkalilauge und
Methylorange als Indikator titriren oder b) einen Theil der Organtheile mit Wasser destilliren
und in dem Destillat die freie Salzsäure mit Kalilauge und Methylorange oder mit Silbernitrat nach Volhard titriren, oder c) die Objekte mit Alkohol in der Kälte ausziehen
oder mit Wasser dialysiren und in aliquoten Theilen des Auszuges oder Dialysates die vorhandene freie Säure acidimetrisch bestimmen.

Indessen sei man in den Schlussfolgerungen, welche man aus den erhaltenen Resul-
taten zieht, sehr vorsichtig.

Gargarisma hydrochloricum. RICORD.

Rp. Acidi hydrochlorici (25%) 2,0
Mellis rosati 50,0
Aquac destillatae 200,0
Bei Stomatitis aphthosa und mercurialis.

Limonade chlorhydrique (Gall.).

Rp. Acidi hydrochlorici (25%) 3,0
Aquae destillatae 895,0
Sirupi Sacchari 125,0

Mixtura Acidi hydrochlorici (Form. Berol.).

Rp. Acidi hydrochlorici (25%) 1,0
Tincturae Aurantii 5,0
Sirupi Sacchari 20,0
Aquae destillatae q. s. ad 200,0

Pediluvium hydrochloricum.

Rp. Acidi hydrochlorici crudi 50,0
Aquae tepidae 5 Liter
In Gefässen aus Holz oder Steingut anzuwenden.
Das Fussbad darf nicht über die Knöchel reichen.

Tinctura amara acida (Form. Berol.).

Rp. Acidi hydrochlorici 5,0
Tincturae amarae 25,0

Unguentum contra perniones. KAPELER.

Rp. Olei Amygdalarum 30,0
Cerae flavae 2,0
Cetaceï 4,0
Balsami Peruviani 2,0
Acidi hydrochlorici (25%) 3,0
S. Frostsalbe.

Vet. Liquor ad potum antisepticum.

Rp. Acidi hydrochlorici (25 %) 500,0
Limaturae ferri 5,0
Aquae 1000,0
Salis culinaris 25,0
Bei Maulfäule oder Maulseuche des Rindviehes:
1 Tassenkopf zu 8 Liter Wasser zumischen,
oder soviel, dass dies nur schwach säuerlich
schmeckt.

Vet. Lotio muriatica.

Rp. Ammonii chlorati 20,0
Acidi hydrochlorici 10,0
Aquae 600,0
Zu Waschungen auf Steingallen der Pferde.

Liquor antihydrorrhoicus Brandau. Gegen Fussschweiss. Angeblich aus ge-
chlorten Aethern bestehend, enthält Salzsäure (von 25,0 Proc.) 75 Th., Alkohol 25 Th.,
Glycerin 1 Th., Chloralhydrat 1 Th. Mit Lackmus tingirt.

Acidum hydrocyanicum.

†† **Acidum hydrocyanicum** (Ergänzb.). **Blausäure. Cyanwasserstoff(säure).
Acidum hydrocyanicum dilutum** (Brit. U-St.). **Acide cyanhydrique au 100e** (Gall.).
**Hydrocyanic acid. Acidum Borussicum. Acidum zooticum. Preussische Säure. HCN
(HCy) Mol. Gew. = 27.**

Wässerige Lösungen der Blausäure waren früher auch in den verschiedenen deutschen
Ländern officinell, jetzt werden sie in Deutschland kaum noch angewendet. Das Ergänzb.,
die Brit. und U-St. führen unter obigem Namen eine 2 procentige, die Gall. eine 1 procentige Blausäure auf.

Darstellung. In ein Destillationskölbchen von etwa 200 ccm Fassungsraum, welches
einerseits gasdicht an einen LIEBIG'schen Kühler angeschlossen, und in welches ausserdem

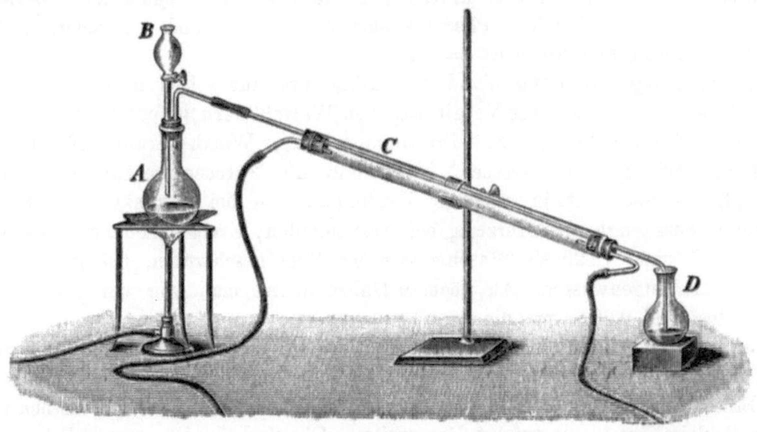

Fig. 14.

noch ein Tropftrichter eingesetzt ist, bringt man 20 g grob zerriebenes Kaliumferrocyanid
sowie 40 g Wasser. Dann legt man eine 60 g destillirtes Wasser enthaltende Vorlage so

vor, dass der Schnabel des Abzugsrohres in das vorgelegte Wasser eben eintaucht, schliesst
den Kühler dicht an das Destillationskölbchen an, schliesst den Hahn des Tropftrichters
und giesst in den letzteren eine Mischung von 10 g konc. reiner Schwefelsäure und ebenso
viel Wasser. Nachdem man sich nochmals überzeugt hat, dass der ganze Apparat ordnungsmässig zusammengesetzt ist und die Kühlung gut funktionirt, lässt man die Säuremischung
durch den Tropftrichter zufliessen und schliesst den Hahn sofort wieder.

Man sorgt dann durch vorsichtiges Bewegen des Destillationskolbens für gute Vertheilung des Inhaltes und setzt alsdann die Destillation durch Erhitzen in Gang. Man
destillirt so lange, bis der Rückstand in dem Kolben noch feucht ist.

Nach beendigter Destillation wird das Destillat sorgfältig gemischt, dann bestimmt
man in einem kleinen Theile desselben den Blausäuregehalt in der unter Aqua Amygdalarum amararum angegebenen Weise und stellt das Destillat auf den beabsichtigten Blausäuregehalt (von $1^0/_0$ oder $2^0/_0$ s. oben) ein. Nachdem dies geschehen, füllt man das
Präparat sofort in mehrere kleine braune Gläser ein, die im Keller wohlverschlossen bez.
in einem Giftschranke aufbewahrt werden.

$$2\,Fe(CN)_6\,K_4 + 3\,H_2\,SO_4 \quad = \quad 3\,K_2\,SO_4 + Fe(CN)_6\,K_2\,Fe + 6\,HCN.$$

Die ganze Operation muss unter einem gut wirkenden Abzuge (oder im Freien) ausgeführt werden. Man hüte sich, Blausäuredämpfe, etwa durch Hineinriechen in den Kolben,
einzuathmen.

Darstellung 2procentiger Blausäure ex tempore. a) Man löse 1,5 (ein und
ein halbes) Gramm reines Kaliumcyanid in 31,0 (einunddreissig) Gramm verdünntem
Weingeist und füge der Lösung 3,5 g gepulverte Weinsäure hinzu. Nach gutem Umschütteln stelle man 2 Stunden zum Absetzen an einen kalten Ort und filtrire. Das
Filtrat enthält 2 Proc. HCN und bedarf einer Blausäurebestimmung nicht. b) Man
mische 7,4 g Salzsäure (25 Proc.) mit 52,6 g destillirtem Wasser, setze 6 g Silbercyanid
hinzu, schüttele etwa 10 Minuten gut durch und filtrire. Auch dieses Präparat bedarf
einer Feststellung des Blausäuregehaltes nicht.

Eigenschaften. Die reine wasserfreie Blausäure ist eine farblose, bewegliche
Flüssigkeit von betäubendem, bittermandelölartigem Geruch, welche schon in Spuren ein-
geathmet ein eigenthümliches Kratzen im Schlunde erzeugt. Spec. Gew. 0,6969 bei 18°,
Siedep. = 26,5° C. Erstarrt bei —15° C. zu farblosen, federförmigen Krystallen. Diese
Säure ist nicht Gegenstand des pharmaceutischen Verkehrs. Sie ist eins der
furchtbarsten Gifte.

Die medicinische Blausäure der Pharmakopöen ist eine klare, farblose, in der Wärme
völlig flüchtige, Lackmus schwach und vorübergehend röthende Flüssigkeit von eigenthümlich bittermandelölartigem, etwas kratzendem Geruch. Ihr Gehalt an Cyanwasserstoff
schwankt je nach den einzelnen Pharmakopöen zwischen 1 und 2 Procent. — Das spec.
Gewicht der 2procentigen Säure ist = 0,997.

Anwendung. In Deutschland wird Blausäure nur selten medicinisch verwendet.
Gelegentlich wird sie einmal zur Vergiftung von Warmblütern gefordert, hier aber zweckmässig durch Kaliumcyanid ersetzt. Ihr therapeutischer Werth beruht auf der beruhigen-
den Wirkung auf das Nervensystem. Man giebt die 2procentige Säure innerlich zu
$1/_4$—1 Tropfen — aber stets in gehöriger Verdünnung! — bei Erkrankung des Darmkanals,
der Athmungswerkzeuge, des Herzens, bei Nervenleiden, Krebsschmerzen. Aeusserlich
in wässeriger Lösung 1:20 als Waschwasser bei Krebsgeschwüren, bei juckenden Hautkrankheiten, als Augenwasser. Als höchste Gaben nehme man von der 2proc. Blausäure
0,05 g pro dosi und 0,20 g pro die an.

Gegengift. Blausäure wirkt als heftiges Gift. Die Wirkung erfolgt nicht blos
nach Aufnahme durch den Magen, sondern auch nach dem Einathmen der Blausäure und
von der Blutbahn aus. Man hüte sich also Blausäure in offene Wunden gerathen zu lassen.
Auch von Schleimhäuten aus erfolgt Resorption. Der Tod erfolgt gewöhnlich so schnell,
dass Gegenmittel zu spät kommen. Als Gegenmittel werden angeführt: 1) Chlorwasser.
2) Chlorkalklösung 4,0 : 200,0 mit einigen Tropfen Salzsäure versetzt. 3) Wasserstoffsuperoxyd. 4) Begiessung des Körpers mit kaltem Wasser; innerlich Excitantien wie

starker Kaffee, ferner Opium, Morphium, äusserlich Senfpflaster. Der Tod kann blitzartig schnell, aber auch erst nach $^1/_2$—1 Stunde und längerer Zeit eintreten.

Aufbewahrung. Blausäure zersetzt sich insbesondere unter dem Einfluss von Luft und Licht — um so leichter, je koncentrirter sie ist — unter Bildung von Ammoniumformiat, Cyansäure, Kohlensäure. Sie trübt sich dabei, und es entstehen braune Abscheidungen. Man bewahrt sie daher in kleinen Flaschen (von 5—10 ccm Fassungsraum) vor Licht geschützt und ausserdem unter den direkten Giften auf. Bei der Dispensation befleissige man sich, genau zu wägen, wenn nöthig stelle man Verdünnungen her, auf der anderen Seite verwende man für jede Verordnung ein frisches Gläschen des Vorrathes. Die Recepte sind als Giftschein zurückzuhalten. Eine Reïteration darf ohne neue Verordnung des Arztes nicht stattfinden. Im Handverkaufe darf die Säure nicht abgegeben werden, bez. nur für technische Zwecke an zuverlässige Personen gegen ordnungsmässigen Giftschein.

Analyse. a) Erkennung. Man erkennt die Blausäure an folgenden Reaktionen:

1) Silbernitrat erzeugt in den Lösungen der freien Blausäure (und ihrer Alkalisalze) weisse käsige Niederschläge von Silbercyanid AgCN, die in kalter verdünnter Salpetersäure unlöslich sind, von Ammoniakflüssigkeit schwierig, von Kaliumcyanid leicht gelöst werden. Das Silbercyanid färbt sich am Lichte nicht und zerfällt beim Glühen in Cyan [$(CN)_2$] und metallisches Silber (Unterschied vom Silberchlorid). Kocht man Silbercyanid mit 25 proc. Salpetersäure, so löst es sich und krystallisirt aus der erkaltenden Lösung in Prismen. Fig. 15. **2)** Fügt man zu einer Lösung von freier Blausäure etwas Ferrosulfatlösung, welcher ein Tropfen Ferrichloridlösung zugesetzt ist, so entsteht keine Veränderung. Setzt man hierzu Natronlauge, so entsteht ein missfarbiger Niederschlag. Giebt man nach einigen Minuten Salzsäure bis zur stark sauren Reaktion zu, so lösen sich die Eisenhydrooxyde auf und es scheidet sich entweder sogleich oder nach einiger Zeit Berlinerblau ab. **3)** Vermischt man eine Blausäure oder eine Cyanalkali enthaltende Lösung — bei Anwesenheit freier Blausäure nach Zusatz eines Tropfens schwacher Kali- oder Natronlauge — mit soviel gelbem

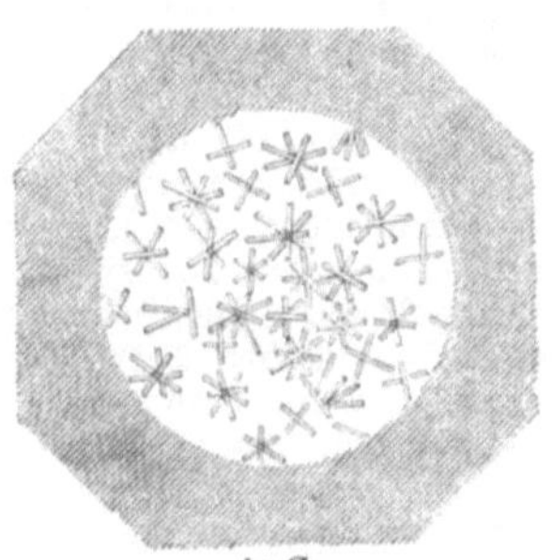

Fig. 15.

Schwefelammonium, dass die Flüssigkeit gelblich erscheint, erwärmt im Wasserbade und dampft zur Trockne, so hat sich nunmehr ein Rhodan(Schwefelcyan)-Salz gebildet. Löst man den Rückstand in wenig Wasser, säuert mit Salzsäure schwach an, filtrirt und fügt etwas Ferrichlorid hinzu, so färbt sich die Lösung blutroth (durch Ferrirhodanid).

b) Quantitativ. Man fällt die Blausäure durch einen Ueberschuss von Silbernitrat unter Zusatz von etwas Salpetersäure als Silbercyanid, wäscht dieses aus und wägt es nach dem Trocknen bei 100° auf gewogenem Filter oder im Gooch'schen Tiegel (Ag CN × 0.2015 = HCN) oder man führt es durch Glühen im Porzellantiegel in metallisches Silber über (Ag × 0,25 = HCN).

Ueber die maassanalytische Bestimmung der Blausäure s. bei *Aqua Amygdalarum amararum.*

Behufs Trennung der Cyanwasserstoffsäure von Chlorwasserstoff, fällt man beide zunächst gemeinschaftlich mit Silbernitrat, trocknet den Silberniederschlag bei 100° und wägt. Alsdann erhitzt man einen aliquoten Theil des Silberniederschlages im Perzellantiegel zum Schmelzen, fügt nach dem Erkalten verdünnte Schwefelsäure und Zink zu, filtrirt die Flüssigkeit ab und bestimmt im Filtrat das Chlor durch Fällung mit Silbernitrat als Silberchlorid. Die Differenz der beiden Silberniederschläge ist = dem vorhandenen Silbercyanid.

Toxikologisches. Der Nachweis der Blausäure in Organtheilen oder Objekten lässt sich nur eine beschränkte Zeit lang führen, daher ist die Untersuchung, wenn sie gefordert werden sollte, mit thunlichster Beschleunigung auszuführen.

Vorprüfung. (Schönbein's Probe.) Man bringt das zerkleinerte Objekt in ein Becherglas oder ein weithalsiges Gefäss, säuert es mit Weinsäure an, hängt in das später zu verschliessende Gefäss ein angefeuchtetes Stück Guajak-Kupfer-Papier und stellt das Ganze an einen warmen Ort. Wenn nach mehrstündigem Stehen das Papier keine Blaufärbung aufweist, so ist weder freie Blausäure noch ein Cyanid (ausgenommen Merkuricyanid) anwesend. Ist dagegen Blaufärbung eingetreten, so ist möglicherweise Blausäure zugegen. Indessen kann die Blaufärbung auch durch andere Stoffe, wie: Ozon, Wasserstoffsuperoxyd, Chlor, salpetrige Säure bedingt worden sein.

Das Guajak-Kupfer-Papier wird bereitet, indem man Filtrirpapier mit einer frisch bereiteten alkoholischen Lösung von Guajakharz (1 : 100) tränkt, bei Lichtabschluss trocknet und kurz vor dem Gebrauch mit einer wässerigen Kupfersulfatlösung 1 : 10000 befeuchtet.

Haupt-Nachweis. Bevor man zum Nachweis der Blausäure durch Destillation schreitet, hat man sich zu vergewissern, dass ungiftige Cyanverbindungen, welche beim Destilliren mit Säuren Cyanwasserstoff liefern, wie gelbes und rothes Blutlaugensalz, nicht zugegen sind. Man bereitet also einen wässerigen Auszug des Objektes, säuert ihn mit Salzsäure an und versetzt einen Theil mit Ferrosulfat-, einen anderen mit Ferrichloridlösung. Entsteht durch keines dieser Reagentien Blaufärbung oder blauer Niederschlag, so sind Blutlaugensalze nicht zugegen. Endlich vergewissert man sich durch Versetzen des Auszuges mit etwas gelben Schwefelammonium, dass Nitroprussidsalz nicht zugegen ist. Bei Abwesenheit desselben tritt Violettfärbung nicht ein.

Man säuert alsdann das Objekt mit Weinsäure an und destillirt unter guter Kühlung im Wasserdampfstrome ab, indem man das Ablaufrohr in einige ccm sehr stark verdünnte Kalilauge eintauchen lässt. Da die Hauptmenge der Blausäure in die ersten Antheile des Destillates übergeht, so fängt man das Destillat fraktionirt auf, sammelt und prüft z. B. die zuerst übergehenden 3 ccm besonders. — Man stellt zweckmässig die Rhodan- und die Berlinerblau-Reaktion an. Tritt die letztere sogleich oder nach einiger Zeit ein, so ist die Anwesenheit von Blausäure in dem Destillat erwiesen.

Ist durch die Vorprüfung die Anwesenheit von Ferrocyaniden oder Ferricyaniden festgestellt worden und handelt es sich darum, neben diesen noch freie Blausäure oder leicht lösliche giftige Cyanide nachzuweisen, so verfährt man zweckmässig nach JACQUEMIN: Die zu untersuchenden Massen werden zerkleinert und mit Wasser angerührt. Alsdann fügt man Natriumbikarbonat in starkem Ueberschuss hinzu und erhitzt in einem Rundkolben über freiem Feuer bis zur beginnenden Destillation. Findet sich nach längerem Erhitzen in der Vorlage Blausäure, so ist erwiesen, dass neben Ferro- und Ferricyaniden auch noch Blausäure oder giftige Cyanide zugegen sind.

Cyanquecksilber giebt bei der Destillation mit stark verdünnten Säuren keine Blausäure. Ist also auf dieses Rücksicht zu nehmen, so versagen die bis jetzt angegebenen Methoden. Man erhält aber auch aus dem Cyanquecksilber die Blausäure in freiem Zustande, wenn man nach JACQUEMIN mit folgender Abweichung arbeitet: Man rührt das Objekt mit Wasser und reichlichen Mengen Natriumbikarbonat an, fügt 5—10 ccm gesättigtes Schwefelwasserstoffwasser hinzu und destillirt. Die Blausäure des Cyanquecksilbers geht in das Destillat.

Bestimmung. Soll die Blausäure bestimmt werden, so scheidet man sie nach einer der im Vorstehenden angegebenen Methoden durch Destillation ab und fängt das Destillat in Kaliumsulfidlösung auf, so dass die Blausäure in Schwefelcyankalium verwandelt wird. Nach beendigter Destillation entfernt man das überschüssige Kaliumsulfid durch Schütteln mit Bleiglätte, filtrirt vom Schwefelblei ab, wäscht das Filter sorgfältig nach, füllt zu einem bestimmten Volumen auf und bestimmt in einem aliquoten Theil der Lösung die vorhandene Rhodanwasserstoffsäure nach VOLHARD, d. h. man säuert mit Salpetersäure an, lässt einen Ueberschuss $1/_{10}$-Normalsilbernitratlösung zufliessen, fügt Eisenalaunlösung hinzu und titrirt nun mit $1/_{10}$-Rhodanammoniumlösung bis zur eben bleibenden Rothfärbung. Die Anzahl der Kubikcentimeter der zugesetzten Silbernitratlösung minus der Anzahl der Kubikcentimeter der verbrauchten Rhodanammoniumlösung $\times$ 0,0027 g giebt die Menge der in dem Versuch gefundenen Blausäure an [MAISEL].

<table>
<tr><td>

Vapor Acidi hydrocyanici

● (Brit. 1885).

Inhalation of Hydrocyanic acid.

Rp. Acidi hydrocyanici (2%) 0,6—0,9
    Aquae destillatae   4,0

Zur Füllung des Inhalationsapparates.

</td><td>

Tinctura Chloroformi et Morphinae composita

(Brit.).

Compound Tincture of Chloroform and Morphine.

</td></tr>
</table>

Rp. Chloroformii	75,0 ccm
Morphini hydrochlorici	10,0 g
Acidi hydrocyanici diluti (2%)	50,0 ccm
Tincturae Capsici	25,0 ccm
Tincturae Cannabis indic.	100,0 ccm
Olei Menthae piperitae	1,5 ccm
Glycerini	250,0 ccm
Spiritus (spec. Gew. 0,834)	q. s. ad 1 Liter.

Acidum hydrofluoricum.

I. † Acidum hydrofluoricum (seu **hydrofluoratum**). **Acide hydrofluorique. Hydrofluoric acid. Flusssäure. Fluorwasserstoff(säure). HFl oder HF. Mol. Gew. = 20.**

Die wasserfreie Fluorwasserstoffsäure HF ist ein farbloses Gas, welches, mit der Haut in Berührung gebracht, höchst schmerzhafte Wunden verursacht. Das Einathmen des Dampfes ist tödtlich. Dieses Gas wird wohl in der reinen Chemie dargestellt und angewendet, ist aber nicht Gegenstand des Handelsverkehres. Unter „Fluorwasserstoffsäure oder Flusssäure" schlechthin, wird die wässerige Auflösung dieses Gases verstanden.

Im Handel unterscheidet man: Acidum hydrofluoricum medicinale mit 30 Proc. HF, Acidum hydrofluoricum fumans mit 40 Proc. HF und Acidum hydrofl. concentratissimum mit 55 Proc. HF.

Darstellung. In der bleiernen Retorte a, auf welche ein Blei-Helm bb' aufgekittet ist, wird Calciumfluorid (Flussspath) mit einem Ueberschuss von konc. Schwefelsäure erhitzt $CaF_2 + 2H_2SO_4 = CaSO_4 + 2HF$. Die entweichenden Dämpfe von Fluorwasserstoff gehen in die Vorlage def. Diese ist gleichfalls aus Blei hergestellt. In ihr befindet sich — etwas seitlich von der Mündung der Röhre aufgestellt, damit die Säure nicht bleihaltig wird — eine mit Wasser gefüllte Platinschale. Das Wasser absorbirt die Fluorwasserstoffdämpfe, die Luft entweicht durch das Rohr g — Zur Reinigung destillirt man

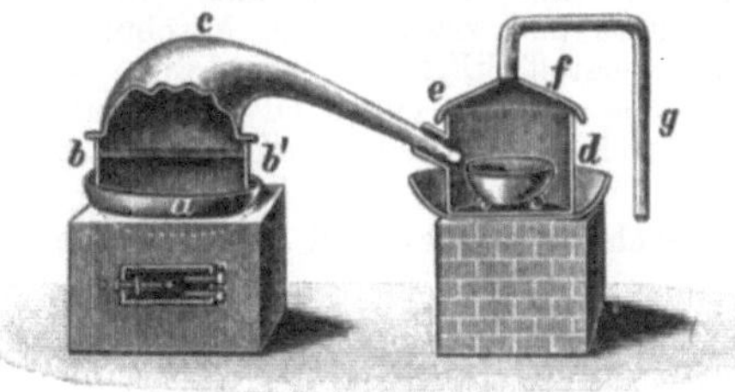

Fig. 16

die so gewonnene Säure aus Platin-Retorten. Bei 120° geht konstant eine Säure mit 36 bis 38 Proc. HF über; spec. Gewicht derselben 1.15.

Eigenschaften. Eine farblose, an der Luft rauchende Flüssigkeit, welche etwa 30 Proc. HF enthält. Die Säure greift Glas und Porzellan stark an, indem sie die Kieselsäure in Siliciumfluorid verwandelt. Sie ist eine einbasische Säure; die Salze heissen „Fluoride". Das spec. Gewicht dieser 30 procentigen Säure, welche auch als „medicinale" Sorte anzusehen ist, beträgt 1,115.

Prüfung. 1) Sie sei in 1—2 cm dicker Schicht farblos. 2) 10 ccm sollen beim Verdampfen in einer Platinschale weniger als 0,001 g Rückstand hinterlassen. 3) Die mit der 25fachen Menge Wasser verdünnte und mit Salzsäure versetzte Fluorwasserstoffsäure darf innerhalb 5 Minuten durch Baryumchloridlösung nicht getrübt werden (Schwefelsäure). 4) Die mit der 5fachen Menge Wasser verdünnte Säure werde weder durch Schwefelwasserstoff (Arsen, Blei), noch nach Neutralisation mittels Ammoniak durch Ammoniumsulfid (Eisen, Zink) oder Natriumphosphat (Magnesium, Aluminium) verändert. Die Gehaltsbestimmung kann durch Titriren mit Normal-Lauge und Phenolphthaleïn geschehen. Und zwar benutzt man als Titrirgefässe Bechergläser, welche mit festem Paraffin ausgegossen sind, und zum Rühren Stäbe aus Hartgummi. 1 ccm Normal-Kalilauge zeigt 0,02 g Fluorwasserstoff HF an.

Aufbewahrung. Diese erfolgt (ebenso die Versendung) in Flaschen aus Hartgummi mit aufschraubbarem Deckel an einem kühlen Orte, aber nicht auf werthvollem Glasoder Porzellanmaterial, weil die Hartgummiflaschen bisweilen undicht werden. Zweckmässig werden sie in einen grösseren irdenen Topf eingesetzt, welcher mit feuchtem Sand gefüllt ist.

Anwendung. Therapeutisch ist die Fluorwasserstoffsäure in stark verdünntem Zustande (1 : 5000 bis 6000) in besonderen Räumen zu Inhalationen gegen Diphtherie und Tuberkulose empfohlen worden. Technisch, besonders im Dampfzustande zum Aetzen von Glas, ferner in der analytischen Chemie zum Aufschliessen der Silikate. In der Spiritusbrennerei als Zusatz zur gährenden Maische, um Milchsäurebildung zu verhindern.

Glasätztinte. I. Ammonii hydrofluorici 30,0, Aquae 15,0, Acidi sulfurici conc. 6,0 werden in einem Bleifläschchen gemischt und auf 40° (nicht höher) erwärmt. Nach dem Abkühlen fügt man hinzu Acidi hydrofluorici fumantis 6,0 und Mucilaginis Gummi arabici q. s.

II. Ammonii hydrofluorici, Baryi sulfurici āā 10,0 im Porzellanmörser innig verreiben, dann in einer Platinschale (oder Gummischale oder Bleischale) mit soviel Acidi hydrofluorici vermischen, dass zum Schreiben geeigneter Brei entsteht (Diet. M.). Man schreibt mit jeder dieser Tinten mittelst Gänse- oder Stahlfeder, lässt 1—2 Minuten einwirken, spült mit Wasser ab und reibt mit Druckerschwärze ein.

Analyse. 1) Freie Fluorwasserstoffsäure hat die Eigenschaft, Kieselsäure aufzulösen, sowie Silikate zu zersetzen. 2) Baryumchlorid erzeugt in den Lösungen der Säure (oder der Fluoride) einen voluminösen, weissen Niederschlag von Baryumfluorid BaF_2, unlöslich in Ammoniak, löslich in viel Salzsäure oder Salpetersäure. 3) Calciumchlorid fällt aus den Lösungen der Säure (oder der Fluoride) gelatinösen Niederschlag von Calciumfluorid CaF_2, unlöslich in Ammoniak, löslich in viel heisser Salzsäure 4) Alle Fluoride geben beim Erwärmen mit konc. Schwefelsäure gasförmigen Fluorwasserstoff, welcher Glas ätzt. Diese Eigenschaft lässt sich am elegantesten zeigen, wenn man das Fluorid in einer Platinschale mit konc. Schwefelsäure übergiesst, schwach erwärmt und nun über die Schale eine mit Wachs überzogene Glasplatte legt, in deren Wachsüberzug Schriftzüge eingeritzt sind. 5) Mischt man ein durch Schwefelsäure zerlegbares Fluorid mit viel Kieselsäure und erwärmt die Mischung mit konc. Schwefelsäure, so entweicht Siliciumfluorwasserstoff SiF_6H_2 als farbloses, an der Luft Nebel bildendes Gas. Hält man in dieses Gas einen an einem Glasstabe hängenden Tropfen Wasser, so erstarrt dieser gallertartig durch ausgeschiedenes Kieselsäurehydrat.

Specifisches Gewicht und Procentgehalt der wässerigen Flusssäure an Fluorwasserstoff (HF) nach Eckelt.

Spec. Gew.	Proc. HF.	Spec. Gew.	Proc. HF.	Spec. Gew.	Proc. HF.	Spec. Gew.	Proc. HF.
1·0069	2·32	1·0983	24·42	1·2080	53·72	1·3421	79·51
1·0139	4·04	1·1067	27·20	1·2182	55·87	1·3546	81.66
1·0211	5·76	1·1152	29·98	1·2285	58·02	1·3674	83·81
1·0283	7·48	1·1239	32·78	1·2390	60·17	1·3804	85·96
1·0356	9·20	1·1326	35·15	1·2497	62·32	1·3937	88·10
1·0431	10·92	1·1415	37·53	1·2605	64·47	1·4072	90·24
1·0506	12·48	1·1506	39·91	1·2716	66·61	1·4211	92·39
1·0583	14·04	1·1598	42·29	1·2828	68·76	1·4350	94·54
1·0661	15·59	1.1691	44·67	1·2943	70·91	1·4493	96·69
1·0740	17·15	1·1786	47·04	1·3059	73·06		
1·0820	18.86	1·1883	49·42	1·3177	75·21		
1·0901	21·64	1·1981	51·57	1·3298	77·36		

II. † Ammonium hydrofluoricum (seu fluoratum). **Fluorwasserstoffsaures Ammon. Fluorammonium. NH_4F. Mol. Gew. = 37.** Die Darstellung erfolgt entweder durch Sublimation eines innigen Gemisches von Natriumfluorid mit Ammoniumchlorid bei etwas über 100° oder durch Sättigen von Fluorwasserstoffsäure mit Ammoniak.

Farblose, in Wasser leicht lösliche Krystalle, in Folge Gehaltes an saurem Ammoniumfluorid (NH_4F. HF) in der Regel sauer reagirend. Greift in Substanz und auch in wässeriger Lösung Glas an, daher Aufbewahrung in Hartgummiflaschen. Es sei beim Erhitzen in einer Platinschale flüchtig, 1 g hinterlasse nur unwägbaren glühbeständigen Rückstand. Verunreinigung sind meist Blei und Schwefelsäure. Prüfung s. bei Acidum hydrofluoricum.

Anwendung. Bei Hypertrophie der Milz und gegen Kropf. Dosis 0,3—1,25 ccm einer 0,75 proc. Lösung. Technisch in der analytischen Chemie an Stelle der Flusssäure zum Aufschliessen von Silikaten, ferner zum Glasätzen.

III. † Natrium hydrofluoricum (seu fluoratum). **Fluorwasserstoffsaures Natrium. Fluornatrium. Fluorol.** Man unterscheidet Natrium hydrofluoricum medicinale (purum) und Natrium hydrofluoricum technicum. **NaF. Mol. Gew. = 42.**

Darstellung. a) Durch Sättigen von Fluorwasserstoffsäure mit Aetznatron oder Natriumkarbonat und Eindampfen der Lösung. b) **Technisch**: Durch Schmelzen von 100 Th. Kieselfluornatrium (SiF_6Na_2) und 112 Th. Natriumkarbonat, Auslaugen und Eindampfen, oder durch Kochen von geschlämmtem Kryolith mit Natronlauge, wobei sich Natriumfluorid als Krystallmehl abscheidet.

Glänzende, wasserfreie Würfel, in 25 Th. Wasser löslich, die Lösung reagirt alkalisch. Die Krystalle verknistern beim Erhitzen. Giebt beim Erhitzen mit konc. Schwefelsäure Dämpfe (HF), welche Glas ätzen. Das Salz greift auch in Substanz schon Glas an, daher Aufbewahrung in Flaschen aus Hartgummi. **Anwendung**: Innerlich in Gaben von 0,005—0,01 g bei Epilepsie, Malaria, Hautkrankheiten, Tuberkulose. Aeusserlich in wässeriger Lösung von 0,5—10,0 : 1000,0 g zu Wundverbänden. Zu Injektionen bei Vaginitis 0,5—1,0 : 100,0. Technisch in Spiritusbrennereien, um Milch- und Buttersäuregährung der Maische zu verhindern. Auf 1 Hektoliter Maische = 10,0—15,0 NaF zuzusetzen. Es wirkt namentlich gegenüber den Fäulnisserregern antiseptisch.

IV. Calcium fluoricum (seu fluoratum). Fluorcalcium. Flussspat. Fluorit. Spatum fluoricum. CaF_2. Mol. Gew. = 78.

Kommt natürlich als Flussspat vor. Die reinen Sorten werden gepulvert und gelangen als weisses oder gelbliches Pulver in den Handel. Sehr schwer löslich in Wasser (1 : 26000) und in verdünnten Säuren. Spec. Gew. 3.18. Leuchtet beim Erwärmen (daher der Name „Fluoresciren") und schmilzt bei heller Rothgluth. Durch konc. Schwefelsäure wird es beim Erwärmen in Calciumsulfat verwandelt unter Freiwerden von Fluorwasserstoff. Technisch zur Darstellung von Fluorwasserstoffsäure und als Flussmittel. Künstlich kann es erhalten werden durch Umsetzen der Lösungen von Calciumchlorid mit Natriumfluorid.

Acidum hydrojodicum.

† **Acidum hydrojodicum** (hydrojodatum). **Jodwasserstoffsäure. Hydrojodsäure. Acide jodhydrique. Hydrojodic acid. HJ. Mol. Gew. = 128.** Die wasserfreie Säure wird zu chemischen und analytischen Zwecken benutzt. In der Therapie verwendet man unter dem obigen Namen eine 10procentige wässerige Jodwasserstoffsäure.

Darstellung. Man giebt zu 100 Th. Wasser zunächst 1 Th. fein zerriebenes Jod und leitet unter gelegentlichem Umrühren Schwefelwasserstoff ein. Unter Bildung von Jodwasserstoff $H_2S + J_2 = 2HJ + S$ scheidet sich Schwefel ab. Sobald das Jod aufgebraucht ist, fügt man eine neue Menge Jod hinzu, welches sich in der vorhandenen Jodwasserstoffsäure leicht auflöst, und leitet wiederum Schwefelwasserstoff ein. Dieses Zusetzen von Jod und Einleiten von Schwefelwasserstoff wird wiederholt, bis 12 Th. Jod verbraucht sind, und die Flüssigkeit völlig entfärbt ist. — Man filtrirt von dem ausgeschiedenen Schwefel ab, vertreibt den Schwefelwasserstoff durch Erhitzen und bringt die filtrirte Flüssigkeit auf das verlangte spec. Gew., oder zweckmässiger, man verjagt den Schwefelwasserstoff durch Erhitzen, destillirt die Säure und bringt das Destillat auf das spec. Gew. 1.091.

Ex tempore: Man löst einerseits 17 Th. gut getrocknetes Kaliumjodid in 58 Th. destillirtem Wasser, andererseits 15 Th. Weinsäure in 59 Th. destillirtem Wasser. Beide Lösungen werden vermischt, die Mischung wird einige Zeit an einen kühlen Ort (Eisschrank) gebracht, schliesslich beseitigt man das ausgeschiedene Kaliumbitartrat durch Filtration über Glaswolle. Diese Lösung enthält 10 Proc. Jodwasserstoff, ausserdem wechselnde Mengen von Kaliumbitartrat und ist als BUCHANAN's Jodwasserstoffsäure bekannt.

Eigenschaften. Die 10procentige Jodwasserstoffsäure ist eine farblose, saure Flüssigkeit, welche sich unter der Einwirkung von Luft und Licht in Folge Ausscheidung von Jod gelb bis braun färbt. Das spec. Gew. ist = 1.091. Destillirt man die Säure, so geht zunächst eine sehr verdünnte Säure über; bei 127° aber destillirt konstant eine Säure mit 57,5 Proc. HJ. Jodwasserstoffsäure ist eine einbasische Säure; die Salze heissen „Jodide".

Jodwasserstoffsäure giebt mit Silbernitrat einen gelben Niederschlag von Silberjodid AgJ, welches sowohl in Salpetersäure als auch in Ammoniak so gut wie unlöslich ist.

Versetzt man sie mit etwas Ferrichloridlösung, so erfolgt Ausscheidung von Jod, welches von Chloroform mit violetter Farbe gelöst wird. Die Bestimmung der freien Säure erfolgt acidimetrisch durch Titriren mit Normal-Kalilauge und Phenolphthaleïn. 1 ccm Normal-Kalilauge ist $=0{,}128$ g Jodwasserstoffsäure. Gewichtsanalytisch erfolgt die Bestimmung durch Fällung als Silberjodid in der nämlichen Weise wie dies für das Silberchlorid beschrieben ist. Das erhaltene $AgJ \times 0{,}5447$ giebt die Menge des vorhandenen Jodwasserstoffs an.

Prüfung. 1) Jodwasserstoffsäure sei beim Erhitzen völlig flüchtig. 2) Die mit 5 Th. Wasser verdünnte Säure werde durch Baryumchlorid nicht getrübt (Schwefelsäure). 3) 10 g der 10 procentigen Säure erfordern 7,81 ccm Normal-Lauge zur Neutralisation.

Aufbewahrung. Vorsichtig, in mehreren kleinen Flaschen mit Glasstopfen, vor Licht geschützt. Zusatz von etwas Silberblech oder -Draht verhindert die Jodausscheidung für einige Zeit.

Anwendung. Man giebt Jodwasserstoffsäure als mildes Jodpräparat. Sie reizt nicht wie das Jod, ihr fehlen theilweise die Nebenwirkungen des Kaliumjodids, doch wirkt sie nach der Resorption wie das letztere. Dosis 0,5—2,0 in starker Verdünnung. Unzweckmässiges Präparat wegen der leichten Zersetzlichkeit.

Volumgewicht der Jodwasserstoffsäure bei 15⁰ C (Wright).

Vol.-Gew.	Proc. HJ	Vol.-Gew.	Proc. HJ	Vol.-Gew.	Proc. HJ
1·000	0	1·187	20	1·438	40
1·045	5	1·239	25	1·533	45
1·091	10	1·296	30	1·650	50
1·138	15	1·361	35	1·700	52

Unter dem Namen Jodwasserstoffsäure versteht der Chemiker das bei 127⁰ C. siedende Hydrat $JH + 5\,H_2O$, welches das spec. Gew. 1,67 hat und 57,5 Proc. Jodwasserstoff enthält.

Acidum hydro-silicio-fluoricum.

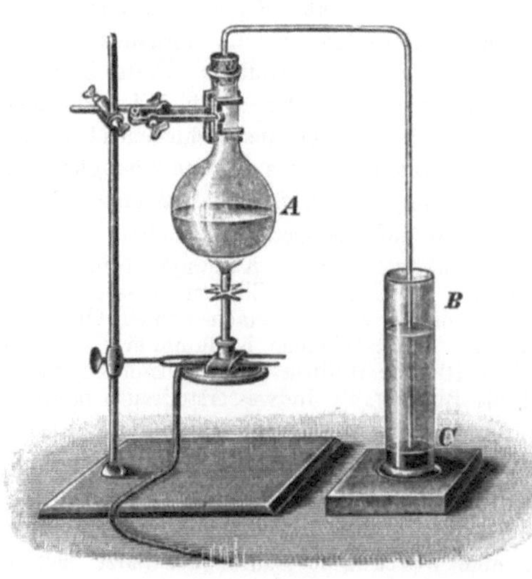

Fig. 17.

Acidum hydro-silicio-fluoricum. Acidum silicio-hydro-fluoricum. Kieselfluorwasserstoffsäure. Kieselflusssäure. SiF_6H_2 Mol. Gew. $=144$. Wird in wässeriger Lösung in der chemischen Analyse gebraucht und zwar besonders zur Trennung des Strontiums vom Baryum, da es mit Baryum eine schwerlösliche Verbindung eingeht.

Darstellung. In einen passenden Kolben A, welcher mit einem zweifach rechtwinkelig gebogenen Gasableitungsrohr versehen ist, bringt man eine Mischung von 10 Th. gepulvertem Calciumfluorid (Flussspath) und 8 Th. Glaspulver oder Quarzsand, sowie 60 Th. konc. Schwefelsäure und mischt durch Umschwenken. Das Gasabzugsrohr führt man in eine Vorlage (Flasche oder Cylinder *B*), deren Boden mit einer 1—2 cm hohen Schicht Quecksilber *C* bedeckt ist, so ein, dass das Rohr unter dem Quecksilber mündet. Dann giesst man in die Vorlage (auf das Quecksilber) 40—50 Th. Wasser und erhitzt den Kolbeninhalt. Zunächst entweicht Siliciumfluorid SiF_4 gasförmig $2CaF_2 + 2H_2SO_4 + SiO_2 = SiF_4 + 2CaSO_4 + 2H_2O$. Wenn dieses mit Wasser in Berührung kommt, so zerlegt es sich in Kieselfluorwasserstoffsäure und Kieselsäure:

$$3SiF_4 + 4H_2O = 2SiF_6H_2 + Si(OH)_4.$$

Die Kieselfluorwasserstoffsäure löst sich in dem Wasser, die Kieselsäure scheidet sich gallertartig ab. Man muss daher, um diese zu zertheilen, von Zeit zu Zeit umrühren. Ist die Gasentwickelung beendet, so kolirt man die Flüssigkeit durch Leinwand, presst die Kieselsäure ab und filtrirt schliesslich die Lösung durch Papier. Die so gewonnene Fluorwasserstoffsäure hat das spec. Gewicht von etwa 1,060—1,065 und enthält rund 6 Proc. SiF_6H_2.

Eigenschaften. Farblose Flüssigkeit, welche, in Platingefässen erhitzt, ohne Rückstand verdampft. Sie greift Glasgefässe zwar nur mässig, aber immerhin merklich an, verdampft daher in Glas- oder Porzellangefässen nicht ohne Rückstand.

Proc. SiF_6H_2.	0,5	1,0	1,5	2,0	5,0	10,0
Spec. Gew.	1,0040	1,0080	1,0120	1,0161	1,0407	1,0834

Sie ist eine zweibasische Säure; die Salze heissen „Siliciofluoride". Durch Baryumchlorid entsteht in der wässerigen Lösung der Säure ein Niederschlag von Kieselfluor-Baryum SiF_6Ba. Werden die Silicio-Fluoride der Alkalimetalle erhitzt, so entweicht Siliciumfluorid und es hinterbleiben Alkalifluoride.

Aufbewahrung. In Glasflaschen mit Gummistopfen, da Glasstopfen eingekittet werden.

Anwendung. Als Reagens in der chemischen Analyse.

Salufer. Unter diesem Namen wurde von England aus (1890) eine 0,6 procentige wässerige Auflösung von Natriumsiliciofluorid SiF_6Na_2 als ungiftiges Antisepticum angepriesen. Nach ROBERTS ist es schon in Lösungen 0,2:100,0 wirksam, ohne zu ätzen; solche Lösungen werden zum Ausspülen und Ausspritzen von Körperhöhlen empfohlen.

Acidum jodicum.

I. † Acidum jodicum. **Jodsäure.** **Acide jodique.** **Jodic acid.** $JO_3H = 176$. Nicht zu verwechseln mit dem gleichfalls zu besprechenden Jodsäureanhydrid J_2O_5.

Darstellung. Man übergiesst in einem geräumigen, langhalsigen Glaskolben oder in einer Retorte 10 Th. resublimirtes Jod mit 50 Th. konc. Salpetersäure von 1,5 spec. Gew. (unter einem Abzuge oder im Freien!) und erwärmt, bis alles Jod in Lösung gegangen ist, und rothe Dämpfe von Stickstoffoxyden nicht mehr entweichen. Man bringt das Reaktionsprodukt, welches aus Jodsäure und einer Lösung derselben in Salpetersäure besteht, in eine Porcellanschale und dampft im Sandbade bei 120—130° zur Trockne. Um jede Spur Salpetersäure zu entfernen, erhitzt man den Rückstand alsdann etwa $^1/_2$—1 Stunde auf 200°, löst ihn hierauf — um etwa entstandenes Jodsäureanhydrid in das Hydrat umzuwandeln — in Wasser auf und bringt die Lösung auf dem Wasserbade zur Trockne.

Eigenschaften. Farblose rhombische Krystalle, bez. ein weisses krystallinisches Pulver, in Wasser leicht (1 + 1), in Alkohol schwieriger löslich. Bei 170° zerfällt die Jodsäure in Wasser und Jodsäureanhydrid; letzteres zerfällt bei 300° in Jod und Sauerstoff.

Die wässerige Lösung röthet blaues Lackmuspapier zunächst und bleicht es dann. Durch Zusatz von Reduktionsmitteln, z. B. schwefliger Säure, Schwefelwasserstoff, Jodwasserstoff, Zinnchlorür, Morphin u. s. w., wird aus der wässerigen Lösung Jod abgeschieden. — Bringt man Jodsäure oder ihr Anhydrid in trockner Form mit brennbaren Substanzen (Phosphor, Schwefel, Kohle, organische Stoffe) zusammen, so erfolgt Entzündung unter Verpuffung.

Sie ist eine **einbasische** Säure. Ihre Salze heissen „**Jodate**" (man achte auf die Abweichung von der pharmaceutischen Nomenklatur!). Ausser den neutralen Salzen bildet sie durch Anlagerung von freier Säure an diese auch noch saure Salze, z. B. Kaliumbijodat $KJO_3 + HJO_3$.

Anwendung. In der chemischen Analyse besonders zum Nachweis des Morphins. Häufig durch eine Kombination von Kaliumjodat (KJO_3) mit Schwefelsäure ersetzt. Therapeutisch als Ersatz des Kaliumjodids (Jodkaliums) **innerlich** in Gaben von 0,1—0,3—0,5 g mehrmals täglich in starker Verdünnung, **äusserlich** in Salben und Linimenten; in Substanz oder 10 proc. Lösung als Aetzmittel.

† Kalium jodicum. **Jodsaures Kalium. Kaliumjodat $KJO_3 = 214$.** Man beachte die Verschiedenheit der chemischen und pharmaceutischen Nomenklatur! Wird durch Neutralisiren von 176 Th. Jodsäure (JO_3H) mit 69 Th. Kaliumkarbonat erhalten. Es krystallisirt aus der wässerigen Lösung in harten, glänzenden, tesseralen Krystallen $JO_3K + \frac{1}{2}H_2O$; letzteres entweicht bei 105⁰. Löslich in 13 Th. kaltem oder in 3 Th. siedendem Wasser. Wird in der nämlichen Weise angewendet wie das Kaliumjodid (KJ) und wie das Kaliumchlorat, ist auch therapeutisch mit der gleichen Vorsicht wie letzteres zu behandeln. Dosis 0,2—0,5 g mehrmals täglich.

† Kalium bijodicum. **Kaliumbijodat. Einfachsaures Kaliumjodat $KJO_3 . HJO_3$** $= 390$. Dieses Salz scheidet sich aus, wenn man zu einer heissgesättigten Lösung von 214 Th. Kaliumjodat (KJO_3) 176 Th. Jodsäure (JO_3H) fügt. Glänzende, farblose, in Wasser schwer lösliche, rhombische oder monokline Krystalle. Ist von Meinecke in Mischungen mit Kaliumjodid (KJ) als Urmaass für Jodometrie empfohlen worden. Die Reaktion verläuft nach der Gleichung:

$$KH(JO_3)_2 + 10\,KJ + 11\,HCl \quad = \quad 12\,J + 11\,KCl + 6\,H_2O.$$

† Natrium jodicum. **Jodsaures Natrium. Natriumjodat $NaJO_3 = 198$.** Wird wie das vorige durch Neutralisation von 176 Th. Jodsäure mit 53 Th. wasserfreiem Natriumkarbonat dargestellt. Weisses krystallinisches, in 20 Th. Wasser lösliches Pulver. Innerlich als Ersatz des Jodkalis bei Bronchialasthma, Drüsenanschwellungen, neuralgischen Affektionen und Blutungen des Magens. Dosis 1 g pro die. Aeusserlich an Stelle von Jodoform und Kaliumchlorat.

II. † Acidum jodicum anhydricum. **Jodsäure-Anhydrid. Jodpentoxyd $J_2O_5 = 334$.** Erhitzt man das Jodsäurehydrat JO_3H auf 200⁰, so geht es in das Anhydrid J_2O_5 über. Farbloses krystallinisches Pulver, in Wasser löslich unter Uebergehen in das Hydrat JO_3H, unlöslich in absolutem Alkohol, Aether, Benzin, Schwefelkohlenstoff. Spec. Gew. 4,47. Zerfällt bei 300⁰ in Jod und Sauerstoff. Giebt seinen Sauerstoff an brennbare Körper leicht ab, verpufft daher mit den unter Jodsäure aufgeführten Substanzen. Daher Vorsicht; Jodsäure ist in dieser Hinsicht wie Chlorsäure zu behandeln.

Jodogen. Zur Desinfektion von Wohnräumen etc. bestimmte Räucherkerzchen, bestehen aus Kaliumjodat (JO_3K) und Kohle und sollen beim Verbrennen Joddämpfe erzeugen.

Acidum lacticum.

Acidum lacticum (Austr. Brit. Germ. Helv. U-St.)   **Acide lactique** (Gall.). **(Gährungs-)Milchsäure. Lactic acid. Aethyliden-Milchsäure. α-Oxy-Propionsäure.** $C_3H_6O_3$. **Mol. Gew.** $= 90$. Die von den genannten Pharmakopöen aufgenommene Milchsäure ist durchweg von der gleichen Beschaffenheit. Sie soll 75 Proc. reine Milchsäure und 25 Proc. Wasser enthalten.

Darstellung. Man löst 3 kg Zucker (Saccharum album) und 15 g Weinsäure in 17 Litern warmen Wassers auf und läst diese Lösung 2 Tage an einem warmen Orte stehen, damit der Rohrzucker invertirt, d. h. in ein Gemenge von Dextrose und Lävulose (Invertzucker) umgewandelt werden kann. Alsdann fügt man 100 g alten Käse sowie 1200 g käufliches Zinkoxyd hinzu, welche in 4 Litern saurer Milch vertheilt sind, und lässt das Ganze unter öfterem Umrühren 8—10 Tage bei 30—40° C. stehen. Die Gährung gilt als beendet, wenn die ursprünglich dünnflüssige Masse sich in einen steifen Brei verwandelt. Derselbe besteht aus Krystallen von milchsaurem Zink (Zinklaktat), welchen etwas Mannit beigemengt ist. Man bringt die Masse durch Erhitzen bez. Aufkochen wieder in Lösung, filtrirt und dampft das Filtrat zur Krystallisation ein. Die erhaltenen Krystalle werden durch Umkrystallisiren gereinigt, dann in Wasser gelöst, und die wässerige Lösung nun mit gewaschenem Schwefelwasserstoffgase gesättigt:

$$\begin{array}{ccc} \underset{\text{Zinklaktat}}{\left.\begin{array}{l} CH_3 . CH(OH)COO \\ CH_3 \ CH(OH)COO \end{array}\right>} \underset{\text{Schwefelwasserstoff}}{\boxed{Zn + S} \ \begin{array}{l} H \\ H \end{array}} & = & \underset{\text{Zinksulfid}}{ZnS} + \underset{\text{Milchsäure}}{2CH_3 . CH(OH)COOH} \end{array}$$

Es fällt weisses Zinksulfid (Schwefelzink) aus, die vorher an Zink gebundene Milchsäure wird in Freiheit gesetzt und ist jetzt in wässeriger Auflösung vorhanden. Man lässt absetzen, filtrirt vom Zinksulfid ab und dampft die wässerige Milchsäurelösung bis zur Konsistenz eines dünnen Sirups ab. Da der letztere in der Regel noch etwas Mannit und Zinklaktat enthält, so löst man ihn nach dem Erkalten in Aether auf, wobei Zinklaktat und Mannit ungelöst zurückbleiben. Man entfernt darauf den Aether durch Destillation und bringt die ätherfreie Milchsäure durch Eindampfen auf ein spec. Gew. von etwa 1,24, worauf man sie nach dem Erkalten auf das geforderte spec. Gew. von 1,21 bis 1,22 einstellt. (LAUTEMANN.)

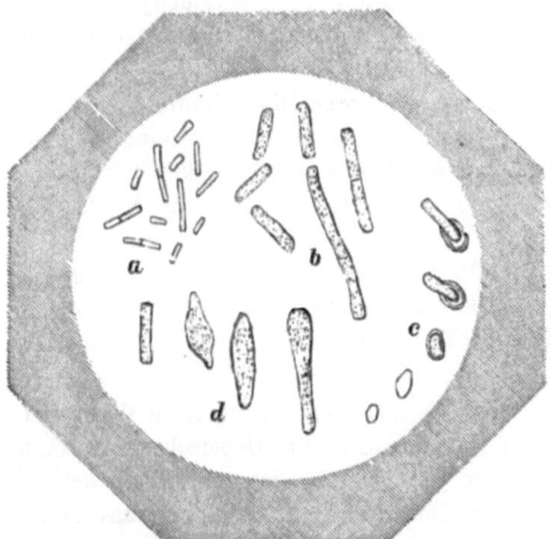
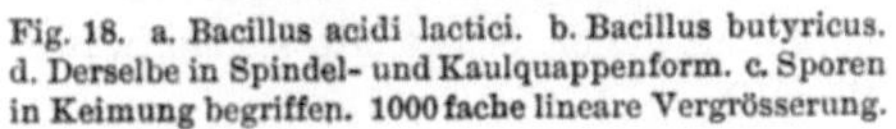

Fig. 18. a. Bacillus acidi lactici. b. Bacillus butyricus. d. Derselbe in Spindel- und Kaulquappenform. c. Sporen in Keimung begriffen. 1000 fache lineare Vergrösserung.

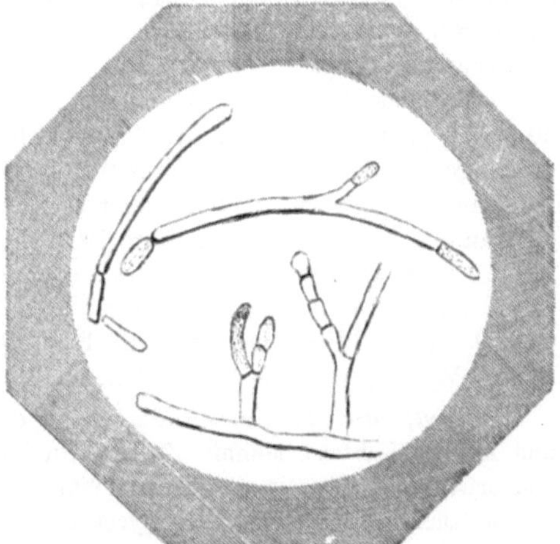

Fig. 19. Oidium lactis bei 200 facher linearer Vergrösserung.

Nach GADAMER entsteht bei dieser Art der Darstellung neben inaktiver Milchsäure auch rechtsdrehende.

Die Bildung der Milchsäure aus Kohlehydraten ist ein physiologischer Vorgang. Eine Anzahl von Mikroorganismen haben die Fähigkeit, gewisse Kohlehydrate (Milchzucker, Traubenzucker, Rohrzucker, Mannit, Sorbit, Inosit) in Milchsäure zu verwandeln. Diese Umwandlung der Glukose z. B. pflegt man durch die einfache Gleichung: $C_6H_{12}O_6 = 2C_3H_6O_3$ auszudrücken. Zu den erwähnten Organismen gehören sämmtliche Eiterpilze, besonders die Staphylokokken, ferner *Bacillus oxytocus perniciosus*, *Bacterium coli commune*, *Bact. lactis aërogenes*, *Bacillus prodigiosus*. Als Milchsäureferment κατ' ἐξοχήν aber gilt der von HUEPPE beschriebene *Bacillus acidi lactici* HUEPPE. Dieser bildet kurze, dicke Zellen, welche mindestens $^1/_2$ mal länger als breit sind und meist zu zwei, seltener zu vier aneinanderhängen. Sie haben keine Eigenbewegung, erzeugen aber Sporen und sind Aëroben, d. h. sie bedürfen zu ihrer Entwicklung Sauerstoff.

Wesentlich für den Eintritt der Milchsäuregährung ist also, dass ein Kohlehydrat (Traubenzucker, Invertzucker) vorhanden ist, welches gespalten werden kann, ferner Milchsäureferment, welches die Spaltung bewirkt. Das Ferment bedarf zu seiner Entwickelung Eiweissstoffe, die ihm in Form von Milch dargeboten werden. Ferner ist seine Thätigkeit an eine gewisse Temperatur gebunden. Das Optimum liegt bei 35—42°. Oberhalb 45° hört die Gährung auf. Endlich muss die gebildete Milchsäure durch eine Base (ZnO, $CaCO_3$, $BaCO_3$, $NaHCO_3$), welche das Ferment nicht tödtet oder schwächt, von Zeit zu Zeit neutralisirt werden, da die Gährung sonst stillsteht. Sobald die Milchsäuregährung abgelaufen ist, muss die Flüssigkeit verarbeitet werden, da sonst die gebildete Milchsäure in Buttersäure umgewandelt wird.

Früher wurde die in saurer Milch stets vorkommende „Sprosshefe oder Milchhefe" (*Oidium lactis* Fresenius) als Träger der Milchsäuregährung angesehen, indessen ist diese an der Milchsäuregährung nachweislich unbetheiligt.

Eigenschaften. Die officielle Milchsäure enthält neben rund 75 Proc. Milchsäure noch 25 Proc. Wasser. Die in ihr enthaltene Milchsäure ist vorzugsweise die Aethyliden-Milchsäure oder α-Oxypropionsäure $CH_3 CH(OH) CO_2 H$.

Die officinelle Milchsäure ist eine farblose oder schwach gelbliche, rein sauer schmeckende, etwas hygroskopische Flüssigkeit, leicht löslich in Wasser, Alkohol und Aether, nicht löslich in Benzin, Chloroform und Schwefelkohlenstoff. Sie ist in der Regel optisch inaktiv, bisweilen auch rechtsdrehend. Auf dem Platinbleche erhitzt, verbrennt sie mit bläulicher Flamme, ohne zu verkohlen. Wird sie über die Koncentration von $75^0/_0$ hinaus eingedampft, so entsteht Milchsäureanhydrid $C_6 H_{10} O_5$; bei 160° geht sie in das Anhydrid (Laktid $C_6 H_8 O_4$) über, welches destillirt. Sie wird durch Bleiacetat nicht gefällt (Unterschied von Aepfelsäure) auch nicht nach Zusatz von Ammoniak (Unterschied von Glykolsäure), durch Kaliumpermanganat wird sie unter Auftreten von Acetaldehyd oxydirt. Kalische Kupferlösung reduzirt sie nicht. Sie ist eine einbasische Säure, ihre Salze heissen „Laktate".

Folgende Reaktion: „Vermischt man 10 ccm einer 4 proc. Karbolsäurelösung mit 20 ccm Wasser und einigen Tropfen Ferrichlorid, so entsteht blauviolette Färbung, welche durch geringe Mengen von Milchsäure in Gelb übergeht," wird als charakteristisch für Milchsäure angegeben, entbehrt aber so ziemlich jeder Eigenart, wie denn die Milchsäure überhaupt eine reaktionsarme Säure ist.

Der exakte Nachweis und die Bestimmung der Milchsäure erfolgt am zweckmässigsten durch die Darstellung und Analyse des Zinksalzes. Dieses hat die Zusammensetzung $(C_3 H_5 O_3)_2 Zn + 3 H_2 O$, enthält 27,27 Proc. ZnO und 18,18 Proc. $H_2 O$, und ist löslich in 52 Th. Wasser, unlöslich in Alkohol.

Prüfung. 1) Klare Auflösung in einem Gemisch aus gleichen Volumen Weingeist und Aether (Laktate, Mannit, Zucker, Gummi). 2) Mit Zinkoxyd im Ueberschuss versetzt und erwärmt, dann mit absolutem Weingeist extrahirt, darf das abgedampfte Filtrat keinen süssen Rückstand hinterlassen (Glycerin). 3) Nach der Uebersättigung mit Kalkwasser darf keine Trübung entstehen (Weinsäure, Phosphorsäure, Oxalsäure), auch nicht beim Erhitzen bis zum Aufkochen (Citronensäure). 4) Völlige Indifferenz gegen Schwefelwasserstoffwasser, auch nach dem Uebersättigen mit Aetzammon (Metalle).

2 g Milchsäure (von 75 Proc. Gehalt) bedürfen zur Neutralisation (Phenolphthaleïn als Indikator) = 16,66 ccm Normal-Kalilauge.

Aufbewahrung. In Flaschen mit Glasstopfen, vor ammoniakalischer Luft geschützt.

Wirkung und Anwendung. Die Milchsäure zeigt die Wirkung der Säuren im allgemeinen: In koncentrirtem Zustande wirkt sie auf Schleimhäute ätzend. Man benutzt sie daher äusserlich als Aetzmittel und in Form von Inhalationen bei verschiedenartigen Affektionen der Rachen- und Nasenhöhle (Leukoplakie), auch zum Auflösen diphtherischer Membranen. Gelegentlich dient sie auch einmal zum Entfernen des Weinsteins von den Zähnen. Innerlich in sehr starker Verdünnung (1 : 100 bis 150) gilt sie als ein die Verdauung unterstützendes Mittel, doch wird sie verhältnissmässig selten verordnet, sondern viel häufiger in Form von Molken, saurer Milch oder Buttermilch gebraucht. Uebrigens gehört die Milchsäure zu denjenigen organischen Säuren, welche längere Zeit hindurch auch in grösseren Gaben gut vertragen werden. Milchsäure wird im Organismus zu Kohlensäure verbrannt, daher haben milchsaure Alkalien die Eigenschaft, das Blut alkalisch zu machen. Im allgemeinen tritt die innerliche Anwendung gegenüber der äusserlichen sehr weit zurück, wenn man den Verbrauch von Milchsäure in den Genuss- und Nahrungsmitteln (Gurken, Sauerkraut, saure Milch etc.) bei dieser Betrachtung ausser Acht lässt.

Technisch, mit Salzsäure gemischt, als Lösungsmittel für die Eiweissstoffe bei der Fettbestimmung der Milch mit dem Laktokrit. In 1 procentiger oder koncentrirterer Lösung als Entkalkungsmittel beim Mikroskopiren.

Rechts-Milchsäure. Para-Milchsäure. Fleisch-Milchsäure. Aktive Milchsäure. Dieses physikalische Isomere der Gährungsmilchsäure ist in der Fleischflüssigkeit (daher auch im Fleischextrakt) enthalten. Die freie Säure ist rechtsdrehend. Das Zinksalz $(C_3H_5O_3)_2Zn + 2H_2O$ krystallisirt nur mit 2 Mol. Wasser, löst sich in 17,5 Th. Wasser oder in 1110 Th. Alkohol und ist rechtsdrehend. — Diese Säure kann künstlich auch durch einen besonderen Mikroorganismus, den *„Micrococcus acidi paralactici"* auf dem Wege der Gährung erhalten werden.

Warzenmittel. Salicylsäure 1,0, Milchsäure 1,0, Kollodium 8,0. Täglich 2—3 mal die Warzen oder Hühneraugen zu pinseln.

Laktokrit-Säure, d. i. Säuremischung für den Laktokrit von LAVAL, besteht aus 95 Vol. Milchsäure und 5 Vol. Salzsäure von 25 Proc.

<table>
<tr><td colspan="2">Limonada Acidi lactici.</td><td colspan="2">Pastilli Acidi lactici.</td></tr>
<tr><td>Rp. Acidi lactici</td><td>5,0</td><td>Rp. Acidi lactici</td><td>10,0</td></tr>
<tr><td>Sirupi Sacchari</td><td>50,0</td><td>Sacchari pulverati</td><td>88,0</td></tr>
<tr><td>Aquae</td><td>1000,0</td><td>Vanillae saccharatae</td><td>2,0</td></tr>
<tr><td colspan="2">Täglich mehrmals ein halbes Weinglas voll.</td><td>Tragacanthae pulveratae</td><td>0,1</td></tr>
</table>

Fiant pastilli 50. Vor jeder Mahlzeit 2—3 Pastillen.

Pulvis dentifricius cum Acido lactico.

Rp. Acidi lactici	3,0
Talci veneti	30,0
Olei Menthae pip. gtt.	3.

Zur Reinigung der Zähne von Weinstein.

Acidum metatartaricum.

Acidum metatartaricum. Metaweinsäure. Metaweinsteinsäure. $C_4H_6O_6 = 150.$ Diese Säure ist als eine amorphe Modifikation der gewöhnlichen oder Rechts-Weinsäure aufzufassen. Sie entsteht aus der letzteren durch Erhitzen bis zum Schmelzen.

Darstellung. Man bringe eine angemessene Menge grob gepulverter Weinsäure in ein Kasserol aus Porcellan und erhitze im Sandbade bis zum Schmelzen, rühre die geschmolzene Masse einige Male mit einem erwärmten dicken Glasstabe um und lasse sie in Tropfen auf eine kalte Glas- oder Porçellanplatte fallen. Sobald die Tropfen erstarrt sind, stosse man sie mit einem scharfen Messer ab und bringe sie in gut zu verschliessende Gefässe.

Eigenschaften. Klare, durchsichtige, schwach gelblich gefärbte Kugelsegmente, aus Metaweinsäure bestehend. Sie sind hygroskopisch und schmelzen bei 120° (krystallisirte Weinsäure schmilzt erst bei 170°). Die wässerige Lösung ist rechtsdrehend und verwandelt sich bald in eine solche von Rechts-Weinsäure. Die Salze der Metaweinsäure — „Metatartrate" — sind leichter löslich als diejenigen der gewöhnlichen Rechts-Weinsäure. In wässeriger Lösung gehen sie allmählich, rascher beim Erhitzen, in die Salze der gewöhnlichen Rechts-Weinsäure über.

Anwendung. Metaweinsäure ist früher als Surrogat für Citronensäure empfohlen worden, hat sich aber nicht einführen können, da sie in wässeriger Auflösung eben wieder in Weinsäure übergeht. Ausserdem hat man mit ihrer Hülfe ein leicht lösliches Magnesium-Salz dargestellt.

Magnesium metatartaricum. Magnesiummetatartrat $C_4H_4O_6Mg = 172.$ Zur Bereitung rührt man 11,0 Magnesiumsubkarbonat mit 30,0 kaltem Wasser an und fügt allmählich eine kalt bereitete Lösung von 17,5 Metaweinsäure in 42,0 destillirtem Wasser hinzu. Nach beendigter Neutralisation wird filtrirt und das Filter mit Wasser nachgewaschen, bis das Filtrat 100,0 beträgt, Die Lösung enthält 20 Proc. Magnesiummetatartrat. Dosis: 1—2 stündlich einen Esslöffel. Das Salz kann nur in Lösung bereitet werden und geht in dieser allmählich in gewöhnliches Magnesiumtartrat über.

Acidum molybdaenicum.

Acidum molybdaenicum. Molybdänsäure. Molybdäntrioxyd. Acide molybdaeni-que. Molybdic acid. MoO_3. Mol. Gew. = 144. Unter dem Namen „Molybdänsäure" ist das Molybdänsäureanhydrid MoO_3 zu verstehen. Dasselbe wird in der Regel entweder aus dem Molybdänglanz MoS_2 oder aus dem Gelbbleierz $PbMoO_4$ bereitet.

Darstellung. 1) Im Kleinen erhitzt man Molybdänglanz in einer Verbrennungs-röhre und leitet Luft darüber, bis alles oxydirt und das Molybdäntrioxyd sublimirt ist. 2) In grösseren Mengen stellt man es her, indem man den gepulverten Molybdänglanz, mit dem gleichen Raumtheil reinem Quarzsand innig gemischt, auf einer flachen Eisen-schale röstet. Das Röstprodukt wird mit verdünntem Ammoniak ausgezogen, die Lösung mit Ammoniumsulfid, um Kupfer zu fällen, versetzt, filtrirt, zur Trockne verdampft und der Rückstand wieder in verdünntem Ammoniak gelöst. Durch Verdampfen der filtrirten Lösung erhält man Krystalle von Ammoniummolybdaenat. Man dampft diese mit Salpeter-säure ein und laugt den Rückstand mit Wasser aus, wodurch Ammoniumnitrat gelöst wird, während das in Wasser fast unlösliche Molybdäntrioxyd zurückbleibt. 3) Aus Gelbbleierz erhält man es, indem man dieses mit gleichen Theilen wasserfreiem Natriumkarbonat schmilzt. Die erkaltete Schmelze wird mit Wasser ausgelaugt, wodurch das entstandene Natriummolybdänat in Lösung übergeht. Man zersetzt die Lösung durch Salpetersäure in geringem Ueberschuss; das Ganze wird zur Trockne eingedampft und mit Wasser ausge-waschen. Die zurückbleibende Molybdänsäure wird durch verdünntes Ammoniak in Ammoniummolybdänat übergeführt und aus diesem wie sub 2 abgeschieden.

Eigenschaften. Im Handel unterscheidet man ein *Acidum molybdaenicum pu-rissimum*, frei von Natrium, Ammonium und Salpetersäure, und ein *Acidum molybdaenicum purum*, welches erhebliche Mengen von Natriummolybdänat, Ammoniummolybdänat so-wie Salpetersäure und in der Regel nur etwa 85 Proc. freie Molybdänsäure enthält.

Die Molybdänsäure bildet eine weisse oder sehr schwach gelbliche, lockere pulverige Masse von schwach metallischem Geschmack, welche sich in Wasser, ohne damit ein Hydrat zu bilden, zu kleinen krystallinischen seidenglänzenden Nadeln oder Blättchen zertheilen lässt und sich darin 1 : 800 auflöst. Beim Erhitzen wird sie gelb, erkaltet wieder weiss. In der Rothglühhitze schmilzt sie zu einer gelben krystallinischen Masse. In geschlossenem Gefäss lässt sie sich erhitzen, ohne sich zu verflüchtigen, im Luftstrome sublimirt sie aber in krystallinischen Blättchen. Sie ist unlöslich in Weingeist, leicht löslich in Ammoniak-flüssigkeit.

Mineralsäuren lösen die Molybdänsäure, nicht aber die geglühte, welche jedoch von Kaliumbitartrat gelöst wird.

Mit den Basen bildet die Molybdänsäure neutrale und mehrfach saure Salze vom Typus MoO_4M_2 die Salze heissen „Molybdänate". Die Alkalimolybdänate sind in Wasser löslich, die anderen Molybdänate darin unlöslich. Bei der Reduktion der Molybdänsäure treten verschiedene (meist blaue) Färbungen auf, welche als Reaktionen Verwendung finden.

Schwefelwasserstoff fällt aus der sauren Lösung, diese anfangs blau färbend, braunes, in erwärmtem Schwefelammonium lösliches Molybdänsulfid, und die über dem Niederschlage stehende Flüssigkeit erscheint blau.

Wird eine Flüssigkeit, welche ein Phosphat enthält, mit einem starken Ueberschuss Ammoniummolybdänat und einer reichlichen Menge Salpetersäure versetzt und er-wärmt oder längere Zeit an einem warmen Orte stehen gelassen, so färbt sich die Flüssigkeit gelb, und es scheidet sich ein gelber Niederschlag ab, welcher die gesammte Phosphorsäure als Molybdänphosphorsaures Ammonium 22 $MoO_3 + 2(NH_4)_3 PO_4 + 12 H_2O$ enthält. Dieser Niederschlag ist unlöslich in einer genügend koncentrirten Lösung von Salpetersäure oder Molybdän-Salpetersäure, dagegen löslich in Ammoniakflüssigkeit. Sein Entstehen gilt als Reaktion für Phosphorsäure, doch ist zu beachten, dass auch Arsensäure unter den gleichen Bedingungen unlösliche gelbe Niederschläge giebt.

Wird eine mit wenig Salzsäure angesäuerte Ammonmolybdänatlösung zu einer Flüssigkeit, welche Zucker enthält, zugesetzt und gekocht, so färbt sich die Flüssigkeit blau (Reaktion auf Molybdänsäure wie auf Zucker). Wird in vorstehender Probe mit vieler Salzsäure sauer gemacht und gekocht, und dann die gelbe Flüssigkeit mit Rhodankalium versetzt, so erfolgt eine karminrothe Farbenreaktion. Die karminrothfärbende Substanz, Molybdän-sesquirhodanid, ist in Aether löslich.

Gallusgerbsäure erzeugt in einer Molybdänatlösung eine blutrothe, Ferrosalze, auch metallisches Zink, erzeugen in der salzsauren Lösung eine blaue Färbung.

Anwendung. Die Molybdänsäure wird nur zur Darstellung mehrerer Molybdänate, welche man als Reagentien in der Analyse benutzt, verwendet. Das Ammonmolybdänat ist das gebräuchlichste Salz. Vgl. Alkaloïdia.

Acidum nitricum.

Acidum nitricum. Acidum azoticum. Salpetersäure. Acide azotique. Nitric acid. Als „Salpetersäure" bezeichnet man Lösungen des Salpetersäurehydrates in Wasser. Je nach der Koncentration und der Reinheit unterscheidet man 1) Rohe Salpetersäure und zwar a) als doppeltes Scheidewasser, b) einfaches Scheidewasser, II) reine Salpetersäure, III) rauchende Salpetersäure. **HNO_3. Mol. Gew. = 63.**

I. † Acidum nitricum crudum. Rohe Salpetersäure. a) Doppeltes Scheidewasser. Ist eine Salpetersäure von 40⁰ B. oder dem spec. Gewicht 1,38—1,39 mit einem Gehalt von 60—64 Proc. Salpetersäurehydrat HNO_3 (oder 52—55 Proc. Salpetersäureanhydrid N_2O_5). Gall.: **Acide azotique du commerce.** Spec. Gew. 1,39. Germ.: **Acidum nitricum crudum.** Spec. Gew. 1,38—1,40 mit mindestens 61 Proc. HNO_3. Diese Säure findet Verwendung in der Technik, ferner im pharmaceutischen Laboratorium zur Darstellung chemischer Präparate.

b) Einfaches Scheidewasser, früher als **Acidum nitricum crudum, Spiritus Nitri, Aqua fortis** bezeichnet, hat das spec. Gew. von 1,320—1,330 mit einem Gehalte von 50—53 Proc. Salpetersäurehydrat (oder 43—45 Proc. Salpetersäureanhydrid N_2O_5). Zur Herstellung desselben wird das doppelte Scheidewasser mit Wasser verdünnt und zwar 100 Gewichtstheile doppeltes Scheidewasser mit 20 Gewichtstheilen Wasser oder 100 Volume doppeltes Scheidewasser mit 28 Volumen Wasser.

Die rohe Salpetersäure ist eine farblose, oder gelbliche, stark saure, ätzende, an der Luft schwach rauchende, beim Erhitzen in einer Platinschale bis auf einen sehr geringen Rückstand flüchtige Flüssigkeit, welche ausser Salpetersäure als Verunreinigungen enthält: Stickstoffdioxyd NO_2 (sog. Untersalpetersäure), Chlor, Jod, Schwefelsäure, Calcium-, Natrium- und Eisensalze. Als Verfälschung können ihr (zur Erhöhung des spec. Gewichtes) Natriumsulfat, besonders aber Natriumnitrat zugesetzt sein.

Aufbewahrung. In Flaschen mit Glasstopfen (Korkstopfen werden rasch zerstört) mit übergestülpter Glasglocke, an einem kühlen, dunklen Orte; vorsichtig. Als Signatur eignen sich besonders radirte Schilder. Unter dem Einfluss des Lichtes erfahren die koncentrirteren Sorten Zersetzung unter Gelbfärbung. Das Gleiche geschieht beim Einfallen von Holz, Stroh, Papier u. dgl. Beim Umgiessen benutze man stets einen Trichter und hüte sich vor dem Einathmen der Dämpfe. Grössere Vorräthe lasse man nicht in den Ballons, sondern fülle sie in Standflaschen von 5—8 Litern um. Verschüttete Säure wird durch Aufschütten von Sand (nicht Sägespähne!) und Aufnahme mit viel Wasser unschädlich gemacht. Vorsicht wegen des Einathmens von Dämpfen!

Anwendung und Abgabe. Therapeutisch wird das doppelte Scheidewasser bisweilen als Zusatz zu Fussbädern verordnet, ausserdem dient es (auch in der Thiermedicin) zum Aetzen von Warzen und Wunden. Im pharmaceutischen und chemischen Laboratorium gebraucht man es zur Darstellung der Schiessbaumwolle, des Colloxylins, Nitroglycerins, Nitrobenzols, Kupfernitrates u. a. Präparate. In den Gewerben findet es zahlreiche Verwendung.

Es unterliegt keinem Bedenken, das Scheidewasser an zuverlässige, bezw. bekannte Personen abzugeben. Dabei befolge man indessen folgende Grundsätze: 1) Man fülle es niemals in Flaschen oder Gefässe, welche der üblichen Meinung nach für Getränke bestimmt sind. 2) Man signire die Gefässe ordnungsgemäss mit den Etiquetten „Vorsicht", „Aeusserlich", „Gift". 3) Man verweigere die Abgabe an Unerwachsene. 4) Man stelle in allen Fällen fest, wozu das Scheidewasser gebraucht wird. 5) Im Zweifel gebe man das einfache Scheidewasser ab, das doppelte nur dann, wenn der beabsichtigte Zweck eine so stark koncentrirte Salpetersäure erfordert.

Werden Quecksilber und Scheidewasser zu gleicher Zeit gefordert, so verweigere man die Abgabe, falls diese Ingredienzien zur Herstellung eines Krätzemittels dienen sollen. Die unverständige Anwendung Merkuro- (oder Merkuri)nitrathaltiger Krätzemittel kann in hohem Grade gesundheitsgefährlich werden.

Für den Transport des doppelten Scheidewassers beachte man Folgendes: die Ballons dürfen niemals zu mehr als $^9/_{10}$ des Fassungsraumes angefüllt werden. Sie sind nur mit dem Feuerzuge versendbar und dürfen niemals so verfrachtet werden, dass sie den direkten Sonnenstrahlen ausgesetzt sind. Belichtung kann zur theilweisen Zersetzung der Salpetersäure führen. In Folge der Entwickelung von Stickoxyden treten Dampfspannungen in den Ballons auf, welche Zertrümmerung der letzteren veranlassen können. Ergiesst sich aber Salpetersäure von dieser Koncentration auf Holz, Stroh, Papier und dergl. andere brennbare Substanzen, so kann der Ausbruch verheerender Schadenfeuer die Folge sein.

Das Einathmen der aus Salpetersäure entwickelten Dämpfe (Salpetrigsäure, Stickoxyde) vermeide man thunlichst. Sie pflegen zunächst nicht lästig zu fallen. Nach mehreren Stunden anscheinend guten Befindens aber treten schwere Vergiftungserscheinungen auf, und nicht selten erfolgt plötzlicher Tod durch Herzschlag.

II † Acidum nitricum purum. Reine Salpetersäure.
Ist in allen hier berücksichtigten Pharmakopöen enthalten, aber von sehr verschiedener Koncentration. Als **Acidum nitricum** führen sie auf: Brit. Germ. Helv. U-St. Als **Acidum nitricum concentratum:** Austr. Als **Acide azotique officinale:** Gall.

Bezeichnung	Austr. Acid. nitr. conc.	Brit. Acid. nitr.	Gall. Acide azotique offic.	Germ. Acid. nitr.	Helv. Acid. nitr.	U-St. Acid. nitr.
Spec. Gew. bei 15°	1,300	1,420	1,390	1,153	1,153	1,414
Procente HNO_3	47,45	70,0	63,60	25,0	25,0	68,0

Darstellung. Dieselbe erfolgt durch Rektifikation von roher Salpetersäure (doppeltem Scheidewasser) in nachstehender Weise.

Eine in ein Sandbad *a* gesetzte Retorte *b* füllt man etwas über $^2/_3$ ihres Rauminhaltes mit doppeltem Scheidewasser an, nachdem man vorher ca. 3 g gepulverten reinen Kalisalpeter auf ein Liter der Säure in die Retorte eingeschüttet hat, legt einen Kolben *c* an, wie in der Abbildung auf S. 75 angegeben ist, und erhitzt bis zum gelinden Aufkochen. Da hier eine viel Wasser enthaltende Säure destillirt, so ist die anhaltende Abkühlung der Vorlage unerlässlich. Sobald der Retorteninhalt heiss wird, sammelt sich über demselben ein braunrother Dampf, aus Chlor und Untersalpetersäure bestehend, welcher bei weiterer Erhitzung in die Vorlage mit Salpetersäuredämpfen abfliesst und sich hier zum Theil verdichtet. Wenn die Temperatur der kochenden Säure bis auf ca. 120° gestiegen ist, ist auch die ganze Menge Chlor und Untersalpetersäure ausgetrieben, der Dampf in der Retorte erscheint nach und nach weniger gefärbt und wird zuletzt ganz farblos. Wenn dieser Zeitpunkt heranrückt, nimmt man den Kolben ab und ersetzt ihn durch einen anderen, indem man zugleich einige Tropfen der überdestillirenden Säure in einem etwas weiten Reagircylinder auffängt, in welchem sich einige Tropfen Silbernitratlösung, mit ca. 5 ccm destillirtem Wasser verdünnt, befinden. Im Falle das Destillat noch eine geringe Trübung erzeugt, destillirt man ca. 10 Minuten weiter und prüft nochmals. Erweist sich das Abtropfende endlich frei von Chlor, so legt man einen anderen reinen

Kolben vor und destillirt bei guter Abkühlung desselben so lange, bis der Rückstand in der Retorte noch ca. $^1/_6$ der eingegossenen Säure beträgt. Auf diese Weise erlangt man mehr als $^2/_3$ einer reinen Säure von ungefähr 1,38 spec. Gew. und das zuerst überdestillirende und das zurückbleibende Sechstel lassen sich wieder als rohe Säure verwenden.

Die überdestillirte Säure ist in der Regel gelblich gefärbt durch gelöste Stickstoffoxyde. Will man eine Säure von so hoher Koncentration darstellen, wie Brit. und U-St. sie vorschreiben, so muss man sich darauf beschränken, die Hauptmenge der Stickstoffoxyde durch Einblasen eines Luftstromes wegzuschaffen. Will man dagegen eine weniger koncentrirte Säure bereiten, so verdünnt man das Destillat mit Wasser bis zu dem geforderten spec. Gew. und erhitzt die so verdünnte Säure im Sandbade (in einem schräg gestellten Kolben) so lange auf 110°, bis die mit dem vierfachen Volumen Wasser verdünnte Säure Kaliumpermanganat nicht mehr reducirt.

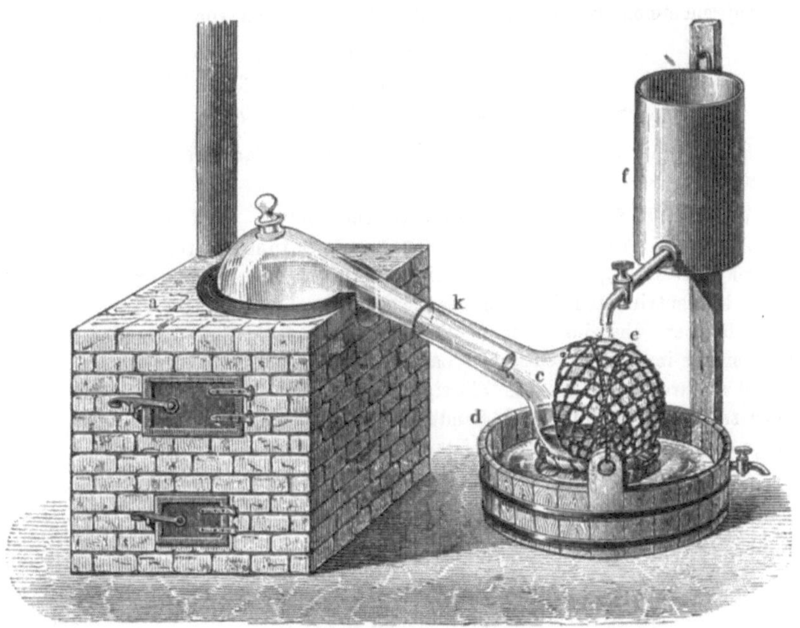

Fig. 20.

Eigenschaften. Die konc. Säuren sind gelblich gefärbt und rauchen stark an der Luft, zersetzen sich auch im Sonnenlicht ziemlich rasch. Die verdünnteren Säuren sind farblos, zersetzen sich weniger leicht. Beim Erhitzen sind sie sämmtlich völlig flüchtig. Unterwirft man verdünnte Lösungen von Salpetersäure der Destillation, so geht zunächst eine sehr dünne Säure über; bei 123° destillirt konstant ein etwa 70 Proc. HNO_3 enthaltendes Hydrat: $2\,HNO_3 + 3\,H_2O$. Wird Salpetersäure von grösserer Koncentration als 70 Proc. destillirt, so geht zunächst unter theilweiser Zersetzung in Stickoxyd und Sauerstoff wasserfreie Salpetersäure über, bis der Kolbeninhalt die Koncentration von 70 Proc. HNO_3 hat, worauf dann dieses Hydrat konstant überdestillirt.

Aufbewahrung. In Glasflaschen, vor Sonnenlicht geschützt. Vorsichtig.

Prüfung. 1) Salpetersäure mit einem Gehalt von 25—40 Proc. HNO_3 sei farblos, die ca. 70procentige nur gelblich gefärbt. 2) In Platingefässen erhitzt sei sie ohne Rückstand flüchtig. 3) Die mit dem 4—10fachen Volumen Wasser verdünnte Säure werde weder durch Baryumnitrat (Schwefelsäure), noch durch Silbernitrat (Chlor) getrübt, noch durch Kaliumferrocyanid gebläut (Eisen). 4) Wird die mit 2 Raumtheilen Wasser verdünnte Säure mit wenig Chloroform geschüttelt, so darf dieses, auch nach Zusatz eines in die Säureschicht hineinragenden Zinkstückchens, nicht violett gefärbt werden (Jod, Jodsäure).

Anwendung. Auch in starker Verdünnung (1 Th. der 25proc. Säure : 200 Th.) nur selten innerlich bei Leberaffektionen, Gelbsucht, BRIGHT'scher Krankheit. Aeusserlich in konc. Zustande stark ätzend, erzeugt gelbgefärbte Schorfe. Man benutzt die 25 proc. Säure als Aetzmittel, mit Wasser verdünnt (30—50 g auf ein Fussbad) zu Fussbädern, zum Bepinseln (1 : 10) von Frostbeulen, wenn offene Stellen nicht vorhanden sind. In starker Verdünnung (1,0—2,0 : 100,0) als Verbandwasser gegen Hospitalbrand.

Technisch namentlich als Reagens in der chemischen Analyse. Antidot: Ist Salpetersäure verschluckt worden, so reiche man Milch, Eiweiss, Wasser, gebrannte Magnesia, Seifenlösung. Kohlensaure Alkalien sind wegen der Kohlensäure-Entwickelung unzweckmässig.

III. † Acidum nitricum dilutum. Verdünnte Salpetersäure. Diluted nitric acid.

Durch Verdünnen der koncentrirteren Säure dargestellt und von Austr. Brit. Helv. und U-St. aufgenommen, ist in den einzelnen Pharmakopöen von verschiedenem Gehalt.

	Austr.	Brit.	Helv.	U-St.
Spec. Gew.	1,129	1,101	1,056	1,057
Procente HNO_3	21,42	17,44	10,0	10,0

Die Helv. führt als Höchstgaben der verdünnten Säure an: 1,0 g pro dosi, und 3,0 g pro die.

IV. † Acidum nitricum fumans (Germ. Helv.). Acidum nitrico - nitrosum (Austr.). Spiritus Nitri fumans. Rothe rauchende Salpetersäure.

Ist fast wasserfreies Salpetersäurehydrat HNO_3, welches mit Stickstoffdioxyd NO_2 (Untersalpetersäure) gesättigt ist. Hat im koncentrirtesten Zustande das spec. Gew. 1,505—1,510. Die genannten Pharmakopöen schreiben übereinstimmend als spec. Gew. 1,45—1,50 vor. Das Präparat wird nur ausnahmsweise im pharmaceutischen Laboratorium dargestellt. Rothbraune Dämpfe ausstossende, sehr saure, stark ätzende Flüssigkeit.

Darstellung. In eine in ein Sandbad einzusetzende Retorte mit Tubus *a*, an welche eine Vorlage *b* mit dem Tubus *c* und Glasrohr *d* angeschlossen ist, giebt man 10 Th. grob-

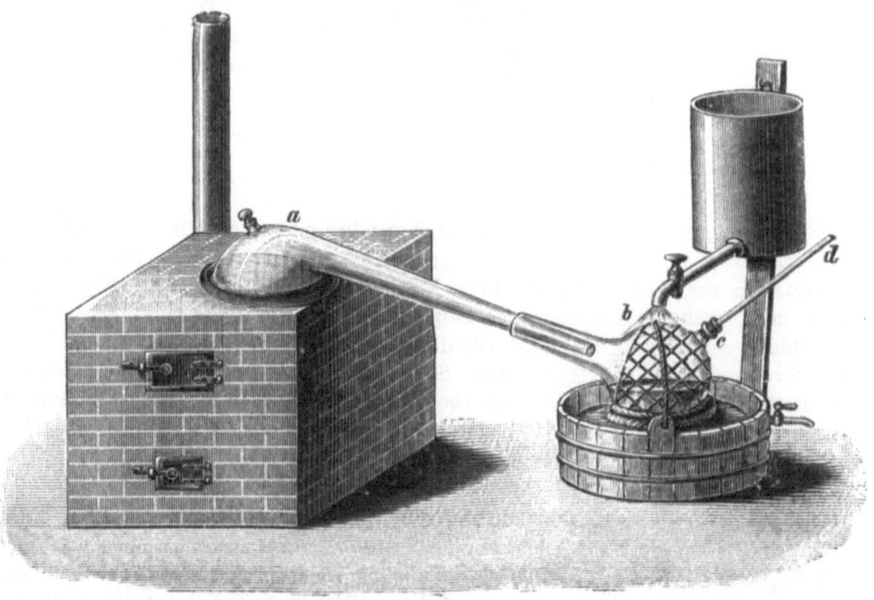

Fig. 21.

gepulverten, gut getrockneten Kalisalpeter, übergiesst denselben mit einem Gemisch aus 6 Th. englischer und 3 Th. rauchender Schwefelsäure und heizt an, indem man zugleich die Vorlage *b* gut kühlt. Die durch *d* entweichenden Dämpfe werden in Natronlauge oder ins Freie geleitet. Sobald die Farbe des Dampfes in der Retorte über der Flüssigkeit blassgelb geworden ist, wechselt man die Vorlage und fängt die nunmehr übergehende (chlorfreie) Salpetersäure gesondert auf. Man setzt die Destillation wie bei der Salpetersäure fort, nur wirft man alle $^1/_2$ Stunden durch den Tubus der Retorte ein bohnengrosses Stückchen Holzkohle in die Destillationsmasse. Ausbeute an rauchender Salpetersäure 5 Th. Die mit dem 15fachen Vol. Wasser verdünnte Säure werde weder durch Silbernitrat (Chlor), noch durch Baryumnitrat (Schwefelsäure) getrübt.

Aufbewahrung. Für die rothe rauchende Salpetersäure gilt in dieser Hinsicht das Nämliche, aber in noch verstärktem Maasse, wie es S. 73 für das doppelte Scheidewasser auseinandergesetzt wurde. Man halte die Säure in der Officin gar nicht vorräthig, da ihre Dämpfe die rothe Emailleschrift zerstören.

Anwendung. Rauchende Salpetersäure findet nur selten äusserlich Anwendung zum Aetzen von Warzen, syphilitischen Geschwüren. Man gebe sie aber zu diesem Zwecke im Handverkauf nicht ab. Der Abgabe zu gewerblichen Zwecken (an Chemiker, Metallarbeiter) steht unter Beachtung der nothwendigen Vorsichtsmaassregeln nichts im Wege. Wird „rauchende Salpetersäure" zu Heilzwecken gefordert, so gebe man doppeltes Scheidewasser (*Acidum nitricum crudum*) dafür ab.

V. † Weisse rauchende Salpetersäure.

Unter diesem Namen versteht man eine Salpetersäure von rund 70 Proc. HNO_3-Gehalt mit einem specifischen Gewicht von 1,400—1,450. Wird bisweilen von Chemikern gefordert. Sie darf, mit 10 Th. Wasser verdünnt, weder durch Silbernitrat noch durch Baryumchlorid getrübt werden.

VI. † Acidum chloro-nitrosum (Ergänzb.). Acidum nitro-hydrochloricum

(U-St.). **Eau régale** (Gall.). **Salpetersalzsäure. Königswasser.** Die Vorschriften variiren.

Ergänzb. ApV. schreibt vor 1 Th. Salpetersäure (25 Proc.) mit 3 Th. Salzsäure (25 Proc.) vor der Abgabe zu mischen. Diese Vorschrift ist in Deutschland zum Arzneigebrauch einzuhalten. Wenn nicht anderes verordnet, sind die reinen Säuren anzuwenden. Die Mischung ist in Gläsern mit Glasstopfen abzugeben.

U-St. lässt 180 ccm Salpetersäure von 68 Proc. (Sp. G. $= 1,41$) mit 820 ccm Salzsäure von 31,9 Proc. (Sp. G. $= 1,163$) mischen. **Gall.** schreibt vor eine Mischung von 80 Gew.-Th. Salpetersäure von 1,39 spec. Gew., 20 Th. Wasser und 300 Th. Salzsäure von 1,17 spec. Gew.

Das Königswasser wird in der Arzneikunde gelegentlich einmal zu reizenden Fussbädern verordnet. Auf ein Fussbad, welches in Gefässen von Holz zu nehmen ist, rechnet man 30—50 g Königswasser. Innerlich höchst selten bei Gelbsucht 0,1—0,2 in starker Verdünnung mit Wasser. Technisch zur Auflösung von Gold und Platin.

Acidum nitro-hydrochloricum dilutum U-St. Eine Mischung von 40 ccm Salpetersäure (68 Proc., Sp. G. $= 1,41$) mit 180 ccm Salzsäure von 31,9 Proc. (Sp. G. $= 1,163$) und 780 ccm Wasser. Alle diese Mischungen sind erst unmittelbar vor der Abgabe zu bereiten.

Analyse. Man erkennt die Salpetersäure an folgenden Reaktionen:

A. Nachweis. 1) Setzt man zu einer Auflösung von etwas Brucin in koncentrirter Schwefelsäure einige Tropfen einer Salpetersäure enthaltenden Lösung, so entsteht eine deutlich rosenrothe Färbung (Reichardt). Empfindlichkeit 1:100000. Eine ähnliche, aber weniger empfindliche Reaktion giebt Morphin. 2) Löst man ein Körnchen Diphenylamin in koncentrirter Schwefelsäure und lässt hierzu eine sehr verdünnte wässerige Lösung von Salpetersäure fliessen, so entsteht prachtvoll kornblumenblaue Färbung. (Wird auch von anderen oxydirenden Agentien hervorgebracht.) 3) Vermischt man Indigolösung mit viel koncentrirter Schwefelsäure und fügt etwas von einer Salpetersäure enthaltenden Lösung hinzu, so wird beim Erhitzen die Indigolösung entfärbt, bez. geht sie in Gelb (in Folge Bildung von Isatin) über. Wird auch von anderen Oxydationsmitteln, z. B. Chlor, unterchloriger Säure und zwar schon in der Kälte bewirkt. 4) Ist die Salpetersäure nicht zu verdünnt, so kann man sie dadurch erkennen, dass sie beim Erhitzen mit blankem Kupfer an der Luft das Kupfer zu einer blauen Flüssigkeit löst, während gelbbraune Dämpfe von Stickstoffdioxyd NO_2 entweichen. Bei Abschluss von Luft entsteht zunächst farbloses Stickoxyd NO, welches durch Aufnahme von Sauerstoff aus der Luft in braunes Stickstoffdioxyd NO_2 ($=$ Untersalpetersäure N_2O_4) übergeht: $NO + O = NO_2$. Diese Reaktion ist die wichtigste und allein beweisende für Salpetersäure. Wir kennen keine andere Säure (mit Ausnahme der salpetrigen Säure), welche beim Erhitzen mit blankem Kupfer ein farbloses Gas liefert, das bei Berührung mit Luft oder Sauerstoff gelbbraune Dämpfe bildet. Kleine

Mengen von Salpetersäure lassen sich in dieser Weise noch sehr gut erkennen, wenn man die Salpetersäure bei Luftabschluss durch Kochen mit Salzsäure und Eisenchlorür in Stickoxyd überführt, dieses über Natronlauge auffängt und nun Luft oder Sauerstoff zutreten lässt, wobei dann das farblose Gas braune Dämpfe geben muss. 5) Mischt man in einem Probirrohr etwas von einer Salpetersäure enthaltenden Flüssigkeit mit 2—3 ccm Ferrosulfatlösung (s. Reagentien) und lässt mit Hülfe einer bis an den Boden des Probirrohres eingesenkten Pipette etwa ein doppeltes Volumen koncentrirter Schwefelsäure so zufliessen, dass sich zwei Schichten bilden, so entsteht an der Berührungsstelle der beiden Schichten ein brauner Ring. Die Braunfärbung rührt her von einer Verbindung des Ferrosulfats mit Stickoxyd ($FeSO_4 + NO$). Das Stickoxyd entstammt der Salpetersäure und wurde durch die Einwirkung des Ferrosulfates, welches dabei zum Theil zu Ferrisulfat oxydirt wurde, auf die Salpetersäure gebildet:

$$6\,FeSO_4 \;+\; 2\,HNO_3 \;+\; 3\,H_2SO_4 \;=\; 3\,Fe_2(SO_4)_3 \;+\; 2\,NO \;+\; 4\,H_2O$$

Ferrosulfat   Salpetersäure   Schwefelsäure   Ferrisulfat   Stickoxyd   Wasser

6) Kaliumpermanganat wird durch Salpetersäure nicht reducirt. Unterschied von der salpetrigen Säure, welche Kaliumpermanganat schon in der Kälte sofort reducirt.

B. Bestimmung. Liegt die Salpetersäure in freiem Zustande vor, so kann sie nach gehöriger Verdünnung mit Wasser durch Normal-Lauge (Phenolphthaleïn als Indikator) maassanalytisch bestimmt werden. 1 ccm Normal-Lauge neutralisirt 0,063 g HNO_3.

Ueber die Bestimmung der Salpetersäure in Nitraten vgl. unter Nitrogenium, im Wasser unter Aqua etc.

Volumgewicht und Gehalt der Salpetersäure
bei 15° C.
Nach LUNGE und REY.

Spec. Gw. bei 15°	Procente HNO_3	Spec. Gw. bei 15°	Procente HNO_3	Spec. Gw. bei 15°	Procente HNO_3	Spec. Gw. bei 15°	Procente HNO_3
1,010	1,90	1,160	26,36	1,310	49,07	1,460	79,98
1,020	3,70	1,170	27,88	1,320	50,71	1,470	82,90
1,030	5,50	1,180	29,38	1,330	52,37	1,480	86,05
1,040	7,26	1,190	30,88	1,340	54,07	1,490	89,60
1,050	8,99	1,200	32,36	1,350	55,79	1,500	94,09
1,060	10,68	1,210	33,82	1,360	57,57	1,502	95,03
1,070	12,33	1,220	35,28	1,370	59,39	1,504	96,00
1,080	13,95	1,230	36,78	1,380	61,27	1,506	96,76
1,090	15,53	1,240	38,29	1,390	63,23	1,508	97,50
1,100	17,11	1,250	39,82	1,400	65,30	1,510	98,10
1,110	18,67	1,260	41,34	1,410	67,50	1,512	98,53
1,120	20,23	1,270	42,87	1,420	69,80	1,514	98,90
1,130	21,77	1,280	44,41	1,430	72,17	1,516	99,21
1,140	23,31	1,290	45,95	1,440	74,68	1,518	99,46
1,150	24,84	1,300	47,49	1,450	77,28	1,520	99,67

Toxikologisches. Erfolgt der Tod durch Einathmen der Dämpfe oder durch Einnehmen stark verdünnter Salpetersäure, so pflegt eine ziemliche Zeit bis zum Eintritt des Exitus zu verstreichen, die Salpetersäure kann alsdann ganz oder zum Theil bereits ausgeschieden sein, und die Möglichkeit des chemischen Nachweises wird höchst fraglich. Ist der Genuss von konc. Salpetersäure die Todesursache gewesen, so wird die Sektion ganz charakteristische gelbe Verätzungen an Haut und Schleimhaut ergeben, die von der Umwandlung der Eiweissstoffe in Xanthoproteïnsäure herrühren. In solchen Fällen ist die Möglichkeit vorhanden, die Salpetersäure nachzuweisen:

1) Das Blut ist unter allen Umständen auf seine Reaktion und auf das Vorhandensein von Methämoglobin oder Hämatin zu prüfen, s. Sanguis.

2) Die Objekte (Erbrochenes, Leichentheile) sind auf die Reaktion zu prüfen, dann unter Vermeidung von Erwärmen mit absolutem Alkohol zu extrahiren. Von den alkoholischen Auszügen kann man einen Theil auf den Säuregehalt titriren. Den Rest macht man mit Kalilauge schwach alkalisch, dampft ein und bestimmt in dem Rückstande die Salpetersäure nach ULSCH, s. Nitrogenium.

Acide azotique alcoolisé (Gall.).   *Esprit de nitre dulcifié* in loco: *Spiritus Nitri dulcis*. Man verdünnt 78,0 g Salpetersäure von 1,39 spec. Gew. mit 22 g Wasser und fügt in kleinen Antheilen 300,0 g Alkohol von 90 Vol. Proc. hinzu. Während der nächsten 2—3 Tage lüftet man gelegentlich den Stopfen, um die entwickelten Gase austreten zu lassen.

Acidum compositum. Reitz

(contra scirrhum).

Ein äusserliches und innerliches Mittel gegen Krebs.

Die Bereitung ist folgende:

> Acidi nitrici (25 %) 250,0
> Acidi hydrochlorici
> Aetheris   āā   15,0
> Boracis pulverati   11,0

werden in eine Literflasche gegossen und nach dichtem Verschluss etwa zwei Tage bei Seite gestellt, bis sich in der Mischung die chemische Einwirkung vollendet hat. Dann giesst man das Gemisch in kleinere Flaschen mit Glasstopfen, so dass die Flaschen nur halb gefüllt sind. Nach Reitz werden die oberen und unteren Extremitäten anfangs alle 8—14 Tage und der Umkreis des Carcinoms täglich mit folgendem Liniment eingerieben:

Linimentum acidum. Reitz.

> Rp. Acidi compositi Reitz 6,0
> Olei Hyoscyami
> Olei Olivarum   āā   50,0

Misce. S. Zum Einreiben.

Guttae acidae. Reitz.

> Rp. Acidi compositi Reitz 2,5
> Spiritus aetherei   10,0

M. D. S. Jeden Tag einmal 10 Tropfen in Zucker-wasser.

Injectio acida. Reitz.

> Rp. Acidi compositi Reitz   2,0
> Aquae destillatae   400,0
> Tincturae Opii simplicis 2,0

M. D. S. Zu Einspritzungen.
Bei Carcinoma uteri wöchentlich 2mal einzuspritzen.

Acidum nitricum solidificatum. Rivallié.

Solidificirte Salpetersäure.

Von Rivallié gegen Krebsgeschwüre empfohlen. Zu ihrer Bereitung, welche stets unmittelbar vor der Anwendung geschehen muss, giebt man an einem zugigen Orte einige Charpiebäusch'chen in einen durch heisses Wasser zuvor erwärmten Porcellanmörser und betropft die Charpie unter Drücken mit dem warmen Pistill mit einer Salpetersäure von ca. 1,35 spec. Gewicht, also doppeltem Scheidewasser, bis eine gallertartige Masse entstanden ist. Diese Masse wird 15 Minuten lang auf dem von einem nassen Tuche eingefassten Krebsgeschwür liegen gelassen, und nach ihrer Beseitigung wird die Wunde mit gesättigter Alaunlösung gewaschen.

Aqua cosmetica. Green.

> Rp. Acidi hydrochlorici diluti
> Acidi nitrici diluti (10 %) āā   2,0
> Aquae Rosae   200,0

M. D. S. Waschwasser.
Zum Bestreichen und Waschen des Kleienausschlages und der Leberflecke (besonders bei Schwangeren).

Aqua oxygenata. Alyon.

> Rp. Acidi nitrici puri (25 %) 2,0
> Aquae communis   1000,0

M. S. Täglich 3—4mal ein Weinglas voll. Bei Syphilis, Flechten, Zuckerharnruhr.

Aqua contra perniones. Hebra.

Hebra'sches Frostwasser.

> Rp. Acidi nitrici (25 %) 15,0
> Aquae destillatae 100,0

M. D. S. Zum Umschlage auf Frostbeulen.

Aqua contra perniones. Rust.

Rust'sches Frostwasser.

> Rp. Acidi nitrici diluti (10 %)
> Aquae Cinnamomi simplicis ana 25,0

M. D. S. Täglich zweimal die Frostbeulen zu bestreichen.

Limonade nitrique (Gall.).

Potus nitricus. Potus cantorum. Limonade azotique.

> Rp. Acidi nitrici diluti (6,3 %) 20,0
> Aquae   875,0
> Sirupi Sacchari   125,0

Massa chartacea caustica.

> Rp. Acidi nitrici fumantis 10,0
> Acidi nitrici crudi   5,0

Bringt man in eine Porcellankruke und arbeitet mit Hilfe eines Glasstabes so viel Schnitzel von

> Filtrirpapier q. s.

darunter, dass eine Paste entsteht.
S. Zum Cauterisiren.

Mixtura antiicterica. Frerichs.

> Rp. Acidi nitrici (25 %)   1,0
> Acidi hydrochlorici   2,0
> Aquae destillatae   150,0
> Sirupi simplicis   25,0

M. D. S. 3—4mal täglich 1 Esslöffel. Bei chronischer Gelbsucht.

Pediluvium nitricum. Schoenlein

> Rp. Acidi nitrici crudi
> Acidi hydrochlorici crudi ana 30,0

M. Detur ad lagenam epistomio vitreo munitam.
S. Zu einem Fussbade.
Bei chronischer Leberentzündung, krankhafter Menstruation.

Potus antidysentericus. Hope.

> Rp. Acidi nitrici (25 %) 5,0
> Aquae Menthae piperitae 300,0
> Tincturae Opii simplicis Guttas 50.

M. D. S. Alle drei Stunden soviel wie zwei Esslöffel voll zu nehmen.

<table>
<tr><td>

Species fumigatoriae. SMITH.
Fumigatio nitrica Smithiana.

1.

Rp. Acidi sulfurici crudi 100,0
    caute diluta
    Aquae communis 50,0
        dentur ad vitrum. S. Säure.

2.

Rp. Kalii nitrici crudi pulverati 100,0
    D. ad chartam. S. Pulver.

S. Der in einem irdenen Tiegel erhitzten Säure
wird in dem zu desinficirenden Raume nach
und nach ein Theelöffel voll Pulver eingetragen.
Vor dem Einathmen des Dampfes hüte man sich
und trage das Kaliumnitratpulver mit einem Löffel
ein, dessen Stiel durch einen Stab genügend
verlängert ist.

</td><td>

Unguentum oxygenatum (Germ. I).

Unguentum nitricum. ALYON's Salbe.

Rp. Adipis   50,0
    Acidi nitrici (25%) 3,6

Man schmilzt das Schweineschmalz in einem Por-
cellangefässe, mischt die Salpetersäure hinzu
und erhitzt bei gelinder Wärme unter beständigem
Umrühren so lange, bis die Masse blaues Lack-
muspapier nicht mehr röthet. Alsdann in
Papierkapseln ausgiessen und die entstandenen
Tafeln im verschlossenen Gefäss aufbewahren.
Gelbliches Cerat, von gleichsam ranzigem Geruch.
Früher gegen Scabies und chronische Exantheme
gebraucht, jetzt obsolet.

</td></tr>
</table>

Acidum oleïnicum.

Acidum oleïnicum (Ergänzb.). **Acidum oleïcum** (U-St.). **Acidum elaïnicum.**
Oelsäure. Elaïnsäure. Oleïc acid. $C_{18}H_{34}O_2$. **Mol. Gew.** $= 282$.

In den Lehrbüchern wird eine reine Oelsäure aufgeführt. Diese ist nicht Gegenstand des Handels. Die in der Pharmacie und den Gewerben zumeist benutzte Oelsäure
ist die rohe Oelsäure der Preislisten.

I. Acidum oleïnicum purum. Reine Oelsäure. Wird durch Verseifen von
Mandelöl und Zersetzung der Seifenlösung mittels verdünnter Schwefelsäure, Waschen und
Trocknen der Fettsäuren dargestellt. Ein farbloses und geruchloses Oel, welches bei $+ 4^0$ C.
erstarrt und alsdann erst bei $+ 14^0$ C. wieder schmilzt. Spec. Gew. 0,898 bei 14^0 oder 0,876
bei 100^0 C. Soll in reinem Zustande Lackmusfarbstoff nicht röthen. Dagegen kann die Oelsäure in alkoholischer Lösung mit alkoholischer Kalilauge und Phenolphthaleïn als Indikator titrirt werden. In Wasser ist sie unlöslich, leicht löslich schon in kaltem Alkohol,
in Aether, Chloroform. Mischbar mit fetten und aetherischen Oelen. Sie ist eine unge-
sättigte, einbasische Säure; 1 Mol. addirt $= 2$ Atome Brom oder Jod. Ihre Salze heissen
„Oleate“.

Jodzahl $= 90,07$; Säurezahl 198,9.

Durch Einwirkung von salpetriger Säure geht die Oelsäure in die isomere feste
Elaïdinsäure über.

II. Acidum oleïnicum (Ergänzb.). **Acidum oleïcum** U-St. Da die reine Oelsäure nicht Handelsprodukt ist, so wird unter „Oelsäure“ schlechthin stets die rohe
Säure verstanden. Sie wird technisch in grossen Mengen als Nebenprodukt der Stearin-
kerzenfabrikation durch Verseifung besonders der animalischen Fette (Talg) gewonnen.
Man erhält hierbei stets Gemenge von Oelsäure mit Palmitinsäure und Stearinsäure. Die
letzteren beiden scheiden sich beim Abkühlen krystallinisch ab, die Oelsäure bleibt flüssig
und wird durch Abpressen mechanisch getrennt. Die im Grosshandel als „Oelsäure“ bezeichnete Substanz ist ein Gemisch von Fettsäuren, welches zwar vorwiegend Oelsäure,
daneben aber auch noch Palmitinsäure, Stearinsäure und andere Fettsäuren enthält.

U-St. sagt, sie werde in genügender Reinheit aus dem Handelsprodukt erhalten,
wenn man dieses auf $+ 5^0$ C. abkühle und die flüssigen Antheile durch Koliren sammele. Es
beschreibt die Oelsäure als eine gelbe oder braune ölige Flüssigkeit, welche unter dem
Einfluss des Lichts und der Luft nachdunkelt. Spec. Gew. etwa 0,900.

Das Ergänzb. giebt an: „Farblose oder kaum gelbliche, ölige Flüssigkeit, nahezu geruchlos und geschmacklos, unter 15^0 C. dickflüssig werdend, bei $+ 4^0$ C. erstarrend. Spec. Gew.
$0,89-0,91$.“ Ein solches Präparat wäre zweckmässig als Acid. oleïnic. depuratum
oder als Acid. oleïnic. crudum album zu bezeichnen gewesen. Man kann es gewinnen, indem man die bei $+ 5^0$ aus der Oelsäure des Handels abgeschiedenen flüssigen Antheile

1—2 mal mit Thierkohle digerirt und filtrirt. Diese Oelsäure giebt folgende Konstanten: Säurezahl 185,9—202,8. Esterzahl 3,6—11,2, Jodzahl 72—82,3, Refraktion bei 25⁰ = 48,1—50,1. Bei Luftzutritt nimmt die Oelsäure bald dunkle Farbe, ranzigen Geruch und saure Reaktion an.

Aufbewahrung. In möglichst gefüllten, gut verstopften Flaschen oder Steinkruken an einem dunklen und namentlich kühlen Ort, da die erstarrte Oelsäure Sauerstoff nicht aufnimmt.

Prüfung. Sie gebe mit einem gleichen Raumtheil Alkohol (90 Vol. Proc.) eine klar bleibende Mischung (Trübung = Fett), ferner, mit verdünnter Kaliumkarbonatlösung erwärmt, eine klare Flüssigkeit (Trübung = Mineralöl, bez. Kohlenwasserstoffe). Wird diese Lösung mit Essigsäure neutralisirt, so entsteht auf Zusatz von Bleiacetat ein weisser Niederschlag (Bleioleat), welcher nach dem Auswaschen durch Wasser in Aether nahezu völlig löslich ist (Bleistearinat und -Palmitat würden in Aether nicht löslich sein). 1 g Oelsäure verbrenne ohne einen Rückstand zu hinterlassen.

Anwendung. Oelsäure dient zur Darstellung verschiedener Oleate, d. i. ölsaurer Salze, z. B. des Quecksilbersalzes, ferner zur Bereitung von Pflastern und Seifen. Es ist vorauszusehen, dass bei der Seifenbereitung in absehbarer Zeit die Fette und Oele überhaupt gänzlich durch die freien Fettsäuren einschl. der Oelsäure (wegen der Gewinnung des Glycerins) werden verdrängt werden. — 100 Th. Oelsäure bedürfen zur völligen Verseifung = 20 Th. Kalihydrat KOH, oder 14,2 Th. Natronhydrat NaOH.

Eunatrolum. Eunatrol. Das unter diesem Namen in den Handel gelangende Präparat soll reines ölsaures Natrium sein. Thatsächlich aber besteht es nach einer Untersuchung von B. Fischer aus etwa 70 Proc. Natrium-Oleat und 30 Proc. freier Oelsäure. Man kann es darstellen, indem man 100 Th. reiner Oelsäure mit 10 Th. reinem trocknen Aetznatron in alkoholischer Lösung verseift und die entstandene Seife zur Trockne bringt.

Weissliche, weiche, seifenartige Masse, schwach nach Oelsäure riechend. Gegen Lackmus schwach alkalisch, in Wasser trübe löslich. Die konc. wässerige Lösung wird durch Phenolphthaleïn nicht oder kaum geröthet, erst nach dem Verdünnen mit viel Wasser erfolgt starke Röthung. Die Menge der vorhandenen freien Oelsäure wird festgestellt durch Titration der alkoholischen Lösung mittels Normal-Kalilauge und Phenolphthaleïn als Indikator.

Es wird zur Unterstützung der Gallenthätigkeit zweimal täglich zu je 1 g. in Pillenform gegeben: Rp. Eunatroli 25,0, Terrae siliceae, Glycerini q. s. Fiant pilulae 100. Morgens und Abends je 4 Pillen.

Emplastrum adhaesivum Germ. I. In 18 Th. rohe Oelsäure siebt man in der Kälte unter beständigem Umrühren (!) allmählich 10 Th. höchst feingepulverte Bleiglätte ein und erhitzt die homogene Mischung unter beständigem Umrühren (!), bis ein Pflaster geworden ist. — Alsdann mische man ein geschmolzenes Gemisch von 3 Th. Kolophonium und 1 Th. Talg hinzu. — Dieses Pflaster entbehrt nach einiger Aufbewahrung der erforderlichen Klebkraft.

Spiritus Saponis, Seifengeist. 90 Th. roher Oelsäure und 310 Th. 90 proc. Weingeist werden in einen Kolben gegeben, im Wasserbade bis auf 50 bis 60⁰ erwärmt und nach und nach mit 33 Th. zerriebenem Natriumbikarbonat, zuletzt mit 200 Th. Rosenwasser versetzt.

Sapo argentarius, Silberseife. Oelsäure 100 Th. und Stearinsäure 300 Th. werden durch Schmelzung verbunden, dann mit 100 Th. Schlämmkreide gemischt, und nach dem Erkalten gepulvert. Zum Putzen von Silberzeug.

Unguentum ad corium, Lederschmiere. Oelsäure, Harzöl und Thran āā.

Richter's Patent-Wellenöl zum Glätten der Wellen ist rohe Oelsäure mit 10 Proc. Amylalkohol (Ph. Ztg. 1894. 511).

Putzöl ist rohe Oelsäure, eventuell mit Zusatz von 30 Proc. Mineralöl (Petroleum).

Putzpomade. Trippel 40 Th., Englisch Roth 10 Th., Oelsäure 50 Th.

Ammoniumoleat als Reinigungsmittel für Glas, Porcellan, Gespinnste etc.: Oelsäure 1 Th., Spiritus 2 Th., Ammoniakflüssigkeit 14 Th.

Acidum osmicum.

I. † Acidum osmicum (Ergänzb.), seu **hyperosmicum**, seu **osminicum**. Osmiumtetroxyd. Osmiumsäure. Ueberosmiumsäure. Perosmiumsäure. Acide osmique. Osmic acid. OsO_4. Mol. Gew. $= 254$.

Darstellung. Sehr fein vertheiltes Osmium (etwa so fein wie Platinmohr oder -schwamm) wird unter Ueberleiten von Sauerstoff auf etwa 400⁰ erhitzt. Es verbrennt dabei zu Osmiumtetraoxyd, welches flüchtig ist und in abgekühlten Vorlagen gesammelt wird.

Eigenschaften. Farblose bis gelbliche, oder grünlich-graue, nadelförmige Krystalle oder krystallinische Stücke von stechendem, chlorartigem Geruche und sehr scharfem Geschmacke, welche aus der Luft Feuchtigkeit anziehen, Dämpfe ausstossen, beim Erhitzen schmelzen und ohne Rückstand flüchtig sind. Die wässerige Lösung ($1 = 100$) röthet blaues Lackmuspapier nicht, ist farblos, veranlasst aber, besonders bei Lichtzutritt, Schwärzung der Gefässwand. Sie färbt Kaliumjodidlösung gelb, wird durch Schwefelwasserstoff schwarzbraun gefällt, durch schweflige Säure zuerst gelb, dann braun und violett, durch Gerbsäurelösung dunkelblau gefärbt. Wird zu einer wässrigen Lösung Alkohol zugesetzt, so scheidet sich innerhalb 24 Stunden alles Osmium in Form eines schwarzen Niederschlages und zwar als Osmiumtetrahydroxyd $Os(OH)_4$ ab.

Die Dämpfe des Osmiumtetroxydes wirken auf die Schleimhäute stark reizend, besonders gefährlich ist die Einwirkung auf die Schleimhaut der Luftwege und der Augen! (Vorsicht!) Es kann Erblindung eintreten.

Prüfung. Osmiumsäure darf beim Erhitzen einen Rückstand nicht hinterlassen. Die Ausführung dieser Probe erfolge mit grösster Vorsicht unter Anwendung geringer Mengen unter einem gut wirkenden Abzuge, da sonst schwere Entzündungen der Schleimhäute eintreten können.

Aufbewahrung. Vorsichtig und vor Licht geschützt. In den Handel gelangt die Osmiumsäure meist in Röhrchen eingeschlossen. Da der Inhalt dieser Röhrchen scinem Gewichte nach bekannt ist, so empfiehlt es sich, die geöffneten Röhrchen sogleich umgekehrt in Wasser zu stellen und von dem Inhalt eines Röhrchens eine Lösung von bekanntem Gehalte herzustellen. Auch diese Lösungen sind vor Licht und Staub geschützt vorsichtig aufzubewahren.

Anwendung. Innerlich in Gaben von 0,001—0,003 g mehrmals täglich in Pillen, am besten mit Bolus bereitet, bei gleichzeitigem Gebrauche von Kaliumbromid gegen Neuralgien und Epilepsie. Subkutan $^1/_2$—1 ccm der 1procentigen wässrigen Lösung. Grösste Gaben pro dosi 0,01, pro die 0,02 g. Die wässerige Lösung ist in dunklen Gläsern mit Glasstopfen zu dispensiren.

Technisch zum Härten von mikroskopischen Objekten.

II. † Kalium osmicum. Kaliumosmat. Osmigsaures Kalium. $OsO_4K_2 + 2H_2O$. Mol. Gew. $= 368$.

Darstellung. Zu einer frisch bereiteten Lösung von Osmiumsäure in Alkohol setzt man Kalilauge hinzu. Die Flüssigkeit färbt sich schön roth, und falls sie hinreichend koncentrirt ist, wird das Kaliumosmat als Krystallpulver abgeschieden. Beim langsamen Verdunsten verdünnterer Lösungen erhält man granatrothe bis schwarzrothe Oktaëder. Braunrothes Krystallpulver oder rothe bis schwarzrothe Oktaëder, von süsslich adstringirendem Geschmacke, in Wasser leicht löslich. An trockener Luft haltbar, in feuchter Luft zerfliessend und sich zersetzend. — Die Lösungen des Salzes zersetzen sich besonders auf Zusatz einer Säure unter Bildung von Osmiumtetroxyd und niederen Oxyden des Osmiums. Vorsichtig, vor Licht und Feuchtigkeit geschützt, aufzubewahren.

Anwendung. Innerlich in Gaben von 0,001—0,003, Subkutan $^1/_2$—1,0 ccm der einprocentigen Lösung wie Osmiumsäure, vor welcher es den Vorzug grösserer Haltbarkeit hat. Grösste Gaben: pro dosi 0,2 g, pro die 0,5 g.

Acidum oxalicum.

Acidum oxalicum. Acide oxalique (Gall.). **Oxalic acid. Oxalsäure. Kleesäure**
(bisweilen auch *Acidum saccharinicum*, Zuckersäure). $C_2H_2O_4 + 2\,H_2O$. **Mol. Gew. = 126.**
Wird in chemischen Fabriken dargestellt: a) durch Einwirkung von Salpetersäure
auf Zucker (Traubenzucker) oder Stärke, b) durch Verschmelzen von Cellulose (Sägemehl)
mit einem Gemisch von konc. Kali- und Natronlauge. Die erhaltene Oxalsäure wird durch
Umkrystallisiren gereinigt. Man unterscheidet 1) eine technische und 2) eine reine
Oxalsäure.

I. † Acidum oxalicum technicum (s. depuratum, crystallisatum). Entweder farblose, häufiger aber etwas grauweisse, prismatische Krystalle, nicht hygroskopisch.
Sie enthält als Verunreinigung in der Regel Schwefelsäure, Ammoniak und Salze des
Kalium, Natrium, Calcium, Spuren Eisen. 1 g darf beim mässigen Glühen im bedeckten
Platintiegel nicht mehr als 0,05 g Rückstand hinterlassen, anderenfalls ist auf absichtlichen
Zusatz der verunreinigenden Salze zu schliessen. Von diesen Verunreinigungen abgesehen,
gleicht sie in ihren Eigenschaften der reinen Oxalsäure.

II. † Acidum oxalicum purissimum (Ergänzb.). Wird im Allgemeinen durch
Umkrystallisiren der rohen Säure hergestellt. Falls die letztere Kali oder Natron enthält,
lassen sich die letzten Spuren der Verunreinigungen nur schwer beseitigen. Man hat dafür
empfohlen: Umkrystallisiren aus Alkohol oder aus reiner 12proc. Salzsäure. Am zweckmässigsten jedoch ist die Reinigung durch Sublimation der entwässerten, rohen Oxalsäure
auszuführen. Man bringt letztere in einen Kolben, welcher in einem Paraffinbade steht
und durch den mittels einer Saugpumpe ein Luftstrom hindurch geführt werden kann. Als
Vorlagen benutzt man zwei leere Kolben, durch welche der Luftstrom gleichfalls durchgeleitet werden kann. Man erhitzt nun die Oxalsäure und hält sie möglichst auf 157° C.,
während der Luftstrom durchgesaugt wird. Dieser nimmt die sublimirende Oxalsäure in
die vorgelegten Kolben mit, wo sie sich wasserfrei zu glänzenden Krystallen verdichtet,
welche durch Auflösung in heissem Wasser wieder in wasserhaltige Oxalsäure $C_2O_4H_2 +$
$2\,H_2O$ verwandelt werden.

Eigenschaften. Reine Oxalsäure bildet farblose, geruchlose, stark sauer schmeckende,
prismatische, nicht hygroskopische Krystalle $C_2H_2O_4 + 2\,H_2O$. Ueber Schwefelsäure oder
durch Erwärmen auf 70° C. wird sie wasserfrei; schon bei 100° C. sublimirt wasserfreie Oxalsäure, bei 150—157° C. ist die Sublimation in vollem Gange. Bei 160° C. erfolgt Zersetzung,
bei 180° C. Schmelzen, bei 190° C. Sieden der entwässerten Oxalsäure. Die Dämpfe der
entwässerten Oxalsäure reizen heftig zum Husten.

Die krystallisirte (wasserhaltige) Säure löst sich in 10 Th. Wasser von 15° C., oder in
3 Th. siedendem Wasser, ferner in 2,5 kaltem oder in 1,8 Th. siedendem Alkohol, wobei
z. Th. Bildung von Oxalsäureäther erfolgt, schwer in Aether. Mit Wasserdämpfen ist sie
flüchtig. Beim Erhitzen mit wasserentziehenden Mitteln, z. B. Schwefelsäure, zerfällt sie
in Wasser, Kohlensäure und Kohlenoxyd. Daher ist Oxalsäure ein Reduktionsmittel: sie
entfärbt z. B. Kaliumpermanganat beim Erwärmen in schwefelsaurer Lösung und
reducirt Goldsalze zu metallischem Gold. Beim Erhitzen mit Glycerin entsteht
Ameisensäure. Oxalsäure ist eine zweibasische Säure, ihre Salze heissen „Oxalate".
Sie bildet neutrale, saure und übersaure Salze.

$$\begin{array}{l}\text{COOH}\\ |\\ \text{COOH}\end{array}$$
Oxalsäure.

Nachweis und Bestimmung. Man erkennt die Oxalsäure an folgenden Reaktionen:

1) Fügt man zu freier Oxalsäure (oder löslichen Oxalaten) eine Lösung von Calciumacetat, so entsteht ein weisser Niederschlag von Calciumoxalat $C_2O_4Ca + H_2O$. Dieser ist
unlöslich in Wasser, in Essigsäure und in Ammoniak, dagegen leicht löslich in Salzsäure
und in Salpetersäure (ähnliche Niederschläge entstehen mit Strontium- und Baryumacetat).
2) Mit Bleiacetat entsteht in den Lösungen der Oxalsäure und der Oxalate schwer lösliches, weisses Bleioxalat C_2O_4Pb. 3) Silbernitrat giebt mit Oxalaten weissen, in Salpetersäure löslichen Niederschlag. 4) Liegen unlösliche Oxalate vor, so kocht man diese mit

Natriumkarbonatlösung aus. Das mit Essigsäure angesäuerte Filtrat giebt auf Zusatz von Calciumacetat alsdann einen Niederschlag von Calciumoxalat.

Bestimmung. Freie Oxalsäure kann man a) mit Normalkalilauge und Phenolphthaleïn titriren. 1 ccm Normalkalilauge ist $= 0,063$ g Oxalsäure $C_2O_4H_2 + 2H_2O$. b) Durch Kaliumpermanganat titriren $2\,KMnO_4 + 5\,C_2H_2O_4 . 2H_2O + 3\,H_2SO_4 = 18\,H_2O + 10\,CO_2 + K_2SO_4 + 2\,MnSO_4$. Zu diesem Zwecke säuert man die Lösung, welche andere durch Kaliumpermanganat oxydirbare Bestandtheile nicht enthalten darf, mit verdünnter Schwefelsäure an, erhitzt bis fast zum Sieden und titrirt mit Kaliumpermanganat bis zur eben bleibenden Rothfärbung. 1 g $KMnO_4$ zeigt 1,9936 g $C_2H_2O_4 + 2H_2O$ an. Das Verfahren ist auch für Oxalate anwendbar, falls sie nicht eine gleichfalls noch oxydirbare Base (z. B. Eisenoxydul) enthalten. Nur ist alsdann entsprechend mehr Schwefelsäure zuzufügen. c) Gewichtsanalytisch. Man fällt die Oxalsäure in der Siedehitze mit Calciumacetat, oder man übersättigt sie mit Ammoniak und fällt in der Siedehitze mit Calciumchlorid. Das ausgewaschene Calciumoxalat kann nach b) titrirt werden oder man führt es durch vorsichtiges Glühen (zuletzt Befeuchtung mit Ammoniumkarbonat und Trocknen bei 150°) in Calciumkarbonat über. 1,0 $CaCO_3 = 1,26\,C_2H_2O_4 . 2H_2O$. Oder man verwandelt es durch Glühen vor dem Gebläse in CaO. 1,0 CaO $= 2,25\,C_2O_4H_2 . 2H_2O$.

Volumgewicht der Oxalsäurelösungen

und Gehalt an $C_2H_2O_4 + 2H_2O$ (Franz) bei 15°.

Vol. Gew.	Proc. $C_2H_2O_4 +$ 2 H_2O	Vol. Gew.	Proc. $C_2H_2O_4 +$ 2 H_2O	Vol. Gew.	Proc. $C_2H_2O_4 +$ 2 H_2O
1·0032	1	1·0182	6	1·0271	10
1·0064	2	1·0204	7	1·0289	11
1·0096	3	1·0226	8	1·0309	12
1·0128	4	1·0248	9	1·0320	12·2
1·0160	5				

Aufbewahrung. Vorsichtig, vor ammoniakalischer Luft geschützt.

Prüfung. 1) 1 g hinterlasse beim Glühen im Platintiegel keinen wägbaren Rückstand (Kalium-, Natrium-Salze). 2) Die wässerige Lösung 1 : 20 werde a) nach dem Ansäuern mit Salpetersäure weder durch 5 Tropfen Baryumchloridlösung noch durch Silbernitratlösung getrübt (Schwefelsäure, Chlor). b) durch Schwefelwasserstoff nicht verändert (Kupfer, Blei) auch nicht nach Zusatz von Ammoniak (Eisen, Zink). 3) 3 g der Krystalle geben nach dem Uebersättigen mit Natronlauge beim Erwärmen nicht den Geruch nach Ammoniak zu erkennen.

Anwendung. In Substanz oder konc. Lösung wirkt Oxalsäure auf Schleimhäuten ätzend. Nach der Resorption wirken auch dünnere Lösungen der freien Säure, sowie der Oxalate, giftig auf das Herz- und Nervensystem. Symptome: Athemnoth, Ameisenkriechen, Rückenschmerzen, Krämpfe. Der Tod erfolgt entweder bald oder nach Tagen und Wochen. Dosis letalis wird zu 4,0—15,0 g angegeben. Gegengift: Kreide, Kalkwasser, Zuckerkalk, Calciumacetat. Therapeutisch kaum mehr verwendet.

Die Angabe, dass Oxalsäure nicht giftiger sei als Citronensäure und wie diese in Form von Limonaden gereicht werden könne, ist durchaus falsch und kann unter Umständen verhängnissvoll werden.

In der Analyse besonders als Reagens zur Erkennung und Bestimmung der alkalischen Erden. Technisch zur Herstellung von Tinte, von Beizen in der Kattundruckerei, zum Entfärben von Stroh, zum Entfernen von Rostflecken.

Toxikologisches. Ist der Nachweis einer Vergiftung durch Oxalsäure zu führen, so ist zunächst die Schleimhaut von Magen und Darm mikroskopisch auf das Vorhandensein der charakteristischen Krystalle des Calciumoxalates zu untersuchen.

Alsdann kocht man die zerkleinerten und auf dem Wasserbade eingetrockneten Objekte mit 95 proc. Alkohol 2—3 Mal aus filtrirt und zieht den Alkohol zum grössten

Theil durch Destillation ab. Den Rückstand trocknet man ein, zieht ihn mit Wasser aus und filtrirt. Das Filtrat giebt beim Kochen mit Calciumacetat einen weissen Niederschlag von Calciumoxalat, falls freie Oxalsäure oder überoxalsaures Kalium zugegen war, da dieses letztere durch Alkohol in Kaliumbioxalat und Oxalsäure zerlegt wird. Das erhaltene Calciumoxalat ist durch Specialreaktionen näher zu kennzeichnen. Die Bestimmung erfolgt in gleicher Weise, wie eben angegeben, nur ist eine gewogene Menge von Organtheilen in Arbeit zu nehmen, und das Gewicht des erhaltenen Calciumoxalates ist durch Ueberführen des letzteren in Calciumkarbonat oder Calciumoxyd festzustellen.

Die beim Extrahiren mit Alkohol hinterbliebenen Organtheile werden mit Wasser ausgezogen. Das mit Essigsäure angesäuerte Filtrat wird aufgekocht und durch Filtriren von etwa ausgeschiedenem Eiweiss befreit. Erhält man aus dem zum Sieden erhitzten Filtrat durch Calciumacetat nochmals einen Niederschlag von Calciumoxalat, so stammt dieses von löslichen oxalsauren Salzen her, welche in den Organtheilen vorhanden gewesen sind. Bestimmung wie vorher.

Ueber den Nachweis der Oxalsäure im Harn s. Urina.

Antifer, Tintenfleckreiniger. Eine Mischung von grobgepulverter Oxalsäure und grobgepulvertem Alaun wird bei 120° im Porcellankasserol geschmolzen und in Stangen gegossen, die man in Stanniol einhüllt.

Encrivore. Zum Vertilgen von Gallus-Tintenflecken, mittelst Haarpinsels aufzutragen: Oxalsäure 3,0, Wasser 20,0, Alkohol 50,0.

Robigin. Zum Entfernen von Rostflecken aus Wäsche etc.: Salzsäure (25 Proc.) 4,0, Oxalsäure 4,0, Wasser 92,0. Die Lösung ist heiss anzuwenden.

Plus d'encre aux doigts; le nouveau nettoyeur, oder **No more inkblots on the fingers;** the new chemic patent cleaner. Runde, circa 5,0 cm lange, 0,9—1,0 cm dicke, von buntem Stanniol umhüllte Stäbe, dargestellt aus geschmolzener Oxalsäure mit einer kleinen Menge Cochenillepulver. Signatur: Mouillez la tache d'encre, frottez la avec le nettoyeur chimique, elle disparaitra immédiatement.

<table>
<tr><td>

Cosmeticum oxalicum.

Rp. Acidi oxalici   5,0
     Boracis   10,0
     Aquae Rosae   135,0
     Glycerini puri   50,0.

M. D. S.   Zum Waschen fleckiger Hautstellen.

</td><td>

Mixtura oxalica martiata. GAMBERINI.

Rp. Ferri sulfurici crystallisati 0,5
     Acidi oxalici   0,25
     Aquae destillatae   130,0
     Sirupi Sacchari   50,0.

M. D. S.   Esslöffelweise in der Apyrexie (bei Intermittens).

</td></tr>
</table>

III. † Ammonium oxalicum (Ergänzb.), Ammoniumoxalat. Oxalate d'Ammoniaque. Oxalate of Ammonia. $C_2O_4(NH_4)_2 \cdot H_2O$. Mol. Gew. = 142.

Darzustellen durch Neutralisiren von 10 Th. kryst. Oxalsäure mit 27 Th. Ammoniak (10 Proc.) und Eindampfen der Lösung bis zur Krystallisation. Farblose, in Wasser klar lösliche Krystalle. Löslich in 20 Th. Wasser; die Lösung ist neutral. 2 g sollen ohne Rückstand verbrennen, es sei frei von Schwefelsäure und von Metallsalzen. Prüfung wie Acidum oxalicum. Die Lösung 1:20 dient als Reagens in der Analyse. Man stellt sie ex tempore dar aus: kryst. Oxalsäure 10,0, Ammoniakflüssigkeit (10 Proc.) 27,0, Wasser 163,0. Vorsichtig aufzubewahren.

IV. † Kalium bioxalicum. (Ergänzb.[1]) Saures Kaliumoxalat. $C_2O_4HK \cdot H_2O$. Mol. Gew. = 146. Oxalate acide de potasse (Gall.). Bioxalate de potasse. Sel d'oseille. Bioxalate of potassium.

Wird in chemischen Fabriken dargestellt. Man kann es im kleinen erhalten, indem man die wässerige Lösung von 10 Th. Kaliumkarbonat mit etwa 9,1 Th. kryst. Oxalsäure neutralisirt, alsdann nochmals die gleiche Menge Oxalsäure als zur Neutralisation verbraucht war (9,1 Th.), hinzufügt und zur Krystallisation eindampft. — Farblose, luftbeständige, sauer und bitter schmeckende, sauer reagirende monokline Krystalle, in 40 Th. kaltem oder 6 Th. siedendem Wasser löslich, unlöslich in Alkohol. Aufbewahrung: Vorsichtig.

V. † Kalium tetraoxalicum. Uebersaures Kaliummoxalat. $C_2O_4HK + C_2O_4H_2 + 2H_2O$. Mol. Gew. = 254.

Man neutralisirt die wässerige Lösung von 10 Th. Kaliumkarbonat mit (9,1 Th.) kryst. Oxalsäure, fügt zu der Lösung die dreifache Menge (27,3 Th.) der vorher zum Neutralisiren verbrauchten Oxalsäure und dampft zur Krystallisation ein. Farblose, sauer reagirende, trikline Krystalle, in 50 Th. Wasser löslich. Spec. Gew. 1,765. Findet

---

[1]) Das Ergänzb. führt das Kleesalz nicht ganz zutreffend als „Kaliumbioxalicum" auf, s. unter Oxalium.

Verwendung bei der Prüfung des Chinins (Tetraoxalat-Probe) und als Urmaass in der Maassanalyse. Aufbewahrung: Vorsichtig. Durch Alkohol wird dem Salze freie Oxalsäure entzogen, während Kaliumbioxalat hinterbleibt.

VI. † Oxalium. Kleesalz. Sauerkleesalz (bisweilen **Bitterkleesalz,** aber nicht mit Bittersalz zu verwechseln!) **Sal Acetosellae.** (Kalium bioxalicum des Ergänzb.)

Wird fabrikmässig hergestellt und ist gewöhnlich ein Gemenge von Kaliumbioxalat mit Kaliumtetraoxalat und löst sich in etwa 40 Th. Wasser. Verfälscht wird es bisweilen durch Krystalle von Kaliumsulfat. Anwendung meist zur Entfernung von Rost- und Tintenflecken, da es mit Eisensalzen bez. mit Eisenoxyd und -hydroxyd das in Wasser lösliche Doppelsalz: Eisen-Kaliumoxalat bildet. Aufbewahrung: Vorsichtig! Giftig!

Ueber die Abgabe des Kleesalzes existiren besondere medicinalpolizeiliche Vorschriften.

Kleesalz-Surrogat für Entfernung von Eisenflecken: Weinsteinpulver 100, Alaunpulver 50,0.

Eau écarlate, Scharlachwasser, zur Reinigung von Tüchern und Wollstoffen, besonders rothgefärbter, wird bereitet aus 25,0 Oxalium, 15,0 krystallisirtem Natriumkarbonat, 5,0 Kaliumkarbonat, 1000,0 Wasser mit Cochenille mässig tingirt.

Reinigungssalz, zum Reinigen penséefarbener und rother Zeugstoffe, ist ein pulvriges Gemisch aus 50,0 Oxalium, 25 krystallisirtem Natriumkarbonat, 7,0 Kaliumkarbonat und 3,0 Cochenillepulver.

VII. † Kalium oxalicum neutrale. Neutrales Kaliumoxalat. Oxalate neutre de potasse. Oxalate of potassium $C_2O_4K_2 . H_2O$. **Mol. Gew.** $= 184$. Wird durch Neutralisiren von 10 Th. Kaliumkarbonat mit (9,1 Th.) kryst. Oxalsäure und Eindampfen bis zur Krystallbildung dargestellt. Farblose, neutrale Krystalle, in der Wärme verwitternd. Löslich in 3 Th. Wasser. Wird in der Analyse und in der Photographie (s. d.) zur Herstellung des Eisenoxalat-Entwicklers verwendet.

Acidum phenylosulfuricum.

Unter der Bezeichnung Phenolschwefelsäure und Phenylschwefelsäure werden zwei Verbindungsklassen gewöhnlich durcheinander geworfen, welche streng zu trennen sind, nämlich 1) die sulfonirten Phenole und 2) die ätherartigen Derivate der Phenole mit der Schwefelsäure.

Phenolsulfosäuren. Mischt man reines Phenol (Karbolsäure) mit konc. Schwefelsäure, so entsteht in der Kälte **Ortho**phenolsulfosäure, in der Wärme dagegen **Para**phenolsulfosäure. Man trennt die beiden Säuren, indem man sie in die Kaliumsalze verwandelt und deren Lösung zur Krystallisation eindampft. Es krystallisirt alsdann zuerst das schwerlösliche Salz der Para-Säure $C_6H_4(OH) . SO_3K$ (1:4) und erst später dasjenige der Ortho-Säure $C_6H_4(OH)SO_3K + 2H_2O$ aus. Man verwandelt diese Salze durch Fällen mit basischem Bleiacetat in die schwerlöslichen Bleisalze, zerlegt diese durch Schwefelwasserstoff und erhält nun durch Abdunsten der Lösungen beide Säuren krystallisirt.

I. † Ortho-Phenolsulfosäure. Wird als solche nicht, wohl aber als wässerige Lösung therapeutisch verwendet. Unter „Aseptol“ oder **Sozolsäure** versteht man eine wässerige $33\frac{1}{3}$ proc. Lösung der Ortho-Phenolsulfosäure.

Acidum sozolicum. (Ergänzb.) **Sozolsäure. Aseptolum.** Zur Darstellung mischt man gleiche Theile reine Karbolsäure und reine konc. Schwefelsäure unter Vermeidung jeder Temperatur-Erhöhung und lässt das Gemisch unter gutem Verschluss und gelegentlichem Umschütteln etwa 8 Tage lang stehen. Alsdann giesst man es unter Umrühren in Eiswasser und neutralisirt mit Baryumkarbonat. Die freie Schwefelsäure wird als Baryumsulfat abgeschieden, Orthophenolsulfosäure geht als Baryumsalz in Lösung. Man bestimmt in einer Probe des Filtrates die vorhandene Menge Baryum und fällt alsdann in der Gesammtflüssigkeit das Baryum durch eine berechnete Menge Schwefelsäure. Das Filtrat wird durch Eindunsten auf das spec. Gew. 1,155 gebracht.

Eigenschaften. Farblose, fast geruchlose, bez. nur schwach phenolartig riechende, und schwach sauer reagirende, zunächst farblose, später gelbliche oder schwach röthliche Flüssigkeit, welche sich im Lichte bald dunkler färbt. Mit Wasser, Weingeist und Glycerin in jedem Verhältnisse mischbar. Enthält in 100 Th. = 33,3 Th. Orthophenolsulfosäure.

Prüfung. Die wässerige Lösung 1 = 10 werde durch Baryumnitratlösung nicht verändert. Werden 2 ccm auf dem Platinblech eingedampft und der Rückstand geglüht, so soll kein unverbrennlicher Rückstand hinterbleiben.

Aufbewahrung. Vorsichtig und vor Licht geschützt.

Anwendung. An Stelle der Karbolsäure und Salicylsäure als Antisepticum in der Wundbehandlung. Nach Hueppe soll die 10procentige wässerige Lösung sicher antiseptisch wirken. Lösungen in Glycerin, Oel und Alkohol sind unwirksam. Innerlich in gleichen Mengen wie Salicylsäure als Antifermentativum bei Magen- und Darmkatarrhen.

In wässeriger Lösung geht die Orthophenolsulfosäure nach längerem Stehen freiwillig in die Para-Phenolsulfosäure über.

Aseptol-Präparate, im Jahre 1886 von der Firma Dunkel & Co. zu Berlin in den Handel gebracht, haben mit dem vorstehend beschriebenen Aseptol nichts gemein, sie bestanden aus Mischungen von terpenhaltigen Oelen.

Acidum aseptinicum. Aseptinsäure. Wasserstoffsäure. Auflösung von 5 Th. Borsäure in 100 Th. Wasserstoffsuperoxyd (2 Proc.) mit oder ohne Zusatz von 3 Th. Salicylsäure oder Kresotinsäure.

II. Para-Phenolsulfosäure ist diejenige Säure, welche schlechthin als „Karbolschwefelsäure" oder „Karbolsulfo(n)säure" bezeichnet wird. Die reine Säure wird medicinisch nicht, dagegen werden einige ihrer Salze verwendet.

† **Zincum sulfocarbolicum.** (Ergänzb.). **Zincum sulfophenolicum** (Helv.). **Sulfophénolate de zinc. Phenolsulfosaures Zink. Sulfokarbolsaures Zink.** $[C_6H_4 (OH)SO_3]_2 Zn + 7H_2O$ **. Mol. Gew. = 537.**

Darstellung. 100 Th. Karbolsäure werden in einem Kolben mit 120 Th. konc. Schwefelsäure gemischt und der Kolben locker verschlossen etwa 8 Tage an einem warmen Ort (60°) gestellt. Nach dieser Zeit wird die Mischung in 2500 Th. Wasser gegossen, gemischt und mit 245 Th. oder so viel Baryumkarbonat erhitzt, als zur Neutralisation der Säure erforderlich ist. — Der filtrirten Flüssigkeit wird eine Lösung von 170 Th. kryst. Zinksulfat in 240 Th. Wasser oder soviel von dieser Lösung hinzugefügt, als zum völligen Ausfällen des Baryumsulfates nothwendig ist. Nach eintägigem Stehen wird abfiltrirt, der Filterinhalt mit Wasser nachgewaschen, das Filtrat abgedampft und zur Krystallisation gestellt. NB. Bei dem Umsetzen des Baryumsulfophenolates stelle man $^1/_{20}$ des Filtrates in Reserve, um etwa zu viel zugegebenes Zinksulfat ausfällen zu können.

Eigenschaften. Farblose oder sehr schwach röthliche, geruchlose oder nur sehr schwach nach Karbolsäure riechende rhombische Krystalle von saurer Reaktion, an der Luft etwas verwitternd. Löslich in 2 Th. Wasser oder in 5 Th. Weingeist. Die wässerige Lösung wird durch Ferrichlorid violett gefärbt.

Prüfung. Die wässerige Lösung (1 = 10) werde durch Schwefelsäure nicht getrübt (Baryumsalze), auch dürfen Ammoniumoxalat sowie Baryumchlorid keine, oder doch nur eine äusserst geringe Trübung verursachen (Calciumsalze, Schwefelsäure). Ammoniumsulfid erzeuge einen weissen Niederschlag von Zinksulfid; das von diesem gewonnene Filtrat hinterlasse nach dem Abdampfen und Glühen keinen feuerbeständigen Rückstand.

Aufbewahrung. In gut verschlossenen Gefässen; vorsichtig.

Anwendung. Das Präparat soll die desinficirenden Eigenschaften der Karbolsäure und die adstringirenden des Zinksulfates in sich vereinigen. Man benutzt es in der Wundbehandlung, zu Injektionen gegen Tripper (0,5—1,0—2,0 : 200) und in kosmetischen Zubereitungen.

<table>
<tr><td>

Aqua antiphelidica.

Rp. Zinci sulfocarbolici 2,0
Glycerini 20,0
Aquae Rosae 30,0
Spiritus odorati 5,0.

Zum öfteren Betupfen der Sommersprossen
und anderer Hautflecken.

</td><td>

Injectio mitis
(Form. mag. Berol).

Rp. Zinci sulfocarbolici 0,5
Aquae q. s. ad 200,0.

Einspritzung bei Gonorrhoe.

</td></tr>
</table>

Reverdin's chirurgische Seife. Olei Amygdalarum 72,0, Liquoris Kalii caustici (10 Proc.) 12,0, Liquoris Natrii caustici (10 Proc.) 24,0, Zinci sulfocarbolici 2,0, Aquae Rosarum 10,0. Verseifen und in Formen giessen.

†**Magnesium sulfocarbolicum. Karbolsulfosaures Magnesium** $[C_6H_4(OH)SO_3]_2$ $Mg + 7H_2O = 496$. Wird in der nämlichen Weise hergestellt wie das vorher besprochene karbolsulfosaure Zinksalz. Nur nimmt man an Stelle von 170 Th. kryst. Zinksulfat zum Umsetzen der karbolsulfosauren Baryumlösung etwa 146 Th. kryst. Magnesiumsulfat. Farblose und geruchlose, bitterlich schmeckende Krystalle. Sollen wie Magnesiumsulfat wirken, aber den Darm weniger reizen als dieses. Vorsichtig aufzubewahren.

†**Calcium sulfocarbolicum. Karbolsulfosaures Calcium** $[C_6H_4(OH)SO_3]_2Ca +$ $H_2O = 404$. Wird durch Sättigen der freien Para-Phenolsulfosäure mit Calciumkarbonat dargestellt. — Farbloses, fast geruchloses, adstringirend bitter schmeckendes, in Wasser und in Weingeist leicht lösliches krystallinisches Pulver. Anwendung. Als Antisepticum, Desinficiens und Adstringens. Bei hartnäckigen Brechdurchfällen in 1proc. wässeriger, versüsster Lösung. Vorsichtig aufzubewahren.

†**Aluminium-Kalium sulfophenolicum. Para-Phenolsulfosaures Aluminium-Kalium** $[C_6H_4(OH)SO_3]_4$. AlK. Wird durch Sättigen der freien Paraphenolsulfosäure mit einer Lösung von Kalium-Aluminat dargestellt. — Farblose, in Wasser lösliche Krystalle. Wirkt antiseptisch und adstringirend. Aeusserlich in 5—20proc. Lösung bei Krebsgeschwüren, Knochenfisteln, sowie als Kollutorium bei übelriechendem Athem.

†**Aluminium sulfocarbolicum. Sozal. Karbolsulfosaures Aluminium** $[C_6H_4(OH)SO_3]_3$. Al = 546. Wird dargestellt **a)** durch Sättigen der freien Paraphenolsulfosäure mit Aluminiumhydroxyd oder **b)** durch Umsetzen von Baryumsulfophenolat mit Aluminiumsulfat. In diesem Falle verfährt man genau wie bei der Darstellung des Zincum sulfocarbolicum, nur nimmt man zur Zersetzung des Baryumsalzes an Stelle von 170 Th. kryst. Zinksulfat rund 132 Th. kryst. Aluminiumsulfat $[Al_2(SO_4)_3 + 18H_2O]$.

Eigenschaften. Krystallinische Körner, von schwachem Phenolgeruch und adstringirendem Geschmack. Leicht löslich in Wasser, Glycerin, auch in Alkohol. Die wässerige Lösung giebt mit Ferrichlorid violette Färbung, durch Ammoniak wird Aluminiumhydrat gefällt. Baryumchlorid erzeugt keine oder nur minimale Trübung. Beim Erhitzen auf dem Platinbleche bläht es sich zunächst stark auf und verbrennt unter Hinterlassung von Aluminiumoxyd.

Anwendung. Als Antisepticum, etwa wie Aluminiumacetat, bei Eiterungen, tuberkulösen Geschwüren, cystitischen Fällen. Bei letzteren als 1procentige Injektion aber auch innerlich. Die wässerige Lösung fällt Eiweiss, aber der Niederschlag wird durch Ueberschuss von Eiweiss wieder gelöst.

LAPLACE's Karbol-Schwefelsäure. Vgl. unter Kresolum.

III. Phenyl-Schwefelsäure. **Schwefelsäure-Phenyl-Aether** $HSO_4 \cdot C_6H_5$. Das Analogon der Aethylschwefelsäure, ist in freiem Zustande nicht bekannt. Die Salze können synthetisch dargestellt werden, auch kommen sie als sog. Aetherschwefelsäuren oder gepaarte Schwefelsäure im Harn vor.

Acidum phosphoricum.

Acidum phosphoricum (orthophosphoricum). Phosphorsäure. Acide phosphorique. Phosphoric acid. PO_4H_3. **Mol. Gew. = 98.**

Die von den Pharmakopöen aufgenommene Phosphorsäure ist eine mehr oder weniger koncentrirte wässerige Lösung der „Orthophosphorsäure" PO_4H_3. Ausserdem sind unter diesem Kapitel noch zu berücksichtigen die glasige Phosphorsäure und das Phosphorsäure-Anhydrid.

I. Acidum phosphoricum (Austr., Brit., Germ., Helv., U-St.). **Phosphorsäure. Acide phosphorique officinal** (Gall.). **Phosphoric acid.** Die genannten Pharmakopöen führen das Präparat zum Theil als *Acidum phosphoricum concentratum*, theils als *Acidum phosphoricum dilutum*, theils schlechthin als *Acidum phosphoricum* auf.

Acidum phosphoricum.	Austr.	Gall.[1])	Germ.	U-St.
Spec. Gew.	1,094	1,35	1,154	1,710
Proc. H_3PO_4	16,66	50,0	25,0	85,0

Acidum phosphoricum concentratum.	
	Brit.
Spec. Gew.	1,5
Proc. H_3PO_4	66,3

Acidum phosphoricum dilutum.			
	Brit.	Helv.	U-St.
Spec. Gew.	1,08	1,056	1,057
Proc. H_3PO_4	13,8	10	10

Handelssorten. Die wichtigsten sind: *Acid. phosphor.* Ph. Germ. Spec. Gew. 1,154 = 25 Proc, *Acid. phosphor.* 1,35 = 50 Proc., *Acid. phosphor.* 1,71, sirupös = 85 Proc. Ferner: *Acid. phosphor. glaciale* und *Acid. phosphor. anhydricum*, endlich *Acidum phosphoricum ex ossibus*.

Darstellung. Zur Darstellung kleiner Mengen von Phosphorsäure, z. B. im pharmaceutischen Laboratorium, verfährt man wie folgt:

In eine geräumige Tubulat-Retorte giebt man 170 Th. einer reinen Salpetersäure von 1,154 spec. Gew., dazu 10 Th. eines Phosphors, welcher frei von Schwefel ist und vorher mit einer Mischung von 1 Th. Salzsäure, 3 Th. Salpetersäure und 25 Th. Wasser 24 Stunden lang macerirt und alsdann mit kaltem Wasser abgewaschen worden war. Damit die Retorte durch die Phosphorstangen nicht zertrümmert werde, ist es unbedingt nothwendig, dass sie vorher mit einem Theile der Salpetersäure beschickt und mit dem Hals nach oben gerichtet, auf einen Strohkranz gelegt werde, bevor man die Phosphorstangen vorsichtig hineinschiebt. Die Retorte, welche nur bis zu $^1/_3$, höchstens bis zur Hälfte angefüllt sein darf, bettet man in ein Sandbad ein, legt ohne Lutum einen Kolben vor, welcher gekühlt werden kann, und beginnt anzuheizen, anfänglich nur auf 70—80°, später kann die Temperatur erhöht werden. Unter Entwickelung braunrother Dämpfe erfolgt die Oxydation des Phosphors, gleichzeitig destillirt eine wässerige Salpetersäure über, welche von Zeit zu Zeit in die Retorte zurückgegossen wird. Man setzt das Erhitzen fort, bis aller Phosphor in Lösung gegangen ist. Fig. 22. und 23.

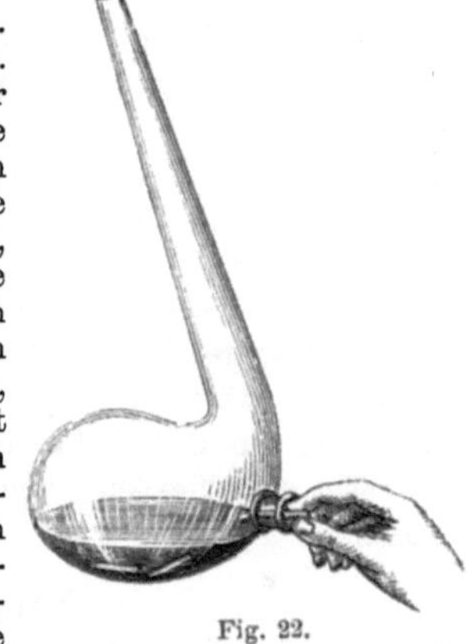

Fig. 22.

Hierauf bringt man den Inhalt der Retorte in eine Porcellanschale und dampft ihn im Freien oder unter einem Abzuge bis auf 40 Th. bez. so lange ein, bis alle Salpetersäure verjagt ist.

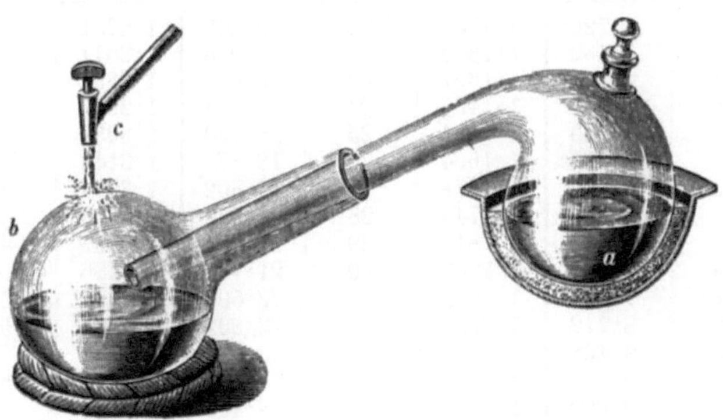

Fig. 23.

Alsdann prüft man, ob die Flüssigkeit noch phosphorige Säure oder arsenige Säure enthält: a) Verdünnt man 15 Tropfen der Säure mit 5 ccm Wasser und fügt 5 Tropfen Kaliumpermanganatlösung (1 : 1000) hinzu, so darf innerhalb einer Minute nicht Entfärbung eintreten (phosphorige Säure). b) Versetzt man 10 Tropfen der Säure mit 5 ccm Zinn-

---

[1]) Acide phosphorique officinal.

chlorürlösung und erwärmt schwach, so darf innerhalb 15 Minuten Braunfärbung nicht eintreten (Arsen).

Ist phosphorige Säure zugegen, so muss die Phosphorsäure mit 4—6 Th. Salpetersäure auf's Neue erhitzt und eingedampft werden und zwar in der Weise, dass man der erhitzten Phosphorsäure so lange unter Umrühren Salpetersäure zutröpfelt, bis gelbbraune Dämpfe nicht mehr aufsteigen. Dann erhitzt man weiter bis zur völligen Verjagung der überschüssig zugesetzten Salpetersäure.

Die zurückgebliebene Phosphorsäure wird nun mit destillirtem Wasser bis auf 150 Th. verdünnt, erwärmt und in einer starken Flasche mit Schwefelwasserstoff völlig gesättigt. Das gut verstopfte Gefäss wird 24 Stunden an einen warmen Ort gestellt. Nach dieser Zeit wird die vom ausgeschiedenen Schwefelarsen abfiltrirte Säure nochmals erwärmt, wieder noch warm mit Schwefelwasserstoff gesättigt, 24 Stunden an einen warmen Ort gebracht. Man filtrirt sie nochmals, erhitzt sie in einer Porcellanschale, bis der Schwefelwasserstoff völlig verjagt ist (Prüfung durch Bleiessig!), dampft auf etwa 120 Th.[1]) ein und stellt die erkaltete Flüssigkeit auf das beabsichtigte spec. Gewicht.

In der Technik stellt man Phosphorsäure in der Weise dar, dass man Phosphor entzündet und an der Luft zu Phosphorsäure-Anhydrid P_2O_5 verbrennt, dieses in Wasser löst und sozusagen einer „Nachoxydation" mit Salpetersäure unterwirft.

Eigenschaften. Farblose, geruchlose, rein sauer schmeckende Flüssigkeit, je nach der Koncentration von wässeriger bis zu sirupöser Beschaffenheit. Dampft man sie zum spec. Gew. 1,75 ein, so schiessen in der Kälte rhombische Krystalle der Formel PO_4H_3 an, die bei 38,6° C. schmelzen, übrigens an feuchter Luft rasch zerfliessen. Durch Erhitzen bis auf etwa 150° C. erhält man amorphe, glasartige Massen von Orthophosphorsäure PO_4H_3; über 213° C. hinaus geht diese in Pyrophosphorsäure $P_2O_7H_4$ und über 300° C. hinaus in Metaphosphorsäure PO_3H über. Bei heller Rothgluth (in Platingefässen) lässt sich Phosphorsäure ohne Rückstand verflüchtigen.

Acidum phosphoricum sirupös (1,75 spec. Gew.) ist noch etwas koncentrirter als das Präparat der U.-St. Es stellt einen zähen Sirup dar, welcher sehr hygroskopisch ist. Angewendet zum Trocknen von Gasen, ferner bei der Bestimmung des Stickstoffs nach Kjeldahl.

<h3 align="center">Volumgewicht der Phosphorsäure</h3>

bei 15° und Gehalt derselben an H_3PO_4, sowie an P_2O_5.

Vol. Gew.	Procent H_3PO_4	Procent P_2O_5	Vol. Gew.	Procent H_3PO_4	Procent P_2O_5	Vol. Gew.	Procent H_3PO_4	Procent P_2O_5
1·0054	1	0·726	1·1262	21	15·246	1·2731	41	29·766
1·0109	2	1·452	1·1329	22	15·973	1·2811	42	30·492
1·0164	3	2·178	1·1397	23	16·698	1·2894	43	31·218
1·0220	4	2·904	1·1465	24	17·424	1·2976	44	31·944
1·0276	5	3·630	1·1534	25	18·150	1·3059	45	32·670
1·0333	6	4·356	1·1604	26	18·876	1·3143	46	33·496
1·0390	7	5·082	1·1674	27	19·602	1·3227	47	34·222
1·0449	8	5·808	1·1745	28	20·328	1·3313	48	34·948
1·0508	9	6·534	1·1817	29	21·054	1·3399	49	35·674
1·0567	10	7·260	1·1889	30	21·780	1·3486	50	36·400
1·0627	11	7·986	1·1962	31	22·506	1·3573	51	37·127
1·0688	12	8·712	1·2036	32	23·232	1·3661	52	37·852
1·0749	13	9·438	1·2111	33	23·958	1·3750	53	38·578
1·0811	14	10·164	1·2186	34	24·684	1·3850	54	39·304
1·0874	15	10·890	1·2262	35	25·410	1·3931	55	40·030
1·0937	16	11·616	1·2338	36	26·136	1·4022	56	40·756
1·1001	17	12 342	1·2415	37	26·862	1·4114	57	41·482
1·1065	18	13·068	1·2493	38	27·588	1·4207	58	42·208
1·1130	19	13·794	1·2572	39	28·314	1·4301	59	42·934
1·1196	20	14·520	1·2651	40	29·040	1·4390	60	43·666

[1]) Falls man eine 25procentige Säure darstellen will.

Prüfung. Verunreinigungen der officinellen Phosphorsäure sind: Die Säuren des Arsens, phosphorige Säure, Salpetersäure, Schwefelsäure, mehr als Spuren glühbeständiger Substanzen. Man prüft wie folgt:

1) 10 Tropfen der Säure werden in einem blanken Platinschälchen bei heller Rothgluth verdampft; es darf kein wahrnehmbarer Rückstand hinterbleiben (Alkalien, Erden). — **2)** Wird 1 ccm Phosphorsäure mit 3 ccm Zinnchlorürlösung versetzt, so darf innerhalb 1 Stunde keine (Braun-) Färbung eintreten (Arsen). — **3)** Die mit 3 Raumtheilen Wasser verdünnte Säure werde a) durch Baryumchlorid nicht getrübt (Schwefelsäure), b) durch Silbernitrat auch beim Erwärmen nicht verändert (Chlor, phosphorige Säure), c) durch Schwefelwasserstoff nicht verändert (Arsen, Blei, Kupfer), d) nach dem Uebersättigen mit Ammoniak durch Ammoniumoxalat nicht getrübt (Calciumsalze). — **4)** Mischt man 2 ccm der unverdünnten Säure mit 2 ccm konc. Schwefelsäure, so darf beim Ueberschichten mit 1 ccm Ferrosulfatlösung eine gefärbte Zone nicht auftreten (Salpetersäure).

Aufbewahrung. Vor ammoniakalischer Luft geschützt.

Anwendung. Phosphorsäure ist die mildeste der Mineralsäuren und belästigt in gehöriger Verdünnung den Verdauungstraktus verhältnissmässig wenig, weil sie Eiweiss nicht coagulirt. Hauptsächlich als Antipyreticum; der Nutzen bei Knochenleiden, Caries, Rhachitis, zur Lösung von Harnsteinen aus Calciumoxalat, bei Schwächezuständen etc. ist zweifelhaft. Bei Blutungen wirkt sie nicht anders wie andere Säuren. In Lösungen von 0,1—1,0 : 100,0, ferner in Tropfen und Pillen.

Acidum phosphoricum ex ossibus. Acidum ossium. Knochensäure wird die aus Knochenasche hergestellte Phosphorsäure genannt. Knochenasche besteht zu einem beträchtlichen Theile aus tertiärem Calciumphosphat. Man zersetzt dieses mit Schwefelsäure, wobei unlöslicher Gips und lösliches primäres Calciumphosphat entstehen: $Ca_3(PO_4)_2 + 2 H_2SO_4 = 2 CaSO_4 + CaH_4(PO_4)_2$. Letzteres wird durch Natriumkarbonat (unter Abscheidung von Calciumkarbonat) in Natriumphosphat umgewandelt. Man führt dieses in Baryumphosphat über und gewinnt die Phosphorsäure durch Zerlegung dieses Salzes mit berechneten Mengen Schwefelsäure. — Die Knochen-Phosphorsäure ist stets durch Calciumverbindungen, häufig auch durch Sulfate verunreinigt und kann wohl zu technischen, nicht aber zu therapeutischen Zwecken verwendet werden.

Analyse. Man erkennt die (Ortho-)Phosphorsäure an folgenden Reaktionen:

1) Freie Phosphorsäure wird durch Silbernitrat nicht verändert. Neutralisirt man die Säure aber zuvor (mit Na_2CO_3, NaOH etc.), so erzeugt Silbernitrat gelbes Silberphosphat Ag_3PO_4, welches sowohl in Salpetersäure als auch in Ammoniak löslich ist. In gleicher Weise reagiren natürlich die Alkaliphosphate direkt. **2)** Wird eine Lösung von Phosphorsäure oder eines Phosphates mit einem Ueberschuss einer Lösung von Ammoniummolybdänat in Salpetersäure schwach (!) erwärmt, so entsteht ein gelber Niederschlag von Ammoniumphosphomolybdänat $22 MoO_3 + 2(NH_4)_3PO_4 + 12 H_2O$, der in Ammoniak löslich ist. **3)** Fügt man zu einer Lösung von Magnesiumchlorid oder -sulfat Ammoniak, so entsteht ein Niederschlag von Magnesiumhydroxyd; derselbe geht auf Zusatz einer genügenden Menge von Ammoniumchlorid in Lösung. Die Lösung ist klar und wird auch durch weiteren Zusatz von Ammoniak nicht mehr getrübt. Setzt man jetzt ein phosphorsaures Salz hinzu, so entsteht ein krystallinischer Niederschlag (Sargdeckelform!) von Ammoniummagnesiumphosphat $PO_4Mg(NH_4) + 6 H_2O$, der in Ammoniak unlöslich, in Mineralsäuren löslich ist. **4)** Uranylacetat erzeugt in neutralen oder essigsauren Lösungen der Phosphate einen apfelgrünen Niederschlag von Uranylphosphat $(UrO_2)HPO_4 + 3 H_2O$.

Bestimmung.

Gewichtsanalytisch als Magnesiumpyrophosphat. Diese Bestimmung ist anwendbar, wenn freie Phosphorsäure oder eine phosphorsäurehaltige Substanz vorliegt, welche durch Ammoniak nicht gefällt wird. Man wägt soviel Substanz ab, als etwa 0,1—0,2 g P_2O_5 entsprechen, neutralisirt mit Ammoniak und lässt tropfenweise unter beständigem Umrühren (aber ohne dass man mit dem Glasstabe die Gefässwandungen berührt!) Magnesiamixtur in einigem Ueberschuss zufliessen. Der entstehende Niederschlag wird um so krystallinischer, je eifriger man rührt. Nach beendigter Fällung fügt man $^1/_3$ Volum der vorhandenen Flüssigkeit an 10 proc. Ammoniak hinzu und lässt 12 Stunden absetzen. Dann filtrirt man ab, wäscht den Niederschlag mit 2,5 proc. Ammoniak (6—8 mal) bis zur Chlorfreiheit aus, trocknet und führt ihn durch Glühen — zum Schluss vor dem Gebläse — in Magnesiumpyrophosphat über. $Mg_2P_2O_7 \times 0,6397 = P_2O_5$. $Mg_2P_2O_7 \times 0,88288 = H_3PO_4$.

Molybdän-Methode. Lässt sich die vorstehende Methode nicht anwenden. weil entweder die Substanz in Wasser unlöslich ist oder weil durch Zusatz von Ammoniak schon an sich ein Niederschlag gebildet wird, so stellt man durch Anwendung von Salpetersäure eine Lösung (entsprechend 0,1—0,2 g P_2O_5) her, versetzt diese mit einem bedeutenden Ueberschuss Molybdän-Salpetersäurelösung (200 ccm), erwärmt etwa 1 Stunde auf dem Wasserbade auf 50—60° und lässt 12 Stunden an einem warmen Orte stehen. Der ausgeschiedene Niederschlag wird abfiltrirt und mit verdünnter Molybdänlösung (1 + 1) gewaschen. Alsdann löst man ihn auf dem Filter in 5 procentigem Ammoniak und wäscht das Filter völlig mit Wasser aus. Die ammoniakalische Lösung versetzt man tropfenweise mit soviel Salzsäure, dass gerade eine Trübung eintritt. Diese beseitigt man durch Zugabe von soviel Ammoniak, dass die Flüssigkeit schwach darnach riecht. Alsdann fällt man, wie vorher angegeben, mit Magnesiamixtur, fügt $^1/_3$ Vol. Ammoniak (10 Proc.) zu und führt das ausgeschiedene Ammoniummagnesiumphosphat durch Glühen in Magnesiumpyrophosphat über.

Ueber die Citrat-Methode s. a. a. O.

Maassanalytisch. Die acidimetrische Bestimmung der Phosphorsäure ist mit gewissen Schwierigkeiten verknüpft, wegen des eigenthümlichen Verhaltens der primären, sekundären und tertiären Salze der Phosphorsäure gegenüber Indikatoren. Nach GEISSLER kann man freie Phosphorsäure direkt titriren mit Natronlauge und Phenolphthaleïn als Indikator ($H_3PO_4 + 2\,NaOH = Na_2HPO_4 + 2\,H_2O$). 1 ccm Normalnatronlauge zeigt 0,049 g PO_4H_3 an.

Uran-Titrirung. Versetzt man eine Lösung von Orthophosphorsäure, welche ausser dieser keine andere freie Säure als Essigsäure enthält, mit Uranacetat, so entsteht ein apfelgrüner Niederschlag von Uranylphosphat UrO_2HPO_4.

$$Na_2HPO_4 + UrO_2(C_2H_3O_2)_2 = UrO_2HPO_4 + 2\,NaC_2H_3O_2.$$

Bei Gegenwart von Ammoniumsalzen tritt noch Ammonium in den Niederschlag ein, ohne dass sich sonst etwas an den obigen Verhältnissen ändert. Das Ende der Fällung ist erreicht, wenn alle Phosphorsäure an Uran gebunden und etwas Uranlösung im Ueberschuss vorhanden ist. Dieser Ueberschuss an Uran wird angezeigt durch Ferrocyankalium, welches mit Uranacetat einen rothbraunen Niederschlag bildet, das gefällte Uranylphosphat aber nicht beeinflusst. Man bedarf folgender Lösungen:

1) **Uranlösung.** 38 g krystallisirtes käufliches Uranacetat und 5 ccm Essigsäure werden in Wasser zu 1 Liter aufgelöst. Die Lösung wird so eingestellt, dass 1 ccm = 0,005 g P_2O_5 anzeigt.

2) **Natriumphosphatlösung.** 29,44 g krystallisirtes Natriumammoniumphosphat $NaH(NH_4)PO_4 + 4\,H_2O$ (Sal microcosmicum) werden in Wasser zu 1 Liter gelöst. 1 ccm der Lösung ist = 0,01 g P_2O_5.

3) **Essigsäure-Natriumacetatlösung.** 100 g Natriumacetat und 100 ccm Essigsäure von 30 Proc. werden mit Wasser zu 1 Liter gelöst.

4) **Kaliumferrocyanidlösung.** Eine frisch bereitete wässerige Lösung 1 : 10. An ihrer Stelle kann auch gepulvertes Kaliumferrocyanid in Substanz benutzt werden.

Zur Titerstellung bringt man in ein ERLENMEYER'sches Kochgefäss 25 ccm der Natriumphosphatlösung (Nr. 2) fügt 25 ccm Wasser, sowie 5 ccm Essigsäure-Natriumacetatlösung (Nr. 3) hinzu, erhitzt auf etwa 90° und lässt zu der heissen Flüssigkeit solange Uranacetatlösung (Nr. 1) zufliessen, als man noch eine Vermehrung des entstehenden Niederschlages wahrnehmen kann. Man erhitzt alsdann nochmals, bringt mittelst eines Glasstabes 1 Tropfen der Flüssigkeit auf eine weisse Porcellanplatte und fügt 1 Tropfen Kaliumferrocyanidlösung (oder etwa 0,01 g des gepulverten Salzes) hinzu. Entsteht eine braune[1]) Färbung, so ist alle Phosphorsäure bereits ausgefällt und Uranacetat im Ueberschuss vorhanden. Man notirt die Anzahl der verbrauchten Kubikcentimeter, setzt einen neuen Versuch an und sucht unter Anwendung von etwas weniger Uranacetatlösung als vorher den Punkt zu treffen, wo die Reaktionsflüssigkeit auf Zusatz von Kaliumferrocyanid eine grade wahrnehmbare schwache braune Färbung (wie ein photographischer Hauch!) annimmt. Geben zwei mit gleicher Sorgfalt ausgeführte Versuche gleiches Resultat, so ist die erhaltene Zahl für die Verdünnung der Uranlösung maassgebend. Angenommen, man verbrauchte zur völligen Ausfällung der Phosphorsäure aus 25 ccm obiger Natriumphosphatlösung = 43,1 ccm Uranacetatlösung, so wären je 43,1 ccm der letzteren mit Wasser auf 50 ccm zu verdünnen. —

Für genaue Versuche ist es nöthig, behufs Titerstellung den Phosphorsäuregehalt der Phosphatlösung (Nr. 2) gewichtsanalytisch festzustellen. Zum Zweck der Bestimmung der Phosphorsäure in Düngemitteln wird die Uranacetatlösung auf eine Lösung von Cal-

---

[1]) Bleibt die Probe ungefärbt, so wird allmählich, zuletzt unter nochmaligem Erwärmen, soviel Uranacetat zulaufen gelassen, bis die Braunfärbung eben eintritt.

ciumphosphat eingestellt, deren Gehalt gewichtsanalytisch ermittelt worden ist. Zur Herstellung dieser Lösung löst man 5,5 g trocknes neutrales Calciumphosphat in möglichst wenig Salpetersäure und füllt die Lösung mit Wasser zu 1 Liter auf. Die maassanalytische Bestimmung der Lösungen von Phosphorsäure oder von Phosphaten unbekannter Koncentration erfolgt genau wie bei der Titerstellung, indem man eine gemessene Menge mit Natriumacetat-Essigsäure versetzt, erhitzt, Uranacetatlösung zufliessen lässt und durch mehrere Versuche den Punkt zu treffen sucht, wo auf Zusatz von Kaliumferrocyanid die schon erwähnte hauchartige Braunfärbung eintritt.

Pyrophosphorsäure und Metaphosphorsäure verhalten sich analytisch ähnlich wie Orthophosphorsäure. Sie gehen sogar durch Kochen der wässerigen Lösung, namentlich bei Gegenwart von Salpetersäure, in Orthophosphorsäure über. Indessen ist der Uebergang hinsichtlich seiner Beendigung zu unsicher, als dass man diese Säuren quantitativ dadurch bestimmen könnte, dass man sie durch Kochen mit Salpetersäure in Orthophosphorsäure überführt und als solche bestimmt. Dagegen gelingt die Ueberführung sicher durch Schmelzen dieser Säuren bez. ihrer Salze mit einem Ueberschuss von Natriumkarbonat oder Natriumhydrat. Qualitativ unterscheiden sich beide Säuren von der Orthophosphorsäure durch folgende Reaktionen:

Pyrophosphorsäure $P_2O_7H_4$. Die neutralisirte Lösung giebt mit Silbernitrat einen weissen Niederschlag $P_2O_7Ag_4$. Die freie Säure fällt Eiweiss nicht.

Metaphosphorsäure PO_3H. Die neutralisirte Säure giebt mit Silbernitrat einen weissen Niederschlag PO_3Ag. Die freie Säure fällt Eiweiss.

Explementum dentarium. OSTERMAIER.

Zahnfüllung.

Rp. Acidi phosphorici glacialis 3,0
    Calcariae ustae   3,25.

In einem erwärmten Mörser zu pulvern und zu mischen. In wohlverstopften Gefässen aufzubewahren. Das Pulver wird in die gereinigte und desinficirte Zahnhöhlung eingedrückt und angefeuchtet, worauf die Masse fest wird.

Injectio anticariosa. WENDT.

Rp. Summitatum Millefolii
    Foliorum Salviae   āā 20,0
    coque cum aqua ad colaturam 200,0
    Acidi phosphorici (25 %)   10,0
    Tincturae Myrrhae   5,0
S. Umgeschüttelt zum Einspritzen.

Limonade phosphorique (Gall.).

Rp. Acidi phosphorici (25 %) 5,0
    Aquae   875,0
    Sirupi Sacchari   125,0

Mixtura antihaemoptysica. HOFFMANN.

Rp. Acidi phosphorici (25 %) 5,0
    Sirupi Rubi Idaei   50,0
    Aquae   150,0.
S. Stündlich einen Esslöffel voll.

Pilulae contra cariem. RUST.

Rp. Acidi phosphorici glacialis
    Asae foetidae   āā 10,0
    Rhizomatis Calami pulverati q. s.
Fiant pilulae ponderis 0,12 g.
S. Dreimal täglich 5—10 Pillen.

Pilulae antispermatorrhoicae. WURTZER.

Rp. Acidi phosphorici glacialis   10,0
    Camphorae tritae   2,5
    Corticis Chinae   10,0
    Extracti Cascarillae q. s.
Fiant pilulae ponderis 0,12 g.
S. Dreimal täglich 4—5 Pillen.

Sirupus Acidi phosphorici.

Rp. Acidi phosphorici (25 %) 10,0
    Sirupi Sacchari   90,0.

Acidum pyrophosphoricum. Pyrophosphorsäure. b-Phosphorsäure. Acide pyrophosphorique. Pyrophosphoric acid. $P_2O_7H_4 = 178$. Zur Darstellung wird sirupdicke Phosphorsäure in einer Platinschale so lange auf 230—250° erhitzt, bis eine Probe — in Wasser gelöst und mit Ammoniak neutralisirt — mit Silbernitrat nicht mehr einen gelblichen, sondern einen rein weissen Niederschlag giebt. Dann giesst man den Fluss in einen kalten Porcellan-Mörser aus.

Weiches Glas oder undurchsichtige, undeutliche Krystalle. Die wässerige Lösung bleibt etwa 1 Jahr lang unverändert; beim Erhitzen geht sie in gewöhnliche (Ortho-) Phosphorsäure über. Sehr hygroskopisch!

Acidum metaphosphoricum. Metaphosphorsäure. a-Phosphorsäure. Acide metaphosphorique. Metaphosphoric acid. $HPO_3 = 80$. Zur Darstellung erhitzt man sirupöse Phosphorsäure in einer Platinschale so lange auf über 300°, bis Wasser nicht mehr entweicht, bis also eine darüber gehaltene kalte Glasscheibe nicht mehr beschlägt. Alsdann giesst man den Fluss in einen kalten Porcellan-Mörser aus.

Weiche, glasige, klebrige Masse, leicht löslich in Wasser. Die Lösung geht allmählich, schneller durch Erhitzen mit Salpetersäure, in Orthophosphorsäure über. Sehr hygroskopisch.

Acidum phosphoricum glaciale (seu **siccum**). Eis-Phosphorsäure. Kommt in den Handel meist als durchsichtige Stangen, welche hart und spröde sind. Dieses Präparat ist ein Gemisch von Pyrophosphorsäure und Metaphosphorsäure in wechselnden Verhältnissen und enthält ausserdem in der Regel noch erhebliche Mengen (bis zu 15 %) Natriumpyrophosphat, ein Zusatz, welcher gemacht wird, um den Stangen die gewünschte Härte zu geben. Wurde früher in Pillen verordnet, gegenwärtig zum Trocknen von Gasen angewendet. Löst man natronhaltige Säure in rauchender Salzsäure, so scheidet sich die Hauptmenge des Natrons als Natriumchlorid aus.

Wird diese Säure zu Pillen verordnet, so kann man an ihrer Stelle den Rückstand verwenden, welcher erhalten wird, wenn man 100 Th. Phosphorsäure in einer Platinschale auf so viel Theile abdampft, als der Procentgehalt der Phosphorsäure beträgt, wenn man also 100 Th. der 25proc. Säure auf 25 Th., oder 100 Th. der 10proc. Säure auf 10 Th. verdampft.

Acidum phosphoricum anhydricum. Phosphorsäure-Anhydrid. Phosphorpentoxyd. Acide phosphorique anhydrique. Anhydrous phosphoric acid. $P_2O_5 = 142$. Wird durch Verbrennen von Phosphor im Sauerstoffstrome erhalten. Amorphe, weisse Flocken oder (nach dem Schmelzen) durchsichtige, glasige Massen. Lösen sich in Wasser unter zischendem Geräusch zu Metaphosphorsäure. Sehr hygroskopisch. Anwendung zum Trocknen von Gasen. Enthält bisweilen noch unverbrannten Phosphor, der beim Auflösen in Wasser zurückbleibt.

Acidum hypophosphoricum. Unterphosphorsäure. $P_2O_6H_4$. Unterwirft man Phosphor der Oxydation an feuchter Luft, so erhält man eine saure Flüssigkeit (Acidum phosphoricum per deliquium), welche etwa $7\,^0/_0$ Unterphosphorsäure enthält. Durch Zusatz einer konc. Lösung von Natriumacetat scheidet sich das saure Natriumsalz dieser Säure aus. Man stellt aus diesem durch Umsetzen mit Bleiacetat das Bleisalz dar und zerlegt dieses — in Wasser vertheilt — durch Schwefelwasserstoff. Die wässerige Lösung wird durch Eindampfen bei 30° C. zur Sirupkonsistenz gebracht. Mit Wasser verbindet sich die Säure zu dem krystallisirenden Hydrat $P_2O_6H_4 + H_2O$. — Die wässerige Lösung ist haltbar, zerfällt aber beim Erhitzen in Phosphorsäure und phosphorige Säure. Die wässerige Lösung reducirt Kaliumpermanganat, giebt mit Silbernitrat einen weissen Niederschlag und wird durch Ammoniummolybdänat erst nach dem Erhitzen mit Salpetersäure gefällt. [SALZER.]

II. Acidum phosphorosum. Phosphorige Säure. Acide phosphoreux. Phosphorous acid. PO_3H_3. Mol. Gew. $= 82$. In keiner Pharmakopöe.

Darstellung. Man trägt in Wasser, welches sich in einem Glaskolben befindet, eine kleine Menge Phosphortrichlorid ein. $PCl_3 + 3H_2O = 3HCl + PO_3H_3$. Wenn die Reaktion, welche durch Einstellen des Kolbens in kaltes Wasser gemildert werden kann, beendigt ist, so trägt man weitere Mengen Phosphortrichlorid ein. — Die schliesslich erhaltene Flüssigkeit wird zur Entfernung der Salzsäure im Wasserbade eingedampft, der alsdann erhaltene Rückstand im Sandbade bis auf 180° erhitzt, in Wasser gelöst und auf das geforderte spec. Gewicht gebracht.

In wasserfreiem Zustande eine farblose, krystallinische Masse, welche bei 74° C. schmilzt und über 180° C. erhitzt in Phosphorwasserstoff und Phosphorsäure zerfällt $4H_3PO_3 = PH_3 + 3H_3PO_4$. Reducirt Kaliumpermanganat, Silbersalze zu Silber, Goldsalze zu Gold, Mercurichlorid zu Mercurochlorid.

Zweibasische Säure, die Salze heissen „Phosphite". Nascirender Wasserstoff reducirt sie zu Phosphorwasserstoff.

In den Handel gelangt meist die wässerige Lösung mit einem spec. Gewicht von 1,12 entsprechend einem Gehalte von 20 Proc. PO_3H_3. Diese Lösung dient besonders in der Analyse zur Bestimmung des Quecksilbers als Mercurochlorid.

III. Acidum hypophosphorosum. Unterphosphorige Säure. Acide hypophosphorique. Hypophosphorous acid. PO_2H_3. Mol. Gew. $= 66$. Von den berücksichtigten Pharmakopöen hat nur die U-St. ein *Acidum hypophosphorosum dilutum, Diluted hypophosphorous acid* mit einem Gehalte von 10 Proc. PO_2H_3 aufgenommen.

Darstellung. Man kocht Phosphor mit einer wässerigen Lösung von Barythydrat, bis er — unter Entwickelung von selbstentzündlichem Phosphorwasserstoff — sich gelöst hat und Gas nicht mehr entweicht.

$$6H_2O + 3Ba(OH)_2 + 4P_2 = 3Ba(PH_2O_2)_2 + 2PH_3.$$

Die Lösung des entstandenen Baryumhypophosphits wird abfiltrirt und durch Einleiten von Kohlensäure von dem überschüssigen Barythydrat befreit. Durch Eindampfen des Filtrates erhält man Krystalle von Baryumhypophosphit $Ba(PH_2O_2)_2 + H_2O$.

285 g dieser Krystalle werden in 5 Liter Wasser gelöst, zu der Lösung giebt man 98 g konc. Schwefelsäure (in 300 ccm Wasser gelöst) oder soviel, dass das Baryum genau ausgefällt wird. Man lässt absetzen, filtrirt vom Baryumsulfat ab und bringt die Lösung durch Eindampfen auf das spec. Gewicht 1,046 bei 15°. Unterphosphorige Säure ist einbasisch; ihre Salze heissen „Hypophosphite".

Eigenschaften. Die 10procentige Säure ist eine farblose, geruchlose Flüssigkeit von saurem Geschmack und saurer Reaktion. Spec. Gew. = 1,046. Beim Erhitzen entweicht zunächst vorwiegend Wasser und die Säure wird koncentrirter. Bei stärkerem Erhitzen zerfällt sie in Phosphorwasserstoff und Phosphorsäure $2H_3PO_2 = PH_3 + PO_4H_3$. Sie ist ein Reduktionsmittel, scheidet aus Silbernitratlösung metallisches Silber ab, reducirt Kaliumpermanganat und bringt in kalischer Kupferlösung eine gelbe Ausscheidung von Cuprohydroxyd ($Cu_2(OH)_2$) hervor. Mercurichlorid reducirt sie successive zu Mercurochlorid und metallischem Quecksilber.

Prüfung. 1) Die Säure werde durch Schwefelwasserstoff (auch nicht nach dem Uebersättigen mit Ammoniak) gefärbt oder gefällt (Metalle). — 2) Nach dem Uebersättigen mit Ammoniak werde sie durch Ammoniumoxalat nicht getrübt (Baryum-, Calciumsalze). — 3) Nach dem Verdünnen mit 3 Th. Wasser und Ansäuern durch Salzsäure bringe Baryumchlorid nur sehr schwache Trübung hervor (Spuren von Schwefelsäure).

Gehaltsbestimmung: a) Mischt man 0,5 g der Säure mit 7 ccm konc. Schwefelsäure und 35 ccm $^1/_{10}$ Normal-Kaliumpermanganatlösung und kocht 15 Minuten, so müssen ungefähr 4,7 ccm $^1/_{10}$ Normal-Oxalsäurelösung zur eben eintretenden Entfärbung erforderlich sein. — b) Zur Neutralisation von 10 g der Säure müssen (Phenolphthaleïn als Indikator) 15,15 ccm Normal-Kalilauge erforderlich sein.

Anwendung. In Gaben von 2—10 Tropfen in starker Verdünnung mehrmals täglich als Stimulans und Tonicum bei nervösen Krankheiten.

Acidum glycerino - phosphoricum.

Acidum glycerino-phosphoricum. Glycerinphosphorsäure. Saurer Phosphorsäure Glycerinester. $C_3H_5(OH)_2 - O - PO(OH)_2$. Mol. Gew. = 172.

Die Glycerinphosphorsäure $PO(OH)_2O . C_3H_5(OH)_2$ ist in freiem Zustande sehr unbeständig und nur in Form der wässrigen Lösung bekannt. Bei dem Versuche, diese zu koncentriren, tritt Zersetzung ein in Glycerin und Phosphorsäure. Sie bildet sich beim Mischen von Phosphorsäureanhydrid mit Glycerin, kommt natürlich vor im Blut, Fleisch, Gehirn, in den Nerven und entsteht neben Cholin bei der Spaltung des Lecithins.

I. Acidum glycerino-phosphoricum. Glycerinphosphorsäure 20 Proc. Im

Handel kommt unter diesem Namen die 20procentige wässerige Lösung der Glycerinphosphorsäure vor. Diese ist abzugeben, wenn das Präparat unter obigem Namen schlechthin verschrieben werden sollte, was indessen kaum der Fall sein wird, da gegenwärtig fast ausschliesslich die Salze dieser Säure Verwendung finden.

Man gewinnt diese wässrige Lösung der Säure, indem man das glycerinphosphorsaure Baryumsalz (10 Th.) in Wasser löst und das Baryum mit eben hinreichenden Mengen verdünnter Schwefelsäure (3—3,2 Th. H_2SO_4) ausfällt.

Eigenschaften. Frisch bereitet eine klare, farblose Flüssigkeit vom spec. Gewichte 1,125. Bei längerem Aufbewahren zersetzt sie sich allmählich — beim Erwärmen rascher — unter Gelbfärbung in Glycerin und gewöhnliche Phosphorsäure.

$CH_2-PO_4H_2$
|
$CH-OH$
|
CH_2-OH
Glycerinphosphorsäure.

Die Glycerinphosphorsäure ist eine zweibasische Säure und bildet daher zwei Reihen von Salzen (Glycerophosphate). Die neutralen Salze sind in Wasser löslich, unlöslich in Alkohol, und reagiren meist alkalisch. In der wässrigen Lösung derselben entsteht durch Bleiacetat ein Niederschlag von glycerinphosphorsaurem Blei, der schwer in Essigsäure, leicht in Salpetersäure löslich ist. Reagentien, die zum Nachweis von Phosphaten dienen, wie Magnesiamixtur, molybdän-

saures Ammonium, essigsaures Uran, geben mit glycerinphosphorsauren Salzen in der
Kälte keine Fällung. Einige der neutralen Salze finden medicinische Anwendung.

II. Calcium glycerino-phosphoricum. Glycerinphosphorsaures Calcium.
$PO . O_2CaOC_3H_5(OH)_2 + H_2O.$

Darstellung. In 1 Th. Glycerin, spec. Gew. 1,25, wird unter Erwärmen nach
und nach 1 Th. Acid. phosphoricum glaciale gelöst und die Lösung im Paraffinbade einige
Stunden auf 100—110⁰ erwärmt. Man giesst dann die zähe, noch warmeMasse unter Umrühren
in Wasser und neutralisirt mit Kalkmilch. Es scheidet sich phosphorsaures Calcium aus,
während glycerinphosphorsaures Calcium in Lösung bleibt. Die von ersterem durch Filtration getrennte Flüssigkeit wird im Vacuum koncentrirt, mit Alkohol gefällt und das
ausgeschiedene glycerinphosphorsaure Calcium durch Waschen mit Alkohol von anhängen-
dem Glycerin befreit. Zur Reinigung löst man das getrocknete Salz nochmals zu einer
koncentrirten Lösung in Wasser, filtrirt, fällt mit Alkohol und trocknet bei gelinder Wärme.

Das glycerinphosphorsaure Calcium bildet ein weisses Krystallpulver, welches sich
in ca. 20 Th. Wasser von gewöhnlicher Temperatur löst. Aus dieser Lösung scheidet es
sich beim Erwärmen krystallinisch aus, da es in heissem Wasser weit schwerer löslich
ist als in kaltem; unlöslich ist dasselbe in Alkohol. Gegen Lackmus reagirt das Salz
neutral; das Handelspräparat besitzt jedoch häufig deutlich saure Reaktion infolge eines
Gehaltes an saurem glycerinphosphorsauren Calcium. Das bei 100⁰ getrocknete Salz verliert das Krystallwasser erst bei 130⁰.

III. Baryum glycerino-phosphoricum. Glycerinphosphorsaures Baryum. PO .
$O_2Ba\,OC_3H_5(OH)_2$ erhält man analog dem Calciumsalz, wenn man an Stelle von Kalkmilch Barythydratlösung verwendet.

Die übrigen Salze der Glycerinphosphorsäure werden dargestellt durch Wechselzersetzung des Calcium- oder Baryumsalzes mit Karbonaten oder Sulfaten.

IV. Kalium- und Natrium glycerino-phosphoricum. $C_3H_7O_3 . PO_3K_2$, und
$C_3H_7O_3PO_3Na_2 + H_2O$ sind äusserst hygroskopische Salze von alkalischer Reaktion, sie werden
erst bei längerem Erhitzen auf 140—150⁰ C. fest. In Wasser sind dieselben in jedem
Verhältniss löslich und kommen auch in 50 Proc. wässriger Lösung in den Handel.

V. Lithium glycerino-phosphoricum, $C_3H_7O_3PO_3Li_2$, bildet ein weisses Krystall-
pulver, löslich in drei Theilen Wasser, gegen Lackmus alkalisch reagirend.

VI. Ferrum glycerino-phosphoricum. Das Handelsprodukt besteht aus dem Oxyd-
salz der Glycerinphosphorsäure. $(C_3H_7PO_6)_3Fe_2$. Es wird erhalten, indem man frischgefälltes
Eisenoxydhydrat in wässeriger Glycerinphosphorsäure löst, die Lösung im Vacuum bis zur
Sirupsdicke eindampft, alsdann auf Glasplatten streicht und dann bei gelinder Wärme
trocknet. Man erhält es so in gelben Lamellen, die sich in Wasser und verdünntem Weingeist lösen.

Prüfung. Die Salze der Glycerinphosphorsäure müssen frei sein von gewöhnlicher
Phosphorsäure; die wässerige Lösung darf auch nach längerer Zeit durch einen Ueberschuss
von molybdänsaurem Ammon nicht gefällt werden. Erwärmen ist bei Ausführung der
Reaktion zu vermeiden, da hierbei Zersetzung der Glycerinphosphorsäure eintritt. An-
hängendes Glycerin löst sich beim Schütteln der Salze mit absolutum Alkohol und bleibt
beim Verdunsten desselben zurück.

Kalium-, Natrium-, Lithium- und Calcium glycerino-phosphoricum müssen frei sein
von Schwermetallen, Schwefelsäure und Chlor; die wässrige Lösung darf also durch Schwefelwasserstoff und Baryumnitrat nicht verändert, durch Silbernitrat nicht mehr als opales-
cirend getrübt werden.

Kalium-, Natrium- und Lithiumglycerinophosphat sind ausserdem auf einen Gehalt
an Baryum zu prüfen; es darf in der wässerigen Lösung durch verdünnte Schwefelsäure
keine Fällung entstehen.

Anwendung. Nach DE PASQUALIS, BÜLOW und ROBIN sind sowohl die Glycerinphosphorsäure als auch die glycerinphosphorsauren Salze ausgezeichnete, direkt assimilirbare

nervine Tonica. Die glycerinphosphorsauren Salze besitzen eine vorzügliche Wirkung auf die Nervenernährung und stellen jene Form dar, in welcher der Phosphor in den Organismus aufgenommen wird. Die Glycerinphosphorsäure wird zumeist in der Form ihres Calcium-, Eisen- und Natronsalzes therapeutisch angewandt.

Das Calciumglycerino-phosphat dient als Ersatzmittel für sämmtliche bisher gebräuchlichen Phosphate und für das Hypophosphit.

Das Ferrum glycerino-phosphoricum ist ein ausgezeichnetes Eisenmittel, das zugleich die trefflichen Eigenschaften der Glycerinphosphorsäure besitzt.

Das Natriumsalz wird in Folge seiner leichten Löslichkeit besonders in der Form subkutaner Injektionen angewendet und hat sich namentlich bei Ischias, Rekonvalescenz von Infektionskrankheiten und nervösen Asthenien bewährt.

Das Lithium glycerino-phosphoricum wird gegen uratische Diathese gegeben und ist in allen Fällen indicirt, in denen neben der Lithiumwirkung auch von der tonisirenden Wirkung der Glycerinphosphorsäure Gebrauch gemacht werden soll.

Für die praktische Verwendung der glycerinphosphorsauren Salze empfehlen sich folgende Formeln:

Rp. Calcii glycerino-phosphorici   10,0
    Acidi citrici   1,0
    Sacchari albi   610,0
    Aquae destillatae   340,0.
Durch Schütteln unter Ausschluss von Wärme zu lösen.
S. Dreimal täglich einen Esslöffel voll zu nehmen. (Rhachitis, Skrophulose, Dentitio difficilis, Osteomalacie, Phosphaturie.)

Rp. Ferri glycerino-phosphorici   10,0
Misce terendo cum
    Glycerini purissimi   40—50,0
adde
    Vini hispanici albi   1000,0.
S. Ein Likörgläschen vor jeder Mahlzeit zu nehmen. (Chlorose, Anaemie. Neurasthenie).

Rp. Natrii glycerino-phosphorici 1,0
    Natrii chlorati   0,03
    Aquae destillatae   5,0
S. Täglich ½—1—2—3 Pravazspritzen voll, allmählich steigend, zu injiciren. (Lumbago, Ischias, Morbus Basedowii.)

Rp. Lithii glycerino-phosphorici 0,5
Dentur tales doses No. X. ad capsulas ceratas.
S. 1—2 Pulver täglich in kohlensaurem Wasser zu nehmen. (Uratische Diathese.)

Acidum picrinicum.

I. † Acidum picrinicum (Ergänzb.). **Acidum picronitricum. Acidum picricum. Acidum carbazoticum. Acidum nitroxanthicum. Pikrinsäure. Pikrinsalpetersäure. Kohlenstickstoffsäure. Trinitrophenol. Acide picrique** (Gall.). **Picric acid.** $C_6H_2(NO_2)_3 \cdot OH$. **Mol. Gew. = 229.**

Darstellung. Diese geht von der Erfahrung aus, dass die Nitrirung des Phenols ganz besonders leicht gelingt, wenn man dasselbe als Phenolsulfosäure anwendet: In einer Porcellanschale erwärmt man 50 g Phenol (absolut) mit 50 g konc. Schwefelsäure (1,84 spec. Gew.) auf dem Wasserbade bis zur völligen Lösung, verdünnt nach dem Erkalten mit 160 ccm Wasser und lässt diese Lösung aus einem Hahntrichter unter Umschütteln allmählich in sehr kleinen Antheilen zu 250 g Salpetersäure von 1,4 spec. Gew., die sich in einem Rundkolben von etwa ³/₄ Liter Fassungsvermögen befindet, hinzufliessen. Bei jedem Zusatz der Phenolsulfosäure erfolgt eine lebhafte, mit Wärmeentwickelung verbundene Reaktion, und unter Entwickelung reichlicher Mengen von rothbraunen Dämpfen nimmt die Flüssigkeit eine tiefrothe Farbe an. Ist alle Phenolsulfosäure hinzugefügt, so erwärmt man noch einige Zeit auf dem Wasserbade, bis die Farbe der Flüssigkeit in Gelb umgeschlagen ist. Beim Erkalten scheidet sich die Pikrinsäure als gelbe krystallinische Masse aus, welche man durch Absaugen, Abwaschen mit wenig kaltem Wasser und Abpressen zwischen Filtrirpapier von der Mutterlauge befreit.

Zur Reindarstellung führt man die rohe Säure durch verdünnte Kalilauge (auf 10 Th. Pikrinsäure = 2,5 Th. KOH) in das in kaltem Wasser schwer lösliche Kaliumsalz über, krystallisirt dieses mehrmals aus siedendem Wasser um und zersetzt es dann mit verdünnter Schwefelsäure. Beim Erkalten der schwefelsauren Lösung scheidet sich die Säure in gelben Krystallen aus, welche durch nochmaliges Umkrystallisiren aus heissem Wasser frei von Kaliumsulfat sind.

$$1)\ C_6H_5OH + H_2SO_4 = H_2O + C_6H_4 . OH(SO_3H)$$
$$2)\ C_6H_4OH(SO_3H) + 3HNO_3 = 2H_2O + H_2SO_4 + C_6H_2(NO_2)_3OH.$$

Eigenschaften. Blassgelbe Prismen oder Blätter, in reinem Zustande geruchlos, gewöhnlich schwach nach Nitrobenzol riechend, von intensiv bitterem Geschmack. Schm.-P. 122,5. Beim vorsichtigen Erhitzen sublimirbar, beim raschen Erhitzen explodirend. Löslich in etwa 90 Th. kaltem oder 30 Th. siedendem Wasser, leicht löslich in Alkohol und in Aether, löslich in 10 Th. Benzol, auch in Benzin. Die Lösung in Benzin oder Benzol ist nur schwach gelblich gefärbt.

Die wässerige Lösung ist gelb gefärbt, färbt selbst Seide und Wolle (Baumwolle nicht) gelb und reagirt sauer; die Pikrinsäure kann ihr durch Ausschütteln mit Aether oder Benzol entzogen werden. Die Pikrinsäure neutralisirt kohlensaure und ätzende Basen, indem sie mit ihnen Salze bildet. Sie verhält sich dabei wie eine einbasische Säure. Die Salze heissen „Pikrate“ oder „Pikrinate.“ Sie fällt in saurer Lösung Eiweiss, s. *Urina.*

Reaktionen. Man erkennt die Pikrinsäure: **1)** An der gelben Farbe und dem intensiv bitteren Geschmack der wässerigen Lösung. **2)** Cyankaliumlösung (1 + 2) erzeugt in der mit etwas Alkalihydroxyd (KOH) versetzten Pikrinsäurelösung eine blutrothe Färbung (Bildung von isopurpursaurem oder Pikrocyaminsaurem Alkali), welche besonders rasch beim Erwärmen eintritt. **3)** Kocht man Pikrinsäure mit Chlorkalklösung, so entweicht Chlorpikrin (Nitrochloroform = CCl_3NO_2), das an seinem eigenthümlich stechenden Geruch zu erkennen ist.

Prüfung. Pikrinsäure kann verunreinigt sein durch harzige Substanzen und verfälscht durch einige Salze, besonders Salpeter, ferner Natriumpikrat, Oxalsäure, Borsäure. **1)** Man löst 1 Th. Pikrinsäure in 100 Th. Wasser, fügt 5 Tropfen verdünnte Schwefelsäure hinzu und filtrirt nach mehrstündigem Stehen in der Kälte. Auf dem Filter bleibt Harz zurück. **2)** 1 Th. Pikrinsäure muss sich in 30 Th. Benzol klar auflösen, die oben genannten Substanzen werden ungelöst zurückbleiben.

Anwendung. Pikrinsäure ist für niedere Thiere und Eingeweidewürmer ein heftiges Gift, bewirkt beim Menschen Uebelkeit, Erbrechen etc. und eine eigentümliche Veränderung der Blutkörperchen; bei innerer Darreichung Gelbfärbung sämmtlicher Gewebe. Aeusserlich in wässeriger Lösung als Desinficiens. Die konc. wässerige Lösung soll bei Verbrennungen schmerzstillend wirken. Innerlich in Gaben von 0,1—0,2 g in Pillen oder Lösung bei Febris intermittens, Keuchhusten, Rheumatismus, Neuralgien, gegen Eingeweidewürmer, dos. max. pro die 0,5 g! In der Analyse besonders zur Fällung der Alkaloide. Technisch in der Färberei und zur Herstellung des rauchschwachen Schiesspulvers.

Die Angabe, dass Pikrinsäure als Hopfenersatz in der Bierbrauerei verwendet wird, muss als Fabel bezeichnet werden. Zum Nachweis würde in solchen Fällen eine Flüssigkeit, nachdem sie mit Natriumkarbonat neutralisirt ist, durch Eindampfen zu koncentriren sein. Die koncentrirte Lösung würde man mit Schwefelsäure deutlich ansäuern und alsdann mit Aether ausschütteln. Die nach dem Verdunsten des mit Wasser gewaschenen Aetherauszuges hinterbliebene Pikrinsäure würde wie oben angegeben zu prüfen sein.

Konsistentere Objekte würde man zunächst trocknen, alsdann mit salzsäurehaltigem Alkohol ausziehen. Nach dem Verdunsten des Alkohols würde die Pikrinsäure krystallinisch hinterbleiben.

Aufbewahrung. An einem kühlen, feuersicheren Orte, vorsichtig. Für die Lagerung grösserer Vorräthe würden die bestehenden Gesetze bez. Polizei-Verordnungen zu beachten sein.

Vinum picrinicum. Vin picrique. Ist Weisswein, welcher 0,1 Proc. Pikrinsäure gelöst enthält.

II. †Ammonium picrinicum (picronitricum). **Ammoniumpikrat. Pikrinsaures Ammonium.** $C_6H_2(NO_2)_3ONH_4 = 246$. Zur Darstellung löst man 1 Th. Pikrinsäure in 8 Th. siedendem Wasser unter Zusatz von 1 Th. Ammoniakflüssigkeit (10 Proc.). Die nach dem Erkalten abgeschiedenen Krystalle werden zwischen Filtrirpapier getrocknet.

Gelbe, glänzende, geruchlose, nadelförmige Krystalle von sehr bitterem Geschmack, in Wasser und in Weingeist löslich. Sie neigen infolge Ueberhitzung oder durch Druck und Schlag noch mehr zur Explosion wie die freie Pikrinsäure. Ueberhaupt sind die Salze der Pikrinsäure leichter explodirbar als die freie Säure. Aufbewahrung: Vorsichtig.

Anwendung. Als Chininersatz bei Malaria und Febris intermittens in Gaben von 0,01 g — 0,05 g. Dos. max. pro die 0,5! Grössere Gaben wirken als Herzgift.

Acidum chinopicricum. Von Henri, Alfroy-Duguet und Perret als Fiebermittel und Chininersatz empfohlen, wurde hergestellt, indem man Chinarinden-Auszug mit Pikrinsäure fällt und den wesentlich aus Chininpikrat und Cinchoninpikrat bestehenden Niederschlag trocknete. Bei Anwendung des Mittels ist Vorsicht geboten.

Acidum salicylicum.

Acidum salicylicum (Austr., Brit., Germ., Helv., U-St.). **Acide salicylique** (Gall.). **Acidum spiricum. Salicylsäure. Spirsäure. Spiroylsäure. Salicoylsäure.** *o*-**Oxybenzoësäure. Salicylic acid.** $C_6H_4(OH)CO_2H(1:2)$. **Mol. Gew.** $= 138$.

Im ätherischen Oele der Blüthen von *Spiraea Ulmaria L* als Salicylsäure-Methylester vorkommend, früher aus diesem, sowie durch Oxydation von Salicylaldehyd und Saligenin gewonnen.

Darstellung. Gegenwärtig synthetisch durch Einwirkung von Kohlensäure auf Phenol nach verschiedenen Verfahren dargestellt, von denen das nachfolgende (Kolbe'sche) das älteste und einfachste ist.

Man sättigt Phenol mit Natronlauge, so dass Phenolnatrium C_6H_5ONa entsteht, und dampft die Lösung zu einem trocknen Pulver ein. Dieses wird in eine metallene Retorte eingeführt und im Oelbade zunächst auf 100^0 C. erhitzt, worauf man unter allmählicher Steigerung der Temperatur trockne Kohlensäure überleitet. Wenn der Retorteninhalt auf $170 — 180^0$ C. erhitzt ist, beginnt Phenol überzudestilliren, und zwar geht allmählich die Hälfte des angewendeten Phenols über. Man steigert unter fortgesetztem Ueberleiten von Kohlensäure die Temperatur bis auf etwa 220^0 C. und unterbricht die Operation, wenn Phenol nicht mehr übergeht.

Der aus Dinatriumsalicylat bestehende Retorteninhalt wird in Wasser gelöst und die Lösung mit Salzsäure zersetzt, worauf sich die Salicylsäure ausscheidet. Man reinigt sie, indem man sie durch Neutralisiren mit Calciumkarbonat in das Calciumsalz überführt und dieses wiederum mit Salzsäure zersetzt oder man destillirt die Salicylsäure mit überhitztem Wasserdampf über oder man unterwirft ihre mit verdünntem Weingeist hergestellte Lösung der Dialyse.

Der obige Process verläuft in zwei Phasen: durch Einwirkung der Kohlensäure auf das Phenolnatrium entsteht zunächst phenylkohlensaures Natrium,

$$C_6H_5ONa + CO_2 = CO_3 \genfrac{}{}{0pt}{}{Na}{C_6H_5}$$

welches sich beim raschen Erhitzen in Natriumsalicylat umlagert

$$CO_3 \genfrac{}{}{0pt}{}{Na}{C_6H_5} = C_6H_4 {<} \genfrac{}{}{0pt}{}{OH}{CO_2Na}.$$

Eigenschaften. Farblose und geruchlose, specifisch leichte, nadelförmige Krystalle, von süsslich-saurem, zusammenziehendem Geschmack. Beim Verstäuben reizen sie die Nasenschleimhaut zu heftigem Niesen. 1 Th. Salicylsäure löst sich in etwa 500 Th. Wasser von 15^0 C., oder 15 Th. siedendem Wasser, ferner in 2,5 Th. Weingeist von 90 Proc., in 2 Th. Aether, in 80 Th. kaltem Chloroform, in 3,5 Th. Amylalkohol, in 60 Th. Glycerin, in 80 Th. Benzol und in 60—70 Th. fettem Oel. Bei Gegenwart von Natriumphosphat, Borax, Ammoniumacetat und Ammoniumcitrat wird die Auflöslichkeit der Salicylsäure in Wasser bedeutend erhöht, doch schmecken

Salicylsäure.

Lösungen von Salicylsäure $+$ Borax in Wasser intensiv bitter. Der Schmelzpunkt der reinen Salicylsäure liegt bei 156,8°C.; sie ist mit Wasserdämpfen flüchtig. Beim vorsichtigen Erhitzen kann sie sublimirt werden, beim raschen Erhitzen zerfällt sie in Phenol und Kohlensäure. Die Pharmakopöen machen über die von ihnen recipirte Salicylsäure bezüglich der physikalischen Eigenschaften folgende Angaben:

	Austr.	Brit.	Gall.	Germ.	Helv.	U-St.
Schmelzpunkt	ca. 156°	156—157,°	158°	ca. 157°	156°	156—157
1 Th löst sich in Th. Wasser von 15°	sehr schwer	5—700	413	ca. 500	ca. 500	ca. 450
1 Th. „ „ „ „ siedendem Wasser	leichter	leichter	12,6	15	15	15

Chemisch ist die Salicylsäure eine einbasische aber zugleich zweiwerthige Säure. Ihre Salze heissen „Salicylate“. Die „normalen Salze“ entstehen durch Ersetzung des H-Atomes der Carboxylgruppe und haben die allgemeine Formel $C_6H_4(OH)CO_2M$. Wird ausserdem auch das H-Atom der Hydroxylgruppe substituirt, so nennt man die hierdurch entstehenden Salze „basische Salicylate“. Ihre allgemeine Formel ist $C_6H_4(OM)CO_2M$. Sie bildet ferner Ester nach der allgemeinen Formel $C_6H_4(OH)CO_2R$.

Reaktionen. **1)** Die wässerige Lösung der Salicylsäure oder ihrer Salze wird durch Eisenchlorid blauviolett gefärbt. Mineralsäuren verhindern die Reaktion. Dagegen tritt die Färbung auch in der weingeistigen Lösung und in der Lösung in Glycerin ein. **2)** In Lösungen der normalen Salicylate erzeugt Silbernitrat einen weissen Niederschlag. **3)** Wird Salicylsäure oder ein Salz derselben mit Methylalkohol und konc. Schwefelsäure erhitzt, so tritt der eigenartige Geruch nach Wintergreenöl auf. **4)** Schon in sehr verdünnten Lösungen erzeugt Bromwasser eine krystallinische Ausscheidung von gebromten Salicylsäuren.

Im Uebrigen bieten Krystallisationsvermögen sowie Bestimmung des Schmelzpunktes die wichtigsten Erkennungsmittel für die Salicylsäure.

Wesentlich ist die Abwesenheit von Kresotinsäure, da schon bei einem Gehalt von 5 Proc. Kresotinsäure die Salicylsäure kein krystallisirendes Natriumsalz mehr giebt.

Handelssorten. Die wichtigsten Handelssorten sind: **1)** *Acid. salicylic. praecipitatum* (seu *amorphum*) ist die aus der Lösung des Natriumsalicylates durch Salzsäure abgeschiedene Säure. Mikrokrystallinisches Pulver, häufig etwas gefärbt, zum pharmaceutischen Gebrauch nicht rein genug. **2)** *Acid. salicylic. recrystallisatum*, durch Umkrystallisiren oder Destillation der vorigen mittels Wasserdampf erhalten. Deutliche, Krystallnadeln, ungefärbt. Diese Sorte ist die in der Pharmacie gewöhnlich gebrauchte. **3)** *Acid. salicylic. dialysatum.* Durch Dialyse der Lösung der rekrystallisirten Säure in verdünntem Weingeist erhalten, ist die reinste Handelssorte.

Prüfung. Als Verunreinigungen sind anzuführen: Harzige und färbende Nebenprodukte von der Fabrikation, unorganische Substanzen, Farbstoffe, welche zur Verdeckung einer gelblichen Färbung zugesetzt werden, Kresotinsäure.

1) Die Salicylsäure bilde ungefärbte (Vergleichung mit einem Typ-Präparat!), von mechanischen Unreinigkeiten freie Krystallnadeln. Sie löse sich in 10 Th. absolutem Aether zu einer klaren, farblosen und blanken Flüssigkeit auf. (Die meisten unorganischen Vereinigungen bleiben ungelöst, Farbstoffe und Färbungen geben sich in der Lösung zu erkennen.) **2)** Nach dem Trocknen über Schwefelsäure schmelze sie im Kapillarrohr zwischen 156 und 157°C. (organische Verunreinigungen, namentlich auch Kresotinsäure, drücken den Schmelzpunkt herab. — **3)** 1 g der getrockneten Säure verbrauche (Phenolphthaleïn als Indikator) $= 7,24$ ccm Normal-Kalilauge zur Neutralisation. **4)** 0,5 g verbrenne auf dem Platinbleche ohne Rückstand. **5)** Löst man 0,5 g der Säure in 3 ccm Alkohol und lässt die Lösung an einem staubfreien Orte freiwillig verdunsten, so darf die zurückbleibende Krystallmasse keine gefärbten Ränder zeigen.

Prüfung auf Kresotinsäure. 3 g Salicylsäure werden in 15 ccm Wasser, welches in einem 200 ccm-Kölbchen zum Sieden erhitzt ist und etwa 1—2 g reines (eisenfreies) Calciumkarbonat aufgeschlämmt enthält, eingetragen. Nach erfolgter Neutralisation wird die Flüssigkeit ohne zu filtriren unter Umschwenken auf freier Flamme auf etwa 5 ccm eingekocht, so dass schon in der Hitze starke Krystallausscheidung stattfindet.

Nach dem Erkalten wird die noch mit etwas Wasser verdünnte Mutterlauge in ein weites Reagensglas abgegossen, in diesem bis auf etwa 1 ccm eingekocht und durch Reiben mit einem Glasstabe zur Krystallisation gebracht. Man verdünnt mit 1 ccm Wasser, giesst die Mutterlauge durch ein mit loser Watte verstopftes Trichterchen in ein Reagensglas ab. Aus dem nochmals auf etwa 1 ccm eingekochten Filtrate fällt beim Versetzen mit Salzsäure bei einem Kresotinsäuregehalte der ursprünglichen Säure von 3—5 Proc. ein Säuregemisch in relativ grosser Menge aus, welches unter heissem Wasser schmilzt und als dicker Oeltropfen am Boden des Reagensglases sich ansammelt. Säuren von 0,5—1,0 Proc. Kresotinsäuregehalt zeigen diese Erscheinung nicht; die bei ihnen durch Salzsäure ausgeschiedene Säuremenge ist gering und schmilzt beim Erwärmen des Wassers bis zum Sieden nicht.

Aufbewahrung. In gut verschlossenen Gefässen. Lichtschutz ist bei reinen Präparaten nicht erforderlich.

Anwendung. Salicylsäure wirkt fäulnisswidrig und geformten Fermenten gegenüber (nicht ungeformten) gährungswidrig, daher zur Konservirung von Früchten etc. benutzt. In Substanz und konc. Lösung ätzend. Innerlich als Antipyreticum bei verschiedenen fieberhaften Krankheiten, ferner als Specificum gegen Gelenkrheumatismus, indess wegen der den Magen reizenden Eigenschaften meist als Natriumsalicylat, nur bei abnormen Gährungen im Magen die freie Säure, weil das Na-Salz nicht antifermentativ wirkt. Aeusserlich in wässeriger und spirituöser Lösung (in öliger Lösung wenig wirksam) als Antisepticum und Desinficiens in der Wundbehandlung. Als Streupulver auf Wunden und Hautausschläge, als Munddesinficiens in Zahnpulvern und -Wässern etc. In konc. Form als Pflaster und Tinktur (Kollodium) zur Zerstörung von verdickter Haut (Hühneraugen!).

Grosse Gaben können Intoxikationserscheinungen: Uebelkeit, Collaps, Albuminurie, Oedeme, verursachen. Gegenmittel ist Zuckerkalk, Alkoholica.

In den Harn geht sie zum Theil als Salicylsäure, zum Theil als Aetherschwefelsäure, als Glucuronverbindung und Salicylursäure über. Nachweis: Ausschütteln des mit verdünnter Schwefelsäure angesäuerten Harns mit Aether-Petroläther, Verdunsten des Auszuges und Nachweis mit Eisenchlorid.

Technisch als Konservirungsmittel bei der Fabrikation von Leim, Eiweiss, Saiten, zur Darstellung von Chrysamin-Farbstoffen, zur Konservirung von Nahrungsmitteln. Man setzt gewöhnlich folgende Mengen zu: Wein pro Hektoliter 2—4 g; Bier pro Hektoliter 4—6 g; eingemachte Früchte etc. pro 1 kg = 0,5 g.

Ceratum salicylatum flavum. SCHERER.

Rp. 1. Acidi salicylici   2,0
    2. Olei Amygdalarum   5,0
    3. Olei Amygdalarum   62,0
    4. Cerae flavae   31,0
    5. Olei Citri
    6. Olei Bergamottae āā 0,5.

1 ist mit 2 feinzureiben. Dann schmilzt man 3 und 4 und rührt beim beginnenden Erstarren 1 und 2 sowie 5 und 6 darunter.

Collodium salicylatum (Wien. Spec.).

Rp. Acidi salicylici 10,0
    Collodii   90,0
    Chlorophylli   0,5.

Collodium salicylatum (Ergänzb.).

Rp. Extracti Cannabis indicae 1,0
    Acidi salicylici   10,0
    Terebinthinae   5,0
    Collodii   82,0
    Acidi acetici glacialis   2,0.

Gelatina salicylata. SCHWIMMER.

Rp. Glycerini
    Acidi salicylici āā 10,0
    Gelatinae albae   30,0
    Aquae destillatae   50,0.

Gegen Eczema vesiculosum.

Lanolinum salicylatum.

Rp. Cerae flavae   30,0
    Lanolini anhydrici   70,0
    Acidi salicylici   1,0
    Olei Gaultheriae gtt. X.

In Stangen ausgiessen.

Oleum crinale. LASSAR.

Rp. Acidi salicylici   2,0
    Tincturae Benzoïs   3,0
    Olei Amygdalarum 95,0.

Zur LASSAR'schen Haarkur.

Pasta antipsoriatica. LASSAR.

Rp. Acidi salicylici   2,0
    Sulfuris praecipitati 10,0
    Vaselini americani   50,0
    Zinci oxydati
    Amyli   āā 19,0.

Pasta salicylica. LASSAR.

LASSAR's weisse Paste (Form. mag. Berol. Ergänzb.).

Rp. Acidi salicylici   2,0
    Zinci oxydati crudi 24,0
    Amyli Tritici   24,0
    Vaselini americani   50,0.

Gegen Ekzeme aller Art.

Pasta odontalgica salicylata.

Rp. Acidi salicylici 0,5
Rhizomatis Iridis pulv. 5,0
Saponis medicati pulv. 20,0
Calcii carbonici pulv. 40,0
Solutionis Phloxini in Glycerino q. s.
Olei Geranii
Olei Menthae pip.   āā   gtt. 25.

Man stosse die Masse lediglich mit Glycerin an
und vermeide Zusatz von Wasser oder Alkohol.

Pulvis dentifricius salicylatus.

Rp. Acidi salicylici 0,5
Sacchari Lactis 100,0
Olei Geranii
Olei Menthae pip. āā gtt. X
Solutionis Phloxini spirit. q. s.

Pulvis salicylicus cum Talco (Germ. III.).

Salicylstreupulver. Fussschweisspulver.

Rp. Acidi salicylici pulverati 3,0
Amyli Tritici pulverati 10,0
Talci veneti pulverati 87,0

Sebum salicylatum. 5 Proc.

Rp. Acidi salicylici 5,0
Sebi 95,0
Olei Gaultheriae gtt. 10.

Die Salicylsäure ist in dem geschmolzenen Talg
zu lösen.

Spiritus crinalis cum Acido salicylico.
Salicyl-Kopfwaschwasser gegen
Schuppen.

Rp. Acidi salicylici 20,0
Glycerini 50,0
Spiritus Coloniensis 50,0
Spiritus diluti (60 %) 880,0.

Mit 5 Theilen lauwarmem Wasser verdünnt zum
Waschen des Kopfes.

Tinctura dentifricia salicylata.

Rp. Acidi salicylici 1,0
Spiritus diluti (70 %) 100,0
Tincturae Coccionellae 5,0
Olei Menthae pip.
Olei Geranii āā 1,0.

Auf ein Weinglas Wasser 15—20 Tropfen.

Unguentum Acidi salicylici cum Kreosoto. Unna.

Rp. Acidi salicylici 4,0
Kreosoti 8,0
Unguenti simplicis 4—5,0
Cerae flavae 3—4,0.

Unguentum Acidi salicylici (Bad. Taxe).

Rp. Acidi salicylici 1,0
Unguenti Paraffini 9,0.

Vaselinum benzoico-salicylatnm.
Lassar's Benzoë-Salicyl-Vaselin.

Rp. Acidi salicylici 1,0
Tincturae Benzoes 2,0
Vaselini americani 47,0.

Acidum borosalicylicum. Borsalicylsäure. 1 Th. Borsäure wird in 5 Th.
heissem Wasser gelöst und mit einer Lösung von 2 Th. Salicylsäure in 10 Th. Weingeist
(90 Proc.) versetzt, hierauf das Ganze im Wasserbade zur Trockne verdampft und nachgetrocknet. — Farbloses krystallinisches Pulver von bitterem Geschmack, angeblich eine
chemische Verbindung der Komponenten darstellend. Antisepticum, in Form von Waschungen
und von Salben gegen Krätze und gegen die Räude der Hausthiere empfohlen.

Borsalicylat-Bernegau. 676,0 Natriumsalicylat und 124,0 Borsäure. Die höchst
feingepulverten Substanzen werden mit etwas Wasser innig verrieben. Die bald hart
werdende Masse wird getrocknet, dann fein gepulvert.

Borsalicyl-Crême-Bernegau. 20,0 Borsalicylat, 40,0 Arnikaglycerin, 18,0 Lanolin,
22,0 amerik. Vaseline.

Borsalicyl-Gaze, 10 proc. Bernegau. 150,0 Borsalicylat, 1500,0 heisses Wasser,
0,75 Glycerin, 1000,0 hydrophile Gaze. Man lässt $^1/_4$ Stunde einwirken, presst langsam
aus und trocknet auf Holzstäben.

Borsalicyl-Glycerin. 10,0 Borsäure, 10,0 Salicylsäure, 10,0 Wasser, 40,0 Glycerin
werden zum Sieden gebracht, dann fügt man 1 Th. gebrannte Magnesia hinzu, dampft auf
50 Th. ein und lässt erkalten. Antisepticum, mit Wasser in allen Verhältnissen mischbar.

Gossypium salicylatum. Salicylwatte. 5proc. Mit einer Lösung von 55 Th.
Salicylsäure in 700 Th. Weingeist (90proc.), 700 Th. Wasser und 100 Th. Glycerin tränkt
man 1000 Th. entfettete Baumwolle und trocknet bei mässiger Wärme. Zur Gehaltsbestimmung werden 5 g Salicylwatte in einem Stöpselglase mit 100 ccm Weingeist durch
kräftiges Schütteln ausgezogen. 50 ccm der filtrirten Lösung werden mit Normal-Natronlauge (und Phenolphthaleïn) titrirt. Die Anzahl der verbrauchten ccm Normal-Natronlauge,
mit 0,552 multiplicirt, zeigt den Gehalt von 100 Th. Salicylwatte an Salicylsäure an. Vor
Licht und Luft geschützt aufzubewahren. (Ergänz. Buch.)

Collemplastrum salicylatum. 1) à **5 Proc.** Kautschukpflasterkörper 800,0,
Veilchenwurzel 75,0, Sandarakpulver 20,0, Salicylsäure gepulvert 17,0, Harzöl 25,0, Petroleumäther 170,0. 2) à **10 Proc.** Kautschukpflasterkörper 800,0, Veilchenwurzelpulver 70,0,
Salicylsäure 34,0, Harzöl 22,0, Petroleumäther 185,0. 3) à **20 Proc.** Kautschukpflasterkörper 800,0, Veilchenwurzelpulver 60,0, Salicylsäure 68,0, Harzöl 20,0, Petroleumäther
200,0. [E. Dieterich.]

Cornicide, amerikan. Hühneraugenmittel. Extr. Cannabis 1,0, Acidi salicylici 10,0, Olei Terebinthinae 5,0, Collodii 82,0, Acidi acetici glac. 1,0.

Cornillin, Hühneraugenmittel. Ein Guttaperchapflaster-Mull, welcher Salicylsäure
und Cannabisextrakt enthält.

Gerlach's Präservativ-Crême. Mit Zinkoxyd verriebene Seife, gemischt mit Salicylsäure, Kampheröl und Karbolöl.

Eucalyptol-Dr. Schmeltz, Antisepticum und Jodoform-Ersatz. Acidi salicylici 6,0, Acidi carbolici, Olei Eucalypti āā 1,0.

Aseptinsäure von Busse in Linden-Hannover. Antisepticum. Gelblich gefärbte, wässerige Lösung von 3,0 Borsäure, 0,25 Salicylsäure in 100,0 Wasser nebst einigen Tropfen Salzsäure 500 g = ℳ 3,00. [Anal. Dr. Damköhler.]

Mundwasser-Tabletten nach Bernegau: Heliotropin 0,01 g, Saccharini 0,01 g, Acidi salicylici 0,1 g, Mentholi 1,0 g, Sacchari Lactis 5,0 g, Spiritus Rosae q. s. fiant 100 Pastillen.

Acidi salicylici Derivata.

Ammonium salicylicum. Ammoniumsalicylat. Salicylsaures Ammonium. $C_6H_4(OH)CO_2NH_4$. Zur Darstellung löst man 10 Th. Salicylsäure in 12 Th. Ammoniakflüssigkeit von 10 Proc. und dunstet die Lösung, welche unbedingt schwach sauer, keineswegs alkalisch reagiren soll, zur Trockne ein. — Farbloses Krystallpulver oder seidenglänzende nadelförmige Krystalle, in Wasser leicht, weniger leicht in Weingeist löslich. Als Antipyreticum, Antirheumaticum, Expektorans bei fieberhaften Krankheiten empfohlen, aber durch das Natriumsalicylat verdrängt. Dosis 0,2—1,0 g.

Kalium salicylicum. Kaliumsalicylat. Salicylsaures Kalium. $C_6H_4[OH]CO_2K$. Man übergiesst 10 Th. Salicylsäure mit 10 Th. Wasser und giebt unter Erwärmen soviel Kaliumbikarbonat hinzu (7,2 Th.), dass die Lösung gerade noch schwach sauer reagirt und dampft zur Trockne ein. — Farbloses Krystallpulver, in Wasser und in Weingeist leicht löslich. Anwendung in Gaben von 0,4—1,0 g, wie Natriumsalicylat, aber durch dieses verdrängt.

Calcium salicylicum. Calciumsalicylat. Salicylsaures Calcium. $[C_6H_4(OH)CO_2]_2Ca + 2H_2O$. Zur Darstellung übergiesst man 10 Th. Salicylsäure mit 100 Th. heissem destillirten Wasser, fügt 3,62 Th. eisenfreies Calciumkarbonat hinzu, erwärmt bis zum Aufhören der Kohlensäure-Entwickelung, filtrirt und dampft die Lösung zur Krystallisation ein. — Farbloses Krystallpulver oder oktaëdrische Krystalle, in kaltem Wasser schwer löslich, leichter löslich in siedendem Wasser.

Anwendung entweder für sich oder mit Wismutsalicylat kombinirt als desinficirendes Mittel bei Magen- und Darmkatarrhen. Dosis 0,5—1,5 g.

Saluminum insolubile. Aluminium salicylicum. Aluminiumsalicylat. $[C_6H_4(OH)CO_2]_6Al_2 + 3H_2O$. Mol.-Gew. = 930. Zur Darstellung löst man 100 Th. Natriumsalicylat in 500 Th. Wasser, andererseits 66 Th. Aluminiumsulfat $[Al_2(SO_4)_3 + 18$ aqua] in 500 Th. Wasser und filtrirt beide Lösungen. Die Aluminiumsulfatlösung wird unter Umrühren in die Natriumsalicylatlösung eingegossen, worauf sich ein dicker krystallinischer Niederschlag abscheidet. Man lässt 3—4 Stunden an einem kühlen Orte stehen, filtrirt vor der Strahl-Pumpe ab, wäscht mit eiskaltem Wasser, bis das Filtrat nach dem Ansäuern mit Salpetersäure durch Baryumchlorid nicht mehr getrübt wird und trocknet rasch auf porösen Tellern.

Farbloses oder schwach röthliches Krystallpulver, in Wasser schwer löslich; durch heisses Wasser wird es in freie Salicylsäure und basisches Salz zerlegt. Hinterlässt beim Glühen 10,96 % Al_2O_3.

Aeusserlich als Streupulver bei katarrhalischen Affektionen der Nase und des Kehlkopfes, besonders bei Ozaena. Aufbewahrung: Vor Licht geschützt.

Saluminum solubile. Aluminium-Ammonio-salicylicum. Aluminium-ammoniumsalicylat. $[C_6H_4(ONH_4)CO_2]_6Al_2 + 2H_2O$. Mol. Gew. = 1014. Man übergiesst 10 Th. des unlöslichen Salumins (Aluminiumsalicylat s. v.) mit 10 Th. Ammoniak (10 Proc.), wartet ab, bis Lösung erfolgt ist und bringt diese durch Verdunsten zur Trockne. — Farbloses oder schwach röthliches Pulver, in Wasser löslich. Hinterlässt beim Glühen 10 Proc. Al_2O_3. Anwendung wie Saluminum insolubile.

Alkasal. Aluminium-Kaliumsalicylat. Angeblich ein Doppelsalz von Aluminiumsalicylat mit Kaliumsalicylat, soll nach D. R. P. 78 903 durch Einwirkung von Kaliumacetat auf Aluminiumsalicylat in der Wärme entstehen. Nähere Bereitung sowie Zusammensetzung unbekannt.

Methylum salicylatum. Salicylsäuremethylester. Methylsalicylat. $C_6H_4(OH).CO_2CH_3$. Mol. Gew. = 152. Bildet den Hauptbestandtheil des Wintergreenöls oder Gaultheriaöls (von *Gaultheria procumbens* L.), welches aus etwa 10 Proc. Terpen (Gaultherilen) und 90 Proc. Salicylsäuremethylester besteht.

Darstellung. Man löst 2 Th. Salicylsäure in 2 Th. absolutem Methylalkohol, vermischt die Lösung nach und nach mit 1 Th. konc. Schwefelsäure und erhitzt die Mischung etwa 24 Stunden lang unter Rückflusskühlung auf dem Wasserbade. Hierauf destillirt man im Wasserdampfstrome ab. Die sich abscheidende Oelschicht wird sehr sorgfältig mit Wasser gewaschen, hierauf trocknet man sie durch Schütteln mit entwässertem Natriumsulfat und filtrirt. — Destillation über freiem Feuer liefert ein weniger gut riechendes Produkt.

Eigenschaften. Farblose Flüssigkeit von angenehmem Geruch. Spec. Gew. 1,1819 bei 16⁰ C. Siedep. 220⁰. In Wasser sehr schwer löslich, leicht löslich in Alkohol und Aether, mischbar mit fetten und ätherischen Oelen. Die wässerige Lösung wird durch Eisenchlorid violett gefärbt. Mit starken Basen (KOH, NaOH) entstehen leicht zersetzbare salzartige Verbindungen vom Typus $C_6H_4 . CO_2CH_3OM$, beim Erhitzen mit ätzenden Basen oder mit konc. Salzsäure erfolgt Spaltung in Salicylsäure und Methylalkohol, bez. Methylchlorid. Durch Einwirkung von starkem wässerigen Ammoniak entsteht Salicylamid.

Anwendung. Wird in Gaben von 1—2 g täglich 3—4 mal besonders gegen Rheumatismus angewendet. In Amerika namentlich in der Form des natürlichen Wintergreenöls. Technisch zu Zwecken der Parfümerie und der Kosmetik.

Dijodsalicylsäuremethylester(-äther). Sanoform. $C_6H_2J_2(OH)CO_2CH_3$. Mol.-Gew. = 404. Entsteht durch Einwirkung von Jod auf Salicylsäuremethylester. Farblose Nadeln, ohne Geruch und Geschmack, löslich in 10 Th. heissem Alkohol, sehr leicht löslich in Aether, schwer löslich in Wasser und in Glycerin. Enthalten 62,8 Proc. Jod. Schmelzp. 110⁰. Durch Erhitzen mit konc. Salpetersäure oder konc. Schwefelsäure wird Jod abgespalten. Ferrichlorid färbt die wässerige Lösung violett. Durch Natronlauge wird die Verbindung beim Erhitzen verseift; beim Erkalten krystallisirt das Natriumsalz der Dijodsalicylsäure in glänzenden Nadeln aus.

Bei weichem Schanker und als Austrocknungsmittel bei frischen und eiterigen Wunden, ferner in der Augenheilkunde.

Salicylamidum. Salicylamid. Salicylsäureamid. $C_6H_4OH . CONH_2$. Mol.-Gew. = 137. Zur Darstellung behandelt man Salicylsäuremethylester entweder mit trocknem Ammoniakgas oder mit konc. wässerigem Ammoniak. Das entstandene Salicylamid wird entweder aus siedendem Wasser oder aus heissem verdünnten Alkohol umkrystallisirt.

Farbloses oder gelblichweisses, leichtes Krystallpulver, geschmacklos, in Wasser etwas leichter löslich als Salicylsäure. Die wässerige Lösung wird durch Ferrichlorid violett gefärbt. Schmelzp. 138⁰. Durch Erhitzen mit Natronlauge wird es in Natriumsalicylat übergeführt unter Freiwerden von Ammoniak.

Salicylamid wirkt wie Natriumsalicylat, aber stärker analgetisch. Dosis mehrmals täglich 0,2—0,3 g.

Acidum sulfosalicylicum. Sulfosalicylsäure. Salicylsulfonsäure. $C_6H_3(SO_3H)$ $OH . CO_2H$. Mol.-Gew. = 218. Nicht zu verwechseln mit Salicylschwefelsäure C_6H_4 $(SO_4H)CO_2H$!

Zur Darstellung erhitzt man 1 Th. Salicylsäure mit 2—3 Th. konc. Schwefelsäure einige Stunden auf 160⁰. Man giesst alsdann das Reaktionsprodukt in viel Wasser, digerirt mit einem Ueberschuss von Baryumkarbonat und scheidet durch Verdampfen des Filtrates zunächst das Baryumsalz $Ba(C_7H_5SO_6)_2 + 4H_2O$ ab. Man löst dieses in Wasser, versetzt die Lösung mit berechneten Mengen Schwefelsäure und dunstet das Filtrat ein.

Farblose, lange, dünne Nadeln, in Wasser und in Alkohol sehr leicht löslich. Schmelzp. 120⁰. Die wässerige Lösung giebt mit Ferrichlorid burgunderrothe Färbung. Fällt Eiweiss; die 20 procentige Lösung dient (Roch'sches Reagens) zum Nachweis von Eiweiss im Harn.

Natrium sulfosalicylicum. Saures salicylsulfosaures Natrium. $C_6H_3(OH) .$ $CO_2H . SO_3Na$. Mol.-Gew. = 240. Zur Darstellung werden 218 Th. Salicylsulfosäure in wässeriger Lösung mit 84 Th. reinem Natriumbikarbonat theilweise neutralisirt und durch Eindampfen zur Krystallisation gebracht.

Farblose Krystalle oder weisses krystallinisches Pulver, in 25—30 Th. Wasser löslich, fast unlöslich in Alkohol und in Aether. Die wässerige Lösung röthet Lackmus und wird durch Ferrichlorid burgunderroth gefärbt; verdünnte Schwefelsäure hellt diese Färbung auf. Durch Baryumchlorid entsteht kein Niederschlag. Durch Bleiacetat entsteht nach einiger Zeit ein Krystallmagma des schwerlöslichen Bleisalzes. Giebt mit Eiweiss einen in Natriumchlorid unlöslichen Niederschlag.

Als Ersatz des Natriumsalicylates gegen Gelenkrheumatismus. Besitzt nicht den unangenehmen Geschmack und zeigt nicht die Nebenwirkungen des vorigen, wirkt aber schwächer. Dosis 0,5—1,0 g mehrmals täglich. Ferner als Eiweissreagens.

Acidum dijodosalicylicum. Dijodsalicylsäure. $C_6H_2J_2OHCO_2H$. Mol.-Gew. = 390. Die Darstellung erfolgt durch Einwirkung berechneter Mengen von Jod und Jodsäure auf Salicylsäure in alkoholischer Lösung. Zur Reinigung führt man die Säure durch Kochen mit Natriumkarbonat in das schwerlösliche Natriumsalz über und gewinnt die freie Säure durch Zerlegen desselben mit Salzsäure.

Farbloses, mikrokrystallinisches Pulver in 1500 Th. kaltem oder 660 Th. siedendem Wasser löslich, leicht löslich in Alkohol und in Aether, von süsslichem Geschmack, nicht ätzend. Die wässerige Lösung reagirt sauer, wird durch Ferrichlorid violett gefärbt; rauchende Salpetersäure spaltet Jod ab.

Wirkt analgetisch, antithermisch, antiseptisch und die Herzthätigkeit hemmend; bei Rheumatismus etc. wie Salicylsäure zu 1,5—4,0 g pro die. Meist als Natriumsalz angewendet.

Natrium dijodosalicylicum. Dijodsalicylsaures Natrium. $C_6H_2J_2(OH)CO_2Na +$ $2^1/_2 H_2O$. Mol.-Gew. $= 457$. Wird durch Neutralisation von 390 Th. Dijodsalicylsäure mit 53 Th. wasserfreiem Natriumkarbonat (Na_2CO_3) in wässeriger Lösung erhalten.

Farblose Blättchen oder lange platte Nadeln, in 50 Th. Wasser von 20^0 löslich. Reaktionen und Anwendung wie die freie Säure.

Acidum dithiosalicylicum. Dithiosalicylsäure. $[S.C_6H_3.OH.CO_2H]_2$. Mol.-Gew. $= 338$.

Darstellung. Man erhitzt 2 Mol. Salicylsäure mit 1 Mol. Chlorschwefel S_2Cl_2 längere Zeit auf $120—150^{0}$ wobei lebhafte Reaktion unter Entweichung von Chlorwasserstoff eintritt. $2 C_6H_4(OH)CO_2H + S_2Cl_2 = 2 HCl + [S—C_6H_3(OH)CO_2H]_2$. Man löst die harzartige, gelbe Reaktionsmasse in Natriumkarbonatlösung (wobei Schwefel ungelöst zurückbleibt) und fällt aus dieser Lösung die freie Säure durch Zusatz von Salzsäure. Das Reaktionsprodukt ist ein Gemenge zweier isomerer Säuren, deren Natriumsalze man trennen kann. Zu diesem Zwecke wird die Lösung der Natriumsalze mit Natriumchlorid (Kochsalz) versetzt, wodurch sich nur das Salz Nr. I $= CO_2Na.OH.CS = 1:2:3$ unlöslich abscheidet, während das Salz Nr. II $= CO_2Na.OH.CS = 1:2:5$ in Lösung bleibt. Aus den so getrennten Salzen werden die freien Säuren durch Zusatz von Salzsäure in Freiheit gesetzt und durch Sättigen mit Natriumkarbonat wieder in die Natriumsalze übergeführt.

$$S—C_6H_3(OH)CO_2H$$
$$|$$
$$S—C_6H_3(OH)CO_2H$$
Dithiosalicylsäure

Natrium dithiosalicylicum I. Dithion I. Dithiosalicylsaures Natrium I. $[S—C_6H_3(OH)CO_2Na]_2$. Mol.-Gew. $= 382$. Entspricht dem durch Kochsalz unlöslich abgeschiedenen Natriumdithiosalicylat. — Gelbliches, amorphes, etwas hygroskopisches Pulver von alkalischer Reaktion. Die wässerige Lösung ist bräunlich und wird durch Ferrichlorid violett gefärbt. Säuren verursachen milchige Trübung, die sich zu einem gelbbräunlichen Harz zusammenballt. Durch Bleiacetat entsteht ein gelblicher Niederschlag, welcher beim Erhitzen mit Natronlauge in schwarzes Bleisulfid übergeht.

Natrium dithiosalicylicum II. Dithion II. Dithiosalicylsaures Natrium II. $[S—C_6H_3(OH)CO_2Na]_2$. Mol.-Gew. $= 382$. Entspricht dem durch Kochsalz nicht unlöslich abgeschiedenen Natriumdithiosalicylat. Graues, hygroskopisches, in Wasser lösliches amorphes Pulver. Die wässerige Lösung ist braunschwarz; Säuren erzeugen in ihr schmutzig-weisse Fällung, die sich zu einem dunklen Harze zusammenballt. Das sonstige Verhalten wie Dithion I.

Dithion schlechthin heisst das nicht getrennte Gemenge der beiden eben beschriebenen Salze.

Die vorstehend beschriebenen Salze (Dithion, Dithion I und Dithion II) wirken antiseptisch und antipyretisch wie Salicylsäure bez. Natriumsalicylat, aber erheblich stärker, angeblich ohne störende Nebenwirkungen. Gebraucht wird zur Zeit besonders Nr. II bei Gelenkrheumatismus in Gaben von 2—4 g pro die.

Bismutum dithiosalicylicum. Thioform. Dithiosalicylsaures Wismut. Formel angeblich: $[S—C_6H_3(OH)CO_2—BiO]_2 + Bi_2O_3 + 2 H_2O$, aber zweifelhaft. Wird erhalten, wenn die Lösung von 1 Mol. des dithiosalicylsauren Natriums I oder II oder des Gemenges beider mit 4 Mol. neutralen Wismutnitrates bei Gegenwart von Natronlauge digerirt wird.

Gelbbraunes, geruchloses, in Wasser unlösliches Pulver. Aeusserlich als geruchloses und ungiftiges Antisepticum bez. als Jodoformersatz empfohlen. Innerlich bei Magen- und Darmkatarrh in Gaben von 0,2—0,5 g.

Acidum tetrathiodichlorosalicylicum. Tetrathiodichlorsalicylsäure. $[S_2:C_6H.$ $Cl.(OH)CO_2H]_2$. Mol.-Gew. $= 469$. Zur Darstellung werden 2 Mol. Salicylsäure mit 2 Mol. Chlorschwefel $(2 S_2Cl_2)$ langsam auf $120—140^0$ erhitzt bis Chlorwasserstoff nicht mehr entweicht (s. Acidum dithiosalicylicum). Das Reaktionsprodukt wird mit Natriumkarbonat $+$ Wasser in Lösung gebracht und die freie Säure durch Salzsäure ausgefällt.

Rothgelbes Pulver, bei 150^0 erweichend, bei 160^0 schmelzend, in Wasser unlöslich. Wird äusserlich als Antisepticum in Form von Streupulvern angewendet.

Acidum phenylo-salicylicum. o-Oxydiphenylkarbonsäure. $C_6H_5.C_6H_3.OH.$ CO_2H. Mol.-Gew. $= 214$.

Bei der trockenen Destillation eines Gemisches gleicher Moleküle Calciumbenzoat und Calciumsalicylat entsteht „Oxydiphenylketon", welches durch Schmelzen mit Kaliumhydroxyd die o-Oxydiphenylkarbonsäure liefert. Weisses Pulver, in Wasser schwer löslich, leichter löslich in Alkohol, Aether und Glycerin. Als Wundantisepticum, besonders als Streupulver empfohlen.

Salicylid $\left[C_6H_4 <^{CO}_{\ \ O} \right]_4$. Dieses innere Anhydrid der Salicylsäure entsteht durch Erwärmen von Salicylsäure mit Phosphoroxychlorid. Krystallisirt aus Alkohol in farblosen, glänzenden Nadeln. Schmelzp. 261—262°. Verbindet sich leicht mit Chloroform, dient daher zur Darstellung des sog. Salicylid-Chloroforms, s. d.

Salicylursäure. Salicoylglycocoll $CH_2—NH(C_7H_5O_2)CO_2H$. Diejenige Verbindung, als welche ein Theil der in den Organismus eingeführten Salicylsäure durch den Harn ausgeschieden wird. — Der mit Phosphorsäure schwach angesäuerte Harn wird mit Aether ausgeschüttelt. Der nach dem Verdunsten der Aetherlösung hinterbleibende Rückstand wird zur Vertreibung beigemengter Salicylsäure im Luftstrome auf 140—150° erwärmt, dann aus Wasser umkrystallisirt. In kaltem Wasser schwer lösliche, farblose Nadeln. Die wässerige Lösung wird durch Ferrichlorid violett gefärbt.

Acidum salicylosum.

Acidum salicylosum. Salicylige Säure. Salicylwasserstoff. Spirige Säure. Salicylaldehyd. *o*-Oxybenzaldehyd. $C_6H_4OH \cdot CHO \ (1:2)$. Mol. Gew. $= 122$.

Kommt fertig gebildet vor in dem ätherischen Oele der Blüthen verschiedener Spiraea-Arten, z. B. *Spiraea ulmaria L.* Wurde früher gewonnen durch Oxydation des zugehörigen Alkohols, d. i. des Saligenins $C_6H_4.OH.CH_2OH$. Gegenwärtig synthetisch nach der REIMER-TIEMANN'schen Reaktion dargestellt.

Darstellung. In einem mit Rückflusskühler verbundenen Kolben von 1 l Fassungsraum erwärmt man eine Lösung von 50 g Phenol (absolut) in 450 g Natronlauge (aus 150 g NaOH und 300 g Wasser) auf 50—60° und lässt durch die Kühlröhre unter öfterem Umschütteln in kleinen Portionen 75 g Chloroform zufliessen. Es erfolgt Temperaturerhöhung, die Flüssigkeit färbt sich vorübergehend violett, zuletzt orangeroth. Nachdem alles Chloroform zugegeben, erhält man die Flüssigkeit noch 1—2 Stunden im Sieden, destillirt alsdann noch vorhandenes Chloroform im Wasserbade ab und lässt die Reaktionsflüssigkeit erkalten. Hierauf säuert man mit verdünnter Schwefelsäure an und unterwirft die saure Lösung der Destillation mit Wasserdampf. In das Destillat gehen über: *o*-Oxybenzaldehyd (d. i. Salicylaldehyd) und Phenol. Man schüttelt das Destillat mit Aether aus, bringt die ätherische Lösung durch Abdunsten auf ein kleines Volumen und schüttelt sie mit saurem Natriumsulfit, welches mit dem Salicylaldehyd, nicht aber mit dem Phenol, eine krystallisirende Verbindung eingeht. Man reinigt die Krystalle durch Absaugen und Waschen mit Alkohol, zersetzt sie durch Erwärmen mit verdünnter Schwefelsäure, schüttelt den Salicylaldehyd mit Aether aus, lässt diesen verdunsten und reinigt den hinterbleibenden Salicylaldehyd durch Destillation über freier Flamme.

$$C_6H_5 \cdot ONa + 3\,NaOH + CHCl_3 \ = \ C_6H_4(ONa)CHO + 3\,NaCl + 2\,H_2O.$$

Eigenschaften. Farblose, angenehm bittermandelölartig riechende, brennend schmeckende Flüssigkeit von öliger Beschaffenheit und schwach saurer Reaktion. An der Luft nimmt sie bald röthliche Färbung an, auch bildet sich in ihr Salicylsäure. Sie erstarrt bei $-20°\,C.$ zu grossen durchsichtigen Krystallen und siedet bei $196°\,C.$ Das spec. Gew. ist bei $15°\,C. = 1,1725$. In Wasser wenig löslich, leicht löslich in Alkohol und in Aether. Mit Wasserdämpfen flüchtig (*p*-Oxybenzaldehyd ist mit Wasserdämpfen nicht flüchtig!) giebt mit saurem Natriumsulfit eine krystallisirende Verbindung.

Die wässerige Lösung wird durch Eisenchlorid intensiv violett gefärbt. Der Salicylaldehyd verhält sich wie ein einwerthiges Phenol. Das H-Atom der OH-Gruppe ist durch Metalle vertretbar, z. B. $C_6H_4 \cdot CHO \cdot ONa$. Diese salzartigen Verbindungen wurden früher „Salicylite" genannt.

Aufbewahrung. Vor Licht geschützt, in kleinen, durch Korke wohlverschlossenen Gefässen.

Anwendung. Salicylaldehyd wirkt desinficirend und antiseptisch, innerlich angeblich auch diuretisch. Man hat ihn zu 0,2—0,3 g 3—4mal täglich gegen Wassersucht gegeben. Stört leicht die Verdauung, Gaben von 5 g sollen Intoxikation bewirken. Ausscheidung durch den Urin, angeblich unverändert.

<table>
<tr><td>

Potio salicylosa. HANNON.

Rp. Tincturae salicylosae 2,0
Sirupi Sacchari 30,0
Aquae destillatae 170,0.
S. 2—3 stündlich einen Esslöffel.

</td><td>

Sirupus salicylosus. HANNON.

Rp. Acidi salicylosi guttas 10
Spiritus Vini guttas 30
Sirupi Sacchari 60,0.

</td></tr>
</table>

Tinctura salicylosa.

Rp. Acidi salicylosi 1,0
Spiritus diluti (0,892) 9,0.
Dosis = 20 Tropfen.

Acidum silicicum.

Die verschiedenen Formen, in welchen uns die natürlich vorkommende oder künstlich hergestellte Kieselsäure entgegentritt, lassen sich auf zwei Modifikationen, die krystallisirte und amorphe Kieselsäure, zurückführen.

I. Terra silicea praeparata. **Silicea. Kieselerde. Quarzpulver. Terra vitrescibilis. $SiO_2 = 60$.** Ist natürlich vorkommendes krystallisirtes Kieselsäureanhydrid SiO_2, wird durch Mahlen möglichst eisenfreien Quarzes dargestellt und zweckmässig von Porcellanfabriken oder Glasfabriken bezogen. — Es ist unlöslich in allen Säuren — mit Ausnahme der Fluorwasserstoffsäure — wird auch durch Kochen mit wässerigen Lösungen der kohlensauren oder ätzenden Alkalien unter gewöhnlichem Druck nicht merklich angegriffen, dagegen durch Schmelzen mit kohlensauren oder ätzenden Alkalien (K_2CO_3, Na_2CO_3, KOH, NaOH) in lösliche Alkalisilikate verwandelt, d. i. aufgeschlossen. Durch Erhitzen mit Fluorwasserstoffsäure wird es vollständig als Siliciumfluorid $SiFl_4$ verflüchtigt.

Es wurde vorübergehend in Gaben von 2—4 g 3—4mal täglich gegen habituelle Verstopfung angewendet und hat hier wohl durch mechanische Reizung der Darmschleimhaut gewirkt. — In der chemischen Praxis kann man es zum Filtriren der starken Säuren und der Laugen (ähnlich wie Asbest und Glaswolle) benutzen.

II. Acidum silicicum amorphum. **Silicea praecipitata. Amorphe Kieselsäure.** Zur Darstellung fügt man zu einer mit dem gleichen Volumen Wasser verdünnten Lösung von Kali- oder Natron-Wasserglas so lange Salzsäure, bis eine Probe der Fällungsflüssigkeit mit Methylorange deutlich rothe Färbung giebt. Man dampft die Flüssigkeit auf dem Wasserbade zur Trockne und wäscht den hinterbleibenden Rückstand mit warmem Wasser aus, bis das ablaufende nicht mehr sauer reagirt. Man presst das Wasser ab, zerkleinert den Presskuchen, trocknet ihn und verwandelt ihn in ein Pulver.

Die im Wasserbade ausgetrocknete Kieselsäure hat die Formel SiO_3H_2 . Mol.-Gew. = 78. Sie ist ein zartes, weisses, sehr leichtes Pulver, ist in Wasser unlöslich, in heisser Aetzkali- oder Aetznatronlauge leicht löslich.

Man giebt sie innerlich zu 0,06 g täglich 2mal in Tabletten und zwar in Verbindung mit Calciumphosphat zur Unterstützung retardirter Knochenbildung. Ob an Stelle gefällter Kieselsäure etwa Kieselguhr untergeschoben ist, lässt sich durch das Mikroskop leicht erkennen.

III. Acidum silicicum pultiforme. **Silicad. Breiförmige Kieselsäure.** Man erhält diese, wenn man die sub II gefällte und ausgewaschene Kieselsäure in einem leinenen Kolaterium abtropfen lässt, aber nicht austrocknet. Zusammensetzung SiO_3H_2 + x aqua.

Man verwendet sie unter dem Namen „Silicad" als Excipiens für Arzneistoffe, so zu sagen als Salbengrundlage.

IV. Terra infusoriorum. Infusorienerde. Kieselguhr.

Findet sich in grossen Lagern, vermuthlich den ausgetrockneten Becken früherer Teiche und Seeen in der Lüneburger Heide, in der Nähe von Berlin, in Böhmen bei Bilin u. a. O. und besteht aus den Kieselpanzern abgestorbener Diatomeen, im geglühten Zustande aus Kieselsäureanhydrid SiO_2. Das Naturprodukt wird zur Zerstörung beigemengter organischer Substanz calcinirt, dann gemahlen und geschlämmt und kommt je nach der Reinheit als weisses bis röthliches (wegen Eisengehalt) Pulver in den Handel. Für pharmaceutische Zwecke zu empfehlen ist die Sorte: *Terra silicea calcinata praecipitata.*

Sie wird angewendet zur Herstellung der Unna'schen Specialitäten, als Konstituens für Pillen, ferner zur Aufnahme von Brom und Formaldehyd und zu Aetzpasten, z. B. mit Milchsäure, zu Zahnpulvern und Zahnpasten.

Technisch zur Fabrikation von Dynamit, als Wärmeschutzmasse in Geldschränken und für Bekleidungen von Dampfrohren, zur Herstellung von Wasserglas, zu Kitten und vielen anderen Zwecken, z. B. als Verpackungsmaterial für Säuren u. dergl.

Infusorienerde ist sehr leicht durch das Mikroskop nachzuweisen. Bei 100—300facher Vergrösserung erkennt man auf den ersten Blick die charakteristischen Formen der Diatomeen.

V. Tabashir

nennt man Konkretionen, die im Bambusrohr *(Bambusa arundinacea L.)* vorkommen. Erbsen- bis nussgrosse Stücke, aus fast reiner amorpher Kieselsäure bestehend. In der Hindu-Medicin als Tonicum, Aphrodisiacum und Lungenmittel benutzt.

Schmilzt man amorphe oder krystallisirte Kieselsäure mit kohlensauren oder ätzenden Alkalien, so erhält man Alkalisalze der Kieselsäure in Form wasserlöslicher Glasflüsse. Die chemische Zusammensetzung derselben ist je nach dem Verhältniss, in welchem Kieselsäure und Alkali angewendet werden, verschieden.

VI. Liquor Kalii silicici. Kalium silicicum solutum (Helv.). Kaliwasserglas. Silicate de potasse dissous (Gall.). Liqueur des cailloux.

Eine farblose oder gelbliche, geruchlose, sirupdicke, stark alkalische Flüssigkeit. Spec. Gew. 1,30—1,35 (Helv.), 1,282 (Gall.).

Darstellung. 150 Th. feiner Quarzsand (oder Quarzpulver oder Infusorienerde), 100 Th. Pottasche und 10 Th. Holzkohlenpulver werden im Glühfeuer geschmolzen und 5—6 Stunden im Schmelzen erhalten. Man lässt die Schmelze in kaltes Wasser laufen, in welchem sie in kleine Stücke zerfällt. Man bringt diese durch Kochen mit Wasser in Dampftöpfen unter gesteigertem Druck in Lösung und stellt die geklärte Lösung durch Eindampfen auf das geforderte spec. Gew. Enthält die Lösung Kaliumsulfid, so muss dieses durch Erwärmen mit Kupferfeilspähnen zersetzt und beseitigt werden. Das Kaliwasserglas ist eine Mischung von Kaliumtrisilikat $Si_3O_7K_2$ mit Kaliumtetrasilikat $Si_4O_9K_2$.

VII. Kalium silicicum purum. Reines Kaliumsilikat oder kieselsaures Kalium.

$K_2SiO_3 = 154$. Zur Herstellung dieses in der Mineralwasserfabrikation gebrauchten Salzes schmilzt man eine sorgfältig hergestellte Mischung von 100 Th. frischgeglühtem reinem Kaliumkarbonat mit 43,5 Th. feingepulvertem Quarz, bis die Masse ohne Kohlensäure-Entwickelung ruhig fliesst. — Man giesst den Fluss in einen Porcellanmörser, bringt ihn in die Form erbsengrosser Stücke und bewahrt diese ihrer hygroskopischen Eigenschaften wegen in möglichst dicht geschlossenen Gefässen auf.

VIII. Liquor Natrii silicici (Germ. III). Natrium silicicum liquidum. Natronwasserglas. Silicate de soude liquide.

Wird in gleicher Weise hergestellt wie das Kaliwasserglas, nur werden auf 100 Th. Quarzpulver 52 Th. calcinirtes Natriumkarbonat und 6 Th. Holzkohlenpulver angewendet. — Spec. Gew. 1,30—1,40 (Germ. III). Alkalisch reagirende, sirupöse Flüssigkeit.

Verreibt man gleiche Gewichtstheile Wasserglaslösung und Weingeist (90%), so muss sich ein körniges, nicht breiartiges oder schmieriges Salz in reichlicher Menge ausscheiden. Die abfiltrirte Flüssigkeit darf rothes Lackmuspapier nicht blau färben, andernfalls ist das Präparat zu stark alkalisch, bezw. natronlaugehaltig. S. w. u.

IX. Natrium silicicum purum. Reines Natriumsilikat. Reines kieselsaures Natrium. $Na_2SiO_3 = 122$.

Wird in der nämlichen Weise bereitet, aufbewahrt und angewendet wie Kalium silicicum purum, nur verwendet man ein inniges Gemisch von 100 Th. frisch calcinirtem Natriumkarbonat mit 56,6 Th. Quarzpulver.

Doppelwasserglas, Vitrum solutum duplicatum, nennt man in der Technik ein Gemisch aus 3 Th. Kaliwasserglas mit 2 Th. Natronwasserglas.

Aufbewahrung. Die Aufbewahrung der Wasserglaslösungen erfolgt in Gefässen mit Gummistopfen (oder Korkstopfen). Glasstopfen werden bald derartig eingekittet, dass die Oeffnung der Flaschen ohne deren Zertrümmerung unmöglich wird.

Anwendung. Zum Gebrauch für die Mineralwasserfabrikation dienen die reinen Präparate. Diese werden auch abgegeben, wenn *Kalium-* bezw. *Natrium silicicum* für den inneren Gebrauch verordnet werden sollten. Verordnet der Arzt *Liquor Kalii* oder *Natrii silicici,* so sind $33^1/_3$procentige Lösungen dieser Salze zu dispensiren. Man schreibt diesen Silikaten, in Gaben von 0,3—1,0 g 3—4 mal, täglich mit viel Wasser verdünnt, eine auflösende Wirkung gegenüber harnsauren Konkretionen zu, verordnet sie daher bei Gicht.

Aeusserlich dienen Wasserglaslösungen, indem man mit ihnen Pappe, Leinwand, Gaze tränkt, zur Herstellung der „Wasserglasverbände“. Hierbei ist Rücksicht darauf zu nehmen, dass die betr. Lösungen nicht zu stark alkalisch sind. Wenn man eine kleine Stelle des Handrückens mit Wasserglas bestreicht, so darf nach $^1/_4$—$^1/_2$ Stunde Aetzung der Haut nicht wahrzunehmen sein. — Man hüte sich auch, dass nicht für Wasserglas die diesem ähnliche Kali- oder Natronlauge bezogen oder abgegeben wird! Man unterlasse die angegebene Prüfung mit Weingeist niemals. Grobe Verwechslungen mit Natronlauge sind wie folgt zu erkennen: 1) Fügt man zu 10 ccm Wasserglaslösung 3—4 Tropfen Mercurichloridlösung, so darf nicht sofort Ausscheidung von gelbem Mercurioxyd erfolgen, die Flüssigkeit muss vielmehr zunächst einige Zeit klar bleiben. 2) Versetzt man 5 ccm Wasserglaslösung mit 5 ccm Kresol, so erfolgt Ausscheidung von Kieselsäure. Liegt Natronlauge vor, so bleibt die Flüssigkeit klar.

Die Anwendung in der Technik beruht darauf, dass aus den Alkalisilikaten schon durch Einwirkung der Luft-Kohlensäure allmählich Kieselsäure abgeschieden wird. Da ferner beide Arten von Wasserglaslösung mehr Kieselsäure gelöst enthalten als den normalen Silikaten entsprechen würde, so sind sie im Stande, weitere Mengen von Basen aufzunehmen. Auf diesen beiden Ursachen beruht die Verwendung des Wasserglases zu Kitten. Ausserdem wird es benutzt zum Weichmachen des Wassers, als Zusatz zur Stärke zum Steifen der Wäsche, als Zusatz zur Soda (angeblich zur Verbesserung), zum Füllen der Seife, Unverbrennlichmachen der Gewebe und anderen Zwecken mehr.

Cyanit. Einzig wahre feuerfeste, flüssige Anstrichfarbe ist eine Lösung von technischem Wasserglas.

Henkel's Bleichsoda ist zur Trockne verdampfte Mischung von etwa 2 Th. Soda mit 1 Th. Natronwasserglas. Das Präparat soll (!) besser reinigend wirken als reine Soda.

Ausfüllender gefärbter Kitt für Löcher, Risse Sprünge in Eisen, Kupfer, Messing, Stein.

A.

Rp. Boli rubrae
Cretae laevigatae
Vitri pulverati
(vel Terrae Infusoriorum) āā 20,0
Pulveris vel Limaturae Ferri
Lithargyri praeparati
Graphitae pulveratae āā 10,0
Calcariae in aëre dilapsae 60,0.

Sämmtliche Bestandtheile werden zu einem feinen Pulver innig gemischt, darauf unmittelbar vor dem Gebrauch mit Leinölfirniss zu einer weichen Pasta angestossen.

Mit viel Wasserglas verdünnt, kann dieser Kitt auch als Retortenbeschlag verwendet werden.

B.

Rp. Zinci oxydati venalis
Mangani hyperoxydati āā 100,0
Vitri vel Terrae Infusoriorum 50,0
Graphitae 15,0.

Die Mischung der innig feinen Pulver wird mit Kali- oder Natronwasserglas zu einer weichen Paste angerührt, welche sogleich zu verbrauchen ist.

Wasserglaskitt und Füllkitt
für Eisen, Zink, Stein etc.

A.

Rp. Ferri limati vel pulverati q. v.
Vitri soluti duplicati q. s.

M. Wird grauschwarz.

B.

Rp. Antimonii crudi pulv. q. v.
Vitri soluti duplicati q. s.

M. Wird grauschwarz und politurfähig.

C.

Rp. Zinci metallici pulverei q. v.
    Vitri soluti duplicati q. s.
M. Wird grau, dient auch als Kitt für Zink.

Kitt zum Ausfüllen
der Risse und Spalten in Holz.

Rp. Serraginis ligneae subtilioris
    (feine Sägespäne)
    Cretae laevigatae āā
    Liquoris Natri silicici q. s.
ut fiat pasta mollior. Recens paretur.
Zum Fest- und Einkitten eiserner Stäbe, Klammern,
Haspen etc. in Mauer oder Stein.

Rp. Arenae siliceae subtilioris 100,0
    Cretae laevigatae 20,0
    Boli albae 10,0
Die Mischung der innig feinen Pulver wird mit
    Calcariae ustae hydratae 15,0
    Liquoris Natrii silicici q. s.
zu einem Brei verarbeitet, welcher bald zu verbrauchen ist. — Diese Mischung in Teigform
kann auch als Ausfüllkitt für Stein gebraucht
werden.

Ofenkitt, weisser.

Rp. Argillae albae 20,0
    Barytae sulfuricae 50,0
    Vitri vel Arenae siliceae albissimae 30,0
    Calcariae subcarbonicae
      vel Calcariae ustae in aëre
    dilapsae 20,0.
Die Mischung der sehr feinen Pulver wird mit
Kaliwasserglas zu einer weichen Paste verarbeitet,
welche sogleich zu verbrauchen ist.
Zur Darstellung eines farbigen Ofenkittes wird in
Stelle des Barytsulfats weisser oder rother
Bolus oder die gewünschte Farbe (Bergblau,
Zinnober, Graphit etc.) genommen.

Retorten- und Kolbenbeschlag.
Beschlag für gläserne Retorten und Kolben.

Rp. Spati fluorici 100,0
    Vitri vel Terrae Infusoriorum 200,0
    Liquoris Kalii silicici et
    Liquoris Natrii silicici āā q. s.
Die höchst feinen Pulver werden gemischt und mit
dem Wasserglas zu einem dünnen Brei angerührt,
mit welchem die betreffenden Geräthe zweimal
überstrichen werden. Man trocknet zunächst an
der Luft, dann bei gesteigerter Temperatur.
Ein anderer und guter Kitt ist ein Gemisch aus
Graphit, Lehm und etwas Borax oder aus Glaspulver (Infusorienerde) und Chamottemehl ana
10 Th. und 2 Th. Boraxpulver.

Steinkitt, säurebeständiger.
A.

Asbesti pulverati	20,0
Baryi sulfurici	10,0
Liquoris Natrii silicici (50°B)	20,0

B.

Arenae subtilissime pulveratae	10,0
Asbesti pulverati	10,0
Liquoris Natrii silicici (50°B)	20,0

Der als B aufgeführte Kitt ist noch fester als A.

Steinkitt zum Kitten
von Stein, Holz, Stein und Metall etc.

Rp. Terrae Infusoriorum
    Lithargyri praeparati āā 10,0
    Calcariae hydricae 5,0
mischt man
    Olei Lini q. s.
so dass ein derber Brei entsteht, welcher stets frisch
zu bereiten ist.

Steinkitt und Füllkitt
für Thon-, Stein-, Cement-Estrich.

Rp. Calcariae hydratae 50,0
    Cretae laevigatae 100,0
    Argillae albae 10,0
    Liquoris Natrii silicici q. s.
Man stelle einen Brei dar, welcher sogleich zu ver-
brauchen ist.
Färbung wird der Mischung durch rothen Bolus,
Terra de Siena (gebrannte und ungebrannte),
grüne Erde, Ocker, Bergblau etc. gegeben.

Steinkitt, weisser
zum Kitten von Marmor, Alabaster etc.

Rp. Zinci oxydati   100,0
    Calcii carbonici   10,0
    Calcii phosphorici   10,0
    Magnesii carbonici   5,0
    Magnesii phosphorici 5,0
    Liquoris Natrii silicici q. s.
Man reibt die Mischung der feinen Pulver zu
einem Brei an. Man streicht letzteren auf die
etwas angewärmten Bruchflächen, presst diese zusammen und überlässt den Gegenstand einige
Tage der Ruhe.

Mastic-Cement.

Ein Gemisch von Sand, Kalkstein, Bleiglätte und
Leinöl. (Heeren, Analyt.)

Paget's Mastic.

Rp. Arenae subtilioris 100,0
    Cretae laevigatae   30,0
    Cerussae plumbicae 7,0
    Lithargyri   3,0.
Die Mischung der feinen Pulver wird mit gesättigter Bleiacetatlösung zu einer dicken Paste angestossen, welcher man zufügt
    Olei Lini vel Papaveris 9,0

Porcellankitt.

Rp. Caseïni recentis e lacte
    praecipitati q. v.
    Liquoris Natrii silicici q. s.
ut fiat puls aequabilis.

Künstliche Meerschaummasse.

Rp. Caseïni recenter e lacte praecipitati q. v.
    Liquoris Kalii silicici
    Liquoris Natrii silicici āā
Misce, ut fiat massa flúida, quae immiscendo
    Magnesiae ustae (vel Dolomitae usti) q. s.
in massam plasticam redigatur.

Metallputzpasta.

Rp. Terrae Infusoriorum   50,0
    Cretae laevigatae   50,0
    Lapidis Smiridis laevigati 25,0
    Petrolei   5,0
    Vaselini crudi   200,0.

Syndetikon (flüssiger Leim).

Rp. Liquoris Natrii silicici 100,0
    Gummi arabici   10,0
    Sacchari albi   30,0.

Holz, Pappe, Leinwand, mit Wasserglas bestrichen, verbrennen nicht mit Flamme; man benutzt es daher zum Unverbrennlichmachen von Geweben etc. Ferner ist Wasserglas ein vortreffliches Bindemittel verschiedener mineralischer Farben zum Anstrich auf Holz, Stein und Mauerputz, Zink (nicht Eisen). Gut vertragen sich damit Zinkoxyd, Barytsulfat, Kreide (nicht Bleiweiss). Die Mischung (etwa zu gleichen Theilen) ist stets frisch zu machen, da sie schnell erhärtet.

Die Abgabe von Wasserglas in Trinkgefässen sollte nie stattfinden.

Wasserglaskomposition, fettfreie Seife, ein mit Mirbanöl parfümirtes schmieriges salbenartiges Gemisch aus 20 Th. Seife, 5 Th. Glycerin und 75 Th. Natronwasserglas. Wird zum Waschen der Wäsche gebraucht.

Acidum sozojodolicum.

Unter diesem gemeinsamen Namen sollen die als „Sozojodol-Präparate" in die Therapie eingeführten Salze der „Dijod-paraphenolsulfosäure" zusammengefasst werden.

I. Acidum sozojodolicum. Sozojodolsäure. Dijodparaphenolsulfosäure. $C_6H_2J_2(OH)SO_3H + 3 H_2O$. Mol.-Gew. = 480.

Darstellung. Man löst 1 Mol. paraphenolsulfosaures Kalium in überschüssiger, etwas verdünnter Salzsäure und fügt zu dieser Lösung unter Umrühren eine im Verhältniss $5 KJ : KJO_3$ bereitete Lösung von Kaliumjodid und Kaliumjodat. Das zunächst sich ausscheidende Jod verschwindet schliesslich, und die Flüssigkeit gesteht zu einem Krystallbrei, welcher das saure dijodparaphenolsulfosaure Kaliumsalz darstellt. Durch Umsetzen der wässerigen Lösung dieses Salzes mit Baryumchlorid erhält man das Baryumsalz, aus welchem die freie Dijodparaphenolsulfosäure durch Zerlegen mit verdünnter Schwefelsäure abgeschieden wird.

Nadelförmige Prismen, die über Schwefelsäure wasserfrei werden. Leicht löslich in Wasser, in Alkohol und in Glycerin. In der Wundbehandlung die 2—3 procentige wässrige Lösung als geruchloses, ungiftiges Antisepticum.

Dijodparaphenolsulfosäure.

II. Kalium sozojodolicum (Ergänzb.). Sozojodol-Kalium. Sozojodol schwerlöslich. $C_6H_2J_2(OH)SO_3K + 2 H_2O = 500$. Bei der oben angegebenen Darstellung erhalten und durch Krystallisation rein dargestellt.

Farblose, gut ausgebildete Prismen, in 70 Th. Wasser löslich. Die wässerige Lösung reagirt sauer und wird durch Ferrichlorid veilchenblau gefärbt, durch rauchende Salpetersäure wird unter Gelbfärbung (Bildung von Pikrinsäure!) Jod ausgeschieden. Mit Baryumchlorid entsteht krystallinische, in der Siedehitze lösliche Fällung.

Wirkt sekretionsbeschränkend und austrocknend. Mit 1—5 Th. Talcum venetum gemischt als Trocken-Antisepticum bei Ekzemen, ferner als Brandsalbe.

III. Natrium sozojodolicum (Ergänzb.). Sozojodol-Natrium. Sozojodol leichtlöslich. $C_6H_2J_2(OH)SO_3Na + 2 H_2O = 484$. Durch Neutralisiren der freien Säure mit Natriumkarbonat und Eindampfen der Lösung herzustellen.

Farblose Krystalle, in 12 Th. Wasser oder Glycerin löslich, von saurer Reaktion, dem Kaliumsalz ähnlich. Die Lösung in Glycerin bleibt im Lichte unverändert, diejenige in Wasser färbt sich allmählich dunkler.

Wird stets da benutzt, wo Lösungen angewendet werden sollen. In der Wundbehandlung die 2—3 proc. wässerige Lösung.

IV. †† Hydrargyrum sozojodolicum (Ergänzb.). Sozojodol-Quecksilber. $C_6H_2J_2SO_3 . OHg = 624$. Wird durch Fällung koncentrirter Lösungen von Sozojodolnatrium und Mercurinitrat erhalten. Pomeranzengelbes, feines Pulver, in 500 Th. Wasser, sehr leicht in Kochsalzlösung löslich. Enthält 32,05 Proc. Hg. Koncentrirte wässerige Lösungen werden unter Zusatz von Kochsalz oder anderen Halogenalkalisalzen hergestellt. Bei Lues und als Antiparasiticum. Die 10proc. Lösung wirkt ätzend, die 2,5 proc. tödtet die Räudemilbe schon nach 20—30 Minuten. Subkutan 0,05—0,08 g in Kaliumjodidlösung.

0,5 g Sozojodolquecksilber müssen sich auf Zusatz von 1,5 g Kochsalz in 30 ccm Wasser mit nur schwacher Trübung auflösen. Eine Lösung von 0,1 des Präparates in 1 ccm Salpetersäure und 9 ccm Wasser werde durch Silbernitrat nur schwach getrübt (Chlor). Eine Lösung von 0,2 g des Präparates in 20 ccm Wasser, mit Hilfe von Salzsäure bereitet, werde weder durch Baryumnitrat (Schwefelsäure) noch durch verdünnte Schwefelsäure (Barytverbindungen) getrübt. In der Wärme völlig flüchtig. Sehr vorsichtig und vor Licht geschützt aufzubewahren.

Ammonium sozojodolicum. Sozojodol-Ammonium. $C_6H_2J_2(OH)SO_3NH_4 = 443$. Farblose Krystalle, löslich in 30 Th. Wasser.

Lithium sozojodolicum. Sozojodol-Lithium. $C_6H_2J_2(OH)SO_3Li = 432$. Farblose, nadelförmige Prismen, in 30 Th. Wasser löslich. Zu 1—3 g pro die bei Gicht, Gelenkrheumatismus.

Sozojodol-Magnesium $[C_6H_2J_2(OH)SO_3]_2 . Mg + 8H_2O = 1018$. Farblose dünne Nadeln, in 16 Th. Wasser, auch in Alkohol leicht löslich.

† **Sozojodol-Zink** $[C_6H_2J_2(OH)SO_3]_2Zn + 6H_2O = 1023$. Farblose Nadeln, in 20 Th. Wasser, auch in Alkohol leicht löslich. Anwendung bei diversen katarrhalischen Affektionen der Nase etc., mit 10—15 Th. Talcum venetum vermischt oder in 3—5 proc. wässeriger Lösung (bei Tripper). Vorsichtig aufzubewahren.

† **Sozojodol-Blei** $[C_6H_2J_2(OH)SO_3]_2Pb + H_2O = 1075$. Feine verfilzte, ursprünglich weisse, bald gelblich werdende Krystallnadeln, in 200 Th. Wasser löslich. Vorsichtig und vor Licht geschützt aufzubewahren.

† **Sozojodol-Silber** $C_6H_2J_2(OH)SO_3Ag = 533$. Schwach gelblich-weisses, am Lichte sich bald violett-röthlich färbendes Pulver, in kaltem Wasser schwer (1:350) löslich. Vorsichtig und vor Licht geschützt aufzubewahren.

Sozojodol-Aluminium $[C_6H_2J_2(OH)SO_3]_3Al + 3H_2O = 1356$. Lockere, nadelförmige Krystalle, in 3 Th. Wasser, auch in Alkohol leicht löslich. Wirkt adstringirend.

Anwendung. Die Sozojodolpräparate werden auf Grund ihres hohen Gehaltes an desinficirenden Substanzen (Phenol, Jod und Schwefel) als Antiseptica, namentlich als Ersatz des Jodoforms empfohlen. Man giebt sie in Form ihrer wässerigen Lösungen, ferner als Streupulver mit Talcum, Milchzucker, in Form von Salben mit Adeps, Lanolin etc. Gute Erfolge sind erzielt bei Hautkrankheiten (Mycosen), ferner bei Geschwüren jeder Art. Vor dem Jodoform haben sie unbedingt den Vorzug absoluter Geruchlosigkeit und, soweit bis jetzt bekannt, auch den des Fehlens toxischer Erscheinungen. Bisher wurden sie besonders in der rhino- und laryngologischen Praxis mit gutem Erfolge angewendet.

Rp. Natrii sozojodolici 1 — 2,0
Lycopodii 5 —20,0.
Streupulver für offene Bubonen [SCHWIMMER].

Rp. Kalii sozojodolici 2,0
Vaselini 10—20,0
Sozojodol-Brandsalbe.

Rp. Zinci sozojodolici 1,0
Aquae destillatae
Glycerini ää 10,0
Zum Einpinseln der Nasenschleimhaut bei katarrhalischen Affektionen.

Rp. Hydrargyri sozojodolici 1,0
Amyli pulverati 10—20,0
Bei Helkosen und syphilitischen Geschwüren [SCHWIMMER.].

Injectio Hydrargyri sozojodolici.
Rp. Hydrargyri sozojodolici 0,8
Kalii jodati 1,6
Aquae destillatae 10,0.
Zur subkutanen Injektion.

Sozojodol-Wundsalbe.
Rp. Kalii sozojodolici 10,0
Adipis Lanae 80,0
Vaselini 10,0.

Sozojodol-Wundstreupulver.
Rp. Kalii sozojodolici 10,0
Talci veneti 90,0
(vel Sacchari Lactis 90,0).

Sozojodol-Schnupfenpulver.
Rp. Zinci sozojodolici 7,0
Sacchari Lactis 93,0
Mentholi 0,2.

Acidum stearinicum.

I. Acidum stearinicum (Ergänzb.). Acidum stearicum (U-St.). Stearinsäure. Talgsäure. (Stearin des Handels). $C_{18}H_{86}O_2$. Mol. Gew. $= 284$.

Darstellung. Die Stearinsäure ist eines der Produkte, welche bei der Verarbeitung der Fette im Grossen gewonnen werden: Geeignete Fette (Talg, Schweinefett, Kokosfett, Palmöl) werden entweder mit Kalk oder mit Schwefelsäure oder mit überhitztem Wasserdampf unter gesteigertem Druck verseift. Im ersten Falle erhält man eine Seife, aus welcher durch Zersetzen mit Salzsäure die Fettsäuren in Freiheit gesetzt werden, in den beiden letzten Fällen die freien Fettsäuren selbst. Die so erhaltenen Fettsäuren bestehen aus festen und flüssigen Antheilen. Man scheidet die letzteren ab, indem man das Fettsäuregemisch bei gewöhnlicher oder etwas erhöhter Temperatur einem starken Druck unterwirft. Die flüssigen Fettsäuren (Oelsäure) fliessen alsdann ab, die festen Fettsäuren (Stearinsäure, Palmitinsäure) verbleiben als Pressrückstand. Schmelzpunkt und Zusammensetzung des Produktes hängen von dem Rohmaterial, sowie von der eingehaltenen Temperatur und dem angewendeten Druck beim Pressen ab.

Eigenschaften. Die Stearinsäure des Handels ist nicht reine Stearinsäure, sondern enthält neben Stearinsäure noch Palmitinsäure und ähnliche feste Fettsäuren, z. B. Oxystearinsäure. Sie bildet weisse, harte, geruch- und geschmacklose, auf dem Bruche körnig-krystallinische, fettig anzufühlende Massen, unlöslich in Wasser, löslich in etwa 50 Th. Alkohol ($90^0/_0$), reichlicher in siedendem Alkohol, ferner in Aether, Chloroform, Benzol, Schwefelkohlenstoff. Es verlangen: U-St. Schmelzpunkt nicht unter 56^0, Erstarrungspunkt nicht unter 54^0; Ergänzb.: Schmelzpunkt $60-65^0$. Erwärmt man die Stearinsäure mit Alkalikarbonaten, so bildet sie unter Entweichen von Kohlensäure Salze; ätzende Alkalien wirken noch energischer und ohne Entwickelung von Kohlensäure ein. Die entstandenen Salze (Stearinseifen), sind verhältnissmässig harte Seifen. Beim Auflösen der neutralen Stearate in viel Wasser resultiren trübe Flüssigkeiten, weil diese Seifen in saure Stearate und in freies Alkali zerlegt werden. Solche Lösungen geben alsdann mit Phenolphthaleïn Rothfärbung.

Prüfung. Anorganische Verfälschungen und Verunreinigungen erkennt man daran, dass beim Verbrennen ein feuerbeständiger Rückstand hinterbleibt. Paraffin, welches bisweilen als Verfälschungsmittel zugesetzt wird, ist durch folgende Vorprüfung zu erkennen: Man übergiesst 5 g Stearinsäure mit 30—40 ccm Alkohol, verseift durch Zusatz von etwa 1 g festem Natriumhydroxyd (nicht Kalium-h.) und dampft die gebildete Seifenlösung unter Zusatz von etwa 20 g trocknem Seesand, welcher durch Ausziehen mit Salzsäure gereinigt worden ist(!), zur Trockne. Den völlig trockenen Rückstand zieht man mit frisch destillirtem Petroleumäther aus. Derselbe darf keinen oder nur einen äusserst geringen Rückstand hinterlassen.

Sehr wichtigen Aufschluss über Anwesenheit von Verunreinigungen giebt die Bestimmung von Säurezahl, Esterzahl und Verseifungszahl. Als normal sind für technische Stearinsäure folgende Werthe beobachtet worden: Säurezahl 200—210, Esterzahl 0—10, Verseifungszahl 200—220. Sinkt die Säurezahl erheblich unter 200, so weist dies auf Vorhandensein neutraler Bestandtheile (Paraffin) hin; ist gleichzeitig eine hohe Verseifungszahl zu beobachten, so kann der fremde Bestandtheil auch ein Fett oder Wachs sein.

Davon abgesehen ist für den Werth einer technischen Stearinsäure massgebend: Farblosigkeit, ferner der Schmelzpunkt und der Erstarrungspunkt.

Aufbewahrung. An einem kühlen, vor Licht geschützten Orte hält sie sich ohne besondere Vorsichtsmassregeln recht gut; sie nimmt alsdann auch keinen ranzigen Geruch an.

Pulverung. Man schmilzt 2 Th. Stearinsäure mit 1 Th. absolutem Weingeist zusammen und rührt bis zum Erkalten. Die pulverige Masse lässt man an der Luft abdunsten.

Anwendung. Die Stearinsäure des Handels wird an Stelle des weissen Wachses für Salben und Ceratmischungen angewendet. Man hat es auch versucht, sie mit Chinabasen zu vereinigen, weil diese Alkaloïdstearate nur wenig bitter schmecken. Technisch als Zusatz zu heissem Stärkeschleim, um der Wäsche Steifigkeit und Glanz zu geben (auf 500 g Stärke = 25—30 g Stearin). Auf einem Reibeisen geriebenes Stearin wird auf Tanzböden gestreut, um diese glatter zu machen. Zur Herstellung von „Stearinkerzen" macht man der Stearinsäure einen Zusatz von 2—5 Proc. Paraffin oder weissem Wachs, um das Krystallisiren zu unterdrücken.

II. Acidum stearinicum purum.

Reine Stearinsäure. $C_{18}H_{36}O_2$. Wird durch wiederholtes Umkrystallisiren der technischen Stearinsäure aus heissem Alkohol erhalten. Weisse glänzende Blättchen, Schm.-P. 69,2°. Spec. Gew. bei 11° = 1,00, bei 69,2° = 0,8454.

Linimentum saponato-camphoratum ex acido stearinico paratum. In einem Kolben erwärmt man auf dem Wasserbade: 100,0 kalkfreie Stearinsäure, 53,0 zerriebenes kryst. Natriumkarbonat, 200,0 Weingeist (90 Proc.) unter öfterem Umschwenken (ca. $^1/_2$ Stunde), bis die Entwickelung von Kohlensäure aufgehört hat und völlige Auflösung erfolgt ist. Hierauf setzt man 60,0 Kampher, 2300,0 Weingeist (90 Proc.) zu, digerirt bis zur Lösung der Seife, filtrirt durch Baumwolle und fügt zum Filtrat 7,5 Thymianöl, 15,0 Rosmarinöl und 120,0 Ammoniakflüssigkeit (10 Proc.).

Enthält die verwendete Stearinsäure Calciumstearat, so scheidet sich dieses später in Form sternförmiger Krystalle aus, welche beim Einreiben die Haut ritzen. Uebrigens lässt sich dieser Opodeldok auch nicht so leicht völlig auf der Haut verreiben, als der aus weicheren Seifen bereitete.

Sapo stearinicus. Stearinseife. In eine im Dampfbade erhitzte Lösung von 53 Th. kryst. Natriumkarbonat in 300 Th. Wasser giesst man unter Umrühren allmählich 100 Th. geschmolzene Stearinsäure und erhitzt unter weiterem Umrühren $^1/_2$ Stunde lang. Dann fügt man 10 Th. Weingeist (90 Proc.) hinzu und erhitzt weiter, bis sich ein durchsichtiger, in warmem Wasser völlig löslicher Seifenleim gebildet hat. Hierauf setzt man eine filtrirte Auflösung von 25 Th. Kochsalz und 3 Th. kryst. Soda in 80 Th. Wasser und erhitzt unter Umrühren, bis sich die ganze Seife unlöslich abgeschieden hat. Nach dem Erkalten wäscht man die von der Mutterlauge getrennte Seife mehrmals mit geringen Mengen Wasser, presst sie zwischen Leinwand stark aus, schneidet sie in Spähne, trocknet und pulvert diese. — Feines weisses Pulver, in Wasser und in Weingeist klar löslich. (Ergänzb.)

Will man die in jeder Stearinseife enthaltenen Salze entfernen, so füllt man den nicht ausgesalzenen Seifenleim in Pergamentpapierdärme und dialysirt durch Einhängen in warmes Wasser.

Huf-Futter für Pferde. Man schmilzt 50—80 Th. Stearin-Pech, 0,8—1,0 Th. Schwefel und rührt 7,5—25,0 Th. Cement, 6—8,0 Th. Sägemehl und 6—8,0 Th. Werg darunter. Die erstarrte Masse wird in siedendem Wasser erweicht und zum Ausfüllen des Hufes verwendet. (Stearin-Pech sind Abfälle von der Stearinsäure-Fabrikation).

Modellirwachs für Zahnärzte. Stearinsäure 25,0, Kopalharz leichtes 25,0, Talkpulver 50,0 mit Karmin schwach roth gefärbt und mit Rosenöl parfümirt.

Stearum, Ersatz für Leder und Linoleum. Der in den Stearinfabriken abfallende Theer wird mit Korkpulver gemischt und gewalzt.

Acidum succinicum.

Acidum succinicum. Bernsteinsäure (Ergänzb.). **Sal volatile succini. Flüchtiges Bernsteinsalz. Succinylsäure. Acide succinique (Karabique). Acide ou sel d'ambre. Succinic acid.** $C_4H_6O_4$. **Mol. Gew.** = 118.

Zum pharmaceutischen Gebrauche wird nicht die völlig reine, sondern eine flüchtiges Bernsteinöl enthaltende Säure verwendet.

Darstellung. Bei der trockenen Destillation des Bernsteins zum Zwecke der Gewinnung des „Bernstein-Kolophoniums" erhält man ein flüchtiges Oel, aus welchem sich allmählich Krystalle von Bernsteinsäure abscheiden. Die durch Absaugen von dem flüchtigen Oele der Hauptsache nach befreiten Krystalle werden durch Umkrystallisiren aus siedendem Wasser gereinigt. Ist die rohe Säure sehr dunkel gefärbt, so nimmt man das

Umkrystallisiren unter Zusatz von Thierkohle vor. Bisweilen erfolgt die Reinigung von beigemengtem flüchtigen Oel auch durch Erwärmen mit Salpetersäure.

Eigenschaften. Gelbliche, säulenförmige oder in Krusten zusammenhängende, schwach nach Bernsteinöl riechende Krystalle. Sie schmelzen bei 180⁰ und verflüchtigen sich bei 235⁰ unter Entwickelung zum Husten reizender Dämpfe ohne zu verkohlen. Löslich in 20 Th. kaltem oder 2,2 Th. siedendem Wasser, auch in 10 Th. Weingeist (90 Proc.), in 80 Th. Aether, unlöslich in Terpentinöl. Die wässrige Lösung ist gelblich gefärbt, reagirt und schmeckt sauer. Neutralisirt man sie mit Ammoniak, so entsteht durch Ferrichlorid in der neutralen Lösung ein zimmtbrauner Niederschlag von Ferrisuccinat (Mangansalze werden nicht gefällt), der in Salzsäure völlig löslich ist. Bernsteinsäure ist eine zweibasische Säure; die Salze heissen „Succinate" Diejenigen der Alkalien und des Magnesiums sind in Wasser leicht löslich. Bernsteinsäure wird durch mässig koncentrirte Salpetersäure, ebenso durch Chromsäure nicht weiter oxydirt.

Prüfung. Diese ist nicht überflüssig, da Bernsteinsäure auch heute noch gelegentlich durch Kaliumsulfat, Alaun, Oxalsäure, Weinsäure, Citronensäure u. dergl. verfälscht wird. **1)** Man erhitzt etwa 0,2 g auf Platinblech. Sie muss ohne zu verkohlen und ohne Rückstand flüchtig sein (Abwesenheit verkohlender und feuerbeständiger Beimengungen). **2)** Man erwärmt 0,8 g mit 10 ccm Weingeist (90 Proc.). Die Lösung darf etwas gelblich, muss aber klar sein. Man theilt sie nach dem Abkühlen in zwei Theile. Der eine Theil wird mit gleichem Volumen Chloroform, der andere mit Ammoniakflüssigkeit übersättigt. In allen drei Fällen muss eine klare Lösung erzielt werden, bez. die Lösung muss klar bleiben. Erfolgt eine unvollständige Lösung oder scheiden sich erhebliche Bodensätze ab, so ist eben irgend eine ungehörige Beimengung s. o. zugegen. **3)** Die wässrige Lösung 1 : 30 gebe mit Kaliumacetatlösung keinen krystallinischen Niederschlag (Weinsäure); sie werde weder durch Baryumnitrat noch durch Silbernitrat mehr als opalisirend getrübt und durch Calciumchloridlösung (Oxalsäure), sowie durch Schwefelwasserstoffwasser nicht verändert. **4)** Mischt man 2 ccm der wässrigen Lösung mit 2 ccm konc. Schwefelsäure und schichtet darüber 1 ccm Ferrosulfatlösung, so darf eine braune Zwischenzone nicht auftreten. (Salpetersäure.) Mit Natronlauge erwärmt darf die Säure Ammoniak nicht entwickeln. **5)** 1 g getrocknete Bernsteinsäure verbraucht zur Neutralisation 16,95 ccm Normalkalilauge (Phenolphthaleïn als Indikator).

Anwendung. Gegenwärtig nur selten, früher als Expektorans, als krampfstillendes, harn- und schweisstreibendes Mittel häufig verordnet. Die Wirkung dürfte im wesentlichen auf das beigemengte flüchtige Oel zurückzuführen sein. Daher ist zum medicinalen Gebrauch die chemisch reine Bernsteinsäure nicht zu verwenden. Dosis 0,5—1,0 g mehrmals täglich in Pulvern, Pillen und wässriger Lösung. In der chemischen Analyse zur Trennung des Eisens und der Thonerde einerseits von Mangan und Zink andererseits, ferner in der Photographie.

Liquor Ammonii succinici. Ammoniumsuccinatlösung. Spiritus Cornu Cervi succinatus. Liquor Salis Cornu Cervi succinati. Bernsteinsaures Ammon (Germ. I). Acidi succinici 1 Th. wird in Aquae destillatae 8 Th. gelöst und mit Ammonii carbonici pyrooleosi q. s. (1 Th.) neutralisirt. Man stellt die Flüssigkeit 24 Stunden zur Seite und filtrirt. Klare, neutrale, bräunliche, später braun werdende Flüssigkeit. Spec. Gew. 1,050—1,054. Enthält rund 12,5 Proc. Ammoniumsuccinat. Vor Licht geschützt aufzubewahren (Germ. I, Ergänzb.). Als krampfstillendes Mittel in Gaben von 5 bis 30 Tropfen.

Succinimidum crystallisatum. Succinimid. Bernsteinsäure-imid. $C_2H_4(CO)_2NH$ = 97. Wird durch rasche Destillation des Ammoniumsuccinates dargestellt. Farblose Krystallnadeln, in Wasser, Alkohol und Aether leicht löslich. Schmelzp. 125—126⁰. Siedep. 287—288⁰. Die wässerige Lösung löst gelbes Quecksilberoxyd auf.

††**Hydrargyrum imido-succinicum.** Succinimid-Quecksilber. $[C_2H_4(CO)_2N]_2$ Hg = 392.

Darstellung. 1 Th frisch gefälltes Quecksilberoxyd wird mit 15—20 Th. Wasser angerührt und unter Zugabe von 1 Th. Succinimid in einem Glaskolben so lange nahe zum Sieden erhitzt, bis alles Quecksilberoxyd bis auf Spuren gelöst ist. Man filtrirt und dampft die Lösung zur Krystallisation ein.

Eigenschaften. Weisses, seidenartig glänzendes, neutrales Krystallpulver, in 25 Th. Wasser oder 300 Th. Alkohol (90 Proc.) klar löslich. Die wässerige Lösung wird durch Schwefelwasserstoff und durch Schwefelammonium gefällt. Durch Natronlauge entsteht allmählich gelbliche, durch Ammoniak weisse Fällung, durch Kaliumjodid rother Niederschlag. Eiweiss wird nicht gefällt. Sehr vorsichtig aufzubewahren.

Anwendung. Zur subkutanen Injektion gegen Syphilis. Dosis 0,013 g.

Guttulae. ELLERI.
Guttae antispasmodicae ELLER.
Liquor antarthriticus ELLER. Liquor
antispasticus (ELLER).
Rp. Liquoris Ammonii succinici
Spiritus aetherei āā 10,0.
M. D. S. Drei- bis viermal täglich 20—40 Tropfen
in etwas Zuckerwasser. (Bei Krampf, gichtischen
und rheumatischen Schmerzen.)

Linimentum contra anginam. PRINGLE.
Rp. Liquoris Ammonii succinici 20,0
Olei camphorati 50,0.
M. Ein Stück Flanell wird damit durchtränkt und
auf den vorderen Theil des Halses gelegt.

Liquor antarthriticus. SAINTE-MARIE.
Rp. Liquoris Ammonii succinici
Tincturae Opii crocatae
Tincturae Ipecacuanhae
Aetheris āā 5,0.
M. D. S. (Umgeschüttelt!) Dreimal täglich 20—30
Tropfen.

Mixtura tonico-nervina. STAHL.
Rp. Tincturae kalinae 10,0
Liquoris Ammonii succinici 5,0.
M. D. S. Dreimal täglich 10—30 Tropfen.

Spiritus bezoardicus. BUSSIUS.
Spiritus Bussii.
Rp. Liquoris Ammonii succinici
Spiritus Ammonii caustici āā 20,0.
Olei Citri Guttas 5,0
Misce conquassando.
S. 20—30 Tropfen mit Wasser zu nehmen.

Acidum succinicum purissimum. Reine Bernsteinsäure. Diese wird durch wiederholte Krystallisation aus der medicinalen Säure oder durch Gährung von Calcium-malat (äpfelsaurem Kalk) gewonnen. Sie bildet farblose, völlig geruchlose Krystalle. Schmelzp. 180°. Siedep. 235°.

Acidum sulfanilicum.

I. Acidum sulfanilicum (para.). **Sulfanilsäure. Acide sulfanilique. Sulphanilic acid.** $C_6H_4NH_2 . SO_3H + H_2O$. **Mol. Gew. = 191.**

Darstellung. In 75 g konc. Schwefelsäure (Sp. G. = 1,836), die sich in einem Rundkolben von ca. $^1/_4$ 1 Inhalt befinden, trägt man nach und nach unter Umschwenken in kleinen Antheilen 25 g farbloses Anilin ein und erwärmt darauf die Mischung im Oelbade auf 180—190° C. so lange (ca. 3 Stunden), bis aus einer in Wasser eingetragenen Probe durch Zusatz von überschüssiger Natronlauge Anilin nicht mehr abgeschieden wird, was man am Geruch und an der Trübung erkennt. Wenn dies der Fall ist, so giesst man das braungefärbte, sirupdicke Reaktionsprodukt in etwa $^1/_2$ 1 kaltes Wasser, worin sich die Sulfanilsäure als grau gefärbtes, krystallinisches Pulver abscheidet. Man saugt dasselbe auf porösen Tellern ab und reinigt es durch wiederholtes Umkrystallisiren aus siedendem Wasser unter Zusatz von Thierkohle.

Eigenschaften. Mit 1 Mol. Wasser bildet die Sulfanilsäure rhombische Krystalle, welche an trockener Luft verwittern und undurchsichtig werden. Löslich in 115 Th. Wasser von 15° C., leichter löslich in siedendem Wasser; in Alkohol und in Aether so gut wie unlöslich. Die befeuchteten Krystalle sowie die wässrige Lösung reagiren sauer; durch Ammoniak und ätzende Alkalien werden die meist gut löslichen Salze der Sulfanilsäure gebildet. Durch Einwirkung von salpetriger Säure in der Kälte entsteht Diazobenzolsulfosäure. $C_6H_4SO_3H . NH_2 + NOOH = H_2O + C_6H_4SO_3H . N = N — OH$. Letztere bildet mit zahlreichen Phenolen Farbstoffe (Azofarbstoffe). Diese Reaktion ist für die praktische Anwendung der Sulfanilsäure von Wichtigkeit.

Prüfung. 1) Sie bilde farblose Krystalle. 2) Die wässrige Lösung werde weder durch Schwefelwasserstoff noch durch Baryumchlorid verändert. 3) Sulfanilsäure verbrenne auf dem Platinbleche ohne einen Rückstand zu hinterlassen.

Aufbewahrung. In gut verschlossenen Gefässen, an einem kühlen Orte, weil die krystallisirte Säure leicht verwittert.

Anwendung. Durch die Einführung der Sulfo-Gruppe hat das Anilin viel von seinen giftigen Eigenschaften verloren. Die Sulfanilsäure gilt als Specificum gegen Iodismus. Beim Gebrauch von Alkalijodiden kommt es zu entzündlichen Processen in der Nasenschleimhaut, welche durch freies Jod bedingt werden. EHRLICH nimmt an, dass das Jod aus den Alkalijodiden in Freiheit gesetzt werde durch die in der Nasenschleimhaut enthaltene freie Säure und salpetrigsauren Salze.

Die salpetrige Säure soll durch Zufuhr von Sulfanilsäure unschädlich gemacht werden, indem beide (s. vorher) unter Bildung von Diazobenzolsulfosäure auf einander einwirken. EHRLICH giebt bei akutem Jodismus 4,5—6 g Sulfanilsäure, welche durch Zusatz von 3 bis 4 g Natriumkarbonat in 150,0 g Wasser gelöst werden. Er empfiehlt, prophylaktisch alle zwei Tage 3—4 g Sulfanilsäure zu geben und akute Erscheinungen mit grösseren Gaben, z. B. 6—7 g, zu bekämpfen. Ferner wird das Mittel gegeben bei akutem Katarrh der Nase (Schnupfen, Koryza) und des Kehlkopfs.

<table>
<tr><td>

Rp. Acidi sulfanilici   5,0
    Natrii bicarbonici   2,5
    Aquae destillatae 200,0.
Bei akutem Jodismus auf einmal zu verbrauchen,
eventuell zweistündlich einen Esslöffel.

</td><td>

Rp. Acidi sulfanilici   10,0
    Natrii bicarbonici   8,5
    Aquae destillatae 200,0.
Bei akutem Katarrh der Nase und des Kehlkopfes
täglich den $^1/_3$ bis $^1/_5$ Theil dieser Lösung in
zwei Gaben zu verbrauchen.

</td></tr>
</table>

Ueber EHRLICHS **Diazo-Reaktion** s. unter Urina.

II. Natrium sulfanilicum. Sulfanilsaures Natrium. $C_6H_4NH_2 \cdot SO_3Na + 2 H_2O$.

Mol. Gew. = 231. Wird durch Neutralisiren von 10 Th. nicht verwitterter Sulfanilsäure mit 7,5 Th. kryst. Natriumkarbonat in wässriger Flüssigkeit und Eindampfen der Lösung zur Krystallisation erhalten. Farblose, glänzende Blättchen, in Wasser leicht löslich. In gleichen Gaben wie Sulfanilsäure und zu gleichen Zwecken angewendet.

III. Cosaprinum. Acetyl-sulfanilsaures Natrium. $C_6H_4NHCH_3CO \cdot SO_3Na(1:4)$.

Mol. Gew. = 237. Acetanilid-sulfosaures Natrium (1:4).

Das Präparat wird durch Kochen von sulfanilsaurem Natrium mit Essigsäureanhydrid dargestellt. Grauweisses, krystallinisches Pulver von mildsalzigem Geschmack, in Wasser leicht löslich, schwerlöslich in Alkohol, fast unlöslich in Aether. Als Antipyreticum und zwar als Ersatz des Acetanilids, vor welchem es den Vorzug fast völliger Ungiftigkeit hat, in Gaben von 1—2—3 g.

Acidum sulfhydricum.

I. Acidum sulfhydricum. Acidum hydrosulfuricum. Acidum hydrothionicum.
Schwefelwasserstoff(säure). Wasserstoffsulfid. H_2S. Mol. Gew. = 34.

Schwefelwasserstoff ist eins der wichtigsten Reagentien der chemischen Analyse. Der Chemiker zieht es im Allgemeinen vor, das Gas selbst anzuwenden, nur in besonderen Fällen (zum Auswaschen von Niederschlägen) bedient er sich einer wässrigen Auflösung des Gases, d. i. des Schwefelwasserstoffwassers. Das letztere wird dagegen von dem Apotheker sehr häufig zur Anstellung bestimmter Reaktionen benutzt. Die Darstellung des Schwefelwasserstoffs erfolgt in der Regel durch Zersetzung von Schwefelmetallen (Metallsulfiden) mittelst Säuren, und zwar wendet man gewöhnlich Schwefeleisen und verdünnte Salzsäure an. Schwefelsäure an Stelle der Salzsäure ist nicht zu empfehlen, weil das bei der Reaktion entstehende Ferrosulfat in der Kälte auskrystallisirt und häufig die Entwickelungsgefässe zertrümmert.

Die zur Erzeugung von Schwefelwasserstoff empfohlenen Apparate sind sehr zahlreich; wir beschränken uns darauf, folgende vier Gattungen zu beschreiben, welche nicht allzu kostspielig sind und mit gutem Gewissen als zweckmässig empfohlen werden können.

1) Einfaches Entwickelungsgefäss. In der nebenstehenden Figur ist A ein Glaskolben, welcher auch durch eine geeignete Flasche ersetzt werden kann. Mittelst eines Gummistopfens ist in den Kolben ein Trichterrohr und ein Gasabzugsrohr eingesetzt; letzteres mündet in die Waschflasche B, von wo aus das Gas in die Vorlage C geleitet wird. Fig. 24.

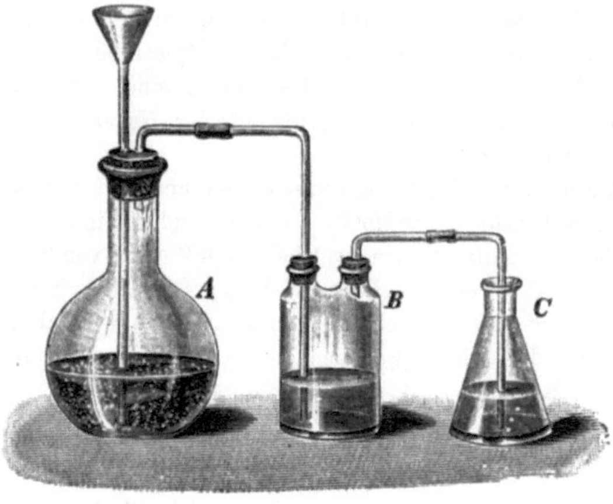

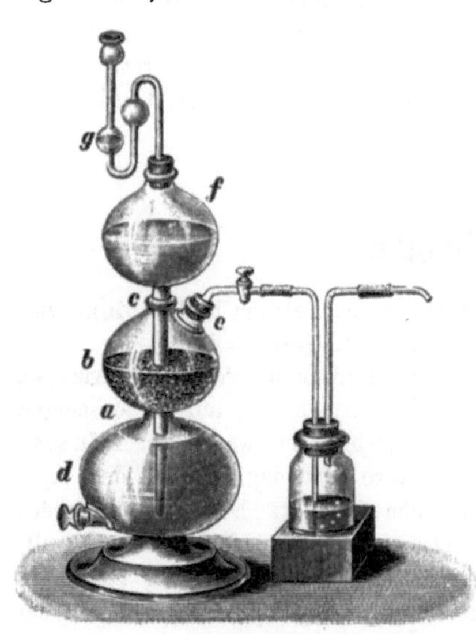

Fig. 24.

Zum Gebrauche wird der Kolben A etwa zur Hälfte mit Schwefeleisen in haselnussgrossen Stücken beschickt, dann setzt man den Apparat ordnungsmässig zusammen, legt die Vorlage vor und giesst nun durch das Trichterrohr Salzsäure von 15 Proc. HCl. Es beginnt sogleich lebhafte Entwickelung von Schwefelwasserstoff. Dieser wird zur Entfernung von beigemengter Salzsäure in B durch wenig Wasser gewaschen und dann nach C geleitet. — Lässt die Entwickelung nach, so kann sie durch Zusatz weiterer Mengen Salzsäure belebt werden. Nach Beendigung des Versuches ist der Apparat auseinander zu nehmen. Man giesst die Säure weg, spült den Kolben mehrmals mit Wasser aus (ohne das Schwefeleisen fortzuschütten) und bewahrt ihn mit dem Schwefeleisen beschickt nach Aufsetzung eines Korkes zu späterem Gebrauch auf.

2) Der KIPP'sche Apparat. Der Untertheil besteht aus den Glaskugeln a und b, welche durch eine Einschnürung mit einander verbunden sind. In den Tubus c ist die lange Röhre der obersten Kugel f gasdicht eingeschliffen. d ist ein Tubus zum Entleeren der Säure, e ein Tubus zum Ableiten des Gases. — Man füllt durch den Tubus e die mittlere Kugel b etwas über die Hälfte mit Schwefeleisen an und giesst bei geöffnetem Ableitungshahn (e) soviel 15 proc. Salzsäure in die oberste Kugel, dass die Säure die unterste Kugel d bis zur Einschnürung bei a anfüllt. Dann schliesst man den Hahn bei e und giesst noch soviel Säure zu, dass diese 2—3 Finger breit hoch in der obersten Kugel steht, also eine drückende Säule vorhanden ist. Solange der Hahn bei e geschlossen bleibt, wird Schwefelwasserstoff nicht entwickelt, weil die Salzsäure, sowie sie an das Schwefeleisen gelangt von dem entwickelten Schwefelwasserstoff in die Höhe gedrückt wird. Oeffnet man den Hahn, so gelangt die Salzsäure zum Schwefeleisen, und lebhafte Entwickelung von Schwefelwasserstoff beginnt. Fig. 25.

Die KIPP'schen Apparate sind somit stationäre Apparate, welche, einmal gefüllt, längere Zeit beliebige Entnahme von Gas und beliebige Unterbrechung der Gasentwickelung ermöglichen.

Nothwendig ist es allerdings, dass die Apparate in gutem Zustande erhalten werden, dass insbesondere der Schliff bei c stets rein erhalten und gut eingefettet wird, und dass der Stopfen bei e gut schliesst. Sorgt man dafür, dass Schwefeleisen nicht in die unterste Kugel fallen kann, so werden die Apparate auch nicht durch Entwickelung von Schwefelwasserstoff während der Ruheperiode lästig. Den untersten Tubus-Stopfen bei d fixirt man zweckmässig mit einer Gummikappe und ausserdem stellt man den ganzen Apparat auf einen grossen Porcellanteller, damit etwa bei d ausfliessende Säure nicht Schaden anrichtet.

Fig 25.

3) Der WÖHLER'sche Apparat besteht aus dem äusseren Cylinder A, in welchen ein innerer, erheblich schlankerer Cylinder derart eingefügt ist, dass ein in seinem oberen Theile angebrachter Wulst auf einer Holzfassung aufsitzt, welche ihrerseits durch Klemmschrauben C festgehalten wird. Nachdem der innere Cylinder B gefüllt ist, setzt man den Gummistopfen mit dem Glashahn *D* ein, schliesst diesen und füllt nun 15 proc. Salzsäure in das äussere Gefäss. — Der ganze Apparat ist nach dem Princip der DÖBEREINER'schen Zündmaschine konstruirt und ohne weiteres verständlich. Bei ihm fallen die Schliffe des KIPP'schen Apparates weg. Fig. 26.

4) DEVILLE'S Apparat besteht aus zwei tubulirten Flaschen *A* und *B*, welche durch den Schlauch *D* mit einander verbunden sind; bei *C* ist ein Glashahn gasdicht eingesetzt. Flasche *A* ist mit Schwefeleisen, *B* mit 15 proc. Salzsäure beschickt. Stellt man *A* höher als *B*, so fliesst alle Säure nach *B* zurück, die Entwickelung von Gas hört also auf. Stellt man dagegen *B* höher als *A*, so fliesst die Säure nach *A* über und es findet Gasentwickelung statt. Durch Veränderung der beiden Niveaus in den Flaschen kann man den Druck des austretenden Gases innerhalb gewisser Grenzen reguliren. Fig. 27.

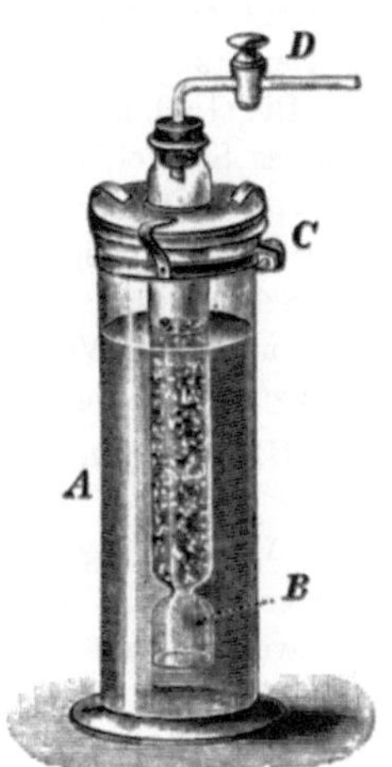

Fig. 26.

Die aufgeführten Apparate dienen natürlich nicht nur zur Entwickelung von Schwefelwasserstoff, sondern auch zu derjenigen anderer Gase; wir werden daher im Folgenden wiederholt auf sie zurückzukommen haben. Mit Ausnahme des KIPP'schen Apparates lassen sich dieselben aus vorhandenen Beständen mit sehr geringen Kosten zusammenstellen.

Eigenschaften. Schwefelwasserstoff ist ein farbloses Gas von dem bekannten Geruch nach faulen Eiern und süsslichem Geschmack. Unter dem Druck von 17 Atmosphären verdichtet es sich zu einer Flüssigkeit, welche bei —62° C. siedet und bei —85° C. erstarrt. Das spec. Gewicht (Luft = 1) ist = 1,191. Wasser löst bei 0° = 4,37 und bei 15° 3,23 Raumtheile, Weingeist von 0° löst etwa 18 Volume des Gases auf, indessen entsteht in solcher Lösung allmählich Mercaptan. Entzündet, verbrennt Schwefelwasserstoff an der Luft mit bläulicher Flamme unter Bildung von Wasser und schwefliger Säure. Findet die Verbrennung bei Luftmangel statt, so verbrennt nur der Wasserstoff, der Schwefel dagegen scheidet sich als weissgelber Beschlag aus. Schwefelwasserstoff verbindet sich direkt mit den meisten Metallen, schwärzt z. B. Quecksilber und Silber, dagegen bleibt Gold in Schwefelwasserstoffatmosphäre blank. Beim Zusammentreffen von schwefliger Säure mit Schwefelwasserstoff wird fein vertheilter Schwefel abgeschieden. Will man Schwefelwasserstoff trocknen, so geschieht dies nicht durch Schwefelsäure, sondern durch Calciumchlorid. Chemisch ist der Schwefelwasserstoff als eine starke zweibasische Säure zu betrachten; er verdrängt die meisten anderen Säuren aus ihren Verbindungen mit Schwermetallen. Seine sauren Salze heissen „Sulfhydrate", die neutralen: „Sulfide".

II. Aqua sulfhydrica. Aqua hydrosulfurata seu hydrothionica. Schwefelwasserstoffwasser. Acide sulfhydrique dissous (Gall.).

Zur Darstellung sättigt man frisch ausgekochtes und unter Luftabschluss erkaltetes destillirtes Wasser durch Einleiten eines Stromes gewaschenen Schwefelwasserstoffgases bei mittlerer Temperatur. Dass die Lösung gesättigt ist, erkennt man daran, dass, wenn man die Flasche mit dem Daumen verschliesst und kräftig schüttelt, der Daumen nicht angesogen sondern abgestossen wird.

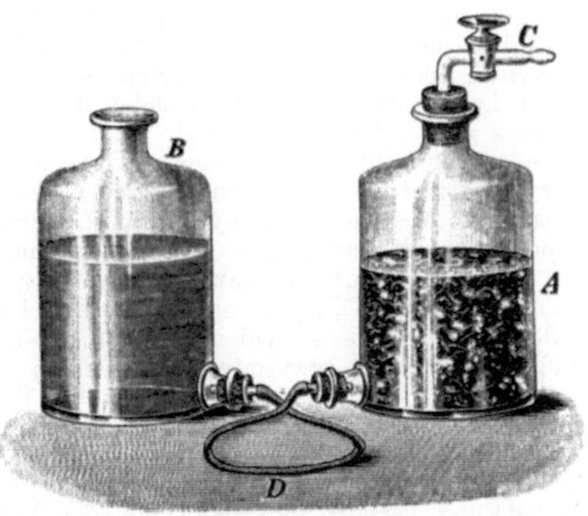

Fig. 27.

Mit der gesättigten wässrigen Lösung werden kleinere Flaschen (von etwa 100 ccm Fassungsraum) völlig angefüllt. Sie werden alsdann mit porenfreien Korken verschlossen, und diese durch Paraffinüberzug gedichtet. Die so vorgerichteten Flaschen stellt man mit dem Halse nach unten (also umgekehrt!) in einen mit

Wasser gefüllten Topf und diesen in den Keller an einen dunklen Ort. Der Schwefelwasserstoff wird nämlich durch den Luftsauerstoff unter Abscheidung von Schwefel zersetzt: $H_2S + O = H_2O + S$. Verwendet man zur Darstellung nicht ausgekochtes Wasser
oder sorgt man während der Aufbewahrung nicht für möglichsten Luftabschluss, so tritt
diese Zersetzung in ziemlich kurzer Zeit ein.

Die Gall. schreibt zur Bereitung von 6 Litern Schwefelwasserstoffwasser vor, 100,0 g
schwarzes Schwefelantimon mit 50 g Sand zu mischen und mit 400 g roher Salzsäure zu
zersetzen. 1 Liter Wasser löst nach Gall. bei $20^0 = 2{,}9$ Liter Schwefelwasserstoffgas,
welche 4,467 g wiegen.

Schwefelwasserstoffwasser muss fast klar sein, kräftig nach Schwefelwasserstoff
riechen und beim Vermischen mit Ferrichlorid reichliche Ausscheidung von Schwefel geben.
Es röthet den blauen Lackmusfarbstoff.

Wirkung und Anwendung. Schwefelwasserstoff ist ein Stimulans und Alterans
wie der Schwefel. In den Schwefelbädern lässt man ihn in geringen Mengen und in
starker Verdünnung mit Luft einathmen. Im Uebrigen ist er giftig. Eingeathmet verbindet er sich mit dem Hämoglobin des Blutes zu „Sulfhämoglobin" (LEWIN), s. Sanguis, welches unfähig ist, Sauerstoff aufzunehmen, d. h. die Athmung zu unterhalten. In
konc. Zustande und grösseren Mengen eingeathmet, kann er sofort tödtlich wirken, in
starker Verdünnung mit Luft kann er Vergiftungserscheinungen (Uebelkeit, Erbrechen,
Kopfschmerz, Schwindel) hervorrufen. Bei einem Gehalt von 0,6 Volumpromille H_2S kann
die Luft schon gesundheitsschädlich wirken.

Als Gegenmittel wendet man an: Zufuhr frischer Luft, Riechen an Chlor, Eingeben
von Chlorwasser (10,0 : 200,0), kalte Begiessungen, warme Bäder.

Schwefelwasserstoffwasser, welches vom Magen aus erheblich besser vertragen wird,
kann zu 30—50 g pro die in **starker** Verdünnung ohne wahrnehmbaren Schaden genommen werden. Man trinkt es in Form von Schwefelwässern bei chronischem Katarrh,
Gicht, Rheumatismus, Hautkrankheiten. Das künstlich hergestellte Schwefelwasserstoffwasser giebt man bisweilen als Antidot bei Metallvergiftungen. Die Anwendung in der
chemischen Analyse als Trennungsmittel für Metalle ist bekannt und kann hier nicht näher
behandelt werden.

Analyse. Man erkennt den freien Schwefelwasserstoff schon in geringen Mengen
am Geruche.

Chemisch erkennt man ihn daran, dass durch ihn mit Bleiessig getränktes Papier
gebräunt, mit Silbernitrat getränktes geschwärzt wird. Will man entscheiden, ob in einer
Flüssigkeit diese auch den Schwefelalkalien zukommende Reaktion von freiem Schwefelwasserstoff oder von Schwefelalkalien herrührt, so fügt man etwas Nitroprussidnatriumlösung hinzu, welche mit Schwefelalkalien eine rothviolette, allmählich verschwindende
Färbung giebt. Oxydationsmittel wirken zersetzend auf Schwefelwasserstoff, indem sie
entweder nur Schwefel abscheiden, wie: Chlor, Brom und Jod (auch konc. Schwefelsäure)
oder Schwefel abscheiden und diesen zu Schwefelsäure oxydiren, wie: Ferrisalze, Permanganate, Manganate, Molybdänsäure, Chromsäure, Chlorsäure, Bromsäure, Jodsäure,
Salpetersäure, Salpetrigsäure, Unterchlorigsäure u. a.

Behufs quantitativer Bestimmung des Schwefelwasserstoffgases in einer Flüssigkeit oder in einem Gasgemenge, z. B. der Luft, versetzt man die Flüssigkeit mit einer
Auflösung von Silberchlorid in Ammoniak, oder man leitet einen Strom reinen Wasserstoffgases durch die erwärmte Flüssigkeit in diese Silberlösung, oder man leitet mit Hülfe
eines Aspirators ein gewisses Kubikmaass der Luft durch die Silberlösung. Das abgeschiedene Schwefelsilber wird mit ammoniakalischem Wasser gewaschen, dann getrocknet.
$Ag_2S \times 0{,}1371 = H_2S$. — Maassanalytisch bestimmt man mit Zehntel-Normaljodlösung.
Die Schwefelwasserstoff enthaltende Flüssigkeit wird mit Wasser verdünnt, mit etwas
Stärkelösung versetzt und dann mit der Jodlösung titrirt. Da die Zersetzung nach der
Gleichung $H_2S + 2J = 2HJ + S$ erfolgt, so ist $J \times 0{,}133858 = H_2S$. Bei Gegenwart
von Hyposulfit wird der Schwefelwasserstoff durch eine ammoniakalische Zinklösung ausgefällt.

III. Arsenfreier Schwefelwasserstoff.

Der aus Schwefeleisen und roher Salzsäure
entwickelte Schwefelwasserstoff ist stets durch kleine Mengen von Arsenwasserstoff verunreinigt. Verwendet man **reine** Salzsäure, so lässt sich diese Verunreinigung nicht ganz

vermeiden, weil das Schwefeleisen gleichfalls kleine Mengen von Arsen enthält. Für die toxikologische Analyse bedarf man aber absolut arsenfreien Schwefelwasserstoff. Man hat vorgeschlagen, diesen aus Zinksulfid oder Baryumsulfid durch Zersetzung mit reiner Schwefelsäure oder Salzsäure zu bereiten. Ebenso zweckmässig ist es jedoch, den aus Schwefeleisen und reiner Salzsäure entwickelten Schwefelwasserstoff von seinem Arsengehalt wie folgt zu befreien:

Das Schwefelwasserstoffgas wird, nachdem es mittelst Calciumchlorid getrocknet ist, durch eine etwa 30 cm lange, ziemlich enge Glasröhre geleitet, in welcher sich schichtenweise zwischen Glaswolle vertheilt, 2—3 g grob zerriebenes lufttrockenes Jod befinden. Trockenes Jod wirkt auf trockenen Schwefelwasserstoff nicht ein, dagegen werden Arsen- und Antimonwasserstoff im Sinne der folgenden Gleichungen zersetzt $AsH_3 + 6J = AsJ_3 + 3HJ$ und $SbH_3 + 6J = SbJ_3 + 3HJ$. Zur Beseitigung des hierbei entstehenden Jodwasserstoffs ist der Schwefelwasserstoff durch eine Waschflasche mit Wasser zu leiten.

Acidum sulfuricum.

Man unterscheidet 1) rauchende Schwefelsäure, 2) Englische Schwefelsäure, 3) rektificirte oder reine Schwefelsäure, 4) verdünnte Schwefelsäure.

I. † Acidum sulfuricum fumans (Ergänzb.). **Acidum sulfuricum Nordhusiense. Oleum Vitrioli (fumans). Rauchende Schwefelsäure. Dischwefelsäure. Pyroschwefelsäure. Nordhäuser Vitriolöl. Acide sulfurique fumant (de Nordhouse ou de Saxe ou d'Allemagne). Fuming sulfuric acid.** Diese Säure wurde früher in Nordhausen durch Destillation entwässerten Eisenvitriols aus thönernen Retorten und Auffangen der flüchtigen Produkte in konc. Schwefelsäure dargestellt. Gegenwärtig gewinnt man sie durch Auflösen von Schwefelsäureanhydrid in konc. Schwefelsäure, hauptsächlich aber in Böhmen durch Destillation von Vitriolschiefer.

Klare, selten fast farblose, meist bräunliche, öldicke Flüssigkeit, welche an der Luft erstickende Dämpfe von Schwefelsäureanhydrid ausstösst, beim Abkühlen unter 0° krystallinisch erstarrt. Beim Erhitzen soll sie unter Verbreitung schwerer weisser Dämpfe von Schwefelsäureanhydrid und Schwefelsäure völlig flüchtig sein. Spec. Gew. 1,850—1,880. Analytisch lässt sich die rauchende Schwefelsäure von der gewöhnlichen Schwefelsäure nicht unterscheiden.

Diese Säure ist eine Auflösung von etwa 12—16 Proc. Schwefelsäureanhydrid (SO_3) in 84—88 Proc. Schwefelsäure (SO_4H_2). Das Schwefelsäureanhydrid ist in ihr mit dem Schwefelsäurehydrat zu „Dischwefelsäure oder Pyroschwefelsäure" $S_2O_7H_2 = 178$ verbunden. Die Säure ist also ein Gemisch von Dischwefelsäure und Schwefelsäure. Zur Erhöhung des spec. Gew. werden in ihr gelegentlich Sulfate des Kaliums oder Natriums gelöst. Kleine Mengen von Fluorwasserstoff, welche diese Säure bisweilen enthält, schaden ihrer Verwendbarkeit in Pharmacie und Technik nicht nur ätzt sie alsdann das Standgefäss etwas an.

Prüfung. 1) 1 g der Säure sei, im Platingefäss erhitzt, völlig flüchtig. Nur im Freien oder unter gut wirkendem Abzuge auszuführen, da die Dämpfe die Schleimhäute stark reizen. (Abwesenheit von Kalium- und Natriumsulfat.) 2) Auf Arsen prüft man die im Verhältniss 1 + 5 mit Wasser vorsichtig verdünnte Säure im MARSH'schen Apparate oder durch Stannochloridlösung oder durch Einleiten von Schwefelwasserstoffgas. S. bei Acidum sulfuricum Anglicum.

Einkauf, Aufbewahrung und Behandlung. Da die rauchende Schwefelsäure unter 0° fest wird und dabei ihr Volumen beträchtlich vergrössert, da sie andererseits sich auch in der Wärme beträchtlich ausdehnt, so empfiehlt es sich, Vorräthe, welche während eines längeren Transportes niedriger oder relativ hoher Temperatur ausgesetzt sein können, wenn es zu vermeiden ist, nicht gerade während der Winterszeit oder im

Hochsommer anzuschaffen. Ist dies nicht zu umgehen, so ist der Drogist anzuweisen, dass er das Transportgefäss zu nicht mehr als höchstens $^4/_5$ seines Fassungsraumes anfüllt. Unterbleibt diese Vorsicht, so kann die Säure beim Krystallisiren oder durch Erwärmung sich soweit ausdehnen, dass sie das Gefäss zertrümmert. Ist eine Sendung während des Winters angekommen, oder der Inhalt eines Gefässes im Verlaufe der Aufbewahrung an Ort und Stelle durch irgend einen Zufall zum Krystallisiren gekommen, so lüftet man den Stopfen und stellt das Gefäss 2—3 Tage [krystallisirte Schwefelsäure leitet die Wärme schlecht und braucht lange Zeit zum Aufthauen] an einen auf 25—35⁰ temperirten Ort, damit die Säurekrystalle wieder schmelzen. Erst dann schreite man zum Umgiessen der Säure. Dabei beachte man, dass unter allen Umständen ein genügend grosser Trichter zu benutzen, und dass in diesen stets nur soviel von der Säure einzugiessen ist, als sogleich ablaufen kann, ohne dass eine Flüssigkeitssäule in dem Trichter stehen bleibt. Fällt nämlich der Säurestrahl in den gefüllten Trichter, so kommt es leicht zum Verspritzen von Säure. Das Gleiche erfolgt, wenn bei allzu festsitzendem Trichter die in das Gefäss eingeschlossene Luft durch eine im Trichter befindliche Flüssigkeitssäule hindurch sich Ausweg verschafft. Die Aufbewahrung erfolgt in einem Raume, welcher hinreichend Licht hat, und dessen Temperatur nicht unter 0⁰ hinunter geht, also im Keller, vorsichtig. Ist die Säure mit Wasser zu mischen, so giesse man die Säure in das Wasser, verfahre ja nicht umgekehrt. Durch Aufnahme von Wasser geht die rauchende Schwefelsäure übrigens in die gewöhnliche Schwefelsäure über.

Anwendung. Der Apotheker benutzt die rauchende Schwefelsäure bisweilen, um Englische Schwefelsäure, welche specifisch zu leicht geworden ist, auf das geforderte spec. Gewicht zu bringen, also zu verstärken. In der Technik benutzt man sie zum Auflösen des Indigo, zur Herstellung von Sulfosäuren überhaupt. Wird im Handverkauf „Vitriolöl" gefordert, ohne dass sich feststellen lässt, dass für den zu erreichenden Zweck unbedingt die rauchende Schwefelsäure erforderlich ist, so giebt man stets nur Englische Schwefelsäure ab.

II. † Acidum sulfuricum crudum (Germ. III). Acidum sulfuricum Anglicum-Rohe oder Englische Schwefelsäure. Acide sulfurique du commerce (Gall.). Vitriolic acid.

Dieses Präparat ist die in kolossalen Mengen in den Schwefelsäure-Fabriken durch den sog. „Bleikammerprocess" dargestellte Schwefelsäure des Handels.

Sie ist eine ölartige, specifisch schwere, ursprünglich farblose, durch Hineingelangen von Stroh, Staub und anderen organischen Partikeln (in Folge Verkohlung der letzteren) gewöhnlich bräunlich bis braun gefärbte Flüssigkeit. Das spec. Gewicht der Handelssäure ist gewöhnlich 1,830—1,840. Es verlangen

	Spec. Gewicht.	Procente H_2SO_4.
Gall.	1,840	fast 100.
Germ. III.	1,830	91.

Die aus den gewöhnlichen Schwefelkiesen dargestellte Schwefelsäure ist, wenn sie nicht einem Reinigungsverfahren unterworfen wurde, in der Regel arsenhaltig. Die aus sicilianischem Rohschwefel und aus gewissen Schwefelkiesen gewonnene dagegen enthält nur geringe Mengen Arsen. Von der in den Apotheken verwendeten rohen Schwefelsäure sollte man verlangen, dass sie von Säuren des Arsens (arsenige Säure und Arsensäure) insgesammt nicht mehr als 0,1 Procent enthalten darf.

Prüfung. Verunreinigungen der rohen Schwefelsäure sind: Säuren des Arsens (As_2O_3 und As_2O_5), Schwefligsäure, Antimonoxyd, Selen, Thalliumoxyd, Quecksilberoxyd (sämmtlich aus dem Schwefel bez. den Schwefelkiesen stammend), Eisenoxyd, Thonerde, Calciumoxyd, Alkalien, Ammon, Salpetersäure, Salpetrigsäure, Salzsäure, Bleisulfat (aus den Bleikammern stammend). Durch Zusätze von Natriumsulfat oder Magnesiumsulfat soll man angeblich gelegentlich einmal das specifische Gewicht erhöhen.

Die glühbeständigen Verunreinigungen der rohen Schwefelsäure sollten insgesammt nicht mehr als 0,3 Proc. betragen. Zur Prüfung auf Arsen verdünnt man 1 ccm der

Säure mit 2 ccm Wasser und fügt 1 ccm der erkalteten Mischung zu 3 ccm Zinnchlorürlösung hinzu. Es soll innerhalb 20 Minuten eine braune Abscheidung sich nicht zeigen. Oder man prüft die $1 + 5$ mit Wasser verdünnte Säure im Marsh'schen Apparate. Ist die Bestimmung des Arsens nothwendig, so leitet man in die mit 10 Th. Wasser verdünnte und erwärmte Säure Schwefelwasserstoff und bestimmt das ausgeschiedene Arsensulfid entweder als solches oder als Ammoniumpyroarseniat. Siehe Arsenum.

Aufbewahrung. Die Englische Schwefelsäure werde in starken Glasgefässen mit Glasstopfen vorsichtig aufbewahrt. Sie zieht aus der Luft energisch Wasser an, nimmt hierdurch an Volumen zu, wird aber specifisch leichter. Aus diesem Grunde ist für guten Verschluss der Flaschen zu sorgen. Standgefässe für konc. Schwefelsäure stellt man zweckmässig aus Untersätze aus Porcellan. Hals und Stopfen sind nach jedesmaligem Gebrauche des Gefässes trocken zu wischen, weil sich sonst zwischen Hals und Stopfen eine verdünnte Säure ansammelt.

Anwendung und Dispensation. Die Englische Schwefelsäure findet im pharmaceutischen Laboratorium sehr häufig, in der Receptur nur selten (*Fumigatio Chlori*) Verwendung. Im Handverkauf wird sie sehr häufig verlangt. Ihre Abgabe kann an Erwachsene mit der nöthigen Vorsicht unbedingt erfolgen. Dagegen gebe man sie niemals an Kinder ab, ferner verweigere man ihre Abgabe in Gefässen, welche nach ihrem bestimmungsmässigen Gebrauche als Ess- oder Trinkgeräthe dienen, wie Tassenköpfe, Bierflaschen, Mineralwasserflaschen u. dergl. Auch klebe man hinreichend grosse und auffallende Signaturen mit der Bezeichnung „Schwefelsäure, Gift, †††", auf.

Die Viehkurirer schreiben bisweilen Mischungen von Terpentinöl oder anderen flüchtigen Oelen mit konc. Schwefelsäure vor. In solchen Mischungen erfolgt lebhafte Reaktion unter Selbsterwärmung und Entwicklung von schwefliger Säure, im ungünstigsten Falle kann sogar Entzündung oder eine Art Explosion der Mischung erfolgen. Es empfiehlt sich daher, diese Mischungen im Freien und zwar in einem offenen Porcellangefäss in der Art auszuführen, dass man die Schwefelsäure zunächst mit dem gleichen Volumen Rüböl mischt, um erst nach dem Erkalten dieser Mischung das Terpentinöl in kleinen Antheilen hinzuzurühren.

Transport-Flaschen und Ballons für Schwefelsäure sollten niemals gar zu voll gefüllt werden, da die Säure sich durch Erwärmung ausdehnt, in Folge dessen die Gefässe zertrümmern und ausfliessen kann.

Die ausgeflossene Säure wirkt auf Holz, Sägespähne, Stroh verkohlend. Eine Entzündung tritt hierbei aber nur dann ein, wenn gleichzeitig Sauerstoff abgebende Substanzen wie Salpeter, Kaliumchlorat, Pikrinsäure, Zündhölzer u. dergl. mit der Säure in Berührung kommen.

III. † Acidum sulfuricum (Brit. Germ. Helv. U-St.). Acidum sulfuricum concentratum (Austr.). Acide sulfurique officinal (Gall.). Reine Schwefelsäure. H_2SO_4. Mol. Gew. = 98.

Die Darstellung der reinen Schwefelsäure erfolgt nicht mehr im pharmaceutischen Laboratorium, sondern in chemischen Fabriken dadurch, dass man die von Arsen befreite Englische Schwefelsäure der Destillation aus Gefässen von Glas oder Platin unterwirft.

Die reine Schwefelsäure bildet eine klare, farblose und geruchlose, wie Oel fliessende Flüssigkeit, welche stark ätzend und hygroskopisch ist. Spec. Gewicht und Gehalt an H_2SO_4 werden von den einzelnen Pharmakopöen wie folgt gefordert:

	Austr.	Brit.	Gall.	Germ.	Helv.	U-St.
Spec. Gewicht bei 15°	1,84	1,843	1,843	1,836—1,840	1,836—1,840	>1,835
Procente H_2SO_4	96	98	ca. 100	94—98	94—98	> 92,5.

Volumgewicht der Schwefelsäure bei 15°
nach Lunge und Isler.

Spec. Gewicht	Proc. H_2SO_4	Spec. Gewicht	Proc. H_2SO_4	Spec. Gewicht	Proc. H_2SO_4	Spec. Gewicht	Proc. H_2SO_4
1,010	1,57	1,260	34,57	1,510	60,65	1,760	82,44
1,020	3,03	1,270	35,71	1,520	61,59	1,770	83,32
1,030	4,49	1,280	36,87	1,530	62,53	1,780	84,50
1,040	5,96	1,290	38,03	1,540	63,43	1,790	85,70
1,050	7,37	1,300	39,19	1,550	64,26	1,800	86,90
1,060	8,77	1,310	40,35	1,560	65,08	1,810	88,30
1,070	10,19	1,320	41,50	1,570	65,90	1,820	90,05
1,080	11,60	1,330	42,66	1,580	66,71	1,825	91,00
1,090	12,99	1,340	43,74	1,590	67,59	1,830	92,10
1,100	14,35	1,350	44,82	1,600	68,51	1,835	93,43
1,110	15,71	1,360	45,88	1,610	69,43	1,837	94,20
1,120	17,01	1,370	46,94	1,620	70,32	1,839	95,00
1,130	18,31	1,380	48,00	1,630	71,16	1,840	95,60
1,140	19,61	1,390	49,06	1,640	71,99	1.8405	95,95
1,150	20,91	1,400	50,11	1,650	72,82	1,841	97,00
1,160	22,19	1,410	51,15	1,660	73,64	1,8415	97,70
1,170	23,47	1,420	52,15	1,670	74,51	1,8410	98,20
1,180	24,76	1,430	53,11	1,680	75,42	1,8405	98,70
1,190	26,04	1,440	54,07	1,690	76,30	1,8400	99,20
1,200	27,32	1,450	55,03	1,700	77,17	1,8395	99,45
1,210	28,58	1,460	55,97	1,710	78,04	1,8390	99,70
1,220	29,84	1,470	56,90	1,720	78,92	1,8385	99,95
1,230	31,11	1,480	57,83	1,730	79,80		
1,240	32,28	1,490	58,74	1,740	80,68		
1,250	33,43	1,500	59,70	1,750	81,56		

Prüfung. Diese hat sich vorzugsweise auf einen Gehalt der käuflichen reinen Schwefelsäure an Arsen, Schwefligsäure, Stickstoffsäuren und Blei zu richten. **1)** 2—3 g der Säure müssen beim Verdampfen in einem blanken Platinschälchen an einem zugigen Orte ohne Rückstand flüchtig sein. Ein Rückstand wäre näher zu untersuchen, z. B. in basisch weinsaurem Ammon zu lösen. Entsteht in dieser Lösung durch Schwefelwasserstoff ein schwarzer, in verdünnter Salzsäure unlöslicher Niederschlag, so ist Blei vorhanden. **2)** 50 ccm der mit der 10 fachen Menge Wasser verdünnten Säure werden mit 1 Tropfen Kaliumpermanganatlösung (1 : 1000) tingirt. Es darf innerhalb 20 Minuten keine Entfärbung eintreten (Salpetrige Säure, schweflige Säure). **3)** Die mit der 10 fachen Menge Wasser verdünnte Säure wird mit Indigolösung schwach blau gefärbt und erwärmt. Es darf innerhalb 5—10 Minuten nicht Entfärbung erfolgen (Salpetersäure). **4)** Auf Arsen kann man die officinelle Säure wie folgt prüfen: 1 ccm eines erkalteten Gemisches von 1 Vol. Schwefelsäure und 2 Vol. Wasser wird in 3 ccm Zinnchlorür eingegossen. Innerhalb einer Stunde darf Braunfärbung nicht eintreten. Hält eine Säure diese Prüfung, so ist sie zum pharmaceutischen Gebrauche hinreichend rein. Handelt es sich jedoch wie z. B. für die forensische Analyse darum, auch die letzten Spuren Arsen in einer Schwefelsäure nachzuweisen, so prüft man die mit 5 Th. Wasser verdünnte Schwefelsäure nach dem Erkalten im Marsh'schen Apparate. Es darf alsdann nach 6 stündigem Erhitzen des Glührohres sich absolut kein dunkler Anflug eines Spiegels zeigen.

Aufbewahrung und Dispensation wie unter *Acidum sulfuricum crudum.* Ist die reine Schwefelsäure einmal durch Anziehung von Wasser specifisch zu leicht geworden, so versuche man nicht erst, sie durch Abdampfen in einer offenen Porcellanschale zu koncentriren. Die Säure zieht dabei ungefähr wieder ebensoviel Wasser an als sie abgiebt, auch färbt sie sich durch hineinfallenden Staub in kurzer Zeit dunkel. Diese Koncentration gelingt dagegen sehr gut, wenn man das Abdampfen in einer kurz vorher mit heisser konc. Schwefelsäure gereinigten Retorte vornimmt, also einige Procent Wasser durch Abdestilliren entfernt. Sehr empfehlenswerth ist es auch, für solche Fälle etwas reines Schwefelsäureanhydrid vorräthig zu halten und die Erhöhung des spec. Gewichtes durch Auflösen einer entsprechenden Menge Schwefelsäureanhydrid in der Schwefelsäure auszuführen.

Anwendung. Die reine Schwefelsäure ist für den innerlichen und äusserlichen Arzneigebrauch bestimmt. Unverdünnt wird sie indessen lediglich als Aetzmittel angewendet. Innerlich wird sie stets nur in verdünntem Zustande als *Acidum sulfuricum dilutum*, als *Mixtura sulfurica acida* verordnet. Dem Arzt ist der Unterschied zwischen der koncentrirten und der verdünnten Schwefelsäure häufig nicht genügend bekannt. Verschreibt er daher in einer Mischung zu innerlichem Gebrauche z. B. 5 g Acidum sulfuricum schlechthin, so dispensire der Apotheker unter allen Umständen lediglich 5 g Acidum sulfuricum *dilutum*. In der Analyse sowie bei Herstellung von Präparaten ist die Schwefelsäure ein wichtiges chemisches Reagens.

IV. Acidum sulfuricum dilutum (Austr. Brit. Germ. Helv. U-St.). Spiritus Vitrioli. Verdünnte Schwefelsäure. Acide sulfurique dilué (Gall.). Diluted sulfuric acid.

Wird durch Verdünnung der konc. reinen Schwefelsäure mit Wasser dargestellt, und zwar trägt man die abgewogene Menge Schwefelsäure unter Umrühren in kleinen Antheilen in die vorgeschriebene Menge Wasser ein. Diese Mischung ist zweckmässig in einer Porcellanschale (bei kleineren Mengen in einem Glaskolben) auszuführen, nicht aber in dem Standgefäss, weil dieses in Folge örtlicher Ueberhitzung der Wandungen häufig springt. Es schreiben vor:

	Austr.	Brit.	Gall.	Germ.	Helv.	U-St.
Spec. Gewicht bei 15°	1,120	1,094	—	1,110—1,114	1,069	1,070
Die Mischung enthält Proc. H_2SO	16,66	13,65	10,0	15,6—16,2	10,0	10,0

Klare farb- und geruchlose Flüssigkeit von stark saurem Geschmack und dem vorgeschriebenen spec. Gewichte. Aufbewahrung in Glasflaschen mit Glasstopfen.

Anwendung. Die verdünnte Schwefelsäure wirkt äusserlich adstringirend und blutstillend, sie ist daher Bestandtheil mehrerer Wundwässer (Arquebusade). Innerlich werden ihr antipyretische und blutstillende Wirkung zugeschrieben. Man giebt sie in starker Verdünnung mit Wasser oder schleimigen Flüssigkeiten, auch gegen chronische Bleivergiftung. Der längere Gebrauch verursacht Verdauungsstörungen, grössere Gaben können zu Vergiftungen führen.

Dosis maxima nach Helv.: 1,5 g pro dosi, 5,0 pro die von der 10proc. Säure. Wird verdünnte Schwefelsäure in Pillen verordnet, so sind diese im Porcellan-Mörser anzustossen.

V. Acidum sulfuricum crudum dilutum. Verdünnte rohe Schwefelsäure.

Putzwasser. Zum Putzen für Kupfer, Messing und Zink giebt man eine Mischung von 1 Th. roher Schwefelsäure mit 4 Th. gewöhnlichem Wasser ab, welche nach einigem Stehen von dem abgesetzten Bleisulfat abfiltrirt wird. Die Mischung ist mit „Vorsichtig" oder „Gift" zu signiren und wie die Englische Schwefelsäure niemals in Trink- oder Kochgeschirren abzugeben. Auch würde es sich empfehlen, diese Mischung mit irgend einem Farbstoff zu färben, z. B. mit Methylorange.

Kupferglanzwasser. Poli cuivre. Liquor acidus aluminatus. Ist zu bereiten aus 10 Th. kryst. Alaun, 50 Th. Englischer Schwefelsäure und 200 Th. Wasser. Auch hier würde sich eine Färbung empfehlen.

Chemie und Analyse. Konc. Schwefelsäure wirkt verkohlend auf Kohlehydrate, indem sie diesen die Elemente des Wassers entzieht, zerstörend auf alle organischen Gebilde (Gewebefasern, Holz, Haare etc.); die Einwirkung erfolgt in der Wärme unter Entwickelung von schwefliger Säure. Das Einathmen dieser Dämpfe ist schädlich, da diese die Schleimhäute der Luftwege angreifen.

Freie Schwefelsäure reagirt sauer. Freie Schwefelsäure sowie gelöste schwefelsaure Salze geben mit Baryumsalzlösungen einen specifisch schweren, pulverigen, weissen

Niederschlag von Baryumsulfat BaSO$_4$, welches in Säuren sowohl wie in Alkalien unlöslich ist.

Zur Bestimmung der Schwefelsäure säuert man die wässerigen Lösungen der Sulfate — bei freier Schwefelsäure ist Ansäuern nicht nöthig — mit 10—20 Tropfen Salzsäure an, erhitzt zum Sieden und fügt nun unter beständigem Umrühren zu der im Sieden zu erhaltenden Flüssigkeit tropfenweise heisse Baryumchloridlösung bis zu einem mässigen Ueberschusse der letzteren hinzu. Nach beendigter Fällung setzt man das Sieden noch einige Zeit fort und lässt alsdann die Flüssigkeit auf dem Wasserbade, zuletzt an einem warmen Orte, mindestens 12 Stunden lang absetzen, damit das Baryumsulfat krystallinische Beschaffenheit annimmt. Alsdann dekanthirt man die Flüssigkeit durch ein Filter (Baryt-Filtrirpapier!), kocht den Niederschlag wiederum mit etwas salzsaurem Wasser, lässt erkalten, dekanthirt und wiederholt dieses Auskochen noch zweimal. Schliesslich bringt man den gesammten Niederschlag auf das Filter, wäscht mit heissem Wasser bis zum Verschwinden der Chlorreaktion aus. Nach dem Trocknen verbrennt man zuerst das vom Niederschlage getrennte Filter in einem gewogenen Platintiegel, giebt den Niederschlag hinzu und glüht bei halb aufgelegtem Deckel 10—15 Minuten mittelst Bunsenbrenners. Das Abfiltriren, Waschen und Glühen kann mit Vortheil auch im Gooch'schen Tiegel erfolgen.

$$\text{BaSO}_4 \times 0{,}34335 = \text{SO}_3. \quad \text{BaSO}_4 \times 0{,}4206 = \text{H}_2\text{SO}_4.$$

Enthält eine Flüssigkeit lediglich freie Schwefelsäure und keine andere Säure, so kann die freie Schwefelsäure auch maassanalytisch bestimmt werden. Man titrirt alsdann mit Kali-, Natron- oder Barytlauge (Methylorange als Indikator). 1 ccm Normal-Alkali zeigt in diesem Falle = 0,049 g H$_2$SO$_4$ oder 0,040 g SO$_3$ an.

Die maassanalytische Bestimmung der gebundenen Schwefelsäure ist zwar möglich, das Verfahren ist aber derartig komplicirt, dass man in der Regel durch die gewichtsanalytische Bestimmung rascher zum Ziele kommt.

Toxikologisches. Vergiftungen durch konc. Schwefelsäure kommen ziemlich häufig vor. Die Hauptmengen der eingeführten Schwefelsäure sind gewöhnlich in den zuerst erbrochenen Massen vorhanden. Ist der Tod rasch erfolgt, was von der Koncentration und Menge der genossenen Säure, sowie davon abhängt, ob das Gift in den gefüllten oder leeren Magen gelangte, so kann, vorausgesetzt dass die Entnahme der Organtheile bei der Sektion in sachgemässer Weise erfolgte, der Nachweis freier Schwefelsäure — und auf diesen hat die Untersuchung sich in erster Linie zu richten — auch noch in den ersten Wegen (Speiseröhre, Magen, Darm) gelingen. Ist der Vergiftete aber vor dem Tode ärztlich behandelt worden, oder ist bei der Entnahme der Organe nicht sachgemäss verfahren worden, indem z. B. die secirenden Aerzte die innere Magenwandung sauber abspülten und das Spülwasser weggossen, so kann der Nachweis freier Schwefelsäure unmöglich sein. Ebenso ist freie Schwefelsäure wahrscheinlich dann nicht mehr nachzuweisen, wenn nach dem Einnehmen derselben längere Zeit 6—12—24 Stunden verstrichen ist, weil die Mineralsäuren verhältnissmässig rasch resorbirt werden. — Sei dem wie ihm wolle, der Untersucher verfährt zweckmässig wie folgt: 1) Es ist zunächst die Reaktion der Organtheile (Auszug des Mageninhaltes) mittelst Lackmuspapier feftzustellen. Wird dieses geröthet, so giebt man zu etwa 10 ccm Wasser 1 Tropfen Methylorange und setzt etwas von dem filtrirten wässerigen Auszuge des Objekts hinzu. Bei Gegenwart von freier Schwefelsäure geht die gelbe Färbung der Lösung in Kirschroth über, und es wird hierdurch bewiesen, dass eine freie Mineralsäure gegenwärtig ist. — Man kann die Menge derselben im wässerigen Auszuge mit Normalkalilauge (und Methylorange als Indikator) titriren. 2) Der wässerige Auszug giebt auch nach dem Ansäuern durch Salzsäure mit Baryumchlorid einen reichlichen weissen Niederschlag von Baryumsulfat. Es ist dessen Menge in einem aliquoten Theil des Objektes gewichtsanalytisch festzustellen. 3) Schleimige Objekte, welche sich mit Wasser nicht gut ausziehen lassen, übergiesst man mit dem 2—3fachen Volumen starken Alkohols (96 Proc.), in welchem soviel frischgefälltes Cinchonin aufgelöst ist, dass die Reaktion der Flüssigkeit deutlich alkalisch bleibt. Man macerirt bei nicht über 30°, filtrirt und scheidet den Alkohol durch Destillation, schliesslich durch Verdampfen der Flüssigkeit auf dem Wasserbade ab.

Man nimmt den Rückstand mit Wasser auf und bestimmt in je einer Hälfte des Filtrates einerseits die vorhandene Schwefelsäure durch Fällen mit Baryumchlorid, anderseits das Cinchonin, indem man die zweite Hälfte der wässerigen Lösung mit Ammoniak übersättigt und die nach 24stündigem Stehen ausgeschiedenen Krystalle auf gewogenem Filter sammelt, mit Wasser wäscht, trocknet und wägt. Die beiden so erhaltenen Werthe müssen annähernd aufeinander stimmen.

Wenn es möglich ist, die Schwefelsäure in konc. Zustande darzustellen, so versuche man es zu thun. In einem Falle war ein Säugling in der Wiege durch Schwefelsäure vergiftet worden. Die Säure war zum Theil auf das Kopfkissen geflossen und in die Federn eingedrungen. Die Federn wurden mit Wasser ausgezogen, im wässerigen Auszuge wurde die Schwefelsäure gewichtsanalytisch und maassanalytisch bestimmt. Ausserdem aber wurde ein Theil des wässerigen Auszuges auf dem Wasserbade in einer Platinschaael verdampft. Es hinterblieb ein öliger Rückstand, von welchem ein Tropfen eine Mischung von Kaliumchlorat, Zucker und Schwefel zur Entzündung brachte.

Ist es nicht mehr möglich freie Schwefelsäure nachzuweisen, so muss man sich damit begnügen, die Menge der gebundenen Schwefelsäure festzustellen, doch ist alsdann der Beweis einer Schwefelsäurevergiftung nicht mit Sicherheit erbracht.

Beschädigung von Kleidungsstücken etc. Konc. Schwefelsäure löst Wolle und Seide sehr rasch auf, so dass in diesen Stoffen Löcher entstehen. Pflanzliche Faserstoffe werden etwas weniger rasch zerstört, aber immerhin zerstört. Verdünnte Schwefelsäure, wie sie z. B. in einer Stärke von 15 Proc. als Putzwasser verwendet wird, verändert zunächst die Farbe der Gewebe, mit denen sie in Berührung kommt. In der Regel entstehen rothe Flecken. Hat die verdünnte Säure Zeit und Gelegenheit, durch Verdunsten des Wassers koncentrirter zu werden, so wirkt sie ähnlich wie konc. Schwefelsäure auf die Gewebe: die betroffenen Stellen werden morsch und es entstehen gleichfalls Löcher. Solange freie Schwefelsäure auf den Geweben ist, ist sie durch Methylorange und Titriren leicht nachzuweisen und zu bestimmen, nur achte man darauf, dass die meisten Gewebe sauer reagiren. Im Verlaufe der Zeit geht aber die auf Gewebe aufgespritzte Schwefelsäure in saures und später in neutrales Ammoniumsulfat über. Ist sie erst einmal in letzteren Zustand eingetreten, so ist freie Schwefelsäure natürlich nicht mehr auffindbar, obgleich die Zerstörungen handgreiflich durch Schwefelsäure erfolgt sind. In solchen Fällen muss man gemessene oder gewogene Mengen a) des unverletzten, b) des beschädigten Stoffes mit heissem Wasser erschöpfen und in den Auszügen die Gesammtschwefelsäure bestimmen. Die Kontrolle durch a) ist nothwendig, weil die meisten gefärbten Stoffe an sich Sulfate enthalten.

Acidum sulfuricum aromaticum.

a) Aromatic sulphuric acid (U-St.).

Rp. (1) Acidi sulfurici (92,5 %) 100 ccm
    (2) Alkohol (94 Vol. %) 700 „
    (3) Tincturae Zingiberis 50 „
    (4) Olei Cinnamomi 1 „
    (5) Alkohol (94 %) q. s. ad 1000 „

Man trage vorsichtig 1 in 2 ein, nach dem Erkalten fügt man 3 und 4 hinzu und füllt mit 5 bis zu 1 Liter auf. Spec. Gew. ca. 0,939 bei 15°.

b) Aromatic sulfuric acid (Brit.).

Rp. Tincturae Zingiberis (1+8) 250,0 ccm
    Spiritus Cinnamomi 12,5 „
    (ex Oleo Cinnam. 1 Spiritus 49)
    Spiritus (90 Vol. %) 737,5 „
    Acidi sulfurici conc. 75 „

Aqua vulneraria. THEDENI.

THEDEN's Wundwasser (Germ. I. Ergänzb)

Rp. Aceti (6 %) 6 Th.
    Spiritus diluti (70 Vol. %) 3 „
    Acidi sulfurici diluti (16 %) 1 „
    Mellis depurati 2 „

Werden gemischt und nach einiger Zeit filtrirt. Klar, anfangs gelb, später bräunlich.

Balsamum adstringens. RICHARD.

Rp. (1) Acidi sulfurici (94—98 %) 20,0
    (2) Spiritus (90 Vol. %) 60,0
    (3) Olei Terebinthinae 20,0.

Man mischt zunächst 2 mit 3, fügt zu dieser Mischung vorsichtig 1 hinzu und lässt zunächst einige Zeit in offenem Gefässe stehen, bevor man auf Flaschen füllt. In Gaben von 1,—2,— 3,0 g mit schleimigen Getränken verdünnt bei Blutspeien und Nasenbluten.

Balsamum haemostaticum. WARREN.

WARREN's blutstillender Balsam.

Rp. (1) Acidi sulfurici (94—98 %) 25,0
    (2) Spiritus (90 Vol. %) 10,0
    (3) Olei Terebinthinae 10,0.

Man mischt 2 und 3 und fügt dann 1 hinzu. Im Uebrigen s. d. vorigen Balsam. Dosis 20—30 Tropfen.

Causticum crocatum. RUST.

Pasta caustica Aethiopica. Acidum sulfuricum solidificatum. Caustique sulfurique au safran VELPEAU.

Rp. Croci pulverati 1,0
    Acidi sulfurici 1,0—1,5
ut fiat pasta. D. ad vitrum.

Causticum sulfo-carbonisatum. RICORD.

Enthält an Stelle von Safran Carbo ligni pulv.

Causticum nigrum VELPEAU ist ein Gemisch von

konc. Schwefelsäure mit Süssholzpulver.

Mixtura sulfurica acida (Germ. Helv.)

Liquor acidus Halleri (Austr.) HALLER'sches Sauer.

Rp. Acidi sulfurici (96—98 %) 1 Th.
    Spiritus (90 Vol. %) 3 „

Vorstehende Vorschrift gleichlautend Austr., Germ., Helv., nur schreibt Helv. Spiritus von 95—96 Vol. % vor. Das entsprechende Präparat der Gall. ist:

Acide sulfurique alcoolisé. Eau de RABEL (Gall.).

Rp. Acidi sulfurici (94—98 %) 100,0
    Spiritus (90 Vol. %) 300,0
    Florum Rhoeados 4,0.

Die Blüthen werden mit der erkalteten Mischung 4 Tage macerirt, dann wird abfiltrirt.

Limonade sulfurique (Gall.).

Potus sulfuricus.

Rp. Acidi sulfurici diluti (10 %) 20,0
    Aquae 875,0
    Sirupi Sacchari 125,0.

Specificum bei Bleivergiftung und Bleikolik.

Potus sulfuricus. GENDRIN.

Rp. Acidi sulfurici diluti (16,0 %) 5,0
    Spiritus (90 Vol. %) 50,0
    Aquae 940,0
    Elaeosacchari Citri 5,0.

Prophylaktisch gegen Bleivergiftung dreimal täglich ein kleines Weinglas voll.

Sirupus Acidi sulfurici.

Sirupus vitriolatus.

Rp. Acidi sulfurici diluti (16,0 %) 10,0
Sirupi Sacchari   90,0.

Sirupus acidus. RABEL.

Rp. Aquae Rabelii   10,0
Sirupi Sacchari   90,0.

Bei Gonorrhoe dreimal täglich ½ Esslöffel mit Wasser verdünnt.

Unguentum sulfuricum. ACHARD.

Sapo acidus Achard.

Rp. Adipis suilli   50,0
Acidi sulfurici puri 5,0.

Misce exactissime. Als ableitende Einreibung bei Augenentzündung, Lähmung. (Unzweckmässig.)

Vet.   **Causticum peracidum.**

Rp. Acidi sulfurici Anglici 30,0
Acidi nitrici fumantis 10,0.

Zum Bestreichen alter schwammiger Tollbeulen
Vorsicht!

Vet.   **Electuarium adstringens.**

Rp. Acidi sulfurici diluti (16,0 %) 20,0
Rhizomatis Tormentillae   100,0
Radicis Angelicae   120,0
Farinae secalinae   20,0.

M. f. electuarium. Grossen Hausthieren alle 3—4 Stunden den $\frac{1}{8}$, kleineren den $\frac{1}{15}$ Theil zu geben. Bei atonischem Durchfall, Blutharnen, Harnruhr.

Acidum sulfuricum anhydricum. Schwefelsäure-Anhydrid. Schwefeltrioxyd. $SO_3 = 80$. Wird 1) durch Erhitzen von rauchender Schwefelsäure gewonnen, wobei das Anhydrid sich zuerst verflüchtigt. 2) Durch Ueberleiten eines Gemisches von Schwefelsäure und Sauerstoff über glühenden Platinasbest. 3) Nach WOLTER durch Glühen von Natriumpyrosulfat: $Na_2S_2O_7 = Na_2SO_4 + SO_3$.

Bei gewöhnlicher Temperatur seidenglänzende Nadeln, welche bei 15° schmelzen und bei 40—50° sich verflüchtigen. Der Dampf ist an sich farblos, bildet aber an der Luft durch Wasseranziehung unter Uebergang in H_2SO_4 weisse Nebel. Anwendung in der wissenschaftlichen und technischen Chemie, ferner um zu leicht gewordene Schwefelsäure zu verstärken. S. S. 125.

Acidum persulfuricum. Ueberschwefelsäure. $S_2O_8H_2$. Scheidet sich an der Anode ab, wenn Schwefelsäure von 1,4 spec. Gew. bei einer Stromstärke von 2 Ampère elektrolysirt wird. $2H_2SO_4 = H_2 + H_2S_2O_8$. Zur Zeit nur in wässeriger Lösung bekannt. Diese zerfällt unter Mitwirkung des Wassers in der Kälte allmählich in Schwefelsäure und Wasserstoffsuperoxyd: $H_2S_2O_8 + 2H_2O = 2H_2SO_4 + H_2O_2$, in der Wärme in Schwefelsäure und Sauerstoff: $H_2S_2O_8 + H_2O = 2H_2SO_4 + O$. Reaktionen: 1) In der Wärme wird Sauerstoff entwickelt. 2) Indigolösung wird entfärbt. 3) Aus Salzsäure oder Natriumchlorid wird Chlor, aus Kaliumbromid = Brom, aus Kaliumjodid = Jod abgeschieden.

Ammonium persulfuricum. Ammoniumpersulfat. Ueberschwefelsaures Ammonium. $S_2O_8(NH_4)_2. = 228$. Wird durch Elektrolyse einer gesättigten Lösung von Ammoniumsulfat dargestellt: $2[SO_4(NH_4)_2] = H_2 + 2NH_3 + S_2O_8(NH_4)_2$.

Farblose Krystalle, in trocknem Zustande selbst bei 100° beständig; in feuchtem Zustande zersetzt es sich langsam schon bei Zimmerwärme unter Abgabe von stark ozonisirtem Sauerstoff: $(NH_4)_2S_2O_8 + H_2O = 2NH_4H . SO_4 + O$. Löslich in 2 Th. Wasser. Kann aus Wasser von 60° umkrystallisirt werden.

Reaktionen: 1) Mit einer Lösung von Anilinsulfat erwärmt, entsteht Anilinschwarz. 2) Eine mit Natriumacetat versetzte Fuchsinlösung wird gebleicht. 3) In einer Lösung von Mangansulfat entsteht Ausscheidung von Braunstein. 4) Aus einer Lösung von Kaliumkarbonat wird ein krystallinischer Niederschlag von Kaliumpersulfat gefällt.

Anwendung. Die 0,5—2proc. Lösung ist zu Mundwässern und zur Konservirung von Nahrungsmitteln empfohlen worden.

Natrium persulfuricum. Natriumpersulfat. Ueberschwefelsaures Natrium. $S_2O_8Na_2 = 238$. Wird durch Elektrolyse einer gesättigten Lösung von Natriumsulfat oder durch Umsetzen einer Lösung von Ammoniumpersulfat mit einer Lösung von Natriumhydrat erhalten.

Farbloses, in Wasser leicht lösliches Salz.

Kalium persulfuricum. Kaliumpersulfat. Ueberschwefelsaures Kalium. Anthion. $S_2O_8K_2 = 270$. Entsteht durch Elektrolyse einer Lösung von Kaliumbisulfat bei 3,5 Ampère, oder durch Umsetzung von Ammoniumpersulfat mit Kaliumkarbonat. Farblose, säulenförmige Krystalle in 50 Th. Wasser löslich. Oxydirt Natriumthiosulfat zu Natriumsulfat, daher Anwendung in der Photographie als Anthion. S. Photographie.

Acidum sulfurosum.

Unter dem Namen „Schweflige Säure" wird gewöhnlich das Schwefeldioxyd oder Schwefligsäure-Anhydrid SO_2 verstanden; die wahre schweflige Säure SO_3H_2 ist nicht als solche bekannt, aber wahrscheinlich in der wässrigen Lösung des Schwefligsäure-Anhydrides enthalten.

I. Acidum sulfurosum anhydricum. **Schwefligsäure-Anhydrid.** **Schwefeldioxyd. SO_2. Mol. Gew. $= 64$.** Wird durch Verbrennen von Schwefel an der Luft oder durch Erhitzen von konc. Schwefelsäure mit Kohle, Kupfer oder Quecksilber gewonnen. Farbloses Gas von erstickendem Geruch, feuchtes Lackmuspapier zunächst röthend, dann bleichend. 1 Liter des Gases wiegt bei 0^0 und 760 mm $B = 2{,}862$ g. Es löst sich reichlich in Wasser, Alkohol und anderen Medien. Kampfer löst 308 Vol., Eisessig $= 318$ Vol. SO_2. Bei -10^0 C. unter gewöhnlichem Druck oder unter etwa 6 Atmosphären Druck bei gewöhnlicher Temperatur wird das Gas zu „flüssigem Schwefeldioxyd" verdichtet. Dieses siedet bei -8^0 C. unter Bindung von Wärme (Kälte-Erzeugung) und erstarrt bei -76^0 C. zu weissen Flocken, welche bei etwa -75^0 C. schmelzen. Anwendung zur künstlichen Herstellung von Eis, als Desinfektionsmittel, Bleichmittel, zur Fabrikation der Sulfit-Cellulose u. a. m. Flüssige schweflige Säure kann in druckfesten Eisenbehältern („Bomben") bezogen werden.

PICTET's Flüssigkeit ist ein Gemisch von flüssiger schwefliger Säure und flüssiger Kohlensäure, in verschiedenen Verhältnissen, wie man es durch Erhitzen von konc. Schwefelsäure mit Kohle erhält, z. B. 97 Proc. SO_2 und 3 Proc. CO_2.

II. † Acidum sulfurosum (solutum). **Wässrige schweflige Säure** (Ergänzb. Brit. U-St.). **Acide sulfureux dissous. Sulphurous acid. $H_2SO_3 + xH_2O$.**

Die von den angegebenen Pharmakopöen etc. aufgenommenen Lösungen der schwefligen Säure sind von verschiedener Stärke. Es verlangen:

	Ergänzb.	Brit.	U-St.
Spec. Gewicht	1,052	1,025	$>1{,}035$
Proc. SO_2	10,0	5,0	$>6{,}4$

Die Darstellung erfolgt, indem man konc. oder nur wenig mit Wasser verdünnte Schwefelsäure mit Kupfer oder Kohle erhitzt, das entwickelte Gas in wenig Wasser wäscht, hierauf in Wasser leitet.

Volumgewicht der wässrigen Lösung von schwefliger Säure und Gehalt an SO_2 bei 15^0 (SCOTT).

Vol. Gew.	Proc. SO_2	Vol. Gew.	Proc. SO_2	Vol. Gew.	Proc. SO_2	Vol. Gew.	Proc. SO_2
1,0028	0,5	1,0168	3,0	1,0302	5,5	1,0426	8,0
1,0056	1,0	1,0194	3,5	1,0328	6,0	1,0450	8,5
1,0085	1,5	1,0221	4,0	1,0353	6,5	1,0474	9,0
1,0113	2,0	1,0248	4,5	1,0377	7,0	1,0497	9,5
1,0141	2,5	1,0275	5,0	1,0401	7,5	1,0520	10,0

1 Vol. Wasser löst bei 0^0 C. $= 80$ Vol., bei 15^0 C. $= 43{,}5$ Vol., bei 20^0 C. $= 39{,}4$ Vol., bei 40^0 C. $= 18{,}8$ Vol. SO_2.

Darstellung. In einen Kolben von etwa 750 ccm Fassungsraum schüttet man 30 g Holzkohle in erbsengrossen Stücken, giesst auf diese 220 g konc. reine Schwefelsäure und mischt durch Schwenken gut durch. Den Kolben verbindet man mit einer etwa 50 ccm Wasser enthaltenden Waschflasche und leitet das gewaschene Gas in eine $1^1/_2$— Liter-Flasche, welche 1 Liter destillirtes Wasser enthält. Durch Erhitzen des Zersetzungskolbens in einem Sandbade oder auf einem Drahtnetz erhält man einen ruhigen Strom Schwefligsäure-Gas, welches in dem vorgelegten Wasser absorbirt wird. Es empfiehlt sich, die Vorlage durch Einstellen in kaltes Wasser kühl zu halten. Wenn die Gasentwickelung nachlässt, stellt man die Lösung auf das geforderte spec. Gewicht ein. Das nach dieser Vorschrift erhaltene Gas ist mit etwas Kohlensäure verunreinigt, was indessen für therapeutische Zwecke nicht schadet.

An Stelle der Kohle kann man in obiger Vorschrift auch auf 220 g konc. Schwefelsäure 70 g Kupfer in Form von Spähnen oder von feinen Blechschnitzeln verwenden. Den Zersetzungsrückstand kann man zu Kupfersulfat verarbeiten.

Eigenschaften. Klare, farblose, in der Wärme völlig flüchtige Flüssigkeit von erstickendem Geruche, blaues Lackmuspapier zunächst röthend, dann bleichend. Sie giebt direkt mit Baryumchlorid versetzt nur eine schwache Trübung. Fügt man aber ein Oxydationsmittel hinzu, z. B. Chlorwasser oder Jodlösung oder Chromsäure, so entsteht eine reichliche Ausscheidung von Baryumsulfat. Sie entfärbt Kaliumpermanganat und führt Chromsäure in (grünes) Chromoxyd über. Schweflige Säure ist eine zweibasische Säure; die Salze heissen „Sulfite". Ausserdem ist sie in wässriger Lösung ein energisches Reduktionsmittel: Sie reducirt Merkurisalze zu Merkurosalzen, Chlor zu Chlorwasserstoff, Jod in wässriger Lösung zu Jodwasserstoff, Chromsäure zu Chromoxyd, Mangansäure und Uebermangansäure zu Manganoxydul u. dergl. mehr. Aus einer wässrigen Lösung von Jodsäure wird durch schweflige Säure Jod in Freiheit gesetzt, welches Stärkelösung blau färbt.

Die wässrige Lösung der schwefligen Säure nimmt aus der Luft allmählich Sauerstoff auf und geht dabei in Schwefelsäure über.

Aufbewahrung. Vorsichtig und vor Licht geschützt in kleineren, möglichst gefüllten Gefässen, um der Oxydation durch den Luftsauerstoff nach Möglichkeit vorzubeugen.

Prüfung. **1)** Sie verdampfe ohne einen Rückstand zu hinterlassen. **2)** 5 ccm mit 3—4 Tropfen Salzsäure angesäuert, werden durch Baryumchloridlösung nur ganz schwach getrübt (geringer Gehalt an Schwefelsäure ist zuzulassen). **3)** Nach dem Uebersättigen mit Ammoniak erscheine sie nicht blau gefärbt (Kupfer). **4)** Gehaltbestimmung. Man wägt 3,0 g der Säure in ein 100 ccm-Kölbchen ab und füllt mit Wasser bis zur Marke auf. 10 ccm der Mischung werden, nach Zusatz von 20—30 ccm Wasser und etwas Stärkelösung, mit $^1/_{10}$-Normal-Jodlösung (in 1 cc = 0,0127 g Jod enthaltend, welche = 0,0032 g SO_2 entsprechen) bis zur eben eintretenden Blaufärbung titrirt. Hierbei sollen folgende Mengen Jodlösung verbraucht werden: Säure von 10 Proc. = 9,40 ccm, von 5 Proc. = 4,7 ccm, von 6,4 Proc. = 6 ccm $^1/_{10}$-Jodlösung. Vergl. S. 132.

Anwendung. Schweflige Säure wirkt fäulnisswidrig und gährungswidrig, indem sie für Spaltpilze und Hefen ein tödtliches Gift ist. In geringen Mengen vom Menschen eingeathmet, reizt sie zum Husten, in grösseren Mengen kann sie den Tod durch Ersticken herbeiführen. In wässriger Lösung wendet man sie an: Aeusserlich bei parasitären Hauterkrankungen, jauchigen und syphilitischen Geschwüren, zu Pinselungen und Inhalationen bei Aphthen, Diphtherie. Dosis 0,05—0,4 g SO_2 mehrmals täglich in starker Verdünnung. Innerlich bei Gährungsprocessen im Magen, bei Infektionskrankheiten wie Typhus, Cholera. Technisch: In Gasform (durch Verbrennen von Schwefel) zu desinficirenden Räucherungen, zum Bleichen, zur Herstellung von Sulfitcellulose u. a. m.

III. Calcium sulfurosum. Calciumsulfit. Schwefligsaurer Kalk. In den Handel gelangt sowohl das neutrale als auch das saure Salz.

Calcium sulfurosum neutrale technicum. Neutrales Calciumsulfit. Neutraler schwefligsaurer Kalk. $CaSO_3 + 2H_2O = 156$. Dieses Salz wird erhalten, indem man entweder (ähnlich wie bei der Bereitung des Chlorkalks) in geschlossenen Kammern schweflige Säure auf gelöschten Aetzkalk (aus 28 Th. Aetzkalk + 18 Th. Wasser) in Pulverform einwirken lässt, oder indem man Calciumkarbonat (Schlämmkreide) in Wasser vertheilt, so lange schweflige Säure einleitet, bis Kohlensäure nicht mehr in Freiheit gesetzt wird, das in der Lösung befindliche Salzpulver abkolirt und an der Luft trocknet. — Ein weisses bis gelbliches Pulver, löslich in 800 Th. Wasser, leichter löslich in verdünnter schwefliger Säure und kann aus dieser krystallisirt werden. Durch Säuren (HCl, H_2SO_4, Essigsäure) wird aus dem Salz Schwefligsäure-Anhydrid abgespalten. Man verwendet es als Desinficiens in der Gährungsindustrie, auch als Zusatz zu Bier, welches die Neigung hat sauer zu werden.

Calcium sulfurosum neutrale purum. $CaSO_3 + 2H_2O = 156$. Man vertheilt 50 Th. Calciumkarbonat in 150 Th. Wasser und leitet Schwefligsäure-Anhydrid bis zur Auflösung ein. Man filtrirt die Lösung (welche das saure Salz enthält) und lässt sie an der Luft stehen. Es scheidet sich alsdann in Folge Entweichens von Schwefligsäure das neutrale Salz in farblosen Krystallen ab. Zum innerlichen Arzneigebrauch, sowie zur Konservirung eingemachter Früchte verwendet.

Calcium bisulfurosum. Calciumbisulfit. Doppeltschwefligsaurer Kalk. Die unter diesem Namen in den Handel gebrachten Präparate werden hergestellt, indem man 10—20 g Aetzkalk löscht, mit Wasser zu 1 Liter auffüllt und diese Flüssigkeit mit schwefliger Säure sättigt. Man erhält so Lösungen von Calciumbisulfit in wässeriger schwefliger Säure, welche früher als „Real Australian Meat Preserve" in den Handel kamen, jetzt durch das Natriumsalz ziemlich verdrängt sind. Die Zusammensetzung solcher Präparate war:

	Spec. Gew.	Proc. CaO.	Proc. SO_2		Spec. Gew.	Proc. CaO.	Proc. SO_2
1)	1,0344	0,96	3,63	3)	—	1,62	6,8
2)	1,0467	1,11	6,18	4)	1,0799	2,07	10,0

Farblose Flüssigkeit, stark nach schwefliger Säure riechend. Bei längerem Stehen an der Luft scheidet sich neutrales $CaSO_3 + 2H_2O$ krystallisirt ab. Ein rohes Präparat wird namentlich als Desinficiens in der Gährungs-Industrie, z. B. zum Ausscheuern der Gährbottiche, Tünchen der Wände (um wilde Hefen, Schimmel und Spaltpilze zu tödten), zur Desinfektion der Milchkeller, Ställe, Krippen, Raufen (bei Maul- und Klauenseuche etc.), reine Präparate werden als Zusatz zu Nahrungsmitteln, früher wurden sie namentlich als Zusatz zum gehackten Fleisch verwendet, s. S. 132 und unter *Caro*.

Magnesium sulfurosum neutrale. Neutrales Magnesiumsulfit. Schwefligsaures Magnesium $MgSO_3 + 6H_2O = 212$. Wird wie das reine Calciumsulfit dargestellt, indem man in eine Anreibung von 50 Th. basischem Magnesiumkarbonat mit 300 Th. Wasser Schwefligsäure-Anhydrid bis zum Aufhören der Kohlensäure-Entwickelung einleitet. Ein weisses, grob krystallinisches Pulver, in 80 Th. Wasser löslich. Aufbewahrung in dicht geschlossenen Gefässen.

Anwendung. Wurde als innerliches Antisepticum bei Diphtherie, Blutvergiftung, Rotzinfektion, Typhus, Puerperalfieber, Pyämie etc. empfohlen. Dosis 0,5—1,0 g drei- bis viermal täglich in Pulverform.

Natrium sulfurosum neutrale. Neutrales Natriumsulfit. Schwefligsaures Natrium. $Na_2SO_3 + 7H_2O = 252$. Man leitet in eine warme, filtrirte Lösung von 80 Th. konc. Natriumkarbonat in 160 Th. Wasser, welche durch Erwärmen auf dem Wasserbade auf 40—50° gehalten wird, Schwefligsäure-Anhydrid bis zur Sättigung ein, alsdann fügt man so lange warme konc. Natriumkarbonatlösung hinzu, bis die Flüssigkeit schwach alkalisch reagirt, und lässt in der Kälte krystallisiren. Die Mutterlaugen geben durch Einengen weitere Mengen von Krystallen.

Das technische Natriumsulfit wird bereitet, indem man feuchte Soda-Krystalle in Thürmen der Einwirkung von Schwefligsäure-Anhydrid aussetzt, welches von unten einströmt.

Eigenschaften. Farblose, prismatische, an der Luft verwitternde Krystalle, leicht löslich in Wasser. Das Salz geht in Substanz sowie in wässeriger Lösung allmählich in Natriumsulfat über. Die Lösung schmeckt kühlend und reagirt schwach alkalisch.

Anwendung. Wird innerlich und äusserlich in gleicher Weise wie das Calcium- und Magnesiumsalz angewendet. Dosis 0,5—1,0 g mehrmals täglich. Technisch unter verschiedenem Namen: Als „Antichlor", um das Chlor in der Bleicherei unschädlich zu machen; als „Konservesalz" zur Haltbarmachung von Fleisch und Fleischwaaren. Technisch auch in der Photographie. Ueber die Zulässigkeit der Fleischkonservirung durch dieses Salz s. *Caro*.

Natrium bisulfurosum. Natriumbisulfit. Doppeltschwefligsaures Natrium. Bisulfite de soude (Gall.). $NaHSO_3 = 104$. Man sättigt eine warme Lösung von 80 Th. kryst. Natriumkarbonat in 160 Th. Wasser mit Schwefligsäure-Anhydrid. Beim Erkalten krystallisirt das Natriumbisulfit in kleinen glänzenden Prismen, welche sauer reagiren, nach Schwefligsäure riechen und an der Luft sich leicht zu Natriumsulfat oxydiren.

Man benutzt es zur Konservirung von Nahrungsmitteln, zur Entfernung der durch Kaliumpermanganat erzeugten Flecken auf Haut und Wäsche, unter dem Namen „Leukogen" zum Bleichen der Wolle.

Natriumsulfit-Natriumkarbonat. $2Na_2SO_3 . Na_2CO_3 + 21H_2O$, ein ziemlich beständiges Doppelsalz, welches in der Photographie Verwendung findet, wird hergestellt, indem man 7 Th. kryst. Natriumsulfit und 4 Th. kryst. Natriumkarbonat in 12 Th. Wasser löst und die Lösung zur Krystallisation eindampft.

Askolin ist eine gesättigte Lösung von Schwefligsäure-Anhydrid in Glycerin.

Fumigatio Acidi sulfurosi. Schwefligsäure-Räucherung. Zur Zerstörung von Krankheitskeimen wird bisweilen eine Räucherung mit Schwefligsäure-Anhydrid ausgeführt. Dies geschieht in der Weise, dass man in den betreffenden Räumen irdene Schalen (Blumentopf-Untersätze) etwa $^{1}/_{2}$—1 m über dem Erdboden aufstellt, in diese gewogene Mengen Schwefelfäden (mit Schwefel getränkten Baumwollendocht) bringt, diese entzündet und den Raum vollständig abschliesst. Nach Verlauf von einem Tage wird die Desinfektion wiederholt. Auf 10 cbm Luftraum rechnet man 20 g Schwefelfaden. — In der nämlichen Weise stellt man schweflige Säure zu gewissen technischen Zwecken und Bleichen von Strohhüten und Makart-Bouquets etc. dar, nur findet alsdann das Abbrennen des Schwefels in kleinen geschlossenen Räumen statt.

Antiferacid, welches Chlor, freie Säuren und Eisen aus der Papiermasse entfernen soll, besteht aus Natriumsulfit und Natriumphosphat in verschiedenen Verhältnissen.

Fumigation à l'acide sulfureux. Fumigatio (Suffumigatio) sulfurosa (Gall.). Man schüttet grob zerstossenen Stangenschwefel in ein flaches, irdenes Gefäss, befeuchtet ihn mit etwas Alkohol und entzündet diesen. Der Alkohol überträgt die Verbrennung auf den Schwefel. Auf einen Luftraum von 100 cbm sind 3—4 kg Schwefel anzuwenden. Eine solche Menge ist natürlich auf mehrere Gefässe zu vertheilen.

Leukogen heisst das saure Natriumsulfit $NaHSO_3$ wegen seiner Fähigkeit, Pflanzenfarbstoffe zu entfärben. Es dient unter diesem Namen unter anderem auch zur Entfernung von Obstflecken aus Wäsche.

Lignosulfin Dr. SEDLITZKY. Ist ein bei der Sulfit-Cellulose-Fabrikation sich ergebendes Nebenprodukt. Ein wässeriger Auszug von Hölzern, gesättigt mit den aromatischen Bestandtheilen der Hölzer und freie, sowie gebundene Schwefligsäure enthaltend. Innerliches Desinficiens und Antisepticum, gegen Tuberkulose und Diphtherie empfohlen.

Chemie und Analyse. Die freie schweflige Säure sowie die sauren Sulfite erkennt man an dem besonderen, stechenden Geruch.

Säuert man die schwefligsauren Salze an, so tritt dieser Geruch sehr deutlich hervor. Man erkennt die schweflige Säure an den S. 130 angegebenen Reaktionen, ausserdem noch an Folgendem: die mit Natriumkarbonat neutralisirte wässerige Lösung giebt mit Silbernitrat einen weissen Niederschlag, der sich beim Kochen unter Abscheidung von metallischem Silber schwärzt. Bringt man schweflige Säure oder ein Sulfit zu einer Mischung von Zink $+$ Salzsäure, so wird Schwefelwasserstoff gebildet, welcher Bleiacetat-Papier schwärzt.

Um Schwefligsäure zu bestimmen, führt man sie durch geeignete Oxydationsmittel (Kaliumchlorat $+$ Salzsäure oder Brom oder Jod, Kaliumpermanganat) in der mit Salzsäure angesäuerten Lösung in Schwefelsäure über und fällt diese mit Baryumchlorid als Baryumsulfat. $BaSO_4 \times 0.27468 = SO_2$. Ueber die maassanalytische Bestimmung s. S. 130, doch sei hierbei betont, dass die zu bestimmende Lösung nicht mehr als 0,05 Proc. Schwefligsäure, SO_2, enthalten darf.

Toxikologisches. Nach neueren Arbeiten (von KIONKA) ist die schweflige Säure durchaus keine harmlose Substanz. Sie ist vielmehr ein Blutgift und verursacht, innerlich genommen, schwere Blutungen der feinsten Kapillaren. Es ist daher bei ihrer Verwendung zum Zwecke der Konservirung von Nahrungsmitteln auf die zuzusetzenden Mengen sorgfältig zu achten (s. CARO).

Aqua sulfurosa (diluta).

Acidum sulfurosum dilutum 1%.
Rp. Acidi sulfurosi (10%) 10,0
    Aquae destillatae   90,0.

Glycerinum sulfurosum.

Rp. Glycerini (sp. G. 1,23) 100,0
werden mit gasförmiger Schwefligsäure völlig gesättigt, dann mit soviel Glycerin vermischt, dass der Gehalt der Mischung 10 Proc. SO_2 beträgt. 1 g der Mischung ($=0,1\ SO_2$) muss 31,2 ccm $^{1}/_{10}$-Normal-Jodlösung entfärben.

Liquor anticryptogamicus. JENNER.

Rp. Natrii sulfurosi neutralis 3,0
    Aquae destillatae   90,0.
Dem Mundspülwasser zuzusetzen.

Lotio contra perniones. FERGUS.

Rp. Acidi sulfurosi (10%) 40,0
    Glycerini   20,0.
Zum Bestreichen der Frostbeulen.

Glycerolatum desinfectivum. GRITT

Rp. Glycerolati simplicis 90,0
Natrii sulfurosi neutralis 10,0.

Zur Desinfektion von Wunden, Verminderung der
Eiterung, Beförderung der Vernarbung.

Mixtura antidiphtheritica. SCHOTTIN.

Rp. Magnesiae sulfurosae 5,0
Acidi sulfurosi (10 %) 5,0—8,0
Aquae destillatae 100,0—120,0.

S. $1^1/_2$—2 stündlich 1 Esslöffel (bez. Kinderlöffel).

Sulfur sulfurosatum.
Sulfozon CHANDLER ROBERTS.

Auf dem Boden einer grossen Holzkiste mit Deckel
werden 2 kg gewöhnliche Schwefelblumen ausgebreitet, auf die Schwefelschicht ein Brettchen,
auf letzteres ein gusseiserner Teller mit 20,0 g
Schwefelblumen gesetzt, dieser letztere Schwefel
angezündet und die Kiste geschlossen. Nach
einem Tage wird dieses Abbrennen von 20,0 g
Schwefel wiederholt. Die Schwefelblumen haben
sich dann mit Schwefligsäure gesättigt.

Dieses Sulfozon ist als Desinficiens und als Ver-
nichtungsmittel kleiner Parasiten empfohlen
worden.

Acidum tannicum.

Acidum tannicum (Austr. Brit. Germ. Helv. U-St.). **Acidum gallotannicum.
Acidum scytodephicum. Gallusgerbsäure. Digallussäure. Gerbsäure. Tannin. Acide
tannique** (Gall.). **Tannic acid. $C_{14}H_{10}O_9$. Mol. Gew. = 322.**

Darstellung. Diese erfolgt aus den chinesischen, japanischen oder türkischen
Galläpfeln. Welche Sorte man verwendet, hängt von dem augenblicklichen Preisstande der
drei Sorten ab. Für die Darstellung sind folgende Punkte zu beachten: In absolutem
Aether ist die Gerbsäure so gut wie unlöslich, in wasser-
haltigem Aether schwer löslich, in Alkohol enthaltendem
Aether ist sie leicht löslich. Der alkoholisch-ätherischen
Lösung kann die Gerbsäure durch Schütteln mit Wasser
völlig entzogen werden, während die meisten Verunreinigungen im Aether gelöst bleiben.

In einem Stechheber aus Glas, dessen verengte untere Oeffnung durch einen Korkstopfen fest verschlossen
ist, schiebe man zunächst einen Bausch entfettete Watte.
Alsdann schüttet man in das Gefäss 8 Th. grob zerstossene Galläpfel und übergiesst diese mit einer Mischung
aus 12 Th. Aether und 3 Th. Weingeist (90 Vol. Proc.).
Man verstopft nun auch die obere Oeffnung mit einem
Korkstopfen und lässt das Ganze zwei Tage lang unter
öfterem Umschütteln stehen. Nach dieser Zeit lässt man
den Auszug durch Lüftung des unteren sowie des oberen
Stopfens in ein untergesetztes Gefäss ablaufen, und zieht
den Rückstand noch zweimal mit je einem Gemisch aus
12 Th. Aether und 3 Th. Weingeist durch je zweitägiges
Maceriren aus. Die vereinigten Auszüge werden filtrirt,
mit $^1/_3$ Volumen Wasser tüchtig durchgeschüttelt und der
Ruhe überlassen. Die sich absetzende ätherische Schicht
wird abgetrennt und noch zweimal mit je $^1/_3$ Volumen
Wasser ausgeschüttelt. Die vereinigten wässerigen, nöthigenfalls filtrirten Flüssigkeiten werden auf dem Wasserbade zur Sirupkonsistenz eingedampft. Den Rückstand
löst man in der achtfachen Menge Wasser, erwärmt die
Lösung, mischt sie mit etwas gewaschener Thierkohle und
lässt sie damit etwa 3—4 Tage unter öfterem Umschütteln
stehen. Nach dieser Zeit filtrirt man die Lösung ab,
destillirt den Aether ab, dampft den Rückstand in einer
Porcellanschale bis zur Extraktkonsistenz ein und zupft
das Extrakt in dünne Lamellen, welche man im
Trockenschranke auf Porcellantellern gut austrocknet und dann im Porcellanmörser
pulvert. (Helv.).

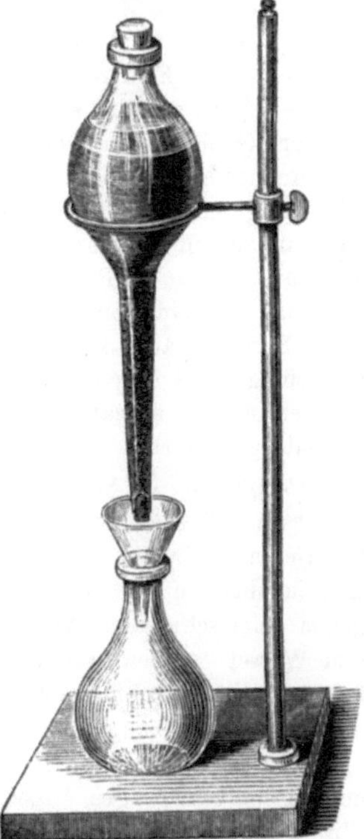

Fig. 28. Stechheber zur Darstellung
der Gerbsäure.

Für Darstellung im Grossen kann man Perkolatoren aus Glas oder Steinzeug verwenden. Eiserne Gefässe sind bei der Darstellung streng entfernt zu halten.

Handelssorten. Die wichtigsten sind: 1) Acidum tannicum pulveratum, durch Pulvern des getrockneten Extraktes erhalten, ein gelblichweisses bis hellbräunliches Pulver. 2) Acidum tannicum levissimum, Krystall-Tannin, durch Aufstreichen der koncentrirten Lösung auf Glasplatten in kleinen Schüppchen (Lamellen) erhalten, welche Krystalle vortäuschen. 3) Acidum tannicum in filis, Gerbsäure in dünnen Fäden, durch Pressen des erwärmten Extraktes aus dünnen Oeffnungen erzielt.

Eigenschaften. Ein fast weisses oder gelbliches Pulver oder sehr leichte, bräunlich-gelbe, krystallähnliche Schüppchen, fast ohne Geruch, von sehr herbem, zusammenziehendem Geschmack. Das verstäubte Pulver reizt heftig zum Niesen. Sie löst sich in 1 Th. Wasser oder 2 Th. Weingeist (90 Vol. $^o/_o$) zu einer bräunlichen bis braunen Flüssigkeit. Sie ist ferner löslich in 2 Th. Glycerin, unlöslich dagegen in absolutem Aether, in Chloroform, Schwefelkohlenstoff, Benzin, Benzol, in ätherischen (ausgenommen Benzaldehyd) und fetten Oelen. Aus der konc. wässrigen Lösung wird sie, ohne chemisch verändert zu werden, gefällt durch Phosphorsäure, Schwefelsäure, Salzsäure, Natriumchlorid. Macht man Gerbsäurelösungen alkalisch (durch NaOH, Na_2CO_3, CaO u. dergl.), so nehmen sie begierig Sauerstoff aus der Luft auf und färben sich dunkel. Beim Erwärmen mit verdünnten Säuren, z. B. Salzsäure, Schwefelsäure, geht die Gerbsäure in Gallussäure über. Gallussäurebildung erfolgt auch, wenn Schimmelpilze sich in Gerbsäurelösungen angesiedelt haben. Die Formel der Gerbsäure ist $C_{14}H_{10}O_9$; ihre Konstitution ist noch nicht ganz aufgeklärt, am häufigsten wird sie als „Digallussäure“, d. i. als ein extramolekulares Anhydrid der

$$CO_2H - C_6H_2(OH)_2 - O - CO - C_6H_2(OH)_3$$
Gerbsäure oder Digallussäure.

Gallussäure aufgefasst. Sie ist eine einbasische Säure, ihre Salze heissen Tannate. Diejenigen der Alkalien und der alkalischen Erden sind in Wasser löslich, diejenigen der Schwermetalle in Wasser unlöslich. — Beim Erhitzen auf 150—160° C. färbt sich die Gerbsäure zunächst dunkler; bei 210—215° C. zerfällt sie zum grössten Theile in Pyrogallol und Kohlensäure. — Jod wird von Gerbsäurelösungen in beträchtlichen Mengen zu einer rothbraunen Flüssigkeit aufgenommen, welche organisch gebundenes Jod enthält, da das letztere durch Stärkelösung nicht nachgewiesen werden kann. — Die wässrige Lösung der Gerbsäure wird durch Eiweiss, Leim, Alkaloide und Brechweinstein gefällt (Unterschied von Gallussäure s. d.). — Reine, oxydfreie Eisenoxydulsalze färben Gerbsäurelösung zunächst nicht, infolge Oxydation des Eisensalzes durch die Luft tritt jedoch gewöhnlich alsbald violette Färbung auf, allmählich entsteht auch ein blauschwarzer, sehr fein vertheilter Niederschlag. Bei sehr grosser Verdünnung beider Lösungen entsteht klare blaue Flüssigkeit, welche sich allmählich unter Abscheidung dunkler Flocken und Bildung von Eisenoxydulsalz grün färbt.

Prüfung. 1) Sie verbrenne beim Erhitzen, ohne einen wägbaren Rückstand zu hinterlassen. 2) Sie löse sich in 2 Th. Wasser zu einer bräunlichen klaren Flüssigkeit auf. Hierzu ist indess zu bemerken, dass Gerbsäure, welche zu lange getrocknet wurde, [wahrscheinlich infolge Bildung von Anhydriden], sich in der Kälte sehr schwer, leicht dagegen beim schwachen Anwärmen auflöst. 3) 2 ccm der Lösung von 1 g Gerbsäure in 5 ccm Wasser werden durch Vermischen mit 5 ccm Weingeist von 90 Proc. innerhalb 1 Stunde nicht getrübt (Gummi, Dextrin), fügt man alsdann 5 ccm Aether hinzu, so darf auch jetzt eine Trübung nicht eintreten (Zucker, Salze). 4) Gerbsäure darf beim Trocknen im Wasserbadtrockenschranke nicht mehr als 12 Proc. Wasser verlieren (Gerbsäure kann, ohne ihr pulverförmiges Aussehen zu verlieren, bis zu 20 Proc. Wasser zurückhalten. — 5) Zur Prüfung auf Gallussäure, welche in den Handelspräparaten niemals fehlt, versetzt man die wässrige Auflösung mit Kaliumcyanidlösung. Bei Gegenwart von Gallussäure tritt Rothfärbung ein.

Erkennung und Bestimmung. Man erkennt die Gerbsäure an folgenden Reaktionen.

1) Mit oxydfreien Eisenoxydulsalzlösungen giebt sie einen weissen, gallertartigen Niederschlag, der sich an der Luft rasch bläut. Durch Eisenoxydsalze, z. B. Ferrichlorid,

entsteht in der konc. Lösung ein blauschwarzer Niederschlag von Ferritannat. Sind die Gerbsäurelösungen verdünnt, so entsteht durch Ferrichlorid nur eine blauschwarze, klare Flüssigkeit (Tinte), aus welcher sich beim Stehen dunkle Flocken ausscheiden. Durch Zusatz verdünnter Schwefelsäure wird die Blau-Schwarzfärbung aufgehoben. **2)** Unlösliche Verbindungen giebt die Gerbsäure mit den Salzen des Bleies, Kupfers, Quecksilbers, Antimons, Wismuts. Gold- und Silbersalze und alkalische Kupferlösung werden durch Gerbsäure reducirt. **3)** Eiweiss, Leim, Alkaloide und Brechweinstein werden durch Gerbsäure gefällt. Man kann einer Gerbsäure-Lösung durch thierische Haut (Hautpulver) die gesammte Gerbsäure entziehen.

Bestimmung. Eine völlig einwandsfreie Bestimmung der Gerbsäure ist zur Zeit nicht bekannt. Die im Nachstehenden angeführten können als relativ brauchbar empfohlen werden.

Durch Wägung. a) Eine Gerbsäurelösung wird in zwei gleiche Theile getheilt. Der eine Theil wird direkt verdampft, der Rückstand getrocknet und gewogen. Der andere Theil wird 24 Stunden lang mit einem Ueberschuss von Hautpulver behandelt, alsdann abfiltrirt und das Filtrat nebst Waschwässern wiederum eingedampft, der Rückstand getrocknet und gewogen. Die Differenz zwischen beiden Wägungen entspricht der vorher gelöst gewesenen Gerbsäure. Das Hautpulver darf an Wasser nichts Lösliches abgeben. Anderenfalls ist dieser Betrag zu bestimmen und in Rechnung zu stellen.

b) Man bestimmt das spec. Gew. der Gerbsäurelösung. Hierauf behandelt man die Lösung im geschlossenen Gefässe mit einem Ueberschuss von gewaschenem und getrocknetem Hautpulver 24 Stunden hindurch, worauf man filtrirt und das spec. Gew. des Filtrates bestimmt. Die Differenz zwischen beiden spec. Gew. + 1,000 wird in beistehender Tabelle aufgesucht. Man findet so den Procentgehalt der Lösung an Gerbsäure.

Beispiel. Eine Gerbsäure-Lösung hat bei 15° C. das spec. Gew. 1,01; nach der Behandlung mit Hautpulver ist das spec. Gew. = 1,006. Differenz von 1,01 und 1,006 = 0,004; 1 + 0,004 = 1,004. Diesem spec. Gew. entspricht ein Gerbsäuregehalt von 1,00 Proc. Von dem Hautpulver ist die vierfache Menge des scheinbaren Gerbsäuregehaltes zuzufügen, welcher sich nach der ersten Bestimmung des spec. Gew. der Lösung aus der Tabelle ergiebt. Bei dem hier angegebenen Beispiel (spec. Gew. 1,01 = 2,5 Proc. Gerbsäure) wendet man also für 100 ccm Flüssigkeit 4 × 2,5, d. i. 10 g Hautpulver an.

Proc. Gerbsäure	Spec. Gew. bei 15° C.	Proc. Gerbsäure	Spec. Gew. bei 15° C.	Proc. Gerbsäure	Spec. Gew. bei 15° C.
0·0	1·0000	1·8	1·0072	3·6	1·0144
0·2	1·0008	2·0	1·0080	3·8	1·0152
0·4	1·0016	2·2	1·0088	4·0	1·0160
0·6	1·0024	2·4	1·0096	4·2	1·0168
0·8	1·0032	2·6	1·0104	4·4	1·0176
1·0	1·0040	2·8	1·0112	4·6	1·0184
1·2	1·0048	3·0	1·0120	4·8	1·0192
1·4	1·0056	3·2	1·0128	5·0	1·0201
1·6	1·0064	3·4	1·0136		

Durch Titriren nach LOEWENTHAL-v. SCHROEDER. Als konventionelle Methode besonders in der Technik benutzt.

Diese beruht darauf, dass man das Reduktionsvermögen einer gerbsäurehaltigen Flüssigkeit gegenüber Kaliumpermanganat feststellt und zwar vor und nach der Behandlung mit Hautpulver. Die Differenz zwischen beiden Bestimmungen ist gleich dem Reduktionswerth der Gerbsäure. Als Endpunkt der Oxydation gilt der Moment, in welchem eine verhältnissmässig grosse Menge Indigolösung durch das Kaliumpermanganat oxydirt ist. Man nimmt an, dass in dem Augenblicke, in welchem die Indigolösung oxydirt ist, auch alle Gerbsäure mit Sicherheit in die beabsichtigte Oxydationsstufe übergeführt ist.

Zur Ausführung der LOEWENTHAL-v. SCHROEDER'schen Methode bedarf man:

1) Kaliumpermanganatlösung. 10 g reinstes Kaliumpermanganat werden in destillirtem Wasser zu 6 Litern gelöst.

2) Indigolösung. 30 g festes indigoschwefelsaures Natrium werden lufttrocken in 3 Liter verdünnter Schwefelsäure (1 : 5 Vol.) gebracht, dazu 3 Liter destill. Wasser gegeben und nach dem Auflösen filtrirt. Bei jeder Titration werden 20 ccm dieser Indigolösung zu ³/₄ Liter Wasser zugefügt; diese Lösung reducirt dann etwa 10,7 ccm der Kaliumpermanganatlösung.

3) Hautpulver muss weiss, fein wollig sein und darf an kaltes Wasser keine Bestandtheile abgeben, welche Kaliumpermanganat reduciren. Man führe einen blinden Versuch damit aus.

4) Reinstes Tannin.

Titerstellung. Man löse 2 g des lufttrockenen Tannins zu 1 Liter und bestimme von 10 ccm dieser Lösung den gesammten Kaliumpermanganatverbrauch unter Zusatz von $^3/_4$ Liter Wasser und 20 ccm Indigolösung, deren Reduktionswerth abgezogen wird.

Ferner bestimme man den Kaliumpermanganatverbrauch der Tanninlösung nach dem Behandeln mit Hautpulver. (50 ccm Tanninlösung werden in einer Glasstopfenflasche mit 3 g vorher eingeweichtem und wieder stark abgepresstem Hautpulver unter öfterem Umschütteln 18—20 Stunden behandelt; dann filtrire man und titrire wieder 10 ccm.

Beträgt der Kaliumpermanganatverbrauch des Hautfiltrates nicht mehr als 10 Proc. des Gesammtverbrauches an Kaliumpermanganat, so ist das Tannin zur Titerstellung hinreichend rein. Man bestimmt alsdann durch Trocknen bei 100° C. den Wassergehalt und berechnet den Titer nach der Trockensubstanz des Tannins; die so gefundene Zahl giebt mit 1,05 multiplicirt den wahren[1]) Titer.

Die zu bestimmende Gerbstofflösung muss so viel Gerbsäure enthalten, dass 10 ccm nicht mehr und nicht weniger als 4,0—10 ccm Kaliumpermanganatlösung verbrauchen. Man bringt nun 10 ccm Gerbstofflösung in eine Porcellanschale, fügt 730 ccm destillirtes Wasser und 20 ccm Indigolösung hinzu und lässt alsdann aus einer Glashahnbürette so viel Kaliumpermanganatlösung unter starkem Umrühren zufliessen,[2]) dass die gegen das Ende des Versuches grünliche Flüssigkeit grade goldgelb wird. (Gesammtverbrauch` an Kaliumpermanganat.)

Dann digerirt man 50 ccm der zu untersuchenden Gerbstofflösung 18—20 Stunden mit 3 g Hautpulver, wie vorher angegeben, und titrirt nun 10 ccm der filtrirten Lösung nach dem Verdünnen mit 730 ccm Wasser und dem Versetzen mit 20 ccm Indigolösung wiederum bis goldgelb.

Beispiel:

Bei der Titerstellung wurden gefunden:

$$1 \text{ ccm Kaliumpermanganat} = 0,00169 \text{ g Gerbsäure,}$$
$$20 \text{ ccm Indigolösung} = 21,40 \text{ ccm KMnO}_4,$$
$$3 \text{ g Hautpulver entfärben} = 0,3 \text{ ccm KMnO}_4.$$

Versuch:

Gesammtverbrauch an $KMnO_4$ vor dem Behandeln mit Hautpulver   33,3 ccm
Verbrauch   an $KMnO_4$ nach dem Behandeln mit Hautpulver   24,5 „

bleibt   8,8 ccm
davon ab für 3 g Hautpulver   0,3 „
bleibt für 10 ccm Gerbsäurelösung   8,5 ccm

$$8,5 \times 0,00169 \text{ g Gerbsäure} = 0,014365 \text{ g Gerbsäure.}$$

Mithin enthalten 100 ccm Gerbsäurelösung $= 0,14365$ g Gerbsäure.

Aufbewahrung. In gut geschlossenen Gefässen, grössere Vorräthe vor Licht geschützt.

Anwendung. Gerbsäure ist ein Adstringens, Tonicum und Stypticum (blutstillendes Mittel). In Substanz oder konc. Lösung wirkt sie korrodirend auf Schleimhäute und wird von diesen, sowie von der Haut resorbirt. Die Ausscheidung erfolgt durch den Urin als Gallussäure. Die blutstillende Eigenschaft ist durch die Koagulation des Eiweisses zu erklären; diese Eigenschaft kommt aber auch der resorbirten Gerbsäure als entferntere, mildere Wirkung zu. Ausserdem wirkt sie antiseptisch. Man wendet sie an: Aeusserlich als blutstillendes Mittel bei Blutungen aller Art, bei eiternden Processen, Wundsein, Erkrankungen des Zahnfleisches, Tripper, Diphtherie, gegen das Ausfallen der Haare u. s. w. Innerlich in Gaben von 0,05—0,5 g bei inneren Blutungen, Durchfällen, Ruhr, Morbus Brightii. Als Gegenmittel bei Vergiftungen durch Alkaloide und einige Metallsalze. — Technisch in der Färberei zur Animalisirung der Faser, zur Tintenfabrikation, als Klärmittel in der Bierbrauerei und anderen Gewerben.

---

[1]) Die Erhöhung wird vorgenommen, weil das als Maass benutzte Tannin nie ganz rein ist.

[2]) Das Einfliessen hat entweder durch Eintröpfeln oder ccm für ccm zu geschehen und muss bei der Analyse genau so wie bei der Titerstellung vorgenommen werden.

Aqua adstringens ad mammas.
Rp. Acidi tannici   1,0
    Spiritus (90 Proc.)
    Glycerini   āā 5,0
    Aquae destillatae   50,0.
Zum Bepinseln aufgesprungener oder wunder Brustwarzen.

Aqua haemostatica Neapolitana.
Haemostaticum Monterosiae.
Rp. Aquae vulnerariae spirit.   100,0
    Spiritus Formicarum
    Aquae destillatae   āā 10,0
    Acidi tannici   1,5.

Bacilla tannica.
Crayons de tannin (Gall.).
Rp. Tannini   10,0
    Gummi arabici pulv.   0,5
    Aquae destillatae
    Glycerini   āā q. s.
Man stosse mit möglichst wenig Flüssigkeit an.

Cereoli tannico-opiati.
SCHUSTER.
Rp. Acidi tannici   4,0
    Opii pulverati   0,25
    Glycerini   q. s.
Bei Tripper angefeuchtet in die Harnröhre einzuführen.

Balneum Tannini.
Rp. Acidi tannici   50,0
    Aquae destillatae   500,0.
Für ein Vollbad.

Collodium haemostaticum.
CARLO PAVESI.
Rp. Collodii   50,0
    Acidi carbolici
    Acidi tannici   āā 2,5
    Acidi benzoici   1,5.
Zum Stillen von Blutungen. Das Original giebt 5,0 Karbolsäure an.

Collodium stypticum.
Rp. Acidi tannici   20,0
    Spiritus (90 Proc.)   5,0
    Aetheris   20,0
    Collodii   55,0.
Bei starken Blutungen aus den Alveolen.

Collodium stypticum. RICHARDSON.
Xylostyptic ether RICHARDSON.
Rp. Acidi tannici   2,0
    Spiritus (90 Proc.)   5,0
    Collodii lentescentis   20,0
    Tincturae Benzoës   2,0.

Collyrium tannicum. DESMARRES·
Rp. Acidi tannici   0,5
    Aquae Lauro-Cerasi   10,0
    Aquae destillatae   50,0
Augenwasser. Zum Waschen und Einträufeln bei katarrhalischer Konjunktivitis nach Ablauf des Entzündungsstadiums.

Essentia contra alopeciam.
Rp. Acidi tannici   2,0
    Spiritus diluti   150,0
    Glycerini   50,0
    Spiritus Coloniensis   10,0.
Gegen Schuppenbildung und Haarausfall täglich einmal mit einem Schwämmchen den Haarboden zu befeuchten.

Essentia dentifricia. BRESLAUER.
Rp. Rhizomatis Iridis
    Radicis Pyrethri
    Corticis Cinnamomi Cassiae   āā 10,0
    Radicis Saponariae   100,0
    Sacchari albi   40,0
    Natrii carbonici cryst.   2,0
    Acidi benzoïci
    Acidi tannici   āā 12,5
    Olei Menthae pip.   gtt. X
    Olei Rosae   gtt. V
    Spiritus diluti   750,0
    Coccionellae   2,0.
Acht Tage maceriren, dann filtriren.

Glycerinum Acidi tannici.
DEMARQUAY.
Rp. Acidi tannici 1,0
    Glycerini   9,0.

Glycerolatum tannicum.
Rp. Acidi tannici   2,0
    Unguenti Glycerini 10,0.
Bei Leukorrhöe, Fissuren des Anus. Im Verhältniss 1 : 10 zum Bestreichen schmerzhafter Haemorrhoidalknoten.

Liquor adstringens vinosus.
RICORD.
Rp. Acidi tannici   1,0
    Vini rubri   100,0.
Zum Wundverbande, bei Leukorrhöe, veraltetem Tripper.

Liquor jodo-tannicus.
Jod-Tannin.
Rp. Acidi tannici   10,0
    Aquae destillatae   80,0
    Spiritus (90 Proc.)   8,0
    Solutioni adde
    Jodi triti   2,0.
Man macerire 24 Stunden und filtrire alsdann.

Liquor stypticus. RUSPINI.
Rp. Acidi tannici   5,0
    Aquae Rosae   120,0
    Spiritus diluti   10,0.
S. Aeusserlich.

Liquor tannicus jodoferratus.
ZUCARELLO PATTI.
Rp. Acidi tannici   6,0
    Acidi citrici   3,0
    Aquae Rosae   1200,0.
Der filtrirten Lösung wird eine zweite filtrirte Lösung zugemischt aus:

    Jodi   0,84
    Ferri pulverati   0,5
    Aquae   5,0.
Die Mischung ist zu filtriren. Zu Einspritzungen bei Blennorrhagieen.

Liquor tannicus. MONSEL.
Aqua haemostatica MONSEL.
Rp. Aluminis (eisenfrei)   3,0
    Aquae Rosae   100,0
    Acidi tannici   1,5.
Als blutstillendes Mittel. Nicht zu verwechseln mit dem Liquor haemostaticus MONSEL, welcher eine Ferrisulfatlösung ist.

Liquor inhalatorius tannicus.

A. Nach FIEBER.

Rp. Acidi tannici   1—5,0
    Aquae destillatae 100,0.

B. Nach WALDENBURG.

Rp. Acidi tannici   5,0
    Aquae Picis   100,0
    Aquae destillatae 500,0.

A. Bei chronischem Luftröhren-Katarrh.
B. Bei putrider Bronchitis.

Mixtura contra albuminuriam.

Rp. Acidi tannici   5,0
     Mucilaginis Gummi Arabici   50,0
     Infusi folior. Uvae Ursi   150,0
     Sirupi Sacchari   50,0
     Tincturae Opii crocatae   2,0.

Drei- bis vierstündlich 1 Esslöffel, bei Albuminurie, chron. Blasenkatarrh.

Pasta glycerino-tannica.

Rp. Acidi tannici 20,0
     Glycerini   60,0
     Aquae Rosae   10,0.

Man löse und mische hinzu
     Tragacanthae pulv. q. s.
dass eine Paste entsteht.

Pasta Tannini glycerinata.

TORNOWITZ, SCHUSTER.

Rp. Acidi tannici   20,0
     Opii pulverati   0,3
     Glycerini gtt. 50—60.

Man forme daraus Stäbchen, welche bei Gonorrhöe
in die Harnröhre eingeführt werden.

Pastilli Acidi tannici.

A. Zu 0,025 Tannin.

Rp. Acidi tannici   10,0
    Aquae glycerinatae 33,0
    Sacchari   380,0.

Man löse das Tannin im Glycerinwasser, stosse
den Zucker zur Masse an und forme 400 Pastillen, die über Schwefelsäure (vor Ammoniak
geschützt) zu trocknen sind.

B. Zu 0,06 g Tannin.

Rp. Acidi tannici   6,0
    Sacchari   65,0
    Tragacanthae pulv.   2,0
    Aquae Aurantii Florum duplicis q. s.

Hieraus 100 Pastillen zu formen.

Pulvis antidiarrhoïcus. OPOLZER.

Rp. Acidi tannici 0,06
    Opii pulverati 0,02
    Sacchari   0,5.

Dosis 1. Bei profuser Diarrhöe zweistündlich 1
Pulver.

Pilulae tannicae. FRERICHS.

Rp. Acidi tannici   3,0.
    Extracti Aloes   1,0
    Extracti Graminis q. s.

Pilulae 100. Dreimal täglich 4 Stück bei morbus
Brightii.

Pomata contra alopeciam.

Rp. Acidi tannici   3,0
    Pomatae odoratae   100,0
    [Tincturae Cantharidum 0,5].

Gegen Schuppenbildung und das Ausfallen der
Haare.

Pulvis errhinus contra coryzam.

LÉCHELLES Schnupfpulver.

Rp. Acidi tannici   0,5
    Sacchari pulv.
    Flor. Rosae rubrae pulv. āā 100.0.

Pulvis dentifricius tannicus.

MIALHE.

Rp. Acidi tannici   1,5
    Sacchari Lactis 100,0
    Olei Menthae pip.
    Olei Geranii āā gtt. X.

Mit einer alkoholischen Lösung von „Phloxin"
roth zu färben.

Spiritus contra perniones.

ABARBANELL.

Rp. Acidi tannici   2,5
    Spiritus camphorati 50,0.

Zum Bepinseln der Frostbeulen.

Suppositoria Acidi tannici.

Rp. Acidi tannici   2,0
    Olei Cacao raspati 20,0.

Für 10 Suppositorien. Gegen Askariden.

Suppositoria styptica.

Rp. Acidi tannici   2,5
    Olei Cacao raspati 10,0.

Für 10 Suppositorien. Zur Minderung der Hae-
morrhoidal-Blutungen.

Solutio Tannini (Form. BEROL.).

Rp. Acidi tannici   5,0
    Aquae destillatae 25,0
    Glycerini   20,0.

Sirupus Acidi tannici.

Rp. Acidi tannici   2,0
    Spiritus diluti   4,0
    Sirupi Sacchari 94,0.

Sirupus jodo-tannicus.

PERRENS.

Rp. Acidi tannici   5,0
    Spiritus diluti   20,0
    Tincturae Jodi   11,0
    Sirupi Sacchari 250,0.

Die Mischung wird in einer Porcellanschale aufgekocht, dann kolirt. Mehrmals täglich 10—20 g
bei Kropf, Skropheln, Leukorrhoë. Sirupus
jodo-tannicus GUILLIERMOND ist anders zusammengesetzt. Vergl. unter Jod.

Tinctura jodo-tannica. BOINET.

Rp. Acidi tannici   5,0
    Aquae destillatae   50,0
    Tincturae Jodi   2,5.

Verbandmittel für frische Wunden.

Trochisci Viennenses.

Rp. Morphii hydrochlorici 0,06
    Acidi tannici   1,25
    Sacchari   100,0.

Die Mischung wird mit einem zu Schaum ge-
schlagenen Eiweiss angerührt, dann formt man
mit einer Spritze oder Düte 100 Trochisken,
welche auf Wachspapier gesetzt und im Trockenschrank getrocknet werden. Bei chronischem
Katarrh der Luftwege.

Unguentum antionthicum.
RODET.

Rp. Acidi tannici 5,0
Aquae Lauro-Cerasi 6,0
Sulfuris praecipitati 4,0
Unguenti lenientis 60,0.
Bei Hautfinnen, Venusblüthen.

Unguentum Plumbi tannici (Germ. III.).

Rp. Acidi tannici 1,0
Liquoris Plumbi subacetici 2,0
fein verreiben und mischen mit
Adipis suilli 17,0.

Unguentum Plumbi tannici (Germ. I.).
Unguentum ad decubitum.

Rp. Corticis Quercus conc. 50,0
Aquae destillatae 250,0
Liquoris Plumbi subacetici 25,0
Unguenti Glycerini 16,0.

Man kocht die Eichenrinde zwei Stunden lang mit dem Wasser aus, kolirt und filtrirt. Das erkaltete Filtrat wird unter Umrühren mit dem Bleiessig gefällt. Man sammelt den Niederschlag auf einem Filter, drückt ihn sanft aus, bis sein Gewicht noch = 25 Th. ist, und vermischt ihn alsdann mit der Glycerinsalbe.

Unguentum Tannini.

Rp. Acidi tannici
Spiritus diluti āā 2,5
Unguenti cerei 20,0.

Vinum aromatico-adstringens.
RICORD.

Rp. Acidi tannici 2,0
Vini aromatici 200,0.

Täglich dreimal ein Esslöffel. Bei veraltetem Tripper.

Vet. Electuarium stypticum.

Rp. Acidi tannici
Catechu āā 25,0
Radicis Liquiritiae
Fructus Anisi
Farinae secalinae āā 50,0
Aquae q. s.

S. Alle 2 Stunden den 5. Theil zu geben. (Bei Diarrhöe, Blutharnen, Harnruhr der Pferde und Rinder.)

Vet. Pulvis antidiarrhoïcus.
Poudre contre la diarrhoë des veaux
(Gall.)

Rp. Acidi tannici
Acidi salicylici āā 5,0.
Gegen die Diarrhoe der Kälber.

Tannosal von E. FEIGEL in Mühlhausen gegen Krankheiten der Athmungsorgane nach AUFRECHT: Kreosot 1,2, Gerbsäure 0,8, Rohrzucker 18,6, Caramel 0,5, Wasser 78,9.

Tannigenum. Diacetyl-Tannin. Acetyl-Tannin. $C_{14}H_8(COCH_3)_2O_9 = 406$. Soll durch Erhitzen von Tannin mit Essigsäureanhydrid, bei Gegenwart von Eisessig oder Essigäther, am Rückflusskühler entstehen. Das Reaktionsprodukt wird in Wasser eingetragen und die ausgeschiedene Masse mit warmem Wasser ausgewaschen, sodann getrocknet und gepulvert. D. R.-P. 78879.

Gelblichgraues, geruch- und geschmackloses, kaum hygroskopisches Pulver, welches im trocknen Zustande ohne Veränderung auf 180^0 C. erhitzt (sterilisirt) werden kann; schmilzt unter Bräunung bei 187—190^{0}C. Unter Wasser erweicht es schon bei 50^{0}C. zu einer fadenziehenden, honiggelben Masse. In kaltem Wasser und in verdünnten Säuren ist es nicht merklich, in Aether und siedendem Wasser nur spurenweise löslich. Von kaltem Alkohol, von verdünnten Lösungen des Natriumphosphats, der Soda und des Borax, auch von Kalkwasser wird Tannigen mit gelbbrauner Farbe gelöst. Durch Kochen der alkalischen Lösungen erfolgt Verseifung zu Gallussäure und Essigsäure, durch Ammoniak erfolgt Spaltung in Gerbsäure und Essigsäure. Der wässerige Auszug des Tannigens wird durch Ferrichlorid blauschwarz gefärbt.

Als Ersatz des Tannins bei chronischen Diarrhöen in Einzelgaben von 0,2—0,5 g bis zu 3,0 g täglich. Da es im Magensafte so gut wie unlöslich ist und erst durch die Darmverdauung gespalten wird, belästigt es den Magen nicht und entfaltet seine Wirkung erst im Darm. Zu 3 Proc. in einer 5procentigen Natriumphosphatlösung gelöst, wird es bei chronischer Pharingitis eingepinselt.

Tannoformum. Methylen-Ditannin. $CH_2{<}^{C_{14}H_9O_9}_{C_{14}H_9O_9}$. Ein Kondensations-Produkt des Tannins mit Formaldehyd.

Zur Darstellung werden 5 Th. Tannin in 15 Th. heissem Wasser gelöst. Diese Lösung wird mit 3 Th. Formaldehydlösung von 30 Proc. und soviel koncentrirter Salzsäure (12—15 Th.) versetzt, als noch ein Niederschlag entsteht. Dieser wird nach dem Auswaschen mit Wasser bei mässiger Wärme getrocknet. D. R.-P. 88082 u. 88841.

Specifisch leichtes, weissröthliches, bei etwa 230^{0}C. unter Zersetzung schmelzendes Pulver, geruchlos und geschmacklos, in Wasser und den üblichen organischen Lösungsmitteln, mit Ausnahme von Alkohol, unlöslich. Von verdünntem Ammoniak wird es mit gelber, von Sodalösung oder Natronlauge mit braunrother Färbung aufgenommen und aus diesen Lösungen durch Säuren wieder abgeschieden. — 0,01 g Tannoform löst sich in 2 ccm konc. Schwefelsäure mit brauner Färbung, welche beim Erwärmen in Grün, später in Blau übergeht. Die grüne oder blaue Lösung giebt mit Alkohol eine prachtvoll blaue Färbung, die nach einiger Zeit ins Weinrothe umschlägt, mit verdünnter Natronlauge dagegen eine grasgrüne Färbung.

Es wirkt zugleich adstringirend und antiseptisch. Innerlich, da es den Magen nicht belästigt und erst im Darm wirkt, als Darmadstringens bei chronischem Darmkatarrh in Gaben von 0,5 g täglich drei- bis viermal. Aeusserlich als stark sekretionsbeschränkendes, austrocknendes Streupulver gegen übermässige Schweissabsonderung (Schweissfuss), nässende Aussschläge, übelriechende Wunden, überhaupt als Trockenantisepticum.

<table>
<tr><td>Rp. Tannoformi   3,0
Vaselini   10,0
Lanolini   20,0.
Bei Haemorrhoïden, Wolf, wundgelaufenen Füssen.</td><td>Rp. Tannoformi   10,0
Talci veneti 20,0.
Gegen Schweissfuss.
Rp. Tannoformi   10,0
Amyli pulv.   50,0.
Zum Einpudern bei Ekzem.</td></tr>
</table>

Tannalbinum. Tannin-Eiweiss. Gerbsäure-Eiweiss. Eine Tannin-Eiweissverbindung, welche durch besondere Verfahren in den Zustand relativer Unlöslichkeit gebracht ist.

Man bereitet je eine 10procentige Lösung von Eiweiss und von Tannin und vermischt alsdann 10 Th. der Eiweisslösung mit 6,5 Th. der Tanninlösung. Der entstehende Niederschlag wird gesammelt, mit Wasser gewaschen, bis das Filtrat durch Ferrichlorid kaum noch blau gefärbt wird. Dann trocknet man auf porösen Unterlagen zunächst vollständig bei etwa 30 °C. Der getrocknete Rückstand wird gepulvert und 6 Stunden auf 120 °C. erhitzt. D. R.-P. 88 029. — Dieses Erhitzen hat den Zweck, das ursprünglich im Magensaft leicht lösliche Präparat darin schwerer auflöslich zu machen. Nach D. R.-P. 90 215 kann der gleiche Zweck erreicht werden, indem man den erhaltenen Niederschlag mit Alkohol oder einer grossen Menge Säure, z. B. Salzsäure behandelt.

Bräunliches, geruch- und geschmackloses Pulver, etwa 50 Proc. Gerbsäure enthaltend, in kaltem Wasser und in Alkohol nur spurenweise löslich. — Die Anschüttelung mit kaltem Wasser giebt nach dem Filtriren mit einem Tropfen Ferrichloridlösung die intensiv blaue Färbung der Gerbsäure. Die Auskochung mit Wasser 1 = 5 giebt nach dem Filtriren und Abkühlen mit Eiweisslösung eine Fällung. Beim Schütteln von Tannalbin mit Natronlauge gelatinirt die Mischung, beim nachfolgenden Erhitzen bis zum Sieden und Uebersättigen mit Salzsäure tritt der Geruch nach Schwefelwasserstoff auf, infolge Spaltung des Eiweisses.

2 g Tannalbin werden mit 100 ccm Wasser von 40 °C., 20 Tropfen Salzsäure (spec. Gew. 1,124) und 0,25 g Pepsin gut durchgerührt und sodann 3 Stunden bei 40 °C. ohne zu rühren stehen gelassen. Hierauf wird der ungelöste Rückstand auf ein bei 100 °C. getrocknetes, gewogenes Filter gebracht, dreimal mit je 10 ccm kaltem Wasser gewaschen, im Filter bei 100 °C. getrocknet und gewogen. Sein Gewicht betrage nicht unter 1,0 g. S. oben.

Anwendung als unschädliches Darmadstringens bei akuten und subakuten Dünn- und Dickdarmkatarrhen viermal täglich 0,5—1,0 g, bei ungenügender Wirkung bis 2,5 g und Kindern 0,2—0,3—0,5 g. Gaben von 0,5—1,0 g beeinflussen die Diarrhöen der Phthisiker günstig. Gleiche Gaben bei Nierenleiden, wo es den Eiweissgehalt des Urins herabsetzt.

Acidum tartaricum.

Acidum tartaricum (Austr. Brit. Germ. Helv. U-St.). **Acidum tartaricum. Sal essentiale Tartari. Weinsäure. Weinsteinsäure. Acide tartrique** (Gall.). **Acide dextero-racémique. Tartaric acid. $C_4H_6O_6$. Mol. Gew. = 150.**

Darstellung. Diese erfolgt fabrikmässig aus dem rohen Weinstein. Kleinere Mengen kann man in folgender Weise bereiten: Man löst 100 Th. Weinstein in 600—700 Th. siedendem Wasser auf und fügt zu der kochenden Lösung in kleinen Antheilen allmählich unter Umrühren 28 Th. Calciumkarbonat (Schlämmkreide) hinzu. Wenn die Entwickelung von Kohlensäure aufgehört hat, fügt man eine Lösung von 30 Th. Calciumchlorid ($CaCl_2$ $+ 2H_2O$) in 90 Th. Wasser hinzu, rührt um und lässt den gebildeten Niederschlag von Calciumtartrat absetzen. Nach längerer Zeit der Ruhe zieht man die überstehende Flüssigkeit ab und wäscht den Niederschlag mit Wasser gut aus. Dann kocht man ihn mit einer Mischung von 67 Th. konc. Schwefelsäure und 150—300 Th. Wasser etwa $^1/_2$ Stunde unter fleissigem Umrühren, kolirt die noch heisse Flüssigkeit durch ein Leinentuch und dampft die Kolatur ein, bis sie in heissem Zustande das spec. Gewicht 1,21 hat. Dann lässt man erkalten und einige Tage bei Seite stehen. Die ausgeschiedenen Gips-Krystalle werden beseitigt, die klar filtrirte Mutterlauge aber wird bis zur Salzhaut eingedampft. Die nach dem Erkalten anschiessenden Krystalle bestehen aus Weinsäure. Man reinigt sie durch nochmaliges Auflösen, (event. unter Zusatz von kalkfreier, gewaschener Thierkohle), in Wasser, Abdampfen der Lösung und Krystallisiren wie vorher. (Ital.) Diese Operationen gehen in der Technik in Bleigefässen vor sich.

Eigenschaften. Farblose und geruchlose, von Krystallwasser freie, prismatische Krystalle, oder Krystallkrusten oder Krystallbruchstücke von sehr saurem Geschmack, beim Erhitzen unter Verbreitung von Caramelgeruch und unter Aufblähen verkohlend. Sie löst sich in 0,75—1,0 Th. Wasser von 15° C., noch leichter in heissem Wasser. Sie ist löslich in 3 Th. Weingeist (von 90 Vol. °/₀), nicht löslich in Aether, Chloroform, Benzin, Benzol u. dergl. — Das spec. Gewicht der Krystalle ist 1,764. Sie schmelzen bei 170° C. unter Uebergehen in die amorphe, aber im übrigen gleich zusammengesetzte Modifikation, die bei 120° C. schmelzende Meta-Weinsäure s. diese S. 71. Konc. Schwefelsäure löst Weinsäure langsam auf, wirkt aber bei gewöhnlicher Temperatur nur wenig ein. Beim Erwärmen auf 50—60° C. aber tritt Verkohlung und Entwickelung von Schwefligsäure, Kohlensäure und Kohlenoxyd ein, die Flüssigkeit färbt sich dabei braun bis schwarz. Die wässrige Lösung der gewöhnlichen Weinsäure lenkt die Ebene des polarisirten Lichtes nach rechts ab (r°).

100 Th. Wasser lösen nach LEIDIE an Weinsäure bei:

0°	10°	20°	30°	40°	50°	75°	100° C.
115	125,7	139,4	156,2	176	195	258	343 Theile.

Volum-Gewicht der Weinsäurelösungen

bei 15° C. (GERLACH).

Vol.-Gew.	Proc. $C_4H_6O_6$	Vol.-Gew.	Proc. $C_4H_6O_6$	Vol.-Gew.	Proc. $C_4H_6O_6$	Vol.-Gew.	Proc. $C_4H_6O_6$
1·0045	1	1·0761	16	1·1615	32	1·2568	48
1·0090	2	1·0865	18	1·1726	34	1·2696	50
1·0179	4	1·0969	20	1·1840	36	1·2828	52
1·0273	6	1·1072	22	1·1959	38	1·2961	54
1·0371	8	1·1175	24	1·2078	40	1·3093	56
1·0469	10	1·1282	26	1·2198	42	1·3220	57·9
1·0565	12	1·1393	28	1·2317	44		(d. gesättigt)
1·0661	14	1·1505	30	1·2441	46		

Die Weinsäure ist eine zweibasische Säure; ihre Salze, von denen man saure und neutrale kennt (auch Doppelsalze), heissen „Tartrate".

Erkennung und Bestimmung. Man erkennt die Weinsäure an folgenden Reaktionen:

1) Versetzt man eine nicht zu verdünnte Lösung von Weinsäure (oder die mit Essigsäure angesäuerte Lösung eines Tartrates) mit der Lösung eines Kaliumsalzes (KCl, KNO_3), am zweckmässigsten mit Kaliumacetatlösung, so entsteht sogleich oder nach einiger Zeit ein Niederschlag von saurem Kaliumtartrat $C_4H_5KO_6$. Zusatz von Alkohol, kühle Temperatur, sowie Umrühren der Flüssigkeit beschleunigt die Bildung des Niederschlages. Durch Einwirkung ätzender oder kohlensaurer Alkalien wird der Niederschlag gelöst. **2)** Freie Weinsäure wird durch Calciumchlorid- und Calciumsulfatlösung nicht gefällt. Wird die Lösung der Weinsäure dagegen neutralisirt, so entsteht durch Calciumchlorid oder Calciumsulfat (auch durch Neutralisation freier Weinsäure mit Kalkwasser) eine Fällung von krystallinisch werdendem Calciumtartrat. Dieses wird von Essigsäure, ferner von Ammoniumchlorid, sowie durch Kali- oder Natronlauge gelöst. Die Lösung in den (kohlensäurefreien) Aetzlaugen trübt sich beim Erhitzen gelatinös, beim Erkalten verschwindet die Trübung wieder. **3)** Bleiacetat fällt aus Weinsäurelösung weisses Bleitartrat, welches in Salpetersäure, auch in Ammoniak löslich ist. **4)** Bei Gegenwart genügender Mengen von Weinsäure wird die Fällung von Eisenoxyd, Aluminium- und Kupfersalzen durch ätzende Alkalien verhindert. **5)** Unterscheidung von Citronensäure ist durch das Verhalten beim Erwärmen mit konc. Schwefelsäure, ferner durch die zu beobachtende Rechtsdrehung möglich.

Bestimmung. Liegt lediglich freie Weinsäure vor, so kann man diese mit Normal-natronlauge und Phenolphthaleïn als Indikator titriren. 1 ccm Normal-NaOH zeigt 0,075 g Weinsäure $C_4H_6O_6$ an.

Ist die Bestimmung in Gemischen mit anderen Säuren oder in Tartraten auszuführen, so versetzt man die betreffenden Lösungen (die der Tartrate nach dem Ansäuern mit Essigsäure) mit einem Ueberschuss alkoholischer Kaliumacetatlösung, alsdann mit soviel Alkohol, dass der Alkoholgehalt der Flüssigkeit etwa 50 Proc. beträgt, und lässt 12 Stunden an einem kühlen Orte stehen. Die nach dieser Zeit ausgeschiedenen Krystalle von Kaliumbitartrat werden auf einem Filter mit Alkohol gewaschen, dann sammt dem Filter in ein Kölbchen gebracht und in heissem Wasser gelöst. Die Lösung titrirt man mit (— Phenolphthaleïn als Indikator —) Normalkalilauge. 1 ccm Normal-KOH zeigt unter diesen Umständen 0,15 g Weinsäure $C_4H_6O_6$ an.

Prüfung. Durch zufällige Verwechslung kann gelegentlich einmal Oxalsäure in die Weinsäure gelangen. Man ziehe daher bei der Prüfung ein von zahlreichen Krystallen herrührendes Durchschnittsmuster. Von Verunreinigungen ist wesentlich auf Blei, Kalk und Schwefelsäure zu achten.

1) 1 g der von mehreren, Krystallen herrührenden Probe löse sich langsam aber vollständig in 5 ccm Weingeist (96 %) auf. Ungelöst würden die meisten, ihrer Natur nach hier nicht näher aufzuführenden Beimengungen bleiben. 2) Die wässrige Lösung 1 : 10 werde weder durch Baryumchlorid (Schwefelsäure), noch, nach dem Uebersättigen mit Ammoniak, durch Ammoniumoxalat (Kalk) getrübt und durch Schwefelwasserstoff nicht verändert (Metalle). 3) 1 g der Säure hinterlasse beim Verbrennen keinen wägbaren Rückstand. 4) Neutralisirt man 5 g Weinsäure mit Ammoniakflüssigkeit, macht alsdann mit Weinsäure wieder schwach aber deutlich sauer, so darf durch Einleiten von Schwefelwasserstoff keine dunkle Färbung entstehen (Spuren von Blei, welche sich dem Nachweis sub 2 entziehen. Das verwendete Ammoniak muss eisenfrei sein).

Völlig bleifreie Weinsäure kann nur durch Umkrystallisiren der bleifreien Weinsäure des Handels in Gefässen aus Porcellan gewonnen werden.

Pulverung. Man trocknet die Krystalle gut im Trockenschranke und stösst sie in einem erwärmten Mörser aus Stein oder Porcellan. Der Stösser hat sich bei dieser Arbeit Mund und Nase zu verbinden. Beim Stossen im Eisen-Mörser nimmt das Weinsäure-Pulver eine schmutzige Färbung an.

Anwendung. Weinsäure wirkt in kleinen Mengen und in starker Verdünnung innerlich kühlend, durstlöschend, ähnlich wie Citronensäure. Setzt die Pulsfrequenz herab. Stört bei längerem Gebrauche die Verdauung. Gaben von 30 g können tödtlich wirken. Innerlich als durstlöschendes, kühlendes Mittel in Limonaden, Bestandtheil von Brausepulvern. Technisch in der Färberei und Kattundruckerei.

<table>
<tr><td>

Limonada sicca.

Limonade sèche. Pulvis ad Limonadam.

Rp. Acidi tartarici   5,0
    Elaeosacchari Citri 1,5
    Sacchari albi   100,0.

Limonade tartrique (Gall.).

Potus cum Acido tartarico. Limonada tartarica.

Rp. Sirupi Acidi tartarici (Gall.) 100,0
    Aquae destillatae   900,0.

</td><td>

Mixtura Acidi tartarici.

Mixtura acida vegetabilis.

Rp. Acidi tartarici   2,5
    Aquae destillatae 150,0
    Sirupi Sacchari   50,0.

Pastilli Acidi tartarici.

Rp. Acidi tartarici 5,0
    Sacchari albi   100,0
Spiritus diluti q. s. ad pastill. 100.

Sirop d'Acide tartrique (Gall.).

Sirupus Acidi tartarici.

Rp. Acidi tartarici   10,0
    Aquae destillatae 10,0
    Sirupi Sacchari   980,0.

</td></tr>
</table>

Arcanum. Anosmin-Fusswasser des Apotheker Koch, gegen übelriechenden Fussschweiss, ist eine wässerige Lösung von Weinsäure.

Acidum uricum.

Acidum uricum (seu **urinicum**). **Harnsäure. Acide urique. Acide lithique. Uric acid. Urinsäure. Blasensteinsäure.** $C_5H_4N_4O_3$. **Mol. Gew.** $= 168$.

Darstellung. **1)** Schlangenexkremente 5 Th. werden in 100 Th. siedende Kalilauge (5 Proc. KOH enthaltend) eingetragen; die Mischung wird unter Umrühren so lange gekocht, bis Ammoniak nicht mehr entweicht. Die heisse Lösung wird filtrirt, alsdann leitet man in das Filtrat so lange Kohlensäure ein, bis es kaum noch alkalisch reagirt. Der entstandene Niederschlag von saurem Kalium-urat wird nach dem Erkalten abfiltrirt und mit kaltem Wasser gewaschen. Dann löst man ihn von Neuem unter Erwärmen in Kalilauge und filtrirt die heisse Flüssigkeit in heisse Salzsäure, worauf die Harnsäure als farbloses, krystallinisches Pulver ausfällt. Man sammelt dieses auf dem Filter, wäscht mit kaltem Wasser aus und trocknet es.

2) Vogelexcremente (Peru-Guano) 10 Th. werden getrocknet, gepulvert und alsdann in 15 Th. konc. Schwefelsäure eingetragen, welche bis auf etwa 100^0 C. erwärmt ist. Man erhält die Mischung bei dieser Temperatur, bis alle Salzsäure (auch HF) ausgetrieben ist. Nach dem Erkalten verdünnt man mit 150 Th. Wasser und stellt 1—2 Tage bei Seite. Der gebildete Bodensatz wird gesammelt, gewaschen und in siedende Aetzkalilauge von etwa 8 Proc. KOH eingetragen. Die filtrirte alkalische Lösung wird mit Thierkohle digerirt, heiss filtrirt und in Salzsäure eingetragen. Ist die sich ausscheidende Harnsäure noch gefärbt, so wird sie nochmals in heisser Kalilauge gelöst, alsdann fügt man vorsichtig soviel Salzsäure hinzu, bis die in der Ruhe geklärte Flüssigkeit nur noch hellgelb erscheint, filtrirt und zersetzt nunmehr das Filtrat vollständig durch Zufügung eines Ueberschusses von Salzsäure. Im Uebrigen ist wie unter No. 1 zu verfahren.

Eigenschaften. Aus der alkalischen Lösung wird durch Säuren zunächst wasserhaltige Harnsäure ($C_5H_4N_4O_3 + 2H_2O$) in Flocken abgeschieden, welche aber bald in die krystallinische, wasserfreie Harnsäure übergeht. Diese letztere ist ein weisses, körniges, mikrokrystallinisches Pulver, ohne Geruch und Geschmack. Löslich in etwa 15000 Th. kaltem oder 2000 Th. siedendem Wasser, unlöslich in Alkohol und in Aether. Durch ein gewisses Lösungsvermögen für Harnsäure sind ausgezeichnet: Natriumbikarbonat, Lithiumbikarbonat, Piperazin, Lysidin, Lycetol. In schwächerem Grade wirken Borsäure, phosphorsaure, milchsaure und essigsaure Alkalien. Harnsäure ist nicht ohne Zersetzung flüchtig. Beim Erhitzen wird sie zersetzt unter Abscheidung von Kohle (Geruch nach versengtem Horn) und Bildung von Cyanwasserstoff, Cyanursäure, Harnstoff und Ammoniak. Konc. Schwefelsäure löst sie in der Kälte ohne Veränderung, beim Erhitzen tritt Zersetzung ein.

Die Harnsäure ist eine zweibasische Säure; die Salze heissen „Urate". Die neutralen Urate der Alkalien sind wenig beständig, werden z. B. schon durch Einwirkung der Kohlensäure der Luft in saure Urate übergeführt. Von den Uraten sind nur die neutralen Urate der Alkalien in Wasser relativ leicht löslich; alle übrigen Urate, auch die sauren Urate der Alkalien, sind in Wasser schwer löslich bez. unlöslich.

Löst man etwas Harnsäure in Natronlauge und fügt einige Tropfen alkalische (FEHLING'sche) Kupferlösung hinzu, so erfolgt in der Kälte langsam, beim Erhitzen rascher, Ausscheidung von weissem Cupro-urat (harnsaurem Kupferoxydul); durch Zusatz von etwas Natriumsulfit (Na_2SO_3) wird diese Ausscheidung beschleunigt. Versetzt man die alkalische Lösung der Harnsäure mit mehr FEHLING'scher Lösung, so erfolgt beim Erhitzen Ausscheidung von gelbem oder rothem Kupferoxydul (daher ist die Verwechslung der Harnsäure mit Harnzucker bei der Untersuchung des Urins möglich, s. Urina). — Eine alkalische Lösung der Harnsäure reducirt Silbernitrat schon in der Kälte augenblicklich zu metallischem Silber: Betupft man Filtrirpapier mit Silbernitratlösung, und bringt auf diese eine Lösung von Natriumkarbonat, so entsteht ein Fleck von Silberkarbonat. Bringt man auf diesen Harnsäure oder harnsaures Kalium, so erfolgt Schwarzfärbung.

Erkennung. Man erkennt die freie Harnsäure an ihrer eigenartigen Krystallform (s. Urina). Ferner an ihrer Schwerlöslichkeit in Wasser, endlich durch die sog. Mu-rexid-Reaktion: Man übergiesst in einem Porcellan-schälchen ein Körnchen Harnsäure mit einigen Tropfen konc. Salpetersäure und verdampft auf dem Wasserbade zur Trockne. Bläst man auf den gelbröthlichen Rückstand etwas Ammoniak, so färbt er sich schön purpurroth; betupft man ihn mit Kalilauge, so entsteht prachtvoll blauviolette Färbung (Bildung von isopurpur-saurem Kalium). Aehnliche Reaktionen geben Coffeïn, Theobromin und Xanthin.

Ueber Bestimmung der Harnsäure s. Urina.

Anwendung. Man hat vor etwa 20 Jahren versucht, die Harnsäure an Chinin zu binden und so ein wenig oder gar nicht bitter schmeckendes Chininsalz darzustellen. Auch das Ammoniumurat fand therapeutische Verwendung. Gegenwärtig kann die Harnsäure für die Therapie als obsolet gelten.

Noch im vorigen Jahrhundert führten einige Pharmakopöen die durch Harnsäure-gehalt ausgezeichneten Exkremente einiger Vögel als Stercus pavonis, gallinae etc. auf. Für Stercus caninum (witten Entzian vom schwarzen Köter) wird Radix Gentianae albae pulverata abgegeben.

Acidum valerianicum.

I. Acidum valerianicum (Ergänzb. Helv.). **Acidum valericum. Valerian-säure. Baldriansäure. Isovaleriansäure. Acide valérianique ordinaire ou officinal** (Gall.). **Acide valerique. Valerianic acid. $C_5H_{10}O_2$. Mol. Gew. = 102.** Im Handel unterscheidet man eine Baldriansäure aus Baldrianwurzel Acidum valeranicum e radice, welche von der Gall. aufgenommen ist, und eine Baldriansäure aus Amylalkohol, welche Ergänzb. und Helv. aufführen.

Darstellung. 1) Aus Baldrianwurzel. (Nach Gall.) Man löst 600 g Kalium-dichromat in 10 Litern Wasser und fügt 1 Kilo konc. Schwefelsäure hinzu. Diese Mi-schung, sowie weitere 40 Liter Wasser giesst man auf 10 Kilo zerschnittene Baldrian-wurzel und digerirt das Gemisch unter Umrühren 24 Stunden lang. Hierauf bringt man das Ganze in eine Blase und destillirt. Wenn etwa 10—12 Liter Destillat (welches das ätherische Oel enthält) übergegangen sind, giesst man das Destillat in die Blase zurück, beginnt die Destillation von neuem und setzt sie fort, bis das Uebergehende nicht mehr sauer reagirt. Man sättigt alsdann das Destillat mit Natriumkarbonat in geringem Ueber-schuss und dampft die so erhaltene Lösung des Natriumvalerianates bis zur Sirups-konsistenz ein. Den Rückstand versetzt man mit verdünnter Schwefelsäure in leichtem Ueberschuss, trennt die hierdurch abgeschiedene Säureschicht nach dem Absetzen mit Hilfe eines Scheidetrichters und rektificirt sie aus einem Glaskolben.

2) Aus Amylalkohol. Zu einem Gemisch von 510 g fein gepulvertem Kalium-dichromat und 700 g Wasser, das sich in einem mit Rückflusskühler *B* verbundenen Rund-kolben *A* von etwa 3 Liter Fassungsraum befindet, lässt man allmählich aus einem Hahn-trichter *C* ein Gemisch von 100 g Gährungsamylalkohol (Siedep. 128—130°) und 390 g konc. Schwefelsäure hinzufliessen (Fig. 29). Sobald die schon bei gewöhnlicher Temperatur ein-tretende Reaktion vorüber ist, erhitzt man den Kolbeninhalt auf dem Sandbade zum Sieden. Wenn die im Kolbenhalse auftretenden öligen Streifen von Valeraldehyd $C_5H_{10}O$ nicht mehr wahrnehmbar sind, und die Flüssigkeit eine rein dunkelgrüne Farbe ange-nommen hat, ist die Oxydation als beendet anzusehen.

Man dreht alsdann den Kühler um und destillirt mit absteigendem Kühler, von Zeit zu Zeit das verdampfte Wasser ersetzend, solange, als das Uebergehende noch sauer reagirt.

Die in der Vorlage angesammelte Flüssigkeit besteht aus zwei Schichten, nämlich einer wässerigen Lösung von Valeriansäure und einer leichteren, gelb gefärbten ölartigen Schicht von Valeriansäure-Amyläther. Das Gesammtdestillat wird jetzt mit Natriumkarbonat bis zur alkalischen Reaktion der unteren, wässerigen Salzlösung versetzt, letztere im Scheidetrichter von dem aufschwimmenden Oele getrennt und dann auf dem Wasserbade zur Trockne verdampft.[1]) — Das trockene, feingepulverte valeriansaure Natrium bringt man in einen engen Cylinder und zersetzt es durch $^4/_5$ seines Gewichtes konc. Schwefelsäure, die vorher mit der Hälfte ihres Gewichtes Wasser verdünnt worden war. Die Valeriansäure scheidet sich hierbei als Oel ab. Man hebt dieses ab, entwässert es durch Stehenlassen über geschmolzenem Calciumchlorid und destillirt mit eingesenktem Thermometer ab. Wenn die Siedetemperatur 170⁰ C. erreicht hat, wechselt man die Vorlage und fängt das bis 178⁰ C. Uebergehende gesondert auf. Durch nochmalige Rektifikation dieser Fraktion erhält man die Säure farblos und rein.

Eigenschaften. Klare, farblose, unangenehm baldrianartig riechende, flüchtige, sauer reagirende Flüssigkeit, in 26 Th. Wasser löslich, mit Weingeist, Aether und Chloroform in allen Verhältnissen mischbar. Das spec. Gewicht wird verschieden angegeben: Ergänzb. = 0,938 bei 15⁰, Helv. = 0,955 bei 15⁰, Gall. = 0,955 bei 0⁰. Siedepunkt etwa 175⁰ C. Schüttelt man die Baldriansäure mit Wasser, so entsteht das Hydrat $C_5H_{10}O_2 + H_2O$,

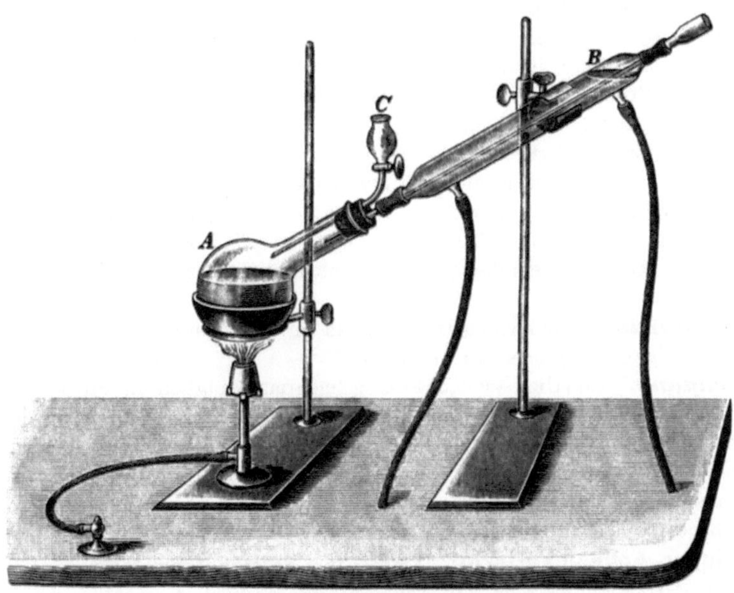

Fig. 29.

dessen spec. Gewicht bei 15⁰ C. = 0,955 ist. Daraus ergiebt sich, dass Helv. und Gall. das Hydrat, das Ergänzb. dagegen die wasserfreie Säure verlangen. Fügt man zu der gesättigten wässrigen Lösung der Baldriansäure leicht lösliche Salze (NaCl, $CaCl_2$), so scheidet sie sich in Form öliger Tröpfchen aus.

Man erkennt die Valeriansäure am einfachsten und sichersten an ihrem durchdringenden Geruche. Erwärmt man sie oder eines ihrer Salze mit einer Mischung von 3 Th. konc. Schwefelsäure und 1 Th. Alkohol, so tritt ein angenehmer Fruchtäther-Geruch auf. Die Baldriansäure ist eine einbasische Säure; ihre Salze heissen „Valerianate". Sie haben fettartigen Habitus, d. h. sie sind fettartig anzufühlen.

Prüfung. 1) Sie zeige das spez. Gew. 0,938 bei 15⁰ C., siede bei 175⁰ C. und löse sich in nicht weniger als 26 Th. Wasser. — 2) Neutralisirt man Baldriansäure mit Ammoniak und fügt Eisenchlorid hinzu, so entsteht ein braunrother Niederschlag; die beim Schütteln über diesem sich sammelnde Flüssigkeit ist farblos (Rothfärbung = Ameisensäure oder Essigsäure). 3) Wird die wässrige Lösung der Baldriansäure mit Cupriacetat versetzt, so darf nicht sofort ein krystallinischer Niederschlag (Buttersäure) entstehen,

---

[1]) Aus dem abgehobenen öligen Liquidum lässt sich der Valeriansäureamyläther (Siedep. 190⁰ C.) durch Destillation leicht rein erhalten.

es müssen sich vielmehr ölige Tropfen abscheiden, die erst nach einiger Zeit krystallinisch werden.

4) 1 g wasserfreie Baldriansäure muss 9,8 ccm Normal-Natronlauge (Phenolphthaleïn als Indikator) sättigen. 1 g des Hydrates $C_5H_{10}O_2 + H_2O$ sättigt = 8,33 ccm Normal-Natronlauge.

Aufbewahrung. In Glasgefässen mit Glasstopfen an einem kühlen Orte, von anderen Arzneimitteln möglichst getrennt, da diese nur zu leicht den Geruch der Säure annehmen.

Anwendung. Baldriansäure wird nur selten in Substanz und alsdann in verdünnter Lösung zu 3—6—10 Tropfen bei Krampf, epileptischen Anfällen, Hysterie gegeben. Hauptsächlich benutzt man sie zur Darstellung der valeriansauren Salze.

II. Ammonium valerianicum (Helv. U-St.). Ammoniumvalerianat. Baldriansaures Ammon. Valerianate d'ammoniaque (Gall.). Valerianate of ammonia. $C_5H_9O_2NH_4$. Mol. Gew. = 119.

Darstellung. Man giesst wasserfreie Valeriansäure in dünner Schicht auf eine Untertasse und stellt diese in einen mit Tubus versehenen Exsiccator. In diesen leitet man alsdann einen Strom durch Aetzkalk getrocknetes Ammoniak ein, wodurch sich das neutrale Ammoniumvalerianat in Krystallen bildet.

Eigenschaften. Farblose, sehr hygroskopische Prismen von dem Geruch der Baldriansäure und etwas scharfem, zugleich etwas süsslichem Geschmack, meist von saurer Reaktion, da das Salz sehr bald Ammoniak verliert. Sehr leicht löslich in Wasser und in Alkohol, löslich in Aether. Die wässrige Lösung giebt mit Ferrichlorid einen braunen Niederschlag, die überstehende Flüssigkeit darf nicht rothgefärbt erscheinen (Ammoniumacetat oder -formiat).

Aufbewahrung. In kleinen Glasgefässen mit paraffinirten Korken, um das Anziehen von Feuchtigkeit möglichst zu verhüten.

Anwendung. Innerlich zu 0,05—0,2 g mehrmals täglich in Pillen oder Lösung bei Neuralgieen, Hysterie, Epilepsie, Chorea, Singultus. Im Klystier 0,1—0,2 : 200 Aqua.

Solutio Ammonii valerianici, 20 Proc. $C_5H_9O_2 \cdot NH_4$ enthaltend. Man neutralisirt 17,14 g wasserfreie Valeriansäure mit 28,6 g Ammoniakflüssigkeit (0,96 spec. Gew.) und füllt mit Wasser auf 100 g auf. 5 Th. dieser Lösung sind = 1 Th. trocknem Ammoniumvalerianat. Receptur-Erleichterung!

III. Liquor Ammonii Pierlot. Ammonium valerianicum solutum (Helv.). Acidi valerianici 3,0, Extracti Valerianae 2,0, Aquae destillatae 95,0, Ammonii carbonici q. s. ad neutralisationem. Bei Hysterie, Epilepsie 6—30 Tropfen in Zuckerwasser.

<table>
<tr><td>

Elixir Valerianatis ammoniacati.
GODDARD. Arcanum.

Rp. Acidi valerianici	3,0
Ammonii carbonici	1,6
Aquae destillatae	40,0
Spiritus (90 Proc.)	35,0
Aquae Cerasorum	30,0
Tincturae Cinnamomi	15,0
Tincturae Aurantii corticis	5,0
Sirupi Sacchari	50,0.

S. Dreistündlich einen halben Esslöffel voll.

</td><td>

Liquor Ammonii valerianici.
(Vorschrift der Pariser Hospital-Apotheke.)

Rp. Acidi valerianici	
Ammonii carbonici	
Extracti Valerianae	āā 2,0
Aquae destillatae	100,0.

In Stelle des *Liquor Ammonii Pierlot.*

</td></tr>
</table>

Acmella.

Spilanthes Acmella L. Compositae—Heliantheae—Verbesininae. Heimisch in Ostindien. Man verwendet die ganze blühende Pflanze (Abc-Kraut, Abecedaire, Indianisches Harnkraut), die von brennend scharfem Geschmack ist, als die Speichelsekretion beförderndes Mittel, gegen Skorbut etc. Eine Anzahl anderer Arten, z. B. **Sp. oleracea Jacq.** (Parakresse) in Südamerika, werden ähnlich verwendet **(cf. Spilanthes).**

Acokanthera.

Gattung der **Apocynaceae—Carisseae.**

Acokanthera Schimperi Bentham et Hook., A. Deflersii Schweinf., A. Ouabaio Cathelineau (?), A. venenata G. Don und vielleicht noch andere Arten liefern in Ost- und Südafrika in ihrem Holz und der Rinde ein Pfeilgift, das lähmend wirkt. Der wirksame Stoff scheint ein amorphes Glykosid, Ouabain. zu sein, indessen steht nicht fest, ob derselbe in allen Arten identisch ist. Die kahlen **Strophanthussamen** von Gaboon **(Str. gratus Franchet)** sollen ebenfalls Ouabain enthalten. Es scheint, als ob auch zwischen dem Ouabain und dem Strophanthin der officinellen Samen nahe Beziehungen bestehen.

Die Hoffnungen, die man darauf als theilweisen Ersatz der **Digitalis** und als lokales Anästheticum gesetzt hat, scheinen sich nicht zu erfüllen.

†† *Tinctura Acokantherae,* aus einem Theile des zerkleinerten Wurzelholzes der Ac. Schimperi und zehn Theilen verdünntem Weingeist bereitet, dürfte die geeignetste Form einer pharmaceutischen Zubereitung sein. Die Gabe derselben wäre auf 0,25—0,3 g, entsprechend einem Gehalte von 0,0001 Ouabain, zu bemessen.

Aufbewahrung: in gelbgefärbten Flaschen unter den sehr vorsichtig aufzubewahrenden Mitteln.

Aconitinum.

†† **Aconitinum** (Ergänzb.). **Aconitina** (Brit.). **Akonitin. Aconitine** (Gall.). **Aconitia.**

Allgemeines. Die wirksamen Bestandtheile der Aconitarten bestehen nicht aus einheitlichen chemischen Individuen, sondern vielmehr aus Gemengen verschiedener Basen (Alkaloïde). Die chemische Zusammensetzung der einzelnen Basen und die relativen Mengenverhältnisse, in denen diese Basen zu einander auftreten, sind abhängig von der Art der Pflanze und von ihrem Wachsthum (Standort), so dass das Vorwiegen bestimmter Basen für bestimmte Aconit-Arten eigenthümlich ist. Ausserdem ist zu beachten, dass die Aconit-Basen gegen Mineralsäuren, konc. organische Säuren, starke Alkalien und erhöhte Temperaturen sehr empfindlich sind. Es treten durch deren Einwirkung Spaltungsprodukte auf, welche das Endprodukt verunreinigen. Aus allen diesen Gründen liegt die chemische Kenntniss der Aconit-Alkaloide noch sehr im Argen. Im Nachfolgenden soll der gegenwärtige Standpunkt dieser Frage kurz skizzirt werden.

Die Stammpflanzen. 1) *Aconitum Napellus L.* enthält als Haupt-Alkaloïd das krystallisierende Aconitin, wahrscheinlich mit kleinen Mengen amorphen Pikro-Aconitins, neben wenig bekannten Basen (Napellin?).

2) *Aconitum ferox Wall.* Enthält nur geringe Mengen Aconitin, als Hauptbase dafür das krystallisierende Pseudo-Aconitin (ψ-Aconitin) neben kleinen Mengen amorpher, nicht näher bekannter Alkaloïde, ferner ψ-Aconin und kleine Mengen Aconitin.

3) *Aconitum Lycoctonum L.* Enthält nach Hübschmann zwei Acolyctin und Lycoctonin genannte Basen, nach Wright dagegen ψ-Aconitin und wenig Aconitin.

4) *Aconitum heterophyllum Wall.* Enthält das amorphe, nicht giftige Atesin, ferner ein zweites amorphes und ungiftiges, nicht näher bekanntes Alkaloïd.

5) *Japanische Aconitwurzel* von Aconitum Fischeri Rchbch. enthält als Hauptbase das krystallisirende Japaconitin, neben wenig bekannten, amorphen Alkaloiden.

Die Alkaloïde. *Aconitin.* Formel unbestimmt. Wright und Luff $= C_{33}H_{43}NO_{12}$; Jürgens $= C_{33}H_{47}NO_{12}$; Ehrenberg und Purfürst $= C_{32}H_{43}NO_{11}$; Dunstan $= C_{33}H_{45}NO_{12}$; Freund $= C_{34}H_{47}NO_{11}$. Schmelzpunkte verschieden angegeben: 184°, 194°, 197—198° C. Krystallisirt in sechsseitigen Tafeln. Durch hydrolytische Spaltung lässt sich dasselbe successive folgendermassen zerlegen: [1]

$$\text{a)} \quad \underset{\text{Aconitin}}{C_{34}H_{47}NO_{11}} + H_2O \quad = \quad \underset{\text{Essigsäure}}{CH_3CO_2H} + \underset{\substack{\text{Pikro-Aconitin} \\ \text{(Benzoyl-Aconin)}}}{C_{32}H_{45}NO_{10}}$$

$$\text{b)} \quad \underset{\text{Pikro-Aconitin}}{C_{32}H_{45}NO_{10}} + H_2O \quad = \quad \underset{\text{Benzoësäure}}{C_6H_5CO_2H} + \underset{\text{Aconin}}{C_{25}H_{41}NO_9}$$

---

[1] Wir folgen hier den Angaben von Freund.

Demnach ist das Pikro-Aconitin als Benzoyl-Aconin und das Aconitin als Acetyl-Benzoyl-Aconin aufzufassen.

Pikro-Aconitin (identisch mit dem Iso-Aconitin von DUNSTAN) $C_{32}H_{45}NO_{10}$. Weisses amorphes, sehr bitter schmeckendes Pulver, Schmelz-P. 125° C., ist Benzoyl-Aconin.

Aconin $C_{25}H_{41}NO_9$. Amorphe, bitter schmeckende Base. Spaltungsprodukt des vorigen, giebt ein gut krystallisirtes Chlorhydrat, $C_{25}H_{41}NO_9 . HCl$, Schmelz-P. circa 175 C°.

Apo-Aconitin (von WRIGHT) ist wahrscheinlich identisch mit Aconitin.

Napellin (WRIGHT), angeblich amorphes Alkaloid, aus Aconitum Napellus, ist wahrscheinlich ein Gemenge von Aconitin, Pikro-Aconitin und Aconin.

Pseudo-Aconitin. ψ-Aconitin. $C_{36}H_{49}NO_{12}$. Dicke, sechsseitige Tafeln. Schmelz-Punkt 212—213° C. Spaltet sich beim Kochen mit Wasser in Essigsäure und Pikro-ψ-Aconitin. Ist als Acetyl-Veratryl-ψ-Aconin anzusehen.

Pikro-ψ-Aconitin $C_{34}H_{47}NO_{11}$. Weisse, dicke Krystallsäulen. Schmelz-P. 210° C. Spaltungsprodukt des vorigen, ist Veratryl-ψ-Aconin und zerfällt beim Kochen mit Kalilauge in Veratrumsäure und ψ-Aconin. $C_{34}H_{47}NO_{11} + H_2O = C_9H_{10}O_4 + C_{25}H_{39}NO_8$.

ψ-Aconin $C_{25}H_{39}NO_8$. Spaltungsprodukt des vorigen. Firnissartige, bitter schmeckende Masse, giebt mit Aceton eine gut krystallisirende Verbindung.

Japaconitin $C_{66}H_{48}N_2O_{21}$ (?) bez. $C_{29}H_{43}NO_9$ (?), nach Einigen mit Aconitin identisch. Farblose, bei 184—186° C. schmelzende Krystalle. Werden durch Kalilauge in Benzoësäure und Japaconin $C_{26}H_{41}NO_{10}$ (?) gespalten.

Handelssorten: Man unterschied früher und unterscheidet z. Th. auch noch heute je nach dem Ausgangsmaterial und der Bereitungsweise eine Anzahl verschiedener Aconitin-Sorten. Die wichtigsten sind folgende:

I. ††Aconitinum germanicum. Deutsches Aconitin. Aus Aconitum Napellus bereitet.

Darstellung. 100 Th. grobgepulverte Aconitknollen werden bei 60° C. zweimal mit je 500 Th. Alkohol (90%) extrahirt. Man filtrirt die Auszüge, destillirt den Alkohol aus dem Wasserbade ab, säuert den Rückstand mit stark verdünnter Schwefelsäure mässig aber deutlich an, verdünnt mit Wasser und filtrirt — um Fett und Harz zu entfernen — durch ein genässtes Filter ab. Die saure Lösung wird zur Reinigung mit Aether oder Petroläther ausgeschüttelt, alsdann übersättigt man sie schwach mit Natriumkarbonat, wodurch die Basen ausfallen. Diese werden nach 24stündigem Stehen gesammelt, mit wenig Wasser gewaschen, getrocknet und mit Aether aufgenommen. Man filtrirt die ätherische Lösung, zieht den Aether durch Destillation ab und nimmt den Rückstand mit schwefelsäurehaltigem Wasser auf. Die schwefelsaure Lösung wird durch Thierkohle entfärbt,[1] alsdann fällt man aus ihr die Basen durch vorsichtigen, fraktionirten Zusatz von Ammoniak, d. h. die durch wenig Ammoniak zuerst ausfallenden (gefärbten) Antheile werden gesondert gesammelt, indem man die Flüssigkeit, sobald die Basen anfangen ungefärbt auszufallen, filtrirt und in dem Filtrat die Fällung durch Ammoniak beendigt. Nach 24stündigem Stehen sammelt man die ausgeschiedenen Basen, wäscht sie mit wenig Wasser und trocknet bei niedriger Temperatur.

Eigenschaften. Weisses oder gelblichweisses, geruchloses, amorphes, luftbeständiges Pulver von alkalischer Reaktion und bitterem, hintennach kratzendem Geschmack. In kaltem Wasser wenig löslich, in siedendem Wasser zu einer knetbaren Masse zusammenbackend. Löslich in 4—5 Th. Alkohol von 90 Proc., in 2—3 Th. Aether oder in 3 Th. Chloroform, ferner in Petroläther und Amylalkohol.

Reaktionen. 1) Konc. Schwefelsäure löst es mit gelber Färbung, welche nach 2—3 Stunden durch Gelbroth in Rothbraun und Braun, schliesslich in Violettroth übergeht. 2) Löst man 0,01 g. Aconitin in 3 ccm Phosphorsäure (25 Proc.) und dampft in einem Porcellanschälchen auf dem Wasserbade ab, so tritt bei einer gewissen Koncentration Violettfärbung auf, welche ziemlich lange beständig ist. Delphinin und Digitalin verhalten sich ähnlich, Delphinin löst sich aber in konc. Schwefelsäure hellbraun, und diese Lösung wird erst auf Zusatz von Bromwasser röthlich-violett, und Digitalin löst sich in konc. Schwefelsäure mit grüner Farbe. — Gegen die allgemeinen Alkaloid-Reagentien verhält es sich ähnlich wie das reine kryst. Aconitin, s. dieses.

---

[1] Hier beginnt die Abweichung der französischen Vorschrift.

Das deutsche Aconitin ist ein Gemisch der in den Aconit-Knollen enthaltenen Basen und ihrer Zersetzungsprodukte: Aconitin, Pikro-Aconitin (= Iso-Aconitin), Aconin u. a. Es galt früher für das mildeste Präparat.

II. ††Aconitinum gallicum. (Aconitin Hottot & Liegeois). **Französisches Aconitin.** (Amorphes.) Wird aus den Knollen von Aconitum Napellus in ähnlicher Weise wie das deutsche Präparat dargestellt mit folgender Abweichung: Die schwefelsaure Lösung der Basen wird ebenfalls mit Thierkohle entfärbt, aber vor der Fällung durch Ammoniak mit Magnesiumoxyd (MgO) in geringem Ueberschuss versetzt, worauf man mit Aether ausschüttelt. Der nach dem Verdampfen des Aethers hinterbleibende Rückstand wird mit schwefelsäurehaltigem Wasser aufgenommen, die Lösung mit Thierkohle entfärbt und nunmehr die Fällung durch Ammoniak ausgeführt. (Vgl. die Fussnote auf S. 148.)

Amorphes weisses Pulver, in seinen physikalischen Eigenschaften, seiner Zusammensetzung und Wirkung dem vorigen (Aconitinum germanicum) etwa gleichstehend.

III. †† Aconitinum Duquesnel. Aconitine crystallisé ou pure kann als physiologisch reines Aconitin angesehen werden. Darstellung und Eigenschaften s. unter Aconitinum crystallisatum. Aus Aconitum Napellus bereitet.

IV. †† Aconitinum anglicum. Aconitina-Morson. Morson's Napellin.[1] Aconitine pure. Hübschmann's ψ-Aconitin. Flückiger's Nepalin. Wird aus den Knollen von Aconitinum ferox in ähnlicher Weise hergestellt, wie die oben beschriebenen deutschen und französischen Präparate. Enthält als Hauptbase ψ-Aconitin (60—70%), ferner 0,6—1,2% Aconitin, 25—30% ψ-Aconin, ausserdem nicht näher bekannte amorphe Basen. Fein vertheiltes, schmutzig weisses Pulver, von brennendem, nicht bitterem Geschmack, alkalischer Reaktion. Löslich in 20 Th. siedendem Weingeist und aus dieser Lösung beim Erkalten Krystalle abscheidend, ferner in 100 Th. siedendem Aether, auch in 230 Th. Chloroform. Durch konc. Schwefelsäure wird es nicht gefärbt. Gegen Salpetersäure und schmelzendes Kali verhält es sich wie ψ-Aconitin.

V. †† Japaconitin. Ist entweder eine Base sui generis oder mit Aconitin identisch.

Diese Unterschiede sind gegenwärtig, wo das Bestreben dahin geht, unsichere Gemische vom Arzneigebrauch auszuschliessen, nicht mehr aufrecht zu erhalten. Lediglich um das Verständniss für die historische Entwicklung der Aconitinfrage zu ermöglichen, mussten die einzelnen Präparate hier besprochen werden.

Heute unterscheidet man zweckmässig:

   1) Aconitin. a) amorph,   **2) Pseudaconitin.**   **3) Japaconitin.**
       b) krystallisirt.

I. †† Aconitinum amorphum. Amorphes Aconitin. Aconitina (Brit. von 1885). Wird aus den Knollen von A. Napellus nach einer der schon angegebenen (deutschen und französischen) Vorschriften dargestellt. Eigenschaften und Reaktionen bereits angegeben.

Darstellung nach Brit. 1885. Die gepulverten Knollen werden mit der doppelten Menge Spiritus (90 Proc.) bis zum beginnenden Sieden erwärmt, 4 Tage macerirt, alsdann bis zur Erschöpfung percolirt. Der Alkohol wird aus dem Auszuge abdestillirt, der letzte Rest im Wasserbade entfernt. Man nimmt alsdann den Rückstand mit dem doppelten Gewichte siedenden Wassers auf und filtrirt nach dem Erkalten. Man fällt die filtrirte Lösung unter schwachem Erwärmen mit Ammoniak und extrahirt den getrockneten Niederschlag mit Aether. Die ätherischen Auszüge werden abdestillirt, der Rückstand wird in schwefelsäurehaltigem Wasser gelöst und die filtrirte Lösung nochmals mit 2,5 proc. Ammoniak gefällt. Der erhaltene Niederschlag wird mit wenig kaltem Wasser gewaschen, abgepresst und an der Luft getrocknet. (Brit. Pharm. 1885.).

---

[1] Hierbei ist zu beachten, dass Pharm. Brit. von 1885 ein amorphes Aconitin aus den Knollen von A. Napellus aufgenommen hatte, welches von diesem Präparat völlig verschieden ist.

II. †† Aconitinum crystallisatum (Gall. Ergänzb.). Krystallisirtes Aconitin.
Aconitina (Brit.). $C_{34}H_{47}NO_{11}$ (?). **Mol. Gew. = 645.**

Darstellung. Man extrahirt 1 kg grobgepulverte Aconitknollen (von A. Napellus) zweimal mit je 2,5 kg Alkohol von 90 Proc., in welchem je 10 g Weinsäure aufgelöst sind, bei einer Temperatur von 50—60° C. und presst jedesmal scharf ab. Die Auszüge werden filtrirt; darauf destillirt man im Vacuum den Alkohol ab. Den Rückstand nimmt man mit etwa 500—700 ccm Wasser auf und filtrirt nach 2—3 Tagen von Fett, Harz etc. ab. Die filtrirte weinsaure Lösung wird zur Entfernung von Farbstoffen etc. dreimal mit je 300 ccm Aether ausgeschüttelt. Nachdem sie vom Aether getrennt ist, übersättigt man sie mit Natriumbikarbonat und schüttelt neuerdings dreimal mit je 300 ccm Aether aus. Von den filtrirten ätherischen Auszügen destillirt man im Wasserbade den Aether ab und nimmt den Destillations-Rückstand mit weinsäurehaltigem Wasser auf. Die saure Lösung wird wiederum mit Aether ausgeschüttelt, und falls sie stark gefärbt sein sollte, durch Thierkohle entfärbt. Dann übersättigt man mit Natriumbikarbonat und schüttelt nochmals dreimal mit Aether aus. Die vereinigten ätherischen Auszüge werden dreimal mit Wasser gewaschen, dann versetzt man sie mit dem gleichen Volumen Petroläther und überlässt sie der freiwilligen Verdunstung, worauf das Aconitin in Krystallen hinterbleibt (Gall.).

Die so erhaltenen Krystalle verwandelt man durch Neutralisiren mit Bromwasserstoffsäure in das bromwasserstoffsaure Salz, krystallisirt dieses aus Wasser um und gewinnt aus demselben die Base durch Uebersättigen mit Natriumbikarbonat und Ausschütteln mit Aether wieder.

Eigenschaften. Farblose, säulen- oder tafelförmige, gegen 188° C. (Ergänzb.), 189—190° C. (Brit.) schmelzende (Gall.: Schm. P. = 183°) Krystalle. In Wasser und in Petroläther nur wenig löslich, dagegen löslich in 24 Th. Alkohol von 90 Proc., 70 Th. Aether, 6 Th. Benzol, 3 Th. Chloroform; die Lösung ist linksdrehend, die wässerige Lösung reagirt alkalisch, schmeckt scharf, anhaltend brennend und kratzend, aber nicht bitter. Von konc. Schwefelsäure und Salpetersäure wird es ohne Färbung gelöst; auch giebt es nicht die Reaktion mit Vanadin-Schwefelsäure, s. ψ-Aconitin. Wird das reine Aconitin mit Phosphorsäure eingedampft, so entsteht entweder keine oder nur sehr schwach röthliche Färbung (vgl. Aconitin. german. S. 148). Von den allgemeinen Alkaloid-Reagentien erzeugen noch in verdünnten Lösungen Niederschläge: Phosphormolybdänsäure, Jod-Jodkalium, Kalium-Quecksilberjodid (weiss), Kalium-Wismutjodid, Gerbsäure (weiss) und Goldchlorid (gelb), dagegen erst in koncentrirteren: Platinchlorid (gelb), Quecksilberchlorid (weiss) und Pikrinsäure (gelb).

Prüfung. 1) Es verbrenne, ohne einen wägbaren Rückstand zu hinterlassen. 2) Trocknet man 0,01 g Aconitin im Porcellanschälchen mit 5 Tropfen rauchender Salpetersäure auf dem Wasserbade ein, so hinterbleibt ein kaum gelblich gefärbter Rückstand, welcher erkaltet, durch Uebergiessen mit alkoholischer Kalilauge (1=10) keine Violettfärbung annimmt. (Pseudaconitin, Veratin, Atropin.)

Einsäurige Base; die Salze krystallisiren gut und sind nicht hygroskopisch.

†† Aconitinum nitricum crystallisatum. Aconitin-nitrat. Azotate d'Aconitine (Gall.). $C_{34}H_{47}NO_{11} \cdot HNO_3$. Mol. Gew. = 708.

10 Th. gepulvertes Aconitin werden mit 100 Th. Wasser übergossen, alsdann neutralisirt man genau mit etwa 10 proc. Salpetersäure (wozu 3,5—3,6 g Salpetersäure von 25 Proc. erforderlich sind). Man dampft die Lösung im Wasserbade ein, worauf unter dem Schwefelsäure-Exsiccator Krystallisation erfolgt. Grosse, farblose, prismatische Krystalle, in 10 Th. siedendem Wasser löslich. Enthalten 91,10 Proc. Aconitin.

III. †† Pseudo-Aconitinum. ψ-Aconitin. Pseudo-Aconitin. Nepalin. Napellin. (Wiggers.) Acraconitin. Pure Aconitine-Morson. $C_{36}H_{49}NO_{12}$. Mol. Gew. = 687.

Wird aus den Knollen von Aconitum ferox in der nämlichen Weise dargestellt, wie das krystallisirte Aconitin. Nur verwandelt man das durch Verdunsten der ätherischen Lösung erhaltene Alkaloid in das salpetersaure Salz, krystallisirt dieses aus Wasser um und gewinnt aus demselben durch Zersetzen mit Natriumbikarbonat und Ausschütteln mit Aether die freie Base wieder.

Eigenschaften. Scheidet sich aus einer Mischung von Aether-Petroläther bei langsamer Verdunstung in durchsichtigen Nadeln oder körnigen Krystallen aus, bei rascher Verdunstung hinterbleibt es als amorphe, sirupöse Masse. Enthält lufttrocken 1 Mol. Krystallwasser, welches bei 100°C. entweicht. In Wasser nur wenig löslich, die Lösungen reagiren alkalisch und schmecken sehr brennend, aber nicht bitter. In Alkohol und Aether leichter löslich als Aconitin.

Von den allgemeinen Alkaloidreagentien fällen die verdünnte Lösung: Kalium-Quecksilberjodid, Jod-Jodkalium, Gerbsäure, Goldchlorid. Nur die konc. Lösung wird durch Platinchlorid gefällt. Mit konc. Schwefelsäure und Phosphorsäure entstehen charakteristische Färbungen nicht (s. Aconitin.)

Einsäurige Base, von den Salzen krystallisirt nur das salpetersaure gut.

Reaktionen. **1)** Dampft man 0,01 g ψ-Aconitin mit 5 Tropfen rauchender Salpetersäure im Porcellanschälchen auf dem Wasserbade ein, so hinterbleibt ein gelber Rückstand, welcher beim Befeuchten mit alkoholischer Kalilauge purpurroth wird. **2)** Wird 0,01 g mit 10 Tropfen konc. Schwefelsäure vorsichtig erwärmt, so entsteht auf Zusatz von 5 Tropfen Vanadin-Schwefelsäure violettrothe Färbung. **3)** Vermischt man im Silbertiegel 0,1 ψ-Aconitin mit 1 g gepulvertem Kalihydrat, verwandelt die Masse durch Zugabe von 2—3 Tropfen Wasser in eine Paste und erhitzt mit kleiner Flamme zum ruhigen Schmelzen, so enthält die Schmelze (aus der Veratrumsäure gebildete) Protocatechusäure. Löst man sie in Wasser auf, filtrirt und säuert mit Salzsäure schwach an, so entsteht durch Zugabe von wenig Ferrichlorid blaugrüne Färbung, welche durch wenig Natriumkarbonat in blau, durch mehr Natriumkarbonat in roth übergeht.

†† Pseudo-Aconitinum nitricum. ψ-Aconitinnitrat. $C_{36}H_{49}NO_{12} \cdot HNO_3 + 3H_2O$. **Mol. Gew. = 804.**

Wird wie das entsprechende Aconitinsalz durch Neutralisation von ψ-Aconitin mit stark verdünnter Salpetersäure erhalten. Farblose, dünne, langgestreckte Säulen oder sechsseitige Plättchen. Löslich in 25 Th. Wasser. Enthält 85,44 Proc. ψ-Aconitin.

IV. †† Japaconitinum. Aus japanischen Aconitknollen (von **Aconitum Fischeri** u. a.) können nach den im Vorhergehenden beschriebenen Verfahren amorphe und krystallisirte Präparate erhalten werden. Die chemische Kenntniss derselben ist überaus dürftig, ausserdem haben diese Präparate therapeutisch für die Praxis noch kein Interesse.

Einkauf. Es empfiehlt sich, die Aconitin-Präparate nicht lose vom Drogisten, sondern direkt vom Fabrikanten (z. B. Merck-Darmstadt) bez. Präparate in Original Packung zu beziehen und sich genau angeben zu lassen, welcher Art das gelieferte Präparat ist, und wie seine medicinalen Höchstgaben sind.

Aufbewahrung. Sämmtliche Aconitin-Sorten sind unter den direkten Giften aufzubewahren. Die Recepte sind zweckmässig als Giftscheine zurückzubehalten.

Anwendung. Das Aconitin gehört zu den stärksten Pflanzengiften. Aeusserlich auf die unverletzte Haut oder auf die Schleimhaut gebracht, erzeugt es Prickeln und Brennen, welchem später Gefühllosigkeit folgt. Resorption erfolgt auch bei äusserer Anwendung durch Haut und Schleimhaut, besonders leicht, wenn Verletzungen vorhanden sind. In Form von Salben und Linimenten bei Muskelrheumatismus und Neuralgien (besonders Trigeminus-Neuralgie) 0,1—0,2 Aconitin: 10,0 Fett. Cave: Hineingelangen in Wunden und auf die Schleimhaut des Auges. Innerlich setzt es die Pulsfrequenz und die Temperatur herab unter Abnahme der Sensibilität und der Reflexerregbarkeit. Grosse Gaben bewirken Erbrechen, Durchfall, Kriebeln auf der Haut, allgemeine Schwäche, Athemnoth. Der Tod erfolgt durch Respirationslähmung oder Herzstillstand. Innerlich als temperaturherabsetzendes Mittel bei Gelenkrheumatismus, Neuralgien, nervösem Kopfschmerz, Zahn-

schmerz, Ohrenschmerz. Subkutane Injektionen sind sehr schmerzhaft, bei diesen zweckmässiger das Aconitinnitrat.

Dosirung. Die amorphen Aconitine besitzen weniger starke Wirkung als die
krystallisirten. Da indessen die Zusammensetzung der amorphen Präparate grossen
Schwankungen unterliegen kann, so lassen sich für diese bindende Höchstgaben überhaupt nicht angeben. Es giebt amorphe Sorten, welche nur $1/_{200}$, aber auch solche, welche
$1/_2$ des Wirkungswerthes des krystallisirten Aconitins besitzen, ja neuerdings sollen amorphe
Präparate erhalten sein, welche die krystallisirten an Giftigkeit angeblich übertreffen.

Will man daher Aconitin überhaupt mit einiger Sicherheit gegen Arznei-Vergiftungen
anwenden, so verordne man lediglich die krystallisirten Sorten, d. h. *Aconitinum crystallisatum* und *ψ-Aconitinum crystallisatum* bezw. deren Nitrate, für welche die gleiche
Dosirung gilt.

Man sieht für einen Erwachsenen an als Höchstgaben:[1]

	pro dosi	pro die
Aconitinum crystallisatum et nitricum }	0,0003	0,0006
ψ-Aconitinum crystallisatum et nitricum		

Hierzu ist zu bemerken, dass ψ-Aconitin bei innerlicher Darreichung dem Aconitin
etwa an Giftigkeit gleichsteht, während es bei äusserlicher Anwendung etwas kräftiger
wirkt.

Für die Verwendung des Japaconitins liegt keine Veranlassung vor. Es empfiehlt
sich unter allen Umständen, dass der Apotheker mit dem Arzte sich darüber verständigt,
welches Präparat dispensirt werden soll. Die vorstehenden Ausführungen geben dem Apotheker eine hinreichende Information über die Aconitinfrage.

Die Ausscheidung des Aconitins erfolgt durch Harn, Koth und Speichel in unverändertem Zustande.

Pulvis Aconitini dilutus. Poudre d'Aconitine au centième (Gall). **Aconitin-
Verreibung** 1:100. Aconitini cryst. 1,0, Sacchari Lactis 96,5, Carmini 2,5. Das Aconitin
wird mit einem Theil des Milchzuckers verrieben, dann setzt man den Carmin zu, verreibt
bis zur homogenen Mischung und fügt unter weiterem sorgfältigen Verreiben den Rest
des Milchzuckers in kleinen Antheilen zu.

Pulvis Aconitini nitrici dilutus. Poudre d'azotate d'Aconitine (Gall.) **au centième.** Aconitini nitrici cryst. 1,0, Sacchari Lactis 96,5, Carmini 2,5. Im übrigen wie
das Vorige.

Granules d'Aconitine crystallisée (Gall.). Aconitin-Verreibung (1 : 100) 1,0 g
[oder an deren Stelle 0,01 g Aconitin crystall. : 0,99 g Sacchari Lactis], Sacchari Lactis 3,0,
Gummi arabici 1,0, Mellis depurati q. s. Für 100 granules, welche roth zu färben sind.
1 Granule = 0,0001 g Aconitin.

Granules d'azotate d'Aconitine (Gall.). Aconitinnitrat-Verreibung (1 : 100) 1,0,
Sacchari Lactis 3,0, Gummi arabici 1,0, Mellis depurati q. s. für 100 granules, welche
roth zu färben sind. 1 Granule = 0,0001 g Aconitinnitrat.

<table>
<tr><td>

Unguentum Aconitini. (1:50 bis 100).

Rp. Aconitini cryst.   0,1—0,2
     Spiritus q. s.
     Adipis   10,0.

D. sub sigillo veneni.

Injectio Aconitini.

Rp. Aconitini nitrici   0,001
     Aquae destillatae   10,0

S. Zur subkutanen Injektion. 1 Spritze = 0.0001 g
Aconitinnitrat.

</td><td>

Pilulae Aconitini à 0,0001 g.

Rp. Aconitini crystall. (vel nitrici)   0,005
     Radicis Liquiritiae
     Succi Liquiritiae   āā 3,0.

Fiant pilulae 50. S. 2—5 Pillen täglich. Jede
Pille enthält 0,0001 g Aconitin oder Aconitin-
nitrat.

Unguentum Aconitinae (Brit.)

Rp. Aconitini crystallisati 0,5
     Acidi oleïnici   4,0
     Adipis   20,5.

</td></tr>
</table>

---

[1] Man beachte indess, dass auch die krystallisirten Sorten je nach der Provenienz
noch verschiedene Giftigkeit besitzen. Der Arzt wird also gut thun, mit erheblich kleineren
Dosen zu beginnen.

Aconitum.

Gattung der **Ranunculaceae — Helleboreae.**

I. Aconitum Napellus L. Heimisch in Europa (Gebirgswälder Deutschlands, Alpen, Pyrenäen etc., England, Skandinavien), Asien (Sibirien, Himalaya), Nordamerika. Namen: 1) von dem kappenförmig vergrösserten Kelchblatt: Eisenhut, Sturmhut, Helmkraut, Mönchskappe etc. 2) von den zu Nektarien umgewandelten Kronblättern: Täuberle im Nest, Venuswagen, Taubenkutsche, blaue Elstern etc. 3) von der Giftigkeit: Giftblume, Teufelswurz, Ziegentod etc.

Verwendung finden:

† Der Knollen: Tuber Aconiti (Germ. Helv.). **Radix Aconiti** (Austr. Brit.). **Radix Napelli. Radix Contrajervae germanicae. Apollonienwurzel. Blaue Wolfswurz. Fuchswurz. Giftwurzel. Mönchswurz. Teufelswurz. Aconitum** (U-St.). **Racine d'Aconit** (Gall.). **Aconite Root.**

Die Droge besteht aus 2 (selten 3) rüben- oder knollenförmig angeschwollenen Wurzeln, die oben durch einen kurzen Querast verbunden sind. Sie sind getrocknet stark runzelig, dunkelgraubraun und zeigen nur spärliche, am Grunde ebenfalls meist etwas angeschwollene Nebenwurzeln. Der eine (bei drei der mittlere) Knollen trägt den Stengel und ist bei der blühenden Pflanze schon stark geschrumpft. Er sollte vor der Verwendung entfernt werden, wenn schon es von den Pharmakopöen nicht ausdrücklich gefordert wird. Der andere, für das nächste Jahr bestimmte Knollen trägt an der Spitze eine starke Knospe. In der trockenen Droge sind beide Knollen meist auseinander gebrochen.

Der Querschnitt der Droge ist weiss, oder meist mehr oder weniger grau. Er lässt innerhalb der dicken Rinde das sternförmige Cambium erkennen, welches das Holz und das breite Mark umschliesst. Innerhalb der Spitzen des Cambialsternes liegen die kleinen, in einem Winkel angeordneten Holzbündel, in den Buchten dazwischen zuweilen ebenfalls kleine Bündel. In der Rinde ist das Phloëm in zahlreiche kleine Bündel vertheilt. Die reichlich im Parenchym vorhandenen Stärkekörner sind bis 18 μ gross, rundlich oder durch gegenseitigen Druck kantig.

Die Knollen schmecken anfangs süsslich, dann kratzend, den Hals zusammenschnürend und würgend scharf.

Man sammelt sie von der blühenden, wildwachsenden Pflanze, einmal, weil man annimmt, dass sie zu dieser Zeit am gehaltreichsten sind, dann aber auch, weil man sie dann am leichtesten von denen anderer Arten zu unterscheiden vermag. Das Trocknen muss an einem nicht über 30°C. warmen Ort und schnell geschehen, um ein Verderben der saftreichen Knollen zu vermeiden. Sie kommen meist aus den Schweizer Alpen in den Handel. Als wichtigsten Bestandtheil enthält die Droge einige Alkaloide, die zum Theil amorph, zum Theil krystallinisch erhalten werden. Der Gesammtgehalt beträgt nach Keller: 0,97°/₀—1,23°/₀, wovon etwa ⁵/₆ krystallinisch und ¹/₆ amorph ist. (Vgl. auch Aconitin.)

Zur *Gehaltsbestimmung* werden nach Keller 25,0 g der gepulverten Droge mit einem Gemenge von 100,0 g Aether und 25,0 g Chloroform in einem mit Korkstopfen verschlossenen Arzneiglase von etwa 300,0 g Inhalt 5—10 Minuten unter wiederholtem kräftigem Umschütteln macerirt, dann 10,0 g Ammoniak hinzugefügt, und sofort einige Minuten kräftig geschüttelt. Dann lässt man eine halbe Stunde unter wiederholtem Umschütteln stehen, fügt 30,0 g Wasser zu und schüttelt wieder einige Minuten kräftig. Das Pulver hat sich dann soweit zusammengeballt, dass man 100,0 g der Aether-Chloroformlösung abgiessen kann, wenn nöthig durch ein Wattebäuschchen. Die Lösung bringt man in einen Scheidetrichter, schüttelt sie dreimal mit 25, 15 und 10 ccm 1°/₀ Salzsäure aus und überzeugt sich bei einigen Tropfen der dritten Ausschüttelung, die man in einem Uhrgläschen auffängt, durch Zusatz eines Tropfens von Meyer's Reagens, dass alles Alkaloid ausgeschüttelt ist, indem keine Trübung mehr in der Flüssigkeit entsteht. Sollte das noch der Fall sein, so hat man das Ausschütteln mit 1°/₀ Salzsäure fortzusetzen, bis keine Trübung mehr erscheint. Die vereinigten wässrigen Lösungen bringt man wieder in einen Scheidetrichter, macht mit Ammoniak alkalisch und schüttelt wiederholt mit kleinen Mengen Aether aus, so lange, bis einige Tropfen der wässrigen Lösung nach vorsichtigem Ansäuern mit MEYER's Reagens keine Trübung mehr geben, also alles Alkaloid in den Aether übergegangen ist.

Von der ätherischen Lösung destillirt man den Aether aus einem tarirten Kolben ab und trocknet den Rückstand im Wasserbade oder im Trockenschrank bis zum konstanten Gewicht aus. Die gefundene Menge mit 5 multiplicirt, giebt den Procentgehalt an Alkaloid. — Um den Alkaloidgehalt auch noch durch Titration festzustellen, löst man den Rückstand in 5—10 ccm säurefreiem, absolutem Alkohol, setzt Wasser bis zur beginnenden Trübung hinzu und titrirt unter Benutzung von Hämatoxylin als Indikator mit $^1/_{10}$-Normal-Salzsäure. 1 ccm $^1/_{10}$-Normal-HCl = 0,0647 g Aconitin (die Formel von DUNSTAN und INCE $C_{33}H_{45}NO_{12}$ zu Grunde gelegt).

Verwechselungen. Als Verwechselungen kommen die Knollen der anderen bei uns heimischen, blaublühenden Aconitumarten in Betracht:

Aconitum Stoerkeanum Rchbch. hat normal an jeder Seite des den Blüthenschaft tragenden Knollens einen Tochterknollen. Die Strahlen des Cambiumsternes sind etwas stumpfer.

Aconitum variegatum L. hat kleinere, dickere Knollen.

Durchgreifende anatomische Unterschiede zwischen diesen Arten und *Aconitum Napellus* existieren nicht.

Aufbewahrung und Verarbeitung. Da die Aconitknollen den Nachstellungen von Insekten *(Tinea zeae)* ausgesetzt sind, so ist es von Vortheil, sie nach sorgfältiger Säuberung für einige Stunden in ein Gefäss zu bringen, in welchem man Aether oder Chloroform verdunsten lässt und hierauf scharf nachzutrocknen. Man bewahrt sie in gut schliessenden Blechgefässen, das Pulver in Flaschen aus gelbem Glase, in einem trocknen Raume in der Reihe der starkwirkenden Mittel auf.

Beim Pulvern der Knollen darf der Arbeiter die üblichen Vorsichtsmassregeln (Verbinden des Gesichts) nicht ausser Acht lassen.

Anwendung. Man verwendet die Knollen selten, sondern entweder die daraus dargestellten galenischen Präparate oder das Aconitin. Vorkommenden Falls giebt man sie im Infusum oder in Pillen oder Pulvern.

Höchstgaben. 0,1 pro dosi, 0,5 pro die (Austr., Germ., Helv.).

Ueber Wirkung etc. vgl. Aconitin.

✝ **Das Blatt. Folium Aconiti** (Helv. Gall.). **Herba Aconiti caerulei. Herba Contrajervae germanicae. Herba Napelli. Eisenhutkraut. Bohnenkraut.**[1]**) Hundstod. Teufelskraut. Würgling.**

Die Blätter sind fast kahl, oberseits dunkelgrün, unterseits heller, tief handförmig-5—7theilig, die mittleren, im Umrisse mehr oder weniger rautenförmigen Blättchen tief dreispaltig und ihr mittlerer Theil wieder dreispaltig, die seitlichen einfach oder zweispaltig, die Seitenblättchen weniger eingeschnitten; alle Zipfel lineal bis lineallanzettlich, oft sichelförmig gebogen; ziemlich variabel. Die von der blühenden Pflanze gesammelten Blätter sollen nicht über ein Jahr aufbewahrt werden. 5 Theile frischer Blätter liefern einen Theil trockene.

In Deutschland und Oesterreich ist Folium Aconiti längst veraltet, dagegen werden aus demselben in England, Frankreich und in Belgien noch jetzt Präparate hergestellt, welche etwa sechs Mal so schwach sind, als die aus den Knollen bereiteten, sodass bei ärztlichen Verordnungen aus jenen Ländern Vorsicht geboten ist. Dasselbe gilt für über 25 Jahre alte Recepte aus Deutschland.

Höchstgabe 0,1 pro dosi, 0,5 pro die (Helv.).

Der Alkaloidgehalt der Blätter beträgt nach KELLER 0,18—0,21 Proc. Das Alkaloid soll mit dem der Knollen nicht identisch sein.

---

[1]) Es ist sehr zu beachten, dass Bohnenkraut für Küchenzwecke *Satureja hortensis L.* ist.

† *Extractum Aconiti radicis.* Ph. Austr. VII. Sturmhutwurzel-Extrakt: 100 Theile Sturmhutwurzelpulver werden mit verdünntem Weingeist (68 Vol. Proc.) durchfeuchtet, nach einer Stunde in den Verdrängungsapparat gebracht und mit 200 Th. verdünntem Weingeist übergossen; nach 48 Stunden lässt man abtröpfeln, verdrängt mit 600 Theilen verdünntem Weingeist, destillirt den Weingeist ab und dampft zu einem dicken Extrakt ein. — Die Ausbeute beträgt durchschnittlich 18,5 Proc.

Grösste Einzelgabe 0,03 g; grösste Tagesgabe 0,12 g.

Die Ph. Hung. lässt das dicke Extrakt mit Dextrin zur Trockene bringen.

† *Extractum Aconiti.* Ph. Germ. II. Eisenhutextrakt. 100 Th. Knollen werden mit 200 Th. Weingeist (90 Vol. Proc.) und 150 Th. Wasser sechs Tage, nach dem Auspressen nochmals mit 100 Th. Weingeist und 75 Th. Wasser drei Tage kalt ausgezogen und die abgepressten Flüssigkeiten in ein dickes Extrakt verwandelt. — Ausbeute 16—20 Proc. (nach DIETERICH 30 Proc.).

Grösste Einzelgabe 0,02 g; grösste Tagesgabe 0,1 g.

† *Extractum Aconiti duplex.* Ph. Helv. III. 200 Th. Eisenhutknollenpulver werden mit einer Lösung von 2 Th. Weinsäure in 30 Th. Weingeist und 60 Th. Wasser befeuchtet und im Percolator mit einer Mischung von 2 Th. Wasser und 1 Th. Weingeist erschöpft. Die zuerst abfliessenden 160 Th. werden für sich aufgefangen, die übrigen Auszüge auf 40 Th. eingedampft und dem ersten zugemischt. Das Gemisch wird allmählich und unter Schütteln mit 200 Th. Weingeist gemischt und nach 48 Stunden vom Bodensatz klar abgegossen. Der letztere wird unter gelindem Erwärmen in 20 Th. Wasser gelöst und neuerdings mit 60 Th. Weingeist ausgefällt. Nach 24 Stunden wird filtrirt und das Filtrat mit dem zuerst Abgegossenen gemischt, der Gehalt an Trockensubstanz bestimmt und mit der nöthigen Menge Reisstärke zur Trockne gebracht, dass 100 Th. trockenes Extrakt erhalten werden. Höchstgaben: pro dosi 0,005, pro die 0,015.

† *Extractum Aconiti fluidum.* Ph. Helv. III. 100 Th. Eisenhutknollenpulver werden mit einer Lösung von 1 Th. Weinsäure in 10 Th. Glycerin, 15 Th. Weingeist und 20 Th. Wasser gleichmässig befeuchtet und in einem Percolator mit einer Mischung von 2 Th. Wasser und 1 Th. Weingeist erschöpft. Die Auszüge werden lege artis zu einem Fluidextrakt von 100 Th. verarbeitet.

Höchstgaben: pro dosi 0,01, pro die 0,03.

† *Extractum Aconiti.* Ph. of the U-St., Extract of Aconite, wird aus den gepulverten Knollen durch das Verdrängungsverfahren mittelst Weingeist von 94 Vol. Proc. gewonnen; es ist ein dickes Extrakt.

Ausserdem führt diese Pharmakopoe ein

† *Extractum Aconiti fluidum*, welches durch Erschöpfen der Aconitknollen mittelst einer Mischung von Weingeist (94 Vol. Proc.) und Wasser im Verhältniss von 750 : 250 ccm im Percolator hergestellt wird und in 1000 ccm die löslichen Bestandtheile aus 1000 g der Knollen enthält.

† *Extractum Aconiti siccum* lässt die Ph. Austr. durch Eintrocknen des dicken Extraktes mit einer gleichen Gewichtsmenge Milchzucker bei gelinder Wärme und Ersatz des Gewichtsverlustes durch Milchzucker herstellen. Das Deutsche Arzneibuch schreibt vor: 4 Th. Extrakt mit 3 Th. Süssholzpulver im Dampfbade völlig auszutrocknen und der zerriebenen Masse soviel Süssholzpulver zuzumischen, dass das Gesammtgewicht 8 Th. beträgt.

Die trockenen, narkotischen Extrakte gehören zu den Recepturerleichterungen; man bedient sich ihrer zu Pulvermischungen und verabfolgt diese in Stöpselgläsern, abgetheilte Pulver in Wachskapseln. Das Präparat der Ph. Austr. hat den Vorzug, dass es infolge seiner Löslichkeit auch zu flüssigen Arzneien Verwendung finden kann.

† *Tinctura Aconiti.* D. A. III. Akonittinktur. Eisenhuttinktur. Teinture d'aconit. Tincture of aconite. Zu bereiten aus 10 Th. grob gepulverten Aconitknollen, 100 Th. verdünntem Weingeist (68 Vol. Proc.). Braungelbe Tinktur; Geschmack schwach bitter, dann nachhaltig brennend kratzend. Spec. Gew. 0,907—0,910.

Grösste Einzelgabe 0,5 g; grösste Tagesgabe 2,0 g.

† *Tinctura Aconiti radicis.* Ph. Austr. Sturmhutwurzeltinktur. Gepulverte Sturmhutwurzel 10 Th., verdünnter Weingeist (68 Vol. Proc.) 120 Th. Man feuchtet das Pulver mit wenig Weingeist an, und übergiesst nach einer Stunde im Verdrängungsapparat mit verdünntem Weingeist, sodass die Masse bedeckt ist; nach 48 Stunden lässt man abtröpfeln unter zeitweiligem Nachgiessen des noch übrigen Weingeistes. Das Gewicht der erhaltenen Tinktur soll 100 Th. betragen.

Grösste Einzelgabe 0,5 g; grösste Tagesgabe 1,5 g.

† *Tinctura Aconiti.* Ph. Hung. Wird in dem Verhältniss 1 : 5 hergestellt.

† *Tinctura Aconiti tuberis.* Ph. Helv. III. Aus 100 Th. Eisenhutknollenpulver, 1 Th. Weinsäure und Alkohol durch Percolation hergestellt. Das Gewicht des Percolats betrage 1000 Th.

Höchstgaben: pro dosi 0,25; pro die 1,0.

† *Tinctura Aconiti herbae recentis.* Ph. Helv. III. Aus gleichen Theilen frischer zerstossener Blätter und Weingeist durch achttägige Maceration, Abpressen etc. hergestellt. Tinctur des Ergänzb. Herba cum tubere 5. Alkohol 6.

Höchstgaben: pro dosi 1,0; pro die 3,0.

† *Tinctura Aconiti.* Ph. Brit. Aus Aconitknollen (Pulv. 40) 50 g sind mit verdünntem Weingeist durch Verdrängung 1000 ccm Tinktur zu bereiten.

† *Tinctura Aconiti.* Ph. of the U-St. Aus 350 g Aconitknollenpulver, das mit 200 ccm einer Mischung von 700 ccm Weingeist (94 Vol. Proc.) und 300 ccm Wasser befeuchtet. 24 St. stehen bleiben soll, werden im Verdrängungswege 1000 ccm Tinktur bereitet.

† *Tinctura Aconiti acida.* Man mischt 20 Th. Tinctura Aconiti mit 1 Th. verdünnter Schwefelsäure.

† *Tinctura Aconiti aetherea* stellt man durch achttägiges Ausziehen von 1 Th. Aconitknollen mittelst 8 Th. Aetherweingeist, oder bei Bedarf durch Auflösen von 1,0 Extractum Aconiti in 5,0 verdünntem Weingeist, Hinzufügen von 45,0 Aetherweingeist und Filtriren her.

In der Homöopathie ist Aconit wohl das wichtigste, am meisten gebrauchte Arzneimittel und wird hier besonders bei fieberhaften Erregungen angewendet, „bis man weiss, mit welcher Krankheit man es zu thun hat". Im Gebiete des Deutschen Reichs darf es über die dritte Verdünnung hinaus in Handverkauf abgegeben werden.

Linimentum Aconiti. Ph. Brit. Liniment of Aconite. 100,0 g grob gepulverte Aconitknollen zieht man drei Tage hindurch mit 100 ccm Weingeist (90 Proc.) aus, bringt in den Verdrängungsapparat, lässt in ein 5,0 g Kampher enthaltendes Gefäss abtropfen und giesst solange Weingeist auf, bis man (einschliesslich Kampher) 150 ccm gesammelt hat.

Guttae odontalgicae. MAGITOT.

Rp. Tincturae Aconiti
　　Chloroformii　　　āā 1,5
　　Tincturae Benzoës　5,0.

Auf Watte in den hohlen Zahn einzuführen.

Linimentum Aconiti et Chloroformii compositum
(New-Yorker Formel).

Rp. Tincturae Aconiti　4,0 ccm
　　Chloroformii　　　 4,0　„
　　Spiritus camphorati 4,0　„
　　Olei Thymi　　　　 1,0　„
　　Linimenti saponati 64,0　„

Linimentum dialyticum aethereum.
BONJEAN.

Rp. Tincturae Aconiti　25,0
　　Tincturae Arnicae　　5,0
　　Aetheris acetici　　 70,0.

Zu Einreibungen.

Mixtura anaesthetica. GUÉNEAU DE MUSSY.

Rp. Tincturae Aconiti　　　　 20,0
　　Mixturae oleoso-balsamicae 10,0
　　Chloroformii　　　　　　 5,0.

Zum Einreiben des Zahnfleisches.

Mixtura antigastralgica. FLEMING.

Rp. Tincturae Aconiti　 3,0
　　Natrii bicarbonici　 5,0
　　Magnesii sulfurici　 45,0
　　Aquae destillatae　 150,0

Zweistündlich einen Esslöffel.

Pilulae Aconiti. DEVERGIE.

Rp. Extracti Aconiti　　　0,5
　　Radicis Gentianae　　1,0
　　Conservae Rosarum q. s.

Für 20 Pillen. Morgens und Abends je eine Pille.

Pilulae dialyticae. BONJEAN.

Rp. Natrii silicici sicci　2,5
　　Extracti Colchici　　1,5
　　Extracti Aconiti　　 1.0
　　Natrii benzoici　　　5,0
　　Saponis medicati　　5,0

Für 100 Pillen. Täglich steigend 1—2—3—4 Pillen.

Tinctura anticholerica. FRANCESCHI.

Rp. Tincturae Aloës　　 1,0
　　Tincturae Opii　　　3,0
　　Spiritus (70 Proc.)　2,0
　　Tincturae Aconiti　4,0

Viertelstündlich 15—20—30 Tropfen.

Unguentum Aconiti. TURNBULL.

Rp. Extracti Aconiti　2,0
　　Adipis　　　　　8,0

Zum Einreiben.

Unguentum Aconiti ammoniacatum. TURNBULL.

Rp. Extracti Aconiti　2,0
　　Adipis　　　　　12,0
　　Liquoris Ammonii caust. gtt. XV.

Unguentum antineuralgicum. GEAY.

Rp. Tincturae Aconiti 1,5
　　Chloroformii　　　1,0
　　Adipis　　　　　 5,0.

Extrakt-Radix, Zahnmittel von SCHOTT in Frankfurt a. M., ist ein weingeistiger Auszug aus Fol. Aconiti und Fol. Paridis.

Mixtura antharthritica von ROLL in Amsterdam ist eine Abkochung von Spec. lignor. mit Tct. Aconiti, Tct. Valerianae und Tct. Opii croc.

Neuraline, ein amerikanisches Mittel, enthielt Aconit- und Opiumtinktur, Chloroform und Pfefferminzöl.

Vin antarthritique D'ANDURAN ou DE ROCHELLE ist Malagawein mit Vin. Colchici, Tct. Aconiti und Tct. Digitalis.

II. Aconitum ferox Wallich.

Heimisch im nördlichen Ostindien, in den Vorbergen und der subalpinen Region des Himalaya.

† Verwendung finden ebenfalls die Knollen (Gall.), aus denen die Eingebornen ein Pfeilgift bereiten: **Indian Aconit root. Bish.**[1]) **Bikh. Ativisha. Bachnág. Vashanavi.** Die schwarz-

---

[1]) „Bish" heisst „Gift", unter diesem Namen gehen in Indien auch die Knollen anderer Arten und anderer Pflanzen, nach Europa gelangen nur die der oben genannten Art.

braunen Knollen sind grösser und dicker als die der bei uns heimischen Arten, rübenförmig, unten gewöhnlich abgebrochen. Sie enthalten Nepalin (Pseudaconitin) und andere amorphe Alkaloide. Man soll in England zuweilen aus ihnen Aconitin darstellen. Die Droge hat Aufnahme in die Ph. Gall. gefunden. 1866 ist eine Verwechslung der Droge mit Stipites. Jalapāe vorgekommen.

III. Aconitum Fischeri Reichenbach. In Japan. Diese Art liefert, vermuthlich mit **Aconitum uncinatum L.** die kleinen japanischen Knollen **(Kusa-uzu),** die zuweilen nach Europa gelangen. Der Querschnitt ist einigermassen charakterisirt durch die reichliche Ausbildung sekundärer Holzbündel. Sie enthalten Japaconitin.

Adeps suillus.

Adeps suillus (Germ. Helv.). **Adeps** (U-St.). **Adeps** (Brit.). **Axungia Porci** (Austr.). **Axonge** (Gall.). **Schmalz. Schweinefett. Graisse de porc. Sain doux. Lard. Hogslard.**

Allgemeines. Das Schwein, *Sus Scrofa*, var.: domesticus L., sondert in seinem Organismus zwei Fettschichten ab. Die eine, direkt unter der Haut liegende (Speck oder Lardum) ist von weicherer Konsistenz, die andere, im Inneren der Bauchhöhle am Netz, an den Nieren und an anderen Organen dicke Schichten bildend [Lendenfett, Flomen, Fliessen, Liesen, Schmeer], ist von härterer Konsistenz. Nur dieses letztere Fett (sog. Nierenfett) soll pharmaceutische Verwendung finden. Zweckmässig bereitet der Apotheker seinen Bedarf an Fett für die Receptur selbst. Er kauft zu diesem Zwecke beim Schlächter das Nierenfett oder den Schmeer frisch geschlachteter, gesunder Schweine, welches übrigens nicht gesalzen sein darf.

Darstellung. Man entfernt von den möglichst frischen Fettmassen die blutigen Stellen und grösseren Häute, wäscht das Fett sorgfältig in kaltem Wasser, zerschneidet es in kleine Würfel [grössere Mengen lässt man durch eine Fleischhackmaschine gehen], die man durch Stossen im Mörser oder durch Zerhacken oder Zerreiben in eine breiartige Masse verwandelt, und erhitzt diese im Wasserbade und zwar in einem Gefässe aus Porcellan, Steingut, Zinn oder emaillirtem Eisen. Nachdem das ausgeschmolzene Fett sich geklärt hat, kolirt man unter mässigem Druck und lässt unter Umrühren erkalten. Aus den Grieben kann man durch Erhitzen über freiem Feuer und heisse Pressung eine weitere Menge geringwerthigeren Fettes gewinnen. Die ausgepressten Grieben können dann in die Feuerung gethan werden.

Um das Wasser aus dem Fett möglichst vollständig zu entfernen, lässt man dieses 1—2 Tage gut bedeckt bei etwa 60° C. stehen, und giesst alsdann die klare Fettschicht von dem Wasser, welche sich nunmehr vollständig abgesetzt hat, vorsichtig ab. Das für die Receptur bestimmte Fett ist zweckmässig durch ein getrocknetes Filter zu filtriren.

Nimmt man das Ausschmelzen über freiem Feuer vor, so muss man der Fettmasse, damit das Fett einen Bratengeruch nicht annimmt, etwas Wasser zusetzen, auch während der ganzen Zeit des Erhitzens die Masse beständig umrühren.

Handelswaare. Das gewöhnliche Schweineschmalz des Handels kommt vorzugsweise aus Amerika und ist in der Regel nicht durch Schmelzen, sondern durch kalte Pressung dargestellt. Es ist ferner nicht blos aus dem Nierenfett, sondern auch aus dem Speckfett gewonnen, und endlich ist es gerade gegenwärtig sehr häufig durch pflanzliche Zuthaten (Baumwollsamenöl) verfälscht. Aus diesem Grunde ist die Selbstdarstellung dringend zu empfehlen.

Eigenschaften. Eine weisse, fast geruchlose, fettige Masse, welche, wenn sie geschmolzen wird, an der Oberfläche in eigenthümlichen Wülsten erstarrt. Im Sommer ist sie von musartiger, im Winter von festerer Konsistenz. Davon abgesehen hängt die Konsistenz des Fettes ab von der Rasse des Schweines, von der Jahreszeit und von dem

Gesundheitszustande. Der Schmelzpunkt kann von 36—42⁰ C. wechseln, für gutes Fett liegt es gewöhnlich bei etwa 40⁰ C. Das spec. Gewicht des Fettes ist bei 15⁰ C. = 0,931 — 0,932, bei 100⁰ C. = 0,861 — 0,862.

Schweineschmalz ist in Wasser unlöslich, in Alkohol (90 Proc.) schwerlöslich, dagegen wird es in der Wärme leicht und klar gelöst von Aether, Benzin, Chloroform, Schwefelkohlenstoff, Amylalkohol.

Chemisch ist es ein Gemisch von Oelsäureglycerinäther, Palmitinsäureglycerinäther und Stearinsäureglycerinäther. Die Jodzahl des selbst ausgelassenen Fettes ist 48—60, bei dem Handelsschmalz steigt sie gegenwärtig bis 66. Die KÖTTSTORFER'sche Verseifungszahl ist 196—198.

Prüfung. 1) Es rieche auch beim Ausstreichen einer Probe auf den Handrücken nicht ranzig und besitze auch keinen ranzigen Geschmack. 2) Wird eine grössere Probe geschmolzen, so soll ein klares, nur schwach gelbliches Liquidum sich ergeben. Wasser würde sich in Tropfen absetzen, mineralische Beimengungen würden als Niederschlag zu Boden sinken. 3) 10 g Schweineschmalz sollen zur Neutralisation der freien Fettsäuren nicht mehr als 4,46 ccm $^1/_{10}$-Normal-Kalilauge verbrauchen, d. h. der Säuregrad soll nicht höher als 2,5 sein. (s. unter Olea).

Prüfung auf Baumwollsamenöl.

a) Nach BECHI. 10 ccm des filtrirten Schmalzes werden mit 5 ccm BECHI'scher Lösung[1]) vermischt und im Wasserbade $^1/_4$ Stunde lang unter öfterem Umrühren erhitzt. Eine eintretende rothe, braune oder schwarze Färbung weist auf Anwesenheit von Baumwollsamenöl hin. Reines Schweineschmalz bleibt unverändert. — Durch Ueberhitzen verliert das Baumwollsamenöl die Eigenschaft, die BECHI'sche Silberlösung zu reduciren. Ueberhitztes Baumwollsamenöl wird demnach von BECHI's Reagens nicht angezeigt.

b) Nach WELMANN's. Man löse 1 g des geschmolzenen und filtrirten Fettes in 5 ccm Chloroform, füge 2 ccm einer Lösung von Phosphormolybdänsäure oder 2 ccm einer Lösung von phosphormolybdänsaurem Natrium und einige Tropfen Salpetersäure hinzu, schüttele kräftig durch und lasse absetzen. Bei Anwesenheit von Baumwollsamenöl färben sich die oberen Schichten der Mischung — infolge Reduktion der Molybdänsäure — grün. Auf Zusatz von Ammoniak geht die grüne Färbung in Blau über. Die Reaktion zeigt auch überhitztes Baumwollsamenöl an, andererseits aber bewirken andere sehr geringe Verunreinigungen unorganischer und organischer Natur Grünfärbung, so dass die Reaktion nicht als absolut zuverlässig gelten kann.

c) Das specifische Gewicht — mit der KÖNIG'schen Spindel bestimmt — sei bei 100⁰ C. nicht höher als 0,862. Bei Gegenwart im Baumwollsamenöl ist das spec. Gewicht beträchtlich erhöht (s. Olea).

d) Die Jodzahl nach HÜBL (s. Olea) sei bei dem Schmalz der Officinen nicht höher als 60, bei dem Schmalz des Handels nicht höher als 66.

Aufbewahrung. Das für die Receptur bestimmte Schweineschmalz wird zweckmässig in saubere, trockne Flaschen bis zur gänzlichen Füllung filtrirt, worauf diese nach dem Erstarren des Fettes mit Kork dicht geschlossen werden. Grössere Vorräthe bewahrt man in Gefässen aus Porcellan auf. Gefässe aus Holz, Steinzeug und Thon sind unzweckmässig, weil sie sich mit Fett vollsaugen und den ganzen Vorrath zum Ranzigwerden disponiren.

Um das Fett vor dem Ranzigwerden möglichst lange zu bewahren muss es zunächst an sich frisch sein, bei der Bereitung völlig wasserfrei gemacht und später in möglichst voll gefüllten Gefässen vor Licht und Luft geschützt an einem kühlen Orte aufbewahrt werden.

Anwendung. Schweineschmalz ist die Grundlage zahlreicher Salben und Pomaden, ferner die Grundlage von Seifen und Pflastern. Im nicht ranzigen Zustande wirkt es auf die Haut nicht reizend ein, ranziges Fett kann bei empfindlichen Personen schwere Hautentzündungen hervorrufen.

Mit Benzoëharz oder Benzoësäure präparirtes Schweineschmalz soll dem Ranzigwerden längere Zeit widerstehen, daher die Bereitung von benzoïnirtem Schmalz:

---

[1]) BECHI's Lösung: 1,0 g Argenti nitrici, 200,0 g Spiritus (96 Proc.), 40,0 g Aetheris, 0,1 g Acidi nitrici.

Adeps benzoatus. (Brit., Germ.) Benzoëschmalz. A) Brit.: 100 Th. frisches Schweineschmalz werden im Wasserbade mit 3 Th. Benzoë (grobes Pulver) unter Umrühren 2 Stunden digerirt und kolirt. B) Germ.: 1 Th. sublimirte Benzoësäure wird in 99 Th. Schweineschmalz unter Erwärmen auf dem Wasserbade gelöst.

Adeps benzoïnatus. (Helv. U-St.) 100 Th. frisches Fett (oder 100 Th. frisches Fettgewebe) werden im Wasserbade geschmolzen und unter Umrühren mit 2 Th. grobgepulverter Benzoë, welche in ein Leinwand-Säckchen eingebunden ist (2 Stunden U-St.) digerirt, dann kolirt.

Axungia Porci benzoata. (Austr.) 100 Th. Fett werden mit 4 Th. grobgepulverter Benzoë unter Umrühren 2 Stunden lang digerirt, dann kolirt.

Axonge benzoïnée. (Gall.) 1 kg geschmolzenes Fett, 5 g Benzoëtinktur (1 + 5) bis zum Erkalten rühren.

Adeps balsamicus (Diet. M.)

Rp. Adipis suilli recentis 100,0
Balsami tolutani 10,0
Aetheris 5,0
Natrii sulfurici sicci plv. 10,0.

Wenn das geschmolzene Fett so weit abgekühlt ist, dass es sich trübt, fügt man den in Aether gelösten Balsam und das Natriumsulfat hinzu, erwärmt, allmählich steigernd, 1 Stunde im Wasserbade und filtrirt durch Filtrirpapier im Dampftrichter.

Adeps oleatus.

Rp. Olei Olivarum 50,0
Adipis suilli 200,0.

Schmelzen, mischen und bis zum Erkalten rühren.

Adeps viridis seu viridatus.

Rp. Adipis suilli 1000,0
Chlorophylli (SCHUTZ.) 2,0.

Man löst letzteres in dem geschmolzenen Fett.

Butyrum cancrinum.

Unguentum potabile. Krebsbutter.

Rp. Sebi taurini 30 0
Adipis benzoati 150,0
Radicis Alkannae 2,5.

Im Dampfbade 2 Stunden zu digeriren, dann zu koliren. Oder:

Alkannini 1,0
Adipis suilli 1000,0

durch Digeriren im Dampfbade zu lösen.

Adeps saponaceus.

Steadina. Steadine.

Rp. Adipis suilli 750,0
Liquoris Natrii caustici (1,17) 100,0
Aquae destillatae 100,0
Spiritus (90 Proc.) 50,0.

Man erwärmt das Fett bis zum beginnenden Schmelzen, rührt die Mischung aus Lauge und Wasser, zum Schluss den Alkohol hinzu und verrührt gut. Eine in der Dermatologie gebrauchte Seifen-Salbe.

Unguentum simplex (Austr.).

Rp. Adipis suilli 200,0
Cerae albae 50,0.

Unguentum simplex. UNNA.

Rp. Adipis benzoati 20,0
Olei benzoati 10,0.

Nicht durch Schmelzen, sondern durch Reiben zu mischen.

Unguentum refrigerans. UNNA.

Rp. Unguenti simplicis UNNA 12,0
Aquae Rosae
Aquae Aurantii florum ää 2,0
Lanolini pauxillum.

Lardöl. Schmalzöl. Specköl. Huile de graisse. Oleum Adipis (U-St.). Lard oil. Das durch Pressen des Schweineschmalzes bei 0° erhaltene Oel, besteht vorwiegend aus Trioleïn. Spec. Gew. 0,910—0,920. KÖTTSTORFER's Zahl 191—196°. Dient als Speiseöl, Maschinenschmieröl, Brennöl, auch in der Wollenindustrie. Prüfung auf Baumwollsamenöl und Paraffin wie bei Adeps.

Im Nachstehenden sollen noch einige dem Schweineschmalz ähnliche Fette aus dem Thierreiche besprochen werden. Die angeführten Konstanten entstammen der Arbeit von AMTHOR und ZINK (FRESEN. Ztschr. anał. Chem. 1897, 1 u. f.). Wenn wir ferner Substitute für die aufgenommenen Fette angeführt haben, so erfolgte dies nicht, um diese Substituirung zu empfehlen, vielmehr rathen wir, wenn solche Fette verlangt werden, den Versuch zu machen sie anzuschaffen oder aber den Verkauf abzulehnen.

Adeps anserinus. Gänsefett. Gossfett. a) Fett der Hausgans. Blassgelbliches, körniges, ziemlich weiches Fett. Spec. Gew. 0,9274. Schmelz-P. 32—34° C. Erstarrungs-P. + 18—20° C. Jodzahl 64,7. WOLLNY's Zahl 2,00. HEHNER's Zahl 95,0. b) Fett der Wildgans. Organgegelbes Oel. Jodzahl 99,6. Substitut: Adeps oleatus 600,0. Olei Macidis gtt. 4.

Adeps anatinus. Entenfett. a) Fett der Hausente. Hellgelbes, körniges, sehr weiches Fett. Schmelz-P. 36—39° C. Erstarrungs-P. + 22—24° C. Jodzahl 58,5. b) Der Wildente. Orangegelbes Oel. Erstarrungs-P. + 15—20° C. Jodzahl 84,6. KÖTTSTORFER's Zahl 198,5. WOLLNY's Zahl 2,6.

Adeps Ardeae. Reiherfett. Substitut: Adeps suillus.

Adeps caninus. Hundefett. Sehr weiches, weisses, körniges Fett, allmählich in einen festen und einen flüssigen Antheil sich sondernd. Spec. Gew. 0,923. Schmelz-P.

37—40⁰ C. Erstarrungs-P. + 20—21⁰ C. Jodzahl 58—59. Köttstorfer's Zahl 195,0. Hehner's Zahl 95,6—95,7. Wollny's Zahl 1,0—1,2. Substitut: Adeps oleatus.

Adeps Castoris. Axungia Castorei. Bibergeilfett. Befindet sich in den dem Bibergeil anhängenden Nebenbeuteln. Frisch weich und schmierig, später trockene, fettähnliche Masse. Das Publikum verlangt es in Form einer Salbe aus: Adeps suillus, Sebum taurinum, Resina Pini āā 20,0, Castoreum canadense pulv. 1,0. 1 Stunde im Wasserbade zu digeriren, dann zu koliren.

Adeps Cati. Katzenfett. Katerfett. **a)** Fett der Hauskatze. Weisses Fett mit einem Stich ins Graugelbliche. Weich, körnig. Spec. Gew. 0,9304. Schmelz-P. 39—40⁰ C. Erstarrungs-P. +24—26⁰ C. Jodzahl 54,5. Köttstorfer's Zahl 191. Hehner's Zahl 96,0. Wollny's Zahl 1,8. **b)** Fett der Wildkatze. Schmutzig-graugelbes Fett, körnig, etwas fester wie Schweinefett. Spec. Gew. 0,9304. Schmelz-P. 37—38⁰. Erstarrungs-P.+26—27⁰ C. Jodzahl 57,8. Köttstorfer's Zahl 200,0. Wollny's Zahl 5,0. Substitut: Adeps suillus.

Adeps Ciconiae. Storchfett. Hanotterfett. Adebarfett. Substitut: Adeps suillus.

Adeps colli equini. Kammfett. Ist das aus dem Oberhalse des Pferdes gewonnene Fett. Es ist gelblich bis weiss, von der Konsistenz des Schweineschmalzes. Schmelz-P. etwa 32⁰ C. Dient zur Herstellung von Veterinärsalben, zur Darstellung von Schmierseife. Substitut: Unguentum cereum.

Adeps gallinaceus. Hühnerfett. Hellcitronengelbes, körniges, sehr weiches Fett. Spec. Gew. 0,9241. Schmelz-P. 33—40⁰ C. Erstarrungs-P. + 21—27⁰ C. Jodzahl 66—77. Köttstorfer's Zahl 193,5. Wollny's Zahl 2,0.

Adeps humanus s. Hominis. Menschenfett. Wenn dieses Fett gefordert wird, so frage man, welchem Zwecke es dienen solle. Häufig wird darunter *Unguentum Hydrargyri albi* als Mittel gegen Ungeziefer (Krätze, Läuse) verstanden.

Adeps leporinus. Hasenfett. Blassgelbes bis orangegelbes, sehr weiches Fett, beim Stehen in ein dickes, gelbes Oel und einen weissen, krystallinischen Bodensatz sich sondernd. Auch frisch von unangenehm ranzigem Geruch, besonders beim Erwärmen; verblasst im Lichte. Spec. Gew. 0,9288—0,9397. Schmelz-P. 35—40⁰ C. Erstarrungs-P. +17--23⁰ C. Jodzahl 81—120. Köttstorfer's Zahl 198—206. Hehner's Zahl 95,2. Wollny's Zahl 1,5—3,0. Ein trocknendes Fett. Substitut: Entweder ein *Unguentum basilicum* von heller Farbe oder Gemisch aus Oleum olivarum Prov. 100, Adeps 80,0, Sebum taurinum 80,0, Cera flava 35,0.

Adeps Lupi. Wolfsfett. Substitut: Adeps suillus.

Adeps Muris alpini. Murmelthierfett. Substitut: Adeps suillus.

Adeps Taxi. Dachsfett. Grävingsfett. Hellcitronengelbes, sehr weiches Fett, mit der Zeit in einen festen und einen flüssigen Antheil sich sondernd. Spec. Gew. 0,9226. Schmelz-P. 30—35⁰ C. Erstarrungs-P. + 17—19⁰ C. Jodzahl 71,3. Köttstorfer's Zahl 193. Hehner's Zahl 96,0. Wollny's Zahl 0,8. Substitut: Adeps oleatus.

Adeps ursinus. Bärenfett. Substitut: Adeps suillus.

Adeps vulpinus. Fuchsfett. Vossfett. Salbenartig weiches, körniges Fett, weiss, mit schwachem Stich ins Röthliche. Spec. Gew. 0,9412. Schmelz-P. 35—40⁰ C. Erstarrungs-P. + 24—26⁰ C. Jodzahl 75—84. Köttstorfer's Zahl 192. Wollny's Zahl 2,6. Substitut: Adeps suillus.

Adiantum.

I. Adiantum Capillus Veneris L. Polypodiaceae-Pterideae.

In wärmeren Gegenden sehr weit verbreitet: England, Spanien, Italien, Schweiz, Tirol, Istrien, Griechenland, Nordafrika, Cap, Südasien, Amerika etc. Rhizom kriechend, dicht mit schwärzlichen Spreuschuppen besetzt. Blattstiel röthlich-schwarzbraun, glänzend, dreikantig, kahl. Spreite eiförmig oder länglich, unten 2—3fach, oben einfach gefiedert, die Fiederchen aus schief keilförmiger Basis verkehrt eiförmig bis halbkreisförmig, am Rande gekerbt-lappig bis gezähnt. Die Fruchthäufchen unter den umgeschlagenen Lappen der Fiederchen. Die Blätter riechen schwach gewürzhaft und schmecken süsslich bitterlich. Enthält Gerbstoff, Bitterstoff (?), ätherisches Oel (?), nicht genauer untersucht.

Herba und Folia Capilli Veneris (Ergänzb. Austr. Gall.). **Folium Adianti** (Helv.). **Folia Linguae veris. Herba Adianti. Herba Adianti magni s. nigri s. veri s. vulgaris. Herba Epenotrichi. Frauenhaar. Jungfernhaar. Mädchenhaar. Steinraute. Venushaar. Wiederkomm. Capillaire de Montpellier. Maiden-hair.**

Im Juni-Juli zu sammeln. 100 Th. frisches Kraut geben 25 Th. trockenes.

Anwendung. Wird als reizmilderndes, die Absonderung der Schleimhäute beförderndes Mittel bei Leiden der Luftwege als Aufguss (1—5 : 100) gebraucht. Es ist ein Bestandtheil des *Brustthees der Pharm. Helv. III*, der *Mixtura Balsam. Copaiv. Ph. ross.* und dient zur Darstellung des *Capillärsaftes.*

Sirupus Capilli Veneris Ph. Austr.; Sirupus Adianti. — Capillärsaft; Feinsaft; Frauenhaarsirup; Liliensaft; Margarethensaft. — Sirop de capillaire. 10 Th. zerschnittenes Frauenhaar übergiesst man mit 120 Th. heissem Wasser und lässt eine Stunde stehen. Von der abgeseihten Flüssigkeit[1]) sollen 100 Th. mit 160 Th. zerstossenem Zucker zu Sirup gekocht und diesem 2 Th. Orangenblüthenwasser zugesetzt werden.

Pharm. Hungar. lässt 4 Th. Frauenhaar mit 4 Th. verdünntem Weingeist, Wasser q. s. zwei Stunden lang ausziehen, und 40 Th. der Seihflüssigkeit[1]) mit 70 Th. Zucker und 1 Th. Orangenblüthenwasser zum Sirup verarbeiten.

Sirupus Adianti der Ph. Helv. III wird wie nach der Austr. hergestellt, doch gewinnt man auf 10 Th. der Droge 36 Th. Colatur, löst darin 60 Th. Zucker, kocht auf, fügt 4 Th. Pomeranzenblüthenwasser hinzu.

Die Ph. Germ. II liess den Capillärsirup durch Pomeranzenblüthensirup ersetzen. Von diesem unterscheidet sich ein aus dem Kraute bereiteter Saft natürlich durch die Farbe und deren Verhalten gegen alkalische Zusätze, z. B. Liq. Ammonii anisatus.

Sirupus Capilli Veneris compositus wird aus gleichen Theilen Sirupus Capilli, Liquiritiae und Althaeae gemischt.

SCHNEEBERG's Kräuter-Allop von BITTNER und WILHELM ist Sirupus Capilli Veneris.

II. Adiantum pedatum L. Heimisch in Nord-Amerika, Nordost-Asien, Japan,
Himalaya. Fast doppelt so gross wie die vorige Art, Spreite im Umriss nierenförmig, Fiederchen fast dreiseitig-sichelförmig.

(Capillaire du Canada, Herba Adianti canadensis). Stärker aromatisch als vorige Art, an deren Stelle es häufig gebraucht wird, soll aber in koncentrirter Abkochung emetisch wirken.

Kommt in zusammengepresstem Zustande nach Europa, häufig mit **Adiantum trapeziforme L.** vermengt. Letztere Art, sowie **A. cristatum L.** (Westindien), **A. villosum L.** (tropisches Amerika), **A. tenerum Sw.** (in Mexico), **A. aethiopicum L.** (Neu-Südwales), werden wie die beiden genannten verwendet.

Adonis.

I. Adonis vernalis L. Ranunculaceae-Anemoneae. Ackerröschen. Böhmisches Christwurzkraut. Falsches Nieswurzkraut. Frühlingsadonis. Teufelsauge. Ziegenblume. Heimisch in Ost- und Südeuropa, geht bis Norddeutschland.

Verwendung finden das ganze Kraut oder die Blätter (Ergänzb.). Blätter doppelt bis dreifach gefiedert, mit linealischen, ganzen oder zwei- bis dreispaltigen Zipfeln. Blüthe glänzend hellgelb. Früchtchen behaart, stehenbleibende Griffel hakenförmig zurückgekrümmt.

Einsammlung und Aufbewahrung. Die im April und Mai blühende Pflanze wird nahe der Wurzel abgeschnitten, getrocknet, fein geschnitten und in der Reihe der abgesondert zu haltenden Mittel aufbewahrt.

Bestandtheile. Als wirksamer Bestandtheil ist ein Glukosid Adonidin ermittelt. Dasselbe ist nach PODWISSOTZKY ein Gemenge; daraus isolirte er das amorphe, in Wasser, Alkohol und Aether leicht löslicher Pikroadonidin.

Anwendung. Adonis ist ein altes Volksmittel, war aber in Vergessenheit gerathen und wurde wohl nur noch in Russland in grösserem Umfange angewendet. Von dort ist (etwa seit 1880) der neue Anstoss gegeben, das Mittel wieder zu verwenden. Es wird bei Herzkrankheiten gegeben, wo Digitalis nicht anwendbar ist, vor der es in manchen Fällen den Vorzug verdient, weil es keine kumulative Wirkung zeigt. Erzeugt leicht Uebelkeit, Erbrechen und Durchfall.

Man giebt das Kraut als Infusum 4—8,0 : 200,0.

---

[1]) Es empfiehlt sich, dieselbe zuvor mit etwas Talk zu schütteln und zu filtriren.

Grösste Einzelgabe 2,0 g; grösste Tagesgabe 8,0 g.

Extractum Adonidis fluidum (DIETERICH) wird aus dem fein gepulverten Kraut mit verdünntem Weingeist (68 Vol. Proc.) im Verdrängungsverfahren bereitet.

Tinctura Adonidis (DIETERICH). 10 Th. zerschnittenes Adoniskraut, 100 Th. verdünnter Weingeist. Man lässt acht Tage stehen, presst ab und filtrirt.

II. Adonis aestivalis L. enthält ein Glukosid der Zusammensetzung $C_{25}H_{40}O_{10}$, das vielleicht mit dem Adonin von A. amurensis identisch ist. Die Wirkung der Pflanze ist analog der von A. vernalis, aber schwächer.

III. Adonis cupaniana Gussone (Fiore di marzo, Fiore di San Giuseppe) in Sicilien, enthält ein vielleicht mit dem oben genannten identisches Glukosid.

IV. Adonis amurensis Regel et Radde in Japan, enthält ein Glukosid: Adonin $C_{24}H_{40}O_9$, was ähnlich aber schwächer wirkt wie Adonidin.

†† Adonidinum. Adonidin (Ergänzb.). Eine aus dem Kraut und den Wurzeln von *Adonis vernalis L.* durch CERVELLO abgeschiedene glukosidische Substanz.

Darstellung. Das Kraut von Adonis vernalis wird mit 50 proc. Alkohol extrahirt, das Filtrat mit basischem Bleiacetat (Bleiessig) ausgefällt. Die vom Niederschlage getrennte, stark bitter schmeckende Flüssigkeit wird durch Natriumsulfat oder verdünnte Schwefelsäure entbleit, auf dem Wasserbade zur Sirupsdicke eingedampft, alsdann durch vorsichtigen Zusatz von Ammoniak neutralisirt und mit konc. Gerbsäurelösung gefällt. Der gesammelte Niederschlag wird mit Wasser gewaschen, noch etwas feucht mit Zinkoxyd gemischt und mit heissem, starkem Alkohol am Rückflusskühler erhitzt. Beim Verdunsten des Alkohols hinterbleibt das rohe Adonidin, welches durch wiederholtes Auflösen in starkem Alkohol und Fällen mit Aether zu reinigen ist.

Eigenschaften. Gelbliches oder gelblichbraunes, geruchloses Pulver von stark bitterem Geschmack, sehr hygroskopisch. Sehr leicht löslich in Wasser und in Weingeist, nur wenig löslich in Aether und in Chloroform. — Die wässerige Lösung wird durch Gerbsäure uud durch basisches Bleiacetat, nicht aber durch neutrales Bleiacetat gefällt, auch durch Ferrichlorid nicht verändert. Erhitzt man sie mit einigen Tropfen verdünnter Schwefelsäure, neutralisirt mit Kalilauge und versetzt mit alkalischer Kupfertartratlösung, so wird beim erneuten Erwärmen ein rother Niederschlag ausgeschieden.

Die Zusammensetzung des Adonidins ist zur Zeit noch nicht bekannt; es soll frei von Stickstoff sein.

Aufbewahrung. Sehr vorsichtig.

Anwendung. Als Ersatz der Digitalis bez. deren Präparate, und zwar als Herztonicum und schwaches Diureticum empfohlen. Es soll frei sein von der cumulativen Wirkung der Digitalis. Man giebt es viermal täglich zu 0,01—0,025 g in Pulver, oder mit Chloroformwasser. Höchste Gaben: 0,03 g pro dosi und 0,1 g pro die (Ergänzb.). Die 3—4 proc. Lösung soll, äusserlich verwendet, Anästhesie des Auges bewirken, ohne es zu reizen oder die Pupille zu erweitern.

Adonin. $C_{24}H_{40}O_9$. Ein von TAHARA aus *Adonis amurensis* gewonnenes Glukosid, welches dem Adonidin ähnlich ist.

Aër.

Aer. Luft. Atmosphère, Air (französisch). **Aer** (englisch).

Unter „Luft" versteht man die unseren Planeten umgebende Gashülle, deren Mächtigkeit auf 75—90 km von der Erdoberfläche geschätzt wird. Sie ist ein Gemenge folgender wesentlicher Bestandtheile

	100 Liter Luft enthalten:	100 Kilo Luft enthalten:
Stickstoff	78,40 Liter	75,95 Kilo
Sauerstoff	20,94 „	23,10 „
Argon etc.	0,63 „	0,90 „
Kohlensäure	0,03 „	0,05 „

Ausserdem enthält sie als „zufällige" Bestandtheile bez. Verunreinigung: Wasserdampf, Ammoniak, salpetrige Säure, Salpetersäure, Ozon, Wasserstoffsuperoxyd, organischen und organisirten Staub, in Industrie-Gegenden auch Schwefelsäure, Salzsäure. Ausser dem Argon ist als zweites neues Element auch das Helium gefunden worden. Die neuerdings aufgefundenen weiteren neuen Elemente müssen vorläufig unberücksichtigt bleiben.

Durch einen Druck von 31,5 Atmosphären kann die Luft bei einer Temperatur von — 144,5⁰ C. zu einer bläulichen Flüssigkeit kondensirt werden (Linde'sche Gegenstrom-Maschine). Sie siedet dann bei — 191,2⁰ C. und erzeugt dabei so grosse Temperatur-Erniedrigung, dass Alkohol und Aether zum Krystallisiren gebracht werden. Beim Verdunsten von flüssiger Luft entweicht zuerst vorwiegend Stickstoff, so dass ein vorwiegend aus flüssigem Sauerstoff bestehender Rest hinterbleibt. Bei der Verdunstung im Vakuum erstarrt die flüssige Luft zu einer eisartigen, festen Masse.

1 l von Wasserdampf und Kohlensäure befreite Luft wiegt bei 0⁰ C. und 760 mm B. $= 1{,}293187$ g [Regnault].

Feuchtigkeitsgehalt. Luft ist im Stande Wasserdampf aufzunehmen, gleichsam aufzulösen. Die Menge des aufgenommenen Wasserdampfes ist abhängig von der Temperatur. Diese Beziehungen, welche zwischen Luftfeuchtigkeit und Temperatur herrschen, kommen in einer besonderen Nomenklatur zum Ausdruck.

Maximale Feuchtigkeit. Hierunter versteht man diejenige Menge Wasserdampf, welche die Luft bei einer gegebenen Temperatur überhaupt aufzunehmen vermag. (Siehe Tabelle.)

Diese maximale Feuchtigkeit wird ausgedrückt entweder durch das Gewicht des in der Volumen-Einheit enthaltenen Wasserdampfes oder durch die Tension, d. h. den Druck, welchen der Wasserdampf auf eine Quecksilbersäule ausübt.

Man bestimmt diesen Druck (die Tension), indem man in das Vakuum einer Barometerröhre etwas Wasser bringt. Letzteres vergast, und der leere Raum wird mit Wasserdampf gefüllt, dessen Menge für jede Temperatur einen bestimmten Betrag erreicht. Dieser Wasserdampf übt auf die Quecksilbersäule einen gewissen Druck aus. Der Betrag, um den das Quecksilber hierdurch in der Barometerröhre sinkt, heisst die „Tension" des Wasserdampfes. Aus der in Millimetern Quecksilber ausgedrückten Tension des Wasserdampfes lässt sich das Gewicht p des in einem Volumen mit Feuchtigkeit gesättigter Luft enthaltenen Wasserdampfes nach folgender Formel ableiten:

$$p = \frac{1{,}2932 \cdot 0{,}623}{760 \, (1 + \alpha t)} \times T,$$

wobei T die Tension des Wasserdampfes bei der Temperatur t, α den Ausdehnungs-Koeffticienten der Gase ($^1/_{273} = 0{,}003667$) repräsentirt. Die Zahl 1,2932 ist das absolute Gewicht der Volumen-Einheit Luft, 0,623 die Dichte des Wasserdampfes.

Wie aus nachstehender Tabelle ersichtlich, beträgt der maximale Wassergehalt eines Kubikmeters Luft für jede Temperatur annähernd ebensoviel Gramm, als die Tension des Quecksilbers in Millimetern ist.

Höchstmöglicher (maximaler) Wassergehalt in 1 Kubikmeter (=1000 l) Luft in Grammen und Tension des Wasserdampfes in Millimetern Quecksilber bei verschiedenen Temperaturen.

Temp. ⁰ C.	Tension mm	Wasser- gehalt in 1 cbm = gr	Temp. ⁰ C.	Tension mm	Wasser- gehalt in 1 cbm = gr	Temp. ⁰ C.	Tension mm	Wasser- gehalt in 1 cbm = gr
— 20	0,927	1,0604	9	8,574	8,7988	22	19,659	19,6490
— 15	1,400	1,5704	10	9,165	9,3717	23	20,888	20,4215
— 10	2,093	2,3022	11	9,792	9,9782	24	22,184	21,6148
— 5	3,113	3,3615	12	10,457	10,6181	25	23,550	22,8700
± 0	4,600	4,8763	13	11,162	11,2950	26	24,988	24,1846
+ 1	4,940	5,2175	14	11,908	12,0074	27	26,505	25,5666
2	5,302	5,5798	15	12,699	12,7601	28	28,101	27,0150
3	5,687	5,9631	16	13,536	13,5549	29	29,782	28,5378
4	6,097	6,3696	17	14,421	14,3578	30	31,548	30,1293
5	6,534	6,8021	18	15,357	15,6523	31	33,405	31,8114
6	6,998	7,2587	19	16,346	16,2008	32	35,359	33,5482
7	7,492	7,7431	20	17,391	17,1768	33	37,410	35,3771
8	8,017	8,2567	21	18,495	18,2048	34	39,565	37,2919

Absolute Feuchtigkeit. Hierunter versteht man diejenige Wassermenge, welche die Luft in einem bestimmten Falle in Form von Wasserdampf gerade enthält.

Man bestimmt die absolute Feuchtigkeit, indem man ein bekanntes Volumen Luft von bekannter Temperatur über gewogene Absorptionsröhren leitet, welche Phosphorsäure-Anhydrid oder mit konc. Schwefelsäure befeuchtete Bimsteinstücke enthalten. Die Gewichtszunahme dieser Röhren ist = dem aufgenommenen Wasserdampf.

Relative Feuchtigkeit. Als relative Feuchtigkeit r bezeichnet man das Verhältniss zwischen absoluter Feuchtigkeit a und maximaler Feuchtigkeit m (m = 100 angenommen). r ist demnach $\frac{a}{m} \cdot 100$.

Beispiel: Bei 20° C. vermag 1 Kubikmeter Luft in maximo = 17,1768 g Wasserdampf aufzunehmen. Enthält eine Luft von 20° C. in 1 cbm z. B. nur 12,0238 g Wasserdampf, so beträgt ihre relative Feuchtigkeit nach vorstehender Formel (oder der Gleichung 17,1768 : 100 = 12,0238 : x) = 70 Proc.

Man kann, wie aus diesem Beispiel ersichtlich ist, die relative Feuchtigkeit rechnerisch finden, nachdem man vorher die absolute Feuchtigkeit experimentell bestimmt hatte.

Einfacher lässt sich die relative Feuchtigkeit der Luft durch besonders konstruirte Apparate feststellen, welche Hygrometer heissen. Die von LAMBERTZ, FUESS u. A. konstruirten Hygrometer für relative Luftfeuchtigkeit zeigen direkt den Procentgehalt der Luft an relativer Feuchtigkeit an. Aus diesen Angaben lässt sich die absolute Feuchtigkeit leicht berechnen.

Um bei dem obigen Beispiel zu bleiben, finden wir z. B. durch das Hygrometer bei 20° C. eine relative Feuchtigkeit von 70 Proc. Wir ersehen aus der obigen Tabelle, dass 1 cbm Luft bei 20° C. eine Maximal-Feuchtigkeit von 17,1768 g Wasser besitzt. Nach der Gleichung 100 : 17,1768 = 70 : x, x = 12,02376 finden wir als Zahl für die absolute Feuchtigkeit pro Kubikmeter = 12,02376. Vergl. oben.

Sättigungsdeficit. Hierunter wird die Differenz zwischen maximaler und relativer Feuchtigkeit verstanden. Angenommen, die relative Feuchtigkeit beträgt 70 (Proc.), so ist das Sättigungsdeficit = 30, d. h. der Luft fehlen noch $^3/_7$ der bereits vorhandenen Feuchtigkeit, um völlig gesättigt zu sein.

Thaupunkt. Unter Thaupunkt versteht man diejenige Temperatur, bei welcher die Luft die grösste Sättigung mit Feuchtigkeit aufweist. Wird die Luft auch nur ganz wenig unter diese Temperatur abgekühlt, so schlägt sich ein Theil des Wasserdampfes tropfbar flüssig als „Thau" nieder. Kennt man die absolute Feuchtigkeit der Luft, so lässt sich der Thaupunkt leicht aus der Tabelle ersehen. In unserem obigen Beispiel enthält die Luft pro Kubikmeter = 12,0238 g Wasserdampf. Wir ersehen aus der Tabelle, dass die maximale Sättigung und damit der Thaupunkt zwischen 14 und 15° C. liegt. Durch Interpolation lässt sich leicht finden, dass die genaue Zahl 14,02° C. ist.

Da wir aus der relativen Feuchtigkeit leicht die absolute Feuchtigkeit berechnen können, so ist es klar, dass wir mit Hilfe der Hygrometer für relative Feuchtigkeit auch in einfacher Weise den Thaupunkt feststellen können. Hierauf beruht die Anwendung dieser Instrumente für die Wetterprognose.

Zur experimentellen Bestimmung des Thaupunktes dienen besondere, ziemlich einfach zu handhabende Instrumente: die Hygrometer von DANIELL und AUGUST, von denen das letztere für das zuverlässigere gilt.

Mit Hilfe des experimentell gefundenen Thaupunktes können wir ohne weiteres leicht die absolute und relative Feuchtigkeit erschliessen. Um bei unserem Beispiel zu bleiben: Wir finden durch das Hygrometer einen Thaupunkt von 14° C. Bei dieser Temperatur enthält 1 cbm Luft = 12,0074 g Wasserdampf. Wir haben damit die absolute Feuchtigkeit. Nun ist aber die Lufttemperatur 20° C. Bei dieser Temperatur ist die maximale Sättigung = 17,1768 g. Hieraus berechnet sich nach der Gleichung $\frac{12,0074 \cdot 100}{17,1768}$ die relative Feuchtigkeit zu rund 70 Proc.

Es ist aus diesen Ausführungen ersichtlich, dass der Zusammenhang dieser drei Funktionen unter einander bei etwas Nachdenken leicht zu erschliessen ist.

Ausdehnung durch die Wärme. Innerhalb der Temperatur von 0 — 100° C. ist bei gleichem Drucke das Volumen der Luft in sehr regelmässiger Weise abhängig von der Temperatur. Durch Steigerung der Temperatur um je 1° C. wird das Volumen der Luft (wie jedes anderen Gases) um je $^1/_{273}$ (oder um 0,003667) vergrössert gegenüber dem Volumen, welches sie bei 0° C. einnahm.

Um mit diesen Verhältnissen leicht rechnen zu können, braucht man blos den Kunstgriff einzuhalten, die Einheit des Volumens bei 0° als $\frac{273}{273}$ in Rechnung zu stellen, mit anderen Worten anzunehmen, dass das Volumen der Luft bei $0° = \frac{273}{273}$ Volume ist. und dann für jeden Grad Temperaturerhöhung $^1/_{273}$ zuzuzählen, für jeden Grad Temperaturerniedrigung aber $^1/_{273}$ abzuziehen.

Beispiel **A.** Bei 0° sei das Volumen der Luft = 800 ccm. Wie viel beträgt es bei $+ 15°$ C.? Bei 0° ist das Volumen $\frac{273}{273}$, bei $+ 15°$ ist es $\frac{273 + 15}{273}$ also $\frac{288}{273}$. Mithin nehmen 800 ccm Luft von 0° C. (273 : 288 = 800 : x; x = 843,7) bei 15° C. = 843,7 ccm ein.

Beispiel **B.** Bei $+ 25°$C. sei das Volumen = 720 ccm. Wie viel beträgt es bei 0°C.? Bei $+ 25°$C. ist das Volumen $\frac{273 + 25}{273} = \frac{298}{273}$ mithin bei 0° (298 : 273 = 720 : x; x = 659,6) = 659,6 ccm.

Atmosphären-Druck. Dem Drucke, welchen die Luft auf die irdischen Körper ausübt, wird das Gleichgewicht gehalten durch eine Quecksilbersäule von 760 mm Höhe (nämlich am Spiegel der Ostsee). Dieser Druck kann daher gleich dem Luftdruck gesetzt werden und wird als 1 Atmosphäre bezeichnet. Um zu berechnen, wie gross der Druck, den 1 Atmosphäre auf die Flächeneinheit, z. B. auf 1 ☐cm, in absolutem Gewicht ist, muss man folgendes überlegen: Auf 1 ☐cm Grundfläche denke man sich eine Säule reinen Quecksilbers (0° C.) von 76 cm (= 760 mm) Höhe aufgesetzt. Es ist klar, dass diese Säule 76 Würfel von je 1 ☐cm Grundfläche enthalten muss, mit anderen Worten der Volum-Inhalt dieser Säule beträgt 76 ccm. Wäre die Säule aus Wasser hergestellt, so würde sie 76 g wiegen. Da sie aber aus Quecksilber hergestellt ist, so wird das Gewicht dieser Säule 76 × 13,5959 g [das spec. Gewicht des Quecksilbers bei 0° C. ist = 13,5959] also 1033,2884 g wiegen. Dies ist in absolutem Gewicht der Druck, den 1 Atmosphäre auf 1 ☐cm Fläche ausübt. Der 2 Atmosphären-Druck auf 1 ☐cm Fläche entsprechende Druck (man muss sich zwei solcher Säulen aufeinander gesetzt denken) beträgt 2 × 1033,2884 g, also 2066,5768 g u. s. w. Anderseits beträgt der Druck, den 1 Atmosphäre auf 2 ☐cm Grundfläche ausübt (man muss sich zwei solcher Säulen nebeneinander gestellt denken) ebenfalls 2 × 1033,2884 = 2066,5768 g u. s. w.

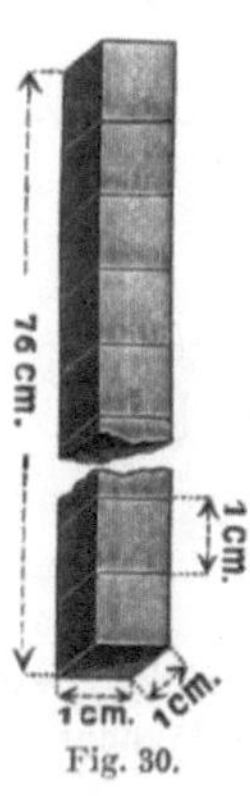

Fig. 30.

Gegenwärtig wird auf Manometern und ähnlichen Messvorrichtungen angegeben, wie viel Kilogramm der Druck auf 1 qcm Grundfläche beträgt. Nach dem Gesagten ist leicht zu berechnen, dass ein Druck von 1 kg auf 1 ☐cm $= \left(\frac{1000}{1033,2884}\right) = 0,9678$ Atmosphären ist.

Physiologisches. Ein Erwachsener athmet während 24 Stunden etwa 9 cbm oder 11,6 kg Luft ein. Die ausgeathmete Luft besteht aus Sauerstoff 15,4 Proc., Stickstoff (einschliesslich Argon) 79,2 Proc., Kohlensäure 4,4 Proc. Ausserdem ist sie noch für eine Temperatur von etwa 34° C. (s. Tabelle) mit Wasserdampf gesättigt.

Die Beschaffenheit der Luft wird demnach durch den Athmungsprocess verschlechtert, ebenso durch das Brennen von Flammen in geschlossenen Räumen. Es steht fest, dass die Luft in einem geschlossenen Raume, in welchem zahlreiche Menschen sich aufhalten, allmählich immer untauglicher für die Athmung wird. Ob der Grund hierfür lediglich darin zu finden ist, dass die Exspirations-Luft ärmer an Sauerstoff und reicher an Kohlensäure ist als reine Luft, oder ob, wie von Einigen angenommen wird, die Exspirationsluft direkt giftige Substanzen enthält, kann dahin gestellt bleiben.

Als Massstab für eine stattgehabte Verschlechterung der Luft in bewohnten Räumen gilt zur Zeit der Gehalt an Kohlensäure. Im Freien beträgt der Gehalt reiner Luft an Kohlensäure in 1000 Volumen etwa 0,3—0,4 Volume. Man bezeichnet in Wohnräumen die Luft als schlecht, wenn ihr Kohlensäure-Gehalt in 1000 Volumen mehr als 2 Volumen beträgt. (PETTENKOFER). Vorausgesetzt wird hierbei, dass diese Erhöhung im wesentlichen auf den Athmungsprocess zurückzuführen ist. Wird die Erhöhung dem Hauptwerthe nach durch das Brennen von Flammen verursacht, so gilt eine mässige Ueberschreitung des angeführten Grenzwerthes als unbedenklich. Die Verbesserung einer über das Zulässige hinaus verunreinigten Luft ist durch genügende Zufuhr reiner Luft (Ventilation) zu erstreben.

Bestimmung der Kohlensäure. a) Minimetrisch nach LUNGE und ZECKENDORF. Von einer $^1/_{10}$-Normal-Sodalösung (welche im Liter 5,3 g Na_2CO_3 oder 14,3 g $Na_2CO_3 + 10 H_2O$ enthält), welche pro Liter durch Zusatz von 0,1 g Phenolphthaleïn roth gefärbt ist, setze man 2 ccm zu 100 ccm ausgekochtem, destillirtem Wasser. Von dieser Lösung benutzt man stets 10 ccm zu dem nachstehend beschriebenen Versuche. Fig. 31.

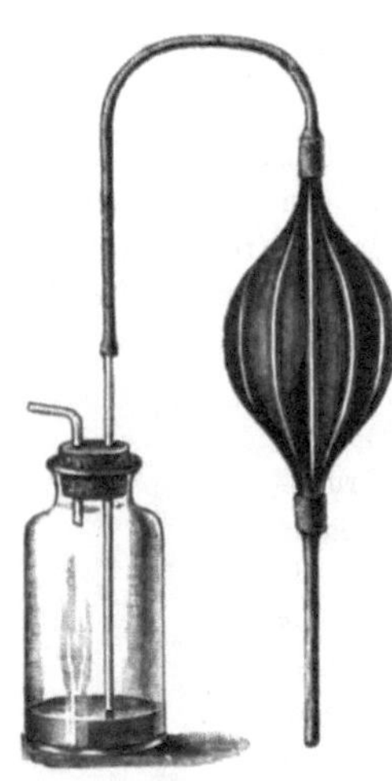
Fig. 31.

Der Apparat besteht aus einem Glase von 100 ccm Fassungsraum, welches in durch die Figur erläuterter Weise mit einem Handgebläse verbunden ist, welches ein Rückschlagsventil enthält. Man füllt die Flasche zunächst mit der zu untersuchenden Luft, indem man mehrere Füllungen des Handgebläses hindurchtreibt. Dann öffnet man die Flasche, lässt, indem man die Pipette bis dicht an den Boden einsenkt, 10 ccm des obigen Reagens zufliessen und setzt alsdann den Stopfen fest auf. Nun presst man den ganzen Inhalt der Kautschukbirne unter 1 minutenlangem Schütteln langsam, Blase für Blase, in die Flasche ein und schüttelt hierauf tüchtig. Alsdann wird eine weitere Füllung eingeblasen und wiederum tüchtig geschüttelt. Man setzt das Einblasen der Füllungen (wobei jedesmal geschüttelt werden muss) fort, bis das Reagens entfärbt oder nur noch sehr schwach röthlich ist. Alsdann ist der Versuch beendet. Die eingeblasenen Füllungen werden gezählt.

Jedem Apparat wird eine Gebrauchsanweisung beigegeben, aus welcher ersichtlich ist, welcher Kohlensäure-Gehalt der verschiedenen Anzahl von Füllungen entspricht. Bei reiner Waldluft werden z. B. = 40 Füllungen, bei noch guter Zimmerluft = 25 Füllungen verbraucht.

Tabelle für den Kohlensäuregehalt in 100 000 Th. Luft bei einem Fassungsraum des Ballons von 70 ccm.

Ballonfüllungen	CO_2-Gehalt in 100 000 Th. Luft	Ballonfüllungen	CO_2-Gehalt in 100 000 Th. Luft
2	25	7	11
3	21	8	10
4	18	16	6
5	15		
6	12		

b) **Massanalytische Methode nach PETTENKOFER.** Man bedarf hierzu folgender Reagentien etc.

1) Oxalsäurelösung. 1,405 g reine krystall. Oxalsäure in Wasser zu 1 l gelöst. 1 ccm dieser Lösung = 0,0004906 g CO_2 = 0,25 ccm CO_2 bei 0° und 760 B.

2) Barytwasser. 3,5 g reinstes, alkalifreies Barythydrat in Wasser zu 1 l gelöst. Etwa vorhandenes Baryumsulfat lässt man absetzen. Man prüfe diese Lauge in folgender Weise auf Verunreinigung durch Aetzalkalien: Man titrire die völlig klare Barytlauge mit Oxalsäure. Dann setzt man einer neuen Probe etwas gefälltes, reines, trockenes Baryumkarbonat hinzu, lässt absetzen und titrirt wieder. Braucht man zur letzten

Probe mehr Oxalsäure wie bei der ersten, so enthält das Barythydrat Alkali. Vor Kohlensäure geschützt aufzubewahren. (Natronkalkrohr!). Man stellt den Wirkungswerth der Barytlauge gegenüber der Oxalsäure fest.

3) 1 Th. Rosolsäure wird in 500 Th. Alkohol von 80 Proc. gelöst und mit soviel Barytwasser versetzt, dass die Lösung eben anfängt röthlich zu werden.

Die Ausführung der Bestimmung geschieht wie folgt:

Eine Flasche von bekanntem bez. ausgemessenem Fassungsraum (von 5—6 l) wird im Laboratorium durch Ausspülen mit Wasser, Alkohol und Aether und darauffolgendes gründliches Ausblasen sauber und trocken gemacht. Diese Flasche wird, mit einer gut passenden Kautschukkappe verschlossen, an Ort und Stelle gebracht. Hier füllt man die Flasche mit der zu untersuchenden Luft, indem man mit Hilfe eines Blasebalges etwa 10 Minuten Luft in die Flasche einblässt. Der Blasebalg ist durch ein Stück Gummischlauch soweit verlängert, dass die Luft dicht über dem Boden der Flasche eintreten kann. Man notirt nun Lufttemperatur und Barometerstand und giebt in die Flasche 100 ccm obiger Barytlösung und zwar so, dass man die Pipette möglichst dicht über dem Boden der Flasche auslaufen lässt. Man schliesst nun die Flasche sogleich durch Ueberziehen der Kautschukkappe und lässt nun die Absorption der Kohlensäure durch die Barytlösung dadurch vor sich gehen, dass man die Lauge an den Wandungen der Flasche vertheilt und diese sanft schwenkt. Nach 15—25 Minuten kann man sicher sein, dass die Absorption vollständig erfolgt ist. Nach Verlauf dieser Zeit giesst man die Barytlösung in ein wenig mehr als 100 ccm fassendes Gefäss (100 ccm Kölbchen), verkorkt dieses luftdicht und lässt es (3—6 Stunden) stehen, bis das ausgeschiedene Baryumkarbonat sich völlig abgesetzt hat, und die Flüssigkeit absolut klar geworden ist. Man entnimmt von der klaren Flüssigkeit 25 ccm, fügt einige Tropfen Rosolsäure hinzu und titrirt mit der Oxalsäure-Lösung auf Gelb.

Man berechnet das erhaltene Resultat auf die gesammte Menge (von 100 ccm) der Barytlauge und weiss nun, wie viel Kohlensäure in dem Luftvolumen, welches dem Inhalt der Flasche entspricht, abzüglich 100 ccm (für die zugegossene Barytlauge) enthalten ist.

Das Resultat des Versuches wird in der Regel in Volumenprocenten bei 0^0 C. und 760 mm Barometerstand angegeben. Für die Umrechnung der Gewichtsmengen Kohlensäure in Volumina hat man nur nöthig, die Zahl der gefundenen Milligramme CO_2 mit 0,506 zu multipliciren. Man erhält alsdann die diesen Milligrammen entsprechende Anzahl ccm CO_2 bei 0^0 und 760 B. s. S. 31.

Die Reduktion des gemessenen Luftvolumens erfolgt nach der Gleichung

$$V. = \frac{V_1 \cdot B}{(1 + 0{,}003667 \cdot t) \cdot 760.}$$

In dieser Gleichung bedeutet V das gesuchte Volumen, V_1 das gemessene Volumen minus 100 ccm, B den beobachteten Barometerstand, t die Temperatur.

Nachweis von Kohlenoxyd. Eine Flasche von etwa 5 Liter Fassungsraum füllt man durch einen Blasebalg, an dessen unteres Ende ein bis zum Boden der Flasche reichender Gummischlauch angebracht ist, mit Luft des zu untersuchenden Raumes an. Alsdann schüttet man in die Flasche 50—100 ccm einer verdünnten, filtrirten Blutlösung (10 Th. frisches Blut und 40 Th. reines Wasser), verschliesst die Flasche mit einer Gummikappe und absorbirt durch 15—20 Minuten andauerndes, leichtes Schütteln das vorhandene Kohlenoxyd in der Blutlösung. Von dieser Blutlösung werden 10 Tropfen mit 20 ccm Wasser verdünnt und mittelst eines Spektroskopes vor und nach der Behandlung mit gelbem Schwefelammonium auf das Vorhandensein von Kohlenoxyd-Hämoglobin geprüft. — Daneben sind stets Vergleichsversuche mit demselben reinen Blute und zwar gleichfalls vor und nach der Behandlung mit gelbem Schwefelammonium anzustellen.

Argon und Helium.

Um die einzelnen Bestandtheile der Luft nachzuweisen und zu bestimmen, kann man in folgender Weise verfahren: Man leitet ein bestimmtes Volumen Luft über Chlorcalcium oder durch konc. Schwefelsäure oder über glasige Phosphorsäure und bestimmt hierdurch die Feuchtigkeit. Alsdann führt man sie durch konc. Kalilauge und hierauf über neutrales Calciumchlorid. Die Gewichtszunahme in diesen beiden Apparaten giebt die Menge der vorhandenen Kohlensäure an. Den nunmehr noch vorhandenen Gasrest leitet man über glühendes Kupfer oder lässt ihn auf gelben Phosphor einwirken. Das glühende Kupfer oder der Phosphor entziehen dem Gasgemenge den Sauerstoff, und e hinterbleibt schliesslich ein Gasrest, welcher bisher für Stickstoff gehalten wurde. Es hat sich indessen herausgestellt, dass auch dieser Gasrest noch ein Gemenge und zwar von Stickstoff und Argon ist. Leitet man das Gemenge mehrmals über glühendes Magnesium, so absorbirt dieses den Stickstoff unter Bildung von Stickstoff-Magnesium (Magnesiumnitrid), und es hinterbleibt schliesslich reines Argon, welches nicht mehr das Funkenspektrum des Stickstoffs, sondern ein von diesem verschiedenes Funkenspektrum giebt.

Argon. $Ar = 19{,}85$. Mol.-Gew. $= 19{,}85$ (von $\acute{a}$ priv. und $\check{\varepsilon}\varrho\gamma o\nu$, d. i. ohne Wirkung). Zu 0,9 Vol. Proc. in der Luft enthalten, auch in den Quellgasen der Geisir-Quellen von Reykjavik (Island) in den Quellgasen von Wildbad und zahlreicher Pyrenäen-Quellen nachgewiesen.

Ueber die Darstellung s. kurz vorher. Farbloses, dem Stickstoff in allen physikalischen Eigenschaften sehr ähnliches Gas. Das spec. Gew. $(H = 1)$ ist $= 19{,}85$. Atom- und Molekulargewicht sind $= 19{,}85$. Demnach besteht das Molekül nur aus einem Atom. Das Gas kann verflüssigt werden. Der Siedepunkt des flüssigen Argons liegt bei $- 185^0$ C. Bei -200^0 C. erstarrt das flüssige Argon zu einer eisartigen Masse, die bei $-189{,}5^0$ C. schmilzt. Giebt ein von demjenigen des Stickstoffes abweichendes Funkenspektrum. Zeichnet sich durch sehr geringe Verbindungsfähigkeit aus. Verbindungen mit anderen Elementen sind nicht mit Sicherheit bekannt.

Helium. $He. = 4{,}0$. Mol.-Gew. $= 4{,}0$ (von $\check{\eta}\lambda\iota o\varsigma$, Sonne). Zuerst 1868 von LOCKYER in der Sonnenatmosphäre nachgewiesen, 1895 auch als irdisches Element erkannt und in einigen Mineralien z. B. dem Cleveït aufgefunden, wo es in eigenthümlicher lockerer Bindung vorkommt. In sehr geringer Menge auch in unserer Luft enthalten.

Zur Darstellung werden die Mineralien zuerst im Vakuum erhitzt, um Wasserdampf, Kohlensäure, sowie Luft zu entfernen. Das jetzt entweichende Gas ist Helium — ein dem Stickstoff physikalisch sehr ähnliches Gas, welches bei $- 264^0$ C. noch nicht verflüssigt ist. Spec. Gew. $(H = 1)$ ist $= 4$. 100 ccm des Gases wiegen 0,018 g. Die Werthigkeit ist unbekannt.

Aether.

I. Aether (Austr. Brit. Germ. Helv. U-St.). **Aether sulfuricus. Ether** (Gall.). **Naphtha Vitrioli. Schwefeläther. Aethyläther. Ether.** $(C_2H_5)_2O$. **Mol.-Gew.** $= 74$.

Darstellung. Diese erfolgt in chemischen Fabriken; im pharmaceutischen Laboratorium wird Aether nur gelegentlich einmal als Uebungspräparat dargestellt. Hierüber sind eingehende Angaben in dem Kommentar von Hager-Fischer-Hartwich gemacht worden.

Handelssorten. Die Preislisten der Drogisten führen mehrere Sorten Aether auf, welche vorzugsweise durch das specifische Gewicht charakterisirt sind. 1) *Aether,* Ph. Germ. III, spec. Gew. 0,720, ein reiner, praktisch von Wasser und Alkohol freier Aether. Als „Aether" aufgenommen von Germ. und Helv., von Brit. als „Aether purificatus", von Gall. als „Éther officinal". 2) *Aether bisrectificatus,* spec. Gew. 0,725—0,730, aufgenommen von Austr. und U-St. als „Aether", von Gall. als „Éther rectifié du commerce". 3) *Aether rectificatus,* spec. Gew. 0,735, aufgenommen von Brit. als „Aether". 4) *Aether über Natrium rektificirt,* ein von Wasser und Alkohol völlig freies Präparat, besonders zu Extraktionen in der chemischen Analyse verwendet. 5) *Aether pro narcosi,* in der Regel nur in Originalflaschen abgegeben, ein mit besonderer Sorgfalt hergestelltes und dispensirtes, alkohol- und wasserfreies Präparat.

Eigenschaften des Aethers Ph. G. III: Spec. Gew. 0,720. Seitdem durch die Ph. G. III die Ansprüche an den Aether — welchen die Fabrikanten ohne weiteres nachzukommen vermögen — erhöht worden sind, kann diese Sorte als die gebräuchlichste des Handels angesehen werden. Klare, farblose, dünne und bewegliche Flüssigkeit von eigenthümlichem Geruch und brennendem Geschmack, sehr leicht flüchtig und sehr leicht entzündlich. Spec. Gewicht 0,720. Siedepunkt 35—36⁰C. Erstarrt bei —129⁰C. zu farblosen Krystallnadeln, die bei —117⁰C. schmelzen. Ist schon weit unter seinem Siedepunkte leicht flüchtig und entzieht beim Verdunsten seiner Umgebung Wärme, erzeugt also Kälte. Aetherdampf ist 2,57 mal specifisch schwerer als Luft, sinkt also zu Boden. Entzündet, verbrennt der Aether mit leuchtender, russender Flamme. Aetherdämpfe sind leicht und noch auf grosse Entfernung entzündlich, mit Luft gemischt geben sie explosive Gemenge.

Mit Alkohol, Chloroform, Schwefelkohlenstoff, fetten und ätherischen Oelen ist er in jedem Verhältniss mischbar. 1 Th. Aether wird bei 15⁰C. von 13 Th. Wasser, anderseits 1 Th. Wasser von 35 Th. Aether gelöst.

Man beachte, dass Aether hygroskopisch ist und dass er, selbst wenn er ursprünglich das spec. Gewicht 0,720 hatte, doch in Folge öfteren Umgiessens etc., ein etwas höheres spec. Gewicht, z. B. 0,722 annehmen kann.

Aether ist ein ausgezeichnetes Lösungsmittel für zahlreiche organische Stoffe: Fett, Harz, Paraffin, Alkaloïde. Von anorganischen Substanzen werden gelöst: Jod, Schwefel, Phosphor, Ferrichlorid, Quecksilberchlorid, Goldchlorid.

Absolut reiner Aether bläut feuchtes rothes Lackmuspapier (Günther).

Durch den Sauerstoff der Luft wird reiner Aether namentlich bei gleichzeitiger Einwirkung des Lichtes allmählich verändert. Es treten in ihm eine Anzahl von Oxydationsprodukten auf, unter denen mit Sicherheit nachgewiesen sind: Acetaldehyd, Essigsäure, Vinylalkohol, ferner Wasserstoffsuperoxyd. Beim Rektificiren von Aether, welcher längere Zeit aufbewahrt worden war, hinterbleibt bisweilen ein bei 100⁰C. noch nicht flüchtiger Rückstand, welcher durch Berühren und Ueberhitzen schon mehrfach zu Explosionen Veranlassung gegeben hat. Man nimmt an, dass ein Gehalt an Wasserstoffsuperoxyd bez. Aethylperoxyd die Ursache für diese Erscheinung ist. Um einen solchen Aether wieder brauchbar zu machen, lässt man ihn zur Zerstörung des Wasserstoffsuperoxydes zunächst einige Stunden unter öfterem Umschütteln mit wässeriger, schwefliger Säure in Berührung; alsdann wird die Aetherschicht abgehoben und zur Entsäuerung mit Kalkmilch, geschüttelt. Die abgetrennte Aetherschicht wird durch Maceriren über geschmolzenem Calciumchlorid entwässert. Hierauf giesst man den Aether ab und rektificirt ihn unter Zusatz von 1 g Phenylhydrazin pro 1 kg Aether (welches den Vinylalkohol bindet) aus dem Wasserbade.

Prüfung. **1)** Der Aether sei farblos, klar, siede bei 35—36⁰C. und habe bei 15⁰C. das spec. Gewicht 0,720. Alsdann kann er wesentliche Mengen Alkohol oder Wasser kaum noch enthalten. **2)** 20 ccm Aether sollen beim Abdunsten einen nicht sauer reagirenden feuchten Beschlag hinterlassen, der auf dem Wasserbade völlig flüchtig ist. Lässt man 10 ccm Aether auf gutem Filtrirpapier abdunsten, so darf dieses später keinen fuselartigen Geruch erkennen lassen. (Weinöl, Fuselöl). **3)** Schüttelt man 5 ccm Aether mit 5 Tropfen verdünnter Schwefelsäure und 2 Tropfen Kaliumdichromatlösung, so darf Blaufärbung nicht eintreten. (Wasserstoffsuperoxyd). **4)** Lässt man Aether in einem völlig angefüllten Glasstopfenglase unter öfterem Umschütteln und zwar im zerstreuten Tageslichte über einigen Stücken trocknen Aetzkalis stehen, so darf dieses im Verlaufe einer Stunde keine gelbe Färbung (bez. gelbe harzige Ablagerungen) zeigen (Aldehyd). **5)** Bringt man in ein Glasstopfengefäss von 15 ccm Fassungsraum 1 ccm jodsäurefreie Kaliumjodidlösung, füllt das Glas völlig mit Aether an, setzt den Stopfen auf und lässt das Glas unter öfterem Umschütteln im zerstreuten Tageslicht stehen, so darf innerhalb 1 Stunde Gelbfärbung nicht eintreten (Wasserstoffsuperoxyd). **6)** Schüttelt man 10 ccm Aether mit 10 ccm Wasser, so darf die wässerige Schicht nach dem Absetzen höchstens 11 ccm, die Aetherschicht muss mindestens 9 ccm betragen, anderenfalls liegt ein ungehöriger Alkoholgehalt vor. Diese Prüfung ist zweckmässig in einem „Aether-Probeglase" auszuführen. Indessen ist ein abnormer Alkoholgehalt bei einem Aether von 0,720 spec. Gew. kaum zu besorgen.

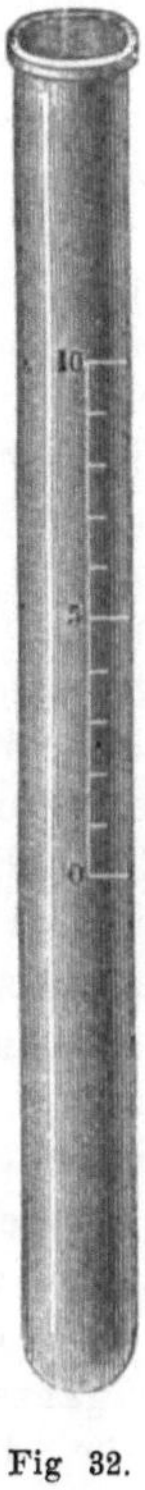

Fig 32.
Aether-
probier-
cylinder.

Aether, spec. Gewicht 0,725 (Aether der Austr. und U-St., Éther rectifié du commerce (Gall.), enthält etwa 97 Proc. Aether, 3 Proc. Alkohol und Spuren Wasser.

Aether, spec. Gewicht 0,735 (Aether der Brit.). Enthält (mindestens) 92 Proc. Aether, und etwa 5—6 Proc. Alkohol, sowie 2—3 Proc. Wasser.

Aether, wasserfrei, über Natrium destillirt. Zur Herstellung trägt man in den Aether, welcher sich in einem mit Rückflusskühler verbundenen Kolben befindet, allmählich soviel Natrium ein, dass einige Stücke im Ueberschuss vorhanden sind, und lässt unter Chlorcalciumverschluss des Kühlers so lange stehen, bis alle Gasentwickelung aufgehört hat. Dann destillirt man den Aether aus dem Wasserbade ab und schützt dabei die Vorlage durch einen Chlorcalcium-Verschluss vor dem Zutritt von Feuchtigkeit.

Trägt man in 15 ccm Aether, welche sich in einem absolut trockenen, völlig angefüllten Gläschen befinden, ein erbsengrosses Stückchen blankes Natrium ein, so darf keine oder nur eine sehr unbedeutende Gasentwickelung stattfinden und das Natrium muss etwa 6 Stunden blank bleiben.

Um für analytische Extraktionsarbeiten jederzeit wasserfreien Aether zur Hand zu haben, bewahrt man einen Aether von 0,720 über scharf geglühtem Kaliumkarbonat auf und filtrirt im Bedarfsfalle ein Quantum ab.

	Name	Spec. Gew.	Siedep.		Name	Spec. Gew.	Siedep.
Austr.	Aether	0,725	35—36°.	Gall.	Éther officinal	0,720	34,5°
Brit.	Aether	0,735	40,5°	Germ.	Aether	0,720	35,0°
	Aether purus	0,720		Helv.	Aether	0,720—0,722	35°
Gall.	Éther rectifié du commerce	0,724		U-St.	Aether	0,725—0,728	37°.

Aufbewahrung. Wegen der leichten Flüchtigkeit des Aethers stelle man auch die Aetherflasche der Officin nicht in die oberen Fächer der Regale, wo unter Umständen eine Wärme von 30° C. und mehr herrschen kann, sondern bringe sie möglichst nach dem Fussboden zu unter. Die grösseren Vorräthe bewahre man in einem kühlen Raume, also im Keller. Als Aufbewahrungsgefässe wähle man Glasflaschen mit gut eingeschliffenen Glasstopfen, oder weniger gut mit sehr guten porenfreien Korken, welche mit Leder überbunden werden. Die Flaschen wähle man nicht zu gross, also zweckmässig nicht über 1—2 l Fassungsraum und fülle sie, weil der Aether durch Erwärmung beträchtliche Ausdehnung erfährt, nicht gänzlich voll, sondern höchstens zu $^8/_9$ an.

Zum Umfüllen von Aether aus einem Gefässe in das andere benutze man stets einen Trichter und wenn es sich vermeiden lässt, so unterlasse man das Umfüllen bei brennendem Lichte, namentlich im Keller. Daher lässt man die Aetherflasche der Officin niemals ganz leer werden, sondern füllt sie lieber am Tage, auch wenn sie noch halb voll sein sollte. Wird aber des Abends Aether dringend gebraucht, so hole man eine der Vorrathsflaschen aus dem Keller in die Officin oder in einen Nebenraum und nehme hier das Umfüllen vor. Muss mit Licht geleuchtet werden, so soll dieses (eine Laterne) mehrere Schritte von dem Aether entfernt in die Höhe gehalten werden, weil die Aetherdämpfe in Folge ihrer specifischen Schwere zu Boden sinken.

Grössere Mengen Aether bezieht man zweckmässig während des Winters, dabei giebt man dem Lieferanten die Anweisung, dass er die Transportgefässe nur zu $^4/_5$ anfüllen soll. Anderseits müssen die mit niedriger Temperatur ankommenden Aethergefässe, wenn sie in einem wärmeren Raum gelagert werden, zunächst geöffnet und unter lockerem Verschluss des Stopfens stehen gelassen werden, bis sie die Temperatur des betr. Raumes angenommen haben, denn 1000 Volume Aether von 5° C. dehnen sich soweit aus, dass sie bei 20° C. = 1020 Volume einnehmen. Anderseits entspricht die Tension des Aetherdampfes bei 0° C. einer Quecksilbersäule von 183 mm, bei 10° C. von 286 mm, bei 20° C. von 433 mm.

Ueber die Lagerung grösserer Mengen Aether existiren besondere lokale Verordnungen, welche auch von Seiten des Apothekers zu beachten sind.

Kommt eine grössere Aethermenge (z. B. einige kg) zur Entzündung, so ist der ganze Verlauf der Verbrennung ein so rapider und die Hitze-Entwickelung eine so starke, dass in der Nähe der Unfallsstelle sich aufhaltende Personen und befindliche Sachen auf das dringendste gefährdet sind. Gelangen Gemische von Luft und Aetherdampf zur Entzündung, so können Explosionen von furchtbarer Gewalt eintreten. Grosse

Aethermengen soll man überhaupt nur bei Tageslicht, im Freien, fern von jedem Feuer (Cigarre!) abfüllen.

Um Flammen in einer Aetheratmosphäre gefahrlos brennen zu können, umgiebt man sie mit einem engmaschigen Drahtnetz. Die eigens hierfür konstruirten Brenner heissen „Bunsenbrenner mit Sicherheitskorb."

Anwendung. Aeusserlich auf die Haut gebracht, erzeugt Aether Kälte. Daher benutzt man ihn in der Form der Aufstäubung, um lokale Anästhesie zu erzeugen. (Cave: Galvanokauter, Feuer, Licht). Um diesen Zweck gut zu erreichen, muss der Aether frei von Wasser und Alkohol sein. Aufträufelungen von Aether wendet man an als schmerzstillendes Mittel bei Neuralgieen, z. B. Migräne. Innerlich genommen als starkes Erregungsmittel, daher in Gaben von 5—10—20 Tropfen unvermischt oder mit alkoholischen Flüssigkeiten kombinirt bei Ohnmachten, Kollaps, ferner bei krampfhaften Zuständen, Hysterie, Kolik. Subkutan als starkes Excitans bei plötzlich eintretenden Kollaps- und Schwächezuständen.

Eingeathmet bewirkt Aether nach einem kurzen Erregungsstadium vollständige Bewusst- und Gefühllosigkeit. Die Gefahr einer Respirations- oder Herzlähmung ist geringer als beim Chloroform, daher unvermischt oder in bestimmten Mischungen dem Chloroform neuerdings vielfach für die Narkose vorgezogen.

Gewohnheitsmässiger Genuss (auch Einathmen) von Aether führt zu gleichen gesundheitlichen Störungen wie derjenige des Alkohols.

II. Spiritus aethereus. Aetherweingeist. Liquor anodynus Hoffmanni. Hoffmannstropfen (Germ. Helv.).

Mischung aus 1 Th. Aether und 3 Th. Weingeist. **Spiritus Aetheris** Austr.: 1 Th. Aether und 3 Th. Weingeist. Brit.: 300 ccm Aether, 480 ccm Weingeist. U-St.: 325 ccm Aether, 675 ccm Weingeist. **Éther à 0,758** Gall.: 7 Th. Aether (von 0,724), 3 Th. Weingeist. **Éther officinal alcoolisé** (Gall.): 1 Th. Aether (0,720), 1 Th. Weingeist.

Als Krampfmittel in Gaben von 10—50 Tropfen auf Zucker oder mit Wasser verdünnt. Unter dem Namen „Liquor" von Mitgliedern der Mässigkeitsvereine als Alkoholicum genossen.

III. Oleum aethereum. Ethereal oil (U-St.).

Man mischt 1000 ccm Alkohol (95 Proc.) mit 1000 ccm konc. Schwefelsäure (Vorsicht!) und lässt die Mischung stehen (24 Stunden), bis sie sich geklärt hat. Dann destillirt man aus einer in ein Sandbad eingesetzten Retorte (ein in die Flüssigkeit eingesenktes Thermometer zeige 150—160° C.), bis ölige Tropfen nicht mehr übergehen, bez. bis der Retorteninhalt sich stark zu schwärzen beginnt. Man trennt die gelbe ölige Schicht von dem überstehenden Wasser, lässt sie 24 Stunden an der Luft stehen, schüttelt sie nochmals mit 25 ccm Wasser aus, scheidet sie wieder, filtrirt durch ein trocknes Filter und vermischt sie mit einem gleichen Volumen Aether. Das Präparat ist eine Mischung gleicher Volume schweren Weinöls und Aether. Spec. Gew. = 0,910.

IV. Spiritus Aetheris compositus. Compound Spirit of Ether. (Hoffmanns Anodyne nach Brit. und U-St.)

U-St.: Olei aetherei (U-St.) 25 ccm, Spiritus (94 Vol. Proc.) 650 ccm, Aether 650 ccm.

Brit. Man mischt allmählich 900 ccm konc. Schwefelsäure zu 1000 ccm Alkohol (90 Proc.) und lässt die Mischung 24 Stunden lang stehen, dann destillirt man, bis ein eingetauchtes Thermometer 171,6° C. anzeigt. Man lässt das Destillat in einem Scheidetrichter absetzen, zieht die untere (wässerige) Schicht ab und wäscht die zurückbleibende leichtere zunächst mit etwa 30 ccm Wasser, und trägt hierauf Natriumbikarbonat ein bis zur Neutralität. Dann hebt man die ätherische Schicht ab, und vermischt sie mit 137,5 ccm Aether und 950 ccm Weingeist von 90 Proc. Farblose Flüssigkeit, spec. Gew. 0,808—0,812.

Aether pro narcosi ist wasserfreier absoluter Aether, welchem zum Zwecke der Haltbarkeit 2 Proc. absoluten Alkohols zugesetzt sind.

Gasäther, früher zu Beleuchtungszwecken benutzt: Spiritus (95 Proc.) 80,0, Terpentinöl 15,0, Aether 5,0.

Englischer Aether für die Narkose ist ein Gemisch von Methyläther und Aethyläther, welches allerdings frei von Wasser ist. Spec. Gewicht 0,715—0,717.

Aether anaestheticus König. Nach Schneider eine Mischung aus 4 Vol. Aether Petroleï (Rhigolen) und 1 Vol. Aether; beide Bestandtheile völlig wasserfrei.

Aether perlatus. Perles d'éther. Aether-Kapseln. Sind kugelförmige Gelatine-Kapseln mit Aether gefüllt. Jede Kapsel enthält etwa 5 Tropfen Aether. Die Darstellung erfolgt fabrikmässig.

Richardson's Aethermischung zur lokalen Anästhesie: Aether 75,0, Karbolsäure 0,3.

Methylated ether. Ist ein in England als Kälte-Anästheticum viel benutztes Präparat. Es ist aus Methylalkohol enthaltendem Aethylalkohol (behufs Denaturirung) hergestellt, aber völlig frei von Alkohol und Wasser. Besteht aus einem Gemisch von Methyläther mit Aethyläther. Siedet zwischen 24 und 34° C. Das spec. Gew. ist bei 15° C. etwa = 0,716.

Aether chloroformiatus. Weigel.

Rp. Chloroformii 5,0
Aetheris 45,0.

Aether gelatinosus.

Rp. Albumen ovi unius
Aetheris 50,0.

Werden in einer weithalsigen Flasche kräftig geschüttelt, bis eine gelatinöse Masse entstanden ist. Zum Bestreichen schmerzhafter Stellen, auf eingeklemmte Brüche etc.

Aqua aethereata.

Rp. Aetheris 10,0
Aquae destillatae 100,0.

Man schüttelt in einer Flasche kräftig zusammen und zieht die wässerige Flüssigkeit mit Hilfe eines Scheidetrichters vom nicht gelösten Aether ab.

Aqua aethereata camphorata.

Rp. Aetheris camphorati 10,0
Aquae destillatae 200,0.

Man schüttelt kräftig zusammen und filtrirt alsdann ab.

Liquor inhalatorius contra tussim convulsivam. Wild.

Rp. Chloroformii 15,0
Aetheris 30,0
Olei Terebinthinae 5,0.

Man giesst 1 Theelöffel der Mischung auf ein Tuch und athmet die Dämpfe ein, bis der Anfall vorüber ist.

Sirupus Aetheris. Breslauer.
Sirop d'Ether. Gall.

	Bad. T.	Gall.
Rp. Sirupi Sacchari	90,0	70,0
Spiritus (90 Proc.)	5,0	5.0
Aetheris	5,0	2,0
Aquae	—	23,0.

Helv.: Aetheris, Spiritus āā 4,0 Aquae 36,0 Sacchari 56, werden in einer Flasche häufig geschüttelt und nach der Auflösung filtrirt.

Aether methylico-aethylicus. Methyläthyläther. $CH_3-O-C_2H_5 = 60$. Wird in chemischen Fabriken durch Einwirkung von Jodäthyl auf Natriummethylat dargestellt. $C_2H_5J + CH_3ONa = NaJ + CH_3-O-C_2H_5$.

Farblose, ätherisch riechende Flüssigkeit, leicht entzündlich, bei + 11° C. siedend, also schon bei mittlerer Temperatur gasförmig. Nur in druckfesten Gefässen zu versenden. Ersatz des Chloroforms; soll wie dieses anästhesirend wirken, ohne die üblen Nebenwirkungen zu zeigen.

Aether aceticus.

I. Aether aceticus (Austr. Brit. Germ. Helv. U-St.). **Éther acétique** (Gall.). **Essigäther. Essigester. Aethylacetat. Essig-Naphtha. Acetic ether.** $CH_3CO_2C_2H_5$. **Mol.-Gew. = 88.**

Darstellung. Diese erfolgt im Grossen in chemischen Fabriken. Indessen ist die Selbstdarstellung im pharm. Laboratorium doch zu empfehlen, weil sie ein bei weitem besser riechendes Produkt liefert.

6 Th. krystallisirtes Natriumacetat werden in einer blanken eisernen Pfanne auf freiem Feuer allmählich so lange erhitzt, bis die flüssig gewordene Masse wieder fest und hierauf — bei weiterem Erhitzen — abermals flüssig wird (s. Natrium aceticum). Man lässt erkalten, pulverisirt und schlägt durch einen groben Durchschlag..

4 Th. entwässertes Natriumacetat werden in einen Destillationskolben gegeben, in welchem sich ein erkaltetes Gemisch von 3 Th. Weingeist (95 Vol. Proc.) + 5 Th. konc. Schwefelsäure befindet. Der Destillationskolben ist an einen gut wirkenden Liebig'schen Kühler angeschlossen. Man lässt die Mischung unter gelegentlichem Umschwenken 12 Stunden lang stehen, alsdann destillirt man unter guter Kühlung 4 Th. aus dem Wasserbade ab. Das Destillat (4 Th.) wird mit 4 Th. Wasser und soviel Magnesiumkarbonat geschüttelt, dass die saure Reaktion aufgehoben ist. Dann fügt man 2 Th. Kochsalz hinzu, schüttelt durch und lässt absetzen. Man trennt die oben aufschwimmende, ätherische Schicht mittels eines Scheidetrichters ab, bringt sie in eine Flasche und trägt

so lange geschmolzenes Calciumchlorid ein, bis dieses nicht mehr feucht wird. Nun lässt
man unter öfterem Umschütteln einen Tag lang in gut verstopfter Flasche stehen, alsdann
giesst man den Aether ab und rektificirt ihn durch Destillation aus dem Wasserbade (Helv.).

Wegen der leichten Entzündlichkeit des Essigäthers ist bei der Darstellung die erforderliche Vorsicht zu beobachten.

Eigenschaften. Klare, farblose, neutrale, leicht flüchtige, angenehm erfrischend
riechende und schmeckende Flüssigkeit. Sie ist leicht entzündlich, ihr Dampf giebt, mit
Luft gemengt, explosive Gemische. Ihrer chemischen Zusammensetzung nach besteht sie
hauptsächlich und zwar bis zu etwa 98 Proc. aus Aethylacetat, daneben enthält sie etwa
2 Proc. Alkohol und kleine Mengen Wasser. Durch Variation der Darstellung kann indessen das Verhältniss zwischen Alkohol und Aethylacetat verschoben werden, ja es scheint,
als ob unter Umständen durch Nebenreaktionen gleichzeitig auch noch andere Aether entstehen, welche sich durch abweichenden Geruch erkennbar machen. Hiervon kommt es,
dass spec. Gewicht, Siedepunkt und Löslichkeit in Wasser von den verschiedenen Pharmakopöen verschieden angegeben werden:

	Austr.	Brit.	Gall.	Germ.	Helv.	U-St.
Spec. Gew. bei 15°	0,900	0,900—0,905	0,915	0,900—0,904	0,904	0,893—0,895
Siede-Temperatur	74—76°	73,9—77,8°	72,8°	74—76°	76°	ca. 76°
1 Th. löst sich in ? Th. Wasser	—	10 Th.	12 Th.	—	15 Th.	8 Th.

Das absolut reine Aethylacetat hat das spec. Gew. 0,899 bei 15°C., es siedet bei 72,8°C.
und ist löslich in 18 Th. Wasser von 15° C.; anderseits lösen 28 Th. Essigäther = 1 Th.
Wasser auf. Hieraus ergiebt sich, dass die Angaben der Germ. und Helv. auf ein reines
Aethylacetat zutreffen, welches etwa 1 Proc. Aethylalkohol und kleine Mengen Wasser
enthält.

Entzündet verbrennt der Essigäther mit blaugelber, russender Flamme, unter Verbreitung eines sauren Geruches und Hinterlassung eines sauren flüssigen Rückstandes Mit
Alkohol, Aether, Chloroform, fetten und ätherischen Oelen ist der Essigäther in allen
Verhältnissen mischbar. Als Lösungsmittel verhält er sich dem Aether ziemlich ähnlich,
in der organischen Chemie ist er ein beliebtes Lösungs- und Krystallisationsmittel. (Löst
z. B. Morphin und Cantharidin auf.)

Mit der Luft in Berührung, nimmt der Essigäther, namentlich bei gleichzeitiger
Gegenwart von Feuchtigkeit, saure Reaktion an, indem er in Essigsäure und Aethylalkohol
gespalten wird. (Reinigung durch Schütteln mit Magnesiumkarbonat + Wasser s. bei Darstellung.) Aetzende Alkalien zersetzen den Essigäther, besonders bei Digestionswärme,
sehr leicht. Aus der Menge des durch die Essigsäure gesättigten Alkalis, lässt sich die
Menge des Essigäthers quantitativ bestimmen. Behufs Trennung aus Gemischen mit Chloroform, Petroläther, Benzin, Schwefelkohlenstoff, schüttelt man den Essigäther mit Wasser aus.

Prüfung. 1) Man bestimmt das spec. Gewicht, ferner die Siedetemperatur, ausserdem stellt man fest, wie der Geruch ist. Manche Handelssorten riechen nicht wie Essigäther,
sondern mehr wie Birnenäther. Tränkt man gutes Filtrirpapier mit etwa 10 ccm Essigäther, so darf das Papier gegen Ende der freiwilligen Verdunstung des Aethers Geruch
nach fremden Aetherarten nicht zeigen. 2) Taucht man in den Aether einen Streifen
blaues Lackmuspapier, so darf dieses unmittelbar nach dem Eintauchen sich nicht röthen
(freie Essigsäure). Beim Abdunsten des Aethers wird das Lackmuspapier auch von nicht
saurem Essigäther roth gefärbt. Diese Rothfärbung verschwindet nach 1—2 stündigem
Liegen des Papiers an der Luft, wenn nur Essigsäure die Ursache ist; bleibt sie bestehen,
so sind noch andere Säuren zugegen. 3) Schüttelt man in einem Aether-Probir-Rohr 10 ccm
Essigäther mit 10 ccm Wasser, so darf das Volumen der wässerigen Schicht allerhöchstens
auf 11 ccm anwachsen, anderenfalls liegt grobe Verfälschung durch Alkohol vor. Es ist
wichtig, diese Probe auszuführen, da das spec. Gewicht des Essigäthers auch Mischungen
von Aether und Alkohol gegeben werden kann. 4) Schichtet man 1 ccm Essigäther auf
1 ccm konc. Schwefelsäure, so darf eine gefärbte Zone nicht auftreten, anderenfalls liegen
Verunreinigungen vor, z. B. durch Amylverbindungen oder andere organische Stoffe.

Aufbewahrung. An einem kühlen, schattigen Orte unter den gleichen Vorsichts-massregeln wie der gewöhnliche Aether. Ist er im Verlaufe der Aufbewahrung sauer geworden, so wird er durch Schütteln mit Wasser + Magnesiumkarbonat entsäuert, darauf durch Calciumchlorid entwässert und durch Rektifikation aus dem Wasserbade vollkommen wieder hergestellt. Den zum Handverkaufe bestimmten Essigäther kann man über einigen Kaliumtartrat-Krystallen (*Kalium tartaricum neutrale*) aufbewahren. Je weniger Feuchtig-keit der Essigäther enthält, desto weniger neigt er zum Sauerwerden; Lichtschutz hält die Zersetzung gleichfalls zurück.

Anwendung. Die Wirkung ist äusserlich wie innerlich etwa die gleiche wie die des Aethers. Man benutzt ihn am häufigsten als Riechmittel bei Ohnmachten und krampf-artigen Zuständen, als Einreibung gegen rheumatische und neuralgische Schmerzen, seltener innerlich an Stelle des Aethers, bei den dort angegebenen Krankheitszuständen. Dosis 5—20 Tropfen unvermischt auf Zucker oder in Gelatinekapseln oder in alkoholischer Lösung oder mit Wasser verdünnt mehrmals täglich.

Spiritus acetico - aethereus. Spiritus Aetheris acetici. Spiritus anodynus vegetabilis. Gemisch aus Aether aceticus 1 Th. und Spiritus (90 Vol. Proc.) 3 Th. Zweck-mässig über einigen Kaliumtartrat-Krystallen aufzubewahren.

<table>
<tr><td>

Balsamum aceticum camphoratum.

Opodeldoc cum Aethere acetico.

Rp. Saponis stearinici dialysati 10,0
    Aetheris acetici   60,0
    Spiritus (90 Vol. Proc.)   50.0
    Camphorae   5,0
    Olei Thymi   2,0.

Man löst die kleingeschnittene Seife in dem Ge-misch von Essigäther und Spiritus unter Er-wärmen auf 50° C. auf, fügt den Kampher und das Thymianöl zu, filtrirt und lässt in geeigneten Gefässen erstarren

</td><td>

Balsamum antarthriticum. SANCHEZ.

Rp. Saponis stearinici dialysati   5,0
    Camphorae   2,5
    Mixturae oleosae-balsamicae
    Spiritus (90 Vol. Proc.)   āā 25,0
    Aetheris acetici   30,0.

Der Essigäther wird zugegeben, nachdem alle an-deren Bestandtheile in Lösung gegangen sind, im übrigen wird wie bei dem vorigen verfahren.

Sirupus Aetheris acetici.

Rp. Aetheris acetici   5,0
    Sirupi Sacchari   95,0.

</td></tr>
</table>

Luftäther von AUG. SCHÖNE in Berlin gegen Kopfschmerzen ist eine Mischung von: Essigäther, alkoholischer Ammoniakflüssigkeit und Pfefferminzöl (BISCHOFF).

Salubrin. Schwedische Patent-Medicin. Acidi acetici 2,0, Aetheris acetici 25,0, Spiritus (90 Vol. Proc.) 50,0, Aqua 23,0. Antiseptisch und blutstillend. Mit Wasser verdünnt bei Quetschungen, Insektenstichen, Zahnschmerzen, Rheumatismus.

II. Aether diaceticus. Aether acetico-aceticus. Acetessigäther (-ester). Di-acetäther. $CH_3CO . CH_2\text{-}CO_2\text{-}C_2H_5$. Mol. Gew. = 130.

Zur Darstellung löst man in 200 g Essigäther 20 g metallisches Natrium unter Rückflusskühlung auf, wobei sich zunächst Natracetessigäther bildet:

$$2 \, CH_3CO_2C_2H_5 + 2 \, Na \quad = \quad CH_3CO \, CH \, Na \, CO_2C_2H_5 + C_2H_5ONa + H_2$$

Man destillirt den überschüssigen Essigäther ab und fügt zu dem Rückstand zunächst 110 g Essigsäure (von 50 Proc.) und nach dem Erkalten noch 100 g Wasser.

$$CH_3CO . CH \, Na \, CO_2CH_3 + CH_3CO_2H \quad = \quad CH_3CO_2 \, Na + CH_3CO . CH_2CO_2C_2H_5$$

Der sich über der wässerigen Flüssigkeit abscheidende Acetessigester wird rektificirt, die bei 175—185° C. übergehenden Antheile sind Acetessigester.

Farblose, obstartig riechende Flüssigkeit, Siedepunkt 182° C., spec. Gewicht 1,03 bei 5° C. In Wasser wenig löslich. Die wässerige Lösung wird durch Eisenchlorid rothviolett gefärbt. Vergl. auch Urina.

Wird zur Synthese organischer Verbindungen, z. B. zur Darstellung des Antipyrins verwendet.

Aether anaestheticus.

Unter diesem Namen fanden um das Jahr 1850 herum zwei Präparate Verwendung, welche Gemische von Chlor-Substitutionsprodukten des Aethylchlorids waren und welche man als ARANS Aether und als WIGGERS Aether bezeichnete. Heute haben diese Präparate nur noch historisches Interesse.

† **Aether hydrochloricus chloratus.** Aether anaestheticus ARAN. **Aether anaestheticus WIGGERS. Aether chloratus ARAN. Chloro-Aethylchlorid. Éther chlorhydrique chloré.**

Darstellung. Setzt man ein Gemenge von trocknem Aethylchlorid C_2H_5Cl mit trocknem Chlorgase dem Sonnenlichte aus, so erfolgt Chlorirung unter Explosion. Lässt man jedoch das Sonnenlicht nur einen Augenblick einwirken, so unterbleibt die Explosion, dagegen setzt sich nunmehr die Chlorirung auch im zerstreuten Tageslichte weiter fort. Aus C_2H_5Cl entstehen nacheinander: $C_2H_4Cl_2$, $C_2H_3Cl_3$ $C_2H_2Cl_4$ C_2HCl_5, C_2Cl_6.

WIGGERS lässt das Aethylchlorid aus 10 Th. 95 proc. Weingeist, 20 Th. englischer Schwefelsäure und 12 Th. trocknem, fein zerriebenem Kochsalz erzeugen. Das Gemisch von Schwefelsäure und Weingeist soll, ehe es auf das Chlornatrium gegossen wird, eine Woche hindurch gestanden haben. Das bei gelinder Erwärmung entwickelte Aethylchlorid wird in eine chlorentwickelnde Mischung aus 22 Th. Chlornatrium, 18 Th. grobem Braunsteinpulver, 50 Th. englischer Schwefelsäure und 25 Th. Wasser geleitet. Es ist rathsam, die Chlormischung auf zwei Gefässe zu vertheilen, so dass der etwa in dem ersten Gefässe nicht chlorirte Aethylchloriddampf in dem zweiten Chlorgefäss chlorirt wird. Das zweite Chlorgefäss verbindet man mit einer dünnen Kalkmilch, um etwaig entweichendes Chlorgas aufzufangen und unschädlich zu machen. Lässt gegen das Ende der Operation (ehe die Aethylchloriddampfentwickelung aufhört) die Chlorentwickelung nach, so kann ihr durch gelinde Erwärmung mittels einer Flamme etwas nachgeholfen werden, die Erwärmung darf jedoch 50° C. nicht übersteigen. Nach beendigter Operation (wenn die Aethylchloriddampfentwickelung aufhört) lässt man erkalten, setzt die beiden Kolben mit den Chlormischungen in ein Sandbad, verbindet mittels eines gläsernen Dampfrohres mit LIEBIG'schem Kühler und Vorlage und destillirt, so lange noch Flüssigkeit übergeht. In dem Destillat findet sich als untere Schicht das Chloro-Aethylchlorid, welches mit Wasser gewaschen nun in Aether anaestheticus verwandelt wird:

Man giebt das Chloro-Aethylchlorid in eine hohe enge cylindrische Flasche, so dass es circa eine 6—10 cm dicke und eine 20—30 cm hohe Schicht bildet, bedeckt diese mit einer 3—5 cm hohen Schicht Wasser und leitet bis auf den Grund der Chloro-Aethylchloridschicht nun langsam Chlorgas ein. Letzteres wird aus einem Kolben entwickelt, welcher mit Sicherheitsrohr versehen ist, und zwar so lange, als Chlor von der Flüssigkeit in der Vorlage absorbirt wird. Die Absorption unterstützt man übrigens durch bisweiliges Umschütteln. Helles Tageslicht kann man die erste Stunde der Operation, welche mehrere Tage dauert, einwirken lassen, später darf man nur im Schatten arbeiten. Endlich wird die Flüssigkeit in der Vorlage mit Wasser, Natriumkarbonatlösung und wiederum mit Wasser gewaschen, bis dieses sich frei von Chlor erweist. Durch Kühlung in Eis bewirkt man eine krystallinische Abscheidung etwa entstandenen Anderthalb-Chlorkohlenstoffs (C_2Cl_6) und filtrirt durch Baumwolle.

Eigenschaften des Aether anaestheticus. Dieser bildet eine farblose, klare, dem Chloroform in Geschmack und Geruch nicht unähnliche Flüssigkeit, welche zwischen 110 bis 140° C. siedet und ein specifisches Gewicht von 1,55—1,60 aufweist. Luft und Sonnenlicht wirken zersetzend unter theilweiser Bildung von Chlorwasserstoff.

Seiner chemischen Zusammensetzung nach ist es ein Gemenge verschiedener Chlorsubstitutionsprodukte des Aethylchlorids, unter denen das Tetrachlor-Aethylchlorid C_2HCl_5 vorwiegt.

Aufbewahrung. Neben Chloroform, also mit Vorsicht und unter Abschluss des Tageslichtes. Hat das Präparat saure Reaktion, so muss diese durch Waschen mit kaltem Wasser beseitigt werden. Ein Zusatz von 2 Proc. absolutem Weingeist hält die Zersetzung einige Zeit zurück.

Anwendung. Der Aether anaestheticus ist ein lokales Anästheticum. Er wirkt örtlich reizend und anästhesirend und wird daher äusserlich gegen Rheumatismus angewendet, wo er übrigens durch Chloroform völlig ersetzt werden kann.

<table>
<tr><td>

Linimentum anaestheticum.

Rp. Aetheris anaesthetici
Chloroformii
Spiritus (90%) āā 10,0.
Zum Bepinseln (bei rheumatischen Schmerzen,
Kopfkrampf etc.).

</td><td>

Linimentum antirheumaticum. LEBERT.

Rp. Aetheris Arani　　　3,0
Olei Amygdalarum　25,0
Olei Menthae piperitae 0,5.
Zum Einreiben (bei chronischem Gelenkrheuma-
tismus).

</td></tr>
</table>

Man verwechsele dieses Präparat übrigens nicht mit Aether anaestheticus KÖNIG. S. über diesen bei Aether.

Aether butyricus.

I. Aether butyricus. Buttersäure-Aethyläther (oder -ester). Aethylbutyrat. Ananasäther. Éther butyrique. $C_4H_7O_2 . C_2H_5 = $ Mol.-Gew. 116.

Darstellung. Dieser von der normalen oder Gährungsbuttersäure sich ableitende Aether kann nach zwei Methoden dargestellt werden.

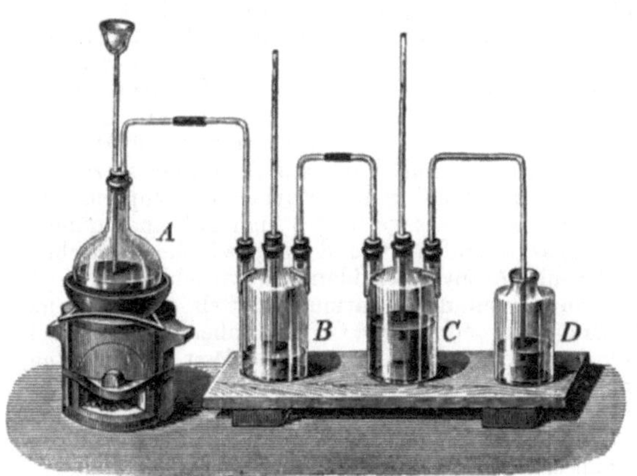

Fig. 33. Apparat zur Darstellung des Buttersäure-Aethers.
A. Chlorwasserstoffgasentwickler. *B.* WOULF'sche Flasche mit koncentrirter Schwefelsäure zum Trocknen des Chlorwasserstoffs. *C.* Gefäss, die Lösung der Säure in Weingeist enthaltend. *D.* Gefäss mit Wasser zum Auffangen des überflüssigen Chlorwasserstoffgases.

1) Man mischt 100 Th. reine Buttersäure mit 100 Th. Alkohol (95 Proc.) und 50 Th. konc. Schwefelsäure. Man erhitzt die Mischung auf 80° C., erhält sie einige Stunden bei dieser Temperatur und lässt alsdann noch 1 Tag in der Kälte stehen. Nach dieser Zeit giesst man die Flüssigkeit in das 2fache Volumen kaltes Wasser, worauf sich der Aether als ölige Schicht abscheidet. Man hebt diese ab, wäscht sie zunächst mit einer dünnen Natriumkarbonatlösung, sodann mit Wasser, entwässert den Aether darauf mit geschmolzenem Calciumchlorid, giesst ihn nach 1—2 tägigem Stehen ab und rektificirt.

2) In ein auf 30—40° C. warmgehaltenes Gemisch aus 100 Th. Buttersäure und 60 Th. 95 proc. Weingeist leitet man einen anhaltenden Strom trocknen Chlorwasserstoff bis zum Ueberschuss, stellt einen Tag hindurch an einem lauwarmen Orte bei Seite, durchschüttelt dann die Flüssigkeit mit Wasser und Natriumkarbonatlösung, lässt den Aether absetzen, wäscht ihn mit Wasser, entwässert ihn durch Calciumchlorid und rectificirt ihn durch einmalige Destillation. 100 Th. Buttersäure geben 120—130 Th. Buttersäureäther.

Eigenschaften. Der reine Buttersäure-Aether bildet eine farblose, leicht bewegliche, brennend schmeckende, in Wasser wenig lösliche, mit Weingeist in allen Verhältnissen mischbare, leicht entzündliche Flüssigkeit, in verdünntem Zustande von ananasartigem Geruche. Spec. Gew. bei 15° C. = 0,900, Siedepunkt 121° C. Verschieden von diesem Buttersäure-Aether ist der „Butteräther des Handels" s. w. u.

Aufbewahrung. Vor Licht geschützt an einem kühlen Orte, wie Essigäther. Der Aether ist entzündlich!

Anwendung. Mit der 8—10 fachen Menge Weingeist verdünnt als Ananasessenz zum Aromatisiren von Konfituren und zur Herstellung von Fruchtessenzen, auch von künstlichem Rum.

II. Aether butyrinus. Butteräther des Handels. Ist ein billigerer Ersatz des Buttersäureäthers.

Darstellung. 1 kg trockene, kleingeschnittene Butterseife wird in einer Retorte mit 1 kg 90 procentigem Weingeist übergossen und so lange digerirt, bis Lösung erfolgt. Nachdem das etwa hierbei Ueberdestillirte in die Retorte zurückgegossen ist, setzt man ein Gemisch aus 1 kg englischer Schwefelsäure und 2 kg Weingeist hinzu und destillirt 3 kg oder soviel ab, bis das Destillat anfängt durch Schwefligsäure verunreinigt zu werden. Das Destillat versetzt man unter Umschütteln mit 20,0 g Natriumkarbonat und 20,0 g Bleisuperoxyd, stellt es einen Tag bei Seite, filtrirt und rektificirt es in einer Retorte aus dem Sandbade.

Dieses Präparat ist eine alkoholische Auflösung der Aethyläther verschiedener Fettsäuren. Neben Buttersäureäthyläther sind noch vorhanden die Aether der Capron-, Caprin- und Caprylsäure, welche in alkoholischer Lösung gleichfalls ananasartigen Geruch und Geschmack haben und die Eigenschaften des Buttersäureäthyläthers eher verbessern, nicht verschlechtern. Die im Destillations-Rückstande verbleibenden Fettsäuren werden durch Waschen mit Wasser von Schwefelsäure und den Salzen befreit, darauf durch Behandeln mit Natriumkarbonatlösung in Seife übergeführt.

Pine-apple-ale der Engländer ist eine mit Ananas-Essenz aromatisirte Citronensäure-Limonade.

Essentia ananatica.	**Ananas-Essenz II.**
Ananas-Essenz I^a. Pine-apple-oil.	Rp. Aetheris butyrini 15,0

Essentia ananatica.
Ananas-Essenz Iᵃ. Pine-apple-oil.

Rp. Aetheris butyrici 10,0
Spiritus (90 Vol. Proc.) ... 100,0
Tincturae Citri e cortice recente
Tinct. Aurantii e cortice recente āā 1,0
Aquae Rosae .... 20,0.

Für 1 Liter Limonade genügen 15—20 Tropfen. Die Limonade soll nur einige Tage aufbewahrt werden.

Ananas-Essenz II.
Rp. Aetheris butyrini 15,0
Spiritus (90 Vol. Proc.) ... 100,0
Tincturae Citri e cortice recente
Tinct. Aurantii e cortice recente āā 1,0
Aquae Aurantii florum
Aquae Rosae .... āā 25,0.

III. Einfache Ananas-Essenz.
Rp. Aetheris butyrici 100,0
Spiritus (90 Vol. Proc.)
Aquae destillatae āā 450,0.

Ueber die Zusammensetzung der Fruchtarome s. Aether valerianicus.

Aether cocoïnus.

Aether cocoïnus. Aether cocinicus. Cognacäther. Cocosäther. Kokosäther. Wird als Aroma des künstlichen Cognacs gebraucht.

Unter „Cognac-Essenz" versteht man eigentlich die alkoholische Lösung des Weinhefe-Oels (Drusenöls), welches Aethyläther und Isoamyläther der Caprinsäure (auch geringere Mengen des gleichen Aethers der Caprylsäure und Buttersäure) enthält. Ein ähnliches Aroma geben in stark verdünnter alkoholischer Lösung die Aethyläther der im Kokosfett enthaltenen Fettsäuren.

Darstellung. 1 kg Kokosnussöl (Kokosbutter, das fette Oel des Nusskernes der Cocos nucifera Linn.) wird mit 650,0 g Aetznatronlauge von 1,14 spec. Gew. im Wasserbade digerirt, bis völlige Verseifung eingetreten ist. Die noch warme Masse wird nach dem Verdünnen mit einem fünffachen Volum warmen Wassers unter Umrühren mit soviel roher Salzsäure (230,0—250,0 g) versetzt, als zur völligen Abscheidung der Fettsäuren erforderlich ist. Die auf der Oberfläche angesammelten Fettsäuren werden gesammelt, bei gelinder Wärme in der Hälfte ihres Gewichts 95—98 proc. Weingeist gelöst und wie bei Darstellung des Buttersäureäthers durch die 30—40° C. warme Lösung ein Strom trockner Chlorwasserstoff geleitet, bis die Flüssigkeit mit diesem Gase gesättigt ist. Dann lässt man im wohl verstopften Gefässe einen Tag an einem lauwarmen Orte stehen, giebt ein gleiches Volum Wasser dazu, hebt die ölartige Schicht ab, schüttelt sie zunächst mit verdünnter Natriumkarbonatlösung, dann einige Male mit Wasser aus, sondert sie sorgfältig vom Wasser, vermischt sie mit ¹/₅ ihres Volums Weingeist und bewahrt sie in gut verkorkten Flaschen auf.

Man kann den Kokosäther auch in ähnlicher Weise wie den Aether butyrinus (S. 177) bereiten.

Essentia Cognacensis. Cognac-Essenz. Zur Darstellung eines cognacähnlichen Getränkes: Aether cocoïnus 100,0, Aether aceticus 100,0, Tinctura Vanillae 1,0, Tinctura Gallarum 15,0, Aqua florum Aurantii 250,0, Spiritus (90 Vol. Proc.) 2000,0.

Aether formicicus.

Aether formicicus. Aether formicus. Ameisensäure - Aethyläther. Aethylformiat. Ameisenäther. Rumäther. Zuckeräther. $HCO_2 . C_2H_5$. Mol. Gew. = 74.

Man unterscheidet im Handel ein technisches Produkt, welches meist als Rumäther bezeichnet wird, und das reine Präparat, welches als reiner Ameisensäure-Aethyläther bezeichnet wird.

Darstellung. a) Des reinen Aethylformiates. **1)** Bei der Darstellung des Chloroforms durch Einwirkung von Natronlauge auf Chloralhydrat erhält man als Nebenprodukt Natriumformiat. Dieses wird im Wasserbade entwässert. — 100 Th. des entwässerten Natriumformiates werden in einer Retorte mit einem kalten Gemisch aus 85 Th. Weingeist (90 Vol. Proc.) und 150 Th. konc. Schwefelsäure übergossen und die Mischung nach guter Vertheilung aus einem zunächst auf etwa 60°C., gegen das Ende der Destillation auf etwa 75°C. geheizten Wasserbade bei sehr guter Kühlung abdestillirt. Das Destillat, dessen Menge etwa 115 Th. beträgt, wird durch Schütteln mit Magnesiumkarbonat entsäuert, alsdann filtrirt, durch geschmolzenes Calciumchlorid von Alkohol und Wasser befreit, schliesslich aus dem Wasserbade rektificirt.

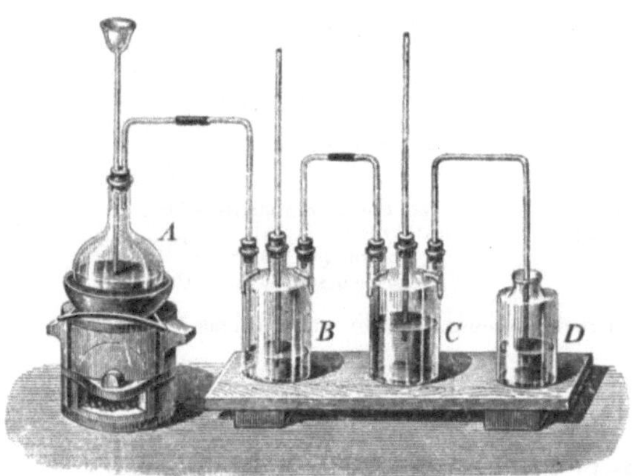

Fig. 34. *A.* Chlorwasserstoffentwickeler. *B.* Schwefelsäuregefäss zum Trocknen des Chlorwasserstoffs. *C.* Weingeistige Fettsäurelösung. *D.* Wassergefäss.

2) In einen geräumigen Kolben, welcher mit einem Rückflusskühler verbunden ist, bringt man 4 Th. sirupdickes Glycerin, 1 Th. krystallisirte Oxalsäure und 1 Th. Weingeist von 95 Vol. Proc. Bei gelindem Erwärmen tritt lebhafte Gasentwicklung ein, die Oxalsäure spaltet sich in Kohlensäure und Ameisensäure. Das Glycerin wird dabei nicht verändert. Die gebildete Ameisensäure verbindet sich mit dem vorhandenen Aethylalkohol zu Aethylformiat. — Wenn bei anhaltendem Erwärmen die Entwicklung der Kohlensäure nachlässt, so fügt man wiederum 1 Th. kryst. Oxalsäure und 1 Th. Weingeist hinzu, erwärmt von Neuem bis die Entwicklung der Kohlensäure wieder nachlässt. Man setzt nun noch zweimal je 1 Th. Oxalsäure und Weingeist hinzu, bis also auf 4 Th. Glycerin je 4 Th. kryst. Oxalsäure und Weingeist verbraucht worden sind. Nach beendigter Kohlensäure-Entwickelung kehrt man den Kühler um und destillirt das gebildete Aethylformiat ab. Das Destillat wird wie sub 1 durch Magnesiumkarbonat entsäuert, alsdann durch Calciumchlorid von Wasser und Alkohol befreit, schliesslich aus dem Wasserbade bei etwa 60°C. rektificirt.

b) Des technischen Rum-Aethers. Nach Wöhler.

In eine sehr geräumige kupferne (oder bleierne) Destillirblase, welche mindestens 10 Mal mehr Rauminhalt hat, als das Volum der einzutragenden Substanzen beträgt, werden 110 Th. grobgepulverter Braunstein, 45 Th. kaltes Wasser und 30 Th. Kartoffelstärke eingetragen und durch Umrühren gemischt. Nach dem Aufsetzen des Helmes und Verbindung desselben mit guter Kühlvorrichtung und Vorlage, und nach sorgfältiger Lutirung der Fugen giesst man durch den Tubus der Destillirblase ein kaltes Gemisch aus 90 Th. englischer Schwefelsäure und 55 Th. 90 proc. Weingeist. Es wird nun nach dem Verschluss des Tubus geheizt, unter nur allmählich vermehrter Feuerung, bis die Destillation beginnt, dann wird aber sofort die Feuerung beseitigt oder auf ein Minimum beschränkt, indem die in der Blase eintretende Reaktion soviel Wärme erzeugt, als zunächst zur Destillation erforderlich ist. Später, wenn die Destillation nachlässt, wird sie wieder durch Heizung befördert. Die Heizung mit Wasserdampf lässt sich natürlich bequemer regeln. Es werden 60—62 Th. Destillat im ganzen gesammelt, jedoch ist es zweckmässig, die ersten übergehenden 2—3 Th. für sich aufzufangen, da sie oft mehr Weingeist als Ameisensäure-Aether enthalten, ebenso die zuletzt übergehenden 6 Th. für sich zu sammeln, insofern sie nämlich sehr wasserreich sind. Durch Rektifikation kann man aus diesen Destillatsfraktionen den Aether sammeln. Die in der Mitte der Destillations-operation gesammelten 51—53 Th. bilden den Rumäther des Handels. Reagirt der Aether sauer, so entsäuert man mit Magnesiumkarbonat, lässt absetzen, dekanthirt oder filtrirt. Magnesiumformiat ist in Weingeist oder Ameisenäther nicht löslich.

Eigenschaften des reinen Aethylformiats. Farblose, leicht flüchtige und leicht entzündliche, nach Arak riechende, neutrale, bei 54—55° C. siedende Flüssigkeit in ca. 10 Th. Wasser löslich. Spec. Gew. = 0,937. Mit Weingeist und Aether in jedem Ver-hältniss mischbar. Gegen ammoniakalische Silbernitratlösung verhält es sich wie Ameisen-säure. — Hat der Aether saure Reaktion angenommen, die aber seine Verwendung als Rum-Aroma nicht hindert, so kann er durch Magnesiumkarbonat entsäuert werden.

Aufbewahrung. Unter den nämlichen Vorsichtsmassregeln wie Aether.

Anwendung. Der reine Ameisensäure-Aethyläther hindert in Dampfform die Ent-wickelung von Bakterienkulturen, weil er in Verdünnung mit feuchter Luft in Ameisen-säure und Aethylalkohol gespalten wird. Er verursacht beim Einathmen keinerlei Un-bequemlichkeiten, vielmehr sollen Kehlkopfkatarrhe und Rachenkatarrhe auffallend günstig beeinflusst werden. Aeusserlich als reizende Einreibung. Der Aether bildet sich übrigens stets im Spiritus Formicarum. — In der synthetischen Chemie viel gebrauchtes Reagens. — Das technische Präparat zur Herstellung von künstlichen Arak- und Rum-Essenzen.

<table>
<tr><td colspan="2">Arakessenz.</td><td colspan="2">Rumessenz.</td></tr>
</table>

Arakessenz		Rumessenz	
Rp. Vanillae concisae	2,0	Rp. Vanillae concisae	2,5
Herbae Theae Pecco	50,0	Olei Rusci	10,0
Catechu pulverati	10,0	Radicis Tormentillae concisae	20,0
Olei Florum Aurantii	Guttas 2	Florum Cassiae contusorum	2,5
Aceti pyrolignosi rectificati	50,0	Fuliginis splendentis pulveratae	15,0
Aetheris formicici	100,0	Salis culinaris	25,0
Spiritus Aetheris nitrosi crudi	10,0	Aetheris formicici	100,0
Spiritus (90 %)	350,0.	Spiritus Aetheris nitrosi	15,0
		Spiritus (90 %)	500,0
		Tincturae Sacchari tosti	50,0.

8 Tage lang zu maceriren, dann zu koliren und zu filtriren. 20,0—25,0 zu einem Liter 55procen-tigem Weingeist geben künstlichen Arak (Spiri-tus Oryzae).

8 Tage lang zu maceriren, dann zu filtriren. 15,0—20,0 geben mit 1 Liter 53 bis 55proc. Wein-geist künstlichen Rum.

Aether fumaricus.

I. Aether fumaricus. Fumarsäure-Aethyläther. Fumaräther. $C_4H_2O_4(C_2H_5)_2$. Mol. Gew. = 172.

Darstellung. Man löst 10 Th. Fumarsäure in 15 Th. Weingeist von 96—98 Proc. und leitet in die auf 40—50° C. erwärmte Lösung trockenes Salzsäuregas bis zur Sättigung ein. Nach 24 stündigem Stehen schüttelt man die Flüssigkeit mit dem gleichen Volum Wasser durch, trennt die sich absetzende Aetherschicht (welche specifisch schwerer ist als Wasser) ab, schüttelt diese mit Natriumkarbonatlösung, hierauf nochmals mit Wasser und rektificirt den Aether durch Destillation. Man fängt die bei 200—220° C. siedenden An-theile auf.

Angenehm ätherartig riechende Flüssigkeit, Siedep. 218° C., welche künstlichen Fruchtessenzen in geringer Menge zugesetzt wird.

II. Acidum fumaricum. **Fumarsäure.** $C_4H_4O_4$. **Mol. Gew. = 116.** Im isländischen Moose, in verschiedenen Schwämmen (*Agaricus piperatus*, *Boletus pseudo-igniarius* u. a.), im Kraute von *Glaucium luteum*, *Corydalis bulbosa* und *Fumaria officinalis* enthalten.

Zur Darstellung fällt man aus dem Safte oder dem wässrigen Auszuge des Krautes von Fumaria officinalis die Säure durch Zugabe von Bleiacetat als fumarsaures Blei, welches durch Krystallisation aus siedendem Wasser gereinigt wird. Man vertheilt es alsdann in Wasser, zersetzt es unter Erwärmen durch Einleiten von Schwefelwasserstoff, filtrirt und dampft das Filtrat zur Krystallisation ein. Künstlich kann die Fumarsäure erhalten werden durch Erhitzen der Aepfelsäure auf 150° C.

Farblose Prismen, Nadeln oder Blätter, bei 200° C. ohne zu schmelzen, fast unzersetzt sublimirend.

Aether nitrosus.

Unter „Aether nitrosus" ist das Aethylnitrit, $C_2H_5NO_2$, d. i. der Salpetrigsäure-Aethylester zu verstehen. Dieser findet in reinem Zustande therapeutische Verwendung nicht, dagegen werden alkoholische Präparate medicinisch verwendet, welche mehr oder weniger Aethylnitrat gelöst enthalten.

I. † Aethylum nitrosum. **Aether nitrosus.** **Aethylnitrit.** **Salpetrigsäure-Aethyläther (ester).** $NO_2C_2H_5$. **Mol.-Gew. = 75.** Wird in reinem Zustande durch Destillation einer Lösung von Natriumnitrit mit Alkohol und passend verdünnter Schwefelsäure in den weiter unten von der U-St. angegebenen Verhältnissen erhalten. Farblose, bei 16° C. siedende Flüssigkeit von apfelartigem Geruch, in 50 Th. Wasser löslich. Spec. Gew. 0,947. Wird als solches medicinisch nicht verwendet, indessen besteht der im englischen und amerikanischen Handel vorkommende *Spiritus Aetheris nitrosi concentratus* oder *Concentrated sweet spirit of nitre* ungefähr aus reinem Aethylnitrit. — In saurer Lösung reagirt es auf Eisenoxydulsalze und aromatische Amine wie salpetrige Säure (erzeugt z. B. Diazoverbindungen). Durch Jodwasserstoff in saurer Lösung wird es zu Stickoxyd reducirt:

$$\text{a) } C_2H_5NO_2 + H_2O = C_2H_5OH + HNO_2. \quad \text{b) } HNO_2 + HJ = J + H_2O + NO.$$

Die als *Spiritus Aetheris nitrosi* von den Pharmakopöen aufgenommenen Präparate werden meist durch Destillation von Weingeist mit Salpetersäure dargestellt. Sie stellen im wesentlichen alkoholische Lösungen von Aethylnitrit dar, enthalten aber ausserdem noch Oxydationsprodukte des Alkohols. Ihre nähere Zusammensetzung ist je nach der vorgeschriebenen Bereitungsweise verschieden.

II. Spiritus Aetheris nitrosi. (Brit. Germ. Helv. U-St.) **Spiritus nitrico-aethereus. Spiritus Nitri dulcis. Salpeterätherweingeist. Versüsster Salpetergeist. Spirit of Nitrous Ether.**

A. Germ. Man schichtet 5 Th. Weingeist (Spec. Gew. 0,832) in einem offenen Cylinder vorsichtig über 3 Th. Salpetersäure (Spec. Gew. 1,153) und stellt das lose bedeckte Gefäss zwei Tage an einem kühlen Orte bei Seite. Nach dieser Zeit ist in gefahrloser Weise Mischung beider Flüssigkeiten erfolgt und auch schon ein kleiner Theil des Alkohols zu Aldehyd oxydirt. — Man bringt die Mischung in eine Glasretorte und destillirt aus dem Wasserbade mit angeschlossenem LIEBIG'schen Kühler unter sorgfältiger Kühlung in eine Vorlage, welche 5 Th. Weingeist (Spec. Gew. 0,832) enthält. Man destillirt, so lange noch etwas übergeht, bricht die Destillation aber ab, sobald braune Dämpfe in der Retorte auftreten. — Das Destillat wird mit soviel gebrannter Magnesia (MgO) versetzt, bis es blaues Lackmuspapier nicht mehr röthet, 24 Stunden lang unter gelegentlichem Umschütteln über dieser stehen gelassen, dann filtrirt man es und rektificirt es aus dem Wasserbade unter anfänglich mässiger Erwärmung aber guter Kühlung. Es werden 8 Th. abdestillirt.

Die Destillation führt man zweckmässig nicht aus dem Dampfapparate selbst aus, weil dieser beim Springen der Retorte durch die ausfliessende Salpetersäure beschädigt werden würde, sondern man benutzt zweckmässig eine aus verzinntem Eisen- oder Kupferblech hergestellte Wasserkapelle oder man extemporirt im Wasserbad aus einem grösseren Topfe z. B. aus Gusseisen. (S. Fig. 35—37.)

Klare, farblose oder schwach gelbliche Flüssigkeit von ätherischem, apfelartigem Geruch, mit Wasser klar mischbar. Spec. Gew. 0,840—0,850. Beim Vermischen mit einer konc. Lösung von Ferrosulfat in Salzsäure erfolgt Braunfärbung der Flüssigkeit. Im Verlaufe der Aufbewahrung nimmt sie saure Reaktion an; man entsäuert sie alsdann durch gebrannte Magnesia und rektificirt sie nochmals. Germ. begrenzt den Säuregehalt: 100 ccm dürfen nach Zusatz von drei Tropfen Normal-Kalilauge nicht mehr sauer reagiren. — Das Präparat ist im wesentlichen eine alkoholische Auflösung von Aethylnitrit, daneben enthält es Aldehyd und Aethylacetat.

B. Helv. 12 Th. Weingeist (Spec. Gew. 0,812—0,816) werden mit 3 Th. roher Salpetersäure[1]) (Vorsicht beim Mischen!) aus einer Retorte im Wasserbade destillirt, bis

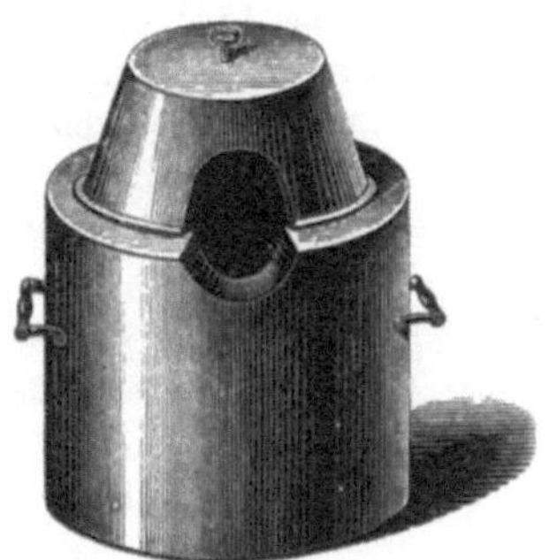

Fig. 35. Aeussere Ansicht einer Wasserkapelle. $\frac{1}{6}$ Grösse d. Durchmessers.

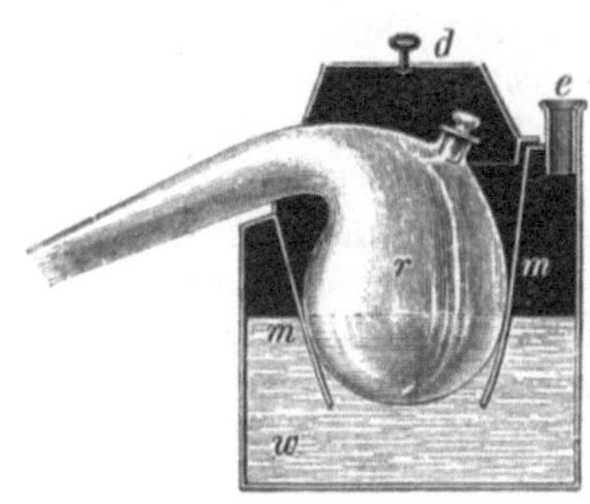

Fig. 36. Wasserkapelle mit Retorte und Wasser im Durchschnitt. $\frac{1}{6}$ Grösse des Durchmessers.

10 Th. überdestillirt sind. Das Destillat wird mit Magnesiumkarbonat entsäuert, dann abgegossen oder abfiltrirt und aus dem Wasserbade rektificirt.

Farblose oder schwach gelbliche Flüssigkeit, ursprünglich von neutraler Reaktion. Spec. Gew. 0,845—0,855. Begrenzung des Säuregehaltes wie bei Germ. Bestandtheile wie bei Germ., aber in anderen Verhältnissen.

C. Brit. Zu 1000 ccm Weingeist (Spec. Gew. 0,834) mischt man allmählich 100 ccm konc. Schwefelsäure, alsdann noch vorsichtig 125 ccm Salpetersäure (Spec. Gew. 1,42); diese Mischung giesst man in eine tubulirte Retorte, welche 100 g dünnen Kupferdraht enthält, setzt in den Tubus ein Thermometer ein und verbindet die Retorte mit einem LIEBIG'schen Kühler, kühlt auch die Vorlage durch Eis gut ab. Man legt 1000 ccm Alkohol (90 Proc.) vor und destillirt 600 ccm aus dem Wasserbade ab mit der Vorsicht, dass die Temperatur nicht über 82,2° C. hinausgeht. Hierauf lässt man den Retorteninhalt erkalten, und wenn dies geschehen ist, giesst man in die Retorte nochmals 25 ccm Salpetersäure und destillirt nochmals 100 ccm ab, so dass der Gesammtinhalt der Vorlage = 1700 ccm beträgt. Man mischt dieses Destillat mit 1000 ccm Weingeist (Spec. Gew. 0,834) oder soviel, dass die Mischung den vorgeschriebenen Gehalt an Aethylnitrit hat, 2,0 Proc. Entsäuerung findet nicht statt. — Farblose oder gelbliche Flüssigkeit. Spec. Gew. 0,838—0,842.

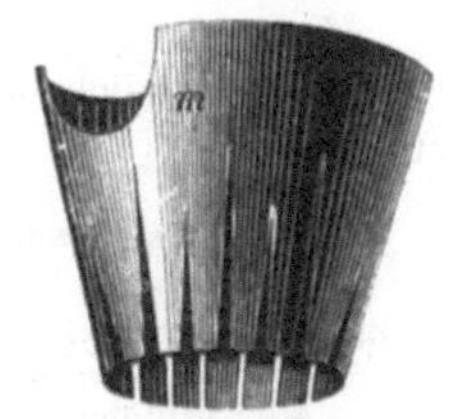

Fig. 37. Manchette der Wasserkapelle.

D. U-St. Man bringt eine Lösung von 770 g Natriumnitrit in 1000 ccm Wasser in einen passenden Destillationskolben, welcher mit einem LIEBIG'schen Kühler verbunden ist, fügt 550 ccm Weingeist (Spec. Gew. 0,816) hinzu, mischt und lässt mittels eines in den Destillationskolben gasdicht eingesetzten Hahntrichters eine Mischung aus 520 g konc. Schwefelsäure und 1000 ccm Wasser zufliessen. Die Destillation beginnt schon ohne besondere Erwärmung und wird unter mässiger Heizung aus dem Wasserbade zu Ende geführt. Der Kühler ist mit eiskaltem Wasser, die Vorlage durch eine Mischung von grob zerstossenem Eis und Kochsalz zu kühlen. Man wäscht das ätherische Destillat zunächst mit 100 ccm eiskaltem Wasser, dann hebt man die Aetherschicht ab und wäscht sie mit 100 ccm eiskaltem Wasser, in welchem 10 g kryst. Natriumkarbonat gelöst sind. Man trennt die Aetherschicht sorgfältig vom Wasser, entwässert sie durch Maceration in geschlossener Flasche mit 30 g scharfgeglühtem Kaliumkarbonat und filtrirt sie alsdann durch einen Wattebausch in eine Flasche, welche 2000 ccm Weingeist (Spec. Gew. 0,816)

---

[1]) Helv. hat im Text rohe Salpetersäure nicht aufgenommen. Es wird indessen eine solche von 1,38—1,40 Spec. Gew. anzuwenden sein.

enthält und deren Gewicht (Flasche und Weingeist) vorher festgestellt worden ist. **Man** erfährt nach der Filtration durch nochmalige Wägung das Gewicht des im Alkohol gelösten Aethylnitrits und giebt hierauf noch soviel Weingeist zu, dass das Gesammtgewicht der Flüssigkeit das 22 fache des gelösten Aethylnitrits beträgt.

Farblose oder schwach gelbliche Flüssigkeit. Spec. Gew. ca. 0,820.

Prüfung. Nur die Brit. und U-St. lassen eine Bestimmung des Aethylnitritgehaltes vornehmen und zwar durch Einwirkung von Kaliumjodid und Schwefelsäure im Azotometer. 1 Mol. NO entspricht $=$ 1 Mol. $C_2H_5NO_2$. 1 ccm NO wiegt bei 0^0 T. und 760 mm B $=$ 0,0013426 g und entspricht $=$ 0,0033565 g $C_2H_5NO_2$.

Brit. verlangt: 5 ccm des frischbereiteten Präparates sollen bei $15,5^0$ C. und 760 mm B. 31,25—35,0 ccm Stickoxyd geben. Längere Zeit aufbewahrte Präparate sollen noch 25 ccm Stickoxyd geben. Dies entspricht einem Gehalt von 2,5 bez. 1,85 Proc. Aethylnitrit. **U-St.** verlangt: 5 ccm des Präparates sollen bei mittlerer Temperatur (25^0 C.) nicht weniger als 55 ccm Stickoxyd geben, was rund einem Gehalt von 4 Proc. Aethylnitrit entspricht.

Aufbewahrung. In kleinen, völlig gefüllten Gefässen, zweckmässig vor Licht geschützt. Im Verlaufe der Aufbewahrung nimmt das Präparat stets saure Reaktion an. Man kann die Säuerung verhindern, indem man es über Magnesiumkarbonat oder besser über einigen Krystallen von neutralem Kaliumtartrat aufbewahrt. Stark saure Präparate sind durch gebrannte oder kohlensaure Magnesia zu entsäuern und nochmals zu rektificiren.

Anwendung. Der versüsste Salpetergeist wird gelegentlich als Geschmackkorrigens zu Mixturen und Tropfen zugesetzt. Man hält ihn für ein Diureticum und setzt ihn besonders Mischungen des Copaivabalsams zu, wo es zugleich als Diureticum und als Geschmackskorrigens dient. Aeusserlich in Gurgelwässern bei aphthösen und anginischen Affektionen. Technisch als Bestandtheil von Essenzen für Fabrikation von Spirituosen.

Der Arzt vermeide es, den versüssten Salpetergeist mit Antipyrin, Kaliumjodid, Kaliumbromid (überhaupt mit Jodiden oder Bromiden), sowie mit Kalomel zugleich zu verordnen.

III. Spiritus Aetheris nitrosi crudus. Spiritus Nitri dulcis crudus. Roher versüsster Salpetergeist.

Dient als Aroma zur Darsellung von Rum, Nordhäuser, Korn und Franzbranntwein. Die Bereitung ist dieselbe, wie sie vom Spiritus Aetheris nitrosi angegeben ist, nur fällt eine Entsäuerung und Rektifikation des Destillates fort.

Der rohe versüsste Salpetergeist ist von saurer Reaktion, nach einiger Zeit der Aufbewahrung gelblich und enthält Blausäure. Er wird nur in kleinen Mengen als Aroma verwendet.

<table>
<tr><td colspan="2">Franzbranntwein-Essenz.</td><td colspan="2">Nordhäuser-Korn-Essenz.</td></tr>
</table>

Franzbranntwein-Essenz.

I.

Rp. Aetheris acetici
    Spiritus Aetheris nitrosi crudi āā 100,0
    Aceti pyro-lignosi rectificati   10,0
    Spiritus (90 %)   40,0.
10,0 g auf 3 Liter 55—60procentigen Weingeist geben Franzbranntwein.

II.

Rp. Spiritus Aetheris nitrosi crudi   100,0
    Tincturae aromaticae   50,0
    Aetheris acetici   10,0
    Acidi tannici   15,0
    Spiritus (90 %)   50,0.
10,0 g auf circa 2,5 Liter 55—60proc. reinen Weingeist geben Franzbranntwein. Diese Mischung ist der vorigen vorzuziehen.

Nordhäuser-Korn-Essenz.

Rp. Aetheris acetici   300,0
    Spiritus Aetheris nitrosi crudi   200,0
    Spiritus (90 %)   150,0
    Olei Juniperi fructus   2,0.
$1^1/_2$ Theile der Essenz mit 1000 Theilen 40proc. reinem Weingeist gemischt geben Nordhäuser-Korn-Branntwein.

Rum-Essenz.

Rp. Spiritus Aetheris nitrosi crudi   100,0
    Tincturae Vanillae   10,0
    Tincturae Gallarum   60,0
    Aceti pyrolignosi rectificati   50,0
    Tincturae Sacchari tosti
    Spiritus Vini   āā 150,0.
Circa 10,0 g auf 1 Liter 50proc. Weingeist.

Aether pelargonicus.

Aether pelargonicus. Pelargonsäure-Aether. Pelargonsäure-Aethyläther (-ester). Weinäther.$C_8H_{17}CO_2 . C_2H_5$. **Mol. Gew.** $= 186$.

Die zur Darstellung dieses Aethers erforderliche Pelargonsäure gewinnt man durch Oxydation des Rautenöles (von Ruta graveolens L.) mittelst Salpetersäure. Das Rautenöl enthält als Hauptbestandtheil Methylnonylketon $CO\diagdown_{C_9H_{19}}^{CH_3}$, aus welchem durch Oxydation mit Salpetersäure Essigsäure und Pelargonsäure entstehen: $CH_3 . CO . C_9H_{19} + 3O = C_2H_4O_2 + C_8H_{17}CO_2H$.

Darstellung. In einem mit Rückflusskühler verbundenen Kolben kocht man 10 Th. Rautenöl mit 30 Th. 6—7 proc. Salpetersäure (Spec. Gew. = 1,035—1,040). Sobald die Einwirkung zu stürmisch wird, entfernt man die Flamme, setzt aber die Wärmezufuhr fort, wenn die Einwirkung träger wird. Dies Erhitzen setzt man fort, bis eine Einwirkung der Salpetersäure nicht mehr stattfindet. Man lässt erkalten, hebt die ölige Schicht ab, wäscht sie zunächst in Wasser, und durchschüttelt sie alsdann mit Kalilauge im Ueberschuss. Man verdünnt mit etwas Wasser, filtrirt durch ein genässtes Filter und zersetzt das Filtrat mit verdünnter Salzsäure. Die vorher an das Kali gebunden gewesene Pelargonsäure scheidet sich zuletzt als ölige Schicht ab, welche durch Waschen mit Wasser gereinigt wird.

100 Th. dieser Pelargonsäure werden in 33 Th. absolutem Alkohol unter Erwärmen gelöst, alsdann leitet man in die auf 50—60°C. zu haltende Lösung durch Schwefelsäure getrocknetes Chlorwasserstoffgas bis zur Sättigung ein und lässt einige Tage gut verschlossen stehen. Man schüttelt alsdann die freie Salzsäure mit Wasser aus, beendet die Entsäuerung durch Ausschütteln mit Sodalösung. Man wäscht nochmals mit Wasser, trennt im Scheidetrichter, beseitigt die letzten Spuren Wasser durch Eintragen von geschmolzenem Calciumchlorid und filtrirt, oder man reinigt 'den Aether durch Destillation (am besten im luftverdünnten Raume).

Statt des Rautenöles kann man auch reine Oelsäure in gleicher Weise mit Salpetersäure oxydiren und wie angegeben weiter behandeln; man erhält dann einen ähnlich riechenden Aether, weil die Aether der höheren Fettsäuren und Oelsäuren einander im Geruche sehr ähnlich sind.

Eigenschaften. Farblose, angenehm nach Quitten und Cognac riechende Flüssigkeit. Spec. Gew. 0,86. Siedep. 227—228° C.

Der Pelargonsäure-Aether des Handels wird mit $^1/_5$ Gewicht absolutem Weingeist vermischt vorräthig gehalten.

Quittenessenz. Cognac-Essenz. Pelargonsäure-Aethyläther 1 Th., Weingeist 20 Th.

Aether valerianicus.

I. Aethylum valerianicum. Aether valerianicus. Valeriansäure-Aethyläther. Aethylvalerianat. Baldrianäther. Obstäther. $C_5H_9O_2 . C_2H_5$. Mol. Gew. $= 130$.

Darstellung. Man entwässert valeriansaures Natrium zunächst durch Austrocknen bei 30—40°C., später vollständig im Wasserbade bez. Luftbade und zerreibt es zu grobem Pulver.

100 Th. dieses entwässerten Natriumvalerianates werden in einen Destillirkolben oder in eine Retorte gebracht und mit einer erkalteten Mischung aus 85 Th. konc. Schwefelsäure und 50 Th. Weingeist (Spec. Gew. = 0,817) übergossen. Man destillirt aus einem Sandbade mit vorgelegtem Kühler. Das Destillat wird mit einem gleichen Volumen Wasser, welchem etwas Natriumbikarbonat zugesetzt ist, hierauf nochmals mit Wasser gewaschen. Man entwässert durch Eintragen von geschmolzenem Calciumchlorid und rektificirt am besten durch Destillation unter vermindertem Drucke.

In den Handel kommt der mit $^1/_5$ seines Gewichtes absolutem Weingeist versetzte reine Aether.

Eigenschaften. Farblose, im unverdünnten Zustande nicht besonders angenehm, im verdünnten Zustande angenehm apfelartig riechende und schmeckende Flüssigkeit. Spec. Gew. 0,872. Siedep. 135° C.

Aufbewahrung. Wie Essigäther, s. diesen. Auch dieser Aether unterliegt im Verlaufe der Aufbewahrung einer Zersetzung, in deren Verfolg freie Valeriansäure auftritt, welche den Geruch begreiflicherweise stark beeinträchtigt. Man kann einen solchen Aether verbessern, wenn man ihn mit Natriumbikarbonat durchschüttelt und filtrirt, event. alsdann aus dem Sandbade rektificirt. Auch empfiehlt sich Aufbewahrung über Magnesiumkarbonat, welches in Form von komprimirten Stücken (Pastillen) eingetragen wird.

Anwendung. In weingeistiger Lösung als Aroma für Konfituren und Getränke.

II. Amylium valerianicum. Valeriansäure-Amyläther (-ester). Amylvalerianat.

$C_5H_9O_2C_5H_{11}$. **Mol. Gew.=172.** Wird genau wie der vorige dargestellt, indem man 124 Th. trockenes Natriumvalerianat mit einer erkalteten Mischung von 105 Th. konc. Schwefelsäure und 88 Th. Amylalkohol destillirt, im übrigen genau wie vorher verfährt.

Farblose Flüssigkeit, in verdünntem Zustande apfelartig riechend. Spec. Gew. 0,880, Siedep. 188—190° C.

III. Fruchtessenzen, wie sie bei der Darstellung der Zuckerwaaren, der Limonaden

und ähnlicher Genussmittel verwendet werden, sind aus den im Vorstehenden besprochenen Aetherarten zusammengesetzt. Für die wichtigeren geben wir die folgenden Vorschriften:

Ananas-Essenz. Chloroform 10,0, Acetaldehyd 10,0, Buttersäure-Aethyläther 50,0, Buttersäure-Amyläther 100,0, Glycerin 30,0, Spiritus[1]) (90 Vol. Proc.) 1 l.

Apfel-Essenz. Chloroform 10,0, Salpeteräther[2]) 10,0, Aldehyd 20,0, Essigäther 10,0, Valeriansäure-Amyläther 100,0, Oxalsäure[3]) 10,0, Glycerin 40,0, Weingeist[1]) 1 l.

Aprikosen-Essenz. Chloroform 10,0, Buttersäure-Aethyläther 100,0, Valeriansäure-Aethyläther 50,0, Persicoöl 10,0, Amylalkohol 20,0, Buttersäure-Amyläther 10,0, Weinsäure[3]) 10,0, Glycerin 40,0, Weingeist[1]) 1 l.

Citronen-Essenz. Chloroform 10,0, Salpeteräther[2]) 10,0, Aldehyd 20,0, Essigäther 100,0, Citronenöl 100,0, Weinsäure[3]) 100,0, Bernsteinsäure[3]) 100,0, Glycerin 50,0, Weingeist[1]) 1 l.

Birnen-Essenz. Essigäther 50,0, Essigsäure-Amyläther 10,0, Glycerin 100,0, Weingeist[1]) 1 l.

Erdbeeren-Essenz. Salpeteräther[2]) 10,0, Essigäther 50,0, Ameisensäure-Aethyläther 10,0, Buttersäure-Aethyläther 50,0, Wintergrünöl 10,0, Essigsäure-Amyläther 30,0, Buttersäure-Amyläther 20,0, Glycerin 20,0, Weingeist[1]) 1 l.

Himbeeren-Essenz. Salpeteräther 10,0, Aldehyd 10,0, Essigäther 50,0, Ameisensäure-Aethyläther 10,0, Buttersäure-Aethyläther 10,0, Benzoësäure-Aethyläther 10,0, Weinöl 10,0, Wintergrünöl 10,0, Essigsäure-Amyläther 10,0, Buttersäure-Amyläther 10,0, Weinsäure[3]) 50,0, Bernsteinsäure[3]) 10,0, Glycerin 40,0, Weingeist[1]) 1 L.

Johannisbeeren-Essenz. Aldehyd 10,0, Essigäther 50,0, Benzoësäure-Aethyläther 10,0, Weinöl 10,0, Weinsäure[3]) 50,0, Bernsteinsäure[3]) 10,0, Benzoësäure[3]) 10,0, Weingeist[1]) 1 l.

Kirschen-Essenz. Essigäther 50,0, Benzoësäure-Aethyläther 50,0, Persicoöl 10,0, Benzoësäure[3]) 10,0, Glycerin 30,0, Weingeist[1]) 1 l.

Pfirsich-Essenz. Aldehyd 20,0, Essigäther 50,0, Ameisensäure-Aethyläther 50,0, Buttersäure-Aethyläther 50,0, Valeriansäure-Aethyläther 50,0, Persicoöl 50,0, Amylalkohol 20,0, Glycerin 50,0, Weingeist[1]) 1 l.

Pflaumen-Essenz. Aldehyd 50,0, Essigäther 50,0, Ameisensäure-Aethyläther 10,0, Buttersäure-Aethyläther 20,0, Persicoöl 40,0, Glycerin 80,0, Weingeist[1]) 1 l.

Reinetten-Essenz. Valeriansäure-Amyläther 100,0, Essigäther 10,0, Valeriansäure-Aethyläther 80,0, Weingeist[1]) 1 l.

Alle diese Essenzen, welche übrigens im Handel in vorzüglichster Beschaffenheit zu beziehen sind, dürfen nur in den möglichst kleinsten Mengen angewendet werden. Ein „Zu viel" beeinträchtigt den Geschmack und Geruch ganz erheblich.

---

[1]) Unter Weingeist ist in diesen Vorschriften stets solcher von 90 Vol. Proc. zu verstehen. — [2]) Unter Salpeteräther ist Spiritus Aetheris nitrosi gemeint.

[3]) Die Angaben für die freien Säuren beziehen sich auf Kubikcentimeter der mit Weingeist von 90 Vol. Proc. bereiteten **kalt** gesättigten Lösungen.

Aethyleni Praeparata.

Unter dieser gemeinsamen Ueberschrift sollen hier das Aethylenchlorid und das Aethylenbromid behandelt werden. Die Darstellung beider erfolgt in der Weise, dass man zunächst durch Einwirkung von konc. Schwefelsäure auf Alkohol in der Wärme Aethylen erzeugt und dieses durch Addition von Chlor bezw. Brom in Aethylenchlorid bezw. Aethylenbromid verwandelt.

I. † Aethylenum bromatum. Aethylenbromid. Bromäthylen. β-Dibrom-Aethan. $C_2H_4Br_2$. Mol. Gew. = 188.

Darstellung. In einem etwa 2 Liter fassenden Rundkolben *A* erhitzt man ein Gemisch von 25 g Alkohol und 150 g roher konc. Schwefelsäure auf flachem Sandbade, bis die Gasentwickelung in vollem Gange ist, und lässt dann aus einem Tropftrichter *B* ein Gemisch aus 1 Th. Alkohol und 2 Th. roher Schwefelsäure in dem Maasse nachfliessen, dass bei gleichmässiger, ziemlich lebhafter Gasentwickelung kein Schäumen des Kolbeninhaltes stattfindet. Das sich entwickelnde Gas leitet man, um es von Alkohol, Aether, schwefliger Säure und Kohlensäure zu reinigen, durch drei, Sicherheitsröhren tragende Waschflaschen, von denen die erste *I* mit konc. Schwefelsäure, die beiden anderen

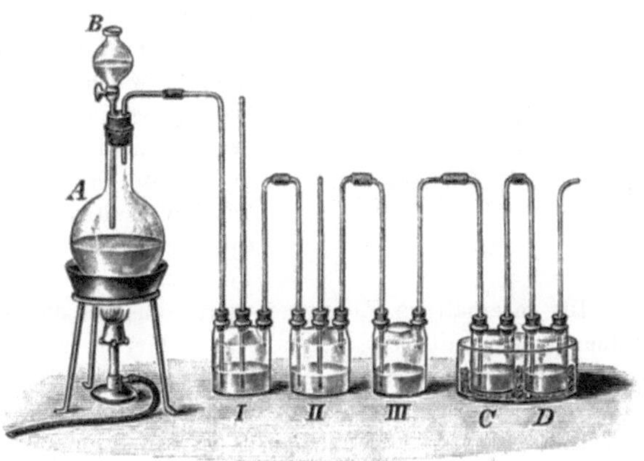

Fig. 38.

II und *III* mit roher Natronlauge beschickt sind. Das so gereinigte Aethylengas gelangt in zwei WOULFF'sche Flaschen *C* und *D*, die durch Eiswasser gekühlt werden und unter Wasser befindliches Brom enthalten. In der ersten Flasche befinden sich 150 g Brom und eine 1 ccm hohe Wasserschicht, in der zweiten Flasche 50 g Brom und die gleiche Quantität Wasser. Man setzt das Einleiten des Aethylens unter guter Kühlung so lange fort, bis die Bromschichten in beiden Vorlagen fast farblos geworden, bezw. nur noch schwach gelb gefärbt sind.

Man mischt alsdann das erhaltene Rohprodukt mit verdünnter Natronlauge, alsdann mit Wasser, trennt es mittels Scheidetrichters, lässt es 24 Stunden über geschmolzenem Calciumchlorid stehen und rektificirt es durch Destillation.

Eigenschaften. Farblose, stark lichtbrechende, neutrale Flüssigkeit von chloroformartigem Geruch und brennendem Geschmack, ziemlich leicht flüchtig. In Wasser unlöslich, löslich in Alkohol und in Aether. Spec. Gewicht 2,170 bei 20° C., Siedepunkt 129° C.

Beim Kochen mit alkoholischer Kalilauge werden Wasser, Vinylalkohol und Kaliumbromid gebildet.

Prüfung. 1) Es sei farblos; gefärbte Präparate sind zu verwerfen bezw. zu reinigen (s. Darstellung). 2) Mit dem gleichen Volumen Aethylenbromid geschütteltes Wasser röthe blaues Lackmuspapier nicht und werde durch Silbernitrat nicht sofort getrübt. 3) Spec. Gew. und Siedetemp. soll sich in den angegebenen Grenzen halten. 4) Löst man 10 Tropfen Aethylenbromid in 5 ccm weingeistiger Kalilauge und fügt 2—3 Tropfen Anilin zu, so darf beim Erwärmen der Geruch nach Isonitril nicht auftreten (Chloroform).

Aufbewahrung. Vorsichtig und vor Licht geschützt.

Anwendung. Bromäthylen wurde gegen Epilepsie empfohlen. Man giebt es Erwachsenen dreimal täglich zu 0,1—0,2 g in Oel-Emulsionen oder, mit Mandelöl gemischt, in Gelatine-Kapseln. Aethylenbromid ist erheblich toxischer als Aethylbromid (s. d.); der Apotheker hüte sich, fälschlich das Aethylenbromid an Stelle von Aethylbromid abzugeben.

II. † Aethylenum (bi-)chloratum (Ergänzb.). Elaylum chloratum. Aetherinum chloratum. Oleum Chemicorum Hollandicorum. Liquor hollandicus. Schwerer Salzäther. Aethylenchlorid. β-Dichlor-Aethan. Elaylchlorid. Elaylchlorür. Dutch liquid. Chlor-Ethyline. $C_2H_4Cl_2$. Mol. Gew. = 99.

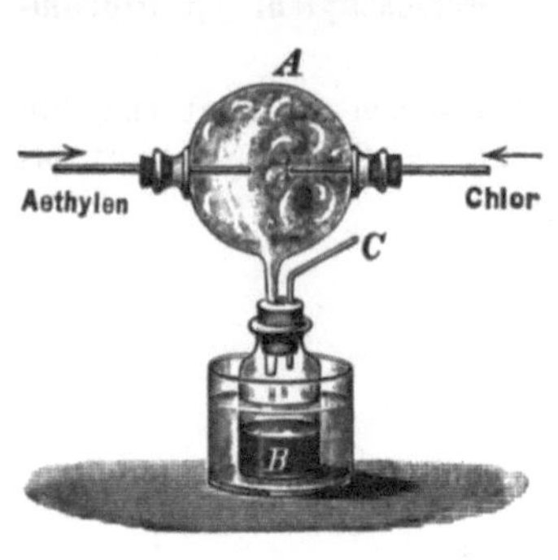

Fig. 39.

Darstellung. Man leitet gleiche Volume Aethylen (welches in der Seite 185 angegebenen Weise zu entwickeln ist) und Chlorgas — beide durch Schwefelsäure getrocknet — in einen tubulirten gläsernen Spitzballon *A* so ein, dass das Aethylen von der einen, das Chlorgas von der anderen Seite eintritt. Beide Gase vereinigen sich unter Selbsterwärmung zu Aethylenchlorid, welches sich an den Wandungen des Ballons *A* verdichtet und im flüssigen Zustande nach dem darunter befindlichen Gefässe *B* abtropft. Dieses Gefäss ist durch Einstellen in Eisstücke gut kühl zu halten. Gas, welches etwa der Reaktion entgangen sein sollte, kann durch das Rohr *C* entweichen.

Die so erhaltene Flüssigkeit wird zunächst durch Schütteln mit Sodalösung (1 : 10) entsäuert, dann mit Wasser gewaschen, hierauf so oft mit $^1/_5$ Vol. konc. Schwefelsäure durchschüttelt, bis diese sich nicht mehr dunkel färbt. Alsdann wäscht man mit Wasser, hierauf mit Sodalösung, und alsdann wiederum mit Wasser. Das Präparat wird schliesslich durch geschmolzenes Calciumchlorid entwässert und unter guter Kühlung aus einer Retorte mit eingestelltem Thermometer rektificirt. Man sammelt die von 84—86° C. übergehenden Antheile.

Eigenschaften. Farblose, chloroformähnlich riechende, brennend-süsslich schmeckende, leicht flüchtige Flüssigkeit. Spec. Gew. 1,280 bei 0° C., bei 15° C. = 1,2545. Siedep. 85° C. Es verbrennt mit russender, grüngesäumter Flamme unter Bildung von Salzsäuredämpfen, ist unlöslich in Wasser, leicht löslich in Alkohol und in Aether, mischbar mit fetten und ätherischen Oelen. Durch Schütteln mit konc. Schwefelsäure wird es nicht verändert, bezw. gefärbt. Durch Kochen mit alkoholischer Kalilauge entsteht ein knoblauchartig riechendes Gas, das Vinylchlorid $CH_2 = CHCl$. Durch Erhitzen mit Anilin und alkoholischer Kalilauge tritt nicht der widerliche Isonitril-Geruch auf.

Prüfung. 1) Es sei farblos; das spec. Gewicht sei nicht unter 1,2530,[1] der Siedepunkt liege bei 84—86° C. 2) Es färbe beim Schütteln mit konc. Schwefelsäure diese innerhalb einer Stunde nicht dunkel (andere organische Chlor-Derivate). 3) Mit dem gleichen Raumtheile Aethylenchlorid geschütteltes Wasser färbe blaues Lackmuspapier nicht roth und werde durch Silbernitrat nicht getrübt (freie Salzsäure in zersetzten Präparaten). 4) Erwärmt man 10 Tropfen Aethylenchlorid mit 5 Tropfen Anilin und 3 ccm alkoholischer Kalilauge, so trete der widerliche Isonitrilgeruch nicht auf (Chloroform).

Aufbewahrung. Vor Licht geschützt, vorsichtig. Der besseren Haltbarkeit wegen wird dem reinen Präparat ein Zusatz von 1—2 Proc. absolutem Alkohol gemacht.

Anwendung. Aeusserlich für sich allein oder in Aether, oder fetten Oelen (1 + 5) gelöst bezw. mit Fetten gemischt zu reizenden und schmerzstillenden Einreibungen, bei rheumatischen Schmerzen, Neuralgien. Innerlich 5—10—20 Tropfen drei bis viermal täglich in Alkohol, Aether, fetten Oelen gelöst wie Chloroform. Als Inhalations-

---

[1] Das Ergänzb. schreibt das spec. Gewicht 1,270 bei 15° C. vor.

Anästheticum früher vorübergehend an Stelle des Chloroforms angewendet, jetzt nur noch selten angewendet. Es steht mit Unrecht in dem Rufe, weniger gefährlich zu sein wie Chloroform.

Aethyli Praeparata.

Unter der vorstehenden Ueberschrift sollen die Monohalogenderivate des Aethans, Aethylchlorid, -bromid und -jodid zusammengefasst werden, da ihre gemeinsame Behandlung manche Vortheile bietet.

I. † Aethylum bromatum. Aethyle bromata. Aether bromatus (Germ. Helv.). **Monobromäthan. Bromwasserstoff-Aether. Ether bromhydrique** (Gall.). **Ethyl-Bromide. C_2H_5Br. Mol. Gew. = 109.**

Darstellung. Das in der organischen Synthese verwendete Bromäthyl wird gewöhnlich durch Einwirkung von Bromphosphor auf Aethylalkohol dargestellt. Solche Präparate dürfen, weil sie häufig durch organische Arsen- und Schwefelverbindungen verunreinigt sind und daher schädlich wirken können, in der Therapie nicht verwendet werden. Zum medicinischen Gebrauch ist vielmehr lediglich das nach folgender Vorschrift dargestellte Bromäthyl zulässig:

Man bereite sich zunächst eine Mischung von 240 g Schwefelsäure und 140 g Weingeist von 0,816 sp. G. (95 Vol. Proc.). Diese Mischung bewerkstelligt man mit Vorsicht, indem man die Schwefelsäure unter Umrühren langsam in den Weingeist einträgt, nicht umgekehrt! Wenn die Mischung sich auf Lufttemperatur abgekühlt hat, so bringt man sie in einen Rundkolben von etwa 1 Liter Fassungsvermögen und setzt unter Umschütteln

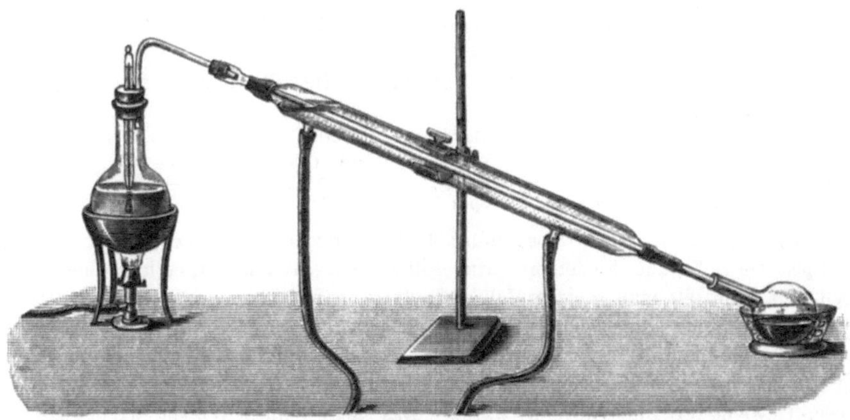

Fig. 40.

nach und nach 240 g grobgepulvertes Kaliumbromid hinzu, wobei besondere Vorsichtsmassregeln nicht zu beobachten sind. Den Kolben setzt man in ein mit trokenem und gesiebtem Sande gefülltes Sandbad ein, schliesst ihn mit einem Kork, der ein gebogenes Abzugsrohr enthält und verbindet das letztere mit einem Liebig'schen Kühler. Als Vorlage benutzt man ein Kölbchen, welches in eine mit Eisstücken gefüllte Schale eingebettet wird. Hat man ein genügend langes Thermometer zur Verfügung, so kann man dasselbe in den Kork einsetzen, doch muss das Quecksilbergefäss etwa 2 cm tief in die Flüssigkeit eintauchen. Im anderen Falle kann man auch ein Thermometer in das Sandbad einstellen. Ist der Apparat ordnungsmässig zusammengestellt, so beginnt man das Sandbad anzuheizen. Wenn das innere Thermometer 100° C. anzeigt (Th. im Sandbade etwa 130° C.), beginnen sich einige Gasblasen zu entwickeln, bei etwa 130° C. (Th. im Sandbade etwa 180° C.), ist die Destillation unter lebhafter Entwickelung feiner Gasbläschen in vollem Gange. Man leitet den Gang der Destillation so, dass das innere Thermometer keinesfalls über 140° C. kommt. Allmählich beginnt der Inhalt des Kolbens zu schäumen, und gegen das Ende, wenn nur noch wenig Destillat übergeht, zeigt er Neigung zum Uebersteigen. Tritt dieser Zufall ein, so hebe man den Kolben sofort aus dem Sandbade heraus, die Abkühlung durch die Luft genügt meist, das Uebersteigen zu verhindern. Das Destillat ist in der Regel etwas trübe und schwach gelblich gefärbt. Es enthält ausser Aethylbromid noch Wasser, kleine Mengen von Alkohol (durch Einwirkung von gebildetem Wasser auf die Aethylschwefelsäure entstanden) und Aethyläther (durch Einwirkung von Alkohol auf die Aethylschwefelsäure gebildet), ferner Bromwasserstoffsäure und, wenn die Destillation mangelhaft geleitet wurde, auch noch Schwefeldioxyd. — Man schüttelt das Destillat, um die Bromwasserstoffsäure zu binden, mit soviel (30—40 ccm) 5 procentiger Kaliumkarbonatlösung, dass deutlich alkalische Reaktion eintritt, trennt die beiden Flüssigkeitsschichten und schüttelt die aus Aethylbromid bestehende spec. schwerere noch viermal mit je einem gleichen Raumtheile Wasser aus, um den Ueberschuss an Alkali, das gebildete Kaliumbromid,[1]) ferner Alkohol und Aether nach Möglichkeit zu entfernen. (Gänzlich entfernen kann man den Aether durch Schütteln des Bromäthyls mit einem gleichen Vol. Schwefelsäure von 60º B.).

Das so gewaschene Aethylbromid scheidet man mittelst eines Scheidetrichters sorgfältig vom Wasser, bringt es in eine Flasche und trägt in diese einige Stücke geschmolzenen Chlorcalciums ein. Nach eintägigem Stehen über Calciumchlorid, während dessen man bisweilen umschüttelt, giesst man das Aethylbromid in einen entsprechend grossen Fraktionskolben ab und rektificirt aus dem Wasserbade. Die ersten, trübe übergehenden Antheile verwirft man und fängt die Hauptfraktion, welche zwischen 38 und 40º C. übergeht, auf.

$$\text{a)} \quad C_2H_5 . OH + H_2SO_4 \quad = \quad H_2O + SO_4H . C_2H_5$$
$$\text{b)} \quad SO_4H\,C_2H_5 + KBr \quad = \quad HSO_4K + C_2H_5Br.$$

Eigenschaften. Farblose, lichtbrechende, leicht bewegliche, specifisch schwere Flüssigkeit, von chloroformähnlichem Geruche und brennendem Geschmacke. Nur die Gall. hat ein fast reines Aethylbromid, die Germ. u. Helv. haben der besseren Haltbarkeit wegen ein geringe Mengen Alkohol enthaltendes Präparat aufgenommen. Leicht flüchtig, nicht leicht entzündlich, aber die Dämpfe verbrennen mit grünlicher Färbung unter Bildung von Bromwasserstoff.

Reines Aethylbromid hat das spec. Gewicht 1,4735 bei 15º C. und siedet zwischen 38 und 39º C.

Für die medicinalen Sorten schreiben die Pharmakopöen folgende Konstanten vor.

	Gall.	Germ.	Helv.
Spec. Gewicht	1,473	1,453—1,457	1,445—1,450
Siedetemperatur	38,5º C.	38—40º C.	38—40º C.
Gehalt an Alkohol von 98,5 %	Spur.	1%	1—1,5%.

Prüfung. 1) Es sei farblos, völlig flüchtig, rieche nicht unangenehm mercaptanartig. Spec. Gewicht und Siedetemperatur sollen sich in den vorgeschriebenen Grenzen bewegen. 2) Schüttelt man gleiche Vol. Aethylbromid mit konc. Schwefelsäure zusammen, so darf sich die Säure binnen einer Stunde nicht gelb färben (organische Schwefelverbindungen, Aethylen- und Amylverbindungen). 3) Nach dem Schütteln gleicher Vol. Aethylbromid und Wasser darf keine Volumänderung sich zeigen (Alkohol, der aber schon durch das spec. Gewicht erkannt worden wäre). Das abgetrennte Wasser darf nicht sauer reagiren und durch Zusatz einiger Tropfen Silbernitratlösung nicht sofort getrübt werden (freie Bromwasserstoffsäure, Bromide). 4) Beim Erwärmen von 1 ccm Aethylbromid mit 3 Tropfen Anilin und 2 ccm alkoholischer Kalilauge darf der widerliche Geruch nach Carbylamin nicht auftreten (Chloroform).

Aufbewahrung. Vor Licht geschützt, an einem kühlen Orte, in Gefässen mit gut schliessenden Glasstopfen, welche mit Leder zu überbinden sind. Die Helv. schreibt sehr zweckmässig vorsichtige Aufbewahrung vor.

Anwendung. Aethylbromid ist ein Narcoticum. In Dampfform eingeathmet, bewirkt es Anästhesie wie Aether. Die Anästhesie tritt schneller ein wie beim Chloroform, geht aber auch schneller vorüber. Das Bewusstsein ist nicht völlig aufgehoben, aber Schmerzeindrücke werden wenig empfunden. Die Muskelspannung bleibt während der Narkose erhalten. — Man benutzt es daher als Inhalations-Anästheticum bei kleineren, nicht

---

[1]) Die alkalische Waschflüssigkeit kann man mit Bromwasserstoffsäure neutralisiren und erhält alsdann durch Eindampfen der filtrirten Lösung Kaliumbromid.

länger als 10—15 Minuten dauernden Operationen, bei welchen Komplikationen und grössere Blutungen nicht zu erwarten sind. Uebrigens beachte man, dass auch das Aethylbromid keineswegs absolut gefahrlos ist; vielmehr sind schon eine ganze Reihe ziemlich unerklärter Todesfälle bei seiner Anwendung vorgekommen.

Innerlich zu 5—10 Tropfen auf Zucker oder mit Spiritus verdünnt oder in Gelatinekapseln.

Cave: Der Arzt hüte sich, das Aethylbromid mit dem viel giftiger wirkenden Aethylenbromid *(Aethylenum bromatum)* zu verwechseln, der Apotheker hüte sich, dieses letztere auf ein mangelhaft verschriebenes Recept hin abzugeben.

II. † Aethylum chloratum. Aethylchlorid. Aether chloratus (hydrochloricus seu muriaticus). Chloräthyl. Monochloräthan. Leichter Salzäther. Ether chlorhydrique. Ethyl-Chloride. C_2H_5Cl. Mol. Gew. $= 64,5$. (Syn. Chelen, Kelen.)

Darstellung. Dieselbe erfolgt heute in chemischen Fabriken. Aethylalkohol und möglichst konc. wässerige Salzsäure werden unter 40 Atmosphären Druck längere Zeit auf 150° C. erhitzt.
$C_2H_5 . OH + HCl = H_2O + C_2H_5Cl$. Das Reaktionsprodukt wird destillirt. Die Aethylchloriddämpfe werden zunächst durch Wasser
von 25° C. geleitet, dann durch Calciumchlorid getrocknet, schliesslich in Gefässen, welche unter 0° C. abgekühlt sind, kondensirt.
Wegen der grossen Flüchtigkeit des Aethylchlorids muss die Kühlung durch stark abgekühlte Salzlösungen erfolgen.

Eigenschaften. Farblose, leicht bewegliche Flüssigkeit
von eigenthümlichem, angenehmem Geruche und brennend süssem
Geschmacke. Es erstarrt noch nicht bei — 29° C. und siedet bei
+ 12,5° C. Bei 0° C. hat es das spec. Gewicht 0,921. In Wasser
wenig löslich, in Weingeist oder Aether leicht löslich. In den Handel gelangt das Aethylchlorid seiner physikalischen Eigenschaften
wegen in druckfesten Glasröhren mit gasdichtem Schraubenverschluss
oder mit Kapillaren s. Fig. 41.

Die oben angeführten Namen „Chelen" und „Kelen" sind
in Frankreich und Belgien gebräuchlich.

Prüfung. Es verflüchtige sich schon bei mittlerer Temperatur ohne Rückstand. Leitet man seinen Dampf in Wasser, so
darf dieses weder blaues Lackmuspapier röthen, noch nach dem Ansäuern mit Salpetersäure durch Silbernitratlösung sofort getrübt
werden.

Aufbewahrung. An einem kühlen Orte, vor Licht geschützt. Vorsichtig.

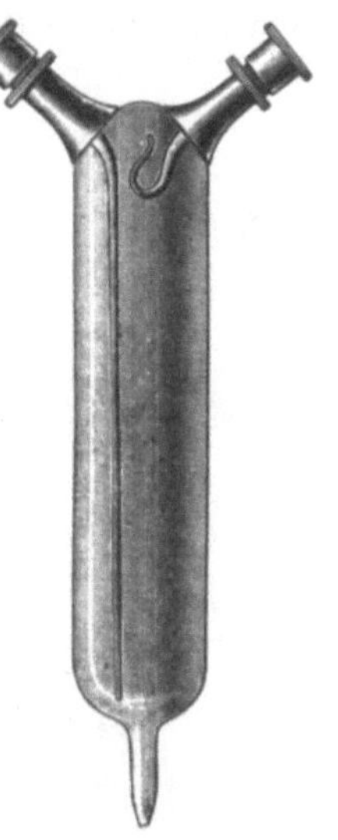

Fig. 41. In aufrechter Stellung giebt die links befindliche Oeffnung — nach Abnahme der Verschraubung — einen nach oben gerichteten Strahl. Wendet man das Gefäss um, so giebt die rechts befindliche Oeffnung einen nach unten gerichteten Strahl von Aethylchlorid.

Anwendung. Aethylchlorid kommt zur Zeit in Glasröhren
von 10 und 30 g Inhalt mit gerader oder winkeliger Kapillare in
den Handel. Bequemer für den Arzt ist die Packung in Glasröhren mit Schraubenverschluss. Fig. 41. Man benutzt es als lokales Kälte-Anästheticum, bei kleineren Operationen
(Incisionen etc.), indem man das Glas — die geöffnete Kapillare nach unten — gegen den
betreffenden Körpertheil richtet. Durch die Verdunstung des austretenden flüssigen
Aethylchlorids kann eine Körperstelle bis auf — 35° C. abgekühlt werden.

Man beachte, dass die Dämpfe des Aethylchlorids brennbar sind.

Anestyle-Bengué, **Methäthyl**-Henning, **Anästhyl** und **Coryl** sind Mischungen un-
seres Aethylchlorids mit Methylchlorid, gleichfalls als Kälte-Anästhetica verwendet.

Spiritus Aetheris chlorati (Ergänzb.). Versüsster Salzgeist. Spiritus muria-
tico-aethereus. Spiritus Salis dulcis. Weingeisthaltiger schwerer Salzäther.
25 Th. rohe Salzsäure (spec. Gew. = 1,16) werden mit 100 Th. Weingeist gemischt und
in einen Kolben von 500 Th. Rauminhalt gegossen, der mit haselnussgrossen Stücken
Braunstein vollständig gefüllt ist. Alsdann wird die Mischung der Destillation im Wasserbade unterworfen, bis 100 Th. übergegangen sind. Falls das Destillat sauer ist, wird es

mit gebrannter Magnesia neutralisirt und aus dem Wasserbade rektificirt. Klare, farblose, neutrale Flüssigkeit, spec. Gew. = 0,838—0,842.

Das Präparat ist keine einheitliche chemische Verbindung, sondern besteht im wesentlichen aus Aethylalkohol, welcher kleine Mengen von Chlorsubstitutionsprodukten und Oxydationsprodukten des Aethylalkohols (Chloral, Acetal, Aldehyd, Aethylacetat) gelöst enthält.

III. † Aethylum jodatum. Aethyljodid. Jodäthyl. Monojodäthan. Aether jodatus (Ergänzb.) seu hydrojodicus. Jodwasserstoffäther. Jodäther. Ether jodhydrique (Gall.). Ethyl-Jodide. C_2H_5J. Mol. Gew. = 156.

Darstellung. In eine tubulirte Retorte, welche mit einem LIEBIG'schen Kühler verbunden und in ein Sandbad eingebettet ist, giebt man 60 Th. Alkohol von 95 Vol. Proc. (spec. Gew. = 0,817), sowie 5 Th. rothen (amorphen) Phosphor. Hierzu bringt man unter mässigem Bewegen in kleinen Quantitäten allmählich 40 g resublimirtes Jod und überlässt das Ganze während 24 Stunden sich selbst. Alsdann destillirt man ab und erhitzt so, dass die Destillation schliesslich bei 80° C. zu Ende geführt wird.

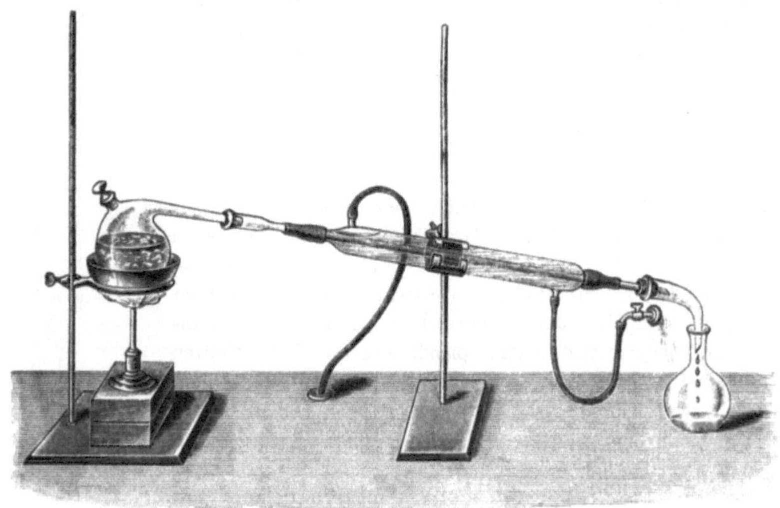

Fig. 42.

Das gelb gefärbte Destillat wird mit einer verdünnten Lösung von Natriumbisulfit geschüttelt, dann wäscht man die abgesetzte Aetherschicht zweimal mit dem doppelten Volumen Wasser. Man scheidet sie sorgfältig vom Wasser, lässt behufs Trocknung 24 St. über geschmolzenem Calciumchlorid stehen, rektificirt aus dem Wasserbade und füllt mit dem Destillat sofort nicht zu grosse, braune Flaschen möglichst voll und bewahrt diese an einem vor Licht geschützten Orte auf.

Eigenschaften. Farblose, ätherisch riechende, neutrale Flüssigkeit, in Wasser unlöslich, in Alkohol oder in Aether sehr leicht löslich. Spec. Gewicht 1,944 bei 15° C. Siedepunkt 71—72° C.

Der Luft ausgesetzt, wird das Aethyljodid, schneller im direkten Sonnenlicht, langsamer, aber immerhin noch schnell genug, im zerstreuten Licht, unter Abscheidung von Jod und dadurch bedingter Braunfärbung zersetzt. Man reinigt solche Präparate, indem man sie mit einer Lösung von Natriumbisulfit schüttelt, darauf wie unter Darstellung angegeben weiter behandelt.

Prüfung. Schüttelt man 2 ccm Aethyljodid mit 2 ccm Wasser und 1 ccm rauchender Salpetersäure, so entsteht alsbald rothe Färbung durch Ausscheidung von Jod. Identität, die sich übrigens schon aus dem spec. Gewicht ergiebt. Mit dem gleichen Volumen Aethyljodid geschütteltes Wasser darf durch Silbernitratlösung nicht sofort getrübt werden (Jodwasserstoff).

Das Ergänzungsbuch giebt als spec. Gewicht 1,930—1,940 an, woraus sich ein Gehalt von etwa 1 Proc. absolutem Alkohol ergiebt.

Aufbewahrung. Vorsichtig und vor Licht geschützt, in kleinen, völlig gefüllten Flaschen mit gut schliessenden Glasstopfen, welche mit Leder zu tektiren sind, an einem kühlen Orte.

Ergänzb. schreibt vor: Gelblich oder röthlich gefärbte Präparate sind durch Schütteln mit feingepulvertem Natriumthiosulfat zu entfärben, worauf man filtrirt und das so entfärbte Präparat ohne weiteres abgiebt. Roth oder braun gefärbte Präparate aber sind zu verwerfen, d. h. wie unter Eigenschaften angegeben, zu reinigen.

Anwendung. Jodäthyl wirkt örtlich und allgemein anästhesirend, ausserdem erzeugt es, innerlich genommen oder eingeathmet, entfernte Jodwirkung, indem es im Organismus zerlegt und als Jodalkali ausgeschieden wird. Man wendet es in Form von Inhalationen bei Lungenleiden und Asthma an, indem man den Dampf aus einem Weinglase, wo es von einer dünnen Wasserschicht bedeckt ist, einathmen läst. Schon nach wenigen Minuten soll sich im Urin Jod nachweisen lassen. Unangenehme Nebenwirkungen wie bei anderen Jodpräparaten sollen sich nicht einstellen. Dosis 5—10 Tropfen mehrmals täglich. — Technisch in der organischen Chemie zum „Aethyliren.“

Jodäthylum camphoratum. Von VIELGUTH zur subkutanen Anwendung bei Cholera empfohlen, ist eine Auflösung von Kamphor in Jodäthyl in nicht näher angegebenen Gewichtsverhältnissen.

Aethylidenum bichloratum.

† **Aethylidenum bichloratum. Aethylidenum chloratum.** (Ergänzb.) **Aethylidenchlorid.** α-**Dichloräthan. Chloräthyliden.** CH_3-CHCl_2. **Mol. Gew. = 99.** Dem Aethylenchlorid isomer.

Darstellung. In einen trockenen Kolben, welcher mit einem Rückflusskühler verbunden ist und durch Eiswasser gekühlt wird, bringt man 100 Th. Phosphorpentachlorid und lässt nach und nach in kleinen Portionen 22—23 Th. reinen Paraldehyd unter Umschwenken zufliessen. Nachdem alles Aldehyd zugefügt und das Phosphorpentachlorid gelöst bezw. zersetzt ist, verbindet man den Kolben mit einem absteigenden Kühler und destillirt aus dem Wasserbade bei 60—80° C. nicht übersteigender Temperatur. (Das bei 110° C. siedende Phosphoroxychlorid sowie das bei 147° C. siedende, als Nebenprodukt gebildete Tetrachloräthan sollen zurückgehalten werden.)

$$CH_3CHO + PCl_5 = POCl_3 + CH_3CHCl_2.$$

Das erhaltene Destillat wird mit verdünnter Sodalösung (1 : 100) entsäuert, mit Wasser gewaschen, durch geschmolzenes Calciumchlorid entwässert, darauf aus dem Wasserbade rektificirt. Nur die bei 58—59° C. übergehenden Antheile sind zu sammeln.

Grosse Mengen Aethylidenchlorid werden bei der Fabrikation des Chloralhydrates als Nebenprodukt gewonnen.

Eigenschaften. Farblose, chloroformartig riechende, süsslich schmeckende, neutrale, leicht flüchtige Flüssigkeit, welche bei 58,5° C. siedet. Spec. Gewicht bei 15° C. = 1,181—1,182. Unlöslich in Wasser, leicht löslich in Alkohol und in Aether. Nicht leicht entzündlich, aber die Dämpfe verbrennen mit grüngesäumter, russender Flamme.

Konc. Schwefelsäure wird durch Aethylidenchlorid schon in der Kälte gebräunt, FEHLING'sche Lösung wird auch in der Hitze nicht reducirt.

Prüfung. Es habe das angegebene spec. Gewicht und die Siedetemperatur. Das mit einem gleichen Volumen Aethylidenchlorid geschüttelte Wasser reagire nicht sauer und werde durch Silbernitrat nicht sofort getrübt (Salzsäure). — Löst man 10 Tropfen Aethylidenchlorid in 5 ccm alkoholischer Kalilauge (1 : 10), fügt 3—4 Tropfen Anilin hinzu und erwärmt, so trete der widerliche Isonitrilgeruch nicht auf (Chloroform).

Aufbewahrung. Vorsichtig, vor Licht geschützt.

Anwendung. Von LIEBREICH als Inhalations-Anästheticum an Stelle des Chloroforms empfohlen. Es soll vor letzterem den Vorzug haben, dass die Narkose sofort aufhört, sobald man mit der Inhalation nachlässt, auch sollen üble Nachwirkungen fehlen. Indessen hat sich das Mittel nicht recht eingebürgert.

Agar-Agar.

Mit diesem Namen bezeichnet man verschiedene, aus Ost- und Südostasien stammende Algen aus der Abtheilung der **Florideae,** die unverändert (d. h. einfach getrocknet), oder in besonderer Weise verarbeitet, in den Handel gelangen.

1) Einfach getrocknet sind die folgenden:

Agar-Agar von Ceylon (Alga ceylanica. Ceylonmoos. Mousse de Jaffna. Fucus amylaceus. Mousse de Ceylon. Ceylon Moss) ist der an der Sonne getrocknete und gebleichte Thallus von **Gracilaria lichenoides Ag.** (Sphaerococcaceae), heimisch an den Küsten der indisch-chinesischen Gewässer. Der Thallus ist 6—12 cm lang, weich, etwas zäh, wiederholt gabelig getheilt, Aeste allmählich dünner werdend. Giebt mit 50 Th. Wasser eine durchsichtige, geschmacklose Gallerte. Seit etwa 60 Jahren in Europa bekannt.

Agar-Agar von Macassar und von Java (Ostindisches Carrageen. Alga spinosa) ist der getrocknete Thallus von **Eucheuma spinosum (L.) Ag.** (Rhodophyllidaceae), heimisch im indischen Ocean und bei Mauritius. Bildet 3—4 cm lange, 2—3 mm dicke, unregelmässig verzweigte Stücke mit senkrecht abstehenden Cystocarpien. Farbe bräunlichgelb oder röthlich, oft mit einem Anflug eingetrockneter Salze bedeckt. Giebt mit 17 Th. Wasser eine Gallerte.

Unter dem Namen **Japanisches Moos** wurde als Ersatz für Agar-Agar die Alge **Gloeopeltis coliformis Harv.** (Gloiosiphoniaceae) importirt. Sie liefert aber mit Wasser keine Gelatine, sondern nur einen zähen Schleim.

2) **Agar-Agar im engeren Sinne** (vegetabilischer Fischleim. Japanische oder ostindische Hausenblase. Phycocolla, Isinglass.[1]) Tientjan. Tientjow. Lo-tha-ho. Hai-thao) wird von einer ganzen Anzahl in Ostasien heimischer Meeresalgen erzeugt, indem man aus den Algen eine Gelatine macht, diese gefrieren lässt, wobei Wasser austritt, dann in Streifen schneidet und trocknet. Als Algen, die Agar-Agar liefern, werden hauptsächlich genannt: **Gelidium- u. Gloeopeltis-Arten;** indessen kommen auch wohl noch andere Arten in Betracht.

Kommt in mehreren Formen in den Handel: **1)** in Form strohhalmdicker, bis 50 cm langer, farbloser Stücke, die durch das Trocknen stark verschrumpft sind (Ergänzb.); **2)** in bis 30 cm langen, etwa 3 cm breiten Platten (Brit.), und **3)** in bis 20 cm langen, 3—4 cm im Querschnitt messenden, vierkantigen Stücken (Ergänzb.).

Wenn es sich darum handelt, Agar-Agar in Gemischen nachzuweisen, so ist das Objekt in einen möglichst dünnen Schleim zu verwandeln, in dem sich nach einiger Zeit feste Bestandtheile absetzen, die man mikroskopisch untersucht; man hat dann auf Nadeln von Spongien und auf Diatomeen (besonders die zierlichen runden Formen von Arachnoidiscus ornatus Ehrenbg.) zu achten.

Enthält reichliche Mengen Gelose (= Pararabin $[C_6H_{10}O_5]x$), die beim Kochen mit verdünnter Schwefelsäure Galaktose $C_6H_{12}O_6$ liefert.

Anwendung. Als Arzneimittel wird Agar-Agar nicht gebraucht, da es dem Carrageen gegenüber keine Vorzüge besitzt. Eine für Vaginalkugeln geeignete Gallerte erhält man aus 10 Theilen nöthigenfalls zuvor mit kaltem Wasser abgewaschenem Agar-Agar mit 100 Theilen Glycerin und 200 Theilen Wasser unter Erwärmen (Gerbsäure ist

---

[1]) U-St. hat unter diesem Namen **Ichthyocolla.**

mit dieser Masse unverträglich). Im Haushalt dient Agar-Agar bisweilen als Ersatz der Gelatine.

Der Mikroskopiker benutzt sie als Fixirungsmittel. In neuerer Zeit findet Agar-Agar ausgedehnte Verwendung in der Bakteriologie zur Bereitung von durchsichtigen, bis zu 40° C. noch fest bleibenden Nährböden für Reinkulturen.

Agar-Agar - Nähr-Gelatine. 1 (im Sommer bis 2) Th. zerkleinertes Agar-Agar lässt man in 100 Th. Fleischwasser aufquellen, fügt 0,5 Th. Kochsalz, 1 Th. Pepton und 2 Th. weisse Gelatine zu, neutralisirt, lässt im Wasserbade lösen, bringt für einige Stunden in den Sterilisirungsapparat und giesst klar ab oder filtrirt im Heisswassertrichter in sterilisirte Gläschen oder lässt absetzen.

<table>
<tr><td colspan="2">Bandoline. DIETERICH.</td><td>Olei Rosae</td></tr>
<tr><td>Rp. Agar-Agar</td><td>2,0</td><td>Olei Aurantii florum</td></tr>
<tr><td>Aquae</td><td>700,0</td><td>Tincturae Moschi āā gtt. 2</td></tr>
<tr><td>Glycerini</td><td>300,0</td><td>Essentiae Jasmini 10,0.</td></tr>
<tr><td colspan="2">man erwärmt bis zur Lösung und fügt hinzu.</td><td>Zum Befestigen der Haare.</td></tr>
</table>

In jüngster Zeit wird Agar empfohlen als Grundlage für Stuhlzäpfchen, Medicinalstäbchen und Vaginalkugeln, da es (nach LEWIN und ESCHBAUM) der Kakaobutter und der Glyceringelatine gegenüber den Vorzug besitzt, dass es die aufgenommenen Arzneistoffe in gleichmässigerer Vertheilung enthält und sich leicht sterilisiren lässt. Man verwendet das pulverförmige Agar-Agar des Handels und setzt diesem, da es sauer reagirt, auf 10,0 g 0,1 g Natriumbikarbonat zu. 1 Th. neutralisirtes Agarpulver wird mit dem in Wasser löslichen Arzneimittel und 29 Theilen Wasser in einer Arzneiflasche angeschüttelt und diese dann mit festgebundenem Kork auf 5—10 Minuten in siedendes Wasser gestellt. In ein kreisförmiges, mit Oeffnungen versehenes Holzgestell, welches auf einer genauen Waage steht, steckt man kleine Spitzdüten aus Paraffinpapier, giesst in diese die heisse Agarmasse aus und giebt sie auch darin ab. Unlösliche Mittel, wie Bismutum subnitricum, Unguentum Hydrargyri cinereum, reibt man mit der fertigen Masse an; Tannin wird mit Agarpulver und Wasser (1 Th. Tannin, 2 Th. Agar, 7 Th. Wasser) angestossen, ausgerollt und geformt.

Da diese Agarmasse erst weit über Körperwärme (bei 80° C. etwa) schmilzt, so sind ihrer Verwendung zu den gedachten Arzneiformen enge Schranken gezogen.

<table>
<tr><td colspan="2">Dauernde Stempelkissenmasse. DIETERICH.</td><td>rühren Anilinfarbstoffe darin löst und in flache Blech-</td></tr>
<tr><td>Agar-Agar</td><td>35,0</td><td>kästchen ausgiesst; nach dem Erkalten überzieht</td></tr>
<tr><td>Wasser</td><td>3000,0</td><td>man die Oberfläche mit einem Streifen Mull oder</td></tr>
<tr><td colspan="2">Kocht man unter beständigem Umrühren bis zur</td><td>gewaschenem Shirting. Auf 1 Kilo Masse sind er-</td></tr>
<tr><td colspan="2">völligen Lösung, giesst kochend heiss durch Fla-</td><td>forderlich: für Violett   60 g Methylviolett,</td></tr>
<tr><td colspan="2">nell, mischt mit</td><td>„ Blau   80 g Phenolblau,</td></tr>
<tr><td>Glycerin</td><td>600,0</td><td>„ Roth   80 g Eosin,</td></tr>
<tr><td colspan="2">und dampft das Ganze auf 1000,0 ein.</td><td>„ Schwarz 100 g Nigrosin.</td></tr>
<tr><td colspan="2">Farbige Stempelkissen erhält man aus dieser Masse,</td><td>Wird ein solches Kissen einmal zu trocken, so</td></tr>
<tr><td colspan="2">indem man sie im Dampfbade schmilzt, unter Um-</td><td>feuchtet man es mit wenig Glycerin an.</td></tr>
</table>

Agaricinum.

† Agaricinum. Agaricin (Germ.). **Agaricinsäure. Agaricussäure. Acide agarique. Agaric acid.** $C_{16}H_{30}O_5 + H_2O$. **Mol. Gew. = 320.** Eine aus den Fruchtkörpern des Lärchenschwammes (*Polyporus officinalis Fries, Agaricus albus, Boletus Laricis*) abgeschiedene Harzsäure.

Darstellung. Wird der gepulverte Lärchenschwamm mit Alkohol bis zur Erschöpfung extrahirt, so gehen eine Anzahl (4) von Harzen in Lösung. Koncentrirt man die alkoholischen Auszüge, so scheiden sich beim Erkalten weisse Harze aus, während rothe Harze in Lösung bleiben. Die weisse Harzmasse enthält das Agaricin, welches durch Behandeln derselben mit 60 procentigem, warmem Alkohol in ziemlich reinem Zustande ausgezogen werden kann. Um es vollkommen zu reinigen, wird es durch Erwärmen in heissem Alkohol gelöst und mit einer Lösung von Kalihydrat in Alkohol versetzt. Das α-Harz bildet nun ein in Alkohol lösliches Kalisalz, das γ-Harz bildet gar kein Salz, das Kalisalz des β-Harzes dagegen ist in absolutem Alkohol vollkommen unlöslich. — Man filtrirt also nach einiger Zeit ab, wobei das α-Harz in das Filtrat geht, löst den Rückstand in Wasser und filtrirt wiederum, wobei das γ-Harz zurückbleibt, und versetzt das Filtrat mit Baryumchlorid. Es bildet sich nun das unlösliche Baryumsalz (der Agaricussäure), welches mit 30 procentigem Alkohol erhitzt und in siedend-heisser Lösung mit verdünnter Schwefelsäure zersetzt wird. Das Filtrat scheidet noch heiss die gutkrystallisirte Verbindung aus, welche durch Umkrystallisiren aus 30 procentigem Alkohol ganz rein erhalten wird.

Eigenschaften. In reinem Zustande ein rein weisses, seidenglänzendes Krystallmehl, aus mikroskopischen, vierseitigen Blättchen bestehend. Es schmilzt bei etwa 140° C., bei stärkerem Erhitzen verflüchtigt es sich unter Bildung weisslicher, sauer reagirender Dämpfe und Verbreitung des Geruches nach angebranntem Fett. Verbrennt mit leuchtender Flamme. In kaltem Wasser nur wenig löslich, aber diesem saure Reaktion ertheilend. In heissem Wasser quillt es auf, in siedendem Wasser ist es zu einer klaren, schäumenden Flüssigkeit auflöslich. Löslich in 130 Th. kaltem oder 10 Th. siedendem Weingeist, noch leichter in heisser Essigsäure, wenig löslich in Aether, kaum löslich in Chloroform. Aetzende Alkalien (KOH, NaOH) lösen es zu einer beim Schütteln stark schäumenden Flüssigkeit. Zweibasische Harzsäure, 1 Mol. Krystallwasser enthaltend, welches schon bei 80° C. abgespalten wird. Bei höherer Temperatur entsteht das Anhydrid $C_{16}H_{28}O_4$.

$$C_{14}H_{27}(OH){<}^{CO_2H}_{CO_2H} + H_2O$$

Agaricin.

Von den Salzen charakterisirt sich das Kaliumsalz durch vollkommene Unlöslichkeit in absolutem Alkohol.

Prüfung. Es sei ungefärbt, fast ohne Geruch und Geschmack, löse sich in siedendem Wasser unter vorherigem Aufquellen zu einer klaren Flüssigkeit und schmelze gegen 140° C.

Aufbewahrung. Vorsichtig.

Anwendung. Als schweissbeschränkendes Mittel, namentlich gegen die profusen Schweisse der Phthisiker und gegen die durch gewisse Medicamente, z. B. Antipyrin erzeugten Schweisse, in Gaben von 0,005—0,01. Die Wirkung tritt etwa nach 5—6 Stunden ein. Subkutane Injektionen sind schmerzhaft. Grösste Einzelgabe (Germ.) = 0,1 g.

Agaricum.

Polyporus officinalis Fries. **Polyporaceae.** Heimisch überall, wo die „Lärche" (Larix decidua Miller), auf der er wächst, vorkommt. Geringe Mengen der Droge liefern der Kanton Wallis (Schweiz) und Frankreich. Die grösste Menge kommt aus Russland (Archangel) und Sibirien, wo der Pilz auf **Larix sibirica Ledebour,** die von manchen nur für eine Varietät unserer Lärche gehalten wird, reichlich vorkommt.

Namen. **Agaricus albus** (Helv.). **Boletus Laricis. Boletus purgans. Fungus Laricis** (Ergänzb.). **Polyporus Laricis. — Agarik. Lärchenschwamm. Löcherschwamm. Magenschwamm. Purgirschwamm. — Agarika. — Agaric blanc. Polypore de Mélèze** (Gall.). **Larch agaric.**

Die Droge ist der Fruchtkörper des Pilzes, dessen Mycelium im Holz der genannten Bäume lebt. Er ist seitlich angewachsen, hufförmig, halbkegelförmig oder von unregelmässiger Gestalt. Kann bis 7 kg wiegen. Farbe gelb bis braun, gestreift, innen gelblichweiss. Auf der Unterseite das Hymenium, in welchem die Röhren, die die sporentragenden Basidien enthalten, als feine Punkte zu erkennen sind.

Verwendung findet der getrocknete Fruchtkörper nach Entfernung der dunkeln Rindenschicht und des Hymeniums. Besteht aus langen, durcheinander gewirrten fadenförmigen Zellen (Hyphen), zwischen denselben zahlreiche, nicht gut ausgebildete Krystalle von Kalkoxalat.

Geruch dumpfig, Geschmack anfangs süsslich, dann stark bitter.

Bestandtheile. 10—30 Proc. Pilzcellulose, organische Säuren, 0,64 Proc. Asche. Der wichtigste Bestandtheil ist ein Gemenge verschiedener harzartiger Körper, das 50 bis

80 Proc. vom Gewicht des Pilzes beträgt. Es entsteht durch Metamorphose der Membran der Hyphen. Das in Alkohol lösliche Harz besteht aus 4 Harzen, α, β, γ, δ. Das β-Harz ist das wichtigste, es enthält das Agaricin, von dem in der Droge 14—16 Proc. enthalten sind (s. besonderen Artikel). Mit Petroläther werden der Droge entzogen: 1) in geringer Menge ein Weichharz $C_{15}H_{20}O_4$ und 2) zu 4—6 Proc. eine fettartige Substanz. Dieselbe enthält: Agaricol $C_{10}H_{16}O$, Cetylalkohol $C_{16}H_{34}O$, einen flüssigen aromatischen Alkohol $C_9H_{18}O$, Phytosterin, eine Fettsäure $C_{14}H_{21}O_2$, Ricinölsäure $C_{18}H_{34}O_3$ und 2 Kohlenwasserstoffe $C_{22}H_{46}$ und $C_{29}H_{54}$.

Zubereitung. Der Schwamm wird in eine mittelfeine Species verwandelt; auch kommt derselbe bereits geschnitten in der gefälligen, besonders für Theegemische zu empfehlenden Form kleiner Würfel in den Handel. Das Pulver wird, seit der wirksame Bestandtheil in reinem Zustande zur Verfügung steht, von Aerzten kaum noch verordnet. Der geschnittene Lärchenschwamm dagegen bildet einen wesentlichen Bestandtheil der Species Hierae Picrae und ähnlicher zur Anfertigung von abführenden Bitterschnäpsen dienender Kräutermischungen; auch ist derselbe enthalten in der Tinct. Aloes comp. Ph. Belg., dem Elixir ad longam vitam, dem Theriak Cod. med. etc.

Der Lärchenschwamm wurde früher viel mehr wie jetzt als drastisches Abführmittel benutzt, gegenwärtig wird er wie das aus ihm dargestellte Agaricin als Adstringens und Tonicum gegen die Nachtschweisse der Phthisiker benutzt.

<table>
<tr><td colspan="2">Electuarium febrifugum.
Sénac.</td><td>Pilulae nobiles Jesuitarum Pragensium.</td><td colspan="2">Species Hierae Picrae.
Heiligenbitter. Hicripicri.
Magenspecies.</td></tr>
<tr><td>Rp. Chinarinde</td><td>20,0</td><td>Rp. Boleti Laricis</td><td colspan="2">Rp. Radicis Helenii</td></tr>
<tr><td>Aromatisches Pulver</td><td>5,0</td><td>Aloes</td><td>Radicis Galangae</td><td>āā 50,0</td></tr>
<tr><td>Ammoniumchlorid</td><td>2,5</td><td>Corticis Cinnamomi</td><td colspan="2">Boleti Laricis</td></tr>
<tr><td>Lärchenschwamm</td><td>2,5</td><td>Folior. Sennae</td><td colspan="2">Myrrhae</td></tr>
<tr><td>Glycerin</td><td>15,0</td><td>Rhizom. Rhei</td><td colspan="2">Radicis Angelicae</td></tr>
<tr><td>Zuckersirup q. s.</td><td></td><td>Pulv. aromatici āā 10,0</td><td colspan="2">Radicis Gentianae</td></tr>
<tr><td colspan="2">Zweistündlich haselnussgross zu nehmen.</td><td>Caryophyllorum</td><td colspan="2">Rhizom. Rhei</td></tr>
<tr><td colspan="2"></td><td>Mastichis</td><td>Rhizom. Zedoariae</td><td>āā 100,0</td></tr>
<tr><td colspan="2"></td><td>Myrrhae   āā   5,0</td><td>Aloes</td><td>800,0</td></tr>
<tr><td colspan="2"></td><td>Extracti Trifolii   10,0</td><td colspan="2">werden gleichmässig zerkleinert und gemischt.</td></tr>
<tr><td colspan="2"></td><td>zu 1500 Pillen. 2—4 Pillen zu nehmen.</td><td colspan="2"></td></tr>
</table>

Seehofer Balsam ohne Aloe. Turpetharz 100,0, Lärchenschwamm, Enzian, Myrrhe, Theriak je 15,0, Galgant 20,0, Angelica 30,0, Anis, Safran je 5,0, Rhabarber. Essigäther, Aetherweingeist je 10,0, Zucker 100,0, Weingeist (70 Proc.) 1300,0.

Agrimonia.

Agrimonia Eupatoria L. Rosaceae — Sanguisorbeae. Heimisch durch Europa Nordasien, Nordamerika. Verwendung findet als Volksmittel bei Leberleiden, Lungenleiden Diarrhoe etc. das blühende Kraut, das man im Juli oder August sammelt. 7 Th. frisches Kraut geben 2 Th. trockenes.

Namen. **Herba Agrimoniae. Hb. Absellae, s. Asellae. Hb. Concordiae. Hb. Eupatoriae. Hb. Lappulae hepaticae. Hb. Marmorellae. — Ackerkraut. Ackerminze. Beerkraut. Bruchkraut. Fünfblatt. Fünffingerkraut. Fünfmännerthee. Franzkraut. Gatterkraut. Griechisches Leberkraut. Hagamundiskraut. Heil aller Welt. Königskraut. Leberklette. Menig. Odermennig. Steinkraut. Stubkraut. — Aigremoine** (Gall.).

Die Pflanze ist eine Staude mit unterbrochen gefiederten Blättern und gelben Blüthen in aufrechten, ährenförmigen Blüthenständen. Die Droge ist von schwachem, aber angenehmem Geruch und schwach adstringirend-bitterlichem Geschmack.

Die in Südeuropa heimische **Agrimonia odorata Ait.** wird ähnlich verwendet.

Odermennig wird, da es an wirksameren Bittermitteln nicht mangelt, nur noch hier und dort im Handverkauf verlangt.

Agropyrum.

Agropyrum repens Beauv. (syn. Triticum repens L.). **Gramineae — Hordeeae.**
Die „**Quecke**". Gemein durch Europa, Asien, auch in Nord- und Südamerika. Ein auf
Aeckern sehr lästiges Unkraut, welches infolge der weithin kriechenden Ausläufer schwer
auszurotten ist. Die letzteren liefern **Rhizoma Graminis** (Ergänzb. Helv. Austr.). **Radix
Agropyri. R. Cynagrostis. R. Graminis albi** s. **arvensis** s. **canini** s. **officinarum**
s. **repentis** s. **vulgaris. Radix Tritici repentis. Rhizoma Agropyri. Stolones
Graminis. — Ackergraswurzel. Ackermannswurzel. Apothekergraswurzel. Bager-
wurzel. Fegwurzel. Graswurzel. Hundsgraswurzel. Hundsrücken. Knotengras.
Kriechweizen. Landdreck. Päden. Peyer. Queckenwurzel. Schnürligraswurz.
Spulwurz. Türkisches Gras. Weisswurz. Wurmgras. — Racine de chiendent.**[1])
Chiendent officinal (Gall.). — **Quitch-root. Quitch-grass-root Couch-Grass** (U-St.).

Beschreibung. Die Stücke der Droge sind glänzend, graugelb, vielkantig, mit
grosser Höhlung. Die einzelnen Glieder des Rhizoms sind etwa 5 cm lang, 3—4 mm dick,
an den Knoten sind noch Reste der vertrockneten Blattscheiden zu sehen.

Auf dem Querschnitt erkennt man bei schwacher Vergrösserung um die centrale
Höhlung einen helleren, dichten Ring, den Leitbündelcylinder, und in demselben Punkte,
die Leitbündel. Dieser Cylinder ist von der Rinde durch die Endodermis, deren Zellen
nach innen stark verdickt sind, getrennt. In der Rinde finden sich ebenfalls kleine Leitbündel. Die centrale Höhlung ist durch Zerreissen des ursprünglich vorhanden gewesenen
Parenchyms entstanden. Für die Erkennung einigermaassen von Bedeutung sind die Zellen
der Epidermis, die den charakteristischen Bau der Gramineenepidermis zeigen, sie bestehen
aus grossen rechteckigen Zellen mit geschlängelten Wänden und mit ihnen abwechselnden
kleinen rundlichen Zellen, die zuweilen zu Haaren ausgewachsen sind.

Bestandtheile. Die Droge enthält zu etwa 5 Proc. ein Kohlehydrat T r i t i c i n
$6 (C_6H_{10}O_5) + H_2O$, welches vielleicht mit dem I r i s i n und G r a m i n i n identisch ist, ferner
I n o s i t, Z u c k e r 2—3 Proc. (wahrscheinlich L a e v u l o s e) und M a n n i t (vielleicht nicht
ursprünglich vorhanden).

Verwechselung. Als **Rhizoma Graminis italici** gehen die dickeren Ausläufer von
Cynodon Dactylon Pers. Sie enthalten Stärke.

Einsammlung und Aufbewahrung. Im Frühling vor Entwicklung des
Halmes (Austr.) zu sammeln, mit kaltem Wasser abzuwaschen, von Wurzeln und Blattresten zu befreien. 5 Th. frischer Quecke liefern 2 Th. trockene.

Anwendung. In geschnittenem Zustande bisweilen noch als lösendes und blut-
reinigendes Mittel zu Theemischungen, das Extrakt in Pillen und flüssigen Arzneien verordnet. In Pulverform soll sie in der Bäckerei als Zusatz zum Mehl, in der Brauerei als
Malzersatz Verwendung finden.

Extractum Graminis. (Austr.) Queckenwurzelextrakt. 50 Theile zerschnittene
Queckenwurzel werden mit 300 und 100 Theilen kaltem Wasser jedesmal 24 Stunden aus-
gezogen, die durch Absetzen geklärten Auszüge zum Sieden erhitzt, durchgeseiht und im
Wasserbade zu einem d ü n n e n Extrakt abgedampft. Die Ausbeute beträgt etwa 25 Proc.
Pharm. Germ. ed. II. liess 2 Theile Queckenwurzel mit 10 Theilen k o c h e n d e m
Wasser übergiessen, 6 Stunden lang in der Wärme ausziehen, die Kolatur auf 3 Theile
einkochen, filtriren und zu einem d i c k e n Extrakt eindampfen Ausbeute 26—30 Proc.
Pharm. Helvet. II schrieb einstündiges A u s k o c h e n der Wurzel mit Wasser und
Eindampfen zu einem d i c k e n Extrakt vor.
In Wasser klar lösliches, rothbraunes Extrakt von fadem, süssem Geschmack.
DIETERICH empfiehlt zur Erzielung eines klar löslichen Extrakts Ausziehen der ge-
schnittenen und gequetschten Queckenwurzel mit 4 Theilen, dann nochmals mit 3 Theilen
kochendem, destillirtem Wasser, E i n k o c h e n der vereinigten Pressflüssigkeiten auf 1 Theil,
24 stündiges Absetzenlassen, Filtriren und Eindampfen.

---

[1]) Unter diesem Namen versteht man genau genommen das dickere Rhizom von
Cynodon Dactylon Pers.

Extractum Graminis fluidum (DIETERICH). 100 Th. höchst fein geschnittene Queckenwurzel werden mit heissem destillirtem Wasser befeuchtet; man verdrängt mit siedendem Wasser, indem man im dünnen Strahl ablaufen lässt, dampft auf 80 Th. ein, vermischt mit 20 Vol. Weingeist (90 Proc.), stellt zum Absetzen bei Seite, filtrirt und bringt mit verdünntem Weingeist (68 Proc) auf 100 Th.

Extractum Graminis liquidum, Mellago Graminis Ph. Boruss. VI. — Queckensaft, Queckenhonig — wurde aus 3 Th. Extractum Graminis und 1 Th. Aqua destillata bereitet. Bei dem hohen Zuckergehalt der Wurzel gebührt derjenigen Vorschrift zur Extraktbereitung der Vorzug, welche auf dem kürzesten Wege zum Ziele führt.

Flores Graminis, Heublumen, welche Pfarrer Kneipp als Zusatz zu Bädern verordnet, werden nicht von einer bestimmten Grasart gesammelt.

Albumen.

I. Albumen. Albumen Ovi siccum. Trockenes Hühnereiweiss. (Germ.). Eiweiss. Eieralbumin. Albumine. Vergl. auch Ovum.

Von den Pharmakopöen hat die Germ. das trockene Hühnereiweiss als „Albumen Ovi siccum" aufgenommen, und zwar zur Herstellung des Eisenalbuminates.

Darstellung. Man öffnet frische Hühnereier vorsichtig und trennt sorgfältig den Dotter von dem Eiweiss, so dass der sogen. Hahnentritt zu dem letzteren kommt. Zur Abscheidung der Häute lässt man das Eiweiss nun durch ein feines Seidensieb laufen, was man durch Rühren mit einem feinem Pinsel befördern kann. Doch muss man sich hüten, zu stark zu reiben, um Schaumbildung zu vermeiden. — Oder man lässt das Eiweiss 24—30 Stunden an einem kühlen Orte stehen, damit sich die Häute absetzen.

Die durch Absetzen geklärte Eiweisslösung wird alsdann auf flache Porcellanteller in nicht zu dicker Schicht gegossen und in gut ventilirten Trockenräumen bei einer 55° C. nicht übersteigenden Temperatur eingetrocknet. Das Eintrocknen ist zu beschleunigen, um Fäulniss zu verhindern. Die trockene Masse wird von den Tellern abgestossen und alsdann bei Zimmertemperatur nachgetrocknet. Bei dem Eindunsten kann man selbstverständlich auch Vacuumapparate benutzen.

Technisches Eiweiss (Patent-Albumin). Zur Entfernung kleiner Mengen beigemengten Dotters bringt man in Fabriken das Eiweiss in einen hölzernen Kübel von 150 Liter Inhalt, welcher am Boden ein Zapfloch hat. Auf 100 Liter Eiweiss fügt man 250 g Essigsäure von 1,04 spec. Gewicht und 250 g Terpentinöl, rührt das Ganze gut durch und lässt es 24—36 Stunden ruhig stehen. Das Terpentinöl nimmt die Dotterantheile auf und steigt in die Höhe, mechanische Verunreinigungen setzen sich zu Boden. Durch vorsichtiges Oeffnen des Hahnes kann man eine völlig klare Flüssigkeit erzielen, welche zu Primawaare verarbeitet wird, während die hinterbleibenden, nicht ganz klaren Reste eine Secundawaare liefern. Die essigsaure Lösung wird mit Ammoniak schwach neutralisirt und dann, wie vorher angegeben, zur Trockne gebracht. Doch sollte zum pharmaceutischen Gebrauche ein solches gekünsteltes Präparat, das sich für technische Zwecke ganz gut eignet, nicht verwendet werden.

Für 1 kg trockenes Eiweiss sind etwa 250—300 Eier erforderlich.

Die bei der Darstellung des Eiweisses abfallenden Eidotter werden, mit Kochsalz konservirt, in der Weissgerberei verwendet.

Eigenschaften. Gelbliche, amorphe, durchscheinende, dem arabischen Gummi ähnliche Massen oder ebensolche Lamellen, oder ein gelbliches, grobes Pulver. Ohne besonderen Geruch, von fadem Geschmack. Mit Wasser giebt es eine trübe, neutrale Lösung, welche durch Filtriren geklärt werden kann. In Weingeist oder in Aether ist es nicht löslich. Um eine wässerige Lösung herzustellen, übergiesst man das grobgepulverte Eiweiss mit Wasser von 40° C. (durch ein Thermometer genau kontrolirt!), schüttelt bis zur völligen Vertheilung kräftig durch, so dass sich Klumpen nicht bilden können, und lässt nun unter öfterem Umschütteln an einem 30—40° C. warmen Orte stehen. Die trübenden Bestandtheile der Lösung rühren von den Eihäuten und von kleinen Mengen unlöslichen Eiweisses her. 1 Th. trockenes Eiweiss entspricht 7—8 Th. flüssigem Hühner-Eiweiss.

Das Präparat ist seiner chemischen Zusammensetzung nach im wesentlichen Eieralbumin; seine wässerige Lösung giebt daher die für das Eieralbumin bekannten chemischen Reaktionen. Die wässerige Lösung wird: 1) bei 70—75° C. coagulirt. 2) Bleiacetat (neutrales sowie basisches), Mercurinitrat, Mercurichlorid, [1] Trichloressigsäure, Silbernitrat, Kupfersulfat, Ferrichlorid, Pikrinsäure, Karbolsäure, Salicylsulfosäure, β-Naphtholsulfosäure (Asaprol), Chloralhydrat, konc. Mineralsäuren (namentlich Salpetersäure und Metaphosphorsäure), Ferricyanwasserstoffsäure + Essigsäure und Ferrocyanwasserstoffsäure + Essigsäure, erzeugen Niederschläge. 3) Konc. Mineralsäuren wandeln es in Acidalbumin, konc. ätzende Alkalien in Alkalialbuminat um.

Eine Formel lässt sich zur Zeit noch nicht angeben; die mittlere Zusammensetzung ist:

Kohlenstoff 50—55 %	Stickstoff 15,2—18,2 %	Sauerstoff 22,8—24,1 %
Wasserstoff 6,8—7,3 „	Schwefel 0,4—5,0 „	

Das Hühnereiweiss besteht im wesentlichen aus Natriumalbuminat. Wird die wässerige Lösung desselben ohne besondere Vorsichtsmassregeln sich selbst überlassen, so tritt Fäulniss ein unter Bildung von Schwefelwasserstoff und Ammoniak und zahlreichen anderen Spaltungsprodukten, unter denen sich auch die giftigen „Toxalbumine" befinden können.

Prüfung. 1) Es sei nur schwach gelblich gefärbt, fast geschmacklos und geruchlos, jedenfalls achte man darauf, dass es nicht faulig rieche. 2) Es löse sich in 20 Th. Wasser zu einer nur wenig trüben Flüssigkeit auf; viel unlösliche Antheile enthaltende Präparate wären zurückzuweisen. 3) Die wässerige Lösung sei neutral, fast geruchlos und geschmacklos; saure oder alkalische Reaktion weisen auf konservirende Zusätze hin. 4) Mischt man 10 ccm der 1 procentigen Lösung mit 5 ccm Karbolsäurelösung (1 : 20) sowie mit 5 Tropfen Salpetersäure (sp. G. = 1,153), schüttelt durch und filtrirt, so wird alles Eiweiss gefällt und das Filtrat meist klar sein. Ist es trübe oder schleimig, so ist wahrscheinlich Gummi oder Dextrin zugegen. In diesem Falle tritt, wenn man auf 5 ccm des Filtrates 5 ccm Weingeist schichtet, an der Berührungsstelle beider Schichten Trübung ein. — 5 ccm des Filtrates dürfen sich auf Zusatz von 1 ccm Jodlösung nur gelb, nicht aber roth färben (Dextrin). 5) 1 g Eiweiss darf nicht mehr als 0,05 g Asche hinterlassen.

Die Werthbestimmung des Eiweisses erfolgt in der Regel durch Bestimmung des Stickstoffgehaltes nach KJEHLDAHL s. Nitrogenium. Durch Multiplikation des gefundenen Stickstoffs mit 6,25 wird die Menge des vorhandenen Eiweisses gefunden.

Aufbewahrung. In gut verschlossenen Gefässen aus Glas oder Blech an einem trockenen, luftigen, nicht modrigen Orte. Vor dem Einfüllen in die Gefässe empfiehlt es sich, das Eiweiss über Kalk oder bei einer 50° C. nicht überschreitenden Temperatur nachzutrocknen.

Anwendung. Zur Herstellung des Eisenalbuminates und des Quecksilberalbuminates, als Reagens. Technisch in der Zeugdruckerei, zum Klären trüber Flüssigkeiten, zur Herstellung photographischer Papiere, ferner von Kitten. Doch wird für diese Zwecke zum Theil auch nur das flüssige Eiweiss verwendet.

Solutio Albuminis. Eiweiss-Lösung. Als Reagens für physiologische Zwecke mischt man frisches Hühner-Eiweiss mit dem gleichen Volumen Wasser, oder man löst 1 Th. trocknes Hühner-Eiweiss in 20 Th. Wasser und filtrirt die eine wie die andere dieser Lösungen. Sie sind nur von beschränkter Haltbarkeit und täglich frisch zu bereiten.

II. Blutalbumin. Serumalbumin. Serin.
Bevor man gelernt hatte, das Eigelb zu konserviren und dadurch transportfähig zu machen, hatte das Eieralbumin einen hohen Preis, so dass die Technik sich nach einem Ersatz des Eieralbumins umsehen musste. Einen solchen fand sie in dem Blutalbumin. Heute kann dieses letztere nur schwer mit dem ersteren in Wettbewerb treten (s. Sanguis).

---

[1] Der Niederschlag ist in Natriumchloridlösung löslich.

Darstellung. Man fängt bei dem Schlachten der Thiere das Blut, unmittelbar nachdem es die Ader der Thiere verlassen hat, in flachen runden Zinkwannen von 38 cm Durchmesser und 10 cm Höhe auf. Sobald eine solche Schüssel gefüllt ist, wird sie (noch im Schlachtlokal) an einen nahe befindlichen Ort gestellt und dort so lange belassen, bis die Gerinnung des Blutes, d. h. die Scheidung in das Blutserum und in den Blutkuchen erfolgt ist. Erst wenn dies geschehen ist, werden die Gefässe in das Fabrikationslokal geschafft. Hier werden die Blutkuchen durch sanftes Neigen der Schalen auf geeignete Metallsiebe übergeführt und man lässt das Serum abtropfen. Um möglichst gute Ausbeute zu erzielen, wird der Blutkuchen mit scharfen Messern in Würfel von etwa 2 cm Grösse zerschnitten. Das zuerst freiwillig abfliessende Serum ist fast ungefärbt und klar und liefert das beste Eiweiss. Durch Ausziehen des zurückbleibenden Blutkuchens mit Wasser gewinnt man geringere Sorten. Der ausgelaugt zurückbleibende Blutkuchen wird entweder auf Düngemittel verarbeitet oder als Schweinefutter verwerthet.

Die erhaltenen Lösungen des Serumeiweiss werden entweder direkt (Natur-Albumin) oder nach vorausgegangener Klärung mit Essigsäure und Terpentinöl (Patent-Albumin) wie das Hühner-Eiweiss eingetrocknet.

Man erhält etwa die Hälfte des Blutes als Serum, und aus diesem ungefähr 9 Proc. Eiweiss.

Dieses Bluteiweiss ist gewöhnlich bräunlich bis braun gefärbt und findet namentlich in der Technik (Zeugdruckerei) Verwendung.

Tata-Eiweiss. Im Weissen der Eier der Nesthocker (Uferschwalben, Staar etc.) und des Kiebitz scheint ein besonderes Eiweiss enthalten zu sein. Dasselbe giebt beim Kochen ein durchsichtiges Coagulum. Ein Präparat mit ähnlichen Eigenschaften beschreibt Tarchanoff als „Tata-Eiweiss". Darstellung: Rohe Hühnereier werden mehrere Tage mit einer 40—50° C. heissen, 2—20 procentigen Kali- oder Natronlauge behandelt, alsdann in Wasser hart gekocht. Das Eiweiss ist jetzt gallertartig und durchscheinend. Nach dem Auslaugen mit kaltem Wasser quillt es, bez. löst es sich in siedendem Wasser leicht auf. — Durch Trocknen kann es in Pulverform gebracht werden. Von Pepsin + Salzsäure soll es 10—12 Mal rascher gelöst werden wie gewöhnliches coagulirtes Hühner-Eiweiss. Es wird zum Verproviantiren von Truppen und als Krankenkost in Aussicht genommen.

Pexin wird geronnenes Eiweiss genannt.

Alexine ist die zusammenfassende Bezeichnung für die im Organismus freiwillig oder infolge einer besonderen Behandlung auftretenden „schützenden Eiweissstoffe". Zum Theil werden die Alexine aus dem Organismus abgeschieden und als Heilmittel verwendet, z. B. „Tuberculocidin-Klebs."

Toxalbumine werden die von pathogenen Mikroorganismen erzeugten giftigen Umwandlungsprodukte (Stoffwechselprodukte) des Eiweisses genannt, z. B. Toxalbumin des Milzbrandes und des Wundstarrkrampfes. Die meisten derselben werden durch genügend hohe Hitze coagulirt, d. h. unschädlich gemacht.

III. Tropon.

III. Tropon. Ein auf chemischem Wege aus billigen Ausgangsmaterialien hergestelltes, in Wasser unlösliches Eiweiss. Ueber die Darstellung ist bisher nur bekannt, dass es aus entfettetem Fischfleisch, Blut, Vegetabilien (Leguminosen-Samen) gewonnen und schliesslich mit Wasserstoffsuperoxyd behandelt wird, wodurch Färbung und Geruch verschwinden.

Weissliches, geruch- und geschmackloses Pulver, frei von Leimsubstanzen und Nukleïnen. In Wasser ist es unlöslich, von Pepsin-Salzsäure wird es langsam, aber vollständig peptonisirt. Der Gehalt an Mineralstoffen beträgt etwa 1 Proc., der Gehalt an reinem Eiweiss etwa 90 Proc. Die Bestimmung erfolgt wie bei Albumen.

Es soll als wohlfeiles Eiweiss-Präparat in der Krankenkost, zur Verproviantirung von Schiffen, Expeditionen etc Verwendung finden. Man giebt 20 g in ¹⁄₂ Liter Suppe, bez. 30 g in ¹⁄₂ Liter Milch oder Kakao verrührt mehrmals täglich. Ferner wird es in Form von Zwieback, Suppentafeln und Chokolade in den Handel gebracht.

Alcohol amylicus.

Alcohol amylicus (Ergänzb., Brit.). **Amyloxydum hydratum. Amylalkohol. Sekundärer** oder **Gährungsamylalkohol. Fuselöl. Alcool amylique. Huile de grain. Amylic Alcohol.** $C_5H_{12}O$. **Mol. Gew.** $= 88$. Bei der Fabrikation des Alkohols aus Kartoffeln werden neben Aethylalkohol — wahrscheinlich durch bestimmte Heferassen — auch noch höhere Alkohole gebildet. Dieses aus verschiedenen höheren Alkoholen, unter denen aber der sekundäre Amylalkohol überwiegt, sich zusammensetzende Nebenprodukt wird als „rohes Fuselöl" an die chemischen Fabriken abgegeben. Diese scheiden aus dem Fuselöl die einzelnen reinen Bestandtheile ab. Das rohe Fuselöl wird in Kolonnen-Apparaten fraktionirt destillirt. Die unter 130° C. übergehenden Antheile enthalten hauptsächlich Aethylalkohol, Proylalkohol, Butylalkohol und Wasser, während die bei 130—135° C. übergehende Fraktion vorwiegend aus Amylalkohol besteht. Im Destillationsrückstand verbleiben Aether des Amylalkohols. Diese werden durch Aetzkali zerlegt, worauf man durch Destillation weitere Mengen Amylalkohol gewinnt.

Handelssorten. Man unterscheidet 1) *Alcohol amylicus crudus,* rohes Fuselöl. 2) *Alcohol amylicus purus.* 3) *Alcohol amylicus purissimus* synthetisch dargestellt.

† I. Alcohol amylicus crudus. Rohes Fuselöl. Meist eine gelbe Flüssigkeit. Spec. Gew. etwa 0,810. Siedepunkt 120—130° C. Das nach dem Steuergesetz frei in den Verkehr übergehende Fuselöl soll mindestens 75 Proc. höhere Alkohole enthalten. Steueramtliche Prüfung: **1)** Schüttelt man 10 ccm Fuselöl mit 30 ccm Calciumchloridlösung, spec. Gew. 1,225, kräftig durch, so soll die Amylalkohol-Schicht nach dem Absetzen noch mindestens 7,5 ccm betragen. **2)** Schüttelt man 100 ccm Fuselöl mit 5 ccm destillirtem Wasser, so soll sich eine trübe Mischung ergeben. Dieses Produkt enthält neben Aethylalkohol die oben erwähnten höheren Alkohole, ausserdem aber noch Pyridin und Furfurol. Es unterscheidet sich von dem reineren durch die abweichende Siedetemperatur und durch das spec. Gew. Es wird als Lösungsmittel und als Mittel gegen Ungeziefer verwendet.

† II. Alcohol amylicus purus. **Alcohol amylicus** (Ergänzb.). Das unter diesem Namen gewöhnlich von den Preislisten aufgeführte Präparat wird aus dem rohen Fuselöl dargestellt, indem man dieses mit Calciumchloridlösung wäscht, alsdann der Destillation unterwirft und nur die bei 128—132° C. übergehenden Antheile auffängt.

Es ist frisch bezogen eine wasserhelle Flüssigkeit, wesentlich reiner als die vorige, aber immer noch durch Furfurol und Pyridin verunreinigt. Dieses Präparat ist für die meisten technischen Zwecke ausreichend rein. Das Ergänzb. hatte augenscheinlich die Absicht diese Sorte aufzunehmen.

Eigenschaften. Wasserhelle, lichtbrechende Flüssigkeit von durchdringendem Geruch und brennendem Geschmack, in Wasser wenig löslich (1 : 40), mit Alkohol, Aether, Benzin, Essigsäure, fetten und ätherischen Oelen klar mischbar. Spec. Gew. 0,814—0,816. Siedep. 129—131° C. Gutes Lösungsmittel, namentlich für Alkaloide (Morphin).

Prüfung. **1)** 2—3 ccm müssen auf dem Wasserbade ohne Rückstand verdunsten. **2)** Mischt man 5 ccm Amylalkohol mit 5 ccm konc. Schwefelsäure, so darf nur schwach gelbliche oder röthliche Färbung auftreten. **3)** Schüttelt man 5 ccm Amylalkohol mit 5 ccm Kalilauge, so darf der Amylalkohol sich nicht färben (Furfurol).

Aufbewahrung. Vor Licht geschützt. Das Ergänzungsbuch auch: Vorsichtig.

Anwendung. Als Lösungsmittel in der analytischen und synthetischen Chemie, namentlich in der toxikologischen Chemie zur Ausschüttelung von Alkaloiden.

† III. Alcohol amylicus purus pro analysi. Man erhitzt käuflichen Amylalkohol im Dampfbade 8 Stunden lang mit dem gleichen Volumen konc. Schwefelsäure. Dann hebt man den Amylalkohol ab, neutralisirt ihn mit Calciumkarbonat und destillirt ihn im Wasserdampfstrome ab. Nach 4—5maliger Wiederholung dieser Operation wird er durch Calciumchlorid entwässert, darauf destillirt, wobei man die bei 129—131° C. übergehenden Antheile sammelt. Ist zur Zeit nicht Gegenstand des Handels, sondern der Selbstdarstellung.

† IV. Alcohol amylicus per synthesim. Völlig frei von Furfurol kann der Amylalkohol nur durch Zersetzen des reinen amylschwefelsauren Kaliums mit Schwefelsäure gewonnen werden. Man kocht amylschwefelsaures Kalium mit 10 proc. Schwefelsäure 5 Stunden lang am Rückflusskühler, alsdann neutralisirt man mit Natriumkarbonat, destillirt im Dampfstrome ab und verfährt weiter wie vorher angegeben.

Ein solches Präparat würde nur für rein wissenschaftliche Zwecke in Betracht kommen. Uebrigens sind auch die reinsten Sorten Amylalkohol immer noch Gemische isomerer Alkohole.

Amylocarbol. Zum Vertreiben der Flöhe bei Hunden und anderen Thieren. Kresoli crudi 9,0, Saponis viridis 150,0, Alcoholis amylici crudi 160,0, Aquae q. s. ad 1 Liter.

Knodalin des Prof. MÜHLBERG in Aarau. Zur Vertreibung des Ungeziefers auf Pflanzen. Nitrobenzoli 3,0, Kalii xanthogenici 10,0, Saponis kalini (von 60 Proc. Wassergehalt) 400,0, Alcoholis amylici crudi 600,0.

NESSLER's Mittel gegen die Blutlaus. Saponis viridis 50,0, Alcoholis amylici crudi 100,0, Spiritus denaturati 200,0, Aquae q. s. ad 1 Liter.

Alcohol methylicus.

Alcohol methylicus. Methylalkohol. Alcohol ligni. Spiritus ligni. Holzgeist. Carbinol. Alcool methylique. Esprit de bois. Methylic Alcohol. CH₃OH. Mol. Gew. = 32.

Gewinnung. Bei der trockenen Destillation des Holzes erhält man u. a. ein flüssiges Product, welches „Holzessig" genannt wird und im wesentlichen eine wässerige Auflösung von Essigsäure, Methylalkohol und Aceton neben theerigen Beimengungen darstellt. Man neutralisirt diese Flüssigkeit mit Aetzkalk und destillirt die leicht flüchtigen Antheile fraktionirt ab. Das so erhaltene erste Zehntel wird roher Holzgeist genannt und besteht hauptsächlich aus Methylalkohol und Aceton. Man entwässert es durch Destillation über Aetzkalk und trägt nun wasserfreies Calciumchlorid ein. Mit diesem geht nur der Methylalkohol (nicht aber das Aceton) eine krystallisirende Verbindung $(CaCl_2 + 4\,CH_3OH)$ ein. Man trennt diese Krystalle vom Aceton, löst sie in Wasser und unterwirft die Lösung der Destillation. Der übergegangene Methylalkohol wird alsdann durch Destillation über Aetzkalk entwässert und in Kolonnen-Apparaten rektificirt.

Handelssorten. Man unterscheidet: 1) *Alcohol methylicus crudus*, den rohen Holzgeist, welcher namentlich als Denaturirungsmittel verwendet wird. 2) *Alcohol methylicus purus*, reinen Holzgeist, reiner, aber immer noch etwa 1 Proc. Aceton enthaltend, die in der Pharmacie zu verwendende Sorte. 3) *Alcohol methylicus*, acetonfrei, aus dem Oxalsäure-Methyläther dargestellt, vorzugsweise in der organischen Synthese verwendet.

Eigenschaften. **A.** des absolut reinen Methylalkohols: Farblose, leicht bewegliche, weingeistig riechende, brennend, aber nicht angenehm schmeckende Flüssigkeit. Leicht entzündlich, mit bläulicher Flamme verbrennend. Die Dämpfe geben mit Luft explosive Gemenge. Mit Wasser, Alkohol, Aether, fetten und ätherischen Oelen in jedem Verhältniss mischbar. Gutes Lösungsmittel für Harze. Verbindet sich mit wasserfreiem Calciumchlorid zu der krystallisirenden Verbindung $CaCl_2 + 4\,CH_3OH$. Wird durch Oxydationsmittel in Formaldehyd und Ameisensäure verwandelt. Spec. Gew. = 0,7997 bei 15° C., Siedep. = 66° C. Reiner Methylalkohol bildet mit Jod + Alkalien kein Jodoform. Wenn Bildung desselben eintritt, so ist dies auf die Gegenwart von Aceton (oder Aethylalkohol) zurückzuführen.

B. des reinen Methylalkohols: farblose Flüssigkeit wie die vorige, Siedepunkt etwa 64—70° C., Spec. Gew. ca. 0,810. Enthält in der Regel etwa noch 1 Proc. Aceton.

C. Holzgeist, roher Methylalkohol: gelbliche Flüssigkeit von weingeistigem, zugleich brenzlichem Geruche. Spec. Gew. nicht über 0,840. Besteht im wesentlichen aus

Holzgeist, Aceton, Essigsäure-Methyläther, Allylalkohol und brenzlichen Produkten. Enthält in der Regel etwa 90 Proc. Holzgeist.

Prüfung. Für die reinen Präparate sind spec. Gewicht und Siedepunkt, völlige Flüchtigkeit, ferner die Abwesenheit, bez. die Menge des vorhandenen Acetons massgebend.

Aceton-Bestimmung nach Messinger. Man bringt 20 ccm (bei Methylalkohol von höherem Acetongehalt 30 ccm) Normal-Kalilauge [genau gemessen!] und 1—2 ccm des zu untersuchenden Methylalkohols (bei reiner Handelswaare können 10—15 ccm Methylalkohol angewendet werden) in eine Stöpselflasche und schüttelt tüchtig um. Dann lässt man aus einer Bürette eine bestimmte Menge, z. B. 20—30 ccm $^1/_5$-Normal-Jodlösung hinzutropfen und schüttelt $^1/_4$—$^1/_2$ Minute, bis die Lösung klar erscheint. Dann säuert man mit Salzsäure von 1,025 spec. Gew. an und zwar giebt man die gleiche Anzahl ccm Salzsäure hinzu als man vorher Kalilauge angewendet, lässt $^1/_{10}$-Natriumthiosulfat im Ueberschuss hinzu, versetzt mit Stärke und titrirt mit $^1/_5$-Jodlösung bis zur Bläuung.

Da 1 Mol. Aceton zur Jodoformbildung = 6 Atome Jod verbraucht, so entsprechen 762 Th. verbrauchtes Jod = 58 Th. Aceton.

Steueramtliche Prüfung des zur Denaturirung des Alkohols dienenden rohen Holzgeistes: 1) Er sei farblos oder schwach gelblich. Die Farbe sei nicht dunkler als die einer Auflösung von 2 ccm $^1/_{10}$-Normal-Jodlösung in 1 Liter Wasser. 2) Bei der Destillation sollen bis 75° C. mindestens 90 Vol. übergehen. 3) 20 ccm Holzgeist sollen mit 40 ccm Wasser eine klare oder nur schwach opalisirende Mischung geben. 4) Beim Durchschütteln von 20 ccm Holzgeist mit 40 ccm Natronlauge von 1,3 spec. Gew. sollen nach $^1/_2$ Stunde mindestens 5 ccm des Holzgeistes abgeschieden sein. 5) Acetonbestimmung: 1 ccm einer Mischung von 10 ccm Holzgeist mit 90 ccm Wasser wird in einem engen Mischcylinder mit 10 ccm Doppelt-Normal-Natronlauge (80 g NaOH im Liter) durchgeschüttelt. Darauf werden 5 ccm Doppelt-Normal-Jodlösung (254 g Jod im Liter) unter erneutem Schütteln hinzugefügt. Das sich ausscheidende Jodoform wird mit 10 ccm Aether unter kräftigem Schütteln aufgenommen. Von der nach kurzer Ruhe sich abscheidenden Aetherschicht werden 5 ccm mittels Pipette auf ein gewogenes Uhrglas gebracht und auf demselben langsam verdunstet. Dann wird das Uhrglas 2 Stunden über Schwefelsäure gestellt, hierauf gewogen. Die Menge des Jodoforms soll nicht weniger als 0,07 g betragen.

Aufnahmefähigkeit für Brom. 100 ccm der unten angegebenen Kaliumbromatbromidlösung werden mit 20 ccm der unten angegebenen verdünnten Schwefelsäure versetzt. Zu diesem Gemisch, welches eine Auflösung von 0,703 g Brom darstellt, wird aus einer Bürette tropfenweise unter Umrühren so lange Holzgeist hinzugesetzt, bis dauernde Entfärbung eintritt. Hierzu sollen nicht mehr als 30 ccm und nicht weniger als 20 ccm Holzgeist erforderlich sein. Diese Prüfung ist stets bei vollem Tageslichte auszuführen.

1) *Kaliumbromat-bromidlösung.* 8,719 g Kaliumbromid (KBr) und 2,447 g Kaliumbromat (KBrO$_3$) werden in Wasser zu 1 Liter gelöst. Die Salze müssen rein und scharf getrocknet sein.

2) *Verdünnte Schwefelsäure.* 1 Vol. konc. Schwefelsäure wird mit 3 Vol. Wasser verdünnt.

Aufbewahrung. An einem kühlen Orte, wie der gewöhnliche Alkohol. Auch mit den nämlichen Vorsichtsmaassregeln betreffend die Feuergefährlichkeit. Für die Lagerung grösserer Mengen sind etwa bestehende Polizei-Verordnungen zu beachten.

Anwendung. Der rohe Holzgeist dient in den grössten Mengen zum Denaturiren des Weingeistes, ferner zur Herstellung von Lacken, Firnissen, Polituren. Das reinere Produkt zur Fabrikation des Formaldehyds, in der Analyse zum Nachweise der Salicylsäure und der Borsäure, zum Reduciren von Kupferspiralen, ferner zur Darstellung reinen Traubenzuckers. Grosse Mengen verbraucht auch die Theerfarbenindustrie, welche Gewicht auf ein möglichst acetonfreies Produkt legt. — Der absolut acetonfreie, aus Oxalsäure-Methyläther hergestellte Methylalkohol wird vorzugsweise in der chemischen Synthese verwendet. Es muss darauf aufmerksam gemacht werden, dass bei hohen Spirituspreisen die Verwendung eines reinen Methylalkohols zu Schnäpsen etc. nicht ganz ausgeschlossen erscheint.

Methylated spirit wird in England ein für technische Zwecke mittels rohem Holzgeist denaturirter, Steuer-Ermässigung geniessender Aethylalkohol genannt.

Konservirungs-Flüssigkeit für gefärbte animalische Organe von Fabre Domerque. Stärke-Sirup verdünnt 1 kg, Glycerin 100,0 g, Methylalkohol 200,0 g, einige Stückchen Camphor, soviel als zur Sättigung der Lösung genügt.

Alkaloidea.

Der Begriff „Alkaloide“ ist nicht streng umgrenzt; im allgemeinen versteht man darunter die aus Pflanzen gewonnenen oder doch zuerst aus Pflanzen dargestellten organischen Basen. Die aus thierischen Substanzen abgeschiedenen organischen Basen werden „Ptomaïne“ oder „Ptomatine“ genannt. Von den Glukosiden unterscheiden sich die Alkaloide dadurch, dass bei ihrer Behandlung mit verdünnten Säuren Zucker nicht abgespalten wird. Alle Alkaloide enthalten Stickstoff und bilden mit Säuren Salze. Von den natürlich vorkommenden sind nur wenige sauerstofffrei, die meisten enthalten Sauerstoff. Im freien Zustande sind die meisten Alkaloide in Wasser schwer löslich, dagegen löslich in bestimmten Lösungsmitteln, z. B. Alkohol, Aether, Chloroform, Amylalkohol, Essigäther, Benzin u. s. w.

In freiem Zustande reagiren die meisten Alkaloide gegen Lackmus alkalisch, die meisten von ihnen schmecken bitter, sind optisch aktiv und zwar linksdrehend. — In den Pflanzen sind sie in der Regel als Salze vorhanden, und zwar an Aepfelsäure, Citronensäure, Milchsäure, bisweilen aber auch an Säuren, welche den betreffenden Pflanzen eigenthümlich sind, gebunden, z. B. Mekonsäure, Aconitsäure, Veratrumsäure, Chelidonsäure.

Je nachdem 1 Mol. eines Alkaloides mit 1, 2 oder 3 Aequivalenten einer Säure neutrale Salze bildet, unterscheidet man sie als 1, 2, 3 säurige Basen, doch ist die Basicität nicht von der Anzahl der vorhandenen Stickstoff-Atome abhängig. — Praktisch theilt man sie gewöhnlich ein in 1) solche, die mit Wasserdämpfen flüchtig, und 2) solche, die mit diesen nicht flüchtig sind, oder aber in sauerstoffhaltige und sauerstofffreie, oder in flüssige und feste.

Darstellung. Diese richtet sich im einzelnen Falle nach der Natur des in Frage kommenden Alkaloids. Immerhin lassen sich die üblichen Darstellungsmethoden unter folgende allgemeine Gesichtspunkte bringen:

A. Flüchtige Alkaloide. Die zerkleinerten und mit Wasser aufgeweichten Pflanzentheile werden unter Zusatz stärkerer Basen (Ca[OH]$_2$, NaOH, Na$_2$CO$_3$) der Destillation mit Wasserdämpfen unterworfen. Das Destillat wird mit Salzsäure oder Schwefelsäure neutralisirt. Man dampft zur Trockne und entzieht dem Salzrückstand das Alkaloidsalz mit Aether-Weingeist. Das so isolirte Alkaloidsalz wird in Wasser gelöst. Man zersetzt die Lösung durch Zusatz von Kalihydrat und schüttelt das freie Alkaloid durch Aether oder ein anderes geeignetes Lösungsmittel aus. Nach dem Verdunsten des Lösungsmittels hinterbleibt das freie Alkaloid und kann durch Rektifikation (im luftverdünnten Raume bez. im Wasserstoffstrome) völlig rein erhalten werden.

B. Nicht flüchtige Alkaloide. 1) Die zerkleinerten Pflanzenstoffe werden mit angesäuertem Wasser ausgekocht, der Auszug wird — um die Basen aus den Salzen in Freiheit zu setzen — mit stärkeren Basen z. B. CaO, MgO, KOH, NaOH, Na$_2$CO$_3$, NaHCO$_3$, NH$_3$ versetzt, worauf man die Flüssigkeit mit Lösungsmitteln (Aether, Chloroform, Benzol, Benzin, Petroläther, Amylalkohol u. dergl.) ausschüttelt. Die Ausschüttelungen hinterlassen nach dem Verdampfen des Lösungsmittels die Basen in unreinem Zustande. Man nimmt sie mit stark verdünnten Säuren auf, filtrirt, und entfärbt das Filtrat durch Thierkohle. Das entfärbte Filtrat wird nun mit Kalilauge versetzt und nun das Alkaloid entweder durch Ausschütteln mit Lösungsmitteln oder, wenn es fest ist, durch mechanische Trennung gewonnen.

2) Bisweilen empfiehlt es sich, die Pflanzenstoffe direkt mit Alkalien (z. B. Cocablätter mit Sodalösung) zu tränken, hierauf zu trocknen und alsdann mit Lösungsmitteln zu extrahiren. Man erhält so die freien Basen ohne weitere vorbereitende Operation.

3) Sind die freien Alkaloide in Wasser so leicht löslich (z. B. Colchicin, Curarin), dass sie aus wässeriger Lösung in Ausschüttelungsmittel nur wenig übergehen, so fällt man sie aus den wässerigen Auszügen durch Fällungsmittel als schwerlösliche Niederschläge (Phosphorwolframsäure oder Phosphormolybdänsäure). Die noch feuchten Niederschläge werden alsdann mit Calciumkarbonat oder Baryumkarbonat gemischt, eingetrocknet, schliesslich die freien Basen durch Auskochen mit Alkohol oder anderen Lösungsmitteln gewonnen.

4) Bisweilen empfiehlt es sich, die Alkaloide aus den Pflanzenauszügen durch Gerbsäure zu fällen. Man vermischt alsdann die noch feuchten Niederschläge mit Bleioxyd oder Bleihydroxyd oder Zinkoxyd, trocknet ein und extrahirt mit Alkohol etc.

In jedem einzelnen Falle muss das geeignetste dieser Verfahren ausgewählt werden. Ferner ist Sorge dafür zu tragen, dass leicht veränderliche Alkaloide, wie z. B. die Alkaloide des Aconits, des Mutterkorns, durch die Bereitungsweise möglichst wenig zersetzt werden. Man wendet, um dies zu vermeiden, häufig das Vacuum an, arbeitet bei möglich wenig hoher Temperatur und in indifferenten Gasen (Wasserstoff, Kohlensäure, Leuchtgas) und wählt möglichst milde Basen, z. B. Natriumbikarbonat oder Kaliumbikarbonat. Auch empfiehlt es sich unter allen Umständen, die Darstellung so rasch wie möglich auszuführen, nicht etwa die einzelnen Operationen ungebührlich lange auszudehnen und zwischen mehreren Operationen unnöthige Pausen einzuschieben.

Prüfung eines Pflanzenstoffes auf Alkaloide. Man zieht den betreffenden Pflanzenstoff 2—3 Mal mit Wasser oder Weingeist aus, welchen 1—2 Proc. Schwefelsäure oder Weinsäure zugesetzt wurden. Die Auszüge werden bei mässiger Wärme zur Sirupkonsistenz eingedunstet, der Rückstand mit dem 3—4fachen Volumen 96proc. Weingeistes angerührt. Nach erfolgter Klärung filtrirt man ab und wiederholt die Fällung mit Alkohol und das Eindampfen so oft, bis durch Zusatz von Alkohol eine Fällung nicht mehr stattfindet. Man verjagt nunmehr den Alkohol vollständig, löst den Rückstand in Wasser und filtrirt durch ein mit Wasser genässtes Filter. Diese Lösung, welche die Salze der Alkaloide enthält und deutlich sauer reagiren muss, kann verschieden behandelt werden:

a) Man schüttelt sie, um Fett und Fettsäuren zu entfernen, mit Aether aus. Dann macht man sie mit Natronlauge alkalisch und schüttelt mehrere Male mit Aether aus. Die hinterbleibende alkalisch-wässerige Flüssigkeit wird mit Ammoniumchlorid bis zur völligen Bindung des Natronhydrates versetzt, schwach erwärmt und nun wiederholt mit Lösungsmitteln, z. B. Aether, Chloroform, Amylalkohol ausgeschüttelt. Die Ausschüttelungen reinigt man durch mehrmaliges Schütteln mit kleinen Mengen Wasser von Verunreinigungen (Alkali, Salzen) und überlässt sie bei mässiger Wärme der Verdunstung. Es hinterbleiben alsdann die Alkaloide in mehr oder weniger reinem Zustande und sind dann durch Auflösen in Säure, Behandlung der sauren Lösung mit Thierkohle etc. nach B 1 weiter zu reinigen (s. S. 203).

b) Die schwach saure Flüssigkeit wird mit Bleiacetat oder Bleiessig (man prüft in einer Probe, welches der beiden Reagentien Niederschlag erzeugt) versetzt. Entsteht ein Niederschlag, so wird so lange von dem Bleisalz zugefügt (Prüfung durch Abfiltriren kleiner Proben und erneuten Zusatz von Bleisalz zum Filtrat), bis ein Niederschlag nicht mehr erfolgt. Man filtrirt ab, fällt aus dem Filtrat alles Blei durch Schwefelwasserstoff, koncentrirt die Flüssigkeit durch Eindampfen und unterzieht sie jetzt dem Ausschüttelungsverfahren nach a. — Man hat indessen zu berücksichtigen, dass in dem durch basisches Bleiacetat erzeugten Niederschlage unter Umständen Alkaloide enthalten sein können. Man vertheilt diesen Niederschlag daher in Wasser, fügt eine kleine Menge Salzsäure hinzu, sättigt mit Schwefelwasserstoff, filtrirt, vom Schwefelblei ab, koncentrirt das Filtrat durch Eindunsten und prüft nun die konc. Lösung auf die Gegenwart eines Alkaloides.

Reaktionen der Alkaloide. 1) Nachweis des Stickstoffs. Alle Alkaloide sind Derivate des Ammoniaks, enthalten also Stickstoff. Um diesen nachzuweisen, bringt man eine kleine Menge der Substanz in ein enges Probirrohr, fügt ein linsengrosses Stück blankes metallisches Kalium oder Natrium hinzu und erhitzt (die Mündung des Rohres von Personen abgewendet!) über kleiner Flamme bis zum Verglühen des Metalls. Nach dem Erkalten wird das Glas zertrümmert; man trägt den die Schmelze enthaltenden Theil vorsichtig (Vorsicht wegen des in der Regel noch vorhandenen Kalium- oder Natrium-Metalls!) in 10—20 ccm kaltes Wasser ein und filtrirt. Fügt man zum Filtrat nun je einen Tropfen Eisenchlorür- und Eisenchloridlösung, erwärmt schwach und säuert dann mit Salzsäure an, so entsteht Blaufärbung oder blauer Niederschlag, falls die Substanz Stickstoff enthält.

2) Nachweis der basischen Eigenschaften. Eine Substanz, welche man nach der Art ihrer Gewinnung für eine Base halten muss, wird in der Regel gegen feuchtes rothes Lackmuspapier alkalisch reagiren, auch wenn sie nicht wahrnehmbar löslich in Wasser ist. Ist die Substanz in Wasser unlöslich, wird sie aber durch Salzsäure in Lösung gebracht und aus dieser konc. Lösung durch stärkere Basen (NaOH, NH$_3$) wieder abgeschieden, so ist die Wahrscheinlichkeit, dass eine organische Base vorliegt, vermehrt. Man versucht in diesem Falle, gut charakterisirte Salze darzustellen. — Ferner sucht man durch Zusatz von Platinchlorid bez. Goldchlorid zu der nicht allzu verdünnten salzsauren Lösung die Platin- bez. Gold-Doppelsalze darzustellen, welche in der Regel schwer löslich

in Wasser sind, häufig aber gut krystallisirt erhalten werden können. Endlich stellt man das Verhalten der fraglichen Substanz gegen die sog. allgemeinen Alkaloid-Reagentien fest.

Allgemeine Alkaloid-Reagentien. Eine Reihe von Reagentien giebt erfahrungsgemäss mit allen oder doch den meisten Alkaloiden bez. Alkaloidsalzen eigenthümliche Erscheinungen, welche man als „allgemeine Alkaloid-Reaktionen" bezeichnet. Diese bestehen in der Bildung von Niederschlägen von bestimmten Eigenschaften, ferner in dem Auftreten bestimmter Färbungen. Man darf nun nicht etwa annehmen, dass j e d e Substanz, welche mit einem dieser Reagentien eine beschriebene Erscheinung entstehen lässt, zweifellos auch ein Alkaloid ist, vielmehr treten diese Erscheinungen auch mit Substanzen ein, welche nicht als Alkaloide aufgefasst werden können. Man hat sich also einer unbekannten Substanz gegenüber zunächst die Ueberzeugung zu verschaffen, dass in der That überhaupt ein Alkaloid vorliegt.

1) Jod-Jodkalium. Liquor Kalii jodo-jodati. Nach Bouchardat eine Lösung von 5 Th. Jod und 10 Th. Kaliumjodid in 100 Th. Wasser. Giebt mit wässerigen Lösungen der Alkaloidsalze hellbraune bis kermesfarbige Niederschläge, welche Additionsprodukte der Alkaloidjodide mit Jod darstellen. — Mit Theobromin entsteht in saurer Lösung nur schwache Trübung, Solanin in saurer Lösung wird nicht gefällt. — Die alkoholische Lösung der Alkaloide wird durch alkoholische Jodlösung meist nicht gefällt; das Berberin indessen giebt unter diesen Umständen sogleich gelblich braunen, krystallinischen Niederschlag.

2) Kaliumdichromat. Solutio Kalii dichromici. Eine Lösung von 1 Th. Kaliumdichromat in 10 Th. Wasser. Giebt mit nicht zu stark verdünnten Salzlösungen der meisten Alkaloide sogleich oder nach einiger Zeit gelbe Niederschläge (das neutrale Kaliumchromat giebt nicht in allen Fällen den gleichen Effekt). Man vermeide, einen zu grossen Ueberschuss des Reagens anzuwenden, da dieses lösend auf die Niederschläge einwirkt. Man vermeide aber ebenso, die Reaktion bei Gegenwart von allzuviel Säure auszuführen, da sonst leicht Oxydationswirkungen auftreten können.

Nicht gefällt werden: Coffeïn, Solanin.

3) Gerbsäure. Solutio Acidi tannici. Eine frisch bereitete Lösung von 1 Th. Gallusgerbsäure in 9 Th. Wasser. Sie giebt mit den meisten Alkaloidsalzen sowohl in neutraler als auch in schwach saurer Lösung weissliche bis gelbliche Niederschläge, auf welche Weingeist, Essigsäure und Ammonsalze lösend einwirken.

Ueber die Abscheidung der freien Basen aus dem Alkaloid-Tannat mittels Bleioxyd s. unter Darstellung. — Man beachte, dass durch Gerbsäure auch den Alkaloiden verwandte Stoffe, z. B. Glukoside, ferner Eiweissstoffe, gefällt werden.

4) Pikrinsäure. Solutio Acidi picrinici. Eine Lösung von 1 Th. Pikrinsäure in 100 Th. Wasser. Sie fällt die meisten Alkaloide aus ihren Salzlösungen quantitativ als Pikrate in Form gelber, amorpher oder krystallinischer oder krystallinisch werdender Niederschläge, selbst bei Gegenwart freier Schwefelsäure.

Aus der v e r d ü n n t e n schwefelsauren Lösung werden vollständig gefällt:

Bebeerin	Cinchonidin	Delphinin	Papaverin
Berberin	Cinchonin	Emetin	Strychnin
Brucin	Codeïn	Narceïn	Thebaïn
Chinidin	Colchicin	Narcotin	Veratrin.
Chinin			

Nur in koncentrirter Lösung werden zum Theil gefällt:

Aconitin	Atropin	Cocaïn	Hyoscyamin.

In neutraler Lösung geben Trübungen bez. Niederschläge:

Atropin	Morphin	Nicotin.

N i c h t gefällt werden in saurer schwefelsaurer Lösung: Alle Bitterstoffe und Glukoside, ferner

Caffeïn	Morphin	Theobromin.
Coniin	Solanin	

5) Kalium-Quecksilberjodid. Liquor Hydrargyri-Kalii jodati. Meyer's oder Valser's Reagens. Man löst einerseits 13,546 g Mercurichlorid, andererseits 49,8 g Kaliumjodid in Wasser, mischt beide Lösungen und füllt zu 1 Liter auf. Dieses Reagens giebt mit den meisten Alkaloiden in neutraler oder schwach salzsaurer Lösung weissliche bis gelbliche Niederschläge, welche zunächst amorph sind und zum Theil allmählich krystallinisch werden. Diese auch als $^1/_{10}$-Normal bezeichnete Lösung kann auch zur maassanalytischen Bestimmung der Alkaloide benutzt werden. Man führt die Titration zweckmässig in der schwach schwefelsauren Lösung aus, deren Alkaloidgehalt etwa 0,5 Proc. beträgt. Zu einem abgemessenen Quantum der Alkaloidlösung lässt man unter Umrühren so lange aus einer Bürette von obiger Lösung zufliessen, bis eine Fällung nicht mehr erfolgt. Das Ende der Fällung wird daran erkannt, dass ein mittels eines vorher **stark geriebenen** Glasstabes (um Anhaften des Niederschlags zu vermeiden) auf eine schwarze Glasplatte gesetzter **klarer** Tropfen der Flüssigkeit auf Zusatz einer stark verdünnten Alkaloidlösung eine schwache Trübung annimmt, zum Zeichen, dass das Quecksilber-Reagens bereits in geringem Ueberschusse vorhanden ist. Gegenwart von Alkohol, Essigsäure, Ammoniak oder zu viel freier Schwefelsäure in der zu bestimmenden Alkaloidlösung ist zu vermeiden.

1 ccm der oben angegebenen Lösung fällt folgende Alkaloidmengen in Gramm aus:

Akonitin	0,0268	Chinidin	0,0120	Narkotin	0,02130
Atropin	0,0145	Cinchonin	0,0102	Nikotin	0,00405
Brucin	0,0233	Coniin	0,00416	Strychnin	0,01670
Chinin	0,0108	Morphin	0,0200	Veratrin	0,02690

Nicht gefällt werden:

Caffeïn (Digitalin)   Colchicin   Solanin.

Die mit Coniin und Nikotin entstehenden Niederschläge sind zuerst weiss, dann werden sie harzig und verwandeln sich schliesslich in makroskopisch sichtbare Nadeln.

6) Kalium-Cadmiumjodid. Liquor Cadmio-Kalii jodati. Marmé's Reagens. Lösung von 10 Th. Cadmiumjodid und 20 Th. Kaliumjodid in 70—80 Th. destillirtem Wasser. Giebt mit Alkaloiden amorphe, häufig krystallinisch werdende Niederschläge, welche zu Anfang ungefärbt sind, später gelb werden. Berberin fällt sogleich gelb, Sanguinarin roth aus. Nur aus koncentrirter Lösung werden gefällt Atropin, Narceïn und Veratrin, Colchicin, Solanin und Theobromin. Ueberhaupt nicht gefällt werden die Glukoside und Caffeïn. Die Empfindlichkeitsgrenze liegt für die Mehrzahl der Alkaloide bei einer Koncentration von $1:10000$.

7) Natriumphosphomolybdänat $Na_3PO_4 . 11\,MoO_3 +$ aqua und **Phosphor-Molybdänsäure** $H_3PO_4 . 11\,MoO_3$. Sonnenschein's, bez. de Vrij's Reagens.

a) Natriumphosphormolybdänatlösung, Liquor Natrii phospho-molybdaenici. Zu einer Lösung von 10 Th. Ammoniummolybdänat in 100 Th. destillirtem Wasser giebt man 60 Th. der reinen Salpetersäure von 1,153 spec. Gew., digerirt mehrere Stunden im Wasserbade und versetzt dann die erkaltete Lösung mit soviel Natriumphosphat, gelöst in der 4fachen Menge destillirtem Wasser, als ein Niederschlag dadurch erzeugt wird. Diesen Niederschlag sammelt man in einem Filter, wäscht ihn aus und versetzt ihn in der Wärme des Wasserbades mit soviel Natriumkarbonat, als zu seiner Lösung erforderlich ist. Diese Lösung dampft man zur Trockene ein und glüht bis zur Verjagung allen Ammons. Den Glührückstand befeuchtet man mit etwas Salpetersäure, erhitzt nochmals bis zum schwachen Glühen, löst ihn dann in der zehnfachen Menge destillirtem Wasser und versetzt mit soviel Salpetersäure, dass der ursprünglich entstehende Niederschlag wieder in Lösung geht und die Flüssigkeit **gelb** gefärbt erscheint. Nachdem man einen Tag bei Seite gestellt hat, wird filtrirt und das gelbe Filtrat vor Ammoniakdämpfen geschützt in gut verstopften Flaschen aufbewahrt.

b) Phosphormolybdänsäure, Acidum phospho-molybdaenicum, wird in der nämlichen Weise bereitet wie das vorige Reagens, nur wird nicht mit Natriumphosphat, sondern mit Phosphorsäure gefällt. Der Ammonphosphormolybdänat-Niederschlag wird nach dem Auswaschen in einem Glaskolben mit Königswasser übergossen und gekocht, bis alles Ammon zersetzt ist. Dann wird die Flüssigkeit zur Trockne abgedampft und der Rückstand in 8—10procentiger Salpetersäure gelöst. Die gelbe Flüssigkeit wird unter denselben Verhältnissen aufbewahrt wie die vorhergehende. Aus der Lösung kann durch Abdampfen und Beiseitestellen ein wasserhaltiges Salz in schönen gelben Prismen erlangt werden.

Die beiden oben angeführten Reagentien können *promiscue* benutzt werden. Sie erzeugen schon in stark verdünnten neutralen oder sauren Lösungen der Alkaloidsalze Niederschläge und gehören zu den schärfsten der allgemeinen Alkaloid-Reagentien. Die Niederschläge sind hell- bis braungelb gefärbt und nehmen häufig infolge eintretender Reduktion der Molybdänsäure blaue oder grüne Färbung an. Einige dieser Niederschläge lösen sich auch in Ammoniak, zuweilen mit charakteristischer, z. B. blauer Färbung. Blaue Lösung entsteht z. B. bei Gegenwart von Bebeerin, Berberin und Coniin, grüne Färbung bei Gegenwart von Brucin und Codeïn.

Zu beachten ist indessen, dass auch viele nicht alkaloidische Stoffe, z. B. Glukoside, wie Digitalin, ferner die Eiweissstoffe und Peptone, durch Phosphormolybdänsäure gefällt werden.

8) Ammoniumsulfomolybdänat. Ammonium sulfomolybdaenicum. Molybdänschwefelsäure. Man stellt es dar durch Anreiben von 0,5 g Ammoniummolybdänat mit 195 g reiner konc. Schwefelsäure und Erwärmen der milchigen Flüssigkeit bis zum Klarwerden (Buckingham). Dieses Reagens giebt nach längerer Einwirkung mit allen Alkaloiden und vielen anderen organischen Stoffen Färbungen. Es ist also wichtig, auf die sofort eintretenden Veränderungen zu achten.

Die Lösung ist ohne Einwirkung auf Asparagin, Atropin, Chinidin, Chinin, Cinchonin, Caffeïn, Strychnin. Dagegen giebt sie mit einigen Alkaloiden des Opiums, namentlich mit Morphin, violette bis blaue Färbung.

Fröhde's Reagens, eine Auflösung von 0,5 g Natriummolybdänat in 100 ccm konc. reiner Schwefelsäure, verhält sich wie das vorige.

9) Platinchlorid. Solutio Platini chlorati. Eine Lösung von 1 Th. Platinchlorwasserstoff $PtCl_6H_2$ in 9 Th. Wasser. Das Reagens giebt mit den salzsauren Salzen der meisten Alkaloide schwerlösliche, weissliche bis gelbe bis rothbraune Doppelsalze der allgemeinen Formel $PtCl_6Alk_2$, wenn Alk. ein einwerthiges Alkaloid bedeutet; zum Theil enthalten sie übrigens Krystallwasser. Diese Verbindungen krystallisiren zum Theil gut, auch kennzeichnen sie sich durch einen bestimmten Platingehalt, welcher ermittelt wird, indem man 0,2—0,5 g des betreffenden trockenen Salzes im Porcellan- oder Platintiegel bis zur Gewichtskonstanz glüht, bisweilen auch durch bestimmten Schmelzpunkt. — Die Bildung dieser Platinsalze eignet sich weniger dazu, um geringe Alkaloidmengen, wie sie bei der toxikologischen Analyse erhalten werden, zu identificiren, dagegen kann sie zur Reinigung solcher Alkaloide benutzt werden, und sie dient zur Abscheidung und Charakterisirung der Alkaloide bei präparativen Arbeiten.

10) Natrium-Platinchlorid. Solutio Platino-Natrii bichlorati. Man löst 10 Th. trockenes Platinchlorid und 3 Th. trockenes, reines Natriumchlorid in destillirtem Wasser und dampft die filtrirte Lösung zur Krystallisation ein. Die Krystalle (Na_2PtCl_6 + $6 H_2O$) werden in 20 Th. Wasser gelöst. Von diesem Reagens gilt das nämliche wie von dem vorigen.

11) Goldchlorid. Solutio Auri chlorati. Eine Lösung von 1 Th. Goldchloridchlorwasserstoff in 10 Th. Wasser. Giebt mit den meisten Alkaloiden — zweckmässig sind diese als salzsaure Salze anzuwenden — Niederschläge von Alkaloid-chloro-auraten. Diese sind weisslich bis goldgelb, amorph oder krystallisirt, wasserfrei oder krystallwasserhaltig. Sie charakterisiren sich durch einen bestimmten Goldgehalt, der durch Glühen der betreffenden Salze im Porcellantiegel ermittelt wird, und haben die allgemeine Formel $AuCl_4Alk_1$, wenn Alk. eine einsäurige Base bedeutet. Manche Chloro-aurate der Alkaloide charakterisiren sich auch durch das äussere Aussehen und durch den Schmelzpunkt. Beispielsweise ist dies ein wichtiger Unterschied zwischen Atropin und Hyoscyamin. Bezüglich der diagnostischen Verwerthung der Reaktionen mit Goldchlorid gilt das nämliche wie für das Platinchlorid.

12) Phosphorantimonsäure. Acidum phosphoro-antimonicum. Ein Gemenge von circa 4 Th. einer bei mittlerer Temperatur gesättigten wässerigen Lösung des Natriumphosphats mit 1 Th. Antimonchlorid, erzeugt in der wässerigen schwefelsauren Alkaloidlösuug weisse Niederschläge (Schultze).

13) Kaliumwismuthjodid. Liquor Bismutho-Kalii jodati. Wismuthjodid wird in einer genügenden Menge warmer konc. Jodkaliumlösung gelöst und dann noch mit einer gleichen Menge konc. Jodkaliumlösung verdünnt (Dragendorff). Dies Reagens giebt in den mit Schwefelsäure angesäuerten Lösungen der Alkaloide amorphe orangerothe Niederschläge (in Theobrominlösung einen krystallinischen). Die Abwesenheit von Aether und Amylalkohol ist gefordert.

14) Quecksilberchlorid. Mercurichlorid. Liquor Hydrargyri bichlorati. Eine Lösung von 1 Th. Mercurichlorid in 20 Th. destillirtem Wasser; giebt mit den meisten Alkaloidsalzen — zweckmässig sind diese als salzsaure Salze anzuwenden — Niederschläge von Chloromercuraten. Diese sind meist weiss, krystallisiren oft gut. Die Zusammensetzung derselben ist konstant; man kann sie durch die allgemeine Formel $HgCl_2.Alk.$ HCl ausdrücken, wenn Alk. eine einsäurige Base ist. Bezüglich der Diagnostik s. Platinchlorid und Goldchlorid.

15) Ceroxyduloxyd. Ein von Sonnenschein empfohlenes Reagens; stellt man dar durch Einleiten von Chlorgas in Aetzkalilösung, in welcher Ceroxydulhydrat vertheilt ist, bis zur Ueberführung in das braungelbe Ceroxyduloxyd. Dieses wird in einem Filter gesammelt, ausgewaschen und getrocknet.

Das Reagens wird in der Art angewendet, dass man das Alkaloid in konc. Schwefelsäure löst und mit einer Spur Ceroxyduloxyds versetzt. Es erfolgen dann (nach Sonnenschein) folgende Reaktionen:

Atropin, missfarbig gelblich braun,	Chinin, strohgelb,
Brucin, anfangs orange, dann erblassend,	Cinchonin, bleibt farblos,
Caffeïn, bleibt farblos,	Codeïn, olivengrün,

Colchicin, grün, dann schmutzig braun,　　Piperin, schwarzbraun,
Coniin, blassgelb,　　　　　　　　　　　Solanin, gelb, dann bräunlich,
Emetin, braun,　　　　　　　　　　　　Strychnin, blau, dann violett und kirsch-
Morphin, olivenbraun,　　　　　　　　　　roth,
Narkotin, erst braun, dann kirschroth,　　Veratrin, röthlich braun.

16) ERDMANN's Alkaloidreagens. Eine Salpetersäure enthaltende konc. Schwefelsäure. Man verdünnt 10 Tropfen Salpetersäure von 1,153 spec. Gew. mit 20 ccm destillirtem Wasser und giebt von dieser Flüssigkeit 20 Tropfen zu 40 ccm reiner konc. Schwefelsäure. Auf 1—2 mg trockenes Alkaloid in einem Uhrgläschen, auf weissem Papier stehend,
oder in einem weissen porcellanenen Schälchen giesst man 1 ccm des Reagens und wartet
15—30 Minuten auf die Reaktion. Temperatur 18—22° C.

17) Koncentrirte reine Schwefelsäure. Auf 1 mg Alkaloid, in einem auf weisses
Papier gestellten Uhrgläschen oder einem weissen Porcellanschälchen 10—12 Tropfen Säure.

18) Koncentrirte reine Salpetersäure von 1,35—1,4 spec. Gew. Wie vorstehend
anzuwenden.

19) Phospho-Wolframsäure. Solutio Acidi phospho-wolframici (SCHEIBLER's
Reagens). Löst man gewöhnliches (nicht das saure) Natriumwolframat in siedendem
Wasser, welches mit der Hälfte seines Gewichtes Phosphorsäure von 1,13 spec. Gewicht
versetzt ist, so erhält man nach dem Verdunsten Krystalle der Phospho-Wolframsäure
$H_3PO_4 . 12 WO_3$ + aqua. Die wässerige Lösung derselben 1 : 10 hat die Eigenschaft, alle
Alkaloide (aber auch Albumosen und Peptone) zu fällen. Die anfangs voluminösen Niederschläge werden später körnig und lassen sich mit angesäuertem Wasser auswaschen. Um
aus den Niederschlägen die Basen in Freiheit zu setzen, werden sie mit Barythydrat oder
Kalkhydrat behandelt.

20) Vanadinschwefelsäure. MANDELIN's Reagens. Eine Auflösung von 1 g
Ammoniumvanadat in 200 g konc. Schwefelsäure; sie giebt mit Alkaloiden braune, rothe
oder grüne Färbungen.

21) Ueberchlorsäure. FRAUDE's Reagens. Eine wässerige Ueberchlorsäure vom
spec. Gew. 1,13—1,14. Erwärmt man eine kleine Menge Alkaloid mit 1—2 ccm des Reagens, so entstehen Färbungen: Aspidospermin roth, Strychnin röthlich-gelb, Brucin dunkel
madeirafarbig.

22) Furfurol-Schwefelsäure (UDRANSKY und MYLIUS). Mischung von 5 Tropfen
Furfurol und 10 ccm konc. Schwefelsäure. Dunkelbraune, haltbare Flüssigkeit, giebt
namentlich mit Veratrin und Sabadillin charakteristische Färbungen.

23) WENZELL's Reagens. 200 Th. konc. Schwefelsäure und 1 Th. Kaliumpermanganat. Auf 1 ccm Alkaloid-Lösung wendet man 1—2 Tropfen des Reagens an.

24) LUCHINI's Reagens. Schwefelsäure, welche in der Siedehitze mit Kaliumdichromat gesättigt worden ist.

25) GRANDEAU's Reagens (bez. Reaktion). Man löst das Alkaloid in konc. Schwefelsäure und rührt die Lösung mit einem in Bromwasser getauchten Glasstabe um. Digitalin wird hellpurpur, Morphin roth gefärbt.

Reaktionen der wichtigsten Alkaloide.

Alkaloid	Reine koncentrirte Schwefelsäure	ERDMANN's Alkaloid-reagens	FROHDE's Alkaloid-reagens	Koncentrirte Sal-petersäure von 1,35 bis 1,4 spec. Gew.
Akonitin	gelbbraun, nach 24 St. braunroth (mit einem Stich ins Vio-lette), nach 48 St. farblos	hell-gelbbraun, beim Erwärmen braunroth	gelbbraun, später farblos	gelblich
Atropin	farblos (zuweilen bräunlich)	farblos	farblos	Alkaloid wird braun, löst sich aber farblos
Bebeerin	olivengrün	olivengrün	braungrün, später gelblich	braun
Berberin	schmutzig-oliven-grün	olivengrün	braungrün, dann braun	dunkel braunroth
Brucin	blass-rosa	roth, dann gelb	roth, später gelb, nach 24 St. farblos	scharlachroth bis blutroth, dann orange
Caffeïn	farblos	farblos	farblos	farblos

Alkaloid	Reine koncentrirte Schwefelsäure	ERDMANN's Alkaloid-reagens	FRÖHDE's Alkaloid-reagens	Koncentrirte Salpetersäure von 1,35 bis 1,4 spec. Gew.
Chinin	farblos	fast farblos	farblose oder grünliche Lösung, später grünlich	farblos
Chinidin	fast farblos	fast farblos	ebenso	farblos
Cinchonin	farblos	farblos	farblos	farblos
Cocaïn	farblos	farblos	farblos	farblos
Codeïn	farblos, nach 8 Tagen blau	farblos, bald blau	schmutzig grün, bald blau, nach 24 St. blassgelb	röthlich gelb dann gelb
Colchicin	intensiv gelb	gelb	gelb, dann gelbgrünlich, endlich gelb	violett, später braungrün, endlich gelb
Coniin	farblos	farblos	strohgelb	farblos oder gelblich bis gelb, endlich farblos
Delphinin	bräunlich oder hellbraun, auf Zusatz von einigen Tropfen Bromwasser röthlich violett	bräunlich	rothbraun, später schmutzigbraun	gelblich
(Digitalin)	braun, rothbraun, zuletzt kirschroth	rothbraun, später roth, nach 10—15 St. kirschroth	dunkelorange, dann bald kirschroth, nach 30Min.braunschwarz, nach 24 St. grüngelb mit schwarz. Flocken	hellbraun
Emetin	bräunlich	grünbräunlich, grün, zuletzt röthlichgelb		orangegelb
Morphin	farblos, mässig erhitzt erst roth, dann violett, zuletzt schmutzig grün	röthlich, später braungrün. Zusatz von Braunstein zur frischen Mischung allmählich braun	violett, dann grün braungrün, gelb, nach 24 St. blau-violett	löst mit rothgelber Farbe, dann gelblich
Narceïn	braun, dann gelb	gelb, später braungelb	gelbbraun, dann gelblich, zuletzt farblos	gelb
Narkotin	blassgelb, dann röthlich gelb, nach 30 St. himbeerfarben	gelblich,röthlichgelb. Auf Zusatz von etwas Braunstein zur frischen Mischung gelbroth bis blutroth	grün, dann braungrün, gelb, röthlich	anfangs gelb dann farblos
Nikotin	farblos	farblos	gelblich, später röthlich	gelb,bei grösseren Mengen Nicotin violett-bis blutroth, endlich farblos
Papaverin	violett, dann blau	violett, dann blau	violett, bald blau, dann gelblich, zuletzt farblos	orangegelb
Physostigmin	gelb, dann olivengrün			
Piperin	blutroth, dann gelbroth	blassgelb, braun	gelb, später braun bis schwarzbraun. Nach 24 Stunden bräunlich mit schwarzen Flocken	orangegelbes Harz, durch Kalilauge blutroth werdend

Alkaloid	Reine koncentrirte Schwefelsäure	ERDMANN's Alkaloid-reagens	FROHDE's Alkaloid-reagens	Koncentrirte Salpetersäure von 1,35 bis 1,4 spec. Gew.
Solanin	röthlich-gelb, nach 20 St. braun.	blassgelb	kirschroth, braunroth, braun, gelb, zuletzt graugelb	die anfangs farbloseLösung später am Rande blau
Strychnin	farblos. Auf Zusatz eines Stäubchens Kaliumdichromat violette Färbung	farblos. Auf Zusatz von wenig Braunstein violettroth, dann dunkel zwiebelroth	farblos	gelb
Thebain	blutroth, später gelbroth	blutroth, später gelbroth	roth, dann rothgelb, zuletzt farblos	gelb
Theobromin	farblos	farblos	farblos	farblos
Veratrin	orange, dann blutroth, nach 30 Minuten karminroth. Die frische Lösung mit Bromwasser versetzt: purpurfarben	orange, dann roth bis karminroth, auf ein paar Tropfen Wasser kirschroth	hochgelb, später kirschroth	gelblich.

Untersuchung auf Alkaloide. Liegt ein Alkaloid als solches, oder ein Alkaloidsalz im reinen Zustande vor, so ist die Identificirung nicht allzu schwer. Man stellt alsdann die in vorstehender Tabelle angegebenen allgemeinen Reaktionen an, erhält dadurch einen Fingerzeig, in welche Gruppe das Alkaloid gehört und vervollständigt die Untersuchung hierauf durch Vornehmen von Special-Reaktionen, deren Ausfall man mit reinem Material kontrolirt.

Liegt ein völlig unbekanntes Objekt vor, d. h. weiss man nicht, ob ein Alkaloid überhaupt, und bejahenden Falles, welches Alkaloid zugegen ist, so ist man genöthigt, einen systematischen Untersuchungsgang einzuschlagen. Ein solcher Gang beruht auf folgenden Thatsachen: die sauren weinsauren Salze der Alkaloide sind erfahrungsgemäss sämmtlich in Alkohol von 80—90 Proc. löslich. Man kann also durch Alkohol die sauren weinsauren Alkaloide aus den betreffenden Objekten ausziehen. Sind letztere Leichentheile, so gehen in die alkoholische Lösung ausserdem auch noch andere Extraktivstoffe über, wie: Fette und Fettsäuren, Leim, Pepton und dergl. Man reinigt die alkoholisch-weinsaure Alkaloidlösung dadurch, dass man sie zur Sirupskonsistenz eindunstet, darauf mit Wasser aufnimmt und die Lösung filtrirt, wodurch das Fett der Hauptsache nach abgeschieden wird. Dampft man nun das wässerige Filtrat zur Sirupskonsistenz ab und rührt den sirupösen Rückstand mit dem mehrfachen Volumen starken Alkohols an, so werden die peptonartigen und Leimsubstanzen der Hauptsache nach ausgefällt. Dadurch, dass man die beschriebenen Operationen mehrfach wiederholt, werden die störenden Verunreinigungen der Hauptsache nach beseitigt. Die hinterbleibende Lösung wird nun unter bestimmten Bedingungen mit Lösungsmitteln ausgeschüttelt. Im einzelnen wird zweckmässig, wie folgt, verfahren:

Verfahren nach STAS-OTTO. Das Untersuchungsobjekt wird zerkleinert, in einen Kolben gebracht, und wenn es alkalisch reagirt, mit Weinsäure deutlich angesäuert. Reagirt es sauer, so übersättigt man zunächst schwach mit Natriumkarbonat und macht alsdann mit Weinsäure wieder deutlich sauer. Hierauf übergiesst man die angesäuerte Masse mit dem 2—3fachen Volumen 96proc. Alkohols. Man setzt ein genügend langes Glasrohr als Rückflusskühler auf, erwärmt etwa 6 Stunden im Wasserbade auf 60—70° C. und lässt erkalten. Ist die Reaktion der Lösung nicht deutlich sauer, so muss Weinsäure zugegeben und wiederum erwärmt werden. Hierauf giesst man die Extraktionsflüssigkeit ab, übergiesst den Rückstand im Kolben nochmals mit dem 2fachen Volum weinsäurehaltigen Alkohols und extrahirt in der eben beschriebenen Weise ein zweites Mal. Wenn es nöthig erscheint, wird die Extraktion noch ein drittes Mal wiederholt.

Man vereinigt die Extraktionsflüssigkeiten, filtrirt sie, wobei man eine etwa sich absondernde Fettschicht möglichst entfernt, und dampft sie in einer kugeligen Porcellanschale von etwa 12—15 cm Durchmesser bei einer 60° C. nicht übersteigenden Wärme bis zur Sirupkonsistenz ein. Nach dem Erkalten rührt man den Rückstand mit Wasser gut an und filtrirt die Flüssigkeit durch ein mit Wasser genässtes Filter. Das Filtrat wird durch Eindampfen wiederum zur Sirupkonsistenz gebracht, darauf erkalten gelassen und alsdann mit dem 3—4fachen Volumen 96 proc. Alkohols, welchen man in kleinen Portionen zugiebt, gut verrührt. Man spült die Flüssigkeit in einem Erlenmeyer-Kolben, lässt über Nacht absetzen und filtrirt von den Ausscheidungen (Leim, Pepton) durch ein mit Alkohol befeuchtetes Filter ab. Das alkoholische Filtrat lässt man wiederum bis zur Sirupkonsistenz abdunsten, rührt den Rückstand nunmehr mit Wasser an und filtrirt nach dem Absetzen durch ein mit Wasser genässtes Filter. Das wässerige Filtrat wird abermals zur Sirupkonsistenz abgedunstet, der Rückstand wiederum mit dem mehrfachen Volumen Alkohol verrührt, die Flüssigkeit nach dem Absetzen filtrirt und das Filtrat eingedampft. Diese Reinigung des Extraktes durch abwechselndes Behandeln mit Wasser und mit Alkohol wird so oft wiederholt (in den meisten Fällen ist namentlich die Alkoholfällung wiederholt auszuführen, während 2—3 malige Behandlung mit Wasser genügt), bis der erhaltene Verdampfungsrückstand schliesslich sowohl in Wasser als in Alkohol klar löslich ist. Man verdunstet nun etwa vorhandenen Alkohol auf dem Wasserbade vollständig, löst den Rückstand in etwa 100—150 ccm Wasser, filtrirt die Lösung durch ein mit Wasser genässtes Filter und überzeugt sich davon, dass sie deutlich sauer reagirt.

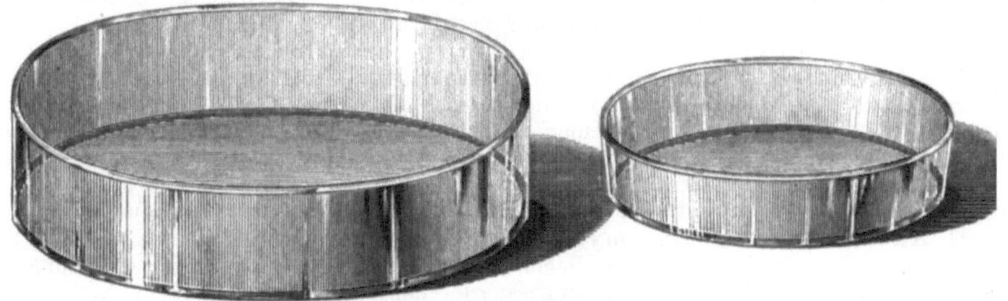

Fig. 43. Glasgefässe mit senkrechter Wandung zum Abdunsten von Aether, Benzin und Petroläther.

A. **Ausschüttelung der sauren Flüssigkeit mit Aether.** Man schüttelt die deutlich sauer reagirende Lösung mit etwa dem gleichen Volumen reinen Aethers 10—15 Minuten aus, lässt absetzen und trennt beide Schichten mit Hilfe des Scheidetrichters. Man wiederholt das Ausschütteln noch zweimal mit neuen Mengen Aether, nöthigenfalls so oft, bis der Aether färbende Theile nicht mehr aufnimmt.

In die ätherische Lösung gehen über: Fett und Fettsäuren, Harze, Farbstoffe, aber auch in kleinen Mengen einige Alkaloide schwach basischer Natur, wie Colchicin, Coffeïn [Digitalin], ferner Spuren von Atropin und Veratrin. Ist der Auszug röthlich oder violett gefärbt, so kann er auch Apomorphin enthalten. In die ätherische Lösung geht aus saurer Flüssigkeit auch etwa vorhandenes Pikrotoxin und Cantharidin über.

Man verdunstet den Aether oder destillirt ihn ab und erhält nun einen Rückstand, der vorzugsweise aus Fetten und Fettsäuren besteht. Man zieht diesen unter Erwärmen mit kleinen Mengen Wasser aus, filtrirt die Lösung durch ein mit Wasser genässtes Filter und prüft die Lösung durch den Geschmack, ob sie bitter ist, ferner durch die allgemeinen Alkaloid-Reagentien (Phosphor-Molybdänsäure oder Phosphor-Wolframsäure) darauf, ob überhaupt ein Alkaloid zugegen ist. Sollte dies der Fall sein, so muss die Natur des vorhandenen Alkaloids durch Special-Reaktionen festgestellt werden. Zum Abdunsten von Aether oder Petroläther benutzt man sog. Aetherschalen mit senkrechten Wandungen.

B. **Ausschüttelung der alkalischen Flüssigkeit mit Aether.** Die bei der vorigen Ausschüttelung mit Aether hinterbliebene saure Flüssigkeit wird alsdann durch Zufügung von Natronlauge in einigem Ueberschuss (letzterer ist nothwendig, um Morphin in Lösung zu halten) versetzt und nun wiederum drei oder mehrmals mit Aether ausgeschüttelt. Man vermeide hierbei heftiges Schütteln, da sonst häufig Emulgirung eintritt, welche man übrigens durch Zufügung einiger Tropfen starken Alkohols zu beseitigen versuchen kann. Man vereinigt die Aetherschichten und schüttelt sie etwa dreimal je mit kleinen Mengen Wasser aus. Alsdann lässt man die Aetherschicht gut absetzen, scheidet sie von dem abgetrennten Wasser und filtrirt sie durch ein trockenes Filter. Die ätherische Lösung kann enthalten: Aconitin, Atropin, Brucin, Chelidonin, Chinin, Cocaïn, Codeïn, Coniin, Delphinin, Emetin, Hyoscyamin, Narkotin, Nikotin,

14*

Papaverin, Physostigmin, Pilocarpin, Solanidin, Strychnin, Thebaïn, Veratrin. Ferner Reste von Colchicin und Coffeïn, von Bitterstoffen Digitalin.

Man entzieht der Aether-Lösung nunmehr die Alkaloide durch mehrmaliges Ausschütteln mit schwefelsäurehaltigem Wasser. Alsdann prüft man die schwefelsaure Lösung, ob sie bitter schmeckt, macht sie wieder mit Natronlauge deutlich alkalisch und schüttelt sie wiederum mehrmals mit reinem Aether aus. Die vereinigten ätherischen Auszüge werden zunächst dreimal mit je kleinen Mengen Wasser gewaschen, alsdann der freiwilligen Verdunstung überlassen. Es hinterbleiben in flüssiger Form: Coniin und Nikotin, die übrigen der oben angeführten Alkaloide werden allmählich fest, bleiben aber gewöhnlich amorph. Strychnin geht bald in den krystallisirten Zustand über.

Erscheint das hinterbleibende Alkaloid noch nicht rein genug, so kann man es in salzsaurem oder schwefelsaurem Wasser lösen und diese Lösung mit Thierkohle behandeln. Das Filtrat ist alsdann wieder mit Natronlauge alkalisch zu machen und mit Aether auszuschütteln. In diesem Falle ist jedoch die benutzte Thierkohle hinterher mit Alkohol einige Male auszukochen, da sie möglicherweise Alkaloidsalze auf sich niedergeschlagen hat.

Die Identificirung des Alkaloides erfolgt in der Weise, dass man auf kleine Mengen des freien Alkaloides nach einander: Konc. Schwefelsäure, FRÖHDE's Reagens, ERDMANN's Reagens und konc. Salpetersäure einwirken lässt und im Anschluss hieran Special-Reaktionen ausführt. Man nimmt diese Reaktionen auf Uhrgläsern vor, auf welchen man vorher je einige Tropfen der ätherischen Alkaloidlösung hatte verdunsten lassen.

C. Ausschüttelung mit Aether aus ammoniakalischer Flüssigkeit. Die bei voriger Ausschüttelung zurückgebliebene, überschüssige Natronlauge enthaltende Flüssigkeit versetzt man mit soviel Ammoniumchlorid, dass alles Natronhydrat sicher umgesetzt wird, und schüttelt 2—3 Mal mit kleinen Mengen Aether aus. Bei Anwesenheit von Apomorphin hinterlässt der durch Schütteln mit Wasser gereinigte Aetherauszug beim freiwilligen Verdunsten einen grünen, krystallinischen Rückstand; in der Regel treten beim Eindunsten infolge Zersetzung des Apomorphins rothe, blaue, grüne Farbenerscheinungen auf.

D. Ausschüttelung mit Amylalkohol aus ammoniakalischer Lösung. Die bei der vorigen Ausschüttelung hinterbliebene ammoniakalische Flüssigkeit wird zunächst mit Salzsäure deutlich aber schwach angesäuert, dann erwärmt, bis aller Aether verdunstet ist. Man übersättigt alsdann mit Ammoniak und schüttelt mit heissem Amylalkohol aus. Das Absetzen der leicht emulgirenden Flüssigkeit befördert man durch Placiren des Gefässes an einen warmen Ort. Bevor man zum zweiten und dritten Male mit heissem Amylalkohol ausschüttelt, macht man die Flüssigkeit jedesmal mit Salzsäure sauer und alsdann mit Ammoniak wieder alkalisch, weil das Morphin nur in seiner amorphen Form relativ gut in Amylalkohol löslich ist. — Die vereinigten Amylalkohol-Auszüge reinigt man zunächst durch Ausschütteln mit heissem Wasser, dann entzieht man ihnen das Morphin durch Schütteln mit schwefelsaurem Wasser und prüft die Lösung, ob sie Jodsäure reducirt. Ist dies der Fall, so macht man wieder ammoniakalisch und schüttelt von neuem mit Amylalkohol aus. Der durch Waschen mit Wasser gereinigte Amylalkohol wird unter vermindertem Druck zum grössten Theile abdestillirt, den Rest der Lösung lässt man auf dem Wasserbade abdunsten, worauf das Morphin als solches hinterbleibt. Man prüft: Geschmack, ferner Verhalten gegen Special-Reagentien: Salpetersäure, FRÖHDE's Reagens, Ferricyankalium-Ferrichlorid, neutrales Ferrichlorid. Dem Morphin kann etwas Narceïn beigemengt sein.

E. Extraktion des Verdampfungsrückstandes mit Alkohol. Die bei der letzten Extraktion hinterbliebene Flüssigkeit wird mit Kohlensäure übersättigt, unter Zusatz von reinem Sande zur Trockne verdampft und der zerriebene Rückstand mit absolutem Alkohol in der Wärme extrahirt. Man verdampft den Alkohol, behandelt den Rückstand mit warmem Wasser, filtrirt, dunstet das Filtrat ein, nimmt den Rückstand mit absolutem Alkohol auf und überlässt die Lösung der freiwilligen Verdunstung. Das hinterbleibende Alkaloid kann Narceïn und Curarin sein. Ferner würden an dieser Stelle auch Berberin und Cytisin gefunden werden.

Verfahren nach DRAGENDORFF. Das zerkleinerte Objekt wird bei 50—60° C. mit schwefelsäurehaltigem Wasser (auf 100 g breiförmiges Objekt = 5 g Schwefelsäure von 20 Proc.) einige Stunden lang macerirt. Dann wird kolirt und das Ausziehen wiederholt. Die Kolaturen dunstet man zur Sirupkonsistenz (nicht zur Trockne) ein und vermischt diesen sirupösen Rückstand mit dem 4—5 fachen Volumen starken Alkohols. Man prüft jetzt, ob die Flüssigkeit deutlich sauer ist, andernfalls muss noch verdünnte Schwefelsäure zugegeben werden. Nach 24 stündigem Absetzen wird filtrirt. Das Filtrat wird durch Eindunsten (oder Abdestilliren im luftverdünnten Raume) vom Alkohol befreit. Den Rückstand nimmt man mit einer passenden Menge Wasser (100—300 ccm) auf, filtrirt durch ein mit Wasser befeuchtetes Filter und unterwirft die durch Anwesenheit von schwefelsäure deutlich saure Flüssigkeit nachstehendem systematischen Ausschüttelungsverfahren.

1) Man schüttelt mit Petroleumbenzin aus, welches frisch destillirt wurde und von welchem die bei 40—70° C. übergehenden Antheile zu verwenden sind.

Die Petroläther-Lösung kann enthalten: Piperin (Pikrinsäure, Salicylsäure, Benzoësäure, Kamphor, Oele, Cardol, Capsicin, gewisse Bestandtheile von Aconit und Helleborus, Ester der Salicylsäure, Benzoësäure und Zimmtsäure mit Kresol, Guajacol, Naphthol).

2) Man schüttelt nunmehr mit Benzol aus. Von diesem können gelöst werden: Coffeïn, Geissospermin, Spuren Veratrin, Delphinoïdin, Hydrastin, Piperin. (Cantharidin, Anemonin, Santonin, Caryophyllin, Cubebin, Aloetin, Elaterin, Colocyntheïn, Populin, Digitalin, Strophanthin, Gratiolin, Pikrinsäure, Chrysaminsäure, Benzoësäure, Salicylsäure, Spuren von Hydrochinon, Brenzkatechin, Resorcin, Salophen, Neurodin, Malakin, Thermodin, einige Bitterstoffe, wie Absynthiin, Quassin, Menyanthin, Ericolin, Cnicin.)

3) Man schüttelt nunmehr mit Chloroform aus. In dieses gehen über Spuren der sub 2 genannten Substanzen, ferner Spuren von Brucin, Narkotin, Physostygmin, Veratrin, Delphinoïdin, Berberin, Oxyacanthin. Ganz besonders aber sind in der Chloroformausschüttelung zu erwarten: Theobromin, Colchicin, Papaverin, Narceïn, Hydrastin, Chelidonin, Cinchonin, Cinchonidin, Cinchotenin, Cinchotenidin, Jervin, Lycaconitin, Myoctonin, Quebrachamin, Hypoquebrachin, Aspidospermin, Quebrachin, Pereirin, Solanidin, Cryptopin, Antifebrin, Digitaleïn, Convallamarin, Saponinartige Körper, Helleboreïn, Adonidin, Syringin, Pikrotoxin, Colocynthin, Aesculin, Gelseminsäure, Analgen.

4) Die saure Flüssigkeit kann jetzt mit Amylalkohol ausgeschüttelt werden. Dies ist indessen nur dann nothwendig, wenn vorher (sub 3) Aloetin gefunden worden ist. In den Amylalkohol geht über: Aloïn.

Man entzieht alsdann das in der sauren Flüssigkeit gelöste Chloroform oder den Amylalkohol durch Schütteln mit wenig Petroläther, übersättigt die Flüssigkeit mit Ammoniak bis zur deutlich alkalischen Reaktion und unterwirft die alkalische Flüssigkeit folgenden Ausschüttelungen:

5) Man schüttelt mit Petroläther aus. In diesen gehen über: Coniin, Nikotin, Spurteïn, Lobeliin, Piperidin, Pyridin, Picolin, Chinolin, Anilin, o- u. p-Toluidin, Kairin, Thallin, Phenocoll, Antipyrin. Ferner Conydrin, Aconitin, Delphinin, geringe Mengen Brucin und Strychnin, Quebracho- und Geissospermum-Alkaloide, Gelsemin, Emetin, Veratrin, Chinin, Hydrochinin, Chinamin, Oxyacanthin. — Endlich Zersetzungsprodukte des Eiweisses: Mono-, Di-, Trimethylamin (ferner die nämlichen Aethyl-, Propyl- und Amyl-Derivate).

6) Man schüttelt mit Benzol aus. Dieses nimmt ausser den sub 5 aufgeführten Alkaloiden auf: Methyl- und Aethylstrychnin, Conchinin, Cinchonamin, Cocaïn, Atropin, Hyoscyamin, Physostygmin, Eseridin, Pilocarpin, Jaborin, Pilocarpidin, Sabadillin, Delphinoïdin, Alkaloide von Aconitum Lycoctonum, Narkotin, Codeïn, Thebain, Apomorphin, Taxin, Antipyrin, Thallin, Ephedrin, Pseudephedrin, Tolypyrin.

7) Man schüttelt jetzt mit Chloroform aus. In dieses gehen über: Reste des Cinchonins, Papaverins, Narceïns, ferner Cinchonidin, Berberin, kleine Mengen Morphin, Analgen.

8) Man schüttelt mit heissem Amylalkohol aus. Dieser löst: Morphin, Solanin, Salicin, ferner Reste des Convallamarins, Saponins, Senegins, Narceïn, Cytisin, Cholin, Urethan, Gallanol

9) Die rückständige wässerige Flüssigkeit wird mit Glaspulver eingedampft und der eingetrocknete und zerriebene Rückstand mit Chloroform extrahirt. In dieses kann Curarin übergehen.

Alkanna.

Radix Alkannae. Radix Alkannae rubrae. Radix Anchusae rubrae s. tinctoriae. Radix Buglossae rubrae s. arvensis. — Alkannawurzel. Blutwurzel. Färberkrautwurzel. Mahagoniwurzel. Orcanette. Potagenwurzel. Rothfärberwurzel. Rothe Ochsenzungenwurzel. Schminkwurzel. Türkische Röthe. — Racine d'orcanette (Gall.). — Alkanna root. —

Mit diesen Namen bezeichnet man rothfärbende Wurzeln und zwar ursprünglich die Wurzel der zu den **Lythraceen** gehörigen **Lawsonia alba Lam.**, deren Blätter noch jetzt unter dem Namen **Hennah** zum Färben der Fingernägel und anderer Körpertheile im Orient Verwendung finden, auch sonst zum Färben benutzt werden.

Jetzt versteht man unter diesem Namen die Wurzel der **Borraginacee Alkanna tinctoria L.**, die um das Mittelmeer heimisch ist und reichlich in Ungarn vorkommt, wo man sie für den Handel sammelt. Die Wurzel ist bis 20 cm lang, oben 1 cm dick, der Holzkörper oben in 4—6 Th. gespalten, die um einander gedreht sind. Die Rinde ist in den äussersten Theilen blättrig. Nur die Mittelrinde und die äussersten Theile des Bastes sind Sitz des Farbstoffes. Statt dieser echten Wurzel gelangen nicht selten in den Handel Wurzeln anderer Borragineen, die ebenfalls eine farbstoffführende Rinde haben, oder die man mit Fernambuk nachgefärbt hat. Im letztern Falle zeigt sich auch der Holzkörper gefärbt. Dahin gehören die Wurzeln von Onosma echioides L. (Radix Anchusae luteae aus der Provence), dicker wie die echte Wurzel, Onosma Emodi Wall. (in Nepal), Alkanna Matthioli Tausch, Anchusa officinalis L., Arnebia-Arten.

Die echte Droge enthält in der Rinde einen Farbstoff: Alkannin (Alkannaroth, Anchusin, Anchusasäure) $C_{15}H_{14}O_4$ zu 5—6 Proc, der in den meisten Lösungsmitteln sich leicht löst, aber in Wasser unlöslich ist. S. weiter unten.

Einkauf. Da der werthvolle Bestandtheil sich nur in den Rindenschichten findet, giebt man einer Wurzel mit möglichst wenig abgeblätterter Rinde den Vorzug.

Anwendung. Wird nur des Alkannins wegen angewendet.

Alkannapapier. Durch Tränken von schwedischem Fliesspapier mit einem weingeistigen Alkannaauszug erhält man rothes Reagenspapier, aus diesem durch Sodalösung (1 : 100) blaues — beide mit den Eigenschaften der entsprechenden Lackmuspapiere.

Aqua dentifricia GUNTHER.

Rp. Tincturae Alkannae (1:10) 200,0
Spiritus Melissae 70,0
Spiritus (90 %) 800,0
Olei Rosae 3,0
Ol. Menth. pip. 9,0.

Oleum Hyperici.

Johannis-Oel.

Rp. Olei Rapae q. s.

wird mit Olei Alkannae q. s. gefärbt.

Oleum Macassar DIETERICH.

Rp. Olei Amygdalarum 1000,0
(vel Olivarum, Arachidis)
Olei Bergamottae 3,0
Olei Citri 1,0
Cumarini 0,05
Olei Alkannae q. s.

Sirupus caeruleus.

Rp. Sirupi Aurantii florum 40,0
Sirupi Ipecacuanhae 10,0
Sirupi Sacchari 100,0
Tincturae Alkannae alkalinae q. s.

ad colorem satis caeruleum. An Stelle des „Blau-Veilchensafts" für den Handverkauf.

Tinctura Alkannae acida.

Rp. Radicis Alkannae 10,0
Alkohol. absoluti 100,0
Acidi acetici (96 %) 1,0.
Zum Rothfärben weingeistiger Flüssigkeiten.

Tinctura Alkannae alkalina.

Rp. Radicis Alkannae 10,0
Natrii carbonici crystall. 10,0
Aquae destillatae 65,0
Spiritus (90 %) 35,0.
Zum Blaufärben wässeriger Flüssigkeiten.

Unguentum potabile rubrum.

Krebsbutter.

Rp. Adipis suilli 200,0
Radicis Alkannae 5,0.

Wird 1—2 Stunden im Wasserbade digerirt, dann kolirt oder filtrirt. In manchen Gegenden beliebtes Volksheilmittel. Für Küchenzwecke nimmt man an Stelle von Schweineschmalz frisches Butterfett.

Mahagoni-Beize für Holz.

Rp. Radicis Alkannae 15,0
Ligni Aloës 30,0
Sanguinis Draconis 30,0
Spiritus (95 %) 500,0.

Das mit Salpetersäure vorgebeizte Holz wird nach dem Trocknen mehrmals bestrichen, dann geölt und polirt.

Alkanninum. Alkannaroth. Anchusin. Anchusasäure. Pseudalkannin.

$C_{15}H_{14}O_4$. **Mol. Gew.** = 258. Man unterscheidet zwei Sorten, von denen die technische für den Pharmarceuten die wichtigere ist.

A. Reines Alkannin. Man zieht die getrocknete und gepulverte Wurzel mit Petroleumäther aus und verdunstet den Auszug. Der Rückstand wird in 3—5 procentiger Kalilauge gelöst, die indigoblaue Lösung filtrirt und nun mit Aether ausgeschüttelt, welcher eine zwiebelrothe Substanz aufnimmt. Durch Ansäuern der alkalischen Lösung fällt das Alkannin in braunrothen Flocken aus. Man sammelt diese, wäscht und trocknet sie, löst sie in Aether und lässt die Lösung abdunsten. Das Alkannin hinterbleibt als dunkelbraunrothe Masse von Metallglanz, welche schon unterhalb 100° C. erweicht. Unlöslich in Wasser, löslich in Alkohol, Aether, Schwefelkohlenstoff, Benzin, Benzol, Chloroform, Eisessig, auch in Fetten und fetten sowie ätherischen Oelen. In alkoholischer Lösung wird es durch längeres Erhitzen in „Alkannagrün" umgewandelt. Durch Ammoniak geht die rothe Färbung des Alkannins in indigoblaue Färbung über.

B. **Technisches Alkannin** (Alcanninum Ergänzb.). Das käufliche Produkt wird erhalten, indem man die getrocknete und gepulverte Wurzel mit Petroleumäther erschöpft und den filtrirten Auszug durch Abdestilliren des Lösungsmittels zur Extraktdicke bringt. Eine harz- oder salbenartige, fast schwarze Masse mit grünlichem Reflex, in den oben angegebenen Lösungsmitteln mit schön rother Farbe löslich. Es empfiehlt sich, aus diesem durch Anreiben mit möglichst wenig Mandelöl ein *Oleum Alkannae concentratum* zu bereiten, und dieses zum Färben der Oele, Salben etc. zu benutzen.

Beide Präparate dienen an Stelle der Alkanna-Wurzel zum Rothfärben von Fetten oder Tincturen. Ob eine Färbung durch Alkanna vorliegt, erkennt man an der Blaufärbung durch Ammoniak. Im Zweifelsfalle giebt die spektroskopische Betrachtung der neutralen, bezw. alkalisch gemachten spirituösen Auszüge einwandsfreie Auskunft. Wie das Spektrum des Alkannins beschaffen ist, lernt man an Vergleichs-Präparaten kennen.

Alkekengi.

Physalis Alkekengi L. Solanaceae—Solaneae. Heimisch in Europa und Asien, in Nordamerika eingeschleppt. Verwendung finden die Beeren:

Fructus Alkekengi. Baccae Alkekengi. Baccae Halicababi. Fructus Solani vesicarii. Blasen-Kirschen. Blasenpuppen. Boberellen. Erdkirschen. Hirschweichsel. Judas- oder Judenkirschen. Mönchspuppen. Rothschlötten. Saltrian. Schlotten. Steinkirschen. Teufelskirschen. Winterkirschen. Alkékenge. Coqueret (Gall.). —

Die Beeren sind von der Grösse einer kleinen Kirsche, glänzend roth, zweifächerig mit zahlreichen Samen, von säuerlich-süssem Geschmack, vom aufgeblasenen, scharlach-rothen Kelch umhüllt. Letzterer ist von bitterem Geschmack und vor der Verwendung der Beeren zu entfernen.

Trocken sind sie' zusammengeschrumpft, braunroth. Sie gelten als diuretisches Mittel, das aber nur noch im Handverkauf verlangt wird. Man verwendet entweder einen Aufguss der trockenen, oder den Saft der frischen Früchte. In Essig eingelegt, werden sie auch gegessen, sowie die einiger anderer Arten: **Ph. peruviana L.** (Strawberry Tomato, Cape Goseberry, Brazil Cherry, Ananaskirsche), **Ph. philadelphica Lam.** u. a. Die Wurzel der letztgenannten Art wird auch als Diureticum verwendet. In Mittel- und Südamerika gilt **Ph. angulata L.** als tonisches Arzneimittel.

Der Kelch enthällt einen Bitterstoff: **Physalin** $C_{14}H_{16}O_5$.

Geheimmittel. Laville's Gicht- und Rheumatismusmittel; hierzu gehören:

1) Gichtpillen, Pilules préventives de la goutte. Sie bestehen aus dem weingeistigen Extrakt der Judenkirschen, aus Natronwasserglas und Eibischpulver.

2) Gichtwein, Liqueur antigoutteuse. Dieser enthält Chinin, Cinchonin, Chinoidin, Colchicin, Chlorcalcium, Koloquinthenextrakt, gelöst in verdünntem Weingeist und spanischem Wein.

Allium.

Die Zwiebeln zahlreicher Arten der Gattung **Allium** (Liliaceae—Allioideae—Allieae) dienen wegen ihres scharfen Geschmackes und Geruches, die sie schwefelhaltigen Oelen verdanken, arzneilichen Zwecken, bei uns meist nur noch in der Volkmedicin.

Zu erwähnen sind die folgenden:

I. Allium sativum L. Heimisch in der Songarei, vielfach kultivirt in 2 Varietäten. a) **vulgare Döll** (Knoblauch) mit eiförmigen Neben-Zwiebeln. b) **Ophioscorodon Don** (Perlzwiebel, Rocambole) mit rundlich-eiförmigen Nebenzwiebeln.

Die Zwiebeln der ersten Varietät finden hier und da noch Verwendung als: **Bulbus Allii sativi, Radix Allii sativi. — Garten-Knoblauch; Knoblauch; Lauch. — Tête d'ail** (Gall.). — **Garlic** (U-St.).

Die Nebenzwiebeln (Knoblauchzehen) sind länglich eiförmig bis lanzettlich, eckig, gebogen. Von bekanntem, scharfen Geschmack und Geruch. Sie enthalten 0,9 Proc. eines ätherischen Oeles.

Der Knoblauch wird in der Regel vom Gärtner geholt, bisweilen aber auch in der Apotheke, dann am besten im Keller mit Sand bedeckt vorräthig gehalten. Einstmals innerlich und äusserlich, sogar als Schutz gegen ansteckende Krankheiten viel benutzt, ist er heute als Arzneimittel veraltet; selten dient er noch, mit Milch oder Wasser abgekocht, zum Klystier gegen Madenwürmer.

Im Trank des Ungarn Kovatz gegen Wasserscheu ist Knoblauch der Hauptbestandtheil.

Sirupus Allii. Syrup of Garlic (U-St.). Frischen Knoblauch, geschnitten und gequetscht 200 g, Essig (6 proc.) 300 ccm lässt man 4 Tage lang stehen, presst ab, zieht nochmals mit 200 ccm Essig aus, vereinigt die Pressflüssigkeiten, filtrirt, löst darin 800 g Zucker und bringt mit Essig auf 1000 ccm.

Oleum Allii sativi. Knoblauchöl. Essence d'Ail. Oil of Garlic. Ist das Destillat des Krautes und der Zwiebeln der Knoblauchpflanze, *Allium sativum L.* Es hat gelbe Farbe und unangenehmen, höchst penetranten Knoblauchgeruch. Spec. Gew. 1,046 bis 1,057. Optisch ist es inactiv.

Knoblauchöl enthält verschiedene Sulfide, besonders $C_6H_{10}S_2$, ausserdem $C_6H_{12}S_2$, $C_6H_{10}S_3$ etc., aber kein Allylsulfid. Es wird zum Aromatisiren von Knoblauchwürsten verwendet.

II. Allium Cepa L. (Sommerzwiebel. [1])

Vaterland nicht sicher bekannt, vielleicht Palästina, Turkestan etc., seit langer Zeit in Kultur. Die Zwiebeln:

Bulbus Cepae. Die frische Zwiebel. Bolle. Zipolle. — Oignon (Gall.). — ist rundlich, etwas platt gedrückt mit scheibenförmiger Achse (Zwiebelkuchen) und etwa 10—12 spiralig daran angeordneten, zusammenschliessenden Niederblättern (Schalen), von denen die äusseren papierdünn und trocken, die inneren fleischig sind. Geruch und Geschmack bekannt. Enthält 0,05 Proc. eines linksdrehenden Oeles.

Sie wird hängend an einem kühlen Orte aufbewahrt. Aus der geriebenen Zwiebel (15 Th., Wasser 60 Th., Weingeist 15 Th., Zucker 150 Th.) kocht man einen **Sirupus Cepae**; ihr Saft ist ein Bestandtheil der Zwiebelbonbons und dient in der Thierheilkunde bisweilen in Pulvermischungen zur Unterstützung der Wirkung der Asa fötida.

Pulvis Equorum viridis.

Rp.	Asae foetidae	5,0		Camphorae	1,0
	Seminis Foenugraeci	40,0		Fructuum Lauri	10,0
	Fructuum Coriandri	5,0		Capitis mortui	5,0
	Salis culinaris	40,0		Kalii nitrici	10,0
	Pulveris herbarum	90,0		Seminis Nigellae	10,0
				Fructuum Juniperi	10,0

werden mit 20,0 grob geriebener Zwiebel gemischt und durch ein grobes Sieb geschlagen.

Oleum Allii Cepae. Zwiebelöl. Essence d'Oignon. Oil of Onion. Zwiebelöl.
Wird durch Destillation der ganzen Zwiebelpflanze *Allium Cepa L.* gewonnen. Dunkelbraunes, dünnflüssiges Oel von scharfem, anhaftendem Zwiebelgeruch. Spec. Gew. ca. 1,03. Drehungswinkel (100 mm — Rohr) $= -5^0$. Zwiebelöl besteht hauptsächlich aus einem Disulfid $C_6H_{12}S_2$ und anderen schwefelhaltigen Körpern. Allylsulfid $(C_3H_5)_2 S$, das nach dem Oele seinen Namen erhielt, ist nach neueren Untersuchungen kein Bestandtheil des Zwiebelöls.

Oleum Allii ursini. Bärlauchöl. Ist durch Destillation der ganzen Bärlauchpflanze *Allium ursinum L. (Liliaceae)* erhalten worden. Dunkelbraunes nach Knoblauch riechendes Oel vom spec. Gew. 1,01; besteht fast ausschliesslich aus Vinylsulfid $(C_2H_3)_2 S$.

III. Allium Victorialis L.

Heimisch auf den Gebirgen Mitteleuropas, durch das nördl. Asien bis Kamtschatka, China, Japan und im westl. Nordamerika. Länglichrund bis fast cylindrisch, gebogen, die äussern Schuppen netzfaserig.

Bulbus Victorialis longus. Allermannsharnisch. Lange Siegwurz. Wilder Alraun. Alpenknoblauch. Damit häufig zusammengefordert werden in der Apotheke die runden, ebenfalls netzfaserigen Zwiebeln von **Gladiolus communis L. „Bulbus Victorialis rotundus".**

---

[1]) Die **Winterzwiebel** stammt von **Allium fistulosum L.,** ursprünglich heimisch in Sibirien, deren Zwiebeln früher als **Radix Cepae oblongae** Verwendung fanden.

American Consumption Cure, Schwindsuchtmittel von Zenker in Berlin, ist Zuckersirup mit Zwiebelsaft; desgleichen

American Coughing Cure des Farmers Graudenz.

G. A. W. Mayer's weisser Brustsirup ist weisser Sirup mit einer Spur Zwiebel- oder Rettigsaft

Méne Maurice's Huile acoustique, sowie

Taylor's Ohrenbalsam sind mit Alkanna gefärbtes Mandelöl mit Zwiebelsaft.

Pidérit's Salbe ist ein Gemisch aus Honig, Zwiebelmus, Wachs, Fichtenharz und schwarzer Seife. — Unter „Wanzentod" wird zum Vertilgen der Wanzen in Zeitungen heisser Zwiebelsaft empfohlen.

Aloë.

Aloë (Germ. Helv. Austr.). **Aloë capensis. Aloë lucida. Succus Aloës inspissatus. Succus Sedi amari. — Bärengalle. Haifischleber. Südweh. — Aloès du Cap** (Gall.). —

Aloë africana Miller. A. vera L. (syn.: A. vulgaris Lamarck). **A. spicata Haworth. A. ferox Miller** (zweifelhaft). **Liliaceae—Asphodeloideae—Aloinae.**

Vorkommen der Aloë. Die genannten Arten und ·wohl noch andere liefern aus ihren Blättern die Aloë. Dieselbe bildet in der Pflanze einen dünnen Harzsaft, der in grossen Zellen enthalten ist, welche die Phloëmtheile der Gefässbündel auf der Aussenseite in einem Halbkreis umgeben. Manche Arten, die keine Aloë führen, haben an Stelle dieser Zellen dickwandige Bastfasern.

Gewinnung der Aloë. Man schneidet die Blätter ab und lässt den Aloësaft in Gefässe ausfliessen, worauf er, gewöhnlich über Feuer, selten in der Sonne, eingedickt wird. Die Art und Weise des Koncentrirens ist von grosser Wichtigkeit für die Beschaffenheit der Droge.

Sorten der Droge. Man unterscheidet von den verschiedenen Sorten zwei Typen, erstens den der **glänzenden Aloë** (Aloë lucida), zweitens den der **matten Aloë** (Aloë hepatica). Beide sind zunächst nur dadurch unterschieden, dass die Sorten des ersten Typus das Aloïn (s. unten) in amorpher Form, die des zweiten in krystallinischer Form enthalten. Der erste Typus entsteht, wenn der Aloësaft beim Eindicken stark erhitzt wird (anscheinend schon, wenn die Temperatur über 50°C. steigt). Daher kann man aus einer matten Aloë durch Eindampfen bei starker Wärme eine Aloë lucida machen.

Typus 1, der glänzenden Aloë.

Dahin gehört als Hauptsorte die officinelle **Cap-Aloë.** Sie bildet glänzende, zuweilen bräunlich-bestäubte Massen von grünlich-schwarzer Farbe, in kleinern Splittern mit brauner Farbe durchscheinend, von grossmuschligem Bruch. Geruch unangenehm, charakteristisch, Geschmack sehr bitter.

Sie liefert ein Pulver von röthlichbrauner Farbe mit grünlichem Stich. Unter dem Mikroskop ist sie amorph, lässt nur selten kleine Kryställchen erkennen. Hat im Sommer zuweilen Neigung, auseinanderzufliessen, wenn sie nicht völlig trocken ist. Wird seit dem Ende des 18. Jahrhunderts im Kaplande gewonnen und über Algoabay und Mosselbay ausgeführt. — Es unterliegt keinem Zweifel, dass in den deutschen afrikanischen Kolonien die Gewinnung der Aloë mit gutem Erfolge könnte betrieben werden.

Diesem Typus gehört noch die aus Ostindien stammende, **glänzende Jaffarabad-Aloë** an.

Typus 2, der matten Aloë.

Alle diese Sorten sind nicht durchscheinend, von heller oder dunkler leberbrauner Farbe. Unter dem Mikroskope bestehen sie zum grossen Theil aus Krystallen.

Barbados-Aloë. Aloë Barbadensis (Brit. U-St.). **Aloès des Barbades** (Gall.). Auf dieser Insel von der Aloë vera L., die man sorgfältig kultivirt, gewonnen. Von tiefbrauner Farbe, nicht glänzend, dünne Splitterchen, zuweilen an den Rändern schwach durchschimmernd. Härter wie die Kap-Aloë. Wird in England fast ausschliesslich angewendet.

Von geringer Bedeutung für Europa sind die weiteren Sorten von Westindien: **Curaçao, Bonaire, Aruba,** ferner die von **Socotra (Aloë socotrina** (Brit. U-St.) auch als Zanzibar-Aloë oder **indische Aloë** bezeichnet), **Natal-Aloë, matte Jaffarabad-Aloë** etc.

Eigenschaften und Bestandtheile. Aloë ist löslich in der fünffachen Menge Alkohol, Kalilauge, Ammoniak, Essigsäure. Die doppelte Menge kochenden Wassers löst ebenfalls, lässt aber beim Erkalten einen namhaften Theil wieder ausfallen. Unlöslich ist sie in Chloroform; in Aether, Benzol, Petroläther und Schwefelkohlenstoff fast unlölich.

Sie enthält Spuren ätherischen Oeles, etwa 12,2 Proc. Barbaloïn, 12,7 Proc. Harz [Zimmtsäureester des Aloresinotannols $C_{22}H_{26}O_6$], 1,75 Proc. Asche, 0,15 Proc. Emodin $C_{15}H_{10}O_5$, 10,5 Proc. Wasser, 62,7 Proc. amorphe, wasserlösliche Bestandtheile. Ueber die verschiedenen Aloïne s. S. 229. Der Gehalt der verschiedenen Sorten an Aloïn schwankt zwischen 10—20 Proc. Vgl. PEDERSEN Archiv. Pharm. 1898. 200. — Das Harz der Cap-Aloë ist ein Ester der Paracumarsäure und des Aloresinotannols.

Nachweis der Aloë. **1)** nach KLUNGE: Eine wässerige, fast bis zur Farblosigkeit verdünnte Aloëlösung wird mit einigen Tropfen Kupfersulfatlösung versetzt; die Farbe wird dann gelblich; setzt man nun etwas Chlornatrium hinzu und erwärmt gelinde, so geht die Farbe in Rosa oder Roth über. — Die Probe lässt, wenn es sich um den Nachweis von Aloë in Gemischen handelt, häufig im Stich.

2) Zum Nachweis der Aloë in Liqueuren etc. soll man die betreffende Flüssigkeit mit Benzin ausschütteln und den Benzinauszug mit einigen Tropfen Ammoniak unter Schütteln gelind erwärmen; färbt sich die Ammoniakflüssigkeit dann nicht violettroth, so ist keineAloë vorhanden, anderenfalls kann die Färbung auch durch Cort. Frangulae, Folia Sennae, Rhiz. Rhei, Fructus Rhamni catharticae hervorgerufen werden.

3) Um Aloë in Bier etc. nachzuweisen, soll man nach DRAGENDORFF folgendermassen verfahren: 2 Liter werden im Wasserbade auf die Hälfte eingedampft, noch heiss mit soviel neutralem Bleiacetat versetzt, als noch ein Niederschlag entsteht und der letztere rasch abfiltrirt, aber nicht ausgewaschen. Das Filtrat wird mit Schwefelsäure entbleit und von dem abgesetzten Bleisulfat abfiltrirt, das Filtrat wird hierauf mit soviel Ammoniak versetzt, dass alle Schwefelsäure und ein Theil der Essigsäure neutralisirt sind (Methylanilinviolettlösung darf durch einige Tropfen nicht mehr blau gefärbt werden), und auf 250—300 ccm eingedunstet. Der Rückstand wird, um Dextrin etc. zu fällen, mit 4 Vol. absoluten Alkohols gemischt, die Mischung gut durchgeschüttelt und nach 24stündigem Stehen im Keller filtrirt. Nachdem der grösste Theil des Alkohols abdestillirt ist, schüttelt man mit Amylalkohol aus. Nach dem Verdunsten der Amylalkohol-Auszüge bleibt ein Rückstand, der den charakteristischen Aloëgeschmack hat, mit Brom-Bromkalium, Bleiessig und Mercuronitrat Niederschläge liefert, sowie alkalische Kupferlösung und Goldlösung reducirt. Durch Gerbsäure wird die wässerige Lösung des Rückstandes gefällt, der Niederschlag aber durch einen Ueberschuss theilweise wieder gelöst.

Es empfiehlt sich, mit diesem Rückstand auch die DIETERICH'sche Aloïnreaktion anzustellen: Dampft man eine Spur davon mit 4 Tropfen rauchender Salpetersäure ein und nimmt den Rückstand mit einem Tropfen Alkohol auf, so geht die hierbei entstandene rothe Farbe auf Zusatz von wenig alkoholischer Cyankaliumlösung in Rosa über. Diese Reaktion soll bei 0,0005 g Aloïn noch deutlich sein.

Verfälschungen der Aloë werden gegenwärtig kaum beobachtet. Eine Verfälschung mit Gummi, Dextrin oder mit unorganischen Stoffen würde beim Lösen in Alkohol erkannt werden (s. o.). Der Aschegehalt beträgt 1—1,5 Proc. Die Abwesenheit von Harzen, wie Kolophonium, erkennt man beim Auflösen in siedendem Wasser (s. o.).

Am häufigsten ist ein zu grosser Wassergehalt, infolgedessen die Aloë im Sommer etwas auseinanderfliesst. Im Wasserbade verliert Aloë etwa 3—5 Proc., bei 100° C. getrocknet etwa 7—8 Proc. Wasser.

Pulverung. Die Aloë wird zunächst in der Wärme, dann, in kleinere Stücke zerstossen, über Aetzkalk völlig ausgetrocknet und bei möglichst trockener Witterung je nach Bedarf in ein feines Pulver für die Receptur, oder in ein grobes Pulver für Thierheilzwecke verwandelt. Ohne diese Vorbereitung backt das Pulver später zusammen. Die im Vacuum getrocknete Aloë, welche von manchen Drogenhäusern angeboten wird, dürfte ohne weiteres zur Bereitung eines haltbaren Pulvers geeignet sein; ihr Preis ist indessen recht hoch.

Aufbewahrung. Aloë in Stücken wird am besten in Holzkästen mit Weissblecheinsätzen aufbewahrt. Wenn die Stücke zusammenfliessen sollten, so stellt man diese

Einsätze in die Wärme; die Masse erweicht in kurzer Zeit und lässt sich mit Leichtigkeit herausnehmen.

Als Vorrathsgefässe für Aloëpulver sind Blechbüchsen zu empfehlen, deren Deckel man am Rande mit Papierstreifen überklebt, oder Glashafen mit gut schliessenden Stopfen.

Das Deutsche Arzneibuch, ebenso die Pharm. Helv. III, giebt keine Vorschriften hinsichtlich der Aufbewahrung und Abgabe der Aloë; ebensowenig ist dieselbe dem freien Verkehr entzogen. Nach der Ph. Austr. darf sie zwar in der Reihe der harmlosen Mittel stehen, doch nur gegen ärztliche Verschreibung verabfolgt werden. Ph. Norv. und Hung. schreiben „vorsichtige Aufbewahrung" vor.

Anwendung. Aloë gilt in Gaben von 0,05—0,1 als appetitanregendes Bittermittel; in grösseren Gaben (0,2—1,0) wirkt sie stark abführend ohne nachfolgende Neigung zu Obstipation. Man reicht sie, stets in Pillenform, bei Hartleibigkeit, Stuhlverhaltung, Blutandrang nach Gehirn, Herz und Lunge.

Bedenklich ist ihr Gebrauch bei bestehender Menstruation, Schwangerschaft, blutenden Hämorrhoiden; Frauen und Kinder vermeiden ihre Anwendung am besten gänzlich. Zu Klystieren, Augenpulvern und -salben wird Aloë nur noch selten verordnet.

Da häufiger und andauernder Gebrauch der Aloë der Gesundheit schädlich ist, so sollte sie im Handverkauf mit Vorsicht und nur in kleinen Mengen abgegeben werden.

In der Thierheilkunde ist die Aloë ein vielgebrauchtes Abführmittel; doch giebt man dem Extrakt häufig den Vorzug. Die Tinktur dient als Wundmittel.

Aloë purificata, Purified Aloës (U-St.). Gereinigte Aloë. 1000 Theile Aloë socotrina schmilzt man im Wasserbade, mischt 200 Th. Spiritus (94 Vol. Proc.) hinzu, seiht durch ein in kochendem Wasser gewärmtes Sieb No. 60 (= No. 5 Germ.) und dampft im Wasserbade ein, bis eine erkaltete Probe sich als leicht zerbrechlich erweist.

Diese gereinigte Aloe dient in den Vereinigten Staaten zur Bereitung verschiedener Aloëpillen und -tincturen.

Extractum Aloës; Extractum Aloës aquosum; Aloë depurata. — Aloëextrakt. — Extrait d'aloès. — Extract of aloës.

Die Vorschriften der Arzneibücher stimmen darin überein, nur den in Wasser löslichen Antheil zu gewinnen, weichen indessen hinsichtlich der Temperatur und Menge des zu verwendenden Wassers von einander ab.

Ph. Germ. ⎱ lassen 1 Th. gepulverte Aloë in 5 Th. siedendem Wasser lösen und
Ph. Austr. ⎰ 2 Tage absetzen.
Ph. U-St. ⎱ lassen 1 Th. Aloë in 10 Th. siedendem Wasser lösen und 12 Stunden
Ph. Brit. ⎰ absetzen.
Ph. Hung. lässt 1 Th. Aloë mit 10 Th. kaltem Wasser behandeln.
Ph. Helvet. lässt 1 Th. Aloë mit 5 Th. siedendem Wasser behandeln.

In jedem Falle wird die durch Absetzenlassen geklärte Flüssigkeit im Wasserbade eingedampft, bis der Rückstand sich zu dünnen Bändern ausziehen lässt. Das bei gelinder Wärme, zuletzt über Aetzkalk getrocknete Extrakt wird zu Pulver zerrieben und in dicht verschlossenen Hafengläsern vor Licht geschützt aufbewahrt. Die Ausbeute beträgt 50—68,4 Proc. Anwendung wie Aloë, doch innerlich nur in halb so grossen Gaben.

Ph. Austr. gestattet die Abgabe von Aloëextrakt nur gegen ärztliche Verschreibung.

Extractum Aloës Acido sulfurico correctum, Ph. Germ. I. Mit Schwefelsäure versetztes Aloëextrakt. 8 Th. Aloëextrakt werden in 32 Th. destillirtem Wasser gelöst, 1 Th. reine Schwefelsäure tropfenweise zugemischt und in einem Porcellangefäss zur Trockne gebracht.

Man kann dieses Extrakt auch unmittelbar aus der Aloë herstellen; 16 Th. werden in 80 Th. heissem Wasser gelöst, nach 2 Tagen vom Bodensatze getrennt und die Lösung mit 1 Th. reiner Schwefelsäure eingetrocknet. Ausbeute etwa 40 Proc. Ein schwarzbraunes, in Wasser trübe lösliches Pulver.

Der Zusatz der Schwefelsäure ist keine „Verbesserung"; das Extrakt wird vielmehr (man vergleiche die Ausbeute!) beim Eindampfen theilweise zerstört und dadurch minderwerthig. Bei seiner Verordnung, die nur noch selten vorkommt, ist ein Zusatz von Seife zu vermeiden.

Pyroleum Aloës wird durch trockene Destillation der Aloë gewonnen.

Tinctura Aloës. Aloëtinktur, volksthümlich: Aalessenz, Hufbalsam, Strahltinktur. Durch Auflösen von 1 Th. Aloë in 5 Th. Weingeist (90 Vol.-Proc.). Spec. Gew. 0,884—894.

Tinctura Aloës, Tincture of Aloës (U-St.). Gereinigte Aloë 100,0, Süssholzpulver 200,0, verdünnter Weingeist (48,6 Vol.-Proc.) q. s.

Die Pulver werden gemischt, mit 80 ccm verdünntem Weingeist befeuchtet, nach 24 Stunden in einen Verdrängungsapparat gebracht und mit verdünntem Weingeist 1000 ccm Tinktur hergestellt.

Tinctura Aloës composita (Germ.'. Elixir ad longam vitam. Elixir amarum Hjaerneri. El. antipestilentiale. El. polychrestum Lentilii. El. Spina. El. suecicum. Tinctura sacra. — Allgemeine Flusstropfen. Alter Schwede. Augsburger oder Kiesow's Lebensessenz. Augsburger, Ballhausens, Jenaer, Mariazeller, Salzburger, Schwarzwälder, Schwedische, Sulzbacher (Magen-)Tropfen. Blutreinigungstropfen. Goldadertinktur. Hjärner's, Jernitz' Schwedisches, Werner's Lebenselixir. Kriegshabererbalsam. Quinttropfen. Schwedentrank. — Teinture d'aloès composée. Elixir de longue vie. — Compound tincture of aloës. Elixir of long life. — 30 Th. grob gepulverte Aloë, je 5 Th. mittelfein geschnittener Rhabarber, Enzianwurzel, Zitwerwurzel und Safran, 1000 Th. verdünnter Weingeist (68 Vol. Proc.). Spec. Gew. 0,905—0,915.

Aloë en grumeaux Raspail ist beste Aloë, welche in kleine würfelförmige Stückchen zerkleinert, gesiebt und über Aetzkalk getrocknet ist.

Altonaer Kronessenz.

Rp.	Aloës	30,0
	Camphorae	4,0
	Radicis Angelicae	4,0
	Radicis Galangae	4,0
	Elect. Theriak.	4,0
	Herbae Cardui benedicti	10,0
	Boleti Laricis	3,0
	Rhiz. Rhei	4,0
	Radicis Gentianae	4,0
	Rhiz. Zedoariae	4,0
	Myrrhae	5,0
	Succi Liquiritiae	20,0
	Spiritus (80 %)	q. s.

dass nach dem Pressen 1 kg Flüssigkeit erhalten wird, die zu färben ist mit:

Tincturae Sacchari tosti q. s.

Balsamum salutis WERNER.

WERNER's Gesundheits-Elixir.

Rp.	Balsami peruvian.	6,0
	Styracis liquidi	2,0
	Olibani	2,0
	Croci	2,0
	Corticis Cinnamomi	3,0
	Macidis	3,0
	Myrrhae	1,0
	Mastiches	0,25
	Ammoniaci	5,0
	Aloës	5,0
	Rhizom. Galangae	5,0
	Radicis Angelicae	5,0
	Radicis Alkannae	5,0
	Foliorum Rosmarini	1,0
	Herb. Majoranae	1,0
	Florum Lavandulae	1,0
	Kalii carbonici	1,5
	Moschi	0,10
	Ambrae	0,10
	Spiritus aetherei	30,0
	Spiritus	100,0.

Man presst nach zweitägigem Stehen ab.

Clysma vermifugum Gallois.

Rp.	Aloës Barbad.	2,5
	Solutionis Kalii carbonici	3,0
	Decocti Amyli	300,0.

Klystier gegen Madenwürmer.

Decoctum Aloës compositum (Brit.).

Rp.	Extracti Aloës	8,0
	Myrrhae grosso modo pulverat.	4,0
	Kalii carbonici	4,0
	Succi Liquiritiae	32,0
	Aquae destillatae	1000,0

Man kocht 8 Minuten, fügt dann

Croci 4,0

hinzu, lässt erkalten, setzt zu

Tincturae Cardamomi compositae 300,0

lässt 2 Stunden stehen, seiht durch und füllt auf 1000,0 auf. Dosis: 15—60 g.

Electuarium Hiera-picra.

Electuarium Aloës compositum.

Rp.	Aloës	80,0
	Croci	5,0
	Corticis Cinnamomi	5,0
	Macidis	5,0
	Radicis Asari	5,0
	Mastiches	5,0

gepulvert und mit

	Mellis depurati	250,0
	Glycerini	100,0

im Wasserbade zur Latwerge verarbeitet. Dosis 10—15 g zu Klystieren gegen Madenwürmer.

Elixir aperitivum CLAUDER.

CLAUDER's eröffnendes Elixir. Elixir .proprietatis aquosum.

Rp.	Myrrhae pulveratae	5,0
	Aloës	5,0
	Croci	2,5
	Kalii carbonici	10,0
	Aquae Sambuci	70,0
	Spiritus	10,0.

2 Tage in der Wärme digeriren, abkühlen, filtriren. Dosis: 3,0—4,0 g.

Elixir cholagogum universale.

Drogue amère. Gallenelixir. Franzmannstropfen.

Rp.	Aloës	100,0
	Myrrhae	50,0
	Extracti Gentianae	50,0
	Extracti Absinthii	50,0
	Tincturae nucis vomicae	50,0
	Elaeosacchari Anisi	20,0
	Vini generosi albi	1000,0
	Spiritus	1000,0.

Nach 8 tägigem Stehen filtriren. Dosis: 2—5 Theelöffel pro die bei Verstopfung und Verdauungsschwäche

Elixir Proprietatis.

Elixir Proprietatis sine acido s. dulce. Elixir aperitivum. Tinctura Aloës crocata. Tinctura Aloës cum Myrrha.

Rp.	Tincturae Aloës	20,0
	Tincturae Myrrhae	20,0
	Tincturae Croci	10,0.

Dosis: 2—4 g.

Elixir Proprietatis alkalinum.

Tinctura aloëtica alkalina.

Rp.	Aloës pulv.	10,0
	Myrrhae pulv.	10,0
	Croci pulv.	5,0
	Solutionis Kalii carbonici	15,0
	Spiritus	150,0

Einen Tag digeriren, nach dem Absetzen filtriren. Dosis: 1—2 Theelöffel bei Verschleimung der Verdauungswege.

Elixir Proprietatis cum Rheo.
Tinctura aloëtica rhabarbarina.

Rp. Aloës 10,0
    Myrrhae 10,0
    Croci 5.0
    Rhiz. Rhei 15,0
    Acidi hydrochlorici 10,0
    Vini Xerensis 200,0.

Einige Tage digeriren. Dosis: 50—80 Tropfen ein-
bis zweimal pro die.

Elixir Proprietatis Paracelsi.
Elixir Proprietatis cum acido. Tinctura
aloëtica acida. Saures Aloë-Elixir.
(Germ. I.)

Rp. Aloës grosso modo pulverat. 20,0
    Myrrhae 20,0
    Croci 10,0
    Spiritus 240,0
    Acidi sulfurici diluti 20,0.

8 Tage maceriren, dann filtriren. Dosis: 2—3 Theelöffel pro die. Mittel gegen Würmer, Magenmittel zur Beförderung der Regel.

Elixir Proprietatis salinum.
Elixir Proprietatis BOERHAVE.

Rp. Aloës pulverat. 10,0
    Myrrhae 10,0
    Croci 5,0
    Kalii tartarici 20,0
    Aquae destillatae 80,0
    Spiritus 120,0.

Digeriren, dann filtriren. Dosis: 1—2 g pro die.

Enema Aloës (Brit.).

Rp. Aloës 2,6
    Kalii carbonici 1,0
    Mucilag. Amyli 285,0.

Injectio antigonorrhoica GAMBERINI.
Rp. Tincturae Aloës 15,0
    Aquae destillatae 120,0.

Injectio antigonorrhoica GAUB.

Rp. Aloës 0,5
    Mellis rosati 30,0
    Ammonii hydrochlorici 0,2
    Aquae Rosae 200,0.

Massa pilularum RUFFI.
RUFF'sche Pillenmasse (Austr.).

Rp. Aloës pulverat. 60,0
    Myrrhae 30,0
    Croci 10,0.

M. f. pulvis. Gut verschlossen aufzubewahren.

Mixtura cathartica PEASLEE.

Rp. Extracti Aloës 10,0
    Extracti Taraxaci 15,0
    Foliorum Sennae 20,0
    Rhizom. Rhei 15,0
    Nucis vomicae grosso modo pulverat. 2,5
    Aquae fervidae 350,0.

Man lässt 1 Stunde im Wasserbade stehen, seiht
durch, löst in 300,0 g der Flüssigkeit

    Magnesii sulfurici 50,0

und fügt zu

    Spiritus Juniperi 70,0
    Sirupi Sacchari 50,0.

Dosis: Dreistündlich einen Esslöffel bei Leibesverstopfung.

Pastilli masticatorii Indici.
Cachonde. Cachundé.

Rp. Pulv. aromatici 150,0
    Moschi 0,10
    Aloës 10,0
    Magnesii carbonici 10,0
    Catechu 10,0
    Ligni Santalin. rubri 300,0
    Boli armen. 100,0
    Sacchari 1500,0.

Daraus 2000 Pastillen. Verdauung anregendes Kaumittel.

Pilulae Aloës CRATON.

Rp. Aloës pulverat. 7,5
    Succini 5,0
    Mastiches 5,0
    Boleti Laricis 2,0
    Olei Succini rectif. 1,0.

Daraus 100 Pillen.

Pilulae Aloës (U-St.).
Pills of Aloës.

Rp. Aloës purific. 13,0
    Saponis medicati 13,0.

Aquae q. s. ut fiant pil. No. 100.

Pilulae Aloës Barbadensis (Brit.).
Pills of Barbados Aloes.

Rp. Aloës Barbadensis 40,0
    Sapon. medicat. 20,0
    Ol. Carvi 2,5 ccm
    Confect. Rosarum 20,0

f. pilul. dosis 0,25—0,5.

Pilulae Aloës crocatae RICHTER.

Rp. Aloës 4,0
    Myrrhae 4,0
    Croci 4,0.

Extracti Aurantii q. s. ut fiant pil. No. 120. Mit
Pulvis Croci zu bestreuen. Dosis: Zur Be-
förderung der Regel morgens und abends 6—8
Pillen.

Pilulae Aloës cum Gutti (Gall.).
Pilulae ANDERSON. Pilules Ecossaises.

Rp. Aloës Barbadens. 5,0
    Gutti 5,0
    Olei Anisi 0,25
    Mellis 2,0.

M. fiant pilulae No. 60. Dosis: 2—3—5 Stück pro
die.

Pilulae Aloës et Asae foetidae.
Pills of Aloes and Asa foetida (U-St.).

Rp. Pulvis Aloës depurat. 9,0
    Asae foetidae 9,0
    Saponis medicati 9,0.

Aquae q. s. ut fiant pil. No. 100. Brit. lässt mit
Confect. Rosae zur Masse formen.

Pilulae Aloës et Ferri I.
Pills of Aloes and Iron (U-St.).

Rp. Aloës purificat. 7,0
    Ferri sulfurici sicci 7,0
    Pulv. aromatici 7,0.

Conservae Rosarum q. s. ut fiant pil. No. 100.

Pilulae Aloës et Ferri II.
Pills of Aloes et Iron (Brit.).

Rp. Aloës Barbadens. 40,0
    Ferr. sulf. sicc. 20,0
    Plv. Cinnam. comp. 60,0
    Sirup. Glucosi 60,0

f. pilul. dos. 0,25—0,5.

Pilulae Aloës et Mastiches.
Pills of Aloes and Mastic (U-St.).

Rp. Aloës purif. 13,0
    Mastiches 4,0
    Florum Rosarum 3,0.

Aquae q. s. ut fiant pil. No. 100.

Pilulae Aloës et Myrrhae I.

Pills of Aloes and Myrrh. (U-St.).

Rp.   Aloës purificat.   13,0
     Myrrhae   6,0
     Pulv. aromatici   4,0.
Sirupi simpl. q. s. ut fiant pil. No. 100.

Pilulae Aloës et Myrrhae II.

Pills of Aloes and Myrrh. (Brit.).

Rp.   Aloës Socotrin.   40,0
     Myrrhae   20,0
     Croci   10,0
     Sirupi Glucosi   30,0.
M. ut fiant pil. dosis 0,25—0,5 g.

Pilulae Aloës gelatinatae.

Rp.   Aloë wird im Wasserbade erweicht und in
Pillen à 0,15 g geformt, die mit feinem Leim
überzogen werden.
In Berliner Apotheken vorrätig.

Pilulae Aloës rosatae.

Pilules de Famille.

Rp.   Aloës pulv.   10,0
     Flor. Rosarum   2,5
Aquae Rosarum q. s. ut fiant pilul. No. 100.

Pilulae Aloës saponatae.

Pilulae cum Aloë et Sapone (Gall.).

Rp.   Aloës   5,0
     Saponis medicati 5,0.
fiant pil. No. 50.
Dosis: 2—4—6 Stück.

Pilulae Aloës saponatae BURDACH.

Rp.   Aloës   1,0
     Hydrargyri chlorati mitis 1,0
     Saponis medicati   1,0
fiant pil. No. 20.
Dosis: Morgens 2—4 Stück.

Pilulae Aloës saponatae GRAEFE.

Rp.   Aloës   4,0
     Saponis medicati 2,0.
fiant pilul. No. 50.
Mit Zimmtpulver zu bestreuen.

Pilulae Aloës simplices (Gall.).

Rp.   Aloës   30,0
     Conserv. Rosarum 15,0.
M. ut fiant pilul. 300, obduce argento.

Pilulae Aloës socotrinae.

Pills of Socotrine Aloes (Brit).

Rp.   Aloës socotrin.   40,0
     Sapon. medicat.   20,0
     Ol Myristic. aeth.   2,5
     Confect. Rosar.   20,0
f. pil. dosis 0,25—0,5.

Pilulae aloëticae (Form. Berolin.).

Rp.   Aloës   3,0
     Saponis jalapin.   2,0
Spiritus q. s. ut fiant pil. No. 30.
Dosis: 3—6 Stück pro die.

Pilulae aloëticae DIETERICH.

Rp.   Extracti Aloës   15,0
     Spiritus saponati q. s.
M. fiant pil. No. 100.
Mit Pulvis Liquiritiae zu bestreuen.

Pilulae aloëticae (Helv.).

Aloëpillen. Pilules d'aloes.

Rp.   Aloës   10,0
     Sapon. medicat.   1,0
     Glycerini   gtt. X
pil. No. 100.

Pilulae aloëticae ferratae (Germ. III.).

Pilulae Italicae nigrae. Rothebacken-
pillen. Eisenhaltige Aloëpillen. Italienische Pillen. Pilules d'Aloès et de fer.
Pills of Aloës and Iron.

Rp.   Ferri sulfurici sicci
     Aloës pulv.   āā 5,0
Spiritus saponati q. s. ut fiant pilulae No. 100.
Durch Ueberziehen mit Aloëtinktur glänzend zu
machen. Die Masse wird am besten in einem
gelind erwärmten Mörser in nicht zu grosser
Menge angestossen und der Zusatz von Seifenspiritus recht sparsam bemessen, da sonst die
fertigen Pillen leicht eckig werden. Vor dem
Behandeln mit Aloëtinktur trocknet man die
Pillen mehrere Tage bei Zimmerwärme. Dosis:
2—3 Stück.

Pilulae aloëticae ferratae (Helv.).

Rp.   Aloës   5,0
     Ferr. sulf. sicc.   5,0
     Sapon. medicat.   1,0
     Glycerini   gtt. XV
f. pil. No. 100.

Pilulae anethinae

des Münchener Apothekervereins.

Rp.   Aloës   5,0
     Fructus Colocynthidis   5,0
     Resinae Scammon.   5,0
     Resinae Jalapae   3,75
     Extracti Veratri   2,5.
Mucilaginis Gummi q. s. ut fiant pil. No. 180.

Pilulae antasthmaticae HEIM.

Rp. Rad. Ipecacuanhae pulv.   0,06
     Extracti Aloës Acido sulfurico correct. 4,0
Olei Menthae piperitae gtts. VII. M. fiant pil.
            No. 30.
Mit Pulvis Liquiritiae zu bestreuen und in Gläsern
zu dispensiren. Dosis: Früh und abends 1 Pille.

Pilulae ante cibum (Gall.).

Pilulae longae vitae. Pilulae vitae Belzer.
Leib- und Magenpillen. Suppenpillen,
Lebenspillen. Vatikanpillen. Pilules
gourmandes. Grains de vie (MESUGÉ).

Rp.   Aloës   10,0
     Extracti Chinae   5,0
     Corticis Cinnamomi   2,0
     Sirupi corticis Aurantii   3,0.
       M. fiant pilul. No. 100.
Dosis I: 1—2 Pillen. Dosis II als Abführmittel:
3—5—8 Pillen.

Pilulae anthypochondriacae HOMOLLE.

Rp.   Extracti Aloës   2,0
     Chinini sulfurici 2,0
Extracti Valerianae q. s. ut fiant pil. No. 40.
Dosis: 1—4 Stück pro die.

Pilulae antichloroticae MARSCHALL-HALL.

Rp.   Ferri sulfurici cryst.   5,0
     Aloës   5,0.
       M. f. pil. No. 50.
Dosis: 2—3 Stück vor der Mittags- und Abend-
mahlzeit.

Pilulae antictericae BUCHAN.

Pilulae de tribus.

Rp.   Aloës   6,0
     Rhizom. Rhei   6,0
     Saponis medicati 6,0
     Spiritus saponati q. s.
M. fiant pil. No. 100.
Dosis: 5—8 Stück pro die.

Pilulae aperitivae STAHL.
Pilulae aperientes. STAHL'sche Pillen.

Rp. Extracti Aloës 6,0
Extracti Rhei compositi 3,0
Extracti Colocynthidis compositi 1,5
Ferri pulv. 1,5
M. fiant pil. No. 100.
Dosis: 1—2—3 Pillen. Es ist zweckmässig, die angestossene Masse vor dem Ausrollen bei Seite zu stellen.

Pilulae Augustini.

Rp. Aloës 25,0
Rhizom. Rhei 3,0
Resinae Scammoniae 1,0
Colocynth. praeparat. 1,0
Tuberum Jalapae 1,0
Myrrhae 1,0.
M. fiant pilulae No. 300.
Nicht zu bestreuen, sondern mit Aether zu benetzen. Dosis: Bei hartnäckiger Verstopfung 1—4 Stück.

Pilulae balsamicae WOLFF.

Rp. Saponis medicati 6,0
Terebinthinae coctae 3,0
Resinae Jalapae 2,5
Extracti Aloës 2,5
Extracti Centaurii 2,5
Extracti Gentianae 2,5.
M. fiant pil. No. 150.
Dosis: 3—10 Stück 3 Mal pro die.

Pilulae benedictae FULLER.

Rp. Aloës 10,0
Asae foetidae 7,5
Ferri sulfurici cryst. 15,0
Croci 1,25
Macidis 1,25
Olei Succini rectific. 1,5
Sirupi simplicis q. s. ut fiant pilul. No. 300.
Dosis: Abends 4—8 Stück.

Pilulae Bremenses TOELLNER.

Rp. Kalii sulfurati 0,2
Succi Simarubae 5,0
Extr. Aloës alkalın. 2,5
Extr. Angostur. 2,0
Saponis 0,5
Rhizom. Rhei q. s.
ut. f. pil. pond. 0,12.
Bei Hämorrhoidalleiden.

Pilulae carminativae BARTHEZ.

Rp. Asae foetidae 2,5
Aloës 1,5
Ferri sulfurici cryst. 1,5
Rhizom. Zingiberis 1,5
Elixir. Proprietatis q. s. ut fiant pilul. No. 60.

Pilulae contra obstructiones STRAHL.
STRAHL'sche Hauspillen.

Diese Pillen werden in 5 verschiedenen Zusammensetzungen angefertigt, die Stärke steigt mit der No.

Rp. No.	0	I	II	III	IV
Extracti Colocynthidis .	—	—	--	0,3	2,5
Extracti Aloës	—	4,0	2,0	5,0	2,5
Resinae Scammoniae . .	—	—	—	—	2,0
Extracti Rhei	6,0	2,5	4,0	—	—
Saponis medicati . . .	6,0	—	—	—	—
Rhizom. Rhei	6,0	6,0	—	5,0	2,0
Extracti Rhei compositi .	—	6,0	8,0	10,0	5,0
Foliorum Sennae pulv. .	—	—	4,0	—	—
Bismuthi subnitrici . .	0,3	0,3	0,3	0,3	0,3
Rad. Ipecac. pulv. . . .	0,3	0,3	0,3	0,3	0,3

In jedem Falle werden 120 Pillen geformt und mit Veilchenwurzelpulver bestreut.

Besondere Vorschrift des Münchener Apotheker-Vereins für STRAHL'sche Hauspillen.

Rp. Extracti Rhei compositi 7,5
Extracti Aloës 4,0
Extracti nucis vomicae 0,3
Rhizom. Rhei 4,0.
M. fiant pilul. No. 120.

Pilulae digestivae URBANUS.
URBANUS-Pillen.

Rp. Aloës 10,0
Fungi Laricis 0,05
Rhizom. Rhei 2,5
Foliorum Sennae pulverat. 2,5
Fructus Cardamomi pulv. 0,1
Croci 0,1
Fructus Cubebae 0,1
Corticis Cinnamomi 0,1
Fructus Pimentae 0,1
Mastiches 0,1
Myrrhae 0,1
Nucis moschatae 0,1
Mannae calabrinae 2,5.
M. fiant pilul. No. 100.

Pilulae drasticae PETER
PETER-Pillen.

Rp. Aloës 1,0
Tuberum Jalapae 1,0
Resinae Scammoniae 1,0
Gutti 1,0
Hydrargyri chlorati 0,5.
M. fiant pilul. No. 25.

Pilulae eccoproticae PITSCHAFT.

Rp. Extracti Aloës 1,5
Chinini sulfurici 1,5.
M. fiant pilul. No. 25.
Dosis: 2—4 Pillen bei mangelhafter Gallenthätigkeit.

Pilulae emmenagogae WALDENBURG und SIMON.

Rp. Extracti Aloës 2,5
Ammonii chlorati ferrati 2,5
Summitat. Sabinae 2,5
Extracti Senegae 4,0
M. fiant pilul. No. 90.
Dosis: 3 Mal täglich 2—5 Stück.

Pilulae emmenagogae BOUCHARDAT.

Rp. Massae pilularum ante cibum 10,0
Massae pilularum Valetti 10,0.
M. fiant pilulae No. 100.
Dosis: Täglich 2—10 Pillen.

Pilulae emmenagogae RICHTER.

Rp. Aloës 5,0
Myrrhae 5,0
Croci 5,0
Extracti Aurantii q. s. ut fiant pilulae No. 150.
Mit Pulvis Croci zu bestreuen. Dosis: Morgens und Abends 5—10 Stück.

Pilulae imperiales DIETERICH.
Kaiserpillen.

Rp. Resinae Jalapae 4,0
Aloës 4,0
Hydrargyri chlorati 2,0
Extracti Colocynthidis 1,0
Saponis medicati 2,0
Extracti Gentianae 1,0
M. fiant pilulae No. 100.

Pilulae laxativae DOVIS.

Rp. Extracti Aloës 5,0
Ferri sulfurici cryst. 5,0
Extracti Hyoscyami 3,0
Extracti nucis vomicae spirituosi 0,5.
M. fiant pilul. No. 100.
Dosis: Morgens und Abends 1 Pille.

Pilulae laxantes.

Abführpillen, Blutreinigungspillen, Hämorrhoidalpillen, Hauspillen, Kapu-zinerpillen, Klosterpillen, Laxirpillen, Lebenspillen, Milchpillen, Mutterpil-len, Purgirpillen, Universalpillen. Pi-lules purgatives.

I. Vorschrift nach der Pharm. Austriac. und dem Codex medicinal. Hamburgens.

Rp. Aloës pulverat. 40,0
    Tuberis Jalapae 60,0
    Saponis medicati 20,0
    Fructus Anisi pulv. 10,0.
    M. fiant pil. No. 650.

Mit Zinnober bestreut sind obige Pillen die TITTMANN'schen Purgirpillen.

II. Vorschrift nach HUSEMANN.

Rp. Aloës 1,2
    Rhizom. Rhei 2,0
    Saponis medicati 2,0.
Extracti Taraxaci q. s. ut fiant pilulae No. 60.
Consperge pulv. Rhizom. Iridis.

III. Formulae magistr. Berol.

Rp. Aloës 5,0
    Tuber. Jalap. 2,5
    Spirit. saponat. q. s.
    ut f. pil. No. 50.

Pilulae laxantes fortes (Form. Berol.).

Rp. Extracti Colocynthidis 0,25
    Extracti Aloës 2,5
    Saponis jalapini 2,5.
Spiritus q. s. ut fiant pilulae No. 30.

Pilulae laxantes Kneippii.

Pfarrer KNEIPP'sche Abführpillen.

Rp. Extracti Aloës 4,0
    Rhizom. Rhei 4,0
    Extracti Rhei 1,0
    Saponis medicati 1,0
    Fructus Juniperi pulv. 0,3
    Seminis Faenugraeci pulv. 0,3
    Radicis Ebuli 0,3
    Fructus Foeniculi pulv. 0,3.
    M. fiant pilul. No. 60.

Pilulae laxantes Helveticae R. BRANDT.

RICHARD BRANDT'sche Schweizerpillen.

Rp. Extracti Aloës 1,0
    Extracti Trifolii 1,0
    Extracti Selini palustris 1,5
    Extracti Gentianae 1,0
    Extracti Achilleae moschatae 1,0
    Extracti Absinthii 1,0.
PulverisGentianae et Trifolii q. s. ut fiant pilul. No.50. So die Original-Vorschrift! Die Untersuchung er-gab nur Aloë und Radix Gentianae neben Ex-tractum Trifolii und Extractum Absinthii.

Pilulae laxantes majores.

Grosse Laxirpillen.

Rp. Aloës 10,0
    Resinae Jalapae 5,0
    Tuber. Jalapae 5,0
    Rhizom. Rhei 2,5.
Aquae et Glycerini q. s. ut fiant pilul. No. 80.

Pilulae laxantes martiatae.

Pilulae aperientes LEONHARD.

Rp. Extracti Aloës 5,0
    Extracti Myrrhae 2,5
    Extracti Rhei compositi 2,5
    Ferri oxydati 2,5.
    M. fiant pilulae No. 100.
Dosis: Morgens 1—2 Pillen.

Pilulae laxantes MORISON.

MORISON'sche Pillen.

Rp.		schwächere	stärkere
	Aloës	5,0	5,0
	Resinae Jalapae	5,0	—
	Fructus Colocynthidis	5,0	5,0
	Tartari depurati	5,0	5,0
	Extracti Scillae	—	5,0
	Gutti	—	5,0.

Tincturae Aloës q. s. ut fiant pilul. pond. 0,125. Consperge pulvere Liquiritiae.

Pilulae laxantes ROBINSON.

Rp. Extracti Aloës 5,0
    Resinae Scammoniae 1,5
    Balsami peruviani 0,5
    Olei Carvi. gtt. XII.
    M. fiant pilul. No. 25.

Pilulae purgativae BOUTT.

Rp. Aloës 1,5
    Extracti Rhei 1,5
    Extracti nucis vomicae aquosi 1,0.
    M. fiant pilul. No. 40.
Dosis: Abends 1 Pille.

Pilulae purgantes HEIM.

HEIM'sche Abführpillen.

Rp. Extracti Aloës acido sulfurico corr. 4,0
    Tuber. Jalapae 1,0.
    M. fiant pilul. No. 40.
In Gläsern zu dispensiren. Dosis: Abends 1—3 Pillen.

Pilules purgatives RION.

Rp. Aloës 5,0
    Resinae Jalapae 7,0
    Resinae Scammoniae 3,75
    Gutti 2,5
    Extracti Colocynthidis compositi 2,5
    Tartari stibiati 0,3
    Saponis medicati 7,5.
    M. fiant pilul. No. 240.

Pilulae resolventes GAUB.

Rp. Ammoniaci 10,0
    Aloës 5,0
    Ferri pulverati 5,0.
Sirupi Balsami peruviani q. s. ut fiant pilulae No. 160. Dosis: 3 Mal täglich 2—3 Stück.

Pilulae sanitatis.

Pilulae balsamicae STAHL. Pilulae poly-chrestae balsamicae. Pilulae ecphracti-cae. Balsamische Pillen. IMMANUEL's Pil-len. FRANK's Pillen. Grains de santé.

Rp. Aloës 15,0
    Myrrhae 15,0
    Rhizom. Rhei 10,0
    Pulveris aromatici 5,0.
Extracti Absinthii q. s. ut fiant pilul. à 0,125, obduce argento.
Dosis: 2—5 Pillen am Vormittag.

Pilulae solventes.

Frankfurter Pillen. Pilules angéliques. Pilules de Francfort.

Rp. Aloës 5,0
    Rhizom. Rhei 2,5
    Boleti Laricis 1,25
    Extracti Fumariae 2,5
    Extracti Millefolii 2,5.
Pulveris foliorum Rosae q. s. ut fiant pilulae à 0,1, obduce argento. Dosis: 3 Mal täglich 2—4 Pillen.

Pilulae tartareae. Schroder.

Rp. Aloës   10,0
    Ammoniaci   4,0
    Croci   2,0
    Ferri sulfurici crystall. 1,5
    Natrii acetici   8.0
    Extracti Gentianae   2,0.

Tincturae Ferri tartar. q. s. ut fiant pilul. à 0,25.
Dosis: 6—10 Pillen pro die bei Verstopfung, Gelbsucht oder Wechselfieber.

Pilulae stomachicae.

Silberpillen, Balsamische Magenpillen.

Rp. Aloës   10,0
    Extracti Myrrhae   5,0
    Extracti Absinthii   5.0
    Saponis medicati   2,5
    Spiritus saponati gtts. X.

Rhizom. Rhei pulverat. q. s. ut fiant pilul. à 0,125 obduce argento.
Dosis: Mehrmals täglich 2—3 Stück.

Pilulae tonicae David Bell.

Rp. Aloës   2,5
    Extracti Hyoscyami   2,5
    Chinini sulfurici   1,25
    Ferri sulfurici crystall. 1,0.
    M. fiant pilul. No. 60.

Dosis: Morgens und Abends 1 Pille.

Pilulae tonicae.

Appetit- und Magenpillen.

Rp. Aloës   5,0
    Chinioïdini   15,0
    Acidi tartarici   5,0
    Rhizom. Rhei   2,5
    Pulveris aromatici   2,5.

Glycerini q. s. ut fiant pilulae No. 200.
Dosis: 2 Mal täglich 2—3—4 Pillen.

Pilulae tonicae Whytt.

Rp. Ferri chlorati   5,0
    Extracti Marrubii vulg. 5,0
    Aloës   5,0
    Asae foetidae   15,0.
    M. fiant pilul. No. 250.

Pulvis aloëticus inspersorius Vogt.

Rp. Aloës pulverat.   5,0
    Myrrhae pulverat.   5,0
    Carbonis ligni pulv. 50,0.

Zum Einstreuen in schlaffe, übelriechende Wunden und Geschwüre.

Species ad longam vitam Hjerne.

Hjerne's oder Jerne's Testament.

Rp. Aloës   120,0
    Radicis Gentianae 120,0
    Rhizom. Zingiberis 20,0
    Myrrhae   20,0
    Natrii carbonici sicci 30,0
    Fuliginis   30,0.

Die fein gepulverten oder geschnittenen Bestandteile werden nach dem Mischen mit Spiritus besprengt und nochmals gemischt.

Species laxantes Kneippii.

Pfarrer Kneipp's Wühlhuberthee I. u. II.

I. Rp. Aloës   8,0
    Seminis Faenugraeci 8,0
    Fructus Foeniculi 25,0
    Fructus Juniperi 25,0.

II. Rp. Aloës   6,0
    Seminis Foenugraeci 6,0
    Fructus Foeniculi 12,0
    Fructus Juniperi 18,0
    Radicis Ebuli 18,0.

Fein gepulvert und zu Pillen à 0,1 g geformt, liefern obige Mischungen die Kneipp's Wühlhuber-Pillen.

Species Hierae picrae Rhasis.

Heiligenbitter.

Rp. Aloës pulverat.   45,0
    Rhizom. Zedoariae 3,0
    Radicis Asari   3,0
    Corticis Cinnamomi 3,0
    Florum Lavandulae 3,0
    Mastiches   3,0
    Macidis   3,0
    Croci   3,0
    Fructus Cubebae 3,0
    Florum Rosae 3,0.
    M. ut fiat species.

Wird auch viel zum Ansetzen von Magenbitter benützt.

Heiligenbitter (Form. Hannover.).

Rp. Sulfuris depurat.   20,0
    Aloës   15,0
    Myrrhae   15,0
    Croci   0,5.

Species Madagascarenses.

Rp. Rad. Angelicae   30,0
    Radicis Gentianae 30,0
    Rhizom. Calami 30,0
    Rhizom. Zingiberis 30,0
    Corticis Aurantii 30,0
    Herbae Cardui benedicti 60,0
    Herbae Absinthii 60,0
    Foliorum Menthae crispae 60,0
    Florum Tanaceti vulg. 60,0
    Asae foetidae 15,0
    Jernes Testament (vide dieses) 15,0
    Camphorae 15,0
    Aloës   30,0
    Kalii carbonici 30,0
    Bulbi Allii Cepae 5,0.

Gepulvert oder zerschnitten zur Species.

Spiritus Gari.

Alcoolat de Garus.

Rp. Aloës   5,0
    Myrrhae   2,0
    Caryophyll.   5,0
    Sem. Myristic. 10,0
    Cort. Cinnam. Ceyl. 20,0
    Croci   5,0
    Alcohol (80 %) 5000,0.

Macera per 4 dies, filtra, adde Aq. 1000,0 et destilla ex balneo aquae 4,5 kg.

Suppositorium Aloës.

Rp. Aloës subt. pulv   0,5
    Butyri Cacao   4,5.

Lanolin, q. s. ut fiat suppositorium No. I.

Tinctura Aloës dulcificata.

Tinctura Aloës cum Liquiritia. Versüsste Blutreinigungstropfen.

Rp. Aloës   15,0
    Succi Liquiritiae depurat. 30,0
    Aquae destillatae 250,0
    Spiritus   100,0

Einige Tage digeriren, filtriren. Dosis: 1—2 Mal täglich 2 Theelöffel.

Tinctura Aloës mastichinata.

Salazar-Balsam.

Rp. Aloës   3,0
    Olibani   3,0
    Mastiches   3,0
    Colophonii   1,5
    Spiritus   180,0.

Nach der Lösung zu filtriren. Bei eiternden Wunden.

Tinctura Aloës et Myrrhae (U-St.).
Tincture of Aloes and Myrrh.

Rp. Aloës purif.   100,0
Myrrhae pulverat.   100,0
Rad. Liquiritiae pulv.   100,0
Spiritus (94%)   750 ccm
Aquae   250 ccm
Im Verdrängungsapparat behandelt, so dass
1000 ccm Tinctur resultiren.

Tinctura antifebrilis Warburg.
Warburg's Fiebertropfen. Dieterich.

Rp. Aloës pulv.   60,0
Rhizom. Zedoariae   30,0
Radicis Angelicae   2,5
Croci   2,5
Camphorae   0,8
Spiritus (90%)   1000,0.

8 Tage maceriren, dann filtriren und zufügen
Chinini sulfurici   1,5.

Tinctura laxativa venalis.
Laxirtropfen, Schwarze Blutreinigungstropfen.

Rp. Aloës   60,0
Succi Liquiritiae   10,0
Natrii carbonici cryst.   10,0
Sirupi communis   100,0
Aquae fervidae   200,0.

Nach der Lösung fügt man folgende Mischung zu:
Olei Anisi   2,0
Olei Carvi   2,0
Tincturae aromaticae   2,0
Spiritus   1000,0.

Dosis: Morgens 15—20,0 g zu nehmen.

Unguentum vermifugum.
Wurmsalbe.

Aloës   5,0
Fellis tauri inspissat. 5,0
Spiritus diluti   5,0

werden nach der Lösung verrieben mit:
Adipis suilli   45,0
Olei Petrae   5,0

Wird um die Nabelgegend eingerieben.

Vinum Aloës.

Rp. Extracti Aloës   10,0
Vini Xerensis   375,0
Tincturae aromaticae   20,0.

Vinum Aloës compositum Beasly.

Rp. Aloës   1,5
Myrrhae   1,5
Croci   1,5
Kalii carbonici   1,5
Ammonii chlorati   1,2

werden als Pulver mit
Vini albi   100,0.

8 Tage macerirt, dann filtrirt. Dosis: Morgens
einen Theelöffel voll.

Vet.   Bolus aloëticus.
Aloëpille, Kolikpille, Physics.

Rp. Aloës grosso modo pulverat. 30—40 g
Saponis viridis q. s.

Dosis: Auf einmal zu geben.

Vet.   Boli contra vermes.
Wurmpillen (nach Dieterich).

Rp. Olei animal. foetid.   50,0
Olei Terebinthinae   50,0
Aloës grosso modo pulverat. 30,0
Saponis domestici   20,0
Farinae Secalis q. s.
ut fiant boli No. IV.

Dosis: 2 Tage nacheinander morgens und abends
eine Pille.

Vet.   Bolus laxativus fortis.

Rp. Aloës   35,0
Ferri sulfurici cryst. 5,0
Olei Crotonis gtts. X.
Farinae Secalis   5,0

Sirupi communis q. s. ut fiat bolus No. I.
Starke Abführpille für ein grosses Pferd.

Vet.   Bolus laxativus major.
Laxirpille für Pferde und Rinder.

Rp. Aloës   30,0
Ferri sulfurici cryst.   3,0
Radic. Liquiritiae pulverat. 3,0
Tragacanthae   3,0
Glycerini q. s.

Dosis: Mit Oleum Lini bestrichen auf einmal zu
geben.

Vet.   Bolus laxativus minor.
Kleine Laxirpille für jüngere Pferde und Rinder.

Rp. Aloës   20,0
Ferri sulfurici cryst.   2,0
Radic. Liquiritiae pulverat. 2,0
Tragacanthae   2,0
Glycerini q. s.

Dosis: Auf einmal mit Oleum Lini bestrichen zu
geben.

Vet.   Electuarium anticolicum.
Koliklatwerge (nach Dieterich).
a) bei Wind- oder Krampfkolik.

Rp. Camphorae tritae   10,0
Aloës pulverat.   20,0
Fructus Carvi   50,0
Amygdalarum amararum   30,0
Fructus Juniperi   50,0
Saponis domestici   20,0
Natrii sulfurici crystall.   230,0
Aquae q. s. ut fiat electuarium.

Dosis: Stündlich ein Drittel.

b) bei Krampfkolik.

Rp. Aloës pulverat.   20,0
Asae foetidae   20,0
Amygdalarum amararum   30,0
Florum Chamomillae   50,0
Magnesii sulfurici cryst.   300,0
Farinae Secalis   50,0
Aquae q. s. ut fiat electuarium.

Dosis: Auf einmal zu geben.

Vet.   Electuarium derivativum.
Für Pferde und Rinder.

Rp. Natrii nitrici   100,0
Natrii sulfurici   250,0
Aloës   30,0
Fructus Foeniculi   50,0
Farinae Secalis   50,0
Aquae q. s. ut fiat electuarium.

Vet.   Electuarium purgativum.
Abführende Latwerge (nach Dieterich).

Rp. Aloës   20,0
Natrii sulfurici sicci   100,0
Seminis Lini pulverat. 50,0
Saponis viridis   20,0
Sirupi commun. q. s.

Dosis: 2stündlich die Hälfte zu geben.

Vet.   Electuarium stomachicum
für Rinder und Pferde.

Rp. Aloës   30,0
Ferri sulfurici cryst.   10,0
Natrii nitrici   100,0
Rhizom. Calami   100,0
Fructus Foeniculi   100,0
Farinae Secalis   50,0.
Aquae q. s. ut fiat electuarium.

Dosis: 4stündlich hühnereigross zu geben bei
schlechter Verdauung, Kolik u. s. w.

Vet. **Elixir anticolicum** LEBAS.

Rp. Tincturae Aloës 100,0
Tincturae Opii 20,0
Tincturae corticis Aurantii 50,0
Tincturae Gentianae 50,0
Electuar. Theriacac 80,0
Spiritus (90 Proc.) 100,0
Aquae 600,0
Man digerirt einen Tag, filtrirt und fügt dann zu:
Aetheris 50,0.
Dosis: 100—120 g mit Wasser oder Bier bei Kolik der Pferde, auch zur Beförderung der Geburt und Nachgeburt bei Pferden und Rindern.

Latwerge gegen Kreuzlähme der Rinder.

Vet. Rp. Aloës 40,0
Florum Arnicae 50,0
Rhizom. Arnicae 50,0
Rhizom. Tormentillae 50,0
Nucis vomicae 15,0
Radicis Althaeae 20,0.
Aquae q. s. ut fiat electuarium.
Dosis: Täglich 3mal hühnereigross einzugeben, daneben sind Einreibungen mit Kampferliniment und Terpentinöl vorzunehmen.

Vet. Linimentum contra pestem exungulantem.
Klauenseuche-Liniment.

Rp. Aloës 500,0
Aquae 450,0
werden im Wasserbade gelöst, dazu
Spiritus 550,0
und hierzu unter beständigem Umrühren
Acidi sulfurici anglici 200,0.
Zum Bepinseln der wunden Stellen bei Klauenseuche.

Vet. **Pilulae laxantes pro canibus.**
Hundepillen (nach DIETERICH).

a) Rp. Natrii sulfurici sicci 20,0
Saponis domestici 10,0
Aloës 10,0.
Succ. Junip. inspiss. q. s. ut fiant pilul. No. X.
Dosis: 3—5 Tage lang täglich eine Pille.

b) Rp. Aloës 4,0
Gummi arabici 4,0
Natrii nitrici 1,0.
Saponis viridis q. s. ut fiant pilulae No. VIII.
Dosis: Täglich 3 Pillen, bei Staupe.

c) Rp. Aloës 4,0
Saponis viridis q. s. ut fiat pilula No. I.
Dosis: 1 Pille 2 Stunden vor und nach dem Futter, bei Verstopfung.

Vet. **Potus purgativus.**

Purgirtrank für Pferde und Rinder.
Rp. Aloës pulv. 30,0
Magnesii sulfurici 60,0
Fructus Anisi 20,0
Aquae fervidae 300,0.
Dosis: Auf einmal einzugiessen.

Vet. **Potus anictericus.**
(nach DIETERICH.)

Trank gegen Gelbsucht der Rinder.
Rp. Aloës grosso modo pulverat. 50,0
Rhizom. Rhei 50,0
Tartari crudi 100,0
Rhizom. Calami 100,0
Natrii sulfurici 100,0.
Dosis: 3 mal täglich einen Esslöffel voll in einem Liter Wachholderbeerenaufguss zu geben.

Vet. **Pulveres laxantes.**
Pulver gegen Verstopfung der Rinder.

a) Rp. Stibii sulfurati nigri 12,0
Tartari crudi 25,0
Aloës 30,0
Natrii sulfurici 500,0.
Dosis: 3stündlich den vierten Teil in Kamillenthee.

b) Rp. Aloës 30,0
Placent. seminis Lini pulverat. 70,0
Natrii sulfurici 750,0.
Dosis: In 1 Liter heissem Wasser zu lösen und kalt einzugiessen.

c) Rp. Aloës pulverat. 20,0
Olei Lini 500,0.
Dosis: Erwärmt auf einmal einzugiessen.

d) für ein Kalb.
Rp. Aloës pulverat. 10,0
Tartari natronati 50,0
Placent. sem. Lini pulv. 10,0.
Dosis: In einem Viertel Liter warmen Wassers auf einmal einzugeben.

Geheimmittel.

Abolitionstropfen von ALBIN ESRA, gegen Magenkrampf, enthält Lebenselixir, Pomeranzentinktur, Mynsichts-Elixir, Opiumtinktur.

Alpenkräuter-Magenbitter von HAUBER. Ein Gemisch von Anisöl, Nelkenöl, Aloë, Weingeist, Wasser.

Alpenkräuter-Trank von N. K. BACKÉ. Tinktur aus Aloë, Rhabarber, Enzian und Gewürznelken.

Arndts Kolikmittel für Pferde. a) Pillen aus Aloë und Schmierseife. b) Mixtur aus Chloralhydrat 50,0, Wasser 100,0, Aetherweingeist 20,0 mit Chlorophyll gefärbt.

AUDIN-ROUVIÈRE's Toni-purgatif. Tinktur aus Aloë, Jalapenknollen, Rhabarber, Wermuth.

Augenwasser von BRUN. Eine Auflösung von Aloë in Weisswein und Rosenwasser, mit Safran gefärbt.

Blutreinigungspillen, BURKESPAHN's, bestehen aus Aloë, Rhabarber und Enzianextrakt.

Blutreinigungspillen, MAAS' Muskauer, enthalten Aloë, Senna, Enzian, Stärke und Bindemittel.

Brama-Livs-Elixir (Gesundheitstafelbitter) aus Kopenhagen, soll aus Aloë und Weingeist bestehen.

Coelestiner Tropfen von BRADY in Grottau. Tinktur aus Aloë, Ingwer, Rhabarber, Eisen, Zucker.

Constitution-Balls, vegetabilische, von BÔLDT, harte Stücke, aus Aloë und Enzian zusammengesetzt.

DEHAUT's Pillen. Pilules de DEHAUT, mit Süssholz bestreute Pillen aus Aloë, Gutti, Jalapenknollen, Löwenzahnextrakt. — Nach HAHN und HOLFERT aus: Aloë, Koloquinthen, Scammonium, Nelkenöl, Honig. Diese Pillen sind mit Zucker überzogen und mit dem Namen des Verfertigers bedruckt.

Dixon's gallabführende Pillen. Aloë, Scammonium, Rhabarber, Brechweinstein, Enzianextrakt.

Dog-Balls, Hundepillen von BÔLDT, bestehen aus Aloë und Enzian.

Elixir of life bitter von JACOB WOLFF. Ein Branntwein, der aus Aloë, Zimmt, Kalmus, Angelikawurzel, Safran, Zuckerfarbe und Glycerin bereitet ist.

Englische Pferdepillen (Physics), bestehen aus Barbados-Aloë, Schmierseife, Ingwer und Kümmelöl. Eine andere Vorschrift für Physic balls lautet: Barbados-Aloë, Glycerin, Ricinusöl, Ingwer.

Essig-Bitter (Nordamerika), eine weingeistige Tinktur, welche Aloë, Glaubersalz, Gummi, Guajak, Essigsäure, Kohlensäure, Anisöl enthält.

Female pills, HOOPERS. Enthalten Aloëharz, Eisenvitriol, Myrrhe, Nieswurzelextrakt, Seife, weissen Zimmt.

Flusstinktur, SULZBERGER's allgemeine, enthält Aloë mit bitteren und gewürzigen Stoffen.

Gesundheits-Liqueur, von PAVEL & Co. in Berlin, enthält die Bestandtheile der Tinct. Aloës comp., statt Aloë aber Rhabarber nebst Zucker.

Grains de santé, FRANK, sind versilberte Pillen aus Aloë und Lakritzen.

Hämorrhoidentod (Alpenkräuter-Liqueur), von Dr. FRITZ, enthält Gutti, Aloë, Rhabarber, Enzian, Zimmt, Zucker.

Hamburger Tropfen, ein Theil der Dr. KÖNIG'schen Familien-Medicinen, ist eine verstärkte Tinctura Aloës composita.

Holländisches Wurmöl, wird durch trockene Destillation aus Aloë, Myrrhe, Weihrauch und Olivenöl hergestellt.

Kaisertropfen, von HERZIG, weingeistige Tinktur aus Aloë, Safran, Galgant u. s. w.

Kalwe ist die volksthümliche Bezeichnung für eine Mischung von Aloë und Kalmus zu gleichen Theilen.

Kräutermittel, LE ROI's oder LEROI's, von GERMANN in Braunschweig. I. Kräuterpulver. Mit Fuchsin gefärbtes Natriumbikarbonat. — II. Kräuterthee. Eine Mischung aus: Schafgarbenblüthen, Sennesblätter, Faulbaumrinde, Huflattig, Stiefmütterchen, Wallnussblätter, Eibischwurzel, Quecken, Süssholz, Tausendgüldenkraut, Klatschrosen, Wollblumen. — III. Kräuterpillen. Enthalten Aloë, Enzianextrakt, Rhabarber, Sennesblätter.

Kräuter-Liqueur von DAUBITZ in Berlin. Ein verdünntes, mit Zucker versetztes Lebenselixir, das noch Essigäther, aromatische Tinktur und das Lösliche aus Anis, Fenchel, Pfefferminze, Faulbaumrinde enthält.

Kräuter-Magenbitter-Elixir von KRAUER. Enthält Anisöl, Aloë, Rhabarber in verdünntem Weingeist.

Lebensbalsam, Dr. ROSA's aus Prag,

Lebensbitter, von HELLMICH,

Lebensessenz, von KIESOW,

Lebensessenz, Schwedische,

Lebensessenz, TREFFENSCHEIDT's, sind sämmtlich dem Elixir ad longam vitam ähnliche Zubereitungen.

Lebensessenz, Dr. FERNEST's, von C. LÜCK in Kolberg, wird aus: Aloë 75,0, Rhabarber 120,0, Wurmsamen 75,0, Ammoniacum 65,0, Lärchenschwamm 65,0, Theriak 80,0, Enzian 85,0, Safran 7,5 durch Ausziehen mit 1500,0 Weingeist bereitet, die Seihflüssigkeit dann mit Wasser auf 30 Vol.-Proc. Weingeist verdünnt.

Lebensessenz der Königseer Olitätenhändler wird in 3 Arten bereitet. I. Gewöhnliche Lebensessenz entspricht der Tinctura Aloës composita, versetzt mit weissem Sirup. — II. Lebensessenz mit Kampher. — III. Feine Lebensessenz enthält neben Rum die Bestandtheile von I in anderen Verhältnissen.

Magen- und Lebensessenz von SACHS in Magdeburg enthält 10 Th. Aloë in 100 Theilen.

Magentropfen, Mariazeller von CARL BRADY in Kremsier. Die angebliche Urvorschrift lautet: Königschinarinde 15,0, Zimmt, Pimpinellrinde, Weidenrinde, Fenchel, Myrrhe, rothes Sandelholz, Kalmus, Zitwerwurzel, Enzian, Rhabarber, von jedem 1,75, Weingeist von 60 Proc. 750,0.

Vorschrift der Budapester Apotheker: Aloë 5,0, Benzoë 8,0, Kalmus 10,0, Enzian 10,0, Rhabarber 10,0, Zitwerwurzel 10,0, Anis 10,0, Fenchel 10,0, Weingeist (60 proc.) 600,0.

Menschenfreund, Magenelixir von STOUGHTON. Besteht aus einem weingeistigen Auszuge aus Wermuth, Pomeranzenschalen, Enzian, Rhabarber, Kascarillrinde und Aloë.

Miraculo-Pillen des Dr. MÜLLER, sind Pillen aus Aloë und Enzianwurzel.

Morison's Limonadenpulver zur Unterhaltung der Pillenwirkung (vgl. S. 224): Weinstein 30,0, Weinsäure 3,0, Zimmt 0,75, Ingwer 0,25, Zucker 100,0.

Pillen, analeptische, von R. James, enthalten Aloë, Safran, Myrrhe, Ammoniacum u s. w.

Pillen, blutreinigende, von Möhricke, bestehen aus Leberaloë, Calomel, Gutti, Scammonium, Jalapenharz, Safran, Koloquinthenextrakt.

Pillen von Holloway. Die Bestandtheile sind: Aloë, Rhabarber, Zimmt, Kardamomen, Ingwer, Safran, Glaubersalz, Kaliumsulfat und Rosenkonserve.

Pillen des Apothekers Schrader in Feuerbach bestehen aus Aloë und Seife.

Pilules de Barbier. — Grains de vie Clérambourg. — Pilules de Mad. de Crespigny. — Pilules vespérides indiennes stomachiques de Delacroix. — Pilules de Duchesne, sind franzöz. Geheimmittel, welche mit den Pilulae ante cibum übereinstimmen.

Pilulae Halenses contra obstructiones, Hallische Obstructionspillen, bestehen aus Aloë 2 Th., Eisenpulver 1 Th. und zusammengesetztem Rhabarberextrakt 4 Th.

Radcliffe's Elixir, ist ein weingeistiger Auszug aus Aloë, Rhabarber, Zimmt, Zitwer, Cochenille, Kreuzdornbeeren.

Reinigungspillen, Seiffert's. Die wesentlichen Bestandtheile sind Aloë, Fenchel und Lakritzen.

Rymer's Cordialtinktur ist eine Tinktur aus Aloë, Rhabarber, Kardamomen, Kampher, spanischem Pfeffer, Biebergeil, verdünntem Weingeist und wenig Schwefelsäure.

Schweizer Pillen, verbesserte von A. Brandt, sollen enthalten: Cascara Sagradaextrakt, Aloë. Enzian, Cocaextrakt, Faulbaumextrakt, medicinische Seife, Sandelöl.

Selle's Heilmittel ist Aloë und weinige Rhabarbertinktur.

Socotrin Otto's, Tierheilmittel gegen Kolik, besteht aus Aloëtinktur und ätherischer Baldriantinktur.

Urbanuspillen, bestehen aus Dill, Piment, Anis, Zitwerwurzel, Macis, Muskatnuss, Nelken, Cubeben, Rhabarber, Aloë, Senna, Manna.

Warner's Safe Pills, sind Pillen aus Aloë, medicinischer Seife, Eibisch und Lakritzen.

Weikard'sche Pillen sind zusammengesetzt aus Aloë, Eisenpulver, Calomel, Goldschwefel und Sadebaumöl.

Werchau'sche Pillen sind übersilberte Pillen aus Aloë, Mastix und Lärchenschwamm.

Wiener Balsam, Lelièvre's Lebensbalsam, ist ein Elixir ad longam vitam mit Myrrhen- und Guajaktinktur versetzt.

Wiener Balsam, der Königseer Olitätenhändler: Myrrhe 200,0, Rhabarber 300,0, Benzoë und Leberaloë je 125,0, Lakritzensaft und Weihrauch je 60,0, Socotra-Aloë 15,0 werden mit 4 Liter Weingeist ausgezogen und filtrirt.

Wundram'sche Kräuter (aus Braunschweig), sind eine grobe Pulvermischung aus Aloë, Rhabarber, Bittersalz und Thymian.

† Aloïnum. Aloïn (U-St.) Der krystallisirende Bitterstoff der Aloë. Je nach der Aloësorte, aus welcher er gewonnen wird, und nach dem chemischen Verhalten unterscheidet man: Barbaloïn, Socaloïn, Nataloïn, Capaloïn.

Barbaloïn. $C_{16}H_{16}O_7 + 3H_2O$. Man löst 1 Th. Barbados-Aloë in 10 Th. siedenden Wassers, welches mit verdünnter Schwefelsäure angesäuert ist. Die erkaltete Lösung wird filtrirt und auf 2 Th. eingedampft. Die in der Kälte ausgeschiedenen Krystalle werden abgesaugt und aus heissem verdünntem Alkohol umkrystallisirt. — Gelbe bis braune, geruchlose Nadeln, von sehr bitterem Geschmack, löslich in 60 Th. Wasser oder 20 Th. Alkohol oder 470 Th. Aether. Schmilzt wasserfrei bei 147° C. Ist wahrscheinlich identisch mit Curaçaloïn.

Socaloïn. (β-Barbaloïn) $C_{34}H_{38}O_{15} + 5H_2O$. Man zerreibt Zanzibar-Aloë wiederholt mit kaltem Alkohol von 0,960 spec. Gew. Den unlöslichen Rückstand krystallisirt man aus siedendem Alkohol von 0,960 spec. Gew. um. Gelbe Prismen, löslich in 90 Th. Wasser, 30 Th. absolutem Alkohol, 9 Th. Essigäther oder 380 Th. Aether. Ist identisch mit Zanaloïn.

Nataloïn $C_{36}H_{40}O_{15}$. Natal-Aloë wird mit 48° C. warmem Alkohol von 0,820 spec. Gew. zerrieben. Der hinterbleibende, unlösliche Rückstand wird aus siedendem Alkohol umkrystallisirt.

Blassgelbe, rechtwinkelige Tafeln, löslich in 6 Th. Spiritus (90 Vol.-Proc.), oder 230 Th. absolutem Alkohol, oder 50 Th. Essigäther oder 1250 Th. Aether. In Natronlauge löslich. Schmelzp. 210° C.

Capaloïn. Ist noch nicht in reinem Zustande isolirt, aber dem Socaloïn am ähnlichsten.

Für die gegenwärtig im Handel befindlichen und von den Pharmakopöen aufgenommenen Aloïne werden folgende Reaktionen angegeben:

Die alkoholische Lösung der drei Aloïne wird durch Ferrichlorid schmutzig braungrün gefärbt. Ammoniak färbt die alkoholische Lösung des Nataloïns carminroth, diejenige des Barbaloïns und Socaloïns braunroth. Bringt man etwas Socaloïn in einen Tropfen kalter Salpetersäure von 1,2 sp. Gew., so findet kaum eine Veränderung statt. Barbaloïn und Nataloïn geben carminrothe Färbung, die bei letzterem sehr beständig ist. Löst man etwas Nataloïn in konc. Schwefelsäure und führt über die Lösung einen mit rauchender Salpetersäure befeuchteten Glasstab, so färbt sich die Lösung blau. Barbaloïn und Socaloïn verändern sich unter der gleichen Behandlung wenig. U-St. hat das Barbaloïn und Socaloïn, Brit. nur das Barbaloïn als officinell aufgenommen.

Man giebt das Aloïn zu 0,1—0,2 g als Purgans, zu 0,2—0,5 g als Drasticum. Subkutan wird die Lösung in Glycerin (1 : 5 bis 8) als Purgans angewendet.

Althaea.

Althaea officinalis L. Malvaceae — Malveae. Vorwiegend auf Salzboden in einem grossen Theil von Europa und Nord- u. Westasien, zum arzneilichen Gebrauch kultiviert in Deutschland, Frankreich, Ungarn und Belgien. Arzneiliche Verwendung finden die Wurzel, die Blätter und die Blüthen:

1) Die Wurzel. Radix Althaeae (Germ. Helv. Austr. U-St.). **Radix Bismalvae. Radix Hibisci. Radix Malvae visci. — Altheewurzel. Eibischwurzel. Fliesskrautwurzel. Gilfwurz. Heilwurz. Hilfswurzel. Sammtpappelwurzel. Schleimthee. Weisse Süssholzwurzel. Wilde Malvenwurzel. — Racine d'althée. Racine de guimauve** (Gall.). **— Marshmallow root.**

Die Droge besteht aus den geschälten Wurzelästen, die holzige Hauptwurzel wird entfernt. Die Stücke sind bis 20 cm lang, bis 1,5 cm dick. Der Bruch ist im Holz körnig, in der Rinde faserig. Unter der Lupe erkennt man auf dem weissen Querschnitt die strahlige Rinde und das ebenfalls strahlige Holz, beide durch das Cambium von einander getrennt. Das Mikroskop lässt in den Baststrahlen der Rinde Gruppen nicht sonderlich dickwandiger Bastfasern erkennen, deren Ende oft gabelig getheilt,.deren Wand im Querschnitt meist etwas verbogen und bei denen nur die primäre Membran verholzt ist. Das Holz enthält kleine Gruppen von Gefässen mit leiter- oder netzförmig verdickten Wänden und Tracheïden. Im Parenchym von Holz und Rinde finden sich Schleimzellen, deren Inhalt beim allmählichen Aufquellen in der Droge (in der frischen Wurzel ohne weiteres) deutlich geschichtet erscheint, ferner Zellen mit Calciumoxalat-Drusen und in den übrigen Zellen Stärke. Die Stärkekörnchen erreichen eine Grösse von 25 μ, sie sind von ziemlich wechselnder Gestalt, doch walten ei- und nierenförmige oder wurstförmige Formen vor, die meisten haben einen kurzen Längsspalt. Um Altheepulver in Gemengen mikroskopisch nachzuweisen, achte man auf diese Stärkekörnchen und auf die Bastfasern der Rinde. Letztere sind 400—800 μ lang, 10—30 μ dick, getüpfelt. Ihre Wand ist, wie oben gesagt, meist unverholzt, doch ist darauf zu achten, dass die Zellen des Faserbündels, welches das Centrum der Wurzel einnimmt, verholzt sind.

Bestandtheile. 37 Proc. Stärke, 35 Proc. Schleim, der sich mit Jod und Schwefelsäure nur schwach gelb färbt und mit Salpetersäure Schleimsäure giebt, 2 Proc. Asparagin (hier zuerst entdeckt und als Althaeïn bezeichnet), 4—5 Proc. Asche.

Als ***Verwechslungen und Verfälschungen*** werden die Wurzeln einiger andern Malvaceen genannt, so der **Althaea Narbonnensis Cavanilles** und **Althaea rosea Cav.,** die holziger und im Querschnitt gelblich sind.

Einsammlung und Bearbeitung. Die Wurzel wird ausschliesslich von angebauten Pflanzen im Frühling oder im Herbst gegraben, von der holzigen Hauptwurzel, Wurzelfasern und äusseren Rindenschichten befreit, alsdann an der Luft oder bei sehr gelinder Wärme getrocknet. Aus 5 Theilen frischer Wurzel erhält man etwa 1 Theil geschälte und getrocknete.

Zum Schneiden eignet sich besonders ihres hohen Schleimgehalts wegen die bairische, im Spätherbst gegrabene Wurzel. Dieselbe wird, lufttrocken, geschnitten, scharf, doch vorsichtig nachgetrocknet — bei höherer Temperatur tritt leicht gelbliche Färbung ein — und gelangt in fast würfelförmigen, sehr weissen Stücken in den Handel. Das ist die als „electa ☐ concisa albissima 00" bezeichnete Waare. Minderwerthige Sorten werden bisweilen durch Bestäuben mit Stärke, Kalk oder Gips in ihrem Aussehen aufgebessert; eine derartige unstatthafte Behandlung giebt sich beim Abwaschen der Wurzel leicht durch einen Bodensatz zu erkennen, welcher dann weiter untersucht werden kann mit dem Mikroskop (Stärke) oder durch Uebergiessen mit Säure etc. Wurzeln, welche nach längerem Lagern geschnitten werden, liefern oft trübe, wenig schleimige Auszüge. —

Die Verarbeitung der Wurzel zu Pulver ist mit etwa 10 Proc. Verlust verbunden.

Aufbewahrung. Die geschnittene und die grob gepulverte Wurzel wird in Holzkästen, die fein gepulverte in Glashäfen aufbewahrt. In jedem Falle sind diese Zerkleinerungsformen vor dem Einfüllen gut nachzutrocknen, da sie sonst grosse Neigung zum Schimmeln oder Dumpfigwerden besitzen. Es ist rathsam, in Räumen, die nicht vollständig trocken sind, die Kästen von Altheewurzeln mit Einsätzen aus Weissblech zu versehen.

Anwendung. Wegen ihres reichen Schleimgehalts ist die Eibischwurzel als reizmilderndes Mittel sehr beliebt. Der Receptar benutzt Eibischpulver als Bindemittel beim Anstossen von Pillenmassen; hierbei ist der Gummischleim durch Zuckersirup oder Glycerin zu ersetzen, wenn anders die Pillen nicht mit der Zeit steinhart und unverdaulich werden sollen. Die vom Deutschen Arzneibuche vorgeschriebene Mischung von Süssholz und Lakritz ist deshalb vorzuziehen.

Feingepulverte Altheewurzel, zu 7 Proc. dem gebrannten Gypse zugesetzt, verhindert ein zu schnelles Erhärten des Gypsbreies.

Decoctum und Maceratio Althaeae. Im Geltungsbereich des Ph. Austr. wird ein Decoctum Althaeae, da gegentheilige Anweisungen fehlen, wie jede andere Abkochung durch halbstündiges Erhitzen im Wasserbade unter jeweiligem Umrühren im Verhältnisse 1 : 20 angefertigt.

Germ. bestimmt, dass Eibischwurzel-Abkochung durch halbstündiges Stehenlassen der Wurzel mit kaltem Wasser ohne Umrühren und durch leichtes Abpressen zu bereiten ist. Man pflegt, sobald dieses dem Ermessen des Apothekers anheimgestellt wird, aus 1 Th. Rad. Althaeae 20 Th. Seihflüssigkeit herzustellen, wie es Ph. Helvet. III für alle schleimreichen Stoffe vorschreibt.

Eibischauszüge sind nur kurze Zeit haltbar. Frisch bereitet dürfen sie Lackmuspapier nicht verändern.

Sirupus Althaeae (Germ. Helv. Austr. U-St.). Sirupus Radicis Althaeae. Althaesirup. Eibischsirup (volksthümlich auch Brustsaft, Hederichsaft, Huflattichsaft, Lindenblüthensaft, Leinsamensaft, Lochsam, Ringelrosensaft, Schneckensaft, Weisser Hustensaft, Weisser Lungenfuhl). — Sirop de guimauve (Gall.). — Syrup of althaea. S. of marsh-mallow.

Vorschrift des Deutschen Arzneibuches. 2 Th. grobgeschnittene Eibischwurzel werden mit Wasser abgewaschen und mit 1 Th. Weingeist (90proc.) und 50 Th. Wasser 3 Stunden bei 15—20° C. unter bisweiligem Umrühren stehen gelassen. Aus 40 Th. der ohne Pressung erhaltenen Seihflüssigkeit und 60 Th. Zucker werden ohne Verzug 100 Th. Sirup bereitet. Ein klarer, gelblicher, sehr schleimiger Sirup.

Vorschrift der Pharm. Austriaca. 20 Th. zerschnittene Eibischwurzel, 300 Th. kaltes destillirtes Wasser werden unter öfterem Umrühren zwei Stunden stehen gelassen, ohne auszupressen abgeseiht und in der Seihflüssigkeit von 250 Th. 400 Th. zerstossener Zucker unter einmaligem Aufkochen gelöst.

Pharm. Hungar. lässt aus 16 Th. Eibischwurzel, 16 Th. verdünntem Weingeist und Wasser 200 Th. Seihflüssigkeit herstellen und dieser 340 Th. Zucker zusetzen.

Pharm. Helvet. III: 3 Th. gewaschene Eibischwurzel, 1 Th. Weingeist, 55 Th. Wasser lässt man 2 Stunden stehen, klärt die Seihflüssigkeit durch Aufkochen mit Filtrirpapiermasse, filtrirt, bringt auf 40 Th. und löst darin 60 Th. Zucker. Der Sirup soll öfters erneuert werden.

Vorschrift der Ph. of the U-St. 50 g geschnittene Eibischwurzel werden mit kaltem Wasser gewaschen, mit 400 ccm Wasser, 30 ccm Weingeist (94proc.) 1 Stunde lang ausgezogen; in der Seihflüssigkeit werden 700 g Zucker gelöst, 100 ccm Glycerin zugefügt und das Ganze mit Wasser auf 1000 ccm gebracht.

Sirupi concentrati. Durch einzelne Fabriken wird ein Sirupus Althaeae decemplex in den Handel gebracht, der durch Verdünnen von Zuckersirup die dem Arzneibuch entsprechende Form geben soll. Eine derartige Mischung ist aus naheliegenden Gründen nicht als vorschriftsmässige Zubereitung zu betrachten. Das gilt für sämmtliche sogen. „Zehnfachen Säfte"

2) Die Blätter: Folia Althaeae (Germ. Helv. Austr.). **Herba Bismalvae. Hb. Hibisci. Hb. Malvae visci.** — **Altheeblätter. Attigkraut. Eibischkraut. Hilfkraut. Kinderbettthee. Sammetpappel, Stockwurzkraut. Wildes Pappelnkraut.** — **Feuilles de guimauve** (Gall.). — **Marsh-mallow-leaves. Althaea-leaves.**

Die Blätter werden im Sommer von der blühenden Pflanze gesammelt. 8 Theile frische Blätter geben 1 Theil trockene. Sie sind im Umriss elliptisch bis gerundet-dreieckig, 3 bis 5 lappig, am Grunde herz- oder keilförmig, der Rand gekerbt. Sie erreichen eine Länge von 12 cm, eine Breite von 10 cm. Das Blatt ist durch Sternhaare, wie solche in der Familie der Malvaceen häufig vorkommen, weichfilzig und zwar wildgewachsene in höherem Maasse als kultivirte. Das Gewebe des Blattes enthält Schleimzellen und Drusen von Calciumoxalat. Man verwendet meist die Blätter kultivirter Pflanzen. Sie kommen aus Franken, Thüringen, auch aus Ungarn und werden vor der Blüthe gesammelt. Sie enthalten reichlichen Schleim.

3) Die Blüthen: Flores Althaeae etc. Althaeblüthe. Fleurs de guimauve (Gall.).

Cataplasma maturans (Gall.).
Espèces emollientes.
Rp. Foliorum Verbasci
Foliorum Althaeae
Foliorum Malvae
Herbae Parietariae āā 25,0
werden als grobe Pulver mit Wasser zu einem Brei angerührt, dem man zusetzt
Unguenti basilici 20,0.

Liquor pectoralis (Form. Berol.).
Rp. Liquoris Ammonii anisati 5,0
Sirupi Althaeae 30,0
Aquae destillatae 165,0.

Maceratio Althaeae (Form. Berol.).
Rp. Decocti Althaeae (e 15,0) 179,0
Acidi hydrochlorici (25 %) 1,0
Sirupi Sacchari 20,0.

Mixtura Althaeae.
Münchener Nosokomialvorschrift.
Rp. Dec. Alth. (e 10,0) 130,0
Sirup. simpl. 20,0

Mixtura Althaeae cum Morphio.
Münchener Nosokomialvorschrift.
Rp. Dec. Alth. (e 10,0) 130,0
Morph. hydrochlr. 0,02
Sirup. simpl. 20,0.

Pasta pectoralis DIETERICH.
Rp. 1. Specierum pectoralium 20,0
2. Aquae 1500,0
3. Gummi arabici pulv. 600,0
4. Albuminis sicci 2,0
5. Chartae bibulae 5,0
6. Sacchari 400,0
7. Extracti Opii 0,5
8. Aquae Amygdalarum 20,0.
Man lässt 1 mit 2 während 12 Stunden stehen, presst aus und löst ohne Erwärmen 3 und 4 darin, fügt 5 und 6 hinzu, kocht unter Abschäumen, seiht durch Flanell und dampft bis auf 1600,0 ein, dann fügt man Lösung von 7 in 8 hinzu, dampft ohne Rühren auf 1300,0 ein und giesst in Kapseln aus.

Pastilli Althaeae DIETERICH.
Trochisci Althaeae. Pastilles de guimauve.
Rp. Radicis Althaeae pulv. 75,0
Sacchari pulverati 925,0
Olei Rosae gtt. 2
Aquae Rosae q. s.
fiant pastilli 1000.

Pulvis anticatarrhalis.
Rp. Sem. Foenugraeci
Fruct. Foeniculi āā 25,0
Ammon. chlorati 30,0
Radic. Althaeae 100,0.
Bei Bronchialkatarrh der Pferde auf zweimal in den Kleientrank.

Rotulae Althaeae DIETERICH.
Rp. Sacchari pulverati 95,0
Radicis Althaeae pulv. 5,0.
Man rührt mit Eibischsirup zum Brei an, füllt diesen in einen Pergament-Darm mit Federpose und formt durch Drücken Tropfen, welche auf Wachspapier gesetzt und in der Wärme ausgetrocknet werden.

Sirupus Althaeae compositus.
Sirop de Fernel.
Rp. Sirupi Althaeae
Sirupi Liquiritiae
Sirupi Papaveris āā.

Sirupus pectoralis.
Brustsaft.
Rp. Sirupi Liquiritiae 100,0
Sirupi Rhoeados 50,0
Sirupi Althaeae 40,0
Sirupi Ipecacuanhae 20,0.

Species Althaeae (Austr.).
Rp. Foliorum Althaeae 1000,0
Radicis Althaeae 500,0
Radicis Liquiritiae 250,0
Florum Malvae 100,0.

Species Althaeae. FERNEL.
Rp. Rhizomatis Graminis
Seminis Melonis
Foliorum Althaeae āā 10,0
Radicis Althaeae
Radicis Liquiritiae āā 20,0
Foliorum Malvae 30,0.

Species bechicae.
Husten-Thee.
Rp. Radicis Althaeae
Radicis Liquiritiae āā 40,0
Foliorum Farfarae
Fructuum Anisi contus. āā 10,0.

Species emollientes.
Erweichende Kräuter. Espèces émollientes. Herbs of emollient cataplasm.
I. Germ. III.
Rp. Foliorum Althaeae gr. pulv.
Foliorum Malvae „
Herbae Meliloti „
Florum Chamomillae „
Seminis Lini „ āā.

II. Austr.

Rp. Foliorum Althaeae conc.
 Foliorum Malvae „
 Herbae Meliloti „ āā 100,0
 Seminis Lini contusi 200,0.

Grob gepulvert giebt diese Mischung die Species emollientes pro cataplasmate.

III. Helv.

Rp. Foliorum Althaeae gr. pulv.
 Florum Chamomillae „
 Foliorum Malvae „ āā 2,0
 Seminis Lini contusi 4,0.

Species ad Gargarisma.

Rp. Foliorum Althaeae
 Florum Malvae
 Florum Sambuci āā.

Species pectorales.

Species ad infusum pectorale. Species Althaeae compositae. Species demulcens. Brustthee. Augsburger Thee. Thé pectoral. Cough-species. Pectoral-tea.

I. Germ.

Rp. Radicis Althaeae 8,0
 Radicis Liquiritiae 3,0
 Rhizomatis Iridis 1,0
 Foliorum Farfarae 4,0
 Florum Verbasci 2,0
 Fructus Anisi contusi 2,0.

II. Austr.

Rp. Foliorum Althaeae 40,0
 Radicis Liquiritiae 30,0
 Radicis Althaeae 10,0
 Hordei excorticati 10,0
 Florum Verbasci 1,0
 Florum Malvae 1,0
 Florum Rhoeados 1,0
 Fructus Anisi stellati contusi 1,0.

III. Helv.

Rp. Fructus Foeniculi 5,0
 Florum Tiliae 10,0
 Foliorum Malvae 10,0
 Florum Verbasci 10,0
 Radicis Liquiritiae 25,0
 Radicis Althaeae 40,0.

Espèces pectorales avec les fleurs (Gall.).

Rp. Florum Verbasci
 Florum Rhoeados
 Florum Althaeae
 Florum Malvae
 Florum Gnaphalii
 Florum Farfarae
 Florum Violae odoratae āā.

Species pectorales cum fructibus.
 Brustthee mit Früchten.
 I. Preussische Arznei-Taxe

Rp. Fructuum Ceratoniae 6,0
 Caricarum 3,0
 Hordei excorticati 4,0
 Specierum pectoralium 16,0.

II. Strassburger Apotheker-Verein 1867.

Rp. Florum Malvae 125,0
 Florum Rhoeados 250,0
 Florum Verbasci 500,0
 Foliorum Melissae 250,0
 Herbae Asperulae 250,0
 Herbae Capilli Veneris 250,0
 Herbae Hederae terrestris 250,0
 Herbae Hyssopi 250,0
 Fructuum Jujubae 500,0
 Passularum majorum 750,0
 Passularum minorum 750,0
 Radicis Althaeae 1200,0
 Radicis Liquiritiae 1500,0
 Caricarum 2500,0
 Fructuum Ceratoniae 2500,0
 Hordei excorticati 3000,0.

Species pectorales albae.

Rp. Radicis Althaeae 40,0
 Rhizomatis Iridis 5,0
 Fructuum Foeniculi 5.0
 Radicis Liquiritiae 10,0.

Species pro infantibus Viennenses.
 Kinderthee, Zweier-Thee DIETERICH.

Rp. Capitum Papaveris immatur. 3,0
 Radicis Liquiritiae 12,0
 Rhizomatis Graminis 25,0
 Radicis Althaeae 60,0.

Tabulae Althaeae.
 Eibisch-Täfelchen.

Rp. Radicis Althaeae 10,0
 Sacchari albi 90,0.

Mit Orangenblüthenwasser zum Teig anstossen, dann ausrollen und in rautenförmige Stücke schneiden.

Brustsaft von RUD. BÜTTNER; ist ein mit Zucker eingekochter Brusttheeaufguss.

Brustpastillen von LEONHARD SPERBER, bestehen aus Eibisch und arabischem Gummi.

Keuchhustensaft von Apotheker BERNARD, ist Altheesirup mit einer Abkochung unschuldiger Pflanzenstoffe.

Kräuter-Brustsirup von FRIEDR. DIETZE. Ein Eibischaufguss, worin brauner Farinzucker gelöst ist.

Pâte de guimauve soufflée der Wittwe HÉNAULT, ist Pasta gummosa Ph. Germ.

Pâte pectorale balsamique de REGNAULT, wird aus einem Brusttheeaufguss, arabischem Gummi, Zucker, Tolubalsamtinktur bereitet.

Sirop antiphlogistique de BRIANT enthält einen Auszug aus Brustthee mit Früchten, arabisches Gummi, Leinsamenschleim und Zucker.

Sirop pectoral de LAMOUROUX wird nach DORVAULT bereitet aus Kalbslunge, isländischem Moos, Jujuben, Datteln, Lackritz, Lungenmoos, Malvenblüthen, Altheeblüthen, Veilchenblüthen, Klatschrosen, Opiumextrakt, Zucker.

Sternthee von PAUL WEIDHAAS in Dresden, ist dem Brustthee ähnlich zusammengesetzt (Karlsruher Ortsges.-Rath).

Alumen.

I. Alumen (Austr. Brit. Germ. Helv. U-St.). **Alun de Potasse** (Gall.). **Alumen crudum. Alaun. Kali-Alaun. Alun potassique. Potassium Alum.** $Al_2(SO_4)_4K_2+24H_2O$. **Mol. Gew. = 948.**

Eigenschaften. Farblose Krystalle von oktaëdrischer oder kubischer Form oder Krystallmassen, durchscheinend, hart, von muscheligem Bruche. In trockener Luft nur an der Oberfläche verwitternd und dann wie bestäubt aussehend. (Das Bestäuben kann auch durch Aufnahme von Ammoniak aus der Luft verursacht werden.) Geruchlos; der Geschmack ist zuerst süsslich, dann herbe zusammenziehend. Spec. Gewicht 1,71. Löslich in 10,5 Th. kaltem oder 0,75 Th. siedendem Wasser, in Alkohol unlöslich. Die wässerige Lösung reagirt stark sauer. Er schmilzt bei 92° C. in seinem Krystallwasser, beim Erhitzen auf 200° C. giebt er sämmtliches Krystallwasser ab, unter Uebergehen in eine voluminöse, leichte Masse. Bei Weissgluth wird die an Thonerde gebundene Schwefelsäure verflüchtigt; im Rückstande hinterbleiben Thonerde und Kaliumsulfat. Die Zusammensetzung des Alauns ist nach obiger Formel:

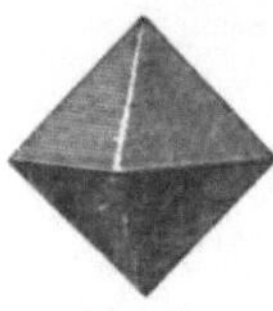

Fig. 44.

$$Al_2O_3 = 10,76\ \%,\quad K_2O = 9,92\ \%,\quad SO_3 = 33,75\ \%,\quad H_2O = 45,57\ \%.$$

Handelssorten. Die oben angeführten Pharmakopoëen schreiben sämmtlich den Kali-Alaun vor. Dieser ist im Handel durchweg in genügender Reinheit anzutreffen. Es ist zweckmässig, für pharmaceutische Zwecke ausdrücklich „eisenfreien Kali-Alaun" zu bestellen. Ueber andere Alaun-Sorten s. weiter unten.

Prüfung. Spuren von Ammoniak und Eisen wird man fast in jedem Alaun antreffen, nur sollen nicht zu grosse Mengen darin vorhanden sein. Zu prüfen ist ferner auf andere verunreinigende Metalle.

1) Versetzt man eine Lösung von 1 g Alaun in 20 ccm Wasser mit einigen Tropfen Ferrocyankaliumlösung, so darf die Flüssigkeit sich innerhalb 5 Minuten nicht blau färben. (Eisen). — 2) 10 ccm der 5 procentigen Lösung werden mit soviel Kali- oder Natronlauge versetzt, dass der entstehende Niederschlag sich völlig wieder auflöst. Es darf alsdann kein Geruch nach Ammoniak auftreten, andernfalls liegt möglicherweise nicht Kali-, sondern Ammoniakalaun vor. 3) Die sub 2 erhaltene alkalische Lösung wird mit Schwefelammonium versetzt, wodurch sofort eine geringe bräunliche Färbung, nicht aber ein Niederschlag entstehen darf, andernfalls sind mehr als Spuren von Eisen, Blei, Kupfer zugegen.

Einen Alaun, welcher erst in 18 Th. kaltem Wasser löslich war, fand Salzer etwa 25 Proc. Rubidiumalaun enthaltend.

Aufbewahrung, Pulverung. Da der Alaun an trockener Luft verwittert, auch Ammoniak aus der Luft aufnimmt, so ist er in gut verschlossenen Glasgefässen aufzubewahren. Das Pulvern hat im Mörser aus Stein (nicht Eisen, Kupfer oder Messing) zu erfolgen. Das fertige Pulver ist kurze Zeit nachzutrocknen.

Anwendung. Alaun verbindet sich mit Eiweiss, Leim, Schleim zu unlöslichen Verbindungen; er hebt daher die Fähigkeit dieser Stoffe zu faulen auf und wirkt aus dem gleichen Grunde desinficirend und leicht ätzend. Innerlich in Gaben von 0,05—0,5 g in Pulvern, Pillen oder schleimigen Lösungen (Molken) mehrmals täglich bei Diarrhöen, Dysenterie, Magen- und Darmblutungen. Grosse Gaben können schädlich, ja tödtlich wirken. Aeusserlich zum Aufstreuen auf Wunden, Einblasen in den Kehlkopf, Bestreuen von Tampons für die Vagina in Pulverform entweder unvermischt oder mit 1—2 Th. Zucker vermischt. Zu adstringirenden Bädern. Zu Injektionen in die Urethra (1:100), und in die Vagina (1—4:100,0), zu Gurgelwässern (1:100), Inhalationen (0,5—2,0:100), zu Pinselsäften (1—2,0 : 25,0 Sirup oder Honig), zu Salben 1:10—30 Fett. Unverträglich mit Alaun sind alle Gerbstoff enthaltenden Substanzen (China-Dekokte), Salze des Quecksilbers, Blei's, Karbonate der Alkalien, Brechweinstein.

Technisch. Alaun wird in grossen Mengen verwendet in der Weissgerberei, in der Färberei und Herstellung von Lackfarben, weil die Thonerde mit zahlreichen Farbstoffen unlösliche, schön gefärbte Verbindungen eingeht. Ferner zum Leimen des Papieres, zum Wasserdichtmachen von Geweben, Härten des Gipses, zur Reinigung von Wasser und Abwasser, als Zusatz zum Brot, um ausgewachsenes Getreide verbackbar zu machen. Mit Alaunlösung getränkte Zeugstoffe sind schwer entzündbar und schwer verbrennlich.

Alumen neutrale. Neutraler Alaun. Fügt man zu einer Lösung von Alaun soviel Alkali (KOH, NaOH oder K_2CO_3, Na_2CO_3), dass der entstehende Niederschlag sich nicht mehr auflöst, sondern bestehen bleibt, so enthält die Lösung sog. neutralen Alaun, richtiger basisches Aluminiumsulfat $Al_2(SO_4)_3 . Al_2(OH)_6$ neben Kaliumsulfat bez. Natriumsulfat. Eine solche Lösung kann durch Absetzen geklärt werden und ist alsdann eisenfrei. Aus diesem Grunde, und weil saure Alaunlösungen viele Farbennüancen stören, finden solche neutrale Lösungen vielfach Anwendung in der Färberei.

Alumen romanum, seu **cubicum.** Römischer oder Würfel-Alaun. Eine Alaun-Lösung, welche nur wenig neutralen Alaun (s. vorher) enthält, giebt durch Verdunsten bei gewöhnlicher Temperatur kubische Krystalle von der nämlichen Zusammensetzung wie der oktaëdrische Alaun. Wird die Lösung über 40° C. erhitzt, so bildet sich gewöhnlicher Alaun und ein Niederschlag $Al_2SO_4(OH)_4 + K_2SO_4$, welcher die Zusammensetzung des Alunits von Tolfa hat.

Alumen concentratum ist = Aluminium sulfuricum.

II. Alumen ustum (Austr. Germ. Helv.) Alumen exsiccatum (Brit. U-St.) Alun desséché (Gall.). Gebrannter oder entwässerter Alaun. Alun calciné ou brûlé. Burnt Alum. Dried Alum.

Darstellung. Gepulverter, möglichst eisenfreier Alaun wird bei 50° C. vorgetrocknet, bis er etwa 30 Proc. Wasser verloren hat. Dann erhitzt man ihn unter Umrühren mit einem Porcellanspatel in einer Porcellanschale auf dem Sandbade, bis alles Krystallwasser entwichen ist. Man erhält alsdann weisse, specifisch leichte Massen, welche erforderlichenfalls zu pulvern sind. Die einzelnen Pharmakopöen schreiben vor:

	Austr.	Brit.	Gall.	Germ.	Helv.	U-St.
Erhitzung	180°>	204°>	240°>	—	—	—
Wasserabgabe in Proc.	45	45—46	46	—	—	—

Germ. und Helv. geben überhaupt keine Vorschrift, U.-St. schreibt keine bestimmte Temperatur vor.

Eigenschaften. Nach Gall.: Schwammige weisse Masse, nach Austr. Brit. Germ. Helv. U-St.: ein weisses körniges Pulver. Es soll nach allen Pharmakpöen klar in Wasser löslich sein. Als Löslichkeitsverhältniss geben an: U-St. = 1:20, Austr. = 1:25, Gall. = 1:25—30, Germ. und Helv. 1:30. Man beachte, dass es längere Zeit dauert, bis die Auflösung erfolgt. — Die wässrige Lösung reagirt sauer, sie verhält sich genau wie eine solche des gewöhnlichen Alauns.

Prüfung. Löst sich 1 g gebrannter Alaun nach 12—24 Stunden klar in 25—30 Th. Wasser zu einer sauer reagirenden Flüssigkeit auf, so erübrigt sich eine weitere Prüfung. Ist die Lösung neutral, so wurde wahrscheinlich Ammoniak-Alaun der Glüh-Operation unterworfen. Germ. und Helv. schreiben noch vor, dass das Präparat beim mässigen Glühen nicht mehr als 10 Proc. Feuchtigkeit abgeben soll. Auf die übrigen Verunreinigungen (Ammoniak, Eisen) ist wie bei Alumen angegeben zu prüfen.

Aufbewahrung. In gut geschlossenen Gefässen (nicht Kästen), da er aus der Luft Feuchtigkeit und Ammoniak aufnimmt. Es empfiehlt sich, ihn in gepulvertem Zustande vorräthig zu halten.

Anwendung. Wegen seiner Eigenschaft, sich langsam in Wasser zu lösen, dient er als allmählich wirkendes styptisches Aetzmittel. In Form des feinen Pulvers bei Blutungen, wunden Brustwarzen, bei sog. wildem Fleisch, in Zahnpulvern, als Augenpulver, Schnupfpulver, zu Einblasungen in Rachen und Kehlkopf.

Gebrannter Alaun, technischer. Die Destillateure benutzen gebrannten Alaun zum Klären der Liqueure. Hierzu ist nicht das vorher beschriebene, sondern ein wirklich durch Brennen hergestelltes Präparat abzugeben. Dieses bildet gleichfalls lockere, poröse Massen (welche ungepulvert abgegeben werden), welche sich aber nicht klar in Wasser lösen. Es charakterisirt sich durch einen Gehalt an Thonerde (Al_2O_3). Die klärende Wirkung ist auf den Gehalt an Thonerde, sowie auf die durch die poröse Beschaffenheit des Präparates bedingte Flächenanziehung zurückzuführen. Für gefärbte Flüssigkeiten eignet sich der gebrannte Alaun wegen der Eigenschaft der Thonerde, sich mit Farbstoffen zu verbinden, nicht.

III. Alumen plumosum. Asbestus. Amianthus. Asbest. Amianth. Bergflachs. Bergwolle. Federalaun. Federweiss.

Ein natürlich vorkommendes Mineral, im wesentlichen aus Magnesiumsilicat bestehend. Gerade- oder krummfaserige Massen, welche aus feinen Fasern zusammengesetzt sind. Je nach der Länge der Fasern unterscheidet man langfaserigen und kurzfaserigen Asbest. Je weniger gefärbt, desto werthvoller sind die Sorten. Er ist unschmelzbar in gewöhnlichen Gasflammen, unlöslich in Wasser, Säuren und Alkalien.

Anwendung. Arzneilich innerlich nur noch als Hausmittel in der Thierarzneipraxis und zwar in Gaben von 15—20 g gegen Satyriasis (Ranschen) der Mast-Säue, wofür die kurzfaserige Sorte genügt. Aeusserlich als Bäusche, welche nach dem Befeuchten mit Salpetersäure oder Chromsäure zu Aetzungen Verwendung finden.

Die technische Verwendung ist gegenwärtig sehr ausgebreitet: Zur Herstellung von Asbestpapier und Asbestpappe, unverbrennlichem Garn, desgl. Geweben; als Filtrirmaterial für Säuren und Laugen; in der Analyse zum Füllen der ALLIHN'schen Röhren und der GOOCH'schen Tiegel. Für diesen Zweck ist der Asbest zuvor durch aufeinanderfolgendes Kochen mit Natronlauge, Salpetersäure und Wasser von allen löslichen Bestandtheilen völlig zu befreien.

Asbestpapier wird aus faserigem Asbest in der nämlichen Weise hergestellt wie gewöhnliches Papier aus Zellfasern. Desgl. Asbestpappe. Die stärkeren Asbestpappen gewinnt man durch Zusammenpressen mehrerer Lagen Asbestpapier oder dünner Asbestpappe in feuchtem Zustande.

Asbestkohle. Eine Mischung von 1000 Th. Holzkohle, 130 Th. Asbest, 60 Th. Aetzkalk, 55 Th. Calcium- (oder Natrium-)nitrat und 1500 Th. Wasser werden zu Briquettes geformt und getrocknet. Feuerungsmaterial. Die Zweckmässigkeit ist zweifelhaft.

Acetum vulnerarium Romanum.
Acetum pontificale. Pfaffenbalsam.
```
Rp.  Aluminis              10,0
     Natrii chlorati        5,0
     Aceti (6 Proc.)      105,0
     Aquae aromaticae      50,0
     Tincturae Aloës
     Tincturae Catechu
     Tincturae Benzoës  āā 10,0.
```

Alumen cum Catechu.
Alumen catechusatum.
```
Rp.  Aluminis
     Catechu  āā partes.
```
M. f. pulvis subtilis. Aeusserlich bei Blutungen.

Alumen draconisatum.
Alumen cum sanguine Draconis.
```
Rp.  Aluminis          10,0
     Sanguinis Draconis 5,0.
```
M. f. pulvis subtilis. Aeusserlich bei Blutungen.

Alumen kinosatum.
Alumen cum Kino.
```
Rp.  Aluminis pulverati 10,0
     Kino pulverati      5,0.
```
M. f. pulvis subtilis Aeusserlich bei Blutungen.

Aqua aluminosa composita.
Injectio adstringens PRINGLE.
Eau de Bate.
```
Rp.  Aluminis usti
     Zinci sulfurici  āā 1,5
     Aquae destillatae 100,0.
```
Aeusserlich als Augenwasser, Einspritzung bei Leukorrhoe und Haemorrhagien.

Cataplasma aluminatum.
Cataplasma Aluminis seu aluminosum
ad decubitum.
```
Rp.  Aluminis pulverati   4,0
     Albumen ovorum duorum
     Spiritus camphorati  2,0.
```
Fiat linimentum.

Collutorium Aluminis.
Collutoire à l'alun (Gall.).
```
Rp.  Aluminis        5,0
     Mellis rosati  20,0.
```
Zum Pinseln bei Aphthen.

Collyrium Aluminis.
Aqua ophthalmica aluminata.
```
Rp.  Aluminis         1,0
     Aquae Foeniculi 100,0.
```
Bei katarrhalischer Conjunctivitis mehrmals täglich einzuträufeln.

Collyrium Loches.
```
Rp.  Zinci sulfurici
     Aluminis              āā 0,5
     Tincturae Aloës Guttas  X
     Spiritus Vini (0,830)  2,0
     Aquae Rosae          100,0.
```
Bei katarrhalischer Conjunctivitis mehrmals täglich einzuträufeln.

Gargarisma adstringens.
Gargarisme adstringent.
```
Rp.  Infusi florum Rosae rubrae 10,0 : 250,0
     Aluminis                    5,0
     Mellis rosati              50,0.
```

Gargarisma aluminatum.
```
Rp.  Aluminis       10,0
     Aquae         900,0
     Mellis rosati 100,0.
```

Glycerinum Aluminis.
Glycerin of Alum (U-St.).
```
Rp.  Glycerini  75,0
     Aluminis   10,0.
```

Injectio adstringens RICORD.
```
Rp.  Aluminis
     Acidi tannici  āā 1,0
     Vini rubri
     Aquae Rosae    āā 100,0.
```
Dreimal täglich einzuspritzen bei Entzündung der Harnröhre.

Injectio Aluminis RICORD.

Rp. Aluminis 15,—45,0
    Aquae 1000,0
Zu Einspritzungen in die Vagina.

Lapis miraculosus.
Lapis medicamentosus SCHUETZ.
Wunderstein. Wundstein.

Rp. Aluminis 100,0
    Ferri sulfurici 50,0
    Cupri sulfurici 25,0
    Ammonii hydrochlorici 5,0.
Die gepulverte Mischung wird im Porcellankessel
geschmolzen, auf einen Porcellanteller ausgegossen,
nach dem Erkalten zerkleinert und in gut geschlossenen Gefässen aufbewahrt.

Lapis stypticus HESSELBACH.
Lapis vulnerarius HESSELBACH.
Pulvis causticus AMMON.

Rp. Lapidis miraculosi 10,0
    Aeruginis 0,5.
M. fiat pulvis subtilis.

Liquor conservatorius ad pelles.

Rp. Gallarum contusarum
    Aluminis āā 100,0
koche man mit Wasser zur Kolatur 1600,0 und
füge hinzu:
    Acidi carbolici 15,0
    Spiritus (0,830) 50,0.
Zum Bereiben und Bestreichen der Fleischseite
der Felle auszustopfender Thiere.

Mixtura styptica PLENCK.

Rp. Aluminis 5,0
    Aquae Menthae piperitae 120,0
    Tincturae Cinnamomi 30,0
    Sirupi Papaveris 60,0.
1—2stündlich ¹/₂—¹/₁ Esslöffel bei Metrorrhagie
und Ruhr.

Pastilli aluminati.
Alaun-Pastillen.

Rp. Aluminis 5,0
    Sacchari 100,0
    Tragacanthae 0,1
fiant cum aqua glycerinata pastilli 100.

Pastilli seripari aluminati.

Rp. Aluminis
    Sacchari Lactis āā 100,0
    Tragacanthae 0,1
fiant cum aqua pastilli 200. Für ¹/₁₀ Liter Milch
= 1—2 Pastillen. Nicht allzulange aufbewahren!

Pilulae adstringentes HUFELAND.

Rp. Aluminis
    Catechu āā 5,0
    Extracti Gentianae q. s.
fiant pilulae ponderis 0,12. Bei chronischen Blut-
und Schleimflüssen dreistündlich 4 Pillen.

Pilulae adstringentes RECAMIER.
Pilulae adstringentes CAPURON.

Rp. Catechu 10,0
    Aluminis 5,0
    Opii 2,0
    Extracti Gentianae 7,5
fiant pilulae 200. Bei chronischer Diarrhoe, Nachtschweiss, täglich drei- bis viermal 2 Pillen.

Pilulae aluminosae HELVETIUS.
Pilules alunées d'HELVETIUS (Gall.).

Rp. Aluminis 10,0
    Sanguinis Draconis 5,0
    Mellis q. s.
fiant pilulae 100. consperg. sanguine Draconis.

Potio aluminosa GOLDING-BIRD.

Rp. Aluminis 2,0
    Extracti Conii 0,8
    Sirupi Rhoeados 15,0
    Aquae Foeniculi 120,0.
Im Londoner Kinderhospital gegen Keuchhusten
sechsstündlich 1 Kinder- bis Esslöffel.

Potio antidysenterica GRASHUYS.

Rp. Aluminis
    Gummi arabici
    Extracti Cascarillae āā 5,0
    Aquae Chamomillae 150,0
    Sirupi Aurantii corticis. 40,0.
Zweistündlich einen Esslöffel (gegen Ruhr).

Pulvis adstringens OPPOLZER.

Rp. Aluminis 5,0
    Morphini hydrochlorici 0,06
    Sacchari albi 5,0.
M f. p. divide in partes XV. Bei Blutspeien
stündlich ein Pulver.

Pulvis antisudarius.
Pulver gegen riechenden Fussschweiss.

Rp. Aluminis usti
    Acidi borici āā 10,0
    Amyli Tritici
    Talci veneti āā 10,0
    Olei Wintergreen gtt. 20.

Pulvis pro pedibus (Helv.).
Fusspulver der Schweizer Armee.

Rp. Aluminis 15,0
    Talci veneti 85,0.

Pulvis causticus VIDAL.

Rp. Aluminis usti 5,0
    Summitatum Sabinae plv. 15,0.
Zum Bestreuen syphilitischer Vegetationen von
wildem Fleisch in Wunden.

Pulvis causticus VELPEAU.

Rp. Aluminis usti 20,0
    Summitatum Sabinae plv. 10,0.

Pulvis dentifricius ruber.

Rp. Rhizomatis Calami
    Rhizomatis Iridis Florentinae āā 50,0
    Laccae in globulis 20,0
    Aluminis usti 10,0
    Olei Geranii gtt. 20
    Olei Menthae piperitae gtt. 15.

Pulvis errhinus GRIFFITH.

Rp. Aluminis
    Boli Armenae āā 5,0
    Sanguinis Draconis 2,0
    Ferri oxydati fusci 7,5.
Schnupfpulver gegen Nasenbluten.

Pulvis errhinus VOGT.

Rp. Aluminis 0,3
    Extracti Ratanhiae
    Corticis Quercus āā 5,0.
Schnupfpulver zur Stärkung der Nasenschleimhaut.

Pulvis haemostaticus externus.

Rp. Aluminis
    Aluminis usti
    Gummi arabici
    Colophonii āā partes.
Zum Bestreuen blutender Wunden.

Pulvis stypticus SKODA.

Rp. Aluminis
    Sacchari albi āā 2,0
    Pulveris Ipecacuanhae opiati 0,6
Divide in Partes X.
Bei Bluthusten zweistündlich 1 Pulver.

Saccharum aluminatum.

Rp. Aluminis
    Sacchari āā partes
    Paretur ex tempore!

Unter dem Namen Alumen saccharatum war vor Zeiten ein Präparat in Pastillenform gebräuchlich, welches aus 25 Alaun, 20 Bleiweiss, 10 Zinksulfat, 50 Zucker, einem Eiweiss und Essig bestand und zu Augenwässern und Cosmeticis gebraucht wurde.

Serum Lactis aluminatum (Ergänzb.).

Alaun-Molken.

Rp. Lactis vaccini 1000,0
    Aluminis   10,0.

Man erhitzt die Milch mit dem Alaun zum Aufkochen, kolirt die Molken ab und filtrirt die Kolatur.

Specificum pharyngicum ZOBEL.

Rp. Aluminis
    Tartari depurati
    Kalii nitrici
    Natrii acetici āā 10,0.

In 1 Liter Wasser gelöst zum Gurgeln als Prophylacticum gegen Diphtherie.

Unguentum antihaemorrhoïdale
SUNDELIN.

Rp. Aluminis pulverati   2,0
    Butyri recentis insulsi 25,0
    Glycerini   2,0
    Aquae Rosae   1,0.

Zum Bestreichen fliessender Hämorrhoïdalknoten.

Unguentum contra perniones RUST.

Rp. Aluminis pulverati 10,0
    Camphorae
    Opii puri   āā 2,0
    Balsami Peruviani 8,0
    Unguenti Plumbi 30,0.

Zum Einreiben der erfrorenen Stellen.

Vet.   Collyrium stypticum.

Rp. Aluminis   20,0
    Tincturae Opii crocatae 2,0
    Aquae   980,0.

M. D. S. Augenwasser für Pferde (bei granulöser Entzündung der Conjunctiva).

Vet.   Lapis medicamentosus ferratus.
Gelber Heilstein.

Rp. 1. Aluminis usti in frustis 100,0
    2. Liquoris Ferri sesquichlorati
    3. Spiritus (90 Proc.) āā 20,0.

Man besprengt 1 mit der Mischung von 2 und 3 und lässt an der Luft trocknen.

S. Ein Wallnuss-grosses Stück wird zerdrückt, mit einem Viertel-Liter Wasser geschüttelt und mit der Flüssigkeit Wunden und wunde Hautstellen bestrichen.

Vet.   Lapis stypticus camphoratus.

Rp. Aluminis   100,0
    Ferri sulfurici crudi 50,0
    Cupri sulfurici crudi 25,0.

Man schmilzt das Pulvergemisch, mischt darunter:

    Camphorae
    Aluminis usti   āā 2,0

und giesst auf Porcellanteller aus.

Zum Einstreuen oder, in Wasser gelöst, zu Einspritzungen, bei Hufkrebs.

Vet.   Pate caustique PLASSE. (Gall.).
Aetz-Pasta.

Rp. Aluminis usti pulv. 100
    Acidi sulfurici conc.   9.
    ut fiat pasta.

Vet.   Pulvis antidiarrhoïcus.

Rp. Aluminis pulv.
    Corticis Quercus pulv. āā 25,0.

Mit einer Flasche Leinsamen-Abkochung für ein Rind mit Ruhr.

Vet.   Pulvis constipans.

Rp. Aluminis usti   5,0
    Radicis Tormentillae 10,0
    Corticis Quercus   15,0
    Radicis Liquiritiae 20,0.

Drei- bis vierstündlich einen Theelöffel voll (bei Diarrhoe der Schweine).

Vet.   Pulvis stypticus vulnerarius.

Rp. Aluminis usti   20,0
    Corticis Quercus 50,0.

Zum Einstreuen in profuse eiternde und stinkende Wunden und Geschwüre.

Vet.   Heilwasser bei Klauenseuche.

Rp. Acidi muriatici crudi 100,0
    Aluminis   30,0
    Acidi carbolici   5,0
    Aquae communis 5 Litras.

Zum Baden, Waschen und Bepinseln der kranken Klauenstellen.

Alaunstifte zum Aetzen. Werden erhalten durch Abschleifen ausgesucht schöner, grosser Alaunkrystalle oder durch Formen von Alaunpulver mit Bindemitteln.

Anosmin-Fusspulver des Dr. OSCAR BERNAR in Wien, Mittel gegen Fussschweiss: 60 g Alaunpulver, 3 g Maismehl, inkl. Schachtel = 4 Mark (HAGER).

Antisudin. Mittel gegen Fussschweiss von A. MANDOWSKI in Annaberg bei Oderberg i/Schl. 250 g Alaunpulver = 2 Mark (HAGER).

Dermasot von Apotheker BARTSCHINGER in Baden (Schweiz), Fussschweissmittel: Aluminiumacetat 7,5 g, Wasser 120,0 g, Buttersäureäther 2 Tropfen, mit Rosanilin schwach roth gefärbt. Preis 2 Mark (WEBER).

EBERMANN's Mundwasser. Corticis Aurantii 100,0, Corticis Cinnamomi 50,0, Caryophyllorum 20,0, Fructuum Anisi stellati 60, Foliorum Salviae 50,0, Benzoës 35, Coccionellae 20, Aluminis 20,0, Olei Menthae piperitae 10,0, Olei Anisi 3,0, Spiritus (70 Vol.-Proc.) 1000,0.

Mykothanaton von VILAIN & Co. in Berlin. Zur Vertreibung von Holz-, Haus- und Mauerschwamm, auch Prophylacticum dagegen. Farblose Flüssigkeit, Mischung aus Alaun, Kochsalz, Schwefelsäure und Eisen. 1 Liter = 1,5 Mark (HAGER).

Putzpulver für Silbersachen. Alaunpulver, Weinstein, geschlämmte Kreide je gleiche Theile.

THOMAS' Brandwundenwasser. Aluminis 2,0, Aquae destillatae 100,0, Mixturae oleoso-balsamicae 1,0.

Wylie'sche Lösung. Aluminis 7,5, Boroglycerini 30,0, Glycerini 70,0.

Wiener Backpulver von Karl Lange in Berlin: Alaun 40,0, Natriumbikarbonat 25,0, Kartoffelstärke 35,0. Auf 1 kg Mehl = 40 g (Anal. B. Fischer).

Wasserdichtmachen von Wollgeweben. Man zieht die Stoffe erst zweimal durch eine 70° C. warme Oelsäureseifenlösung (aus 200 g Oelsäureseife und 13 Liter Wasser), und hierauf zweimal durch eine ebenso warme Alaunlösung (aus 200 g Alaun und 15 Liter Wasser).

Alumina.

Alumina. Aluminiumoxyd. Alaunerde. Thonerde. Al_2O_3. Mol.-Gew. = 102.

I. Alumina. **Alumina hydrata** (Ergänzb. Helv.). **Alumini Hydras** (U-St.). **Aluminiumhydroxyd. Aluminiumhydrat. Thonerdehydrat. Argilla pura** seu **hydrata. Terra argillacea pura. Hydrate d'alumine. Aluminium Hydrate. $Al_2(OH)_6$. Mol.-Gew. = 156.**

Darstellung. In eine filtrirte Lösung von 10 Th. Alaun in 100 Th. Wasser giesst man unter Umrühren eine Mischung von 11 Th. Ammoniakflüssigkeit mit 100 Th. Wasser. Die Flüssigkeit muss nach Beendigung der Fällung deutlich alkalisch reagiren, sonst muss noch Ammoniakflüssigkeit zugegeben werden. — Der entstandene Niederschlag wird mit warmem Wasser so lange gewaschen, bis das mit etwas Salpetersäure angesäuerte Filtrat durch Baryumchlorid nicht mehr getrübt wird, alsdann auf einem leinenen Kolatorium gesammelt, stark ausgepresst, bei 100° C. getrocknet und zerrieben (Ergänzb.).

U-St. lässt eine Lösung von 100 Th. Alaun in 1000 Th. Wasser mit einer Lösung von 100 Th. kryst. Natriumkarbonat in 1000 Th. Wasser fällen und den ausgewaschenen und ausgepressten Niederschlag bei einer 40° C. nicht übersteigenden Temperatur trocknen.

Eigenschaften. Weisses, specifisch-leichtes, amorphes, luftbeständiges Pulver, ohne Geruch und Geschmack, an der Zunge anhaftend. Unlöslich in Wasser und Weingeist, löslich in verdünnten Säuren, sowie in Kali- oder in Natronlauge. Die Lösung in Kali- oder in Natronlauge wird durch Zusatz von überschüssigem Ammoniumchlorid in der Wärme gallertartig gefällt. — 100 Th. geben bei heller Rothgluth (vor dem Gebläse) 34,6 Proc. Wasser ab und hinterlassen 65,4 Proc. wasserfreie Thonerde Al_2O_3. (Nach Ergänzb. sollen nur 58 Proc. Glührückstand hinterbleiben; es ist also ein Präparat mit 90 Proc. $Al_2(OH)_6$ und 10 Proc. hygroskopischer Feuchtigkeit zugelassen). — Nach dem Befeuchten mit Kobaltnitratlösung färbt es sich beim Erhitzen in der äusseren Löthrohrflamme blau.

Prüfung. 1) Man kocht 1 g des Präparates mit 30 ccm Wasser. Das, Filtrat muss neutral sein und darf nur einen minimalen Verdampfungsrückstand hinterlassen. 2) In 30 Th. verdünnter Salzsäure muss es sich klar auflösen. Diese Lösung darf durch Kaliumferrocyanid nicht sofort gebläut (Eisen), noch durch Baryumchlorid sofort getrübt werden (Schwefelsäure). 3) Es löse sich in 10 Th. Natronlauge; diese Lösung darf durch Schwefelwasserstoffwasser nicht verändert werden (Metalle, z. B. Zink). 4) Beim Befeuchten mit Silbernitratlösung oder Quecksilberchloridlösung muss es ungefärbt bleiben (Magnesiumoxyd).

Anwendung. Auf secernirenden Wundflächen wirkt es, äusserlich angewendet, austrocknend; daher als Streupulver bei nässenden Exanthemen und stark secernirenden Geschwürsflächen. Innerlich neutralisirt es die Magensäure und wirkt alsdann wie ein Thonerdesalz adstringirend und stopfend. In Gaben von 0,1—0,2—0,5—1,0 als Antacidum bei Diarrhöen, z. B. Cholera infantum, auch bei Cholera asiatica. — Thonerdehydrat hat die Eigenschaft, durch Flächenanziehung viele Substanzen, z. B. Farbstoffe, auf sich niederzuschlagen, daher dient es als Klärmittel und zur Herstellung von Farblacken.

Löwig's Patent-Thonerde. Ein feuchtes gallertartiges Thonerdehydrat mit etwa 10 Proc. Aluminiumhydrat, bisweilen kleine Mengen Aetznatron oder Kalkhydrat, oder die Karbonate dieser enthaltend. Sie wird dargestellt durch Fällung von Aluminium-Natriumoxyd $Al_2(ONa)_6$ mittels Aetzkalkes, Auflösen des Aluminium-Calciumoxyds $Al_2O_6Ca_3$ in Salzsäure und Fällung dieser Lösung mit Aluminium-Calciumoxyd unter Ausschluss von

Wärme. — Aufzubewahren in gut geschlossenen Gefässen an einem kühlen Orte. Nach längerer Aufbewahrung geht sie in krystallinischen Zustand über, wobei sie kreidiges Aussehen annimmt. Anwendung als Klärmittel, z. B. bei der Reinigung des Honigs. Nicht verwendbar bei sauren oder gefärbten Flüssigkeiten, z. B. Fruchtsäften. Aeusserlich als aufsaugendes Mittel zur Bereitung von Umschlägen. Technisch zur Beseitigung von Fettflecken, ferner in Verbindung mit Kalkhydrat oder Wasserglas zur Bereitung von Kitten. Bezugsquelle: Chem. Fabrik GOLDSCHMIEDEN in Schlesien.

Liquor Aluminae alkalinus. Liquor antiarthriticus TUERCK. TUERCK's Waschungen gegen Gicht und Podagra. Sind Auflösungen von Thonerdehydrat in Kalilauge. TUERCK unterscheidet je nach der Stärke der von ihm verwendeten Kalilauge 6 Sorten:

I bereitet mit Kalilauge vom sp. G. 1,015	IV bereitet mit Kalilauge vom sp. G. 1,065
II „ „ „ „ „ 1,031	V „ „ „ „ „ 1,077
III „ „ „ „ „ 1,048	VI „ „ „ „ „ 1,094

Man bereitet diese Liquores durch mehrtägiges Digeriren der vorgeschriebenen Kalilauge mit einem Ueberschuss von Thonerdehydrat (Alumina hydrata s. oben), so dass also keine freie Kalilauge, sondern vielmehr eine Lösung von Aluminium-Kaliumoxyd vorhanden ist.

In 2 kg der alkalischen Thonerdelösung, deren Stärke vom Arzte vorgeschrieben ist, löst man 30 g arabisches Gummi. Andererseits bereitet man eine Emulsion aus einem halben Eidotter, 40 g weissem Sirup, 40 g konc. wässeriger Seifenlösung (oder 20 g Sapo medicatus plv.), 40 g Lärchenterpentin, 20 g Olivenöl und setzt dieser Emulsion nach und nach die alkalische Thonerdelösung unter Umrühren zu, worauf man noch 50 g gesättigten Kampherspiritus (mit 80 proc. Weingeist bereitet) zufügt. Mit der erwärmten Flüssigkeit wird der ganze Körper eingerieben.

Pulvis anticholericus Americanus.
Amerikanisches Cholerapulver.

Rp. Aluminae hydratae 1,2
Opii pulv.   0,05
Macidis
Gummi Arabici āā 0,6.

Tales doses quinque. Beim Choleraanfall stündlich ein Pulver.

Vet.   **Pulvis contra haematuresin.**

Rp. Natrii bicarbonici   200,0
Aluminis crudi pulv. 100,0.

Bei Blutharnen der Rinder und Schafe.
Ein Rind: 2 stündlich $\frac{1}{2}$ Esslöffel in $\frac{1}{2}$ l Wasser.
Ein Schaf: 2 stündlich $\frac{1}{2}$ Theelöffel mit $\frac{1}{4}$ l Wasser.

II. Bolus alba (Austr. Germ. Helv.). Argilla. Weisser Thon. Bol blanc. White bole.

Ein natürlich vorkommendes, wasserhaltiges Thonerdesilikat (Thon), welches etwa 40—45 Proc. Kieselsäure, 30—35 Proc. Wasser, im ungereinigten Zustande auch etwas Calciumkarbonat und Sand enthält. Den für den pharm. Gebrauch bestimmten Bolus reinigt man vom Kalk durch Ausziehen mit 5 proc. Salzsäure und vom Sande durch einen Schlämmprocess. Der gewaschene und geschlämmte Bolus wird gesammelt, in grössere Stücke geformt, an der Luft einem Austrocknungsprocess unterworfen, schliesslich gepulvert. Früher brachte man ihn in die Form von Kugeln, welchen man ein Siegel aufdrückte. In dieser Form wurde er *„Terra sigillata"* genannt.

Erdige, undurchsichtige, zerreibliche Masse, welche befeuchtet etwas zähe wird, in Wasser allmählich zerfällt, aber darin unlöslich ist. Soll mit Salzsäure übergossen wenig oder gar nicht aufbrausen (Calciumkarbonat), beim Abschlämmen mit Wasser keinen Sand hinterlassen. Beim Erhitzen im Glasrohre verliert Bolus Wasser.

Anwendung. Aeusserlich als austrocknendes Mittel bei nässenden Wunden. Innerlich als Konstituens für Pillen mit leicht zersetzlichen Substanzen, wie Silbernitrat, Kaliumpermanganat. Technisch zum Entfernen von Fettflecken aus Holz und Geweben, zur Bereitung einiger Kitte, zum Beschlagen von Retorten.

Pasta Boli albae, Bolus-Pasta, ist Bolus alba mit Glycerin zur Pasta angerührt. An Stelle von Glycerin wird bisweilen auch Leinöl angewendet.

Das **Beschlagen einer Retorte** geschieht, indem man diese bis etwa gegen die Mitte des Schnabels an der äusseren Wandung mit einem frischbereiteten, sehr dünnen Brei aus Kreide und Wasserglas dünn überzieht. Wenn dieser Ueberzug an einem heissen Orte vollständig erhärtet ist und sich beim vorsichtigen Bereiben mit einem Tuche an keiner Stelle eine Abblätterung einstellt, werden noch 3—4 Ueberzüge gemacht mit einer Mischung aus: Wasserglas, Bolus (Thon) und etwas Kreide, und zwar wird je der folgende Ueberzug erst dann aufgetragen, wenn der vorhergehende vollständig erhärtet ist. — Solche beschlagene Retorten lassen sich über freiem Feuer erhitzen, sind auch sonst widerstandsfähig. — Blättert der erste Ueberzug an einigen Stellen ab, so muss man diese mit

Kreide trocken reiben und ausbessern. Kitte zum Dichten von Destillir- und Gasentwicke-
lungsapparaten, a) plastischer Thon; b) Mischung von 3 Th. gepulvertem Thon und 1 Th.
Getreidemehl, mit Wasser angerührt. An Stelle von Bolus kann für alle genannten Zwecke
Kaolin angewendet werden.

III. Terra porcellanea. Argilla porcellanea. Porcellanerde. Porcellan-
thon. Kaolin. Argile. China-Clay.

Verwitterungsprodukt des Feldspathes, im wesent-
lichen aus Aluminiumsilikat bestehend. Die zum pharm. Gebrauche bestimmte Sorte wird
durch Ausziehen mit 5 proc. Salzsäure vom Kalk und durch Schlämmen mit Wasser vom
beigemengten Sande befreit. — Weisse erdige Masse oder ein weisses Pulver, welches wie
Bolus zu prüfen ist. S. S. 240.

Anwendung. Aeusserlich als austrocknendes Mittel; innerlich als Konstituens
für Pillen. Technisch zum Klären von Wein, Bier, Honig, Zuckersäften. Auf 1 Liter
Flüssigkeit wendet man 5—10 g Porcellanerde an, welche mit kleinen Mengen der zu
klärenden Flüssigkeit fein angerieben sind. Man schüttelt während eines Tages häufig
um, lässt alsdann absetzen und filtrirt die geklärte Flüssigkeit vom Bodensatze ab. Grosse
Mengen als Füllstoff für Papiermasse. Porcellanerde kann in allen Fällen den „weissen
Bolus" (s. vorher) ersetzen.

IV. Bolus Armena. Bolus orientalis. Argilla ferruginea rubra. Terra
Lemnia. Lemnische Siegelerde. Armenischer Bolus. Bol d'Arménie (Gall.). Argile ocreuse. Armenia bol.

Ein natürlich vorkommendes, Eisenoxyd enthaltendes Thon-
erdesilikat, welches auch an einigen Stellen in Deutschland gegraben wird. Der rothe
Bolus kommt in lebhaft rothen, derben, zusammenhängenden Massen vor. Er ist matt
oder nur schwach schimmernd, im Bruche muschelig und undurchsichtig. Beim Ritzen
mit einem harten Körper nimmt er fettartigen Glanz an. Er ist fettig anzufühlen und
bleibt an der feuchten Zunge hängen, er lässt sich leicht schaben und zerreiben. In
Wasser zerspringt er mit Knistern in kleine Stücke und zerfällt allmählich zu einer breiartigen Masse. Auch im Munde zergeht er leicht. Spec. Gew. 1,9—2,0.

In den Handel kommt er in natürlichen Stücken, aber auch geschlämmt als Pulver
oder in Trochisken-Form. Letztere waren früher gewöhnlich mit irgend einem Stempel
versehen *(Terra sigillata rubra)*. Die pharmaceutische Sorte ist die geschlämmte *(Bolus
Armena praeparata)*; sie darf beim Uebergiessen mit verdünnter Salzsäure nicht aufbrausen.

Anwendung. Als Arznei kaum noch angewendet; man setzt ihn Pulvern und
Pillen als färbenden Bestandtheil zu, benutzt ihn auch zum Konspergiren von Pillen.
Früher diente er äusserlich als Exsiccans, innerlich und äusserlich als Hämostaticum und
Adstringens.

<table>
<tr><td>

Pilules arméniennes CORPUT.

Bols d'Arménie de Charles Albert.

Rp. Balsami Copaïve evaporati 32,0
  Magnesiae ustae   2,0
  Cubebarum
  Boli Armenae   āā 10,0
   fiant pilulae ponderis 0,4 g.

</td><td>

Emplatre Cérvène (Gall.)
Emplastrum Ceroneum.

Rp. 1. Picis Burgundicae 400,0
    2. Picis nigrae
    3. Cerae flavae   āā 100,0
    4. Sebi ovilis   50,0
    5. Boli Armenae   100,0
    6. Myrrhae
    7. Olibani
    8. Minii   āā 20,0
5—8 werden gepulvert und in die halb erkaltete
  Mischung aus 1—4 eingesiebt. Wird wie unser
  „Oxycroceum-Pflaster" gebraucht.

</td></tr>
</table>

Bolus Armena artificialis. Argilla martiata. Alumina ferrata. Eine
wässerige Lösung von 10 Th. Alaun und 3,3 Th. kryst. Ferrosulfat wird mit einer Lösung
von 14 Th. kryst. Natriumkarbonat gefällt. Der entstandene Niederschlag wird bis zum fast
völligen Verschwinden der Schwefelsäure gewaschen und bei lauer Wärme getrocknet.
Obsoletes Arzneimittel, früher gegen Durchfall und Bleichsucht verwendet; Dosis 0,5—1,5
dreimal täglich.

Bolus rubra. Rother Bolus. Ist dem armenischen Bolus ähnlich, aber sandiger
und meist etwas dunkler an Farbe. Kommt ebenso wie der weisse Bolus geschlämmt
(in cylindrischen Stücken) in den Verkehr. Man benutzt ihn für Kitte, auch als Bestandtheil von Vieh-Arzneipulvern.

V. Rubrica fabrilis seu factitia. Creta rubra. Rothe Kreide. Röthel.

Eine dem rothen Bolus ähnliche Erde, und zwar Eisenoxyd enthaltender Thonschiefer, in 1—2 fingerlange, verschieden dicke Stücke geformt. Spec. Gew. 3,1—3,8. Wird bisweilen von Bauhandwerkern verlangt, welche sie zum Schreiben auf Holz und Mauerwerk gebrauchen; lediglich Handverkaufsartikel.

VI. Medulla saxorum. Steinmark.

Ein natürliches Thonerdesilikat von weisslicher, gelblicher, röthlicher, bräunlicher Farbe. Undurchsichtig, auf dem Bruche erdig, feinkörnig, zart, der feuchten Zunge anhaftend. Spec. Gew. 2,2—2,5. Wird als Pulver vorräthig gehalten und besonders als Putzmittel für Metallgeräthe verlangt. Für diesen Zweck sollte lediglich die geschlämmte Sorte abgegeben werden.

Früher wurde es arzneilich verwendet; die bläuliche, aus Sachsen kommende Sorte, zu Sympathie-Kuren verwendet, hatte den Namen „Wundererde, *Terra miraculosa*".

VII. Lapis Smiridis. Smirgel. Schmirgel.

Eine Varietät des Korunds. Wird nur an wenigen Stellen auf der Erde gebrochen, z. B. am Kap Emeri auf Naxos, zu Nikoria auf Samos, in Spanien, Portugal, bei Schwarzenberg in Sachsen. Ist ein Thonerdesilikat von solcher Härte, dass es nur dem Diamant nachsteht; meist dunkelbläulich und graukantendurchscheinend. Kommt als Pulver von verschiedener Feinheit aus den Schmirgelwerken in den Handel und wird von Bildhauern, Metallarbeitern und Glasschleifern etc. gebraucht. No. 0 ist gröbster Schmirgel in kleinen braunen Körnern, No. 9 grober, No. 10 mittler, No. 11 feiner, No. 12 feinster Schmirgel. Da er vielfach verfälscht wird, so muss man ihn aus zuverlässigen Drogen-Handlungen beziehen.

Schmirgelpapier wird durch Aufsieben von Schmirgelpulver auf mit Leim frisch bestrichenes Papier, Schmirgelleinen in gleicher Weise mit Benutzung von Shirting dargestellt. Von beiden giebt es zahlreiche, dem Korn des Pulvers entsprechende Nummern.

Pasta für Streichriemen. Lapis Smiridis geschlämmt No. 12, Graphites (Plumbago) āā 30,0, Polir-Roth (Eisenoxyd) 15,0, Sebi, Cerae flavae āā 30,0.

Erkennung und Bestimmung. Man erkennt die Thonerde in Lösungen (also die Aluminium-Salze in Lösungen) an folgenden Reaktionen: **1)** Natriumkarbonat fällt aus Thonerdesalzlösungen unter Entweichen von Kohlensäure — Ammoniak und Ammoniumsulfid fällen ohne Entweichen von Kohlensäure — farbloses, gelatinöses Aluminiumhydroxyd $Al_2(OH)_6$. Dieses ist unlöslich in Ammoniumchlorid, dagegen löslich in Kali- oder Natronlauge. Weinsäure, Citronensäure und andere nicht flüchtige organische Säuren verhindern, falls sie in erheblichen Mengen zugegen sind, die Ausfällung. **2)** Natriumphosphat fällt voluminöses, weisses Aluminiumphosphat $PO_4Al + 4H_2O$. Dieses ist leicht löslich in Kali- oder Natronlauge (wird aber aus dieser Lösung durch Ammonsalze wieder gefällt), leicht löslich in Salzsäure oder Salpetersäure, nicht löslich in Essigsäure. **3)** Kali- oder Natronlauge fällen bei vorsichtigem Zufügen zunächst farbloses Aluminiumhydroxyd $Al_2(OH)_6$; der Niederschlag ist in einem Ueberschuss von Kali- oder Natronlauge löslich, wird aber durch Zusatz von Ammoniaksalzen wieder hervorgerufen. **4)** Glüht man Thonerde oder eine Verbindung derselben auf Kohle vor dem Löthrohr, befeuchtet alsdann mit etwas Kobaltnitratlösung und glüht wieder, so erhält man eine ungeschmolzene, himmelblaue Masse.

Man bestimmt die Thonerde in der Regel, indem man sie als Aluminiumhydroxyd fällt und dieses durch Glühen in Aluminiumoxyd überführt:

Man versetzt die heisse, mässig verdünnte Flüssigkeit mit Ammoniumchlorid, hierauf mit Ammoniak in mässigem Ueberschusse, erhitzt zum Sieden und erwärmt so lange, bis die Flüssigkeit kaum noch nach Ammoniak riecht. (Nicht länger!) Man filtrirt ab, wäscht mit heissem Wasser (nicht zu kleine Filter!) erst durch Dekanthiren, dann auf dem Filter aus, trocknet gut aus und glüht im bedeckten Platintiegel zuerst über gewöhnlichem Brenner, schliesslich 10 Minuten über dem Gebläse. Was man wägt, ist Aluminiumoxyd Al_2O_3. Multiplicirt man dieses mit 0,5294, so erhält man die diesem entsprechende Menge von metallischem Aluminium. — Enthält die Lösung nicht flüchtige Salze, so können kleine Mengen derselben in dem Niederschlage verbleiben. Man löst in diesem Falle den ausgewaschenen Niederschlag (ohne zu glühen) nochmals in Salzsäure, fällt nochmals mit Ammoniak, wäscht aus, trocknet und glüht wie oben angegeben.

Enthält die Substanz flüchtige organische Säuren, so beseitigt man diese zunächst durch Abrauchen mit konc. Schwefelsäure. Sind nicht flüchtige organische Säuren zugegen, so schmilzt man die Substanz mit Kalium-Natriumkarbonat und etwas Salpeter, oder man zerstört die Säuren durch Erhitzen mit konc. Schwefelsäure nach dem KJELDAHL'schen Verfahren.

In Säuren nicht lösliche Thonerde-Verbindungen (Silikate) schliesst man durch Schmelzen mit Kalium-Natriumkarbonat auf. Die Lösung der Schmelze wird mit Salzsäure übersättigt, die Kieselsäure durch wiederholtes Eintrocknen mit Salzsäure in unlösliche Form gebracht und aus dem Filtrat die Thonerde durch Ammoniak gefällt. — Man kann die Kieselsäure aus den Thonerdesilikaten auch durch Eindampfen der Substanz mit Flusssäure im Platingefässe verflüchtigen, das hinterbliebene Aluminiumfluorid durch Erwärmen mit konc. Schwefelsäure in das Sulfat überführen und dessen Lösung wie oben mit Ammoniak fällen.

Aluminii Salia varia.

I. Aluminium boricum. Aluminiumborat. $Al_2(B_4O_7)_3$. Mol. Gew. $= 522$.

115 Th. kryst. Borax werden in wässriger Lösung mit einer Auflösung von 67 Th. kryst. Aluminiumsulfat gefällt, der entstehende Niederschlag wird eben bis zum Verschwinden der Schwefelsäure-Reaktion gewaschen, alsdann getrocknet.

II. Aluminium boro-formicicum. Bor-ameisensaures Aluminium.

Darstellung. In ein Gemisch von 2 Th. Ameisensäure und 1 Th. Borsäure sowie 6—7 Th. Wasser trägt man unter Erwärmen soviel frisch gefälltes und gut ausgewaschenes Aluminiumhydroxyd ein, als in der Wärme gelöst wird. Man lässt absetzen, filtrirt und bringt die Lösung durch Abdampfen zur Krystallisation.

Perlmutterglänzende, in Wasser und in Alkohol lösliche Schuppen; die wässerige Lösung reagirt sauer, schmeckt süsslich adstringirend, coagulirt Eiweiss nicht und wird durch Alkali nicht gefällt. Zusammensetzung Al_2O_3 33,5; H_2CO_2 14,9; BO_3H_3 19,68; H_2O 31,92 entsprechend etwa der Formel $Al_2O_3BO_3H_3H_2CO_2+5H_2O$. Die 10proc. Lösung hat das spec. Gewicht 1,064, die 20proc. $= 1,110$. Als Desinficiens zur Behandlung von Kehlkopfkrankheiten.

III. Aluminium boro-formicicum ammoniatum. Eine wässerige Lösung des vorstehenden Salzes wird mit Ammoniak übersättigt und die klare Flüssigkeit eingedunstet. Konnte noch nicht krystallisirt erhalten werden.

IV. Aluminium borico-tannicum. Bor-Gerbsaures Aluminium D.R.P. 77315.

Cutal. Eine Lösung von 1 Th. Gerbsäure und 4 Th. krystall. Borax in 80 Th. Wasser wird unter Umrühren in eine Auflösung von 3 Th. kryst. Aluminiumsulfat in 12 Th. Wasser eingetragen. Der entstehende Niederschlag wird gewaschen, bei niedriger Temperatur auf Bisquit-Porcellan getrocknet und gepulvert. Hellbraunes, in Wasser unlösliches Pulver.

V. Aluminium borico-tartaricum. Bor-Weinsaures Aluminium D.R.P. 77315.

Boral. 1 Th. Aluminiumborat (s. vorher), 1 Th. Weinsäure und 9 Th. Wasser werden im Dampfbade bis zur Auflösung erwärmt, und die filtrirte Lösung zur Trockne gebracht. Farbloses, krystallinisches, in Wasser leicht lösliches Salz.

VI. Aluminium borico-tannico-tartaricum. 1 Th. Bor-gerbsaures Aluminium wird mit 1,2 Th. Weinsäure und 10 Th Wasser bis zur Auflösung im Wasserbade erwärmt und die filtrirte Auflösung eingetrocknet.

VII. Gallalum. Aluminiumgallat. Basisch gallussaures Aluminium. $Al_2(OH)_4$ $(C_7H_5O_5)_2$ (?)

Man löst zunächst 67 Th. krystall. Aluminiumsulfat in 500 Th. Wasser, alsdann 29 Th. Natriumbikarbonat (eisenfrei) in 500 Th. Wasser in der Kälte auf, sättigt die Lösung mit 38 Th. Gallussäure theilweise ab und trägt die Aluminiumsalzlösung unter Umrühren in die Natrium-Gallatlösung ein. Der entstehende Niederschlag wird gewaschen, gesammelt und bei Lichtabschluss getrocknet.

Bräunliches, fast geschmackloses Pulver, wird von Ammoniak mit gelbbrauner, von Natronlauge mit röthlichbrauner Farbe gelöst. Salzsäure und verdünnte Schwefelsäure lösen es mit bräunlicher Färbung. Hinterlässt beim Verbrennen rund 22—23 g Aluminiumoxyd, welches nur schwach alkalisch reagiren darf. — Als Desinficiens bei Ozaena empfohlen.

VIII. Tannalum insolubile. Aluminiumtannat. Basisch gerbsaures Aluminium.

Wird durch Fällen einer Aluminiumsulfatlösung durch eine Gerbsäurelösung erhalten, welche mit Ammoniak annähernd neutral gemacht ist. $Al_2(OH)_4 (C_{14}H_9O_9)_2 + 10H_2O$ (?)

Bräunliches Pulver, in Natronlauge beim Erwärmen mit brauner Farbe löslich, in Wasser unlöslich. Als Adstringens bei chronischen Katarrhen der Athmungsorgane.

IX. Tannalum solubile. Aluminium tannico-tartaricum. Gerbsaures Aluminium. $Al_2(C_4H_4O_6)_2 (C_{14}H_9O_9)_2 + 6H_2O$ (?)

Wird durch Auflösen des Tannalum insolubile in Weinsäurelösung und Verdampfen der Lösung erhalten. In Wasser löslich.

Aluminium.

Aluminium. Aluminum. Al. Atom-Gew. = 27. (Amerikanische Abkürzungen: Aluum, Alium, Alim und Alm.)

Darstellung. Dieses Metall wird gegenwärtig in beträchtlichen Mengen durch elektrolytische Reduktion von Aluminiumoxyd bei Gegenwart von Kryolith als Flussmittel dargestellt. Zu Neuhausen in der Schweiz wird die Wasserkraft eines Theiles des Rheinfalls zum Betriebe elektrischer Dynamo-Maschinen verwerthet. Der erzeugte Strom dient vorzugsweise zur Herstellung von Aluminium. Als positive Elektrode dienen Bündel von Kohlestäben, als negative Elektrode geschmolzenes Aluminium, welches am Boden des bei der Reduktion benutzten Tiegels (Kohletiegel oder mit Kohleplatten gefütterter Eisentiegel) liegt. Der Betrieb ist kontinuirlich; das erzeugte Aluminium wird sogleich in Barren ausgegossen.

Handelssorten. Man findet im Handel „Rein-Aluminium" mit 98—99,75 Proc. Al. und „Aluminium" mit 92—98 Proc. Al. Von der Reinheit abgesehen, kommt es in Form von Barren, Draht, Blech, Pulver, Spähnen im Handel vor.

Eigenschaften. Silberweisses, specifisch leichtes Metall, welches politurfähig ist und seinen Glanz an der Luft gut behält. Spec. Gewicht des gegossenen Aluminiums = 2,56, des gehämmerten = 2,67. Schm.-P. = 628° C. Es ist nur schwach magnetisch, dagegen leitet es die Elektricität vorzüglich. Durch schwaches Anätzen mit verdünnter Natronlauge und nachheriges Abspülen mit Salpetersäure kann es „mattirt" werden, doch erreicht man diesen Zweck noch schöner durch das Sandstrahlgebläse.

Wasser wirkt bei gewöhnlicher Temperatur und bei Siedehitze nur wenig auf Aluminium ein; kalte konc. Schwefelsäure und kalte verdünnte Schwefelsäure greifen es nur wenig an, dagegen lösen sie es beim Erwärmen. Salpetersäure wirkt sogar in ziemlicher Koncentration nur wenig ein. Salzsäure löst es leicht unter Wasserstoffentwickelung, ebenso Kali- und Natronlauge. Von Essigsäure wird es gleichfalls gelöst. Von Phenol (*Acidum carbolicum liquefactum*) wird es unter stürmischer Wasserstoffentwickelung gelöst. — Reibt man metallisches Aluminium mit etwas Quecksilberchlorid, -sulfat oder einem ähnlichen Salze ein, so entsteht zunächst ein Aluminium-Amalgam, aus welchem infolge Oxydation durch den Luftssauerstoff Thonerde in haarförmigen Gebilden sich erhebt.

Anwendung. Aluminium findet als solches wegen seines niedrigen specifischen Gewichtes, ferner wegen seines schönen Aussehens und wegen seiner Unveränderlichkeit Verwendung zur Herstellung zahlreicher Gebrauchsgegenstände, Schmucksachen etc. Insbesondere besitzen einige Legirungen des Aluminiums werthvolle Eigenschaften. In der Chemie benutzt man es als Reduktionsmittel, namentlich um in alkalischer Lösung Salpetersäure in Ammoniak überzuführen.

Werthbestimmung. Das in der Pharmacie oder Chemie benutzte Aluminium soll mindestens 99 Proc. Al. enthalten. Daneben enthält es als Verunreinigungen: Silicium, Eisen, Schwefel, Arsen. Man prüft wie folgt.

1) Silicium. Man übergiesst 2—4 g Schnitzel in einer Platinschale mit reiner konc. Natronlauge (e *Natrio*). Nach erfolgter Auflösung säuert man mit Salzsäure an, dampft zur Trockne, erhitzt zwei Stunden auf 150⁰ C., nimmt mit salzsäurehaltigem Wasser auf und filtrirt die Kieselsäure ab, welche gewaschen, getrocknet und geglüht wird. **2) Eisen.** Man löst 3 g Schnitzel in reiner Natronlauge auf, übersättigt die Lösung mit reiner verdünnter Schwefelsäure von 1,16 spec. Gew. und titrirt mit Kaliumpermanganat bis zur bleibenden Röthung. **3) Aluminium.** Man löst 2 g Schnitzel in reiner Natronlauge auf, füllt 200 ccm auf, lässt absetzen und entnimmt 50 ccm der klaren Lösung. Man erhitzt diese in einer Platinschale mit einem Ueberschuss von Ammoniumnitrat, filtrirt ab, löst den Niederschlag nochmals in Säure, fällt nochmals und zwar mit Ammoniak, trocknet, glüht und wägt nach. S. 242.

Die übrigen verunreinigenden Metalle findet man in den sauren bez. alkalischen Filtraten von 1—3.

Aluminium-Stifte. Stifte aus reinem Aluminium kann man zum Schreiben bezw. Zeichnen auf Glas und Porcellan benutzen. Die Schrift ist metallglänzend weiss, anhaftend. Da die Stifte nur auf Glas, nicht aber auf natürlichen Edelsteinen z. B. den Diamanten schreiben, so lassen sich hierdurch Diamanten von werthlosen Imitationen unterscheiden.

Aluminium-Legirungen. **1) Aluminium + Kupfer.** Die mehr als 80 Proc. Kupfer enthaltenden Legirungen heissen „Aluminium-Bronzen". Sie zeichnen sich durch Gussfähigkeit, Härte, Hämmerbarkeit, Politurfähigkeit und Widerstandsfähigkeit gegen chemische Einflüsse aus. a) 90 Cu + 10 Al hat die Farbe des hellen Goldes. b) 95 Cu + 5 Al hat die Farbe des rothen Goldes (rothe Karatirung). c) 98 Cu + 2 Al hat fast Kupferfarbe. Aluminium-Messing: Zink 33,3, Kupfer 63,4, Aluminium 3,3 ist durch Festigkeit und Elasticität ausgezeichnet.

2) Aluminium + Silber. a) Besonders wichtig ist eine mit 96 Proc. Al. und 4 Proc Ag. Sie ist hart wie Werksilber und sehr politurfähig. b) Tiers-argent, Drittel-Silber, aus 1 Th. Silber und 2 Th. Aluminium, wird zu Geräthschaften wie Werksilber verwendet.

3) Aluminium + Gold. Zusatz von 1 Proc. Aluminium macht das Gold sehr hart, ohne seine Dehnbarkeit zu beeinträchtigen.

4) Aluminium + Zink. Zusatz von 2—3 Proc. Zink macht das Aluminium hart, zugleich dehnbar und politurfähig.

5) Aluminium + Eisen. Eine Legirung von 75 Proc. Eisen mit 25 Proc. Aluminium ist silberweiss und ausserordentlich hart, nicht rostend. Kleine Procentsätze von Aluminium verleihen dem Stahl sehr werthvolle Eigenschaften.

Aluminium-Amalgam, wie solches in chemischen Laboratorien als neutrales Reduktionsmittel angewendet wird, ist wie folgt zu bereiten: Entölte Aluminiumspähne werden mit Natronlauge bis zu starker Wasserstoff-Entwickelung angeätzt, dann mit Wasser einmal abgespült. Auf das noch mit der schwachen Lauge benetzte Metall lässt man eine 0,5 proc. Mercurichloridlösung 1—2 Minuten lang einwirken. Diese gesammten Operationen wiederholt man — um den zunächst auftretenden schwarzen Schlamm zu entfernen — nochmals, spült nach einander schnell mit Wasser, Alkohol und Aether ab und bewahrt unter leichtsiedendem Petroläther auf. Das Aluminium-Amalgam zersetzt schon bei gewöhnlicher Temperatur das Wasser sehr stürmisch.

Aluminium-Lothe. Das Löthen des Aluminiums bietet immer noch technische Schwierigkeiten. Als Lothe werden angegeben: **1)** Kupfer 56, Zink 46, Zinn 2. Mit Borax zu löthen. **2)** Aluminium 95, Kupfer 1, Zinn 4. **3)** Aluminium 95, Kupfer 1, Wismuth 2, Zink 1, Zinn 1. **4)** Aluminium 60, Kupfer 13, Wismuth 10, Antimon 15, Zinn 2. **5)** Zinn 97, Wismuth 1, Kupfer 2. **6)** Cadmium 50, Zink 20, Zinn 30.

Aluminium aceticum.

Aluminium aceticum. Thonerdeacetat. Essigsaure Thonerde. Verbindungen der Thonerde mit Essigsäure sind mehrere bekannt. Sie sind aber nur zum Theil in fester Form darstellbar, bez. pharmaceutisch wichtig.

I. Aluminium aceticum neutrale. Neutrales Thonerde-acetat $Al_2(CH_3CO_2)_6$ ist nur in wässeriger Auflösung bekannt, in fester Form ist diese Verbindung noch nicht dargestellt worden. Sie findet auch pharmaceutisch nicht Verwendung.

II. Aluminium aceticum basicum. Aluminium subaceticum. Basisches Thonerdeacetat. $^2/_3$-Essigsaure Thonerde. $Al_2(CH_3CO_2)_4(OH)_2$. Acétate d'Alumine. Acetate of Aluminium.

Diese oder eine ähnliche Verbindung ist von ATHENSTÄDT nach einem von diesem nicht publicirten Verfahren dargestellt worden. Das ATHENSTÄDT'sche Präparat bildet weissliche, durchscheinende, krystallinische Krusten von kaum merklichem Geruche nach Essigsäure und schwach süsslich-salzigem, etwas schrumpfendem Geschmack. Frisch bereitet, löst es sich in kaltem Wasser zu einer klaren Flüssigkeit, kann daher als Ausgangsmaterial zur Herstellung von Liquor Aluminii acetici verwendet werden, doch büsst es nach einiger Zeit der Aufbewahrung an seiner Löslichkeit ein. Die Lösungen dieses Thonerde-$^2/_3$-Acetates sind die arzneilich verwendeten Aluminiumacetatlösungen.

Liquor Aluminii acetici (Germ.) Aluminium aceticum solutum (Austr. Helv.) Aluminiumacetatlösung. Essigsaure Aluminiumlösung. Thonerdeacetatlösung. Solution d'acétate d'Aluminium. Solution of Acetate of Aluminum. Die Austr. und Germ. geben genau die nämliche Vorschrift, wenn die Verhältnisse (wegen der verschiedenen Stärke der Essigsäure) auch scheinbar abweichen.

	Austr.	Germ.	Helv.[1]
Aluminiumsulfat, kryst.	300,0	300,0	222,0
Essigsäure, verdünnt	540,0 (20,4 %)	360,0 (30 %)	300,0
Wasser	620,0	800,0	480,0

In diese Lösung wird allmählich unter Umrühren eingetragen eine Anreibung von

	Austr.	Germ.	Helv.
Calciumkarbonat mit	130,0	130,0	100,0
Wasser	200,0	200,0	140,0

Austr. und Germ. lassen 24 Stunden lang unter bisweiligem Umrühren stehen, dann ohne Nachwaschen koliren und abpressen, schliesslich die Flüssigkeit filtriren. Helv. dagegen lässt nach 24 stündigem Stehen filtriren und das Filtrat durch Nachwaschen mit Wasser auf 1000 Th. bringen.

	Austr.	Germ.	Helv.
Spec. Gewicht	1,044—1,046	1,044—1,046 .	1.058
Gehalt an Aluminiumsubacetat	8 %	7,5—8 %	10 %
Gehalt an Aluminiumoxyd	2,5—3,0 %	2,5—3,0 %	3,5—3,6 %

Bedingung für die Erzielung eines klaren Präparates ist der möglichste Ausschluss von Erwärmung bei der Darstellung und die Anwendung eines Aluminiumsulfates, welches von verunreinigenden Salzen möglichst frei ist.

Eigenschaften. Farblose, klare oder opalisirende Flüssigkeit, schwach nach Essigsäure riechend. Beim Vermischen mit dem doppelten Volumen Weingeist darf wohl Opalisiren, nicht aber sofortige Fällung (Gips) entstehen. Schwefelwasserstoffwasser bewirke keine Fällung oder Färbung (Blei, Kupfer, Zink). Werden 10 g der Lösung mit 0,2 g Kaliumsulfat im Wasserbade erwärmt, so tritt Gelatiniren ein, beim Erkalten wird die Flüssigkeit wieder klar. — Beim Aufkochen im Reagensglase trübt sich die Lösung unter Bildung noch basischerer Aluminiumacetate. Aufbewahrung. An einem kühlen Orte in gut verschlossenen Gefässen. Glasstopfen werden leicht eingekittet.

Anwendung. Wirkt antiseptisch und adstringirend. Daher äusserlich zum Verbande schlecht eiternder Wunden (1 : 5—20 Aqua), bei Gonorrhoe und anderen Ausflüssen, bei Fussschweiss, als Mundwasser (1 : 30). Technisch zum Konserviren von Leichentheilen, ein rohes Präparat als Beize beim Färben und zum Wasserdichtmachen der Gewebe. Innerlich nur selten und dann in Dosen von 5—10 Tropfen mehrmals täglich, am besten in Sirup.

Liquor Aluminii acetici crudus [BUROW]. Liquor Burowii. Rohe Aluminiumacetatlösung. 95 Th. Kali-Alaun werden in 700 Th. Wasser gelöst. In die völlig

---

[1] In der Helv. findet sich hier augenscheinlich ein störender Druckfehler. Es sind 300 g Essigsäure vorgeschrieben, während augenscheinlich verdünnte Essigsäure von 30 Proc. gemeint ist.

erkaltete Lösung trägt man unter Umrühren 151 Th. feingepulvertes, rohes Bleiacetat ein. Die Mischung wird unter häufigem Umrühren an einen möglichst kühlen Ort gestellt und nach dem Absetzen filtrirt. Man leitet in das Filtrat Schwefelwasserstoff, filtrirt und lässt die Lösung an einem kühlen Orte in flachen Schalen stehen, bis sich der Geruch nach Schwefelwasserstoff verloren hat. (Ergänzb.)

Klare farblose Flüssigkeit, in 100 Th. etwa 5 Th. Aluminiumacetat neben Kaliumacetat enthaltend. Mit der fünffachen Raummenge Wasser verdünnt, werde sie durch Schwefelwasserstoff nicht verändert (Blei). — 10 g sollen nach Fällung mit Ammoniak etwa 0,125 g Aluminiumoxyd geben.

Anwendung. Zum äusserlichen Gebrauche wie diejenige des inneren Präparates (s. vorher) namentlich auch in der Thierarzneikunde. Man hüte sich bleihaltige Präparate abzugeben!

Collutorium adstringens.
Scheiblers Mundwasser.

Rp. Aluminii sulfurici 10,0
Natrii acetici 12,5
Aquae destillatae 150,0

lasse man unter öfterem Umschütteln 12 Stunden lang stehen. Alsdann füge man hinzu

Spiritus 50,0
Olei Menthae piperitae
Olei Salviae āā gtt. 2.

Man mische gut durch, lasse eine Nacht an einem kühlen Orte absetzen, filtrire und mische hinzu

Aquae destillatae 100,0.

S. Einen Esslöffel voll auf 1 Glas Wasser zum Ausspülen des Mundes.

Unguentum Aluminii acetici.

Rp. Liquoris Aluminii acetici 40,0
Adipis Lanae 20,0
Unguenti cerei 10,0.

Collemplastrum Aluminii acetici.
Essigsaure Thonerde — Kautschukpflaster (DIETERICH).

Rp. Kautschukpflasterkörper 800,0
Rhizomatis Iridis pulv. 65,0
Sandaracis 20,0
Aluminii acetici 17,0
Olei resinae 35,0
Aetheris 150,0.

Bereitung wie Collemplastrum adhaesivum.

Injectio adstringens. REECE.

Rp. Plumbi acetici
Aluminis āā 1,0
Aquae destillatae 180,0.

Bei Gonorrhoe und anderen entzündlichen Ausflüssen. Die Lösung wird sowohl filtrirt wie unfiltrirt verwendet.

Ein dem Liquor Aluminii acetici (Austr. und Germ.) gleichwerthiges Präparat erhält man *ex tempore* wie folgt: Aluminii subacetici (ATHENSTÄDT) 150,0 Aquae destillatae 810,0 Acidi acetici diluti (30 Proc.) 40,0. In der Kälte unter Umschütteln aufzulösen und nach dem Absetzen zu filtriren. Zur Bereitung des Schweizer Präparates wären 200 g Aluminiumsubacetat anzuwenden.

III. Aluminium acetico - tartaricum (Ergänzb.). Essig - weinsaure Thonerde. Alsol-ATHENSTÄDT.

100 Th. frischbereitete Aluminiumacetatlösung (Germ. III) werden mit 3,5 Th. Weinsäure auf dem Wasserbade unter Umrühren eingedampft, bis sich eine Salzhaut bildet. Dann wird die Lösung in dünner Schicht auf Glasplatten gestrichen und bei nicht über 30° C. ausgetrocknet.

Farblose, amorphe, durchscheinende, schwach nach Essigsäure riechende, säuerlich adstringirend schmeckende Lamellen, in gleichen Theilen Wasser löslich, unlöslich in Alkohol. Die wässerige Lösung reagirt sauer.

Prüfung. 1) Die wässerige Lösung 1 : 2 werde beim Erhitzen nicht gallertartig und scheide basisches Salz nicht aus. 2) Die wässerige Lösung 1 : 10 werde durch Schwefelwasserstoffwasser nicht verändert (Pb, Cu, Zn.). 3) Wird 1 g des Salzes in 20 ccm Wasser gelöst und mit einigen Tropfen Phenolphthaleïn versetzt, so sollen zur Röthung nicht weniger als 5 und nicht mehr als 7,5 ccm Normal-Kalilauge erforderlich sein.

Anwendung. Wie Aluminiumacetatlösung, vor welcher sie den Vorzug besitzt, dass ihre Lösung basisches Salz nicht abscheidet. Für Mund- und Gurgelwässer = 1—2 : 100,0, für die Wundbehandlung 1—3 : 100,0 Wasser, gegen Frostbeulen ist die 50procentige Lösung empfohlen worden.

Aluminium acetico-tartaricum solutum. Essigweinsaure Thonerdelösung (Helv.). Durch gelindes Erwärmen werden 3 Th. Weinsäure in 74 Th. Aluminiumacetatlösung (Helv. spec. Gew. 1,058) gelöst und durch Zusatz von Wasser auf 100 Th. gebracht. Diese Lösung enthält 10 Proc. essig-weinsaure Thonerde. Spec. Gew. = 1,047. Das gleiche Präparat erhält man durch Auflösen von 3,5 Th. Weinsäure in 100 Th. Aluminiumacetatlösung Austr. und Germ.

Aluminium-Kalium aceticum, Alkasal-ATHENSTÄDT**, Aluminium-Kalium-acetat.** $Al(OH)_2(C_2H_3O_2)_5K$. D.R.P. 94851. Diese von ATHENSTÄDT als Doppelsalze angesehenen Verbindungen sollen entstehen, wenn man die 25 procentige Lösung des basischen Aluminium($^2/_3$)acetats im Verhältniss $Al_2(OH)_2(CH_3CO_2)_4 : C_2H_3O_2M$ mit Alkaliacetaten zusammenbringt. Die Salze sollen auch krystallisirt erhalten werden können und sollen auch bei 105 ^{0} C. keine Essigsäure abgeben.

Eine fast genau 10 Proc. des obigen Kalisalzes enthaltende Lösung erhält durch Auflösen von 98 Th. trockenem Kaliumacetat in 4050 Th. des Liquor Aluminii acetici Germ. III.

Acetonalum. Aluminium-Natriumacetat-ATHENSTÄDT. $Al_2(OH)_2(C_2H_3O_2)_5Na$. Zur Darstellung der 10 procentigen Lösung des Natrium-Doppelsalzes löst man 82 Th. entwässertes Natriumacetat in 4050 Th. Liquor Aluminii acetici Germ. III.

Aluminium chloratum.

I. Aluminium chloratum. Aluminiumchlorid. Chloraluminium. Salzsaure Thonerde. Chlorure d'Alumine. Chloride of Aluminium. Al_2Cl_6. Mol. Gew. $= 267$.

Das reine Präparat wird durch Ueberleiten von trocknem Chlorgas über eine rothglühende Mischung von Aluminiumoxyd und Kohle erhalten.

Farblose krystallinische Massen, an der Luft Dämpfe von Salzsäure ausstossend und Wasser anziehend. Das technische Präparat stellt ein krystallinisches, meist durch Eisenchlorid etwas gelb gefärbtes Pulver dar. Beide werden pharmaceutisch nicht verwendet, dagegen — namentlich das letztere — in der organischen Synthese als Kondensationsmittel nach der FRIEDL-CRAFTS'schen Reaktion. Es wird meist in verlötheten Blechbüchsen in den Handel gebracht und wird vor Feuchtigkeit gut geschützt aufbewahrt. Die 3 procentige Lösung ist als Desinfektionsmittel für Latrinen, Stallungen und Schiffe von GAMGEE empfohlen worden.

Die Erwähnung an dieser Stelle geschieht lediglich aus dem Grunde, weil gewisse Chloraluminium enthaltende Roh-Präparate von England und Amerika aus als Desinfektionsmittel empfohlen werden.

II. Liquor Aluminii chlorati. Chloraluminiumlösung. Flüssige salzsaure Thonerde. Chlor-Alúmlösung. Diese Lösung wird von einigen Aerzten als Zusatz zu Verbandwässern verordnet.

Bereitung. Man löse 100 Th. rohes Aluminiumsulfat in 150 Th. warmem destillirten Wasser und versetze diese Lösung mit einer gleichfalls heissen Lösung von 100 Th. technischem Baryumchlorid in 200 Th. destillirtem Wasser. Man lässt absetzen, filtrirt und wäscht nach, bis das Filtrat 400 Th. beträgt.

Diese Lösung enthält rund 10 Proc. wasserfreies Aluminiumchlorid und wird in Verdünnungen von 15—30,0 : 1 Liter Wasser als Verbandwasser benutzt.

Chlor-Alúm. Chloralúm(!) Nicht zu verwechseln mit Chloral! Präparat der Chlor-Alúm-Co. in England zur groben Desinfection von Schlachthäusern, Latrinen, Ställen, Eisenbahnwagen, Schiffen, ist eine durch Blei, Kupfer, Eisen, Kalk verunreinigte Auflösung von 20 Th. Aluminiumchlorid in 80 Th. Wasser und kann durch Auflösen unreiner Thonerde in rauchender Salzsäure oder durch Umsetzen von rohem Aluminiumsulfat mit Calciumchlorid gewonnen werden.

Chlor-Alúmpulver. Chloralúm-Powder der Chlor-Alúm-Co. in England, ist ein zur groben Desinfektion (s. vorher) bestimmtes Pulver, welches durch Einwirkung von rauchender Salzsäure auf Thon hergestellt worden ist.

Aluminium oleïnicum.

Aluminium oleïnicum. Alumina oleïnica. Thonerdeseife. Alaunerdeseife. 28,4 g gepulverte, trockene, spanische Seife wird mit 150 g destillirtem Wasser zu einem gleichmässigen Brei angerührt, dann erwärmt man mit mehr Wasser bis zur völligen Auflösung und bringt die erkaltete Flüssigkeit auf 500 ccm. Diese Lösung vermischt man mit einer Auflösung von 15,6 g Kali-Alaun in 1000 ccm Wasser, erwärmt die Mischung, bis sich das Aluminiumoleat ausscheidet, giesst die wässerige Flüssigkeit ab und wäscht das Aluminiumoleat zweimal mit je 1000 ccm warmem destillirtem Wasser. Ausbeute 25,9 g.

Helle, transparente, firnissartige Masse, in Terpentinöl löslich. Diese Lösung soll besonders zum Ueberziehen metallener Gegenstände dienen. Zeugstoffe, welche man zuerst mit Aluminiumsulfatlösung tränkt und dann durch ein Seifenbad gehen lässt, werden infolge Bildung von Thonerdeseife wasserdicht.

Aluminium sulfuricum.

Aluminium sulfuricum (Austr. Germ. Helv.). **Sulfate d'alumine** (Gall.). **Alumini Sulphas** (U-St.). **Alumina sulfurica. Aluminiumsulfat. Thonerdesulfat. Schwefelsaure Thonerde** $Al_2(SO_4)_3 + 18H_2O.$ [1]) **Mol.-Gew. $= 666$.**

I. Aluminium sulfuricum crudum. Alumina sulfurica cruda. Rohes Aluminiumsulfat oder **Thonerdesulfat. Koncentrirter Alaun. Alumen concentratum.** Wird in den Preislisten der Drogisten gewöhnlich als *„Aluminium sulfuricum"* schlechthin aufgeführt. Weisse oder gelblichweisse krystallinische Massen, in der Regel 2 cm dicke Platten. In 1,5—2 Th. Wasser zu einer sauer reagirenden Flüssigkeit löslich. Wird im Grossen meist aus Kryolith-Thonerde dargestellt. In der Veterinärpraxis, zu Bädern und Thonerde-Präparaten häufig dem Alaun vorgezogen. 75 Th. entsprechen $=$ 100 Th. Alaun.

Prüfung. Dieses Rohprodukt enthält durchschnittlich 50 Proc. wasserfreies Aluminiumsulfat oder 14—15 Proc. Aluminiumoxyd, 33—36 Proc. Schwefelsäure, 1—4 Proc. Kalium oder Natriumsulfat. Für gewisse Verwendungen in der Technik soll es keine freie Schwefelsäure enthalten (Färberei, Papierfabrikation). Man prüft auf diese wie folgt: **1)** Man löst 10 g des Salzes in 40 ccm Wasser, fügt 0,05 g Ultramarin hinzu und schüttelt gut durch. Ist nach $^1/_2$ Stunde Entfärbung des Ultramarins nicht eingetreten, so ist freie Säure abwesend. Oder **2)** man versetzt die 5procentige Lösung mit einigen Tropfen Blauholztinktur oder Hämatoxylinlösung. Es soll nach einigen Minuten eine violettrothe, nicht aber eine bräunlich-gelbe Färbung auftreten. Oder **3)** man schüttelt das gepulverte Salz mit absolutem Alkohol, welcher nur die freie Säure aufnimmt. — Das für pharmaceutische Präparate benutzte Präparat soll völlig frei von Eisen sein. Man prüft auf dieses: **a)** durch Versetzen der wässerigen Lösung mit Galläpfeltinktur, welche keine schwarzblaue Färbung erzeugen soll. **b)** Durch Versetzen der mit Salzsäure angesäuerten Lösung einerseits mit Ferrocyankalium, andrerseits mit Ferricyankalium. Keins dieser Reagentien darf Blaufärbung verursachen.

Das von den Pharmakopöen aufgenommene Aluminiumsulfat ist eine eisenfreie, raffinirte, technische Sorte.

II. Aluminium sulfuricum purum. Reine krystallisirte schwefelsaure Thonerde. In den Preislisten der Drogisten als *„Aluminium sulfuricum purissimum levissimum"* notirt; wird durch Umkrystallisiren des technischen Präparates aus siedendem Wasser dargestellt.

Eigenschaften. Weisse, atlasglänzende, spec. leichte, kleine, locker übereinander liegende schuppen- oder lamellenförmige, nicht hygroskopische Kryställchen, bisweilen auch ein leichtes krystallinisches Pulver. Löslich in 1,5 Th. Wasser zu einer sauer reagirenden, anfangs süsslich, später stark styptisch schmeckenden Flüssigkeit. Die wässerige Lösung ist wegen Anwesenheit kleiner Mengen basischen Sulfates in der Regel nicht ganz klar.

Prüfung. **1)** Auf freie Schwefelsäure und auf Eisen wie das vorige. Auf Metalle (Blei, Kupfer, Zink) in der sauren und in der mit Kalilauge im Ueberschuss ver-

---

[1]) Die U-St. Pharmakopöa führt als Formel $Al_2(SO_4)_3 + 16H_2O$ an.

setzten alkalischen Lösung durch Schwefelwasserstoff. 2) Auf Alkalisulfate: Man löst 2 g des Salzes in 120 ccm Wasser, fällt in der Wärme mit Ammoniak, erwärmt, bis die Flüssigkeit nicht mehr nach diesem riecht und filtrirt. Das Filtrat wird in einer Platinschale verdampft und der Rückstand geglüht. Es darf nur ein höchst unbedeutender (0,01 g = 0,5 Proc. nicht übersteigender) feuerbeständiger Rückstand hinterbleiben.

Anwendung. Es hat die nämlichen antiseptischen Wirkungen wie Alaun (s. diesen). Aeusserlich zum Verbande schlecht eiternder Wunden (1 : 20—100,0), gegen Gonorrhoe, Vaginalausfluss (1,0 : 100,0). Innerlich mehrmals täglich 0,02—0,2 g in schleimigen Getränken.

Die technische Anwendung (des rohen Präparates) ist eine sehr ausgedehnte, z. B. wird es benutzt zum Leimen des Papieres, zur Herstellung von Thonerdebeizen in der Färberei und Druckerei, als Ausgangsmaterial für Thonerde-Präparate. Die wässerige Lösung dient (als Injektion) zur Konservirung von Leichen. In kleinen Mengen, allein oder mit Karbolsäure kombinirt, dem Kleister (oder der Schlichte) zugesetzt, verhütet es Schimmelbildung und Fäulniss. Zur Reinigung von Abwässern benutzt man 0,5—1,0 g pro 1 Liter Wasser mit oder ohne Zusatz von Aetzkalk.

Putzmittel für vergoldete Bronze: Eine Lösung von 10 g Aluminiumsulfat in 50,0 roher Salpetersäure (1,2 spec. Gew.) und 250 g Wasser.

III. Liquor Aluminii sulfurici basici (subsulfurici). Alumina sulfurica basica soluta. Thonerdesubsulfatlösung. Solution de Sulfate d'Alumine bibasique.

Darstellung. 100 Th. rohes, aber eisenfreies Aluminiumsulfat werden in 2000 Th. destillirten Wassers gelöst und mit einem geringen Ueberschuss (etwa 160 Th.) Ammoniakflüssigkeit (0,96) versetzt. Der Niederschlag wird nach eintägigem Stehen in einem Colatorium gesammelt, nochmals mit viel Wasser angerührt, wiederum auf ein Colatorium gebracht, mit destillirtem Wasser ausgewaschen und noch feucht in eine Porcellanschale gebracht. Man giebt 150 Th. reines krystallisirtes Aluminiumsulfat dazu und dunstet im Wasserbade so lange ein, bis das Gesammtgewicht = 1500 Th. entspricht.

Eigenschaften. Weisslich-trübe, sauer reagirende, stark styptische Flüssigkeit, welche in der Ruhe Thonerdehydrat absetzt, daher vor dem Gebrauche umzuschütteln ist. Man nimmt an, dass die Lösung das basische Aluminiumsulfat $3\,Al_2(SO_4)_3 + 2\,Al_2(OH)_6$ enthält.

Anwendung. Antisepticum und Adstringens wie das Aluminiumsulfat und der Alaun, aber milder als diese wirkend. Zum Gebrauche mit der 10fachen Menge Wasser zu verdünnen.

Liquor aluminosus benzoïcus MENTEL. Soluté alumineux benzoiné MENTEL. **MENTEL'sche Lösung.** Die mit Benzoëharz behandelte Lösung des basischen Aluminiumsulfates sub III.

Darstellung. Man mischt 10 Th. gepulverte Benzoë mit 10 Th. Weingeist, digerirt $^1/_2$—1 Stunde. Dann setzt man 60 Th. siedendes Wasser hinzu, digerirt $^1/_2$ Stunde im Wasserbade und vermischt die erkaltete Masse unter Zerreiben in einem Mörser mit 1500 Th. basischer Aluminiumsulfatlösung (sub III). Man lässt einige Stunden stehen und filtrirt alsdann.

Anwendung. Als desinficirendes und blutstillendes Mittel mit der 10—20fachen Menge Wasser verdünnt wie das Aluminiumsulfat.

Liquor aluminosus benzoïno-carbolisatus BRUNNER. Eine Mischung von 100 Th. Liquor aluminosus benzoïcus MENTEL mit 3 Th. reiner Karbolsäure. Mit 10—20 Th. Wasser verdünnt wie die vorigen als Adstringens und Desinficiens.

<table>
<tr><td>

Aqua aluminosa.

Rp. Aluminii sulfurici   1,0
    Aquae destillatae 100,0.

Zu Injektionen, Augenwässern, Waschungen wunder Hautstellen.

Aqua styptica WEBER.

Rp. Aluminii sulfurici
    Ferri sulfurici cryst.   āā 10,0
    Aquae destillatae   100,0
    Acidi sulfurici diluti (1,112) 1,0

Zum Stillen des Blutes von Wunden.

</td><td>

Collyrium aluminoso-plumbicum.

Eau de la Duchesse de Lamballe.

Rp. Aluminii sulfurici   1,0
    Plumbi acetici   0,5
    Aquae Rosae   250,0.

S. Augenwasser; vor dem Gebrauche umzuschütteln

Collyrium aluminosum.

Rp. Aluminii sulfurici   1,0
    Aquae Rosae   100,0.

</td></tr>
</table>

Gargarisma adstringens BENNATI.

Gargarisma aluminosum.

Rp. Aluminii sulfurici   10—15,0
    Decocti Hordeï perlati 500,0
    Sirupi Papaveris   50,0.

Zum Gurgeln bei Heiserkeit, Stimmlosigkeit.

Injectio aluminosa RICORD.

Rp. Aluminii sulfurici 15,0—50,0
    Aquae communis   1000,0.

Bei Uterinhämorrhagien, Vaginitis.

Liquor Chlorali aluminosus BOUCHERON.

Rp. Aluminii sulfurici 5,0
    Chlorali hydrati   3,0
    Aquae destillatae 100,0.

Bei Otorrhoe fünfmal täglich in das Ohr einzuträufeln.

Solutio Aluminis et Zinci sulfurici.

Solution de Sulfate d'Alumine et de Zinc.

Rp. Aluminii sulfurici 60,0
    Aquae destillatae 40,0
    Zinci oxydati   6,0.

Man löst durch Digiriren und filtrirt. Sp. G. = 1,35. Wird wie die METENLsche Lösung, aber auch zur Konservirung von Leichen verwendet.

Antibacterin des Ingenieurs STIER in Zwickau, ist eine Mischung von Aluminiumsulfat mit Russ.

LENK & LEUNIG'sches Desinfektionsmittel ist eine Lösung von Aluminiumsulfat und Alaun, mit kleinen Mengen Zinkchlorid, Soda und Ferrichlorid.

PLATT's Chlorides, ein in Amerika viel gebrauchtes Desinfektionsmittel: Aluminiumsulfat 170, Zinkchlorid 40,0, Natriumchlorid 55,0, Calciumchlorid 85,0, gelöst in 1000,0 Wasser.

Ambra.

Ambra (Ergänzb.). **Ambra grisea. Ambarum. Ambra ambrosiaca. A. cinerea. A. maritima. A. vera. — Amber. Ambergries. Graue Ambra. Walfischdreck. — Ambre gris. — Amber gris.**

Ambra ist eine thierische Substanz, deren Entstehung nicht ganz sicher ist, die aber sicher vom Potwal: **Physeter macrocephalus L.** stammt. Man findet sie in Klumpen bis zu 10 kg Gewicht zwischen den Wendekreisen auf dem Meere schwimmend oder am Strande, oder im Darm getödteter Wale. Man nimmt an, dass es verhärtete, unvollkommen verdaute Speisereste sind, die vorwiegend von Cephalopoden, die dem Wal zur Nahrung dienten, stammen. Für diesen Ursprung sprechen die gewöhnlich darin vorhandenen hornartigen, papageischnabelartigen Kiefer dieser Thiere, deren Vorhandensein für ein Zeichen der Echtheit der Droge gehalten wird.

Ambra bildet graue, koncentrisch geschichtete Massen von zäher, wachsartiger Konsistenz, die nach längerer Zeit in der Hand erweichen, in kochendem Wasser schmelzen und mit heller Flamme unter Hinterlassung einer geringen Menge Asche verbrennen. Spec. Gew. um 0,9. Geruch schwer zu beschreiben, entfernt an Moschus erinnernd.

Bestandtheile. Besteht zum grössten Theile (bis 85 Proc.) aus Ambraïn, Ambrafett, einer in Alkohol und Aether löslichen, in zarten weissen Nadeln krystallisirenden, bei 36° C. schmelzenden Substanz, die dem Cholesterin ähnlich ist.

Fand früher Verwendung als Stimulans und Aphrodisiacum, wird gegenwärtig fast nur noch in der Parfümerie verwendet.

Einkauf, Aufbewahrung. Bei dem hohen Preise des Ambers — im Jahre 1888 kostete (nach SCHIMMEL's Bericht) das Kilogramm 3800 Mark — ist derselbe manchen Verfälschungen ausgesetzt. Man kaufe ihn deshalb nur von zuverlässigen Geschäftshäusern und bewahre den Vorrath in wohlverschlossenen Gefässen an einem kühlen, aber trockenen Orte auf.

Amber lässt sich schwer pulvern; zur Bereitung von Tinkturen zerschneidet man ihn in kleine Stücke und verreibt ihn dann mit einer gleichen Gewichtsmenge Milchzucker. Die Auszüge gewinnen durchs Alter; es empfiehlt sich daher, sie für Parfümeriezwecke erst nach 1—2 Jahren in Gebrauch zu nehmen.

Tinctura Ambrae.
Ambra-Tinktur. Teinture d'ambre.
Tincture of amber.

Rp. Ambrae 2,0
Sacchari Lactis 2,0
Spiritus aetherei 100,0.

Tinctura Ambrae cum Moscho.
Tinctura Ambrae moschata. Moschus-
Ambra-Tinktur.

Rp. Ambrae 3,0
Moschi 1,0
Sacchari Lactis 3,0
Spiritus aetherei 150,0.

Beide Tinkturen durch 8tägige Maceration zu bereiten. Aus den Rückständen gewinnt man mit Spiritus (90 Proc.) Auszüge, welche als Zusatz zu Spiritus Coloniensis verwendet werden.

Ambra-Essenz DIETERICH.
Rp. Ambrae 0,5
Moschi 0,02
Vanillini 0,1
Cumarini 0,05
Olei Iridis gtt. 1
Olei Rosae 0,5
Essentiae Jasmini tripl. 50,0
Spiritus 150,0.

Ambra und Moschus werden mit etwas Wasser verrieben, bevor der Spiritus zugefügt wird.

Bouquet d'Ambre ASKINSON.
Rp. Ambrae 15,0
Moschi 2,0
Essentiae Rosae 250,0
Tincturae Vanillae 60,0
Spiritus 675,0.

Bouquet d'Ambre DIETERICH.
Rp. Ambrae
Olei Rosae āā 2,5
Vanillini 0,5
Essentiae Jasmini 250,0
Moschi 0,1
Olei Iridis gtt. 5
Cumarini 0,25
Spiritus 750,0.

Eau de Lavande ambrée BUCHHEISTER.
Rp. Olei Lavandulae 30,0
Spiritus (90 Proc.) 810,0
Tincturae Ambrae 60,0
Aquae destillatae 100,0.

Guttae antemeticae WAIZ.
Rp. Tincturae Ambrae 5,0
Tincturae aromaticae acidae 10,0.

Mehrmals täglich 20—30 Tropfen mit Likör

Linctus antispasmodicus SCHNEIDER.
Rp. Tincturae Ambrae cum Moscho 2,0
Aquae Aurantii Florum 36,0
Sirupi Papaveris 12,0.

Pastilli Ambrae.
Mundpastillen.

Rp. Ambrae 0,5
Moschi 0,05
Styracis 1,0
Corticis Cinnamomi 1,5
Seminis Cardamomi 0,5
Rhizomatis Zingiberis 1,0
Olei Aurantii Florum 0,1
Tragacanthae 0,02
Sacchari 50,0.

Mit Hilfe von Glycerin Pastillen von je 0,5 g Schwere zu formen. Zum Wohlriechendmachen des Athems.

Riechkissen. (Sachets.)
Rp. Rhizomatis Iridis
Florum Rosae āā 250,0
Florum Lavandulae
Herbae Serpylli
Corticis Cinnamomi
Benzoës āā 50,0
Caryophyllorum 5,0
Albedinis fruct. Aurantii 300,0.

Mit Essbouquet, Millefleurs etc. zu parfümiren.

Tinctura Ambrae kalina HOFFMANN.
Rp. Ambrae
Kalii carbonici āā 1,0
Spiritus diluti (68 Proc.) 30,0
Olei Rosae gtt. 1.

Tinctura Ambrae MINDERER.
Rp. Ambrae 1,5
Moschi 0,15
Aquae Amygdalarum amar.
Tincturae aromaticae āā 30,0.

Diablotins stimulants
in französischen Vorschriften: sind Pastillen aus Ambra, Moschus und Gewürzen mit Zucker.

Ammoniacum.

Ammoniacum (Germ. Helv. Austr. Brit. U-St.). **Gummi s. Gummi-resina Ammoniacum. Gutta ammoniaca. Hammoniacum thymianum. Lacrimae Ammoniaci. Phyrama. Thraustum. — Ammoniakgummi. Armenisches G. Assach. Osbac. — Gomme ammoniaque** (Gall.). **Gomme-résine Ammoniaque. — Ammoniac.**

Ammoniacum wird gewonnen von **Dorema Ammoniacum Don, (Umbelliferae — Peucedaneae)**, einer bis 2,5 m hohen Staude, heimisch in den vorderasiatischen Steppen, zwischen den westasiatischen Salzseen und Vorderindien. Es scheint, als ob eine absichtliche Verletzung der Pflanze durch Ausschneiden zum Gewinnen der Droge nicht stattfindet, sondern man sammelt die ganzen Pflanzen zur Zeit der Fruchtreife und löst das freiwillig ausgetretene Gummiharz ab.

Die Droge kommt meist über Indien (Bombay) nach London.

Sorten. 1) **Ammoniacum in Thränen oder Körnern** (Ammoniacum in lacrymis seu granis). Bildet bis nussgrosse Körner, die aussen gelblichweiss bis bräunlich, innen bläulichweiss, in dünnen Splittern etwas durchscheinend sind. In der Kälte spröde, erweichen sie in der Hand wie Wachs.

2) **Ammoniacum amygdaloïdes** besteht aus mit einander verklebten oder zusammengeflossenen Körnern. Das zuweilen erwähnte „Lump-Ammoniacum" ist hiervon nicht verschieden.

3) **Ammoniacum in Kuchen** (Ammoniacum in massis seu placentis). Bildet bis 600,0 g schwere Klumpen von dunkler, meist brauner Farbe. Schlägt man ein solches Stück auf, so sieht man, dass in eine dunkle, weiche, mit Pflanzenresten und Erde verunreinigte Grundmasse Körner der Sorte 1 eingebacken sind. Den Anforderungen der Arzneibücher entsprechen nur die beiden ersten Sorten.

Bestandtheile. Die Droge enthält sehr wechselnde Mengen: ätherisches Oel, Harz und Gummi. Harz 40—88 Proc., ätherisches Oel 0,25—0,4 Proc., Gummi 12—60 Proc., Asche, rohes A. 1,0—10,0 Proc., gereinigtes A. 1,0—2,7 Proc. Das Harz enthält den Salicylsäureester eines Resinotannols $C_{18}H_{29}O_2(OH)$. Das ätherische Oel hat das spec. Gew. 0,891 und siedet zwischen 250 und 290° C. Das Gummi enthält circa 3,5 Proc. Asche, es ist wahrscheinlich saures Calciumarabinat. Aether, Amylalkohol, Chloroform, Benzol, Schwefelkohlenstoff lösen nur wenige Procente, mit Wasser zerrieben giebt das Ammoniacum eine weisse Emulsion.

Findet zu pharmaceutischen Zwecken fast nur in gereinigtem Zustande Verwendung:
Ammoniacum depuratum. *Darstellung.* **1) auf trockenem Wege:** Durch Pulvern und Sieben bei Winterkälte (Austr.), oder nach vorherigem Trocknen bei höchstens 30° C. (Germ.) oder über gebranntem Kalk (Helvet.); hierbei geht ein grosser Theil der Verunreinigungen mit durchs Sieb. **2) auf nassem Wege** (wobei das ätherische Oel sich theilweise verflüchtigt). Man erweicht (Gall.) das Gummiharz mit $^2/_3$ seines Gewichts heissem Wasser, setzt soviel Weingeist zu, dass derselbe mit dem vorhandenen Wasser ein spec. Gew. von 0,914 ergeben würde, seiht nach dem Absetzen durch und dampft ein, bis die halb erkaltete Masse nicht mehr an den Fingern klebt. — Nach E. Dieterich werden 1000 Th. grob gepulvertes Gummiharz (in Thränen) mit 250 Th. Weingeist von 90 Proc. durchgeknetet, nach 12 Stunden auf 50° C. erhitzt, mehrere Stunden tüchtig durchgearbeitet, 500 Th. Weingeist zugefügt und durch ein feines Messingsieb getrieben; den Rückstand knetet man nochmals bei 90° C., setzt 250 Th. Weingeist (bei altem Gummiharz 200 Th) von 68 Proc. zu und reibt durch das Sieb. Nach 24 Stunden giesst man die durchgetriebene Masse vom Bodensatz ab und erhitzt im Wasserbade, bis eine Probe sich nach dem Erkalten zerreiben lässt. Ausbeute 70—80 Proc.

Prüfung. Für die Beurtheilung kommt in Betracht:

1) Die Bestimmung des Aschengehaltes, der 5 Proc. (Ph. helv.) nicht übersteigen soll.

2) Die Bestimmung der alkohollöslichen Bestandtheile, mindestens 70 Proc., da der Werth der Droge durch das Harz und das ätherische Oel, nicht aber durch das unlösliche Gummi bedingt wird. Den in Alkohol unlöslichen Antheil kann man event. unter dem Mikroskop auf Stärke prüfen. Geringe Mengen sind, als aus der Mutterpflanze herrührend, nicht zu beanstanden.

3) Für die Beurtheilung des Werthes ist wiederholt versucht worden, die Säure- und Verseifungszahl zu benutzen, indessen haben die bisherigen Resultate wenig Uebereinstimmendes.

a. Die Säurezahl. Nach Dieterich übergiesst man in einem Kolben 0,5 g Ammoniacum mit etwas Wasser und leitet Wasserdämpfe durch, wobei durch Erhitzung des Kolbens Sorge getragen wird, dass sich nicht zu viel Wasser kondensirt. Die Vorlage enthält 40 ccm $^1/_2$ N. Kalilauge, das aus dem Kühler kommende Rohr taucht in sie ein. Man destillirt 500 ccm über und titrirt den Inhalt der Vorlage unter Verwendung von Phenolphtaleïn mit Säure zurück. Die Menge der gebundenen Kubikcentimeter KOH werden mit 28 multiplicirt und ergeben so die Säurezahl. Dieterich erhielt 150—200.

b. Harz- und Verseifungszahl. Zweimal je 1 g Ammoniacum zerreibt man und übergiesst mit je 50 ccm Petrolbenzin (spec. Gew. 0,7), fügt je 25 ccm $^1/_2$ N. alkohol. Kalilauge zu und lässt unter öfterem Umschütteln in 1 Literflaschen 24 Stunden stehen. Dann fügt man der einen Probe 500 ccm Wasser zu und titrirt mit $^1/_2$ N.-Schwefelsäure und Phenolphtaleïn zurück. Die gebundenen Kubikcentimeter KOH mit 28 multiplicirt geben die Harzzahl. DIETERICH erhielt 99,4—155,4.

Der zweiten Probe setzt man noch 25 ccm $^1/_2$ N. wässerige Kalilauge und 75 ccm Wasser zu, lässt unter Umschütteln noch 24 Stunden stehen, verdünnt dann mit 500 ccm Wasser und titrirt wie oben zurück. Die gebundenen Kubikcentimeter KOH mit 28 multiplicirt geben die Verseifungszahl. DIETERICH erhielt 145,6—162,4. Die Differenz beider Zahlen bezeichnet DIETERICH als Gummizahl.

4) Da Ammoniacum mit Galbanum vermischt vorkommen soll, so ist darauf zu prüfen: frisch durchgeschlagene Körner sollen sich mit Salzsäure und Salpetersäure nicht roth oder violett färben, auch nicht beim Kochen. Filtrirt man dann die Salzsäure ab und übersättigt mit Ammoniak, so darf keine Fluorescenz von Umbelliferon, die auf Galbanum deutet, eintreten.

Dagegen färbt Ammoniacum koncentrirte Schwefelsäure blutroth, und gesättigte Chlorkalklösung orangeroth.

Anwendung. Innerlich als Expectorans bei chronischen Bronchialkatarrhen, wenn kein Fieber vorhanden, ferner als Emmenagogum. Aeusserlich zu reizenden, zertheilenden, maturirenden Pflastern bei Abscessen, Drüsenanschwellungen etc.

Aufbewahrung. Das gereinigte Ammoniacum wird an einem kühlen, trockenen Orte in Pergamentpapier oder Pappkästchen, am besten über Aetzkalk, aufbewahrt, um das Zusammenbacken zu verhüten; dieses ist übrigens seiner Verwendung zu Pflastermassen keineswegs hinderlich.

Emplastrum Ammoniaci. (Germ. I.).

Rp. (1) Ammoniaci depur. 6,0
(2) Galbani depur. 2,0
(3) Terebinthinae 4,0
(4) Cerae flavae 4,0
(5) Resinae Pini Burgund. 4,0.

1—3 werden im Dampfbade geschmolzen und halberkaltet einer halberkalteten Mischung aus 4 und 5 zugesetzt.

Emplastrum Ammoniaci camphoratum.

Braunes Milchzertheilungspflaster.

Rp. Emplastri Plumbi comp. 100,0
Emplastri oxycroceï 50,0
Cerati Resinae Pini 10,0
Aloës pulveratae 5,0
Camphorae 3,0.

Emplastrum Ammoniaci EVER.

EVER'sche Pflastermasse.

Rp Ammoniaci depurati 200,0
Aceti Scillae q. s.

Man bereite im Dampfbade eine weiche, pflasterartige Masse.

Mixtura Ammoniaci (Brit.).

Ammoniacum Mixture.

Rp. Ammoniaci 5,0 g
Sir. bals. tolutan. 10,0 ccm
Aquae 150,0 ccm.

Emulsio (seu Lac) Ammoniaci.

Rp. Ammoniaci via humida dep. 10,0
Gummi arabici 5,0
Aquae 10,0
Aquae 75,0

Mixtura antasthmatica BRUNER.

Rp. Ammoniaci 10,0
Vini albi 75,0
Aquae Tiliae 150,0.

Pilulae antasthmaticae QUARIN.

Rp. Ammoniaci 10,0
Sulfuris depurati 5,0
Opii pulverati 0,25
Extracti Dulcamarae q. s.
fiant pilulae 200.

Pilulae balsamicae Augustinorum.

Rp. Ammoniaci 3,0
Extracti Myrrhae 4,5
Extracti Marrubii 1,5
Succi Liquiritiae q. s.
fiant pilulae 100.

Sirupus Ammoniaci.

Rp. Ammoniaci depurati 5,0
Sacchari 50,0
Spiritus diluti 7,5
Aquae 25,0

Im Wasserbade erwärmen, absetzen lassen, koliren.

Tinctura Ammoniaci DIETERICH.

Rp. Ammoniaci 1,0
Spiritus (90%) 5,0.

Vet. ### Lutum ad ungulam equi.

Hufkitt.

I. Rp. Ammoniaci
Guttae-Perchae āā.

II. Rp. (1) Guttae-Perchae 100,0
(2) Fuliginis 4,0
(3) Carbonei sulfurati
(4) Olei Terebinthinae āā 5,0
(5) Ammoniaci pulv. 60.0.

Man erweicht 1 in heissem Wasser, mischt im erwärmten Mörser 2—4 und zuletzt 5 zu.

III. Rp. Emplastri Plumbi comp. 100,0
Cerae flavae 20,0
Terebinthinae 10,0
Ammoniaci 50,0
Carbonis ossium 5,—10,0.

Stratena-Kitt (Armenischer Kitt) besteht aus Ammoniacum, Hausenblase u. Alkohol.
Amerikanische Asthma-Pillen sind vergoldete Pillen aus Ammoniacum.

Ammonium.

Ammonium. Ammonum. Ammoniacum. Flüchtiges Alkali. Ammoniak. Ammon. Ammoniaque. Ammonia. NH_3. Mol. Gew. = 17.

Gewinnung. Die Hauptquelle der Gewinnung des Ammoniaks sind zur Zeit die Steinkohlen, welche etwa 1 Proc. Stickstoff enthalten. Bei der trockenen Destillation der Steinkohlen (in Gasanstalten und Kokereien) erhält man als Nebenprodukt das sog. „Ammoniakwasser", welches 1—1,5 Proc. Ammoniak enthält. Durch Destillation dieses Ammoniakwassers mit Aetzkalk wird das Ammoniak ausgetrieben und entweder in flüssiges Ammoniak verwandelt, oder durch Auflösen in Wasser gesammelt oder durch vorgelegte Schwefelsäure in Ammoniumsulfat umgewandelt.

I. Gasförmiges bez. **flüssiges Ammoniak.** Farbloses, stechend riechendes Gas. Spec. Gewicht (H = 1) ist = 8,5. Ein Liter Ammoniak wiegt bei 0°C. und 760 mm B = 0,7616 g. Wird unter einem Druck von 6,5 Atmosphären bei 10°C. oder unter Normaldruck bei — 40°C. zu einer farblosen Flüssigkeit vom spec. Gewicht 0,613 verdichtet, welche bei — 75°C. zu einer farblosen Krystallmasse erstarrt. Das flüssige Ammoniak absorbirt beim Verdampfen viel Wärme, erzeugt also Kälte und wird deshalb zur Eisfabrikation nach Carré angewendet. Das flüssige Ammoniak kann in druckfesten Gefässen (Bomben) zu wohlfeilem Preise durch den Handel bezogen werden. 1 Vol. Wasser löst bei 0°C. = 1050 Vol. NH_3, bei 15°C. = 727 Vol., bei 20°C. = 654 Vol. NH_3. Ammoniak-Gas ist auch in Alkohol und in Aether löslich.

II. Wässerige Ammoniakflüssigkeit. Dieselbe wird gegenwärtig ausschliesslich durch Fabriken bereitet. Muss man sie gelegentlich einmal selbst herstellen, so verwandelt man 12 Th. Aetzkalk durch Ablöschen mit 4 Th. Wasser in ein staubiges Pulver und mischt dieses mit 10 Th. Ammoniumchlorid grob durch. Diese Mischung rührt man mit (20 Th.) Wasser zu einem dünnen Brei an und erhitzt diesen in einem geeigneten Entwickelungsgefäss. Das entwickelte Ammoniak wäscht man in wenig Wasser und leitet es schliesslich zur Absorption in kalt zu haltendes Wasser, wobei die Abzugsröhre bis auf den Boden des Gefässes reichen muss. Infolge der Absorption des Gases findet Volumvermehrung der Flüssigkeit statt.

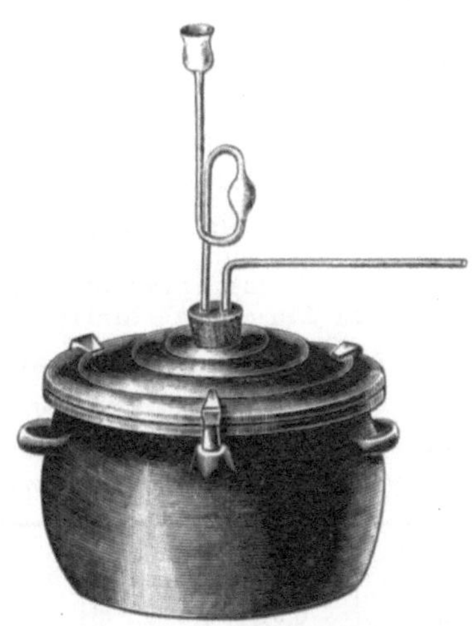

Fig. 45. Papin'scher Topf, in ein Ammoniak-Entwickelungsgefäss umgewandelt.

Als Entwickelungsgefäss kann man für kleinere Mengen einen Glaskolben benutzen, für grössere Mengen verwendet man zweckmässig einen Papin'schen Topf. Man entfernt aus dessen Deckel das Ventil und setzt in die so geschaffene Oeffnung einen doppelt durchbohrten Kautschukstopfen ein, welcher Sicherheitsrohr und Gasabzugsrohr aufnimmt.

Handelssorten. Die verschiedenen Sorten Ammoniak werden nach dem Gehalt bez. nach dem spec. Gewichte gehandelt. Die wichtigsten sind: 1) *Liquor Ammonii caustici* 0,960 = 10 Proc. NH_3. 2) *Liquor Ammonii caustici duplex* 0,925 = 20 Proc. NH_3. 3) *Liquor Ammonii caustici* 0,910 = 25 Proc. NH_3. 4) *Liquor Ammonii caustici* 0,890 = 32 Proc NH_3. Die koncentrirten Sorten werden der Frachtersparniss wegen bezogen und durch Verdünnen mit Wasser auf den gewünchten Gehalt gebracht.

Liquor Ammonii caustici (Germ.). **Ammonia** (Austr.). **Ammonium hydricum solutum** (Helv). **Liquor Ammoniae** (Brit.). **Aqua Ammoniae** (U-St.). **Ammoniakflüssigkeit. Ammoniak. Aetzammon. Salmiakgeist. Hirschhorngeist. Ammo-**

niaque. Ammonia-water. Die oben angeführten Pharmakopöen haben durchweg eine Ammoniaklösung von 10 Proc. NH_3 aufgenommen, deren spec. Gew. zu 1,059 bez. 1,060 angegeben wird. — Farblose, stechend riechende, beim Erwärmen ohne Rückstand flüchtige Flüssigkeit. Aus der Luft zieht sie Kohlensäure an, durch Erwärmen kann der ganze Ammoniakgehalt ausgetrieben werden.

Aufbewahrung. Wegen der Möglichkeit der Aufnahme von Kohlensäure aus der Luft in gut verschlossenen Gefässen, und, da Korkstopfen zerstört werden, wobei Braunfärbung der Ammoniakflüssigkeit erfolgt, in Gefässen mit Glasstopfen. Namentlich die koncentrirten Sorten bewahre man an einem kühlen Orte auf. Grössere Vorräthe fülle man bald in Glasstopfen-Flaschen von 5 — 6 Liter ab. Vorsichtige Aufbewahrung wird zwar nicht vorgeschrieben, doch sei man in dieser Beziehung auch nicht fahrlässig! Im Handverkauf werde sie mit einem „Aeusserlich" signirt abgegeben.

Prüfung. 1) Klare, farblose Flüssigkeit. 20 ccm dürfen beim Verdampfen in einer Platinschale von glühbeständigem Rückstand nur eine Spur zeigen, welche meist aus den Aufbewahrungsgefässen stammt. 2) Mischt man 5 ccm Ammoniakflüssigkeit mit einer Mischung von 10 ccm klarem Kalkwasser und 10 ccm kohlensäurefreiem destillirtem Wasser, so darf die Mischung sich auch beim Erwärmen nicht trüben (Ammonkarbonat, Ammonkarbaminat). 3) Durch Schwefelwasserstoff werde sie nicht verändert (Blei, Kupfer, Eisen, Zink). 4) Uebersättigt man 5 ccm stark mit konc. Salpetersäure und dampft im Wasserbade ein, so muss ein weisser Salzrückstand hinterbleiben (Theerbestandtheile wie Anilin, Pyridin, Pyrrol). 5) 5 ccm sollen zur Neutralisation (Congo als Indikator) 28,0—28,2 ccm Normal-Salzsäure verbrauchen.

Das Ammoniaque liquide du commerce und Ammoniaque liquide officinale der Gall. enthalten 20 Proc. NH_3 und haben das spec. Gewicht 0,925.

Liquor Ammoniae fortior der Brit. hat das spec. Gew. 0,891 = 32,5 Proc. NH_3.

Aqua Ammoniae fortior der U-St. hat das spec. Gew. 0,901 = 28 Proc. NH_3.

Specifische Gewichte von Ammoniaklösungen bei 15° C.

Nach Lunge und Wiernik.

Spec. Gew. bei 15°	Proc. NH_3	Spec. Gew. bei 15°	Proc. NH_3	Spec. Gew. bei 15°	Proc. NH_3	Spec. Gew. bei 15°	Proc. NH_3
1,000	0,00	0,970	7,31	0,940	15,63	0,910	24,99
0,998	0,45	0,968	7,82	0,938	16,22	0,908	25,65
0,996	0,91	0,966	8,33	0,936	16,82	0,906	26,31
0,994	1,37	0,964	8,84	0,934	17,42	0,904	26,98
0,992	1,84	0,962	9,35	0,932	18,03	0,902	27,65
0,990	2,31	0,960	9,91	0,930	18,64	0,900	28,33
0,988	2,80	0,958	10,47	0,928	19,25	0,898	29,01
0,986	3,30	0,956	11,03	0,926	19,87	0,896	29,69
0,984	3,80	0,954	11 60	0,924	20,49	0,894	30,37
0,982	4,30	0,952	12,17	0,922	21,12	0,892	31,05
0,980	4,80	0,950	12,74	0,920	21,75	0,890	31,75
0,978	5,30	0,948	13,31	0,918	22,39	0,888	32,50
0,976	5,80	0,946	13,88	0,916	23,03	0,886	33,25
0,974	6,30	0,944	14,46	0,914	23,68	0,884	34,10
0,972	6,80	0,942	15,04	0,912	24,33	0,882	34,95

Anwendung. Innerlich wirkt sie in konc. Form ätzend, selbst tödtlich. In starker Verdünnung und in kleinen Gaben wirkt sie excitirend, erregt namentlich das Athemcentrum und vermehrt die Schweisssekretion und die Expektoration. Aeusserlich auf die Haut gebracht wirkt sie reizend, daher in vielen Fällen zu reizenden Einreibungen verwendet. Gegen Insektenstiche, bei denen sie die Säure abstumpft. Als Excitans bei Ohnmachten zum Riechen! Die technische Anwendung ist eine sehr verbreitete übrigens allgemein bekannte. *Cave:* Das Zusammenbringen von Jod mit Ammoniak wegen der möglichen Bildung des explosiven Jodstickstoff, ferner das Einleiten von Chlor in Ammoniak wegen der möglichen Bildung des explosiven Chlorstickstoffs.

III. Liquor Ammonii caustici spirituosus. (Ergänzb.) Spiritus Ammoniae (U-St.). Spiritus Ammonii caustici Dzondii. Spiritus Dzondii. Dzondischer Salmiakgeist.

Ist ein soweit mit Ammoniak gesättigter Alkohol von etwa 90 Vol-Proc., dass der Gehalt an $NH_3 = 10$ Proc. ist. Nur von U-St. recipirt.

Darstellung. Man bringt in einen Glaskolben 1000 Th. doppelten Salmiakgeist (event. die entsprechende Menge einer noch stärkeren Sorte), legt zunächst eine leere Waschflasche vor und schliesst an diese eine Vorlage an, welche 450 Th. Weingeist von 0,820 spec. Gew. enthält. Das Gasabzugsrohr muss bis an den Boden der Vorlage reichen; auch ist es zweckmässig, die Flüssigkeit zu kühlen. Man erwärmt nun den den Salmiakgeist enthaltenden Kolben vorsichtig und geht — um die Verdampfung von Wasser zu

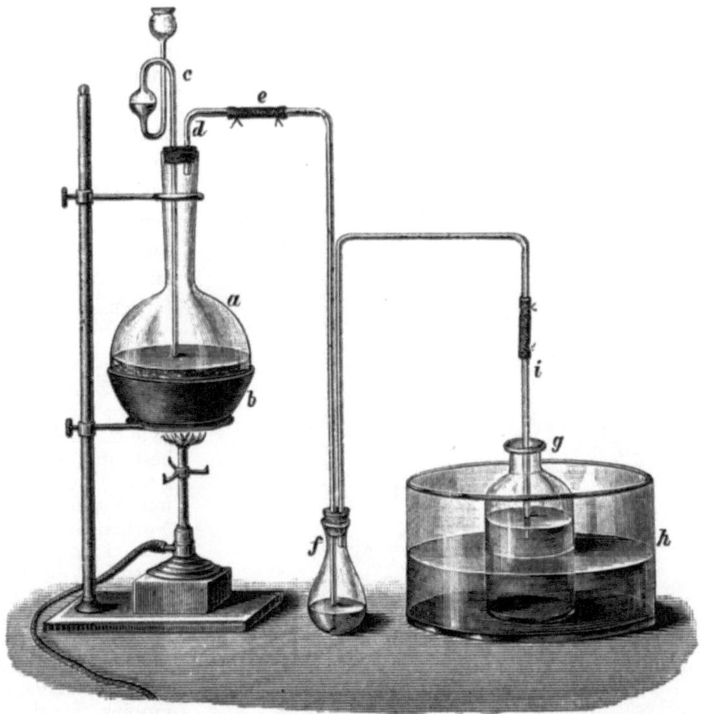

Fig. 46.

vermeiden — nicht über $50^0 - 60^0$ C. hinaus. Man leitet solange ein, bis das Volum der Flüssigkeit etwa 620 ccm beträgt. Dann stellt man das spec. Gewicht sowie den Ammoniakgehalt durch Titriren mit Normal-Säure fest und stellt auf einen Ammoniakgehalt von 10 Proc. entweder durch Verdünnen mit Alkohol von 0,820 oder durch fortgesetztes Einleiten von Ammoniak ein.

Eigenschaften. Der Dzondi'sche Salmiakgeist gleicht in seinen Eigenschaften der wässerigen Ammoniakflüssigkeit, nur ist er noch flüchtiger und wirkt stärker reizend. Das spec. Gewicht ist nach U-St. $= 0,810$. Gehaltsbestimmung: 5 g sollen nach dem Verdünnen mit Wasser bei Benutzung von Rosolsäure als Indikator, 29,4 ccm Normal-Salzsäure zur Neutralisation erfordern. Auf Verunreinigung ist wie bei der wässerigen Ammoniakflüssigkeit zu prüfen.

Aufbewahrung. In Glasgefässen mit Glasstopfen, an einem kühlen Orte. Anwendung äusserlich zu reizenden Einreibungen.

IV. Liquor Ammonii vinosus. Spiritus Salis ammoniaci vinosus der älteren

Pharmakopöen war eine Mischung aus 1 Th. Liquor Ammonii caustici (0,960) mit 2 Th. Spiritus (0,823). Er wird heute kaum noch verordnet.

Chemie und Analyse. A. Nachweis. Ammoniak in freiem Zustande erkennt man am stechenden Geruche und daran, dass es bei Annäherung eines mit Salzsäure befeuchteten Glasstabes Nebel bildet, ferner, dass es feuchtes rothes Lackmuspapier bläut. Indessen kommen alle drei Reaktionen auch anderen flüchtigen (organischen) Basen zu. Weiterhin: Feuchtes Mercuronitratpapier wird geschwärzt, feuchtes Kupfersulfatpapier wird gebläut. NESSLER'sches Reagens giebt sowohl mit freiem als auch mit gebundenem Ammoniak einen braunrothen Niederschlag. Liegt das Ammoniak im gebundenen Zustande, also als Salz vor, so kann man es durch Erhitzen der wässerigen Lösung mit stärkeren Basen (Kali- oder Natronlauge, Kalkmilch, frisch geglühter Magnesia) austreiben und alsdann als freies Ammoniak (s. vorher) nachweisen. Ferner kann man in der wässerigen Lösung den Nachweis direkt mit NESSLER'schem Reagens führen.

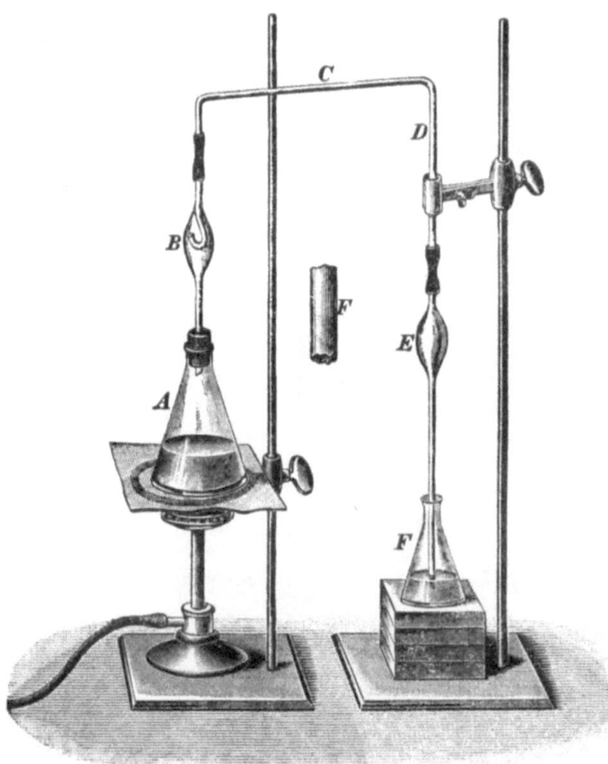

Fig. 47. Destillationsapparat zur Bestimmung des Ammoniaks.

B. Bestimmung. Liegt das Ammoniak im freien Zustande vor und sind andere Basen nicht zugegen (wie z. B. bei der Gehaltsbestimmung des Salmiakgeistes). so kann man direkt mit Normal-Salzsäure oder Normal-Schwefelsäure titriren. 1 ccm Normal-Säure entspricht $= 0,017$ g NH_3. Als Indikator benutzt man Rosolsäure, Methylorange, am zweckmässigsten Congo, nicht aber Phenolphthaleïn. — Liegt dagegen das Ammoniak in gebundenem Zustande vor, so bringt man eine gewogene oder gemessene Menge in einen Destillirkolben, fügt eine hinreichende Menge Wasser sowie einen Ueberschuss einer stärkeren Base, z. B. frisch ausgeglühte Magnesia, hinzu, legt eine überschüssige, gemessene Menge Normal-Schwefelsäure vor und destillirt nunmehr $^2/_3$ bis $^3/_4$ der Flüssigkeit ab. Als Apparat kann man den hier skizzirten benutzen. Kühlung durch die Luft genügt. Wesentlich ist aber, dass die benutzten Glasröhren kein Alkali an Wasserdampf abgeben. Nach beendigter Destillation spritzt man das Destillationsrohr ab, wäscht es mit etwas Wasser nach und titrirt den Ueberschuss der Schwefelsäure mit Normal-Natronlauge oder mit Normal-Ammoniak zurück. Natürlich muss zum Einstellen und zum Titriren der gleiche Indikator verwendet werden (s. vorher).

In beifolgender Figur ist A der Zersetzungskolben. An diesen schliesst sich der Destillationsaufsatz B an, welcher mit dem zweimal gebogenen Glasrohr CD von 0,7 cm lichter Weite verbunden ist, welches bei C absichtlich schräg nach aufwärts gebogen ist. E ist eine kugelförmige Erweiterung des Abzugsrohres, um das Zurücksteigen der Flüssigkeit nach A zu verhindern. Das Ende F ist entweder schräg abgeschnitten oder wie angedeutet mit Buchtungen versehen. Es braucht übrigens eben nur in die vorgelegte Flüssigkeit einzutauchen.

Man kann auch das entwickelte Ammoniak in vorgelegter Salzsäure auffangen, die Lösung mit Platinchlorid eindampfen und das sich ergebende Ammoniumplatinchlorid oder das durch Glühen desselben hinterbleibende Platin wägen. $PtCl_6(NH_4)_2 \times 0,07657 = NH_3$ und $Pt \times 0,17436 = NH_3$. Vergl. unter Kalium und unter Platin.

Balsamum Bilfinger. Gegen Rheumatismus und Gicht. 25 g Sapo viridis, 40 g Aqua, 10 g Spiritus, 10 g Spiritus camphoratus, 20 g Liquor Ammonii caustici, 5 g Tinctura Capsici.

Idiaton. Mittel gegen Schmerz cariöser Zähne. Von Dr. BRESLAUER. Mastix, Oleum Terebinthinae, Spiritus Dzondii āā 2,0, Chloroformii 15,0.

Restitutionsfluid der Gebr. ENGELS, Berlin und Wriezen a/O. Tinct. Capsici 50,0, Spiritus camphoratus, Liquor Ammonii caust. (0,96), Spiritus aethereus, Spiritus je 115,0, gemischt mit einer Lösung von 85,0 Kochsalz in 500,0 Wasser.

SEER's Ammoniakflüssigkeit gegen Blähsucht der Rinder und Schafe: Liquor Ammonii caustici 35,0, Aqua 1400,0. Rindern auf einmal, Schafen den $^1/_4$ Theil.

Tympanit-Essenz von SIMONS-GREVEN. Liquor Ammonii caustici (0,96) 40,0, Liquor Ammonii anisatus 15,0, Tinctura Aloës 15,0, Spiritus 50,0. Mit $^1/_2$ Liter Wasser den $^1/_4$ bis $^1/_3$ Theil einzugiessen.

Aqua cosmetica LUCE.
Eau cosmetique de LUCE.
Rp. Mixturae oleosae balsamicae
Liquoris Ammonii caustici
Spiritus odorati   āā 100,0.

Filtrirt als Zusatz zum Waschwasser. Auch gegen Insektenstiche.

Aqua anodyna Pragensis.
Rp. Liquoris Ammonii caustici spirituosi 150,0
Tincturae Croci   20,0
Olei Lavandulae   2,0
Spiritus Lavandulae   100,0.
Zum Einreiben bei chronischem Rheumatismus.

Aqua sedativa RASPAIL. (Helv., Ergänzb.)
Eau sédative. (Gall.). Lotion ammoniacale camphrée. RASPAIL's beruhigendes Wasser.

Rp.	E. B.	Helv.	Gall.
Natrii chlorati	60,0	60,0	60,0
Aquae	1000,0	830,0	940,0
Spiritus camphorati	10,0	10,0	10,0
Liquoris Ammonii caustici (0,96)	60,0	100,0	120,0.

Vor dem Gebrauche umzuschütteln; damit befeuchtete Kompressen bei Kopfschmerz, Rheumatismus aufzulegen.

Balneum ammoniacatum camphoratum
RASPAIL.
Rp. Liquoris Ammonii caustici   400,0
Spiritus camphorati (Germ.) 100,0
Spiritus (0,83)   200,0
Salis culinaris   2000,0.
Das mit der Flüssigkeit gemischte Salz wird einem Vollbade zugesetzt. Bei Rheumatismus, Paralyse.

Emplastrum PAJOT-LAFORÊT.
Rp. Liquoris Ammonii caustici (0,925) 5,0
Camphorae   10,0
Opii puri   7,5
Croci
Gummi Ammoniaci   āā 5,0
Emplastri gummosi   10,0.
In dicker Schicht auf Leinwand gestrichen zum Auflegen auf Leichdornen.

Essentia volatilis.
Essence of smelling-bottles Anglorum.
Englischer Riechfläschchen-Geist.
Rp. Olei Lavandulae   10,0
Olei Bergamottae   20,0
Olei Caryophyllorum
Olei Cassiae Cinnamomi
Tincturae Moschi   āā 5,0
Olei Rosae   gtt. 10
Spiritus Dzondii
Liquoris Ammonii caustici (0,925) āā 250,0.

Gazeolum. Gazéol.
Rp. Liquoris Ammonii caustici (0,925)   1000,0
Acetoni
Benzini lithanthracini   āā 10,0
Naphthalini   1,0
Picis liquidae lithanthracinae   100,0
Acidi carbolici   10,0.
Unter Umschütteln digeriren, nach 8 Tagen abgiessen. In flachen Gefässen im Wohnzimmer der an Keuchhusten Leidenden aufzustellen. DE MAILLARD und BURIN DU BUISSON.

Linimentum ammoniatum. Linimentum Ammoniae. Liniment volatile.

Rp.	Austr.	Helv.	Germ.	Gall.	Brit.	U-St.
Olei Olivarum	4,0	3,0	3,0	—	3,0	—
Liq. Ammonii caust. (0,96)	1,0	1,0	1,0	1,0(20 %)	1,0	3,5
Olei Papaveris	—	—	1,0	—	—	—
Olei Amygdalarum	—	—	—	9,0	—	—
Olei Gossypii	—	—	—	—	—	6,0
Spiritus	—	—	—	—	—	0,5.

Linimentum antirheumaticum Americanum.
Mustang Liniment.
Rp. Liquoris Ammonii caustici (10 Proc.)
Spiritus (90 Proc.)   āā 200,0
Petroleï   25,0.
Zum Einreiben bei Rheumatismus etc.

Liquor Ammonii anisatus.

Rp.	Austr. Germ.	Helv.
Olei Anisi	1,0	3,0
Spiritus (90 Proc.)	24,0	77,0
Liq. Ammonii caustici (0,96)	5,0	20,0.

Liquor Ammonii aromaticus (Hamb. Vorschr.).
a   Liquor oleosus SYLVII. Sal volatile oleosum SYLVII.
Rp. Olei Citri
Olei Caryophyllorum
Olei Majoranae
Olei Macidis   āā 1,0
Liq. Ammon. caust. 66,0
Spiritus (90 Proc.) 130,0.

Fünfzehn bis dreissig Tropfen in schleimigem Getränk als Antispasticum und Carminativum.

Liquor Ammonii foeniculatus.

Rp. Olei Foeniculi 1,0
　　Spiritus (90 Proc.) 25,0
　　Liquoris Ammonii caustici 5,0.
Wie der Liquor Ammonii anisatus.

Luft der Leuchtgas-Reinigungsmassen.

Die Luft der Räume, in welchen die aufgebrauchte Reinigungsmasse aufbewahrt wird, soll gegen Keuchhusten heilsam sein. ADRIAN und DES-CHAMPS lassen ein Gemisch folgender Substanzen als Ersatz in den Zimmern ausbreiten: Aetzkalk 100,0; Wasser 300,0; Sand 2000,0; Steinkohlentheer 150,0; Ammoniumchlorid 100,0.

Mixtura Ludgunensis.
Potion de Lyon.

Rp. Extracti Belladonnae 0,3
　　Sirupi Papaveris 20,0
　　Aquae Aurantii florum 15,0
　　Aquae destillatae 150,0
　　Liquoris Ammonii caustici 1,0.
Bei Keuchhusten! Vierstündlich ¹/₂ bis ¹/₁ Esslöffel.

Essentia aromatica ammoniacalis

Alcoolat aromatique ammoniacal. (Gall.)
Esprit volatil ammoniacal huileux
de SYLVIUS.

Rp. 1. Corticis Aurantii recentis
　　2. Corticis Citri recentis āā 100,0
　　3. Vanillae 30,0
　　4. Cort. Cinnamomi Ceylanici 15,0
　　5. Caryophyllorum 10,0
　　6. Ammonii chlorati 500,0
　　7. Kalii carbonici 500,0
　　8. Aquae Cinnamomi 500,0
　　9. Spiritus (0,863) 500,0
Man macerirt 1—6 mit 8 und 9 3—4 Tage lang, bringt dann 7 hinzu und destillirt 500 g ab. Das Destillat färbt sich sehr bald etwas dunkel und ist vor Licht geschützt aufzubewahren.

Liquor pectoralis. (Form. Berol.)

Rp. Liquoris Ammonii anisati 5,0
　　Sirupi Althaeae 30,0
　　Aquae destillatae 200,0.

Spiritus Ammonii succinatus.

Aqua Luciae. Eau de Luce. Bienenwasser.
Rp. Liquoris Ammonii caustici
　　Spiritus (90 Proc.)
　　Mixturae oleosae balsamicae āā 10,0
　　Olei Succini rectificati guttam unam.
Zu Waschungen bez. Umschlägen bei Insektenstich.

Spiritus anticephalalgicus.

Migrainegeist. Kopfkrampfspiritus.
Rp. Spiritus Serpylli
　　Spiritus Melissae
　　Spiritus camphorati āā 20,0
　　Liquoris Ammonii caustici (0,96)
　　Aetheris acetici āā 10,0.
Zum Auflegen von Compressen und zum Riechen.

Spiritus caeruleus. (Ergänzb.)

Rp. Liquoris Ammonii caustici (0,96) 50,0
　　Spiritus Lavandulae
　　Spiritus Rosmarini aā 70,0
　　Aeruginis pulverati 1,0.
Digeriren, dann filtriren. Zum Einreiben bei Quetschungen.

Sirupus ammoniacalis.

Rp. Liquoris Ammonii caustici 2,0
　　Sirupi simplicis 100,0.

Unguentum ammoniacale.

Pommade ammoniacale ou de GONDRET.
Rp. Sebi ovilis
　　Adipis suilli āā 10,0
　　Liquoris Ammonii caustici (20 Proc.) 20,0.
Man schüttet die geschmolzene Fettmischung in ein Glas. Wenn sie zu erstarren beginnt fügt man die Ammoniakflüssigkeit hinzu und schüttelt um, indem man das Glas bisweilen in kaltes Wasser taucht.

Unguentum dedermaticans TROUSSEAU.

Rp. Adipis suilli 10,0
　　Sebi taurini 1,0
　　Liquoris Ammonii caustici (20 Proc.) 10,0.
Bereitung wie vorher.

Vesicatorium ammoniacale DESCHAMPS.

Rp. Adipis benzoïnati 15,0
　　Olei Amygdalarum 5,0
　　Liquoris Ammonii caustici (20 Proc.) 15,0.
Zur Salbe zu mischen.

Vet. Fomentum stimulans BRACY-CLARCK.

Rp. Olei Olivarum communis 100,0
　　Camphorae
　　Olei Terebinthinae āā 2,0
　　Liquoris Ammonii caustici (0,96) 25,0.
Mit 2 Liter Wasser durchschüttelt, zu Umschlägen auf Druckstellen, Kontusionen.

Vet. Liquor restaurans HERTWIG.

HERTWIG's Restitutions-Fluid.
Rp. Liquoris Ammonii caustici (0,96)
　　Ammonii chlorati āā 50,0
　　Calcariae ustae plv.
　　Spiritus camphorati āā 25,0
　　Aquae 600,0.
Zum Befeuchten und Waschen bei Verstauchung, Sehnenausdehnung, Lahmsein.

Vet. Linimentum volatile.

I. Rp. Olei Rapae 300,0
　　Liquor. Ammonii caustici (0,96) 100,0.

Vet. Liquor resorbens s. contra tympanitum.
Trommelsucht-Essenz.

Rp. Liquoris Ammonii caustici (0,96) 100,0
　　Tincturae Colchici 10,0
　　Liquoris Ammonii anisati 20,0.
Ein Esslöffel der Essenz mit ¹/₂ Liter Wasser verdünnt für Rinder; Schafen die halbe Dosis.

II. Rp. Liquoris Ammonii caustici 100,0
　　Spiritus aetherei 20,0
　　Liquoris Ammonii anisati 10,0.
Gebrauch wie vorher.

III. Rp. Liquoris Ammonii anisati 12,0
　　Tincturae Capsici 7,5
　　Tincturae Zingiberis 30,0
　　Aquae q. s. ad 2 Liter.
Rindern auf einmal zu geben.

Ammonium aceticum.

I. Ammonium aceticum crystallisatum. Ammoniumacetat. Essigsaures Ammonium. $CH_3CO_2NH_4$. Mol. Gew. = 77.

Dieses Salz kann nicht durch Abdampfen der wässerigen Lösung erhalten werden, da es sich mit den Wasserdämpfen verflüchtigt bez. in saure Salze spaltet. Man stellt es dar durch Sättigen möglichst wasserfreier Essigsäure mit getrocknetem Ammoniakgase. Farblose, aus Nadeln bestehende Krystallmasse. Schmilzt bei 89° C. und geht beim raschen Erhitzen auf über 160° C. in Acetamid über. Sehr leicht löslich in Wasser, auch in Alkohol. Wegen der hygroskopischen Eigenschaften in Gläsern mit paraffinirten Korken aufzubewahren.

II. Liquor Ammonii acetici (Germ.). Ammonium aceticum solutum (Austr. Helv.). Liquor Ammonii Acetatis (Brit. U-St.). Acétate d'Ammoniaque liquide (Gall.). Liquor Mindereri. Spiritus Mindereri. Ammoniumacetatlösung. Minderer's Geist.

Darstellung. 1) 100 Th. Ammoniakflüssigkeit werden mit 115 Th. (oder soviel) verdünnter Essigsäure (30 Proc.) versetzt, dass die Flüssigkeit gegen Lackmus neutral bez. sehr schwach sauer ist, worauf man auf das geforderte spec.· Gewicht einstellt. 2) Man kann die Essigsäure auch mit Ammoniumkarbonat neutralisiren, und dies empfiehlt sich, wenn man ein zerfallenes Salz besitzt, welches sonst keine Verwendung finden kann. Für 100 Th. verdünnte Essigsäure (30 Proc.) bedarf man etwa 30 Th. Ammoniumkarbonat.

Eigenschaften. Farblose, neutrale oder sehr schwach saure Flüssigkeit, von salzigem Geschmack, im Wasserbade völlig flüchtig. Beim Erwärmen mit Kalilauge Ammoniak, mit Schwefelsäure Essigsäure entwickelnd. Das Gehalt der Lösung an kryst. Ammoniumacetat wird von den einzelnen Pharmakopöen wie folgt angegeben:

	Austr.	Brit.	Gall.	Germ.	Helv.	U-St.
Spec. Gewicht	1,03	1,022	1,036	1,032—1,034	1,32	—
Gehalt an $C_2H_3O_2NH_4$	15 %	—	18,5 %	15 %	15 %	7 %.

Volumgewicht der Ammoniumacetatlösungen bei 16° C.

% $C_2H_3O_2NH_4$	Spec. Gew.	% $C_2H_3O_2NH_4$	Spec. Gew.	% $C_2H_3O_2NH_4$	Spec. Gew.	% $C_2H_3O_2NH_4$	Spec. Gew.
46	1,0860	34	1,0681	22	1,046	10	1,022
44	1,0830	32	1,0651	20	1,042	8	1,018
42	1,0800	30	1,062	18	1,038	6	1,014
40	1,0770	28	1,058	16	1,034	4	1,010
38	1,0740	26	1,054	14	1,030	3	1,008
36	1,0710	24	1,050	12	1,026		

Prüfung. 1) Man stellt die Reaktion fest durch Prüfung mit rothem und blauem Lackmuspapier; die Flüssigkeit muss neutral sein oder nur ganz schwach sauer reagiren. Lässt man die Probe auf blauem Lackmuspapier eintrocknen, so erfolgt auch bei einem neutralen Liquor schwache Rothfärbung, weil Ammoniak sich verflüchtigt unter Hinterlassung eines sauren Salzes. 2) Empyreumatische Bestandtheile werden durch Geruch und Geschmack erkannt. Sie sind die Ursache dafür, dass das Präparat sich nach einiger Zeit gelb färbt. 3) Auf Metalle wird durch Schwefelwasserstoffwasser und durch Schwefelammonium geprüft. 4) Auf Chlor durch Silbernitrat in der mit Salpetersäure angesäuerten Flüssigkeit.

Anwendung. Aeusserlich zu Umschlägen unverdünnt bei Quetschungen, Drüsengeschwülsten, Mumps; in Verdünnung mit Wasser (1 : 10) bei chronischen Augenentzündungen, als Gurgelwasser bei Anginen. Innerlich regt es die Schweisssekretion an, daher in Gaben von 5—10 g mehrmals täglich, in Mixturen bei fieberhaften Katarrhen, Neuralgien, Rheumatismus. Als Schwitzmittel 20—30 g in getheilter Dosis, aber rasch hintereinander mit heissem Fliederthee im warmen Bett zu trinken. Es wird im Organismus zu Ammoniumkarbonat verbrannt. Krystallisirtes Ammoniumacetat. Eine koncentrirte Lösung eines sauren Salzes ist zur Konservirung von Fleisch, Gemüse und Früchten vorgeschlagen worden, aber nicht zu empfehlen.

Fomentum ammoniacatum NEUMANN.
Rp. Infusi Florum Arnicae   20,0 : 250,0
    Aceti (6 Proc.)   280,0
    Ammonii carbonici   10,0.
Aeusserlich, bei Oedem des Scrotum.

Mixtura anticephalalgica WRIGHT.
Rp. Liquoris Ammonii acetici
    Tincturae Aurantii corticis
    Sirupi Aurantii corticis āā 20,0
    Aquae destillatae   500,0.
Stündlich 1—2 Esslöffel gegen Kopfschmerz nach
  Alkoholgenuss.

Mixtura diaphoretica BRERA.
Rp. Liquoris Ammonii acetici   50,0
    Camphorae   0,5
    Spiritus q. s. ad solutionem
    Sirupi Sacchari   200,0.
Stündlich einen Esslöffel.

Mixtura contra ebrietatem GALLOIS.
Rp. Liquoris Ammonii acetici   15,0
    Salis culinaris   5,0
    Infusi Coffeae concentrati 75,0
    Sirupi Sacchari   30,0.
Alle $^1/_4$ Stunden den $^1/_3$ Theil.

Potio diaphoretica. BOUCHARDAT.
Rp. Liquoris Ammonii acetici 15,0
    Aquae Cinnamomi
    Aquae Menthae piperitae
    Sirupi Sacchari   āā 50,0.
Stündlich einen Esslöffel voll.

Ammonium benzoïcum.

Ammonium benzoïcum (Ergänzb. Helv.). **Ammonii Benzoas** (Brit. U-St.). **Benzoate d'Ammoniaque** (Gall.). **Ammoniumbenzoat.** **Benzoësaures Ammon.** $C_7H_5O_2NH_4$. **Mol. Gew. = 139.**

I. Ammonium benzoïcum ist als krystallisirtes Salz von Ergänzb., Brit. Gall. Helv. und U-St. aufgenommen.

Darstellung. Man übergiesst in einem Becherglase 100 g Benzoësäure (e Toluolo) mit 80 g Ammoniakflüssigkeit von 20 Proc. (0,925 spec. Gew.) und erwärmt unter Umschwenken, bis vollständige Auflösung erfolgt. Beim Erkalten scheidet sich das Salz in Blättchen aus, welche auf Filtrirpapier an der Luft getrocknet und in gut zu verschliessenden Gefässen aufbewahrt werden.

Eigenschaften. In 5 Th. Wasser oder in 28 Th. Weingeist lösliche, hygroskopische, farblose tafelförmige Krystalle oder ein krystallinisches Pulver, ohne Geruch, von salzig bitterlichem, hintennach etwas scharfem Geschmack. Schm.-P. 190° C. An der Luft verlieren sie allmählich Ammoniak unter Hinterlassung eines sauer reagirenden Salzes. Die wässerige Lösung giebt, mit Salzsäure angesäuert, Ausscheidung von Benzoësäure, mit Bleiacetat weissen krystallinischen, mit Ferrichlorid rehbraunen, mit Silbernitrat weissen, beim Erwärmen löslichen Niederschlag.

Prüfung. 1) Auf dem Platinblech ohne Rückstand flüchtig. 2) Die wässerige Lösung 1 : 10 werde weder durch Ammoniumsulfid (Metalle) noch durch Baryumchlorid (Schwefelsäure) gefällt.

II. Liquor Ammonii benzoïci. **Ammoniumbenzoat-Lösung 20 Proc.** Diese Lösung wird als Receptur-Erleichterung vorräthig gehalten, falls Ammoniumbenzoat in Mixturen öfter verordnet wird.

Darstellung. Man verdünnt 49 Th. Ammoniakflüssigkeit von 10 Proc. (0,960) mit 100 Th. destillirtem Wasser und löst darin 35 Th. Benzoësäure (e Toluolo) auf. Die Lösung wird mit Lackmuspapier geprüft und entweder mit Ammoniak oder mit Benzoësäure so eingestellt, dass sie ganz schwach sauer reagirt. Alsdann ergänzt man sie mit destillirtem Wasser auf das Gewicht von 200 g. — Im Zweifelsfalle ist die Lösung so weit mit Wasser zu verdünnen, dass das Gesammtgewicht das 5,7fache der verbrauchten Benzoësäure beträgt.

Anwendung. In Gaben von 0,5—1,0 g mehrmals täglich als Expectorans bei Katarrhen älterer Leute, bei Asthma, als Antispasmodicum, Diaphoreticum.

Ammonium bromatum.

† Ammonium bromatum (Austr. Germ. Helv.). **Ammonii Bromidum** (Brit. U-St.). **Bromhydrate d'Ammoniaque** (Gall.). **Ammonium hydrobromicum. Ammoniumbromid. Bromammonium NH₄Br. Mol. Gew. = 98.**

Darstellung. In den Kolben a, welcher mit einer etwas Wasser enthaltenden Waschflasche verbunden ist, bringt man 520—530 Th. Ammoniak 'von 20 Proc. (0,925) und stellt ihn, um die Reaktion zu mässigen in kaltes Wasser. In den Hahntrichter b bringt man 350 Th. Brom und lässt dieses tropfenweise in das Ammoniak einfliessen. Jeder einfallende Tropfen erzeugt ein zischendes Geräusch, der gebildete Stickstoff entweicht durch die Waschflasche, in welcher auch die mitgerissenen Ammoniumbromid-Dämpfe zurückgehalten werden. — Ist sämmtliches Brom eingetragen und der Kolbeninhalt erkaltet, so giesst man den Inhalt der Waschflasche d durch den Hahntrichter in den Kolben a, fügt, wenn erforderlich, noch soviel Ammoniakflüssigkeit hinzu, dass der farblose Kolbeninhalt deutlich darnach riecht, und stellt 2—3 Tage zur Seite. Sollten sich während dieser Zeit Krystalle ausscheiden, so sind diese durch Zusatz von Wasser in Lösung zu bringen. — Wenn nach 3 Tagen eine Probe der Lösung beim Ansäuern mit verdünnter Schwefelsäure sich nicht mehr gelb färbt, so wird die Lösung filtrirt und im Wasserbade zur Trockne verdampft.

$$4\,NH_3 + Br_3 \;=\; N + 3\,NH_4\,Br.$$

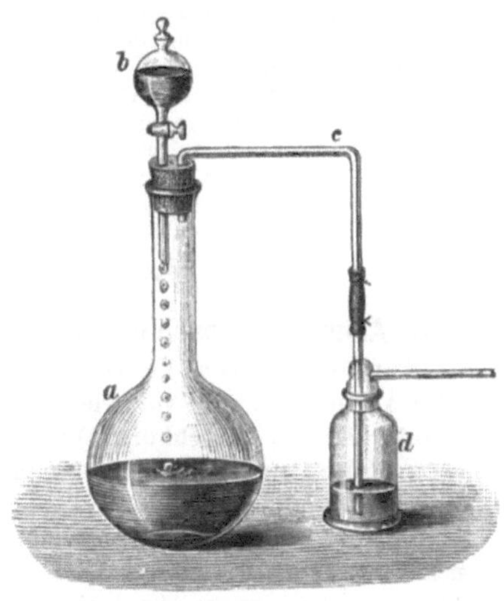

Fig. 48.

Eigenschaften. Prismatische Krystalle oder farbloses Krystallpulver, ohne Geruch, von salzigem Geschmack. Löslich in 1,5 Th. kaltem oder 0,7 Th. siedendem Wasser, auch in 150 Th. kaltem oder 15 Th. siedendem Weingeist. Die wässerige Lösung röthet blaues Lackmuspapier. Beim Erhitzen völlig flüchtig. Das reine Salz ist lichtbeständig. Die wässerige Lösung giebt beim Erwärmen mit Natronlauge freies Ammoniak; versetzt man sie mit wenig Chlorwasser und einigen ccm Chloroform, so wird letzteres vom ausgeschiedenen Brom gelbbraun gefärbt.

Prüfung. 1) Das Salz färbe sich beim Befeuchten mit verdünnter Schwefelsäure nicht sogleich gelb (Ammoniumbromat NH₄ BrO₃). 2) 5 ccm der wässerigen Lösung (1 : 10) mit einem Tropfen Ferrichloridlösung und etwas Chloroform geschüttelt, sollen diesem keine violette Färbung ertheilen (Ammoniumjodid). 3) Auf Metalle ist mit Schwefelwasserstoff bezw. Schwefelammonium, speciell auf Eisen mit Kaliumferrocyanid in der mit Salpetersäure oxydirten Lösung zu prüfen. 4) Prüfung auf Ammoniumchlorid. Sämmtliche Pharmakopöen mit Ausnahme der Gallica lassen einen Gehalt an Chlorammonium durch Titration mit Silbernitrat feststellen. 0,3 g des scharfgetrockneten Salzes werden 30 ccm Wasser gelöst, mit 3—4 Tropfen neutraler Kaliumchromatlösung versetzt und nun mit ¹/₁₀ Silbernitratlösung bis etwa zum Eintritt bleibender Röthung titrirt. Für 0,3 g sollen hierzu erforderlich sein: Nach Austr. 30—31,5 ccm, Germ. und U-St. höchstens 30,9 ccm, Helv. 30,6 ccm, Brit. 30,5—30,9 ccm ¹/₁₀ Silbernitratlösung; dem entsprechend lassen einen Gehalt an Ammoniumchlorid zu: Helv. = Spur; Brit., Germ. u. U-St. = 1,3 Proc., Austr. = 2,5 Proc., wobei aber zu bemerken ist, dass Helv. nicht ausdrücklich die Untersuchung des scharf getrockneten Salzes vorschreibt.

Aufbewahrung. In gut geschlossenen Gefässen. Reine Präparate bedürfen des Lichtschutzes nicht. Gelbwerdende sind gewöhnlich durch Eisen verunreinigt. Gelbge-

wordenes Ammoniumbromid löst man in Wasser, fügt etwas Ammoniak hinzu, lässt einige
Tage stehen und bringt alsdann die filtrirte Lösung zur Trockne.

Anwendung. Die therapeutische Wirkung ist gleich der des Kaliumbromids,
doch wird es von vielen Personen besser vertragen als dieses. In Gaben von 0,3—0,8 g
(für Kinder 0,1—0,3) mehrmals täglich bis zu 10 g pro die gegen nervöse Störungen, Epilepsie, Delirium tremens, bei Keuchhusten. Bestandtheil des ERLENMEYER'schen Brom-
wassers. Es empfiehlt sich überhaupt, das Salz in kohlensaurem Wasser zu nehmen.

Specifisches Gewicht und Procentgehalt der Ammoniumbromidlösungen bei 15° C.

Proc. NH$_4$Br	Spec. Gew.	Proc. NH$_4$Br	Spec. Gew.	Proc. NH$_4$Br	Spec. Gew.
5	1,0326	15	1,0960	30	1,1921
10	1,0652	20	1,1285	41,9	1,2920

Ammonium bromatum ex tempore. Kleinere Mengen Ammoniumbromid kann man
auch durch Neutralisiren der officinellen 25 proc. Bromwasserstoffsäure mit 10 proc. Ammoniakflüssigkeit darstellen. Neutralisirt man 324 Th. Bromwasserstoffsäure (25 Proc.) mit
170 Th. Ammoniakflüssigkeit (10 Proc.), so erhält man 494 Th. einer fast genau 20 Proc.
Ammoniumbromid enthaltenden Lösung. Verdampft man diese, nachdem man noch etwas
Ammoniak zugefügt hat, so erhält man 98 Th. festes Ammoniumbromid.

Ammonium carbonicum.

I. Ammonium carbonicum (Austr. Germ. Helv.). **Ammonii Carbonas** (Brit.
U-St.). **Carbonate (sesqui-) d'Ammoniaque** (Gall.). **Ammonium sesquicarbonicum. Sal
volatile Ammoniaci. Sal volatile siccum. Ammoniumkarbonat. Ammonium sesqui-
carbonat. Reines Hirschhornsalz. Englisches (flüchtiges) Salz. Flüchtiges Lau-
gensalz. Kohlensaures Ammon.** Durchschnittlich von der Zusammensetzung **CO$_2$NH$_2$NH$_4$
+ HCO$_3$ NH$_4$. Mol. Gew. = 157.**

Handelssorten. Das Ammoniumkarbonat kommt m Handel in zwei verschiedenen
Formen vor. **1)** Als etwa 2 cm dicke, schwach kugelig gebogene Platten von faseriger
Struktur, auf dem Bruche durchscheinend. Die Fasern stehen senkrecht zu der halbkugeligen Aussenseite. Die Stücke lassen sich besonders leicht in der Richtung dieser
Strahlen zerkleinern bez. spalten. **2)** Als grosse, unregelmässig gestaltete Massen ohne
faserige Struktur, nicht nach einer bestimmten Richtung am besten spaltbar, beim Darauf-
schlagen in unregelmässige Stücke von körnig-krystallinischem Bruch zerspringend. Beide
Sorten, von denen die zu zweit angeführte zur Zeit die verbreitetere ist, dürften nicht die
gleiche Zusammensetzung haben.

Darstellung. Dieselbe erfolgt fabrikmässig, indem man ein Gemisch von 4 Th.
Ammoniumchlorid mit 4 Th. Calciumkarbonat und 1 Th. Holzkohlepulver in eisernen Retorten bis auf Rothgluth erhitzt. Die entweichenden Gase, Ammoniak und Kohlensäure,
werden in Kammern geleitet, in denen sie sich zu Ammoniumkarbonat verdichten.

Eigenschaften. Das äussere Aussehen ist schon unter „Handelssorten" beschrieben;
es mag hinzugefügt werden, dass das Salz stechend nach Ammoniak riecht. Seiner chemischen Zusammensetzung nach ist das frisch sublimirte Ammoniumkarbonat ein Gemenge
von 1 Mol. saurem Ammoniumkarbonat H.CO$_3$NH$_4$ mit 1 Mol. Ammoniumkarbaminat
CO$_2$(NH$_2$)NH$_4$. Diese Formel nimmt auch die U-St. an. Dagegen beschreibt es Gall. als
eine Mischung bez. Verbindung von 1 Mol. neutralem Ammoniumkarbonat mit 2 Mol.
saurem Ammoniumkarbonat, also als CO$_3$(NH$_4$)$_2$ + 2[HCO$_3$NH$_4$], was nach den heutigen Ansichten nicht ganz zutreffend ist.

Es löst sich in 3—4 Th. kaltem Wasser langsam, aber vollständig, durch heisses
Wasser wird es zersetzt; beim Erhitzen ist es vollständig flüchtig ohne zu schmelzen.

Von Wichtigkeit ist das Verhalten des Salzes an der Luft: Wird es an der Luft
sich selbst überlassen, so verflüchtigt sich in erster Linie [schon bei gewöhnlicher Tem-

peratur, reichlich in mässiger Wärme] das Ammoniumkarbaminat. Findet diese Verflüchtigung im geschlossenen Gefässe statt, so setzt sich das Ammoniumkarbaminat in den oberen Theilen des Gefässes wieder als Sublimat ab. Infolge dieser Verflüchtigung des Ammoniumkarbaminates zerfällt das Salz zu einem weissen Pulver, welches aus dem erst über 60°C. flüchtigen bez. in Kohlensäure, Wasser und Ammoniak zerfallenden saurem Ammoniumkarbonat HCO_3NH_4 besteht. Dieses letztere ist auch in Wasser schwerer löslich. Es löst sich erst in 15 Th. Wasser. Dieses saure Ammoniumkarbonat bleibt immer in den Gefässen zurück, wenn das Hirschhornsalz (wie wir es hier nennen wollen) nicht genügend dicht verschlossen aufbewahrt wird.

Therapeutisch sind zwar diese verschiedenen Salze des Ammoniaks und der Kohlensäure wohl ziemlich gleichwerthig, als Lockerungsmittel für Backzwecke aber sollte nur das nicht zerfallene Hirschhornsalz abgegeben werden, weil es leichter und in zwei Phasen flüchtig ist. Die zerfallenen Bestände kann man zur Herstellung von Ammoniaksalzen (Ammonium aceticum, A. nitricium, A. phosphoricum, A. sulfuricum etc.) verwerthen.

Prüfung. 1) Es bilde strahlig-krystallinische, farblose Massen, die beim Erwärmen völlig flüchtig sind. 2) Die wässerige, mit Essigsäure übersättigte Lösung werde weder durch Schwefelwasserstoff (Blei, Zink), noch durch Baryumnitrat- (Ammoniumsulfat), oder Ammoniumoxalatlösung (Kalk, Baryt) verändert. 3) Wird die wässerige Lösung $(1 = 20)$ mit Silbernitratlösung im Ueberschuss und hierauf mit Salpetersäure versetzt, so darf sie sich weder bräunen (Ammoniumthiosulfat), noch innerhalb 2 Minuten mehr als opalisirend getrübt werden (Chlor). 4) Wird 1 g des Salzes mit Salpetersäure stark übersättigt und die Lösung im Wasserbade eingetrocknet, so muss ein farbloser, beim Erhitzen vollständig flüchtiger Salzrückstand hinterbleiben (empyreumatische, d. h. dem Theer entstammende Stoffe).

Aufbewahrung. Man bestelle beim Drogisten ausdrücklich hartes, nicht verwittertes Ammoniumkarbonat und bewahre dieses in Gefässen aus Glas oder Krausen aus Steinzeug auf.

Diese Gefässe sind mit Korkstopfen zu verschliessen, welche mehrmals in heisses festes Paraffin getaucht worden sind. Bei grösseren Vorräthen verschliesst man die Gefässöffnungen nach dem Aufsetzen des Korken auch noch mit einer Paraffinschicht. Die so vorbereiteten Gefässe sind an einem trockenen, kühlen Orte aufzubewahren.

Das Zerkleinern der Stücke erfolgt in der Weise, wie man Zucker klein schlägt, d. h. mittels eines Hammers und eines stumpfen Messers. Das Salz wird meist unter dem Namen „Hirschhornsalz" im Handverkaufe verlangt und zum Backen des Gebäcks verwendet. Hierzu eignet sich nur das nicht verwitterte und zwar am besten die strahlig-krystallinische Sorte.

Anwendung. Verhältnissmässig selten therapeutisch angewendet. Innerlich in Gaben von 0,2—0,3 g in Lösung, seltener in Pulverform, als Stimulans bei Collaps im Verlauf verschiedener Krankheiten wie Typhus, Scharlach, asthenischen Pneumonien, Alkoholrausch, auch als Antidot bei Schlangenbissen, aber hier unzweckmässig. Ferner als Diaphoreticum und Expectorans. Aeusserlich namentlich als Riechmittel in verschiedenen Formen. Technisch namentlich zu Backzwecken. In der Analyse zur Ueberführung saurer Alkalisulfate in neutrale Sulfate; auch hier ist die ohne Verspritzen verdampfende strahlige Sorte der anderen vorzuziehen. Das Pulvern des Salzes soll nie in Mörsern aus Kupfer oder Messing erfolgen.

Liquor Ammonii carbonici. (Ergänzb.) Ammoniumkarbonatflüssigkeit, therapeutische. 1 Th. Ammoniumkarbonat wird ohne Anwendung von Wärme in 5 Th. destillirtem Wasser gelöst und filtrirt. Klare, farblose Flüssigkeit, spec. Gew. 1,070—1,074. Receptur-Erleichterung. Nicht zu verwechseln mit der als Reagens benutzten Ammoniumkarbonatlösung. S. w. unten, S. 266.

<table>
<tr><td>

Aqua aërophora ammoniacata.

Aqua Ammonii bicarbonici. Ammonium-bicarbonat-Brausewasser.

Rp. Ammonii carbonici   0,5
   Aquae Acido carbonico supergravatae 500,0.
In Flaschen von 250 ccm abzufüllen.

</td><td>

Liquor Ammonii carbonici salicylatus.

Rp. Liquoris Ammonii caustici (0,96) 20,0
   Liquoris Ammonii carbonici   15,0
   Acidi salicylici   2,5
   Spiritus   25,0
   Aquae destillatae   100,0.
Gegen Schlangenbiss. Aeusserlich zum Waschen, innerlich alle 15 Minuten 30 Tropfen mit Wasser. Unwirksam.

</td></tr>
</table>

Lotio contra alopeciam.

Rp. Ammonii carbonici   2,5
    Aquae Aurantii florum   15,0
    Glycerini   30,0
    Tincturae Cantharidum   0,5
    Mixturae oleosae balsamicae 50,0
    Spiritus diluti (0,895)   100,0.
Die kahlen Stellen täglich einmal damit zu bestreichen.

Mixtura diaphoretica Americana.

Rp. Ammonii carbonici   2,5
    Tincturae Opii camphoratae   5,0
    Vini Ipecacuanhae   7,5
    Aquae destillatae   150,0.
4—5stündlich einen Esslöffel in Wasser, welches mit 1 Theelöffel Citronensaft versetzt ist. Bei Eintritt des Scharlachs.

Olfactoria Anglorum.
Riechfläschchen der Engländer.
A. PRESTON's salt. Sel de PRESTON.
Man füllt Gläser von 25—30 ccm Fassungsraum mit erbsengrossen Stücken des nicht zerfallenen Ammoniumkarbonats; und befeuchtet sie mit folgender Mischung:

Rp. Spiritus (90 Proc.)   250,0
    Olei Lavandulae
    Olei Bergamottae   āā 10,0
    Olei Caryophyllorum
    Olei Cinnamomi   āā 5,0
    Olei Aurantii florum   1,0
    Tincturae Moschi   5,0
    Liq. Ammonii caustici duplicis (0,925) 250,0.
Das vornehmste Salz dieser Art wird erhalten wenn man das Ammoniumcarbonat mit einer Mischung aus Orangenblüthenöl 1 Th., Spiritus 10 Th. und 20proc. Ammoniakflüssigkeit 10 Th. befeuchtet.

B. SMELLING salt. Sel volatil Anglais.
Wird seltener gebraucht und ist durch das vorige fast verdrängt. Es stellt eine oberflächliche Mischung gleicher Volume von Ammoniumkarbonat und gebranntem Marmor dar, befeuchtet mit der obenstehenden Mischung ätherischer Oele.

Olfactorium anglicum. Smelling salt
(Hamburg. Vorschrift).
    Kalii carbonici, Ammonii chlorati āā 49,5
    Liquoris Ammonii aromatici (S. 259) 1,0.

Pulveres anticholerici ALBERS.

Rp. Ammonii carbonici 0,5
    Camphorae   0,1
    Sacchari   1,0.
Doses tales X. Halbstündlich ein Pulver bei Cholera.

Sirupus depurativus PEYRILHE.

Rp. Ammonii carbonici 1,0
    Sirupi Sennae   250,0.
Sechsstündlich ein halbes Weinglas; bei Syphilis.

Sirupus diaphoreticus CAZENAVE.

Rp. Ammonii carbonici   5,0
    Sirupi Sarsaparillae compositi 150,0.
Morgens, Mittags und Abends je einen Esslöffei bei Syphilis, Hautleiden, wie Psoriasis. Gebrauch einzustellen, sobald Appetitmangel eintritt.

Unguentum ammoniacale ROCHOUX.

Rp. Ammonii carbonici subt. plv. 10,0
    Unguenti cerei   30,0.
Bei Croup jedesmal 4,0 g einzureiben.

II. Ammonium bicarbonicum. Ossa Helmonti. Ammoniumbikarbonat.

Doppeltkohlensaures Ammon. HCO_3NH_4. Mol. Gew. $= 79$.

Darstellung. Entweder man legt zerfallenes Ammoniumkarbonat, in einer Papierkapsel ausgebreitet, in eine Wärme von 30—40° C., bis der Geruch nach Ammoniak völlig verschwunden ist, oder man versetzt eine konc. wässerige Lösung von Ammoniumkarbonat mit dem doppelten Volumen Weingeist, sammelt den Niederschlag und trocknet ihn zwischen Filtrirpapier bei 20—30° C.

Eigenschaften. Weisses, mehliges Pulver oder rhombische Krystalle, in 15 Th. Wasser löslich, nicht nach Ammoniak riechend, von kühlend-salzigem Geschmack. Zerfällt bei 60° C. in Kohlensäure, Ammoniak und Wasser. Unlöslich in starkem Alkohol.

Anwendung. An Stelle des gewöhnlichen Ammoniumkarbonates in Pulvermischungen, Pastillen etc.

III. Ammonium carbonicum neutrale. Neutrales Ammoniumkarbonat.

$CO_3(NH_4)_2 + H_2O$. Mol. Gew. $= 114$.

Darstellung. Man benetzt das gewöhnliche Ammoniumkarbonat mit stärkster Ammoniakflüssigkeit (0,895 $=$ 30 Proc.) und lässt 2—3 Stunden bei 12° C. stehen. Das zurückbleibende Pulver wird rasch zwischen Filtrirpapier getrocknet. Zerfällt an der Luft in Wasser, Ammoniak und Ammoniumbikarbonat. Dieses Salz ist das zum Füllen der Riechfläschchen zu verwendende.

Ammoniumkarbonatlösung, analytische. Nicht zu verwechseln mit dem therapeutisch gebrauchten Liquor Ammonii carbonici. 1 Th. gewöhnliches Ammoniumkarbonat (reines Hirschhornsalz) wird in einer Mischung aus 3 Th. Wasser und 1 Th. Ammoniakflüssigkeit (0,960) gelöst. Diese Lösung enthält neben einem Ueberschuss von Ammoniak das neutrale Ammoniumkarbonat, in welches das Ammoniumkarbaminat in wässeriger Lösung ohne weiteres, das Ammoniumbikarbonat aber durch den Zusatz des Ammoniaks übergeht. Zur Fällung der alkalischen Erden, zum Auflösen des Schwefelarsens.

IV. Ammonium carbonicum pyro-oleosum (Ergänzb.). Sal volatile Cornus Cervi. Sal Cornus Cervi. Brenzlich-kohlensaures Ammon. Brenzlich-öliges Ammonkarbonat. Rohes Hirschhornsalz.

War früher ein mit thierischem Brandöl durchtränktes Ammoniumkarbonat, wie es bei der trockenen Destillation thierischer Substanzen erhalten wurde. Jetzt: 32 Th· mittelfein zerriebenes Ammoniumkarbonat werden mit 1 Th. ätherischem Thieröl gemischt (Ergänzb. Ap. V.) Weissliches, mit der Zeit gelblich werdendes Pulver vom Geruch seiner Bestandtheile. Vor Licht geschützt aufzubewahren.

Liquor Ammonii carbonici pyro-oleosi (Ergänzb.) Brenzliche Ammoniumkarbonatlösung. 1 Th. Ammonium carbonicum pyro-oleosum wird unter Ausschluss von Wärme in 5 Th. destillirtem Wasser gelöst, die Lösung einige Tage bei Seite gestellt, dann filtrirt. Klare, anfangs gelbliche, später bräunlich werdende, in der Wärme vollkommen flüchtige Flüssigkeit, spec. Gew. 1,070—1,074. Vor Licht geschützt aufzubewahren.

Beide Präparate werden als Excitans bei adynamischen Fiebern, Trunkenheit, Ohnmacht, Pneumonie der Säufer angewendet. Dosis 0,2—0,4 des trockenen Präparates, 1,0—2,0 der Lösung mehrmals täglich.

Linctus antispasticus WENDT.

Rp. Liquoris Ammonii carbonici pyro-oleosi 2,5
Aquae Chamomillae
Sirupi Aurantii florum   āā 50,0.
Zwei bis dreistündlich einen Theelöffel. Bei Krämpfen kleiner Kinder.

Spiritus Lumbricorum.

Regenwurm-Spiritus.

Rp. Liquoris Ammonii carbonici pyro-oleosi 3,0
Spiritus diluti (0,895)   97,0.
Wird meist ex tempore gemischt.

Ammonium chloratum.

Ammonium chloratum (Austr. Germ. Helv.). **Ammonii Chloridum** (Brit. U-St.). **Chlorhydrate d'Ammoniaque** (Gall.). **Ammonium hydrochloricum** seu **muriaticum. Sal ammoniacum. Ammoniumchlorid. Chlorammonium. Salmiak. NH_4Cl. Mol. Gew. = 53,5.**

Handelssorten. Im Handel kommen folgende Sorten des Salmiaks vor: **1)** Krystallisirter Salmiak, *Ammonium chloratum crystallisatum.* Und zwar kommt diese Sorte entweder als weisses Krystallmehl oder in lockeren Salzmassen von der Form der Zuckerhüte *Ammon. chlorat. cryst. „in metis"* vor. Sie ist verhältnissmässig unrein. **2)** Sublimirter oder raffinirter Salmiak, *„Ammonium chloratum sublimatum"*, und zwar entweder als weisses, schneeartiges Krystallmehl oder in Form durchsichtiger, eisglänzender, specifisch schwerer, konkav-konvexer Kuchen mit faserig-strahligem Gefüge. Die für den pharmaceutischen Gebrauch dienende Sorte ist der raffinirte oder sublimirte Salmiak in Pulverform. Die in Massen sublimirte Sorte wird im wesentlichen für technische Zwecke gebraucht.

Reinigung des Salmiaks. Bisweilen enthält der sublimirte Salmiak Schmutz sowie Ferro- und Ferriverbindungen. Um ihn zu reinigen, löst man ihn im zweifachen Gewicht Wasser unter Erwärmen auf, zur Oxydation des vorhandenen Eisenoxyduls mischt man für je 1 Kilo Salmiak 30—50—100 g starkes Chlorwasser, bez. soviel zu, dass die Lösung deutlich danach riecht, und erhitzt zum Aufkochen. Alsdann setzt man unter Umrühren in kleinen Mengen Ammoniakflüssigkeit hinzu bis zur schwach alkalischen Reaktion, filtrirt im Heisswassertrichter durch Filtrirpapier und rührt das Filtrat um, damit möglichst kleine Krystalle erzielt werden. Man trennt diese von der Mutterlauge und trocknet sie durch Erwärmen in einer Porcellanschale im Wasserbade unter Umrühren aus. Die Mutterlauge wird unter Umrühren in einer Porcellanschale gleichfalls eingetrocknet. Man verbraucht beide Produkte als reinen Salmiak. Bei der ganzen Reinigung muss die Verwendung metallischer Geräthe ausgeschlossen werden.

Vom Geldpunkte aus bietet die Reinigung des Salmiaks im Laboratorium keinen Vortheil, es ist vielmehr zu empfehlen, eine solche Sorte anzuschaffen, welche keiner Reinigung bedarf.

Pulverung. Das Pulvern des sublimirten Salmiaks ist nicht ganz leicht, weil die einzelnen Krystallfasern elastisch sind und dem Zerdrücken infolgedessen einen gewissen Widerstand entgegensetzen. Am besten gelingt es durch Stossen im erwärmten Mörser von Stein oder Eisen und Durchschlagen durch ein erwärmtes Sieb. Man umgeht es, wenn man das durch rasche Abkühlung der Salmiakdämpfe erhaltene feine Krystallmehl anschafft.

Eigenschaften. Farbloses und geruchloses, krystallinisches Pulver von salzigem Geschmack. Es ist an der Luft beständig (nicht hygroskopisch) und verflüchtigt sich beim stärkeren Erhitzen ohne vorher zu schmelzen als dichter weisser Dampf. Auf glühende Kohlen gestreut färbt Salmiak die Flammen blaugrün. Löslich in 2,7 Th. kaltem oder in 1 Th. siedendem Wasser, in Alkohol fast unlöslich. Beim Auflösen in Wasser erfolgt Temperatur-Erniedrigung. Aus der heissgesättigten Lösung rasch abgeschieden, bildet er lange, biegsame, prismatisch dreiseitige, nadelförmige Krystalle, welche in Gestalt eines Federbartes zusammenhängen. Durch langsame Krystallisation erhält man ihn in länglichen oktaëdrischen und tetraëdrischen Krystallen des regulären Systems. Salmiaklösungen haben die Neigung, beim Verdunsten „auszublühen“, d. h. über die Gefässwandungen hinwegzusteigen. Die Auflösung in destillirtem Wasser ist haltbar, ursprünglich neutral, beim Erhitzen verflüchtigt sich etwas Ammoniak und die Lösung nimmt infolgedessen schwach saure Reaktion an.

Prüfung. 1) Salmiak sei farblos. Gelbliche Färbung kann von einem Eisengehalt herrühren. Röthliche bis rothe Färbung kann durch Theerfarbstoffe bedingt sein; in diesem Falle ist auch die filtrirte wässerige Lösung, bez. der alkoholische Auszug röthlich gefärbt. Giebt ein röthlich gefärbter Salmiak eine wässerige Lösung, die im filtrirten Zustande farblos ist, so wird die Färbung möglicherweise durch Mikro-Organismen (*Oïdium aurantiacum*) verursacht. Einfaches Austrocknen genügt, um diesen Pilz zu zerstören. 2) Er sei frei von glühbeständigen Verunreinigungen; man weist diese durch Erhitzen von 1 g Salmiak im Platin- bez. Porcellantiegel nach. (Gefunden wurde gelegentlich Baryumsulfat.) 3) Die wässerige Lösung 1 : 10 werde durch Baryumchlorid nicht getrübt (Schwefelsäure) und durch Schwefelwasserstoffwasser auch nach Zusatz von Ammoniak nicht gefärbt oder getrübt. (Metalle). 4) Wird die mit 2 Tropfen Salzsäure angesäuerte Lösung mit Kaliumferrocyanid versetzt, so darf nicht sogleich Blaufärbung eintreten. 5) Wird 1 g des Salzes mit konc. Salpetersäure (1,153) im Wasserbade zur Trockne verdampft, so darf Färbung nicht auftreten (theerartige Bestandtheile, z. B. Anilin).

Volumgewicht und Gehalt von Chlorammoniumlösungen bei + 15° C.

Vol. Gew.	Proc. NH_4Cl	Vol. Gew.	Proc. NH_4Cl	Vol. Gew.	Proc. NH_4Cl	Vol. Gew.	Proc. NH_4Cl	Vol. Gew.	Proc. NH_4Cl
1,00316	1	1,02180	7	1,03947	13	1,05648	19	1,07304	25
1,00632	2	1,02481	8	1,04325	14	1,05929	20	1,07575	26
1,00948	3	1,02781	9	1,04524	15	1,06204	21	1,07658	26,297
1,01264	4	1,03081	10	1,04805	16	1,06479	22		
1,01580	5	1,03370	11	1,05086	17	1,06754	23		
1,01880	6	1,03658	12	1,05367	18	1,07029	24		

Aufbewahrung. In gut verschlossenen Gefässen aus Glas und Steinzeug, weniger gut in Kästen und Tonnen.

Anwendung. Wirkt örtlich auf Schleimhäuten reizend. Innerlich sind grosse Gaben giftig, selbst tödtlich, kleine Gaben wirken sekretionsbefördernd, doch wird bei dauerndem Gebrauch kleiner Mengen der Appetit gestört. Aeusserlich in wässeriger Lösung zu Umschlägen bei Entzündungen 1 : 10—20,0, namentlich aber zu Inhalationen 1 : 100. Mit gleichen Theilen Kalisalpeter in Form von Kälte-Mischungen. Innerlich in Gaben von 0,2—0,5 g als ein den Auswurf beförderndes Mittel (Expektorans), wenn kein oder nur geringes Fieber vorhanden ist. In der Volksmedicin eine grosse Rolle spielend. — Der auf silbernen Löffeln durch Salmiak-Mixturen entstandene schwarze Ueberzug ist ein basisches Silberchlorid und kann leicht mit Ammoniakflüssigkeit abgewaschen werden. Technisch zum Löthen und Verzinnen, in der Färberei, zum Füllen der Leclanché-Elemente, in der Analyse und zu vielen anderen Zwecken.

Salmiak in festen Stücken. Ammonium chloratum in massis. Wird durch langsame Abkühlung der bei der Sublimation auftretenden Salmiakdämpfe erhalten, so dass die sich bildenden Krystalle theilweise schmelzen und zusammensintern. Eisähnliche konkav-konvexe Massen von etwa 10 cm Dicke und faseriger Struktur. Wird ganz besonders zum Löthen gebraucht und zwar, um dem Löthkolben eine metallische Löthfläche zu verleihen. Nach W. HEMPEL kann man ähnliche Massen auch durch starke Pressung von erwärmtem Salmiakpulver erzeugen.

Solutio Ammonii chlorati. Salmiaklösung. 1 Th. eisenfreier Salmiak wird in der Kälte in 4 Th, destillirtem Wasser gelöst und die Lösung nach mehrtägigem Absetzen filtrirt. Receptur-Erleichterung und chemisches Reagens.

Embrocatio salina BEASLEY.

Rp. Ammonii chlorati 30,0
Aceti (6 Proc.)
Spiritus (0,83) āā 50,0
Aquae destillatae 500,0.

Zu Umschlägen bei Anschwellungen und Kontusionen ohne Hautverletzung.

Emplastrum saponatum ammoniatum.

Emplastrum volatile KIRKLAND.

Rp. Emplastri Lithargyri simplicis 40,0
Saponis oleacei pulverati 20,0
Ammonii chlorati pulverati 5,0.

Bei subkutanen Verhärtungen, Rheumatismus.

Fomentum frigidum SCHMUCKER.

Fomentatio refrigerans. SCHMUCKER'S Kälte-Umschlag.

Rp. Ammonii chlorati
Kalii nitrici āā 50,0.

Zum Gebrauch zwischen Kompressen zu schichten und diese wiederholt zu befeuchten mit einer Mischung von

Aquae communis 350,0
Aceti (6 Proc.) 150,0.

Die Temperatur der Kompressen geht um etwa 10° C. herab. Bei Mangel an Eis.

Liquor baroscopicus.

Flüssigkeit zum chemischen Wetterglase.

Rp. Ammonii chlorati
Kalii nitrici āā 20,0
Camphorae 10,0
Spiritus (0,83) 50,0
Aquae destillatae 100,0.

Man lässt 2 Tage an einem warmen Orte (30—40° C.) unter Umrühren stehen und filtrirt alsdann.

Mixtura solvens.

a) Ergänzb.

Rp. Ammonii chlorati
Succi Liquiritiae depurati āā 5,0
Aquae destillatae 190,0.

b) Form. magistr. Berol.

Rp. Ammonii chlorati 5,0
Succi Liquiritiae depurati 2,0
Aquae destillatae 193,0.

Mixtura solvens stibiata. (Form. mag. Berol.)

Rp. Tartari stibiati 0,05
Ammonii chlorati 5,0
Succi Liquiritiae depurati 2,0
Aquae destillatae q s ad 200,0.

Mixtura anticatarrhalis OPPOLZER.

Rp. Infusi radicis Althaeae 7,5 : 150,0
Ammonii chlorati 1,2
Tincturae Opii simplicis 0,5
Sirupi Senegae 15,0.

Zweistündlich einen Esslöffel; bei akutem Bronchial-Katarrh.

Oxycratum compositum.

Rp. Ammonii chlorati 20,0
Spiritus camphorati 60,0
Aceti (6 Proc.)
Aquae fontanae āā 500,0.

Zu Umschlägen bei Anschwellungen, Rheumatismus, Paralyse.

Oxycratum simplex.

Rp. Ammonii chlorati 20,0
Aceti (6 Proc)
Aquae fontanae āā 500,0.

Zu Umschlägen gegen Anschwellungen, Kontusionen bei unverletzter Haut.

Pastilli Ammonii chlorati (Helv.).

Rp. Ammonii chlorati 5,0
Tragacanthae 1,0
Radicis Liquiritiae 4,0
Succi Liquiritiae 20,0
Sacchari albi 70,0

fiant pastilli ponderis 1,0.

Trochisci Ammonii chlorati (U-St.).

Rp. Ammonii chlorati 10,0
Extracti Liquiritiae 25,0
Tragacanthae 2,0
Sacchari 50,0
Sirupi tolutani q. s.

fiant trochisci 100.

Unguentum discutiens GUÉNEAU DE MUSSY.

Rp. Ammonii chlorati 1,5
Adipis suilli 25,0
Camphorae 0,15.

Zum Einreiben geschwollener Nackendrüsen.

Unguentum resolvens GUÉNEAU DE MUSSY.

Rp. Ammonii chlorati 2,0
Camphorae 1,0
Adipis 30,0.

Zum Einreiben bei skrophulösen Drüsenanschwellungen. Die GUÉPIN'sche Salbe enthält für obige Mengen 5 g Salmiak.

<table>
<tr><td>

Vet.   Electuarium antiphlogisticum.

Rp. Ammonii chlorati   10,0
    Natrii nitrici   20,0
    Acidi tartarici   1,0
    Rhizomatis Calami
    Radicis Gentianae āā 5,0
    Radicis Althaeae   10,0
    Aquae communis   q. s.

ut fiat electuarium. Dreistündlich eine taubenei-
grosse Menge für Schweine und grössere Hunde
bei Gastricismus, Mangel an Fresslust.

</td><td>

Vet.   Electuarium expectorans.

Rp. Ammonii chlorati
    Fructus Foeniculi
    Fructus Anisi
    Radicis Althaeae
    Radicis Liquiritiae āā 50,0.

fiat electuarium. Dreistündlich zwei Esslöffel voll
für Pferde bei Druse nachdem die entzündlichen
Erscheinungen gehoben sind.

</td></tr>
</table>

IssLEIB's Katarrhbrötchen besteht aus mit Anisöl parfümirtem Zucker mit etwas Salmiak.

Ammonium citricum.

I. Ammonium citricum. Ammoniumcitrat. Citronensaures Ammon. Citrate d'Ammoniaque. Citras Ammonii. $C_6H_5O_7(NH_4)_3$. Mol. Gew. $= 243$.

Das neutrale trockene Salz obiger Zusammensetzung ist kaum bekannt, bez. es lässt sich durch Eindampfen der wässerigen Lösung nicht herstellen. Man benutzt daher zum Recepturgebrauche eine wässerige Auflösung desselben.

II. Liquor Ammonii citrici. Ammoniumcitratlösung 20 Proc. 34,6 g krystallisirte Citronensäure werden in 80 g destillirtem Wasser gelöst und der Lösung 84 g Ammoniakflüssigkeit von 10 Proc. (0,96 spec. Gew.) bez. soviel hinzugefügt, dass eine neutrale oder sehr schwach saure Flüssigkeit entsteht, welche man mit destillirtem Wasser auf das Gesammtgewicht von 200 g bringt.

Die Lösung enthält 20 Proc. Ammoniumcitrat $C_6H_5O_7(NH_4)_3$ und kann etwa 1 Woche hindurch aufbewahrt werden.

Bisweilen wird das Ammoniumcitrat als neutrale oder schwach säuerliche Saturation verwendet. Man braucht alsdann für

trocknes Ammoncitrat		Citronensäure		Ammonkarbonat	trocknes Ammoncitrat		Citronensäure		Ammonkarbonat
10,0	=	8,0	und	7,0	25,0	=	20,0	und	17,5
15,0		12,0		10,5	30,0		24,0		21,0
20,0		16,0		14,0	50,0		40,0		35,0

Das Ammoniumcitrat wird in Gaben von 1—2—3 g mehrmals täglich bei verschiedenen Leiden der Harnblase empfohlen. Im Organismus wird es zu Ammoniumkarbonat verbrannt.

Ammonium jodatum.

† **Ammonium jodatum** (Ergänzb. Helv.). **Ammonii Jodidum** (U-St.). **Jodhydrate d'Ammoniaque** (Gall.). **Ammonium hydrojodicum. Ammoniumjodid. Jodammonium.** NH_4J. Mol. Gew. $= 145$.

Darstellung. 1) Die in chemischen Laboratorien gebräuchlichste Vorschrift ist folgende: Man übergiesst 1 Th. Eisenpulver mit 10 Th. destillirtem Wasser und fügt allmählich, nöthigenfalls unter Abkühlen, 4 Th. Jod zu. Nach beendigter Bildung des Ferrojodids filtrirt man durch Glaswolle, wäscht mit Wasser nach und löst in dem grünen Filtrate nochmals 2 Th. Jod auf. Man verdünnt diese Lösung alsdann mit dem gleichen Volumen heissen Wassers, fällt sie mit einem Ueberschuss koncentrirter Ammoniakflüssigkeit, erwärmt noch bis zum Dichtwerden des Ferri-Ferrohydroxydes, filtrirt und dampft das Filtrat — zuletzt unter Zusatz von etwas Ammoniak — im Wasserbade, schliesslich im Sandbade bei 110° C. zur Trockne. Die etwas einfachere Vorschrift von JACOBSEN giebt die Helv.: 2) Helv.: Eine Lösung von 6 Th. Kaliumjodid in 6 Th. destillirtem Wasser mischt man mit einer Lösung von 4 Th. Ammoniumsulfat in 6 Th. Wasser und fügt 2 Th. Weingeist unter Vermischen hinzu. Nach 12stündigem Stehen wird von der ausgeschiedenen Salzmasse abfiltrirt und das Filtrat zur Krystallisation abgedampft.

Eigenschaften. Trockenes, weisses, an der Luft zerfliessendes und allmählich gelb werdendes, aus Würfeln bestehendes krystallinisches Pulver, von scharf-salzigem Geschmack, nicht nach Jod riechend. Es verflüchtigt sich beim Erhitzen ohne zu schmelzen und ist in 1 Th. Wasser oder in 9 Th. Weingeist löslich. Die wässerige Lösung entwickelt mit Natronlauge den Geruch nach Ammoniak, durch Silbernitrat wird sie gelb gefällt. Schüttelt man sie mit einem Tropfen Ferrichlorid und etwas Chloroform, so nimmt letzteres violette Färbung an. Aufbewahrung: Wegen der hygroskopischen Eigenschaften in gut geschlossenen, kleineren Gefässen, vor Licht geschützt, vorsichtig. Ist es gelb geworden, so wird es mit weingeistiger Ammoniaklösung befeuchtet und wieder zur Trockne gebracht.

Prüfung. 1) Es darf weder deutlich gelb sein, noch deutlich nach Jod riechen (schwache Gelbfärbung und schwacher Jodgeruch sind nicht zu vermeiden). 2) Die wässerige Lösung 1:20 darf durch Schwefelwasserstoffwasser nicht verändert (Metalle) und durch Baryumnitratlösung nur schwach opalisirend getrübt werden (Schwefelsäure). 20 ccm derselben dürfen nach Zusatz von 0,5 ccm Kaliumferrocyanidlösung nicht blau gefärbt werden (Eisen). 3) Werden 0,2 g getrocknetes Ammoniumjodid in 2 ccm Ammoniakflüssigkeit gelöst und mit 15 ccm $^1/_{10}$-Silbernitratlösung unter Umschütteln vermischt, darauf filtrirt, so darf das Filtrat, nach Übersättigung mit Salpetersäure innerhalb 10 Minuten weder bis zur Undurchsichtigkeit getrübt (Chloride, Bromide), noch dunkel gefärbt (Thiosulfat) erscheinen.

Anwendung. Als schnell wirkendes Jodpräparat, namentlich als Antisyphiliticum und Antirheumaticum empfohlen; die Wirkung soll sicherer wie beim Jodkalium sein. Innerlich in Gaben von 0,1—0,5 mehrmals täglich in Mixturen, der Zersetzlichkeit wegen mit Liquor Ammonii anisatus kombinirt. Aeusserlich in Linimenten und Salben 1 : 20—30,0. Mischungen von Kaliumjodid und Ammoniumchlorid werden in Säckchen auf Geschwülste gelegt; das durch Umsetzung entstehende Ammoniumjodid soll zertheilend wirken. BRESLAU.

Candelae Ammonii jodati.

Ammoniumjodid-Kerzchen. (Diet. M.)

Rp. 1. Carbonis Tiliae pulv. 825,0
2. Ammonii jodati 100,0
3. Kalii nitrici 50,0
4. Sacchari 5,0
5. Cumarini 0,2
6. Aquae 1000,0
7. Tragacanthae pulv. 20,0
8. Olei Rosae gtt. X
9. Balsami Peruviani gtt. XX.

Man tränkt 1 mit der Lösung von 2—6, mischt 7—9 darunter und stösst mit Traganthschleim, welcher 2% Salpeter enthält, zur bildsamen Masse an. Die Kerzchen werden mit Zinnbronze bepinselt.

Linimentum antisyphiliticum GAMBERINI.

Rp. Ammonii jodati 0,15
Olei Olivarum 25,0.

Misce conterendo. Zum Einreiben bei nächtlichem (syphilitischen) Muskel- und Gelenkschmerz.

Lotio contra perniones.

Rp. Ammonii jodati 5,0
Aquae Rosae 50,0
Aquae Coloniensis 6,0.

Täglich abends die Frostbeulen damit zu bestreichen.

Linimentum jodatum.

Jod-Opodeldoc. (Ergänzb. Bad. Taxe)

Rp. Ammonii jodati 10,0
Linimenti saponati camphorati 90,0.

Mixtura Ammonii jodati WALDENBURG.

Rp. Ammonii jodati 3,0
Aquae destillatae 100,0
Liquoris Ammonii anisati 0,25
Sirupi Sacchari 50,0.

Dreistündlich einen Esslöffel.

Saccellus ad strumam BRESLAU.

Rp. Kalii jodati 60,0
Ammonii chlorati 80,0.

Die getrocknete Pulvermischung wird in ein Mousselin-Säckchen gebracht, so dass das Pulver in 0,5 cm. dicker Schicht vertheilt ist, das Säckchen verschlossen und durchgesteppt. Zum Auflegen auf Kropf- und Drüsenanschwellungen.

Saccellus contra tumores mammae

TANCHOU.

Rp. Kalii jodati 5,0
Spongiae ustae 10,0
Ammonii chlorati 40,0
Salis culinaris 10,0.

Säckchen wie vorher zu bereiten.

Unguentum Ammonii jodati.

Ammonii jodati 1,0
Aquae destillatae gtt. X
Adipis suilli 20,0.

Zum Einreiben der Frostbeulen, des Kropfes.

Ammonium molybdaenicum.

I. Ammonium molybdaenicum. Ammoniummolybdaenat. Molybdaensaures Ammon. $Mo_7O_{24}(NH_4)_6 + 4H_2O$. Mol. Gew. $= 1236$.

Darstellung. Man löst Molybdänsäure (s. S. 72) unter Erwärmen in 20procentigem Ammoniak und dampft die Lösung bis zum Salzhäutchen ein, indem man durch gelegentlichen Zusatz kleiner Mengen von Ammoniak dafür Sorge trägt, dass die Lösung bis zum Schluss alkalisch bleibt. — Im Handel ist das Salz in grosser Reinheit erhältlich.

Eigenschaften. Weisse Krystallmassen aus glänzenden, harten, prismatischen Krystallen bestehend. Es löst sich in Wasser klar auf. Giesst man diese Lösung in einen Ueberschuss von Salpetersäure, so erfolgt zuerst weisse Ausscheidung von Molybdänsäure, welche sich aber im Ueberschuss von Salpetersäure wieder auflöst. (Bleibt eine Trübung, so deutet diese auf Verunreinigung durch Phosphorsäure.)

Prüfung. 1) 10 g des Salzes geben mit 25 ccm Wasser und 15 ccm Ammoniakflüssigkeit von 0,910 eine klare Lösung. Giesst man diese in 150 g Salpetersäure von 1,2 spec. Gew., so darf die gemischte Flüssigkeit auch nach 2 stündigem Stehen in gelinder (!) Wärme keine gelbe Ausscheidung zeigen (Phosphorsäure). 2) Die Lösung in Ammoniakflüssigkeit (1 : 10) werde durch Schwefelammonium nicht verändert (Metalle). 3) Die mit Salpetersäure angesäuerte wässerige, wenn nöthig filtrirte Lösung werde durch Silbernitrat und Baryumnitrat höchstens sehr schwach getrübt.

Anwendung. Als Reagens zum Nachweis und zur Bestimmung der Phosphorsäure. Eine Lösung von Ammoniummolybdänat in Salpetersäure giebt mit Phosphorsäure beim Stehen in der Wärme einen gelben Niederschlag von molybdän-phosphorsaurem Ammon. $22 MoO_3 + 2(NH_4)_3PO_4 + 12 H_2O$. Dieses ist in verdünnter Salpetersäure, in Ammoniumnitratlösung und in salpetersaurer Ammonmolybdänatlösung unlöslich. Löslich dagegen in Ammoniak. Aus dieser letzteren Lösung wird die Phosphorsäure durch Magnesiamixtur als Ammonium-Magnesiumphosphat quantitativ gefällt.

II. Ammoniummolybdänatlösung mit Salpetersäure. Reagens zur Bestimmung der Phosphorsäure. 1) Nach P. Wagner. Man löst 150,0 g Ammoniummolybdänat in 500 ccm Wasser, fügt 400,0 g Ammoniumnitrat hinzu und füllt mit Wasser bis zu 1 Liter auf. Diese Lösung giesst man in 1 Liter Salpetersäure von 1,2 spec. Gew. (nicht umgekehrt), lässt die Mischung 24 Stunden an einem warmen Orte stehen und filtrirt. 100 ccm dieser Lösung entsprechen $= 0,1$ g P_2O_5. 2) Nach C. Meinecke. Man löst 150 g Ammoniummolybdänat in 150 ccm Ammoniakflüssigkeit von 0,91 spec. Gew. und 850 ccm Wasser und giesst diese Lösung unter Umrühren in 1 Liter Salpetersäure von 1,2 spec. Gew. Man erhitzt die Mischung 10 Minuten lang auf 90° C. Die durch Dekanthiren und Filtriren von der reichlich ausgeschiedenen Molybdänsäure getrennte Flüssigkeit, hält sich, vor Licht geschützt aufbewahrt, lange Zeit klar. 100 ccm der Lösung entsprechen $= 0,1$ g P_2O_5.

Die im Laufe längerer Aufbewahrung in diesen Lösungen sich ausscheidenden weissen Krystalle sind Molybdänsäure. Die nach längerer Zeit entstehenden gelben Ausscheidungen sind nicht Phosphor-Molybdänsäure, sondern eine gelbe Modifikation der Molybdänsäure.

Aufarbeitung der Molybdänrückstände. Nach P. Wagner. Die bei der Bestimmung der Phosphorsäure hinterbliebenen sauren Molybdänflüssigkeiten werden in einer etwa 10 Liter fassenden Flasche *A*, die ammoniakalischen Filtrate in einer ebensolchen Flasche *B* gesammelt. Sind die Flaschen gefüllt, so wird ein Windofen an einem zugigen Orte aufgestellt und geheizt. Auf denselben setzt man einen mit Wasser gefüllten (als Wasserbad dienenden) kleinen Kessel[1]) und in diesen eine etwa 5 Liter fassende Porzellanschale ein. Der Inhalt von *A* wird klar abgehebert, in die Porcellanschale gegeben und allmählich bis auf 1,5 Liter verdampft. Fast die ganze, vorher gelöste Molybdänsäure hat sich als Kruste an die Schale angesetzt. Man lässt die Schale erkalten, beseitigt die Mutterlauge, spült die Molybdänsäurekruste mit etwas Wasser ab, das man wieder in

---

[1]) Wird die Porcellanschale direkt auf den Windofen gesetzt, so springt sie regelmässig infolge Bildung von Molybdänsäurekrusten.

Flasche A zurückgiebt. Nun bringt man die Schale wieder auf das Wasserbad und fügt die aus der Flasche B inzwischen abgeheberte ammoniakalische Flüssigkeit hinzu, in welcher sich die Molybdänsäurekruste bald auflöst. Man lässt abdampfen, bis schliesslich die gesammte Flüssigkeit aus B in die Schale gebracht ist, und das·Gesammtvolumen noch 1,5 Liter beträgt. Hierauf filtrirt man noch heiss in eine andere Schale und lässt einige Tage in der Kälte stehen.

Das auskrystallisirte Ammoniummolybdänat wird von der Mutterlauge getrennt, mit etwas Wasser, das man der Mutterlauge zufügt, abgespült, alsdann durch Umkrystallisiren gereinigt und zur Bereitung der Molybdänlösung verwendet.

Die Mutterlaugen engt man auf etwa $^1/_2$ Liter ein, lässt auskrystallisiren, giesst die zweite Mutterlauge fort, lässt die abgeschiedene Krystallmasse trocknen und löst sie bei der nächsten Verarbeitung der Molybdänrückstände in der Krystallisationslauge wieder auf.

Ammonium nitricum.

Ammonium nitricum (Ergänzb.). **Ammonii Nitras** (Brit. U-St.). **Nitrum flammans. Ammoniumnitrat. Salpetersaures Ammon. Ammonsalpeter. Azotate ou Nitrate d'Ammoniaque. $NH_4 NO_3$. Mol. Gew. $= 80$.**

Darstellung. Man neutralisirt 100 Th. reiner Salpetersäure (von 1,153 spec. Gew. $= 25^0/_0 NO_3H$) mit 68 Th. Ammoniakflüssigkeit (0,96 spec. Gew.) und bringt die Lösung durch Eindampfen zur Krystallisation. Kleinere Mengen kann man direkt zur Trockne eindampfen. — Man kann die Neutralisirung der Salpetersäure auch mit Ammoniumkarbonat ausführen. In diesem Falle bedarf man für 100 Th. Salpetersäure obiger Stärke (1,153 spec. Gew.) etwa 21 Th. Ammoniumkarbonat.

Eigenschaften. Farblose und geruchlose, rhombische Prismen von kühlend-salzigem Geschmack, in 0,5 Th. Wasser oder in 20 Th. Weingeist zu sauer reagirenden Flüssigkeiten löslich. Vorsichtig erhitzt, schmilzt es bei 165^0 C., bei höherem Erhitzen ($230—250^0$ C.) verflüchtigt es sich unter Zersetzung in Stickoxydul und Wasser. Auf glühende Kohlen geworfen, verursacht es Funkensprühen. Beim Auflösen in Wasser erzeugt es Temperatur-Erniedriguug. Die wässerige Lösung entwickelt, mit Natronlauge erwärmt, Ammoniak. Mischt man 2 ccm derselben mit 2 ccm Ferrosulfatlösung und schichtet diese Lösung auf konc. Schwefelsäure, so entsteht eine braunschwarze Zonenfärbung.

Prüfung. Die wässerige Lösung 1 : 20 werde **1)** durch Schwefelwasserstoffwasser nicht verändert (Metalle). **2)** Sie werde nach Zusatz von Ammoniak weder durch Ammoniumsulfat (Kalk) noch durch Natriumphosphatlösung (Magnesia) getrübt. **3)** Silbernitrat und Baryumnitratlösung dürfen sie innerhalb 5 Minuten nicht verändern (Chlor, Schwefelsäure). **4)** 20 ccm der Lösung dürfen durch 0,5 ccm Kaliumferrocyanidlösung nicht gebläut werden. **5)** 1 g des Salzes verflüchtige sich beim Erhitzen, ohne einen Rückstand zu hinterlassen.

Anwendung. Man hat es in Gaben von 0,5—1,0—1,5 g drei bis viermal täglich als Diaphoreticum und Diureticum bei Fiebern, Katarrhen, aber ohne rechten Erfolg gegeben. Man beachte, dass grosse Dosen toxisch, ja tödtlich wirken können, da Ammoniumnitrat ein Blutgift ist und wie Kalium chloricum Methämoglobin bildet. — Es dient ferner zur Darstellung des Stickoxyduls (Lachgases). In der Analyse bedient man sich des Salzes, um die Verbrennung organischer Substanzen zu befördern; z. B. verbrennt ein mit Ammoniumnitratlösung getränktes und hierauf getrocknetes Filter sehr rasch. Man beachte aber, dass Ammoniumnitrat beim Erhitzen mit leicht entzündlichen bez. leicht oxydirbaren Substanzen (Phosphor, Kohle, organische Stoffe) die Einhaltung der gleichen Vorsicht erfordert wie z. B. Kaliumnitrat. Man verwendet es ferner zum Auswaschen von Niederschlägen, welche sonst leicht durch das Filter gehen (Zinnsäurehydrat), bei der Abscheidung der Phosphorsäure nach der Molybdänmethode. — Zu den bisher angeführten Verwendungen bedarf man des als Ammonium nitricum purissimum in den Preislisten aufgeführten Präparates.

Dagegen kann man für Kälte-Lösungen oder -Mischungen ein weniger reines Salz verwenden.

Ammonium phosphoricum.

I. Ammonium phosphoricum (Ergänzb.). **Ammonii Phosphas** (Brit.). **Ammoniumphosphat. Phosphorsaures Ammonium. Di-Ammonium-Phosphat.** $PO_4H(NH_4)_2$. **Mol. Gew. = 132.**

Darstellung. Man dampft in einer Porcellanschale 100 Th. Phosphorsäure (25 Proc.) etwa bis zur Hälfte ab, giebt alsdann soviel 20procentige Ammoniakflüssigkeit (0,925 spec. Gew.) hinzu (60—70 Th.), dass die Flüssigkeit stark alkalisch reagirt, und dampft zur Krystallisation weiter ein, indem man durch gelegentliche Zugabe kleiner Mengen starken Ammoniaks dafür sorgt, dass die Reaktion bis zum Schluss alkalisch bleibt. Die in der Kälte ausgeschiedenen Krystalle werden auf Filtrirpapier, bez. porösen Scherben an der Luft rasch getrocknet.

Eigenschaften. Farblose, säulenförmige Krystalle oder ein weisses Krystallpulver, geruchlos, von kühlend-salzigem Geschmack. Löslich in 4 Th. kaltem oder 0,5 Th. siedendem Wasser, unlöslich in Alkohol. Die wässerige Lösung ist neutral oder schwachsauer. An der Luft verliert das Salz allmählich Ammoniak und nimmt dann saure Reaktion an. Auf dem Platinblech erhitzt, schmilzt es, Ammoniak und Wasser entweichen, als Rückstand hinterbleibt Metaphosphorsäure. Die wässerige Lösung giebt mit Silbernitrat einen gelben, beim Erwärmen sich nicht bräunenden (phosphorige Säure) Niederschlag, der sowohl in Salpetersäure als auch in Ammoniak löslich ist. Beim Erwärmen mit Natronlauge entwickelt die Lösung Ammoniak.

Prüfung. 1) Wird 1 g des zerriebenen Salzes mit 3 ccm Zinnchlorürlösung geschüttelt, so darf im Verlaufe einer Stunde Braunfärbung nicht eintreten (Arsen.). 2) Die wässerige Lösung 1 : 20 sei neutral, event. werde sie durch Ammoniakzusatz neutralisirt. 3) Sie brause beim Ansäuern mit Salpetersäure nicht auf (Ammoniumkarbonat) und werde alsdann durch Baryumnitrat nicht getrübt. 4) Sie werde durch Schwefelwasserstoffwasser weder direkt noch nach vorherigem Zusatz von Ammoniak verändert (Metalle wie Blei, Kupfer, Zink).

Aufbewahrung. In gut verschlossenen Gefässen an einem kühlen Orte.

Anwendung. Die Wirkung gleicht im ganzen der anderer Ammon-Salze. Es ist in Gaben von 0,5—1,0—2,0 g bei chronischen Krankheiten empfohlen werden, denen harnsaure Diathese zu Grunde liegt wie Rheumatismus, Gicht, indessen wenig eingeführt. Technisch als Zusatz (5 Proc.) zur Appretur (Stärke), um Gewebe schwieriger entzündlich zu machen. In der Analyse zum Nachweis und zur Bestimmung der Magnesia.

HENSEL'S Nervensalz ist Ammoniumphosphat. Uebrigens nicht zu verwechseln mit HENSEL's physiologischem Salz.

Pflanzen-Dünger nach Prof. WAGNER. (Für Garten und Topfpflanzen.) Ammonii phosphorici 30,0, Natrii nitrici 25,0, Kalii nitrici 25,0, Ammonii sulfurici 20,0. In verdünnter Lösung, nicht über 1 : 1000, zu verwenden.

Mixtura antarthritica BUCKLER.

Rp. Ammonii phosphorici 25,0
     Aquae destillatae   150,0
     Sirupi Althaeae   25,0.

Dreimal täglich einen Esslöffel; bei Gicht, Rheumatismus aus Harnsäure-Diathese.

Mixtura Ammonii phosphorici.

Rp. Ammonii phosphorici 5,0—20,0
     Aquae destillatae   1000,0
     Elaeosacchari Citri   4,0
     Acidi tartarici   1,0
     Sacchari   50,0.

In 1—2 Tagen zu verbrauchen; bei Gicht, Rheumatismus.

II. Ammonium-Natrium phosphoricum. **Sal fusibile urinae. Sal microcosmicum. Phosphorsalz. Natrium-Ammoniumphosphat. Phosphate de Soude et d'Ammoniaque. Phosphas ammoniaco-sodicus.** $NaNH_4PO_4H + 4H_2O$. **Mol. Gew. = 209.**

Darstellung. 500 Th. Phosphorsäure (1,154 spec. Gew. = 25 Proc.) werden in einem Kasserol aus Porcellan erhitzt, allmählich mit 69 Th. geglühtem, reinem Natriumkarbonat versetzt und auf die Hälfte eingedampft. Alsdann setzt man 225 Th. Ammoniakflüssigkeit (0,960) hinzu, filtrirt heiss und dampft die Lösung entweder bis zum Salzhäutchen ein und lässt in der Kälte krystallisiren, oder man fällt das Salz aus der erkalteten koncentrirten Lösung durch Zumischen des gleichen Volumens Alkohol. Man trocknet das Salz zwischen Fliesspapier bei einer 25—30° C. nicht übersteigenden Wärme. Ausbeute 250 Th.

Farblose Krystalle, in 5 Th. Wasser von gewöhnlicher Temperatur löslich. Beim Erhitzen verliert es Ammoniak und Wasser und hinterlässt Natriummetaphosphat PO_3Na als einen farblosen Glasfluss. Dieser hat die Eigenschaft, Metalloxyde aufzulösen und damit Doppelsalze der Orthophosphorsäure zu geben, z. B. $PO_3\,Na + CuO = PO_4\,Cu\,Na$. Da einige dieser Glasflüsse charakteristisch gefärbt sind, so dient das Salz unter dem Namen „Phosphorsalz" in der „Analyse auf trockenem Wege" zur Herstellung der sog. Phosphorsalzperlen. Bisweilen auch als Fällungsmittel zur Bestimmung der Magnesia.

Das **verwitterte Phosphorsalz** ist als Schweisspulver für Kupfer empfohlen worden.

Ammonium sulfuratum.

Ammonium sulfuratum. Ammonium hydrosulfuratum. Ammonium hydrothionicum. Ammoniumsulfid. Schwefelammonium. Ammoniumsulfuret. Sulfure d'Ammonium. Ammonium-Sulphide.

Unter dem Namen „Schwefelammonium" werden eine Anzahl verschiedener Substanzen zusammengeworfen, welche gleichwohl streng unterschieden werden müssen.

I. Ammonium sulfhydricum. Ammoniumsulfhydrat. Saures Ammoniumsulfid. NH_4SH. Nur in Lösung bekannt.

Darstellung. Man stellt einen Apparat zusammen, welcher einen ausgiebigen Strom von Schwefelwasserstoff liefert, wäscht diesen — um mechanisch mitgerissene Eisenverbindungen abzufangen — in einer Waschflasche mit etwas Wasser und leitet alsdann dieses gewaschene Gas in eine, 10 procentige Ammoniakflüssigkeit enthaltende Vorlage. Das Gaszuleitungsrohr braucht nur etwa halb in das Ammoniak einzutauchen. Man leitet nun einen langsamen Strom Schwefelwasserstoff unter gelegentlichen Umschwenken ein, bis das Gas nicht mehr absorbirt wird, also ein Ueberschuss desselben vorhanden ist.

Magnesiumsulfatlösung darf alsdann durch diese Schwefelammoniumlösung weder in der Kälte noch in der Wärme gefällt werden.

Die erhaltene Lösung ist **farblos** und erhält das saure Salz: Ammoniumsulfhydrat $NH_4\,SH$. Durch die Einwirkung der Luft wird die Lösung gelb gefärbt.

II. Ammonium sulfuratum neutrale. Neutrales, farbloses Schwefelammonium. Einfach-Schwefelammonium $(NH_4)_2S$. Hatte man, wie sub I angegeben, z. B. 300 ccm Ammoniakflüssigkeit (10 procentig) **vorgelegt** und mit Schwefelwasserstoff **vollständig** gesättigt, so könnte man rechnungsmässig durch Zugabe von nochmals 300 ccm der nämlichen Ammoniakflüssigkeit aus dem sauren Sulfid das neutrale herstellen.

Da aber während des Einleitens Verluste von Ammoniak nicht zu vermeiden sind, so zieht man es in der Praxis vor, die Neutralisation mit etwas weniger Ammoniak auszuführen. Man **legt also 3 Th. Ammoniakflüssigkeit vor**, sättigt diese vollständig mit Schwefelwasserstoff und mischt alsdann **nur 2 Th.** der nämlichen Ammoniakflüssigkeit hinzu. Das Präparat enthält alsdann vorwiegend neutrales Ammoniumsulfid $(NH_4)_2\,S$ und ausserdem kleine Mengen Ammoniumsulfhydrat $NH_4\,SH$, aber kein freies Ammoniak, und auf die Abwesenheit des letzteren wird besonders Werth gelegt, während die Anwesenheit des Sulfhydrates gleichgiltig ist.

Frisch bereitet eine **farblose** Flüssigkeit, welche stark nach Ammoniak und Schwefelwasserstoff riecht, mit Säuren versetzt, reichliche Mengen von Schwefelwasserstoff entbindet, aber ursprünglich keinen Schwefel ausscheidet. Es bringt in Magnesiumsulfatlösung keinen Niederschlag hervor.

Der Luft ausgesetzt färbt es sich gelb; es enthält alsdann neben Einfach-Schwefelammonium auch noch Zweifach-Ammonium $(NH_4)_2 S_2$ und nach längerer Zeit entsteht durch weitere Einwirkung des Luftsauerstoffes auch noch Ammoniumthiosulfat

$$1)\ 2(NH_4)_2S + O = (NH_4)_2 S_2 + 2 NH_3 + H_2O.$$
$$2)\ (NH_4)_2 S_2 + 3 O = (NH_4)_2 S_2 O_3.$$

Jedes gelb gewordene Schwefelammonium scheidet auf Zusatz von Säuren ausser Schwefelwasserstoff auch noch Schwefel als weisse, milchige Trübung aus.

III. Ammonium polysulfuratum. Poly-Schwefelammonium. Gelbes Schwefelammonium. $(NH_4)_2 S_2$ bez. Sx.

Lässt man das Einfach-Schwefelammonium an der Luft stehen, so färbt es sich gelb, indem zunächst Ammoniumdisulfid, später -Trisulfid etc. entstehen. Für viele Zwecke kann man solches durch mässige Lufteinwirkung gelb gewordenes Ammoniumsulfid verwenden. Rascher erhält man das gelbe Schwefelammonium, wenn man das Einfach-Schwefelammonium (sub II) mit etwas Schwefelpulver (10 g pro 1 Liter) digerirt und dann filtrirt.

Es unterscheidet sich von den vorigen sub I und II dadurch, dass es beim Versetzen mit Säuren ausser Schwefelwasserstoff auch noch Schwefel abscheidet.

Prüfung. 1) Beim Eindampfen und Erhitzen in einer Porcellanschale sollen 10 ccm keinen wägbaren Rückstand hinterlassen. 2) Mit Salzsäure bis zur sauren Reaktion versetzt, sollen reichliche Mengen Schwefelwasserstoff und ein reinweisser (nicht gefärbter) Niederschlag von Schwefel auftreten (Arsen, Antimon, Zinn). 3) Es bringe weder in Calciumchloridlösung (Ammonkarbonat) noch in Magnesiumsulfatlösung (freies Ammoniak) einen Niederschlag hervor.

Anwendung. Schwefelammonium ist ein wichtiges Gruppen-Reagens in der analytischen Chemie. Für diesen Zweck wird sowohl das einfache wie das gelbe Schwefelammonium je mit dem gleichen Volumen Wasser verdünnt. Man kann im allgemeinen beide promiscue gebrauchen, doch ist zu beachten, dass nur von gelbem Schwefelammonium das braune Stannosulfid SnS in Lösung gebracht, von farblosem Schwefelammonium aber nicht gelöst wird. Technisch von Silberarbeitern zur Herstellung von sog. oxydirtem Silber (Altsilber) verwendet.

Aufbewahrung. In nicht zu grossen, fast völlig gefüllten Flaschen mit Glasstopfen. Man verkittet diese mit etwas Baumwachs und bewahrt sie an einem kühlen Orte, am besten unter Wasser getaucht, auf.

† **Spiritus Sulfuris Beguin.** Liquor fumans Boyle. Liquor Ammonii quinquies sulfurati. Hepar Sulfuris volatile. Beguin'scher Schwefelgeist. War ursprünglich ein Destillat aus einem Gemisch von 1 Schwefel, 2 Kalkhydrat und 2 Salmiak (Ammoniumchlorid). Jetzt bereitet man das Präparat, indem man 1 Th. gereinigte Schwefelblumen mit 6—8 Th. Ammoniakflüssigkeit von 20 Proc. (spec. Gew. = 0,925) übergiesst und in die Mischung solange gewaschenen Schwefelwasserstoff einleitet, bis der Schwefel gelöst ist.

Anwendung. Man hat dieses Medikament früher gegen solche Krankheiten verwendet, bei denen man den Schwefel für specifisch heilkräftig ansah, also bei Syphilis, Rheumatismus, Podagra. Dosis drei- bis viermal 3—4 Tropfen mit viel Wasser oder Milch verdünnt. Nach und nach um einen Tropfen steigend, Maximaldosis 10 Tropfen.

Der Beguin'sche Schwefelgeist kann sehr wohl durch gelbes Schwefelammonium ersetzt werden. Da dieses wesentlich schwächer ist, so nimmt man das Doppelte der als Beguin'scher Schwefelgeist verordneten Menge.

Mixtura hydrosulfurata LATZ.	Tinctura Sulfuris volatilis.

Rp. Liquoris Ammonii hydrosulfurati 5,0
    Aquae destillatae 250,0.
Zweistündlich einen Esslöffel: gegen carcinomatöse Dyskrasie.
	Liquor antipodagricus HOFFMANN.
	
	Rp. Spiritus Sulfuris Beguin 5,0
	    Spiritus Vini 15,0.

Ammonium sulfuricum.

Ammonium sulfuricum (Helv. Ergänzb.). **Sal ammoniacum secretum Glauber. Ammoniumsulfat. Schwefelsaures Ammon. Sulfate d'Ammoniaque. Sulfas Ammonii.** $SO_4(NH_4)_2$. **Mol. Gew. = 132.** Das rohe Salz wird in Kokereien durch Sättigung roher Schwefelsäure mit Ammoniakdämpfen, in chemischen Fabriken durch Verarbeitung des Ammoniakwassers der Gasanstalten dargestellt. Ausserdem ist noch ein reines Ammoniumsulfat im Handel, das wie folgt bereitet wird:

Darstellung. Man mischt 100 Th. reiner konc. Schwefelsäure mit 200 Th. destillirtem Wasser und neutralisirt diese Lösung mit 20 procentigem Ammoniak (0,925), wozu etwa 170 Th. erforderlich sein werden. Man filtrirt die Lösung, wenn es erforderlich sein sollte, und dampft sie bis zum Krystallhäutchen ab. Ausbeute etwa 125 Th.

Eigenschaften. Farblose, rhombische Prismen, oder ein farbloses Krystallmehl, an der Luft unveränderlich, geruchlos, von scharf salzigem Geschmack. Löslich in 2 Th. kaltem oder 1 Th. siedendem Wasser, in Alkokol unlöslich. Die wässerige Lösung ist neutral; sie giebt mit Baryumchlorid einen weissen Niederschlag, beim Erwärmen mit Natronlauge entwickelt sie Ammoniak. Beim Glühen zerfällt das Salz in Ammoniak und Schwefelsäure. Letztere kann unter Umständen in den Glühgefässen hinterbleiben.

Prüfung. Die wässerige Lösung 1 : 10 werde **1)** nach dem Ansäuern mit Salpetersäure durch Silbernitrat nicht getrübt (Chlor). **2)** durch Schwefelwasserstoff weder direkt noch nach Zusatz von Ammoniak verändert (Metalle). **3)** Nach Zusatz von 2 Tropfen Salzsäure dnrch eine geringe Menge Eisenchlorid nicht geröthet (Rhodanammonium). **4)** Auf Arsen speziell wäre im MARSH'schen Apparate zu prüfen. **5)** 1 *g* verflüchtige sich beim Erhitzen auf Platinblech ohne Rückstand.

Das Ammoniumsulfat galt eine Zeit lang für ein gelindes Abführmittel; man gab es zweistündlich in Mengen von 1—2 *g*. Heute ist es verlassen. Technisch dient es hauptsächlich zur Darstellung einiger Ammonpräparate, z. B. des Ferrum sulfuricum ammoniatum. In der Analyse zur Fällung der Albuminosen und Trennnung derselben nach KÜHNE und CHITTENDEN; auch zur Kontrolirung des Stickstoff- bez. Säure-Titers.

Das rohe Ammoniumsulfat (s. o.) wird hauptsächlich als Düngemittel verbraucht. Es ist häufig so stark arsenhaltig (As_2S_3), dass es schon äusserlich gelb gefärbt erscheint. Es ist ferner immer mehr oder weniger rhodanhaltig, eine sehr schädliche Verunreinigung, die seinen Düngewerth erheblich herabsetzt. — Zur annähernden Bestimmung dieser Verunreinigung mischt man eine filtrirte Lösung von 10 g Ammoniumsulfat mit einer Lösung von 2 g kryst. Kupfersulfat und 3 g kryst. Ferrosulfat in 15 g destillirtem Wasser, macht mit verdünnter Schwefelsäure stark sauer, sammelt nach $^1/_2$ Stunde den Niederschlag auf gewogenem Filter, wäscht erst mit verdünnter Schwefelsäure, dann mit Wasser aus und trocknet und wägt. Beträgt das Gewicht des Cuprorhodanids Cu (SCN) mehr als 0,5 g, so wäre das Ammoniumsulfat als Düngemittel zurückzuweisen. — Die Werthbestimmung des Ammoniumsulfats erfolgt durch Bestimmung des Ammoniakgehaltes in der S. 258 beschriebenen Weise. Der Gehalt des reinen Salzes an Ammoniak (NH_3) beträgt 25,757 Proc., im rohen Salze erreicht er durchschnittlich 20 Proc. — Technisch verwendet man 5 proc. Lösungen des rohen Salzes zum Unverbrennlichmachen der Gewebe, z. B. der Theater-Coulissen, -Prospekte etc.

Für leichte Gewebe.

Rp. Ammonii sulfurici 8,0 kg
Ammonii carbonici 2,5 „
Boracis 2,0 „
Acidi borici 3,0 „
Amyli 2,0 „
(od. 0,4 kg Dextrin bez. Gelatine)
Aquae 100 „
Die Gewebe sind mit der auf 30° C. erwärmten Flüssigkeit zu imprägniren, dann zu trocknen und zu plätten.

Für Coulissen, Holz, Möbel.

Rp. Ammonii sulfurici 15 kg.
In 100 kg Wasser zu lösen. Zum Konsistentmachen ist etwas Leim und Schlämmkreide zuzusetzen.

Für Holz, Tauwerk, Stroh.

Rp. Ammonii sulfurici 15 kg
Acidi borici 6 „
Boracis 3 „
Aquae 100 „
In die auf 100° C. erhitzte Flüssigkeit eintauchen, auspressen und trocknen.

Papier bedruckt und unbedruckt.

Rp. Ammonii sulfurici 8 kg
Acidi borici 3 „
Boracis 2 „
Aquae 100 „
Mit der auf 50° C. erhitzten Flüssigkeit bestreichen, dann trocknen.

Ammonium uricum.

Ammonium uricum seu **urinicum**.   **Ammoniumurat**.   **Harnsaures Ammon**.
Urate d'Ammoniaque.   **Urate of Ammonia**. $C_5H_3N_4O_3 . NH_4$.   **Mol. Gew.** $= 185$.

Darstellung. Man übergiesst 10,0 Harnsäure mit 20,0 destillirtem Wasser, erwärmt im Wasserbade und fügt allmählich soviel 10 proc. Aetzkalilauge hinzu, bis Auflösung
erfolgt ist. Die filtrirte warme Lösung versetzt man mit einem Ueberschuss von Ammoniumchlorid und lässt einige Zeit in mässiger Wärme, dann einen Tag in der Kälte stehen.
Der ausgeschiedene Niederschlag wird gesammelt, gewaschen und bei mässiger Wärme getrocknet. Ausbeute ca. 11,0.

Eigenschaften. Das so dargestellte Präparat ist das saure Ammoniumurat.
Ein körnig-krystallinisches, weisses Pulver, geruchlos, fast geschmacklos, in etwa 1600 Th.
kaltem Wasser löslich. Beim Kochen mit Wasser verliert es seinen Ammoniakgehalt unter
Hinterlassung von Harnsäure. — Dampft man eine Spur des Salzes mit Salpetersäure auf
dem Wasserbade zur Trockne, so nimmt der gelbe Rückstand auf Annäherung von Ammoniak rothe Färbung an, beim Befeuchten mit Kalilauge tritt prächtige blauviolette Färbung
ein (Murexid-Reaktion). S. S. 144.

Anwendung. Innerlich gelegentlich einmal gegen katarrhalische Affektionen
der Athmungsorgane angewendet. Dosis für Kinder 0,03 g, für Erwachsene 0,06 g mehrmals täglich. Aeusserlich in Salben (1 : 25—20,0) gegen Ekzema und Impetigo. Hat
sich indessen nicht eingeführt.

Amygdalus.

Prunus Amygdalus Stokes (Amygdalus communis L.). **Rosaceae—Prunoideae**.
Heimisch in Turkestan und Mittelasien, kultivirt im Orient, Nordafrika, Südeuropa bis nach
England, des Samens wegen. Die Frucht ist eine bis 4 cm lange, zunächst fleischige, später
lederige Steinfrucht, die aufreisst und den Samen mit der Steinschale entlässt. Kommt
mit süssen und bitteren Samen vor: *Amygdalae dulces* nnd *Amygdalae amarae* der
Pharmacie.

I. Amygdalae dulces (Germ. Austr.).   **Amygdala dulcis** (Helv. Brit. U-St.).   **Semen Amygdali dulce. Süsse Mandeln. Amandes douces** (Gall.).   **Sweet almonds.**

Beschreibung. Bis 4,0 cm lang, bis 1,5 cm breit, eiförmig, an den Seiten abgeplattet, mit der braunen schilferigen Samenschale bedeckt, die am breiten Ende die grosse
Chalaza erkennen lässt, von der aus sich die Gefässbündel durch die ganze Samenschale
verzweigen. Innerhalb der Samenschale ein ganz dünnes Endosperm und der Embryo mit
zwei dicken Kotyledonen, die die kurze Radicula am spitzen Ende des Samens und die
Plumula umschliessen.

Die schilferige Beschaffenheit der Samenschale wird durch die grossen, verholzten,
porösen Zellen der Epidermis bedingt, die recht charakteristisch sind und auf die man
achtet, wenn es sich darum handelt, Mandeln, natürlich ungeschälte, in einem Gemenge
nachzuweisen (Fig 49 a). In den Zellen des Embryo ist Plasma, fettes Oel, Aleuron, aber
keine Stärke, aufzufinden.

Bestandtheile. 43—56 Proc. fettes Oel, 3 Proc. gummiartiger Stoff,
6—10 Proc. Zucker, 20—25 Proc. Proteinkörper, 3—5 Proc. Asche, 6,0 Proc.
Wasser.

Sorten. Als beste gelten die schlanken, bis 4 cm langen **Malaga-** oder **Jordan-
mandeln,** ihnen wohl gleichwerthig sind die spanischen **Valencer-** und **Alicantemandeln,**
dann folgen die **italienischen: Florentiner, Puglieser** und **Communmandeln,** sowie die
südfranzösischen, die alle kürzer und dicker sind. Wenig geschätzt werden die kleinen
afrikanischen: „**berberischen**" Mandeln.

II. Amygdalae amarae (Germ. Austr.). Amygdala amara (Helv. Brit. U-St.). Semen Amygdali amarum. Bittere Mandeln. — Amandes amères (Gall.). — Bitter almonds.

Im Allgemeinen etwas kleiner wie die vorigen.

Bestandtheile. 36—50 Proc. fettes Oel, 2—3 Proc. gummiartiger Stoff, 5 Proc. Zucker, 25—35 Proc. Proteinkörper, 1,75—3,3 Proc. Amygdalin, 3,2 Proc. Asche, 5,5 Proc. Wasser. Das Amygdalin ist ein Glukosid, es zerfällt beim Zerreiben mit Wasser unter der Einwirkung des ebenfalls in den Mandeln (auch in den süssen) enthaltenen Fermentes: Emulsin, unter Aufnahme von Wasser, am besten bei 10—25° C. in Cyanwasserstoff, Benzaldehyd und Zucker.

$$C_{20}H_{27}NO_{11} + 2H_2O = HCN + C_6H_5CHO + 2C_6H_{12}O_6.$$

Verfälschungen und Substitutionen: Den bitteren Mandeln werden häufig die aus Südrussland und Ungarn stammenden Samen von *Prunus nana Jess.*, sowie Pfirsich- und Aprikosensamen substituirt (cf. Ol. Amygdalarum).

Künstliche Mandeln hat man in Amerika hergestellt; aus Runkelrüben geformt, mit Leim überzogen und geröstet, sollen sie echten Mandeln äusserlich sehr ähnlich sein.

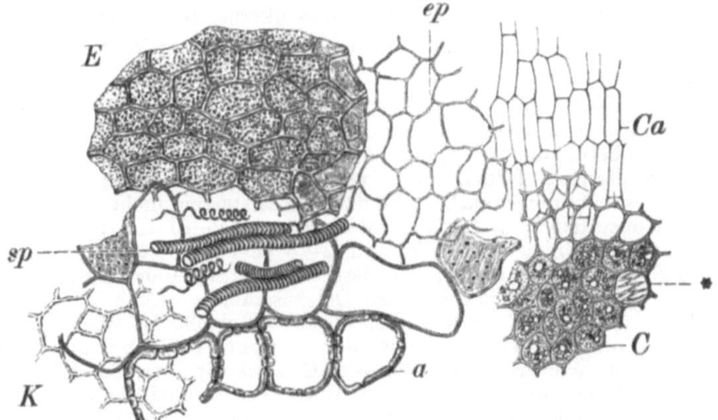

Fig. 49. Gewebe der Mandel. *E* Endosperm. *ep* Epithel der Samenhaut. *a* Epidermis der Samenschale. *C*. Parenchym der Cotyledonen. *Ca* Epidermis derselben (nach Moeller).

Aufbewahrung. Bruchstücke und beschädigte Samen werden durch Auslesen entfernt, dann die Samen mittelst eines feinen Drahtsiebes vom Staube befreit. Kleinere Vorräthe bringt man in Hafengläser, grössere in Holzkästen auf die Materialkammer, besichtigt dieselben öfter und entfernt von Insekten zerstörte oder verdächtige Samen, die weich, biegsam und im Innern nicht rein weiss sind.

Amygdalae decorticatae. Nach kürzerem Einweichen in heissem, oder längerem in kaltem Wasser lässt sich die braune Samenschale mit dem Endosperm leicht entfernen. Geschälte Mandeln hält man nicht, oder nur in geringer Menge vorräthig.

Anwendung. Die süssen Mandeln dienen zur Herstellung der Emulsio Amygdalarum, deren Geschmack man zuweilen durch Zusatz einiger bitterer Mandeln verbessert, ferner, wie die bitteren, zur Gewinnung des Oleum Amygdalarum. Aus den danach zurückbleibenden Presskuchen von bitteren gewinnt man Aq. Amygdal. am., aus denen der süssen, die man pulvert, Mandelkleie. Zur Versüssung der Emulsion wählt man passend Sir. simpl., also keine Fruchtsäfte; Austr. lässt von vornherein Zucker zusetzen.

III. Oleum Amygdalae (Helv.) O. A. expressum (U-St.). Oleum Amygdalarum (Austr. Germ.). Oleum Amygdalarum dulcium s. expressum, s. frigide paratum. — Mandelöl. Süssmandelöl. — Huile d'Amande douce (Gall.). — Expressed oil of Almond.

Nach Austr. das aus süssen, nach Germ. Helvet. U-St. auch das aus bittern Mandeln gepresste fette Oel, in letzterem Falle meistens gelegentlich der Bereitung von Bitter-

mandelwasser. Die Samen werden, nach Entfernung der weichen und zerbrochenen, grob
gestossen oder gerieben, in einen derben Pressbeutel, kleinere Mengen wohl auch in eine
doppelte Lage Fliesspapier eingeschlagen und unter ganz allmählich gesteigertem Druck
ausgepresst. Man verlegt die Arbeit möglichst in die warme Jahreszeit, in der kälteren erwärmt man die Pressplatten gelinde (aber nicht über 30° C.). Da das Oel nur unvollkommen
ausgepresst wird, so pulvert man die Presskuchen und presst noch einmal. Das nach mehrtägigem Absetzen klar filtrirte Oel füllt man in trockene, braune Flaschen, verschliesst
mit neuen Korken und bewahrt es in einem kühlen Raume auf. Ausbeute: aus süssen
Mandeln 40—45 Proc., aus bitteren 30—36 Proc.

Werden die Pressrückstände als Zusatz zu Verschönerungsmitteln verwendet, so
sollten die Mandeln zuvor geschält werden.

Eigenschaften. Das Mandelöl ist nicht austrocknend, klar, dünnflüssig, gelblich,
fast geruchlos, von mildem Geschmack. Spec. Gew. bei 15° C. 0,915—0,920. Es erstarrt
erst bei — 20° C. Löst sich bei 15° C. in über 60 Th. absolutem Alkohol.

Bestandtheile. Vorwiegend Oelsäureglycerinäther $(C_{18}H_{33}O_2)_3 . C_3H_5$, ferner
Linolsäureglycerinäther $(C_{18}H_{31}O_2)_3 . C_3H_5$ und in geringer Menge freie Fettsäuren.

Prüfung. Da ein grosser Theil des im Handel befindlichen Mandelöles gar nicht
aus solchem, sondern aus Pfirsichkern- und Aprikosenkernöl (Ol. Amygdal. gallic.) besteht,
oder auch mit diesen, sowie mit Mohnöl, Nussöl und Sesamöl verfälscht wird, so ist dasselbe
beim Einkauf zu untersuchen.

1) Die meisten Verfälschungen erhöhen das spec. Gew. 2) 1 ccm Acid. nitric. fum.,
1 ccm Wasser und 2 ccm des Oeles werden kräftig geschüttelt, nach einiger Zeit (10 bis
15 Stunden) ist die obere, die Oelschicht, fest geworden, sie muss von weisser Farbe
sein, die Flüssigkeit darunter farblos. Die meisten Verfälschungen geben der Oelschicht
eine röthlichgelbe bis bräunliche Farbe. Findet das Erstarren nicht statt, so sind auch
folgende 2 Proben anzustellen: a) In ein Probirrohr werden 10 ccm 25 proc. Salpetersäure
und einige Kupferblechschnitzel gebracht und 2—3 ccm Oel darauf geschichtet. Dieses
muss bei etwa 10° C. nach 6—10 Stunden fest werden. b) Man bringt ebenso 20 ccm
Salpetersäure, 1 g Quecksilber und 2—3 ccm Oel zusammen. Auch hier soll es bei etwa
10° C. nach 6—10 Stunden fest werden. Die feste Oelschicht ist weiss. 3) 10 ccm Oel,
15 ccm Natronlauge und 10 ccm Alkohol werden in einem 150 ccm Kolben unter öfterem
Umschwenken auf dem Wasserbade bei 30—40° C. erwärmt, bis die Mischung klar ist.
Dann bringt man 100 ccm warmes destillirtes Wasser zu, wobei die Lösung klar bleiben
muss. Durch Ansäuern mit Salzsäure werden die Oelsäuren abgeschieden, die man in
einen zweiten Kolben abgiesst, mit warmem Wasser wäscht und durch Zusatz von warmem
Wasser in den Hals des Kolbens steigen lässt. Ist die Schicht der Oelsäuren klar geworden, so giesst man sie ab und lässt erkalten. Bei 15° C. muss sie noch klar sein und
sich erst bei 13—14° C. trüben. 1 ccm davon soll mit 1 ccm Alkohol eine klare Mischung
geben, aus der sich bei 15° C. nichts abscheidet, die sich auch nicht trübt, wenn man von
neuem 2 ccm Alkohol zugiebt. 4) In zweifelhaften Fällen ist es nothwendig, die Köttstorfer'sche Verseifungszahl (für Mandelöl 187—195) und die Hübl'sche Jodzahl (93,3
—98,4), sowie die Refraktometerzahl (64,6 bei 25° C., 56,2 bei 40° C., 50,6 bei 50° C.)
festzustellen.

Anwendung. Innerlich meist als Emulsion oder reizmilderndes Mittel, äusserlich
zu Salben und Einreibungen.

Oleum Amygdalarum gallicum des Handels wird aus Pfirsichkernen gepresst; es
entspricht nicht den Anforderungen der Arzneibücher; das aus Mandeln gewonnene geht
im Handel als Ol. Amygdalarum anglicum.

IV. Aqua Amygdalarum amararum. Aqua Amygdalae. Bittermandel-
wasser. Mandelwasser. — Eau d'amandes amères. — Bitter almond water.

Wird fast überall durch Destillation bitterer Mandeln, die durch Pressen vom fetten
Oel befreit sind, mit Wasserdämpfen bereitet. Der Gehalt an Amygdalin beträgt in den
entölten Mandeln 3—6 Proc. Die im Handel vorkommenden *Placenta Amygdalarum
amararum* bestehen gewöhnlich aus ausgepressten Pfirsichkernen. 3 Th. derselben entsprechen
ungefähr 4 Th. Mandeln.

(Germ.): Bittere Mandeln 12 Th., vom fetten Oele durch Pressen befreit, als mittelfeines
Pulver mit 20 Th. Wasser gemischt lässt man in dem Einsatz einer Destillirblase über Nacht

gut bedeckt stehen. Man rührt dann die Masse nochmals gehörig durch, lässt Wasserdämpfe hindurchstreichen und destillirt unter sorgfältiger Kühlung 9 Th. in eine 3 Th. Weingeist enthaltende Vorlage ab.

Aqua Amygdalarum amararum concentrata. Austr. 800 g bittere Mandeln werden zerstossen und durch wiederholtes Pressen vom fetten Oele befreit. Den Presskuchen pulvert man, trägt $^{11}/_{12}$ davon allmählich in 6000 g siedendes, in einer Destillirblase befindliches Wasser, hält einige Minuten im Kochen und entfernt das Feuer. Nach völliger Abkühlung setzt man das zurückbehaltene $^{1}/_{12}$ zu und lässt über Nacht stehen. Dann destillirt man 1000 g oder soviel ab, dass 1000 Th. des Destillates 1,0 Th. Blausäure enthalten.

Aqua Amygdalae. Helvet. 100 Th. bei gelinder Wärme getrocknete, gepulverte (Sieb IV) und durch Pressen vom Oele befreite bittere Mandeln werden mit Wasser übergossen und mittelst Dampf 80 Th. in eine 20 Th. Weingeist enthaltende Vorlage abdestilliert.

Diese Vorschriften geben zu folgenden Bemerkungen Veranlassung: 1) Es ist nothwendig, die Destillation nach dem Anrühren der Mandeln mit Wasser nicht sofort vorzunehmen, sondern das Gemenge etwa 12 Stunden gut bedeckt stehen zu lassen, da eine längere Zeit für die Zersetzung des Amygdalins durch das Emulsin erforderlich ist. Letzteres verliert über 60° C. die Fähigkeit, als Ferment zu wirken. Die Menge des gewonnenen Cyanwasserstoffs kann nach 12 stündiger Maceration dreimal so gross sein, als wenn man sofort destillirt. 2) Da der Cyanwasserstoff flüchtig ist, ist es nothwendig, das aus dem Kühler kommende Rohr so zu verlängern, dass es direkt in die Flüssigkeit der Vorlage taucht, um Verluste zu vermeiden. 3) Man wird finden, dass, nachdem die vorgeschriebene Menge Destillat übergezogen ist, der Nachlauf noch reichliche Mengen Cyanwasserstoff enthält; den wird man gesondert auffangen und in den meisten Fällen verwenden, um das zuerst Uebergezogene auf den vorgeschriebenen Gehalt zu bringen. Wo die Herstellung des Bittermandelwassers eine häufig wiederkehrende Operation ist, kann man diese Nachläufe sammeln und·aus ihnen durch Dampfdestillation direkt ein vorschriftsmässiges Wasser gewinnen. Man bestimmt in den gemischten Nachläufen den Cyanwasserstoffgehalt, und berechnet daraus den vorzulegenden Alkohol, indem man aber nur $^{4}/_{5}$ des vorhandenen Cyanwasserstoffs in Rechnung stellt, da etwa $^{1}/_{5}$ bei der Destillation verloren geht.

Eigenschaften. 1) Das Präparat soll stark nach Cyanwasserstoff riechen und dieser Geruch auch nach dem Ausfällen desselben mit Silbernitrat bleiben, da Benzaldehyd

$$\text{und Benzaldehydcyanhydrin (Verbindung beider, nämlich: } C_6H_5CHO + HCN = C_6H_5C{\overset{\displaystyle H}{\underset{\displaystyle CN}{-OH}}}$$

dabei nicht gefällt werden. Ein durch einfaches Zusammenmischen von Blausäure, Wasser und Alkohol hergestelltes Bittermandelwasser würde hierbei den Geruch verlieren. 2) Es reagirt neutral oder höchstens ganz schwach sauer und zeigt je nach der Menge des darin enthaltenen Alkohols eine stärkere oder geringere Trübung. 3) Spec. Gew. nach Germ. bereitet 0,973—0,977. Dasselbe ist festzustellen, da es einmal über die Menge des darin enthaltenen Alkohols Aufschluss giebt, andererseits bei der Feststellung des Blausäuregehaltes berücksichtigt werden muss. 4) Beim Abdampfen darf ein wägbarer Rückstand nicht hinterbleiben. Ist ein solcher vorhanden und giebt er nach dem Eindampfen mit Salzsäure würfelförmige Krystalle von Kalium- oder Natriumchlorid, so liegt der Verdacht auf Zusatz von Cyankalium resp. Cyannatrium zum Präparat vor.

Feststellung des Blausäuregehaltes und Stellung des Destillats auf denselben: Der Gehalt wird übereinstimmend auf 0,1 Proc. HCN normirt.

Zu seiner Bestimmung werden 10 ccm des Präparates mit 90 ccm Wasser verdünnt, mit 5 Tropfen Kalilauge und einer Spur Natriumchlorid versetzt und unter Umrühren solange $^{1}/_{10}$ N.-Silberlösung zugegeben, bis eine bleibende Trübung entsteht. Dazu sollen 1,8—2,0 ccm der Silberlösung verbraucht werden.

Der Zusatz der Kalilauge hat den Zweck, das Benzaldehydcyanhydrin zu zerlegen unter Bildung von Benzaldehyd und Cyankalium. — Lässt man nun Silberlösung zufliessen, so entsteht nicht unlösliches Silbercyanid, sondern leicht lösliches Kalium-Silbercyanid. — Erst wenn alles Cyan in diese lösliche Doppelverbindung übergeführt ist, und ein weiterer Tropfen Silberlösung zufliesst, entsteht unlösliches Chlorsilber.

1 ccm der $^{1}/_{10}$ N. Silberlösung enthält 0,017 $AgNO_3$ und zeigt 0,0054 HCN an, also 1,8 ccm 0,00972 HCN und 2,0 ccm 0,0108 HCN.

Das spec. Gew. des Präparates liegt wegen des Alkoholgehalts unter 1,0, nach Germ. bei 0,953—0,957, also im Mittel 0,955, es ermittelt sich daher der Gehalt des Präparats an HCN nach folgender Gleichung:

$$955 : 0{,}972 = 1000 : x. \qquad x = 1{,}017$$
$$955 : 1{,}08 \; = 1000 : x. \qquad x = 1{,}13$$

1000 Th. enthalten also 1,017—1,13 HCN. = 0,1017—0,113 Proc.

Zur gewichtsanalytischen Bestimmung des Cyanwasserstoffes versetzt man 30,0 des Präparates mit soviel Ammoniakflüssigkeit, dass es deutlich danach riecht, säuert mit Salpetersäure an und fällt mit Silbernitrat aus. Den entstandenen Niederschlag von Silbercyanid sammelt man auf einem Filter, trocknet und glüht in einem Porcellantiegel. Es resultirt metallisches Silber, das man wägt. 4 Th. Ag = 1 Th. HCN.

Nach der Darstellung des Präparates wird man den Gehalt an HCN zu hoch finden und hat dasselbe nun entsprechend mit einer Mischung von 3 Th. Wasser und 1 Th. Weingeist zu verdünnen nach der Gleichung:

$$0{,}1 : a = b : x$$

wobei a den proc. HCNgehalt des unverdünnten Bittermandelwassers und b die Menge des Destillates bezeichnet. $x = \dfrac{a \cdot b}{0{,}1}$ giebt dann dasjenige Gewicht an, auf welches das Destillat zu verdünnen ist.

Da, wie oben angeführt, nach dem Ueberdestilliren der vorgeschriebenen Menge noch ein blausäurehaltiges, wenn auch schwächeres Destillat gewonnen wird, so kann man diesen „Nachlauf“, nachdem man ihn mit $^1/_8$ Weingeist versetzt hat, zum Verdünnen des ersten, zu starken Destillates verwenden. Man bestimmt in dem so verdünnten Nachlauf den Gehalt an HCN und berechnet die dem ersten Destillat zuzufügende Menge nach folgender Gleichung:

$$a : b = c : x.$$

a ist die Differenz des HCNgehaltes des verdünnten Nachlaufes vom vorgeschriebenen. — b die Differenz des HCNgehaltes der ersten Destillation vom vorgeschriebenen. — c die Menge des ersten Destillates.

Anwendung. Innerlich als die Sensibilität und Reflexthätigkeit herabsetzendes Mittel bei starkem Hustenreiz, Bronchitis, Pneumonie, Keuchhusten, Gastralgie, Angina pectoris, auch bei Veitstanz.

Aqua Amygdalae amarae U-St. ist eine durch Schütteln und Filtriren erhaltene Auflösung von 1 ccm blausäurehaltigen Bittermandelöles in 999 ccm Wasser.

Aufbewahrung in kleineren, gelben oder geschwärzten, ganz gefüllten und gut verschlossenen Gläsern an einem kühlen Orte. Vorsichtig. Abgabe: Als Heilmittel nur gegen ärztliche Verordnung. Höchste Einzelgabe nach Austr. 1,5 g, nach Germ. und Helvet. 2,0 g, höchste Tagesgabe nach Austr. 5,0 g, nach Germ. und Helvet. 8,0 g. Bittermandelwasser darf nach Germ. statt Aqua Laurocerasi abgegeben werden.

Aqua Amygdalarum amararum diluta. Aqua Cerasorum. Aqua Cerasorum amygdalata. — Kirschwasser. Verdünntes Mandelwasser. Pfirsichblüthenwasser. Nach Austr. und Germ. I eine Mischung aus 1 Th. Bittermandelwasser und 19 Th. Wasser; enthält also 0,005 g HCN in 100 g. Die Abgabe im Handverkauf für Küchenzwecke ist gesetzlich nicht beschränkt.

Sirupus Aquae Amygdalarum amararum, Sirupus Acidi hydrocyanici: Bittermandelwasser 10 Th., weisser Sirup 90 Th.

V. †† Oleum Amygdalarum (amararum) aethereum. Oil of Bitter Almond
(U-St.) **Essence d'Amande amère** (Gall.). **Huile volatile d'amandes amères.**

Gewinnung. Die durch Auspressen von bitteren Mandeln oder Aprikosenkernen erhaltenen Presskuchen werden gepulvert, gesiebt, mit 6—8 Th. lauwarmem Wasser (50—60° C.) angerührt und nach zwölfstündigem Stehen von dem inzwischen gebildeten ätherischen Oele durch Destillation getrennt. Nach einer Vorschrift von Pettenkofer werden 12 Th. entölte und gepulverte Mandeln unter Umrühren in 100—120 Th. Wasser eingetragen. Nachdem der Brei $^1/_4$—$^1/_2$ Stunde bei Siedehitze gestanden hat, lässt man erkalten, mischt 1 Th. frisches, mit 6—7 Th. Wasser angerührtes Mandelpulver hinzu und lässt 12 Stunden stehen. Das heisse Wasser löst das Amygdalin besser als kaltes, zerstört aber das Emulsin. Um die Spaltung einzuleiten, muss also frisches — nicht erhitztes — Mandelpulver hinzugefügt werden. Das in einem Gewichtstheile Mandeln enthaltene Emulsin reicht zur Zersetzung des Amygdalins von 12 Th. aus. Das fertige Bittermandelöl wird aus dem Brei durch eingeleiteten Wasserdampf abgetrieben. Die Destillation über freiem Feuer ist nicht zu empfehlen, da die Masse leicht überschäumt oder anbrennt. Wegen der giftigen Blausäuredämpfe muss bei der Destillation stark gekühlt werden. Den Kühler verbindet man luftdicht durch Schweinsblase mit der Florentiner Flasche, von deren Halse aus man durch ein Glasrohr die überschüssige Blausäure in Wasser oder ins Freie leitet. Das Oel sammelt sich in der Vorlage am Boden. Das abfliessende Wasser enthält sehr viel Oel gelöst, das man durch Cohobation gewinnt. Hierzu bringt man das gesammelte Wasser in eine Blase, die man durch indirekten Dampf heizt. Das im Wasser gelöste Oel geht mit den ersten Antheilen über. Sobald reines Wasser kommt, unterbricht man die Destillation. Die Ausbeute aus bitteren Mandeln beträgt 0,5—0,7 Proc., aus Aprikosenkernen 0,6—1,0 Proc. Legt man der Berechnung die Presskuchen zu Grunde, so ist die Ausbeute knapp doppelt so gross.

Blausäurefreies Bittermandelöl. Zur Darstellung schüttelt man 10 Th. des Oeles, wie es durch Destillation gewonnen wurde, mit 6 Th. gelöschtem Kalk, 3 Th. rohem Eisenvitriol und der entsprechenden Menge Wasser kräftig durch, und destillirt das nunmehr entblausäuerte Oel mit Wasserdampf ab. Man überzeugt sich durch die unter „Prüfung" angegebene Reaktion, ob alle Blausäure entfernt ist.

Eigenschaften. Das blausäurehaltige Bittermandelöl ist eine farblose, im Alter gelbe, stark lichtbrechende Flüssigkeit von blausäureähnlichem, aromatischem Geruche (Vorsicht!) und stark brennendem, etwas bitterem Geschmacke. Das spec. Gew. des normalen Oels liegt zwischen 1,045 und 1,06 (1,060—1,070 U-St.) Es ist jedoch höher, bis 1,1, wenn das Oel sehr viel Benzaldehydcyanhydrin enthält. Optisch ist es inaktiv. Frisch bereitet ist es neutral, reagirt aber später wegen der durch Oxydation gebildeten Benzoësäure, die sich mitunter sogar in Krystallen abscheidet, sauer. Bittermandelöl löst sich ziemlich leicht in Wasser, nach FLÜCKIGER im Verhältniss von 1 : 300. Die Gegenwart von Blausäure erhöht die Löslichkeit beträchtlich. Von Spiritus dilutus ist 1 Theil zur klaren Lösung von 1 Th. Oel erforderlich. Salpetersäure löst Bittermandelöl ohne Entwicklung von Stickoxyddämpfen. Der Blausäuregehalt beträgt in der Regel 1,5—5,0 Proc., ist aber manchmal bedeutend höher. Blausäurefreies Bittermandelöl hat die Eigenschaften des reinen Benzaldehyds. Spec. Gew. 1,053. Es löst sich in 1—2 Th. Spiritus dilutus klar auf.

Prüfung. Auf Alkohol prüft man, indem man einige Tropfen des Oeles in Wasser fallen lässt; die sofort untersinkenden Tropfen sind bei Gegenwart von Alkohol weiss und undurchsichtig, bei reinem Oel hingegen klar.

Fremde ätherische Oele oder Nitrobenzol werden auf folgende Weise nachgewiesen: Man schüttelt 1 ccm des Oeles in einem Reagircylinder mit 10 ccm einer kalt gesättigten Natriumbisulfitlösung durch und erwärmt das Gemisch wenige Minuten lang auf dem Wasserbade. Bei reinem Oele verschwindet der Geruch vollständig und es entsteht eine fast klare Lösung. Fremde Oele scheiden sich als Oeltropfen an der Oberfläche der Flüssigkeit ab (U-St.).

Das häufigste Verfälschungsmittel für Bittermandelöl ist der künstliche Benzaldehyd. Da er von seiner Darstellung (siehe diese) her meist Chlor enthält, so kann man ihn leicht nachweisen. Man bringt ein Stück fidibusartig zusammengefaltetes, mit einigen Tropfen des zu untersuchenden Oels getränktes Papier in einen kleinen Porcellantiegel, der in einer grösseren Porcellanschale steht, und zündet das mit Oel getränkte Papier an. Dann wird ein bereit gehaltenes etwa zwei Liter fassendes, innen mit destillirtem Wasser benetztes Becherglas schnell darüber gestürzt. Die Verbrennungsgase schlagen sich an den feuchten Wänden nieder; die inneren Wandungen des Glases werden alsdann mit etwas destillirtem Wasser auf ein kleines Filter abgespült. Das Filtrat darf mit Silbernitratlösung keine Trübung, noch viel weniger aber einen Niederschlag von Chlorsilber geben. Aechtes Oel giebt niemals eine Chlorreaktion. Da neuerdings aber auch chlorfreier Benzaldehyd in den Handel gebracht wird, so bürgt das Ausbleiben der Chlorreaktion nicht immer für die Reinheit des Oeles.

Auf Blausäure prüft man qualitativ, indem man 10 Tropfen des Oeles in etwas Alkohol löst, mit einigen Tropfen Natronlauge versetzt und gut umschüttelt; dann fügt man eine kleine Menge einer eisenoxydhaltigen Ferrosulfatlösung (oder Ferrosulfatlösung und 1 Tropfen Ferrichlorid) hinzu, und versetzt mit Salzsäure im Ueberschuss. Ein tief blauer Niederschlag von Berlinerblau zeigt die Gegenwart von Blausäure an. Sind nur Spuren von Blausäure zugegen, z. B. bei einem schlecht entblausäuerten Oele, so tritt nur eine blaue oder blaugrüne Färbung ein. Da der Blausäuregehalt beim Bittermandelöl sehr stark wechselt, so wäre zum medicinischen Gebrauch die Anwendung von Bittermandelöl mit einem bestimmten Gehalt an Blausäure wünschenswerth.

Die **quantitative Bestimmung** der Blausäure kann auf gewichtsanalytischen oder auf massanalytischem Wege geschehen.

1) Gewichtsanalytisch. Man wägt ungefähr 1 g des Oeles in einem Becherglase genau ab, löst es in der 10—20 fachen Menge Spiritus und fügt 10 g (chlorfreier) alkoholischer Ammoniaklösung hinzu. Nach kurzem Stehen wird 1 g Silbernitrat (in Wasser gelöst) dazu gethan, und das Ganze mit Salpetersäure angesäuert. Ist die Flüssigkeit klar geworden, so bringt man das ausgeschiedene Cyansilber auf ein getrocknetes und gewogenes Filter, wäscht sorgfältig mit Wasser aus und trocknet bis zum konstanten Gewicht bei 100° C. Die Behandlung mit Ammoniak ist nothwendig, um das im Oele enthaltene Benzaldehydcyanhydrin aufzuschliessen. — Gefundenes AgCN $\times$ 0,2015 ist $=$ HCN.

2) Massanalytisch. Nach VIELHABER. Die Methode ist zwar bequemer, aber weniger genau als die vorige, da die Endreaktion nur schwer zu erkennen ist.

Man wägt genau 1 g Bittermandelöl in ein Kölbchen, giebt 10 ccm in Wasser aufgeschwemmtes Magnesiumhydroxyd sowie einige Tropfen Kaliumchromatlösung hinzu und titrirt unter fortwährendem Umschütteln langsam mit $^1/_{10}$ Normal-Silberlösung, bis die rothe Farbe von Silberchromat das Ende der Reaktion anzeigt. Durch Multiplikation der verbrauchten ccm Silberlösung mit 0,0027 erhält man die in 1 g Oel enthaltene Menge Blausäure.

Bestandtheile. Bittermandelöl ist ein Gemisch von Benzaldehyd, Blausäure und Benzaldehydcyanhydrin (Mandelsäurenitril, Phenyloxyacetonitril). Der zuletzt genannte Körper entsteht durch direkte Vereinigung der beiden ersten.

$$C_6H_5C\,OH \quad + \quad CNH \quad = \quad C_6H_5CH(OH)\,CN$$
$$\text{Benzaldehyd} \qquad \text{Blausäure} \qquad \text{Benzaldehydcyanhydrin.}$$

Da das Nitril leicht zersetzlich ist und bei der Wasserdampfdestillation zerfällt, so kann es erst nach der Destillation im Oele entstanden sein. Es bildet sich besonders reichlich bei der längeren Berührung von Benzaldehyd mit blausäurehaltigem Wasser. Je mehr ein Oel von dem Nitril enthält, desto höher ist sein spec. Gew. (Spec. Gew. des reinen Mandelräurenitrils 1,124) und desto cyanwasserstoffreicher ist es. Oele mit höherem spec. Gew. als 1,065 sollten deshalb wegen des zu hohen Blausäuregehaltes zu medicinischen Zwecken nicht verwendet werden. Der Gehalt an Blausäure beträgt bei Oelen von den normalen spec. Gew. 1,045—1,60 $=$ 1,5—5 Proc. — 2 Oele vom spec. Gew. 1,086 und 1,096 enthielten 9 und 11,4 Proc. Blausäure (SCHIMMEL).

Aufbewahrung. Das blausäurehaltige Bittermandelöl wird in kleinen, möglichst gefüllten, gut verstopften Flaschen im Dunkeln in der Reihe der direkten Gifte aufbewahrt.

Anwendung. Wegen des schwankenden Gehalts an Blausäure wird das Bittermandelöl nur selten noch als Arzneimittel angewendet. Dosis $^1/_2$—1 Tropfen in schwach weingeistiger Lösung. Gegengifte sind: Chlorwasser, verdünnte Chlorkalklösungen, Opium, Morphium, sowie Begiessungen mit kaltem Wasser. Die grösste Menge des blausäurehaltigen Bittermandelöls wird in der Liqueurfabrikation sowie bei der Herstellung feiner Toiletteseifen verbraucht.

Magenmorsellen, Morsuli aromatici. Weissen Zucker kocht man mit $^1/_4$ seines Gewichtes Wasser ohne Umrühren (!) bis zur Federprobe (Flockenbildung einer abgeschleuderten Probe), fügt zerschnittene Mandeln und Gewürze hinzu, rührt um, giesst sogleich in zerlegbare, mittelst eines Schwammes angefeuchtete Formen aus Eichenholz, vertheilt die Masse durch Aufstossen auf den Tisch gleichmässig und zerschneidet sie halberkaltet mit einem dünnen, scharfen Messer in schmale Streifen. Die Mandeln sind vorher geschält, in Längsstreifen geschnitten und verschiedenartig gefärbt worden.

Farbstoffe: Kurkumatinktur, ammoniakalische Karminlösung, Chlorophyll in Aetherweingeist gelöst, Indigokarmin; Citronat und Pomeranzenschalenkonfekt in Würfeln, die Gewürze als staubfreies, grobes Pulver beigemischt.

Species ad morsulos, Morsellengewürz. Nach HAGER: Zimmt 17,5, Kardamomen 7,5, Ingwer 7,5, Galgant 3,5, Muskatnuss 3,5, Gewürznelken 3,5. Nach DIETERICH: Zimmt 40, Kardamomen 20, Ingwer 10, Galgant 5, Muskatnuss 5, Gewürznelken 20 Th.

Morsuli aromatici DIETERICH. Zucker 1000, Wasser 250, Gewürz 25, Citronat, kandirte Pomeranzenschalen, gefärbte und ungefärbte Mandeln, Pistazien je 40 Th. — Durch geringe Aenderungen der Verhältnisse und entsprechende Zusätze giebt diese Masse: mit 10 Citronensäure und einer fein gewiegten Citronenschale die Morsuli Citri; mit 10 Vanillezucker (10 proc.) und 30 gebrannten, grob gemahlenen, mit 20 Cognak genässten Kaffeebohnen die Morsuli Coffeae; mit 50 Ingwer die Morsuli Zingiberis; Morsuli Cacao kocht man aus Zucker 1000, Wasser 250, ungefärbten Mandeln 150, Vanillinzucker 10, harter

Vanillechokolade in erbsengrossen Stücken 200; Morsuli mannati aus Zucker 500, Wasser 125, Kaliumnatriumtartrat 100, Süssholzpulver 100, Manna 500, Citronenöl 5 Tropfen.

Aqua cosmetica orientalis, HEBRA's orientalisches Wasser. Bittermandel-Emulsion 95,0, Quecksilberchlorid 0,015, Benzoëtinktur 1,0.

Confectio s. Conserva Amygdalae. Geschälte Mandeln 8, Gummi arabicum 1, Zucker 4 Th. stösst man zu einem Teig an.

Emulsio Amygdalarum Germ.: Süsse Mandeln 1 Th., Wasser q. s. zu 10 Th. Seihflüssigkeit. Form. mag. Berol. Mandelmilch. Mandelemulsion 18 : 180 g, weisser Sirup 20 g.

Emulsio Amygdalarum composita. Ergänzb. Süsse Mandeln 4, Bilsenkrautsamen 1 werden mit verdünntem (!) Bittermandelwasser 64 zur Emulsion angestossen, durchgeseiht und Zucker 6, gebrannte Magnesia 1 zugefügt.

Emulsio Amygdalarum cum Morphino (Münchener Nosokomial-Vorschrift). Mandelmilch 130,0, Morph. hydrochlorici 0,02, Weisser Sirup 20,0.

Emulsio Amygdalarum gummosa (Ph. bavar.). Süsse Mandeln 10,0, Wasser 90,0, Gummi 10,0.

Emulsio Amygdalarum pro potu (Münchener Nosokomial-Vorschrift). Süsse Mandeln 25,0, Wasser 500,0, Weisser Sirup 20,0.

Emulsio amygdalina Austr. Geschälte süsse Mandeln 25, Zucker 15, Wasser q. s. zu 250 g Seihflüssigkeit.

Emulsio gummosa. Mandelemulsion 90, Gummischleim 10 Th.

Emulsio laxativa Viennensis DIETERICH. Manna 25,0 löst man in Mandelemulsion 75,0, seiht durch, fügt 5,0 Zimmtwasser und Wasser q. s. zu 100,0 hinzu.

Emulsio oleosa, Mixtura oleosa, — Oelemulsion.

	Austr.	Germ., Helvet.		Hung.
Mandelöl	10	20		8
Arabisches Gummi (pulv.) . .	5	10		4
Wasser	175	170		180
Zucker-Sirup	10	—		8

Emulsio oleosa cum Morphino (Münchener Nosokomial-Vorschrift). Mandelöl 10,0, Gummi 5,0, Wasser 85,0, Morph. hydrochlorici 0,02, Weisser Sirup 20,0.

Emulsum Amygdalae U-St. — Mistura Amygdalae; Milk of Almond. — Süsse Mandeln 60 g, Gummi arabicum 10 g, Zucker 30 g, Wasser q. s. zu 1000 ccm Emulsion.

Farina Amygdalarum. Furfur Amygdalarum. — Mandelkleie. — Son d'amandes. — Brane of almonds. — Nach DIETERICH. Kakaoöl 50,0 geschmolzen, verrührt man mit Talkpulver 100,0, fügt Bohnenmehl 500,0, Mandelkleie 250,0 hinzu, alsdann Glycerin 50,0, Kölnisch-Wasser 50,0, Kumarin 0,1, Aetherisches Bittermandelöl 20 Tropfen, Ambratinktur 5 Tropfen.

Nach PASCHKIS. Mandelmehl 700, Reisstärke 160, Veilchenwurzel 70, Seife 60, Bittermandelöl 1 Th.

Nach Südd. Ap.-Ztg. Mandelöl (aus Pfirsichkernen) 60 g, entwässerte Soda 120 g, Weizenmehl 2000 g, Aetherisches Bittermandelöl, Santelöl, Ylang-Ylangöl je 60 Tropfen. Weizenmehl 240, Borax 100, Lavendelöl 2, Mandelmehl 240, Portugalöl 5, Bittermandelöl 0,5, Veilchenwurzel 50, Glycerin 100, Talcum 20, Infusorienerde 250 Th.

Glycerin-Cold-Cream. Crême céleste (Diet). Mandelöl 600, Walrat, weisses Wachs je 80, schmilzt man, setzt Borax 5, in Glycerin und Wasser je 120 gelöst, zu, rührt schaumig und fügt Rosenöl 1, Bergamottöl, Neroliöl je 0,5, einige Tropfen Ambratinktur hinzu.

Honig-Mandelpasta (BUCHHEISTER). Bittere Mandeln, geschält und gestossen 210, Mandelöl 420, Bergamottöl 6, Honig 420, Eidotter 136, Citronenöl und Nelkenöl je 4 Th.

Kampher-Cold-Cream. Kampher 50, Mandelöl 500, Wasser 270, Moschustinktur 10 Tropfen, sonst wie vorige.

Krambambuli. Bittere Mandeln gestossen 0,5 kg, Wasser 1 kg; man stellt einen Tag bei Seite, fügt hinzu Zimmt 30 g, Nelken 30 g, Pomeranzenschale 120 g, Ingwer 60 g, Spiritus (75 proc.) 20 l, Cochenille 8 g, Weinstein 2 g, presst nach 8 Tagen; dazu Zucker 4 kg, Wasser 20 l. (Pharm. Ztg.)

Looch album oleosum (Helvet.) Linctus demulcens. Weisser Looch. — Looch pectoral s. huileux. — Mandelöl 10, Arabisches Gummi 10, Pomeranzenblüthenwasser 15, Wasser 40, Mandelwasser 1, Gummisirup 24.

Mandel-Crême, Mandel-Cold-Cream (Diet). Weisses Wachs, Walrat je 80, Mandelöl 560, Wasser 280, Borax 5, Bergamottöl 2, Rosenöl 0,5, Bittermandelöl 10 Tropfen. Bereitung wie Glycerin-Cold-Cream.

Mandel-Orgeade, Orgeat. Geschälte süsse Mandeln 100, bittere Mandeln 10, Pomeranzenblüthenwasser 50, Zucker 100 Th., zu einem zarten Brei zerstossen.

Mandelseife. Talgkernseife 750, venetian. Seife 125, Kokosseife 125, schmilzt man, vorsichtig, setzt 10, künstliches, chlorfreies Bittermandelöl zu und giesst in Formen aus.

Pasta cosmetica manualis. Handpasta (Diet). Süsse Mandeln, geschält 300, bittere 200, stösst man mit Rosenwasser 10, Borax 30, zur gleichmässigen Masse an, setzt Walrat 50, mit Kamphoröl 50 geschmolzen, hierauf Kartoffelmehl 200, Talk 100, mit Rosenwasser 200 angerührt, zu, arbeitet die Masse durch und parfümirt sie.

Nach PASCHKIS: Süsse Mandeln 600, bittere 200, Honig 100, Perubalsam 100.

Persiko. Bittermandelöl, blausäurefrei, 4 g, Neroliöl 2 Tropfen, Kardamomenöl, Citronenöl je 5 Tropfen, Spiritus 4 l, Zucker 2,5 kg, Wasser q. s. zu 10 l.

Pomade divine. Walrat 80, Schweinefett 170, Mandelöl 250, Muskatnuss 15, Storax 20, Zibeth 2,5, Benzoë 20, Nelken 15, Veilchenwurzel 20, erwärmt man längere Zeit im Wasserbade, giesst klar ab und fügt allmählich Orangenblüthenwasser 500, hinzu.

Pomaden-Grundlage (Diet). Mandelöl, Walrat je 100, Schweinefett 800. Man schmilzt und rührt bis zum Erkalten.

Pulvis cosmeticus. Pulvis manualis. Hand-Waschpulver (Diet). Stearinseife, Hausseife je 150, Veilchenwurzel, Talk je 100, Mandelkleie, Bohnenmehl je 200, Borax 20, Kölnisch-Wasser 50, Moschustinktur, Bittermandelöl je 5 Tropfen, vorher mit Glycerin 50 gemischt.

Salicyl-Crême. Wie Glycerin-Cold-Cream, nur werden statt Borax im Glycerin Salicylsäure 10 fein vertheilt.

Schönheitskugeln (BUCHHEISTER). Mandelkleie, Seife, Kartoffelmehl je 285, Veilchenwurzel 145; man mischt, stösst mit Benzoëtinktur zu einem Teig an und formt Kugeln daraus.

Amandine (Buchh.). Weiche Kaliseife 20, Zucker 20, löst man in Wasser 50, und rührt allmählich zu: Mandelöl 900, Bergamottöl 5, Citronenöl, Bittermandelöl, Nelkenöl je 2. Weisse, nicht durchscheinende Salbe (nöthigenfalls mehr Seife).

Sirupus Amygdalarum. Sir. amygdalinus s. emulsivus. — Mandelsirup. Mandelsaft. — Sirop d'orgeat. — Syrup of Almond.

Austr. Geschälte süsse Mandeln 80 Th., bittere 20 Th., gepulverter Zucker 120 Th.; man stösst mit Wasser 200 Th. zur Emulsion an, seiht durch, presst aus und löst unter Umrühren gepulverten Zucker 200 Th.

U-St. giebt ähnliche Verhältnisse, ausserdem einen Zusatz von Orangenblüthenwasser.

Germ. Süsse Mandeln 15 Th., bittere 3 Th. werden geschält, mit Wasser 40 Th. zur Emulsion angestossen; die Seihflüssigkeit soll mit Zucker 60 Th. durch einmaliges Aufkochen 100 Th. Sirup ergeben.

Ein Zusatz von 5 Th. arabischem Gummi liefert (Diet) einen haltbaren, sich nicht entmischenden Sirup. Aufbewahrung: In kleinen, ganz gefüllten Flaschen im Keller. Vor dem Gebrauch kräftig umzuschütteln.

Linctus leniens. Mandelsirup, Eibischsirup je 20 Th., Brechwurzelsirup 10 Th.

ALBIN DEFLONS **tablettes pectorales** sind Tabletten aus Mandeln, Zucker, Morphin und Ipecacuanha.

Cataplasma leniens Reveil ist Mandelkuchenbrei.

Christofla. Ein Magenwein aus Zimmt, Nelken, bitteren Mandeln, Zucker, Wein und Weingeist.

Spiritus Amygdalae amarae U-St. **Spirit of Bitter Almond.** Bittermandelöl 10 ccm, Weingeist (91 Gew. Proc.) 800 ccm, Wasser q. s. zu 1000 ccm.

Uhrmacheröl. Süssmandelöl 100, dickflüssiges Paraffinöl 5, Klauenfett 10, gepulvertes Natriumbikarbonat 10, werden unter öfterem Schütteln 2—3 Wochen bei Seite gestellt, dann filtrirt. Für grössere Uhren: Mandelöl 60, Provenceröl 50, Klauenfett, dickes Paraffinöl je 10, Natr. bicarbon. 15.

Unguentum Aquae Rosae (U-St.); **Ungt. emolliens** (Austr.); **Ungt. leniens** (Germ.); **Ungt. refrigerans** (Helvet.). Erweichende Salbe. — **Cold-Cream. Crême céleste. — Ointment of Rose Water..**

	Austr.	Helvet.	nach UNNA (Kühlsalbe)
Weisses Wachs . .	10	5	5
Walrat	20	10	5
Mandelöl	80	60	50
Rosenwasser . . .	20	25	50

Germ.: Weisses Wachs 4, Walrat 5, Mandelöl 32, Wasser 16, Rosenöl 1 Tropfen auf je 50 g.

U-St.: Walrat 125 g, Weisses Wachs 120 g, Mandelöl 600 ccm, dreifaches Rosenwasser 190 ccm, Borax 5 g.

Antidiabetin ist eine Mischung aus Mandelöl und Saccharin (cf. Manna.

GRENOUGH's **Zahntinktur** ist ein weingeistiger Auszug aus Brasilienholz, Fichtensprossen, Veilchenwurzel, Cochenille mit einem Zusatz von Bittermandelwasser und Löffelkrautspiritus.

Looch solide DE GALLIOT ist Mandel-Orgeade.

Mandelbrot, Pavy's, für Diabetiker, wird aus theilweise entölten, süssen Mandeln unter Zusatz von Eiern, Pulvis aromaticus etc. gebacken.

Pulvis Amygdalae compositus. Compound Powder of Almonds (Brit.). Besteht aus süssen Mandeln 200 Th., Zucker 100 Th., arabischem Gummi 25 Th. — 20 g dieser Mischung geben mit Wasser 160 g die Mistura Amygdalae, Almond Mixture.

Mandelmilchextrakt von Jul. Urban in Dresden ist ein sehr dicker Mandelsirup.

Nectarsyrup der engl. Sodawasserfabrikanten enthält Vanille-, Rosen- und Citronen-extrakt, Mandelemulsion und Zucker.

Resorbin ist eine Salbengrundlage aus Mandelöl, Wachs und Wasser, gebunden durch wenig Leim und Seife.

Sculeïn von A. Wasmuth, gegen Ratten und Mäuse, enthält als wirksamen Bestand-theil bittere Mandeln.

VI. †† Amygdalinum. Amygdalin. Amygdalina. Das Glukosid der bitteren Mandeln. $C_{20}H_{27}NO_{11} + 3H_2O$. **Mol. Gew. = 511.**

Darstellung. Gepulverte, vom fetten Oele möglichst befreite Presskuchen der bitteren Mandeln oder Pfirsichkerne werden mit der 2—3fachen Menge 95proc. Alkohol einige Stunden am Rückflusskühler ausgekocht. Man trennt den alkoholischen Auszug ab und wiederholt das Auskochen mit frischem Alkohol nochmals. Die alkoholischen Auszüge werden nach dem Absetzen filtrirt, darauf destillirt man $^5/_6$ des Alkohols ab und vermischt die rückständige Lösung mit $^1/_2$ Volumen Aether. Die in der Kälte ausgeschiedenen Krystalle werden mit Aether gewaschen und aus siedendem 90procentigem Alkohol um-krystallisirt.

Eigenschaften. Krystallisirt aus Wasser oder wasserhaltigem Alkohol in durch-sichtigen, prismatischen Krystallen mit 3 Mol. H_2O, aus starkem Alkohol wasserfrei in weissen, glänzenden Blättchen. — Ohne Geruch, von schwach bitterem Geschmack, von neutraler Reaktion. Löslich in 12 Th. kaltem und in jedem Verhältniss in siedendem Wasser, ferner in 900 Th. kaltem oder 11 Th. siedendem Alkohol von 95 Proc., in Aether unlöslich. Die Lösungen polarisiren links. Es wird bei 110—120° C. wasserfrei, bei 160° C. bräunlich und schmilzt unter Zersetzung gegen 200° C. Bei Gegenwart von Wasser wird es durch Emulsin (z. B. durch Emulsion aus süssen Mandeln) in Glukose, Benzaldehyd und Cyanwasserstoffsäure (bez. in Benzaldehyd-Cyanhydrin s. S. 279) zerlegt. Aehnliche Spaltungen erfolgen mit verdünnter Schwefelsäure oder Salzsäure $C_{20}H_{27}NO_{11} + 2H_2O$ $= C_7H_6O + HCN + 2C_6H_{12}O_6$. Von konc. Schwefelsäure wird es mit blassviolettrother Farbe gelöst. Beim Eindampfen mit konc. Salzsäure entstehen Mandelsäure und braungefärbte Humuskörper, letztere aus der Glukose.

Aufbewahrung. Obgleich Amygdalin an sich — d. h. im nicht gespaltenen Zu-stande — ungiftig sein soll, so ist es doch unter Berücksichtigung der leichten Abspaltbar-keit von Blausäure sehr vorsichtig aufzubewahren.

Anwendung. Amygdalin wird nur selten als Blausäure-Quelle angewendet. 1,7 g trockenes Amygdalin giebt mit einer Emulsion aus süssen Mandeln 0,1 g Cyanwasserstoff und 0,8 g Bittermandelöl. Eine Mixtur aus 1,7 g Amygdalin und 100 g Emulsion aus süssen Mandeln entspricht demnach im Blausäure-Gehalt dem Bittermandelwasser der Germ. III.

Amydalinum amorphum, Laurocerasin, sind die aus gewissen Pflanzentheilen z. B. aus den Kernen von *Prunus avium,* den Blättern von *Prunus Lauro-Cerasus* etc. abge-schiedenen, bisher noch nicht krystallisirt erhaltenen Amygdaline. Gummiartige, amorphe Massen.

Amylaether aceticus.

Amylaether aceticus. Amylium aceticum. Amyloxydum aceticum. Amylacetat. Essigsäure(Iso)-Amyläther oder -ester. $C_2H_3O_2 . C_5H_{11}$. **Mol. Gew. = 130.**

Darstellung. Man mischt in einem Kolben 130 Th. konc. Schwefelsäure mit 105 Th. technisch reinem Amylalkohol und lässt diese Mischung, gut verkorkt, an einem warmen Orte 2—3 Tage lang stehen. Hierauf bringt man in eine Tubulat-Retorte, welche mit einer guten Kühlvorrichtung verbunden ist, 100 Th. frisch entwässertes und grob gepulvertes Natriumacetat, übergiesst und durchmischt dasselbe mit der obigen Schwefelsäure-Amylalkohol-Lösung und destillirt nach 12stündigem Stehen aus dem Sandbade unter guter Kühlung 130 Th. ab.

Das Destillat wird mit 50 Th. destillirtem Wasser und 10 Th. Natriumbikarbonat gut durchschüttelt. Alsdann hebt man die Aetherschicht ab, durchschüttelt sie nochmals mit 15—20 Th. Wasser, hebt sie wiederum ab, entwässert sie durch Maceration mit geschmolzenem Calciumchlorid und rektificirt aus dem Sandbade.

Eigenschaften. Farblose, leicht bewegliche, neutrale, entzündliche, durchdringend nach Birnen (Fruchtbonbons) riechende Flüssigkeit. Spec. Gew. bei 15⁰ C. = 0,875. Siedepunkt = 138⁰ C. Wenig löslich in Wasser, in allen Verhältnissen mischbar mit Alkohol, Aether und Essigäther. Nach längerer Aufbewahrung nimmt der Aether saure Reaktion an, was jedoch seine Verwendung als Fruchtäther nicht beeinträchtigt. Nöthigenfalls kann er mit Natriumbikarbonat entsäuert und nochmals rektificirt werden.

Aufbewahrung. In nicht zu grossen Flaschen, unter Korkverschluss, an einem kühlen Orte. Man beachte die Feuergefährlichkeit!

Anwendung. Nicht als Medikament, aber zur Bereitung von Fruchtessenzen.

Das völlig reine Präparat dient zur Herstellung des Flammenmaasses (HEFNER-ALTENECKS Amylacetat-Lampe) in der Photometrie.

Birnenessenz. Pear-oil ist ein Gemisch aus 10 Amylacetat, 1 Essigäther, 90 verdünntem Weingeist (0,895).

Reinettenessenz. Ist eine Mischung aus 10 Amylacetat, 2,0 Valeriansäure-Aethyläther, 1,0 Essigäther, 90 verdünntem Weingeist (0,895).

Das in der Technik angewendete Amylacetat wird häufig in der Weise bereitet, dass man die oben angegebene Mischung nicht destillirt, sondern nur einige Zeit erhitzt. Alsdann scheidet man den gebildeten Aether durch Zusatz von viel Wasser ab, entsäuert, trocknet und rektificirt ihn.

Amylaether nitrosus.

Amylium nitrosum (Austr. Germ.). **Amylum nitrosum** (Helv.). **Amyl Nitris** (Brit. U-St.) **Ether amylnitreux** (Gall.). **Amyle nitrosum. Amyloxydum nitrosum. Amylnitrit. Salpetersäure-Amyläther.** $C_5H_{11}NO_2$. **Mol. Gew. = 117.**

Darstellung. In den Kolben A bringt man 100 g Amylalkokol (SP. 130⁰ C.) in den Kolben B, welcher mindestens 1 l fassen muss, bringt man 20 g Stärke. Man erhitzt nun zunächst den Amylalkohol im Kolben A bis auf 100⁰ C., was sich leicht feststellen lässt, da ein Thermometer in die Flüssigkeit eingesetzt ist. Sobald dies der Fall ist, entfernt man die Flamme unter A und giesst in B mittels des Trichterrohres 250 g Salpetersäure von 1,20 spec. Gew. Man erwärmt Kolben B vorsichtig so weit, dass ein ruhiger Strom von salpetriger Säure bez. Untersalpetersäure durch A hindurch geht. Die jetzt in A eintretende Reaktion hält den Inhalt von A in leichtem Sieden. Es destillirt Amylnitrit über, welches durch den LIEBIG'schen Kühler kondensirt und in der durch Eis kühl gehaltenen Vorlage aufgefangen wird. Gegen das Ende der Operation erwärmt man den Kolben A soweit, dass das eingesetzte Thermometer auf 100⁰ C. stehen bleibt. Destillirt bei dieser Temperatur nichts mehr über, so unterbricht man das Einleiten von salpetriger Säure und lässt erkalten. Vorsicht! Man hüte sich, den Dampf des Amylnitrits einzuathmen.

Das Destillat wird zuerst nach und nach mit kleinen Mengen zerriebenem Natriumbikarbonat versetzt und durchschüttelt, darauf nach Abstumpfung der freien Säure mit einem gleichen Volumen kalten Wassers durchgeschüttelt und zum Absetzen gebracht. Die abgehobene Amylnitritschicht wird nochmals mit ¹/₃ Volumen Wasser durchschüttelt, abgehoben, mit geschmolzenem Calciumchlorid entwässert, darauf aus dem Wasserbade rectificirt. Das bis 90⁰ C. Uebergehende wird verworfen, die von 96—100⁰ C. übergehenden Antheile werden als Amylnitrit gesammelt. (HILGER.)

Eigenschaften. In reinem Zustande eine blassgelbliche, klare, leichtbewegliche Flüssigkeit von gewürzhaftem Geschmacke und fruchtartigem Geruche, neutral oder schwach sauer. Spec. Gew. 0,877 bei 15⁰ C. Siedepunkt 97—99⁰ C. Entzündet mit gelber, leuchtender Flamme verbrennend. Seiner chemischen Zusammensetzung nach Salpetrigsäure-Iso-Amyläther $(CH_3)_2 = CH - CH - CH_2 - ONO$. In Wasser nicht löslich; leicht mischbar mit Weingeist, Aether, Chloroform, Benzin, Petroläther. Luft, Licht und Wasser wirken zer-setzend, der ursprünglich neutrale Aether nimmt saure Reaktion an.

Die einzelnen Pharmakopöen stellen verschiedene Ansprüche auf das von ihnen auf-genommene Amylnitrit.

	Austr.	Brit.	Gall.	Germ.	Helv.	U-St.
Spec. Gewicht	0,902	0,880	0,877	0,87—0,88	0,87—0,90	0,87—0,88
Siedetemperatur	95—98⁰	90—100⁰	95⁰	97—99⁰	ca. 99⁰	96—99⁰

Schon aus diesen Angaben ist zu entnehmen, dass einige Pharmakopöen (Austr. Brit.) nicht absolut reines Amylnitrit vorschreiben. Brit. schätzt, dass das Präparat etwa 70, U-St., dass es etwa 80 Proc. Amylnitrit neben nicht näher anzugebenden Bei-mengungen enthält.

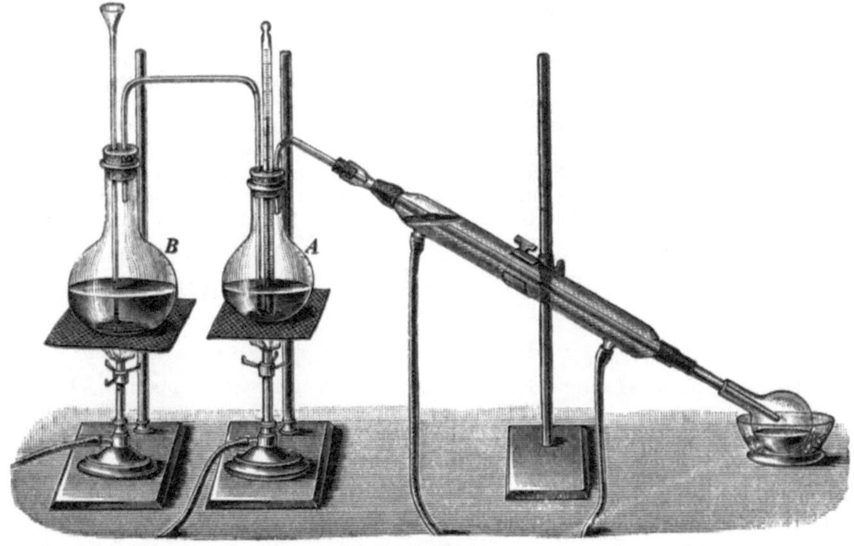

Fig. 50.

Schichtet man über eine Lösung von Ferrosulfat etwas Amylnitrit, so entsteht an der Berührungsfläche eine braune Zone, infolge Oxydation des Eisensalzes durch die sal-petrige Säure. — Im Verlaufe der Aufbewahrung nimmt das Amylnitrit durch freiwillige Zersetzung bald saure Reaktion an.

Prüfung. 1) Schüttelt man 5 ccm Amylnitrit mit 2 ccm Wasser sowie 0,1 ccm Ammoniakflüssigkeit (von 10 Proc.) unter Zufügung von 1—2 Tropfen Lackmustinktur, so darf die Flüssigkeit noch nicht roth gefärbt erscheinen. Da ein völlig neutrales Präparat nicht verlangt werden kann, so soll der zulässige Säuregehalt wenigstens begrenzt werden. Die obige Vorschrift lässt in 100 ccm Amylnitrit $= 0,428$ g salpetrige Säure N_2O_3 zu. 2) Versetzt man 1 ccm Amylnitrit mit einer Mischung aus 1,5 ccm Silbernitratlösung und 1,5 ccm absolutem Alkohol, sowie soviel Ammoniakflüssigkeit, dass der sich bildende Niederschlag gerade wieder gelöst wird, so darf beim gelinden Erwärmen weder Bräunung noch Schwärzung eintreten (Aldehyd, besonders Valeraldehyd). 3) Auf 0⁰ C. abgekühlt, darf Amylnitrit sich nicht trüben, sonst ist es wasserhaltig.

Zur Bestimmung des Gehaltes an salpetriger Säure kann nur die gasometrische Methode im Azotometer (Nitrometer) empfohlen werden.

Lunges Nitrometer. Ein in $^1/_5$ ccm getheiltes Rohr a endigt oben in einem Trichter c. Der Trichter besitzt einen „Dreiwegehahn", Fig. 51, welcher gestattet, das Mass-rohr nach Belieben mit der äusseren Luft oder mit dem Trichter c in Verbindung zu bringen. Ueber den Hahnschlüssel des Dreiwegehahnes lässt sich ein Kautschukschlauch ziehen, welcher

mit einem Quetschhahn und einem kurzen Glasrohr versehen ist. Die Theilung des Mess-
rohres beginnt vom Hahne an und geht von oben nach unten. Das Messrohr a ist mittels
eines starkwandigen Schlauches mit dem nicht kalibrirten Niveau-Rohr b verbunden. Beide

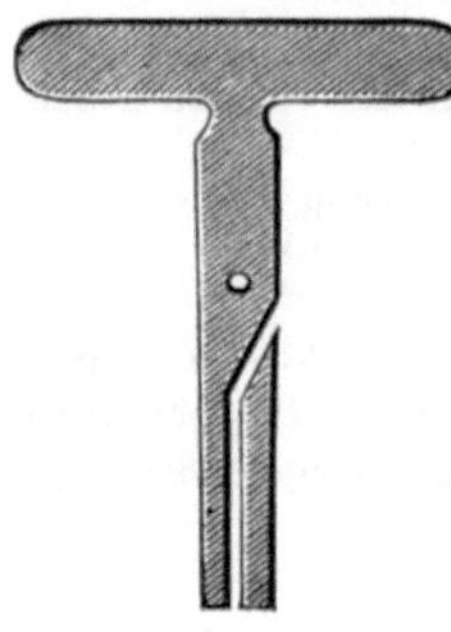

Röhren lassen sich leicht verschieben, bezw. aus den Klammern
nehmen. Der Dreiwegehahn ist luftdicht bezw. eingefettet. Man
stellt nun das Rohr b so hoch, dass dessen unteres Ende etwas
höher ist als der Dreiwegehahn und giesst dann bei offenem Hahn
durch b soviel gesättigte Kochsalzlösung ein, dass sie oben in
den Trichter c eindringt. Man schliesst alsdann den Hahn und
lässt durch die seitliche Bohrung die in dem Trichter c stehende
Kochsalzlösung abfliessen. Alsdann stellt man den Dreiwegehahn
todt, d. h. so, dass er weder mit dem Trichter noch mit der äusseren Luft kommunicirt und hierauf das Niveaurohr b tief, so wie
es in der Zeichnung angegeben ist. Nunmehr lässt man eine
Lösung von 0,26 g Amylnitrit in 5 ccm Alkohol in den Glasbecher c einfliessen und lässt diese durch vorsichtiges Oeffnen des
Hahnes in die Bürette a so eintreten, dass keine Luft mit hinein-
gelangt. (!) Hierauf bringt man 10 ccm Kaliumjodidlösung $(1+5)$
in den Glasbecher c, lässt diese eintreten und giebt schliesslich

Fig. 51.

noch 10 ccm verdünnte Schwefelsäure $(1+9)$ in den Becher und lässt diese gleichfalls ein-
saugen. Luft darf bei keiner dieser Operationen eingetreten sein. Dann mischt man die
eingesogenen Flüssigkeiten, welche auf der Kochsalzlösung schwimmen, durch vorsichtiges
Bewegen und wartet ab, bis die Reaktion beendigt ist. Sobald dies der Fall ist, bringt
man das Rohr b in eine solche Stellung, dass die Flüssigkeitssäulen in a und b im gleichen
Niveau liegen, liest die Kubikcentimeter des gebildeten Stickstoffoxyds ab und notirt
Temperatur und Luftdruck. Die Reaktion verläuft nach folgender Gleichung:

$$C_5 H_{11} NO_2 + KJ + H_2 SO_4 = J + HKSO_4 + C_5 H_{11} OH + NO.$$

1 ccm Stickstoffoxyd wiegt bei 0^0 C. $= 0,0013423$ g, bei $25^0 = 0,0012297$ g unter normalem
Druck. Die Reduktion des gefundenen Volumens auf 0^0 und 760 B erfolgt nach der
Formel $V_0 = \dfrac{Va . B}{760 (1 + 0,00366t)}$. Hierbei bedeuten: $V_0 =$ das gesuchte Volumen, V_a das ab-
gelesene Volumen, B der abgelesene Barometerstand, t die beobachtete Temperatur. Vgl. S. 167.

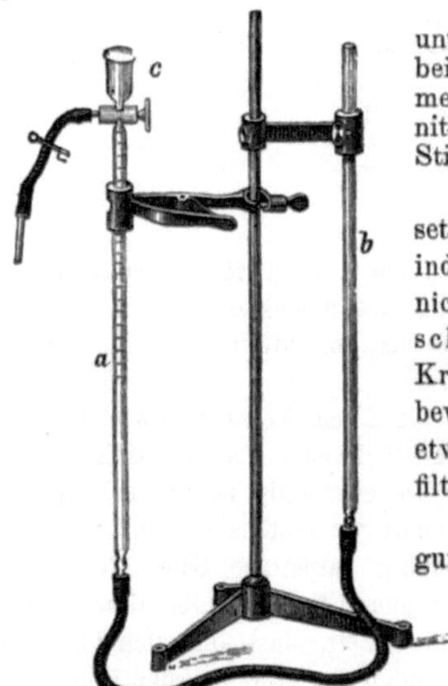

Für die Praxis ist es ausreichend anzunehmen, dass
unter Zugrundelegung obiger Gewichtsverhältnisse (d. h.
bei Anwendung von 0,26 g Amylnitrit) jeder Cubikcentimeter Stickoxydgas bei Zimmertemperatur $= 2$ Proc. Amylnitrit anzeigt. Bei reinem Amylnitrit müssen also 50 ccm
Stickoxydgas, bei 80 proc. $= 40$ ccm erhalten werden.

Aufbewahrung. Wie schon bemerkt wurde, zersetzt sich das Amylnitrit im Verlaufe der Aufbewahrung,
indem es saure Reaktion annimmt. Man bewahrt es in
nicht zu grossen, völlig trocknen Flaschen, vor Licht geschützt, vorsichtig auf. Der Vorschlag, es über einigen
Krystallen von Kaliumtartrat aufzubewahren, hat sich nicht
bewährt. Mehr zu empfehlen ist die Aufbewahrung über
etwas gebrannter Magnesia. Im Bedarfsfalle giesst oder
filtrirt man das erforderliche Quantum ab.

Anwendung. Amylnitrit bewirkt Pulsbeschleunigung und Erniedrigung des Blutdruckes. Man lässt 1—5
Tropfen einathmen bei halbseitigem Kopfschmerz, Epilepsie, Angina pectoris und Asthma. Innerlich 1
bis 2 Tropfen mehrmals täglich gegen intermittirende Fieber der Tropen. Man hüte sich, an Amyl-

Fig. 52. Lunge's Nitrometer.

nitrit unvorsichtig zu riechen! Höchstgaben: *pro*
dosi ad inhalationem 0,25 g $=$ gtt. V, *pro die* $= 1,0$ g $=$ gtt. XX (Helv.).

Amylnitrit tertiäres. $(CH_3)_2 . C_2 H_5 . C . ONO.$ Ist dem vorigen isomer und wird aus
Amylenhydrat (dem tertiären Amylalkohol) durch Einwirkung von salpetriger Säure analog dem Amylium nitrosum bereitet. Soll, wie das Amylnitrit, die arterielle Spannung
vermindern, aber nicht so giftig sein wie dieses. Ebenso soll es auch weniger zersetzlich
sein. Dosis 5 Tropfen auf Zucker oder in Gelatine-Kapseln.

Amylenum.

Von den **fünf** theoretisch möglichen Kohlenwasserstoffen der Formel C_5H_{10} haben das sog. Iso-Amylen und des Pental arzneiliche Verwendung als Anästhetica gefunden.

I. † **Iso-Amylenum.** **Iso-Amylen.** **Valeren.** **Fuselöl-Amylen.** C_5H_{10}. **Mol. Gew. = 70.** Unter dem Namen „Amylen" schlechthin versteht man ein Gemisch von Kohlenwasserstoffen C_5H_{10}, welches durch Wasserabspaltung aus dem Gährungsamylalkohol dargestellt wird.

Darstellung. Ein Gemisch gleicher Theile sorgfältig gereinigten und entwässerten Gährungsamylalkohols (S. P. 130° C.) und geschmolzenen, hierauf wieder zerkleinerten Zinkchlorids werden in einer geräumigen Retorte, welche mit Kühlvorrichtung und Vorlage versehen ist, einige Tage sich selbst überlassen, darauf aus dem Sandbade der Destillation unterworfen. Das unter sorgfältiger Abkühlung gesammelte Destillat wird mit geschmolzenem Calciumchlorid entwässert, darauf im Wasserbade aus einer Retorte mit eingesetztem Thermometer rektificirt, wobei man nur die zwischen 30 und 40° C. übergehenden Antheile auffängt.

Eigenschaften. Farblose, leicht bewegliche, eigenthümlich ätherartig riechende, süsslich schmeckende, neutrale Flüssigkeit, mit leuchtender Flamme brennend, leicht entzündlich. Spec. Gew. 0,660—0,670 bei 15° C.; Siedetemperatur 30—40° C. Enthält vorzugsweise Trimethyläthylen $(CH_3)_2 = C = CH - CH_3$, daneben Isopropyläthylen und Methyläthyläthylen. Polymerisirt sich schon beim blossen Stehen in höher siedende Kohlenwasserstoffe wie Di-isoamylen (S. P. 156° C.), Triisoamylen (S. P. 246° C.).

Prüfung. 1) Es ist Rücksicht zu nehmen auf das spec. Gewicht, ferner die Siedetemperatur. 2) Wird Amylen mit dem gleichen Volumen Wasser geschüttelt, so darf dieses blaues Lackmuspapier nicht röthen.

Anwendung. Als Inhalations-Anästheticum wie das folgende Präparat „Pental".

II. † **Amylenum** (des Ergänzb. Ap. V). **Pentalum.** **Trimethylaethylenum.** **Reines Amylen.** **Pental.** **Trimethyläthylen.** C_5H_{10}. **Mol. Gew. = 70.**

Darstellung. In ein mit guter Kühlvorrichtung versehenes Destillirgefäss bringt man 3 Th. krystallisirte Oxalsäure, erwärmt im Wasserbade auf 60—90° C. und lässt alsdann durch einen Scheidetrichter einen dünnen, regelmässigen Strahl von reinem tertiären Amylalkohol (reinem Amylenhydrat) zufliessen. Letzteres spaltet sich sofort in Trimethyläthylen und Wasser $C_5H_{11} \cdot OH = H_2O + C_5H_{10}$. Nachdem 30 Th. Amylenhydrat gespalten sind. empfiehlt es sich, die Oxalsäure zu erneuern. — Man trennt das überdestillirte Trimethyläthylen vom übergegangenen Wasser, entwässert es durch geschmolzenes Calciumchlorid und rektificirt aus dem Wasserbade.

Eigenschaften. Farblose, leicht bewegliche, leicht flüchtige, leicht entzündliche, mit leuchtender Flamme verbrennende Flüssigkeit, im Geruche dem Benzin ähnlich, aber etwas stechend, an Senföl erinnernd. Spec. Gew. 0,667 bei 15° C. Siedepunkt 37—38° C. [Ergänzb. Spec. Gew. = 0,69, Siedep. 39° C. >.] In Wasser unlöslich, leicht löslich in Chloroform, Aether, Weingeist von 90 Proc. (nicht mit solchem unter 80 Proc.). Löst Jod mit himbeerrother Farbe auf. Wird durch Einwirkung von salpetriger Säure in das krystallisirende Amylnitrit verwandelt. Besteht aus reinem Trimethyläthylen $(CH_3)_2 = C = CH - CH_3$.

Prüfung. 1) Man beachte das specifische Gewicht, besonders den Siedepunkt. 2) Das mit dem gleichen Volumen Pental geschüttelte Wasser darf blaues Lackmuspapier nicht röthen.

Anwendung. Durch v. Mering als Inhalations-Anästheticum empfohlen. Für einen Erwachsenen werden 15—20 ccm verabreicht. Die Narkose tritt in etwa 60 Sekunden ein und soll nicht von üblen bez. drohenden Erscheinungen begleitet sein. Doch sind schon Todesfälle beobachtet worden, also Vorsicht. Der Arzt beachte auch die Feuergefährlichkeit des Präparates.

Aufbewahrung. In Gläsern von 30 ccm Fassungsraum, die mit guten Korken verschlossen sind, an einem möglichst kühlen Orte vorsichtig. Die verschlossenen Flaschen sind mit einem Gelatine-Überzug zu versehen. Der Apotheker mustere seinen Vorrath häufig, damit er nicht, wenn Pental verordnet wird, leere Gefässe vorfindet.

Amylenum hydratum.

† **Amylenum hydratum** (Germ.). **Amylenhydrat. Tertiärer Amylalkohol. Dimethyläthylkarbinol. Amylène Hydrate.** C_5H_{11} . **OH. Mol. Gew. = 88.**

Darstellung. Man führt 300 ccm Amylen durch Schütteln mit 600 ccm abgekühlter Schwefelsäure (aus 1 Vol. konc. Schwefelsäure und 1 Vol. Wasser gemischt) unter Vermeidung jeder Erwärmung in Amylschwefelsäure über, trennt deren Lösung von beigemengten Kohlenwasserstoffen durch Scheidetrichter und Filtration und destillirt das Filtrat mit überschüssiger Natronlauge oder Kalkmilch. Das überdestillirte Amylenhydrat wird vom Wasser getrennt, mit frisch geglühter Potasche entwässert, darauf rektificirt, wobei die zwischen 100 und 103° C. übergehenden Antheile aufgefangen werden.

1) $C_5H_{10} + H_2SO_4 = C_5H_{11} . SO_4H.$ 2) $C_5H_{11}SO_4H + 2KOH = H_2O + K_2SO_4 + C_5H_{11}OH.$

Eigenschaften. Eine wasserklare, ölartig fliessende, in der Wärme völlig flüchtige Flüssigkeit von durchdringendem Geruch, der zugleich an Kampher, Pfefferminzöl und Paraldehyd erinnert. Spec. Gew. bei 15° C. = 0,815 — 0,820. Siedep. 102,5° C. Infolge Anziehung von Wasser aus der Luft kann der Siedepunkt etwas sinken. Germ. normirt ihn von 99—103° C. Durch Abkühlung erstarrt es bei — 12,5° C. zu langen, nadelförmigen Krystallen, welche bei — 12° C. schmelzen. Löslich in etwa 8 Th. Wasser von 15° C.; die gesättigte Lösung trübt sich beim Erwärmen. Mit Alkohol, Aether, Chloroform, Benzin, Glycerin und fetten Oelen in jedem Verhältnisse mischbar. Ist hygroskopisch, d. h. es zieht aus der Luft Feuchtigkeit an, womit ein Sinken des Siedepunktes verknüpft ist.

$$\begin{matrix} (CH_3)_2 \\ C_2H_5 \end{matrix} > C . OH$$
Amylenhydrat.

Seiner chemischen Beschaffenheit nach ist es reines Dimethyläthylkarbinol.

Prüfung. 1) Bestimmung des spec. Gewichtes und des Siedepunktes. Erniedrigung des Siedepunktes weist auf unzulässigen Gehalt an Wasser hin, von welchem nur Spuren zulässig sind. Erhöhung des Siedepunktes kann durch Gehalt an Gährungs-Amylalkohol bedingt sein, der bei 131° C. siedet. 2) 1 Th. löse sich in 8 Th. Wasser von gewöhnlicher Temperatur klar. Nicht gelöste Antheile können aus Kohlenwasserstoffen (Amylen) bestehen. Die Lösung darf blaues Lackmuspapier nicht röthen. 3) Wird eine Lösung von 1 g Amylenhydrat in 20 ccm Wasser mit 2 Tropfen Kaliumpermanganatlösung (1 : 1000) versetzt, so darf innerhalb 10 Minuten Entfärbung nicht eintreten (Aethylalkohol, Gährungs-Amylalkohol und deren Aldehyde). 4) Wird die wässerige Lösung (1 : 20) mit ammoniakalischer Silbernitratlösung 10 Minuten im Wasserbade erwärmt, so darf Reduktion nicht eintreten (Aldehyde).

Aufbewahrung. Vor Licht geschützt, vorsichtig. In nicht zu grossen Gefässen. Wegen der hygroskopischen Eigenschaften sind gute Korkstopfen als Verschluss zu empfehlen.

Anwendung. Vorzugsweise als Hypnoticum angewendet. Herzthätigkeit und Athmung sollen während der Hypnose nicht wesentlich beeinflusst werden. 2 g Amylenhydrat sollen die gleiche hypnotische Wirkung haben wie 1 g Chloralhydrat. Am zweckmässigsten innerlich in wässeriger Lösung, bez. abends vor dem Schlafengehen mit Bier. — Ferner an Stelle von Bromkalium bei Epilepsie.

Grösste Einzelgabe: 4,0; grösste Tagesgabe 8,0 (Germ.). Man beachte die Schwerlöslichkeit des Präparates und verwende stets so viel Wasser, dass völlige Auflösung eintritt. Es sind Fälle vorgekommen, in denen der Patient mit dem letzten Arzneireste zu viel Amylenhydrat, welches ungelöst war, auf einmal erhalten hat.

Amylum.

Stärkemehl. Kraftmehl. Satzmehl. Amidon. Fécule. Starch.

Die Stärke entsteht unter dem Einflusse des Lichtes aus Wasser und Kohlensäure der Luft in den Chlorophyllkörnern der Pflanzen: $6\,CO_2 + 5\,H_2O = C_6H_{10}O_5 + 12\,O$.

Wenn auch sicher der Vorgang viel komplicirter ist, so lässt sich die Entstehung der Stärke doch durch diese Gleichung veranschaulichen. Diese so gebildete Stärke (Assimilationsstärke) wandert zu den Orten ihres Verbrauches in der Pflanze und wird dabei zuweilen vorübergehend feinkörnig niedergeschlagen (transitorische oder Wanderstärke), oder sie wird in bestimmten Organen (Samen, Rhizomen, Stämmen, Wurzeln, Knollen etc.) für die neue Generation oder bei ausdauernden Pflanzen für das nächste Jahr aufgespeichert (Reservestärke). — Nur die letztere wird in so grosser Menge abgelagert, dass sie im Grossen gewonnen werden kann aus Samen (Weizen, Reis, Mais) oder Stämmen (Sago, Kartoffel).

Darstellung. Die Kartoffeln werden gewaschen, mittelst Maschinen zerrieben und die Stärke in Trommeln ausgewaschen, gereinigt und getrocknet, oder man schneidet die Kartoffeln in Scheiben, schüttet sie in Haufen, lässt gähren und wäscht direkt aus. Das Reinigen der Stärke geschieht durch Absetzenlassen und Auswaschen oder durch Centrifugiren.

Zur Gewinnung der Weizenstärke verwendet man das Mehl oder die ganzen Körner. Das erstere wird mit Wasser zu einem Teig geknetet, dieser in Sieben ausgewaschen, das abfliessende „Stärkewasser" in einem „Absüssbottich" absetzen gelassen, ein Rest noch in der Stärke vorhandenen Klebers etc. durch Gährenlassen entfernt, von neuem ausgewaschen, absetzen gelassen und getrocknet. Verwendet man die ganzen Körner, so werden diese in Wasser eingeweicht, zwischen Walzen zerquetscht und mit Wasser zu einem dünnen Brei gemengt, den man gähren lässt. Durch Ausdrücken, Kneten und Waschen in Haarsieben sondert man dann die Stärke ab und reinigt sie.

Da beim Reis und auch beim Mais die einzelnen Stärkekörnchen sehr fest mit einander verkittet sind, so ist es nothwendig, sie aufzulockern, was durch Behandeln mit Laugen oder mit Säuren geschieht.

Eigenschaften. Das Stärkemehl $(C_6H_{10}O_5)x$ bildet mehr oder weniger rundliche, nur durch gegenseitigen Druck in der Zelle kantige Körner, die das Licht doppelt brechen und zwischen gekreuzten Nikols ein schwarzes Kreuz zeigen, dessen Arme sich im organischen Centrum des Kornes schneiden. Man nimmt an, dass das einzelne Korn nach Art der Sphärite aus schichtweise radial angeordneten, nadelförmigen, einzelnen Individuen bestehe. Die um den Kern geordneten Schichten sind nicht gleichförmig, sondern es wechseln wasserärmere und wasserreichere Schichten mit einander ab, die aber unter dem Mikroskop nicht immer zu erkennen sind. Die Grösse ist sehr wechselnd (s. unten bei den einzelnen Arten).

Die Körner sind entweder einfach, dann mehr oder weniger rundlich (Weizen) oder zusammengesetzt (Reis), d. h. eine grössere oder geringere Anzahl Körner sind in einem Leukoplasten entstanden, oder es kommen einfache und zusammengesetzte neben einander vor (Kartoffel).

Trockne „Handelsstärke" enthält 15—18 Proc. Wasser, sogen. „grüne Stärke" durchschnittlich 45,5 Proc., indessen ist sie im Stande, bis 80 Proc. zurückzuhalten. Sie lässt sich dann nicht sieben, sondern ballt zusammen. Solche Stärke trocknet man; vollständig geht das Wasser erst bei 125—135° C. weg. Völlig trockne Stärke ist dann sehr hygroskopisch.

Durch warmes Wasser von 50—80° C. quillt die Stärke auf und bildet einen „Kleister" ohne zunächst eine Lösung zu bilden. Diese entsteht erst bei längerem Kochen, oder Kochen unter Druck oder unter dem Einfluss von Quellungsmitteln (Chlorzink, Chlormagnesium, Jodkalium, Natron- und Kalihydrat etc.).

Als Reagens auf Stärke benutzt man Jod, womit die einzelnen Körnchen sich mehr oder weniger blau oder violett, in seltenen Fällen mehr rothbraun färben. Die Färbung verschwindet beim Erwärmen, tritt beim Erkalten wieder auf. Reducirende Substanzen und Alkalien zerstören die blaue Farbe. Als Reagens benutzt man Jodwasser oder Jodjodkalium (3 g KJ. 1 g J. 60 g H_2O). Nothwendig ist die Anwesenheit von Wasser und Jodwasserstoff, der im Reagens nie fehlt. Die Reaktion ist noch bei 1 J auf 500 000 Stärke deutlich. Stärke oder Stärkelösung ist daher auch das beste Reagens auf Jod. Der entstehende blaue Körper is Jodstärke: $(C_{24}H_{40}O_{20}J)JH$. Ueber das Verhalten der Stärke beim Erhitzen vergl. Dextrin.

Pharmaceutische Verwendung finden: **Amylum Tritici** (Germ. Brit. Austr. Gall. Helv.). **Amylum Oryzae** (Helv. Ergänzb. Brit.). **Amylum Zeae** (Brit. U-St.). **Amylum Solani** (Ergänzb. Gall.). **Amylum Marantae** (Ergänzb. Gall. Austr.).

Amylum Tritici kommt in verschiedenen Formen in den Handel, als prismatische oder cylindrische bis fingerdicke Stäbchen (Tafel-, Strahlen-, Krystall- und Stengelstärke etc.), oder für Zwecke der Wäsche mit verschiedenen Zusätzen (Ultramarin, Ocker, Borax, Stearin). Für den pharmaceutischen Gebrauch ist nur die in Form eines feinen Pulvers vorkommende reine Stärke zuzulassen.

Gute Weizenstärke besteht aus 82—85 Proc. Stärkekörnchen, 14—18 Proc. Wasser, 0,1—0,15 Proc. Kleber, 1,0—1,5 Proc. vegetabilischer Faser und 0,05—0,08 Proc. Asche.

Amylum Oryzae kommt ebenfalls in kantig-prismatischen Stücken oder in Brockenform („Schäfchen") und als Pulver in den Handel. Hier gilt bezüglich der Verwendung dasselbe.

Arrow-Root. Mit diesem Namen (engl. arrow root = Pfeilwurz, oder aus dem brasilianischen arrarusa [Stärkemehl der Maranta arundinacea]) bezeichnet man eine ganze Anzahl **aus** verschiedenen Pflanzen gewonnener Stärkemehle, die, medicinisch verwendet, als für Kinder leicht verdaulich und besonders nahrhaft eines unverdienten Rufes geniessen (vgl. unten die Uebersicht der wichtigsten Sorten).

Sago ist das aus dem dünnwandigen Mark mancher Palmen (Metroxylon Rumphii Mart., M. laeve Mart. und anderen Arten, ferner Arenga saccharifera Labill., Caryota urens L., Borassus flabelliformis L., Chamaerops-Arten) und einiger Cycadeen durch Auswaschen gewonnene Stärkemehl. Der bei uns verwendete Sago wird „geperlt", indem man die nicht völlig trockne Stärke durch Siebe in Form kleiner Körnchen treibt und diese dann durch Rollen abrundet. Gewöhnlich werden die Körnchen dann noch durch Erhitzen auf Pfannen oberflächlich verkleistert. Solcher Palmensago ist bei uns selten im Handel, man verwendet dafür (unter dem Namen Sago) meist Tapioca (s. unten), oder macht Sago aus Kartoffel- oder Weizenstärke; auch Batatenstärke wird verwendet.

Uebersicht der wichtigsten Stärkearten.
a) Stärke aus Gramineenfrüchten. Getreidestärke.

1) Weizenstärke. Amylum Tritici (aus den Früchten von Triticum sativum Lam.) besteht aus zwei Formen von Körnern, die durch wenig Uebergänge verbunden sind. a) Grosskörner, im Umriss rund, zuweilen schwach geschweift, dicklinsenförmig. Kern central. Schichten sehr selten andeutungsweise zu sehen. Auf der Seitenansicht wird

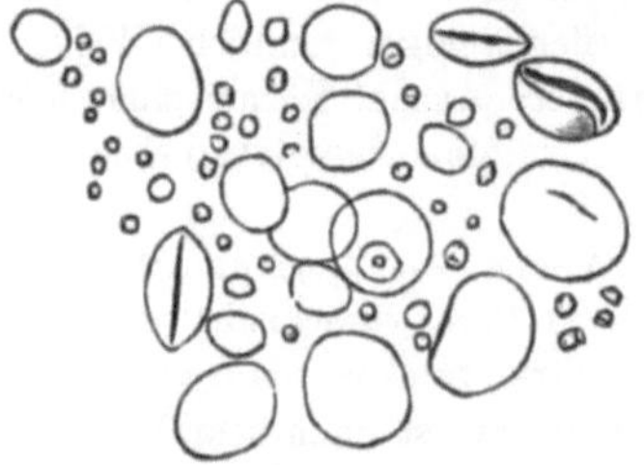

Fig. 53. Amylum Tritici.

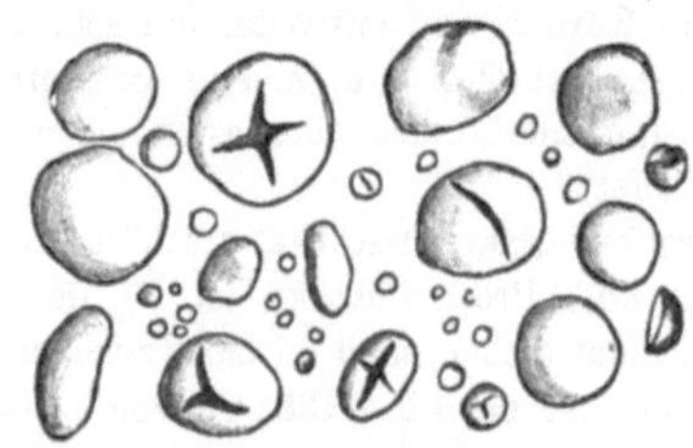

Fig. 54. Amylum Secalis.

bei den meisten Körnern ein dunkler Spalt sichtbar. Grösse 30—45 μ (meist 30—40 μ). b) Kleinkörner, rundlich oder oval, selten in ein Spitzchen verschmälert. Grösse 2—10 μ (meist 5—7 μ). Fig. 53.

2) Roggenstärke. Amylum Secalis (aus den Früchten von Secale cereale L.), der vorigen sehr ähnlich, aber Gross- und Kleinkörner durch viele Uebergänge verbunden,

Anmerkung. Die Figuren 53—71 sind sämmtlich 350 Mal vergrössert.

Schichtung bei den grossen Körnern bisweilen deutlich zu sehen, dieselben oft mit mehrstrahligem Spalt in der Mitte. Grosskörner 25—60 μ (auch 70 μ) (meist 25—40 μ). Mittlere Körner 10—25 μ. Kleinkörner 3—10 μ. Fig. 54.

3) Gerstenstärke. Amylum Hordei (aus den Früchten von Hordeum sativum Jessen). Den vorigen ähnlich, wenig Zwischenformen zwischen Gross- und Kleinkörnern. Spalt im Centrum seltner und weniger deutlich wie beim Roggen, Schichtung häufig zu erkennen. Grösse der Grosskörner 15—30 μ (selten 40) μ, meist 20—28 μ. Kleinkörner wie beim Weizen. Charakteristisch sind zuweilen vorkommende nierenförmige Körner. Fig. 55.

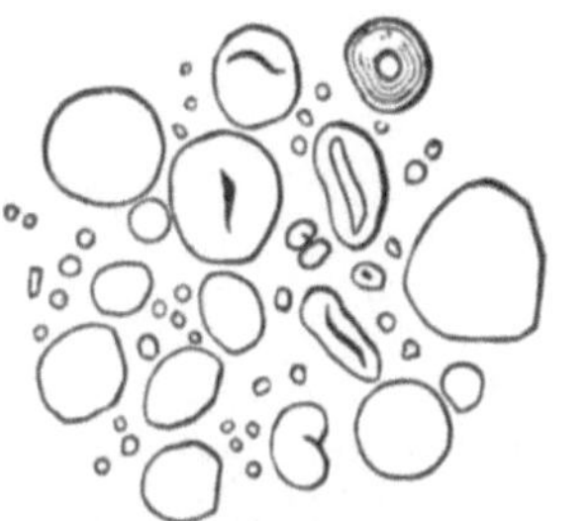

Fig. 55. Amylum Hordei.

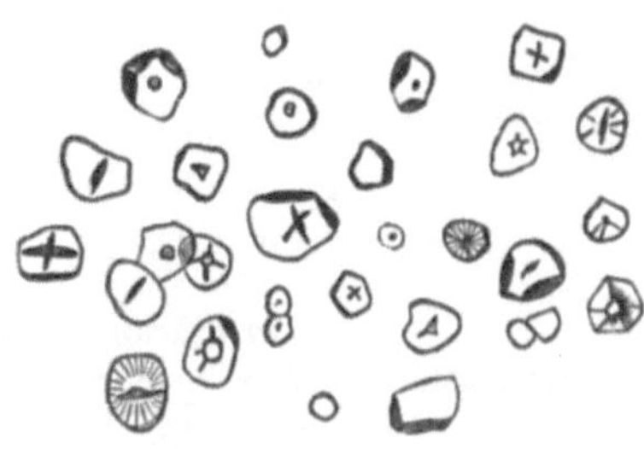

Fig. 56. Amylum Maydis.

4) Maisstärke. Amylum Maydis (aus den Früchten von Zea Mays L.). Körner ziemlich gleichmässig, 10—15 μ (selten 30 μ und mehr) gross, meist durch gegenseitigen Druck mehr oder weniger kantig im Umriss, seltener rundlich, meist mit centralem Spalt oder kleiner centraler Höhlung, Schichtung sehr selten erkennbar. Wenige rundliche Kleinkörner. Fig. 56.

5) Haferstärke. Amylum Avenae (aus den Früchten von Avena sativa L.). Besteht ebenfalls vorwiegend aus kantigen Körnern, die aber durch den Zerfall grosser, zusammengesetzter Körner entstehen. Die einzelnen Körnchen sind 5—7 (—12) μ gross. Daneben finden sich häufig noch nicht zerfallene, grosse, ovale, zusammengesetze Körner. Ferner fallen einzelne Körner von Spindelform auf. Fig. 57.

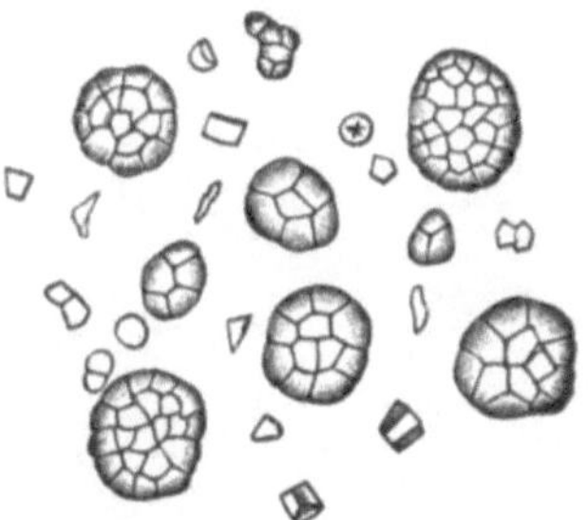

Fig. 57. Amylum Avenae.

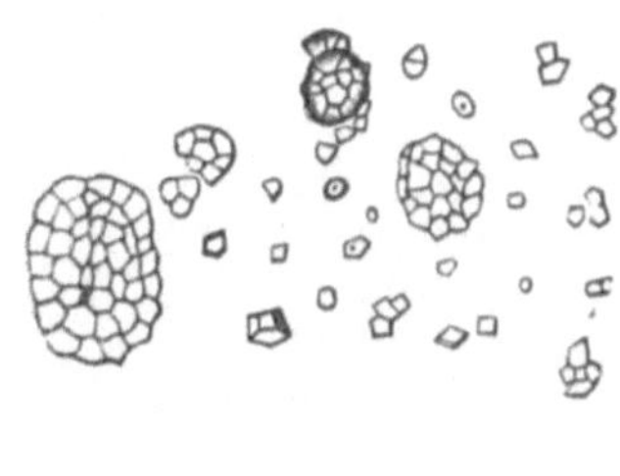

Fig. 58. Amylum Oryzae.

6) Reisstärke. Amylum Oryzae (aus den Früchten von Oryza sativa L.). Der vorigen ähnlich, die Theilkörnchen der zerfallenen grossen Körner messen aber nur 2—10 μ, meist 3—6 μ. Daneben finden sich ebenfalls meist die grossen, nicht zerfallenen Körner, solche von spindelförmiger Gestalt fehlen. Fig. 58.

b) Stärke aus Leguminosensamen.

7) Bohnenstärke. Amylum Phaseoli (aus den Samen von Phaseolus vulgaris L.). Besteht aus bohnenförmigen, eiförmigen oder etwas nierenförmigen Körnern, die einen grossen, ästigen, schwarzen Längsspalt haben. Schichtung deutlich. Länge der Körner 20—40 (—50) μ. Breite 10—35 μ. Daneben finden sich kleine, runde oder rundlich-eiförmige Körner. Fig. 59.

8) Erbsenstärke. Amylum Pisi (aus den Samen von Pisum sativum L.). Form der Stärkekörnchen ziemlich wechselnd, eiförmig, nierenförmig, rundlich, oft seitwärts mit Auftreibungen. Schichtung meist deutlich. Der Spalt fehlt oder ist doch weniger deutlich wie bei der vorigen. Länge der Körner 30—60 μ, meist 30—50 μ. Breite 20—35 μ bei den mehr oder weniger gestreckten Körnern. Fig. 60.

9) Linsenstärke. Amylum Lentis (aus den Samen von Lens esculenta Mnch.). Die Körner stehen der Form nach zwischen 7 und 8, es finden sich bohnenförmige mit starkem Spalt und mehr rundliche ohne oder mit schwachem Spalt. Länge 30—40 μ, Breite 12—30 μ. Fig. 61.

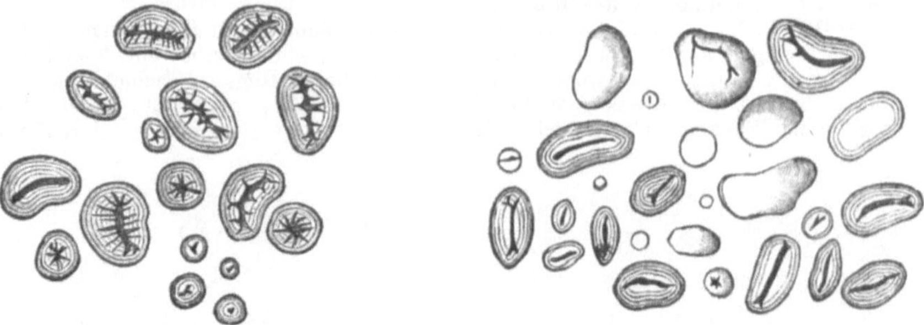

Fig. 59. Amylum Phaseoli.

Fig. 60. Amylum Pisi.

c) Stärke aus anderen Früchten.

10) Bananenstärke. Amylum Musae, Guyana-Arrowroot (aus dem Fruchtfleisch von Musa paradisiaca L. und M. sapientum L.). Form der Körner recht unregelmässig und wechselnd, rundlich, eiförmig, rundlich eckig, keulenförmig, hornförmig gebogen etc. Besonders charakteristisch sind die in der Handelswaare aber meist auseinandergefallenen Doppelkörner, die aus zwei gekrümmten Theilkörnern bestehen. Schichtung meist zu erkennen. Korn excentrisch. Grösse 25—60 μ, meist 30—40 μ. Daneben kommen kleine rundliche Körner vor, die 4—10 μ gross sind. Fig. 71.

d) Stärke aus unterirdischen Pflanzentheilen.

11) Kartoffelstärke. Amylum Solani (aus den Knollen von Solanum tuberosum L.) Körner von wechselnder Gestalt und Grösse und doch sehr charakteristisch; sie sind rundlich, oval, eiförmig, abgerundet-eckig, fast lappig mit eingebogener Contour, Kern excentrisch und bei den nicht runden Körnern am schmäleren Ende liegend. Spalt selten. Schichtung deutlich. Körner zuweilen auch zu 2 und 3 zusammengesetzt. Grösse von wenigen μ bis zu 100 μ und darüber. Fig. 62.

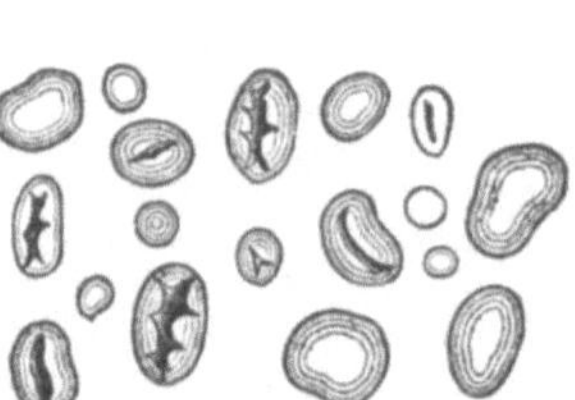

Fig. 61. Amylum Lentis.

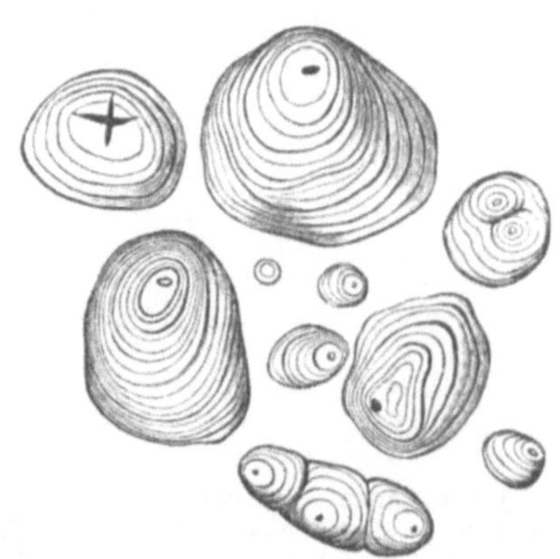

Fig. 62. Amylum Solani.

12) Marantastärke. Amylum Marantae, Arrowroot der Arzneibücher, Kraftmehl (unter diesem Namen jetzt auch oft die vorige), Westindisches, Jamaika-, Bermudas-, St. Vincent-Arrowroot (aus den Rhizomen von Maranta arundinacea L. und einiger anderer Arten). Form der Körner ähnlich wechselnd wie bei der vorigen. Kern viel weniger excentrisch wie bei 11, Spalt klein aber deutlich. Schichtung meist deutlich. Grösse 40—60 μ, zuweilen noch grösser, daneben vereinzelt viel kleinere Körner. Fig. 63.

13) Manihotstärke. Amylum Manihot, Manioc, Cassava, Tapioca, Brasilianisches, Bahia-, Rio-, Para-Arrowroot (aus den Wurzelknollen von Manihot utilissima Pohl und einiger anderer Arten). Wird meist von aus 2 Theilkörnern bestehenden zusammengesetzten Körnern gebildet, die aber in der Handelswaare zerfallen sind. Die Körnchen sind daher von der Seite gesehen ungefähr halbkugelig (paukenförmig), von oben und unten rund. Meist ein centraler Spalt vorhanden, von dem gegen die Bruchfläche sich oft ein paar divergirende Linien ziehen. Schichten schwer und nicht immer zu sehen. 15—36 μ. Ausserdem Kleinkörner, die 5—15 μ messen. — Fast aller Sago des Handels wird gegenwärtig von dieser Stärke geliefert. Fig. 64 und 65.

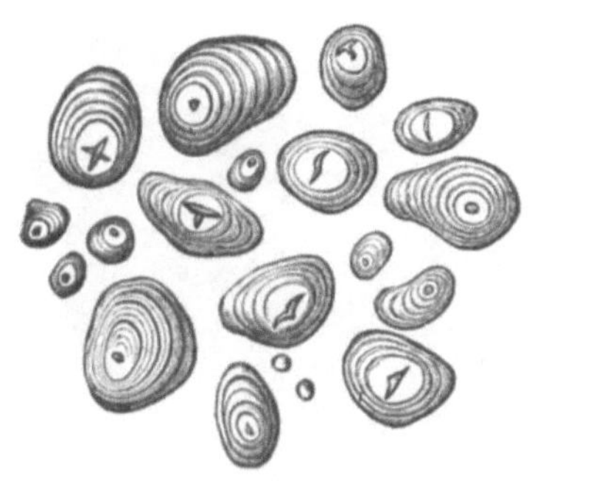

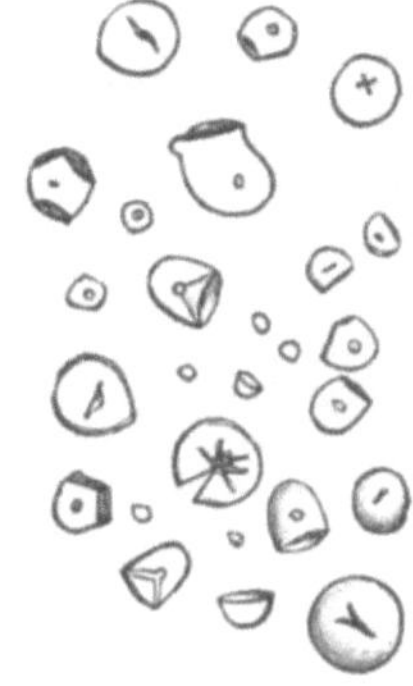

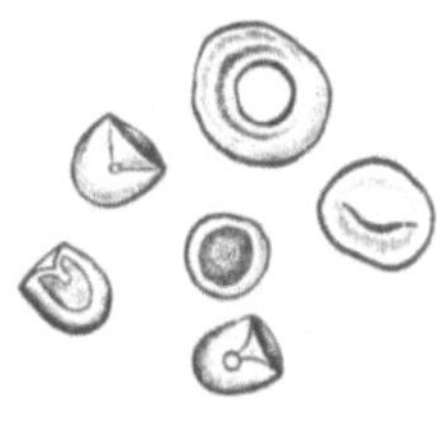

Fig. 65. Amylum Manihot, halb gequollen.

Fig. 63. Amylum Marantae.

Fig. 64. Amylum Manihot.

14) Curcumastärke. Amylum Curcumae, Ostindisches Arrowroot, Tikmehl, Tikhu-mehl, Bombay-, Malabar-, Tellichery-Arrowroot (aus den Rhizomen von Curcuma angustifolia Roxb. und einiger verwandter Arten). Körner flach, von der breiten Fläche gesehen ungefähr eiförmig, die breite Seite oft etwas rundlich abgestutzt, die Spitze oft vorgezogen, in dieser der Nabel. Schichtung zart, aber deutlich. Von der schmalen Seite gesehen sind die Körner fast stabförmig, oft zu mehreren aneinander liegend. Die Körner sind 30—60 μ lang, 20—35 μ breit. Neben dieser charakteristischen Form finden sich kleine Körner von wenig konstanter Form. Fig. 66.

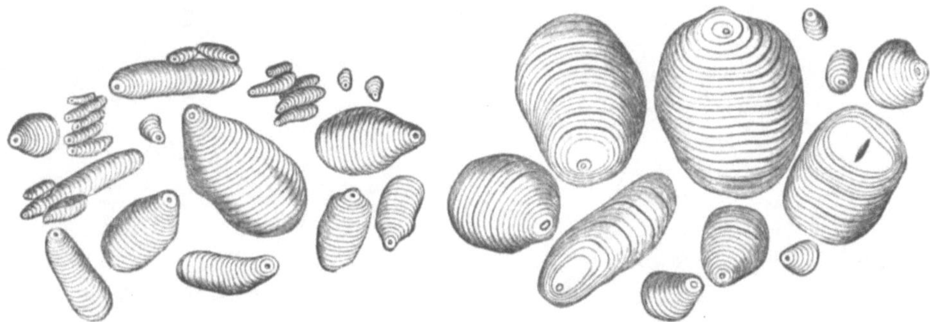

Fig. 66. Amylum Curcumae.

Fig. 67. Amylum Cannae.

15) Cannastärke. Amylum Cannae, Tolomanstärke, Queensland-Arrowroot, Neu-Südwales-Arrowroot (aus den Rhizomen von Canna edulis Edw., Canna indica L. etc.). Hat die grössten Körner und ist dadurch charakterisirt. Sie sind dicklinsenförmig, der Umriss ist rundlich, elliptisch, eiförmig, zuweilen etwas unregelmässig und sich den Formen von 14 nähernd. Der Kern am spitzen Ende. Schichtung deutlich. Sie erreichen eine Grösse von 100—130 μ. Die kleinsten, meist ovalen Körner messen etwa 20 μ. Fig. 67.

16) Batatenstärke. Amylum Batatae, Brasilianisches Arrowroot (aus den Knollen von Batatas edulis Chois.). Körner denen der Manihotstärke ziemlich ähnlich, ebenfalls meist aus Doppel- oder Drillingskörnern zerfallen. Ein rundlicher Kern oder strahliger Spalt. Schichtung zart und nicht immer zu erkennen. Grösse 15—40 μ, nur ausnahmsweise grösser, meist 20—30 μ. Fig. 68.

17) Erythroniumstärke. (Aus den Zwiebeln von Erythronium dens canis L., in Japan officinell.) Die Körner dick linsenförmig, im Umriss rundlich, ausgebuchtet, an 11. erinnernd. Kern oft seitlich excentrisch, Spalt meist rundlich. Schichtung zart aber deutlich. Meist Einzelkörner, sehr selten aus wenigen zusammengesetzte Körner. Uebergänge von den runden, nur wenige μ messenden Kleinkörnern zu den grossen, bis 70 μ messenden Körnern vorhanden. Fig. 69.

e) Stärke aus oberirdischen Achsen.

18) Sago. Amylum Sago (aus dem Grundparenchym des Stammes von Metroxylon Rumphii Mart. und M. laeve Mart.). Körner meist zusammengesetzt und zwar so, dass einem grossen Theilkorn ein oder mehrere, meist viel kleinere Theilkörner und

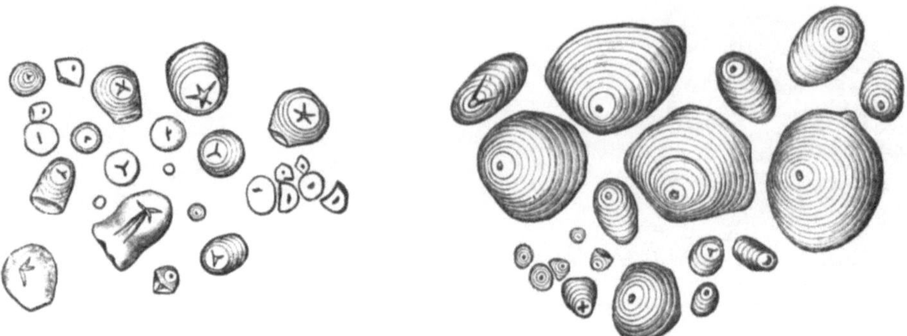

Fig. 68. Amylum Batatae.
Fig. 69. Amylum Erythronii.

gewöhnlich an der dem Kern entgegengesetzten Seite ansitzen. Der Theil des Hauptkornes, dem das Theilkörnchen ansitzt, ist oft etwas vorgezogen. In der Handelswaare sind die kleinen Theilkörnchen gewöhnlich abgefallen und das Hauptkorn zeigt die Abbruchstellen. Das Hauptkorn von wechselnder Gestalt, aber wohl stets gestreckt. Kern am einen Ende. Schichtung meist deutlich. Daneben kommen einfache, eirunde oder ovale Körner vor. Grösse 30—60 μ, selten grösser. Fig. 70.

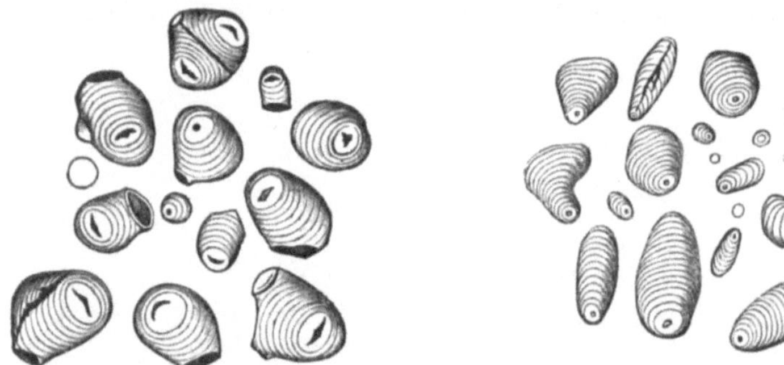

Fig. 70. Amylum Metroxyli.
Fig. 71. Amylum Musae.

Prüfung. Die Prüfung erstreckt sich **1)** auf die Bestimmung des Aschengehaltes. Man verbrennt etwa 10 g bei kleiner Flamme zu schwarzer Kohlenmasse, entfernt von der Flamme, zerdrückt die Kohle, lässt einige Stunden an der Luft stehen und führt die Veraschung bei stärkerer Flamme zu Ende, ev. mit etwas Ammoniumnitrat. Der Aschegehalt reiner Stärke beträgt nicht über 0,2%, die Arzneibücher lassen etwas höhere Zahlen zu (1%). Höherer Aschengehalt kann durch Unreinigkeiten (Staub) bedingt sein, aber auch durch Verfälschung mit Gips, Magnesit, verwittertem Natriumsulfat etc. **2)** Auf die mikroskopische Untersuchung bei etwa 300 × Vergrösserung. **3)** Auf die Fähigkeit, einen neutralen Kleister zu bilden, doch ist zu bemerken, dass Weizen- und Kartoffelstärke häufig sauer, Reis- und Maisstärke alkalisch reagiren infolge eines geringen Gehaltes an den bei der Fabrikation verwandten Säuren oder Laugen. Die Temperatur, bei der die einzelnen Sorten zu verkleistern beginnen und die Verkleisterung beendigt ist, ist verschieden:

nach LIPPMANN.

	Deutliches Aufquellen	Beginnende Verkleisterung	Vollkommene Verkleisterung ° C.		Deutliches Aufquellen	Beginnende Verkleisterung	Vollkommene Verkleisterung ° C.
Roggen	45	50	55	Mais	50	55	62,5
Reis	53,7	58,7	61,2	Weizen	50	65	67,5
Kartoffel	46,2	58,7	62,5	Maranta	66,2	66,2	70

4) Bestimmung des Wassergehaltes, die man durch Trocknen einer gewogenen Menge bei künstlicher Wärme vornimmt, wobei zu beachten ist, dass trockene Stärke rasch wieder Wasser annimmt. Bestimmung nach anderen, annähernden Methoden vergl. HAGER-FISCHER-HARTWICH, Kommentar I p. 302. **5)** Mit kaltem Wasser angerieben, darf das Filtrat sich mit Jod nicht bläuen, andernfalls ist der Stärke, um sie zu formen, Kleisterwasser zugesetzt.

Roggenmehl und Weizenmehl. Es wird häufig verlangt, von einem Mehle zu sagen, ob es Roggen- oder Weizenmehl oder ein Gemenge beider ist. Im ersteren Fall ist auf die oben angegebenen Unterschiede der Stärkekörner zu achten: die Körner des Roggens werden etwas grösser, sie zeigen häufig einen strahligen Spalt; Schichtung oft deutlich, Gross- und Kleinkörner durch viele Uebergänge verbunden. Auch die Verkleisterungstemperatur (vgl. oben) ist festzustellen.

Viel schwieriger ist der zweite Fall und dabei das Hauptgewicht auf die Untersuchung der in keinem Mehle fehlenden Gewebselemente der Getreidekörner zu legen. Man entfernt zunächst die störende Stärke, indem man 4 g des Mehles mit 200—300 ccm 4proc. Salzsäure (unter Ersatz des verdunstenden Wassers) eine Stunde lang kocht, dann 12 Stunden in einem Spitzglas absetzen lässt und nun sowohl den Schaum, wie den Bodensatz mikroskopisch prüft. Im Schaum findet man besonders die Haare des Bartes der Fruchtschale:

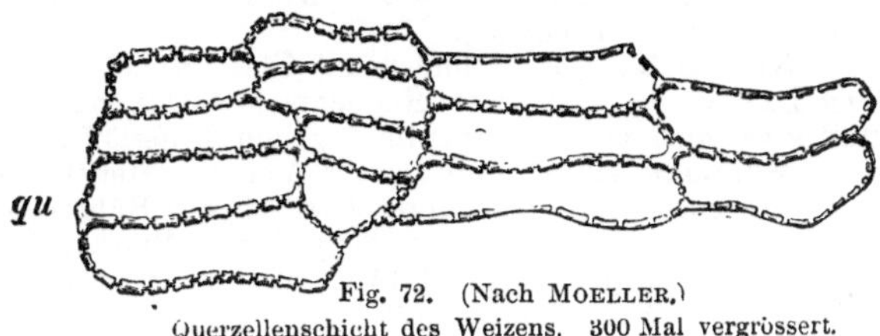

Fig. 72. (Nach MOELLER.)
Querzellenschicht des Weizens. 300 Mal vergrössert.

diese sind bei beiden einzellig, beim Weizen ungewöhnlich dickwandig, 500—700 μ lang, etwa 15 μ dick, die Wanddicke beträgt 3,5—9,5 μ, der Durchmesser des Lumens 1,5—3,5 μ, dasselbe ist also fast immer enger wie die Dicke der Wand. Beim Roggen sind die Haare 60—500 μ lang, 9—22 μ breit, die Wanddicke beträgt 3,5—4,5 μ, der Durchmesser des Lumens 3,7—7,5 μ, selten mehr, das Lumen ist also fast immer weiter wie die Dicke der Wand.

Ferner dient zur Unterscheidung die „Querzellenschicht" der Fruchtschale. Ihre Zellen sind bei beiden Früchten in der Form gleich, aber beim Weizen stossen die Zellen lückenlos aneinander und die Wand an den kurzen Seiten ist dünner wie die an den langen, beim Roggen sind die Zellen an den Enden meist abgerundet, lassen also Intercellularräume zwischen sich, ferner sind diese abgerundeten kurzen Wände dicker wie die langen und selten getüpfelt. Fig. 72 und 73.

Zur Erkennung von Roggenmehl kann man ferner auch die Kleberzellen benutzen, die hier meist blau, beim Weizen farblos sind. Zur Erkennung schüttelt man das Mehl mit Chloroform und untersucht den Bodensatz, der bei Roggen mehr oder weniger grün ist.

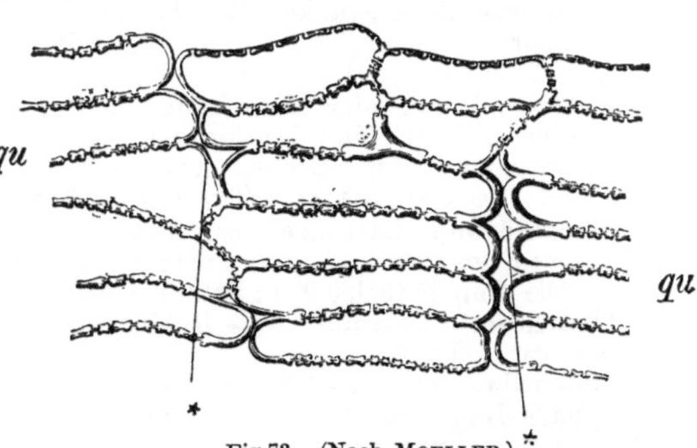

Fig. 73. (Nach MOELLER.)
Querzellenschicht des Roggens. 300 Mal vergrössert.

Aufbewahrung. Stärke und stärkehaltige Gemische (Nährmehle) müssen wegen ihrer Neigung, aus der Luft Feuchtigkeit aufzunehmen, in wohlverschlossenen Gefässen an einem trockenen Orte aufbewahrt werden.

Anwendung. In Form eines flüssigen Kleisters (1 : 50) als reizmilderndes Mittel, in Klystieren bei Durchfall etc., als Antidot bei Jodvergiftung. — In Substanz als Excipiens für starkwirkende Arzneimittel (z. B. Jodoform), zum Konspergiren von Pillen, als Streupulver auf nässende Flechten und bei Hautjucken. — Arrowroot gilt als besonders leicht verdauliches Nahrungsmittel bei Kindern und Rekonvalescenten.

Amylum solubile; Lösliche Stärke; Amylogen. Man erhält es durch Behandeln von Stärke mit der 6—8fachen Gewichtsmenge 1proc. Kalilauge in der Kälte, dann im Wasserbade bis zur Dünnflüssigkeit, zuletzt längeres Kochen, Filtriren, Neutralisiren mit Essigsäure und Ausfällen mit Alkohol. Durch wiederholtes Lösen in Wasser und Fällen mit Alhohol erzielt man ein wasserlösliches, weisses Pulver, welches mit Jod rein blaue Färbung giebt.

Glanzstärke. 1) flüssige: Borax, Gummi, Stearin je 2 Th., Glycerin 5 Th., Wasser 49 Th., setzt man umgeschüttelt der 8fachen Menge Stärke vor dem Kochen zu.

2) Pulver. Weizenstärke 2 Th. werden in geschmolzene Stearinsäure 1 Th. eingetragen, die erkaltete Masse gepulvert.

3) Stearinsäure 300 Th. werden auf einem Reibeisen zerrieben, mit Borax 100 Th., Kochsalz 10 Th., arabischem Gummi 50 Th., Weizenstärke 400 Th. innig gemischt. (Buchh.)

Glyceritum Amyli U-St. Glycerite of Starch. Maisstärke 10 g werden mit Wasser 10 ccm angerieben, mit Glycerin 80 g vermischt und bei höchstens 144⁰ C. zu einer durchscheinenden Masse verarbeitet.

Klebemittel für Photographien. 1) Stärke 3 Th., Zucker 1 Th. verrührt man in einer Lösung von arabischem Gummi 4 Th. in etwa der 10fachen Menge Wasser und erhitzt im Dampfbade bis zur völligen Verkleisterung.

2) Collodine, Triticine, ist mittelst Alkalien löslich gemachter Stärkekleister (vergl. Amylum solubile).

3) STAFFORT's White Pasta ist Kleister aus Dextrin und Stärke mit Zusatz von Borsäure, Glycerin und Thymol.

Klebmittel für Schilder auf Glas, Metall etc. Zu einer erkalteten Lösung von 100 g Laugenstein giebt man Roggenmehl 500 g, rührt mit Wasser q. s. zum Kleister und setzt erwärmten venet. Terpentin 5 g und 1 Esslöffel Essigsäure zu. (Pharm. Ztg.)

Mucilago Amyli, Decoctum Amyli. Stärkekleister. Zu Stärke 1 Th. mit Wasser 2 Th. verrieben giesst man unter beständigem Rühren allmählich siedendes Wasser 97 Th.

Pulvis exsiccans, Form mag. Berol. Stärke, Zinkoxyd je 25 g.

Pulvis inspersorius HEBRA, HEBRA's Einstreupulver: Talk, Veilchenwurzel je 5,0, Zinkoxyd 6,0, Weizenstärke 84,0.

Reispuder, Poudre de Riz. (Buchh.) Reisstärke 750 Th., Veilchenwurzelpulver 250 Th., Rosengeraniumöl 2 Th. Ist ein Zusatz von Zinkweiss erwünscht, so verreibt man dieses — 100 Th. — mit der Veilchenwurzel und schlägt das Ganze durch ein feines Sieb.

Schminkpuder (Buchh.) Stärke 200 g, Veilchenwurzel 100 g, Talcum 700 g, Rosenöl 10 Tropfen.

Schweisspulver. (Buchh.) Alaun, Tannin je 115 Th., Borax 175 Th., Stärke 585 Th., Orangenschalenöl 10 Th.

Stärkeglanz, flüssiger. Walrat, Arabisches Gummi, Borax je 1 Th., Glycerin $2^{1}/_{2}$ Th., Wasser $24^{1}/_{2}$ Th. 3 Theelöffel auf $^{1}/_{4}$ Pfund Stärkekleister.

Stärkekleister; Stärkekitt. 1) Stärke 10 Th., Wasser 10 Th. versetzt man unter Umrühren mit siedendem Wasser 100—150 Th. Vorheriges Vermischen der Stärke mit 5—10 Proc. Weizen- oder 15—20 Proc. Roggenmehl erhöht die Klebkraft, ein geringer Zusatz von Alaun, Borax oder Karbolsäure die Haltbarkeit.

2) Eine siedend heisse Lösung von Leim 4 Th. in Wasser 80 Th. giesst man unter Umrühren in einen heissen Kleister aus Stärke 30 Th. und Wasser 200 Th., kocht einige Minuten und fügt Karbolsäure 2 Th. hinzu. Besonders für Papier, Pappe, Leder.

Stärkelösung, haltbare, zur **Analyse.** Stärke 5 g, Quecksilberjodid 0,01 g mit Wasser 30 ccm verrieben, giesst man in 1 l siedendes Wasser, kocht 3 Minuten und lässt erkalten. Die Empfindlichkeit 1 : 3500000 soll sich jahrelang halten (MUTNIANSKI).

Alcarnose. Nährmittel aus Kohlehydraten, Fleisch- und Gemüsealbuminosen und Fleischextraktivstoffen.

Ambrosia. Nährmittel aus Kastanien-, Kartoffel-, Linsen-, Bohnenmehl und Vanille.

Apparatine, zum Appretiren, wird durch Eintragen von Pottaschelösung in erwärmten Kleister gewonnen.

Apparatine, GERARD's ist durch NaHO löslich gemachte Stärke.

Glutinin ist eine wässerige Lösung des vorigen.

Arrowroot-Biscuit von HUNTLEY & PAHNERS, enthält verdauliches Eiweiss, Fett, Kohlehydrate, Mineralstoffe (Phosphate).

Backpulver, GAEDICKES, enthält saures Calcium- und Magnesiumphosphat, Natriumbikarbonat, Kochsalz und Mehl.

Backmehl, LIEBIG's selbstthätiges, besteht aus Natriumbikarbonat 8,4 Th., Weinstein 18,8 Th., Weizenmehl 1000 Th.

Blutspeien-Heilmittel, WORTMANNS, eine Mischung mehrerer Mehle mit Zucker, Kochsalz, Kakao.

Corn starch und **Patent Corn-flour,** ferner Maizena, Dureya's, ein Nährmittel, sind Maisstärke, Mexikanisches Mehl von DR. BENITO DEL RIO ebenfalls.

Damenpulver (Gesichtspuder), von PAGENKOPF, besteht aus Stärke, kohlensaurer Magnesia, Borax.

Entfuselungspulver von PLATTNER, enthält Stärke, Eiweiss und Milchzucker.

Feuerschutzstärke, Apyrinstärke, zur Verminderung der Feuergefährlichkeit bei Damenkleidern u. dgl., besteht aus einer Mischung von Ammonium-Magnesiumphosphat 2 Th., wolframsaurem Natrium 1 Th., Weizenstärke 6 Th. — Das demselben Zweck dienende Patera'sche Salz ist eine Mischung von Borax 4 Th. und halbzerfallenem Bittersalz 3 Th.

Gummirte Stärke ist Reisstärke.

Hefenmehl, Berliner. Besteht aus gereinigtem Weinstein, Natriumbikarbonat und Mehl.

Kindermehle sind im allgemeinen Gemische von eingedampfter Milch mit besonders präparirten, aufgeschlossenen Mehlen von Cerealien oder Leguminosen. Einige enthalten keine Milch, in anderen ist das Stärkemehl unverändert; sie sind daher zum Gebrauch für Säuglinge völlig ungeeignet, was die mikroskopische Untersuchung nachweist.

Das Aufschliessen geschieht durch Durchfeuchten mit verdünnten Säuren, die dann mit Calciumkarbonat oder Natriumbikarbonat wieder abgestumpft werden, oder durch Behandeln mit Malz.

Im allgemeinen eignen sie sich wenig als Ersatz der Muttermilch, da sie meist zu wenig Stickstoffsubstanz enthalten. Sie verlieren ihre Bedeutung, seit die Sterilisirung der Kuhmilch so wenige Schwierigkeiten macht.

Zusammensetzung einiger Kindermehle (nach König).

	Wasser	Stickstoff-substanz	Fett	Kohlehydrate in kalt. Wass.		Holzfaser	Asche	Phosphor-säure	Kalk	In der Trockensubstanz			Stickstoff
				löslich	un-löslich					Stickstoff-substanz	Fett	Löslich. Kohle-hydrate	
						Procent							
W. Nestlé in Vevey	6,15	9.91	4,46	42,37	35,04	0,33	1,74	0,59	0,32	10,55	4,75	45,15	1,69
Anglo-Suiss & Co., Cham	6,48	11,23	5,96	47,01	26,95	0,5	1,87	0,75	—	11,99	6,37	50,26	1,92
Giffey, Schill & Co.	5,37	11,71	4,29	47,11	29,75	—	0,77	—	—	12,37	4,53	49,78	—
Faust & Schuster, Göttingen	6,54	10,79	4,55	43,21	32,99	—	1,92	0,51	—	11,55	4,87	46,23	1,85
Dr. F. Frerichs & Co., Leipzig . . .	6,42	11,96	6,02	28,76	44,48	—	2,36	0,52	—	12,81	6,43	30,75	2,05
Kufekes Kindermehl	8,78	12,51	1,81	21,92	52,22	0,65	2,11	0,63	0,11	13,71	1,97	24,09	2,19
Rademanns Kindermehl	4,54	13,62	5,37	15,78	55,51	0,82	4,06	1,72	1,04	14,31	5,63	16,53	2,29
Mellins Food	6,87	8,95	0,34	61,47	18,84	0,59	2,94	0,58	0,16	9,61	0,37	66,01	1,54
Milchzwieback v. Loeflund, Stuttgart	4,58	13,44	5,81	69,61		0,73	5,83	2,07	0,43	14,80	6,09	—	2,20

Kunstmehl, Kunstweiss von Heeremanns & Co., zum Beschweren des Backmehles, ist gemahlener Gips.

Malerleim, chemischer, ist mit Aetzalkali aufgeschlossener Stärkekleister.

Meen Tun, amerikanisches Verschönerungsmittel, besteht aus Talk, Kreide, Stärke.

Mehl amerikanisches, wird durch Schaben, Bleichen und Mahlen weicher Hölzer bei New-York massenhaft dargestellt und ist äusserlich von Weizenmehl nicht zu unterscheiden.

Mondamin Corn Floor von Brown & Polson ist entöltes Maismehl.

Nutrol. Nährmittel, das aus verdauter Stärke mit wenig HCl und fleischverdauenden Fermenten besteht.

Palmyrena. Brustmittel aus mehreren Stärkemehlarten, Kaffee, Kakao und Zucker.

Patent Glanzstärke, von Franz Coblenzer, ist Reisstärke mit einem kleinen Zusatz von Borax und Silikaten.

Pyroxam, Xyloidin, Uchatius' Weisspulver, ist nitrirte Kartoffelstärke.

Schlichte, von Ducancel & Fortin. Stärke wird mit kalter Natronlauge behandelt, dann letztere durch Schwefelsäure neutralisirt.

Schönheitscrême, Orientalische. Teig aus Mehl und Kleie.

Stärke, lösliche, von Prof. Debove, ist durch Erhitzen dextrinirte Stärke.

Toilettenpuder, unsichtbarer, Invisible toilet powder besteht aus Stärke 20 Th., Talcum 50 Th., Zinkoxyd 30 Th.

Toilettenpulver von Récamier, eine Mischung von Stärke und Zinkoxyd.

Wundermittel, englisches, als **Milchersatz für Kälber.** Kartoffelstärke mit wenig Enzianwurzel.

Anacardium.

Pharmaceutische Bezeichnung für zwei verschiedene, der Familie der **Anacardiaceen** angehörige, medicinisch verwendete Früchte:

1) **Anacardia orientalia (Fructus Anacardii orientalis, ostindische Elephantenläuse. Herzfrüchte)** von **Semecarpus Anacardium L. fil.** (Ostindischer Tintenbaum, the Marking hut tree, Bhilawa), einem im nordwestlichen Indien heimischen

Baum.   Die Früchte, die auf einem harten, runzligen Stiel (Fig. 75b), der sich in der Droge häufig findet, aufsitzen, sind 2—3 cm lang, 2 cm breit, herzförmig, einfächerig, einsamig, schwarz-braun. (Fig. 75 a).

   2) **Anacardia occidentalia (Cassuvium, Fructus oepatae, Nuces Acajou, Dintennüsse, Mahagoninüsse.   Noix d'Acajou, Castew-nut, westindische Elephantenläuse)** von **Anacardium occidentale L.** (Nierenbaum, Acajou, Kashubaum), heimisch in Westindien, durch die ganzen Tropen durch die Kultur verbreitet, da der dickfleischig verdickte Fruchtstiel (Fig. 74 b) als beliebtes Obst gilt.   Die demselben aufsitzenden Steinfrüchte sind nierenförmig, wenig grösser wie die vorigen, braun. (Fig. 74 a).

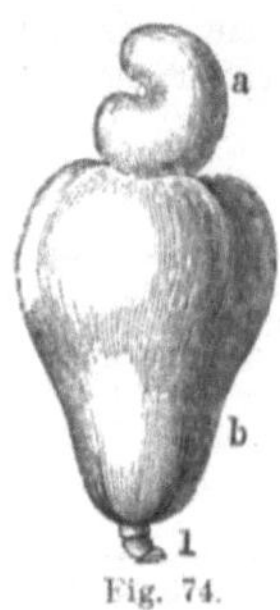
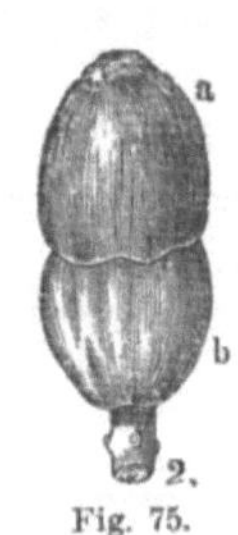

Fig. 74.   Fig. 75.

   Bestandtheile.   Beide Arten enthalten in grossen Sekretbehältern der Fruchtschale Cardol (s. d.); das der ersten Art: Cardolum pruriens, gilt für schärfer als das Cardolum vesicans der zweiten Art.   Ferner enthält die zweite Art die einbasische Anacardsäure $C_{22}H_{32}O_3$, Harzsäuren und mehrere Gerbstoffe.   Das Ammoniumsalz der β- und δ-Harzsäure $C_{44}H_{62}O_7(NH_3)_2$ wird als Haarfärbemittel empfohlen.   Die fettreichen Samen (ohne Schale) sind wohlschmeckend, eine Abkochung der Rinde gilt als Specificum gegen Diabetes, die adstringirenden Blätter verwendet man gegen Blutungen. Das Catechin enthaltende Holz ist als „weisses Mahagoniholz“ oder „Acajouholz“ im Handel.   Aus dem Stamme tritt Gummi, welches gesammelt wird (Acajougummi, Gomme d'acajou), cf. Gummi.   Auch andere Arten liefern Gummi: A. humile Mart. und A. nanum St. Hil.

   Anwendung.   Die Früchte beider Arten sind infolge des Cardolgehaltes ausserordentlich scharf und blasenziehend, die Wirkung ist etwas schwächer, aber anhaltender wie die der Kanthariden.   Die Auszüge der Fruchtschale nehmen an der Luft eine tiefschwarze Farbe an und man verwendet solche mit Aether-Alkohol hergestellten Auszüge als „unauslöschliche Tinte“.   Da die damit gezeichneten Stellen von Wäsche auf der Haut Erkrankungen hervorrufen können, ist von dieser Verwendung abzusehen, theilweise (in Berlin) ist sie behördlich verboten.

   Man verwendet die Früchte als Sympathiemittel gegen Zahnweh, indem man sie auf einen Faden zieht und auf der Haut trägt.   Auch das ist zu verwerfen.

   Die Früchte der zweiten Art werden häufig zu Spielereien (Affenköpfe) verwendet. Man hüte sich, Kindern solche in die Hände zu geben. *Aufbewahrung.*   Vorsichtig.

   † Cardolum.   Cardoleum.   Cardol. $C_{21}H_{30}O_2$ (nach Staedeler) oder $C_{32}H_{50}O_3 \cdot H_2O$ (nach Spiegel).

   Darstellung.   Das Fruchtfleisch der Acajou-Nüsse wird mit Aether extrahirt und der Auszug zum Extrakt abgedunstet, welches man zur Entfernung der Gerbsäure mit Wasser wäscht.   Den Rückstand löst man in 15 bis 20 Th. Weingeist (95 Proc.) und digerirt die Lösung so lange mit frischgefälltem Bleihydroxyd, bis alle Anacardsäure an Blei gebunden ist, die Lösung also nicht mehr sauer reagirt.   Man filtrirt vom anacardsauren Blei ab und versetzt das Filtrat bis zur beginnenden Trübung mit Wasser, hierauf mit etwas Bleiacetat.   Alsdann kocht man die Mischung auf, tröpfelt bis zur Entfärbung Bleiessig hinzu, filtrirt den klebrigen Niederschlag ab, entbleit das Filtrat durch Schwefelsäure, verdunstet das Filtrat und wäscht das zurückbleibende Cardol mit Wasser. (Vorsicht bei der Bereitung!)

   Eigenschaften.   Im reinen Zustande eine gelbliche, in dickeren Schichten schwach röthliche, ölige Flüssigkeit, spec. Gew. = 0,978 bei 23° C.   Es besitzt schwachen, angenehmen, besonders beim Erwärmen hervortretenden Geruch.   Unlöslich in Wasser, leicht löslich in Alkohol und in Aether.   An der Luft nimmt es allmählich dunklere Färbung an. Es erstarrt noch nicht bei — 20° C.   Verbrennt entzündet mit leuchtender, russender Flamme, ist aber nicht ohne Zersetzung flüchtig.   Auf die Haut gebracht, erzeugt es

Blasen und Eiterung. Die als „Cardol" im Handel vorkommenden Präparate (s. weiter unten) sind in der Regel Gemenge von Cardol und Anacardsäure und erstarren alsdann beim Abkühlen krystallinisch. Meist enthalten sie auch von der Darstellung her Blei. Nachweis des letzteren durch Veraschen. Aufbewahrung: Vorsichtig und vor Licht geschützt. — Das reine Cardol wird kaum therapeutisch verwendet, wohl aber die in der Therapie als Cardol bezeichneten nachstehenden Extrakte.

† **Cardolum (Cardoleum) vesicans.** Das Alkohol-Aetherextrakt aus *Anacardium occidentale.* Enthält im wesentlichen Anacardsäure und Cardol. Braune, schmierige Masse, bisweilen als Vesicans an Stelle der Canthariden angewendet. Nicht mit dem Folgenden zu verwechseln (!). Vorsicht beim Manipuliren (!).

† **Cardolum (Cardoleum) pruriens.** Das Alkohol-Aetherextrakt aus *Anacardium orientale.* Tiefschwarze, theerige Masse. Erzeugt bei äusserer Anwendung nicht nur lokal Blasen, sondern weit über die Applikationsstelle hinausgehend rosenartige Entzündung. Vorsicht beim Manipuliren. (!)

Die beiden käuflichen Extrakte werden als Wäschezeichentinten verwendet: Man schreibt oder druckt damit auf Wäsche etc. und befeuchtet die Stellen alsdann mit Kalkwasser, worauf sie tiefschwarz werden. Vergl. aber S. 302.

Ananas.

Gattung der **Bromeliaceae — Bromelieae.**

Ananas sativus Lindl. Heimisch in Amerika, jetzt durch die Kultur weit verbreitet. Alle beerenartigen Früchte eines Fruchtstandes verwachsen mit der fleischig werdenden Achse und den ebenfalls fleischig werdenden Deckblättern und stellen eine „Sammelfrucht" dar, die von einem Blätterschopf gekrönt ist. Kultivirt ohne Samen. Die ganze Frucht ist grosswarzig (jede Warze entspricht einer Einzelfrucht), goldgelb bis bräunlichgelb, in der Form und Grösse variirend, bis 4 Kilo schwer werdend. Geruch und Geschmack angenehm aromatisch, säuerlich-süss.

Die Frucht der wilden Form besitzt nicht unerhebliche Heilkräfte; man verwendet sie als Diureticum und Anthelminticum. Der vergohrene, weinartige Saft der Kulturformen wird gegen Magenkatarrh, katarrhalische Affektionen der Schleimhäute (mit Wasser als Spray bei Nasenkatarrh) verwendet. Ferner enthält die Frucht Eiweiss verdauende und Milch coagulirende Fermente.

Bestandtheile. Der Gehalt an freier Säure bei den kultivirten Formen ist 1,0—5,2 Proc., bei der wilden 8,6 Proc., der Zuckergehalt der kultivirten 58—66 Proc., der wilden 8,0 Proc.

Die Verwendung der frischen oder in Zucker eingemachten Frucht zu Ananasbowle ist bekannt.

Ananas-Essenz (Buchh.) 1) Ananas 500 g wird zerkleinert mit Weingeist 8 Tage ausgezogen, abgepresst, filtrirt, mit einigen Gramm Vanilletinktur und soviel Weingeist versetzt, dass 1 kg Essenz erhalten wird (zu Punschextrakten). 2) Stärkere Essenz: Butteräther 250 g, Ananasessenz 1 600 g, Chloroform 150 g, Vanilletinktur 5 g, Citronenöl 2 Tropfen.

Ananassaft (Diet). Ananasessenz 1 30 g, Weinsäure 5 g, weisser Sirup 1000 g, Zuckertinktur q. s.

Pinapin ist vergohrener Ananassaft.

Andropogon.

Gattung der **Gramineae — Andropogoneae.** Zahlreiche Arten liefern ätherische Oele (0,3—1,0 Proc.)

Andropogon Nardus L. Heimisch in Ostindien. Liefert Citronellöl. Die Wurzel verwendet man gegen Magenkrankheiten und Fieber.

Andropogon citratus D. C. In Ostindien. Liefert Lemongrassöl, oder Verbena- oder Melissa indica-Oel.

Andropogon Schoenanthus L. In Südasien und Afrika. Liefert das Palmarosa-Oel (Ingwergrass-Oel, Rusa-Oel). Dieses Oel dient in Bulgarien ganz allgemein als Verfälschungsmittel des Rosenöles. Die Pflanze gilt als Fiebermittel.

Andropogon squarrosus L. fil. (A. muricatus Retz.) In Indien. Namen: Khurkhur, Bena. Franz.: Vétiver. Liefert aus der Wurzel Vetiveröl. Das aromatische Rhizom und die Wurzel (Radix Anatheri, Radix Vetiveriae, Raiz cheiroso) ist ein stimulirendes und antiseptisches Arzneimittel. Man macht daraus die gegenwärtig häufig käuflichen orientalischen Fächer.

Andropogon laniger Desf. Von Indien bis Nordafrika. Man verwendet die ganze Pflanze (Herba Schoenanthi und Herba Junci odorati) als Aromaticum und Diureticum (Foenum camelorum), das ätherische Oel enthält Phellandren.

Andropogon odoratus Lisboa. In Ostindien. Liefert ätherisches Oel. Dreht — 22° bis 23°, spec. Gew. 0,945—0,950.

Ferner liefert ätherisches Oel: **Andropogon fragrans** (?) von Réunion (Huile essentielle de Pataque Malgache).

Medicinische Verwendung finden ferner wegen des aromatischen Geruches und Geschmackes: **Andropogon densiflorus Steud., A. ceriferus Hack. A. bicornis L., A. virginicus L. A. spathiflorus Kth. A. minorum Kth. A. arundinaceus Scop.**

Andropogon annulatus, in Asien, Afrika und Australien, soll eine Manna liefern, die 75 Proc. Mannit enthält.

Oleum Andropogonis citrati. Lemongrassöl. Citronengrasöl. Indisches Verbenaöl. Essence de Lemongrass. Essence de Verveine des Indes. Oil of Lemongrass. *Andropogon citratus D.C.*

Eigenschaften. Eine gelbe bis rothbraune Flüssigkeit von starkem Citronen- oder Verbenageruch. Spec. Gew. 0,899—0,903. Drehungswinkel (100 mm-Rohr) $+ 1°25'$ bis $-3°5'$. Es löst sich in 2 bis 3 Theilen Spiritus dilutus klar auf.

Prüfung. Lemongrassöl wird mit Petroleum und fettem Oel verfälscht. Da diese Zusätze die Löslichkeit in Spiritus dilutus vermindern oder aufheben, so sind alle Oele, die in dem angegebenen Verhältniss sich nicht klar lösen, zu beanstanden.

Bestandtheile. Besteht zu 70—85 Proc. aus Citral $C_{10}H_{16}O$, demselben Aldehyd, der auch dem Citronenöl seinen charakteristischen Geruch verleiht. Weitere Bestandtheile sind Methylheptenon $C_8H_{14}O$ und Geraniol $C_{10}H_{18}O$.

Anwendung. Zu Parfümerien und Toiletteseifen.

Oleum Andropogonis squarrosi. Vetiveröl. Iwarancusaöl. Essence de Vétiver. Oil of Vetiver.

Die Wurzel der in Indien und Birma sehr verbreiteten und neuerdings auf Réunion kultivirten Graminee *Andropogon squarrosus L. fil.* giebt bei der Destillation mit Wasserdämpfen ein äusserst schwer flüchtiges, dickflüssiges braunes Oel, das „Vetiveröl" des Handels. Es hat einen penetranten, anhaftenden, myrrhenähnlichen Geruch. Das spec. Gew. des in Europa aus indischer Wurzel destillirten Oels liegt zwischen 1,015 und 1,030 bei 15° C., die auf Réunion gewonnenen Oele sind leichter, und haben das spec. Gew. 0,982—0,998 bei 30° C. Der Drehungswinkel (100 mm-Rohr) $= + 23$ bis $+ 36°$. Vetiveröl löst sich in $1^1/_2$ bis 2 Theilen 80proc. Alkohol klar auf; an dieser Eigenschaft können mit Fett verfälschte Oele, die sich in diesem Lösungsmittel in keinem Verhältniss klar lösen, leicht erkannt werden.

Vetiveröl wird feinen Parfümerien zugesetzt, bei denen es zum Verbinden und Fixiren der einzelnen Gerüche dient.

Oleum Andropogonis Nardi. Oleum Citronellae. Citronellaöl. Ostindisches Melissenöl. Essence de Citronelle. Citronella oil. Wird in Süd-Ceylon, sowie auf der

Halbinsel Malacca durch Destillation der oberirdischen Theile des Citronellgrases, *Andropogon Nardus L.*, gewonnen.

Eigenschaften. Eine gelbe bis gelbbraune, bisweilen auch durch Kupfer grün gefärbte Flüssigkeit von angenehmem, eigenthümlichem, etwas süsslichem Geruch. Spec. Gew. 0,886—0,920. Drehungswinkel (100 mm-Rohr) —0°30′ bis —21°. Es löst sich in 1—2 Th. 80proc. Alkohols klar auf; nach weiterem Zusatz des Lösungsmittels wird die Mischung meist schwach getrübt.

Prüfung. Bei der Untersuchung ist besonders auf die häufigen Verfälschungen mit Petroleum oder fettem Oel (Cocosfett) zu achten. Oele, die derartige Zusätze enthalten, geben mit 10 Th. 80proc. Alkohol trübe Mischungen, aus denen sich beim Stehen in einem zugestopften Cylinder ölige Tropfen entweder an der Oberfläche (Petroleum) oder am Grunde (fettes Oel) abscheiden. Bei Gegenwart von Cocosfett erstarrt das Oel ganz oder theilweise im Kältegemisch oder bei Wintertemperatur.

Bestandtheile. Es besteht in der Hauptsache aus Geraniol $C_{10}H_{18}O$ (50—80 Proc.), Citronellal $C_{10}H_{18}O$ (10—15 Proc.) und Links-Camphen $C_{10}H_{16}$ (5—20 Proc.). In geringer Menge sind anwesend: Links-Borneol $C_{10}H_{18}O$, Methylheptenon $C_8H_{14}O$, Dipenten $C_{10}H_{16}$, Methyleugenol C_6H_3—C_3H_5—$(OCH_3)_2$ und endlich Essigsäure und Valeriansäure (als Ester).

Verwendung. Zum Parfümiren billiger Toiletteseifen, besonders der sogenannten Honigseifen.

Oleum Andropogonis Schoenanthi. Palmarosaöl. Türkisches oder Indisches Geraniumöl (Rusaöl). Oleum Palmarosae. Oleum Geranii Indicum. Oleum Graminis Indici. Essence de Géranium des Indes. Oil of Palmarosa. Oil of Geranium East Indian.

Das Palmarosaöl wird fälschlich als „türkisches Geraniumöl" bezeichnet, weil es früher über Konstantinopel in den europäischen Handel kam und einen den Geraniumölen (Destillat der Blätter verschiedener Geranium- oder Pelargoniumarten) ähnlichen Geruch besitzt. Es wird in ziemlich beträchtlichen Quantitäten in Indien in der Präsidentschaft Bombay durch Destillation von *Andropogon Schoenanthus L.* gewonnen.

Eigenschaften. Eine fast farblose oder gelbliche Flüssigkeit von angenehmem, rosenähnlichem Geruche. Spec. Gew. 0,888—0,896 bei 15° C. Optisch schwach rechts- oder linksdrehend, und zwar schwankt der Drehungswinkel (100 mm-Rohr) zwischen $+ 1° 40′$ und $— 1° 55′$. Mit 3 Th. Spiritus dilutus giebt das Oel eine klare Lösung. Verseifungszahl 20—40.

Prüfung. Da das Palmarosaöl häufig mit fettem Oel (Cocosfett), Mineralöl oder Terpentinöl verfälscht wird, so ist auf Löslichkeit in 3 Th. Spiritus dilutus, und auf das richtige spec. Gew. zu achten.

Bestandtheile. Palmarosaöl besteht der Hauptmenge nach aus Geraniol $C_{10}H_{18}O$, das zum grössten Theil frei, zum kleineren Theil als Ester der Essigsäure und Capronsäure in dem Oele enthalten ist. Von Terpenen ist nur Dipenten in geringer Menge, etwa 1 Proc., anwesend.

Anwendung. Palmarosaöl findet in der Parfümerie bei der Herstellung von Rosenseifen ausgedehnte Verwendung. In Bulgarien dient es zum Verfälschen des Rosenöls.

Gingergrasöl (cf. oben). Eine geringe Sorte Palmarosaöl, über deren Herkunft man nicht ganz im klaren ist; kommt von Indien aus unter dem Namen „Gingergrasöl" in den Handel. Das Oel enthält meistens grosse Mengen Mineralöl (bis 60 Proc.) oder Terpentinöl beigemischt.

Anethum.

Gattung der **Umbelliferae** — **Apioideae** — **Seselineae**.

I. Anethum graveolens L. **Dill.** **Gurkenkraut.** Heimisch in Indien, Persien, vielleicht auch Kaukasus und Aegypten, durch die Kultur weit verbreitet.

Verwendung finden die Früchte: **Fructus Anethi** (Brit. Ergänzb.) **Semen Anethi hortensis. Semen capilli cynocephali. Dillsamen. Bergkümmel. Fruit d'Aneth. Dill fruit.**

Beschreibung. Sie sind 4—5 mm lang, 3 mm breit, im Umriss eirund, vom Rücken her stark zusammengedrückt, kahl und glatt, meist in die Theilfrüchtchen zerfallen, jedes mit 5 Rippen, von denen die Randrippen stark vorragen, in jedem Thälchen ein Oelgang, auf der Fugenfläche 2. Geschmack gewürzhaft, scharf, charakteristisch.

Bestandtheile. 3—4 Proc. ätherisches Oel. Spec. Gew. 0,895—0,915. Dreht + 75 bis 80⁰. Enthält: Limonen, Carvon, besonders englisches Oel auch Phellandren. Das aus Früchten des indischen **A. Sowa D. C.**, das mit A. graveolens identisch sein soll, gewonnene Oel enthält Limonen, Carvon und Dill-Apiol, es dreht + 40⁰.

Anwendung. In England vielfach statt des Fenchels als blähungtreibendes Mittel; im allgemeinen dienen Frucht und Kraut mehr zu Küchenzwecken, zum Einlegen der Gurken etc.

Aqua Anethi. Dillwasser. Dill Water. 1) Brit. Dillsamen, gequetscht 10 Th., Wasser 200 Th.; man destillirt 100 Th. ab. In den brit. Kolonien darf das Dillwasser durch Verreiben des ätherischen Dillöles mit Calciumphosphat, Schütteln mit dest. Wasser und Filtriren bereitet werden. — 2) (n. Diet.) Dillöl 10 Tropfen schüttelt man mit heissem dest. Wasser 1000 Th. und filtrirt nach dem Erkalten.

II. Oleum Anethi. **Dillöl.** **Essence d'Aneth.** **Oil of Dill** (Brit.).

Die zerkleinerten Dillfrüchte geben bei der Wasserdampfdestillation 3—4 Proc. ätherisches Oel.

Ein farbloses, später gelb werdendes, ziemlich dünnflüssiges Oel. Der Geruch ist dem des Kümmels ähnlich, aber doch wieder deutlich davon verschieden. Der Geschmack ist zuerst süsslich, später scharf und brennend. Spec. Gew. 0,895—0,915 (Brit. 0,905—0,920) — Drehungswinkel (100 mm-Rohr) + 75 bis + 80⁰. Das Oel löst sich in 5—8 Th. 80proc. Alkohols.

Dillöl enthält 40—60 Proc. Rechts-Carvon $C_{10}H_{14}O$ (Carvol), 40—60 Proc. Rechts-Limonen $C_{10}H_{16}$ und wechselnde Mengen Phellandren $C_{10}H_{16}$. Dieses Terpen ist reichlicher im spanischen und englischen als im deutschen Dillöl vorhanden. Anwendung: In der Liqueurfabrikation.

Ostindisches Dillöl. Der ostindische Dill, der von einigen Botanikern als besondere Species *Anethum Sowa D. C.* unterschieden wird, enthält ein von dem europäischen Dillöl verschiedenes Oel. Sein spec. Gew. liegt zwischen 0,949 und 0,970, sein Drehungswinkel (100 mm-Rohr) zwischen + 41 und + 48⁰. Es enthält ausser Limonen und Carvon einen dem Apiol aus Petersilienöl isomeren Körper, das Dillapiol $C_{12}H_{14}O_4$: Dillapiol ist eine dicke ölige bei 285⁰ C. siedende Flüssigkeit.

Angelica.

Gattung der **Umbelliferae** — **Apioideae** — **Angelicinae**.

Angelica Archangelica L. Heimisch in Nordeuropa und Sibirien. Verwendung findet die Wurzel und die Früchte.

1) Die Wurzel. Radix Angelicae (Germ., Helv., Austr.). **Radix Archangelicae. Radix Angelicae hortensis. Angelikawurzel. Brustwurzel. Engelwurzel. Heiligengeistwurzel. Dreieinigkeitswurzel. Theriakwurzel. Geilwurzel. Giftwürze. Gölk. Glückenwurzel. Luftwurzel. Racine d'angélique** (Gall.). **Angelica root.**

Beschreibung. Die Droge besteht aus dem kurzen, bis 5 cm dicken, von Blattnarben geringelten Wurzelstock, von dem zahlreiche, bis 1 cm dicke, bis 30 cm lange Wurzeln entspringen, die oft zopfartig zusammengedreht sind. Sie sind längsfurchig, höckerig. Die Droge ist von rothbrauner bis graubrauner Farbe, sie schneidet sich weich und bricht, wenn trocken, glatt. Der Querschnitt ist unter der Lupe deutlich radial gestreift, er lässt den gelb oder graugefärbten Holzkörper erkennen, der in der Wurzel etwa so stark wie die Rinde, in dem Wurzelstock viel stärker ist. In der Rinde erkennt man schizogene Sekretbehälter mit gelbröthlichem Inhalt. Der Durchmesser derselben, der bis 200 μ beträgt, ist geeignet, die Droge auch in kleinen Bruchstücken von den Wurzeln anderer Umbelliferen (s. d.) zu unterscheiden. Geruch und Geschmack angenehm aromatisch.

Bestandtheile. 0,35—1,0 Proc. (frische Wurzel 0,2—0,4 Proc.) ätherisches Oel, ferner 6 Proc. Harz, 0,5 Proc. Angelicasäure, Hydrocarotin (Angelicin), Baldriansäure, Essigsäure etc.

Verwechselungen und Verfälschungen. Die Wurzeln der andern offic. Umbelliferen sind durch den abweichenden Geruch und Geschmack, sowie die Weite der Sekretbehälter (s. a. a. O.) leicht zu unterscheiden. — Die Wurzel der wilden **Angelica silvestris L.** (in Italien als Radice di Brocula gegen Krätze) ist kleiner, holziger und von weniger angenehmem Geruch und Geschmack. — Aehnlich verwendet man in Japan **Angelica anomala Avè-Lall.** und **A. refracta A. Schmidt,** in Nordamerika: **A. atropurpurea L.** und **A. lucida L.** (Belly-ach Root), in Unteritalien: **A. nemorosa Ten.**

Einsammlung. Im Frühjahre von der 2jährigen Pflanze. 5 Th. frische Wurzel geben 1 Th. trockene.

Aufbewahrung.[1]) Bei gelinder Wärme, besser über Aetzkalk, nachgetrocknet in dicht geschlossenen Blechbüchsen. Da die Angelikawurzel in ganz besonders hohem Maasse den Angriffen von Käfern und ihren Larven (Ptinus, Anobium, Anthrenus) ausgesetzt ist, so ist für sehr sorgfältiges Trocknen und Aufbewahrung in gut verschlossenen Gefässen besondere Sorge zu tragen.

Anwendung. Aromatisches Stimulans und Stomachicum, selten zu Latwergen, Bädern, Kräuterkissen; häufiger als magenstärkendes Hausmittel. Wurzel, Blätter, Samen und Tinktur gehören mit zu den Heilmitteln Pfarrer Kneipps.

2) Die Früchte. Fructus Angelicae. Semen Angelicae. Fruit d'Angélique (Gall.).

Beschreibung. Eiförmig, vom Rücken zusammengepresst, mit dicken, stumpfen Rückenrippen, stark hervortretenden Randrippen, bei der Reife die äusseren Theile der Fruchtschale ohne die Oelstriemen sich ablösend, so dass also diese mit der Samenschale vereinigt bleiben (charakteristisch).

Bestandtheile. 1,0—1,2 Proc. ätherisches Oel. Von noch angenehmerem Geruch wie das der Wurzel.

Spiritus Angelicae compositus (Germ.), **Sp. theriacalis.** Zusammengesetzter Engelwurzspiritus; Angelikaspiritus, Jerusalemer Sp.; Kräuterspiritus; Theriakgeist. — Alcoolat de thériac composé, Esprit thériacal. — Spirit of treacle. — Angelikawurzel 16 Th., Baldrianwurzel 4 Th., beide mittelfein zerschnitten; Wacholderbeeren, gequetscht 4 Th. lässt man mit Weingeist 75 Th., Wasser 125 Th. 24 Stunden stehen, destillirt 100 Th. ab und löst darin Kampher 2 Th. Klar, farblos, spec. Gew. 0,890—0,900. Trübt sich bisweilen in der Kälte. Ansetzen mit Weingeist und Uebertreiben mittels Dampf liefert ein kräftigeres Destillat.

Spiritus Angelicae compositus ex tempore paratus. Angelikawurzelöl 6 Tropfen, Wacholderbeeröl, Baldrianöl je 2 Tropfen, Kamphergeist 17,5 g, verdünnter Weingeist 82,5 g.

Tinctura Angelicae, wird aus fein zerschnittener Angelikawurzel 1 Th. und verdünntem Weingeist 5 Th. bereitet.

---

[1]) Zur Aufbewahrung riechender Pflanzenstoffe sind Ricinuskanister, auf die man über einer runden, etwa 15 cm weiten Oeffnung einen Rand mit dicht schliessendem Griffdeckel auflöthen lässt, die billigsten und zweckmässigsten Vorrathsgefässe.

Tinctura bezoardica, Ludwigs Bezoartropfen. Opium, Safran je 5 Th., Myrrhe, Angelikawurzel, Eberwurzel, Alantwurzel, Diptamwurzel je 20 Th., verdünnter Weingeist 1000 Th.

Tinctura alexipharmaca Stahl. Angelikawurzel, Meisterwurzel, Eberwurzel, Schwalbenwurzel, Bibernellwurzel, Alantwurzel je 7,5 g, verdünnter Weingeist 210 g oder q. s. zu 200 g Tinktur.

Rothlauftinktur Hauck, ist ein weingeistiger Auszug aus Angelika- und Arnikawurzel.

Schauer'scher Balsam ist ein Gemisch aus Spirit. Angelicae comp. und Spirit. balsam. Fioraventi.

Balsamum divinum, B. digestivum. (Diet.) Baume du chevalier Laborde, Baume Fourcroy. Lärchenterpentin 200 g, Olivenöl 800 g mischt man unter Erwärmen, setzt hinzu Benzoë, Weihrauch, rohen Storax je 10 g, Safrantinktur 25 g, Aloëtinktur 100 g, entwässertes Natriumsulfat 50 g, erwärmt 1 Stunde im Dampfbad unter Umrühren, lässt absetzen, seiht durch oder filtrirt und fügt hinzu Angelikaöl 0,2 g, Wacholderbeeröl 0,5 g.

Potsdamer Balsam, Parfum aromatique balsamique. Eine Mischung aus Spirit. Angelicae comp., Tinct. Calami āā 5,0, Mixtura oleoso-balsam. 70,0, Liq. Ammon. caust. 3,0.

Eau dentifrice de Prodhomme. Ein Destillat aus Angelika, Anis, Zimmt. Muskatnuss, Nelken, Pfefferminzöl, mit Chinarinde, Ratanhia, Tolubalsam, Vanille und Cochenille zur Tinktur gemacht.

Nervosin, versilberte Pillen, bestehend aus Extr. Valerian., Angelic., Chenopod.; Ol. Angelic., Valerian.; Fol. Aurant.

Alter-Schwede, Angelikalikör, Angelica-Ratafia sind aus Angelikakraut und Bitterstoffen bereitete Liköre.

Liqueur de la Grande-Chartreuse, Elixir végétal d. l. Gr. Ch. Ein Destillat aus Melisse, Pfefferminze, Angelika, Zimmt, Safran, Macis, Citrone und verd. Weingeist, worin Zucker aufgelöst ist.

Universal-Kräuteressenz von Fr. Dietze. Ein bitterer Schnaps aus Angelika, Wermuth etc.

Universal-Magenbitter von Dr. Roback besteht hauptsächlich aus Angelika und Enzian.

Vespetro, Rosolia d'Angelica, ein Likör aus Angelika, Koriander, Anis, Fenchel.

Oleum Angelicae radicis. Angelikawurzelöl. Essence de la racine d'Angélique. Oil of Angelica root.

Trockne Angelicawurzel giebt bei der Destillation 0,35—1 Proc., frische Wurzel nur 0,2—0,4 Proc. Oel. Das Oel der frischen Wurzel gilt als das feinere.

Das Oel ist eine anfangs farblose, später bräunlich werdende Flüssigkeit, von sehr aromatischem, pfefferähnlichem, etwas an Moschus erinnerndem Geruch, und gewürzhaftem Geschmack. Specif. Gew. 0,857—0,910. [Drehungswinkel (100 mm-Rohr) $+ 16^0$ bis $+ 32^0$.

Das Angelikawurzelöl enthält Rechts-Phellandren und andere Terpene (vielleicht Pinen, sowie Cymol $C_{10}H_{14}$) und Sesquiterpene. Die wichtigsten Bestandtheile sind Ester zweier Säuren, der als Methyläthylessigsäure bekannten Valeriansäure, und der Oxypentadecylsäure $C_{15}H_{30}O_3$. Die alkoholischen Komponenten dieser Ester sind unbekannt.

Oleum Angelicae fructus. Angelikasamenöl. Essence de la semence d'Angélique. Oil of Angelia fruit.

Ist in den Angelikafrüchten zu 1—1,2 Proc. enthalten. Das durch Wasserdampfdestillation gewonnene Oel ist in allen seinen Eigenschaften, besonders im Geruch und Geschmack, dem Wurzelöl sehr ähnlich. Spec. Gew. 0,856—0,890. Drehungswinkel (100 mm-Rohr) $+ 11^0$ bis $+ 12^0$. Es enthält Phellandren und andere nicht näher definirte Terpene. Von sauerstoffhaltigen Körpern sind Methyläthylessigsäure und Oxymyristinsäure nachgewiesen worden.

Das aus frischem Angelikakraut destillirte Oel ist von dem aus der Wurzel oder den Früchten gewonnenen kaum zu unterscheiden. Spec. Gew. 0,870—0,890. Drehungswinkel (100 mm-Rohr) $+ 8^0$ bis $+ 21^0$.

Alle drei Angelikaöle werden in der Liqueurfabrikation besonders zur Darstellung von Chartreuse verwendet.

Angostura.

Cortex Angosturae. Cortex Cuspariae (Brit.). **Quina de Caroni. Angostura-rinde. Caroni-Rinde. Angusture vraie** (Gall). **Angostura bark. Cascarilla de Angostura.** Ist die Rinde der zu den **Rutaceae — Cusparieae** gehörigen **Cusparia trifoliata H. B.,** vielleicht auch der **Cusparia officinalis Hancock** in Venezuela.

Beschreibung. Flache oder rinnenförmige, bis 2 mm dicke, harte und spröde Stücke, mit einem leicht abreibbaren, weichen, grünlichen oder gelbbraunen Kork bedeckt, an der Innenseite gelblich oder röthlich; Bruch aussen körnig, innen blätterig. Querschnitt orangegelb oder bräunlich, die rothbraunen, nach aussen sich verschmälernden und mit den helleren Markstrahlen abwechselnden Baststrahlen, ausserdem helle Pünktchen erkennen lassend.

Zellen des Korkes zartwandig, oder (nur an der Innenseite oder ganz) verdickt. In der Mittelrinde in zahlreichen Zellen Bündel von Oxalatnadeln, ferner lysigene Harzräume. Steinzellen spärlich. In den äusseren Parthien des Bastes, selten in weiter nach innen gelegenen tangentiale Gruppen stark verdickter, knorriger Fasern. Ferner im Bast dieselben Harzräume, Oxalatnadeln, aber ausserdem auch grosse prismatische Einzelkrystalle. Markstrahlen 2-, selten 3reihig, zuweilen lokal erweitert und dann mit Harzräumen. Von gewürzhaft bitterem Geschmack.

Bestandtheile. 4 Alkaloide, zum grössten Theile im freien Zustand: *Cusparin* $C_{20}H_{19}NO_3$, *Cusparidin* $C_{19}H_{17}NO_3$, *Galipin* $C_{20}H_{21}NO_3$, *Galipidin;* ferner ein Bitterstoff: *Angosturin* $(C_9H_{12}O_5)$ x, ein nicht genauer studirtes *Glykosid,* und $1^1/_2$ Proc. ätherisches Oel.

Anwendung. Als bitter-aromatisches Mittel bei dyspeptischen Zuständen, Dysenterie, auch an Stelle der Chinarinde. Grosse Dosen rufen Uebelkeit und Erbrechen hervor. (Dosis 0,5—1,0 mehrmals täglich.)

Verwechselungen und Verfälschungen. Zu Anfang dieses Jahrhunderts kam an Stelle der Angostura die giftige Rinde von Strychnos nux vomica in den Handel, wodurch viele Vergiftungen hervorgerufen wurden. Auch gegenwärtig befinden sich im Handel falsche Angosturarinden in reicher Menge. Mindestens in einer derselben ist ein Alkaloid gefunden, das charakteristische Reaktionen ganz ähnlich dem Strychnin giebt. Die arzneiliche Verwendung der Droge ist unbedeutend, dagegen wird sie vielfach zur Herstellung bitterer Liqueure benutzt. Es ist sehr sorgfältig darauf zu achten, dass nur Rinde verwendet wird, die den oben beschriebenen charakteristischen Bau zeigt, und da die letztgenannte Benutzung meist von Nichtsachverständigen geschieht, so sollte man von ihrer Verwendung lieber überhaupt Abstand nehmen, da an bitter-aromatischen Rinden kein Mangel ist.

Tinctura Angosturae, Rinde 1 Th., verd. Weingeist 5 Th.

Sirupus Angosturae compositus. Infusi Angosturae concentrati 50, Sacchari 90, Sirupi opiati 60.

Electuarium antidysentericum Wilkinson. Angosturarinde 30 Th., Zimmt 3 Th., Honig q. s.

Rothlauftinktur, Leberechts, von H. Musche, ist ein Auszug von Angosturarinde und Blauholz.

Magenwein. (Buchh.) Angosturaessenz 30 Th., Kirschsirup 120 Th., Rothwein 850 Th.

Angostura-Bitter. Angosturarinde 125 g, Chinarinde, Orangeschale je 60 g, Galgant, Zimmtblüthe, Sandelholz, Zimmt je 40 g, Kardamomen 15 g, Enzian 10 g, Nelken 3 g, zieht man mit Weingeist und Rum je $4^1/_2$ l aus, löst im Filtrat Zucker 1000 g und fügt hinzu: Waldmeisteressenz 40 g.

Angostura-Essenz. (Buchh.) Aus Angosturarinde, Enzian je 50 g, Kardamomen 30 g, Macis, Nelken, Piment, Zimmt, rothem Sandelholz je 25 g und 50 proc. Weingeist bereitet man 1 l.

Oleum Angosturae. Angosturarindenöl. Die Angosturarinde enthält 1,5 bis 1,9 Proc. eines anfangs hellgelben, später nachdunkelnden Oels von aromatischem, wenig ausgesprochenem Geruch und Geschmack. Spec. Gew. 0,93—0,96. Drehungswinkel (100 mm-Rohr)

—36 bis —50°. Nach den Untersuchungen von Beckurts und Troeger enthält das Angosturarindenöl kleine Mengen eines von 155—162° C. siedenden Terpens (wahrscheinlich Pinen). Ferner sind Cadinen $C_{15}H_{24}$ und noch ein zweites nicht scharf charakterisirtes Sesquiterpen, Galipen, sowie 13—14 Proc. des Sesquiterpenalkohols Galipol $C_{15}H_{25}OH$ anwesend.

Praktische Verwendung hat das Angosturarindenöl bisher nicht gefunden.

Anhalonium.

Anhalonium Lewinii Hennings. Cactaceae — Cereoideae. Diese Art und noch einige andere dienen den Indianern Mexikos und der südlichen Vereinigten Staaten unter dem Namen Pellote als Berauschungsmittel bei religiösen Festen, werden aber auch als Heilmittel verwendet.

Bestandtheile. Enthält in einer Gesammtmenge von ungefähr 5 Proc. folgende Alkaloide: *Anhalonin* $C_{12}H_{15}NO_3$, krystallinisch, Schmelzpunkt 85,5°C. *Mescalin* $C_7H_5(OCH_3)_3NCH_3$ krystallinisch. Schmelzpunkt 151° C. *Anhalonidin* $C_{10}H_9NO(OCH_3)_2$, isomer mit dem ersten. Schmelzpunkt 160° C. *Lophophorin* $C_{13}H_{17}NO_3$.

Botanisch von der genannten Art nicht zu unterscheiden ist das **Anhalonium Williamsi Lem.**, das 0,9 Proc. eines anderen Alkaloids, *Pellotin* $C_{10}H_9(OCH_3)_2OH . NCH_3$ enthält, welches schlafmachend wirkt.

Ferner sind von Heffter mehr oder weniger energisch wirkende Alkaloide aufgefunden in **A. fissuratum Engelm., A. prismaticum Lem., A. Jourdanianum** (wahrscheinlich nur Varietät von **A. Williamsi**), **A. Visnagra** (angeblich identisch mit **Mammillaria cirrhifera Mart.)** und in anderen Cactaceen. Ueber die medicinische Verwerthung dieser interessanten Entdeckungen herrscht noch wenig Sicherheit, jedenfalls ist aber die Thatsache ausserordentlich bemerkenswerth, dass die **Cactaceen** nicht, wie man bisher annahm, physiologisch indifferent sind, sondern stark giftige Pflanzen enthalten.

Anilinum.

I. † Anilinum (Ergänzb.). **Anilin. Phenylamin. Krystallin.** $C_6H_5NH_2$. **Mol. Gew. = 93.** Wird in chemischen Fabriken (Farben-Fabriken) durch Reduktion von Nitrobenzol mittels nascirenden Wasserstoffs (aus Eisen oder Zink und Salzsäure) gewonnen. Man erhält so zunächst das salzsaure Salz und scheidet aus diesem die freie Base durch Destillation mit Kalkmilch im Wasserdampfstrome ab. Je nachdem das zur Herstellung des Nitrobenzols verwendete Benzol rein oder toluolhaltig war, ist das erzeugte Anilin rein oder es enthält (o- u. p-) Toluidin.

Handelssorten. Man unterscheidet im Handel folgende Sorten: 1) Völlig reines Anilin der Preislisten, die theuerste Sorte. 2) Anilin für Blau, aus fast reinem Anilin bestehend. 3) Anilin für Roth, Gemisch aus nahezu gleichen Theilen Anilin, Ortho-Toluidin und Para-Toluidin. 4) Anilin für Safranin ist ähnlich dem Anilin für Roth zusammengesetzt, doch enthält es mehr Ortho-Toluidin als dieses. 5) Flüssiges Toluidin, Gemisch von Ortho- und Para-Toluidin, enthält nur wenig Anilin. — Von diesen Sorten ist das völlig reine Anilin sub 1) natürlich für alle pharmaceutischen Zwecke verwendbar. Indessen ist man nicht an diese Sorte allein gebunden, es genügt vielmehr für alle in der Pharmacie in Betracht kommenden Zwecke das „Anilin für Blau".

Es ist zu empfehlen, das Präparat, wie es aus den Farbenfabriken bezogen wird, zu rektificiren.

Rektifikation. Den Kolben a, welcher mit einem als Luftkühler dienenden Glasrohr von etwa 70 cm Länge und 1 cm lichter Weite verbunden ist, füllt man zu etwa $^2/_3$ seines

Fassungsraumes mit „Anilin für Blau" an, und trägt — um das Stossen zu vermindern — eine Messerspitze „Talcum venetum" ein. Als Vorlage legt man einen nicht zu dickwandigen Kolben vor, welcher auf einen Strohkranz c gelegt wird. Man erhitzt nun (Flamme in der Hand halten! Unter den Kolben eine geräumige Porcellanschale stellen!) den Kolbeninhalt. Zunächst entweichen Wasserdämpfe, welche sich in dem Kolbenhalse kondensiren

und, wenn sie (unter knatterndem Geräusch) an der Glaswandung hinuntergleiten, ein Springen des Kolbens zur Folge haben können. Um das zu vermeiden, setzt man, sobald sich Wassertropfen zeigen, die Flamme zur Seite, lüftet den Stopfen und saugt mit einem Glasstabe, welcher mit Filtrirpapier umwickelt ist, diese Tropfen auf. Nachdem der Stopfen wieder aufgesetzt ist, wird weiter erhitzt und dieses Auswischen, wenn nöthig, wiederholt. Sobald das Wasser entfernt ist, kann alle Gefahr als beseitigt angesehen werden. Das Thermometer steigt nun bei weiterem Erhitzen sehr

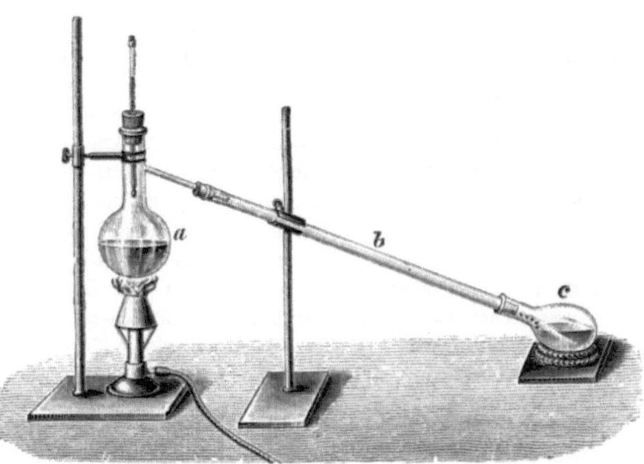

Fig. 76.

bald und bei 182⁰ C. destillirt das Anilin über. Man destillirt in einem ruhigen Tempo (so dass nicht viele Anilin-Dämpfe unkondensirt entweichen) bis auf einen kleinen Rest ab. Das Thermometer zeigt gegen das Ende der Destillation in der Regel 184—185⁰ C. (Einige beseitigen das Wasser durch Maceration des Anilins mit metallischem Natrium, indessen wollen wir dieses nur dem empfehlen, der mit Natrium umzugehen versteht.) — Man füllt das Destillat sogleich in trockene, dunkle Flaschen ab.

Eigenschaften. Frisch destillirt eine farblose, stark lichtbrechende, ölige, eigenthümlich riechende, brennend schmeckende Flüssigkeit, welche sich durch Einwirkung von Luft und Licht bald braun färbt. Wird in einer Kältemischung fest und schmilzt dann bei — 8⁰ C. Siedepunkt 182⁰ C.; mit Wasserdämpfen ziemlich leicht flüchtig. Spec. Gew. = 1,0265 bei 15⁰ C. Löslich in 30 Th. Wasser, leicht löslich in Alkohol, Aether, Kohlenwasserstoffen. Selbst ein gutes Lösungsmittel für Indigoblau, Anilinblau, Kampfer, Kolophonium, Schwefel, Phosphor, nicht aber für Kautschuk und Kopal. Der Dampf ist entzündlich und verbrennt mit russender Flamme.

Chemisch ist es eine wohlcharakterisirte Base, bildet also mit Säuren Salze, doch bläut es an sich weder in Substanz, noch in wässeriger Lösung den Lackmusfarbstoff, dagegen wandelt es den Dahliafarbstoff in Grün um. Es treibt in der Hitze das Ammoniak aus seinen Salzen aus, umgekehrt werden in der Kälte Anilinsalze durch Ammoniak zersetzt.

Reaktionen. Man erkennt das freie Anilin an seinem eigentümlichen Geruche, am Siedepunkte und specifischen Gewichte, davon abgesehen an folgenden Reaktionen: **1)** Giebt man zu 3 ccm Anilin etwa 3 g zerriebenes Mercurichlorid und erwärmt die Mischung unter gelegentlichem Umschütteln, so bildet sich ein rothvioletter Farbstoff (Violanilin), der in Weingeist löslich ist. **2)** Die wässerige Lösung des Anilins wird durch vorsichtigen Zusatz von Chlorkalklösung violett gefärbt; die Färbung geht in schmutzig roth über. Noch erkennbar in Lösungen 1 : 250 000. **3)** Die mit einem Ueberschuss von verdünnter Schwefelsäure bereitete wässerige Lösung giebt auf Zusatz von Kaliumdichromat zuerst einen dunkelgrünen Niederschlag, der auf weiteren Zusatz von Kaliumdichromat schwarz (Anilinschwarz) wird. **4)** Die schwefelsaure Lösung färbt Holzstoff kanariengelb.

Prüfung. Für die Reinheit des Anilins ist besonders der Siedepunkt von Wichtigkeit. Ferner: **1)** Es löse sich im 2fachen Volumen Salzsäure zu einer klaren Flüssigkeit, welche auch nach dem Verdünnen mit dem gleichen Volumen Wasser und nach dem Erkalten nicht getrübt erscheinen darf (Kohlenwasserstoffe, Nitrobenzol würden sich als Tröpfchen abscheiden und könnten der sauren Lösung durch Ausschütteln mit Aether entzogen werden). 2) Eine etwaige Verunreinigung durch Toluidin, welches gegen 200° C. siedet, wird durch fraktionirte Destillation festgestellt.

Aufbewahrung. Vor Licht geschützt, vorsichtig, in möglichst angefüllten, nicht zu grossen Gefässen. Wenn das Anilin durch Lichteinwirkung braun geworden ist, kann man es durch Rektifikation wieder in den farblosen Zustand zurück verwandeln.

Anwendung. Arzneilich findet es nicht Verwendung. Die freie Base (auch als Dampf eingeathmet) wirkt giftig. Leichte (chronische) Vergiftungen charakterisiren sich durch einen der Trunkenheit ähnlichen Zustand, Appetitlosigkeit, Cyanose. Als Gegenmittel werden salinische Abführmittel, z. B. Bittersalz, Karlsbader Salz angewendet, nicht aber Alkohol. Grössere Gaben von 10—20 g, innerlich genommen, führen zur akuten Vergiftung, welche häufig tödtlich verläuft. In erster Linie wird das Athemcentrum beeinflusst. Die Symptome weisen auf ein Nerven- und Blutgift hin. In der Mikroskopie zum Aufhellen der Präparate, als Anilinwasser bei der Färbung von Bakterien benutzt. In der organischen Chemie zur Herstellung zahlreicher Präparate, z. B. des Acetanilids und vieler sog. „Anilinfarben". Die Ausscheidung erfolgt durch den Urin als ein Salz der Paraamidophenylschwefelsäure. Höchstgaben: *pro dosi* 0,2 g, *pro die* 0,4 g (Ergänzb.).

Anilinwasser. a) Nach EHRLICH. 5 ccm Anilin werden mit 100 ccm Wasser geschüttelt und die Flüssigkeit nach 5 Minuten langem Stehen durch ein angefeuchtetes Filter filtrirt. b) Nach FRAENKEL. Man löst 3 ccm Anilin in 7 ccm Weingeist und setzt 90 ccm destillirtes Wasser hinzu. Zur Bakterien-Färbung.

II. † Anilinum hydrochloricum. Anilinchlorhydrat. Salzsaures Anilin.

$C_6H_5NH_2 . HCl.$ **Mol. Gew. = 129,5.** Schlechthin „**Anilinsalz**".

Zur Darstellung mischt man 100 Th. frisch destillirtes (farbloses) Anilin mit 160 Th. reiner Salzsäure (von 1,123 spec. Gew. d. i. 25 Proc.). Die Lösung scheidet beim Erkalten Krystalle ab. Man saugt diese ab und gewinnt weitere Mengen durch Eindampfen der Mutterlauge. [Bei Verwendung chlorhaltiger Salzsäure entstehen schwarze Nebenprodukte durch Oxydation des Anilins.]

Farblose oder schwach röthliche Nadeln oder Blättchen, in Wasser und in Alkohol leicht löslich, Schmelzp. 192° C. Aus der wässerigen Lösung wird durch Natronlauge freies Anilin abgeschieden. Ausgangsmaterial für zahlreiche chemische Präparate, z. B. Anilinschwarz, Azo-Farbstoffe. Vor Licht geschützt vorsichtig aufzubewahren!

Schwarze Stempelfarbe für Wäsche. Man bereitet zwei Lösungen, welche getrennt in dunklen Gefässen aufbewahrt werden. I. Krystallisirtes Kupferchlorid 8,52, Chlorsaures Natrium (NaO_3Cl) 10,65, Ammoniumchlorid 5,35, Wasser 60,0. II. Salzsaures Anilin 30,0, Wasser 30,0, Gummischleim 20,0, Glycerin 10,0. Man mischt je gleiche Theile von Lösung I. und II. kurz vor dem Gebrauche. Die mit dieser Mischung hergestellten Schriftzeichen sind ursprünglich blassgrün, werden aber beim Liegen an der Luft, rascher beim Dämpfen (Ueberfahren mit einem warmen Bügeleisen) schwarz.

III. † Anilinum nitricum. Anilinnitrat. Salpetersaures Anilin. $C_6H_5NH_2.HNO_3$.

Mol. Gew. = 156.

Man vermischt 93 Th. Anilin mit 252 Th. reiner Salpetersäure von 25 Proc. (spec. Gew. 1,153). Die nach dem Erkalten abgeschiedenen Krystalle werden abgesaugt. Die Mutterlauge liefert durch Eindunsten weitere Krystalle. Farblose oder schwachröthliche, in Wasser lösliche Krystalle. Vor Licht geschützt, vorsichtig aufzubewahren.

IV. † Anilinum sulfuricum (Ergänzb.). Anilinsulfat. Schwefelsaures Anilin.

$(C_6H_5NH_2)_2 . H_2SO_4.$ **Mol. Gew. = 284.**

Darstellung. Eine Lösung von 100 Th. farblosem Anilin in 600 Th. Weingeist versetzt man unter Umrühren mit einem in der Kälte frisch bereiteten und völlig erkalteten Gemisch aus 55 Th. reiner konc. Schwefelsäure und 150 Th. Weingeist. Man stellt einige Stunden an einem dunklen Orte zur Seite und rührt zu der erkalteten Flüssigkeit 400 Th. Aether. Den ausgefallenen Krystallbrei sammelt man in einem Trichter, verdrängt die Mutterlauge durch Aether und trocknet die Krystalle bei Lufttemperatur an einem dunklen Orte auf porösen Tellern. Ausbeute etwa 140 Th. Man benutze beim Filtriren nur holzstofffreies Filtrirpapier, andernfalls filtrire man durch Asbest oder Glaswolle.

Eigenschaften. Farblose, an der Luft röthlich werdende, geruchlose, brennend salzig schmeckende, glänzende Blättchen oder Nadeln, in Wasser und verdünntem Weingeist leicht, weniger in starkem Weingeist löslich, in Aether fast unlöslich.

Die wässerige Lösung wird durch Chlorkalklösung violett, später schmutzigroth gefärbt. Durch Natronlauge wird Anilin in öligen Tröpfchen abgeschieden, durch Baryumnitratlösung entsteht Fällung von Baryumsulfat. Die wässerige Lösung färbt Holzstoff gelb. Vor Licht geschützt, vorsichtig aufzubewahren.

Anwendung. Früher in Gaben von 0,05—0,12 g zwei- bis dreimal täglich gegen Epilepsie und Chorea empfohlen, aber nicht bewährt. Neuerdings von Fay als Krebsmittel ersten Ranges, als Analgeticum, welches Morphin und Opium übertrifft, sowie als Desodorans empfohlen. Man beginnt mit 0,05 g zweimal täglich und steigt auf 0,4 g zweimal täglich. In der Regel färben sich nach 2—3 Stunden Fingernägel und Lippen blau, auch tritt Athemnoth und Schwindel ein. Höchstgaben: *pro dosi* 0,2 g, *pro die* 0,4 g (Ergänzb.).

Rp. Anilini sulfurici 2,0, Saccharini 0,2, Spiritus 70,0, Aquae destillatae 30,0. Täglich einen Kaffeelöffel voll; allmählich steigend bis zu 3 Esslöffel. Fay.

† Bromamidum. Bromamid. Bromwasserstoffsaures Tribromanilin $C_6H_2Br_3NH_2 . HBr = 411$. Zur Darstellung wird Nitro-Tribrombenzol mit Zinn und Schwefelsäure reducirt, das Reduktionsprodukt durch Schwefelwasserstoff vom Zinn befreit und an Bromwasserstoff gebunden.

Farblose, geruchlose und geschmacklose Nadeln, Schmelzp. 117° C. Unlöslich in Wasser, wenig löslich in kaltem Alkohol. Löslich in 16 Th. siedendem Alkohol, leicht löslich in Aether und in Chloroform. Vorsichtig aufzubewahren.

Als Antineuralgicum und Analgeticum. Dosis: 0,75—1,00 für Erwachsene, 0,05—0,2 für Kinder.

Anisum.

I. Fructus Anisi (Germ. Helv. Austr. Brit. U-St.). **Semen Anisi. Semen Anisi vulgaris. Semen Absinthii dulcis. Anis. Brotsamen. Gemeiner Anis. Süsser Kümmel. Anis vert (Gall.). Anise fruit.**

Beschreibung. Die Spaltfrucht der zu den **Umbelliferae — Apioideae — Ammineae** gehörigen **Pimpinella Anisum L.,** wild nicht mehr nachzuweisen, ursprünglich wahrscheinlich im östlichen Mittelmeergebiet heimisch, reichlich kultivirt.

Die in der Droge fast immer noch zusammenhängenden Theilfrüchtchen sind verkehrt birnförmig, von den Seiten wenig zusammengedrückt, oben mit dem Stempelpolster und den vertrockneten Griffeln versehen. Länge 3—6 mm. Deutscher und russischer Anis besteht aus kurzen, dunkelgefärbteren, italienischer aus längeren, schlankeren, helleren Früchten (Fig. 77). Dicke durchschnittlich 2 mm. Aussen mit kurzen, meist nur einzelligen, warzigen, gekrümmten Härchen bedeckt. Rippen wenig hervortretend. Im Querschnitt das Endosperm an der Fugenfläche eingebuchtet. Oelgänge zahlreich, nicht auf die Thälchen und die Fugenfläche beschränkt (Fig. 78). Die grosse Zahl (bis 30) derselben und die Haare (Fig. 79) sind besonders charakteristisch für den Anis. Letztere sind auch im feinen Pulver leicht aufzufinden. In den Aleuronkörnern des Endosperms wie auch sonst bei den Umbelliferen grosse Globoide und Oxalatdrusen. Geruch und Geschmack angenehm süss-aromatisch.

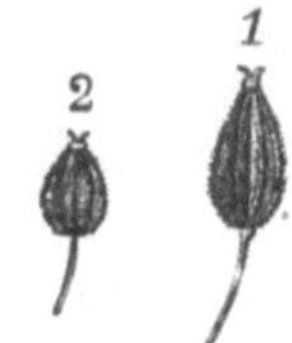

Fig. 77.
1. Italienischer od. spanischer
2. Deutscher oder russisch. Anis.

Bestandtheile. 1,5—6,0 Proc. ätherisches Oel (s. unten). (Deutscher 2,4 Proc., russischer 2,4—3,2 Proc., italienischer 2,7—3,5 Proc., syrischer 1,5—6,0 Proc.). Ferner über 9 Proc. Fett, 4,27 Proc. Zucker, 5—6 Proc. Asche.

Verfälschungen und Verunreinigungen. Der Anis ist meist mit Bruchstücken der Doldenstrahlen verunreinigt. Als Verfälschungen kommen häufig vor bis
30 Proc. thonhaltiger, von Regenwürmern herrührender Erdklümpchen, die man in Mähren
zu diesem Zweck sammeln soll. Die Bestimmung des Aschengehaltes giebt darüber Aufschluss.
Man kann den Anis auch in Chloroform eintragen, wobei die erdigen Beimengungen zu
Boden sinken. Ferner mengt man dem Anis solchen bei, dem das ätherische Oel entzogen,
und der daher geschmacklos ist.

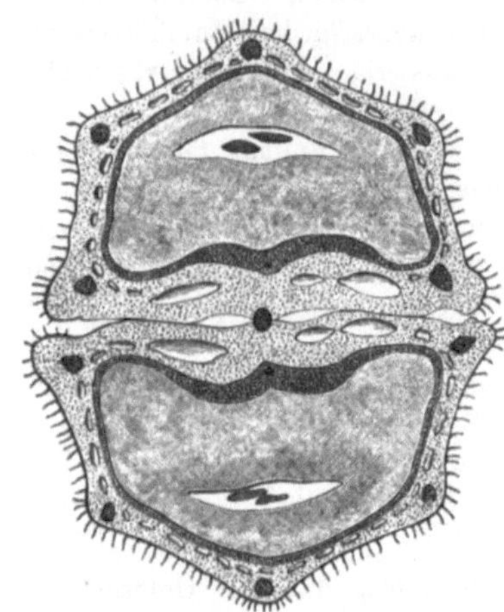

Fig. 78. Querschnitt durch Anis.

Häufig sind dem italienischen Anis die giftigen Früchte von **Conium maculatum L.** beigemengt (—18 Proc.). Diese sind oval, —3 mm lang
(also viel kürzer wie italien. Anis), hoch gewölbt
mit stark hervortretenden Rippen. Die Kerbung der
Rippen ist in der trockenen Frucht nicht sehr deutlich. Das Endosperm ist tief eingebuchtet, Oelgänge fehlen.

In Schierling enthaltendem Anis findet man
immer die leicht kenntlichen Früchte der Borsten-
hirse (Setaria glauca Beauv.). Sie sind 3 mm lang,
2 mm breit, gelblich bis schwarzbraun, auf einer
Seite hoch gewölbt, quergerunzelt. Zum Nachweis
dieser gefährlichen Verfälschung ist die Untersuchung
einer nicht zu kleinen Probe (7 g), die man am
besten dem Boden des Gefässes entnimmt (da die
glatten und schweren Conium- und Setariafrüchte
allmählich zu Boden sinken) allein sicher. Verdächtige Früchte sind im Querschnitt unter dem Mikroskop zu prüfen.

Zum chemischen Nachweis des Coniins extrahirt man ein Quantum der gepulverten Droge mit
Aether, schüttelt diesen Auszug mit saurem Wasser
aus, macht die filtrirte wässerige Lösung alkalisch und schüttelt wieder mit Aether aus.
Bei Anwesenheit von Coniin giebt der Verdunstungsrückstand des Aethers den charakteristischen Geruch nach Mäuse-Urin.

Anwendung. Als Stimulans und Carminativum bei Kolik, Blähungen, als Expektorans, als die Milchsekretion beförderndes Mittel, endlich als Geschmackskorrigens.

Aufbewahrung. Möglichst nicht über 1 Jahr; das feine Pulver (Sieb VI Helvet.)
nur in kleinen Mengen.

Oleum Anisi (Germ. Helv. Austr. Brit.[1]) U-St.). **Anisöl. Huile d'Anis vert**
(Gall.). **Essence d'Anis. Oil of Anise.**

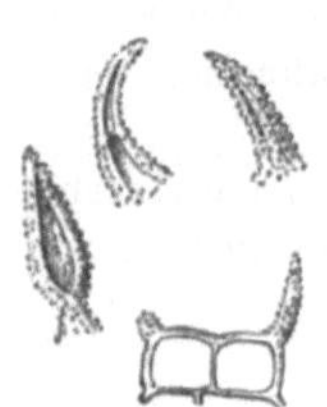

Fig. 79. Haare
der Anisfrucht.

Gewinnung. Durch Destillation der zerkleinerten Anisfrüchte werden durchschnittlich 2,5—3 Proc. Anisöl erhalten; kleinere oder grössere
Ausbeuten sind selten. Bei der Destillation darf nicht zu stark gekühlt
werden, weil das Oel sonst im Kühler erstarrt und diesen verstopft.

Eigenschaften. Anisöl ist bei 20° C. eine farblose oder gelbliche, stark lichtbrechende Flüssigkeit von Anisgeruch und intensiv süssem Geschmack. Das specifische Gewicht des optisch schwach linksdrehenden Oeles liegt zwischen 0,980 und 0,990 bei 15° C. Anisöl löst sich in
$1^1/_2$—5 Vol. Spiritus. Diese Lösung wird durch Eisenchlorid nicht verändert. (Germ. Austr. Helv. U-St..) Anisöl erstarrt bei niedriger Temperatur — der Beginn des Erstarrens hängt von äusseren Umständen ab — und schmilzt alsdann
zwischen 15 und 19° C. Je anetholreicher das Oel ist, desto höher liegt sein Erstarrungspunkt
und desto werthvoller ist es. Geschmolzen lässt es sich bedeutend unter seinen Erstarrungspunkt abkühlen, ohne dass es fest wird. Durch Hinzufügen von etwas krystallisirtem Anethol oder durch Reiben mit einem Glasstabe erstarrt es plötzlich unter Wärmeentwicklung.
Der Erstarrungspunkt, d. h. der höchste Punkt, den ein in das krystallisirende Oel

---

[1]) Brit. lässt neben dem ätherischen Oele von *Pimpinella Anisum L.* auch noch dasjenige von *Illicium anisatum L.* zu und bezeichnet mit *Oil of Anise* sowohl das gewöhnliche (Pimpinella) Anisöl wie auch Sternanisöl.

gestelltes Thermometer erreicht, ist als Werthmesser für die Qualität des Oeles anzusehen.

Beim Verdunsten des Anisöls in einem Schälchen auf dem Wasserbade bleibt ein
verhältnissmässig grosser, dickflüssiger, geruchloser, nicht flüchtiger Rückstand (9—10 Proc.!),
der vermuthlich aus einer polymeren Modifikation des Anethols besteht, zurück.

Prüfung. Die Bestimmung des Erstarrungspunktes geschieht zweckmässig in dem
von Schimmel & Co. (Bericht Oktober 1898, 49) angegebenen, nebenstehend abgebildeten
Apparat.

Das Batterieglas A dient zur Aufnahme der Kühlflüssigkeit oder des Kältegemisches.
Das in dem Metalldeckel hängende Glasrohr B bildet einen Luftmantel um das Gefrierrohr C und verhindert das vorzeitige Erstarren des zu prüfenden Oeles. Das Gefrierrohr C
ist oben weiter und wird an der Stelle enger, wo es auf dem Rande des Rohres B auf-
liegt. Zur Fixirung von C sind im Rohre B, ca. 5 cm unter seinem oberen Ende, drei
nach innen gerichtete Glaseinstülpungen angebracht. Das in halbe Grade eingetheilte
Thermometer wird in einer Metallscheibe durch drei Federn,
in denen es sich leicht verschieben lässt, festgehalten.

Zur Ausführung der Bestimmung füllt man bei Anis-
und Sternanisöl das Batterieglas mit kaltem Wasser und Eisstücken, bei Fenchelöl aber mit einer aus Eis und Kochsalz
hergestellten Kältemischung. Dann giesst man in das Gefrierrohr soviel von dem zu untersuchenden Oele, dass es etwa
5 cm hoch steht und bringt das Thermometer, das an keiner
Stelle die Wand berühren darf, in die Flüssigkeit. Während
des Abkühlens ist das überkaltete Oel vor Erschütterungen, die
ein vorzeitiges Erstarren hervorbringen würden, zu schützen.
(Ein zu frühes Erstarren findet auch statt, wenn das Oel nicht
ganz klar filtrirt ist.) Ist das Thermometer etwa 10⁰ C. unter
den Erstarrungspunkt, also bei Anis- und Sternanisöl auf 6⁰ C.
bis 8⁰ C., gesunken, so sucht man durch Reiben und Kratzen
mit dem Thermometer an der Gefässwand die Krystallisation
einzuleiten. Sollte das auf diese Weise nicht gelingen, so bringt
man ein Kryställchen von erstarrtem Oel oder etwas festes
Anethol in die Flüssigkeit, worauf das Erstarren unter starker Wärmeentwicklung vor sich geht. Das Festwerden beschleunigt man durch fortwährendes Rühren mit dem Thermometer, dessen Quecksilberfaden schnell steigt und endlich
ein Maximum erreicht, das man den Erstarrungspunkt des
Oeles nennt.

Steht ein derartiger Apparat nicht zur Verfügung, so
kann man auch die Bestimmung unter den angegebenen Vorsichtsmassregeln bei Quantitäten von 100—200 g in einer gewöhnlichen Flasche ausführen. Bei der Probeentnahme ist darauf zu achten, dass die ganze Masse des Oels geschmolzen
und gleichmässig gemischt ist.

Die häufigste Verfälschung geschieht durch Zumischen
von Fenchelstearopten. Hierdurch wird das Anisöl rechtsdrehend,
was bei der polarimetrischen Prüfung zu erkennen ist.

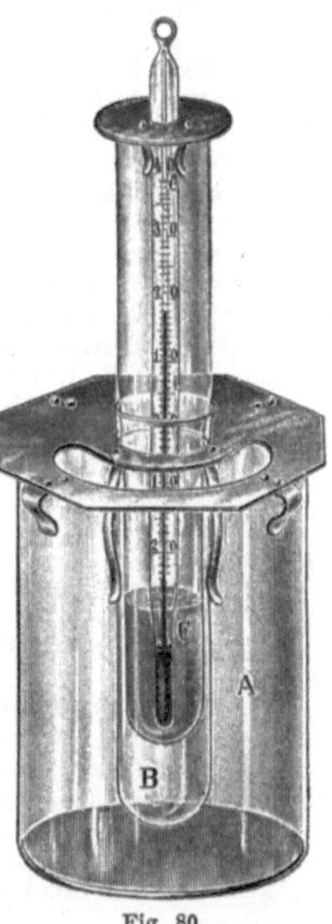

Fig. 80.
¹/₄ der wirklichen Grösse.

Auf Alkohol prüft man in der üblichen Weise, indem man einige Tropfen in Wasser
fallen lässt. Eine Trübung würde Alkohol anzeigen, der gleichzeitig durch die Erniedrigung des spec. Gew. des Oels zu erkennen wäre. Von Sternanisöl ist Anisöl nur durch
Geruch und Geschmack zu unterscheiden. Die zu diesem Zwecke vorgeschlagenen Farbreaktionen mit alkoholischer Salzsäure geben unzuverlässige Resultate.

Bestandtheile. Anisöl besteht in der Hauptsache aus Anethol, dem wenig von
dem isomeren flüssigen Methylchavicol beigemengt ist.

Anethol, der Träger der charakteristischen Eigenschaften des Anisöls, ist der
Methyläther des Parapropenylphenols $C_6H_4 — C_3H_5[1] — OCH_3[4]$. Es erstarrt zu weissen.
krystallinischen Schuppen oder Blättchen, die bei 21,5—22⁰ C. schmelzen. Geschmolzen
bildet es eine sehr stark lichtbrechende, intensiv süss schmeckende Flüssigkeit vom spec.
Gew. 0,984—0,986 bei 25⁰ C. Anethol siedet bei 233—234⁰ C. und ist optisch inaktiv.

Methylchavicol ist der Methyläther des Paraallylphenols. Es unterscheidet sich
vom Anethol nur durch eine andere Lagerung der Atome in der C_3H_5-Gruppe.

Es riecht anisartig, schmeckt jedoch nicht süss, siedet bei 216—217⁰ C., ist optisch inaktiv und hat das spec. Gew. 0,972 bei 15⁰ C.

Aufbewahrung. Anisöl muss in möglichst gefüllten, kleinen Flaschen an einem kühlen Orte aufbewahrt werden, da es besonders im geschmolzenen Zustande in nur theilweise gefüllten Flaschen sich schnell verändert und die Fähigkeit zu erstarren verliert.

Anwendung. Siehe unter Sternanisöl S. 317.

Anis-Aldehyd. (Aubèpine.) $C_6H_4 \cdot (OCH_3)$ COH. Neuerdings für Parfümeriezwecke empfohlen, von an blühenden Weissdorn erinnerndem Geruch. Spec. Gew. 1,126. Siedep. 245—246⁰ C. Erstarrt in der Kälte, schmilzt wieder bei —4⁰ C. Krystallisirtes Aubèpine, ein weisses Pulver, ist anisaldehydschwefligsaures Natrium und Soda. Liefert auf Wasserzusatz 40 Proc. Anisaldehyd.

Aqua Anisi. Anise-Water. 1) (Brit.) Fruct. Anis. 500,0 g, Aq. 10 Liter, die Hälfte überdestilliren. 2) (U-St.) Ol. Anisi 2,0 wird mit Calc. phosph. praecip. 4,0 und mit 1000,0 Aq. abgerieben und filtrirt. 3) (Gall.) Fruct. Anis. 1000,0 g. Mit hinreichendem Wasser 4000,0 destilliren.

Spiritus Anisi, Anisgeist. 1) Austr. Zerstossener Anis, 250 g, Weingeist 1000 g, Wasser 1500 g. Nach 12stündiger Maceration sind abzuziehen 1500 g.

2) Brit.; U-St. Anisöl 100 ccm, Weingeist 900 ccm.

Sirupus Anisi. Anis, zerquetscht 100 Th., mit Weingeist 50 Th. angefeuchtet, lässt man mit Wasser 450 Th. 24 Stunden stehen; in 350 Th. Filtrat löst man unter Aufkochen Zucker 650 Th.

Elaeosaccharum Anisi, Oleosaccharetum cum Oleo Anisi. Ol. Anisi 0,1. Sacchar. 5,00.

Claretum e sex seminibus. Aqua Vitae carminativa. Rosolis s. Clairet des six graines (Vespetro). Anisöl 5 Th., Sternanisöl, Kümmelöl je 2,5 Th., Fenchelöl 1 Th., Weingeist 1000 Th., Weisser Sirup 2000 Th.

Pulvis carminativus; Windpulver für Erwachsene. Anis, Zucker, aromat. Pulver je 20 Th., Kümmel, Koriander, Fenchel, Natriumbikarbonat je 10 Th.

Species carminativae; Semences carminatives, Blähung treibende Kräuter. Anis, Kümmel, Koriander, Fenchel, Angelikawurzel, gleiche Theile.

Pulvis carminativus infantum; Windpulver für Kinder. Anis 15 Th., Fenchel 10 Th., gebrannte Magnesia 5 Th., Zucker 70 Th.

Tinctura Proprietatis Mynsicht. Spiritus Anisi 50 Th. Elixir Proprietatis Paracelsi 25 Th.

Oleum Anisi sulfuratum, eine durch längeres Erwärmen bereitete Auflösung von Schwefel in Anisöl.

Mannheimer Wasser ist ein Anis-Aquavit mit den flüchtigen Bestandtheilen von Koriander, Nelken, Zimmt.

Dʀ. Bastlers **Choleratropfen,** ein Gemisch aus Anis-, Wacholder- und Çajeputöl, verd. Schwefelsäure, Aetherweingeist, Zimmttinktur.

Bernhardiner Alpenkräuter-Magenbitter von Bernhard enthält reichlich aromatische Pflanzenstoffe, besonders Anis und Fenchel.

Calming-Pastills, Dʀ. Airy's, bestehen aus Zucker, Anisöl und Lakritz.

Manol, Dʀ. Ringk's, soll ein Succus Anisi ozonisatus sein.

Issleib's Katarrhbrödchen sind Pastillen aus Anisöl, Salmiak und Zucker.

II. Fructus Anisi stellati (Ergänzb. Helv. Austr.). Semen Anisi indici seu sinensis. Semen Badiani. Sternanis. Anis étoilé. Badiane (Gall.). Star-Anise (U-St.).

Der einachsige Fruchtstand des zu den **Magnoliaceae — Illicieae** gehörigen **Illicium anisatum L.** (Illicium verum Hook. f.). Heimisch im nördlichen Anam und im südlichen China, auf den Philippinen und in Japan kultivirt.

Beschreibung. Um die kurze Blüthenstandaxe befinden sich bis 8 in einen Kreis gestellte, kahnförmige, an der nach oben gekehrten Bauchnaht aufspringende Früchte, von dunkelbrauner Farbe, aussen runzelig, mit je einem heller gefärbten, glänzendbraunen Samen.

Bestandtheile. 5 Proc. Aetherisches Oel (auf trockene Früchte bezogen), 2,8 Proc. fettes Oel, 10,7 Proc. rothbraunes Harz, Gerbstoff, Zucker etc.

Verwechslungen. An Stelle des Sternanis oder ihm beigemengt sind die Früchte des giftigen, in Japan heimischen **Illicium religiosum** Siebold (Shikimfrüchte) nicht selten vorgekommen. Sie enthalten das giftige Glykosid Shikimin, Shikimipikrin, Shikiminsäure (der Chinasäure nahestehend), im Oel Eugenol, Safrol und ein Terpen (Shikimen).

Sie sind im Ganzen kleiner, wie die echten Früchte, die Karpelle klaffen stärker, sind stark und spitz geschnäbelt, riechen scharf aromatisch, jedenfalls nicht nach Anis. Sind sie den echten Früchten beigemengt, so überwiegt der Geruch der letzteren, man muss dann Bruchstücke verdächtiger Früchte kauen. Dazu kommen folgende anatomische Unterschiede: die Palissadenzellen in der Fruchtschale der echten Droge sind im Durchschnitt 0,5 mm lang, bei der falschen 0,375 mm, die Aleuronkörner in dem Samen der echten Droge sind bis 22 μ gross, aussen rauh, lappig, sie enthalten zuweilen ein grosses Krystalloid und stets zahlreiche Globoide, die der falschen Droge sind bis 15 μ gross, oval oder elliptisch, glatt, sie enthalten 2—3 Krystalloide und an einem Ende wenige Globoide.

Anwendung. Wie beim vorigen.

Anisette ist ein verdünntes weingeistiges Destillat aus Sternanis, Koriander und Fenchel oder ein Gemisch von Zuckersirup, Spiritus, Wasser und den ätherischen Oelen des Sternanis, Koriander und Fenchel.

Oleum Vitae; Balsamum vitae Asiaticum. — Lebensöl, weisser Lebensbalsam. Eine Lösung von Sternanisöl, Nelkenöl, Orangenschalenöl je 20 Th., Pfeffermünzöl 2 Th. in Weingeist 1000 Th.

Oleum Anisi stellati (Brit. Ergänzb.). Sternanisöl. Oleum Badiani. Huile volatile de Badiane (Gall.). Oil of star Anise.

Wird ausschliesslich in den südwestlichen chinesischen Provinzen Kwang-Tung und Kwang-Si, sowie in Tonkin durch Destillation der noch frischen Sternanisfrüchte gewonnen. Ausbeute ungefähr 3 Proc. Das Oel wird in Bleikanistern von 7,5 kg Inhalt, von denen je vier in eine Kiste verpackt werden, versandt.

Eigenschaften. Eine farblose oder gelbliche, stark lichtbrechende Flüssigkeit von anisartigem Geruch und süssem Geschmack. Optisch schwach linksdrehend, spec. Gew. $= 0,98—0,99$. Der Erstarrungspunkt liegt zwischen $+14$ und $+18^{\circ}$ C. Das Oel ist in 3 Theilen Spiritus (90 Proc.) klar löslich.

Prüfung. Die Bestimmung des Erstarrungspunktes geschieht auf die bei Anisöl auf S. 315 beschriebene Weise. Die mehrfach beobachtete Verfälschung mit Petroleum wird an der unvollkommenen Löslichkeit des Oels in 3 Th. Spiritus erkannt. In Bezug auf den Verdampfungsrückstand gilt das bei Oleum Anisi Gesagte. S. S. 315.

Bestandtheile. Wie beim Anisöl, so ist auch beim Sternanisöl der wichtigste Bestandtheil das Anethol $C_{10}H_{12}O$. Ob das Oel relativ reich an diesem Körper ist, wird durch die Bestimmung des Erstarrungspunktes erkannt. Von anderen Körpern sind im Sternanisöl aufgefunden Rechts-Pinen $C_{10}H_{16}$, Links-Phellandren $C_{10}H_{16}$, Methyl-chavicol $C_{10}H_{12}O$ (das isomere Anethol), Hydrochinonäthyläther $C_6H_4 — OH — OC_2H_5$ und Safrol $C_{10}H_{10}O_2$. Dem Safrol wird der vom Anisöl abweichende Geschmack des Sternanisöls zugeschrieben.

Aufbewahrung. Sternanisöl wird unter den bei Anisöl besprochenen Vorsichts-massregeln aufbewahrt.

Anwendung. Anisöl und Sternanisöl werden in grossen Quantitäten zur Liqueur-fabrikation gebraucht. Arzneilich dienen sie hauptsächlich als Geschmackskorrigens, seltener als Stomachicum oder Carminativum. Man giebt sie zu 2—6 Tropfen (0,1—0,25 g) entweder in Pulvern mit Zucker oder Magnesia verrieben, oder gelöst in Spiritus. Für den äusserlichen Gebrauch werden sie in fettem Oel gelöst (1 : 20—50) oder mit Fett(1 : 10) verrieben (Salbe gegen Filzläuse). Anisöl ist ein Lieblingsgeruch der Tauben.

Species Hackeri (Vorschrift d. Münch. Ap. Ver.). Sternanis, Pfefferminze, Krauseminze, entharzte Sennesblätter, gleiche Theile.

Hustenmittel des Grafen v. Schlieffen besteht aus Sternanis, Senna, Kandis-zucker etc.

Spanischer Thee ist ein dem Brustthee mit Früchten ähnliches Gemisch.

Topique Indien von Colmet d'Ange ist Sternanistinktur, enthält daneben gestossenen Pfeffer.

Universal-Lebensöl, Hamburgisches, Balsam. Vitae Hamburgense; ein Gemisch aus Sternanis-, Nelken-, Pomeranzenschalenöl und Weingeist.

Eau dentifrice Mallard ist eine Tinktur aus Sternanis, Guajak, China, Zimmt, Nelken, Benzoë etc.

Eau dentifrice de Pierre ist eine Tinktur aus Sternanis mit Anis- und Pfeffer-münzöl.

Essentia dentifricia (Nagel). Sternanisöl 1,5 Th., Pfeffermünzöl 1 Th., China-, aromatische und Myrrhentinktur je 30 Th., Hoffmann's Lebensbalsam 20 Th., verd. Weingeist 900 Th., Cochenille 2,5 Th.

Anthrarobinum.

Anthrarobinum (Ergänzb.). **Dioxyanthranol. Anthrarobina. Desoxy-Alizarin. Leuko-Alizarin.** $C_{14}H_{10}O_3$. **Mol. Gew. = 226.** Ein Reduktionsprodukt des käuflichen Alizarins.

Darstellung. Man löst käufliches Alizarin (Alizarin-Blaustich) in Ammoniakflüssigkeit, erwärmt die entstandene violette Lösung zum Sieden, trägt allmählich Zinkstaub ein und setzt das Erwärmen so lange fort, bis die violette Färbung in Gelb übergegangen ist. Man filtrirt sogleich in ein Gefäss mit Wasser, welches genügend Salzsäure enthält, um die Reaktion der Flüssigkeit bis zum Ende der Filtration deutlich sauer zu halten. Der in der sauren Flüssigkeit abgeschiedene Niederschlag wird gesammelt, gewaschen und zuerst auf porösen Unterlagen, dann bei 100º C. getrocknet.

Eigenschaften. Gelbliches bis hellbräunliches, geruch- und fast geschmackloses Pulver, nur sehr schwer in kaltem, etwas leichter in heissem Wasser löslich, ferner löslich in 10 Th. kaltem oder in 5 Th. heissem Alkohol.

$$C_6H_4\Big\langle{C(OH) \atop CH}\Big| \Big\rangle C_6H_2\Big\langle{OH \atop OH}$$

(Dioxyanthranol)
Anthrarobin.

In der wässerigen Lösung erzeugt Bleiessig einen rothbraunen, Eisenchloridlösung einen braunvioletten Niederschlag. Die Lösung in Natronlauge ist rothbraun, nimmt aber durch Aufnahme von Sauerstoff aus der Luft bald violette Färbung an. Da das käufliche Alizarin keine ganz einheitliche Substanz ist, so ist auch das Anthrarobin keine ganz einheitliche chemische Verbindung. Es besteht vorzugsweise aus dem Dioxyanthranol, enthält aber noch andere Reduktionsprodukte des Alizarins ähnlicher Zusammensetzung.

Prüfung. 1) 0,1 g Anthrarobin lösen sich in 1 ccm Natronlauge mit gelber Farbe klar auf, die Färbung gehe durch Einblasen von Luft in Violett über. 2) 1 g Anthrarobin hinterlasse beim Einäschern nicht mehr als 0,01—0,02 g feuerbeständigen Rückstand.

Aufbewahrung. Unter den indifferenten Arzneimitteln; Lichtschutz nicht erforderlich.

Anwendung. Aeusserlich bei Hautkrankheiten (Psoriasis, Herpes tonsurans, Erythrasma etc.), bei denen gewöhnlich Chrysarobin angewendet wird. Es wirkt zwar etwas schwächer als dieses, reizt dafür aber auch nicht so heftig und kann z. B. im Gesichte und an den Genitalien angewendet werden. Nach Th. Weyl ist es auch bei innerer Anwendung ungiftig. Durch den Urin wird es als Anthrarobin, nicht als Alizarin ausgeschieden.

Antipyrinum.

I. Antipyrinum (Austr. Germ. Helv.). **Analgésine** (Gall.). **Phenyldimethylpyrazolon. Oxydimethylchinizin. Pyrazolin. (Anodynin. Metozin. Parodyn. Phenazon. Phenylon. Sedatin.)** $C_{11}H_{12}N_2O$. **Mol. Gew. = 188.**

Darstellung. Durch Erhitzen von Phenylhydrazin mit Acetessigester entsteht Phenylmethylpyrazolon. Wird dieses in methylalkoholischer Lösung mit Methyljodid behandelt, so wird letzteres addirt und jodwasserstoffsaures Antipyrin gebildet, aus welchem stärkere Basen Antipyrin in Freiheit setzen, welches z. B. durch Ausschütteln mit Aether abgeschieden werden kann.

Eigenschaften. Farbloses neutrales Krystallpulver, von kaum wahrnehmbarem Geruche und milde bitterem Geschmacke. Schmelzpunkt 113° C. Löslich in 1 Th. Wasser, in 1 Th. Alkohol, in 1 Th. Chloroform, in 50 Th. Aether. Die wässerige Lösung 1 = 100 giebt mit Gerbsäure eine weisse Fällung. Durch salpetrige Säure (Natriumnitrit + Essigsäure) entsteht in der verdünnten Lösung Grünfärbung, in der konc. Lösung Abscheidung grüner Krystalle von Isonitroso-Antipyrin (Reaktionsgrenze 1 : 10000). Durch Eisenchlorid wird die Lösung des Antipyrins blutroth gefärbt (Reaktionsgrenze 1 : 100000).

Prüfung. 1) Das Antipyrin sei ungefärbt und fast geruchlos, der Schmelzpunkt liege bei 113° C. 2) Die wässerige Lösung 1 + 1 sei farblos, neutral. (Säuren, Alkalien, würden saure, bez. alkalische Reaktion verursachen, harzige Verunreinigungen würden Trübung veranlassen. 3) 0,5 g Antipyrin hinterlassen beim Verbrennen auf dem Platinbleche keinen feuerbeständigen Rückstand (mineralische Verunreinigungen).

Aufbewahrung. Unter den indifferenten Arzneimitteln, grössere Vorräthe vor Licht geschützt. Helv.: Vorsichtig.

Anwendung. Innerlich setzt Antipyrin die Temperatur des fiebernden Menschen herab, ferner wirkt es antineuralgisch und analgetisch. Man verwendet es daher als Antipyreticum bei verschiedenen fieberhaften Zuständen (Febris recurrens und intermittens), indessen ist es bei Malaria wirkungslos. Dosis täglich mehrmals 1—2 g. Bei Kindern dreimal täglich soviel Decigramm, als das Kind Jahre zählt. Man beachte, dass es nach Antipyringebrauch bisweilen zu ausgedehnten Exanthemen kommt. Die nach Antipyringebrauch auftretenden Schweisse können durch Agaricin unterdrückt werden. Aeusserlich zeigt es fäulnisshemmende (antiputride) und blutstillende (hämostatische) Eigenschaften. Subkutan als lokales Anästheticum, auch in Gemeinschaft mit Cocaïn oder Atropin. Maximal-Dosis nach Helv.: pro dosi 2,0, pro die 6,0.

Dispensation. Für die Verordnung und Dispensation des Antipyrins ist zu beachten, dass Antipyrin mit einer Reihe von vielbenutzten Arzneimitteln unerwartete Aenderungen eingeht.

1) Antipyrin + salpetrige Säure. Man vermeide, das A. mit Arzneimitteln, welche salpetrige Säure enthalten oder entbinden können (z. B. *Amylnitrit, Spiritus Aetheris nitrosi*) zusammen zu verordnen. Es kommt zur Bildung von grünem Isonitroso-antipyrin, welches nach Einigen nicht ungiftig ist. Nach Anderen soll nebenbei Blausäure auftreten.

2) Antipyrin + Mercurochlorid (Calomel). In diesen Mischungen soll sich eine organische, sehr giftige Quecksilberverbindung bilden.

3) Antipyrin + Karbolsäure fällen sich schon in verdünnten wässerigen Lösungen gegenseitig als ölige Masse aus.

4) Antipyrin + Natriumsalicylat geben, in Pulverform zusammengerieben, eine schmierige Masse. In Lösung scheinen sich beide nicht zu beeinflussen.

5) Antipyrin + β-Naphthol geben eine feuchte Mischung.

6) Antipyrin + Chloralhydrat geben beim Zusammenreiben ein Oel, welches die Reaktionen der Komponenten nicht mehr zeigt.

7) Gerbsäure fällt das Antipyrin als Tannat (s. oben) aus.

Dagegen erhöht das Antipyrin die Auflöslichkeit des Coffeïns und der Chininsalze in Wasser.

Nachweis im Harn. In den Harn geht das Antipyrin als solches über. Zum Nachweise entfärbt man den Harn mit Thierkohle, schüttelt ihn mit Aether aus und prüft den Verdampfungsrückstand der ätherischen Lösung mit Eisenchlorid oder salpetriger Säure.

Obgleich ein Bedürfniss eigentlich nicht existirt, Salze des Antipyrins anzuwenden, so sind doch mehrere derselben praktisch gebraucht worden.

II. Antipyrinum citricum. Wird bisweilen aus Missverständniss verordnet; man gebe Antipyrin ab und setze das „citricum" in Klammern.

III. Antipyrinum salicylicum. Antipyrinsalicylat. Salipyrin (Ergänzb.). Salicylate d'Analgésine (Gall.). Salazolon. Salipyrazolin. $C_{11}H_{12}N_2O . C_7H_6O_3$. Mol. Gew. = 326.

Darstellung. Man erwärmt eine Mischung von 57,7 Th. Antipyrin und 42,3 Th. Salicylsäure auf dem Dampfbade. Sie schmilzt zu einer öligen Flüssigkeit, welche nach dem Erkalten fest wird. Durch Umkrystallisiren aus Alkohol erhält man das Salz in reinem Zustande.

Eigenschaften. Farbloses und geruchloses Krystallpulver von saurer Reaktion und dem herbsüsslichen Geschmack der Salicylsäure. Schmelzp. 92° C. Löslich in 200 Th. kaltem oder 25 Th. siedendem Wasser. Ziemlich leicht löslich in Alkohol und in Aether, leicht löslich in Chloroform, wenig löslich in Schwefelkohlenstoff. Beim Erwärmen mit Schwefelsäure wird die Salicylsäure, beim Erwärmen mit Natronlauge das Antipyrin in Freiheit gesetzt. Die wässerige Lösung giebt mit Ferrichlorid die violette Reaktion der Salicylsäure.

Prüfung. Eine gewogene Menge Salipyrin (1 g) wird im Scheidetrichter in 40 ccm heissem Wasser gelöst, die Lösung mit einer gemessenen Menge (5 ccm) Doppelt-Normal-Natronlauge im Ueberschuss versetzt und das ausgeschiedene Antipyrin durch drei- bis viermaliges Ausschütteln mit je 15 ccm Chloroform entzogen. Man verdunstet die Chloroformauszüge im gewogenen Glasschälchen und bestimmt Gewicht und Schmelzpunkt (113° C.) des. hinterbleibenden Antipyrins. — Die im Scheidetrichter zurückgebliebene Natriumsalicylatlösung wird mit Normal-Schwefelsäure (Phenolphthaleïn als Indikator) titrirt, die Salicylsäure mit Aether ausgeschüttelt und der Schmelzpunkt (156° C.) der nach dem Verdunsten des Aetherauszuges hinterbleibenden Salicylsäure bestimmt.

Anwendung. Als Antipyreticum und Antineuralgicum, ferner bei akutem und chronischem Gelenkrheumatismus, Influenza. Die Dosis ist doppelt so gross wie die des Antipyrins. Man giebt Erwachsenen 1—2 g mehrmals täglich.

IV. Antipyrinum amygdalinicum. (Ergänzb.) Mandelsaures Antipyrin. Tussol. $C_{11}H_{12}N_2O . C_8H_8O_3$. Mol. Gew. = 340.

Darstellung. Man erhitzt eine Mischung aus 188 Th. Antipyrin mit 152 Th. Mandelsäure im Dampfbade zum Schmelzen, lässt erkalten und krystallisirt aus Alkohol um.

Eigenschaften. Farblose, bitter schmeckende, in Wasser und in Alkohol lösliche Krystalle. Sie schmelzen bei 52—53° C. und zersetzen sich bei höherer Temperatur unter Verbreitung bittermandelölartig riechender Dämpfe. — Die wässerige Lösung (1 = 20) wird durch einige Tropfen rauchender Salpetersäure blassgrün (Isonitroso-Antipyrin), durch einen Tropfen Ferrichlorid blutroth gefärbt. Gerbsäure erzeugt weissen, im Ueberschuss der Gerbsäure löslichen Niederschlag. Mit Milch gemischt, wird das Salz zersetzt.

Prüfung. 1) Das Salz sei farblos uud schmelze bei 52—53° C. 2) Die wässerige Lösung (1 = 200) werde durch Schwefelwasserstoff nicht verändert (Metalle, z. B. Blei). 3) Löst man 1 g des Salzes in 40 ccm. heissem Wasser, setzt 10 ccm Normalkalilauge zu und schüttelt nach dem Erkalten 3—4mal mit je 15 ccm Chloroform aus, so muss letzteres nach dem Abdunsten mindestens 0,52 g Rückstand hinterlassen, welcher den Schmelzpunkt (113° C.) und die übrigen Eigenschaften des Antipyrins zeigt. 4) 0,5 g sollen beim Erhitzen ohne Rückstand verbrennen.

Anwendung. Es besitzt ausser den antipyretischen auch noch narkotische Eigenschaften. Wird besonders gegen den Symptomen-Komplex bei Keuchhusten empfohlen. Dosis für Kinder bis 1 Jahr = 2 bis 3mal 0,05—0,1 g, von 1 Jahr = 3mal 0,1 g, von 2 bis 4 Jahren = 3—4mal 0,25—0,4 g, darüber 4mal täglich 0,5 g. Das Mittel soll nicht mit Milch zusammen oder in zeitlicher Nähe von Milchmahlzeiten gegeben werden. S. oben.

Antipyrinum Coffeïno - citricum. Migränin. Man mischt 85 Th. Antipyrin mit 9 Th. Coffeïn und 6 Th. Citronensäure, schmilzt die Mischung im Wasserbade, bricht die erstarrte Masse in Stücke, trocknet und pulvert diese.

Farbloses, hygroskopisches Pulver. Das durch einfaches Mischen der Bestandtheile erhaltene Pulver wird feucht! Als Antineuralgicum bei Migräne in Gaben von 1 g in Oblaten-Pulvern.

Jodopyrin. Jodantipyrin. $C_{11}H_{11}JN_2O = 314$. Durch Einwirkung von Chlorjod auf Antipyrin erhalten. Glänzende, farblose, prismatische Nadeln, in kaltem Wasser schwer, leichter in siedendem Wasser löslich. Schmelzp. 160° C. Soll die kombinirte Wirkung des Antipyrins und eines Jodides haben. Dosis 0,5—1,5 g.

Anilipyrin. 1) α-Anilipyrin. Durch Zusammenschmelzen von 188 Th. Antipyrin mit 135 Th. Acetanilid. Farbloses, krystallinisches Pulver, Schmelzp. 75° C. 10 g lösen sich bei 15° C. in 4 g Wasser. Beim Eindampfen der Lösung erfolgt Dissociation.

2) β-Anilipyrin. Durch Zusammenschmelzen von 376 Th. Antipyrin mit 135 Th. Acetanilid erhalten. Farbloses Pulver, Schmelzp. 105° C. 10 g lösen sich bei 15° C. in 2,3 g Wasser. Dissociirt weniger leicht als das vorige. Als Antipyreticum und Analgeticum 2—3 mal täglich 0,5—1,0 g.

V. Chloral-Antipyrin. Es sind drei verschiedene Verbindungen dargestellt worden.

† I. **Monochloral-Antipyrin.** Hypnal. $C_{11}H_{12}N_2O . CCl_3 CH (OH)_2$. Man reibt 188 Th. Antipyrin mit 165,5 Th. Chloralhydrat bis zur Verflüssigung zusammen, löst die ölige Masse in heissem Wasser und überlässt die Lösung an einem kalten Orte der Krystallisation. Farblose Oktaëder, in 15 Th. kaltem Wasser löslich, Schmelzp. 67—68° C.

Diese Verbindung ist abzugeben, wenn Hypnal verordnet wird.

Als Hypnoticum an Stelle des Chloralhydrates empfohlen. Höchste Gaben: 3 g pro dosi, 6 g pro die.

† II. **Bichloral-Antipyrin.** $C_{11}H_{12}N_2O . 2 [CCl_3CH(OH)_2]$. Man reibt 94 Th. Antipyrin mit 165,5 Th. Chloralhydrat bis zur Verflüssigung zusammen, verfährt im übrigen wie sub I. Im Wasser lösliche Krystalle, Wirkung etwa wie Hypnal.

† III. **Dehydrotrichloraldehydphenyldimethylpyrazolon.** $C_{13}H_{13}N_2O_2Cl_3$. Man erhitzt ein Gemisch von 188 Th. Antipyrin und 165,5 Th. Chloralhydrat einige Zeit auf 100 bis 110° C. Aus der erkalteten flüssigen Mischung entsteht allmählich (Einsäen einiger Krystalle!) ein Krystallbrei, der aus Alkohol umkrystallisirt wird. Farblose, bei 186—187° C. schmelzende, geschmacklose Krystalle, in Wasser unlöslich. Wird wegen der Unlöslichkeit schwer resorbirt; wirkt im Falle der Resorption aber hypnotisch.

---

† **Butylchloral-Antipyrin.** $C_{11}H_{12}N_2O . C_4H_5Cl_3O + H_2O$. Wird durch Zusammenreiben von 188 Th. Antipyrin mit 193,5 Th. Butylchloralhydrat in gleicher Weise wie das Hypnal, s. vorher sub I, hergestellt. Farblose, bei 70° C. schmelzende Nadeln, in 30 Th. Wasser löslich.

Naphthopyrin. $C_{11}H_{12}N_2O + C_{10}H_8O$. Wird durch Zusammenreiben von 188 Th. Antipyrin mit 144 Th. β-Naphthol als zähe Masse erhalten, welche bisweilen krystallinisch wird. Unlöslich in Wasser, löslich in Alkohol und in Aether.

Resopyrin. $C_{11}H_{12}N_2O . C_6H_6O_2$ (?) Bildet sich als krystallinischer Niederschlag, wenn konc. Lösungen von 188 Th. Antipyrin und 110 Th. Resorcin gemischt werden. Farblose, rhombische Krystalle, unlöslich in Wasser, löslich in 5 Th. Alkohol oder 100 Th. Aether.

† **Phenopyrin.** Verbindung von 188 Th. Antipyrin mit 94 Th. reiner Karbolsäure.

† **Pikropyrin.** Verbindung von 188 Th. Antipyrin mit 229 Th. Pikrinsäure.

† **Pyrogallopyrin.** Verbindung von 188 Th. Antipyrin mit 126 Th. Pyrogallol.

Antihemicranin oder Antimigrainepulver von Apotheker DEMELINNE in Maastricht. Coffeïn 1,6 g, Antipyrin 3,2 g, Zucker 3,2 g. In 8 Pulver zu theilen. Preis 1,25 Gulden holländisch.

Bromopyrine, ein gekörntes Brausepulver. 1 Theelöffel enthält angeblich 0,06 g Coffeïnbromhydrat, 0,18 g Antipyrin, 1,0 g Natriumbromid.

Cerebrine. Alkoholische Lösung von Antipyrin, Coffeïn und Cocaïn. Genaue Vorschrift unbekannt. Antineuralgicum.

Migraine-Pastillen von Apotheker SENKENBERG. Es werden verschiedene Vorschriften angegeben: **I)** Antipyrin 0,3 g, Antifebrin 0,05 g, Rhabarber 0,05 g, Kalmus 0,02 g, Chinarinde 0,03 g. **II)** Antipyrin 47,0, Antifebrin 26,0, Aloë 5,0, Zucker 8 g, Stärke 12,0 g für 25 Pastillen.

Pelagin, Mittel gegen die Seekrankheit. Ein ätherhaltiger Likör, Antipyrin, Cocaïn und Coffeïn enthaltend.

β-**Resalgin.** Resorcylsaures Antipyrin. $(C_{11}H_{12}N_2O)_2 . C_7H_6O_4$. Scheidet sich als Oel aus beim Mischen konc. Lösungen von 188 Th. Antipyrin und 77 Th. β-Resorcylsäure. Nach dem Erstarren und Umkrystallisiren farblose, sauer reagirende Nadeln, löslich in 150 Th. kaltem oder 20 Th. siedendem Wasser. Leicht löslich in Alkohol und in Essigäther, unlöslich in Aether. Schmelzp. 115° C.

VI. Ferripyrinum. Ferropyrinum. Antipyrinum cum Ferro. $(C_{11}H_{12}N_2O)_3$

Fe_2Cl_6. **Mol. Gew. = 889.**

Darstellung. Man löst 5 Th. krystallisirtes Ferrichlorid $FeCl_3 + 6H_2O$ in 10 Th. Alkohol von 96 Proc. und trägt diese Lösung ein in eine Auflösung von 5 Th. Antipyrin in 10 Th. Alkohol und 50 Th. Aether. Der sich ausscheidende orangerothe Niederschlag wird auf dem Filter gesammelt, mit Aether gewaschen, auf porösen Unterlagen abgesaugt und bei 30—40° C. getrocknet.

Sehr feines, orangerothes, luftbeständiges Pulver, welches 64 Proc. Antipyrin, 12 Proc. Eisen und 24 Proc. Chlor enthält. Es löst sich in 5 Th. kaltem, aber erst in 9 Th. siedendem Wasser. Die kaltgesättigte Lösung scheidet beim Erhitzen die Verbindung in rubinrothen Blättchen aus, welche bei 220—225° C. schmelzen. Die wässerige Lösung ist blutroth gefärbt. Wirft man geringe Mengen des Pulvers in viel Wasser, so tritt — wahrscheinlich infolge Dissociation — fast farblose Lösung ein. Löslich in Alkohol und Benzol, aus Methylalkohol krystallisirbar, in Aether fast unlöslich. Schwach salzsaure Lösungen sind haltbar; durch Alkalien, selbst schon durch Bikarbonate, wird aus der wässerigen Lösung Eisenhydroxyd gefällt.

Prüfung. 1) Die Lösung von 1 g der Verbindung in 100 ccm Wasser muss klar sein (ohne Anwesenheit von ungelöstem Ferrihydroxyd). Auf Zusatz von einigen Kubikcentimetern Ammoniak fällt das Eisen als Hydroxyd aus. 2) Dampft man Filtrat + Waschwasser (sub 1) auf 5 ccm ein, versetzt mit 30 ccm Natronlauge von 33 Proc. und extrahirt dreimal warm mit je 10 ccm Benzol, so muss dieses beim Verdunsten mindestens 0,6 g Antipyrin (Schmelzp. 113° C.) hinterlassen. ***Aufbewahrung.*** Vor Licht geschützt.

Anwendung. Innerlich als Eisenpräparat bei chlorotischen und anämischen Zuständen, welche mit Neuralgien etc. einhergehen. Dosis: Drei bis viermal täglich 0,03 bis 0,05 g. Als Adstringens bei Darmkatarrhen und Magenblutungen zu 0,5 g. Aeusserlich. Als (nicht ätzendes) Adstringens und blutstillendes Mittel gegen Blutungen aus Körperhöhlen in 10—20proc. Lösung oder 18proc. Watte und Gaze. Bei Gonorrhöe die 1,0 bis 1,5proc. Lösung.

Gossypium Ferropyrini bezw. **Ferripyrini.** Eine 18 Proc. Ferropyrin enthaltende, an der Luft haltbare Watte, als blut- und schmerzstillender Verbandstoff benutzt.

VII. † Tolypyrinum. Toly-Antipyrin. $C_{12}H_{14}N_2O$. Mol. Gew. $= 202$.

Das höhere Homologe des Antipyrins. Wird genau wie Antipyrin dargestellt, nur wird zur Kondensation Acetessigester mit p-Tolylhydrazin (an Stelle von Phenylhydrazin) verwendet.

Eigenschaften. Farblose, bei 136—137° C. schmelzende Krystalle von sehr bitterem Geschmack, löslich in 10 Th. Wasser, leicht löslich in Alkohol, fast unlöslich in Aether. Die wässerige Lösung wird durch Ferrichlorid blutroth, durch salpetrige Säure grün gefärbt. Erhitzt man Tolypyrin mit 25procentiger Salpetersäure, so färbt sich die Flüssigkeit weinroth, durch Zusatz von Ammoniak geht die Färbung in hellgelb über.

Als Ersatz des Antipyrins und zwar als Antipyreticum und Antineuralgicum mehrmals täglich 1 g. Vorsichtig aufzubewahren.

† **Tolysalum.** Tolypyrinum salicylicum. Tolypyrinsalicylat. $C_{12}H_{14}N_2O$. $C_7H_6O_3 = 340$. Man schmilzt ein Gemisch von 202 Th. Tolypyrin und 138 Th. Salicylsäure im Dampfbade, verfährt im übrigen genau wie bei Salipyrin (S. 320) angegeben. Farblose oder schwach röthliche Krystalle, von herbbitterlichem Geschmack, in Wasser nur wenig, schwer in Aether, leicht in Alkohol und in Essigäther löslich. Schmelzp. 101—102° C. In Tagesgaben von 1—3 g antineuralgisch, von 4—8 g antipyretisch.

VIII. † Pyramidonum. Pyramidon. Dimethylamidophenyldimethylpyrazolon.

Dimethylamidoantipyrin. $C_{13}H_{17}N_3O$. Mol. Gew. $= 217$.

Darstellung. Man reducirt eine alkoholisch-essigsaure Lösung von Nitroso-Antipyrin zu Amidoantipyrin und führt dieses durch Behandeln mit Jodmethyl oder Chlormethyl in Pyramidon über. DRP. 71261.

Eigenschaften. Gelblichweisses, krystallinisches, fast geschmackloses Pulver, Schmelzp. 108° C. Löslich in etwa 10 Th. Wasser. Die wässerige Lösung wird durch Ferrichlorid blauviolett und durch

Natriumnitrit und verdünnte Schwefelsäure (auch durch rauch. Salpetersäure) ebenso gefärbt, aber die Färbungen verblassen und verschwinden sehr bald. Aufbewahrung: Vorsichtig.

Als Antipyreticum bes. als Nachfolger des Antipyrins. Dosis: Zweimal täglich 0,3 bis 0,5 g. Nach LÉPINE soll das Pyramidon nicht ganz ungiftig sein.

Zum Nachweis im Harn überschichtet man diesen mit einer auf das 10fache mit Wasser verdünnten alkoholischen 10proc. Jodlösung. Bei Gegenwart von Pyramidon tritt ein scharfer brauner Ring auf. JOLLES.

IX. † Formopyrinum. **Methylendiantipyrin.** **Methylenbisantipyrin.** $(C_{11}H_{11}N_2O)_2 . CH_2$. **Mol. Gew. = 388.**

Zur Darstellung erhitzt man 5 Th. Antipyrin mit 4 Th. Formaldehydlösung von 40 Proc. 4—6 Stunden auf 120° C. Nach dem Erkalten erhält man Krystalle, welche mit Wasser gewaschen, getrocknet und aus Benzol umkrystallisirt werden.

Krystallisirt mit 1 Mol. H_2O und schmilzt alsdann bei 155—156° C., im wasserfreien Zustande bei 176—177° C. Atlasglänzende Blättchen, in kaltem Wasser fast unlöslich, in heissem Wasser schwerlöslich, in Benzol leicht, in Alkohol sehr leicht löslich.

† Salubrolum. Tetrabrommethylendiantipyrin $C_{23}H_{20}Br_4N_4O_2$. Wird durch Einwirkung von Brom auf Formopyrin dargestellt. Fast geruchloses, gelbliches Pulver. Anwendung als Antisepticum an Stelle des Jodoforms.

Apomorphinum hydrochloricum.

† Apomorphinum hydrochloricum (Austr. Germ. Helv.). **Chlorhydrate d'Apomorphine** (Gall.) **Apomorphinae Hydrochloras** (Brit. U-St.). **Apomorphinhydrochlorat** oder **-Chlorhydrat. Salzsaures Apomorphin.** $C_{17}H_{17}NO_2 . HCl$. **Mol. Gew. = 303,5.** Apomorphin entsteht aus dem Morphin durch Abspaltung von Wasser.

Darstellung. Man schliesst 1 Th. Morphin mit 20 Th. konc. Salzsäure in ein Glasrohr oder einen Autoclaven ein, so dass die Füllung $^4/_5$ des Gefässes einnimmt, und erhitzt während 3 Stunden im Oelbade auf 140—150° C. Nach dem Erkalten verdünnt man den Gefässinhalt mit luftfreiem destillirtem Wasser, übersättigt die Lösung mit Natriumbikarbonat, sondert einen etwa entstehenden Niederschlag ab und extrahirt diesen sowie die Lösung mit Aether oder Chloroform, welche nur das Apomorphin, nicht aber gleichzeitig anwesendes Morphin lösen. — Leitet man in die Aetherlösung des Apomorphins gasförmige Salzsäure, so fällt das salzsaure Apomorphin in Kryställchen aus. Bei der Darstellung ist schnell zu arbeiten, da die freie Apomorphinbase sich an der Luft leicht verändert.

Eigenschaften. Weisse, weissliche oder grauweisse Kryställchen, löslich in 30 Th. Wasser, 20 Th. Weingeist, unlöslich in Aether, Chloroform, Benzol, fast unlöslich in Amylalkohol. Im trockenen Zustande ziemlich unveränderlich, unterliegt es im feuchten Zustande der Zersetzung unter Annahme grüner Färbung.

Löst man eine geringe Menge (0,05 g) in 1 Tropfen Wasser auf, so nimmt diese Lösung, der Luft und dem Licht ausgesetzt, Grünfärbung an. Wird dieselbe Menge mit 2 Tropfen Salpetersäure verrührt, so entsteht blutrothe Färbung. — Löst man (0,05 g) Apomorphin in 2,5 ccm Natronlauge auf, so entsteht eine klare Lösung, welche an der Luft purpurfarben, zuletzt schwarz wird. Uebergiesst man 0,05 g mit 3—4 ccm Ammoniakflüssigkeit, so muss alsbald (namentlich beim Erwärmen sehr rasch) Purpurfärbung auftreten. Tropft man in diese Lösung 2—3 Tropfen Silbernitratlösung, so erfolgt schwarze Ausscheidung von metallischem Silber. — Löst man 0,05 g in 2—3 ccm Wasser, übersättigt mit Natriumbikarbonat nnd schüttelt mit Luft durch, so erfolgt smaragdgrüne Färbung. — Eisenchloridlösung färbt die wässerige Lösung amethystblau.

Prüfung. 1) Apomorphinchlorhydrat sei fast farblos, bez. nur grauweiss, nicht stark grün gefärbt, auch nicht feucht. 2) Bei der mikroskopischen Betrachtung (50 bis 100fache Vergrösserung) erweise es sich durchweg aus säulenförmigen Krystallen bestehend. Ein im Handel vorkommendes amorphes Apomorphinhydrochlorid zeigt unter dem Mikroskope amorphe, gelbfarbige Massen. Ein solches Präparat darf therapeutisch nicht verwendet werden. 3) Das Salz verkohle beim Erhitzen und verbrenne bei Luftzutritt, ohne einen Rückstand zu hinterlassen.

Aufbewahrung. Vor Licht geschützt nach Germ.: Vorsichtig, nach Helv.: Sehr vorsichtig. Wichtig ist, dass das Apomorphinchlorhydrat völlig trocken in trockene Gefässe gefüllt wird. Da es in der Regel in 1 g-Gläsern von den Fabriken abgegeben wird, so stellt man diese auf einen Wattebausch, welcher mit etwas Aether befeuchtet ist, in die Standgefässe. Natürlich müssen die 1 g-Gläschen lediglich mit guten Korken, nicht aber mit Paraffin oder Siegellack verschlossen sein. Unter solchen Maassregeln hält sich das Präparat Jahr und Tag.

Dispensation. Die wässerige Lösung des Apomorphinhydrates nimmt nach kurzer Aufbewahrung grüne Färbung an, weil die Aufbewahrungsgläser soviel Alkali an die Lösung abgeben, dass etwas freie Apomorphinbase in Freiheit gesetzt wird, welche dann in Berührung mit der Luft zu den grünen Umwandlungsprodukten oxydirt wird. Man kann diese Färbung vermeiden, wenn man der frisch bereiteten Lösung sogleich eine kleine Menge (1—2 Tropfen) Salzsäure zusetzt, doch ist dieses Verfahren nur für die *per os* zu gebrauchenden Arzneien, nicht aber für subkutane Injektionen zulässig. Die Abgabe der Lösungen erfolgt in braunen Gläsern.

Anwendung. Apomorphin wirkt nervenerregend, schliesslich lähmend auf das Gehirn und die Medulla oblongata. Die Erregung kann durch geeignete Dosen bis zur sicheren Brechwirkung (auch bei subkutaner Einführung) gesteigert werden. Man giebt es in Dosen von 0,005—0,1 g drei bis viermal täglich als Expektorans und den Hustenreiz milderndes Mittel. Subkutan bewirkt es in Gaben von 0,005—0,05 g binnen 5—15 Minuten sicher eintretendes Erbrechen. Höchstgaben (Germ. u. Helv.). Innerlich pro dosi 0,02 g, pro die 0,1 g. Zur Injektion nach Helv. pro dosi 0,005 g, pro die 0,015 g.

Mixtura Apomorphini.

(München. Nosokom. Vorschr.)

Rp. Apomorphini hydrochlorici
  Morphini hydrochlorici āā 0,03
  Acidi hydrochlorici diluti 1,0
  Aquae destillatae   130,0
  Sirupi Sacchari   20,0.
Detur ad vitrum nigrum.

Injectio Apomorphini.

Rp. Apomorphini hydrochlorici 0,1
  Aquae destillatae   10,0.
Brechmittel für Erwachsene. Dosis: $^{1}/_{2}$—1 Spritze

Rp. Apomorphini hydrochlorici 0,02
  Aquae destillatae   10,0.
Brechmittel für Kinder. Dosis: $^{1}/_{2}$—1 Spritze.

† **Apomorphinum.** Apomorphine (Gall.). $C_{17}H_{17}NO_2 = 267$. Die freie Apomorphinbase kann aus den Salzen durch ätzende und kohlensaure Basen, auch schon durch lösliche Bikarbonate ausgeschieden werden. Man kann also z. B. die Lösung des Apomorphinchlorhydrats mit Natriumbikarbonat übersättigen, das Apomorphin mit Aether ausschütteln, nach dessen Verdunsten es zurückbleibt.

Frisch dargestellt eine weissliche, amorphe oder krystallinische Masse, die sich namentlich im feuchten Zustande an der Luft und am Lichte rasch grün färbt. Sie ist etwas löslich in Wasser, ferner löslich in Weingeist, Aether, Chloroform, Benzol. Die Lösungen des durch Oxydation veränderten Apomorphins in Wasser und Weingeist sind smaragdgrün, die in Aether und Benzol purpurviolett, die in Chloroform blauviolett gefärbt. Freies Apomorphin muss in Wasser völlig löslich und ohne Rückstand verbrennbar sein.

Aqua.

Aqua. Wasser. Eau. Water. H_2O. **Mol. Gew. = 18.** Für den pharmaceutischen Bedarf kommen namentlich in Betracht 1) Gemeines Wasser und 2) Destillirtes Wasser.

I. Aqua fontana seu communis. Quellwasser. Brunnenwasser. Gemeines Wasser. Eau de fontaines. Fountain-water.

Unter diesen Namen versteht man in der Pharmacie zunächst dasjenige Wasser, welches zum Trinkgebrauch für Menschen dient, und zwar macht man die stillschweigende Voraussetzung, dass dieses Wasser möglichst rein ist und nicht zu grosse Mengen gelöster Substanzen enthält. Die Pharmacie stellt in dieser Hinsicht etwa die gleichen Anforderungen wie die Mehrzahl der übrigen Gewerbe. Ist ein solches Wasser nicht zur Hand oder nur schwer zu beschaffen, so kann es durch Flusswasser (*Aqua fluviatilis*) oder durch Regenwasser (*Aqua pluviatilis*) ersetzt werden.

Das für den pharmaceutischen Gebrauch verwendete Wasser muss farblos, gänzlich oder fast geschmacklos, völlig klar sein und darf innerhalb 24 Stunden sich nicht merklich trüben oder einen Bodensatz abscheiden. Wenn das Wasser durch suspendirte Stoffe getrübt ist, so muss es filtrirt werden.

Filtration des Wassers. Für Wasser, welches keine riechenden oder schmeckenden Bestandtheile enthält, bei welchem also lediglich eine Abscheidung suspendirter Stoffe erforderlich ist, genügt eine einfache Filtration durch Filtrirpapier.

Hat man jedoch einen regelmässigen und grösseren Bedarf an solchem Wasser, so kommt diese Art der Filtration zu theuer, und es empfiehlt sich, an einem kühlen Orte einen Filtrir-Apparat dauernd in Thätigkeit zu halten. In den Gewerben benutzt man für diese und ähnliche Zwecke „Sandfilter", und ein solches wird sich auch der Apotheker zweckmässig herstellen. — Als „Filtrirgefäss" kann man ein konisches oder cylindrisches Gefäss aus Thon (glasirt) benutzen oder auch ein wasserdichtes Holzfass, bei grösserem Bedarf lässt man das Filtergefäss aus Mauerwerk herstellen

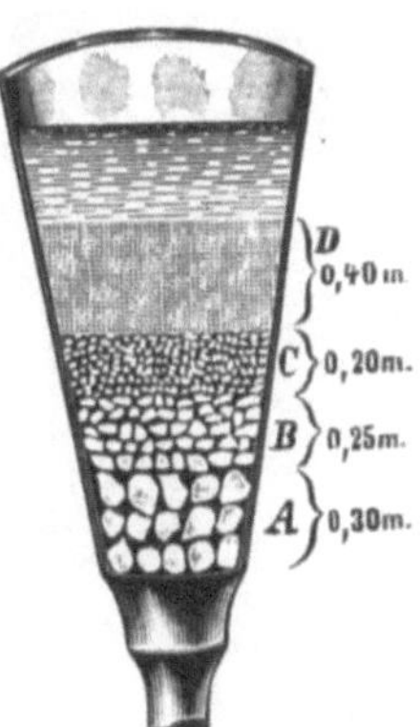
Fig. 81. Sandfilter.

und dies mit Cement wasserdicht abputzen. In Figur 81 ist zur Herstellung eines solchen Sandfilters ein konisches Thongefäss gewählt. Auf den Boden dieses Gefässes bringt man eine etwa 30 cm hohe Schicht gut abgewaschener, ca. faustgrosser Feldsteine oder Granitbruch. Auf diese schüttet man eine etwa 25 cm hohe Schicht von gewaschenen Steinen, die nur etwa $^1/_3$ so gross sind, dann folgt eine Schicht von etwa 20 cm Höhe von gewaschenem groben Kiese und hierauf folgt endlich eine Schicht von 40 cm gewaschenem Kiessand. Die unteren Schichten bilden lediglich die Träger für die auf sie folgenden oberen Schichten. Die eigentliche Filtrirschicht ist der zu oberst befindliche Kiessand und in diesem bildet wiederum die wirksame Filtrirmembran die oberste Schicht, in welcher die Zwischenräume zwischen den einzelnen Sandkörnchen sich mit den abzufiltrirenden schwebenden Verunreinigungen ausgefüllt haben. Daher arbeitet ein solches Filter auch dann am besten, wenn es eine gewisse Zeit in Thätigkeit ist. Auf das so vorbereitete Filter wird Wasser aufgegossen. Die Filtration beginnt sogleich, doch wird das filtrirte Wasser erst dann aufgefangen, wenn es völlig blank abzulaufen beginnt. Nach längerer oder kürzerer Zeit ist das Filter so weit verschmutzt, dass es einer Reinigung bedarf. Man entfernt dann die oberste Sandschicht, soweit sie verschmutzt ist (5—10 cm) und ersetzt diese Theile durch frisch gewaschenen Sand. Je öfter diese theilweise Reinigung ausgeführt wird, desto länger kann ein solches Filter benutzt werden, ohne dass es vollständig erneuert zu werden braucht.

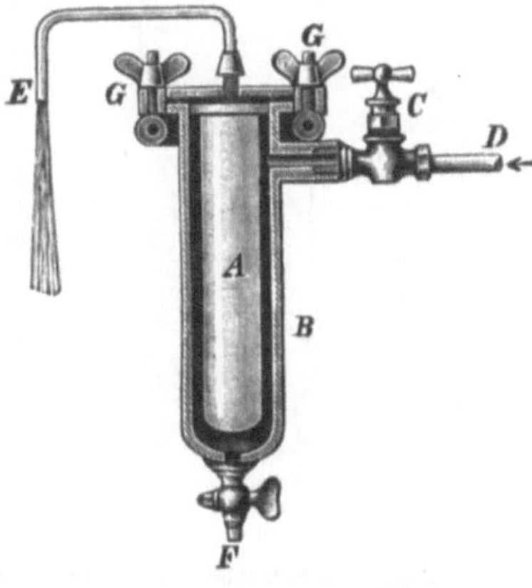

Muss man gleichzeitig aus einem Wasser Riechstoffe oder färbende Substanzen entfernen, so schaltet man in das Filter noch eine Schicht Holzkohle in bohnengrossen Stücken ein. Und zwar bringt man diese alsdann zweckmässig in der aus grobem Kiese bestehenden Schicht unter. Das Filter hat alsdann folgende Anordnung:
A Steine faustgross 30 cm, *B* Steine eigross 25 cm, *C* Kies grob 10 cm, Holzkohle bohnengross 20—30 cm, Kies grob 10 cm, *D* Kiessand 40 cm.

Ein solches mit Holzkohle beschicktes Filter eignet sich auch vorzüglich, um eisenhaltiges Wasser zu enteisnen. s. S. 339.

Filter aus plastischer Kohle. Diese Filter waren eine gewisse Zeit lang recht beliebt.

Fig. 82. BERKEFELD-Filter.

Es ist jedoch nachgewiesen worden, dass ein solches Filter in kurzer Zeit einen Heerd von Bakterienkeimen darstellt, so dass das durch ein solches Filter filtrirte Wasser schliesslich bakterienreicher ist als das nicht filtrirte. Aus diesem Grunde werden sie im allgemeinen in der Gegenwart nicht mehr empfohlen. Die Reinigung solcher Filter erfolgt, indem man sie in stark verdünnte Salzsäure einlegt, alsdann mit Sand vorsichtig abscheuert und auskocht.

Berkefeld-Filter. Diese Filter haben sich seit 1893 infolge der Furcht vor der Cholera eingebürgert und werden besonders im Anschluss an eine Wasserleitung mit 2—3 Atmosphären Druck angebracht. In beistehender Figur 82 ist B ein gusseisernes Gehäuse, welches bei D an die Hochdruckleitung angeschlossen und von dieser durch den Hahn C abgesperrt werden kann. A ist ein aus gebrannter Infusorienerde hergestellter hohler Cylinder. Soll das Filter funktioniren, so wird der Hahn F geschlossen, der Hahn C aber geöffnet. Das Wasser dringt alsdann in den Zwischenraum zwischen B und A, wird durch den Hohlcylinder aus Infusorienerde gepresst und fliesst bei E ab. Ein solches Filter liefert ein recht gut filtrirtes Wasser (die Anzahl der Bakterienkeime wird verringert), aber die Leistungsfähigkeit ist sehr gering. Diese beträgt im Anfange bei einem Druck von 3 Atmosphären etwa 2 Liter pro Minute, aber die Leistungsfähigkeit nimmt sehr rasch bedeutend ab. Dann muss das Filter auseinander genommen und der Filterkörper ausgekocht werden, kurz, auch die Wartung dieser Filter ist eine sehr umständliche.

Bei grösserem Bedarf werden eine ganze Anzahl von Filterkörpern in einem Gehäuse vereinigt, indessen leisten auch diese Systeme bezüglich der Quantität nicht das, was der Besteller vorher wohl erwartet hatte. Fig. 83.

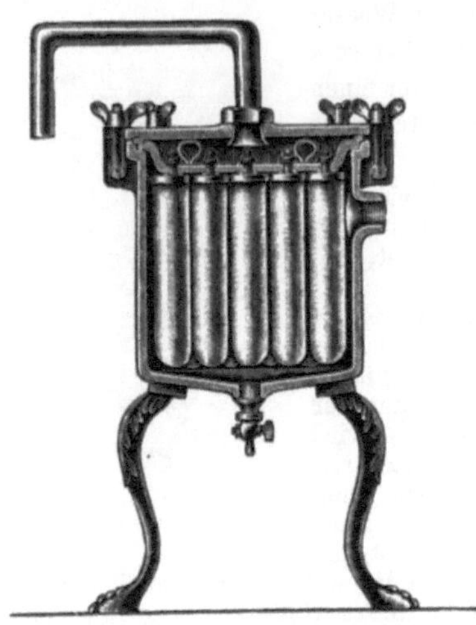

Fig. 83. Berkefeld-Filter-Batterie.

Breyer's Mikromembran-Filter. Bei diesem dient Asbest in feinster Vertheilung als Filtrirmaterial. Das Filter besteht aus einem Behälter d, in welchem mit Asbestfilz überzogene, flache, poröswandige Hohlkörper e aufrecht stehend und in gewisser Anzahl derartig eingeschlossen sind, dass ihre Oberenden mit einem gemeinschaftlichen Entluftungsrohre f und ihre Unterenden mit einem gemeinschaftlichen Abflussrohr g in Verbindung stehen. Der Behälter d kann sowohl mit einer Leitung für die zu filtrirende Flüssigkeit als auch mit einem Schlemmkanal und einem Behälter in Verbindung gesetzt werden, der eine Asbest-Emulsion enthält. Durch geeignete Vorrichtungen wird diese Emulsion auf die Hohlkörper e unter einem Drucke von 1,5 Atmosphären gepresst, sodass sich auf ihnen eine Asbestschicht ablagert. Nachdem die überschüssige Asbest-Emulsion abgelassen worden ist, wird die abgesetzte Schicht $^1/_2$ Stunde lang durch Luft von 150° C. sterilisirt und ist dann zum Gebrauche fertig. Fig. 84.

Die höchst feinen Asbestnädelchen, welche für dieses Filter gebraucht werden, nennt Breyer „Mikrolithen". Das grösste Filter, welches B. fertigt, ist 2 m hoch, 1 m breit und liefert in der Stunde 250—500 l Wasser.

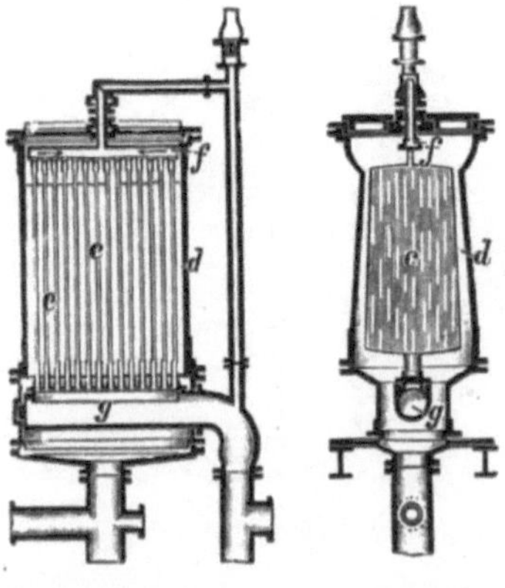

Chamberland's Filter (System Pasteur) besteht aus einer 20 cm langen, 25 mm im Durchmesser haltenden, einseitig geschlossenen und am anderen Ende verjüngten Röhre aus gebranntem unglasirten Porcellan von 4—5 mm Wandstärke. Diese sog. „Filterkerzen" werden einzeln oder zu Batterien vereinigt in einem Gehäuse $a f$ untergebracht und bei d an die Wasserleitung angeschlossen. Das zu filtrirende Wasser wird von aussen in des Innere c der Filtrirkerze gedrückt und tritt von da durch e zu Tage. Eine Kerze kann täglich 40—50 l Wasser liefern, welches keimfrei ist. Das Reinigen der Filterkerzen geschieht durch Abbürsten der äusseren Flächen

Fig. 84. Breyer's Mikromembran-Filter. und durch Auskochen der ganzen Kerze. — Die quantitative Leistung des Filters ist gering, nach einigen Tagen erfolgt auch Durchwachsen der Bakterien. Fig. 85.

Die oben angeführten Filter nach Berkefeld, Breyer und Chamberland verfolgen besonders das Ziel, Filtrate zu liefern, welche frei oder doch wenigstens arm an Mikro-Organismen sind. Für die Filtration von Wasser in der Praxis kommen wohl die Filter von Berkefeld und von Breyer in Betracht. Das von Chamberland dient vorzugsweise zur Gewinnung steriler Flüssigkeiten bei wissenschaftlichen, bakteriologischen Arbeiten.

Sand-Kohle-Filter. Ein für die meisten Zwecke sehr empfehlenswerther Apparat wird in folgender Abbildung Fig. 86 wiedergegeben:[1])

Er besteht aus 3 Töpfen (ABC) aus Steingut oder feuerfestem Thon, von welchen der erste A um $^1/_3$—$^1/_2$ mal grösser ist als die Töpfe B und C. Der Topf A hat über seinem Boden einen Tubus. Die nach innen gehende Oeffnung des Tubus wird mit einem Bausch Asbest lose bedeckt, darüber eine Schicht reiner gewaschener Granitsteine geschüttet, die Steinschicht dann mit einer Schicht grober Kohlenstücke bedeckt, die bis fast zur Mitte des Topfes reicht. Auf die Kohlenschicht wird ein reines ausgewaschenes leinenes Tuch (oder eine Filzscheibe) gelegt und darüber noch eine 20 cm hohe Schicht Sand gegeben. Mittelst Tubus und eines Glasrohres steht der Topf A mit dem Topfe B in Kommunikation. Dieser Topf B ist in ganz derselben Art und Weise mit Stein, Kohle und Kies, im ganzen jedoch nur bis zur Hälfte seiner Höhe beschickt und die oberste Sandschicht noch mit einer Schicht Fliesspapier und einer eng anliegenden Filzscheibe bedeckt, welche mit einigen reinen Granitsteinen beschwert ist. Der Topf B kommunicirt mit einem leeren Topfe C, in welchem sich das filtrirte Wasser ansammelt. Wird der Topf A mit dem zu filtrirenden Wasser gefüllt, bis das Filtrat in den Topf C niederzurinnen beginnt, so füllt sich letzterer allmählich ungefähr zu $^1/_3$—$^1/_2$. Um ihn voll zu haben, müsste man also den Topf A noch 1 oder 2 mal nachfüllen. Der Topf C hat über seinem Boden einen zinnernen Hahn zum Abzapfen des filtrirten Wassers. Es kommt nun ganz auf die Beschaffenheit des Wassers an, wie lange ein solcher Apparat bis zu einer neuen Beschickung mit Kohle und Sand brauchbar ist. Ein Zeitraum von mehr als 4 Wochen dürfte in der wärmeren Jahreszeit wohl nicht zu überschreiten sein.

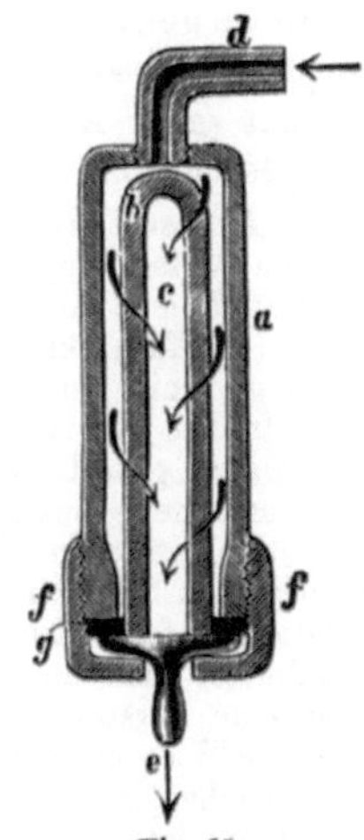

Fig. 85.

Chamberland-Filter.

Diese ohne besondere Unkosten von Jedermann leicht selbst zusammenzustellenden und zu reinigenden Apparate sind in jeder Beziehung zu empfehlen. Wenn irgendwo, so gilt gerade bei der Filtration von Wasser der Grundsatz: Das Einfachste ist das Beste.

II. Aqua destillata. Aqua stillatitia. Destillirtes Wasser. Eau destillée.

Destilled water. Ist ein von den gewöhnlichen Verunreinigungen praktisch vollständig befreites Wasser. Es soll frei sein von gelösten festen Substanzen, von Chlor, von Salpetersäure und salpetriger Säure, ausserdem Ammoniak und Kohlensäure nur in Spuren enthalten. — Auch das reinste destillirte Wasser ist nicht etwa lediglich die chemische Verbindung H_2O, vielmehr enthält es stets noch kleine Mengen von Verunreinigungen, doch sollen diese auf ein praktisch noch zulässiges Maass reducirt sein.

Für die Darstellung des destillirten Wassers ist zu beachten, dass das als Ausgangsmaterial dienende Brunnenwasser durchweg Magnesiumchlorid enthält. Dieses spaltet in der Siedehitze unter Uebergang in Magnesiumoxychlorid Salzsäure ab, wodurch das Destillat chlorhaltig wird. Jedes Brunnenwasser enthält ferner Kohlensäure, welche gleichfalls in das Destillat geht. Diese Verunreinigungen kann man in den meisten Fällen da-

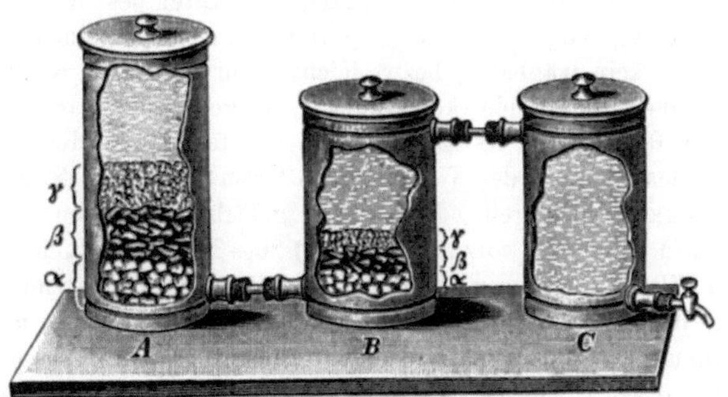

Fig. 86. Wasserfiltrirapparat.

α Granitbruch. β Grobe Kohlestücke. γ Sandschicht, zur Hälfte aus groben, zur andern Hälfte aus feinem Kies bestehend.

durch beseitigen, dass man die ersten Antheile des Destillates verwirft und das Destillat erst dann und nur so lange sammelt, als es sich als frei von Chlor und Kohlensäure erweist. — Enthält das Brunnenwasser aber — wie dies meist der Fall ist — Ammoniak,

---

[1]) Diesen Filtrirapparat erhält man in der March'schen Thonwaarenfabrik zu Charlottenburg, in der Niederlage pharm. Geräthschaften von Warmbrunn, Quilitz & Co. in Berlin etc.

so begleitet dieses fast das gesammte Destillat, wenn es nicht durch geeignete Chemikalien (Aluminiumsulfat) gebunden wird.

Die relativ kleinen Mengen destillirten Wassers, welche in der Pharmacie verbraucht werden, kann man mit Hilfe des in jedem Apotheken-Laboratorium vorhandenen Destillir-Apparates gewinnen. Um ein tadelloses, haltbares Wasser zu erhalten, muss die (kupferne) Destillirblase sauber ausgescheuert werden. Helm und Kühlschlange sollen aus Zinn, bezw. verzinnt sein. Als Auffanggefäss benutzt man eine Flasche, nicht einen Topf oder ähnliche Gefässe mit weiter Oeffnung.

Darstellung. Man füllt die saubere Destillirblase zu $^3/_4$ ihres Rauminhaltes mit gemeinem Wasser, fügt (um das Ammoniak zurückzuhalten) pro Liter 0,5—1,0 g kryst. Alaun hinzu und heizt an. Wenn die Dampfentwickelung beginnt, lässt man den Dampf zunächst einige (10) Minuten ohne zu kühlen durch die Kühlschlange streichen. Diese wird hierdurch gereinigt, sozusagen sterilisirt. Alsdann lässt man das Kühlwasser zutreten. Man verwirft das jetzt übergehende Destillat so lange, als es noch durch Bleiessig und durch Silbernitrat getrübt wird. Erst wenn beides nicht mehr der Fall ist, sammelt man die weiteren Theile des Destillates als reines destillirtes Wasser.

Im weiteren Verlaufe der Destillation hat man alsdann nur noch nöthig, von Zeit zu Zeit mit Silbernitrat auf Chlor zu prüfen. Sollte dieses im späteren Verlaufe der Destillation (infolge Einwirkung des Alauns auf das Magnesiumchlorid) im Destillate auftreten, so schüttet man durch den Tubus der Blase das halbe Gewicht des vorher angewendeten Alauns an krystall. Natriumphosphat hinzu, destillirt weiter und fängt das Destillat wieder auf, sobald es chlorfrei ist, was übrigens bald der Fall sein wird. Die Destillation wird unterbrochen, wenn in der Blase nur noch der fünfte Theil des vorher eingefüllten Wassers vorhanden ist.

Besitzt das erhaltene destillirte Wasser einen Geruch nicht, so kann es ohne weiteres verwendet werden. Im anderen Falle empfiehlt es sich, dasselbe noch durch ein mit sehr gut ausgewaschener Holzkohle beschicktes Filter zu filtriren, ein Verfahren, welchem in gut geleiteten Laboratorien grundsätzlich alles destillirte Wasser unterworfen wird.

In Laboratorien, welche dauernd einen Dampfapparat geheizt erhalten, kann man ganz erhebliche Mengen destillirtes Wasser auch lediglich mit diesem allein gewinnen, natürlich ist alsdann die Aufwendung grosser Sorgfalt erforderlich, um eine Verunreinigung des Wassers in dem Dampfkessel und damit auch in den meisten Fällen des destillirten Wassers zu vermeiden.

Eigenschaften. Reines destillirtes Wasser ist eine völlig klare, geruch-, geschmack- und farblose, neutrale Flüssigkeit, welche ohne einen Rückstand zu hinterlassen sich verdampfen lässt, und welche frei ist von Chlor, salpetriger Säure, Salpetersäure und von Kohlensäure. Ammoniak darf es nur in äusserst geringen Spuren enthalten.

Prüfung. 1) Man verdampft $^1/_4$ Liter des Wassers in einer blanken Platinschale, in Ermangelung dessen einige Cubikcentimeter in einem blanken Glasschälchen. Es darf alsdann kein wägbarer, bezw. leicht wahrnehmbarer Rückstand hinterbleiben. Einen Anflug eines Rückstands (koncentrische Ringe) wird zwar fast jedes destillirte Wasser zeigen, dieser Rückstand entstammt in den meisten Fällen den Aufbewahrungsgefässen. 2) Versetzt man 50 ccm des Wassers mit 1 ccm farblosem Nessler'schem Reagens, so darf die Flüssigkeit nicht gelb oder röthlich gefärbt erscheinen. Die Beobachtung ist über einer weissen Unterlage vorzunehmen. 3) 20—30 ccm werden mit je 2—3 Tropfen Salpetersäure und Silbernitratlösung versetzt; es darf keine opalisirende Trübung auftreten. 4) 20 ccm des Wassers, mit 40 ccm klarem Kalkwasser versetzt, müssen eine klare Mischung geben (Trübung zeigt Kohlensäure an). — 5) 100 ccm des Wassers werden mit 1 ccm verdünnter Schwefelsäure versetzt und zum Sieden erhitzt. Darauf giebt man 0,3 ccm Kaliumpermanganatlösung 1 : 1000 hinzu und hält 3 Minuten lang im Sieden. Die Flüssigkeit muss nach dieser Zeit noch deutlich roth gefärbt sein. Ist sie farblos, so enthält sie organische Stoffe in unzulässiger Menge.

Aufbewahrung. Das destillirte Wasser muss in wohlverschlossenen Flaschen (am besten Glasstöpselflaschen) an einem kühlen Orte, vor direktem Sonnenlichte geschützt, aufbewahrt werden.

Anwendung. Als Auflösungsmittel in der Pharmacie und Chemie vielfach gebraucht. Es ist stets da anzuwenden, wenn das gemeine Wasser vermuthlich Veränderungen mit den Arzneisubstanzen eingehen wird, welche nicht beabsichtigt worden sein können. Der Receptar muss als berechtigt angesehen werden, in solchen Fällen destillirtes Wasser anzuwenden und zu berechnen, selbst wenn der Arzt „gemeines Wasser" verordnet haben sollte.

Herstellung grösserer Mengen von destillirtem Wasser. Die Gewinnung grösserer Mengen von destillirtem Wasser, wie sie etwa für die Mineralwasser-Fabrikation gebraucht werden, würde mittelst der in den Apotheken-Laboratorien vorhandenen Destillir-Apparate auf die Dauer zu kostspielig sein. Diese Apparate sind zwar vorhanden, bedürfen also keines weiteren Anschaffungskapitals, aber der Verbrauch an Heizmaterial ist im Verhältnis zu dem gelieferten destillirten Wasser ein unverhältnissmässig hoher, sie verbrauchen ferner enorme Mengen Kühlwasser, auch sind diese Apparate im besten Falle immer nur von geringer Leistungsfähigkeit. — Man ist daher dazu übergegangen, Apparate lediglich zur Gewinnung von destillirtem Wasser zu konstruiren. Die dabei befolgten

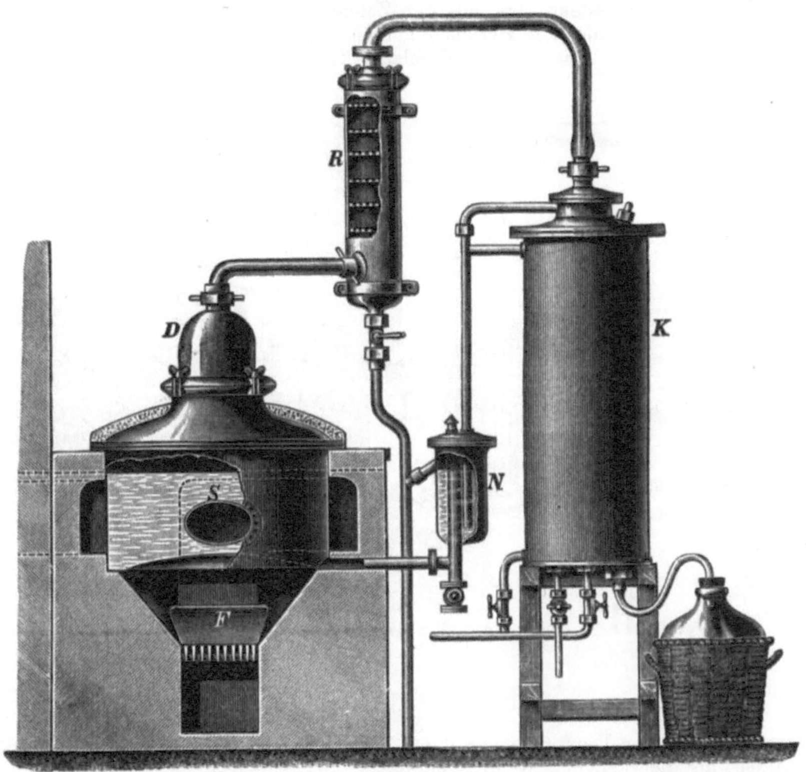

Fig. 87.

Grundsätze sind folgende: Es wird eine möglichst grosse Ausnutzung des Heizmaterials angestrebt. Die zur Kondensation des Wassers erforderliche Menge Kühlwasser wird auf das zulässige Minimum beschränkt. Infolgedessen ist ein Theil des Kühlwassers stets kochendheiss und dieses heisse Kühlwasser wird automatisch zum Speisen der Destillirblase verwendet.

Im Nachstehenden veranschaulichen wir zwei von E. A. Lentz-Berlin konstruirte Apparate, von denen der eine für freie Feuerung, der andere im Anschluss an eine bestehende Dampfanlage hergestellt ist.

Apparat mit selbständiger Heizung. Fig. 87. Die aus Kupfer hergestellte Blase wird durch die Feuerung F geheizt; zur besseren Ausnutzung der Hitze ist die Blase noch mit einem Siederohr S versehen. Die entwickelten Dämpfe gehen durch den abnehmbaren Dom D nach dem Kühlcylinder K. Die Konstruktion desselben siehe in folgender Abbildung. N ist das Niveauhaltungsgefäss, welches einerseits das aus dem Kühler kochend heiss abfliessende Kühlwasser aufnimmt, andererseits dasselbe der Blase in dem Maasse zuführt, dass das Niveau in derselben konstant bleibt. R ist eine Reinigungsbatterie. Dieselbe ist für gewöhnlich nicht erforderlich; sie tritt meist nur dann in Wirkung, wenn Wasser, welches riechende Stoffe enthält (sog. Grachtwasser) destillirt werden soll.

Apparat mit angeschlossenem Dampfkessel. Der in Figur 88 abgebildete Apparat ist räumlich über einem Dampfkessel, z. B. in einer höheren Etage, aufgestellt gedacht. Der Destillirapparat ist doppelt konstruirt, d. h. es sind 2 Blasen und 2 Kondensatoren vorhanden.

Der Dampf des in einer tieferen Etage aufgestellten Dampfkessels dringt in der Richtung der Pfeile in den Heizkörper der Blase, welcher die Gestalt zweier aneinander gelegter Linsen hat. Er erwärmt das umgebende Wasser, wird dabei selbst kondensiert, das Kondensationswasser fliesst durch ein am Boden des Heizkörpers befindliches Rohr wieder in den Dampfkessel zurück. Die in der Blase entwickelten Wasserdämpfe gehen durch das Abzugsrohr in den Kondensator, von da als Wasser durch den gemeinschaftlichen Trichter in den Nachkühler. Das im Kühler fast bis zur Siedehitze erhitzte Wasser läuft nach dem Niveauhaltungsgefäss, welches die Aufgabe hat, das Wasser in der Destillirblase konstant durch Zufluss von kochendem Wasser auf gleichem Niveau zu halten.

Der Kondensator besteht, wie aus der Zeichnung ersichtlich ist, aus koncentrisch angeordneten Cylindern und einer zwischen beiden liegenden Kühlschlange, welche gesonderten Zu- und Abfluss haben. Die Kühlschlange füllt den Raum zwischen beiden Cylin-

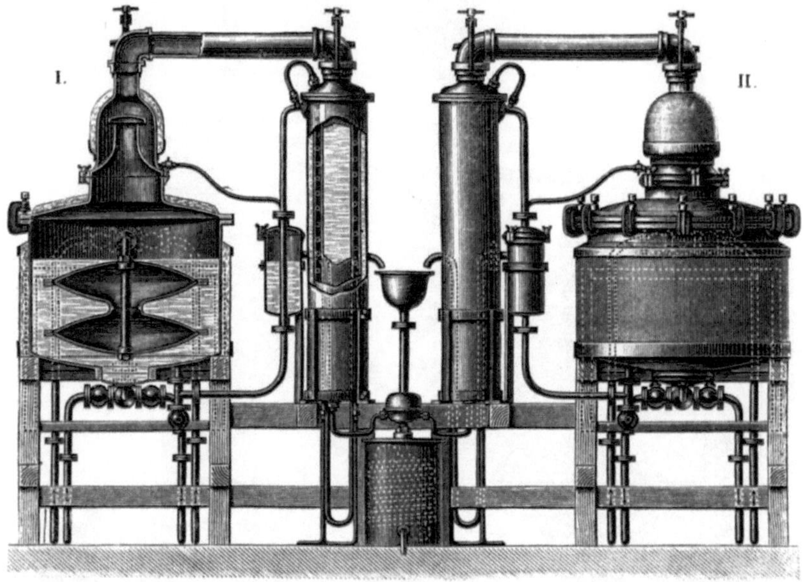

Fig. 88.

dern fast aus, sodass der Dampf genöthigt ist, so oft um die Wandungen der Kühlschlange herumzulaufen, als die Schlange Windungen hat.

Beide Apparate setzen zwar eine erhebliche Ausgabe für die Anschaffung voraus, aber einmal vorhanden, sind sie ausserordentlich leistungsfähig, ausserdem aber sehr sparsam in Bezug auf die Betriebskosten, d. h. den Verbrauch an Heizmaterial und an Kühlwasser.

III. Aqua sterilisata. Sterilisirtes Wasser. Eau sterilisée. Sterilised water.

Weder das destillirte noch das gemeine Wasser sind für gewöhnlich keimfrei, sie enthalten vielmehr — und namentlich nach längerem Stehen bei Zimmertemperatur — sehr häufig ganz kolossale Mengen von Mikro-Organismen. Bisweilen kann der Arzt Werth darauf legen, zu irgend einem Zwecke keimfreies bezw. sterilisirtes Wasser zu verwenden. Die einfachste Art der Sterilisation ist, dass man das Wasser während 5 bis 10 Minuten im Sieden erhält. Hierdurch werden mit Sicherheit alle lebenden Mikro-Organismen getödtet. Allerdings wäre es möglich, dass Dauerformen der letzteren, das sind die „Sporen", die Kochhitze überdauern. Will man auch diese mit Sicherheit unschädlich machen, so würde man das Abkochen an drei auf einander folgenden Tagen zu wiederholen haben (diskontinuirliche Sterilisation). Sterilisirt man unter Watte-Verschluss, so bleibt das Wasser steril, solange der Watte-Verschluss nicht entfernt wird.

Es empfiehlt sich, täglich einen Kolben mit Wasser durch Abkochen zu sterilisiren und nach jedesmaligem Gebrauch des Wassers die Sterilisation immer von neuem auszuführen. Dieses sterilisirte (destillirte) Wasser wäre grundsätzlich zu verwenden für subcutane Injektionen und für Augenheilmittel. Am zweckmässigsten wäre es allerdings, wenn für Receptur-Zwecke überhaupt nur sterilisirtes Wasser verwendet würde.

IV. Trinkwasser.

Es muss zwar zugegeben werden, dass die chemische Analyse allein nicht im Stande ist, in jedem Falle ein abschliessendes Urtheil über ein zu Trinkzwecken bestimmtes Wasser abzugeben, immerhin aber stellt sie doch einen wichtigen Theil der gesammten Wasser-Untersuchung dar. Von den auszuführenden Bestimmungen sind die wichtigsten die folgenden:

1) Prüfung durch die Sinne. Jedes zu beurtheilende Wasser ist zunächst auf seine äusseren Eigenschaften zu prüfen und zwar, wenn es möglich ist, an Ort und Stelle. Man stellt fest, ob es klar ist, ob es geruchlos und geschmacklos und ob es gefärbt ist. Die letztere Feststellung trifft man so, dass man das Wasser in eine zu diesem Zwecke ein für alle Male bestimmte weisse Flasche giesst und in grösserer Schicht über einer weissen Unterlage beobachtet. Auf den Geschmack prüft man durch Trinken des Wassers aus einem Trinkglase, auf den Geruch prüft man, nachdem das frisch entnommene (!) Wasser kräftig umgeschüttelt worden ist.

Hierauf sind alsdann sogleich einige qualitative Reaktionen anzustellen. Insbesondere ist sofort auf salpetrige Säure und auf Ammoniak zu prüfen, da die erstere häufig sich erst im Verlaufe der Aufbewahrung bildet, das letztere aber bisweilen nach einigen Tagen verschwindet. Ebenso ist die Prüfung auf Salpetersäure bald nach der Einlieferung anzustellen.

Eine Probe des Wassers bewahrt man an einem kühlen schattigen Orte unter Watteverschluss auf. Man schüttelt gelegentlich um und prüft, ob später etwa ein Geruch wahrzunehmen ist. War das Wasser nach 24 stündigem Stehen klar geblieben, so können die zu besprechenden Bestimmungen nunmehr ausgeführt werden. Hatte es sich getrübt, so lässt man es unter gelegentlichem Umschütteln solange (2—3 Tage) stehen, bis eine weitere Trübung nicht erfolgt und Klärung des Wassers eingetreten ist. Alle gemachten Beobachtungen werden notirt.

Man filtrirt hierauf das Wasser, stellt mit dem Mikroskope fest, aus was ein etwa vorhandener Bodensatz besteht und benutzt zu den folgenden Bestimmungen das Filtrat.

2) Gesammtrückstand. Man verdampft in einer gewogenen Platinschale $^1/_4$ bis $^1/_1$ l des Wassers auf dem Wasserbade zur Trockne. Der Abdampf-Rückstand wird alsdann bei einer bestimmten Temperatur bis zum konstanten Gewicht getrocknet, schliesslich gewogen. Als Trocknungstemperatur wurde früher 180° C. gefordert, jetzt nimmt man meist 120° C. an. Jedenfalls ist in dem Bericht anzugeben, bei welcher Temperatur getrocknet wurde. — Der Trockenrückstand ist alsdann auch auf sein äusseres Aussehen zu prüfen. Körnige Beschaffenheit weist darauf hin, dass er im wesentlichen aus Calciumkarbonat besteht. Ist er faserig, glänzend, so enthält er grössere Mengen von Gips. Auch auf seine Färbung ist zu achten, da sie von Eisenverbindungen, aber auch von gelösten organischen Substanzen herrühren kann.

3) Glührückstand. Der gewogene Verdampfungsrückstand wird nunmehr über kleiner Flamme (Pilzbrenner!) auf sehr dunkle Rothgluth erhitzt. Eine stärkere Erhitzung ist zu vermeiden, weil sich sonst Alkalichlorid, insbesondere Kaliumchlorid, verflüchtigen kann. Man achtet auf die Veränderungen und Erscheinungen, welche beim Erhitzen auftreten. Der Abdampfrückstand eines guten Trinkwassers färbt sich beim Erhitzen nur einen kurzen Augenblick etwas dunkler. Tritt deutlich wahrnehmbare Verkohlung ein, so ist dies ein Beweis dafür, dass erheblichere Mengen organischer Substanz vorhanden sind. Auch auf den namentlich zu Anfang des Erhitzens auftretenden Geruch ist zu achten. Urinöser Geruch tritt bei urinhaltigen Wässern auf; der Geruch nach versengten Federn weist darauf hin, dass noch nicht mineralisirte Eiweissverbindungen zugegen sind. Das Erhitzen wird solange fortgesetzt, bis der Glührückstand weiss erscheint, bezw. bis alles organische verbrannt ist.

Durch das Glühen werden die Nitrate und Nitrite vollständig, die Karbonate zum grössten Theile in Oxyde übergeführt. Konventionell wird der Glührückstand erst dann gewogen, nachdem die Oxyde wiederum in Karbonate übergeführt sind. Zu diesem Zwecke befeuchtet man den erkalteten Glührückstand mit einer Lösung von Ammoniumkarbonat, dunstet auf dem Wasserbade zur Trockne, erhitzt alsdann $^1/_4$—$^1/_2$ Stunde im Luftbade bei der nämlichen Temperatur, bei welcher der Rückstand vorher erhitzt worden war (120 bez. 180° C.) und wägt. Dieses Verfahren ist so oft zu wiederholen, bis Gewichtskonstanz erreicht ist.

4) Glühverlust. Als solcher wird die Differenz zwischen dem Trockenrückstand sub 2 und dem Glührückstand sub 3 in Rechnung gestellt. Bisweilen wird dieser Werth auch als „organische Substanz" bezeichnet, doch ist dies eigentlich nicht zulässig.

Der gewogene Glührückstand wird zu den folgenden Bestimmungen 5—8 verwendet.

5) Kieselsäure. Man befeuchtet ihn mit Wasser, fügt unter Bedecken mit einem Uhrglase vorsichtig einen Ueberschuss stark verdünnter Salzsäure hinzu, erwärmt auf dem Wasserbade bis zur Auflösung bez. bis zum Aufhören der Kohlensäureentwickelung, spritzt das Uhrglas ab und dunstet die Lösung zur Trockne ab. Dann erhitzt man den Rückstand eine Stunde lang auf 150° C., nimmt ihn mit Salzsäure auf, fügt Wasser hinzu, erwärmt, filtrirt durch ein aschefreies Filter und wäscht dieses zuerst mit warmer verdünnter Salzsäure, schliesslich mit heissem Wasser aus. Die auf dem Filter zurückbleibende Kieselsäure wird im Platintiegel, zuletzt vor dem Gebläse, geglüht und gewogen. — Bei Wässern, welche viel Gips enthalten, muss man genügende Mengen Salzsäure (!) anwenden und hinreichend lange erwärmen, damit auch alles ausser der Kieselsäure in Lösung geht.

6) Eisenoxyd + Aluminiumoxyd. Das salzsaure Filtrat von Nr. 5 wird in einer Schale aus Platin oder Porcellan mit etwas Ammoniumchlorid, sodann mit Ammoniak in geringem Ueberschuss versetzt. Man erwärmt auf dem Wasserbade solange, bis der Geruch nach Ammoniak verschwunden ist und die Flüssigkeit neutral ist. Man prüfe unbedingt mit Lackmuspapier. Erhitzt man zu lange, so wird die neutrale Lösung wieder sauer, und Thonerdehydrat geht in beträchtlicherMenge in Lösung. Der Niederschlag wird auf einem Filter gesammelt, mit heissem Wasser gewaschen, getrocknet und nach dem Glühen im Platintiegel gewogen. — In den meisten Fällen setzt man den so erhaltenen Werth als Eisenoxyd + Thonerde in Rechnung und verzichtet auf die Trennung dieser beiden. Wird dieselbe aber verlangt, so verfährt man wie folgt:

Man scheidet nochmals aus einer neuen Menge Wasser die Kieselsäure ab, fällt Eisen und Thonerde mit Ammoniak als Hydroxyde, und wäscht den Niederschlag aus. Nun kann man nach zwei Methoden weiter arbeiten: a) Man löst den noch feuchten Niederschlag in warmer Salzsäure, wäscht das Filter nach und trägt die salzsaure Lösung in eine siedende, von Thonerde und Eisen freie Lösung von Natronhydrat (*e Natrio*) ein, welche sich in einer Platinschale befindet. Man filtrirt das Eisenhydroxyd ab, wäscht es einige Male aus, löst es in Salzsäure, fällt mit Ammoniak und wägt als Eisenoxyd. — b) Man löst den noch feuchten Niederschlag in verdünnter Schwefelsäure, reducirt das Eisenoxydsalz durch Einstellen eines Stückes eisenfreien Zinks zu Eisenoxydul und titrirt die vom Zink getrennte Lösung mit Kaliumpermanganat. Siehe Ferrum.

Kennt man den Werth von Eisenoxyd + Thonerde, andererseits denjenigen des Eisenoxyds, so findet man durch Subtraktion den Werth für die Thonerde und umgekehrt.

7) Calciumoxyd. Das ammoniakalische Filtrat von 6 wird, eventuell nach Zusatz von etwas Ammoniak, erwärmt, mit einem Ueberschuss von Ammoniumoxalat in der Hitze gefällt und 12 Stunden an einem warmen Orte bei Seite gestellt. Dann filtrirt man ab, wäscht den Niederschlag mit heissem Wasser aus und führt ihn durch Glühen — zuletzt vor dem Gebläse — in Calciumoxyd über. — War das Filtrat von Nr. 6 zu stark verdünnt (zu lang!), so kann es durch Eindampfen vor der Fällung koncentrirt werden, doch macht man es zweckmässig vor dem Eindampfen mit Salzsäure schwach sauer und stellt vor der Fällung die alkalische Reaktion durch Zusatz von Ammoniak wieder her. — Bei ganz genauen Analysen ist das gewogene Calciumoxyd in Salzsäure zu lösen und nach Zusatz von Ammoniumchlorid und Ammoniak nochmals mit Ammoniumoxalat zu fällen und wie vorher zu behandeln. Das zweite Gewicht ist das richtigere, da das Calciumoxalat stets kleine Mengen Magnesiumoxalat mit niederreisst. Das Filtrat von der zweiten Fällung ist alsdann mit dem zuerst erhaltenen Hauptfiltrat natürlich zu vereinigen.

8) Magnesium. Das Filtrat (bezw. die Filtrate) von 7 werden wiederum salzsauer gemacht, auf etwa 100 ccm eingeengt, dann mit Ammoniak alkalisch gemacht und durch Zusatz von Dinatriumphosphat die Magnesia unter Umrühren gefällt. Man führt den Niederschlag durch Glühen in Magnesiumpyrophosphat über.

9) Chlor. Wird in Trinkwassern gewöhnlich massanalytisch bestimmt. Man titrirt nach MOHR mit $^1/_{20}$ Silbernitratlösung und Kaliumchromat als Indikator oder nach VOLHARD in salpetersaurer Lösung. Uebrigens ist zu beachten, dass beide Methoden nur relativ richtige Werthe geben. Die beiden Methoden geben selten untereinander oder mit der Gewichtsanalyse völlig übereinstimmende Resultate.

10) Schwefelsäure. Man säuert 200—500 ccm Wasser mit Salzsäure an, erhitzt zum Sieden und fällt mit Baryumchlorid. Vgl. Acidum sulfuricum S. 126. Müssen grössere Mengen Wasser abgedampft werden, so ist zu beachten, dass das Leuchtgas nicht unbeträchtliche Mengen von Schwefel enthält, welche beim Verbrennen Schwefelsäure liefern, die in die abzudampfenden Flüssigkeiten gelangen kann. Man arbeitet alsdann mit Weingeist-Flammen, um diese Fehlerquelle auszuschliessen.

11) Salpetersäure. Qualitativ. 1) Man vermischt 5 ccm konc. reine Schwefelsäure mit 1 ccm Diphenylamin-Lösung (s. Reagentien) und schichtet auf diese Lösung einige

Kubikcentimeter des Wassers. Bei Gegenwart von Salpetersäure tritt Blaufärbung auf. 2) Man bringt in ein Kölbchen, welches auf einen Porcellanteller gestellt wird, 20 ccm Wasser und giebt 40 ccm konc. reine Schwefelsäure hinzu, mischt vorsichtig und lässt nun tropfenweise Indigolösung (s. weiter unten) unter Umschwenken einfallen. Ist Salpetersäure zugegen, so verschwindet die Blaufärbung.

Quantitative Bestimmung. Man bedarf folgender Lösungen: a) *Kalium-nitrat-Lösung* in 1 ccm = 0,001 g Salpetersäure N_2O_5 enthaltend. Man löst 1,871 g reines, scharf getrocknetes Kaliumnitrat in 1 l destillirtem Wasser auf.

b) *Indigo-Lösung.* Man reibt 2,0 g reinen Indigo-Karmin (Indigotin MERCK) mit 40,0 g reiner konc. Schwefelsäure im Porcellan-Mörser an, spült die Mischung mit Wasser in eine Porcellan-Schale, füllt die Lösung alsdann in einer Flasche mit destillirtem Wasser auf 1300 ccm auf, lässt sie 1—2 Tage stehen und filtrirt sie sehr sorgfältig. Die Färbung der Lösung muss so sein, dass sie in einer Schicht von 12—15 mm anfängt durchsichtig zu werden. Die Titerstellung dieser Lösung geschieht wie folgt:

Titerstellung. Man verdünnt 1 Volum der oben angegebenen Kaliumnitratlösung mit 9 Vol. Wasser, so dass 10 ccm dieser Lösung = 0,001 g N_2O_5 enthalten. — Von dieser Lösung bringt man 10 ccm in ein ERLENMEYER-Kölbchen von 200—300 ccm Fassungsraum, giebt 15 ccm destillirtes Wasser, sowie ein einziges Körnchen Kochsalz, schliesslich 5 ccm Indigolösung hinzu und mischt durch Schwenken. Zu dieser Flüssigkeit lässt man alsdann am Rande das Kölbchen hinunter, aber auf einmal, soviel reine konc. Schwefelsäure zufliessen, als das Volumen der Kaliumnitratlösung + destill. Wasser + Indigo-Lösung beträgt, also in unserem Beispiel 30 ccm und schüttelt tüchtig um. Tritt Entfärbung ein, so lässt man zu der Reaktionsflüssigkeit Indigolösung bis zur bleibenden Blaufärbung zufliessen. Angenommen, es würden hierzu noch 3 ccm verbraucht, so dass also im ganzen (5 + 3) = 8 ccm Indigolösung angewendet worden wäre.

Man mischt nun zu einem zweiten Versuche die vorher angegebenen Mengen Kaliumnitratlösung, destill. Wasser und Kochsalz zusammen, setzt aber dieser Lösung gleich 5 ccm Indigolösung mehr zu, als bei dem ersten Versuche im ganzen verbraucht worden war. In unserem Beispiele also (8 + 5 ccm) = 13 ccm. Nachdem die Flüssigkeit gemischt ist, lässt man am Rande des Kolbens auf einmal ein der Reaktionsflüssigkeit gleiches Volumen (in unserem Beispiel also 38 ccm) konc. Schwefelsäure zufliessen und mischt durch Umschwenken. Bleibt die Blaufärbung bestehen, so ist Indigo im Überschuss vorhanden. Man sucht nun in neu anzusetzenden Versuchen unter Anwendung geringer Mengen Indigolösung den Punkt zu treffen, bei dem die Reaktionsflüssigkeit nach dem Zumischen der Schwefelsäure meergrüne Färbung annimmt. In unserem Beispiele setzt man also bei einem dritten Versuche 10 ccm Indigolösung hinzu. Je nachdem dies zu viel oder zu wenig ist, wendet man bei einem vierten Versuche 9 ccm oder 11,5 ccm Indigolösung an u. s. w.

Die zur Erzielung der meergrünen Färbung nöthige Menge Indigo-Lösung zeigt 0,001 g Salpetersäure N_2O_5 an. Es ist zweckmässig, wenn die lösung so eingestellt wird, dass 0,001 g $N_2O_5 = 6 - 8 - 10$ ccm Indigolösung entsprechen.

Übereinstimmende, genaue Resultate werden nur dann erhalten, wenn die Mischung gerade die zur meergrünen Färbung erforderliche Menge Indigolösung enthält; es ist also nicht statthaft, mit Indigo bis zur meergrünen Färbung auszutitriren. Ausserdem muss der Reaktionsflüssigkeit stets ein ihr annähernd gleiches Volumen konc. reiner Schwefelsäure zugesetzt werden.

Versuch. Von dem zu prüfenden Wasser bringt man 25 ccm in einen Kolben, dazu 10 ccm Indigolösung, ein Körnchen Kochsalz, mischt und lässt 35 ccm konc. reiner Schwefelsäure zufliessen und stellt durch Zufliessenlassen von Indigolösung oder durch Anwendung geringerer Mengen Wasser fest, wieviel Indigolösung ungefähr zur Hervorbringung der meergrünen Färbung erforderlich ist.

Hat man in dieser Weise den Salpetersäuregehalt des Wassers ungefähr ermittelt, so wendet man zu den entscheidenden Versuchen soviel Wasser an, dass die vorhandene Menge Salpetersäure etwa 0,001 g N_2O_5 entspricht, und titrirt wie bei der Titerstellung auf meergrüne Färbung. Wurde z. B. durch die Vorversuche ermittelt, dass in 10 ccm Wasser etwa 0,001 g N_2O_5 enthalten sind, so mischt man 10 ccm Wasser mit 15 ccm destillirtem Wasser, giebt ein Körnchen Kochsalz sowie 10 ccm Indigolösung und 35 ccm konc. Schwefelsäure hinzu und sucht den genauen Werth wie bei der Titerstellung in mehreren Versuchen zu treffen. — Enthält ein Wasser viel Salpetersäure, so ist es mit destillirtem Wasser passend zu verdünnen.

12) Salpetrige Säure. Qualitativ. 1) Man giebt 50—100 ccm des zu untersuchenden Wassers in ein Becherglas, fügt 2 ccm Zinkjodid-Stärkelösung sowie 2 ccm verdünnte Schwefelsäure hinzu und rührt um. Entsteht sofort Blaufärbung, so ist dies ein Beweis für die Anwesenheit ansehnlicher Mengen salpetriger Säure. Tritt Blaufärbung nicht sogleich ein, so stellt man das Glas ins Dunkle und daneben ein Kontrolglas, welches

50—100 ccm destillirtes Wasser mit den gleichen Mengen der Reagentien vermischt enthält. Man beobachtet, ob innerhalb 15 Minuten eine Färbung des Versuchsglases eintritt, während das Kontrolglas ungefärbt bleibt. Färbungen, welche erst nach dieser Zeit auftreten, lassen sich zu sicheren Schlussfolgerungen nicht verwerthen. Der Versuchsraum muss frei sein von Dämpfen des Chlor, Brom, der Salpetersäure und der salpetrigen Säure.

2) Nach GRIESS. Man säuert 20 ccm Wasser mit verdünnter Schwefelsäure an und fügt schwefelsaures Metaphenylendiamin hinzu. Bei Anwesenheit von salpetriger Säure entsteht eine gelbbraune Färbung, welche durch Bildung des Azofarbstoffes Triamidoazobenzol, d. i. Bismarckbraun, bedingt wird.

3) Nach LUNGE. Man bedarf hierzu folgender Lösungen: LUNGE'sches Reagens. 0,1 g reinweisses a Naphthylamin wird durch $^1/_4$ stündiges Kochen mit 100 ccm Wasser aufgelöst. Man setzt zunächst 5 ccm Eisessig und alsdann eine Lösung von 1 g Sulfanilsäure in 100 ccm Wasser hinzu. Diese Lösung wird, vor Licht geschützt, in gut verschlossenen Gefässen aufbewahrt. Schwach rosarothe Färbung derselben stört nicht, eine stärkere Färbung kann durch Schütteln mit Zinkstaub leicht beseitigt werden.

Man versetzt in einem Colorimeter-Cylinder 40 ccm des zu untersuchenden Wassers mit 1 ccm von obigem Reagens, fügt sogleich 5 g krystall. Natriumacetat hinzu, schüttelt gut durch und lässt 10 Minuten lang stehen. Zeigt sich nach dieser Zeit eine rosarothe Färbung, so ist salpetrige Säure zugegen.

Bestimmung. Diese erfolgt colorimetrisch nach der LUNGE'schen Reaktion. Die Vergleichslösung stellt man wie folgt her:

Nitritlösung. Man löst 0,03632 g reines Natriumnitrit (= 20 mg N_2O_3) in 100 ccm reinem Wasser. Von dieser Lösung fügt man 10 ccm zu 90 ccm reiner Schwefelsäure. Diese letztere Lösung enthält in 1 ccm = 2/100 mg. N_2O_3 und ist die zum Vergleich bestimmte Nitritlösung.

Man versetzt also in einem Colorimeter-Cylinder 40 ccm des zu untersuchenden Wassers mit 1 ccm LUNGE'schem Reagens, fügt 5 g kryst. reines Natriumacetat zu und rührt gut durch. Zu gleicher Zeit hatte man Controlcylinder beschickt mit je 40 ccm destillirtem Wasser, je 1 ccm LUNGE'schem Reagens und je 5 g Natriumacetat. Diesen Cylindern setzt man je 1—2—3 etc. ccm der obigen Nitrit-Schwefelsäure von bekanntem Gehalte zu, rührt um und vergleicht nach 10 Minuten die entstehenden rosarothen Färbungen.

Man nimmt an, dass die Lösungen, deren Färbung nach der gleichen Zeit der Einwirkung die gleiche ist, auch den gleichen Gehalt an salpetriger Säure haben. Die ganze Reaktion beruht auf Bildung eines Azofarbstoffes.

13) Ammoniak. a) Qualitativ. Man versetze 50—150 ccm Wasser mit 10 Tropfen Natronlauge und 20 Tropfen Sodalösung (welche beide durch Auskochen von Ammoniak vollständig befreit sein müssen), wartet, bis sich der Niederschlag gut krystallinisch abgesetzt hat und giesst die überstehende klare Flüssigkeit ab. Zu einem Theile derselben (50 ccm) fügt man 1 ccm NESSLER'sches Reagens und beobachtet die entstehende Färbung. Gelbe Färbung weist auf geringen, gelbrothe Färbung auf hohen Gehalt an Ammoniak hin.

b) Quantitativ. Man bringt 250 ccm Wasser in einen Kolben, fügt 5 ccm ammoniakfreie, gesättigte Sodalösung hinzu und destillirt im Wasserdampfstrome 100 ccm bei guter Kühlung ab.

Von dem Destillat giebt man 10 ccm in einen Cylinder, fügt Wasser bis zum Volumen 100 hinzu und versetzt mit 1 ccm NESSLER'schem Reagens. In eine Anzahl anderer Cylinder, welche durch 100 ccm Wasser bis zur gleichen Höhe wie der vorige angefüllt werden, giebt man je 100 ccm ammoniakfreies destillirtes Wasser, 1 ccm NESSLER'sches Reagens und verschiedene, von 1—10 ccm ansteigende Mengen einer Salmiaklösung, die in 1 ccm = 0,05 mg NH_3 enthält. Man vergleicht nun über einer weissen Unterlage den 1. Cylinder in Bezug auf die Farbe mit den Kontroll-Cylindern.

Angenommen, die Farbe des das Destillat enthaltenden Cylinders entspreche der des Cylinders mit 3,1 ccm Salmiaklösung, so sind in den 10 ccm Destillat $3,1 \times 0,05 = 0,155$ mg NH_3 enthalten. Das Gesammtdestillat von 100 ccm würde demnach 1,55 mg NH_3 enthalten. Da diese Menge durch Destillation von 250 ccm Wasser erhalten wurde, so sind im Liter des zu untersuchenden Wassers $4 \times 0,00155$ d. i. 0,00620 g Ammoniak NH_3 enthalten

Ammoniumchlorid-Lösung in 1 ccm = 0,05 Milligr. NH_3 enthaltend. Man löst 0,1573 g scharf getrocknetes Ammoniumchlorid in Wasser zu 1 Liter auf.

14) Verbrauch an Kaliumpermanganat (nach KUBEL-TIEMANN). Man bedarf hierzu folgender Lösungen:

a) *Oxalsäure* $^1/_{100}$ *normal.* 0,63 g reine krystallisirte Oxalsäure werden mit Wasser zu 1 l aufgefüllt. Diese Lösung ist als **Urlösung** anzusehen. Man hält zweckmässig eine 10 fach stärkere Oxalsäurelösung vorräthig und verdünnt diese bei Bedarf auf das 10 fache Volumen.

β) *Kaliumpermanganat-Lösung* $^1/_{100}$ *normal.* Man löst 0,4 g Kaliumpermanganat (die theoretische Zahl ist 0,316 g) in Wasser zu 1 l auf. Diese Lösung wird nach dem

Absetzen durch Glaswolle oder Asbest filtrirt. Man stellt diese Lösung so ein, dass 10 ccm derselben genau 10 ccm der Oxalsäurelösung entsprechen.

Zu diesem Zwecke bringt man in einen sauberen ERLENMEYER-Kolben von 300 ccm Fassungsraum 100 ccm frisch destillirtes Wasser, fügt 10 ccm verdünnte Schwefelsäure (1 + 5) hinzu, lässt alsdann tropfenweise Kaliumpermanganat-Lösung hinzufliessen, bis die Flüssigkeit deutlich geröthet ist, erhitzt zum Sieden und erhält die Flüssigkeit 10 Minuten lang in gelindem Sieden. Sie muss in diesem Stadium des Versuchs noch deutlich roth sein, sonst ist Kaliumpermanganat zuzugeben. Dann lässt man zu der noch heissen Flüssigkeit soviel Oxalsäurelösung zufliessen, dass die Lösung grade wieder farblos wird. Ein nunmehr zugegebener Tropfen Kaliumpermanganat muss schwache Rothfärbung der Lösung hervorrufen. Man hat sich jetzt ein von organischen Stoffen freies Wasser bereitet und schreitet nunmehr erst zur eigentlichen Titerstellung: Man lässt nun 10 ccm Oxalsäurelösung und hierauf Kaliumpermanganat zu der noch heissen Flüssigkeit tropfenweise solange zufliessen, bis grade ein eben wahrnehmbarer, schwacher rother Schein der Lösung auftritt. Die Beobachtung ist über einer weissen Unterlage zu machen. Um jedes Mal den gleichen Farbenton zu treffen, stellt man sich — ebenfalls auf weisser Unterlage — einen Kolben mit 100 ccm Wasser und einen anderen mit 100 ccm Wasser, welcher mit einem Tropfen Kaliumpermanganatlösung tingirt ist, zur Seite.

Angenommen, man habe nach dem Zusatz der 10 ccm Oxalsäure noch 9,35 ccm Kaliumpermanganat-Lösung bis zur Röthung verbraucht, so entsprechen eben diese 9,35 ccm Kaliumpermanganat-Lösung = 10 ccm Oxalsäure-Lösung. Es sind also 9,35 ccm der Kaliumpermanganat-Lösung mit Wasser auf 10 ccm oder 935 ccm der Lösung auf 1000 ccm aufzufüllen.

Zur Ausführung des Versuches pipettirt man 100 ccm Wasser in ein 300 ccm-Kölbchen, giebt 10 ccm verdünnte Schwefelsäure, sowie 10 ccm Kaliumpermanganat-Lösung hinzu und kocht 10 Minuten. Nach dieser Zeit (die Flüssigkeit muss noch deutlich roth gefärbt sein) lässt man 10 ccm Oxalsäure-Lösung hinzufliessen und setzt nun, ohne zu kochen, zu der noch heissen, farblos gewordenen Flüssigkeit soviel Kaliumpermanganat-Lösung tropfenweise hinzu, dass eben wahrnehmbare Rothfärbung eintritt. Die Differenz zwischen den im ganzen zugesetzten Kubikcentimetern Kaliumpermanganat minus der Kubikcentimeter Oxalsäure ist der Verbrauch an Kaliumpermanganat.

Beispiel: Angewendet 100 ccm Wasser. Zugesetzt 10 ccm Kaliumpermanganat-Lösung, dann 10 ccm Oxalsäure-Lösung. Schliesslich 5,1 ccm Kaliumpermanganat-Lösung zum Zurücktitriren verbraucht. Mithin wurden verbraucht

15,1 ccm Kaliumpermanganat-Lösung minus 10 ccm Oxalsäure-Lösung, d. h. also 5,1 ccm Kaliumpermanganat-Lösung für 100 ccm Wasser.

Da 1 ccm der Kaliumpermanganat-Lösung = 0,000316 g $KMnO_4$ enthält, so werden im vorstehenden Versuche $5,1 \times 0,000316$ g = 0,0016116 g Kaliumpermanganat ($KMnO_4$) verbraucht. Wir empfehlen, das Ergebniss dieser Bestimmung in der Weise anzugeben, dass gesagt wird, wieviel Gramm Kaliumpermanganat die in 1 l Wasser gelöste organische Substanz zur Oxydation verbraucht.

Einige Analytiker drücken das Ergebniss des Versuches als „organische Substanz" aus, und zwar nehmen sie als organische Substanz die fünffache Menge des verbrauchten Kaliumpermanganates an.

Noch andere geben an, wieviel Sauerstoff zur Oxydation verbraucht worden ist. Da die oben angegebene Reaktion nach der Gleichung

$$2\,KMnO_4 + 3\,H_2\,SO_4 \quad = \quad K_2\,SO_4 + 2\,Mn\,SO_4 + 3\,H_2\,O + 5\,O$$

verläuft, so ergiebt sich, dass 1 ccm der obigen Kaliumpermanganat-Lösung = 0,00008 g Sauerstoff entspricht.

Bei der oben beschriebenen Bestimmung dürfen Eisenoxydulverbindungen im Wasser nicht gelöst sein, diese müssen vorher durch Lüften und Filtration abgeschieden werden. Auch grössere Mengen salpetrige Säure würden zur Folge haben, dass der Verbrauch an Kaliumpermanganat zu hoch gefunden wird. In diesem letzteren Falle kann man den Fehler der Hauptsache nach dadurch corrigiren, dass man das mit Schwefelsäure angesäuerte Wasser zunächst in der Kälte mit Kaliumpermanganat auf schwachroth titrirt und dann erst die eigentliche Bestimmung in der Hitze ausführt.

15) Bestimmung der Härte. Die Härte des Wassers wird bedingt durch die in dem Wasser gelösten Erdalkalien (Kalk, Magnesia). Man bestimmt deren Menge maassanalytisch durch eine Seifenlösung und stellt fest, wieviel Seifenlösung das Wasser verbraucht, bevor Bildung von Schaum eintritt. Unter Gesammthärte versteht man die durch alle vorhandenen Salze der Erdalkalien hervorgebrachte, unter bleibender Härte diejenige, welche bestehen bleibt, nachdem die Karbonate der Erdalkalien durch Kochen abgeschieden worden sind. Die Differenz zwischen Gesammthärte und bleibender Härte wird temporäre oder vorübergehende Härte genannt. Man unterscheidet deutsche und französische Härtegrade.

Ein deutscher Härtegrad ist gleich 1 Th. Calciumoxyd in 100000 Th. Wasser (bezw. die dieser Menge Calciumoxyd äquivalente Menge Magnesiumoxyd).

Ein französischer Härtegrad ist gleich 1 Th. Calciumkarbonat in 100000 Th. Wasser gelöst (bezw. die dieser Menge Calciumoxyd äquivalente Menge Magnesiumoxyd).

Die französischen Härtegrade lassen sich demnach durch Multiplikation mit 0,56 in deutsche umrechnen.

Man bedarf für die Ausführung dieser Bestimmung folgender Lösungen:

a) *Seifenlösung.* Man bereitet sich die für diese nöthige Seife, indem man 150 Th. Bleipflaster auf dem Wasserbade schmilzt und hiernach mit 40 Th. reinem Kaliumkarbonat zu einer gleichmässigen Masse verreibt. Diese wird mit 96proc. Alkohol ausgezogen und die Lösung klar filtrirt. Aus dem Filtrat entfernt man den Alkohol durch Destillation oder Abdampfen und trocknet die hinterbleibende Seife im Wasserbade aus.

Zur Bereitung der Seifenlösung löst man 20 Th. dieser Seife in 1000 Th. Alkohol von 56 Vol. Proc. auf. Diese Seifenlösung wird nun so eingestellt, dass 45 Th. derselben 12 mg Calciumoxyd zu binden vermögen. Diese Einstellung erfolgt mittelst einer Baryumchloridlösung. S. weiter unten.

b) *Baryumchloridlösung* 0,523 g lufttrocknes reines (unverwittertes) Baryumchlorid $BaCl_2 + 2\,H_2O$ werden in destillirtem Wasser zu 1 l gelöst. 100 ccm dieser Lösung enthalten die 12 mg Calciumoxyd entsprechende Menge Baryumchlorid und entsprechen einer Lösung von 12 Härtegraden.

Titerstellung der Seifenlösung. Man giebt in ein Stöpselglas von 200 ccm Fassungsraum 100 ccm der vorstehenden Baryumchloridlösung und lässt aus einer Bürette zunächst eine grössere Menge, später immer nur 0,5 ccm, zuletzt Tropfen der oben angegebenen Seifenlösung zu, schüttelt nach jedem Zusatz kräftig um und beobachtet, ob ein feinblasiger Schaum entsteht, welcher 5 Minuten lang bestehen bleibt. Dieser Punkt bedeutet die Endreaktion.

Ist diese Endreaktion z. B. schon bei einem Verbrauch von 22 ccm Seifenlösung eingetreten, so enthalten schon 22 ccm der Lösung soviel Seife, als eigentlich 45 ccm enthalten sollen. Man füllt also 220 ccm der Seifenlösung mit 56 volumenprocentigen Alkohol auf 450 ccm auf.

Ausführung der Bestimmung. In ein Stöpselglas von 200 ccm bringt man 100 ccm des zu untersuchenden Wassers. Den Stand des Wasserspiegels bezeichnet man mit einer Marke. Hierauf wird Seifenlösung ccm für ccm unter jedesmaligem Umschütteln, zuletzt tropfenweise, zufliessen gelassen. Im Uebrigen verfährt man wie bei der Titerstellung.

Wässer, deren Härte grösser als 12 deutsche Grade ist, können so nicht geprüft werden, sie müssen vielmehr vorher passend verdünnt werden. Man bringt also in das Stöpselglas 10 oder 20 oder 30 ccm des zu prüfenden Wassers, füllt mit destillirtem Wasser bis zur Marke auf und führt die Bestimmung wie vorher angegeben weiter. Bei der Berechnung der Härtegrade ist die vorgenommene Verdünnung natürlich zu berücksichtigen.

Bei Anwendung von 100 ccm Wasser kann man aus nachstehender Tabelle die den verbrauchten Kubikcentimetern Seifenlösung entsprechenden deutschen Härtegrade direkt entnehmen.

Tabelle von FAIST und KNAUSS.

Es entsprechen ccm verbrauchter Seifenlösung	Deutsche Härtegrade	Es entsprechen ccm verbrauchter Seifenlösung	Deutsche Härtegrade
3,4	0,5	26,2	6,5
5,4	1,0	28,0	7,0
7,4	1,5	29,8	7,5
9,4	2,0	31,6	8,0
Die Differenz von 1 ccm Seifenlösung = 0,25 Härtegrad.		Die Differenz von 1 ccm Seifenlösung = 0,277 Härtegrad.	
11,3	2,5	33,3	8,5
13,2	3,0	35,0	9,0
15,1	3,5	36,7	9,5
17,0	4,0	38,4	10,0
18,9	4,5	40,1	10,5
20,8	5,0	41,8	11,0
Die Differenz von 1 ccm Seifenlösung = 0,26 Härtegrad.		Die Differenz von 1 ccm Seifenlösung = 0,294 Härtegrad.	
22,6	5,5	43,4	11,5
24,4	6,0	45,0	12,0.

Bleibende Härte. Man erhält ein gemessenes Volumen Wasser (300—500 ccm mindestens $^1/_2$ Stunde lang im Sieden unter gelegentlichem Ersatz des verdampften Wassers durch destillirtes, füllt nach dem Erkalten mit destillirtem Wasser bis zum ursprünglichen Volumen auf, filtrirt von etwa vorhandenen Ausscheidungen ab und führt mit 100 ccm des Filtrates die Härtebestimmung genau wie vorher angegeben aus. Wasser von einer grösseren permanenten Härte als 12 deutschen Graden muss gleichfalls passend verdünnt werden. Noch zweckmässiger ist es, eine grössere Menge Wasser am Rückflusskühler $^1/_2$ Stunde lang zu kochen und nach völligem Erkalten zu filtriren.

Berechnung der Härte aus den gewichtsanalytischen Daten. Sind die in dem Wasser gelösten Mengen Calciumoxyd und Magnesiumoxyd bekannt, so kann die Härte auch durch Rechnung gefunden werden. Je 1 Th. Calciumoxyd in 100000 Th. Wasser entspricht = 1 deutschen Härtegrade. Für das vorhandene Magnesiumoxyd muss die diesem äquivalente Menge Calciumoxyd durch Rechnung gesucht und dem ersten Werthe zugezählt werden.

Beispiel. Ein Wasser enthält in 100000 Th. = 6,52 Th. CaO u. 1,56 Th. MgO. Die Härte berechnet sich wie folgt:

Nach dem Ansatz $\underset{40}{MgO} : \underset{56}{CaO} = 1,56 : x$ $x = 2,18$ berechnet sich, dass 1,56 Th. Magnesiumoxyd = 2,18 Th. Calciumoxyd äquivalent sind.

6,25 Th. Calciumoxyd in 100000 Th. Wasser sind = 6,52 Härtegraden deutsch
1,56 „ Magnesiumoxyd 2,18

Die durch Rechnung gefundene Härte beträgt also 8,70° deutsch.

Die durch Seifenlösung und die durch Rechnung gefundenen Härtezahlen stimmen häufig, aber nicht immer genügend überein.

Bestimmung der gesammten, halbgebundenen und freien Kohlensäure nach TRILLICH. Die Methode beruht darauf, dass man die freie und halbgebundene Kohlensäure durch einen Ueberschuss titrirter Barytlösung fällt und den alsdann noch vorhandenen Ueberschuss von Baryumhydroxyd in der nach dem Absetzen geklärten Flüssigkeit durch Salzsäure von bekanntem Gehalte bestimmt. Bei Anwesenheit von Alkalikarbonaten oder anderen Salzen der Alkalien, welche schwer lösliche Baryumverbindungen geben, ist der Zusatz einer Lösung von neutralem Baryumchlorid (1 Th. $BaCl_2 + 2\,H_2O + 10$ Th. Wasser) erforderlich. Ausserdem muss der Gehalt des Wassers an Magnesiumoxyd bekannt sein oder bestimmt werden, weil die vorhandenen Magnesiumsalze als Magnesiumhydroxyd ausgefällt werden, wodurch eine rechnungsmässige Menge Baryumhydroxyd beansprucht und demnach eine entsprechende Menge Kohlensäure vorgetäuscht wird. Nach der Formel MgO (40) : CO_2 (44) entsprechen 40 Th. Magnesiumoxyd = 44 Th. Kohlensäure. Für je 1 mg vorhandenes Magnesiumoxyd ist daher stets 1,1 mg Kohlensäure abzuziehen. — Man bedarf für die Bestimmung folgender Lösungen:

a) *Salzsäure*, im Liter 1,659 g HCl enthaltend. 1 ccm dieser Salzsäure entspricht = 0,001 g Kohlensäure CO_2. Man stellt diese Säure dar durch Auffüllen von 45,47 ccm Normal-Salzsäure zu 1 l.

b) *Barytlösung*. Man löst 7 g Baryumhydroxyd $(Ba\,[OH]_2 + 8\,H_2O)$ in Wasser, setzt 0,2 g kryst. Baryumchlorid hinzu und füllt zu 1 l auf.

Kurz vor Anstellung des Versuches stellt man die Barytlösung auf die Salzsäure unter Benutzung von Phenolphthaleïn einerseits und Cochenille andererseits als Indikator ein.

Zur Ausführung der Bestimmung bringt man in ein 150 ccm-Kölbchen von dem zu untersuchenden Wasser 100 ccm, fügt 5 ccm neutrale Baryumchloridlösung 1 : 10 (s. o.) sowie 45 ccm obiger Barytlösung hinzu, verschliesst den Kolben luftdicht, mischt gut durch und lässt 12 Stunden (!) in der Kälte stehen. Während dieser Zeit setzt sich der Niederschlag (das Calciumkarbonat wird krystallinisch) gut ab, und die überstehende Flüssigkeit wird klar. Man hebt nun mit einer Pipette von der klaren Flüssigkeit, ohne den Niederschlag aufzurütteln, zweimal je 50 ccm ab, bringt diese in ein ERLENMEYER-Kölbchen, setzt 2—3 Tropfen Phenolphthaleïn-Lösung hinzu und titrirt nun mit der obigen Salzsäure bis zur eben eintretenden Farblosigkeit.

Man findet den Gehalt an freier + halbgebundener Kohlensäure nach folgender Rechnung.

Enthalten 100 ccm Wasser = m mg Magnesia (MgO) und sind 45 ccm Barytlösung = a ccm Salzsäure und brauchen 50 ccm der geklärten Flüssigkeit b ccm Salzsäure zur Neutralisation, so enthält 1 l Wasser

$$a - [3 \times b] - [1,1 \times m] \times 10 \text{ mg freie und halbgebundene Kohlensäure.}$$

Beispiel: Das untersuchte Wasser enthielt im Liter 4 mg Magnesia. 45 ccm Barytlösung entsprachen = 39 ccm Salzsäure. 50 ccm der geklärten Flüssigkeit verbrauchten 9,75 ccm Salzsäure zur Neutralisation. Hieraus berechnet sich der Gehalt an freier + halbgebundener Kohlensäure für 1 l zu 53,5 mg.

Zur gleichzeitigen Bestimmung der Gesammt-Kohlensäure versetzt man die in dem Absetz-Kölbchen zurückgebliebenen 50 ccm Flüssigkeit plus dem Niederschlage mit einigen Tropfen Cochenilletinktur und titrirt mit der oben erwähnten Salzsäure bis zur Neutralität. Braucht man hierzu d ccm Salzsäure, so enthält 1 l Wasser

$$[d - b - (1,1 \times m)] \times 10 \text{ mg Gesammt-Kohlensäure.}$$

Beispiel: Bei der Titrirung des Restes im Absetz-Kölbchen wurden 20,65 ccm Salzsäure verbraucht. Bei der vorigen Bestimmung verbrauchten 50 ccm der klaren Lösung noch 9,75 ccm Salzsäure. Der Gehalt an Magnesia betrug 4 mg in 100 ccm. Hieraus berechnet sich der Gehalt an Gesammt-Kohlensäure zu 65 mg im Liter.

Völlig gebundene Kohlensäure. Zieht man von der gesammten Kohlensäure die freie + halbgebundene Kohlensäure ab, so erhält man die Zahl für die an Basen völlig gebundene Kohlensäure, in unserem Beispiele 11,5 mg per Liter.

Freie Kohlensäure. Zieht man von der freien + halbgebundenen Kohlensäure die völlig gebundene ab, so erhält man die Zahl für die im freien Zustande vorhandene Kohlensäure, in unserem Beispiele 42,0 mg pro Liter.

Beurtheilung. Die chemische Analyse allein ist nicht immer im Stande, ein zutreffendes Urtheil über die Zulässigkeit eines Wassers als Trinkwasser zu geben. Immerhin liefert sie Anhaltspunkte für die Beurtheilung. Ein gutes Trinkwasser zeigt etwa folgenden chemischen Befund. Zu 1 Liter:

· Trocken Rückstand	0,2—0,6 g	Salpetersäure 0—0,01
Glühverlust	0,002—0,01 g	Salpetrige Säure 0
Chlor	0,01—0,02 „	Verbrauch an Kalium-
Ammoniak 0 bis Spur		manganat 0,01—0,015.

Reichhaltige Mengen Chlor können von menschlichen und thierischen Abfallstoffen herrühren, da das in den thierischen Organismus eingeführte Chlor zum grössten Theil durch den Urin ausgeschieden wird. Salpetrige Säure, Salpetersäure und Ammoniak machen das Wasser verdächtig, faulende Substanzen zu enthalten. Hoher Verbrauch von Kaliumpermanganat gilt gleichfalls als verdächtiges Zeichen.

Zurückzuweisen als Trinkwasser ist jedes Wasser, welches unappetitlich aussieht und unangenehmen Geschmack oder Geruch besitzt, falls letzterer nicht durch Lüftung zu beseitigen ist. Man achte auch darauf, ob das Wasser an der Luft Eisenhydroxyd absetzt. In diesem Falle ist der Auftraggeber davon zu verständigen, dass das Wasser einer Enteisenung zu unterwerfen ist.

Vom Trinkgebrauch zurückzuweisen ist jedes Wasser, welches einer Verunreinigung durch unreine oberirdische Zuflüsse verdächtig erscheint. Um das Vorhandensein solcher festzustellen, kann die mikroskopische Untersuchung der schwebenden Bestandtheile sowie der Pflanzen und Thierwelt des betreffenden Wassers herangezogen werden. Auch die bakteriologische Untersuchung kann zur Beantwortung bestimmter Fragen herangezogen werden. Das Auffinden pathogener Mikro-Organismen lässt das Wasser ohne weiteres als gesundheitsschädlich erscheinen. Aber auch wenn nur die Möglichkeit einer Infektion besteht, ist das Wasser als infektionsverdächtig zu erklären und zu beanstanden.

Bei Brunnen und ähnlichen Wasseranlagen sind die exakten wissenschaftlichen (chemischen, mikroskopischen und bakterioskopischen) Untersuchungen durch die örtliche Besichtigung, sobald dies nur irgend ausführbar, zu vervollständigen.

Zusätze zu Trinkwasser. Um Trinkwasser wohlschmeckender und besser bekömmlich zu machen, werden demselben vielfach (in Schulen, Bergwerken, Fabriken, Schiffen etc.) Zusätze gemacht, welche wohl den Nebenzweck haben sollen, verdächtiges Wasser unverdächtig zu machen. Von den zahlreichen Vorschriften geben wir die nachstehenden wieder:

1) Pariser Schultrank. Glycerin, Zucker, Weinsäure āā 1,5 kg Pfefferminzöl 32 g, Quassiin amorph 10,0 g. Von dieser Mischung werden 3,0 g auf 1 l Wasser gerechnet. **2)** Nach ADRIAN. Ammoniumglycyrrhinat (rohes), Zucker, Weinsäure āā 1,5 kg. Quassiin amorph 8,0 g, Pfefferminzessenz 120,0 g. Auf 1 l Wasser = 3,0 g dieser Mischung. **3)** Nach ARONSOHN. Ein Auszug von: Radix Liquiritiae 500,0 g, Spiritus 2 l, Citronen 2 Stück auf 100 l Wasser. **4)** Nach MALTERRE & GENDRON. Enzianwurzel, Pfefferminzblätter āā 200,0 g, siedendes Wasser 100 l. Nach 20 Minuten koliren und zusetzen: Ammoniumglycyrrhinat (rohes) 30,0 g, Citronensäure 50,0 g. **5)** Rum 1 l, Wasser 20 l, Essig (6 Proc.) 50 g. Dazu irgend eine adstringirende Substanz, z. B. Auszug von Eichenrinde oder Theeblättern. **6)** Heidelbeeren 125,0 g, Nelken 250,0 g, Ingwerwurzel 600,0 g, Zimmt 250,0 g, Essigsäure verdünnte (30 Proc.) 6,0 kg, Essig (6 Proc.) 45,0 kg. **7)** MISTRA: Spiritus mit Sternanisöl und Neroliöl parfümirt.

Bestimmung der zur Wasserreinigung erforderlichen Kalk- und Sodamengen. Von O. BINDER. Zu 200 ccm Wasser, die sich in einem 300 ccm-Kolben befinden, giebt man 50—75 ccm gesättigtes Kalkwasser, dessen Gehalt an Calciumoxyd genau bekannt ist. Man bestimmt denselben mit einer Schwefelsäure, welche im Liter 1,857 g SO_3 enthält und Methylorange als Indikator. 1 ccm dieser Säure entspricht ungefähr = 1 ccm Kalkwasser. Die Säure wird dargestellt, indem man 46,43 ccm Normalschwefelsäure zu 1 l auffüllt.

Die mit Kalkwasser versetzte Probe erwärmt man, nachdem der Kolben mit einem Kork, welcher ein Thermometer enthält, lose verschlossen ist, auf die Temperatur, welche man bei der Reinigung anwenden will, also auf 50—60⁰ C. — Nachdem der Kolbeninhalt auf 15⁰ C. abgekühlt worden ist, füllt man mit kohlensäurefreiem, destillirten Wasser bis zur Marke auf, filtrirt durch ein trockenes Filter, bestimmt in 250 ccm des Filtrates den noch vorhandenen Aetzkalk durch Titriren (s. o.) und findet durch Rechnung die für 1 l Wasser erforderliche Kalkmenge.

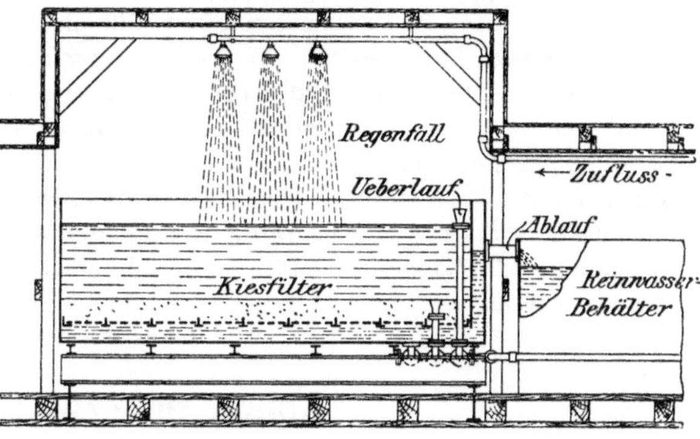

Fig. 89. Enteisenungsanlage nach G. Oesten-Berlin.

Bestimmung des Sodazusatzes. Man dampft in einer Platinschale 250—300 ccm Wasser unter Zusatz von 5 ccm einer Normal-Sodalösung ein, zieht den Rückstand mit Wasser aus, filtrirt und bestimmt im Filtrat maassanalytisch mit Säure und Methylorange das noch vorhandene unzersetzte Natriumkarbonat. Die Differenz ergiebt die zur Zersetzung des Chlorids, Sulfats, Nitrats etc. nothwendige Sodamenge.

Die Ergebnisse sind auf 1 l zu berechnen und in dem Berichte für 1 Cubikmeter (= 1000 l) anzugeben.

Enteisenung von Grundwasser. Das Grundwasser der norddeutschen Ebene enthält sehr häufig Eisen. Dieses Eisen ist in dem Wasser (zu etwa 20—40 mg FeO pro Liter) als Ferrobikarbonat gelöst. Kommt solches Wasser mit Luft in Berührung, so wird es zunächst milchig, dann bilden sich allmählich braune Ausscheidungen von Ferrihydroxyd. Solches Wasser ist zum Trinkgebrauch nicht zu empfehlen, weil es unappetitlich aussieht und schwach tintenartig schmeckt; auch ist es für gewisse gewerbliche Zwecke, z. B. zum Mälzen, nicht zu verwenden. Seit 1890 ist man in der Lage, solches Wasser von seinem Eisengehalte zu befreien, und zwar wird vorzugsweise nach zwei Verfahren gearbeitet. Beide gehen von der Absicht aus, das gelöste Ferrobikarbonat zu unlöslichem Ferrihydroxyd zu oxydiren und dieses durch Filtration zu beseitigen.

1) **Verfahren von G. Oesten-Berlin.** (Grundwasser-Enteisenung mittelst Regenfall und Kiesfilter.) Dasselbe besteht darin, dass das zu filtrirende Wasser als fein vertheilter Regenfall aus einer Höhe von 2—3 m durch die Luft auf ein Filter von 15 cm Graupenkies auffällt. Bei einer Filtrirgeschwindigkeit von 100 mm pro Stunde wird das Wasser so vollständig enteisent, dass Eisen aus dem Filtrate sich nicht mehr ausscheidet. Alle 4 Wochen etwa ist eine Reinigung des Filters auszuführen. Fig. 89.

Für kleine Verhältnisse können Filter mit Brause, sowie Reinwasserbassin auf dem Hausboden untergebracht werden. (Patentirt.)

2) **Verfahren von Piefke.** Die Ausscheidung des Eisens erfolgt hier in einem sogenannten „Koks-Rieseler". Als Filter dient ein Sandfilter. Der „Rieseler" ist ein cylindrischer Behälter und zwar je nach der Ausdehnung der Anlage ein hölzernes Fass oder eine eiserne Trommel oder ein gemauerter Thurm, welche mit Koks angefüllt sind. Durch einige Vertheiler fliesst das zu enteisende Wasser zunächst oben auf den Rieseler. Es sickert alsdann über die Koksschichten nach unten. Auf diesem Wege kommt es hin-

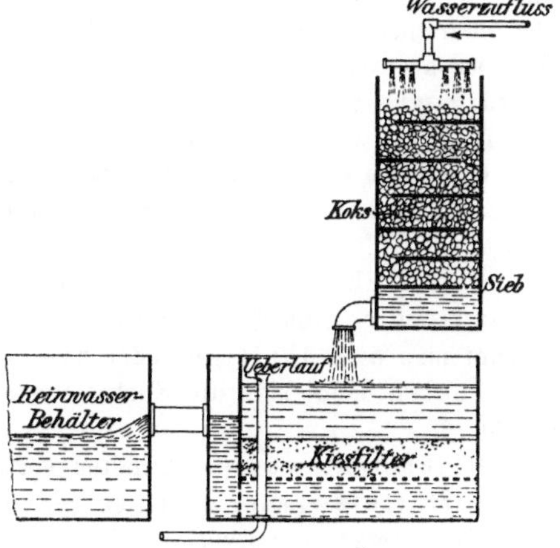

Fig. 90. Versuchsanlage zum Enteisnen von Grundwasser nach Piefke.

reichend mit der Luft in Berührung: das Eisen wird in unlöslichen Zustand übergeführt und kann nunmehr durch ein Sandfilter abgeschieden werden. Das erhaltene Filtrat ist soweit eisenfrei, dass bei weiterem Stehen das filtrirte Wasser Eisen nun nicht mehr ausscheidet. Fig. 90. (Patentirt!)

Beide Verfahren haben sich bisher in kleineren und grösseren Betrieben gut bewährt. Dasjenige von Piefke kommt in den Charlottenburger Wasserwerken für eine Tagesproduktion von etwa 50000 cbm in Anwendung. Ausserdem haben beide Verfahren seit einer Reihe von Jahren sich in industriellen Betrieben, z. B. Mälzereien und Bierbrauereien, bewährt.

Bei dem PIEFKE'schen Verfahren schlägt sich die Hauptmenge des Eisens auf den Koksstücken nieder und überzieht diese mit einer Schicht von Eisenoxydhydrat. Zur Reinigung der Rieseler wird entweder die Eisenoxydhydrat-Schicht durch kräftige Wasserspülung von oben abgelöst oder man schafft den Koks heraus, verwendet ihn nach dem Trocknen an der Luft als Brennmaterial und füllt die Rieseler mit frischem Koks.

Meerwasser, künstliches. A. Nach LACHMANN. In 50 Liter möglichst harten Brunnenwassers werden gelöst: Natrii chlorati 1325,0 g, Magnesii sulfurici crystall. 100,0 g, Kalii sulfurici 30,0 g, Magnesii chlorati 150,0 g. In diese Lösung bringt man, um sie mit Sauerstoff zu sättigen, einige an Steinen haftende grüne Algen und lässt das ganze etwa 3 Wochen leicht zugedeckt im Freien stehen. **B.** Der Pariser Weltausstellung. In 3 Kubikmeter Wasser (= 3000 Liter) werden 100 kg eines trockenen Gemisches aus: Natrii chlorati 78,0, Magnesii chlorati 11,0, Kalii chlorati 3,0, Magnesii sulfurici 5,0, Calcii sulfurici 3,0 gelöst.

Aquae minerales.

Natürliche Mineralwässer. Als „natürliche Mineralwässer" bezeichnet man solche natürliche (Quell-)Wässer, welche grössere Mengen mineralischer, fester und gasiger Bestandtheile aufgelöst enthalten, als das gewöhnliche Brunnen- und Trinkwasser, und welche wegen dieser Bestandtheile auf den kranken menschlichen Organismus eine heilsame Wirkung ausüben. Daher der Name Heilquellen, Heilbäder, Aquae soteriae. Hat das Mineralwasser zu Tage tretend eine höhere Temperatur als die umgebende Luft, so nennt man es Thermalwasser, seine Quelle nennt man eine Therme.

Die Mineralwässer werden je nach den vorwiegend in ihnen enthaltenen Bestandtheilen benannt:

Säuerlinge. Wenn die mineralischen Bestandtheile eines Wassers in sehr geringer Menge vorhanden sind, das Wasser aber so reich mit Kohlensäuregas gesättigt ist, dass es auf Lackmus vorübergehend röthend wirkt, beim Einfüllen in ein Glas stark perlt und schäumt (moussirt) und auf der Zunge einen angenehm säuerlich prickelnden und dabei erfrischenden Geschmack bewirkt, so nennt man es Säuerling. Man unterscheidet ihn aber als alkalisch-muriatischen, wenn Natriumkarbonat und Natriumchlorid, als erdig-muriatischen, wenn Karbonate der Erden und Natriumchlorid, als alkalisch-salinischen, wenn Karbonate der Erden und Natriumsulfat, als alkalisch-erdigen, wenn Karbonate der Erden und Alkalien als Bestandtheile auftreten.

Stahl- oder Eisensäuerling ist ein Säuerling, welcher zugleich Ferrokarbonat enthält.

Salinisches Wasser, Kochsalzwasser ist solches Wasser, unter dessen festen Bestandtheilen Natriumchlorid vorwaltet. Enthält es gleichzeitig Jod- oder Brommetalle, so nennt man es jodhaltiges oder bromhaltiges Kochsalzwasser.

Soolen nennt man die Kochsalzwässer, deren specifisches Gewicht über 1,04 hinausgeht.

Glaubersalzwässer enthalten vorwiegend Natriumsulfat.

Bittersalzwässer enthalten vorwiegend Magnesiumsulfat und

Bitterwässer vorwiegend Magnesiumchlorid oder Magnesiumsulfat.

Schwefelwässer enthalten Schwefelwasserstoff oder Schwefelverbindungen, aus denen Schwefelwasserstoff durch Kohlensäure entwickelt wird.

Indifferente Wässer enthalten nur geringe Mengen der verschiedenen festen Substanzen und nur wenig Kohlensäure, unterscheiden sich überhaupt eigentlich wenig von gewöhnlichen Quell- oder Brunnenwässern, so dass sich ihre Heilkraft schwer erklären lässt.

Heilwirkung der Mineralwässer. Hierüber mögen folgende beschränkte Angaben einen Platz erhalten.

Säuerlinge wirken durch ihren Reichthum an Kohlensäure anreizend auf die Schleimhäute, erfrischend und kühlend, dann aber erregend auf das Gefässsystem, die Se- und Exkretionen befördernd. Stahlsäuerlinge gebraucht man bei Muskel- und Nervenschwäche und Schlaffheit der Schleimhäute; muriatische oder alkalisch-salinische besonders bei chronischen Brustleiden, erdige und alkalisch-erdige als resorptionsbefördernde Mittel bei Drüsenanschoppungen und Unterleibsstockungen und vorzugsweise fast bei allen chronischen Leiden der Harnwerkzeuge. Um die erregende Wirkung der Säuerlinge zu mässigen, vermischt man sie mit warmer Milch oder Molken.

Eisensäuerlinge wirken tonisirend und äussern durch einen Salzgehalt eine gelind eröffnende, durch die Kohlensäure vorübergehend belebende Wirkung, alaunhaltige Eisenwässer wirken adstringirend. Eisenwässer finden ihre Anwendung bei Blutarmuth, bei geschwächtem Nervensystem, schlaffen Muskeln, schlaffen Schleimhäuten.

Alkalische Mineralwässer wirken wohlthätig auf die Schleimhäute, das Drüsen- und Lymphsystem, die Nieren und die Haut und regeln die Schleimsekretion. Sie wirken der Säure- und Steinbildung entgegen und vermehren die Harnabsonderung; man gebraucht sie daher bei Gicht, chronischen Hautausschlägen, Drüsenverhärtungen, Nervenleiden, chronischen Katarrhen.

Die Kochsalzwässer empfiehlt man bei Skrophulose, rheumatischen und gichtischen Leiden, Verschleimung des Darmkanals, Blennorrhöen der Harn- und Geschlechtsorgane, als Bäder (in Sool- und Seebädern) gegen chronische Hautausschläge, veraltete Geschwüre, rheumatische Leiden.

Glaubersalzwässer wirken eröffnend, schleimlösend und diuretisch. Man empfiehlt sie bei Unterleibsstockungen, Leberanschwellungen, Darmverschleimung, Blasenleiden, Gicht, Steinkrankheit.

Kalkhaltige Mineralwässer gelten in Form von Bädern als die Se- und Exkretionen befördernd.

Bittersalzwässer wirken abführend, antiphlogistisch; man wendet sie an bei Kongestionen nach Kopf und Brust, chronischen Hautausschlägen mit unregelmässigem Stuhl, unterdrückter Menstruation und stockendem Hämorrhoidalfluss.

Schwefelwässer befördern die Blutcirkulation im Unterleibsvenensystem, wirken schweiss- und urintreibend und abführend. Man empfiehlt sie bei Blutstockungen im Unterleib (Hämorrhoiden), Blennorrhöen der Athmungs-, Harn- und Geschlechtsorgane, chronischem Rheumatismus, Metallvergiftungen und Hautausschlägen, veralteten Geschwüren etc.

Die indifferenten Thermen (Wildbäder) werden meist in Form von Bädern angewendet. Diese befördern den Stoffwechsel, werden daher bei Rheumatismus, Ischias, Lähmungen verordnet.

Auch den indifferenten Mineralwässern werden in zahlreichen Krankheiten Heilerfolge nachgerühmt. Mit Erfolg werden sie in Verbindung mit einem mehrwöchentlichem Erholungsaufenthalt namentlich bei Neurasthenie und deren Folgeerscheinungen angewendet.

Künstliche Mineralwässer. Mit diesem Namen bezeichnet man Nachbildungen der natürlichen Mineralwässer, wie sie nach den Ergebnissen der chemischen Analyse der letzteren mit Hilfe besonderer Apparate hergestellt werden, im weiteren Sinne auch mit Kohlensäure gesättigte Salzlösungen, welche (wie das Sodawasser) mit gewissen natürlichen Mineralquellen einige Aehnlichkeit haben.

Hiernach sind die künstlichen Mineralwässer im grossen und ganzen also Auflösungen von Salzen in Wasser, welche mit Kohlensäure gesättigt sind. Wir werden demnach zu betrachten haben: das Wasser, die Salze und Salzlösungen, die Kohlensäure, die Apparate zur Herstellung der Mineralwässer und die fertigen Mineralwässer selbst.

I. Das Wasser. Die grösseren und renommirteren Fabriken zur Herstellung von künstlichen Mineralwässern benutzen ausschliesslich destillirtes Wasser. Dieses wird von ihnen in besonderen, sehr leistungsfähigen Destillirapparaten (s. S. 329) in grossen Mengen gewonnen und ausserdem noch einer sorgfältigen Filtration über Kohle-Sandfilter unterworfen (s. S. 327), um dem Wasser auch den geringsten Geschmack zu benehmen und es in völlig blanken Zustand zu versetzen. Es muss zugegeben werden, dass sich eine rationelle Nachbildung natürlicher Mineralwässer, namentlich der eigentlichen Heilwässer, wohl kaum anders als unter Verwendung von destillirtem Wasser bewerkstelligen lässt.

Bei den lediglich Erfrischungszwecken dienenden Wässern wie Selterser oder Sodawasser liegen die Verhältnisse etwas anders. Diese Wässer sind in den letzten Jahrzehnten ein starker Konsumartikel auch für die minder Begüterten geworden. Diese verlangen ein kohlensaures Wasser zu Preisen, zu welchen es schlechterdings mit destillirtem Wasser nicht hergestellt werden kann. Man wird also bei diesen „Erfrischungswässern" von der principiellen Forderung absehen dürfen, dass sie lediglich mit destillirtem Wasser bereitet sein müssen.

Wir resumiren also dahin, dass wir zur Bereitung der als „Heilwässer" anzusehenden künstlichen Mineralwässer unbedingt destillirtes Wasser fordern, dass wir dagegen die Verwendung nicht destillirten Wassers für die sogen. Erfrischungswässer (Selterser, Sodawasser) als zulässig halten. Natürlich dürten alsdann diese Wässer nicht unter Bezeichnungen feilgeboten werden (z. B. „mit destillirtem Wasser" oder „mit chemisch-reinem Wasser" bereitet), welche geeignet sind, den Anschein zu erwecken, als seien sie mit destillirtem Wasser bereitet. Und es mag auch gleich hinzugefügt werden, dass es nach unseren Erfahrungen in der Regel nicht möglich ist, an dem fertigen Fabrikate festzustellen, ob es unter Verwendung von destillirtem Wasser hergestellt worden ist oder nicht.

Wird nichtdestillirtes (gemeines) Wasser verwendet, so hat man an dieses die nämlichen Anforderungen zu stellen, welche an ein gutes Trinkwasser gestellt werden. Nur sei man bei der Beurtheilung der Brauchbarkeit lieber etwas zu scharf als zu milde. Die Konsumenten kritisiren ein Fabrikat, welches sie Glas für Glas bezahlen müssen, sehr viel schärfer als das rohe Wasser, von dem sie sich überhaupt nicht die Vorstellung machen, dass es auch Geld kostet. Man wähle also ein Wasser, welches absolut klar, farblos, ohne Geruch und störenden Geschmack ist und diese guten Eigenschaften auch nach 1—2 tägigem Stehen noch behält. Namentlich bezüglich des Geruches und Geschmackes prüfe man sorgfältig, denn auch ein minimaler Geruch kommt im fertigen Mineralwasser sehr deutlich zur Geltung, weil die entweichende Kohlensäure sozusagen Träger des Geruches wird. — In allen Fällen, in denen das zu verwendende Wasser diese Eigenschaften nicht hat, wird man versuchen müssen, ihm diese zu ertheilen. Ist also z. B. das Wasser nicht ganz klar, blank und farblos, so muss es über ein Kohle-Sandfilter filtrirt werden, wozu sich die S. 327 angegebene Kombination besonders gut eignet. Sie liefert ein absolut blankes, klares und geruch- und geschmackloses Filtrat. Enthält das Wasser Eisen gelöst oder besitzt es einen Geruch nach Schwefelwasserstoff, so muss es vor der Filtration zerstäubt und während einer Fallhöhe von 1—2 Metern der Einwirkung der Luft ausgesetzt werden.

In Städten mit centraler Wasserversorgung wird man das von dieser gelieferte Wasser unbedenklich entweder ohne weiteres, jedenfalls aber nach nochmaliger Filtration über Sand-Kohle verwenden können. Wo man auf Brunnenwasser angewiesen ist, mache man es sich zur Pflicht, dieses in nicht zu langen Zwischenräumen immer wieder auf seine Brauchbarkeit zu prüfen.

II. Die Chemikalien. Die für die Herstellung der künstlichen Mineralwässer erforderlichen Chemikalien bestehen meist in Salzen. Man hält diese im festen Zustande, aber — der Bequemlichkeit wegen — auch als Lösungen von bestimmtem Gehalte vorräthig. Haben letztere infolge Abkühlung Krystalle abgeschieden, so sind diese wieder dadurch in Lösung zu bringen, dass man das Gefäss mit locker aufsitzendem Stopfen an einen etwa 30° C. warmen Ort bringt. Die Chemikalien wählt man in möglichster Reinheit, die in dem Arzneibuche aufgenommenen sollen auch von der dort vorgeschriebenen Reinheit sein.

Der Bequemlichkeit halber bereitet man die Lösungen so, dass ein bestimmter Gewichtstheil des Salzes in einem bestimmten Volumen der Lösung enthalten ist, dass also z. B. 100 g oder 10 g oder 1 g reinen Salzes in 1 Liter Flüssigkeit enthalten sind. Man ist dann wie bei der Maassanalyse in der Lage, bestimmte Gewichtsmengen einer Substanz durch Messen zu erhalten, was natürlich bequemer ist wie das Wägen.

Um Irrungen zu vermeiden, die durch Uebersehen von Nullen leicht möglich sind, signirt man die im Volumenverhältniss 1 : 10 bereiteten Lösungen mit **1/X.** Diejenigen im Verhältniss 1 : 100 bereiteten mit **1/C** und diejenigen im Verhältniss 1 : 1000 dargestellten mit **1/M. Alle Lösungen sind mit destillirtem Wasser zu bereiten.**

†† **Acidum arsenicicum.** Arsensäure-Anhydrid $As_2O_5 = 230$. Bei schwacher Rothgluth zur Trockne gebrachte sirupöse Arsensäure. 1 g wird in Wasser gelöst und zu 1 l aufgelöst. 1 ccm dieser Lösung enthält $= 1$ mg Arsensäure. Signatur: Arsensäure **1 M †††.**

Acidum hydrochloricum. Chlorwasserstoff. 400 g der 25procent. Salzsäure werden mit Wasser zu 1 l aufgelöst. Der ganze Liter enthält 100 g **Chlorwasserstoff HCl.** Signatur: Chlorwasserstoff **1/X.**

Acidum silicicum. Kieselsäure $SiO_2 = 60$. Wird bei der Herstellung der Mineralwässer in der Form des Natriumsilicates angewendet, von einigen aber, weil als therapeutisch unwirksam angesehen, nicht beachtet und deshalb weggelassen.

Acidum sulfuricum. Schwefelsäure-Anhydrid $SO_3 = 80$. Von einer Schwefelsäure vom spec. Gew. 1,836 werden 130 g, von einer Schwefelsäure vom spec. Gew. 1,840 werden 125 g zunächst vorsichtig in $^1/_2$ l Wasser unter Umrühren eingetragen und die Mischung alsdann mit Wasser zu 1 l aufgefüllt. 1 l enthält $= 100$ g Schwefelsäureanhydrid SO_3. Signatur: Schwefelsäure-Anhydrid SO_3 **1/X.**

Alumen natricum. Aluminium-Natrium sulfuricum. Natron-Alaun $Al_2Na_2(SO_4)_4 = 484$. Es werden 13,76 g krystall. Aluminiumsulfat $(Al_2(SO_4)_3 + 18 H_2O)$ in Wasser gelöst und nach Zusatz von 30 ccm der **1/X** Natriumsulfatlösung mit Wasser zu 1 l aufgefüllt. 100 ccm enthalten $= 1$ g wasserfreien Natronalaun $Al_2Na_2(SO_4)_4$. Signatur: Aluminium-Natriumsulfat **1/C.**

Aluminium sulfuricum. Aluminiumsulfat. Thonerdesulfat $Al_2(SO_4)_3 = 342$. Es werden 19,5 g des krystall. Aluminiumsulfates $(Al_2(SO_4)_3 + 18 H_2O)$ in Wasser zu 1 l gelöst. 100 ccm enthalten 1 g wasserfreies Thonerdesulfat. Signatur: Thonerdesulfat $Al_2(SO_4)_3$ **1/C.**

Aluminium chloratum. Aluminiumchlorid $Al_2Cl_6 = 267$. Man fällt eine warme Lösung von 35,5 Th. Kali-Alaun mit einer warmen Lösung von 40 Th. krystall. Natriumkarbonat, so dass am Ende der Fällung die Flüssigkeit deutlich alkalisch reagirt. Der entstandene Niederschlag wird auf einem Filter oder Kolatorium gesammelt, einige Male mit Wasser gewaschen, schliesslich mässig abgepresst. Man löst ihn dann in erwärmter Salzsäure, filtrirt die Lösung und fällt sie nun in mässiger Wärme durch Ammoniak. Der jetzt entstandene Niederschlag wird bis zum Verschwinden der Chlor-Reaktion gewaschen, dann in gelinder Wärme getrocknet. Man erhält so ein weisses, lockeres, in verdünnten Säuren leicht lösliches Pulver von Aluminiumhydroxyd $Al_2(OH)_6$. Von diesem Pulver werden 5,86 g mit 32,8 g Salzsäure (von 25 Proc., spec. Gew. 1,123) übergossen und schwach erwärmt. Nach erfolgter Auflösung verdünnt man mit Wasser zu 1 l. Je 1 ccm dieser Lösung enthält 0,01 g Aluminiumchlorid Al_2Cl_6. Signatur: Aluminiumchlorid Al_2Cl_6 **1/C.**

† **Baryum chloratum.** Baryumchlorid. Chlorbaryum. $BaCl_2 = 208$. 11,73 g krystallisirtes Baryumchlorid $(BaCl_2 + 2 H_2O)$ werden in Wasser zu 1 l gelöst. Je 1 ccm enthält $= 0,01$ g $BaCl_2$. Signatur: Baryumchlorid $BaCl_2$ **1/C †.**

Calcium bromatum. Calciumbromid. Bromcalcium. $CaBr_2 = 200$. 5 g reines Calciumkarbonat werden in 32,4 g Bromwasserstoffsäure von 25 Proc. (spec. Gew. $= 1,208$) gelöst; die Lösung wird mit Wasser zu 1 l aufgefüllt. 100 ccm dieser Lösung enthalten 1 g Calciumbromid $CaBr_2$. Signatur: Calciumbromid $CaBr_2$ **1/C.**

Calcium chloratum. Calciumchlorid. Chlorcalcium. $CaCl_2 = 111$. a) 200 g krystallisirtes Calciumchlorid $CaCl_2 + 6 H_2O$ werden in Wasser zu 1 l gelöst. Die Lösung wird auf das spec. Gew. 1,082 bei 15^0 C. eingestellt. 100 ccm dieser Lösung enthalten 10 g Calciumchlorid $CaCl_2$. Signatur: Calciumchlorid $CaCl_2$ **1/X.**

b) 100 ccm der **1/X** Calciumchlorid-Lösung werden mit Wasser zu 1 l aufgefüllt. 100 ccm dieser neuen Lösung enthalten 1 g Calciumchlorid $CaCl_2$. Signatur: Calciumchlorid $CaCl_2$ **1/C.**

Lithium chloratum. Lithiumchlorid. Chlorlithium. $LiCl = 42,5$. Man löst 8,7 Th. getrocknetes Lithiumkarbonat in 34,35 Th. Salzsäure von 25 Proc. (spec. Gew. 1,123) und füllt diese Lösung zu 1 l auf. 1 ccm der Lösung enthält 0,01 g Lithiumchlorid $LiCl$. Signatur: Lithiumchlorid $LiCl$ **1/C.**

Magnesium chloratum. Magnesiumchlorid. Chlormagnesium. $MgCl_2 = 95$. In 307,5 g Salzsäure von 25 Proc. (spec. Gew. 1,123), welche mit dem gleichen Volumen Wasser verdünnt ist, löst man 43,0 g frisch geglühtes Magnesiumoxyd oder soviel davon auf, dass eine kleine Menge ungelöst bleibt und füllt die Lösung zu 1 l auf. Der ganze Liter enthält 100 g Magnesiumchlorid $MgCl_2$. Signatur: Magnesiumchlorid $MgCl_2$ **1/X.**

Magnesium nitricum. Magnesiumnitrat. Salpetersaure Magnesia. $Mg(NO_3)_2 = 148$. Man löst 2,75 g frisch geglühtes Magnesiumoxyd in 34,0 g Salpetersäure von 25 Proc. (spec. Gew. $= 1,153$) und füllt mit Wasser bis zu 1 l auf. 1 ccm dieser Lösung enthält 0,01 g Magnesiumnitrat $Mg(NO_3)_2$. Signatur: Magnesiumnitrat $Mg(NO_3)_2$ **1/C.**

Magnesium sulfuricum. Magnesiumsulfat. Schwefelsaure Magnesia. $MgSO_4 = 120$. 205,0 g krystallisirtes Magnesiumsulfat ($MgSO_4 + 7\,H_2O$) werden in Wasser zu 1 l gelöst. Der ganze Liter enthält 100 g wasserfreies Magnesiumsulfat $MgSO_4$. Signatur: Magnesiumsulfat $MgSO_4$ 1/X.

†† **Natrium arsenicicum.** Natriumarseniat. Arsensaures Natrium. AsO_4Na_3 = 208. Man löse 0,553 g trockene, wasserfreie Arsensäure und 0,76 g wasserfreies Natriumkarbonat in Wasser und fülle die Lösung zu 1 l auf. Jeder Kubikcentimeter der Lösung enthält = 1 Milligr. Natriumarseniat AsO_4Na_3. Signatur: Natriumarseniat Na_3AsO_4 1/M †††.

Natrium carbonicum. Natriumkarbonat. Kohlensaures Natrium. Na_2CO_3 = 106. Man löst 540,0 g krystall. Natriumkarbonat in Wasser und füllt die Lösung bis zu 2 l auf. 100 g der Lösung enthalten 10 g wasserfreies Natriumkarbonat. Signatur: Natriumkarbonat Na_2CO_3 1/X.

Natrium chloratum. Natriumchlorid. Chlornatrium. Kochsalz. $NaCl = 58,5$. Man löst 100 g gut getrocknetes Kochsalz, welches erhebliche Mengen von Magnesiumchlorid nicht enthält, in Wasser und füllt die Lösung zu 1 l auf. Signatur: Natriumchlorid $NaCl$ 1/X.

Natrium phosphoricum basicum. Trinatriumphosphat. Basisch-phosphorsaures Natrium. $Na_3PO_4 = 164$. Es werden 22 g krystallisirtes Dinatriumphosphat (Natrium phosphoricum der Officinen) und 3,25 g wasserfreies Natriumkarbonat in Wasser gelöst; die Lösung wird zu 1 l aufgefüllt. 100,0 ccm enthalten 1 g Trinatriumphosphat Na_3PO_4. Signatur: Trinatriumphosphat Na_3PO_4 1/C.

Natrium silicicum. Natriumsilicat. Kieselsaures Natrium. SiO_3Na_2 = 122. Es werden 100 Th. reines Natriumsilicat durch längere Digestion im Wasserbade gelöst und auf 1 l aufgefüllt. 100 ccm enthalten 10 g wasserfreies Natriumsilicat SiO_3Na_2. Signatur: Natriumsilicat SiO_3Na_2 1/X.

Natrium sulfuricum. Natriumsulfat. Schwefelsaures Natrium. $Na_2SO_4 = 142$. Es werden 454,0 g krystall. Natriumsulfat in Wasser gelöst und zu 2 l aufgefüllt. 10 ccm der Lösung enthalten 1 g wasserfreies Natriumsulfat Na_2SO_4. Signatur: Natriumsulfat Na_2SO_4 1/X.

Strontium chloratum. Strontiumchlorid. Chlorstrontium. $SrCl_2 = 158,5$. Man löst 9,4 g getrocknetes Strontiumkarbonat in 18,60 g Salzsäure von 25 Proc. (spec. Gew. 1,123) und füllt die Lösung zu 1 l auf. 100 ccm enthalten = 1 g wasserfreies Strontiumchlorid $SrCl_2$. Signatur: Strontiumchlorid $SrCl_2$ 1/C.

Substanzen, welche ausserdem noch bei der Bereitung künstlicher Mineralwässer Verwendung finden.

Baryumkarbonat. $BaCO_3 = 197$. Aus der wässerigen Lösung des Baryumchlorids durch Natriumkarbonat auszufällen, hierauf zu waschen und zu trocknen.

Calciumkarbonat. $CaCO_3 = 100$. Das durch Fällung hergestellte Pärparat des Arzneibuches: *Calcium carbonicum praecipitatum.*

Calciumphosphat, basisches. $Ca_3(PO_4)_2 = 310$. Dreibasisches Calciumphosphat. Wird durch Fällen von Calciumchlorid mit Trinatriumphosphat erhalten.

Calciumsulfat, kryst. $CaSO_4 + 2\,H_2O = 172$. Zur Darstellung werden 20 Th. krystall. Calciumchlorid in 200 Th. Wasser gelöst; die erwärmte Lösung mit einer lauwarmen Lösung von 30 Th. kryst. Natriumsulfat oder 12 Th. Ammoniumsulfat in 300 Th. Wasser vermischt. Der nach zwei Tagen abgeschiedene Niederschlag wird ausgewaschen und bei 30° C. getrocknet.

Ferrochlorid. $FeCl_2 + 2\,H_2O = 163$. Das durch Auflösen von Eisenpulver in Salzsäure und durch Verdampfen der Lösung bis zur Salzhaut erhaltene krystallisirte Präparat, welches durch Trocknen in der Sonne zum Theil entwässert und oxydfrei erhalten worden ist.

Grünlich-weisses Pulver, welches sich bei sorgfältiger Aufbewahrung hinlänglich gut hält.

Ferrosulfat, krystall. $FeSO_4 + 7\,H_2O = 278$. Krystall. schwefelsaures Eisen. Das Präparat des Arzneibuches, durch Alkohol aus seiner wässerigen Lösung als Krystallpulver gefällt.

Schwefelwasserstoff. H_2S. Wird gewöhnlich als Schwefelwasserstoff-Wasser angewendet. Man nimmt an, dass das bei mittlerem Druck und bei mittlerer Temperatur gesättigte Schwefelwasserstoff-Wasser in 10 ccm = 0,033 g oder 20 ccm Schwefelwasserstoffgas enthält.

Magnesiumkarbonat, krystall. $MgCO_3 + 3\,H_2O = 138$. Man löst 3 Th. kryst. Magnesiumsulfat in 10 Th. Wasser, filtrirt in einen geräumigen Kolben, setzt 2 Th. Natriumbikarbonat hinzu und erwärmt unter häufigem Umschwenken allmählich bis 40° C. (nicht darüber!). Man lässt nun 2—3 Tage bei gewöhnlicher Temperatur stehen, sammelt den

Niederschlag, presst ihn ab und trocknet an der Luft. Wird, zu feinem Pulver zerrieben, in gut verschlossenen Gefässen aufbewahrt.

Natriumsulfld. $Na_2S + 9 H_2O = 240$. Krystall. Natriumsulfid. Man bereitet z. B. 500 ccm einer 33proc. Natriumhydroxyd-Lösung (spec. Gew. 1,336) und theilt diese in zwei gleiche Volume. Ein Volum, also 250 ccm, sättigt man völlig mit gewaschenem Schwefelwasserstoffgas. Alsdann fügt man dieser Lösung das andere Volum der Natriumhydroxydlösung hinzu, mischt und lässt an einem kühlen Orte wohlverschlossen stehen. Die sich abscheidenden Krystalle sind das obige Präparat. Sie werden, mit 60proc. Alkohol abgespült, auf Fliesspapier getrocknet und in gut verschlossenen Gläsern unter Paraffinverschluss aufbewahrt.

III. Die Kohlensäure.

Die zur Fabrikation von Mineralwässern erforderliche Kohlensäure wird entweder als flüssige Kohlensäure durch den Handel bezogen, oder als gasförmige Kohlensäure selbst bereitet. In letzterem Falle erfolgt die Darstellung dadurch, dass man gewisse natürlich vorkommende kohlensaure Mineralien durch stärkere Säuren zersetzt, und die hierbei freiwerdende Kohlensäure reinigt und aufsammelt.

Als solche kohlensaure Mineralien kommen in Betracht: Kreide, Marmor, Dolomit, Magnesit. — Als zersetzende stärkere Säuren werden angewendet: Salzsäure und Schwefelsäure.

Ob man Salzsäure oder Schwefelsäure als Zersetzungssäure benutzt, hängt im wesentlichen davon ab, welches kohlensaure Mineral man als Kohlensäurequelle verwendet, denn es ist darauf hinzuwirken, dass man bei dieser Reaktion möglichst lösliche Nebenprodukte erhält. Und die Wahl des kohlensauren Minerals ist im allgemeinen wieder von örtlichen Bedingungen abhängig. Wo also z. B. Kreide oder Marmor wesentlich billiger als andere Materialien zu erlangen sind, wird man diese wählen, obgleich sie im praktischen Betriebe etwas schwieriger zu handhaben sind als z. B. Magnesit. Die Auswahl des Karbonates und der Säure ist also Sache der Kalkulation.

Kreide. Da diese im trockenen Zustande fast reines Calciumkarbonat darstellt, so verbrauchen

	Salzsäure		Schwefelsäure
	von 30 Proc.	von 33 Proc.	von 95 Proc.
100 Th. trockene Kreide	243 Th.	219 Th.	100 Th.

Die Salzsäure ist hierbei, um die Kohlensäure-Entwickelung handlich zu gestalten, auf einen Gehalt von rund 20 Proc. Chlorwasserstoff, also mit etwa $^1/_2$ Volumen Wasser zu verdünnen. Unter diesen Umständen bietet die Zersetzung der Kreide durch Salzsäure wesentliche Schwierigkeiten nicht. Es ist jedoch zu beachten, dass die Kreide nicht trocken, sondern etwa mit dem gleichen Gewichte Wasser angerührt in des Entwickelungsgefäss zu bringen ist, worauf man die wie vorher angegeben verdünnte Salzsäure in kleinen Antheilen zufliessen lässt. Es ist ferner auf den Wassergehalt der Kreide Rücksicht zu nehmen.

Benutzt man Schwefelsäure zur Zersetzung der Kreide, so ist diese vorher mit der doppelten Menge lauwarmen Wassers anzurühren, bevor man die Säure in kleinen Antheilen zufliessen lässt.

Die Anwendung von Schwefelsäure zur Zersetzung der Kreide bietet den Nachtheil, dass die Zersetzung nicht vollständig wird. Das entstehende unlösliche Calciumsulfat hüllt die Kreideklümpchen ein, sodass die Einwirkung der Säure auf diese verhindert wird. — Bei Anwendung von Salzsäure fällt diese Schwierigkeit weg. Dafür aber verbreitet die Salzsäure, wenn sie nicht auf 20 Proc. HCl verdünnt ist, Dämpfe in dem Fabrikationsraume, welche alle dort befindlichen Metalltheile angreifen. Ausserdem werden Salzsäuredämpfe von der entwickelten Kohlensäure hartnäckig mitgenommen, so dass die letztere zur Reinigung durch 4—5 Waschflaschen zu leiten ist. Man wählt alsdann zweckmässig folgende Anordnung der Reinigung: Waschflasche I: Lösung von 10 Proc. kryst. Soda. Waschflasche II: Lösung von 10 Th. kryst. Eisenvitriol, 2 Th. kryst. Soda und 200 Th. Wasser. Waschflasche III: Lösung von 3 Th. Kaliumpermanganat, 100 Th. Wasser und 5 Th. Englischer Schwefelsäure. Waschflasche IV: kalt gesättigte Lösung von Natriumbikarbonat. Waschflasche V: Reines Wasser.

Die Verwendung von Kreide bietet an sich den Uebelstand, dass die entwickelte Kohlensäure durch schwefelhaltige und bituminöse (also riechende und schmeckende) Gase verunreinigt ist. Sie kann zwar durch das schon angegebene Reinigungssystem von diesen befreit werden, indessen setzt diese Reinigung eine grosse Sorgfalt in der Wartung voraus.

Für Marmor gilt bezüglich der Wahl von Schwefelsäure oder Salzsäure genau das Gleiche wie für Kreide. Hinsichtlich der Reinheit des zu erwartenden Kohlensäure-Gases ist zu bemerken, dass weisser Marmor eine sehr reine Kohlensäure liefert. Schwarzer

Marmor oder Kalkstein dagegen liefern durch riechende Bestandtheile stark verunreinigte Kohlensäure.

2) **Dolomit.** Bekanntlich ein natürliches Mineral, aus Calciumkarbonat und Magnesiumkarbonat bestehend, wird im gemahlenen Zustande verwendet. Die Zersetzung kann bei Anwendung von Salzsäure bei gewöhnlicher Temperatur erfolgen,[1]) bei Benutzung von Schwefelsäure muss man den Dolomit mit heissem Wasser anrühren.

	Salzsäure			Schwefelsäure	
	Wasser	von 33 Proc.	von 30 Proc.	Wasser	von 95 Proc.
100 Th. Dolomit bedürfen	100 Th.	220 Th.	240 Th.	200 Th.	120 Th.

Die Kombination Dolomit + Salzsäure bietet alle Unannehmlichkeiten, welche aus der Anwendung von Salzsäure überhaupt resultiren; siehe bei Kreide. Die Kombination Dolomit + Schwefelsäure liefert ein reines Kohlensäure-Gas, vorausgesetzt, dass der Dolomit frei von bituminösen Bestandtheilen ist, wovon man sich durch den Versuch zu überzeugen hat. Die Reinigung der entwickelten Kohlensäure erfolgt bei Anwendung von Salzsäure wie unter Kreide beschrieben ist, bei Anwendung von Schwefelsäure wie bei Magnesit.

3) **Magnesit,** ein natürliches Magnesiumkarbonat darstellend, wird gleichfalls im gemahlenen Zustande in den Handel gebracht. Man kann zur Zersetzung zwar Salzsäure benutzen, verwendet in der Regel aber Schwefelsäure. In diesem Falle rührt man den Magnesit mit der doppelten Raummenge heissem Wasser zu einem Brei an und lässt alsdann in kleinen Antheilen die koncentrirte Schwefelsäure zufliessen.

	Salzsäure			Schwefelsäure		
	Wasser	v. 33 Proc.	v. 30 Proc.	Wasser	v. 95 Proc.	v. 63 Proc.
100 Th. Magnesit bedürfen	100	245—250	270—275	200	118—120	140—144

Die Kombination Magnesit + Schwefelsäure liefert eine verhältnissmässig reine, bez. leicht zu reinigende Kohlensäure. Die Reinigung erfolgt, indem man das Gas durch folgendes Reinigungssystem leitet: Waschflasche I: Lösung von 10 Th. kryst. Ferrosulfat, 2 Th. kryst. Soda und 200 Th. Wasser. Waschflasche II: Lösung von 10 Proc. kryst. Soda. Waschflasche III: Reines Wasser. Zwischen II und III kann, falls bituminöser Geruch auftritt, noch eine Flasche mit Kaliumpermanganat eingeschaltet werden.

4) **Natriumbikarbonat.** Wir kennen zwar keinen Betrieb, in welchem Natriumbikarbonat verwendet wird, da dieser Fall aber nicht ausserhalb der Möglichkeit liegt, so muss er besprochen werden. Zur Verwendung würde das gewöhnliche Natriumbikarbonat der Ammoniak-Soda-Fabriken gelangen. Bei Zersetzung mittelst Salzsäure werden sich die unter Kreide geschilderten Unzuträglichkeiten herausstellen, bei Verwendung von Schwefelsäure ist ein sehr reines Kohlensäure-Gas zu erwarten. Die Zersetzung erfolgt sowohl mit Salzsäure als mit Schwefelsäure in der Kälte.

	Salzsäure			Schwefelsäure	
	Wasser	v. 33 Proc.	v. 30 Proc.	Wasser	v. 95 Proc.
100 Th. Natriumbikarbonat bedürfen	100	125,0	138,0	200	60

Die Reinigung des Gases erfolgt wie bei der Kombination Magnesit + Schwefelsäure angegeben.

Bei der Kalkulation des Preises ist es natürlich wesentlich, zu wissen, wie hoch sich ein Kilogramm Kohlensäure einstellt. Dies wird sich leicht berechnen lassen, wenn man die Mengen der Rohmaterialien kennt, welche zur Gewinnung von 1 kg Kohlensäure erforderlich sind.

Für 1 kg Kohlensäure gebraucht man in der Praxis:

	Kilo	Schwefelsäure (95 Proc.)	Salzsäure (33 Proc.)
Magnesit	2,2	2,6	5,53
Dolomit	2,52	2,65	5,62
Calciumkarbonat	2,65	2,62	5,57
Natriumbikarbonat	2,2	1,32	2.80

Flüssige Kohlensäure. Diese ist zur Zeit Gegenstand lebhaften Handels und wird zu ausserordentlich billigen Preisen geliefert. Ueber Darstellung und Eigenschaften siehe Acidum carbonicum. S. 32.

In den Handel gelangt die flüssige Kohlensäure in nathlosen Stahlflaschen, welche auf einen Druck von 250 Atmosphären amtlich geprüft worden sind. Eine solche Flasche

---

[1]) Doch empfiehlt sich auch bei der Kombination Dolomit + Salzsäure, den Dolomit mit warmem Wasser anzurühren.

stellt in dem Zustande, in welchem sie sich während des Versandes befindet, einen schlanken Eisencylinder *A* dar, welcher einen verbreiterten Fussansatz *B* trägt. *C* ist eine Schutzkappe, welche während des Transportes zum Schutz für die Ventileinrichtung aufgeschraubt ist. Entfernt man diese Kappe, so sieht man die Ventilschraube *D*, ferner ist bei *E* ein Schraubenstutzen vorhanden, an welchen wie in Fig. 91 ein Schlauchhahn oder wie in Fig. 92 ein Reducirventil angeschlossen werden kann.

Wird die Ventilschraube *D* im Sinne der Uhrzeiger-Bewegung gedreht, so wird das Ventil geschlossen, wird sie in entgegengesetzter Richtung gedreht, so wird das Ventil geöffnet, und die Kohlensäure strömt bei *E* aus. Da das Gas unter erheblichem Drucke steht, so ist das Oeffnen des Ventils mit Vorsicht zu bewerkstelligen, damit nicht unnöthig Gas verloren geht oder gar Zertrümmerung etwa angeschlossener Apparate erfolgt. Solche Vorkommnisse werden vermieden durch Einschaltung eines Reducirventils. (Fig. 92.)

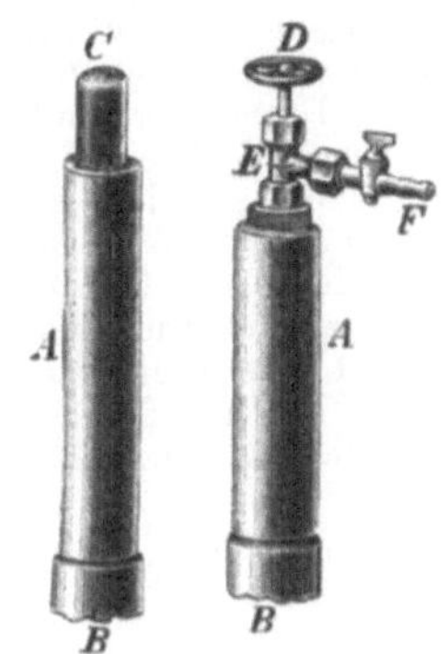

Fig. 91.

Ein solches Reducirventil wird unmittelbar an die Kohlensäure-Flasche mittelst einer Schraubenmutter angeschlossen. Oeffnet man den Niederschraubhahn *D*, so kann durch Stellung der Schraube *S* der Druck so regulirt werden, dass bei *G* die Kohlensäure mit einem bestimmten, gleichbleibenden Drucke ausströmt, welcher an dem Manometer abgelesen werden kann. Ein stärkerer Druck kann hinter dem Reducirventil nicht auftreten. Entströmt der Kohlensäureflasche zuviel Kohlensäure, so bläst das Ventil von einem bestimmten Drucke aus gerechnet ab, d. h. der Ueberschuss der Kohlensäure entweicht durch das Sicherheitsventil *V*. (Fig. 92.)

Da bei 760 mm Barometerstand und 15° C. 1 kg Kohlensäuregas den Raum von 535 l einnimmt, so stellen 10 kg Kohlensäure bei mittlerer Temperatur rund 5000 l, d. h. 5 cbm Kohlensäure dar.

Die in den Handel gelangende flüssige Kohlensäure ist in der Regel von grosser Reinheit. Man hat von ihr zu verlangen, dass sie praktisch luftfrei sei. Fängt man sie über Kalilauge auf, so muss sie nach kurzer Zeit von der Kalilauge absorbirt werden, ohne dass bei Mengen von 50—100 ccm wahrnehmbare Mengen nicht absorbirter Gase zurückbleiben. Sie muss ferner frei sein von fremdartigen, den Geruch und Geschmack beeinflussenden Beimengungen. Man hat vorgeschlagen, sie hierauf in der Weise zu prüfen, dass man die gasförmig entweichende Kohlensäure durch eine mit Schwefelsäure angesäuerte Kaliumpermanganatlösung leitet und feststellt, welche Mengen Kaliumpermanganat durch ein bestimmtes Gewicht Kohlensäure reducirt werden. Indessen ist die beste Kontrole die Herstellung des Mineralwassers selbst. Fällt dieses unter Bedingungen, welche sonst ein gutes Produkt liefern, schlecht aus, d. h. besitzt es üblen Geruch oder Geschmack, so ist die Kohlensäure dafür verantwortlich zu machen.

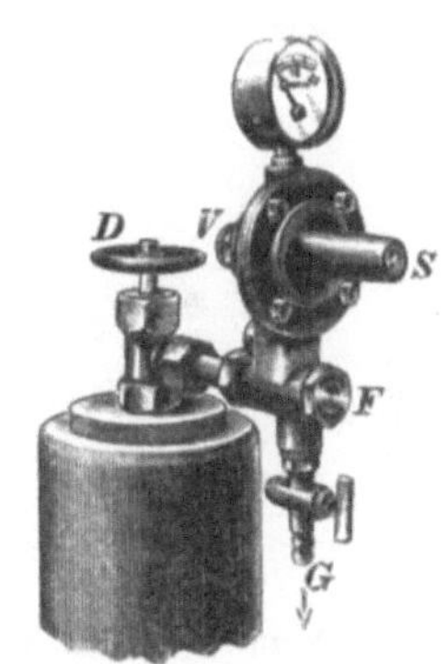

Fig. 92.

Für den Transport, die Aufbewahrung und die Handhabung der Kohlensäureflaschen sind Polizei-Verordnungen erlassen, welche genau einzuhalten sind. Von Wichtigkeit ist, dass die Flaschen an einem kühlen Orte untergebracht sind, und dass sie vor plötzlichen Erschütterungen möglichst bewahrt werden. Dass von ihnen Substanzen fern zu halten sind, welche Eisen anzugreifen vermögen, versteht sich eigentlich von selbst.

Für die regelmässigen Konsumenten flüssiger Kohlensäure empfiehlt es sich, die erforderlichen Flaschen nicht zu leihen, sondern als Eigenthum zu erwerben, da sich hierdurch der Preis der Kohlensäure wesentlich ermässigt.

IV. Die Apparate.

Die Anzahl der für Erzeugung künstlicher Mineralwässer konstruirten Apparate ist eine sehr grosse, da jede Apparaten-Fabrik mehrere besondere Modelle fertigt. Alle diese Apparate lassen sich indessen auf drei Grund-Typen zurückführen.

A. Selbst-Entwickler. Dieser nicht sehr glücklich gewählte Name soll andeuten, dass die Sättigung des Wassers mit Kohlensäure nicht unter Anwendung von Pumpenapparaten, sondern unter dem von der entwickelten Kohlensäure erzeugten eigenen Gasdruck erfolgt. Hieraus ergiebt sich, dass der ganze Apparat in allen seinen Theilen ein einziges drucksicheres Gefäss darstellt, und dass deshalb alle einzelnen Theile so konstruirt sein müssen, dass sie einen hohen Gasdruck aushalten. Sie müssen also gasdicht und druckfest sein.

In beistehender Figur ist A das Säuregefäss, in der Regel aus Blei hergestellt. B ist der kupferne, stark mit Blei plattirte Entwickeler mit dem Rührer C. Als D ist ein Manometer bezeichnet, welcher den Gasdruck sowohl in dem Entwickeler als auch in dem ganzen übrigen Apparate anzeigt. $E\ E\ E$ sind aus Kupfer hergestellte, innen stark verzinnte, gasdichte und drucksichere Waschflaschen. Das gewaschene Gas gelangt durch die Leitung F in den Mischcylinder G. Das mit Kohlensäure imprägnirte Wasser gelangt durch die Leitung J nach dem Abfüllapparat H.

Diese Apparate können heute eigentlich nur noch auf historisches Interesse Anspruch machen. Wie schon bemerkt, stellt der ganze Apparat in allen seinen Theilen ein einziges Gefäss dar, welches während des Betriebes in allen seinen Theilen unter einem Gasdruck von 5—6 Atmosphären steht. Deshalb müssen alle Theile so konstruirt sein, dass sie diesen und einen höheren Druck aushalten. Gewöhnlich werden diese Apparate unter einem Druck von 12 Atmosphären geprüft. Es ergiebt sich hieraus die Nothwendigkeit, alle Theile ziemlich schwer im Metall herzustellen. Das Säuregefäss ist z. B. aus Blei, die Waschflaschen sind aus Kupfer hergestellt. Und trotz aller Vorsichtsmassregeln sind diese Apparate im Gebrauche doch nicht ganz ungefährlich.

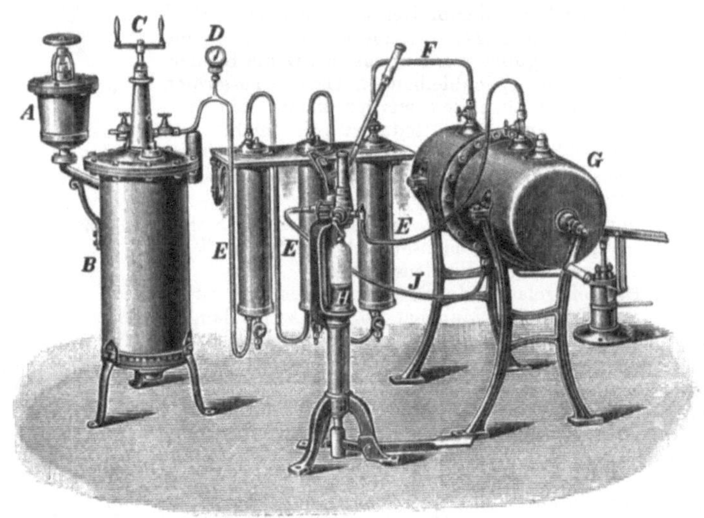

Fig. 93.

Wenn ein Rohr sich verstopft oder das Manometer versagt, können recht gefährliche Gasspannungen in dem Apparate auftreten. Sie sind deshalb von der Praxis ziemlich aufgegeben worden.

B. **Pumpenapparate.** Bei diesen wird die zu verwendende Kohlensäure aus Karbonaten und Salzsäure oder Schwefelsäure bei gewöhnlichem Drucke entwickelt. Sie wird alsdann gereinigt, in Gasometern aufgefangen und mittelst geeigneter Saug-Druckpumpen in die Mischcylinder gepresst, welche das zu imprägnirende Wasser, bez. die zu imprägnirende Salzlösung enthalten.

In beistehender Figur 94 ist A das Säuregefäss, B der Entwickeler für die Kohlensäure, C vier Waschflaschen aus Glas (WOULFF'sche Flaschen) mit Sicherheitstrichtern. Die erzeugte und gereinigte Kohlensäure wird unter der Gasometerglocke D angesammelt. Von hier wird sie mittelst der Luftpumpe L und zwar durch die Leitung E in den kupfernen Waschcylinder F geleitet und hierauf durch die Leitung G in den Mischcylinder M gepresst. Das fertige Mineralwasser gelangt durch die Leitung J nach dem Abfüllapparat K. Die Leitung H hat den Zweck, die nach dem Abfüllen des Mineralwassers in dem Mischcylinder M verbleibende Kohlensäure wieder in den Gasometer zurückzuleiten.

Die Haupttheile eines solchen Apparates sind demnach: 1) Das Entwickelungsgefäss für Kohlensäure nebst Waschvorrichtung. 2) Der Gasometer. 3) Die Luftpumpe. 4) Der Mischcylinder.

Das Entwickelungsgefäss für Kohlensäure ist in der Regel aus Kupfer hergestellt, welches mit Blei plattirt ist. Das darüberstehende Säuregefäss ist in allen Theilen, welche mit der Säure bestimmungsgemäss in Berührung kommen, gleichfalls mit Blei plattirt, bez. verbleit oder aus Blei hergestellt, soweit nicht Glas zur Verwendung gelangt. Die Gasometerglocke wird am zweckmässigsten aus Kupfer hergestellt und mit einem Oelanstrich überzogen. Zur Aufnahme der Gasometerglocke und des Absperrwassers dient gewöhnlich ein hölzerner Bottich. Als Sperrflüssigkeit wählt man Wasser, welches im Sommer alle 6 Wochen, im Winter alle 3 Monate einmal erneuert wird. Calciumchlorid- oder Magnesiumchlorid-Lösungen wählt man nur dann — im Winter — als Sperrflüssigkeit, wenn andernfalls das Einfrieren des Gasometers sicher zu erwarten ist. — Ein sehr wichtiges Organ dieser Apparate ist die Luftpumpe. Diese funktionirt nur dann zufriedenstellend, wenn die Ventile dicht schliessen. Wo dies nicht der Fall ist, müssen sie von einem Sachverständigen (Präcisionsmechaniker) nachgeschliffen werden. Der Hauptfehler, welcher bei allen Pumpen in der Regel gemacht wird, besteht darin, dass man dieselben zur Erzielung leichteren Ganges zu reichlich ölt. Dies ist zu vermeiden. Man mache es sich zum Grundsatz, nicht mehr Oel (gutes Olivenöl oder flüssiges Paraffin) zu geben, als wirklich erforderlich ist und vor jedem neuen Oelen das alte Oel wegzuwischen, auch in regelmässigen Zeiträumen die Pumpen abzuschrauben und alle alten Oelreste zu beseitigen. Nur bei Befolgung dieser Massregeln erzielt man mit Pumpenapparaten dauernd ein gleichmässig wohlschmeckendes Wasser.

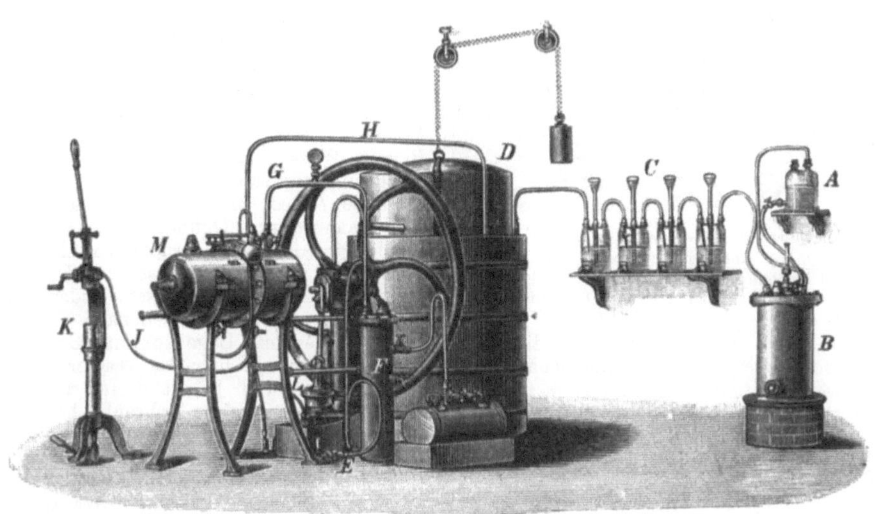

Fig. 94.

Damit die Kohlensäure nicht bloss frei von riechenden und schmeckenden Verunreinigungen, sondern auch frei von Luft erhalten wird, lässt man bei einer neuen Füllung des Entwickelungsgefässes bei geöffneter Füllöffnung die Entwickelung der Kohlensäure erst einige Zeit andauern, damit die Luft aus dem Gefässe verdrängt und durch Kohlensäure ersetzt wird. Dann schliesst man das Entwickelungsgefäss und lässt nun auch durch die Waschflaschen erst einige Zeit den Gasstrom ins Freie treten, bevor man die Kohlensäure unter der Gasometerglocke auffängt. (Prüfung durch ein brennendes Streichholz!)

Ist die Gasometerwanne mit frischem Wasser gefüllt worden, so lässt man sie, indem man den an ihrem höchsten Punkte befindlichen Hahn öffnet, vollständig unter Wasser untertauchen, so dass dieses durch den Hahn durchtritt. Alsdann schliesst man den Hahn und lässt nun die Kohlensäure unter der mit Wasser gefüllten Glocke sich ansammeln.

In manchen Betrieben hält man einen besonderen Gasometer für solche Kohlensäure, welche voraussichtlich mit etwas Luft verunreinigt ist und benutzt diese zum Füllen der Flaschen mit Kohlensäure, s. S. 352.

C) **Apparate mit flüssiger Kohlensäure.** Durch die Anwendung flüssiger Kohlensäure wird die Einrichtung der Mineralwasserapparate ganz wesentlich vereinfacht. Bei Apparaten mit Mischcylindern von nicht mehr als 50 l Inhalt besteht der ganze Apparat lediglich aus der Kohlensäureflasche mit Reducirventil, dem Mischcylinder und der Abfüllvorrichtung. Gegenüber den Pumpenapparaten fallen weg: die Vorrichtungen für die Entwickelung der Kohlensäure, für das Auffangen der letzteren und die Luftpumpe.

Für Apparate mit Mischcylindern über 50 l Inhalt ist in einigen Bezirken vorgeschrieben zwischen Kohlensäureflasche und Mischcylinder die Einschaltung eines Expansionskessels mit Sicherheitsventil und Manometer. Diese Expansionskessel sind Gefässe aus Kupfer von 100 l Inhalt, welche zur Aufspeicherung der Kohlensäure unter einem bestimmten Drucke dienen (12 Atmosphären).

Ihre Einrichtung entstammt noch einer Zeit, als es noch nicht gelungen war, die Reducirventile in der nöthigen Zuverlässigkeit herzustellen.

Bei Benutzung flüssiger Kohlensäure gestaltet sich die Herstellung kohlensaurer Wässer ungemein einfach: Man bringt das zu imprägnirende Wasser oder die zu imprägnirende Salzlösung in das Mischgefäss, verbindet dieses mit der Kohlensäureflasche, öffnet diese so weit, dass die Kohlensäure in das Mischgefäss mit dem gewünschten Druck von 4 bis 8 Atmosphären eintritt und sättigt das Wasser alsdann dadurch, dass man die Rührvorrichtung in Thätigkeit setzt u. s. w.

D) **Kleinapparate.** Verfügt man über flüssige Kohlensäure, so kann man mit Hilfe gewisser Kleinapparate auch relativ kleine Mengen kohlensaures Mineralwasser, z. B. eine oder mehrere Flaschen, herstellen. Das ist namentlich für medikamentöse Wässer wichtig. Die beistehende Figur 97 zeigt den Apparat „Blitz“.

In beistehender Figur ist rechts die Kohlensäureflasche K, links der eigentliche Apparat. Man füllt zunächst die Flasche B mit Wasser oder der vorgeschriebenen Salzlösung und schliesst sie mittelst der Stellschraube D fest an den Apparat an. Dann lässt man durch Oeffnen des Hahnes E Kohlensäure bis zum Drucke von 1—2 Atmosphären zutreten, schliesst den Hahn der Kohlensäureflasche G, fasst alsdann den Hebel F und richtet diesen nach oben, sodass die Kugel A nach unten und die Flasche B in eine schiefe Lage kommt. Der Inhalt der Flasche B ergiesst sich nun nach der Kugel A. Man mischt hier das Wasser mit der Kohlensäure durch Hin- und Herschwenken des Apparates und bringt diesen wieder in die ursprüngliche Lage. Nachdem man durch ein kurzes Lüften der Schraube bei D die Hauptmenge der Gase (um die Luft abzublasen) entfernt hat, schraubt man die Flasche wieder fest ein, lässt 4—5 Atmosphären Druck zutreten, bringt den Inhalt der Flasche durch Neigen wieder in die Mischkugel A, sättigt hier durch Schwenken mit Kohlensäure. Sobald die Sättigung erfolgt ist, stellt man den Apparat so ein, dass die Kugel A nach unten gerichtet ist und die Flasche B senkrecht nach unten steht. Man schliesst den Hahn G und E und nimmt die umgekehrt stehende Flasche durch Rückwärtsdrehen der Stellschraube D heraus. Da hier Kugelverschluss angenommen ist, tritt sofort Verschluss der Flasche ein.

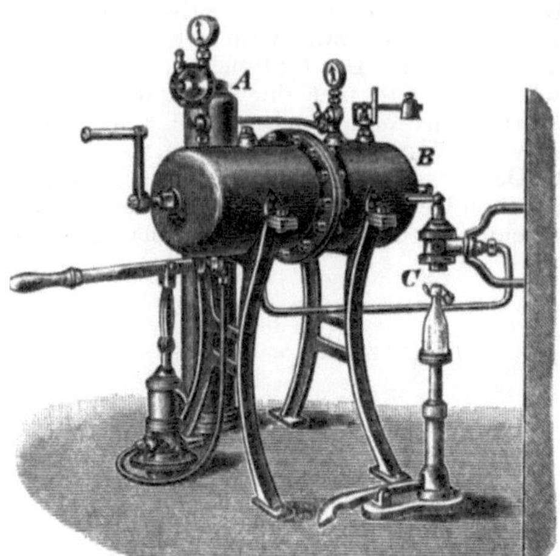

Fig. 95. Kleiner Mineralwasser-Apparat für flüssige Kohlensäure. *A* Kohlensäure-Flasche mit Reducirventil und Manometer. *B* Mischcylinder mit Sicherheitsventil und Manometer. *C* Abfüll-Vorrichtung.

Das **Imprägniren des Wassers mit Kohlensäure.** Will man ein tadelloses kohlensaures Wasser herstellen, so hat man zu beachten, dass der grösste Feind desselben die atmos-

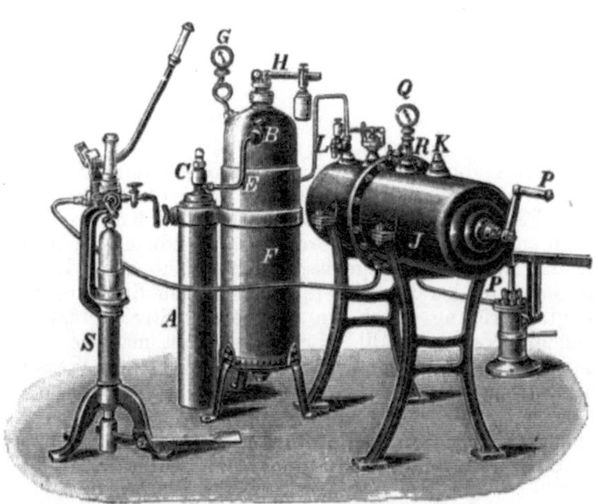

Fig. 96. Grösserer Mineralwasser-Apparat für flüssige Kohlensäure. *A* Kohlensäure-Flasche. *B* Expansionskessel mit Manometer *G* und Sicherheitsventil *H*. *J* Mischgefäss. *P* Wasserpumpe. *S* Abfüll-Vorrichtung.

phärische Luft ist. Jedes Wasser, welches mit der Luft in Berührung ist, löst atmosphärische Luft auf und enthält pro Liter nach Liebig 3—5 ccm Luft gelöst. Die gelöste Luft verdrängt etwa ihr 20faches Volumen gelöster Kohlensäure aus dem Wasser, ausserdem ist sie die Ursache für eine besondere Erscheinung: Wird nämlich ein luftfreies Wasser mit Kohlensäure imprägnirt und unter Druck auf Flaschen gefüllt, so entweicht zwar beim Oeffnen der Flaschen etwas Kohlensäure. Die Hauptmenge der Kohlensäure aber ist in dem Wasser gelöst und steigt sehr allmählich in Form kleiner Bläschen aus dem Wasser auf. — Ist dagegen lufthaltiges Wasser mit Kohlensäure (oder Wasser mit lufthaltiger Kohlensäure) gesättigt worden, so entweicht beim Oeffnen der Flasche das zwischen Wasser und Stopfen komprimirte Kohlensäuregas mit heftigem Aufsprudeln auf einmal. Giesst man jetzt den Flascheninhalt in ein Trinkglas, so nimmt man nahezu gar kein Aufperlen wahr, denn die Kohlensäure war eben nicht in dem Wasser gelöst, sondern zwischen Wasser und Stopfen komprimirt.

Die Menge Kohlensäure, welche das Wasser unter sonst gleichen Umständen auflöst, ist abhängig von dem Druck und der Temperatur. Luftfreies Wasser nimmt etwa auf:

Unter dem Drucke von:	bei 5--8⁰ C.	10—15⁰ C.	17—20⁰ C.
0 (gewöhnl. Druck)	1,3 Vol.	1,0	0,9
1 Atmosphär. Ueberdruck	2,5 „	2,0	1,8
2 „ „	3,5 „	3,0	2,6
3 „ „	4,3 „	3,8	3,3
4 „ „	4,8 „	4,3	3,8
5 „ „	5,3 „	4,7	4,2
6 „ „	5,7 „	5,0	4.4
7 „ „	6,0 „	5,3	4,5

Ein Wasser, welches drei Volumen Kohlensaure gelöst enthalten soll, wäre demnach bei einer Temperatur von 12⁰ C. unter dem Druck von 2 Atmosphären, bei einer Temperatur von 18⁰ C. dagegen unter dem Druck von 3 Atmosphären zu sättigen.

Die Imprägnirung mit Kohlensäure erfolgt in der Weise, dass man das Mischgefäss zunächst zu nicht mehr als $^9/_{10}$ mit dem zu imprägnirenden Wasser anfüllt. Dies kann durch die Wasserpumpe geschehen, wo eine solche vorhanden ist. Im anderen Falle durch direktes Einfüllen in die Füllöffnung. In diesem letzteren Falle empfiehlt es sich, den Mischcylinder völlig bis zum Ueberlaufen mit Wasser anzufüllen, die Verschlussschraube aufzusetzen und nun $^1/_{10}$ des Wassers durch Ueberdrücken von Kohlensäure wieder auslaufen zu lassen. Wie man auch operirt haben möge, zunächst wird unter Inbetriebsetzung des Rührwerkes entweder durch die Kohlensäurepumpe oder direkt aus der Kohlensäureflasche soviel Kohlensäure in den Mischcylinder gepresst, dass das Manometer etwa 2 Atmosphären Druck anzeigt. Alsdann lässt man mittels des „Zumischers" die erforderlichen Lösungen zulaufen, setzt das Rührwerk in Betrieb und presst weiter so viel Kohlensäure (unter kräftigem Rühren) in den Cylinder, bis das Manometer 4 Atmosphären anzeigt. Hierauf lässt man den Apparat einige Augenblicke ruhig stehen, lüftet alsdann den Abblasehahn und lässt das Gas so lange entweichen, als ein Ueberdruck vorhanden ist, wodurch die Luft zum grössten Theile beseitigt und durch Kohlensäure verdrängt wird. Man schliesst nun den Abblasehahn und presst aufs neue unter Bewegung des Rührwerkes Kohlensäure bis zu 4 Atmosphären Spannung in das Mischgefäss. Man lässt wiederum kurze Zeit stehen und den Ueberschuss des Gases alsdann durch Lüftung des Abblasehahnes entweichen. Man schliesst alsdann den Abblasehahn und presst unter Inbetriebsetzung des Rührwerkes aufs neue Kohlensäure ein, bis nach energischem Bewegen des Rührwerkes die Flüssigkeit unter dem vorhandenen Drucke nunmehr mit Kohlensäure vollständig gesättigt ist. Man erkennt dies wie folgt: Angenommen, das Manometer zeigt $4^1/_2$ Atmosphären an. Man unterbricht das Zupumpen von Kohlensäure oder den weiteren Zutritt von Kohlensäure aus der Stahlflasche und setzt das Rührwerk in energische Bewegung. Geht das Manometer zurück, z. B. auf $3^1/_2$ Atmosphären, so ist das ein Beweis, dass die Sättigung noch nicht vollendet ist. Bleibt es dagegen auf $4^1/_2$ Atmosphären stehen, so folgt daraus, dass die Sättigung beendet ist. Im ersteren Falle hat man unter weiterer Inthätigkeitsetzung des Rührwerkes das Zupressen von Kohlensäure fortzusetzen, bis die Sättigung erreicht ist.

Entnimmt man in diesem Zustande eine Probe des Wassers, so darf dieses nicht milchig trübe (durch Luftbläschen) aussehen, sondern es muss klar sein und die Erscheinung des lange Zeit anhaltenden Perlens darbieten. Ist dies nicht der Fall, so muss zum dritten Male abgeblasen und die Imprägnation aufs neue vorgenommen werden. Bei Wässern, welche leicht oxydirbare Verbindungen (z. B. solche des Eisenoxyduls und Mangans) enthalten, ist ein dreimaliges Abblasen unter allen Umständen zu empfehlen bez. man bläst so lange ab, bis das entweichende Gas aus völlig luftfreier Kohlensäure besteht.

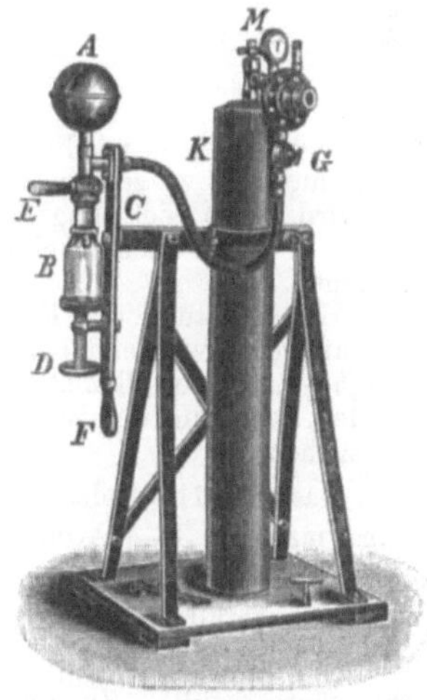

Fig. 97.

Ist nach dreimaligem Abblasen das Wasser noch nicht von der gewünschten Beschaffenheit, so ist höchstwahrscheinlich die Kohlensäure selbst lufthaltig.

Infolge des Abfüllens des Mineralwassers sinkt der Druck allmählich in dem Mischcylinder. Es ist durch zeitweises Nachpumpen oder Zulassen von Kohlensäure Sorge dafür zu tragen, dass dieses Sinken keinen allzu erheblichen Betrag annimmt.

Die Prüfung der Kohlensäure auf Luftgehalt geschieht mittelst des Aërodekterrohres, eines circa 20 cm langen Rohres von Pipettenform, welches an seinem längeren und engeren Ende geschlossen ist. Dieses Aërodekterrohr füllt man völlig mit abgekochtem und erkaltetem Wasser und hierauf mittelst eines Kautschukrohres, welches dem Abblaserohr aufgesetzt und mit einem Glasrohr armirt und aus welchem durch abblasende Kohlensäure die atmosphärische Luft verdrängt ist, unter Wasser mit der Kohlensäure. Dann schliesst man das Abblaserohr und die Oeffnung des Aërodekterrohres mit dem Finger unter dem Wasser und führt es in eine verdünnte Aetznatronlauge von 10 bis

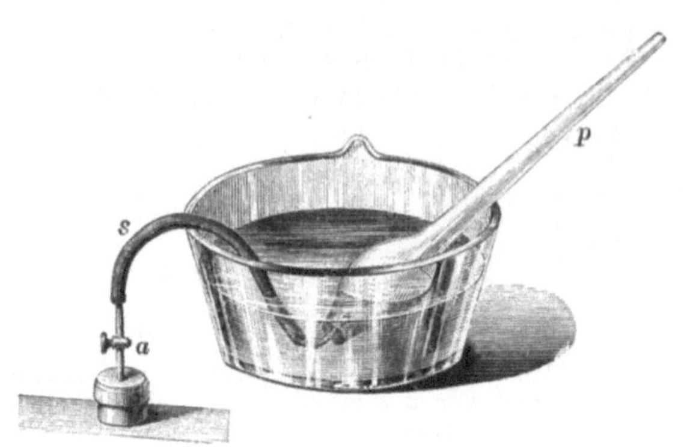

Fig. 98. p Aërodekter-Rohr. a Abblaserohr mit Hahn auf dem Mischgefäss. s Gummischlauch mit gekrümmtem Glasrohransatz.

15 Proc. über. Unter gelinder Hin- und Herbewegung füllt sich das Rohr bei luftfreier Kohlensäure bis zu seinem geschlossenen äussersten Ende. Bei Gegenwart atmosphärischer Luft wird diese sich dagegen hier ansammeln. Kennt man den Rauminhalt des Aërodekters, so lässt sich auch der Luftgehalt der Kohlensäure dem Volumen nach leicht bestimmen.

Bei Bereitung der Eisensäuerlinge muss die zu absorbirende Kohlensäure völlig frei von Luft sein, während bei Bereitung der sog. Luxuswässer ein sehr geringer Luftgehalt von 0,5—1,0 Proc. allenfalls zulässig ist. Um diese Luftfreiheit sicher zu erzielen, lässt man der Bereitung der Eisenwässer diejenige von gewöhnlichem Selterser oder Sodawasser vorausgehen.

Das Abfüllen des Mineralwassers. Wasser, welches auf Glasflaschen gefüllt wird, sättigt man bei 3—4 Atmosphären mit Kohlensäure, Wasser für Syphons bei 4—5 Atmosphären, Wasser für Ausschank-Cüvetten (Ballons) bei 6—7 Atmosphären.

Das Abfüllen des kohlensäurehaltigen Wassers in Flaschen erfolgt mit Hilfe besonderer Abfüllvorrichtungen. In gut geleiteten Fabriken werden die Flaschen vorher mit Kohlensäure gefüllt. Zu diesem Zwecke füllt man sie mit reinem Wasser vollständig an, stellt die gefüllten Flaschen umgekehrt in ein mit Wasser gefülltes Gefäss (pneumatische Wanne) und lässt nun aus einem Rohr oder Gummischlauch die Kohlensäure in die Flasche eintreten, welche sodann herausgehoben und mit einem Kork rasch provisorisch verschlossen wird. Die Kohlensäure, welche hierzu verwendet wird, ist meist diejenige, welche nach Fertigstellung des Mineralwassers aus dem Misch-Cylinder in einen besonderen Gasometer übergeführt wird. Kleinere Fabriken sammeln auch die bei dem zweiten „Abblasen" sich ergebende Kohlensäure zu dem gleichen Zwecke auf.

Der Verschluss der Flaschen erfolgt entweder durch Korken — und in diesem Falle entweder aus freier Hand oder mit einer Korkmaschine — oder durch Kugelverschluss oder durch Patentverschluss.

Wo Gummitheile an den Verschlüssen vorhanden sind, ist zu beachten, dass das Wasser von neuen Gummischeiben unter Umständen Geruch und Geschmack annehmen kann. Solche neue Gummitheile sind daher vor Ingebrauchnahme in dünner, lauwarmer Sodalösung zu waschen.

Limonaden werden mit Benutzung von kohlensaurem Wasser (ohne Zusatz von Salzen) hergestellt. Man beschickt vorher die zu füllenden Flaschen mit der abgemessenen Menge Sirup, lässt das kohlensaure Wasser dazulaufen, schliesst die Flasche und nimmt nunmehr erst die Mischung durch sanftes Umschütteln vor.

Zusatz von Chemikalien. Soweit es irgend möglich ist, werden alle Salze nur in klar filtrirter Lösung dem zu imprägnirenden Wasser zugesetzt. Und zwar bringt man zuerst die Salze der alkalischen Erden hinzu, mischt gut durch und fügt alsdann erst die Salze der Alkalien dazu, vorausgesetzt, dass die letzteren mit den ersteren in gewöhnlichem Wasser unlösliche Verbindungen bilden. Die Karbonate und Sulfate der Erdalkalien lässt man, wenn es irgend angängig ist, sich durch Wechselzersetzung im Wasser selbst bilden. Sie lösen sich alsdann im frisch gefällten Zustande bei Zutritt von Kohlensäure leicht auf. Trockenes Calciumkarbonat und krystallisirtes Magnesiumkarbonat müssen, selbst wenn sie zu sehr feinem Pulver zerrieben und mit Wasser angerührt wurden, 4—6 Stunden mit dem kohlensauren Wasser in Berührung bleiben, um vollständig in Lösung zu gehen.

Bei der Herstellung medicinischer Mineralwässer kann man des Zumischers gar nicht entbehren. Dieser Apparat dient dazu, dem Wasser, wenn es schon mit Kohlensäure gesättigt ist, die verschiedenen Salzlösungen zuzusetzen, deren schwerlösliche Umsetzungsprodukte in kohlensäurehaltigem Wasser löslich sind. Um den Zutritt von Luft durch den Zumischer zu vermeiden, lässt man das zweite Abblasen der Kohlensäure nicht durch den Abblase-Hahn, sondern durch den Zumischer erfolgen.

Bei der Bereitung der Eisensäuerlinge ist die Verwendung luftfreien Wassers und luftfreier Kohlensäure unumgänglich nothwendig. Im anderen Falle wird der Eisensäuerling trübe und macht ockerartige Niederschläge. Eisensäuerlinge, welche reichlich Ferrokarbonat enthalten, lassen während der Aufbewahrung an einem zu kühlen Orte leicht einen weisslichen Bodensatz fallen, welcher aber bei mittlerer Temperatur wieder in Lösung geht.

Die Eisenoxydulsalze, welche für Bereitung der Eisensäuerlinge verwendet werden, sind hier das durch Weingeist gefällte Ferrosulfat $FeSO_4 + 7H_2O$ und das an der Sonne theilweise entwässerte Ferrochlorid $FeCl_2 + 2H_2O$ vertreten. Damit die Lösungen dieser Salze sich nicht oxydiren, werden sie erst kurz vor der Verwendung bereitet und zwar mit einem Zusatz freier Säure. Aus diesem Grunde ist in den später folgenden Vorschriften freie Säure aufgeführt.

Enthalten die nachzubildenden Wässer nicht genügend Chloride oder Sulfate, um die Verwendung der soeben genannten Salze zu ermöglichen, so verwendet man reducirtes Eisen, welches vor der Entlüftung des Wassers direkt in das Mischgefäss eingeschüttet wird. Die Auflösung des reducirten Eisens bedarf indessen geraumer Zeit, es ist häufig 12- und mehrstündige Einwirkung des kohlensauren Wassers erforderlich. Während dieser Zeit ist natürlich das Wasser unter mässigem Kohlensäure-Druck (2 Atmosphären) zu halten. Erst nach erfolgter Auflösung des Eisens verstärkt man den Druck und macht das Wasser fertig.

Schwefelwässer lassen sich nicht so darstellen, dass man dem Inhalte des Mischgefässes etwa Schwefelwasserstoffwasser oder eine Lösung von Natrium- oder Kaliumsulfid zusetzt. Vielmehr giebt man abgemessene Mengen Schwefelwasserstoffwasser oder der Sulfidlösungen in jede einzelne Flasche und füllt sie darauf mit dem fertigen Wasser voll. Oder man giebt jeder Flasche des ausser der Schwefelverbindung alle übrigen Bestandtheile enthaltenden Wassers ein Gläschen mit, welches die erforderliche Menge der Lösung des Schwefelpräparates enthält und dem Wasser vor dem Genuss zuzusetzen ist.

Wir geben im Nachstehenden Vorschriften zur Nachbildung der wichtigeren natürlichen Mineralwässer. Die angegebenen Mengen beziehen sich durchweg auf die Mengen von 100 k des fertigen Mineralwassers. Sämmtliche Wässer werden unter einem Druck von 3—4 Atmosphären imprägnirt. Sie enthalten alsdann zwar in der Regel mehr Kohlensäure als die ihnen entsprechenden natürlichen Mineralwässer, doch entweicht dieser Ueberschuss beim kurzen Stehen des Wassers im Trinkglase.

Die wagerechten Striche bei den Zahlen bedeuten, dass die von einem Striche bis zum anderen stehenden Chemikalien zu einer Lösung vereinigt werden können, da sie keine unlöslichen Verbindungen mit einander eingehen.

Zusammensetzung der gangbarsten künstlichen Mineralwässer.

Apenta. Analyt: LIEBERMANN. Berechnet: B. FISCHER.

Natriumsilicat	Na_2SiO_3	2,033	g
Natriumkarbonat	Na_2CO_3	59,00	„
Natriumchlorid	$NaCl$	187,20	„
Ferrosulfat kryst.	$FeSO_4+7H_2O$	2,950	„
Calciumsulfat	$CaSO_4+2H_2O$	232,84	„
Natriumsulfat	Na_2SO_4	1464,16	„
Magnesiumsulfat	$MgSO_4$	2449,68	„

Apollinaris. Nach RASPE; Analyt unbekannt. Berechnet von B. HIRSCH.

Natriumbikarbonat	$NaHCO_3$	216,985	g
Natriumchlorid	$NaCl$	4,4695	„
Natriumsilicat	Na_2SiO_3	2,7856	„
Calciumchlorid	$CaCl_2$	28,945	„
Magnesiumkarbonat	$MgCO_3+3H_2O$	42,773	„
Magnesiumsulfat	$MgSO_4$	16,731	„
Ferrosulfat kryst.	$Fe SO_4+7H_2O$	2,902	„
Chlorwasserstoff	HCl	1,6668	„

Bilin. Analyt: GINTL 1889. Berechnet B. FISCHER.

Natriumsilicat	Na_2SiO_3	12,693	g
Natriumphosphat	Na_3PO_4	0,0947	„
Natriumsulfat	Na_2SO_4	5,4315	„
Natriumchlorid	$NaCl$	34,6342	„
Lithiumchlorid	$LiCl$	2,2553	„
Kaliumkarbonat	K_2CO_3	19,188	„
Natriumkarbonat	Na_2CO_3	371,241	„
Ferrosulfat kryst.	$Fe SO_4+7H_2O$	0,6756	„
Chlorwasserstoff	HCl	1,248	„
Manganosulfat	$MnSO_4+4H_2O$	0,0222	„
Aluminiumchlorid	$AlCl_3$	0,07853	„
Calciumsulfat	$CaSO_4+2H_2O$	62,457	„
Magnesiumsulfat	$MgSO_4$	24,969	„

Bocklet in Bayern. Stahlquelle. Analyt: KASTNER. 1837. Berechnet B. FISCHER.

Natriumsilicat	SiO_3Na_2	5,612	g
Natriumkarbonat	Na_2CO_3	93,000	„
Aluminiumchlorid	$AlCl_3$	0,0785	„
Ferrosulfat kryst.	$FeSO_4+7H_2O$	18,3	„
Manganochlorid	$MnCl_2+4H_2O$	0,028	„
Schwefelsäure-Anhydrid	SO_3	1,000	„
Calciumchlorid	$CaCl_2$	90,8	„
Magnesiumchlorid	$MgCl_2$	43,272	„
Magnesiumsulfat	$MgSO_4$	57,851	„
Magnesiumkarbonat	$MgCO_3+3H_2O$	63,8	„
Kaliumkarbonat	K_2CO_3	1,70	„

Cudowa. Eugenquelle. Analyt: P. JESERICH. Berechnet B. FISCHER.

Natriumsilicat	Na_2SiO_3	11,082	g
Natriumarsenit	Na_3AsO_3	0,233	„
Natriumphosphat	Na_3PO_4	0,531	„
Natriumkarbonat	Na_2CO_3	107,6	„
Kaliumkarbonat	K_2CO_3	10,23	„
Lithiumchlorid	$LiCl$	0,595	„
Aluminiumchlorid	$AlCl_3$	4,11	„
Manganochlorid	$MnCl_2+4H_2O$	0,75	„
Ferrosulfat kryst.	$FeSO_4+7H_2O$	11,51	„
Schwefelsäure-Anhydrid	SO_3	3,143	„
Calciumchlorid	$CaCl_2$	6,216	„
Calciumsulfat	$CaSO_4+2H_2O$	22,68	„
Calciumkarbonat	$CaCO_3$	21,94	„
Magnesiumkarbonat	$MgCO_3+3H_2O$	5,416	„

Cudowa. Trinkquelle. Analyt: DUFLOS. Berechnet B. HIRSCH.

Kaliumsulfat	K_2SO_4	0,52	g
Natriumbikarbonat	$NaHCO_3$	163,15	„
Natriumphosphat	Na_3PO_4	0,71	„
Natriumsilicat	Na_2SiO_3	18,646	„
Natriumsulfat	Na_2SO_4	0,741	„
Calciumkarbonat	$CaCO_3$	39,385	g
Calciumchlorid	$CaCl_2$	11,450	„
Magnesiumsulfat	$MgSO_4$	22,406	„
Ferrosulfat kryst.	$FeSO_4+7H_3O$	6,446	„
Manganosulfat	$MnSO_4+4H_2O$	0,361	„
Natriumarseniat	Na_3AsO_4	0,15	„

Driburg. Hauptquelle. Analyt: FRESENIUS. 1866. Berechnet: B. FISCHER.

Natriumsilicat	Na_2SiO_3	5,9674	g
Natriumphosphat	Na_3PO_4	0,0594	„
Natriumnitrat	$NaNO_3$	0,0452	„
Lithiumchlorid	$LiCl$	0,0354	„
Ammoniumchlorid	NH_4Cl	0,1988	„
Kaliumsulfat	K_2SO_4	2,2246	„
Natriumsulfat	Na_2SO_4	38,0956	„
Aluminiumchlorid	$AlCl_3$	0,0280	„
Manganochlorid	$MnCl_2+4H_2O$	0,5349	„
Ferrosulfat kryst.	$FeSO_4+7H_2O$	12,9300	„
Schwefels.-Anhydrid	SO_3	5,000	„
Baryumchlorid	$BaCl_2$	0,0133	„
Strontiumchlorid	$SrCl_2$	0,4084	„
Calciumchlorid	$CaCl_2$	6,354	„
Magnesiumsulfat	$MgSO_4$	59,88	„
Calciumsulfat	$CaSO_4+2H_2O$	101,791	„
Calciumkarbonat	$CaCO_3$	112,1927	„

Eger. Franzensbrunnen. Analyt: BERZELIUS-BAUER. Berechnet B. HIRSCH.

Natriumjodid	NaJ	0,0015	g
Natriumbromid	$NaBr$	0,105	„
Ammoniumchlorid	NH_4Cl	0,271	„
Natriumphosphat	Na_3PO_4	0,424	„
Natriumsilicat	Na_2SiO_3	12,523	„
Kaliumsulfat	K_2SO_4	12,617	„
Natriumchlorid	$NaCl$	91,838	„
Natriumkarbonat	Na_2CO_3	107,415	„
Natriumsulfat	Na_2SO_4	285,259	„
Strontiumchlorid	$SrCl_2$	0,042	„
Aluminiumchlorid	$AlCl_3$	0,203	„
Calciumchlorid	$CaCl_2$	26,328	„
Magnesiumsulfat	$MgSO_4$	12,500	„
Lithiumkarbonat	Li_2CO_3	0,482	„
Schwefels.-Anhydrid	SO_3	8,212	„
Manganosulfat	$MnSO_4+4H_2O$	1,086	„
Ferrosulfat kryst.	$FeSO_4+7H_2O$	7,334	„

Eger. Salzbrunnen. Analyt: BERZELIUS. 1822. Berechnet: B. HIRSCH.

Natriumphosphat	Na_3PO_4	0,288	g
Natriumsilicat	Na_2SiO_3	12,973	„
Natriumchlorid	$NaCl$	90,917	„
Natriumkarbonat	Na_2CO_3	101,827	„
Natriumsulfat	Na_2SO_4	246,217	„
Strontiumchlorid	$SrCl_2$	0,037	„
Aluminiumchlorid	$AlCl_3$	0,135	„
Calciumchlorid	$CaCl_2$	21,876	„
Magnesiumsulfat	$MgSO_4$	14,860	„
Lithiumkarbonat	Li_2CO_3	0,350	„
Manganosulfat	$MnSO_4+4H_2O$	0,302	„
Ferrosulfat kryst.	$FeSO_4+7H_2O$	2,183	„
Schwefels.-Anhydrid	SO_3	8,503	„

Ems. Kesselbrunnen. Analyt: FRESENIUS. 1871. Berechnet: B. FISCHER.

Natriumsilicat	Na_2SiO_3	9,8698	g
Natriumphosphat	Na_3PO_4	0,0892	„
Natriumjodid	NaJ	0,00035	„
Natriumbromid	$NaBr$	0,04545	„
Natriumkarbonat	Na_2CO_3	164,73	„
Natriumchlorid	$NaCl$	67,803	„
Kaliumkarbonat	K_2CO_3	3,465	„
Aluminiumchlorid	$AlCl_3$	0,02198	„
Manganochlorid	$MnCl_2+4H_2O$	0,041	„
Ferrosulfat kryst.	$FeSO_4+7H_2O$	0,566	„

Die gemachten Angaben beziehen sich ohne Ausnahme auf die Herstellung von 100 k Mineralwasser.

Schwefels.-Anhydrid	SO_3	2,000	g
Lithiumchlorid	LiCl	0,4134	„
Strontiumchlorid	$SrCl_2$	0,149	„
Baryumchlorid	$BaCl_2$	0,1077	„
Calciumchlorid	$CaCl_2$	16,928	„
Magnesiumchlorid	$MgCl_2$	13,5434	„
Ammoniumsulfat	$(NH_4)_2SO_4$	0,6699	.,
Natriumsulfat	Na_2SO_4	0,5455	„

Ems. Kränchen. Analyt: FRESENIUS. 1871. Berechnet B. FISCHER.

Natriumsilicat	Na_2SiO_3	10,1142	g
Natriumphosphat	Na_3PO_4	0,1841	„
Natriumjodid	NaJ	0,00224	„
Natriumbromid	NaBr	0,03398	,.
Natriumkarbonat	Na_2CO_3	164,9	„
Natriumchlorid	NaCl	63,625	„
Kaliumkarbonat	K_2CO_3	2,916	„
Aluminiumchlorid	$AlCl_3$	0.01282	.,
Manganochlorid	$MnCl_2+4H_2O$	0,0215	„
Ferrosulfat kryst.	$FeSO_4+7H_2O$	0,3455	„
Schwefels.-Anhydrid	SO_3	1,691	„
Lithiumchlorid	LiCl	0,2916	„
Strontiumchlorid	$SrCl_2$	0,1935	,.
Baryumchlorid	$BaCl_2$	0,0885	..
Calciumchlorid	$CaCl_2$	16,663	,.
Magnesiumchlorid	$MgCl_2$	13,395	„
Ammoniumsulfat	$(NH_4)_2SO_4$	0,2219	„
Magnesiumsulfat	$MgSO_4$	2,484	,.

Friedrichshall. Analyt: B. FISCHER. 1894. Berechnet B. FISCHER.

Natriumsilicat	Na_2SiO_3	2,2863	„
Natriumbromid	NaBr	0,809	„
Calciumchlorid	$CaCl_2$	84,777	„
Magnesiumchlorid	$MgCl_2$	23,63	,.
Natriumchlorid	NaCl	1090,27	,.
Kaliumsulfat	K_2SO_4	17,100	„
Magnesiumsulfat	$MgSO_4$	1164,128	.,
Natriumkarbonat	Na_2CO_3	33,29	„

Fachingen. Analyt: FRESENIUS. 1866. Berechnet: B. FISCHER.

Natriumsilicat	Na_2SiO_3	5,1849	g
Natriumbiborat	$B_4O_7Na_2+10H_2O$	0,0707	„
Natriumjodid	NaJ	0,00095	„
Natriumbromid	NaBr	0,02343	,.
Natriumnitrat	$NaNO_3$	0,0963	,.
Ammoniumchlorid	NH_4Cl	0,1512	,.
Lithiumchlorid	LiCl	0,5219	,.
Kaliumchlorid	KCl	0,8074	„
Manganochlorid	$MnCl_2+4H_2O$	1,092	„
Ferrosulfat kryst.	$FeSO_4+7H_2O$	0,907	„
Schwefels.-Anhydrid	SO_3	1,939	,,
Baryumchlorid	$BaCl_2$	0,026	„
Strontiumchlorid	$SrCl_2$	0,333	„
Calciumchlorid	$CaCl_2$	5,0988	„
Magnesiumchlorid	$MgCl_2$	42,826	„
Calciumkarbonat	$CaCO_3$	38,83	„
Natriumkarbonat	Na_2CO_3	305,56	„

Geilnau. Analyt: FRESENIUS. 1857. Berechnet: B. HIRSCH.

Natriumphosphat	Na_3PO_4	0,037	g
Natriumchlorid	NaCl	0,358	..
Natriumsulfat	Na_2SO_4	0,853	„
Kaliumsulfat	K_2SO_4	1,762	,.
Natriumsilicat	Na_2SiO_3	5,030	„
Natriumkarbonat	Na_2CO_3	73,501	,.
Baryumchlorid	$BaCl_2$	0,020	,.
Ammoniumchlorid	NH_4Cl	0,098	„
Calciumkarbonat	$CaCO_3$	34,059	,.
Magnesiumkarbonat	$MgCO_3+3H_2O$	39,144	„
Manganochlorid	$MnCl_2$	0,366	„
Ferrochlorid	$FeCl_2$	3,041	,.

Giesshübel. Sauerbrunnen. Analyt: KAUER. 1860. Berechnet: B. HIRSCH.

Natriumchlorid	NaCl	1,133	g
Natriumsulfat	Na_2SO_4	1,448	„
Natriumsilicat	Na_2SiO_3	11,590	„
Natriumkarbonat	Na_2CO_3	78,233	„
Calciumkarbonat	$CaCO_3$	16,00	„
Magnesiumkarbonat	$MgCO_3+3H_2O$	14,967	„
Aluminiumchlorid	$AlCl_3$	0,86	„
Ferrosulfat kryst.	$FeSO_4+7H_2O$	2,157	„

Heilbrunn. Adelhaidquelle. Analyt: EGGER. 1881. Berechnet: B. FISCHER.

Natriumsilicat	Na_2SiO_3	2,5416	g
Natriumbromid	NaBr	5,884	.,
Natriumjodid	NaJ	3,012	„
Kaliumchlorid	KCl	0,523	„
Natriumsulfat	Na_2SO_4	1,8957	„
Natriumchlorid	NaCl	487,20	,.
Natriumkarbonat	Na_2CO_3	98,89	,.
Aluminiumchlorid	$AlCl_3$	0,262	„
Ferrosulfat kryst.	$FeSO_4+7H_2O$	0,0772	„
Calciumchlorid	$CaCl_2$	5,035	.,
Magnesiumchlorid	$MgCl_2$	2,708	„
Strontiumchlorid	$SrCl_2$	0,6432	„

Homburg. Elisabethbrunnen Analyt: FRESENIUS. 1864. Berechnet: B. FISCHER.

Natriumsilicat	Na_2SiO_3	5,3578	g
Natriumphosphat	Na_3PO_4	0,0993	„
Kaliumbromid	KBr	0,3704	„
Kaliumjodid	KJ	0,0039	„
Lithiumchlorid	LiCl	2,162	.,
Ammoniumchlorid	NH_4Cl	2,189	„
Kaliumchlorid	KCl	34,021	„
Natriumchlorid	NaCl	794,453	„
Natriumkarbonat	Na_2CO_3	168,868	„
Ferrosulfat kryst.	$FeSO_4+7H_2O$	5,552	„
Manganochlorid	$MnCl_2+4H_2O$	0,262	.,
Chlorwasserstoff	HCl	5,15	„
Baryumchlorid	$BaCl_2$	0,0897	„
Strontiumchlorid	$SrCl_2$	1,532	„
Calciumchlorid	$CaCl_2$	238,010	„
Magnesiumchlorid	$MgCl_2$	76,24	.,
Kaliumsulfat	K_2SO_4	0,435	„

Hunyadi János. Analyt: FRESENIUS. 1878. Berechnet: B. FISCHER.

Natriumsilicat	Na_2SiO_3	2,2810	g
Natriumcarbonat	Na_2CO_3	90,496	„
Natriumchlorid	NaCl	28,683	„
Natriumsulfat	Na_2SO_4	1980,354	„
Magnesiumsulfat	$MgSO_4$	1949,423	„
Kaliumsulfat	K_2SO_4	13,294	„
Calciumchlorid	$CaCl_2$	107,893	„
Ferrosulfat kryst.	$FeSO_4+7H_2O$	0,4934	„

Jastrzemb (Königsdorf-Jastrzemb). Analyt: SCHWARZ. 1864. Berechnet: B. HIRSCH.

Natriumsilicat	Na_2SiO_3	0,447	g
Kaliumchlorid	KCl	0,868	„
Kaliumjodid	KJ	2,011	„
Kaliumbromid	KBr	3,066	,.
Natriumkarbonat	Na_2CO_3	5,189	„
Natriumchlorid	NaCl	1138,553	„
Magnesiumchlorid	$MgCl_2$	36,160	„
Calciumchorid	$CaCl_2$	59,881	„
Ferrochlorid	$FeCl_2$	0,471	„
Chlorwasserstoff	HCl	0,268	„

Karlsbad. Sprudel. Analyt: LUDWIG u. MAUTHNER. 1879. Berechnet: B. FISCHER.

Natriumsilicat	Na_2SiO_3	14,538	g
Natriumphosphat	Na_3PO_4	0,069	,
Natriumbiborat	$B_4O_7Na_2+10H_2O$	0,764	„
Natriumfluorid	NaF	0,508	.,
Lithiumchlorid	LiCl	1,417	„

Die gemachten Angaben beziehen sich ohne Ausnahme auf die Herstellung von 100 k Mineralwasser.

Natriumcarbonat	Na_2CO_3	177,212	g
Natriumchlorid	NaCl	64,353	„
Aluminiumchlorid	$AlCl_3$	0,1047	„
Ferrosulfat kryst.	$FeSO_4+7H_2O$	0,7333	„
Manganochlorid	$MnCl_2+4H_2O$	0,028	„
Schwefels.-Anhydrid	SO_3	2,000	„
Natriumsulfat	Na_2SO_4	208,42	„
Kaliumsulfat	K_2SO_4	18,64	„
Magnesiumsulfat	$MgSO_4$	23,79	„
Strontiumchlorid	$SrCl_2$	0,046	„
Calciumchlorid	$CaCl_2$	35,76	„

Die Karlsbader Quellen sind in Bezug auf die in ihnen gelösten festen Bestandtheile sämmtlich von gleicher Zusammensetzung; sie unterscheiden sich von einander nur durch den verschiedenen Gehalt an gelöster Kohlensäure und durch die verschiedene Temperatur. Diese ist für die wichtigeren Quellen die folgende: Sprudel 72,5°C. — Bernhardsbrunn 60,7°C. — Felsenquelle 59,7°C. — Schlossbrunn 49,0°C. — Mühlbrunn 48,0°C. — Marktbrunn 41,0°C — Elisabethquelle 40,7°C.

Kissingen. Pandur. Analyt: LIEBIG. 1856. Berechnet: B. FISCHER.

Natriumsilicat	Na_2SiO_3	0,8336	g
Natriumphosphat	Na_3PO_4	0,552	„
Natriumnitrat	$NaNO_3$	0,3526	„
Natriumbromid	NaBr	0,7094	„
Lithiumchlorid	LiCl	1,6802	„
Natriumchlorid	NaCl	414,150	„
Natriumkarbonat	Na_2CO_3	123,700	„
Ferrosulfat kryst.	$FeSO_4+7H_2O$	6,641	„
Chlorwasserstoff	HCl	5,07	„
Kaliumsulfat	K_2SO_4	28,190	„
Magnesiumsulfat	$MgSO_4$	63,979	„
Magnesiumchlorid	$MgCl_2$	22,905	„
Ammoniumchlorid	NH_4Cl	1,208	„
Calciumchlorid	$CaCl_2$	137,300	„

Kissingen. Rakoczy. Analyt: LIEBIG. 1856. Berechnet: B. FISCHER.

Natriumsilicat	Na_2SiO_3	2,623	g
Natriumphosphat	Na_3PO_4	0,5936	„
Natriumnitrat	$NaNO_3$	0,9303	„
Natriumbromid	NaBr	0,8382	„
Lithiumchlorid	LiCl	2,0032	„
Natriumchlorid	NaCl	443,323	„
Natriumkarbonat	Na_2CO_3	122,972	„
Ferrosulfat kryst.	$FeSO_4+7H_2O$	7,568	„
Chlorwasserstoff	HCl	5,070	„
Kaliumsulfat	K_2SO_4	33,504	„
Magnesiumsulfat	$MgSO_4$	66,820	„
Magnesiumchlorid	$MgCl_2$	25,987	„
Ammoniumchlorid	NH_4Cl	0,286	„
Calciumchlorid	$CaCl_2$	150,150	„

Krankenheil. Bernhards- od. Jodschwefel-Quelle. Analyt: FRESENIUS. 1852. Berechnet B. HIRSCH.

Natriumjodid	NaJ	0,160	g
Natriumsulfat	Na_2SO_4	0,475	„
Kaliumsulfat	K_2SO_4	0,968	„
Natriumsilicat	Na_2SiO_3	2,260	„
Natriumchlorid	NaCl	16,410	„
Natriumkarbonat	Na_2CO_3	33,706	„
Aluminiumchlorid	$AlCl_3$	0,192	„
Magnesiumchlorid	$MgCl_2$	2,282	„
Calciumchlorid	$CaCl_2$	7,848	„
Manganosulfat kryst.	$MnSO_4+4H_2O$	0,025	„
Ferrosulfat kryst.	$FeSO_4+7H_2O$	0,043	„
Chlorwasserstoff	HCl	1,195	„

Jeder Flasche von rund 600,0 ccm Inhalt werden, wenn es verlangt wird, in einem gesonderten Fläschchen 12 Tropfen Schwefelwasserstoffwasser, verdünnt mit 10 ccm Wasser, beigegeben.

Krankenheil. Georgen- oder Jodsoda-Quelle. Analyt: FRESENIUS. 1852. Berechnet: B. HIRSCH.

Natriumjodid	NaJ	0,155	g
Natriumsulfat	Na_2SO_4	1,209	„
Kaliumsulfat	K_2SO_4	1,229	„
Natriumsilicat	Na_2SiO_3	2,255	„
Natriumchlorid	NaCl	10,852	„
Natriumkarbonat	Na_2CO_3	32,299	„
Aluminiumchlorid	$AlCl_3$	0,195	„
Magnesiumchlorid	$MgCl_2$	2,212	„
Calciumchlorid	$CaCl_2$	7,054	„
Manganosulfat kryst.	$MnSO_4+4H_2O$	0,0175	„
Ferrosulfat kryst.	$FeSO_4+7H_2O$	0,0321	„
Chlorwasserstoff	HCl	1,349	„

Kreuznach. Elisabethquelle. Analyt: FRESENIUS. 1894. Berechnet: B. FISCHER.

Natriumsilicat	SiO_3Na_2	2,7145	g
Natriumbiborat	$B_4O_7Na_2+10H_2O$	0,3588	„
Natriumarseniat	AsO_4Na_3	0,0423	„
Natriumphosphat	PO_4Na_3	0,0582	„
Natriumjodid	JNa	0,0431	„
Natriumbromid	BrNa	4,9882	„
Lithiumchlorid	LiCl	6,5640	„
Ammoniumchlorid	NH_4Cl	2,2155	„
Kaliumchlorid	KCl	15,2642	„
Natriumchlorid	NaCl	990,016	„
Natriumkarbonat	Na_2CO_3	54,696	„
Manganochlorid kryst.	$MnCl_2+4H_2O$	0,1528	„
Ferrochlorid	$FeCl_2+2H_2O$	4,2554	„
Aluminiumchlorid	$AlCl_3$	0,0526	„
Zinkchlorid	$ZnCl_2$	0,7674	„
Magnesiumchlorid	$MgCl_2$	26,8544	„
Baryumchlorid	$BaCl_2$	6,465	„
Strontiumchlorid	$SrCl_2$	7.961	„
Calciumchlorid	$CaCl_2$	211,918	„
Chlorwasserstoff	HCl	5,141	„

Levico. Versandwasser. Analyt: BARTH u. WEIDEL. 1880. Berechnet: B. FISCHER.

| Natriumarsenit | AsO_3Na_3 | 0,1792 | g |
| Natriumsilicat | SiO_3Na_2 | 4,662 | „ |

Das Natriumsilicat ist mit 3,745 g Schwefelsäure H_2SO_4 zu zersetzen und das ausgewaschene Kieselsäurehydrat dem Wasser zuzusetzen.

Natriumchlorid	NaCl	0,0016	g
Natriumsulfat	Na_2SO_4	1,8876	„
Kaliumsulfat	K_2SO_4	0,100	„
Ammoniumsulfat	$(NH_4)_2SO_4$	0,061	„
Kupfersulfat	$CuSO_4+5H_2O$	0,813	„
Magnesiumsulfat	$MgSO_4$	22,201	„
Calciumsulfat	$CaSO_4+2H_2O$	41,074	„
Ferrosulfat kryst.	$FeSO_4+7H_2O$	124,953	„
Ferrisulfat	$Fe_2(SO_4)_3$	27,272	„
Manganochlorid	$MnCl_2+4H_2O$	0,0028	„
Aluminiumsulfat	$Al_2(SO_4)_3$	15.919	„
Magnesiumkarbonat	$MgCO_3+3H_2O$	1,666	„

Lippspringe. Arminiusquelle. Analyt: STOECKHARDT. 1863. Berechnet: B. HIRSCH.

Natriumsilicat	SiO_3Na_2	1,177	g
Natriumkarbonat	Na_2CO_3	5,601	„
Natriumsulfat	Na_2SO_4	79,823	„
Calciumchlorid	$CaCl_2$	30,181	„
Calciumkarbonat	$CaCO_3$	41,660	„
Calciumsulfat	$CaSO_4+2H_2O$	57,175	„
Magnesiumsulfat	$MgSO_4$	34,094	„
Ferrosulfat kryst.	$FeSO_4+7H_2O$	3,534	„
Schwefelsäure-Anhydrid	SO_3	0,772	„

Die gemachten Angaben beziehen sich ohne Ausnahme auf die Herstellung von 100 k Mineralwasser.

Marienbad. Ferdinandsbrunnen.
Analyt: GINTL. 1879.
Berechnet: B. FISCHER.

Natriumsilicat	SiO_3Na_2	15,7888	g
Natriumphosphat	PO_4Na_3	0,5197	„
Natriumnitrat	NO_3Na	1,2356	„
Lithiumchlorid	$LiCl$	2,1845	„
Kaliumchlorid	KCl	4,2180	„
Ammoniumchlorid	NH_4Cl	0,5680	„
Natriumchlorid	$NaCl$	105,5830	„
Natriumkarbonat	Na_2CO_3	250,0599	„
Natriumsulfat	Na_2SO_4	392,1950	„
Aluminiumchlorid	$AlCl_3$	0,8455	„
Manganochlorid	$MnCl_2+4H_2O$	2,2868	„
Ferrosulfat kryst.	$FeSO_4+7H_2O$	12,8110	„
Magnesiumsulfat	$MgSO_4$	66,2310	„
Chlorwasserstoff	HCl	5,141	„
Calciumchlorid	$CaCl_2$	54,562	„

Marienbad. Kreuzbrunnen. Analyt:
REDTENBACHER. 1892.
Berechnet: B. FISCHER.

Natriumsilicat	SiO_3Na_2	8,8247	g
Natriumphosphat	PO_4Na_3	0,3234	„
Natriumnitrat	NO_3Na	0,4092	„
Lithiumchlorid	$LiCl$	1,1333	„
Kaliumchlorid	KCl	60,6937	„
Ammoniumchlorid	NH_4Cl	0,2670	„
Natriumchlorid	$NaCl$	38,6920	„
Natriumkarbonat	Na_2CO_3	220,0750	„
Natriumsulfat	Na_2SO_4	443,9930	„
Aluminiumchlorid	$AlCl_3$	0,5235	„
Manganochlorid	$MnCl_2+4H_2O$	0,5856	„
Ferrosulfat kryst.	$FeSO_4+7H_2O$	3,2433	„
Magnesiumsulfat	$MgSO_4$	37,6200	„
Chlorwasserstoff	HCl	5,1410	„
Calciumchlorid	$CaCl_2$	64,8160	„
Strontiumchlorid	$SrCl_2$	0,0765	„
Baryumchlorid	$BaCl_2$	0,0408	„

Püllna. Bitterwasser. STRUVE'sche Tabelle.

Natriumphosphat	Na_3PO_4	0,042	g
Natriumsilicat	Na_2SiO_3	4,660	„
Kaliumsulfat	K_2SO_4	62,500	„
Natriumkarbonat	Na_2CO_3	111,903	„
Natriumsulfat	Na_2SO_4	1456,604	„
Calciumchlorid	$CaCl_2$	38,746	„
Magnesiumchlorid	$MgCl_2$	222,857	„
Magnesiumsulfat	$MgSO_4$	1373,232	„

Pyrmont. Haupt- oder Stahlquelle.
Analyt: FRESENIUS. 1864.
Berechnet: B. HIRSCH.

Natriumjodid	NaJ	0,0016	g
Natriumbromid	$NaBr$	0,0090	„
Natriumnitrat	$NaNO_3$	0,0158	„
Natriumphosphat	Na_3PO_4	0,0171	„
Lithiumchlorid	$LiCl$	0,0994	„
Kaliumkarbonat	K_2CO_3	0,350	„
Kaliumsulfat	K_2SO_4	1,2075	„
Natriumsilicat	Na_2SiO_3	6,462	„
Natriumkarbonat	Na_2CO_3	11,8934	„
Calciumchlorid	$CaCl_2$	0,0059	„
Aluminiumchlorid	$AlCl_3$	0,0092	„
Baryumchlorid	$BaCl_2$	0,0311	„
Ammoniumchlorid	NH_4Cl	0,2103	„
Strontiumchlorid	$SrCl_2$	0,3149	„
Magnesiumchlorid	$MgCl_2$	3,077	„
Magnesiumsulfat	$MgSO_4$	48,9618	„
Calciumkarbonat	$CaCO_3$	72,6982	„
Calciumsulfat	$CaSO_4+2H_2O$	100,282	„
Manganosulfat	$MnSO_4+4H_2O$	0,8698	„
Ferrochlorid	$FeCl_2+2H_2O$	7,852	„
Chlorwasserstoff	HCl	3,867	„

Rippoldsau. Josephsquelle. Analyt: BUNSEN.
Berechnet: B. HIRSCH.

Kaliumsulfat	K_2SO_4	5,306	g
Natriumkarbonat	Na_2CO_3	10,489	„
Natriumsilicat	Na_2SiO_3	11,623	„
Natriumsulfat	Na_2SO_4	93,305	„
Calciumchlorid	$CaCl_2$	4,549	„
Magnesiumchlorid	$MgCl_2$	4,570	„
Calciumkarbonat	$CaCO_3$	117,026	„
Kali-Alaun	$AlK(SO_4)_2+12H_2O$	4,079	„
Magnesiumsulfat	$MgSO_4$	35,365	„
Manganosulfat	$MnSO_4+4H_2O$	0,601	„
Ferrosulfat kryst.	$FeSO_4+7H_2O$	8,935	„
Schwefels.-Anhydrid	SO_3	7,621	„

Saidschütz. Bitterwasser. Analyt: BERZELIUS.
1839. Berechnet: B. HIRSCH.

Natriumjodid	NaJ	0,567	g
Natriumsilicat	Na_2SiO_3	0,954	„
Kaliumsulfat	K_2SO_4	53,340	„
Natriumkarbonat	Na_2CO_3	92,629	„
Natriumsulfat	Na_2SO_4	483,931	„
Magnesiumchlorid	$MgCl_2$	28,250	„
Calciumnitrat	$Ca(NO_3)_2$	158,235	„
Magnesiumnitrat	$Mg(NO_3)_2$	185,087	„
Magnesiumsulfat	$MgSO_4$	1314,202	„
Manganosulfat	$MnSO_4+4H_2O$	1,615	„
Ferrosulfat kryst.	$FeSO_4+7H_2O$	3,994	„
Schwefelsäure-Anhydrid	SO_3	0,625	„

Salzbrunn. Oberbrunnen. Analyt: VALEN-
TINER. 1866. Berechnet: B. HIRSCH.

Natriumphosphat	Na_3PO_4	0,09	g
Kaliumsulfat	K_2SO_4	2,68	„
Natriumsilicat	Na_2SiO_3	5,18	„
Natriumchlorid	$NaCl$	10,75	„
Natriumkarbonat	Na_2CO_3	189,83	„
Aluminiumchlorid	$AlCl_3$	0,08	„
Strontiumchlorid	$SrCl_2$	0,35	„
Magnesiumchlorid	$MgCl_2$	4,94	„
Magnesiumsulfat	$MgSO_4$	35,22	„
Calciumkarbonat	$CaCO_3$	29,51	„
Ferrosulfat kryst.	$FeSO_4+7H_2O$	0,048	„
Lithiumkarbonat	Li_2CO_3	0,75	„
Schwefelsäure-Anhydrid	SO_3	3,40	„

Schlangenbad. Schachtbrunnen.
Analyt: FRESENIUS.
Berechnet: B. HIRSCH.

Natriumphosphat	Na_3PO_4	0,062	g
Kaliumchlorid	KCl	0,584	„
Kaliumsulfat	K_2SO_4	1,187	„
Natriumkarbonat	Na_2CO_3	5,277	„
Natriumsilicat	Na_2SiO_3	6,633	„
Natriumchlorid	$NaCl$	12,727	„
Magnesiumchlorid	$MgCl_2$	0,703	„
Calciumchlorid	$CaCl_2$	3,626	„
Chlorwasserstoff	HCl	3,969	„

Selters. Analyt: FRESENIUS. 1869.
Berechnet: B. HIRSCH.

Natriumjodid	NaJ	0,0033	g
Natriumbromid	$NaBr$	0,0909	„
Natriumphosphat	Na_3PO_4	0,0806	„
Kaliumkarbonat	K_2CO_3	0,4217	„
Natriumnitrat	$NaNO_3$	0,6110	„
Kaliumchlorid	KCl	1,7630	„
Kaliumsulfat	K_2SO_4	4,0983	„
Natriumsilicat	Na_2SiO_3	4,3208	„
Natriumkarbonat	Na_2CO_3	145,7412	„
Natriumchlorid	$NaCl$	164,8454	„
Baryumchlorid	$BaCl_2$	0,0176	„

Die gemachten Angaben beziehen sich ohne Ausnahme auf die Herstellung von 100 k Mineralwasser.

Aluminiumchlorid	$AlCl_3$	0,0470 g
Strontiumchlorid	$SrCl_2$	0,2342 „
Ammoniumchlorid	NH_4Cl	0,5227 „
Magnesiumchlorid	$MgCl_2$	22,8677 „
Calciumchlorid	$CaCl_2$	34,2131 „
Lithiumkarbonat	Li_2CO_3	0,3130 „
Chlorwasserstoff	HCl	2,2288 „
Manganosulfat	$MnSO_4+4H_2O$	0,0989 „
Ferrosulfat kryst.	$FeSO_4+7H_2O$	0,7262 „

Soden. Milchbrunnen. No. I. Analyt: CASSELMANN. 1859.

Berechnet: B. HIRSCH.

Kaliumsulfat	K_2SO_4	2,031 g
Kaliumchlorid	KCl	13,66 „
Natriumkarbonat	Na_2CO_3	86,295 „
Natriumchlorid	$NaCl$	142,139 „
Natriumbromid	$NaBr$	0,04 „
Lithiumchlorid	$LiCl$	0,06 „
Kaliumkarbonat	K_2CO_3	1,324 „
Natriumsilicat	Na_2SiO_3	6,832 „
Ferrosulfat kryst.	$FeSO_4+7H_2O$	1,893 „
Manganosulfat	$MnSO_4+4H_2O$	0,620 „
Chlorwasserstoff	HCl	4,088 „
Aluminiumchlorid	$AlCl_3$	0,417 „
Ammoniumchlorid	NH_4Cl	0,435 „
Magnesiumchlorid	$MgCl_2$	31,747 „
Calciumchlorid	$CaCl_2$	50,982 „

Spaa. Analyt; POUHON. STRUVE'sche Tabelle.

Natriumchlorid	$NaCl$	0,055 g
Natriumphosphat	Na_3PO_4	0,324 „
Natriumsulfat	Na_2SO_4	0,488 „
Kaliumsulfat	K_2SO_4	1,030 „
Natriumkarbonat	Na_2CO_3	3,131 „
Natriumsilicat	Na_2SiO_3	13,198 „
Aluminiumchlorid	$AlCl_3$	0,141 „
Calciumkarbonat	$CaCO_3$	12,996 „
Magnesiumkarbonat	$MgCO_3+3H_2O$	24,001 „
Manganochlorid	$MnCl_2+4H_2O$	1.164 „
Ferrochlorid	$FeCl_2+2H_2O$	6,862 „

Teplitz. Steinbad. Analyt: BERZELIUS. STRUVE'sche Tabelle.

Kaliumsulfat	K_2SO_4	0,059 g
Natriumphosphat	Na_3PO_4	0,246 „
Natriumsulfat	Na_2SO_4	0,304 „
Natriumsilicat	Na_2SiO_3	8,526 „
Natriumkarbonat	Na_2CO_3	37,441 „
Calciumkarbonat	$CaCO_3$	1,796 „
Calciumchlorid	$CaCl_2$	5,218 „
Kali-Alaun	$KAl(SO_4)_2+12H_2O$	0,222 „
Magnesiumsulfat	$MgSO_4$	5,283 „
Ferrosulfat kryst.	$FeSO_4+7H_2O$	0,874 „

Vichy. Source de la grande grille.

Analyt: BAUER. STRUVE'sche Tabelle.

Natriumjodid	NaJ	0,0026 g
Natriumbromid	$NaBr$	0,013 „
Natriumphosphat	Na_3PO_4	0,422 „
Natriumsilicat	Na_2SiO_3	13,026 „
Kaliumsulfat	K_2SO_4	20,404 „
Natriumchlorid	$NaCl$	22,686 „
Natriumkarbonat	Na_2CO_3	409,465 „
Aluminiumchlorid	$AlCl_3$	0,203 „
Strontiumchlorid	$SrCl_2$	0,249 „
Ammoniumchlorid	NH_4Cl	0,523 „
Magnesiumchlorid	$MgCl_2$	3,991 „
Calciumchlorid	$CaCl_2$	27,753 „
Manganosulfat	$MnSO_4+4H_2O$	0,076 „
Ferrosulfat kryst.	$FeSO_4+7H_2O$	0,281 „
Schwefelsäure-Anhydrid	SO_3	6,524 „

Weilbach. Schwefelquelle. Analyt: FRESENIUS. 1856. STRUVE'sche Tabelle.

Lithiumkarbonat	Li_2CO_3	0,053 g
Natriumphosphat	Na_3PO_4	0,057 „
Natriumsilicat	Na_2SiO_3	2,958 „
Kaliumkarbonat	K_2CO_3	2,570 „
Kaliumsulfat	K_2SO_4	3,885 „
Natriumkarbonat	Na_2CO_3	50,737 „
Strontiumchlorid	$SrCl_2$	0,011 „
Aluminiumchlorid	$AlCl_3$	0,018 „
Baryumchlorid	$BaCl_2$	0,107 „
Ammoniumchlorid	NH_4Cl	0,533 „
Calciumkarbonat	$CaCO_3$	1,875 „
Calciumchlorid	$CaCl_2$	27,163 „
Magnesiumcarbonat	$MgCO_3+3H_2O$	38,722 „
Schwefelwasserstoffwasser 0,4 Proc.		189,0 „

Wiesbaden. Kochbrunnen. Analyt: FRESENIUS. 1886. Berechnet: B. HIRSCH.

Kaliumchlorid	KCl	18,2392 g
Natriumchlorid	$NaCl$	619,1652 „
Natriumbromid	$NaBr$	0,4351 „
Natriumjodid	NaJ	0,0017 „
Natriumsulfat	Na_2SO_4	8,4072 „
Natriumkarbonat	Na_2CO_3	40,2767 „
Natriumphosphat	Na_3PO_4	0,0030 „
Borax	$Na_2B_4O_7+10H_2O$	0,1574 „
Natriumsilicat	Na_2SiO_3	12,7518 „
Lithiumchlorid	$LiCl$	2,3104 „
Ammoniumchlorid	NH_4Cl	1,7073 „
Calciumchlorid	$CaCl_2$	98,3377 „
Baryumchlorid	$BaCl_2$	0,1332 „
Strontiumchlorid	$SrCl_2$	1,8943 „
Magnesiumchlorid	$MgCl_2$	20,0872 „
Ferrosulfat kryst.	$FeSO_4+7H_2O$	1,6129 „
Manganosulfat	$MnSO_4+4H_2O$	0,1734 „
Natriumarseniat	Na_3AsO_4	0,0235 „

Wildungen. Georg-Victorquelle. Analyt: FRESENIUS. 1892. Berechnet: B. HIRSCH.

Kaliumsulfat	K_2SO_4	0,9280 g
Natriumkarbonat	Na_2CO_3	2,9405 „
Natriumchlorid	$NaCl$	0,7132 „
Natriumsilicat	Na_2SiO_3	4,4076 „
Natriumphosphat	Na_3PO_4	0,0087 „
Natriumsulfat	Na_2SO_4	4,0141 „
Ammoniumkarbonat	$(NH_4)_2CO_3$	0,0338 „
Lithiumkarbonat	Li_2CO_3	0,0483 „
Aluminiumchlorid	$AlCl_3$	0,0337 „
Baryumchlorid	$BaCl_2$	0,0014 „
Calciumkarbonat	$CaCO_3$	50,8291 „
Magnesiumkarbon. kryst.	$MgCO_3+3H_2O$	59,7139 „
Ferrosulfat kryst.	$FeSO_4+7H_2O$	5,2036 „
Manganosulfat	$MnSO_4+4H_2O$	0,3058 „

Wildungen. Stadtbrunnen. Analyt: BAUER. STRUVE'sche Tabelle.

Natriumphosphat	Na_3PO_4	0,094 „
Natriumchlorid	$NaCl$	0,234 „
Kaliumsulfat	K_2SO_4	1,102 „
Natriumkarbonat	Na_2CO_3	3,913 „
Natriumsilicat	Na_2SiO_3	5,261 „
Strontiumchlorid	$SrCl_2$	0,029 „
Aluminiumchlorid	$AlCl_3$	0,406 „
Calciumkarbonat	$CaCO_3$	49,707 „
Magnesiumkarbon. kryst.	$MgCO_3+3H_2O$	57,950 „
Ammoniakflüssigkeit 10proc.		0,80 „
Schwefelsäure-Anhydrid	SO_3	2,323 „
Manganosulfat	$MnSO_4+4H_2O$	0,256 „
Ferrosulfat kryst.	$FeSO_4+7H_2O$	4,849 „

Die gemachten Angaben beziehen sich ohne Ausnahme auf die Herstellung von 100 k Mineralwasser

Die französische Pharmakopöe giebt folgende Vorschriften zur Herstellung künstlicher Mineralwässer, welche namentlich für die Grenzgebiete von Wichtigkeit sein werden.

Eau gazeuse simple (Gall.).

Aqua Acido carbonico impraegnata. Aqua acidula simplicior. Loco: Eau de Seltz.

Destillirtes Wasser wird unter 6 Atmosphären Ueberdruck mit Kohlensäure gesättigt.

Eau acidule saline (Gall.).

Aqua acidulo-salsa. Loco: Eau de Seltz, Condillac, Rennison, Saint-Galmier, Schwalheim, Soultzmatt etc.

Rp. Calcii chlorati cryst.	0,33
Magnesii chlorati cryst.	0,27
Natrii chlorati	1,10
Natrii carbonici cryst.	0,90
Natrii sulfurici cryst.	0,10
Aquae Acido carbonico impraegnatae 650,0.	

Eau saline purgative (Gall.).

Aqua Sedlitzensis. Eau dit de Sedlitz.

I.

Rp. Magnesii sulfurici cryst.   30,0
Aquae Acido carbonico impraegnatae 650,0.

II.

Rp. Magnesii sulfurici cryst. 30,0
Natrii bicarbonici   4,0
Acidi tartarici in crystall. 4,0
Aquae destillatae   650,0.

Eau alcaline gazeuse (Gall.).

Aqua alcalina effervescens. Loco: Eau de Vichy, de Vals etc.

Rp. Natrii bicarbonici	3,12
Kalii bicarbonici	0,23
Magnesii sulfurici cryst.	0,35
Natrii chlorati	0,08
Aquae Acido carbonico impraegnatae 650,0.	

Eau ferrée gazeuse (Gall.).

Aqua martia effervescens. Loco: Eau de Spaa, Bussang, Saint Alban, Forges, Orezza.

Rp. Kalii bitartarici	0,56
Natrii carbonici cryst.	0,56
Natrii chlorati	0,16
Ferri sulfurici cryst.	0,18
Aquae Acido carbonico impraegnatae 650,0.	

Eau sulfurée (Gall.).

Aqua sulfurata. Loco: Eau de Bonnes, Barèges, Cauterets, Bagnères de Luchon, Saint-Sauveur.

Rp. Natrii sulfurati (Na_2S+9H_2O)	0,13
Natrii chlorati	0,13
Aquae destillatae ebulliendo ab aëre liberatae, postea refrigeratae	650,0.

Eau acidule bicarbonatée (Gall.).

Aqua natro-effervescens. Soda-Water.

Rp. Natrii bicarbonici   1,0
Aquae Acido carbonico impraegnatae 650,0.

Limonade gazeuse (Gall.).

Rp. Aquae Acido carbonico impraegnatae 650,0
Sirupi Citri   80,0.

Nachstehende Vorschriften für künstliche Mineralwässer sind von SOUBEIRAN angegeben worden:

Eau de Bussang SOUBEIRAN.

Rp. Natrii carbonici Na_2CO_3	0,16
Calcii sulfurici $CaSO_4 + 2H_2O$	0,13
Magnesii sulfurici $MgSO_4$	0,018
Calcii chlorati $CaCl_2$	0,16
Ferri sulfurici cryst. $FeSO_4 + 7H_2O$	0,11
Aquae Acido carbonico impraegnatae 1000,0.	

Eau de Contrexeville SOUBEIRAN.

Rp. Calcii sulfurici $CaSO_4 + 2H_2O$	0,81
Magnesii sulfurici $MgSO_4$	0,009
Calcii carbonici	0,5
Natrii carbonici Na_2CO_3	0,013
Magnesii carbonici $MgCO_3 + 3H_2O$	0,13
Calcii chlorati $CaCl_2$	0,035
Magnesii chlorati $MgCl_2$	0,018
Ferri sulfurici cryst. $FeSO_4 + 7H_2O$	0,033
Aquae Acido carbonico impraegnatae 1000,0.	

Eau de Forges SOUBEIRAN.

Rp. Calcii chlorati $CaCl_2$	0,004
Magnesii chlorati $MgCl_2$	0,007
Calcii sulfurici $CaSO_4 + 2H_2O$	0,037
Magnesii sulfurici $MgSO_4$	0,05
Ferri sulfurici $FeSO_4 + 7H_2O$	0,065
Aquae Acido carbonico impraegnatae 1000,0.	

Eau de Mont-Dore SOUBEIRAN.

Rp. Natrii sulfurici Na_2SO_4	0,53
Natrii chlorati $NaCl$	0,69
Magnesii chlorati $MgCl_2$	0,59
Natrii bicarbonici $NaHCO_3$	5,5
Calcii chlorati $CaCl_2$	1,72
Ferri sulfurici $FeSO_4 + 7H_2O$	0,031
Aquae Acido carbonico impraegnatae 1000,0.	

Eau de Passy GUIBOURT.

Rp. Calcii sulfurici $CaSO_4 + 2H_2O$	1,21
Magnesii sulfurici $MgSO_4$	0,11
Natrii sulfurici Na_2SO_4	0,18
Aluminii sulfurici $Al_2(SO_4)_3$	0,06
Ferri sulfurici $FeSO_4 + 7H_2O$	0,18
Natrii chlorati $NaCl$	0,15
Magnesii chlorati $MgCl_2$	0,1
Aquae Acido carbonico impraegnatae 1000,0.	

Für die, die wichtigsten Fabrikate einer Mineralwasseranstalt darstellenden Erfrischungswässer, Selterser und Sodawasser, geben wir nachstehende, sehr wohlschmeckende Wässer verbürgende Vorschriften.

Selterser.

Lösung I.

Rp. Natrii carbonici cryst.	4930,0
Natrii chlorati	1800,0
Natrii sulfurici cryst.	225,0
Aquae destillatae fervidae 15 Liter.	

Lösung II.

Rp. Magnesii chlorati cryst.	1000,0
Calcii chlorati cryst.	1000,0
Aquae destillatae	20 Liter.

Für 100 Liter Wasser sind zuzusetzen von Lösung I = 1,33 l, von Lösung II = 0,33 l.

Soda-Wasser.

Rp. Natrii carbonici cryst.	200,0
Natrii chlorati	50,0
Calcii chlorati	50,0

Für 100 Liter kohlensaures Wasser.

Arachis.

Gattung der **Papilionaceae — Hedysareae.**

Arachis hypogaea L. **Erdnuss. Erdmandel. Erdpistazie. Erdbohne.
Erdeichel. Chocoladenwurzel. Mandubibohne. Pistache de terre. Noix de terre.
Arachide. Earth-nut. Ground-nut. Pea-nut.** In Amerika heimisch, aber wild nicht
bekannt, überall in wärmeren Gegenden kultivirt, auch in Südeuropa. Die unter der Erde
reifenden Hülsen sind bis 4 cm lang, durch die stark hervortretenden Gefässbündel grubig,
gelblich. Sie enthalten bis 3 braune Samen, die in Form und Grösse den Haselnusskernen
ähneln, und einen dicken weissen Embryo enthalten.

Bestandtheile. 45,8 Proc. Fett, 27,65 Proc. Stickstoffsubstanz, 16,75 Proc.
stickstofffreie Extraktstoffe, 2,21 Proc. Holzfaser, 6,95 Proc. Wasser, 2,64
Proc. Asche.

Verwendung. Im Süden als Nahrungsmittel, in Spanien mit Kakao etc. zur Herstellung einer billigen Chocolade (auch die Pressrückstände), zur Gewinnung des fetten
Oeles (s. unten), die Pressrückstände mit Getreidemehl zu Brot (v. RADEMANNS Nährmittel-
fabrik, Frankfurt), wozu sie sich ihres hohen Fett-
und Proteingehaltes wegen eignen, die gespaltenen
und gerösteten Samen als Kaffeesurrogat (afrik.
Nussbohnenkaffee von Gebr. SCHMIDT Nachf. in
Bockenheim), die Rückstände zum Verfälschen von
Kaffee und Gewürzen, sowie als Futtermittel (Erdnusskuchen).

Die Rückstände enthalten 47,48 Proc. Roh-
protein, 7,78 Proc. Rohfett und 24,80 Proc.
stickstofffreie Extraktstoffe, wovon 91, resp.
86 — 93, resp. 98 Proc. verdaulich sind.

Nachweis der Samen. Sollen dieselben
in Futtermitteln, in Gewürzen oder im Kaffee nachgewiesen werden, so ist zu beachten, dass die Kotyledonen reichlich rundliche, bis 15 μ grosse Stärkekörnchen enthalten, was bei Oel enthaltenden Samen

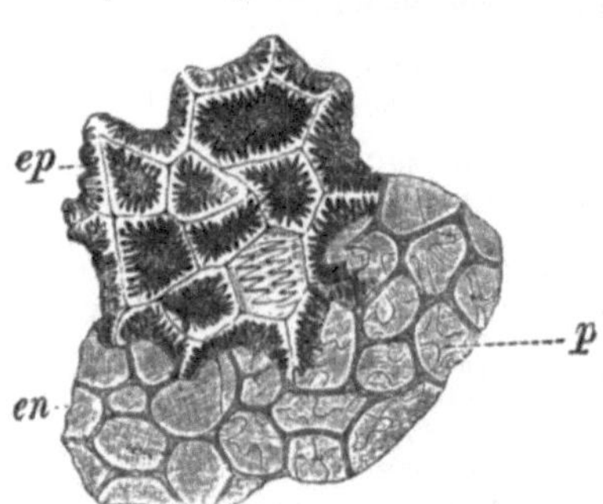

Fig. 99. Samenschale von Arachis hypogaea.
ep Epidermis der Oberseite.   *en* Epidermis
der Unterseite. *p* Parenchym.   160 Mal vergrössert (nach MOELLER).

zu den Ausnahmen gehört. Beweisend sind die polygonalen Zellen der Epidermis der Samenschale, deren Wände verdickt und so reichlich getüpfelt sind, dass sie kammartig erscheinen.
(Fig. 99 *ep*).

Oleum Arachidis. Arachide-, Erdnuss-, Erdmandel- etc. Oel. Mandubi-
**Oel. Huile d'arachide. Huile de pistache de terre. Ground-nut-Oil. Earth-nut-Oil.
Pea-nut-Oil.**

Das durch die erste, kalte Pressung gewonnene Oel ist fast farblos und ein vorzügliches Speiseöl, das zweite, oft unter Erwärmen gewonnene Oel von etwas dunklerer Farbe
und bohnenartigem Geruche wird als Brennöl verwendet, das letzte durch Auskochen oder
Extraktion mit Schwefelkohlenstoff gewonnene dient zur Seifenfabrikation.

Bestandtheile. Der flüssige Theil besteht aus den Triglyceriden der Oel-
und der Linolsäure, vielleicht auch Hypogaeasäure, der feste Theil aus den Triglyceriden der Lignocerinsäure, Arachinsäure, vielleicht auch Palmitinsäure. —
Ferner 0,95—8,85 Proc. freie Fettsäuren.

Eigenschaften. Das beste Oel ist klar, von höchstens gelblicher Farbe, nicht
trocknend. Constanten: **A.** Für das Oel: Spec. Gew. 0,916 — 0,920, Erstarrungspunkt
— 3° C., HEHNER'sche Zahl 95,86, KÖTTSDORFER'sche (Verseifungs-) Zahl 190—197, HÜBL'sche
Jodzahl 91,0—105,0. REICHERT-MEISSL'sche Zahl 0,4. **B.** Für die Fettsäuren: Schmelzpunkt $+$ 27,0—35,0° C., Erstarrungspunkt $+$ 23,8° C., HÜBL'sche Jodzahl 95,5—96,9.

Verfälschungen. Das Erdnussöl wird zuweilen mit Mohn-, Sesam-, Baumwollsamenöl verfälscht, wodurch das spec. Gewicht, die Jodzahl und der Schmelzpunkt der
Fettsäuren beeinflusst wird (vgl. die entsprechenden Artikel).

Nachweis des Erdnussöles. Es dient zur Verfälschung des höher bezahlten Olivenöles, welches dann eine höhere Jodzahl zeigt als reines Olivenöl (cf. Olea). Die übrigen Methoden stützen sich auf den Nachweis der Arachinsäure:

1) 20 g Oel werden durch Kochen mit 10 ccm Natronlauge (40 Proc.) und 50 ccm Alkohol (50 Proc.) verseift, der Alkohol abdestillirt, die Fettsäuren mit Salzsäure ausgeschieden, mit heissem Wasser gewaschen und in kochendem Alkohol gelöst. Beim Abkühlen scheidet sich die Arachinsäure in Krystallen von Perlmutterglanz aus. (Schmelzp. 70—71° C. weil die Säure nicht ganz rein ist.)

2) Man verseift etwas Oel mit alkoholischer Kalilauge (200 KOH + 500 Alkohol [90 Proc.]) durch Erwärmen im Wasserbade $^1/_2$—$^3/_4$ Stunden und lässt dann bei 0° bis 6° C. stehen. Schon bei 5 Proc. Arachisöl scheidet sich an den Wänden krystallinisch arachinsaures Kalium ab.

Chinesischer Balsam, Baume Chinois von Dr. MOUNTAIN besteht aus Erdnussöl, Glycerin und Weingeist.

Hämorrhoidalsalbe (nach VOMÁCKA): In Erdnussöl 100, löst man Salicylsäure 5, mischt Alapurin 50, Bleiessig 2 hinzu und füllt in Tuben.

Kälbermehl ist eine Mischung von Erdnuss, Fleischfuttermehl, Weizenmehl, Stärke, Zucker.

Viehmastpulver, aromatisches englisches, enthält Erdnusskuchen, Reis, Mais, wenig Salz, Kümmel, Pfefferminze, Kamillen, Lavendel.

Arbutinum.

Arbutinum. Arbutin (Ergänzb.). **Arbutine** (franz.). **Arbutin** (engl.) $C_{12}H_{16}O_7$ $+ \,^1/_2 H_2O$. **Mol. Gew. = 281.**

Darstellung. Die zerkleinerten Blätter der Bärentraube *(Arbutus Uva Ursi L.)* werden mit Wasser zunächst macerirt, dann wird gekocht und kolirt. Die durch Absetzenlassen geklärte Kolatur wird mit Bleiessig in der Kälte gefällt. Das Filtrat wird vom überschüssigen Blei durch Einleiten von Schwefelwasserstoff befreit. Man filtrirt vom Schwefelblei ab und dampft das Filtrat auf dem Wasserbade auf ein kleines Volumen ein. Beim Erkalten schiessen Krystalle von unreinem Arbutin an. Durch Umkrystallisiren derselben aus siedendem Wasser unter Zusatz von Thierkohle erhält man das reine Präparat.

Eigenschaften. Farblose, seidenglänzende Krystallnadeln, welche ursprünglich 2 Mol. Krystallwasser enthalten. Das lufttrockene Präparat enthält nur noch $^1/_2$ Mol. Wasser; durch Trocknen bei 100° C. wird das Präparat wasserfrei und schmilzt alsdann bei 144 bis 146° C. Es ist geruchlos und von allmählich hervortretendem bitterem Geschmack. Das lufttrockene Präparat löst sich in 8 Th. kaltem oder 1 Th. siedendem Wasser, auch in 16 Th. Weingeist, kaum in Aether. Die Lösungen sind neutral. Der Schmelzpunkt des lufttrocknen Präparats liegt bei 170° C.

Wird 1 Th. Arbutin mit 8 Th. Braunsteinpulver, 1 Th. Wasser und 2 Th. konc. Schwefelsäure erhitzt, so tritt der chlorähnliche Geruch des Chinons auf. Die wässerige Lösung des Arbutins giebt mit Ferrichlorid blaue Färbung, die durch grössere Mengen des letzteren in Grün übergeht. Die wässerige Lösung des Arbutins reducirt direkt weder die FEHLING'sche Lösung, noch schwärzt sie ammoniakalische Silberlösung. Beide Reaktionen treten indessen ein, wenn die Lösung zunächst mit etwas verdünnter Schwefelsäure gekocht worden war. Beruht darauf, dass das Glukosid Arbutin dabei unter Aufnahme von Wasser in Zucker und Hydrochinon gespalten wird.

$$C_{12}H_{16}O_7 + H_2O \;=\; C_6H_{12}O_6 + C_6H_6O_2.$$

In konc. Schwefelsäure löst es sich zunächst farblos auf, nach einiger Zeit tritt eine röthliche, auf Zusatz einer Spur Salpetersäure gelbbraune Färbung auf.

Prüfung. 1) Es schmelze im lufttrocknen Zustande bei 166—168° C. 2) Es verbrenne auf dem Platinbleche ohne einen Rückstand zu hinterlassen. 3) Die wässerige Lösung (1 = 20) werde durch Schwefelwasserstoff nicht verändert (Metalle, namentlich Blei).

Anwendung. Wird in Gaben bis zu 5 g gegen Blasenkatarrhe und Nierenaffektionen gegeben und wirkt wohl durch das Auftreten von Hydrochinon antiseptisch. Im Organismus wird es z. Th. in Hydrochinon und Zucker gespalten, theilweise auch durch den Harn unverändert ausgeschieden. Der Harn giebt mit Ferrichlorid Blaufärbung und ist linksdrehend.

Arctostaphylos.

Gattung der **Ericaceae-Arbutoideae.**

I. Arctostaphylos Uva Ursi Spr. (Arbutus uva ursi L.). Bärentraube.

Wilder Buchsbaum. Heimisch im grössten Theil der nördlichen Hemisphären.

Liefert **Folia Uvae Ursi** (Germ. Helv. Austr. Brit. U-St.), **Folia Arctostaphyli, Herba Gayubae, Bärentraubenblätter. Feuilles de busserole, Raisin d'ours** (Gall.). **Bearberry-leaves.**

Beschreibung. Die bis 2 cm langen, eiförmigen Blätter sind vorn etwa 8 mm breit und verlaufen nach hinten in den 3 mm langen Blattstiel. Sie sind lederig, dabei ziemlich spröde, oberseits rinnig, deutlich netzig, ganzrandig, am Rande (wenigstens im frischen Zustande) mit spärlichen Haaren gewimpert. (Das Blatt ist also nicht kahl.) Die abgestumpfte Spitze ist häufig zurückgebogen. (Fig. 100 I.) — Epidermiszellen sehr dickwandig mit geraden Seitenwänden. — Stomatien in Gruppen zusammenstehend fast nur auf der Unterseite.

Palissaden wenig ausgebildet, um die Bündel der sekundären Nerven Fasern und Krystallzellen.

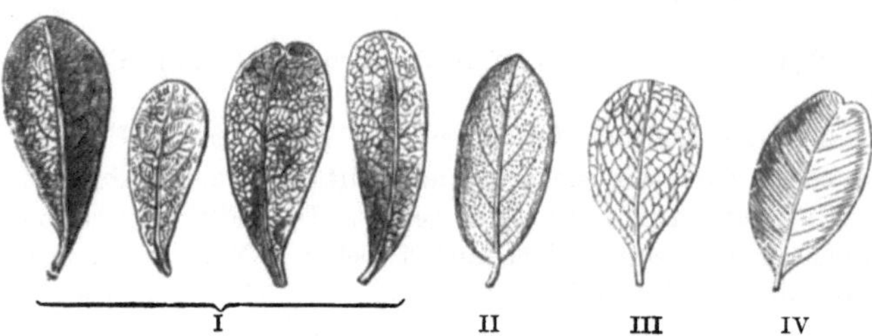

Fig. 100. I. Fol. Uvae Ursi. II. Blatt von Vaccinium Vitis Idaea. III. Blatt von Vaccinium uliginosum. IV. Blatt von Buxus sempervirens.

Bestandtheile. 3,5 Proc. Arbutin $C_{12}H_{16}O_7$, Methylarbutin $C_{13}H_{18}O_7$, Urson $C_{30}H_{48}O_3$, Spuren ätherischen Oeles (0,01 Proc.), 34,0 Proc. Gerbstoff, 6,0 Proc. Gallussäure etc.

Verwechselungen. Als solche werden die Blätter anderer Ericaceen angegeben, die gelegentlich mit der Pflanze zusammenwachsen: Vaccinium uliginosum L. Blätter am Rande eingerollt, unten graugrün, nicht lederig (Fig. 100 III). V. Vitis Idaea L. Blätter lederig, am Rande ungerollt und kleingesägt, unterseits rostfarbig punktirt (Fig. 100 II). Arctostaphylos alpina Spr. Der Blattrand sägezähnig, in den Fasern keine Krystallzellen. Ferner Buxus sempervirens L. Sekundärnerven parallel, Blatt an der Spitze meist ausgerandet (Fig. 100 IV).

Einsammlung. Im Sommer. 5 Th. frische Blätter geben 1 Th. trockene.

Anwendung. Wirken adstringirend und tonisirend, sollen speciell bei Blasenleiden und Steinleiden wirken. Werden im Infusum verwendet bei Blasenkatarrh, Nephritis, Hämaturie, Harnsteinen, Harngries, Leukorrhoe, auch bei Diabetes und Phthisis empfohlen. Meist als Dekokt 10,0—15,0 : 150,0.

Da die dicklederigen Blätter dem Eindringen des Wassers ziemlichen Widerstand entgegensetzen, sind sie fein zu kontundiren oder vor der Verarbeitung einige Zeit mit Alkohol angefeuchtet stehen zu lassen. Der wirksame Bestandtheil der Droge ist das Arbutin, das in Zucker und Hydrochinon zerfällt (S. 361). Infolge des Gehaltes an letzterem färbt sich der Urin nach dem Gebrauch olivengrün bis bläulichgrün. Daneben unzerseztes Arbutin im Urin.

Extractum Uvae Ursi. (U-St.) Dickes Extrakt, aus mittelfein gepulverten Blättern durch Verdrängung (Weingeist 2, Wasser 5 Raumth.) und Eindampfen.

Extractum Uvae Ursi fluidum. (U-St.) Aus 1000 g Blättern werden mittelst Glycerin 300 ccm und einer Mischung von Weingeist 2 Vol. und Wasser 5 Vol. durch Verdrängung 1000 ccm Extrakt bereitet.

Extractum Uvae Ursi solidum. Nach DIETERICH stellt man aus 1000 g grobem Pulver durch Ausziehen mit Wasser 4000 g zunächst in der Kälte, dann mit 3000 g im Dampfbade, Auspressen, Filtriren, Eindampfen mit Milchzucker 700 g bis fast zur Trockne, völliges Austrocknen bei 30° C. und Zusatz von Milchzucker q. s. zu 1000 g ein den Fluidextrakten entsprechendes Dauerextrakt — **Infusum s. Decoctum siccum** — von grosser Haltbarkeit dar.

Infusum Uvae Ursi. Infusion of Bearberry. (Brit.) — Aus Bärentraubenblättern 50 g und siedendem Wasser 1000 ccm zu bereiten.

Mixtura Uvae Ursi (Münch. Nosokomial-Vorschr.). Decoct. Uvae Ursi (e 15,0) 130,0, Sir. simpl. 20,0.

Sirupus Uvae Ursi. Blätter 10 Th., siedendes Wasser 60 Th., dazu nach dem Erkalten Weingeist 10 Th. Die Seihflüssigkeit giebt mit Zucker 40 Th. Sirup 100 Th.

Antipetrin von STIGZELIUS, ein Antikesselsteinmittel, besteht grösstentheils aus Bärentraubenblättern.

S. FRÄNKELS Naturheilmittel, sind geschnittene Bärentraubenblätter.

Mixtura antigonorrhoica COOPER. Bärentraubenblätterabkochung 200 g, Katechutinktur, Ingwersirup je 15 g.

Pulvis antidiabeticus von Dr. WEISSBACH-HARTUNG. Salol 36,0, Fol. Uvae Ursi 10,0, Radix Valerianae 20,0, Lycopod. 30,0 (n. AUFRECHT).

Pulvis antisudarius MELCHIOR-ROBERT. Entspricht dem Extr. Uvae Ursi solidum DIETERICH.

Pulvis nephriticus QUARIN. Fol. Uvae Ursi 20,0, Gummi arab. 10,0, Tuber. Jalap., Eläosacch. Naphae āā 5,0, Sacch. alb. 10,0.

II. Arctostaphylos glauca Lindl. (Manzanita, Great-berried Manzanita).

In den Weststaaten Nordamerikas. Blätter doppelt so gross, wie die vorigen, oval. Enthalten ebenfalls Arbutin und werden wie die vorigen verwendet.

Areca.

Gattung der **Palmae** — Ceroxylinae.

Areca Catechu L.

Die Heimat ist nicht sicher festzustellen, in Kultur von Socotra, Mauritius, Indien bis zu den Philippinen, nördlich bis Formosa und den Liu-Kiu-Inseln.

Man verwendet die Samen: **Semen Arecae** (Germ.), **Arecanuss, Betelnuss, Noix d'Arec** (Gall.), **Areca-nut, Ping-lau.**

Beschreibung. Die Früchte sind bis hühnereigross, am Scheitel genabelt mit anfangs fleischigem, später faserigem Pericarp. Der Same ist kegelförmig bis halbkugelig bis niedergedrückt, an der Basis abgeflacht oder etwas eingedrückt und lässt hier eine kleine Vertiefung erkennen, die Stelle, an der der Embryo liegt. Auf der Aussenseite ist er mattbraun, netzaderig. Auf dem Längsschnitt sieht man die braune Samenschale, die zahlreiche Falten und Einstülpungen in das Endosperm schiebt (semen ruminatum)· letzteres ist von weisslicher Farbe und lässt im Centrum eine unregelmässig zerklüftete Höhlung erkennen. Am Grunde findet sich eine weitere kleinere Höhlung, in der der Embryo befindlich gewesen ist.

Das Endosperm besteht aus Zellen mit stark verdickten Wänden, in denselben Tüpfel mit nach aussen verbreiterten Enden. Die braunen Einstülpungen bestehen aus dünnwandigen, schief getüpfelten Zellen mit rothbraunem Inhalt. Die Alkaloide haben ihren Sitz nur in den Zellen des Endosperms.

Bestandtheile. Folgende Alkaloide: Arecolin $C_8H_{13}NO_2$ (Methyläther der Methyltetrahydronikotinsäure), Arekain $C_7H_{11}NO_2 . H_2O$, Arekaïdin $C_7H_{11}NO_2 . H_2O$, Guvacin $C_6H_9NO_2$, ferner Cholin, 14—18 Proc. Fett (darin Oelsäure, Myristinsäure, Laurinsäure und wahrscheinlich Palmitinsäure), Spuren ätherischen Oeles, 14,7 Proc. einer gerbsäureartigen Materie.

Anwendung. In Asien etc. als Zusatz zum Betelkauen im grössten Umfange, medicinisch gegen Diarrhoe und Dysenterie und besonders als Anthelminticum. Zunächst bei Thieren (Hunden) verwendet, werden die Samen auch bei Menschen empfohlen. Für Hunde rechnet man pro Kilo Körpergewicht 0,5 g, für Pferde gilt als Maximaldosis 100 g = 0,1 Arecolin, für Rinder 250 g = 0,25 Arecolin. — Dosis für Menschen 4,0—6,0.

Ausser einer Vorkur ist es nothwendig, zugleich ein Abführmittel, am besten Ricinusöl, zu geben.

Electuarium anthelminticum pro canibus.
Wurmlatwerge für Hunde.
Rp. Seminis Arecae pulverati
Butyri recentis āā 10,0 g.
Grösseren Hunden auf einmal, kleineren die Hälfte.

Pasta dentifricia cum Areca.
(Brit. and Colon. Druggist.)
Rp. Sem. Arecae pulv.   8,0
Boracis
Sapon. hispan.   āā 2,0
Calc. carbon. praecip.   16,0
Rhiz. Irid. pulv.
Glycerini   āā 4,0
Ol. Rosae, Cassiae, Caryophylli,
Spilanthis olerac. āā q. s.
Carmin. coerul.
Aquae q. s.

Pilulae Arecae. Wurmpillen.
Rp. Seminis Arecae subtile pulver. 6,0
Olei Cacao
Sebi ovilis   āā 1,5.
Man formt mittels der halberkalteten Fettmischung 10 Pillen, wälzt nach völligem Erhärten in Graphitpulver und überzieht sie mit Keratin. Für Erwachsene 5—10 Pillen auf einmal zu nehmen.

Pulvis anthelminticus pro equis. F. HARVEY.
(Americ. Druggist.)
Rp. Sem. Arecae pulv.
Radic. Gentian pulv. āā 60,0
Ferri pulv.   30,0
Divide in partes XII.
Nach dem letzten Pulver giebt man auf einmal:
Ol. Terebinth.   56,0
Ol. Lini   560,0
Liq. Sapon. q. s. ut f. emulsio.

Pulvis anthelminticus pro canibus.
Rp. Seminis Arecae pulverati
Radicis Liquiritiae pulverati āā 10,0 g.
Misce. D. tal. dos. 2. Grösseren Hunden morgens nüchtern 1, kleineren $^1/_2$ Pulver, 2 Stunden später ein Abführmittel.

Pulvis dentifricius cum Areca.
Rp. Seminis Arecae   10,0
Carbonis Tiliae   70,0
Myrrhae   2,0
Ossis Sepiae   18,0
Olei Calami gutt. V.
M. f. pulvis subtilis.

Tenalin ist ein aus Arekanüssen bereitetes Wurmmittel.

Areka-Alkaloïde.

Aus den Areka-Nüssen wurden von E. JAHNS die nachstehend beschriebenen Alkaloïde wie folgt abgeschieden.

Darstellung. Die grobgepulverten Areka-Nüsse werden mit schwefelsäurehaltigem Wasser kalt ausgezogen, die Auszüge eingeengt und mit Kaliumwismuthjodid gefällt. Der entstandene Niederschlag wird mit Baryumkarbonat + Wasser gekocht, die Filtrate werden eingedampft, mit Barythydrat im Ueberschuss versetzt und sogleich (!) mit Aether ausgeschüttelt. Dieser nimmt nur Arekolin auf. — Die rückständige Flüssigkeit wird mit Schwefelsäure neutralisirt und mit Silbersulfat vom Jodwasserstoff befreit. Aus dem Filtrat fällt man das Silber durch Schwefelwasserstoff, dann neutralisirt man mit Barythydrat, dampft zur Trockne und zieht den Rückstand mit kaltem Alkohol aus, welcher nur das Cholin löst. Ueber die Trennung der im Rückstande verbleibenden Arekaïn, Arekaïdin und Guvacin s. Archiv. Pharm. 1891. 674.

† **Arekolin,** $C_8H_{13}NO_2$. Farblose, geruchlose, ölige, stark alkalische Flüssigkeit, in Wasser, Alkohol, Aether, Chloroform in jedem Verhältniss löslich, mit Wasserdämpfen flüchtig, siedet unter Verharzung gegen 209° C. Durch Erhitzen des Arekolins mit Salzsäure wird unter Abspaltung von Methylchlorid (durch Erhitzen mit Kalilauge unter Abspaltung von Methylalkohol) Arekaïdin gebildet:

$$C_8H_{13}NO_2 + HCl = CH_3Cl + C_7H_{11}NO_2.$$

† **Arekolin-Bromhydrat,** $C_8H_{13}NO_2 . HBr$. Krystallisirt aus der heissen alkoholischen Lösung wasserfrei in langen, dünnen, nicht hygroskopischen Prismen. Schmelzp. 167—168° C. In Wasser leicht löslich, neutral. Vorsichtig aufzubewahren.

Arekaïdin, $C_7H_{11}NO_2 + H_2O$. In geringer Menge in den Arekanüssen fertig gebildet; entsteht aus dem Arekolin durch die oben angegebene Behandlung. Farblose, luftbeständige, 4- und 6-seitige Tafeln, welche bei 100° C. wasserfrei werden und dann bei 223—224° C. schmelzen. Der Methyläther dieser Base ist das Arekolin.

Guvacin, $C_6H_9NO_2$. Farblose, luftbeständige Krystalle, in Wasser leicht löslich, unlöslich in absolutem Alkohol, Aether, Chloroform, Benzol. Die wässerige Lösung ist neutral und wird durch Ferrichlorid tiefroth gefärbt. Schmilzt unter Zersetzung bei 271 bis 272° C.

Arekaïn, $C_7H_{11}NO_2 + H_2O$. Methylguvacin. Farblose, glänzende, luftbeständige Krystalle, in Wasser leicht löslich, schwer löslich in absolutem Alkohol, fast unlöslich in Aether, Chloroform, Benzol. Die wässerige Lösung ist neutral und wird durch eine Spur Ferrichlorid schwach röthlich gefärbt. Wird bei 100⁰ C. wasserfrei und schmilzt dann bei 213—214⁰ C.

Homo-Arekolin, $C_7H_{10}(C_2H_5)NO_2$, der Aethyläther des Arekaïns. Farblose, alkalisch reagirende Flüssigkeit, mit Wasser in jedem Verhältniss mischbar, mit Wasserdämpfen flüchtig.

Wirkung. Arekaïdin, Arekaïn und Guvacin sind nach MARMÉ unwirksam. Arekolin wirkt ähnlich wie Muscarin auf das Herz. Es befördert die Ausstossung der Darm-Parasiten (Bandwurm). Man giebt 0,004—0,006 g des bromwasserstoffsauren Salzes. Die 1proc. Lösung des gleichen Salzes dient als Myoticum. Das Homo-Arekolin ist weniger giftig als das Arekolin, wirkt ähnlich wie dieses, aber schwächer.

Argento-Natrium thiosulfuricum.

† **Argento-Natrium thiosulfuricum** seu **hyposulfurosum** seu **subsulfurosum.** **Hyposulfis Sodae et Argenti.** $(S_2O_3Na_2)_2 + S_2O_3Ag_2 + 2H_2O$. **Mol. Gew. = 680.**

Darstellung. 10 Th. kryst. Natriumthiosulfat werden in 20 Th. kaltem destillirtem Wasser gelöst. Der (filtrirten) Lösung setzt man allmählich von einer kalten Lösung aus 5 Th. Silbernitrat in 15 Th. destillirtem Wasser, zuletzt tropfenweise unter Umrühren so lange zu, bis der beim Eintragen der Silbernitratlösung entstehende Niederschlag auch beim sorgfältigen Umrühren nicht mehr in Lösung geht. Die vorhandene Trübung beseitigt man durch Zufügung einiger Tropfen Natriumthiosulfatlösung, dann vermischt man das Ganze mit dem doppelten Volumen Weingeist und stellt es an einen kühlen, dunklen Ort.

Die nach etwa 12 Stunden abgeschiedenen Krystalle sammelt man in einem Trichter über Glaswolle, wäscht sie mit Weingeist ab und trocknet sie schliesslich ohne Anwendung von Wärme auf Thontellern oder durch Wälzen auf Filtrirpapier. Ausbeute 8—9 Th.

Eigenschaften. Farblose, kleine, lamellenförmige, ziemlich lichtbeständige Krystalle, in Wasser leicht, in Alkohol schwer löslich. Der Geschmack ist süsslich, schwach metallisch, die Lösung färbt Haut und Wäsche nicht. Man verwechsele dieses Salz nicht mit dem schwerlöslichen $S_2O_3Ag_2 + S_2O_3Na_2 + H_2O$.

Anwendung. An Stelle des Silbernitrates, dessen ätzende Eigenschaften es nicht besitzt. Innerlich bei Epilepsie zu 0,05—0,5 g mehrmals täglich. Aeusserlich in 0,5—1,0procentiger wässeriger Lösung zu Injektionen in Körperhöhlen (Nase, Ohr, Harnröhre), als Klystier bei Diarrhoe, zu Augenwässern bei akuter und chronischer Konjunktivitis.

Argentum.

Argentum. Silber. Argent. Silver. Ag. Atomgew. = 108.

Reines Silbermetall wird zur Herstellung verschiedener Silberpräparate verwendet. Werden solche präparative Arbeiten nur in kleinerem Maassstabe, zu Uebungszwecken, vorgenommen, so empfiehlt es sich, das reine Silber „Feinsilber" beim Goldarbeiter direkt zu kaufen. Andererseits ist es eine nützliche Sitte, alle Silberreste aufzubewahren und gelegentlich zu Silber und Silberpräparaten zu verarbeiten. — In der Grosstechnik geht man in der Regel nicht von reinem Silber aus, sondern verarbeitet Silberlegirungen (Werksilber, Silbermünzen, Silbertressen, photographische Abfälle). Die jedesmalige Art der Verarbeitung richtet sich natürlich nach der Natur des Ausgangsmaterials, indessen lassen sich doch allgemeine Gesichtspunkte aufstellen. In der Regel scheidet man das Silber als Silberchlorid ab und führt dieses in metallisches Silber über.

1) **Werksilber** (Münzen, Geräthe, Bruchsilber), welches im wesentlichen aus Silber und Kupfer besteht, als zufällige Bestandtheile bez. Verunreinigungen aber noch Gold, Blei, Zink, Zinn (vom Lothe) enthalten kann, wird zunächst vom anhaftenden Schmutz durch Scheuern mit warmer Sodalösung und nachfolgendem Abspülen mit Wasser befreit. 10 Th. dieses (zerkleinerten) Silbers bringt man behutsam (!) in einen geräumigen Kolben oder in einen hohen Porcellantopf, übergiesst es mit 10 Th. Wasser und giesst dazu allmählich reine **chlorfreie** Salpetersäure von 1,178 spec. Gew. (27—28 Th.) in mehreren Antheilen. Man bedeckt das Gefäss, welches nur zu $^1/_4$ gefüllt sein soll, und stellt es an einen warmen, aber zugigen Ort. Man beachte, dass allzu koncentrirte Salpetersäure das Silber schwer angreift, andererseits soll die Salpetersäure auch nicht zu sehr verdünnt sein. Wenn die Entwickelung von Stickstoffdioxyd aufgehört hat und trotzdem noch Silber ungelöst ist, so sind weitere Mengen Salpetersäure zuzusetzen.

Wenn der Auflösungsvorgang beendet ist, so sind in Lösung: Silber, Kupfer, Blei, Zink, Wismut. In dem etwa vorhandenen, nicht in Lösung gegangenen Schlamme können zugegen sein: metallisches Gold, Antimonoxyd, Zinndioxyd. Man spritzt den Deckel des Gefässes mit destillirtem Wasser ab, filtrirt die Lösung durch ein Filter von Glaswolle oder Asbest, laugt den Rückstand noch 2—3 mal mit destillirtem Wasser aus und vereinigt die Filtrate. Zu dem Gesammt-Filtrate, welches auf 40—50° C. erwärmt worden ist, setzt man nun unter Umrühren solange Salzsäure von etwa 15 Proc. hinzu, bis alles Silber als Chlorsilber ausgefällt, und ein kleiner Ueberschuss von Salzsäure vorhanden ist. (Man kann zur Fällung auch eine filtrirte Kochsalzlösung benutzen, indessen bleibt alsdann etwas Chlorsilber gelöst.) Man lässt das gefällte Chlorsilber sich absetzen, giesst alsdann die überstehende Flüssigkeit klar ab und wäscht das Chlorsilber noch zweimal durch Dekanthiren mit Wasser. Hierauf bringt man den Niederschlag auf ein glattes doppeltes Filter und wäscht ihn mit schwach salzsäurehaltigem Wasser solange aus, bis das Filtrat mit Schwefelwasserstoff nicht mehr verändert wird.

2) **Photographische Papiere, Silbertressen, Troddeln und andere Abfälle** tränkt man mit einer dünnen Lösung von Kalisalpeter, trocknet und äschert sie auf einem sauberen Herde ein. Zu diesem Zwecke zündet man einige Tropfen Petroleum an und trägt die getrockneten Abfälle allmählich in die Flamme ein. Die erhaltene Asche löst man in Salpetersäure, filtrirt die Lösung und schlägt aus ihr das Silber durch Salzsäure als Chlorsilber nieder, wie vorher angegeben ist. Vorsicht! Bei Papieren prüfe man, ob sie explosive Bestandtheile enthalten s. sub 4.

3) **Photographische und galvanische Silberbäder.** Diese enthalten das Silber in der Regel als Cyandoppelsalz und überdies gewöhnlich grosse Mengen freien Cyankaliums. Zur Abscheidung des Silbers versetzt man diese an **einem zugigen Orte,** am besten im Freien, mit einer zur vollständigen Zersetzung hinreichenden Menge von Salzsäure. Wie viel von letzterer nothwendig ist, ermittelt man zweckmässig vorher an einer kleinen Probe und berechnet darnach die Menge der für die gesammte Flüssigkeit zuzusetzenden Salzsäure. Man beachte, dass bei dieser Zersetzung grosse Mengen Blausäure gasförmig entweichen, und hüte sich, diese einzuathmen.

4) **Analytische Silberreste.** In den Laboratorien pflegt man alle Silberreste in einem Gefässe aufzubewahren, in welchem stets Salzsäure in einigem Ueberschuss vorhanden ist. Bei der Verarbeitung solcher Rückstände hat man darauf Rücksicht zu nehmen, dass in ihnen explosive Silberverbindungen enthalten sein können. — Man prüft die über den Resten stehende Flüssigkeit zunächst darauf, ob durch Zusatz von Salzsäure noch Chlorsilber ausgefällt wird. Ist dies nicht der Fall, so giesst man die überstehende Flüssigkeit klar ab, im anderen Falle setzt man Salzsäure im Ueberschuss hinzu, lässt klar absetzen und giesst die klare Flüssigkeit dann erst ab. Den Silberniederschlag rührt man alsdann mit koncentrirter Salzsäure an, lässt absetzen, giesst die klare Flüssigkeit ab und digerirt den Niederschlag nochmals mit einer Mischung von verdünnter Salzsäure mit $^1/_5$ Volumen roher Salpetersäure 12 Stunden hindurch. Alsdann verdünnt man mit Wasser, lässt absetzen, giesst die klare Flüssigkeit **ab,** wäscht zwei- bis dreimal durch Dekanthiren, später auf dem Filter auf. Man löst hierauf das Chlorsilber in 5 proc. Ammoniak auf und scheidet es aus der filtrirten Lösung wieder durch Zusatz von Salzsäure aus.

Das so gewonnene Chlorsilber kann nun entweder auf nassem oder auf trockenem Wege in metallisches Silber übergeführt werden nachdem eine kleine Probe beim Erhitzen keine explosiven Eigenschaften gezeigt hat.

I. **Auf trockenem Wege.** Man trocknet das Chlorsilber, mischt es mit der fünffachen Menge calcinirter Soda, füllt diese Mischung in einen Schmelztiegel und erhitzt diesen in einem Windofen solange, bis der Inhalt ruhig fliesst. Ist dieses der Fall, so rührt man mittelst eines eisernen Spatels um, schüttet etwas Salpeter in die Schmelze (um vorhandenes Kohlenstoffsilber zu entkarbonisiren) rührt nochmals um und lässt erkalten. Nach dem Zerschlagen des Tiegels und Aufweichen der Schmelze in Wasser erhält man das Silber als Regulus. Diese Schmelzoperation lässt sich sehr gut in dem Feuer einer Schmiede oder einer Gasanstalt ausführen. Ist das „Silber" noch nicht kompakt genug ausgefallen, so kann man es nochmals mit wasserfreiem Borax einschmelzen.

II. Auf nassem Wege. A. Man rührt das noch feuchte (salpetersäurefreie) Chlorsilber mit 10 proc. Salzsäure an, so dass diese noch etwas über dem Chlorsilber steht und stellt in den Brei Stangen oder Bleche von Zink (etwa das gleiche Gewicht des Chlorsilbers) ein. Die Reduktion beginnt sofort in der Nähe der Bleche und ist beendigt, sobald die ganze Masse grauschwarze Farbe angenommen hat und eine abfiltrirte und gut ausgewaschene Probe in Salpetersäure klar löslich ist. Ist dieses der Fall, so nimmt man das Zink heraus, spült es mit Wasser ab und wäscht das Silberpulver zunächst einige Male durch Dekanthiren mit heissem Wasser, alsdann unter Erwärmen mit verdünnter Salzsäure, hierauf wiederum mit Wasser und trocknet es, bezw. glüht es schwach (sogen. **Molekulares Silber**).

B. 1 Th. Chlorsilber in noch feuchtem Zustande wird in einer Porcellanschale mit 2—3 Th. Kalilauge von 1,25—1,30 sp. Gew. übergossen und unter Umrühren erhitzt, worauf man von Zeit zu Zeit einige Stückchen Traubenzucker (oder Honig) in die Flüssigkeit einträgt. Das Silber wird zu einer grauen, körnigen Masse reducirt. Man wäscht eine Probe durch Decanthiren mit heissem Wasser vollständig aus und prüft, ob sie sich alsdann in Salpetersäure klar löst. Ist dies der Fall, so ist die Reduktion beendet, wenn nicht, so muss das Erhitzen unter Zusatz weiterer Mengen Traubenzucker fortgesetzt werden. Das reducirte Silber wird schliesslich mit heissem Wasser vollständig ausgewaschen, endlich getrocknet. (Sehr zu empfehlen.)

Eigenschaften. Im kompakten Zustande ein weisses, glänzendes, schweissbares Metall von gutem Klange und hoher Politurfähigkeit, ziemlich weich, sehr dehnbar. Spec. Gewicht je nach der Bearbeitung 10,424—10,575. Schmilzt gegen 1000° C. und lässt sich bei hoher Temperatur destilliren. An normaler Luft unveränderlich, durch Schwefelwasserstoff wird es geschwärzt.

Unlöslich in Salzsäure und kalter verdünnter Schwefelsäure, löslich in Salpetersäure und heisser konc. Schwefelsäure. Von schmelzendem Kali- oder Natronhydrat wird es kaum angegriffen, daher die Verwendung von Silbertiegeln zu Schmelzen mit ätzenden Alkalien.

In der Pharmacie findet metallisches Silber in folgenden Formen Verwendung.

Argent purifié (Gall.), **Argentum purificatum** (Brit.). Das Feinsilber des Handels mit einem Gehalte von 99,—100 Proc. Ag, nur Spuren von Kupfer und anderen verunreinigenden Metallen (Bi, Pb, Te) enthaltend.

Argentum foliatum (Germ.), **Blattsilber.** Argent en feuilles. Leaf-silver. Das durch Walzen und Hämmern in die Form dünner Blättchen gebrachte Feinsilber. Zum Versilbern von Trochiskenplatten verwendet man das Blattsilber in ganzen Blättern, zum Versilbern der Pillen den bei der Blattsilberbereitung sich ergebenden Abfall. — Dieses Blattsilber soll sich in Salpetersäure klar (Trübung durch SbO_2H u. SnO_3H_2) und ohne bläuliche Färbung (Cu) auflösen. Beim Uebersättigen mit Ammoniak soll die salpetersaure Lösung nicht getrübt (Wismuthydroxyd) und nur schwach bläulich gefärbt erscheinen (mehr als Spuren von Kupfer). Man bewahrt das Blattsilber in Kästen, vor Schwefelwasserstoff geschützt, auf.

Argentum praecipitatum. Argentum divisum seu **moleculare.** Molekulares Silber ist das mittelst Eisen oder Zink s. S. 367 aus dem Chlorsilber auf nassem Wege abgeschiedene metallische Silber. Ein grauschwarzes Pulver, welches wegen seiner feinen Vertheilung zur Herstellung von Verbandstoffen Verwendung findet.

Argentum colloidale. Argentum solubile. Colloidales Silber. Credé'sches Silber.

Darstellung. 500 ccm einer 30 proc. Lösung von krystallisirtem Ferrosulfat werden mit einer Lösung von 280 g krystallisirtem Natriumcitrat in 500 ccm Wasser gemischt. Diese Mischung wird unter Umrühren in 500 ccm Silbernitratlösung von 10 Proc. eingegossen. Man lässt absetzen, giesst die überstehende Flüssigkeit ab und wäscht den Niederschlag durch Dekanthiren mit verdünnter Natriumcitratlösung, dann löst man ihn in Wasser und fällt diese Lösung durch Zusatz von absolutem Alkohol. In feuchtem Zustande eine mattlila, blau oder grün gefärbte Masse, welche sich in Wasser (1:50) mit tiefrother Farbe löst. Aus dieser Lösung wird das Silber durch Salzlösungen wieder abgeschieden, durch Zusatz von Salzsäure fällt eine schwammige Masse aus, welche aus Silber und Chlorsilber besteht. Auch löslich zu 0,2 Proc. in Alkohol. Die wässerige Lösung wird auch „Silberhydrosol", die alkoholische „Siberorganosol" genannt.

Wird zur Herstellung der Credé'schen Verbandstoffe und Verbandsalben angewendet. Es wird zur Zeit als eine allotrope Modifikation des Silbers aufgefasst, enthält aber rund nur 97 Proc. Ag.

Unguentum Credé. Credé'sche Salbe. Argenti colloïdalis 15,0, Aquae 5,0, Cerae albae 10,0, Adipis benzoïnati 70,0.

Erkennung und Bestimmung. A. Man erkennt das Silber an folgenden Reaktionen.

1) Alle Silberverbindungen geben, mit Soda gemischt, vor dem Löthrohr auf Kohle erhitzt ein weisses, dehnbares Metallkorn, welches sich beim Betupfen mit wässeriger Chromsäurelösung roth färbt. — Die organischen Silberverbindungen hinterlassen schon beim blossen Glühen metallisches Silber. **2)** Kupfer, Zink, Eisen, Magnesium, Ferrosulfat, schweflige und phosphorige Säure scheiden aus Silbersalzlösungen metallisches Silber ab. **3)** Salzsäure und gelöste Chloride erzeugen in Silbersalzlösungen einen weissen käsigen Niederschlag von Silberchlorid AgCl, welcher in Salpetersäure unlöslich, in Ammoniak leichtlöslich ist. Befeuchtet man das erhaltene Silberchlorid mit verdünnter Salzsäure und bringt es mit etwas metallischem Zink in Berührung, so wird das Silberchlorid zu metallischem Silber reducirt.

B. Man bestimmt das Silber entweder gewichts- oder maassanalytisch.

Gewichtsanalytisch. Die das Silber enthaltende Lösung wird mit reiner Salpetersäure bis zur deutlich sauren Reaktion versetzt und bis auf 50—60° C. erwärmt. Alsdann fügt man unter Umrühren soviel verdünnte Salzsäure hinzu, bis diese in geringem Ueberschuss vorhanden ist. Man rührt bis zum Zusammenballen des Niederschlags und lässt den Niederschlag an einem dunklen (!) Orte sich völlig absetzen. Das so erhaltene Chlorsilber wird zunächst mit salpetersäurehaltigem Wasser, schliesslich mit reinem Wasser gewaschen und auf gewogenem Filter gesammelt, bei 100° C. getrocknet und gewogen, oder man sammelt im Gooch'schen Tiegel und trocknet bei 140° C. Oder man bringt die Hauptmenge des Chlorsilbers auf ein Uhrglas, verbrennt das Filter vollständig (!) in einem gewogenen Porcellantiegel, löst nach dem Erkalten das metallische Silber durch Zufügung von wenig Salpetersäure, giebt alsdann einige Tropfen Salzsäure hinzu und dampft im Wasserbade zur Trockne. Hierauf bringt man die Hauptmenge des Chlorsilbers in den Tiegel, erhitzt bis zum beginnenden Schmelzen des Chlorsilbers und wägt nach dem Erkalten. $AgCl \times 0{,}75261 = Ag$.

Oder man verbrennt das vom Chlorsilber möglichst befreite Filter im Rose'schen Tiegel vollständig, bringt die Hauptmenge des Chlorsilbers dazu und reducirt dieses durch Glühen im Wasserstoffstrome zu metallischem Silber. (Sehr genau!)

Liegen organische Silberverbindungen vor, so müssen diese durch Glühen in metallisches Silber übergeführt werden. Dieses löst man alsdann in Salpetersäure und verfährt mit der salpetersauren Lösung wie vorher angegeben. — Unlösliche Silberverbindungen, z. B AgCl, AgBr, AgJ schmilzt man mit Natriumkarbonat zusammen, scheidet hierdurch metallisches Silber ab, löst dieses in Salpetersäure etc.

Maassanalytisch. Die maassanalytische Bestimmung des Silbers ist die Umkehrung der maassanalytischen Bestimmung des Chlors nach Volhard. Die das Silber am besten als Nitrat enthaltende Lösung, welche frei von salpetriger Säure ist, wird mit Salpetersäure sowie etwa 1 ccm konc. chlorfreier Eisen-Alaunlösung versetzt. Hierauf lässt man unter Umschwenken solange $^1/_{10}$-Normal Ammoniumrhodanatlösung zufliessen, bis eben dauernde Rothfärbung eintritt. 1 ccm $^1/_{10}$-Ammoniumrhodanatlösung zeigt 0,0108 g Ag an. Vergl. S. 58.

Versilberung. Das Ueberziehen von (metallischen) Gegenständen mit einer mehr oder weniger starken Schicht von Silber heisst versilbern. Je nach der Art der Objekte kann es auf verschiedenem Wege ausgeführt werden. **Man beachte die Giftigkeit der Kaliumcyanid enthaltenden Präparate.**

Feuerversilberung. Anwendbar für Kupfer, Messing, Bronze. Die mit Pottasche gut gereinigten Gegenstände werden in einer Mischung von konc. Schwefelsäure mit konc. Salpetersäure gelbgebrannt, alsdann abgewaschen und mit einer Lösung von Mercurinitrat (1:100) abgerieben und so oberflächlich verquickt. Hierauf trägt man mittelst einer messingenen Kratzbürste Silberamalgam (2 Silber, 1 Quecksilber) auf, spült mit Wasser ab, trocknet und erhitzt unter gut ziehender Esse über einem Holzkohlenfeuer, bis alles Quecksilber verflüchtigt ist. Durch die galvanische Versilberung fast vollkommen verdrängt.

Kalte Versilberung. Um kleinere Gegenstände aus Kupfer, Messing, Zink einseitig mit einer dünnen Silberschicht zu überziehen. Eisen muss vorher galvanisch verkupfert werden. **1)** Man zerreibt 1 Th. Silbernitrat und 3 Th. 100 proc. Kaliumcyanid jedes in einem besonderen Porcellanmörser, mischt beide Pulver zusammen und vermischt sie noch mit 3 Th. gefälltem Calciumkarbonat. Dieses „Versilberungspulver" bewahrt man in einer gut verschlossenen Flasche auf. Zum Gebrauch wird auf den entfetteten,

sehr gut gereinigten Gegenstand etwas von dem Pulver geschüttet, man giebt einige Tropfen
destillirtes Wasser dazu und verreibt mit einem weichen, leinenen Läppchen; es entsteht
sogleich eine schöne weisse Versilberung, welche durch weiteres Auftragen des Versilbe-
rungspulvers etwas verstärkt werden kann. **2)** 10 Th. trockenes Silberchlorid, 65 Th.
Kaliumbitartrat und 30 Th. Kochsalz. Man rührt die Mischung mit Wasser zu einem
Brei an und reibt mit diesem die zu versilbernden Gegenstände ab oder lässt sie, mit dem
Brei bedeckt, vorher einige Zeit stehen.

Nasse Versilberung. Zum allseitigen Ueberziehen kleiner Gegenstände aus Kupfer,
Messing, Zink, z. B. Knöpfe, Stecknadeln etc. mit einer dünnen Silberschicht. **1)** Man
taucht die gereinigten Gegenstände in eine heisse Auflösung von 1 Th. Silbernitrat, 4 Th.
Kaliumcyanid und 100 Th. Wasser und lässt sie unter Umrühren einige Zeit darin liegen.
2) Der zu versilbernde Gegenstand wird einige Minuten in eine kochende Mischung aus
100 Th. Weinsteinpulver, 100 Th. Kochsalz, 25 Th. Silberchlorid und 1000 Th. Wasser eingetaucht gehalten, sodann mit Schlämmkreide blank geputzt.

Galvanische Versilberung. Kupfer, Messing und alle Kupferlegirungen können
direkt versilbert werden, nachdem sie, wie unter Feuerversilberung angegeben entfettet,
gebeizt und mit einer Mercurinitratlösung schwach amalgamirt sind. Eisen, Stahl, Nickel,
Zink, Zinn, Blei müssen nach dem Entfetten und Beizen im alkalischen Kupferbade verkupfert und dann erst amalgamirt werden. Die zu versilbernden Gegenstände kommen als
„Kathode" in das Bad, als Anode dient ein Silberblech. Man elektolysirt mit einer Stromstärke von 0,15—0,20 Ampère pro ☐ Decimeter. Die Versilberung ist zunächst matt und
wird durch Behandeln mit der Kratzbürste bezw. durch Poliren glänzend. Fügt man
dem Bade auf 100 l = 10 Tropfen Schwefelkohlenstoff zu, so fällt die Versilberung sogleich glänzend aus. Vorschrift zum Galvanischen Versilberungsbade: a. Silbernitrat 150 g, Wasser 5 l, b. Kaliumcyanid (95—98 Proc.) 250 g, Wasser 5 l. Beide
Lösungen werden gemischt.

Versilberung von Glas. Man stellt zwei Lösungen her: **A.** Silberlösung: Silbernitrat 8,5 g, destillirtes Wasser 91,5 g; **B.** Weinsaure Kali-Natronlösung: Natrium-
kaliumtartrat 15,0, destillirtes Wasser 85,0 g. Zum Gebrauche werden jedes Mal je gleiche
Gewichtsmengen von A und B in einen Kochkolben eingewogen und bei kleinen Spiegeln
das Doppelte, bei grösseren das dreifache Volumen der Gesammtflüssigkeit an destillirtem
Wasser zugemischt. Der entstehende weissliche Brei von Silbertartrat wird stark geschüttelt, bis er (nach einigen Sekunden) fein krystallinische Beschaffenheit angenommen hat.
Man fügt nun vorsichtig tropfenweise Ammoniakflüssigkeit unter Umschütteln hinzu,
begrenzt den Ammoniakzusatz aber so, dass ein Theil des weissen Niederschlages noch ungelöst bleibt. (Sollte versehentlich zuviel Ammoniak zugegeben worden sein, so mischt
man wieder gleiche Gewichtstheile von A und B und setzt von dieser Mischung soviel zu,
dass ein bleibender Niederschlag ungelöst bleibt.) Man schüttelt nun, um allen Ammoniakdampf im Gefässe zu absorbiren, die Flüssigkeit heftig, und sobald der weisse Niederschlag
sich zu schwärzen beginnt, filtrirt man die Flüssigkeit durch ein bereit gehaltenes Faltenfilter auf die in horizontaler Lage aufgestellte Glasscheibe und sorgt dafür, dass diese an
allen Stellen (Vertheilen mittelst Glasstabes!) mit einer 2—3 mm hohen Schicht der Lösung
bedeckt ist. Man lässt 1—2 Stunden bei einer Temperatur von 25—26° C. (!) stehen, lässt
alsdann die Flüssigkeit ablaufen, trocknet durch Schrägstellen und übergiesst die
präparirte Seite mit einem Spirituslack. — Kleine Hohlgefässe füllt man einfach mit der Versilberungsflüssigkeit voll; sie versilbern sich alsdann sehr schön. Grössere Gefässe, z. B.
Gartenkugeln, werden dadurch versilbert, dass man das nicht verdünnte Gemisch von A
und B (ohne Zusatz von Wasser) nach dem erforderlichen Zusatz von Ammoniak in dieselben hineinfiltrirt und während der Bildung des Silberniederschlages die Kugel nach allen
Seiten so dreht, dass alle Theile des Gefässes von der Lösung benetzt werden.

Die Versilberungsflüssigkeit soll nicht kälter als 20° C. sein, am besten geht die Versilberung in einem auf 25° C. temperirten Raume vor sich.

Die zu versilbernden Glasflächen müssen absolut sauber sein. Man reinigt sie zuerst
mit Petroleumäther, dann mit Salpetersäure, schliesslich durch Putzen mit einer Mischung
aus Calciumkarbonat und Wasser mittelst eines weichen, leinenen Lappens.

Versilberung nicht metallischer Gegenstände, wie Holz, Horn, Knochen, Leder etc.
kann man erzeugen durch abwechselndes Bepinseln mit Lösungen von Silbernitrat und
Gallussäure bez. Pyrogallussäure.

Silberbeize zum Reinigen von Silbersachen ist eine Flüssigkeit aus Weinstein,
Alaun, Kochsalz je 40,0 g und 2 l Wasser. Die zu reinigenden Gegenstände werden einige
Minuten in der zum Sieden erhitzten Flüssigkeit geschwenkt.

Silberschwamm für Zahnplomben wird durch Glühen von Silbertartrat dargestellt.

Silber-Seife, zum Putzen silberner Geräthe etc., ist eine mit 40—50 Proc. fein geschlämmtem Kaolin oder Thon gefüllte Hausseife.

Silber-Legirung zum Plombiren der Zähne. Eine solche besteht aus 61 Th.
Zinn und 39 Th. Silber. Diese Legirung wird vor dem Gebrauche in einem Porcellan-

schälchen mit etwas Quecksilber unter Erwärmen amalgamirt, worauf das noch warme Amalgam zwischen sämisch-garem Leder gepresst wird, um den Ueberschuss des Quecksilbers zu entfernen.

Silberloth. A. Hartloth: Feinsilber 4—9 Th., Messing 3 Th. oder 19 Feinsilber, 1 Kupfer, 10 Messing. B. Weichloth: 2 Feinsilber, 1 Messing oder Silber 12, Kupfer 4. Zink 3.

Silberlegirungen. Den Feingehalt der Legirungen des Silbers drückte man früher durch die Angabe aus, wieviel Loth reines Silber in einer Mark (16 Loth) enthalten waren. — 12 löthiges Silber war also ein solches, welches in 16 Loth der Legirung = 12 Loth Feinsilber (also 75 Proc.) enthielt. Heute wird der Feingehalt einer Legirung dadurch angegeben, wieviel Theile reines Silber in 1000 Th. einer Legirung enthalten sind. (Gesetz vom 16. Juli 1884.) Es dürfen in Deutschland Silberwaaren von jedem Gehalt angefertigt und gestempelt werden, Uhrgehäuse und silberne Geräthe aber (Löffel etc.) dürfen nicht geringwerthiger als von 800 Feingehalt sein. Der Silberstempel hat das Sichelzeichen des abnehmenden Mondes und in diesem die Reichskrone (☽ 800. Daneben ist der Feingehalt in Tausendsteln anzugeben. — Halbsilber. Kupfer 100,0, Nickel 70,0, Wolfram 5,0, Aluminium 1,0. Silberähnliche, hämmerbare, luftbeständige Legirung.

Fisch-Silber. Der perlglänzende Ueberzug der Schuppen des Weissfisches (*Cyprinus alburnus, Alburnus lucidus*) wird durch Reiben mit Wasser abgesondert, geschlämmt, mit ammoniakhaltigem Wasser ausgezogen und dann zum Fabriciren der imitirten Perlen benutzt.

Argentum aceticum.

† **Argentum aceticum. Silberacetat. Essigsaures Silber. Acétate d'argent. Acetate of silver.** $C_2H_3O_2Ag$. **Mol. Gew. = 167.**

Darstellung. Eine Lösung von 20 Th. Silbernitrat in 50 Th. destillirtem Wasser wird mit einer Lösung von 17 Th. kryst. Natriumacetat in 100 Th. Wasser vermischt. Man lässt die Mischung an einem kalten und dunklen Orte 24 Stunden lang stehen, filtrirt den Niederschlag ab, wäscht ihn mit wenig kaltem Wasser aus und trocknet ihn in dünner Lage vor Licht und Staub geschützt. Ausbeute 18 Th. — Aus der Mutterlauge scheidet man das Silber durch Salzsäure als Chlorsilber aus.

Eigenschaften. Weisses, aus mikroskopischen Prismen bestehendes, neutrales Pulver von widerlich metallischem Geschmack, in 100 Th. kaltem oder 15 Th. siedendem Wasser löslich, am Lichte grauviolett werdend; beim Erhitzen riecht es nach Essigsäure, beim Glühen hinterbleibt metallisches Silber. In Weingeist ist es wenig löslich, aus der heissen wässerigen Lösung krystallisirt es in glänzenden, nadelförmigen Krystallen. Vor Licht geschützt, vorsichtig aufzubewahren.

Anwendung. In der Therapie kaum verwendet; es wird gelegentlich als chemisches Reagens benutzt. Wichtig ist es, die Verbindung zu kennen, da sie gelegentlich einmal bei der Prüfung von Acetaten mit Silbernitrat als Niederschlag auftreten und alsdann zu Täuschungen Veranlassung geben kann.

Argentum chloratum.

I. † **Argentum chloratum** (Ergänzb. Helv.). **Silberchlorid. Chlorsilber. Chlorure d'argent. Chloride of silver.** AgCl. **Mol. Gew. = 143,5.**

Darstellung. Man löst 10 Th. Silbernitrat in 500 Th. destillirtem Wasser, bringt diese Lösung in eine Flasche, fügt an einem dunklen Orte 15 Th. Salzsäure (1,123 spec. Gew.) hinzu, schüttelt stark um und lässt im Dunkeln absetzen. Man filtrirt alsdann den Niederschlag durch einen Trichter, dessen Abfluss durch einen Wattebausch geschlossen ist, wäscht mit destillirtem Wasser bis zum Verschwinden der sauren Reaktion und trocknet im Dunkeln, vor Staub geschützt auf porösen Unterlagen. — Nur bei völligem Abschluss von Licht und Staub kann man ein weisses Chlorsilber erwarten.

Eigenschaften. In reinem Zustande ein weisses, gewöhnlich aber ein graues oder grauviolettes Pulver, unlöslich in Wasser, verdünnter Salpetersäure, verdünnter Salzsäure und anderen verdünnten Säuren, merklich löslich in Alkalichloriden (NaCl), leicht löslich (1 Th. AgCl in 2 Th. Ammoniakflüssigkeit von 10 Proc.) in Ammoniakflüssigkeit, in den Lösungen des Ammoniumkarbonats, Kaliumcyanids, Natriumthiosulfats, auch in heisser Mercurinitratlösung löslich und aus dieser in Würfeln krystallisirend. Durch Digestion mit Kaliumbromidlösung wird es in Silberbromid, durch Digestion mit Kaliumjodidlösung in Silberjodid verwandelt. — Es schmilzt bei etwa 260° C. ohne Zersetzung zu einer gelblichen Flüssigkeit, welche beim Erstarren eine farblose, durchscheinende, hornartige Masse (Hornsilber) darstellt. Das geschmolzene Chlorsilber ist verhältnissmässig wenig lichtempfindlich.

† **Argentum chloratum RADEMACHER.** Wurde von R. in der Weise dargestellt, dass das aus 1 Th. Silbernitrat abgeschiedene, noch feuchte Silberchlorid solange mit 8 Th. verdünntem Weingeist unter Lichtabschluss digerirt wurde, bis es grau geworden war. Dieses Präparat kann (auch nach dem Ergänzb. Ap. V.) durch Silberchlorid ersetzt werden, welches infolge der Einwirkung des Lichtes grau geworden ist.

Aufbewahrung. Vorsichtig und vor Licht geschützt.

Anwendung. Besitzt nicht die ätzenden, wohl aber die entfernten Wirkungen der Silbersalze, weil es in Kochsalzlösung merklich löslich ist. Innerlich zu 0,02—0,1 g in Pillen 3—4mal täglich bei Chorea, Epilepsie, Keuchhusten, Gastralgien, chronischen Diarrhöen, früher auch bei Syphilis, jetzt ganz verlassen. Aeusserlich früher bei syphilitischen Geschwüren, sowohl unverdünnt als in Salbenform. Jetzt als Zusatz zu Höllensteinstiften, um diese hart zu machen. Technisch ein Bestandtheil verschiedener Versilberungspulver und -flüssigkeiten. Die Lösung in Ammoniakflüssigkeit dient zum Färben von Knochen, Elfenbein, Perlmutter. Als Zusatz zu Glasflüssen, um diese gelb zu färben.

Zur subkutanen Injektion: Rp. Argenti chlorati recenter praecipitati 0,05 g, Natrii thiosulfurici 0,3 g, Aquae 10,0 g (JACOBY).

II. † Argentum chloro-ammoniatum. Argentum muriatico-ammoniatum. Ammoniumsilberchlorid. Silbersalmiak. AgCl . (NH₃)₂ . H₂O. Mol. Gew. = 195,5.

Darstellung. Das aus 10 Th. Silbernitrat gefällte und ausgewaschene Silberchlorid wird noch feucht mit 12 Th. Ammoniakflüssigkeit von 20 Proc. übergossen und auf 30° C. erwärmt. Sollte alsdann nicht vollständige Auflösung eintreten, so setzt man noch kleine Mengen Ammoniakflüssigkeit hinzu. Die Lösung vertheilt man auf flache Gefässe und stellt diese in Exsiccatoren, die mit Calciumchlorid gefüllt sind. Die nach einigen Tagen abgeschiedenen Krystalle werden rasch auf Fliesspapier abgetrocknet, darauf vor Licht geschützt, in Glasstopfengefässen vorsichtig aufbewahrt.

Eigenschaften. Farblose, oktaëdrische Krystalle oder bläulichweisses, krystallinisches Pulver, von ammoniakalischem Geruche und ätzendem, metallischem Geschmacke. Sie schwärzen sich am Licht und geben an der Luft Ammoniak ab, unter Zerfall in Silberchlorid. Nur wenig haltbar.

Anwendung. Früher in Gaben von 0,003—0,01 g zwei- bis viermal täglich gegen Chorea, Epilepsie und Syphilis in Pillenform. Höchstgaben: *pro dosi* 0,015, *pro die* 0,05 g, An seiner Stelle wird gegenwärtig gewöhnlich die folgende, KOPP'sche Lösung angewendet.

† Liquor Argenti chlorati ammoniatus KOPP. Liquor Argenti chlorato-ammoniati KOPP.

Darstellung. Man fällt aus einer Auflösung von 1 g Silbernitrat in 100,0 g Wasser das Silber als Silberchlorid durch Zusatz von 2,0 g Salzsäure (25 Proc.). Den ausgewaschenen Niederschlag löst man in 50,0 g Ammoniakflüssigkeit (10 Proc.). Alsdann tropft man vorsichtig unter Umschütteln solange konc. Salzsäure hinzu, bis die Flüssigkeit gerade eine bleibende opalisirende Trübung annimmt. Nachdem diese durch Zusatz einer möglichst geringen Menge (Tropfen!) Ammoniak wieder gehoben ist, verdünnt man die Gesammtflüssigkeit mit destillirtem Wasser auf 125,0 g. Aufbewahrung und Dispensation in dunklen Gefässen.

Anwendung. Je 1 g dieser Lösung enthält etwa 0,005 g Silberchlorid. Man giebt sie dreimal täglich zu 3—4 Tropfen mit Wasser verdünnt gegen Veitstanz und Epilepsie.

Argentum citricum.

† **Argentum citricum. Itrol. Silbercitrat. Citronensaures Silber. $C_6H_5O_7Ag_3$.**
Mol. Gew. = 513.

Darstellung. Man löst 10 Th. Citronensäure in 150 Th. Wasser, neutralisirt diese Lösung mit Natriumbikarbonat (12 Th.), filtrirt wenn nöthig und fügt unter Umrühren eine Auflösung von 24,3 Th. Silbernitrat in 100 Th. Wasser zu. Der entstehende Niederschlag wird zum Absetzen gebracht, mit Wasser gewaschen und auf porösen Unterlagen getrocknet. Sämmtliche Operationen sind vor Licht geschützt auszuführen.

Eigenschaften. Ein weisses, geruchloses, spec. schweres Pulver von mässiger Lichtempfindlichkeit, in 3800 Th. Wasser löslich. Beim Glühen hinterlässt es 63,16 Proc. metallisches Silber. Die Herstellung der Lösungen erfolgt wie bei Argonin s. d. S. 381.

Aufbewahrung. Vorsichtig, vor Licht geschützt.

Anwendung. Als nicht ätzendes Antisepticum. In Substanz auf Wunden gestäubt, macht es diese steril. Lösungen von 1 : 4000 bis 1 : 10000 zum Ausspülen von Körperhöhlen. Gegen Gonorrhoe wässerige Lösungen: 0,025—0,05 g : 200,0 g.

Itrol-Stäbchen bestehen aus Kakaobutter mit Zusatz von 2 Proc. Itrol. **Itrol-Tabletten** bestehen aus 0,1 g Itrol und dienen zur Herstellung antiseptischer Lösungen.

Itrol-Flecke aus Wäsche etc. beseitigt man, indem man sie 2—3 Minuten in eine Lösung von 10 g Mercurichlorid, 25 g Natriumchlorid und 2 l Wasser einlegt, alsdann gut ausspült.

Injectio Itroli nach Werler: **I)** 1 : 1000. **II)** 1 : 8000. **III)** 1 : 6000. **IV)** 1 : 4000. Die fetten römischen Zahlen bedeuten die Originalnummern der Präparate.

Argentum cyanatum.

† **Argentum cyanatum. Argenti Cyanidum (U-St.). Silbercyanid. Cyansilber. Cyanure d'argent. Cyanide of silver. AgCN oder AgCy. Mol. Gew. = 134.**

Darstellung. Man löst 10 Th. Kaliumcyanid in 100 Th. destillirtem Wasser und setzt zu der filtrirten Lösung eine Silberlösung, bereitet aus 26 Th. Silbernitrat und 260 Th. Wasser. Man mischt gut durch, fügt 10 Th. reine Salpetersäure (25 %) hinzu, rührt um, lässt absetzen, wäscht den Niederschlag aus, sammelt ihn und trocknet ihn vor Staub geschützt auf einer Filtrirpapierunterlage bei gelinder Wärme. Alle Operationen sind zweckmässig an einem vor Licht geschützten Orte auszuführen.

Eigenschaften. Silbercyanid ist ein amorphes, rein weisses, am Lichte sich nicht leicht färbendes Pulver, unlöslich in Wasser und in verdünnter Salpetersäure, löslich in siedender 25proc. Salzsäure und aus dieser beim Erkalten in mikroskopischen Prismen sich ausscheidend. Löslich auch in Kaliumcyanid und Natriumthiosulfat. Vgl. auch unter Acidum hydrocyanicum. S. 61.

Anwendung. Als Antisyphiliticum zwei- bis dreimal täglich zu 0,002—0,006 g. Höchstgaben: *pro dosi* 0,015 g, *pro die* 0,06 g. Im pharm. Laboratorium dient es zur Darstellung der wässerigen Blausäure *ex tempore* s. S. 60.

Argentum jodatum.

† **Argentum jodatum. Argenti Jodidum (U-St.). Silberjodid. Jodsilber. Jodure d'argent. Jodide of silver. AgJ. Mol. Gew. = 235.**

Darstellung. Zu einer Auflösung von 10 Th. Silbernitrat in 100 Th. destillirtem Wasser wird in kleinen Portionen unter Umrühren einer Lösung von 10 Th. Kaliumjodid in 100 Th. destillirtem Wasser eingetragen. Man sammelt den Niederschlag auf einem Filter, wäscht ihn aus und trocknet ihn. Diese Operationen werden zweckmässig an einem vor Licht und Staub geschützten Orte vorgenommen.

Eigenschaften. Weisslichgelbes, spec. schweres, amorphes Pulver, in Wasser, Weingeist, verdünnten Säuren, Ammoniumkarbonat unlöslich. Ist geruchlos und geschmacklos und wird am Lichte wenig verändert. Bei 400° C. schmilzt es zu einer dunkelrothen Flüssigkeit, welche beim Erkalten zu einer schmutziggelben, etwas durchscheinenden, auf dem Bruche aber körnigen Masse erstarrt. Es löst sich erst in etwa 2500 Th. Ammoniakflüssigkeit von 28 Proc., wird übrigens in der Ammoniakflüssigkeit weiss, beim Auswaschen mit Wasser aber wieder gelblich. In konc. heisser Salzsäure nur in Spuren löslich; konc. siedendheisse Salpetersäure und Schwefelsäure scheiden daraus Jod ab. In kalter konc. Silbernitratlösung ist es erheblich löslicher als Silberchlorid und Silberbromid, dagegen ist das Auflösungsvermögen des Silberjodids in Mercurinitrat, Natriumthiosulfat und Kaliumcyanid etwas geringer als dasjenige des Silberchlorids. — Durch Erhitzen im Chlorstrome wird Silberjodid in Silberchlorid übergeführt.

Aufbewahrung. Vorsichtig, vor Licht geschützt, obgleich es verhältnissmässig wenig lichtempfindlich ist.

Prüfung. Wird Silberjodid mit einer Mischung aus gleichen Theilen Ammoniumkarbonatlösung und Wasser erwärmt, so darf das Filtrat nach dem Ansäuern mit Salpetersäure nur opalisirend — nicht bis zur Undurchsichtigkeit — getrübt werden (Chlor).

Anwendung. Als Antineuralgicum und Antisyphiliticum bei Magenkrampf, Veitstanz, Keuchhusten in Gaben von 0,004—0,01 g drei- bis viermal täglich. Höchstgaben: *pro dosi* 0,015 g, *pro die* 0,05 g.

Will man das Silberjodid in einer Arzneimischung *ex tempore* darstellen, so ist zu beachten, dass zur Bereitung von 1 g Silberjodid = 0,7 g Silbernitrat und 0,7 g Kaliumjodid mit etwas Wasser zusammenzureiben sind.

Pilulae Argenti jodati. Zu bereiten aus: Argenti nitrici 0,37, Aquae destillatae gtt. 20, Kalii jodati 0,4 g, Boli albae 7,5 g, Glycerini q. s. Pilulae 100. Jede Pille enthält 0,005 g Silberjodid.

† **Argento-Kalium jodatum.** Kalium-Silberjodid. Jodure d'argent et de potassium. Dieses Silbersalz, der Formel $AgJ + 2 KJ$ entsprechend, wird gewöhnlich ex tempore dargestellt. Zur Bereitung von 1 g des Salzes reibt man 0,9 g Kaliumjodid und 0,3 g Silbernitrat mit etwas Wasser zusammen. Dosis 0,005—0,02 g.

Argentum lacticum.

† **Argentum lacticum. Actol. Silberlactat. Milchsaures Silber. $C_3H_5O_3Ag + H_2O$. Mol. Gew. = 215.**

Darstellung. Man löst 10 Th. Silbernitrat in 150 Th. Wasser und fällt aus dieser Lösung durch Zusatz eines Ueberschusses von Natriumkarbonat das Silberkarbonat vollständig aus. Nachdem dieses mit Wasser ausgewaschen ist, löst man es noch feucht in einer Mischung von 8 Th. Milchsäure (75 Proc.; spec. Gew. = 1,22) und 80 Th. Wasser unter Erhitzen auf und dampft die erhaltene Lösung bis zur Krystallisation ein. Die Operationen sind im Dunkelzimmer auszuführen.

Eigenschaften. Farblose Krystallnadeln, am Lichte leicht bräunlich werdend, in 15 Th. Wasser löslich. Beim Erhitzen hinterlässt es 50,2 Proc. metallisches Silber. In der Regel ist das Präparat bräunlich gefärbt und giebt mit Wasser eine bräunliche, bez. röthliche Färbung. Vorsichtig und vor Licht geschützt aufzubewahren.

Anwendung. Die wässerige Lösung 1:300 bis 1:500 ist in ihrem Desinfektionswerth etwa gleich der 0,1proc. Mercurichloridlösung. In Substanz wirkt es auf Wunden reizend, daher nur in Lösungen 1:100 bis 1:2000, ausserdem zur Darstellung von Verbandmaterial.

Actol-Tabletten als Ersatz der Sublimat-Tabletten bestehen aus 0,2 g Aktol und dienen zur Herstellung von $^1/_2$—1 l Aktollösung.

Silberseide, Silbercatgut, Silberdrains. Das Rohmaterial wird in eine braune Flasche gethan, in welcher eine Aktollösung (1 : 100) enthalten ist. Seide verbleibt 14 Tage,

Catgut und Drains verbleiben 8 Tage darin, dann wird das Material herausgenommen, mit gewöhnlichem Wasser gespült, bis dieses klar bleibt, und dann dem Tageslicht ausgesetzt, bis es schwarzbraun gefärbt ist.

Argentum nitricum.

† **Argentum nitricum. Silbernitrat. Salpetersaures Silber. Azotate d'argent. Argenti Nitras. Silbersalpeter. Causticum lunare.** In allen Pharmakopöen. $AgNO_3$. **Mol. Gew.** $= 170$.

Silbernitrat wird in den Apotheken gebraucht: 1) in Form von Krystallen, 2) in Form von Stäbchen, 3) mit Salpeter zusammengeschmolzen als salpeterhaltiger Höllenstein.

I. † Krystallisirtes Silbernitrat. Argentum nitricum crystallisatum.

Darstellung. Eine Lösung von reinem Silber in reiner Salpetersäure wird zur Trockne verdampft, worauf der Rückstand in einem Porcellan-Kasserol bis zum Schmelzen erhitzt wird. Den halb erkalteten Salzrückstand löst man in $^2/_3$ seines Gewichtes warmen Wassers und stellt die Lösung vor Staub und Schwefelwasserstoff wohl geschützt in flachen Gefässen an einen warmen Ort, damit das Wasser behufs Krystallbildung langsam verdunstet. Von den Krystallen lässt man später durch Schrägstellen der Schale die Mutterlauge völlig ablaufen, bringt diese nochmals an einen warmen Ort zum Verdunsten, die Krystalle aber trocknet man möglichst rasch in der Schale aus, indem man diese, mit Papier bedeckt an einen warmen Ort stellt.

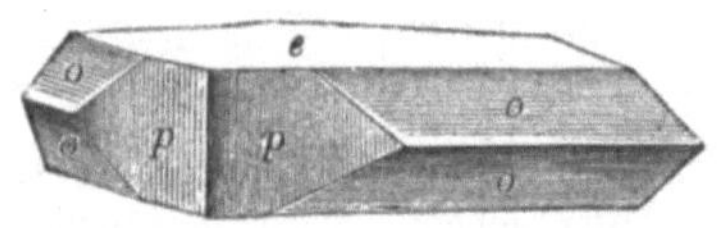

Fig. 101. Silbernitrat-Krystall.

Das Schmelzen des Silbernitrates vor der Krystallisation ist nothwendig, um ein von freier Salpetersäure freies Präparat zu erhalten. Bei der ganzen Darstellung ist der Zutritt von Staub und Schwefelwasserstoff sorgfältig zu vermeiden.

Eigenschaften. Farb- und geruchlose, bitter, zugleich ätzend metallisch schmeckende, durchsichtige, tafelförmige, zuweilen auch blätterige rhombische Krystalle, meist mit Kombination eines Rhombenoktaëders *(o)* und eines rhombischen Prismas *(p)* mit der Endfläche *(e)*, welche letztere die tafelförmige Gestalt bedingt. Sie lösen sich in 0,6 Th. kaltem oder 0,2 Th. siedendem Wasser, in 26 Th. kaltem oder 5 Th. siedendem Weingeist. Die wässerige Lösung ist neutral. In Aether sind sie schwer löslich. Bei 200° C. schmelzen sie zu einer gelblichen Flüssigkeit, welche beim Erkalten krystallinisch erstarrt.

Aufbewahrung. Krystallisirtes Silbernitrat verändert sich am Lichte nicht, wenn man es vor Staub geschützt aufbewahrt. Trotzdem empfiehlt es sich, dasselbe unter Lichtschutz vorsichtig aufzubewahren.

Anwendung. Das krystallisirte Silbernitrat ist die nämliche chemische Verbindung wie das Silbernitrat in Stangenform. Beide können *promiscue* benutzt werden, wenn die Stangenform nicht durch die therapeutische Verwendung bedingt ist. Indessen bevorzugt man gelegentlich doch die eine oder die andere Form aus folgenden Gründen: Das geschmolzene Silbernitrat (in Stangen) ist mit grösserer Sicherheit frei von freier Salpetersäure; das krystallisirte dagegen ist mit grösserer Sicherheit frei von Silbernitrit.

II. † Argentum nitricum fusum. Lapis infernalis. Geschmolzenes Silbernitrat. Geschmolzenes salpetersaures Silber. Höllenstein. Vergl. auch S. 377. Crayons d'azotate d'argent (Gall.).

Darstellung. Diese zerfällt in die Herstellung einer reinen Lösung von Silbernitrat, in das Eintrocknen derselben, in das Schmelzen des erhaltenen Salzrückstandes und in das Ausgiessen der Schmelze in Stäbchenform. — Im pharmaceutischen Laboratorium kann man in die Lage kommen, reines Silber zu verarbeiten, wenn man z. B. Silberrückstände in molekulares Silber umgearbeitet hatte. In der Technik geht man in der Regel vom Werksilber aus und stellt aus diesem die reine Silbernitratlösung dar.

I. Aus reinem (pulverförmigem) **Silber.** Man bringt in einen Kolben 1 Th. pulverförmiges Silber und übergiesst es mit 3,5 Th. reiner Salpetersäure (von 25 Proc.). Der Kolben darf nur zu $^1/_8$ seines Fassungraumes mit der Mischung angefüllt sein. Den Kolben, in welchen ein Trichter eingesetzt ist, stellt man an einen warmen, aber luftigen Ort, damit die entwickelten Oxyde des Stickstoffs entweichen können ohne lästig zu fallen. Schon bei mittlerer Temperatur erfolgt die von Entwickelung brauner Stickoxyde begleitete Auflösung des Silbers. Wenn die Einwirkung träge ist, so unterstützt man sie durch Erwärmen auf dem Wasser- oder Sandbade (auf 60—70° C.). — Wenn alles Silber gelöst ist, so erwärmt man noch solange, bis braune Dämpfe nicht mehr aufsteigen, alsdann lässt man erkalten und filtrirt die Lösung durch einen Bausch Glaswolle oder Asbest, welchen man vorher mit Salpetersäure ausgekocht hat.

Verarbeitet man reines Silber in Form von Blech, so empfiehlt sich die Benutzung einer koncentrirteren Salpetersäure. Man hat alsdann auf 1 Th. Silber = 2,5 Th. Salpetersäure von 1,20 spec. Gew. anzuwenden.

II. Aus Silberlegirungen. Da es sich hierbei durchweg um Verarbeitung alter Silbergeräthe (Löffel etc.) handelt, so werden diese durch mechanische Bearbeitung mit einer heissen Pottasche-Lösung zunächst von Fett und Schmutz befreit. Ferner hat man zweckmässig zwei Fälle zu unterscheiden:

a) **Die Legirung enthält weniger als 10 Proc. Kupfer.** Man verfährt in diesem Falle wie unter Nr. I angegeben ist und erhält dadurch eine Lösung welche Cuprinitrat und Silbernitrat, vielleicht auch kleine Mengen von Wismuthnitrat und Bleinitrat enthält; ein unlöslicher Rückstand würde auf Gold zu prüfen sein. Man verdampft die Lösung — um die überschüssige Salpetersäure zu verjagen — zur Trockne. Den Salzrückstand nimmt man mit Wasser auf und erhitzt die Lösung mit einer hinreichenden Menge Silberoxyd. Durch das letztere werden Kupfernitrat und Wismuthnitrat als Hydroxyde vollständig, Blei nur unvollständig niedergeschlagen. Sobald die filtrirte Lösung auf Zusatz von Ammoniakflüssigkeit keine Blaufärbung mehr zeigt, ist sie kupferfrei. Man säuert sie alsdann schwach mit Salpetersäure an und dampft sie zur Trockne.

Zur Bereitung des hierbei erforderlichen Silberoxyds fällt man entweder eine Lösung von reinem Silbernitrat mit Natronlauge aus und wäscht den Niederschlag aus, bis im Filtrat Salpetersäure (durch Diphenylamin + Schwefelsäure) nicht mehr nachzuweisen ist, oder man nimmt etwa den $^1/_8$ Theil der kupferhaltigen Silbernitratlösung ab, fällt in der Siedehitze mit Natronlauge, wäscht den Niederschlag aus und benutzt dieses Gemenge von Silberoxyd + Kupferoxyd zur Ausfällung des Kupfers in der Hauptflüssigkeit.

b) **Die Legirung enthält mehr als 10 Proc. Kupfer.** Man löst die Legirung wie bei I. in Salpetersäure und dampft die filtrirte Lösung der Nitrate zur Trockne. Alsdann erhitzt man den trocknen Salzrückstand in einer Porcellanpfanne bis zu dunkler Rothgluth (etwa auf 240° C.) so lange, bis die filtrirte Lösung einer gezogenen Probe durch Zusatz von Ammoniak nur schwach blau gefärbt wird. Unter diesen Umständen wird das Kupfernitrat in Kupferoxyd zerlegt, das Silbernitrat bleibt unverändert. Man löst alsdann die erkaltete Schmelze in Wasser, filtrirt und dampft die Lösung unter Zusatz von etwas Salpetersäure wieder zur Trockne. Sollte die Lösung noch etwas Kupfer enthalten, was sich nach dieser Methode nicht ganz entfernen lässt, so beseitigt man diese letzten Reste durch Behandeln mit Silberoxyd nach a).

Ein zu hohes Erhitzen der Schmelze ist zu vermeiden, weil sich sonst Silbernitrit bilden kann. Doch würde dieses durch Eindampfen der mit Salpetersäure versetzten Lösung wieder in Silbernitrat umgewandelt werden.

c) **Blei- und zinkhaltiges Silber** lässt sich auf diesem Wege nicht zu reinem Silbernitrat verarbeiten. Es bleibt nichts übrig, als die Legirung in Salpetersäure zu lösen, das Silber aus der Lösung als Silberchlorid zu fällen, dieses zu metallischem Silber zu reduciren (s. Argentum) und letzteres nach I. auf Silbernitrat zu verarbeiten.

Das Schmelzen des Silbernitrats. Dieses führt man zweckmässig in einem Porcellankasserol mit Ausguss und angesetztem Stiele aus; kleinere Mengen (z. B. für den Receptur-Gebrauch) kann man in Porcellantiegeln, zur Noth in Salbenkrausen aus Porcellan schmelzen. Fig. 102.

Man füllt also ein sauberes Porcellankasserol etwa zur Hälfte mit dem eingetrockneten Silbernitrat und erhitzt das Gefäss gelinde über einer Weingeist- oder Gasflamme (Pilzbrenner). Das Salz beginnt bei etwa 200° C. zu schmelzen, gleichzeitig entweichen kleine Mengen Wasser und Salpetersäure unter Schäumen.

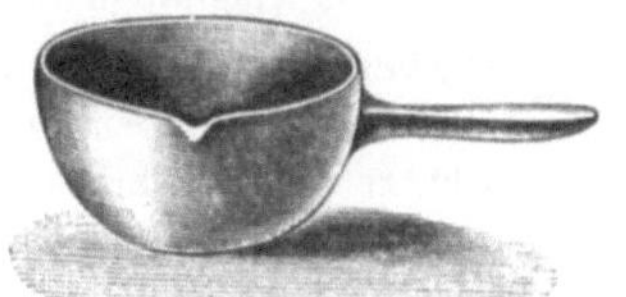
Fig. 102. Porcellanpfanne zum Schmelzen des Silbernitrats.

Man befördert dieses Entweichen durch Umrühren mit einem zuvor erhitzten Glasstabe oder Porcellanspatel Man setzt alsdann das Erhitzen fort, bis der gesammte Inhalt einem Oele gleich ruhig fliesst, hütet sich aber, zu hoch zu erhitzen, da sonst Bildung von Silbernitrit, ja Ausscheidung von metallischem Silber auftreten könnte. Sollte letzteres der Fall sein, so giebt man einige Tropfen konc. Salpetersäure dazu, welche das Silber rasch wieder in Lösung überführen. Man erwärmt nun noch den Ausguss des Porcellankasserols und hat die Masse zum Ausgiessen fertig.

Das Ausgiessen des Silbernitrates. In der Praxis schmilzt man in einer Charge etwa nur soviel Silbernitrat auf einmal, als erforderlich ist, um die Form auszufüllen. Diese Formen bestehen aus Eisen, Stahl, Serpentin oder Glas. Diejenigen aus Eisen oder Stahl sind innen vergoldet oder versilbert. Formen aus Kupfer oder Messing sind nicht zu empfehlen. — Vor dem Gebrauche werden die Formen sehr sorgfältig gereinigt. Hierauf erwärmt man sie und reibt die Kanäle mit trocknem Talksteinpulver und Glaswolle bezw. Asbest gut aus. Dann stellt man die zusammengeschraubte Form bis zum Gebrauche an einen warmen Ort, am besten mit etwas Papier lose bedeckt. Inzwischen schmilzt man in der oben angegebenen Weise eine angemessene Menge Silbernitrat. Sobald die Masse ruhig fliesst, rührt man mit einem erwärmten Glasstabe um, wärmt auch den Ausguss des Porcellankasserols an und giesst nun ohne Verzug in die etwa 50° C. warme Form aus und zwar füllt man jeden Kanal für sich vollständig an, sodass am Schluss des Giessens an jeder Stange ein Gusszapfen ansitzt, auch wohl mehrere Stangen miteinander zusammenhängen. Sobald die Form völlig erkaltet ist ($^1/_2$—$^1/_1$ Stunde), schraubt man die beiden Hälften auseinander und stösst mit Hilfe eines Stückchens Glasrohr die Stäbchen aus den Kanalrinnen sanft auf einen Porcellanteller. Die Gusszapfen (dicken Köpfe) der Stangen

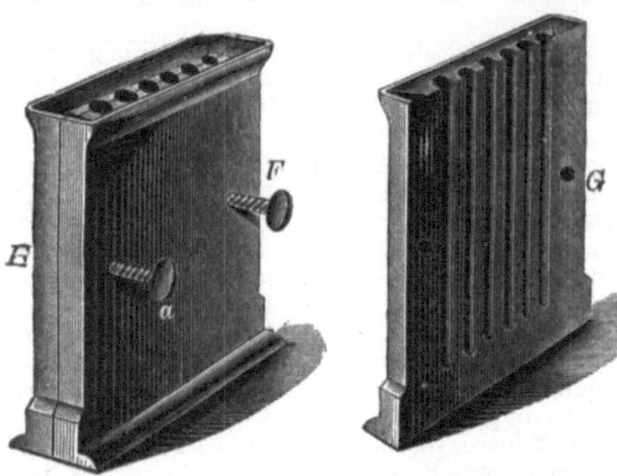

Fig. 103. Höllensteinform.   Fig. 104. Eine Hälfte der Höllensteinform.

schlägt man mit einem Mörserpistill aus Porcellan von den Stangen ab und bringt letztere sogleich in die Aufbewahrungsgefässe. Die sich ergebenden Reste (Gusszapfen etc.) verwendet man sofort zu einer neuen Schmelzung. Am zweckmässigsten arbeitet man mit zwei Formen, dann ist die eine in der Regel gebrauchsfertig, wenn die andere gefüllt ist. — Um einen Höllenstein zu gewinnen, welcher im Verlaufe der Aufbewahrung nicht grau werden soll, ist es nöthig, bei den vorstehend beschriebenen Operationen das Hinzutreten von Staub und Schwefelwasserstoff durchaus zu vermeiden. Man arbeite also an einem staubfreien Orte, fasse das Silbernitrat nicht mit den Fingern oder mit Handschuhen an und lasse auch die Salzlösungen nicht unnöthig herumstehen, sondern beschleunige alle Operationen nach Möglichkeit.

Eigenschaften. Farblose, trockene und nicht hygroskopische, auch nicht matte etwa Federkiel dicke Stäbchen, welche auf dem Bruche nicht körnig sind, sondern ein radiales, krystallinisches Gefüge zeigen. Der Geschmack ist scharf metallisch bitter. In Berührung mit organischen Stoffen schwärzen sich die Stäbchen unter dem Einflusse des Lichtes; natürlich erfolgt Bräunung oder Schwärzung auch durch Schwefelwasserstoff. Die Stäbchen haben keine besondere Festigkeit, sondern brechen leicht ab. S. weiter unten. Im übrigen besitzt der Höllenstein die nämlichen physikalischen und chemischen Eigenschaften wie das krystallisirte Silbernitrat.

Aufbewahrung und Dispensation. Der weisse Höllenstein wird ebenso wenig wie das krystallisirte Silbernitrat am Lichte grau, wenn er vor Staub und Schwefelwasserstoff geschützt wird. Hieraus ergiebt sich ohne weiteres, dass er vor Staub und Schwefelwasserstoff geschützt aufzubewahren ist. Ausserdem geschieht die Aufbewahrung vorsichtig, zweckmässig auch unter Lichtschutz.

Prüfung. Höllenstein soll reines Silbernitrat sein. Von Verunreinigungen kommen vor: Silberchlorid, Kupfernitrat, Wismuthnitrat, Bleinitrat, Zinknitrat, Kaliumnitrat. Alle diese werden durch folgende drei Proben erkannt. Man bereitet sich eine Auflösung von 1 g Silbernitrat in 5 ccm destillirtem Wasser. Diese muss vollständig klar und neutral sein.

1) 1 ccm dieser Lösung versetzt man mit 15 ccm absolutem Weingeist. Eine krystallinische Abscheidung, welche nicht nach wenigen Minuten von selbst verschwindet, deutet auf Kalisalpeter, eine weisse Trübung auf Chlorsilber. 2) 1 ccm dieser Lösung werde mit 5 ccm Ammoniakflüssigkeit versetzt. Man muss eine klare und ungefärbte Flüssigkeit erhalten. Blaufärbung zeigt Kupfer an, eine weisse Trübung deutet auf Wismuth oder Blei. 3) 1 ccm dieser Lösung verdünnt man mit 20 ccm Wasser, fällt alsdann das Silber durch Zugabe einiger Tropfen Salzsäure aus, schüttelt bis zum Zusammenballen, filtrirt und verdampft das Filtrat in einem Glasschälchen. Es darf alsdann kein nichtflüchtiger Rückstand hinterbleiben. Hinterbleibt ein solcher, so ist er nach dem gewöhnlichen Gange der Analyse zu untersuchen. 4) Zu einer Auflösung von 0,1 g Kaliumjodid in 10 ccm Wasser, welcher etwas Stärkelösung und einige Tropfen verdünnter Schwefelsäure zugesetzt sind, bringt man einige Tropfen der vorerwähnten Lösung. Alsbald auftretende Blaufärbung zeigt Silbernitrit an.

Glaubt man Ursache zu haben, eine Verunreinigung oder Verfälschung des Silbernitrats vermuthen zu sollen, so führt man die Probe 3 quantitativ aus, d. h. man bestimmt das Silber als Chlorsilber und im Filtrat die vorhandenen Fremdsubstanzen. — Die Prüfung auf Blei wird gewöhnlich in der wässerigen Lösung durch Schwefelsäure ausgeführt. Man hüte sich, hierbei etwa ausfallendes Silbersulfat, welches schwer löslich ist, für Bleisulfat zu halten, ein Irrthum, welcher schon recht häufig vorgekommen ist und zu hässlichen Weiterungen geführt hat.

Anwendung. Silbernitrat verbindet sich mit Eiweiss zu unlöslichem Silberalbuminat, wirkt daher in konc. Lösung und in Substanz ätzend. Die Aetzung erstreckt sich aber nur auf die mit dem Silbernitrat direkt in Berührung kommenden Parthieen. In verdünnter Lösung wirkt es adstringirend, sekretionsbeschränkend, entzündungswidrig. Man giebt es innerlich in Lösung oder in Pillen bei Krankheiten des Magens und des Darmes, auch bei nervösen Erkrankungen (Epilepsie). Der dauernde Gebrauch von Silbersalzen hat zur Folge, dass durch Ablagerung von metallischem Silber sich eine nicht mehr schwindende Grau-Blaufärbung der Haut, des Zahnfleisches und des Gaumens einstellt, welche „Argyria" genannt wird. Pillen, welche Silbernitrat enthalten, werden zweckmässig mit Bolus bereitet. Gegenmittel bei Vergiftungen ist Kochsalz. Höchstgaben: *pro dosi* 0,03 g, *pro die* 0,2 g (Germ. Helv.).

III. † Argentum nitricum cum Kalio nitrico. (Austr. Germ. Helv.). Argenti et Potassii Nitras. Argenti Nitras dilutus (U-St.). Argenti Nitras mitigatus (Brit.). Lapis infernalis mitigatus seu nitratus. Lapis causticus Desmarres. Bacilla Barral. Barral'sche Stifte.

Die nachfolgenden Pharmakopöen (Brit. Austr. Germ. Helv. U-St.) lassen eine Mischung von 1 Th. Silbernitrat mit 2 Th. Kaliumnitrat schmelzen und in Stäbchenform bringen. Das Präparat enthält somit 33,3 Proc. Silbernitrat. Die Stäbchen sind porcellanartig, hart, auf dem Bruche körnig ohne radial-krystallinische Struktur und neigen sehr zum Grau- bezw. Schwarzwerden, sind daher vor Licht und Staub besonders gut zu schützen. Sie brechen weniger leicht als Stäbchen von reinem Silbernitrat.

Prüfung. Wird 1 g des Präparates in 10 ccm Wasser gelöst und mit 20 ccm $^1/_{10}$ Normal-Natriumchloridlösung und 10 Tropfen Kaliumchromatlösung versetzt, so darf nur 0,5 bis 1,0 ccm $^1/_{10}$ Normal-Silbernitratlösung bis zur dauernden Röthung der Flüssigkeit verbraucht werden.

† **Argentum nitricum fusum** (Helv.). **Argenti Nitras induratus** (Brit.) wird durch Schmelzen einer Mischung von 95 Th. Silbernitrat und 5 Th. Kaliumnitrat bereitet.

† **Crayons d'Azotate d'argent mitigé** werden aus einer Mischung von 90 Th. Silbernitrat und 10 Th. Kaliumnitrat hergestellt (Gall.).

IV. † Argentum nitricum cum Argento chlorato. (Ergänzb.). Argenti Nitras fusus (U-St.) Silberchloridhaltiges Silbernitrat. Moulded Silver Nitrate.

1) Nach Ergänzb. werden 100 Th. zerriebenes Silbernitrat mit 10 Th. Salzsäure (1,123 spec. Gew.) gemischt, die Mischung in einer Porcellanschale eingedampft, vorsichtig geschmolzen und in Stäbchenform gegossen. Enthält etwa 10 Proc. Silberchlorid.

2) **Nach U-St.** werden 100 Th. Silbernitrat mit 4 Th. Salzsäure (1,163 spec. Gew.) in gleicher Weise behandelt. Das Präparat enthält rund 5 Proc. Silberchlorid.

Weisse oder grauweisse, harte feste Stäbchen von körnigem Bruche. Sie brechen nicht leicht ab und sind so hart, dass sie sich mit dem Messer spitzen lassen, daher besonders zum Aetzen in Körperhöhlen.

Sel Clément ist ein mit etwa 20 Proc. Natrium- und Magnesiumnitrat zusammengeschmolzenes Silbernitrat. Es wird lediglich in der Photographie gebraucht.

Unauslöschliche Tinte für Wäsche. Lösung **A**. Silbernitrat 5,0, Ammoniakflüssigkeit 10,0. Lösung **B**. Natriumkarbonat krystall. 7,0, Arabisches Gummi 5,0, destill. Wasser 12,0. Man giesst A in B ein und erhitzt die Mischung, bis sie braunschwarz ist. Man schreibt mit einer Stahlfeder auf das gestärkte und gebügelte Gewebe und überfährt die Schrift nach dem Trocknen mit einem heissen Bügeleisen.

Silberflecken-Vertilgung. Aus ungefärbten Zeugstoffen entfernt man diese am zweckmässigsten, indem man die Flecken mit einer wässerigen Lösung von Kaliumcyanid befeuchtet solange liegen lässt, bis Auflösung erfolgt ist, alsdann mit Wasser gut durchspült. Oder man betupft die Flecken zunächst mit einer Lösung von Kaliumjodid und reibt sie dann mit einer Lösung von Natriumthiosulfat.

Flecken auf der Haut betupft man mit Jodtinktur und reibt sie alsdann mit Natriumthiosulfatlösung ab.

Aqua Aethiopica.

Eau éthiopique ou égyptienne. Eau de la Chine. Eau grecque.

Rp. Argenti nitrici   2,0
Aquae Rosae   90,0
Liquoris Hydrargyri nitrici oxydulati 10,0
Spiritus odorati   5,0.

Zum Schwärzen der Haare, letztere wöchentlich 2 Mal mit einer Bürste zu benetzen. **Giftig!**

Bacilla ophthalmica GRAEFE.
GRAEFE'sche Augenstifte.

Rp. Argenti nitrici pulv.   5,0
Cupri sulfurici pulv.   10,0
Aquae destillatae q. s.

Zu Stäbchen auszurollen.

Cereoli Argenti nitrici.
(Münch. Nosokom.-Vorschr.)

Rp. Argenti nitrici   0,07
Olei Cacao rasp.   4,0
Gummi arabici   2,0
Glycerini   0,5.

Fiant cum aqua cereoli. 4 cm lang und 3 cm dick.

Pilulae Argenti nitrici.
(Münch. Nosokom.-Vorschr.)

Rp. Argenti nitrici   0,1
Boli albae   1,0.

Fiant cum aqua pilulae 10, conspergendae bolo.

Injectio Argenti nitrici.
(Münch. Nosokom.-Vorschr.)

Rp. Argenti nitrici   0,1
Aquae destillatae 300,0.

Unguentum Argenti nitrici compositum.
(Hamb. Vorschr.)

Rp. Argenti nitrici subt. pulv.   3,3
Zinci oxydati
Balsami peruviani āā   10,0
Adipis   80,0.

Collyrium Argenti nitrici.

Rp. Argenti nitrici   0,05
Aquae destillatae 25,0.

Augenwasser.

Collyrium neonatorum.

Rp. Argenti nitrici   0,1
Aquae destillatae 25,0
Glycerini   5,0.

Augenwasser. Bei Augenblennorrhoe der Neugeborenen täglich einmal in die Augenlidspalte einzustreichen. Auch prophylaktisch unmittelbar nach der Geburt.

Injectio antigonorrhoïca.

Rp. Argenti nitrici   0,35—0,5
Aquae destillatae   100,0.

Linamentum nigrum.
Schwarze Charpie.

Rp. Argenti nitrici   5,0
Aquae destillatae   100,0
Linamenti   50,0.

Die Charpie wird mit der Lösung getränkt, dann auf Porcellantellern an einem warmen Orte getrocknet. Verbandmittel für atonische Wunden und Geschwüre (s. S. 373).

Pilulae antiepilepticae HEIM.

Rp. Argenti nitrici   0,66
Opii puri   0,4
Extracti Conii   8,0
Succi Liquiritiae   2,0
Radicis Liquiritiae q. s.

Fiant pilulae 100. Täglich zweimal 2—5 Pillen.

Pilulae Argenti nitrici.
(CHARCOT, VULPIAN, WUNDERLICH.)

Rp. Argenti nitrici   1,0
Argillae albae   10,0
Aquae q. s.

Fiant pilulae 100, argilla conspergendae. Täglich 1—3 Stück bei Tabes dorsalis.

Pilulae contra gastrodyniam ulcerosam
FRERICHS.

Rp. Argenti nitrici   0,35
Aquae destillatae gtt. 6
Extracti Belladonnae 0,5
Olei Caryophyllorum 0,3
Extracti Gentianae   5,0
Radicis Gentianae q. s.

Fiant pilulae 120. Dreimal täglich 2—3 Pillen bei Magengeschwür.

Pulvis inspersorius contra otorrhoeam
BONNAFONT.

Rp. Argenti nitrici subt. pulv.
Talci veneti praeparati
Lycopodii   āā 5,0.

Zum Einblasen in den Gehörgang bei Ohrenfluss.

Pulvis inspiratorius WALDENBURG.

Rp. Argenti nitrici   0,1 (—0,5)
Aluminis usti   5,0.

Zum Einblasen in Pharynx oder Larynx bei Ulcerationen beider.

<table>
<tr><td valign="top">

Unguentum antigonorrhoïcum CASPER.
Rp. Argenti nitrici 1,0—1,5
    Aquae destillatae 1,0—1,5
    Adipis Lanae   80,0
    Olei Olivarum   20,0.
Bei chronischer Gonorrhoe. Die Salbe wird auf canellirte Bougies gestrichen, welche 10—30 Minuten in der Urethra liegen bleiben.

Unguentum Argenti nitrici compositum FRICKE.
Rp. Argenti nitrici   1,0
    Balsami Peruviani   5,0
    Unguenti Zinci   20,0.
Zum Verbande syphilitischer Geschwüre und anderer schlecht eiternder Wunden.

Unguentum Argenti nitrici GRAEFE.
Unguentum ophthalmicum GOUTHRIE.
    GRAEFE-GOUTHRIE'sche Salbe.
Rp. Argenti nitrici pulv.   0,5
    Adipis suilli   10,0
    Liquoris Plumbi subacetici gtt. X.

</td><td valign="top">

Unguentum Argenti nitrici MACDONALD.
Rp. Argenti nitrici   1,0
    Aquae destillatae gtt. XV.
    Adipis suilli   10,0.
Bei Gonorrhoe mittels Bougies in die Harnröhre einzuführen.

Unguentum capillos denigrans.
Rp. Argenti nitrici   1,0
    Ammonii carbonici   1,5
    Aquae Rosae   gtt. XX
    Unguenti pomadini   30,0.
Zum Schwärzen des Haupt- und Barthaares zweimal wöchentlich aufzutragen.

Vet. Linimentum ad contusiones recentes.
Rp. Argenti nitrici   5,0
    Aquae destillatae   100,0
    Olei Lini   200,0
    Liquoris Ammonii caustici   5,0.
Fiat linimentum. Zum Bestreichen frischer Verbrennungen und Brandwunden.

</td></tr>
</table>

Haarfärbemittel. Diese bestehen meist aus zwei Präparaten: einer ammoniakalischen Silberlösung, welche auf das Haar aufgetragen wird, und einem Reduktions- oder Schwefelungsmittel, welches die Bildung von reducirtem Silber oder von Schwefelsilber veranlasst.

I. Lösung A. Silbernitrat 1,0, destill. Wasser 10,0. Lösung B. Schwefelleber 3,0, Wasser 30,0. Das Haar wird zunächst gewaschen und getrocknet, dann mit Lösung A und nach einigen Minuten mit Lösung B befeuchtet. Man wartet noch 2 Minuten und wäscht nun mit Wasser nach. Es empfiehlt sich, Vorversuche an einem Kaninchenfell zu machen. Wird eine schwächere Silberlösung verwendet, so erhält man braune, mit stärkerer Silberlösung schwarze Töne.

II. Lösung A. Pyrogallussäure 7,5, Spiritus 60,0, Wasser 300,0. Wird zuerst angewendet. Lösung B. Silbernitrat 7,5, Ammoniakflüssigkeit 15,0, Wasser 45,0. Gebrauch wie bei I.

III. Schwarz. Pyrogallussäure 20,0, Rektificirter Holzessig 250,0, Spiritus 650, Eau de Cologne 100,0. Direkt auf das Haar aufzutragen.

IV. Braun. Silbernitrat 30, kryst. Kupfersulfat 20, Citronensäure 20,0, destill. Wasser 950,0, Ammoniakflüssigkeit q. s, bis der entstehende Niederschlag grade wieder verschwunden ist. Direkt aufzutragen.

V. Blond. Silbernitrat 10,0, Kupfersulfat 15,0, Citronensäure 20,0, dest. Wasser 950,0, Ammoniakflüssigkeit wie bei IV. Direkt aufzutragen.

Silbernitrat-Lösung, ammoniakalische. Man löst 1 g Silbernitrat in 20 ccm Wasser und setzt tropfenweise so lange Ammoniakflüssigkeit hinzu, bis der zunächst entstandene Niederschlag fast völlig wieder gelöst ist. Dann lässt man absetzen, filtrirt und bewahrt vor Licht geschützt auf (U-St.). Reagens auf arsenige Säure u. s. w.

Argentum oxydatum.

† **Argentum oxydatum.** **Argenti Oxidum** (Brit. U-St.). **Silberoxyd.** **Oxyde d'argent.** **Silver oxide.** Ag_2O. **Mol. Gew. = 232.**

Darstellung. Man löst 10 Th. Silbernitrat in 100 Th. destillirtem Wasser und tröpfelt diese Lösung in 1500 Th. frisch bereitetes Kalkwasser unter Umrühren ein. Der entstehende braunschwarze Niederschlag wird zuerst durch Dekanthiren, schliesslich auf einem Filter mehrmals ausgewaschen, dann auf porösen Unterlagen bei mittlerer Wärme getrocknet (Brit.).

Vorsicht. Man beachte, dass weder die Silbernitratlösung noch das Kalkwasser Ammoniak enthalten darf, weil sich sonst das ausserordentlich gefährliche Knallsilber bilden kann.

Eigenschaften. Frisch gefällt ein bräunlich grauer Niederschlag, nach dem Trocknen ein fast schwarzes, spec. schweres Pulver von metallischem Geschmack, in etwa 3000 Th. Wasser löslich und ihm alkalische Reaktion ertheilend. Im feuchten Zustande zieht es aus der Luft Kohlensäure an. Durch Einwirkung von Licht wird es reducirt.

ebenso zerfällt es bei 250—300° C. in Silber und Sauerstoff. Wird es mit leicht oxydirbaren bezw. brennbaren Substanzen (Schwefelantimon, Schwefelarsen, Schwefelmilch, amorphem Phosphor, Gerbsäure) zusammengerieben, so kann Entzündung erfolgen.

Aufbewahrung. Vorsichtig, vor Licht, Staub und Ammoniak geschützt in trockenen Gefässen. Für die Darstellung von Pillen reibe man es im Mörser zunächst mit einigen Tropfen Wasser an.

Prüfung. 1) Werden 0,5 g Silberoxyd im Porcellantiegel geglüht, so sollen 0,465 g metallisches Silber (93,1 Proc.) hinterbleiben. 2) In Salpetersäure löse es sich ohne Entwickelung von Kohlensäure auf; die Lösung sei farblos und von der Reinheit des Silbernitrates.

Anwendung. Wegen des Fehlens einer Aetzwirkung wird Silberoxyd in Amerika und England dem Silbernitrat vorgezogen. Innerlich in Gaben von 0,005—0,05 g drei bis viermal täglich in Pillen und Pulvern bei Syphilis, Epilepsie, Chorea, Diarrhöen, Uterusblutungen, Uteruskoliken. Höchstgaben: *pro dosi* 0,015 g, *pro die* 0,05 g.

Pilulae Argenti oxydati.
Rp. Argenti oxydati   1,0
     Opii pulverati   0,1
     Boli albae   7,5.
Fiant cum aqua pilulae 100. Dreimal täglich je eine Pille.

Pilulae Argenti oxydati THWEATT.
Rp. Argenti oxydati   1,0 (!)
     Opii pulverati   0,1
     Conservae Rosarum.
Fiant pilulae 20.

Pilulae Argenti oxydati cum Nuce vomica Cox.
Rp. Argenti oxydati   1,0 (!)
     Seminis Strychni   2,0
     Extracti Gentianae 6,0.
Fiant pilulae 40.

Unguentum antisyphiliticum SERRE.
Rp. Argenti oxydati   1,0
     Adipis suilli   25,0.

Argentum sulfuricum.

† **Argentum sulfuricum. Silbersulfat. Schwefelsaures Silber. Sulfate d'argent. Sulphate of silver** Ag_2SO_4**. Mol. Gew. = 312.**

Darstellung. Eine Lösung von 10 Th. Silbernitrat in 50 Th. destillirtem Wasser wird unter Umrühren mit einer Lösung von 11 Th. kryst. reinem Natriumsulfat in 50 Th. destillirtem Wasser vermischt. Man lässt einige Stunden an einem kühlen, schattigen Orte stehen, sammelt das ausgeschiedene Salz auf einem Filter, wäscht es mit 50 Th. eiskaltem Wasser, welche man in kleinen Antheilen zugiebt, dann mit verdünntem Weingeist und lässt es auf porösen Unterlagen trocknen. Ausbeute 6—6,5 Th.

Eigenschaften. Farblose, rhombische Krystalle, von neutraler Reaktion, in 200 Th. kaltem oder 70 Th. siedendem Wasser löslich. Es ist, solange nicht Staub dazu tritt, nicht besonders lichtempfindlich, wird aber doch zweckmässig vor Licht geschützt aufbewahrt.

Prüfung. 1) Es löse sich in 100 Th. Wasser klar auf. 2) 1 g gebe bei der Bestimmung 0,9198 g Silberchlorid. Vergl. S. 368.

Aufbewahrung. Vorsichtig und vor Licht geschützt.

Anwendung. Als chemisches Reagens, namentlich in der präparativen Chemie.

Argenti salia varia.

† **Argentaminum. Argentamin. Aethylendiaminsilberphosphat.** Man mischt 10 Th. Aethylendiamin mit 100 Th. Wasser und löst in dieser Lösung 10 Th. Silberphosphat auf. — Farblose, alkalisch reagirende Flüssigkeit, welche weder mit Kochsalz — noch mit Eiweiss enthaltenden Flüssigkeiten Niederschläge giebt. Wird am Lichte zersetzt. Vorsichtig und vor Licht geschützt aufzubewahren. Gegen Gonorrhoe zu Einspritzungen in die urethra anterior in Verdünnung 1 : 5000, in die urethra posterior 1 : 1000. Nicht ohne Reizerscheinungen.

† Argoninum. Argentum-Caseïn. Argentum Natrio-caseïnicum. Zur Darstellung versetzt man eine Lösung von Caseïn-Natrium (s. Caseïn) mit Silbernitratlösung
und fällt die so entstandene Mischung mit Alkohol. Der erhaltene Niederschlag wird
mit verdünntem Weingeist gewaschen und getrocknet. Enthält etwa 4 Proc. Ag.

Eigenschaften. Feines weisses Pulver, in heissem Wasser leicht, in kaltem
Wasser schwer löslich. Zur Auflösung schüttelt man das Präparat zuerst mit einem Theile
des vorgeschriebenen Wassers in der Kälte an, giesst den Rest des Wassers in heissem
Zustande zu und schüttelt bis zur Auflösung. Die erzielte Lösung giesst man durch
Glaswolle. Es lassen sich 10 procentige Lösungen darstellen. Durch Säuren wird das Argonin
in seine Bestandtheile gespalten. Eiweiss wird durch Argonin nicht gefällt, mit Kochsalzlösung entsteht kein Niederschlag. Uebergiesst man es mit Schwefelwasserstoffwasser, so
bleibt es farblos, auf weiteren Zusatz von Ammoniak erfolgt Auflösung unter Braunfärbung.

Prüfung. 1) Es bräune feuchtes Curcuma-Papier nicht, enthalte also kein freies
Alkali. 2) Schichtet man die wässerige Lösung über eine Auflösung von Diphenylamin in
konc. Schwefelsäure, so soll Blaufärbung nicht eintreten (Salpetersäure).

Aufbewahrung. Vorsichtig und vor Licht geschützt.

Anwendung. Als nicht ätzendes Antisepticum empfohlen. Die 1,5 bis 3procentige
wässerige Lösung zu Injektionen gegen Gonorrhoe.

† Argentum chinaseptolicum. Oxychinolinsulfosaures Silber. Argentol.
$C_9H_5N.(OH)$ SO_3Ag. **Mol. Gew. = 332.**
Wird fabrikmässig durch Umsetzung der Lösungen von oxychinolinsulfosaurem
Natrium mit Silbernitrat dargestellt.

Ein gelbliches, fast geruchloses, in kaltem Wasser, in Alkohol und Aether schwer, in
heissem Wasser etwas leichter lösliches Pulver. Erhitzt man das Pulver längere Zeit mit
Wasser, so wird Silber in höchst feiner Vertheilung abgespalten und kann mit Hilfe eines
Glasstabes zu glänzenden Blättchen gerieben werden. Die wässerige Lösung wird durch
Ferrichlorid blaugrün gefärbt. Der Silbergehalt beträgt 32,5 Proc.

Angewendet als Streupulver und Salben für Wunden, Granulationen, Hautkrankheiten. Bei Gonorrhoe Anreibungen von 1 : 300—1000, mit Hilfe von etwas Gummischleim
bereitet. Vor Licht geschützt, vorsichtig aufzubewahren.

† Protargolum. Protargol. Eine Verbindung des Silbers mit einem Eiweisskörper, vermuthlich einer Albumose (Somatose ?). Ueber die Darstellung löslicher Silber-
Proteïnverbindungen liegen bisher folgende Angaben vor: Die Niederschläge, welche entstehen durch Behandlung von Proteïnsubstanzen (Eieralbumin, Serumalbumin, Pflanzen-
albumin, Albumosen, Peptonen), mit Silbersalzen, werden mit Lösungen von Albumosen
behandelt. Die neuen, löslichen Silberverbindungen werden entweder durch Eindampfen
oder durch Zusatz von Alkohol abgeschieden. An Stelle der Proteïnsubstanzen können
Derivate derselben, z. B. das künstliche Methylenderivat angewendet werden. Engl.
Patent 18478.

Staubfreies, hellgelbes Pulver, von schwach metallischem Geschmack, in Wasser
leicht löslich, sogar 1 + 1. Die Lösungen sind braun gefärbt und angeblich neutral, thatsächlich aber schwach sauer oder schwach alkalisch. Die letztere Reaktion ist vorzuziehen.
Die wässerige Lösung wird weder durch Alkalien noch durch Schwefelalkalien, Kochsalz
oder Eiweiss gefällt. Salzsäure fällt zwar einen Niederschlag, doch besteht dieser angeblich (?) aus Protargol und löst sich beim Erwärmen wieder auf. In der Lösung erzeugt
dagegen Pikrinsäure einen gelben Niederschlag. Versetzt man die Lösung mit einem
Ueberschuss von Natronlauge und setzt alsdann tropfenweise Kupfersulfatlösung hinzu, so
tritt Violettfärbung auf (Biuret-Reaktion, auf Pepton hinweisend). Der Gehalt an metallischem Silber beträgt 8 Proc. und ist durch Veraschen des Präparates zu bestimmen.

Das Protargol ist vorsichtig und vor Licht und Feuchtigkeit geschützt aufzubewahren; die Lösungen, welche wie diejenigen des Argonins zu bereiten sind, bedürfen
gleichfalls des Lichtschutzes, indessen ist die Angabe, dass sie sich am Lichte schnell

verändern, nach unseren Versuchen unzutreffend. Sauer reagirende Lösungen können reizend wirken.

Dem Protargol werden bactericide Eigenschaften in hohem Grade nachgerühmt. Da es mit Eiweiss keine unlösliche Verbindung eingeht, kann es auch in tiefere Schichten wirken. Man wendet die 0,25 bis 2,0procentige Lösung bei der acuten Gonorrhoe der Männer an. Bei Urethritis der Frauen werden noch 5 bis 10proc. Lösungen ohne Reizerscheinungen vertragen.

† Argentum phenylosulfuricum. Phenolsulfosaures (Carbolsulfosaures) Silber. $C_6H_4(OH)SO_3Ag$. Mol. Gew. = 281.

Darstellung. Es werden 537 Th. paraphenolsulfosaures Baryum in 2000 Th. Wasser gelöst und mit einer Menge verdünnter Schwefelsäure versetzt, welche genau 98 Th. Schwefelsäurehydrat entspricht. Nach völligem Absetzen wird je eine Probe der klaren Flüssigkeit einerseits durch Zusatz von Schwefelsäure auf Baryumverbindungen, andererseits auf Schwefelsäure geprüft. Fällt eine der Proben positiv aus, so entfernt man den Ueberschuss durch tropfenweises Zusetzen von verdünnter Schwefelsäure bez. von Baryumsulfophenylat, von dem man etwas zurückbehalten hatte. Nach dem Filtriren dampft man zur Sirupdicke ein. Den Sirup versetzt man mit der gleichen Menge Wasser, erwärmt im Wasserbade und setzt unter Lichtabschluss soviel Silberkarbonat hinzu, bis kein Aufbrausen mehr erfolgt. Dann wird filtrirt, die Lösung bei mässiger Wärme verdunstet und zum Krystallisiren gebracht. (Lichtabschluss!) Vergl. S. 87.

Eigenschaften. Farblose, feine prismatische Nadeln, geruchlos, von metallischem Geschmack. Löslich in 3 Th. Wasser oder in 80 Th. Weingeist, in Aether, Schwefelkohlenstoff und Chloroform unlöslich. Zersetzen sich bei Lichtzutritt, auch beim Erhitzen auf 120° C. unter Auftreten von Phenol, Annahme bräunlicher Färbung und Bildung von Silbersulfit. Beim stärkeren Erhitzen hinterbleibt metallisches Silber.

Die wässerige Lösung ist neutral; in derselben entsteht durch Kalilauge schwarzer Niederschlag, durch Ammoniak keine Fällung. Chloride und Salzsäure geben weisses Silberchlorid; Ferrisalze erzeugen Violettfärbung, die durch Mineralsäuren verschwindet.

Prüfung. Die wässerige Lösung sei neutral und werde weder durch Baryumchloridlösung (Schwefelsäure) noch durch verdünnte Schwefelsäure (Baryumsalze) getrübt. Durch Aether lasse sich aus dem trocknen Salze kein Phenol extrahiren.

Anwendung. Als Antisepticum in der Wundbehandlung (Zanardi).

Aristolum.

Unter dieser Gesammtüberschrift sollen die Glieder der Gruppe der jodirten Phenole zusammengefasst werden, welche als Ersatzmittel des Jodoforms eingeführt worden sind.

I. † Aristolum (Ergänzb.). **Dijododithymol** (Gall.). **Dithymoldijodid. Annidalin. Thymotol.** $C_{20}H_{24}J_2O_2$. **Mol. Gew. = 550.** D.R.P. 40739.

Darstellung. Man reibt 60 g Jod und 80 g Kaliumjodid im Porcellanmörser unter Zusatz kleiner Mengen Wasser an und bereitet so eine Jodlösung von 300 ccm. Andererseits löst man 16 g Natronhydrat in etwas Wasser, löst darin 15 g Thymol auf und füllt diese Lösung gleichfalls zu 300 ccm auf. Dann trägt man unter Umrühren die Jodlösung in die alkalische Thymollösung ein. Der entstandene bräunliche Niederschlag wird mit 1—1,5 Liter Wasser gewaschen, alsdann bei 40—50° C. getrocknet. (Gall.)

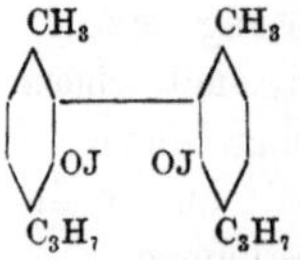

Eigenschaften. Ein hellschokoladenfarbiges Pulver, fast ohne Geruch und Geschmack, unlöslich in Wasser und in Glycerin, schwerlöslich in Alkohol, leichtlöslich in Aether und in Chloroform, auch in fetten Oelen und in Vaseline löslich. Beim Erhitzen für sich oder mit konc. Schwefelsäure wird es unter Entwickelung violetter Joddämpfe zerstört. Seiner chemischen Zusammensetzung nach ist es ein Dithymol, in welchem die Wasserstoff-Atome der Hydroxyl-Gruppen durch Jod ersetzt sind. Der Jodgehalt beträgt 46,1 Proc.

Prüfung. 1) Es färbe beim Aufstreuen auf feuchtes rothes Lackmuspapier dieses nicht blau (freies Alkali). 2) 0,5 g verbrennen im Porcellantiegel ohne einen Rückstand zu hinterlassen. 3) Werden 0,5 g mit 10 ccm Wasser kurze Zeit durchschüttelt, so darf das Filtrat nach Zusatz von Salpetersäure durch Silbernitrat nur opalisirend getrübt werden. (Lösliche Jodide, z. B. KJ, auch Jodwasserstoff.)

Aufbewahrung. Vorsichtig, vor Licht geschützt, an einem kühlen Orte.

Anwendung. Es besitzt zwar in Pulver- oder Salbenform keine antibakteriellen Eigenschaften, indessen befördert es Granulation und Vernarbung. Bei gewissen Hautkrankheiten: Psoriasis, Lupus, syphilitischen Processen, gilt es als Specificum. Man benutzt es als Ersatz des Jodoforms in Pulverform, ferner in Form von Salben, auch in Aether und Collodium gelöst. Diese Lösungen sind ohne Erwärmung zu bereiten.

Sozoborol (Sozoboral). Mischung von Aristol, Sozojodol- und Borsäure-Salzen, Schnupfenmittel.

II. † Europhenum. Europhen. Isobutylorthokresoljodid. $C_{22}H_{29}O_2J$. Mol.

Gew. = 452. Wird in gleicher Weise wie das Aristol durch Einwirkung einer Lösung von Jod-Jodkalium auf eine alkalische Lösung von Isobutylorthokresol dargestellt. Konstitutionsformel: $C_4H_9(OCH_3)C_6H_3 - C_6H_2 - C_4H_9(CH_3)OJ$.

Ein feines gelbes, in Wasser unlösliches Pulver; löslich in Alkohol, Aether, Chloroform und fetten Oelen. Im trockenen Zustande beständig, mit Wasser befeuchtet spaltet es Jod ab unter Bildung einer löslichen organischen Jodverbindung. Auch durch Aetzalkalien und Alkalikarbonate wird Jod abgespalten. Der Jodgehalt beträgt 28,1 Proc.

Europhen-Mull. 1 m Verband-Mull wird mit einer Lösung von 3—8 g Europhen in 80 g Spiritus und 100 g Glycerin imprägnirt.

Prüfung. Wie unter Aristol, nur fällt die Prüfung sub **3** weg, wegen der leichten Abspaltbarkeit des Jods.

Aufbewahrung. Vorsichtig und vor Licht geschützt.

Anwendung. Es besitzt wegen der leichten Abspaltbarkeit von Jod antibakterielle Eigenschaften und wird als Jodoform-Ersatz empfohlen. Zusatz von Stärke-Pulver (Amylum) zu Streupulvern ist wegen der Jodabspaltung zu vermeiden.

† Carvacrolum jodatum. Carvacroljodid. $C_{13}H_{13}OJ$. Mol. Gew. = 312.

Wird wie das Aristol durch Einwirkung einer Lösung von Jodjodkalium auf eine alkalische Lösung von Carvacrol erhalten.

Gelbbraunes Pulver, unlöslich in Wasser, schwerlöslich in Alkohol, leichtlöslich in Aether, Ligroïn, Chloroform und Olivenöl. Erweicht bei 50° C. und schmilzt gegen 90° C. zu einer bräunlichen Flüssigkeit. Bei höherem Erhitzen erfolgt Zersetzung unter Abspaltung von Jod. Es ist ziemlich lichtbeständig und wird von schwefliger Säure nicht verändert.

Aufbewahrung. Vorsichtig, vor Licht geschützt. Anwendung. Als Ersatz des Jodoforms.

Arnica.

Gattung der **Compositae—Tubuliflorae—Senecioneae.**

Arnica montana L. (Wolverlei. Wolfsblume. Johannisblume. Fallkraut, Verfangkraut. St. Lucienkraut.) Heimisch in einem grossen Theile Europas auf Bergwiesen. Die Pflanze ist ein ausdauerndes Kraut mit schiefem Rhizom, von dessen Unterseite zahlreiche Wurzeln abgehen. Stengel bis 60 cm hoch, drüsig behaart. Meist 4 grundständige Blätter und am Stengel zwei Paare schmalere Blätter; dieselben sind länglich, verkehrt-eiförmig, sitzend, ganzrandig, ziemlich steif, oberseits kurzhaarig, unterseits kahl. Blüthenstand aufrecht oder etwas nickend. Der glockenförmige Hüllkelch ist zweizeilig mit 20—24 lineallanzettlichen, zugespitzten, krautigen Blättchen, die äusseren aussen drüsig, kurzhaarig, purpurn berandet mit brauner Spitze. Blüthenboden hochgewölbt, grubig und behaart. Das Körbchen enthält ungefähr 20 randständige, zehnnervige Zungenblüthen und zahlreiche, kürzere Scheibenblüthen, beide mit Pappus. (Fig. 105.) Verwendung finden:

1. Die Blüthen. **Flores Arnicae** (Germ. Helv. Austr. U-St.). **Flores Alismae seu Plantaginis montanae. Arnikablüthen. Bergwurzelblumen. Gemsblumen. Blutblumen. Fleurs d'arnica. Capitule d'arnica** (Gall.). **Arnica flowers. Mountain Tobacco.**

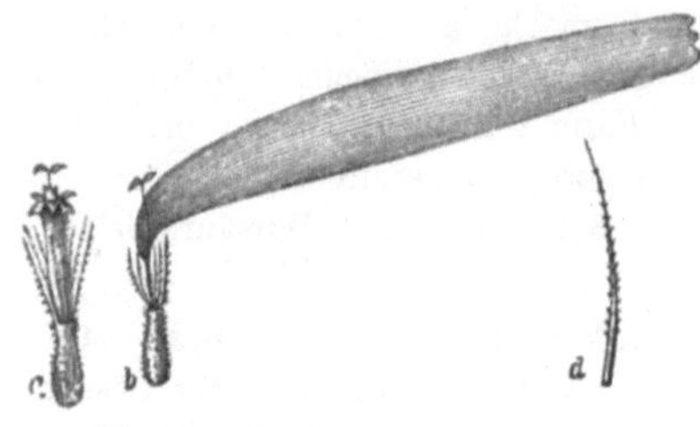

Fig. 105. Blüthe von Arnica montana.
a Scheibenblüthe. *b* Standblüthe.

Man benutzt entweder die ganzen Blüthenkörbchen oder nur die vom Blüthenboden und Hüllkelch befreiten Einzelblüthen (Germ. Helv.). Die Entfernung dieser Theile scheint ihren Grund zu haben in der früher verbreiteten Annahme, dass die häufig im Blüthenboden lebenden Larven der Bohrfliege Trypeta arnicivora Löw die Ursache zuweilen beobachteter Vergiftungserscheinungen sind, welche man aber richtiger der rein mechanischen Wirkung von Pappushaaren, die bei unsorgfältig kolirten Aufgüssen in die Arznei gelangen, zuschreibt.

Die Blüthen sind von goldgelber Farbe und eigenthümlich aromatischem Geruch und Geschmack. Die Zungenblüthen sind 7—10nervig, vorn 3zähnig, 4—6 mm breit, 3,5—5,0 cm lang, Fruchtknoten 5kantig behaart, Pappus haarförmig, Haar 5—8 mm lang.

An der Fruchtknotenwand befinden sich charakteristische Zwillingshaare, die in eine doppelte Spitze auslaufen, ferner in seiner Wand dendritisch verzweigte Sekreträume, die mit einem dunklen Sekret erfüllt sind.

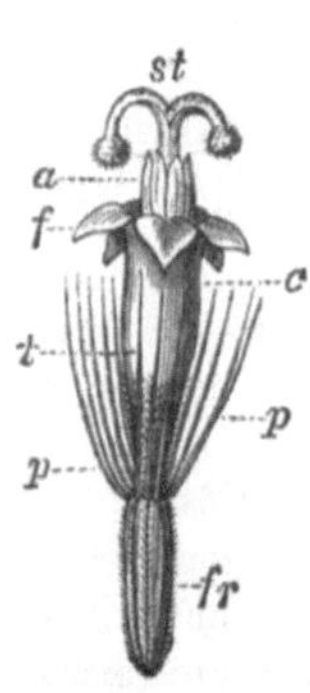

Fig. 106. Scheibenblüthe, vergrössert.
fr Fruchtknoten.
p Pappus. *t* Röhre der Blumenkrone.
a Antheren. *st* Griffel mit Narben.

Bestandtheile. 0,04—0,07 Proc. ätherisches Oel vom spec. Gew. 0,905—0,91, das Laurinsäure, Palmitinsäure und Paraffin enthält und in der Kälte erstarrt, ferner den als den wirksamen Bestandtheil betrachteten Bitterstoff Arnicin, Gerbstoff, Harz, gelben Farbstoff.

Verwechslungen. Es kommen als solche öfter gelbblühende Compositen vor. Anthemis tinctoria L. Strahlblüthen 1,5 cm lang, 2,0 bis 2,5 cm breit, gelb, Receptaculum mit Spreublättern. Achaenen ohne Pappus.

Calendula officinalis L. Strahlblüthen 2,5 cm lang, 3—4 mm breit, 4nervig. Achaenen gross, gekrümmt, ohne Pappus.

Inula britannica L. Strahlblüthen 4nervig, 2 cm lang, 1,5 mm breit. Scheibenblüthen 4—5 mm lang. Receptaculum nackt. Alle Blüthen mit Pappus. 1894 zu $50^0/_0$ unter der Droge beobachtet.

Blüthenkörbchen von Cichoriaceen: alle Blüthen Zungenblüthen, Pappus gefiedert.

Einsammlung und Aufbewahrung. Die im Juni und Juli gesammelten Blüthenkörbchen werden auf Horden schnell und gut getrocknet, von etwaigen Larven der Arnikafliege gereinigt, in Blechkästen aufbewahrt. 5 Th. frische Blüthen geben etwa 1 Th. trockene.

Anwendung. Die Wirkung ist ziemlich scharf. Auf die Haut wirken sie reizend und Brennen erregend, auf die Magenschleimhaut ebenfalls reizend, bewirken Uebelkeit, Erbrechen, Durchfall, Kopfschmerz. Auf das Nervensystem ist die Wirkung in kleinen Dosen erregend, in grossen deprimirend, Harn- und Schweisssekretion soll vermehrt werden. Man verwendet sie bei Collaps, Typhus, Epilepsie, Lähmungen, Amaurose, chronischem Rheumatismus. Manche der Wirkungen mögen mechanische sein und den Pappushärchen zugeschrieben werden müssen.

2. Die Blätter. **Folia Arnicae, Feuilles d'arnica** (Gall.).

Beschreibung cf. oben. Fast ohne Geruch, Geschmack etwas scharf und bitterlich.

3. Das Rhizom mit den Wurzeln. **Rhizoma Arnicae** (Brit. U-St.). **Radix Arnicae** (Ergb.). **Racine d'arnica** (Gall.).

Beschreibung. Das schief in der Erde liegende Rhizom ist an der Spitze oft mehrköpfig, hier mit Stengel und Blattresten versehen, bis 10 cm lang, 5 mm dick, von der Unterseite gehen zahlreiche, 1 mm dicke, bis 10 cm lange Wurzeln ab. Es ist röthlichbraun, längsfurchig, schwärzlich geringelt. Im Querschnitt lassen Rhizom und Wurzel schizogene Sekretgänge erkennen. Geruch schwach aromatisch, Geschmack scharf aromatisch-bitterlich.

Bestandtheile. Wahrscheinlich Arnicin und 0,5– 1,0 Proc. ätherisches Oel vom spec. Gew. 0,99—1,00. Es dreht schwach links und enthält Isobuttersäurephlorolester, Thymohydrochinonmethyläther, Phlorolmethyläther.

Wirkung und Anwendung der der Blüthen analog, aber schwächer.

Verwechslungen kommen vor mit den unterirdischen Theilen von Betonica officinalis L., Eupatorium cannabium L., Fragaria vesca L., Succisa pratensis L., Geum urbanum L., denen aber Sekretgänge fehlen.

Tinctura Arnicae. Arnikatinktur; Engelkraut-, Simplex-, Wohlverlei-Tinktur. — Tincture of Arnica. — Teinture d'arnica. — Austr. Arnikawurzel 80 Th., -blüthen 20 Th., verd. Weingeist 500 Th. 3 Tage zu digeriren. Brit. Aus Arnikawurzel 50 g, Weingeist (70%) q. s. werden durch Verdrängung 1000 ccm Tinktur hergestellt. Germ. Arnikablüthen 1 Th., verd. Weingeist 10 Th. Helvet. Aus der frischen, blühenden Pflanze und Weingeist āā durch 8 tägiges Ausziehen. U-St. Aus 100 g Wurzel werden mittelst einer Mischung von Weingeist 650 ccm und Wasser 350 ccm durch Verdrängung 1000 ccm Tinktur gewonnen. Aus 200 g Blüthen durch Perkolation mit verd. Alkohol 1000 ccm Tinktur. Gall. Alcoolature d'arnica: Aus 1000 g Blüthen und 1000 g Alkohol (90%) durch 10 tägige Maceration eine Tinktur.

Teinture d'arnica. (Gall.) Aus 100 g Blüthen und 500 g Alkohol (60%) ebenso.

Extractum Arnicae radicis. U-St. 1000 g Wurzel werden mit verd. Alkohol perkolirt und aus dem Perkolat ein Extrakt von Pillenkonsistenz hergestellt.

Extractum Arnicae fluidum. U-St. Aus 1000 g Wurzel durch Perkolation mit verd. Weingeist (Alk. 750, Aq. 250) 1000 ccm Extrakt.

Emplastrum Arnicae: Arnica Plaster. U-St. Heftpflaster 67 Th., Arnicaextrakt 33 Th.

Emplastrum Arnicae. (Diet.) Bleipflaster 90 g, Gummipflaster 10 g, ätherisches Arnikaöl 1 Tropfen, Arnikatinktur 5 g.

Emplastrum Arnicae molle. (Diet.) Bleipflaster 60 g, Gummipflaster 10 g, Kamillenöl 30 g, ätherisches Arnikaöl 1 Tropfen. In Blechdosen abzugeben.

Emplastrum Anglicum arnicatum, Arnikaklebtaffet, wird wie gewöhnlicher Klebtaffet hergestellt, nur setzt man den letzten Theilen Hausenblasenlösung vor dem Aufstrich Arnikatinktur zu.

Tisane de fleurs d'arnica. (Gall.) Aus 4 g Flores Arnicae durch Infusion mit 1000 g Wasser zu bereiten.

Collemplastrum Arnicae. (Diet.) Kautschukpflasterkörper (siehe unter Kautschuk) 800 g wird nach und nach einer mit Harzöl 20 g, Aether 300 g angefeuchteten, gleichmässigen Pulvermischung aus Arnikablüthen 90 g, Sandarak 20 g, Salicylsäure 6 g zugerührt; die strichfertige Masse streicht man ohne Erwärmen messerrückendick auf unappretirtes Gewebe.

Collodium Arnicae. Arnika-Kollodium. (Diet.) Aetherische Arnikatinktur 30 Th., Kollodium 70 Th.

Gelatina Arnicae. Arnika-Gallerte, Arnika-Jelly. (Diet.) Weizenstärke 10 Th., Wasser 20 Th., worin Aetzkali 0,2 Th. gelöst, Glycerin 100 Th. erhitzt man zusammen bis zur Verkleisterung, fügt Arnikatinktur 15 Th. hinzu und füllt sogleich in Zinntuben.

Glycerinum Arnicae. Arnika-Glycerin. (Diet.) Arnikatinktur 50 Th., Glycerin 90 Th. dampft man im Wasserbade auf 100 Th. ein.

Gossypium arnicatum (20 proc.). Arnika-Watte. (Diet.) Arnikatinktur 300 g, Glycerin 200 g, verd. Weingeist 2500 g; man tränkt damit 1000 g Watte, presst bis zum Gewicht von 3000 g aus und trocknet. In Flaschen abzugeben.

Oleum Arnicae infusum. (Diet.) Arnikaöl. Aus Arnikablüthen 100 Th., Kurkumapulver 10 Th., Ammoniakflüssigkeit 1 Th., Weingeist 100 Th., Olivenöl 1000 Th.; wie Oleum Hyoscyami zu bereiten. Wird im Handverkauf als Arnika-Haaröl verlangt.

Sapo arnicatus. (Diet.) Ist Mollin mit 10 Proc. Arnikatinktur.

Saponimentum Arnicae. Arnika-Opodeldok. Man ersetzt bei Bereitung des gewöhnlichen Opodeldok etwa $^1/_4$ des Weingeists durch Arnikatinktur und lässt die ätherischen Oele sowie das Ammoniak fort. In braunen Gläsern abzugeben.

Balneum Arnicae. Arnikabad. (Diet.) Arnikatinktur, Gereinigter Honig je 250 g. Für ein Vollbad.

Charta adhaesiva arnicata. Arnikapapier. (Diet.) Charta adhaesiva (s. dort) überpinselt man auf der Glanzseite mit einer Mischung von Arnikatinktur 85 Th., Benzoëtinktur 10 Th., weissem Sirup 5 Th.

Ajaxpolka ist die volksthümliche Bezeichnung für Tinct. Arnicae cum Aqua.

Arnikatinktur, weisse verbesserte von APIAN-BENNEWITZ ist destillirte Tinct. Arnicae.

Conservateur für Haarleidende, von BÜHLIGEN besteht aus Arnika, Glycerin, verd. Weingeist.

DRESSEL's Nervenfluid. Ein mentholhaltiger Arnika-Auszug.

Eau de Notre-Dame des Neiges ist Tinct. Arnicae e planta recente.

EISELS Liniment ist Tinct. Arnicae und Liniment. ammoniat. āā.

Glycoarnicin, ZELLER's. Gegen Krebs und Tuberkulose. Ein mit Honig versüsster Arnika-Auszug.

Klemmolin, eine Tinktur aus Arnika, Pappelknospen und Kiefernsprossen.

KRAETKE's Heilmittel gegen Nervenleiden u. dgl. bestehen aus 3 Flaschen verschieden gefärbter Arnikatinktur.

Odontodol, amerikan. Zahnmittel; enthält Cocain, Kirschlorbeeröl, Arnikatinktur, Liq. Ammon. acet.

Reisetropfen des Pfarrers KNEIPP. Arnika-, Kamillen-, Wermuth-, Tausendgülden-Tinktur āā.

TANZER's Mittel gegen Blutandrang ist Weinessig mit Arnika.

Tinctura vulneraria Delioux ist ein Auszug aus Arnika, Lavendel, Salbei etc.

Vetorinischer Balsam von MIZERSKY enthält Arnikatinktur, Tolubalsam, Elemi und ätherische Oele.

WEISSMANN's Schlagwasser ist Tinctura Arnicae und Tinctura Kino 10 : 1. Neuerdings auch Arnikatinktur mit Alkanna gefärbt.

Oleum Arnicae florum. Arnikablüthenöl.

Aus den Arnikablüthen gewinnt man durch Destillation mit Wasserdampf 0,04—0,07 Proc. ätherisches Oel von röthlich brauner Farbe und starkem, charakteristischen Arnikageruch. Das Oel ist bei gewöhnlicher Temperatur von butterartiger Konsistenz oder erstarrt wenigstens beim Abkühlen. Spec. Gew. 0,906.

Im Arnikablüthenöle sind wahrscheinlich die in den Blüthen von BÖRNER aufgefundenen, mit Wasserdampf etwas flüchtigen Säuren, Laurin- und Palmitinsäure, sowie Paraffine enthalten.

Oleum Arnicae rhizomatis. Arnikawurzelöl.

Das bei der Dampfdestillation der frisch getrockneten Arnikawurzel in einer Ausbeute von 0,5—1 Proc. gewonnene Oel ist anfangs hellgelb und wird später dunkler. Es hat einen rettigähnlichen Geruch und einen scharfen, aromatischen Geschmack. Spec. Gewicht 0,990—1,00. Drehungswinkel (100 mm-Rohr) = —1°58'.

Arnikawurzelöl enthält nach SIGEL Isobuttersäurephlorylester, Thymohydrochinonmethyläther sowie Phlorolmethyläther. In den Destillationswässern sind Spuren von Ameisensäure, ferner Isobuttersäure sowie eine höhere Säure (Baldrian- oder Angelicasäure) aufgefunden worden.

Arsenum.

Arsenum. Arsenium. Arsen. As = 75. Unter dem Namen „Arsen" ist wissenschaftlich nichts anderes zu verstehen als das Element Arsen. Im gewöhnlichen Sprachgebrauch ist man ziemlich inkonsequent und bezeichnet mit dem vorstehenden Namen auch Verbindungen dieses Elementes.

Das Element Arsen ist ein stahlgrauer, glänzender, wenig harter aber spröder Körper, welcher sich an feuchter Luft bald mit einer schwärzlichen Haut überzieht. Es krystallisirt hexagonal in spitzen Rhomoëdern vom spec. Gewicht 5,73 und ist isomorph mit Antimon und Tellur. Bei Luftabschluss erhitzt, verdampft es ohne zu schmelzen und sublimirt in kleinen glänzenden, rhomboëdrischen Krystallen. Arsendampf hat citronengelbe Farbe und verbreitet ekelhaften Knoblauchgeruch. An der Luft erhitzt, verbrennt es unter Verbreitung von Knoblauchgeruch mit bläulich-weisser Flamme zu Arsenigsäure, welche sublimirt. An feuchter Luft überzieht es sich mit einer schwärzlichen Haut (Arsensuboxyd), welche allmählich in Arsenigsäure übergeht. Es ist unlöslich in Wasser, Weingeist, Aether, Chloroform etc. Von koncentrirter Schwefelsäure wird es beim Erhitzen, von mässig konc. Salpetersäure schon in der Kälte gelöst, bez. oxydirt. Es verbindet sich leicht mit Chlor, Brom, Jod, Schwefel und mit nascirendem Wasserstoff.

Ausser dem krystallisirten Arsen kennt man noch zwei allotrope Modifikationen: a) Das amorphe schwarze Arsen, welches sich u. A. beim Marsh'schen Versuch als schwarze, glänzende Masse abscheidet; b) Das amorphe graue Arsen, welches bei dem gleichen Versuche ebenfalls auftritt. Beide amorphen Modifikationen haben das spec. Gewicht 4,71 bei 14º C. und gehen beim stärkeren Erhitzen in die krystallisirte Modifikation über.

I. ✝✝ Arsenum metallicum. Cobaltum. Näpfchenkobalt. Scherbenkobalt.

Schwarzer Arsenik. Fliegenstein. Hierunter versteht man das im Handel vorkommende **rohe metallische Arsen.** Dieses ist entweder der natürlich aufgefundene und bergmännisch abgebaute Scherbenkobalt oder das Sublimationsprodukt aus Arsenkies (FeAsS oder $Fe_2 As S_2$). Wird der Arsenkies, mit Eisen gemischt, der Sublimation unterworfen, so hinterbleibt Schwefeleisen, während das metallische Arsen sich verflüchtigt. Der natürlich vorkommende Scherbenkobalt ist verunreinigt durch Eisen, Nickel, Cobalt, Antimon, Silber, der durch Sublimation bereitete besonders durch Arsensulfid und Arsenigsäure.

Stahlgraue, metallglänzende, infolge Oxydation durch die Luft mehr oder weniger mattgraue oder -braune rhomboëdrische Krystalle und Krystallkonglomerate von den oben angegebenen Eigenschaften. Es kommt in der Pharmacie nicht zur Verwendung, wird nur gelegentlich im Handverkaufe als „Fliegenstein"

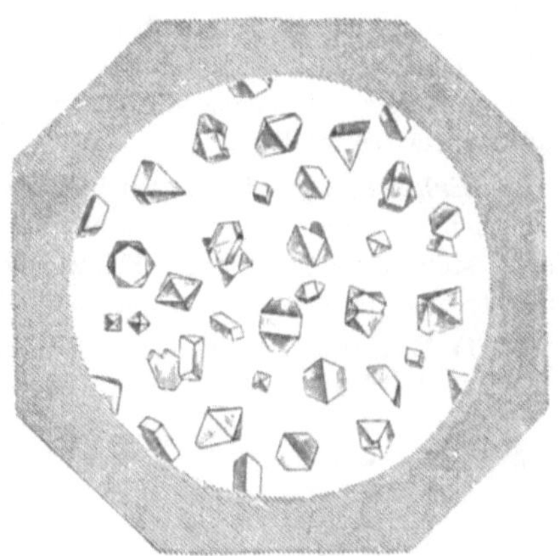

Fig. 107.

zur Bereitung von Fliegenwasser gefordert. Die Herstellung des letzteren beruht darauf, dass das metallische Arsen sich in Berührung mit Luft und Feuchtigkeit oberflächlich oxydirt. Es ist daher stets mit einer geringen Menge Arsensuboxyd und Arsenigsäure bedeckt. Man erhält also durch Abkochen des Steines mit Wasser stets eine mehr oder weniger dünne Lösung von Arsenigsäure und kann den Stein immer wieder aufs Neue benutzen.

Aufbewahrung. Mit Rücksicht auf seine leichte Ueberführung in Arsenigsäure in der Reihe der direkten Gifte neben den anderen Arsenikalien.

Abgabe. In Thonkruken verpackt, lediglich gegen Giftschein, versiegelt, mit der Signatur „Gift", überhaupt unter den nämlichen Bedingungen wie der weisse Arsenik.

II. ✝✝ Acidum arsenicosum (Austr. Germ. Helv.). Acidum arseniosum (Brit.).

Acidum arsenosum (U-St.). **Acide arsénieux** (Gall.). **Arsenige Säure. Arsentrioxyd. Weisser Arsenik. Arsenicum album. Arsenious acid. White arsenic.** $As_2 O_3$**. Mol. Gew. = 198.** (Homöopathisch = **Geffium**).

Eigenschaften. Da der gepulverte Arsenik bisweilen durch Gips, Schwerspath und ähnliche Zusätze verfälscht ist, so empfiehlt es sich, zum Recepturgebrauche die arsenige Säure in Stücken vorräthig zu halten. Sind die Stücke durchscheinend glasartig, so bestehen sie aus der amorphen, sind sie porcellanartig, so bestehen sie aus der krystallisirten Modification. Da die arsenige Säure unmittelbar nach der Bereitung im amorphen Zustande erhalten wird, die amorphe Modifikation allmählich aber in die krystallinische übergeht, so besteht die „arsenige Säure in Stücken" zum Theil aus der amorphen, zum Theil aus der krystallinischen Modifikation. Sie bildet specifisch schwere, weisse, auf dem Bruche glasartige, an der Oberfläche porcellanartig undurchsichtige Stücke. Das spec. Gewicht der amorphen Modifikation ist 3,738, dasjenige der krystallinischen = 3,699. — Die amorphe Modifikation schmilzt zunächst und verflüchtigt sich gegen 200° C., die krystallinische Modifikation dagegen verflüchtigt sich, ohne vorher zu schmelzen. Werden die Dämpfe der arsenigen Säure abgekühlt, so verdichten sie sich zu regulären Oktaëdern, welche unter dem Mikroskop leicht zu erkennen sind. Auf Kohle erhitzt, wird sie zu metallischem Arsen reducirt, welches in Dampfform den charakteristischen, knoblauchartigen Geruch verbreitet.

Arsenige Säure in Pulverform benetzt sich mit Wasser schwierig, so dass sie, mit Wasser übergossen, zunächst auf diesem schwimmt und erst nach der Benetzung zu Boden sinkt. Die glasige (amorphe) Arsenigsäure wird von etwa 30 Th., die porcellanartige (krystallinische) Arsenigsäure wird von etwa 80 Th. Wasser von mittlerer Temperatur gelöst. Dieser Auflösungsvorgang vollzieht sich indessen ausserordentlich langsam. 12 Th. siedendes Wasser lösen etwa 1 Th. Arsenigsäure. In Weingeist ist sie nur wenig, in absolutem Aether und Chloroform kaum löslich. Grössere Mengen werden von Glycerin gelöst. Leicht löslich ist sie ferner in Salzsäure, ferner in den Lösungen der ätzenden und kohlensauren Alkalien, mit denen sie die Salze der arsenigen bez. metaarsenigen Säure (Arsenite und Meta-Arsenite) bildet.

Erkennung. Liegt Arsenigsäureanhydrid in Substanz vor, so charakterisirt sie sich auch in kleinen Mengen durch ihr hohes spec. Gewicht. Die Arsenpartikel liegen daher stets am Grunde von Flüssigkeiten. Werden solche Partikelchen isolirt, abgewaschen und getrocknet, so kann man mit ihnen folgende Proben anstellen:

1) Man erhitzt es im offenen Röhrchen, bis es sublimirt ist. Das Mikroskop zeigt bei 50—100 facher Vergrösserung die oben abgebildeten Oktaëder. **2)** Erhitzt man ein Körnchen vor dem Löthrohr auf Kohle, so verbreitet es charakteristischen Geruch nach Knoblauch. **3)** Man bringt ein Körnchen in das geschlossene Ende *a* eines Rohres aus schwer schmelzbarem Glase (Fig. 108) und schiebt darüber einen Splitter frisch ausgeglühter

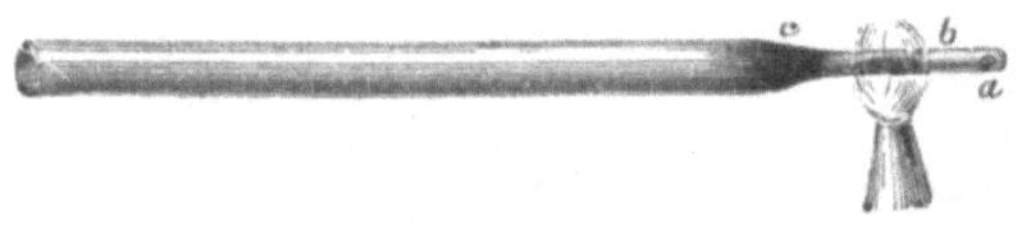

Fig. 108.

Holzkohle *b*. Man erhitzt nun, indem man das Glührohr horizontal hält, mittelst einer kleinen (!) Flamme zunächst nur den Kohlesplitter. Wenn dieser glüht, so hält man das Röhrchen schräg in die Flamme, so dass der Kohlesplitter weiter glüht, gleichzeitig aber das Körnchen *a* zum Sublimiren gebracht wird. Die über die glühende Kohle streichenden Dämpfe der Arsenigsäure werden zu metallischem Arsen reducirt, welches sich als glänzender, braunschwarzer Spiegel bei *c* ablagert. Schneidet man das geschlossene Ende des Rohres ab und erhitzt den Spiegel, so verbreitet er Knoblauchgeruch und geht in Arsenigsäure über, welche als schwerer weisser Dampf entweicht und an den kalten Stellen des Rohres sich in Form von Oktaëdern verdichtet. **4)** Erhitzt man ein Körnchen mit der 3—4 fachen Menge trocknen Kalium- oder Natriumacetates im einseitig geschlossenen Glasrohr, so tritt der widerliche Geruch nach „Kakodyloxyd" auf. **5)** Man löst ein Körnchen in warmer Salzsäure auf und fügt gesättigtes Schwefelwasserstoffwasser hinzu: Es entsteht sogleich ein citronengelber Niederschlag.

Eine wässerige Lösung der arsenigen Säure zeigt folgendes Verhalten: **1)** Sättigt man sie mit Schwefelwasserstoff, so nimmt sie nur gelbe Färbung an; erst nach Zusatz von Salzsäure entsteht durch Schwefelwasserstoff ein citronengelber Niederschlag von Arsentrisulfid, unlöslich in Salzsäure, leicht löslich in Ammoniak, Ammoniumkarbonat und Ammoniumsulfid, sowie ätzenden und kohlensauren Alkalien. **2)** Silbernitrat erzeugt nur eine weisse Trübung; neutralisirt man die Flüssigkeit vorsichtig mit Ammoniak, so entsteht ein gelber Niederschlag von Silberarsenit AsO_3Ag_3, welcher in Ammoniak sowohl als auch in Salpetersäure leicht löslich ist. **3)** Kupfersulfat erzeugt in der neutralisirten Lösung einen gelblichgrünen Niederschlag von Cupriarsenit $CuHAsO_3$. **4)** Erwärmt man eine mit Salzsäure versetzte Lösung auf einem blanken Kupferbleche, so entsteht auf diesem Arsenkupfer als stahlgrauer Fleck. **5)** Versetzt man die salzsaure Lösung mit dem 2—3 fachen Volumen

Zinnchlorürlösung (BETTENDORF's Reagens), so scheidet sich allmählich metallisches Arsen als braunschwarzer Niederschlag aus. **6)** Durch nascirenden Wasserstoff aus **saurer** Quelle (Zink + Salzsäure oder Schwefelsäure) wird Arsenigsäure leicht zu Arsenwasserstoff reducirt und im MARSH'schen Apparat nachgewiesen. **7)** Kalkwasser scheidet weisses Calciumarsenit ab, welches im Ueberschuss von Arsenigsäurelösung, ferner in Ammoniumchlorid und in Mineralsäuren löslich ist. **8)** Durch Magnesiamixtur wird Arsenigsäure bei hinreichenden Mengen von Ammoniumchlorid nicht gefällt (Unterschied von Arsensäure).

Durch Oxydationsmittel kann die arsenige Säure ziemlich leicht in Arsensäure übergeführt werden. Als Oxydationsmittel kommen in Betracht: Chlor, Brom, Jod, Salpetersäure, Kaliumpermanganat, Mischungen von Kaliumchlorat + Salzsäure.

Prüfung. **1)** Die für den Recepturgebrauch bestimmte Arsenigsäure stelle weisse Stücke dar, welche frei sind von gelben oder röthlichen Adern bez. Stellen (Schwefelarsen). **2)** Erhitzt man ein stecknadelkopfgrosses Körnchen in einem trockenen, blanken Probirrohr, so verflüchtigt es sich ohne Rückstand (Baryumsulfat, Calciumsulfat). **3)** Man löse 0,5 g Arsenigsäure in 5 ccm Ammoniakflüssigkeit auf. Die Lösung muss annähernd klar (blank) sein; ungelöst würden hinterbleiben Baryumsulfat, Calciumsulfat, Talcum. Wird diese Lösung mit Salzsäure übersättigt, so darf kein gelber Niederschlag auftreten (Schwefelarsen).

Gehaltsbestimmung: Man bringe 0,5 gepulverte Arsenigsäure sowie 3 g Kaliumbikarbonat in ein 100 ccm Kölbchen, füge 3—5 ccm Wasser hinzu und erhitze bis zur völligen Auflösung. Nach dem Erkalten fülle man bis zur Marke mit Wasser auf. 10 ccm dieser Lösung werden mit 30 ccm Wasser und etwas Stärkelösung versetzt, darauf mit $^1/_{10}$ Normal-Jodlösung titrirt. Es sollen von letzterer 10 ccm bis zur eintretenden Blaufärbung erforderlich sein. Da 1 ccm $^1/_{10}$-Jodlösung — welche 0,0127 g Jod enthält — unter diesen Umständen = 0,00495 g Arsenigsäure anzeigt, so ist damit ein Gehalt von mindestens 99 Proc. Arsenigsäureanhydrid As_2O_3 verlangt.

Aufbewahrung. Dieselbe erfolgt unter den direkten Giften in der Abtheilung „Arsenikalien". Die zur Abgabe des Arseniks bestimmten Geräthe: Porcellanmörser, Löffel, Wage etc. müssen sämmtlich mit *„Arsenicum"* signirt sein.

Abgabe. Die Abgabe von Arsenik in Substanz oder in Form von Zubereitungen einschliesslich der Ungeziefermittel und des Fliegenpapieres ist nur gegen Giftschein gestattet. Arsenik in Substanz, welcher von Kammerjägern und Conservatoren (Ausstopfern), auch zu technischen Zwecken verlangt wird, muss in festen Gefässen, welche die Firma des Verkäufers, sowie die Signatur „Gift" enthalten, und welchen eine Belehrung über die Gefährlichkeit des Inhaltes beigelegt ist, abgegeben werden. Die Abgabe an Kinder unter 14 Jahren ist verboten. Arsenhaltigen Ungeziefermitteln muss in Wasser leicht löslicher grüner Farbstoff z. B. Malachitgrün-Sulfosäure beigemischt sein. Im übrigen sind im deutschen Reiche die „Bestimmungen vom 24. November 1894 über den Handel mit Giften" streng zu beachten.

†† Acidum arsenicosum technicum pulveratum. Gepulverter (roher) Arsenik. Giftmehl.

Ein weisses oder weissliches, specifisch schweres Pulver, im Handel erhältlich. Darf zum Recepturgebrauch nicht, wohl aber zu technischen Zwecken, z. B. zum Vertilgen von Ungeziefer verwendet werden. Es unterliegt keinem Zweifel, dass der Apotheker dasselbe vorräthig halten darf, nur sei es deutlich als „technische" Sorte signirt. Sollte sich eine Gehaltsbestimmung nothwendig machen, so geschehe diese wie bei dem reinem Präparate s. S. 389. Im übrigen gelten für dieses alle verkehrspolizeilichen Vorschriften, wie sie für den Arsenik überhaupt gegeben sind.

Pulverung. Das Pulvern der arsenigen Säure erfolgt durch Reiben im Porcellan-Mörser, bei grösseren Mengen unter Besprengen mit verdünntem Weingeist. Man hüte sich, den Staub einzuathmen! Der als Thiergift zu verwendende Arsenik kann im eisernen Mörser gestossen werden, wobei das Besprengen mit Weingeist nicht unterbleiben sollte. Der Arbeiter hat Mund und Nase durch eine Maske zu schützen und sofort nach erfolgter Arbeit sich durch ein Bad zu säubern, auch die Kleider zu wechseln. Der Mörser und die übrigen Geräthe sind unter sachverständiger Aufsicht zu reinigen. Am besten aber bezieht man das fertige Pulver und untersucht dieses.

Arsenik als Ungeziefer-Mittel. Zum Vertilgen von Hausmäusen, Schaben und Russen mischt man Arsenikpulver mit der 30—50 fachen Menge Weizenmehl und etwas Zucker, setzt der Mischung etwa 1 Proc. Malachitgrün zu und vertheilt dieses Gift in flachen irdenen Näpfchen an Orten, wo Kinder und Hausthiere nicht hingelangen können. Man stellt es am besten über Nacht auf und hält es während des Tages unter Verschluss. Gegen Feldmäuse, auch gegen Hausmäuse, verwendet man folgende Pillen. In jedes Mäuseloch werden 1—2 Pillen mindestens 10 cm tief eingeschoben, worauf man das Loch mit dem Fusse zutritt.

Die Verwendung des Arseniks als Ungeziefermittel bietet den Nachtheil, dass der Arsenik seine Giftigkeit für eine im voraus nicht zu bestimmende lange Zeit bewahrt und deshalb gefährlich werden kann, wenn man längst darauf vergessen hat, dass einmal Gift gelegt worden ist. Wenn es daher angängig ist, sollte man an Stelle des Arseniks lieber Phosphor anwenden.

<table>
<tr><td colspan="2">Mäusepillen.</td><td colspan="2">Rattengift.</td></tr>
<tr><td colspan="2">I.</td><td colspan="2">I.</td></tr>
</table>

Rp.	Arsenici pulv.	10,0	Rp. Arsenici pulv.	5,0
	Farinae Tritici	20,0	Micae panis domestici plv.	25,0
	Sirupi communis	10,0	Sirupi communis q. s.	
	Malachitgrün	0,5	Malachitgrün	0,3.
	Glycerini q. s.			

fiant pilulae 200. Jede Pille enthält 0,05 g Arsenik.

Man bereite eine weiche Paste, streiche diese auf Brotscheibchen oder auf Holz und lege diese in die Gänge der Ratten.

II.

Rp.	Arsenici pulv.	10,0
	Farinae Tritici	15,0
	Fruct. Anisi pulv.	7,5
	Sirupi communis	10,0
	Malachitgrün	0,8
	Glycerini q. s.	

fiant pilulae 200. Jede Pille enthält 0,05 g Arsenik

II.

Rp.	Arsenici pulv.	5,0
	Malachitgrün	0,5
	Farinae Tritici	50,0
	Adipis suilli assati	50,0
	Olei Anisi	gtt. 1.

Wie I zu gebrauchen.

Pate arsenicale pour la destruction des animaux nuisibles (Gall.).

Rp.	Farinae Tritici		
	Adipis	āā	1000,0
	Acidi arsenicosi		100,0
	Fuliginis		10,0
	Olei Anisi		1,0.

Fructus Frumenti venenatus. Giftkorn. Giftweizen etc. Getreidefrüchte, wie Gersten-, Roggen-, Weizen-, Haferkörner, 1000 Th., übergiesst man in einem kupfernen Kessel mit einer lauwarmen Lösung von 20 Th. Arsensäure und 20 Th. Pottasche in 333 Th. Wasser. Diese Lösung wird in derselben Weise, wie die Solutio Fowleri (S. 394) dargestellt. An einem lauwarmen Orte unter bisweiligem Umrühren lässt man die Aufsaugung der Giftlösung durch die Getreidefrucht vor sich gehen. Nach Verlauf von 30—40 Stunden breitet man die Getreidefrucht auf einem leinenen Tuche aus und lässt sie in der Sonne oder an einem lauwarmen, abgeschlossenen Orte trocken werden, worauf sie mit einer alkoholischen Malachitgrün-Lösung zu färben ist.

Behufs Anwendung des Giftkornes gegen Feldmäuse werden zunächst auf einer Feldmark alle Mäuselöcher zugetreten und den darauffolgenden Tag in jedes neu entstandene Mäuseloch mittelst eines Löffels mit ca. 20 cm langem Stiele soviel, wie ein gehäufter Theelöffel beträgt, möglichst tief eingetragen und das Loch dann durch Zutreten oder Verschütten mit Erde geschlossen. Nach 5—8 Tagen wird dieselbe Procedur bei allen sich wieder eingefundenen Mäuselöchern vorgenommen.

In manchen Gegenden gebrauchen die Landleute zur Tilgung der Läuse auf Hausthieren (Rindern, Pferden, Ziegen) eine verdünnte Arseniklösung, deren Anwendung jedoch von einigen Regierungen untersagt ist.

Lotio contra pediculos.

Läusewasser.

Rp.	Arsenici albi	1,0
	Natrii carbonici crystallisati	5,0
	Aquae destillatae	3,0
Solve; solutioni adde		
	Aquae communis	1500,0
	Infusi Quassiae ligni	500,0
	Acidi carbolici	gtt. 30.

S. Läusewasser. Gift. †††

Lotio contra pediculos X plex.

10faches Läusewasser.

Rp.	Arsenici albi	10,0
	Natrii carbonici	50,0
	Aquae destillatae	50,0
Solve; solutioni adde		
	Infusi Quassiae concentratissimi	1950,0
	Acidi carbolici	12,5
	Spiritus Vini	50,0.

S. Gift †††. Zum Gebrauche mit der 9—10fachen Menge Wasser zu verdünnen.

Anwendung. Die Anwendung des Arseniks als Arzneimittel ist gegenwärtig nur noch eine seltene. Bei innerer Medikation wird meist die FOWLER'sche Lösung verordnet.

Aeusserlich dient Arsenik als Aetzmittel bei Krebs, Lupus, phagedänischen Geschwüren und wird mit Morphium und Kreosot kombinirt zur Zerstörung der Zahnpulpa Nervtödten) angewendet. Infolge von Resorption können auch bei äusserlicher Anwendung Intoxikationen eintreten. Innerlich giebt man Arsenik zur Belebung des Stoffwechsels bei verschiedenen Hautkrankheiten, namentlich Psoriasis, ferner gegen schwere intermittirende Fieber, gegen welche Chinin erfolglos war. Die grösste Einzelgabe ist = 0,005 g, die grösste Tagesgabe ist 0,02 g. Darüber hinausgehende Gaben werden zwar als „periculosa" angesehen, doch können nach eingetretener Gewöhnung unter Umständen noch sehr viel höhere Gaben ohne Schaden vertragen werden.

Bei Thieren wird noch viel Arsenik angewendet. Aeusserlich in Form von Salben gegen sehr verschiedene Schäden, in Abkochungen zum Vertreiben des Ungeziefers bei den Hausthieren; doch ist diese Anwendung recht gefährlich und von einigen Regierungen untersagt. Innerlich giebt man es namentlich Pferden (zu 0,1—0,2 g täglich), welche dadurch wohlaussehend und glattfellig werden. — Die Verwendung als Gift gegen Ratten und Mäuse hat seit Einführung des Phosphors zu gleichem Zwecke wesentlich abgenommen.

Technisch findet der Arsenik Verwendung zur Fabrikation der Arsensäure, des Schweinfurtergrüns, in der Glasfabrikation zur Entfärbung der Glasflüsse, hier und da noch zum Ausstopfen von Thierbälgen, in der Hutmacherei beim Schwarzfärben der Hüte. Eine Lösung von Arsenik in Glycerin dient als Mordant (Beize) in der Kattundruckerei, eine Lösung in Salzsäure zum Graubeizen von Messing (bei Mikroskopen etc.)

Als Gegengift bei Arsenvergiftungen wirkt, solange das Gift noch nicht resorbirt ist, frisch gefälltes Eisenhydroxyd, wie es in dem Antidotum Arsenici (Fuchsii) enthalten ist, am sichersten. Früher benutzte man das Ferrum hydricum in Aqua, ferner Kalkwasser und gebrannte Magnesia. Alle diese Basen wirken dadurch antidotisch, dass sie mit arseniger Säure unlösliche Salze (Arsenite) bilden, welche später durch die Magenpumpe, oder Brech- oder Abführmittel aus dem Organismus entfernt werden.

Antidotum Arsenici (Fuchsii). Als Antidot gegen arsenige Säure werden von den einzelnen Pharmakopöen verschiedene Mischungen vorgeschrieben.

Antidotum Arsenici albi (Austr.). Magnesium hydroxydatum in aqua. Magnesiumoxyd 75,0, heisses Wasser 500,0. Im Bedarfsfalle durch Schütteln in verschlossener Flasche herzustellen. Darf mit Essigsäure nicht aufbrausen.

Antidotum Arsenici. A. Helv.: Liquoris Ferri sulfurici oxydati (1,43 spec. Gew.) 16,0, Aquae 45, wird unter Ausschluss von Wärme gemischt mit einer Anreibung von Magnesiae ustae 3,0, Aquae 36,0. Auf Verordnung jedesmal frisch zu bereiten. B. Ergänzb. Liquoris Ferri sulfurici oxydati (Spec. Gew. = 1,43) 100,0, Aquae 250,0, wird unter Ausschluss von Erwärmung gemischt mit einer Anreibung von Magnesiae ustae 15,0, Aquae 200,0. Auf Verordnung jedesmal frisch zu bereiten.

Arsenic Antidote (U-St.). **Ferri oxydum hydratum cum Magnesia** (U-St.). Liquoris Ferri sulfurici oxydati (spec. Gew. 1,32) 50 ccm, Aquae 100,0. Ferner Magnesiae ustae 10,0 g angerieben mit Aquae 500,0. Beide Flüssigkeiten sind in gut verschlossenen Gefässen vorräthig zu halten. Im Bedarfsfalle sind beide zu mischen und gut durchzuschütteln.

Aqua Tofana, das Giftpräparat der berüchtigten Gräfin Tofa in Neapel soll eine Arseniklösung gewesen sein. Nach anderen eine Bleizuckerlösung oder ein Cantharidenpräparat. Noch andere glauben, dass es ein bei Gegenwart von Arsenik entstandenes Produkt der Fleischfäulniss gewesen ist.

Francesco's Tonicum. Nach einem komplicirten Verfahren (Pharm. Ztg. 1895. 458) dargestellt; enthält in 100 ccm = Ferri citrico-ammoniati 18,0 g Mangani citrico-ammoniati 1,4 g, Acidi arsenicosi 0,4 g, Strychnini puri 0,14 g, Brucini 0,06 g.

Rathjen's Anstrichfarbe für Schiffsböden. Zinnober 15,0, Zinkkarbonat 10,0 g, Harz 20,0, Kreide 15,0, Arsenik 10,0, Trockenfirniss 10,0, Petroleum 8,0, Bleiacetat 2,0, Mennige 10,0.

Arsenikseife zum Ausstopfen der Thiere. I. Arsenik 320,0, Kaliumkarbonat (geglüht) 120,0, Wasser 320,0 werden bis zur Auflösung erhitzt. Dann fügt man Marseiller Seife kleingeschnitten 320,0 hinzu und nachdem diese aufgelöst, setzt man hinzu: gepulverten Aetzkalk 40,0, Kampherpulver 10,0 g. Dient zum Bereiben der Innenseite der Thierbälge, auch als Zusatz zur Ausstopfmasse.

II. Natriumarsenit 100,0, Wasser, heisses 325,0, Seifenpulver 65,0, Weisser Bolus 465 g, doppelter Kampherspiritus 45,0 g. Bereitung wie vorher.

Pasten zum Tödten des Zahn-Nerven. I. Acidi arsenicosi, Cocaini hydrochlorici āā 1,0, Mentholi 0,25, Glycerini q. s.

II. ABBOTS Pasta. Acidi arsenicosi, Morphii acetici āā, Kreosoti q. s.

Antichloros. Pillen gegen Chlorose: Ferri sulfurici, Kalii carbonici, Chinini sulfurici, Seminis Strychni āā 5,0 g, Acidi arsenicosi 0,2 g, fiant pilulae 100.

Candelae antiasthmaticae SARRADIN.
Cônes antiasthmatiques.

Rp. Acidi arsenicosi
    Opii   āā 2,0
    Fructus Phellandrii   4,0
    Herbae Belladonnae
    Herbae Hyoscyami
    Herbae Stramonii
    Benzoës   āā 20,
    Kalii nitrici   40,0
    Tragacanthae   4,0.

Für 20 Kerzchen. Ein Kerzchen wird im Zimmer des Asthmakranken angezündet und zum Verglimmen gebracht. Als Ersatz der Arsenik-Cigaretten.

Cigaretae arsenicatae BOUDIN.
Cigarettes de Dioscoride.

Rp. Acidi arsenicosi   0,1
    Natrii nitrici   0,2
    Aquae destillatae   15,0.

Man tränkt mit der Lösung [200 □cm] Filtrirpapier. Nach dem Trocknen schneidet man es in 10 Streifen und formt aus diesen 10 Cigaretten, von denen jede 0,01 g Arsenigsäure enthält.

Glycerinum Acidi arsenicosi.

Rp. Acidi arsenicosi   0,5
    Glycerini   100,0

Granula Acidi arsenicosi.
Granules d'acide arsenieux. (Gall.)
Granules de Dioscoride.

Rp. Acidi arsenicosi   0,1
    Sacchari Lactis   4,0
    Gummi arabici   1,0
    Mellis depurati q. s.

Für 100 Granules, von denen jedes 0,001 g Arsenigsäure enthält.

Guttae antiprosopalgicae ROMBERG.

Rp. Liquoris Kalii arsenicosi   5,0
    Spiritus diluti
    Aquae destillatae   āā 7,5
    Tincturae Opii simplicis   2,5.

Dreimal täglich 12 Tropfen bei Gesichtsschmerz.

Guttae antipsoriaticae ROMBERG.

Rp. Liquoris Kalii arsenicosi   5,0
    Aquae destillatae   10,0

Dreimal täglich 8 Tropfen, allmählich bis auf 16 Tropfen zu steigen. Bei Schuppenflechte, Psoriasis.

Injectio Natrii arsenicosi
(Münch. Vorschr.).

Rp. Acidi arsenicosi   1,0 g
  · Liquoris Natrii caustici (4 Proc.) 5 ccm
    Aquae q. s.   ad 100,0.

In kleine Gläschen abzufüllen und zu sterilisiren.

Liquor antipyreticus HARLESS.
Liquor Natrii arsenicosi. HARLESS.

Rp. Natrii carbonici cryst.
    Acidi arsenicosi
    Aquae destillatae   āā 0,1

Solutioni adde
    Aquae Cinnamomi   3,0
    Aquae destillatae   10,0.

Maximaldosis pro dosi 0,65 g = 10 Tropfen, pro die = 1,4 g = 25 Tropfen.

Liquor arsenicalis VALANGIN.
VALANGIN's solution of solvent mineral

Rp. Acidi arsenicosi   0,1
    Acidi hydrochlorici (25%) 0,1
    Aquae destillatae   33,0

Maximaldosis 20 Tropfen.

Liquor arsenicalis cum Ferro CASATE.

Rp. Ferro-Kalii tartarici
    Liquoris Kalii arsenicosi āā 4,0
    Aquae   12,0.

Vor jeder Hauptmahlzeit 5—10 Tropfen in Wein; bei Bleichsucht.

‹ Liquor Arsenici bromati CLEMENS.
Liquor Potassii Arseniatis et Bromidi
(Hamb. Vorschr., Nat. form.)

Rp. Acidi arsenicosi
    Kalii carbonici
    Aquae destillatae   āā 1,0

Solutioni adde
    Aquae q. s.   ad 100,0
    Bromi   2,0.

Zweimal täglich 2—5 Tropfen in Zuckerwasser bei chronischen Hautkrankheiten, veralteter Syphilis.

Liquor Arsenici hydrochloricus. (Brit.)
Liquor Acidi arsenosi (U-St.).

Rp. Acidi arsenicosi   1,0
    Acidi hydrochlorici (25%)   18,5
    Aquae destillatae   20,0

Durch Erhitzen aufzulösen und zuzusetzen
    Aquae destillatae q. s. ad 100,0.

Pasta caustica DUPUYTREN.
DUPUYTREN's Aetzpasta.

Rp. Acidi arsenicosi   0,5
    Hydrarg. chlorati mitis 2,0
    Gummi arabici   10,0
    Aquae destillatae q. s.

ut fiat pasta mollis.

Pilulae arsenicalis BOUCHARDAT (Gall.).
Pilulae asiaticae fortiores
(Münch. Nosokom.).

Rp. Acidi arsenicosi   0,5
    Piperis nigri   5,0
    Gummi arabici   1,0

fiant pilulae 100. Jede Pille enthält 0,005 g Arsenigsäure.

Pilulae asiaticae. (Ergänzb.)
Arsenikpillen.

Rp. Acidi arsenicosi   1,0
    Piperis nigri   20,0
    Radicis Liquiritiae   50,0
    Mucilaginis Gummi arabici q. s.

fiant pilulae 1000. Jede Pille enthält 0,001 g Arsenigsäure.

Pilulae Ferri arsenicosi. (Form. Berol.)

Rp. Ferri reducti   3,0
    Acidi arsenicosi   0,06
    Piperis nigri
    Radicis Liquiritiae   āā 1,5
    Mucilag. Gummi arab. q. s.

fiant pilulae 60. Jede Pille enthält 0,001 g Arsenigsäure.

Diese Pillen haben wahrscheinlich infolge Bildung von Arsenwasserstoff schon wiederholt Intoxikationen verursacht.

Pilulae arsenicales BARTON.

Rp. Acidi arsenicosi 0,1
    Saponis medicati 2,0
    Opii pulverati 0,4

fiant pilulae 40. Jede Pille enthält 0,0025 g Arsenigsäure. Morgens und abends je 1 Pille bei Intermittens.

Pilulae arsenicales HEBRA.

Rp. Acidi arsenicosi 0,06
    Tragacanthae 0,5
    Mucilag. Gummi arabici q. s.

fiant pilulae 12.

Pilulae arsenicales LEBERT.

Rp. Chinini sulfurici 2,0
    Acidi arsenicosi 0,03
    Extracti Valerianae q. s.

fiant pilulae 30. Jede Pille enthält 0,001 g Arsenigsäure.

Pilulae febrifugae GREEN.

Rp. Acidi arsenicosi 0,1
    Chinini sulfurici 4,0
    Conservae Rosae 2,0

fiant pilulae 30. Jede Pille enthält 0,0033 g Arsenigsäure.

Pilulae Metallorum. (Nat. Form).

	Pil. Metallor.	AITKENS Tonic
Rp. Chinini sulfurici	.6,0	6,0
Ferri reducti	6,0	4,0
Strychnini puri	0,3	0,12
Acidi arsenicosi	0,3	0,12.

Aus jeder dieser Massen sind 100 Pillen zu formen. Pilula Metallorum enthält 0,003 g, AITKENS Tonic per Pille 0,0012 g Arsenigsäure.

Pulvis arsenicalis. DUBOIS (seu PATRIX).

Pulvis escharoticus mitis.

Rp. Acidi arsenicosi 1,0
    Cinnabaris 16,0
    Resinae Draconis 8,0.

Vor dem Gebrauch mit Wasser oder Gummischleim zu einen dünnen Brei anrühren, welcher mittels Pinsels auf das Krebsgeschwür gestrichen wird.

Poudre escharotique arsenicale. (Gall.)

(Formule du frère Côme.)

Rp. Acidi arsenicosi 1,0
    Cinnabaris 5,0
    Carbonis Spongiae 2,0.

Mit Wasser anzurühren wie vorher.

Pulvis arsenicalis COSMI (Ergänzb.).

COSMI'sches Pulver.

Rp. Cinnabaris 30,0
    Carbonis animalis 2,0
    Sanguinis Draconis 3,0
    Acidi arsenicosi 10,0.

Mit Wasser oder Gummischleim anzurühren wie die vorigen.

Pulvis arsenicalis RUSSELOT.

Rp. Acidi arsenicosi 1,0
    Cinnabaris
    Sanguinis Draconis āā 8,0.

Wie die vorigen anzuwenden.

Pulvis causticus ESMARCH.

Rp. Acidi arsenicosi 1,0
    Morphini sulfurici 1,0
    Hydrargyri chlorati mitis 8,0
    Gummi arabici 48,0.

Pulvis febrifugus arsenicalis BOUDIN.

Rp. Acidi arsenicosi 0,01
    Sacchari Lactis 2,0.

Divide in partes 20. Jedes Pulver enthält 0,0005 g Arsenigsäure.

Solutio arsenicalis BOUDIN.

Soluté d'acide arsénieux (Gall.).

Rp. Acidi arsenicosi 0,1
    Aquae destillatae 100,0.

Die Dosis ist 10mal grösser wie bei der Solutio Fowleri.

Solutio arsenicalis DEVERGIE.

Rp. Acidi arsenicosi
    Kalii carbonici āā 0,045
    Aquae destillatae 100,0
    Spiritus Melissae 3,0
    Tincturae Alkannae q. s.

Dosis: 30—50—80 Tropfen.

Solutio arsenicalis ISNARD.

Rp. Acidi arsenicosi 0,1
    Aquae destillatae 1000,0.

Spiritus arsenicatus.

Rp. Spiritus Vini (90 %) 1 Liter
    Acidi arsenicosi pulv. 1,0
    Naphthalini 2,5.

Dient zum Tödten der schädlichen Insekten in Sammlungen von Insekten.

Unguentum arsenicale COOPER.

COOPER's Aetzsalbe.

Rp. Acidi arsenicosi
    Sulfuris depurati āā 1,5
    Unguenti cerei 25,0.

Unguentum arsenicale HELLMUND.

Unguentum COSMI.

Rp. Pulveris arsenicalis Cosmi 1,5
    Unguenti narcotico-balsamici Hellmundi 12,0.

Vet. **Balneum zincico-arsenicale**
CLEMENT.

Rp. Acidi arsenicosi 1000,0
    Zinci sulfurici 5000,0.

In der 17—20fachen Menge kochendem Wasser gelöst zu Bädern für 100 Schafe (bei Räude der Schafe. Ein lauwarmes Bad 5 Minuten).

Vet. **Guttae arsenicales pro canibus.**

a) Deutsche Vorschrift.

Rp. Liquoris Fowleri 10,0
    Aquae Cinnamomi 25,0.

Täglich 10—15 Tropfen bei chronischem Ekzem.

b) Englische Vorschrift.

Rp. Solutionis Fowleri 4,0
    Sirupi Zingiberis 12,0
    Aquae 150,0.

Dreimal täglich 1 Theelöffel.

Vet. **Linimentum arsenicale equorum.**

Rp. Acidi arsenicosi pulv. 2,0
    Extracti Aloës 10,0
    Acidi carbolici 10,0
    Spiritus Vini diluti
    Aquae communis āā 150,0.

Ein Wergbausch wird täglich mit dem Liniment durchfeuchtet und in die Eiterhöhle eingeführt (bei Strahlkrebs).

Vet. **Liquor arsenicatus causticus equorum.**

Babolner Krebstinctur.

Rp. Acidi arsenicosi contusi 0,5
    Kali caustici fusi 5,0
    Aquae destillatae 5,0

Man kocht bis zur Auflösung und fügt hinzu
    Aloës pulveratae 7,5

gelöst in
    Aquae destillatae
    Spiritus Vini diluti āā 50,0

D. S. Die Geschwürsfläche täglich einmal zu bestreichen (bei Krebs, Hufkrebs, Feigwarzen).

Vet.   Lotio antipsorica Tessier.
Poudre pour la bain de Tessier (Gall.).
Tessier's Waschmittel gegen Räude der
Schafe.
Rp. Acidi arsenicosi   1000,0 (1 kg)
Ferri sulfurici crudi 10000,0 (10 kg)
Ferri oxydati fusci   400,0
Radicis Gentianae   200,0
S. Für circa 100 Schafe.
Zum Gebrauch wird das Pulver in die zwölffache
Menge kochendes Wasser (in einem kupfernen
Kessel) eingetragen und 10 Minuten gekocht.
Soll die Flüssigkeit als lauwarmes Bad ange-
wendet werden, so ist statt der zwölffachen die
15fache Menge Wasser zu nehmen. Ein Bad
soll 5 Minuten dauern. Vergleiche auch Balneum
zincico-arsenicale.

Vet.   Pasta arsenicata
gegen Hautwurm der Pferde.
Rp. Acidi arsenicosi subtile pulverati
Farinae secalis
Aluminis pulverati   āā 20,0
Glycerini   10,0
Aquae q. s.
M. ut fiat pasta.

Vet.   Pilulae arsenicatae equorum.
Rp. Acidi arsenicosi subtile pulv. 2,5
Rhizomatis Calami   60,0
Farinae secalinae   25,0
Glycerini   20,0
Aquae q. s.
Fiant pilulae 10. Jede Pille enthält 0,25 Acidi
arsenicosi.
D. S. Früh und abends je eine Pille (bei den-
selben Leiden, welche unter Pulvis arsenicatus
erwähnt sind).

Vet.   Pulvis arsenicatus equorum.

Rp. Acidi arsenicosi pulverati 0,3 (dcg 3)
Natrii carbonici dilapsi   3,0
Seminis Foenu Graeci
Stibii sulfurati nigri   āā 25,0
Dentur tales doses 10.

S. Früh und abends je ein Pulver auf das Futter
(bei Kurzathmigkeit, Mangel an Fresslust, Mager-
keit, Wurm, Flechten etc.).

Vet.   Pulvis antihelminticus equorum.

A.

Rp. Acidi arsenicosi   2,0
Hydrargyri chlorati mitis 4,0.
Doses tales 2. Gegen Bandwurm der Pferde.

B.

Rp. Acidi arsenicosi   2,0
Aloës   20.
Dos. tales 2. Gegen Spulwürmer der Pferde (auch
in Pillenform zu geben).

Pulvis roborans equorum.

A.

Rp. Acidi arsenicosi   0,2
Kalii bicarbonici   5,0
Fructuum Carvi 10,0.
Dos. tales 10. Für Pferde mit schlechter Ernäh-
rung täglich je 1 Pulver.

B. Englische Vorschrift.

Rp. Acidi arsenicosi   0,6
Cantharidum pulv. 0,6
Ferri sulfurici sicci 8,0.
Stärkungspulver. Einmal täglich mit dem Futter
zu geben.

✝✝ Liquor Kalii arsenicosi (Germ.). Kalium arsenicosum solutum (Helv.).

Liquor Potassii arsenitis (U-St.). **Solutio arsenicalis Fowleri** (Austr.). **Liquor arsenicalis** (Brit.). **Soluté d'Arsénite de potasse** (Gall.). **Fowler'sche Lösung.** Dieses Präparat stellt nach allen genannten Pharmakopöen eine mit Hilfe von Alkali bereitete einprocentige Lösung der arsenigen Säure dar. Alle Pharmakopöen schreiben vor: 1 g arsenige Säure und 1 g Kaliumkarbonat (nur U-St. schreibt dafür 2 g Kaliumbikarbonat vor) mit Hilfe der erforderlichen Menge Wasser in Lösung zu bringen und die Lösung zum Schluss auf 100 g bez. ccm aufzufüllen. Dagegen weichen die einzelnen Pharma-kopöen ab in den aromatischen Zusätzen.

	Austr.	Brit.	Gall.	Germ.	Helv.	U-St.
Acidi arsenicosi	1,0 g	1,0 g	1,0 g	1,0 g	1,0 g	1,0 g
Kalii carbonici	1,0 „	1,0 „	1,0 „	1,0 „	1,0 „	—
Kalii bicarbonici	—	—	—	—	—	2,0 „
Spiritus Lavandulae . . .	—	—	—	5,0 „	—	—
Tincturae Lavandulae comp.	—	3,0 ccm	—	—	—	3,0 ccm
Spiritus	—	—	—	10,0 „	10,0 „	—
Spiritus Melissae comp. . .	—	—	3,0 „	—	5,0 „	—
Spiritus aromatici	5,0 „	—	—	—	—	—
Aquae q. s. ad	100,0 „	100,0 ccm	100,0 „	100,0 „	100,0 „	100,0 ccm

Die Darstellung erfolgt in der Weise, dass man in einem Probirglase 1 g der ge-pulverten arsenigen Säure mit 1 g Kaliumkarbonat (oder 2 g Kaliumbikarbonat) sowie 1 g (nicht mehr!) Wasser erhitzt, bis vollständige Auflösung eingetreten ist, die Lösung mit Wasser verdünnt und, abgesehen von den übrigen Zusätzen, mit Wasser auf 100 g bez. ccm bringt. Während sich unter diesen Umständen der ganze Auflösungsvorgang binnen wenigen Minuten abspielt, kann er sich, wenn man von Anfang an viel Wasser anwendet, stundenlang hinziehen.

Die Gehaltsbestimmung: Werden 5 ccm der Lösung mit einer kalt bereiteten Lösung von 1 g Natriumbikarbonat in 20 ccm Wasser sowie einigen Tropfen Stärkelösung vermischt, so müssen 10 ccm $^1/_{10}$ Normal-Jodlösung entfärbt werden. Auf weiteren Zusatz von 0,1 ccm der Jodlösung ($= 2$ Tropfen) muss Blaufärbung auftreten. Hieraus berechnet sich nach S. 389, dass 100 ccm der Fowler'schen Lösung 0,99—1,00 g arsenige Säure As_2O_3 enthalten sollen. — Man beachte, dass nach längerer Zeit der Aufbewahrung das Kaliumarsenit theilweise in Kaliumarseniat übergeht, und dass alsdann die mitgetheilte maassanalytische Bestimmung zu niedrige Werthe giebt.

Anwendung. Die Fowler'sche Lösung ist diejenige Form, in welcher die arsenige Säure am häufigsten verwendet wird. Höchste Gaben: *pro dosi* 0,5 g, *pro die* 2,0 g (Austr. Germ. Helv.).

III. ✝✝ Acidum arsenicicum (Ergänzb.). Acide arsénique (Gall.). Arsensäure, krystallisirte. Arsenic acid. $AsO_4H_3 + \frac{1}{2}H_2O$. Mol. Gew. $= 151$.

Mit dem Namen „Arsensäure" wird sowohl das obige Hydrat als auch das Arsenpentoxyd As_2O_5 bezeichnet, doch haben das Ergänzb. und die Gall. das Hydrat $AsO_4H_3 + \frac{1}{2}H_2O$ aufgenommen.

Darstellung. Man übergiesst in einer Retorte oder einem langhalsigen Kolben 100 Th. arsenige Säure in erbsengrossen Stücken mit 100 Th. Salpetersäure von 1,38 spec. Gew. und erwärmt langsam, bis Stickstoffoxyde nicht mehr entweichen. Die erhaltene Lösung wird von den unverbrauchten Stücken abgegossen und zur Trockne verdampft. Der Rückstand wird in wenig Wasser gelöst und zur Trockne verdampft. Alsdann löst man ihn nochmals in Wasser und prüft die Lösung auf arsenige Säure, indem man sie mit Natronlauge neutralisirt und mit Kaliumdichromat versetzt. Es darf keine Grünfärbung eintreten. Ist arsenige Säure nicht mehr zugegen, so dampft man die Lösung wiederholt mit Wasser ein (zur Verjagung der Salpetersäure) und trocknet sie entweder auf dem Wasserbade ein, oder man bringt sie zur Sirupkonsistenz und lässt sie in der Kälte krystallisiren.

Die konc. sirupdicke Lösung hat das spec. Gew. 2,5, die im Handel vorkommende sirupöse Arsensäure hat das spec. Gew. 2,0.

Eigenschaften. Aus der konc. Lösung scheidet sich die Arsensäure in Form rhombischer Tafeln oder Prismen der Formel $AsO_4H_3 + \frac{1}{2}H_2O$ ab. In der Regel aber kommt sie als weisse krümelige Masse oder als ein weisses grobes Pulver in den Handel, welche Wasser aus der Luft aufnehmen und zu sirupöser Säure zerfliessen. Sie schmilzt beim vorsichtigen Erhitzen im Probirrohre bei etwa 100^0 C. Bei stärkerem Erhitzen (Rothgluth) zerfällt sie in Sauerstoff und arsenige Säure, welche beide flüchtig sind. Bei 110^0 C. wird sie wasserfrei und hat dann die Zusammensetzung AsO_4H_3. Leicht löslich in Wasser, Alkohol, auch in Glycerin. Die wässerige Lösung besitzt metallischen Geschmack; sie entfärbt Kaliumpermanganat nicht. Sie wird von Schwefelwasserstoff nicht direkt gefällt. Säuert man sie aber mit Salzsäure an und erwärmt sie, so erzeugt Schwefelwasserstoff allmählich einen gelben Niederschlag, welcher je nach den eingehaltenen Bedingungen aus Arsentrisulfid und Schwefel oder aus Arsenpentasulfid besteht. — Aus der neutralisirten Lösung fällt Silbernitrat rothbraunes Silberarseniat, Ag_3AsO_4, welches sowohl in Salpetersäure als auch in Ammoniak leicht löslich ist. Auf Kohle erhitzt, verbreitet die Arsensäure Knoblauchgeruch; im Marsh'schen Apparate führt sie ebenso wie Arsenigsäure zur Bildung von Arsenwasserstoff. Sie ist eine dreibasische Säure; die Salze heissen Arseniate.

Mit Magnesia-Mixtur entsteht ein weisser krystallinischer Niederschlag von Ammonium-Magnesiumarseniat (arsensaure Ammoniak-Magnesia) $AsO_4MgNH_4 + H_2O$. Molybdänsäure erzeugt in Lösungen der Arsensäure einen gelben Niederschlag, welche dem von Phosphorsäure ähnlich ist.

Die Arsensäure selbst wird therapeutisch nicht, dagegen werden einige ihrer Salze therapeutisch benutzt. Die Säure ist giftig und erzeugt, im konc. Zustande auf die Haut gebracht, Brandblasen.

Aufbewahrung. Vor Feuchtigkeit geschützt, sehr vorsichtig unter den Arsenikalien.

†† Ammonium arsenicicum. **Arsenias ammonicus.** **Ammonarseniat.** **Arsensaures Ammon.** $AsO_4(NH_4)_3$. **Mol. Gew.** $= 193$. Man stellt dieses Salz dadurch her, dass man konc. Arsensäurelösung mit doppeltem Salmiakgeist übersättigt, mit einem gleichen Volum Weingeist vermischt und das abgeschiedene Salz mehrere Tage hindurch an der Luft ohne Wärmeanwendung trocken werden lässt. Es bildet ein weisses, in Wasser leicht lösliches Salzpulver, welches in einem gut verschlossenen Glasgefässe in der Reihe der direkten Gifte aufzubewahren ist. Maximaldosis 0,008, maximale Gesammtdosis auf den Tag 0,02 g. Man hat es bei verschiedenen Hautleiden empfohlen. **Sehr vorsichtig aufzubewahren.**

<table>
<tr><td align="center">Liquor arsenicalis Biett.</td><td align="center">Solutio arsenicalis Bazin.</td></tr>
<tr><td align="center">Rp. Ammonii arsenicici 0,2
Aquae destillatae 100,0.

Täglich 2—3 mal 10—15 Tropfen.</td><td align="center">Rp. Ammonii arsenicici 0,05
Aquae destillatae 300,0.
Morgens und Abends einen Esslöffel, bis zu 4 Esslöffel steigend. Bei Ekzema herpeticum.</td></tr>
</table>

†† Chininum arsenicicum. **Arsensaures Chinin.** **Arseniate de Quinine.** $2[C_{20}H_{24}N_2O_2] \cdot H_3AsO_4 + 8H_2O$. **Mol. Gew.** $= 934$. Zur Darstellung löst man einerseits 8 Th. Chininchlorhydrat in 200 Th. Wasser, andererseits 3,1 Th. Natriumarseniat ($AsO_4Na_2H +$ $7H_2O$) in 100 Th. Wasser und vermischt beide Lösungen. Der entstandene Niederschlag wird abgesaugt und aus siedendem Wasser umkrystallisirt. — Farblose, an warmer Luft verwitternde Prismen, in kaltem Wasser schwer, leicht in heissem Wasser löslich. Die wässerige Lösung giebt mit Silbernitrat rothbraunen, nach dem Versetzen mit Salzsäure und Erwärmen auf 80° C. mit Schwefelwasserstoff einen gelben Niederschlag. In der Lösung des Salzes in Chlorwasser erzeugt Ammoniakflüssigkeit Grünfärbung (Thalleiochin-Reaktion). Das Salz enthält 12,3 Proc. Arsensäure-Anhydrid As_2O_5. Höchstgaben: pro dosi 0,02 g, pro die 0,05 g. **Sehr vorsichtig aufzubewahren.**

†† Kalium arsenicicum. **Arsenias kalicus.** **Kaliumarseniat.** **Sal arsenicale** Macquer. AsH_2KO_4. **Mol. Gew.** $= 180$. Es enthält 63,6 Proc. Arsensäure As_2O_5, welche 55,5 Arsenigsäure As_2O_3 entsprechen.

Bereitung. Gleiche Theile höchstfein gepulverte Arsenigsäure und trockner gepulverter Kalisalpeter werden in einem Hessischen Tiegel so lange erhitzt, als Dämpfe daraus hervortreten (eine dunkle Rothgluth ist nicht zu überschreiten). Die erkaltete Schmelze wird in kochendem Wasser gelöst, die Lösung, wenn sie nicht sauer reagiren sollte, mit Essigsäure sauer gemacht und dann zur Krystallisation gebracht, die letzte Mutterlauge aber verworfen.

Eigenschaften. Ein farbloses, in vierseitigen Prismen krystallisirendes, an der Luft beständiges, in Wasser leicht lösliches Salz, dessen Lösung Lackmus röthet. Es ist sehr giftig und mit denselben Cautelen zu bewahren wie die Arsenigsäure.

Aufbewahrung. Unter den direkten Giften. Man giebt es in Einzelgaben von 0,003—0,005—0,006. Höchstgaben: *pro dosi* 0,007 g, *pro die* 0,02 g.

†† Fliegenpapier. Löschpapier, welches roth gefärbt und mit entsprechendem Aufdruck versehen ist, wird mit folgender Lösung getränkt: Kalii arsenicici 2,5 g, Sacchari 10,0, Aquae 100,0, Ananasäther gtt. 5.

Man beachte, dass dieses Papier nur gegen Giftschein abgegeben werden darf.

Kuhkoth-Salz. Als Ersatz der Kuhkoth-Bäder zum Befestigen von Beizen auf Geweben in der Färberei dient das oben beschriebene Kaliumarseniat.

†† Natrum arsenicicum. (Helv.). **Natriumarseniat.** **Arseniate de soude** (Gall.). **Sodii Arsenas** (Brit.). $AsHNa_2O_4 + 7H_2O$. **Mol. Gew.** $= 312$. Es enthält 36,85 Proc. Arsensäure As_2O_5.

Bereitung. Trocknes gepulvertes Natriumnitrat 100,0 und fein gepulverte Arsenigsäure 116,0 werden gut gemischt in einem Hessischen Tiegel so lange erhitzt, als Dämpfe daraus hervorgehen, eine dunkle Rothgluth ist jedoch nicht zu überschreiten. Die erkaltete Schmelze wird in ihrer 8fachen Menge heissem destillirten Wasser gelöst, die Lösung mit einer Lösung von circa 150,0 krystallisirtem Natriumkarbonat bis zur alkalischen Reaktion versetzt und bei 18 bis 25° C. zur Krystallisation gebracht, die letzte Mutterlauge aber verworfen. Während der Krystallisation ist darauf zu achten, dass die Flüssigkeit stets alkalisch reagiere. Die ohne Anwendung von Wärme getrockneten Krystalle müssen in einem gut verschlossenen Glasgefäss aufbewahrt werden.

Eigenschaften. Farblose, prismatische Krystalle von schwach alkalischer Reaktion, löslich in 3,6 Th. kaltem Wasser, auch in 55 Th. Weingeist. Das Natriumarseniat ist sehr giftig und wird mit derselben Vorsicht wie die Arsenigsäure aufbewahrt und behandelt. Da das Natriumarseniat je nach der Temperatur während des Krystallisationsaktes verschiedene Mengen Krystallwasser bindet, es ferner leicht verwittert, so ist die Bestimmung seiner Dosis eine etwas unsichere. Die Brit. hat das wasserfreie Salz aufgenommen, welches durch Austrocknen der Krystalle bei 150° C. erhalten wird.

Anwendung. Das Natriumarseniat wird in denselben Krankheitsfällen angewendet wie die Arsenigsäure. Man giebt es zu 0,001—0,002—0,003 g. Als Maximaldosis sind 0,005 *pro dosi* und 0,010 *pro die* (Helv.) anzunehmen.

Cigaretae antiphthisicae TROUSSEAU.
Rp. Natrii arsenicici 1,0
Aquae destillatae 50,0.
Man tränkt damit Filtrirpapier (400 ☐cm) und fertigt nach dem Trocknen 20 Cigaretten, von denen jede 0,05 g Natriumarseniat enthält. Der Patient nimmt täglich 2—3 mal je 4—5 Züge.

Liquor arsenicalis ad inhalationes REVEIL.
Rp. Natrii arsenicici 0,01
Aquae destillatae 1000,0.
Bei syphilitischen Affektionen des Kehlkopfs und der Luftwege.

Liquor arsenicalis PEARSON
Natrium arsenicicum solutum (Helv.).
Soluté d'arséniate de soude (Gall.).
Rp.   Gall.   Helv.
Natrii arsenicici   1,0   1,0
Aquae destillatae   600,0   500,0.
Dosis maxima pro dosi 1,0, pro die 4,0.

Liquor Natrii arsenicici (Ergänzb.).
Rp. Acidi arsenicici (bei 100°C. getrocknet) 1,0
Natrii carbonici cryst.   2,0
Aquae q. s. ad.   100,0.
Dosis maxima pro dosi 0,5, pro die 1,0.

Liquor Sodii arsenatis (Brit.).
Rp. Natrii arsenicici anhydrici 1,0
(vel Natrii arsenicici cryst. 1,68)
Aquae destillatae q. s. ad 100,0.

Mixtura arsenicalis DELIOUX.
Rp. Natrii arsenicici 0,1
Aquae destillatae 200,0.
Mittags und Abends ½ Esslöffel als Prophylakticum gegen Furunkeln.

Pilulae Natrii arsenicici BIETT, DEVERGIE.
Rp. Extracti Conii   0,5
Natrii arsenicici   0,05
Radicis Althaeae
Sirupi Aurantii florum āā q. s.
fiant pilulae 20. Dosis täglich 2—5 Stück.

Solutio arsenicalis antiasthmatica TROUSSEAU.
Rp. Natrii arsenici.ci   0,05
Aquae destillatae   100,0
Tincturae Coccionellae q. s.
Je vor dem Mittag- und Abendbrot 1 Theelöffel.

Sirupus Natrii arsenicici BOUCHUT.
Rp. Natrii arsenicici   0,01
Aquae destillatae   1,0
Sirupi Sacchari   40,0
Dosis: 1—3 Esslöffel täglich.

†† Calcium arsenicicum. Kalkarseniat. Arsensaures Calcium. $(AsO_4)_2Ca_3$.

Mol. Gew. = 398. Wird bei Darstellung einiger künstlichen Mineralwässer gebraucht.

Darstellung. Trockene Arsensäure wird in der siebenfachen Menge 5 procentiger Aetzammonflüssigkeit gelöst, oder eine flüssige Arsensäure mit Aetzammon im starken Ueberschuss versetzt, die Flüssigkeit verdünnt und mit einer verdünnten Calciumchloridlösung so lange versetzt, als dadurch eine Trübung entsteht. Der Niederschlag wird gesammelt, ausgewaschen und im Wasserbade ausgetrocknet. Es ist ein zartes weisses Pulver, in Wasser kaum löslich.

†† Ferrum arsenicicum. Ferroarseniat. Arsensaures Eisenoxydul. Arséniate ferreux (Gall.). Ferri arsenas (Brit.).

Die Gall. hat die Verbindung $AsO_4FeH = 196$, die Brit. diejenige $Fe_3(AsO_4)_2 + 6H_2O$. **Mol. Gew. = 554** aufgenommen.

Darstellung. A) Gall.: Man löst einerseits 50 g krystallisirtes Natriumarseniat in 500 ccm Wasser, andererseits 10 g krystallisirtes Ferrosulfat in 100 ccm Wasser. Beide Lösungen werden vermischt, der entstehende Niederschlag wird ausgewaschen, rasch getrocknet und in wohl zu verschliessende Gefässe gebracht.

B) Brit. Man löst 53,0 g wasserfreies oder 89,0 g kryst. Natriumarseniat in 200 ccm heissem Wasser, andererseits 41,5 g kryst. Ferrosulfat in 140 ccm heissem Wasser und mischt beide Flüssigkeiten. Dann setzt man eine Lösung von 9 g Natriumbikarbonat in 200 ccm Wasser hinzu und rührt gut um. Der Niederschlag wird auf einem Leinentuche gesammelt, ausgewaschen, abgepresst und bei einer 38° C. nicht überschreitenden Temperatur getrocknet.

Eigenschaften. **A)** Gall.: Weisses, an der Luft grünlich werdendes, amorphes Pulver, in Wasser unlöslich, in Ammoniak mit grüner Färbung löslich. Löslich auch in Salzsäure; in dieser Lösung entsteht durch Kalilauge ein weisser Niederschlag.

B) Brit. Grünliches, amorphes Pulver ohne Geschmack, unlöslich in Wasser, leicht löslich in Salzsäure. Diese Lösung wird durch Ferricyankalium sofort gebläut.

Beide Präparate stellen Verbindungen der Arsensäure mit Eisenoxydul und Eisenoxyd dar. Sie werden bei Lupus und Krebs in Gaben von 0,003—0,006—0,01 g täglich dreimal gegeben. Höchste Gaben: *pro dosi* 0,025, *pro die* 0,05 g.

Pilulae anteczematicae VALERIUS.

Rp. Ferri arsenicici 1,0 (!)
Extracti Opii 0,5
Extracti Chinae 10,0

fiant pilulae 200. Jede Pille enthält 0,05 g Eisenarseniat. Mit zwei Pillen pro Tag anzufangen und bis 12 Pillen allmählich zu steigen. (Das Original giebt die doppelte Dosis Eisenarseniat an.)

Pilulae Ferri arsenicici BIETT.

Rp. Ferri arsenicici 0,3
Extracti Lupuli 10,0
Sirupi Aurantii florum
Radicis Althaeae āā q. s.

fiant pilulae 100. Jede Pille enthält 0,003 g Eisenarseniat. Täglich 1 Pille, bis zu 8 Pillen steigend.

Pilulae Ferri arsenicici HARDY.

Ferri arsenicici 1,0
Conservae Rosae q. s.
fiant pilulae 100.

Pilulae Ferri arsenicici VIGNARD.

Rp. Ferri arsenicici 0,5
Morphini hydrochlorici 0,04
Extracti Gentianae q. s.
fiant pilulae 20. Täglich 1—5 Pillen bei Flechten, Hautjucken. (Das Original giebt die doppelte Dosis Eisenarseniat an.)

Pilulae arsenicales BAZIN.

Rp. Ferri arsenicici 0,1
Extracti Dulcamarae q. s.
fiant pilulae 20. Mit 2 Pillen täglich anzufangen und bis zu 30 Pillen täglich zu steigen. Bei herpetischen Ausschlägen.

IV. †† Arsenium jodatum (Ergänzb.). Arsenjodid. Jodure d'arsénic. Arsenii Jodidum (Brit.). Arseni Jodidum (U-St.). AsJ₃. Mol. Gew. = 456.

Zur Darstellung werden 4,0 metallisches Arsen, so eben zu einem feinen Pulver zerrieben, mit 20,0 Jod unter Reiben innig gemischt, alsdann in ein Glaskölbchen gegeben und bei gelinder Wärme geschmolzen. Nach dem Erkalten übergiesst man die Masse mit ca. 60,0 Schwefelkohlenstoff, macerirt 1—2 Tage, filtrirt im bedeckten Trichter durch Glaswolle und überlässt das Filtrat an einem dunklen Orte der freiwilligen Verdunstung.

Glänzende, rothgelbe, krystallinische, neutrale Schüppchen von jodartigem Geruch, in 3,5 Th. Waeser oder in 10 Th. Weingeist, auch in Aether und Schwefelkohlenstoff löslich. Die wässerige Lösung ist gelb gefärbt, neutral gegen Lackmus; nach längerem Stehen, rascher beim Erhitzen, ist in der wässerigen wie in der alkoholischen Lösung arsenige Säure und Jodwasserstoff enthalten. Es löse sich klar in Schwefelkohlenstoff und hinterlasse beim Glühen keinen Rückstand. Sehr vorsichtig, vor Licht und Feuchtigkeit geschützt, aufzubewahren. Höchstgaben: *pro dosi* 0,01 g, *pro die* 0,06 g. Es wird hauptsächlich zur Bereitung der DONOVAN'schen Lösung verwendet.

Hydrargyrum arseniato-jodatum. Joduretum Arsenii et Hydrargyri. Jodure d'arsenic et de mercure ist ein Gemisch aus gleichen Theilen Arsenium jodatum und Hydrargyrum bijodatum rubrum.

Liquor Arsenii et Hydrargyri Jodidi.
(Brit. U-St.)
Rp. Arsenii jodati 10,0
Hydrargyri bijodati rubri 10,0
Aquae destillatae q. s. ad 1 l.
Durch Anreiben mit Wasser in Lösung zu bringen, zum Schluss zu filtriren.

Pilulae Arsenii jodati GREEN.
Rp. Arsenii jodati 0,2
Extracti Conii 2,5
fiant pilulae 35. Dreimal täglich 1 Pille bei Lepra, Psoriasis.

Pilulae Arsenii jodati THOMSON.
Rp. Arsenii jodati 0,5
Extracti Conii 5,0
fiant pilulae 100.

Unguentum Arsenii jodati THOMSON.
Rp. Arsenii jodati 0,1
Adipis benzoïnati 20,0.
Einreibung bei verschiedenen chronischen und syphilitischen Hautausschlägen.

Solutio Donovan.

Liqueur de Donovan (nach BOUCHARDAT).

Rp. Arsenii jodati 0,1
Hydrargyri bijodati rubri 0,2
Kalii jodati 2,0
Aquae destillatae 60,0.
Von 5 bis zu 100 Tropfen steigend mit Wasser verdünnt 2—3mal täglich bei chronischen und syphilitischen Hautausschlägen.

Solutio Donovan

(von HERBA abgeändert).

Rp. Acidi arsenicosi 1,25
Hydrargyri depurati 3,25
Jodi 2,5.

Mit etwas Spiritus feinreiben, dann schütteln mit

Acidi hydrojodici (10 %) 10,0
Aquae destillatae 570,0

fiat solutio. Dosis: 4 Tropfen, täglich um 2 Tropfen
steigend bis zu 80 Tropfen, dann wird in gleichem
Maasse die Dosis vermindert und auf 4 Tropfen
zurückgegangen.

Potus Donovan
(nach BOUCHARDAT).

Rp. Solutionis Donovan 5,0
Aquae destillatae 100,0
Sirupi Zingiberis 20,0.

Täglich drei bis vier Esslöffel.

V. †† Stibium arsenicicum. Arséniate d'antimoine. Antimonarseniat ($4Sb_2O_3 + As_2O_5$), ein weisses, in Wasser und Weingeist unlösliches Pulver.

Bereitung. 10,0 Brechweinstein werden in 80,0 kochend heissem Wasser gelöst und mit einer Lösung der Arsensäure in destillirtem Wasser allmählich versetzt, solange dadurch ein Niederschlag entsteht. Dann erhitzt man das Ganze bis zum Aufkochen, bringt den Niederschlag auf ein genässtes Filter und wäscht hier solange mit Wasser aus, bis das Abtropfende durch ammoniakalische Magnesiumsalzlösung nicht mehr getrübt wird. Dann wird der Niederschlag in gelinder Wärme getrocknet. Ausbeute ca. 7,5 (HAGER). Nach CHAPSAL soll man Antimonchloridlösung mit einer koncentrirten Natriumarseniatlösung fällen etc.

Aufbewahrung. Unter den direkten Giften.

Anwendung. Das Antimonarseniat ist bei Neurosen und Hautkrankheiten, besonders aber bei Herzkrankheiten, auch bei Asthma und Lungenemphysem warm empfohlen worden. Dosis 0,001—0,002—0,003 zwei- bis dreimal des Tages. Höchstgaben: *pro dosi* = 0,003 g, *pro die* 0,01 g. Bei heftigen Anfällen steigt man selbst bis zu einer Gesammtdosis von 0,02 g. Alkalische Speisen und Getränke müssen während des Gebrauchs gemieden werden.

Granules antimoniaux DE PAPILLAUD sind kandirte 0,1 schwere Pillen oder Granüle (1 Flacon mit 100 Granülen kostet 5 Francs), welche nach DORVAULT Antimonjodür zur Basis haben, aber nach BLASER aus Antimonarseniat 0,0005, Tragant 0,01 und rothgefärbtem Zucker 0,04 auf eine Granüle zusammengesetzt sind.

VI. †† Arsenium sulfuratum citrinum. Arsenium flavum seu citrinum. Auripigmentum. Operment. Rauschgelb. Gelbes Schwefelarsen. Arsentrisulfid. Sulfure jaune d'arsénic (Gall.). Yellow arsenic. As_2S_3. Mol. Gew. = 246.

Man hat von dieser Verbindung drei verschiedene Sorten zu unterscheiden: **1)** das natürlich (in Persien und Japan) vorkommende Auripigment, welches frei von arseniger Säure und daher ungiftig ist. **2)** Das künstlich dargestellte Auripigment des Handels, welches durch Zusammenschmelzen von 6 Th. metallischem Arsen mit 4 Th. Schwefel oder Sublimation von 4 Th. Arsenigsäureanhydrid mit 3 Th. Schwefel erhalten wird und bisweilen erhebliche Mengen von Arsenigsäureanhydrid enthält, daher von sehr wechselnder Giftigkeit ist. **3)** Das medicinale Auripigment, dessen Darstellung hier angegeben ist.

Darstellung. Man löst 100 Th. Arsenigsäureanhydrid in einer Mischung von 300 Th. Salzsäure (1,17 spec. Gew.) und 900 Th. Wasser, sättigt die Lösung mit Schwefelwasserstoff und lässt die Flüssigkeit in verkorkter Flasche einen Tag hindurch stehen. Nach dieser Zeit muss sie noch deutlich nach Schwefelwasserstoff riechen, andernfalls wäre das Einleiten von Schwefelwasserstoff zu wiederholen. Man filtrirt ab, wäscht den Niederschlag mit kaltem Wasser aus, bis das ablaufende Wasser nicht mehr sauer reagirt, sowie beim Verdampfen auf Platinblech keinen Rückstand mehr hinterlässt und trocknet auf porösen Unterlagen bei 60—70° C.

Ein zartes, gelbes, amorphes Pulver, unlöslich in Wasser und in Salzsäure, löslich in ätzenden und in kohlensauren Alkalien, auch in Schwefelalkalien. An der Luft erhitzt, verbrennt es zu Schwefeldioxyd und zu Arsenigsäureanhydrid. Zieht man es mit siedendem Wasser aus, so darf das mit Salzsäure angesäuerte Filtrat durch Schwefelwasserstoffwasser weder gelb gefärbt noch gelb gefällt werden.

†† **Auripigmentum technicum.** Bildet entweder gelbe bezw. orangegelbe glänzende, specifisch schwere, feste Stücke mit muschligem Bruch bezw. von blättriger Struktur,

spec. Gew. 3,46, oder ein gelbes, mehr oder weniger mattes Pulver, welches, wie schon bemerkt, oft mehrere Procente Arsenigsäureanhydrid enthält. Diese Sorte darf nur zu technischen Zwecken verwendet werden.

Aufbewahrung. Sehr vorsichtig, in der Reihe der Arsenikalien.

Anwendung. Das reine Schwefelarsen gilt bei innerlicher Darreichung als ungiftig, indessen dürfte diese Angabe einer näheren Prüfung wohl kaum Stand halten, da wohl zu erwarten ist, dass es im alkalischen Darmsaft nicht ganz unlöslich sein wird. Innerlich wird es kaum angewendet, abgesehen davon, dass Arsenikesser es regelmässig zu sich nehmen, die aber alsdann natürlich die Handelssorten wählen. Aeusserlich dient es als Aetzmittel bei Krebs, bei sehr unreinen Schankergeschwüren, bei purulenter Konjunktivitis, endlich als Depilatorium bei Hautkrankheiten.

Rhusma Turcarum. Man mischt 1 Th. Auripigment mit 5 Th. gepulvertem Aetzkalk und bewahrt die Mischung in einem gut zu verschliessenden Gefässe auf. Zum Gebrauche rührt man 3 Th. dieses Pulvers mit 2 Th. heissem Wasser an. Ob die Mischung brauchbar ist, wird wie folgt geprüft: Man bestreicht damit eine Federfahne; nach einer halben Stunde muss sich der Federbart leicht ablösen lassen. Cosmetisches Enthaarungsmittel!

Orientalisches Extract von W. Krauss in Köln, Enthaarungsmittel. 27 Proc. Aetzkalk, 13 Proc. Schwefelarsen, 60 Proc. Weizenstärke. 30 g = 1,50 Mk. [Unters. Amt Breslau.]

<table>
<tr><td colspan="2">

Depilatorium Delcroix.

Rp. Calcariae ustae   30,0
     Gummi arabici   60,0
     Auripigmenti   4,0.

Depilatorium Plenck.
Pasta epilatoria Plenck.

Rp. Auripigmenti   5,0
     Calcariae ustae   50,0
     Amyli Tritici   30,0.

Die Mischung wird mit Wasser zu einem Brei angerührt und dieser auf die zu enthaarenden Stellen messerrückendick aufgetragen. Sobald die Schicht zu trocknen beginnt, wird sie mit einem glatten Holzspachtel entfernt.

</td><td colspan="2">

Liquor Lanfranc.
Mixture cathérétique (Gall.).
Collyre de Lanfranc.

Rp. 1. Aloës   5,0
     2. Myrrhae   5,0
     3. Aeruginis   10,0
     4. Auripigmenti   15,0
     5. Aquae Rosae   380,0
     6. Vini albi   1000,0.

Man reibt 1—4 im Mörser fein, reibt sie mit 6 an, fügt 5 hinzu und bewahrt in verschlossener Flasche auf. Vor dem Gebrauch umzuschütteln! Zum Bestreichen des inneren Augenlides bei Ophthalmia purulenta, auch zum Verbinden von Schankern und syphilitischen Geschwüren.

</td></tr>
</table>

†† Arsenium sulfuratum rubrum. Arsenicum rubrum. Realgar. Sulfure rouge d'arsénic. Red orpiment. As_2S_2. Mol. Gew. = 214. Sandarach Arsen-Rubin.

Kommt natürlich vor und wird künstlich dargestellt durch Zusammenschmelzen von 15 Th. metallischen Arsen mit 6,5 Th. Schwefel oder durch Sublimation eines Gemisches von 2 Th. Arsenigsäureanhydrid mit 1 Th. Schwefel, in den Hütten durch Sublimation von Arsenkies mit Schwefelkies.

Das natürliche rothe Schwefelarsen stellt rubinrothe monokline Prismen vom spec. Gew. 3,54 dar, das künstlich erzeugte dunkelrothe, an den Kanten durchscheinende glasige Massen. In Wasser unlöslich, löslich in Kaliumsulfid, Natriumsulfid und Ammoniumsulfid. An der Luft erhitzt, verbrennt es zu Schwefeldioxyd und Arsenigsäureanhydrid. Wird therapeutisch nicht, wohl aber in der Technik verwendet, z. B. als Malerfarbe, in der Färberei zur Reduktion des Indigo, zu Weissfeuer, ferner in der Weissgerberei (sog. „Salbe" der Gerber) zum Enthaaren der Felle.

<table>
<tr><td>

Weissfeuer.

Rp. Kalii nitrici   50,0
     Sulfuris depurati   15,0
     Realgar   4,0
     (vel Auripigmenti   4,3).

</td><td>

Rhusma der Gerber.

Rp. Realgar   1
     Calcariae ustae   8.

Mit Wasser zu einem Brei zu löschen. Wird in einem Holzfass angerührt.

</td></tr>
</table>

Analytisches. Die Schwefelverbindungen des Arsens werden durch nascirenden Wasserstoff aus saurer Quelle (Zink + Säure) nicht in Arsenwasserstoff übergeführt. Dagegen gelingt diese Ueberführung durch Wasserstoff aus alkalischer Quelle. Man kann also Arsensulfide in Arsenwasserstoff überführen, wenn man sie in Natron- oder Kalilauge auflöst und Zink oder Aluminium auf diese Lösung einwirken lässt. Bei Anwendung von Zink ist die Wasserstoffentwickelung eine sehr spärliche. Will man den Arsengehalt der Arsensulfide im gewöhnlichen Marsh'schen Apparate nachweisen, so muss man die Sulfide zuvor oxydiren. S. S. 406.

Das in den Arsensulfiden enthaltene Arsen lässt sich auch leicht im einfachen Glührohr durch Bildung eines Arsenspiegels nachweisen: Zu diesem Zwecke mischt man 1 Th. trockenes Arsensulfid mit 1 Th. Kaliumcyanid und 3 Th. wasserfreiem Natriumkarbonat. Diese Mischung bringt man in den untersten, geschlossenen Theil eines schwer schmelzbaren Glasrohres von der Form, welche Fig. 109 wiedergiebt. Man wischt zunächst den nicht gefüllten Theil des Rohres sorgfältig mit Filtrirpapier aus, erhitzt alsdann das Gemisch vorsichtig nur soweit, dass jede Spur von Feuchtigkeit ausgetrieben

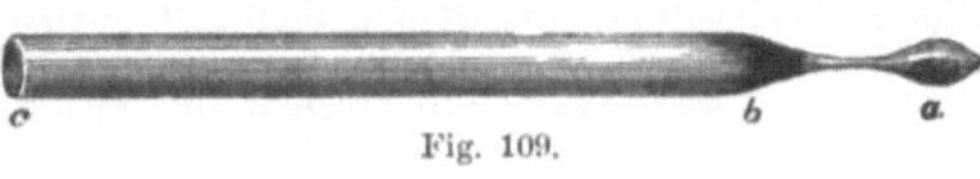

Fig. 109.

wird und wischt nun das Rohr mit Filtrirpapier wieder trocken. Hierauf erhitzt man das Gemisch bis zum Schmelzen und erhält es einige Zeit bei Rothgluth. Das vorhandene Schwefelarsen wird nunmehr zu metallischem Arsen reduzirt, welches sich als glänzender Spiegel in dem weiteren Theile des Glasrohres absetzt. Dieser Nachweis lässt sich noch empfindlicher machen, wenn man den Reduktionsvorgang nach FRESENIUS und BABO in einem langsamen Strome von Kohlensäure vor sich gehen lässt.

VII. †† Acidum kakodylicum. Kakodylsäure. Dimethylarsensäure. As(CH₃)₂ O₂H. Mol. Gew. = 138.

Erhitzt man trockenes Kaliumacetat mit gleichen Theilen Arsenigsäureanhydrid, so erhält man ein in Wasser ziemlich unlösliches, bei 170° C. siedendes Oel von ausserordentlich widerlichem Geruche (CADET'sche Flüssigkeit), das wenig Kakodyl As₂(CH₃)₄ und viel Kakodyloxyd As₂(CH₃)₄O enthält. Wird dieses Gemisch mit Quecksilberoxyd behandelt, so werden beide Verbindungen zu Kakodylsäure As(CH₃)₂O₂H oxydirt.

Geruchlose, schiefrhombische Säulen, in Wasser sehr leicht löslich. Wird durch phosphorige Säure zu Kakodyloxyd reducirt, welches durch den Geruch erkennbar ist. Einbasische Säure. Die Salze sind in Wasser löslich und meist amorph.

†† **Natrium kakodylicum.** Kakodylsaures Natrium As(CH₃)₂O₂Na = 160. Amorphes, weisses, in Wasser lösliches Pulver.

Die Kakodylsäure, welche rund 54 Proc. metallisches Arsen enthält, wurde in der letzten Zeit als Arsenpräparat bei hartnäckigen Hautkrankheiten empfohlen, ohne dass die Versuche als abgeschlossen gelten können. Dass sie giftig ist, unterliegt keinem Zweifel, doch ist sie anscheinend weniger giftig als die arsenige Säure und die Arsensäure. DANLOS gab die Säure und ihr Natriumsalz in Tagesgaben von 0,25 g innerlich und von 0,1 g subkutan mit Erfolg bei Psoriasis.

<table>
<tr><td>

Rp. Acidi kakodylici   2,5
     Olei Menthae pip.   gtt. 2
  Sirupi Aurantii corticis
     Sirupi Sacchari   āā 20,0
     Aquae destillatae   60,0
Täglich 4 Kaffeelöffel = 0,5 g der Kakodylsäure.
DANLOS gab bis zu 6 Kaffeelöffel. Bei Pso
riasis.

</td><td>

Rp. Natrii kakodylici 1,0
     Aquae destillatae 15,0.
Dreimal täglich 15—20 Tropfen.

————

Rp. Natrii kakodylici 1,0
     Aquae destillatae 10,0.
Zur subkutanen Injektion ½—¼ Pravazspritze.

</td></tr>
</table>

Toxikologischer Nachweis, Bestimmung. Arsenik ist wegen seiner vielfachen Anwendung in der Technik, wegen seiner relativen Geschmacklosigkeit, der leichten Anwendbarkeit und der sicheren Wirkung auch heute noch dasjenige Gift, welches am häufigsten zu Giftmorden angewendet wird. Ausserdem ist auf das Vorkommen von Arsen in vielen Gebrauchsgegenständen etc. Rücksicht zu nehmen.

Man unterscheidet eine chronische und eine akute Arsenvergiftung. Die erstere, welche durch länger andauernde Zuführung kleinster Arsenmengen zustande kommt, kann hier übergangen werden. Die akute Vergiftung wird durch Einführung toxischer Dosen veranlasst. Ihre Symptome sind folgende: Schmerzen im Verdauungskanal, Erbrechen, Durchfall blutiger oder reiswasserähnlicher Massen, cyanotische Verfärbung und Gedunsensein des Gesichtes, Kälte der Haut, Krämpfe in Händen und Waden, beschleunigter Puls, Athemnoth, Albuminurie, Hämaturie, auch Urinverhaltung. Der Tod erfolgt nach einigen Stunden unter Konvulsionen, das Bewusstsein kann in den letzten Stadien aufgehoben, aber auch erhalten sein. Das ganze Bild ähnelt demjenigen der Cholera nostras.

Welche Dosen von Arsenik und Arsenverbindungen für Menschen letal sind, ist schwer zu sagen. Es sind Fälle bekannt, in denen relativ kleine Mengen rasch zum Tode führten, andere, in denen nach Genuss grosser Mengen (in Breslau ging vor zwei Jahren ein Fall in Genesung über, in welchem ein Mann 250 g Schweinfurtergrün genommen hatte) Wiederherstellung eintrat. Thatsächlich liegen die Verhältnisse so: Wenn ein Mensch eine gewisse Menge eines Arsenpräparates einnimmt, also z. B. 0,09 g weissen Arsenik,[1] so tritt zunächst eine Intoxikation ein. Ob diese in Genesung übergeht oder zum Tode führt, hängt von Umständen (voller Magen, leerer Magen, Resorptionsverhältnisse, individuelle Disposition) ab, welche niemand vorher beurtheilen kann. Es wäre u. E. durchaus falsch, eine Gabe von 0,09 g als nicht tödtlich zu bezeichnen. Diese Erörterung ist wichtig, weil sehr häufig vor Gericht die Frage gestellt wird, ob eine bestimmte Gabe als tödtlich anzusehen ist oder nicht.

Trotzdem ist der Sachverständige natürlich gezwungen, die mittleren tödtlichen Gaben kennen zu lernen. Als solche werden angesehen: 0,1 g Arsenigsäure-Anhydrid, 1,0 g technisches Schwefelarsen, 2,0 g Schweinfurtergrün.

Untersuchung von Leichentheilen. Besteht der Verdacht einer Vergiftung durch Arsenik, so kann unter Umständen schon die äussere Besichtigung der Organtheile werthvolle Fingerzeige geben. Die Magenschleimhaut ist in der Regel geröthet, die event. dabei befindliche blutige Flüssigkeit ist hellroth gefärbt. Fäulnissgeruch ist in geringerem Maasse als bei nicht mit Arsenik Vergifteten vorhanden. Man breitet den Magen auf einer sauberen Porcellanschale so aus, dass die Schleimhaut oben liegt und untersucht, ob auf der Schleimhaut etwa weisse Partikel aufsitzen, wobei man namentlich auch die Falten der Schleimhaut zu prüfen hat. Sind solche verdächtige Partikel vorhanden, so werden sie auf einem Uhrglase gesammelt. Ebenso sieht man zu, ob sich etwa aus dem flüssigen Theile specifisch schwere weisse oder gelbliche Körnchen zu Boden gesetzt haben. Solche Partikel wären nach dem Abspülen sogleich durch Erhitzen mit Kohle im Glührohre nach S. 388 und durch Auflösen in Salzsäure und Einleiten von Schwefelwasserstoff zu prüfen. Täuschungen können erfolgen durch erstarrte Fettkügelchen, durch Gries und ähnliche Bestandtheile der Nahrung. — Das Blut ist nach Arsenvergiftungen dunkelkirschroth und hält sich über die normale Zeit hinaus ohne erheblichen Fäulnissgeruch.

Hat die Vorbesichtigung Arsenik in Substanz auffinden lassen, so sucht man diesen mit der Pincette oder durch Sedimentiren zu sammeln. (In einem Falle wurden 25 g Arsenik mit der Pincette aus einem Mageninhalt isolirt.) Man bestimmt alsdann das Gewicht und stellt den Procentgehalt einer Durchschnittsprobe entweder gewichtsanalytisch oder maassanalytisch fest. Die von der Hauptmenge des Arseniks befreiten Organtheile — oder, wenn sich Arsenik mechanisch nicht auslesen liess, die ursprünglichen Organtheile — werden nun weiter verarbeitet. Man sucht zunächst eine leicht zu behandelnde Lösung, die sog. „Giftlösung" herzustellen. Das kann nach verschiedenen Verfahren geschehen, von denen im Folgenden die zuverlässigste Methode angegeben werden soll. Bemerkt soll schon hier werden, dass alle bei den folgenden Operationen zu gebrauchenden Reagentien und Gefässe bez. Apparate absolut frei von Arsen sein müssen, worauf wir noch zurückkommen werden.

Herstellung der Giftlösung. Ist das Untersuchungsobjekt eine dünne Flüssigkeit, so macht man sie, wenn sie sauer reagiren sollte, mit Natriumkarbonat schwach alkalisch und dampft sie auf dem Wasserbade zur Sirupkonsistenz ein. Konsistentere Objekte werden mit einer starken Scheere zerkleinert. Dann bringt man den sirupösen Abdampfrückstand oder die zerkleinerten Massen in Mengen von 150—200 g (falls soviel Material überhaupt vorhanden ist) in einen Kolben von etwa 1 l Fassungsraum, übergiesst sie in diesem mit etwa 3—500 ccm absolut arsenfreier Salzsäure (s. S. 57) so dass ein dünner Brei entsteht und erwärmt den Kolben auf dem Wasserbade. Wenn der Inhalt lauwarm geworden ist, giebt man von Zeit zu Zeit kleine Mengen chlorsauren Kalis (jedesmal etwa 0,5 g) unter Umschütteln dazu. Dies setzt man solange fort, bis die Organtheile bis auf geringe Rückstände in Lösung übergegangen sind. Bei Magen und Darm ist dies in verhältnissmässig kurzer Zeit geschehen, bei Lunge, Leber, Herz dauert es etwas länger, beim Gehirn muss man darauf verzichten, eine vollständige Lösung zu erzielen, weil die Cholesterinfette sehr schwer zu spalten sind. Hier muss man sich damit begnügen, durch die geschilderte Behandlung alles Lösliche in Lösung gebracht zu haben. Wenn also die Organtheile der Hauptsache nach in Lösung gegangen sind, lässt man erkalten, filtrirt alsdann durch ein genässtes Filter und wäscht mit heissem Wasser nach. Man erhält bei Magen, Darm und Gehirn ein hellgelbes, bei Lunge und Leber, überhaupt blutreichen Organen, ein etwas dunkleres Filtrat, wenn man richtig operirt hatte. (Im Falle man in Schalen arbeitet und zu weit eindampfen lässt, fallen die Filtrate stets sehr dunkel aus.)

---

[1] Das von mir gewählte Beispiel ist aus dem Leben gegriffen. Es handelte sich darum, ob 0,09 g Arsenik als tödtliche Gabe anzusehen seien. Zwei medicinische Sachverständige verneinten sie, weil in der Litteratur die tödtliche Gabe zu 0,1 g angegeben sei, ich selbst erklärte die Gabe aus den oben erwähnten Gründen für tödtlich. B. Fischer.

Dieses Filtrat wird alsdann in einer Schale aus echtem Porcellan auf dem Wasserbade in der Weise erhitzt, dass man von Zeit zu Zeit das verdampfte Wasser wieder ersetzt. Dieses Erhitzen hat nämlich den Zweck, das noch vorhandene Chlor zu beseitigen und einen Theil der im Ueberschuss vorhandenen Salzsäure zu verjagen. Da aber aus konc. salzsaurer Lösung Arsenigsäureanhydrid in Form von Arsentrichlorid verflüchtigt wird, so ist der gelegentliche Ersatz des verdampften Wassers unabweislich. Ist alles Chlor mit Sicherheit entfernt und der grössere Theil der Salzsäure verjagt, so lässt man nunmehr die Flüssigkeit erkalten und füllt sie bis zu einem bestimmten Volumen, z. B. 500 ccm, auf.

Von dieser Lösung benutzt man zunächst einen aliquoten Theil, z. B. 50 ccm, um die Anwesenheit oder Abwesenheit von Arsen qualitativ festzustellen. Diese Feststellung wird im MARSH'schen Apparate ausgeführt. Ergiebt sich hierbei die Anwesenheit von Arsen, so wird dasselbe später in dem vorhandenen Reste der Giftlösung quantitativ bestimmt.

Der MARSH'sche Apparat. Wenn man die Absicht hat, Arsen im MARSH'schen Apparat nachzuweisen, so soll man darauf verzichten, Kombinationen (sog. kleine MARSH'sche Apparat) zu benutzen, welche als nicht ordnungsmässig bezeichnet werden müssen. Zum Nachweis grosser Arsenmengen bedarf man des MARSH'schen Apparates überhaupt nicht und sobald man in mangelhaften Apparaten arbeitet, können leicht auch nicht ganz kleine Mengen Arsen sich dem Nachweise entziehen. Zur ordnungsmässigen Ausführung des Versuches bedarf man

1) Arsenfreie Schwefelsäure oder Salzsäure. Ueber die Darstellung der letzteren s. S. 57.

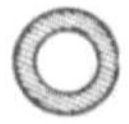

2) Arsenfreies Zink, welches unter der Bezeichnung „Zink, absolut arsenfrei zur forensischen Analyse" von MERCK, SCHUCHARDT, KAHLBAUM und anderen Firmen jederzeit zu erhalten ist.

3) Schwer schmelzbares Glasrohr von nebenstehendem Kaliber, „Jenenser Glas" oder „Kavalier-Glas". Dasselbe muss 6—10stündiges Erhitzen aushalten, ohne zusammenzufallen und ohne durch das Erhitzen eine dunkle Färbung anzunehmen, was bei vielen Glasorten leider eintritt.

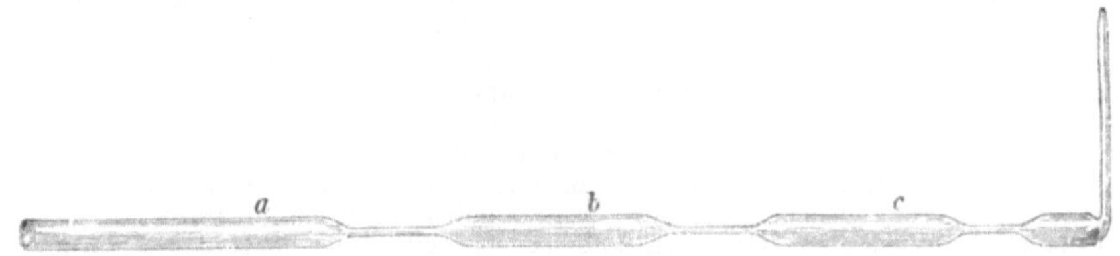

Fig. 110. Querschnitt eines Glührohres zum MARSH'schen Apparat.

Der Apparat selbst besteht aus dem Zersetzungsgefäss *A*, welches mit einem doppelt-durchbohrten Kautschukstopfen verschlossen ist. Die eine Bohrung enthält das bis zum Boden des Gefässes reichende Trichterrohr, die andere das Gasabzugsrohr, welches an das Chlorcalciumrohr *B* angeschlossen ist. Mit dem letzteren ist wiederum das Glüh-

Fig. 111. Reduktionsrohr zum MARSH'schen Apparat.

rohr *C* verbunden, welches die durch beistehende Figur 111 verdeutlichte Form hat. — Das Chlorcalciumrohr ist mit linsengrossen Stücken granulirten oder geschmolzenen Calciumchlorids gefüllt. Man unterlasse es, wie früher vorgeschlagen worden ist, einige Stücke Kalihydrat vorzuschlagen, weil hierdurch geringe Arsenmengen dem Nachweis entgehen können.

Blinder Versuch. Um die Reinheit der Reagentien zu prüfen wird ein blinder Versuch angestellt. Man nimmt soviel Zink, dass dasselbe sowohl für den blinden als auch für den entscheidenden Versuch ausreicht, also z. B. 150 g, bringt dieses in ein Porcellanschälchen und wäscht es nacheinander mit Aether, Alkohol und Wasser ab, dann beizt man es mit etwas koncentrirter arsenfreier Salzsäure ab, bringt es in den Zersetzungskolben *A* und lässt durch das Trichterrohr zunächst etwas destillirtes Wasser, sowie etwas Salzsäure zufliessen. Die Wasserstoffentwickelung[1] beginnt alsbald und man über-

---

[1] Bei Anwendung von reinem Zink und reiner Salzsäure ist die Wasserstoffentwickelung häufig träge. Dieselbe durch Einfliessenlassen von etwas Platinchlorid zu beschleunigen, empfiehlt sich nicht, weil man alsdann Spuren Arsen übersehen kann. Besser schon ist es, das Zink ausserhalb des Apparates durch Uebergiessen mit verdünnter Platinchloridlösung zu platiniren und nach dem Abwaschen in den Apparat zu bringen. Verfährt man aber, wie es hier angegeben (Entfetten durch Aether und Vorbeizen mit konc. Salzsäure), so ist die Entwickelung für gewöhnlich hinreichend lebhaft.

lässt nun den Apparat etwa $^1/_2$ Stunde sich selbst, damit alle Luft aus dem Apparate ausgetrieben wird. Nach $^1/_2$ Stunde prüft man das austretende Gas (durch Ueberstülpen eines trockenen Probircylinders über den ausgezogenen Schnabel und Entzünden des in dem Probirrohre angesammelten Gases), ob es noch erheblich lufthaltig ist. Verläuft die Verbrennung ruhig, ohne heftige Explosion, so stellt man eine Flamme unter eine nicht verjüngte Stelle a, b oder c der Figur des Glührohres und erhitzt dieses zum Glühen. In vielen Abbildungen wird das Verfahren so dargestellt, dass man gerade die verjüngten Stellen erhitzen soll. Das ist natürlich falsch, denn die verjüngten Stellen sind grade dazu da, dass sie von der umgebenden Luft abgekühlt werden, sodass sich die Arsenspiegel an diesen Stellen absetzen können. Ausserdem ist man gar nicht in der Lage, eine solche verjüngte Stelle stundenlang zu erhitzen, ohne dass das Glas an dieser Stelle zusammenfällt. Man erhitzt also das Glührohr mit einer kräftigen Bunsenflamme zu dunkler Rothgluth und sorgt durch gelegentliches Nachgiessen von Salzsäure dafür, dass eine hinreichend lebhafte bez. deutliche Wasserstoffentwickelung im Gange bleibt. Hat sich im Glührohr dicht hinter der Erhitzungsstelle nach 6 stündigem Glühen ein dunkler Beschlag nicht abgesetzt, so sind Zink und Salzsäure arsenfrei und man kann zum entscheidenden Versuche übergehen. Hat sich aber ein dunkler Beschlag gebildet, so muss man der Ursache desselben nachgehen. Zunächst lässt man das Glührohr erkalten, dann schneidet man das Rohr dicht vor dem Beschlage ab, erwärmt eine kleine Ecke des Rohres da, wo der Beschlag sitzt, in einer kleinen Flamme und prüft den Geruch. Tritt deutlicher Geruch nach Knoblauch auf, so besteht der Beschlag aus Arsen. Man muss alsdann der Quelle des Arsens nachgehen und feststellen, woher letzteres stammt, ob aus dem Zink, der Salzsäure oder aus dem Glase des Apparates, indem man neue Salzsäure darstellt, eine andere Sorte Zink und einen neuen Apparat verwendet. Tritt Knoblauchgeruch nicht auf, so muss der Beschlag (welcher z. B. von verkohlter organischer Substanz herrühren kann) in der noch anzugebenden Weise (s. Arsenspiegel), z. B. durch Schwefelwasserstoff, Auflösen in Salpetersäure etc. weiter geprüft werden. Wir nehmen indessen an, dass nach 6 stündigem Erhitzen des Glührohres ein Beschlag nicht

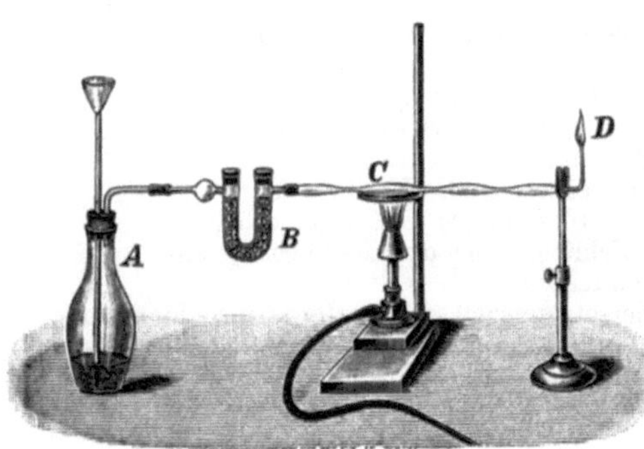

Fig. 112.

aufgetreten ist, dass also die angewendeten Reagentien arsenfrei sind.

In diesem Falle giesst man die Flüssigkeit von dem Zink ab, spült dieses mit Wasser nach und bringt frische Salzsäure und etwas Wasser hinzu. Wenn alle Luft aus dem Apparat verdrängt ist, erhitzt man das Glührohr zum Glühen, giebt alsdann von der auf S. 402 erwähnten Giftlösung, von welcher in unserem Beispiel eine Menge von 500 ccm zur Verfügung steht, in kleinen Antheilen 50 ccm in den Apparat — während das Glührohr zur dunklen Rothgluth erhitzt ist — und sorgt durch gelegentliches Nachgiessen von Salzsäure dafür, dass die Wasserstoffentwickelung nicht ins Stocken kommt. Man unterhält nun das Glühen und die Wasserstoffentwickelung weiter und beobachtet den Apparat von Zeit zu Zeit. Ist Arsen in einigermaassen beträchtlichen Mengen (z. B. ein bis mehrere Milligramm) in den angewendeten 50 ccm Flüssigkeit vorhanden, so erscheint nach kurzer Zeit (10—30 Minuten) hinter der Glühstelle in dem verjüngten Theile des Rohres ein dunkler, glänzender Beschlag (Arsenspiegel). Wenn derselbe einige Stärke erlangt hat, so kann man eine andere Stelle des Glührohres vor einer zweiten Verjüngung erhitzen und so einen zweiten Spiegel erzeugen. Erscheint es wünschenswerth, so kann man das gebrauchte Glührohr gegen ein neues auswechseln und einen dritten und vierten Spiegel erzeugen.

Glaubt man eine genügende Anzahl von Arsenspiegeln erzeugt zu haben, so entfernt man die Flamme von dem Glührohr und entzündet das austretende Gas. Sind einigermaassen erhebliche Mengen von Arsen zugegen, so ist die Wasserstoffflamme „fahlblau" gefärbt. Drückt man die Flamme mit einem kalten Porcellangegenstande nieder, so entsteht auf diesem ein dunkler, metallglänzender Fleck. Man erzeugt so in dem Hohlraume eines Porcellanschälchens eine Anzahl solcher „Arsenflecken".

Schliesslich wendet man den Schnabel des Glührohres nach unten und leitet das austretende Wasserstoffgas in stark verdünnte Silbernitratlösung. (Fig. 113.) Bei Anwesenheit von Arsen entsteht in dieser eine schwarze Ausscheidung von metallischem Silber. Filtrirt man nach Beendigung des Versuches von dieser ab und neutralisirt das Filtrat vorsichtig mit stark verdünntem Ammoniak, so erfolgt Ausscheidung von gelbem Silberarsenit.

Um bei Anwesenheit geringer Arsenmengen mit Sicherheit Arsenspiegel zu erhalten, muss man 1) für eine hinreichend starke aber nicht allzu lebhafte Wasserstoffentwickelung sorgen. 2) Das Gasgemisch muss, bevor es zum Glühen erhitzt wird, völlig getrocknet werden. 3) Die zu prüfende Lösung muss frei sein von Chlor, Chlorsäure, Salpetersäure, Quecksilberverbindungen und anderen oxydirenden Agentien. 4) Durch die Bildung von Arsenflecken lassen sich nur verhältnissmässig grosse, durch die Bildung von Arsenspiegeln aber noch sehr kleine Mengen Arsen (z. B. $^1/_{10}$—$^1/_{50}$ mg) sicher nachweisen.

Unterscheidung der Arsenflecken und -Spiegel von Antimonflecken und -Spiegeln. Der Nachweis des Arsens mit Hilfe des Verfahrens von Marsh wird dadurch komplicirt, dass auch Antimonverbindungen, wenn sie dem gleichen Verfahren unterworfen werden, ähnliche Flecken und Spiegel geben; indessen ist es glücklicherweise möglich, beide von einander zu unterscheiden.

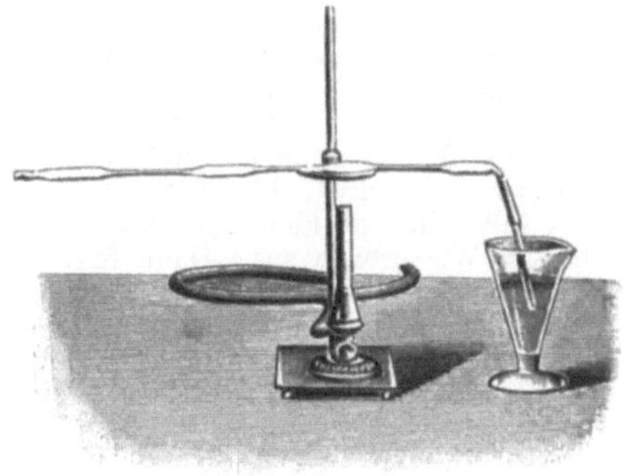

Fig. 113.

Arsen.

1) Die Flecken sind dunkelbraun, metallglänzend, ja spiegelnd; beim Erhitzen verbreiten sie Knoblauchgeruch (letzteres äusserst wichtig!).

2) Die Flecken und Spiegel werden durch eine Lösung von unterchlorigsaurem Natrium[1]) alsbald gelöst.

3) Werden die Spiegel im Wasserstoffstrome erhitzt, so lässt sich das Arsen leicht von einer Stelle zur anderen treiben.

4) Im Sauerstoff- oder Luftstrome erhitzt, verbrennen sie zu Arsenigsäure-Anhydrid, welches sich an den kälteren Theilen des Rohres in Krystallen (Oktaëder s. S. 387) absetzt, bez. als deutlich sichtbarer weisser, specifisch schwerer Rauch entweicht.

5) Leitet man über die Spiegel unter schwachem Erwärmen Schwefelwasserstoffgas, so werden sie in gelbes Arsentrisulfid verwandelt, welches in Salzsäure unlöslich ist.

6) Löst man die Flecken oder Spiegel in Salpetersäure, dampft die Lösung bis fast zur Trockne, bringt einen Tropfen Silbernitratlösung hinzu und bläst behufs Neutralisation etwas Ammoniakdampf auf, so wird ein gelber oder röthlicher Niederschlag ausgeschieden.

Antimon.

1) Die Flecken sind matt (sammetartig), von schwarzer Farbe. An dem der Erhitzungsstelle zugewendeten Rande der Spiegel lassen sich Kügelchen wahrnehmen.

2) Die Flecken und Spiegel werden durch eine Lösung von unterchlorigsaurem Natrium[1]) nicht verändert.

3) Die Spiegel lassen sich bei weitem schwieriger verflüchtigen.

4) Der Spiegel wird zu nicht leicht flüchtigem, amorphem Antimonoxyd oxydirt.

5) Die Spiegel werden beim Ueberleiten von Schwefelwasserstoffgas unter schwachem Erwärmen in rothes Antimontrisulfid verwandelt, welches beim stärkeren Erhitzen schwarz wird und in Salzsäure löslich ist.

6) Löst man die Flecken oder Spiegel in Salpetersäure, dampft bis fast zur Trockne ein, fügt nach dem Erkalten Silbernitrat zu und bläst Ammoniakdampf auf, so entsteht in der Kälte keine Färbung, in der Wärme ein schwarzer Fleck, von metallischem Silber herrührend.

Sind alle diese Reaktionen eingetreten, so kann kein Zweifel darüber existiren, dass die vorliegenden Flecken oder Spiegel von Arsen herrühren. — Man schreitet alsdann zur quantitativen Bestimmung des Arsens und zwar benutzt man hierzu die in unserem Beispiele noch vorhandenen 450 ccm Giftlösung. Ob man die gesammte Menge oder nur einen Theil davon in Arbeit nimmt, hängt davon ab, ob viel oder wenig Arsen vorhanden ist, worüber man sich indessen aus dem raschen oder langsamen Auftreten der Spiegel bezw. aus deren Stärke schon ein ungefähres Urtheil gebildet haben kann.

Bestimmung des Arsens. Wir erhitzen in unserem Beispiel den ganzen Rest der vorhandenen Giftlösung (450 ccm) auf dem Wasserbade bis auf etwa 80° C. und leiten nunmehr bis zum Erkalten (etwa 2—3 Stunden) einen Strom arsenfreien Schwefelwasserstoffs durch die Lösung. Hierauf erhitzt man die Flüssigkeit nochmals, leitet wiederum

---

[1]) Die Lösung des unterchlorigsauren Natriums darf weder freies Chlor noch freie unterchlorige Säure enthalten. Man stellt sie dar, indem man 1 Th. Chlorkalk mit 20 Th. Sodalösung (1 : 10) anreibt und die Flüssigkeit filtrirt.

bis zum Erkalten 2—3 Stunden Schwefelwasserstoffgas ein und setzt das Gefäss, wohlver-
stopft, 24 Stunden an einem warmen Orte zur Seite. Während dieser Zeit setzt sich bei
Leichenuntersuchungen unter allen Umständen ein bräunlicher Niederschlag ab, dem man
es meist nicht ohne weiteres ansehen kann, ob er arsenhaltig ist oder nicht. Man filtrirt
den Niederschlag ab und wäscht ihn mit schwefelwasserstoffhaltigem Wasser aus (leitet
auch in das Filtrat nochmals Schwefelwasserstoff ein, um sicher zu sein, dass auch alles
Arsen ausgefällt wird), bis er frei von Chlor ist. Man bringt nun den Niederschlag
sammt Filter in eine kleine (7—9 cm Durchmesser) Porcellanschale und trocknet ihn zunächst im Wasserbade aus. Dann fügt man tropfenweise rauchende chlorfreie Salpetersäure hinzu, bis alles befeuchtet ist, dampft im Wasserbade zur Trockne, und wiederholt
dieses Befeuchten und Abdampfen nochmals. Den Rückstand feuchtet man unter Bearbeiten
mit einem Glasstabe mit zuvor erwärmter Schwefelsäure gleichmässig an und erhitzt zunächst 2—3 Stunden im Wasserbade, zuletzt bei etwa 170—180° C. im Luftbade, bis die
verkohlte Masse eine bröckelige Beschaffenheit annimmt und eine kleine (dem Ganzen
später wieder zuzufügende) Probe, mit Wasser vermischt, nach dem Absetzen eine farblose
oder fast farblose Flüssigkeit liefert. Stellt der Rückstand nach dem Erhitzen auf 170 bis
180° C. noch eine braunölige Flüssigkeit dar, so rührt man einige Stückchen reines Filtrirpapier darunter und setzt das Erhitzen fort, bis der gewünschte Zustand erreicht ist. —
Ist dieses der Fall, so erwärmt man den Rückstand mit einer Mischung von 1 Th. Salzsäure und 8 Th. Wasser im Wasserbade, filtrirt und wäscht mit heissem, etwas Salzsäure
enthaltendem Wasser aus.

　　　A. Als Schwefelarsen. Das Filtrat[1]) wird auf 80° C. erwärmt und hierauf 2 bis
3 Stunden bis zum Erkalten mit arsenfreiem Schwefelwasserstoff gesättigt. Man erwärmt
nochmals, behandelt wiederum mit Schwefelwasserstoff und lässt im verschlossenen Gefässe
24 Stunden lang an einem warmen Orte stehen. Man filtrirt hierauf durch ein gewöhnliches Filter und wäscht mit Schwefelwasserstoffwasser aus. Den auf dem Filter befindlichen gelben Niederschlag löst man in Ammoniumkarbonatlösung und wäscht das Filter
mit Ammoniumkarbonat enthaltendem Wasser aus. Das Filtrat wird mit Salzsäure stark
angesäuert, dann erwärmt man es auf 60—70° C. und leitet noch etwa 15—20 Minuten
arsenfreien Schwefelwasserstoff ein, filtrirt durch ein gewogenes Filter, wäscht mit
Schwefelwasserstoffwasser aus und trocknet bei 100° C. [FRESENIUS.] Das gewogene
$As_2S_3 \times 0{,}80488$ ist $=$ Arsenigsäureanhydrid As_2O_3.

　　　Die vorstehend mitgetheilte Methode bietet den Vortheil, dass man eine charakteristische Arsenverbindung (das gelbe Arsentrisulfid) zur Wägung bringt, und dass dieses
nach dem Trocknen in schön gelbem Zustande erhalten wird, selbst wenn nur kleine
Mengen aus grossen Mengen Organtheilen zu isoliren sind.

　　　B. Als Magnesiumpyroarseniat. Man übergiesst das gefällte und noch feuchte
Arsensulfid mit arsenfreier Salzsäure, erwärmt auf dem Wasserbade und setzt unter Umschwenken Kaliumchlorat körnchenweise solange hinzu, bis das Arsensulfid gelöst ist. Man
verdünnt alsdann mit etwas Wasser, erwärmt bis zur Verjagung des Chlors, filtrirt und
lässt erkalten, dann macht man mit Ammoniak ammoniakalisch, fällt unter Umrühren mit
einem Ueberschuss Magnesiamixtur, setzt noch $^1/_3$ vom Gesammtvolumen der Flüssigkeit
an 10proc. Ammoniak hinzu und lässt 6—12 Stunden stehen. Dann filtrirt man den
Niederschlag ab, wäscht ihn bis zur Chlorfreiheit mit 2,5proc. Ammoniak aus und trocknet.
Schliesslich trennt man den Niederschlag möglichst vom Filter, befeuchtet dieses mit Ammoniumnitratlösung, trocknet und verbrennt das Filter in einem gewogenen ROSE'schen
Tiegel. Hierauf bringt man den Niederschlag in den Tiegel und führt ihn durch Glühen
im Sauerstoffstrome in Magnesiumpyroarseniat $As_2O_7Mg_2$ über. Das gewogene Magnesiumpyroarseniat $\times 0{.}6387$ ist $=$ Arsenigsäureanhydrid As_2O_3.

　　　Die Herstellung der „Giftlösung" kann auch nach anderen Verfahren ausgeführt werden. Ist z. B. die Menge der vorhandenen organischen Substanz nicht zu gross,
so kann man die zerkleinerten Massen mit arsenfreier Salzsäure zu einem dünnen Brei anrühren und unter Zusatz von 5—10 g arsenfreiem Ferrochlorid der Destillation unterwerfen.
Diese Destillation erfolgt zweckmässig aus einer tubulirten Retorte, deren Hals schräg
nach oben gerichtet und unter einem stumpfen Winkel mit einem LIEBIG'schen Kühler
verbunden ist. Man destillirt etwa $^1/_3$ ab und erhält, wenn die vorhandene Arsenmenge
nicht zu gross ist, meist das gesammte Arsen in das Destillat. Sind die Arsenmengen sehr
gross, so wird der Rückstand mit einer neuen Menge Salzsäure übergossen und nach Zufügung von 3—5 g Ferrochlorid nochmals der Destillation unterworfen. Arsenige Säure,
Arsensäure und deren Salze lassen sich so quantitativ als Arsentrichlorid in das Destillat
überführen, während die gleiche Ueberführung der Sulfide des Arsens nicht möglich ist.

---

[1]) Das Filtrat würde übrigens alle in Betracht kommenden Metalle ausser Blei,
Baryum und Strontium enthalten.

Nachweis und Bestimmung des Arsens in Gebrauchsgegenständen.
Hierfür sind als Ausführungsbestimmungen zu dem Gesetze über die Verwendung gesundheitsschädlicher Farben vom 5. Juli 1887 genaue Anweisungen von dem Reichskanzler
unter den 10. April 1888 gegeben worden, welche im Pharm. Kalender 1889, Theil II und
in irgend einem Buche, welches die Untersuchung von Nahrungs- und Genussmitteln oder
Gebrauchsgegenständen behandelt, eingesehen werden können.

Die Vorprüfung aller dieser Gegenstände erfolgt meist in der Weise, dass man dieselben mit warmer arsenfreier Salzsäure auszieht und den Auszug nach Gutzeit prüft.

Arsen - Nachweis nach Gutzeit: Von der stark salzsauren, Arsen enthaltenden Lösung werden etwa 10 ccm in ein Probirrohr gebracht. Dann fügt man ein
Stückchen arsenfreies Zink hinzu, schiebt in den leeren Theil des Glases einen ganz
lockeren Bausch reine Watte, überdreht die Oeffnung des Rohres mit etwas Filtrirpapier
und befeuchtet dieses mit einem Tropfen konc. Silbernitratlösung $1 + 1$ (nicht dünner!).
Ist Arsen zugegen, so färbt sich die befeuchtete Stelle nach einiger Zeit citronengelb.
Wird der gelbe Fleck mit Wasser befeuchtet, so wird er schwarz. Täuschungen können
dadurch entstehen, dass auch Phosphorwasserstoff und Schwefelwasserstoff ähnliche Erscheinungen verursachen. Man betrachte deshalb die Probe nach Gutzeit unter allen
Umständen lediglich als Vorprobe und führe den exakten Nachweis des Arsens stets nach
Marsh aus.

Prüfung der Reagentien. Die Beschaffung und Prüfung der Reagentien
ist für den Arsen-Nachweis von grosser Bedeutung und sollte mit der grössten Peinlich-
keit ausgeführt werden.

1) Arsenfeies Zink ist gegenwärtig leicht im Handel erhältlich, nur muss man ausdrücklich „Zink absolut arsenfrei zur forensischen Analyse" bestellen. Die Prüfung erfolgt
im Marsh'schen Apparate, indem man 100—150 g in der S. 403 bei dem blinden Versuche
geschilderten Weise anwendet.

2) Arsenfreie Salzsäure bereitet man zweckmässig selbst, s. S. 57. Man halte
nicht zu grosse Vorräthe, sondern führe die Selbstdarstellung etwa alle Monate einmal aus;
im Zweifelsfalle, oder wenn solche Untersuchungen nur selten vorkommen, bereite man
die Säure stets kurz vor dem Verbrauch. Die Prüfung erfolgt im Marsh'schen Apparate:
$^1/_2$—1 l Salzsäure wird nach Hinzufügung einiger Körnchen chlorsauren Kalis und etwas
Wasser, welches man von Zeit zu Zeit ersetzt, im Wasserbade eingedampft. Zum Rückstand
fügt man reine verdünnte Schwefelsäure, erwärmt bis zur Verjagung der Salzsäure und
bringt den Rückstand in den Marsh'schen Apparat.

3) Arsenfreie Schwefelsäure ist im Handel zu haben, doch muss auch diese
als „Schwefelsäure absolut arsenfrei zur forensischen Analyse" bestellt werden. Man prüft
sie in einer Verdünnung 1 : 6 im Marsh'schen Apparate.

4) Arsenfreies Kaliumchlorat wird aus dem reinsten Handelspräparate durch
wiederholtes Umkrystallisiren aus Wasser erhalten. Man prüft es, indem man 5 g mit
arsenfreier Salzsäure vollständig versetzt und die chlorfreie Lösung in den Marsh'schen
Apparat bringt.

5) Arsenfreier Schwefelwasserstoff. Man erhält ihn direkt durch Zersetzen
von Baryumsulfid oder Zinksulfid mit reiner Salzsäure. *Baryum sulfuratum in bacillis* und
Zincum sulfuratum in bacillis zur Entwickelung arsenfreien Schwefelwasserstoffs für die
forensische Analyse sind im Handel zu haben. Ferner kann man den durch Zersetzung
von Schwefelarsen mit Salzsäure sich ergebenden arsenwasserstoffhaltigen Schwefelwasserstoff in der S. 120 angegebenen Weise reinigen.

Artemisia.

Gattung der **Compositae—Anthemideae.**

I. Artemisia Absinthium L. Alsam. Wermuth. Wurmtod. Grabekraut.
**Heiligbitter. Bitterer Beifuss. Kampferkraut. Magenkraut. Grande Absinthe.
Aluyne. Common Wormwood.** Heimath unsicher. Von Nordafrika und Südeuropa
bis Kaschmir und Sibirien. Aus alten Kulturen vielfach verwildert.

Verwendung findet das blühende Kraut **Herba Absinthii** (Germ. Helv. Austr.).
Summitates Absinthii. Absinthe. Aluyne. Absinthium (U-St.). **Wormwood. Feuille
et sommité fleurie d'Absinthe** (Gall.).

Beschreibung. Bis 1,5 m hoch. Die unteren Blätter sind im Umriss dreieckig-
eirundlich, doppelt, die oberen einfach gefiedert, dann dreizipfelig, endlich einfach-lan-
zettlich. Die Fiedern sind breit, zungen- bis spatelförmig. Oberseits grünlich, unterseits
weissfilzig. Die charakteristischen Haare sind T-förmig, auf einem wenigzelligen Stiel
befestigt.

Der Blüthenstand besteht aus rispig angeordneten Trauben. Die Blüthenkörbchen
sind 3 mm gross, nickend, fast kuglig. Die Blüthen sind meist zwittrige Röhrenblüthen,
wenig weibliche Randblüthen ohne Zunge.

Die Pflanze enthält reichlich Oeldrüsen, deren Kopf meist aus 4 Zellen besteht und auf
einem kurzen, scheibenförmigen Fuss ruht. Geruch aromatisch, Geschmack bitter aromatisch.

Wirkung und Anwendung. In kleinen Dosen reizt das Kraut den Appetit an, in
grossen erzeugt es Kopfschmerz und Schwindel. Das ätherische Oel besitzt narkotische
Eigenschaften, erzeugt Krämpfe. Man wendet es zu Umschlägen an, bei Quetschungen etc.,
innerlich als Anthelminticum, bei Intermittens, bei Bleichsucht, bei Dyspepsie. Ist Bestandtheil vieler bitterer Liqueure. Der gewohnheitsmässige Genuss derselben soll zu Epilepsie führen.

Bestandtheile. Im frischen Kraut 0,2—0,4 Proc. grünblaues ätherisches Oel
vom spec. Gew. 0,92—0,95, es enthält Terpene und bei 203° C. siedendes Absinthol
$C_{10}H_{16}O$. Ferner Absinthiin $C_{20}H_{28}O_4 + \frac{1}{2}H_2O$, von intensiv bitterem Geschmack.
Asche etwa 7 Proc. Aus dem trocknen Kraut kann man 2,7 Proc. Salpeter gewinnen.
Früher baute man die Pflanze zur Potaschegewinnung, Sal Absinthii.

Einsammlung. Im Juli und August von der wild wachsenden oder von der angebauten Pflanze; letztere ist weniger bitter. 5 Th. frisches Kraut geben 1 Th. trockenes.
Die Verarbeitung des Krautes zu Pulver ist mit einem Verlust von etwa 12 Proc. verbunden.

Aufbewahrung. Von den dicksten Stengeln befreit, geschnitten oder grob gepulvert — wie Rad. Angelicae.

Aqua vulneraria spirituosa (Ergänzb.). Wermuth, Lavendelblüthen, Pfefferminzblätter, Rosmarinblätter, Rautenblätter, Salbeiblätter je 1 Th., verdünnter Weingeist 20 Th.,
Wasser 50 Th. lässt man 48 Stunden stehen und destillirt dann 40 Th. ab. Trübe, von
kräftigem Geruche.

Elixir amarum (Germ.). Wermuthextrakt 2 Th., Pfefferminzölzucker, aromatische
Tinktur, bittere Tinktur je 1 Th., Wasser 5 Th. wenig trübe.

Extractum Absinthii. Wermuthextrakt. — Extrait d'absinthe. — Germ.
Durch 24 stündiges Ausziehen von Wermuth (Sieb II) 2 Th. mit Weingeist 2 Th., Wasser
8 Th., dann nochmals mit Weingeist 1 Th., Wasser 4 Th. und Eindampfen der Pressflüssigkeit zu bereiten. Dick, in Wasser trübe löslich. Ausbeute 30—33 Proc. Helvet. Man
übergiesst Wermuth (Sieb II) 1 Th. mit kochendem Wasser 8 Th., presst nach 24 Stunden,
wiederholt dasselbe mit 4 Th. Wasser, dampft die Pressflüssigkeiten auf 2 Th. ein, mischt
mit Weingeist 1 Th., filtrirt nach 48 Stunden und dampft zum dicken Extrakt ein. In
Wasser fast klar löslich.

Oleum Absinthii infusum s. **coctum.** Fettes Wermuthöl. (Ergänzb.) Wermuth, grob gepulvert, 4 Th. lässt man mit Weingeist 3 Th. befeuchtet einige Stunden stehen,
erwärmt dann mit Olivenöl 40 Th. im Dampfbade, bis der Weingeist verflüchtigt ist, presst
und filtrirt. Braungrünes Oel.

Species amarae (Helvet.). Bittere Kräuter. Espèces amères. — Biberklee,
Cardobenedikte, Pomeranzenschale, Tausendgüldenkraut, Wermuth, zu gleichen Theilen.

Species amaricantes (Austr.). Species zum Bitterthee. Wermuthkraut, Tausendgüldenkraut, Orangenschalen je 100 Th.; Fieberkleeblätter, Kalmuswurzel, Enzianwurzel je
50 Th.; Zimmtrinde 15 Th. — Hungar. hat ausserdem noch Cardobenedikte aufgenommen.

Tinctura Absinthii (Germ. Helvet.). Wermuthtinktur; Rochustropfen. —
Teinture d'absinthe. — Aus mittelfein zerschnittenem Wermuth 1 Th., verdünntem
Weingeiste 5 Th., durch 8 tägiges Ausziehen, Pressen und Filtriren zu bereiten.

Tinctura Absinthii composita (Austr. Hung.). **Elixir stomachicum Stoughton.**
Wermuthkraut 50 Th., Orangenschalen 20 Th., Kalmuswurzel, Enzianwurzel je 10 Th.,
Zimmtrinde 5 Th., verdünnter Weingeist 500 Th.

(Helvet.) Tinctura amara; bittere Tinctur: Teinture amère) Wermuth 8 Th., Tausendgüldenkraut 4 Th., Galgant, Kalmuswurzel, Pomeranzenschale je 2 Th., Zimmt, Nelken je 1 Th., verdünnter Weingeist 100 Th.

Unguentum aromaticum (Austr.). Aromatische Salbe. Ungt. nervinum. Wermuth, zerschnitten 125 Th. digerirt man 6 Stunden mit verdünntem Weingeist 250 Th., erwärmt mit Schweinefett 1000 Th. bis zum Verschwinden aller Feuchtigkeit, seiht durch, schmilzt die Kolatur mit gelbem Wachs 250 Th., Lorbeeröl 125 Th., seiht durch und mischt nach dem Erkalten dazu: Wacholderöl, Pfefferminzöl, Rosmarinöl, Lavendelöl je 10 Th.

Balsamum stomachale Wacker, Wackers Magenbalsam. Schweinefett 50 Th., Olivenöl, gelbes Wachs je 12,5 Th., Muskatbutter 5 Th. schmilzt man und fügt hinzu ätherisches Wermuthöl und Rosmarinöl je 2,5 Th., Krauseminz- und Nelkenöl je 2 Th. Hoffmann's Lebensbalsam, Armenischen Bolus je 5 Th.

Essentia amara Hallensis. Tinctura Absinthii kalina. Wermuthtinktur 50 Th., bittere Tinktur 20 Th., aromatische Tinktur 10 Th., Wermuthextrakt 5 Th., Kaliumkarbonatlösung 15 Th.

Magentrost, Pfarrer Kneipp's. Wermuth, Bitterklee, Schachtelhalm, Augentrost, Tausendgüldenkraut je 5 Th. Johanniskraut, Schafgarbe, Wacholderbeeren, Hagebutten, Enzianwurzel je 10 Th., Pfefferminzöl 1 Th. werden mit verdünntem Weingeist 1000 Th. ausgezogen.

Wermuthpillen desselben enthalten 0,1 Wermuth, Gummi q. s.

Oleum Absinthii terebinthinatum. Aetherisches Wermuthöl 1 Th., gereinigtes Terpentinöl 9 Th.

Oleum stomachicum Zwelfer. Fettes Wermuthöl 60 g, Aetherisches Wermuthöl, Nelkenöl, Rosenholzöl je 10 Tropfen, Macisöl 20 Tropfen.

Schweizer Absinthöl. (Hofmann.) Anisöl 350 g, Fenchelöl 130 g, Röm. Kamillenöl 6 g, Sternanisöl 133 g, Wermuthöl 300 g, Wermuthessenz, Veilchenessenz je 40 g. Liefert mit verdünntem Weingeist den Schweizer Absinth, Absinthe fine ou suisse. Grün gefärbt heisst der letztere Rosolio d'Absinthe.

Schweizer Alpenkräuteressenz. (Buchh.) Wermuth, Anis je 45 g, Kalmus 40 g, Salbei, Pomeranzenschale, Pfefferminz je 30 g, Wacholderbeeren 25 g, Angelikawurzel, Lavendel je 20 g, Nelken 15 g, Weingeist q. s. zu 1 l Essenz.

Sirupus Absinthii. Wermuthtinktur 15 Th., weisser Sirup 85 Th.

Species anthelminticae (Diet.). Wurmthee. Wermuth, Kamillen, Rainfarnblüthen, Wurmsamen, gleiche Theile.

Thea Helvetica. Species vulnerariae. Schweizer Thee. Falltrank. Thé suisse. Wermuth, Ysop, Schafgarbe, Thymian, Gundermann, Melisse, Salbei, Huflattich, Arnikablüthe, gleiche Theile.

Tinctura amara Biester. Wermuthtinktur 30 Th., bittere Tinktur, Pomeranzenschalentinktur, Baldriantinktur je 20 Th., Guajakharztinktur 7,5 Th., Kaliumkarbonat 5 Th.

Essentia amara, Königseeer, ist ein weingeistiger Auszug aus Wermuth, Schafgarbe, Bitterklee, Rainfarn, Enzian, Pomeranzen mit Ammoniak.

Magnetic Oil aus Amerika ist eine Tinktur aus spanischem Pfeffer, worin die ätherischen Oele von Wermuth, Sassafras, Zimmt, Dost, sowie Waldwollöl und Terpentinöl gelöst sind.

Stomachicum von O. Beer, ein aus Wermuth, unreifen Pomeranzen, Ingwer, Zittwer, Angelika, Anis und Pfefferminze bereiteter Schnaps.

Zahntinktur von Nik. Baké ist Wermuthtinktur.

Vinum Absinthii. Wermuthwein. 1) Wermuth 40 Th., Weisswein 1000 Th. Nach 8 Tagen presst man aus und filtrirt.

2) Vermouth di Torino. Wermuth 300 Th., Ivakraut 100 Th., Ceylonzimmt 4 Th., Ingwer 3 Th., Muskatnuss 2 Th. werden mit Kognak 2400 Th. ausgezogen, der Auszug mit Wein 200 Th. vermischt.

3) Wermuthextrakt 2,5 Th., Wermuthtinktur 10 Th., Weisswein 250 Th. Man mischt und filtrirt.

Thierheilmittel (Diet.).

Fresspulver 1) für Pferde. Wermuth, Enzian je 100 Th, Haselwurzel 50 Th., künstliches Karlsbader Salz 250 Th. Grob gepulvert zu mischen. Esslöffelweise aufs Futter.

2) Für Rinder. Wermuth, Kalmus je 250 Th., Kochsalz 300 Th., Glaubersalz 150 Th., Ingwer 50 Th. — Wie das vorige zu gebrauchen.

Leckpulver für Schafe. Wermuth, Ingwer je 5 Th., Wacholderbeeren 10 Th., Eichenrinde 20 Th., Kochsalz 100 Th. Aelteren Thieren bei Durchfall täglich dreimal ein Esslöffel voll zum Lecken.

Trank bei Buchverhärtung der Rinder. Wermuth 60 Th., roher Weinstein 40 Th., Spiessglanz 20 Th., Glaubersalz 450 Th. Vierstündlich $^{1}/_{3}$ in 1 l warmem Wasser,

Wurmtrank für Rinder. Wermuth, Rainfarnkraut, Aloë, grob gepulvert, je 30 g, Hirschhornöl 15 g, Leinöl 500 g. Innerhalb 5 Stunden auf zwei Mal zu geben.

Oleum Absinthii. Wermuthöl. Essence d'Absinthe (Gall.). **Oil of Wormwood.** Wird aus dem frischen Kraute der Wermuthpflanze in Nord-Amerika, Frankreich, Spanien und Algier durch Destillation mit Wasserdampf gewonnen. Ausbeute etwa $^1/_2$ Proc.

Eine etwas dickliche Flüssigkeit von dunkelgrüner oder seltener blauer Farbe, die im Alter in ein dunkles Braun übergeht. Geruch stark und nicht angenehm, Geschmack bitter, kratzend und lange anhaltend. Spec. Gew. 0,925—0,955. Das Oel löst sich in 3 Theilen 80procentigen Alkohols klar auf.

Die Hauptbestandtheile sind das früher „Absinthol" genannte Keton Thujon (Tanaceton) $C_{10}H_{16}O$ sowie der dazugehörige Thujylalkohol $C_{10}H_{17}OH$. Dieser macht etwa 24 Proc. des Oels aus und ist nach SCHIMMEL & Co. theils frei, theils an Essigsäure, Isovaleriansäure und Palmitinsäure gebunden. Weniger wichtig sind Phellandren, und ein zweites Terpen, wahrscheinlich Pinen, die beide in nur sehr geringer Menge vorhanden sind. In den hoch siedenden Antheilen ist Cadinen, $C_{15}H_{24}$, sowie ein um 300° C. siedendes blaues Oel enthalten.

Prüfung. Wermuthöl wird häufig mit Terpentinöl verfälscht. Zum Nachweise destillirt man 10 Proc. von dem zu prüfenden Oele ab und prüft das Destillat auf seine Löslichkeit in 2 Th. 80procentigen Alkohols. Bei reinen Oelen tritt klare Lösung ein, bei den mit Terpentinöl verfälschten nicht.

II. Artemisia vulgaris L. Beifuss. Johannesgürtel. Gänsekraut. Sonnenwendel. Armoise. Von Europa durch das mittlere und nördliche Asien bis Japan, Nordamerika.

Verwendung findet:

a) Das Kraut mit den Blüthen, **Herba Artemisiae** (Ergänzb.). **Summitates Artemisiae. Herba regia. Feuille d'armoise** (Gall.). Die unteren Blätter doppelt, die oberen einfach fiederspaltig mit lanzettlichen, meist eingeschnittenen Zipfeln. Oberseits kahl, dunkelgrün, unterseits weissfilzig, Rand umgeschlagen. Blüthenkörbchen rundlich oder länglich, das Involucrum filzig, die Blüthen röthlich.

Bestandtheile. 0,2 Proc. ätherisches Oel vom spec. Gew. 0,907, es enthält Cineol.

Einsammlung. Im August. 4 Th. frisches Kraut geben 1 Th. trocknes.

Anwendung. Selten als Arzneimittel, häufiger als Küchengewürz.

Sirupus Artemisiae compositus, Sirop d'Armoise composé (Gall.). Sirop de Fernel. Ein mit Zucker und Honig versüsster, weingeistiger Auszug aus Beifusskraut, Katzenmelisse, Polei, Sadebaum, Basilicum, Ysop, Majoran, Mutterkraut, Raute, Alant-, Fenchel-, und Liebstöckelwurzel, Zimmt und Anis.

b) Die Wurzel. **Radix Artemisiae** (Ergänzb.). **Beifusswurzel. Stabwurz. Rhizome d'armoise** (Gall.). **Mugwort-root.**

Beschreibung. Hin- und hergebogene, dünne, runzlige, aussen hellbraune, innen weisse Wurzeln, von denen das bis 2,5 cm dicke Rhizom möglichst zu beseitigen ist. Die Rinde beträgt $^1/_4$—$^1/_{10}$ des Durchmessers. Vor den Gruppen der Bastfasern in der Rinde liegen 3—5 ansehnliche Sekretbehälter.

Einsammlung. Die im Herbst und ersten Frühjahr gegrabene Wurzel wird ohne Waschung gesäubert, möglichst schnell getrocknet und in Blechgefässen aufbewahrt. Jährlich zu erneuern. 3 Th. frische Wurzel geben 1 Th. trockene.

Anwendung. Gegen Epilepsie und Veitstanz.

Extractum Artemisiae (Ergänzb.) ist wie Extr. Absinthii (Germ.) zu bereiten.

Tinctura Artemisiae radicis (RADEMACHER) wird aus Beifusswurzel 1 Th. und 45proc. Weingeist 5 Th. durch 3tägige Digestion gewonnen.

Folgende **Epilepsiemittel** enthalten Beifuss als wesentlichen Bestandtheil:

BRESLER's: eine Mischung aus Beifusswurzel und Zucker.

BUCHHOLZ': 1) eine mit Beifusstinktur und Zimmtsirup versetzte Abkochung von Beifuss- und Pfingstrosenwurzel; 2) ein Thee aus Beifusskraut, Guajakholz, Pomeranzen- und Sennesblättern.

Fräulein Gotzkow's (aus Goldap): Beifuss, Zimmt und Thierkohle in abgetheilten Pulvern.

Wepler's: Abgetheilte Pulver aus Beifuss, Diptam, Zittwerwurzel, Kienruss, Magnesia, Zucker, Baldrian- und Cajeputöl.

Hierzu gehören auch die Epilepsiemittel von Durand, Paoli, Quante, Karig, der Berliner Straussapotheke.

Polichrest-Thee, Spanischer, besteht aus Beifuss, Stiefmütterchen, Huflattig, Schafgarbe, Mohnköpfen, rothem Sandelholz, Hirschhorn, Süssholz, Sarsaparille, Seifen- und Seggenwurzel. (Pharm. Ztg.)

Scheu-fu Dr. Schröpfer's: Beifusswurzel mit Kurkuma.

III. Artemisia Abrotanum L. Eberraute. Stabwurz. Citronenkraut. Iwa. Aurore des jardins. Southern wood. Oldman. In Südeuropa und dem Orient häufig, nicht selten kultivirt.

Verwendung findet:

Das blühende Kraut: **Herba Abrotani. Summitates Abrotani. Feuille et sommité fleurie d'Aurore male ou Citronelle** (Gall.). Die unteren doppelt gefiederten und die oberen einfach gefiederten Blätter besitzen schmal lineale, fast fadenförmige Zipfel, unterseits beharrt. Die kleinen, nickenden Blüthenkörbchen sind oval-rundlich, von grauer Farbe. Von scharf aromatischem Geruch und Geschmack.

Hier und da als magenstärkendes und wurmwidriges Mittel im Gebrauch.

Einsammlung. Im Juli und August. 4 Th. frisches Kraut geben 1 Th. trockenes.

Aufbewahrung. In Blech- oder Glasgefässen.

IV. Artemisia campestris L. Rother Beifuss. In Nordafrika, von Europa durch Asien bis China. Blüthenkörbchen sehr klein, Randblüthen fruchtbar, Scheibenblüthen fehlschlagend. Früher als Sem. Artemisiae rubrae u. campestris im Gebrauch.

V. Artemisia Dracunculus L. Dragun. Estragon. Kaisersalat. Bertram (wie Pyrethrum). In Russland und der Mongolei heimisch, als Gewürz häufig gebaut. Blätter ungetheilt, lineal, kahl.

VI. Artemisia frigida Willd. Berg-Salvei. Herba Artemisiae spinosae. Mountain Sage. Sage bush. Heimisch in den Weststaaten Nord-Amerikas. Das Kraut wird neuerdings als Fiebermittel, auch als Diureticum, ferner bei Rheuma, Scharlach etc. empfohlen.

VII. Artemisia herba alba Asso. Chih. Im Mittelmeergebiet. Soll die berberischen Flores Cinae liefern. cf. Cina.

VIII. Artemisia pontica L. Römischer Wermuth. Römischer Beifuss. Pontischer Wermuth. Das blühende Kraut (Herba Absinthii pontici seu romani) soll aromatischer und weniger bitter sein wie das von Artemisia Absinthium.

IX. Artemisia Mutellina Vill., A. glacialis L., A. spicata Woulf liefern Herba Absinthii alpini seu. Genipi albi, den weissen Genip, Genipi vrai (Gall.). Artemisia vallesiaca Vals. liefert den schwarzen Genip. Als Genip kommen auch Achillea-Arten in Betracht. Diese sehr aromatischen Kräuter dienen zur Fabrikation von Liqueuren: Schweizer Absinth.

X. Flores Cinae cf. Cina.

Arum.

Gattung der **Araceae—Aroideae.**

I. Arum maculatum L. Aronstab. Eselsohren. Fieberwurz. Fresswurz. Lungenkraut. Zehrwurz. Pied de veau, Gouet. Heimisch in Mittel- und Südeuropa, zuweilen (in Indien) kultivirt.

Verwendung findet:

a) das Rhizom: **Tuber Ari. Rhizoma Ari. Radix Ari. Radix Aronis. Radix Dracontii minoris. Tubercule d'Arum** (Gall.).

Beschreibung. Unregelmässig rundlich oder oval ist es von der Grösse einer kleinen Kartoffel, unten bewurzelt. Getrocknet ist es etwa haselnussgross, rundlich, weisslich, von den äusseren Theilen und den Wurzeln befreit. Das Gewebe besteht aus dünnwandigem, mit Stärke erfülltem Parenchym, zerstreute Zellen enthalten Oxalat-Raphiden und spärliche Gefässbündel.

Geschmack der frischen Knollen brennend scharf, der trocknen mehlig, wenig kratzend.

Bestandtheile. 71 Proc. Stärke, 18 Proc. Bassorin, 0,6·Proc. fettes Oel etc. Der die ausserordentliche Schärfe dieser und anderer Araceen bedingende Stoff ist nicht bekannt, man hat als giftigen Stoff dem Saponin nahestehende Stoffe nachgewiesen, ferner enthält die Pflanze (und andere Araceen) Blausäure frei oder locker gebunden, jedenfalls nicht als Amygdalin. Die Anschauung, dass die Schärfe durch mechanische Verletzungen der Schleimhäute durch die Oxalat-Raphiden bedingt sei, dürfte falsch sein. Charakteristisch ist es, dass die scharfen Stoffe sehr flüchtig sind, so dass getrocknete oder erhitzte Drogen ihre Schärfe verloren haben.

Anwendung. Das Pulver zuweilen noch als Bestandtheil einiger Magenpulver. Die gekochten Knollen werden gegessen. Aus den Knollen dieser Art oder von **Arum italicum Mill.** und **Arum esculentum L.** gewinnt man zuweilen **Portland-Arrowroot.** Die Körnchen 3—21 μ, meist 7—15 μ gross, sind Theilkörner zusammengesetzter Stärkekörner, daher auf einer Seite abgerundet, auf der anderen flach und kantig, zuweilen finden sich auch kleine, rundliche Körnchen. Die meisten Körner haben einen kleinen, centralen Spalt. Zwischen den Stärkekörnchen nicht selten Oxalat-Raphiden oder Bruchstücke solcher.

b) Die spiesspfeilförmigen, langgestielten, oft braungefleckten Blätter werden getrocknet (also ihrer Schärfe beraubt) in manchen Gegenden gegen Brustkrankheiten verwendet (Aronekraut).

II. Arum italicum Mill. Heimisch im Mittelmeergebiet. Die grösseren Knollen dieser Art **(Radix Ari gallici)** werden wie die der ersteren verwendet. Sie sollen an ihrer Stelle oft in den Handel kommen.

III. Arisaema triphyllum Schott in Nordamerika liefert **Tuber** oder **Radix Ari indici. Dragon root. Indian turnip.** Das Pulver **(Cupress—powder)** dient als Kosmeticum. Ebenso verwendet man **Arisaema Dracontium Schott.**

Zahlreiche andere Arten dienen in den Tropen als Nahrungsmittel.

Pulvis stomachicus Birkmann: Pulvis Ari compositus s. alkalinus; Birkmann's Magenpulver.Aronwurz 20 Th., Kalmus 10 Th., Bibernellwurzel, Zimmt, Präp. Austernschalen, Natriumbikarbonat je 5 Th.

Asa foetida.

Asa foetida (Germ. Helv. Austr. Brit. Gall. U-St.). **Gummi—resina Asa foetida. Lacryma syriaca. Stercus diaboli. Asant. Stinkasant. Teufelsdreck. Ase fétide. Stinking Assa. Devils—dung** ist das Gummiharz verschiedener zu den **Umbelliferae—Apioideae—Peucedaneae** gehöriger Pflanzen. Es werden als solche genannt: **Ferula Assa—foetida L., Ferula foetida Rgl.** (F. Scorodosma Bentley u. Trimen, Scorodosma foetidum Bunge), **Ferula Narthex Boiss.** (Narthex Asa foetida Falconer),[1] **Ferula persica Willd.** Die sehr ansehnlichen Pflanzen sind heimisch in den Wüsten und Steppen zwischen dem persischen Meerbusen und dem Aralsee, bei Herat und Kabul sollen auch Kulturen sein. Man gewinnt das Gummiharz aus den Wurzeln, indem man dieselben oben von der Erde entblösst, von Zeit zu Zeit eine Scheibe abschneidet und das aus den schizogenen Behältern hervortretende Sekret sammelt. Hauptstapelplatz ist Bombay.

---

[1]) Neuerdings als Lieferant der Droge bestritten.

Beschreibung. Die beste Sorte (A. f. in Thränen und Körnern, A. f. in lacrymis seu granis) besteht aus unregelmässig gerundeten, bis 4 cm grossen, glatten, weisslichen bis blassbräunlichen Stücken, die in der Kälte hart, in der Wärme erweichen und dann zusammenkleben. Auf dem Bruch opalartig oder porcellanartig, zuerst weiss, dann an der Luft meist roth bis violett werdend. Spec. Gew. 1,3. Der Geruch ist schwächer wie bei der folgenden Sorte.

Diese (in Massen, A. f. amygdaloides seu in massis) besteht aus unregelmässigen, klumpigen Stücken von dunkler Farbe, in welche Körner der ersten Sorte eingebettet sind. Diese Sorte ist oft mit Pflanzenresten, Steinchen, Sand, Haaren vermengt und daher von sehr wechselnder Beschaffenheit. Im allgemeinen wird sie aber des stärkeren Geruches wegen der ersten Sorte vorgezogen.

Eigenschaften. Geruch und Geschmack sehr charakteristisch. Entfernt man das ätherische Oel durch Erhitzen, so tritt ein angenehmer, an Styrax erinnernder Geruch auf. Mit 3 Theilen Wasser sorgfältig verrieben, giebt der Asant eine weissliche Emulsion, die durch Zutröpfeln von Ammoniak oder Natronlauge gelb wird. Koncentrirte Salz- und Salpetersäure färben beim Betupfen die Mandeln malachitgrün. Beim Erhitzen mit konc. Schwefelsäure färbt sich die Droge unter Entwicklung von Schwefeldioxyd roth bis rothbraun, mit 15 Th. Wasser verdünnt und mit Kalilauge übersättigt, zeigt sich blaue Fluorescenz. Mit alkoholischer Natronlauge gekocht, färbt sich die Lösung nach dem Abdunsten des Alkohols mit Nitropussidnatrium violett (Schwefelgehalt).

Bestandtheile. Die Asa foetida amygdaloides enthält nach POLÁŠEK 61,4 Proc. ätherlösliches Harz (Ferulasäure-Ester des Asaresinotannols), 0,6 Proc. ätherunlösliches Harz (freies Asaresinotannol), 25,1 Proc. Gummi, 6,7 Proc. ätherisches Oel (cf. pag. 415), 0,06 Vanillin, 1,28 Proc. freie Ferulasäure, 2,36 Proc. Feuchtigkeit, 2,5 Proc. Verunreinigungen.

Der Aschegehalt ist grossen Schwankungen unterworfen, Thränen enthalten nur etwa 0,75 Proc., die Sorte in massis hat bis 14 Proc.

Prüfung hat sich zunächst auf die oben schon angegebenen Merkmale zu erstrecken, ferner auf die Bestimmung des in Alkohol löslichen Theiles; es verlangen: Germ. über 50 Proc., Helv. 50 Proc., Gall. $66^2/_3$ Proc., Brit. 65 Proc., U-St. 60 Proc.

Als Höchstgehalt an Asche gestatten Germ. 6 Proc., Helv. 6—8, höchstens 10 Proc., Brit. 10 Proc., Austr. 10 Proc. Die Beschaffung einer Asa in massis mit nur 6 Proc. Asche scheint Schwierigkeiten zu machen. — Austr. verlangt, dass die Droge mit Salzsäure nicht aufbraust (Verfälschung mit $CaCO_3$).

Bestimmung der Säurezahl (nach DIETERICH). 1 g der gepulverten Droge übergiesst man mit 10 ccm $^1/_2$ N. alkoholischer und 10 ccm $^1/_2$ N. wässeriger Kalilauge und lässt verschlossen 24 Stunden bei Zimmertemperatur stehen. Dann 500 ccm Wasser zusetzen und mit Phenolphtaleïn und $^1/_2$ N. Schwefelsäure zurücktitriren. Die verbrauchten Kubikcentimeter KOH $\times$ 28 geben die Säurezahl. Grenzwerthe 68—77,5.

Verseifungszahl. 1 g $+$ 30 ccm $^1/_2$ N. alkoholischer Kalilauge werden 1 Stunde am Rückflusskühler gekocht. Dann mit 200 ccm H_2O verdünnen und mit Phenolphtaleïn und $^1/_2$ N. Schwefelsäure zurücktitriren. Die verbrauchten Kubikcentimeter KOH $\times$ 28 geben die Verseifungszahl. Grenzwerthe 82,2—129.

Esterzahl ergiebt sich aus der Differenz beider. Grenzwerthe 121—184.

Verfälschungen und Verunreinigungen kommen vor mit Theilen der Pflanze (speciell der Wurzel), Sand, Steinchen, angeblich auch mit fremden Harzen. Die im Vorstehenden angeführten quantitativen Bestimmungen und die Aschenbestimmung geben darüber Aufschluss.

Reinigung. Helv. lässt die gepulverte Droge durch Absieben von Unreinigkeiten befreien. Gall. schreibt eine mit Alkohol gereinigte Asa foetida vor (cf. Ammoniacum.)

Aufbewahrung. In Blech- oder Thongefässen, am besten über Aetzkalk.

Pulverung. Vorbereitung und Ausführung wie bei Ammoniacum. Für Asant ist ein besonderes Sieb erforderlich (Austr.), Mörser und dergl. reinigt man mittelst Sodalösung. — Nach dem Verfahren von DIETERICH beträgt die Ausbeute 60—65 Proc. Es empfiehlt sich, für thierarzneiliche Zwecke eine Mischung von gleichen Theilen Asa foetida und Sem. foenu graeci vorräthig zu halten.

Anwendung. Wird bei Hysterie, Amenorrhoe, Koliken etc. angewendet, wahrscheinlich ohne Erfolg.

Geruch und Geschmack wird in Mixturen durch wenig Chloroform, in Pillen durch einen Gelatineüberzug verdeckt. Versilberte Pillen werden durch Bildung von Schwefelsilber schwarzfleckig. Im Handel sind Gelatineperlen mit je 0,1 Asa foetida erhältlich.

Aqua Asae foetidae. (Diet.) Asafoetida-Oel 1 Tropfen schüttelt man mit heissem, destillirtem Wasser 1000 g.

Aqua Asae foetidae composita (Ergänzb.). Aqua foetida antihysterica. Zusammengesetztes Asantwasser. Prager Wasser: Asant, Pfefferminze je 40 Th., Baldrian, Zitwerwurzel je 50 Th., Galbanum, Quendel, Römische Kamillen je 25 Th., Myrrhe 20 Th., Angelikawurzel 13 Th., Kanadisches Bibergeil 3 Th. werden grob zerkleinert und mit verdünntem Weingeist 500 Th. 24 Stunden bedeckt stehen gelassen, dann Wasser 1000 Th. hinzugefügt und abdestillirt 1000 Th. (Der Wasserzusatz fällt bei Destillation mittelst Dampfstrom fort.)

Elixir foetidum Fulde. Tinctura Castorei thebaica: Asant 10 Th., Kanadisches Bibergeil 20 Th., Opium 5 Th., Ammoniakflüssigkeit 5 Th., verdünnter Weingeist 150 Th.; durch zweitägiges Digeriren zu bereiten.

Liquor antispasticus BENARD. Asanttinktur 10 Th., Bibergeiltinktur, Aether je 5 Th., Safranhaltige Opiumtinktur 2,5 Th.

Mixtura antispastica REECE. Asanttinktur 5 g, Opiumtinktur 20 Tropfen, Brechwurzelpulver 0,75 g, Wasser 100 g.

Emulsum Asa foetidae; Mixtura Asa foetidae; Emulsion of Asafetida, Milk of Asafoetida. (U-St.) Wird wie Emuls. Ammoniaci (U-St.) bereitet.

Pilulae Asae foetidae; Pills of Asafetida (U-S.) Asant 20 g, Seife 6 g, Wasser q. s. zu 100 Pillen.

Oleum Asae foetidae compositum. Zusammengesetztes Stinkasant-Oel. Keuchhusten-Einreibung. ROCHE's embrocation (Hamburg. Vorschr.). Asae foetidae grosso pulver., Rad. Alkannae grosso pulver. āā 50,0 werden mit Olei Olivarum 1800,0 während 8 Tagen digerirt, dann filtrirt und zugesetzt Olei Carvi, Olei Terebinthinae āā 90,0, Olei Pini Pumilionis 12,0, Olei Bergamottae 8,0.

Pilulae antihystericae SELLE. Asant, Galbanum, Baldrianextrakt je 4 g, Bibergeil, Safran je 1 g, Opium 0,5 g zu 100 Pillen.

Pilulae antihystericae SYDENHAM. Asant 5 g, Galbanum, Myrrhe je 2,5 g, Bibergeil 1,25 g, Baldriantinktur q. s. zu 100 Pillen, die mit Safranpulver bestreut werden.

Pilulae antihystericae s. antispasmodicae Heim. Asant 10 g, Eisenpulver 2,5 g, Bibergeil 1,25, Quassiaextrakt q. s. zu 150 Pillen.

Pilulae magneticae. Magnetische Pillen. Asant, Eisenpulver je 10 g, Kampher, Seife je 1 g, Bertramwurzel 3 g, Weingeist q. s. Nach eintägigem Stehen formt man Pillen von 0,125 g und versilbert dieselben. Bei Ohren-, Kopf- oder Zahnschmerz mit Watte umhüllt ins Ohr zu stecken.

Emplastrum Asae foetidae. (Ergänzb.) Empl. foetidum. Empl. antihystericum. Empl. resolvens Schmucker. Stinkasantpflaster. Asant 30 Th., Ammoniakgummi 10 Th., Terpentin 20 Th., im Dampfbade geschmolzen und einer halberkalteten Mischung aus gelbem Wachs und Fichtenharz je 20 Th. zugefügt.

Spiritus Ammoniae foetidus. Fetid Spirit of Ammonia (Brit.). Asant 75 g lässt man mit 90 proc. Weingeist 750 ccm 24 Stunden stehen, destillirt die weingeistigen Theile ab, vermischt mit konc. Ammoniakflüssigkeit (spec. Gew. 0,960) 100 ccm und Weingeist q. s. zu 1000 ccm.

Tinctura Asae foetidae. Asanttinktur. Aastropfen. Habakuktropfen. Stinktropfen. Tinctur of Asafetida. Teinture d'ase fétide. Wie Tinctura Aloës zu bereiten (Ergänzb., Helvet.), nach Brit. und U-St. durch Behandeln von Asant 200 g mit Weingeist von 70 Proc. (Brit.) oder 90 Proc. (U-St.) q. s. zu 1000 ccm Tinktur.

Tinctura Asae foetidae aetherea wird aus Asant 1 Th. und Aetherweingeist 5 Th. bereitet.

Thierheilmittel.

Kolikessenz für Pferde: Bilsenkrautextrakt 6 g, Aloëextrakt 15 g, Wasser 70 g, Weingeist, Asanttinktur je 30 g. $^1/_4$—$^1/_2$ stündlich 1 Esslöffel voll in Kamillenthee. (Pharm. Ztg.)

Kolikmixtur, Trakehner: Versüsster Salpetergeist, Asanttinktur je 5 Th., Aloëextrakt 40 Th., Glycerin, Ricinusöl je 80 Th. (Apoth. Ztg.)

Wurmlatwerge für Pferde. Asant 20 Th., Aloë 30 Th., Weizenmehl 50 Th., Wermuth 100 Th., Steinöl, Rainfarnöl je 15 Th. Zweistündlich hühnereigross auf die Zunge zu streichen. (Diet.)

Blähungsheilmittel, Liquide météorifuge, von Gebr. MENARD ist Asanttinktur mit Salmiakgeist.

Pepsin, Kolikmittel für Pferde. 1) Eine Bleizuckerlösung in Pfefferminzwasser 10 : 200 mit einer Spur Opium und Kümmelöl. 2) Mischung aus Asanttinktur 120 Th., Baldrian- und Aloëtinktur je 40 Th. Stündlich ein Esslöffel. (Pharm. Ztg.)

Pferdeessenz, Chinesische. Eine Mischung von Glaubersalz, Bittersalz, Asant, Kamillen, Pfefferminze, Zittwerwurzel und Wasser.

Oleum Asae foetidae. Stinkasant-Oel.

Bei der Destillation der Asa foetida erhält man 3—6,7 Proc. eines ätherischen, höchst unangenehm nach Zwiebeln und Knoblauch riechenden, optisch linksdrehenden Oels. Spec. Gew. 0,975—0,990. Enthält nach SEMMLER zwei Terpene, von denen das eine wahrscheinlich mit Pinen identisch ist. Drei Disulfide, $C_7H_{14}S_2$, $C_{11}H_{20}S_2$, $C_{10}H_{18}S_2$ und ausserdem zwei andere Bestandtheile, deren Zusammensetzung durch die Formeln $(C_{10}H_{16}O)n$ und $C_8H_{16}S_2$ ausgedrückt wird.

Asarum.

Gattung der **Aristolochiaceae—Asareae.**

I. Asarum europaeum L. Haselwurz. Hasenöhrlein. Scheibelkraut. Brechwurz. Heimisch in Laubwäldern Europas und Sibiriens.

Verwendung findet:

Das Rhizom: **Rhizoma Asari.** **Radix Asari** (Ergänzb.). **Radix Nardi rusticae seu silvestris. Racine de cabaret** (Gall.). **Hasel-wort. Asara-back root.**

Beschreibung. Unregelmässig vierkantig, gegliedert, ästig, besonders an der Unterseite bewurzelt, aussen graubraun. Auf dem Querschnitt eine dicke Rinde und ein kleiner Holzkörper, mit etwa 12 durch breite Markstrahlen getrennten Gefässbündeln und Mark. Im Parenchym Oelzellen. Stärkekörnchen einzeln oder bis zu vier zusammengesetzt, in der Droge häufig verkleistert. Die trockne Droge enthält häufig noch die langgestielten, nierenförmigen Laubblätter. Geschmack scharf gewürzhaft, an Kampher erinnernd.

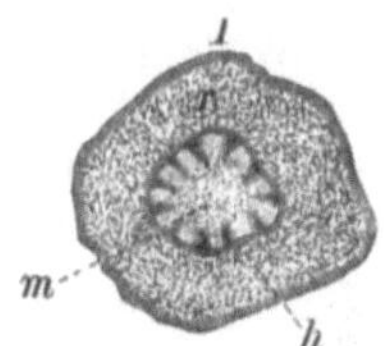

Fig. 114. Querschnitt durch das Rhizom von Asarum europaeum. 6 mal vergrössert. *h* Rinde. *m* Mark.

Bestandtheile. In der trockenen Droge 1 Proc. ätherisches Oel, vom spec. Gew. 1,018—1,07. Das darin enthaltene Asaron findet sich zu 1 Proc. auch sonst in der Pflanze. (cf. pag. 416.)

Einsammlung. Die im ersten Frühjahr oder im August gesammelte Wurzel wird, bei sehr gelinder Wärme getrocknet, in Blech- oder Glasgefässen aufbewahrt. 9 Th. frische Wurzel geben 2 Th. trockene.

Anwendung. Erzeugt Erbrechen und Durchfall, soll, dem Branntwein zugesetzt, Säufern dessen Genuss verleiden. Aeusserlich wirkt es reizend, daher auf die Schleimhaut der Nase gebracht, Niesen erregend. Wenig gebraucht. Dosis als Niesepulver 0,1—0,2, als Brechmittel 0,5—1,0 im Infusum. — In Frankreich werden auch die viel weniger wirksamen Folia Asari verwendet.

Tinctura Asari wird wie Tinct. Absinthii bereitet. **GÜNTHER's Mittel gegen die Trunksucht** ist ein weingeistiger Auszug aus Haselwurz und Cascarillrinde.

Elixir antasthmaticum Boerhave. Haselwurz 2 Th., Alant-, Kalmus-, Veilchenwurzel, Süssholzsaft je 10 Th., Anis 5 Th., Kampher 0,3 Th., verdünnter Weingeist 300 Th.

Pulvis sternutatorius Schneebergensis. Schneeberger Haupt- und Schnupfpulver; Schneeberger Schnupftabak. Haselwurz 20 g, Maiblumenblüthen 5 g, Nieswurz 2 g, Veilchenwurzel 50 g, Bergamottöl 15 Tropfen. — Die giftige Nieswurz lässt sich (n. Diet.) durch Seifenpulver ersetzen.

Saint-Ange's Hauptpulver (Poudre capitale de S.-A.) ist ein Niesepulver aus Haselwurz, Nieswurzel, Raute, Majoran und Betonienblättern.

Pulvis errhinus Hedenius. Kalomel 1 Th., Majoran, Haselwurz, Zucker je 2 Th.

Pulvis sternutatorius (Gall.). Besteht aus den Blättern von Asarum, Betonica, Majoran und den Blüthen der Convallaria.

II. Asarum canadense L. und **Asarum arifolium Michx.** Canada snake
root. Wild Ginger. Heimisch im atlantischen Nordamerika. Das Rhizom wird wie das
der vorigen Art benutzt, scheint aber milder in der Wirkung zu sein, man setzt es dem
Wein zu, um dessen Wohlgeschmack zu erhöhen, verwendet es auch in der Hauswirthschaft
als Gewürz. Das Rhizom ist dicker, härter und dunkler wie das vorige.

Bestandtheile. Enthält 3,5—4,5 Proc. ätherisches Oel vom spec. Gew. 0,93—0,96.
Es enthält Pinen, Asarol (Linalool?), Essigsäure und Valeriansäureester des
Asarols, Methyleugenol.

Tinctura Asari canadensis. Durch Digestion aus 1 Th. des Rhizoms und 5 Th.
verdünntem Alkohol.

Extractum Asari canadensis fluidum. Aus 100 Th. Rhizom, 50 Th. Glycerin
und 250 Th. Alkohol (spec. Gew. 0,833) durch Digestion, Auspressen, Filtriren, Abdampfen
bis auf 105 Th. Rückstand; dann absetzen lassen und 100 Th. abgiessen. Wohl besser durch
Perkolation zu bereiten.

Sirupus Asari canadensis. Durch Mischen aus 5 Th. Fluidextrakt und 95 Th.
Sirupus Sacchari.

III. Asarum Sieboldi Miq. To—sai—shin. In Japan. Wird ähnlich wie die
vorigen verwendet.

Oleum Asari europaei. Die Asarumwurzel enthält etwa 1 Proc. ätherisches
Oel, von dunkler Farbe, aromatischem Geruch und pfefferartig brennendem Geschmack.
Spec. Gew. 1,018—1,068. Beim Stehen scheiden sich aus dem Oele häufig harte Krystalle
von Asaron ab. Asaron krystallisirt monoklin, schmilzt bei 67° C. und siedet bei 296° C.
Es ist seiner chemischen Konstitution nach ein Oxyhydrochinonderivat der Formel
$C_6H_2(C_3H_5)[1]—(OCH_3)[3]—(OCH_3)[4]—(OCH_3)[6]$. Ausserdem enthält das Asarumöl Links-
Pinen $C_{10}H_{16}$ und Methyleugenol $C_{11}H_{14}O_2$.

Wichtig für die Parfümerie ist das in Nordamerika viel gebrauchte, wohlriechende
Oel der Wurzel von *Asarum canadense L.* Es hat das spec. Gew. 0,93—096 und enthält
nach Power Pinen, Asarol(=Linalool?) frei und als Ester der Essigsäure und Valeriansäure
und Methyleugenol.

Asellus.

Gadus Morrhua L., Morrhua vulgaris Cloquet, der Kabliau, aus der Abtheilung
der Weichflosser (Anacanthini) und der Familie der Schellfische. *Gadus Callarias L.*,
der „gewöhnliche Dorsch" ist eine kleinere Varietät dieser Art des Kabliau. Be-
wohnen die nördlichen Theile des atlantischen Oceans zwischen dem 40° und 75° nördlicher
Breite.

I. Oleum Jecoris Aselli (Austr. Germ. Helv.). **Oleum Morrhuae** (Brit. U-St.).
Oleum Jecoris Gadi. Stockfischleberthran. Leberthran. Huile de foie de morue
(Gall.). **Cod-liver-oil.** Ist das flüssige Fett aus den Lebern oben genannter Fische.

Gewinnung. Die Gewinnung des Leberthranes wird im grossen Maassstabe auf
der Inselgruppe der Lofoten, in Bergen in Norwegen, ferner in Neufundland und auch in
Newhaven (Schottland) betrieben. Sie ist nicht überall die gleiche; im grossen und ganzen
aber wird wie folgt verfahren:

Man sammelt in grossen Behältern, welche oft bis zu 100 Tonnen Raum haben,
die ungereinigten Lebern mit den Gallenblasen. Der freiwillig aus den Lebern ausfliessende
Thran wird abgeschöpft und in anderen Behältern zum Absetzen gebracht. Die so gewonnenen, ersten Antheile sind verhältnissmässig hell. Wenn später die Lebermasse in
Fäulniss geräth, fällt das Oel natürlich dunkler aus. Sobald freiwillig kein Thran mehr
aus den Lebern austritt, werden die Rückstände mit Wasser ausgekocht und der Thran
durch Pressen abgeschieden, oder man gewinnt die letzten Antheile durch Ausbraten und
Auspressen. Die so gewonnenen Sorten heissen „naturelle Thrane"; ihre Färbung
wechselt von hellgelb bis dunkelbraun. Diese Thrane sollen therapeutisch nicht verwendet
werden.

Dampfthran. Die Gewinnung dieser Sorten erfolgt direkt auf den Schiffen, welche für diesen Zweck mit besonderen Einrichtungen ausgerüstet sind: Unmittelbar nach dem Fange der Fische werden die Lebern herausgenommen, von den Gallenblasen und etwaigen kranken Theilen gesondert, durch Waschen mit Wasser gereinigt, zerkleinert und nun in Kesseln, welche durch Dampf geheizt sind (Brit. verlangt, dass die Erhitzung nicht über 82,2° C. hinausgeht) erhitzt. Der ausfliessende Thran wird abgeschöpft, durch Absetzen geklärt, alsdann durch Ausfrieren bei —5 bis —10° C. von festen Glyceriden befreit, filtrirt und sofort in Kanister verpackt.

Um einen besonders haltbaren Thran zu gewinnen, schliesst Peter Moeller neuerdings die Einwirkung der Luft während der Gewinnung des Thrans aus, indem er das Ausschmelzen im luftverdünnten Raume oder bei Gegenwart eines indifferenten Gases (Kohlensäure) vor sich gehen lässt. Es soll unter diesen Umständen eine Oxydation der „Therapinsäure und Jecoleïnsäure" zu Oxyfettsäuren vermieden werden.

Handelssorten. Im Handel unterscheidet man gegenwärtig die Hauptsorten: Naturellen Thran und Dampfthran. Jede dieser Sorten wird nun je nach ihrer Färbung noch besonders bezeichnet z. B. als „Dampfthran weiss, hellblond, gelb", ferner „Natureller Thran blond, gelb, hellbraun, braun". Ausserdem aber kommt in Betracht, wie der Geschmack einer Thransorte ist, und aus diesem Grunde sollte der Apotheker stets nach Muster kaufen und die Muster sorgfältig auf den Geschmack prüfen. Als die auf dem europäischen Kontinent bevorzugte Sorte gilt der norwegische Leberthran, andere Sorten, z. B. der Neufundländer oder Labrador-Leberthran haben nur untergeordnete Bedeutung, sie unterscheiden sich von dem norwegischen Thrane lediglich dadurch, dass sie schon bei + 7 bis + 5° C. feste Fette absetzen. Baschin'scher Leberthran, de Jongh'scher Leberthran sind nichts anderes als normale, aber zu hohen Preisen verkaufte Sorten Leberthran.

Eigenschaften. Ein hellgelbes, eigenthümlich, aber nicht widerlich riechendes und schmeckendes Oel. Das spec. Gew. schwankt von 0,920—0,930. Es geben an: Brit. 0,920—0,930, Helv. 0,926—0,931, U-St. 0,920—0,925, doch sind diese Schwankungen leicht zu erklären. Die Verseifungszahl wird zu 170—195, die Jodzahl von 123—144 angegeben. Fahrion giebt neuerdings die Jodzahl bis zu 166 an.

Leberthran gehört zu den trocknenden Oelen. Bei der Elaïdinprobe giebt er keine Ausscheidung von festem Elaïdin; die Elaïdinprobe ist hier mit Kupfer und Salpetersäure auszuführen s. Olea. Er ist ferner ein ziemlich schwer verseifbares Fett. — Unmittelbar nach der Darstellung soll der Leberthran neutral sein, d. h. freie Fettsäuren nicht enthalten. Die im Handel befindlichen Thrane enthalten aber durchweg grössere oder geringere Mengen freier Fettsäuren und zwar um so mehr, je geringere Sorgfalt bei der Bereitung aufgewendet wurde. Bei den medicinalen Sorten sind zur Sättigung der vorhandenen freien Fettsäuren, für 1 g Leberthran $= 0,5—3,0$ Milligramme KOH erforderlich, bei den naturellen Sorten steigt dieser Verbrauch bis auf 6,0—28,0 Milligramme und darüber.

Seiner chemischen Zusammensetzung nach enthält der Leberthran etwa 70 Proc. Oelsäure-Glycerid, 25 Proc. Palmitinsäure-Glycerid, kleine Mengen Stearinsäure-Glycerid, ausserdem Glyceride niederer Fettsäuren (Essigsäure, Buttersäure, Valeriansäure, Caprinsäure). Ausserdem Cholesterin, 0,002—0,003 Proc. Jod, ausserdem Chlor, Brom, Schwefel, Phosphor, Eisen in organischer Bindung, ferner Basen: Ammoniak, Trimethylamin, Butylamin, Amylamin, Hexylamin und als charakteristische Basen: Asellin $C_{25}H_{34}N_4$, Morrhuin $C_{19}H_{27}N_3$. Ausserdem werden folgende charakteristische Säuren angeführt: Asellinsäure $C_{17}H_{32}O_2$, Jecorinsäure $C_{18}H_{30}O_2$, Morrhuinsäure $C_9H_{13}NO_3$, Therapinsäure $C_{17}H_{26}O_2$ und Jecoleïnsäure $C_{19}H_{38}O_4$.

Endlich sind eigenthümliche, mit konc. Schwefelsäure sich blau färbende Farbstoffe — Lipochrome — zugegen, welche als besonders charakteristische Bestandtheile angesehen werden können.

Prüfung. Guter Leberthran ist hellgelb, klar und blank und schmeckt zwar fischig, aber nicht widerlich und hintennach kratzend und ranzig, anderenfalls ist er eben

ranzig. Zur Sättigung der freien Fettsäuren sollen für 1 g Leberthran nicht mehr als
3 Milligramme Kalihydrat erforderlich sein. 1) Löst man 1 Tropfen Leberthran in
20 Tropfen Schwefelkohlenstoff oder Chloroform und fügt 1 Tropfen konc. Schwefelsäure
hinzu, so färbt sich die Mischung zunächst violett, dann purpurfarbig, braunroth, dunkelbraun (Reaktion des Lipochroms und Cholesterins). Tritt diese Reaktion nicht ein, so liegt
überhaupt kein Leberthran vor. 2) Man stellt etwa 15 ccm Leberthran in einem Probirrohr in klein geschlagenes Eis: Es dürfen sich nur wenig oder gar keine festen Fette abscheiden. Gute norwegische Medicinal-Thrane scheiden unter diesen Umständen wenig oder
gar keine festen Fette ab, Labrador-Thran, neufundländischer Thran und die unten zu besprechenden fremden Thranarten scheiden erheblich mehr feste Fette ab. 3) 5 g Thran
werden mit alkoholischer Natronlauge (nicht Kalilauge!) verseift; man trocknet die Seife
mit kalkfreiem Sande völlig ein und extrahirt den Rückstand mit Chloroform. Nach Abdestilliren des letzteren hinterbleibt etwa gegenwärtiges Paraffin, welches durch Bestimmung der Verseifungszahl (s. Olea) näher zu kennzeichnen ist. — Auf nicht trocknende
fremde Oele (z. B. Rüböl, Specköl, Baumwollsamenöl, Olivenöl, Sesamöl etc.) würde durch
die Elaïdinprobe zu prüfen sein: Man bringt in ein Probirglas je 5 ccm Leberthran
und reine Salpetersäure (25 Proc.) sowie einige Kupferschnitzel, schüttelt gut durcheinander
und lässt stehen. Auch nach 6—10 Stunden dürfen sich keine festen Abscheidungen zeigen.
4) Unterscheidung von fremden Thranen nach Kremel. Pharm. Centr.-Halle 1884,
337. Bringt man 10—15 Tropfen Leberthran auf eine Porcellanschale und setzt 3—5
Tropfen rauchender Salpetersäure (1,50 spec. Gew.) hinzu, so tritt bei echtem Dorsch-
leberthran an der Berührungsstelle eine rothe Färbung auf, die beim Umrühren mittels
Glasstabes durch die ganze Masse in Feurigroth übergeht, um schliesslich in kurzer Zeit rein
citronengelb zu werden. — Bei Sejfischthran wird die Einlaufsstelle blau, beim Umrühren der Mischung braun und erst nach 2—3 Stunden gelb; ähnlich verhält sich japanischer Thran. Robbenthran wird durch die Säure anfangs in seiner Farbe nicht
beeinflusst und erst nach längerer Zeit braun.

Aufbewahrung. Leberthran gehört zu den trocknenden Oelen. Er nimmt aus
der Luft Sauerstoff auf und wird ranzig. Man bewahre ihn daher in nicht zu grossen,
aber möglichst gefüllten Flaschen an einem kühlen Orte, vor Licht geschützt auf. Bezieht
man ihn in Originalfässern, so lässt man diese an einem kühlen Ort 3—4 Wochen ablagern
und zieht dann den Thran in die Standgefässe ab, welche völlig gefüllt und mit neuen
Korkstopfen geschlossen werden. Man fülle niemals frischen Thran zu alten Resten. Die
Reinigung der Thranstandgefässe erfolgt am leichtesten mit konc. Schwefelsäure. Etwa
nothwendige Filtration des Thranes beschleunige man nach Möglichkeit.

Anwendung. Die Ansicht, dass der Heilwerth des Leberthrans auf seinem Gehalte an Jod beruht, ist zur Zeit aufgegeben worden. Vielmehr dürfte derselbe darauf
zurückzuführen sein, dass der Leberthran ein Fett ist, welches gut resorbirt und selbst von
Kindern und schwächlichen Personen gut vertragen wird, ohne Durchfälle oder sonstige
Störungen zu verursachen. Die leichte Resorbirbarkeit des Leberthranes dürfte in letzter
Instanz nicht auf dessen Säuregehalt zurückzuführen, sondern eine specifische Eigenschaft
des Thranes selbst sein. — Man giebt ihn bei den verschiedensten Krankheiten als ein die
Ernährung des Körpers unterstützendes, daher den Kräftezustand hebendes Mittel, in der
Regel morgens und abends in Mengen von 1 Theelöffel bis 2 Esslöffel. Die braunen
Sorten werden in den Gewerben zur Herstellung von Schmierseife, zum Einfetten des
Leders (Stiefelschmiere) und in der Sämisch-Gerberei verwendet.

Sey-Thran. Seyfischthran. Oleum Jecoris Merlangi. Huile de foie de
Merlan. Coal-fish oil. Das aus den Lebern des Sey-Fisches, *Gadus carbonarius L.*
(*Merlangus carbonarius* Cuv.) gewonnene flüssige Fett. Der blanke Sey-Thran ist heller
als der blanke Dorsch-Thran. Spec. Gew. = 0,927. Bei 0° wird der Thran steif
und körnig.

Haifisch-Thran. Oleum Squali. Huile de Selache (ou de Requin) Shark
oil. Wird aus den Lebern verschiedener Haie dargestellt. Hellgelbes, klares, eigenartig
aber nicht widerlich riechendes, dagegen stark kratzendes Oel. Löslich in 10 Th. Alkohol,
bleibt bei —6° C. noch klar. Spec. Gew. sehr niedrig: 0,870—0,875 bei 15° C.

Robbenthran. Oleum Phocae. Huile de phoque. Seal oil. Dog fish oil. Von verschiedenen Robbenarten. Gelbes, unangenehm riechendes Oel, spec. Gew. 0,915 bis 0,925. Cornesin wird ein besonders geeigneter Robbenthran genannt.

Japanischer Thran stammt von verschiedenen, nicht näher bekannten Fischarten ab und wechselt in Eigenschaften und Zusammensetzung.

Butyromel, Ersatz des Leberthrans. Eine Emulsion aus 2 Th. ungesalzener Butter und 1 Th. Honig.

Jecorin, Leberthran-Ersatz des Apothekers Berkenheier in Diedenhofen, enthält in 20 g: Calcii chlorhydrophosphorici, Calcii lactophosphorici āā 0,1 g, Acidi lactici 0,05 g, Acidi phosphorici 0,6 g, Bromi 0,01, Jodi 0.01 g, Ferri jodati 0,075 g, Extracti Artemisiae comp. 1,0. Als Vehikel bezw. Korrigentien: Frucht- und Pflanzensäfte.

Lipanin, durch von Mering als Ersatz des Leberthrans empfohlen, besteht aus Olivenöl mit einem Zusatz von rund 6 Proc. reiner Oelsäure.

Morrhuol (Gaduol). Ein von Chapeauteaut mit Weingeist hergestellter Auszug aus Leberthran, welcher die wirksamen Bestandtheile desselben enthalten soll. Man extrahirt Leberthran mit Alkohol von 90 Proc., filtrirt den Auszug und zieht durch Destillation den Alkohol ab. Im Rückstande verbleiben 2—6 Proc. eines scharf und bitter schmeckenden und widerlich riechenden Oeles. Dies ist das Morrhuol. Anwendung namentlich in den romanischen Ländern zu 0,2 g in Gelatinekapseln. Eine Kapsel soll = 5 g Leberthran entsprechen.

Scott's Emulsion enthält (nach Herb) Ol. Jecoris 42, Glycerin 16, Calcium hypophosphoros. 1,2, Natr. hypophosphoros. 0,6 in 100 Th.

Spranger'sche Salbe. Besteht aus Harz, Olivenöl, Leberthran, Kampher.

Terrol der Terrol-Co. in London, Leberthran-Ersatz. Doch wohl nur für technische Zwecke! Sirupdicke Flüssigkeit, ein Destillat des Petroleums.

II. Fischthran. Gewöhnlicher Thran. Oleum piscium. Oleum ceti.

Wird durch Ausschmelzen des Speckes bez. Fettes verschiedener See-Säugethiere (Walthiere, Robben, Walrosse, Seehunde u. a.) und Fische (Haifisch, Pottfisch) gewonnen. Er ist je nach Herkunft und Gewinnung von ziemlich verschiedener Beschaffenheit, gewöhnlich ein dunkles, widerlich riechendes Oel vom spec. Gew. 0,920—0,935, in der Kälte starke Bodensätze bildend, von stark saurer Reaktion.

Es verliere nach 5 stündigem Trocknen nicht merklich an Gewicht (Wasser), — 1 g hinterlasse beim Verbrennen keinen wägbaren Rückstand (Abwesenheit von Seifen). Auf Paraffinöl oder Harzöl prüft man durch Verseifen von 5 g des Thranes mit alkoholischer Natronlauge. Die Seife muss nach dem Verjagen des Alkohols in Wasser klar löslich sein. Oder man prüft in der bei Oleum Jecoris angegebenen Weise durch Extraktion der mit Sand eingetrockneten Natronseife mittels Chloroform. Verwendung in den Gewerben wie die braunen Sorten Leberthran.

III. Abfall-Thran.

Bei der Konservirung der Heringe, Sardellen und Sardinen etc. ergeben sich grosse Mengen von Abfällen (Kopf, Eingeweide). Man kocht diese aus und schöpft das sich abscheidende Fett ab. Da die Abfälle meist schon in Fäulniss übergegangen sind, so ist auch dieser Thran von brauner Farbe, saurer Reaktion und widerlichem Geruch und Geschmack, übrigens von wechselnden Eigenschaften. Verwendung in den Gewerben wie der braune Leberthran.

Balneum cum Oleo Jecoris Aselli.

Einem warmen Vollbade von 200 Litern Wasser, worin 340 g krystallisirtes Natriumcarbonat gelöst sind, wird ein heftig durchschütteltes Gemisch von 50,0 g krystallisirtem Natriumkarbonat, 500,0 g warmem Wasser und 250,0 g Leberthran zugesetzt.

Mixtura pectoralis Rayer.

Mixtura (Emulsio) Olei Jecoris Aselli composita.

Rp. Olei Jecoris Aselli 100,0
Gummi arabici 20,0
Aquae destillatae 70,0
Mixturae emulsae adde
Sirupi opiati 70,0.
Morgens, mittags und abends von der umgeschüttelten Mischung je 1½ Esslöffel zu nehmen (bei chronischer Pneumonie. Sollte der Magen die angegebene Dosis nicht vertragen, so giebt man jeder Dosis 4—5 Tropfen Opiumtinktur hinzu).

Oleum Jecoris desinfectum
Carlo Pavesi.

Rp. Olei Jecoris Aselli 1000,0
Seminis Coffeae tostae tritae 50,0
Carbonis ossium 25,0.
Man erhitzt zunächst 1—2 Stunden im Dampfbade, lässt alsdann 3 Tage an einem warmen Orte absetzen und filtrirt. Besitzt kaffeeähnlichen Geschmack.

Oleum Jecoris Aselli aromaticum.
Auf 100 g Leberthran giebt man 3—4 Tropfen einer Mischung aus: Wintergrün-Oel 4 Th., Sassafrass-Oel, Citronen-Oel je 2 Th., Neroli-Oel 1 Th.

Oleum Jecoris aromaticum dulcificatum.
Bad. Taxe.

Rp.　Saccharini　　　　　1,0
　　　Alcohol. absoluti　　8,0
　　　Olei Jecoris　　　990,0
　　　Olei Cinnamomi　　1,0.

Oleum Jecoris dulcificatum
(Münch. Ap.-V.).

Rp.　Saccharini　　　　　　　0,5
　　　Vanillini　　　　　　　　0,1
　　　Alcohol absoluti　　　　20,0
　　　Olei Jecoris　　　　　　980,0
　　　Olei Cinammomi Ceylanici gtt. X.

Oleum Jecoris dulcificatum.
Nach Dr. EISENSCHÜTZ.

Rp.　1. Saccharini　　　　　2,0
　　　2. Aetheris acetici　　　2,0
　　　3. Olei Jecoris　　　　100,0
　　　4. Olei Menthae pip. gtt. 2.

(vel Olei Cassiae gtt. $1^1|_2$, vel Erdbeeräther 2,0 g).
Man löst 1 in 2, vermischt mit 3 und setzt schliesslich 4 zu.

Oleum Jecoris Aselli ferratum.　(Ergänzb., Hamburg. V.)

Rp.　Ferri benzoici　　　1,0
　　　Olei Jecoris　　　100,0.

Man verreibt das Ferribenzoat mit dem Leberthran und erwärmt gelinde bis zur Auflösung.

Oleum Jecoris Ferro-jodatum.　(Bad. Taxe, Münch. Ap.-V.).

Rp.　1. Olei Jecoris　　　100,0
　　　2. Jodi　　　　　　　1,7
　　　3. Ferri pulverati 1,0
　　　4. Olei Jecoris　　　900,0.

Man löst 2 durch Anreiben mit 1, schüttelt mit 3, bis das freie Jod verschwunden ist, lässt absetzen, filtrirt und setzt 4 zu.

Oleum Jecoris jodatum.　(Ergänzb. Helv., Hamburg. V.).

Rp.　Jodi　　　　　　1,0
　　　Olei Jecoris　1000,0.

Durch Anreiben zu lösen. Die Helv. lässt 1 Th. Jod in 2 Th. Chloroform lösen und 1000 Th. Leberthran zusetzen.

Emulsio Olei Jecoris Aselli composita
(Form. Americ.).

Rp.　Olei Jecoris Aselli　　　　　334 ccm
　　　Vitell. ovorum No. XII.
　　　Kreosoti　　　　　　　　　22　„
　　　Emuls. Amygdal. dulc. (e 40,0) 100　„
　　　Aquae Vitae　　　　　　　150　„
　　　Liquor. Ferri peptonati　　100　„
　　　Olei Amygdal. amar. aeth.
　　　Olei Citri　　　　āā gutts. X.
　　　Sirupi simplicis　　q. s. ad 1000　„
Dosis 1—4 Theelöffel.

Oleum Jecoris jodoferratum.
Jodeisenleberthran (Hamburg. V.).

Rp.　Jodi　　　　　　　3,0
　　　Olei Jecoris　　1000,0
　　　Ferri pulverati　10,0.

Im Uebrigen wie das Präparat der Badischen Taxe zu bereiten.

Oleum Jecoris Aselli phosphoratum
(Münch. Apoth.-Verein).

Rp.　1. Phosphori　　　　　0,1
　　　2. Olei Olivarum　　　10,0
　　　3. Olei Jecoris Aselli 990,0.

1 wird gut abgetrocknet unter Erwärmen in 2 geöst und mit 3 vermischt.

Oleum Jecoris gelatinatum.

Rp.　1. Gelatinae albae　　　5,0
　　　2. Aquae destillatae
　　　3. Sirupi Sacchari　　āā 30,0
　　　4. Olei Jecoris　　　　60,0
　　　5. Tincturae aromaticae 1,5.

Man löst 1 in 2 und 3, rührt 4, zum Schluss 5 hinzu und giesst in abgekühlte Formen (Trinkglas oder dergl.) aus.

Leberthran - Gélee.
Crême d'huile de foie de morue
von N. JOLLY.

460 Th. Leberthran, 150 Th. Zucker und 300 Th. Eiweiss zur Emulsion zusammengesetzt und durch eine warme Gelatine aus Gelose bereitet steif gemacht. (Eine Glasbüchse mit 330,0 des Gelée's — 4 Francs.)

Oleum Jecoris Aselli solidificatum.

Rp.　Olei Jecoris Aselli　85,0
　　　Cetacei　　　　　　15,0.

Durch Zusammenschmelzen zu vereinigen.

Pasta cum Oleo Jecoris Aselli.

300 Th. gestossener Zucker werden mit 50 Th. Leberthran zusammengerieben, mit einer heissen Lösung von 10 Th. Gelatine in 30 Th. Wasser unter Reiben in einem erwärmten Mörser gemischt, und die Masse in Kapseln aus paraffinirtem Papier ausgebreitet und erkalten gelassen.

Sapo calcicus Olei Jecoris
VAN DEN CORPUT.

Rp.　Calcariae recens ustae　　60,0
　　　Aquae fervidae　　　　　150,0.

Zu der entstandenen Kalkmilch bringt man eine durch Schütteln erzielte Mischung von
　　　Olei Jecoris Aselli　　　70,0
　　　Aquae destillatae　　　　30,0.

Man kocht bis zur Verseifung, wäscht die Seife mit Wasser ab und trocknet sie an einem warmen Orte. Dann formt man daraus unter Zusatz von
　　　Olei Anisi stellati　　　1,0
Bissen (boli) von 0,3 g Gewicht.

Sapo Olei Jecoris Aselli.

Rp.　Olei Jecoris Aselli　　　125,0
　　　Sebi taurini　　　　　　30,0
　　　Olei Cocois　　　　　　50,0

Man schmilzt und rührt dem auf 20° C. erkalteten Fettgemisch hinzu
　　　Liquoris Natrii caustici (1,365—1,370) 100,0
　　　Liquoris Kalii caustici (1,33)　　　10,0.

Die Verseifung erfolgt auf kaltem Wege. Waschmittel bei Hautaffektionen.

Sirupus Olei Jecoris Aselli.

Rp.　Olei Jecoris Aselli　　　40,0
　　　Gummi arabici　　　　　20,0
　　　Aquae Menthae piperitae　30,0

Der Emulsion wird zugesetzt
　　　Sirupi Sacchari　　　　110,0
　　　Aquae Amygdalarum amararum 1,0.

DUCLOU's Sirup ist zusammengesetzt aus: 25,0 Leberthran, 15,0 Arabischem Gummi 37,5 Wasser, 12,5 Zuckersirup und 75,0 Zucker.

Pilules d'huile de foie de Morue.

Rp.　Olei Jecoris optimi　500,0
　　　Calcariae ustae　　　50,0
　　　Aquae fontanae q. s.

Man verseift das Oel mittelst der Kalkmilch und formt aus der pflasterähnlichen Masse Pillen von 0,2—0,3—0,4 g, die man mit Magnesia carbonica bestreut.

Asparagus.

Gattung der **Liliaceae — Asparagoideae.**

I. Asparagus officinalis L. Spargel, Spars etc. Schwammwurz. Heimisch in Europa und dem westlichen Asien, häufig kultivirt.

Verwendung finden: a) Die unterirdischen Sprosse, **Turiones Asparagi juniores.** **Turions d'Asperge** (Gall.), das bekannte Gemüse. Bildet dickfleischige Achsen mit spiralig gestellten Niederblättern. Man unterscheidet zwei Spielarten mit weissen und mit grünlichen Sprossen.

Bestandtheile. 93,75 Proc. Wasser, 1,79 Proc. Stickstoffsubstanz, 0,25 Proc. Fett, 0,37 Proc. Zucker, 0,54 Proc. Asche etc. In der Trockensubstanz 34,47 Proc. Gesammtprotein und 5,01 Proc. Amidoverbindungen (vorwiegend Asparagin).

Wirkung. Stark diuretisch. Der Urin hat nach dem Genuss einen unangenehmen Geruch von Zersetzungsprodukten des Asparagins.

b) Das Rhizom mit den Wurzeln, **Rhizoma Asparagi, Radix Asparagi, Radix Alticis, Racine d'Asperge.**

Das fingerdicke, horizontal verlaufende Rhizom, oben mit Stengelnarben, unten mit schmutzig weissen Wurzeln. Frisch ist es weisslich, saftig, trocken hart und grau. Schmeckt fade, süsslich. Enthält kein Asparagin und keine Stärke. Wird im Herbst gesammelt.

Sirupus Asparagi. Von dem frischen Safte der Spargelsprossen werden 10 Th. mit 3 Th. Weingeist versetzt, nach einigen Tagen filtrirt und 10 Th. des Filtrats mit 17 Th. Zucker zum Sirup gekocht.

Sirupus Asparagi amari, Sirop de Johnson, aus den Sprossen von Asparagus amarus, wie der vorige zu bereiten.

Sirupus Asparagini (Vorschr. d. Münch. Ap. Ver.). Asparagin 2 Th. löst man in Weissem Sirup 98 Th.

II. In Indien wird das Rhizom von **Asparagus adscendens Roxb.** wie Salep verwendet, auf Formosa das von **Asparagus lucidus. Ldl.** als Diureticum.

Asparaginum. Asparamid. Links-Asparagin. Amidobernsteinsäureaminsäure. Althaein. $C_2H_3(NH_2)CO_2H . CONH_2 + H_2O.$ Mol. Gew. = 150.

Kommt in vielen Pflanzentheilen, namentlich in solchen vor, die sich im Dunkeln entwickelt haben, z. B. Spargelsprossen, Süssholz-, Althaewurzel, Runkelrüben, in im Dunkeln etiolirten Keimen der Leguminosen.

Zur Darstellung zieht man Althaewurzel wiederholt mit kaltem Wasser aus und koncentrirt die Auszüge durch Eindampfen zum dünnen Sirup. Nach mehrwöchentlichem Stehen scheidet sich das Asparagin in Krystallen aus, welche durch Umkrystallisiren aus siedendem Wasser unter Benutzung von Thierkohle gereinigt werden.

Grosse harte, spröde, rhombische Krystalle, geruchlos, luftbeständig, zwischen den Zähnen knirschend. Bei 100° C. werden sie wasserfrei. Löslich in 60 Th. kaltem oder 5 Th. siedendem Wasser, unlöslich in absolutem Alkohol, in Aether, in fetten und flüchtigen Oelen. Die wässerige neutrale oder alkalische Lösung ist linksdrehend, die saure Lösung rechtsdrehend. Es verbindet sich mit Säuren, Basen und mit Salzen. Es löst Quecksilberoxyd auf. S. Hydrargyrum asparaginicum.

Im Pflanzenreich gilt das Asparagin für eine Verbindung, in deren Form der Eiweiss-Stickstoff in der Pflanze wandert. Man nimmt an, dass Eiweiss in Asparagin und Kohlehydrate gespalten wird, und dass das an andere Stellen gewanderte Asparagin sich mit Kohlehydraten wieder zu Eiweiss verbindet. — Bei der Ernährung des thierischen Körpers kann das Asparagin das Eiweiss zwar nicht ersetzen, aber es gilt — ebenso wie Leim — als „Eiweiss-Sparer".

Asperula.

Gattung der **Rubiaceae—Coffeoideae—Galieae.**

Asperula odorata L. (**Waldmeister. Steinkraut. Herzfreude. Sternleber-kraut. Meserig).** Heimisch in Wäldern von Nordafrika bis 66° nördl. Br. von Mittel-europa bis Persien und Sibirien.

Pharmaceutische Verwendung findet das blühende Kraut: **Herba Asperulae. Hb. cordialis. Hb. Hepaticae stellatae. Hb. Matrisilviae. Meeskenkraut. Aspérule. Muguet des bois. Wood-root. Wood-ward.**

Beschreibung. Stengel bis 30 cm hoch, vierkantig, an den Knoten borstig, die länglich lanzettlichen, stachelspitzigen, gewimperten, bis 4 cm langen, etwa 6 mm breiten Blätter stehen unten in 6 zähligen, oben in 8 zähligen Wirteln. Blüthen weiss, trichter-förmig, vierzählig, in Trugdolden. Riecht, besonders trocken, nach Cumarin.

Bestandtheile. Cumarin und Aspertannsäure $C_7H_8O_4 . {}^1/_2H_2O$.

Einsammlung. Aufbewahrung. Das im Mai und Juni gesammelte, blühende Kraut wird in Bündelchen an der Luft getrocknet und in Blechgefässen aufbewahrt. Es wird nur noch selten im Handverkauf zu Theemischungen verlangt.

Verwechselung. Das Kraut von Galium silvaticum L., das viel zarter und hinfälliger ist, nicht nach Cumaun riecht und von blaugrüner Farbe ist.

Herba Asperulae recens. Frischer Waldmeister, das im Frühling vor dem Auf-blühen gesammelte Kraut, dient zur Bereitung des Maitrankes und einer Essenz, bisweilen auch zur Würze von Bier und Käse.

Essentia Asperulae. Ess. Vini majalis. Maitrankessenz, Waldmeister-essenz. Frischer Waldmeister 250 g wird mit Weingeist von 40 Proc. q. s. zu 1 l aus-gezogen, nach acht Tagen ohne Pressung abfiltrirt und Limonadenessenz (s. unter Citrus) 50 g zugefügt. Der Waldmeister lässt sich durch Cumarin 5 g ersetzen. (Buchh.) 2—3 Theelöffel hiervon liefern mit 6 Flaschen Weisswein, 500 g Zucker, 1 Flasche Schaumwein eine sehr gute Maiwein-Bowle.

Essentia Asperulae artificialis. (Diet.) Cumarin 0,1 g, Citronensäure 5 g, Grüner Thee 10 g, Verdünnter Weingeist 100 g; man lässt 3 Tage stehen, filtrirt und setzt zu: Süss-Pomeranzenöl, Bitter-Pomeranzenöl je 0,5 g, Blattgrün q. s. ${}^1/_2$ Kaffeelöffel hiervon nebst 75 g Zucker, ${}^1/_2$ Weinglas voll Selterswasser und 1 Flasche leichtem Weisswein giebt einen tadellosen Maitrank.

Essentia Asperulae saccharata. Maiwein-Extrakt. Waldmeister-Extrakt (Diet.). Maitrankessenz 2 g, Weingeist 8 g, Weisser Sirup 110 g. Auf eine Flasche Weisswein.

Tinctura Asperulae. Waldmeistertinktur. Frischen, im steinernen Mörser zer-stampften Waldmeister 100 Th. zieht man mit Weingeist 120 Th. eine Stunde lang aus, presst und filtrirt nach einigen Tagen. Zum Ersatz des frischen Krautes.

Asphaltum.

Unter „Asphalt" werden einander zwar nahestehende, aber schliesslich doch sehr verschiedene, Bitumen enthaltende Naturprodukte verstanden. Wir theilen dieselben ein in die drei Gruppen: 1) reine Asphalte, 2) Roh-Asphalte, 3) Asphaltsteine.

I. Asphaltum. Reiner Asphalt. Bitumen Judaicum. Schwarzer Bernstein. Berg-pech. Judenpech. Bitume de Judée (Gall.). Ein durch natürliche Veränderung organischer Substanzen (möglicherweise des Erdöls) entstandenes fossiles Harz, welches besonders an den Ufern des todten Meeres und auf diesem schwimmend, ferner in den Asphalt-Seen von Trinidad vorkommt. Die geschätzteste Sorte, welche auch allein für die Pharmacie in Betracht kommt, ist der vom todten Meer stammende, als „syrischer Asphalt" in den Handel kommende.

Syrischer Asphalt bildet feste, tief schwarze, stark glänzende, spröde Massen von muscheligem Bruch und in der Kälte nur schwachem bituminösem Geruch. Das spec. Gewicht ist 1,1—1,2. Er wird beim Reiben elektrisch, verbreitet beim Entzünden bituminösen Geruch und verbrennt mit stark rauchender Flamme. In Wasser sowie in Säuren und in Alkalien ist er unlöslich. Alkohol löst etwa 5 Proc. einer öligen Substanz aus dem Asphalt heraus, Aether löst etwa 75 Proc. des Asphalts. Dagegen ist er leicht löslich in Terpentinöl, Petroleum, Schwefelkohlenstoff, Chloroform. Beim Erhitzen mit konc. Schwefelsäure entweicht schweflige Säure. Fein gerieben stellt er ein braunes Pulver dar (Braun- und Steinkohlenpech geben ein schwarzes Pulver). Er schmilzt bei etwa 135° C. und liefert bei höherem Erhitzen rund 65 Proc. eines flüchtigen Oeles (Oleum Asphalti aethereum), welches früher auch „Petrolen" genannt wurde. Beim Verbrennen hinterlässt er etwa 1 Proc. Asche. Der Asphalt besteht im wesentlichen aus Kohlenwasserstoffen, vielleicht mit kleinen Mengen Sauerstoff, Schwefel und Stickstoff enthaltender Verbindungen.

Der amerikanische Asphalt steht dem syrischen nahe, indessen ist er weniger werthvoll, auch billiger als der syrische.

Anwendung. Früher zu Räucherungen gegen Rheumatismus, innerlich auch als krampfstillendes Mittel angewendet. Gegenwärtig besonders zur Herstellung von Asphalt-Lacken, welche sowohl als Anstrichmittel, aber auch im photographischen Druck- und Aetzverfahren Verwendung finden. Letzteres beruht darauf, dass belichteter Asphalt in gewissen Lösungsmitteln unlöslich wird. Von den Aegyptern als *„Mumia mineralis"* zum Einbalsamiren verwendet.

Oleum Asphalti aethereum. Oleum Asphalti rectificatum. Zur Bereitung desselben werden 10 Th. Asphalt mit 15 Th. reinem, grobem und trocknem Sande zu einem Pulver gemischt und aus einer gläsernen oder thönernen Retorte bis zur Trockne destillirt. Die zuerst übergehende wässrige Flüssigkeit wird beseitigt und das gesammelte Oel nochmals einer Destillation (Rektifikation) unterworfen, so lange ein gelbliches Oel übergeht. Sobald Tropfen eines braunen Oeles auftreten, wird die Destillation abgebrochen. Ausbeute beträgt ca. 30 Proc. des Asphalts. — Das Oel wird in kleinen Gefässen vor Licht geschützt aufbewahrt.

Ein hellgelbes, durch Einwirkung von Licht und Luft sich braun färbendes Oel von eigenthümlich brenzlichem Geruch. Es wurde früher zu 10—15 Tropfen zwei- bis dreimal täglich (in Kapseln) als Excitans bei Phthisis, langwierigen Geschwüren, eiternden Pocken gegeben. Aeusserlich bei Frostbeulen, Rheumatismus, entweder unvermischt oder mit Oel und Fett gemischt.

Mumia. Mumia vera seu Aegyptiaca. Mumie. Verdankte hauptsächlich ihrem Asphalt- oder Bitumengehalt (die alten Aegypter verwendeten Asphalt zum Einbalsamiren der Todten) die Anwendung als Medikament. Sie wird noch hier und da in den Apotheken gefordert. Die Mumie, welche man im Handel antrifft, ist meist nur eine Nachahmung, bestehend aus harzartigen rothbraunen oder braunschwarzen Stücken, durchmischt mit einigen gebräunten Knochenresten, kleinen Leinenstückchen. Man hält die Mumie in Stücken und gepulvert vorräthig. Sollte man einmal echte Mumie erhalten bezw. abgeben, so vergesse man nicht, diese auf einen Gehalt an Arsen, bezw. Arsensulfid zu prüfen!

Ein die Mumie ersetzendes Kunstprodukt ist ein durch Schmelzung bewirktes Gemisch aus Asphaltpulver ca 100,0, Weihrauchpulver 40,0, Aloëpulver 10,0, Kolophon und Fichtenharz āā 20,0, braunem Ocker als feines Pulver 20,0.

Mumiin. Mumienbraun. Extrait de Momie. Lasurfarbe für die Oelmalerei, ausserdem Volksheilmittel. Aegyptische Mumie in Pulverform wird mit Ammoniakflüssigkeit von 0,91 spec. Gew. ausgezogen. Das Filtrat wird auf dem Wasserbade zur Trockne verdampft.

II. Roh-Asphalte. Bergtheer.
Hierunter versteht man Natur-Produkte, welche aus Asphalt mit erheblichen Mengen mineralischer Beimengungen bestehen. Ein solcher Asphalt ist z. B. der von Trinidad, welcher im Mittel aus 45 Proc. Bitumen, 25 Proc. Wasser und 30 Proc. Mineralstoffen besteht. Sind diese Sorten durch Ausschmelzen (meist an Ort und Stelle) von den gröberen Steinen und vom Wasser befreit worden, so führen sie den Namen „Epurée". Wird der Roh-Asphalt mit etwa 5—15 Proc. Paraffinöl zusammengeschmolzen, so führt dies Produkt den Namen „Goudron".

III. Asphalt-Steine.
Man versteht hierunter besonders Kalksteine oder Dolomit, welche mit Bitumen (wahrscheinlich auch aus Erdöl entstanden) getränkt sind. Solche Steine kommen vor in Limmer bei Hannover, im Traversthal (Schweiz), namentlich aber auf Sicilien. Der Bitumengehalt beträgt 5—15 Proc. und darüber. Die Steine werden gemahlen, das Pulver wird durch „Gattieren" auf einen mittleren Gehalt von 10 Proc.

Bitumen gebracht, auf 150°—180° C. erhitzt und im heissen Zustande durch Kompression mit heissen Geräthen in Strassenbeläge (Stampf-Asphalt) verwandelt. Ein solcher Belag hat frisch das spec. Gew. 1,8, durch den Strassenverkehr steigt dieses allmählich auf 2,3—2,4.

IV. Asphalt-Kitt. Asphalt-Mastix.
Wird erzeugt, indem man gemahlene Asphaltsteine erhitzt und soviel Trinidad-Asphalt zusetzt, dass sich die Masse in Blöcke formen lässt. Die Blöcke kommen auch schlechthin als „Asphalt" in den Handel und werden zur Herstellung von „Gussasphalt" verwendet, indem man ihnen 6—8 Proc. Goudron zusetzt und mit 60 Proc. grobem Sand zusammenschmilzt.

Analyse. Asphalt wird häufig durch Braunkohlen- und Steinkohlenpech verfälscht, ja man stellt sogar durch Imprägniren von Kalkstein mit Theer und dergl. künstliche Asphaltsteine her. CLAYÉ empfiehlt zum Nachweis von Theerprodukten im Asphalt folgende Probe:

Schüttelt man 0,1 g der aschefreien bezw. 0,15 g der aschehaltigen Substanz mit 10 ccm rauchender Schwefelsäure, so zeigen sich bemerkenswerthe Unterschiede; dieselben treten besonders in dünner Schicht, also beim Neigen und Wiederaufrichten des Reagensglases an der Wandung des letzteren hervor. — Die an der Gefässwandung zurückfliessende Flüssigkeit ist bei: Syrischem Asphalt = braun, Trinidad-Asphalt = braun, Braunkohlentheerpech = grau, ins Braune spielend, Steinkohlentheerpech = grauschwarz, Spur grünlich, von Kohlepartikelchen streifig.

Bestimmung des Bitumengehaltes. 2 g gepulverter Asphalt werden in ein ERLENMEYER'sches Kölbchen von 100 ccm Fassungsraum eingewogen. Man übergiesst mit 30—40 ccm Chloroform und erhitzt am Rückflussrohr etwa 2 Stunden auf dem Wasserbade zu mässigem Sieden. Man lässt alsdann erkalten, etwa 1 Stunde absetzen und giesst hierauf die erzielte Bitumenlösung vorsichtig von dem Bodensatz ab in ein 50 ccm-Kölbchen. Der hinterbleibende Rückstand wird noch 2—3 mal mit kleineren Mengen Chloroform ausgezogen, und zwar giesst man den Auszug jedesmal erst nach $^1/_2$ stündigem Absetzen ab. Die vereinigten Auszüge füllt man bis zur Marke mit Chloroform auf; dann verschliesst man das Kölbchen mit einem gut schliessenden Stopfen, mischt den Inhalt und lässt (über Nacht) absetzen. Nach dem Absetzen stellt man den Inhalt des Maasskölbchens durch Anwendung geeigneter Temperatur genau bis zur Marke ein, alsdann bringt man 25 ccm in eine ungewogene Platinschale und bestimmt nach dem Verdampfen des Chloroforms den Trockenrückstand durch 2 stündiges Trocknen im Wasserbad-Trockenschranke. Der Rückstand wird hierauf verascht, die Asche durch Befeuchten mit Ammonkarbonat in Karbonate übergeführt und die Schale wiederum gewogen. Die Differenz beider Wägungen giebt den Bitumengehalt in 1 g Substanz an.

Asphaltpech. Künstlicher Asphalt. Mit diesen Namen bezeichnet man den durch Eindicken von Steinkohlentheer oder Braunkohlentheer zu erhaltenden Rückstand. Namentlich als Zusatz zu Asphalt-Lacken. Die mit reinem Asphalt bereiteten Lacke haben einen etwas braunen Farbenton; durch Zusatz von Asphaltpech erhält man tief schwarze Lacke.

Asphaltum coctum. Asphalt-Lacke. Zur Herstellung der Asphaltlacke wird der Asphalt zunächst geschmolzen, dann erst erkalten gelassen und nunmehr zerkleinert und in den Lösungsmitteln gelöst. Verwendet man Trinidad-Asphalt, so ist bei Bemessung des Lösungsmittels auf die vorhandenen mineralischen Beimengungen (event. wird eine Bitumen-Bestimmung ausgeführt) Rücksicht zu nehmen. Dieser Asphalt ist hier als „Asphaltum coctum" aufgeführt.

Asphaltlack.
Rp. Asphalti Syrici cocti 300,0
Olei Terebinthinae 700,0.

Eisenlack.
Rp. 1. Asphalti cocti 200,0
2. Colophonii Succini 100,0
3. Vernicis Lini 50,0
4. Olei Terebinthinae calefacti 800,0.
1, 2, 3 werden geschmolzen, dann 4 daruntergerührt. Vorsicht wegen Feuersgefahr.

Böttchers Glanzlack.
Rp. Asphalti cocti 100,0
Steinkohlentheerpech 20,0
Benzoli crudi 300,0.

Schwarzer Braunschweiger Lack.
Rp. Asphalti cocti 100,0
Steinkohlentheerpech 20,0
Vernicis Lini 50,0
Olei Terebinthinae 200,0.
Zum Lackiren eiserner Gitter.

Schwarzer Lack für Glas.
Rp. Asphalti cocti 100,0
Benzoli crudi 300,0.

Billiger Asphaltlack.
Rp. Steinkohlenpech 270,0
Colophonii 64,0
Petrolei 666,0.

Billiger Asphaltlack (fett).
Rp. Steinkohlenpech 600,0
Vernicis Lini 100,0
Olei Terebinthinae 300,0.

Atropinum.

In verschiedenen Theilen von *Atropa Belladonnae* L., *Datura Stramonium* L., *Hyoscyamus niger* L., *Scopolia japonica* und *Duboisia myoporoïdes* R. Br. finden sich eine Anzahl mydriatischer, bez. narkotischer Alkaloide. Bei der Verarbeitung der genannten Pflanzen erhielt man früher namentlich Atropin und Hyoscyamin. Es darf heute als ziemlich sicher angenommen werden, dass die genannten Pflanzen ursprünglich hauptsächlich Hyoscyamin führen, und dass dieses erst im Verlaufe der Verarbeitung mehr oder weniger in Atropin übergeht. Fabrikmässig wird das Atropin aus der Belladonna-Wurzel zu 0,3—0,4 Proc. gewonnen. Die Samen von Atropa Belladonna ergeben bis zu 0,33 Proc., die Blätter bis zu 0,2 Proc., die Samen des Stechapfels liefern bis zu 0,26 Proc. Atropin bez. Hyoscyamin.

†† **Atropinum.** (Ergänzb.). **Atropin. Atropine** (Gall.). **Atropina** (Brit. U-St.). Die freie Atropinbase. $C_{17}H_{23}NO_3$. **Mol. Gew.** $= 289$. (Identisch mit **Daturin**).

Darstellung. 1000 Th. gepulverte Wurzel werden mit Weingeist befeuchtet und im Perkolator mit Weingeist perkolirt, bis das Perkolat 6000 Th. beträgt. Demselben setzt man 50 Th. gelöschten Kalk hinzu, macerirt unter Umschütteln 24 Stunden, nimmt die alkalische Reaktion der Flüssigkeit mit verdünnter Schwefelsäure weg, filtrirt und verdunstet bis auf 150 Th. Auf der sirupdicken Flüssigkeit schwimmt das fette Oel der Wurzel in Gestalt eines krystallinischen Ueberzuges. Man verdünnt den Sirup mit 200 Th. Wasser, filtrirt ihn durch ein vorher genässtes Filter und wäscht so lange nach, bis das Filtrat ungefähr 380—400 Th. beträgt. Das Filtrat schüttelt man mit 50 Th. Chloroform (worin sich das schwefelsaure Atropin nicht löst). Das Chloroform scheidet man ab, setzt der Flüssigkeit wiederum 75 Th. Chloroform, dann soviel Aetzkalilauge hinzu, bis stark alkalische Reaktion auftritt, und schüttelt wiederholt tüchtig um. Man lässt nun das mit Atropin beladene Chloroform absetzen. Die Chloroformschicht wird einmal mit Wasser gewaschen, dann destillirt man das Chloroform aus dem Wasserbade ab. Das zurückbleibende Atropin wird schliesslich in wasserfreiem Weingeist gelöst, mit Thierkohle geschüttelt und der Krystallisation überlassen. Ausbeute beträgt etwa 0,3 Proc. der getrockneten Wurzel. (Procter.)

Das so erhaltene Atropin sucht man in Krystalle zu verwandeln. Dies gelingt sehr schwer, so lange dem Atropin Wasser anhaftet. Es ist daher wesentlich, das trockene Atropin in der 7—8 fachen Menge heissen, möglichst wasserfreien Alkohols zu lösen und diese Lösung in flachen Gefässen an einem kaum lauwarmen Orte unter Abschluss von Feuchtigkeit langsam abdunsten zu lassen. Unter diesen Umständen lässt sich das Atropin in glänzende, gut ausgebildete, nadelförmige Krystalle verwandeln. Aus dem sog. wasserfreien Weingeist des Handels krystallisirt es nicht; der eingetrocknete Rückstand bildet dann, zerrieben, ein krystallinisches, meist scheinbar amorphes Pulver.

Enthält das Atropin Hyoscyamin, so kann dieses durch folgendes Verfahren in Atropin übergeführt werden: Man löst 10 Th. des Alkaloidgemisches in 100 Th. Weingeist, fügt 1 Th. Natronlauge hinzu, mischt und lässt bei gewöhnlicher Temperatur stehen. Nach etwa 2 Stunden ist das Hyoscyamin in Atropin übergegangen, was sich daran erkennen lässt, dass die alkoholische Lösung optisch inaktiv geworden ist. Man verjagt alsdann den Alkohol durch Abdampfen bei niedriger Temperatur und wäscht das hinterbleibende Atropin mit möglichst wenig Wasser aus.

Eigenschaften. Das reine Atropin krystallisirt in schweren, spiessigen Nadeln vom Schmelzpunkt 115,5° C. Es ist geruchlos, von widerlich bitterem, scharfem, anhaltendem Geschmack. Es ist löslich in 300 Th. kaltem, 60 Th. heissem Wasser, sehr leicht löslich in Weingeist, Chloroform, Toluol, Amylalkohol, weniger leicht löslich in Aether, kaum löslich in Petroläther. Wenn man es über 140° C. erhitzt, so verflüchtigt es sich unter Aufblähen und Ausstossen eigenthümlich riechender weisser Dämpfe. Bei vorsichtigem Erhitzen lässt es sich sublimiren, beim Kochen seiner wässerigen Lösung verflüchtigt sich ein geringer Theil mit den Wasserdämpfen. Die wässerige sowohl wie die alkoholische Lösung des Atropins reagiren alkalisch. Es ist optisch inaktiv. Das Atropin ist eine einsäurige Base, seine Salze krystallisiren schwierig und sind meistens in Wasser und Alkohol leicht löslich.

Atropinsalzlösungen werden durch Gerbsäure, Kaliumquecksilberjodid, Mercurichlorid weiss, durch Platinchlorid gelblich weiss, durch Phosphormolybdänsäure gelb gefällt. Jodjodkaliumlösung giebt je nach der Koncentration einen gelblichen oder röthlich-braunen Niederschlag, welcher nach einiger Zeit krystallinisch erstarrt. Unter dem Mikroskope erblickt man dann bei 80- bis 100facher Vergrösserung rothbraune prismatische Nadeln, hie und da gelblich braune Blättchen. Pikrinsäurelösung erzeugt in nicht zu verdünnten Lösungen eine milchige Trübung, welche krystallinisch wird. Die Krystalle erscheinen unter dem Mikroskop als sehr dünne glänzende Blättchen von wechselnder Grösse.

Charakteristisch für das Atropin ist sein salzsaures Golddoppelsalz $C_{17}H_{23}NO_3 . HCl . AuCl_3$. Dasselbe entsteht durch Fällung einer salzsauren Atropinlösung mit Goldchlorid als öliger Niederschlag, welcher nach einiger Zeit krystallisirt. Es ist glanzlos und hat einen Schmelzpunkt von 135 bis 137° C. Es schmilzt jedoch in siedendem Wasser.

Atropin wird nur aus (reinen) koncentrirten Salzlösungen durch Aetzalkali und die Alkali-Karbonate weiss gefällt, durch einen Ueberschuss des Fällungsmittels aber wieder gelöst. Aetzammon fällt die koncentrirte Lösung nur unvollkommen, Ammonkarbonat und Alkalibikarbonat fällen sie nicht. Atropin löst sich in koncentrirter Schwefelsäure langsam und ohne Färbung auf, und diese Lösung wird auf Zusatz einiger Tropfen Salpetersäure nicht verändert. 0,05 bis 0,06 g Atropin mit 3 bis 4 ccm einer 12- bis 15proc. Aetzkalilauge geschüttelt, bilden eine weiss trübe Flüssigkeit, in welcher bei sanfter Erwärmung die Atropinpartikel zu klaren ölähnlichen, ausgeprägt sphärischen Tropfen schmelzen, sich als solche an der Oberfläche der Flüssigkeit sammeln, beim Erkalten aber, ohne die Form zu ändern, weiss und durchsichtig werden und zu Boden sinken. Endlich giebt eine verdünnte Atropinlösung mit Kaliumdichromatlösung innerhalb der ersten 5 Minuten keine Fällung oder Trübung.

Atropin liefert beim Behandeln mit Salpetersäure Apoatropin $C_{17}H_{21}NO_2$.

Beim Erhitzen mit Barytwasser oder koncentrirter Salzsäure zerfällt es zunächst in Tropin und Tropasäure $C_9H_{10}O_3$. Letztere geht durch Wasserabspaltung in Atropasäure und Isatropasäure $C_9H_8O_2$ über. Beim Stehenlassen von Atropin mit rauchender Salzsäure in der Kälte oder beim Erwärmen mit Barytwasser auf 58° C. bilden sich Tropin und Tropasäure und nur sehr wenig Atropasäure.

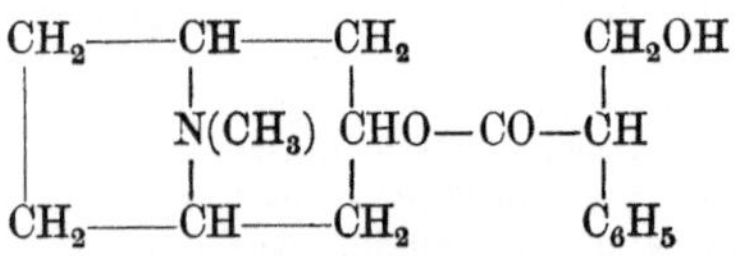

Seiner chemischen Zusammensetzung nach ist das Atropin als „Tropasäure — Tropinäther" aufzufassen. Seine Konstitution ist gegenwärtig so gut wie aufgeklärt, und zwar erscheint das Atropin auch hiernach als ein naher Verwandter des Cocaïns.

<pre>
CH₂——CH——CH₂   CH₂OH
 | | | |
 | N(CH₃) CHO—CO—CH
 | | | |
CH₂——CH——CH₂   C₆H₅
</pre>
Atropinformel nach WILLSTÄDTER.

Reaktionen. 1) Beim Erwärmen einer Lösung von 0,01 g Atropin in 2,0 g konc. Schwefelsäure entwickelt sich ein intensiver Geruch nach Orangen- oder Schleedornblüthen (*Prunus spinosa*). Dieser Geruch tritt besonders hervor, wenn man, sobald die Lösung anfängt braun zu werden und Dämpfe entwickelt, vorsichtig die gleiche Menge Wasser hinzufügt (GULIELMO).

2) Wenn man zu der heissen Mischung (aus Atropin, Schwefelsäure und Wasser sub 1) ein Körnchen einer oxydirenden Substanz, wie Kaliumpermanganat, Kaliumdichromat oder Ammoniummolybdänat hinzufügt, so entwickelt sich ein Geruch, welcher mehr an Bittermandelöl als an den der *Spiraea Ulmaria* erinnert (PFEIFFER und HERBST).

3) Tropft man in einer Schale Kaliumchromatlösung auf Aropin, so bilden sich beim Bewegen der Schale blaugrüne Streifen. Auf Zusatz von mehr Kaliumchromatlösung entsteht eine hellgrüne Flüssigkeit (D. VITALI).

4) Wenn man Atropin oder ein Atropinsalz mit etwas rauchender Salpetersäure übergiesst, dann auf dem Dampfbade eintrocknet und nach dem Erkalten einen Tropfen wasserfreier weingeistiger Aetzkalilauge hinzufliessen lässt, so erfolgt violette Färbung, welche bald in Roth übergeht (D. VITALI).

Mit dieser Reaktion will VITALI noch 0,000001 g Atropinsulfat nachweisen können. Es ist hierbei zu bemerken, dass Strychnin und Veratrin (BECKMANN, Archiv. d. Pharm. 1885, 482) unter gleichen Verhältnissen ebenfalls eine schön rothe Farbe geben.

5) Wird Atropin mit einer Mischung von Kaliumdichromat und Schwefelsäure der Destillation unterworfen, so verflüchtigt sich Benzoësäure.

6) Die wichtigste Reaktion für das Atropin (und Hyoscyamin) bleibt immer dessen Eigenschaft, die Pupille zu erweitern. Bei einem etwaigen Versuche atropinisire man das eine Auge einer Katze und vergleiche dann beide Pupillen, Kaninchen eignen sich zum Anstellen dieser Reaktion nicht.

Prüfung. 1) Das Atropin bilde farblose Krystalle, welche nach dem Trocknen über Schwefelsäure bei 115,5° C. schmelzen. 2) In konc. Schwefelsäure löse es sich ohne Färbung; diese Lösung werde auch durch Zusatz von etwas Salpetersäure nicht verändert (fremde Alkaloide). 3) Erhitzt verbrenne es, ohne einen Rückstand zu hinterlassen.

Aufbewahrung. Sehr vorsichtig, unter den direkten Giften, Abtheilung „*Alkaloidia*". Zur äusserlichen Anwendung bestimmte Atropinlösungen sind nach mehrfachen Verordnungen zu versiegeln und mit einem Giftetikett zu versehen.

Anwendung. Die freie Atropinbase findet höchst selten einmal medicinische Anwendung, sie wird in allen Fällen mit Vortheil durch die leichter löslichen Salze ersetzt. Höchstgaben: pro dosi 0,001 g, pro die 0,003 g.

Collyrium atropinicum FANO.
Rp. Atropini 0,05
Aquae destillatae 150,0.
Bei Iritis dreistündlich die Cornea zu baden. Giftetikett.

Glycerinum Atropini.
Rp. Atropini 0,1
Glycerini 20,0.

Injectio antieclampsiatica DIVET.
Rp. Atropini
Morphini āā 0,05
Aquae destillatae 10,0
Acidi hydrochlorici gtt. 2.
Zur Injektion bei Eclampsie Gebärender. Unzweckmässige Vorschrift. Die beiden freien Basen sind, unter Hinweglassung der Salzsäure zweckmässig in Form der schwefelsauren Salze anzuwenden.

Pilulae Atropini.
Rp. Atropini 0,05
Sacchari albi
Gummi arabici āā 5,0
fiant cum Aqua glycerinata pilulae 100. Jede Pille enthält 0,0005 g Atropin. Mit Talcum venetum auszurollen.

Pulvis Atropini.
Rp. Atropini 0,05
Sacchari 30,0
divide in partes 100. Jedes Pulver enthält 0,0005 g Atropin. 2—3 Pulver täglich bei Keuchhusten. Aber niemals Kindern!

Sirupus Atropini BOUCHARDAT.
Rp. Atropini 0,1
Sirupi simplicis 1000,0
Acidi hydrochlorici gtt. V.
10,0 g Sirup enthalten die Maximalgabe 0,001 g Atropin.

Unguentum Atropinae (Brit.).
Rp. Atropini 0,5
Acidi oleïnici 2,0
Adipis 22,5.

Toxikologisches. Atropin wirkt auf das centrale Nervensystem zunächst erregend, dann lähmend. Charakteristisch ist für die Wirkung des Atropins eine Erweiterung der Pupille (Mydriasis), welche sowohl nach dem Einträufeln einer verdünnten Lösung ins Auge, als auch nach innerer Darreichung eintritt und die Folge einer Lähmung der Endigungen des Nervus oculomotorius ist, wodurch die Accomodation aufgehoben wird. Innerlich wirkt es als starkes Narkoticum. Man giebt es: Aeusserlich als Einträufelung in die Augen als wässerige Lösung 1,0 : 200,0. Subcutan: in Gaben von 0,0003—0,001 g, bei Neuralgien, Krämpfen. Innerlich in Gaben von 0,0005—0,001 g zwei bis dreimal täglich gegen die Nachtschweisse der Phthisiker. Höchste Gaben: *pro dosi* 0,001 g, *pro die* 0,003 g.

Als tödtliche bez. gefährliche Gaben gelten 0,05—0,2 g. Die nach 5—10 Minuten auftretenden Vergiftungserscheinungen sind fieberhafte Aufregung, Trockenheit im Halse, Röthe des Gesichts, funkelnde Augen mit herabhängenden Lidern oder vorstehenden glotzenden Augäpfeln, stets starke Erweiterung und Unempfindlichkeit der Pupille, Erbrechen, freiwilliger Stuhlgang, Stimmlosigkeit, Aufhören des Hör- und Tastvermögens, Sopor. In 6—24 Stunden erfolgt der Tod. In Wunden eingetragen oder subkutan applicirt, überhaupt nach irgendwie erfolgter Resorption, treten ähnliche Erscheinungen ein, niemals fehlt aber die Erweiterung der Pupille. Die Ausscheidung des Atropins erfolgt hauptsächlich durch den Harn im unveränderten Zustande.

Antidot. Solange das Gift noch im Magen ist: Tannin, Jod, Kohlepulver mit nachfolgender Anwendung der Magenpumpe. Nach der Resorption werden als physiologische Antidote Morphin und Physostigmin empfohlen.

Nachweis. Nach einer Atropin- (Hyoscyamin- oder Hyoscin-) Vergiftung sind die genannten Alkaloïde vorzugsweise im Magen, Darm, Blut und Harne aufzusuchen. Bei Einhaltung des Stas-Otto'schen Ganges gehen nur Spuren von Atropin in die ätherische Ausschüttelung aus saurer Lösung; die Hauptmenge geht in die ätherische Ausschüttelung aus alkalischer Lösung über. Arbeitet man nach Dragendorff, so geht das Atropin aus der ammoniakalischen Lösung in die Benzol-Ausschüttelung über. Die nach Verdunsten der Lösungsmittel erhaltenen Rückstände prüft man zunächst bezüglich ihrer Wirkung auf das Katzenauge, dann mittels der Vitali'schen Reaktion. Erst hierauf soll man weitere Reaktionen anstellen. — Das Atropin widersteht der Fäulniss einige Zeit, z. B. mehrere Wochen.

Atropinum sulfuricum.

I. †† Atropinum sulfuricum (Austr. Germ. Helv.). **Sulfate d'atropine** (Gall.). **Atropinae Sulfas** (Brit. U-St.). **Atropinsulfat. Schwefelsaures Atropin. $(C_{17}H_{23}NO_3)_2$. H_2SO_4. Mol. Gew. = 676.**

Darstellung. In einer Schale aus Porcellan mischt man 1 Th. verdünnter Schwefelsäure (von 16 Proc. H_2SO_4) mit 2 Th. Weingeist, macht etwas mehr als lauwarm und setzt dann nach und nach soviel Atropin (1 Th.) unter Umrühren hinzu, bis nach geschehener Auflösung die Flüssigkeit neutral oder kaum merklich alkalisch reagirt. Die Flüssigkeit wird nun im Wasserbade oder an einem ca. 50° C. warmen Orte bis auf den dritten Theil des Volumens abgedampft und an einem lauwarmen Orte ausgetrocknet, denn das Salz geht nur langsam aus dem amorphen in den krystallinischen Zustand über. Um es nun in die Form eines schön krystallinischen Pulvers zu bringen, löst man das gut ausgetrocknete Sulfat unter Erwärmen in ca. der 20fachen Menge wasserfreiem Weingeist und überlässt die Lösung an einem kaum lauwarmen Orte der freiwilligen Abdunstung. Oder man löst das ausgetrocknete Atropinsulfat in einem Kölbchen in der 20fachen Menge möglichst wasserfreiem Weingeist unter Erwärmen auf höchstens 50° C., oder in soviel Weingeist, dass man eine koncentrirte Lösung erlangt. Nachdem die Lösung auf ungefähr 35° C. erkaltet ist, giesst man sie unter sanftem Agitiren in ein 4faches Volumen Aether, welchen man durch Chlorcalcium völlig entwässert hat und der sich in einem becherförmigen Gefässe befindet. Nachdem man mit einer geringen Menge wasserfreiem Weingeist die in dem Kölbchen an der Wandung hängengebliebene Lösung aufgenommen und dem Aether zugesetzt hat, giesst man noch ebensoviel Aether dem Volum nach hinzu, als das Becherglas bereits Flüssigkeit enthält, rührt sanft um und stellt das Gefäss dicht bedeckt an einen kalten Ort. Nach Verlauf eines Tages setzt man auf einen Stehkolben einen Trichter, dessen Abflussöffnung mit einem Dütchen von Fliesspapier locker geschlossen ist, und giebt in den Trichter den ätherhaltigen Krystallbrei aus dem Becherglase. Was vom Salze etwa an der Wandung des Becherglases hängen bleibt, lässt man sitzen und freiwillig abdunsten und trocken werden. Den nach dem Ablaufen des Aethers in dem Trichter verbliebenen Krystallbrei wäscht man durch Aufgiessen von etwas wasserfreiem Aether ab und breitet ihn dann auf einem flachen Glasgefässe aus. Nach dem freiwilligen Abdunsten des Aethers verbleibt das Atropinsulfat als eine sehr weisse, aus sehr kleinen Krystallen bestehende Masse zurück. Zum Gelingen der Darstellung sind möglichst wasserfreier Weingeist und wasserfreier Aether nothwendig, und dann auch zur Bildung der Kryställchen eine Temperatar von weniger als 12° C. Im anderen Falle erhält man ein Sulfat, welches zu mehr als der Hälfte seiner Masse amorph ist.

Eigenschaften. Das Atropinsulfat ist ein weisses, aus feinen Nädelchen bestehendes Pulver, gewöhnlich kommt es in mattweissen, krystallinischen Massen in den Handel. Es giebt mit gleichviel Wasser oder 3 Th. 90procentigem Weingeist oder 30 Th. absolutem Weingeist klare, farblose, neutrale Lösungen. In Chloroform, Aether, Schwefelkohlenstoff, Benzol ist es fast unlöslich. Die Lösungen besitzen sehr bitteren, widerlichen, Uebelkeit erregenden Geschmack. Eine 10procentige Lösung, mit destillirtem Wasser bereitet, ist in dichtgeschlossenem Gefäss und vor Licht geschützt, unveränderlich. Es schmilzt gegen 183° C. Das Hyoscyaminsulfat schmilzt bei 206° C. Erhitzt, schmilzt das Atropinsulfat zuerst, verkohlt unter theilweiser Verflüchtigung und verbrennt schliesslich ohne Rückstand. Seine wässerige Lösung (1 : 60) wird durch Aetzammon nicht getrübt. In konc. Schwefelsäure ist es ohne Färbung löslich. Die Lösung wird erst nach längerem Stehen gefärbt. Wird ein Tropfen einer wässerigen Lösung auf ein Objektglas gegeben und in der Wärme eingetrocknet, so erblickt man nach einigen Stunden bei 60 bis 80facher Vergrösserung unter dem Mikroskop Bündel von radial angeordneten, prismatischen Nadeln.

Die wässerige Lösung giebt mit Baryumchlorid einen weissen, in Salpetersäure unlöslichen Niederschlag. Das Vorhandensein von Atropin weist man nach S. 426 nach.

Prüfung. 1) Etwa 0,02 g Atropinsulfat verbrennen auf dem Platinbleche ohne einen Rückstand zu hinterlassen. 2) Das sorgfältig getrocknete (!) Präparat schmelze bei 183° C. Ein höherer Schmelzpunkt wird auf die Anwesenheit von Hyoscyaminsulfat (Schm.-P. 206° C.) hinweisen. 3) Werden 3 ccm einer Lösung 1 : 60 mit 1 ccm Ammoniakflüssigkeit versetzt, so muss die Mischung klar sein und klar bleiben. Trübung weist auf Belladonnin hin. 4) Um zu ermitteln, ob das untersuchte Präparat aus einem Atropin vom Schmelzpunkt 115,5° C, dargestellt wurde, nimmt man 0,1 g des Salzes, löst es in 6 ccm destill. Wasser, übersättigt die Lösung mit Kaliumkarbonat, schüttelt sie in einem kleinen Scheidetrichter mit 6 ccm Aether aus, lässt nach der Trennung der beiden Flüssigkeitsschichten die untere, wässerige ab, trocknet die Aetherlösung durch Schütteln mit etwas trockener Pottasche, dampft die filtrirte Aetherlösung in einem kleinen Schälchen ab und trocknet den Rückstand bei 100° C. Die so dargestellte freie Base muss bei 115,5° C. schmelzen.

Aufbewahrung. Unter den direkten Giften, sehr vorsichtig, in der Abtheilung „*Alkaloidia*“. Bezüglich der Abgabe gilt für das Atropinsulfat das für das freie Artropin S. 427 Gesagte.

Anwendung. Das Atropinsulfat ist dasjenige Salz, als welches das Atropin überhaupt am häufigsten angewendet wird. Es gilt daher für dasselbe alles dasjenige, was auf S. 427 über die freie Atropinbase gesagt ist. Es enthält 85,5 Proc. Atropin und 14,5 Proc. Schwefelsäure.

†† **Charta atropinata. Charta medicamentosa Atropini sulfurici 0,001 in centimetris singulis quadratis continens. Papier atropiné Streatfield. Paper impregnated with Atropia Streatfield. Collyrium siccum graduatum Atropini. Atropinpapier.** Ist mit Atropinsulfat getränktes zartes Fliesspapier. Jeder Quadratcentimeter (getheilt in 9 Theile) enthält 0,001 Atropinsulfat. Ein oder zwei Neuntel-Quadratcentimeter wird auf die Innenfläche der unteren Konjunktiva gelegt in Stelle der Atropinsolution. Ueber die Darstellung des Atropinpapiers vergl. Charta medicamentosa gradata. Receptformel als Beispiel

Rp. Chartae atropinatae Centimetros quadratos 3.
D. ad chartam paraffinatam.
S. Zum äusserlichen Gebrauch, nach Verordnung.

†† **Gelatina atropinata**. Atropin-Gelatine. Stellt aus bester Gelatine hergestellte Lamellen dar, welche pro Stück 0,0025 g Atropinsulfat enthalten. Sie werden mit einem feuchten Pinsel aufgenommen und auf die zu behandelnde Stelle im Auge gebracht.

Collyrium Atropini SICHEL.

Rp. Atropini sulfurici 0,01
Aquae destillatae 10,0
Glycerini   5,0.

D. S. Täglich einmal, später öfter einträufeln und nach jeder Einträufelung die Augen in kaltem Wasser zu baden (bei Ophthalmie). — Gift † † †.

Collyrium Atropini sulfurici oleosum
OWEN.

Rp. Atropini sulfurici 0,05 (ad 0,2)
Olei Ricini   30,0.

Bei Hornhautentzündung). — Gift † † †.

Collyrium stillatitium GRAEFE.

Rp. Atropini sulfurici 0,05 (ad 0,08)
Aqua destillatae 10,0.

D. S. Augentropfwasser. — Gift † † †.

Glycerolatum Atropini sulfurici.
Unguentum Atropini sulfurici cum Glycerino.

Rp. Atropini sulfurici   0,04
Unguenti Glycerini 5,0.

D. S. Zweimal täglich wie einen Stecknadelkopf gross auf die Innenfläche des unteren Augenlides zu bringen.

Injectio subcutanea Atopini sulfurici.
Rp. Atropini sulfurici 0,1
Aquae destillatae 10,0.
Dosis: 0,1—0,2—0,3 ccm (!). Gift † † †.

Atropinum valerianicum.

†† **Atropinum valerianicum** (Ergänzb.). **Valérianate d'Atropine** (Gall.). **Valerianate of Atropine.** **Atropinvalerianat.** **Baldriansaures Atropin.** $C_{17}H_{23}NO_3$. $C_5H_{10}O_2 + H_2O$. **Mol. Gew. = 409.**

Darstellung. Das Atropinvalerianat wird nur dann in Krystallen erhalten, wenn man zur Darstellung möglichst wasserfreie Materialien anwendet. Man geht daher im vorliegenden Falle von der wasserfreien Valeriansäure $C_5H_{10}O_2$ aus, welche man bei der Rektifikation als letztes Drittel des Destillates (Siedep. 175° C.) erhält (s. S. 145).

10,0 g wasserfreier Valeriansäure (s. oben) und 28,0 g reines Atropin werden in einem porcellanenen Mörser zusammengerieben, dann in circa 20 ccm absolutem Weingeist gelöst. Die Lösung wird in ein Glasgefäss mit geraden Wänden, z. B. ein Becherglas eingetragen, welches 150 ccm absoluten Aether enthält, kräftig umgerührt, anfangs einen Tag mittlerer Temperatur, dann zwei Tage der Kälte (—5 bis + 5° C.) ausgesetzt, hierauf die Krystalle in einem Trichter über einem lockeren Bäuschchen Glaswolle gesammelt und mit etwas jenes absoluten Aethers abgewaschen. Man breitet den krystallinischen Brei auf einer Porcellanfläche aus und lässt den Aether bei möglichst niederer Temperatur an einen völlig trocknen Orte freiwillig abdunsten.

Hatte man nicht genügend wasserfreie Materialien verwendet, so erhält man keine Krystalle, sondern eine sirupdicke Flüssigkeit.

Eigenschaften. Das Atropinvalerianat bildet hygroskopische, farblose oder nach einiger Zeit der Aufbewahrung weisse, lockere, rhombische Krystalle oder krystallinische Krusten, welche schwach nach Valeriansäure riechen, in einer Wärme von 20° C. erweichen, bei 42° C. schmelzen, dann in den krystallinischen Zustand nicht wieder zurückkehren und in der Wärme des siedenden Wassers ihre Valeriansäure verlieren. In Wasser und Weingeist ist das Valerianat in jedem Verhältniss löslich, damit eine neutrale oder schwach alkalische Lösung gebend; in Aether, welcher weingeist- und wasserfrei, ist es nur in Spuren löslich. Das Präparat enthält ruud 70 Proc. Atropin.

Aufbewahrung. Unter den direkten Giften, sehr vorsichtig, in der Abtheilung „Alkaloidia".

Anwendung. Dieses Salz ist besonders für den innerlichen Gebrauch bestimmt und als Antispasmodicum, Antineuralgicum und als Antiepilepticum gerühmt, indessen als ziemlich überflüssig angesehen. Höchste Gaben: *pro dosi* 0,001 g und *pro die* 0,003 g.

†† **Atropinum jodicum.** **Atropinjodat.** **Jodsaures Atropin** $C_{17}H_{23}NO_3 . JO_3 H$. Mol. Gew. = 465. Enthält 62,1 Proc. Atropin.

Man neutralisirt 10 g Atropin in alkoholischer Lösung mit 6,1 g Jodsäure und dampft bis zum Krystallisationspunkt ein. Farblose Krystallnadeln, in Wasser und in Alhohol löslich. Die wässerige Lösung soll sich lange keimfrei halten. Daher die 0,5 bis 1,5 procentige Lösung in der Augenpraxis. Sehr vorsichtig aufzubewahren.

†† **Atropinum boricum.** **Atropinborat.** Ist keine einheitliche Verbindung. 1 Th. Atropin wird in Alkohol gelöst und mit einer Lösung von 2 Th. Borsäure in Alkohol vermischt, dann zur Trockne verdampft. Der Rückstand ist zu pulvern und gut zu mischen. Weisses Pulver, in Wasser löslich. Enthält 33,3 Proc. Atropin. In Augenwässern angewendet. Sehr vorsichtig aufzubewahren.

†† **Atropinum stearinicum.** **Atropinstearinat.** $C_{17}H_{23}NO_3 . C_{18}H_{36}O_2$. Mol. Gew. = 573.

Zur Darstellung schwemmt man 5,68 g Stearinsäure (gepulverte) in 50 ccm destillirtem Wasser auf, giebt 20 ccm Normal-Natronlauge hinzu und erwärmt bis zur Auflösung. Hierauf setzt man eine Lösung von 6,76 g Atropinsulfat in 100 ccm Wasser hinzu. Der entstehende Niederschlag wird ausgewaschen, getrocknet und aus Alkohol umkystallisirt.

Feine, weisse, glänzende, fettig anzufühlende Nadeln, schon bei gewöhnlicher Temperatur 1 : 100 in fetten Oelen löslich. Schmelzp. gegen 120° C. Der Atropingehalt ist = 50,4 Proc.

†† **Atropinum salicylicum.** **Atropinsalicylat.** **Salicylsaures Atropin.** $C_{17}H_{23}NO_3 : C_7H_6O_3$. Mol. Gew. = 427. Enthält 67,7 Proc. Atropin.

Zur Darstellung werden 2,9 g Atropin unter Erwärmen in 10 ccm Weingeist gelöst und mit 1,38 g Salicylsäure neutralisirt. Man dampft die filtrirte Lösung zunächst im Wasserbade ein und bringt sie zum Schluss im Wasserbad-Trockenschranke zur Trockne.

Weisses krystallinisches Pulver, in Wasser nur mässig löslich. Wird in der Augen-praxis verwendet, weil es besser wirken soll als das Sulfat. Aufbewahrung: Sehr vorsichtig.

†† **Atropinum santonicum. Santoninsaures Atropin.**

Zur Darstellung werden 10,0 Th. Atropin in alkoholischer Lösung mit 8,5 Th. Santonin in verdünntem Alkohol gelöst zusammengebracht und zur Trockne verdampft.

Farbloses, krystallinisches Pulver, in Wasser löslich. Vor Licht geschützt sehr vorsichtig aufzubewahren. In der Augenheilkunde angewendet, soll gut vertragen werden, die Lösungen sollen haltbar sein.

Aurum.

Aurum. Gold. Or. Gold (Englisch). **Au. Atomgew. = 196.**

I. Aurum foliatum. Blattgold. Wird, zwischen Goldschlägerpapier geschichtet, in den Handel gebracht. Das Goldschlägerpapier ist wie die Blätter eines Buches zusammengeheftet. Ein Buch enthält circa 252 Blatt Gold, jedes Blatt ist circa 17 qcm gross. Zum Vergolden der Pillen kann man aber zweckmässig auch den bei der Blattgold-Fabrikation sich ergebenden Abfall verwenden.

Das Blattgold dient zum Vergolden der Pillen. Mittelst eines breiten Messers wird ein Blatt aufgenommen und auf die zu vergoldenden Pillen (10 Stück) in der Horn- oder Holzkapsel, wie eine solche beim Versilbern der Pillen in Anwendung kommt, gelegt, die Kapsel geschlossen etc.

Das Blattgold enthält meist etwas Silber, was seiner Verwendung nicht entgegen steht. Kupferhaltiges Gold soll man verwerfen.

Man verwechsele es nicht mit dem Goldschaum, Metallgold, welches Blattmetall aus Tomback, einer Legirung von Kupfer und Zink, dargestellt ist.

Prüfung. Man übergiesst ein Blättchen des Metalls mit circa 3 ccm reiner Salpetersäure, erwärmt einige Minuten, giesst die Flüssigkeit in ein Reagirglas klar ab und vermischt sie mit circa 5 ccm Aetzammonflüssigkeit. Es darf eine blaue Färbung nicht erfolgen (Kupfer). Tomback ist in Salpetersäure übrigens völlig löslich.

II. Aurum pulveratum. Aurum alcoholisatum. Gepulvertes Gold. In einen porcellanenen Mörser giebt man mehrere Blätter Goldblatt und circa die 20fache Menge gepulvertes Kaliumsulfat und zerreibt zu einem höchst feinen Pulver, wäscht dann das Salz mit heissem Wasser weg und trocknet das zurückbleibende Goldpulver. Es ist obsolet. Die Anwendung ist dieselbe, wie die des folgenden Präparats.

III. Aurum praecipitatione divisum. Aurum praecipitatum purum. Praecipitirtes Gold. Eine Goldchloridlösung, welche etwas freie Salzsäure enthält, wird mit soviel einer Ferrosulfatlösung versetzt, als dadurch ein Niederschlag hervorgebracht wird. Letzterer wird gesammelt, ausgewaschen und getrocknet. Es bildet ein zimmtbraunes glanzloses Pulver, welches unter Druck und Reiben Metallglanz annimmt.

IV. Aurum colloidale. Colloidales Gold. Lösliches Gold.

25 ccm einer Lösung von 0,6 g Goldchloridchlorwasserstoff im Liter werden mit etwa 100 ccm Wasser verdünnt, hierauf mit einer $^1/_5$-normalen Lösung von Kaliumkarbonat (14 g K_2CO_3 in 1 Liter) versetzt und zum Sieden erhitzt. Unmittelbar nach dem Aufkochen entfernt man die Flüssigkeit von der Flamme und fügt portionsweise 4 ccm einer Lösung von 1 Th. frisch destillirtem Formaldehyd in 100 Th. Wasser zur kochend heissen Goldlösung unter lebhaftem Umrühren der Flüssigkeit. Diese wird zuerst prächtig hellroth, schliesslich tiefroth gefärbt. Das verwendete destillirte Wasser muss völlig rein sein; schon geringe Mengen Erdalkalisalze verhindern den Eintritt der Reaktion. — Um die Lösung koncentrirter zu machen, muss sie der Dialyse unterworfen werden.

Man erhält so rothgefärbte Lösungen, aus denen das Gold durch Neutralsalze, durch Säuren und Alkalien metallisch gefällt wird (ZSIGMONDY).

Anwendung. Die therapeutische Anwendnng des metallischen Goldes lässt sich auf die alchymistischen Anschauungen des Mittelalters zurückführen. Das fein ver-

theilte Gold fand innerliche Anwendung bei gesunkener Verdauungskraft und Lebensthätigkeit; äusserlich und innerlich bei Syphilis, Skrofeln, Krebs, Uterinblutungen, skrofulösen und syphilitischen Augenentzündungen, in Salbenform hinter den Ohren eingerieben
zur Beseitigung der Geschwüre und Flecken der Hornhaut. Dosis: 0,02—0,04—0,06, in
Einreibungen auf Zunge oder Zahnfleisch zu 0,1—0,15—0,2 auf den Tag.

Im allgemeinen halten die Aerzte das gepulverte und das präcipitirte Gold therapeutisch für gleichwerthig.

Amalgama Auri.

Rp. Hydrargyri   1,0
Auri puri praecipitati 0,2.

Bei mässiger Wärme zusammen zu schmelzen.

Linctus auriferus LEGRAND.

I.

Rp. Auri praecipitati   0,05
Mellis depurati   25,0.

Morgens und abends einen Theelöffel zu geben
(für Kinder).

II

Rp. Auri praecipitati   0,3
Mellis depurati   100,0.

Morgens und abends einen Theelöffel zu nehmen
(für Erwachsene).

Pilulae Auri amalgamati RICORD.

Rp. Amalgamae Auri   0,6
Thridacis   0,2
Conservae Rosae   0,5
Radicis Liquiritiae pulveratae q. s.

Fiant pilulae 10. Täglich 1—3 Pillen (bei sekundärer Syphilis. Salivation tritt nicht ein).

Saccharum auratum.

Rp. Auri pulverati   0,1
Sacchari pulverati 10,0.

Zum Bereiben des Zahnfleisches.

Sirupus auratus.

Rp. Auri pulverati   1,0
Sirupi Sacchari 30,0.

Zum Bepinseln der Schankergeschwüre im Rachen.

Unguentum Auri.

Rp. Auri pulverati   1,0
Unguenti cerei   20,0.

Chemie und Analyse. Gold ist ein edles Metall von eigenartiger gelber Farbe
und hoher Politurfähigkeit, im fein vertheilten Zustande ein braunes Pulver, welches beim
Reiben Metallglanz annimmt. Das spec. Gew. des kompakten Goldes schwankt je nach der
Bearbeitung von 19,26—19,55. Der Schmelzpunkt liegt bei etwa 1300° C.

Gegen Luft, Sauerstoff und Wasser erweist sich Gold bei jeder Temperatur als unveränderlich. Ebenso wird es von keiner einfachen Säure z. B. Salzsäure, Schwefelsäure, Salpetersäure) angegriffen, dagegen wird es angegriffen von schmelzendem Kalihydrat,
Natronhydrat, auch von schmelzendem Salpeter. Freies Chlor und alle Mischungen, welche
solches entwickeln, ebenso freies Brom wirken sehr heftig auf Gold ein, weniger heftig ist
die Einwirkung von freiem Jod. Schwefelwasserstoff wirkt auf blankes Gold nur wenig
ein. Goldene Gegenstande werden durch Schwefelwasserstoff bei weitem nicht so leicht
geschwärzt, wie solche aus Silber. — Das gebräuchlichste Mittel, Gold aufzulösen, ist das
Königswasser, s. S. 77, eine Mischung von Salzsäure und Salpetersäure, welche Chlor im
statu nascendi in Freiheit setzt.

Goldlösungen sind gelb, in konc. Zustande röthlich bis bräunlich. Sie geben folgende
Reaktionen. 1) Aetzkali und Aetznatron fällen braunes Hydroxyd, welches im
Ueberschuss des Fällungsmittels leicht löslich ist. Alkalikarbonate bewirken erst in der
Siedehitze Ausscheidung von röthlich-gelbem Goldhydroxyd. — Durch Ammoniak oder
Ammoniumkarbonat entstehen, jedoch nur in koncentrirten Lösungen, röthlichgelbe Niederschläge von Goldoxyd-Ammoniak (Knallgold), welches im getrockneten Zustande bei der
leichtesten Berührung heftig explodirt. 2) Schwefelwasserstoff fällt aus einer neutralen oder
sauren Goldlösung alles Gold aus. Die braunschwarzen Niederschläge sind Gemenge von
Goldsulfid, metallischem Gold und Schwefel. Sie sind unlöslich in Salzsäure oder Salpetersäure, dagegen löslich in Königswasser, ferner in farblosen oder gelben Schwefelalkalien.
3) Zinnchlorürlösung, welche etwas Zinnchlorid enthält (man füge zu Zinnchlorürlösung
etwas Chlorwasser), erzeugt auch in sehr verdünnten Goldlösungen einen purpurrothen,
bisweilen ins Violette oder Braunrothe spielenden Niederschlag von Goldpurpur. 4) Eisenoxydulsalze reduciren Goldchlorid in seinen Lösungen und scheiden metallisches Gold
als feines braunes Pulver ab. Die darüber befindliche Flüssigkeit erscheint im durchfallenden Lichte schwärzlichblau. Wird der getrocknete Niederschlag mit einer Messerklinge gedrückt, so nimmt er Metallglanz an. 5) Kaliumnitrit fällt ebenfalls metallisches
Gold; bei sehr stasker Verdünnung ist die Flüssigkeit zunächst nur blau gefärbt 6) Oxalsäure fällt aus der nicht zu sauren Lösung in der Siedehitze metallisches Gold.

Metallisches Gold fällen aus der Goldlösung überhaupt die meisten unedlen Metalle,
ferner Quecksilber, Silber, Platin. Ebenso wirken als Reduktionsmittel: Ferrochlorid, Ferro-

sulfat, Cuprochlorid, Antimontrichlorid, arsenige Säure, schweflige Säure, phosphorige Säure u. s. w. Endlich führen auch viele organische Verbindungen, z. B. Chloralhydrat, Ameisensäure, Oxalsäure, Formaldehyd, Hydroxylamin, Phenylhydrazin u. s. w. die gleiche Reduktion herbei.

Alle Goldverbindungen geben beim Erhitzen auf Kohle vor dem Löthrohr gelbe, glänzende, dehnbare Metallkörner, beim Schmelzen mit Soda oder Borax: gelbe, glänzende, dehnbare Metallflitter.

Bestimmung. Diese erfolgt stets in der Form des metallischen Goldes. Man fällt dasselbe aus der stark salzsauren (weder freies Chlor noch Salpetersäure enthaltenden) Lösung mittels Ferrochlorid oder Ferrosulfat, wäscht es mit Salzsäure, später mit Wasser aus, trocknet und glüht im Porzellantiegel. Das Filter wird verascht. Aus der nicht zu sauren Lösung kann die gleiche Reduktion durch Oxalsäure in der Siedehitze erfolgen.

Scheidung des Goldes aus Bruchgold etc. Für pharmaceutische Präparate ist das Gold der Dukaten, welches mit durchschnittlich 1 Proc. Silber legirt ist, hinreichend rein. Das Silber wird bei ihrer Auflösung in Königswasser als Chlorsilber abgeschieden. Zur Verwerthung von Bruchgold, das eine Legirung des Goldes mit verschiedenen Mengen Silber und anderen Metallen ist, scheidet man Gold auf folgende Weise rein ab: Nachdem das Gold, wenn nöthig, äusserlich mit Sodalösung gereinigt ist, übergiesst man es in einem Kolben mit der 4fachen Gewichtsmenge Königswasser und löst unter Digestion auf. Die Lösung wird bis zur Sirupkonsistenz abgedampft, der Rückstand in der 30fachen Menge destillirtem Wasser gelöst, filtrirt (um gegenwärtiges Silberchlorid abzusondern) und nun mit etwas Natriumsulfatlösung versetzt. Ist (von Löthungsstellen herrührend) Blei gegenwärtig, so wird dieses als Bleisulfat gefällt und durch Filtration beseitigt. Die klare Goldlösung wird nun mit einer filtrirten Lösung aus 8 Th. reinem kryst. Ferrosulfat in 40—50 Th. Wasser und 1 Th. reiner Chlorwasserstoffsäure gemischt. Das Gold fällt allmählich als Metall in Gestalt eines braunen Pulvers nieder. Man kann auch aus der Goldlösung die Metalle mittelst Zinkmetalls ausfällen, den Niederschlag mit Salzsäure und Wasser auswaschen, hierauf mit 25proc. Salpetersäure die fremden Metalle oxydiren, beziehentlich auflösen, das Ungelöste mit Wasser abwaschen und endlich mit Salzsäure digeriren. Reines Gold bleibt zurück.

Goldlegirungen. Reines Gold ist ausserordentlich weich, daher der Abnutzung ziemlich stark unterworfen. Es eignet sich deshalb für Münzen, Gebrauchsgegenstände u. dgl. im reinen Zustande nicht. Durch Legirung mit anderen Metallen kann man ihm, ohne Beeinträchtigung der meisten anderen Eigenschaften, Härte und Widerstandsfähigkeit verleihen. Zur Herstellung von Münzen und Schmuckgegenständen legirt man es entweder mit Kupfer (rothe Karatirung) oder mit Silber (weisse Karatirung); die Legirung mit Silber und Kupfer heisst gemischte Karatirung.

Feingehalt. Unter dem Feingehalt einer Goldlegirung versteht man deren Gehalt an reinem Golde. Früher bezeichnete man denselben in der Weise, dass man angab, wie viel Karate Gold in einer feinen Mark (= 24 Karat) enthalten sind. 14karatiges Gold enthält somit in 24 Th. = 14 Th. Gold und 10 Th. andere Metalle, d. h. es enthält 58,33 Proc. reines Gold. Gegenwärtig wird der Feingehalt einer Goldlegirung in Tausendsteln angegeben, d. h. man giebt an, wie viel Milligramm reines Gold in 1 g der Legirung enthalten sind. 14karätiges Gold wird also jetzt als Gold mit einem Feingehalte von 0,583 bezeichnet.

Nach dem deutschen Reichsgesetz vom 16. Juli 1884 dürfen Uhrgehäuse und Geräthe aus Gold nicht geringeren Feingehalt als 0,585 = 14 Karat (Fehlergrenze $^5/_{1000}$) haben. Schmucksachen dürfen mit jedem Feingehalt (Fehlergrenze $^{10}/_{1000}$) hergestellt werden, doch muss der Feingehalt auf jedem einzelnen Stücke mittelst eines Stempels angegeben sein. Das auf Geräthen anzubringende Stempelzeichen für Gold besteht in einer Reichskrone, welche von einem Kreise (☉) — die Sonne darstellend — umgeben ist.

Münzgold. Die deutschen Reichs-Goldmünzen sind hergestellt aus einer Legirung, welche aus 90 Proc. Gold und 10 Proc. Kupfer besteht.

Goldlothe. 1) Hartloth für 0,750-Gold besteht aus 9 Gold, 2 Silber, 1 Kupfer. 2) Weichloth für 0,750-Gold = 12 Gold, 7 Silber, 3 Kupfer. 3) Loth für 0,666-Gold, = 24 Gold, 10 Silber, 8 Kupfer. 4) Loth für 0,583-Gold = 3 Gold, 2 Silber, 1 Kupfer.

Goldähnliche Legirung für Schmucksachen, Gebrauchsgegenstände (Bleifederhalter etc.) = 2,5 Gold, 7,5 Aluminium, 90,0 Kupfer.

Goldschwamm für Zahnplomben. Werden 100 g einer 10proc. Goldchloridlösung mit Kaliumbikarbonat genau neutralisirt, alsdann mit einer gesättigten Lösung von 3,3 g Kaliumbikarbonat versetzt, hierauf mit 20,8 g gepulverter Oxalsäure vermischt und die Mischung 2 Minuten lang gekocht, so scheidet sich das Gold als schwammartige Masse aus, welche nach dem Auswaschen und sehr gelindem Glühen zu Plombirungen verwendet wird.

Goldamalgam, Telschow's besteht aus 4,18 Gold, 55,0 Silber und 40 Zinn; wird mit etwa dem gleichen Gewichte Quecksilber zum Amalgam zusammengeschmolzen.

Goldbronze. Muschelgold. **A.** echte: Blattgold wird mit dünner Honiglösung fein gerieben. **B.** unechte besteht aus zerkleinerten Legirungen des Kupfers mit Zink.

Goldseife. Wird bereitet durch Fällen einer Lösung von Goldchlorid mit Seifenlösung und wird benutzt in der Keramik zur Herstellung des Goldlustres.

Goldpurpur, Cassius'scher. Man versetzt eine Lösung von Ferrichlorid mit soviel Zinnchlorürlösung, dass die gelbe Farbe verschwindet und eine grünliche Färbung auftritt. Diese Flüssigkeit giesst man tropfenweise unter Umrühren in eine von Salpetersäure freie Goldchloridlösung (1 : 400). Nach eintägigem Absetzen wird der Niederschlag gewaschen und getrocknet. Er stellt alsdann ein braunes Pulver von schwankendem Goldgehalte dar, welches zur Färbung von Rubinglas verwendet wird.

Erkennung des Goldmetalles oder echter Vergoldung. Ob ein Gegenstand, z. B. eine Münze oder ein Schmuckstück etc. aus massivem Golde hergestellt ist, lässt sich durch Bestimmung des spec. Gewichtes feststellen. Das spec. Gewicht des Münzgoldes liegt zwischen 18,0 und 19,0. Das spec. Gewicht anderer, z. B. zu Schmucksachen verarbeiteter Legirungen nähert sich den angegebenen Zahlen um so mehr, je mehr Gold die Legirungen enthalten. — Wird eine Goldlegirung (z. B. von 14 Karat) mit einem angefeuchteten Silbernitratstifte berieben, oder mit einer Lösung von Kupferchlorid (1 : 10) befeuchtet, so entsteht ein schwarzer Fleck nicht. Messing und ähnliche goldähnliche Legirungen (Goldimitationen) geben einen schwarzen Strich. Lückenlose Vergoldungen bleiben gleichfalls ungefärbt. Man kann daher mit Hilfe dieser Reaktionen auch feststellen, ob ein gelber Metallüberzug Gold ist. Will man das darunter befindliche Metall prüfen, so macht man an einer unauffälligen Stelle mit einer Nadel einen Ritz und prüft diesen mit dem Silbernitratstift oder mit der Kupferchloridlösung.

Goldflecke. Bringt man Goldlösung auf Haut oder Wäsche, so verursacht sie braunrothe Flecken. Man entfernt diese, indem man sie zunächst mit verdünnter Kalilauge, dann mit 1 proc. Jodlösung, alsdann mit Kaliumjodidlösung und schliesslich mit Natriumthiosulfatlösung und Salmiakgeist bereibt.

Vergoldung anderer Metalle auf nassem Wege. Man löst 10 Th. Goldchlorid in 1300 Th. destillirtem Wasser, giebt 110 Th. Natriumbikarbonat dazu und kocht die Flüssigkeit in einem porcellanenen Kasserol oder Glaskolben zwei Stunden lang, oder bis ihre gelbliche Färbung in eine grünliche übergegangen ist. Den zu vergoldenden, wohl gereinigten Gegenstand hängt man, an Messingdraht befestigt, in das kochende Goldbad. Nach 3—8 Minuten ist die Vergoldung vollendet (Schubarth). Neusilber, Silber, Platin befestigt man an Zinkdraht; Eisen muss zuvor verkupfert werden.

Eine andere wirksame Vergoldungsflüssigkeit besteht aus 10,0 Goldchlorid, gelöst in 20,0 destillirtem Wasser und dann gemischt mit einer Flüssigkeit, bereitet aus 30,0 Kaliumcyanid, 30,0 Natriumchlorid, 20,0 krystallisirtem Natriumkarbonat und 1250,0—1500,0 destillirtem Wasser. Die Mischung wird bei Seite gestellt und wiederholt geschüttelt, bis sie farblos erscheint. In diese bis zum Kochen erhitzte Vergoldungsflüssigkeit wird der zu vergoldende silberne, mit Weingeist und Schlämmkreide wohl abgeriebene Gegenstand hineingelegt und gleichzeitig mit zwei Zinkstäben an entgegengesetzten Stellen berührt. In wenigen Minuten ist die Vergoldung vollendet. Das dabei am Zink etwa metallisch abgeschiedene Gold wird gesammelt etc.

Vergoldungspulver, Goldpulver, zur kalten Vergoldung des Silbers durch Anreiben, bereitet man angeblich in der Weise, dass man 10 Th. Gold und 2 Th. Kupfer in Königswasser löst, mit der Lösung Leinwandlappen tränkt, diese trocknet und verbrennt. Die Asche oder den Zunder reibt man mit einem mit Kochsalzlösung befeuchteten Leder oder Kork in die gut gereinigte Messing- oder Silberfläche.

Goldsalzäther zum Vergolden von Eisen oder Stahl bereitet man in der Weise, dass man eine koncentrirte wässerige, aber säurefreie Goldchloridlösung mit einem 3 bis 5fachen Volumen Aether wiederholt kräftig durchschüttelt und den Goldsalzäther von der farblos gewordenen wässerigen Schicht abhebt. Mit dieser Goldlösung wird das mit Schmirgel und Weingeist blank geputzte Eisen mit Hilfe eines weichen Pinsels bestrichen.

Eine **Flüssigkeit zur galvanischen Vergoldung** bereitet man aus 10 Th. Goldchlorid, 100 Th. Kaliumcyanid und 1000 Th. Wasser. Als Anode dient ein Goldblech.

Ein **Anlegeöl** für die Vergoldung lackirter Blechwaren mit Goldblatt oder mit Musivgold bereitet man durch Kochung unter Umrühren aus 10 Anime, 10 Asphalt, 15 Bleiglätte, 15 Umbra, letztere drei Substanzen höchst fein gepulvert, und 150 Leinöl. Dieser kolirte Firniss wird mit Zinnober abgerieben, um ihm Körper zu geben, und dann mit Terpentinöl verdünnt, um ihn bequem mit einem Pinsel aufzutragen.

Vergoldemehl zum heissen Stempeln (z. B. in Hutfutter u. dergl.) ist ein feines Pulver aus gleichen Theilen Dammar, Mastix, Sandarak und Kolophonium.

Glühwachs zur Erhöhung der Goldfarbe. Es wird damit die Vergoldung bestrichen und der Gegenstand abgeglüht. Es besteht aus circa 50 Wachs, 5 rothem Bolus, 4 Grünspan, 4 gebranntem Alaun oder aus 100 Wachs, 25 gebranntem Bolus, 25 Colcothar, 15

Grünspan oder Kupferasche, 5 gebranntem Borax. Sobald das Wachs des über die Vergoldung gestrichenen Glühwachses abgebrannt ist, wird in kaltem Wasser abgelöscht etc.

Glasvergoldung. Dazu gehören drei Flüssigkeiten: I. Lösung von 2,0 säurefreiem Goldchlorid in 150,0 destillirtem Wasser. — II. Lösung von 5,0 trocknem Natronhydrat in 80,0 destillirtem Wasser. — III. Lösung von 2,5 Stärkezucker in 30,0 destillirtem Wasser, 25,0 Weingeist und 20,0 käuflichem reinem Aldehyd. — Behufs der Vergoldung mischt man 200 ccm der Flüssigkeit I, 50 ccm der Flüssigkeit II und 5 ccm der Flüssigkeit III schnell und giesst die Mischung in das zu vergoldende mit Sodalösung und Wasser gereinigte Glas. In 5 Minuten ist die Vergoldung geschehen.

Unechte Vergoldung. Man löst Bleiacetat und Natriumthiosulfat zusammen in Wasser und lässt die versilberten Gegenstände 2—3 Minuten bei 70° C. darinnen.

† **Aurum tribromatum.** Goldbromid. Goldtribromid. $AuBr_3. = 436$.

Darstellung. Sehr fein vertheiltes Gold wird mit wenig Wasser übergossen und darauf unter Umrühren die berechnete Menge Brom hinzugefügt. Sobald Lösung eingetreten ist, wird die filtrirte Lösung bei gelinder Wärme zur Trockne eingedunstet.

Eigenschaften. Dunkelbraune Masse, löslich in Wasser, Weingeist und Aether. Das Salz bildet mit anderen Bromiden Doppelsalze.

Der Goldgehalt wird durch Glühen des Salzes und Wägen des Rückstandes bestimmt.

Anwendung. Dieses Präparat wurde von GOUBERT als ein vortreffliches Mittel gegen Epilepsie empfohlen, da es selbst in sehr kleinen Gaben sehr rasch wirkt und lange Intermissionen der Anfälle bedingt, während weder Bromismus noch Verdauungsbeschwerden und Schwäche der intellektuellen und sexuellen Fähigkeiten zu beobachten sind. Die Tagesdosis beträgt bei Kindern 0,003—0,006 g, bei Erwachsenen 0,008—0,012 g. Bei Migräne-Anfällen kann man 0,003 g zweimal des Tages eine Stunde vor den Mahlzeiten geben.

† **Aurum-Kalium bromatum.** Kalium-Goldbromid $KAuBr_4 + 2H_2O = 591$.

Darstellung. 100 Th. feinst zertheiltes Gold, 61 Th. Bromkalium und 123 Th. Brom werden mit ca. 2500 Th. Wasser übergossen und solange geschüttelt, bis Lösung eingetreten ist. Darauf wird filtrirt und das Filtrat zur Krystallisation eingedampft. Die ausgeschiedenen und abgesaugten Krystalle werden aus Wasser umkrystallisirt.

Eigenschaften. Braunschwarze, nadelförmige Krystalle, leicht löslich in Wasser. Aether nimmt aus diesem Doppelsalz das Goldtribromid auf und scheidet Kaliumbromid ab.

Den Goldgehalt bestimmt man durch Glühen des Salzes und Auslaugen des Rückstandes.

Anwendung. Dieses Präparat wurde von MERCK an Stelle des leicht zersetzlichen Goldtribromids empfohlen und von IVAN TANKURA und LAUFENAUER bei Epilepsie und Hysteroepilepsie mit gutem Erfolge gebraucht. Die innerliche Anwendung des Mittels empfiehlt sich nicht, dagegen ist die subkutane Injektion empfehlenswerth.

Rp. Auri Kalii bromati 0,4
Aquae destillatae 20,0.
S. D. S. Zur Injektion. [LAUFENAUER.]

Hiervon injicirt man anfänglich 0,5 ccm und steigt allmählich bis zu 2 ccm. Die mittlere Dosis beträgt 0,02 g des Präparates, was 1 ccm obiger Lösung entspricht.

†† **Aurum Kalium cyanatum.** Kalium-Goldcyanid $2 KAuCy_4 + 3 H_2O = 732$.

Darstellung. Eine koncentrirte Lösung von 54 Th. neutralem Goldtrichlorid wird in eine koncentrirte heisse Lösung von 46 Th. Kalium cyanatum puriss. (pro analysi) gegossen, das beim Erkalten sich ausscheidende Salz abgesaugt und aus Wasser umkrystallisirt.

Eigenschaften. Durchsichtige tafelförmige Krystalle, löslich in Wasser, unlöslich in Weingeist. Bei mässigem Glühen geht das Salz in Kalium-Goldcyanür $KAuCy_2$ über.

Den Goldgehalt des Salzes bestimmt man durch sehr starkes Glühen und Auslaugen des Rückstandes.

Anwendung. Dieses Doppelsalz ist ein sehr starkes Antisepticum. Ein Theil vermag schon 25000 Th. Blutserum zu sterilisiren und für die Entwicklung pathogener Mikroben ungeeignet zu machen. Für klinische Zwecke wurde das Präparat noch nicht verwandt; es wäre jedoch zu versuchen, dasselbe an Stelle des schon vor mehr als 40 Jahren von CHRISTIEN in die Therapie eingeführten und bei Skrophulose, Phthisis und Amenorrhoe gebrauchten Aurum cyanatum zu geben.

Aufbewahrung. Sehr vorsichtig, vor Licht geschützt.

28*

Aurum chloratum.

Unter dem Namen „Goldchlorid" werden gewöhnlich zwei Verbindungen durcheinandergeworfen: 1) Das neutrale Goldchlorid $AuCl_3$ und 2) der Goldchlorid-Chlorwasserstoff $AuCl_3 + HCl + 4H_2O$.

I. † Aurum chloratum acidum (Ergänzb.). Aurum chloratum chlorhydricum. Goldchlorid-Chlorwasserstoff. Wasserstoffgoldchlorid. Wasserstoff-Aurichlorid. Aurichlorwasserstoff. $AuCl_3 + HCl + 4H_2O$. Mol. Gew. = 411.

Darstellung. Man löst 10 Th. reines metallisches Gold unter mässiger Erwärmung in einem Kolben in 45 Th. Königswasser und dampft das Filtrat im Wasserbade ein, bis es frei von Salpetersäure (s. w. unten) ist und ein Tropfen, auf eine kalte Glasplatte gesetzt, erstarrt. Den Rückstand bringt man in einen mit Aetzkalk gefüllten Exsiccator zum Krystallisieren. Die Masse wird später zerrieben, und das Pulver über Aetzkalk nachgetrocknet.

Eigenschaften. Orangefarbige, krystallinische, an der Luft zerfliessende Salzmasse, in Wasser, Weingeist oder Aether leicht löslich. Es sei in Weingeist oder Aether völlig löslich. Bei Annäherung eines mit Ammoniakflüssigkeit benetzten Glasstabes gebe es keine Nebel (freie Salzsäure). Beim Glühen hinterlasse es nahezu 48 Proc. (theoretisch 47,68 Proc.) metallisches Gold. — Wird die 10proc. wässerige Lösung durch Erwärmen mit Oxalsäure vom Gold befreit, so darf 1 ccm des Filtrates nach dem Mischen mit 2 ccm konc. Schwefelsäure keine braune Zone geben, wenn die Mischung mit 1 ccm Ferrosulfat-Lösung überschichtet wird (Salpetersäure).

Das soeben beschriebene Präparat ist das in der Praxis gebräuchlichere und wird sehr häufig fälschlich als „Goldchlorid" schlechthin bezeichnet.

II. † Aurum chloratum (neutrale). Goldchlorid. Aurichlorid. Goldtrichlorid. Chlorgold. Chlorure d'or (Gall.). $AuCl_3$. Mol. Gew. = 302,5.

Um diese Verbindung zu erhalten, dampft man die bei dem vorigen Präparate erhaltene saure Goldchloridlösung im Sandbade unter Umrühren so lange ein, bis Chlor sich zu entwickeln beginnt. Alsdann lässt man erkalten, löst den Rückstand in Wasser, filtrirt und dampft die Lösung im Wasserbade ein, bis sie beim Erkalten fest wird. Die erkaltete Masse hat die Zusammensetzung $AuCl_3 + 2H_2O$, durch Erhitzen auf 150° C. wird das Präparat wasserfrei. Braune, sehr hygroskopische Masse, dem vorigen Präparat sehr ähnlich. Enthält im wasserfreien Zustande 64,8 Proc. metallisches Gold.

Aufbewahrung. Beide Präparate sind vorsichtig vor Licht und vor Feuchtigkeit sehr gut geschützt aufzubewahren.

Anwendung. Goldchlorid dient zur Darstellung verschiedener Goldverbindungen, in der organischen Chemie zur Darstellung der Gold-Doppelsalze (von Alkaloiden), als Reagens in der Analyse, zu Vergoldungen, zum Tönen der photographischen Bilder. In der Therapie wird es besonders bei dem LANDOLFI'schen Verfahren zur Behandlung des Krebses angewendet.

Causticum LANDOLFI.

Rp. Auri trichlorati
Zinci chlorati
Liquoris Stibii chlorati
Bromi chlorati   āā 5,0
Farinae triticeae q. s.

M. f. pasta mollis. 3 mm dick auf Leinen zu streichen, und auf der exulcerirten Stelle so lange liegen zu lassen, bis sie mit dem abgestorbenen Gewebe abfällt.

Causticum RECAMIER.

Liquor Auri nitrico-muriatici.

Rp. Auri trichlorati   0,3
Aquae regiae   30,0.

(Aetzmittel für Carcinoma.)

Auro-Natrium chloratum.

Unter dem Namen „Auro-Natrium chloratum" oder „Natrium-Goldchlorid" werden Verbindungen des Goldchlorids mit Natriumchlorid von verschiedenem Goldgehalt verstanden; man muss sich daher in jedem einzelnen Falle die Frage vorlegen, was ein gegebenes Präparat darstellen soll.

I. † Auro-Natrium chloratum (Germ. Helv.). **Auri et Sodii Chloridum** (U-St.). **Natrium-Aurichlorid. Chlorgoldnatrium. Gozzi's Salz. Officinelles Goldsalz.** Das im Nachstehenden zu besprechende Präparat ist keine einheitliche, chemische Verbindung, sondern eine Mischung der Verbindung Natrium-Goldchlorid $AuCl_3 . NaCl + 2H_2O$ mit Kochsalz. Es ist in den genannten drei Pharmakopöen von gleicher Zusammensetzung.

Darstellung. Man bringt in einen gläseren Kolben 13 Th. reines Gold, übergiesst dasselbe mit einer Mischung aus 16 Th. Salpetersäure (von 25 Proc.) und 48 Th. Salzsäure (von 25 Proc.), setzt auf den Kolben einen kleinen Trichter auf und erwärmt den Inhalt bis zur völligen Auflösung des Goldes. Dann giesst man die Lösung (ist Filtration erforderlich, so erfolgt diese durch einen Bausch Asbest oder Glaswolle) in eine Porcellanschale, spült Trichter und Kolben gut nach und dampft die Lösung auf dem Wasserbade bis zur Sirupkonsistenz unter Umrühren ein. Den zurückbleibenden Sirup löst man in 20 Th. Wasser, dann bringt man 20 Th. schwach geglühtes reines Natriumchlorid hinzu, dampft die Lösung im Wasserbade unter Umrühren mit einem Glasstabe ein und führt das Austrocknen schliesslich im Wasserbad-Trockenschranke zu Ende. Dann zerreibt man den Trockenrückstand in einem erwärmten Mörser, mischt das resultirende Pulver und füllt es sogleich in kleine, gut zu verschliessende (Korken mit Paraffindichtung!) Gläser ab.

Eigenschaften. Pomeranzengelbes Pulver von neutraler oder nur schwach saurer Reaktion und metallischem Geschmack, in 2 Th. Wasser zu einer gelben Flüssigkeit löslich. Weingeist löst aus dem Präparat nur das Natrium-Aurichlorid $AuCl_3 . NaCl + 2H_2O$ heraus, während das ausserdem vorhandene Natriumchlorid ungelöst bleibt. Beim Glühen giebt es Chlor ab, und es hinterbleibt ein Gemisch von Natriumchlorid und metallischem Gold. Das Präparat ist eine Mischung von 61—62 Proc. Natrium-Aurichlorid ($AuCl_3 . NaCl + 2H_2O$), 35—37 Proc. Natriumchlorid und 2—4 Proc. Wasser. — Es ist, mit reinem Natriumchlorid bereitet, nicht gerade hygroskopisch, kann aber aus der Luft etwa 5 Proc. Feuchtigkeit aufnehmen, ohne feucht zu erscheinen.

Prüfung. 1) Schüttelt man das Standgefäss des Präparates um, öffnet es alsdann und nähert seiner Oeffnung hierauf einen mit Ammoniakflüssigkeit schwach benetzten Glasstab, so darf Bildung weisser Nebel nicht erfolgen, andernfalls enthält das Präparat freie Salzsäure. 2) Bestimmung des Goldgehaltes. Man bringt 0,5 g des Salzes in ein Becherglas, übergiesst es mit etwas verdünnter Ameisensäure und verdunstet diese durch mässiges Erwärmen. Man wiederholt dieses Befeuchten mit Ameisensäure und Abdunsten noch zweimal, dann sammelt man das hinterbliebene metallische Gold auf einem Filter, wäscht es aus und bestimmt sein Gewicht. Es soll erhalten werden: Nach Germ. und U-St. mindestens 30,0 Proc., nach Helv. = 32,5 Proc. metallisches Gold. Es ergiebt sich hieraus, dass die Helv. ein scharf getrocknetes Präparat vorschreibt.

Aufbewahrung. Vor Licht und Feuchtigkeit geschützt, vorsichtig.

Anwendung. Das beschriebene Präparat wirkt äusserlich schwach ätzend, färbt die Haut violett, schliesslich schwarz. Man wendet es äusserlich an zu Einreibungen in die Zunge und in das Zahnfleisch bei syphilitischen Erkrankungen dieser Organe. Innerlich wird dem Goldchlorid eine Wirkung auf den Geschlechtstrieb, die Menstruation und die Diurese zugeschrieben, ohne dass hierfür exakte Beweise vorliegen. Längerer Gebrauch führt wie beim Quecksilber Speichelfluss herbei. Höchste Gaben: *pro dosi* 0,05 g, *pro die* 0,2 g (Germ. Helv.). Technisch zum Tönen der photographischen Silber-Kopien, auch wohl zur Herstellung galvanischer Vergoldungsflüssigkeiten.

II. † Natrium-Goldchlorid. Natrium-Aurichlorid. Chlorure d'or et de sodium

(Gall.). **Goldsalz. Sal Auri Chrestien. Sal Auri Figuier.** $AuCl_3 . NaCl + 2H_2O$.
Mol. Gew. = 397. Dieses von der Gall. aufgenommene Präparat ist die der oben angegebenen Formel entsprechende chemische Verbindung „Natrium-Goldchlorid". — Die
Darstellung erfolgt in der nämlichen Weise wie bei dem vorigen (Seite 437) angegeben
worden ist, nur setzt man der aus 13 Th. Gold erhaltenen Lösung nur 3,88 Th. reines
schwach geglühtes Natriumchlorid hinzu. Die Lösung bringt man entweder durch Abdampfen im Wasserbade zur Trockne oder man lässt sie — behufs Erzeugung von Krystallen — im Schwefelsäure-Exsiccator stehen.

Pomeranzengelbe, prismatische, an der Luft beständige, in absolutem Alkohol völlig
lösliche Krystalle von ähnlichen Eigenschaften wie das vorige. Sie sollen, in der auf
S. 437 angegebenen Weise auf den Goldgehalt geprüft, mindestens 49 Proc. (theoretisch
49,37 Proc. Gold hinterlassen. Anwendung in der Photographie und zum Vergolden.
Höchste Gaben: *pro dosi* 0,05, *pro die* 0,15.

III. † Auro-Kalium chloratum. Kalium-Aurichlorid. Kalium-Goldchlorid.

$AuCl_3 . KCl + 2H_2O$. **Mol. Gew. = 413.** Wird in analoger Weise dargestellt wie die
vorigen, nur wird die aus 13 Th. Gold erhaltene Lösung von Goldchlorid mit 4,95 Th.
scharf getrocknetem Kaliumchlorid eingedampft. Gelbe, durchsichtige, rhombische Tafeln,
welche an der Luft verwittern.

IV. † Auro-Ammonium chloratum. Ammonium-Aurichlorid. Ammonium-

Goldchlorid. $AuCl_3 . NH_4Cl + 2H_2O$. **Mol. Gew. = 392.** Wird wie die vorigen dargestellt, nur dampft man die aus 13 Th. Gold erhaltene Lösung von Goldchlorid mit 2,73 Th.
scharfgetrocknetem Ammoniumchlorid ein. Gelbe, rhombische Tafeln.

KEELEY's **Goldcure** gegen Trunksucht. I. Rp. Auro-Natrii chlorati 0,75, Ammonii chlorati 0,4, Strychnini nitrici 0,065, Atropini sulfurici 0,015, Extracti Chinae fluidi
90,0, Extracti Cocae, Glycerini, Aquae destillatae āā 30,0. Zweistündlich einen Theelöffel.
II. Rp. Auro-Natrii chlorati 0,15, Aquae destillatae 30,0. Zur subkutanen Injektion.

Guttae aureae LEHMANN.

Rp. Auro-Natrii chlorati   0,1
    Aquae destillatae   50,0.

D. S. Dreimal täglich 20 Tropfen (allmählich
steigend auf 50 Tropfen und Gebrauch von Sassa-
parill-Dekokt bei sekundärer Syphilis).

Liquor Auri ammoniati chlorati.

FURNARI et DELESCHAMPS.

Rp. Auro-Ammonii chlorati 0,5
    Aquae destillatae
    Spiritus (90 Proc.) āā 300,0.

D. S. Einen Theelöffel voll des Morgens und
Abends (bei Amenorrhoe, Dysmenorrhoe).

Pilulae auriferae CHRESTIEN.

Rp. Auro-Natrii chlorati crystallisati   0,5
    Amyli Solani tuberosi   2,0
    Gummi arabici   5,0
    Aquae q. s.
fiant pilulae 120.

Pilulae Auro-Natrii chlorati
MARTINI.

Rp. Auro-Natrii chlorati   0,3
    Extracti Dulcamarae   3,0.
fiant pilulae 50.

D. S. Täglich mittags und abends nach jeder
Mahlzeit eine Pille, wöchentlich um je eine Pille
bis zu 5 Pillen steigend (bei Anschwellungen
und Verhärtungen des Uterus).

Sirupus Auro-Natrii chlorati.

Rp. Auro-Natrii chlorati 0,05
    Sirupi Sacchari   200,0.

Aurum jodatum.

† **Aurum jodatum. Joduretum aurosum. Aurojodid. Goldjodür. Goldmono-
jodid. AuJ. Mol. Gew. = 323.**

Bereitung. Das säurefreie Chlorid aus 10,0 Gold oder 15,2 scharf getrocknetes
Aurichlorid werden in 200,0 destillirtem Wasser gelöst und allmählich unter Um-
rühren mit einer Lösung von 26,0 Kaliumjodid in 100,0 destillirtem Wasser versetzt.
Man lässt die Flüssigkeit absetzen, dekanthirt, giesst auf den Bodensatz circa 400,0 destill.
Wasser, dekanthirt und sammelt den Bodensatz in einem Trichter, welcher mit einem
lockeren Bäuschchen Glaswolle geschlossen ist, wäscht mit Wasser nach, bis das Abtropfende

kaum noch eine Färbung zeigt. Den Niederschlag breitet man auf einen flachen Porcellanteller aus und trocknet ihn an einem lauwarmen, 35° C. nicht überschreitenden, vor Licht geschützten Orte, bis das anhängende freie Jod vollständig verflüchtigt ist. Ausbeute circa 15,0. In den Waschwässern ist etwas Gold enthalten, und kann dasselbe durch Zink abgeschieden werden.

Eigenschaften. Das Aurojodid ist ein leicht zersetzliches, citronengelbes Pulver, gewöhnlich wegen anhängenden freien Goldes oder freien Jods grünlich. Beim Erhitzen auf 120° C., auch schon beim Kochen der wässerigen Lösung zerfällt es in seine Bestandtheile. Es ist in Wasser und Weingeist unlöslich.

Aufbewahrung und Anwendung sind dieselben, wie man unter Auro-Natrium chloratum angegeben findet. Ein obsoletes Präparat.

Aurum oxydatum.

† **Aurum oxydatum** (seu hydroxydatum). **Acidum auricum. Crocus Solis. Aurihydrat. Goldoxyd** (hydrat). **Goldsäure. Au(OH)₃. Mol. Gew. = 247.**

Bereitung. 10,0 präcipitirtes Gold werden in 40,0 Königswasser gelöst, und im Wasserbade bis zur Sirupdicke eingedampft, dann in 300,0 bis 400,0 destillirtem Wasser gelöst, die Lösung mit 50,0—55,0 gebrannter Magnesia versetzt und einen Tag an einem dunkeln Orte bei Seite gestellt. Den von der überstehenden Flüssigkeit durch Dekanthiren getrennten Niederschlag zieht man mit einer circa 2,5 procentigen reinen Salpetersäure (gemischt aus 50,0 reiner Salpetersäure von 1,153 spec. Gew. und 450,0 Wasser), um die anhängende Magnesia zu beseitigen, zuletzt mit destillirtem Wasser aus und trocknet ihn auf flachen Tellern ausgebreitet vor Licht geschützt bei gewöhnlicher Temperatur. Ausbeute 12,0.

Eigenschaften. Das häufig als Goldoxyd bezeichnete Präparat ist eigentlich das Goldhydroxyd; es bildet frisch gefällt ein gelbes, in der Wärme braun werdendes Pulver, welches bei 100° C. in Wasser und Goldoxyd Au₂O₃ zerfällt, sich auch im Licht zersetzt unter Abscheidung von metallischem Golde. Es ist löslich in Salzsäure, auch in konc. Salpetersäure, unlöslich in verdünnter Salpetersäure. Beim Uebergiessen mit Ammoniak bildet sich das im trocknen Zustande leicht explodirende „Knallgold" (*Aurum fulminans*).

Aufbewahrung. In der Reihe der stark wirkenden Arzneistoffe in kleinen, dicht geschlossenen Fläschchen, vor Licht geschützt. Bei Verarbeitung zu Pillen (im porcellanenen Mörser anzustossen!) benetzt man es vor dem Verreiben mit einigen Tropfen Wasser, weil ein gekauftes Präparat, wie die Erfahrung gezeigt hat, zuweilen Knallgold enthält.

Anwendung. Das Goldoxyd wurde wie das Goldchlorid als Antisyphiliticum in Gebrauch gezogen, heute aber wird es kaum noch beachtet. Die Dosis ist derjenigen des Auro-Natrium chloratum gleich.

Avena.

Gattung der **Gramineae—Aveneae.**

Avena sativa L., der „Hafer".

Verwendung findet die von den Hüll- und Deckspelzen befreite Frucht: **Fructus Avenae excorticatus. Semen Avenae excorticatum. Grutum. Hafergrütze** als leichtverdauliches Nahrungs- und reizmildernes Heilmittel. Die bei der Fabrikation der Hafergrütze gewonnenen Abfälle gelangen als Futtermittel unter den Namen: Haferweissmehl, Haferrothmehl und Haferbulsen in den Handel.

Bestandtheile. 12,11 Proc. Wasser, 10,66 Proc. Stickstoffsubstanz, 4,99 Proc. Fett, 58,37 Proc. stickstofffreie Extraktstoffe, 10,58 Proc. Rohfaser, 3,29 Proc. Asche.

Erkennung der Haferstärke cf. Amylum. S. S. 295.

Giftgrütze ist eine mit Strychninlösung (2,5—5,0 g Strychnin. nitric. in heissem Wasser q. s. gelöst auf 1 kg Grütze) getränkte, dauerhaft roth gefärbte Hafergrütze, zum Vertilgen der Hausmäuse bestimmt. Zum Auslegen im Freien eignen sich mehr die ganzen, vergifteten Körner.

Avenacia von Rademann enthält in 100 Th. etwa: Fett 7, Protein 14, Kohlenhydrate 66, Salze 3 Th.

Hafer-Konserve von Gust. Warnecke besteht aus Hafermehl, dextrinirtem Erbsenmehl, Roggen- und Leinsamenmehl.

Hafermehl, Präparirtes, von Knorr, sowie

Hafermehl, Präparirtes, von Weibezahn, sind Nährmehle, die in 100 Th.: Verdauliches Eiweiss 9, Fett 5—7, Kohlehydrate 72, Wasser 10, Salze 1 (abgerundet) enthalten und wahrscheinlich dem präp. Gerstenmehl ähnlich behandelt werden.

Herculo, Kathreiner's: ein Kaffee-Ersatz, der durch Walzen von Haferkörnern hergestellt wird.

Präparirtes amerikanisches Hafermehl (Horn by steam cooked oatmeal), enthält Fett, 6,71 Proc., Stickstoffsubstanzen 16,30 Proc., stickstofffreie Extraktivstoffe 64,44 Proc., Asche 1,82 Proc., Wasser 10,73 Proc.

Lactina, Schweizerische, von Pauschaud & Co. zur Thierernährung, ist ein Gemisch aus Hafer-, Mais-, Reis-, Leinsamenmehl, Knochenmehl, Salz und Fenchelöl.

Ballota.

Gattung der **Labiatae — Stachyoideae.**

Ballota nigra L. **Schwarzer Andorn.** Heimisch von Nordafrika und Europa bis Nordpersien, liefert in dem getrockneten Kraut:

Herba Ballotae nigrae. Herba Marrubii nigri seu **foetidi. Herba Marrubiastri. Ballote, Gottesvergess.**[1]) Die Pflanze ist charakterisirt durch den trichterförmigen, vorspringend zehnnervigen Kelch mit kielig gefalteten Zähnen. Sie ist weichbehaart, die Blätter gestielt, eirund oder am Grunde herzförmig, grob gesägt.

Von unangenehmem Geruch, bitterem und etwas aromatischem Geschmack.

Einsammlung. Das bei beginnendem Aufblühen gesammelte Kraut. 4 Th. frisches Kraut geben 1 Th. trockenes.

Leonurus lanatus (L.) Spreng. (ebenfalls **Labiatae — Stachyoideae).** Heimisch in Sibirien liefert:

Herba Ballotae lanatae. Hb. Ballotae lanatae sibiricae. Hb. Leonuri lanati. Hb. Panzeriae lanatae. Panzerie. Sibirische oder **wollige Ballote. Wolfstrappkraut.** Wie die vorige obsolet.

Ballota suaveolens L. (Erva cidriera), wird in Jamaica bei tuberkulöser Peritonitis angewendet.

Balnea medicata.

Balnea. Bäder. Bains. Bath. (Plural=Baths). Die wachsende Bedeutung der Bäder für die Allgemeinbehandlung macht eine Besprechung der für den Apotheker in Betracht kommenden Gesichtspunkte erforderlich.

Allgemeines. Je nachdem der ganze Körper oder nur Theile desselben der Badeprocedur unterworfen werden sollen, unterscheidet man: **1)** Vollbad, *Balneum totale* = 250—300 l Wasser. **2)** Sitzbad, *Enkathisma* seu *Insessus* = 25—40 l Wasser. **3)** Fussbad, *Pediluvium* = 6—18 l Wasser. **4)** Armbad, *Brachiluvium* = 5—8 l Wasser. **5)** Handbad, *Maniluvium* = 1—2 l Wasser.

---

[1]) Unter diesem Namen auch Marrubium vulgare und Succisa pratensis.

Je nach der einzuhaltenden Temperatur nennt man ein Bad: eiskalt von 0—5⁰ C., sehr kalt von 5—12⁰ C., kalt von 12—18⁰ C., kühl von 18—25⁰ C., lauwarm von 25—32⁰ C., warm von 32—37⁰ C., heiss von 37—42⁰ C.

Die Dauer der Bäder beträgt bei warmen und heissen Bädern etwa 5 Minuten, bei kühleren, wenn Wärmeentziehung beabsichtigt ist, bis zu 20 Minuten. Sie ist vom Arzt genau anzugeben.

Als Bade-Gefässe, in welchen die Bäder zu nehmen sind, benutzt man Wannen aus Zink, Kupfer, Porcellan für solche Bäder, deren Ingredienzen auf diese Stoffe nicht einwirken. Bäder mit differenten Stoffen werden zweckmässig in Wannen aus Holz genommen werden. Zur letzteren Gruppe gehören nicht nur die Bäder, welche Säuren enthalten, sondern auch solche, die mit Eisensalzen, Schwefelleber, Moor versetzt sind.

Die zu den medicinischen Bädern zu verwendenden Bade-Ingredienzen brauchen nicht von höchster Reinheit zu sein; man verwendet vielmehr gewöhnlich technische Sorten. Die im Nachstehenden angeführten Mengen sind für „Vollbäder" berechnet. Für Sitzbäder rechnet man den $^1/_6$, für Fussbäder den $^1/_{10}$ und für Handbäder den $^1/_{20}$ Theil.

Von den Ingredienzen werden Salze direkt im Badewasser gelöst oder diesem in Form von Lösungen zugesetzt. Kräuter u. dgl. werden zum Theil als Aufguss, zum Theil in Substanz dem Badewasser zugesetzt, in einigen Fällen auch in locker gewebten Säckchen in das Badewasser eingehängt.

Kohlensäure-Bäder. Zur Nachbildung der natürlichen Kohlensäure-Bäder sind vielfache Vorschläge gemacht worden. Das Verfahren, kohlensaure Salze durch Säuren zu zersetzen, führt zwar zur Entwickelung von Kohlensäure, aber diese wird nur wenig vom Wasser gelöst, daher üben diese Bäder nur geringen Hautreiz aus. Das vollkommenste Verfahren ist das von BLOCH-Elberfeld; dieses führt zu einem Badewasser, welches auch noch bei Blutwärme ganz erhebliche Mengen Kohlensäure gelöst enthält.

Bade-Tabletten von SANDOW. D.R.P. Krystallisirtes Ferrosulfat wird mit Kaliumbisulfat zusammengeschmolzen und in Pastillenform gebracht. Diese Pastillen werden in ein Natriumbikarbonat enthaltendes Bad eingetragen.

Pasta Mack, Zusatz zum Waschwasser, bez. zu Bädern: Reisstärke 27,0, Brausepulver 73,0. Es werden Pastillen von 6 g Schwere geformt. 8 Pastillen = 2 *M.*

Sandbäder. In eine Kiste wird eine 10 cm hohe Schicht warmer Flusssand geschüttet. Der Patient setzt sich, in eine Decke gehüllt, hinein und wird mit Sand von 45—50⁰ C. zugedeckt. Brust und Bauchdecke bleiben frei.

Fango, Linimentum minerale. Der Schlamm der heissen Quellen von Battoglia in Italien, welcher zu Bädern bzw. Umschlägen gegen Rheumatismus, Frauenkrankheiten etc. angewendet wird. Enthält: Wasser 50,0 Proc., organ. Substanz 8,0 Proc., Mineralbestandteile (Sand, CaO, MgO, Fe_2O_3, Al_2O_3, Cl, SO_3, CO_2, P_2O_5, K_2O, Na_2O) 42 Proc.

Limanol, Einreibung gegen Ischias, Migraine etc., besteht aus Chloroform, Ammoniakflüssigkeit, Terpentinöl, Seifenspiritus und Moorextrakt. Wird nach dem Bade angewendet.

Aachener Bad.
(Aachener Bäderseife.)
Rp. Calcii sulfurati 45,0
Natrii chlorati 15,0
Kalii jodati 2,0
Kalii bromati 2,0
Saponis kalini 136,0.

Alaun-Bad.
Rp. Aluminis 100—150,0.

Alkalisches Bad.
Balneum Sodae. Bain alcalin. (Gall.)
Rp. Natrii carbonici cryst. 250,0.

Ameisen-Bad.
I.
Rp. Spiritus Formicarum
Tincturae Formicarum āā 250,0

II.
Rp. Acidi formicici (25 %) 10,0.

Aromatisches Bad.
I. Rp. Specierum aromatic. 500,0
Werden in lose gewebtem Beutel abgegeben. Man infundirt mit 10 Liter heissem Wasser $^1/_2$ Stunde und giesst die Kolatur in das Bad. In gleicher Weise: Lindenblüthen-Bad.

II. Rp. Mixturae oleosae balsamicae
Tincturae Calami āā 100,0.

Arsenikalisches Bad.
Rp. Natrii arsenicici 5—6,0
Natrii carbonici cryst. 12,0.
Gegen chronische Gelenk-Entzündung.

Balneum Baretginense.
Bain dit de Barèges. (Gall.)
Rp. Natrii sulfurati ($Na_2S + 9H_2O$)
Natrii chlorati āā 60,0
Natrii carbonici calcinati 30,0.
In Glasgefässen abzugeben.

Balneum Pennesiae.
Bain de Pennès.

A.

Rp. Kalii bromati
Calcii carbonici　āā 1,0
Natrii phosphorici　8,0
Natrii sulfurici sicci　5,0
Aluminii sulfurici　1,0
Ferri sulfurici sicci　3,0
Natrii carbonici sicci 300,0.

B.

Rp. Olei Rosmarini
Olei Lavandulae
Olei Thymi　　āā 1,0
Tinct. Staphidis agriae 50,0.

Die Salzmischung A wird im Vollbade gelöst, worauf man B zumischt.

Balneum Plumbieranum.
Bain dit de Plombières. (Gall.)

A.

Rp. Natrii carbonici cryst.　100,0
Natrii sulfurici cryst.　60,0
Natrii chlorati
Natrii bicarbonici　āā 20,0

B.

Rp. Gelatinae pulv.　　100,0.

A und B werden getrennt abgegeben; B wird in 1 Liter Wasser gelöst.

Balneum Vichiense.
Bain dit de Vichy. (Gall.)
Rp. Natrii bicarbonici 500,0.

Eisen- und Stahlbäder.
I.

Rp. Ferri sulfurici cryst. 100.

II.

Rp. Tartari ferrati　　100,0
Aquae fervidae　　900,0.

Die Lösung ist zu filtriren.

Jod-Bad.
I.

Rp. Kalii jodati 50,0.

II.

Rp. Nach LUGOL.

Für Erwachsene.

	I.	II.	III.
Kalii jodati	15,0	20,0	24,0
Jodi	8,0	10,0	12,0
Aquae	625,0	625,0	625,0

Für Kinder.

	I.	II.	III.
Kalii jodati	5,0	6,0	9,0
Jodi	2,5	3,0	4,0
Aquae	300,0	300,0	300,0.

In Holzwannen zu nehmen. Die römischen Zahlen I—III geben die verschiedenen Stärken an, wie sie vom Arzte auch zu verordnen sind.

Kalmus-Bad.
Rp. Tincturae Calami 100—300,0.

Kiefernadel-Bad.

Rp. Extrakt der Fichten-
oder Kiefernadeln　250,—500,0
Olei Pini silvestris　　15,0
Spiritus　　　　　60,0.

Kleie-Bad.
Man setzt dem Bade das Dekokt von 1—2 kg Weizenkleie zu. Auch kann man die Kleie in locker gewebten Beuteln in das Bad einhängen und die Beutel zum Frottiren benutzen.

Kohlensäure-Bad. (Diet. M.)
A.

Rp. Natrii bicarbonici 150,0.

B.

Rp. Acidi hydrochlorici (25 %) 250,0.

Man löst zunächst A im Badewasser und rührt alsdann B darunter.

Kreuznacher Mutterlaugen-Bad.
Natrii chlorati　　63,0
Calcii chlorati fusi　750,0
Kalii chlorati　　75,0
Magnesii chlorati　110,0
Natrii bromati　　2,0.

Laugen-Bad.
Auf ein Vollbad setzt man zu, eine der nachstehenden Substanzen.

Pottasche　　　200—500,0 oder
Soda calcinirt　　200—500,0 oder
Natronlauge (15%)　50,0.

Leim-Bad.
Bain gelatineux. (Gall.)
Rp. Gelatinae pulv. 500,0

Wird, in 2 Litern heissem Wasser gelöst, dem Bade zugesetzt.

Malz-Bad.
1—3 kg geschrotenes Gersten-Malz wird mit 5—10 Litern Wasser von 40° C. eingemaischt. Nach 1 Stunde erwärmt man auf 65° C., hält 2 Stunden bei dieser Temperatur, erhitzt sodann eine Stunde im Wasserbade und presst scharf ab. Nicht vorräthig zu halten.

Moorbad.
Auf 1 Vollbad werden 50 kg Moorerde gerechnet. Temperatur 33—36° C. An Stelle von Moorerde werden neuerdings auch $\frac{1}{2}$—1 kg Moorsalz oder 1—2 kg Moorlauge angewendet.

Moor-Salz (künstliches).
Rp. Ferri sulfurici sicci　900,0
Natrii sulfurici sicci　40,0
Calcii sulfurici praecip.　20,0
Magnesii sulfurici sicci　20,0
Ammonii sulfurici　20,0.

Mutterlaugen-Bäder
von Kreuznach, Kösen, Rehme, Wittekind u. a. O.

Mutterlauge 2—3 kg
Kochsalz 0,5—1,0 kg

Nauheimer Bad (Künstliches).

	mild	mittel	stark
Kreuznacher Lauge	0,6 l	1,0 l	1,5 l
Natriumbicarbonat	250,0 „	400,0 „	500,0 „
Salzsäure (25%)	300,0 „	500,0 „	600,0 „

Pottasche-Bad.
Rp. Kalii carbonici crudi 125,0

Quecksilber-Bad.
Bain de sublimé corrosif (Gall.)
Rp. Hydrargyri bichlorati
Ammonii chlorati āā 20,0
Aquae destillatae　200,0.

sub signo veneni.

Das Bad ist in einer Holzwanne zu nehmen.

Reichenhaller Mutterlaugensalz.
Rp. Kalii chlorati　　60,0
Lithii chlorati　　1,5
Natrii bromati　　8,5
Magnesii chlorati　720,0
Natrii chlorati　　140,0
Magnesii sulfurici sicci　70,0.

Salz-Bad.

A. Kochsalzbad.

Rp. Salis culinaris 2—3 kg.

B. Soolbad.

Rp. Salis culinaris 6—8 kg.

Bäder mit einem Salzgehalt von mehr als 2 Proc. heissen Soolbäder. Solche mit 3% heissen mittelstark, mit 4% stark.

C. Seesalzbad.

Bain de sel marin. (Gall.)

Rp. Salis marini (vel culinaris) 5 kg.

Schwefel-Bad.

Rp. Kalii sulfurati pro balneo 60,—120,0.

Dem Bade wird bisweilen, aber unzweckmässig, noch 10 g englische Schwefelsäure zugesetzt. Holzwannen! An Stelle von Kali-Schwefelleber kann auch Natriumtrisulfid treten.

Seifen-Bad.

Rp. Saponis domestici 250,0.

Wird in Wasser gelöst zugesetzt.

Senf-Bad.

Auf ein Fussbad (Pédiluve sinapisé. Gall.) wendet man 150,0 entöltes Senfpulver an, welches vorher $\frac{1}{4}$ Stunde mit kaltem Wasser angerührt stehen gelassen war. Die Temperatur des Badewassers darf 40° C. nicht überschreiten.

Sulzer Mutterlaugensalz (künstliches).

Rp. Salis culinaris	938,0
Calcii chlorati fusi	5,5
Magnesii chlorati sicci	25,0
Natrii bromati	6,5
Calcii sulfurici praecip.	25,0,

Tannin-Bad.

Rp. Acidi tannici 50,0
Aquae destillatae 200,0.

Terpentinöl-Bad.

(PINKNEY.)

Rp. Saponis Kalini
Aquae āā 100,0

werden im Dampfbade erwärmt, alsdann rührt man gleichmässig darunter
Olei Terebinthinae 90—120,0.

Unnaer Mutterlaugensalz (Künstliches).

Rp. Salis culinaris	119,0
Magnesii chlorati sicci	270,0
Natrii jodati	3,0
Kalii chlorati (KCl)	35,0
Calcii chlorati fusi	570,0
Natrii bromati	3,0.

Vet. Balneum arsenicale.

Rp. Arsenici albi	1,0
Ferri sulfurici cryst.	10,0
Aquae	100,0.

Früher gegen Räude der Tiere (Schafe) benutzt. Für 100 Schafe rechnete man 1,4 kg Arsenik.

Vet. Bain arsenical TRASBOT (Gall.)

in loco: Bain de TESSIER.

Rp. Arsenici albi	1	kg
Zinci sulfurici crudi	5	„
Aloës	0,5	„
Aquae	100	Liter.

Balsamum Canadense.

Balsamum Canadense (Ergänzb.). **Terebinthina Canadensis** (Brit. U-St.). **Canadabalsam, Baume du Canada** (Gall.). **Canada Turpentine.** Ist der Harzsaft mehrerer zu den **Coniferae-Abietineae** gehöriger Bäume: **Abies balsamea (L.) Mill.,** im östlichen Nordamerika, **Abies Fraseri Lindl.,** in Pennsylvanien, Virginien und den Alleghanies, den man gewinnt, indem man die ansehnlichen Balsambeulen der Rinde anbohrt und ausfliessen lässt.

Beschreibung. Zähflüssig, von dünner Honigkonsistenz, klar, hellgelb oder etwas grünlich, von angenehm balsamischem Geruch und bitterem, etwas scharfem Geschmack. Wird mit der Zeit dunkler, verdickt sich, bleibt aber klar. Vollständig löslich in Chloroform, Essigäther, Benzol, Terpenthinöl, fast vollständig löslich in Aether und Schwefelkohlenstoff, in Petroläther zu 83,4—87,9 Proc., in Alkohol zu 91—93,2 Proc. löslich. Säurezahl 84—86,8. Jodzahl 180,4—236,07. Mit $\frac{1}{6}$ des Gewichtes Magnesia usta vermengt verdickt er sich und wird schliesslich fest.

Spec. Gew. 0,998. Brechungsindex bei 15—20° C. = 1,535.

Bestandtheile. 24 Proc. äth. Oel, 59,8 Proc. in Alkohol lösliches, 16,2 Proc. in Alkohol unlösliches Harz. Das ätherische Oel dreht links — 29,66°, es enthält Bornylacetat und vielleicht Pinen. Spec. Gew. 0,8892.

Anwendung. In Amerika, England und Frankreich an Stelle des Terpenthins. Aeusserlich zu Pflastern etc., innerlich bei Erkrankungen der Bronchial- und Urethralschleimhaut in Pillenform.

Ferner als Kitt bei optischen Apparaten zum Aneinanderkitten von Linsen, die daher vor starker Erwärmung zu schützen sind, ferner als Einschlussmittel für mikroskopische Präparate.

Den Kanadabalsam zum Einschliessen mikroskopischer Präparate verdünnt man mit Chloroform bis zur dünnen Sirupskonsistenz.

Um Objekte, die Wasser enthalten (Pflanzentheile), in Kanadabalsam einzuschliessen, entwässert man dieselben, indem man sie, wenn sie sehr zart sind, nacheinander in 30, 50, 70, 90 prc. und schliesslich in absoluten Alkohol überträgt, sie dann in Alkohol-Xylol (3 Xylol: 1 Alkohol) bringt, in einem Exsikkator, der Xylol enthält, den Alkohol durch Diffusion grösstentheils entfernt und sie endlich in eine Lösung von Kanadabalsam in Xylol von dünner Sirupskonsistenz auf dem Objektträger bringt, worauf das Xylol allmählich verdunstet.

Gröbere Präparate (Rinden, Samen etc.) kann man direkt aus Wasser in absoluten Alkohol etc. übertragen.

Balsamum Copaivae.

Balsamum Copaivae (Germ. Helv. Austr.). **Balsamum Copaibae. Balsamum brasiliense. Copaivabalsam. Jesuiterbalsam. Baume de Copahu. Oléo-résine de Copahu** (Gall.). **Copaiba** (U-St. Brit.). **Balsam of Copaiba.** Der in schizo-lysigenen Sekretbehältern des Holzes und Markes enthaltene Harzsaft verschiedener zu den **Caesalpiniaceae — Cynometreae** gehöriger südamerikanischer Bäume, nämlich:

Copaiba (Copaifera) officinalis Jacq. in Guyana, Columbien und Venezuela, **Copaiba guyanensis (Desf.) O. Ktze.** u. **Copaiba multijuga (Hayne) O. Ktze.** im Amazonasgebiete, **Copaiba confertiflora (Benth.) O. Ktze.** in Piauhy, **Copaiba coriacea (Mart.) O. Ktze.** in Bahia, **Copaiba Langsdorffi (Desf.) O. Ktze.** u. **Copaiba oblongifolia (Mart.) O. Ktze.** Indessen ist nicht sicher, ob Balsam von allen diesen Arten in den Handel gelangt.

Man gewinnt den Balsam, indem man Löcher in den Baum bis in das Kernholz haut, aus denen er dann in hineingesteckten blechernen Röhren ausfliesst. Ein Baum kann bis 48 l liefern.

Handelssorten. Der Balsam wird aus den Produktionsgebieten in die Städte und Häfen gebracht und meist nach diesen benannt. Man unterscheidet im Handel: aus Venezuela: Maracaibo, Maturin und Angostura, aus Columbia: Cartagena, aus Brasilien: Bahia und Para. Von diesen ist der dickflüssige Maracaibobalsam gegenwärtig bevorzugt.

Beschreibung. Eine klare, gelbe bis gelbbräunliche, dickliche Flüssigkeit, die gar nicht oder nur ganz schwach fluorescirt, die eigenthümlich gewürzhaft riecht und unangenehm bitter, hintennach scharf und brennend schmeckt. Spec. Gew. 0,96—0,99 (Germ.), mindestens 0,96 (Helv.), 0,94—0,99 (Austr. U-St.), 0,916—0,993 (Brit.). Refraktometerzahl für Maracaibo 1,514, für Para 1,505, Drehung (Rohr 100 mm) Maracaibo $+ 25^{0} 20'$, Para $- 13^{0} 40'$.

Löslich in Aether, Terpentinöl, Chloroform, Benzol, in Essigäther, Petroläther, Amylalkohol, Schwefelkohlenstoff und absolutem Alkohol meist ebenfalls klar löslich. Auf dem Wasserbade bis zur Entfernung des ätherischen Oeles erwärmt (wozu mehrere Tage nöthig sind), resultirt ein hartes, sprödes, durchsichtiges, glänzendes Harz, das unter dem Mikroskop keine Krystalle erkennen lässt.

Bestandtheile. Der Balsam ist eine Auflösung von Harz in ätherischem Oel. Der Gehalt an letzterem schwankt von 18—87 Proc. (vgl. besonderen Artikel). Die Angaben über das Harz weichen nach den untersuchten Sorten recht erheblich von einander ab. Jedenfalls geht aus den unter Prüfung mitgetheilten Zahlen hervor, dass dasselbe nur zum geringsten Theil aus Estern, vielmehr vorwiegend aus Säuren besteht. Es wird beschrieben eine Copaivasäure $C_{12}H_{32}O_{2}$, aus Parabalsam eine Oxycopaivasäure $C_{20}H_{28}O_{3} . H_{2}O$, aus Maracaibobalsam eine Metacopaivasäure $C_{22}H_{34}O_{4}$, Schmelzpunkt 205^{0} C. Ferner enthält der Balsam einen bitterschmeckenden Stoff, der sich durch Auskochen mit Wasser gewinnen lässt.

Prüfung und Verfälschungen. Die vorgeschlagenen Methoden zur Prüfung haben sämmtlich Widerspruch erfahren. Einmal mag der Balsam bei der Verschiedenheit der ihn liefernden Pflanzen wirklich von etwas verschiedener Zusammensetzung sein, dann aber wird er auch schon im Produktionslande offenbar stark verfälscht, da solcher Balsam für Zwecke der Technik immer noch verwendbar sein kann. Man verfälscht ihn mit Coniferenharzen (Colophonium), Harzöl, Terpenthinöl, fetten Oelen und Gurjunbalsam, vielleicht auch Paraffinöl. Für die Prüfung kommen zunächst die unter Beschreibung angegebenen Momente in Betracht. Ferner ist Folgendes zu beachten:

1) Ist der Abdampfrückstand klebrig oder weich, so lässt das auf einen Zusatz fetter Oele und Harze schliessen. — 2) Lässt er reichlich Krystalle erkennen, so ist wahrscheinlich Gurjunbalsam zugesezt. Es ist nothwendig, den auf dem Objektträger zu verdampfenden Tropfen sorgfältig vor Staub zu schützen und den Rückstand mit dem Polarisationsmikroskop zu untersuchen. Es ist darauf zu achten, ob beim Erhitzen Geruch nach Terpentinöl etc. auftritt. 3) Ebenfalls liegt wahrscheinlich eine Verfälschung mit Gurjunbalsam vor, wenn der Balsam stark fluorescirt, wobei aber noch einmal darauf aufmerksam gemacht sei, dass auch sonst unverdächtiger Balsam in geringem Maasse fluoresciren kann. 4) 20—40 Tropfen werden mit 1—2 ccm 16 proc. alkoholischer Natronlauge übergossen und einige Male aufgekocht. Die Mischung darf weder beim Abkühlen noch nach Zusatz von 2 Vol. Aether und Abkühlung auf 0° C. gallertige Ausscheidungen geben. Andernfalls fettes Oel. 5) 1 Vol. Balsam muss mit 3 Vol. 90 proc. Alkohol eine Mischung geben, die auch nach 1 Stunde keine Oeltröpfchen abscheidet. Andernfalls fettes Oel, ausser Ricinusöl. 6) 1 Th. Balsam werde mit 5 Th. Wasser von 50° C. geschüttelt, die Mischung trenne sich nach dem Erwärmen im Wasserbade in zwei scharf geschiedene, nicht zu trübe Schichten. Gurjunbalsam giebt eine Emulsion, Terpentinöl, Harzöl und Sassafrasöl geben stark trübe Schichten. 7) 5 g Balsam und 50 g Liq. Ammon. caust. werden kräftig durchgeschüttelt. Es soll eine dünnflüssige, milchige, nur trübe Flüssigkeit entstehen. Stellt man das Gemisch 24 Stunden kalt, so soll es nicht ganz oder theilweise gelatiniren oder schleimig werden. Soll Kolophonium anzeigen. Dieser Methode ist vorgeworfen worden, dass es Kolophonium (amerikanisches) giebt, welches zu 20—30 Proc. dem Balsam zugefügt, kein Gelatiniren hervorruft, andrerseits sollen Balsame existiren, die beim Zusatz von 30 Proc. Kolophonium noch keine Aenderung ihres Verhaltens gegen Liq. Ammon. caust. zeigen. Germ. schreibt vor, die Probe nicht mit dem Balsam selbst, sondern mit dem von Oel befreitem Harz (1 : 5 NH$_3$) anzustellen, wogegen dieselben Einwände erhoben worden sind. Die folgenden Farbenreaktionen bezwecken den Nachweis von Gurjunbalsam: 8) 1 Th. Balsam wird mit 20 Th. Schwefelkohlenstoff verdünnt und mit einigen Tropfen eines abgekühlten, frisch bereiteten Gemisches von Schwefelsäure und Salpetersäure geschüttelt. Es soll sich keine rothe oder violette Farbe einstellen. Helv. verschärft diese Probe, indem sie sie mit den mittleren und letzten Fraktionen des abdestillirten Oeles anstellen lässt. 9) Einer Mischung von 4 ccm Aether aceticus und 2 Tropfen Acid. sulfuric. werden 6—8 Tropfen Balsam zugefügt und geschüttelt, die Mischung darf innerhalb 15 Minuten nicht roth oder violett werden. Setzt man dann eine kleine Menge Wasser hinzu, so soll kein rother Bodensatz entstehen. 10) 1 Vol. Balsam, 3 Vol. Alkohol (95 proc.), 1 g Zinnchlorür werden bis zur Lösung des letzteren gekocht. Es darf beim Kochen und nach $^1/_2$ Stunde keine rosa oder rothviolette Färbung eintreten. 11) 4 Tropfen Balsam, gemischt mit 14 g Eisessig und 4 Tropfen Salpetersäure sollen nicht röthlich oder purpurn werden. (Brit.)

Wie schon angedeutet, dürfte niemals der Ausfall einer einzigen Reaktion berechtigen, ein Urtheil über einen Balsam abzugeben. Bezüglich des specifischen Gewichtes ist noch zu bemerken, dass die untere Grenze der Germ. und Helv. für einen dickflüssigen Maracaibobalsam wohl zu acceptiren ist, dass indessen die obere Grenze anscheinend noch etwas hinaufgerückt werden kann bis etwa 0,996.

Wichtig sind weiter folgende *quantitative Bestimmungen.*

Bestimmung der Säurezahl (DIETERICH): Man löst 1 g Balsam in 200 ccm absolutem Alkohol und titrirt mit $^1/_2$ N. alkoholischer Natronlauge unter Verwendung von Phenolphtaleïn. Die verbrauchten Kubikcentimeter Lauge $\times$ 28 = Säurezahl. Grenzzahlen 75—85 für Maracaibo. 40—60 für Para.

Bestimmung der Verseifungszahl: 1 g Balsam übergiesst man in einer Glasstöpselflasche von 1 l mit 20 ccm $^1/_2$ N. alkoholischer Kalilauge und 50 ccm Benzin (spec. Gew. bei 15° C. = 0,70), lässt 24 Stunden wohlverschlossen bei Zimmertemperatur stehen und titrirt nach Verdünnen mit Alkohol mit $^1/_2$ N. Schwefelsäure und Phenolphthaleïn zurück. Die verbrauchten Kubikcentimeter Lauge $\times 28 =$ Verseifungszahl. Grenzzahlen 80—90 für Maracaibo, 30—60 für Para.

Die Esterzahl ermittelt man durch Subtraktion der Säurezahl von der Verseifungszahl. Grenzzahlen 3—6 für Maracaibo, 2—8 für Para. Ein möglichst zuverlässiger, garantirt reiner Maracaibobalsam hielt sämmtliche Proben aus mit Ausnahme von 7, Modification der Germ. Das Gemisch hatte nach 24 Stunden Terpentinkonsistenz angenommen. 8, Modification der Helv. 9, wenn man wie bei 8 das ätherische Oel verwendet. Verseifungszahl 92,86.

Afrikanischer Copaivabalsam von unbekannter Herkunft ist dunkelrothbraun und fluorescirend, er neigt sehr zur Krystallbildung. Ein Tropfen auf dem Objektträger verdampft zeigt reichlich kurze, dicke Krystalle, die von den schlankeren des Gurjunbalsams deutlich verschieden sind. Er giebt die Reaktion mit Schwefelsäure und Salpetersäure (Nr. 8) sehr deutlich.

Aufbewahrung. Im Keller in dicht verschlossenen Gefässen aus Blech oder aus gelbem Glase, deren Hals nach jedesmaligem Abfüllen sorgfältig ausgewischt werden muss, um das Festkleben der Stopfen und Herabfliessen des Balsams zu verhüten. Für das Standgefäss in der Officin wählt man einen gerillten Stopfen oder einen Tropfensammler nebst Glaskappe.

Anwendung. Innerlich und äusserlich in Form von Injektionen, Klystieren und Suppositorien bei Tripper, ferner bei Cystitis und auch wohl bei Lungenblennorrhöen.

Injektion: 2,0 Balsam, 1,0 Natr. carb. und 200,0 Aq. destill. Clysma: 5—10,0 Balsam mit Eigelb emulgirt auf 200,0 g Flüssigkeit.

Suppositorien. Bals. Copaivae, Ol. Cacao, Cerae āā.

Innerlich am besten in Gallertkapseln. Diese kommen 1) als Perlae gelatinosae mit einem Gehalte von 0,25 g, 2) als Capsulae gelatinosae durae mit 0,3, 0,5 und 0,6 g und 3) als Capsulae elasticae mit 0,6, 1,0, 2,0 und 3,0 g Inhalt in den Handel; sehr gebräuchlich ist auch die Füllung mit Copaivabalsam und Kubeben- oder Matikoextrakt āā. Die Capsules gélatineuses au Copahu von MOTHES enthalten jede 0,5 g Balsam.

Die Füllung dieser Kapseln ist stets zu untersuchen, da der dazu verwendete Balsam besonders häufig verfälscht wird.

Zur Darstellung von Pillen schmilzt man 2 Th. Balsam und 1 Th. Wachs zusammen oder setzt auf 10 Th. Balsam 1 Th. Magnesia usta hinzu, welche Mischung nach einigen Tagen (beim Erwärmen im Wasserbade schneller) erstarrt.

Zur Herstellung eines pulverförmigen Balsams pulvert man 150,0 g Copaivaharz (vgl. unten), schmilzt mit 200,0 g Balsam zusammen und giebt 100,0 g Magnesia usta hinzu. — Aeusserlich wird der Balsam bisweilen gegen Krätze verordnet. In der Technik benutzt man ihn als Zusatz zu Lacken und Firnissen, damit diese nicht rissig trocknen; ferner in der Oelmalerei und zur Herstellung durchscheinender Papiere (Pauspapier).

Beim Gebrauch von Bals. Copaivae giebt der Urin mit Salpetersäure einen harzigen Niederschlag, der sich beim Kochen und in Alkohol löst, also nicht aus Eiweiss besteht.

Resina Copaivae. Balsamum Copaivae siccum s. inspissatum. Bals. Parisiense. Acidum copaivicum. Resin of Copaiba (U. St.). Durch Eindampfen des Balsams im Dampfbade zu erhalten.

Anwendung: Mit Kakaobutter āā zu Stuhlzäpfchen (HUSEMANN).

Aqua Balsami Copaivae. Copaivabalsam 30 Tropf. schüttelt man mit warmem, destillirten Wasser 1 l, lässt einige Tage stehen und filtrirt.

Balsamum Copaivae ceratum. Copaivabalsam 2 Th. mischt man mit filtrirtem gelben Wachs 1 Th., welches bei gelinder Wärme geschmolzen ist. — Dient zur Bereitung von Pillenmassen.

Balsamum Copaivae gelatinosum VAN DE WALLE. Copahu gélatiniforme. — Copaivabalsam 125 Th., Zuckerpulver, Roher Honig je 62,5 Th., Wasser 12 Th. werden im Dampfbade gemischt, mit Karmin q. s. (0,1) gefärbt und nach dem Erkalten Pfefferminzöl 1,25 Th. zugefügt.

Massa Balsami Copaivae. Massa Copaibae. Mass of Copaiba. Solidified Copaiba (Ph. U-St.). Gebrannte Magnesia 6 g, mit wenig Wasser angerieben, erwärmt man mit Copaivabalsam 94 g unter öfterem Umrühren im Wasserbade $^1/_2$ Stunde lang und setzt dann bei Seite, bis die Masse Pillenkonsistenz angenommen hat. Man hält dieselbe nur für kürzere Zeit vorräthig. Haltbarer ist folgende Mischung (nach DANNECY): Copaivabalsam· 20 Th., Gelbes Wachs 2 Th., Gebrannte Magnesia 1 Th.

Massa Pilularum Balsami Copaivae (Diet.). Copaivabalsam 10 Th., Glycerin 3 Th., verreibt man mit Zuckerpulver 10 Th., fügt dann Gebrannte Magnesia 10 Th., Süssholzpulver 8 Th. hinzu und knetet zur Pillenmasse. Dieselbe ist haltbar und liefert wasserlösliche Pillen.

Boli Balsami Copaivae. DANNECY.
Rp. Balsami Copaivae 40,0
Cerae flavae 10,0
Magnesiae ustae 2,0
Man erwärmt, stellt einige Zeit bei Seite und formt 100 Pillen.

Electuarium balsamicum.
Opiat balsamique de BODART.
1. Balsami Copaivae 70,0
2. Cerae flavae 30,0
3. Olei Amygdalarum
4. Terebinthinae coctae
5. Terebinthinae venetae āā 10,0
6. Balsami Peruviani 5,0
7. Aluminis usti 2,0
8. Cubebarum pulverat. 30,0
9. Olei Anisi 1,0.
Man schmilzt 1—6 bei gelinder Wärme zusammen und mischt 7—9 darunter. Dreimal täglich haselnussgross in Oblaten.

Electuarium Copaivae (Helv.).
Rp. Balsami Copaivae
Cubebarum pulverat. āā 40,0
Catechu (Sieb VI)
Bismuti subnitrici āā 10,0
Opii pulverati 0,5
Olei Menthae piperitae 0,3.

Electuarium Copaivae compositum (Gall.).
Opiat de Copahu composé.
Rp. Balsami Copaivae 100,0
Cubebarum pulv. 150,0
Catechu pulv. 50,0
Olei Menthae pip. 3,0.

Emulsio Balsami Copaivae (Gall.).
Rp. Balsami Copaivae 2,0
Alcohol (90 Proc.) 10,0
Tinct. Quillajae 10.0
Aquae destill. calid. 78,0.

Enema balsamicum RICORD.
Lavement au Copahu.
Rp. Balsami Copaivae 25,0
Vitellum ovi unius
Extracti Opii 0,05
Aquae 180,0.

Enema balsamicum VELPEAU.
Rp. Balsami Copaivae 20,0
Vitellum ovi unius
Tincturae Opii simplicis 2,0
Infusi florum Malvae 500,0.

Gelatina Balsami Copaivae MARTIN.
Rp. Balsami Copaivae 5,0
Cetacei 1,0.
Bei gelinder Wärme zusammenzuschmelzen.

Guttae balsamicae ZEISSL.
Rp. Balsami Copaivae 15,0
Tincturae aromaticae acidae 5,0.

Injectio adstringens ABERNETHY.
Rp. 1. Balsami Copaivae 10,0
2. Gummi arabici
3. Aquae āā 12,5
4. Aquae Calcariae 300,0.
Man emulgirt 1—3 und fügt 4 allmählich hinzu.

Injectio balsamica CLERK.
Rp. Balsami Copaivae 1,0
Vitelli ovi 10,0
Aquae 120,0.

Injectio balsamica JEANNEL.
Injectio antigonorrhoïca JEANNEL.
Rp. 1. Balsami Copaivae (Para) 2,0
2. Natrii carbonici cryst. 1,0
3. Aquae destillatae 47,0
4. Aquae 150,0
5. Tincturae Opii simplicis 1,0.
Man emulgirt 1—3 durch kräftiges Zusammenschütteln und fügt 4—5 hinzu.

Injectio zincica LANGLEBERT.
Rp. Zinci sulfurici 0,4
Zinci oxydati 5,0
Aquae Balsami Copaivae 100,0.

Mixtura balsamica FULLER.
Rp. Balsami Copaivae 50,0
Vitella ovorum duorum
Sirupi Balsami Peruviani 50,0
Vini albi 100,0.

Mixtura Brasiliensis.
Rp. Balsami Copaivae 50,0
Vitella ovorum duorum
Sirupi gummosi 30,0
Aquae destillatae 120,0
Tincturae Croci 4,0.

Pilulae antigonorrhoïcae.
Rp. Balsami Copaivae 50,0
Cerae flavae 25,0
Gallarum pulv.
Catechu pulv. āā 50,0.
Fiant pilulae 1250, conspergendae radice Liquiritiae. Viermal täglich 5—8 Plllen.

Pilulae Copaivae (DIET.).
Rp. Massae pilularum Balsami Copaivae (DIET.) 100,0
fiant pilulae 500. Jede Pille enthält 0,05 g Copaiva-Balsam.

Pilulae Copaivae (Gall.).
Pilules de Copahu (Gall.).
Rp. Balsami Copaivae 15,0
Magnesii carbonici q. s.
fiant pilulae 40 obducendae Gelatina vel Saccharo.

Pilulae Copaivae compositae.
Rp. Balsami Copaivae 10,0
Cerae flavae 5,0
Cubebarum pulv. 15,0
fiant pilulae 150. Dreimal täglich 5—10 Stück.

Potio balsamica.
Potion de Chopart.
I. Cod. Gall.
Rp. Sirupi Balsami Tolutani
Balsami Copaivae āā 50,0
Aquae Menthae pip. 100,0
Spiritus (80%) 50,0
Spiritus Aetheris nitrosi 5,0.

II. n. PARISEL.
Rp. Balsami Copaivae
Sirupi Picis āā 60,0
Aquae Picis 100,0
Gummi arabici 15,0
Spiritus Aetheris nitrosi 8,0.
Zweimal täglich 1 Esslöffel.

Sirupus Balsami Brasiliensis MAY.
Rp. Balsami Copaivae 50,0
Magnesiae ustae 3,0
Vitellum ovi unius
Sirupi Sacchari 100,0.

Sirupus Balsami Copaivae Puche.
Sirop au Copahu.

Rp. 1. Balsami Copaivae　40,0
　　2. Gummi arabici　　10,0
　　3. Aquae destillatae　25,0
　　4. Sirupi Sacchari　　200,0
　　5. Olei Menthae pip. gtt. XX.
Man emulgirt 1—3 und fügt 4—5 hinzu.

Suppositoria Balsami Copaivae Wenher.

Rp. Balsami Copaivae 100,0
　　Olei Cacao
　　Cetacei　　　　　āā 20,0
　　Cerae flavae　　　10,0
　　Opii pulverati　　0,15
fiant suppositoria No. X.

Suppositoria resinae Copaivae Colombat.

Rp. Resinae Copaivae　5,0
　　Extracti Opii　　0,02
　　Olei Cacao　　　5,0
　　Cerae flavae　　1,0.
Zu 1 Stuhlzäpfchen.

Tinctura Copaivae (Form. Berol.).

Rp. Balsami Copaivae
　　Tincturae aromaticae　āā 7,5.
Dreimal täglich 15 Tropfen.

Trageae Balsami Copaivae cum Pice liquida.
Bols de Copahu et de Goudron (Ricord).

Rp. 1. Balsami Copaivae 110,0
　　2. Magnesiae ustae　10,0
　　3. Picis liquidae　　10,0.
Man lässt 1 mit 2 erhärten, fügt 3 hinzu und formt 200 eiförmige Pillen, welche mit Gelatine zu überziehen sind.

Vet.　　**Tinctura vulneraria** Bourdon.
Wundessig bei Hornspalt.

Rp. Tincturae Aloës
　　Petroleï
　　Olei Terebinthinae
　　Balsami Copaivae āā 20,0
　　Acidi nitrici crudi　　2,0.
Man lässt die Mischung vor der Abgabe 1 Tag in offener Flasche stehen. Mit einem Pinsel aufzutragen.

Vet.　　**Unguentum ad ungulam equorum.**
Hornspaltsalbe.

Rp. Balsami Copaivae
　　Cerae flavae
　　Unguenti basilici āā.

Ambretteseedoil ist Copaivabalsamöl mit schwachem Moschuskörnergeruch.

Blasenkatarrh-Tropfen von Edlefsen sollen aus gleichen Theilen Copaivabalsam und Terpentinöl bestehen.

Capsules de Raquin. Pilulae Raquin, sind mit Feinleim überzogene Pillen aus Copaivabalsam und Magnesia.

Copahine. Eiförmige, überzuckerte Pillen aus Copaivabalsam, Wachs und Kubebenpulver.

Copahine Mège de Jozeau. Mit Salpetersäure oxydirter, dann mit Wasser ausgewaschener Copaivabalsam wird mit Kubeben, Natriumbikarbonat und gebrannter Magnesia zur Masse angestossen, woraus eiförmige Pillen geformt werden, die man mit gefärbtem Zucker überzieht.

Dragées balsamiques de Fortin. Ueberzuckerte Pillen aus Copaivabalsam und Magnesia.

Dragées de Cubèbe au Copahu. Trochisci cubebini. Cubébines von Labelonye. Längliche Pillen aus Copaivabalsam, Kubebenextrakt, Eigelb und Süssholzpulver.

Gelée de Baume de Copahu Caillot. Ist eine mit Pfefferminzöl versetzte Gallerte aus Copaivabalsam, Zucker, Wasser und Hausenblase.

Natroncopaivätpillen. Pilulae Natrii copaivici von Gèza Lucich. Enthalten je 0,13 g Natriumcopaivat, entsprechend 0,4 g Copaivabalsam.

Oleum Balsami Copaivae. Copaivabalsamöl. Essence de Baume de Copahu. Oil of Copaiba (U-St. Brit.).

Gewinnung. Durch Destillation des Copaivabalsams mit Wasserdampf. Gewöhnlich wird die Parasorte verwendet, da diese die grösste Ausbeute, nämlich 60—90 Proc. giebt. Aus Maracaibo und Maranhambalsam erhält man nur etwa 40 Proc. Der Balsamrückstand, ein sprödes, durchsichtiges Harz, wird zur Herstellung feiner Lacke gebraucht.

Eigenschaften. Oelige, farblose oder gelbe bis gelbgrüne Flüssigkeit von pfefferartigem Geruch und bitterem, nachhaltig kratzendem Geschmack. Spec. Gew. 0,890—0,910 (U-St). 0,900—0,910 (Brit.). Optisch linksdrehend. Drehungswinkel (100 mm-Rohr) — 7 bis — 35°. Siedet zwischen 250 und 275° C. Es ist in gleichen Theilen absoluten Alkohols löslich (Brit.) und unterscheidet sich hierdurch von dem Oele aus dem afrikanischen Balsam unbekannter Herkunft, der neuerdings auf dem Londoner Markte erschienen ist (vgl. oben). Mit 10 Th. Spiritus giebt das Oel eine trübe Mischung (U-St.), auch mit einem grossen Ueberschuss von Spiritus wird keine klare Lösung erzielt.

Bestandtheile. Copaibalsamöl besteht in der Hauptsache aus Kohlenwasserstoffen der Sesquiterpenreihe, besonders aus Caryophyllen $C_{15}H_{24}$, dem Sesquiterpen des Nelkenöles, das durch das schön krystallisirende, bei 36° C. schmelzende Caryophyllenhydrat $C_{15}H_{26}O$

gekennzeichnet ist. Ausserdem sind 5—6 Proc. alkoholische, nicht näher untersuchte Bestandtheile zugegen.

Prüfung. Die manchmal beobachtete Verfälschung mit Gurjunbalsamöl wird durch die Erhöhung des specifischen Gewichts und die Vergrösserung des Drehungswinkels erkannt.

Anwendung. Das Copaivaöl wird medicinisch zu demselben Zweck wie der Copaivabalsam angewendet. Man giebt es zu 0,25—0,75 g oder zu 8—20 Tropfen zwei- bis dreimal täglich. Es wirkt stark harntreibend, was sich schon beim Einathmen der Dämpfe während der Wasserdampfdestillation bemerkbar macht. Die hauptsächlichste Verwendung findet das Oel zur Verfälschung anderer ätherischer Oele.

Balsamum gurjunicum.

Balsamum gurjunicum. Balsamum Gurjunae seu Garjanae. Balsamum Dipterocarpi. Gurjun-, Gardschanbalsam. Ostindischer Copaivabalsam. Capivibalsam. Wood-oil. [1])

Ist der vermuthlich ebenso wie der Copaivabalsam entstehende Harzsaft verschiedener in die Familie der **Dipterocarpaceae** gehöriger grosser Bäume Südasiens.

Es werden als solche genannt: **Dipterocarpus alatus Roxburgh** in Hinterindien, auf den Andaman-Inseln und den Nicobaren, **D. angustifolius Wight et Arnott** in Tschittagong, **D. gracilis Blume** in Westjava, **D. hispidus Thwaites** auf Ceylon, **D. incanus Roxb.** in Hinterindien, **D. litoralis Blume** in Südjava und auf der kleinen Insel Nusa Kambanyan, **D. retusus Blume** in Westjava, **D. trinervis Blume** in Westjava und auf den Philippinen, **D. turbinatus Gärtn fil.** von Hinterindien bis Bengalen, **D. zeilanicus Thwaites** in Ceylon.

Man gewinnt den Balsam, indem man Höhlungen in die grossen Stämme haut und Feuer darin anzündet, wonach der Balsam ausfliesst.

Ein Baum kann im Jahre bis zu 180 l Balsam liefern.

Beschreibung. Ziemlich dickflüssig, im durchfallenden Licht rothbraun, im auffallenden (besonders im verdünnten Zustande) grünlich fluorescirend. Von charakteristischem Geruch und Geschmack, an Copaivabalsam erinnernd. Mischbar mit Chloroform, Schwefelkohlenstoff und ätherischen Oelen, Petroläther, theilweise löslich in absolutem Alkohol, Amylalkohol, Aether, Essigäther, Aceton, Petroleum. Nach und nach mit dem Fünffachen Wasser versetzt und dabei geschüttelt, entsteht eine steife Emulsion. Giebt in der Ruhe einen reichlich Krystalle enthaltenden Bodensatz. Spec. Gew. 0,958—0,964.

Bestandtheile. Enthält bis 70 Proc. ätherisches Oel, der Rest ist Harz und ein in Wasser löslicher, bitter schmeckender Stoff, der mit Gerbsäurelösung einen reichlichen Niederschlag giebt.

Das ätherische Oel hat das spec. Gew. 0,915—0,93, es dreht (100 mm-Rohr) — 35° bis — 130°. In Schwefelkohlenstoff gelöst und 1) mit Chlorwasserstoff gesättigt wird es blau, 2) mit Salzsäure geschüttelt wird es zuerst hellroth, später violett; 3) mit Salzsäure und Schwefelsäure dieselbe Farbe. Die gleichen Reaktionen treten ein bei Verwendung des Balsams (vgl. Balsam Copaivae). Aus dem Balsamharz dargestellte Säuren scheinen bei den einzelnen Sorten, vielleicht von verschiedenen Arten stammend, nicht identisch zu sein.

Säurezahl nach der bei Balsam. Copaivae mitgetheilten Methode ermittelt: 5,0—10,0. Verseifungszahl 10,0—20,0. Esterzahl 1,0—10,0.

---

[1]) Darf mit dem in Indien ebenso bezeichneten fetten Oele der Samen von **Aleurites cordata Müll. Arg.**, dem leicht trocknenden Tung- oder Holzöl nicht verwechselt werden. Unter dem Namen Wood-oil kommt auch ein dem Steinkohlenbenzin ähnliches Produkt vor.

Aufbewahrung. Wie beim Copaivabalsam. Bildet (unfiltrirt) einen krystallinischen Bodensatz und ist deshalb vor jedesmaligem Gebrauch umzuschütteln.

Anwendung. Gurjunbalsam wird in der Heilkunde und in der Technik wie Copaivabalsam angewendet. Als Firniss eignet er sich besonders für Gegenstände, die einer Wärme bis zu 80⁰ ausgesetzt sind.

Balsamum vulnerarium indicum. Wundbalsam für grössere Hausthiere. Aloë, Benzoë, Gurjunbalsam je 10 Th., Weingeist 150 Th.

Vernix aurea. Goldlack für Metalle. Drachenblut, Bernstein, Gutti je 10 Th., Gurjunbalsam 150 Th., Terpentinöl 50 Th.

Balsamum antarthriticum Indicum von ELNAIN. Indischer Pflanzensaft. War ursprünglich Gurjunbalsam, soll neuerdings aber ein Gemisch aus Harzsäuren, einem unverseifbaren Oel und Baldriansäure sein.

Oleum balsami gurjunici. Gurjunbalsamöl. Ostindisches Copaivabalsamöl.

Oleum Balsami Copaivae Indiae orientalis. Das im Gurjunbalsam bis zu 70 Proc. enthaltene ätherische Oel ist dem des Copaivabalsams zwar ähnlich, aber mit demselben durchaus nicht identisch. Spec. Gew. 0,915—0,930. Drehungswinkel (100 mm-Rohr) — 35 bis — 130⁰. Es sollen auch rechtsdrehende Oele vorkommen. In Spiritus ist Gurjunbalsamöl nicht klar löslich, wohl aber in mehreren Theilen absoluten Alkohols. Es besteht in der Hauptsache aus einem bei 255—256⁰ C. siedenden, nicht näher bekannten Sesquiterpen $C_{15}H_{24}$ und wird zur Verfälschung des Copaivabalsamöls und anderer ätherischer Oele verwendet.

Balsamum peruvianum.

Balsamum peruvianum (Germ. Helv. Austr. Brit. U-St.). **Bals. indicum nigrum. Bals. de San Salvador. Opobalsamum liquidum. — Perubalsam. Chinaöl. Indischer oder indianischer Balsam. Wundbalsam. — Baume du Pérou noir** (Gall.) **de Sonsonate ou d'Inde noir. — Balsam of Peru.**

Wird von der zu den **Papilionaceae — Sophoreae** gehörigen **Toluifera Pereirae (Klotzsch) Baillon** (Myroxylon Pereirae Klotzsch) gewonnen, einem bis 17 m hohen Baume, der vom nördlichen Südamerika bis Mexiko heimisch ist.

Vorkommen und Gewinnung. Der Balsam präexistirt nicht in der Pflanze, sondern entsteht als pathologisches Produkt erst infolge äusserer Eingriffe (vgl. Balsam. tolutan., Benzoë, Styrax). Man gewinnt ihn in der Republik San Salvador an der Costa del Balsamo zwischen dem Hafen Acajutla und dem Flüsschen Comalapa. Neuerdings scheint auch in Honduras Balsam gewonnen zu werden.

Zur Gewinnung wird die Rinde im November oder December mit einem stumpfen Instrument anhaltend geklopft, wonach etwas Balsam austritt, den man in Lumpen auffängt. Dann schwält man den Baum mit Fackeln an, worauf der Balsam sich reichlich ergiesst und ebenfalls in Lumpen aufgefangen wird und wobei die Rinde bald abfällt. Die letztere sowie die mit Balsam gefüllten Lumpen werden mit Wasser ausgekocht (Balsamo de trápo). Die Wunden werden wöchentlich mit neuen Lumpen verbunden und der Baum im April zum zweitenmal angeschwält.

Der durch Auskochen der Rinde gewonnene Balsam ist minderwerthig (Balsamo de cascara oder Tacuasonte).

Meist werden wohl beide zusammengemengt und in den Häfen Acajutla und La Libertad weiter verarbeitet, indem man den mehr gelblichen oder graugrünen Balsam in Kästen absetzen lässt und in eisernen Kesseln erhitzt. Seine braune Farbe soll er schon vor dem Erhitzen erhalten.

Ein Baum liefert jährlich etwa 2,5 kg. und zwar 30 Jahre hindurch, wenn man ihm zwischendurch mehrjährige Pausen gönnt.

Die Jahresproduktion wird auf 15000—30000 kg geschätzt. Man exportirt ihn gegenwärtig in Blechkanistern von etwa 12 k Gewicht, die vorher zum Import von Maschinenöl aus Birmingham dienten.

Eigenschaften. Eine braunrothe bis dunkelbraune (doch stets mit röthlichem Farbentone), in dünner Schicht, klar durchsichtige Flüssigkeit von dicklich öliger Konsistenz, nicht klebend, nicht fadenziehend, von saurer Reaktion. Der Geschmack ist anfänglich milde, erwärmend, dann im Schlunde stark brennend, bitterlich gewürzhaft, nicht angenehm. Geruch sehr angenehm, an Vanille erinnernd. Setzt auch bei längerem Ruhen keine Krystalle ab. Das specifische Gewicht wird wie folgt angegeben: Germ. 1,135—1,145, Helv. 1,135—1,150, Austr. 1,140—1,160, Brit. 1,137—1,150, U-St. 1,135—1,150.

Mit Wasserdämpfen destillirt geringe Mengen (0,4 Proc.) eines Oeles (Zimmtsäurebenzylester und Benzoësäurebenzylester) liefernd.

Löslich in Chloroform, Essigäther, absolutem Alkohol. In 90 proc. Alkohol löslich zu 99,74 Proc., in Aether zu 93—97 Proc., in Benzol zu 94—98 Proc., in Petroläther zu 66—68 Proc., in Terpentinöl zu 85—89 Proc., in Schwefelkohlenstoff zu 86—88 Proc. (nach DIETERICH). In fetten Oelen theilweise löslich, Ricinusöl nimmt er bis zu 15 Proc. ohne Trübung auf. In Wasser ist er fast unlöslich, indessen nimmt dasselbe beim Schütteln mit dem Balsam den Geruch an und entzieht ihm Zimmtsäure.

Bestandtheile. Der Perubalsam besteht aus einem flüssigen und einem festen Bestandtheil, dem Harz. Der erstere, das Cinnameïn, besteht vorwiegend aus Benzoësäure-Benzylester und zum geringeren Theil aus Zimmtsäure-Benzylester. Daneben enthält es noch freie Zimmtsäure und Vanillin.

Der feste Bestandtheil, das Harz, ist ebenfalls ein Ester, er liefert bei der Verseifung neben Zimmtsäure und Benzoësäure einen Harzalkohol, das Peruresinotannol $C_{18}H_{20}O_5$.

Prüfungen und Verfälschungen. Die dunkle Farbe, die physikalische Beschaffenheit, der hohe Preis, der geringe Umfang der Produktion laden förmlich zu Verfälschungen ein, die anscheinend schon im Produktionslande, dann aber auch in Europa vorgenommen werden.

Die nachfolgenden Prüfungen, besonders die qualitativen, haben sämmtlich Widerspruch gefunden, und es darf das Urtheil nie auf den Ausfall einer einzigen Probe basirt werden.

1) Specifisches Gewicht: Dasselbe wird zweckmässig in einem Pyknometer oder in einem 10 g-Gläschen, dessen Stopfen am besten mit einer Längsrille versehen ist, ermittelt. Es ist auf 1,135—1,155 festzusetzen und besonders die untere Grenze genau festzuhalten. Thatsache ist, dass Perubalsam früher (z. B. Pharm. Germ. I 1,15—1,16) ein höheres specifisches Gewicht hatte, da keine Veranlassung vorliegt, anzunehmen, dass er früher in höherem Maasse als gegenwärtig verfälscht wurde. (CAESAR und LORETZ setzen als Durchschnitt fest 1,140—1,145.) Die meisten Verfälschungsmittel setzen es herab, Tolubalsam und Benzoë erhöhen es.

2) 10 Tropfen Balsam mit 20 Tropfen koncentrirter Schwefelsäure zusammengerieben, nach einigen Minuten mit kaltem Wasser übergossen, werden auf der Oberfläche violett und nach dem Auskneten mit kaltem Wasser bröcklig. Soll fettes Oel anzeigen. Gilt als wenig empfindlich und deshalb unzuverlässig.

3) 2 Th. Balsam werden im Wasserbade mit 1 Th. Kalkhydrat zusammengerieben. Die Mischung darf keinen Fettgeruch abgeben und nicht zerreiblich oder wohl gar krümlig werden. Es ist von verschiedenen Seiten behauptet, dass sicher gute Balsame oft die Probe nicht aushalten, also krümlig werden. Es ist nothwendig, die Mischung bis zur definitiven Beurtheilung mehrere Tage (Helv. 8—10 Tage) stehen zu lassen. Ein geringer Alkoholzusatz (2 Tropfen auf 1 g Balsam) soll das Erstarren beschleunigen. Nach SCHACHT (1895) wurde Balsam mit 10 Proc. Styrax, Kolophonium, Kopaivaharz, Siambenzoë sofort hart, blieb aber mit 10 Proc. Gurjunbalsam, Tolubalsam und Tacamahaca mehr oder weniger weich. Nur zur Erkennung grober Verfälschungen geeignet.

4) 5 Tropfen Balsam mit 3 ccm Ammoniakflüssigkeit geschüttelt, sollen eine wenig schäumende Flüssigkeit geben, der Schaum muss bald verschwinden, die Flüssigkeit soll nach 12—24 Stunden nicht gelatiniren. Man nimmt die Probe in einem Reagircylinder vor. Soll zum Nachweis von Koniferenharzen dienen (Vergl. die entsprechende Probe bei Bals. Copaivae).

5) Mit dem gleichen Gewicht Alkohol klar mischbar, auf weiteren Zusatz von 5—10 Th. Alkohol wird die Mischung trübe.

6) 3 Th. Balsam nehmen 1 Th. Schwefelkohlenstoff ohne Trübung auf, auf Zusatz von 3 weiteren Theilen Schwefelkohlenstoff scheidet sich braunes Harz ab, dessen Menge bei reinem Balsam 11—16 Proc. beträgt. Styrax, alkoholisches Kolophoniumextrakt, Kopaivabalsam, Ricinusöl lösen sich, würden also den Harzgehalt herabsetzen, eingedampfte alkoholische Benzoëlösung würde den Harzgehalt erhöhen.

Die klare, vom Harz abgegossene Lösung soll nicht fluoresciren (Gurjunbalsam) und nach dem Verdampfen einen gelben Rückstand von Oelkonsistenz geben. Derselbe soll beim Erwärmen auf 150⁰ C. keinen fremdartigen Geruch erkennen lassen und bei Benetzung mit einem Gemisch gleicher Theile Schwefelsäure und Salpetersäure orangebraun, nicht aber blaugrün (Terebinthina, Bals. Copaivae) und nicht schmutzig violett (Gurjunbalsam) werden.

7) 2 g Balsam und 8 g Petroleumbenzin werden kräftig im Reagircylinder geschüttelt und der klare, ev. filtrirte Auszug abgegossen. Er soll fast farblos, höchstens gelblich und nicht trübe sein. Man verdunstet ihn auf dem Wasserbade und bringt auf den Rückstand 5 Tropfen Salpetersäure (spec. Gew. 1,38). Auch bei gelindem Erwärmen soll die Farbe gelb sein, nicht blau oder grün (Styrax, Terebinthina, Kolophonium, Bals. Copaivae).

Für den Ausfall der Reaktion ist es nothwendig, ein benzolfreies bei 55⁰ C. siedendes Petroleumbenzin (von C. A. F. Kahlbaum) zu verwenden. Sollte, wie fast immer bei der Handelswaare, ein benzolfreies Benzin nicht zu haben sein, so ist es durch Nitriren und Auswaschen vom Benzol zu befreien.

8) Da die zum Verfälschen benutzten festen Harze etc. in koncentrirter alkoholischer Lösung verwendet werden, so soll man einen Theil des Balsams (50 g) mit Wasserdämpfen destilliren und das Destillat auf Alkohol prüfen (Jodoformprobe). Oder man bringt einige Gramm des Balsams mit der Vorsicht in ein Reagensglas, dass die Wände nicht berührt werden, schiebt 2 ccm vor den Balsam einen locker in Watte gehüllten Fuchsinkrystall und erwärmt. Verdampfender Alkohol würde von dem Fuchsin lösen und die Watte roth färben.

Von grösserer Bedeutung als die vorhergehenden Proben sind die folgenden quantitativen Bestimmungen nach Dieterich:

9) Man erwärmt 1 g des Balsams mit Aether in einem Kölbchen und zieht auf einem gewogenen Filter so lange mit Aether aus, bis einige Tropfen des Filtrats keinen Rückstand hinterlassen. Den Filterrückstand trocknet man bei 100⁰ C. und wägt. Die ätherunlöslichen Antheile betragen 1,5—4,5 Proc.

10) Die ätherische Lösung von 9. wird in einem Scheidetrichter einmal mit 20 ccm 2 proc. Natronlauge ausgeschüttelt, die abgetrennte alkalische Lösung mit verdünnter Salzsäure gefällt, durch ein gewogenes Filter filtrirt, der Rückstand auf dem Filter bis zum Ausbleiben der Chlorreaktion gewaschen und endlich bei 80⁰ C. bis zum konstanten Gewicht getrocknet. Die so ermittelten Harzester betragen 20—28 Proc.

11) Die von der Ausschüttelung 10 zurückgebliebene ätherische Lösung wird der Verdunstung überlassen, dann 12 Stunden im Exsiccator getrocknet, gewogen, noch einmal 12 Stunden getrocknet und wieder gewogen. Das Mittel beider Wägungen giebt den Cinnameïngehalt an und zwar 65—77 Proc. Diese Methode giebt etwas höhere Zahlen als die von Gehe & Co. 1897 mitgetheilte, da ausser dem Cinnameïn auch andere flüchtige, riechende Bestandtheile mit gewogen werden.

12) Säurezahl. 1 g Balsam wird in 200 ccm absolutem Alkohol gelöst und mit $^1/_{10}$ N. Kalilauge unter Verwendung von Phenolphthaleïn als Indikator titrirt. Die verbrauchten Kubikcentimeter Lauge × 5,6 = Säurezahl. Grenzwerthe 60—80.

13) Verseifungszahl. In einen Kolben von 500 ccm Inhalt wird 1 g Balsam, 50 ccm Petroleumbenzin (spec. Gew. 0,7) und 50 ccm $^1/_2$ N. alkoholische Kalilauge gegeben und unter öfterem Umschütteln verschlossen 24 Stunden im Zimmer stehen gelassen. Dann fügt man 300 ccm Wasser zu, schwenkt gut um und titrirt unter fortwährendem Umschwenken mit $^1/_2$ N. Schwefelsäure und Phenolphthaleïn. Die gebundenen Kubikcentimeter Lauge × 28 = Säurezahl. Grenzwerthe 240—270.

14) Esterzahl. Diese ermittelt man, indem man die Säurezahl von der Verseifungszahl subtrahirt. Grenzwerthe 180—200.

Andere Sorten. Ein angeblich aus den Cumarin enthaltenden Hülsen mit den Samen gewonnener Balsam, ebenso der dem Tolubalsam ähnliche Balsam von **Myrospermum peruiferum D. C.** (Balsamo del Perù), endlich ein dem officinellen Balsam ähnlicher von **Myrocarpus frondosus Allem.** gelangen nicht in den europäischen Handel.

Aufbewahrung. Wie beim Copaivabalsam. Um das Vorrathsgefäss sauber zu erhalten, erleichtert man das Abfliessen des Balsams, indem man zwischen Stöpsel und Flaschenhals einen Streifen dickes Pergamentpapier legt.

Anwendung. Aeusserlich in Einreibungen gegen Krätze und Ungeziefer, wunde Brustwarzen und Frostbeulen, zu Pinselungen bei Kehlkopftuberkulose. Bei Ozaena zu Pinselungen der Nasenschleimhaut oder Einführung mit Balsam getränkter Wattetampons in die Nase. Bei Erkrankungen der Haarwurzeln.

Innerlich bei chronischen Katarrhen des Urogenitalapparates und der Respirationsorgane mit profuser Sekretion.

Dosis 0,2—1,0 in Pillen, Emulsion etc.

Ferner als Zusatz zu Räuchermitteln, Pomaden etc. Die Verwendung als Ersatz der Vanille in Chokoladen hat abgenommen seit Einführung des synthetischen Vanillins.

Sirupus Balsami peruviani, Sir. balsamicus. — Perubalsamsirup; Balsamsaft. — 1) (n. Ergänzb.) 1 Th. Balsam wird mit 10 Th. heissem Wasser übergossen, unter öfterem Schütteln 24 Stunden stehen gelassen; 8 Th. des Filtrats geben mit Zucker 12 Th. einen blass gelblichen Sirup.

2) (n. Diet.) Eine Verreibung von Talk 20 Th. mit weissem Sirup 1000 Th. erwärmt man mit Perubalsam 50 Th. in einem Kolben im Wasserbade auf 66—70⁰ C., schüttelt 5 Minuten kräftig, stellt 2 Tage bei Seite und filtrirt durch ein mit weissem Sirup befeuchtetes Filter. Dieses Verfahren ist einfacher und mit geringerem Verlust an flüchtigen Bestandtheilen verknüpft, als das vorige.

Tinctura Balsami peruviani, Perubalsamtinktur. Perubalsam 1 Th., Weingeist (90 proc.) 10 Th. mischt man und filtrirt nach einigen Tagen.

Oleum Balsami Peruviani. **Perubalsamöl.** Das Perubalsamöl ist, da es mit Wasserdämpfen nicht flüchtig ist, kein ätherisches Oel. Man gewinnt es durch Ausschütteln des Perubalsams mit leichtem Petroläther in einer Ausbeute von 60—70 Proc. Es ist eine gelbbraune, ölige, angenehm riechende Flüssigkeit vom spec. Gew. 1,1. Perubalsamöl ist optisch schwach rechtsdrehend, und löst sich klar in gleichen Theilen Spiritus auf. Bei der Destillation über freiem Feuer im Kohlensäurestrome siedet es unter geringer Zersetzung von 298—302⁰ C. Es besteht zum grössten Theile aus Benzoësäure-Benzylester, zum kleineren aus Zimmtsäure-Benzylester. Verwendung findet es in der feineren Parfümerie.

Balsamum peruvianum artificiale, Künstlicher Perubalsam. Siambenzoë 100 Th., Gurjunbalsam 20 Th. löst man in der Wärme in absolutem Weingeist 400 Th. und dampft das Filtrat (im Dunstsammler) zum Sirup ab.

Emulsio Balsami peruviani ad injectionem (nach BRÄUTIGAM). Einem frisch bereiteten Schleime aus arabischem Gummi und Wasser je 1,0 g fügt man unter starkem Verreiben tropfenweis Perubalsam 2,0 g, dann unter stetem Umrühren destillirtes Wasser 4,5 g und physiologische Kochsalzlösung (0,6 proc.) 1,5 g hinzu, neutralisirt mittelst einiger Tröpfchen Natriumbikarbonatlösung (1 : 25) und sterilisirt im strömenden Wasserdampf.

Emulsio balsamica antibronchitica (BOUCHARDAT). Perubalsam 1 g, Mandelöl 20 g, Arabisches Gummi 10 g werden mit Wasser emulgirt und weisser Sirup 50 g, Wasser 200 g zugefügt.

Emulsio balsamica anticatarrhoica (WISS.). Perubalsam 5 g, Mandelöl, Arabisches Gummi je 10 g emulgirt man mit Wasser 15 g und fügt Wasser 250 g, Zimmtsirup 50 g hinzu.

Balsamum Capucinorum.	Benzoës āā 5,0
Kapuzinerbalsam.	Ligni santalini rubri 15,0
	Kalii carbonici 7,5
Rp. Balsami peruviani	Spiritus diluti (68⁰/₀) 1000,0.
Balsami tolutani	Volksheilmittel gegen innere und äussere Krankheiten aller Art.
Styracis	
Terebinthinae venetae	
Nucis moschatae	**Balsamum cephalicum** SCHERZER.
Myrrhae	Balsamum aromaticum aethereun..
Radicis Angelicae	
Radicis Gentianae āā 10,0	Rp. Olei Nucistae 50,0
Croci	Balsami peruviani 10,0
Corticis Cinnamomi	Olei Caryophyllorum
Mastiches	Olei Rosmarini āā 5,0
Succini	Olei Succini rectificati 2,0.

Balsamum Chironis.
Baume Chiron ou de Lausanne
CHIRON'scher Balsam.

Rp. 1. Olei Olivarum   59,0
     2. Terebinthinae venetae   14,0
     3. Cerae flavae   14,0
     4. Alkannini   0,03
     5. Camphorae   0,3
     6. Olei Olivarum   10,0
     7. Balsami peruviani   3,5.

Man schmilzt 1—3, fügt die Lösung von 4—6 und zum Schluss der halberkalteten Masse 7 hinzu (Diet.). In Frankreich beliebte Wundsalbe.

Balsamum LOBKOWITZ.

Rp. Resinae Pini   90,0
     Terebinthinae   20,0
     Olei Menthae crispae   10,0
     Olei Terebinthinae   20,0
     Olei Rosmarini
     Balsami peruviani   āā 40,0
     Seminis Foenugraeci pulv.   90,0.

Volksheilmittel gegen Gicht und dergl.

Balsamum Locatelli.
Balsamum italicum.
Lokateller (Wund-) Balsam (Diet.).

Rp. Cerae flavae   30,0
     Olei Olivarum   40,0
     Terebinthinae venet. 25,0
     Balsami peruviani   5,0
     Alkannini   0,2.

Heilmittel für wunde Brustwarzen Frostbeulen.

Balsamum mammillare album.
Brustwarzenbalsam (Diet.).

Rp: 1. Olei Amygdalarum   8,0
     2. Balsami peruviani   2.0
     3. Gummi arabici   6,0
     4. Aquae Rosae   8,0
     5. Acidi borici   2,0
     6. Aquae Rosae   74,0.

Man emulgirt 1—4 und fügt die Lösung von 5 und 6 hinzu.

Balsamum mammillare Rigense.
Rigaer Brustwarzenbalsam.

Rp. Balsami peruviani 10,0
     Vitellum ovi unius
fiat emulsio.

Balsamum ophthalmicum ARLT.
Nach DIETERICH.

Rp. Balsami peruviani   2,0
     Olei Lavandulae
     Olei Caryophyllorum
     Olei Succini rectif.   āā 1,5
     Spiritus (90%)   95,0.

Balsamum vitae FRITZ.

Rp. Mixturae oleoso-balsamicae 100,0
     Olei Succini rectificati   gtt. XX.

Balsamum vulnerarium (Diet.).
Blutstillender Wund-Balsam.

Rp. Liquoris Ferri sesquichlorati
     Balsami peruviani   āā 10,0
     Glycerini   20,0
     Tincturae Balsami peruviani 60,0.

Emplastrum balsamicum SCHIFFHAUSEN.

Rp. Emplastri saponati   60,0
     Emplastri fusci camphorati   30,0
     Balsami peruviani
     Balsami Copaivae   āā 2,5
     Sebi ovilis   5,0.

In Stangen auszurollen.

Linimentum ad mammillas HARLESS.

Rp. Balsami peruviani   5,0
     Vitellum ovi unius
     Boracis   2,5
     Olei Amygdalarum   30,0.

Linimentum stimulans REIL.

Rp. Balsami peruviani
     Olei Lauri   āā 5,0
     Olei Nucistae   3,0
     Olei Caryophyllorum gtt. XV.

Bei Lähmung der Augenlider.

Mixtura oleoso-balsamica.
Balsamum vitae Hoffmanni.
Balsamisch-ölige Mixtur. Lebensbalsam.
HOFFMANN'scher Lebensbalsam. Mixture
oléobalsamique. Baume de vie de HOFF-
MANN. HOFFMANN's restorative Balsam.
Mixtura oleobalsamica.

		Germ. u. Helv.	Austr.
Rp.	Olei Citri	4,0	4,0
	Olei Lavandulae	4,0	4,0
	Olei Macidis	4,0	2,0
	Olei Caryophyllorum	4,0	2,0
	Olei Thymi	4,0	—
	Olei Cinnamomi	4,0	gtt. X
	Olei Aurantii flor.	—	2,0
	Balsami peruviani	16,0	4,0
	Spiritus (90%)	960,0	—
	Spiritus aromatici	—	1000,0

Pilulae anticatarrhales MARKUS.

Rp. Balsami peruviani   10,0
     Myrrhae pulver.   20,0
     Extracti Opii   3,0

fiant pilulae 250, conspergendae Rhizomate Iridis florentinae.

Sapo Balsami peruviani pulvinaris.
Perubalsam-Pulverseife nach EICHHOFF.

Rp. 1. Balsami peruviani
     2. Natrii carbonici sicci   āā 5,0
     3. Aquae destillatae   2,5
     4. Saponis pulvinar. alkalini 90,0.

Man erwärmt 1—3, bis die Masse sich zu Pulver zerreiben lässt, und mischt 4 dazu (Diet.).

Sapo Balsami peruviani unguinosus.
Perubalsam-Seife (Diet).

Rp. Balsami peruviani   10,0
     Mollini   90,0.

Saponimentum Balsami peruviani.
Perubalsam-Opodeldoc (Diet.).

Rp. Saponis stearinici dialysati 60,0
     Saponis oleinici dialysati   40,0
     Natrii caustici   2,0
     Spiritus (90%)   800,0
     Balsami peruviani   100,0.

Nach dem Auflösen und Filtriren ergänzt man mit Spiritus auf 1000,0

Spiritus peruvianus (Form. berol.).

Rp. Balsami peruviani   10,0
     Spiritus (90%)   40,0.

Tinctura balsamica.
Wiener Balsam (für Handverkauf).

Rp. Aloës
     Myrrhae
     Olibani   āā 18,0
     Bals. peruvian.
     Styrac. liqu.   āā 35,0
     Croci   9,0
     Spiritus (90%)   1500,0.

Tinctura ad dentes REICHEL.
REICHEL's Zahn- und Mundessenz.

Rp. Balsami peruviani 5,0
Balsami tolutani 10,0
Acidi carbolici
Olei Caryophyllorum āā 2,0
Opii 3,0
Spiritus (90%) 1000,0.

Tinctura ad perniones RUST.
Frosttinktur.

Rp. Balsami peruviani 5,0
Mixturae oleoso-balsamicae
Spiritus coloniensis āā 30,0.
Zum Bestreichen der Frostbeulen.

Unguentum ad clavos DIETERICH.
Hühneraugensalbe.

Rp. 1. Resinae Pini depurati 8,0
2. Terebinthinae venetae 12.0
3. Cerae flavae 48,0

4. Vaselini flavi 16,0
5. Acidi salicylici
6. Balsami peruviani āā 8,0.
Man schmilzt 1—4 und fügt 5—6 hinzu. Auf Leinwand gestrichen mehrere Tage lang aufzulegen, dann ein Fussbad zu nehmen.

Unguentum contra scabiem ULLMANN

Rp. Bals. peruvian.
β. Naphtholi āā 10,0
Sapon. kalin.
Cretae albae āā 20,0
Vasogen. sulf. spiss. (3%) 40,0
S. 24 Stunden auf den vorher mit Seifenspiritus abgeriebenen Stellen liegen lassen.

Unguentum pomadinum HEBRA.
HEBRA's Haarpomade.

Rp. Balsami peruviani 25,0
Olei Cacao 650,0
Olei Olivarum 325,0.

Antiscabin von FÜHRMANN, ein Krätzemittel, enthält Perubalsam, Seife, Glycerin, Weingeist, Borsäure und β-Naphtol.

Grau Aschmannssalbe ist Zinksalbe mit Perubalsam 10 : 1.

Haarspiritus, LIDLOFF's. HOFFMANN's Lebensbalsam mit Perubalsam, Gerbsäure und Kampher.

Hamburger gelbes Lebensöl, ist eine Mischung von ordinärem Lebensöl (s. unter Anisum) mit Benzoëtinktur und einer weingeistigen Lösung von Storax, Perubalsam und verschiedenen ätherischen Oelen.

Havannatinktur zur Verwandlung geringwerthiger Cigarren in echte Havannas, ist Perubalsam in Weingeist gelöst.

Klosteressenz, Spanische, ist ein verdünnter HOFFMANN'scher Lebensbalsam.

Kosmetikum, Haarstärkendes Oel des Dr. PINKAS, ist eine weingeistige Lösung von Perubalsam und Wallnussschalenextrakt mit Zimmttinktur.

Dr. LEVINGSTONE's Ameisenbalsam von A. AHNELT enthält Ricinusöl, Perubalsam und Bergamottöl.

OEHME'scher Balsam ist HOFFMANN'scher Lebensbalsam mit einem Zusatz von Hoffmannstropfen und verschiedenen ätherischen Oelen.

Perukognak von DALLMANN & Co., bei Lungenschwindsucht empfohlen, enthält im Liter die Bestandtheile von 25 g Perubalsam ohne die belästigenden, unwirksamen Harze.

Peruwasser, gegen Schuppen der Kopfhaut, besteht aus Perubalsam, Ricinusöl, Ratanhiatinktur und Alkohol.

Quintessence balsamique du Harem ist eine filtrirte Lösung von Perubalsam, Lavendelöl, Kampher und Weingeist.

Sanal, Dr. MÜLLER's, gegen Gicht etc., ist eine Salbe aus Bleiglätte, Bolus, Galmei, Perubalsam, Wachs und Vaseline.

Schmerzstillende Einreibung des Wiener Handverkaufs. Mixt. oleos. balsam., Spirit. camphor., Spirit. saponat., Chloroform. āā 20,0, Spirit. aether., Tinct. Arnicae, Liq. Ammon. caust. āā 10,0.

Voorhof-Geest von Van der Lund, ein Barterzeugungsmittel. Weingeistige Lösung von Perubalsam, Lavendelöl, Bergamottöl, Zimmtöl, Nelkenöl.

Wistaria-Oel besteht aus Kopaiva- und Perubalsam, Geranium- und Ylang-Ylangöl.

Wunderbalsam, Englischer. 1) Mit Sandelholz gefärbte, weingeistige Lösung von Perubalsam und Aloë. 2) Zusammengesetzte Benzoëtinktur.

Zuckerkrankheit-Heilmittel von Dr. JOH. MÜLLER besteht aus 1) einer Einreibung aus Perubalsam und Weingeist; 2) einer Lösung von Glaubersalz, Salicylsäure und Bitterstoffen in Zimmtwasser.

Balsamum tolutanum.

Balsamum tolutanum (Germ. Helv. Austr. Brit. U-St.). **Bals. americanum. Bals. s. Opobalsamum de Tolu. Bals. indicum siccum. Resina tolutana. — Tolubalsam. Thomasbalsam. — Baume de Tolu** (Gall.). **Baume d'Inde sec. — Balsam of Tolu.**

Wird von der zu den **Papilionaceae-Sophoreae** gehörigen **Toluifera Balsamum L.** (Myroxylon toluifera H. B. K.) gewonnen, einem bis 27 m hohen Baume, der im nördlichen Südamerika weit verbreitet ist.

Vorkommen und Gewinnung. Wie der Perubalsam, präexistirt auch der Tolubalsam nicht in der Pflanze, sondern entsteht in derselben als pathologisches Produkt in Folge äusserer Eingriffe (vgl. auch Benzoë und Styrax). Man gewinnt ihn im Unterlauf des Magdalenas bis Turbaco, Las Mercedes und Plato, Tolu etc., indem man V-förmige Vertiefungen in den Stamm haut, aus denen der Balsam aussickert und in kleinen Kalebassen aufgefangen wird, oder man lässt ihn am Stamm herabfliessen und fängt ihn auf Marantablättern auf. Der Ausfuhrhafen ist Sabanilla. Produktion 30—40000 kg jährlich. Die Anschauung, dass Tolu- und Perubalsam von demselben Baume stammen, der erstere ein normales, der letztere aber ein pathologisches Sekret sei, hat sich nicht bestätigt, da auch Toluifera Balsamum in der sekundären Rinde keine Sekretbehälter hat. Uebrigens ist auch ohne Schwälen gewonnener Perubalsam mit dem Tolubalsam nicht identisch.

Eigenschaften. Der frische Balsam ist zähflüssig, von Konsistenz des Terpentins, in dünnen Schichten durchsichtig (weisser Balsam). So gelangt er in den Handel. Allmählich wird er fest und krystallinisch. Die Farbe ist rothbraun mit gelbgrauer Nuance. Der Geruch ist ein sehr angenehmer und feiner, der Geschmack aromatisch, wenig kratzend. Die alkoholische Lösung reagirt sauer. Löslich in Alkohol, Chloroform, Aceton, Essigäther, Eisessig, Kalilauge, weniger in Aether und Schwefelkohlenstoff, kaum in ätherischen Oelen, nicht in Petroläther.

Bestandtheile. 7,5 Proc. einer öligen, angenehm riechenden Flüssigkeit, die aus Benzoësäure-Benzylester und Zimmtsäure-Benzylester besteht, ferner 12 bis 15 Proc. freie Zimmtsäure und Benzoësäure, 0,08 Proc. Vanillin. Die Hauptmenge ist Zimmtsäure- und Benzoësäureester des Toluresinotannols $C_{17}H_{18}O_5$, eines Harzalkohols. Endlich etwa 3 Proc. Verunreinigungen.

Prüfung. 1) Der Tolubalsam wird häufig mit Colophonium verfälscht: In Schwefelkohlenstoff ist er nur in geringem Maasse löslich (20 Proc.), die Lösung soll eingedampft von gelber Farbe und vom angenehmen Geruch des Balsams sein und mit koncentrirter Schwefelsäure übergossen intensiv blutroth werden, auch beim Erhitzen des Rückstandes nicht nach Terpentinöl riechen.

2) Wiederholt nacheinander mit Wasser ausgekocht, liefert er Filtrate, die beim Erkalten krystallinische Säuren ausfallen lassen. Dann noch einmal unter Zusatz von gebranntem Kalk gekocht, liefert er ein gelbes Filtrat, welches nach dem Ansäuern mit Salzsäure, die vorher als Ester gebundenen und als lösliche Kalksalze abgeschiedenen Säuren fallen lässt.

3) Bestimmung der Säurezahl wie bei Balsam Peruvianum. Grenzzahlen nach Dieterich 114,80—158,60.

4) Bestimmung der Verseifungszahl: 1 g Balsam wird in einer ausreichenden Menge Alkohol (96 proc.) gelöst, 20 ccm ½ N. alkoholische Kalilauge zugegeben und unter Beifügung einer Platinspirale eine Stunde am Rückflusskühler erhitzt. Dann verdünnt man mit 100 ccm Alkohol (96 proc.) und titrirt nach dem Erkalten mit ½ N.-Schwefelsäure und Phenolphtaleïn. Die Anzahl der gebundenen Kubikcentimeter Kalilauge $\times 28 =$ Verseifungszahl. Grenzzahlen nach Dieterich 155,30—187,40.

5) Die Esterzahl berechnet sich aus der Differenz der beiden vorhergehenden. Grenzzahlen nach Dieterich: 31,2—46,50.

Anwendung. Wie Perubalsam, innerlich in Gaben von 0,3—1,0 g in Pulvern oder Pillen, häufiger in Gallertkapseln mit Kreosot oder Guajakol (Sommerbrodt). Sonst zu Parfümerie- und Räucherzwecken. Die Blancard'schen Jodeisenpillen werden in der Regel mit Tolubalsam überzogen.

Sirupus Balsami tolutani (Ergänzb. Helvet.), Sir. tolutanus (Brit., U-St.) — Tolubalsamsirup. — Sirop de Tolu. — Syrup of Tolu. — (vgl. auch Extr. Balsam. tolutan.)

Brit.: Tolubalsam 62,5 g werden $^1/_2$ Stunde lang mit siedendem Wasser q. s. ausgezogen und aus dem erkalteten Filtrat mit Zucker 1600 g, Sirup 2400 g hergestellt. — Ergänzb.: Tolubalsam 1 Th. wird mit heissem Wasser 10 Th. übergossen 24 Stunden stehen gelassen. Das Filtrat 8 Th. giebt mit Zucker 12 Th. Sirup 20 Th. Helvet.: Tolubalsam 5 Th., gewaschener Sand 50 Th. werden zweimal mit Wasser je 20 Th. 3 Stunden im Wasserbade erhitzt; das Filtrat 36 Th. giebt mit Zucker 64 Th. Sirup 100 Th. Gall.: Tolubalsam 50 g wird zweimal mit je 500 g Wasser 2 Stunden im Wasserbade ausgezogen. Im Filtrat löst man Zucker 100 Th. U-St.: Tolubalsam 10 g in Alkohol 50 ccm gelöst verreibt man mit einer Mischung von präcip. Calciumphosphat 50 g und Zucker 150 g, verjagt den Alkohol in der Wärme, fügt allmählich Wasser 500 g zu, filtrirt, löst Zucker 700 g und bringt das Ganze auf 1000 ccm. Auch durch Verdrängung herstellbar (s. Sirup simpl.). — Diet.: Genau so, wie Sirup. Balsami peruvian. (Seite 453.) Zur Geschmacksverbesserung von Mixturen, z. B. Chloralhydrat.

Den bei Bereitung des Sirups bleibenden Balsamrückstand trocknet man und verwendet ihn zu Räucherzwecken.

Tinctura Balsami tolutani, Tinct. tolutana. — Tolubalsamtinktur. — Tincture of Balsam of Tolu. Brit.: Tolubalsam 100 g, Alkohol (90 proc.) q. s. zu 1000 ccm Tinktur. — U-St.: Tolubalsam 100 g, Alhohol (91 proc.) q. s. zu 1000 ccm Tinktur. Gall.: Tolubalsam 100 g Alkohol (80 proc.) 500 g. — Diet.: Tolubalsam 10 Th., Weingeist (90 proc.) 1000 Th.

Tinctura Balsami tolutani aetherea. Aetherische Tolubalsamtinktur. Tolubalsam 10 Th., Weingeist (90 proc.), Aether je 50 Th. In eingedicktem Zustande als Pillenlack zu verwenden. Gall.: Tolubalsam 100 g, Aether (spec. Gew. 0,758) 500 g.

Emulsio Balsami tolutani. Emulsion de Baume de Tolu (Gall.). Tolubalsam 20 g löst man in Alkohol (90 proc.) 100 g, fügt Quillajatinctur 100 g und nach und nach heisses destillirtes Wasser 780 g hinzu.

Extractum Balsami tolutani fluidum Merck. dient zur extempore-Bereitung der verschiedenen Tolusirupe. 4 Th. Extrakt = 1 Th. Balsam.

Lacca ad pilulas. Pillenlack. 1) Tolubalsam 15 g wird mit heissem Wasser 50 g eine Stunde lang ausgezogen, die erkaltete Flüssigkeit abgegossen, der Rückstand nach Zusatz von Kolophonium 1,5 g in Weingeist 15 g, Aether 100 g gelöst. 2) (n. Diet.) Tolubalsam 7 Th., Schellack 2 Th., Medicinische Seife 1 Th., Aether 20 Th., Weingeist (90 proc.) 65 Th. Die filtrirte Lösung bringt man mit Weingeist auf 100 Th. Zum Lackiren von Pillen bedient man sich einer geräumigen Schale mit möglichst flachem Boden und steiler Wandung.

Lozenges with Tolu-Basis (Brit.). Die 500 fache Menge des für eine Pastille verordneten Mittels (Alkaloide in 10,5 ccm Wasser gelöst) wird mit Zuckerpulver 482 g Gummi arabicum plv. 19,5 g gemischt mit Tolubalsamtinktur 10,5 ccm, Gummischleim 35,5 ccm, Wasser q. s. Zur Masse angestossen und 500 Pastillen daraus geformt.

Pastilli Balsami tolutani. (Gall.) Tablettes de Baume de Tolu. — Tolubalsam 100 Th. zieht man mit Wasser 200 Th. 2 Stunden im Wasserbade aus und bringt die erkaltete und filtrirte Flüssigkeit mit Zucker 2000 Th., Traganth 5 Th. in Pastillen von 1 g.

Pilulae balsamicae Delioux. Natriumbikarbonat 10 g, Tolubalsam 5 g, Eisenoxyd, Lärchenterpentin je 2,5 g. Man formt 100 Pillen. Täglich dreimal 3 Pillen. **Pilulae balsamicae Chabrely.** Tolubalsam 10 g, Storax 7,5 g, Magnesiumkarbonat q. s. zu 50 Pillen.

Hill's'scher Honigbalsam ist ein weingeistiger Auszug von Tolubalsam, Storax, Opium und Honig.

Keuchhustensirup, de Almeidas: Kreosot 0,25, Sulfonal 0,2, Sirup. tolutanus 150,0.

Lungenleiden-Mittel aus Nordamerika besteht aus verdünnter Tolubalsamtinktur.

Tolu Chewing Gum enthält Tolubalsam, Burgunderharz, Wachs und Paraffin.

Oleum Balsami Tolutani. Tolubalsamöl.
Das durch Wasserdampfdestillation aus Tolubalsam in einer Ausbeute von 1,5—3,0 Proc. gewonnene Oel ist eine höchst angenehm hyacinthenartig riechende Flüssigkeit vom spec. Gew. 0,945 bis 1,1. Es enthält ein nach Elemi riechendes Terpen (Tolen), $C_{10}H_{16}$ sowie sauerstoffhaltige Antheile, vermuthlich Ester der Zimmtsäure und Benzoësäure sowie des Benzylalkohols. Tolubalsamöl wird in der Parfümerie gebraucht.

Baptisia.

Gattung der **Papilionaceae—Podalyrieae.**

Baptisia tinctoria R. Br. Wild Indigo. Heimisch in Nordamerika. Die Wurzel wird als Adstringens und gegen Fieber verwendet, in stärkerer Dosis bewirkt sie Erbrechen und Diarrhöe.

Bestandtheile. 2 Glykoside, von denen das genauer bekannte Baptisin $C_{26}H_{32}O_{14} \cdot 9H_2O$ bei 240° C. schmilzt und Rhamnose $C_6H_{14}O_6$ und Baptigenin $C_{14}H_{12}O_6$ liefert, ferner einen giftigen Stoff Baptitoxin, der mit dem Cytisin identisch ist.

Ein im Handel befindliches Baptisin ist nicht dieses, sondern Pseudobaptisin $C_{27}H_{30}O_{14} \cdot 7^1/_2 H_2O$. Schmelzpunkt 247—248°.

Mit dem Namen Baptisin bezeichnet man ferner ein durch einfache Extraktion gewonnenes Harz, das zu 10 Proc. in der Wurzel vorhanden ist.

Die ganze Pflanze Baptisia tinctoria dient zum Blaufärben, die jungen Sprosse werden wie Spargel gegessen.

Baryum.

I. † Baryum oxydatum. Baryumoxyd. Baryta usta. Baryta caustica sicca. Aetzbaryt. Terra ponderosa. BaO. Mol. Gew. = 153.

Entsteht durch Verbrennen von metallischem Baryum an der Luft. — Am einfachsten stellt man es dar, indem man in einer Retorte aus Porcellan oder in einem hessischen Tiegel Baryumnitrat heftig erhitzt. — Grauweisse, poröse, zerreibliche Masse, spec. Gew. 4,0—5,45. Verbindet sich mit Wasser unter Entwickelung hoher Hitze zu Baryumhydroxyd.

II. † Baryum hydroxydatum. Baryta hydrica. Baryumhydroxyd. Aetzbaryt. Ba(OH)₂. Mol. Gew. = 171.

Feuchtet man Baryumoxyd mit Wasser an, so verwandelt es sich unter Entwickelung hoher Hitze, die bis zum Glühen und Schmelzen des gebildeten Baryumhydroxydes sich steigern kann, in Baryumhydroxyd $Ba(OH)_2$. Weisses Pulver oder geschmolzene weisse Masse von krystallinischem Gefüge, welche bei Glühhitze zu einem Oele schmilzt. Spec. Gew. = 4,495. Es verliert in der Glühhitze kein Wasser, es sei denn, dass es gleichzeitig Kohlensäure aufnimmt.

Beide soeben genannte Präparate sind im allgemeinen nicht Gegenstand des Handels.

III. † Baryum hydroxydatum crystallisatum. Baryta hydrica crystallisata. Krystallisirtes Baryumhydroxyd. Krystallisirter Aetzbaryt. Ba(OH)₂ + 8 H₂O. Mol. Gew. = 315. Ist diejenige Substanz, welche in der Praxis schlechthin als „Aetzbaryt" oder „Barythydrat" bezeichnet wird.

Zur Darstellung bringt man Baryumoxyd mit Wasser zusammen und krystallisirt das entstandene Baryumhydroxyd aus siedendem Wasser um. Oder man löst 80 Th. Natriumhydroxyd in 500 Th. Wasser, erhitzt zum Sieden und trägt unter Umrühren 244 Th. zerriebenes Baryumchlorid ($BaCl_2 + 2 H_2O$) ein. Aus der geklärten Flüssigkeit scheidet sich das Baryumhydroxyd beim langsamen Erkalten in Krystallen aus.

Grosse wasserhelle, tetragonale Tafeln und Prismen, welche gegen 80° C. schmelzen. In trockener Luft geben sie etwa 40 Proc. Krystallwasser (= 7 Mol. H_2O) ab unter Uebergehen in das wasserärmere Salz $Ba(OH)_2 + H_2O$. Das letzte (8.) Molekül Wasser verliert es erst bei Rothgluth unter Hinterlassung der Verbindung $Ba(OH)_2$, die auch bei heller Rothgluth noch nicht zerfällt. — Löslich in 20 Th. kaltem oder in 3 Th. siedendem Wasser. Die Lösung ist stärker alkalisch als eine äquivalente Lösung von Calciumhydroxyd.

Aufbewahrung. Vorsichtig, vor Kohlensäure geschützt.

† Baryum hydroxydatum crystall. pro analysi natriumfrei. Zur Bestimmung der Alkalien bedarf man eines von Natriumverbindungen völlig freien Barythydrates. Man gewinnt dieses, indem man das reinste Präparat des Handels so oft aus siedendem Wasser umkrystallisirt (5—6 mal), bis die Lösung von 1 g des Salzes, nach dem Ausfällen allen Baryums durch einen Ueberschuss von Schwefelsäure, beim Verdampfen keinen glühbeständigen Rückstand mehr hinterlässt. Ueber die maassanalytische Prüfung s. S. 166 u. 167.

Aqua Barytae. Barytwasser. Reagens der chemischen Analyse, besonders zur Abscheidung der Magnesia gebraucht und zum Nachweis bez. zur Bestimmung der Kohlensäure, ist eine klare Auflösung von 1 Th. kryst. Barythydrat in 30 Th. Wasser.

IV. † Baryum hyperoxydatum. Baryumhyperoxyd. Baryumsuperoxyd.

Baryi Dioxydum (U-St.). **BaO_2 . Mol. Gew. = 169.** Wird technisch dargestellt, indem man über pulveriges Baryumoxyd, welches auf dunkles Rothgluth erhitzt ist, kohlensäurefreien Sauerstoff leitet.

Weisse oder grauweisse pulverige Massen. Zerfällt bei höherer Temperatur in Baryumoxyd und in Sauerstoff, verbindet sich mit Wasser zu dem krystallisirenden Baryumsuperoxydhydrat ($BaO_2 + 8 H_2O$. Dient zur technischen Darstellung von Sauerstoff (Boussingault) und von Wasserstoffsuperoxyd.

Gehaltsbestimmung des technischen Präparates. Löst man 2,11 g Baryumsuperoxyd in 25 proc. Phosphorsäure (welche auf 0^0 C. abgekühlt ist) zu 25 ccm auf, so sollen 5 ccm dieser Lösung (entsprechend 0,422 g Substanz) nicht weniger als 40 ccm $^1/_{10}$-Normal-Kaliumpermanganat-Lösung (0,316 g $KMnO_4$ in 1 l enthaltend) zur schwachen Rothfärbung erfordern, entsprechend 80 Proc. BaO_2. (U-St.) Ein völlig reines Präparat würde unter den gleichen Verhältnissen 50 ccm verbrauchen.

V. † Baryum hyperoxydatum hydratum seu crystallisatum. Baryumsuperoxydhydrat.

$BaO_2 + 8 H_2O$. Mol. Gew. = 313. In kalte wässerige Salzsäure von 2 Proc. HCl trägt man unter Umrühren feingepulvertes technisches Baryumsuperoxyd, welches mit Wasser zu einem Brei angerührt ist, so lange ein, bis die Flüssigkeit eben noch sauer reagirt. Man macht alsdann mit verdünntem Barytwasser schwach alkalisch, filtrirt von ausgeschiedenem Eisenhydroxyd + Thonerdehydrat ab und versetzt das Filtrat (welches Wasserstoffsuperoxyd enthält) mit überschüssigem Barytwasser. Man hört mit diesem Zusatz auf, wenn eine abfiltrirte Probe nach dem Ansäuern mit verdünnter Schwefelsäure und nach Zusatz von etwas Kaliumdichromat beim Schütteln mit Aether diesen nicht mehr blau färbt. Die ausgeschiedenen Krystalle werden gesammelt, durch eiskaltes Wasser gewaschen und durch Pressen zwischen Filtrirpapier getrocknet.

Hexagonale, perlglänzende Schuppen, Säulen oder Tafeln, oder flimmernde Blättchen, die in kaltem Wasser fast unlöslich sind, von siedendem Wasser in Baryumhydroxyd + Sauerstoff zersetzt werden. Man kann die Verbindung im feuchten Zustande (mit Wasser zum Brei angerührt) in verschlossenen Gefässen ohne Zersetzung aufbewahren und benutzt sie zur Darstellung von Wasserstoffsuperoxyd. Trocknet man sie und erhitzt den Rückstand auf 130^0 C., so hinterbleibt reines Baryumsuperoxyd BaO_2 als weisses, der Magnesia ähnliches Pulver.

Erkennung und Bestimmung. Man erkennt die Baryumverbindungen an folgenden Reaktionen:

1) Die flüchtigen Baryumverbindungen (einschliesslich Baryumsulfat) färben die nicht leuchtende Flamme gelbgrün. Man befeuchtet die Probe zweckmässig mit Salzsäure; die Flammenfärbung kommt besonders in den heissesten Theilen der Flamme zu Stande und hält geraume Zeit an. **2)** Kali- und Natronlauge fällen nur aus koncentrirter Lösung weisses Baryumhydroxyd. Kohlensäurefreies Ammoniak erzeugt überhaupt keine Fällung. **3)** Neutrales Kaliumchromat erzeugt einen gelben Niederschlag von Baryumchromat $BaCrO_4$; um anwesende Mineralsäuren zu binden, empfiehlt sich der Zusatz von Natriumacetat oder Ammoniumacetat. **4)** Phosphate der Alkalien erzeugen in neutralen Lösungen weisse Niederschläge von Baryumphosphaten, welche in Salzsäure, auch in Salpetersäure löslich sind. **5)** Siliciumfluorwasserstoffsäure fällt farbloses, gallertartiges Baryumsilicio-Fluorid $SiFl_6Ba$, erst in 4000 Th. Wasser löslich, leichter löslich in Salzsäure und in Salpetersäure, unlöslich in Alkohol. **6)** Schwefelsäure, Sulfate (sogar die Lösungen von Calciumsulfat und von Strontiumsulfat) geben weissen Niederschlag von Baryumsulfat, so gut wie unlöslich in verdünnten Säuren und verdünnten Alkalien, löslich in etwa 400000 Th. Wasser.

Die Bestimmung erfolgt a) als Baryumsulfat. Man säuert die Baryumsalzlösung mit einigen Tropfen Salzsäure an, erhitzt sie zum Sieden und fällt durch tropfen-
weisen Zusatz verdünnter Schwefelsäure, bis ein Ueberschuss von letzterer vorhanden ist.
Im übrigen verfährt man genau wie bei der Bestimmung der Schwefelsäure. $BaSO_4 \times$
$0{,}656651 = BaO$. $BaSO_4 \times 0{,}587982 = Ba$.

b) Weniger häufig erfolgt die Bestimmung als Baryumkarbonat. Man fällt die
Baryumsalzlösung in siedendheisser Flüssigkeit mit Natriumkarbonat, wäscht den Niederschlag mit Wasser aus, trocknet ihn durch schwaches Glühen, befeuchtet mit Ammoniumkarbonat, erhitzt nochmals gelinde und wägt.

Toxikologisches. Alle in Wasser bez. in verdünnten Säuren löslichen Baryum-
verbindungen sind giftig. Symptome der Vergiftung sind: Uebelkeit, Erbrechen, Angst,
Kolikschmerzen, Diarrhöen, Kälte, Blässe. Gegenmittel sind: Magenpumpe, Brechmittel,
Magnesiumsulfat, Natriumsulfat. Als toxische Gabe sind für einen Erwachsenen etwa 15 g
Baryumchlorid oder Baryumnitrat anzusehen.

Baryi salia.

Bei der Darstellung der Baryumsalze geht man **a)** entweder vom Witherit (natürlichem Baryumkarbonat) aus, indem man diesen in den entsprechenden Säuren auflöst, oder
b) man bedient sich als Ausgangsmaterial des Schwerspathes. Dieser wird durch Glühen
mit Kohle oder einem kohlenstoffhaltigen Material, wie Theer, Stärke etc. in Baryumsulfid verwandelt und dieses nach verschiedenen Verfahren in die entsprechenden Salze
übergeführt. **c)** Gewisse unlösliche Salze werden auch durch doppelte Umsetzung löslicher
Baryumsalze erhalten. **d)** Kleinere Mengen von Baryumsalzen können mit Vortheil im
pharmaceutischen Laboratorium auch unter Verwendung von reinem Baryumkarbonat gewonnen werden.

I. † Baryum aceticum. **Baryumacetat. Barytacetat. Essigsaures Baryum.
Essigsaurer Baryt. Acétate de Baryum. Acetate of Baryum.** $Ba(C_2H_3O_2)_2 + H_2O$.
Mol. Gew. = 273.

Man verdünnt 400 Th. Essigsäure von 30 Proc. mit der gleichen Menge Wasser
und trägt unter mässigem Erwärmen 197 Th. reines Baryumkarbonat ein. Die filtrirte
Lösung wird mit Essigsäure nöthigenfalls schwach angesäuert und durch Eindampfen zur
Krystallisation gebracht.

Aus der heissen konc. Lösung scheidet sich das Salz obiger Zusammensetzung in vierseitigen Prismen ab; aus der bei 0^0 gesättigten Lösung erhält man monokline Prismen
$Ba(C_2H_3O_2)_2 + 3H_2O$. — Das obige Salz löst sich in etwa 1 Th. Wasser, auch in etwa
100 Th. Alkohol. Reagens zum Nachweis bez. zur Bestimmung der Chromsäure; in der
Kattundruckerei zur Herstellung der Thonerde-Beize.

II. † Baryum bromatum. **Baryumbromid. Bromwasserstoffsaures Baryum.
Brombaryum. Bromure de Baryum** (Gall.). **Bromide of Barium.** $BaBr_2 + 2H_2O$.
Mol. Gew. = 333.

Man neutralisirt eine Mischung von 100 Th. Wasser und 200 Th. Bromwasserstoffsäure von 25 Proc. HBr mit 60 Th. reinem Baryumkarbonat und bringt die filtrirte Lösung
durch Eindampfen zur Krystallisation.

Farblose, rhombische Tafeln, unangenehm bitter und herb schmeckend, luftbeständig,
in Wasser und Alkohol löslich. Wird zur Darstellung der Bromwasserstoffsäure benutzt.
(s. S. 52).

III. † Baryum bromicum. **Baryumbromat. Bromsaures Baryum. Bromate
de Baryum. Bromate of Barium.** $Ba(BrO_3)_2 + H_2O$. **Mol. Gew. = 411.**

Man löst 1 Th. krystall. Barythydrat $(Ba(OH)_2 + 8H_2O)$ in 30 Th. Wasser und fügt
zur warmen Lösung allmählich 3 Th. Brom hinzu. Man erhitzt einige Zeit zum Sieden.
Beim Erkalten scheidet sich das obige Salz aus, welches durch Umkrystallisiren gereinigt wird.

Kleine, glänzende, monokline Krystalle, löslich in 130 Th. kaltem oder in 25 Th. siedendem Wasser. Sind mit gleicher Vorsicht zu behandeln wie Kaliumchlorat, d. i. chlorsaures Kalium.

IV. † Baryum carbonicum. Baryumkarbonat. Kohlensaures Baryum. Barytkarbonat. Carbonate de Baryum. Carbonate of Barium. $BaCO_3$. Mol. Gew. $= 197$.

Man fällt eine Lösung von 100 Th. Baryumchlorid in 1000 Th. Wasser mit einer Lösung von 120 Th. krystall. Natriumkarbonat in 1000 Th. Wasser. Durch Erwärmen der Fällungsflüssigkeit kann der Niederschlag dichter erhalten werden. Man wäscht den Niederschlag nach dem Absetzen aus und trocknet ihn.

Weisses, specifisch schweres, geruch- und geschmackloses Pulver, in Wasser kaum, aber doch so weit löslich, dass es feuchtes rothes Lackmuspapier bläut. Löslich in verdünnten Säuren. Ist bei Rothgluth beständig, d. h. es spaltet Kohlensäure nicht ab. — Die Lösung in Salpetersäure soll 1) durch Silbernitrat nicht getrübt werden. 2) Nach dem Ausfällen des Baryums durch Schwefelsäure soll das Filtrat nach Zusatz von Ammoniak durch Ammoniumoxalat nicht getrübt werden (Kalk). 3) Die vom Baryum befreite Flüssigkeit darf beim Eindampfen keinen glühbeständigen Rückstand hinterlassen (Magnesia, Alkalien).

Baryum carbonicum pro analysi. Das in der quantitativen Analyse gebrauchte Baryumkarbonat muss gelegentlich frei von Alkalisalz sein. Man stellt ein solches Präparat dar, indem man eine Lösung von 1 Th. alkalifreiem Baryumchlorid in 30 Th. Wasser mit einer Lösung von 2 Th. Ammoniumkarbonat und 5 Th. Ammoniak in 30 Th. Wasser fällt, den Niederschlag auswäscht und trocknet.

Baryumkarbonat dient als Reagens in der Analyse, ferner als Ausgangsmaterial zur Darstellung von Baryumsalzen.

Baryum carbonicum nativum. Witherites. Witherit. Das natürlich vorkommende Baryumkarbonat. Weisse bis graue, derbe Stücke von blättrigem bez. strahligem Gefüge, spec. Gew. $= 4,2$—$4,3$ oder ein weisses bis graues Pulver.

Pasta Barytae venenosa. Baryt-Pasta als Rattengift. 100 Th. Baryumkarbonat, 10 Th. Ultramarin, 30 Th. Weizenmehl, 30 Th. Zucker, 10 Th. Sternanispulver werden mit 20 Th. indischem Sirup und der erforderlichen Menge Glycerin zu einem Teige angestossen, aus welchem man haselnussgrosse Kugeln formt, die in die Löcher der Ratten gelegt werden. Empfiehlt sich zum Vergiften der Ratten besonders in Viehställen.

V. † Baryum chloratum (Ergänzb.). Baryta chlorata oder muriatica. Baryumchlorid. Chlorbaryum. Chlorure de Baryum (Gall.). Chloride of Barium. Terra ponderosa salita. $BaCl_2 + 2H_2O$. Mol. Gew. $= 244$.

Darstellung. 1) Kleinere Mengen des reinen Salzes erhält man durch Auflösen von 100 Th. reinem Baryumkarbonat in 150 Th. reiner Salzsäure von 25 Proc. Man verdünnt die Lösung mit dem gleichen Volumen Wasser, filtrirt und bringt sie durch Eindampfen zur Krystallisation. 2) Grössere Mengen gewinnt man aus Witherit. Man fügt zu roher oder reiner Salzsäure so viel gepulverten Witherit, dass die Säure vollständig abgestumpft ist, alsdann sättigt man die Flüssigkeit mit gewaschenem Chlorgas, lässt einen Tag stehen, fällt das Eisen durch mehrtägiges Maceriren (unter öfterem Umschütteln) mit Baryumkarbonat, filtrirt, säuert die Lösung schwach mit Salzsäure an und dampft zur Krystallisation ein.

Eigenschaften. Farb- und geruchlose, wasserhelle, luftbeständige, rhombische Tafeln mit abgestumpften Ecken oder glänzende Schuppen von unangenehm bitterem, scharfsalzigem Geschmack. Löslich in 2,5 Th. kaltem oder 1,5 Th. heissem Wasser, fast unlöslich in Weingeist (Unterschied von Calcium- und Strontiumchlorid). Schwerlöslich auch in Salzsäure; die konc. wässerige Lösung wird daher durch Salzsäure gefällt. Spec. Gew. bei 15° C. $= 3,05$. Das Salz wird bei 120° C. wasserfrei und schmilzt alsdann bei 920° C. Die specifischen Gewichte der wässerigen Lösungen von Baryumchlorid sind nach SCHIFF bei 21,5° C.

Proc. $BaCl_2 + 2H_2O$ 1   3   5   8   10   12   15   18   20
   Spec. Gew.   1,0073 1,0222 1,0374 1,061 1,0776 1,0947 1,1211 1,1488 1,1683

Prüfung. 1) Die wässerige Lösung 1:10 sei neutral. 2) Sie werde weder durch Schwefelwasserstoff (Metalle), noch nach dem Ansäuern mit Salzsäure, durch Kaliumferrocyanid verändert. 3) Nach Abscheidung des Baryums mittels verdünnter Schwefelsäure hinterlasse das Filtrat keinen glühbeständigen Rückstand (s. Barythydrat S. 459). 4) Wird das gepulverte Salz mit Weingeist geschüttelt, so darf das Filtrat weder beim Entzünden mit rother Flamme brennen, noch beim Abdampfen einen zerfliesslichen Rückstand hinterlassen (Calcium- und Strontiumchlorid). Vorsichtig aufzubewahren.

Anwendung. Innerlich früher bei Syphilis, Skrophulosis zu 0,02—0,1 g. Höchstgaben 0,2 g *pro dosi*, 0,6 g *pro die* (Ergänzb.). Aeusserlich zu Augentropfwässern 0,05—0,2:10,0 und als Verbandwasser bei Geschwüren. Technisch zur Darstellung von Baryumpräparaten und als Antikesselstein-Mittel, in der Analyse als Reagens.

Baryum chloratum alkalifrei pro analysi. Ein solches Präparat wird zur Bestimmung der Alkalien gebraucht. Man stellt es dar, indem man eine 10proc. Lösung des reinen krystallisirten Salzes mit dem gleichen Volumen 25proc. Salzsäure vermischt, den ausfallenden Niederschlag absaugt und aus Wasser umkrystallisirt.

VI. † Baryum chloricum. Baryta chlorica. Chlorsaures Baryum. Chlorsaurer Baryt. Baryumchlorat.[1]) Chlorate de Baryum. Chlorate of Baryta. $Ba(ClO_3)_2 + H_2O$. Mol. Gew. = 322.

Darstellung. **A.** als Laboratoriumspräparat: Man löst in einer Porcellanschale 3 Th. Ammoniumsulfat sowie 5 Th. Kaliumchlorat in 15 Th. heissem Wasser und dampft diese Lösung unter beständigem Umrühren zur Konsistenz eines Breies ab. Letzteren giebt man nach dem Erkalten in einen Kolben und zieht ihn mit der 4fachen Menge Alkohol (von 80 Proc.) unter Erwärmen auf 50° C. aus. Man filtrirt und wäscht den aus Kaliumsulfat bestehenden Rückstand mit obigem Alkohol nach. Von dem (Ammoniumchlorat enthaltenden) Filtrat wird der Alkohol durch Destillation entfernt. Man erwärmt den Destillationsrückstand in einer Porcellanschale so lange mit gesättigtem Barytwasser, bis Ammoniak nicht mehr entweicht. Dann löst man ihn in Wasser, fällt aus der Lösung den Ueberschuss von Barythydrat durch Einleiten von Kohlensäure, filtrirt und dampft zur Krystallisation ein. **B.** Technisch durch Umsetzen heiss gesättigter Lösungen von Calciumchlorat und Baryumchlorid.

Farblose, durchsichtige, prismatische Krystalle, in 4 Th. kaltem oder 1 Th. siedendem Wasser löslich, beim Uebergiessen mit 25 proc. Salzsäure reichlich Chlor entwickelnd. Die Lösung in 100 Th. destillirtem Wasser werde durch Silbernitrat nur schwach getrübt. Verwendung findet das Salz in der Pyrotechnik, ferner bei der Darstellung der Chlorsäure, s. Chlorum.

Aufbewahrung. Vorsichtig. Die Handhabung des Baryumchlorates erfordert die nämliche Vorsicht wie diejenige des Kaliumchlorates (chlorsauren Kaliums).

VII. † Baryum chromatum. Baryumchromat. Chromsaures Baryum. Chromsaurer Baryt. Chromate de Baryum. Chromate of Barium. $BaCrO_4$. Mol. Gew. = 253.

Zur Darstellung fällt man eine Lösung von 100 Th. Baryumchlorid in 1 Liter Wasser mit einer Lösung von 80 Th. neutralem Kaliumchromat (K_2CrO_4) in 1 Liter Wasser, wäscht den Niederschlag aus und trocknet ihn. Citronengelbes Pulver, unlöslich in Wasser und in Essigsäure. Gelöst, bez. zersetzt wird es durch Salzsäure, Schwefelsäure, Salpetersäure. Findet Verwendung als gelbe Malerfarbe unter dem Namen: Gelbes Ultramarin, Gelbin, Barytgelb, Jaune de Steinbuhl.

---

[1]) Man beachte die Abweichung der chemischen von der pharmaceutischen Nomenklatur.

VIII. † Baryum hypophosphorosum. Baryta subphosphorosa. Baryum hypophosphit. Unterphosphorigsaures Baryum. Hypophosphite de Baryum. Hypophosphite of Baryta. $Ba(H_2PO_2)_2 + H_2O$. Mol. Gew. = 285.

100 Th. krystall. Barythydrat werden in 1300 Th. destillirtem Wasser gelöst und unter Zusatz von 12,5 Th. granulirtem Phosphor so lange an einen warmen Ort (etwa 1 Woche) gestellt, bis die Gasentwickelung beendet ist. Man filtrirt und wäscht den Rückstand mit Wasser nach. Aus der Lösung wird der Ueberschuss von Barythydrat durch Einleiten von Kohlensäure entfernt, bis letztere keine Trübung mehr erzeugt. Dann filtrirt man ab, engt das Filtrat auf 400 ccm ein und überlässt es an einem warmen Orte der Krystallisation, wobei man ein Verwittern der Krystalle zu vermeiden hat.

Farblose, prismatische Krystalle, leicht in Wasser, auch in verdünntem Weingeist löslich. Vorsichtig aufzubewahren.

Therapeutisch ist es zu 0,03—0,1 g drei- bis fünfmal täglich in Lösungen wie das entsprechende Calciumsalz verwendet worden. Höchstgaben: *pro dosi* 0,15 g, *pro die* 1,5 g.

IX. † Baryum jodatum. Baryumjodid. Jodbaryum. Jodide de Baryum. Jodide of Baryta. BaJ_2. Mol. Gew. = 391.

Zu 30 Th. Baryumsulfit, die in 120 Th. lauwarmem destillirtem Wasser vertheilt sind, fügt man allmählich in kleinen Antheilen soviel (circa 35 Th.) zerriebenes Jod hinzu, als von diesem in Lösung geht. Man setzt nun allmählich 27 Th. Baryumkarbonat hinzu und erwärmt unter Umrühren im Wasserbade bis zur Austreibung der Kohlensäure. Färbt sich die Flüssigkeit gelb, so entfärbt man sie durch Zufügung kleiner Mengen von Baryumsulfit. Man lässt in geschlossener Flasche absetzen, filtrirt schnell und dampft im Vacuum zur Trockne. Ausbeute 53 Th.

Kleine Mengen kann man zweckmässig auch durch Auflösen von reinem Baryumkarbonat in Jodwasserstoffsäure darstellen. 10 Th. Baryumkarbonat erfordern 130 Th. Jodwasserstoffsäure von 10 Proc. JH.

Frisch dargestellt ein farbloses, in der Regel aber ein gelblich-weisses, hygroskopisches Salzpulver. Leicht löslich in Wasser, auch in verdünntem Weingeist, von ekelhaftem Geschmack. An der Luft und durch die Einwirkung des Lichtes wird es unter Abscheidung von Jod zersetzt.

Früher in Gaben von 0,005—0,01 dreimal täglich innerlich bei Scrophulosis angewendet. Aeusserlich in Salben von 0,2—0,5 auf 25,0 Fett ebenfalls bei Scrophulosis. Höchstgaben: *pro dosi* 0,015, *pro die* 0,05 g.

X. † Baryum nitricum (Ergänzb.). Baryumnitrat. Barytnitrat. Salpetersaurer Baryt. Azotate de Baryte. Nitrate of Baryta. $Ba(NO_3)_2$. Mol. Gew. = 261. Das technische Salz wird durch Einwirkung von Salpetersäure auf einen Ueberschuss von Witherit dargestellt

Kleinere Mengen des reinen Baryumnitrates erhält man durch Auflösen von 100 Th. reinem Baryumkarbonat in 256 Th. Salpetersäure (von 25 Proc.), Verdünnen mit 750 Th. Wasser und Eindampfen der Lösung zur Krystallisation.

Farblose, harte, oktaëdrische Krystalle, an der Luft unveränderlich, löslich in 12,5 Th. Wasser von 15° C., oder in 2,8 Th. siedendem Wasser, unlöslich in Alkohol. Verpufft auf glühender Kohle mit blassgrüner Flamme. Geht beim starken Glühen in Baryumoxyd BaO über. Die wässerige Lösung sei neutral und werde durch Silbernitrat nicht verändert (Chlor). Die weitere Prüfung auf Reinheit geschehe wie unter Baryum chloratum angegeben. Vorsichtig aufzubewahren.

Anwendung als Reagens in der chemischen Analyse und in der Feuerwerkerei zu grünen Flammensätzen.

Beim Zusammenreiben bez. Zusammenschmelzen dieses Salzes mit leicht oxydirbaren bez. leicht entzündlichen Substanzen ist gleiche Vorsicht geboten wie beim Kali-Salpeter, bez. beim Kaliumchlorat.

Grüne Flammensätze. Feuerwerkssätze für grüne Flammen. 1) Barytnitrat und Milchzucker, von jedem 10 Th., Kaliumchlorat 20 Th. Jede Substanz wird für sich gepulvert und die Mischung der beiden ersten mit dem Kaliumchlorat mit Hilfe einer Federfahne bewerkstelligt. Vergleiche wegen der dabei nöthigen Vorsicht unter Kalium chloricum. — 2) Barytnitrat 20 Th., Kaliumchlorat 18 Th. und gewaschene Schwefelblumen 10 Th. Die Mischung erfordert alle Vorsicht. Sie geschieht wie sub 1 angegeben. Der Schwefel muss ein völlig trockenes Pulver sein, also in Form der gewaschenen Schwefelblumen genommen werden. — 3) Barytnitrat 60 Th., Kaliumchlorat 10 Th., gepulverter Schellack 20 Th. Mischung wie sub 1. — 4) Barytnitrat 80 Th., gewaschene Schwefelblumen 6 Th., rohes Schwefelantimon 2 Th., Kohle 1 Th., Kaliumchlorat 40 Th. Mischung wie sub 1. — 5) Barytnitrat 50 Th. und Kaliumchlorat 25 Th. Nachdem beide gemischt sind, wird ein Gemisch aus gewaschenen Schwefelblumen 10 Th., Holzkohle 1,25 Th. zugefügt.

Enthaarungsmittel nach O. HELLER. Baryum sulfuratum technicum pulv. 1,0. Calcium carbonicum praecipitatum 5,0 werden mit Wasser zu einem Brei angerührt.

XI. † Baryum sulfurosum. Baryumsulfit. Schwefligsaures Baryum. Schwefligsaurer Baryt. BaSO₃. Mol. Gew. = 217.

100 Th. reines Baryumkarbonat werden mit 300 Th. Wasser feingerieben. In die Mischung leitet man unter öfterem Umrühren Schwefligsäuregas bis zur Sättigung. Der weisse Bodensatz wird auf einem Filter gesammelt, und auf flachen Porcellantellern möglichst rasch bei 25—30⁰ C. getrocknet, hierauf sogleich in gut zu verschliessende Glasgefässe gebracht.

Weisses, krystallinisches, in Wasser schwer lösliches, in Weingeist unlösliches Pulver. Findet Verwendung in der Analyse, zur Darstellung des Baryumjodids und in der Papierfabrikation. Vorsichtig aufzubewahren.

XII. Baryum sulfuricum. Baryumsulfat. Schwefelsaurer Baryt. Sulfate de Baryum. Sulfate of Barium. BaSO₄. Mol. Gew. = 233. Diese Verbindung kommt im Handel in vier verschiedenen Formen vor.

1) Spathum ponderosum, Barytes, Baryta sulfurica nativa, Schwerspath, natürliches Barytsulfat, in schweren dichten, krystallinischen, weissen Massen oder in geschobenen vierseitigen Tafeln oder geraden rhombischen Prismen in verschiedenartiger Gruppirung. Spec. Gew. 4,1—4,7. Der gemahlene Schwerspath dient als Material zur Darstellung verschiedener Barytsalze.

2) Spathum ponderosum praeparatum, Baryta sulfurica nativa praeparata, Schwerspathmehl, gemahlener Schwerspath, Barytin, auf besonderen Mühlen gemahlener Schwerspath, ein mehr oder weniger feines, sehr weisses Pulver. Trotz des niederen Kaufwerthes ist dasselbe mit Gipsmehl verfälscht angetroffen worden. Diese Verfälschung wird entdeckt, wenn man das Pulver mit dünner Ammoniumchloridlösung digerirt und das Filtrat mit Baryumchlorid auf Schwefelsäure prüft.

3) Baryta sulfurica praecipitata (pura), präcipitirter Schwerspath, präcipitirtes Barytsulfat, Barytweiss, Permanentweiss, Blanc fixe wird theils als Nebenprodukt in chemischen Fabriken, theils aus Witherit und Schwefelsäure gewonnen. Das Barytweiss bildet entweder sehr weisse, leicht zerbrechliche und zerreibliche Stücke oder ein sehr weisses Pulver. Es wird zur Verdünnung der Farben, zum Anstreichen und vielen anderen technischen Zwecken gebraucht.

4) Präcipitirter Schwerspath in Teigform, Blanc fixe en pâte, also der noch feuchte Baryumsulfatniederschlag. Er findet eine gleiche technische Verwendung wie der vorstehend erwähnte. Er bietet den Vortheil, ohne Vorbereitung mit den wässerigen Farben sich mischen zu lassen.

Baryumsulfat gilt im allgemeinen wegen seiner Unlöslichkeit nicht für giftig. Wesentlich anders würde der dauernde Genuss von Baryumsulfat zu beurtheilen sein. Aus diesem Grunde würde die Zumischung dieser Verbindung zu Mehl etc. nicht blos als Verfälschung zu betrachten, es würde u. U. auch gesundheitsschädliche Wirkung des Genusses solcher Nahrungsmittel sehr wohl möglich sein.

Als Material zu weissen Anstrichen eignet er sich allein nicht, weil er zu wenig Deckkraft hat. Dagegen dient er als Zusatz- bez. Verfälschungsmittel des Bleiweisses, als Körper für Appreturen weisser baumwollener und leinener Zeuge, als Füllstoff für Papiermasse, als Zusatz für Feuerschutzstärke u. dergl. m.

Baryumsulfat ist fast unlöslich (1 : 400000) in Wasser, desgleichen in verdünnten Mineralsäuren und verdünnten Lösungen von Alkalikarbonaten. Etwas löslich in konc. Schwefelsäure, und in Lösungen der Acetate und Thiosulfate. Koncentrirte Lösungen der Karbonate des Kaliums und Natriums setzen sich mit Baryumsulfat erst in der Siedehitze und auch dann noch langsam um.

XIII. † Baryum sulfuratum. Baryumsulfid. Schwefelbaryum. Baryta sulfurata. BaS. Mol. Gew. = 169. Das mit dem vorstehenden Namen bezeichnete Präparat ist ein technisches, ziemlich unreines Produkt.

Ein inniges Gemisch aus 100 Th. gemahlenem Schwerspath, 17,5 Th. Holzkohlenpulver und 25 Th. gepulvertem Kolophon werden in einen geräumigen Tiegel eingetragen, der Tiegel mit einem Deckel versehen, dann bei allmählich und langsam gesteigerter Hitze bis zur hellen Rothgluth gebracht und darin $1\frac{1}{2}$ Stunde erhalten. Die erkaltete Masse wird zu einem Pulver zerrieben und alsbald in dicht verkorkten Glasflaschen aufbewahrt. — Oder man macht aus 100 Th. gemahlenem Schwerspath, 25 Th. Holzkohlenpulver und 15 Th. Roggenmehl mit Wasser einen derben Teig, formt aus diesem daumdicke, 8—10 cm lange Stäbe, trocknet dieselben völlig aus und brennt sie in einem Windofen in der Weise, dass sie auf einer 15 cm hohen Schicht Holzkohlen ruhen, von einigen kleinen Kohlen durchschichtet und von Kohlen umgeben und bedeckt sind.

Gelbliches oder röthliches, oder (infolge beigemischter Kohle) graues Pulver, specifisch schwer, in Wasser unter Uebergehen in Baryumhydroxyd und Baryumsulfhydrat löslich $2\,BaS + 2H_2O = Ba(OH)_2 + Ba(SH)_2$. Beim Glühen an der Luft geht es in Baryumsulfat über; mit Säure entwickelt es Schwefelwasserstoff.

Dient zur Darstellung von Baryumhydroxyd, ferner zur Entwickelung arsenfreien Schwefelwasserstoffs und als Depilatorium.

XIV. † Baryum sulfhydratum. Baryumsulfhydrat. Schwefelwasserstoff-Schwefelbaryum. Ba(SH)₂. Mol. Gew. = 203. Die wässerige Lösung wird erhalten durch Einleiten von Schwefelwasserstoff in Barytwasser bis zur Sättigung.

Bologneser Leuchtstein. Bononischer Leuchtstein. Wird durch Glühen einer innigen Mischung von 5 Th. gefälltem Baryumsulfat mit 1 Th. Holzkohle unter Luftabschluss erhalten. Besteht aus einem Gemenge von Baryumsulfid mit Baryumsulfat und hat die Eigenschaft, nach Belichtung durch die Sonne oder Magnesiumlicht im Dunklen zu leuchten.

Bebeerinum.[1)]

Bebeerin. Bebirin. Bibirin. Pelosin (Buxin). $C_{18}H_{21}NO_3$. Mol. Gew. = 299. Aus der Rinde des Bebeerubaumes [*Nectandra Rodiaei* Schomb.?], wurde ein als Bebeerin (Bebirin, Bibirin, Nectandrin) bezeichnetes Alkaloid $C_{18}H_{21}NO_3$ isolirt, welches nach M. Scholtz identisch ist mit dem aus der amerikanischen Gries- oder Pareirawurzel, von *Chondodendron tomentosum* R. et P. [*Botryopsis platyphylla* Miers], von Wiggers abgeschiedenen Pelosin. Ob das Bebeerin ausserdem noch identisch ist mit dem aus *Buxus sempervirens* L. abgeschiedenen Buxin, erscheint nach M. Scholtz unwahrscheinlich.

Darstellung. Die Bebeeru-Rinde wird mit schwefelsäurehaltigem Wasser ausgekocht. Aus den durch Eindampfen auf dem Wasserbade koncentrirten Auszügen fällt Ammoniak ein Gemisch von Basen. Der Niederschlag wird in verdünnter Schwefelsäure gelöst, die Lösung mit Thierkohle behandelt und wiederum mit Ammoniak gefällt. Dem

---

[1)] Nicht zu verwechseln mit Berberin!

trockenen Basengemisch entzieht alsdann Aether das Bebeerin, während eine zweite Base (Sipirin) ungelöst zurückbleibt.

Es muss indessen darauf aufmerksam gemacht werden, dass die gegenwärtig als Bebeerin im Handel befindlichen Präparate noch sehr unrein sind, da es überhaupt erst seit etwa $^1/_2$ Jahr bekannt ist, auf welchem Wege die Reindarstellung gelingt (Scholtz, Archiv. Pharm. 1898. 530).

Eigenschaften des Handelspräparates. Amorphes braunes Pulver, leicht löslich in Aethylalkohol, Chloroform, Aceton, Benzol, Schwefelkohlenstoff, etwas schwieriger in Aether, von bitterem Geschmack. Löslich auch in Natronlauge, ferner in 6000 Th. kaltem oder 1800 Th. siedendem Wasser. Vereinigt sich mit Säuren zu amorphen Salzen (s. aber unter Bebeerinum purum).

Anwendung. Medicinisch wird nicht die freie Base, es werden vielmehr ihre Salze, insbesondere das schwefelsaure Salz und zwar als Ersatz des Chinins, als Tonicum und Febrifugum angewendet.

Bebeerinum hydrochloricum, das Präparat des Handels. Bebeerinchlorhydrat, salzsaures Bebeerin. Man neutralisirt das Beeberin mit verdünnter Salzsäure, bringt diese Lösung durch Eindunsten bei 60⁰ C. zum Sirup und streicht diesen auf Glasplatten. Man trocknet bei 60—80⁰ C. und stösst alsdann das trockene Präparat in Lamellenform ab.

Bräunliche, durchscheinende Lamellen oder ein bräunliches, etwas hygroskopisches Pulver, leicht löslich in Wasser und in Weingeist.

Bebeerinum sulfuricum. Bebeerinsulfat. Schwefelsaures Bebeerin. Das Präparat des Handels. $[C_{18}H_{21}NO_3]_2 . H_2SO_4$ (?) Zur Darstellung löst man 10 Th. Bebeerin des Handels in 80 Th. Weingeist, neutralisirt diese Lösung mit verdünnter Schwefelsäure (ca. 9,5 Th.), dunstet sie im Wasserbade zum Sirup ein und bringt diesen durch Aufstreichen auf Glasplatten in Lamellenform. Braune, durchscheinende Lamellen oder ein bräunliches Pulver, leicht löslich in Wasser und in Weingeist.

Angewendet wird namentlich das schwefelsaure Salz als Ersatz des Chinins und zwar als bitteres Tonicum zu 0,05—0,1—0,2 g mehrmals, als Febrifugum zu 0,2—0,5—1,0 g mehrmals täglich. Antitypische Eigenschaften besitzt das Bebeerin nicht.

Bebeerinum purum. Ist in zwei Formen und zwar im amorphen und krystallisirten Zustande bekannt.

1) Amorphes. Wird dem käuflichen Bebeerin durch Extraktion mit Aether entzogen. Ferner hinterbleibt es als Rückstand, wenn man die Lösung des krystallisirten Bebeerins in Aceton oder Chloroform verdunsten lässt. Farbloses, amorphes Pulver, Schmelzp. 180⁰ C. Löst man das amorphe Bebeerin in Methylalkohol, so scheidet es sich wieder als krystallisirtes Bebeerin (Schmelzp. 214⁰ C.) ab.

2) Krystallisirtes. Löst man amorphes Bebeerin in Methylalkohol, so krystallisirt es sehr rasch aus. Man wäscht die Krystalle mit Methylalkohol nach und trocknet sie bei 100⁰ C. Glasglänzende, farblose Prismen, Schmelzp. 214⁰ C. Schwer löslich in Methylalkohol und Aethylalkohol. Leicht löslich in Aceton oder Chloroform. Beim Verdunsten dieser Lösungen hinterbleibt es in der amorphen Form vom Schmelzp. 180⁰ C.

Durch Neutralisation des krystallisirten Bebeerins mit verdünnter Salzsäure hat M. Scholtz ein krystallisirtes salzsaures Salz in kleinen, bei 259—260⁰ C. schmelzenden Nadeln erhalten.

Therapeutisch werden bis auf weiteres lediglich die amorphen Handelspräparate zu verwenden sein, da sich die Angaben über Wirkung, Dosirung etc. nur auf diese beziehen, die reine Base ausserdem zur Zeit noch gar nicht im Handel ist.

Belladonna.

† **Atropa Belladonna L.** Familie der **Solanaceae — Solaneae. Tollkirsche, Tollkraut, Tollwurz, Schlafbeere, Wolfsbeere, Teufelsbeere, Waldnachtschatten, Giftkriesi. — Belladone, Morelle furieuse. — Dwale, Deadly Nightshade.** Heimisch durch Mittel- und Südeuropa bis Vorderasien (Persien). Zum arzneilichen Gebrauch vielfach kultivirt.

Verwendung finden:

† 1) Die **Blätter. Folia Belladonnae** (Germ. Helv. Austr. Brit. U-St.). **Herba Belladonnae. Herba Solani furiosi. Belladonnablätter. Tollkirschenblätter. Tollkraut. Feuilles de belladone ou de Morelle furieuse** (Gall.). **Belladonna Leaves. Dwale Leaves.**

Beschreibung. Sie sind bis 20 cm lang, bis 10 cm breit, spitz elliptisch, kahl oder unterseits besonders an den Nerven spärlich behaart, Blattstiel kürzer wie die Hälfte der Spreite, diese allmählich in ihn verlaufend. Die Sekundärnerven gehen vom Primärnerven unter einem Winkel von durchschnittlich 60° ab.

Oberseits bräunlich grün, zuweilen auf beiden Seiten weisse Pünktchen erkennen lassend. Geschmack widerlich, schwach bitter.

Die Haare bestehen aus Drüsenhaaren mit 2—6 zelligem Stiel und einzelligem Köpfchen und solchen mit kurzem Stiel und 6 in 2 Reihen angeordneten Kopfzellen, Gefässbündel bikollateral, Spaltöffnungen auf beiden Seiten. Im Mesophyll Zellen mit Krystall-

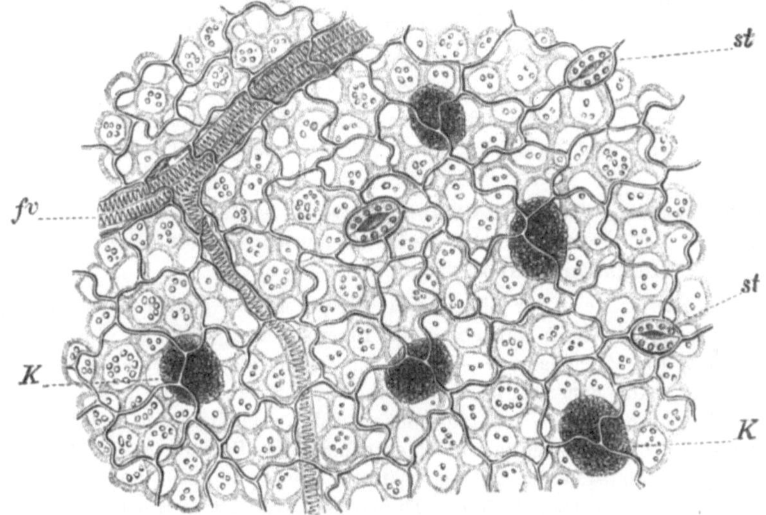

Fig. 115. Tangentialschnitt durch die Unterseite des Blattes von Atropa Belladonna. *K* Zellen mit Krystallsand. *st* Spaltöffnungen. *fv* Gefässbündel. (Vogl.)

sand von Kalkoxalat, die angeblich auch fehlen können. Sie sind das am meisten charakteristische Gewebselement, daneben kommen auch die Drüsenhaare und die beiderseitigen Spaltöffnungen in Betracht. Für die Untersuchung genügt es meist, Stückchen der Blätter oder das Pulver in Chloralhydratlösung (3 Chloralh.: 2 H_2O) durchsichtig zu machen. (Fig. 115.)

Bestandtheile. 0,3—0,4 Proc. Alkaloide und zwar vorzugsweise **Hyoscyamin** neben wenig **Atropin**, als **Malate**, ferner **Asparagin**. Asche der bei 100° C. getrockneten Blätter 14,5 Proc.

Zur Bestimmung des Alkaloidgehaltes werden (nach Keller) 25 g der gepulverten Blätter (Sieb 5 der Germ. und Helv.) in einer Arzneiflasche von 300 ccm Inhalt mit 100 g Aether und 25 g Chloroform gut durchgeschüttelt, 10 g Ammoniakflüssigkeit hinzugesetzt und während einer halben Stunde häufig umgeschüttelt. Dann setzt man 40—50 g Wasser hinzu und schüttelt von neuem um, wobei sich das Pulver zusammenballt, so dass man 100 g der Flüssigkeit ohne weiteres klar abgiessen kann, oder sie, wenn trübe, durch einen Trichter mit Wattebäuschchen gehen lässt. Die Flüssigkeit giebt man in einen Scheidetrichter und schüttelt so lange mit kleinen Mengen (25, 15, 10 etc.) 1 proc. Salzsäure aus, bis ein Tropfen der letzten Ausschüttelung mit Meyer'schem Reagens keine Trübung mehr giebt. Die wässerige Lösung wird von neuem in einen Scheidetrichter gegeben, mit Ammoniakflüssigkeit alkalisch gemacht und so lange mit Aetherchloroform (2 Aether, 3 Chloroform) ausgeschüttelt, bis einige Tropfen auf einem Uhrgläschen verdunstet, mit 1 proc. Salzsäure aufgenommen, mit Meyer'schem Reagens keine Trübung mehr geben. Die Flüssigkeit wird dann aus einem Erlenmeyerkölbchen abdestillirt, der Rückstand im Wasserbade bis zum konstanten Gewicht getrocknet und gewogen. Der Rückstand $\times$ 5 = Alkaloidgehalt.

Zur Titration löst man die Alkaloide in 5—10 ccm säurefreiem, absolutem Alkohol, setzt Wasser bis zur beginnenden Trübung hinzu und titrirt unter Benutzung von Haematoxylin als Indikator mit $^1/_{10}$ N. Salzsäure. 1 ccm derselben = 0,0289 g Alkaloid.

Als *Verwechslung* werden die Blätter von Solanum nigrum L. genannt, sie sind kleiner, eiförmig oder fast dreieckig, gestielt und kurz in den Stiel verschmälert, ganzrandig oder buchtig gezähnt, viel kleiner. Sie enthalten Einzelkrystalle von Oxalat.

Einsammlung, Aufbewahrung. Zur Blüthezeit von der wilden Pflanze (Germ. Helv. Austr. Brit.) gesammelt, bei Lichtabschluss und höchstens 30° C. Wärme rasch getrocknet, in gut verschlossenen Gefässen vorsichtig und vor Licht geschützt (nach Austr. nicht über 1 Jahr) aufbewahrt. 6,5—7,5 Th. frische Blätter geben 1 Th. getrocknete. — Das Pulver bereitet man aus frischer, über Aetzkalk nachgetrockneter Waare (vgl. unter Tub. Aconiti). Verlust durch Eintrocknen und Verstäuben 13—15 Proc.

Anwendung finden die Blätter zu schmerzstillenden Breiumschlägen, als Rauchmittel, ev. in Opiumtinktur getränkt, in Cigarrettenform, zu Räucherungen, selten innerlich.

Grösste Einzelgabe nach Austr. 0,2 g	Germ. 0,2 g	Helvet. 0,1 g
Grösste Tagesgabe „ „ 0,6 g	„ 1,0 g	„ 0,5 g

Der aus der ganzen frischen Pflanze gepresste Saft, aus dem Germ. das Extrakt bereiten lässt, hält sich mit $^1/_2$ Proc. Aether versetzt einige Zeit, sodass man ihn versenden kann.

† 2) Die **Wurzel. Radix Belladonnae** (Helv. Austr. Brit. Ergb. U-St.). **Radix Solani furiosi. Belladonnawurzel. Tollkirschenwurzel. Tollwurz. Racine de belladone** (Gall.). **Belladonna Root.**

Beschreibung. Meist der Länge nach gespaltene und dann nach aussen gebogene graue oder graubraune, wenig runzelige, im Innern weisse, mehlige, im Bruch ebene, stäubende Stücke. Bis 10 cm lang, 1—2 cm dick. Geschmack anfangs süsslich, dann bitter und etwas scharf. Auf dem Querschnitt beträgt die Rinde etwa $^1/_8$ des Durchmessers. Sie, sowie der Holzkörper, lassen mit Ausnahme der dem Cambium zunächst liegenden Parthien der letzteren radiale Streifung nicht erkennen. Im Parenchym der Rinde und des Holzes Zellen von Oxalatsand wie in den Blättern, ferner einfache und aus wenigen zusammengesetzte Stärkekörnchen, die einen Durchmesser von 20 μ erreichen. Verholzte Elemente, wie Steinzellen und Bastfasern fehlen ausser den Gefässen und spärlichen Holzfasern. Zunächst dem Cambium zeigt das Holz breite Holz- und schmale Markstrahlen, weiter nach innen finden sich kleine Gefässgruppen, und das Centrum wird wieder von Holzgewebe eingenommen.

Bestandtheile. Hyoscyamin und Atropin wie in den Blättern etwa zu 0,6 bis 0,7 Proc. Im Juli, also von der blühenden Pflanze, gesammelte Wurzel, ebenso solche von wildwachsenden und nicht zu alten Pflanzen (2—4 Jahre alt) ist besonders alkaloidreich. Das Alkaloid hat seinen Sitz im Parenchym.

Zur Bestimmung des Alkaloidgehaltes verfährt man, wie oben bei den Blättern angegeben, doch verwendet man nur 12 g der gepulverten Wurzel, 90 g Aether und 30 g Chloroform, giebt 10 g Ammoniak und später 15 g Wasser hinzu, giesst 100 g der Flüssigkeit (= 10 g Wurzel) ab und verfährt wie oben angegeben. Natürlich ist die Menge der schliesslich gefundenen Alkaloide mit 10 zu multipliciren.

Verwechselungen. Als solche werden genannt die Wurzeln von Inula, Lappa, Althaea, Malva; sie entbehren sämmtlich der Zellen mit Oxalatsand.

Einsammlung. Die Wurzel wird von der 2—3jährigen, wildwachsenden (Helvet.) Pflanze zur Blüthe- und Fruchtzeit (nach Brit. im Herbst) gesammelt, von verdorbenen Theilen befreit und ohne Schälung sorgfältig getrocknet. Austr. und Helvet. schreiben jährliche Erneuerung vor; 8 Th. frische Wurzel = 3 Th. trockene.

Aufbewahrung und Pulverung wie bei Folia Belladonnae. 100 Th. trockene Wurzel geben etwa 90 Th. grobes und 80—85 Th. feines Pulver.

Grösste Einzelgabe nach Austr. 0,07 g   nach Helvet. 0,1 g
„ Tagesgabe „ „ 0,3 g „ „ 0,5 g.

Anwendung wie bei den Blättern.

Hinsichtlich der pharmaceutischen Zubereitungen aus der Tollkirsche herrscht in den Arzneibüchern grosse Verschiedenheit. Die Vorschriften liefern Erzeugnisse von sehr ungleicher Wirksamkeit (vergl. Verzeichniss der Höchstgaben), und es ist deshalb bei Anfertigung ausländischer Verordnungen mit Extract. oder Tinct. Bellad. Vorsicht geboten.

† 3) Die **Samen. Semen Belladonnae etc. Semences de belladone** (Gall.).

Beschreibung. Die glänzend violettschwarzen, kirschgrossen, fadsüsslich schmeckenden, zweifächerigen Beeren sind von dem bleibenden Kelch theilweise eingehüllt. Sie enthalten zahlreiche Samen. Diese sind 3 mm breit, nierenförmig, von den Seiten zusammengedrückt, graubraun, grubig punktirt. Der im reichlichen Nährgewebe liegende Embryo ist stielrund, gebogen.

Die Zellen der Epidermis der Samenschale sind an der Innenwand und den Seitenwänden stark verdickt, eine Form, die sich auch sonst bei den Solanaceen findet. Immerhin ist, wenn es sich um den botanischen Nachweis einer Vergiftung mit Belladonnafrüchten handelt, auf diese Zellen zu achten.

Bestandtheile und Anwendung wie bei der Wurzel und den Blättern.

† **Extractum Belladonnae.** Austr. Extr. Belladonn. foliorum. Tollkirschenblätter-Extrakt. Dickes Extrakt, wie Extr. Aconiti radicis Austr. zu bereiten. Ausbeute etwa 18 Proc. Diet. empfiehlt, nach Verdunsten des Weingeistes das störende Chlorophyll abzufiltriren.

Brit. 1) Extr. Belladonn. liquidum, Liquid Extract of Belladonna. Gepulverte Belladonnawurzel (Nr. 20) wird mittelst einer Mischung von 7 Raumth. 90 proc. Alkohol und 1 Raumth. Wasser im Verdrängungswege ausgezogen; mit dem Perkolat wird noch dreimal nach einander eine neue, gleiche Menge der Wurzel ebenso behandelt und der auf solche Weise angereicherte Auszug auf einen bestimmten Gehalt eingestellt. 100 ccm desselben enthalten 0,75 g Alkaloide.

2) Extr. Belladonnae alcoholicum. Alcoholic Extract of Belladonna. Wird aus vorigem durch Eindampfen mit einer vorher zu bestimmenden Menge Milchzucker auf $^3/_4$ seines Gewichts hergestellt. Enthält 1 Proc. Alkaloide.

3) Extr. Belladonn. viride. Green Extract of Belladonna, ist das aus dem frischen Safte der Blätter und Zweige durch Eindampfen gewonnene dicke Extrakt.

Germ. Extr. Belladonnae. Belladonnaextrakt. Frisches, blühendes Belladonnakraut 20 Th. besprengt man mit Wasser 1 Th., zerstösst, presst aus, wiederholt dasselbe mit Wasser 3 Th., erwärmt die gemischten Flüssigkeiten auf 80° C., seiht durch, dampft auf 2 Th. ein, fügt Weingeist 2 Th. hinzu, lässt 24 Stunden unter bisweiligem Schütteln stehen, seiht durch. Den Rückstand zieht man mit verdünntem Weingeist 1 Th. unter Erwärmen aus, vereinigt die klar abgegossene Flüssigkeit mit der übrigen, filtrirt und dampft zu einem dicken Extrakte ein. Dunkelbraun, in Wasser fast klar löslich. Ausbeute 2—3 Proc.

Gall. 1) Extractum Atropae belladonnae. Extrait de Belladone (avec le suc). Weiches Extrakt, wie Extractum Belladonnae viride zu bereiten.

2) Extractum de radice Belladonnae. Extrait de Belladone (Racine). Belladonnawurzel gr. pulv. 1000 g digerirt man 2 mal mit je 3000 g Weingeist (60 proc.) einige Stunden, presst, filtrirt, destillirt den Weingeist ab, dampft ein, löst den Rückstand im 4 fachen kalten Wassers, filtrirt und bringt durch Eindampfen zur Pillenkonsistenz.

Helv. 1) Extr. Belladonn. duplex s. siccum. Trockenes Belladonnaextrakt. — Extrait de belladone sec. — Belladonnawurzel (V) 200 Th. werden mit einer Mischung von Wasser und Weingeist āā im Perkolator erschöpft. Die ersten 170 Th. werden für sich aufgefangen, der auf 30 Th. verdampfte Rest darin gelöst. Aus diesen 200 Th. stellt man, wie bei Extr. Aconiti dupl. angegeben, trockenes Extrakt 100 Th. dar.

2) Extr. Belladonn. fluidum. Belladonna-Fluidextrakt. — Extrait fluide de belladone. — Belladonnawurzel (V) 100 Th. werden mit einer Mischung von Glycerin 10 Th., Wasser 15 Th , Weingeist 25 Th. befeuchtet und durch Verdrängung mit einer Mischung von Weingeist und Wasser āā erschöpft. Die ersten 85 Th. fängt man für sich auf und löst darin den auf 15 Th. eingedampften Rest. Gesammtgewicht 100 Th.

U-St. 1) Extr. Belladonn. foliorum alcoholicum. Alcoholic Extract of Belladonna Leaves. — Belladonnablätterpulver (Nr. 60) werden mit einer Mischung von Alkohol 2 Raumth. und Wasser 1 Raumth. durch Verdrängung erschöpft, der Auszug bei 50° C. zur Pillenkonsistenz eingedampft.

2) **Extractum Belladonnae radicis fluidum. Fluid Extract of Belladonna Root.** Aus Belladonnawurzelpulver (Nr. 60) 1000 Th. werden mittelst einer Mischung von Alkohol (91 proc.) 800 ccm und Wasser 200 ccm durch Verdrängung (s. Extr. Aconiti fluid) 1000 ccm Extrakt hergestellt.

Extractum Belladonnae siccum Austr. und Germ. werden wie Extr. Aconiti siccum (S. 155) dargestellt.

Extractum Belladonnae solidum Diet., Belladonna-Dauerextrakt, bereitet man wie Extr. Uvae Ursi solidum (S. 363).

		Höchste Einzelgabe	Höchste Tagesgabe
Extr. Bellad. folior. Austr.		0,05 g	0,2 g
„ „ alcohol. Brit.		0,015—0,06 g	
„ „ viride „		0,015—0,06 „	
„ „ Germ.		0,05 g	0,2 g
„ „ dupl. Helvet.		0,025 „	0,075 „
„ „ fluid. „		0,05 „	0,15 „

Aufbewahrung. Vorsichtig.

† **Tinctura Belladonnae** (Brit., Helvet.); **Tinct. Belladonn. foliorum** (Austr., U-St.); **Tinct. Belladonn. ex Herba recente** (Ergänzb.). — **Tollkirschenblättertinktur; Tollkrauttinktur. — Teinture de belladone. — Tincture of Belladonna Leaves.**

Austr. Aus gepulverten Blättern wie Tinct. Aconiti Austr. zu bereiten (S. 155).

Brit. Belladonnafluidextrakt 60 ccm, Alkohol (60 proc.) q. s. zu 900 ccm. Nach dem Absetzen zu filtriren.

Ergänzb. Frisches, zerquetschtes Belladonnakraut 5 Th., Weingeist 6 Th.

Gall. 1) Teinture ou Alcoolé de feuille de Belladone. Grobgepulverte Blätter 100 Th., Alkohol (60 proc.) 500 Th.

2) Alcoolature de feuille de Belladone. Frische Belladonnablätter, Alkohol (90 proc.) je 1000 g. Nach 10 Tagen auspressen und filtriren. — Auf gleiche Weise aus frischer Wurzel die Alcoolature de racine de Belladone.

Helvet. Aus Belladonnakraut (V) 10 Th. und verdünntem Weingeist q. s. werden durch Verdrängung 100 Th. Tinktur hergestellt. Klar, bräunlich-grün, mit 5 Th. Wasser opalisirend.

U-St. Wie Helvet., doch im Verhältniss von 150 g Blätter zu 1000 ccm Tinktur zu bereiten.

	Austr.	Brit.	Ergänzb.	Helvet.
Grösste Einzelgabe	1,0 g	0,3—0,9 g	1,0 g	0,5 g
„ Tagesgabe	4,0 „		3,0 „	2,5 „

Aufbewahrung. Vorsichtig, vor Licht geschützt.

Belladonnatinktur ist ein Hauptmittel der Homöopathie bei Fieber und entzündlichen Leiden aller Art, bei Rose, Zahnweh, u. dergl. Ueber die Abgabe s. unter Aconitum S. 156.

Unguentum Belladonnae. Belladonnasalbe. — Pommade belladonée. — Belladonna Ointment. — Brit. Flüssiges Belladonnaextrakt 40 ccm werden auf 5 g eingedampft und mit Benzoëfett 45 g gemischt. — **Ergänzb.** Aus Belladonnaextrakt 1 Th. und Wachssalbe 9 Th. zur Abgabe frisch zu bereiten. — **Gall.** Belladonnaextrakt 4 Th., Wasser 2 Th., Schweinefett 24 Th. — **Helvet.** Belladonna-Fluidextrakt 2 Th., Benzoinirtes Schweinefett 8 Th. (Dieses Verhältniss gilt für alle Unguenta narcotica — Narkotischen Salben — Pommades calmantes) — **U-St.** Alkohol. Belladonnaextrakt 10 g werden mit verdünntem Weingeist 5 ccm verrieben, dann benzoinirtes Schweinefett 85 g zugemischt.

Cigarettes de Belladone (Gall.) sollen je 1 g Belladonnablätter enthalten.

† **Succus Belladonnae. Brit. Juice of Belladonna.** Der aus frischen Blättern und Zweigen ausgepresste Saft wird auf 3 Raumth. mit 1 Raumth. Alkohol (90 proc.) vermischt, nach 7 tägigem Absetzen filtrirt. Einzelgabe 0,3—1,0 g.

Suppositoria Belladonnae. Belladonna-Stuhlzäpfchen. — Belladonna Suppositories.

1) **Brit.** Aus alkohol. Belladonnaextrakt 1,2 g und Kakaobutter q. s. (12 g) formt man 12 Stuhlzäpfchen; ein jedes enthält 0,001 g Belladonna-Alkaloide.

2) **Diet.** Glyceringelatine 35 g schmilzt man, setzt Belladonnaextrakt 0,5 in 10 Tropfen Wasser gelöst zu und giesst 10 Zäpfchen aus.

3) **Münch. Nosokom.-Vorschr.** Belladonnaextrakt 0,01 Kakaobutter 2,0 zu 1 Stuhlzäpfchen.

Taffetas narcotisatum. Sparadrap narcoticum. Bereitet man wie Empl. Anglicum und bestreicht je 1000 ▢ mm mit folgender Lösung: Hausenblase 7 g, Belladonnaextrakt, Bilsenkrautextrakt, Schierlingextrakt je 2,5 g, Wasser 75 g, Weingeist 10 g.

Antasthmatische Pappe ist eine Pappe, die mit dem gesättigten Aufguss einer Asthmakräutermischung getränkt wurde.

Asthma remedy LANGELLS ist Belladonnapulver mit 10 Proc. Salpeter.

Asthmacigaretten von GRIMAULT & Co. bestehen im wesentlichen aus Belladonnablättern.

Asthmatic and Fumigating pastilles von SAMUEL KIDDER sind Räucherkerzen aus Belladonna, Stechapfel, Salpeter, Kohle und Gewürzen, neuerdings (von DANIEL WHITE & Co.) aus Salpeter, Scammoniumharz, Gummi und Kohle.

DOBREYNE's Salbe gegen Nervenschmerz besteht aus Belladonnaextrakt, Opiumextrakt und Fett.

Heilpflaster, RICHARD's, soll aus Belladonna, Pech und Kautschuk bestehen.

KLEEWEIN's Abführpillen, Sagradaextrakt, Rhabarberextrakt, Podophyllin, Belladonnaextrakt. 50 überzuckerte und versilberte Pillen.

Poudre antiasthmatique von Dr. CLERY ist eine Mischung aus Belladonna, Salbei und Salpeter.

Sedative Pills, GUNTHERS, enthalten Belladonnaextract, Asa foetida, Baldrianextrakt, Zinkoxyd, Castoreum.

† Acetum Belladonnae.

Rp. Foliorum Belladonnae conc.
    Spiritus (90°/₀)   āā 10,0
    Aceti (6°/₀)   90,0.
Vorsichtig und vor Licht geschützt aufzubewahren.

Cataplasma antarthriticum TROUSSEAU.

Rp. Micae Panis   150,0
    Aquae fervidae   50,0
    Extracti Belladonnae   2,0
    Extracti Opii   1,0
    Camphorae   2,0
    Spiritus camphorati   15,0
    Spiritus q. s. ut fiat puls.

Cigaretae pectorales ESPIC.

Rp. Foliorum Belladonnae conc.   30,0
    Foliorum Stramonii conc.
    Herbae Hyoscyami conc.   āā 15,0
    Fructus Phellandrii grosse pulv.   5,0
Werden befeuchtet mit einer Lösung:
    Extracti Opii   1,3
    Aquae Lauro-Cerasi q. s.
und getrocknet. Die Hülsen fertigt man aus Fliesspapier, welches mit einem Aufguss obiger Mischung getränkt und wieder getrocknet wird. Bei Athemnot täglich 2—4 Stück zu rauchen.

Collemplastrum Belladonnae.

Belladonna-Kautschukpflaster.   Diet.
Rp. Massae Collemplastri   800,0
    Foliorum Belladonnae pulv.   70,0
    Sandarac   20,0
    Acidi salicylici   6,0
    Olei Resinae   30,0
    Aetheris   160,0.
Vergl. Collemplastrum Arnicae S. 385.

Emplastrum Belladonnae.

Belladonna-Pflaster.   Emplâtre de belladone.
1. DIETERICH.
Rp. 1. Foliorum Belladonnae pulv.   25,0
    2. Spiritus (90°/₀)   12,5
    3. Spiritus Dzondii   gtt. X
    4. Cerae flavae   50,0
    5. Olei Olivarum
    6. Terebinthinae   āā 12,5.
Man befeuchtet 1 mit 2 und 3, lässt einen Tag stehen, erhitzt 1—3 im Wasserbade 2 Stunden mit 4—6 und rollt halberkaltet in Stangen aus.
II. Ergänzungsbuch.
Rp. Cerae flavae   4,0
    Terebinthinae
    Olei Olivarum   āā 1,0
    Foliorum Belladonnae pulv.   2,0.

III. Britannica.
Rp. 1. Extracti Belladonnae liq. 100 ccm
    2. Emplastri resinae   125,0.
1 wird im Wasserbade auf 25,0 eingedampft, dann mit 2 durchgearbeitet.

IV. Helvetica.
Rp. 1. Extracti Belladonnae fluidi   30,0
    2. Emplastri Picis   70,0
    3. Elemi   15,0
    4. Olei Olivarum   5,0.
1 wird auf 10 Th. eingedampft und mit 2—4 zum Pflaster durchgearbeitet.

V. United-States.
Rp. Emplastri Resinae
    Emplastri Saponis   āā 4,0
    Extracti Belladonnae spirituosi 2,0.

VI. Gallica.
Rp. Extracti seminis Bellad.   90,0
    Elemi   10,0
    Emplastr. Diachyl. gummat   20,0.

Emplastrum narcoticum Diet.

Rp. Emplastri Belladonnae
    Emplastri Conii
    Emplastri Hyoscyami āā.
Sämmtliche Pflaster werden mit Olivenöl ausgerollt. I und II (Diet. Ergänzb.) werden über Aetzkalk aufbewahrt, weil sie sonst schimmeln.

Glyceritum Belladonnae.

Glycéré d'extrait de Belladone (Gall.).
Rp. Extracti Belladonnae 2,0
    Glycerini   gtt. X
    Unguenti Glycerini   18,0.

Injectio narcotica TROUSSEAU.

Rp. Foliorum Belladonnae
    Foliorum Stramonii āā 20,0
infunde ad colaturam   1000,0
    Tincturae Opii crocatae 2,5.

Lanolimentum Belladonnae Diet.

Rp. Extracti Belladonnae 10,0
    Glycerini   5,0
    Unguenti cerei   20,0
    Lanolini   65,0.

Linimentum Belladonnae.

I. Liniment of Belladonna (Brit.)
Rp. Camphorae   25,0
    Spiritus (90°/₀)   150,0 ccm
    Extracti Belladonnae fluidi 250   „
    Aquae destillatae   50   „
    Spiritus (90°/₀) q. s. ad   500   „
II. United-States.
Rp. Camphorae   50,0
    Extracti Belladonnae fluidi q. s ad 1000,0 ccm.

Liquor Belladonnae cyanicus HUFELAND.
Rp.   Extracti Belladonnae   0,25
     Aquae Lauro-Cerasi   15,0.

I. Oleum Belladonnae.
Rp.   1. Foliorum Belladonnae pulv.   100,0
     2. Spiritus (90%)   75,0
     3. Liquoris Ammonii caustici   2,0
     4. Olei Olivarum   600,0
     5. Olei Olivarum   400,0.
Man mischt 1—3 und lässt 24 Stunden bedeckt stehen. Dann erwärmt man 1—3 mit 4 im Wasserbade 12 Stunden bei 60—70° C., presst ab, erwärmt den Rückstand nochmals mit 5, presst ab, lässt absetzen und filtrirt (Diet.).

II. Huile de Belladone (Gall.).
Rp.   Folior. Bellad. recent.   100,0
     Olei Olivarum   200,0.
Man kocht, bis alle Feuchtigkeit verdampft ist, presst und filtrirt.

Pilulae antineuralgicae HARVEY LINDSLY.
Rp.   Extracti Belladonnae   1,0
     Ferri oxydati
     Chinini sulfurici   āā 2,0
     Radicis Althaeae   0,5
fiant pilulae 40.

Pilulae catharticae COUTARET.
Rp.   Extracti Belladonnae
     Extracti Rheï   āā 1,0
     Rhizom. Rheï   2,0
fiant pilulae 40. Abends 1—2 Stück.

Pilulae catharticae DICKSON.
Rp.   Extracti Belladonnae   1,0
     Rhizom. Rheï
     Extracti Aloës   āā 3,0
     Spiritus saponati q. s.
fiant pilulae 40.

Pilulae lenientes RICORD.
Rp.   Extracti Belladonnae   0,3
     Extracti Valerianae   4,0
     Radicis Althaeae q. s.
fiant pilulae 30.

Potio contra tussim convulsivam JEANNEL.
Keuchhusten-Trank.
Rp.   Aquae Lauro-Cerasi   10,0
     Sirupi Belladonnae   30,0
     Aquae Tiliae   110,0.
Zweistündlich einen Kinderlöffel.

Pulvis antasthmaticus fumalis CREVOISIER.
Rp.   Foliorum Belladonnae
     Foliorum Digitalis
     Foliorum Stramonii
     Foliorum Salviae
     Kalii nitrici āā
Die grob gepulverten Kräuter werden mit dem etwas angefeuchteten Salpeter gemischt. ¹/₂ Theelöffel voll wird angezündet und mit einem oben offenen Papierkegel bedeckt und der Dampf bei Athemnoth eingeathmet.

Pulvis antasthmaticus fumalis CLÉRY.
Rp.   1. Opii pulverati   3,0
     2. Foliorum Belladonnae
     3. Foliorum Stramonii   āā 45,0
     4. Kalii nitrici   7,0
     5. Aquae destillatae   20,0.
Die Mischung von 1—3 wird mit der Lösung von 4 in 5 befeuchtet, getrocknet und gemischt. Man streut das Pulver auf eine heisse Ofenschaufel und athmet die Dämpfe ein.

Pulvis antiprosopalgicus STEINRÜCK.
Rp.   Radicis Belladonnae   1,0
     Ferri oxydati   2,0
     Elaeosacchari Calami 10,0
Divide in partes X.

Pulvis Belladonnae ad clysma VOGT
Rp.   Foliorum Belladonnae   1,0
     Tuberum Salep   1,2
Tales doses IV.

Pulvis contra Enuresin nocturnam infantum
FAURE.
Rp.   Extracti Belladonnae
     Seminis Strychni   āā 0,1
     Ferri oxydati   1,0
     Sacchari   2,5
divide in partes X. Täglich 1 Pulver.

Pulvis antiphlogisticus SICHEL.
Rp.   Calomelanos   0,1
     Magnesiae ustae
     Radicis Belladonnae   āā 0,5
     Sacchari   2,0.
Divide in partes X.

I. Sirupus Belladonnae.
Rp.   Extracti Belladonnae   0,2
     Sirupi Sacchari   100,0.

II. Sirop de Belladone (Gall.).
Rp.   Tincturae Belladonnae   75,0
     Sirupi Sacchari   925,0.

Species antiasthmaticae (Bad. Taxe).
Rp.   1. Foliorum Stramonii conc.   100,0
     2. Foliorum Belladonnae conc.
     3. Herbae Hyoscyami conc.   āā 25,0
     4. Spiritus (90%)   50,0
     5. Kalii nitrici   50,0
     6. Kalii carbonici   0,25
     7. Aquae destillatae   300,0.
Man befeuchtet die Mischung von 1—3 mit 4, lässt 24 Stunden bedeckt stehen, tränkt mit Lösung von 5—6 in 7, lässt 24 Stunden stehen und trocknet vorsichtig.

I. Species narcoticae (Hamb. Vorschr.).
Rp.   Foliorum Belladonnae
     Herbae Hyoscyami
     Herbae Conii
     Florum Chamomillae āā,
werden als grobe Pulver gemischt.

II. Espèces narcotiques (Gall.).
Rp.   Foliorum Belladonnae
     Herbae Conii
     Foliorum Hyoscyami
     Foliorum Solani nigri
     Foliorum Nicotianae
     Foliorum Papaveris āā.

Tinctura Belladonnae acida.
Rp.   Foliorum Belladonnae   100,0
     Spiritus diluti (68%)   1000,0
     Acidi sulfurici concentrati 5,0.

† **Tinctura Belladonnae aetherea.**
Teinture éthérée ou Éthérolé de Belladone (Gall.).
Rp.   Foliorum Belladonnae pulv. 100 g
     Aetheris (p. spec. 0,758) q. s.
Im Verdrängungswege bereitet man Tinktur 500 g.

Unguentum ophthalmicum SICHEL.
Rp.   Extracti Belladonnae   3,0
     Unguenti Hydrargyri cinerei 10,0.

Vet. Electuarium expectorans et calmans (Gall.).
Rp.   Extracti Belladonnae   4,0
     Kermetis mineralis   8,0
     Radicis Liquiritiae, Mellis   āā q. s.
     M. f. electuarium.

Vet.   Husten-Latwerge für Pferde.
Rp.   Extracti Belladonnae 20,0
     Mellis
     Glycerini
     Kalii chlorici   āā 10,0.

Benzaldehydum.

Benzaldehydum. Benzaldehyd. Künstliches Bittermandelöl. Oleum Amygdalarum aethereum artificiale. C_6H_5CHO. Mol. Gew. $= 106$.

Benzaldehyd, C_6H_5COH wird künstlich durch Oxydation von Benzylchlorid, $C_6H_5CH_2Cl$ mit Bleinitrat, oder durch Erhitzen von Benzylidenchlorid, $C_6H_5CHCl_2$ mit Wasser auf 150—160° C. dargestellt.

Benzaldehyd ist eine farblose, stark lichtbrechende, bei 179° C. siedende, nach gekauten Mandeln riechende Flüssigkeit vom spec. Gewicht 1,053 bei 15° C. Benzaldehyd ist im Gegensatz zum blausäurehaltigen Bittermandelöl nicht giftig. Von seiner Darstellung her enthält der technisch reine Benzaldehyd stets mehr oder weniger grosse Mengen von chlorhaltigen Körpern, und zwar finden sich sowohl Chloride wie Benzylchlorid, als auch gechlorte Substitutionsprodukte, z. B. C_6H_4ClCOH. Wegen dieser übelriechenden Verunreinigungen ist der technische Benzaldehyd für feinere Parfümerien und zur Liqueurfabrikation unbrauchbar vergl. S. 283.

Es kommt neuerdings auch chlorfreier künstlicher Benzaldehyd in den Handel.

Benzaldehyd ist nicht zu verwechseln mit Nitrobenzol oder Mirbanöl, das früher auch als künstliches Bittermandelöl bezeichnet wurde.

Benzaldehyd geht noch leichter als das blausäurehaltige Bittermandelöl durch den Luftsauerstoff in Benzoësäure über. Ein Zusatz von 10 Proc. Spiritus wirkt konservirend. Verwendet wird der künstliche Benzaldehyd zur Parfümirung von gewöhnlichen Mandelseifen.

Benzinum.

Unter „Benzin" schlechthin sind lediglich Destillate aus Petroleum (s. dieses) zu verstehen, deren Eigenschaften (Spec. Gewicht, Siedetemperatur) in ziemlich weiten Grenzen schwanken können. Soll es Destillate anderer Rohmaterialien darstellen, so ist dies durch einen besonderen Namenszusatz zum Ausdruck zu bringen, z. B. Braunkohlen-Benzin. Ausserdem ist zu beachten, dass Benzin bisweilen mit Benzol verwechselt wird. Z. B. ist unter *„Benzine"* in französischen Abhandlungen fast durchweg Benzol zu verstehen.

Man beachte, dass alle Benzine Gemische verschiedener Kohlenwasserstoffe sind, deshalb keinen scharfen Siedepunkt haben, sondern innerhalb ziemlich weiter Grenzen überdestilliren.

I. Benzin, technisches. **BRÖNNER'sches Fleckwasser.** Die bei 60—110° C. übergehenden Antheile des amerikanischen Petroleums. Besteht im wesentlichen aus Kohlenwasserstoffen der Methanreihe C_6H_{14} bis C_8H_{18}.

Farblose, klare, nicht fluorescirende Flüssigkeit, von starkem, nicht unangenehmem Geruch, leicht flüchtig und sehr leicht entzündlich. Spec. Gewicht etwa 0,680 — 0,700. Gutes Lösungsmittel für Fette, Oele und Harze, nicht aber für Asphalt und Schwarzpech (welche von Chloroform leicht gelöst werden).

Diese Sorte wird besonders als Fleckwasser im Handverkauf abgegeben. Man prüft sie, indem man etwa 10 ccm auf Fliesspapier freiwillig abdunsten lässt und nun beobachtet, ob ein farbiger Rand auf dem Papier entstanden ist und ob ein unangenehmer Geruch wahrzunehmen ist. Es empfiehlt sich, auch für den Handverkauf Sorten anzuschaffen, welche ohne farbige Ränder und ohne einen übelen Geruch zu hinterlassen auf Filtrirpapier verdunsten.

II. Benzinum medicinale. **Benzinum Petrolei** (Germ). **Aether Petrolei** (Helv.). **Benzinum** (U-St.). Destillationsprodukt aus dem amerikanischen Petroleum. Germ: Spec. Gew. 0,64 — 0,67, Siedep. 55 — 75° C.; Helv.: Spec. Gew. 0,66—0,70, Siedep. 50 — 60° C.; U-St.: Spec. Gew. 0,67—0,675, Siedep. 50—60° C. Dieses Produkt wird von den Pharmakopöen sowie im Handel bald als „Petroleumäther" bald als „Petroleumbenzin" bezeichnet. Klare, farblose, eigenartig aber nicht unangenehm riechende Flüssigkeit, im ganzen von den Eigenschaften des obigen, aber wesentlich reiner. Es erstarrt in der Kälte nicht (Unterschied vom Benzol). Unlöslich in Wasser, löslich in etwa 2 Vol. Alkohol von 95 Proc., leicht löslich in Aether, Chloroform, Benzol, mischbar mit Fetten bez. fetten Oelen (ausgenommen Ricinusöl) und mit vielen ätherischen Oelen. Sehr leicht entzündlich, die Dämpfe geben, mit Luft gemischt, explosive Gemenge.

Prüfung. 1) Es hinterlasse beim Verdunsten und nachherigen Erwärmen auf dem Wasserbade nur Spuren eines nicht flüchtigen Rückstandes und verbreite in keinem Stadium des Verdunstens unangenehmen Geruch. Hierzu ist indessen zu bemerken, dass die niedrig siedenden Petroleumdestillate sich im Verlaufe der Aufbewahrung zum Theil oxydiren, so dass in ihnen allmählich höher siedende Substanzen entstehen. 2) Mischt man 1 Th. konc. Schwefelsäure mit 4 Th. rauchender Salpetersäure und schüttelt nach der Abkühlung mit 2 Th. Benzin, so darf kein deutlicher Geruch nach Bittermandelöl (Nitrobenzol) auftreten und die Mischung sich nicht stark dunkel färben (Benzol). 3) Mischt man 1 ccm Benzin mit 5 ccm ammoniakalischer Silbernitratlösung und erwärmt kurze Zeit, so darf sich die Silberlösung nicht braun färben (Schwefelverbindungen, meist aus Braunkohlenbenzin stammend).

III. Benzinum e ligno fossilo. Braunkohlenbenzin. Lignitbenzin. Benzolin. Ligroïn. Photogen.

Ist das bei 50—110° C. gesammelte Destillat bei der trockenen Destillation der Braunkohlen, bez. des Braunkohlentheers. Farblose, leicht bewegliche Flüssigkeit von unangenehmem, an Rettig und Zwiebeln erinnerndem Geruch. Spec. Gew. = 0,770—0,800. Dieses Produkt besteht im wesentlichen aus Kohlenwasserstoffen nicht näher bekannter Zusammensetzung, enthält aber auch Sauerstoff und schwefelhaltige Körper, welche den unangenehmen Geruch veranlassen und mit ammoniakalischer Silbernitratlösung nachgewiesen werden können. Beim Mischen mit konc. Schwefelsäure tritt starke Erhitzung ein. — Es wird in den Paraffin-Fabriken zum Umkrystallisiren des Paraffins verbraucht und dient gelegentlich als Fleckwasser und zur Vermischung mit Petroleum-Benzin.

Aufbewahrung und Handhabung. Die Aufbewahrung ist besonders aus dem Gesichtspunkte der Feuergefährlichkeit zu besprechen.

In der Officin hält man zweckmässig mehrere Vorrathsflaschen, welche man nicht in den oberen Theilen der Regale, sondern mehr nach dem Boden zu, in möglichster Entfernung von Licht- und Wärmequellen aufstellt. Grössere Vorräthe werden im Keller, am besten in einem feuersicheren Raume aufbewahrt. Das Abfüllen von Benzin geschehe stets mittelst Trichters, thunlichst bei Tageslicht. Ist das Abfüllen bei künstlichem Licht nicht zu vermeiden, so benutze man eine Davy'sche Sicherheitslampe[1]) und beobachte trotzdem alle nöthigen Vorsichtsmassregeln. Sind kleine Mengen Benzin in Brand gerathen, so kann man das Feuer durch Aufschütten von Sand ersticken. Grössere Benzinbrände können nur im regelrechten Löschverfahren bewältigt werden. Erscheint in solchen Fällen die Feuerwehr, so ist derselben sofort Kenntniss zu geben, welche Mengen Benzin in Brand gerathen sind, und wo etwa noch nicht entzündete Vorräthe von Benzin oder anderen leicht entzündlichen Materialien lagern. Etwaige Verschweigung oder falsche Auskunft kann traurige Folgen haben (!).

Anwendung. Aeusserlich wirkt es reizend auf die Haut, wird daher zu ableitenden Einreibungen gegen Rheumatismus verwendet. In Dampfform eingeathmet erzeugt es rauschartigen Zustand, Bewusstlosigkeit, doch ist die therapeutische Anwendung nur gering. Technisch wird es in enormen Mengen als Extraktionsmittel für Alkaloide, Lösungsmittel für Oele und Harze, auch zum Tödten kleiner Insekten verwendet. Der grösste Verbrauch findet als Flecken-Reinigungsmittel statt. Ausserdem dient es zu Beleuchtungszwecken. Es gehört in dieser Beziehung zur Klasse I der Mineralöle, welche zu Brennzwecken nur mit der Signatur „Feuergefährlich, zu Brennzwecken nur

---

[1]) Die sog. Petroleum-Sturmlaternen können Benzin gegenüber nicht als Sicherheitslaternen angesehen werden. Nur eine ordentliche wirkliche Davy'sche Sicherheitslampe bietet genügenden Schutz!

unter besonderen Vorsichtsmassregeln verwendbar" abgegeben werden darf. Ueberhaupt gebe man Benzin im Handverkaufe nur mit der rothen Signatur: „Benzin, feuergefährlich" ab und mache die Käufer auf die leichte Entzündbarkeit aufmerksam.

Benzinbrände in Wäschereien. In chemischen Waschanstalten ereignen sich bisweilen Brände, welche von den Betheiligten auf Selbstentzündung zurückgeführt werden. Diese Angabe ist zutreffend. Wie RICHTER experimentell nachgewiesen hat, entsteht beim Schwenken der Stoffe mit Benzin elektrische Erregung, welche zur Entzündung des Benzins sich steigern kann. Diese Erregung erfolgt besonders in trockener Luft, also während der kalten Jahreszeit. Man kann dem Benzin diese Fähigkeit nehmen durch Zusatz kleiner Mengen Oelsäure-Seife.

Antielektron, Seife gegen die Selbstentzündung des Benzins. 10 Th. Oelsäure werden mit 1 Th. gebrannter Magnesia unter Zuhilfenahme von Weingeist verseift; die Seife wird in 100 Th. Benzin gelöst. Auf 200 l Benzin wird 1 l des Präparates zugesetzt.

Antibenzinpyrin. Ist identisch mit **Antielektron.**

Novusine, Fleckenwasser für Handschuhe u. dgl. Saponin 3,5, Wasser 65,0, Alkohol 35,0, Benzin 864,0, Mirbanöl 2,5.

Benzoë.

Benzoë (Austr. Germ. Helv.). **Asa dulcis s. odorata. Benzoïnum** (Brit. U-St.). **Resina Benzoë. — Benzoë. Benzoëharz. Bienenharz. Kamynian. Wohlriechender Asant. Benjoin** (Gall.). **Benzoin. Gum Benjamin.** Ist das Harz wahrscheinlich mehrerer Arten der Gattung **Styrax,** Familie der **Styracaceae,** mittelhohe Bäume, die in Hinterindien und im malayischen Archipel heimisch sind.

Vorkommen und Gewinnung. Wie der Peru- und Tolubalsam und der Styrax präexistirt das Harz nicht in der Pflanze, sondern entsteht erst als pathologisches Produkt infolge äusserer Eingriffe. Als solche haben Einschnitte zu gelten, die man in die Rinde macht und aus denen das Harz dann nach einiger Zeit in Form weisser Tropfen austritt, die erstarren und aussen bald braun werden. Neuerdings gewinnt man es auch in flachen Platten, die sich anscheinend zwischen Holz und Rinde bilden, vielleicht, weil man die Rinde nicht anschneidet, sondern nur klopft. Das Harz älterer Bäume ist brauner und mehr massig. Es kommen entweder die isolirten Tropfen oder Mandeln oder Platten in den Handel, oder man schmilzt das Harz zusammen oder formt, indem man es an der Sonne oder in heissem Wasser erweicht, Blöcke daraus, die dann die Mandeln noch erkennen lassen. Kommt in Kisten oder Matten verpackt in den Handel.

Sorten. Man unterscheidet nach der Herkunft verschiedene Sorten, die man danach gruppirt, ob sie nur Benzoësäure oder diese und Zimmtsäure enthalten.

a) Sorten, die nur Benzoësäure enthalten.

1) Siam-Benzoë (Germ. Helv. Brit. Gall.). Abstammung unbekannt, Heimath: In Hinterindien, hauptsächlich im Distrikt Suang-Rabang am linken Ufer des Mekong im Nordosten der Shanstaaten von Siam. Die beste Siambenzoë besteht ausschliesslich aus losen Körnern oder Thränen (Benzoë in lacrymis), die gelbbraun bis fast weiss, auf dem Bruch milchweiss, wachsartig oder glasglänzend sind. Sie sind spröde, schmelzen bei 75° C. Spec. Gew. 1,17—1,235. Von angenehm vanilleartigem Geruch. In Deutschland allein officinell.

Dieser Sorte gleichwerthig sind die oben erwähnten Platten. — Die zweite Sorte besteht aus einer schön braunen Grundmasse, in welche die Thränen und Mandeln eingebettet sind (Benzoë amygdaloides).

2) Calcutta-Benzoë, Blockbenzoë (Benzoë in massis, B. in sortis) bildet poröse, rothbraune Massen mit kleinen, helleren Thränen und zahlreichen Pflanzentrümmern. Spec. Gew. 1,10—1,12.

3) Palembang-Benzoë, Palem-Benzoë, ebenfalls von Sumatra, billige Sorte in massis, sich zur pharmaceutischen Verwendung nicht eignend.

b) Sorten, die Benzoësäure und Zimmtsäure enthalten, Geruch an Styrax erinnernd.

4) Sumatra-Benzoë stammt von **Styrax Benzoin Dryander,** der auf Sumatra und Java kultivirt wird und vom 6.—20. Jahre Benzoë liefert (Helv. Austr. Brit. U-St. Gall.). Gelangt in grossen, viereckigen, in Matten verpackten Blöckcn in den Handel, die aus einer matt grauröthlichen Grundmasse und zahlreichen, weissgelblichen Mandeln bestehen. Die Mandeln schmelzen bei 85°C., die Grundmasse bei 95°C. In Oesterreich officinell.

5) Penang-Benzoë oder **Storax-Benzoë.** Als Stammpflanze wird **Styrax subdenticulata Michx.** vermuthet. Bildet braune, poröse Massen, anscheinend durch Zusammenschmelzen gewonnen. Enthält viele Unreinigkeiten. Spec. Gew. 1,145—1,155.

Eigenschaften. Benzoë ist in Chloroform sehr wenig, in Aether zum Theil, in Alkohol bis auf fremde Beimengungen meist löslich (und zwar Siam-B. völlig, Sumatra-B. zu 70—80 Proc.). Konc. Schwefelsäure soll Siambenzoë karminroth, die anderen Sorten braunroth lösen, diese Lösung der Siambenzoë soll mit Alkohol versetzt violettroth, bei Sumatra- und Penangbenzoë mehr röthlich werden.

Bestandtheile. a) Siambenzoë: freie Benzoësäure und 1,5 Proc. Vanillin. Das den grössten Theil der Droge ausmachende Harz ist ein Gemenge von zwei Estern der Benzoësäure mit zwei Harzalkoholen, dem weissen Benzoresinol $C_{16}H_{26}O_3$ und dem braunen Siaresinotannol $C_{12}H_{14}O_3$. Das Harz enthält 38,2 Proc. Benzoësäure, 5,1 Proc. Benzoresinol und 56,7 Proc. Siaresinotannol. Ferner ist noch ein öliger Bestandtheil vorhanden, ebenfalls ein Ester der Benzoësäure.

b) Sumatrabenzoë: Spuren von Benzaldehyd und Benzol, etwa 1 Proc. Vanillin, freie Benzoësäure und freie Zimmtsäure. Das Harz ist ein Gemenge von etwa 1 Proc. Zimmtsäurephenylpropylester $C_{18}H_{18}O_2$, 2—3 Proc. Styrazin (Zimmtsäurezimmtester), wenig Zimmtsäurebenzoresinolester und viel Zimmtsäureresinotannolester. Das braune Resinotannol hat die Zusammensetzung $C_{18}H_{20}O_4$.

Prüfung. 1) Diejenigen Sorten, die nur Benzoësäure enthalten sollen, sind auf Zimmtsäure zu prüfen! Man zerreibt 3—4 g des Harzes mit kaltem Wasser zu einem Brei, setzt mehr Wasser hinzu, erwärmt bis fast zum Kochen und filtrirt heiss. Das Filtrat wird bei gelinder Wärme auf 7—9 g eingeengt, zum Kochen erhitzt und mit einer konc. Lösung von Kaliumpermanganat versetzt. Es darf kein Geruch nach Benzaldehyd (Bittermandelöl) auftreten: $C_9H_8O_2 + 4O = 2CO_2 + H_2O + C_7H_6O$.

2) 100 g in Alkohol gelöster Benzoë sollen mindestens 6,6 g wasserfreies Natriumkarbonat sättigen, was etwa 15 Proc. Benzoësäure entspricht.

3) Bestimmung des in Alkohol löslichen Antheiles (cf. oben). Man erschöpft dazu 10 g mit heissem 96 proc. Alkohol, verdunstet den Alkohol und wägt den bei 100° getrockneten Rückstand.

4) Bestimmung der Säurezahl nach DIETERICH. 1 g des fein zerriebenen Harzes (Durchschnittsprobe) bringt man in ein Kölbchen, fügt 10 ccm $^1/_2$ N. alkoholische Kalilauge und 50 ccm starken Alkohol hinzu. Nach 5 Minuten titrirt man mit $^1/_2$ N. Schwefelsäure und Phenolphtalein bis zur Gelbfärbung zurück, d. h. so lange, bis ein frisch zugesetzter Tropfen Indikator keine Rothfärbung mehr hervorruft. Die gebundenen ccm KOH $\times$ 28 = Säurezahl.

5) Bestimmung der Verseifungszahl nach DIETERICH. 1 g Benzoë (wie bei 4) übergiesst man in einer Glasstöpselflasche von 1 Liter mit 20 ccm $^1/_2$ N. alkoholischer Kalilauge und 50 ccm Benzol (0,700 spec. Gew.). Man lässt verschlossen 24 Stunden bei Zimmertemperatur stehen und titrirt nach dem Verdünnen mit Alkohol mit $^1/_2$ N. Schwefelsäure und Phenolphtalein wie oben zurück. Die gebundenen ccm KOH $\times$ 28 = Verseifungszahl.

6) Die Esterzahl erhält man durch Subtraktion der Säurezahl von der Verseifungszahl.

7) Aschenbestimmung:

nach DIETERICH.

Sorte:	Säurezahl	Verseifungszahl	Esterzahl	Asche
Siam	140,0—170,0	220,0—240,0	50,0— 75,0	0,028—1,5 Proc.
Sumatra	100,0—130,0	180,0—230,0	65,0—125,0	0—1,5 „
Penang	121,8—137,2	210,0—296,8	87,5— 91,7	0,38—0,773 „
Padang	121,8—124,6	201,6—205,8	79,8— 81,2	1,07 „
Palembang . . .	113,4—130,9	198,0—219,8	84,0— 91,0	1,101—4,023 „

Aufbewahrung. In Blech- oder Porcellangefässen auf der Materialkammer, das Pulver in dicht schliessenden Gefässen aus gelbem Glase.

Anwendung. Zuweilen an Stelle der Benzoësäure innerlich, äusserlich als antiseptisches und desinficirendes Mittel. Man verwendet die Tinktur als Krätzmittel an Stelle des Perubalsams, zu Waschungen bei Sommersprossen, als Zusatz zu Zahn- und Mundwässern. Als Expektorans das Harz bei chronischen Katarrhen.

Umfangreichen Gebrauch macht man von der Benzoë in der Parfümerie, zur Herstellung von Räuchermitteln, zum Lackiren der Chokoladen, ferner um das Ranzigwerden von Fetten zu verhüten.

Eine für „Parfümeriezwecke“ vorräthig zu haltende „flüssige Benzoë“ erhält man durch Ausziehen des Harzes mit Aether, Mischen des Filtrates mit Ricinusöl und Verdunsten des Aethers durch Erwärmen.

Siam-Benzoë in Mandeln ist ein vorzügliches Bindemittel für Pillen mit Kreosot, ätherischen Oelen u. dergl., diese werden dabei so vollständig emulgirt, dass sie beim Ausrollen gebunden bleiben; die Masse erfordert nur wenig Pflanzenpulver, bröckelt nicht und liefert verhältnissmässig kleine, in Wasser leicht zerfallende Pillen. (Vergl. Massa Pilul. cum Benzoë und Pilul. Kreosoti.)

Tinctura Benzoës s. Benzoïni. — Benzoëtinktur. — Teinture ou Alcoolé de Benjoin. — Tincture of benzoin.

1) Austr., Germ., Helvet. Aus grob gestossener Benzoë 1 Th. und Weingeist (90 proc.) 5 Th. zu bereiten; nach Austr. in der Wärme bis zur völligen Lösung. 2) U-St. Aus Benzoë 200 g und Alkohol q. s. werden 1000 ccm Tinktur hergestellt. Gall. Benzoë 100 g, Alkohol (80 proc.) 500 g. — Die aus Sumatraharz gewonnene Tinktur eignet sich besonders für Handverkaufszwecke.

Tinctura Benzoës aetherea. Helvet. Aetherische Benzoëtinktur. Teinture de benjoin étherée. Benzoë (V) 2 Th., Aether 10 Th. lässt man eine Woche stehen, filtrirt alsdann. Zum Benzoiniren von Fetten.

Tinctura Benzoës s. Benzoini composita. Balsamum Commendatoris; Bals. Friarii; Bals. Hierosolymitense; Bals. traumaticum s. vulnerarium. — Tinctura balsamica. — Zusammengesetzte Benzoëtinktur; Balsamtropfen; BURRHUS’ Wundelixir; FRIAR’scher oder Jerusalemer Balsam; Sympathiebalsam; WAD’sche Tropfen; Wund- oder Wunderbalsam. — Teinture ou Alcoolé balsamique. Baume du Commandeur de Permes. — Compound Tincture of Benzoin. — Ergänzb. Benzoë 10, Aloë 1, Perubalsam 2, Weingeist 75. Brit. Benzoë 100 g, Gereinigter Storax 75 g, Tolubalsam 25 g, Socotrinaloe 18,3 g, Alkohol (90 proc.) q. s. zu 1000 ccm Tinktur. U-St. Benzoë 120 g, Gereinigte Aloë 20 g, Storax 80 g, Tolubalsam 40 g, Alkohol (91 proc.) q. s. zu 1000 ccm Tinktur; durch 2 stündiges Erwärmen auf höchstens 65° C. zu bereiten. Gall. Angelikawurzel 10, Johanniskraut 20, Alkohol (80 proc.) 720. Nach 8 Tagen presst man aus, macerirt nochmals 8 Tage mit Aloë, Myrrhe, Weihrauch je 10, Benzoë, Tolubalsam je 60 und filtrirt.

Chocoladen-Lack (Diet.). Sumatrabenzoë, Blonder Schellack je 75, Vanillin 1, löst man in Weingeist (95 proc.) 850, filtrirt und wäscht das Filter mit Weingeist nach, bis das Filtrat 1000 beträgt.

Eau des Princesses. (Buchh.). Moschustinktur 0,5, Pottasche, Kampherspiritus je 3, Benzoëtinktur 15, Wasser 230, Kölnisches Wasser 750.

Benzoë-Haaröl. (Diet.) Benzoëöl, Mandelöl oder Erdnussöl je 500, Perubalsam 5, fettes Jasminöl 10, Bergamottöl 2, Alkannin, Vanillin je 0,1, Kumarin 0,05.

Pix cerevisiariorum; Lindauer wohlriechendes Brauerpech. Schwarzes Pech 850, Sumatrabenzoë 150, schmilzt man zusammen.

Sapo benzoatus pulvinaris (Diet.). Benzoë-Pulverseife. Man mischt Benzoëharz 3, mit neutraler oder überfetteter Pulverseife 97.

Bouquet céleste (Buchh.). Rosenöl 0,5, Lavendelöl, Zimmtöl, Orangenblüthenöl, Moschustinktur je 1,5, Perubalsam, Nelkenöl je 5, Citronenöl 7,5, Benzoëtinktur 25, Weingeist 950.

Brillantine. Sumatrabenzoë, Medicinische Seife je 2 g, Ricinusöl 20 g, Rosenöl 1 Tropf., Bergamottöl 5 Tropf., Absoluter Weingeist 180 g Man löst und filtrirt. Zum Glänzendmachen der Barthaare. Wird mittelst Bürsten aufgetragen. Das Ricinusöl kann zur Hälfte durch Glycerin ersetzt werden.

Lacca ad fornacem. Räucherlack, Räucherwachs, Ofenlack. Bâtons aromatiques russes (Buchh.). Schellack 150, Benzoë 600, Storax 100, Kohlepulver 150, schmilzt man, setzt Perubalsam, Bergamottöl, Geraniumöl je 3, zu und rollt in Stangen aus. Man streicht damit am heissen Ofen entlang.

Essentia fumalis. Tinctura fumalis. Räucheressenz. 1) n. Diet. Benzoë 30, Storax 20, Perubalsam 5, Bergamottöl 2, Rosenöl 1, Ylangöl, Rosenholzöl je 0,5, Geraniumöl, Sandelholzöl, Zimmtöl, Sassafrasöl, Nelkenöl je 5 Tropf, Bittermandelöl 2 Tropf., Veilchenwurzelöl 1 Tropf., Kumarin 0,07, Moschus 0,1, Vanillin 0,5, Essigäther 10, Jasminextrakt 30, Weingeist 150; nach einigen Tagen filtrirt man und wäscht das Filter mit Weingeist nach, bis das Filtrat 250 beträgt. — Die Weingeistmenge wird nach Belieben vermehrt.

2) n. Deite. Nelkenöl 2,5, Kumarin 3,0, Geraniumöl, Lavendelöl je 5,0, Portugalöl 7,5, Moschuswurzeltinktur 50, Benzoëtinktur, Tolubalsamtinktur je 60, Vanilletinktur, Veilchenwurzeltinktur je 125, Heliotropextrakt 250, Weingeist 310.

3) Orangenblüthenöl 5, Bergamottöl, Lavendelöl je 3, Geraniumöl 1, Nelkenöl 0,5, Benzoëtinktur 500, Weingeist 490.

Candelae Benzoës. Benzoëkerzchen. Diet. Lindenkohle, gepulvert, 500 wird mit einer Lösung von Kaliumnitrat 80 in Wasser 600 getränkt, getrocknet, mit Benzoëpulver 400, Traganth 20, Kumarin 0,2 vermischt und mittelst Traganthschleim, der 2 Proc. Salpeter enthält, zur Masse angestossen. Man formt kleine Kegel und bepinselt dieselben noch feucht mit Goldbronze.

Candelae fumales nigrae. (Diet.) Schwarze Räucherkerzchen. Gepulverte Lindenkohle 900, tränkt man mit einer Kaliumnitratlösung 15 : 1000, trocknet, vermischt mit Traganth 20, Benzoëtinktur 50, Perubalsam, Storax, Tolubalsam je 20, Hoffmann'schem Lebensbalsam 10 g, Kumarin 0,5 und verfährt weiter, wie vorhin angegeben.

Candelae fumales rubrae. Für Rothe Räucherkerzen nimmt man statt der Kohle 725 g Sandelholzpulver und erhöht die Salpetermenge auf 75 g.

Charta fumalis. 1) Buchh. Benzoë, Tolubalsam und Weihrauch āā schmilzt man, setzt ein gleiches Gewicht Räucheressenz zu, streicht noch warm auf starkes Schreibpapier und reibt nach dem Trocknen mit Talkum ab.

2) Diet. Benzoë, Storax, Aether je 50, Weingeist 100; der filtrirten Lösung fügt man hinzu Räucheressenz 100, Essigsäure 2, und verfährt wie vorhin angegeben. — Die nach 1 und 2 hergestellten Papiere werden auf heissen Platten erwärmt.

Lilionese (n. Vomáčka) Benzoëtinktur 15, Quillajatintur 75, Potasche 15, Borax 40, Rosenwasser 900, Talkum 100, Glycerin 50, Theerosen-Extrakt q. s.

Räucherpapier zum Verbrennen wird folgendermaassen (n. Buchh.) bereitet. Man tränkt Papier mit einer Salpeterlösung 1 : 10, trocknet und bestreicht mit einer Tinktur aus Benzoë 75, Sandelholz, Weihrauch je 50, Vetiveressenz 25, Lemongrasöl 5, Weingeist 500. Das in Streifen geschnittene Papier darf nur glimmen.

Species fumales. Pulvis fumalis. Species ad suffiendum. — Räucherpulver. Königsrauch. Königsräucherpulver. Flussräucherpulver. — a. Auf die Ofenplatte zu streuen. 1) Nach Buchh. siebt man Buchenholzspähne zu einer gleichmässigen Speciesform, färbt und mischt im folgenden Verhältnisse: Roth 3, Blau, Grün $1^1/_2$, Gelb 1, Ungefärbt $1^1/_2$, dazu Veilchenwurzel $1^1/_2$ Th. Die ungefärbten Spähne tränkt man mit einer Essenz aus Benzoë, Storax je 50, Räucheressenz 200, Aether 250 (auf 1000 Species).

2) Aus Blüthen und dergl. (Buchh.) Kornblumen, Ringelblumen je 60, Rosenblätter 120, Lavendelblumen, Veilchenwurzeln je 150, Zimmt, Nelken je 75, Benzoë 150, Kaskarillrinde 160. Essenz wie vorhin. b. Auf glühende Kohlen zu streuen. (Buchh.) Bernstein, Weihrauch, Bunte Species je 20, Wacholderbeeren 12, Lavendelblüthen 8, Benzoë 6, Veilchenwurzel, Kaskarillrinde, Storax je 4, Nelken 2.

Species fumales templorum. Räucherpulver für katholische Kirchen. Weihrauch 200, Benzoë 100, Kaskarillrinde 50, Salpeterpulver 25 mischt man, besprengt mit Wasser und trocknet an der Luft.

Species ad pulvillos odoriferos. Füllung für Riechkissen. Sachets. (Diet.) Eine feine Theemischung aus: Veilchenwurzel, Rosenblättern je 250, Lavendelblüthen, Feldthymian, Zimmt, Sumatrabenzoä je 50, Nelken 5, Pomeranzenschalenmark 300 wird mit einem beliebigen Parfum (s. unter Ess-Bouquet) getränkt.

Tabulae fumales. Räucher-Täfelchen (Diet.). Bimsteinpulver 25, Gebrannter Gips 75, rührt man mit Wasser zum Teig an, giesst in kleine, geölte Blechformen, trocknet und tränkt mit Räucheressenz. Zum Gebrauch legt man in eine warme Ofenröhre.

Balsamwasser von JACKSON. Mit Alkanna gefärbtes Destillat aus Benzoë, Guajakharz, Myrrhe, Tolubalsam, Pomeranzenschalen, Angelikawurzel, Zimmt, Vanille, Pfefferminze, Löffelkraut.

BERGANI's Zahnwasser, eine Tinktur aus Benzoë, Myrrhe, Ratanhia, Pfefferminzöl.

Cosmetic Vinegar ist eine klare Mischung aus Benzoëtinktur 60, Perubalsam 10, Kölnischem Wasser und HOFFMANN'schem Lebensbalsam je 150, Essig 300.

Eau cosmétique de GUERLAIN, GUERLAIN's Sommersprossenwasser enthält Bittermandelwasser, Rosenwasser, Bleiessig, Weingeist, Benzoë.

Englischer Wunderbalsam ist Tinct. Benzoës comp.

Gurkenmilch, Glycerin and Cucumber, eine milchige Flüssigkeit aus Benzoë, Melisse, Weingeist, Glycerin.

Kopfschmerzen- und Sommersprossenmittel von AMTHOR bestehen aus 1) Faulbaum, 2) Cold-cream, 3) Benzoë.

LÖHR'S Epidermaton gegen Flechten etc. Gemeines Wasser mit einer Spur Benzoësäure und Harz.

Haarstärkende Pomade, Pommade des Châtelains, von CHALMIN ist ein Gemisch aus Fett, Harz, Gutti, Benzoë und ätherischen Oelen.

Lait de Manilla gegen Sommersprossen enthält Borax, Kupfer, Benzoëtinktur und Bittermandelöl.

Lilienmilch von Frau M. SCHUBERT, ein Schönheitsmittel, ist eine Boraxlösung mit Benzoëtinktur.

Nitidin. Ein Lack aus Benzoë, Gummilack, absolutem Alkohol, Fuchsin.

Odiot-Zahn-Mundwasser von Dr. WALLISS. Eine Tinktur aus Benzoë, Nelken und Perubalsam.

POHLMANN's kosmetisches Mundwasser ist eine Tinktur aus Sternanis, Parakresse, Benzoë, Myrrhe, Bertramwurzel, Ivarankusawurzel, Veilchenwurzel, Cochenille, Minzenöl, Zimmtöl.

POHLMANN's Schönheitsmilch ist eine Mandelölemulsion mit Glycerin, Erdbeerwasser, Benzoëtinktur, Macisöl, Patschouli- und Jasminextrakt, Peru- und Tolubalsam.

Reichenhaller Asthmapulver von A. SCHMID besteht aus Grindelia robusta, Eucalyptus, Stechapfel, Salpeter, Benzoë.

Rheumatismusöl von CARL ARNDT enthält Benzoë, Perubalsam, Pfefferminzöl, Thymianöl, Kampher.

Rosenmilch ist eine Mischung aus Rosenwasser 20, Benzoëtinktur 1.

Sommersprossenwaschmittel von RUSS besteht aus Benzoëtinktur, HOFFMANN's Lebensbalsam und Rosenwasser.

Styroglycerit gegen aufgesprungene Hände. Zusammengesetzte Benzoëtinktur 4, Glycerin 8, Grüne Seife 1, Rosenwasser 16.

Tinctura confortativa, Sicherer zur Erhaltung der Manneskraft: ist eine Tinktur von mehreren Harzen, wie Benzoë, Storax, Perubalsam, Canthariden (?).

Venusmilch der Gebr. TECKLENBURG in Leipzig, ein Mittel für Alles, besteht aus Benzoëtinktur 5, Rosenwasser 200.

Vulneral ist eine Benzoë, Myrrhe etc. enthaltende Wundsalbe.

Zündstift, Crayon feu von MOSER in Paris, zum Aetzen vergifteter Wunden, besteht aus Benzoë, Eisen, Salpeter und Kohle.

Acetum Benzoës cosmeticum.
Vinaigre virginal.

Rp. Benzoës pulv. 100,0
Acidi acetici diluti (30%)
Spiritus (90%) āā 200,0.

Acetum suffitorium.

Acetum fumale. Räucheressig.

I. Rp. Tincturae Benzoës 100,0
Olei Bergamottae
Olei Citri
Acidi acetici (96%) āā 50,0
Olei Caryophyllorum 20,0
Olei Cinnamomi 16,0
Balsami peruviani 30,0
Spiritus (95%) 684,0.
Tropfenweise auf die heisse Platte zu giessen (Buchh.).

II. Rp. Tincturae Benzoës
Spiritus (90%) āā 400,0
Acidi acetici diluti (30%) 100,0
Aetheris acetici
Essentiae Jasmini āā 50,0
Olei Rosae gtt. X
Olei Aurantii florum
Olei Wintergreen āā gtt. V
Cumarini 0,01.

Aether Benzoës.

Rp. Benzoës 4,0
Olei Amygdalarum 1,0
Aetheris 8,0.

Collodium benzoïnatum KELLY.

Rp. Tincturae Benzoës comp. 60,0 ccm
Glycerini 5,0 „
Collodii 120,0 „

Lac Virginis.

Jungfernmilch. Lait virginal.

Rp. Tincturae Benzoës   15,0
     Tincturae Balsami tolutani 20,0
     Aquae Rosarum   965,0.

Lanolinum benzoïnatum.

Lassar's Benzoë-Lanolin.

Rp. Lanolini   20,0
     Vaselini flavi   5,0
     Tincturae Benzoës 1,0.

Linimentum antihaemorrhoidale Adler.

Rp. Extracti Hamamelidis fluidi
     Extracti Hydrastis fluidi
     Tincturae Benzoës comp.   āā 4,0
     Tincturae Belladonnae   1,0
     Olei carbolisati (5°/₀)   8,0.

Lutum cum Benzoin.

Mastic dentaire au Benjoïn (Gall.)
Benzoë-Zahnkitt.

Rp. Benzoës in lacrimis   20,0
     Aetheris (spec. Gew. 0,724) 10,0.
Lösen und durch Watte filtriren.

Massa pilularum cum Benzoë (n. Götting.).

Rp. 1. Olei aetherei praescripti   2,0
     2. Benzoës Siam in lacrymis 1,3
     3. Boracis pulverati   0,6
     4. Glycerini diluti   gtt. IV
     5. Radicis Liquiritiae pulv. q. s.
f. pil. No. 20. 2 in 1 lösen, 3 und 4 zufügen,
mit 5 anstossen.

Oleum balsamicum Bouchardat.

Bouchardat's balsamisches Oel.

Rp. 1. Benzoës
     2. Balsami tolutani   āā 10,0
     3. Aetheris   50,0
     4. Olei Amygdalarum. 1000,0
Man löst 1 und 2 in 3, giebt 4 hinzu und erwärmt,
bis 3 verdampft ist, dann setzt man zu
     Olei Cajeputi
     Olei Citri   āā 2,0.

Oleum benzoatum s. benzoinatum.

Benzoë-Oel.

Wird wie Adeps benzoatus (S. 159) aber mit Olivenöl bereitet. Nach Helv:
     Tincturae Benzoës aethereae 10,0
     Olei Olivarum   100,0.
Zu erwärmen, bis der Aether verdunstet ist.

Sirupus Benzoës.

Rp. Tincturae Benzoës 15,0
     Sirupi Sacchari   85,0.

Tinctura gingivalis Mialhe.

Mialhe's Zahntinktur.

Rp. Benzoës
     Balsami tolutani   āā 1,0
     Kino
     Radicis Ratanhiae āā 25,0
     Spiritus (90°/₀)   1000,0
     Olei Anisi   0,5
     Olei Menthae piper.
     Olei Cinnamomi   āā 1,0.

Tinctura gingivalis Paschkis.

Paschkis Antiseptische Zahntinktur

Rp. Tincturae Benzoës
     Tincturae Myrrhae   āā 10,0
     Spiritus Cochleariae   80,0.

Benzolum.[1]

I. Benzolum (Ergänzb. Brit.). **Benzol. Steinkohlenbenzin. Benzinum Lithan-thracis.** C_6H_6. **Mol. Gew. = 78.** Ist der aus dem Steinkohlentheer durch Destillation abgeschiedene Kohlenwasserstoff C_6H_6, bez. die aus dem Steinkohlentheer abgeschiedenen Gemische von Kohlenwasserstoffen, welche vorwiegend Benzol enthalten.

Handelssorten. 1) Die reinste Sorte, *Benzolum ex Acido benzoïco*, durch Destil-lation von 1 Th. Benzoësäure mit 3 Th. Aetzkalk erhalten, kommt nur für synthetisch-chemische Arbeiten in Betracht. 2) *Benzolum crystallisatum* (d. i. krystallisirbares Benzol) wird durch sorgfältige Rektifikation des Rohbenzols in Kolonnen-Apparaten mit darauffolgender Krystallisation in der Kälte gewonnen und ist das Präparat des Ergänzungs-buches. Es enthält immer noch etwas Thiophen. 3) Die Rohbenzole werden nach dem Procentgehalte gehandelt, d. h. als 30, 60, 70, 90 proc. Benzol, und zwar bezeichnet man als Benzol-Procente alles das, was unter 100° C. übergeht. Ein solches 70 proc. Rohbenzol ist von der Brit. aufgenommen.

Eigenschaften. a) Benzol des Ergänzb. Dem krystallisirbaren Benzol der Preislisten entsprechende klare, farblose, flüchtige, stark lichtbrechende Flüssigkeit, von eigenartigem Geruche, leicht flüchtig, bei 80,5° C. siedend, spec. Gew. = 0,880—0,884. — Unlöslich in Wasser, leicht löslich in Alkohol, Aether, Methylalkohol, Eisessig, Aceton, Chloroform. Ausgezeichnetes Lösungsmittel für Schwefel, Phosphor, Jod, Fette, Oele, Harze, Asphalt, Alkaloïde u. a. Substanzen. Verbrennt, entzündet, mit leuchtender, stark russender Flamme. Erstarrt unter 0° C. zu rhombischen Krystallblättern, welche bei +4° C.

---

[1] In französischen Mittheilungen wird es „Benzine" genannt s. S. 473.

wieder schmelzen *(Benzolum crystallisatum)*. Giesst man 1 ccm Benzol tropfenweise vorsichtig (!) in 5 ccm kalte (!) rauchende Salpetersäure, so wird es unter Entwickelung rother Dämpfe und Braunfärbung gelöst. Nach dem Verdünnen mit Wasser scheidet sich alsdann das eigenartig bittermandelölähnlich riechende Nitrobenzol in öligen Tröpfchen ab. — In konc. Schwefelsäure löst es sich beim Erwärmen allmählich auf (unter Bildung von Benzolsulfosäure $C_6H_5 . SO_3H$). Eine hierbei auftretende indigoblaue Färbung rührt von einem Gehalte an Thiophen her. Dieses Benzol muss seiner ganzen Menge nach bei 80—81° C. überdestilliren und unter 0° C. zu eisähnlichen Krystallen erstarren.

b) **Benzol der Brit.** Farblose, nicht opalisirende Flüssigkeit. Spec. Gew. = 0,880 bis 0,888. Es beginnt zu sieden bei 80° C.; bis 100° C. gehen etwa 90 Proc. über, der Rest destillirt bis 120° C. Es besteht aus etwa 70 Proc. Benzol und 20—30 Proc. Toluol, auch etwas Xylol.

Aufbewahrung. Benzol ist fast ebenso leicht entzündlich wie Petroleumbenzin. Es gelten für dasselbe alle für Benzinum gemachten Angaben.

Anwendung. Benzol wirkt gährungs- und fäulnisswidrig und ist ein heftiges Gift für niedere Thiere. Die Dämpfe, eingeathmet, erzeugen Kopfschmerz, rauschähnlichen Zustand, schliesslich Bewusstlosigkeit. Aeusserlich bei Krätze, in Salbenform (1 Benzol : 2 Fett), im Clysma gegen Eingeweidewürmer, Trichinen mit fraglichem Erfolge (2,—4,0 : 200,0). Innerlich bei fermentativen Processen im Magen, gegen Darmtrichinen zu 0,5—1,0, mehrmals täglich. Höchstgaben *pro die* 6,0 g. — Technisch als Fleckenreinigungsmittel wie Petroleumbenzin, natürlich die rohen Sorten, ferner zur Darstellung der Benzolderivate (Anilin, Phenol) die reineren Sorten. Das Rohbenzol dient in grossen Mengen zum Karburiren des Leuchtgases. Auf 1 Kubikmeter Wassergas rechnet man 6—7 g Benzol.

II. † Nitrobenzolum (Ergänzb.). Nitrobenzin. Nitrobenzit. Mirban - Oel.

Essence de Mirbane. $C_6H_5 . NO_2$. **Mol. Gew. = 123.**

Darstellung. Zu 100 Th. Benzol lässt man aus einem Hahntrichter in kleinen Portionen und unter Umschwenken eine erkaltete Mischung von 115 Th. Salpetersäure (1,42 spec. Gew.) und 160 Th. konc. Schwefelsäure zufliessen, wobei das Reaktions-Gefäss so zu kühlen ist, dass die Temperatur des Inhalts nicht über 25—30° C. hinauskommt. Wenn alle Säure 'zugegeben ist, erwärmt man das Reaktionsgemisch noch $1/_2$ Stunde auf dem Wasserbade unter Umschütteln. Nach dem Erkalten fügt man etwa 300 Th. Wasser hinzu, trennt das gebildete Nitrobenzol mittels Scheidetrichters von der Säure, wäscht es mit Wasser, destillirt es zunächst im Wasserdampfstrome ab und rektificirt es alsdann nochmals unter direkter Erhitzung aus einem Fraktionskolben.

Eigenschaften. Schwach gelb gefärbte, nach Bittermandelöl riechende, lichtbrechende, flüchtige Flüssigkeit. Spec. Gew. bei 15° C. = 1,208, Siedep. 206° C. Erstarrt in der Kälte zu grossen, bei + 3° C. schmelzenden Krystallblättern. In Wasser wenig löslich, in Alkohol, Aether, Benzol, rauchender Salpetersäure löslich; es ist selbst ein ausgezeichnetes Lösungsmittel für zahlreiche organische Substanzen, z. B. für Indigo. Mit Wasserdämpfen leicht flüchtig. Um Nitrobenzol nachzuweisen, digerirt man es mit verdünnter Schwefelsäure + geraspeltem Zink (oder Eisenpulver). Nach Beendigung der Wasserstoffentwickelung übersättigt man die Flüssigkeit mit Natronlauge und schüttelt sie mit Aether aus. Das nach dem Verdunsten des Aethers hinterbleibende Anilin wird mit verdünnter Schwefelsäure aufgenommen und kann nach S. 311 geprüft werden.

Aufbewahrung. Vorsichtig, vor Licht geschützt.

Handelssorten. Das leichte Nitrobenzol des Handels ist das vorstehend beschriebene, aus technisch reinem Benzol hergestellt. Das schwere Nitrobenzol, spec. Gew. 1,18—1,19, Siedep. 210—220° C., enthält neben Nitrobenzol noch Nitrotoluole. Das sehr schwere Nitrobenzol, spec. Gew. 1,167, Siedep. 220—240° C., besteht vorwiegend aus Nitrotoluolen und enthält nur wenig Nitrobenzol, ausserdem noch Nitroxylole. Uebrigens stehen die Nitrotoluole und Nitroxylole in ihrem Geruche dem Nitrobenzol sehr nahe. Das Nitrobenzol des Ergänzb. hat das spez. Gew. 1,186.

Anwendung. Nitrobenzol wird therapeutisch nicht verwendet. Es wirkt giftig und wird besonders leicht in Dampfform resorbirt. Die Giftwirkung scheint mit einer Zersetzung des Blutes bez. Bildung von Methämoglobin einherzugehen. Technisch besonders in der Parfümerie und zwar zum Parfümiren der billigen Cocosseifen. Ferner zur Darstellung des Anilins. In der Analyse als Lösungsmittel bei der Werthbestimmung des Indigo.

Benzolinar, Fleckenreinigungsmittel. Gemisch von 1 Th. Aether mit 4 Th. Benzol, parfümirt mit Birnenäther.

Betula.

Gattung der **Betulaceae — Betuleae.**

I. Betula verrucosa Ehrh. in Asien und Mitteleuropa und **Betula pubescens Ehrh.** ungefähr von derselben Verbreitung, aber weiter nördlich gehend.

Die **Blätter** werden als unschädliches Diureticum empfohlen (30 g im Aufguss zu 200 g, täglich 3 solcher Dosen) oder als Extrakt. Um die Betuloretinsäure, die der wirksame Bestandtheil sein soll, besser in Lösung zu bringen, wird vorgeschlagen, dem Aufguss Natriumkarbonat zuzusetzen; früher verwendete man die Blätter gegen Krätze und gegen Flechten.

Bestandtheile. 8,64 Proc. Tannin, 8,37 Proc. Zucker, 0,006 Proc. eines Alkaloides und Betuloretinsäure.

Die **Rinde** enthält 10—12 Proc. Betulin $C_{36}H_{60}O_3$, das weisse Flocken oder Krystallwarzen bildet, Schmelzp. 258° C., es ist ein zweisäuriger Alkohol; ferner enthält sie Betuloresinsäure $C_{36}H_{66}O_5$. Schmelzp. 94° C. Konc. Schwefelsäure färbt sie roth.

Durch trockene Destillation gewinnt man, besonders in Russland, aus der Rinde und aus den Zweigen einen Theer, den **Birkentheer, Dagget, Birkenöl, Lithauer Balsam, Juftenöl, Oleum Betulae empyreumaticum, Oleum betulinum, Oleum Rusci** (Helv. Ergänzb.), **Oleum Moscoviticum, Oleum lituanicum, Huile russe, Huile de bouleau, Birch oil.**

Beschreibung. Eine braune, dickliche Flüssigkeit, von eigenthümlich brenzlichem Geruche und nach Juftenleder. Spec. Gew. 0,926—0,945 bei 20° C. und zwar gilt ein niederes spec. Gew. als Kennzeichen der Güte. Reagirt sauer. Löslich in Alkohol und Aether zum grössten Theile, in Wasser kaum löslich, demselben aber Geruch und saure Reaktion ertheilend. Die wässerige Lösung wird mit verdünnter (1 : 1000) Eisenchloridlösung grün (Tannentheer wird roth), ebenso Wacholdertheer. Birkentheer ist in Anilin nicht vollkommen löslich (Wacholdertheer ist völlig löslich). Enthält Guajakol, Kreosol, Kresol, Xylenol und wahrscheinlich auch Spuren von Phenol.

Anwendung. Aeusserlich bei Hautkrankheiten an Stelle des Tannen- oder Wacholdertheers. Hier und da in der Volksmedicin als Wurmmittel und gegen Kolik der Hausthiere. In Russland in grossem Umfange bei der Fabrikation des Juftenleders verwendet. Bestandtheil des Aromas für künstlichen Rum.

Zur Herstellung einer wässerigen Lösung löst man in 100 Th. Birkentheer 50 Th. Colophonium unter öfterem Umschütteln bei Zimmertemperatur oder unter Erwärmen und fügt dann eine Lösung von 6—8 Th. Natriumhydrat in 12—16 Th. Wasser hinzu.

Essentia Rusci. Birkentheer 10,0, Weingeist 100,0. Nach dem Absetzen filtrirt man. Dient zur Bereitung der Rumessenz.

Oleum lateritium, Ol. Lini empyreumaticum, Ol. philosophorum. Ziegelöl (Regenwurmöl, Sehnenöl, Schwarzes Schneckenöl). Man verabfolgt gewöhnlich eine Mischung aus Rüböl 100, Birkentheer 3 Th.

Oleum Terebinthinae compositum, Renköl, Recköl, Trecköl. Terpentinöl 100, Birkentheer 5 Th. Volksmittel. Aeusserlich, selten innerlich zu 10—15 Tropf.

Rother Juftenlack. (Diet.) Sandarak 100, Mastix 50, Lärchenterpentin 20, Elemi, Ricinusöl je 5, Weingeist (90 proc.) 850. Man löst, fügt rektificirtes Birkentheeröl 10, Fuchsin 5, hinzu, filtrirt und bringt mit Weingeist auf 1000. Vor dem Lackiren ist das Leder mit Benzin zu entfetten.

Sapo unguinosus cum Oleo Rusci (Diet.). Birkentheermollin. Birkentheerbalsamseife. Mollin 90, Birkentheer 10.

Spiritus Rusci (Form. mag. Berol.). Birkentheer, Weingeist āā 25,0. Aeusserlich.

Tinctura Rusci (Bad. Ergänz. Taxe) Birkentheer 1, Aetherweingeist 2, Lösen und Filtriren.

Tinctura Rusci (HEBRA), HEBRA's Birkenöltinktur. Lavendelöl, Rautenöl, Rosmarinöl je 1, rektific. Birkenöl 25, Aether, Weingeist je 36.

Unguentum cum Oleo Rusci (WOLFF), WOLFF's Theerpomade. Wachssalbe 42, Birkentheer 8.

Betulinar von GROSCH und REICHARDT zur Hautpflege. Enthält nach Angabe der Hersteller: Salicyl-Menthol-Betulin, Borglycerin, Birkentinktur, aromat. Birkenwasser.

Gichtbalsam RADIGS ist ein mit Ol. Rusci geschütteltes Gemisch von Rüböl und Terpentinöl.

Noortwyks Diphtherieheilmittel soll aus Birkentheer, Kreosot und Spiritus bestehen.

II. Betula lenta L. Heimisch im atlantischen Nordamerika. Sweet Birch, Black Birch, Mountain Mahagony, Zuckerbirke.

Die Rinde enthält 0,6 Proc. eines ätherischen Oeles vom spec. Gew. 1,18—1,187. Dasselbe enthält 99,8 Proc. Methylsalicylat, ferner ein Paraffin $C_{30}H_{62}$ und einen Ester $C_{14}H_{24}O_2$. Die Rinde soll das Methylsalicylat in Form eines Glykosides enthalten, aus dem es durch ein ebenfalls in der Rinde enthaltenes Ferment in Freiheit gesetzt wird.

Anwendung des Oeles. Wie das aus Gaultheria procumbens gewonnene fast identische Oel oder das synthetisch dargestellte Methylsalicylat. Aus dem Safte des Baumes gewinnt man Zucker.

Unguentum ad Ekzema Mammae.

Rp. Ol. Rusci
  Sulf. praecipitati   āā 5,0
  Vaselini
  Lanolini   āā 15,0.

Bismutum.

I. Bismutum technicum. Wismut. Bismut. Marcasita. Bi. Atomgew.=208.

Das technische Wismutmetall wird besonders von den sächsischen Blaufarbenwerken Oberschlema und Pfannenstiel erzeugt und enthält stets grössere oder kleinere Mengen fremder Elemente (Schwefel, Arsen, Antimon, Tellur, Nickel, Eisen, Blei, Kupfer, Silber, Zinn) als Verunreinigung. Wenn die Gesammtmenge der Verunreinigungen nicht mehr als 5 Proc. beträgt, so beeinflussen sie die Verarbeitung zu Wismutpräparaten nicht, andernfalls muss das Wismut gereinigt werden.

II. Bismutum depuratum seu purificatum. Gereinigtes Wismutmetall.

Bismuth purifié (Gall.). 100 Th. des in einem eisernen Mörser zu grobem Pulver gestossenen Wismuts werden mit 5 Th. gepulvertem Kalisalpeter und 2 Th. Natronsalpeter gemischt. Diese Mischung trägt man in einen Hessischen Tiegel ein und erhitzt im Kohlefeuer zum Schmelzen. Die Schmelze wird öfters mit einem thönernen Pfeifenstiel oder mit einem erwärmten Porcellanstabe umgerührt, schliesslich lässt man den Tiegel $^1/_2$ Stunde bedeckt in der Schmelzhitze stehen, damit sich die Schlacke absetzen kann. Nach dieser Zeit giesst man das Metall unter der Schlacke vorsichtig auf einen erwärmten Teller aus. Nach dem Erkalten beseitigt man die Schlacke zunächst durch mechanisches Auslesen, das hinterbleibende Metall wird zerstossen, durch Digeriren mit 5 procentiger Salzsäure, darauffolgendes Wässern und Trocknen von der Schlacke befreit, nöthigenfalls in einem innen berussten Tiegel nochmals eingeschmolzen.

III. Bismutum purum. Man löst Wismutnitrat (oder Subnitrat) in salpetersäurehaltigem Wasser und trägt diese Lösung in überschüssige Ammoniakflüssigkeit ein. Das

gefällte Wismuthydroxyd wird völlig ausgewaschen, alsdann mit 8 proc. Natronlauge, welche $^1/_{12}$ Volumen Glycerin enthält, in Lösung gebracht; diese Lösung wird mit dem 4—5 fachen Gewichte des angewendeten Wismuts an Traubenzucker versetzt und zum Sieden erhitzt. Das Wismut fällt als graues Pulver aus, welches zuerst mit Natronlauge haltendem, später mit Schwefelsäure enthaltendem, endlich mit reinem Wasser gewaschen und getrocknet wird. Wenn nöthig, kann es noch in einem innen berussten Tiegel umgeschmolzen werden.

Eigenschaften. Stark glänzendes, röthlich-weisses, sprödes Metall von grossblätterig krystallinischem Gefüge. Es lässt sich im Eisenmörser pulvern, im völlig reinen Zustande ist es etwas hämmerbar. Es schmilzt bei 268° C. und erstarrt bei 242° C. unter bedeutender Ausdehnung; bei Weissglühhitze verdampft es. An der Luft oxydirt es sich nicht, dagegen wird es von Schwefelwasserstoff gebräunt. An der Luft erhitzt, verbrennt es mit bläulicher Flamme zu Wismutoxyd. In verdünnter luftfreier Salzsäure und desgl. Schwefelsäure ist es unlöslich. Von heisser konc. Salzsäure wird es nur wenig unter Entwickelung von Wasserstoff angegriffen. Von konc. Schwefelsäure wird es beim Erhitzen unter Entwickelung von Schwefeldioxyd zu Wismutsulfat gelöst. Mässig konc. Salpetersäure löst es in der Kälte sowohl wie in der Wärme zu Wismutnitrat unter Entwickelung von Stickoxyden. Durch Kupfer, Zink, Zinn, Eisen, Blei, Cadmium wird das Wismut aus seinen Salzlösungen als Metall gefällt. Das spec. Gewicht ist = 9,75.

Prüfung. Zur Feststellung der Verunreinigungen des Wismuts mischt man 10,0 des gepulverten Metalls mit 1,5 gepulvertem Kalisalpeter und 1,5 gepulvertem Natronsalpeter und schmilzt im Porcellantiegel. Die erkaltete Schmelze wird zerstossen und die Schlacke von dem Metall abgeschlämmt. Diese die Schlacke enthaltende Flüssigkeit dampft man ein und nimmt den Rückstand mit circa 20 proc. Salpetersäure unter Digestion auf (ungelöst bleiben Zinn und Antimon). Das Filtrat verdünnt man mit einem gleichen Volum Wasser (erfolgt eine Trübung, so bringt man dieselbe durch Zusatz von Salpetersäure zum Verschwinden) und versetzt mit Salzsäure. Eine dadurch entstehende Trübung oder ein Niederschlag ist Chlorsilber. Die davon abfiltrirte Flüssigkeit wird mit Ammoniak neutralisirt, mit Salzsäure sauer gemacht, bis zum Aufkochen erhitzt und noch heiss mit Schwefelwasserstoff übersättigt. Die abgeschiedenen Metallsulfide werden gesammelt, daraus durch Digestion mit Ammonbikarbonat das Schwefelarsen, hierauf durch Maceration mit Schwefelammonium eine etwaige Spur Schwefelzinn extrahirt, die rückständigen Metallsulfide in Salpetersäure gelöst, die verdünnte Lösung mit Natriumsulfatlösung versetzt und einige Stunden bei Seite gestellt, um dem Bleisulfat Zeit zum Absetzen zu gewähren. Die durch Filtration vom Bleisulfat gesonderte Flüssigkeit wird mit einem Ueberschuss Aetzammon versetzt. Eine weisse Fällung rührt von Wismuthydroxyd her, eine blaue Färbung der Flüssigkeit zeigt Kupfer an. Aus der oben mit Schwefelwasserstoff behandelten sauren, von den Metallsulfiden befreiten Flüssigkeit werden [nach der Uebersättigung mit Ammon] Eisen, Nickel, Zink durch Schwefelammonium abgeschieden.

Die Prüfung des Wismuts auf Arsengehalt lässt sich auch in der Weise ausführen, dass man circa 2,0 des zerkleinerten Metalls in einem Probircylinder vorsichtig bis zum Schmelzen erhitzt und in dieser Temperatur einige Minuten erhält. Bei Gegenwart von mehr als Spuren Arsen bildet sich im kälteren Theile des Cylinders ein Beschlag von Arsenigsäure. — Man sprengt den oberen Theil des Probirglases ab, bringt die arsenige Säure durch Kochen mit 12 proc. Salzsäure in Lösung und fällt diese mit Schwefelwasserstoff.

Erkennung und Bestimmung. **A)** Man erkennt das Wismut an folgenden Reaktionen: Wird eine Wismutverbindung mit Natriumkarbonat vermischt auf Kohle vor dem Löthrohr der Reduktionsflamme ausgesetzt, so erhält man weisse, spröde Metallkörner, zugleich einen gelben, in der Hitze orangegelben Beschlag von Wismutoxyd. Die Lösungen der Wismutsalze zeigen folgendes Verhalten: **1)** Kalilauge, Natronlauge oder Ammoniak fällen weisses Wismuthydroxyd $Bi(OH)_3$. **2)** Natriumkarbonat oder Ammoniumkarbonat fällen weisses basisches Wismutkarbonat $(BiO)_2CO_3$. **3)** Kaliumdichromat fällt basisches Wismutchromat $(BiO)_2Cr_2O_7$, leicht löslich in verdünnter Salpetersäure, unlöslich in Kali- oder Natronlauge (Unterschied von Bleichromat). **4)** Schwefelwasserstoff oder Schwefelammonium fällen in saurer oder neutraler Lösung schwarzes Wismutsulfid, unlöslich in Alkalien und in Kaliumcyanid, löslich in heisser Salpetersäure. 5) Die Lösungen der neutralen Wismutsalze werden, falls nicht zu grosse Mengen freier Säure vorhanden sind, durch Zugabe von viel (!) Wasser unter Abscheidung unlöslicher basischer Salze zerlegt (getrübt). Diese Reaktion ist am empfindlichsten beim Wismutchlorid. Entsteht in salpetersauren Lösungen beim Verdünnen mit Wasser keine Ausscheidung, so tritt diese fast stets sogleich auf Zusatz von Natriumchlorid- oder Ammoniumchloridlösung ein. Weinsäure verhindert die Fällung der Wismutverbindungen durch Wasser nicht (Unterschied vom Antimon).

B) Man bestimmt das Wismut, indem man es aus der sauren, mit Essigsäure enthaltendem Wasser stark verdünnten Lösung durch Schwefelwasserstoff fällt. Das ausgefallene Wismutsulfid wird in Salpetersäure gelöst; die durch Erwärmen vom Schwefelwasserstoff befreite Lösung wird mit Ammoniak gefällt und das gewaschene und getrocknete Wismuthydroxyd durch Glühen im Porcellantiegel (!) in Wismutoxyd verwandelt. $Bi_2O_3 \times$ 0,89655 ist $= Bi_2$. Durch direktes Glühen kann man den Gehalt an Wismutoxyd bestimmen im: Wismutnitrat, Wismuthydroxyd, Wismutoxyd, Wismutkarbonat, in allen organischen Wismutsalzen mit nicht verkohlenden Säuren.

Unter Umständen kann es sich auch empfehlen, das Wismut als metallisches Wismut zu wägen. In solchen Fällen schmilzt man das zu reducirende Wismutoxyd, Wismutoxychlorid oder Wismutsulfid mit der 6fachen Menge Cyankalium einige Zeit in einem gewogenen Porcellantiegel, laugt die erkaltete Schmelze mit Wasser aus, wäscht das metallische Wismut zunächst mit Wasser, dann mit verdünntem, schliesslich mit starkem Weingeist, sammelt auf gewogenem Filter, trocknet und wägt. Tiegel + Filter + Wismut minus Tiegel + Filter giebt die Menge des gefundenen Wismuts an. Hat man bei der ersten Schmelze nicht gut charakterisirte Metallkörner, sondern nur ein schwarzes Pulver erhalten, so wiederholt man die Schmelzoperation.

Wismut - Legirungen. Die Legirungen des Wismuts zeichnen sich durchweg durch einen niedrigen Schmelzpunkt aus. Hierdurch wird in vielen Fällen ihre technische Verwendung erklärt.

ROSE's Metall. Wismut 50,0, Blei 30,0, Zinn 20,0. Schmelzp. 92⁰ C. Durch Zusatz von 2,0 Quecksilber sinkt der Schmelzp. auf 55⁰ C.

NEWTON's Metall. Wismut 80,0, Blei 50,0, Zinn 30,0. Schmelzp. 94,5⁰ C. Oder: Wismut 80,0, Blei 30,0, Zinn 20,0. Schmelzp. 91,6⁰ C.

WOOD's Metall. Wismut 150,0, Blei 80,0, Zinn 40,0, Cadmium 30,0. Schmelzpunkt 60⁰ C.

BIBRA's Münzabguss-Metall. Wismut 60,0, Blei 130,0, Zinn 30,0.

Lettern-Metall. Kupfer 4,62, Blei 57,8, Wismut 1,16, Antimon 17,34, Zinn 11,56, Nickel 4,62, Kobalt 2,90.

Wismutbronze, widerstandsfähig gegen Witterungseinflüsse. Kupfer 52,0, Nickel 30,0, Zinn 12,0, Blei 5,0, Wismut 1,0.

Wismut - Amalgam. Quecksilber 100,0 , Zinn 175,0 , Blei 310,0 , Wismut 500,0. Schmelzp. 70,0⁰ C. Dient zum Ausspritzen anatomischer Präparate. Oder Quecksilber 200,0, Wismut 120,0, Blei 40,0, Zinn 70,0.

LIPOWITZ' Legirung. Cadmium 30,0, Zinn 40,0, Wismut 150,0, Blei 80,0. Als Metallkitt und als Sperrflüssigkeit an Stelle von Quecksilber.

Cliché-Metall für Holzschnitte, Gips-, Thon-, Schwefelformen: 50 Wismut, 30 Blei, 20 Zinn. Schmelzp. 92⁰ C. (also das ROSE'sche Metall) oder 20 Wismut, 10 Blei, 10 Zinn. Behufs Herstellung eines Clichés wird der Holzschnitt in eine Legirung aus 60 Blei und 10 Antimon in dem Augenblicke eingedrückt, in welchem die Legirung zu erstarren beginnt. Diese Matrize wird dann mit einem kräftigen Schlage auf das Cliché-Metall in dem Augenblicke seines Erstarrens oder Teigigwerdens gepresst, oder die Matrize wird schwach mit Lampenruss bedeckt und das Cliché-Metall darauf gegossen.

Schnelllothe (geben nicht dauerhafte Löthungen):

1 Wismut	1 Blei	1 Zinn	—	Schmelzp.	124⁰ C.
1	„ 2	„ 2	„ —	„	145⁰ C.
1	„ 3	„ 3	„ —	„	255⁰ C.
1	„ 4	„ 4	„ —	„	269⁰ C.

Loth für Orgelbauer. 20 Wismut, 10 Blei, 10 Zinn.

Legirung zum Ausfüllen der Löcher in Metallguss. 10 Wismut, 30 Antimon, 80 Blei.

Engstrom's Tutania- oder Königinmetall. 9 Wismut, 71 Blei, 885 Zinn und 35 Kupfer.

Metallschmiere. 50 Wismut, 50 Blei, 50 Zinn, 40 Cadmium. Schmelzp. 65,5° C.

Wickersheimer Metall. Wismut 8,0, Blei 3,0, Zinn 2,0, Quecksilber 2,0.

Bismutum albuminatum.

Bismutum albuminatum. Wismut-Albuminat. Wismut-Eiweiss. Eine Verbindung von Wismutoxyd mit Eiweiss von unbestimmter Zusammensetzung.

Darstellung. 25 Th. Bismutum citricum ammoniacatum werden in möglichst wenig Wasser gelöst und mit einer filtrirten wässrigen Lösung von 75 Th. Albumen Ovi siccum Ph. G. III. gemischt. Diese Mischung wird bei niederer Temperatur, am besten im Vacuum, zur Trockne verdunstet.

Eigenschaften. Grauweisses, schwach sauer reagirendes Pulver, aus einem Gemisch eines wasserlöslichen Wismutdoppelsalzes mit Eiweiss bestehend. In Wasser meist trübe löslich infolge eines Gehaltes an unlöslich gewordenem Eiweiss.

Das Handelspräparat enthält 10—12 Proc. Wismut.

Anwendung. Bismutum albuminatum wirkt als mildes Wismutpräparat und wird besonders bei Magen- und Unterleibskrämpfen in der Dosis von 0,3—1 g täglich 3—4mal gegeben.

Bismutum carbonicum.

Bismutum carbonicum (Ergänzb.). **Bismuthi Carbonas** (Brit.). **Bismuthi Subcarbonas** (U-St.). **Wismutsubkarbonat.** Ist je nach der Bereitung von verschiedener Zusammensetzung, durchschnittlich etwa $CO_3(BiO)_2 + \frac{1}{2}H_2O$. Zur Darstellung rührt man 100 Th. krystall. Wismutnitrat mit Wasser zu einem feinen Brei an und trägt diesen in kleinen Antheilen unter Umrühren in eine heisse, filtrirte Lösung von 50 Th. Ammoniumkarbonat in 1000 Th. ¡Wasser ein. Man digerirt etwa 1—2 Stunden (Umrühren!) im Wasserbade, wäscht aus und trocknet. Ausbeute 55 Th.

Eigenschaften. Weisses oder gelblichweisses, amorphes Pulver, ohne Geruch, specifisch schwer. Unlöslich in Wasser oder Weingeist, löslich in Salpetersäure oder Salzsäure unter Aufbrausen. Beim Glühen hinterlässt es citronengelbes Wismutoxyd. Es fordern: Ergänzb. > 85 Proc. U-St. $= 87$—91 Proc. Bi_2O_3. Brit. lässt die Bestimmung als Wismutsulfid ausführen und verlangt 99 Proc. Bi_2S_3 entsprechend 89,7 Proc. Bi_2O_3.

Prüfung. 1) Beim Erwärmen mit Kalilauge entwickele es nicht den Geruch nach Ammoniak. 2) Wird eine mit verdünnter Schwefelsäure hergestellte Lösung von 1 g des Salzes mit 2 ccm konc. Schwefelsäure gemischt und nach dem Erkalten mit 2 ccm Ferrosulfatlösung überschichtet, so darf keine braune Zwischenzone auftreten (Salpetersäure). 3) Wird 1 g des Salzes in Salpetersäure gelöst und die Lösung mit Ammoniak im Ueberschuss gefällt, so darf das Filtrat durch Natriumphosphatlösung nicht getrübt werden (Magnesiumkarbonat). 4) Auf die übrigen metallischen Verunreinigungen ist die salpetersaure Lösung wie unter Bismutnitrat angegeben zu prüfen.

Aufbewahrung. Vor Schwefelwasserstoff geschützt. *Anwendung.* Wirkt etwa wie Wismutsubnitrat, aber zugleich säuretilgend. Man giebt es zu 0,3—1,0 g drei- bis viermal täglich in Pulvern.

Pastilli Bismuti carbonici. 1,0 g schwere Pastillen aus Kakao-Masse, je 0,25 g Bismutcarbonat enthaltend.

Bismutum citricum.

I. Bismutum citricum. Wismutcitrat. Citrate de bismuth. Bismuthi Citras
(U-St.). $C_6H_5O_7Bi$.   Mol. Gew. $= 397$.

100 Th. Wismutsubnitrat werden mit 70 Th. Citronensäure und 400 Th. Wasser 15 Minuten oder so lange gekocht, bis ein Tropfen der Flüssigkeit sich in Ammoniakflüssigkeit klar auflöst. Dann giebt man 5000 Th. Wasser hinzu, lässt absetzen, wäscht den Niederschlag, bis das Waschwasser geschmacklos abläuft, und trocknet den Rückstand bei 50—60⁰ C. (U-St.).

Weisses, amorphes oder mikrokrystallinisches Pulver, ohne Geruch und Geschmack, luftbeständig. Unlöslich in Wasser oder in Alkohol, löslich in Ammoniakflüssigkeit und in den Lösungen der Alkalicitrate.

II. Bismutum-Ammonio-citricum. Ammonium - Wismutcitrat. Bismuthi et
Ammonii Citras (U-St.). Man rührt 100 Th. Wismutcitrat mit 200 Th. Wasser zu einem Brei an, erwärmt die Mischung auf dem Wasserbade und giebt soviel Ammoniakflüssigkeit hinzu, bis das Salz gelöst und die Lösung neutral oder nur schwach alkalisch ist. Man filtrirt alsdann, dampft im Wasserbade zum Sirup ein, und verwandelt diesen durch Aufstreichen auf Glasplatten und Trocknen in Lamellen. — Durchsichtige farblose Blättchen, an der Luft undurchsichtig werdend, leicht löslich in Wasser, wenig löslich in Alkohol.

Liquor Bismuthi et Ammonii Citratis (Brit.). Liquor Bismuti. Man löst
70 Th. Wismutsubnitrat in 150 Th. Salpetersäure von 25 Proc. und setzt zu dieser Lösung unter Umrühren solange Wasser hinzu, bis sie beginnt sich zu trüben. Dann fügt man eine Lösung von 70 Th. Kaliumcitrat und 20 Th. Kaliumkarbonat in wenig Wasser hinzu und erhitzt bis zum Sieden. Nach dem Erkalten wird der erzeugte Niederschlag mit Wasser bis zur völligen Entfernung der Salpetersäure gewaschen, alsdann fügt man Ammoniakflüssigkeit bis zur Auflösung bez. Neutralität hinzu, füllt mit Wasser auf 1000 Th. auf und filtrirt. — Neutrale oder schwach alkalische Flüssigkeit von schwach metallischem Geschmack; spec. Gew. 1,070. Enthält in 1 ccm $= 0,05$ g Wismutoxyd.

Bismutum citro-boricum. Natrium-Wismutcitropyroborat. 399 Th. Wismutcitrat und 382 Th. Borax werden gemischt und in einer hinreichenden Menge Wasser gelöst. Man filtrirt, dampft zum Sirup ein, streicht diesen auf Glasplatten und trocknet.

Liquor Ferri et Bismuti citrici. 100 Th. des Liquor Bismuti et Ammonii citrici, 5 Th. Ferrum citricum und 2 Th. Ammoniakflüssigkeit (0,96) werden im Dampfbade auf 100 Th. eingedampft. Zu 4—8,0 g mit Wein bei Dyspepsie und Gastralgie der Phthisiker.

Liquor Bismuti citrici kalicus. Liquor bismuticus ad capillos. 10 Th. Wismutsubnitrat und 150 Th. Glycerin werden gemischt und unter Erwärmen im Wasserbade mit soviel Kalilauge versetzt, dass Auflösung erfolgt. Dann macht man mit Citronensäure schwach sauer, neutralisirt wieder mit Kalilauge und füllt mit Wasser auf 300 Th. auf. Zum Braunfärben der Haare 2—3 mal wöchentlich aufzutragen.

Liquor Bismuti natrico-glycerinatus. Alkalische Wismutlösung. Reagens auf Traubenzucker. Man digerirt im Wasserbade 10 Th. Wismutsubnitrat, 30 Th. Glycerin, 50 Th. Natronlauge von 1,333 spec. Gew. und 110 Th. Wasser. Die filtrirte Lösung soll $= 200$ Th. betragen. Sie giebt beim Erhitzen mit Traubenzucker Ausscheidung von metallischem Wismut.

Bismutum oxydatum.

I. Bismutum hydroxydatum. Bismutum oxydatum hydratum. Wismuthydroxyd. Oxyde de bismuth hydraté (Gall.). BiO_2H. Mol. Gew. $= 241$.

Man löst 100 Th. kryst. Wismutnitrat in einer Mischung von 330 Th. Salpetersäure (25 Proc.) und 670 Th. Wasser. Diese Lösung wird mit soviel Ammoniakflüssigkeit versetzt, dass diese deutlich vorwaltet. Man lässt einige Zeit stehen, filtrirt oder colirt den Niederschlag ab, wäscht ihn vollständig aus und trocknet ihn bei 60—70⁰ C. (Gall.).

Weisses, neutrales, geschmackloses, in Wasser unlösliches ¡Pulver. Löst sich in Säuren unter Bildung der betreffenden Wismutsalze. Frischgefälltes Wismuthydroxyd löst sich bei Gegenwart von genügender Menge Glycerin in Natronlauge auf (s. S. 484). Wird namentlich in frischgefälltem Zustande zur Darstellung einiger wichtiger Wismutsalze verwendet. — Da die Verbindung rund 96 Proc. Wismutoxyd enthält, so wird sie in der Technik bisweilen anderen Wismutsalzen (z. B. dem Wismutsubnitrat) zugemischt, um diese auf den vorgeschriebenen Gehalt an Wismutoxyd zu bringen.

II. Bismutum oxydatum. **Wismutoxyd. Bismuthi Oxydum** (Brit.). **Bi_2O_3. Mol. Gew. $= 464$.** Zur Darstellung kocht man Wismutsubnitrat mit einem Ueberschuss von Natronlauge einige Zeit, wäscht das Wismutoxyd mit Wasser und trocknet es (Brit.). Specifisch schweres, citronengelbes, mikrokrystallinisches Pulver, welches sich beim Erhitzen vorübergehend dunkler färbt. In Mineralsäuren löslich, in Wasser und den Alkalien fast unlöslich.

Intestin. Gemisch aus Wismutoxyd, Benzoësäure und Naphthalin. (Darm-Antisepticum.)

Bismutum nitricum.

I. † Bismutum nitricum crystallisatum. **Bismutum trisnitricum. Krystallisirtes** (oder **neutrales**) **Wismutnitrat** oder **kryst. salpetersaures Wismut. Azotate de Bismuth neutre. Bismuthi trinitras. $Bi(NO_3)_3 + 5H_2O$. Mol. Gew. $= 484$.**

Darstellung. Man giebt in einen nicht zu dünnwandigen Kolben von 5 Liter Fassungsraum 2500 g Salpetersäure von 1,20 spec. Gew. Diesen Kolben setzt man schräg in ein Wasserbad oder Sandbad ein und heizt langsam an. Wenn die Temperatur der Säure $= 80^0$ C. ist, so stellt man die Feuerung ab und trägt in die Säure allmählich, in kleinen Antheilen, aber ohne Unterbrechung, 500 g grob gepulvertes und gesiebtes (!) Wismut-Metall ein, dessen Auflösung unter stürmischer Entwickelung von Stickstoffoxyden erfolgt. (Daher Ausführung dieser Operation unter einem Abzuge oder im Freien!) Wenn es nöthig werden sollte, kann man die vollständige Auflösung des Metalles durch nochmaliges Anwärmen des Kolbeninhaltes unterstützen.

Ist alles oder nahezu alles gelöst, so erhitzt man die Lösung kurze Zeit zum Sieden, lässt sie erkalten und stellt sie in einer starkwandigen (!) Flasche so lange zum Absetzen, bis sie vollkommen klar geworden ist. (Ein weisser Bodensatz besteht aus Wismutarseniat!) Man filtrirt alsdann die Lösung durch Papier, Collodiumwolle, Glaswolle oder Asbest und dampft das klare Filtrat bis zur Krystallisation ein. — Die erhaltenen Krystalle werden in einem Trichter gesammelt und nach dem Abtropfen der Mutterlauge einige Male mit kleinen Mengen einer Mischung von 7 Th. Wasser und 2 Th. Salpetersäure nachgewaschen. Dann trocknet man sie durch Wälzen auf Filtrirpapier und bringt sie in gut zu verschliessenden Gefässen unter (Germ.).

Die Mutterlaugen liefern beim Eindampfen weitere Mengen von Krystallen. Aus der letzten Mutterlauge fällt man das Wismut durch Natriumkarbonat als Wismutkarbonat.

Eigenschaften. Grosse, farblose, durchsichtige, etwas feucht aussehende säulenförmige Krystalle. Sie schmelzen bei 73^0 C. in ihrem Krystallwasser, geben bei 80^0 C. Salpetersäure und Wasser ab unter Uebergang in ein basisches Wismutnitrat $BiONO_3 + \frac{1}{2}H_2O$. Ueber 260^0 C. hinaus tritt weitere Zersetzung ein. In wenig Wasser oder in Salpetersäure oder in Eisessig zu einer stark sauren Flüssigkeit löslich, die durch Zusatz von viel Wasser unter Abscheidung von basischem Wismutnitrat getrübt wird. Löslich auch in 5 Th. Glycerin. Diese Lösung kann, ohne dass sie alsbald getrübt wird, mit ziemlich viel Wasser verdünnt werden. — Die Prüfung erfolgt wie bei dem folgenden Präparate. Aufbewahrung: Vorsichtig.

II. Bismutum subnitricum (Austr. Germ. Helv.). Azotate (sous) de bismuth (Gall.). Bismuthi Subnitras (Brit. U-St.). Bismutum nitricum praecipitatum. Basisches Wismutnitrat. Basisch-salpetersaures Wismut(oxyd). Magisterium Bismuti. Wismut-Weiss.

Darstellung. 100 Th. kryst. Wismutnitrat werden in einem Porcellan-Mörser mit 400 Th. kaltem destillirten Wasser feingerieben, bez. zu einer gleichmässigen Flüssigkeit angerieben. Diese Flüssigkeit trägt man in mehreren Absätzen unter Umrühren in 2100 Th. siedendes Wasser ein. Von dem entstandenen Niederschlag wird nach völligem Absetzen und Erkalten die überstehende Flüssigkeit abgezogen. Alsdann sammelt man den Niederschlag auf einem Kolatorium oder einem Filter, wäscht ihn mit dem ihm gleichen Volumen kalten Wasser aus, lässt abtropfen und trocknet bei 30° C. unter möglichstem Schutze vor Schwefelwasserstoff (Germ.).

Aus der Mutterlauge schlägt man das in dieser gelöste Wismut entweder durch Natriumkarbonat oder durch Ammoniak nieder. — Bei der im Vorstehenden beschriebenen Fällung des Wismutnitrates ist sowohl die Temperatur als auch die Menge des anzuwendenden Wassers genau einzuhalten.

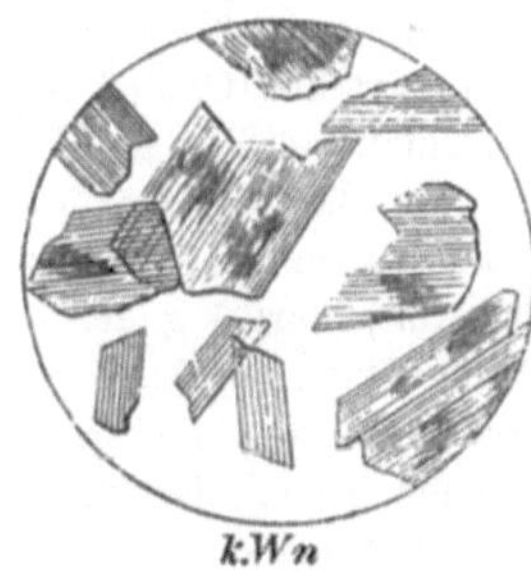

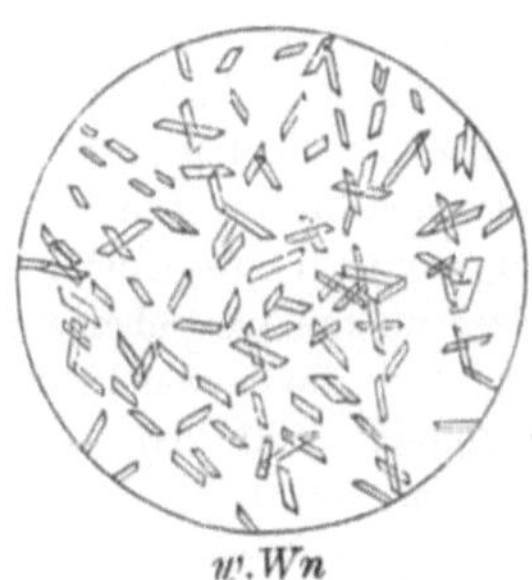

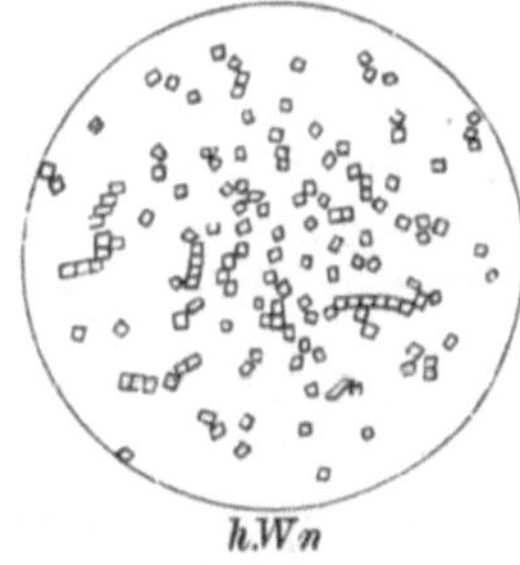

Fig. 116.
Wismutsubnitrat aus kalter
Flüssigkeit gefällt.
120 fache Vergrösserung.

Fig. 117.
Offic. Präparat.
Wismutsubnitrat aus 80—90° C.
heisser Flüssigkeit gefällt.
120 fache Vergrösserung.

Fig. 118.
Wismutsubnitrat aus kochend-
heisser Flüssigkeit gefällt.
120 fache Vergrösserung.

Eigenschaften. Die physikalische Beschaffenheit des Wismutsubnitrates hängt von den Fällungsbedingungen, namentlich von der Menge und der Temperatur des zur Fällung verwendeten Wassers ab. Je niedriger die Fällungstemperatur ist, desto grobkörniger fällt auch das Präparat aus. Ausserdem enthält das bei Siedehitze gefällte Wismutsubnitrat mehr Wismuthydroxyd als das bei niedriger Temperatur erhaltene. Die physikalische Beschaffenheit des Präparates ist nicht ohne Einfluss auf seine Auflöslichkeit in Säuren und wohl auch auf seine therapeutische Wirkung.

Schneeweisses, lockeres, krystallinisches Pulver, ohne Geruch und fast ohne Geschmack, unter dem Mikroskop kleine glänzende, rhombische Prismen darstellend. Gegen Lackmus von saurer Reaktion. Vom Sonnenlichte wird es nicht verändert. (Im Lichte grau werdendes Wismutsubnitrat ist durch Silberchlorid verunreinigt.) Unlöslich in Wasser, Alkohol, Glycerin (s. S. 488), löslich in mässig verdünnter Salpetersäure, Salzsäure, Schwefelsäure. Es besteht aus etwa 79—82 Proc. Wismutoxyd Bi_2O_3, 15—17 Proc. Salpetersäure N_2O_5 und 4—5 Proc. Wasser. Bei 100° C. schon entweichen etwa 3—5 Proc. Salpetersäure + Wasser, bei höherer Temperatur tritt völlige Zersetzung ein, so dass lediglich citronengelbes Wismutoxyd hinterbleibt. Die einzelnen Pharmakopöen normiren den Gehalt des Präparates an Wismutoxyd Bi_2O_3 wie folgt:

	Austr.	Brit.	Gall.	Germ.	Helv.	U-St.
Proc. Bi_2O_3	—	76,1	76,78	79—82	80,0	79—82

Als Ausdruck der chemischen Zusammensetzung des Präparates wird in der Regel die Formel $BiO(NO_3) + H_2O$ angenommen.

Prüfung. 1) Das Vorhandensein von Wismutoxyd, Salpetersäure und Wasser kann man einfach durch Glühen des Präparates feststellen. Hiermit würde sich die Bestimmung des Wismutoxydgehaltes verbinden lassen, welche durch Glühen von 1 g des Präparates im Porcellantiegel bis zum konstanten Gewicht auszuführen ist. 2) Es sei geruchlos. (!) Bisweilen nimmt ein Wismutsubnitrat im Verlauf der Aufbewahrung einen von Salpetrigsäure herrührenden Geruch nach Chlor oder Jod an. Ein solches Präparat lässt sich wieder geruchlos machen, wenn man es in dünner Schicht auf Porcellantellern ausbreitet und an einem warmen Orte trocknet. 3) 0,5 g des Wismutsubnitrates sollen sich bei 15—16°C. in 25 ccm verdünnter Schwefelsäure klar und ohne Entbindung von Kohlensäure auflösen. Ein Theil dieser Lösung wird mit Ammoniak im Ueberschuss versetzt; es darf keine Blaufärbung auftreten, anderenfalls wäre Kupfer zugegen. Ein anderer Theil wird mit Wasser verdünnt. Alsdann fällt man das Wismut durch Schwefelwasserstoff vollständig aus. Das vom Wismutsulfid gewonnene Filtrat darf wägbare Mengen eines glühbeständigen Abdampf-Rückstandes nicht hinterlassen, anderenfalls könnten Salze der Alkalien oder alkalischen Erden zugegen sein. Wir möchten hierzu bemerken, dass eine völlige, klare Auflösung von Wismutsubnitrat in den vorgeschriebenen Mengen verdünnter Schwefelsäure bei vielen grobkörnigen Präparaten fast nicht möglich ist. 4) 0,5 g basisches Wismutnitrat werden in 5 ccm Salpetersäure gelöst; die Lösung muss klar sein und darf auf Zusatz von 0,5 ccm Silbernitratlösung höchstens opalisirend getrübt (Chlor), sowie durch 0,5 ccm einer mit der gleichen Gewichtsmenge Wasser verdünnten Baryumnitratlösung nicht getrübt werden (Schwefelsäure). Die Verdünnung der Baryumnitratlösung ist nothwendig, weil sich sonst Baryumnitrat ausscheiden kann, welches in konc. Salpetersäure schwer löslich ist. — Mit Natronlauge im Ueberschusse erwärmt, darf 1 g des Präparates Ammoniak nicht entwickeln, d. h. die entweichenden Dämpfe dürfen feuchtes rothes Lackmuspapier nicht bläuen (Ammoniak). 5) Wird der Glührückstand von 1) zerrieben und in 3 ccm Zinnchlorür-Lösung gelöst, so darf innerhalb 1 Stunde bräunliche Färbung nicht auftreten (Arsen). Der Nachweis des Arsens erfolgt indess zweckmässiger dadurch, dass man den Glührückstand in verdünnter Schwefelsäure auflöst und die Lösung in den Marsh'schen Apparat bringt. 6) Man löst 0,5 g Wismutsubnitrat in Salzsäure, kocht diese Lösung einige Minuten und versetzt sie noch heiss mit einer Lösung von schwefliger Säure: Es darf auch nach längerem Stehen weder eine rothe (Selen) noch eine schwarze Färbung (Tellur s. unten) eintreten.

Aufbewahrung. Unter den indifferenten Arzneimitteln, vor Ammoniak und Schwefelwasserstoff wohl geschützt.

Anwendung. Die löslichen Wismutverbindungen wirken innerlich toxisch; dem so gut wie unlöslichen Wismutsubnitrat kommen toxische Eigenschaften kaum zu. Es wirkt äusserlich und innerlich adstringirend und wegen seiner Verwandtschaft zu Schwefel und vielen Verbindungen des letzteren desinficirend und desodorisirend.

Man wendet es an: Aeusserlich als Streupulver bei der Wundbehandlung, zu Einblasungen in den Kehlkopf, zum Desodoriren jauchiger Wunden, besonders in Körperhöhlen (beruht auf Bildung von Bi_2S_3); innerlich bei Dyspepsie, Magengeschwüren, Krebs, Brechdurchfällen, Darmgeschwüren.

Die Ausscheidung erfolgt bis auf Spuren durch die Faeces als Wismutsulfid; die Stühle sind daher schwarz gefärbt. Enthält das Wismutsubnitrat Tellur, so nimmt nach dem Gebrauche der Athem unangenehmen Geruch an.

Bestimmung der Salpetersäure. 5 g Wismutsubnitrat werden in 100 ccm destillirtem Wasser suspendirt. Man setzt einige Tropfen Phenolphthaleïnlösung hinzu und titrirt unter Abkühlung mit Normal-Kalilauge, bis eine 10 Minuten lang beständige Rothfärbung auftritt. 1 ccm Normal-Kalilauge zeigt 0,054 g N_2O_5 an.

Tablettes de sous-nitrate de Bismuth. (Gall.) Bismuti subnitrici 10,0 g, Sacchari albi 90,0, Mucilaginis Tragacanthae 9,0, fiant pastilli 100.

Quesneville's Crème de Bismuth. Ist das frisch, aus kalter Flüssigkeit gefällte, wenig ausgewaschene, noch feuchte Wismutsubnitrat. Französische Specialität gegen Diarrhöe: 5—10 g in 100 g Zuckersirup vertheilt; davon zweistündlich 1 Kaffeelöffel.

Aqua leniens externa.

Rp. Bismuti subnitrici   1,0
    Aquae Amygdalarum amararum
    Tincturae Digitalis
    Tincturae Benzoës   āā 5,0
    Glycerini   25,0
    Aquae Rosae   100,0.

Aeusserlich gegen Jucken, Abschälen der Haut, Hautausschläge etc.

Enema cum Bismuto subnitrico.

Rp. Bismuti subnitrici   10,0
    Opii pulverati   0,05
    Aquae   50,0
    Mucilaginis Gummi arabici 20,0.

Zu einem Klystier bei Diarrhoe, Dysenterie.

Injectio Bismuti RICORD.

Rp. Bismuti subnitrici 15,0
    Aquae Rosae   200,0.

M. D. S. Umgeschüttelt täglich dreimal eine Einspritzung bei Gonorrhoe.

Injectio Bismuti (Form. Berol.).

Rp. Bismuti subnitrici 5,0
    Aquae destillatae 195,0.

Linctus Bismuti subnitrici.

Rp. Bismuti subnitrici   1,0
    Mucilaginis Gummi arabici
    Sirupi simplicis   āā 30,0
    Aquae destillatae   120,0.

Umgeschüttelt täglich 1 Theelöffel bei Brechdurchfall der Kinder.

Linimentum cosmeticum

gegen Sommersprossen und Hautflecke.

Rp. Bismuti subnitrici   2,0
    Gummi arabici   4,0
    Aquae Rosae   30,0
    Glycerini   20,0
    Tincturae Benzoës 10,0.

Hautflecke täglich ein- bis zweimal mit der umgeschüttelten Mischung zu bestreichen.

Pasta Bismuti OSTHOFF.

Rp. Bismuti subnitrici q. s.

Wird mit abgekochtem Wasser zu einem dicken Brei angerieben und dieser mittels Pinsels auf die Brandwunden aufgestrichen.

Pulvis anticardialgicus OPPOLZER.

Rp. Bismuti subnitrici   1,25
    Morphini acetici   0,05
    Sacchari albi   5,0.

Divide in partes aequales X. Dreimal täglich ein Pulver bei Herzweh.

Pulvis antidiarrhoïcus.

Rp. Bismuti subnitrici
    Calcii carbonici   āā 5,0
    Opii pulverati   0,25.

Divide in partes aequales X. Täglich zweimal vor der Mahlzeit ein Pulver, bei chronischer Diarrhoe.

Pulveres antidyspeptici GENDRIN.

Rp. Bismuti subnitrici   5,0
    Concharum praeparatarum 8,5
    Fabae St. Ignatii   1,0.

Divide in partes XX. Vor der Mahlzeit ein Pulver.

Pulvis stomachicus (Form. Berol.).

Rp. Bismuti subnitrici
    Rhizom. Rhei   āā 5,0
    Natrii bicarbonici 20,0.

Unguentum Bismuti (München. Vorschr.).

Rp. Bismuti subnitrici 5,0
    Unguenti lenientis 20,0.

Morgens und abends einzureiben (auf Flechten, und andere Hautausschläge, bei Hautjucken).

Unguentum contra intertriginem GUYON.

Rp. Bismuti subnitrici
    Zinci oxydati albi āā 2,5
    Unguenti Glycerini 30,0.

Unguentum pomadinum capillos fuscans.

Rp. Bismuti subnitrici   5,0
    Olei Amygdalarum   gtt. XV
    Unguenti pomadini   40,0
    Tincturae Catechu   5,0.

D. S. Pomade zum Braunfärben des Haupthaares (der Erfolg tritt langsam ein).

Trochisci Bismuti compositi (Brit.).

Rp. Bismuti carbonici
    Magnesii carbonici ponderosi āā 13,0
    Calcii carbonici praecipitati   26,0
    Sacchari albi   52,0
    Gummi arabici   4,0
    Mucilaginis Gummi arabici   4,0
    Aquae Rosae q. s. ad Trochisc. 100.

PATERSON's Pastillen. 10,0 Wismutsubnitrat, 10,0 gebrannte Magnesia, 90,0 Zucker, 0,2 Traganth werden mit Pomeranzenblüthenwasser zu 100 Pastillen verarbeitet. 5—10 Stück den Tag über bei Dyspepsie und Gastralgie.

PATERSON's Pulver. 5,0 Wismutsubnitrat, 5,0 gebrannte Magnesia und 80,0 Zucker.

Physichrom. Haar-Regenerirungsmittel von Apotheker Dr. JOH. LAMATSCH in Wien, zur Rückerstattung der Natur-Haarfarbe. Besteht aus 120 g einer klaren wasserhellen Flüssigkeit, bereitet aus 1,2 kryst. Wismutnitrat, 14 Glycerin, 20,0 Natriumthiosulfat, 2,8 g salpetersaurem Alkali, 1,3 g Aetzalkali, und 81,7 g Wasser — und einer Vorbereitungsflüssigkeit Nr. 1, aus 0,9 g Kochsalz, 3,1 g Aetznatron, 1,8 g kryst. kohlensaurem Natron und 74,2 g Wasser. 6 Mk. (HAGER, Analyt.)

Prinzessin-Wasser. Waschwasser zur Erhaltung und Erzeugung eines reinen Teint's. Wismutsubnitrat 1,0, Talkpulver 15,0, Rosenwasser 150,0.

Bismutum oxyjodatum.

I. † Bismutum oxyjodatum (Ergänzb.).   **Wismutoxyjodid.**   **Basisches Wismutjodid.**   **BiOJ.   Mol. Gew. = 351.**

Darstellung. 95,4 g krystallisirtes Wismutnitrat werden in der Kälte in etwa 120 ccm Eisessig gelöst und unter Umrühren in eine Lösung von 33,2 g Jodkalium und 50 g Natriumacetat in 2 Liter Wasser unter Umrühren eingetragen. Jeder einfallende Tropfen bewirkt zuerst die Ausscheidung eines grünlich braunen Niederschlages, der sich beim Anfang der Operation sofort in einen citronengelben Niederschlag umwandelt. Bei fortschreitendem Zusatz der essigsauren Wismutlösung nimmt der Niederschlag allmählich lebhaft ziegelrothe Färbung an. Man lässt absetzen, wäscht das ausgeschiedene Wismutoxyjodid vorerst durch Dekanthiren, dann auf einem Filter oder Kolirtuch und trocknet es schliesslich bei 100° C.

Eigenschaften. Lebhaft ziegelrothes, specifisch schweres, nach Jod riechendes, in Wasser und in Weingeist, auch in Alkohol und in Chloroform unlösliches Pulver, welches im trockenen Probirrohre erhitzt violette Joddämpfe entwickelt unter Hinterlassung eines im wesentlichen aus Bismutoxyd bestehenden Rückstandes. Von konc. Mineralsäuren wird es namentlich beim Erwärmen unter Abscheidung von Jod, von Aetzalkalien unter Bildung von Wismutoxyd zersetzt. Beim Schütteln mit verdünnter Schwefelsäure liefert es schwarzbraunes Wismutjodid BiJ_3.

Prüfung. 1) Werden 0,5 g mit 10 ccm Wasser geschüttelt, so darf das Filtrat nach dem Ansäuern mit Salpetersäure durch Silbernitratlösung nur opalisirend getrübt werden (Chlor). 2) Wird 1,0 g des Salzes mit 10 ccm verdünnter Schwefelsäure geschüttelt, und das Filtrat mit der doppelten Raummenge konc. Schwefelsäure gemischt, alsdann 1 Tropfen Indigolösung zugefügt, so muss die Flüssigkeit deutlich blau gefärbt erscheinen (Salpetersäure). 3) Wird 1 g des Salzes mit 10 g Salpetersäure im Porcellantiegel zur Trockne gedampft und der Rückstand bis zu konstantem Gewicht geglüht, so müssen 0,66—0,675 g an Gewicht erhalten werden. 4) Der Glührückstand sub 3 wird durch Auflösen in Stannochloridlösung auf Arsen geprüft (s. S. 490).

Aufbewahrung. Vor Licht geschützt, vorsichtig (Ergänzb.).

Anwendung. Als ungiftiges, geruchloses Trocken-Antisepticum, dem Jodoform analog, bei eiternden Wunden, Ulcerationen in Substanz. Bei Gonorrhoe in Suspension mit Wasser (1:100). Innerlich zu 0,1—0,3 g mehrmals täglich bei Magengeschwüren und bei typhösem Fieber.

KRAUTS Reagens (Ersatz von DRAGENDORFFS Reagens; s. S. 207, No. 13). Alkaloidreagens. 80 g Wismutsubnitrat werden in 200 g Salpetersäure von 1,18 spec. Gew. gelöst und die Lösung in eine konc. Lösung von 272 g Kaliumjodid eingegossen. Nach dem Auskrystallisiren des Salpeters wird die Flüssigkeit filtrirt und mit Wasser auf 1 l aufgefüllt. Bei der Anwendung ist die zu fällende Alkaloid-Lösung mit so viel verdünnter Schwefelsäure zu versetzen, dass diese nach Zersetzung etwa vorhandener Salze im Ueberschuss vorhanden ist.

II. † Bismutum oxyjodatum subgallicum.   **Wismutoxyjodidgallat.**   **Airol.** $C_6H_2(OH)_3CO_2 . Bi(OH)J.$ **Mol. Gew. = 521.**

Darstellung. 350 Th. Wismutoxyjodid werden im frischgefällten Zustande mit etwa 500 Th. Wasser und 188 Th. Gallussäure im Wasserbade so lange erwärmt, bis alle Gallussäure an das Wismut gebunden ist, d. h. bis das ziegelrothe Wismutoxyjodid in ein graugrünes Pulver übergegangen ist. — Man kann auch 1 Mol. Wismutsubgallat bei Gegenwart von Wasser mit 1 Mol. Jodwasserstoffsäure erwärmen. D.R.P. 80399.

Eigenschaften. Graugrünes, voluminöses Pulver ohne Geruch und Geschmack, unlöslich in Wasser und in Weingeist, beim Kochen mit Wasser sich roth färbend. In verdünnten Säuren löst es sich leicht mit gelblicher Farbe. Von Natronlauge wird es ebenfalls gelöst; diese Lösung nimmt an der Luft rothe Färbung an. — Die Lösung des Salzes in stark verdünnter Salzsäure wird durch Ferrichlorid dunkelgrün gefärbt, durch

Schwefelwasserstoff schwarz gefällt. Schüttelt man die salzsaure Lösung mit wenig Chlorwasser und Chloroform, so wird letzteres violett gefärbt. — An feuchter Luft geht die Verbindung allmählich in ein rothes Pulver über, welche ein noch stärker basisches Wismutoxyjodidgallat darstellt. Der Jodgehalt des reinen Präparates beträgt 24,4 Proc.

Aufbewahrung. Vorsichtig, vor feuchter Luft und vor Licht geschützt, s. oben.

Anwendung. Als geruchloser, nicht reizender Ersatz des Jodoforms in der Wundbehandlung, also als Trocken-Antisepticum, entweder in Substanz als Pulver oder als 10 proc. Salbe, mit wasserfreien Vehikeln bereitet.

Pasta Airoli BRUNS.

Rp. Airoli
Mucilag. Gummi arab.
Glycerini āā 10,0
Boli albae 20,0.
Für Occlusiv-Verbände genähter Wunden.

Jodogallicin. Wismutoxyjodidmethylgallol. $C_6H_2(OH)_2CO_2 . CH_3 . BiO(OH)J$. Wird analog dem Airol durch Einwirkung von frisch gefälltem Wismutoxyjodid auf Gallussäuremethyläther (Gallicin s. S. 51) dargestellt.

Spez. leichtes, amorphes, dunkelgraues Pulver, in den gewöhnlichen Lösungsmitteln ist es unlöslich, von Säuren und Alkalien (auch schon von Wasser bei längerer Einwirkung) wird es in seine Komponenten zerlegt. Es enthält 23,6 Proc. Jod und 38,4 Proc. Wismut.

Ist als ungiftiges Antisepticum, bezw. als Ersatz des Jodoforms empfohlen worden.

Bismutum oxyjodatum pyrogallicum. Wismutoxydid pyrogallat $C_6H_2(OH)_2O . Bi(OH)J$. Wird durch längeres Digeriren molekularer Mengen von frisch gefälltem Wismutoxyjodid und Pyrogallol oder durch Fällen einer Lösung von Kaliumjodid und Pyrogallol mit einer essigsauren Lösung von Wismutnitrat dargestellt. [D.R.P. 94287.]

Sehr feines, amorphes Pulver von gelbrother Farbe, in Wasser und in den gewöhnlichen Lösungsmitteln unlöslich, und vollkommen licht- und luftbeständig. Wird durch Wasser nicht leicht zersetzt.

Anwendung als ungiftiges Antisepticum, bezw. als Jodoformersatz.

Bismutum subgallicum.

Bismutum subgallicum (Ergänzb.). **Bismutum gallicum. Wismutsubgallat. Wismutgallat. Dermatol. Gallate basique de Bismuth** (Gall.). **Subgallate of Bismuth.** $C_6H_2(OH)_3CO_2Bi(OH)_2$. **Mol. Gew. = 411.**

Darstellung. 150 Th. kryst. Wismutnitrat werden in 300 Th. Eisessig gelöst. Diese Lösung wird mit 2000—2500 Th. Wasser verdünnt und filtrirt. Hierzu fügt man unter Umrühren eine noch warme Lösung von 50 Th. Gallussäure in 2000—2500 Th. Wasser. Der entstehende gelbe Niederschlag wird zunächst durch Dekanthiren, später auf dem Saugfilter mit lauwarmem Wasser gewaschen, bis das Ablaufende nicht mehr sauer reagirt und mit Diphenylamin die Reaktion der Salpetersäure nicht mehr giebt. Alsdann trocknet man den Niederschlag auf porösen Tellern, zuerst bei mittlerer Temperatur, schliesslich bei 70—80⁰ C.

Eigenschaften. Gelbes, geruch- und geschmackloses Pulver, in Wasser, Weingeist oder Aether unlöslich, in Natronlauge zu einer gelbbraunen Flüssigkeit löslich, die an der Luft rothe Färbung annimmt. Verkohlt beim Erhitzen ohne zu schmelzen und hinterlässt schliesslich gelbes Wismutoxyd. — Durch Schwefelwasserstoffwasser oder durch Schwefelammonium wird es in braunschwarzes Wismutsulfid verwandelt.

Prüfung. 1) Werden 0,5 g des Salzes mit 5 ccm Weingeist geschüttelt und sogleich filtrirt, so darf das Filtrat blaues Lackmuspapier nicht röthen (freie Gallussäure). 2) 0,5 g des Salzes löse sich in 5 ccm Natronlauge klar auf (andere Wismutsalze bleiben ungelöst). 3) Werden 0,2 g Wismutsubgallat mit 1 ccm konc. Schwefelsäure übergossen, und wird die Lösung mit 2 ccm Ferrosulfatlösung überschichtet, so darf eine braune Zone nicht entstehen (Salpetersäure). 4) Das Salz muss beim Glühen und nachfolgender Behandlung mit Salpetersäure (s. S. 495) mindestens 55 Proc. Wismutoxyd hinterlassen (der theoretische

Gehalt an Bi$_2$O$_3$ beträgt 56,66 Proc.). **5)** Der sub 4 erhaltene Glührückstand ist in der bei *Bismutum subnitricum* (S. 490) angegebenen Weise auf metallische Verunreinigungen zu prüfen.

Aufbewahrung. Es ist hierüber nichts Besonderes zu erwähnen.

Anwendung. Wirkt zwar nicht erheblich antibakteriell, dagegen sekretionsbeschränkend und austrocknend. Man wendet es in Substanz als Pulver auf aseptischen Wunden im Trockenverbande an. Innerlich ist es zu 0,25—0,5 g gegen die Diarrhöen der Phthisiker und der Typhuskranken gegeben worden.

Dermatolgaze. 5, 10 und 20 Proc. Wird in der Regel so bereitet, dass man auf eine abgewogene Menge Gaze die entsprechende Menge Wismutsubgallat durch Aufstreuen vertheilt. Die Bestimmung erfolgt in hinreichend genauer Weise wie folgt: Man klopft über einem glatten Papierbogen die Hauptmenge des Wismutgallats ab, wägt diese und bestimmt alsdann in einem aliquoten Durchschnittsmuster der hinterbleibenden Gaze den Verbrennungsrückstand, welchen man als Bi$_2$O$_3$ in Rechnung stellt und auf Wismutgallat umrechnet. Genauer wird die Bestimmung, wenn man einen aliquoten Theil der abgeklopften Gaze nach KJELDAHL zerstört und das Wismut alsdann als Wismutsulfid oder Wismutoxyd bestimmt.

Pulvis insperorius Bismuti subgallici
(München. Vorschr.).
Bismutum subgallicum mixtum. Wismutsubgallatstreupulver. Dermatol-Streupulver. (MEISTER, LUCIUS & BRÜNING.)

Rp. Bismuti subgallici 20,0
Talci veneti 70,0
Amyli Tritici 10,0.

Pulvis insperorius cum Dermatolo
(Hamburg. Vorschr.).

Rp. Dermatoli 10,0
Talci veneti 40,0
Amyli Oryzae 50,0.

Bismuto-Magnesium gallicum. Wismut-Magnesiumgallat. C$_7$H$_2$MgBiO$_5$ wird als gelber, bei Zutritt von Luft und Licht sich grün färbender krystallinischer Niederschlag erhalten, wenn eine mit Magnesiumkarbonat gesättigte Gallussäurelösung durch eine Lösung von Wismutacetat gefällt wird.

† Pyroform. Wird dem Airol analog durch Behandeln von Wismutoxyjodid im frisch gefällten Zustande mit oxydirtem Pyrogallol (nach UNNA) dargestellt. Es wird an Stelle des Pyrogallols in der Dermatologie angewendet und soll weniger giftig sein als dieses.

Bismalum. Methylendigallussaures Wismut. D.R.P. 87099. Wird durch Digeriren von 4 Mol. Methylendigallussäure mit 3 Mol. Wismuthydroxyd erhalten. Graublaues, sehr voluminöses Pulver, in Alkalien mit gelbrother Farbe löslich, durch Säuren daraus wieder abscheidbar. Als Adstringens bei Diarrhöen zu 0,1—0,3 g, bei tuberkulöser Darmentzündung.

Bismutum subsalicylicum.

Bismutum subsalicylicum (Germ.). **Bismutum salicylicum** (Helv.). **Salicylate basique de bismuth** (Gall.). **Bismuthi Salicylas** (Brit.). **Wismutsubsalicylat. Salicylsaures Wismut.** C$_6$H$_4$(OH)CO$_2$BiO. **Mol. Gew. = 361.**

Von den verschiedenen Wismutsalicylaten wird das der obigen Formel entsprechende therapeutisch verwendet. Man kann es durch Fällung einer Wismutnitratlösung mit einer Natriumsalicylatlösung erhalten; zuverlässiger aber stellt man es in folgender Weise dar:

Darstellung. Man löst 484 Th. kryst. Wismutnitrat (Bi(NO$_3$)$_3$ + 5H$_2$O) unter Zusatz der gerade ausreichenden Menge Salpetersäure in 5—6000 Th. Wasser, fällt aus dieser Lösung durch Eintragen in verdünntes Ammoniak (oder Kalilauge, oder Natronlauge) das gesammte Wismut als Wismuthydroxyd und lässt einige Zeit absetzen. Dann hebert man die Flüssigkeit klar ab und wäscht das Wismuthydroxyd mit Wasser so lange aus, bis das Waschwasser keine Reaktion auf Salpetersäure mehr giebt. — Hierauf spült man das Wismuthydroxyd in einer Porcellanschale, rührt es mit warmem destillirtem Wasser zum dünnen Brei an, giebt 138 Th. Salicylsäure hinzu und erwärmt auf dem Wasserbade unter Umrühren. Wenn sich aus einer abfiltrirten Probe beim Erkalten Salicylsäure in Krystallen nicht mehr abscheidet, sammelt man das Salz, wäscht es einige Male mit lauwarmem Wasser aus und trocknet auf porösen Unterlagen, zuletzt bei etwa 75⁰ C.

Eigenschaften. Weisses, lockeres, beim Reiben elektrisch werdendes, aus kleinen Prismen bestehendes Pulver ohne Geruch und fast ohne Geschmack. Unlöslich in Wasser; beim längeren Kochen mit Wasser aber wird unter Abspaltung freier Salicylsäure ein basischeres Salz gebildet. Alkohol und Aether entziehen bei kurzer Einwirkung keine freie Salicylsäure. — Trägt man eine kleine Menge des Salzes in verdünnte Ferrichloridlösung ein, so erfolgt Violettfärbung. — Beim Erhitzen tritt Verkohlung ein; als Glührückstand hinterbleibt ein Gemenge von Bismut + Bismutoxyd + Kohle.

Prüfung. 1) Schüttelt man 0,5 g des Salzes mit 5 ccm Wasser und filtrirt sofort, so darf das Filtrat nicht sauer reagiren, auch wird es in der Regel durch Ferrichlorid nicht violett gefärbt (freie Salicylsäure). 2) Erhitzt man 1 g des Salzes im Porcellantiegel, so muss ruhiges Verkohlen eintreten (schiesspulverartiges Verbrennen deutet auf Gegenwart von Wismutnitrat). Wird der kohlige Rückstand nach dem Erkalten durch Befeuchten mit Salpetersäure, Eintrocknen und Glühen in Wismutoxyd verwandelt, so beträgt dessen Gewicht bei dem reinen Präparate 0,643 (= 64,3 Proc. Bi_2O_3). Die einzelnen Pharmakopöen verlangen folgenden Gehalt an Bismutoxyd: Germ. > 63⁰/₀, Helv. > 60⁰/₀, Brit. 62—64⁰/₀, Gall. 61⁰/₀. Diese Bestimmung zeigt, dass das der obigen Formel entsprechende Salz, und nicht etwa ein anders zusammengesetztes Wismutsalicylat vorliegt. 3) Der sub 2 erhaltene Glührückstand kann in der bei *Bismutum subnitricum* (S. 490) angegebenen Weise auf metallische Verunreinigungen geprüft werden. 4) Man bringt in ein trocknes Probirglas 0,5 g des Salzes, übergiesst mit 1 ccm konc. Schwefelsäure und mischt durch Schütteln. [Es dürfen keine braunrothen Streifen in der Mischung auftreten.] Schichtet man alsdann auf die Mischung 2 ccm Ferrosulfatlösung, so darf eine braune Zone nicht entstehen (Salpetersäure).

Aufbewahrung. Vor Schwefelwasserstoff geschützt aufzubewahren. Die Germ. hat überflüssigerweise auch noch Lichtschutz vorgeschrieben.

Anwendung. Es zeigt die specifische Wirkung der Wismutverbindungen und der Salicylsäure, wird auch gut vertragen. Innerlich zu 0,5—1,0 g mehrmals täglich in Pulverform bei verschiedenen Leiden des Magens und des Darmes, auch bei Typhus als Darm-Adstringens und innerliches Antisepticum. Aeusserlich als Ersatz des Jodoforms bei eiternden Wunden, Abscessen etc. empfohlen, aber nicht eingebürgert.

SCHÜTZE's Blutreinigungs-Pulver. Magnesii sulfurici sicci 65,0, Kalii sulfurici 35,0, Natrii bicarbonici 25,0, Acidi tartarici 15,0, Bismuti salicylici, Natrii chlorati āā 5,0, Lithii carbonici 0,3. (Vorschrift des Fabrikanten.)

Antichlorin. Mittel gegen Bleichsucht: Gemisch von Traubenzucker, basischem Wismutformiat und Natriumbikarbonat.

Bismutum valerianicum.

Bismutum valerianicum (Ergänzb.). **Wismutvalerianat. Baldriansaures Wismut. Valerianate de Bismuth. Bismuti Valerianas.** $Bi(C_5H_9O_2)_2 + 2\,Bi(OH)_3$ (?). **Mol. Gew. = 928 (?).**

Darstellung. 105,0 Wismutsubnitrat werden in einem porcellanenen Mörser mit wenig destillirtem Wasser zu einem zarten Brei zerrieben und dann mit einer Lösung von 40,0 krystallisirtem Natriumkarbonat und 30,0 Valeriansäure in 100,0 destillirtem Wasser gemischt. Nach einstündiger Digestion bei gelinder Wärme und öfterem Umrühren lässt man erkalten, · sammelt den Niederschlag, wäscht ihn mit kaltem Wasser aus, saugt ihn auf poröser Unterlage ab und trocknet ihn bei 50—60⁰ C.

Eigenschaften. Weisses, specifisch schweres, nach Baldriansäure riechendes Pulver. Unlöslich in Wasser und in Weingeist, dagegen unter Abscheidung öliger Tropfen leicht löslich in Salpetersäure. Diese Lösung wird durch Zusatz von viel Wasser milchig getrübt.

Prüfung. 1) Die salpetersaure Lösung werde a) durch Baryumchlorid (Schwefelsäure), b) durch verdünnte Schwefelsäure (Blei), nicht verändert, c) durch Silbernitrat nur opalisirend getrübt. 2) Wird 1 g Wismutvalerianat mit Hilfe von Salpetersäure im Porcellantiegel verascht (s. S. 495), so müssen 0,73—0,75 g Wismutoxyd hinterbleiben. **3)** Der erhaltene Glührückstand ist durch Auflösen in 3 ccm Stannochloridlösung auf Arsen zu prüfen (s. S. 490).

Anwendung. Zu 0,05—0,2 g mehrmals täglich in Pulvern, Pillen bei Neuralgieen, Cardialgien, Epilepsie, Chorea.

Bismuti Phenolata.

Unter obigem Namen sollen einige Verbindungen des Wismuts mit Phenolen zusammengefasst werden. Dieselben werden seit Anfang 1893 durch Dr. v. Heyden's Nachf. in Radebeul nach einem patentirten Verfahren dargestellt und zur therapeutischen Verwendung und zwar innerlich als Darmantiseptica, äusserlich als Jodoformersatz empfohlen.

Die Darstellung erfolgt am besten durch Einwirkung von Wismutchlorid oder Wismutnitrat auf Alkaliphenolate.

Bismutum phenolicum. Phenol-Wismut. $Bi(OH)_2(C_6H_5O)$. Grauweisses, neutrales Pulver, fast ohne Geruch und Geschmack, unlöslich in Wasser und in Alkohol. Durch Salzsäure wird es in Wismutchlorid und Phenol gespalten. Salpetersäure wirkt gleichfalls spaltend, nebenbei bildet sie mit dem Phenol gelb gefärbte Nitroprodukte.

Innerlich als Darmantisepticum mehrmals täglich 1 g; äusserlich als Jodoformersatz.

Bismutum meta-kresolicum. m-Kresol-Wismut. Grauweisses Pulver, dem vorigen in allen Punkten sehr ähnlich und wie dieses innerlich als Darmantisepticum, äusserlich als Jodoformersatz empfohlen.

Bismutum tribromphenolicum. Tribromphenol-Wismut. (Ergänzb.) Xeroform. $Bi_2O_2 . OH . (OC_6H_2Br_3)$. Gelbliches Pulver, unlöslich in Wasser und in Alkohol, neutral, geruchlos, geschmacklos, enthält 57—61 Proc. Bi_2O_3 (theoretisch 58,6 Proc.). Durch Salzsäure oder Salpetersäure wird unter Bildung von Wismutchlorid bezw. -nitrat Tribromphenol abgespalten. Wird 1 g des Pulvers mit 5 proc. Natronlauge gekocht, filtrirt und das Filtrat mit verdünnter Schwefelsäure versetzt, so entsteht ein weisser, käsiger Niederschlag, der nach dem Waschen und Trocknen bei 95° C. schmilzt (Tribromphenol). Zur Prüfung auf Arsen glüht man 1 g des Präparates im Porcellantiegel und löst den Glührückstand in 3 ccm Stannochloridlösung auf (s. S. 490).

Innerlich in Gaben von 0,5—1 g (täglich 5—7 g) als Darmantiseptikum, äusserlich als Jodoformersatz. Nach Hueppe ist es bei Cholera ein werthvolles Mittel. (Berl. klin. Wochenschr. 1893. 162.)

Bismutum resorcinicum. Resorcin-Wismut. $[(C_6H_4O_2)_3Bi_2]_3 + Bi_2O_3$. Gelblichbraunes Pulver, beim Verbrennen etwa 40 Proc. Wismutoxyd hinterlassend. Bei akutem und chronischem Magenkatarrh und bei Gährungsprocessen im Magen.

Bismutum naphtholicum. β-Naphthol-Wismut, Orphol. $Bi_2O_2(OH) .' (C_{10}H_7O)$. Bräunliches, geruch- und geschmackloses, neutrales Pulver, in Wasser und in Alkohol ist es unlöslich. Durch Salzsäure und Salpetersäure wird es unter Abscheidung von β-Naphthol zerlegt.

Innerlich als Darmantisepticum, äusserlich als Ersatz des Jodoforms. Schubenko und Blachstein haben bei Anwendung des Präparates (2 g pro die) bei Cholera gute Erfolge erzielt.

Bismutum pyrogallicum. Pyrogallol-Wismut, Helcosol. $[C_6H_3(OH)_2O]_2Bi . OH$. Gelbes Pulver, geruchlos, geschmacklos, nicht ätzend, unlöslich in Wasser, löslich in Natronlauge; diese Lösung ist braun und dunkelt infolge Absorption von Sauerstoff aus der Luft stark nach. Der Gehalt an Wismutoxyd Bi_2O_3 ist = 48 Proc.

Voraussichtlich als Antisepticum und in der Dermatologie.

Bismuti salia varia.

I. Bismutum benzoïcum. **Wismutbenzoat.** **Benzoësaures Wismut.** **Benzoate basique de Bismuth** (Gall). **Bismuthi Benzoas.** $C_6H_5CO_2 . BiO$ (?). **Mol. Gew. = 345 (?).**

Darstellung. Man fällt aus 48,4 Th. krystall. Wismutnitrat, wie auf S. 494 angegeben ist, das Wismuthydroxyd, wäscht es gut aus, spült es ohne Verlust in eine Porcellanschale, giebt Wasser bis zum Gesammtgewicht von 450 Th. sowie 13 Th. Benzoësäure (e *Toluolo*) hinzu und erhitzt unter Umrühren etwa $^1/_2$ Stunde auf dem Wasserbade. Man sammelt alsdann den Niederschlag, wäscht ihn 2—3 mal mit kleinen Mengen lauwarmen Wassers aus, saugt ab und trocknet bei ca 80° C.

Eigenschaften. Weisses, amorphes Pulver, ohne Geruch oder Geschmack, in kaltem Wasser so gut wie unlöslich. Unter Abscheidung von Benzoësäure löslich in Salzsäure, Salpetersäure und verdünnter Schwefelsäure. Durch Befeuchten mit Ferrichlorid färbt es sich lederbraun infolge Bildung von Ferribenzoat. Es hinterlässt beim Glühen (s. S. 495) 65—70 Proc. Wismutoxyd. Die oben angegebene Formel verlangt 67,25 Proc. Bi_2O_3.

Anwendung. Unter den gleichen Indikationen und in den nämlichen Gaben wie Wismutsalicylat. Es soll angeblich besser vertragen werden wie dieses s. S. 495.

II. Bismutum oxychloratum. **Wismutoxychlorid.** **Basisch Wismutchlorid.** **BiOCl. Mol. Gew. = 259,5.** Wird erhalten 1) durch Eintröpfeln einer Wismutnitratlösung in eine verdünnte Natriumchloridlösung und heisst alsdann Blanc d'Espagne oder Schminkweiss. 2) Durch Eintröpfeln einer Wismutnitratlösung in stark verdünnte Salzsäure und heisst alsdann Blanc de perle oder Perlweiss.

Die erhaltenen Niederschläge werden gewaschen und unter Abschluss des Sonnenlichtes bei mässiger Temperatur getrocknet. Sie dienen als Schminke. Verfälschungen: Bleiweiss wird nachgewiesen dadurch, dass man mit Kalilauge extrahirt und das Filtrat mit Schwefelwasserstoff behandelt. — Bei Gegenwart von Talkstein ist es in Salpetersäure nicht völlig löslich. Vor Schwefelwasserstoff geschützt aufzubewahren.

Bismutum chloratum. Wismutchlorid. Wismut-Butter. Butyrum Bismuti, $BiCl_3$, wird durch Einwirkung von Chlor auf metallisches Wismut erhalten. In Alkohol lösliche, weisse, butterähnliche Masse. Schmelzp. 227° C., Siedep. 450° C.

III. Bismutum lacticum. **Wismutlactat.** **Milchsaures Wismut.** Bereitet man durch Mischung von frisch gefälltem feuchtem Wismuthydrat, welches (laut vorhergehender Anweisung) aus 12,2 Wismutsubnitrat dargestellt ist, mit 11,0 der officinellen Milchsäure, und Eintrocknen der Mischung im Wasserbade.

Es ist ein in Wasser schwer lösliches weisses Pulver, welches in Gaben wie das Wismutsubnitrat in Anwendung gekommen ist.

IV. Bismutum peptonatum. **Wismutpeptonat.** **Peptonwismut.**

Darstellung. Die Darstellung dieses Salzes unterscheidet sich von der des Wismutalbuminates (s. S. 486) nur dadurch, dass Pepton spiss. an Stelle von Eiweiss tritt. 20 Th. Bismutum citricum ammoniacatum werden in Wasser zu einer konc. Lösung gelöst, mit einer filtrirten wässrigen Lösung von 80 Th. Pepton sicc. versetzt und genau wie das Wismut-Albuminat weiter behandelt.

Eigenschaften. Graubraunes, schwach sauer reagirendes Pulver, aus einem Gemisch eines wasserlöslichen Wismutdoppelsalzes mit Pepton bestehend. Es ist leicht löslich in Wasser, unlöslich in starkem Weingeist. Das Handelspräparat enthält 7—8 Proc. Wismut.

Anwendung. Das Präparat wirkt gleich dem Bismutum albuminatum als ein mildes Darmadstringens und wird bei Dyspepsien und Gasteralgien empfohlen.

V. Bismutum phosphoricum solubile (Raspe). Die Darstellung ist durch D. R. P. 78324 geschützt und geschieht durch Zusammenschmelzen von Wismutoxyd,

Phosphorsäure-Anhydrid und Natriumphosphat. Weisses, in 2 Th. Wasser lösliches Krystallpulver. Konc. Lösungen halten sich nicht lange, sehr verdünnte trüben sich dagegen erst nach einigen Tagen. Die Lösungen reagiren etwas alkalisch und besitzen schwach bittersalzigen Geschmack; durch Säuren und Basen, sowie durch Kochen werden sie getrübt. Wirkt als Adstringens des Darmes und wird bei akuten Diarrhöen Erwachsener, Darmtuberkulose, Typhusdurchfällen, Magenkrampf und gegen Kindercholera empfohlen. Erwachsene erhalten 0,2—0,5, Kinder 0,05—0,15 g mehrmals täglich in Form von Mixturen.

Bismutol. Angeblich ein Gemisch des Bismutum phosphoricum solubile mit Natriumsalicylat. Anwendung als antiseptisches Streupulver mit Talcum 1 : 2 bis 5, ferner in Salben 1 : 5 bis 10.

VI. Bismutum tannicum (Ergänzb.). Wismuttannat. Gerbsaures Wismut.

12 Th. Wismutsubnitrat werden in einem gut zu verschliessenden Glase mit einer Mischung aus 10 Th. Ammoniakflüssigkeit (0,960) und 15 Th. Wasser übergossen und öfter durchgeschüttelt. Die Mischung wird nach 1 Stunde (besser nach 5—6 Stunden) auf ein Filter gebracht, der Filterinhalt gut ausgewaschen, noch feucht mit einer Lösung von 15 Th. Gerbsäure in 15 Th. Wasser sorgfältig gemischt, im Wasserbade vollständig ausgetrocknet und feingerieben (Ergänzb.).

Gelbes oder schwach bräunlich - gelbes Pulver, ohne Geruch und Geschmack, in Wasser, Weingeist oder Aether unlöslich. Eine Formel lässt sich für das Präparat nicht angeben. — 1 g hinterlasse beim Glühen im Porcellantiegel unter Anwendung von Salpetersäure (s. S. 495) 0,40 g (40 Proc.) Wismutoxyd. — Der Glührückstand werde durch Auflösen in 3 ccm Stannochloridlösung auf Arsen geprüft (s. S. 490). In Gaben von 0,5—1,0 —2,0 mehrmals täglich und zwar als Pulver gegen Diarrhöen an Stelle des Wismutsubnitrates.

Blatta.

Blatta orientalis (Ergänzb.). **Schabe. Küchenschabe. Gemeine Schabe. Kakerlak. Schwarze Tarakane. Schwabe. Russe.** Ist das zu den **Orthoptera-Cursoria** gehörige, allgemein bekannte Insekt **Periplaneta orientalis L.**, wahrscheinlich aus dem Orient stammend, jetzt überall verbreitet, warme Orte bevorzugend, nur im Dunkeln zum Vorschein kommend.

Beschreibung. 19—23 mm lang, schwarzbraun mit helleren Beinen und Flügeldecken, langen Fühlern. Die Flügel sind beim Männchen lang, beim Weibchen klein. Der Kopf ist von dem glatten Brustschild bedeckt (Fig. 119). Wirksame Bestandtheile sind nicht isolirt. Das als solcher angegebene, krystallinische Antihydropin oder Taracanin hat sich als unwirksam erwiesen.

Einsammlung und Aufbewahrung. Die mit zusammengelegten Tüchern erschlagenen Insekten werden gesammelt, bei gelinder Wärme getrocknet und in gut verschlossenen Gefässen als

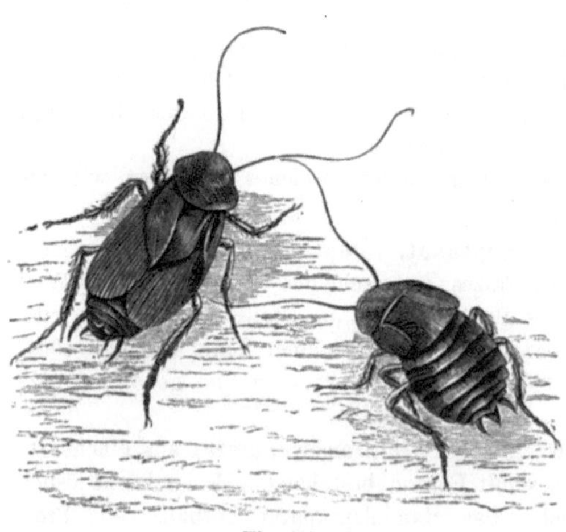

Fig. 119.

feines und als grobes Pulver, letzteres zu Aufgüssen, aufbewahrt. Die Haltbarkeit wird durch Einlegen eines mit Aether getränkten Wattebausches erhöht.

Wirkung und Anwendung. Wirken diaphoretisch und diuretisch, ohne die Nieren zu reizen.

Man verwendet sie als Pulver zu 0,5—1,0 oder in Pillen, 3—4mal täglich. Im Dekokt 5,0—10,0:150,0 dreimal täglich ein Esslöffel voll.

Verwechslung. Andere Arten, mit denen man sie verwechseln könnte, wie **Phyllodromia germanica Westwood** und **Ectobia lapponica Serv.** sind nur halb so gross, die in Europa selten vorkommende amerikanische **Periplaneta americana** wird bis 32 mm lang.

Tinctura Blattae orientalis. Liquor antihydropicus. Blattatinktur. Schabentinktur. Schabenpulver 1 Th. wird mit Weingeist (90 proc.) 5 Th. ausgezogen.

Schwabenpulver. Da diese lichtscheuen Insekten sich mit Vorliebe in Küchen und Wohnräumen in den Fugen der Herde und Oefen aufhalten, so sind zu ihrer Vertilgung giftige Mittel selbstverständlich ausgeschlossen. Ganz besonders sollte vor der Anwendung des gefährlichen Schweinfurter Grün (Kupferarseniat) gewarnt werden, wenn dasselbe zu diesem Zwecke in der Apotheke verlangt wird.

Man breitet Mischungen aus Borax und Weizenmehl, noch besser aus Borax und Insektenpulver, auf flachen Tellern aus und stellt diese auf; oder man formt daraus einen Teig und streicht denselben in die Fugen der Oefen. Benzin und Schwefelkohlenstoff sind ihrer Feuergefährlichkeit wegen nur mit grosser Vorsicht anzuwenden.

Boldo.

Peumus Boldus Molina (syn. **Boldoa fragrans Jussieu**), Familie der **Monimiaceae,** heimisch auf trockenen, sonnigen Hügeln in Chile, liefert die **Boldoblätter, Folia Boldo seu Boldu, Folia boldoa, Folia Ruiziae fragrantis, Feuilles de Boldo** (Gall.).

Beschreibung. Sie sind 4—8 cm lang, gestielt, eiförmig, ganzrandig, am Rande umgerollt, dick, steif, sehr zerbrechlich, unterseits mit deutlich hervortretenden, oberseits mit eingesunkenen Nerven, von zahlreichen Knötchen rauh, mit Büschelhaaren.

Die Epidermen beiderseits mit deutlicher Cuticula, unter der Epidermis der Oberseite ein schleimführendes Hypoderm, darunter die Palissadenschicht, im Mesophyll grosse Oelzellen. Spaltöffnungen nur auf der Unterseite.

Geruch und Geschmack kampferartig aromatisch.

Bestandtheile. 2 Proc. ätherisches Oel, vom spec. Gew. 0,914—0,945, das zwischen 170 und 250° C. siedet, ein Alkaloid Boldin zu 0,1 Proc., ein Glykosid Boldoglucin $C_{30}H_{32}O_8$ zu 0,3 Proc., ferner Zucker, Citronensäure, Gerbstoff, Gummi und 10 Proc. Asche.

Anwendung. Die seit 30 Jahren nach Europa gelangenden Blätter werden gegen Leberkrankheiten und Gallensteine, auch gegen Rheuma, Gonorrhoe und Dyspepsie empfohlen. Man giebt sie in weingeistigem Auszuge oder als Elixir in Gaben von 1—5 g. Das aus dem ätherischen Oele durch fraktionirte Destillation gewonnene Boldol wird zu 5 bis 10 Tropfen mehrmals täglich bei Tripper empfohlen und soll frei von störenden Nebenwirkungen sein. In ihrer Heimath sind sie ein Küchengewürz.

Neben den Blättern verwendet man in Chile die gerbstoffreiche Rinde, die man für wirksamer hält. Technisch dient sie zum Gerben und Färben. Das Holz giebt eine geschätzte Kohle.

Aufbewahrung. In gut verschlossenen Gefässen vor Licht geschützt.

Tinctura Boldo. Teinture ou Alcoolé de Boldo (Gall.). Aus grob gepulverten Boldoblättern 1 Th. und Alkohol (80 proc.) 5 Th. durch 10 tägige Maceration zu bereiten.

Vinum Boldo (Gall.), wie Vinum Colombo zu bereiten.

Oleum foliorum Boldo. Boldoblätteröl. Die trockenen Blätter des Boldobaumes geben bei der Destillation circa 2 Proc. ätherisches Oel. Boldoblätteröl ist eine aromatische, nach Cymol und schwach nach Pfefferminze riechende Flüssigkeit. Spec. Gew. 0,914—0,945. Das Oel siedet zwischen 170 und 250° C. und giebt mit Eisenchlorid eine grüne Färbung. Optisch ist es schwach linksdrehend. Von den Bestandtheilen des Oels ist noch keiner isolirt und untersucht worden.

Borax.

Borax (Brit. Germ. Helv.). **Natrium boracicum** (Austr.). **Borate de soude** (Gall.). **Sodii Boras** (U-St.). **Natrium biboracicum seu biboricum seu boricum. Natriumsubborat. Natriumbiborat. Pyroborsaures Natrium. Tetraborsaures Natrium. Bauracon.** $B_4O_7Na_2 + 10H_2O$. **Mol. Gew. $= 382$.**

Handelssorten. Man unterscheidet im Handel 1) den prismatischen Borax, welcher als raffinirter Borax in den Preislisten aufgeführt wird und der officinelle Borax ist. Enthält 47 Proc. Krystallwasser. 2) Den oktaëdrischen Borax mit 30,8 Proc. Krystallwasser, welcher nur in der Technik Verwendung findet.

I. Borax, gewöhnlicher. Borax der Officinen. Prismatischer Borax.

Eigenschaften. Der raffinirte (officinelle oder prismatische) Borax bildet grosse krystallinische Salzstücke oder ziemlich grosse Prismen oder schiefe rhombische Säulen, farblos, durchscheinend, glänzend, ziemlich hart, auf dem Bruche flachmuschelig und glänzend. Spec. Gew. 1,7. Löslich in 17 Th. kaltem oder 0,5 Th. siedendem Wasser, auch in 4 bis 5 Th. Glycerin, nicht löslich in Weingeist. Der Geschmack ist mild süsslich, kühlend, später laugenhaft. Die wässerige Lösung reagirt alkalisch und bräunt Curcumapapier. An trockener Luft verwittert er; erhitzt schmilzt er zunächst in seinem Krystallwasser, dann bläht er sich zu einer weissen, schwammigen Masse *(Borax calcinatus seu ustus)* auf, die schliesslich in einen farblosen Fluss übergeht und nach dem Erkalten ein farbloses Glas darstellt (Boraxglas). Der geschmolzene Borax löst Metalloxyde unter Bildung von Doppelsalzen auf und schützt wie ein Firniss die Metalle vor Oxydation. Man benutzt ihn daher in der Analyse zur Herstellung der „Boraxperlen“, ferner zum Löthen der Metalle. Borax hat die Eigenschaft, Schleime, z. B. diejenigen des arabischen Gummi und des Salep zu verdicken und starr zu machen. Zusatz von Zucker hebt diese Eigenschaft auf. Er macht ferner Harze und harzartige Stoffe (z. B. Schellack) in Wasser löslich, verseift Fette, löst Eiweissstoffe, Harnsäure, Salicylsäure etc.). Lösungen des Borax in Glycerin zeigen gegen gewisse Indikatoren saure Reaktion (s. unten). Lösungen von Borax mit Salicylsäure oder Natriumsalicylat schmecken bitter.

100 Th. Wasser lösen von dem krystallisirten Borax $B_4O_7Na_2 + 10H_2O$ nach Poggiale:

bei	0°	10°	20°	30°	40°	50°	60°	70°	80°	90°	100° C.
	2,83	4,65	7,88	11,9	17,9	27,41	40,43	57,85	76,19	119,7	201,4

Er färbt die nicht leuchtende Flamme gelb, nach dem Befeuchten mit Schwefelsäure grün. Uebergiesst man 0,5 g Borax mit 2—3 ccm verdünnter Schwefelsäure, 10—20 ccm Weingeist und entzündet die Mischung, so zeigt die Weingeistflamme grüne Ränder. — Die wässerige Lösung reagirt alkalisch. Bringt man die mit Salzsäure angesäuerte Lösung auf Curcumapapier, so färben sich die angefeuchteten Stellen, besonders beim Trocknen, rothbraun. Werden diese Stellen alsdann mit Ammoniakflüssigkeit betupft, so nehmen sie blauschwarze Färbung an.

Prüfung. 1) Die wässerige Lösung $(1 = 50)$ werde weder durch Schwefelwasserstoffwasser (Metalle, z. B. Cu, Pb, Zn), noch durch Ammoniumoxalat (Calcium) verändert. 2) Beim Uebersättigen mit Salpetersäure brause sie nicht auf (Natriumkarbonat); diese salpetersaure Lösung werde weder durch Baryumnitrat (Schwefelsäure), noch durch Silbernitrat (Chlor) mehr als opalisirend getrübt. 3) 50 ccm der 2 proc. Lösung werden, nach dem Ansäuern mit Salzsäure, durch Kaliumferrocyanidlösung nicht sofort gebläut (Spuren von Eisen sind zuzulassen).

Bestimmung der Borsäure. Man bereite eine Lösung von 5,0 g Borax in Wasser und fülle diese zu 250 ccm auf. — 50 ccm dieser Lösung versetze man mit 3 bis 4 Tropfen Dimethylamidoazobenzollösung und titrire mit $^1/_2$-Normal-Salzsäure bis zur eben eintretenden nelkenrothen Färbung. 1 ccm der $^1/_2$-Normal-Salzsäure zeigt 0,0955 g Borax $B_4O_7Na_2 + 10H_2O$ oder 0,062 g Borsäure BO_3H_3 an. — Zur Kontrole fügt man zu der obigen, mit Salzsäure auf Nelkenroth titrirten Lösung einige Tropfen Phenolphthaleïnlösung, sowie etwa 40 ccm reines Glycerin und titrirt alsdann mit möglichst kohlensäurefreier Normal-Kalilauge (oder mit Barytlauge) bis zur Rosafärbung. Ist dieser Punkt erreicht, so giebt man 10 ccm Glycerin zu und beobachtet, ob Entfärbung erfolgt. Ist dies nicht der Fall, so ist der Versuch beendet. Erfolgt jedoch Entfärbung, so wird weiterhin tropfenweise Kalilauge bis zur eintretenden Rothfärbung zugesetzt. Man setzt neuerdings 10 ccm Glycerin zu und stellt fest, ob wieder Entfärbung eintritt. Dieses Verfahren wiederholt man so oft, bis auf erneuten Zusatz von Glycerin Entfärbung nicht mehr eintritt. Unter diesen Bedingungen zeigt 1 ccm Normal-Kalilauge $= 0,062$ g Borsäure BO_3H_3 an. — Beide Bestimmungen müssen übereinstimmende Resultate liefern.

Aufbewahrung, Pulverung. Der krystallisirte Borax lässt sich ohne merkliche Veränderung in Holzkästen an einem trockenen, aber nicht allzuwarmen Orte aufbewahren. Das Pulvern erfolgt zweckmässig in einem Mörser aus Stein; das Pulver ist vor dem Einfüllen in die Gefässe etwas nachzutrocknen, weil es sonst zusammenbackt.

Anwendung. Borax hat fäulnisswidrige, desinficirende Eigenschaften und ein starkes Lösungsvermögen für harnsaure Salze. A e u s s e r l i c h zum Wundverbande, als Augenwasser (1—5,0 : 100,0 Aqua), zu Pinselungen bei Aphthen, Soor, Angina 1 : 5—10,0 Honig, Sirup oder Glycerin, zu Teintwaschungen 0,5 : 100,0. I n n e r l i c h zu 0,5—2,0 g mehrmals täglich bei Nieren- und Blasensteinen (Uratsteinen), Larynxkatarrh, als Diureticum. Die Wirkung auf Menstruation und Wehenthätigkeit ist nicht sichergestellt. Wird durch den Urin unverändert ausgeschieden. T e c h n i s c h zum Löthen, als Flussmittel bei Schmelzoperationen, zur Darstellung von Emaillen und künstlichen Edelsteinen, als Appretur- und Plättmittel, in der Analyse zu Löthrohrversuchen. Ob die Verwendung zur Konservirung von Nahrungsmitteln als zulässig gelten kann, darüber sind die Ansichten noch nicht geklärt. Zum L ö t h e n ist der oktaëdrische Borax geeigneter, da er nicht wie der prismatische beim Erhitzen in kleine Stücke zerspringt.

Natrium boroglycerinatum. Iwanow. Boraxpulver und Glycerin āā werden im verzinnten Kessel oder in einer Porcellanschale so lange gekocht, bis die Masse dem Gefässboden nicht mehr anhaftet. Alsdann giesst man in Blechkapseln aus und zerschneidet die Masse in Täfelchen, die im wohlverschlossenen Gefässe aufzubewahren sind.

II. Oktaëdrischer Borax. Juwelier-Borax.

Wird erhalten, wenn man den Borax aus einer konc., über 60° C. warmen Lösung krystallisiren lässt. Reguläre Oktaëder der Zusammensetzung $B_4O_7Na_2 + 5H_2O$, spec. Gew. 1,815. Geht beim Liegen an feuchter Luft wieder in gewöhnlichen Borax über.

III. Natrium tetraboricum neutrale. Boro-Borax. Borsäure-Borax.

Neutraler Borax. Boro-Borsäure. Antipyonin. Unter diesen z. Th. recht unzweckmässigen Namen werden Gemische von Borax mit Borsäure verstanden, in denen die laugenhaften Eigenschaften des Borax durch die Borsäure herabgemindert sind. Die gegebenen Vorschriften wechseln. **A)** 10 Th. kryst. Borax werden mit 5,5 Th. Borsäure zusammengeschmolzen. **B)** Borax und Borsäure āā 1 Th. werden in 1 Th. heissem Wasser gelöst und zur Trockne gedampft (Hamburg. Vorschr.). Es mag ziemlich gleich sein, nach welcher Vorschrift gearbeitet wird. Das Präparat wird in der Augenheilkunde verwendet.

Antibacterid von C. Aschmann. 350 Th. Borax und 200 Th. Glukose werden unter Zusatz von etwas Wasser geschmolzen, worauf man 125 Th. Borsäure zusetzt.

Antifungin von Friedländer ist eine Mischung von 20 Proc. Borax und 80 Proc. Borsäure.

Antipyrogen des Ingenieur Kühlewein, ein Flammenschutzmittel, ist ein Gemisch gleicher Theile Ammoniumsulfat, Borax und Borsäure.

Barmenit. N a t r i u m c h l o r o - b o r o s u m. A n t i m y c e t o n von Rüger ist etwas verwitterter Borax, der mit feuchtem Chlorgase behandelt worden ist. (G. Kottmayer.) Wird zur Konservirung von Nahrungsmitteln empfohlen.

Borax-Appretur, Glanzstärke. Sind Mischungen von Reisstärke mit Borax. Unter dem Plätteisen schmilzt der Borax in seinem Krystallwasser, zieht in die Gewebe ein und verleiht ihnen Glanz und Steifigkeit.

Borosal. Wässerige Lösung von Alaun, Borax, Salicylsäure und Glycerin. Gegen Fussschweiss.

Glanz-Plätt-Oel. Borax 50,0, Traganth 5,0, Wasser 1000,0, Glycerin 250,0, Lavendelöl 0,5, event. noch Specksteinpulver 50,0.

Sandmandelkleie von KIRCHMANN-OTTENSEN. Furfuris Amygdalarum dulcium, Farinae Tritici āā 25,0. Boracis, Glycerini āā 10,0, Rhizomatis Iridis 5,0, Terrae siliceae praeparatae (Kieselguhr) 25,0, Talci veneti 2,0.

Schaben-Pulver. Mischung aus Borax, Weizenmehl und Zucker zu gleichen Theilen.

SEILER's antiseptische Tabletten. Natrii bicarbonici, Boracis āā 30,0, Natrii benzoïci, Natrii salicylici āā 1,3, Eucalyptoli, Thymoli āā 0,7, Olei Gaultheriae 0,25, Mentholi 0,35. Hieraus Pastillen von 1 g Gewicht zu formen.

Solphinol. Französische Specialität zur Desinfektion der Instrumente. Gemisch von Borax, Borsäure und Natriumbisulfit.

Stärkeglanz, flüssiger. Cetaceï, Gummi arabici, Boracis āā 1,0, Glycerini 2,5, Aquae 24,5. Dem Stärkekleister zuzusetzen.

Swagatin. Angeblich unfehlbares Mittel gegen Zahnschmerzen, ist entwässerter Borax.

Milch-Schutz. Borax 100,0, Kaliumkarbonat 50,0, Aqua 1250,0. 1 Theelöffel konservirt 1 l Milch etwa 24 Stunden.

Schönheitsstaub Victoria, ein Waschmittel zur Verbesserung und Erhaltung des Teints, besteht aus 60 Th. Reisstärke und 40 Th. Boraxpulver mit Tuberose parfümirt. (Untersuch.-Amt Breslau).

Aquae cosmeticae.
I. Lenticulosa.
Rp. Boracis   10,0
    Kalii carbonici
    Kalii chlorici   āā 5,0
    Aquae Aurantii florum
    Aquae Rosae   āā 75,0
    Glycerini   30,0.

Hautflecken jeder Art werden täglich mehrmals damit befeuchtet.

II. Maithau-Waschwasser.
(May-Dew-Lotion.)

Rp. Boracis   3,0
    Natrii sulfurici cryst. 8,0
    Glycerini   15,0
    Aquae Rosae   450,0.

Gegen Gesichtsfinnen.

III. Lilionèse.
Rp. Boracis   10,0
    Kalii carbonici   2,5
    Aquae Aurantii florum
    Aquae Rosae   āā 100,0
    Aquae Coloniensis   30,0
    Talci veneti praeparati 20,0.

Aeusserlich gegen Hautflecke, Finnen, Mitesser etc.

IV. Odaline.
Rp. Boracis   10,0
    Coccionellae pulv.   1,0
    Aquae Aurantii florum
    Aquae Rosae
    Glycerini   āā 50,0
    Spiritus Resedae   2,0.

Werden ½ Stunde digerirt und nach dem Erkalten filtrirt. Aeusserlich wie oben angegeben ist.

Aqua cosmetica STARTIN.
Rp. Boracis   10,0
    Kalii chlorici   5,0
    Glycerini   50,0
    Aquae Rosae   250,0
    Olei Rosae   gtt. I
    Spiritus (90%) 20,0.

Zum Waschen aufgesprungener Haut, Schrunden, aufgesogener Brustwarzen, Sommersprossen etc.

Aqua cosmetica WALTHER.
Rp. Boracis   5,0
    Aquae Rosae   150,0
    Tincturae Benzoës
    Balsami Vitae Hoffmanni
    Tincturae Cantharidum āā 2,0.

Zum Waschen der Sommersprossen und anderer Hautflecken.

Balsamum contra perniones auricularum.

Rp. Boracis pulverati   2,5
    Acidi carbolici puri   1,0
    Glycerini   20,0
    Mucilaginis Gummi arabici   30,0
    Tincturae Opii simplicis   1,0.

Aeusserlich (die erfrorenen Ohren täglich einmal mit der lauwarm gemachten Mischung zu bestreichen).

Collutoire au borate de soude (Gall.).

Rp. Boracis pulv. 5,0
    Mellis rosati 20,0.

Anzureiben!

Collyrium antiblephariticum SICHEL.

Rp. Boracis   1,0
    Mucilaginis Cydoniae   10,0
    Aquae Lauro-Cerasi   5,0
    Aquae destillatae   100,0.

Zum Befeuchten der Augenlider und zum Einträufeln in das Auge.

Collyrium badium LEBERT.

Rp. Boracis   2,0
    Infusi Hyoscyami foliorum 8,0 : 60,0.

Zweimal täglich eine Stunde hindurch mittelst Kompressen auf das Auge zu appliciren (bei Photophobie).

Collyrium badium WARLOMONT.

Aqua badia WARLOMONT.

Rp. Boracis   10,0
    Extracti Hyoscyami   5,0
    Decocti Althaeae   185,0.

Aeusserlich (bei acuter Augenentzündung. Alle zwei bis drei Stunden lauwarm mittelst dicker Kompressen auf die geschlossenen Augen zu appliciren und 40—50 Minuten liegen zu lassen).

Collyrium boraxatum.

Rp. Boracis   2,0
    Sacchari albi   4,0
    Aquae Rosae   120,0.

Gegen Flecke der Hornhaut.

Gargarisma boraxatum.

Rp. Boracis   10,0
    Infusi folior. Salviae 200,0
    Tincturae Benzoës   10,0
    Mellis rosati   50,0.

Mundwasser bei Stomatitis aphthosa.

Gargarisma Boracis MACKENZIE.

Rp. Boracis
  Glycerini
  Tincturae Myrrhae āā 15,0
  Aquae destillatae 300,0.

Gargarisme au borate de soude (Gall.).

Rp. Infusi flor. Rosae rubrae 10,0:250,0
  Boracis 5,0
  Mellis rosati 50,0.

Glycerinum Boracis (Brit.).

Rp. Boracis 20,0
  Glycerini 150,0.

Liquor contra aphthas SWEDIAUR.

Rp. Boracis 5,0
  Aquae Rosae 20,0
  Mellis rosati 40,0
  Tincturae Myrrhae 20,0.
Zum Betupfen und Bereiben der Schwämmchen.

Lotio boracina.

Rp. Boracis 5,0
  Aquae Rosae 110,0
  Spiritus Vini
  Glycerini āā 5,0.
Zum Befeuchten der wunden Hautstellen (mittelst Pinsels oder Compressen bei Excoriationen).

Mel Boracis (Brit.).

Rp. Boracis 50,0
  Glycerini 25,0
  Mellis depurati 400,0.

Lotio leniens MEIGS.

Rp. Boracis 15,0
  Morphini sulfurici 0,2
  Aquae Rosae 200,0.
Zwei- oder dreimal des Tages als Waschung anzuwenden (bei Pruritus vulvae und in der Zwischenzeit Amylum oder Lycopodium einzustreuen).

Mel rosatum cum Borace.

Mel boraxatum (Hamb. Vorschr.)
Rp. Boracis pulverati 2,0
  Mellis rosati 18,0.
Zum Bestreichen und Bereiben der Aphthen.

Mixtura boracina PITSCHAFT.

Rp. Boracis 3,0
  Aquae Melissae 100,0
  Aquae Amygdalarum amararum 3,0.
D. S. Stündlich einen Esslöffel (bei Menstrualkolik).

Potio uratolytica.

Rp. Boracis 5,0
  Natrii bicarbonici 10,0
  Sirupi Sacchari 100,0
  Aquae communis 850,0
  Acidi citrici crystallorum 6,0.
Alle 2—3 Stunden ein Weinglas voll (bei Harngries).

Pulvis ad partum.

Wehenpulver. Geburtspulver.
Rp. Boracis
  Cort. Cinnamomi āā 5,0
D. S. Stündlich einen halben Theelöffel mit Kamillenthee zu geben.
(Den grossen Haustieren wird stündlich ein halber Esslöffel mit Kamillenaufguss eingegossen).

Pulvis contra perniones BAUDOT.

Son d'amandes antipernionculeux de BAUDOT.

Rp. Boracis 5,0
  Aluminis 4,0
  Benzoës 3,0
  Rhizomatis Iridis Florentinae
  Seminis Sinapis
  Farinae secalinae āā 20,0
  Farinae Amygdalarum 30,0
  Olei Bergamottae
  Olei Citri āā gtt. XV.
D. S. Ein halber Theelöffel mit Wasser zum Brei anzurühren und damit die Froststellen einzureiben.

Pulvis obstetricius WEDEL.

Rp. Boracis 4,0
  Croci pulverati 0,6
  Olei Cassiae Cinnamomi 0,1.
Divide in partes duas. Stündlich 1 Pulver zur Beförderung der Wehen.

Sapo boraxatus.

Boraxseife.
Rp. Boracis pulverati 10,0
  Saponis cocoïni recentis odorati 120,0.

Solutio boro-salicylica (Münch. Vorschr.).

Rp. Acidi borici
  Acidi salicylici āā 6,0
  Aquae destillatae 988,0

Tablettes de borate de soude (Gall.)

Rp. Boracis 100,0
  Sacchari 900,0
  Tragacanthae 2,5
  Aquae 60,0
  Tincturae Benzoës 10,0
fiant pastilli ponderis 1,0.

Unguentum boraxatum.

Unguent. ad perniones HUFELAND.
Rp. Boracis subt. pulverati 5,0
  Unguenti rosati 20,0.
Zum Einreiben (der Froststellen).

Vet. Electuarium diureticum.

Rp. Boracis 50,0
  Fructuum Juniperi 200,0
  Farinae secalinae 25,0
  Aquae q. s.
ut fiat electuarium.
Alle vier bis fünf Stunden den $^1/_6$ Theil zu geben (als mildes Diureticum bei Influenza, Brustfellentzündung etc. der Pferde).

Kitte für Porcellan und Glas.

Als Kitt für Porcellan und Glas empfiehlt sich ein Glasfluss aus 8 Mennige, 10 gebranntem Borax, 1 Kreide, $^1/_2$ gepulv. weissem Glase. Die Substanzen werden fein gepulvert gemischt, geschmolzen und dann zu einem unfühlbaren Pulver zerrieben. Das Pulver wird mit Wasser angerührt angewendet, der Gegenstand in einer Muffel oder im Töpferofen geglüht. Kleine Kittstellen werden über einer Gasflamme oder mittelst des Löthrohres geglüht. Wasserglas und Kreide zum Brei angerührt ist ebenfalls ein guter Kitt, widersteht aber nicht dem Wasser. Ein durchsichtiger Kitt ist eine konc. Lösung von Mastix in Chloroform.

IV. Tartarus boraxatus (Germ. Helv.). Kalium tartaricum boraxatum.

Cremor Tartari solubilis. Tartrate borico-potassique (Gall.). Tartarus solubilis. Boraxweinstein.

Darstellung. Nach Germ. und Helv.: Borax 2 Th. werden in einer Porcellanschale im Dampfbade in 15 Th. Wasser gelöst, dann setzt man 5 Th. gepulverten Weinstein zu und rührt öfter um. Nach erfolgter Auflösung wird filtrirt und die Flüssigkeit eingedampft. Die zurückbleibende zähe Masse wird zerzupft, auf Porcellantellern ausgetrocknet, bis die Stücke durch ihre ganze Masse undurchsichtig geworden sind (!), schliesslich pulvert man sie im erwärmten Mörser und bringt das Pulver sogleich in die gut getrockneten Standgefässe. — Gall. lässt 100 Th. Kaliumbitartrat nebst 25 Th. Borsäure in 250 Th. Wasser auflösen und wie oben verfahren.

Bei der Darstellung muss man metallene Geräthe ausschliessen und dem Austrocknen, sowie der Aufbewahrung des Präparates besondere Sorgfalt zuwenden, sonst backt es zusammen oder zerfliesst in den Standgefässen.

Eigenschaften. Amorphes weisses oder gelblich-weisses, sehr hygroskopisches Pulver von saurem Geschmack und saurer Reaktion. Löslich schon in 1 Th. Wasser. Die wässerige Lösung giebt auf Zusatz von Weinsäure krystallinische Fällung. Wird das mit verdünnter Schwefelsäure befeuchtete Salz in eine farblose Flamme gebracht, so färbt es diese grün. — Die wässerige Lösung (1 : 10) werde weder durch Schwefelwasserstoff (Metalle), noch durch Ammoniumoxalat (Kalk) verändert. Nach Zusatz einiger Tropfen Salpetersäure werde sie durch Baryumnitrat (Schwefelsäure) und durch Silbernitrat (Chlor) höchstens opalisirend getrübt. — Borax-Weinstein ist kein chemisches Individuum; daher lässt sich eine Formel für denselben nicht angeben.

Das Präparat zeigt die Wirkung des Weinsteins und der Borsäure. Man giebt es zu 0,5—2,0 g drei- bis viermal täglich als gelinde eröffnendes und diuretisches Mittel, als Abführmittel zu 5—10 g täglich. Aeusserlich die 5 procentige Lösung bei juckenden Hautausschlägen und zum Verbinden krebsiger Geschwüre.

Tartarus boraxatus in lamellis wird erhalten, indem man die sirupdicke Lösung (s. o.) auf Glasplatten streicht und auf diesen trocknet.

<table>
<tr><td>

Electuarium laxaticum COPLAND.

Rp. Tartari depurati · 30,0
    Boracis 10,0
    Sulfuris depurati 20,0
    Electuarii Sennae 40,0
    Sirupi Zingiberis 30,0
Abends vor dem Schlafengehen 1—2 Theelöffel.

</td><td>

Mixtura obstetricia WALDENBURG.

Rp. Tartari boraxati 25,0
    Aquae destillatae 200,0
    Tincturae Croci 10,0
    Sirupi Cinnamomi 25,0.
1—2 stündlich 1 Esslöffel zur Beförderung der Wehen, bei schmerzhafter Menstruation.

</td></tr>
</table>

Brenzcatechinum.

† **Brenzcatechin. Pyrocatechin. Ortho-Dioxybenzol. Brenzcatechinsäure. Oxyphensäure. $C_6H_4(OH)_2$ (1 : 2) Mol. Gew. = 110.** Kommt in geringer Menge in einigen Pflanzen und im rohen Holzessig vor, als Brenzcatechinschwefelsäureäther im pathologischen Harn und im Pferdeharn. Es entsteht bei der trockenen Destillation des Catechu, Kino, einiger Gerbsäuren, ferner durch Einwirkung von schmelzenden Alkalien auf Braunkohle und auf einige Harze wie Benzoë, Guajakharz.

Darstellung. Lediglich fabrikmässig. 1) Durch Erhitzen von Catechu oder Kino. 2) Durch Schmelzen von Ortho-Jodphenol, Ortho-Chlorphenol oder Ortho-Bromphenol oder Ortho-Phenolsulfosäure oder Benzoldisulfosäure (1 : 2) mit Kalihydrat. 3) In Guajakol, welches auf 200° C. erhitzt ist, wird Jodwasserstoff eingeleitet, bis Jodmethyl nicht mehr entweicht.

Eigenschaften. Weisse, glänzende, bitter schmeckende rhombische Krystalle von schwachem Geruche, aus Lösungsmitteln kurze, säulenförmige Krystalle. Schmelzp. 104° C., Siedep. 240—245° C. Leicht löslich in Wasser, in Alkohol und in Aether. Die wässerige Lösung wird durch Ferrichlorid grün gefärbt; diese Färbung geht durch wenig Natriumkarbonat oder Ammoniak in Violett über. Die Lösungen in Kalilauge oder Ammoniak färben sich zunächst an der Luft grün, dann braun, schliesslich schwarz. In der wässerigen

Lösung erzeugt Bleiacetat einen weissen Niederschlag $C_6H_4O_2Pb$. Die Lösungen edler Metalle werden durch Brenzcatechin schon in der Kälte, alkalische Kupferlösung dagegen wird erst beim Erwärmen reducirt.

Aufbewahrung, Anwendung. Ist vor Licht und ammoniakalischen Dämpfen geschützt vorsichtig aufzubewahren. Wird arzneilich nicht verwendet, dagegen dient es zur Herstellung von chemischen Präparaten.

Bromalum hydratum.

† **Bromalum hydratum. Hydras Bromali. Bromalhydrat. Tribromaldehyd-hydrat. $CBr_3CH(OH)_2$. Mol. Gew. = 299.**

Darstellung. In absoluten Alkohol wird zunächst unter Abkühlung, später unter Weglassung der Kühlung Bromdampf eingeleitet, bis Bromwasserstoff nicht mehr in erheblicher Menge entweicht. Man destillirt das Reaktionsprodukt zunächst aus dem Wasserbade, später aus dem Sandbade. Aus den bei 150—180⁰ C. übergehenden Antheilen wird das wasserfreie Bromal durch fraktionirte Destillation als eine bei 172—173⁰ C. siedende Flüssigkeit abgeschieden. Löst man das Bromal in Wasser, so scheidet die Lösung beim langsamen Verdunsten das Bromalhydrat in schönen grossen Krystallen ab. — Der bei der Darstellung entweichende Bromwasserstoff kann durch Auffangen in Kaliumkarbonat zu Kaliumbromid verwandelt werden.

Eigenschaften. Farblose, rhombische Krystalle, welche bei 53,5⁰ C. schmelzen und bei der Destillation, desgl. beim Behandeln mit konc. Schwefelsäure in der Kälte in Wasser und Bromal zerfallen. (Konc. Schwefelsäure in der Hitze zerstört die Verbindung unter Abscheidung von Brom.) Gegen Auflösungsmittel und Reagentien verhält es sich ähnlich wie Chloralhydrat. Durch ätzende Alkalien wird es in Ameisensäure und Bromoform gespalten.

Der Geschmack ist dem des Chloralhydrats ähnlich, aber noch unangenehmer und kratzender, der Geruch scharf, stechend, zu Thränen reizend.

Prüfung. 1) Die wässerige Lösung (1 : 10) sei klar (Trübung = Bromal-Alkoholat). 2) Sie werde durch Silbernitratlösung nicht getrübt (Bromwasserstoff).

Aufbewahrung. In Gefässen mit Glasstopfen, vorsichtig.

Anwendung. Es ist ein Hypnoticum wie Chloralhydrat, wirkt aber weniger energisch wie dieses, der Schlaf ist weniger tief und andauernd. Gegen Epilepsie, Chorea und Tabes dorsalis zu 0,05—1,0 g mehrere Male täglich in Pillen oder Bissen. Um die Alkalescenz der Gewebesäfte zu erhalten, empfiehlt sich die gleichzeitige Anwendung von Natriumbikarbonat.

Bromum.

† **Bromum** (Germ. Helv. U-St.). **Brome** (Gall.). **Bromine. Murides. Br. Atomgewicht = 80.**

Dieses Element wird gegenwärtig im Zustande grosser Reinheit durch die Stassfurter Werke in den Handel gebracht; insbesondere ist das Stassfurter Brom völlig frei von Jod. Dagegen muss ein Gehalt von rund 1 Proc. Chlor in dem käuflichen (officinellen) Brom als zulässig angesehen werden.

Eigenschaften. Dunkelbraunrothe Flüssigkeit, welche an der Luft braunrothe, erstickend riechende und die Schleimhäute heftig reizende Dämpfe ausstösst. Spec. Gew. bei 15⁰ C. = 2,97—2,99. Siedet bei 63⁰ C. und erstarrt bei —7,3⁰ C. zu dunkelbraunen, dem Jod ähnlichen Krystallblättern mit gelbgrünem Metallreflex. Löslich in etwa 30 Th. Wasser, leicht löslich in Alkohol, Aether, Chloroform, Schwefelkohlenstoff mit gelbbrauner

Farbe. Brom setzt das Jod aus den Jodiden in Freiheit und färbt Stärkelösung orange-gelb. Brom ist in ähnlicher Weise wie Chlor ein energisches Oxydationsmittel; es entfärbt Lackmus und Indigo, zerstört Holz, Kork u. dgl. Substanzen. Auf die Haut gebracht wirkt es zerstörend auf diese. Mit Ammoniak verbindet es sich zu Ammoniumbromid.

Prüfung. 1) Einige Tropfen auf ein Uhrglas gebracht, müssen sich in der Wärme verflüchtigen, ohne einen wägbaren Rückstand zu hinterlassen. (Bleibromid etc.) 2) 20 Tropf. müssen sich in 5 ccm Natronlauge zu einer klaren Flüssigkeit auflösen. (Abscheidung öliger Tropfen würde auf Verunreinigung durch organische Bromverbindungen, z. B. Bromoform, hinweisen.) 3) Schüttelt man die wässerige Lösung (1 : 30) mit überschüssigem Eisenpulver, so darf das Filtrat nach Zusatz von Ferrichlorid weder Chloroform, welches mit der Mischung geschüttelt wird, violett färben, noch durch Zusatz von Stärkelösung blau gefärbt werden (Jod). 4) Chlor weist man am zweckmässigsten nach, indem man das Brom durch Ammoniak in Ammoniumbromid (s. S. 263) überführt und dieses nach dem Trocknen in der S. 263 angegebenen Weise maassanalytisch prüft.

Aufbewahrung. Wegen seiner grossen Flüchtigkeit ist das Brom in Gefässen mit sehr gut eingeriebenen Glasstopfen aufzubewahren. Diese Gläser erhalten zweckmässig eine aufgeschliffene Glasglocke, deren Schliff man durch Einfetten mit etwas Paraffinsalbe oder Ceratsalbe dichtet. Ausserdem soll man den Bromvorrath an einem kühlen Orte (!), also im Keller aufbewahren. In der Officin halte man überhaupt kein Brom vorräthig, weil Bromdämpfe die Emaille der Glasgefässe stark angreifen. Hat man kleinere Vorräthe im Keller (z. B. ein Glas mit 5 oder 10 g Brom), so kann es vorkommen, dass man die Gefässe im Bedarfsfalle leer vorfindet. Man wird sich alsdann in der S. 507 angegebenen Weise helfen können.

Sollte Brom als solches oder in der Form von Bromwasser zu dispensiren sein, so ist es in Gläsern mit Glasstopfen (letztere mit Baumwachs umklebt) abzugeben.

Erkennung und Bestimmung. A. Man erkennt das freie Brom an seinem Geruche und an seiner Färbung, ferner an folgenden Reaktionen: 1) Feuchtes Stärkemehl wird durch freies Brom orangegelb gefärbt. 2) Es setzt aus einer Kaliumjodidlösung Jod in Freiheit, welches durch Ausschütteln mit Chloroform oder durch Zusatz von Stärkelösung nachgewiesen werden kann. 3) Freies Brom wird durch schweflige Säure zu Bromwasserstoff reducirt und zeigt alsdann die für die Bromwasserstoffsäure angegebenen Reaktionen s. S. 53. 4) Freies Brom giebt mit einer wässerigen Lösung von Karbolsäure einen weissen Niederschlag von Tribromphenol. B. Man bestimmt das Brom am zweckmässigsten massanalytisch. Man bringt eine (in einem dünnwandigen Glaskügelchen) abgewogene Menge Brom in eine Lösung von überschüssigem Kaliumjodid, zertrümmert das Kügelchen, nachdem es in die Kaliumjodidlösung eingetaucht worden ist, und titrirt das ausgeschiedene Jod durch Natriumthiosulfatlösung. Je 1 ccm der $^1/_{10}$-Normal-Natriumthiosulfatlösung zeigt 0,008 g Brom an. — Von nicht koncentrirten wässerigen Bromlösungen kann man mit Pipetten gemessene Mengen direkt in überschüssige Kaliumjodidlösung ablaufen lassen, ohne wesentliche Verluste befürchten zu müssen. — Betont sei indessen, dass bei dieser Art der massanalytischen Bestimmung des Broms auf einen Chlorgehalt des letzteren nicht Rücksicht genommen ist. Ein Chlorgehalt des Broms würde verursachen, dass bei dieser Bestimmung die gefundenen Resultate etwas zu hoch ausfallen.

Anwendung. Brom ist ein starkes Antisepticum und Desinficiens. In Substanz erzeugt es auf Haut (unter Gelbfärbung) und Schleimhäuten starke Aetzung. In den Magen gebracht verursacht es heftige Gastroenteritis, eingeathmet starke Reizung der Luftwege (Gegenmittel = Alkohol). Man benutzt es in Dampfform zur Desinfektion geschlossener Räume (wobei die gleichzeitige Anwenduug von Karbolsäure zu vermeiden ist, da beide sich in ihrer Wirkung unter Bildung von Tribromphenol fast aufheben). Ferner die Lösung 0,5—1,0 : 100,0 Wasser in der Wundbehandlung als Antiseptikum, zu Pinselungen bei Diphtherie, zu Inhalationen. Um die Auflösung des Brom zu unterstützen, lässt man der wässerigen Lösung in der Regel Kaliumbromid zusetzen. Bei der Darreichung sind Metalllöffel zu vermeiden. Die Abgabe von Brom oder seinen Lösungen hat in dunklen Flaschen zu erfolgen. Zur Desinfektion von Wohnräumen ist das Brom wegen der specifischen Schwere der Bromdämpfe stets hoch zu stellen.

Bromum ex tempore. Wie schon bemerkt wurde, kann es eintreten, dass trotz aller Sorgfalt der Aufbewahrung ein nicht allzugrosser Vorrath von Brom eines Tages spurlos verschwunden ist. Da indessen freies Brom in der Regel nur in eiligen Fällen verordnet wird, so beachte man folgende Winke. 1) Man kann kleine Mengen Brom leicht und rasch darstellen durch Destillation einer Mischung von 1 Th. Kaliumbromid und 1 Th. Kaliumdichromat mit 5 Th. konc. Schwefelsäure. 2) In Mixturen lässt sich freies Brom durch Zersetzung von **Kaliumbromid** mittelst Chlorwasser gewinnen. An Stelle von 1 g Brom nehme man 1,5 g Kaliumbromid. Zur Zersetzung von 1,5 g Kaliumbromid bedarf man 115 g Chlorwasser. Eine Verordnung von Bromi 1,0, Aquae destillatae 150,0 wäre im Nothfalle also in folgender Weise auszuführen: Kalii bromati 1,5 g, Aquae Chlori 115,0, Aquae destillatae 35,0.

Bromum solidificatum. Brom-Kieselguhr-Cylinder nach Dr. FRANK. Sind mit Brom getränkte (durch Aufsaugen) Cylinder aus Kieselguhr, zur Desinfektion von Wohnräumen etc.

Aqua bromata medicinalis. Bromwasser zum medicinischen Gebrauche ist eine Auflösung von 1 Th. Brom in 200 Th. Wasser. Im Dunkeln aufzubewahren, bez. nur zur Abgabe zu bereiten. Nicht zu verwechseln mit dem Brom(salz)wasser nach ERLENMEYER s. dieses (!) und dem folgenden Präparat.

† **Bromwasser als chemisches Reagens** ist eine wässerige Auflösung von Brom 1:50. Sie ist haltbarer als Chlorwasser, unterliegt im direkten Sonnenlichte schliesslich aber auch der Umwandlung in Bromwasserstoffsäure. Vergleiche das vorhergehende Präparat.

† **Bromsalzsäure,** in der chemischen Analyse als kräftiges Oxydationsmittel, z. B. zur Ueberführung von Schwefelwasserstoff in Schwefelsäure angewendet, ist eine bei gewöhnlicher Temperatur gesättigte Lösung von Brom in 25 proc., bisweilen auch in rauchender Salzsäure. Zur Bereitung übergiesst man 10 Th. Brom mit 100 Th. Salzsäure, schüttelt kräftig durch und giesst nach Bedarf die über dem nicht gelösten Brom stehende Lösung ab.

Liquor desinfectorius Pennés, Liquor antiseptique de Pennés gegen Stich und Biss giftiger Thiere und gegen muthmassliche Infektion durch Leichengift ist ein Gemisch von 20 Th. Karbolsäure, 5 Th. Bromwasserstoff und 500 Th. verdünntem Spiritus.

Liquor inhalatorius SCHUETZ.

Rp. Bromi
 Kalii bromati   āā 0,3
 Aquae destillatae 150,0.

Mit dieser Lösung wird ein Schwamm getränkt, dieser in eine Düte von Paraffinpapier gelegt und vor Mund und Nase 5—10 Minuten lang gehalten. Diese Operation wird stündlich wiederholt (bei Croup und Diphtherie).

Liquor ad vulnera gangraenosa.

Rp. Bromi   1,0
 Aquae Calcariae   35,0.

Mixtura bromata LUITHLEN.

Rp. Bromi   1,0
 Kalii bromati   0,25
 Aquae destillatae 120,0.

Stündlich einen Theelöffel in Wasser zu geben, neben Anwendung des Liquor inhalatorius SCHUETZ (bei Croup und Diphtherie).

Mixtura bromata OZANAM.

Rp. Kalii bromati   0,1
 Bromi Guttam unam
 Aquae destillatae 200,0.

Stündlich 1 Esslöffel (bei Croup, Diphtherie etc.).

Opodeldoc bromatum.

Linimentum bromatum PRIEGER.

Rp. 1) Kalii bromati pulv.   5,0
 2) Liquoris Ammonii caustici

3) Aquae destillatae   āā 5,0
4) Linimenti saponati camphorati 180,0
5) Bromi   5,0.

Man löst 1 in 2 und 3, fügt diese Lösung zu 4, nachdem dieses verflüssigt ist, setzt alsdann 5 zu, mischt und lässt durch Einstellen in kaltes Wasser erstarren.

Die PRIEGER'sche Vorschrift giebt an: 4,0 Brom, 8,0 Kaliumbromid und 100 Opodeldok; indessen ist eine vollständige Auflösung des Kaliumbromids nicht zu erreichen.

Pilulae bromatae LANDOLJ.

Rp. Bromi   0,12
 Extracti Conii   2,0
 Radicis Althaeae 1,0
 Fructus Phellandrii q. s.

fiant pilulae No. 30. Fructu Phellandrii pulverato conspergendae. D. in vitro clauso. S. 1—2 mal täglich eine Pille.

Spiritus bromatus SCHRÖDER.

Rp. Bromi   10,0
 Spiritus (90 Proc.) 50,0.

Nur die frisch bereitete Mischung kommt zur Anwendung. Damit getränkte Watte-Tampons werden 5—10 Minuten an die karcinomatöse Vaginalportion gebracht etc., die umliegenden Theile mit Natriumbikarbonatlösung geschützt.

† **Bromum chloratum.** **Chloratum Bromi. Bromchlorid. Chlorbrom.** Leitet man Chlor in kalt gehaltenes Brom, so wird ersteres absorbirt und man erhält schliesslich eine rothgelbe, bewegliche Flüssigkeit, welche sich in Wasser mit gelber Farbe löst und angeblich Brompentachlorid $BrCl_5$ darstellt. Kühlt man die Lösung auf 0^0 C. ab, so scheidet sich ein Hydrat in Krystallen aus, welche bei $+7^0$ C. schmelzen. Im Falle diese Verbindung verordnet werden sollte, empfiehlt es sich, eine 50 procentige Lösung derselben darzustellen.

† **Liquor Bromi chlorati seu perchlorati 50 Proc.** In ein auf $+5^0$ C. kalt zu haltendes Gemisch von 20,0 Brom mit 60,0 destillirtem Wasser wird gewaschenes Chlorgas

solange eingeleitet, bis das sich anfangs bildende und auf dem Wasser schwimmende Bromchlorid sich gelöst hat und in Bromperchlorid übergegangen ist. Alsdann wird die Flüssigkeit mit Wasser auf 130,0 g verdünnt. Sie enthält 50 Proc. Bromperchlorid.

Aufbewahrung wie Brom an einem kühlen Orte. Man hüte sich, die Dämpfe dieser
Verbindung einzuathmen.

<table>
<tr><td>

Causticum Valentini.

Rp. Bromi chlorati   1,0
    Acidi nitrici (1,40) 10,0.

Ad vitrum epistomio vitreo munitum. Aetzflüssig-
keit bei Angina gangraenosa, Fistelgeschwüren etc.

</td><td>

Pasta caustica BRYK.

Rp. Bromi chlorati   5,0
    Liquoris Stibii chlorati
    Zinci chlorati   āā 4,0
    Radicis Althaeae pulv. āā 10,0
    Gummi arabici   1,0
    Mucilaginis Gummi arabici q. s.
ut fiat pasta. Nur zum baldigen Verbrauch zu
bereiten.

</td></tr>
</table>

Brucinum.

†† **Brucinum** (Ergänzb.). **Brucine** (Gall.). **Caniramin. Vomicin.** $C_{23}H_{26}N_2O_4$
$+ 4H_2O$. **Mol. Gew. = 466.** Ist neben dem Strychnin in verschiedenen Strychnos-Arten
enthalten.

Darstellung. Die bei der Gewinnung des Strychninnitrates abfallenden Mutterlaugen enthalten neben etwas Strychninnitrat vorzugsweise Brucinnitrat. Man koncentrirt
diese Laugen durch Eindampfen und fällt aus ihnen das Gemisch beider Basen (Brucin +
Strychnin) durch Ammoniak. Alsdann vertheilt man den Niederschlag in Wasser, fügt
Oxalsäure bis zur Sättigung hinzu, erhitzt bis zur Auflösung, entfärbt, wenn nöthig, mit
Thierkohle, filtrirt und dampft das Filtrat auf ein passendes Volumen ein. Beim Erkalten
krystallisirt Brucinoxalat aus. Man sammelt dieses und wäscht es mit absolutem Alkohol
aus. Alsdann löst man es in Wasser und fügt der Lösung Kalkmilch in mässigem Ueberschuss zu. Der nach einiger Zeit entstehende Niederschlag wird abfiltrirt, getrocknet und
mit siedendem Alkohol extrahirt. Beim Erkalten der koncentrirten alkoholischen Lösung
werden Krystalle von Brucin erhalten, welche durch Umkrystallisiren zu reinigen sind. —
Besonders grosse Krystalle erhält man durch freiwilliges Verdunsten der alkoholischen
Lösung (Gall.).

Eigenschaften. Aus seiner Lösung in verdünntem Alkohol freiwillig abgeschieden:
Farblose, durchsichtige, monokline Tafeln. Aus der heiss gesättigten Lösung: entweder
als später krystallinisch erstarrendes Oel oder als glänzende farblose, federartige Krystalle.
Der Geschmack ist sehr stark bitter, die Reaktion alkalisch. Die Krystalle enthalten
4 Mol. Krystallwasser (= 15,45 Proc.), welches schon an trockener Luft theilweise abgegeben wird. Bei 100° C. oder über Schwefelsäure werden sie völlig wasserfrei. Das
krystallisirte, Krystallwasser enthaltende Brucin schmilzt wenig über 100° C., das völlig
wasserfreie Brucin bei 178° C. Das krystallisirte Brucin löst sich in 320 Th. kaltem oder
150 Th. siedendem Wasser (zu einer alkalisch reagirenden Flüssigkeit), leicht löslich ist
es in Alkohol und in Chloroform. Die wässerige Lösung ist linksdrehend.

Reine konc. Schwefelsäure löst Brucin ohne Färbung. Konc. Salpetersäure oder
salpetersäurehaltige Schwefelsäure lösen es mit blutrother Färbung, welche allmählich in
Orange, schliesslich in Gelb übergeht. — Wenn man zu dieser Reaktion nur wenig Salpetersäure anwendet und wartet, bis die rothe Färbung vorüber und in die gelbe Färbung
übergegangen ist, so tritt auf nunmehrigen Zusatz von Stannochlorid oder von farblosem
Schwefelammonium zu der gelben Lösung eine schön violette Färbung auf. Chlorwasser
(ebenso eine Mischung von Kaliumchlorat + Salzsäure) färbt Brucin lebhaft roth; ein
Ueberschuss von Chlorwasser entfärbt diese Flüssigkeit wieder.

Prüfung. Es ist von Wichtigkeit, dass das therapeutisch zu verwendende Brucin
frei von Strychnin ist. Um dies festzustellen, bringt man 1 Th. Brucin mit 10 Th. absolutem (!) Alkohol in ein geschlossenes Gefäss und schüttelt gelegentlich um. Sind
nach 1—2 Stunden nicht gelöste Antheile vorhanden, so giesst man die Lösung klar ab.

Den Rückstand löst man in einigen Tropfen verdünnter Schwefelsäure, bringt diese Lösung, eventuell unter Zusatz von etwas Wasser, auf ein Uhrglas und fügt unter Umrühren Kaliumdichromatlösung hinzu. Sobald sich Krystalle abscheiden, tupft man die Mutterlauge mit Filtrirpapier ab (!). Werden die Krystalle nunmehr in konc. Schwefelsäure gebracht oder mit konc. Schwefelsäure übergossen, so verursachen sie blauviolette Färbung, falls sie Strychnin enthalten.

Aufbewahrung. Unter den direkten Giften, sehr vorsichtig. Lichtschutz ist nicht unbedingt erforderlich, aber zu empfehlen.

Anwendung. Brucin soll bei lokaler Anwendung anästhesirende Wirkung haben, doch ist diese Angabe unsicher. Innerlich wirkt es wie Strychnin (s. dieses), aber schwächer als dieses. Nach einigen soll es nur $^1/_{10}$, nach anderen sogar nur $^1/_{40}$—$^1/_{50}$ der Stärke der Strychninwirkung besitzen. Indessen sind auch diese Angaben nur mit Vorsicht aufzunehmen. In Deutschland ist es nur sehr wenig im Gebrauch. Man giebt die freie Base oder deren Salze zu 0,01—0,05—0,1 g in Pillen oder Tropfen. Höchstgaben: 0,1 g *pro dosi*, 0,2 g *pro die* (Ergänzb.).

†† **Brucinum nitricum.** Brucinnitrat. Salpetersaures Brucin $C_{23}H_{26}N_2O_4$. $HNO_3 + 2 H_2O = 493$. Zur Darstellung werden 100 Th. kryst. Brucin in 200 Th. warmem Alkohol von 45 Proc. gelöst und mit (53 Th.) Salpetersäure von 25 Proc. neutralisirt, worauf man die Lösung an einem warmen Orte langsam abdunsten lässt. Farblose vierseitige, in Wasser und in Weingeist leicht lösliche Prismen. Aufbewahrung, Anwendung und Dosirung wie unter Brucin angegeben.

†† **Brucinum sulfuricum.** Brucinsulfat. Schwefelsaures Brucin $(C_{23}H_{26}N_2O_4)_2$ $H_2SO_4 + 7 H_2O = 1012$. Zur Darstellung löst man 100 Th. kryst. Brucin in soviel (64 Th.) verdünnter Schwefelsäure, dass eine neutrale Lösung entsteht und bringt diese durch Abdunsten zur Krystallisation. Aus der Lösung in überschüssiger Schwefelsäure krystallisirt ein saures Salz. Aufbewahrung, Anwendung und Dosirung wie unter Brucinum angegeben.

†† **Brucinum crudum.** Rohes Brucin. Das bei der Fabrikation des Strychnins abfallende Roh-Brucin, welches stets mehr oder weniger Strychnin enthält, wird zum Theil unter dem Namen Brucin, zum Theil als „Strychnin" von den Fabriken als Gift zum Vertilgen von Raubzeug etc. abgegeben.

Bryonia.

Gattung der **Cucurbitaceae — Cucurbiteae-Cucumerinae.**

Bryonia dioica Jacq. mit rothen Früchten, heimisch in Mittel- und Südeuropa, und **Bryonia alba L.** mit schwarzen Früchten, heimisch von Nordpersien bis Ungarn und Südrussland. Vielfach angepflanzt und aus den Kulturen an Zäunen und Hecken verwildert.

Beide Arten liefern in ihrer fleischigen, über armdicken, 60 cm langen Wurzel die **Radix Bryoniae. Radix Uvae anguinae. Radix Vitis albae. Zaunrübe. Faulrübe. Gichtrübe. Hundskürbis. Stickwurz. Weisser Enzian. Racine de Bryone blanche** (Gall.). **Bryonia. Bryony** (U-St.). Die Wurzel ist innen weisslich mit Milchsaft, aussen weiss-gelblich bis blass-bräunlich, bei Bryonia dioica glatt, bei Bryonia alba geringelt und warzig. Geschmack ekelhaft bitter, Geruch widrig. Trocken ist sie schwammig, mehlig, fast geruchlos und wenig bitter.

Der Holzkörper besteht aus schmalen Holz- und breiten Markstrahlen.

Bestandtheile. Ein Glykosid Bryonin $C_{34}H_{48}O_9$, löslich in Wasser und Alkohol, unlöslich in Aether, zu 1,0—1,2 Proc. in der Wurzel. Ferner Bryoresin $C_{37}H_{68}O_{18}$, löslich in Alkohol und Aether, unlöslich in Wasser, in der Pflanze wahrscheinlich in Form eines Alkaliresinates vorhanden. Das Bryonin findet sich in der Pflanze in schlauchförmigen Zellen lokalisirt.

Einsammlung und Aufbewahrung. Die Wurzel wird im Frühjahre vor der Blüthe gegraben, gewaschen, in Scheiben geschnitten und auf Bindfaden aufgereiht getrocknet. 9 Th. frische Wurzel geben 1 Th. trockene. Man bewahrt sie in gut verschlossenen Blech- oder Glasgefässen auf.

Anwendung. Man verwendet sie hier und da als drastisches Abführmittel, 0,3—0,5 g des Pulvers oder 4,0—15,0 g eines Infusum (1 : 10). Der ausgepresste Saft der frischen Wurzel war früher ein Bestandtheil der Frühlingskuren. In der Homöopathie bei Rheuma, Lungen- und Brustfellentzündung.

Alcoolature de Bryone (Gall.). Aus gleichen Theilen frischer Wurzel und Alkohol (90 proc.) durch 10 tägiges Ausziehen zu bereiten.

Aqua Bryoniae (spirituosa). Frische, geschnittene Zaunrübe 200 Th., Verdünnter Weingeist 300, Wasser q. s. Man destillirt 1200 Th. über.

Fomentum bryoniatum TRAMPEL. Frische, geschnittene Zaunrübe 150, Heisses Wasser 1500. Zur Kolatur fügt man hinzu Essig 1500 und Kochsalz, soviel sich löst.

Spiritus Bryoniae compositus. Aqua Bryoniae composita. Rautenöl 0,5, Sadebaumöl, Krauseminzöl, Orangenschalenöl je 2,5, Bibergeil-Tinktur 7,5, Zaunrübenwasser 125.

Tinctura Bryoniae. Tincture of Bryonia. U-St. Aus frischer, gepulverter Wurzel 100 g werden mittelst Alkohol (91 proc.) durch Verdrängung 1000 ccm Tinktur hergestellt.

Bucco.

Bucco, Bucku, Bucho, südafrikanischer Name für eine Anzahl im Kapland heimischer Arten der Gattungen **Barosma** und **Empleurum,** Familie der **Rutaceae—Rutoideae—Diosmeae.** Verwendung finden die Blätter. Man unterscheidet:

1) Breite Buccoblätter, Folia Bucco lata seu rotunda (Ergänzb. Gall.). **Buchu** (U-St.). **Buchu folia** (Brit.). **Feuilles de Buchu ou Bucco. Buchu leaves** von **Barosma crenulatum (L.) Hooker** mit länglichen, eiförmigen oder verkehrt-eiförmigen, gekerbten oder klein gesägten Blättern; im Kaplande am Tafelberg; **Barosma crenatum Kunze,** mit ovalen oder verkehrt-eiförmigen, an der Spitze stumpfen, am Rande gekerbten, gegenüber den vorigen etwas breiteren Blättern, und **Barosma betulinum (Thunb.) Bartl. et Wendl.** mit rhombisch verkehrt-eiförmigen, am Rande unregelmässig gezähnten Blättern. Die erstgenannte Art pflegt die Hauptmasse der Droge auszumachen.

2) Lange Buccoblätter, Folia Bucco longa (Gall.), von **Barosma serratifolium (Curt.) Willd.** mit 2—3 cm langen, lineal-lanzettlichen, scharf gesägten Blättern, heimisch

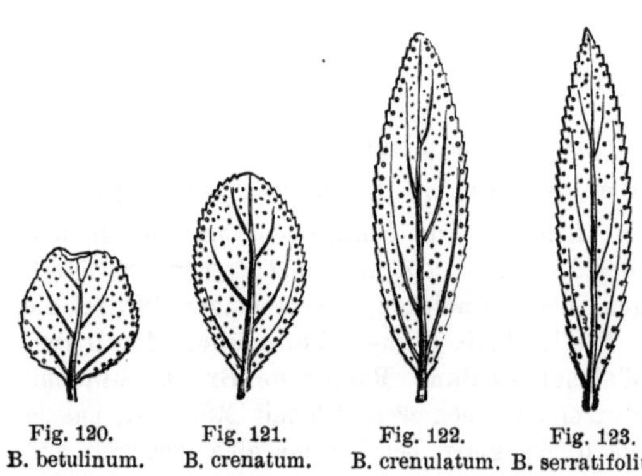

Fig. 120.   Fig. 121.   Fig. 122.   Fig. 123.
B. betulinum.   B. crenatum.   B. crenulatum.   B. serratifolium.

im südwestlichen Kapland, und **Empleurum ensatum (Thunb.) Erkl. et Zeyh.** (syn. Empleurum serrulatum Ait.), Sägezähne mehr abstehend, Spitze mehr ausgezogen wie bei der vorigen Art. Ebenfalls im südwestlichen Kapland. Die letztgenannte Art kommt auch als selbständige Sorte vor.

Die unter der Epidermis der Oberseite gelegene Zellschicht verschleimt, die Epidermiszellen enthalten Sphaerokrystalle, die man für Hesperidin hält. Im Mesophyll lysigene Oelbehälter und Oxalatdrusen.

Geschmack und Geruch scharf aromatisch, an Raute, Kampfer und Pfefferminze erinnernd.

Bestandtheile. Ein Unterschied in den Bestandtheilen scheint zwischen den einzelnen Arten nicht zu bestehen. Sie enthalten ätherisches Oel (B. serratifolium 1,0 Proc.,

B. betulinum 2,0 Proc.).   Ausserdem enthalten sie Harz, Schleim, Salicylsäure und zu
4 Proc. einen als Diosmin bezeichneten, wenig bekannten Körper.

Verwechselung. An Stelle der ersten Droge sind die viel kleineren Blätter des
Barosma ericifolium vorgekommen.

Anwendung. Man verwendet sie als diuretisches und stimulirendes Mittel, meist
in Form des Infusum. Sie sind in Europa seit 1821 bekannt, werden aber wenig gebraucht,
obschon sie nach neueren Nachrichten die Folia Uvae Ursi an Wirksamkeit übertreffen
sollen. Die beste Form der Anwendung dürfte die der Tinktur oder des Fluidextraktes sein.

Aufbewahrung. Die geschnittenen Blätter bewahrt man in gut verschlossenen
Gefässen aus Blech, das Pulver in gelben Hafengläsern auf.

Extractum Buchu fluidum. U-St. Fluid Extract of Buchu. — Aus gepulverten Buccoblättern (Nr. 60) 1000 g werden mittelst Alkohol (91 proc.) im Verdrängungsverfahren 1000 ccm Fluidextrakt hergestellt.

Infusum Buchu. Brit. Infusion of Buchu. Wie Inf. Uvae Ursi Brit. (S. 363)
zu bereiten. Gabe 30—60 g.

Tinctura Buchu. Tincture of Buchu (Brit.). Teinture ou Alcoolé de
Buchu. Aus Buccoblätterpulver (Nr. 20) 200 g und Alkohol (60 proc.) werden im Verdrängungswege 1000 ccm Tinktur bereitet. — Gabe 2—3,5 g. Gall. Aus Buccoblättern
1 Th., Alkohol (80 proc.) 5 Th. durch 10 tägiges Ausziehen zu bereiten.

Vinum Bucco (Gall.), wie Vinum Colombo zu bereiten.

Ptisana de folio Buchu.

Tisane de Buchu (Gall.).

Rp. Folior. Bucco   10,0
    Aq. dest. ebull.   1000,0.
Nach einer halben Stunde abzupressen.

Rheumatismusmittel von Felix Meyer ist ein Gemisch von Buccoblättern, Linden-
blüthen, Hollunderblüthen, Wollblumen, Bärentraubenblättern, Sennesblättern, Bittersüssstengeln, Faulbaumrinde, Fenchel, Hauhechel, Süssholz, Sarsaparille, Eibischwurzel und
Liebstöckel.

Vet.   **Pulvis diureticus** Harvey.
(Apoth. Zeitung.)

Rp. Fol. Bucco   45,0
    Resinae Pini
    Kalii nitric.   āā 90,0
M. f. pulv. Div. in p. aeq. XII.
Morgens und Abends ein Pulver im Futter.

Oleum foliorum Buccu. Bukkublätteröl. Essence de Feuilles de Bucco. Oil of Buchu leaves.

Sowohl die langen wie die runden Bukkublätter geben bei der Destillation mit
Wasserdampf ätherisches Oel. Die Blätter von Barosma serratifolium enthalten 0,8—1,0 Proc.
Oel. Dieses ist arm an Diosphenol und deshalb bei gewöhnlicher Temperatur flüssig. Spec.
Gew. 0,944—0,962. Die Blätter von Barosma betulinum sind ölreicher und geben beim
Destilliren 1,3—2 Proc. Oel. Es ist bei mittlerer Temperatur mit Krystallen von Dios-
phenol durchsetzt. Spec. Gew. ca. 0,94 bei 27° C. Bukkublätteröl ist eine dunkle Flüssig-
keit von starkem minz- und kampherartigen Geruch und bitterem, kühlendem Geschmack.
Diosphenol $C_{10}H_{16}O_2$ schmilzt in reinem Zustande bei 82° C. und siedet nicht unzersetzt
bei 232° C. Ein zweiter Bestandtheil des Bukkublätteröls ist wahrscheinlich identisch mit
Linksmenthon.

Das in den Blättern von Empleurum serrulatum zu 0,6 Proc. enthaltene ätherische
Oel hat das spec. Gew. 0,946 und siedet zwischen 200 und 235° C. Es erinnert im Geruch
an Raute und giebt beim Schütteln mit Natriumbisulfit eine feste Verbindung.

Butylchloralum hydratum.

† **Butylchloralhydrat** (Ergänzb.). **Chloralhydratum Butyli. Trichlorbutylaldehydhydrat. Crotonchloralhydrat. Hydras Crotonchloralis.** $C_4H_5Cl_3O + H_2O$.
Mol. Gew. = 193,5.

Darstellung. Man leitet in Acetaldehyd, oder besser in Paraldehyd, welche zunächst gut gekühlt werden, so lange trockenes Chlorgas in langsamem Strome ein, bis Chlorwasserstoff nicht mehr entweicht. Alsdann setzt man das Einleiten des Chlors weiter fort, zuerst unter Weglassung der Kühlung, später unter Erwärmen, welches schliesslich auf 100⁰ C. gesteigert wird. Das Reaktionsprodukt wird mit konc. Schwefelsäure geschüttelt und das sich abscheidende wasserfreie Trichlorbutylaldehyd abgehoben und fraktionirt destillirt, wobei die bei 163—165⁰ C. siedenden Antheile gesammelt werden. 9 Th. der wasserfreien Verbindung bringt man mit 1 Th. Wasser zusammen. Wenn sich das Trichlorbutylaldehydhydrat als Krystallmasse gebildet hat, krystallisirt man dieses aus siedendem Wasser um.

Eigenschaften. Dünne, weisse, seidenglänzende Blättchen von eigenthümlich süsslichem (fruchtartigem) Geruche und brennendem, bitterlichem Geschmacke. Sie lösen sich in etwa 30 Th. kaltem, leichter in siedendem Wasser, reichlich in Weingeist und Aether, weniger leicht in Chloroform. Glycerin befördert die Auflöslichkeit in Wasser. Sie schmelzen bei 78⁰ C. unter Zerfall in Wasser und Trichlorbutylaldehyd, welches letztere sich durch stechenden Geruch und reizende Einwirkung auf die Schleimhäute kennzeichnet. Wird das Butylchloralhydrat mit konc. Schwefelsäure erwärmt, so scheidet sich Trichlorbutylaldehyd als ölige Tröpfchen aus. Die wässerige Lösung des Butylchloralhydrats schwärzt ammoniakalische Silberlösung infolge Reduktion des Silbersalzes zu metallischem Silber.

Prüfung. 1) Die weingeistige Lösung 1 = 10 röthe blaues Lackmuspapier nicht und werde durch Silbernitrat nicht getrübt (Salzsäure, fremde Chlorverbindungen). 2) Mit Schwefelsäure gelinde erwärmt bräune es sich nicht (fremde Chlorverbindungen). 3) Es schmelze bei 78⁰ C. und verbrenne, ohne einen Rückstand zu hinterlassen.

Aufbewahrung. Vorsichtig, grössere Vorräthe auch vor Licht geschützt.

Anwendung. Butylchloralhydrat ist ein Anästheticum; als Hypnoticum wirkt es nicht so sicher wie Chloralhydrat. Es wirkt zuerst auf das Grosshirn, die Anästhesie beginnt am Kopfe. Die Respiration wird durch Einwirkung auf das Respirationscentrum verlangsamt, darauf die Reflexerregbarkeit des Rückenmarks herabgesetzt. Der Tod tritt nach grossen Gaben durch Respirationslähmung ein, das Herz wird nicht betroffen. Man giebt es gegen Trigeminus-Neuralgieen und Schmerzen der Tabiker zu 0,2—0,5 g zweistündlich, als Hypnoticum 0,5—1—2,0—4,0 g in wässeriger Lösung mit Glycerin oder Sirup. Höchstgaben: *pro dosi* 2,0 g, *pro die* 4,0 g (Ergänzb.). — Die Ausscheidung erfolgt durch den Urin als „Urobutylchloralsäure"; bei Vergiftungen ist die künstliche Respiration als Hauptmittel anzuwenden.

<table>
<tr><td>

Rp. Butylchlorali hydrati
     Acidi carbolici   āā   2,0.

Einen mit der Mischung getränkten Wattepfropfen in den hohlen Zahn zu drücken. Gegen den Schmerz cariöser Zähne.

</td><td>

Rp. Butylchlorali hydrati 5,0—10,0
     Glycerini   20,0
     Aquae destillatae   130,0.

Bei Tic douloureux, innerhalb 15 Minuten 1—3 Esslöffel.

</td></tr>
</table>

Butyrum.

Butyrum. Butter. Beurre. Butter (engl.).

Allgemeines. Butter ist die durch mechanische Operationen (Schlagen, Schütteln, Schaukeln) aus der Kuhmilch abgeschiedene innige Mischung von Milchfett und anderen Bestandtheilen der Milch, welche, nachdem sie der „anerkannten molkereigerechten Behandlung" unterworfen worden ist, theils gesalzen, theils ungesalzen in Verkehr kommt.

In der Milch ist das Butterfett in Form mikroskopisch kleiner Kügelchen suspendirt, welche sich für gewöhnlich wahrscheinlich deshalb zu grösseren Massen nicht vereinigen, weil sie sich im Zustande der „Ueberschmelzung" befinden. Wird die Milch regelmässig wiederkehrenden Erschütterungen durch den sog. Butterungsprocess ausgesetzt, so erstarrt das Butterfett, und die Kügelchen vereinigen sich zu grösseren Massen. — Aus praktischen Gründen unterwirft man dem Butterungsprocess nicht die Milch selbst, sondern den aus dieser gewonnenen Rahm im süssen oder gesäuerten Zustande und bezeichnet dementsprechend das Endprodukt als Süssrahm-Butter oder Sauerrahm-Butter. Durch den Butterungsprocess erhält man also die vom Butterfett der Hauptsache nach befreite Milch (Buttermilch) einerseits und die Butter andererseits.

Die abgeschiedene „Butter" besteht der Hauptsache nach aus Butterfett, enthält aber im Zustande emulsionsähnlicher Vertheilung noch beträchtliche Mengen von Buttermilch eingeschlossen. Zum Zwecke besserer Haltbarkeit wird die Butter, um sie von diesen Beimengungen in einem gewissen Grade zu befreien, mehrmals mit reinem Wasser ausgewaschen, schliesslich von der Hauptmenge des ihr hierbei einverleibten Wassers durch Kneten und Schlagen befreit. Eine völlige Entfernung der Buttermilch und des Wassers wird nicht beabsichtigt, weil hierunter der Wohlgeschmack der Butter leiden würde. — Die so hergestellte Butter kommt alsdann im ungesalzenen oder gesalzenen Zustande in den Verkehr.

Pharmaceutische Verwendung finden, allerdings nur sehr selten, sowohl die wasserhaltige Butter als auch das wasserfreie Butterfett; ausserdem wird das Butterfett auch noch zur Herstellung einiger pharmaceutischer Präparate, z. B. des Butteräthers (s. S. 176) und der Butterseife gebraucht.

I. Butyrum insulsum. Ungesalzene Butter.

Hierunter ist die nicht gesalzene, möglichst gut ausgewaschene, wasserhaltige Butter zu verstehen. Wird sie verlangt, so versuche man, sich dieselbe aus der nächstgelegenen Molkerei zu verschaffen. Man verlange ausdrücklich „Süssrahmbutter". Bei häufigerem Bedarf wird es sich empfehlen, eine kleine Butterungsmaschine anzuschaffen, wie solche jetzt in sehr guter Ausstattung billig zu haben sind, und aus einem Quantum „Süssrahm" die erforderliche Menge Butter durch Buttern von dem Küchenpersonal herstellen zu lassen. Die erbutterte Butter ist solange mit Wasser zu waschen, bis dieses nicht mehr molkig abläuft und dann durch Schlagen und Kneten von dem überschüssigen Wasser nach Möglichkeit zu befreien. Man nehme, um 10 Theile Butter zu gewinnen, mindestens 150 Th. Süssrahm in Arbeit.

Diese wasserhaltige Butter findet gelegentlich zur Herstellung von Kühlsalben, Augensalben etc. Verwendung. Man versuche unter keinen Umständen sie dadurch zu ersetzen, dass man gesalzene Butter auswäscht, denn es ist schwer, der Butter alles Kochsalz durch Waschen mit Sicherheit zu entziehen. Weit eher wäre ein Ersatz durch geschmolzenes Butterfett, *Adeps Butyri*, zu rechtfertigen.

II. Adeps Butyri. Butterfett (Ergänzb.).

Frische Butter wird in einem hohen Gefässe, z. B. einer Infundirbüchse aus Porcellan, im Dampfbade geschmolzen und solange erwärmt, bis sich das Fett als völlig klare, obere Schicht abgeschieden hat. Alsdann wird diese noch warme Fettschicht abgegossen und in trockene, kleine, völlig anzufüllende Glasflaschen filtrirt. Hierzu ist zu bemerken, dass man mit der Filtration nicht eher beginnen soll, bis nicht eine deutliche Scheidung des geschmolzenen Butterfettes von den Molken stattgefunden hat. Die Filtration geht rasch von statten, wenn man das Filter vorher gut austrocknet. Das Filtriren hat an einem warmen Orte, bei grösseren Mengen mittels eines Warmwasser- oder Dampftrichters zu erfolgen.

Ein gelblichweisses bis weisses, körniges Fett von eigenartigem, nicht ranzigem Geruche und Geschmacke. Es schmelze bei 30—37° C. zu einer klaren, mehr oder weniger gelben Flüssigkeit. — Werden 10 g Butterfett in 10 ccm Chloroform gelöst, 10 ccm Weingeist und 1 Tropfen Phenolphthaleïnlösung hinzugefügt, so muss die Lösung nach Zusatz von 0,3 ccm Normal-Kalilauge und nach kräftigem Schütteln roth gefärbt erscheinen, was einem zulässigen Maximalgehalt von 3 Burstyn'schen Säuregraden entspricht.

Ersatz für wasserfreies Butterfett. Als solches gelten folgende Mischungen: **1)** Olei Cacao 4 Th., Olei Amygdalarum 6 Th. **2)** Olei Cacao 2 Th., Adipis 8 Th.

Unguentum ad combustiones Stahl. Stahl'sche Brandsalbe. Ist eine Mischung von 1 Th. gelbem Wachs und 2 Th. wasserfreiem Butterfett.

Untersuchung der Butter. Die Butter des ehrlichen Marktverkehrs hat etwa folgende Zusammensetzung: Butterfett 80—85 Proc., Wasser 10—15 Proc., Milchzucker, Caseïn, aus der Milch stammende Salze zusammen 1—3 Proc. Ausserdem ist auf das markt-üblich zugesetzte Kochsalz Rücksicht zu nehmen.

Die Gesichtspunkte, unter denen die Marktuntersuchung der Butter zu geschehen hat, sind folgende:

1) Verfälscht kann Butter dadurch werden, dass ihr **a)** eine grössere Menge Wasser einverleibt wird, als es im ehrlichen Verkehr gebräuchlich ist; **b)** dass ihr eine übergrosse Menge Kochsalz zugesetzt wird; **c)** dass das Butterfett zum Theil durch billigere Fette oder Fettgemische ersetzt wird.

2) Verdorben ist Butter, welche in einen solchen Zustand übergegangen ist, dass sie nach der allgemeinen Ansicht zum menschlichen Genuss oder doch für die vom Käufer vorausgesetzte bestimmungsgemässe Verwendung nicht mehr geeignet ist.

3) Nachgemacht ist Butter, wenn an ihre Stelle ein Kunstprodukt, z. B. Margarine, untergeschoben ist.

Die Untersuchung führt man zweckmässig in folgender Weise aus:

1) Bestimmung des Wassergehaltes.

a) Approximativ. Man füllt in ein weites Probirrohr (2,5 cm lichte Weite), welches man selbst graduirt hat, etwa 20 g Butter und bringt diese durch Einstellen in heisses Wasser zum Schmelzen. Nach einiger Zeit hat sich das geschmolzene Butterfett über der wässerigen Flüssigkeit (den Molken) soweit abgesetzt, dass beide Schichten sich deutlich abgrenzen. Man schätzt nunmehr die Menge des geschmolzenen Fettes und der Molken. Beträgt die Menge der letzteren mehr als $^1/_6$, so ist die exakte Wasserbestimmung auszuführen.

b) Exakt. Man bringt in eine Platinschale etwa 20 g mit Salzsäure gut aus-gewaschenen Quarzsand oder Bimsstein, dazu ein kleines Glasstäbchen und glüht die so beschickte Schale gründlich durch, bis sie konstantes Gewicht hat. Dann bringt man 5 g Butter hinzu, die von möglichst vielen Stellen der Probe entnommen ist, rührt ohne Verlust um und trocknet im Wasserbadtrockenschrank bis zu konstantem Gewicht (nach fünfstündigem Trocknen die erste Wägung!). Im Soxhlet'schen Trockenschrank ist das Trocknen nach $^1/_2$ bis $^3/_4$ Stunden beendet.

2) Bestimmung des Fettgehaltes. Den sub 1 erhaltenen Trockenrückstand verreibt man mit noch etwa 20 g getrocknetem Sande oder Bimsstein, extrahirt das Ganze in einem Extraktionsapparate (nach Soxhlet) mit wasserfreiem Aether und verfährt im übrigen, wie unter Milch angegeben ist (s. Lac).

3) Bestimmung des Gehaltes an Kochsalz. Man wägt 5 g Butter in eine Platinschale, verdampft die Hauptmenge des Wassers durch einstündiges Erhitzen auf dem Wasserbade und verascht bei nicht zu hoher Temperatur. Die Asche wird gewogen, als-dann mit Wasser ausgezogen und in der Lösung das Chlor durch Titriren mit Silbernitrat und Kaliumchromat nach Mohr bestimmt. Wägung und Titration müssen fast mit ein-ander übereinstimmen.

4) Bestimmung des Gehaltes an Caseïn. 5—10 g Butter werden durch drei-bis vierstündiges Trocknen vom Wasser befreit. Dann zieht man mit Aether aus, sammelt das in Aether Unlösliche auf einem schwedischen Filter und wäscht es mit Aether aus. Schliesslich bringt man Filter + Inhalt in einen Stickstoff-Kolben und bestimmt den Stick-stoff nach Kjeldahl. Stickstoff $\times$ 6,37 ergiebt die Menge des vorhandenen Caseïns.[1]

5) Bestimmung des Säuregrades. Man löst 5 g Butter in 30 ccm säurefreiem Aether, fügt 3 Tropfen Phenolphthaleïnlösung zu und titrirt mit $^1/_{10}$-Normal-alkoholischem Kali. Jeder für 100 g Butter verbrauchte Cubikcentimeter Normal-Kalilauge zeigt 1 Säure-grad nach Burstyn an.

---

[1] Die Ausführungsbestimmungen des Reichskanzlers schreiben den Faktor 6,25 vor, doch soll der Faktor 6,37 genauer sein.

6) **Fremde Fette. Vorprüfungen.**

1) **Schmelzprobe.** Beim Erwärmen im Wasserbade schmilzt Butter zu einem rasch klar werdenden Fette, während Margarine längere Zeit ein trübes Aussehen behält. Die Probe beruht darauf, dass das Butterfett ursprünglich als Emulsion in der Milch enthalten war, und dass diese Emulsion absichtlich zerstört worden ist, während der Margarine Milch oder Rahm zugeführt worden ist, in der Absicht, eine Emulsion zu bilden. Nur als Vorprobe zu benutzen.

2) **Refraktometrisch.** Man bestimmt die Refraktion im Abbé'schen Butter-Refraktometer. Butterfett hat bei 25⁰ C. eine Refraktion von höchstens 52,5. Der Apparat kostet etwa 150 M. und gestattet lediglich die pure Unterscheidung von Butter und Margarine. In zweifelhaften Fällen lässt er häufig im Stiche. — Jedem Apparate ist eine genaue Gebrauchsanweisung beigegeben, ausserdem findet sich eine eingehende Beschreibung des Apparates und seiner Anwendung in den Ausführungsbestimmungen des neuen Margarine-Gesetzes.

Exakte Methoden. 1) Nach Hehner-Angell. Man bringt durch Differenz-Wägung 3—4 g klar filtrirtes Butterfett in eine kugelige Porcellanschale, fügt 50 ccm Alkohol sowie 2 g Aetzkali hinzu und verseift das Fett durch Erwärmen auf dem Wasserbade unter Umrühren. Dann lässt man den Alkohol vorsichtig aber vollständig abdunsten und übergiesst die zurückbleibende Seife mit 150 ccm heissem destillirten Wasser, in welchem sie sich klar auflösen muss. Zu der klaren Lösung giebt man verdünnte Schwefelsäure im Ueberschuss und erhitzt so lange, bis sich die Fettsäuren als ölige Schicht klar (!) abgesetzt haben und die wässerige Flüssigkeit nicht mehr milchig erscheint. Man filtrirt nun die Flüssigkeit durch ein vorher in einem Wägegläschen getrocknetes und gewogenes Filter von dichtem Papier, welches vorher mit heissem Wasser genässt und angefüllt worden ist, mit der Vorsicht, dass während der ganzen Dauer der Filtration die Fettsäuren niemals ganz nach dem Grunde des Filters gelangen, sondern dass sich auf diesem zu jeder Zeit genügend wässerige Flüssigkeit befindet, um ein Durchlaufen der Fettsäuren zu verhindern. Man spritzt nun alle Fettsäurereste aus der Schale auf das Filter und wäscht die gesammten Fettsäuren mit siedendem Wasser (ca. $1\frac{1}{2}$ Liter) so lange aus, bis das Filtrat gegen empfindliches Lackmuspapier nicht mehr sauer reagirt. Man bringt hierauf die Fettsäuren auf dem Filter zum Erstarren, indem man den ganzen Trichter in eiskaltes Wasser eintaucht, bringt Filter $+$ Fettsäuren in das Wägeglas und trocknet im Wasserbadtrockenschranke bis zu konstantem Gewicht. (Erste Wägung nach 3 Stunden, dann in einstündigen Pausen.)

2) Die Reichert-Meissl'sche (Wollny'sche) Zahl in der Modifikation von Leffmann-Beam. 5 g (genau gewogen!) reines filtrirtes Butterfett werden in einem 300 ccm fassenden Erlenmeyer-Kolben genau abgewogen, hierzu 20 ccm Glycerin-Natron[1]) gegeben; der Kolben wird mittels einer mit Kautschukschlauchstücken überzogenen Tiegelzange erfasst und über freier Flamme unter beständigem Umschwenken erhitzt. Hierdurch, wie auch im Nothfalle durch zeitweiliges Entfernen von der Flamme, wird die stark schäumende Masse leicht am Uebersteigen gehindert. Nach 3—4 Minuten ist die Reaktion beendet, das Wasser verdampft, die Flüssigkeit hört auf zu kochen und ist fast plötzlich vollständig klar. Alsdann fügt man, zu Anfang tropfenweise, da sonst leicht Ueberschäumen eintritt, 135 ccm destillirtes, ausgekochtes Wasser zu und nach eingetretener Auflösung von etwa erstarrter Seife 2 Stückchen Bimsstein und 5 ccm Schwefelsäurelösung.[2]) Man destillirt alsdann mit vorgelegtem Liebig'schen Kühler 110 ccm ab. Das Destillat wird gemischt und filtrirt. Von dem Filtrate titrirt man 100 ccm mit $\frac{1}{10}$ Normallauge und

---

[1]) Zur Herstellung des Glycerin-Natrons löst man 100 g Natronhydrat in 100 ccm destillirtem Wasser. Von dieser Lösung werden 20 ccm mit 180 ccm reinem konc. Glycerin gemischt.

[2]) Von der Schwefelsäurelösung enthalten 100 ccm = 20 ccm konc. Schwefelsäure.

Phenolphthaleïn. Die verbrauchten Cubikcentimeter $\frac{n}{10}$-Lauge multiplicirt man mit 1,1. Die so erhaltene Zahl ist die Reichert-Meissl'sche Zahl (oder Wollny'sche Zahl).

Beurtheilung. Der Gehalt an Kochsalz bezw. an Wasser wird meist nach örtlichen Verordnungen beurtheilt. Wo diese fehlen, kann man in maximo 3 Proc. Kochsalz und 15 Proc. Wasser zulassen und in minimo einen Fettgehalt von 80 Proc. verlangen.

Ob Butter verdorben ist, lässt sich am besten durch die Kostprobe (Aufstreichen auf Brod oder Semmel!) beurtheilen. Die Bestimmung des Säuregrades erfolgt in der Regel nur zur wissenschaftlichen Begründung des durch die Kostprobe gewonnenen Urtheils. Die meisten Chemiker nehmen als zulässige Maximalzahl 8 Säuregrade an.

Fremde Fette (Margarine, s. auch diese) weist man am sichersten durch Bestimmung der Reichert-Meissl'schen (Wollny'schen) Zahl nach. Für reines Butterfett ist 24,0 als niedrigste Reichert-Meissl'sche (Wollny'sche) Zahl anzunehmen. Es hat sich aber herausgestellt, dass gewisse Fütterungsarten (Reis, Palmkerne) die Wollny'sche Zahl herabdrücken. Ergeben sich nach der Bestimmung der Reichert-Meissl'schen Zahl Zweifel über die Unverfälschtheit der Butter, so kann man noch die Bestimmung der Hehner-Angell'schen Zahl heranziehen. Diese wird für reines Butterfett in maximo als 90,0 angenommen. Doch kommen auch hier geringe Ueberschreitungen vor.

In zweifelhaften Fällen giebt allein unanfechtbare Auskunft die Selbstherstellung von Butter aus der in Frage kommenden Milch, bezw. Buttern unter amtlicher Aufsicht und vergleichende Untersuchung des so erhaltenen Butterfettes.

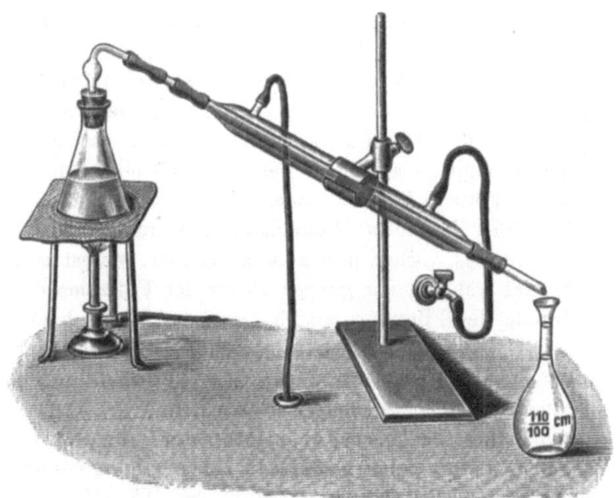

Fig. 124. Destillationsapparat zur Bestimmung der flüchtigen Fettsäuren nach Reichert-Meissl.

Färbung der Butter mit unschädlichen Farbstoffen gilt zur Zeit als ein erlaubtes Verschönerungsmittel.

I. 5. k. Nachweis von Sesamöl (aus der Bekanntmachung des Reichskanzlers vom 1. April 1898):[1]

α) Wenn keine Farbstoffe vorhanden sind, die sich mit Salzsäure roth färben, so werden 5 ccm geschmolzenes Butterfett mit 0,1 ccm einer alkoholischen Furfurol-Lösung (1 Raumtheil farbloses Furfurol in 100 Raumtheilen absoluten Alkohols gelöst) und mit 10 ccm Salzsäure vom spec. Gew. 1,19 mindestens ¹|₂ Minute lang kräftig geschüttelt. Wenn die am Boden sich abscheidende Salzsäure eine nicht alsbald verschwindende deutliche Rothfärbung zeigt, so ist die Gegenwart von Sesamöl nachgewiesen.

β) Wenn Farbstoffe zugegen sind, die durch Salzsäure roth gefärbt werden, so schüttelt man 10 ccm geschmolzenes Butterfett in einem kleinen cylindrischen Scheidetrichter mit 10 ccm Salzsäure vom spec. Gew. 1,125 etwa ¹|₂ Minute lang. Die unten sich ansammelnde rothgefärbte Salzsäure-Schicht lässt man abfliessen, fügt zu dem in dem Scheidetrichter enthaltenen geschmolzenen Fette nochmals 10 ccm Salzsäure vom spec. Gew. 1,125 und schüttelt wiederum ¹|₂ Minute lang. Ist die sich abscheidende Salzsäure noch roth gefärbt, so lässt man sie abfliessen und wiederholt die Behandlung des geschmolzenen Fettes mit Salzsäure vom spec. Gewichte 1,125, bis letztere nicht mehr roth gefärbt wird. Man lässt alsdann die Salzsäure abfliessen und prüft 5 ccm des so behandelten geschmolzenen Butterfettes nach dem unter α beschriebenen Verfahren auf Sesamöl. Zu diesen Versuchen verwende man keine höhere Temperatur, als zur Erhaltung des Fettes im geschmolzenen Zustande erforderlich ist.

---

[1] Die *cursiv* gesetzten Stellen sind der Bekanntmachung des Reichskanzlers wörtlich entnommen.

I. 4. Nachweis von Konservirungsmitteln:

a) Borsäure. 10 g Butter werden mit alkoholischem Kali in einer Platinschale verseift, die Seifenlösung eingedampft und verascht. Die Asche wird mit Salzsäure übersättigt. In die salzsaure Lösung taucht man einen Streifen gelbes Kurkumapapier und trocknet das Papier auf einem Uhrglase bei 100° C. Bei Gegenwart von Borsäure zeigt die eingetauchte Stelle des Kurkumapapiers eine rothe Färbung, die durch Auftragen eines Tropfens verdünnter Natriumkarbonatlösung in Blau übergeht.

b) Salicylsäure. Man mischt in einem Probirröhrchen 4 ccm Alkohol von 20 Vol. Proc. mit 2—3 Tropfen einer verdünnten Eisenchloridlösung, fügt 2 ccm Butterfett hinzu und mischt die Flüssigkeiten, indem man das mit dem Daumen verschlossene Probirröhrchen 40—50 mal umschüttelt. Bei Gegenwart von Salicylsäure färbt sich die untere Schicht violett.

c) Formaldehyd. 50 g Butter werden in einem Kölbchen von etwa 250 ccm Inhalt mit 50 ccm Wasser versetzt und erwärmt. Nachdem die Butter geschmolzen ist, destillirt man unter Einleiten von Wasserdampf 25 ccm Flüssigkeit ab. 10 ccm Destillat werden mit 2 Tropfen ammoniakalischer Silberlösung versetzt; nach mehrstündigem Stehen im Dunkeln entsteht bei Gegenwart von Formaldehyd eine schwarze Trübung. (Die ammoniakalische Silberlösung erhält man durch Auflösen von 1 g Silbernitrat in 30 ccm Wasser, Versetzen der Lösung mit verdünntem Ammoniak, bis der anfänglich entstehende Niederschlag sich wieder gelöst hat, und Auffüllen der Lösung mit Wasser auf 50 ccm.)

Fremdartige Zusätze. Kartoffelmehl, Kartoffelbrei, Getreidemehl, Mohrrübenbrei, welche bisweilen, aber nur selten, der Butter in betrügerischer Absicht zugesetzt werden oder durch Zufall in diese gelangen, weist man nach, indem man ein Quantum Butter erst mit Alkohol, dann mit Aether auszieht und den hierbei ungelöst hinterbleibenden Rückstand mit dem Mikroskop untersucht. Gips, Thon u. dergl. unorganische Zusätze, welche wohl kaum als übliche Verfälschungen gelten können, würden in der Asche aufzusuchen und nachzuweisen sein.

I. 5. i. *Nachweis fremder Farbstoffe.*

Die Gegenwart fremder Farbstoffe erkennt man durch Schütteln des geschmolzenen Butterfettes mit absolutem Alkohol oder mit Petroleumäther vom spec. Gew. 0,638. Nicht künstlich gefärbtes Butterfett ertheilt diesen Lösungsmitteln keine oder nur eine schwach gelbliche Färbung, während sie sich bei künstlich gefärbtem Butterfett deutlich gelb färben.

Zum Nachweise gewisser Theerfarbstoffe werden 2—3 g Butterfett in 5 ccm Aether gelöst und die Lösung in einem Probirröhrchen mit 5 ccm konc. Salzsäure vom spec. Gew. 1,125 kräftig geschüttelt. Bei Gegenwart gewisser Azofarbstoffe färbt sich die sich unten absetzende Salzsäureschicht deutlich roth.

Schmelzbutter, Butterschmalz, Schmalz (letzteres eine specielle, süddeutsche Bezeichnung). Hierunter versteht man das durch Ausschmelzen der Butter und Abgiessen von den Molken gewonnene wasserfreie Butterfett, welches in Süddeutschland namentlich während des Winters zu Küchen- und Konditoreizwecken verwendet wird. Es ist bezüglich eines Gehaltes an fremden Fetten in gleicher Weise zu untersuchen und zu beurtheilen wie die Butter. — Schmelzbutter lässt unter dem Mikroskop Krystallnadeln erkennen.

Colostrum-Butter. In einigen Gegenden gilt die aus dem Colostrum [d. i. die unmittelbar bis einige Tage nach dem Geburtsakt abgesonderte Milch], hergestellte Butter innerlich wie äusserlich als besonders heilkräftig. Colostrum-Butter ist braungelb, starrer als gewöhnliche Butter, reich an Eiweissstoffen, von schleimigem Geschmack. Sie wird leicht ranzig.

Sapo butyrinus. Sapo e Butyro. Butterseife. Zur Herstellung derselben kann mit Vortheil ranzige, zu Speisezwecken nicht mehr verwerthbare Butter verwendet werden. Man schmilzt ein beliebiges Quantum Butter, lässt das Butterfett in der Wärme sich klären, filtrirt oder kolirt es und verfährt wie folgt:

100 Th. geschmolzenes Butterfett werden in einer Porcellanschale mit 130 Th. Natronlauge (von 15 Proc. NaOH) im Wasserbade unter Umrühren so lange erhitzt, bis ein klarer, gleichmässiger Seifenleim entstanden ist. Nachdem die Erhitzung im Wasserbade noch 1 Stunde fortgesetzt worden ist, fügt man zu dem Seifenleim eine filtrirte (!) Lösung von 25 Th. Kochsalz und 2,5 Th. kryst. Soda in 100 Th. Wasser, rührt $^{1}/_{4}$ Stunde um, lässt dann etwa 1 Stunde im Wasserbade ruhig absetzen und bringt hierauf die Schale in die Kälte. Nachdem die Seife völlig erstarrt ist, wird sie von der Unterlauge abgehoben, mit Wasser abgespült, in Stücke geschnitten und an einem warmen Orte, vor Staub geschützt, getrocknet. Ausbeute ca. 120 Th. Verwendung zur Herstellung von Opodeldok.

Butterpulver. Hierunter versteht man Pulver, welche, dem Rahm zugesetzt, die Abscheidung der Butter beim Buttern beschleunigen sollen. Diese Pulver, deren Nutzen zweifelhaft ist, bestehen in der Regel: **1)** Aus Natriumbikarbonat, 1—2 g auf 1 l Rahm. **2)** Gemische von (1 Th.) Natriumbikarbonat mit (3 Th.) Kochsalz. Auf 1 l Rahm rechnet man 3—4 g der Mischung. **3)** Kochsalz. Auf 1 l Rahm = 2—6 g. **4)** Kaliumbitartrat. Auf 1 l Rahm = 1—2 g. Diese Pulver werden gelegentlich auch noch mit Auszügen von Orleans oder Kurkuma gefärbt und dienen alsdann zugleich als Färbemittel.

Butterfarbe, um zu heller Butter (Winterbutter) eine schöne Färbung zu verleihen. **1)** Aetherisches Orleanextrakt 2—3,0 g, Olivenöl 100,0. **2)** 1 Th. getrockneter Orlean, 2 Th. Kurkumapulver werden mit 10 Th. Olivenöl 3 Tage lang im Dampfbade erhitzt, dann abgepresst und nach dem Absetzen filtrirt. (E. Rosendorf's Butterfarbe.) In dunklen Gläsern abzugeben. **3)** 3 Th. Dimethylamidoazobenzol werden in 97 Th. Olivenöl unter Erwärmen gelöst. **4)** Man zieht 100 Th. Orlean mit einer Lösung von 1,5 Th. Kaliumkarbonat in 100 Th. Wasser in der Wärme aus und zieht den Rückstand noch zweimal mit einer Lösung von je 0,6 Th. Kaliumkarbonat in 100 Th. Wasser aus. Die vereinigten Auszüge werden auf 60 Th. verdampft, dann mit 12 Th. Alkohol versetzt und nach dem Absetzen filtrirt.

Butyromel. Gemisch von 1 Th. Honig mit 2 Th. Butterfett oder Butter.

Emplastrum universale Styriae. Hofrathspflaster. (Oesterr. Handverkaufsartikel.) Cerae flavae, Adipis Butyri recentis, Terebinthinae venetae āā 320,0 Myrrhae, Aluminis usti, Camphorae āā 40,0, Croci 2,0.

III. Margarine. Kunstbutter.

„Margarine im Sinne des Gesetzes vom 15. Juni 1897 sind diejenigen der Milchbutter oder dem Butterschmalz ähnlichen Zubereitungen, deren Fettgehalt nicht ausschliesslich der Milch entstammt."

Bereitung. Frischer, gewaschener Rindertalg wird bei 60° C. durch Dampf geschmolzen. Das geläuterte (filtrirte) Fett lässt man 12—24 Stunden bei 20° C. stehen und presst bei 30° C. das ausgeschiedene feste Stearin von dem flüssiger bleibenden Oleomargarin ab. Das Oleomargarin wird — meist nach Zusatz anderer Fette und Oele, z. B. Sesamöl, s. w. unten — mit 10 Proc. süsser oder saurer Milch in besonderen Emulsionsapparaten verbuttert; die Mischung wird alsdann gefärbt, gesalzen, auch parfümirt und giebt so nach dem Erstarren das „Margarine" genannte Produkt. — Der Naturbutter ausserordentlich ähnliche Massen, nur durch die chemische Analyse (s. S. 516) von dieser zu unterscheiden.

Gesetzliche Bestimmungen. Die Fabrikation der Margarine und der Verkehr mit derselben unterliegt für das Deutsche Reich den Bestimmungen des Gesetzes vom 15. Juni 1897 und dessen Ausführungsbestimmungen. Für die Thätigkeit des Analytikers kommen besonders folgende Bestimmungen des Gesetzes in Betracht:

§ 3. Die Vermischung von Butter oder Butterschmalz mit Margarine oder anderen Speisefetten zum Zwecke des Handels mit diesen Mischungen ist verboten. — Unter diese Bestimmung fällt auch die Verwendung von Milch oder Rahm bei der gewerbsmässigen Herstellung von Margarine, sofern mehr als 100 Gewichtstheile Milch oder eine dementsprechende Menge Rahm auf 100 Gewichtstheile der nicht der Milch entstammenden Fette in Anwendung kommen.

Damit ist folgendes gesagt: In Deutschland ist es untersagt, Mischungen von Butter mit anderen Speisefetten gewerbsmässig herzustellen und zu Genusszwecken zu verkaufen. Zugelassen ist die Herstellung der Margarine mit der Beschränkung, dass für 100 Th. Nicht-Milchfett nicht mehr als 100 Th. Milch oder eine dieser entsprechende Menge Rahm zur Verwendung kommen. Für die analytische Kontrole ist anzunehmen, dass 100 Th. Milch in maximo 4 Th. Butterfett entsprechen, und die dem Analytiker gestellte Aufgabe besteht somit darin, festzustellen, ob das wasserfreie Fett einer Margarine mehr als 4 Proc. Butterfett enthält oder nicht. Dies geschieht durch Bestimmung der Reichert-Meissl'schen Zahl. Die Reichert-Meissl'sche Zahl beträgt bei einer den gesetzlichen Anforderungen entsprechenden Margarine nicht mehr als 2,0. Geht sie über 2,0 erheblich hinaus, so ist auf Zusatz grösserer Mengen von Butterfett zu schliessen. Dieser Schluss würde nur dann nicht immer zutreffend sein, wenn das Fettgemisch erhebliche Mengen von Kokosfett enthält. Dieses hat an sich eine höhere Reichert-Meissl'sche Zahl. Auf die Anwesenheit von Kokosfett wird man aufmerksam gemacht bei der Bestimmung der Hehner'schen Zahl dadurch, dass sich aus dem erkalteten Filtrate Krystallnadeln von Fettsäuren abscheiden, und dass die Fettsäuren auch nach lange Zeit fortgesetztem Trocknen keine Gewichtskonstanz zeigen.

§ 6. „Margarine und Margarinkäse, welche zu Handelszwecken bestimmt sind, müssen einen die allgemeine Erkennbarkeit der Waare mittelst chemischer Untersuchung erleichternden, Beschaffenheit und Farbe derselben nicht schädigenden Zusatz enthalten. — Die näheren Bestimmungen hierüber werden vom Bundesrath erlassen und im Reichsgesetzblatt veröffentlicht."

Ueber die Art des Kennzeichnungsmittels bestimmt die Bekanntmachung des Reichskanzlers vom 4. Juli 1897 folgendes:

1) Um die Erkennbarkeit von Margarine und Margarinkäse, welche zu Handelszwecken bestimmt sind, zu erleichtern, ist den bei der Fabrikation zur Verwendung kommenden Fetten und Oelen Sesamöl zuzusetzen. In 100 Gewichtstheilen der angewandten Fette und Oele muss die Zusatzmenge bei Margarine mindestens 10 Gewichtstheile, bei Margarinkäse mindestens 5 Gewichtstheile Sesamöl betragen. — Der Zusatz des Sesamöls hat bei dem Vermischen der Fette vor der weiteren Fabrikation zu erfolgen.

2) Das nach No. 1 zuzusetzende Sesamöl muss folgende Reaktion zeigen: Wird ein Gemisch von 0,5 Raumtheilen Sesamöl und 99,5 Raumtheilen Baumwollsamenöl oder Erdnussöl mit 100 Raumtheilen rauchender Salzsäure vom spec. Gew. 1,19 und einigen Tropfen einer 2 procentigen alkoholischen Lösung von Furfurol geschüttelt, so muss die unter der Oelschicht sich absetzende Salzsäure eine deutliche Rothfärbung annehmen. Das zu dieser Reaktion dienende Furfurol muss farblos sein.

Für die Schätzung des Sesamölgehalts der Margarine geben die „Vorschriften für die chemische Untersuchung von Fetten und Käsen vom 1. April 1898 folgende Anweisung:

II. *Die Untersuchung der Margarine erfolgt nach denselben Grundsätzen wie die der Butter. Ausserdem ist noch folgende Prüfung auszuführen:*

0,5 ccm des geschmolzenen, klar filtrirten Margarinefetts werden mit 9,5 ccm Baumwollsamenöl, das, nach dem unter I. 5. k (S. 516) beschriebenen Verfahren geprüft, mit Furfurol und Salzsäure keine Rothfärbung giebt, vermischt. Man prüft die Mischung nach dem unter I. 5. k (S. 516) angegebenen Verfahren auf Sesamöl. Hat die Margarine den vorgeschriebenen Gehalt an Sesamöl, von der vorgeschriebenen Beschaffenheit, so muss die Sesamöl-Reaktion noch deutlich eintreten.

Enthält die Margarine zugleich Farbstoffe (gewisse Azofarbstoffe, z. B. Dimethylamidoazobenzol), welche mit Salzsäure direkt eine Rothfärbung geben, so ist demnach die Prüfung auf Sesamöl nach I. 5. k β der für die Untersuchung der Butter gegebenen Anweisung auszuführen.

Cacao.

Theobroma Cacao L. Familie der Sterculiaceae—Büttnerieae.

Der bis 13 m hohe Baum ist einheimisch in den Küstenländern des mexikanischen Golfes und in Südamerika bis zum Amazonas. Gegenwärtig fast überall in den Tropen mehr oder weniger in Kultur (cf. unten). — Verwendung finden die Samen: **Semen Cacao** (Ergänzb.). **Fabae** seu **Nuclei Cacao** (Gall.). **Semen Theobromatis. Fabae mexicanae. Kakao. Kakaobohnen. Fèves de Cacao. Cacao-beans.**

Ausser der genannten sollen noch einige andere Arten die Droge liefern: **Theobroma bicolor Humb. et Bpl.** (in Kolumbien und am Rio negro), **Theobroma angustifolium Moç. et Sess.** (Soconusco), **Theobroma ovalifolium Moç. et Sess.** (Esmeraldas).

Beschreibung. Die beerenartigen, fleischigen, gelben, rothen oder braunen Früchte von Grösse einer mittleren Gurke enthalten, in ein schleimiges, angenehm schmeckendes Fruchtmus eingebettet, die dicht in 5 Längsreihen geordneten etwa 40 Samen, die frisch weiss sind und die braune Farbe erst durch die darauf folgende Zubereitung annehmen. — Sie sind im Umriss ungefähr eiförmig, meist etwas plattgedrückt, etwa 2,5 cm lang, 1,5 cm breit, 1,0 cm dick. Am stumpferen Ende befindet sich das Hilum, von wo aus auf der einen Schmalseite die Raphe zum gegenüberliegenden Ende verläuft und sich hier in mehrere Bündel auflöst, wodurch sich das reichliche Vorkommen derselben in der Samenschale erklärt. Die braune, ziemlich spröde Samenschale umschliesst den Embryo, der noch von einem zarten Häutchen (Silberhaut) bekleidet ist. Der Embryo besteht aus den dickfleischigen Kotyledonen, die vielfach in einander gefaltet und von aussen eingeschnürt sind, der keuligen Radicula und der als kleines Spitzchen kenntlichen Plumula. Wegen der vielen Falten etc. zerfallen die Kotyledonen leicht in kantige Stücke. Ihre Farbe ist auf dem Querschnitt mehr oder weniger braun bis violett. Die Kotyledonen bestehen zu äusserst aus einer aus dünnwandigen Zellen gebildeten Epidermis, die häufig (besonders an den Falten und an der Radicula) zu eigenthümlichen Haaren (MITSCHERLICH'sche Körperchen Fig. 125 *tr*) ausgewachsen sind. Die Epidermiszellen enthalten 3—4,5 μ grosse kantig-rundliche Pigmentkörner von orangegelber bis brauner Farbe, die mit Chloralhydrat blutroth, mit Eisenchlorid olivenbraun werden. Das übrige Gewebe besteht, abgesehen von zarten Procambiumsträngen und schwach entwickelten Gefässbündeln, aus zarten Parenchymzellen, als deren Inhalt sich krystallinisches Fett, Plasma und Aleuronkörner erkennen lassen. Letztere enthalten entweder ein Krystalloid und färben sich mit Jod gelb, oder sie färben

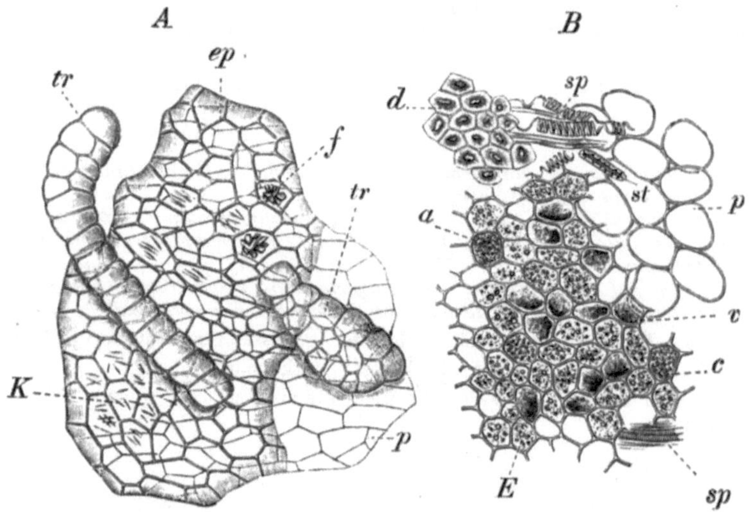

Fig. 125. Gewebe des Kakao. 160 Mal vergrössert.

A Silberhaut des Samens. *f* Fettkrystalle. *K* Oxalatkrystalle. *tr* MITSCHERLICH'sche Körperchen, von der Samenschale abgebrochen. *d* Sklereiden der Samenschale. *E* Parenchym der Kotyledonen der Stärke, Fett, Aleuron *(a)* und Farbstoffzellen *(v)*. *sp* Spiralgefässe. (Nach MOELLER).

sich nicht mit Jod und enthalten dann ein oder mehrere Globoide. Beide Formen sollen nicht in derselben Sorte neben einander vorkommen (TSCHIRCH). Endlich enthalten sie Stärke in kleinen einfachen, rundlichen oder wenig zusammengesetzten Körnern. Die Körnchen sind bei den einzelnen Sorten nicht gleich gross, und sie können wohl mit benutzt werden, einzelne Sorten zu charakterisiren. (S. 521.)

Zahlreiche Zellen (Pigmentzellen, Fig. 125 *v*) der meisten Sorten enthalten Farbstoff Kakaoroth), der entweder braun oder violett (mit mehr oder weniger röthlichem Stich) ist, diese Pigmentzellen sind im allgemeinen regellos zerstreut, gegen die Epidermis bilden sie häufig kurze Reihen. Manchen Sorten fehlen sie ganz. Sie werden mit Eisenchlorid blauschwarz, mit konc. Säuren roth, mit Kalilauge blau.

Aus dem Gewebe der Radicula sind als charakteristische Elemente zu erwähnen: Einzelkrystalle und kleine Drusen von Kalkoxalat. Die Gefässbündel sind weiter entwickelt wie diejenigen der Kotyledonen.

Das den Embryo bedeckende Silberhäutchen, der Rest des Perisperms, enthält in seinen Zellen Krystalle und Krystallaggregate von Fett in rundlichen oder keuligen Formen.

Aus dem Gewebe der Samenschale (Fig. 126) ist bemerkenswerth die Epidermis mit polygonalen Zellen, deren gelbgefärbte Wände etwas verdickt sind, das zusammengefallene **Parenchym** mit braunröthlichem Inhalt, die abrollbaren **Spiralgefässe**, und eine Schicht kleiner **Sklereiden** (Fig. 125 *d*), die an der Innenwand und den Seitenwänden verdickt sind.

Zubereitung der Samen. Die eingesammelten Früchte werden geöffnet, die Samen herausgenommen, durch Reiben mit den Händen oder auf Sieben vom Fruchtmus befreit und auf luftigen Hürden getrocknet. Die so zubereiteten Samen nennt man **ungerottet**, sie sind von geriugem Aroma und ziemlich bitterem Geschmack. Diese Methode wird jetzt nur noch selten angewendet. Fast überall unterwirft man die Samen einem Gährungsprocess und erhält so die weniger bitteren **gerotteten** Samen, deren Aroma sich durch den genannten Process entwickelt hat.

Zu diesem Zweck breitet man sie in bis 10 cm dicker Schicht auf Brettern aus und beschwert sie oder bringt sie in Kästen oder Tröge oder grub sie früher einfach in die Erde. — Die gerotteten Samen werden dann getrocknet und kommen in den Handel. Sie haben nun eine braune Farbe angenommen, der violettrothe Farbstoff in den Kotyledonen ist aber, wenigstens in vielen Fällen, schon vorher vorhanden gewesen. Früher nahm man das Rotten in roher Weise in Erdgruben vor und die Samen erhielten dadurch einen Ueberzug von Erde, den man ihnen jetzt oft künstlich giebt.

Sorten: Guayaquil-Machala. 24 mm lang, 13 mm breit, 7 mm dick. Zimmtfarbig. Querschnitt graubraun.

Guayaquil-Arriba. 24 mm lang, 15 mm breit, 7,5 mm dick. Rostfarbig. Querschnitt dunkelbraun-violett oder grau. Stärkekörnchen bis 7 μ.

Guayaquil-Balao. 23 mm lang, 13 mm breit, 8 mm dick. Rostfarbig. Querschnitt braun oder violett. Stärkekörnchen bis 5,2 μ.

Puerto-Cabello. 23 mm lang, 6 mm breit, 13 mm dick. Ockerfarbig, erdig. Querschnitt hellbraun.

Para. 22 mm lang, 11 mm breit, 5 mm dick. Rostfarbig matt. Querschnitt braun bis graubraun.

Bahia. 25 mm lang, 14 mm breit, 7 mm dick. Rothbraun. Querschnitt dunkelviolett. Stärkekörnchen bis 7 μ.

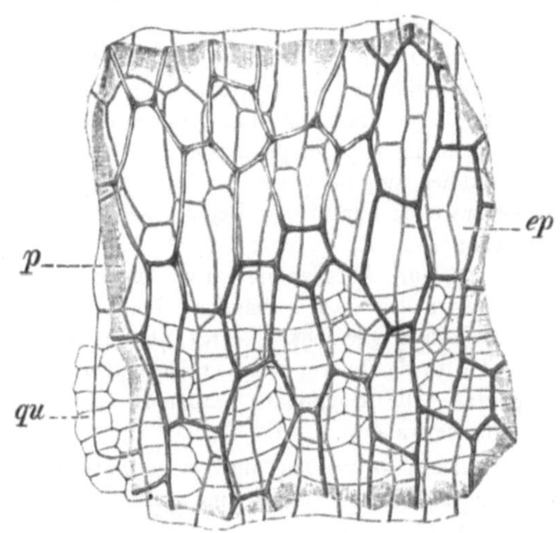

Fig. 126. Samenschale des Kakao. 160 Mal vergrössert. *ep* Epidermis. *p* Parenchym. (Nach MOELLER.)

Maracas. 23 mm lang, 13 mm breit, 7 mm dick. Rothbraun. Querschnitt graubraun. Stärkekörnchen bis 3,6 μ.

Canca. 23 mm lang, 13 mm breit, 10 mm dick. Rostfarbig oder graubraun. Querschnitt gelblich-braun. Stärkekörnchen bis 7,2 μ.

Caracas. 23 mm lang, 11,5 mm breit, 9 mm dick. Ockerfarbig. Querschnitt hellbraun, oft mit violettem Ton.

Garupano. 24 mm lang, 13,5 mm breit, 6 mm dick. Erdfarbig-grau. Querschnitt violett. Stärkekörnchen bis 13,5 μ.

Domingo. 22 mm lang, 13 mm breit, 6 mm dick. Schmutzig-grau. Querschnitt gelblich-braun.

Trinidad. 23 mm lang, 13 mm breit, 7 mm dick. Rostfarbig. Querschnitt rothviolett.

Ceylon. 21 mm lang, 13 mm breit, 8 mm dick. Röthlichbraun, Querschnitt braun. Stärkekörnchen bis 7 μ.

Java. 22 mm lang, 13 mm breit, 8 mm dick. Kupferfarben. Querschnitt braun.

Kamerun. 24 mm lang, 13,5 mm breit, 6 mm dick. Dunkel-zimmtfarbig. Querschnitt innen violettbraun.

St. Thomé. 25 mm lang, 13 mm breit, 7 mm dick. Graubräunlich. Querschnitt grauviolett bis violett. Stärkekörnchen 5,3 μ.

Die mitgetheilten Maasse der Samen sind das Mittel aus 20—30 Messungen. — Die Farbe des Querschnitts wird bedingt durch die Farbe der Pigmentzellen und den durch das Rösten meist braun gefärbten Inhalt der übrigen Parenchymzellen. — Aus der Beschaffenheit der Pigmentzellen allein sind Schlüsse auf eine bestimmte Sorte nicht zulässig.

Verarbeitung der Samen. Dieselben werden zunächst in rotirenden Siebcylindern von Fremdkörpern und Staub befreit, die schlechten und wurmstichigen Stücke ausgelesen. Dann röstet oder brennt man sie, wodurch das Aroma erhöht, das Stärkemehl zum Theil verquollen und der etwa noch vorhandene bittere Geschmack gemildert wird. Ausserdem werden die Schalen ausgetrocknet und spröde, sodass sie leicht entfernt werden können. Das Rösten geschieht meist in besonders konstruirten Trommeln bei einer Temperatur von 130—150° C. Danach werden die Samen durch einen kalten Luftstrom möglichst rasch und vollständig abgekühlt und gelangen in die Brechmaschine, die aus einem innen mit Stiften versehenen geneigten Cylinder besteht, in welchem sich eine aussen ebenfalls mit Stiften versehene Walze dreht. Der Zwischenraum zwischen Cylinder und Walze ist so klein, dass ihn die Samen unzerbrochen nicht passiren können. Die dabei abspringenden leichten Schalen werden durch einen Luftstrom weggeführt. Häufig wird für Herstellung feiner Chocoladen auch die Radicula und Plumula durch eine Siebvorrichtung entfernt, man setzt sie dann geringeren Sorten zu. — Dann mischt man für die weitere Verarbeitung meist mehrere Sorten unter einander (z. B. Caracas und Guayaquil āā, Caracas und Bahia āā, Trinidad und Maragnon āā) und zerreibt die zerkleinerten Samen auf Glockenmühlen. — Für Herstellung der sogen. entölten Kakaos wird dann das Fett zum Theil abgepresst auf Handpressen oder mittels hydraulischer Pressen, deren Platten zur Erwärmung mit Dampfeinströmung versehen sind. Für Kakaos, die später mit Dampf oder Alkalien aufgeschlossen werden sollen, lässt man etwa 30% Fett darin, bei anderen Sorten zuweilen nur 12%. Bei der weiteren Verarbeitung solcher Kakaos wird das Pulver mit Alkalien (K_2CO_3 oder Na_2CO_3) bei 40—50° C. 24 Stunden digerirt. Es ist zu beachten, dass die Alkalien im Pulver bleiben und den Aschegehalt erhöhen. Durch diesen Process wird das noch vorhandene Fett zum Theil verseift, Eiweissstoffe etc. angeblich leichter löslich gemacht. (Vergl. aber Bestandtheile). Bei dem Aufschliessen durch Dampf wird das Pulver einer erhöhten Temperatur und starkem Dampfdruck längere Zeit ausgesetzt. Die Albuminate werden in lösliche Albumosen, die Stärke theilweise in Dextrin etc. verwandelt.

Neuerdings werden auch beide Methoden kombinirt, indem man das Aufschliessen mit Ammoniumsalzen besorgt und dann dämpft, wobei zugleich die Ammoniumsalze wieder entfernt werden.

Für die Herstellung der Chokolade wird die nichtentfettete Masse bei einer Temperatur von 35—40° C. auf Maschinen verschiedener Konstruktion mit Walzen auf einem Reibsteine, mittels eines gefurchten Kegels, der sich in einem gleichfalls gefurchten Mantel dreht, etc. höchst fein zerrieben und dabei zugleich mit den verschiedenen Zusätzen versehen. Bei geringen Chokoladen presst man auch wohl das Fett ab und ersetzt es durch minderwerthiges Fett anderer Art. Als Zusätze sind zu erwähnen: Zucker, möglichst staubfrei und völlig ausgetrocknet, da feuchter Zucker eine matte, glanzlose Chokolade liefert. An Stelle des Zuckers tritt neuerdings häufig das Saccharin (s. d.), ferner Vanille resp. Vanillin, das die erstere aus der Chokolade immer mehr verdrängt; früher ersetzte man wohl die Vanille ganz oder theilweise durch Perubalsam resp. Benzoë, endlich Zimmt, Gewürznelken, Muskatnuss, Muskatblüthe, Cardamomen. Der Gewürzzusatz zu Chokolade, die im übrigen nur Kakao und Zucker enthalten darf, soll nicht mehr wie 1% betragen. Um billige, kohlehydratreiche Chokoladen herzustellen, oft aber auch zum Zwecke der Täuschung, macht man den Chokoladen häufig einen Zusatz von Stärke: (Reis-, Maranta-, Sago-, Weizen-, Kartoffelstärke), auch Dextrin.

Für manche Zwecke (zu Figuren, Pralinées etc.) ist es nothwendig, der Chokolade oder dem Kakao noch einen besonderen Zusatz von Kakaofett zu machen, um sie recht dünnflüssig zu erhalten. (Couvertüren-Masse.)

Bestandtheile der Kakaosamen und der nichtentfetteten Kakaomasse.
nach H. WEIGMANN:

Kakaosamen	Wasser	Stickstoff-haltige Sub-stanz	Theobromin	Fett	Stärke	Stickstoff-freie Ex-traktstoffe	Rohfaser	Asche	In der Trocken-substanz		
									Stickstoff-haltige Substanz	Theo-bromin	Fett
						Procent					
Rohe, ungeschälte . . .	7,93	14,19	1,49	45,57	5,85	17,07	4,78	4,61	15,41	1,62	49,49
Geröstete, ungeschälte .	6,79	14,13	1,58	46,19	6,06	18,04	4,63	4,16	15,56	1,69	49,56
Geröstete, geschälte . .	5,58	14,13	1,55	50,09	8,77	13,91	3,93	3,59	14,96	1,64	53,04
Geknetete Masse . . .	4,16	13,97	1,56	53,03	9,02	12,79	3,40	3,63	14,88	1,66	56,48
Kakaoschalen	11,73	13,95	0,73	4,66		43,29	16,02	10,71[1]	15,79	0,82	5,26

Es scheint, dass durch das Rösten die Verdaulichkeit des Kakaos beeinträchtigt wird, nach STUTZER blieben von 100 Th. N-haltiger Substanz beim Behandeln mit künstlichem Magensaft unverdaut:

Von rohen Samen 19,3—23,2 Proc., von gerösteten Samen 39,7—40,3 Proc.

Der werthvollste Bestandtheil, auf dem die Wichtigkeit des Kakaos als Genussmittel beruht, ist das Theobromin, an dem der Kakao im Verhältniss zu den andern verwandten, coffeinhaltigen Genussmitteln relativ arm ist. Neben dem Theobromin kommt in geringen Mengen (0,33—0,35 Proc.) ein zweites sehr ähnliches Alkaloid in den Samen vor, wahrscheinlich Coffein.

Von sonstigen Bestandtheilen ist noch zu erwähnen eine geringe Menge Gerbstoff (6,71 Proc.) und das wahrscheinlich aus demselben entstandene Kakaoroth (2,2 Proc.)

Bestandtheile fertiger Kakaos:
nach KOENIG:

Kakaosorten	Wasser	Stickstoff-haltige Sub-stanz	Theobromin	Fett	Stärke	N-freie Ex-traktstoffe	Rohfaser	Asche	In H_2O lös-liche Stoffe	Kali	Ammoniak-stickstoff
						Procent					
Gewöhnlicher	6,35	21,50	1,87	27,34	15,17	16,48	5,44	5,19	6,43	1,85	0,023
Holländischer mit K_2CO_3 aufgeschlossen	4,54	19,66	1,74	31,61	12,61	17,25	5,85	8,48	6,22	4,01	0,021
Gaedke's mit Ammoniak u. Ammon. carb. aufgeschl.	5,66	22,12	1,69	27,83	14,46	17,86	5,96	4,39	7,06	1,66	0,330

Weitere Bestandtheile derselben Sorten nach STUTZER:

Kakaosorten	Gesammt-stickstoff	In Procenten des Gesammtstickstoffs					In H_2O lös-liche Stoffe	Phosphor-säure	Von d. Phos-phorsäure löslich in % derselben
		Theo-bromin-stick-stoff	Ammo-niak-stick-stoff	Amid-stick-stoff	Verdaul. Eiweiss-Stick-stoff	Unver-daulich. Stick-stoff			
					Procent				
Gewöhnlicher	3,68	16,57	1,36	6,25	44,56	31,26	12,20	1,85	77
Holländischer	3,30	16,66	0,91	0,61	37,00	44,82	13,47	2,52	19
Gaedke's	3,76	15,96	8,24	3,46	39,09	32,23	11,54	2,10	35

Die Erhöhung des Gehaltes an Kali resp. Ammoniak durch die Röstzusätze tritt deutlich hervor. Die Löslichkeit der Phosphorsäure wird verringert, die anderer Stoffe wird nicht erhöht. (KOENIG.) Es scheinen danach die Methoden, die eine sog. Aufschliessung des Kakaos beabsichtigen, keine Vortheile zu bieten.

---

[1]) Mit 4,06 Proc. Sand.

Zusammensetzung einiger Kakao- resp. Chokoladespecialitäten.

Nährsalzkakao von Dr. LAHMANN. Wasser 8 Proc., Stickstoffsubstanz 17,5 Proc., Theobromin 1,78 Proc., Fett 28,26 Proc., Stärke 11,09 Proc., stickstofffreie Extraktstoffe 26,24 Proc., Rohfaser 4,21 Proc., Asche 4,7 Proc., Kali 1,66 Proc., Phosphorsäure 1,56 Proc.

Malto-Leguminosen-Kakao. Wasser 7,38 Proc., Stickstoffsubstanz 19,71 Proc. (davon 18,26 Proc. verdaulich), Theobromin 0,71 Proc., Maltose 1,88 Proc., Dextrin etc. 3,53 Proc., Stärke 27.82 Proc., sonstige stickstofffreie Extraktstoffe 13,8 Proc., Rohfaser 2,36 Proc., Asche 4,94 Proc., Kali 1,74 Proc., Phosphorsäure 1,51 Proc.

Eichelkakao. Wasser 5,33 Proc., Stickstoffsubstanz 13,51 Proc., Fett 14,82 Proc., Gerbstoff 2,42 Proc., Zucker 26,91 Proc., stickstofffreie Extraktstoffe 30,16 Proc., Holzfaser 2,91 Proc., Asche 3,64 Proc., Phosphorsäure 1,21 Proc.

Saccharinkakao. Wasser 7,26 Proc., Stickstoffsubstanz 20,5 Proc., Theobromin 2,09 Proc., Fett 32,25 Proc., Saccharin 0,4 Proc., Stärke 13,02 Proc., stickstofffreie Extraktstoffe 13,51 Proc., Holzfaser 5,27 Proc., Asche 5,93 Proc., Kali 2,16 Proc., Phosphorsäure 1,69 Proc.

Peptonkakao. Wasser 4,08 Proc., Stickstoffsubstanz 20,56 Proc., Albuminosen 8,25 Proc., Pepton 4,41 Proc., Theobromin 1,03 Proc., Zucker 49,51 Proc., sonstige stickstofffreie Bestandtheile 9,37 Proc., Holzfaser 1,43 Proc., Mineralstoffe 4,17 Proc., Kali 1,97 Proc., Phosphorsäure 1,21 Proc.

Verfälschungen. Als solche kommen vor: Auf dem Etiquette nicht deklarirte Beimengungen von Mehl und Stärke (Weizen, Reis, Kartoffel, Tapioca, Sago, Leguminosenmehl, Eichelmehl, Cichorienmehl etc.), Nussschalenpulver, Zucker (wird, weil viel billiger, dem Kakao beigemengt, sollte in Chokolade nicht mehr wie etwa 50 Proc. betragen), fein gemahlene Kakaoschalen (Poos), fremde Fette (durch die man für die Chokoladefabrikation einen Theil des abgepressten Kakaofettes ersetzt; es werden als solche verwendet: Rindstalg, Dikabutter von Mangifera gabonensis, gereinigtes Kokosfett), mineralische Substanzen (Bolus, Eisenoxyd mit etwas Alaun, Ocker werden reichlich mit Stärke versetzten Kakaosorten zur Herstellung der Farbe beigemengt.)

Untersuchung: 1) Mikroskopische: Da die Kakaosamen ausserordentlich fein gemahlen werden, so sind alle Gewebselemente stark zertrümmert und schwer zu erkennen. Einer zu untersuchenden Probe ist vorher, nachdem sie ev. fein zerrieben ist, das Fett durch 24 stündige Maceration mit Aether zu entziehen. Handelt es sich darum, in stark mit fremder Stärke versetzten Mustern noch nach anderen Verfälschungen zu suchen, so beseitigt man die Stärke, nachdem man sie mikroskopisch bestimmt hat, durch Kochen mit stark verdünnter Salzsäure und untersucht den Bodensatz von neuem (cf. S. 299), wobei zu beachten ist, dass die Pigmentzellen sich dabei roth färben.

Das Pulver reinen Kakaos und reiner Chokoladen lässt unter dem Mikroskop die kleinen einzelnen oder aus wenigen zusammengesetzten Stärkekörnchen erkennen, Bruchstücke der Fett, Aleuron und Stärke enthaltenden bis 40 μ grossen Parenchymzellen, selten zarte Spiralgefässe und die Bruchstücke der Pigmentzellen (cf. oben). Auf sie wird man am meisten Gewicht legen, wenn es sich um den Nachweis von Kakao handelt, es ist aber zu beachten, dass sie in einigen und zwar besonders feinen Sorten fehlen können, ferner dass sie (anscheinend durch zu starkes Erhitzen) beim Rösten braun geworden sein können. Eine Verfälschung mit fremden Stärkemehlsorten ist leicht festzustellen (cf. S. 294).

Schwieriger ist schon der Nachweis von beigemengten Kakaoschalen. Zunächst fallen reichlicher vorhandene und etwas stärkere Spiralgefässe auf, ferner achte man auf die Epidermiszellen (Fig. 126 *ep*), als das entscheidende Element gelten die kleinen skerotischen Zellen (Fig. 125 *d*), die man aber, wenn sie aus dem Verbande gelöst, einzeln liegen, mit ganz kurzen Bruchstücken der Spiralgefässe verwechseln kann, wenn man nicht darauf achtet, dass letztere in der Aufsicht keinen völlig geschlossenen Ring bilden, sondern mit den beiden Enden des Spiralbandbruchstückes meist über einander liegen.

2) Chemische Untersuchung. a) Asche: 5—10 g der lufttrockenen, fein zerriebenen Masse werden in einer Platinschale bei anfangs kleiner Flamme verbrannt. Nach eingetretener Verkohlung löscht man die Flamme, zerdrückt nach dem Erkalten die Kohle, feuchtet mit Wasser an und führt die Veraschung bei verstärkter Flamme zu Ende.

b) Fett: Es ist zweckmässig, die zerriebene Substanz mit Aether im Soxhlet zu extrahiren, dann den Inhalt der Patrone mit feinem Sand zu zerreiben und nochmals bis zur Erschöpfung mit Aether zu extrahiren.

c) Theobromin und Coffeïn (nach MULDER). 10 g Kakao oder 20 g Chokolade werden mit Wasser angerieben, $^{1}/_{2}$ Stunde gekocht, mit Magnesia usta versetzt und unter öfterem Umrühren auf dem Wasserbade zur Trockne verdampft. Der trockene Rückstand wird im Soxhlet bis zur Erschöpfung mit Chloroform extrahirt, das letztere abdestillirt, der verbleibende Rückstand in heissem Wasser gelöst, filtrirt, das Filtrat in einer gewogenen Platinschale zur Trockne verdampft, gewogen, eingeäschert und wieder gewogen. Gesammtrückstand minus Asche ist Theobromin + Coffein.

Zur Bestimmung des Coffeins behandelt man eine zweite Probe in derselben Weise, wägt, äschert aber den gewogenen Rückstand des Chloroformauszuges nicht ein, sondern extrahirt ihn mit Benzol, worin sich Coffein löst, während Theobromin so gut wie unlöslich ist.

d) Zucker (nach Koenig). Die Kakaomasse oder Chokolade wird am besten erst im Soxhlet mit Aether extrahirt, dann ein neues Kölbchen vorgelegt und der Zucker mit Alkohol ausgezogen. In der alkoholischen Lösung wird dann der Zucker bestimmt, indem man die Lösung mit Bleiessig, bezw. Thonerdehydrat oder Alaun klärt und dann polarisirt (cf. Saccharum). Oder man verdampft den Alkohol, stellt das Gewicht des Rückstandes fest, löst in Wasser, filtrirt und verdünnt so, dass man keinen höheren Gehalt als 1 Proc. annehmen kann: ein aliquoter Theil wird durch halbständiges Erwärmen mit Salzsäure im kochenden Wasserbade invertirt, mit titrirter Natronlauge genau neutralisirt und mit Fehling'scher Lösung der Zuckergehalt bestimmt (cf. Saccharum).

e) Stärke und Mehlzusatz (nach Koenig). 5 g der Substanz werden im Soxhlet erst mit Aether und dann mit Alkohol extrahirt, dann bringt man den fett- und zuckerfreien Rückstand nach dem Trocknen in eine starkwandige Glasbüchse oder einen bedeckten Zinnbecher von 150—200 ccm, mit 100 ccm Wasser gemengt in einen Soxhlet'schen Dampftopf (Fig. 127) und erhitzt 3—4 Stunden bei 3 Atm. Druck. — In Ermangelung eines Dampftopfes kann man auch ein Reischauer-Lintner'sches Druckfläschchen benutzen, das man 8 Stunden auf 108—119° C. im Glycerinbade erhitzt. — Der Inhalt des Fläschchens oder Bechers wird noch heiss durch einen mit Asbest gefüllten Trichter filtrirt und mit siedendem Wasser ausgewaschen. Der Rückstand darf mit Jod keine Blaufärbung mehr geben. Das Filtrat wird auf 200 ccm ergänzt und mit 200 cm Salzsäure (spec. Gew. 1,125) drei Stunden am Rückflusskühler im kochenden Wasserbade erhitzt. — Dann wird rasch abgekühlt und mit Natronlauge bis zur nur noch schwach sauren Reaktion neutralisirt und auf 500 ccm aufgefüllt. Die in der Lösung befindliche Dextrose wird mit Fehling'scher Lösung nach Allihn (cf. Saccharum) bestimmt. Die gefundene Menge Kupfer × 0,9 ergiebt die Stärkemenge.

f) Der Nachweis von Kakaoschalen kann durch die Bestimmung der Rohfaser unterstützt werden, da die entschälten Samen davon 3,5 Proc., die Schalen 15—16 Proc. enthalten. Die Entscheidung kann aber nur der mikroskopische Nachweis bringen.

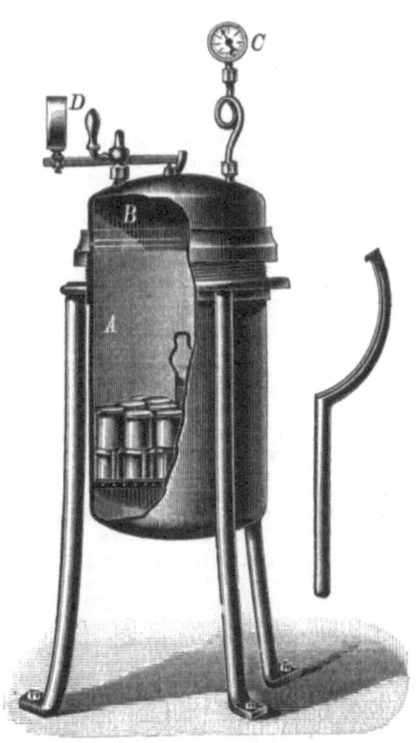

Fig. 127.

Soxhlet'scher Dampftopf.

Die **Kakaoschalen. Kakaothee. Testae Cacao. Cortex Cacao tostus** machen 12,3 – 20,1 Proc. (Mittel 15 Proc.) der Samen aus und bilden ein schwer verwerthbares Nebenprodukt, das aber, da es auch Theobromin enthält, als Genussmittel nicht ganz werthlos ist. ***Bestandtheile*** cf. S. 523.

Verwendung. Die Verwendung bietet Schwierigkeiten. Hier und da benutzt man sie als billigen Kaffee- oder Theeersatz, wozu sie sich ihres Theobromingehaltes wegen sehr wohl eignen, oder überzieht sie als Naschmittel mit Zucker. Anderwärts verwendet man sie als Futtermittel, als Düngemittel oder macht Briquettes daraus.

Pasta Cacao (Ergänzb.). **Massa Cacao. Pasta cacaotina. Kakaomasse. Chokoladenmasse. Pâte de Cacao. Cacao-paste.** Die aus den Samen gewonnene Masse (cf. S. 522) kommt gewöhnlich in dicken Tafeln in den Handel, ist ein beliebtes, stärkendes Genuss- und Nahrungsmittel und eignet sich vorzüglich zur Herstellung medicinischer Zeltchen, Pastillen und Chokoladen. Zu diesem Zwecke erweicht man sie im Wasserbade, fügt die betreffenden Arzneistoffe hinzu und giesst entweder in Formen oder sticht mittelst eines Pastillenstechers aus.

Cacao ab oleo liberatum. Cacao deoleatum s. expressum. Entölter Kakao. Entfettete Kakaomasse. Gesundheitschokolade. Wird aus der Kakaomasse durch Abpressen des fetten Oeles erhalten (cf. S. 522), ist als Grundlage für Pillen oder Pulver zur Aufnahme bitterer Stoffe sehr zu empfehlen.

Die **Chokoladen** und **Chokoladenpulver** des Handels sind Mischungen aus Kakaomasse, Zucker und Gewürzen; bisweilen enthalten sie auch Stärke oder geröstetes Mehl. Sie liefern alsdann mit kochendem Wasser alsbald ein gleichförmiges, wohlschmeckendes Getränk, während reiner Kakao sich bei gleicher Behandlung in kurzer Zeit zu Boden setzt. Diese Zusätze von Stärke oder Mehl sind natürlich zu deklariren.

Kakaomasse und Chokoladen müssen in einem trockenen, kühlen Raume aufbewahrt werden; um das Schimmeln und eine Verminderung des Aromas zu verhüten, kann man sie mit verdünnter Benzoëtinktur (c. Spirit. āā) bestreichen und in Stanniol einschlagen.

Essentia Cacao BERNEGAU.

Rp.
1. Cacao deoleati   125,0
2. Vanillae   2,0
3. Corticis Cinnamomi   2,0
4. Caryophyllorum   0,75
5. Macidis   0,8
6. Rhizomatis Zingiberis 0,1
7. Spiritus (90 proc.)   750,0
8. Aquae   250,0
9. Sacchari   550,0
10. Aquae   750,0.

Man zieht 1—6 mit 7—8 acht Tage lang aus und filtrirt dann in die heisse Lösung aus 9 und 10. Stärkungsmittel für Rekonvalescenten, besonders mit verquirltem Eigelb.

Pasta Cacao alba.
Chocolat blanc.

Rp.
Olei Cacao   16,0
Amyli Oryzae   56,0
Sacchari albi   192,0
Amyli   16,0
Gummi arabici   8,0
Tincturae Vanillae   1,0.

Aquae fervidae q. s. ut fiat pasta.
Man formt Pastillen, die zum Gebrauch in heissem Wasser oder Milch gelöst werden.

Pasta Cacao aromatica.
Gewürz-Chokolade (Diet.).

Rp.
1. Pastae Cacao   500,0
2. Sacchari bene siccati 500,0
Corticis Cinnamomi   10,0
Fructuum Cardamomi   2,0
Caryophyllorum   2,0
Macidis   1,0.

Man schmilzt 1 im Dampfbade, erhitzt ½ Stunde unter Umrühren, setzt 2 mit den Gewürzen gemischt zu, bringt in Blechformen und vertheilt durch gleichmässiges Aufschlagen.

Pasta Cacao cum Extracto Chinae.
China-Chokolade.

Rp.
Extracti Chinae spirit.   2,5
Corticis Cinnamomi   10,0
Rhizomatis Zingiberis   2,5
Sacchari   500,0
Pastae Cacao   485,0.

Wird wie Gewürzchokolade bereitet.

Pasta Cacao cum Extracto Glandium Quercus.
Eichel-Kakao (Diet.)

Rp. Extracti Gland. Quercus saccharati 100,0
Sacchari   500,0
Pastae Cacao   400,0.

Wie Pasta Cacao aromatica zu bereiten.

Pasta Cacao cum Hordeo praeparato.
Gerstenmehl-Chokolade.

Rp.
Pastae Cacao   500,0
Sacchari   450,0
Farinae Hordei praeparatae 50,0.

Pasta Cacao ferrata.
Eisen-Chokolade (Diet.).

Rp. Ferri oxydati saccharati (Germ.) 50,0
Sacchari Vanillini (3%)   2,0
Sacchari   498,0
Pastae Cacao   450,0.

Pasta Cacao purgativa.
Abführende Chokolade.

Rp.
1. Pastae Cacao   300,0
2. Olei Ricini   100,0
3. Magnesiae ustae 200,0
4. Sacchari   400,0.

Man schmilzt 1 mit 2 und fügt dann 3 und 4 hinzu.

Pasta Cacao saccharata.
Gesundheits-Chokolade.

Rp.
Pastae Cacao   490,0
Amyli Marantae 10,0
Sacchari   500,0.

Pasta Cacao vanillata.
Vanille-Chokolade.

Rp.
Pastae Cacao   450,0
Sacchari   450,0
Sacchari Lactis   95,0
Sacchari Vanillini   5,0.

Pastilli medicinales cum Cacao.
Pastillen mit Kakaogrundlage.

Rp.
1. Medicamenti praescripti 25,0— 50,0
2. Sacchari   575,0—550,0
3. Pastae Cacao   400,0
4. Sacchari Vanillini   2,0.

Man schmilzt 3, setzt die sehr fein gepulverte Mischung aus 1, 2, 4 hinzu, mischt innig und vertheilt mit Messlöffel oder Wage in gewärmte Blechformen; durch Aufschlagen auf die Unterlage erhalten die Pastillen die richtige Form. Obige Masse giebt 1000 Stück; jede Pastille enthält 0,025—0,05 g des wirksamen Arzneistoffs.

b. nach HELL's Man.
(für Pastilli Santonini)

Rp.
(Santonini   2,5)
Sacchari   100,0
Pulveris Chocolatae 100,0
Butyri Cacao   2,0.

Fiant trochisci No. 100.

Pulvis Cacao compositus.
Racahout. Reiskontent. Kontentmehl.
A.

Rp.
Pastae cacaotinae   500,0
Farinae Oryzae   250,0
Sacchari albi   245,0
Cassiae Cinnamomi   5,0.

B.

Rp.
Massae Cacao deoleat. 150,0
Amyli Marantae   200,0
Tuberum Salep   48,0
Sacchari   600,0
Sacchari Vanillini   2,0.

<table>
<tr><td>

Ratafia Cacao.
Kakaolikör.
I.

Rp. Pastae Cacao vanillatae 150,0
    Spiritus   350,0
    Aquae   500,0.
II.

Rp. Cacao deoleati   200,0
    Coccionellae   2,0
    Tinct. Vanillae   40,0
    Arrac   200,0
    Spiritus   2800,0
    Sacchari   4000,0
    Aquae   3000,0.

</td><td>

Vinum Chinae cum Cacao BUGEAUD.
Vin toni-nutritif BUGEAUD.

Rp. Semin. Cacao tost. pulverat. 100,0
    Spiritus Vini gallici   400,0.

Nach 2tägiger Digestion fügt man hinzu.

    Corticis Chinae regiae   120,0
    Corticis Cinnamomi   10,0
    Sirupi simplicis   200,0
    Vini Hispanici   2000,0.

Nach mehrtägigem Stehen presst man, lässt absetzen und filtrirt.

</td></tr>
</table>

Um Pastillen mit Chokolade zu überziehen, schmilzt man $^1/_2$ Kilo Kakaomasse im Wasserbade, arbeitet mit 250 g Zuckerpulver und 5 g Vanillinzucker durch und taucht entweder die Pastillen einzeln mittelst einer Stricknadel, oder in grösserer Zahl auf in Korkscheiben befestigte Stifte gespiesst in die Masse.

Pillen werden mit Chokolade überzogen, indem man sie mit Zuckersirup befeuchtet und in einer geräumigen Schale mit einer Mischung aus Kakao 4 Th., Zuckerpulver 6 Th. rollt. Die lufttrockenen Pillen erhalten durch nochmaliges Rollen in einer gelinde erwärmten Schale Glanz, den man noch durch Ueberziehen mit ätherischer Benzoëtinktur erhöhen kann. Im grossen dient zu diesem Verfahren der Dragéekessel.

Chocolat digestif, Vichy-Chokolade ist Chokolade mit geringem Gehalt an Natriumbikarbonat.

Chocolat rétablière aus Wien enthält Ferrum reductum, getrocknetes Fleisch, Erbsen- und Weizenmehl, Zucker und Kakao.

Cocoa, ein Nährmittel, enthält als Grundlage Kakaoschalen.

Davosin, von HEFTI in Basel ist Chokolade mit Guajakolkarbonat.

Dictamia von GROULT & BOUTRON-RUSSEL, ein Stärkungsmittel, besteht aus Kakao, präparirtem Gerstenmehl, Stärke, Zucker, Vanille.

Gaugau, ein Wiener Kinderthee, besteht aus Kakaoschalen.

Hardidadik, Asiatische Chokolade, ist aus Kakao, Zucker, Stärke, Reismehl, Vanille zusammengesetzt.

Homöopathische Chokolade von KREPLIN besteht aus geröstetem Weizenmehl 20, Kakao 35, Zucker 45.

Kaïffa, Fécule orientale. Gemisch aus Kakao, Reismehl, Sago, Salep, Stärke, Gelatine, Zucker.

Kindernährpulver von LEHMANN-Berlin. Fleischextrakt, Kakao, Salep, Zucker, Conchae präp.

Nähr- und Heilpulver von Dr. KOEBEN enthält Zucker, Kakao, Griesmehl, Eichelkaffee.

Palamoud des Turcs besteht aus Kakao, Reismehl, Stärke und Sandelholz.

Racahout des Arabes. Cacao pulv. 2, Amylum 5, Salep 1, Saccharum 8, Tinct. Vanill. q. s.

Theobromade, Theobromine ist ein trockenes Extrakt aus Kakaoschalen.

Wacaca des Indes. Cacao pulv. 60, Saccharum 165, Cort. Cinnamom. 8, Vanilla 2, Tinct. Ambrae q. s.

Oleum Cacao (Austr. Germ. Helv.). **Oleum Theobromatis** (Brit. U-St.). **Oleum Cacao expressum s. unguinosum. Butyrum Cacao. Kakaobtter. Kakaofett. Kakaoöl. Kakaotalg. Beurre de cacao** (Gall.). **Oil of Theobroma. Butter of Cacao.**

Gehalt der Samen an Fett und Darstellung cf. S. 522, 523. Rohe Samen enthalten etwas mehr Oel als gebrannte, z. B. 48 : 45 Proc. Das frisch abgepresste Oel ist mit Theilen der Samen verunreinigt, man stellt es zum Absetzenlassen längere Zeit in einen auf 40—50° C. erwärmten Raum und giesst dann ab. Für pharmaceutische Zwecke wird es dann häufig noch durch einen Heisswassertrichter filtrirt.

Eigenschaften. Es ist gelblichweiss, nach längerem Liegen gelb, ziemlich hart, hat einen schwach aromatischen Geruch und Geschmack nach Kakao. Es löst sich klar in Aether, Petroläther und Chloroform, in 5 Th. kochenden, absoluten Alkohols, unlöslich in 90 proc. Alkohol (Unterschied von Cocosfett). — Die gewöhnliche Annahme, dass Kakaobutter schwieriger ranzig werde, als viele anderen Fette, ist falsch. Eine Probe, die frisch 0,06 ccm $^1/_2$ Normallauge zur Neutralisation verbrauchte, verbrauchte nach sechsmonatlichem Aufbewahren in verschlossenen Gläsern 0,22 ccm. — Schon durch das gebräuchliche Ent-

wässern und Filtriren im Dampftrichter kann sich der Säuregehalt auf das Doppelte erhöhen, weshalb man längeres Erhitzen vermeiden soll.

Konstanten: Spec. Gewicht bei 15⁰ C. 0,952—0,981, bei 90⁰ C. 0,892. Schmelzpunkt bei den einzelnen Sorten nicht konstant: 29,5—35,0⁰ C. (Trinidad: 31,5—32,5⁰ C.,
Caracas: 31,9—34,2⁰ C., Granada: 33,0—33,3⁰ C., Ceylon: 33,0—33,6⁰ C., Guayaquil: 33,6
bis 33,0⁰ C.). (Die Arzneibücher verlangen: Germ. 31—32⁰ C., Helv. 30—32⁰ C., Austr. 30
bis 35⁰ C., U-St. 30—33⁰, Brit. 31,1—33,9⁰).

Schmelzpunkt der Fettsäuren 50,5⁰ C., Erstarrungspunkt 27,0⁰ C., Erstarrungspunkt
der Fettsäuren 49,5⁰ C. Refraktometerzahl bei 40⁰ C. = 46,5, bei 50⁰C. 41,0. Brechungsindex bei 38,5⁰ C. = 1,45327. Jodzahl 27,0—37,5. HEHNER'sche Zahl 94,89.

Bestandtheile. Glyceride der Stearin-, Palmitin-, Laurin- und Arachinsäure, ferner
Ameisensäure, Essigsäure, Buttersäure und Cholesterin.

Verfälschungen. Die Kakaobutter wird häufig mit Nierenfett (Talg), Wachs,
Stearinsäure und Paraffin vertälscht. Besonders geeignet dazu ist aber das Cocosfett und das Dikafett aus dem Samen der Mangifera gabonensis und wohl auch das
der Irvingia Barteri. Um einen „schönen" Bruch der Chocolade zu erzielen, ist es
vielfach gebräuchlich, derselben bis 4 Proc. Sesamöl zuzusetzen.

Prüfung. 1. Säurezahl: 10 g Ol. Cacao löst man in 40 ccm Chloroform +
Alkohol āā und titrirt mit $^1/_{10}$ N. alkoholischer Kalilauge und Phenolphtaleïn. Die ver-
brauchten Kubikcentimeter Lauge ✕ 5,6 = Säurezahl (d. h. Milligramm KOH, die 10 g
Ol. Cacao binden). Grenzzahlen 7,8—25,20.

2. Verseifungszahl heiss und kalt. Grenzzahlen, heiss: 195,07—207,67; kalt:
189,83—198,33.

a) 3 g werden in einem Kolben mit 40 ccm $^1/_2$ N. alkoholischer Kalilauge auf dem
Sandbade 1 Stunde im Sieden erhalten; den verdunsteten Alkohol ersetzt man erst, wenn
der Inhalt des Kölbchens noch etwa 10 ccm beträgt. Dann bringt man auf das ursprüngliche Volumen und titrirt mit $^1/_2$ N. Schwefelsäure zurück. Die gebundenen Kubikcentimeter KOH ✕ 28 = Verseifungszahl.

b) 3 g werden in 25 ccm Petrolbenzin gelöst, dann 25 ccm N. alkohol. Kalilauge
zugegeben und über Nacht stehen gelassen, dann titrirt man mit $^1/_2$ N. Salzsäure zurück.

3. Aetherprobe: 3 g Ol. Cacao werden mit 6 g Aether übergossen, das Reagensglas mit einem Kork verschlossen und bei 18⁰ C. durch Schütteln in Lösung gebracht. Die
klare Lösung stellt man in Wasser von 0⁰ C., wenn sie sich dann nach 10—15 Minuten trübt
und bei 19—20⁰ C. wieder klar wird, so ist das Fett rein. — Mit Wachs verfälschtes Ol.
Cacao giebt von vornherein eine trübe Lösung. Mit Rindstalg verfälscht beginnt die Trübung früher (7—8 Minuten) und die neue Klärung tritt erst bei 22—25⁰ C. ein. — Dikafett wird durch diese Proben nicht angezeigt.

c) Anilinprobe: 1 g Ol. Cacao wird mit 2—8 g Anilin bis zur Lösung erwärmt
und bleibt bei 15⁰ C. eine Stunde stehen. Reines Oel schwimmt als klare Schicht auf dem
Anilin und erstarrt erst nach Stunden. Ist das Oel verfälscht mit Talg und Stearin-
säure oder wenig Paraffin, so setzen sich körnige oder schollige Partikel ab in der
Oelschicht. Ist Wachs oder viel Paraffin vorhanden, so erstarrt die Fettschicht, bei
Gegenwart von viel Stearin erstarrt das Ganze zu einer krystallinischen Masse.

d) Sesamöl (vergl. oben) weist man nach, indem man 2 g mit einem Gemisch von
1 ccm Salzsäure (spec. Gew. 1,18) und 0,05—1,0 g Rohrzucker gelinde erwärmt. Reines
Kakaoöl wird gelb bis braun, bei Gegenwart von Sesamöl ist die Färbung mehr oder
weniger roth.

e) Nach den bisherigen Erfahrungen ist Dikafett kaum nachzuweisen: sein Schmelzpunkt ist 29—31⁰ C., die Jodzahl 30,9—31,3. Die Säurezahl wird auf 17,3—19,6 angegeben.

Aufbewahrung. Vor Licht geschützt an einem kühlen Orte. Das Oel
füllt man am besten flüssig in trockene, nicht zu grosse, gelbe Arzneigläser. Die Handelswaare erhält man gewöhnlich in Tafeln, die mit Stanniol umhüllt sind. Für Recepturzwecke ist die Form der Fäden oder des groben Pulvers, das man sich mittels eines Reib-
eisens darstellt, am zweckmässigsten, doch hält man davon nur einen mässigen Vorrath,
da das Oel, mit der Luft in Berührung, bald missfarbig wird.

Anwendung. Innerlich sehr selten als Emulsion, die in einem erwärmten Mörser
mit warmem Wasser zu bereiten ist, öfter als Grundlage für Pillenmassen mit Metallsalzen;

zu Augensalben und Lippenpomaden; hauptsächlich aber zu Suppositorien, Vaginalkugeln, Urethralstäbchen und ähnlichen Arzneiformen.

Infolge des neuerdings vermehrten Verbrauches von entöltem Kakao, verwendet man das in grosser Menge erhältliche Fett zur Herstellung von Seifen: dazu werden 1000 g Kakaoöl mit 850 g Natronlauge (spec. Gew. 1,34) im Wasserbade so lange unter Umrühren erhitzt, bis eine Probe sich in heissem, destillirtem Wasser klar löst. Dann bringt man dazu 700 g einer filtrirten Lösung von Natriumchlorid in destillirtem Wasser und erhitzt unter Umrühren $^1/_2$ Stunde, lässt in einem nicht metallenen Gefäss erkalten, und hebt die abgeschiedene Seife ab um sie weiter zu reinigen (cf. Sapo medicatus).

Pillen überzieht man mit Kakaoöl, indem man sie in einer möglichst grossen, erwärmten Schale mit geschmolzenem Oel rollt und nach dem Erkalten dieses wiederholt, bis der Ueberzug gleichmässig und glänzend erscheint. Auf 100 Pillen nimmt man jedesmal etwa 1 g Kakaobutter.

Suppositorien, Suppositoires, Suppositories, sind kegel-, walzen-, kugel- oder eiförmige Arzneiformen, je nachdem sie in den Darm, in die Harnröhre oder in die Scheide eingeführt zu werden bestimmt sind. Als Grundlage dient, wenn nichts anderes vorgeschrieben ist, Kakaobutter (Brit., Germ., Helv., U-St.); die Arzneistoffe werden gelöst oder mit wenig Kakaobutter angerieben, bei gelinder Wärme mit dem Reste derselben gemischt und die

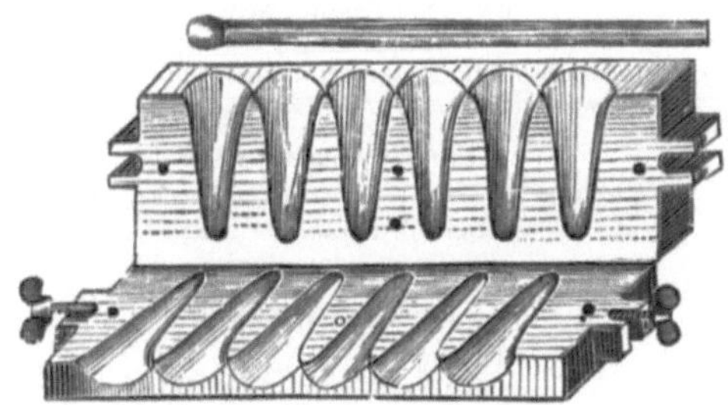

Fig. 128. Maschine für Voll-Suppositorien von R. Liebau in Chemnitz.

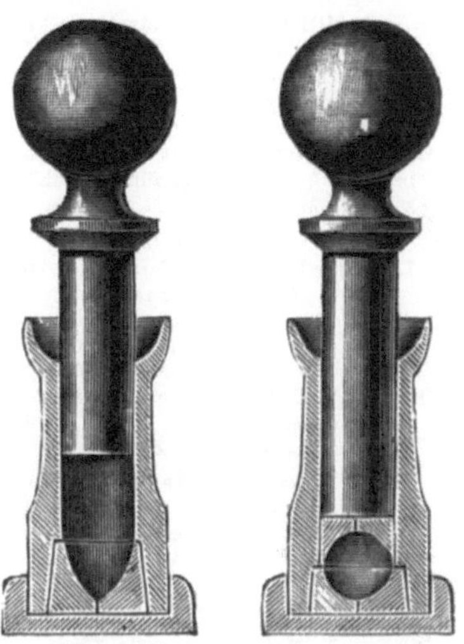

Fig. 129. Presse für Suppositorien und für Vaginalkugeln von E. A. Lentz-Berlin.

Masse unter beständigem Rühren während des Erkaltens in kleine Wachs-Düten gegossen — das älteste und am wenigsten zu empfehlende Verfahren —; oder man bedient sich der gepulverten Kakaobutter und stösst nach Zusatz von wenig Lanolin zu einer bildsamen Masse an, die mit der Hand und dem Rollbrett auf einer Glasplatte, auf Wachstuch oder Pergamentpapier ausgerollt, eingetheilt und unter Bestreuen mit Talk (Amylum, Lycopodium) geformt wird; oder man stopft diese abgetheilte Masse in Formen aus Holz oder Metall, in die man zuvor mittelst eines Stiftes Stanniol eindrückte.

Stäbchen erhält man in beliebiger Stärke sehr sauber mittelst der Bougies-Spritze, auf jeden Fall gleichmässiger als durch Aufsaugen der geschmolzenen Masse in Glasröhren. Die fertigen Suppositorien werden, in Wachspapier oder Stanniol gehüllt oder einfach zwischen Watte gelegt, verabfolgt. — **Stuhlzäpfchen, Rectal Suppositories,** sind kegelförmig; Brit., U-St. lassen dieselben etwa 1 g schwer, Gall. 4 g schwer, Germ., Helv. 3—4 cm lang und 2—3 g schwer anfertigen; **Urethralstäbchen, Bacilli, Cereoli, Bougies, Urethral Suppositories** sind walzenförmig und 1 g schwer (U St.); **Vaginalkugeln, Globuli vaginales, Vaginal Suppositories** 3 g (U-St.) oder 4—6 g (Germ., Helv.) schwer. — In wärmeren Ländern giebt man der Suppositorienmasse einen entsprechenden Zusatz von Cera alba (Brit.). — Die fabrikmässig aus Kakaoöl hergestellten Hohlzäpfchen dürfen (Germ., Helv.) nur auf ausdrückliche Vorschrift abgegeben werden.

Bacilli s. Cereoli Argenti nitrici
(cum Oleo Cacao parati).

Höllensteinstäbchen.

Apotheker-Zeitg.

Rp. Argenti nitrici 0,1
Olei Cacao 18,0
Adipis Lanae 2,0.

Man formt 40 Stäbchen von 8 cm Länge und 4 mm Dicke. Das Arg. nitr. wird als feines Pulver zugesetzt.

Bacilli Olei Cacao.
Kakao-Stäbchen.

Rp. Olei Cacao 10,0
Adipis Lanae 1,0.

Man formt 10 Stäbchen von 10 cm Länge, 3 mm Dicke.

Für 1 Stäbchen von 10 cm Länge sind erforderlich:
bei 2 mm Dicke 0,3 g Oleum Cacao

„ 3	„	„	0,7	„	„	„
„ 4	„	„	1,25	„	„	„
„ 5	„	„	2,0	„	„	„
„ 6	„	„	2,9	„	„	„
„ 7	„	„	4,0	„	„	„
„ 8	„	„	4,75	„	„	„

Sollen derartige Stäbchen Arzneistoffe aufnehmen, so wird die Menge der Kakaobutter um die Gewichtsmenge der ersteren verringert.

Bacilli Olei Cacao elastici KREMEL.

Rp. 1. Ol. Cacao 50,0
2. Gummi arab. plv. 25,0
3. Glycerin.
4. Aq. destillat. āā 12,5.

Man schmilzt 1, lässt mit 2 vermischt $^1/_2$ Stunde bei 35° C. stehen und fügt allmählich 3 und 4 zu. Die Masse lässt sich vorräthig halten.

Ceratum labiale.
Lippen-Pomade. Pommade pour les lèvres.

Rp. Olei Cacao 75,0
Olei Olivarum 25,0
Olei Rosae gtt. V.

Durch q. s. Olei Alkannae färbt man nötigenfalls rosa und giesst halb erkaltet in Glasröhren, Tafeln oder Schiebedosen aus Zinn.

Pasta urethralis SOOLARD.
Urethralstäbchenmasse.

Rp. Olei Cacao 2,0
Lanolini 1,0
Cerae albae 1,0.

Man formt 10 Stäbchen.

Pasta urethralis UNNA.

Rp. Cerae flavae 4,0
Olei Cacao 94,0
Balsami peruviani 2,0.

Pilulae Argenti nitrici.
Höllensteinpillen. (Apoth. Zeitg.)

Rp. Argenti nitrici 0,3
Olei Cacao 3,0
Adipis Lanae 0,3.

M. f. pilul. No. 30. Consp. Talc. venet. pulv.
Jede Pille enthält 0,01 g Argentum nitricum.

Pilulae Hydrargyri chlorati mitis.
Kalomelpillen. (Apoth.-Zeitg.).

Rp. Hydrargyri chlorati mit. 3,6
Olei Cacao 4,0
Adipis Lanae 1,0.

M. f. pilul. No. 60. Consp. Talco venet.
Jede Pille enthält 0,06 g Kalomel.

Pilulae Kalii jodati.
Jodkaliumpillen. (Apoth.-Zeitg.).

Rp. Kalii jodati 15,0
Magnesii carbonici 1,0
Olei Cacao 5,0
Adipis Lanae 2,5.

M. f. pilul. No. 30. Consperg. Talco veneto. Jede Pille enthält 0,5 g Jodkalium.

Styli medicinales UNNA.
UNNA's Salbenstifte.

Rp. 1. Ol. Cacao 70,0
2. Paraffin. solid. 10,0
3. Ol. Olivarum 10,0.

Man schmilzt 1 und 2, fügt die mit 3 angeriebenen Arzneistoffe (2—15 Proc.) zu und giesst halberkaltet in Glasröhren.

Suppositoria Olei Cacao.
Kakao-Stuhlzäpfchen.

Rp. Olei Cacao 20,0
Adipis Lanae 2,0.

Man stösst zur Masse an und formt daraus 10 Suppositorien.

Suppositoria cum Oleo Cacao.
Suppositoire de Beurre de Cacao (Gall.).

Rp. Ol. Cacao 4,0
Zu einem Suppositorium.

Unguentum pomadinum UNNA.

Rp. Olei Cacao 10,0
Olei Amygdalarum dulc. 20 0
Olei Rosac gtt. I.

Unguentum pomadinum compositum UNNA.

Rp. Ungt. pomadin. UNNA 100,0
Sulfuris praecipitati 4,0
Resorcini 2,0.

Unguentum pomadinum sulfuratum UNNA.

Rp. Olei Cacao 10,0
Olei Amygdalarum 20,0
Sulfuris praecipitati 1,0
Olei Rosae gtt. II.

Anusolzäpfchen gegen Hämorrhoiden, von F. BUCHKA's Kopf-Apotheke in Frankfurt a. M., bestehen aus jodresorcin-sulfonsaurem Wismut (= Anusol), Zinkoxyd, Perubalsam, Kakaobutter, Wachssalbe.

Chokoladenbutter, von England aus als Ersatz der Kakaobutter empfohlen, zeigte alle Eigenschaften des Kokosfettes.

Hygiama, THEINHARDT's; bräunliches, süss und nach Kakao schmeckendes, pulverförmiges Nährmittel. Enthält 22 Proc. Eiweiss, 6,6 Proc. Fett, 52,8 Proc. lösl. Kohlehydrate, 2,5 Proc. Nährsalze.

Kakaobutter, künstliche, aus der Königl. Hofapotheke von SANDER in Potsdam, wird aus Kakaoschalen gewonnen.

Kakaophen. Ein Mehl aus Reis, Hülsenfrüchten, Kakao. — Fett 12 Proc., Protein 26 Proc.

Martol STROSCHEIN ist ein dickes, Eisentannat enthaltendes Extrakt aus Kakaoschalen.

Rhinalgin, gegen Schnupfen, sind Zäpfchen aus Kakaoöl 1,0, Alumnol 0,01, Menthol 0,025, Baldrianöl 0,025, die in die Nase gesteckt werden.

Sicherheitspessarien von Dr. GUTTMANN, HENKE, KETZER & Co., NOFFKE, SCHWEIZER, „Therapie", sind sämmtlich Kakaoöl-Suppositorien mit einem Gehalt von 0,025 bis 0,05 Chinin.

Agonoplasmin besteht aus Kaliumpermanganat und 6 Kakaosuppositorien.

Hygienische Sicherheitsovale aus Berlin N. 54 enthalten Kakaoöl, Borsäure, Weinsäure.

Suppositoires Malthus von SAUTER in Genf (Préservatif des dames) bestehen aus Kakaoöl 2, Chininsulfat 0,035, Thymol 0,02.

Theobrom LEFÈBRE, ein Getränk aus Zuckerrüben, das mit Kakao nichts gemein hat.

Tutelol Dr. SMITTSON enthält neben Kakaoöl wenig Weinsäure.

UNGER's Sicherheitsovale enthalten Borsäure, Chinin, Chinosol, Kakaobutter. (AUFRECHT.)

Cadmium.

Cadmium (Gall.). **Kadmium. Cadmie** (französisch). **Cadmium** (engl.). **Cd. Atom-Gew. = 112.**

I. Cadmium metallicum. Cadmiummetall. Kommt in den Erzen meist mit Zink zusammen vor und ist bei der Ausbringung des Zinks in den ersten Antheilen des Destillates enthalten, da es bei niedrigerer Temperatur siedet als das Zink. Man schlägt es ferner aus den Zinksulfatlaugen des Flugstaubes aus Zinkblende-Röstanstalten durch metallisches Zink nieder.

Eigenschaften. Zinnweisses, glänzendes, geschmeidiges Metall vom spec. Gewicht 8,6—8,7. Härter als Zinn, lässt sich aber mit dem Messer schneiden, zu Blech walzen und zu Draht ausziehen. Es krystallisirt in regulären Oktaëdern; beim Biegen kreischt es wie Zinn, der Bruch ist hakig, das Gefüge dicht. Es schmilzt bei 320º C. und siedet bei etwa 760º C. (Gall.: spec. Gew. = 8,6, Schmelzp. 315º C., Siedep. ca. 860º C.) An der Luft verhält es sich dem Zink ähnlich: In trockener, reiner Luft hält es sich unverändert; an feuchter Luft bedeckt es sich oberflächlich mit einer Schicht von Cadmiumsubkarbonat. In Wasser bedeckt es sich allmählich mit einer weissen Schicht von Cadmiumhydroxyd und -Subkarbonat. An der Luft erhitzt, verbrennt es unter Entwickelung eines braunen, widerlich riechenden und Kopfschmerzen verursachenden Dampfes zu Cadmiumoxyd CdO. — In Essigsäure, Chlorwasserstoffsäure und verdünnter Schwefelsäure löst es sich unter Entwickelung von Wasserstoff langsamer als Zink; leicht löslich ist es in verdünnter Salpetersäure unter Entbindung von Stickstoffoxyd. — Aus seinen Salzlösungen wird das Cadmium durch Zink gefällt (s. oben). — Cadmium kommt meist in Form von Stangen in den Handel.

Prüfung. 1) Man bestimmt das spec. Gewicht, welches 8,6—8,7 betragen muss. 2) 2 g Cadmium werden in 10 ccm Salpetersäure gelöst. Die Lösung muss klar sein (ein weisser unlöslicher Rückstand würde Zinn anzeigen). Diese Lösung wird getheilt. 3) 5 ccm der Lösung sub 2 werden mit Ammoniak in starkem Ueberschusse versetzt: Blaue Färbung zeigt Kupfer an. 4) 5 ccm der Lösung sub 2 werden mit 10 ccm Wasser versetzt, mit Kalilauge im Ueberschuss gefällt und filtrirt. Das Filtrat darf durch Schwefelwasserstoffwasser nicht braunschwarz (Blei) oder weiss (Zink) gefällt werden. 5) Auf Arsen prüft man, indem man einige Stücke Cadmium mit arsenfreiem Zink zusammen in einen MARSH'schen Apparat bringt.

Man beachte indessen, dass geringe Mengen fremder Metalle das Cadmium für die meisten Zwecke noch nicht ungeeignet machen.

Aufbewahrung. In gut verschlossenen Gefässen.

Anwendung. Zur Herstellung einiger Metall-Legirungen, namentlich für Zahnärzte, ferner zur Darstellung der Cadmiumsalze.

Chemie und Analyse. A. Erkennung. Man erkennt das Cadmium an folgenden Reaktionen: 1) Wird das Metall vor dem Löthrohre auf Kohle erhitzt, so verbrennt es mit braunem, die Kohle beschlagendem Oxyd. — Erhitzt man ein Salz des Cadmiums mit Soda auf Kohle vor dem Löthrohr, so erhält man in der Reduktionsflamme einen braunen Beschlag. 2) Kalium- und Natriumhydroxyd fällen aus Cadmiumsalzlösungen weisses, im Ueberschuss des Fällungsmittels unlösliches Cadmiumhydroxyd $Cd(OH)_2$.

3) Ammoniak fällt gleichfalls Cadmiumhydroxyd, aber dieses löst sich in einem Ueberschuss von Ammoniak klar auf. **4)** Natriumkarbonat und Ammoniumkarbonat fällen weisses Cadmiumkarbonat, $CdCO_3$, welches in einem Ueberschuss des ersteren unlöslich, des letzteren nur wenig löslich ist. **5)** Schwefelwasserstoff und Schwefelammonium fällen aus neutraler, saurer und alkalischer Lösung gelbes Cadmiumsulfid CdS, leicht löslich beim Erwärmen in Salzsäure, Salpetersäure oder verdünnter Schwefelsäure. Die Gegenwart von Kaliumcyanid verhindert die Fällung nicht (Unterschied vom Kupfer). Cadmiumsulfid ist unlöslich in Alkalisulfiden (Unterschied vom Arsensulfid). Sind die Lösungen zu stark sauer, so fällt aus ihnen das Cadmiumsulfid erst nach gehöriger Verdünnung durch Wasser.

B. **Bestimmung.** Man bestimmt das Cadmium entweder als Cadmiumoxyd CdO oder als Cadmiumsulfid. α) **Als Cadmiumoxyd.** Die Lösung des Cadmiumsalzes wird in einer Platinschale oder Porcellanschale mit Kaliumkarbonat in der Wärme gefällt. Man sammelt das Cadmiumkarbonat auf einem Filter, wäscht es aus und trocknet es. Dann wird der Niederschlag vom Filter möglichst getrennt, letzteres mit Ammoniumnitratlösung befeuchtet, getrocknet und im Porcellantiegel verascht. Hierauf bringt man die Hauptmenge des Cadmiumkarbonates dazu und glüht erst schwach, dann stärker bis zu konstantem Gewicht. $CdO \times 0{,}875 = Cd$.

β) **Als Cadmiumsulfid.** Man fällt die nicht zu stark saure Lösung unter mässigem Erwärmen mit Schwefelwasserstoff, filtrirt durch ein gewogenes Filter, wäscht mit Schwefelwasserstoffwasser, dem ein wenig Salzsäure zugegeben ist, aus, trocknet bei 100º C. bis zum konstanten Gewichte und wägt. Das Filtrat darf, mit einer grösseren Menge gesättigten Schwefelwasserstoffwassers versetzt, auch nach einigen Stunden keine Ausscheidung von gelbem Cadmiumsulfid mehr zeigen. Enthält das gefällte Cadmiumsulfid Schwefel beigemengt, so wäscht man es successive mit Alkohol, Aether, Schwefelkohlenstoff aus. CdS $\times 0{,}7778 = Cd$.

Legirung für Clichés nach HOFER-GROSJEAN. Cadmium 22,5, Zinn 36,0, Blei 50,0. **Schnell-Loth.** Cadmium 20,0, Zinn 40,0, Blei 20,0. Schmelzp. 150º C.

<table>
<tr><td valign="top">

Explementum ad dentes EVANS.

Rp. Stanni puri 100,0
      Cadmii   50,0.

Man löst die gefeilte Legirung in überschüssigem Quecksilber und presst den Ueberschuss des letzteren durch Leder ab.

Explementum metallicum ad dentes.
Metallzahnkitt. Plombe für Zähne.
I.
Rp. Cadmii raspati   10,0
     Hydrargyri   30,0.

</td><td valign="top">

II.
Rp. Cadmii raspati   10,0
     Hydrargyri   28,5.

III.
Rp. 1. Cadmii
    2. Stanni   āā 20,0
    3. Bismuti   80,0
    4. Plumbi   40,0
    5. Hydrargyri 20,0.

Man schmilzt 1—4 bei mässiger Hitze und füg 5 hinzu.

</td></tr>
</table>

II. † Cadmium bromatum. Cadmiumbromid. Bromcadmium. $CdBr_2 + 4H_2O$.

Mol. Gew. = 344. Man übergiesst in einem Glaskolben 110 Th. metallisches Cadmium in kleinen Stücken mit 600 Th. destillirtem Wasser und 150 Th. Brom und lässt das Gemisch unter gelegentlichem Umschwenken so lange an einem warmen Orte stehen, bis eine farblose Lösung entstanden ist. Man giesst diese von dem etwa nicht verbrauchten Cadmium ab, filtrirt sie, dampft sie bis zum Salzhäutchen ein und lässt sie an einem warmen Orte bei 35—40º C. krystallisiren.

Farblose, glänzende, durchsichtige, lange prismatische Krystallnadeln, in Wasser oder in Alkohol leicht löslich, bei längerem Liegen an der Luft verwitternd. Bei 100º C. geben sie 2 Mol., bei 260º C. alles Krystallwasser ab. **Aufbewahrung: Vorsichtig. Anwendung: In der Photographie.**

Behufs der **Werthbestimmung** fällt man aus 1 g des Salzes das Cadmium durch Kaliumkarbonat als Cadmiumkarbonat und führt dieses durch Glühen in Cadmiumoxyd über; ferner bestimmt man das Brom nach VOLHARD oder nach MOHR. Ein reines Präparat enthält 37,21 Proc. Cadmiumoxyd CdO und 46,51 Proc. Brom. Wird mehr Brom gefunden, so ist das Salz chlorhaltig.

† **Cadmium bromatum anhydricum** CdBr₂ = 272. Wird durch Trocknen des krystallisirten Salzes zunächst bei 100° C. und allmähliches Erhitzen bis auf 260° C. erhalten. Farbloses Salzpulver. Aufbewahrung: Vorsichtig und vor Feuchtigkeit geschützt: im übrigen s. das vorige.

III. † Cadmium jodatum. Cadmiumjodid. Jodcadmium. CdJ₂. Mol. Gew. = 366.

Die Darstellung erfolgt: 1) Analog wie beim Cadmiumbromid. Man übergiesst 115 Th. zerkleinertes Cadmiummetall mit 1200 Th. destillirtem Wasser und trägt — indem die Flüssigkeit warm gehalten wird — in mehreren Antheilen 250 Th. Jod ein. Die farblose Lösung wird filtrirt und entweder bis zum Salzhäutchen oder direkt zur Trockne verdampft. 2) Man dampft die koncentrirte Lösung von 10 Th. Cadmiumsulfat und 13 Th. Kaliumjodid zur Trockne und zieht den Salzrückstand bei gelinder Wärme mit absolutem Alkohol aus. Beim Verdunsten des Alkohols hinterbleibt das Salz in Krystallen.

Farblose, perlmutterglänzende Krystallschuppen, schon bei relativ niedriger Temperatur schmelzend. Löslich in 1,1 Th. kaltem oder in 0,75 Th. siedendem Wasser, auch leicht löslich in Weingeist. Die wässerige Lösung reagirt sauer. Aufbewahrung: Vorsichtig. Anwendung: Früher vorübergehend in Salben (5 : 40) als Antiscrophulosum. Technisch in der Photographie. Mit Kaliumjodid kombinirt als Alkaloidreagens (s. S. 206).

IV. Cadmium sulfuratum. Cadmiumsulfid. Schwefelcadmium. Jaune brillant. Cadmiumgelb. CdS. Mol. Gew. = 144.

Eine Lösung von Cadmiummetall in Salpetersäure wird mit dem zwanzigfachen Volum Wasser verdünnt, mit Ammoniak bis zur schwach alkalischen Reaktion versetzt und dann mit Schwefelwasserstoff bis zum Ueberschuss gesättigt. Der anfangs citronengelbe, allmählich pomeranzengelb werdende Niederschlag wird gesammelt, mit kaltem Wasser gewaschen und bei nicht über 30° C. getrocknet. 100,0 Cadmium geben gegen 130,0 Sulfid aus.

Schwefelcadmium bildet ein gesättigt pomeranzengelbes, geruch- und geschmackloses Pulver, welches in Ammoniakflüssigkeit unlöslich ist (Schwefelarsen ist darin löslich) und von koncentrirter Salzsäure unter Erwärmen gelöst wird (Schwefelarsen ist in Salzsäure nicht löslich). Der ammoniakalische Auszug lässt, mit Salzsäure sauer gemacht, keinen gelben Niederschlag fallen (Arsen). Die salzsaure Lösung, mit einem starken Ueberschuss Aetzkalilösung versetzt und mit Wasser verdünnt, giebt ein Filtrat, welches durch Schwefelwasserstoff nicht verändert wird (Blei). Beigemischtes Baryumsulfat giebt sich durch seine Nichtlöslichkeit in Salzsäure zu erkennen.

Schwefelcadmium wird zum Färben der kosmetischen Seifen, überhaupt als Malerfarbe und zu blauen Feuerwerksätzen gebraucht. Als Malerfarbe verträgt es keinen Bleiweisszusatz, wohl aber Baryt- oder Zinkweiss. Es ist nicht giftig.

Schwefelcadmium en pâte ist mit Oel abgeriebenes Cadmiumsulfid. Es wird besonders zum Färben der Seifen verwendet. Es kommt im Handel in einer citronengelben, sowie einer orangegelben Modifikation vor.

V. † Cadmium sulfuricum (Ergänzb.). Cadmiumsulfat. Schwefelsaures Cadmium. 3CdSO₄ + 8H₂O. Mol. Gew. = 768. [1]

Darstellung. In einen Glaskolben giebt man 19 Th. koncentrirte reine Schwefelsäure, 50 Th. destillirtes Wasser und nach geschehener Mischung 31 Th. Salpetersäure von 25 Proc. und 20 Th. Cadmiummetall, in Stücken wie es ist. Der Kolben wird, mit einem Trichter lose bedeckt, zur Seite gestellt. Unter Entwickelung von Stickoxydgas und unter Wärmeentwickelung geht die Auflösung lebhaft vor sich. Wenn die Reaktion nachlässt, stellt man an einen heissen Ort, bis die Lösung erfolgt ist. Die Lösung dampft man in einem porcellanenen Kasserol unter Umrühren mit einem Porcellanstabe bis zur Trockne ein. Der Salzrückstand wird in der 2½ fachen Menge heissem destillirten Wasser gelöst, durch Papier oder Glaswolle filtrirt und durch Eindampfen bis auf ein halbes Volum und Beiseitestellen zur Krystallisation gebracht. Aus der letzten etwas sauren Mutterlauge fällt man das Cadmium durch Zink heraus. — Ist man genöthigt, die Darstellung des Cadmiumsulfats aus unreinem zinkhaltigen Cadmium zu unternehmen, so ist es nothwendig,

---

[1] Gall. führt an: Sulfate de Cadmium, CdSO₄ + 4H₂O s. unter Eigenschaften.

dieses in Salpetersäure zu lösen, aus der filtrirten Lösung das Cadmiumoxydhydrat durch einen starken Ueberschuss Aetznatron- oder Aetzkalilauge auszufällen, auszuwaschen, alsdann in warmer, schwach verdünnter Schwefelsäure zu lösen und die Lösung zur Krystallisation zu bringen. Die gesammelten Krystalle lässt man abtropfen und trocknet sie zwischen Fliesspapier, ohne mehr als höchstens eine laue Wärme anzuwenden, weil sie leicht verwittern; 20 Th. Metall geben gegen 47 Th. krystallisirtes Salz. Bei Darstellung kleiner Mengen fallen die Krystalle unansehnlich aus.

Eigenschaften. Farblose, durchsichtige, monokline, an der Luft verwitternde Krystalle, ohne Geruch, von herbem, metallischem Geschmacke. Löslich in 2 Th. Wasser, nicht löslich in Weingeist. Die wässerige Lösung reagirt schwach sauer. Je nach den gewählten Bedingungen krystallisirt das Cadmiumsulfat mit verschiedenen Mengen Krystallwasser (angegeben werden Salze $Cd\,SO_4 + 3\,H_2O$, auch $4\,H_2O$). Das Salz obiger Zusammensetzung krystallisirt bei mittlerer Temperatur aus der gesättigten Lösung.

Die verdünnte wässerige Lösung giebt auf Zusatz von Schwefelwasserstoffwasser einen gelben Niederschlag von Cadmiumsulfid, welcher beim Uebersättigen der Flüssigkeit durch Ammoniak nicht verschwindet. Baryumnitratlösung erzeugt einen weissen, in Salpetersäure unlöslichen Niederschlag von Baryumsulfat. Durch Zusatz von **wenig** Ammoniak entsteht in der wässerigen Lösung ein weisser Niederschlag [$Cd(OH)_2$], der im Ueberschuss von Ammoniak löslich ist.

Prüfung. **1)** Wird aus der mit Salzsäure mässig angesäuerten, wässerigen Cadmiumsulfatlösung durch Einleiten von Schwefelwasserstoff alles Cadmium als Cadmiumsulfid ausgefällt, so darf das Filtrat beim Verdampfen in einem Platinschälchen keinen glühbeständigen Rückstand hinterlassen. (Zink). **2)** Wird der sub 1 erhaltene gelbe Niederschlag mit Wasser ausgewaschen und hierauf mit Ammoniakflüssigkeit geschüttelt, so darf in dem Filtrate nach dem Uebersättigen durch Salzsäure keine Trübung oder gelbe Ausscheidung entstehen (Arsen).

Aufbewahrung. In gut verschlossenen Gefässen, vorsichtig.

Anwendung. Die innerliche Anwendung wird in Gaben von 0,005—0,01 g und zwar als Pillen bei Syphilis und Rheumatismus empfohlen, ist aber in Deutschland nicht gebräuchlich. Aeusserlich in der Augenheilkunde an Stelle des Zinksulfates zu adstringirenden Collyrien (0,05—0,2 und 10,0 Aqua), zu Augensalben (0,1—0,2 : 10,0 Adeps), ferner zu Injektionen bei Tripper und Otorrhoe (1,0 : 100,0—200,0 Aqua). Höchstgaben: *pro dosi* 0,1 g, *pro die* 0,4 g (Ergänzb.).

<table>
<tr><td valign="top">

Collyrium ANCIAUX.

Rp. Cadmii sulfurici   0,06 (ad 0,6)
     Mucilaginis Gummi arabici
     Tincturae Opii crocatae āā 8,0.

Gegen Hornhautflecke. Man bestreicht mittelst eines Pinsels 2—3mal täglich den Hornhautfleck und lässt jedesmal das Auge einige Minuten schliessen, damit das aufgetragene Mittel nicht von den Thränen weggespült werde. Die Cadmiumsulfatmenge wird nach Umständen gesteigert.

</td><td valign="top">

Injectio antiblennorrhagica
MELCHIOR ROBERT.
Rp. Cadmii sulfurici   1,0
     Aquae destillatae 200,0.
Zwei bis drei Injectionen täglich in die Harnröhre zu machen.

Injectio styptica LINCKE.
Rp. Cadmii sulfurici   1,0
     Infusi Rosae florum 100,0
     Tincturae Opii crocatae 3,0.
Zum Einspritzen (bei Otorrhoe).

</td></tr>
</table>

VI. † Cadmium salicylicum.   Cadmiumsalicylat.   Salicylsaures Cadmium

$Cd(C_7H_5O_3)_2$. Mol. Gew. = 386.

Zur Darstellung erwärmt man in einer Porcellanschale 10 Th. Salicylsäure mit 300 Th. destillirtem Wasser und trägt unter Umrühren so viel Cadmiumkarbonat (circa 12 Th.) ein, dass die Flüssigkeit neutral ist. Dann säuert man mit Salicylsäure ganz schwach an, dampft auf etwa 120 Th. ein und lässt krystallisiren. Die Mutterlauge liefert nach dem Eindampfen auf 30 Th. nochmals Krystalle.

Farblose tafelförmige Krystalle von neutraler oder sehr schwach saurer Reaktion, löslich in 68 Th. kaltem oder in 24 Th. siedendem Wasser, auch löslich in Alkohol, Aether oder in warmem Glycerin, unlöslich in Chloroform und in Benzin. Die wässerige Lösung (1 : 100) wird durch Ferrichlorid violett gefärbt, nach dem Ansäuern mit Salzsäure wird sie durch Zusatz von Schwefelwasserstoffwasser citronengelb gefällt. Das Salz hinterlässt beim Glühen braunes Cadmiumoxyd. Die Bestimmung des Cadmiumoxyd-Gehaltes erfolgt durch Eindunsten des Salzes mit konc. Salpetersäure und Glühen des hinterbleibenden Cadmiumnitrates.

Das Cadmiumsalicylat ist **äusserlich** von Cesaris in wässeriger Auflösung als desinficirendes und adstringirendes Mittel empfohlen worden bei eitrigen Ophthalmien, Hornhaut-Entzündungen, Konjunktivitiden, Syphiliden, Gonorrhoe, Vaginitis. Dosirung wie bei Cadmium sulfuricum.

Caesalpinia.

Gattung der **Caesalpiniaceae — Eucaesalpinieae.**

I. Caesalpinia echinata Lam. In Brasilien. Namen: Ibira pitanga und Ymirá piranga. Liefert das **Fernambuk-** oder **Brasilienholz. Nicaraguaholz. Rothholz. Lignum Fernambuci. L. Brasiliense. L. sanctae Marthae. Bois de Brésil. Bois de Fernambouc. Brazil-wood. Pernambuco-wood**, das in dichten, armdicken, rothbraunen oder schwärzlichen, innen gelbrothen Stücken in den Handel kommt.

Beschreibung. Unter der Lupe erkennt man die einzelnen oder in kleinen Gruppen zusammenstehenden Gefässe, von kleinen Holzparenchymgruppen umgeben, die zarten, hellen Markstrahlen und koncentrische, an Jahresringe erinnernde Zonen.

Die Markstrahlen sind 10—24 Zellen hoch, 1—3 Zellen breit, radial gestreckt, sie führen zuweilen Krystalle. Die behöft-getüpfelten Gefässe sind 35—127 μ weit, oft von Kerngummipfropfen verschlossen. Im Libriform häufig Krystallkammerfasern mit Einzelkrystallen.

Bestandtheile. Brasilin $C_{16}H_{14}O_5$, aus koncentrirten Lösungen in derben, bernsteingelben, rhombischen Krystallen, aus verdünnten Lösungen in weissen, seidenglänzenden Nadeln erhalten, die ersten mit $1\,H_2O$, die anderen mit $1^1/_2\,H_2O$, das beide bei 130° C. verlieren. Schmeckt süss, hintennach bitterlich. Löst sich in verdünnter Natronlauge mit rother Farbe, durch Zinkstaub wird die Lösung entfärbt, färbt sich aber an der Luft bald wieder roth.

Anwendung. Das früher als zusammenziehendes Mittel gebräuchliche Holz wird in der Färberei gebraucht. Zur Bereitung rother Tinten giebt man jetzt den wasserlöslichen Anilinfarben den Vorzug.

Die Rinde des Baumes wird unter dem Namen **Nacasculorinde** zum Gerben benutzt.

Geringere Sorten Rothholz kommen von den westindischen Inseln von **Caesalpinia crista L.** in **Caesalpinia bijuga Sw.**, von Ostindien das Sappanholz von **Caesalpinia Sappan L.**, das neben Brasilin das farblose Sapanin $C_{12}H_{10}O_4 . 2H_2O$ enthält.

Ausser der zuerst genannten liefern auch andere Arten Gerberinden, so **Caesalpinia Sappan L., C. bijuga Sw., C. pauciflora H. B.** u. a.

Charta exploratoria Fernambuci. Fernambukpapier, Rothholzpapier. (Diet.) Ligni Fernambuci raspati 80,0, Aquae destillatae 1000,0. Man macerirt 24 Stunden, filtrirt, setzt tropfenweise Ammoniak bis zur beginnenden, blaurothen Färbung zu und tränkt mit der Lösung säurefreies (mit Ammoniak behandeltes) Fliesspapier.

II. Caesalpinia coriaria Willd. In Westindien. Die gerbstoffreichen Hülsen: **Dividivi, Libidibi, Samak, Nanacascalote** sind Sförmig eingerollt, bis 3 cm lang, 2—8 linsenförmige Samen enthaltend. Sie enthalten 30—50 Proc. Gerbstoff (Ellagengerbsäure). Man verwendet sie selten medicinisch, reichlich technisch zum Gerben und Färben. In Amerika macht man daraus mit Eisensulfat eine Tinte: Nacascolo, die man zum Färben benutzt.

III. Arzneilich verwendet werden noch: **Caesalpinia Bonducella Flemming.**
Nicker tree, Yeux de bourrique, in den Tropen und **C. Bonduc Roxb.** Die Samen
(Grains de Cniquier, Grey seed, Poormanns Quinine) gegen Fieber und Wasser-
sucht, das aus ihnen gewonnene Oel gegen Krämpfe.
C. pulcherrima Swartz, Small gold mohor, Fleur de pavon, Macata,
Guacamaya. Die Blätter als Purgir- und die Menstruation beförderndes Mittel, die
Blüthen als Expectorans und gegen Fieber. **C. adnata g. m.** in Westindien, Moruro
abey, als Adstringens.

Calamus.

Acorus Calamus L. **Araceae — Pothoideae — Acoreae.** Ursprünglich vielleicht in Asien heimisch, jetzt weit verbreitet, auch zum arzneilichen Gebrauch angebaut.
— Verwendung findet:

Das **Rhizom. Rhizoma Calami** (Germ. Helv.). **Radix Calami aromatici** (Austr.)
s. **odorati. Calamus** (U-St.). **Rhizoma Acori. Radix Singentianae. Kalmuswurzel.
Deutscher Ingber. Gewürzkalmus. Magenwurz. Rhizome d'Acore vrai** (Gall.).
Acorus-root. Sweet-Flag.

Beschreibung. Das ein Sympodium bildende Rhizom, dessen Verzweigung abwechselnd nach rechts und links geschieht, kommt in 20—30 cm langen, etwas platt
gedrückten, bis 3 cm breiten Stücken vor. Sie lassen auf der Ober- und Unterseite abwechselnd rechts und links die Narben der reitenden, schwertförmigen Blätter erkennen,
in ihrer Achsel die Knospen oder Reste der Zweige, auf der Unterseite die Narben der
Wurzeln, die in der Regel eine unregelmässige Zickzacklinie bilden, die Farbe ist graubraun, der Querschnitt gelblich mit röthlichem Ton.

Das Rhizom besteht aus Parenchym mit so grossen Intercellularräumen, dass zwischen
den einzelnen meist nur eine Zellreihe breite Parenchymplatten stehen. Die einzelnen Zellen
sind rundlich, getüpfelt und enthalten kleinkörnige Stärke. Die Zellen an den Kreuzungs-
stellen der Parenchymplatten sind etwas grösser und zu ätherisches Oel führenden
Sekretzellen umgewandelt. Ausserdem haben zahlreiche, von den Parenchymzellen in
der Grösse sich nicht unterscheidende Zellen einen dicklichen Inhalt, der mit Vanillin
und Salzsäure schön roth, mit Ferrichlorid im frischen Rhizom braun, in der trockenen
Droge schwarz wird. (Sie eignen sich ausgezeichnet zum Nachweis des Kalmuspulvers).
— Rinde und Gefässcylinder sind durch eine wenig deutliche Endodermis getrennt, die
Gefässbündel in der ersteren sind kollateral, im letzteren koncentrisch. Geruch aromatisch,
Geschmack brennend aromatisch.

Bestandtheile. Aetherisches Oel (in deutscher Waare 1,5—3,5 Proc., in japanischer bis 5 Proc.) (vgl. unten), ein angebliches Glukosid Acorin $C_{36}H_{60}O_6$, dessen Existenz bestritten wurde, ein Gerbstoff, Methylamin (Calamin), Cholin.

Verwechslung. Das Rhizom von Iris Pseudacorus L., das früher als Radix
Acori vulgaris s. palustris Verwendung fand, wird zuweilen mit der Droge gesammelt.
Es schrumpft beim Trocknen stark zusammen und ist nicht aromatisch.

Einsammlung, Aufbewahrung. Officinell ist der ungeschälte Wurzelstock,
Rhiz. Calami crudum der Drogisten. Man gräbt denselben im Spätherbste (Austr.
Helv.) oder im Frühjahr vor der Blattentwickelung, entfernt Wurzeln und Blattreste,
wäscht, spaltet zuweilen der Länge nach und trocknet bei gelinder Wärme. 9 Th. frische
Wurzel geben etwa 2 Th. trockene.

Geschnitten und grob gepulvert in Blechbüchsen, fein gepulvert in gelben, dicht
verschlossenen Gläsern vorräthig. Für kosmetische Zwecke zieht man das aus der geschälten Wurzel hergestellte, hellere Pulver vor. Beide, Speciesform und Pulver, trockne

man vor dem Einfüllen scharf nach. 100 Th. liefern etwa 90 Th. grobes, 85—88 Th. feines Pulver.

Anwendung. Innerlich als Tonicum amarum bei Dyspepsie, Flatulenz in Form von Pulver zu 0,5—2,0 g, Aufguss 1:10, Tinktur oder Extrakt; zu Mundwässern und Zahntinkturen; grob geschnitten zu Bädern bei Rhachitis und Skrophulose (als wässeriger Aufguss aus $^1/_4$—1 Kilo auf ein Bad). — Eine Mischung aus Kalmuspulver und Ammoniumkarbonat wird zur Vertreibung der Ameisen empfohlen.

Confectio Calami. Conditum Calami. Kalmuskonfekt. Kandirter oder überzuckerter Kalmus. Frisches oder trockenes, geschältes Kalmusrhizom wird in siedendem Wasser genügend erweicht, mit einem Sirup aus Zucker 100 Th., Wasser 25 Th. einige Minuten gekocht, nach 3 Tagen das Flüssige abgeseiht, für sich eingedampft und nach Zusatz der Wurzel unter Umrühren zur Trockne gebracht.

Extractum Calami (Germ.). Extractum Calami aromatici s. Acori (Austr.). Kalmusextrakt.

Austr. Aus grob gepulverter Wurzel wie Aconit-Extrakt (S. 155) zu bereiten. Ausbeute etwa 17 Proc.

Germ. Rhizomat. Calami concisi (Sieb III) 2.

$$\begin{matrix} \text{Spiritus } 4 \\ \text{Aquae } 6 \end{matrix}\Big\} \text{ I} \qquad \begin{matrix} \text{Spiritus } 2 \\ \text{Aquae } 3 \end{matrix}\Big\} \text{ II}$$

Man zieht mit I 4 Tage, hierauf mit II 24 Stunden lang aus und dampft die abgepressten Flüssigkeiten (von denen man 5 Th. Weingeist abdestillirt), zu einem dicken Extrakte ein. Harzige Ausscheidungen werden durch vorsichtigen Zusatz von Weingeist (Destillat!) gelöst. Rothbraunes, in Wasser trübe lösliches Extrakt. Ausbeute 18—20 Proc.. bei Verwendung grob gepulverter Wurzel etwa 30 Proc. Der Pressrückstand giebt bei der Destillation noch Weingeist und ätherisches Oel aus. Innerlich zu 0,5—1,0 g in Pillen.

Extractum Calami fluidum (U-St.). Fluid Extract of Calamus. Rhizoma Calami pulveratum (Nr. 60) 1000 g, Alkohol (91 Proc.) q. s. Man befeuchtet mit 350 ccm, sammelt durch Verdrängung zunächst 900 ccm und bereitet l. a. 1000 ccm Extrakt.

Tinctura Calami (Germ., Helv.). Tinctura Calami aromatici s. Acori (Austr.) Kalmustinktur. Teinture d'acore vrai. Tincture of Calamus.

Austr. Wie Tinctura Aurantii Corticis zu bereiten. Germ. Rhizomatis Calami concisi (Sieb II) 1, Spiritus diluti 5. Helv. Rhizomatis Calami 20 Th. mischt man mit Spiritus diluti 8 Th. und bereitet durch Perkolation mit Spiritus diluti q. s. 100 Th. Tinktur.

Bräunlichgelbe Tinktur. Innerlich $^1/_2$—1 Theelöffel.

Aqua Calami.

Kalmuswasser.

Rp. Rhizomatis Calami gr. pulv. 50,0
  durch Destillation im Dampf-
    strom sammelt man 1000,0
Ex tempore:
  Olei Calami gtt. 10
  Aquae destillatae fervidae 1000,0.
Man mischt durch Schütteln.

Pulvis dentifricius roborans.

Kräuterzahnpulver.

Rp. Rhizomatis Calami 30,0
  Foliorum Salviae 30,0
  Calcii carbonici praecipitati 35,0
  Lapidis Pumicis praeparati 5,0.

Sirupus Calami.

Rp Tincturae Calami 15,0
  Sirupi simplicis 85,0.

Species aromaticae ad balnea.

Thee zu aromatischen Bädern.

Rp. Rhiz. Calami
  Specier. aromat.
  Flor. Chamomill.
  Herb. Majoran.
  Fol. Menth. pip. āā.
Als Aufguss (200—500 g mit 2—5 Liter Wasser) dem Bade zuzusetzen.

Species herbarum ad balnea.

Thee zum Kräuterbad.

Rp. Rhizomatis Calami
  Herbae Menthae crispae
  Herbae Rosmarini
  Herbae Serpylli
  Florum Chamomillae
  Florum Lavandulae āā 50,0.
Zu einem Vollbade.

Spiritus Calami.

Kalmusspiritus (Ergänzb.).

Rp. Rhizomatis Calami concisi (Sieb 2) 1 Th.
  Spiritus 3 „
  Aquae 3 „
Nach 24stündigem Stehen werden 4 Theile abdestillirt.

Tinctura Calami composita.

(Preuss. Arzneitaxe).

Rp. Rhizomatis Calami 9,0
  Rhizomatis Zedoariae 3,0
  Rhizomatis Zingiberis 3,0
  Fructuum Aurantii immaturor. 6,0
  Spiritus diluti 100,0.

Tinctura stomachica KASTL.

Dr. KASTL's Magentropfen.

Rp. Rhiz. Calami
    Fol. Menth. pip.
    Rad. Angelicae āā 10,0
    Cort. Canellae
    Cort. Cinnamomi
    Rhiz. Zingiberis
    Antophyllorum āā 5,0
    Spiritus (70 proc.) 1000,0
    Ol. Juniperi
    Ol. Macidis āā 5,0.

Tinctura stomachica LENTIN.

Elixir stomachicum LENTIN.

Rp. Tincturae Calami   4,0
    Tincturae Rhei aquosae 2,0
    Tincturae amarae   2,0
    Tincturae aromaticae 2,0.

Vet.   Appetit-Latwerge für Pferde.

Rp. Rhizomatis Calami
    Radicis Gentianae
    Rhizomatis Zingiberis
    Herbae Absinthii āā 50,0
    Natrii chlorati
    Farinae Secalis āā 100,0
    Tincturae Capsici 15,0

Aquaé q. s. ut fiat electuarium.
3mal täglich 1 Esslöffel (Diet.).

Vet.   Appetitpillen für Hunde.

Rp. Rhizomatis Calami
    Natrii sulfurici sicci āā 6,0
    Natrii bicarbonici
    Rhizom. Rhei   āā 2,0.

Man formt mit Sirupus communis 6 Pillen. Täglich 2mal 1 Pille.

Vet.   Fresspulver für Schweine.

Rp. Rhizomatis Calami   50,0
    Radicis Gentianae   50,0
    Stibii sulfurati nigri 50,0
    Natrii bicarbonici   250,0
    Natrii chlorati   300,0
    Natrii sulfurici   300,0.
Mehrmals täglich einen Esslöffel voll.

Vet.   Magenpulver
bei zäher Milch der Kühe.

Rp. Rhizomatis Calami pulverat.
    Florum Chamomillae   „
    Fructuum Carvi   „
    Natrii chlorati   „
    Natrii sulfurici   „
mischt man zu gleichen Theilen. 8 Tage lang 3mal
täglich 1 gehäufter Esslöffel voll. (Diet.)

Vet.   Milch- und Nutzenpulver
für Rinder.

Rp. Rhizomatis Calami
    Fructuum Foeniculi
    Fructuum Anisi
    Natrii chlorati
    Natrii bicarbonici
    Boli albi āā
Bei blauer oder dünner Milch 3mal täglich ein
gehäufter Esslöffel voll.

Vet.   Pulvis anticolicus.
Kolikpulver für Pferde.

Rp. Rhizomatis Calami   30,0
    Radicis Valerianae   10,0
    Opii puri   0,5
M. f. pulvis. Dent. tales doses 5.

Vet.   Pulver gegen wässerige Milch.
Rp. Rhizomatis Calami
    Herbae Absinthii
    Natrii chlorati   āā 300,0
    Tartari crudi   60,0
    Stibii sulfurati crudi 40,0.
2mal täglich 1 Esslöffel voll.

CORDIALS Appetitpillen. Rhizoma Calami, Semen Foenugraeci, Tartarus stibiatus, Succus Liquiritiae āā 50 g, Natrium sulfuricum 200 g stösst man mit einem Gemisch aus Glycerin 25, Aqua 15, Sirupus simplex 12,5 zur Masse an und formt 50 g schwere Pillen.

Gut Heil von AUST ist ein Likör aus Kalmus, Rhabarber, Zimmt, Pomeranzen-schalen.

HUB. ULLRICH's Kräuterwein, angeblich aus Malaga, Weinsprit, Glycerin, Roth-wein, Ebereschensaft, Kirschsaft, Manna, Fenchel, Anis, Alantwurzel, amerik. Ginseng-wurzel, Enzian, Kalmus.

Magenwasser, BRUMBY's. Likör aus Kalmus, Ingwer, Anis.

Sareptabalsam. Mit Kurkuma gefärbtes weingeistiges Destillat aus Kalmus und Lavendel.

Wundertränklein, JOH. TREITLER's ist Kalmuslikör.

Oleum Calami (Ergänzb.). Kalmusöl. Oil of Calamus. Huile d'Acore vrai.

Das Rhizom liefert beim Destilliren mit Wasserdämpfen frisch 0,8 Proc., getrocknet 1,5—3,5 Proc. ätherisches Oel. Dasselbe ist klar, etwas dicklich, gelb bis braungelb, von starkem Kalmusgeruch und -Geschmack. Spec. Gew. 0,96 — 0,97. Drehung (100 mm-Rohr) des aus frischem Rhizom gewonnenen Oeles $+ 20$—31^0, aus trockenem $+ 13$—21^0. Es ist mit Weingeist in jedem Verhältniss klar mischbar, in verdünntem Alkohol schwer löslich, die alkoholische Lösung wird durch Ferrichlorid dunkel gefärbt.

Bestandtheile. Ein bei 158—159⁰ C. siedendes Terpen $C_{10}H_{16}$ (Pinen?), ein über 250⁰ C. siedendes Sesquiterpen $C_{15}H_{24}$, ein höher wie 255⁰ C. siedender sauerstoffhaltiger Antheil, vielleicht $C_{10}H_{16}O$, ein zwischen 270 und 280⁰ C. übergehendes blaues Oel, geringe Mengen eines Phenoles.

Prüfung. Eine Verfälschung mit Terpentinöl setzt das spec. Gewicht herab und vermindert die Löslichkeit in Alkohol, ebenso vermindern Cedernholzöl und Gurjunbalsamöl die Löslichkeit in Alkohol. Ausserdem sind die beiden letzteren linksdrehend.

Galizischer Kalmus liefert ein minderwerthiges Oel: das aus japanischem Rhizom zu 5 Proc. gewonnene hat spec. Gewicht 0,985—1,0 und ist in verdünntem Alkohol leicht löslich.

Anwendung. Zu 1—3 Tropfen einigemal am Tage mit Zucker, zum Bade 15—20 g in einem halben oder ganzen Liter Alkohol gelöst.

Rotulae Calami.

Werden wie Rotulae Menthae piperitae dargestellt.

Spiritus ad balnea.
Badespiritus.

Rp.	Olei Calami	25,0
	Liq. Ammonii caustici spirituosi	50,0
	Mixturae oleoso-balsamicae	100,0
	Spiritus	225,0
	Spiritus saponati	600,0

Spiritus antirheumaticus.

Spiritus Calami (Form. mag. Berol.).

Rp.	Olei Calami	1,0
	Spiritus	99,0

D. S. Aeusserlich.

Calcaria.

I. Calcaria usta (Germ.). Calcium oxydatum (Austr. Helv.). Chaux commune ou vive (Gall.). Calx (Brit. U-St.). Lime. Aetzkalk. Gebrannter Kalk. CaO. Mol. Gew. = 56.

Der Aetzkalk wird in grossen Mengen durch Glühen („Brennen") von verschiedenen Abarten des Calciumcarbonates in den sog. „Kalköfen" erzeugt. Als Ausgangsmaterialien benutzt man Kalkspath, Marmor, Kalkstein, auch Muschelschalen. Zum pharmaceutischen Gebrauche eignen sich ausgesuchte, weisse Stücke eines fetten Aetzkalkes (s. w. unten), ganz besonders aber die aus weissem Marmor gebrannte Sorte „Calcaria usta e marmore".

Eigenschaften. Weissliche oder weisslich-graue, dichtere oder lockere, harte oder zerreibliche Massen, welche aus der Luft allmählich Kohlensäure und Feuchtigkeit anziehen und infolgedessen zu einem aus Calciumkarbonat und Calciumhydroxyd bestehenden Pulver zerfallen. Löslich in etwa 800 Th. kaltem oder 1300 Th. siedendem Wasser. Benetzt man sie mit Wasser, so erwärmen sie sich stark, und verwandeln sich unter Entwickelung von Wasserdämpfen je nach der Menge des zugesetzten Wassers entweder in ein staubiges Pulver (Calciumhydroxyd) oder in eine breiförmige Masse (Kalkbrei). Beide Formen des Calciumhydroxydes müssen sich in Salzsäure ohne erhebliche Kohlensäureentwickelung, ohne Auftreten von Schwefelwasserstoff, bis auf einen nur geringen unlöslichen Rückstand auflösen.

An diesem Verhalten gegen Wasser (das „Löschen" des Kalkes genannt) ist zu erkennen, ob der Kalk brauchbar ist oder nicht. Guter Aetzkalk muss, wenn man ihn mit der Hälfte seines Gewichtes Wasser allmählich besprengt, unter lebhafter Dampfentwickelung zu einem weissen, staubigen Pulver zerfallen, welches auf weiteren Zusatz von 3—4 Th. Wasser einen dicken, gleichmässigen, weissen Kalkbrei bildet. Kalk, welcher diese Eigenschaften besitzt, heisst „fetter Kalk", im Gegensatz zum „mageren Kalk", welcher sich langsamer ablöscht, dabei weniger Hitze entwickelt und mit mehr Wasser keinen fetten Brei, sondern eine körnige, sandige Mischung bildet. Die Ursache für diese Erscheinung ist ein Gehalt von mehreren (15—25) Procenten Magnesia und Thonerde. „Todtgebrannt" heisst der Kalk, wenn er sich mit Wasser nicht löscht. Dies kann herrühren von mangelhafter Leitung des Brennprocesses oder von einem zu grossen Gehalte an Calciumsilicat.

Aufbewahrung. Am zweckmässigsten in weithalsigen Glasflaschen mit Korkverschluss und Dichtung mit festem Paraffin. Weissblechgefässe bieten für längere Zeit nicht die Gewähr dafür, dass der Aetzkalk in ihnen nicht Kohlensäure und Feuchtigkeit aus der Luft anzieht.

Anwendung. In der Pharmacie zur Darstellung verschiedener Präparate und als Reagens, auch als Austrocknungsmittel in den sog. Kalktrockenschränken. Die technische Anwendung ist eine sehr vielseitige, übrigens hinreichend bekannte.

Prüfung. Nicht selten wird die Bestimmung der wichtigsten Bestandtheile des Aetzkalkes gefordert. Zunächst wird eine gute Durchschnittsprobe hergestellt. Mit dieser verfährt man dann wie folgt:

1) Kohlensäure + Feuchtigkeit. 2—3 g werden in einem Platintiegel zunächst über einem gewöhnlichen Bunsenbrenner, schliesslich über dem Gebläse bis zum konstanten Gewicht geglüht. Der Gewichtsunterschied ist = Kohlensäure + Feuchtigkeit.

2) Kohlensäure. In 5 g der Probe wird in der S. 34 angegebenen Weise der Kohlensäuregehalt bestimmt. Durch Subtraktion von dem zu 1) erhaltenen Werthe ergiebt sich die Feuchtigkeit.

3) 5 g der Probe werden im bedeckten Becherglase mit Wasser abgelöscht, dann giebt man allmählich etwa 50 ccm Salpetersäure (von 25 Proc.) hinzu, dampft die saure Lösung in einer Schale aus Platin oder Porcellan ein und erhitzt den Rückstand 2 Stunden lang auf 120—130° C. Dann nimmt man mit salpetersäurehaltigem Wasser auf, filtrirt ab und wäscht das Filter zuerst mit salpetersäurehaltigem, denn mit reinem Wasser aus. Ungelöst bleiben Kieselsäure, Sand und Aluminiumsilicat.

Das salpetersaure Filtrat versetzt man in einer Schale aus Platin oder Porcellan mit 5 g Ammoniumchlorid, darauf mit Ammoniak in mässigem Ueberschuss und erhitzt so lange, bis der Ueberschuss des Ammoniaks verjagt ist (vergl. S. 242 u. 332). Der erhaltene Niederschlag besteht aus Aluminiumhydroxyd und Eisenhydroxyd. (Bei ganz genauen Bestimmungen muss er nochmals in Salpetersäure gelöst und abermals durch Ammoniak gefällt werden. Das Filtrat ist mit dem vorigen zu vereinigen.) Man wäscht ihn aus, trocknet und führt ihn durch Glühen in Aluminiumoxyd + Eisenoxyd über. Ueber die Trennung beider vergl. S. 332.

Das hierbei gewonnene Filtrat (bezw. die vereinigten Filtrate) werden nunmehr auf 500 ccm aufgefüllt und gut gemischt. Von dieser Lösung bringt man 50 ccm in ein Becherglas, giebt Ammoniakflüssigkeit in mässigem Ueberschuss hinzu und fällt in der Siedehitze mit einem Ueberschuss von Ammoniumoxalat. Nach 12stündigem Absetzen wird das Calciumoxalat abfiltrirt und nach dem Auswaschen durch Glühen in Calciumoxyd übergeführt. (Bei ganz genauen Bestimmungen ist das gewogene Calciumoxyd nochmals in Salzsäure zu lösen. Die mit Ammoniak alkalisch gemachte Flüssigkeit ist nochmals mit Ammoniumoxalat zu fällen.) Das Filtrat ist mit dem vorigen zu vereinigen (s. S. 543).

Die vereinigten Filtrate werden mit Salzsäure sauer gemacht und in einer Porcellanschale auf etwa 100 ccm eingedampft, dann übersättigt man mit Ammoniak, fällt mit Natriumphosphat und führt das Magnesium-Ammoniumphosphat in **Magnesiumpyrophosphat** über. Vergl. unter Magnesia.

Der zu 100 Proc. fehlende Rest ist als Alkalien (K_2O, Na_2O) in Rechnung zu stellen.

Calcium oxydatum purissimum. Reines Calciumoxyd. Wird durch Glühen von reinem Calciumnitrat oder von reinem Calciumoxalat über Weingeistflammen dargestellt. Leuchtgasflammen sind wegen der im Leuchtgas enthaltenen Schwefelverbindungen zu vermeiden. Ein solches Präparat wird lediglich zu analytischen Zwecken gebraucht.

II. Calcaria hydrica. Calcaria hydrata. Calcii Hydras (Brit.). Kalkhydrat.

Calciumhydroxyd. Calcaria extincta. Chaux éteinte (Gall.). Slaked lime. Ca(OH)$_2$.
Mol. Gew. = 74. Ein weisses, zartes, trockenes Pulver, welches für den jedesmaligen Gebrauch frisch bereitet wird.

Man giebt 100 Th. guten Aetzkalk (in Stücken) in eine Porcellanschale, bei grösseren Mengen in ein Gefäss aus Eisen, und besprengt ihn mit 40—50 Th. Wasser. Die Kalkstücke zerfallen unter starker Selbsterhitzung zu einem staubigen Pulver, welches bis zum Verbrauch in ein gut schliessendes Gefäss gebracht, aber nicht längere Zeit aufbewahrt wird.

Gehalt der Kalkmilch an Aetzkalk bei 15° C
(LUNGE und BLATTNER).

Grad Baumé	Gew. von 1 l Kalkmilch in g	CaO in 1 l g	CaO Gew. Proc.	Grad Baumé	Gew. von 1 l Kalkmilch in g	CaO in 1 l g	CaO Gew. Proc.	Grad Baumé	Gew. von 1 l Kalkmilch in g	CaO in 1 l g	CaO Gew. Proc.
1	1007	7,5	0,745	11	1083	104	9,60	21	1171	218	18,61
2	1014	16,5	1,64	12	1091	115	10,54	22	1180	229	19,40
3	1022	26	2,54	13	1100	126	11,45	23	1190	242	20,34
4	1029	36	3,54	14	1108	137	12,35	24	1200	255	21,25
5	1037	46	4,43	15	1116	148	13,26	25	1210	268	22,15
6	1045	56	5,36	16	1125	159	14,13	26	1220	281	23,03
7	1052	65	6,18	17	1134	170	15,00	27	1231	295	23,96
8	1060	75	7,08	18	1142	181	15,85	28	1241	309	24,90
9	1067	84	7,87	19	1152	193	16,75	29	1252	324	25,87
10	1075	94	8,74	20	1162	206	17,72	30	1263	339	26,84

Kalkmilch. Lac Calcis. Lait de chaux. Milk of chalk. Man verwandelt 100 Th. Aetzkalk in Kalkhydrat und fügt soviel Wasser hinzu, dass im ganzen 1000 Th. Wasser verbraucht werden. Eine milchweisse, stark ätzende Flüssigkeit, welche zu den mannigfachsten Zwecken Verwendung findet, insbesondere auch als billiges Desinfektionsmittel. —

Wiener Kalk. Wiener Polirmittel. Ist ein sehr weisses, sandfreies, magnesiahaltiges Kalkhydrat. Es kommt in Flaschen und Blechbüchsen in den Handel und wird als Polir- und Putzmittel von Metallgegenständen gebraucht.

Wiener Weiss. Bologneser Weiss. Marmorweiss. Bestehen aus sehr weissem gebrannten Kalkstein oder gebranntem weissen Marmor und werden nur als Polir- und Farbemittel gebraucht.

III. Aqua Calcariae (Germ.). Aqua Calcis (Austr.). Calcium hydricum solutum
(Helv.). **Eau de chaux** (Gall.). **Liquor Calcis** (Brit. U-St.). **Kalkwasser. Limewater.** Eine bei gewöhnlicher Temperatur gesättigte Lösung von Calciumhydroxyd in Wasser.

Darstellung. Germ., Austr. Man bringt in einen Topf aus Steinzeug 1 Th. guten Aetzkalk, löscht diesen durch Besprengen mit 4 Th. Wasser und mischt das gebildete Calciumhydrat mit 50 Th. destillirtem Wasser gut durch. Man giesst die Mischung in eine gut zu verschliessende Flasche, welche etwa von ihr angefüllt wird und lässt sie bis zur erfolgten Klärung stehen. Dann zieht man (um die in der Kalkmilch vorhandenen kleinen Mengen Natronhydrat oder Kalihydrat zu beseitigen) die klare Flüssigkeit mittels eines Hebers ab, giesst auf den Rückstand nochmals 50 Th. destillirtes Wasser, schüttelt während einiger Stunden oder Tage mehrmals um und bewahrt die Mischung in gut verschlossener Flasche auf. Zum Gebrauche wird umgeschüttelt und eine entsprechende Menge des Kalkwassers abfiltrirt.

Helv. giebt die nämliche Vorschrift mit folgender Abweichung: 1 Th. Aetzkalk wird mit 5 Th. Wasser abgelöscht. Dann mischt man 100 Th. Wasser hinzu und lässt absetzen. Nach Beseitigung des ersten Auszuges werden nochmals 100 Th. Wasser zugemischt. Man schüttelt während der folgenden Tage öfter um, bewahrt in wohlverschlossener Flasche auf und filtrirt im Bedarfsfalle ab.

In der Praxis verfährt man in der Regel so, dass man auf 100 Th. Wasser eine erheblich grössere Menge, z. B. 5 Th. Aetzkalk anwendet. Der erste Auszug wird weggegossen. Dann füllt man das Vorrathsgefäss bis unter den Stopfen mit Wasser an und verschliesst es gut. Im Bedarfsfalle filtrirt man nach dem Umschütteln aus der Vorrathsflasche ab, füllt diese wieder mit destillirtem Wasser völlig an, schüttelt öfter um und bewahrt den Vorrath sorgfältig auf. Dieses Entnehmen und Auffüllen mit destillirtem Wasser kann öfter wiederholt werden. Nach einigen Wochen schüttet man den Inhalt der Flasche weg und setzt eine neue Menge Aetzkalk in gleicher Weise an.

Eigenschaften. Eine klare, farblose und geruchlose Flüssigkeit von schwach alkalischem, herb-erdigem Geschmack. Sie bräunt Curcumapapier und bläut rothes Lackmuspapier, röthet Phenolphthaleïn. Bei Einleitung von Kohlensäure oder Einblasen der ausgeathmeten Luft wird sie durch Bildung von Calciumkarbonat getrübt. Durch Versetzen mit Ammoniumoxalat entsteht eine starke Trübung von Calciumoxalat. — Wird Kalkwasser zum Sieden erhitzt, so trübt es sich unter Ausscheiden mikroskopischer Krystalle von Calciumhydroxyd. Diese Trübung gilt als ein Zeichen für den vorschriftsmässigen Gehalt an Calciumhydroxyd. Sie beruht darauf, dass Calciumhydroxyd in siedendem Wasser weniger löslich ist als in kaltem Wasser. 1 Th. Calciumhydroxyd löst sich nämlich schon in 750 Th. Wasser von 15° C., aber erst in 1300 Th. siedendem Wasser. Mit einem gleichen Volumen Leinöl geschüttelt giebt Kalkwasser ein gleichmässiges Liniment.

Prüfung. Dieselbe kann sich auf den vorschriftsmässigen Gehalt an Calciumhydroxyd beschränken. Man versetzt 100 ccm Kalkwasser mit einigen Tropfen Phenolphthaleïnlösung und titrirt die rothgefärbte Flüssigkeit mit Normalsalzsäure bis zur eben eintretenden Entfärbung. 1 ccm Normalsalzsäure zeigt unter diesen Umständen die Gegenwart von 0,028 Calciumoxyd CaO an.

Zur Neutralisirung von 100 ccm Kalkwasser sollen verbraucht werden:

	Austr.	Gall.	Germ.	Helv.	Brit.	U-St.
Normal-Salzsäure ccm . .	—		$> 4,0$	$> 4,0$	4,17	4,0
Gehalt an CaO in Proc. .	—	0,1285	0,112	0,128	0,117	0,112.

Aufbewahrung. Wegen der Neigung, Kohlensäure aus der Luft anzuziehen und mit dieser unlösliches Calciumkarbonat zu bilden, bewahrt man grössere Vorräthe in Glasflaschen auf, welche mit guten Korkstopfen verschlossen und tektirt sind. Flaschen mit Glasstopfen sind hierzu nicht zu empfehlen, weil die Stopfen durch Bildung von Calciumkarbonat eingekittet werden. Gefässe aus Steinzeug sind deshalb als Aufbewahrungsgefässe nicht geeignet, weil ihre Wandungen für Luft nicht ganz undurchlässig sind. — In der Officin hält man das Kalkwasser in Standgefässen mit Glasstopfen vorräthig, welche häufiger durch Behandeln mit Salzsäure gereinigt werden. — Für die Dispensation ist zu beachten, dass das filtrirte (!) und nicht etwa nur klar abgegossene Kalkwasser abzugeben ist.

Anwendung. Kalkwasser verflüssigt zähschleimige Sekrete, löst äusserlich angewendet Croup- und Diphtherie-Membranen, wirkt auf Schleimhäute, Geschwüre sekretionsbeschränkend, austrocknend, adstringirend, desinficirend. Innerlich neutralisirt es die Säure des Magensaftes, wirkt sekretionsbeschränkend auf den Darm, stopfend. Längere Zeit gebraucht, stört es Appetit und Verdauung. Man wendet es an verdünnt $(1 + 2)$ oder unverdünnt zu Waschungen und Umschlägen auf nässende Wunden, Brandwunden, als Gurgelwasser und in Form von Inhalationen bei Angina, Croup, Diphtherie. Innerlich als Antacidum, bei Magen- und Darmgeschwüren, Diarrhoe der Kinder und zwar am besten mit 4 Th. Milch oder Bouillon vermischt. In der Analyse dient es zur Abscheidung der Magnesia als Magnesiumhydroxyd.

Kitte und Cemente mit Aetzkalk. 1) Kaseïnkitt, Universalkitt: Frischer Käse aus völlig abgerahmter Milch wird durch Auspressen so viel als möglich von den Molken befreit, dann in dünnen Schichten ausgetrocknet und gepulvert. 10 Th. dieses Kaseïnpulvers und 1 Th. gepulverter Aetzkalk gemischt, werden mit so viel Wasser angerührt, dass ein halbflüssiger Brei entsteht. Dieser Brei ist sofort zu verwenden. — 2) Einen ähnlichen Kitt erhält man aus der Mischung des Eiweisses eines Eies mit 1,0 Kalkhydrat. Auch dieser Kitt ist sofort zu verwenden. — 3) **Wasserdichten Kitt,** welcher dem Wasser widersteht, erhält man durch Mischung von 10 Th. gepulvertem Aetzkalk, 12 Th. frischem Milchkaseïn und 2 Th. Wasser. Auch dieser Kitt erhärtet sehr schnell. — 4) **Cement für Fussböden** und die Fugen zwischen den Stubendielen: Ein Gemisch von Kalkhydrat und Steinkohlenasche mit Wasser angerührt. — 5) **Holzkitt,** ein Kitt für Risse und Spalten im Holz, für Stubendielen etc. besteht aus 10 Th. Kalkhydrat; 20 Th. Roggenmehl und der genügenden Menge Leinölfirniss. — 6) **Eisenkitt,** Kitt für Dampfkessel, eiserne Geräthschaften und zum Ausfüllen von Löchern und Rissen in Eisen besteht aus 30 Th. Graphit, 15 Th. Kalkhydrat, 40 Th. Blanc fixe und der genügenden Menge Leinölfirniss. — 7) Der sogenannte **Diamantkitt** besteht aus 30 Th. Bleiglätte, 10 Th. Kalkhydrat, 20 Th. Schlämmkreide, 50 Th. Graphit und 20 Th. oder der genügenden Menge Leinölfirniss. Dieser Kitt wird vor der Anwendung erwärmt. — 8) **Zinkkitt,** Kitt für Zinkgegenstände, ist ein Gemisch von 20 Th. Kalkhydrat und 4 Th. Schwefelblumen mit einer heissen Lösung von 10 Th. Leim in 7 Th. heissem Wasser. Muss frisch verwendet werden. — 9) Ein universaler **Füllkitt** besteht aus 10 Th. Infusorienerde, 10 Th. Bleiglätte, 5 Th. Kalkhydrat und der genügenden Menge Leinölfirniss. — 10) **Ofenkitt:** Graphit, Sand, Knochenkohle, Kalkhydrat zu gleichen Theilen mit Ochsenblut oder mit frischem feuchten Käse gemischt. Muss frisch verwendet werden. — 11) Reinoehl's **chemisch-hydraulischen Universalkitt** fand Hager zusammengesetzt aus Aetzkalkpulver (gebranntem Marmor) und Arabischem Gummi.

Chemie und Analyse. A. Man erkennt die Calciumverbindungen (die Kalkerde) an folgenden Reaktionen:

1) Kalksalze färben die nicht leuchtende Flamme gelbroth. Am besten zeigt diese Erscheinung das Calciumchlorid. Es empfiehlt sich daher, Kalksalze nach dem Befeuchten mit Salzsäure dieser Reaktion zu unterwerfen. Die Färbung ist von der durch Strontium hervorgebrachten nicht sicher zu unterscheiden. 2) Aetzende Alkalien (KOH, NaOH) fällen aus genügend konc. Kalksalzlösungen weisses Calciumhydroxyd. Ammoniak bringt diese Fällung nicht hervor, doch entsteht in der ammoniakalischen Lösung durch Aufnahme von Kohlensäure Trübung, welche durch Calciumkarbonat verursacht wird. 3) Alkalikarbonate fällen weisses Calciumkarbonat, in Mineralsäuren unter Aufbrausen leicht löslich. 4) Natriumphosphat fällt aus der neutralen Lösung Dicalciumphosphat $CaHPO_4$, löslich in verdünnter Salzsäure, Salpetersäure, auch in Essigsäure (Calciumoxalat ist in Essigsäure unlöslich). 5) Oxalsäure oder Ammoniumoxalat fällen aus der neutralen ammoniakalischen oder essigsauren Lösung weisses, krystallinisches Calciumoxalat. Dieses ist unlöslich in Essigsäure, löslich in Mineralsäuren. Durch Glühen wird es schrittweise in Calciumkarbonat und in Calciumoxyd verwandelt. 6) Schwefelsäure und Ammoniumsulfat fällen aus der nicht zu stark verdünnten Lösung weisses Calciumsulfat $CaSO_4 + 2H_2O$, unlöslich in Weingeist, löslich in konc. Salzsäure. 7) Kieselfluorwasserstoffsäure und Chromsäure bewirken keine Fällung (Unterschied von Baryum).

B. Die Bestimmung erfolgt in der Regel als Calciumoxalat. Die zu bestimmende Lösung, welche keine Phosphorsäure oder Oxalsäure enthalten soll, wird mit soviel Ammoniak versetzt, dass sie deutlich darnach riecht. Entsteht hierbei ein Niederschlag von Magnesiumhydroxyd, so ist dieser durch Zugabe hinreichender Mengen von Ammoniumchlorid in Lösung zu bringen. Man erwärmt die klare Lösung bis fast zum Sieden und fällt unter Umrühren durch allmähliche Zugabe von Ammoniumoxalatlösung, bis diese im Ueberschuss vorhanden ist. Man lässt 12 Stunden an einem warmen Orte absetzen, filtrirt darauf das Calciumoxalat ab, wäscht es mit siedendem Wasser aus, trocknet und führt es durch Glühen vor dem Gebläse in Calciumoxyd CaO über. Es empfiehlt sich, nur soviel Substanz anzuwenden, dass nicht mehr als etwa 0,3 g Calciumoxyd zur Wägung gelangen.

In der Regel handelt es sich bei der Kalkbestimmung zugleich um eine Trennung von gleichzeitig vorhandener Magnesia. In diesem Falle beachte man, dass der Fällungsflüssigkeit so viel Ammoniumoxalat zugesetzt werden muss, dass die gesammte Magnesia in das lösliche Oxalatdoppelsalz mit Sicherheit übergeführt wird. Ausserdem empfiehlt es sich, für genaue Bestimmungen das gewogene Calciumoxyd in Salzsäure zu lösen und aus der mit Ammoniak alkalisch gemachten und mit Ammoniumchlorid versetzten Lösung den Kalk nochmals mit Ammoniumoxalat zu fällen. Unter Umständen muss diese Auflösung und Fällung noch ein drittes, ja ein viertes Mal (so lange, bis zwei aufeinander folgende Fällungen das gleiche Resultat geben) wiederholt werden.

IV. Calcaria saccharata. Zuckerkalk (Ergänzb.). Saccharum calcareum. Kalksaccharat. Antacedin.

100,0 Kalkhydrat, 300,0 Zuckerpulver und 1200,0 destillirtes Wasser werden in einer gut verkorkten Flasche unter öfterem Umschütteln zwei Tage bei Seite gestellt. Die abgegossene Flüssigkeit wird in kohlensäurefreier Atmosphäre filtrirt, im Wasserbade zur Sirupdicke abgedampft und, auf Glastafeln ausgegossen, getrocknet. Ziemlich luftbeständige, weisse, seidenglänzende Lamellen oder ein weisses Pulver von anfangs süsslichem, hintennach laugenhaftem Geschmack, welches beim Erhitzen unter Verkohlung Caramelgeruch |verbreitet. Löslich in 12 Th. Wasser, leicht löslich in zuckerhaltigem Wasser, unlöslich in Alkohol. Die wässerige Lösung reagirt alkalisch; sie trübt sich beim Aufkochen unter Zersetzung in Zucker und eine basischere Saccharatverbindung, welche beim Erkalten wieder in die vorher bestandene Verbindung übergeht. Die wässerige Lösung 1 : 10 giebt, mit $^1/_{10}$ Raumtheil Ferrichloridlösung gemischt, eine klare braune Flüssigkeit. Durch Ammoniumoxalatlösung wird sie weiss gefällt. Durch Schwefelwasserstoffwasser werde sie nicht verändert (Metalle), durch verdünnte Schwefelsäure nicht sogleich getrübt (Strontium, Baryum). Nach dem Ansäuern mit Salpetersäure werde sie weder durch Baryumnitrat (Schwefelsäure) noch durch Silbernitrat verändert. — 1 g Zuckerkalk soll zur Neutralisation (Phenolphthaleïn als Indikator) mindestens 3 ccm Normalsalzsäure verbrauchen, was einem Gehalt von 8,4 Proc. Calciumoxyd entspricht. Aufbewahrung. In gut verschlossenen Gefässen, vor Kohlensäure geschützt.

Das Kalksaccharat wird als Antacidum, bei Flatulenz und besonders Diarrhoe der Kinder gebraucht. Dosis 0,5—1,0—1,5, für Kinder 0,3—0,5—1,0. Ausserdem wird es häufig als Gegenmittel bei Vergiftungen, z. B. Karbolsäure, Oxalsäure, angewendet. Der Brauer bedient sich des Zuckerkalks zum Entsäuern des Bieres, der Küfer zur Entsäuerung des Weines.

Liquor Calcis saccharatus (Brit.). Zuckerkalklösung. Calciumhydroxyd 50 Th., Zuckerpulver 100 Th., destillirtes Wasser 1000 Th. werden unter gelegentlichem Umschütteln in einer wohlverschlossenen Flasche zur Seite gestellt, dann unter Bedeckung mit einer Glasscheibe rasch filtrirt. Alkalische Flüssigkeit. Spec. Gew. = 1,055. — Zur Neutralisation von 10,0 g sollen = 6,3 ccm Normal-Salzsäure ausreichen, entsprechend einem Gehalte von 1,77 Proc. Calciumoxyd.

Sirupus Calcis. Sirup of lime (U-St.). Man mischt 65 Th. Aetzkalk mit 400 Th. Zuckerpulver im Mörser. Diese Mischung trägt man in 500 Th. siedendes Wasser unter Umrühren ein und kocht unter Umrühren 5 Minuten und seiht durch. Die Kolatur wird mit dem gleichen Volumen ausgekochtem Wasser verdünnt und filtrirt. Das Filtrat wird auf 700 Th. abgedampft und nach dem Abkühlen mit Wasser bis 1000 Th. Gesammtflüssigkeit versetzt.

Aqua Calcis saccharata (Hungarica). Frisch gebrannter Kalk 15,0 wird mit 10,0 Wasser gelöscht, dann fügt man Zuckerpulver 25,0 Th. und nach erfolgter Auflösung Wasser 1000,0 Th. zu. Die Mischung wird in einem wohlverstopften Gefässe aufbewahrt. Zum Gebrauch filtrirt man die erforderliche Menge ab. Das Filtrat enthält 0,5 Proc. Calciumhydrat.

Aqua digestiva Fegl.

Rp. Unguenti digestivi 50,0
Vitella ovorum duorum
Aquae Calcariae 450,0.

3 wird mit 4 gelöscht und mit der Mischung von 1 und 2 zusammengemischt. In gut geschlossenen Gläsern aufzubewahren.

Pollau wendete die Mischung erst 6 Monate nach der Bereitung an. Ein solches Präparat würde man für den sofortigen Gebrauch erhalten durch Ersetzung des Kalihydrates mit trocknem Kaliumkarbonat.

Caementum dentarium Ostermaier.

Ostermaier's Zahnkitt.

Rp. Calcariae ustae pulveratae 3,5
Acidi phosphorici glacialis 3,0.
Misce. Das Gemisch wird in die Zahnhöhle eingedrückt. Stets frisch zu bereiten.

Causticum cosmeticum Pollau.

Kluge's Causticum.

Rp. 1. Kalii caustici fusi
2. Saponis medicati āā 5,0
3. Calcariae ustae 40,0
4. Aquae calidae 15,0.

Zur Beseitigung von Warzen, Muttermälern, Hautflecken. Man macht eine gewisse Menge des Pulvers mit 30proc. Weingeist zur Paste an und bringt diese in der Höhe von 4—5 mm auf die zu ätzende Stelle. Sobald sich eine entzündliche Aureole bildet oder starkes Brennen eintritt, wird die Paste entfernt und die geätzte Stelle mit Umschlägen von Borsäurelösung oder dergl. behandelt.

Glycerinum cum Calcaria saccharata LATOUR.
Zuckerkalk-Glycerin.

Rp. 1. Calcii hydrati 20,0
2. Sacchari pulverati 40,0
3. Aquae destillatae 200,0
4. Glycerini 40,0.

Man mischt 1—3, lässt die Mischung in verschlossener Flasche 1 Tag unter öfterem Umschütteln stehen und filtrirt. Dem Filtrat setzt man 4 zu und dampft bis auf 100 Vol. ein. Bei Brandwunden anzuwenden.

Linimentum calcareum BEASLEY.

Rp. Aquae Calcariae 200,0
Glycerini
Aquae Rosae āā 50,0
Tragacanthae pulveratae 10,0.

Aeusserlich bei Verbrennungen, wunder Haut, aufgesprungenen Brustwarzen und Lippen.

Liniment calcaire (Gall.).

Rp. Olei Amygdalarum
Aquae Calcariae āā.

Linimentum contra combustiones (Form. Berol.).
Linimentum Calcis (Helv.).
Linimentum Calcariae (Ergänzb. Hamb. V.).

Rp. Olei Lini
Aquae Calcariae āā.

Linimentum calcareum aquosum BRUYNE.
Glycerolé calcaire anesthétique.

Rp. 1. Calcariae ustae 5,0
2. Aquae 15,0
3. Glycerini 150,0
4. Aetheris 5,0.

wird mit 2 abgelöscht, dann mit 3 und 4 gemischt. Auf Brandwunden mittels Compressen aufzulegen.

Linimentum calcareum DÉCLAT.

Rp. Aquae Calcariae
Olei Lini āā 100,0
Acidi carbolici 2,0.

Zum Aufstreichen auf Brandwunden.

Linimentum oleoso-calcareum.

Rp. Glycerini cum Calcaria racchar. LATOUR 20,0
Olei Olivarum 40,0.

Misce conquassando. Zum Wundverbande.

Pasta ad naevos maternos.

Rp. Calcii hydrati
Saponis medicati pulv. āā 5,0
Spiritus saponati 2,5.

Anwendung wie Causticum POLLAU.

Pulvis pinguedinem absorbens.

Rp. Calcii hydrati 100,0
Acidi carbolici 10,0
Spiritus (90%) 20,0.

Zum Bereiben und Bestreuen der inneren Flächen der Thierfelle beim Ausstopfen der Thierbälge.

Sirupus Calcariae.

Rp. Sacchari 100,0
Aquae Calcariae 60,0.

Werden zum Sirup gekocht.

Sirupus Calcariae TROUSSEAU.

Rp. 1. Calcariae ustae
2. Aquae destillatae āā 1,0
3. Aquae destillatae 10,0
4. Sirupi Sacchari 100,0
5. Sirupi Sacchari 400,0.

Man löscht 1 mit 2, fügt 3 hinzu, kocht mit 4 während 10 Minuten, kolirt und vermischt nach dem Erkalten mit 5. Bei chronischer Diarrhoe esslöffelweise.

Unguentum anteczematicum NEUMANN.

Rp. Calcii hydrati
Natrii carbonici crystall. āā 3,5
Extracti Opii 0,8
Adipis suilli 50,0.

Unguentum calcareum SPENDER.

Rp. Adipis suilli 25,0
Olei Olivarum 6,0
Calcii hydrati 100,0.

Zum Verbande atonischer Fussgeschwüre.

Unguentum contra tineam capitis.
(BIETT, CAZENAVE, PETFL).

Rp. Calcariae hydricae 5,0
Natrii carbonici crystallisati 7,5
Adipis suilli 40,0.

M. Fiat unguentum. D. S. Aeusserlich. (Zuerst werden die Krusten des Grindes durch Umschläge abgeweicht und dann obige Salbe aufgelegt).

Vet. **Kalkzucker.**

Rp. 1. Calcariae ustae 100,0
2. Aquae calidae 35,0
3. Sacchari albi pulverati 500,0.

Man löscht 1 mit 2 und mischt 3 dazu. In wohlverschlossenen Gefässen aufzubewahren.

Einen Drittel-Esslöffel (Schafen), einen gehäuften Esslöffel (Rindern) mit 0,3 und 0,5 Liter Wasser gemischt einzugiessen (bei Bläh- oder Trommelsucht).

Vet. **Pulvis depilatorius** HERTWIG.

Rp. Natrii sulfurici pulverati 12,0
Calcariae ustae pulveratae
Amyli pulverati āā 40,0.

Mit etwas Wasser zu einem Brei angemacht zwischen die Haare auf den Teil aufzustreichen, von welchem man dieselben (behufs Application von Pflastern, Verbänden, Sinapismen) entfernen will.

Aetzkalk als Trocknungsmittel.

Wegen seiner Eigenschaft, Wasser aus der Luft aufzunehmen und sich mit diesem zu Calciumhydroxyd (Kalkhydrat) zu verbinden, ist der Aetzkalk ein ausgezeichnetes Trocknungsmittel, um so mehr, als er verhältnissmässig billig und ohne Schwierigkeit überall zu beschaffen ist. — Natürlich wird der umsichtige Apotheker in jedem Einzelfalle zu erwägen haben, ob ein auszutrocknendes Objekt für die Trocknung durch Kalk geeignet ist oder nicht. Ferner wird man zu beachten haben, dass der Aetzkalk, indem er Wasser anzieht, allmählich in ein feines trocknes Pulver zerfällt, welches leicht stäubt, vor dessen Staube also die zu behandelnden Objekte zu schützen sind. — Endlich wird man in vielen Fällen die Hauptanwendung nicht darin suchen, sehr wasserreiche Objekte thatsächlich auszutrocknen, sondern bereits vorgetrocknete nachzutrocknen oder bereits getrocknete im trocknen Zustande zu erhalten. In dieser

Beziehung wird sich also eine Aufbewahrung in einem mit Aetzkalk beschickten Raume decken mit dem Begriff des „trockenen“ Ortes, welcher für die Aufbewahrung zahlreicher Substanzen in diesem Buche empfohlen ist.

Wir geben im Nachstehenden die wichtigsten Fälle an, in denen sich Aetzkalk als Trocknungsmittel empfiehlt.

Aetzkalk als Trocknungsmittel in Aufbewahrungsgefässen. Substanzen, welche sich an feuchter Luft leicht verändern, z. B. trockene Extrakte, Pulver von Harzen, leicht schimmelnde Pflaster, hygroskopische Salze, bewahrt man zweckmässig in Behältern auf, welche durch Aetzkalk trocken gehalten werden. — Man füllt zu diesem Zwecke den Aetzkalk in Dosen oder Kapseln aus Blech, deren Form derjenigen der Aufbewahrungsbehälter anzupassen ist. — Damit die Luft ungehinderten Zutritt zu dem Aetzkalk hat, sind die Dosen oder Kapseln an geeigneter Stelle mit Löchern zu versehen. Damit ein Verstäuben des Kalkpulvers möglichst verhütet wird, legt man auf den Kalk eine Schicht Watte.

Porcellan-Kruken. Als Einsätze für Porcellanbüchsen benutzt man runde Dosen aus Weissblech. Durch einen leicht anzubringenden Bajonett-Verschluss trägt man

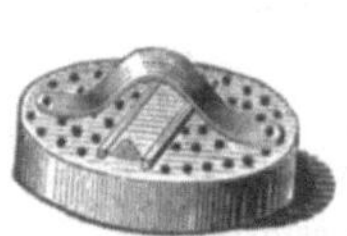

Fig. 130.
Kalkdose in Porcel-
lanbüchsen zu setzen.

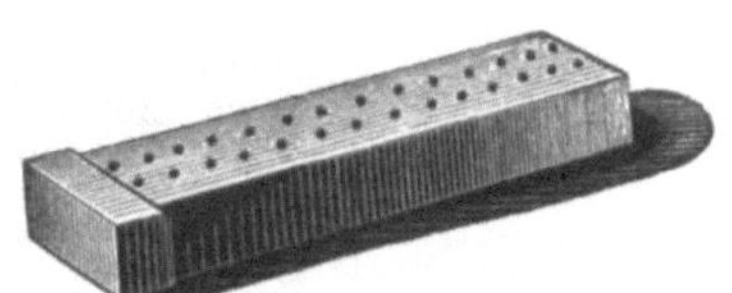

Fig. 131.
Kalkkästen als Einsatz in Kästen mit
leicht schimmelnden Pflastern.

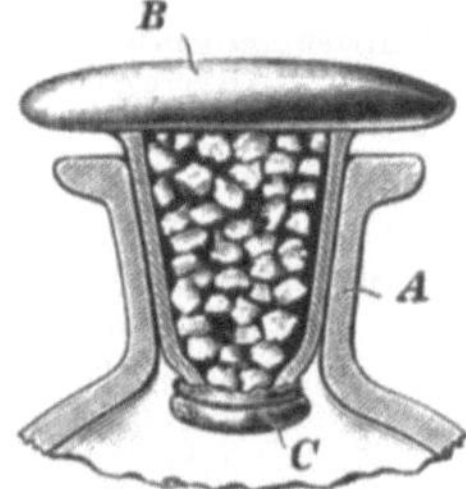

Fig. 132.
Mit Aetzkalk gefüllter Glasstopfen für Pulverflaschen.

Sorge dafür, dass der Deckel sich vom Untertheil der Dose beim Aufheben nicht trennt. Ein Griff auf der oberen, perforirten Seite dient zum bequemen Erfassen der Dose. Diese Dosen setzt man auf den hygroskopischen Inhalt der Büchsen. Fig. 130.

Pulver-Flaschen. Um in diesen Gefässen hygroskopische Pulver trocken zu erhalten, empfiehlt es sich, den Aetzkalk in den Stopfen unterzubringen. Am bequemsten sind hohle Glasstopfen, welche durch das in das Innere der Flasche reichende offene Ende gefüllt und hierauf mit Schafleder überbunden werden. In solchen Gefässen halten sich z. B. trockne Extrakte ganz vorzüglich. Fig. 132.

Schiebekästen. Um z. B. leicht schimmelnde Pflaster und dergl. trocken zu halten legt man in die Aufbewahrungskästen kleine Kalkkästchen parallelepipedischer Form, die an einer Stirnseite mit übergreifendem Deckel geschlossen und nur auf einer Seite perforirt sind.

Kalk-Trockenschränke. Um im pharmaceutischen Laboratorium ohne Anwendung von Wärme Drogen zu trocknen, bezw. nachzutrocknen oder trocken zu erhalten, benutzt man die sogen. Kalktrockenschränke oder Kalt-Trockenschränke. Der von Toellner-Bremen in verschiedenen Grössen konstruirte hat die Form eines Eisschrankes und wird von vielen Seiten empfohlen. (D.R.P. 73769 und 75680.)

Derselbe besteht aus einem schrankförmigen, innen mit Blech ausgeschlagenen

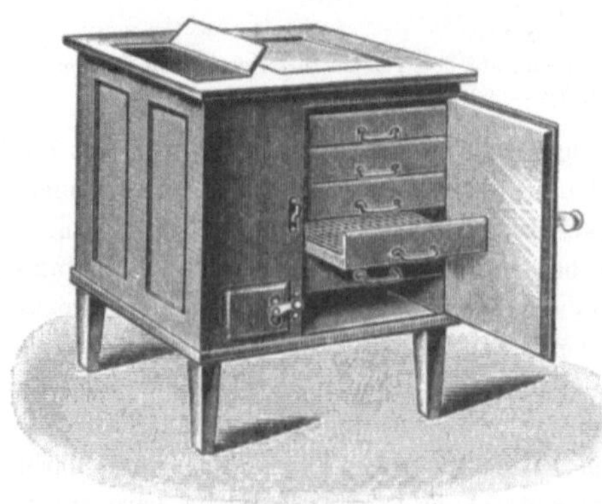

Fig. 133.

Holzkasten. Durch eine eigenartig zusammengesetzte Querwand ist das Innere des Apparats in zwei nebeneinander liegende, verschieden grosse Abtheilungen geschieden. Die grössere dient zur Aufnahme des Trockengutes, kann mit Horden, Haken etc. ausgestattet werden und ist durch eine dicht schliessende Thür zugänglich. — Die kleinere Abtheilung hat an der oberen und an der Vorderwand (unten) je eine Oeffnung. Erstere dient zum Einfüllen des Aetzkalks, letztere zum Entnehmen desselben, nachdem er zu Pulver zerfallen und durch einen Eisenrost von dem noch wirksamen Kalk in Stücken getrennt worden ist. — Das unwirksam gewordene Pulver sammelt sich in einem ausschiebbaren Blechkasten und kann nach Bedürfniss entfernt werden.

Nachdem die kleinere Abtheilung durch die Oeffnung im Deckel mit Aetzkalk beschickt und die Oeffnungen verschlossen sind, ist der Apparat zum Betriebe bereit.

Der Apparat lässt sich mit Vortheil zu folgenden Zwecken benutzen:

1) Zum Trocknen von Aloë, Ammoniacum, Asa foetida, Benzoë, Galbanum, Gewürzen aller Art, Manna, Myrrha, Opium, Salzen (krystallwasserhaltigen), Senfsamen, Spanischem Pfeffer.

2) Zum Nachtrocknen von trocknen Extrakten, Lakritz-Präparaten, Mutterkorn, Pflastern, Seifen, Vanille, Zuckerwaaren.

3) Zur trockenen Aufbewahrung zahlreicher Drogen, galenischer und chemischer Präparate.

Kalk-Mörtel. Ein baugerechter Mörtel wird hergestellt durch Vermischen von 1 Vol. Baukalk (d. i. gelöschter Kalk, der in einer Grube so viel Feuchtigkeit an den Erdboden abgegeben hat, dass ein Kalkhydrat von fettartiger Beschaffenheit zurückbleibt) mit 2,5 Vol. feuchtem Kies. In bestimmten Fällen, z. B. nach dem Einsturz eines Neubaues, kann die Frage vorgelegt werden, in welchen Verhältnissen Baukalk und Kies gemischt worden sind, um einen gegebenen Mörtel herzustellen. In diesem Falle verfährt man wie folgt:

Sand. 5 g Mörtel werden in einer Porcellanschale mit 20 ccm Wasser angerührt, darauf mit etwa 30 ccm Salzsäure (25 Proc.) zuerst in der Kälte (Uhrglas auflegen!), hierauf auf dem Wasserbade zersetzt. Man filtrirt alsdann durch ein aschefreies Filter unter Dekanthiren, und wäscht den Rückstand in der Schale, sowie das Filter mit Wasser vollständig aus. Hierauf spült man etwa auf dem Filter befindliche Kieselsäure mit einer genügenden Menge Natriumkarbonatlösung in die Schale zu dem Sandrückstand, wäscht das Filter etwas aus, verascht es und bringt die Asche zu dem Rückstand in der Porcellanschale. Man erhitzt die Flüssigkeit nun etwa 2 Stunden auf dem Wasserbade, um alle hydratische Kieselsäure in Lösung zu bringen, filtrirt darauf, wäscht den Rückstand nacheinander mit Sodalösung, Wasser, stark verdünnter Salzsäure, schliesslich mit Wasser aus, bringt den Sand in eine Platinschale, verascht das Filter, bringt auch dieses hinzu, glüht bei dunkler Rothgluth und wägt. — Man stellt fest, ob dieser Sand seiner Korngrösse nach als „Kies" oder als „Schliefsand" zu bezeichnen ist.

Als Sand ist in Rechnung zu stellen das Gewicht von Sand + Eisenoxyd + Thonerde.

Kalk. Das sub 2 erhaltene salzsaure Filtrat füllt man auf 500 ccm auf. 100 ccm desselben versetzt man mit einer hinreichenden Menge Ammoniumchlorid und fällt nun mit Ammoniak in der Wärme Eisenoxyd und Thonerde. Das Filtrat hiervon macht man mit Essigsäure sauer und fällt den Kalk durch Ammoniumoxalat und führt das abgeschiedene Calciumoxalat durch Glühen in Calciumoxyd über. — Im Filtrat bestimmt man noch die Magnesia als Ammoniummagnesiumphosphat. Als Kalk ist in Rechnung zu stellen das gefundene Calciumoxyd + Magnesiumoxyd.

Aus den erhaltenen Werthen berechnet man die zur Herstellung des Mörtels verwendeten Mengen Baukalk und Kies unter Zugrundelegung folgender Daten:

1) Guter Baukalk enthält 33,34 Proc. Calciumoxyd und 66,66 Proc. Wasser. 1 l guter Baukalk wiegt 1328 g. [Das Gewicht eines Volumens ist also 1,328.]

2) **Feuchter Kies (Bausand)** besteht aus 93,76 Proc. Glührückstand und 6,24 Proc. Wasser. 1 Liter feuchter Bausand wiegt = 1542 g [das Gewicht eines Volumens ist also 1,542].

Beispiel: Gefunden:

Sand	Kalk + Magnesia
85 Proc.	7 Proc.

a) 85,0 g trockner Sand sind [93,76 : 100 = 85 : x] = 90,65 g feuchter Bausand. Diese sind [90,65 : 1,542] = 58,78 ccm feuchter Bausand.

b) 7 Proc. geglühter Aetzkalk CaO sind [33,34 : 100 = 7 : x] = 21 g Baukalk. Diese sind [21 : 1,328] = 15,8 ccm feuchter Baukalk.

Mithin ist der Mörtel [58,78 : 15,8] aus 1 Vol. Baukalk und 3,71 Vol. feuchtem Bausand hergestellt worden.

Calcium aceticum.

Calcium aceticum. **Calciumacetat.** **Essigsaurer Kalk.** **Acétate de chaux** (Gall.). $Ca(C_2H_3O_2)_2 + H_2O$. **Mol. Gew.** = 176. Die reine Verbindung wird erhalten durch Neutralisation von 4 Th. verdünnter (30 Proc.) Essigsäure mit 1 Th. gefälltem Calciumkarbonat in der Wärme. Man filtrirt die neutrale oder sehr schwach sauer reagirende Lösung und bringt sie durch Eindampfen zur Krystallisation.

Farblose, glänzende Nadeln oder Prismen, welche an trockner Luft und bei 100° C. das Krystallwasser nur zum Theil abgeben. Von herb-salzigem Geschmack, leicht löslich in Wasser, weniger leicht in Alkohol löslich. Die wässerige Lösung löst Bleisulfat reichlich auf. Das reine Salz findet Verwendung zum Nachweis bezw. zur Bestimmung der Oxalsäure.

Weisskalk oder **Holzkalk** ist die Bezeichnung des zur Darstellung der Essigsäure dienenden rohen Calciumacetats, welches durch Neutralisation des Holzessigs mit Aetzkalk und Eindampfen der Lösung erhalten wird.

Calcium benzoïcum.

Calcium benzoïcum. **[Calciumbenzoat.** **Benzoësaures Calcium.** **Benzoate de chaux** (Gall.). $(C_7H_5O_2)_2 Ca + 4H_2O$. **Mol. Gew.** = 354.

Darstellung. Man bereitet aus 10 Th. Aetzkalk eine dünne Kalkmilch, trägt in diese 43 Th. Benzoësäure ein, erhitzt 5—10 Minuten zum Sieden und filtrirt. Das Filtrat wird durch Eindampfen koncentrirt, nöthigenfalls nochmals filtrirt, alsdann der Krystallisation überlassen. Aus den Mutterlaugen kann man durch Ansäuern mit Salzsäure die Benzoësäure wiedergewinnen.

Eigenschaften. Farblose, verwitternde Nadeln, löslich in 20 Th. kaltem, leichter löslich in siedendem Wasser. Aus der wässerigen Lösung werden durch Salzsäure Krystalle von Benzoësäure abgeschieden. Zur Prüfung auf Chlor wird das Salz schwach geglüht und der Glührückstand nach dem Auflösen in Salpetersäure durch Silbernitrat geprüft. Die wässerige Lösung wird durch Ammoniumoxalat weiss, durch Ferrichlorid rehbraun gefällt.

Anwendung. Als innerliches Antisepticum wie Natriumbenzoat und Natriumsalicylat.

Calcium boricum.

Calcium boricum. Calcium pyroboricum. Calcium tetraboricum. Calcium-borat. $B_4O_7Ca + 6H_2O$. Mol. Gew. $= 304$.

Zur Darstellung von Calciumsalzen der Borsäure existiren eine ganze Reihe von Vorschriften. Die Zusammensetzung der Präparate ist indessen von den gewählten Versuchsbedingungen ausserordentlich abhängig. Es ist also die im folgenden angegebene Vorschrift genau einzuhalten, wenn man das oben aufgeführte Präparat erhalten will.

Darstellung. Man löst 10 Th. krystallisirtes Calciumchlorid $CaCl_2 + 6H_2O$ in 100 Th. Wasser, ferner 17,4 Th. krystallisirten Borax in 100 Th. Wasser und mischt beide Lösungen, welche mittlere Temperatur haben sollen, durch Umrühren. Es entsteht sogleich weisser, breiförmiger Niederschlag. Man saugt denselben vor der Strahlpumpe ab, wäscht ihn mit kleinen Mengen Wasser bis zur Chlorfreiheit aus und trocknet ihn auf porösen Unterlagen bei Lufttemperatur, worauf er zerrieben wird.

Eigenschaften. Ein weisses, fast geschmackloses Pulver, oder weisse, an der Zunge haften bleibende Massen, der Stärke oder weissem Thon ähnlich. Sie bläuen das rothe Lackmuspapier. In kaltem Wasser fast unlöslich, wenig löslich in heissem Wasser, mässig löslich in den Lösungen des Calciumchlorids und in denen des Borax. Ziemlich leicht löslich in Glycerin, namentlich in der Wärme. Diese Lösung reagirt gegen Lackmus deutlich sauer. Löslich auch beim Erwärmen in Ammoniumchloridlösung unter Entwickelung von Ammoniak; in dieser Lösung entsteht auf Zusatz von Ammoniumoxalat ein weisser, in Essigsäure unlöslicher Niederschlag. — Löslich in verdünnter Salzsäure. Diese Lösung färbt Curcumapapier braunroth. Durch Ammoniak werden die braunroth gefärbten Stellen in Schwarzblau übergeführt. — Uebergiesst man 0,5 g des Salzes mit 2 ccm verdünnter Schwefelsäure und 3 ccm Alkohol, so verbrennen die beim Erwärmen entweichenden Dämpfe mit grüner Flamme.

Anwendung. Aeusserlich bei nässenden Ekzemen, Verbrennungen, übelriechendem Schweiss; innerlich zu 0,3—0,4 g gegen Diarrhoe der Kinder.

Calcium boro-glycerinicum. **Borglycerinkalk.** (Ross.) Eine Lösung von 8 Th. gelöschtem Kalk [$Ca(OH)_2$] und 25 Th. Borsäure in 76 Th. Glycerin.

Calcium bromatum.

Calcium bromatum. Calciumbromid. Bromcalcium. Calcii Bromidum (U-St.). $CaBr_2$. Mol. Gew. $= 200$.

Darstellung. Man neutralisirt 650 Th. Bromwasserstoffsäure (von 25 Proc.) mit 100 Th. gefälltem Calciumkarbonat unter schwachem Erwärmen. Die filtrirte neutrale Lösung wird eingedampft.

Eigenschaften. Ein farbloses, körniges, zerfliessliches Salz von scharf salzigem Geschmack. Löslich in 0,7 Th. Wasser von 15^0 C. oder in 1 Th. Alkohol von 94 Vol. Proc. Die wässerige Lösung ist neutral und giebt mit Silbernitrat einen gelblichweissen Niederschlag von Silberbromid, mit Ammoniumoxalat einen weissen in Essigsäure unlöslichen Niederschlag von Calciumoxalat. Auf Zusatz von etwas Chlorwasser färbt sie sich gelbbraun; durch Schütteln mit Chloroform geht das Brom in dieses über.

Prüfung. 1) Das Salz färbe sich beim Befeuchten mit verdünnter Schwefelsäure nicht sofort gelb (Calciumbromat $Ca(BrO_3)_2$). 2) Die wässerige Lösung (1 : 10) werde nach Zusatz von etwas Stärkelösung durch wenige Tropfen Chlorwasser oder Ferrichlorid nicht blau gefärbt (Jod). 3) 0,2 g des scharf getrockneten Salzes sollen bei der Titration unter Zusatz einiger Tropfen Kaliumchromatlösung bis zur eben eintretenden Rothfärbung 20 ccm $^1/_{10}$ Normal-Silbernitratlösung verbrauchen. Ein höherer Verbrauch würde Gehalt an Calciumchlorid anzeigen.

Aufbewahrung. Vor Feuchtigkeit geschützt, in sehr gut verschlossenen Glasgefässen.

Anwendung. Als Nervinum in Gaben von 1—2 g mehrmals täglich.

Elixir Calcii Bromidi, Elixir of Calciumbromide (Nat. formul.). Calcii bromati 85,0 g, Acidi citrici 4,0, Elixir aromatici q. s. ad 1000 ccm.

Calcium carbonicum.

Calciumkarbonat kommt in mehreren verschiedenen Formen zur pharmaceutischen Verwendung, **1)** als präcipitirtes Calciumkarbonat, **2)** Schlämmkreide, **3)** Marmor, **4)** präparirte Austernschalen, **5)** Krebssteine, **6)** und **7)** rothe und weisse Koralle, **8)** weisses Fischbein.

I. Calcium carbonicum (Helv.). **Calcium carbonicum praecipitatum** (Austr. Germ.). **Carbonate de chaux précipité** (Gall.). **Calcii Carbonas praecipitatus** (Brit. U-St). **Calciumkarbonat. Kohlensaurer Kalk. CaCO$_3$. Mol. Gew. = 100.**

Darstellung. Man geht zweckmässig vom weissen Marmor aus. Man löst 100 Th. weissen Marmor in einer Mischung von 300 Th. Salzsäure (25 Proc.) und 300 Th. Wasser auf. Um die in dieser Lösung neben Calciumchlorid enthaltenen Verunreinigungen (Ferrochlorid, Manganochlorid und Magnesiumchlorid) zu beseitigen, versetzt man die deutlich salzsaure Flüssigkeit mit einer dünnen Anreibung von (5 Th.) Chlorkalk mit Wasser, bis die Flüssigkeit deutlich nach Chlor riecht. Nach mehreren Stunden der Einwirkung des Chlors wird die Flüssigkeit mit der zweifachen Menge Wasser verdünnt, erhitzt und nunmehr unter Umrühren so lange mit Kalkmilch (aus *Calcaria usta e marmore*) versetzt, bis deutlich alkalische Reaktion vorhanden ist. Eisen und Manganverbindungen werden hierdurch vollständig, Magnesiumchlorid wird der Hauptmenge nach ausgefällt.

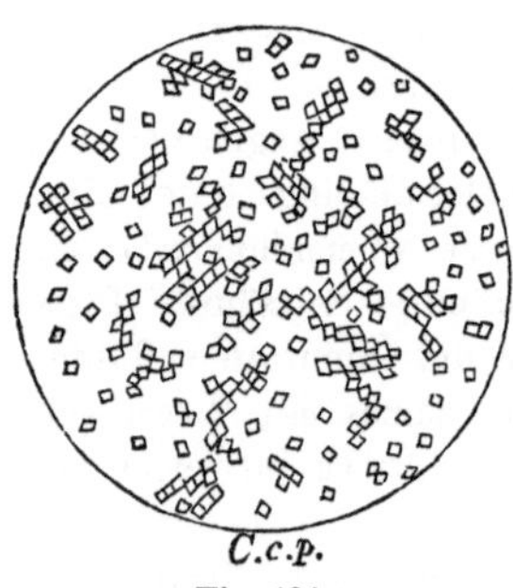

C.c.p.

Fig. 134.
Präcipitirtes Calciumkarbonat.
400fache Vergr.

Man filtrirt sogleich eine kleine Probe ab und stellt fest, ob sie eisenfrei ist. Die alkalische Flüssigkeit darf durch Schwefelammonium nicht dunkel gefärbt, die mit Salzsäure angesäuerte Lösung darf durch Ferrocyankalium nicht blau gefärbt werden, sonst muss die Behandlung mit Chlorkalk und Kalkmilch wiederholt werden. Man lässt einige Stunden absetzen, filtrirt die Lösung, stellt ihr spec. Gewicht fest und ermittelt aus einer Tabelle (s. S. 558) den Gehalt an Calciumchlorid CaCl$_2$. Hiernach ist die ungefähr anzuwendende Menge von Natriumkarbonat zu berechnen. Auf 100 Th. in Lösung befindliches Calciumchlorid CaCl$_2$ bedarf man rechnungsmässig rund 260 Th. krystallisirtes Natriumkarbonat.

Man erwärmt das mit Salzsäure schwach angesäuerte Filtrat nunmehr auf 60—70° C. und fällt unter Umrühren mit einer filtrirten Lösung von (etwa 300 Th.) kryst. Natriumkarbonat in der 3—4fachen Menge Wasser. Am Schlusse der Fällung muss die Flüssigkeit deutlich alkalisch reagiren. Man lässt den Niederschlag einige Stunden absetzen, dann wäscht man ihn zunächst durch Dekanthiren, später auf einem Papierfilter oder auf einem gut genässten Colatorium so lange aus, bis das Ablaufende chlorfrei ist, also nach dem Ansäuern mit Salpetersäure durch Silbernitrat nicht mehr opalisirend getrübt wird. Dann lässt man das Wasser abtropfen oder absaugen, trocknet den Niederschlag und pulvert ihn.

Die Fällungstemperatur ist auf die Beschaffenheit des Präparates nicht ohne Einfluss. Bei gewöhnlicher Temperatur fällt das Calciumkarbonat zunächst als amorpher voluminöser Niederschlag aus, der nur schwierig auszuwaschen ist, nach längerem Stehen aber freiwillig dicht und krystallinisch wird, wobei er in die rhomboëdrische Form des Kalkspaths übergeht. Aus siedender Lösung fällt das Calciumkarbonat sofort in krystallinischem Zustande aus und zwar in der Form des Arragonits.

Eigenschaften. Ein trockenes, sehr weisses, zartes, geruch- und geschmackloses, der Zunge anhaftendes Pulver, welches aus mikroskopisch-kleinen, rhomboëdrischen, durchsichtigen Kryställchen besteht, löslich in etwa 27000 Th. kaltem Wasser, dagegen leichter löslich in kohlensäurehaltigem Wasser, und zwar unter Bildung von Calciumbikarbonat; leicht, vollständig, klar und farblos auflöslich in verdünnter Salzsäure, Salpetersäure oder Essigsäure. Die Kryställchen des [aus kalter Lösung gefällten Calciumkarbonats sind erheblich kleiner als die aus heisser Lösung abgeschiedenen. Letztere eignen sich daher besser für Zahnpulvermischungen.

Beim Glühen geht das Calciumkarbonat wieder in Calciumoxyd über.

In der essigsauren Lösung, welche unter Aufbrausen vor sich gehen muss, entsteht durch Zusatz von Ammoniumoxalat ein weisser Niederschlag von Calciumoxalat $C_2O_4Ca + H_2O$, der in Salzsäure und in Salpetersäure löslich, in Essigsäure unlöslich ist (Identität).

Prüfung. Durch diese ist namentlich der Nachweis zu führen, dass das Präparat bis auf Spuren frei von Chlor ist und kein Alkalikarbonat (Na_2CO_3) enthält. **1)** 1 Th. Calciumkarbonat mit 50 Th. Wasser geschüttelt gebe ein nicht alkalisch reagirendes (also neutrales) Filtrat, welches beim Verdunsten einen wägbaren Rückstand nicht hinterlässt. Alkalische Reaktion und Verdampfungsrückstand würden schliessen lassen, dass das Präparat mangelhaft ausgewaschen wurde und noch Natriumkarbonat[1]) enthält.

2) Die mit Hilfe von Salpetersäure dargestellte wässerige Lösung (1 = 50) darf durch Baryumnitratlösung nicht sofort verändert (weisse Trübung von Baryumsulfat zeigt Schwefelsäure an) und durch Silbernitratlösung nur opalisirend getrübt werden; es sind daher Spuren von Chlorwasserstoff bezw. Chlornatrium zugelassen. (Ueber das chlorfreie Präparat s. w. u.)

3) Die salzsaure Lösung werde a) durch Ammoniak, im Ueberschuss versetzt, innerhalb 10 Minuten nicht getrübt (Thonerde); b) durch Kaliumferrocyanidlösung nicht sogleich blau gefärbt (Eisen).

Aufbewahrung. In gut verschlossenen Glasgefässen.

Anwendung. Innerlich genommen neutralisirt das Calciumkarbonat die Säure in den ersten Verdauungswegen unter Abscheidung von [Kohlensäure und Bildung der betreffenden Calciumsalze; ein Ueberschuss Calciumkarbonat geht mit den Fäces fort. Ein Theil der Kalksalze wird resorbirt und zur Bildung des Knochengerüstes verbraucht. Man giebt das Calciumkarbonat zu 0,5—1,0—1,5 g als Antacidum bei übermässiger Säurebildung, [Diarrhöen, Knochenkrankheiten, Skrophulose, neuerdings, mit Calciumphosphat kombinirt mit gutem Erfolge bei Diabetes. Aeusserlich ist es ein mildes, austrocknendes Mittel, besonders eine viel gebrauchte Grundlage für Zahnpulver.

Calcium carbonicum purissimum, chlorfrei. (Austr. Germ.) Dieses zu analytischen Zwecken, z. B. zur Prüfung der Benzoësäure auf gechlorte Produkte, benutzte Präparat wird durch Fällung einer Lösung von Calciumnitrat mit Natriumkarbonat bei 60—70° C. und nachfolgendes gründliches Auswaschen erhalten.

II. Creta praeparata. Calcium carbonicum nativum (Austr.). Schlämmkreide. Kreide. Blanc d'Espagne (de Paris ou de Meudon). Craie. Chalk.

Die Kreide kommt als „Stückenkreide" und als „geschlämmte Kreide" im Handel vor.

Zur Darstellung der letzteren wird [die natürlich vorkommende, weisse Kreide gemahlen und einem Schlämmprocess unterworfen. Das geschlämmte Produkt wird getrocknet und kommt entweder als Pulver oder in Trochiskenform (als kleine Kegel) in den Verkehr.

Zartes, weisses Pulver, unfühlbar. In verdünnter Essigsäure soll es sich fast klar ohne Hinterlassung von Sandkörnern auflösen. Die hierbei entwickelte Kohlensäure besitzt in der Regel modrigen Geruch. — Schlämmkreide stellt amorphes Calciumkarbonat dar, in

---

[1]) Man hüte sich, sodahaltiges Calciumkarbonat zu Zahnpulvern zu verwenden; die Käufer bringen letzteres wegen des laugenhaften Geschmackes mit Protest zurück. Es empfiehlt sich, das für Zahnpulver bestimmte Calciumkarbonat durch den Geschmack zu prüfen.

der Regel verunreinigt durch kleine Mengen Thonerde, Thonerdesilikat, Magnesiumkarbonat, Calciumkarbonat, Calciumphosphat, organische Substanz und Spuren von Eisenoxyd.

Die Kreide besteht hauptsächlich aus den Schalen mikroskopisch kleiner Foraminiferen (Polythalamien); unter dem Mikroskop zeigt sie meist abgerundete Partikel von linsenförmiger Gestalt und verschiedener Grösse. Fig. 136.

Innerlich wird die Schlämmkreide überhaupt nicht mehr angewendet. Sie ist hier, wie auch zur Herstellung von Zahnpulvern, durch das gefällte Calciumkarbonat während der letzten 20 Jahre vollständig verdrängt worden. Technisch wird sie zur Bereitung von Kitten, zur Gewinnung von Kohlensäure in der Mineralwasserfabrikation verwendet.

III. Marmor album. Weisser Marmor. Marbre. Marble. Der Abfall aus den

Werkstätten der Bildhauer ist zu einem sehr geringen Preise zu erlangen. Der weisse Marmor ist meist ein sehr reines Calciumkarbonat und wird daher zur Darstellung der Kalksalze und als Kohlensäurematerial gebraucht. Auch die Mineralwasserfabrikanten, welchen die Erlangung des Magnesits erschwert ist, benutzen ihn als Kohlensäurematerial, denn die daraus entwickelte Kohlensäure ist sehr rein. Man sehe nur darauf, dass zum pharmaceutischen Gebrauch möglichst weisse Marmorstücken verwendet werden. Nöthigenfalls lese man die weissesten Stücke aus. Der durch Brennen von weissem Marmor erhaltene Aetzkalk ist sehr rein (s. S. 539).

IV. Conchae praeparatae (Ergänzb.). Testae Ostreae laevigatae. Präparirte oder geschlämmte Austernschalen.

Die gepulverten und geschlämmten Schalen der gemeinen Auster, *Ostrea edulis* Linn., einer an den europäischen Küsten vielfach vorkommenden, zur Klasse der Lamellibranchiaten gehörigen Molluske aus der Familie der Ostreïden.

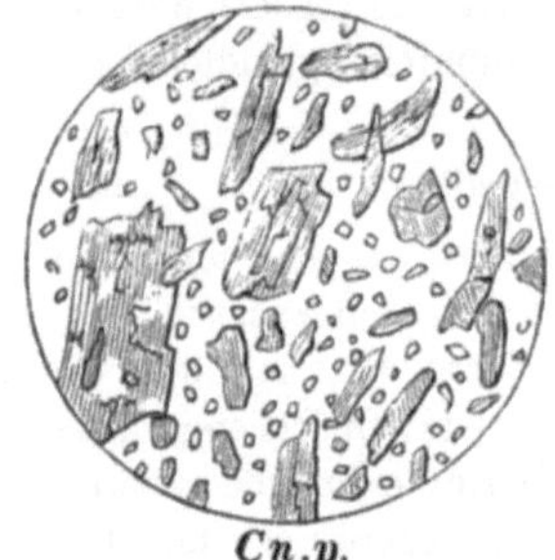

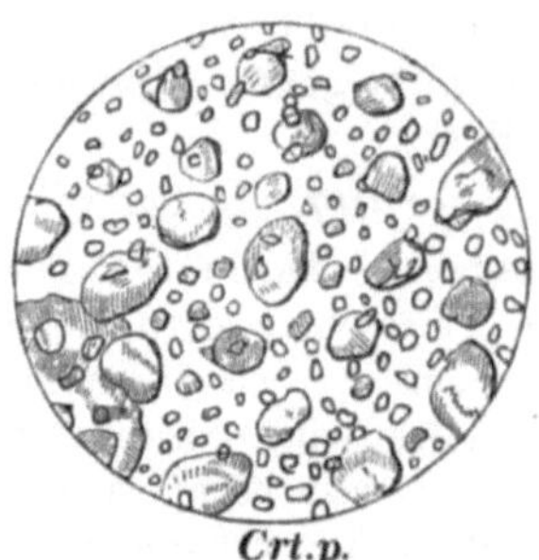

Fig. 135. *Cn. p.* Präparirte Austernschalen.   Fig. 136. *Crt. p.* Schlämmkreide.
400 fache Vergrösserung.

Darstellung. Die aus den Wein- bezw. Austernstuben während der kalten Jahreszeit in grossen Mengen kostenfrei zu erhaltenden Schalen werden zunächst von anhaftenden Unreinigkeiten mechanisch durch Abkratzen gereinigt. Alsdann weicht man sie in ammoniakhaltigem Wasser ein, kocht sie hierauf mit Wasser aus, bürstet sie mit einer Stahldrahtbürste aussen ab, wäscht sie mit reinem Wasser und trocknet sie. Hierauf stösst man die äusseren, gefärbten Schichten der Schale mit einem starken, kurzklingigen Messer ab und pulvert die von diesen befreiten Schalen im Mörser möglichst fein. Das Pulver wird alsdann im Mörser aus Porcellan mit Wasser feingerieben (im grossen auf Mahlgängen) und einem Schlämmprocess unterworfen. Die sich absetzenden feinsten Theilchen werden gewaschen, alsdann in der Regel in die Form kleiner Kegel gebracht und getrocknet.

Eigenschaften. In den Handel gelangen sie entweder in der Form der schon beschriebenen Kegel von etwa 1 cm Höhe oder als feines Pulver. Zerrieben stellen sie ein weissliches, feines, unfühlbares Pulver dar, welches keine glänzenden Partikel enthält. In kalter Salzsäure löst es sich unter Aufbrausen mit Hinterlassung einiger weniger Flöckchen auf. Aus dieser Lösung scheidet sich durch Uebersättigen mit Ammoniak nur ein geringer Niederschlag von Calciumphosphat ab, während z. B. Knochenasche einen sehr reichlichen Niederschlag von Calciumphosphat giebt. Eine Unterschiebung von Kreide entdeckt 'man, wenn man eine Probe zwischen den Zähnen kaut. Das Präparat aus Austernschalen enthält, auch wenn es zwischen den Fingern unfühlbar erscheint, doch stets harte, scharfe Partikelchen, welche zwischen den Zähnen und auf der Zunge leicht kenntlich sind. Solche scharfe Partikel fehlen der Kreide. Fig. 135.

Mit Sicherheit lassen sich Kreide und Austernschalen unter dem Mikroskop unterscheiden. Die präparirten Austernschalen bestehen aus verschieden grossen, ziemlich scharfkantigen, bisweilen länglichen, durchsichtigen Stückchen, denen man es aber immer ansieht, dass sie von platten- oder tafelartigen Gebilden herrühren. Die Kreide zeigt zwar auch grössere und kleinere Theilchen, aber diese sind nicht scharfkantig, sondern nähern sich mehr der Linsen- oder Kugelform. Nach Chatin und Muntz enthalten die Austernschalen in Procenten: 0,1 Stickstoff, 0,15 Schwefel als Sulfat, 0,02 Schwefel als Sulfid, 0,4 Magnesiumoxyd, 0,012 Mangan, 0,025 Eisen, 1,0 Siliciumdioxyd, 50,0 Calciumoxyd, 45,0 Kohlensäure (CO_2), 0,003 Jod, 0,005 Brom, 0,02 Fluor, 0,09—0,4 Phosphorsäure (P_2O_5) und 1,0 organische Bestandtheile.

Anwendung. Die präparirten Austernschalen werden unter den gleichen Indikationen wie der kohlensaure Kalk angewendet. Sie sind Bestandtheil zahlreicher Kinder-(beruhigungs)pulver, ferner vieler Zahnpulver. Die Ansicht, dass man sie ohne weiteres durch das reine gefällte Calciumkarbonat ersetzen könne, muss als irrthümlich bezeichnet werden.

V. Lapis Cancrorum (Ergänzb.). Oculi Cancrorum. Calculi Cancrorum. Krebsaugen. Krebssteine. Werden gegenwärtig vorzugsweise aus Russland eingeführt.

Der Flusskrebs, *Astacus fluviatilis* Linn., ein zur Unterklasse der Malakostraken gehöriger Kruster aus der Familie der Astaciden, wechselt alljährlich und zwar von Juni bis August seine Kalkschale. Während dieser Häutungszeit findet man an den Seiten seines Magens und am Grunde der Speiseröhre harte, ziemlich weisse, matte, kreisrunde, konkav-konvexe, auf der konkaven Seite mit wulstig vortretendem Rande versehne, 0,3 bis 1,0 cm im Durchmesser haltende, 0,2—0,5 cm dicke Körper. Sie zeigen im Innern koncentrische Schichtung. In ihrer chemischen Zusammensetzung sind sie den Austernschalen ähnlich. In kochendem Wasser nehmen die 'Krebssteine gewöhnlich eine rosenrothe Farbe an. Beim Erhitzen in der Weingeistflamme schwärzen sie sich anfangs, werden dann aber in der Glühhitze wieder weiss. Sie lösen sich in verdünnter Salzsäure

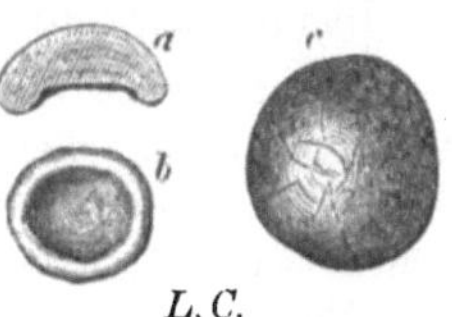

L. C.

Fig. 137. Krebssteine.

a Vertikaldurchschnitt, *b* kleiner Krebsstein von unten, *c* ein grosser von oben gesehen.

unter Aufbrausen und hinterlassen eine gallertartige Haut von der Gestalt des gelösten Krebssteines. In der salzsauren Lösung erzeugt Ammoniak, wenn es im Ueberschuss zugesetzt wird, einen ziemlich reichlichen Niederschlag von Calciumphosphat. Sie enthalten nach Weiske 14,44—15,08 Proc. organische Materie, 55,42—55,72 Calciumoxyd, 30,6—31,9 Kohlensäure und 10,73—11,23 Phosphorsäure.

Man hält die Krebssteine unzerkleinert oder als feines Pulver vorräthig. Die unzerkleinerten wendet das Volk an, um Fremdkörper aus dem (menschlichen) Auge zu entfernen. Zu diesem etwas rohen Verfahren sollten möglichst kleine Krebsaugen abgegeben werden. Das Pulver wird innerlich in gleicher Weise wie Calciumkarbonat und Conchae praeparatae angewendet.

VI. Corallium album. Weisse Koralle. Unter dieser Bezeichnung wurden früher verschiedene Augenkorallen (Oculiniden) gesammelt, namentlich die Jungfernkoralle, *Oculina virginea* Less. und verschiedene andere, der Gattung *Madrepora*, Familie der *Madreporiden*, zugezählte Korallen. Das Kalkgerüst dieser Korallen fand in der alten Medicin häufig als giftwidriges Mittel Verwendung.

Der Korallenstock ist baumartig und ästig, milchweiss, glatt, mit zusammenlaufenden Aesten. Die als weisse Koralle in den Handel kommenden Bruchstücke der Aeste sind hart, 2 bis 10 cm lang, 0,5—1,0 cm dick, cylindrisch, hin und her gebogen, glatt mit vielen rundlichen Vertiefungen mit strahlig gestellten Blättchen. Innen sind sie hohl und strahlig. Sie bestehen hauptsächlich aus Calciumkarbonat mit Spuren Jod und etwas thierischer chitinartiger Substanz.

Die weisse Koralle, welche höchst selten und nur als feines Pulver in Anwendung kommt, wird durch Conchae praeparatae vollständig ersetzt, sowohl in Pulvern für den innerlichen Gebrauch, als auch in Zahnpulvermischungen.

VII. Corallium rubrum. Rothe Koralle.

VII. Corallium rubrum. Rothe Koralle. Hierunter sind die kleinen Fragmente der im Mittelmeer und im rothen Meere gefischten Blut- oder Edelkoralle *Corallium rubrum* Lam., Familie der Gorgonidae, Ordnung der Octactinïa zu verstehen.

Der Polypenstock ist strauchartig und ästig. Die in den Handel kommenden rothen Korallen sind harte, 3—5 cm lange Bruchstücke der Aeste. Sie sind strohhalm- bis federkieldick, cylindrisch oder plattgedrückt, hin und her gebogen, zart gestreift. Sie bestehen hauptsächlich aus Calciumkarbonat mit kleinen Mengen Magnesia, Eisenoxyd, chitinartiger Substanz und Spuren Jod. Durch Digestion in Terpentinöl werden sie weiss.

Die rothe Koralle wird nur als ein feines Pulver zu Zahnpulvern verwendet.

Corallin hat man die als Farbmaterial benutzte Rosolsäure genannt. Diese entsteht aus einem Gemisch von 1 Th. Oxalsäure, $1^1/_2$ Th. Karbolsäure und 2 Th. Schwefelsäure durch mehrstündiges Erhitzen bis auf 140 bis 150° C.

VIII. Os Sepiae (Ergänzb.). Ossa Sepiae. Tegmina Sepiae. Sepie. Sepia-Knochen. Weisses Fischbein.

VIII. Os Sepiae (Ergänzb.). **Ossa Sepiae. Tegmina Sepiae. Sepie. Sepia-Knochen. Weisses Fischbein.**

Der Tintenfisch, die gemeine Sepie, *Sepia officinalis* Linn., ein zur Unterordnung der Decapodiden gehöriger Cephalopode aus der Familie der Myopsiden, trägt unter seiner äusseren Haut eine kalkige Rückenschale (Rückenschulp); welche die Sepia des Handels darstellt.

Das weisse Fischbein des Handels besteht aus länglich ovalen, 12—25 cm langen, 4—8 cm breiten, weissen, spröden und leicht zerbrechlichen Stücken. Man unterscheidet leicht drei Lagen des Schulpes: Nach aussen ist eine feste, dünne (papierstarke) Kalkschicht mit chagrinirter, feinhöckeriger Oberfläche. Die mittlere Schicht ist ein dünnes Hornblatt. Das grösste Volumen nehmen sehr zahlreiche, schief nach oben gerichtete Kalkblättchen ein, welche sich unter einander verbinden und die dritte Schicht bilden. Diese letztere ist bisweilen von schwachem Seewassergeruch und schwach salzigem Geschmack. Das weisse Fischbein besteht hauptsächlich aus Calciumkarbonat und thierischer leimartiger Substanz nebst sehr geringen Mengen Calciumphosphat und Natriumchlorid.

Zur Darstellung des gepulverten weissen Fischbeins wird die innere weisse lockere Schicht mit einem Messer mit rundem Ende von der harten äusseren Decke abgestossen und zu Pulver zerrieben. Es ist zuweilen Bestandtheil des Zahnpulvers oder wird vom Volke als Fieber- und Magenmittel genommen, oder zum Poliren metallener Geräthschaften gebraucht. Zu letzterem Zwecke wird häufiger das ganze oder nicht zerkleinerte Fischbein benutzt. Die Goldarbeiter benutzen die ganzen Sepia-Schalen zur Herstellung von Gussformen für Ringe und dergl. Hierfür sind besonders grosse und dicke Exemplare auszuwählen.

Die unter dem Namen Sepia geschätzte dunkelbraune Malerfarbe ist der eingedickte Saft des Tintenbeutels des Tintenfisches.

Zahn-Pasten.

Zahn-Pasten. Das Calciumkarbonat ist ein Bestandtheil der meisten Zahnpasten, welche bekanntlich ausserdem noch Seifenpulver, Borax und andere mehr indifferente Bestandtheile enthalten. Für die Darstellung guter Zahnpasten ist folgendes als wichtig zu beachten: Die Mischung der vorgeschriebenen Pulver ist lediglich unter Anwendung von koncentrirtem Glycerin zur Paste anzustossen. Der vorgeschriebene Farbstoff ist im Glycerin zu lösen und als Glycerinlösung zuzufügen. Zusätze von Wasser und Alkohol sind streng zu vermeiden, denn sie machen die Paste in kurzer Zeit steinhart.

Aqua Calcariae bicarbonicae.
Carrara-water.
Rp. Aquae Calcariae q. s.
Ist mit Kohlensäure zu imprägniren.

Globuli anterysipelacei.
Elisabethiner Kugeln
Rp. Cretae laevigatae   130,0
    Aluminis pulverati   10,0
    Ammoni chlorati   5,0
    Camphorae tritae   2,5
    Mucilaginis Amyli q. s.
Man bereite hieraus 10 Kugeln und trockne sie
an einem warmen Orte.

Mistura Cretae (Brit.).
Rp. Calcii carbonici praecip.   5,0
    Tragacanthae pulv.   0,7
    Sacchari pulverati   10,0
    Aquae Cinnamomi q. s. ad 160,0 ccm.

Mistura Cretae (U-St.).
Rp. Pulveris Cretae compositi 200,0
    Aquae Cinnamomi   400,0
    Aquae destillatae q. s. ad 1000,0 ccm.

Mixtura cretacea (Hamb. V.).
Austernschalen-Mixtur.   Lac Perlarum.
Rp. Concharum praeparatarum   3,0
    Gummi arabici pulv.   3,0
    Aquae Amygdalar. amar. dil. 20,0
    Sirupi Sacchari   15,0
    Aquae destillatae q. s. ad   100,0.

Pasta dentifricia nobilis.
Dr. B. FISCHER's Zahnpasta.
Rp. Boracis   3,0
    Rhizomatis Iridis pulv.   5,0
    Saponis medicati   10,0
    Calcii carbonici praec.   20,0
    Olei Menthae piperitae
    Olei Geranii   āā   1,0
    Phloxinroth
    Glycerini   āā q. s.
Diese Zahnpasta, von B. FISCHER während 10 Jahren
erprobt, ist die schönste, welche wohl überhaupt
existirt. S. oben unter: Zahn-Pasten.

Pulvis antilyssus.
Graf ISENBURG's Pulver.
Rp. 1. Concharum praeparatarum
    2. Coralliorum rubrorum   āā 20,0
    3. Auri foliati
    4. Argenti foliati   āā q. s.
Man mischt 1 und 2 und reibt von 3 und 4 so
viel darunter, dass glänzende Flitter in der
Mischung deutlich zu sehen sind.

Pulvis Cretae aromaticus (Brit.).
Rp. Corticis Cinnamomi   80,0
    Nucis moschatae   60,0
    Caryophyllorum   30,0
    Fructus Cardamomi   20,0
    Sacchari   500,0
    Calcii carbonici   220,0.

Pulvis Cretae compositus (U-St.).
Rp. Calcii carbonici praecip.   30,0
    Gummi arabici   20,0
    Sacchari albi   50,0.

Pulvis dentifricius albus.
Weisses Zahnpulver (Ergänzb.).
Rp. Calcii carbonici praec.   945,0
    Saponis medicati   50,0
    Olei Menthae piperitae   5,0.

Pulvis dentifricius albus (Austr.).
Rp. Rhizomatis Iridis pulv.
    Magnesii carbonici   āā 5,0
    Calcii carbonici   40,0
    Olei Menthae piperitae gtt. IV.

Pulvis dentifricius cum Camphora (Ergänzb.).
Poudre dentifrice de craie camphrée (Gall.).

	Ergänzb.	Gall.
Rp. Camphorae	1,0	1,0
Calcii carbonici	19,0	90,0.

Pulvis dentifricius saponatus LASSAR.
LASSAR'sches Zahnpulver.
Rp. Calcii carbonici   100,0
    Kalii chlorici
    Lapidis Pumicis pulv.   āā 2,5
    Saponis medicati   25,0
    Olei Menthae pip.   1,0

Pulvis dentifricius ruber nobilis.
Dr. B. FISCHER's rothes Zahnpulver.
Rp. Calcii carbonici   100,0
    Rhizomatis Iridis pulv.   5,0
    Magnesii carbonici   5,0
    Solutionis Phloxini spirituos. q. s.
    Olei Menthae pip.
    Olei Geranii   āā   1,0.
Eins der schönsten rothen Zahnpulver.

Pulvis Principis Friderici.
Prinz Friedrichspulver.
Rp. Calcii carbonici
    Sacchari albi   āā 50,0
    Magnesii carbonici   10,0
    Tincturae capitum Papaveris 5,0.
Wird kleinen Kindern messerspitzenweise mit Milch
als Antemeticum und Antidiarrhoïcum gegeben.

Tinctura Coralliorum.
Korallentropfen.
Rp. Tincturae Ratanhae
    Tincturae Cinnamomi
    Tincturae aromaticae   āā 15,0
    Spiritus diluti (70%)   55,0.
Früher wurde diese Tinktur aus Gewürzen und
rothen Korallen bereitet. Da von diesen aber
nichts gelöst wurde, so hat man der obigen
Mischung den Namen Korallentinktur gelassen.

Trochisci Cretae (U-St.).
Rp. Calcii carbonici   25,0
    Gummi arabici   7,0
    Spiritus Macidis   3 ccm
    Sacchari albi   40,0
fiant cum aqua q. s. trochisci No. 100.

Balm of White Lilies, for preserving and beautifying the skin, von H. A. HOADLEY
in New-York. Schönheitswasser für die Haut. Roth gefärbtes Wasser, welches eine
grosse Menge Kalkkarbonat in Suspension, aber keine schädlichen Metalle enthält. (CHAND-
LER, Analyt.)

Epilepsiemittel, von der Frau Gross-Herzogin von Mecklenburg-Schwerin
empfohlen, zu beziehen aus der Hofapotheke zu Schwerin, besteht aus 91,23 g Päonien-
pulver und 8,77 g präparirten Krebssteinen, vertheilt auf 24 Pulver, und einer Flasche
Maiblumenwasser. (HIMLY, Analyt.)

Fettflecke aus Marmor zu entfernen. Man trägt einen Brei von gebrannter
Magnesia etwa 1 cm dick auf, bedeckt, um das rasche Abdunsten von Benzin zu verhin-

dern, mit einer Schale und wischt das Pulver, nachdem es trocken geworden ist, weg. Das Verfahren muss unter Umständen wiederholt werden.

Hühner-Pulver, um die Hühner zum vermehrten Eierlegen zu veranlassen. Grob gestossene Austernschalen 250,0, Kreide 38,0, Calciumphosphat 38,0, Schwarzer Pfeffer, Paprika je 4,0, Eisenoxyd 6,0, Natriumchlorid 8,0.

Kalodont von SARG in Wien. Calciumkarbonat 250,0, Magnesiumoxyd 80,0, Glycerin 500,0, medicinische Seife 150,0, Zimmtöl, Pfefferminzöl je 2,0, Phloxinroth q. s. (DAHMEN.) In Tuben zu füllen.

Kinderberuhigungspulver (Wiener Specialität). Pulveris Visci albi, Magnesii carbonici, Rhizomatis Iridis florentinae, Concharum praeparatarum āā 10,0, Ligni Santali rubri pulverati 20,0.

Lily White and Rose Blom, LAVEL's. Kalkkarbonat mit Speckstein. (CHANDLER, Analyt.)

Lily White, superior, besteht aus Kalkkarbonat und wenig Magnesiumsubkarbonat. (CHANDLER, Analyt.)

Marmorplatten aufleimen. Um Marmorplatten auf Holz, z. B. auf Nachttische und Spiegeltische aufzuleimen, benutzt man eine Mischung von heissem Leim mit Gips. Die zu verbindenden Flächen sind anzuwärmen, auch ist rasch zu arbeiten.

Opiat pour les dents von PINAUD, eine Zahnlatwerge. 70 Th. mit Rosanilin rothgefärbter Zuckersyrup, 21 Th. Kreide, $7\,^1/_2$ Th. Gips, $1\,^1/_2$ Th. Magnesia. (PRIBRAM, Analyt.)

Patentkitt, Karlsbader. Besteht **I)** aus Wasserglas von 1,34 spec. Gew. **II)** Aus 1 Th. Calciumkarbonat und 29 Th. Kaolin. Zum Gebrauch erwärmt man die zu kittenden Bruchflächen, mengt das Pulver mit dem Wasserglas zu einem dicken Brei an, bestreicht die Bruchflächen, presst sie aneinander und lässt sie zwölf Stunden in gelinder Wärme trocknen.

Pondarine von FALTINGER & Co. in Wien, ein Pulver, welches die Hühner zum Eierlegen anregen soll, ist angeblich eine Mischung von Schlämmkreide mit Eisenoxyd (Eisenmennige).

Sozodont von BUSKIRK, Zahnreinigungsmittel. **I)** Gemisch von Calciumkarbonat, Magnesiumkarbonat und Veilchenwurzelpulver, mit Nelkenöl schwach parfümirt. **II)** Lösung von Oelseife 5,0, Glycerin 6,0, Spiritus 30,0, Wasser 20,0. Parfümirt mit Nelkenöl, Pfefferminzöl, Anisöl etc. und mit Kochenille tingirt.

Steinpillen der Frau STEPHENS. 0,2 g schwere Pillen aus Kalkkarbonat und Seife. Täglich fünfmal je 5 Pillen.

Superior Lily White von BAZIN in Philadelphia. Besteht aus Kalkkarbonat mit kohlensaurer Magnesia und ist frei von schädlichen Metallen. (CHANDLER, Analyt.)

Zahnpasta, aromatische, von SUIN DE BOUTEMARD in Rheinsberg. 62,5 Proc. Oelseife, 6,5 Proc. Stärkemehl, 17,4 Proc. Kugellack, 7,35 Proc. kohlensaurer Kalk, 0,95 Proc. schwefelsaurer Kalk, 6,2 Proc. Bimstein nebst wenig Pfefferminzöl. 24 g = 0,6 Mark. (WITTSTEIN, Analyt.)

Zahnpasta von PFEFFERMANN in Wien. 60 Th. Schlämmkreide, 26 Th. Austernschalen, 6 Th. Florentiner Lack, 3 Th. Pfefferminzöl werden mit der nöthigen Menge Traganthschleim zur Konsistenz geformt. 50 g = 2,5 Mark. (HILDWEIN, Analyt.)

Zahnpulver, FRIKOW'sches, besteht aus Ossis Sepiae, Lapidum Cancrorum ana 20,0; Rhizomatis Iridis 15,0; Lapidis Pumicis 5,0; Carmini rubri 0,6; Olei Menthae piperitae 0,15; Olei Rosae 0,05.

Zahnpulver, vegetabilisches, von J. G. POPP in Wien. 20 Th. Veilchenwurzel, 10 Th. gebranntes Hirschhorn, 1 Th. Florentiner Lack. 30 g = 1,8 Mark. (HILDWEIN, Analyt.)

Calcium chloratum.

Im Handel unterscheidet man folgende drei Hauptsorten des Calciumchlorids: **1)** *Calcium chloratum crystallisatum* $CaCl_2 + 6\,H_2O$, **2)** *Calcium chloratum siccum* seu *granulatum* $CaCl_2 + 2\,H_2O$ und **3)** *Calcium chloratum fusum* $CaCl_2$.

I. Calcium chloratum crystallisatum. **Chlorure de calcium crystallisé** (Gall.). **Krystallisirtes Calciumchlorid. Calx salita. Sal ammoniacum fixum. Chlorcalcium, krystallisirtes.** $CaCl_2 + 6\,H_2O$. **Mol. Gew. = 219.**

Darstellung. 100 Th. grob gepulverter weisser Marmor werden in einen geräumigen Glaskolben gegeben und nach und nach mit 300 Th. reiner Salzsäure von circa 1,124 spec. Gew. übergossen. Gegen das Ende dieser Operation [erwärmt man den Kolben im Sandbade, um die Auflösung des Marmors und die Austreibung der Kohlensäure zu befördern. Hierauf giebt man noch 5 Th. oder so viel gepulverten weissen Marmor hinzu, dass bei fortgesetzter Digestion ein Theil des Marmors [ungelöst bleibt. Der warmen Flüssigkeit werden nun ohne zu filtriren 5 Th. Chlorkalk, welcher mit Wasser zu einem Brei angerührt ist, nach und nach hinzugesetzt. Das Erwärmen wird eine halbe Stunde oder solange fortgesetzt, bis eine abfiltrirte geringe Menge der Lösung, mit einigen Tropfen Aetzammon versetzt, auf Zusatz von Schwefelwasserstoff nicht farbig verändert wird, also die Abscheidung etwa gegenwärtigen Eisenoxyds gesichert ist.

Die erkaltete Flüssigkeit wird filtrirt, wenn sie deutlich alkalisch reagiren sollte, mit reiner Salzsäure neutralisirt und in einer porcellanenen Schale in der Wärme des Sandbades (110—130° C.) entweder unter Umrühren zur Trockne eingedampft oder bis zur Sirupdicke eingeengt und zur Krystallisation bei Seite gestellt. Ausbeute circa 210 Th. In beiden Fällen erhält man das krystallisirte Calciumchlorid $CaCl_2 + 6H_2O$, welches fast 50 Proc. Wasser enthält.

Hatte man Krystalle erzielt, so bringt man diese zum Ablaufen in einen bedeckten Trichter, trocknet sie rasch durch Wälzen auf Filtrirpapier und bringt sie — obgleich sie jetzt noch feucht aussehen werden — sogleich in trockne, mit guten Korken zu verschliessende und sogleich mit Paraffin zu dichtende Gefässe, die man an einem kühlen Orte aufbewahrt.

Eigenschaften. Das krystallisirte Calciumchlorid bildet geruch- und farblose, sehr hygroskopische und an der Luft zerfliessende, gewöhnlich etwas feuchte, 4- und 6seitige Säulen mit scharf zulaufenden Endspitzen oder ein trockenes, weisses, krystallinisches Pulver von erwärmend salzigem, bitterem, scharfem Geschmack und mit einem Krystallwassergehalt von 49,82 Proc., leicht löslich in Wasser und Weingeist, damit neutrale Flüssigkeiten gebend.

Beim Erhitzen schmilzt es und giebt einen Theil des Krystallwassers ab. Wird es längere Zeit auf 200° C. erhitzt, so giebt es 4 Mol Krystallwasser ab und es hinterbleibt ein undurchsichtiges wasserarmes Salz der Zusammensetzung $CaCl_2 + 2H_2O$, welches rund 24,5 Proc. Wasser enthält. Wird die Erhitzung bis zur Rothgluth gesteigert, so wird auch der Rest des Wassers abgegeben und man erhält das wasserfreie Calciumchlorid $CaCl_2$ als geschmolzene, ölige Flüssigkeit, welche nach dem Erkalten zu durchsichtigen, krystallinischen Massen erstarrt.

Während das krystallisirte Calciumchlorid leicht neutral erhalten werden kann, tritt sowohl bei der Darstellung des Salzes $CaCl_2 + 2H_2O$ als auch bei derjenigen des wasserfreien Salzes $CaCl_2$ eine geringe Abspaltung von Salzsäure ein unter Bildung von basischem Calciumchlorid, so dass diese beiden Salze, so wie sie im Handel vorkommen, stets mehr oder weniger alkalisch reagiren, worauf man unter Umständen Rücksicht zu nehmen hat.

Prüfung. 1) Die Lösung in 10 Th. Wasser sei klar und gegen Lackmuspapier annähernd neutral. 2) Beim Versetzen mit Ammoniakflüssigkeit entstehe nicht sogleich ein Niederschlag; ein weisser Niederschlag würde von Thonerde, ein bräunlicher von von Eisenverbindungen herrühren. **3)** Die mit Salzsäure mässig angesäuerte Lösung werde durch Baryumchlorid nicht getrübt (Schwefelsäure) und durch Schwefelwasserstoff nicht gefärbt (Metalle, z. B. Arsen, Blei). Durch Kaliumferrocyanid werde sie nicht sogleich blau gefärbt (Eisen).

Aufbewahrung. Wegen seiner stark hygroskopischen Eigenschaften wird das Calciumchlorid in Glasgefässen, welche dicht mit Kautschuk- oder mit paraffinirten Korkstopfen geschlossen sind, an einem trocknen Orte aufbewahrt.

Anwendung. Das krystallisirte Calciumchlorid wirkt in Substanz wegen seiner Neigung, Wasser aufzunehmen, auf Schleimhäute schwach ätzend, in verdünnter Lösung adstringirend. In Deutschland wird es nur selten, häufiger in England und Amerika angewendet. Man giebt es: Aeusserlich in Augenwässern (0,1 : 10,—20,0 Aqua), zur Zertheilung von Drüsengeschwülsten in Form von Salben (1, : 10,0 Fett), als Verbandwasser

(1, : 20,—30,0 Wasser). Innerlich bei Scrophulosis und Phthisis mehrmals täglich
0,2—0,5 in stark verdünnter, wässeriger Lösung. Gaben von 2,0—5,0 bewirken Ekel, Erbrechen, Mattigkeit, Angst, Schwindel, Zittern und ähnliche Zufälle.

Die Hauptmengen des krystallisirten Calciumchlorids werden, soweit der Pharmaceut
in Betracht kommt, zur Darstellung künstlicher Mineralwässer, namentlich des künstlichen
Selterserwassers verbraucht. — Ferner dient das Calciumchlorid des Ausgangsmaterials zur
Darstellung zahlreicher Calciumverbindungen. Endlich ist es ein Bestandtheil zahlreicher
Feuerlöschmittel.

Calcidum. Mittel gegen das Gefrieren der Schaufenster etc. ist eine Auflösung von
Calciumchlorid.

Calcium chloratum crudum. Dieses Salz ist im krystallisirten Zustande oder in
Gestalt der konc. wässerigen Lösung ein Nebenprodukt, ja häufig ein lästiges Abfallprodukt
der chemischen Industrie. Man verwendet es zur Darstellung von Bädern (100—200 g)
auf ein Vollbad), besonders aber als Gefrier-Laugen bei der künstlichen Herstellung von
Eis. Koncentrirte Calciumchloridlösungen können. nämlich auf — 10° C. und darunter abgekühlt werden, ohne zu erstarren. Man hat also damit die Möglichkeit, Kälte in Form
einer stark abgekühlten Flüssigkeit durch Röhrenleitungen nach beliebigen Orten hinzu-
führen. Aus dem gleichen Grunde benutzt man Lösungen von Calciumchlorid als Sperrflüssigkeit für Gasometer in solchen Fällen, in denen bei Anwendung von reinem Wasser
muthmasslich ein Einfrieren des letzteren eintreten würde s. S. 349.

Werden 3 Th. krystallisirtes Calciumchlorid mit 1 Th. Schnee oder zerkleinertem Eise
gemischt, so sinkt die Temperatur bis auf — 36° C. — Eine solche Mischung wird daher in
der Praxis als Kältemischung benutzt.

Zu manchen Zwecken muss dieses Salz neutral sein oder vielmehr, es darf nicht
sauer reagiren. Man prüft eine grössere Menge der auf einen Gehalt von etwa 15 Proc.
des krystallisirten Salzes verdünnten Lösung mit Methylorange. Die Lösung muss gelb
bleiben und darf nicht roth gefärbt werden. Ein saures Präparat könnte durch Digeriren
mit Marmorpulver oder durch Zugabe von Kalkmilch entsäuert werden.

**Volumgewicht und Gehalt der Lösungen an krystallisirtem und wasserfreiem Cal-
ciumchlorid bei 18,3° C. (Schiff).**

Spec. Gew. bei 18,3° C.	Proc. $CaCl_2+6H_2O$	Proc. $CaCl_2$	Spec. Gew. bei 18,3° C.	Proc. $CaCl_2+6H_2O$	Proc. $CaCl_2$	Spec. Gew. bei 18,3° C.	Proc. $CaCl_2+6H_2O$	Proc $CaCl_2$
1,0079	2	1,014	1,1107	26	13,177	1,2262	50	25,340
1,0159	4	2,028	1,1199	28	14,191	1,2363	52	26,354
1,0241	6	3,041	1,1292	30	15,204	1,2465	54	27,368
1,0323	8	4,055	1,1386	32	16,218	1,2567	56	28,381
1,0407	10	5,068	1,1480	34	17,232	1,2669	58	29,395
1,0491	12	6,082	1,1575	36	18,245	1,2773	60	30,408
1,0577	14	7,096	1,1671	38	19,259	1,2877	62	31,422
1,0663	16	8,107	1,1768	40	20,272	1,2981	64	32,436
1,0750	18	9,121	1,1865	42	21,286	1,3087	66	33,449
1,0838	20	10,136	1.1963	44	22,300	1,3193	68	34,463
1,0927	22	11,150	1,2062	46	23,313	1,3300	70	35,476
1,1017	24	12,164	1,2162	48	24,327			

II. Calcium chloratum siccum (Ergänzb.). Calcium chloratum granulatum.
**Calcii Chloridum (Brit.). Entwässertes oder trockenes Chlorcalcium. Granulirtes
Chlorcalcium. $CaCl_2 + 2H_2O$. Mol. Gew. = 147.**

Darstellung. Eine neutrale oder schwach saure Lösung von Calciumchlorid wird
in einer Porcellanschale auf dem Sandbade unter Umrühren mit der Vorsicht erhitzt, dass
die Temperatur nicht wesentlich über 200° C. hinauskommt. Die Flüssigkeit wird zunächst
ölig-dick, später bildet sich auf ihr eine weisse, undurchsichtige Haut, schliesslich wandelt
sie sich in eine krümelige weisse, undurchsichtige Salzmasse um. Man setzt das Erhitzen
(bei 200° C.) so lange fort, bis die Salzmasse rein weiss aussieht, eine darüber gehaltene

kalte Glasplatte nicht mehr mit Feuchtigkeit beschlägt und die Masse sich ohne allzu grosse Schwierigkeiten in Krusten von der Schale ablösen lässt.

Man zerkleinert diese Salzmassen noch heiss, bringt die Stücke durch Absieben auf eine einigermassen gleichartige Korngrösse und füllt sie sogleich in vorgewärmte, gut zu verschliessende Gefässe ein. Die mehr pulverigen Antheile werden gesondert aufbewahrt.

Eigenschaften. Weisses körnig-krystallinisches Salzpulver, meist aber granulirte, poröse Massen von Erbsengrösse darstellend. Sie ziehen mit Begierde Feuchtigkeit aus der Luft an, wobei sie zu einer sirupösen Flüssigkeit zerfliessen. In Wasser sind sie unter Selbsterwärmung löslich. Die wässerige Lösung reagirt in der Regel etwas alkalisch (s. vorher S. 557), verhält sich im übrigen aber ebenso wie die wässerige Lösung des krystallisirten Calciumchlorids. — Das Salz enthält nach der obigen Formel rechnungsmässig rund 24,5 Proc. Krystallwasser, die es beim Erhitzen auf Rothgluth unter Uebergehen in den geschmolzenen Zustand abgiebt. Deshalb verlangt der Ergänzb., dass das entwässerte Calciumchlorid, längere Zeit geschmolzen, nicht mehr als 25 Proc. an Gewicht verlieren solle.

Anwendung. Dieses Salz ist dasjenige, welches vorzugsweise zum Trocknen von Gasen, zum Füllen von Exsiccatoien, zum Einstellen in Wagegehäuse verwendet wird. Es eignet sich hierzu, obgleich es noch 2 Moleküle Wasser enthält, wesentlich besser als das wasserfreie, geschmolzene Calciumchlorid, weil es den Gasen seiner porösen Beschaffenheit wegen eine grössere Oberfläche darbietet. Zur Füllung von Absorptionsröhren für die Kohlensäurebestimmung, auch für die Elementar-Analyse benutzt man meist das im Vorstehenden beschriebene reine Salz, nachdem es neutral gemacht worden ist: für Exsiccatoren, zum Trocknen von Gasen, bei nicht quantitativen Arbeiten u. dgl. die noch zu besprechende technische Sorte.

Calcium chloratum siccum neutrale. Neutrales Calciumchlorid. Zur Füllung der Absorptionsröhren für die Bestimmung der Kohlensäure bedarf man eines getrockneten Calciumchlorids, welches frei ist von basischem Calciumchlorid. Man gewinnt dasselbe, indem man das Gefäss, in welchem sich das Calciumchlorid befindet, entweder **a)** mit feuchter Kohlensäure oder **b)** mit trockener, gasförmiger Salzsäure füllt, das betr. Gas etwa 12 Stunden im verschlossenen Gefässe einwirken lässt und alsdann durch mehrstündiges Durchleiten von getrockneter Luft den Ueberschuss des betreffenden Säuregases wieder entfernt.

Die geeignetsten Absorptionsröhren sind langschenkelige, die man nach dem Füllen (mit Calciumchlorid oder einem anderen Medium) durch Abschmelzen verschliesst.

Calcium chloratum siccum technicum. Wird in den chemischen Fabriken durch Eindampfen der mehr oder weniger reinen, neutralen Chlorcalciumlaugen in eisernen Kesseln erhalten. Im pharmaceutischen oder chemischen Laboratorium verarbeitet man bisweilen die abgebrauchten Füllungen der Kohlensäureapparate auf dieses Salz. — Es ist meist durch etwas Ferrioxychlorid oder Eisenoxyd verunreinigt, daher gelblich gefärbt. Indessen schadet das seiner Verwendung als Trocknungsmittel nicht. Die Selbstbereitung dieses Salzes, welches zu sehr niedrigem Preise im Handel zu haben ist, bietet materiell keinen Vortheil.

III. Calcium chloratum fusum. Geschmolzenes Calciumchlorid. Wasserfreies Chlorcalcium. Calcii Chloridum (U-St.). $CaCl_2$. Mol. Gew. = 111.

Darstellung. Krystallisirtes Calciumchlorid oder die im Sandbade eingetrocknete Lösung des Calciumchlorids (s. S. 556) wird in einer porcellanenen Schale bis auf circa 200º C. erhitzt und bei dieser Temperatur unter Umrühren eine Stunde erhalten. Die erkaltete Salzmasse wird alsdann in einen Hessischen Tiegel gegeben und nach Auflegen eines Deckels bei allmählich verstärktem Kohlenfeuer bis zur Dunkelrothgluth oder soweit erhitzt, bis das Salz eine wie dickes Oel fliessende Masse darstellt. Diese wird auf eine eiserne oder marmorne Platte ausgegossen, nach dem Erkalten sofort in Stücke zerbrochen welche in dicht zu verschliessende Glasgefässe eingeschichtet an einem trocknen Orte aufbewahrt werden. Die Korkstopfen sind zweckmässig mit Paraffin auszugiessen.

Das unreine geschmolzene Calciumchlorid wird in der Weise dargestellt, dass man eine neutrale salzsaure Lösung des weissen Marmors in einem gusseisernen Kessel eindampft und zuletzt bis zur dunklen Rothgluth erhitzt, es eine Viertelstunde in dieser Temperatur erhält und nun auf Eisenplatten ausgiesst etc.

Eigenschaften. Farblose, durchsichtige, krystallinische Massen, welche aus der Luft Wasser anziehen, zunächst undurchsichtig werden, später zerfliessen. Sie lösen sich unter Selbsterwärmung in 1,5 Th. Wasser, auch in 8 Th. kaltem oder 1,5 Th. siedendem Alkohol (von 90 Proc.); in Aether, Fetten und ätherischen Oelen, Chloroform, Kohlenwasserstoffen u. dgl. sind sie unlöslich. Die wässerige Lösung reagirt wegen eines geringen Gehaltes von basischem Calciumchlorid in der Regel schwach alkalisch.

Geschmolzenes Calciumchlorid verbindet sich mit Methylalkohol und Aethylalkohol zu den krystallisirenden Verbindungen $CaCl_2 + 4CH_3.OH$ bez. $CaCl_2 + 4C_2H_5OH$, es kann also nicht mit Vortheil zum Entwässern dieser Alkohole, wohl aber zur Abscheidung dieser Alkohole benutzt werden. — Mit Ammoniakgas bildet es die Verbindung $CaCl_2.4NH_3$; aus diesem Grunde kann es auch nicht zum Trocknen von Ammoniakgas verwendet werden.

Anwendung. Das geschmolzene Calciumchlorid dient namentlich zum Trocknen von Flüssigkeiten, z. B. Aethern, Säure-Aethern, ätherischen Oelen, Kohlenwasserstoffen u. dgl. Zu diesem Zwecke trägt man es in bohnengrossen Stücken in die betreffenden Flüssigkeiten ein, lässt die Mischung unter häufigem Umschütteln 12—24 Stunden stehen. Hierauf giesst man die entwässerte Flüssigkeit ab und behandelt sie entweder mit neuen Mengen geschmolzenem Calciumchlorid oder man destillirt sie ab.

Balneum Balarucense arteficiale.
Bain de Balaruc.

Rp. Calcii chlorati cryst. crudi 500,0
    Magnesii chlorati 200,0
    Natrii chlorati crudi 2000,0
    Kalii bromati 10,0
    Natrii sulfurici crystallisati 500,0
    Aquae calidae 300 l
inter agitationem immisce
    Natrii bicarbonici pulverati [600,0.

Liquor antiscrophulosus NIEMANN.

Rp. Calcii chlorati 3,0
    Tincturae Calami 27,0.
20—40 Tropfen mit Zuckerwasser drei- bis viermal täglich.

Liquor Calcii chlorati RADEMACHER.
Liquor Calcariae muriaticae RADEMACHER.
(Ergänzb.)
Rp. Calcii chlorati sicci $(CaCl_2+2H_2O)$ 20,0
    Aquae destillatae 40,0.
D. S. 15—30 Tropfen dreistündlich (bei chronischen Magenleiden mit Erbrechen und Atrophie).

Mixtura antihectica BEDDOES.

Rp. Calcii chlorati cryst. 3,0
    Extracti Hyoscyami 0,5
    Aquae destillatae 150,0
    Sirupi Liquiritiae 25,0.
Viermal täglich einen Esslöffel (bei skrophulöser Lungenschwindsucht).

Pastilli ferro-calcarei.
Dragées de Pougues.

Rp. Calcii chlorati 100,0
    Magnesii chlorati 20,0
    Ferri chlorati 10,0.
Solutis in
    Aquae communis 2000,0
admisce
    Natrii carbonici crystallisati 200,0
soluta in
    Aquae communis 1000,0.
Sedimentum exortum collige in colatorio linteo, exprime et cum
    Natrii bicarbonici 100,0
    Tragacanthae 1,0
in pastillos ducentos redige.

Pasta Calcii chlorati cum Pice UNNA.
Rp. Zinci oxydati 4,0
    Olei cadini 4,0
    Terrae siliceae 8,0
    Calcii chlorati fusi 2,0
    Aquae destillatae 20,0
    Vaselini flavi 26,0.

Annihilator. Apparat zum Löschen kleiner Brände: Eine Handdruckspritze, mit Calciumchlorid-Lösung gefüllt.

Calcium hypophosphorosum.

† **Calcium hypophosphorosum** (Ergänzb. Helv.). **Calcii Hyposphosphis** (Brit. U-St.). **Hypophosphite de chaux** (Gall.). **Calcium subphosphorosum. Calcium hypophosphit. Unterphosphorigsaures Calcium. $Ca(PO_2H_2)_2$. Mol. Gew. $= 170$.**

Darstellung. 100 Th. frisch bereitetes Kalkhydrat und circa 250 Th. destillirtes Wasser werden in einem steinzeugnen Topfe gemischt, dann mit 40 Th. Phosphor, welcher in einer Flasche unter Wasser geschmolzen und durch Schütteln granulirt worden ist, versetzt und unter häufigem Umrühren und Ersatz des etwa verdampften Wassers eine Woche hindurch oder so lange digerirt, bis die Entwickelung des entzündlichen Phosphorwasserstoffs beim Umrühren nicht mehr stattfindet. Nach Zusatz von 300 Th. heissem destillirtem Wasser wird durch Leinwand kolirt und das im Kolatorium Verbliebene mit etwas heissem destillirtem Wasser nachgewaschen. In die Kolatur wird nun Kohlensäure eingeleitet, so lange durch diese eine Abscheidung von Calciumkarbonat erfolgt. Dann wird filtrirt und das Filtrat in der Wärme des Wasserbades (nicht über freiem Feuer) unter beständigem Umrühren zur Trockne eingedampft (Ausbeute ca. 35 Th.) oder nur koncentrirt und durch Beiseitestellen in Krystalle gebracht (Ausbeute 30 Th.). Die Krystalle werden durch Drücken zwischen Fliesspapier getrocknet.

Eigenschaften. Farblose, luftbeständige, säulenförmige Krystalle von Perlmutterglanz, oder ein weisses krystallinisches Pulver, geruchlos, von widerlich bitterem und zugleich laugenhaftem Geschmack, löslich in 6 Th. Wasser von 15° C., etwas leichter löslich in siedendem Wasser, unlöslich in Alkohol und in Aether. Wird das Salz in einem trockenen Probirrohr erhitzt, so entweicht ein selbstentzündliches Gas, welches ein Gemisch von Wasserstoff und Phosphorwasserstoff ist; im Rückstande hinterbleibt ein Gemisch von Calciumpyrophosphat mit Calciummetaphosphat mit etwas rothem Phosphor. Beim Erhitzen mit Kalihydrat entweicht nur Wasserstoff.

Die wässerige Lösung ist gegen Lackmus neutral und giebt mit Ammoniumoxalat einen weissen, in Essigsäure unlöslichen Niederschlag. Wird sie schwach (!) mit verdünnter Schwefelsäure angesäuert, so giebt sie mit Silbernitrat einen Niederschlag, der zunächst weiss ist, sehr bald aber — unter Ausscheidung von metallischem Silber — braun bis schwarz wird. — Das Calciumhypophosphit ist ein energisches Reduktionsmittel; diese Eigenschaft tritt in folgenden Reaktionen zu Tage:

1) Aus Mercurichloridlösung wird Mercurochlorid, ja metallisches Quecksilber abgeschieden. **2)** Beim [schwachen Erwärmen mit Kupfersulfatlösung entsteht ein brauner Niederschlag von Kupferwasserstoff. **3)** Erwärmt man die wässerige Lösung schwach mit etwas verdünnter Schwefelsäure und Ammoniummolybdänat, so tritt blaue Färbung auf. **4)** Die mit Schwefelsäure angesäuerte wässerige Lösung reducirt Kaliumpermanganat. Wird die Oxydation mit Kaliumpermanganat bis zur bleibenden Rothfärbung durchgeführt, so enthält die Flüssigkeit alsdann Phosphorsäure, welche durch Ammoniummolybdänatlösung gefällt werden kann.

Prüfung. **1)** Es löse sich in 10 Th. Wasser zu einer klaren neutralen Flüssigkeit auf. Eine Trübung könnte von Calciumsulfat oder von Calciumphosphat herrühren. **2)** Die wässerige Lösung werde nicht getrübt a) durch Baryumchlorid (Schwefelsäure; der Niederschlag würde in Salzsäure unlöslich sein), b) durch Bleiacetat (lösliche Phosphate). **3)** Sie werde auch durch Schwefelwasserstoff nicht verändert (Metalle).

Gehaltsbestimmung. Wird 0,1 g Calciumhypophosphit in 10 ccm Wasser gelöst, diese Lösung mit 10 ccm konc. Schwefelsäure sowie 50 ccm $^1/_{10}$ N. Kaliumpermanganat-Lösung (3,16 g $KMnO_4$ in 1 l) gemischt und die Mischung 15 Minuten lang im Sieden erhalten, so sollen nicht mehr als 3 ccm $^1/_{10}$ N. Oxalsäure-Lösung (6,3 g krystall. Oxalsäure in 1 l) zur eben eintretenden Entfärbung verbraucht werden.

Die Oxydation erfolgt nach der Gleichung: $Ca(PH_2O_2)_2 + 2O_2 = Ca(H_2PO_4)_2$. Jeder 1 ccm der obigen Lösung giebt 0,0008 g Sauerstoff zur Oxydation ab. Jeder 1 ccm der $^1/_{10}$ N. Kaliumpermanganatlösung zeigt das Vorhandensein von 0,002127 g Calciumhypophosphit an.

Aufbewahrung. Vorsichtig, im gut geschlossenen Gefässe. Man hüte sich, dieses Salz mit Calciumphosphat zu verwechseln!

Anwendung. Calciumhypophosphit wirkt schon in verhältnissmässig kleinen Mengen [giftig. In kleinen, medicinalen Gaben soll es den Appetit anregen und Pulsfrequenz sowie die Temperatur steigern. Längere Zeit oder in grösseren Gaben gebraucht, stört es den Appetit und erzeugt Schwindel, Ohrensausen und ähnliche Nebenerscheinungen. Es wird namentlich in England und Amerika in Gaben von 0,2—0,5 g drei- bis viermal täglich zur Hebung des allgemeinen Kräftezustandes bei Phthisis, ferner bei Scrophülosis, Chlorosis und Rhachitis gegeben.

Cave. Man vermeide während des Gebrauches: Säuren, saure Speisen, Kalium chloricum.

Das Präparat ist für eine Reihe von Magistralvorschriften verwendet worden (Sirupe), von denen wir im Nachstehenden die wichtigsten angeben.

Calciumhypophosphit-Sirup von Grimault & Co. in Paris. Calcii hypophosphorosi 1,0, Aquae destillatae 30, Aquae Calcariae 6,0, Sacchari 64,0. Mit Kochenille röthlich gefärbt. [Hager.]

Elixir Calcii Hypophosphitis, Elixir of Calcium Hypophosphite (Nat. Form.). Calcii hypophosphorosi 35,0 g, Acidi citrici 4,0, Elixir aromatici q. s. ad 1000 ccm.

Emulsio Olei Jecoris cum Calcio hypophosphoroso. I. Rp. Olei Jecoris Aselli 71,0, Olei Menthae piperitae 0,5—1,0, Glycerini 37,0, Calcii hypophosphorosi, Natrii hypophosphorosi āā 1,0, Gummi arabici 30,0, Aquae destillatae 168,0. **II.** Rp. Aquae Calcariae 250,0, Saccharini 0,2, Spiritus q. s., Calcii hypophosphorosi 30,0, Natrii hypophosphorosi 15,0, Gelatinae 30,0, Olei Jecoris Aselli 250,0, Olei Amygdalarum amararum aetherei gtt 5, Olei Anisi gtt 15.

Fellow's Syrup of Hypophosphites. Amerikanische Specialität. Ferri phosphorici solubilis 1,0, Natrii hypophosphorosi 3,0, Chinini sulfurici 0,06, Strychnini 0,03, Mangani hypophosphorosi 1,0, Sirupi Sacchari q. s. ad ¹/₂ Liter.

Sirupus Calcii hypophosphorosi. Calciumhypophosphit-Sirup. A. Ergänzb.: Calcii hypophosphorosi 1,0, Sacchari pulverati 64,0, Aquae destillatae 30,0, Aquae Calcariae 6,0. Durch Erwärmen auf 40—50⁰ C. zum Sirup zu verarbeiten. Die nämliche Vorschrift enthalten auch die Hamburg. Vorschr.

B. Gall.: Calcii hypophosphorosi 5,0, Sirupi Aurantii florum 50,0, Sirupi Sacchari concentrati (spec. Gew. 1,32) 445,0.

C. Nat. form.: Sirupus Calcii Hypophosphitis. Calcii hypophosphorosi 35,0 g, Acidi citrici 1,5 g, Sacchari 775,0 g, Aquae q. s. ad 1 Liter.

Sirupus Calcii et Sodii Hypophosphitum (Nat. form.). Calcii hypophosphorosi, Natrii hypophosphorosi āā 35,0 g, Acidi citrici 1,5 g, Sacchari 775,0 g, Aquae q. s. ad 1 Liter.

Sirupus Calcii hypophosphorosi ferratus, Kalkeisensirup (Ergänzb., Hamburg. Vorschr.). Sirupi Calcii hypophosphorosi 2 Th., Sirupi Ferri hypophosphorosi 1 Th.

Sirupus Hypophosphitum. Syrup of Hypophosphites (U-St.). Calcii hypophosphorosi 45,0, Kalii hypophosphorosi, Natrii hypophosphorosi āā 15,0, Acidi hypophosphorosi diluti (10 Proc.) 2,0, Sacchari 500,0, Spiritus Citri 5 ccm, Aquae destillatae q. s. ad 1 Liter.

Sirupus Hypophosphitum compositus. Compound Sirup of Hypophosphites. (Bad. Taxe, Münch. Ap. V.): Calcii hypophosphorosi 35,0, Kalii hypophosphorosi, Natrii hypophosphorosi āā 12,0, Mangani hypophosphorosi 2,0, Ferri lactici 5,0, Chinini puri 1,0, Strychnini puri 0,06, Acidi citrici 10,0, Sacchari pulv. 600,0, Aquae destillatae q. s ad 1000,0. Man löst zunächst Chinin, Strychnin und Citronensäure in wenig Wasser, dann die übrigen Salze ohne Anwendung von Wärme im Reste des Wassers. Mit der gemischten Flüssigkeit schüttelt man den Zucker bis zur Lösung, lässt gut absetzen und filtrirt. Von gelblicher Farbe.

Sirupus Hypophosphitum cum Ferro. Syrup of Hypophosphites with iron (U-St.) Ferri lactici, Kalii citrici āā 10,0, Sirupi Hypophosphitum (U-St.) q. s. ad 1 Liter. Die beiden Salze sind mit dem Sirup bis zur Auflösung anzureiben.

Calcium jodatum.

I. † Calcium jodatum. Calcium hydrojodicum. Calciumjodid. Jodcalcium.
CaJ_2. Mol. Gew. $= 294$. Man kann bei der Darstellung des Präparates direkt vom Jod
ausgehen. Kleinere Mengen aber stellt man zweckmässig aus Calciumkarbonat und Jodwasserstoffsäure dar.

Darstellung. 1) 100 Th. Calcium sulfurosum neutrale purum (s. S. 131) werden
in 400 Th. lauwarmem destillirten Wasser vertheilt; alsdann fügt man in kleinen Antheilen
so viel Jod (etwa 158—160 Th.) hinzu, als sich in der Flüssigkeit auflöst und bis die
Lösung anfängt, dauernd eine gelbliche Färbung anzunehmen. Man beseitigt die gelbe
Färbung durch einen gerade hinreichenden (!) Zusatz von etwas Calciumsulfitlösung,
giebt zu der noch lauwarmen Lösung nach und nach 63 Th. reines Calciumkarbonat hinzu
und erwärmt, bis die Kohlensäure ausgetrieben ist. Nachdem die Flüssigkeit sich durch
Absetzen in einer möglichst völlig gefüllten, gut verschlossenen Flasche geklärt hat, wird
filtrirt und das Filtrat — am besten im luftverdünnten Raume — zur Trockne verdampft.
Den Salzrückstand erhitzt man in einem Porcellan-Kasserol (s. S. 375) zum Schmelzen,
giesst das geschmolzene Salz auf eine Marmorplatte aus und bringt es sofort (!) in gut
verschlossenen Gefässen unter. **2)** Man neutralisirt 102,4 Th. Jodwasserstoffsäure von
25 Proc. HJ (oder 256 Th. von 10 Proc. HJ.) mit 10,0 Th. reinem Calciumkarbonat und
bringt die filtrirte Lösung wie oben angegeben zur Trockne bezw. in die Form des geschmolzenen Salzes.

Eigenschaften. Aus der koncentrirten wässerigen Lösung schiesst das Salz in
wasserhaltigen Nadeln an. Beim Abdampfen der Lösung zur Trockne (wobei durch die
Einwirkung der Luft theilweise Zersetzung erfolgt) entsteht eine weisse zerfliessliche,
schmelzbare Masse, die beim Erkalten krystallinisch erstarrt. — Ein weisses (gewöhnlich
gelbliches), sehr hygroskopisches krystallinisches Pulver oder solche Stücke von herbbitterem
Geschmack, leicht löslich in Wasser und wasserhaltigem Weingeist. Es bietet die Reaktionen der Kalkerde und der Jodwasserstoffsäure. An der Luft oder feucht werdend zersetzt es sich unter Abscheidung von Jod und dadurch gelb werdend.

Aufbewahrung. In der Reihe der starkwirkenden Arzneistoffe in kleinen dicht
geschlossenen Flaschen.

Anwendung. Das Calciumjodid wurde als Alterans und Resolvens bei Scrophulosis
mit Aufgedunsenheit der Gewebe, äusserlich zur Zertheilung von Drüsengeschwülsten empfohlen. Dosis 0,02—0,05—0,2 zwei- bis dreimal täglich in wässeriger Lösung. Von
Vivenot wird es neuerdings als Antisyphiliticum dem Kaliumjodid vorgezogen. Es wird
1,0 dieses schwer konservirbaren Jodids durch eine Mischung von 1,15 Kaliumjodid mit
einer gleichen Menge Kalkphosphat für Pillen und Pastillen vollständig ersetzt und in
dieser Weise ex tempore oder auch, wie folgt, dargestellt.

† Liquor Calcii jodati mit 10 Proc. Calciumjodidgehalt wird durch Mischung
und Lösung von 11,5 Kaliumjodid und 7,5 krystallisirtem Calciumchlorid in
81,0 destillirtem Wasser dargestellt.

Sirupus Calcii jodati mit 2 Proc. Calciumjodid. 2,3 Kaliumjodid und
1,5 krystallisirtes Calciumchlorid werden in 97,0 Sirupus Sacchari gelöst. Theelöffelweise. In Amerika hat man einen 9 proc. Calciumjodidsirup im Gebrauch.

Sirupus Calcii Jodidi (Nat. Form.). Man bereitet aus 57 g Jod, sowie 28 g Eisenpulver und 185 g Wasser eine Auflösung von Ferrojodid. Diese filtrirt man in eine Flasche,
welche 19 g Jod enthält, wäscht das Filter mit 60 ccm Wasser nach und wärmt bis zur
Auflösung des Jods schwach (!) an. Dann erhitzt man in einer geräumigen (!) Porcellanschale 250 ccm destillirtes Wasser zum Sieden und giebt nun (von einer abgewogenen
Menge von 34 g gefälltem Calciumkarbonat) abwechselnd kleine Mengen Calciumkarbonat
und Ferrojodidlösung unter Umrühren und gelegentlichem Ersatz des verdampften Wassers
dazu. Man erhält schliesslich kurze Zeit im Sieden, filtrirt und wäscht mit Wasser nach,
bis das Filtrat im kalten Zustande 500 ccm ausmacht. In diesen 500 ccm löst man 700 g
Zucker und füllt mit Zuckersirup bis zu 1000 ccm auf.

II. † Calcaria jodata. **Calcaria jodosa.** **Calcaria hypojodosa.** **Jodkalk.**
Jodurirte Kalkerde, ein dunkel braunschwarzes, nach Jod riechendes, scharf und herb
schmeckendes hygroskopisches Pulver, dargestellt durch Mischung einer erwärmten Kalkmilch aus 100 Th. Kalkhydrat und 350 Th. destillirtem Wasser mit 310 Jod, und
Eintrocknen der Mischung unter beständigem Umrühren in der Wärme des Wasserbades.
Das trockne Pulver wird noch warm in kleine Flaschen gefüllt und in der Reihe der
starkwirkenden Arzneisubstanzen aufbewahrt.

Man wendet dieses höchst überflüssige Präparat in denselben Fällen und in gleicher
Dosis wie das Calciumjodid an. Es ist in Deutschland nicht gebräuchlich, besteht übrigens
im wesentlichen aus einer Mischung von jodsaurem Calcium $Ca(JO_3)_2$ mit Calciumjodid.

Calcium lacticum.

I. Calcium lacticum. **Calciumlaktat.** **Lactate de chaux purifié,** (Gall.).
Milchsaurer Kalk. $Ca(C_3H_5O_3)_2 + 5H_2O.$ **Mol. Gew. = 308.**

Grosse Mengen von Calciumlaktat werden gelegentlich der Darstellung der Milchsäure als Zwischenprodukt gewonnen. Es empfiehlt sich indessen zur Bereitung kleiner
Mengen des reinen Calciumlaktats nicht, von diesem Rohprodukt auszugehen. Man zieht
es vor, reines Calciumkarbonat mit reiner Milchsäure zu neutralisiren.

Darstellung. In ein heisses Gemisch von 120 Th. Milchsäure (25 Proc.) mit
600 Th. destillirtem Wasser werden 50 Th. oder soviel reines Calciumkarbonat eingetragen, als unter Kohlensäureentwickelung gelöst wird und bis ein geringer Theil Calciumkarbonat ungelöst bleibt. Die Flüssigkeit wird noch warm filtrirt und in der Kälte
zur Krystallisation gebracht. Die Mutterlaugen werden durch Eindampfen koncentrirt.

Eigenschaften. Warzig vereinigte Nadeln oder weisse, körnige Massen, ohne Geruch, von wenig hervortretendem Geschmack, löslich in 9,5 Th. kaltem Wasser, in jedem
Verhältniss in siedendem Wasser, wenig löslich in kaltem Alkohol, etwas löslicher in siedendem Alkohol, fast unlöslich in Aether. Bei 100° C. wird das Salz wasserfrei.

Anwendung. Man giebt es, um dem Organismus Kalk in resorbirbarer Form dar-
zubieten, bei Rhachitis, Skrophulose, zu 0,2—0,5 g mehrmals täglich, meist mit Calciumkarbonat, Calciumphosphat oder Ferrolaktat kombinirt. Am häufigsten aber in der Form
des *Sirupus Calcii lacto-phosphorici.*

II. Calcium lacto-phosphoricum. **Milchphosphorsaures Calcium.** **Phosphor-**
milchsaures Calcium. **Calcium phosphorico-lacticum.** Ob das im Nachstehenden zu
beschreibende Präparat in der That eine chemische Verbindung oder nur eine Mischung
ist, muss dahingestellt bleiben.

Man löst in einer Porcellanschale 15 Th. reines gefälltes Calciumkarbonat in einer
Mischung von 36 Th. Milchsäure (75 Proc.) und 150 Th. Wasser auf, filtrirt wenn nöthig,
mischt darunter 39,2 Th. Phosphorsäure (25 Proc.) und trocknet die Mischung in der mit
Papier überdrehten Schale an einem warmen Orte (nicht im Wasserbade!) oder im Schwefel-
säure-Vakuum-Exsiccator aus. Wenn der Rückstand trocken geworden ist, wird er zu
einem groben Pulver zerrieben und dieses gut gemischt.

Weisses Salzpulver, in etwa 30 Th. kaltem Wasser langsam aber vollständig löslich,
von saurer Reaktion und saurem Geschmack. Es ist hygroskopisch!

Elixir Calcii Lactophosphatis (Nat. Form.). Calcii lactici 17,5 g, Acidi phosphorici (85 Proc.) 8 ccm, Aquae 60,0 g, Sirupi Sacchari 60 ccm, Elixir aromatici (Ü-St.)
q. s. ad 1 Liter.

Lactophosphate de chaux en solution (Gall.): Calcii phosphorici 17,0, Acidi
lactici (75 Proc.) 19,0, Aquae 964,0. Man reibt das Calciumphosphat mit etwas Wasser
an, fügt die Milchsäure hinzu und filtrirt nach erfolgter Auflösung.

Sirupus Calcii lacto-phosphorici cum Ferro et Mangano. Kalk-Eisen-
Mangan-Sirup. (Bad. Taxe, Hamburg. Vorschr.): Calcii lactico-phosphorici 20,0,

Ferri lactici 5,0, Mangani lactici 1,0, Aquae destillatae 74,0. Die filtrirte Lösung wird mit Sacchari 600,0 und Aquae destillatae 300,0 sowie Olei Citri gtt 2 zum Sirup gekocht. **Sirupus Calcii phospho-lactici.** Calciumphosphat-Laktatsirup. **I.** (Ergänzb., Hamburg. Vorschr.): Calcii carbonici 2,5, Aquae destillatae 30,0, Acidi lactici (75 Proc.) 6,0, Acidi phosphorici (25 Proc.) 5,5. Diese Lösung filtrirt man in Sirupi simplicis 200,0 und wäscht mit Wasser bis zum Gesammtgewicht 250,0 nach. Enthält etwa 5 Proc. Calciumphospholaktat. **II.** Bad. Taxe: Calcii lacto-phosphorici 20,0, Aquae 80,0. Das Filtrat mit Sacchari (blaufrei) 600,0, Aquae destillatae 300,0, Olei Citri guttas II zum Sirup erwärmen. **III.** U-St.: Calcii carbonici 25,0, Aquae 100,0 g, Acidi lactici (75 Proc.) 60 **ccm**, Acidi phosphorici (85 Proc. = 1,71 spec. Gew.) 36,0 **ccm**, Aquae florum Aurantii 25,0 g, Sacchari 700,0 g, Aquae destillatae q. s. ad 1 Liter.

    Sirupus Ferro-Calcii lactophosphorici. Ferri sulfurici crystallisati 5,56, Calcii phosphorici 14,68, Acidi lactici (75 Proc.) 20,0, Aquae q. s. ad 350,0, Sacchari (blaufrei) 650,0, Olei Neroli gtt $^1/_4$. Fiat Sirupus.

    Nat. Form.: Sirupus Calcii Lactophosphatis cum Ferro. Ferri lactici, Kalii citrici āā 8,5 g, Aquae 60,0 g, Sirupi Calcii phospho-lactici q. s. ad 1 Liter.

    Vin de Vial. Calcii lacto-phosphorici 10,0, Ferri citrici ammoniati 3,0, Extracti Carnis 3,0, Extracti Chinae 10,0, Vini Xerensis, Vini Malacensis āā 250,0.

Calcium phosphoricum.

Die dreibasische Phosphorsäure PO_4H_3 bildet mit der Kalkerde drei verschiedene Salze, deren Benennung, weil sie nach verschiedenen, auch zeitlich auseinander liegenden Grundsätzen erfolgte, ziemlich verworren ist. Wir werden uns daher erst über die Nomenklatur zu einigen haben:

I.	II.	III.
$(PO_4 H_2)_2 Ca$	$PO_4 H Ca$	$(PO_4)_2 Ca_3.$
Primäres Calciumphosphat	Sekundäres Calciumphosphat	Tertiäres Calciumphosphat
Monocalcium-phosphat	Dicalcium-phosphat	Tricalcium-phosphat
Saures Calciumphosphat	Neutrales Calciumphosphat	Basisches Calciumphosphat

Von diesen drei Salzen ist das unter II aufgeführte, sekundäre Calciumphosphat dasjenige, welches in der Therapie und Pharmacie gewöhnlich unter dem Namen „Calciumphosphat" verstanden wird.

I. Calcium phosphoricum acidum. Saures Calciumphosphat. Einbasisches Calciumphosphat. Primäres Calciumphosphat. Monocalciumphosphat. Phosphate monocalcique (Gall.). $(PO_4H_2)_2Ca + 2H_2O.$ Mol. Gew. = 270.

    Darstellung. Man vertheilt 600,0 gepulverte Knochenasche in 1200,0 Wasser und giesst allmählich unter Umrühren 500,0 konc. Schwefelsäure hinzu. Unter Freiwerden von Kohlensäure tritt Selbsterwärmung der Flüssigkeit ein, schliesslich wandelt sie sich in einen steifen Krystallbrei um. Wenn dies der Fall ist, rührt man soviel Wasser dazu, dass ein dünner Brei entsteht und lässt 24 Stunden unter gelegentlichem Umrühren stehen. Nach dieser Zeit verdünnt man mit siedendem Wasser, seiht die Flüssigkeit durch und zieht den Rückstand noch zweimal mit siedendem Wasser aus. Die durch Absetzenlassen geklärten Kolaturen dampft man zum dünnen Sirup ein. Nachdem durch mehrtägiges Stehen an einem kalten Orte das Calciumsulfat völlig abgeschieden ist, filtrirt man die sirupöse Flüssigkeit, dampft sie zum dicken Sirup ab und überlässt diesen an einem warmen Orte der freiwilligen Verdunstung, worauf das obige Salz auskrystallisirt.

    Eigenschaften. Farblose, perlmutterglänzende Blättchen, in viel Wasser ohne Zersetzung löslich, hygroskopisch. Die wässerige Lösung reagirt sauer und giebt mit Silbernitrat einen gelben Niederschlag von Silberphosphat, PO_4Ag_3. Das Salz wird bei 100^0 C. wasserfrei und geht bei Glühtemperatur unter Abgabe von Wasser in Calciummetaphosphat $(PO_3)_2Ca$ über, welches beim Befeuchten mit Silbernitrat sich nicht gelb färbt (Unterschied vom tertiären Calciumphosphat). — Das Salz findet keine arzneiliche Verwendung, ist aber gelegentlich Bestandtheil künstlicher Blumen- und Gartendünger. Es ist auch in den

„Superphosphaten" enthalten. Ausserdem ist es ein Bestandtheil mancher Backpulver, in denen es das Kaliumbitartrat ersetzt.

II. Calcium phosphoricum (neutrale) (Austr. Germ. Helv.). Phosphate bicalcique (Gall.). Dicalciumphosphat. Sekundäres Calciumphosphat. Zweibasisches Calciumphosphat. Phosphorsaurer Kalk (gewöhnlicher). $CaPO_4H + 2H_2O$. Mol. Gew. = 172.

Das zum therapeutischen Gebrauche bestimmte Calciumphosphat ist durch Fällung von Calciumsalzlösungen mit Natriumphosphat zu bereiten. Das aus Knochenasche dargestellte Calciumphosphat enthält immer Schwefelsäure und ist vom Arzneigebrauche ausgeschlossen.

Hierzu ist zu bemerken, dass die Gall. das Salz ohne Krystallwasser aufführt. Die Darstellung erfolgt nach allen genannten Pharmakopöen durch Fällung neutraler oder äusserst schwach saurer Lösungen von Calciumchlorid mit Dinatriumphosphat. Die in den Vorschriften vorhandenen Abweichungen sind nur unwesentliche.

Darstellung. (Germ.). Man übergiesst 20 Th. weissen Marmor mit einer Mischung aus 50 Th. reiner Salzsäure (25 Proc.) und 50 Th. Wasser. Wenn in der Kälte eine weitere Einwirkung nicht mehr erfolgt, führt man die Auflösung durch mässiges Erwärmen zu Ende, lässt absetzen und giesst die Flüssigkeit von dem etwa nicht gelösten Marmor-Rest ab. Alsdann vermischt man sie mit soviel frisch bereitetem Chlorwasser, dass sie stark (!) darnach riecht und lässt sie wohlverschlossen 12 Stunden im Dunkeln stehen. Nach dieser Zeit muss noch deutlicher Geruch nach Chlor wahrzunehmen sein, sonst müsste eine neue Menge Chlorwasser zugefügt werden. Hierauf erwärmt man auf 50—60° C., setzt Kalkmilch, welche aus 1 Th. oder soviel Kalk bereitet ist, dass die Flüssigkeit alkalisch reagirt und etwas Kalkhydrat im Ueberschuss verbleibt, hinzu, erwärmt $^1/_2$—$^1/_1$ Stunde auf 70—80° C. und filtrirt (von Eisenhydroxyd und Calciumhydroxyd) ab. — Das Filtrat säuert man durch Zufügung von 1 Th. Phosphorsäure (25 Proc.) an. Nach dem Erkalten fügt man ihm unter Umrühren eine filtrirte und auf 25—30° C. erkaltete Lösung von 61 Th. krystallisirtem Natriumphosphat in 300 Th. Wasser hinzu und rührt so lange, bis der Niederschlag krystallinisch geworden ist. Dann lässt man ihn absetzen, giesst die überstehende Flüssigkeit ab, sammelt den Niederschlag auf einem Filter, wäscht ihn erst mit gewöhnlichem und schliesslich mit destillirtem Wasser aus, bis das Filtrat nach dem Ansäuern mit Salpetersäure durch Silbernitrat nicht mehr getrübt wird. — Dann presst man den Niederschlag mässig ab, trocknet ihn bei mässiger Wärme, pulvert ihn und schlägt ihn durch ein Sieb. —

An Stelle der salzsauren Lösung von 100 Th. weissem Marmor kann man auch eine Lösung von 220 Th. krystallisirtem Calciumchlorid oder 110 geschmolzenem Calciumchlorid anwenden.

Eigenschaften. Ein rein weisses, zartes, krystallinisches, geruch- und geschmackloses, in Wasser beinahe unlösliches, ohne Aufbrausen in Essigsäure, Chlorwasserstoffsäure, Salpetersäure, Phosphorsäure leicht lösliches Pulver. In Kohlensäure enthaltendem Wasser, auch in Natriumchlorid- und Ammoniumsalzlösungen ist es etwas löslich. Es enthält verschiedene Mengen Krystallwasser, je nach der Wärme, bei welcher die Fällung geschah, und der Länge der Zeit, in welcher der Niederschlag in der Fällungsflüssigkeit verblieb. Die chemische Zusammensetzung des nach der Germ. bereiteten Präparates entspricht der Formel $CaHPO_4 + 2H_2O$.

Die mit Hilfe von Salpetersäure bereitete wässerige Lösung (1 = 20) bleibt auf Zusatz von Ammoniumoxalat klar; fügt man aber der Mischung Natriumacetat hinzu, so dass man an Stelle der freien Salpetersäure jetzt freie Essigsäure hat, so erfolgt Ausscheidung eines weissen Niederschlages von Calciumoxalat $CaC_2O_4 + H_2O$. — Wird die salpetersaure Auflösung mit Ammoniakflüssigkeit genau neutralisirt, so entsteht in der neutralen Lösung auf Zusatz von Silbernitratlösung ein gelber Niederschlag von Silberphosphat, Ag_3PO_4 das sowohl in Salpetersäure als auch in Ammoniakflüssigkeit leicht löslich ist.

Wird Calciumphosphat direkt mit Silbernitratlösung befeuchtet, so färbt es sich gleichfalls gelb, wobei sich **sekundäres Silber(ortho)phosphat** Ag_2HPO_4 bildet, welches gelbe Färbung besitzt. $CaHPO_4 + 2\,AgNO_3 = Ca(NO_3)_2 + Ag_2HPO_4$.

Wurde das Salz jedoch vorher stark geglüht, so färbt es sich mit Silbernitratlösung nicht mehr gelb, da es alsdann unter Wasserverlust $2\,CaHPO_4 = H_2O + Ca_2P_2O_7$ in Calciumpyrophosphat übergegangen ist, welches sich mit Silbernitratlösung zu **weissem Silberpyrophosphat** $P_2O_7Ag_4$ umsetzt.

Unter dem Mikroskop zeigt das Calciumphosphat säulen- oder tafelförmige Krystalle, deren Flächen und Kanten etwas verwittert sind.

Prüfung. Die möglichen Verunreinigungen bestehen in: Arsen, Sulfaten, Chloriden und Metallen. Ausserdem ist auf den richtigen Wassergehalt zu prüfen. **1)** Wird 1 g Calciumphosphat mit 3 ccm Stannochloridlösung geschüttelt, so darf im Verlaufe einer Stunde braune Färbung nicht auftreten (**Arsen**, welches muthmasslich dem Natriumphosphat entstammen würde). — **2)** Wird Calciumphosphat mit 20 ccm Wasser geschüttelt, so darf das mit Essigsäure angesäuerte Filtrat durch Baryumnitratlösung nicht verändert werden. Eine Trübung würde **Schwefelsäure** bezw. **Calciumsulfat** anzeigen. Das Ansäuern mit Essigsäure hat den Zweck, das Ausfallen von Baryumphosphat zu verhindern. Die Anwesenheit von Schwefelsäure könnte davon herrühren, dass das verwendete Natriumphosphat aus Knochenasche hergestellt wurde. — **3)** Man bereite eine Auflösung von 1 g Calciumphosphat in etwa 6 ccm Salpetersäure und 13 ccm Wasser. Ein Theil dieser, freie Salpetersäure enthaltenden Lösung darf durch Silbernitratlösung nach 2 Minuten nur opalisirend getrübt werden. Eine starke weissliche Trübung zeigt einen unerlaubt hohen Gehalt an **Chloriden** an. — Ein anderer Theil der salpetersauren Lösung muss mit Ammoniak einen **rein weissen** Niederschlag von tertiärem Calciumphosphat geben, das durch Zugabe von Schwefelwasserstoff nicht dunkel gefärbt werden darf (**Metalle,** z. B. Kupfer, Blei, Eisen). **4)** 1 g Calciumphosphat darf beim Glühen bis zum gleichbleibenden Gewichte nicht mehr als 0,25—0,26 g Wasser verlieren. Nach der Formel $CaPO_4H + 2H_2O$ ergiebt sich rechnerisch ein Gewichtsverlust von 0,2616 g.

Anwendung. In physiologischer Beziehung ist das phosphorsaure Calcium ein nothwendiges Material zum Aufbau des thierischen Knochengerüstes und unerlässlich bei der Zellenbildung. Obgleich man den grössten Theil des eingeführten Phosphats in den Faeces wiederfindet, so hat sich dennoch sein Gebrauch bei Knochenerweichung, Rhachitis, Knochenfrakturen, bei Oxalurie mit Diarrhoe, skrophulösen Leiden, Geschwüren, Diarrhoe der Kinder in der Zahnungsperiode, allein oder mit tonischen Mitteln (besonders Eisenoxyd), in Gaben von 0,5—1,0—2,0 g heilsam erwiesen.

III. Calcium phosphoricum basicum. Phosphate tricalcique (Gall.). Calcii Phosphas (Brit.). Calcii Phosphas praecipitatus (U-St.). Tricalciumphosphat. Tertiäres Calciumphosphat. Dreibasisches Calciumphosphat. $Ca_3(PO_4)_2$. Mol. Gew.=310.

Darstellung. Man geht entweder von der Knochenasche aus oder man fällt die neutrale oder schwach alkalische Lösung eines tertiären Phosphats mit Calciumchlorid.

A. Man rührt 500 Th. gepulverte Knochenasche mit Wasser zu einem Brei an, fügt in mehreren Antheilen 1100 Th. Salzsäure (25 Proc.) hinzu, rührt um und überlässt das Ganze an einem warmen Orte unter gelegentlichem Umrühren 5—7 Tage oder so lange sich selbst, bis die Säure nicht mehr auflösend wirkt. Alsdann verdünnt man mit 5000 bis 6000 Th. Wasser, lässt absetzen und filtrirt. Zu dem Filtrat giebt man unter Umrühren so viel Ammoniak, dass die Flüssigkeit schwach alkalische Reaktion hat, wodurch ein weisser Niederschlag entsteht. Man erhitzt und hält die Flüssigkeit 1 Minute lang im Sieden, lässt absetzen, dekanthirt die klare Flüssigkeit, sammelt den Niederschlag, wäscht ihn mit warmem Wasser bis zur Chlorfreiheit aus, giesst ab und trocknet ihn. **B.** Zu der aus 100 Th. Marmor erhaltenen Auflösung von Calciumchlorid (oder an deren Stelle zu einer Lösung von 220 Th. krystallisirtem Calciumchlorid oder 110 Th. geschmolzenem Calciumchlorid in 600 Th. Wasser) wie sie bei der Darstellung des sekundären Calciumphosphats beschrieben ist, fügt man unter Umrühren eine Auflösung von 360 Th. krystallisirtem Natriumphosphat (Na_2HPO_4 + 12 Aqua) in 1800 Th. Wasser, die mit 170 Th. Ammoniakflüssigkeit (von 10 Proc.) versetzt ist. Der entstandene Niederschlag wird entweder nach kurzem Erwärmen oder nach längerem Absetzen gesammelt, gewaschen, im übrigen wie unter **A.** weiter verarbeitet.

Eigenschaften. Weisses amorphes, luftbeständiges Pulver ohne Geruch und Geschmack. Unlöslich in kaltem Wasser; von siedendem Wasser wird es allmählich zersetzt, indem sich ein unlösliches basisches Salz bildet und ein lösliches saures Salz in Lösung geht. Nur im frischgefällten Zustande löslich in Essigsäure. Dagegen ist es bedingungslos löslich in Salzsäure oder Salpetersäure. Auch von kohlensäurehaltigem Wasser wird es merklich gelöst. Durch Glühen wird es nicht verändert. Daher nimmt es beim Befeuchten mit Silbernitratlösung — gleichgültig ob es vorher geglüht wurde oder nicht — gelbe Färbung an (Unterschied von dem primären und sekundären Calciumphosphat).

Da der Niederschlag sehr voluminös ist und sich deshalb nur schwer auswaschen lässt, so enthält das Präparat stets einen geringen Chlorgehalt. Will man ein chlorfreies Calciumphosphat erzielen, so nimmt man an Stelle einer Calciumchloridlösung eine solche von Calciumnitrat. Das aus Knochenasche gewonnene ist stets durch etwas Magnesiumphosphat verunreinigt.

Prüfung. Man schüttelt 2 g des Salzes mit 20 ccm Wasser an und giebt tropfenweise Salpetersäure bis zur Auflösung hinzu. Aus dieser Lösung wird das Calciumphosphat durch Zusatz von Ammoniak unverändert gefällt. Durch schwaches Erwärmen mit Ammoniummolybdänatlösung entsteht ein gelber Niederschlag.

1) In der salpetersauren Lösung erzeuge Silbernitrat nur eine opalisirende Trübung (Begrenzung des Chlorgehalts). **2)** Löst man in 5 ccm der salpetersauren Lösung 0,5 g Natriumacetat auf, und fällt den Kalk durch Ammoniumoxalat im Ueberschuss aus, so darf durch Zugabe von überschüssigem Ammoniak nur eine leichte Trübung (Magnesia) entstehen. **3)** Die Lösung von 1 g des Salzes in 1 g Salzsäure und 20 ccm Wasser werde weder in der Kälte noch in der Wärme durch Schwefelwasserstoff verändert (Metalle, namentlich Arsen, Blei, Kupfer).

Anwendung und *Aufbewahrung* wie die vorigen.

IV. Calcium phosphoricum crudum (Ergänzb.). Os calcinés (Gall.). Knochenasche. Beinasche. Bone ash. Ossa usta alba. Os ustum. Cornus Cervi ustum. Magisterium Cornu Cervi. Cranium humanum philosophice praeparatum. Ebur ustum album. Gebranntes Hirschhorn. Weiss gebranntes Elfenbein.

Die aufgeführten Namen sind Benennungen für Knochenasche. Die Gepflogenheit, die Knochenasche durch Conchae praeparatae zu ersetzen, ist durchaus verwerflich; wenn überhaupt eine Substituirung in Frage kommen sollte, so könnte diese nur durch basisches Calciumphosphat (sub III) oder durch das Dicalciumphosphat (sub II) erfolgen. Am besten aber giebt man eben die wirkliche Knochenasche ab.

Darstellung. Knochen vom Rinde (auch vom Kalbe) oder Hammel werden von anhaftenden Fleischtheilen durch Abschaben befreit, mit Wasser gewaschen, getrocknet und bei Luftzutritt weiss gebrannt. Für die zum inneren medicinischen Gebrauche bestimmten Sorten nimmt man das Weissbrennen in einem mit Holzkohle erhitzten Windofen vor, für rohere Produkte kann man die Knochen auch einfach in irgend eine beliebige Feuerung eintragen. — Nach dem Weissbrennen hinterbleiben die Knochen in ihrer ursprünglichen Form; aber sie sind von etwas geringerem Volumen als vorher, von kreidigem Aussehen und von niedrigem specifischen Gewichte. Die weiss gebrannten Knochen werden durch mechanisches Auslesen von etwa vorhandenen kohligen Stellen befreit, alsdann in ein feines Pulver verwandelt.

Eigenschaften. Ein weisses oder grauweisses Pulver, welches in verdünnter Salzsäure unter nur geringem Aufbrausen fast völlig klar löslich ist; diese Lösung giebt beim Uebersättigen mit Ammoniakflüssigkeit einen voluminösen, weissen Niederschlag. Wird Knochenasche mit Silbernitratlösung befeuchtet, so färbt sie sich allmählich gelb.

Im übrigen giebt sie alle Reaktionen, welche für das tertiäre Calciumphosphat $Ca_3(PO_4)_2$ schon mitgetheilt worden sind.

Der Hauptbestandtheil der Knochenasche ist das tertiäre Calciumphosphat, daneben enthält sie noch Magnesiumphosphat, Calciumkarbonat, Fluor und Chlor an Calcium gebunden. ZALESKY fand z. B. in 1000 Th. der Knochenasche vom Ochsen:

Calciumphosphat $Ca_3(PO_4)_2$	860,9 Th.	Kohlensäure (CO_2)	62,0 Th.
Magnesiumphosphat $Mg_3(PO_4)_2$	10,2 „	Chlor	2,0 „
Calcium, an CO_2, Fl u. Cl. gebunden	73,6 „	Fluor	3,0 „

Die Zusammensetzung der Knochenasche schwankt natürlich bei den einzelnen Thierarten. Aber sie ist auch bei der nämlichen Art bei den einzelnen Individuen etwas verschieden. Ausserdem ist auch bei den nämlichen Individuen die Zusammensetzung der einzelnen Knochen nicht die ganz gleiche. Indessen bewegen sich die Schwankungen doch nur innerhalb geringer Grenzen.

Anwendung. Namentlich in Frankreich, England und Amerika als ein die Knochenbildung unterstützendes Mittel, etwa wie bei uns das sekundäre Calciumphosphat, ferner als Antiepilepticum, gegen incontinentia urinae etc. In der Volksmedicin, auch der Gebildeten, spielt die Knochenasche bestimmter Thiere noch eine bedeutende Rolle. Der Apotheker wird immer gut thun, diese Drogen originaliter zu besorgen und sich nicht auf Substitutionen einzulassen.

Werthbestimmung des Knochenmehls. **A.** Stickstoff. 10,0 g einer möglichst sorgfältig durchmischten Probe werden in einem 500 ccm-Rundkolben mit 3 Tropfen Quecksilber und 55 ccm reiner konc. stickstofffreier Schwefelsäure übergossen und — zunächst bei kleiner Flamme — so lange erhitzt („kjeldahlisirt" s. unter Nitrogenium), bis die Masse weiss geworden ist. Tritt zu starkes Schäumen ein, so setzt man ein linsengrosses Stückchen Paraffin zu. — Nach dem Abkühlen fügt man etwa 10 ccm konc. Natriumchloridlösung hinzu und füllt bei 15° C. bis zur Marke auf.

50 ccm des klaren Filtrates ($= 1$ g Substanz) werden mit einer hinreichenden Menge Schwefelnatriumlösung, etwas Zink und 40 ccm Natronhydratlösung (von 30 Proc. NaOH) destillirt unter Vorlegen von 20 ccm $\dfrac{n}{3}$ Schwefelsäure. Ueber die Einzelheiten der Bestimmung siehe KJELDAHL's Stickstoffbestimmung unter Nitrogenium.

B. Phosphorsäure. In weiteren 50 ccm des klaren Filtrates ($= 1$ g Substanz) wird die Phosphorsäure nach der Citrat-Methode bestimmt, indem man 100 ccm Citratlösung zugiebt, mit 25 ccm Magnesialösung, welche tropfenweise unter Umrühren zugegeben werden, fällt, 5 Minuten lang umrührt, und nach dreistündigem Stehen die phosphorsaure Ammoniakmagnesia abfiltrirt und nach S. 91 weiter verarbeitet. Die Citrat-Methode gestattet die direkte Bestimmung der Phosphorsäure, ohne vorherige Abscheidung als molybdänphosphorsaures Ammonium (s. S. 92) bei Gegenwart von Kalk und Eisenverbindungen, welche durch das Ammoniumcitrat in Lösung gehalten werden.

Citratlösung. 110,0 g kryst. Citronensäure mit 400 g Ammoniakflüssigkeit von 0,91 spec. Gewicht und der nöthigen Menge Wasser gelöst und zu 1 Liter aufgefüllt.

Lecksuchtpulver. Rimpacher Zehrpulver. Ossium ustorum pulv. 300,0, Salis culinaris 100,0, Radicis Gentianae 200,0.

Lac Calcii phosphorici. Lac Ossium. Kalkphosphatmilch (Hamburg. Vorschr.). Man löst 6 Th. krystall. Calciumchlorid in 200 Th. Wasser und mischt eine Lösung von 10 Th. Natriumphosphat in 200 Th. Wasser in der Kälte hinzu. Der entstehende Niederschlag wird nach dem Auswaschen mit Wasser angerührt, bis das Gesammtgewicht 200 Th. beträgt.

Blumendünger. Engrais artificiale pour des pots à fleurs.

A. Ammonii nitrici 40, Ammonii phosphorici 20,0, Kalii nitrici 25,0, Ammonii chlorati 5,0, Calcii sulfurici praecipitati 6,0, Ferri sulfurici oxydulati ammoniacati 4,0. Die groben Pulver werden gemischt. 4 g der Mischung werden in 1 l Wasser gelöst. Diese Menge genügt zum Begiessen von 12 mittleren Blumentöpfen und ist 1—2 mal wöchentlich anzuwenden.

B. Kalii nitrici, Calcii carbonici, Natrii chlorati, Calcii phosphorici, Natrii silicici āā 5,0, Ferri sulfurici oxydulati ammoniati 1,5. Gebrauch wie bei A.

C. KNOP's Pflanzen-Nährsalz. Calcii phosphorici 10,0, Kalii nitrici 2,5, Kalii phosphorici sicci 2,5, Magnesii sulfurici 2,5.

MARAGLIANO's Kraftpulver. Calcii phosphorici, Natrii chlorati, Natrii bicarbonici āā 10,0, Ferri lactici 3,0, Mangani superoxydati. Rhizomatis Calami āā 2,0.

Calcaria phosphorica gelatinosa Collas, ist frisch gefälltes, im Filtrum gesammeltes, darin ausgewaschenes und noch feuchtes, also nicht ausgetrocknetes basisches Kalkphosphat. Es enthält ca 66,6 Proc. Wasser. Wird dieser Niederschlag in der genügenden Menge reiner Salzsäure gelöst, so erhält man den

Liquor Calcii muriatico phosphorici Coirré, von welchem täglich 1—2 Theelöffel voll in einer Mischung von Wein mit Wasser genommen werden.

Sirupus Calcii Chlorhydrophosphatis (Nat. Form.). Calcii phosphorici 17,5 g, Aqua 30,0 g, Acidi hydrochlorici (25 Proc.) q. s. ad solutionem (ca. 10,0 g), Essentiae Citri 20,0 g, Sirupi Sacchari q. s. ad 1 Liter.

Sirop de lactophosphate de chaux (Gall.) Calcii phosphorici 12,5, Acidi lactici 14,0, Aquae 340,0, Sacchari (blaufrei) 630,0, Essentiae Citri e cortice recente (1 + 2) 10,0.

Sirop de phosphate acide de chaux (Gall.) Calcii phosphorici 12,5, Acidi phosphorici (25 Proc.) 44,0, Aquae 318,0, Sacchari (blaufrei) 630,0, Essentiae Citri e cortice recente (1 + 2) 10,0.

Panis cum Calcio phosphorico.

Zu 1 kg fertigen Brotteiges wird ein Gemisch aus 25,0 g Calciumphosphat und 50,0 g Zucker zugesetzt und daraus ein Brot gebacken.

Pulvis antatrophicus.

Biscuit wird zu grobem Pulver zerrieben und mit $^1/_{10}$ des Gewichtes Calciumphosphat gemischt.

1 Theelöffel bis Esslöffel beim Frühstück mit Kaffee, Milch oder Schokolade zu nehmen.

Pulvis antirhachiticus

(Hamb. Vorschr., Form. Berol.).

Rp. Calcii carbonici 32,0
Calcii phosphorici 15,0
Ferri lactici 3,0
Sacchari Lactis 50,0.

Pulvis calcareus Bouchut.

Rp. Calcii phosphorici 5,0
Natrii bicarbonici 10,0
Sacchari Lactis 15,0.

Rhachitischen Kindern 4mal täglich eine Messerspitze.

Sirupus Calcii phosphorici.

Rp. Calcii phosphorici 10,0
Sirupi Sacchari 60,0
Acidi phosphorici (25%) 30,0
Unter Erwärmen zu lösen, dann zusetzen
Sirupi Sacchari 400,0.

Sirupus Calcii chlorhydrophosphorici.

Sirop de chlorhydrophosphate de chaux.

Rp. Calcii phosphorici 12,5
Acidi hydrochlorici (25%) 12,0
Aquae destillatae 340,0
Sacchari albi 630,0
Tincturae Citri e cortice recente (1+2) 10,0.

Solutio Calcii chlorhydrophosphorici.

Rp. Calcii phosphorici 17,0
Acidi hydrochlorici (25%) q. s.
ad solutionem (ca 10,0)
Aquae destillatae 973,0.

Trochisci antatrophici.

Rp. Calcii phosphorici 20,0
Calcii carbonici 10,0
Ferri reducti 3,0
Massae Cacao cum Saccharo 67,0
fiant pastilli 100.

Calcium sulfuratum.

Von den geschwefelten Verbindungen des Calciums haben einige entweder pharmaceutische oder gewerbliche Bedeutung. Es ist indessen darauf aufmerksam zu machen, dass die Nomenklatur dieser Substanzen eine ziemlich verworrene ist, und dass mit gewissen Namen nicht immer einheitliche Verbindungen, sondern zum Theil auch Mischungen bezeichnet werden.

I. Calcium sulfuratum purum. Reines Calciumsulfid. Reines Schwefelcalcium. CaS. Mol. Gew. = 72.
Die reine Verbindung kann erhalten werden durch Glühen von Calciumsulfat im Wasserstoffstrome oder durch Glühen von Calciumoxyd im Schwefelwasserstoffstrome oder durch Glühen von Calciumkarbonat in einem Gemisch von Schwefelkohlenstoffdampf und Kohlensäure.

Weisse, in Wasser unlösliche Masse, welche an feuchter Luft nach Schwefelwasserstoff riecht. Es hat die Eigenschaft, im Dunklen zu leuchten, wenn es vorher dem Lichte ausgesetzt worden war. Diese reine Verbindung wird weder in den Gewerben, noch in der Pharmacie verwendet; sie kann als Sammlungspräparat betrachtet werden.

II. Calcium sulfuratum crudum. Calcium sulfuratum (Ergänzb.). **Calx sulphurata** (Brit. U-St.). **Rohes Calciumsulfid. Rohes Schwefelcalcium. Hepar Sulfuris calcareum. Kalk-Schwefelleber.**

Darstellung. **A)** (Brit. U-St.): Man bereitet eine innige Mischung aus 70 Th. entwässertem Calciumsulfat (Gips), 10 Th. Holzkohlepulver und 2 Th. Stärke. Diese Mischung packt man unter mässigem Druck in einen Hessischen Tiegel, bedeckt diesen mit einem Deckel und erhitzt nun 1—2 Stunden, anfangs gelinde, später stärker, bis die Masse auch in ihren inneren Theilen grauweiss geworden ist. Alsdann lässt man erkalten, pulvert die Masse und bringt das Pulver sogleich in kleine, gut zu verschliessende, trockene Flaschen.

$$CaSO_4 + 4C = 4CO + CaS.$$

B) Ergänzb.: 100 Th. fein gepulverter weisser Aetzkalk und 80 Th. sublimirter Schwefel werden innig gemischt und damit ein Hessischer Tiegel unter Rütteln bis zum Rande angefüllt. Nachdem mittels Thones ein Deckel aufgekittet ist, setzt man den Tiegel in einen Windofen und umschüttet ihn mit Holzkohlen, so dass eine geringe Kohlenschicht den Deckel bedeckt. Nun schüttet man glühende Holzkohlen auf, so dass das Kohlenfeuer langsam von oben nach unten um sich greift. Wenn das Feuer bis fast zur Sohle niedergegangen ist, schüttet man noch Kohlen auf, so dass die Glühung circa eine Stunde währt. Man lässt erkalten, nimmt den Deckel vorsichtig vom Tiegel, zerreibt die gelbröthliche Masse zu einem Pulver und bringt dieses alsbald in Glasflaschen unter.

Eigenschaften. Grauweisses oder leicht röthliches Pulver, schwach nach Schwefelwasserstoff riechend, von widerlichem, alkalischem Geschmack. An feuchter Luft wird es unter Entwickelung von Schwefelwasserstoff allmählich zersetzt. Es ist keine einheitliche Verbindung, sondern ein Gemisch von Calciumsulfid und unverändertem Calciumsulfat mit wechselnden Mengen Kohle. Es soll nach Ergänzb. etwa 35 Proc., nach Brit. mindestens 50 Proc., nach U-St. mindestens 60 Proc. Calciumsulfid CaS enthalten. Die im Nachstehenden angegebenen Reaktionen sind diesem Gehalt an Calciumsulfid zuzuschreiben.

In kaltem Wasser ist es schwer löslich, etwas leichter in heissem Wasser. Durch siedendes Wasser wird das Calciumsulfid in Calciumhydroxyd und in Calciumsulfhydrat zersetzt. $CaS + 2H_2O = Ca(OH)_2 + Ca(SH)_2$. Durch verdünnte Essigsäure wird es unter Freiwerden von Schwefelwasserstoff zersetzt; das Filtrat enthält alsdann Calciumacetat und giebt deshalb mit Ammoniumoxalat einen weissen, in Salzsäure löslichen Niederschlag.

Gehaltsbestimmung. Man trägt eine bestimmte Menge Calciumsulfid allmählich in eine siedende Lösung von Kupfersulfat von bekanntem Gehalt ein, digerirt alsdann 15 Minuten lang auf dem Wasserbade und filtrirt. Das erkaltete Filtrat darf alsdann mit einigen Tropfen Kaliumferrocyanidlösung eine braune Färbung nicht geben. Es wird hierdurch in jedem Falle ein bestimmter Minimalgehalt an Calciumsulfid CaS festgestellt. Diese Prüfung gestaltet sich bei den verschiedenen Pharmakopöen wie folgt. Ergänzb.: 1 g Calcium sulfuratum zu einer Lösung von 1,20 g krystall. Kupfersulfat in 50 ccm Wasser. Minimalgehalt rund 35 Proc. CaS. Brit.: 1 g Calcium sulfuratum zu einer Lösung von 1,75 g krystall. Kupfersulfat in 50 ccm Wasser. Minimalgehalt = 50 Proc. CaS. U-St.: 1 g Calcium sulfuratum zu einer Lösung von 2,08 g krystall. Kupfersulfat in 50 ccm Wasser. Minimalgehalt = 60 Proc. CaS.

Aufbewahrung. In dicht verkorkten kleineren Flaschen. Bei Luftzutritt verwandelt sich das Calciumsulfid unter allmählicher Entwickelung von Schwefelwasserstoff in Calciumkarbonat.

Anwendung. Innerlich hat man das Calciumsulfid zu 0,2—0,3—0,5 mehrmals täglich in denselben Fällen wie die Kalischwefelleber angewendet. Sehr starke Gabe 0,6. Aeusserlich gebrauchte man es bei Kopfgrind und anderen Hautausschlägen, Krätze, auch als Enthaarungsmittel. Zu letzterem Zwecke ist das Calciumhydrosulfid geeigneter.

III. Calcium hydrosulfuratum. **Calcaria hydrosulfurata. Calciumsulfhydrat.**
Calciumhydrosulfid. Schwefelwasserstoff-Schwefelcalcium. Massa depilatoria Martins.
Ca(SH)$_2$ + Aqua.

Darstellung. 100 Th. Aetzkalk werden durch Besprengen mit 50 Th. warmem Wasser in Kalkhydrat verwandelt, mit 200 Th. oder der genügenden Menge kaltem Wasser zu einem dünnen Brei angerührt und nun durch Einleiten von Schwefelwasserstoff (entwickelt aus circa 300 Th. Eisensulfid und 700 Th. verdünnter Schwefelsäure) mit diesem Gase übersättigt, bis die breiige Flüssigkeit eine blaugraue Farbe angenommen hat.

Man erhält so Flüssigkeiten, welche bis zu 7 Proc. $Ca(SH)_2$ enthalten. Das Calciumsulfhydrat ist nicht im trockenen Zustande, sondern lediglich in Auflösung bekannt. Wenn das Präparat als Depilatorium verwendet werden soll, so wird der entstehende Kalkbrei ohne vorherige Filtration abgegeben.

Aufbewahrung. In ganz gefüllten Glasgefässen mit Glasstopfen und mit Paraffin dicht verkittet.

Anwendung. Dieses Präparat ist ein energisches Depilatorium (von Rud. Boettger empfohlen). Es wird in 5 mm dicker Schicht auf die mit Haaren bedeckte Haut aufgetragen und nach 10 Minuten mit einem nassen Schwamme abgewaschen. Es löst das Haar zu einer gallertartigen Masse auf. Obgleich ein vorzügliches Depilatorium, so wird es dennoch höchst selten benutzt, indem man dem Rhusma (S. 400), ferner dem nachstehenden Depilatorium, neuerdings auch den mit Baryumsulfid bereiteten Depilatorien (s. S. 464) den Vorzug giebt.

Depilatorium. I. Natrii sulfhydrati crystallisati 1,0, Calcii carbonici 3,0 oder **II.** Natrii sulfhydrati crystallisati 3,0, Calcariae ustae pulveratae, Amyli āā 10,0. Beide Präparate sind mit Wasser zu einem Brei anzurühren, welcher messerrückendick auf die zu enthaarenden Stellen aufzutragen ist.

IV. Calcium oxysulfuratum. Calciumoxysulfuret.

Unter diesem nicht sehr zutreffenden Namen werden Präparate verstanden, welche durch Kochen von 1 Th. Aetzkalk mit 2 Th. Schwefel bei Gegenwart von Wasser dargestellt werden. Hierbei bilden sich nach der Gleichung $3\,CaO + 12\,S = CaS_2O_3 + 2\,CaS_5$ Calciumthiosulfat und Calciumpentasulfid, so dass die so entstehenden Präparate im wesentlichen diese beiden Verbindungen enthalten. Die geschilderte Reaktion wird übrigens vorzugsweise zur Herstellung der sog. Vleminckx'schen Lösung benutzt.

Calcium oxysulfuratum. Calciumoxysulfuret. Austr.: Calcariae ustae *(e marmore)* 30,0 werden in Stücke zerschlagen und mit Aquae 20,0 besprengt. Zum gelöschten Kalk gebe man Sulfuris sublimati 60,0 und mische gut durch. — Die Mischung ist in bestens verschlossenen Gefässen aufzubewahren.

Calcium oxysulfuratum solutum (Austr.). Solutio Vleminckx. 3 Th. der vorstehenden Mischung (als Calcium oxysulfuratum Austr. aufgeführt) werden mit 20 Th. siedendem Wasser bis zur Kolatur von 12 Th. unter beständigem Umrühren eingekocht. Die Lösung ist bestens verschlossen aufzubewahren.

Liquor Calcii sulfurati (Ergänzb.). **Calcium sulfuratum solutum** (Helv.). Vleminckx'sche Lösung. **Golden lotion. Yellow lotion.** Calcariae ustae *(e marmore)* 1,0 wird mit Wasser zu Pulver gelöscht, dann mit 2,0 Schwefel und 20,0 Wasser in einer Porcellanschale unter Umrühren gekocht, so dass 12,0 durchgeseihte oder klar abgegossene Flüssigkeit erhalten werden. — Gelbrothe Flüssigkeit, auf Säurezusatz Schwefelwasserstoff entwickelnd, unter Abscheidung von Schwefel. In kleinen, ganz gefüllten, gut verschlossenen Gläsern aufzubewahren. Die nämliche Vorschrift geben Helv., Hamb. Vorschr.

V. Calcium stibiato-sulfuratum. Calcium sulfurato-stibiatum. Calcaria stibiato-sulfurata. Calx Antimonii cum Sulfure (Hoffmann). Antimonhaltige Kalkschwefelleber, kalkhaltige Spiessglanzleber.

Bereitung. 90 Th. gepulverter Aetzkalk und 30 Th. Antimonpentasulfid (Goldschwefel) werden gemischt in ein porcellanenes Gefäss gegeben, mit 150 Th. Wasser übergossen und in der Wärme des Wasserbades unter bisweiligem Umrühren trocken gemacht.

Eigenschaften. Die antimonhaltige Kalkschwefelleber ist ein gelblichgraues, fast geruchloses, in heissem Wasser zum grösseren Theile mit gelblicher Farbe lösliches Pulver, welches mit verdünnter Salzsäure behandelt reichlich Schwefelwasserstoff entwickelt und einen Goldschwefelniederschlag fallen lässt.

Aufbewahrung. In kleinen, völlig gefüllten Flaschen.

Anwendung. Dieses im 18. Jahrhundert von HOFFMANN in Mainz als Geheimmittel vertriebene Präparat wurde bei Scrophulosis, Hautkrankheiten, Gicht, Syphilis, Unterleibsstockungen in Pulvern, Pillen, selbst in der Abkochung zu 0,1—0,2—0,3 zwei- bis viermal täglich gegeben, auch äusserlich zu Umschlägen, Waschungen, Bädern, Pflastern und Salben, selbst als Depilatorium angewendet.

Aqua Calcariae sulfurato-stibiatae HUFELAND.

Aqua sulfurato-stibiata. Decoctum
HOFFMANN.

Rp. Calcariae sulfurato-stibiatae 10,0
Aquae calidae 2500,0.
Ebulliendo evaporent ad 2000,0 remanentia, quae filtrentur.
D. S. Tassenweise mit Milch oder Fleischbrühe mehrmals am Tage zu trinken.

Decoctum Helgolandicum.

Decoctum Calcariae piceum.
Rp. Calcariae stibiato-sulfuratae 10,0
Aquae fervidae 2000,0.
Stent per horae quadrantem, et additis
Picis liquidae 300,0
digere saepius agitando per horae quadrantem.
Tum sepone. Liquor frigidus decanthetur et in lagenis obturatis servetur.

Depilatorium BOUDET.

Rp. Natrii hydrosulfurati 3,0
Calcariae ustae pulveratae
Amyli āā 10,0.
Mit Wasser angerührt auf die mit Haaren besetzte Haut aufzustreichen (in 3—4 Minuten ist die Wirkung erreicht).

Emplastrum antarthriticum Helgolandicum.

Emplastrum Calcariae piceum.
Rp. Calcariae stibiato-sulfuratae 15,0
Cerae flavae 15,0
Picis nigrae 55,0
Picis liquidae 25,0

Globuli sulfurati ad balneum.

Boules Barègiennes.
Rp. Calcii sulfurati 100,0
Natrii chlorati crudi 50,0
Natrii thiosulfurici 30,0

Natrii carbonici crystallisati 5,0
Gummi arabici 10,0
Glycerini 20,0
Aquae q. s.
Fiant globuli duo.
Eine bis zwei Kugeln zu einem Vollbade.
Nach einer französischen Vorschrift wird eine Kugel aus 40,0 Calciumsulfid, 10,0 Kochsalz, 5,0 Seifenwurzelextrakt und der genügenden Menge koncentrirter Leimlösung zusammengesetzt.

Pilulae Calcii stibiato-sulfurati HUFELAND.

Rp. Calcii stibiato-sulfurati
Tragacanthae pulveratae āā 2,0
Aquae destillatae q. s.
Fiant pilulae sexaginta (60), Cassia cinnamomea pulverata conspergendae. D. ad vitrum. S. Zweimal täglich 5 Stück (bei chronischer Metallvergiftung).

Pilulae Calcii sulfurati.

Rp. Calcii sulfurati
Argillae āā 5,0
Aquae glycerinatae q. s.
Fiant pilulae centum (100), Cassia cinnamomea pulverata conspergendae.
Täglich drei- bis viermal 3—5—8 Pillen.

Pulvis antipsoricus PIHOREL.

Rp. Calcariae sulfuratae 20,0
Divide in partes aequales decem.
D. ad chartam paraffinatam.
S. Ein Pulver mit Olivenöl angerieben zum Einreiben.

Unguentum antiherpeticum GIBERT.

Rp. Calcariae sulfuratae 20,0
Camphorae tritae 1,0
Adipis suilli 30,0.
M. D. S. Zum Einreiben (bei Herpes).

Sulphume-Arzneien. Aus Amerika importirte Geheimmittel, S-Mixture, S-ointment, S-pills, S-soap enthalten Calciumpentasulfid und Calciumthiosulfat Es handelt sich also um Präparate, welche durch Kochen von Schwefel mit Kalk und Wasser hergestellt sind.

Leuchtfarben (BALMAIN's). Wie schon bemerkt wurde, hat das Calciumsulfid die Eigenschaft, im Dunklen zu leuchten, wenn es vorher belichtet worden war. Im Nachstehenden geben wir eine Vorschrift zur Darstellung phosphorescirenden Calciumsulfids und zur Zusammenstellung einiger Farbmischungen. Man mischt 20 g sehr fein gepulverte, gebrannte Muschelschalen (von Hypopus vulgaris mit 6 g Schwefel und 2 g Stärke, versetzt die Masse tropfenweise mit 8 ccm einer Lösung von 0,5 Wismutnitrat (und einigen Tropfen Salzsäure) in 100 ccm absolutem Alkohol, lässt $^1/_2$ Stunde stehen, erhitzt in einem geschlossenen Tiegel 20 Minuten lang auf helle Rothgluth, entfernt nach völligem Erkalten die entstandene dünne Gipsschicht von der Oberfläche, pulverisirt und glüht nochmals $^1/_4$ Stunde bei gleicher Temperatur, wobei ein aus kleinen, kaum agglomerirten Körnern bestehendes Produkt erhalten werden muss, welches nicht weiter zerkleinert werden darf. Dieses Produkt phosphorescirt schön violett. Durch Beifügung von 0,1 Proc. der Schwefelverbindungen von Antimon, Cadmium, Kupfer, Platin, Uran, wird der Ton des leuchtenden Calciumsulfids gelbgrün bis blaugrün (Verneuil).

Ein schön phosphorescirendes Präparat enthielt 37 Proc. Calciummonosulfid, 50 Proc. Calciumoxyd, 7 Proc. Calciumsulfat, 5 Proc. Calciumkarbonat nebst Spuren von Kieselsäure, Magnesia, Phosphaten, Alkalien und einigen Zehntausendsteln Wismutsulfid.

Im Nachstehenden geben wir einige gefärbte Mischungen für Anstrichfarben.

<table>
<tr><td colspan="2">Orange</td><td colspan="2">Blau</td></tr>
<tr><td>Firniss</td><td>46,0</td><td>Firniss</td><td>42,0</td></tr>
<tr><td>Baryumsulfat</td><td>17,5</td><td>Baryumsulfat</td><td>10,2</td></tr>
<tr><td>Indisches Gelb</td><td>1,0</td><td>Ultramarinblau</td><td>6,4</td></tr>
<tr><td>Alizarin</td><td>1,5</td><td>Kobaltblau</td><td>5,4</td></tr>
<tr><td>Calciumsulfid</td><td>38,0</td><td>Calciumsulfid</td><td>46,0</td></tr>
<tr><td colspan="2">Gelb</td><td colspan="2">Violett</td></tr>
<tr><td>Firniss</td><td>48,0</td><td>Firniss</td><td>42,0</td></tr>
<tr><td>Baryumsulfat</td><td>10,0</td><td>Baryumsulfat</td><td>10,2</td></tr>
<tr><td>Baryumchromat</td><td>8,0</td><td>Ultramarinviolett</td><td>2,8</td></tr>
<tr><td>Calciumsulfid</td><td>34,0</td><td>Kobaltarsenik</td><td>9,0</td></tr>
<tr><td colspan="2">Grau</td><td>Calciumsulfid</td><td>36,0</td></tr>
<tr><td>Firniss</td><td>45,0</td><td colspan="2">Braungelb</td></tr>
<tr><td>Baryumsulfat</td><td>6,0</td><td></td><td></td></tr>
<tr><td>Calciumkarbonat</td><td>6,0</td><td>Firniss</td><td>48,0</td></tr>
<tr><td>Ultramarinblau</td><td>0,5</td><td>Baryumsulfat</td><td>10,0</td></tr>
<tr><td>Zinksulfid grau</td><td>6,5</td><td>Auripigment</td><td>8,0</td></tr>
<tr><td>Calciumsulfid</td><td>36,0</td><td>Calciumsulfid</td><td>34,0</td></tr>
</table>

In den vorstehenden Vorschriften ist unter „Calciumsulfid" stets das aus Muschelschalen wie oben angegeben hergestellte phosphorescirende Calciumsulfid zu verstehen. An Stelle von Firniss kann auch Wasserglas als Bindemittel verwendet werden.

Leuchtende Leimfarben. Gelatine 500,0 g, heisses Wasser 2 l, Calciumsulfid 1.5 kg, Glycerin 50,0. Noch warm aufzutragen, aber kein Kaliumdichromat zusetzen.

Noctilucin heisst die leuchtende Substanz der Leuchtthiere und gewisser Pflanzen, z. B. Agaricus.

Calcium sulfuricum.

Das Calciumsulfat kommt in der Natur im wasserfreien Zustande als „Anhydrit" $CaSO_4$ vor. Im wasserhaltigen Zustande kommt das Calciumsulfat in der Natur gleichfalls vor; es hat alsdann die Zusammensetzung $CaSO_4 + 2H_2O$ und führt die Bezeichnung Gips. Die nämliche Zusammensetzung ($CaSO_4 + 2H_2O$) hat das künstlich gefällte Calciumsulfat. — Endlich hat man den durch Erhitzen des wasserhaltigen Gipses erhaltenen sog. gebrannten Gips zu berücksichtigen.

I. Calcium sulfuricum praecipitatum. **Gefälltes Calciumsulfat. Sulfate de chaux. Sulfate of lime. $CaSO_4 + 2H_2O$. Mol. Gew. = 172.**

Zur Darstellung mischt man eine filtrirte Lösung von 100 Th. krystallisirtem Calciumchlorid in 1000 Th. Wasser mit einer Lösung von 150 Th. krystallisirtem Natriumsulfat in 1500 Th. Wasser. Man lässt die Mischung einen Tag absetzen, wäscht alsdann den Niederschlag mit warmem Wasser aus und trocknet ihn bei etwa 30^0 C.

Feines weisses, zartes Pulver, aus monoklinen Krystallen bestehend. Schwer löslich in Wasser. Bei 15^0 C. löst es sich in etwa 500 Th. Wasser. Das Lösungs-Optimum liegt bei 35^0 C., bei dieser Temperatur löst es sich in rund 370 Th. Wasser. Verhältnissmässig leicht löslich in nicht zu sehr verdünnter Salzsäure (Unterschied von Baryum- oder Strontiumsulfat. Das Präparat findet Verwendung zur Darstellung künstlicher Mineralwässer (s. S. 344), die koncentrirte wässerige Auflösung auch als Reagens in der chemischen Analyse.

Ein durch Fällung in der Grosstechnik dargestelltes Calciumsulfat ($CaSO_4 + 2H_2O$) kommt im Handel als Annalin oder Pearl heardening vor und wird namentlich als Füllstoff in der Papier-Fabrikation angewendet.

Gipswasser. Calciumsulfatlösung. Man übergiesst etwa 5 g gefälltes Calciumsulfat mit 1 l destillirtem Wasser, lässt einige Tage unter gelegentlichem Umschütteln stehen und filtrirt alsdann ab. Reagens zum Nachweis des Strontiums und Baryums, ferner zum Nachweis der Traubensäure.

II. Calcium sulfuricum nativum. Gips. Wasserhaltiger Gips. $CaSO_4 + 2H_2O$.
Mol. Gew. = 172.

Der natürliche, wasserhaltige Gips kommt in monoklinen Krystallen vor, unter denen sich häufig Zwillings-Krystalle (sogen. Schwalbenschwänze) finden. Ist er von körniger, dem Marmor ähnlicher Struktur, so heisst er „Alabaster". Lässt er sich in dünne Blättchen spalten, so wird er „Marienglas" oder „Fraueneis" genannt. Stellt er faserige Massen dar, so heisst er „Fasergips". „Gipsstein" heissen die dichten, weniger reinen Sorten.

Lapis specularis. Glacies Mariae. Marienglas. Fraueneis. Ist ein durchsichtiger blättriger Gips, Gipsspath. Man hält die völlig farblose Waare in Stücken und als mittelfeines Pulver vorräthig. Erstere wird zu Zwecken in der Technik, z. B. zur Fakrikation künstlicher Blumen, letzteres als Medikament für Schweine und auch innerlich und äusserlich gegen rosenartige Entzündungen und zu sympathetischen Kuren in den Apotheken gefordert.

Dieser Gipsspath ist nicht mit dem Glimmer (Kaliglimmer, Russisch Glas) zu verwechseln, welcher mitunter auch als Marienglas oder Frauenglas bezeichnet wird, sich aber durch die elastisch-biegsamen Plättchen von dem Gipsspath unterscheidet und ein Material für Deckgläschen mikroskopischer Objekte liefert.

III. Calcium sulfuricum ustum (Austr. Germ. Helv.). Calcii Sulphas exsiccatus (U-St.). Gebrannter Gips. Plâtre cuit. Burnt Pflaster. Dried Gipsum.

Ist der durch mässiges Erhitzen seines Krystallwassers zum grössten Theile beraubte natürliche, wasserhaltige Gips.

Darstellung. Wird der wasserhaltige Gips erhitzt, so verliert er bei 100—105° C. einen Theil seines Krystallwassers. Bei 105—170° C. geht dann der Rest des Krystallwassers weg, wobei zwischen 135 und 150° C. nochmals eine Periode des Stillstandes eintritt. Wird die Erhitzung über 200° C. hinausgesteigert, so giebt der Gips mit Wasser nicht mehr einen schnell erhärtenden Brei; er heisst dann „todtgebrannt". Beim Brennen (Entwässern) des Gipses ist demnach dafür Sorge zu tragen, dass die Entwässerung bei einer mittleren Temperatur von etwa 150° C. ausgeführt wird, und dass die Temperatur unter keinen Umständen über 200° C. hinausgeht.

Kleine Mengen Gips erhitzt man zum Zweck der Entwässerung in Form eines groben Pulvers unter Umrühren in flachen eisernen Kesseln, so lange eine darüber gehaltene kalte Glasscheibe beschlägt. Grössere Mengen brennt man in einem gewöhnlichen Backofen. Nachdem der Backofen geheizt ist und die Kohlen herausgenommen sind, giebt man den Gips in ungefähr taubeneigrossen Stücken auf die Sohle des Ofens, schliesst die Thür und überlässt ihn anderthalb Tage dieser Wärme. Wenn ein in das Mundloch des Ofens gehaltenes kaltes Stück Glas nicht mehr beschlägt, so ist die Entwässerung beendet. In Gipsbrennereien benutzt man Gipsöfen, welche eine den Kalköfen ähnliche Einrichtung haben. In allen Fällen ist es Aufgabe des Gipsbrenners, die Entwässerung bei möglichst niedriger Temperatur zu bewirken und eher einige Procente Wasser im Gips zu lassen, als durch zu starke Hitze die Entwässerung vollständig zu machen, d. h. den Gips todtzubrennen. Auch der nicht völlig entwässerte Gips zeigt die Fähigkeit, mit Wasser einen schnell erhärtenden Blei zu bilden.

Handelswaare. Der gebrannte Gips kommt gepulvert oder, wie es in der Kunstsprache heisst, klargeschlagen oder gemahlen, verpackt in hölzernen Fässern, in den Handel. Die beste, für pharmaceutische Zwecke geeignetste Sorte ist der von den Bildhauern benutzte „Alabastergips".

Eigenschaften. Der gebrannte Gips bildet ein weisses oder auch ein schmutzig weisses, trockenes, amorphes Pulver, welches mit der Hälfte seines Gewichtes Wasser in einigen Minuten zu einer harten, schwer zu zerbrechenden Masse erstarrt. Der gebrannte Gips des Handels enthält in der Regel noch etwa 5 Proc. Wasser. Erstarrt der Gips, mit der Hälfte seines Gewichtes Wasser angerührt, nach einigen Minuten nicht zu einer harten, schwer zu zerbrechenden Masse, so ist er eben zur pharmaceutischen Verwendung ungeeignet. Worauf das beruht, lässt sich in den meisten Fällen durch eine Wasserbestimmung feststellen. Beträgt der Wassergehalt erheblich mehr als 5 Proc., so war der Gips wahrscheinlich zu wenig entwässert. Ist er aber wesentlich geringer als 5 Proc., so liegt entweder todtgebrannter Gips oder Anhydrit vor.

Aufbewahrung. Obgleich der gebrannte Gips an der Luft nur sehr langsam Wasser anzieht, so empfiehlt es sich doch, ihn in gut schliessenden Gefässen aus Glas, Steingut oder Blech an einem trocknen Orte, am besten im Trockenschranke, aufzubewahren. Zweckmässig ist es, ihn in $^1/_1$-Pfundbüchsen von Blech einzufüllen und diese durch Umkleben von Papierstreifen zu verschliessen.

Anwendung. In den Apotheken wird der gebrannte Gips wegen seiner häufig vorkommenden chirurgischen Verwendung bei Knochenbrüchen vorräthig gehalten. Gebrannter Gips wird mit etwa der Hälfte seines Gewichtes Wasser von mittlerer Temperatur zu einem Breie gemacht und damit in circa 1 cm dicker Lage mit Hilfe eines Stückes baumwollenen Zeuges das betreffende Glied eingehüllt. Will man die Erhärtung des Gipsbreies verlangsamen, so erreicht man dies durch einen Zusatz von wenig Glycerin. Eine Mischung aus 100 gebranntem Gips, 50 Wasser und 5 Glycerin erhärtet erst nach einer Stunde; dagegen beschleunigt man das Erhärten durch Zusatz von Wasserglas. Im pharmaceutischen Laboratorium benutzt man den Gips zum Lutiren der Apparate. Mit Mehl gemischt, auch wohl mit Anis aromatisirt, wendet man ihn als Ratten- und Mäusegift an. In den Künsten und in der Technik ist seine Anwendung eine ausgedehnte; in der Landwirthschaft dient der gebrannte und ungebrannte Gips als Düngemittel.

Gipsum bituminatum. Getheerter Gips (Diet.). 4 Th. gebrannter Gips mischt man mit 1 Th. Buchenholztheer.

Calcium thiosulfuricum.

Calcium thiosulfuricum. Calcium hyposulfurosum. Calcium subsulfurosum. Thioschwefelsaurer Kalk. Unterschwefligsaurer Kalk. $CaS_2O_3 + 6H_2O$. **Mol. Gew. = 260.**

Darstellung. 100 Th. sublimirter Schwefel, 50 Th. Aetzkalk mit Wasser in das Hydrat verwandelt und 600 Th. Wasser werden in einem eisernen Kessel und unter Ersatz des verdampfenden Wassers anderthalb Stunden gekocht, dann auf ein Filter gebracht und der Rückstand im Filter mit etwa 100 Th. destillirtem Wasser nachgewaschen. In das rothgelbe Filtrat wird nun Schwefligsäuregas eingeleitet, bis die Flüssigkeit farblos erscheint. Diese Flüssigkeit wird alsdann filtrirt und in einer Wärme, welche 60° C. nie übersteigen darf, bis auf circa 100 Th. eingeengt und zur Krystallisation bei Seite gestellt. Die Mutterlauge giebt noch Krystalle aus. Ausbeute circa 70 Th.

1) $3CaO + 12S = CaS_2O_3 + 2CaS_5$. **2)** $2CaS_5 + 3SO_2 = 2CaS_2O_3 + 9S$.

Eigenschaften. Calciumthiosulfat bildet grosse, farblose, hexagonale Prismen, welche in gleichviel Wasser löslich sind und sich in dieser Lösung bei einer Wärme über 60° C. in Schwefel und Calciumsulfit zersetzen.

Aufbewahrung. Man bewahrt das Calciumthiosulfat in wohl verstopften Flaschen, soviel als möglich vor Licht und Luft geschützt.

Anwendung. Das Calciumthiosulfat wurde als Heilmittel der Hautkrankheiten, besonders aber bei Lungenphthisis empfohlen und zu 0,5—1,0—1,5 g einigemale des Tages in Zuckerlösung oder Pastillen gegeben. Der gleichzeitige Genuss oder Gebrauch saurer Substanzen ist zu vermeiden.

Pastilli Calcii thiosulfurici.

Rp. Calcii thiosulfurici 5,0
Sacchari albi 100,0
Tragacanthae 0,25
Olei Menthae piperitae gtt. 20,0
Aquae q. s.
Fiant pastilli centum (100).

Sirupus Calcii thiosulfurici.

Rp. Calcii thiosulfurici 5,0
Sirupi Sacchari 95,0.
Drei- bis vierstündlich einen halben bis ganzen Esslöffel.

Calendula.

Gattung der **Compositae—Tubuliflorae—Calenduleae.**

I. Calendula officinalis L. Ringelblume. Studentenblume. Todtenblume. Dotterblume. Warzenkraut. Tous les mois. Souci-Marigold.

Heimath im Mittelmeergebiet, durch die Kultur weit verbreitet und zuweilen verwildert.

Verwendung finden zuweilen die Blüthenkörbchen: **Flores Calendulae. Calendulablüthen. Dotterblumen. Ringelblumen.** Blüthenköpfchen mit zweireihigem Hüllkelch, orangefarbenen Blüthen und flachem Blüthenboden. Die Randblüthen (Fig. 138) mit langer, dreizähniger, viernerviger Zunge, fruchtbar. Die Früchte ohne Kelchsaum, einwärts gekrümmt, die äussersten schnabelförmig verlängert, die innersten kürzer, ungeschnäbelt, zuweilen geflügelt. Die Scheibenblüthen unfruchtbar.

Bestandtheile. 0,02 Proc. ätherisches Oel. Mit dem Namen „Calendulin" hat man einen gallertigen Körper, einen amorphen Bitterstoff, und den gelben Farbstoff der Blüthen bezeichnet. Sie enthalten ausserdem ein in Aether und Alkohol lösliches Harz und 8 Proc. Asche.

Einsammlung und Aufbewahrung. Man pflückt vom Juni bis September die Blüthenköpfe, trocknet, entfernt die Hüllkelche und bewahrt die Blüthen vor Licht geschützt in Blech- oder Glasgefässen auf. 7 Th. frische Blüthen geben 1 Th. trockene.

Anwendung. Die als Heilmittel (gegen Skropheln, Gelbsucht, Krebs) veralteten Blüthen finden als Bestandtheile von Räucherspecies, in der Färberei und zur Verfälschung der Arnikablüthen Verwendung; mit Fernambuk oder Anilinroth gefärbt, kommen sie als Safranersatz in den Handel und werden zu dessen Verfälschung benutzt.

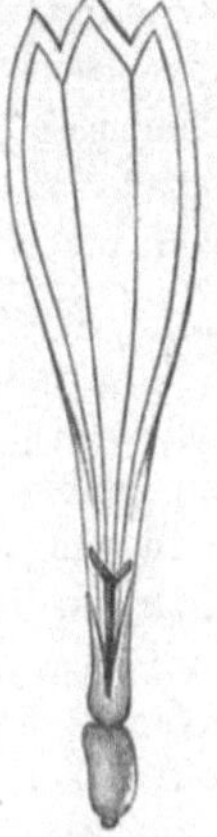

Fig. 138.
Randblüthe
von Calendula
officinalis.

Extractum Calendulae wird aus frischem blühendem Kraut wie Extractum Belladonnae (Germ.) bereitet (vergl. S. 469).

Tinctura Calendulae. Tincture of Calendula (U-St.). Flores Calendulae (pulv. Nr. 20) 200 g, Alkohol (91 proc.) q. s.; man befeuchtet mit 200 ccm und stellt im Verdrängungswege 1000 ccm Tinktur her.

Liquor anticarcinomaticus Rust.

Rp. Extracti Calendulae
Extracti Chamomillae āā 10,0
Aquae Laurocerasi   80,0
Tincturae Opii simplicis 5,0.
Verbandwasser (bei Krebsgeschwüren).

Pilulae anticarcinomaticae Rust.

Rp. Extracti Calendulae
Extracti Conii
Ferri oxydati fusci   āā 5,0
Florum Calendulae pulverat. q. s.
M. f. pilul. 200.
3mal täglich 4—5 Pillen (bei Krebs.)

Unguentum Calendulae.
Rp. Extracti Calendulae 1,0
Unguenti cerei   9,0.

Harzer Gebirgsthee, Lauer's, ist zusammengesetzt aus: Flores Acaciae, Calendulae, Lavandulae, Millefolii, Sambuci, Folia Sennae, Herba Farfarae, Majoranae, Matrisylviae, Menthae pip., Veronicae, Lignum Sassafras, Radix Liquiritiae. (Apoth.-Zeitg.)

Liquor Calendulae Schneider, ein Blutstillungsmittel, erhält man, indem man frische Ringelblumen mit Wasser befeuchtet, mehrere Monate lang in verschlossener Flasche der Sonne aussetzt, die Pressflüssigkeit mit Weingeist vermischt und filtrirt.

Das Kraut (**Herba Calendulae, Herba Calthae sativae, Herba Verrucariae**) wurde ähnlich verwendet wie die Blüthen.

II. Calendula arvensis L.

Heimath wie die vorige, aber nördlich bis Belgien und Süddeutschland, auch kultivirt. Kleiner wie die vorige. Früher das Kraut als **Herba Calendulae silvestris** im Gebrauch, die Blüthen (Moliton) zum Färben von Butter und Käse.

Camphora.

I. Camphora (Austr. Brit. Germ. Helv. U-St.). **Camphre du Japon** (Gall.).
Laurineen-Kampher. Gewöhnlicher Kampher. Japankampher $C_{10}H_{16}O$. **Mol.
Gew. = 152.**

Der Kampherbaum *Cinnamomum Camphora F.*Nees et Eberm. *Laurus Camphora L.*,
Familie der Lauraceae, ist besonders an der Küste Ostasiens von Cochinchina bis zur
Mündung des Jang-tse-Kiang, ferner auf den Inseln Hainan und Formosa und den südlich
vom 34. Breitegrade gelegenen Theilen Japans verbreitet. Er enthält in allen seinen
Theilen ein ätherisches Oel, dessen Hauptbestandtheil der Kampher ausmacht. Daneben
enthält es noch Terpene und dem Kampher verwandte sauerstoffhaltige Bestandtheile,
z. B. Safrol.

Gewinnung. Dieselbe erfolgt in Japan in der Weise, dass die Spähne des
Kampherbaumholzes (auch zerkleinerte Zweige und Blätter) einer mehr oder weniger einfachen Destillation mit Wasser unterworfen werden. Auf dem Destillate schwimmt schliesslich
ein halbfestes und halbflüssiges Gemisch von festem Kampher und Kampheröl. Letzteres
wird von dem ausgeschiedenen festen Kampher durch Abkoliren getrennt, worauf der
Kampher in Form körnig-krystallinischer Massen in sog. Tubben, d. h. in Holzbottichen
von etwa ,80 kg Inhalt, welche mit geflochtenen Matten umkleidet sind, in den Handel
gelangt Der Formosa-Kampher wird in Kisten von 50—60 kg Inhalt verpackt, welche
mit dicker Bleifolie ausgeschlagen sind.

Das Kampher-Oel, welches noch grössere oder geringere Mengen Kampher gelöst
enthält, wird gleichfalls nach Europa eingeführt, wo es durch Destillation auf Kampher,
Safrol und sog. leichtes Kampheröl verarbeitet wird.

Sublimation. Der nach Europa eingeführte „Rohkampher" ist mehr oder weniger
durch Gips, Kochsalz, Holz und Rindenstücke etc. verunreinigt und muss, bevor er zur
therapeutischen Verwendung gelangt, einem Raffinirungs-Process unterzogen werden,
welcher im wesentlichen in einer langsamen Sublimation besteht. Solche Raffinerien bestehen z. B. in Hamburg.

In den europäischen Fabriken wird der „Rohkampher" mit etwas Kohle, Sand,
Eisenfeile oder Kalk gemischt und in sog. „Bombolas" gebracht, d. h. Glaskolben,
welche im Sandbade rasch auf 120—190° C. erwärmt werden, um das Wasser auszutreiben.
Dann wird die Temperatur während 24 Stunden auf 204° C. gehalten. Nach beendigter
Sublimation sprengt man die Glaskolben durch Auflegen nasser Tücher und nimmt die
Kuchen, welche gewöhnlich 3—4 kg wiegen, heraus.

In Amerika wird der Rohkampher aus eisernen Retorten in abgekühlte Kammern
sublimirt, in denen sich die Kampher-Dämpfe pulverförmig condensiren. Das so erhaltene Kampherpulver wird alsdann unter hohem hydraulischem Drucke in Scheiben von
40 cm Durchmesser und 3 cm Dicke gepresst. Dieser Scheibenkampher ist dichter und in
Massen weniger flüchtig als der Kuchenkampher.

In den deutschen Handel gelangt der raffinirte Kampher in fast halbkugelförmigen,
oben konvexen, unten konkaven, in der Mitte häufig mit einem Loche — welches der
Oeffnung des Sublimir-Kolbens entspricht — versehenen 3—5 kg schweren Broten, welche
meist in blaues Papier eingeschlagen sind.

Eigenschaften. Aus Alkohol krystallisirt, glänzende, harte, hexagonale Krystalle.
Meist aber durchscheinende, körnig-krystallinische, etwas zähe Massen von eigenartigem
Geruche und brennend bitterem, hinterher kühlendem Geschmack. Beim Zerreiben im
Mörser backt er zusammen, doch lässt er sich nach dem Befeuchten mit Alkohol oder
Aether oder Chloroform unter Vermeidung starken Druckes in ein feines Pulver verwandeln.
Mit dem Messer lässt er sich schneiden; die Schnittfläche ist glänzend. Er sublimirt leb-
haft beim Erwärmen, verflüchtigt sich aber schon bei gewöhnlicher Temperatur merklich.
Wegen dieser schon bei mittlerer Temperatur stattfindenden Verdampfung gerathen

Kampherstücke, wenn man sie auf Wasser wirft, in lebhaft rotirende Bewegung. Diese hört indessen auf, wenn man etwas Fett oder Oel auf das Wasser bringt.

Das spec. Gewicht wird verschieden angegeben [0,922 bei 10° C., ferner 0,995 (Brit. U-St.) bei 15° C.]. Diese Abweichungen lassen sich dadurch erklären, dass das spec. Gewicht wechselt, je nachdem der Kampher mehr oder weniger kompakt ist. Der Schmelzpunkt liegt bei 175° C., der Siedepunkt bei 204° C. Entzündet brennt der Kampher mit heller, russender Flamme.

Kampher ist leicht löslich in Alkohol, Aether, Chloroform, Petroläther, Schwefelkohlenstoff, in Terpenen, ätherischen und fetten Oelen, in Essigsäure und in Schwefelsäure. In Wasser ist er nur wenig löslich (1:1200), doch ertheilt er diesem deutlich seinen eigenartigen Geruch und Geschmack. Verreibt man Kampher mit trockenem Chloralhydrat oder Phenol, Thymol, Menthol, Resorcin, Pyrogallol, Mono- und Dichloressigsäure und einigen anderen festen organischen Verbindungen, welche noch näher angeführt werden sollen, so erfolgt Verflüssigung, d. h. die Mischungen werden flüssig und behalten den flüssigen Aggregatzustand bei mittlerer Temperatur.

Die koncentrirte alkoholische Lösung des Kamphers lenkt die Ebene des polarisirten Lichtes stark nach rechts ab, doch nimmt die Rechtsdrehung bei zunehmender Verdünnung rasch ab. $[a]_D = +44{,}22°$ C.

Von Schwefligsäure-Anhydrid absorbirt der Kampher unter Verflüssigung mehr als 300 Volume. Beim Erwärmen giebt diese Flüssigkeit die schweflige Säure unter Hinterlassung von Kampher wieder vollständig ab. — Durch Oxydation mit Salpetersäure geht der Kampher in Kamphersäure über s. S. 23.

Die Arbeiten über die chemische Konstitution des Kamphers haben zu einer unbestrittenen Konstitutionsformel noch nicht geführt. Die bis jetzt vorliegenden Reaktionen lassen sich noch am besten an der Hand der BREDT'schen Formel erklären.

$$CH_2\!-\!\!-CH\!-\!\!-CH_2$$
$$CH_3\!-\!C\!-\!CH_3$$
$$CH_2\!-\!\!-C\!-\!\!-CO$$
$$CH_3$$

Kampherformel nach BREDT.

Prüfung und Aufbewahrung. Verfälschungen des Kamphers sind in Deutschland wohl kaum beobachtet worden. Wenn der Kampher den richtigen Schmelzpunkt und Siedepunkt hat und wenn er beim Erhitzen ohne zu verkohlen und ohne Hinterlassung eines nicht flüchtigen Rückstandes sublimirt und im übrigen den Lösungsmitteln gegenüber keine auffälligen Eigenschaften besitzt, so kann er als unverfälscht angesehen werden.

Wegen seiner merklichen Flüchtigkeit und wegen seines durchdringenden Geruches, welcher von anderen Arzneistoffen leicht angenommen wird und diesen lange anhaftet, schenke man der Aufbewahrung besondere Aufmerksamkeit. — Kleinere Vorräthe bringt man in weithalsigen Gläsern mit Glasstopfen unter. Für grössere Vorräthe benutzt man Büchsen aus Weissblech zur Aufbewahrung. Immer aber stellt man die Gefässe räumlich möglichst entfernt von anderen Arzneistoffen, ferner an einem kühlen Orte auf. — Abgewogene Mengen Kampher für den Handverkauf halte man nicht zu lange vorräthig, da ihr Gewicht stark schwindet.

Anwendung. Aeusserlich in Form von Verbandwasser und Salben (1 Kampher, 9 Fett) als Antisepticum bei schlaffen Geschwüren, jauchiger Eiterung. In Substanz als ableitendes Mittel, indem man z. B. bei Zahn- und Ohrenschmerz ein Stückchen Kampher, in Watte gehüllt, in den Gehörgang steckt. Ferner als reizendes und ableitendes Mittel in Form der verschiedenartigsten Einreibungen bei den mannigfaltigsten Zuständen.

Innerlich ist er in kleineren Gaben ein werthvolles Erregungsmittel. Man giebt ihn zu 0,05—0,2 g drei- bis viermal täglich bei drohendem Kollaps, bei Vergiftungen mit Narcoticis, als Expektorans. Grössere Gaben, wie 0,5—0,8 g, werden als Sedativum bei Delirium, Epilepsie, Nymphomanie, Kantharidenvergiftung gegeben.

Subkutane Injektionen (1 Kampher : 10 Olivenöl oder Alkohol oder Aether) werden namentlich bei Kollaps angewendet.

Technisch zur Herstellung des Celluloïds, zur Herstellung gewisser Sorten rauchschwachen Schiesspulvers, ferner als Mottenmittel. Grosse Mengen Kampher wirken toxisch, erzeugen z. B. Krämpfe.

Dispensation. Zur Herstellung von Pulvermischungen zerreibt man den Kampher zuerst mit Weingeist und fügt dann die anderen pulverförmigen Bestandtheile unter Reiben mit dem Pistill hinzu, wobei man starkes Aufdrücken vermeidet, da sich sonst der Kampher an Pistill und Mörserwand festsetzt. Kampher enthaltende Pulver werden in gläsernen Gefässen, oder in Wachspapier dispensirt. Wird der Kampher in wässerigen Mixturen verordnet, so mischt man ihn zuerst mit dreimal soviel arabischem Gummi, oder kommt Zucker, Traganth, Eigelb etc. zur Mixtur, mit diesen, und verdünnt unter Reiben die Mischung allmählich mit Zuckersaft oder Wasser. Wird er Oel- oder Balsam-Emulsionen zugesetzt, so löst man ihn zuvor unter Schütteln und gelindem Erwärmen in den Oelen, welche emulgirt werden sollen. Ein vorzügliches Umhüllungsmittel für Kampher in wässerigen Flüssigkeiten ist kohlensaure oder gebrannte Magnesia. Viele trockne oder harte Harze macht der Kampher durch seine Gegenwart flüssig oder weich. In Mischungen mit einigen Gummiharzen und Harzen, besonders dem Stinkasant, verliert er allmählich seinen Geruch. Zu Salben wird er mit etwas fettem Oel angerieben. In dieser Form wird er auch den geschmolzenen, aber nicht zu heissen Pflastern zugesetzt. 8 Theile fettes Oel lösen 3 Theile Kampher.

Camphora trita. Kampherpulver.

Wird dadurch hergestellt, dass man Kampherstücke mit starkem Weingeist oder mit Aether besprengt und in einem porcellanenen Mörser unter mässigem Druck zerreibt. Das Pulver wird nicht durch ein Sieb geschlagen. Man lässt den Weingeist oder Aether an der Luft abdunsten und schüttet das Pulver locker in sein Standgefäss. Grössere Mengen Kampherpulver stellt man auch wohl dadurch her, dass man mit erwärmtem Weingeist eine gesättigte Auflösung macht, diese mit einem doppelten Volum Wasser mischt, den abgeschiedenen Kampher in einem Kolatorium sammelt und auspresst.

Da das Kampherpulver im Verlaufe der Aufbewahrung doch wieder mehr oder weniger zusammenbackt, so halte man es nicht für gar zu lange Zeit vorräthig. Das durch Fällung der alkoholischen Lösung mit Wasser bereitete Kampherpulver backt nicht mehr zusammen.

Camphora in cubulis. Kampher in Würfeln.

Ist eine für den Handverkauf bestimmte und hierfür sehr zu empfehlende Form. Sie wird durch Komprimiren von Kampherpulver wie der Kampher in Platten hergestellt.

Camphora formylica, Kampheraldehyd, Formyl-Kampher, $C_{11}H_{16}O_2$.

Darstellung. Man löst 1 Atom Natrium in einer Lösung von 1 Mol. Kampher in Toluol auf und fügt unter Abkühlung 1 Mol. Ameisensäureäthyläther hinzu. Nach längerem Stehen wird in Eiswasser gegossen und die alkalische Lösung, welche den Kampheraldehyd in Form des Natriumsalzes enthält, von dem aufschwimmenden Toluol getrennt. Die alkalische Lösung wird mit Essigsäure angesäuert und der ausgeschiedene, ölartige Aldehyd mit Aether aufgenommen. Nach dem Verdunsten des letzteren hinterbleibt die Verbindung als Oel, welches später krystallinisch erstarrt. D.R.P. 49165.

$$C_8H_{14}\diagup\!\!\begin{array}{c} CH_2 \\ | \\ CO \end{array} \qquad\qquad C_8H_{14}\diagup\!\!\begin{array}{c} CH\!-\!CHO \\ | \\ CO \end{array}$$

Kampher.   Kampheraldehyd.

Der so erhaltene Kampheraldehyd schmilzt bei 76—78⁰ C.; er hat saure Eigenschaften, ist leicht in Alkalien löslich und giebt mit Kupferacetat und Zinkacetat ein krystallinisches Kupfer- bezw. Zinksalz. Mit Eisenchlorid liefert er in alkalischer Lösung eine intensive Dunkelviolettfärbung.

Der Kampheraldehyd ist zur Verwendung als Arzneimittel und als Ausgangsprodukt für Arzneimittel in Aussicht genommen.

Camphora artificialis. Künstlicher Kampher. Camphoricin. $C_{10}H_{16}\cdot HCl$. Mit diesem wenig zutreffenden Namen bezeichnet man das durch Einwirkung von wasserfreier Salzsäure auf Terpentinöl gewonnene Pinenchlorhydrat, Terpentinölmonochlorhydrat.

Man leitet in abgekühltes Terpentinöl trocknes Salzsäuregas bis zur Sättigung ein. Beim Abkühlen unter 0° C. scheidet sich die Verbindung als krystallinische Masse aus, welche nach dem Abpressen aus Alkohol umkrystallisirt werden kann.

Farblose, kampferartig riechende, je nach der Abstammung des Terpentinöls bei 115—125° C. schmelzende Krystalle; unlöslich in Wasser, löslich in Alkohol.

Camphora benzoïca. Benzoësäure-Kampher. Gemisch von Kampherpulver mit Benzoësäure in verschiedenen Verhältnissen.

Camphora carbolisata. Karbolkampher. Acidi carbolici 9,0, Spiritus 1,0, Camphorae tritae 25,0. Oelige, blassgelbliche Flüssigkeit von schwachem Kamphergeruch, unlöslich in Wasser und in Glycerin, mischbar in allen Verhältnissen mit Mandelöl oder Olivenöl. Als Verbandmittel an Stelle der Karbolsäure, auch zum Bepinseln von diphtherischen Belägen.

Camphora naphtholica. Naphthol-Kampher. Eine durch Zusammenreiben im erwärmten Mörser aus 1 Th. β-Naphthol und 2 Th. Kampher erhaltene Flüssigkeit.

Camphora resorcinata. Resorcin-Kampher. Durch Zusammenschmelzen von gleichen Theilen Kampher und Resorcin zu erhaltende Flüssigkeit.

Camphora salolisata. Salol-Kampher. 10 Th. Kampher werden mit 14 Th. Salol im erwärmten Mörser bis zur Verflüssigung zusammengerieben. Auf Baumwolle-Bäuschen zum Verbande von Furunkeln und Karbunkeln.

Camphora thymolica. Thymol-Kampher. Wird dargestellt durch Zusammenreiben gleicher Theile Thymol und Kampher im erwärmten Mörser bis zur Verflüssigung.

Aqua camphorata (Ergänzb.). **Eau camphrée** (Gall.). Kampherwasser. Gall.: Camphorae 2,0 löst man in wenig Spiritus, und reibt mit Aquae destillatae 1000,0 an. Die Mischung wird aufbewahrt und im Bedarfsfalle filtrirt. Ergänzb.: Spiritus camphorati 2,0, Aquae 100,0. Kräftig schütteln, im Bedarfsfalle abfiltriren.

Linimentum ammoniato-camphoratum. (Germ. Helv.) Flüchtiges Kampherliniment. Germ.: Camphorae 3,0, Olei Olivarum 27,0, Olei Papaveris 10, Liquoris Ammonii caustici (0,96 spec. Gew.) 10,0. Helv.: Camphorae 7,5, Olei Olivarum 67,5, Liquoris Ammonii caustici (0,96 spec. Gew.) 25,0. Man beachte, dass die Brit. unter einem ähnlichen Namen ein völlig verschiedenes Präparat führt.

Linimentum Camphorae ammoniatum. (Brit.) Camphorae 50,0 g, Olei Lavandulae 2,5 ccm, Liquoris Ammonii caustici (0,891 spec. Gew.) 100 ccm, Spiritus (90 Proc.) q. s. ad 400 ccm.

Oleum camphoratum. (Germ. Helv.), **Huile camphrée** (Gall.). Kampheröl. Germ., Helv. und Gall.: Camphorae 1,0, Olei Olivarum 9,0. Austr.: Camphorae 1,0, Olei Olivarum 3,0.

Linimentum Camphorae. Brit.: Camphorae 1,0 g, Olei Olivarum 4 ccm. U-St.: Camphorae 1,0, Olei Gossypii 4,0.

Spiritus camphoratus. (Austr. Germ. Helv.) **Spiritus Camphorae** (Brit. U-St.). **Teinture de Camphre** (Gall.).

Germ. Helv.: Camphorae 1,0, Spiritus (90 Proc.) 7,0, Aquae 2,0. Austr.: Camphorae 1,0, Spiritus diluti (70 Vol. Proc.) 9,0. Brit., U-St.: Camphorae 50,0, Spiritus (90 Proc.) q. s. ad 500 ccm.

Gall.: Teinture de Camphre faible: Camphorae 10,0, Spiritus (60 Vol. Proc.) 390,0. Teinture de Camphre concentrée: Camphorae 1,0, Spiritus (90 Proc.) 9,0.

Vinum camphoratum (Germ.). Kampherwein. Camphorae 1,0 löst man in Spiritus 1,0, darauf fügt man unter Umschütteln Mucilaginis Gummi arabici 3,0 und Vini albi 45,0 hinzu. Einen schöneren Kampherwein erhält man, wenn man im Mörser 1,0 Th. Kampher in 1,0 Weingeist löst, 1,0 Th. arabisches Gummi (Pulver) hinzumischt und nun in kleinen Mengen 47,0 Th. Weisswein dazu rührt.

Kampher-Cold-Cream. Camphorae tritae 5,0, Unguenti lenientis 95,0.

Sel de vinaigre sind Kaliumsulfatkrystalle, bez. deren Bruchstücke, befeuchtet mit Acetum britannicum s. S. 10.

Thiocamf. Lässt man schweflige Säure unter gewöhnlichen Verhältnissen auf Kampher einwirken, so vereinigen sich beide zu einer Flüssigkeit, welche die schweflige Säure nur locker gebunden enthält. 1 Vol. Kampher absorbirt etwa 300 Vol. Schwefligsäuregas. Die wässerige Lösung des Präparates dient als Antisepticum. Durch Erwärmen des Thiocamfs wird Schwefligsäuregas entwickelt.

Kryostaz. Eine Mischung von krystall. Phenol, Kampher, Zaponlack und Terpentinöl. Gallertartige Masse, welche in der Kälte flüssig ist und bei Zimmertemperatur gerinnt.

Wiener Kampherkugeln. Aeusserlich gegen geschwollene Backen. Aluminis crudi 30,0, Ammonii chlorati 15,0, Aquae 180,0, Cretae albae 400,0, Cerussae 250,0, Camphorae (in Spiritus gelöst) 8,0. Fiant boli von 15,0 g Gewicht. Oder Calcii carbonici nativi pulv. 590,0, Cerussae 395,0, Camphorae 15,0, Aquae q. s.

ANGELSTEIN's Liniment antirheumatic. Camphorae 5,0, Olei Cajeputi 5,0, Glycerini 100,0.

Balsam, POSER'scher, von ED. GROSS in Breslau, Einreibung bei chronischen und lokalen Rheumatismen. 125,0 einer gelben Flüssigkeit, aus ca. 4,0 Rosmarinöl; 10,0 Kampher, 15,0 Ameisentinktur, 5,0 Spanischfliegentinktur, 90,0 Weingeist und 10 Tropf. Safrantinktur bestehend. (4 Mark.) (HAGER, Analyt.)

Universalmittel, BESSER's. 1) das Universalmittel gegen Epilepsie besteht aus 30,0 roth gefärbtem Kampherspiritus, Preis 1,5 Mark, 2) das Universalmittel gegen Wassersucht besteht aus 50,0 Stengeln und Blättern von *Spartium Scoparium*, Preis 1,5 Mark, 3) das Universalmittel gegen Rheumatismus und Gicht, im Preise von 0,2 Mark, besteht aus einem groben Pulver aus Bernstein, Weihrauch, Lavendelblumen, Kamillen und Wacholderbeeren. (SCHÄDLER, Analyt.)

Blatticidium oder **Mottentod** von MACKS. 3 Th. Kampher, 1 Th. Lavendelöl, 1 Th. Spicköl, 1 Th. Terpentinöl, 2 Th. Benzin, 32 Th. Spiritus. (330 g = 2 Mark.) (HAGER, Analyt.)

Brahminen-Tinctur von Dr. RAUSCH, gegen Rheumatismus. Spiritus 1000,0, Grüne Tannenzapfen 200,0, Florum Arnicae 150,0, Spiritus Formicarum 250,0, Fructuum Juniperi, Terebinthinae venetae, Camphorae āā 30,0.

Elixir Karoly pour les fourrures ist eine Lösung von Kampher und Karbolsäure in starkem Spiritus, gemischt mit einer hellbräunlichen scharfen Tinktur (Tinctura Pyrethi rosei?). (CASSELMANN, Analyt.)

Esprit de hanneton (Maikäferspiritus) von FRANZ GROSS in Landsberg a. d. W. ist eine trübe, gelbliche, spirituöse Flüssigkeit, dargestellt aus 80 Th. Spanischer Seife, 20 bis 25 Th. Kampher, 400 Th. Wasser, 600 Th. Alkohol, 80—100 Th. frischen Maikäfern, durch Maceration und Koliren. (60 g = 1,5 Mark.) (HAGER, Analyt.)

Feytonia, gegen Zahnschmerz entweder auf Watte in den hohlen Zahn einzuführen oder zum Einreiben der schmerzenden Stelle, ist ein Gemisch aus 10 Kampher, 20 Kajeputöl, 40 Chloroform und 1 Nelkenöl. (HAGER, Analyt.)

Frostbalsam DOEPP'scher, ein Gemisch aus gleichen Theilen Oleum camphoratum, Oleum Rosmarini und Acetum plumbicum.

Frostbalsam, RICHARDIN'scher, eine Lösung von 2,0 Kampher, 3,0 Wacholderöl, 3,0 Thymianöl in 4,0 Salmiakgeist und 32,0 Weingeist.

Gehöröl des Dr. MÉNE MAURICE. Ein mit Alkanna gefärbtes Gemisch aus 30,0 Provenceröl, 0,3 Kampher, 8 Tropf. Zimmtöl und 15 Tropf. Essigäther. (6 Mark.) (E. HOYER, Analyt.)

Gehöröl von Dr. JOHN ROBINSON. 1000 Th. Speiseöl (Sonnenblumenöl mit Mohnöl), 15 Th. Kampher, 6 Th. Kajeputöl, 1 Th. Sassafrasöl, 1 Th. Bergamottöl, 1 Th. Pelargonienöl. (90 g = 15 Mark.) (HAGER, Analyt.)

Gehöröl von Dr. SEYDLER, ein mit Kampher und Kajeputöl parfümirtes mohnhaltiges Provenceröl, mit Alkanna roth gefärbt. Daneben etwas gekampherte Wollwatte. (HAGER, Analyt.)

Gichtliniment, HOME's, Englisches Arcanum, besteht aus 3,0 Kampher, 10,0 Terpentinöl, 20,0 Nervensalbe, 35,0 schwarzer Seife, 10,0 gepulvertem Mutterkümmel und 1,0 Ammonkarbonat.

Kampher-Milch von COLER, Mittel gegen Hautkrankheiten. Zinci oxydati 10,0, Aquae Rosae 180,0, Spiritus camphorati 5,0.

Katarrh remedy, Dr. SAGE's von R. V. PIERCE, gegen Lungenleiden. Ein Pulvergemisch aus Acidi carbolici 0,5, Camphorae 0,5, Natrii chlorati 10,0. Wird, in $^1/_2$ l Wasser gelöst, in die Nase eingesogen.

Laurineen von BLUMENTHAL in Berlin. Mittel gegen rheumatische Leiden. Saponis medicati 4,0, Camphorae 1,5, Olei Rosmarini 0,5, Spiritus (75 Proc.) 94,0.

Mottentinktur von P. SCHÜTZE. **I.** Acidi carbolici 1,5, Camphorae, Olei Rosmarini āā 30,0, Olei Caryophyllorum, Fuchsini āā 5,0, Spiritus 2500,0. **II.** Olei Terebinthinae, Olei Caryophyllorum, Olei Bergamottae āā 1,0, Camphorae 2,0, Tincturae Capsici 16,0, Spiritus 32,0.

Regenerations-Pillen von Dr. R. RICHARD, gegen geschwächtes Nervensystem. 120 mit Lycopodium konspergirte Pillen, aus 7,5 g Kampher, 10 g Enzianextrakt und 6 g Althaeapulver bestehend. (Dr. HORN, Analyt.)

Remedium miraculosum, gegen Blüthen im Gesicht, Mitesser, unreine Haut etc. Fabrikant Apotheker STEINGRAEBER in Rossleben. 45 g eines Gemisches aus Zinc. oxyd. 5, Sulf. praec. 20, Aqua 70, Spirit. camph. $2^1/_2$, Eau de Cologne $2^1/_2$. 1 Mark. (SCHAEDLER, Analyt.)

Rheumatismus-Extract von Joseph Böhlen in Bayreuth, besteht aus circa 22,0 Chloroform, 16,0 Spiritus, 8,0 Terpentinöl, 1,0 verharztem Lavendelöl, 1,0 Rosmarinöl, gefärbt mit etwas Alkanna. Eine Flasche mit 48,0 dieser Flüssigkeit kostet 1,75 Mark. (Hager, Analyt.)

Salbe des Einsiedlers Johann Treitler. 3 Th. Nürnberger kampherhaltiges Pflaster, 1 Th. Baumöl oder ungesalzene Butter, 3 Th. Theer. (Hager, Analyt.)

Sommersprossen, Mittel von Hoefeld. **I.** 15 g weisse Präcipitatsalbe mit etwas Wachs versetzt. **II.** Ein Waschwasser aus 0.25 g Kampher, 8 g Benzoëtinktur, 15 g Seifenspiritus und 125 g Rosenwasser. (Wittstein, Analyt.)

Spiritus Bohemi gegen alle Arten von Zahnschmerz. Eine weingeistige Lösung von Kampher und Nelkenöl. 15 g = 3 Mark. (Ludwig, Analyt.)

Spiritus anticephalicus Ward, **Spiritus ammoniacalis** Hawkins gegen Migräne, eine Lösung von 10,0 Camphora in 50,0 Spiritus Ammonii caustici spirituosus; 20,0 spiritus Coloniensis und 80,0 Spiritus Lavandulae. Damit befeuchtete Leinwand auf die Stirn zu legen.

Weinhold's Universalbalsam, zum innerlichen und äusserlichen Gebrauch: Alkoholische Lösung von Kampher, Krauseminzöl, Rosmarinöl, Kümmelöl, Thymianöl, gefärbt mit Alkanna.

Kampher-Oel.

Kampher-Oel. Bei der Destillation des Kamphers aus den verschiedenen Theilen des Kampherbaumes wird ein öliges Destillat gewonnen, aus welchem sich beim Erkalten der feste Kampher abscheidet. Das zurückbleibende Oel, „Kampher-Oel", galt früher als ein ziemlich werthloses Nebenprodukt, welches an Ort und Stelle meist als Leucht-Material verbraucht wurde.

Nachdem es etwa 1887 in grösseren Mengen nach Europa gebracht worden war, und man erkannt hatte, dass in diesem Oel noch fester Kampher in solchen Mengen, dass die Abscheidung sich materiell lohnt, ferner Safrol enthalten sei, ist auch das Kampheröl ein werthvolles Material geworden. Das meist aus Japan kommende „rohe Kampheröl" wird (durch Schimmel & Co., Leipzig) der fraktionirten Destillation unterworfen, durch welche man besonders den festen Kampher und das Safrol abscheidet. Man erhält als Nebenprodukte ein sog. „weisses leichtes Kampheröl" in grösseren Mengen und in geringeren Mengen das sog. „schwere Kampheröl".

Leichtes Kampheröl. Ein farbloses, dem Terpentinöl ähnliches Oel, nach Terpenen bez. kampherartig riechend. Spec. Gewicht bei 15° C. 0,895—0,900—0,920. Siedepunkt gegen 170—180° C. Entflammungspunkt 44,5° C. (Entflammungspunkt des Terpentinöls = 33,7° C.).

Es enthält Terpene: Pinen, Camphen, Dipenten, Phellandren, sämmtlich $C_{10}H_{16}$. Wirkt stark desinficirend.

Man verwendet es als Ersatz des Terpentinöls zum Auflösen von Harzen, ferner zu 2—3 Proc. zur Verdeckung des Geruches billiger Schmierseifen, zur Parfümirung weisser Schmierseife und der sog. Terpentinseifen. Doch ist seine Verwendung immer von dem augenblicklichen Preisstande abhängig.

Schweres Kampheröl. Besteht aus den von 240—300° C. übergehenden Antheilen des Kampheröls. Spec. Gewicht 0,960—0,970. Enthält Sesquiterpen $C_{15}H_{24}$, Safrol $C_{10}H_{10}O_2$, Eugenol $C_{10}H_{12}O_2$, Cineol $C_{10}H_{18}O$, Fenchon $C_{10}H_{16}O$, Terpineol $C_{10}H_{18}O$. Kann zur Parfümirung von Seifen verwendet werden, tritt aber im Handel gegen das leichte Oel sehr zurück.

Rixolin ist ein Gemisch von leichtem Kampheröl mit Petroleum.

Purin, Fleckenwasser von Berndt & Co. in Berlin ist ein Produkt der Destillation aus Kampheröl mit Natronlauge und Alkohol (?).

<table>
<tr><td>

Acetum camphoratum.

(Ergänzb. Hamburg. Vorschr.)

Rp. Camphorae   1,0
    Spiritus (90%)   9,0
    Aceti (6%)   90,0.

Vinaigre camphré (Gall.).

Rp. Acidi acetici glacialis
    Camphorae   āā 25,0
    Aceti (7—8%)   950,0.

</td><td>

Aether camphoratus.

Tinctura camphorata aetherea.
Kampher-Aether.

Rp. Camphorae   5,0
    Aetheris   20,0.

Teinture étherée de camphre (Gall.).

Rp. Camphorae   10,0
    Aetheris   63,0
    Spiritus   27,0.

</td></tr>
</table>

Aqua camphorata aetherea.

Rp. Aetheris camphorati 10,0
　　Aquae destillatae 200,0.
Man schüttelt kräftig um und filtrirt alsdann ab

Aether piceo-camphoratus.

Rp. Camphorae
　　Picis liquidae
　　Spiritus (90⁰/₀) āā 10,0
　　Aetheris 50,0.
Man macerire einige Tage und filtrire.

Aqua otalgica LUDEWIG.

LUDEWIG's Ohrentropfen.

Rp. Spiritus Coloniensis 40,0
　　Olei Juniperi Fructus gtt. 8
　　Camphorae 0,15
　　Liquoris Ammonii caustici (0,960) gtt. 15.
Bei Schwerhörigkeit einige Tropfen auf Baumwolle
in den Gehörgang.

Aqua St. Johannis.

Rp. 1. Zinci sulfurici 3,0
　　2 Cupri sulfurici 1,0
　　3. Croci pulverati 0,25
　　4. Spiritus camphorati 360,0
　　5. Aquae destillatae 1000,0.
Man mischt 1—3, reibt mit 4 an, fügt 5 hinzu,
macerirt 2 Tage und filtrirt. Zu Waschungen
und Umschlägen bei Kontusionen und Luxa-
tionen.

Aura camphorata GOELIS.

Rp. Camphorae tritae 0,05
　　Gummi arabici 1,0
　　Tincturae Opii crocatae gtt. 4
　　Infusi radicis Althaeae 100,0.

Balsamum GENEVIER.

Rp. Cerae flavae 25,0
　　Cetacei 5,0
　　Olei Olivarum 30,0
　　Olei Terebinthinae 2,0
　　Camphorae 1,3
　　Ligni Santali rubri pulv. 4,0.
Verbandsalbe für schlaffe Geschwüre, brandige
Wunden.

Balsamum nervinum VENELL.

Rp. Adipis Alkanna tincti 50,0
　　Cerae flavae 7,5
　　Olei Nucistae 15,0.
Leni calore liquatis admisce
　　Olei Rosmarini
　　Olei Menthae crispae
　　Olei Lavandulae
　　Olei Caryophyllorum
　　Olei Thymi
　　Olei Salviae āā 0,3
　　Balsami Peruviani 4,0
　　Camphorae tritae 1,5
　　Spiritus Vini 5,0.

Balsamum Saponis camphoratum.

Liniment savonneux camphré (Gall.).

Rp. Spiritus saponati 50,0
　　Camphorae
　　Olei Amygdalarum āā 5,0
　　Spiritus 40,0.

Balsamum odontalgicum.

Zahnbalsam.

Rp. 1. Camphorae tritae
　　2. Opii pulverati āā 5,0
　　3. Olei Caryophyllorum
　　4. Olei Cajeputi āā 1,0
　　5 Sanguinis Draconis 2,5
　　6. Olei Myristicae 45,0.
Man mischt 1—5 und rührt sie in 6, nachdem es
halb erkaltet ist, ein.

Candelae Camphorae.

Rp. Camphorae tritae 15,0
　　Kalii nitrici 7,5
　　Radicis Althaeae 12,5
　　Aquae q. s.
M. Fiant candelae quinque.
Antiseptisches und desinficirendes Räuchermittel,
auch gegen Gicht und Gliederreissen.

Ceratum Camphorae compositum.

Kampher-Eis. Camphor-Ice (Nat. form. 96).

Rp. Cerae albae 150,0
　　Cetacei 480,0
　　Olei Ricini 250,0
　　Camphorae tritae 107,0
　　Acidi benzoici 10,0
　　Acidi carbolici 2,0
　　Olei Amygdalarum amararum aetherei 1,0.
In Ceratformen auszugiessen.

Cigaretae camphoratae.

Linsengrosse Kampherstückchen werden in Gaze gehüllt und in ein papierenes, hölzernes etc. Rohr
eingeschoben. Durch dieses Rohr athmet der
Patient die Luft ein.
RASPAIL in Paris empfahl sie gegen verschiedene
Brustleiden, gegen Katarrh, Heiserkeit, Stimmlosigkeit, Husten, Keuchhusten, Lungensucht;
ferner gegen Magenkrampf, Magenweh, Gastritis,
wenn man beim Gebrauch der Cigaretten den
Speichel verschluckt.

Clysma camphoratum LISFRANC.

Rp. Camphorae 0,25
　　Tincturae Opii crocatae gtt. 15
　　Vitellum ovi unius
　　Infusi Althaeae 80,0.
In einem kalten Lavement vor dem Schlafengehen
(bei Dysmenoirhöe).

Emplastrum antarthriticum BENNINGSEN.

BENNINGSEN'sches Gichtpflaster.

Rp Emplastri saponacei 50,0
　　Camphorae tritae 1,5
　　Castorei Canadensis pulverati 0,5.
In Papierkapseln auszugiessen.

Emplastrum balsamicum SCHIFFHAUSEN.

Rp Emplastri saponati 40,0
　　Emplastri fusci 20,0
　　Camphorae tritae 2,5
　　Castorei Canadensis pulverati 1,25.
In Papierkapseln ausgiessen.

Emplastrum miraculosum RADEMACHER.

Rp. 1. Minii 100,0
　　2. Olei Olivae 200,0
　　3. Succini subtilissime pulverati 5,6
　　4. Camphorae tritae 3,0
　　5. Aluminis usti pulverati 1,5.
Man kocht 1 und 2 zum Pflaster, fügt, wenn es
etwas abgekühlt ist, 3, 5, und 4 hinzu und giesst
in Kapseln aus.

Emplastrum contra morbum nauticum.

Rp. Emplastri Plumbi compositi 40,0
Leni calore liquatis admisce
　　Olei Cajeputi 1,0
　　Camphorae 3,0
　　Opii pulverati
　　Ammonii carbonici pyro-oleosi āā 2,0.
D. S. Wird auf die Magengegend gelegt (gegen
und bei Seekrankheit).

Emplastrum resolvens camphoratum.

Rp. Emplastri Plumbi compositi
　　Emplastri Meliloti āā 25,0
　　Camphorae tritae 1,25.
In Papierkapseln auszugiessen.

Emulsio camphorata.

Rp. Camphorae   0,5
     Gummi arabici   2,5
     Spiritus Vini   gtt. 25.
Conterendo mixtis immisce
     Sacchari albi   25,0
     Emulsionis Amygdalarum 250,0.

English Odontine.

Rd. Camphorae   2,5
     Spiritus Vini 5,0
     Chloroformii 10,0.

Fomentum anticephalalgicum.
Migräneumschlag.

Rp. Aceti aromatici   10,0
     Aquae Rosae   80,0
     Albumen ovorum duorum
     Glycerini   15,0
Agitando mixtis adde
     Camphorae   3,0
soluta in
     Aetheris   5,0.
Zwischen zwei leinenen Läppchen auf die Stirn
zu legen (bei Hemicranie, Migräne).

Guttae contra choleram Lobkowitz.
Tincturae Secalis camphorata.

Rp. Fructuum Secalis cerealis tostorum 10,0
     Spiritus Vini (90 Proc.)   100,0.
Digere et exprime. In colaturae 90,0 solve
     Camphorae   20,0.
Halbstündlich 10—20 Tropfen.

Guttae contra choleram Oppolzer.

Rp. Camphorae   1,0
     Aetheris acetici   12,0
     Tincturae Opii simplicis 3,0.
D. S. Alle 15—30 Minuten 10—15 Tropfen (bei
Cholera asphytica).

Linimentum ammoniato-camphoratum
(Form. mag. Berol.).

Rp. Olei camphorati (1:10)   20,0
     Olei Rapae   60,0
     Liquoris Ammonii caustici (0,96) 20,0

Linimentum antiherpeticum Sundewall.

Rp. Olei camphorati   20,0
     Olei Caryophyllorum 1,0
     Adipis suilli   50,0.
M. D. S. Nach dem Abscheeren der Haare und
täglich einmaligem Abwaschen mit Sodalösung
zweimal einzureiben (bei Herpes tonsurans).

Liquor baroscopicus.
Baroskop-Flüssigkeit.

Rp. Spiritus Vini absoluti
     Spiritus Vini (90%)   āā 80,0
     Camphorae   50,0
     Kalii nitrici pulverati
     Ammonii hydrochlorici pulverati āā 10,0.
Man erwärmt die Mischung eine Stunde lang und
bewahrt die Flüssigkeit mit dem Niederschlage
auf. Vor dem Einfüllen in das Baroskop umzuschütteln.

Liquor nervinus Bangii.

Rp. Camphorae tritae 10,0
     Aetheris   20,0.
20—30 Tropfen in Wein zu nehmen.

Lotio cosmetica acida (Hamb. Vorschr.).
Saures Gesichts-Waschwasser.

Rp. Acidi acetici glacialis   5,0
     Tincturae Benzoës
     Spiritus camphorati āā 5,0
     Tincturae Santali rubri 7,5
     Spiritus (90%)   77,5.

Mixtura camphorata.

Rp. Camphorae tritae   4,0.
Affunde
     Spiritus Vini   1,0.
Tum misce cum
     Aquae destillatae 195,0
et cola per linteum.

Mixtura camphorata acida.

Rp. Mixturae camphoratae 85,0
     Aceti Vini (6%)   5,0.

Mixtura Magnesiae camphorata Murchison.

Rp. Camphorae tritae   1,2
     Spiritus Vini   0,3.
Tum admisce
     Magnesiae subcarbonicae 2,5
     Aquae destillatae   200,0.
D. S. Halb- bis 2 stündlich einen Esslöffel (bei
Typhus, besonders gegen den quälenden Durst).

Oleum acusticum.

Gehöröl. Ohrenöl gegen Schwerhörigkeit.

Rp, Olei Olivae Provincialis 20,0
     Olei camphorati   2,5
     Olei Cajeputi
     Olei Sassafras
     Aetheris   āā gtt. 5.
M. D. S. Fünf bis zehn Tropfen auf Baumwolle
in den Gehörgang einzuführen.

Oleum bezoardicum.

Rp. Olei camphorati   100,0
     Olei Bergamottae
     Olei Alkanna tincti āā 5,0.
Misce.

Oleum otacusticum Rust.

Rp. Olei camphorati   gtt. 15
     Olei Amygdalarum   30,0
     Liquoris Ammonii anisati gtt. 8.
M. D. S. Täglich einige Tropfen in den Gehörgang zu geben (bei Hypocophosis asthenica).

Oleum Terebinthinae camphoratum.
Englische Zahntropfen.

Rp. Camphorae   5,0
     Olei Terebinthinae 20,0.
(Mittel gegen Schmerz hohler Zähne, Frostbeulen).

Pasta Camphorae.

Rp. Camphorae tritae   20,0
     Olei Olivae Provincialis 2,0
     Spiritus Vini q. s.
ut massa linimenti spissitudinis efficiatur.
Aeusserlich (in den hohlen schmerzhaften Zahn
zu bringen, auf die Wange in der Gegend des
Zahnschmerzes oder auf andere schmerzhafte
Stellen, auf syphilitische Geschwüre und Anschwellungen zu legen).

Pilulae antichoreicae Debreyne.

Rp Asae foetidae
     Camphorae   āā 10,0
     Extracti Belladonnae 3,0
     Extracti Opii   1,0
     Gummi arabici q. s.
Fiant pilulae ducentae (200).
Des Morgens nüchtern 2, und allmählich steigend
bis zu 8 Pillen (bei Chorea).

Pilulae mitigantes Robert.

Rp. Camphorae   2,0
     Secalis cornuti   4,0
     Mucilaginis Gummi arabici q. s.
Fiant pilulae quinquaginta (50).
Morgens und abends eine Pille (bei Pollutiones
nocturnae).

Pilulae mitigantes VELPEAU.

Rp. Camphorae
     Kalii nitrici   āā 5,0
     Radicis Ipecacuanhae 2,5
     Aquae q. s.
Fiant pilulae quinquaginta (50).
Drei- bis vierstündlich eine Pille (bei Delirien nach gewissen Operationen, bei Gesichtsrose).

Pilulae Nitri camphoratae.

Rp. Kalii nitrici   10,0
     Camphorae
     Conservae Rosae āā 5,0.
Fiant pilulae ponderis 0,2.
Fünf bis zehn Pillen (bei schmerzhafter Blennorrhagie).

Pilulae otalgicae PINTER.
PINTER's Ohrenpillen.

Rp. Camphorae tritae 1,0
     Cerae flavae   3,0
     Emplastri fusci   6,0.
Leni calore mixta post refrigerationem in pilulas sexaginta (60) redigantur. In Watte gehüllt abzugeben.
S. Eine Pille in Baumwolle gehüllt in den Gehörgang einzuführen.

Pilulae sedativae RICORD.

Rp. Camphorae
     Thridacis   āā 3,0
     Mucilaginis Gummi arabici q. s.
M. f. pilulae viginti (20).
D. S. Vier bis sechs Pillen des Abends (bei Priapismus, schmerzhaften Erectionen, acuter Harnröhrenentzündung, Chorda, Balanitis).

Pommade camphrée (Gall).

Rp. Camphorae tritae 30,0
     Cerae albae   10,0
     Adipis   90,0.

Pulvis antisepticus RUST.

Rp. Camphorae
     Myrrhae   āā 5,0
     Corticis Chinae fusci
     Florum Chamomillae āā 10,0
     Carbonis ligni   20,0.
M. f. pulvis subtilior. Zum Einstreuen in gangränöse Wunden.

Pulvis camphorae compositus.
Frostpulver.

Rp. Camphorae tritae   20,0
     Opii pulverati   2,0
     Amyli Solani tubcrosi 60,0.
Zum Einstreuen in die wollenen Handschuhe (gegen Frostanschwellungen, Frostbeulen).

Pulvis dentifricius cum Camphora (Ergänzb.).
Kampher-Zahnpulver.

Rp. Camphorae tritae   1,0
     Calcii carbonici   19,0.

Pulvis diaphoreticus GRAEFE.
GRAEFE's Schweisspulver.

Rp. Camphorae   0,1
     Opii   0,03
     Kalii nitrici   0,3
     Sacchari   10,0.
Vor dem Schlafengehen in Thee zu nehmen.

Pulvis ad erysipelas camphoratus.
Aller Heiligen Rothlaufpulver

Rp. Herbae Majoranae
     Florum Chamomillae
     Florum Sambuci āā 10,0
     Foliorum Malvae
     Herbae Meliloti āā 20,0
     Fabarum albarum   30,0
     Camphorae   2,0.
M. f. pulvis grossiusculus.

Pulvis expectorans (Form. Berol.).

Rp. Acidi benzoïci   0,15
     Camphorae tritae 0,03
     Sacchari albi   0,5.
doses tales X.

Sagena gossypina aromatica.
Gichtwatte.

Rp. Camphorae   10,0
     Olei Caryophyllorum   2,0
     Liquoris Ammonii caustici spirituosi 15,0
     Mixturae oleoso-balsamicae   50,0.
Zum Besprengen der Wattetafeln.

Sapo camphoratus.

Rp. Saponis cocoini amorphi recentis 100,0
     Camphorac tritae   5,0.
Misce.

Solutio Camphorae aetherea TROUSSEAU.

Rp Camphorae 25,0
     Aetheris   50,0.
D. S. Zum Bepinseln. Leicht entzündliche Flüssigkeit! (Mittelst eines Pinsels wird die erysipelatöse Hautfläche bei Neugeborenen bestrichen.)

Spiritus aethereus camphoratus.
Liquor nervinus BANGII.

Rp. Camphorae   5,0
     Spiritus aetherei 45,0.
20—30 Tropfen in Wein zu nehmen (bei Cholera, Dysenterie, Kolik).

Spiritus anticephalalgicus.
Kopf- und Hirnspiritus.

Rp. Liquoris Ammonii caustici
     Spiritus camphorati
     Spiritus Rosmarini   āā 10,0.
Zum Riechen und auf Kompressen auf Stirn und Schläfe zu legen (bei Migräne, Kopfschmerz).

Spiritus camphoratus crocatus (Ergänzb.).
Elixir camphoratum HARTMANN.

Rp. Spiritus camphorati 12,0
     Tincturae Croci   1,0.

Spiritus cephalicus GROMNITZKI.
GROMNITZKI's Kopfgeist. Migränegeist.

Rp. Camphorae   15,0
     Olei Menthae piperitae   5,0
     Balsami Vitae Hoffmanni 10,0
     Spiritus (90 Proc.)   50,0.
Auf Stirn und Schläfe einzureiben.

Spiritus contra Perniones II (Hamburg. Vorschr.).
Frost-Spiritus.

Rp. Acidi hydrochlorici (25%) 1,0
     Spiritus camphorati   9,0.

Spiritus nervinus camphoratus.
Strassburger flüssiger Opodeldok.

Rp. Liquoris Ammonii caustici spirituosi 5,0
     Spiritus camphorati
     Spiritus saponati   āā 15,0
     Spiritus Vini (90 Proc.)   45,0
     Tincturae Opii simplicis   2,5
     Olei Lavandulae
     Olei Rosmarini   āā 1,0.

Spiritus resolvens SCHMUCKER.
Fomentum resolvens SCHMUCKER.

Rp. Spiritus camphorati   35,0
     Spiritus saponati   25,0
     Spiritus Rosmarini   50,0
     Ammonii hydrochlorici pulverati 3,0.
Misce, agita et filtra.
Bei Verrenkung, Kontusionen, Frost etc. Ein Flanell-Lappen wird durchtränkt und auf die leidende Stelle aufgelegt oder aufgebunden.

Tinctura anticholerica KRÜGER.
(Hamburg. Vorschr.)

Rp. Spiritus aetherei 2,0
Spiritus camphorati 15.0
Aquae destillatae 33,0
Spiritus (90%) 50,0.

Tinctura contra tineas.
Mottentinktur

Rp. Tincturae Capsici annui
Spiritus (90 Proc.) āā 100,0
Camphorae 30,0
Acidi carbolici puri 5,0
Zum Besprengen des Pelzwerkes und der Wollen-
zeuge.

Unguentum Althaeae camphoratum.

Rp. Unguenti Althaeae 25,0
Camphorae tritae
Spiritus (90 Proc.) āā 2,5.

M

Unguentum camphoratum (Ergänzb.).

Rp. 1. Camphorae tritae 2,0
2. Unguenti cerei 8,0.
Man löst 1 unter Erwärmen in 2 und rührt bis
zum Erkalten.

Unguentum camphoratum (Helv.).

Rp. Cerae albae 1,0
Adipis suilli 7,0
Camphorae 2,0.

Unguentum contra Perniones seu camphoratum
(Form. Berol.).

Rp. Camphorae tritae 5,0
Vaselini flavi 50,0.

Unguentum flavum FRÈRE CÔME.

Rp. Cerae flavae 10,0
Olei Olivae 15,0
Camphorae tritae 3,0.
Leni calore mixtis adde
Aceti plumbici 4,5.
Nach Anwendung des arsenikalischen Causticums
auf die cancröse Wunde zu applicirem.

Unguentum Picis camphoratum ROLLET.

Rp. Picis liquidae
Camphorae āā 5,0
Adipis suilli 40,0.

Unguentum contra Perniones I (Hamb. Vorschr.).
Frostsalbe I.

Rp. Camphorae tritae 10,0
Vaselini flavi 90,0.

Unguentum contra Perniones II (Hamb. Vorschr.),
Frostsalbe II.

Rp. Camphorae tritae
Opii pulverati
Acidi tannici
Aquae destillatae āā 5,0
Balsami Peruviani 10,0
Adipis suilli 70,0.

Unguentum Plumbi compositum.
Ceratum Plumbi camphoratum.

Rp. Unguenti plumbici 25,0
Camphorae tritae 0,1

Unguentum Terebinthinae camphoratum.
Genfer Balsam.

Rp. Olei Olivae 50,0
Terebinthinae 20,0
Cerae flavae 30,0
Camphorae tritae 5,0
Ligni Santali rubri 2,5.
Leni calore mixta agitentur, donec refrixerint,

Unguentum contra decubitum FRERICHS.

Rp. Camphorae tritae 0,3
Morphini hydrochlorici 0,12
Balsami Tolutani 0,6
Zinci oxydati 2,0
Vaselini flavi 20,0
Cerae flavae 2,5.

Vet. **Electuarium camphoratum** HERTWIG.

Rp. Camphorae tritae 10,0
Kalii nitrici
Radicis Valerianae āā 75,0
Farinae secalinae 40,0
Aquae q. s.
ut fiat electuarium.
Den fünften Theil alle 3 Stunden (bei Starrkrampf,
Entzündungsfiebern mit brandiger Beschaffen-
heit des Blutes).

Vet. **Electuarium diaphoreticum.**

Rp. Florum Arnicae 50,0
Florum Sambuci 100,0
Sulfuris sublimati 60,0
Camphorae 10,0
Tartari stibiati 5,0
Radicis Althaeae 50,0
Aquae q. s.
ut fiat electuarium.
Alle Stunden den fünften Theil zu geben (zur Be-
förderung der Hautausdünstung, bei rheuma-
tischen Zufällen der Pferde).

Vet. **Electuarium nervinum.**

Rp. Camphorae
Aloës āā 10,0
Florum Arnicae 120,0
Rhizomatis Calami 100,0
Sulfuris sublimati 30,0
Farinae secalis 20,0
Aquae q. s.
ut fiat electuarium.
Dreistündlich wie ein Hühnerei gross zu geben
(bei chronischem Rheumatismus der Pferde).

Vet. **Electuarium stimulans** HERTWIG.

Rp. Camphorae 10,0
Corticis Quercus
Rhizomatis Calami āā 80,0
Farinae secalinae 30,0
Aquae q. s.
ut fiat electuarium.
Den fünften Theil alle vier Stunden (bei asthe-
nischen Zuständen mit Atonie und Reizlosigkeit,
z. B. bei atonischem Durchfall, Blutharnen, Harn-
ruhr, Schleimflüssen der Pferde und Rinder).

Vet. **Electuarium stypticum camphoratum**
HERTWIG.

Rp. Ferri sulfurici crystallisati
Camphorae āā 15,0
Rhizomatis Calami 120,0
Radicis Althaeae 45,0
Aquae q. s.
M. f. electuarium.
D. S. Den vierten Theil alle zwei Stunden zu
geben (bei asthenischen Krankheiten mit wäss-
riger Blutbereitung, Faulfieber, Harnruhr etc.).

Vet. **Linimentum camphorato-therebin-
thinatum.**

Rp. Liquoris Ammonii caustici 100,0
Olei Rapae raffinati 250,0.
Agitando exacte mixtis adde
Olei Terebinthinae 50,0
Camphorae tritae 20,0.
Zum Einreiben der grossen Hausthiere.

Vet.　　　**Pilulae canum.**
　　　　　Hundepillen.

Rp.　Camphorae　　　　　　　　　2,0
　　Ammonii carbonici pyro-oleosi　3,0
　　Opii　　　　　　　　　　　　0,5
　　Radicis Valerianae　　　　　　20,0
　　Saponis pulverati
　　Glycerini　　　　　　　　āā 5,0
　　Aquae q. s.
Fiant pilulae sexaginta.
S. Grossen Hunden 3—4 Pillen, kleinen 1—2 Pillen
　morgens und abends (bei Staupe, Epilepsie,
　Krämpfen, Lähmung).

Vet.　　**Spiritus camphoratus opiatus.**

Rp.　Spiritus camphorati　　20,0
　　Tincturae Opii simplicis　2,5.

Die Hälfte der Flüssigkeit in ein Ohr des Mutter-
schweines zu giessen (wenn es die Ferkel nicht
saugen lassen will und diese aufzufressen sich
anschickt).

II. Borneolum.　Borneol.　Rechts - Borneol.　Borneo - Kampher.　Baros-Kampher.　Malayischer Kampher.　Sumatra-Kampher.　$C_{10}H_{18}O$.　Mol. Gew. = 154.

Dieser Kampher ist sowohl im freien Zustande als auch als Ester (der Essigsäure, Valeriansäure u. a. Säuren) als Bestandtheil zahlreicher ätherischer Oele nachgewiesen worden. In den grössten Mengen kommt er frei vor in Höhlungen und Rissen, auch unter der Rinde der älteren Stämme von *Dryobalanops aromatica* Gaertn., eines zur Familie der Dipterocarpaceen gehörigen, auf Borneo und Sumatra vorkommenden Baumes. Zur Gewinnung des Naturproduktes müssen die Bäume — und zwar gerade die älteren Stämme — vollständig vernichtet werden. Und da ein Baum von 30—40 Meter Höhe nur wenige Kilo dieses Kamphers liefert, so ist es erklärlich, dass derselbe einen ausserordentlich hohen Preis hat.

Das natürliche Borneol stellt mehr oder weniger bräunliche, aus hexagonalen Krystallfragmenten bestehende Massen dar, welche dem Laurineen-Kampher sehr ähnlich sind, doch ist der Geruch etwas abweichend: Er ist zugleich kampher- und pfefferartig und an Ambra erinnernd. Nach dem Umkrystallisiren aus Petroläther oder nach dem Sublimiren erhält man ihn im farblosen Zustande mit dem Schmelzp. 203—204° C.; Siedep. 212° C. Das spec. Gew. ist niedriger als dasjenige des Wassers. Die alkoholische Lösung dreht die Ebene des polarisirten Lichtes nach rechts.

$$C_8H_{14}\!\!<\!\!{}^{CO}_{CH_2}$$
Laurineen-Kampher.

Dieser natürliche Kampher gelangt nach Europa nur als überaus seltenes Sammlungspräparat, da er an Ort und Stelle zu religiösen Ceremonien, z. B. zu Räucherungen bei Begräbnissen und zum Einbalsamiren der Todten verbraucht wird.

$$C_8H_{14}\!\!<\!\!{}^{CH.OH}_{CH_2}$$
Borneo-Kampher.

Zum gewöhnlichen Laurineenkampher steht das Borneol im Verhältnis eines sekundären Alkohols zum zugehörigen Keton. Daher kann der Laurineen-Kampher durch Reduktion in Borneol und umgekehrt Borneol durch Oxydation in Laurineen-Kampher verwandelt werden. Diesen Zusammenhang zeigen die beistehenden Formeln.

Borneol, künstliches. Die Darstellung dieser interessanten Verbindung erfolgt durch Reduktion des Laurineen-Kamphers nach mehreren Methoden. Die bequemste ist folgende:

Man löst 1 Th. Laurineen-Kampher in 10 Th. Alkohol (96 Proc.) und fügt allmählich 1 Th. metallisches Natrium in kleinen Stückchen hinzu. Nachdem die Wasserstoff-Entwickelung beendet ist, destillirt man den Alkohol ab, wäscht den Rückstand mit Wasser aus, trocknet das zurückbleibende Borneol und reinigt es entweder durch Sublimation oder durch Umkrystallisiren aus Petroläther.

Das künstliche Borneol ist immer — nach welcher Reduktionsmethode man auch arbeiten mag — ein Gemenge von rechtsdrehendem Borneol und linksdrehendem Isoborneol. Nach dem vorstehenden Verfahren erhält man ein Gemenge von etwa 80 Proc. Borneol mit 20 Proc. Isoborneol.

Dieses als künstliches Borneol in den Handel kommende Gemenge stellt sechsseitige Tafeln oder Blättchen dar, welche (wegen der Anwesenheit des bei 212° C. schmelzenden Isoborneols) bei 206—207° C. schmelzen.

Das Kunstprodukt dreht in alkoholischer Lösung rechts und gleicht in seinen physikalischen Eigenschaften so vollständig dem natürlichen Borneol, dass es gegenwärtig nach dem Osten exportirt wird und dort an Stelle des Naturproduktes bei religiösen Ceremonien tritt. — In Europa gelangt das Borneol zur Verwendung in der Parfümerie.

Laifan ist wasserhaltiges, rohes Borneol, auch roher Ngai-Kampher.

Bornylacetat. $C_{10}H_{17}O \cdot C_2H_3O$. **Essigsäure-Bornylester.** Ist der Träger des Aromas aller Koniferen-Destillate, z. B. der riechende Bestandtheil der Fichtennadel-Oele. Wird künstlich dargestellt, indem man eine Lösung von Borneol in wasserfreier Essigsäure bei Gegenwart geringer Mengen von Schwefelsäure erhitzt. Der entstandene Ester wird unter vermindertem Drucke destillirt.

Farblose, rhombische Säulen, vom Schmelzp. 29⁰ C. Siedep. 106—107⁰ C. bei 15 mm. Spec. Gew. 0,991 bei 15⁰ C. Leicht löslich in Alkohol und in Aether.

Ngai-Kampher. Blumea-Kampher. Stammt von der in Indien und China einheimischen Komposite *Blumea balsamifera D. C.* ab. Dieser Kampher ist mit dem Borneol vollkommen identisch mit dem einzigen Unterschiede, dass seine alkoholische Lösung in demselben Maasse links dreht als das Borneol rechtsdrehend ist. Er ist daher das als Links-Borneol zu bezeichnende optische Isomere des Borneols.

Dieser Kampher ist gleichfalls nicht Gegenstand des Handels.

Camphora monobromata.

Camphora monobromata (Ergänzb. Helv. U-St.). **Camphre monobromé** (Gall.). **Monobromkampher. Bromkampher. Bromure de Camphre. Monobromated Camphor.** $C_{10}H_{15}BrO$. **Mol. Gew. = 231.**

Lässt man auf Kampher etwa das gleiche Gewicht Brom einwirken, so wird letzteres zunächst addirt und es entsteht die „Kampherdibromid" genannte additionelle Verbindung $C_{10}H_{16}O \cdot Br_2$. Die Bildung derselben geht besonders rasch vor sich, wenn der Kampher in Chloroform gelöst ist. Sie ist ein rothbraunes Krystallpulver. Erhitzt man diese Verbindung auf dem Wasserbade, so spaltet sie sich in Monobromkampher und Bromwasserstoff.

Darstellung. In einem Kolben A von mindestens 600 ccm Inhalt bringt man 30 g gepulverten Kampher und lässt durch den Scheidetrichter B allmählich 32 g trockenes Brom zufliessen. Sobald die Masse sich verflüssigt hat, erwärmt man den Kolben im Wasserbade, zunächst vorsichtig. Es entweicht nun durch das Rohr C, welches ziemlich weit sein muss, Bromwasserstoff, welcher in der Vorlage D aufgefangen wird. Die Retorte E dient dazu, ein Zurücksteigen des vorgelegten Wassers in

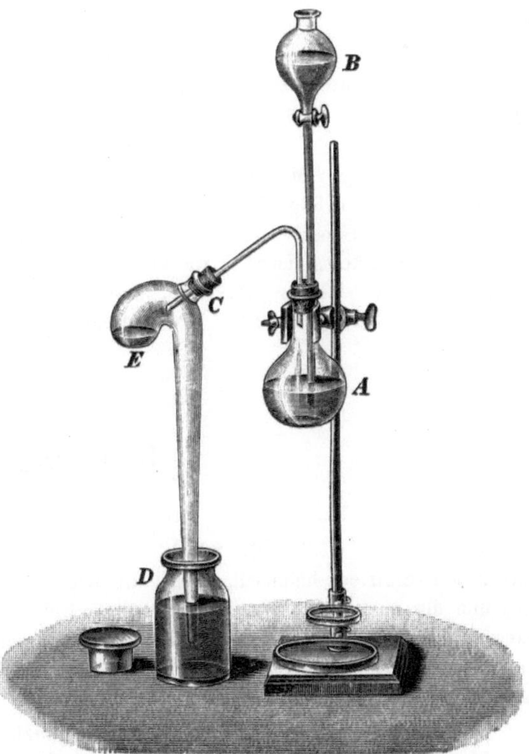

Fig. 189. Apparat zur Darstellung des Monobromkamphers. Das Gasabzugsrohr C ist ziemlich weit zu wählen.

den Kolben *A* zu verhindern. Wenn die Entwickelung des Bromwasserstoffs nachlässt oder ganz aufhört, so bringt man zu dem Inhalt des Kolbens *A* etwa 80—100 ccm heisses Wasser, schüttelt tüchtig durch, sammelt nach dem Erkalten den farblos gewordenen Monobromkampher, saugt ihn auf einer Porcellanplatte ab und krystallisirt ihn, wenn er trocken geworden ist, aus heissem Alkohol oder heissem Ligroin um (Helv.).

Das den Bromwasserstoff enthaltende Wasser in Vorlage *D* kann man durch Neutralisation mit Baryumkarbonat auf Baryumbromid bez. Bromwasserstoff verarbeiten, s. S. 52 und 460.

Eigenschaften. Grosse farblose Krystalle (Nadeln oder Schuppen) von schwach kampherartigem Geruch und Geschmack, bei 76° C. schmelzend, bei 274° C. ohne Zersetzung siedend, schon unter 100° C. sublimirend. Löslich in 15 Th. Weingeist, leicht löslich in Aether, Chloroform, heissem Benzin (Ligroin) und in fetten Oelen, fast unlöslich in Wasser, wenig löslich in Glycerin.

Von kalter konc. Schwefelsäure wird Monobromkampher ohne Zersetzung gelöst und aus dieser Lösung durch Zusatz von genügenden Mengen Wasser unverändert wieder abgeschieden. — Schmilzt man eine kleine Menge mit Natriumkarbonat + Salpeter zusammen, so giebt die mit Salpetersäure angesäuerte Lösung der Schmelze auf Zusatz von Silbernitratlösung einen gelblichweissen Niederschlag von Silberbromid. Abspaltung der Bromwasserstoffsäure tritt auch schon ein durch Kochen des Monobromkamphers mit einer genügenden Menge koncentrirter wässeriger Silbernitratlösung.

Prüfung. **1)** Er bilde farblose, bei 76° C. schmelzende, neutrale Krystalle, die beim Erhitzen völlig flüchtig sind. **2)** Werden 0,5 g mit 10 ccm Wasser geschüttelt, so sei das Filtrat neutral und werde durch Silbernitratlösung nicht merklich getrübt. **3)** Werden 0,5 g Kamphermonobromid mit einer Lösung von 1 g Silbernitrat in 20 ccm Wasser 1—2 Stunden auf dem Wasserbade erwärmt, so erhalte man 0,406 g Silberbromid, s. S. 53 u. 58.

Das gefällte Silberbromid ist auf gewogenem Filter oder im Gooch'schen Tiegel zu sammeln, mit Wasser zu waschen und zur Beseitigung des Kamphers mit Alkohol und Aether auszuziehen. *Aufbewahrung.* In gut verschlossenen Gefässen. Lichtschutz ist nicht erforderlich.

Anwendung. Monobromkampher wirkt in kleinen Gaben als Sedativum, erst bei längerem Gebrauch erfolgt Herabsetzung der Pulsfrequenz; auch soll er den Geschlechtstrieb herabsetzen. Grosse Dosen erzeugen Druck und Schmerz im Kopf, geistige Depression, sogar Bewusstlosigkeit. Innerlich zu 0,1—0,5 g als Sedativum bei Epilepsie, Delirium tremens (hier 1,0—1,5 g), Hysterie, Migräne, Chorea; auch bei Strychnin-Vergiftung empfohlen. Subkutan zu 0,1 g in Oel gelöst.

Cannabis.

Gattung der **Moraceae — Cannaboideae.**

Nur 1 Art. **Cannabis sativa L., Hanf, Chanvre, Hemp.** Wahrscheinlich in Centralasien (Sibirien) heimisch, durch die Kultur zur Gewinnung der Fasern, des fetten Oeles und des narkotisch wirkenden Krautes weit verbreitet. Die kleineren männlichen Pflanzen des zweihäusigen Hanfes werden mancherorts als Fimmel (feminella), die kräftigeren weiblichen Pflanzen als Mäschel (masculus), also dem wahren Verhalten entgegengesetzt, bezeichnet.

a) † **Herba Cannabis Indicae** (Austr. Ergänzb. Helv.). **Cannabis Indica** (Brit. U-St.). **Summitates Cannabis. — Indischer Hanf. Indisches Hanfkraut. Haschisch. — Chanvre indien. — Indian Hemp.**

Das Kraut der weiblichen blühenden oder mit jungen Früchten versehenen Pflanze und zwar fast ausschliesslich das der in Indien gewachsenen, da der Hanf aus nördlichen Gegenden viel geringere narkotische Eigenschaften hat oder wirkungslos ist.

Beschreibung. Die Blätter etc. sind oft durch ausgetretenes Harz mit einander verklebt. Sie sind langgestielt, gefingert (5—9 zählig), die oberen dreizählig, die obersten ganz ungetheilt. Die Abschnitte schmal lanzettlich, am Rande gesägt, der mittlere Abschnitt ist am längsten. Die weiblichen Blüthenstände sind beblätterte Scheinähren mit gehäuften Blüthen. Das Deckblatt der weiblichen Blüthe umgiebt dieselbe und lässt nur die 2 Narben hervortreten. Fruchtknoten oberständig mit einem Ovulum. Das Blatt trägt Drüsenhaare mit mehrzelligem Kopf vom Typus der Labiatendrüsen, dickwandige, gekrümmte, einzellige Haare, die am Grunde einen undeutlich geschichteten Cystolithen von Calciumkarbonat enthalten, es führt wie die Rinde und das Mark der Achse Drusen von Calciumoxalat und im Phloëm Milchsaftschläuche mit braunem Inhalt.

Bestandtheile. Ueber die die narkotische Wirkung bedingenden Stoffe herrscht wenig Klarheit: Cannabin, Oxycannabin, Cannabinin, Tetano-Cannabin sind nicht einheitlich, sondern anscheinend Gemenge harzartiger Körper vielleicht mit Alkaloiden. Von letzteren werden angegeben: Cholin, Trigonellin und Muscarin. Neuerdings wird als wirksamer Bestandtheil angegeben: Cannabindon $C_8H_{12}O$ (1895), und ein zu 3,3 Proc. erhaltenes rothes Oel Cannabinol (1896), das in Dosen von 0,05 g Haschischrausch erzeugen soll. Ferner 0,1—0,3 Proc. ätherisches Oel, welches Terpene, Sesquiterpene (Cannaben, Cannabenwasserstoff) und einen sauerstoffhaltigen Körper enthält.

Aufbewahrung. Vorsichtig und vor Licht geschützt in dicht geschlossenen Blechoder Glasgefässen, das Pulver in braunen Stöpselgläsern.

Anwendung und Wirkung. Wirkt zuerst anregend und verursacht Hallucinationen meist angenehmer Art, oft auch Tobsucht, später tiefen Schlaf. Wegen der unangenehmen Nebenwirkungen: Erbrechen, Kopfschmerz, Aufregung etc. kein brauchbares Hypnoticum. Auch als Sedativum, als Antispasmodicum bei Tetanus, Veitstanz empfohlen. Ferner empfohlen bei Gicht, Rheuma, Intermittens, Hydrophobie, Neuralgien. Antidot bei Strychninvergiftung. 0,25—2,0 g als Pulver, in Pillen oder mit Zucker und Traganth zu Kuchen geformt. (Helv.: Dosis maxima pro dosi 0,5, pro die 2,0.)

Bekannt ist die ausserordentlich ausgedehnte Verwendung der Hanfpräparate als narkotische Genussmittel bei allen muhamedanischen Völkern von Indien bis Marrokko. Man fasst die verschiedenen Formen gewöhnlich unter dem Namen Haschisch zusammen. Verwendung finden auch hier nur die Spitzen der weiblichen Pflanzen. Namen der verschiedenen Präparate: Churus, Charas, Chur, Ganjah, Gunjah, Bheng, Siddhi, Majun etc.

† **Extractum Cannabis Indicae.** Indisch-Hanfextrakt. Extrait de chanvre de l'Inde. Fein geschnittenes (Austr.) oder grob gepulvertes (Brit. Helv. U-St.) Indisches Hanfkraut wird mit q. s. Weingeist (87 bezw. 91 proc.) im Verdrängungswege erschöpft, der Auszug zu einem dicken Extrakt eingedampft. Gall. Aus 1000 g mittelfein gepulvertem Kraut mit 6000 g Alkohol (60 proc.) ebenso zu bereiten.

Ergänzb. lässt das fein zerschnittene Kraut 6, dann 3 Tage lang mit je 5 Th. Weingeist ausziehen, die Pressflüssigkeit zu einem dicken Extrakt eindampfen. Dunkelgrün, in Wasser wenig, in Weingeist völlig löslich. Ausbeute aus gutem Kraut 14—16 Proc. Die Verarbeitung der Herba Cannabis „pro extracto" ist nicht rathsam.

Dosis max. simpl.	0,06 Brit.	0,1 Austr.	0,1 Helv.	0,2 Ergänzb.
Dosis max. pro die		0,3	0,5	0,6

Wenn dieses Extrakt in flüssigen Arzneiformen verordnet ist, so muss es mit q. s. einer Mischung aus Gummi und Zucker āā angerieben werden.

Die Abgabe zum innerlichen Gebrauch ist nur gegen ärztliche Verordnung gestattet.

† **Extractum Cannabis Indicae fluidum,** Fluid Extract of Indian Cannabis (U-St.). Aus Herb. Cannab. Ind. (No. 20) 1000 g und q. s. Alkohol (91 proc.) im Verdrängungswege zu bereiten. Man befeuchtet mit 300 ccm, sammelt zuerst 900 ccm und stellt l. a 1000 ccm Extrakt her.

† **Tinctura Cannabis Indicae.** Indisch-Hanftinktur. Teinture de Chanvre indien. — Tincture of Indian Hemp.

Brit. Auflösung von 5 g Extract. Cannabis indic. in Spiritus q. s. ad 100 ccm.

Ergänzb. 5 g Indischhanfextrakt in 95 g Weingeist zu lösen.

Gall. Aus 100 g grobgepulvertem Kraut und 500 g Alkohol (60 proc.) durch 10 tägiges Ausziehen.

Helv. lässt aus 20 Th. grob gepulvertem Kraut 100 Th., U-St. aus 15 g 100 ccm Tinktur durch Verdrängung mit Weingeist herstellen.

Klar, dunkelgrün, schwach bitter, von betäubendem Geruch. Innerlich je 4—6 Tropf. $^1/_2$ stündlich.

Vorsichtig, vor Licht geschützt aufzubewahren. Dosis max. simpl. 1 g, pro die 5 g. (Helv.)

Charta Cannabis Indicae.

Indisch-Hanf-Papier.

Rp. Extracti Cannabis Indicae 10,0
     Spiritus   100,0.

Mit der Lösung wird Filtrirpapier getränkt, das zuvor in eine Salpeterlösung getaucht und getrocknet wurde. Man trocknet in gelinder Wärme und schneidet in Streifen. Diese lässt man verglimmen und athmet den Dampf ein.

Grüne Lupussalbe UNNA.

Rp. Acid. salicylici
     Liq. Stib. chlorati āā 2,0
     Extr. Cannab. Ind.
     Kreosoti   āā 4,0
     Adip. Lanae   8,0.

Oleum Cannabis Indicae.

Aus grob gepulvertem Ind. Hanf wie Oleum Belladonnae (S. 472) oder durch Lösen von

     Extracti Cannabis Ind. 1,0
   in Olei Olivarum   20,0

in der Wärme und Absetzenlassen zu bereiten.

Pastilli Cannabis Indicae (Diet.).

Rp. Extracti Cannabis Indic. 5,0
     Sacchari   25,0
     Pastae Cacao   20,0
     Sacchari Vanillini   0,2.

Man formt 100 Pastillen mit je 0,05 Hanfextrakt.

Stilus Cannabis unguens.

Cannabis-Salbenstift Diet.

Rp. Colophonii   5,0
     Extracti Cannabis Indici 10,0
     Cerac flavae   45,0
     Olei Olivarum   40,0.

Man schmilzt und giesst halberkaltet in Stangenformen.

BEYERSDORF's **Hühneraugenpflaster** ist ein Pflastermull mit Indisch-Hanfextrakt und Salicylsäure.

Bromidia, ein Schlafmittel, besteht aus Chloralhydrat, Bilsenkraut- und Indisch-Hanfextrakt.

Cigaretten, Indische. Mit Opium-, Lobelia- und Indisch-Hanftinktur getränktes Papier.

Cornillin, ein Hühneraugenpflaster von der Zusammensetzung des BEYERSDORF'schen.

Cornicide ist Collodium salicylatum Ergänzb., ebenso das

Hühneraugenmittel des Apothekers RADLAUER in Berlin. Aehnliche Mischungen sind die

Hühneraugentinkturen von ESSER, KRANICH, SIKORSKI, WÜRFLING, GOLIENSKI, BARKOWSKI, BONGARTZ und Haschisch vom Apotheker KARRER.

Pulver von BICKFORD & SPOONER ist mit Salpeter behandelter Hanf.

† **Cannabinum tannicum.**

Darstellung. Indischem Hanf wird das ätherische Oel durch Destillation mit Wasserdämpfen entzogen, derselbe sodann mit Wasser ausgezogen, der Auszug mit Bleiacetat gefällt, der Bleiniederschlag mit Schwefelwasserstoff zerlegt und die so in Freiheit gesetzten Glykoside an Tannin gebunden. — Nach anderer Angabe wird der wässrige Auszug direkt mit Tannin gefällt.

Eigenschaften. Gelbgrünes oder mehr bräunliches Pulver von etwas bitterem und stark zusammenziehendem Geschmack. Wenig löslich in Wasser, Weingeist und Aether, leicht löslich in angesäuertem Weingeist und Wasser. Die letztere Lösung wird durch Alkalien weisslich gefällt, durch Jodlösung getrübt.

Prüfung. Ohne betäubenden Hanfgeruch, auf Platinblech verbrannt, höchstens 0,1 Proc. Rückstand lassend, in 10 Theilen mit 10 Proc. Salzsäure versetztem Weingeist ohne Rückstand löslich.

Aufbewahrung. In wohl verschlossenen Gefässen vorsichtig.

Anwendung. Bei leichteren Formen der Schlaflosigkeit als Hypnoticum. Dosis simplex 0,25—1,0, pro die 2,0.

Rp. Cannabin. tannic. 1,0
     Sacch. alb.   2,0
M. f. pulv. div. in p. aeq. IV.
S. Abends vor dem Schlafengehen ein Pulver.

† Cannabinum purum. Durch Einwirkung von Zinkoxyd auf Cannabintannat als braunes Pulver erhalten.

Auf Platinblech erhitzt, ohne Rückstand flüchtig, geschmacklos, in Wasser unlöslich, in Weingeist, Aether, Chloroform leicht löslich. In Dosen von 0,05— 0,1 wie voriges.

† Haschisch purum. Ein alkoholisches Extrakt aus Cannabis, das man vorher vom ätherischen Oel befreit hat, wird mit Alkalien behandelt und dadurch alle saueren Bestandtheile, fettes Oel etc. beseitigt. Der nicht an Alkali gebundene Antheil liefert das Präparat. Ein braunes Weichharz, in Wasser unlöslich, löslich in Alkohol, Aether, Chloroform, Benzol, Benzin, Schwefelkohlenstoff, Amylalkohol, Essigäther, Aceton.

Wirkt anfangs erregend, später beruhigend. Dosis 0,02—0,04.

† Cannabinonum (Ergänzb.). Aus dem vorigen wird schädlich wirkendes Tetanin (?) mit Gerbstoff gefällt; es hinterbleibt dann Cannabinon in Form eines braunen Harzes. Soll rein schlaferregend wirken. Dosis 0,03—0,1 g.

b) Die Früchte: **Fructus Cannabis** (Ergänzb.). **Semen Cannabis. — Hanfsamen. Hanfkörner. — Graine ou Semence de chanvre. Chènevis** (Gall.). **Hemp-seed.**

Beschreibung. Die nüsschenartigen Schliessfrüchte sind bis 5 mm lang, 2 mm breit, oval-breit-eiförmig, von der Rückenseite etwas zusammengedrückt, grünlich-graubraun, an beiden Rändern schwach weisslich gekielt, von einem feinen Gefässbündelnetz umspannt. Schale dünn, spröde, leicht zerbrechlich. In dem spärlichen, graugrünlichen Endosperm liegt der gekrümmte Embryo mit gelben Kotyledonen. — In der Fruchtschale palissadenartig gestreckte, an den Seiten faltig verbogene, reichlich poröse Steinzellen. Im Embryo 4—8 μ grosse Aleuronkörner mit einem grossen Globoid und Krystalloid.

Bestandtheile. Fettes Oel 32—58 Proc. (vergl. unten), Wasser 8,92 Proc., Stickstoffsubstanz 18,23 Proc., stickstofffreie Extraktstoffe 21,06 Proc., Holzfaser 14,97 Proc., Asche 4,24 Proc. In der Trockensubstanz: Stickstoffsubstanz 20,01 Proc., Fett 35,77 Proc., Stickstoff 3,2 Proc.

Einsammlung. Aufbewahrung. Die im August gesammelte Frucht wird getrocknet und an einem trocknen Orte aufbewahrt.

Anwendung. Zu Emulsionen (1 : 10; die Früchte sind vorher abzuwaschen), zur Gewinnung des fetten Oeles, leicht gequetscht zu Theemischungen.

Emulsio Cannabis. — Hanfmilch.

(Münch. Nosok.-Vorschr.)

Rp. Fructus Cannabis   50,0
     Aquae   500,0
     Sirupi simplicis   20,0.

Emulsio Cannabis composita.

Rp. Kalii nitrici   5,0
     Natrii nitrici   5,0
     Extracti Hyoscyami   0,5
     Aquae Amygdalar. amar.   10,0
     Emulsionis Cannabis   200,0.

Emulsion de chènevis (Gall.).

Rp. 1. Fructus Cannabis   50,0
     2. Sacchari albi   50,0
     3. Aquae destillatae   1000,0.

Man stösst 1 mit $^1/_3$ von 2 und q. s. von 3 zur Pasta an und fügt den Rest von 3 hinzu, presst ab und löst den Rest von 2.

Extrait Cannabis.

Ein aus Hanfsamenmehl bestehendes Geheimmittel.

Vet. Latwerge bei Harnverhalten der Schafe
(Diet.).

Rp. Fructus Cannabis contus.   100,0
     Magnesii sulfurici   50,0
     Amygdalarum amarar.   10,0
     Fructus Juniperi contus.   25,0
     Farinae Secalis   25,0
     Aquae q. s.
     Stündlich taubeneigross.

Oleum Cannabis. Hanföl. Huile de chanvre. Huile de chènevis. Hemp seed oil.

Wird aus den gepulverten Früchten durch Auspressen gewonnen. Frisch gepresst ist es infolge eines Gehaltes an Chlorophyll hellgrün bis grünlichgelb, mit der Zeit wird es braungelb. Von eigenthümlichem Geruch, mildem Geschmack. Trocknet leicht. Es löst sich in 30 Theilen kalten Alkohols, seine Lösung in 12 Theilen kochenden Alkohols scheidet beim Erkalten Stearin aus.

Konstanten: Spec. Gew. 0,925—0,931. Wird bei — 15° C. dick, bei — 27,5° C. fest. Schmelzpunkt der Fettsäuren 19° C. Erstarrungspunkt 15° C. Verseifungszahl 193,1. Jodzahl 143—157,5. Jodzahl der Fettsäuren 122,2—125,2. Brechungsindex bei 18° C. 1,47843.

Bestandtheile. Triglyceride der Stearinsäure und Palmitinsäure, Linolsäure nebst wenig Linolensäure und Isolinolensäure.

Prüfung. Mit Natronlauge gekocht giebt es eine braungelbe, feste (Leinöl eine gelbe, weiche) Seife. — Schwefelsäure färbt intensiv grün, ebenso färbt Salzsäure; altes Oel wird gelbgrün. — Ein Gemisch von gleichen Theilen Wasser, konc. Schwefelsäure und rauchender Salpetersäure giebt mit dem 5 fachen Volum Oel eine Grünfärbung, die in Schwarz und nach 24 Stunden in Rothbraun übergeht. — Besonders charakteristisch die hohe Jodzahl.

Anwendung. In der Technik zur Herstellung von Seifen. Arzneilich neuerdings empfohlen zu Einreibungen als die Milchsekretion hemmendes Mittel.

Cantharides.

Lytta vesicatoria Fabricius (Cantharis vesicatoria L.). Familie der **Cantháridae.** — Verwendung finden die ganzen Thiere:

† **Cantharides** (Austr. Germ.). **Cantharis** (Brit. Helv. U-St.). **Kanthariden. Blasenkäfer. Pflasterkäfer. Spanische Fliegen.** — **Cantharides** (Gall.). **Mouches d'Espagne.** — **Blisting-flies. Spanish-flies.**

Beschreibung. Der Käfer (die Bezeichnung „Fliege" ist also falsch) ist länglich, fast cylindrisch, bis 2,5 cm lang, bis 8 mm breit. Von oben gesehen smaragdgrün

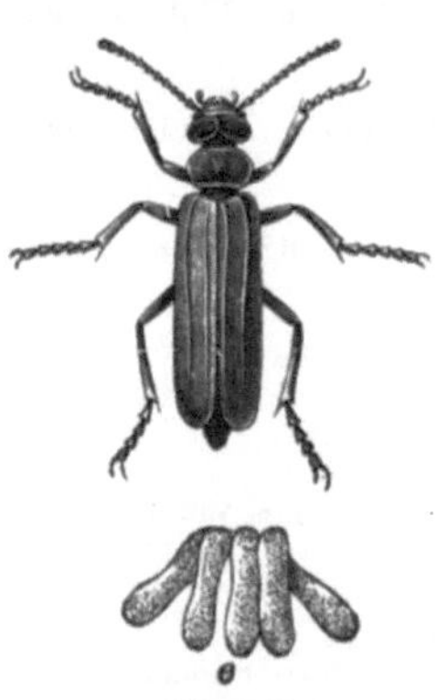

oder goldgrün, nur das Abdomen ist etwas bläulich oder kupferfarben, die Beine und die elfgliedrigen Fühler schwarz. Der gesenkte Kopf ist fast herzförmig, am Scheitel mit einer Rinne, fein punktirt und weissgrau behaart, mit braunen halbnierenförmigen Augen. Das unterste Glied der Fühler ist länger als die übrigen und behaart. Das Halsschild ist schmal, nach hinten verengert, das Brustschild viereckig mit stumpf dreieckigem Schildchen. Flügeldecken fein gerunzelt mit zwei feinen Längsrippen, unten braun, biegsam, nach hinten abgerundet. Die Flügel sind gross, häutig, geadert, braun. Von den sechs Beinen haben die zwei vorderen Paare fünfgliederige, das hintere viergliederige Tarsen mit in zwei ungleiche Hälften gespaltenen Klauen. Die Fühler des Männchens sind halb so lang wie der Körper, die des Weibchens kürzer. Das Durchschnittsgewicht eines Käfers beträgt 0,1 g.

Fig. 140.

Bestandtheile. Die lufttrockenen Käfer enthalten 7,5—8,5 Proc. Wasser, die gepulverten 7,3—12,45 Proc. Der Gehalt an Asche beträgt bis 6 Proc. (Im Pulver fand DIETERICH bis 10,55 Proc.) Alkohol (90 proc.) nimmt 15 Proc. auf. Sie enthalten ferner 12 Proc. eines gelben, butterartigen Fettes, flüssiges Oel, Harz, einen gelben, in Schwefelkohlenstoff löslichen, und einen rothen, darin unlöslichen Körper, und als wirksamen Stoff 0,3—0,6 Proc. Cantharidin, theilweise an Alkalien gebunden (BAUDIN fand 0,72 Proc. freies Cantharidin, 0,32 Proc. an Alkalien gebunden). Der Sitz des Cantharidins soll in den Genitalien und in den Eiern sein.

Prüfung. Dieselbe hat sich neben der Feststellung des Aschengehaltes auf die gute äussere Beschaffenheit zu richten, dass die Käfer nicht von Schmarotzern (Larve einer Motte: Tinea flavifrontella, Käfer: Anthrenus museorum, Hoplia farinosa) zerfressen sind. Ferner hat man sein Augenmerk darauf zu richten, dass die Käfer nicht etwa mit Alkohol, Benzol oder Aether extrahirt sind, event. unter Zusatz von Schwefelsäure. In letzterem Fall ist die Asche reich an Sulfaten. — Der ätherische Auszug aus guten Kanthariden hinterlässt etwa 10 Proc. eines dicklichen, grünlich-gelben Extrakts, in dem sich Kantharidinkrystalle befinden, bereits extrahirte liefern viel weniger Extrakt (etwa 2 Proc.). — Ferner ist darauf zu achten, dass den Kanthariden nicht fremde Käfer beigemengt sind, als solche sind beobachtet: Cetonia aurata, Cantharis togata, Lytta syriaca, Silpha quadripunctata, Aromia moschata. — Mit fettem Oel beschwerte Kanthariden machen, zwischen Papier sanft gepresst, einen Fettfleck.

Bestimmung des Cantharidingehaltes. Zur Bestimmung des Gesammtcantharidins lässt man 25,0 g feingepulverte Kanthariden mit 100,0 g Chloroform und 2,0 g Salzsäure eine Nacht stehen, schüttelt dann während 3 Stunden öfter um und filtrirt durch einen bedeckten Trichter. 62 ccm des Filtrats (= 15 g Kanthariden) werden verdunstet, der Rückstand mit 5 ccm Schwefelkohlenstoff oder Petroläther behandelt, das Ganze auf ein gewogenes Filter gebracht, mit 10 ccm Schwefelkohlenstoff oder Petroläther nachgewaschen, das Filter bei 60° C. getrocknet und gewogen. Bei Verwendung von Schwefelkohlenstoff rechnet man 0,01 g für durch denselben gelöstes Cantharidin hinzu. Die Bestimmung des freien, nicht an Alkalien gebundenen Cantharidins geschieht in derselben Weise, nur lässt man die Säure weg. — Eine Cantharidinbestimmung ist stets vorzunehmen, die Gall. verlangt 0,5 Proc.

Vorkommen und Einsammlung. Heimisch in Mittel- und Südeuropa bis Russland in den Monaten Mai bis Juli auf Oleaceen (Fraxinus, Ligustrum, Syringa), Caprifoliaceen (Sambucus, Lonicera), Acer, Populus, Larix. Die in den frühen Morgenstunden auf ausgebreiteten Tüchern gesammelten Käfer tödtet man in verschlossenen Flaschen, indem man in dieselben auf 1 l Inhalt 5 g Aether giebt, und trocknet sie sorgfältig bei gelinder Wärme (nicht über 30° C.), zuletzt über Aetzkalk. 5 Th. frische Kanthariden geben etwa 2 Th. trockne.

Aufbewahrung. Die Kanthariden sind, sobald sie sich leicht zu Pulver zerreiben lassen, in dicht zu verschliessende Standgefässe aus Stein oder Blech zu bringen, in welche man zur Fernhaltung von Insekten einen mit Aether getränkten Wattebausch hängt. Sie werden an einem trockenen Orte vorsichtig aufbewahrt; das grobe Pulver hält man in Blechgefässen, das feine in braunen Stöpselgläsern, beide in nicht zu grosser Menge, vorräthig; bei längerer Aufbewahrung verliert das Pulver ganz erheblich an Wirksamkeit.

Germ. schreibt das Vorräthighalten der unzerkleinerten Käfer vor; Helv. lässt dieselben jährlich erneuern.

Verarbeitung. Beim Pulvern der Kanthariden sind besondere Siebe zu verwenden. Der Arbeiter hat eine Schutzbrille anzulegen, Mund und Nase mit einem feuchten Tuche zu verbinden. Das fertige Pulver trocknet man vor dem Einfüllen in die Vorrathsgefässe über Aetzkalk nach. 100 Th. lufttrockene Kanthariden liefern 90—94 Th. grobes oder 85—88 Th. feines Pulver.

Beim Verarbeiten des Pulvers zu Auszügen, Pflastern u. dergl. in der Wärme sind Wasserbad und verschlossene Gefässe zu verwenden, um einer Verflüchtigung des wirksamen Bestandtheils vorzubeugen; da dessen Dämpfe überdies Augen und Lungen höchst gefährlich werden können, arbeite man unter einem Abzug oder im Freien. Bei trockener Verarbeitung des Pulvers ist dasselbe, um Stäuben zu verhüten, mit wenig Alkohol anzufeuchten.

Wirkung und Anwendung. Sie wirken stark reizend auf die Harnwege. Schon geringe Dosen rufen gefährliche Vergiftungen hervor, wobei es zu Albuminurie, Hämaturie, Cystitis etc. kommt, ferner bestehen Dysurie, Strangurie, schmerzhafte Erektionen. Bei schweren Fällen kommt es zu Respirationsstörungen, Krämpfen und akuter Gastroenteritis. Innerlich als Aphrodisiacum und Diureticum gar nicht mehr im Gebrauch und mit Recht, weil die zuweilen beabsichtigten, anscheinend erotischen Erscheinungen eben nichts anderes als Zeichen schwerer Erkrankung der Harnwege sind. — Aeusserlich als Vesikans bei Pleuritis, Pneumonie, Gelenkrheumatismus, Neuralgien, rheumatischen Zahnschmerzen, Augenentzündungen etc.

Dosis maxima: Germ. Helv. 0,05 g, pro die 0,15 g, Austr. 0,2 g.

Bei Kantharidenvergiftung infolge äusserer Anwendung: Ausspülungen der Blase mit warmem Wasser, warme Sitzbäder, Blutentziehung in der Nierengegend, innerlich Opium. — Infolge innerer Anwendung: Ausspülungen des Magens, Magenpumpe, schleimige Mittel, Opium. Fette sind zu vermeiden.

Dem freien Verkehr sind Kanthariden und ihre Zubereitungen entzogen.

† Aether cantharidatus. Spanischfliegenäther (Ergänzb.). Liquor epispasticus. Blistering Liquid. (Brit.). Aus 10 Th. mittelfein gepulverter Kanthariden sammelt man nach 24stündigem Stehen mit 15 Th. Aether im Verdrängungswege durch Nachgiessen von q. s. Aether 10 Th. Flüssigkeit. Klare, bräunlich-grüne, schwach saure Flüssigkeit, die vorsichtig und im Kühlen aufzubewahren ist. (Fig. 141. *T* Trichterrohr, *D* Deplacirtrichter, *b* Baumwollbausch, *l* Luftrohr.)

Brit. schreibt Essigäther vor und lässt aus 50 g Kantharidenpulver 100 ccm Auszug herstellen.

† **Collodium cantharidatum s. cantharidale s. vesicans.** Spanischfliegen-Kollodium. Blasenziehendes Kollodium. — Collodion cantharidé. — Blistering Collodion. Germ., Helv. 100 Th. grob gepulverte Spanische Fliegen werden mit q. s. Aether im Perkolator erschöpft, der Auszug in gelinder Wärme zum Sirup eingedampft und mit Kollodium q. s. zu 100 Th. vermischt.

U-St. 60 g Kantharidenpulver wird im Perkolator mit Chloroform erschöpft, der Auszug auf 15 g eingedampft und mit 85 g elastischem Kollodium vermischt.

Brit. lässt 5 g Schiessbaumwolle in 200 ccm Kantharidenäther (Liq. epispastic. Brit.) lösen.

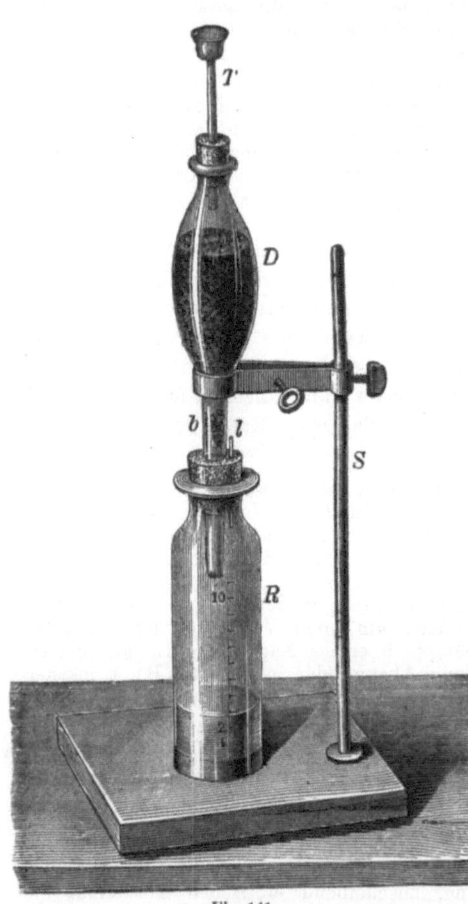

Fig. 141.

Emplastrum Cantharidum (Austr.). Empl. Cantharidum ordinarium (Germ.). Empl. Cantharidis (Brit. Helv.). Empl. vesicans s. vesicatorium. Blasenpflaster. Kantharidenpflaster. Spanischfliegenpflaster. — Emplâtre vésicatoire (Gall.). — Cantharides Plaster. Blistering Plaster. Vesicatory.

a. Austr. 100,0 gelbes Wachs 100,0 venetianischer Terpentin, 20,0 Olivenöl schmilzt man, seiht durch, trägt 125,0 gepulverte Kanthariden ein, erwärmt 1 Stunde im Wasserbade, setzt 10,0 Perubalsam zu und lässt erkalten.

b. Brit. Man schmilzt 20,0 Kolophonium, fügt 5,0 Seifenpflaster, dann je 20,0 gelbes Wachs und Schweinefett und zuletzt 35,0 Kantharidenpulver hinzu.

c. Germ. 2 Th. mittelfeines Kantharidenpulver, 1 Th. Olivenöl 2 Stunden im Dampfbade erwärmen, 4 Th. gelbes Wachs, 1 Th. Terpentin zufügen, rühren bis zum Erkalten.

d. Helv. 25 Th. frisches Kantharidenpulver wird mit 12 Th. Olivenöl 2 Stunden im Wasserbade erwärmt, in eine abgekühlte Mischung aus 50 Th. gelbem Wachs, 8 Th. Terpentin, 5 Th. Elemi eingetragen. Mit Glycerin in Stangen auszurollen und jährlich zu erneuern.

e. Gall. 10 Th. Elemi, 4 Th. Olivenöl, 30 Th. Königssalbe, 40 Th. gelbes Wachs schmilzt man, seiht durch und mischt 42 Th. feines Kantharidenpulver hinzu.

f. Nach E. Dieterich. 100,0 Olivenöl, 525,0 gelbes Wachs, 125,0 Terpentin schmilzt man, setzt 10,0 Weingeist mit 1,0 Schwefelsäure, dann 250,0 fein gepulverte Kanthariden hinzu, erwärmt 2 Stunden (60—70° C.) und mischt 2,0 Baryumkarbonat mit 6,0 Weingeist zu. Nach dieser Vorschrift wird auch das gebundene Kantharidin wirksam. In lose bedeckten Kästen aufzubewahren, in Blechgefässen schimmelt das Pflaster.

Emplastrum Cantharidum extensum. Um ein sauberes Pflaster zu erhalten, streicht man die Masse auf Wachspapier, schneidet mit der Scheere die gewünschte Form, drückt auf gestrichenes Heftpflaster und zieht das zuvor mit Aether oder Benzin benetzte Wachspapier glatt ab.

Emplastrum Cantharidum d'Albespeyres. (Ergänzb.) Albespeyres Pflaster. 35,0 Kolophonium, 15,0 gelbes Wachs, 12,0 Terpentin, 5,0 Hammeltalg, 2,0 Storax schmilzt man, seiht durch, lässt mit 30,0 mittelfein gepulverten spanischen Fliegen 1 Stunde bei 60—65° C. stehen und streicht dann.

Dieses Pflaster kommt in Originalpackung auf grünes Wachstuch gestrichen in den Handel und zeichnet sich durch Haltbarkeit und zuverlässige Wirkung aus.

Emplastrum Cantharidum perpetuum. (Austr. Germ. Helv.) Empl. calefaciens (Brit.). Empl. epispasticum. Empl. Euphorbii s. Janini s. Jaegeri. Empl. vesicans mediolanense (Gall.) s. vesicatorium perpetuum. Immerwährendes Spanischfliegenpflaster. Beständiges Kantharidenpflaster. (Zugpflaster Germ.) — Mouches de Milan. Emplâtre à mouche de Milan. Vésicatoire de Janin. — Warming plaster.

a. Germ. 14,0 Kolophonium, 7,0 Terpentin, 10,0 gelbes Wachs, 4,0 Talg schmilzt man und setzt 4,0 mittelfein gepulverte Kanthariden, 1,0 Euphorbium zu.

b. Helv. 30,0 Elemi, 20,0 gelbes Wachs, 10,0 Storax schmilzt man und fügt 5,0 Kampher in 5,0 Olivenöl gelöst und 30,0 fein gepulverte Kanthariden hinzu. Zu einer „Mouche de Milan" nimmt man 1 g hiervon.

c. Austr. Je 30,0 Venetianischen Terpentin und Mastix schmilzt man und setzt 10,0 gepulverte Kanthariden, 5,0 gepulvertes Euphorbium hinzu.

d. Brit. 10,0 Kantharidenpulver zieht man 6 Stunden mit 50 ccm siedendem Wasser aus, presst, dampft die Flüssigkeit auf $^1\!/_3$ ein und schmilzt 10,0 gelbes Wachs, 10,0 Kolophonium, 130,0 Heftpflaster, 80,0 Seifenpflaster hinzu.

Gall. Je 50 Th. Burgunder Pech und gelbes Wachs schmilzt man, seiht durch, erwärmt mit 50 Th. feinem Kantharidenpulver 2 Stunden im Wasserbade, fügt 10 Th. venetianischen Terpentin hinzu, rührt bis zum Erkalten und setzt je 1 Th. Lavendelöl und Thymianöl hinzu. Wird in flachgedrückten Kügelchen zu 1 g, in ein Stück schwarze Seide von 6 cm Durchmesser eingeschlagen, abgegeben.

Emplastrum Drouoti. Empl. Mezerei cantharidatum (Ergänzb.). Pannus vesicatorius. Taffetas vesicans. Empl. epispasticum Drouoti. Drouot'sches Pflaster. Blasentaffet. Spanischfliegen-Seidelbastpflaster. — In einer aus 30,0 grobem Kantharidenpulver, 10,0 fein zerschnittener Seidelbastrinde, 100,0 Essigäther bereiteten Tinktur löst man 4,0 Sandarak, 2,0 Elemi, 2,0 Fichtenharz und bestreicht mittelst breiten Pinsels ausgespannten, vorher mit einer Lösung von 20,0 Hausenblase und 2,0 Zucker in 200,0 Wasser überzogenen Seidentaffet. Vorstehendes Verhältniss in Grammen liefert 3000 □ cm (s. auch unter Empl. adhaesivum Anglicum).

Extractum Cantharidum. Extrait éthéré de cantharide (Gall.) ist wie Extr. Cinae aethereum (Gall.) zu bereiten.

Extrait alcoolique de cantharide (Gall.) wie Extr. Scillae.

Linimentum Cantharidis (Nation. Form. 1896). Cantharides pulv. 150,0 g werden in der Wärme mit 1000 ccm Terpentinöl ausgezogen, das Filtrat wird mit Terpentinöl auf 1000 ccm gebracht.

Oleum cantharidatum (Germ.). Spanischfliegenöl. Huile de cantharide (Gall.). 3 Th. grobes Kantharidenpulver werden mit 10 Th. Olivenöl 10 Stunden im Dampfbade behandelt, gepresst und filtrirt. Gall.: Aus 1 Th. grobem Kantharidenpulver und 10 Th. Olivenöl durch 6 stündiges Erwärmen. Dieses Oel wird zweckmässiger durch Oleum Cantharidini ersetzt.

Sparadrap vesicans (Gall.). Je 25 Th. gelbes Wachs, schwarzes Pech und Kolophonium schmilzt man, seiht durch, fügt 2 Th. Olivenöl und je 4 Th. Glycerin und venetianischen Terpentin, zuletzt unter Umrühren 40 Th. mittelfeines Kantharidenpulver hinzu. Nach halbstündigem Erwärmen im Wasserbade wird die Masse auf Wachstuch gestrichen.

† **Tinctura Cantharidum** (Austr. Germ.) s. **Cantharidis** (Brit. Helv. U-St.). Spanischfliegentinktur. Kantharidentinktur. — Teinture ou Alcoolé de cantharide (Gall.). — Tincture of Cantharides.

a. Germ. Grobes Kantharidenpulver 1,0, Spiritus 10,0.

b. Helv. Aus 10 Th. Kantharidenpulver und q. s. Weingeist (94 proc.) stellt man durch Verdrängung 100 Th. Tinktur dar.

c. Austr. Aus Kantharidenpulver wie Tinct. Aconiti (Austr.), doch mit 87 proc. Weingeist zu bereiten.

d. Brit. Kantharidenpulver 12,5 g, Spiritus (90 Proc.) 1000 ccm. Durch Maceration zu bereiten.

e. U-St. aus 50 g Kantharidenpulver 1000 ccm Tinktur wie nach Helv. herstellen.

f. Gall. Grobes Kantharidenpulver 1 Th., Alkohol (80 proc.) 10 Th.; 10 Tage zu maceriren.

Grünlichgelbe Tinktur, mit Wasser gemischt milchig trübe. Vorsichtig aufzubewahren.

Grösste Einzelgabe	Austr. 0,5	Germ. Helv. 0,5
Grösste Tagesgabe	1,0	1,5.

Gegen Ausfallen der Haare (HUSEMANN).

Rp. Tincturae Cantharidum   1,0
     Spiritus Sinapis   5,0
     Spiritus   50,0
     Olei Lavandulae
     Olei Amygd. amar. äth.
     Olei Rosae
     Olei Aurantii Florum āā 0,25.
Jeden 2. Tag die Kopfhaut einreiben.

Rp. Tincturae Cantharidum
     Mixturae odoriferae āā 0,5
     Olei Ricini   50,0
     Haaröl.

† **Tinctura Cantharidum aetherea.** 1,0 Kantharidenpulver, 7,0 Aether, 3,0 Weingeist (90 proc.). Man macerirt und bringt ohne auszupressen aufs Filter.

Gall. Teinture éthérée de cantharide. Cantharidum gr. pulv. 10,0, Aetheris acetici 100,0. Im Verdrängungswege zu bereiten (Fig. 141).

Unguentum Cantharidum (Germ.) s. **Cantharidis** (Brit. Helv.). Ceratum Cantharidum. Ungt. irritans. Spanischfliegensalbe. Kantharidensalbe. Reizsalbe. Fontanellsalbe. Pommade épispastique. — Cantharides Ointment.

a. Germ. 3 Th. Oleum cantharidatum, 2 Th. Cera flava.

b. Helv. lässt 2 Th. frisch gepulverte Kanthariden mit 8 Th. Olivenöl 4 Stunden im Dampfbade erwärmen, pressen, filtriren und 6 Th. des Filtrates mit 4 Th. weissem Wachs zusammenschmelzen.

c. Brit. 3 Th. Kanthariden, 30 Th. Benzoëfett digerirt man 12 Stunden (bei etwa 50° C.) und seiht unter gelindem Pressen durch.

d. Gall. **1) Pomatum luteum de Cantharide.** Pommade épispastique jaune. 60 Th. grobes Kantharidenpulver erwärmt man mit 840 Th. Schweinefett 4 Stunden im Wasserbade, lässt absetzen, giesst klar ab, digerirt 1 Stunde mit 4 Th. Kurkumapulver, filtrirt im Heisswassertrichter, schmilzt 120 Th. gelbes Wachs hinzu, rührt kalt und giebt 4 Th. Citronenöl hinzu

2) Pomatum viride cum Cantharide. Pommade épispastique verte. 280 Th. Pappelsalbe werden mit 40 Th. weissem Wachs zusammengeschmolzen und 10 Th. Kantharidenpulver zugemischt.

Die Salbe dient zum Offenhalten von Wunden und ist im Handverkauf mit Vorsicht abzugeben.

Pommade pour Papier épispastique.

Rp. Sebi ovilis   240,0 ⎫
     Adipis benzoati   360,0 ⎬ A
     Cantharidum gr. m. pulv. 100,0. ⎭

Man erwärmt 2 Tage im Wasserbade, presst ab und filtrirt heiss.

Charta epispastica (Gall.). Papier épispastique.

	No. I	No. II	No. III
Rp. Unguenti A.	360	450	600
Adipis benzoati	150	90	—
Sebi ovilis	100	60	—
Cerae albae	60	60	60

Durch einseitiges Auftragen der geschmolzenen Salben auf Papierstreifen erhält man die Papiere No. I, II, III.

† **Acetum Cantharidis** (Brit.).
Vinegar of Cantharides.
Rp. Cantharidum gr. pulv. 100,0 g
     Acidi acetici glacial. (99%)
     Aquae āā q. s.
Man macerirt mit 900 ccm und sammelt im Verdrängungswege 1000 ccm.

Balsamum Vinariense.
Linimentum Saponis rubefaciens.
Weimarscher Seifenbalsam.
Rp. 1. Linimenti saponato-camph. 80,0
     2. Olei Terebinthinae   5,0
     3. Tincturae Cantharidum   2,5.
Man schmilzt 1, setzt 2 und 3 zu und kühlt schnell ab.

Ceratum Cantharidis (U-St.).
Rp. 1. Cantharidum pulv. (No 60) 320,0 g
     2. Cerae flavae   180,0 „
     3. Colophonii   180,0 „
     4. Adipis suilli   220,0 „
     5. Olei Terebinthinae   150,0 ccm.
Man macerirt 1 mit 5 48 Stunden, fügt 2, 3, 4 geschmolzen hinzu und dampft im Wasserbade bis auf 1000 g ein.

Charta antirheumatica stimulans.
Reizendes Gichtpapier.
Rp. Resinae Pini   100,0
     Cerae flavae   50,0
schmilzt man, fügt
     Tincturae Cantharidum
     Tincturae Euphorbii āā 4,0
hinzu, verdunstet den Weingeist im Wasserbade und verfährt wie bei Charta cerata.

Collemplastrum Cantharidini (Diet.).
Rp. Massae ad Collemplastrum 800,0
     Rhizomatis Iridis pulver. 88,0
     Sandaracae   20,0
     Olei Resinae Pini (Harzöl) 20,0
     Acidi salicylici   6,0
     Cantharidini subt. pulv.   2,5
     Aetheris   150,0.
Bereitung wie Collemplastrum Arnicae (S. 385.).

Collemplastrum Cantharidini perpetuum (Diet.).
Wie voriges, doch nur mit 0,25 Cantharidini und 30,0 Rhizom. Iridis, und statt Sandarak mit 50,0 Euphorbium und 20,0 Olibanum zu bereiten.

Emplastrum Cantharidum Berolinense.
Bandpflaster.

Rp. Terebinthinae laricin. 20,0
    Cerae flavae   30,0
    Resinae Pini   12.0
    Sebi ovilis   7,0.

Man schmilzt, fügt
    Euphorbii pulv.   10,0
    Cantharidum pulv. 10,0
    Sandaracae pulv.   25,0

hinzu, streicht auf Seidenzeug und schneidet in 3 cm breite Streifen. Aus diesen erhält man mittelst eines Pflasterstechers ohrförmige Stücke (Ohrpflaster, Zahnpflaster).

Emplastrum Cantharidum FERRARI

entspricht dem Empl. Cantharid. perpet. Germ., erhält aber noch wenig Styrax und Oleum Thymi.

Emplastrum Cantharidum camphoratum.
Vesicatorium camphoratum. Vésicatoire camphré (Gall).

Emplastrum Cantharidum extensum wird mittelst eines Pinsels mit Aether camphoratus bestrichen.

Emplastrum Cantharidum Lubecense.
LUEBECK'sches Blasenpflaster.

Rp. Colophonii   20,0
    Resinae Pini   20,0
    Styracis liquidae   10,0
    Cantharidum subt. pulv. 10,0.

Emplastrum ad clavos pedum KEILHOLZ.

Rp. Emplastri Litharg. comp. 40,0
    Emplastri Galbani   10,0
    Picis navalis   20,0
    Ammonii hydrochlor   1,5
    Aeruginis   1,5
    Cantharidum   1,0.

Emplastrum Picis cantharidatum (U-St.).
Warming Plaster.

Rp. Cerati Cantharidis   80,0 g
Durch Schmelzen und Durchseihen trennt man von den Canthariden, fügt zum flüssigen Teile Resinae Pini Burgund. q. s. ad 1000,0 g und bereitet l. a. eine gleichmässige Masse.

Emulsio Cantharidum VAN MONS.

Rp. Olei cantharidati 6,0
    Vitellum ovi unius
    Mellis depurati   30,0
    Gummi arabici   10,0
    Aquae Juniperi 90,0.

† Extractum Cantharidum.

Rp. 1. Cantharidum gr. m. pulver. 100,0
    2. Spiritus diluti   1000,0
    3. Spiritus diluti   300,0.
Man zieht zuerst mit 2, dann mit 3 aus, filtrirt und dampft zum dicken Extrakt ein. Ausbeute etwa 60 Procent.

Globuli ad fonticulos.
Fontanellerbsen. Eitererbsen.

Globulos e Rhizomate Iridis magnitudine pisi parvi
benetzt man mit einer Mixtur aus
    Tincturae Cantharidum 10,0
    Balsami Tolutani   1,0.

Linimentum crinale.
(Amer. Drugg.)

Rp. Cantharidini   0,06
    Aetheris acetici   7,5
    Spiritus   90,0
    Olei Ricini   30,0
    Olei Lavandulae gtts. 15.

Linimentum vesicans SWEDIAUR.

Rp. Cantharidum contusar. 6,0
    Camphorae   10,0
    Olei Olivarum   5,0
    Olei Terebinthinae 20,0.
Digeriren, auspressen, filtriren.

Mittel gegen Haarausfall LEISTIKOW.

Rp. Tincturae Cantharidum 3,0
    Chlorali hydrati   2,0
    Lanolini   5,0
    Vaselini
    Aquae Laurocerasi
    Aquae Calcis   āā 10,0.

Oleum Cantharidini (Diet.).
(Loco Olei cantharidati).

Rp. Cantharidini pulverati 1,0
    Acetoni   40,0.
Man löst im Wasserbade in verschlossenem Glaskolben, trägt allmählich in
    Olei Olivarum   960,0
das auf 50° C. erwärmt ist, und bewahrt bei Zimmerwärme in gelben Stöpselgläsern auf.

Pilulae antenureticae MEISSNER.
Gegen Bettnässen.

Rp. Cantharidum pulverat. 0,66
    Ferri pulverati   1,33
    Succi Liquiritiae   5,0.
M. f. pilulae No. 100.

Pilulae stimulantes SUNDELIN.

Rp. Cantharidum   0,4
    Fructus Capsici   0,6
    Camphorae   1,6
    Resinae Guajaci   5,0
    Tincturae Colocynth. q. s.
f. pilul. No. 100.

Pomata trichophytica DUPUYTREN.

Rp. Medullae ossium bovin. 100,0
    Balsami Peruviani   4,0
    Olei Cinnamomi   2,0
    Olei Bergamottae   1,0
    Tincturae Cantharidum 1,5
    Mixturae oleoso-balsamicae 3,5
D. S. DUPUYTREN'sche Haarwuchspomade.

Rattengift (Apoth.-Zeitg.).

Rp. Cantharidum pulverat. 40,0
    Malti pulverati   480,0
    Moschi   0,06
    Olei Ligni Rhodii
    Olei Carvi   āā gtts. 6
    Sacchari fusci   60,0.
M. f. pasta. Man legt kleine Kügelchen aus.

Saponimentum Cantharidini UNNA.
Cantharidin-Opodeldok (Diet.)

Rp. Saponis stearin. dialys. 100,0
    Saponis oleïn. dialys. 50,0
    Spiritus (90%)   450,0
    Aquae   95,0.
Man löst durch Digestion und fügt hinzu eine Lösung aus
    Cantharidini   5,0
    Acetoni   300,0.

Spiritus contra alopeciam syphiliticam
LANGLEBERT.

Rp. Tincturae Cantharidum 5,0
    Hydrargyri bichlorati 0,05
    Spiritus
    Spiritus Melissae āā 40,0
    Aquae Rosae   20,0.

Spiritus crinalis.

Haarspiritus.

1. (Gaz. hebd. de méd.)

Rp. Tincturae Cantharidum
Acidi tannici āā 3,5
Chinini hydrochlor.
Ligni Santali āā 1,5
Glycerini 20,0
Spiritus Coloniensis 15,0
Vanillini 0,02
Spiritus diluti q. s. ad 300,0.

2. (Form. american.)

Rp. Tincturae Cantharidum
Tincturae Capsici āā 4,0
Tincturae Gallarum 8,0
Spiritus (96%)
Spiritus Coloniensis āā 180,0
Olei Ricini 75,0.

3. Gegen Kopfschinnen.

(Bull. of Pharm.)

Rp. Tincturae Cantharidum 3,5 ccm
Tincturae Chinae 7,5 „
Pilocarpini hydrochlor. 0,24 g
Chlorali hydrati 3,6 „
Glycerini 28 ccm
Bay Rum q. s. ad 450 „

Spiritus crinalis roborans.

Haar-Tonicum (Ph. Era).

Rp. Tincturae Cantharidum 14 ccm
Liquor. Ammon. caust. arom. 28 „
Mixturae oleoso-balsam. 113 „
Glycerini 142 „
Aquae Rosae 568 „
Spiritus q. s. ad 908 „

Spiritus trichophyticus.

Haarwuchswasser.

Rp. Tincturae Cantharidum 1,0
Acidi salicylici 2,0
Mixturae oleoso-balsam. 20,0
Spiritus 20,0
Glycerini 30,0
Aquae Rosae 60,0.

Täglich die Kopfhaut zu befeuchten.

Spiritus trichophyticus EPENSTEIN.

Rp. Tincturae Cantharidum 10,0
Spiritus Sinapis 1,0
Olei Lavandulae
Olei Amygdalar. amar. aeth.
Olei Rosae
Olei Aurantii florum āā gtts. 5
Spiritus 100,0.

Jeden 2. Tag 1 Theelöffel voll in die Kopfhaut
einzureiben.

Unguentum ad fonticulos BERG.

Rp. Extracti Mezerei 1,0
Terebinthinae laricinae 5,0
Unguenti Cantharidum 20,0
Unguenti basilici 50,0
Cupri acetici subt. pulv. 4,0.

Unguentum ad fonticulos (Ergänzb.).

Rp. Euphorb. subt. pulv. 1,0
Unguent. Cantharid. 19,0.

Unguentum epispasticum.

Unguentum irritans Lausanniense.

Rp. Unguenti Cantharidum
Unguenti Althaeae āā 10,0
Olei Citri gtts. 2.

Vet. **Charge de Lebas** (Gall.).

LEBAS scharfe Einreibung.

Rp. Adipis suilli 125,0
Picis liquid. abietin. 125,0
Tinctur. Cantharidum 100,0
Olei Terebinthinae 100,0.

Vet. **Charge résolutive** (Gall.).

Rp. Picis liqu. Lithantracis 250,0
Petrolei albi 75,0
Tincturae Cantharidum 75,0.

Vet. **Emplastrum acre.**

Scharfes Pflaster. Piephackenpflaster.

Rp. Cantharidum pulver. 25,0
Euphorbii pulver. 5,0
Terebinthinae
Olei Olivarum āā 12,5
Cerae flavae 45,0

digerirt man einige Stunden im Dampfbade.

Vet. **Emplastrum Cantharidum pro usu
veterinario** (Germ.).

Rp. 1. Colophonii 6,0
2. Terebinthinae 6,0
3. Cantharidum gr. m. pulv. 3,0
4. Euphorbii subtile pulv. 1,0.

Man schmilzt 1 und 2 und setzt 3 und 4 hinzu.

Vet. **Oleum acre.**

Oleum irritans Anglicum. Feu anglais.

Rp. Euphorbii pulverati
Cantharidum pulverat. āā 1,0
Olei Terebinthinae
Olei Olivarum āā 50,0.

Man digerirt 1 Tag und filtrirt.

Vet. **Oleum acre** BLISTER.

Rp. Olei Rapae 250,0
Olei Terebinthinae 50,0
Cantharidum pulverat. 20,0
Euphorbii pulverat. 10,0.

Einige Tage digeriren. Vor dem Gebrauch umzuschütteln.

Vet. **Spiritus acer.**

Feu français.

Rp. Tincturae Cantharidum
Tincturae Euphorbii
Spiritus āā.

Vet. **Tinctura Cantharidum concentrata,
s. fortior.**

Rp. Cantharidum pulverat. 1,0
Spiritus 5,0.

Vet. **Unguentum Cantharidum pro usu
veterinario** (Germ.). Ungt. acre.
Scharfe Salbe. Spathsalbe.

Rp. 1. Cantharidum subtile pulver. 2,0
2. Olei Olivarum 4,0
3. Cerae flavae 1,0
4. Terebinthinae 2,0
5. Euphorbii subtile pulv. 1,0.

1 und 2 werden 10 Stunden im Dampfbade erwärmt, 3 und 4 zugefügt, dann mit 5 bis zum
Erkalten gerührt.

Vet. **Unguentum vesicatorium** (Gall.).

Onguent vésicatoire Lebas

Rp. Cerae flavae 3,0
Picis nigrae 4,0
. Resinae Pini 4,0
Olei Olivarum 10,0
Cantharidum gr. m. plv. 6,0
Euphorbii pulv. 2,0.

Vet. **Unguentum vesicatorium mercuriale** (Gall.)

Onguent résolutif Trasbot.

Rp. Unguenti vesicatorii Lebas
Unguenti mercurialis duplicis (50 %) āā.

Geheimmittel.

Berenizon von WORTLEY, Haarwuchsmittel. Enthält Perubalsam, Ricinusöl, China-tinktur, Kantharidentinktur, Weingeist, Rosenwasser.

Blister (nach Veterinary Counter Practice).

a. Kanthariden 12,5, Euphorbium 25,0, gelbes Wachs 4,0, Kolophonium 6,0, Ter-pentin 15,0, Fett 60,0.

b. Liq. Blister. Kanthariden 120,0, Euphorbium 30,0, Methylalkohol 550,0.

Blistering Ointment von JAMES, für Spath, Ueberbein etc., besteht aus Kantha-riden, Euphorbium, Elemisalbe, Wacholder-, Rosmarin- und Terpentinöl.

Gichtbalsam, nach Dr. LAVILLET. Bestandtheile: Kanthariden, Salmiakgeist, Spi-ritus, Seife, Kampher, Rosmarinöl.

Gliadinpflaster von KLOSE, enthält als Hauptbestandtheil Kanthariden und Euphorbium.

Haarbalsam, von SCHWARZLOSE. Ein Spiritus Coloniensis mit Storax, Fett, Pott-asche und wahrscheinlich auch Kantharidenauszug.

Haarbalsam, WACKERSONS. Carmin, Koloquinthenextrakt, Kantharidentinktur, Peru-balsam mit Haarpomade gemischt.

Haarwuchsbeförderer von WILSON, enthält Kantharidentinktur, Mandelöl, Salmiak-geist, Citronenöl, Rosmarinspiritus.

Hair-Wash von Dr. LESLIE besteht aus Alkohol, Ricinusöl, Kantharidentinktur, Macis- und Rosenöl.

Kronäthyl soll ein ätherischer Auszug aus chinesischen Kanthariden sein.

Pariser Kantharidenpflaster wird aus starker Kantharidentinktur, Harz, Peru-balsam und eingedicktem Leinöl bereitet.

Pastillen, aromatische von STEEL, sind aus Eisensulfat, Kantharidentinktur, Zucker und Zimmtwasser hergestellt.

Prolifisches Pulver, zur Stärkung der Manneskraft. Im wesentlichen: Kanthariden, Cascarilla, China, Kubeben, Zimmt, Zucker.

Shampooflüssigkeit, ein amerikanisches Haarwasser. 1000,0 Rum, 120,0 Weingeist, 3,0 Kantharidentinktur, 5,0 Ammoniumkarbonat und 10,0 Kaliumkarbonat.

Taffetas vesicans DUBUISSON wird mit weingeistigem Kantharidenauszug und Gela-tinelösung wie Englisches Pflaster hergestellt.

†† **Cantharidinum** (Ergänzb.). **Kantharidenkampher. Cantharidine** (Gall.). $C_{10}H_{12}O_4$. **Mol. Gew. = 196.**

Die Wahl des Ausgangsmaterials zur Herstellung des Cantharidins hängt vom je-weiligen Preise des Rohmaterials und von seinem Gehalt an Cantharidin ab. Im Nach-folgenden ist angenommen, dass es sich um Kanthariden handelt. Da das Cantharidin in den Blasenkäfern nur zum Theil im freien Zustande, zu einem anderen Theile an Alkali gebunden vorhanden ist, so muss man dieses letztere in geeigneter Weise (durch Säure-Zusatz) in freien Zustand bringen.

Darstellung. 1000 g mittelfein gepulverte, chinesische Kanthariden werden mit einer Mischung aus 20 g konc. Schwefelsäure und 1500 g Essigäther zwei Tage lang bei gewöhnlicher Temperatur stehen gelassen. Dann mischt man mit Hilfe eines Holzspatels (nicht mit den Händen!) 40 g Baryumkarbonat darunter, bringt das Gemisch in einen Extraktionsapparat und erschöpft es in diesem durch Extraktion mit Essigäther. — Nach-dem von dem Auszuge der Essigäther abdestillirt worden ist, wird der aus Fett, Harz und Cantharidin bestehende Rückstand 8 Tage lang sich selbst überlassen, damit das Cantharidin auskrystallisiren kann.

Nach dieser Zeit wird der Rückstand mit 200,0 g Petroläther (0,74 sp. G.) über-gossen und gelinde erwärmt, um das Fett zu lösen, die Lösung abfiltrirt, das Cantharidin mit Petroläther gewaschen und aus 90 proc. Alkohol in der Wärme umkrystallisirt. Das so erhaltene Cantharidin ist fast weiss und als „Vesikans" hinreichend rein. Wird es z. B. zu subkutanen Injektionen völlig rein verlangt, so muss es unter Zusatz von Knochen-kohle aus Essigäther umkrystallisirt werden (DIETERICH).

Eigenschaften. Farblose, glänzende, geruchlose, neutrale Säulen oder Blättchen des rhombischen Systems, welche bei 218° C. schmelzen, darüber hinaus erhitzt als weisse Nadeln sublimiren. Es löst sich in 30000 Th. kaltem oder 15000 Th. siedendem Wasser. In Wasser, welches Säuren, z. B. Schwefelsäure, oder ätherische Oele gelöst enthält, ist es reichlicher löslich. Es löst sich ferner in 3300 Th. Alkohol von 90 Proc., oder in 1650 Th.

Schwefelkohlenstoff, in 560 Th. Aether, oder 65 Th. Chloroform oder 40 Th. Aceton. Es löst sich ferner reichlich in Eisessig, konc. Schwefelsäure, in fetten Oelen, Wachs und Harz. Es ist nach Gall. schon bei gewöhnlicher Temperatur merklich flüchtig und beginnt schon oberhalb 120° C. zu sublimiren.

Seinen chemischen Eigenschaften nach stellt es sich als das Anhydrid der zweibasischen, im freien Zustande nicht bekannten Cantharidinsäure $C_{10}H_{16}O_6$ dar. Behandelt man es unter Erwärmen mit Kali- oder Natronlauge, so geht es (langsam auch bei Einwirkung von Ammoniak) in Lösung unter Bildung kantharidinsaurer Salze, z. B.

$$C_8H_{12}O\!<\!^{CO}_{CO}\!>\!O \qquad C_8H_{14}O_2\!<\!^{COOH}_{COOH} \qquad C_8H_{14}O_2\!<\!^{COOK}_{COOK}$$

Cantharidin   Cantharidinsäure   Cantharidinsaures Kali

Diese Salze sind wenig beständig, sie werden z. B. schon durch Einwirkung der Luftkohlensäure theilweise zerlegt. Behandelt man sie mit stärkeren Säuren, so erhält man nicht die freie Cantharidinsäure, sondern ihr Anhydrid, das Cantharidin.

Nachweis. Der chemische Nachweis des Cantharidins stösst auf Schwierigkeiten, weil der Verbindung charakteristische Reaktionen mangeln. Für die Alkalisalze des Cantharidins werden folgende Reaktionen angegeben. Die nicht zu sehr verdünnte Lösung giebt: **1)** Mit Calciumchlorid, Baryumchlorid, Quecksilberchlorid und Silbernitrat weisse, krystallinische Niederschläge. **2)** Mit Kupfersulfat einen grünblauen, körnig-krystallinischen Niederschlag. **3)** Mit Kobaltoxydullösung eine blassrothe, in Wasser äusserst schwer lösliche Fällung, mit Niccolosulfat eine grüne Fällung. **4)** Mit Palladiumchlorür entsteht zunächst nur eine Trübung, nach 24stündiger Einwirkung aber ein Netzwerk hellgelber Krystallnadeln. **5)** Erhitzt man Cantharidin mit konc. Schwefelsäure unter Zusatz von etwas Kaliumchromat, so entsteht prächtig grüne Färbung, die nach einigen Stunden trüb blattgrün wird.

Diese Reaktionen sind natürlich nicht gerade eigenartig für das Cantharidin und beweisen deshalb dessen Anwesenheit nicht.

Man ist daher in den meisten Fällen auf den physiologischen Nachweis des Cantharidins angewiesen, und zwar um so mehr, als es sich in der Regel um den Nachweis so geringer Mengen handeln wird, dass die Erzielung messbarer Krystalle und die Ausführung von Schmelzpunkts-Bestimmungen nicht möglich ist. — Um in Speisenresten, Organtheilen etc. das Vorhandensein von Cantharidin festzustellen, verfährt man nach DRAGENDORF wie folgt:

Die zu untersuchenden Substanzen werden, wenn nöthig, fein zerschnitten und mit Kalilauge von 8 Proc. so lange erwärmt, bis eine gleichartige Flüssigkeit entstanden ist. Diese Flüssigkeit wird nach dem Erkalten, wenn nöthig, mit Wasser verdünnt und dann mit Chloroform mehrmals ausgeschüttelt, um Unreinigkeiten (z. B. Fett) zu beseitigen. Nachdem das Chloroform abgetrennt worden ist, wird durch verdünnte Schwefelsäure übersättigt und sogleich mit etwa dem vierfachen Volumen Alkohol von ca. 95 Proc. gemischt. Die Mischung wird am Rückflusskühler einige Zeit im Sieden erhalten, dann heiss filtrirt, das Filtrat möglichst stark abgekühlt, alsdann nochmals filtrirt und dann durch Destillation vom Alkohol befreit. Die zurückbleibende, wässerige Flüssigkeit wird hierauf mit Chloroform behandelt, nachdem zuerst die an den Wandungen des Destillationskolbens haftenden Substanzen durch dasselbe aufgenommen worden sind, soweit sie sich in Chloroform lösen. Die Chloroform-Auszüge werden zunächt durch Waschen mit Wasser von etwa anhaftender Schwefelsäure befreit, dann zur Verdunstung gebracht. Einen etwa hinterbleibenden Rückstand prüft man auf das Vorhandensein von Krystallen (durch das Mikroskop und Polarisations-Mikroskop) und stellt schliesslich den physiologischen Versuch an.

Physiologischer Versuch. Man reibt den Rückstand der Chloroform-Auszüge mit wenigen Tropfen Mandelöl an, nimmt die ölige Lösung alsdann mit etwas Watte auf und applicirt diese auf den Oberarm einer Versuchsperson in der Weise, dass man auf die abgetrocknete Hautstelle zunächst den öligen Wattebausch bringt, darüber etwas Guttaperchapapier auflegt und nun einen leichten Verband anlegt. Ist im Rückstande Cantharidin enthalten gewesen, so entsteht an der Applikationsstelle nach 3—6—12 Stunden lebhafte Röthung der Haut, die sich schon nach 0,00015 g Cantharidin bis zur Blasenbildung steigern kann.

Aufbewahrung. Sehr vorsichtig, in gut verschlossenen Gefässen; Lichtschutz ist nicht erforderlich.

Prüfung. Die Prüfung kann sich, wenn erforderlich, auf die Feststellung der völligen Flüchtigkeit beim Erhitzen, sowie auf die Ermittelung des Schmelzpunktes beschränken. Doch sei man beim Hantiren mit Cantharidin äusserst vorsichtig.

Anwendung. Das Cantharidin beginnt sich immer mehr als Ersatz der Kanthariden zur Herstellung von Vesikatorien Eingang zu verschaffen. Diese Ersetzung der Kanthariden durch Cantharidin ist auch durchaus zu billigen, weil man das Cantharidin leicht genau dosiren kann, während der Cantharidingehalt der spanischen Fliegen sehr wechselnd ist. Man gebraucht es ferner zur Herstellung der sog. Liebreich'schen Mittel. Bei der äusserlichen Anwendung rechnet man 1 Th. Cantharidin als gleichwerthig mit 200 Th. Kanthariden.

† Solutio Kalii cantharidinici Liebreich pro injectione. Liebreich's Mittel.

Dieses Arzneimittel ist eine Lösung von Kaliumkantharidat. Da dieses Salz aber schwer rein darzustellen ist, so geht L. bei der Darstellung vom Kantharidin selbst aus und bezieht auch die Dosirung auf das freie Kantharidin.

Darstellung. 0,2 g (2 Decigramme) Kantharidin und 0,4 g Kalihydrat — beide genau gewogen — werden in einem 1 Liter-Kolben mit Marke mit 20 ccm Wasser im Wasserbade erwärmt, bis klare Lösung erfolgt ist. Alsdann fügt man unter fortdauernder Erwärmung allmählich Wasser bis ungefähr zur Marke zu, mischt gut durch und füllt nach dem Erkalten mit Wasser bis zur Marke auf. Die völlig erkaltete Lösung wird filtrirt. (Liebreich.)

1 ccm dieser Lösung enthält = 0,0002 g Cantharidin in der Form des Kaliumkantharidats $C_{10}H_{11}K_2O_6 + H_2O$.

Diese Lösung ist früher von Liebreich zur Injektionskur vorgeschrieben worden.

†† Kalium cantharidinicum. Cantharidate de potasse (Gall.). Cantharidas potassicus $C_{10}H_{12}K_2O_5 + 2H_2O$. Mol. Gew. = 326.

Man bringt in einen Kolben von 500 ccm Fassungsraum 10 g Cantharidin, 5,73 g reines Kalihydrat sowie 200 ccm Wasser, erhitzt im Wasserbade bis zur völligen Auflösung und filtrirt noch heiss im Dampftrichter. Beim Erkalten scheidet sich das Salz in Krystallen ab. (Gall.)

Farblose Nadeln, löslich in 25 Th. kaltem oder in 12 Th. siedendem Wasser, wenig löslich in Alkohol, unlöslich in Aether und in Chloroform.

Sehr vorsichtig in gut geschlossenen Gefässen aufzubewahren.

An Stelle der obigen Injektionen wird zur Zeit die innere Darreichung in folgender Form empfohlen.

† Tinctura Cantharidini Liebreich. Liebreich's Kantharidin-Tinktur.

Nicht zu verwechseln mit Kanthariden-Tinktur!

0,1 g (Ein Decigramm!) Cantharidin wird in 300 ccm Tinctura Aurantii corticis unter mässigem Erwärmen gelöst, worauf man die erkaltete Lösung mit Tinctura Aurantii corticis auf 500 ccm auffüllt. Diese Tinktur ist sorgfältig zu mischen und zu filtriren (!). Man nimmt diese Tinktur innerlich ein, indem man 0,1—1,00 ccm mit der Pravaz'schen Spritze abmisst und in ein halbes Weinglas voll Wasser einträgt.

† Solutio Natrii cantharidinici Liebreich pro injectione. Kantharidin-Natrium-Lösung Liebreich.

Man bereitet in der bei dem Kaliumsalz angegebenen Weise eine wässerige Lösung aus 0,2 g (Zwei Decigramm) Cantharidin und 0,3 g Natriumhydroxyd und füllt diese mit Wasser zu 1 Liter auf. Je 1 ccm enthält 0,0002 g Cantharidin in Form des Natriumkantharidats.

Liebreich hat das Cantharidin gegen tuberkulöse Processe, Phthisis, tuberkulöse Erkrankungen des Pharynx, Larynx, gegen Lupus, Psoriasis, Lepra empfohlen. Er beginnt innerlich und subkutan mit $^6/_{10}$ Decimilligramm = 0,00006 g, entsprechend 0,3 ccm der obigen Lösungen, nach und nach steigend um je 0,00002 g, d. h. um 0,1 ccm der obigen Lösungen. — Vor jeder Anwendung, welche nicht täglich erfolgen darf, ist der Harn auf Eiweiss zu prüfen; bei eintretender Nephritis ist der Gebrauch einzustellen. Wegen der leicht eintretenden Nieren-Reizung ist die grösste Vorsicht geboten.

Dispensation. Die LIEBREICH'schen Lösungen werden nicht den Patienten ausgefolgt, sondern dem Arzte übergeben und werden von diesem selbst aufbewahrt. Die Aufbewahrung in den Apotheken hat vorsichtig zu erfolgen.

Der Arzt mache es sich zur Pflicht, diese Mittel auf den Recepten stets ohne Abkürzung zu verschreiben. Der Apotheker lege jedes zweifelhafte Recept dem Arzte zur nochmaligen Durchsicht vor.

† **Aether Cantharidini.** Kantharidinäther. Loco Aetheris cantharidati. 1 g gepulvertes Kantharidin wird im Kölbchen unter Erwärmen in 40,0 g Aceton gelöst. Diese Lösung giesst man in 940,0 g Aether, den man durch Einstellen in lauwarmes Wasser auf 25° C. erwärmt hatte, in mehreren Antheilen unter Umschwenken ein. Schliesslich trägt man 2,0 Hanfextrakt ein, schüttelt bis zur Auflösung desselben und filtrirt nach mehrtägigem Absetzen. (DIETERICH.)

† **Collodium Cantharidini.** Kantharidin-Kollodium. Cantharidini 0,1 wird mit Olei Ricini 4,0 verrieben, und in Collodii duplicis 96,0 eingetragen, worauf man das Präparat durch Zusatz von Tincturae Cannabis indicae 1,0 grünlich färbt.

Capsella.

Gattung der **Cruciferae—Hesperideae—Capsellinae.**

Capsella bursa pastoris (L.) Mnch. Ueberall gemeines Unkraut. Kahl oder behaart, Grundblätter eine Rosette bildend, gestielt, ganzrandig, buchtig gezähnt oder fiederspaltig, Stengelblätter kleiner, sitzend, Stengel aufrecht, Schötchen auf wagerecht abstehenden Stielen dreieckig-verkehrt-herzförmig, Griffel kurz, die Ausrandung nicht überragend.

Man verwendet das Kraut: **Herba Bursae pastoris** (Ergänzb.). **Herba Capsellae. Hirtentäschel. Gänsekresse. Säckel- oder Täschelkraut. — Panetière. — Shepherd's purse.**

Bestandtheile. Ein leicht zersetzliches Alkaloid, eine eigenthümliche Säure von glukosidischem Charakter: Bursasäure. Das ätherische Oel der Samen ist Allylsenföl, sie enthalten ausserdem 28 Proc. fettes Oel.

Anwendung. Das Mittel ist veraltet, aber durch Pfarrer KNEIPP wieder in Erinnerung gebracht. Die RADEMACHER'sche Schule benutzt es gegen Blutungen und Blasenleiden in Form der Tinktur und der Salbe. Neuerdings als Ersatz des Rhizoma Hydrastis und Secale cornutum gegen Haemorrhagien empfohlen, besonders in Form des Fluidextrakts.

Extractum Bursae pastoris fluidum wird aus dem fein geschnittenen Kraut mit Weingeist (68 proc.) im Verdrängungswege bereitet.

Tinctura Bursae pastoris Rademacheri (Ergänzb.). RADEMACHER's Hirtentäscheltinktur, wird aus 5 Th. zerquetschtem frischem Kraut mit 6 Th. Weingeist bereitet. Ausbeute $6^{1}/_{2}$—7 Th. Innerlich zu 15—30 Tropfen 4—6 mal täglich.

Unguentum Bursae pastoris Rademacheri. 1 Th. frisches, zerquetschtes Kraut wird mit 2 Th. Schweinefett gekocht, bis die Feuchtigkeit völlig verdunstet ist, dann gepresst und klar abgegossen.

Capsicum.

Gattung der **Solanaceae — Solaneae.**

I. Capsicum annuum L. mit verlängerten, aufrechten Früchten und **Capsicum longum D. C.** mit verlängerten, hängenden Früchten. Es ist unsicher, ob beide Arten wirklich verschieden sind, da angeblich Pflanzen mit hängenden und aufrechten Früchten aus den Samen derselben Frucht hervorgegangen sind, beide würden dann in **C. annuum L.** zusammen zu ziehen sein. Heimisch in Amerika (vielleicht Brasilien), in allen heissen und gemässigten Gegenden der Früchte wegen in zahlreichen Formen kultivirt.

Fructus Capsici (Germ. Helv.). **Piper Hispanicum** s. **Turcicum. Spanischer oder Türkischer Pfeffer. Beissbeere. Guineapfeffer**[1]). **Schoten- oder Taschenpfeffer. — Poivre d'Espagne. Piment des jardins. Poivre de Guinée**[1]) (Gall.).

Beschreibung. Eine saftlose, vom bleibenden Kelch gestützte Beere, meist aus 3, selten aus 2 Karpellen hervorgegangen. Die Frucht ist durch theilweises Verwachsen der Karpelle im unteren Theile drei-, im oberen einfächerig. An den Placenten befinden sich zahlreich die flachen, rundlichen, hellgefärbten Samen.

Die pharmaceutisch verwendeten Früchte sind langgestreckt, bis 12 cm lang, dunkelbraunroth, fein quergestreift.

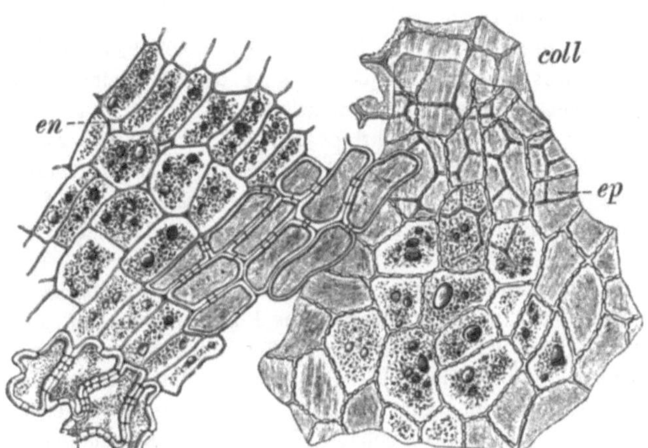

Fig. 142. (Moeller, Mikroskopie.)

Auf die Epidermis folgt ein aus 5—6 Zellschichten bestehendes Collenchym, woran sich ein dünnwandiges Parenchym schliesst, die Zellen dieser Schichten enthalten rothgelbe Körnchen und spindelförmige dreispitzige oder runde, gelbe Chromatophoren, die sich mit Schwefelsäure tiefblau färben.

Die Wände der Collenchymzellen sind fein gekörnelt. Im Parenchym verlaufen die zarten Gefässbündel zuweilen mit einigen Bastfasern. Zwischen dem Parenchym und der inneren Epidermis liegen auffallend grosse Zellen, die durch derbe Querwände oder schmale Platten kleinerer Zellen getrennt sind. Die Zellen der unteren Epidermis unter den grossen Zellen sind verholzt, verdickt und getüpfelt, die unter den Zwischenplatten sind dünnwandig, nicht verholzt. Diese innere Epidermis mit abwechselnden grösseren Parthien verholzter (also mit Phloroglucin und Salzsäure roth werdender) und schmälerer unverholzter Zellen ist für die Erkennung der Droge charakteristisch neben den gelben Chromatophoren und rothgelben Tropfen des Parenchyms.

An den Scheidewänden der Frucht wird die Cuticula durch die Bildung eines Sekretes von den darunter liegenden gestreckten Epidermiszellen emporgehoben. Es findet sich hier das scharfschmeckende Prinzip der Frucht. — Die Samen umschliessen ein reichliches Endosperm und den gekrümmten Embryo. Die Epidermiszellen der Samenschale sind vielfach in einander verzapft und verkeilt und gewähren auf der Flächenansicht ein sehr

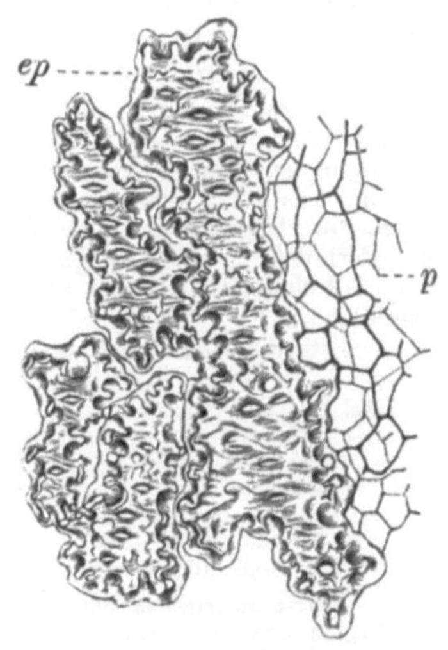

Fig. 143.
(Moeller, Mikroskopie.)

---

[1]) Unter diesem Namen versteht man eigentlich die Früchte der Xylopia aethiopica A. Rich. und X. aromatica D. C.

verworrenes aber höchst charakteristisches Bild. Sie sind ebenfalls für die Erkennung der Droge von Wichtigkeit. Ihre Aussenwand besteht aus drei Schichten: der Cuticula, einer mit Jod sich ohne weiteres blau färbenden und einer verholzten Schicht.

Bestandtheile. Wir sind darüber verhältnissmässig wenig unterrichtet. Der scharf brennend schmeckende Bestandtheil wird als Capsaicin $C_9H_{14}O_2$(?) bezeichnet. Es bildet farblose, bei 59° C. schmelzende Krystalle, die in kaltem Wasser wenig, in heissem mehr löslich und mit Wasserdämpfen in geringer Menge flüchtig sind, sich in Alkohol und Alkalien lösen.

Capsacutin $C_{35}H_{54}N_3O_7$, zu 0,05—0,07 Proc. in der Droge, von saurer Reaktion.

Capsicin und Capsicol sind weiche, gelbe bis rothbraune, scharfschmeckende Substanzen, offenbar nicht einheitlich.

Capsicin, ein flüchtiges Alkaloid, ist ebenfalls zweifelhaft.

Nach KOENIG: Wasser 12,42 Proc., Stickstoffsubstanz 13,43 Proc., Flüchtiges Oel 1,58 Proc., Fett 14,40 Proc., Stickstofffreie Extraktstoffe 34,49 Proc., Holzfaser 19,59 Proc., Asche 5,67 Proc. In der Trockensubstanz: Stickstoffsubstanz 15,34 Proc., Fett 16,44 Proc., Stickstoff 2,45 Proc.

Aufbewahrung. An einem trocknen Orte, die ganzen oder geschnittenen Früchte in Holz- oder in Blechgefässen, das Pulver in braunen, gut verkorkten Gläsern. — Trotz seiner Schärfe ist der Spanische Pfeffer dem Insektenfrasse ausgesetzt, eine häufige Durchmusterung der Vorräthe deshalb geboten. Das für Cantharides (S. 595) empfohlene Verfahren ist auch hier von Vortheil. Beim Verarbeiten der Droge ist Staubentwickelung zu vermeiden, da die Schleimhäute dafür höchst empfindlich sind und heftige Entzündungen entstehen können. Um die Früchte zu zerschneiden, feuchtet man sie daher durch leichtes Bestäuben mit Wasser an und trocknet sie nach dem Schneiden wieder. Das Pulver bereitet man nach Angabe einiger Arzneibücher, indem man die zerkleinerten Früchte mit Gummi- oder Traganthschleim befeuchtet, trocknet und hierauf stösst. Der Arbeiter hat dabei das Gesicht in geeigneter Weise zu schützen. 100 Theile liefern 88 — 90 Theile mittelfeines Pulver.

Anwendung. Innerlich selten bei Verdauungsschwäche, Flatulenz, zu 0,05—0,5. Im Aufguss (1,0 : 200,0) zu Gurgelwässern bei Angina maligna. Aeusserlich sehr häufig als Bestandtheil hautreizender Mittel. Im Haushalt ein beliebtes Gewürz zu Saucen, Mixed-Pickles und drgl. Missbräuchlich als verschärfender Zusatz zu Essig und Branntwein.

Tinctura Capsici. Tinctura Piperis Hispanici. Spanischpfeffertinktur. Teinture de poivre d'Espagne. Tincture of Capsicum. a) Brit. Aus 50 g Capsicumpulver und 1000 ccm Weingeist (70 proc.) durch Maceration zu bereiten. b) Germ. Aus 1 Th. mittelfein zerschnittenem Spanischem Pfeffer mit 10 Th. Weingeist zu bereiten. c) Helv. Aus 10 Th. Spanischem Pfeffer (V) und verdünntem Weingeist sind durch Perkolation 100 Th. Tinktur zu sammeln. d) U-St. Aus 50 g Capsicumpulver und q. s. Weingeist (Alkohol 950 ccm, Wasser 50 ccm) sind durch Perkolation 1000 ccm zu sammeln.

Capsicum-Opodeldoc.
(Bull. of Ph.)

Rp.	Tincturae Capsici	10,0
	Spiritus	40,0
	Saponis·hispanici	6,0
	Camphorae	4,0
	Liquoris Ammonii caust.	2,0
	Mentholi	1,0
	Olei Spilanthis oleracei	0,5.

Charta antirheumatica Anglica.
Englisches Gichtpapier (Diet. Man.).

Rp.	Tincturae Capsici	10,0
	Tincturae Euphorbii	10,0
	Terebinthinae	20,0
	Olei Terebinthinae	60,0
	Alkohol. absoluti	500,0
	Resinae Pini depuratae	400,0.

Die durchgeseihte Lösung wird mit breitem Pinsel auf Seidenpapier gestrichen und dieses auf Schnüren an der Luft getrocknet.

Collemplastrum Capsici (Diet).
Capsicumpflaster.

Rp.	Massae ad Collemplastrum	800,0
	Rhizomatis Iridis pulv.	90,0
	Olibani	20,0
	Extracti Capsici aetherei	20,0
	Olei Resinae Pini	15,0
	Acidi salicylici	6,0
	Aetheris	150,0.

Wie Collemplastrum Arnicae (S. 385.) zu bereiten.

Auf Leinwand gestrichen und durchlocht giebt diese Masse einen Ersatz für das Capsin-Porous-Pflaster, BENSON's Plaster aus New York.

Collyrium antamauroticum BEASLEY.

Rp.	Fructus Capsici	0,5
	Aquae destillatae	300,0.

Nach 3 stündigem Stehen filtriren.

Curry-powder.
Nach Buchh.

Rp. Fructus Capsici
Rhizomatis Zingiberis
Fructus Cardamomi   āā 75,0
Fructus Pimentae
Rhizomatis Curcumae   āa 100,0
Piperis nigri   125,0
Cassiae Cinnamomi   150,0
Fructus Coriandri   300,0
werden als mittelfeine Pulver gemischt.

Emplastrum Capsici (U-St.).
Rp. Oleoresinae Capsici
Emplastri adhaesivi āā q. s.

Auf das dünn auf Musselin gestrichene Pflaster trägt
man mittelst eines Pinsels das Capsicum-Extrakt
auf, so dass 0,25 g davon 10 □cm bedecken.

Extractum Capsici,
wird wie Extractum Absinthii (S. 408.) bereitet.

Extractum Capsici aethereum.
Oleoresina Capsici (U-St.).

Rp. Fructus Capsici subtile pulv. 500 g
Aetheris q. s.

Das Pulver wird durch Perkolation erschöpft, der
Aether durch Destillation, zuletzt durch freiwilliges Verdunsten entfernt; den flüssigen Theil
sammelt man, während der schmierige Rückstand
verworfen wird.

Extractum Capsici fluidum (U-St.)
wird aus 1000 Th. fein gepulverten Fruct. Capsici
und 91 proc. Alkohol durch Perkolation bereitet;
man befeuchtet mit 500 ccm, sammelt zuerst
900 ccm und stellt l. a. 1000 ccm Extrakt her.

Gargarisma anticatarrhale GRAVES.
Rp. Decocti Corticis Chinae (e 15) 200,0
Tincturae Capsici   10,0.
Zum Gurgeln. Bei Katarrh.

Guttae carminativae.
New-Yorker Forme .

Rp. Tincturae Capsici   1 vol.
Tincturae Opii   1 ,,
Spiritus camphorati   1 „
Spiritus Menthae pip. 1 „
Aquae   4 „
Dosis 5 ccm.

Linimentum antarthriticum.
Gichtfluid (VOMACKA).

Rp. Tincturae Capsici   500,0
Tincturae Colchici   10,0
Olei Rosmarini   20,0
Olei Menthae pip.   3,0
Camphorae   30,0
Saponis medicati   25,0
Aetheris   50,0
Liquoris Ammon. caust. 300,0
Kalii jodati   20,0.

Linimentum Capsici compositum.
I. Ph. Neerl. III Suppl.

Rp. Fructus Capsici pulv.   1,0
Spiritus (0,834)   3,0
digere p. dies 8, exprime; hujus tinct. part. 525,0
adde

Camphorae   30,0
Olei Rosmarini
Olei Lavandulae
Olei Thymi
Olei Caryophyllorum āā 10,0
Olei Cassiae   2,0
Liquoris Ammonii caust. 100,0
Saponis medicati   3,0.

II. Nach FASSATI.
Rp. 1. Fructus Capsici gr. plv.   500,0
2. Aetheris   125,0
3. Spiritus   125,0
4. Spiritus q. s
5. Camphorae   500,0
6. Liqu. Ammon. caust. (spec. Gew. 0,910) 625,0
7. Olei Thymi
8. Olei Lavandulae   āā 10,0.

Man perkolirt 1 mit 2 und 3, sammelt durch Nachgiessen von 4 1250 g Flüssigkeit, löst darin 5, 7
und 8 und mischt 6 hinzu.

Ersatz für RICHTER's Pain Expeller und für
den amerikanischen Pain Killer.

Mottenspiritus.
I. Russischer Mottenspiritus.

Rp. Tincturae Capsici
Tincturae Colocynthidis āā 50,0
Spiritus   100,0
Camphorae   20,0
Acidi carbolici puri   5,0.

II. Motten-Essenz nach DIETERICH.
Rp. Fructus Capsici minor. conc. 100,0
Olei Terebinthinae   50,0
Spiritus (96%)   900,0
macerirt man 8 Tage, presst aus, löst
Naphthalini   25,0
Camphorae   25,0
Olei Caryophyllorum   10,0.
lässt absetzen und filtrirt.

Auf Fliesspapier gegossen zwischen Pelz- oder Woll-
gegenstände zu legen.

Piper Hispanicum solubile.
Löslicher Cayennepeffer. (Buchh).

Rp. Fructus Capsici concis. 100,0
Spiritus   150,0
Man macerirt, presst aus, filtrirt und verdampft
das Filtrat mit
Natrii chlorati   100,0
zur Trockne.

Spiritus Russicus (Ergänzb.).
Russischer Spiritus.

Rp. 1. Semin. Sinapis gr. pulv.   5,0
2. Aquae   10,0
3. Fructus Capsici concisi   2,0
4. Camphorae   2,0
5. Natrii chlorati   2,0
6. Liquoris Ammonii caustici 5,0
7. Spiritus (91%)   80,0
8. Olei Terebinthinae   3,0
9. Aetheris   3,0.

Man rührt 1 mit 2 zum Teig an, lässt stehen, bis
sich ein kräftiger Geruch nach Senföl entwickelt,
fügt 3, 5, 7 hinzu, presst nach 8tägigem Stehen,
löst 4, filtrirt und setzt 6, 8, 9 zu.

Unguentum Capsici (Brit.).
Capsicum Ointment.

Rp. Fructus Capsici concisi 12,0
Cetacei   6,0
Olei Olivarum   44,0.
Man erwärmt 1 Stunde im Wasserbade und seiht
durch.

Vet. Acetum sternutatorium MATTHIEU.
Rp. Aluminis
Zinci sulfurici   āā 30,0
Fructus Capsici   60,0
Camphorae   8,0
mischt man in Pulverform zu
Olei Terebinthinae   30,0
Aceti   1000,0
Zum Einspritzen in die Nüstern der Rinder, bei
Katarrh je 1 Theelöffel.

Vet.   **Linimentum restitutorium.**
Restitutionsfluid.

a. (Ergänzb.)			b. Pharm. Zeitg.	
Rp. Tincturae Capsici	150,0		Rp. Tincturae Capsici	50,0
Spiritus	200,0		Spiritus camphorati	
Spiritus camphorati	100,0		Spiritus aetherei	
Spiritus aetherei	100,0		Spiritus denaturati (90%)	
Olei Terebinthinae	10,0		Liquoris Ammonii caustici āā 100,0	
Liquoris Ammonii caustici	20,0		Decocti Florum Arnicae (25,0) 500,0	
Ammonii hydrochlorici	50,0		Natrii chlorati crudi	75,0.
Natrii chlorati	20,0		Sepone et filtra	
Aquae	350,0.			

II. Capsicum fastigiatum Blume (C. minimum Roxb.) Kleiner Strauch mit

orangerothen, kaum 2 cm langen, aufrechten Früchten. Liefert ebenfalls in den Früchten **Fructus Capsici, Capsicum** (Brit. U. St.) **Cayenne Pepper, African Pepper** (U. St.)

III. Capsicum frutescens L. Ebenfalls strauchig, Früchte roth, 1 cm lang, auf-

recht. Liefert in den Früchten **Piment de Cayenne** (Gall.). Diese beiden Arten liefern hauptsächlich das unter dem Namen: **Cayennepfeffer, Chillies** bekannte Gewürz, wogegen man unter **Paprika** meist die erstgenannte Art versteht.

C. fastigiatum und C. frutescens kann man von C. annuum leicht unterscheiden auch im zerkleinerten Zustande durch die Epidermiszellen der Samenschale, die bei ihnen schlank und hoch, bei der anderen Art im Querschnitt kurz und gedrungen sind, die die innerste Schicht der Aussenwand bildende verholzte Lamelle ist bei ihnen viel dicker wie bei C. annuum.

Bestandtheile. Capsacutin (s. oben) ist auch in C. fastigiatum gefunden.

Wirkung und Anwendung wie bei **I.**

Apone, von Dr. Poulet, ist ein weingeistiger Auszug von Capsicum mit Salmiakgeist, Thymianöl und Chloralhydrat.

Blister essence, C. Simon's, ist dem Restitutionsfluid ähnlich zusammengesetzt.

Branntweinschärfe von Stephan ist ein weingeistiger Auszug von spanischem Pfeffer.

Capsicin. Unter dieser Bezeichung kommt eine Mischung aus Ammoniak, Seife, Kampher, äther. Oelen und den Fluidextrakten von Capsicum und Gaultheria in den Handel.

Capsicum-Vaseline der Chesebrough-Gesellschaft ist durch Ausziehen des Spanischen Pfeffers mittelst Vaseline hergestellt.

Ernstings Magentropfen bestehen aus Tinctura aromatica, Calami, Capsici, Liquor Kalii acetici und Spiritus dilutus.

Glycoblastol des Prof. Kletzinsky ist ein weingeistiger, mit Glycerin und wohlriechenden Oelen versetzter Auszug aus Spanischem Pfeffer.

Magnetic-Elixir von Low enthält Capsicumtinktur, Terpentinöl, Kampherspiritus, Salmiakgeist, Sassafrasöl, Sassafrasextrakt.

Mustard-Paper oder **Sinapine tissue** von Coopfr ist dünnes Papier mit einem Gummiüberzug, der die scharfen Stoffe des Spanischen Pfeffers und des Euphorbium enthält.

Pain-Expeller 1) von Richter. Nach Apoth.-Ztg.: Fructus Capsici 8,0, Flores Arnicae 2,0, Spiritus dilutus 100,0, Spir. camphoratus 20,0, Oleum Caryophyllor. gtts. XX., Liquor Ammonii caustici 30,0. 8 Tage digeriren, dann filtriren.

2) Von Sachs. Tinctura Capsici 8,0, Tinctura Arnicae 12,0, Oleum Caryophyllor. gtt. X., Spiritus 50,0, Aqua 50,0, Spiritus camphoratus 20,0, Liquor Ammonii caust. 30,0.

3) Von Schöne. Tinctura Capsici (1:3) 900,0, Tinct. Piperis 90,0, Tinct. Galangae 60,0, Tinct. Ratanhae 30,0, Semen Paradisi cont. 180,0. Man digerirt 8 Tage, presst aus und fügt hinzu Oleum Thymi, Caryophyllor., Rosmarini, Lavandulae āā 15,0, Spiritus camphoratus, Liquor Ammonii caust. spirituos. āā 450,0, Sapo domesticus 45,0, Tinctura resinae Guajaci 100,0. Nach mehrtägigem Absetzen zu filtriren. (Soll dem Richter'schen Pain-Expeller in jeder Hinsicht gleichkommen.)

Papier Wlinsi ist dünnes Papier, das mit einem Ueberzuge von Capsicum, Benzoë, Euphorbium, Kopaivabalsam, Drachenblut, die zuvor in Weingeist gelöst wurden, versehen ist.

Pilules Alègres von Collas, gegen Hämorrhoiden, bestehen aus Extractum Capsici, Extr. Graminis und Radix Althaeae.

Prompto Allivio von Radway, ein Allheilmittel, enthält Capsicum, Kampher, Salze, Aether und Weingeist.

Russol von Dr. Bloch in Basel, ein Gichtmittel, enthält Capsicum, Colchicum, Chloroform, Senfspiritus, Gaultheriaöl.

Speciality for Diphtherie, Dr. WHITE's, ist mit Capsicumauszug und Oenanthäther versetzter Rum.

Tympanitessenz. Liq. Ammonii anisat. 12,0, Tinct. Capsici 7,5, Tinct. Zingiberis 30,0, Aqua commun. q. s. ad 2 L. Bei Trommelsucht der Rinder, auf einmal, wenn nöthig nach $^1/_2$ Stunde dieselbe Dosis nochmals zu geben.

Vegetable Bathing-Prepareds von REGLER, besteht aus grob zerkleinerten Capsicum- und Rosskastanienfrüchten.

Venetianisches Liniment von TOBIAS, Allheilmittel, ist eine dem Pain-Expeller ähnliche Mischung.

Capsulae.

Unter Kapsel, Capsula, Capsule versteht man eine Hülle zur Aufnahme einer Dosis irgend eines Medikaments. Und zwar kann diese Hülle entweder lediglich zur Aufbewahrung eines Arzneistoffes dienen oder dazu bestimmt sein, zugleich mit dem Arzneimittel hinuntergeschluckt zu werden. In diesem Falle müssen die Kapseln aus einem Material bestehen, welches von den Verdauungssäften gelöst wird.

Man unterscheidet im allgemeinen Papierkapseln, Devorativkapseln, Stärkekapseln und Gelatinekapseln.

I. Capsulae chartaceae. Pulverkapseln. Papierkapseln. Diese dienen zur

Aufnahme kleiner Pulvermengen, besonders der sogenannten „abgetheilten" Pulver. Sie werden gewöhnlich aus glattem, weissem Schreibpapier hergestellt. Zur Aufnahme von hygroskopischen Pulvern oder solchen, welche leicht flüchtige Bestandtheile enthalten, verwendet man Kapseln, die aus sogenanntem Wachspapier (charta cerata) hergestellt sind. Dieses Wachspapier wird zur Zeit durch Tränken von Papier mit [Ceresin, nicht mit Wachs erzeugt.

Zur Aufnahme des Natriumbikarbonates als Bestandtheil der englischen Brausepulver benutzt man Kapseln aus rothem oder blauem Papier. Die Weinsäure soll in diese farbigen Kapseln nicht eingefüllt werden, weil diese alsdann fleckig werden würden. — Zur Aufnahme besonders kostbarer, auch starkadhärirender Substanzen faltet man Kapseln aus Glanzpapier, die glänzende Seite nach innen. Der Gebrauch der Papierkapseln ist ein so allgemeiner, dass auf ihre nähere Beschreibung verzichtet werden kann.

II. Capsulae catapotae plicatiles. Devorativ-Kapseln. Verschluckbare

Kapseln. Sie sind von E. DIETERICH erfunden worden, haben die Form der Papierkapseln und bestehen aus einer, Stärke und Glycerin enthaltenden Masse, etwa vom Aussehen dünnen, hellen Guttapercha-Papieres. Aus dieser Masse werden die Kapseln ähnlich wie die Papierkapseln hergestellt. Ihre Füllung mit dem Medikament und das Verschliessen der gefüllten Kapseln erfolgen in gleicher Weise wie bei den Papierkapseln.

III. Stärkemehlkapseln. Capsulae amylaceae. Amylkapseln. Cachets. Sie

sind aus den schon früher benutzten sog. Einnehme-Oblaten hervorgegangen, wurden etwa 1873 von LIMOUSIN in Genf eingeführt, später von FASSER in Wien verbessert. Die Stärkemehlkapseln werden ähnlich den Oblaten entweder aus reiner Weizenstärke oder aus Gemischen von Weizenstärke und Weizenmehl in sogenannten Oblatenbäckereien gebacken. Sie sind rundliche Blättchen mit flachem Rande und centraler Vertiefung. Für gewöhnlich werden sie in drei Grössen

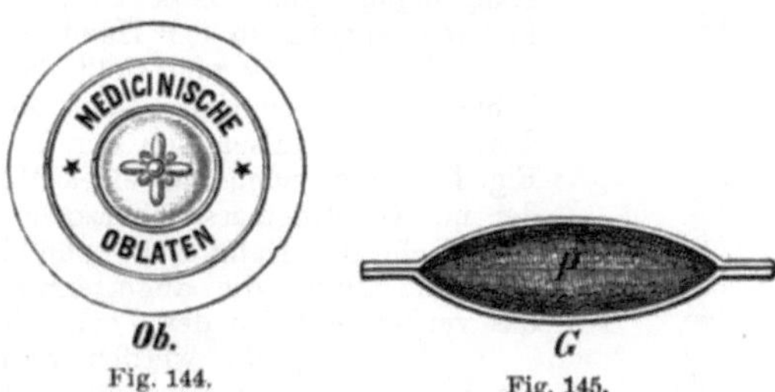

Fig. 144.   Fig. 145.

und zwar von 2,0, 2,5 und 3,0 cm Durchmesser angefertigt. Sie dienen ausnahmslos zum Einhüllen fester Substanzen, besonders der Pulver. Sehr voluminöse Pulver z. B. Chininsalze,

Salicylsäure, kann man mit Hülfe eines Pastillenstechers in trocknem Zustande etwas komprimiren und dann in die Kapseln bringen. Der Verschluss erfolgt in der Weise, dass auf die das Pulver tragende Kapselhälfte die andere, angefeuchtete Hälfte aufgedrückt wird. Verschlussapparate sind konstruirt worden von LIMOUSIN, DIGNE, SEVZIK, FASSER, VOMACKA u. A. Fig. 144 und 145.

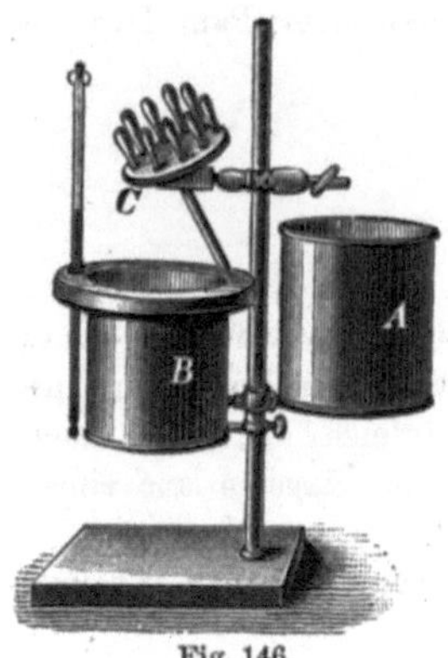

Fig. 146.

Beim Bezug einer grösseren Menge dieser Kapseln auf einmal werden dieselben von den Fabriken mit der Firma des Bestellers geliefert.

Bei dem Einkauf der Stärkemehlkapseln beachte man folgende Punkte: Sie sollen nicht stark gebläut sein, dürfen keine giftigen Bestandtheile enthalten, (Metalle würden in der Asche aufzusuchen sein, welche nicht mehr als 1 Proc. betragen soll.) Sie müssen ferner elastisch und frei von Bruchstücken sein und, in Wasser getaucht, sofort zu einer formlosen Masse zusammenfallen.

Vorräthige Oblatenpulver nehmen sehr bald ein unansehnliches Aussehen an.

IV. Capsulae gelatinosae. Von diesen zum Theil aus unvermischter Gelatine, zum Theil aus Gelatine mit Zusätzen hergestellten Kapseln unterscheidet man namentlich 1) Deckelkapseln, 2) Gefüllte harte Kapseln und 3) Gefüllte elastische Kapseln.

Die technische Darstellung dieser verschiedenen Sorten Gelatine-Kapseln ist mit geringen, sich von selbst ergebenden Abweichungen, die gleiche. Als Ausgangsmaterial wird von den Fabriken nicht die dünnblätterige Gelatine, sondern ein in dickeren Tafeln im Handel vorkommendes Produkt, der sogenannte französische oder belgische Gelatine-Leim verwendet, weil die mit diesem hergestellten Kapseln klarer und durchsichtiger ausfallen.

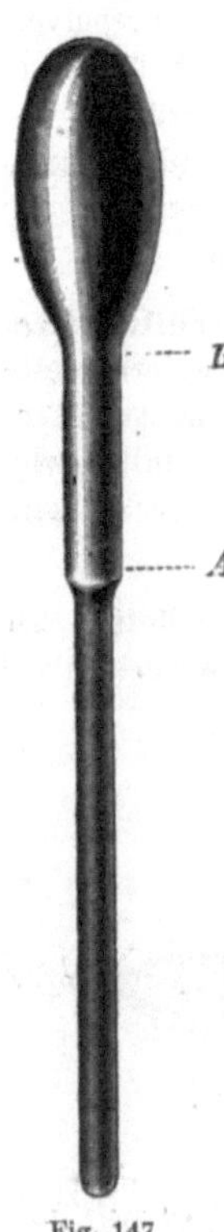

Fig. 147.

Darstellung. **A.** Der harten Kapseln. 1 Th. Gelatineleim lässt man im Gefässe *B* mit 3 Th. Wasser quellen und erhitzt die Masse alsdann im Wasserbade *A* zum Schmelzen. Wenn die Temperatur etwa 65° C. ist, so lässt man kurze Zeit stehen, schiebt alsdann die an der Oberfläche der Leimlösung abgesetzte Schaumschicht mit einem Spatel oder dergl. zur Seite. Fig. 146.

Vorher hatte man die zur Darstellung der Gelatinekapseln erforderlichen Formen (Docken), olivenförmige Stäbe aus polirtem Zinn oder Stahl, mittels eines mit Olivenöl benetzten Läppchens abgerieben und diese Formen zu 12—20 Stück mit den Stielen nach unten (Fig. 146 *C*) in eine Korkplatte oder eine ähnliche Vorrichtung gesteckt, so dass die Köpfe alle in einer Ebene liegen. Man ergreift nun eine solche, mit kalten Metallformen besteckte Platte und taucht sie in die heisse Gelatinelösung, etwa bis *A*, Fig. 147, langsam ein und zieht sie ebenfalls langsam wieder heraus. Damit sich an den Enden keine Thränen bilden, zieht man den hier befindlichen Ueberschuss der Masse durch momentane leise Berührung mit der Oberfläche der Gelatinelösung wieder ab. Dann dreht man, behufs gleichmässiger Vertheilung der Gelatine, das Brett mit den Formen langsam in der Hand so, dass die Formen etwa wagerecht liegen, 1—2 Minuten lang und stellt das Ganze hierauf etwa $^1/_2$ Stunde an einen kühlen, schattigen Ort. Nach dieser Zeit ist die Gelatine soweit erstarrt, dass man die Hülsen von den Formen entfernen kann. Man setzt bei *B*, Fig. 147, die Schneide eines Messers an und macht hier durch Rollen der mit Gelatinemasse überzogenen Form auf der Messerschneide einen Ringelschnitt. Dann zieht man die Gelatinekapsel mit der rechten Hand über die Olive, die abgetrennte Hülse aber mit der linken Hand über das verjüngte Ende der Form ab.

Die Kapseln werden reihenweise in Brettchen mit Vertiefungen eingesetzt und hier etwas übertrocknet.

Die Füllung mit Flüssigkeiten erfolgt, solange die Kapseln noch nicht ganz getrocknet, sondern noch etwas feucht sind. Das Füllen der Kapseln mit Flüssigkeiten erfolgt zweckmässig mit einer Spritze, deren

Ausflussrohr einen allongenförmig gebogenen Glasansatz mit feiner Spitze trägt. Der Glasschnabel wird in die Oeffnung der Kapsel eingeführt, worauf man durch sanften Druck des Kolbens der Spritze die Füllung ausführt. Eine geschickte Arbeiterin füllt in einem Arbeitstage etwa 6000 Kapseln der gewöhnlichen Grösse. Zum Füllen der Kapseln mit

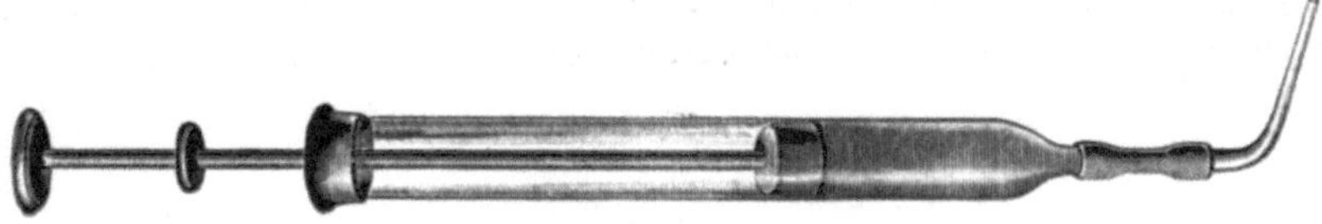

Fig. 148.

pulverförmigen Arzneimitteln bedient man sich eines kleinen dütenförmigen Fülltrichters aus Metall, durch welchen man die gepulverten Arzneistoffe mit Hilfe eines „Stopfers" in die Kapseln hinein bringt. Eine geschickte Arbeiterin füllt von diesen Kapseln im Tage höchstens 600 an.

Man sehe indessen darauf, dass die Kapseln nicht zu voll gefüllt werden, weil sonst das Verschliessen derselben schwierig, ja unmöglich wird.

Das Verschliessen der gefüllten Kapseln geschieht dadurch, dass man auf ihre Oeffnung einen Tropfen warmer Leimlösung mit Hilfe eines kleineren oder grösseren Pinsels setzt. Und zwar geschieht dies zweimal hintereinander. Durch das erste Betupfen erfolgt nur ein horizontaler Verschluss der Kapsel. Durch das zweite Aufsetzen eines Tropfens warmer Leimlösung erhält der Verschluss eine gefällige, abgerundete Form.

Die so hergestellten Kapseln müssen daraufhin untersucht werden, ob nicht mangelhaft verschlossene (leckende) Kapseln unter ihnen sind. Zu diesem Zwecke belässt man die Kapseln in ihren Einsatzbrettern, bis sie lufttrocken geworden sind, dann legt man sie einzeln auf treppenförmig gebogenes Papier aus und liest nach etwa 24 Stunden diejenigen Kapseln mechanisch aus, welche geleckt haben. Der Rest wird auf Hürden im Trockenschranke vollständig ausgetrocknet.

Im Vorstehenden ist angegeben, dass die harten Kapseln lediglich aus Gelatine-Leim und Wasser hergestellt werden. In der That ist das diejenige Darstellungsweise, nach welcher die meisten Fabriken arbeiten. Die Gall. schreibt folgende Masse vor: Gelatinae 25,0, Glycerini 10,0, Sacchari 8,0, Aquae circa 45,0.

Übrigens ist die Darstellung der Gelatine-Kapseln eine ziemlich einfache Arbeit, welche sich recht wohl im pharmaceutischen Laboratorium ausführen liesse.

B. Der elastischen Kapseln. Die Grundmasse für die elastischen Gelatinekapseln besteht aus Gelatineleim 1 Th., Wasser 1 Th., Glycerin 2 Th. Die Herstellung der elastischen Kapseln erfolgt genau in der nämlichen Weise, wie es bei A. beschrieben wurde. Die Füllung der Kapseln geschieht, wenn sie zwar schon starr, aber noch nicht völlig getrocknet sind. Ebenso erfolgt der Verschluss der gefüllten Kapseln mit heisser Glycerin-Gelatinemasse, solange die Kapseln noch nicht völlig getrocknet sind wie unter A. angegeben. Dagegen wird die Trocknung nicht mit künstlicher Wärme, sondern im Kalk-Trockenschranke (s. S. 546) über Aetzkalk oder Chlorcalcium ausgeführt. Die Kapseln bleiben solange im Kalk-Trockenschranke, bis sie an Papier nicht mehr anbacken. — Als eine geeignete Masse empfiehlt FORRET: Gelatinae 16 Th., Aquae 20 Th., Glycerini 15 Th., Sirupi Sacchari 10,0. Sollen lichtempfindliche Substanzen in Kapseln untergebracht werden, so kann die Gelatinemasse Zusätze von unschädlichen, wasserlöslichen Farbstoffen, z. B. Indulin oder Nigrosin erhalten.

Capsulae gelatinosae durae. Harte Gelatinekapseln. Unter Gelatinekapseln schlechthin versteht man die harten Gelatinekapseln. Sie werden meist in mittleren Grössen von 0,1—1,0 g Inhalt hergestellt, die gebräuchlichste Sorte aber ist die von 0,5 g Inhalt.

In diese Kapseln kann man alle solche Flüssigkeiten und feste Stoffe einfüllen, welche die Galatinehülle nicht auflösen bez. zerstören, z. B. Balsame, alkoholische und ätherische Extrakte, ätherische Oele, Antipyrin, Apiol, Chinin, Phenole und phenolartige Körper, z. B. Kreosot und Creolin.

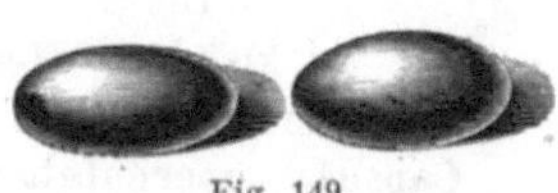

Fig. 149.

Bei gewissen Substanzen kann man den Angriff auf die Gelatinehülle dadurch verhindern, dass man sie in öliger Lösung einfüllt, z. B. Chloralhydrat in Oel gelöst. Wässerige Flüssigkeiten sind vom Einfüllen in Gelatinekapseln natürlich ausgeschlossen.

39*

Von diesen Kapseln ist zu verlangen, dass sie aus gutem Gelatineleim hergestellt sind, der nicht unangenehm riecht und schmeckt. Sie müssen ferner gut aussehen, d. h. die Gelatinehülle muss klar sein. Sie dürfen ferner nicht lecken und nicht verschimmelt sein. Es empfiehlt sich, alle käuflich bezogenen Kapseln (auch die folgenden Sorten) darauf hin zu prüfen, ob das Gewicht des Inhaltes stimmt und ob die eingefüllte Substanz den bezüglich der Reinheit an sie zu stellenden Anforderungen genügt. Fig. 149.

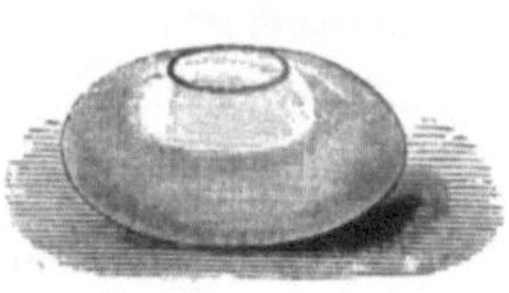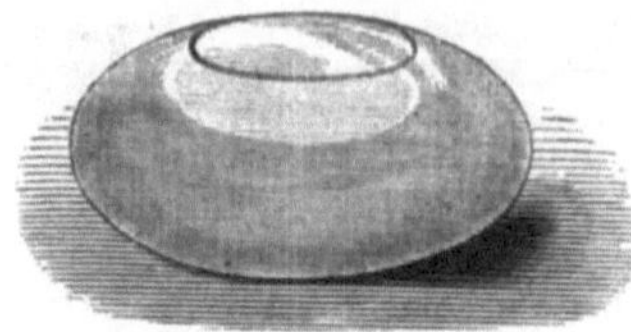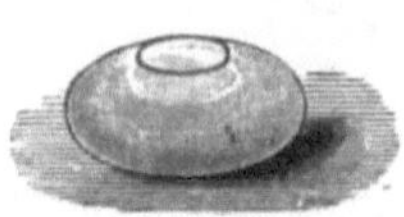

Fig. 150.

Obgleich die harten Kapseln nicht gerade besonders empfindlich sind gegen Feuchtigkeit, so empfiehlt es sich doch, sie an einem trockenen Orte, am besten im geheizten Zimmer, aufzubewahren. In feuchten Räumen werden sie trübe, können unter Umständen sogar verschimmeln.

Capsulae gelatinosae elasticae seu molles. Elastische Gelatinekapseln. Diese Kapseln werden in Grössen von 0,15 — 1,0 — 5,0 — 10,0 — 15,0 g Inhalt angefertigt. Noch beträchtlichere Grössen kommen nur für die Veterinär-Praxis in Betracht. Man kann in diese Kapseln grössere Mengen, namentlich von Flüssigkeiten, einfüllen, weil sie sich wegen ihrer Elasticität der Form der Speiseröhre anpassen, also dem Hinunterschlucken nicht allzugrossen Widerstand entgegensetzen. Als Füllung dieser kommen namentlich Ricinusöl und Leberthran in Betracht, doch können sie mit jeder Substanz gefüllt werden, welche die Gelatine-Masse nicht zerstört.

Diese Kapseln sind gegen Feuchtigkeit erheblich empfindlicher als die harten. Durch feuchtes Lagern werden sie trübe; sie erhalten alsdann durch Nachtrocken an einem lauwarmen, trockenen Orte oder im Kalk-Trockenschrank ihr gutes Aussehen für gewöhnlich wieder. Zu hoher Wärme dürfen sie aber auch nicht ausgesetzt werden, weil sie alsdann schmelzen würden. Sie sind auch gegen Staub sehr empfindlich, weil sie ihn an ihrer Oberfläche festhalten. Man bewahrt sie also vor Staub geschützt, an einem trockenen, nicht zu warmen Orte auf, am besten im Kalk-Trockenschranke.

Perlae gelatinosae. Gelatineperlen. Die deutschen Gelatineperlen sind harte Kapseln, aber nicht wie diese olivenförmig, sondern von Kugelgestalt. Ihre Herstellung erfolgt wie diejenige der harten Kapseln unter Benutzung kugelförmiger Zinnformen. (Fig. 151). Die Bildung eines unauffälligen sauberen Verschlusses erfordert grösseres Geschick als bei den olivenförmigen Kapseln. Die französischen Gelatineperlen bestehen aus zwei durch Pressung miteinander vereinigten Halbkugeln und haben daher eine, jede Kapsel in zwei Hälften theilende Naht. Ihre Herstellung erfolgt mit Hilfe besonderer Maschinen, welche von N. PALLAU & Co., Paris, Avenue du Maine 43, ebenso wie alle übrigen Apparate zur Herstellung und Füllung von Gelatinekapseln und -Perlen, geliefert werden.

Die Gelatineperlen dienen besonders zur Aufnahme von Arzneien, welche in kleineren Mengen zur Verwendung gelangen, wie Aether, ätherische Oele, Morrhuol, Orexin, Pepsin und Alkaloïde (Hydrastinin).

Fig. 151.

Capsulae operculatae. Deckelkapseln. Sie bestehen aus einem Untertheil und Obertheil aus dünner Gelatine, welcher letztere über den ersteren hinweggeschoben wird. Sie haben den Zweck, die olivenförmigen Kapseln zu ersetzen, d. h. solche Arzneistoffe aufzunehmen, welche nur selten in dieser Form verordnet und deshalb nicht fabrikmässig hergestellt werden. In der Regel dienen sie zur Aufnahme von festen Arzneistoffen, bisweilen, aber seltener, auch zur Aufnahme von extraktförmigen. Das Füllen geschieht, indem man die unterzubringende fein gepulverte Substanz einfach in die Hälfte mit dem geringeren Durchmesser hineinschüttet und die dazu passende (übergreifende) Hälfte darüber schiebt.

Bei lockeren Pulvern (z. B. Chininsalzen) kommt man besser zum Ziel, wenn man das abgewogene Pulver auf Papier schüttet und nun mit der schlankeren Hälfte einfach auftupft. Den Deckel bestreicht man inwendig mit etwas Gummischleim, um ein Lockerwerden desselben zu verhindern. Wichtig ist natürlich, dass von der schlechtschmeckenden Arznei nichts auf die Aussenseite der Kapsel gelangt. Fig. 152.

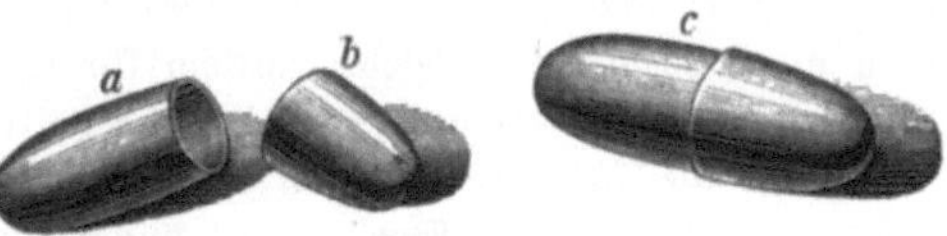

Fig. 152

Capsulae operculatae pro suppositoriis. Deckelkapseln für Suppositorien. Diese werden vorzugsweise zur Applikation des Glycerins in den Mastdarm angewendet. Sie bestehen aus einer steifen konischen Gelatinehülle mit übergreifendem Deckel (Fig. 153). Unmittelbar vor dem Gebrauche füllt man die konische Hälfte mit konc. Glycerin, setzt den übergreifenden Deckel auf, taucht das gefüllte Zäpfchen, um es schlüpfrig zu machen, einen Augenblick in kaltes Wasser und schiebt es alsdann sogleich möglichst tief in den After ein.

Da diese Kapseln in einer verhältnissmässig kurzen Zeit im Darm gelöst werden, so können sie natürlich auch zur Füllung mit anderen Suppositorien-Massen verwendet werden.

Suppositorien-Kapseln mit Fettdeckel. Diese sind eigentlich nur die konischen Hälften der vorigen, zu welchen Fettdeckel aus starrer, aber leicht schmelzbarer Fettmasse beigegeben werden. Man braucht sie zur Herstellung von Cacao-Suppositorien, indem man einfach die geschmolzene Suppositorien-Masse in sie hineingiesst, oder falls die Masse durch Anstossen erzeugt wurde, diese Masse in sie hineinstopft. Die gefüllten Kapseln werden schliesslich mit dem beigegebenen Fettdeckel verschlossen.

Capsulae keratinosae. Pohl's Dünndarmkapseln. Diese Kapseln werden aus einer plastischen und elastischen Masse hergestellt, welche besteht aus einer Mischung von a) filtrirter, bis zur Sirupsdicke eingedampfter Lösung von Keratin in Ammoniakflüssigkeit, b) ebenfalls bis zur Sirupsdicke eingedampfter Lösung von wachsfreiem Schellack, Borax und Wasser und c) sehr geringer Menge ammoniakalischer Kolophonium-Lösung. D.R.P. 35976. Diese Masse besitzt die Eigenschaft des Keratins: im Magen ungelöst zu bleiben, im Darm aber in Lösung zu gehen, dagegen nicht die Sprödigkeit und Zerreiblichkeit des reinen Keratins.

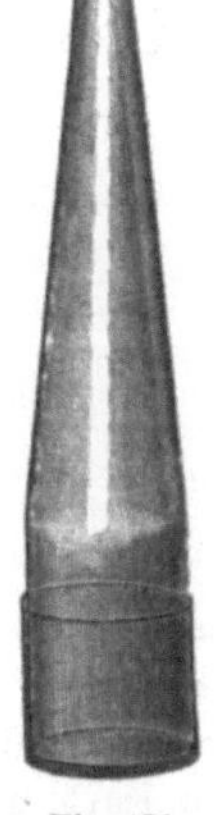

Fig. 153.

Sie dienen zur Aufnahme von Arzneistoffen, welche nicht im Magen, sondern erst im Darm zur Wirkung gelangen sollen, z. B. Acidum arsenicosum, Acidum hydrochloricum, Acidum salicylicum, Acidum tannicum, Alumen, Balsamum Copaivae, Bismutum subnitricum, Chinin und dessen Salze, Chrysarobin, Extractum Cubebarum, Extractum Filicis (überhaupt alle Bandwurmmittel), Ferrum und dessen Verbindungen, Kreosot, Naphthalin, Opium, Phosphor, Plumbum aceticum, Quecksilber-Verbindungen, Resorcin, Santonin.

Man prüfe sie, ob sie in einer Mischung von 100 ccm Wasser, 10 Tropfen Salzsäure und 0,1 g Pepsin bei 35° C ungelöst bleiben.

Carbida.

Carbida. Karbide. Unter „Karbiden" versteht man die Verbindungen des Kohlenstoffs mit Elementen, vorzugsweise mit Metallen.

Einige Karbide haben, seitdem es möglich geworden ist, im elektrischen Ofen (d. h. im elektrischen Flammenbogen) Temperaturen von vordem nicht erreichter Höhe zu erzielen, ganz erhebliche technische Bedeutung erlangt. — Zum Verständniss des Folgenden sei vorausgeschickt, dass man durch den zwischen 2 Kohle-Elektroden übergehenden Flammenbogen (also im Lichtbogen der sog. elektrischen Bogenlampen) Temperaturen von etwa 3500—4000° C. erzeugen kann. Bei diesen Temperaturen gelingt es, Substanzen wie Aetzkalk u. a. zu schmelzen, welche vordem für unschmelzbar gehalten wurden. Infolgedessen gelingt es auch Reaktionen herbeizuführen, welche man vordem nicht kannte. Bei der Darstellung der im Folgenden zu besprechenden Karbide wirkt der elektrische Strom nur als Wärmequelle. Eine „Elektrolyse“ findet nicht statt. Man würde im Stande sein, die gleichen Reaktionen auch ohne den elektrischen Strom auszuführen, wenn man auf anderem Wege Temperaturen von der angegebenen Höhe erzielen könnte.

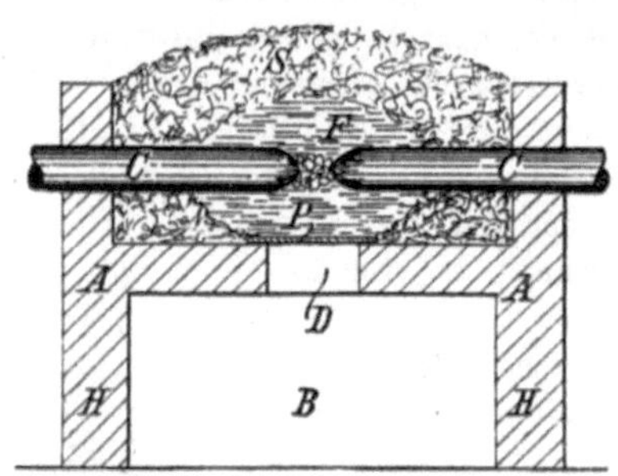

Fig. 154. Elektrischer Ofen.

Die äussere Wandung *A* des Ofens besteht aus feuerfesten Chamottesteinen. In den Ofen ragen die beiden Kohle-Elektroden *CC*, um welche die Reaktions-Mischung *F* geschichtet ist. Das geschmolzene Reaktionsprodukt fliesst bei *P* nach *D* ab.

I. Carbidum Calcii. Calciumkarbid.

Gasstein. CaC_2. Mol. Gew. = 64.

Die ergiebige Darstellung des Calciumkarbids im elektrischen Ofen ist 1894 von dem Amerikaner WILSON angegeben und von MOISSAN weiter vervollkommnet worden.

Darstellung. Man stellt eine Mischung von 120 Th. frisch geglühtem Aetzkalk mit 80 Th. Kohle (Anthracit, Koks oder Zuckerkohle) her und schmilzt diese im elektrischen Ofen bei etwa 3500° C. zusammen. Eine solche Temperatur wird erreicht durch einen elektrischen Strom von 350 Ampère bei 70 Volt Spannung. Die Ausbeute beträgt 120 bis 150 Th.

$$CaO + 3C = CO + CaC_2.$$

Eigenschaften. Das gegenwärtig im Handel befindliche Calciumkarbid ist nicht rein, sondern es enthält bis zu 20 Proc. Verunreinigungen, welche aus den Ausgangsmaterialien stammen. Die guten Sorten stellen specifisch schwere Massen dar mit krystallinischem Bruch und charakteristisch braunrother Färbung. Häufig finden sich unter den Karbidstücken solche, welche völlig unbrauchbar sind. Das spec. Gewicht ist 2,20 bis 2,25. —

Der Luft ausgesetzt, verbreitet das Calciumkarbid einen unangenehmen knoblauchartigen Geruch, welcher von entwickeltem Phosphorwasserstoff herrührt, zugleich geht es allmählich in Calciumhydroxyd und Calciumkarbonat über. Gegen die meisten chemischen Agentien ist es von einer bemerkenswerthen Beständigkeit; von Wasser und wässerigen Flüssigkeiten aber wird es unter Bildung von Acetylen und Calciumhydroxyd stürmisch zersetzt $CaC_2 + 2H_2O = C_2H_2 + Ca(OH)_2$. Auf dieser Reaktion beruht z. Z. die praktische Wichtigkeit der Verbindung.

1 kg Calciumkarbid liefert theoretisch 350 Liter Acetylen, das Calciumkarbid des Handels aber giebt nur etwa 280—300 Liter, weil es eben einen beträchtlichen Procentsatz von Verunreinigungen enthält. — Unter diesen Verunreinigungen sind namentlich Verbindungen des Phosphors (Phosphorcalcium Ca_3P_2), des Schwefels und des Stickstoffs vorhanden, welche durch die Einwirkung von Wasser zur Bildung von Phosphorwasserstoff, bez. Schwefelwasserstoff, bez. Ammoniak Veranlassung geben. Dieser Umstand macht eine Reinigung des aus dem Calciumkarbid entwickelten Acetylens (s. d. w. u.) erforderlich.

Aufbewahrung. Kleinere Mengen können in Pulverflaschen mit Glasstopfen aufbewahrt werden, in denen sie sich aber für gewöhnlich nicht lange gut halten. Grössere Vorräthe bewahrt man in zugelötheten Blechbüchsen auf. Man beachte, dass für den Transport und für die Aufbewahrung von Calciumkarbid besondere lokale Verordnungen (s. w. unten) existiren, welche genau zu beachten sind. Unter allen Umständen ist das Calciumkarbid vor Feuchtigkeit möglichst geschützt aufzubewahren.

Anwendung. Die Hauptanwendung erfolgt zur Darstellung des Acetylens. Die Benutzung zur Entwässerung von Alkohol (Darstellung von absolutem Alkohol) hat sich nicht bewährt. — Therapeutisch ist es von GUINARD zur Bekämpfung der Blutungen des weiblichen Geschlechtsorganes empfohlen worden. Zu diesem Zwecke werden über Nacht nussgrosse Stücke des Calciumkarbids in der Scheide belassen.

Calciumkarbid, petrolisirtes oder paraffinirtes. Um das Calciumkarbid gegen die Einflüsse der Luft einigermassen widerstandsfähig zu machen, tränkt man es, nachdem es in haselnussgrosse Stücke zerkleinert worden ist, mit Petroleum oder Paraffin. In diesem Zustande ist es einigermassen unempfindlich gegen die Luftfeuchtigkeit, wird aber von Wasser noch mit genügender Energie angegriffen.

Werthbestimmung. Da der Werth des Calciumkarbids in der Menge des entwickelten Acetylengases liegt, so würde es nahe liegen, eine Werthbestimmung auf die Volummenge des aus der Gewichtseinheit entwickelten Acetylens zu gründen. Diese Art der Bestimmung stösst aber auf Schwierigkeiten, weil 10 g Calciumkarbid schon 3 Liter Acetylen liefern. Um also noch genau messbare Mengen Acetylen zu erhalten, müsste man sehr kleine Mengen von Calciumkarbid in Arbeit nehmen. Bei der leichten Veränderlichkeit des Calciumkarbids an der Luft würde aber schon die Wägung eine erhebliche Fehlerquelle in sich schliessen. H. BAMBERGER hat daher empfohlen, die Gehaltsbestimmung ähnlich wie bei der Bestimmung der Kohlensäure auf den Gewichts-Verlust zu gründen. Der benutzte Apparat ist dem MOHR'schen Apparat zur Kohlensäure-Bestimmung nachgebildet, aber erheblich grösser.

Der Apparat besteht aus einer zweihalsigen Flasche von 400 ccm Fassungsraum, welche in dem einen Tubus ein Chlorcalciumrohr trägt. während durch den anderen ein 250 ccm fassender Tropftrichter hindurchführt. — Zur Ausführung der Analyse bringt man in die Flasche 50—60 g grob zerschlagenes Calciumkarbid, füllt in den Trichter etwa 200 ccm einer 15—20procentigen Kochsalzlösung und bestimmt das Gesammtgewicht des Apparates auf einer noch 0,01 g anzeigenden Tarirwaage. — Lässt man jetzt vorsichtig die Kochsalzlösung zutropfen, anfangs 5—6 Tropfen in der Minute, so wird das Karbid zersetzt ohne die heftige Reaktion, welche mit reinem Wasser eintritt, und der langsam entweichende Gasstrom wird durch das Calciumchlorid getrocknet. Wenn nach 3—4 Stunden die Hälfte der Kochsalzlösung zugetropft ist, lässt man den Rest auf einmal zu, erwärmt etwas, saugt 10 Minuten Luft durch den Apparat und wägt nach dem Erkalten. Die Gewichtsdifferenz ergiebt die Ausbeute an Acetylen, aus der man, unter Berücksichtigung, dass 1 kg Rein-Karbid $=$ 406,25 g (40,625 Proc.) oder 348,9 l (bei 0^0 C. und 760 mm B) Acetylen liefert, sowohl den Gehalt an Reinkarbid wie an Gasausbeute berechnen kann.

Acetylenum. **Acetylen. Aethin. Steingas. C_2H_2. Mol. Gew. $= 26$.** Wie schon erwähnt wurde, wird das Acetylen in sehr einfacher Weise durch Einwirkung von Wasser auf Calciumkarbid dargestellt.

Eigenschaften. Farbloses, unangenehm, aber nicht nach Phosphorwasserstoff riechendes Gas. Spec. Gewicht (Luft $= 1$) $= 0,90$. Bei 0^0 C. kann es durch einen Druck von 21,5 Atmosphären verflüssigt werden. Das flüssige Acetylen siedet bei $- 83^0$ C. Beim raschen Verdunsten hinterlässt es festes Acetylen vom Schmelzp. $- 81^0$ C. Die kritische Temperatur für die Verdichtung ist $= + 37^0$ C. 1 Liter Acetylengas wiegt bei 0^0 C. und 760 mm B $= 1,165$ g. 1 kg flüssiges Acetylen entspricht $= 858$ Liter Gas bei 0^0 C. und 760 mm B.

Das Acetylengas ist in Wasser ziemlich löslich. 1 Vol. Wasser löst 1 Vol. Acetylengas; Alkohol und Aether lösen es reichlicher. Dagegen ist es in konc. Kochsalzlösung fast unlöslich. — Wird es durch ammoniakalische Kupferchlorürlösung durchgeleitet, so entsteht ein brauner, beim Durchleiten durch ammoniakalische Silberlösung ein weisser Niederschlag von Acetylen-Kupferoxydul $C_2H_2 . Cu_2O$ bez. Acetylen-Silberoxyd $C_2H_2 . Ag_2O$. Beide Niederschläge sind im trockenen Zustande sehr explosiv. Wegen der möglichen Bildung des ersten Niederschlages hat man Kupfer als Material für die Acetylen-Leitungen etc. auszuschliessen, ausserdem bemüht man sich, das Ammoniak aus dem Acetylen durch Waschen zu entfernen.

Wird unvermischtes Acetylen an der Luft entzündet, so verbrennt es mit heller, stark russender Flamme. Das Russen kann unterdrückt werden, und das Acetylen wird als Lichtquelle besonders vortheilhaft ausgenutzt, wenn man geeignete Gemenge von Acetylen mit Luft (oder Sauerstoff) zur Verbrennung bringt. Ein solches geeignetes Gemenge ist eine Mischung von 3 Vol. Acetylen und 2 Vol. Luft. Ein solches Gemenge verbrennt, wenn es unter einem Druck von etwa 60 mm Wassersäule aus engen Oeffnungen ausströmt, ohne zu russen mit blendend weissem Lichte. Ein Brenner, welcher pro Stunde 140 Liter Acetylen verbrennt, hat eine Leuchtkraft von 240 Normal-Stunden-Kerzen. (Leuchtgas giebt unter den gleichen Bedingungen nur 16 Normal-Stunden-Kerzen. 140 Liter Leucht- gas im Auer-Brenner ergeben etwa 120 Normal-Stundenkerzen.)

Gemische von Acetylen mit Luft verbrennen unter Explosion. Solche Gemische sind gefährlicher als ähnliche Gemische von Leuchtgas mit Luft, denn die Explosionsfähigkeit in solchen Gemischen ist noch vorhanden innerhalb folgender Grenzen: 1) Gemisch von 3 Vol. Proc. Acetylen mit 97 Vol. Proc. Luft bis 2) Gemisch von 81 Vol. Proc. Acetylen mit 19 Vol. Proc. Luft. Das Explosions-Maximum zeigt ein Gemisch von 1 Vol. Acetylen mit 12 Vol. Luft. — Gelangt ein Gemisch von 1 Vol. Acetylen mit 1 Vol. Sauerstoff zur Verbrennung, so kann eine Temperatur von 4000° C. erzeugt werden.

Eingeathmet wirkt das Acetylen zwar auf den Organismus giftig, aber weniger giftig als Leuchtgas. Es verursacht keine nachweisbare Veränderung des Blutes (Unter- schied vom Leuchtgas, bez. Kohlenoxyd) und wirkt mehr narkotisch. Säugethiere können in einer Luft mit 9 Vol. Proc. Acetylen ohne merkliche Beeinflussung noch leben.

Reinigung. Das aus technischem Calciumkarbid dargestellte Acetylen enthält bis zu 4 Proc. Verunreinigungen, von denen die wichtigsten Phosphorwasserstoff und Schwefel- wasserstoff sind, während den übrigen: Ammoniak, Kohlenoxyd, Wasserstoff, Stickstoff und Sauerstoff geringere Bedeutung zukommt. Ein solches R o h a c e t y l e n zeigte z. B. folgende Zusammensetzung.

	I. Aus amerikanischem Karbid.		II. Aus Schweizer Karbid.	
Acetylen	98,87	Proc.	99,87	Proc.
Phosphorwasserstoff	0,04	„	0,02	„
Schwefelwasserstoff	0,02	„	—	„
Ammoniak	0,06	„	0,04	„

Die Entfernung dieser Verunreinigungen erscheint nothwendig, weil sie zum Theil giftig sind, ferner, weil möglicherweise selbstentzündlicher Phosphorwasserstoff auftreten kann und weil endlich das Ammoniak in Gemeinschaft mit dem Acetylen zur Bildung explosiver (Cu-) Verbindungen Veranlassung geben kann.

Die Reinigung erfolgt dadurch, dass man das Gas zunächst in Wasser wäscht, welches das Ammoniak aufnimmt, sodann über feuchten Chlorkalk leitet, welcher die Phosphorwasserstoffe zu Phosphorsäure oxydirt, hierauf über Kupfersulfat oder LAMING- sche Masse (Eisenhydroxyd) führt, welche den Schwefelwasserstoff binden und schliesslich durch Ueberleiten über Aetzkalk trocknet. Das Trocknen kann auch zweckmässig durch Calciumkarbid erfolgen.

Komprimirtes Acetylen. Während gasförmiges Acetylen, welches unter gewöhn- lichem Druck steht, zur Explosion nicht neigt, stellt Acetylen, welches unter Druck steht, einen Energie-Speicher — etwa wie ein Explosionsstoff — dar, welcher unter günstigen Bedingungen seine Energie abgiebt, d. h. explodirt. Eine solche Explosion nennt man eine innere Entflammung.

Gasförmiges Acetylen ist fähig, infolge einer inneren Entflammung zu explodiren, wenn ein Bebälter von 1 Liter Fassungsraum mehr als 2,5 g Acetylen enthält. In Aceton gelöstes Acetylen ist einer inneren Entflammung nur dann ausgesetzt, wenn der anfäng- liche Druck 10 Atmosphären überschreitet.

Deshalb ist durch verschiedene Verordnungen festgesetzt, dass komprimirtes Ace- tylen nur unter bestimmten Vorsichtsmassregeln verwendet werden darf.

Flüssiges Acetylen. Flüssiges Acetylen kommt zwar im Handel vor, indessen gilt dasselbe zur Zeit noch für eine recht gefährliche Substanz, deren Eigenschaften noch keineswegs genau bekannt sind. Man wird daher gut thun, das Hantiren mit dieser Substanz vorläufig zu unterlassen.

Wir geben an dieser Stelle einen Auszug der für den Reg. Breslau erlassenen Polizei-Verordnung über den Verkehr mit Acetylen und Calciumkarbid wieder:

Die Apparate zur Entwickelung und Aufbewahrung von Acetylengas müssen so eingerichtet sein, dass in ihnen kein höherer als ein Ueberdruck von einer Atmosphäre sich bilden kann.

Calciumkarbid in Mengen von mehr als 10 kg muss in wasserdicht geschlossenen Gefässen in trockenen, hellen, gut gelüfteten Räumen aufbewahrt werden. Die Lagerung im Keller ist untersagt.

Die Gefässe müssen die Aufschrift tragen: *„Karbid, gefährlich, wenn nicht trocken gehalten.“*

§ 7. Die zur Aufnahme flüssigen Acetylens bestimmten Flaschen müssen durch einen weissen Anstrich und die Aufschrift: *„Flüssiges Acetylen, feuergefährlich“* gekennzeichnet, mit Angabe der Tara und des Fassungsraumes in Litern versehen und auf einen Druck von 250 Atmosphären geprüft sein.

Bei der Füllung der Flaschen darf das Verhältniss von 1 kg Acetylen auf 3 l Wasser Rauminhalt nicht überschritten werden.

§ 9. Die Flaschen für verdichtetes Acetylengas müssen durch die Aufschrift *„Acetylengas, feuergefährlich“* gekennzeichnet und mit der Angabe des höchsten zulässigen Druckes versehen sein. Sie müssen mit dem doppelten des zulässigen Druckes geprüft sein.

§ 10. Die mit flüssigem oder komprimirtem Acetylen gefüllten Flaschen dürfen weder der Sonne noch der Ofenwärme ausgesetzt werden.

§ 11. Flüssiges oder verdichtetes Acetylen dürfen nur in Flaschen gefüllt werden, an denen kein Theil aus Kupfer oder Kupferlegirungen besteht.

Wir empfehlen darauf zu achten, dass sämmtliche Verordnungen unterscheiden: 1) Acetylengas, 2) komprimirtes Acetylengas und 3) flüssiges Acetylen.

Da die kritische Temperatur des Acetylens bei $+37^0$ C. liegt, so stellen mit flüssigem Acetylen gefüllte Gefässe bei dieser oder höherer Temperatur einen Energie-Speicher von hoher Spannung dar. Der Druck in den Gefässen ist bei 37^0 C. und darüber nicht bloss von der Temperatur, sondern auch von dem Grade der Füllung abhängig (vergl. S. 32).

Karburation. Die Hoffnungen, welche man darauf gesetzt hatte, es werde gelingen, dem Steinkohlen-Leuchtgase durch Beimischung eines gewissen Procentsatzes von Acetylen eine bedeutend höhere Leuchtkraft zu ertheilen, scheinen sich nicht erfüllt zu haben. Zwar die Ansicht vieler Gastechniker: dass Acetylen und Leuchtgas wegen der abweichenden spec. Gewichte sich nicht zu einem homogenen Gemenge würden vereinigen lassen, [dass sich vielmehr beide Gase aus dem Gemisch nach ihren verschiedenen specifischen Gewichten wieder trennen würden], muss aus theoretischen Erwägungen als unzutreffend bezeichnet werden, aber es scheint, dass die Leuchtkraft solcher Gemische den gehegten Erwartungen nicht entsprochen hat.

Dagegen haben Versuche ergeben, dass das aus Petroleum-Rückständen gewonnene Oelgas sich mit Acetylen karburiren lässt. Die preussischen Eisenbahn-Verwaltungen benutzen mit Vortheil zur Beleuchtung der Eisenbahnwagen ein Mischgas, welches aus 35 Vol. Acetylen und 65 Vol. Oelgas besteht. Dieses Gemisch verträgt eine Kompression auf 6 Atmosphären ohne sich zu verflüssigen oder Explosionsgefahr zu bieten.

II. Carbidum Aluminii. Aluminiumkarbid C_3Al_4. Mol. Gew. = 144.

Wird durch Schmelzen einer Mischung von Kaolin mit Kohle oder Aluminium mit Kohle im elektrischen Ofen wie das Calciumkarbid dargestellt. Im reinen Zustande gelbe Krystalle, spec. Gew. = 2,36. Das technische Produkt stellt ein gelbliches Pulver dar.

Die wichtigste Reaktion dieser Verbindung besteht darin, dass sie, mit Wasser zusammengebracht, im Sinne der nachstehenden Gleichung $C_3Al_4 + 12H_2O = 3CH_4 + 2[Al_2(OH)_6]$ in Methan und Aluminiumhydroxyd zerlegt wird. — Die Zersetzung erfolgt in der Kälte nur langsam, weitaus energischer mit mässig warmem Wasser.

Das Aluminiumkarbid wird zur Zeit namentlich von Sprengstoff-Fabriken verwendet, um in ihren Versuchsstationen schlagende Wetter (d. i. Mischungen von Methan und Luft) nachzubilden.

III. Carbidum Silicii. Siliciumkarbid. Carborundum. SiC. Mol. Gew. = 40.

Wird durch Zusammenschmelzen von 50 Th. Kohle (Koks) und 25 Th. Kieselsäure (Sand) bei Gegenwart eines Flussmittels, wie Kochsalz, im elektrischen Ofen dargestellt.

Im reinen, bez. eisenfreien Zustande ist es farblos, bisweilen erhält man reguläre Hexaëder vom spec. Gew. 3,22. Bei der technischen Darstellung erhält man kleine verschiedenartig gefärbte, meist blauschwarze (eisenhaltige) Krystalle.

Das technische Siliciumkarbid wird „Karborundum" genannt. Es ist ausserordentlich hart, ritzt Saphir, wird aber selbst vom Diamanten geritzt. Es ist unlöslich in Salzsäure, Salpetersäure, Schwefelsäure, fast unlöslich in Fluorwasserstoffsäure. Beim Schmelzen mit Natriumkarbonat oder Natronhydrat wird es unter Abscheidung von Kohlenstoff zu Natriumsilikat aufgeschlossen. Bei Weissgluth verbrennt es im Luft- oder Sauerstoffstrome nur schwierig zu Kieselsäure und Kohlensäure.

Die Carborundum-Krystalle werden durch Stampfen zerkleinert und das Pulver nach dem Feinheitsgrade wie Smirgel sortirt. Man benutzt es zum Schleifen von Diamanten und, mit einem festen Bindemittel in Form von Rädchen oder Prismen gebracht, zum Schneiden von Glas, zum Schleifen von Glas, auch zum Bearbeiten von Metallen. Carborundum verrichtet in der Zeiteinheit etwa 3—4mal mehr Schleifarbeit als Korund.

Carbo animalis.

I. Carbo Carnis. Carbo animalis (medicorum) (Ergänzb.). Fleischkohle. Thierkohle (medicinische).

Bereitung. Von dem Fette befreites und in kleine Stücke zerschnittenes Kalbfleisch wird mit ungefähr dem dritten Theile seines Gewichtes kleiner Kalbsknochen in einem passenden bedeckten Gefässe geröstet, so lange brennbare Dämpfe daraus hervortreten. Der erkaltete Rückstand wird in ein Pulver verwandelt. (Ergänzb.)

Das Gefäss, in welchem die Röstung vorgenommen wird, ist am besten ein gusseiserner Topf, welcher mit dem Fleische nur zu $^1/_3$ seines Rauminhaltes angefüllt und mit einem thönernen Deckel bedeckt ist. Das Kohlenfeuer, durch welches die Erhitzung des Topfes geschieht, darf nur ein mässiges sein. Die Ausbeute beträgt etwa 7 Proc.

Eigenschaften. Die Fleischkohle ist ein braunschwarzes, wenig glänzendes (matt metallisch glänzendes), sehr wenig brenzlich riechendes, in Rothglühhitze fast ohne Flamme erglühendes Pulver. Sie unterscheidet sich von der in der chemisch-technischen Praxis häufig „thierische Kohle" genannten Knochenkohle genügend durch ihre stark braun nuancirte Schwärze und eine bedeutend geringere Eigenschwere, chemisch durch einen fünfmal geringeren Gehalt an Knochenerde. Unter dem Namen „Carbo animalis", Thierkohle, werden in den Pharmakopöen und in der Technik verschiedene Substanzen verstanden, welche wohl auseinander zu halten sind.

Die Fleischkohle enthält neben Calciumphosphat hauptsächlich stickstoffhaltige Kohle, welcher man die Formel C_6N zuschreibt. In Berührung mit der Luft erleidet sie keine merkliche Veränderung.

Aufbewahrung. Man bewahrt die Fleischkohle in dicht verschlossener Glasflasche. Diese Aufbewahrung ist nothwendig, da die Fleischkohle nur selten in Anwendung kommt und ein Quantum von 50 g für den Gebrauch während mehrerer Jahre auszureichen pflegt.

Beim Erhitzen an der Luft hinterlässt sie eine beträchtliche Menge (etwa 60 Proc.) von Asche, beim Ausziehen mit Salzsäure giebt sie ein Filtrat, welches auf Zusatz von Ammoniak einen reichlichen gallertartigen Niederschlag giebt.

Anwendung. In ihren physikalischen Eigenschaften gleicht die Fleischkohle etwa
der Knochenkohle und der Holzkohle, d. h. sie hat wie diese ein starkes Absorptionsvermögen. Sie unterscheidet sich von diesen durch einen grösseren Gehalt an Stickstoffverbindungen. Bezüglich des Gehaltes an anorganischen Salzen steht die Fleischkohle in der
Mitte zwischen der Knochenkohle und der Holzkohle. — Man giebt die Fleischkohle
innerlich zu 0,5—2,0 g 3—4 mal täglich bei krebsigen Leiden der Brüste, Gebärmutter,
Lippen etc., bei Verhärtungen drüsiger Organe, Skropheln; äusserlich in Substanz und in
Salbenform bei krebsigen Wunden. Ueber die Wirkung ist man sich insofern nicht ganz
im klaren, als gerade die Fleischkohle von den Medicinern häufig mit der gereinigten
Thierkohle verwechselt wird. — Die Volksmedicin schreibt der Fleischkohle von gewissen
Thieren ganz besondere Heilkraft zu. Hierher würden z. B. gehören die Schwalben-
kohle, *Hirundines ustae*, und die Maulwurfskohle, *Talpae ustae.*

II. Carbo Ossium. Carbo animalis crudus. Carbo animalis (U-St.). Char-
bon animal ordinaire (Gall.). **Cornu Cervi ustum nigrum. Ebur ustum. Spodium.
Knochenkohle. Knochenschwarz. Beinschwarz. Thierische Kohle.** Dieses Produkt
entsteht durch Glühen von Knochen bei Luftabschluss, wobei das organische Gewebe derselben verkohlt und die Kohle in der unorganischen Grundsubstanz der Knochen (Knochenerde) abgelagert wird. In den Handel gelangt die Knochenkohle entweder im gekörnten
oder im gepulverten Zustande.

Darstellung. Knochen von grösseren Thieren werden zunächst durch Extraktion
mittelst Benzin, Schwefelkohlenstoff oder Kohlenstofftetrachlorid entfettet (das Fett würde
Veranlassung zur Bildung von unwirksamar Glanzkohle geben) und alsdann entweder unzerkleinert oder bis zu Bohnengrösse zerkleinert (Patent-Kohle) durch Erhitzen in Töpfen
oder in eisernen Retorten bei Luftabschluss verkohlt. Als Nebenprodukte werden gewonnen:
Stinkendes Thieröl, Leuchtgas und Ammoniak.

Die gewonnene Kohle wird durch Absieben bez. Zerkleinern auf eine bestimmte
Korngrösse (von Bohnengrösse) gebracht. Alle Abfälle werden gepulvert.

Die granulirte Knochenkohle wird meist in die Zuckerfabriken bez. in andere chemische Fabriken als Entfärbungsmittel geliefert, das Pulver wird hauptsächlich zur Fabrikation von Schuhwichse verbraucht.

Eigenschaften. Die gekörnte Knochenkohle stellt linsen-, erbsen- bis bohnen-
grosse Stückchen dar, deren Kanten nicht abgeschliffen sind. Eine gute Kohle ist rein
schwarz mit sammetartig matter Bruchfläche, welche an der feuchten Zunge einige Zeit
haften bleibt. Kohle, deren Bruchfläche glänzend und glasartig ist, entfärbt nicht gut.
Ein gerüttelter Liter von Kohle dieser Korngrösse wiegt 730—780 g, unter keinen Umständen aber mehr als 800 g.

Ihrer chemischen Zusammensetzung nach besteht die Knochenkohle aus rund 90 Proc.
unorganischen Bestandtheilen und nur etwa 10 Proc. Kohlenstoff. Die nähere Zusammensetzung einer guten Knochenkohle ist z. B. folgende:

Kohlenstoff + Stickstoffkohle	11,0 Proc.	Calciumsulfat $CaSO_4$	0,2	Proc.
Calciumphosphat $Ca_3(PO_4)_2$	} 80,0 "	Alkalisalze	0,4	"
Magnesiumphosphat $Mg_3(PO_4)_2$		Eisenoxyd Fe_2O_3	0,1	"
Calciumkarbonat $CaCO_3$	8,0 "	Kieselsäure SiO_2	0,3	"

Sie hinterlässt beim Glühen etwa 85 Proc. einer fast weissen Asche.

Die Verwendung in der Technik verdankt die Knochenkohle ihrer Absorptionswirkung, d. h. der Fähigkeit, gewisse in Lösungen befindliche Substanzen, wie Farbstoffe, Alkaloïde, Glukoside, Kohlehydrate, unorganische Salze, aber auch Gase und Dämpfe
auf sich niederzuschlagen. Diese Absorptionswirkung wird z. Z. auf Flächenanziehung
zurückgeführt und erklärt sich dadurch, dass der Kohlenstoff in der Knochenkohle ausserordentlich fein vertheilt ist und infolgedessen eine grosse Oberfläche darbietet. — Das Absorptionsvermögen ist übrigens begrenzt und verschiedenen Stoffen gegenüber verschieden.
Auch kann es z. B. einer bestimmten Substanz gegenüber erschöpft sein, während eine andere Substanz noch aufgenommen wird.

Prüfung. Die Knochenkohle ist beim Einkauf sorgfältig zu prüfen, denn es kommt nicht nur vor, dass eine durch fehlerhafte Bereitung unwirksam gewordene oder unerwünschte Wirkungen zeigende Kohle in den Verkehr gebracht wird, sondern es erfolgen auch Verfälschungen durch bereits im technischen Betriebe gewesene Kohle, ferner durch Kohle aus Knochen der Leimsiedereien (denen der Leim durch Auskochen mit Wasser entzogen worden ist), endlich durch verkohlte Braunkohle u. dgl.

1) Sie sei von mattem tiefem Schwarz, auf dem Bruche matt schwarz, sammetartig, nicht glasig. Bräunliche oder röthlich schwarze Färbung weist darauf hin, dass die Kohle nicht gar gebrannt ist; bläulichgraue oder weisslichgraue Färbung macht es wahrscheinlich, dass die Kohle zu stark erhitzt wurde, also arm an Kohlenstoff ist. — Zeigen sich bei Betrachtung mit der Lupe die Ecken und Kanten stark abgeschliffen, so ist die Kohle wahrscheinlich schon einmal im Betrieb gewesen. 2) Wassergehalt. 5 g einer fein gepulverten Durchschnittsprobe der Knochenkohle werden in flacher Schale eine Stunde bei 120° C. getrocknet, dann gewogen. Der Gewichtsverlust soll nicht mehr als 5 Proc. betragen. 3) Kohlenstoff und Sand. Man übergiesst in einem Becherglase 5 g Knochenkohle mit 50 ccm Wasser, setzt allmählich 50 ccm Salzsäure zu und erhitzt einige Zeit zum Sieden. Man lässt absetzen, dekanthirt durch ein bei 100° C. gewogenes Filter, kocht nochmals mit salzsäurehaltigem Wasser aus, bringt den gesammten Rückstand auf das Filter und wäscht ihn erst mit heissem salzsäurehaltigen Wasser, dann mit reinem heissen Wasser aus, trocknet bei 100° C. und wägt. Dann verascht man Filter und Inhalt. Zieht man dieses den Sand darstellende Gewicht von demjenigen des Gesammtrückstandes ab, so erhält man das Gewicht des Kohlenstoffes. 4) Man füllt ein Litermaass gerüttelt voll mit der Kohle und stellt das Gewicht fest. Beträgt es mehr als 800 g, so liegt bereits gebrauchte Kohle vor, deren Litergewicht bis auf 1000 g steigen kann. 5) Wird Kohle mit 8 procentiger Kalilauge erhitzt, so muss die Flüssigkeit nach dem Absetzen farblos erscheinen. Braune Färbung beweist, dass noch mangelhaft verkohlte organische Substanz zugegen ist. Eine solche Kohle entfärbt nicht, ertheilt vielmehr den betreffenden Substanzen braune Färbung, was zu ganz unangenehmen Weiterungen führen kann. 6) Das Entfärbungsvermögen prüft man meist empyrisch, indem man zu Rothwein, Caramel-Lösung und ähnlichen gefärbten Lösungen etwas Knochenkohle giebt und zusieht, ob und innerhalb welcher Zeit Entfärbung eintritt.

Gepulverte Knochenkohle. In der gepulverten Knochenkohle (dem Spodium) können die oben angeführten Verunreinigungen bez. Verfälschungen sehr viel schwieriger nachgewiesen werden. Zur Darstellung der gepulverten Knochenkohle geht man daher stets von der gekörnten Knochenkohle aus.

III. Carbo Ossium depuratus. Carbo animalis depuratus. Carbo [animalis purificatus (U-St.). Charbon animal purifié (Gall.). Gereinigte Knochenkohle. Gereinigte Thierkohle.

Mit den vorstehenden Namen wird diejenige Kohle bezeichnet, welche der Chemiker im Laboratorium als Entfärbungsmittel bei analytischen und synthetischen Arbeiten benutzt.

1000 Th. gekörnte Knochenkohle guter Qualität werden in einem Glaskolben oder in einem Porcellangefäss oder in einem glasirten irdenen Topfe mit 3000 Th. heissem Wasser angerührt, worauf man in mehreren Antheilen 1000 Th. Salzsäure von 25 Proc. zugiebt. Nachdem die Gasentwickelung im wesentlichen vorüber ist, digerirt man die Masse etwa 6 Stunden unter Umrühren auf dem Wasserbade, und lässt noch 24 Stunden an einem warmen Orte stehen. Nach dieser Zeit entnimmt man eine Probe der Kohle, wäscht sie mit Wasser vollständig aus und stellt fest, ob sie an Salzsäure von 6 Proc. noch etwas Lösliches abgiebt. Der salzsaure Auszug darf durch Uebersättigen mit Ammoniak nicht getrübt werden. Ist dieses der Fall, so kolirt man die Kohle ab, wäscht sie 3 bis 4 mal mit Wasser aus und wiederholt das oben beschriebene Ausziehen mit Wasser und Salzsäure noch einmal.

Ist der Kohle alles entzogen, was durch Salzsäure in Lösung geht, so kolirt man sie ab, wäscht sie solange, bis das Ablaufende nicht mehr sauer reagirt und auch durch

Silbernitrat nicht mehr getrübt wird. Dann trocknet man sie erst im Wasserbade, schliesslich einige Zeit im Luftbade bei 150° C. und bewahrt sie in gut verschlossenen Gefässen auf. Einige Chemiker bewahren die ausgewaschene Kohle auch im feuchten Zustande auf.

Hat man ein nicht verunreinigtes fliessendes Gewässer in der Nähe, so vollzieht sich das Auswaschen auch grösserer Mengen sehr rasch, wenn man die Kohle, in einen Beutel eingebunden, einige Zeit in den Wasserlauf einhängt und schliesslich mit destillirtem Wasser zu Ende wäscht.

Prüfung. 1) Man kocht 1 g der Kohle mit 50 ccm Wasser aus. Das Filtrat sei neutral, farblos und werde weder durch Silbernitrat noch durch Baryumchlorid verändert. Färbt man 10 ccm des Filtrates mit Indigolösung deutlich blau und lässt alsdann ein gleiches Volumen reiner Schwefelsäure zufliessen, so darf Entfärbung nicht eintreten. 2) Wird 1 g der Kohle mit einer Mischung von 40 ccm Wasser und 10 ccm Salzsäure ausgekocht, so darf das Filtrat durch Uebersättigen mit Ammoniak nicht blau (Kupfer) werden, auch keine braune Färbung (Eisen) zeigen. Die ammoniakalische Lösung darf weder durch Ammoniumoxalat (Kalk), noch durch Ammoniumsulfid (Eisen) verändert werden.

IV. Carbo animalis e sanguine. Blutkohle. Blutlaugenkohle.

Ist eine thierische Kohle, welche in ihren physikalischen Wirkungen die vorerwähnte gereinigte Knochenkohle um vieles übertrifft. Sie wird daher für Arbeiten des kleinen chemischen Laboratoriums verwendet. 1000 Th. frisches Blut werden mit 125 Th. gereinigter Pottasche (oder 280 Th. krystallisirtem Natriumkarbonat) gemischt und in einem eisernen Kessel unter Umrühren zur Trockne eingedampft. Die trockene Masse wird in einen Glühtiegel eingeschichtet, so dass dieser nur zu einem Drittel angefüllt ist, der Tiegel mit einem irdenen Deckel bedeckt und so lange erhitzt, als Dämpfe hervortreten. Die rückständige Kohle wird gepulvert, zuerst mit heissem destillirten Wasser, dann erst mit verdünnter reiner Salzsäure und zuletzt mit destillirtem Wasser bis zur Chlorfreiheit ausgewaschen, schnell trocken gemacht und in gut verkorkten Flaschen aufbewahrt.

V. Carbo animalis ex albumine. Albuminkohle.

Fein gepulverte Knochenkohle wird mit soviel Hühnereiweiss gemischt, dass eine Pasta entsteht, welche zertheilt und scharf getrocknet in einem bedeckten Tiegel geglüht, dann gepulvert mit verdünnter Salzsäure und Wasser behandelt wird, wie bei Darstellung der gereinigten Knochenkohle angegeben ist.

Diese Albuminkohle wird zur Klärung des Bieres und Weines gebraucht, und kommt der Blutlaugenkohle einigermassen in der Wirkung nahe.

VI. Carbo Spongiae. Spongiae ustae. Éponge torrefiée (Gall.). Schwammkohle.

Meerschwämme (und zwar Abfälle derselben) werden durch mechanisches Auslesen von den beigemengten Konchylien, ferner durch Klopfen und Schütteln in einem Gazenetz vom Staub und von beigemengtem Sande befreit, hierauf in einem lose bedeckten Tiegel oder in einer Kaffeetrommel solange erhitzt, bis brennbare Dämpfe nicht mehr entweichen. Nach dem Erkalten reibt man die Schwammkohle unter gelindem (!) Druck durch ein feines Sieb, so dass die unorganischen Verunreinigungen, wie Sand und Steinchen etc., möglichst zurückbleiben. Ausbeute 20—25 Proc. Feines, schwarzes oder braunschwarzes Pulver entweder geruchlos oder von nur schwach brenzlichem Geruch und von salzigem Geschmack, zwischen den Fingern zart, nicht sandig anzufühlen. Es giebt an Wasser lösliche Bestandtheile ab, reichlichere Mengen werden unter Aufbrausen von Salzsäure gelöst. Es enthält einige Procente Natriumjodid. Beim Glühen an der Luft hinterbleibt eine weissliche Asche, welche in Salzsäure fast vollständig löslich ist, ohne erhebliche Mengen Sand zu hinterlassen.

Anwendung der Thierkohle. Wie schon erwähnt, wird die thierische Kohle wegen ihrer Absorptionsfähigkeit in den Gewerben und in der Technik angewendet. Das Absorptionsvermögen der einzelnen Kohlesorten ist nun je nach der Art der Kohle recht verschieden. Im allgemeinen kann man annehmen, dass — gute Sorten vorausgesetzt — 1 Theil Blutkohle die gleiche Wirkung ausübt wie 4 Theile gereinigte Knochenkohle oder

40 Theile Holzkohle. — Um die Wirksamkeit der Kohle möglichst auszunutzen, wendet man sie in Pulverform an und erwärmt die zu entfärbenden Flüssigkeiten auf 40—70° C.

1) **Absorbirende Kraft für Gasarten.** Wie andere poröse Körper hat die Kohle in ausgezeichnetem Grade die Eigenschaft, Gase zu absorbiren. 1 Volum frisch ausgeglühter Buchsbaumkohle vermag z. B. 90 Vol. Ammongas, 55 Vol. Schwefelwasserstoffgas, 35 Vol. Kohlensäure, 10 Vol. Sauerstoff zu absorbiren. Ist die Kohle schon mit einem Gase gesättigt, so nimmt sie kaum noch etwas von einem anderen Gase auf. Eine mit Luft gesättigte Kohle muss daher, um sie zur Absorption anderer Gase, übler Gerüche etc. fähig zu machen, unter Luftabschluss frisch geglüht werden. Durch Absorption von Wasserdampf vermag sie ihr Gewicht um 12—20 Proc. zu vermehren. Die Absorption des Wasserdampfes geschieht unter Wärmeentwickelung. Bei der Verdichtung der Gase durch Kohle findet oft eine solche Wärmeentwickelung statt, dass die Kohle sich entzündet.

2) **Absorbirende Kraft für Riechstoffe.** Diese Kraft ist der vorerwähnten nahestehend und zugleich die Ursache, fäulnisswidrig und desodorirend zu wirken. Organische Stoffe, welche zur Fäulniss neigen, halten sich in Kohlenpulver gehüllt lange Zeit unverändert. Uebelriechendes oder fauliges Wasser durch Kohlen filtrirt wird wieder trinkbar. Ueberhaupt findet die Kohle häufige Anwendung, Flüssigkeiten von riechenden Stoffen zu befreien. Dieses Geruchlosmachen geschieht durch Maceration und Digestion der Kohle mit der Flüssigkeit. Dieselbe Eigenschaft macht die Kohle auch zu einem nützlichen Material, damit übelriechende Gefässe, Geräthschaften, wie Mörser, Flaschen, Pillenmaschinen etc. abzuscheuern und zu reinigen.

3) **Absorbirende Kraft für Farbstoffe.** Die Kohle hat ferner die Eigenschaft, Farbstoffe auf sich niederzuschlagen oder mit anderen Worten zu entfärben. Diese Eigenschaft gehört vorzugsweise der sogenannten Blutlaugenkohle oder animalischen Kohle an. Gefärbte Salzlösungen werden entweder durch Digestion oder durch Kochen mit Kohle entfärbt. Selbst Mutterlaugen, welche unansehnliche Krystalle liefern, geben häufig nach der Digestion mit Kohle schöne und farblose Krystalle aus. Viele der von der Kohle aufgenommenen Farbstoffe können wieder durch chemische Agentien davon getrennt werden. Eine Kohle, welche Ammongas kondensirt hat, hat erfahrungsgemäss eine erheblich geringere Entfärbungskraft. Setzt man die Entfärbungskraft der gewöhnlichen Knochenkohle gleich 1, so ist dieselbe Kraft der Blutlaugenkohle gleich 40—50.

4) **Absorbirende Kraft für chemisch indifferente Stoffe, Bitterstoffe, Glukoside, Kohlehydrate etc.** Die Kohle, welche sich mit Wasser gesättigt hat und dann mit Lösungen der vorerwähnten Körper digerirt wird, giebt einen Theil des absorbirten Wassers ab und nimmt dafür entsprechende Mengen der erwähnten Substanzen auf. Mehrere dieser Stoffe lassen sich, wenn sie leicht in Weingeist löslich sind, alsdann durch Digestion oder Kochung mit Weingeist der Kohle entziehen.

5) **Absorbirende Kraft für neutrale, aber schwerlösliche Salze der Erden**, sowie für in Lösung befindliche Oxyde der Schwermetalle und Schwermetallsalze. Die Entfernung aller dieser Substanzen aus Flüssigkeiten, welche oft nur durch lästige chemische Operationen zu erreichen ist, wird durch Blutlaugenkohle und Digestion oder Kochung erreicht. Z. B. bei Darstellung von Bittersalz enthält die Krystallisationslauge gewöhnlich Calciumsulfat. Durch Digestion mit gereinigter Knochenkohle lässt sich dieses schwerlösliche Salz vollkommen auf die Kohle niederschlagen. Enthält die Pottasche Oxyde des Eisens und Mangans, so genügt eine Digestion mit gereinigter Knochenkohle, beide Oxyde vollständig zu entfernen. Bleisalze, Kupfersalze, auch Zinksalze und Antimonsalze als Verunreinigungen von Säuren und Salzen lassen sich in gleicher Weise beseitigen und stets verhältnissmässig um so leichter, wenn die Salze in Wasser mehr oder weniger schwer löslich sind. Das Metallsalz wird entweder unverändert von der Kohle aufgenommen, oder es wird zersetzt und das Metalloxyd resorbirt oder selbst reducirt. Metallsäuren, welche schwerlöslich sind oder in einen schwerlöslichen Zustand übergehen können, wie Wolframsäure, Antimonsäure, Molybdänsäure, vermag die Kohle selbst aus ihren Salzverbindungen abzuscheiden und auf sich niederzuschlagen.

6) Absorbirende Kraft für alle Alkalien und alkalischen Erden, Karbonate derselben und für Alkaloïde. Es findet stets ein Verlust statt, wenn man Alkaloïdlösungen mit Kohle zu entfärben sucht. Eine Entfärbung derselben sollte immer nur in einer sauren Lösung vorgenommen werden. Brunnenwasser, welches von Chloriden ziemlich frei ist, kann durch Schütteln und Digestion mit animalischer Kohle in ein eben so reines oder noch reineres Wasser verwandelt werden, als durch Destillation. Kalkkarbonat, Ammonkarbonat, Kalksulfat, Kohlensäure und organische Stoffe, welche in dem Brunnenwasser vorhanden sind, werden durch Digestion mit gereinigter Thierkohle von dieser vollständig absorbirt. Ist der Gehalt an Chlornatrium nur ein geringer, so wird auch dieses absorbirt, und das Filtrat durch reines Fliesspapier erweist sich gegen Barytnitrat, Silbernitrat, Quecksilberchlorid, Bleisubacetat, Kaliumpermanganat indifferent. Die Karbonate der alkalischen Erden und der Alkalien werden im ganzen von der Kohle energischer absorbirt als die ätzenden Hydrate dieser Basen. Die durch die Kohle absorbirten alkalischen Stoffe können derselben durch Säuren, wie Schwefelsäure und besser Salzsäure, entzogen werden.

Wiederbelebung gebrauchter Kohle. Kohle, welche zur Entfärbung, Entfuselung, Fällung chemischer Stoffe gebraucht wurde, ist für den ferneren Gebrauch untauglich. Sie erlangt jedoch ihre früheren Eigenschaften mehr oder weniger wieder, wenn die von ihr aufgenommenen Stoffe je nach der Natur derselben durch Glühen, durch Behandeln mit Säuren oder Alkalien, durch Gährung etc. zerstört oder entfernt werden.

Die feingepulverte Knochenkohle ist die Basis der sogenannten Wichse, Stiefelwichse (Coreamentum), welche mitunter in den Apotheken gesucht wird.

1. Gewöhnliche Wichse. A. Ein inniges Gemisch aus 200,0 feingepulverter Knochenkohle, 100,0 Indischem Sirup, 20,0 Fischthran, 500,0 Wasser wird zunächst mit 35,0 Englischer Schwefelsäure, dann mit 20,0 roher Salzsäure und 6,0 gepulvertem Eisenvitriol versetzt. Statt des Indischen Sirups wird auch roher Sirup aus der Rübenzuckerfabrikation genommen, mitunter auch eine geringe Menge Arabisches Gummi zugesetzt.

B. Indischer Sirup 300,0, Beinschwarz 450,0, Eisenvitriol 4,0, englische Schwefelsäure 112,0, Baumöl 60,0, heisses Wasser 200,0.

2. Flüssige Wichse. 200,0 feingepulverte Knochenkohle, 25,0 gebrannter Kienruss, 50,0 Zucker, 75,0 Arabisches Gummi werden zu einem feinen Pulver gemischt, dann zunächst mit 25,0 Rüböl und 40,0 Englischer Schwefelsäure, zuletzt mit 1 Liter einer guten Gallustinte und soviel Wasser versetzt, dass eine sirupdicke Flüssigkeit entsteht.

3. Wichse (Schwärze) für Pferdegeschirr. 100,0 feingepulverte Knochenkohle und 20,0 gebrannter Kienruss werden mit 150,0—200,0 Terpentinöl zu einem höchst zarten Brei zerrieben und dann mit einer lauwarmen Lösung von 500,0 Wachs in 5 Litern Terpentinöl vermischt und bis zum Erkalten agitirt.

Plastische Kohle ist ein Material für Gefässe verschiedener Form, welche als dauernde Filter im Gebrauch sind. Die plastische Kohle wird zusammengesetzt aus 60 Th. Koks, 20 Th. Knochenkohle, 10 Th. Holzkohle, 10 Th. Thon und der genügenden Menge Melasse oder aus 10 Th. Koks, 30 Th. Knochenkohle, 10 Th. Thon, 40 Th. kurzfasrigem Asbest und der genügenden Menge Melasse. Die einem steifen Breie ähnliche Mischung wird in Formen gepresst, getrocknet und in Muffeln unter Abschluss des Luftzutritts gebrannt. Dann werden die Kohlegefässe mit 5 procentiger Salzsäure ausgelaugt, mit Wasser ausgewaschen, getrocknet und nochmals in gleicher Weise bis zur Rothglut erhitzt.

Cataplasma carbonaceum.

Rp. Carbonis ossium pulverati   100,0
    Gummi arabici   5,0
    Glycerini   20,0
    Aquae q. s.

Zum Verbande stinkender Wunden und Geschwürsflächen.

Emplastrum ad rupturas nigrum.
Emplastrum oxycroceum nigrum.
Schwarzes Bruchpflaster. Schwarz-
Stiktikumpflaster.

Rp. Resinae Pini   200,0
    Cerae flavae   100,0
    Picis nigrae   50,0
    Sebi taurini   30,0
    Colophonii   10,0.
Eboris usti optimi pulverati 25,0.
Das Pflaster ist mit Hilfe von Wasser zu malaxiren.

Epilepsiepulver des Grafen DUPLESSIS-PARSCAU, WIEDEBACH's, SCHLEMÜLLER's, der Dresdner Diakonissen etc. besteht aus verkohlten und gebrannten Thieren (Maulwurf, Ratte, Maus, Kröte, Eidechse). Diese Pulver werden ersetzt durch eine Mischung aus 1 Th. Knochenkohle und 9 Th. präparirten Austerschalen.

Putzmittel für Maschinentheile. Terpentinöl 5,0, Stearinöl (Acidi oleïnici crudi) 25,0, Polirroth 25,0, Feinste Thierkohle 45,0. Mit Spiritus zu einem dünnen Brei anzureiben.

Carbo mineralis.

I. Graphites. **Plumbago.** **Carbo mineralis.** **Graphit.** **Reissblei.** **Wasserblei (Eisenschwärze).** **Pottloh.** **Crayon de mine.** **Black-lead.** Wird im Urgebirge, nur selten krystallisirt (in Formen des hexagonalen Systems), meist in derben schuppigen oder dichten Massen eingesprengt, häufig gefunden (Böhmen, Mähren, Bayern). Künstlich entsteht er beim Ausschmelzen des Eisens aus den Erzen (Hochofengraphit). Am schönsten und reinsten ist der, welcher zu Keswick in der Grafschaft Cumberland gegraben wird und als englischer Graphit in den Handel kommt, ebenso der brasilianische Graphit von Barreros, der ceylonische und der sibirische. Er besitzt einen schwachen Metallglanz, fühlt sich zart und fettig an, ist undurchsichtig, auf dem Bruche muschelig oder körnig, und giebt auf Papier einen grauschwarzglänzenden Strich. Die Härte ist 0,5—1,0. Sein spec. Gew. variirt zwischen 1,8 und 2,2. Er ist unschmelzbar und selbst im Sauerstoffstrom schwer verbrennlich, dagegen ein guter Leiter der Elektricität. Er wird hauptsächlich zur Fabrikation der Bleistifte und der Passauer oder Ypser Schmelztiegel, zum Schwärzen der Eisenwaaren, zum Einreiben der Räderzapfen in Maschinen (um die Reibung zu mindern) etc. gebraucht. Die schlechten Graphitsorten sind mit Eisen, Kupfer, Titan, Antimon, Sand etc. verunreinigt. Das käufliche geschlämmte Wasserblei ist sehr unrein und darf in der Medicin nicht verwendet werden. Das englische, welches aus cirka 96 Th. Kohlenstoff und 4 Th. Eisen besteht, eignet sich allein zum Arzneigebrauch. Ist diese Sorte nicht zu erlangen, so muss man Graphit in ganzen Stücken beschaffen, aus denen sich die reineren aussuchen lassen. Der Graphit besteht im allgemeinen in 100 Th. aus 75—97 Th. Kohlenstoff, 2—6 Th. Kieselsäure, 1—4 Th. Eisen, Mangan, Kalkerde, Thonerde, Wasser. Dem Graphit gehen die absorbirenden Eigenschaften der animalischen und vegetabilischen Kohle gänzlich ab

Prüfung. Ein mit Schwefelantimon verunreinigter Graphit entwickelt vor dem Löthrohre Schwefligsäure und erzeugt einen weissen Beschlag. Kieselsäure bleibt beim Verbrennen als Asche zurück, ebenso die verunreinigenden Metalle. Das Verbrennen geschieht in einem flachen Platinschälchen oder auf einem Platinblech. Der Graphit muss hierzu höchst fein zerrieben und in äusserst dünner Schicht ausgebreitet sein. Der Werth des Graphits für die technische Verarbeitung hängt von seinem Kohlenstoffgehalt ab. Eine einfache und leicht ausführbare Methode ist, höchst feines Graphitpulver bei cirka 200° C. zu trocknen, dann 1,0 desselben mit 1,0 Kalinitrat und 4,0 wasserfreiem Natriumkarbonat innig zu mischen und das Gemisch bis zur Schmelzung und dann zur schwachen Rothgluth zu erhitzen. Die Schmelze behandelt man mit Wasser, lässt die Graphitkohle absetzen, sammelt sie nun in einem Filter, digerirt sie hierauf einen halben Tag bei gelinder Wärme in 25 procentiger Salzsäure, welche mit wenig Salpetersäure versetzt ist, wäscht sie hierauf mit Wasser aus, trocknet und wägt sie. Ihr Gewicht mit 1,05 multiplicirt entspricht annähernd dem wirklichen Kohlenstoffgehalt. In der Lösung der Schmelze und der Säuren kann die Art der Verunreinigungen des Graphits bestimmt werden.

Genauer wird die Kohlenstoff-Bestimmung in der Weise ausgeführt, dass man etwa 0,2 g Graphit, der vorher durch Ausziehen mit heisser Salzsäure von löslichen Karbonaten befreit, gewaschen und wieder getrocknet war, der nassen Elementar-Analyse nach ULL-GREEN unterwirft, d. h. mit einem Gemisch von Chromsäure und Schwefelsäure oxydirt und die entstehende Kohlensäure wie bei einer Elementar-Analyse auffängt und wägt.

In den Apotheken wird der käufliche geschlämmte Graphit vorräthig gehalten. Eiserne Geräthschaften, Windöfen, eiserne Ofenthüren werden mittelst einer Bürste mit dem mit Wasser zum Brei angeriebenen Graphit eingerieben und nach dem Trocknen mit derselben Bürste blank gerieben.

Man verwechsele nicht den Graphit mit dem bleigrauen Molybdänglanz (Schwefelmolybdän), welcher auch im Handel unter dem Namen Wasserblei vorkommt.

II. Graphites depuratus (Ergänzb.). **Graphites elutriatus. Gereinigter Graphit** ist die für den Arzneigebrauch bestimmte Sorte.

Darstellung. 5 Th. geschlämmter Graphit werden 1 Stunde lang (unter Umrühren) mit 20 Th. Wasser ausgekocht und nach Abgiessen des letzteren mit einer Mischung aus 1 Th. Salpetersäure (von 25 Proc.) und 3 Th. Wasser 24 Stunden lang unter öfterem Umschütteln bei 35—40° C. stehen gelassen, hierauf mit Wasser solange gewaschen, bis das Ablaufende blaues Lackmuspapier nicht mehr röthet, schliesslich getrocknet. (Ergänzb.)

Ein feines, schwarzgraues, schlüpfrig anzufühlendes Pulver, welches auf Papier abfärbt, beim Erhitzen auf Platinblech nicht schmilzt und nur schwierig verbrennt. Es ist in den gewöhnlichen Lösungsmitteln sowie in Säuren unlöslich, an Aetzlaugen giebt es meist etwas Kieselsäure ab.

Mit Graphit erwärmte, verdünnte Salzsäure soll nach dem Filtriren beim Verdampfen einen nichtflüchtigen Rückstand nicht hinterlassen.

Anwendung. Der Graphit wird als Antiherpeticum und als austrocknendes Mittel angewendet. Innerlich giebt man ihn mehrmals täglich zu 0,5—1,0—1,5 g; äusserlich in Salben 5,0—10,0 auf 25,0 Fett.

III. Retorten-Graphit. Gaskohle. Lagert sich in den oberen Wölbungen der Retorten der Steinkohlen-Gasanstalten als ein, ziemliche Stärke erlangender Ueberzug ab, der gelegentlich abgeklopft werden muss, und ist das Produkt der Zersetzung der Kohlenwasserstoffe durch sehr hohe Temperatur.

Graue, metallglänzende, meist gewölbte Massen, dem dichten Koks ähnlich. Sie leiten Wärme und Elektricität gut, und sind sehr schwer verbrennlich. Dichte Gaskohle giebt am Stahl Funken, hat das spec. Gew. 2,356 und ist frei von Wasserstoff, minder dichte hat ein niedrigeres specifisches Gewicht und enthält einige Procente Wasserstoff. Die Gaskohle wurde bis vor wenigen Jahren ausschliesslich zur Herstellung der Kohle-Pole für galvanische Elemente (z. B. LÉCLANCHÉ-Elemente) verwendet. Gegenwärtig werden diese Gegenstände künstlich hergestellt.

Kohle für elektrische Zwecke. Die Herstellung von Kohlestiften für elektrische Bogenlichter, von Kohle-Polen und Diaphragmen etc. für elektrolytische Apparate geschieht gegenwärtig im grossen Maassstabe durch besondere Fabriken.

Anthracit wird gepulvert und mit Steinkohlen-Theer zu einer plastischen Masse verarbeitet. Diese wird, in Kohlepulver eingebettet, unter Luftabschluss geglüht, bis alle gasförmigen Produkte ausgetrieben sind. Nach dem Erkalten wird die so erhaltene Kohlemasse wiederum gepulvert, das Pulver nochmals mit Theer zu einer plastischen Masse verarbeitet und diese durch Pressen in die gewünschte Form gebracht. Die geformten Gegenstände werden alsdann, in Kohlepulver eingebettet, nochmals bei Luftabschluss durchgeglüht.

Die für elektrisches Bogenlicht bestimmten Kohlestifte müssen namentlich möglichst frei von Kieselsäure sein, weshalb alles kieselsäurehaltige Material bei der Fabrikation auszuschliessen ist.

IV. Lithanthrax. Anthracites. Carbo fossilis. Steinkohle. Die beste Steinkohle ist der Anthracit, welcher aber auch durch jede andere gute Steinkohle ersetzt werden kann. Die Steinkohle unterscheidet sich von der Braunkohle durch ihre Schwärze und dadurch, dass das Pulver, in einem Probircylinder erhitzt, ammoniakalische Dämpfe (die Braunkohle aber saure Dämpfe) ausgiebt, und dass ihre Asche nicht oder höchst schwach alkalisch reagirt. Neben Kohle enthält die Steinkohle kleine Mengen Eisen, Mangan, Schwefel, Jod u. dgl.

Die Steinkohle hat an und für sich auf Dyes Empfehlungen therapeutische Anwendung gefunden (innerlich zu 1,0—2,0—3,0 auf den Tag) bei Rhachitis, Scrophulosis, Scorbut, Wurmleiden etc. Auch liefert sie das Material zu zwei Präparaten, welche vor etwa 50 Jahren von einem ungarischen Arzte Polya angepriesen wurden. Diese Präparate sind:

V. Anthrakokali (simplex). Lithanthrakokali. In einem eisernen Gefässe bringt man 10 Th. Kali causticum fusum zum Schmelzen und mischt 7 Th. höchst fein gepulverte Steinkohle unter Umrühren mit einem eisernen Spatel dazu. Die erstarrte Masse wird in einem erwärmten Mörser sofort zu Pulver zerrieben und in dicht mit Kautschukstopfen geschlossener trockener Flasche aufbewahrt. Es ist ein braunschwarzes, hygroskopisches, etwas ätzendes Pulver.

Anthrakokali sulfuratum wird wie das vorige Präparat dargestellt, nur wird an Stelle des Steinkohlenpulvers dem geschmolzenen Aetzkali ein feinpulveriges Gemisch aus 7 Th. Steinkohle und 1,5 Th. gewaschenen Schwefelblumen zugesetzt. Es ist ebenfalls ein hygroskopisches und dabei übelriechendes, grünlich braunschwarzes Pulver.

Da sich nach Polya's Angabe diese Präparate leicht in Wasser lösen und eine filtrirte braunschwärzliche Lösung geben sollen, so liegt die Vermuthung nahe, dass die Kohle, welche Polya zu seinen Präparaten benutzte, eine schwarze Art Braunkohle gewesen sein mag. Er verwendete angeblich die bei Fünfkirchen in Ungarn geförderte Steinkohle.

Das eine wie das andere Präparat sollten wahre Specifica gegen Flechten, Herpes, Lupus, Skropheln sein. Clarus und Andere konnten damit keine Heilerfolge erzielen. Dosis 0,15—0,3—0,5 drei- bis viermal täglich in Verbindung mit Süssholzpulver, Magnesia etc. In Salben 1 auf 10—20 Fett als Einreibung bei chronischen Exanthemen.

Das Fuligokali dürfte ein besserer Ersatz dieser Präparate sein. Vergl. unter Fuligo splendens.

Carboleïn, von Weschniakoff in Petersburg in den Handel gebracht, waren (nach Kaiser) Stücken, bestehend aus 92 Proc. Steinkohle und 8 Proc. Fett.

Ein **Pulver zum Ausstopfen der Leichname** ist ein Gemisch von gebranntem Gips, grob gepulverter Holzkohle und grob gepulverter Steinkohle zu gleichen Theilen.

Oelpulver des Uhrmachers Oskar Lange in Mühlberg a. E., als Geheimmittel zum Schmieren von Maschinentheilen etc. in den Handel gebracht, ist fein geschlämmter Graphit.

Graphit-Oele zum Schmieren von Maschinentheilen etc. bestehen aus fein geschlämmtem Graphit, welcher mit Fetten, fetten Oelen oder Mineralölen angerieben ist.

Fixiren von Bleistiftzeichnungen. Dieses erfolgt entweder durch Auftragen von abgerahmter Milch oder einer filtrirten, dünnen Eiweisslösung (1 flüssiges Eiweiss, 6 Wasser).

Graphit-Tiegel, Passauer Tiegel, Ybbser Tiegel. Sie werden aus einer plastischen Mischung von feuerfestem Thon und Graphit geformt, an der Luft getrocknet, schliesslich entweder frei oder in Kapseln gebrannt. — Sie widerstehen der Hitze, ohne zu verbrennen oder zu springen, und leiten die Wärme besser als gewöhnliche Thontiegel.

Graphit-Bad. Ist an Stelle des Sandbades als Erwärmungs-Medium empfohlen worden, weil Graphit die Wärme besser leitet als Sand.

Tintenstifte. Diese beliebten Stifte, welche auch ein Kopiren der mit ihnen hergestellten Schriftzüge gestatten, werden wie folgt hergestellt:

	sehr weich	weich	hart	sehr hart
Theerfarbstoff, wasserlöslich	50,0	46,0	30,0	25,0
Graphit geschlämmt	37,5	34,0	30,0	25,0
Kaolin geschlämmt	12,5	20,0	40,0	50,0

Die Masse wird feingerieben, mit Wasser angefeuchtet und in die Form dünner Stängelchen gebracht.

Carbo vegetabilis.

Carbo Ligni (Brit. Helv. U-St.). **Carbo Ligni pulveratus** (Germ.). **Carbo Ligni depuratus** (Austr.). **Charbon végétal** (Gall.). **Carbo. Gepulverte Holzkohle. Kohle. Wood-Charcoal.**

Darstellung. Zur Darstellung des Kohlepulvers für den Arzneigebrauch wird die gewöhnliche, auf den Markt gebrachte Holzkohle, welche meist Fichtenholzkohle ist, verwendet. Da jede gute Holzkohle, wie sie im Laboratorium zur Heizung verwendet wird, Feuchtigkeit, Ammoniak, Kohlensäure auf ihrer Oberfläche verdichtet hat, auch nicht immer durch die ganze Masse ihrer Stücke gehörig durchgebrannt, vielmehr stellenweise die Verkohlung eine unvollständige gewesen ist, so ist ihre nochmalige Durchglühung erforderlich.

Das officinelle Holzkohlepulver wird dadurch hergestellt, dass man den Windofen mit faustgrossen Holzkohlen füllt und diese anzündet. Sobald sich die Kohlen in Gluth befinden, bedeckt man den Ofen mit einer eisernen Stürze (Deckel). Wenn dann weder Dampf noch Rauch aus den glühenden Kohlen aufsteigen, wird entweder der Luftzug abgeschlossen oder es werden die Holzkohlen herausgenommen und auf kalten metallenen Platten oder kalten Steinen auseinandergelegt oder auch in irdene Töpfe, welche dicht verschlossen werden, geschichtet, damit sie verlöschen. Hierauf bläst man mittelst eines Blasebalges die Asche von ihrer Oberfläche weg und zerstösst die noch warmen Kohlen im Mörser zu einem mittelfeinen Pulver, welches ohne Verzug in gut zu verschliessenden Glasgefässen aufbewahrt wird. Durch Beuteln erhält man aus diesem mittelfeinen Kohlepulver das höchstfeine Pulver. Zu Zahnpulvermischungen verwendet man nur das mittelfeine Pulver.

Das Erkaltenlassen der glühenden Kohlen, das Pulvern und Beuteln derselben und das Unterbringen des Pulvers in Glasflaschen muss rasch hintereinander geschehen, weil die Kohle Feuchtigkeit, Kohlensäure, Ammoniak und andere Gase allmählich aus der Luft aufnimmt und auf ihrer Oberfläche verdichtet.

Bestandtheile. Die Holzkohle ist nicht reiner Kohlenstoff, sondern sie enthält noch die Aschenbestandtheile des Holzes, wie Kali, Kalkerde, Kieselsäure, Phosphate etc. (siehe unter Pottasche). Ausser diesen Bestandtheilen finden sich in ihr immer noch kleine Mengen Verbindungen des Kohlenstoffs mit geringen Mengen Wasserstoff und Sauerstoff, und endlich die absorbirten Gase aus der atmosphärischen Luft, wie Sauerstoff, Stickstoff, Kohlensäure, Ammoniak. Der Aschengehalt beträgt im Durchschnitt etwa 2 Proc.

Prüfung. Dass die Holzkohle eine nochmalige Glühung erfahren hat, ergiebt sich daraus, dass 8 proc. Aetznatron- oder Aetzkalilösung, welche mit etwas Kohlepulver aufgekocht worden ist, ein farbloses Filtrat liefert.

Carbo Tiliae, Lindenholzkohle, Carbo Populi, Pappelholzkohle, Carbo Belloci werden in den Apotheken verlangt und durch die vorbemerkte gepulverte Kohle, Carbo pulveratus, ersetzt.

Carbo Panis, Brotkohle, wird zu Zahnpulvern gebraucht, jedoch nur selten in der Apotheke gesucht. Die Bereitung geschieht in der Art, dass man Brot in Scheiben schneidet, scharf trocknet oder röstet, zu grobem Pulver stösst, dieses in Kaffeetrommeln oder zugedeckten eisernen Töpfen brennt, bis keine brennbaren Gase mehr hervortreten, und dann in ein mittelfeines Pulver verwandelt.

Fuligo usta, Fuligo e taeda usta, gebrannter Kienruss, ist zwar eine sehr fein zertheilte zarte Kohle, wird aber nur als schwarzfärbende Substanz für technische Zwecke angewendet. Es darf diese Kohle nicht mit der als Medikament gebrauchten **Fuligo splendens, Glanzruss** (siehe d. A.), verwechselt werden. Der Kienruss wird oft vortheilhaft durch **Frankfurter** und **Pariser Schwarz** ersetzt.

Die **Chinesische Tusche** wird aus gebranntem Kienruss bereitet. 5 Th. Fischeim werden in 20 Th. Wasser gelöst und die Kolatur mit 2 Th. Lakritzensaft, gelöst in 4 Th. Wasser, und 15 Th. gebranntem Kienruss gemischt, im warmen Mörser höchst fein präparirt, dann zur Extraktdicke abgedampft und in Formen gebracht.

GAFFARD's unauslöschliche Tinte ist ein inniges Gemisch aus 1 Th. gebranntem Kienruss, 12 Th. Kaliwasserglas und 1 Th. Salmiakgeist.

Anwendung. Die gepulverte Holzkohle verdankt ihre therapeutische Anwendung den Eigenschaften, welche der Kohle überhaupt zukommen (s. oben S. 610), namentlich der Fähigkeit, Gase zu absorbiren. Hiernach zählt sie zu den mechanisch wirkenden Mitteln und wird sie als ein desinficirendes, antiputrides und absorbirendes Mittel innerlich bei Flatulenz, stinkenden diarrhoischen Dejekten, stinkendem Athem, äusserlich auf schlecht und stinkend eiternde Wunden und Geschwürsflächen und auch ganz unpassend als Dentifricium angewendet. Dosis 0,5—1,0—2,0 und mehr einige Male des Tages in Pulvern, Trochisken, Latwergen (mit Glycerin), äusserlich fast in allen Arzneiformen.

Die Anwendung der Kohle als Desinficiens und Desodorans, ferner der Verbrauch derselben in der Technik ist bekannt. Für das chemische und pharmaceutische Laboratorium bereitet man daraus die

Sprengkohle. 100 Th. Kohlepulver, 5 Th. gepulverter Kalisalpeter, 2,5 Th. Benzoëpulver werden mit Traganthschleim zur Masse gemacht, Stäbe von der Dicke einer Gänsefeder daraus geformt und dann getrocknet. Um Glascylinder, Kolbenhälse, Retortenschnäbel etc. abzusprengen, wird ein Stäbchen der Sprengkohle angezündet und damit die Stelle des Glases schnell berieben, wo die Theilung vor sich gehen soll. Die auf diese Weise erhitzte Glasstelle wird sofort mit kaltem Wasser übergossen.

Carbo ligniteus, Lignum fossile, Lignites, Braunkohle, Lignit, die fossile braune Kohle, welche in ihrem Gefüge noch einige Holzstruktur aufweist und frei von Metallsulfiden ist. Ihre Asche enthält geringe Mengen Alkali (und ist daher ein ganz vorzügliches Putzpulver für metallene Gegenstände).

Die Bestandtheile der Braunkohle sind nicht genau bekannt; sie enthält aber Extraktivstoff und einen dem Catechin verwandten Stoff. Dies mag auch der Umstand sein, weshalb sich das Pulver der Braunkohle gegen Diarrhöe nützlich erweist. In einigen Gegenden gebrauchen die Landleute dieses Pulver zu diesem Zwecke, machen aber aus Unkenntniss zwischen Steinkohle und Braunkohle keinen Unterschied. Steinkohlepulver ist ohne Wirkung. Aus der Braunkohle werden auch Haarfärbemittel hergestellt. Andererseits dient sie als ein bequemes Fälschungsmittel des Schnupftabaks und des Cichorienkaffees.

Seetangkohle, besonders die Kohle von *Laminaria digitata* (sehr häufig an den westlichen Küsten der Hebriden). Die fleischigen Stengel werden getrocknet und verkohlt. Die absorbirende Kraft dieser Kohle ist nach STANFORD eine weit grössere als die der Knochenkohle, die Kohle selbst zum halben Preise herzustellen. Sie würde ein ganz vortreffliches Desinficiens sein. Nach STANFORD enthält sie an 40 Proc. mineralische Stoffe. Er fand sie bestehend in Procenten aus 50 Kohle, 4 Kalkphosphat, 20 Kalkkarbonat, 6 Magnesiakarbonat, 5 Kieselsäure, 2 Alaunerde, 5 Kalisulfat, 5 Natriumchlorid, 1,25 Ammoniumchlorid. Lufttrocken enthält sie bis 15 Proc. Wasser.

Desinficirendes Kohlepapier, Papier carbonifère, von der Firma PICHOT et MALAPERT in Poitiers als Specialität in den Handel gebracht und zum Verbande jeder Wunde, besonders aber putrider Wunden, theils zur Desinfektion, theils zur Förderung der Vernarbung derselben, empfohlen. Das Papier wird mit Kreosotwasser befeuchtet und auf die Wunde gelegt. Dieses Papier ist durch einfache Pressung einer dünnen Holzkohlepulverschicht zwischen zwei Blättern höchst feinen Fliesspapiers dargestellt, so dass eine solche Papiertafel die Dicke eines starken grauen Löschpapieres hat. Le Perdriel's *compresses désinfectantes* sind ein ähnliches Fabrikat.

Carbo vegetabilis granulatus.
Granulated charcoal.

Rp. Carbonis vegetabilis subt. pulver. 100,0
Sacchari albi pulverati 10,0
Gummi arabici pulverati 2,5
Tincturae Benzoës 1,0
Aquae q. s.

Man stösst zur derben Masse an und granulirt diese durch Durchreiben durch einen Durchschlag. (Bei Halitus foetidus und Dyspepsie).

Moxae carbonaceae.
Kohlen-Moxen. Brennstifte. Glühstifte.

Rp. Carbonis vegetabilis 25,0
Kalii nitrici 1,0
Tragacanthae 3,0
Aquae q. s.

Man bereite 2 Stäbchen von 6—10 cm Länge und trockne sie.

Pulvis antipyroticus Heim.

Rp. Carbonis vegetabilis 25,0
Ligni Quassiae
Magnesiae subcarbonicae āā 4,0.

M. f. pulvis.

D. S. Mehrmals täglich einen Esslöffel (gegen Sodbrennen).

Pulvis dentifricius Maury.

Rp. Carbonis vegetabilis 25,0
Corticis Chinae 12,5
Sacchari 25,0
Olei Menthae piperitae 40,0
Olei Cinnamomi 20,0
Tincturae Ambrae 20,0.

Pulvis dentifricius Mogalla.
Mogalla's Zahnpulver.

Rp. Carbonis vegetabilis 30,0
Rhizomatis Calami 15,0
Olei Bergamottae
Olei Caryophyllorum
Olei Citri āā gtt. 10.

Pulvis dentifricius niger.
Schwarzes Zahnpulver.

Rp. Carbonis vegetabilis 100,0
Rhizomatis Calami 20,0
Lapidis Pumicis
Catechu āā 10,0
Olei Bergamottae
Olei Caryophyllorum āā gtt. 30.

Pulvis dentifricius Welper.

Rp. Carbonis vegetabilis 40,0
Catechu
Myrrhae
Tartari depurati āā 5,0
Olei Bergamottae gtt. 15
Olei Caryophyllorum gtt. 25.

Pulvis desinfectorius dejectorum sellariorum.
Desinfektionspulver für Choleradejekte, Nachtstühle und Closets.

Rp. Carbonis ligni 150,0
Gipsi pulverati 1000,0
Vitrioli Martis 50,0
Petrolei Americani 50,0.

Pulvis haemostaticus Bonafoux.

Rp. Carbonis vegetabilis
Gummi arabici āā 5,0
Colophonii 20,0.

Pulvis pyrius medicinalis.
Schiesspulver für den medicinischen Gebrauch.

Rp. Carbonis vegetabilis 10,0
Kalii nitrici 90,0.

M. f. pulvis.

(Wird von den Landleuten in den Apotheken gefordert und bei entzündlichen Krankheiten der Hausthiere angewendet).

Species ad Cataplasma Carbonis.

Rp. Specierum ad Cataplasma
Carbonis pulverati āā 50,0.

M.

Trochisci Carbonis Belloc.

Rp. Carbonis vegetabilis pulverati 100,0
Mucilaginem e Tragacanthae 1,0 paratam
Aquae q. s.

Fiant trochisci centum (100).

Trochisci Carbonis vegetabilis.

Rp. Carbonis vegetabilis 25,0
Massae cacaotinaé 75,0.

In pulverem subtiliorem redacta fiant trochisci centum (100).

(Gegen Halitus foetidus).

Desinfektionsschwärmer von Magirus in Ulm sind fingerlange, kleinfingerdicke Cylinder von steifem Papier, gefüllt mit einem Gemisch aus 60 Th. Kalisalpeter, 34 Th. Schwefel und 6 Th. Kohle. (Wittstein, Analyt.)

Epilepsiepulver von Wepler in Berlin. Verkohlter und gepulverter eisenhaltiger Hanfzwirn (Eisengarn) 3 Grm. in 7 Kapseln vertheilt kosteten 15 Mark. (Hager, Analyt.)

Tablettes de charbon. A. (Gall.) Kohle-Tabletten. Carbonis Ligni pulverati loti, Sacchari āā 200,0, Mucilaginis Tragacanthae 50,0, fiant pastilli à 1,0 g.

B. Carbonis Ligni pulverati subtilissime 250,0, Sacchari 350,0, Massae Cacao 400,0. Fiant pastilli 1000.

Kohle-Biscuits sind wohlschmeckende Biscuits nach Art der englischen Biscuits mit einem Zusatz von Kohlepulver.

Carboneum chloratum.

Carboneum tetrachloratum. Carboneum chloratum. Tetrachlorkohlenstoff. Kohlenstofftetrachlorid. Perchlor-Methan. CCl_4. Mol. Gew. = 154. Nach der älteren Anschauung, welche der Verbindung die Formel $CCl_2(C=6)$ beilegte, führt diese Verbindung auch noch die Namen: Carboneum dichloratum, Zweifach-Chlorkohlenstoff. Man hat ein reines und ein technisches Produkt zu unterscheiden.

I. † Carboneum tetrachloratum purum. Reiner Tetrachlorkohlenstoff.

Darstellung. In einen Kolben *A*, der einerseits mit einem senkrecht stehenden Rückflusskühler *B*, andererseits mit einem Chlor-Entwickelungs-Apparat so verbunden ist,

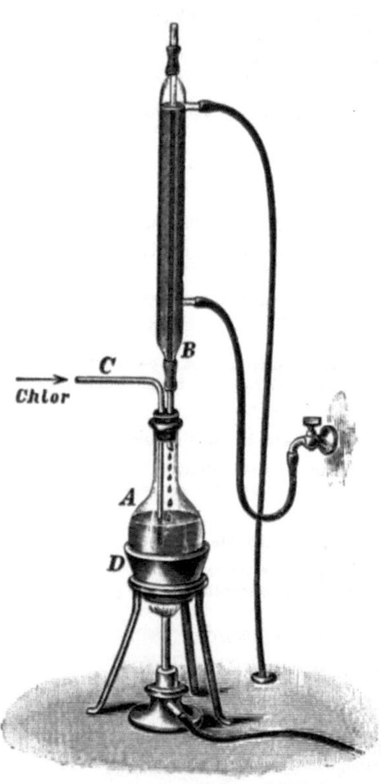

Fig. 155.

dass bei *C* ein ausgiebiger Chlorstrom eintreten kann, bringt man eine beliebige Menge Chloroform und löst in diesem eine kleine Menge Jod (welches als Chlorüberträger wirkt) auf. Dann erhitzt man unter sehr guter Kühlung das Chloroform im Wasserbade *D* zum Sieden und leitet womöglich unter Besonnung ·solange durch konc. Schwefelsäure getrocknetes Chlorgas ein, als aus dem Kühler noch Chlorwasserstoff entweicht. — Ist dieses nicht mehr der Fall, so lässt man erkalten, wäscht alsdann das Reaktionsprodukt mehrmals mit dünner Sodalösung (1 + 9), schliesslich einmal mit Wasser, trennt mittelst Scheidetrichters das Reaktionsprodukt ab, entwässert es durch 1—2tägiges Maceriren mit geschmolzenem Calciumchlorid und destillirt es alsdann aus einer Retorte mit in die Flüssigkeit eingesenktem Thermometer (s. S. 190). Aufzufangen sind die bei 77—78° C. übergehenden Antheile. $CHCl_3 + Cl_2 = HCl + CCl_4$.

Eigenschaften. Farblose, specifisch schwere, ätherisch riechende Flüssigkeit, welche in Wasser unlöslich ist, bei 77—78° C. siedet und unterhalb — 25°C. krystallinisch erstarrt. Das spec. Gew. ist bei 0° C. = 1,6319, bei 15° C. = 1,599. Tetrachlorkohlenstoff ist nicht leicht entzündlich.

Die Verbindung gleicht in den meisten Eigenschaften, insbesondere auch in ihrem Auflösungsvermögen gegenüber Fetten u. dergl., dem Chloroform. Durch nascirenden Wasserstoff wird sie successive zu Chloroform, Methylenchlorid, Methylchlorid, ja zu Methan reducirt.

Durch Einwirkung ʃvon alkoholischem Kali tritt Spaltung unter Bildung von Kaliumchlorid und Kaliumkarbonat ein. Beim Erwärmen mit alkoholischem Kali und Anilin entsteht wie beim Chloroform Isocyanphenyl (Isonitril-Reaktion).

Prüfung. **1)** Er sei farblos, klar und habe bei 15° C. das spec. Gew. 1,599. **2)** Schüttelt man 5 ccm mit 5 ccm konc. Schwefelsäure, so färbe sich diese nicht dunkel (fremde Chlorverbindungen). **3)** Schüttelt man 5 ccm mit 10 ccm Wasser, so reagire das abgehobene Wasser nicht sauer und werde durch Silbernitrat nicht getrübt (chlorhaltige Zersetzungsprodukte, z. B. Salzsäure).

Aufbewahrung. Vorsichtig, vor Licht geschützt.

Anwendung. Der Tetrachlorkohlenstoff wurde zeitweise als Anästheticum sowohl bei äusserer Anwendung, als für Inhalationen dem Chloroform vorgezogen, weil er sicherer wirken solle. Er hat indessen das Chloroform nicht verdrängen können und gilt wegen seines grösseren Chlorgehaltes nach den heutigen Anschauungen auch für gefährlicher als Chloroform; ob mit Recht, bleibe dahingestellt.

II. † Carboneum tetrachloratum technicum. Technischer Tetrachlorkohlenstoff. Katharin.

Darstellung. Man sättigt Schwefelkohlenstoff, dem man (als Chlor-Ueberträger) etwas Jod oder 0,5 Proc. gepulvertes Antimon zugesetzt hat, mit trockenem Chlorgas. Man benutzt hierzu eiserne Kessel, welche inwendig mit Blei ausgefüttert sind. Arbeitet man unter Erwärmen, so muss der Kessel mit Rückflusskühlung versehen sein.

Nachdem die Flüssigkeit etwa das dreifache Gewicht an Chlor aufgenommen hat, ist die Chlorirung beendet. $CS_2 + 4\,Cl_2 = 2\,SCl_2 + C\,Cl_4$. Man giebt nunmehr etwa halb soviel Schwefel zu, als man Schwefelkohlenstoff angewendet hatte, und erzielt damit, dass das leicht flüchtige Schwefeldichlorid SCl_2 in das höher siedende Schwefelmonochlorid umgewandelt wird.

Nunmehr trennt man den Tetrachlorkohlenstoff durch Destillation ab und sammelt die bis etwa 120° C. übergehenden Antheile. — Das Destillat wird mit Kalkmilch behandelt, alsdann mit Wasserdampf destillirt und nochmals fraktionirt, wobei man die von 75—80° C. siedenden Antheile auffängt.

Der bei der ersten Destillation erhaltene Rückstand wird weiter destillirt und giebt das bei |135—139° C. übergehende Schwefelmonochlorid, welches von Fabriken für Kautschukwaaren abgenommen wird.

Eigenschaften. Farblose, specifisch schwere, nach Rettig und Chloroform riechende Flüssigkeit; spec. Gew. bei 15° C. = 1,599—1,600. Siedep. 75—80° C. Es enthält etwas Schwefelkohlenstoff, dessen Anwesenheit sich zu erkennen giebt dadurch, dass auf Zusatz von alkoholischem Kali Ausscheidung von Kaliumxanthogenat erfolgt.

Davon abgesehen besitzt das technische Präparat alle Eigenschaften des reinen.

Aufbewahrung. Vorsichtig, vor Licht geschützt. ***Prüfung.*** Es sei klar, farblos, neutral, von nicht gar zu widerlichem Geruche, habe das spec. Gew. von rund 1,600 und destillire, ohne einen erheblichen Rückstand zu hinterlassen, bei 75—80° C. über.

Anwendung. Der technische Tetrakohlenstoff dient sowohl in der Technik als auch in der Analyse als Extraktionsmittel für Fett und kann mit Vortheil überall da angewendet werden, wo man bisher Aether, Benzin, Benzol, Amylalkohol, Schwefelkohlenstoff u. dergl. verwendet. Voraussichtlich wird er sich auch als Wanzenmittel bewähren. Der wesentliche Vortheil des Präparates vor den genannten Extraktionsmitteln liegt darin, dass es nicht feuergefährlich ist, indem es weder selbst leicht entzündlich ist, noch seine Dämpfe mit Luft explosive Gemische geben.

Katharin, Phönixin, SPINDLER's unentzündbares Fleckenwasser, sind technischer Tetrachlorkohlenstoff.

Bezugsquellen für das technische Präparat: MÜLLER & DUBOIS in Rheinau b. Mannheim und Chemikalienfabrik Griessheim b. Mainz.

III. Carboneum trichloratum. Carboneum sesquichloratum. Hexachloräthan. Perchloräthan. $C_2 Cl_6$. Mol. Gew. = 237.

Nach der älteren Anschauung, welche der Verbindung die Formel CCl_3 (C = 6) beilegte, führt diese Verbindung auch die Namen: Kohlenstoffsesquichlorid und Dreifach-Chlorkohlenstoff.

Darstellung. Man leitet in Aethylenchlorid oder Aethylidenchlorid, welche im Sandbade zum Sieden erhitzt werden, unter Rückflusskühlung und möglicht unter Besonnung, solange trockenes Chlor ein, bis keine Entwickelung von Chlorwasserstoff mehr stattfindet. Als Apparat kann der auf S. 630 angegebene benutzt werden unter Ersetzung des Wasserbades durch ein Sandbad.

Beim Erkalten erstarrt die Masse krystallinisch. Man presst sie zunächt zwischen Filtrirpapier ab und krystallisirt sie aus Alkohol um.

Eigenschaften. Das Hexachlor-Aethan bildet farblose oder weisse, harte, leicht zu Pulver zerreibliche, aromatisch kampherartig riechende, fast geschmacklose, rhombische

Krystalle, welche bei 185⁰ C. sieden und sublimiren, in Wasser unlöslich, in Weingeist, Aether, fetten und flüchtigen Oelen leicht löslich sind und ein spec. Gew. von circa 2,000 haben.

Man bewahrt sie in dicht verkorkter Glasflasche.

Anwendung. Man hat das Hexachloräthan hauptsächlich bei asiatischer Cholera mit einigem Erfolge angewendet und zwar in Gaben zu 0,2—0,3—0,5 allein oder mit Kampher kombinirt.

Mixtura Carbonei trichlorati KING.

Rp. Carbonei trichlorati　　　5,0 (ad 8,0)
　　Magnesiae subcarbonicae　　　7,5
　　Mixturae camphoratae　(s. S. 585.) 250,0.
2—4stündlich zwei bis drei Esslöffel voll zu nehmen
(bei asiatischer Cholera).

Unguentum Carbonei trichlorati MIALHE.

Rp. Carbonei trichlorati 5,0
　　Aetheris　　　　　　10,0
　　Adipis suilli　　　　25,0.
Einreibung; als lokales Anästheticum.

Carboneum sulfuratum.

I. Carboneum sulfuratum (Ergänzb.). **Sulfure de carbone** (Gall.). **Carbonis Bisulphidum** (Brit.). **Carbonei Disulphidum** (U-St.). **Alkohol Sulfuris. Schwefelkohlenstoff. Kohlensulfid. Schwefelalkohol. Xanthogen. CS₂. Mol. Gew. = 76.** Wird in grossen Mengen durch die Grosstechnik dargestellt.

Darstellung. Holzkohle wird in eisernen Cylindern zum Glühen erhitzt, worauf man durch besondere Vorrichtungen Schwefel in diese Cylinder hineinbringt. Der Schwefel vergast, die Schwefeldämpfe verbinden sich mit dem glühenden Kohlenstoff zu Schwefelkohlenstoff $C + S_2 = CS_2$, welcher in Kondensationsvorlagen verdichtet und aufgefangen wird.

Der so dargestellte Schwefelkohlenstoff ist nicht rein, sondern durch Schwefel, Schwefelwasserstoff und fremde organische Schwefelverbindungen verunreinigt, welche ihm einen widerlichen Geruch ertheilen. Zur Reinigung wird der Schwefelkohlenstoff destillirt; man leitet die Dämpfe hintereinander durch Kalkmilch, dünne Kalilauge, Lösungen von Eisenvitriol, Kupfersulfat, auch durch Bleisalzlösungen. Es gelingt hierdurch, den Schwefel und den Schwefelwasserstoff zu beseitigen. Um auch die fremden organischen Schwefelverbindungen herauszuschaffen, schüttelt man den wie angegeben vorgereinigten Schwefelkohlenstoff mit metallischem Quecksilber oder mit ¹/₂ Proc. Quecksilberchlorid, und rektificirt ihn alsdann über etwa 2—5 Proc. fettem Oel oder Paraffin oder weissem Wachs. Diese Rektifikation kann mehrmals wiederholt werden.

Eigenschaften. In den Apotheken hält man einen verhältnissmässig reinen Schwefelkohlenstoff vorräthig. Dieses verhältnissmässig reine Präparat ist eine farblose, leicht bewegliche, sehr flüchtige, das Licht stark brechende Flüssigkeit von eigenthümlichem, durchdringendem, aber nicht gerade unangenehmem (an Rettig erinnernden) Geruch und scharfem, aromatischem Geschmack.

Das spec. Gewicht bei 15⁰ C. ist 1,272; der Siedepunkt liegt gegen 46—47⁰ C. In dieser Beziehung werden folgende Angaben gemacht:

	Brit.	Ergänzb.	Gall.	U-St.
Spec. Gewicht bei 15⁰ C.	1,268—1,269	1,272	1,271	1,268—1,269
Siedepunkt	46—47⁰	46⁰	46⁰	46—47⁰

In Wasser ist Schwefelkohlenstoff nur sehr wenig (1 : 550) löslich; ebenso ist er fast unlöslich in Alkohol von 45 Volum-Proc. Dagegen ist er löslich in 18—20 Theilen Alkohol von 90 Volum-Proc. Mit wasserfreiem Alkohol, mit Aether, fetten Oelen und den meisten ätherischen Oelen lässt er sich in jedem Verhältniss mischen. Der Schwefelkohlenstoff selbst ist ein vorzügliches Auflösungsmittel für Jod, Schwefel, Phosphor, Guttapercha, Kautschuk, Wachs, Paraffin, viele Harze und Balsame. Er erstarrt bei — 116⁰ C. zu einer festen Masse, die bei — 110⁰ C. schmilzt. Schwefelkohlenstoff ist leicht flüchtig; bringt man einige Kubikcentimeter davon in ein Schälchen und bläst auf die Oberfläche einen starken Luftstrom, so wird eine erhebliche Verdunstungskälte erzeugt. Gleichzeitig wird der in der Umgebung (d. h. in der Luft) befindliche Wasserdampf kondensirt und man erhält Krystalle eines Schwefelkohlenstoffhydrates, welche indessen schon bei — 3° C. wieder in Schwefelkohlenstoff und Wasser zerfallen bez. schmelzen.

Schwefelkohlenstoff ist leicht entzündlich; entzündet verbrennt er mit schön bläulicher Flamme zu Kohlendioxyd und Schwefligsäureanhydrid $CS_2 + 3O_2 = CO_2 + 2SO_2$. Seine Dämpfe sind leicht entflammbar und geben mit Luft oder Sauerstoff gemengt explosive Gemische von hoher Energie. Lässt man Schwefelkohlenstoff in nur theilweise gefüllter Flasche im Sonnenlichte stehen, so nimmt auch ein ursprünglich farbloses Präparat gelbe Färbung und zugleich wieder den unangenehmen Geruch des rohen Präparates an. Bisweilen scheiden sich auch braune Flocken von Einfach-Schwefelkohlenstoff CS ab, während freier Schwefel in Lösung geht. Ein solches Präparat reinigt man gewöhnlich durch einfache Rektifikation oder durch das Verfahren, wie es unter Darstellung angegeben ist.

Man erkennt den Schwefelkohlenstoff mit ziemlicher Sicherheit am Geruch. Ist der chemische Nachweis zu führen, so verfährt man wie folgt:

1) Vermischt man einen oder mehrere Tropfen Schwefelkohlenstoff mit der fünffachen Menge starken alkoholischen Ammoniaks und erhitzt die Mischung zunächst einige Zeit in einem verschlossenen Gefäss, so besteht der beim Verdampfen im Wasserbade erhaltene Rückstand aus Rhodanammonium $4NH_3 + CS_2 = SCN(NH_4) + S(NH_4)_2$. Seine Lösung in Wasser wird nach dem Ansäuern mit etwas Salzsäure durch wenig verdünnte Ferrichloridlösung blutroth gefärbt. Durch Schütteln mit Aether geht der Farbstoff in diesen über.

2) Vermischt man Schwefelkohlenstoff mit der dreifachen Menge einer Lösung von Aetzkali in Alkohol, mischt gut durch und fügt nach einiger Zeit ein gleiches Vol. Aether zu, so erhält man das prachtvoll krystallisirende xanthogensaure Kalium. S. dieses.

Prüfung. 1) Er sei farblos, klar, von nicht widerlichem Geruch. 2) Schüttelt man 10 ccm Schwefelkohlenstoff mit 5 ccm Wasser, so darf dieses blaues Lackmuspapier nicht röthen (Schwefelsäure) oder entfärben (Schweflige Säure) und beim Durchschütteln mit Bleiessig sich nicht bräunen (Schwefelwasserstoff). 3) Werden 1—2 ccm Schwefelkohlenstoff in einem trocknen Probirglase mit einem Tröpfchen blanken metallischen Quecksilbers geschüttelt, so darf das letztere sich nicht mit einer dunklen, pulverigen Haut überziehen (Schwefelwasserstoff, bez. fremde organische Schwefelverbindungen). 4) Lässt man 5 ccm Schwefelkohlenstoff in einem Glasschälchen freiwillig abdunsten, so soll kein oder nur ein sehr geringer Rückstand (von Schwefel) hinterbleiben. Hierzu ist zu bemerken, dass Spuren von Schwefel zugleich mit dem Schwefelkohlenstoff verdunsten.

Aufbewahrung. Handhabung. Man bewahrt den Schwefelkohlenstoff in starkwandigen Glasflaschen, welche entweder mit gut eingeschliffenen Glasstopfen oder mit Korkstopfen verschlossen sind, an einem kühlen Orte, also im Keller auf. Die Stopfen sind zweckmässig mit Leder zu überbinden. Die Aufbewahrung erfolge vor Licht geschützt. — In der Officin halte man überhaupt keinen Vorrath, weil bei Temperaturschwankungen die Gefässe gewöhnlich einen unangenehmen Geruch verbreiten, der leicht falsch gedeutet werden kann. Der früher übliche Gebrauch, den Schwefelkohlenstoff mit einer Schicht Wasser zu bedecken, um das Verdunsten zu verzögern, empfiehlt sich nicht, weil das Präparat unter diesen Umständen ganz besonders zur Zersetzung neigt.

Muss man grössere Vorräthe halten, so vertheile man diese in mehrere Flaschen von 1—2 Liter Fassungsraum. Verschluss durch Kautschukstopfen ist natürlich wegen der Auflöslichkeit des Kautschuks in Schwefelkohlenstoff ausgeschlossen.

Die grösste Beachtung erfordert indess die Feuergefährlichkeit des Schwefelkohlenstoffs. Einmal ist er selbst sehr leicht entzündlich, ferner besitzt er eine hohe Dampfspannung (hohe Dampftension). Infolgedessen erfolgt eine ziemlich rasche Vergasung der Flüssigkeit, so dass durch Vermittelung der Dämpfe flüssiger Schwefelkohlenstoff auch von einer ziemlich entfernt brennenden Flamme — und hierzu ist schon das Feuer einer brennenden Cigarre ausreichend — entzündet werden kann. Endlich ist zu berücksichtigen, dass Schwefelkohlenstoff mit Luft gemengt Gemische von hoher Explosionsenergie giebt.

Alle diese Momente fordern zur dringendsten Vorsicht beim Umgehen mit Schwefelkohlenstoff auf: Man vermeide es, denselben bei Licht einzufüllen. Gefässe, welche Lösungen in Schwefelkohlenstoff (behufs Krystallisation) zum freiwilligen Abdunsten enthalten, stelle man so auf, dass nach menschlicher Voraussicht die Dämpfe mit Flammen nicht in Berührung kommen können. Man fülle die Gefässe nicht zu mehr als $^4/_5$ ihres Rauminhaltes an und beachte, dass in einem solchen Gefässe, wenn es in der Kälte gestanden hat, bei eintretender Erwärmung ganz bedeutende Dampfspannung auftreten kann.

Diesen letzteren Umstand sollten ganz besonders die chemischen Fabriken und die Drogisten beherzigen.

Man beachte endlich, dass für die Lagerung grösserer Mengen von Schwefelkohlenstoff die etwa erlassenen Polizeiverordnungen streng zu befolgen sind. (Vergl. auch unter Aether S. 170).

Anwendung. Schwefelkohlenstoff erzeugt äusserlich bei der Verdunstung auf der Haut das Gefühl intensiver Kälte. Daher benutzt man ihn als Kälte-Anästheticum zur Ausführung kleinerer Operationen (Vorsicht wegen Feuersgefahr!). Bringt man ihn auf Watte geträufelt auf die Haut und verhindert die rasche Verdunstung durch Ueberdecken mit Taffet, so erfolgt starke Hautreizung, und schon nach 30 Sekunden tritt heftiges Brennen der Haut ein. Daher wendet man ihn an zu ableitenden Einreibungen, z. B. hinter die Ohren gegen Kopfschmerz, ferner an Stelle von Senfteigen, als Rubefaciens, wo er sich aber nicht eingebürgert hat, auch in Salbenform bei Drüsengeschwülsten. Eingeathmet erzeugt der Dampf des Schwefelkohlenstoffs Bewusstlosigkeit und allgemeine Anästhesie, daher hat man ihn als Inhalations-Anästheticum empfohlen. Innerlich bewirkt der unverdünnte Schwefelkohlenstoff in Gaben von 10—25 Tropfen Erbrechen und Diarrhoe. Dagegen kann die gesättigte wässerige Lösung in grösseren Mengen ohne Schaden genommen werden. In dieser Form empfiehlt Dujardin-Beaumetz ihn bei Magenerweiterung zur Verhinderung putrider Zersetzung, bei infektiösen Diarrhöen sowie bei Typhus abdominalis. — Die längere Zeit fortdauernde Einathmung kleiner Mengen Schwefelkohlenstoffdämpfe (mit Luft gemischt), wie sie in den Kautschukfabriken erfolgt, hat eine chronische Vergiftung zur Folge. Für niedere Thiere ist Schwefelkohlenstoff ein Gift. Deshalb ist er auch in gewissem Sinne als Antisepticum und Desinficiens aufzufassen. Er dient deshalb auch unter Umständen zum Tödten von Wanzen, Motten, Flöhen und anderen Schädlingen (Reblaus), wobei jedoch immer die leichte Entzündlichkeit zu berücksichtigen ist.

Technisch findet der Schwefelkohlenstoff ausgedehnte Verwendung in den Gewerben bez. Fabriken, z. B. zur Extraktion von Fetten aus Knochen und Samen, zum Entfetten der Wolle, zum Extrahiren des Schwefels aus Erzen, zum Vulkanisiren des Kautschuks, zur Konservirung von Nahrungsmitteln (Fleisch) und vielen anderen Zwecken.

In der Analyse gebraucht man ihn besonders zum Extrahiren von Schwefel. Zu diesem Zwecke sollte stets eine gute Sorte in frisch destillirtem Zustande verwendet werden.

Aqua Carbonei sulfurati Dujardin-Beaumetz. Rp. Carbonei sulfurati 25,0, Olei Menthae piperitae 2,0, Aquae 500,0. Man schüttelt tüchtig durch und giesst nach dem Absetzen die klare Flüssigkeit ab. Auf den Rückstand kann man noch mehrmals hintereinander 500 ccm Wasser giessen und wie vorher verfahren. Man giebt es zu 4—10 Esslöffel täglich am besten in Milch.

Wanzen-Aether der Berliner Drogisten ist Schwefelkohlenstoff, natürlich eine unreine, technische Sorte.

Sell'sche Lampe heisst eine Lampe mit Rundbrenner, in welcher mittelst Dochtes Schwefelkohlenstoff verbrannt wird, während gleichzeitig in den Innenraum des Flammenkegels ein Strom von Stickoxyd zugeführt wird. Dadurch wird eine glänzende, blaue Flamme erzeugt, welche reich an chemisch wirksamen Lichtstrahlen ist, daher zu photographischen Aufnahmen benutzt werden kann.

Linimentum Carbonei sulfurati, Wutzer. Rp. Carbonei sulfurati 10,0, Vini camphorati 150,0, Olei Olivarum 100,0. Fiat linimentum. Zum Einreiben bei Rheumatismus, Gicht.

II. Kalium xanthogenicum. Xanthogensaures Kali. Aethyloxythiokohlensaures Kalium. Aethylxanthogensaures Kalium. $CS_2K . OC_2H_5$. Mol. Gew. = 160.

Darstellung. Man löst 100 Th. festes Aetzkali in 300 Th. Alkohol von 90 Proc., fügt zu dieser Lösung 150 Th. Schwefelkohlenstoff, schüttelt um und stellt die Mischung in die Kälte. Nach kurzer Zeit hat sich ein gelblicher Krystallbrei gebildet $CS_2 + KOH + C_2H_5OH = H_2O + CS_2K . OC_2H_5$. Man sammelt die Krystalle in einem Trichter, wäscht sie nach dem Abtropfen mit etwas Aether, saugt sie auf poröser Unterlage ab und lässt sie bei gewöhnlicher Temperatur trocknen.

Eigenschaften. Farblose oder schwach gelbliche, seidenglänzende Krystallnadeln, leicht löslich in Wasser, schwer löslich in Alkohol, unlöslich in Aether, von eigenthümlichem Geruch und starkem, schwefelartigem Geschmack. Beim Erwärmen mit wenig Wasser auf 80—90° C. wird es zersetzt unter Bildung von Aethylalkohol, sulfokarbonsaurem Kalium CS_3K_2, Schwefelwasserstoff und Kohlensäureanhydrid. Die nämliche Zersetzung erfolgt langsam schon bei gewöhnlicher Temperatur durch Einwirkung feuchter Luft. Mineralsäuren scheiden aus dem Salz die freie Xanthogensäure als ein farbloses Oel ab, welches schon bei 24° C. in Schwefelkohlenstoff und Alkohol zerfällt. — Versetzt man die wässerige Lösung des Kaliumxanthogenats mit einem Cuprisalz, so scheidet sich zunächst braunes Cuprixanthogenat aus, welches sehr bald in eigelbes Cuproxanthogenat übergeht.

Anwendung. Das Kaliumxanthogenat ist ein kräftiges Antisepticum, welches Fäulniss und Gährung unterdrückt, auch ein Gift für Mikroorganismen und kleine Thiere ist. Man hat es daher u. a. in Mischung mit Milchzucker (1 : 50) zu Einblasungen bei Diphtherie angewendet. Die Verwendung zur Konservirung von Nahrungsmitteln scheiterte an dem für die meisten Personen unangenehmen Geruch. Die wichtigste Anwendung ist die zur Vertilgung der Reblaus (*Phylloxera*). Es soll hier den Schwefelkohlenstoff ersetzen, und zwar nahm man an, dass es selbst auf die Reblaus giftig wirkt und dass es im Erdboden zum Theil in Schwefelkohlenstoff umgewandelt wird. Natürlich wird hierzu ein rohes Präparat verwendet.

Kalium amyloxanthogenicum. Amylxanthogensaures Kalium. $CS_2K . OC_5H_{11}$. An Stelle des Aethylrestes im xanthogensauren Kalium können andere Alkohol-Radikale eingeführt werden dadurch, dass man an Stelle von Aethylalkohol andere Alkohole (Methyl-, Butyl-, Amylalkohole, Glycerin) in die oben angegebene Vorschrift einsetzt.

Das amylxanthogensaure Kalium wird bereitet durch Mischen von 90 Th. Amylalkohol, 180 Th. Kalilauge von 1,33 spec. Gew. und 80 Th. Schwefelkohlenstoff.

III. Kalium sulfocarbonicum. Kaliumsulfocarbonat. Schwefelkohlenstoffsaures Kalium. Thiokohlensaures Kalium. $CS_3K_2 + x$ aqua.

Zur Darstellung bereitet man aus 150 Th. festem Kalihydrat die entsprechende Menge Kaliumsulfid (K_2S), löst in der koncentrirten wässerigen Lösung 100 Th. Schwefelkohlenstoff auf und fällt die koncentrirte Lösung durch Alkohol.

Man erhält das Salz als gelbe, wasserhaltige, zerfliessliche Krystalle. Durch Säuren wird aus dem Salze die freie Sulfokohlensäure CS_3H_2 als schwere, ölige, dunkelgelbe Flüssigkeit abgeschieden, welche leicht in Schwefelwasserstoff zerfällt.

Hierauf beruht die Anwendung des Präparates als Mittel gegen die Reblaus.

IV. Carboneum oxysulfuratum. Kohlenstoffoxysulfid. Carbonylsulfid. COS.

Mol. Gew. = 60. Entsteht durch direkte Vereinigung von Kohlenoxyd mit Schwefeldampf in der Hitze. Ferner: durch Erhitzen von 50 ccm einer kalt gesättigten Lösung von Rhodankalium mit einer erkalteten Mischung von 300 ccm konc. Schwefelsäure und 400 ccm Wasser.

Farbloses, leicht entzündliches Gas von unangenehm schwefelartigem Geruch. 1 Vol. Wasser von 15° C. löst 1 Vol. des Gases. Die wässerige Lösung zersetzt sich bald unter Bildung von Kohlensäureanhydrid und Schwefelwasserstoff. $COS + H_2O = SH_2 + CO_2$. Dieses Gas ist wahrscheinlich in vielen Grundwässern enthalten, welche nach „Schwefel" riechen.

Cardamomum.

I. Elettaria Cardamomum White et Maton. Familie der Zingiberaceae —
Zingibereae. Heimisch im südlichen Theile der Westküste Vorderindiens (Malabarküste), dort und auf Ceylon kultivirt. Die Kulturen in anderen Gegenden der Tropen sind über das Versuchsstadium noch nicht hinausgekommeu. — Verwendung finden die Früchte mit den Samen: **Fructus Cardamomi** (Austr. Germ. Helv.). **Cardamomum** (U-St.). **Cardamomi Semina** (Brit.). **Cardamomum minus s. Malabaricum. Semen Cardamomi minoris.** — **Kardamomen. Kleiner** oder **Malabarischer Kardamomen. Malabarsameu.** — **Cardamome du Malabar** (Gall.). **Cardamom Seeds.**

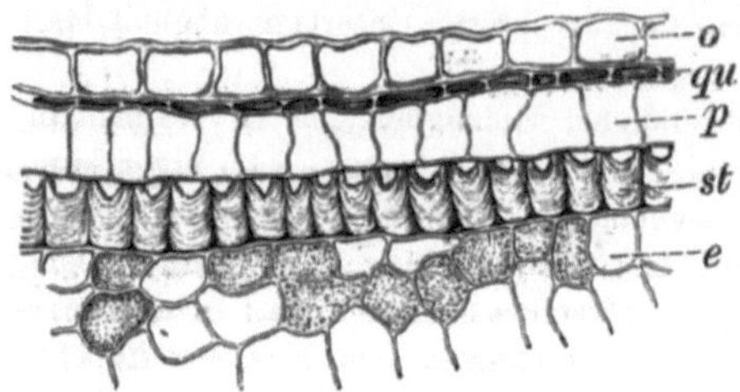

Fig. 156. Querschnitt d. Sem. Cardamomi. 160 mal vergr. *o* Epidermis. *qu* Ouerzellen. *st* Palissaden. *p* Oelzellen. *e* Perisperm. (Nach MOELLER.)

Beschreibung. Die Frucht ist eine rundliche oder längliche, im Querschnitt dreikantige Kapsel, an der Spitze mit einem kurzen Röhrchen, dem Reste des Perigons, am Grunde zuweilen mit dem kurzen Fruchtstiel; die Seiten sind längsstreifig, die Farbe strohgelb. Jedes der drei Fächer enthält 5—6 Samen. Diese sind röthlichbraun, bis 3 mm lang, unregelmässig kantig, grob quergerunzelt. Auf der einen Seite verläuft in einer Furche die Raphe, nicht ganz bis zur Spitze. Der Same ist in ein zartes Häutchen, den A r i l l u s, eingehüllt. In der Droge betragen die Schalen 25 — 40 Proc., die Samen 60—75 Proc. Das Gewebe der Fruchtwand besteht aus Parenchym, in dem einzelne, kleinere bis 50 μ grosse Zellen gelbe oder bräunliche Harzklumpen enthalten. In der Epidermis Ansatzstellen früher vorhanden gewesener Haare. Die das Parenchym durchziehenden, zarten Gefässbündel haben einen Faserbelag aus schwach verdickten, ziemlich kurzen Fasern. Auf sie und auf die Harzzellen ist zu achten, wenn es sich um den Nachweis der Elemente des Pericarps im Pulver handelt.

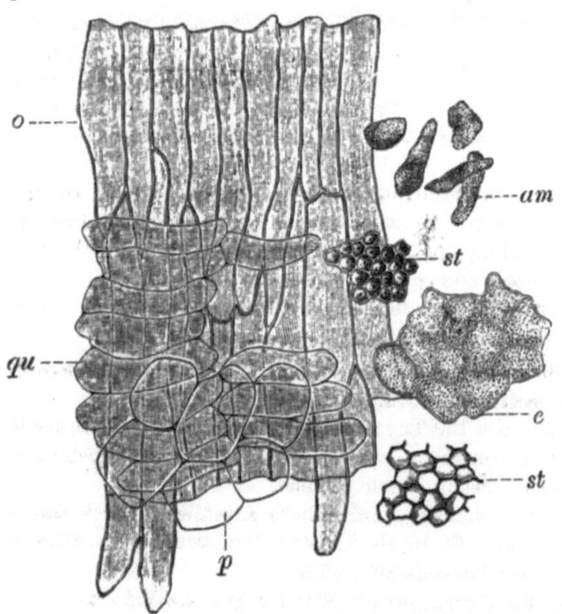

Fig. 157. Elemente des Samens. 160 mal vergr. Bezeichnungen wie Fig. 156. *am* Stärke. (Nach MOELLER.)

Der Same enthält innerhalb der Samenschale ein starkes Perisperm, darin ein schwaches Endosperm mit dem Embryo, der vor dem Embryo gelegene Theil der Samenschale ist zu einem Deckelchen umgewandelt, welches das Austreten der Radicula erleichtert. Die Samenschale (Fig. 156) besteht zunächst aus einer Epidermis kürzerer, gruppenweise zusammengelegter Zellen. Dann folgt eine dünne Schicht, deren Zellen sich im wesentlichen mit denen der Epidermis kreuzen. Die 'nächste Schicht besteht aus grossen, zarten Zellen, die das ätherische Oel, dem die Droge Geruch und Geschmack verdankt, enthalten, dann folgt eine dünne Parenchymschicht und darauf als letzte: kurze, an der Innenwand und den Seitenwänden sehr stark verdickte Palissaden, die einen unregelmässig geformten Körper einschliessen, der im wesentlichen aus Kieselsäure besteht. Diese Palissaden in der Epidermis sind im Pulver am leichtesten aufzufinden. Innerhalb der Oelzellenschicht verläuft die Raphe. Die Zellen des Perisperms sind dicht erfüllt mit ganz feinkörniger Stärke, deren Körnchen höchstens $4\,\mu$ messen, in jeder Zelle liegen ausserdem einige kleine Oxalatkrystalle, von einer zarten Haut umschlossen. Im Endosperm wenig differenzirtes Aleuron.

Im Pulver fällt zunächst die Stärke des Perisperms auf, nach deren Entfernung Fetzen der Epidermis der Samenschale und Zellen oder Bruchstücke solcher aus der Palissadenschicht.

Bestandtheile.

Nach König.

	Wasser	Stickstoff-haltige Sub-stanz	Aetherisches Oel	Fett	Zucker	Stärke	Stickstoff-freie Ex-traktstoffe	Rohfaser	Asche	In der Trockensubstanz		
										Stickstoff-haltige Substanz	Aetheri-sches Oel + Fett	Stärke
	Procent											
Samen	11,25	14,77	3,83	1,73	0,64	31,73	8,76	16,69	10,60	16,64	6,26	35,75
Fruchtschalen . .	9,51	7,64	0,13	2,56	1,16	20,80	14,33	29,98	11,89	8,44	2,94	22,98

Das ätherische Oel, Oleum, Cardamomi, von dem die Samen 3—5 Proc. enthalten, löst sich in 10 Theilen 90proc. Alkohol nicht ganz klar auf, es beginnt bei 164° C. zu sieden, die Hauptmenge geht bei 170—220° C. über. Enthält ein Terpen $C_{10}H_{16}$ und vielleicht Terpineol $C_{10}H_{18}O$. Der Vorlauf bei der Destillation enthält Ameisensäure und Essigsäure.

Die Asche enthält wie bei vielen Zingiberaceen Mangan.

Einkauf. Nach dem Wortlaute der verschiedenen Arzneibücher sind nur die ganzen Kapseln officinell, mithin die den letzteren entnommenen Samen (Semen Cardamomi excorticatum der Drogisten) vom Einkauf und Vorräthighalten ausgeschlossen. Die Vorschrift ist nothwendig, weil die aus den Schalen genommenen Samen leicht mit denen weniger aromatischer verwandter Pflanzen verfälscht werden können.

Aufbewahrung. Anwendung. Man bewahrt die ganzen Früchte in gut verschlossenen Hafengläsern oder Blechbüchsen, das mittelfeine Pulver in braunen Stöpselgläsern auf. Letzteres bereitet man nach Germ. Helv. und U-St. aus den ganzen Früchten, woraus auch das käufliche Cardamomenpulver besteht. 100 Th. lufttrockene Kapseln geben 88—90 Th. mittelfeines Pulver. Austr., Gall. und Brit. bestimmen ausdrücklich, dass nur die Samen verwendet werden dürfen; im Geltungsbereiche dieser Pharmakopöen wird man also zur Darstellung von Präparaten und des Pulvers die Fruchtschale zuvor beseitigen. Dieses Pulver darf nur ein grobes sein.

Kardamomen dienen als gewürzhafter Zusatz zu Tinkturen und Pulvern, besonders aber als Küchengewürz. Neuerdings gegen Diarrhöen empfohlen.

Tinctura Cardamomi. Cardamomentinktur. — Tincture of Cardamom. Durch Perkolation mittelst q. s. verdünntem Weingeist sind nach Helv. aus 200 g Cardamomenpulver 1000 g, nach U-St. aus 100 g Pulver 1000 ccm Tinktur zu bereiten.

Tinctura Cardamomi composita (Brit. U-St.)
Compound Tincture of Cardamom.

a. Brit.

Rp. Semin. Cardamomi contus. 12,5 g
 Fructus Carvi contus. 12,5 „
 Corticis Cinnamomi contus. 25,0 „
 Coccionellae pulveratae 6,3 „
 Passular. major. a semin. liberat. 100,0 „
 Spiritus (60%) 1000 ccm.
Durch Maceration zu bereiten.

b. U-St.

Rp. Fructus Cardamomi 20,0 g
 Corticis Cinnamomi 20,0 „
 Fructus Carvi 10,0 „
 Coccionellae 5,0 „
 Glycerini 50 ccm
 Spiritus diluti q. s.

Man sammelt l. a. durch Perkolation 950 ccm und fügt dann das Glycerin zu.

Balsamum Gileadense Salomon, ein englisches Mittel, ist eine Tinktur aus Cardamomen, Zimmt, Kanthariden, Mekkabalsam und Zucker.

Beize für Tabakblätter. Cardamomen, Zimmt ää 60,0, Vanille 35,0, Thee 15,0, Salpeter 125,0, Zucker 250,0, Süsswein 5 l; ausreichend für 40—50 kg.

Neben den **Malabar-** oder **kultivirten Ceylon-Cardamomen** sind die **grösseren Ceyloncardamomen** oder **langen Cardamomen** zu nennen, die von einer früher für eine besondere Art (**Elettaria major Smitt**) gehaltenen Varietät der **E. Cardamomum** abstammen. Die Früchte sind bis 4 cm lang, etwas gekrümmt, mehr grüngelb. Samen grösser wie bei I, Geschmack weniger fein und schärfer. Die Epidermiszellen sind stärker verdickt wie bei I und spiralig gestreift, Palissaden noch stärker verdickt wie bei I, die Grenzen der einzelnen Zellen kaum zu erkennen. — Sie werden zuweilen dem Pulver von I beigemengt.

II. Ausser den genannten liefern noch eine Anzahl verwandter Pflanzen aromatische Samen, die als **Cardamomum**, **Amomum** etc., zuweilen nach Europa kommen. Es sind zu nennen: 1) **Siam-Cardamomen, Cardamomum rotundum, Amomum verum** von **Amomum Cardamomum L.** in Siam, Java, Sumatra. 2) **Wilde** oder **Bastard-Cardamomen** von **Amomum xanthioides Wallich** in Hinterindien. 3) **Schwarze Cardamomen, Bitter seeded Cardamomum**, vielleicht von **Amomum globosum** in China. 4) **Korarima-Cardamomen** oder **Cardamomum major** von unbekannter Abstammung aus Ostafrika. Alle unterscheiden sich im Geschmack deutlich von den officinellen.

III. Unter den Namen **Semen Paradisi, Grana Paradisi, Paradies-Körner, Melegueta-Pfeffer, Grains de Paradis, Grains of Paradise** kommen seit Alters aus Westafrika Samen in den Handel, die jetzt wohl nur noch als Gewürz Verwendung finden. Als Stammpflanze gilt: **Amomum Melegueta Roscoe** vielleicht auch **Amomum Hookeri.**

IV. Seit wenigen Jahren gelangt aus Kamerun eine Cardamomensorte in den Handel, deren Kapseln von rothbrauner Farbe, bis 7 cm lang, am unteren, aufgetriebenen Ende bis 2 cm dick sind. Die unregelmässig-eiförmigen Samen sind bis 5 mm lang, bis 2 mm dick. Sie stammen wahrscheinlich von **Amomum angustifolium Sonnerat** (A. Danielli Hook f., A. Clusii), einer in Afrika weit verbreiteten Pflanze, die auch **Grosse Madagaskar Cardamomen** liefert. Sie enthalten 1,6 Proc. eines ätherischen Oeles, das für Parfümeriezwecke und zur Seifenfabrikation empfohlen wird.

Carex.

Gattung der **Cyperaceae — Cariceae.**

Carex arenaria L. Heimisch in ganz Europa und Nordamerika auf sandigen Stellen. Liefert **Rhizoma Caricis** (Ergänzb.). **Radix Caricis** s. **Sarsaparillae Germanicae. Radix Graminis major** s. **rubra. Sandriedgraswurzel. Rothe Quecke. Deutsche Sarsaparille. Seggenwurzel. — Chiendent rouge. Laiche des sables. — Sea sedge root.**

Beschreibung. Die langen Rhizome sind 2—4 mm dick, aussen gelbgrau, an den Knoten mit fast das ganze Internodium verhüllenden, glänzend braunen, faserig zerschlitzten Niederblättern und an deren Insertionsstellen mit Büscheln von Wurzeln.

Der Querschnitt lässt in der Rinde einen Kranz grosser Luftlücken erkennen, die Endodermis besteht aus nach innen stärker als nach aussen verdickten Zellen. Innerhalb derselben 3 Kreise koncentrischer Gefässbündel.

Bestandtheile. Spuren von ätherischem Oel, Weichharz, Gummi, Stärke etc.

Einsammlung. Man sammelt das Rhizom im Frühjahr, schneidet es nach Entfernung von Stengelresten und Wurzeln in frischem Zustande. 5 Th. geben nach dem Trocknen 2 Th.

Verwechselungen. An Stelle von Carex arenaria wird häufig das Rhizom von Carex hirta L., das keine Luftlücken hat, oder das von Carex disticha Huds., das auch an den Internodien Wurzeln trägt, gesammelt.

Anwendung. Als Diureticum und Diaphoreticum an Stelle der Sarsaparilla bei Syphilis, chronischem Rheumatismus, Gicht in der Form des Dekokts.

Carica.

I. Carica Papaya L. Gattung der **Caricaceae.** Melonenbaum. Mamoeiro. Mammona. Heimisch in Mexiko, aber im wilden Zustand nicht bekannt und wahrscheinlich durch Kreuzung wilder Arten entstanden, als Obstbaum überall in den Tropen kultivirt.

In allen Theilen der Pflanze finden sich anastomosirende, gegliederte Milchsaftschläuche, die einen weissen **Milchsaft** enthalten, der bitter schmeckt, Entzündungen des Darmkanals hervorrufen kann und als Anthelminticum dient. Er enthält bis zu 50 Proc. Fermente, die verdauend wirken (vergl. Papayotin).

Hauptsächlich die Blätter enthalten ein Alkaloid: Carpain $C_{14}H_{25}NO_2$ (die jungen getrockneten Blätter 0,25 Proc.), das als theilweiser Ersatz der Digitalis empfohlen wird. Mit Kaliumchlorat und concentrirter Schwefelsäure wird es grün.

Die Samen haben einen scharfen, an Kresse erinnernden Geschmack. Auch die Wurzel enthält ein Ferment, ähnlich dem Myrosin und ein Glucosid, ähnlich dem Kaliummyronat, sie liefert daher bei der Destillation eine nach Senföl riechende Flüssigkeit.

Papayotin (Ergänzb.) u. **Papain:** die Eigenschaft aller Theile der Pflanze, Fleisch, wenn es damit zusammen gekocht wird, in kurzer Zeit mürbe zu machen, ist seit lange bekannt. 1874 wurde empfohlen, diese Eigenthümlichkeit medicinisch nutzbar zu machen und seit 1879 datiren darauf bezügliche Versuche.

Es sind seit dieser Zeit eine grosse Anzahl von Präparaten empfohlen und in den Handel gebracht worden, bei denen man mit der Nomenklatur oft recht willkürlich umgegangen ist, so dass aus dem Namen nicht ohne weiteres ein Schluss zu ziehen ist auf die Beschaffenheit und die Eigenschaften des Präparates.

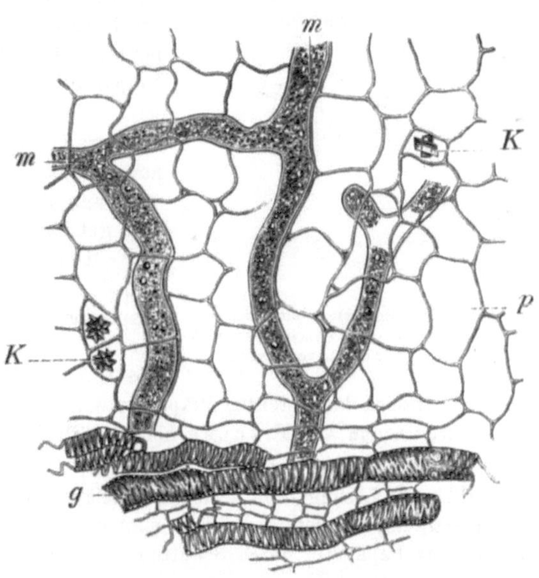

Fig. 158. Schnitt durch das Fruchtfleisch der Feige. 160 mal vergrössert. (Nach MOELLER.)

m Milchsaftschläuche. *g* Gefässe. *K* Oxalatdrusen.

Nach Einschnitten in die verschiedenen Theile des Baumes, besonders reichlich des Stammes und der Frucht, fliesst der Milchsaft aus, der an der Luft aus einem farblosen Serum eine weisse, dickliche Masse (Papayotin) abscheidet, die das Ferment enthält.

Oder man scheidet aus dem frischen oder aus dem mit Aether oder Chloroform versetzten Saft das rohe Ferment mit Alkohol ab, oder extrahirt aus den in Glycerin konservirten Blättern das Ferment oder koncentrirt einfach den frischen Milchsaft. Neuerdings gewinnt man das rohe Ferment, indem man den frischen Saft zur Abscheidung harziger Körper mit Wasser verdünnt und dann mit Alkohol bis zum Beginn einer Fällung versetzt. Der filtrirten Flüssigkeit ¦wird dann 90 proc. Alkohol zugegossen¦, der sich abscheidende Körper wird gesammelt, abgepresst, getrocknet und durch Behandeln mit Knochenkohle gereinigt. Das so gewonnene Ferment enthält noch Eiweisskörper. Oder man fällt das Ferment mit Alkohol aus, sammelt den Niederschlag und löst ihn wieder bei einer Temperatur von 36—40° C.

Ausser durch Alkohol ist das Ferment auch durch Salpetersäure fällbar, auch Sublimat, Bleiacetat und Silbernitrat geben Niederschläge.

Im allgemeinen hat sich der Gebrauch eingebürgert, mit dem Namen **Papain** den mehr oder weniger rohen Milchsaft der Pflanze (**Succus Papayae**) und mit **Papayotin** das möglichst rein dargestellte Ferment zu bezeichnen, doch wird, wie schon angedeutet, von den Fabriken, die im übrigen über die Darstellung ihrer Präparate im allgemeinen naturgemäss nichts verlauten lassen, gegen diese Regel häufig verstossen, wozu noch kommt, dass solche Präparate häufig noch **Pepsin** enthalten. Diese letzteren lösen Eiweiss in saurer Lösung, wogegen **Papayotin** in neutraler und alkalischer Lösung wirkt, (während also das Pepsin im Magen wirkt, wirkt das Papayotin im Darm), von Salzsäure wird es gefällt und der Niederschlag löst sich erst wieder in so erheblichen Ueberschuss von Säure, wie er für die Praxis nicht in Betracht kommt.

Zur **Prüfung** des Papayotins verwendet man Blutfibrin, in Wasser vertheilt, giebt auf 100 ccm Wasser 1 ccm Natronlauge zu, ferner das Präparat und lässt bei 45—50⁰ C. 4—5 Stunden stehen. Ein gutes Präparat hat dann 200—250 Th. Fibrin gelöst.

Man löst 0,2 g Papayotin in 4 ccm Wasser, fügt 1 ccm Salpetersäure (spec. Gew. 1,153) hinzu und filtrirt nach einstündigem Stehen ab. Das Filtrat darf dann von Tanninlösung (1:20) nicht bis zur Undurchsichtigkeit getrübt werden.

Die einzelnen **Handelssorten** sind sehr verschieden, ihre Farbe wechselt von fast weiss bis hellbraun, im allgemeinen kann man sagen, dass je weniger gefärbt ein Präparat ist, um so besser ist es. Die von E. Merck in Darmstadt und die von Gehe & Co. in Dresden hergestellten Präparate wirken am besten in alkalischer Lösung, die von Boehringer und von Finkler hergestellten in saurer Lösung.

Anwendung. Innerlich in Pulver, Pillen oder weiniger Lösung zu 0,1—0,5. Aeusserlich zur Lösung diphtheritischer Beläge auf den Mandeln in 5⁰/₀ wässeriger Lösung. Bei Anfertigung der letzteren giebt man die ganze Wassermenge auf einmal in das Gefäss und löst das Papayotin durch Schütteln. Die Flüssigkeit schäumt ausserordentlich.

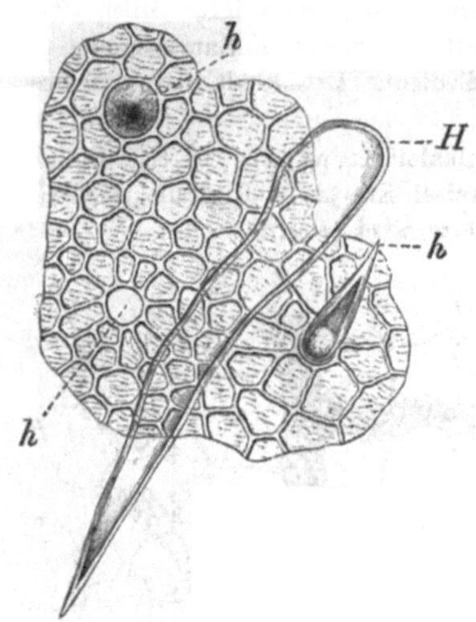

Fig. 159. Epidermis der Feige. 160 mal vergrössert. (Nach Moeller.) *H* Haar. *h* Narben von Haaren.

Elixir Papaïni, Papainelixir. 11,0 Papayotin, 0,4 Saccharin, 60,0 Glycerin, 150 Sherry, 390,0 Chloroformwasser (1:200). Nach 7 tägigem Stehen zu filtriren.

Papayafleischpepton, Cibils, wird durch Behandeln von Muskelfleisch mit Papayotinlösung gewonnen.

Carica quercifolia St. Hilaire, heimisch

in Paraguay und Argentinien, wirkt ähnlich wie vorige, dient auch als Wurmmittel. Die Blätter werden wie Seife zum Waschen benutzt.

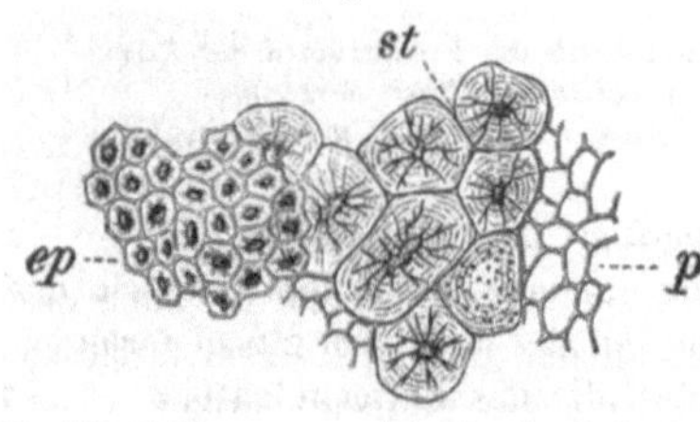

Fig. 160. Zellformen aus der Fruchtschale der Feige. 160 mal vergr. (Nach Moeller.) *ep* Epidermis. *st* Steinzellen. *p* Parenchym.

II. Ficus Carica L. Familie der Moraceae — Artocarpoideae — Ficeae.

Ursprünglich wohl im östlichen Mittelmeergebiet heimisch, durch die Kultur weit verbreitet.

Verwendung finden die Sammelfrüchte **(Syncarpien): Caricae** (Ergänzb.). **Fructus Caricae. Caricae pingues. Ficus** (Brit. U-St.) — **Feigen.** — **Figues** (Gall.). — **Figs.**

Beschreibung. Dieselben bestehen aus einem birnförmigen, hohlen, auf dem Scheitel mit enger Oeffnung versehenen Receptaculum. Die Oeffnung ist mit dicht gestellten Deckblättern umgeben. In der Höhlung zahlreiche, kleine, hartschalige Früchte, die etwa 2 mm lang und von gelblicher Farbe sind. Nur die beiden innersten Schichten, eine einfache, dünnwandige und eine aus mehreren Lagen sklerotischer Zellen bestehende ist noch an der Frucht vorhanden. Die Fruchtschale umschliesst den gekrümmten Embryo und spärliches Endosperm.

Das Receptaculum, das die Hauptmasse der Droge ausmacht, ist von einer Epidermis bedeckt mit wenig Stomatien und kurzen, geraden, einzelligen Haaren, von denen man in der trocknen, reifen Frucht in der Regel nur noch die Narben findet (Fig. 159). Das übrige Gewebe besteht im wesentlichen aus zartem Parenchym mit reichlichen Milchsaftschläuchen und Oxalatdrusen, die indessen zuweilen auch zu fehlen scheinen. (Fig. 158.)

Wenn es sich um den *Nachweis* von Feigen handelt, so fallen zunächst (z. B im Feigenkaffee) die unverletzten oder wenig zertrümmerten Früchtchen auf. Es ist nothwendig, sich durch Anfertigung von Querschnitten zu überzeugen, dass es sich wirklich um Feigenfrüchte handelt, da als Feigenkaffee Cichorien mit darunter gemengten Cruciferensamen vorgekommen sein sollen. Im Gewebe des Receptaculums sind die Milchsaftschläuche, die Oxalatdrusen und die Epidermis mit den Haaren oder den Narben solcher charakteristisch.

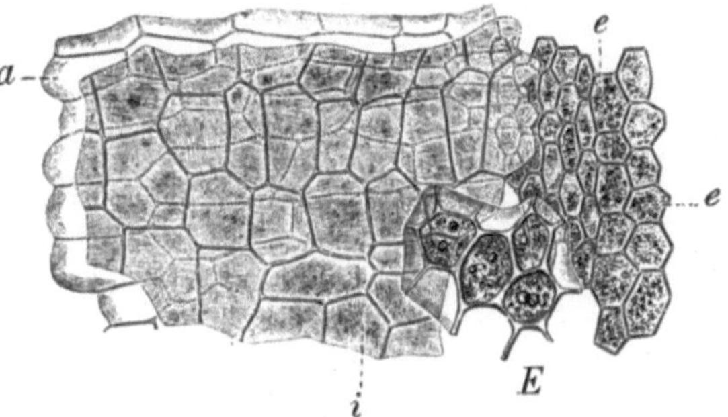

Fig. 161. Aus den Samen der Feigen. 160 mal vergrössert. (Nach MOELLER.) *a* farbloses. *i* braungefärbtes Parenchym. *E* Endospermgewebe. *e* Gewebe des Embryo.

Bestandtheile nach KÖNIG: 31,20 Proc. Wasser, 1,34 Proc. Stickstoffsubstanz, 1,44 Proc. Fett, 1,21 Proc. freie Säure, 49,79 Proc. Zucker, 4,51 Proc. sonstige stickstofffreie Stoffe, 4,48 Proc. Holzfaser, 2,86 Proc. Asche. Die Feigen enthalten ein peptonisirendes Ferment Cradin, das in alkalischen und sauren Flüssigkeiten wirksam ist.

Aufbewahrung. Anwendung. Bei geringem Verbrauch sind die Vorräthe häufig zu besichtigen, da dieselben einen günstigen Boden für Milben und Schimmelpilze bilden. Am haltbarsten sind die auf gespaltene Halme gereihten sogenannten Kranzfeigen, Caricae in coronis; man bewahrt diese Kränze, in Pergamentpapier gehüllt, in Holzkästen auf und entnimmt denselben nur nach Bedarf die einzelnen Früchte. Von Milben befallene Feigen setzt man einige Stunden Aetherdämpfen aus und reinigt sie dann mit einem Borstenpinsel.

Die Feigen dienen, nach vorherigem Einweichen in Milch, zum Reifen von Zahngeschwüren; nur selten werden sie zu Theemischungen oder Abkochungen gebraucht. Getrocknet, geröstet und grob gepulvert liefern sie den Feigen- oder Gesundheitskaffee (Caricae tostae), woraus auch im wesentlichen das beliebte Karlsbader Kaffeegewürz besteht (vergl. Coffea).

Fructus pectorales (s. bechici).
Espèces pectorales (avec les fruits).
Fruits pectoraux (Gall.).
Rp. Caricarum
Dactylorum a nucleis lib.
Passularum minor.
Jujubarum āā.

Gargarisma emolliens.
Rp. Caricarum concis. 50,0
Radicis Althaeae 20,0
Lactis vaccini 1000,0
Boracis 5,0
Nach 1stündigem Digeriren im Wasserbade durchseihen.

Ptisana de fructibus (Gall.).
Tisane de fruits pectoraux.
Rp. Fructuum pectoralium 50,0
Aquae destillatae q. s.
Durch halbstündiges Kochen und Durchseihen bereitet man 1 l Flüssigkeit.

HAGERS HANDBUCH

DER

PHARMACEUTISCHEN PRAXIS.

HAGERS HANDBUCH

DER

PHARMACEUTISCHEN PRAXIS

FÜR

APOTHEKER, ÄRZTE, DROGISTEN UND MEDICINALBEAMTE.

UNTER MITWIRKUNG VON

Max Arnold-Chemnitz, G. Christ-Berlin, K. Dieterich-Helfenberg,
Ed. Gildemeister-Leipzig, P. Janzen-Perleberg, C. Scriba-Darmstadt

VOLLSTÄNDIG NEU BEARBEITET UND HERAUSGEGEBEN

VON

B. FISCHER, UND C. HARTWICH,
BRESLAU   ZÜRICH.

MIT ZAHLREICHEN IN DEN TEXT GEDRUCKTEN HOLZSCHNITTEN.

ERSTER BAND.

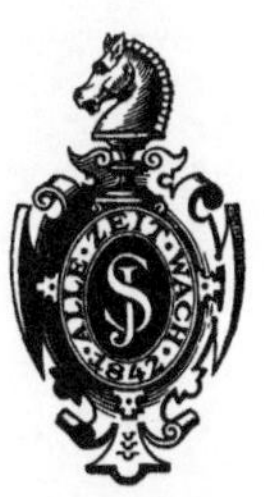

SPRINGER-VERLAG BERLIN HEIDELBERG GMBH
1900

ISBN 978-3-642-47104-9   ISBN 978-3-642-47350-0 (eBook)
DOI 10.1007/978-3-642-47350-0

Softcover reprint of the hardcover 1st edition   1900

Vorrede.

Der Herausgabe der ersten Auflage des Handbuches der pharmaceutischen Praxis durch HAGER lag die Erwägung zu Grunde, dass das Material, welches dem Apotheker bei Ausübung seines Berufes täglich durch die Hände geht, nur zum kleineren Theile in den jeweilig geltenden Pharmakopöen eine wissenschaftliche Durcharbeitung erfahren hat, dass vielmehr der weitaus grössere Theil des Gesammtmateriales von den Pharmakopöen nicht berücksichtigt ist und der ganzen Sachlage nach auch nicht berücksichtigt werden kann. — Eine Zusammenfassung dieses vielgestaltigen Stoffes in seinen mannigfaltigen Beziehungen zu Wissenschaft und Praxis, in seinen Beziehungen zur Arzneibereitung sowie zum gewerblichen und praktischen Leben, das war das Ziel, welches HAGER bei der Abfassung seines Handbuches s. Zt. vorgeschwebt hatte. — Und dass er dieses Ziel erreicht hat, davon legt die ausserordentliche Verbreitung dieses Werkes beredtes Zeugniss ab. In vielen Tausend Exemplaren ist es seit seinem ersten Erscheinen von dem Büchermarkte aufgenommen und über den ganzen Erdball verbreitet worden. Aber auch dieses Werk entging nicht dem Schicksale aller Bücher: es begann, obgleich es auch heute noch stark begehrt ist, allmählich zu veralten, ein Vorgang, den auch die im Jahre 1882 erfolgte Herausgabe eines Ergänzungsbandes auf die Dauer nicht aufzuhalten vermochte.

Der Erkenntniss dieser Thatsache hat auch HAGER in dem letzten Jahrzehnt seines Lebens sich nicht verschlossen, vielmehr wiederholt ernstliche Anstalten zur Verjüngung dieses seines Lieblingswerkes getroffen. — Indessen stellten sich diesem Unternehmen zunächst ernstliche Schwierigkeiten entgegen. Die ursprüngliche Idee HAGER'S, einen weiteren Ergänzungsband herauszugeben, musste bald als unausführbar fallen gelassen werden, da es nicht möglich erschien, die zeitlich mehrere Jahrzehnte auseinander liegenden Bände durch einen neuen Ergänzungsband zu einem harmonischen Ganzen zu verbinden. So blieb denn eine völlig neue Bearbeitung als einzig mögliches Auskunftsmittel. — Aber auch an dieses weitausschauende Unternehmen ging HAGER zu Anfang der 90er Jahre nach langen Erwägungen mit frohem Arbeitsmuthe heran; allerdings um allmählich zu der Ueberzeugung zu kommen, dass seine Kraft allein zu einer raschen Beendigung dieses Werkes wohl nicht ausreichen würde.

Auf Wunsch der Firma Julius Springer trat HAGER daher gelegentlich der Arbeiten zur Herausgabe des Kommentars für das deutsche Arzneibuch mit dem ersten Unterzeichneten auch wegen einer gemeinsamen Neubearbeitung des Handbuches der pharmaceutischen Praxis in nähere Beziehungen. — Leider war es ihm nicht mehr vergönnt, das Erscheinen der neuen Bearbeitung zu erleben.

Das Dahinscheiden HAGER's führte nochmals einen Aufschub des Unternehmens herbei.

Da indessen alle Betheiligten in dem Wunsche sich begegneten, das schon ziemlich vorgeschrittene Unternehmen zur definitiven Ausführung zu bringen, so wurde es möglich, die entgegenstehenden Schwierigkeiten so weit zu überwinden, dass Ende December 1898 mit der Drucklegung begonnen, und die erste Lieferung der neuen Bearbeitung im Januar 1899 ausgegeben werden konnte, umsomehr als es gelungen war, die Zusage bebewährter Fachgenossen für die gemeinsame Arbeit zu erhalten.

Nach dem Ableben HAGER's hatten sich die unterzeichneten Herausgeber dahin verständigt, dass unbeschadet des gemeinsamen Zusammenwirkens die verantwortliche Redaktion des pharmaceutisch-chemischen und galenisch-technischen Theiles von Dr. B. FISCHER, diejenige des pharmakognostisch-botanischen Theiles aber von Prof. Dr. C. HARTWICH übernommen werden solle.

Das Ziel, dessen Erreichung sie sich gesteckt hatten, war in Kürze folgendes:

Vor allem sollte dem Werke sein ursprünglicher Charakter gewahrt bleiben: Ein praktisches Nachschlagewerk der Pharmacie zu sein, in welchem die Apotheker und Angehörige verwandter Berufsarten auf möglichst viele Fragen sich Raths erholen könnten. War damit auch grundsätzlich eine lediglich theoretische Bearbeitung des Stoffes ausgeschlossen, so erschien es doch unabweislich, das praktische Material im streng wissenschaftlichen System zu behandeln und rein wissenschaftliche, ja unter Umständen sogar theoretische Erörterungen da einzuflechten, wo sie dem Verständniss für die Praxis förderlich zu sein versprachen. — Für die Bearbeitung des Textes war als Grundsatz aufgestellt worden, das gesammte Material in möglichst einfacher, prunkloser Weise darzustellen, einmal damit das Werk nicht zu sehr anschwelle, dann aber auch, damit die Darstellung möglichst verständlich werde.

Es wurde ferner in Aussicht genommen, die Betrachtungen nicht auf das Arzneibuch für das Deutsche Reich zu beschränken, sondern ausserdem noch das Ergänzungsbuch des Deutschen Apotheker-Vereins, ferner die lokalen deutschen Vorschriftensammlungen und von fremden Pharmakopöen die Austriaca, Britannica, Gallica, Helvetica und United-States-Pharmacopoïea zu berücksichtigen. — Man mag über die Zulänglichkeit der Pharmakopöen denken wie man will, so steht doch fest, dass in denselben eine ungeheure Menge Detail-Material niedergelegt ist, welches dem, der zu lesen versteht, reiche Anregung gewährt. Davon abgesehen wurde natürlich die gesammte Litteratur des In- und Auslandes, soweit sie Beziehungen zur Pharmacie hat, in Berücksichtigung gezogen.

In ihren Einzelheiten gestaltete sich die Bearbeitung etwa in folgender Weise:

Bei den chemischen Bearbeitungen wurde für jede Substanz zunächst eine sorgfältige Aufzählung ihrer Synonyma gegeben. Bei den im Grossbetrieb hergestellten Präparaten wurde von Darstellungsvorschriften im allgemeinen abgesehen. Dagegen wurden für diejenigen Präparate, welche voraussichtlich oder möglicherweise einmal im pharmaceutischen Laboratorium dargestellt werden könnten, um so genauere Vorschriften gegeben, die, wo es nöthig erschien, durch praktische Versuche erprobt worden sind. Es ist hierbei grundsätzlich von allen allgemeinen Angaben abgesehen, vielmehr jede Vorschrift thunlichst in festen Gewichts- oder Maassverhältnissen angegeben worden; auch wurde versucht, die Beschreibung der Darstellungsverfahren in möglichst anschaulicher Form zu geben. — Der Litteratur-Kundige wird unschwer zu beurtheilen vermögen, wo aus eigener Erfahrung geschildert, wo lediglich referirt worden ist.

Präparate, welche in mehreren Handelssorten vorkommen, sind so genau beschrieben worden, dass es nicht schwer sein kann, die einzelnen Sorten in den Preisverzeichnissen wiederzufinden.

Die Abschnitte: Eigenschaften, Prüfung, Aufbewahrung, Anwendung enthalten alles für die Praxis Wissenswerthe in möglichst knapper und unzweideutiger Form. Unter Anwendung ist nicht nur die therapeutische, sondern auch diejenige in den Gewerben und im Haushalt behandelt worden.

Die auf die analytischen Arbeiten sich beziehenden Kapitel sind so bearbeitet worden, dass in jedem Falle nur durch eigene Erfahrung bewährte Methoden aufgeführt wurden. Es war nicht beabsichtigt, etwa eine Sammlung aller bekannten Methoden zu geben, es wurde vielmehr besonderer Werth darauf gelegt, dass die mitgetheilten Methoden auf ihre Zuverlässigkeit durch eigene Erfahrung geprüft und mit einfachen Hilfsmitteln ausführbar sind.

Bei der Bearbeitung der Drogen wurde gesucht, die Beschreibungen möglichst kurz und präcis zu geben, so dass meist nur das wirklich Charakteristische aufgeführt wurde, das zur Erkennung der Droge nothwendig ist. Ganz besonders sollen diejenigen Elemente hervorgehoben werden, die bei Erkennung der Drogen auch im fein zerkleinerten Zustande am wichtigsten sind. Wo es irgend nothwendig erschien, wurde das Verständniss durch Abbildungen zu unterstützen gesucht. Die Angaben über „Bestandtheile" geben, so wenig Platz ihnen auch meist eingeräumt werden konnte, hoffentlich doch eine Vorstellung von den neuen und bedeutenden Ergebnissen der Forschung auf diesem Gebiete. Besondere Sorgfalt wurde den Gehaltsbestimmungen der Drogen zugewendet und fast nur selbst erprobte Methoden aufgenommen; die an zahlreichen Stellen mitgetheilten Grenzzahlen durften nicht fehlen, können aber hier und da nur bedingten Werth beanspruchen, da die Untersuchungen, aus denen sie abgeleitet wurden, noch zu wenig zahlreich sind. Denjenigen Drogen, die auch technisch, als Genussmittel u. s. w. verwendet werden, musste eine eingehendere, über das pharmaceutische Interesse hinausgehende Bearbeitung zu Theil werden, da der Apotheker erfahrungsgemäss oft genöthigt ist, ihnen auch nach andern als den rein pharmaceutischen Richtungen seine Aufmerksamkeit zuzuwenden.

Zweifelhafte Angaben wurden im Texte nach Möglichkeit vermieden. Wo irgend eine Angabe zu Zweifeln Veranlassung geben konnte, wurden diese durch Beifügung der chemischen Formel, oder des specifischen Gewichtes oder des Procentgehaltes zu beseitigen versucht. Dadurch gewinnen die gemachten Angaben ausserordentlich an Brauchbarkeit und Zuverlässigkeit.

Bei der Auswahl des Stoffes war besonders der Gesichtspunkt maassgebend, alles das aufzunehmen, was der Apotheker in der ihm gewöhnlich zur Verfügung stehenden Litteratur nur schwer oder mangelhaft oder gar nicht auffinden wird, so dass in gewisser Beziehung die neue Bearbeitung dieses Handbuches eine kleine Bibliothek ersetzen dürfte.

Besondere Sorgfalt ist auch den modernen Arzneimitteln, den galenischen Präparaten, Magistral-Vorschriften, Specialitäten und technischen Artikeln, überhaupt der pharmaceutischen Nebenindustrie und den Beziehungen der Pharmacie zur Hygiene und zu den Gewerben zugewendet worden. Wo es nützlich erschien, ist versucht worden, das Verständniss durch zusammenfassende Aufsätze zu fördern, welche den gegenwärtigen Stand der betreffenden Fragen darstellen.

So glauben denn die Herausgeber in der Neubearbeitung des Handbuches der pharmaceutischen Praxis das Beste gegeben zu haben, was sie vom Standpunkt der praktischen Pharmacie aus zu geben vermögen: die Erfahrungen ihrer und ihrer Mitarbeiter wissenschaftlicher und praktischer Thätigkeit während eines Menschenalters.

Möchte auch die neue Bearbeitung von HAGER's Handbuch der pharmaceutischen Praxis dem Apotheker ein treuer und zuverlässiger Berather werden in seinem vielgestaltigen und verantwortlichen Berufe.

Breslau und Zürich, im März 1900.

B. FISCHER.   C. HARTWICH.

Carlina.

Gattung der **Compositae — Cynareae — Carlininae.**

I. Carlina acaulis L. Heimisch in Mittel- und Südeuropa.

Liefert: **Radix Carlinae** (Ergänzb.). **Radix Apri** s. **Cardopatiae Chamaeleonis. Eberwurz. Amberwurz. Attigwurzel. Karlsdistel. Kraftwurz. Rosswurzel. Racine de Carline.**

Beschreibung. Sie ist einfach, seltener mehrköpfig, von Stengel- und Blattresten beschopft, 10—15 cm lang, 2 cm dick, aussen graubraun, runzelig, oft zerklüftet, brüchig, von charakteristisch-aromatischem Geruch und Geschmack. In den Markstrahlen des Holzes und der Rinde zahlreiche ˌschizogene Sekretbehälter. Im Parenchym reichlich Inulin und Kalkoxalat.

Bestandtheile. 1,5—2,0 Proc. braunes ätherisches Oel vom spec. Gewicht 1,033—1,036, 22 Proc. Inulin, Harz etc.

Sammlung. Anwendung. Noch hier und da als Bestandtheil von Viehpulvern im Gebrauch. Man gräbt sie im Herbst und trocknet sie bei gelinder Wärme, ˌgesondert von andern Arzneistoffen. Man hält sie geschnitten und als grobes Pulver vorräthig. 4 Th. frische Wurzeln liefern 1 Th. trockene.ˌ

Verwechslung. Als solche kommt die Wurzel von **Carlina vulgaris L.** vor, früher als **Radix Carlinae silvestris** im Gebrauch. Sie ist holziger und hat keine Sekretbehälter, riecht und schmeckt daher nicht aromatisch.

II. Carlina acanthifolia All. liefert die entsprechende Wurzel der französischen Apotheken.

Caro.

Caro. Fleisch. Viande. Meat.

Allgemeines. Unter Fleisch als Nahrungsmittel versteht man vorzugsweise das Muskelfleisch, d. h. die Masse der quergestreiften Muskeln, ausserdem aber noch das Gewebe der grossen Unterleibsdrüsen: Leber und Niere, ferner das Blut, die Milz, die Thymusdrüse, das Gehirn der Säugethiere.

Nach dem Schlachten der Thiere treten in den Muskeln nachweisbare, chemische Veränderungen auf: Unmittelbar nach dem Schlachten ist die Reaktion des entbluteten Fleisches neutral oder amphoter mit Hinneigung zur alkalischen Reaktion. 4—6 Stunden nach dem Tode tritt saure Reaktion auf, welche durch Monokaliumphosphat und das Auftreten freier Milchsäure bedingt wird. Zugleich erfolgt Gerinnung des Muskeleiweisses (des Myosins) als deren Folge die „Todtenstarre" zu bezeichnen ist. — Wenn die Todtenstarre einige Zeit gedauert hat, wird sie wieder gelöst und der Muskel wird weicher. Dies kann durch Vermehrung der auftretenden Milchsäure, aber auch durch beginnende bakterielle Processe verursacht werden. In diesem Stadium ist das vorher starre Fleisch wieder mürbe. Man sucht daher in der Praxis diesen Zustand herbeizuführen durch das „Abhängen" des Fleisches, ferner durch Klopfen und endlich durch Einlegen in Essig oder saure Milch.

Chemische Bestandtheile des Muskelfleisches. Die chemischen Bestandtheile des von Fett, Sehnen und Knochen befreiten möglichst „todtenstarren" Muskelfleisches sind folgende:[1]

1) Wasser. Im Muskelfleisch erwachsener Säugethiere zu etwa 72—78 Proc. enthalten. Es kann im embryonalen Fleisch bis zu 98 Proc. sein. Im Fleisch niederer Wirbelthiere, z. B. der Fische, beträgt der Wassergehalt 79—82 Proc.

2) Stickstoffhaltige Verbindungen. a) Aus der Gruppe der Proteïnstoffe: Muskelfaser mit dem Myosin (13—18 Proc.), Muskelalbumin, Serumalbumin, Globuline,

---

[1] Unter Benutzung der „Vereinbarungen deutscher Nahrungsmittel-Chemiker" etc.

Blutfarbstoff (Oxyhaemoglobin) und Nucleïne, ferner das leimgebende oder Bindegewebe (2—5 Proc.).

b) Die nicht eiweissartigen stickstoffhaltigen Bestandtheile setzen sich zusammen aus: Antipepton oder Fleischsäure, Kreatin, Kreatinin, Hypoxanthin (Sarkin), Xanthin, Harnstoff etc. Letzterer tritt besonders im Rochen- und Haifischfleisch in grösserer Menge auf.

3) Fett. Dieses tritt auch in dem mechanisch von Fett befreiten Fleische in Mengen von 0,5—4,0 Proc. auf.

4) Stickstofffreie Bestandtheile. Sie bestehen vorwiegend aus Glykogen (besonders im Pferdefleisch und im embryonalen Kalbfleisch) und dem aus dem Glykogen gebildeten Zucker, aus Fleischmilchsäure und kleinen Mengen anderer organischer Säuren. Doch ist der Gesammtgehalt an diesen Stoffen nur gering.

5) Mineralstoffe (etwa 1—2 Proc.). Diese bestehen grösstentheils aus Kaliumphosphat, daneben sind Calcium- und Magnesiumphosphat sowie Natriumchlorid vorhanden.

Die drüsigen Organe, Leber, Niere u. s. w., unterscheiden sich von den Muskeln hauptsächlich durch den grösseren Gehalt an Nucleïnstoffen. Blut enthält nur wenig Nucleïn, aber viel Blutfarbstoff. Reich an Blutfarbstoff und an Nucleïn ist die Milz. Im übrigen enthalten die drüsigen Organe: globulinartige Eiweissstoffe, Glykogen und andere Kohlehydrate, Lecithin, Fett, Cholesterin, in geringen Mengen Inosit, Amidosäuren, Salze des Kalium, Eisen, Calcium, Magnesium als Phosphate und Chloride.

Die nervösen Organe enthalten in reichlicher Menge Lecithin und Cholesterin, sowie Protagon und seine Derivate (Cerebroside) neben Eiweissstoffen und anorganischen Salzen.

Qualität und Nährwerth. Der Wert des Fleisches als Nahrungsmittel beruht darauf, dass es einen hohen Gehalt an Eiweiss besitzt, und dass dieses Eiweiss sehr leicht verdaulich ist, weil es nicht, wie z. B. das Eiweiss der Hülsenfrüchte, in pflanzliche Membranen eingeschlossen ist. Das Eiweiss des Fleisches kann unter günstigen Bedingungen bis zu 97 Proc. verdaut werden. — Gleichfalls von Bedeutung für die Ernährung sind die im Fleische enthaltenen anorganischen Salze, welche zur Versorgung des Blutes, der Gewebe und des Knochengerüstes mit den in ihnen enthaltenen Stoffen verbraucht werden. Allerdings wird den unter 2 b aufgeführten stickstoffhaltigen Bestandtheilen (welche nicht zur Eiweissgruppe gehören) ein eigentlicher Nährwerth zur Zeit nicht zugeschrieben. Dagegen gelten sie als wichtige, anregende Stoffe, etwa dem Coffeïn vergleichbar. Ueber diejenigen Stoffe, welche den Geruch und Geschmack des zubereiteten Fleisches bedingen, ist so gut wie nichts bekannt. Zur menschlichen Nahrung dient vorzugsweise das Fleisch der Pflanzenfresser, da dasjenige der Fleischfresser, von einigen Ausnahmen abgesehen, dem menschlichen Geschmacke nicht zusagt.

Das äussere Aussehen des Fleisches ist vorwiegend abhängig von der Gattung, aber auch vom Alter des Thieres. Rindfleisch ist von rother, ins Bräunliche spielender Farbe, doch wechselt diese mit dem Alter der Thiere. Junge Rinder von $^1/_2$—$^5/_4$ Jahren haben blassrothes, Ochsen von $^1/_2$—5 Jahren hellrothes bis ziegelrothes Fleisch. Kalbfleisch ist blassroth bis grauröthlich. Hammel-, Schaf-, Schöpsenfleisch wechseln in der Farbe je nach dem Alter der Thiere zwischen hellziegelroth und dunkelbraunroth. Schweinefleisch ist blassroth, rosaroth, auch grauroth. Doch bemerkt man an dem nämlichen Fleischstück heller oder dunkler gefärbte Parthien. Pferdefleisch erscheint dunkelroth bis braunroth. Wildpret hat in der Regel dunkle, braunrothe Färbung, die theils durch den Mangel an eingelagertem Fett, theils dadurch bedingt wird, dass die erlegten Thiere nicht wie die gewerbegerecht geschlachteten Hausthiere genügend ausgeblutet haben.

Jedes Fleisch, welches der Luft ausgesetzt wird, nimmt an den äusseren Parthien gesättigtere rothe Färbung an, während frische Schnittflächen mehr violettroth aussehen. Dies kommt daher, dass der mit der Luft in Berührung stehende Fleischfarbstoff der äusseren Flächen sich in Oxyhämoglobin verwandelt, während in den inneren Parthien der Fleischfarbstoff mehr zu Hämoglobin reducirt wird.

Ueber den Nährwerth der wichtigsten Fleischsorten machen wir die nachstehenden Angaben, in denen lediglich die Nährwerth-Elemente ohne Berücksichtigung ihrer näheren Bestandtheile aufgeführt sind.

Zusammensetzung der wichtigsten Nahrungsmittel
(nach König).

	Wasser	Stickstoffsubstanz	Fett	N-freie Extraktstoffe	Asche	Nährstoffverhältniss (N-halt.: N-frei) wie 1:	1 kg enthält Nährwertheinheiten	1 kg kostet Pfg. (en detail)	Für 1 Mk. erhält man Nährwertheinheiten
				Procent					
Ochse, Fleisch sehr fett . .	55,42	17,19	26,38	—	1,08	2,6	1651	168	983
„ „ mittelfett . .	72,25	20,91	5,18	0,48	1,17	0,5	1206	163	740
„ „ mager . . .	76,71	20,78	1,50	—	1,18	0,1	1084	175	619
Kuh, Fleisch mager . . .	75,35	20,54	1,78	0,01	1,32	0,2	1081	162	667
Kalb, Fleisch fett	72,31	18,88	7,41	0,07	1,33	0,7	1167	160	729
„ „ mager . . .	78,84	19,84	0,82	—	(0,50)	0,1	1017	165	616
Hammel, Fleisch sehr fett .	47,91	14,80	36,39	0,05	0,85	4,3	1836	152	1208
„ „ halbfett .	75,99	17,11	5,77	—	1,33	1,6	1029	144	714
Schwein, „ fett . . .	47,40	14,54	37,34	—	0,72	4,5	1847	154	1200
„ „ mager . .	72,57	20,25	6,81	—	1,10	0,6	1217	138	882
Pferd	74,27	21,71	2,55	0,46	1,01	0,2	1167	60	1945
Blut	80,82	18,12	0,18	0,03	0,85	0,0	912	—	—
Lachs oder Salm	74,36	15,01	6,42	2,85	1,36	0,9	972	400	243
Flussaal	57,42	12,83	28,37	0,53	0,85	3,9	1498	—	—
Häring (frisch)	80,71	10,11	7,11	—	2,07	1,2	719	—	—
Schellfisch	80,97	17,09	0,34	—	1,64	0,0	865	75	1153
Karpfen	76,97	20,61	1,09	—	1,33	0,1	1036	—	—
Austern	89,69	4,95	0,37	2,62	2,37	0,7	285	2000	14
Häring (eingesalzen) . . .	46,23	18,90	16,89	1,57	16,41	1,6	1467	105	1400
Sardellen	51,77	22,30	2,21	0,45	83,27	0,2	1181	400	295
Stockfisch	16,16	78,91	0,78	2,63	1,52	0,0	3995	180	3073
Bücklinge (geräuch. Häring)	69,49	21,12	8,51	—	1,24	0,7	1311	170	771
Sprotten (Kieler)	59,89	22,73	15,94	0,98	0,46	1,3	1625	340	478
Hase	74,16	23,34	1,13	0,19	1,18	0,1	1203	240	501
Haushuhn, Fleisch mager .	76,22	19,71	1,42	1,27	1,37	0,2	1041	—	—
Hühnereier	73,67	12,55	12,11	0,55	1,12	1,7	996	160	586
Hühnereiweiss	85,75	12,67	0,25	(0,74)	0,59	0,6	648	—	—
Hühnereigelb	50,82	16,24	31,75	0,12	1,09	3,4	1766	—	—
Frauenmilch	87,02	2,36	3,94	6,23	0,45	5,6	299	—	—
Kuhmilch	87,42	3,41	3,65	4,81	0,71	3,4	328	16	2050
Rahm	65,51	3,61	26,75	3,52	0,61	13,9	1018	—	—
Butter (Markt-)	14,49	0,71	83,27	9,58	0,95	205,9	2539	230	1104
Käse, Rahm- (d. h. überfetter)	38,01	16,28	41,22	1,90	2,59	45,5	2070	300	690
„ Fett-	39,09	25,09	29,05	2,22	4,55	2,1	2148	190	1131
„ Mager-	43,87	34,99	11,37	5,40	4,37	0,7	2145	105	2042
Abgerahmte Milch	90,66	3,11	0,74	4,75	0,74	2,3	222	9	2502
Buttermilch	90,27	4,06	0,93	4,07	0,67	1,4	272	—	—
Cervelatwurst	37,37	17,65	39,76	—	5,44	3,9	2075	370	561
Blutwurst	56,92	10,87	10,17	20,32	1,72	3,6	1052	160	657
Leberwurst	47,80	12,89	25,10	12,00	2,21	4,4	1518	130	1168

Wie aus der obigen Zusammenstellung ersichtlich ist, ist der Nährwerth des Fleisches bei dem nämlichen Thiere auch abhängig von den Körpertheilen, denen das Fleisch entnommen wurde. Ausserdem wechselt er mit der Rasse, welcher das Thier angehörte, und wird überdies bedingt durch den Gesundheitszustand und durch das Futter. Zweckmässig gemästetes Vieh giebt Fleisch von grösserem Nährwerth als solches, welches in knappem Futter steht. Vieh, welches reichliche Körnernahrung erhält, giebt ein Fleisch von grösserem Nährwerth als solches, welches stark wässerige Nahrung, z. B. Rübenschnitzel oder Schlempe erhält.

Zubereitung. Nur ein geringer Theil des Fleisches wird im rohen Zustande verzehrt, der weitaus grössere Theil wird im zubereiteten Zustande genossen. Das Kochen des Fleisches kann verschiedene Zwecke verfolgen. a) Um eine gute Fleischbrühe zu erhalten setzt man das in kleine Stücke zertheilte Fleisch mit kaltem Wasser an, erhitzt es langsam zum Sieden und erhält es einige Zeit darin. Das in dieser Weise gekochte Fleisch stellt im wesentlichen geronnenes Eiweiss dar, das indessen seiner Riech- und Schmeck-stoffe (auch Salze) fast völlig beraubt ist. b) Um ein saftiges Stück gekochtes Fleisch zu erhalten, bringt man grössere Fleischstücke sofort in siedendes Wasser, so dass an den äusseren Flächen die Eiweissstoffe gerinnen und den Austritt des Fleischsaftes in das Wasser verhindern. Hält man das Fleisch etwa 8 Minuten in siedendem Wasser, so dass die Temperatur im Innern des Fleisches 70—80° C. erreicht, so ist das Fleisch auch gar. Man muss alsdann die Temperatur des Kochtopfes + Inhalt durch Zugiessen von kaltem Wasser oder durch Entfernen vom Feuer auf 70—80° C. herabmässigen. Lässt man das Fleisch nämlich über die genannte Zeit hinaus in siedendem Wasser, so schrumpft es ein und wird wieder zähe. Es kann allerdings durch fortgesetztes weiteres Kochen wieder erweicht werden, erlangt aber niemals wieder den vorher bereits gehabten guten Zustand.

Das Braten des Fleisches. Hierbei wird das Fleisch ohne Wasser aber in Fett erhitzt. Es bildet sich an den äusseren Parthien ein Ueberzug von geronnenem Eiweiss, welcher den Austritt des Fleischsaftes hindert. Ueber die Dauer des Bratens gilt das Nämliche wie beim Kochen Gesagte. — Das Pökeln besteht darin, dass die Fleischstücke mit Salz eingerieben und in Fässer oder Bottiche geschichtet werden. Sehr häufig macht man dem Salze auch Zusätze von Salpeter oder Zucker. Die Röthe des Fleisches ver-schwindet zunächst, später erfolgt wiederum das Auftreten einer rothen Färbung „Salzungs-röthe", wenn genügend lange gepökelt wurde. Ungenügend lange gepökeltes Fleisch ist im Innern grau. Beim Kochen behält das gepökelte Fleisch seine rothe Farbe, während nicht gepökeltes Fleisch grau wird. — Der Räucherung wird in unseren Gegenden nur gepökeltes Fleisch unterzogen. Dieselbe erfolgt in besonderen Räucherkammern durch Ein-wirkung des Rauches von Holz. Das Fleisch giebt dabei einen Theil seines Wassergehaltes ab und nimmt brenzliche Bestandtheile des Holzrauches (Kreosot etc.) auf, welche konser-virend wirken. Die jetzt übliche Schnellräucherung, welche im Bestreichen der Fleisch-stücke mit rohem Holzessig besteht, kann die gewerbegerechte Räucherung nicht ersetzen.

Untersuchung des Fleisches. Mit Rücksicht auf die vielen Fragen, welche sich bei der Untersuchung des Fleisches aufwerfen, ist es nothwendig, dass der Sach-verständige darüber klar ist, welche Fragen in seine Kompetenz fallen. Er muss wissen, welche Fragen überhaupt nicht mit Sicherheit beantwortet werden können, welche in den Wirkungskreis des Veterinär-Arztes fallen, und wo der chemische Sachverständige einzutreten hat.

1) Abstammung des Fleisches. Die Frage, welcher Thiergattung ein gegebenes Fleisch entstammt, ist namentlich wenn es sich um schon zubereitetes Fleisch handelt, häufig überhaupt nicht mit Sicherheit zu entscheiden. Die mikroskopische Untersuchung der Fleischfasern lässt bei dem gleichen anatomischen Bau derselben meist im Stich. Dagegen ist bisweilen aus dem Bau der Knochen ein Urtheil möglich. Diese Art der Untersuchung würde dem Veterinärarzte zufallen. Ferner ist es möglich, durch den Nachweis bestimmter eigenartiger Bestandtheile bestimmte Fleischarten nachzuweisen, z. B. durch den Nachweis des Glykogens den Nachweis von Pferdefleisch zu führen. Endlich ist es häufig möglich, durch die nähere Untersuchung des Fettes bestimmte Fragen zu beantworten, doch muss alsdann das Fett in unvermischtem Zustande vorliegen. In Mischungen mit anderen Fetten schrumpft diese Möglichkeit in der Regel sehr zusammen.

2) Genussfähigkeit des Fleisches. Unmittelbar nach dem Schlachten ist die Reaktion des Muskelfleisches ampboter bez. schwach alkalisch. Später tritt deutlich saure Reaktion auf. Damit das Fleisch zum Genuss geeignet wird, muss das Schlachtthier gehörig ausbluten, ferner muss das Fleisch etwa 24 Stunden an einem kühlen Orte aufgehängt werden (Abhängen), damit es „reif" oder „mürbe" wird. Demgemäss ist genussfähiges Fleisch von saurer Reaktion; ferner zeigt es an den äusseren Flächen keine schmierige Beschaffenheit, während es wohl vorkommen kann, dass diese Flächen etwas trocken aus-sehen. — Betastet man die äusseren Flächen mit den Fingern, so bleiben Fingereindrücke nicht bestehen. Sollte dies der Fall sein, so ist dies ein verdächtiges Zeichen.

Ist das Fleich über eine gewisse Zeit hinaus oder unter ungünstigen Verhältnissen aufbewahrt worden, so können Zersetzungen eintreten.

A. Faulige Zersetzung. Das Fleisch nimmt widerlichen Fäulnissgeruch an, die Reaktion wird neutral bis alkalisch. Unter den Zersetzungsprodukten ist freies Ammoniak nachzuweisen. Nach EBER ist das Vorhandensein von freiem Ammoniak ein sicheres Anzeichen von Fäulniss. Der Nachweis geschieht in folgender Weise:

Reagens für die Salmiak-Fäulnissprobe. 1 Th. Salzsäure (von 25 Proc.), 3 Th. Alkohol (von 96 Proc.), 1 Th. Aether werden gemischt.

Man bringt in eins der hier gezeichneten Probegläser soviel von dem Reagens, dass der Boden des Gefässes etwa 1 cm hoch bedeckt ist. Man verschliesst alsdann das Glas mit dem soliden Gummistopfen a (Nr. I) und dreht es, indem man es in einem Winkel von 45° neigt, so, dass die Wandungen etwa 1 cm hoch über dem Flüssigkeitsspiegel benetzt werden. — Dann bringt man von dem Objekte eine kleine abgeschabte Probe an den Glasstab bei d (Nr. II), nimmt den soliden Stopfen a vorsichtig ab und verschliesst nunmehr das Glas mit dem den Glasstab + Fleischobjekt tragenden Stopfen b, so dass das Ende des Stabes etwa 1—2 cm vom Flüssigkeitsspiegel entfernt bleibt. Bei Gegenwart von freiem Ammoniak treten weisse, graue, bis rauchblaue Nebel auf. — Hat man sich so durch mindestens 5—6 Proben von der Beschaffenheit der Fleischoberfläche überzeugt, so entfernt man die obere Schicht, führt einen Schnitt in das Innere des Fleischstückes und entnimmt dort weitere Proben zur Untersuchung auf Reaktion und Ammoniak mit der Vorsicht, dass nichts von der Oberfläche an die Partikel aus der Tiefe gelangt. Die Probe leistet in vielen Fällen gute Dienste.

Die Hauptprobe besteht aber darin, dass man das Fleisch, bez. einen Theil desselben küchenmässig zubereiten lässt und nun feststellt, ob es geniessbar ist oder nicht. Dabei ist eine geringe Veränderung der Aussenflächen, welche sich noch leicht beseitigen lässt, namentlich in der warmen Jahreszeit, zu vernachlässigen.

B. Saure Gährung. Diese schliesst sich in kohlehydratreichen Organen, z. B. der Leber, an die normale saure Gährung des Fleisches an, wenn genügend Wasser vorhanden ist. Ihre Ursachen sind unbekannt. Sie erreicht in grossen Fleischstücken zuweilen einen hohen Grad. Blaues Lackmuspapier wird ziegelroth gefärbt. Freies Ammoniak tritt nicht auf, ebenso nicht Schwefelwasserstoff. Der Geruch ist angenehm säuerlich. Die als „nicht stinkende saure Gährung" bezeichnete Veränderung macht Fleisch noch nicht untauglich zum Genuss.

C. Stinkende saure Gährung. Diese verläuft u. A. in der Muskulatur von Wild, welches lebend warm

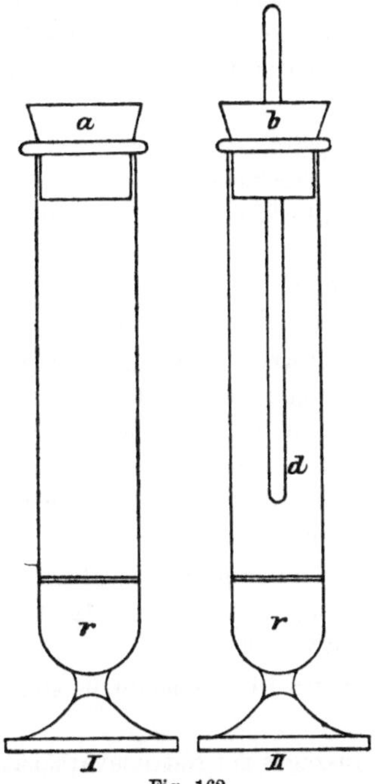

Fig. 162.

in grossen Massen verladen ist. Die stinkenden Produkte enthalten viel Schwefelwasserstoff, der Muskelfarbstoff nimmt an frischen Schnittflächen graugrünen bis laubgrünen Ton an. Das Unterhautzellgewebe (subcutis) ist grün verfärbt durch Bildung von Sulfhämoglobin (s. Sanguis), die Cutis mürbe, so dass sich die Haare büschelweis ausrupfen lassen (bei Geflügel desgl. die Federn). Händler nennen Wild in dieser Form der Zersetzung „verhitzt".

Die Reaktion des Fleisches ist stark sauer, es ist ekelhafter Geruch vorhanden. Schwefelwasserstoff lässt sich nachweisen. Fleisch in diesem Stadium der Zersetzung ist verdorben.

Zur Prüfung auf Schwefelwasserstoff bringt man das zu prüfende Fleisch bez. einen Theil desselben in ein Becherglas oder eine flache Glasdose und bedeckt die Oeffnung mit einem Stück Filtrirpapier, an dessen unterer Fläche ein Tropfen Bleiessig aufgetragen ist. Man beobachtet von 5 zu 5 Minuten durch Unterhalten eines Spiegels. Ist nach 15 Minuten deutliche Bildung von Schwefelblei wahrnehmbar, so ist Schwefelwasserstoff in reichlicher Menge anwesend.

D. Stinkende Fäulniss. Erreicht die Zersetzung durch Fäulniss einen so hohen Betrag, dass das Fleisch Gestank auf grössere Entfernung verbreitet, z. B. ein ganzes Zimmer sogleich verpestet, so bedarf es eigentlich keiner weiteren Untersuchung. Doch muss darauf aufmerksam gemacht werden, dass selbst unter diesen Umständen freier Schwefelwasserstoff zwar vorhanden sein, aber auch fehlen kann.

Nachweis von Pferdefleisch. Pferdefleisch ist von dunkelrothbrauner Farbe, das dabei befindliche Fett ist ziemlich stark gelb gefärbt.

A. Nach Bräutigam und Edelmann. 50 g Fleisch werden möglichst zerkleinert und mit 200 ccm Wasser eine Stunde lang gekocht. Die so erhaltene Fleischbrühe wird nach dem Filtriren und Erkalten in der später anzugebenden Weise mit Jodwasser geprüft. Tritt die später anzugebende Reaktion nicht oder unsicher ein, so erhitzt man das schon extrahirte Fleisch oder eine neue Fleischprobe von 50 g mit einer Lösung von 1,5 g Aetzkali in 200 ccm Wasser im Wasserbade bis zum Zerfall der Muskelfasern.

Man colirt, engt die Kolatur im Wasserbade auf 100 ccm ein, säuert nach völligem Erkaltem (!) mit 10 procent. Salpetersäure an, filtrirt und schichtet über das Filtrat in einem Reagirglase vorsichtig Jodwasser.[1]) Bei Gegenwart von Pferdefleisch tritt an der Berührungsstelle beider Flüssigkeiten ein burgunderrother Ring auf.

Die Reaktion beruht auf dem Nachweis des Glykogens. Sie kann indessen nur als orientirende Probe gelten. Denn einerseits kann unter Umständen das Glykogen im Pferdefleisch bereits zersetzt sein, anderseits kommt Glykogen vor in den Föten von Rindern, Schafen und Kaninchen.

B. Nach Hasterlik. 200—300 g feingehacktes Fleisch |wird getrocknet und mit Petroläther extrahirt. Man bestimmt die Jodzahl des nach dem Trocknen hinterbleibenden Fettes. Diese ist bei Rindfleisch 49,7—58,5, bei Pferdefleisch 79—85,6. Sitzen an einem Fleischstück Fetttheile an, so extrahirt man natürlich diese.

Das Verfahren ist zur puren Untersuchung von Rindfleisch oder Schweinefleisch und Pferdefleisch zu empfehlen, kann aber im Stiche lassen, sobald Gemische vorliegen.

Nachweis von Konservirungsmitteln. a) Salicylsäure. Man digerirt etwa 20—50 g des zerkleinerten Fleisches mit 50 procent. Alkohol, versetzt das Filtrat mit etwas Kalkmilch und verjagt im Wasserbade den Alkohol. Man schüttelt den wässerigen Rückstand, zunächst 1—2 mal mit Aether aus, dann säuert man ihn mit verdünnter Schwefelsäure an und schüttelt neuerdings mit Aether aus. Dieser letztere Auszug hinterlässt beim Verdunsten die vorhandene Salicylsäure, die nach S. 100 zu prüfen ist.

b) Salpeter, Borax, Borsäure. Man entfettet 20—50 g des zu prüfenden Fleisches mit Aether oder Petroläther und kocht alsdann hinreichend lange mit Wasser. In dem Filtrat weist man die angegebenen Konservirungsmittel wie folgt nach:

1. Einige Tropfen des Filtrates werden zu einer Lösung von Diphenylamin in konc. Schwefelsäure gebracht: Blaufärbung zeigt Salpeter an.

2. Man macht einen aliquoten Theil, z. B. 50 ccm, des Auszuges mit Natriumkarbonat deutlich alkalisch, dampft zur Trockne und verascht. Die Asche wird in wenig Salzsäure gelöst; mit dieser Lösung befeuchtet man einen Streifen Kurkumapapier, welchen man bei 100° C. trocknet. Entsteht auf den befeuchteten Stellen braunrothe Färbung, welche durch Betupfen mit Ammoniak in Blauschwarz übergeht, so ist Borsäure oder Borax zugegen.

c) Schweflige Säure. Man zieht 10—20 g Fleisch mit Wasser aus. Der mit Schwefelsäure angesäuerte Auszug wird mit metallischem Zink versetzt. Färbt der entwickelte Wasserstoff ein mit Bleiessig befeuchtetes Papier dunkel, so ist schweflige Säure zugegen. Ist die vorhandene Menge schwefliger Säure einigermassen erheblich, so hat das Fleisch eine scharlachrothe Färbung, auch ist die schweflige Säure in dem durch Phosphorsäure angesäuerten wässrigen Auszuge schon am Geruche zu erkennen.

Zur Bestimmung der schwefligen Säure destillirt man 50—100 g Fleisch unter Zusatz von Phosphorsäure im Kohlensäure-Strom. Das Destillat wird (am besten mittels Péligot-Rohres) in Jod-Jodkalium Lösung aufgefangen. Diese Lösung wird nach beendigter Destillation mit Salzsäure versetzt, zum Sieden erhitzt und mit Baryumchlorid gefällt. $Ba\,SO_4 \times 0{,}2747 = SO_2$.

---

[1]) Jodwasser. Feingeriebenes Jod wird mit Wasser angerieben, die Mischung erwärmt und nach dem Erkalten filtrirt.

d) **Formaldehyd.** Man zieht 50 g Fleisch mit 150 ccm Wasser aus. Von dem Auszuge destillirt man 40 ccm ab. 10 ccm des Destillates werden mit 2 Tropfen ammoniakalischer Silberlösung (s. S. 379) versetzt. Eine nach mehrstündigem Stehen im Dunkeln entstandene dunkle Färbung zeigt Formaldehyd an. (Vergl. auch Formaldehydum).

Werthbestimmung. Für die Probenahme ist zu beachten, dass das Objekt, {am besten in einer Fleischhackmaschine möglichst zerkleinert und in eine vollkommen gleichmässige Masse verwandelt wird. Die für jede einzelne Bestimmung zu verwendende Substanzmenge ist so abzuwägen, dass Wasserverlust möglichst vermieden wird.

1) **Wasser.** 5 g Substanz werden zunächst im Dampftrockenschranke, später bei 105⁰ C. bis zum konstanten Gewicht getrocknet. In gewissen Fällen kann es sich empfehlen, eine grössere Menge vorerst im Dampftrockenschranke so lange einzutrocknen, bis die Substanz lufttrocken geworden ist. Man lässt sie alsdann zum Ausgleich der Feuchtigkeit etwa 2 Stunden an der Luft liegen, stellt den Gewichtsverlust fest, pulvert, mischt und führt in einer Substanzmenge von 5 g die Trockenbestimmung bei 105⁰ C. zu Ende. Das Ergebniss der zweiten Trocknung ist auf die Gesammtmenge zu berechnen.

2) **Mineralstoffe.** Der getrocknete Rückstand sub 1, welcher einer bekannten Substanzmenge entspricht, wird in einer Platinschale bei mässiger Hitze verascht. Wenn die Veraschung nicht mehr weiter fortschreitet, so lässt man erkalten, zieht die Kohle mit Wasser aus, filtrirt durch ein aschefreies Filter und wäscht aus. Dann bringt man Filter und Kohle in die Platinschale zurück, trocknet und verascht in mässiger Hitze. Wenn die Asche weissgebrannt ist, lässt man erkalten, dann bringt man das vorher erhaltene Filtrat hinzu, dampft zur Trockne und erhitzt den Salzrückstand in mässiger Hitze bis zum gleichbleibenden Gewichte. Man vermeide zu starke Hitze, da sonst leicht Kalisalze verflüchtigt werden.

3) **Fett.** 10—30 g Fleisch werden getrocknet, darauf im Soxhlet'schen Extraktions-Apparat mit wasserfreiem Aether extrahirt. Nach 2—3 Stunden unterbricht man die Extraktion, verreibt den Rückstand mit Seesand und setzt die Extraktion bis zur völligen Erschöpfung fort. Die ätherische Extraktionsflüssigkeit wird filtrirt, worauf man die Menge des erhaltenen Fettes in bekannter Weise feststellt.

4) **Eiweiss.** Die Bestimmung des Eiweisses erfolgt durch die Bestimmung des Stickstoffes nach Kjeldahl. 0,5 g des lufttrockenen Durchschnittsmusters (s. sub 1) werden mit 20 ccm konc. Schwefelsäure sowie 1 Tropfen Quecksilber im Kjeldahl-Kolben wie üblich verbrannt (s. Nitrogenium). Durch die Multiplikation der gefundenen Stickstoffmenge mit 6,25 erhält man die Menge der vorhandenen Eiweisssubstanz (des Proteïns). Da man jedoch bei der Addition der so gefundenen Zahl zu den übrigen Bestandtheilen des Fleisches meist eine die Zahl 100 übersteigende Summe erhält, so empfiehlt es sich, unter Vernachlässigung des durchweg geringen Gehaltes an stickstofffreien Extractstoffen, die Differenz der Summe von Wasser und Fett und Mineralstoffen von 100 als Stickstoffsubstanz (Proteïn) und den direkt gefundenen Stickstoff als solchen anzugeben.

5) **Extraktivstoffe, Bindegewebe, Muskelfaser.**

a) **Extrakivstoffe.** 50 g vom Fett möglichst befreites, zerkleinertes Fleisch werden wiederholt mit kaltem Wasser extrahirt, worauf man das Filtrat auf 1000 ccm auffüllt.

In aliquoten Theilen dieses Filtrates bestimmt man:

α) die gesammte Menge der Extraktivstoffe durch Eindampfen und Trocknen bei 105⁰ C. bis zu gleichbleibendem Gewicht;

β) die Mineralstoffe durch Einäschern des Rückstandes von α, wobei auf 2 dieses Abschnittes Rücksicht zu nehmen ist;

γ) den Gesammtstickstoff, indem man einen aliquoten Theil im Kjeldahl-Kolben eindunstet und dann wie unter 4 die Stickstoffbestimmung nach Kjeldahl ausführt;

δ) Eiweissstickstoff. Man kocht eine aliquote Menge des obigen Filtrates einige Zeit, filtrirt das abgeschiedene Eiweiss durch ein getrocknetes und gewogenes, aschefreies Filter, wäscht mit Wasser aus, trocknet, wägt und verbrennt schliesslich Filter und Niederschlag nach Kjeldahl. $N \times 6{,}25 = $ Proteïn;

ε) **Nicht-Eiweissstickstoff.** Die Menge desselben ergiebt sich aus der Differenz von Gesammtstickstoff minus Eiweissstickstoff.

b) Bindegewebe. Der beim Ausziehen mit kaltem ₁Wasser (sub **a**) erhaltene Rückstand wird wiederholt längere Zeit mit Wasser gekocht. Die Auszüge werden auf 1000 ccm gebracht und filtrirt. Man bestimmt alsdann in aliquoten Theilen den Gesammt-rückstand wie unter 5 a α und den Gesammtstickstoff wie unter 4 und 5 a γ.

Unter der Annahme von 18 Proc. Stickstoff im Bindegewebe berechnet man die Menge des letzteren durch Multiplikation des gefundenen Stickstoffes mit 5,55.

c) Muskelfaser. Die als Rückstand der Auskochung unter **b** erhaltene Muskel-faser wird auf gewogenem Filter gesammelt, zur Entfernung des Wassers mit warmem Alkohol und darauf zur Entfernung des Fettes mit Aether extrahirt, getrocknet und nach dem Wägen verascht. Trockenrückstand minus Asche ergiebt die Menge der Muskelfaser.

Nachweis fremder Farbstoffe in Fleisch und Wurst. Fleisch und Wurst werden, um ihnen den Anschein einer besseren Beschaffenheit zu geben, häufig mit rothen Farbstoffen, namentlich Cochenille, Karmin oder Theerfarbstoffen nachgefärbt. Der exakte Nachweis ist, wenn nur kleine Mengen Farbstoffe angewendet werden, häufig nicht möglich, weil die animalische Faser die meisten Farbstoffe sehr festhält.

Nachweis und Bestimmung des Fuchsins nach Fleck. Die zu untersuchende Fleischwaare wird hinreichend zerkleinert und so lange mit Amylalkohol digerirt, als letz-terer noch gefärbt abläuft. Die filtrirten Auszüge werden bis auf $^{1}/_{10}$ ihres Volumens ab-destillirt, der Destillationsrückstand im Wasserbade zur Verflüchtigung des Amylalkohols eingedampft und der fettige Rückstand in Petroläther gelöst. Die erhaltene rothbraune Lösung wird mit absolutem Alkohol unter Zusatz einiger Tropfen verdünnter Schwefel-säure (1 + 4) geschüttelt. Hierbei schichtet sich der Petroläther mit dem Fett über die alkoholische Fuchsinlösung. Letztere wird so oft (4—5 mal) mit Petroläther ausgeschüttelt, bis dieser keinen Rückstand von gelöstem Fett mehr hinterlässt, sodann im Scheidetrichter vorsichtig abgezogen und mit überschüssiger Ammoniaklösung versetzt. Das sich abschei-dende Ammoniumsulfat wird durch Filtration der Flüssigkeit entfernt und das entfärbte oder schwach gelblich gefärbte Filtrat in einer tarirten Platin- oder Glasschale zur Trockne verdunstet. Nach Fleck sollen so 80—85 Proc. des thatsächlich angewendeten Fuchsins wiedergefunden werden.

Nachweis von Theerfarbstoffen überhaupt. Die zerkleinerte Substanz wird mit Aethyl- oder Amylalkohol ausgezogen. Ist die Lösung deutlich roth gefärbt, so ist Farbstoff verwendet worden. Die filtrirte Lösung versetzt man mit 10 ccm einer 10 proc. Kaliumbisulfatlösung und kocht längere Zeit einen Wollfaden darin; färbt sich dieser roth, so ist die Anwesenheit eines Theerfarbstoffes erwiesen.

Nachweis von Karmin (Cochenillefarbstoff). Dieser sehr häufig dem Fleische zugesetzte Farbstoff wird dem Fleische durch Digeriren mit Ammoniak entzogen und aus dieser Lösung durch Alaunlösung als rothgefärbter Lack niedergeschlagen.

Nach H. Bremer lässt sich das Karmin nicht immer durch Alkohol oder Amyl-alkohol oder Alkohol + Glycerin ausziehen. Wohl aber gelingt die Ueberführung in Lösung durch eine schwach angesäuerte Mischung von gleichen Theilen Glycerin und Wasser. Die gelbgefärbte Lösung wird auf Zusatz von Ammoniak wieder karmoisinroth. Nach vorherigem Zusatz von Alaun lässt sich aus der Lösung das Karmin fällen.

Bestimmte Anweisungen lassen sich für den Nachweis von Farbstoffen schon des-wegen nicht geben, weil jedes Jahr neue Farbstoffe für Fleisch und Wurst in Verkehr kommen. Man ist genöthigt, die verschiedensten Lösungsmittel mit und ohne Zusatz von Alkalien oder Säuren zu versuchen. Von Wichtigkeit ist es jedoch, dass man die schliesslich erhaltene Farblösung vor dem Spektroskop prüft und feststellt, ob sie nicht etwa doch das Spektrum des Blutfarbstoffes giebt.

Veterinärärztliche Untersuchung. Die Untersuchung des Fleisches auf Trichinen, Finnen, Echinococcen, Leberegel, Tuberkulose, ferner die Beurtheilung von verendeten Thieren oder solchen, die an einer Infektions-Krankheit gelitten haben, gehört in das Ge-biet der regelmässigen und durch Thierärzte ausgeübten Fleischschau.

Die Untersuchung des Fleisches von Thieren, welche an Milzbrand, Wuth, Rotz, Maul- und Klauenseuche, Eiter- und Jauchevergiftung gelitten haben, ist ebenfalls Aufgabe des Thierarztes, oder vielmehr eines speciell bakteriologisch vorgebildeten Sachverständigen.

Fleisch- und Wurstgift. Es steht fest, dass durch bakterielle Zersetzung im Fleische und in Fleischwaaren giftige Stoffe auftreten, welche zu den Ptomaïnen, d. h. Fäulnissbasen zu rechnen sind. Die näheren Bedingungen, unter denen diese Produkte auftreten, sind noch nicht näher bekannt, doch nimmt man an, dass besonders leicht wasserreiche Würste dieser Zersetzung unterliegen. Nach van Ermengem wird die Zersetzung verursacht durch einen Mikroorganismus, den *Bacillus botulinus*. — Die chemische Untersuchung bietet zur Zeit keine Aussicht, den Giftstoff zu isoliren, demnach würde die Untersuchung eines solchen giftigen Nahrungsmittels in den Wirkungskreis des Bakteriologen fallen.

Leuchtendes Fleisch. Frisches Fleisch nimmt während der Aufbewahrung bisweilen die Eigenschaft an, im Dunklen zu leuchten (phosphoresciren). Diese Erscheinung wird durch die Thätigkeit verschiedener Mikroorganismen verursacht. Eine gesundheitsschädigende Einwirkung solchen Fleisches ist bisher nicht beobachtet worden.

Bestimmung der Stärke in Wurstwaaren. Nach J. Mayrhofer werden 10—20 g Wurst, je nachdem die Jodreaktion grössere oder kleinere Stärkemengen anzeigt, mit 50 ccm 8 procentiger alkoholischer Kalilauge übergossen, das Gefäss mit einem Uhrglase bedeckt auf ein kochendes Wasserbad gestellt. Nach Auflösung verdünnt man mit heissem 50 procentigen Alkohol, lässt absetzen und filtrirt durch ein stärkefreies Filter, wäscht etwa 2 mal mit heisser alkolischer Kalilauge und schliesslich mit Alkohol nach, bis das Filtrat auf Zusatz von Säure nicht mehr getrübt wird. Das einen Theil des ungelösten Rückstandes der Wurstmasse enthaltende Filter giebt man in das ursprünglich zum Lösen angewandte Gefäss zurück und erwärmt mit 60 ccm wässeriger Kalilauge auf dem Wasserbade $^1/_2$ Stunde. Nach dem Erkalten säuert man mit Essigsäure an, bringt das Volumen der Lösung auf 100 ccm, filtrirt und fällt in einem aliquoten Theile der Lösung die Stärke mit Alkohol aus. Der durch Alkoholzusatz entstandene Niederschlag wird auf einem gewogenen Filter gesammelt und mit 50 procentigem Alkohol so lange gewaschen, bis das Filtrat beim Verdampfen auf einem Uhrglas keinen Rückstand mehr hinterlässt. Man verdrängt schliesslich den verdünnten Alkohol mit absolutem und diesen mit Aether, trocknet bei 100 °C. bis zum konstanten Gewicht und wägt. Die Ausfällung der Stärke ist vollkommen, wenn man zur wässerigen Lösung eine gleiche Menge 95 procentigen Alkohols zugiebt.

Extractum carnis (Ergänzb.) Fleischextract. — Extrait de boeuf. — Extract of meat.

Mit dem Namen Fleischextrakt bezeichnet man Präparate, welche erhalten werden, indem man möglichst fettfreies Fleisch mit Wasser auszieht. Die wässerigen Auszüge werden zur Abscheidung von coagulirbarem Eiweiss erhitzt, dann von diesem und etwa noch vorhandenem Fett durch Filtration befreit und nunmehr durch Verdampfen in die Form dicker Extrakte gebracht, zum Theil auch in mehr flüssiger Form in den Handel gebracht. — Die grössten Mengen Fleischextrakt werden nach dem Liebig'schen Verfahren von der Liebig-Compagnie zu Fray Bentos (Uruguay) und der Compagnie Kemmerich zu St. Elena (Argentinien) aus Rindfleisch dargestellt. Neben diesen beiden renommirtesten Fabriken bestehen zur Zeit in Amerika und Australien noch verschiedene andere; ausserdem ist zu bemerken, dass auch, namentlich in Australien, nicht unbeträchtliche Mengen Fleischextrakt aus Hammelfleisch dargestellt werden.

Darstellung. Rindfleisch, welches von Knochen, Sehnen und Fett sorgfältig befreit ist, wird zu einem feinen Fleischbrei zerkleinert, worauf dieser unter Heizung mit Dampf bei einer bestimmten Temperatur mit Wasser ausgezogen wird. Die so erhaltene Fleischbrühe wird abgezogen, von dem auf ihr schwimmenden Fett getrennt, zur Abscheidung coagulirbaren Eiweisses kräftig gekocht, durch Filterpressen filtrirt, worauf das Filtrat — am besten im Vacuum — auf die gewünschte Konsistenz eingedampft wird. 100 Kilo Fleisch ergeben etwa 3 Kilo dickes Fleischextrakt.

Eigenschaften. Ein braunes dickes Extrakt, von angenehmem, fleischartigem Geruch und Geschmack. In Wasser löst es sich zu einer klaren Flüssigkeit, die nach Zusatz von etwas Kochsalz den Geschmack von Rindfleischbrühe zeigt.

Die wichtigsten Bestandtheile des Fleischextraktes sind ausser Wasser: **1. Stick-stoffhaltige Substanzen**, und zwar vorwiegend die Fleischbasen Kreatin $C_4H_9N_3O_2 +$ H_2O, Kreatinin $C_4H_7N_3O$, Xanthin $C_5H_4N_4O_2$, Sarkin (Hypoxanthin) $C_5H_4N_4O$, Carnin $C_7H_8N_4O_3 + H_2O$ etc., neben welchen grössere oder geringere Mengen löslicher Eiweisskörper (Albumosen) und geringe Mengen von Ammoniaksalzen vorkommen, ferner **Phosphor-fleischsäure.**

2. Stickstofffreie Extraktstoffe, unter ihnen vorwiegend Milchsäure und Glykogen. — **3. Mineralstoffe**, welche der Hauptsache nach aus Phosphaten und Chloriden der Alkalien bestehen.

Die Eiweissstoffe des Fleischextraktes besitzen allerdings einen gewissen Nährwerth, indessen kommt derselbe für die Verwendung des Fleischextraktes wohl überhaupt nicht in Betracht.

Prüfung. Wirkliche Fälschungen von Fleischextrakt kommen wohl kaum vor; bei Verwendung renommirter Marken ist man vor ihnen völlig geschützt. Gelegentlich ist im Fleischextrakt Fleischpulver aufgefunden worden; den zu Suppenzwecken in den Handel gebrachten Präparaten wird häufig ein Zusatz von Gelatine (Leim) gemacht. Ueber die Untersuchung von Fleichextrakt ist in den letzten Jahren viel gearbeitet worden, gleich-wohl kann man auch heute noch das von LIEBIG angegebene Untersuchungsverfahren nicht ganz entbehren.

A) Nach LIEBIG.

α) **Mineralstoffe.** 1 g Fleichextrakt wird in einer Platinschale verkohlt und weiss gebrannt. Macht das Weissbrennen Schwierigkeiten, so kann es durch Auslaugen der Kohle nach S. 648 befördert werden. Man erhält in der Regel 22—23 Proc. Mineralstoffe, als Minimalgehalt an Mineralstoffen werden 18 Proc. gefordert. Die Asche muss der Haupt-sache nach aus Phosphaten und darf nur etwa zum $^1/_6$ Theil aus Natriumchlorid bestehen.

β) **Wasser.** Man bringt in eine Platinschale etwa 10 g gewaschenen Seesand und ein kleines Glasstäbchen, glüht gut durch und wägt nach dem Erkalten. Auf diesen Sand giebt man eine Auflösung von 2 g Fleischextrakt, welchen man in einer zweiten Schale abgewogen und mit Wasser aufgeweicht hatte. Man verrührt die Lösung mit dem Sande, dampft zunächst auf dem Wasserbade unter gelegentlichem Rühren ein und trocknet schliess-lich im Wasserbadtrockenschranke (6—8 Stunden) bis zum gleichbleibendem Gewicht. Fleischextrakt soll nicht mehr als 22 Proc. Wasser enthalten.

γ) **Fett.** Der sub β erhaltene Trockenrückstand wird mit noch etwa 10 g Sand verrieben, getrocknet und mit wasserfreiem Aether extrahirt. Nach dem Verdunsten des Aethers dürfen nur Spuren von Fett (nicht mehr als 1,5 Proc.) zurückbleiben.

Fleischextrakte, welche sich im Wasser klar auflösen, enthalten kein Fett; bei diesen kann daher die Fettbestimmung unterbleiben.

Alkohol-Extrakt. 2,0 g Fleichextrakt werden in einem Becherglase abgewogen, in 9,0 ccm Wasser gelöst und darauf mit 50 ccm Weingeist von 93 Vol. Proc. gemischt. Der sich bildende Niederschlag setzt sich für gewöhnlich fest an das Glas an, so dass man die klare Lösung in eine vorher gewogene Schale abgiessen kann. Der Niederschlag wird noch 2—3 mal mit Alkohol von 80 Vol. Proc. ausgezogen; man giebt diese Auszüge zu dem ersten Auszuge zu, verdunstet die Gesammtlösung und trocknet den Rückstand im Wasser-trockenschranke bis zum gleichbleibenden Gewicht. Es sollen mindestens 60 Proc. in 80 procentigem Weingeist lösliche Bestandtheile erhalten werden, d. h. der Trockenrück-stand aus 2 g soll mindestens 1,2 g betragen.

δ) Der Stickstoffgehalt, welcher in 0,5—1,0 g Substanz nach KJELDAHL zu bestimmen ist, soll 8,5—9,5 Proc. betragen.

Davon abgesehen, soll das Fleischextrakt nur Spuren von Fett und Leim und keine durch Kochen der wässerigen Lösung coagulirbaren Eiweissstoffe enthalten.

Die vom Kaiserlichen Gesundheitsamte veranlassten „Vereinbarungen zur einheitlichen Untersuchung und Beurtheilung von Nahrungs- und Genussmitteln" geben folgenden modernen Untersuchungsgang für das Fleischextrakt an:

Vorbemerkungen. Für die Analyse der Fleischextrakte und -Peptone empfiehlt es sich, falls die Präparate nur geringe Mengen von in kaltem Wasser unlöslichen Bestandtheilen enthalten, von festen und sirupösen Präparaten 10—20 g, von flüssigen 25—50 g in kaltem Wasser zu lösen, darauf durch ein aschefreies Filter zu filtriren und das Filtrat auf 500 ccm aufzufüllen. —

Von diesem klaren Filtrate dienen aliquote Theile zur Bestimmung der einzelnen Bestandtheile. Nur für die Bestimmung des Gesammtstickstoffs, sowie der Mineralstoffe verwendet man bei festen und sirupösen Präparaten vortheilhaft auch vielfach die unveränderte Substanz. Ebenso muss man die letztere verwenden zur Bestimmung des Wassers und des Stickstoffs, falls ein Theil der Substanz in kaltem Wasser unlöslich ist.

Bestimmung des Wassers. Man trocknet in einer mit Sand etc. beschickten Platinschale einen aliquoten Theil obiger Lösung, oder, falls ein Theil der Substanz in kaltem Wasser unlöslich ist, soviel von der ursprünglichen Substanz, die man in warmem Wasser gelöst hat, ein, als 1—2 g Trockenrückstand entspricht, und verfährt im übrigen nach S. 648.

Bestimmung des Gesammtstickstoffs und der einzelnen Verbindungsformen des Stickstoffs.

a) Bestimmung des Gesammtstickstoffs. Man bestimmt in 0,5 bis höchstens 1,0 g der ursprünglichen Substanz oder in einem diesem Gewicht entsprechenden aliquoten Theil der Lösung den Stickstoff nach Kjeldahl.

b) Stickstoff in Form von Fleischmehl oder unveränderten Eiweissstoffen und coagulirbarem Eiweiss (Albumin).

Enthalten die Fleischpräparate in kaltem Wasser unlösliche Substanzen (Fleischmehl etc.), so löst man, wie oben unter „Vorbemerkungen" angegeben, bei festen oder sirupösen Präparaten 10—20 g in kaltem Wasser oder verdünnt bei flüssigen Präparaten 25—50 g mit 100—200 ccm, unter Umständen auch mehr kaltem Wasser, filtrirt nach dem Absetzen des Unlöslichen durch ein Filter von bekanntem Stickstoffgehalt, wäscht mit kaltem Wasser hinreichend nach und verbrennt das Filter + Inhalt nach Kjeldahl. Die so gefundene Stickstoffmenge minus dem Stickstoffbetrage des Filters mit 6,25 multiplicirt, ergiebt die Menge der vorhandenen unlöslichen Eiweissstoffe, bez. des Fleischmehls, das etwaige Vorhandensein des letzteren ist durch mikroskopische Untersuchung nachzuweisen.

Das Filtrat, oder, wenn die Substanz in kaltem Wasser vollständig löslich ist, die wässerige Lösung der Substanz wird mit Essigsäure schwach angesäuert und gekocht. Scheidet sich hierbei coagulirbares Eiweiss (Albumin) in Flocken ab, so wird dasselbe ebenfalls durch ein Filter von bekanntem Stickstoffgehalt abfiltrirt, mit Wasser gewaschen, getrocknet und nach Kjeldahl verbrannt. Die gefundene Stickstoffmenge, abzüglich des Filterstickstoffs, mit 6,25 multiplicirt, ergiebt die Menge des vorhandenen coagulirbaren Eiweisses (Albumin).

Wenn die Fleischpräparate nur geringe Mengen unlösliches und gerinnbares Eiweiss enthalten, so ist eine Trennung derselben nicht erforderlich.

c) Bestimmung des Albumosenstickstoffs. 50 ccm der klaren Substanzlösung (s. Vorbemerkungen) werden mit Schwefelsäure schwach angesäuert, darauf mit feingepulvertem Zinksulfat in der Kälte gesättigt. Wenn sich die ausgeschiedenen Albumosen an der Oberfläche der Flüssigkeit abgesetzt haben, während am Boden des Gefässes noch geringe Mengen ungelösten Zinksulfates vorhanden sind, werden die Albumosen abfiltrirt, mit kaltgesättigter Zinksulfatlösung hinreichend nachgewaschen und nach Kjeldahl verbrannt. Durch Multiplikation der gefundenen Stickstoffmenge abzüglich des Filterstickstoffs mit 6,25 erhält man die dem gefundenen Stickstoff entsprechende Menge der Albumosen.

Da Fleischextrakte und -Peptone in der Regel nur wenig Ammoniakstickstoff zu enthalten pflegen und bei Gegenwart geringer Mengen von Ammoniaksalzen in einer mit Zinksulfat gesättigten Lösung kein unlösliches Doppelsalz von Ammonsulfat mit Zinksulfat sich abscheidet, so kann von einer Bestimmung des Ammoniakstickstoffs in der Zinksulfatfällung bei der Bestimmung der Albumosen abgesehen werden.

Sind dagegen nennenswerthe Mengen Ammoniak in den Präparaten vorhanden, so werden weitere 50 ccm der ursprünglichen Substanzlösung (s. Vorbemerkungen) in der nämlichen Weise mit Zinksulfat gefällt. In dem Niederschlage wird nach e der Gesammt-Stickstoff bestimmt und letzterer von dem Gesammtstickstoff des Zinksulfat-Niederschlages abgezogen.

d) Bestimmung des Pepton- und Fleischbasenstickstoffs. Enthalten die zu untersuchenden Fleischpräparate neben Peptonen auch noch Fleischbasen, so ist eine Trennung derselben bis jetzt unmöglich. Wenn dagegen durch qualitative Reaktionen die Abwesenheit von Peptonen nachgewiesen ist, oder die Peptone frei von Fleischbasen und anderen Alkaloïden sind, so geschieht die Fällung und Bestimmung der Peptone **oder** der Fleischbasen am besten durch Phosphorwolframsäure oder durch Phosphormolybdänsäure.

Für den qualitativen Nachweis von Pepton empfiehlt sich die Biuret-Reaktion nach dem von R. Neumeister empfohlenen Verfahren.

Man verwendet hierzu zweckmässig das Filtrat der Zinksulfatfällung oder sättigt einen neuen Antheil der Substanzlösung mit Zinksulfat wie oben angegeben ist. Darauf wird filtrirt, das Filtrat mit soviel konc. Natronlauge vermischt, bis das anfänglich sich ausscheidende Zinkhydroxyd wieder vollständig gelöst ist; zu der klaren Lösung werden einige Tropfen einer 1procentigen Kupfersulfatlösung zugesetzt. Rothviolette Färbung zeigt Pepton an. — Hierzu ist zu bemerken, dass bei dunkelgefärbten Präparaten (Liebigs Fleischextrakt) wegen der erforderlichen starken Verdünnung sich geringe Mengen von Pepton dem Nachweise entziehen.

Für den qualitativen Nachweis der Fleischbasen neben Pepton versetzt man einen neuen Antheil der klaren Substanzlösung (s. Vorbemerkungen) mit überschüssigem Ammoniak bis zur deutlich alkalischen Reaktion, filtrirt von dem etwa entstehenden Phosphatniederschlage ab und fügt zu dem Filtrat eine Lösung von 2,5 g Silbernitrat in 100 ccm Wasser hinzu. Der entstehende Niederschlag enthält die Silberverbindung der Xanthinbasen und beweist die Anwesenheit von Fleischbasen[1]).

Die quantitative Fällung der Peptone, sowie der Fleischbasen geschieht in folgender Weise:

Das Filtrat der Zinksulfatfällung (sub c) wird stark mit Schwefelsäure angesäuert und mit der Lösung des phosphorwolframsauren Natriums[2]), zu der man auf 3 Raumtheile = 1 Raumtheil verdünnte Schwefelsäure (1 : 3) hinzusetzt, so lange versetzt, als noch ein Niederschlag entsteht. Der Niederschlag wird durch ein Filter von bekanntem Stickstoffgehalt filtrirt, mit verdünnter Schwefelsäure (1 : 3) ausgewaschen, sammt Filter noch feucht in einen Kolben gegeben und der Stickstoffgehalt nach KJELDAHL ermittelt. Durch Multiplikation des gefundenen Stickstoffgehaltes mit 6,25 erhält man die Menge des vorhandenen Peptons.

Bei Gegenwart von Fleischbasen neben Pepton oder von Fleischbasen allein ist eine Berechnung des Gehaltes von Pepton + Fleischbasen, bez. der Fleischbasen allein wegen des hohen Stickstoffgehaltes der letzteren durch Multiplikation des Stickstoffs mit 6,25 nicht angängig. Es empfiehlt sich in solchen Fällen nur die Angabe der in Form von „Pepton + Fleischbasen" und ev. von Ammoniak vorhandenen Stickstoffmenge.

Statt Fleischbasen und Pepton im Filtrat der Zinksulfatfällung zu bestimmen, kann man diese auch zusammen mit den Albumosen in der ursprünglichen wässerigen Lösung in der angeführten Weise mit Phosphorwolframsäure fällen; in diesem Falle ist der durch Zinksulfat fällbare Stickstoff von der gefundenen Stickstoffmenge in Abzug zu bringen und der Rest als Pepton- + Fleischbasenstickstoff zu bezeichnen.

Die Fleischbasen werden durch Phosphorwolframsäure zum Theil erst allmählich gefällt; es empfiehlt sich daher bei der Fällung, etwa in Fleischextrakten, die Reaktionsflüssigkeit einige Tage stehen zu lassen.

Da durch Phosphorwolframsäure auch der Ammoniakstickstoff gefällt wird, so ist bei der Berechnung des Pepton- + Fleischbasenstickstoffs der nach e gefundene Ammoniakstickstoff von der durch Phosphorwolframsäure gefällten Stickstoffmenge in Abzug zu bringen. — Empfehlenswerther ist es jedoch, in einer zweiten Phosphorwolframsäurefällung den Ammoniakstickstoff durch Destillation mit Magnesia nach e zu bestimmen und in Abzug zu bringen.

e) Bestimmung des Ammoniakstickstoffs. Manche Fleischextrakte liefern bei der Destillation mit Magnesia oder Baryumkarbonat nicht unbeträchtliche Mengen Ammoniak. Ob dieses als Ammoniaksalz fertig gebildet vorhanden ist, oder aus anderen organischen Verbindungen erst bei der Destillation abgespalten wird, muss vorläufig dahingestellt bleiben. Man verfährt wie folgt: 100 ccm der klaren Substanzlösung (s. Vorbemerkung) werden mit 100 ccm Wasser verdünnt; aus dieser Lösung wird das Ammoniak durch Destilliren mit Magnesia oder Baryumkarbonat abgeschieden.

f) Aus der Differenz zwischen dem Gesammtstickstoff und der Summe der unter b bis e bestimmten Stickstoffmengen ergiebt sich der Gehalt des Präparates an „sonstigen Stickstoffverbindungen", d. h. Stickstoffverbindungen unbekannter Natur.

g) Bestimmung des Leimstickstoffs. Enthält das zu untersuchende Präparat Leim, so findet man diesen nach den vorstehenden Methoden als Albumosen. — Eine Trennung des Leimes von den Albumosen oder des Leimpeptons von den Eiweisspeptonen ist mit einiger Genauigkeit nicht möglich. A. STUTZER hat für diesen Zweck ein Verfahren angegeben, welches in FRESENIUS, Ztschr. analyt. Chemie 1895, 568 veröffentlicht worden ist.

---

[1]) Eigentlich nur die Anwesenheit von Hypoxanthin und Xanthin. Weil diese aber in allen Fleischsorten und Fleischerzeugnissen in geringerer Menge vorkommen als Kreatin und Kreatinin etc., mindestens letztere stets begleiten, so kann aus dem erhaltenen Niederschlage auch auf die Anwesenheit der anderen Fleischbasen geschlossen werden.

[2]) 120 g phosphorsaures Natrium und 200 g wolframsaures Natrium werden in 1 l Wasser gelöst.

Die Bestimmung des Fettes und des Alkohol-Extraktes erfolgt in der auf S. 651 schon angegebenen Weise.

Fleischextrakte dürfen keine oder nur Spuren unlöslicher (Fleischmehl etc.) oder coagulirbarer Eiweissstoffe (Albumin) oder Fett enthalten. — Von dem Gesammtstickstoff dürfen nur mässige Mengen in Form von durch Zinksulfat ausfällbaren, löslichen Eiweissstoffen vorhanden sein. — Fleischextrakte dürfen nur geringe Mengen Ammoniak enthalten. — Fleischextrakte, welche in der Asche einen über 15 Proc. Chlor entsprechenden Kochsalzgehalt haben, sind als mit Kochsalz versetzt zu bezeichnen.

Die Grenzwerthe bezüglich des Wassergehaltes und des Gehaltes an Kochsalz beziehen sich natürlich nur auf solche Präparate, welche den Anspruch erheben, dem Liebig'schen Extrakte gleichwerthig zu sein. Auf die zur Zeit im Handel befindlichen zahlreichen flüssigen Extrakte und Würzflüssigkeiten lassen sie sich nur als Werthmesser anwenden.

Zusammensetzung einiger Fleischextrakte des Handels.

Nach dem Liebig'schen Verfahren untersucht.

	Wasser	Mineral-bestand-theile	Organische Substanz	Stickstoff	In Alkohol von 80 Vol. Proc. Löslich.	Chlorgehalt der Asche in	Analytiker
	Procent						
Pastorie Fleischextrakt	15,50	26,23	58,27	—	61,74	—	
Pisonis Extrakt of meat	17,74	19,68	62,58	—	64,68	—	
Kemmerich's argent. Fleischextrakt . .	18,88	19,46	61,66	—	59,06	—	
Cibil's Extractum Carnis	19,41	26,44	54,15	—	62,87	21,32	
Liebig's Fleischextr. (Mittel aus 170 Analysen.)	18,79	23,02	58,19	8,000	61,85	10,00	
Saladero Concordia	21,88	15,85	62,27	9,642	58,29	—	
Peptone de viande Kemmerich	34,27	7,71	58,07	9,365	28,40	—	R. Sendtner.
Cibil's Hermanos (flüssig)	64,13	18,29	17,58	2,100	34,28	44,45	
Koch's Peptonbouillon	59,58	15,88	24,54	3,657	32,78	43,19	
Kemmerich's kondensirte Fleischbouillon	62,59	17,06	20,35	3,137	29,32	41,97	
Maggi's Bouillonextrakt	68,64	23,80	7,56	1,293	25,79	57,23	
Bouillon conc. Morris, Canning & Co. .	64,24	13,41	22,36	—	29,87	—	
Liebig's Fleischextr. (Mittel aus 14 Analysen.)	22,49	17,43	60,08	7,360	59,91	—	
Buschenthal's Fleischextrakt	16,91	19,39	63,70	—	69,11	—	
Kemmerich's Fleischextrakt	16,21	20,59	63,20	8,960	70,34	—	
Deutsches Fleischextrakt	29,24	15,43	55,33	8,700	64,47	—	Nach König.
Schafffleischextrakt (Australien)	29,20	10,32	60,48	8,680	—	—	
Pferdefleischextrakt	18,00	23,10	58,90	—	—	—	
Johnston's Fluid Beef	36,09	12,40	51,51	6,570	17,00	69,19	

Ueber die Zusammensetzung der Stickstoffsubstanzen machen König und Bömer (Fresen., Ztschr. anal. Chemie 1895, 560) folgende Angaben:

	v. Liebig's Fleischextrakt in Procenten		Kemmerich's Fleischextrakt in Procenten		Kemmerich's Fleischpepton in Procenten		Cibil's Fleischextrakt in Procenten	
	der Substanz	des Stickstoffs	der Substanz	des Stickstoffs	der Substanz	des Stickstoffs	der Substanz	des Stickstoffs
Gesammt-Stickstoff	**9,28**	**100**	**9,14**	**100**	**10,08**	**100**	**2,77**	**100**
Davon in Form von:								
1. Löslichem Eiweiss . . .	Spur	Spur	0,08	0,87	0,06	0,59	Spur	Spur
2. Stickstoffverbindungen, in 60—64proc. Alkohol unlöslich	0,21	2,26	0,33	3,61	1,36	13,49	0,25	9,02
3. Albumosen	0,96	10,34	1,21	13,24	4,15	41,17	0,70	25,27
4. Pepton	0 bis Spur		0 bis Spur		0	0	0	0
5. Fleischbasen	6,81	73,38	5,97	65,32	3,97	39,38	1,56	56,31
6. Ammoniak	0,47	5,06	0,41	4,49	0,29	2,88	0,09	3,25
7. Sonstige Stickstoffverbin-dungen	0,83	8,96	1,14	12,47	0,25	2,49	0,17	6,15

Die Zusammensetzung der Mineralbestandtheile (Reinasche) ist nach J. König im Mittel folgende:

In Procenten:

Kali	Natron	Kalk	Magnesia	Eisenoxyd	Phosphorsäure	Schwefelsäure	Kieselsäure + Sand	Chlor
42,46	12,74	0,62	3,15	0,28	30,59	2,03	0,81	9,63

Leube-Rosenthal's sche Fleischsolution. 1000 g fettfreies, feingehacktes Rindfleisch werden in einem Porcellangefäss mit 1 Liter Wasser und 20 g Salzsäure (1,125 spec. Gew.) angerührt. Dieses Porcellangefäss wird in einen Papin'schen Topf eingesetzt und 12—15 Stunden (während der ersten Zeit unter bisweiligen Umrühren) gekocht. Nach dieser Zeit wird die Masse im Mörser zerrieben, bis sie emulsionsartig aussieht, dann mit Natriumkarbonat fast neutralisirt, nochmals 12—15 Stunden im Papin'schen Topf gekocht, dann zur Breikonsistenz abgedampft, in Blechbüchsen abgefüllt, welche sterilisirt und verlöthet werden. Enthält in Procenten: 67,2—80,4 Wasser, 9,0—11,0 Albumin, 1,8—6,5 Pepton, 5,6—7,6 sonstige Stickstoffverbindungen, 0,5 Kochsalz und 0,8—1,4 sonstige Salze. Wird als Ernährungsmittel bei Magengeschwüren, chronischer Dyspepsie, akutem Magenkatarrh etc. angewendet, ist aber wenig haltbar.

Beef-tea. Von Knochen, Fett und Sehnen befreites (mageres) Rindfleisch wird fein geschabt, in eine Flasche gebracht, welche man verkorkt. Der Stopfen wird fest zugebunden, darauf stellt man die Flasche in einen Topf mit Wasser und erhitzt 2 Stunden zum Kochen. Nach dem Erkalten presst man den ausgeschiedenen Saft ab und colirt oder filtrirt ihn. Er ist bald zu verbrauchen.

Bovril, ein Fleischextrakt, welches feingehacktes Fleisch enthält und angeblich nur den halben Werth von gutem Fleischextrakt hat.

Bouillon-Würzfett. Man digerirt im Wasserbade 700 Th. frisches Rinderfett und 300 Th. frisches Schweinefett mit 50 Th. Bouillongewürz (der Hannover'schen Cakes-Fabrik) 1 Stunde lang und filtrirt im Dampftrichter.

Bouillontafeln zur raschen Herstellung von Bouillon früher sehr beliebt und im Haushalt in grösseren Küchen selbst dargestellt. Fein gehacktes mageres Rindfleisch (ev. unter Zusatz von Hühnerfleisch und etwas Schinken) wird mit Kalbsfüssen zusammen eingekocht, die vom Fett durch Abschöpfen befreite Brühe soweit eingedampft, dass sie in der Kälte gelatinirt, schliesslich in Tafeln gegossen.

Carniferrin. Das Eisensalz der Phosphorfleischsäure. Man versetzt die wässerige Lösung des Fleischextraktes mit Barythydrat, bis in einem Probefiltrat ein weiterer Zusatz von Barythydrat keinen Niederschlag mehr erzeugt. — Das nöthigenfalls durch Einleiten von Kohlensäure vom überschüssigen Barythydrat befreite Filtrat wird hierauf mit unorganischen oder organischen Eisensalzen gekocht, wobei sich das Eisensalz der Phosphorfleischsäure ausscheidet. D.R.P. 77136. Neuerdings soll es auch aus Molken dargestellt werden.

Rothbraunes, geschmackloses Pulver, 30 Proc. Eisen enthaltend, löslich sowohl in verdünnten Säuren als auch in Alkalien. Es soll leicht resorbirbar sein und wird Erwachsenen zu 0,5 g, Kindern zu 0,2—0,3 g täglich gegeben.

Carnit, Präparat zum Rothfärben von Fleisch und Wurst, ist ammoniakalische Karminlösung.

Carno. Mit Kochsalz versetzter und eingedickter Fleischsaft, sirupdick, von dunkelbraunrother Farbe. Die wässerige Lösung ist neutral und zeigt das Spektrum des Oxyhaemoglobins. Bestandtheile: Wasser 56,74 Proc., Mineralstoffe 19,93 Proc., Ammoniak 0,28 Proc., Fett 0,29 Proc., Eiweisskörper 10,84 Proc., sonstige organische Substanzen (wie Fleischbasen) 11,92 Proc.

Coleman-Liebig's Extract of meat and Malt-wine. Angeblich Portwein, in welchem Liebig's Fleischextrakt und Malzextrakt gelöst ist. Nach Trillich: Portwein mit sehr wenig Fleischextrakt.

Deutsches Fleischwasser. Ist eine 20proc. Lösung von Natriumbisulfit.

Extractum Carnis frigide paratum Liebig. (Hamb. V.) **Infusum Carnis frigide paratum.** Liebig's cher Fleischsaft (Hamb. V.) 60,0 g fettfreies, fein zerkleinertes Rindfleisch werden mit einer Mischung aus 5 Tropfen Salzsäure, 1,0 g Chlornatrium und 120,0 g Wasser, 1 Stunde unter bisweiligem Umrühren macerirt, ausgepresst, filtrirt und mit Wasser auf 100,0 g gebracht.

Flaschenbouillon von Dr. Uffelmann in Rostock. Man bringt 250—500,0 g feinzerkleinertes Fleisch in eine Flasche, verkorkt diese, stellt sie in ein Gefäss mit Wasser und erhält letzteres etwa 45 Minuten nahe dem Siedepunkte. Die ausgeschiedene Flüssigkeit ist die Flaschenbouillon. Sie wird aus Rindfleisch und aus Kalbfleisch bereitet. Vergl. Beef-tea.

Fleischsaft-Gefrorenes. Ist gefrorener Fleischsaft. Er wird wie Speise-Eis bereitet und besitzt den Vorzug, dass der für viele Patienten unangenehme Blutgeschmack nicht hervortritt.

Fleischextraktwein mit Chinin. Extracti Carnis 15,0, Chinini sulfurici 1,0, Acidi citrici 0,36, Aquae fervidae 30,0, Vini Xerensis detannati 500,0.

Fleischpulver. Mageres Rindfleisch wird in Streifen geschnitten, diese werden einige Minuten in heisses Fett gehalten, dann im Ofen langsam getrocknet und auf der Kaffeemühle gepulvert. (Münch. med. Wochenschr.). Zur Ernährung Kranker.

Futtermehl für Forellen und Karpfen von Louis Groos in Heidelberg. Fleischmehl 30—35 Th., Raps- und Leinsamenmehl 9—10 Th., Mais 18—22 Th., Erbsen, Wicken, Saubohnen 18—22 Th., Getreidemehl und Hafer 18—22 Th., Kochsalz 1—2 Th.

Maceratio Carnis (Ergänzb.), Fleischauszug, Succus Carnis recens. 500 Th. feingehacktes von Sehnen und Fett befreites Ochsenfleisch werden mit einer Mischung von 625,0 Th. Wasser und 1,0 Th. Salzsäure übergossen, unter Umrühren 1 Stunde an einem kühlen Orte (Eisschrank!) stehen gelassen. Man trennt durch Filtration von der Fleischfaser und fügt 6 Th. Natriumchlorid zu. Stets frisch zu bereiten.

Nutricine von Moride in Paris. Wird aus rohem Fleische und nicht zu frischem Brote durch Mischen, Trocknen und Pulvern und nachheriges Formen in Tafeln bereitet.

Nutrin - Stroschein soll ähnlich wie Wyeth's Beef juice, s. dieses, durch Eintrocknen von Fleischsaft dargestellt werden und 83,5 Proc. Eiweiss, 6,1 Proc. Fett, 4,9 Proc. Nährsalze und 5,5 Proc. Wasser enthalten.

Quaglio's Bouillonkapseln. Fleischextrakt 100,0, Tomatensaft frisch gepresst 50,0, Selleriepulver 5,0, Kochsalz 70,0 werden im Dampfbade sorgfältig durchmischt und zur Extraktdicke eingedampft. Man füllt mit diesem Extrakt (2,5 g) den unteren Theil einer Gelatinekapsel, während man in den oberen Theil 0,5 g Bouillonwürzfett bringt, und schiebt beide Hälften übereinander.

Rozelina, Fleisch- und Wurstfarbe von C. H. Rose-Hamburg-Uhlenhorst: Carmini 25,0, Acidi borici 20, Aquae 805,0.

Barff's Kreochyle (liquid meat). Enthält 95 Proc. Wasser, 1 Proc. Fleischbasen, 0,75 Proc. Eiweiss und Pepton. (Stutzer.)

Benger's peptonised beef jelly. Hat 90 Proc. Wasser, 9 Proc. organische Stoffe, theilweise aus Pepton bestehend. (Stutzer.)

Brand & Co., Essence of beef. Enthält 90 Proc. Wasser, 6 Proc. Pepton, 2 Proc. Eiweiss. (Stutzer.)

Carne pura, Patent-Fleischpulver. Ist getrocknetes, gesalzenes und gemahlenes Fleisch mit 68 Proc. Proteinstoffen. Wird zu Fleischzwieback, Fleischnudeln, Fleischmaccaroni, Fleischkakao, Fleischchocolade verarbeitet, um den nicht angenehmen Geschmack des getrockneten Fleisches zu verdecken. (Stutzer.)

Carnrick's beef peptonoids ist getrocknetes, gemahlenes und entfettetes Fleisch, mit Zusatz von Weizenkleber und Milch hergestellt. Enthält Pepton. (Stutzer.)

Golden-Liquid Beef Tonic von Chr. M. Crittenton in New-York. Besteht aus Fleischextrakt, Cognak, Eisencitrat, Chinarindenextrakt und anderen Bitterstoffen.

Johnston's Fluid Beef. Enthält 50 Proc. Wasser, 45 Proc. organische Stoffe, 5 Proc. Salze. Die organischen Stoffe bestehen aus 17 Proc. fein zerhacktem Muskelfibrin, 17 Proc. Pepton und aus Fleischbasen. (Stutzer.)

Liebig's aufgeschlossenes Dünge-Fleischmehl. Die bei der Fabrikation des Fleischextraktes sich ergebenden Abfälle werden mit Schwefelsäure aufgeschlossen und in 2 Nummern in den Handel gebracht. **Nr. I.** Gesammtphosphorsäure 11,0 Proc., in Wasser lösliche Phosphorsäure 10,0 Proc., Stickstoff 5,0 Proc. **Nr. II.** Gesammtphosphorsäure 9 Proc., in Wasser lösliche Phosphorsäure 8 Proc., Stickstoff 7 Proc.

Murdock's liquid food. Enthält 83 Proc. Wasser, 13 Proc. Albuminate, Spuren von Pepton und Fleischbasen. (Stutzer.)

Pepton Chapeautot. Enthält 20 Proc. Pepton, 8 Proc. Eiweiss. Bei der Fabrikation scheint eine tiefgreifende Zersetzung der stickstoffhaltigen Bestandtheile eingetreten zu sein. In noch höherem Maasse ist dies der Fall bei **Peptone Dufresne.** (Stutzer.)

Savory and Moores fluid beef. Enthält 27 Proc. Wasser, 60 Proc. organische Stoffe. Fast soviel Fleischbasen enthaltend wie Liebigs Fleischextrakt; ist diesem überhaupt ähnlich. (Stutzer.)

Stenhouse Grove's fluid meat mit 23—27 Proc. Pepton. Ist dem Pepton Koch und Pepton Kemmerich ähnlich, indessen wurde von Rubner die sehr wechselnde Beschaffenheit des Präparates getadelt. (Stutzer.)

Valentine's meat juice. Enthält 59 Proc. Wasser, 5 Proc. Pepton, 2 Proc. Eiweiss. (Stutzer.)

Viande Favrot ist getrocknetes, fein gemahlenes und entfettetes Fleisch mit 85 Proc. verdaulichem Fibrin, Spuren von Fleischbasen. Pepton ist nicht vorhanden. (Stutzer.)

Wyeth's Beef juice. Scheint durch Einengen reinen, kochsalzhaltigen Rindfleischsaftes im Vacuum bei möglichst niedriger Temperatur gewonnen zu sein. Soll alles Eiweiss des Fleisches in gelöster Form, ferner das Hämoglobin in unverändertem Zustande enthalten. Mit Wasser verdünnt, zeigt der Saft röthlichbraune Färbung, die beim Kochen infolge Coagulation des Eiweisses verschwindet. Theelöffelweise in kaltem oder lauem Wasser.

Vinum Carnis (Nat. Form.).

Wine of Beef. Beef and Wine.

Rp. Extracti Carnis 35,0
Aquae fervidae 60,0
Vini Xerensis q. s. ad 1 l.

Vinum Carnis et Ferri (Nat. Form.).

Wine of Beef and Iron. Beef, Wine and Iron.

Rp. Tincturae Ferri citri chloridi
Extracti Carnis āā 35,0
Aquae fervidae 60,0
Vini Xerensis q. s. ad 1 l.

Caroba.

Folia Carobae, Carobenblätter sind die Blätter einer Anzahl von **Bignoniaceen** aus Mittel- und Südamerika, die als Diuretica und Sudorifica besonders gegen Syphilis empfohlen werden, nämlich **Jacaranda procera Spr., J. lancifolia (?), J. sub-rhombea DC., J. oxyphylla Cham., Bignonia quinquefolia Vahl, B. pur-gans (?), B. nodosa Mans., Sparatto-sperma lithontripticum Mart., Korde-lestris syphilitica Arruel.** Die Abbil-dungen zeigen Blätter erstgenannter Art.

Bestandtheile der Jacaranda-Arten. 0,162 Proc. eines Alkaloides Carobin, 3,3 Proc. Carobaharz, 0,0516 Proc. Caro-basäure, 0,1 Proc. Steocarobasäure etc.

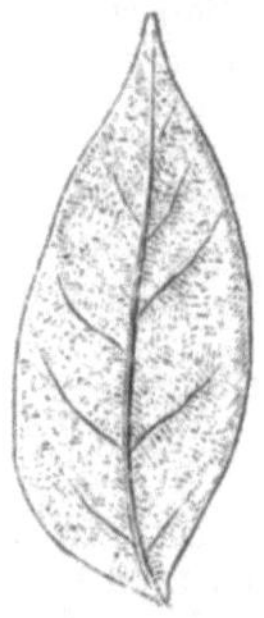

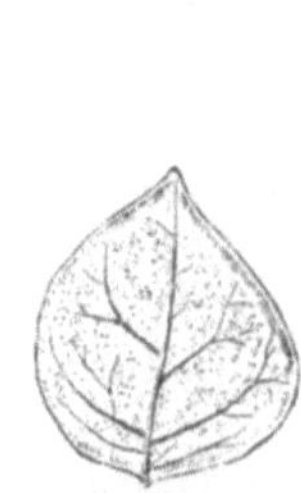

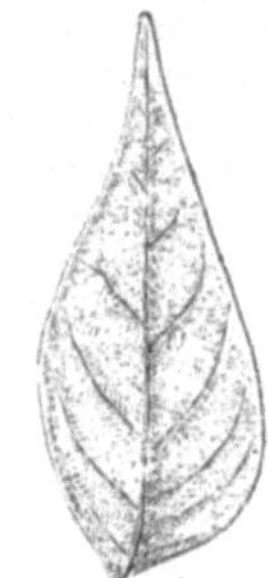

Fig. 163.   Fig. 164.   Fig. 165.

Anwendung. 1—3 g 3—4 mal täglich.

Balsamum Henricae, Henriettenbalsam gegen Zahnschmerzen, ist eine koncen-trirte alkoholische Tinktur der Blätter.

Unter dem Namen Caroba gehen auch die Hülsen von Ceratonia Siliqua und die grossen hohlen Gallen auf Pistacia Terebinthus, die von Pemphigus cornicula-rius erzeugt werden.

Carrageen.

Carrageen (Austr. Germ. Helv.). **Chondrus** (U-St.). **Caragaheen. Alga s. Fucus s. Muscus s. Lichen Caragen. Irländisches Moos. Karragaheen. Perlmoos. Knor-peltang. Seemoos. Mousse d'Irlande. Goémon. Mousse perlée. — Irish Moss. Pearl-moss.** Wird geliefert von zwei Algen aus der Reihe der **Florideae,** Familie der Gigartinaceae: **Chondrus crispus Lyngbye** (Sphaerococcus crispus Agardh) und **Gigartina mammillosa J. G. Agardh** (Sphaerococcus mammillosus Agardh), beide an den Küsten der alten Welt von Gibraltar bis zum Nordkap und an der atlantischen Küste von Nordamerika. Die erstgenannte fehlt im Mittelmeer und in der Ostsee, die zweite kommt auch im stillen Ocean vor; in der Droge tritt sie quantitativ ganz zurück.

Beschreibung. Beide Arten besitzen einen am Grunde stielförmigen Thallus, der mit einer scheibenförmigen Verbreiterung auf der Unterlage befestigt ist und sich nach oben wiederholt gabelig theilt. Die Aeste sind besonders bei Chondrus recht vielgestaltig, flach, gelappt, stielförmig, am Rande oft gekräuselt, jedenfalls sind sie bei hinreichender Breite immer flach, bei Gigartina rinnenförmig aufgebogen. An zahlreichen Exemplaren findet man die durch einen Geschlechtsakt entstandenen Fortpflanzungsorgane, die Cysto-carpien, die bei Chondrus halb eiförmig aus dem Gewebe des Thallus hervorragen, bei Gigartina stielförmig oder zitzenförmig hervortreten. — Beide sind im frischen Zustande schwarzroth oder grünroth. — Der Querschnitt lässt unter dem Mikroskop eine dichte Rinden- und eine lockere Markschicht erkennen.

Bestandtheile. Bis 80 Proc. Carrageenschleim (Pararabin) $C_6H_{10}O_5$, bis 9,4 Proc. Proteïnsubstanzen, in geringer Menge Jod und Brom, ferner an Farbstoffen Phyco-Erythrin und Chlorophyll. Der Aschengehalt beträgt 14 Proc. Die Asche ist reich an Sulfaten.

Einsammlung und Zubereitung. Man sammelt die durch Springfluthen an das Ufer geworfenen Algen oder zieht sie mit Rechen aus dem Wasser im Norden und Nordwesten Irlands, in geringer Menge auch in Nordfrankreich, die Hauptmenge liefert die Grafschaft Plymouth an der Küste von Massachusetts. — Die frisch schwarzrothen Algen werden durch wiederholtes Befeuchten und Trocknen an der Sonne gebleicht, dann in Fässern mit Wasser gerollt und noch einmal getrocknet. Die ursprünglich schlüpfrig-weichen Pflanzen sind nun steif, knorplig und weissgelb.

Prüfung. Bei der Methode des Einsammelns ist es unvermeidlich, dass auch fremde Algen, Korallen, Schnecken, Muscheln, Steinchen mit gesammelt werden. Von diesen wird die Droge durch Auslesen möglichst befreit. — Mit Wasser übergossen wird die Droge schlüpfrigweich und liefert damit beim Kochen einen nach Erde schmeckenden, in der Kälte ziemlich dicken Schleim, der mit Jod nicht blau, sondern höchstens röthlich wird. Eine im Handel vorkommende, besonders helle Sorte ist mit schwefliger Säure gebleicht; trocknet man solche Waare stark in der Wärme, so wird sie braun infolge des Gehaltes der durch Oxydation der schwefligen Säure entstandenen Schwefelsäure.

Aufbewahrung. Man entfernt so viel als möglich fremde Algen, Korallenreste und missfarbige Theile und zerstösst die scharf nachgetrocknete Droge im Mörser; oder man feuchtet dieselbe mit Wasser an, schneidet mittels eines Wiege- oder Stampfmessers und trocknet sie wiederum sorgfältig. Das durch ein grobes Speciessieb getriebene Carrageen wird, durch Absieben vom Pulver befreit, an einem trockenen Orte aufbewahrt.

Anwendung. Als Nährmittel bei Schwindsüchtigen, schwächlichen Kindern, bei Katarrhen der Respirationswege und des Darmkanals. In Theegemischen, in Abkochungen (1—2 : 100), in Form einer Gallerte. Carrageenschleim dient zur Bereitung haltbarer Leberthranemulsionen, zum Glätten der Haare, zum Klären trüber Flüssigkeiten (Bier, Honig etc.).

Gelatina Carrageen (Ergänzb.).
Irländisch-Moos-Gallerte.

Rp. Carrageen concisi 1,0
    Aquae 40,0.
Man erhitzt ½ Stunde im Dampf-bade, presst gelinde, fügt
    Sacchari 2,0
hinzu u. dampft ab, bis nach Entfernung des Schaumes 10,0 bleiben. Nur auf jedesmal. Verordnung z. bereiten.

Pasta Cacao carragenata.
Carrageen-Chokolade.

Rp. Massae Cacao
    Saccharolati Carrageen āā.
Bereitung s. unter Chokolade, S. 526.

Saccharolatum Carrageen.
Carrageenzucker.

Rp. 1. Carrageen 100,0
    2. Aquae 3000,0
    3. Sacchari 500,0.
Man kocht 1 u. 2 ½ Stunde, löst in der Seihflüssigkeit 3 und dampft unter Abschäumen zur Extraktdicke ein. Die Masse wird scharf getrocknet und gepulvert.

Brustbonbons von Stollwerk in Köln sollen mittels einer Abkochung von Carrageen, Isländischem Moos, Eibischwurzel, Süssholz, Souchongthee u. a. bereitet werden.

Cataplasma artificiale s. instantaneum, von Lelièvre und von Volkhausen, ist als Ersatz für Leinsamenmehl- und Breiumschläge seiner einfachen und saubereren Anwendung wegen sehr beliebt. Es sind mit Carrageenabkochung getränkte Wattetafeln, denen man durch Pressen und Trocknen das Aussehen einer dünnen Pappe giebt. Zum Gebrauch lässt man sie in heissem Wasser aufquellen.

Kräuterthee von C. Lück in Kolberg besteht aus Carrageen, Ehrenpreis, Lungenflechte, Bittersüss, Lindenblüthe.

Lebenstrank der Frau Neumann in Berlin, besteht im wesentlichen aus Carrageenabkochung.

Moospflanzenzeltchen von J. Seichert in Rognan sind Tafeln aus gezuckertem, roth gefärbtem Carrageenschleim.

Végétaline naturelle von Compère & Co., ein Kesselsteinmittel aus Meeresalgen.

Carthamus.

Gattung der **Compositae — Cynareae — Centaureinae.**

Carthamus tinctorius L. Heimath unbekannt, als Farbpflanze vielfach in wärmeren Gegenden, selten in Mitteleuropa kultivirt.

Verwendung finden die Blüthen: **Flores Carthami. Flores Cnici**, s. **Croci hortensis. Saflor. Bastardsafran. Deutscher, Falscher** oder **Wilder Safran. Carthame. Safranon. Safflower.**

Beschreibung. Die beim Beginn des Welkens aus den Blüthenkörbchen herausgezupften, rothen oder orangerothen Blüthen sind zwittrig. Die Röhre ist etwa 25 mm lang, sie theilt sich in 5 lineale, 6 mm lange Lappen (Fig. 166). Die Antherenröhre ist gelb. Die Pollenkörner sind bis 0,07 mm gross, gezackt, dreiporig. Die vierkantig gerippten Achaenen ohne Pappus. Der Fruchtknoten wird gewöhnlich abgerissen, findet sich aber auch noch häufig unter der Droge, ebenso die schmalen, weissen, seidig glänzenden Spreublättchen.

Bestandtheile. Safflorgelb, gelber in Wasser löslicher Farbstoff, und ein rother Farbstoff Carthamin (cf. unten), in Wasser schwer, in Alkohol und Alkalien leichter löslich.

Zubereitung, Anwendung, Nachweis. Die gesammelten Blüthen werden entweder einfach an der Luft getrocknet (5 Th. frische geben 1 Th. trockene), oder vorher zerquetscht, in jedem Falle aber mit Wasser extrahirt, um das werthlose Safflorgelb zu entfernen. Dann trocknet man sie locker oder in kleinen Kuchen. — Findet in der Pharmacie Verwendung zur Herstellung feiner Räucherspecies, in der Technik als Färbematerial für Seide, dessen Bedeutung aber gegenwärtig abnimmt gegenüber den Anilinfarben (Safranin), auch als Malerfarbe und zum Schminken und zur Verfälschung von Safran oder als dessen Surrogat.

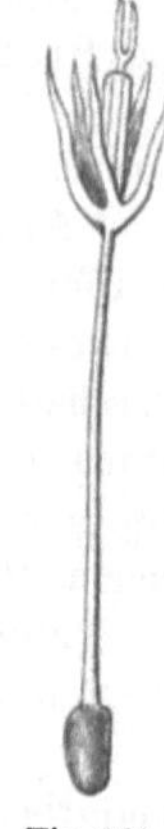

Fig. 166.
Einzelblüthe
v. Carthamus
tinctorius.

Im unzerkleinerten Safran leicht zu erkennen, wenn man eine Probe aufweicht, an der ganzen Form der Blüthen; im Pulver werden die stachligen resp. warzigen Pollenkörner

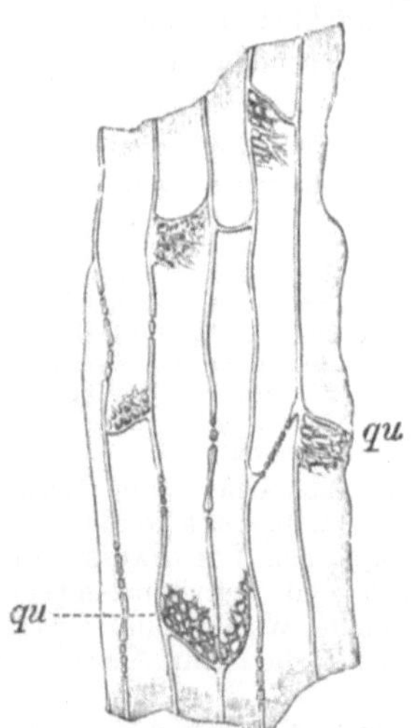

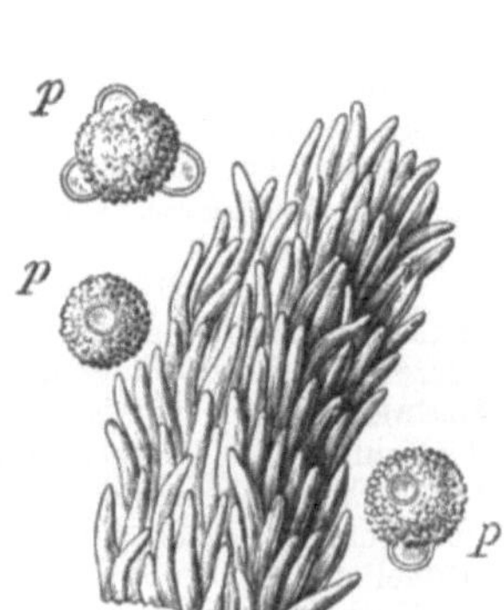

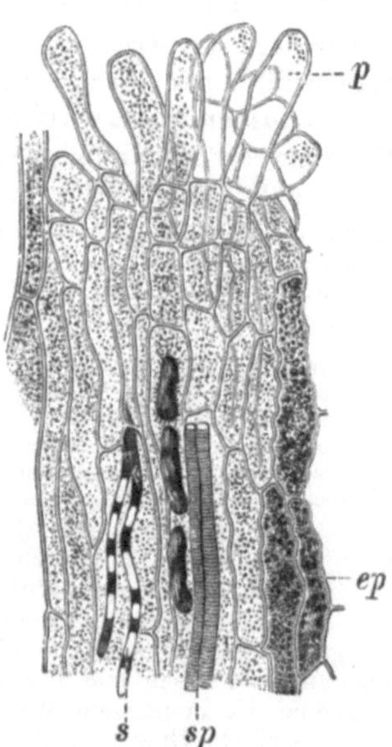

Fig. 167. Fragment eines Spreublättchens. 300 mal vergr.
qu Querwände.
(Nach MOELLER.)

Fig. 168. Griffelende der Saflorblüthe. 300 mal vergr.
p Pollenkörner.
(Nach MOELLER.)

Fig. 169. Blumenblatt des Saflor.
300 mal vergr. *ep* Epidermis.
p Papillen. *sp* Spiralgefässe. *s* Sekretschläuche. (Nach MOELLER.)

auf die richtige Spur führen, ferner ist auf die abweichenden Gewebe des Griffels und der Antheren zu achten. Safflor färbt sich mit konc. Schwefelsäure roth (cf. Crocus.).

Carthaminum $C_{14}H_{16}O_7$, der rothe Farbstoff des Safflor.

Darstellung. Die mit Wasser (cf. oben) ausgezogenen Blüthen extrahirt man mit 15 proc. Lösung von Na_2CO_3. Aus der rothen Lösung schlägt man das Carthamin mit Essigsäure auf Baumwolle nieder; entzieht derselben den Farbstoff von neuem mit 5 proc. Lösung von Na_2CO_3 und schlägt ihn daraus mit Citronensäure in Flocken nieder. Der gesammelte und getrocknete Niederschlag wird in Alkohol gelöst und dieser verdunstet.

Eigenschaften. Schwarzgrünes Pulver, in Wasser schwer, in Alkohol, in ätzenden und kohlensauren Alkalien mit rother Farbe löslich, aus diesen Lösungen durch Säuren fällbar. In Aether unlöslich. Mit koncentrirter Schwefelsäure sich roth lösend, aus dieser Lösung auf Wasserzusatz nicht wieder ausfallend. Beim Schmelzen mit KOH entstehen Oxalsäure und p-Oxybenzoësäure.

Carum.

Gattung der **Umbelliferae — Apioideae — Ammineae.**

I. Carum Carvi L. Heimisch durch fast ganz Europa bis nach Tibet und in Sibirien. Vielfach kultivirt. Liefert: **Fructus Carvi** (Austr. Germ. Helv.). **Carui Fructus** (Brit.). **Carum** (U-St.). **Semen Carvi. Semen Cumini pratensis. — Kümmel. Kümmelsamen. Garbe. Kramkümmel. —** Carvi (Gall.) **Semences de carvi. Cumin des** prés. — Caraway. Caraway Fruit.

Beschreibung. Die ganze Spaltfrucht ist eirund, von den Seiten zusammengedrückt, oben vom Stempel und den Resten des Griffels gekrönt, ungefähr 5 mm lang, kahl, meist in die etwas sichelförmigen Theilfrüchtchen zerfallen. — Die Theilfrucht im Querschnitt fast regelmässig fünfeckig mit 5 hervortretenden Ecken, dazwischen in den Thälchen je ein Oelstriemen, auf der Fugenfläche zwei. Das Endosperm im Querschnitt schwach fünflappig. — Im Bau ist die Frucht kaum von denen anderer Umbelliferen unterschieden; das Pulver charakterisirt sich durch folgende Merkmale: Haare fehlen, ebenso Netzfaserzellen (vergl. Foeniculum), die Querzellen sind auffallend breit (15—24 μ bei 45—75 μ Länge), ziemlich reichlich isodiametrische oder fast isodiametrische Steinzellen, schlanke Tracheïden.

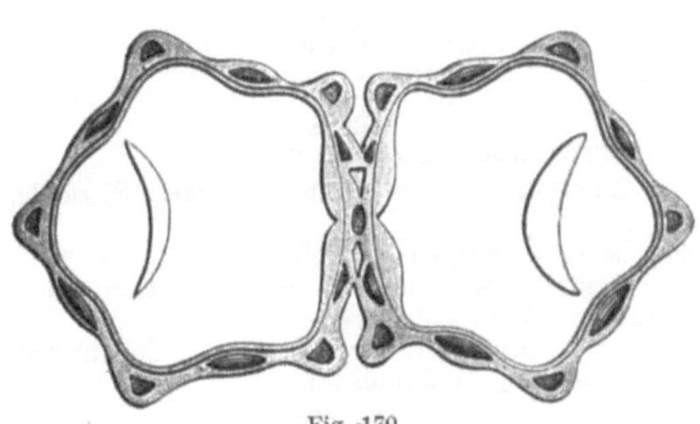

Fig. 170.
Querschnitt durch die ganze Frucht von Carum Carvi.

Bestandtheile. 3—7 Proc. ätherisches Oel (vergl. unten), 12,69 Proc. Fett, 3,12 Proc. Zucker, 19,74 Proc. stickstoffhaltige Substanz, 4,53 Proc. Stärke, 16,51 Proc. stickstofffreie Extraktstoffe, 20,09 Proc. Rohfaser, 14,55 Proc. Wasser, 6,01 Proc. Asche.

Verwechslungen und Verfälschungen. Den Früchten sollen zuweilen die von Aegopodium Podagraria L. beigemengt sein, die dunkler gefärbt und ohne Oelstriemen sind. — Häufig ist eine Verfälschung mit Kümmelfrüchten, denen das ätherische Oel durch Destillation schon entzogen ist. Sie sind ganz oder fast geruch- und geschmacklos. Vorkommendenfalls giebt eine Extraktbestimmung Anhaltspunkte; guter Kümmel giebt etwa 15 Proc. Extrakt.

Aufbewahrung. Die zur Reifezeit gesammelte Frucht wird getrocknet, gereinigt und in Holz-, besser in Blechgefässen aufbewahrt. Einen kleinen Vorrath an grobem Pulver hält man für Veterinärzwecke. Für das feine Pulver wählt man braune Stöpselgläser. Vor dem Pulvern trocknet man den Kümmel entweder einige Zeit über Aetzkalk oder einen Tag bei gelinder Wärme. Bei Verarbeitung der Früchte zu Pulver entsteht durch Trocknen und Verstäuben 10—12 Proc. Verlust.

Anwendung. Als Stomachicum und Carminativum bei Blähungen und Kolik 0,5—2,0 g mehrmals täglich als Pulver oder Infusum. Beliebtes Küchengewürz.

Aqua carminativa.
Windwasser.
a. Ph. Austr.
Rp. Florum Chamomillae Romanae
Corticis Fruct. Aurantii
Corticis Fruct. Citri
Foliorum Menthae crispae

Fructus Carvi
Fructus Coriandri
Fructus Foeniculi   āā 30,0
werden zerschnitten und zerstossen mit
Aquae   4000,0
24 Stunden macerirt, dann destillirt man ab 2000,0.

b. Münch. Apotheker-Verein.
Rp. Olei Aurantii corticis
Olei Carvi
Olei Citri
Olei Coriandri
Olei Foeniculi
Olei Menthae piperitae āā 1,0
Spiritus 100,0
Aquae Chamomillae 900,0.

c. Badische Erg. Taxe.

Rp. Florum Chamomillae 5,0
Foliorum Menthae crispae conc.
Fructus Carvi contusi
Fructus Foeniculi contusi
Corticis Fructus Citri conc.
Corticis Fructus Aurantii conc. āā 2,0
Spiritus 15,0
Man lässt 24 Stunden stehen und destil-
lirt ab 100,0.

Aqua Carui (Brit.)

ist wie Aqua Anethi (vergl. S. 306) zu bereiten. Ex tempore: Olei Carvi gtts. 3, Aquae tepidae 100,0.

Emplastrum Carvi.

Rp. Cerati Resinae Pini 25,0
Cerae flavae
Fructus Carvi pulverati āā 5,0
Olei Carvi 1,25.

Elaeosaccharum Carvi.
Oléosaccharure de carvi.

	Austr. Helv.	Germ. Gall.
Rp. Olei Carvi	1,0	1,0
Sacchari pulver.	50,0	20,0.

Guttae carvolatae.
Weisse Magenkrampftropfen.

Rp. Carvoli 20,0
Olei Menthae piperitae 2,0
Spiritus 73,0
Aquae destillatae 5,0.

Species carminativae (Gall.).
Espèces (semences) carminatives.

Rp. Fructus Anisi
Fructus Carvi
Fructus Coriandri
Fructus Foeniculi āā.

Spiritus Carvi (Austr.),
Kümmelgeist,

ist aus Kümmelfrüchten wie Spiritus Anisi (S. 316) zu bereiten.

Ex tempore: Olei Carvi 1,0
Spiritus 70,0
Aquae 29,0.

Vet. Pulvis galactapoeus vaccarum.
Milchpulver.

Rp. Fructus Carvi pulv. 40,0
Rhizomatis Calami pulv. 40,0
Natrii chlorati 15,0
Sulfuris sublimati 5,0.
Mit Warmbier täglich 2mal 2 Esslöffel.

Brust- und Blutreinigungsthee von ZÖFFEL: Malvenblätter, Kümmel, Süssholz, Guajakholz, Sassafras.

Brust- und Lungenthee, ZEEHI'scher ist dem vorigen ähnlich.

Heilschnaps, bitterer, von JOHANNA GERLITZ, wird aus Kümmel, Fenchel, Maiblumenwurzel, Orangenschale u. a. mit verdünntem Weingeist bereitet.

Mittel gegen Magenleiden von HEINRICH: Kümmel, Sennesblätter, Schafgarbe, Tausendgüldenkraut, Stiefmütterchen, Eibisch, Petersilie, Waldmeister.

II. Carum Ajowan Benth. et Hook. (Ptychotis coptica DC).

In Ostindien, Persien und Aegypten kultivirt. Liefert in den Früchten: **Fructus Ajowan, Semen Ajovae, Adjowanfrüchte, Ajowan, True Bishops seed. Ammi officinal. Ajowan** (Gall.).

Beschreibung. Die Früchte sind breiteiförmig, bis 3 mm lang, Aussenseite papillöshöckerig, in jedem Thälchen ein Oelstriemen, auf der Fugenfläche zwei.

Bestandtheile. Sie enthalten 3—4 Proc. eines farblosen oder schwach gelblichen ätherischen Oeles vom spec. Gew. 0,90—0,93, das Cymol und Thymol enthält. Die Früchte sind das Hauptmaterial zur Gewinnung des letzteren.

III. Die knollig verdickten Wurzeln amerikanischer Arten, von Carum Gairdneri Benth. et Hook und C. Kelloggin A. Gr. werden gegessen.

IV. Unter dem Namen „Kümmel" gehen hier und da im Handverkauf andere Früchte, so die Früchte von Cuminum Cyminum L. (vergl. Cuminum), als **römischer Kümmel,** die Samen von Nigella sativa L. als **Schwarzkümmel und Kreuzkümmel,** mit welchem Namen auch die Samen von Datura Stramonium L. bezeichnet werden.

Oleum Carvi (Germ., Austr., Helv., Gall.). Oleum Cari (U-St.). Oleum Carui (Brit.). Carvolum. Oleum Carvi concentratum. Kümmelöl, Karvol, Carvon. Essence de Carvi. Oil of Caraway.

Es ist zu beachten, dass Austr., Helv., Gall., Brit., U-St. unter „Oleum Carvi, Cari" oder „Carui" normales oder fast normales Kümmelöl verstehen, während Germ. mit Oleum Carvi nur den sauerstoffhaltigen Antheil, das Carvon bezeichnet.

Gewinnung. Durch Dampfdestillation der zerkleinerten Kümmelfrüchte. Zur Oelgewinnung wird hauptsächlich norwegische oder holländische Waare verwendet. (Ausbeute 4—6,5 Proc.). Seltener wird deutscher Kümmel destillirt, da dieser einen geringeren Oelgehalt (3,5—5 Proc.) hat. Zuweilen werden die Früchte auch unzerkleinert destillirt und nach dem Trocknen zu betrügerischen Zwecken verkauft. Das so gewonnene Oel ist jedoch ärmer an Carvon und deshalb minderwerthig. Zur Darstellung des Carvons unterwirft man Kümmelöl der fraktionirten Destillation mit Wasserdampf. Hierbei geht das Limonen (Carven) zuerst über und wird von dem später überdestillirenden Carvon getrennt.

Eigenschaften. Normales Kümmelöl ist eine wasserhelle oder hellgelbe Flüssigkeit vom Geruch und Geschmack des Kümmels. Spec. Gew. 0,905—0,915, (0,91—0,92 U-St., Brit. 0,91 Austr. 0,90—0,91 Helv.) Drehungswinkel (100 mm-Rohr) $+ 70$ bis $+ 80^0$. Löslich in 3—10 Th. 80 proc. Alkohol und in gleichen Theilen 90 proc. Alkohol. Es siedet von 175—230^0 C.

Carvon (Oleum Carvi des Arzneibuches) (Carvol), der eigentliche Träger des Kümmelgeruchs, ist etwas dickflüssiger als Kümmelöl und hat das spec. Gew. 0,963—0,966 und das Drehungsvermögen $+ 57$ bis $+ 60^0$ im 100 mm-Rohre. 1 Th. löst sich in 20 Th. 50 proc., und in 2 Th. 70 proc. Alkohol auf. Mit 90 proc. Alkohol ist es in jedem Verhältniss mischbar. Löst man 1 ccm Kümmelöl oder Carvon in 1 ccm Spiritus auf, so entsteht auf Zusatz von einem Tropfen einer sehr verdünnten Eisenchloridlösung meist eine violettrothe Färbung, die auf Zusatz von mehr Eisenchlorid wieder verschwindet (Germ., Austr.). Zum Gelingen der Reaktion ist eine starke Verdünnung des officinellen Liquor Ferri sesquichlorati erforderlich. Durch welchen Vorgang die Färbung veranlasst wird, ist unbekannt. Irgendwelchen praktischen Nutzen hat die Reaktion nicht.

Bestandtheile. Normales Kümmelöl enthält annähernd gleiche Theile Carvon, $C_{10}H_{14}O$, und Rechts-Limonen (Carven), $C_{10}H_{16}$. Reines aus der Schwefelwasserstoffverbindung, $C_{10}H_{14}O,H_2S$, durch alkoholisches Kali abgeschiedenes Carvon siedet bei 229—230^0 C. (Quecksilberfaden ganz im Dampf) und hat das spec. Gew. 0,964. Das spec. Drehungsvermögen $[\alpha]_D = + 62^0$. Limonen siedet von 175—176^0 C. und hat das spec. Gew. 0,946 bei 15^0 C.; $[\alpha]_D = + 123^0 40'$.

Prüfung. Die Bestimmung des spec. Gew. ist wichtig, weil sich daraus direkt die Menge des in einem Oele enthaltenen Carvons berechnen lässt, vorausgesetzt natürlich, dass das Oel nicht durch Spiritus verfälscht ist. Ein Kümmelöl ist um so besser, je höher sein spec. Gew. ist. Soll Carvon zur Darstellung von Kümmel-Liqueuren benutzt werden, so ist auf die oben erwähnte Löslichkeit in Alkohol von 50 Vol. Proc. zu achten. Verfälschungen mit Spiritus machen sich durch die Erniedrigung des spec. Gew. bemerkbar. In Wasser fallende Tropfen eines spiritushaltigen Oeles bleiben nicht klar, sondern erscheinen nach kurzer Zeit milchig getrübt.

Anwendung. Man gebraucht das Kümmelöl als Stimulans und Carminativum, bei Appetitlosigkeit, Magenkrampf, Flatulenz innerlich zu 0,1—0,2—0,3 g (3—6—10 Tropfen), auch äusserlich in Salben, Linimenten und Pflastern. Klystieren wird es in der 50fachen Menge Weingeist gelöst zugesetzt.

Die grösste Menge Kümmelöl wird in der Liqueurfabrikation zur Herstellung von Kümmelschnäpsen und -Liqueuren gebraucht. Für die besseren Sorten (Gilka, Allasch) findet ausschliesslich das Carvol Verwendung.

<table>
<tr><td colspan="3">Kümmel-Branntwein.</td><td colspan="3">Kümmel-Liqueur.</td></tr>
<tr><td>Rp.</td><td>Carvoli</td><td>2,5 g</td><td>Rp.</td><td>Carvoli</td><td>2,5 g</td></tr>
<tr><td></td><td>Spiritus (95%)</td><td>3 l</td><td></td><td>Spiritus (95%)</td><td>3 l</td></tr>
<tr><td></td><td>Aquae</td><td>7 „</td><td></td><td>Sacchari</td><td>1000,0</td></tr>
<tr><td></td><td>Sirupi simplicis</td><td>80 g.</td><td></td><td>coct. cum Aquae</td><td>1000,0</td></tr>
<tr><td></td><td></td><td></td><td></td><td>Aquae</td><td>5,6 l.</td></tr>
</table>

Eiskümmel-Liqueur. 3 g Carvol, 4 Liter Spiritus (95 Proc.) werden einer Auflösung von 7 Kilo weissem ungebläuten Candiszucker in 2,4 Liter Wasser zugesetzt. Den Zucker kocht man in einem irdenen oder emaillirten Gefässe, füllt den Liqueur nach Fertigstellung noch warm in die Flaschen und bewahrt diese bei mässiger Temperatur aufrecht stehend auf, damit sich der ausscheidende Zucker krystallklar auf dem Boden und an den Wandungen der Flaschen absetzt.

Caryophylli.

I. Caryophylli sind die Blüthenknospen der **Eugenia caryophyllata Thunberg** (syn. Caryophyllus aromaticus L., Jambosa Caryophyllus Niedenzu) Familie der **Myrtaceae — Myrtoideae.** Die Pflanze soll ursprünglich heimisch sein auf der Molukken-Insel Makian, findet sich aber anscheinend wild auch auf andern Molukken und auf den Philippinen. Kultivirt auf den Uliasser-Inseln, auf der Insel Amboina, in grossem Umfange in Sansibar und Pemba, wenig in Westindien.

Namen. **Caryophylli** (Austr. Germ.); **Caryophyllum** (Brit.); **Caryophyllus** (Helv. U-St.). **Caryophylli aromatici. Flores Caryophylli. — Gewürznelken. Kreidenelken. Nägelchen. — Girofles** (Gall.). **Clous de girofle. — Cloves.**

Beschreibung. Die Droge besteht aus dem gerundet vierkantigen, 10—15 mm langen, bis 4 mm dicken, braunen Fruchtknoten, der oben die vier dreieckigen Kelchblättchen trägt, welche die kugelig zusammenneigenden Blumenblätter einschliessen. Man kann die letzteren mitsammt den zahlreichen, gebogenen Staubblättern abheben, worauf der einfache Griffel sichtbar wird. Im Querschnitt durch den oberen Theil des Fruchtknotens werden die beiden Fächer desselben mit zahlreichen Samenanlagen sichtbar, von denen aber nur eine zur Entwicklung gelangt.

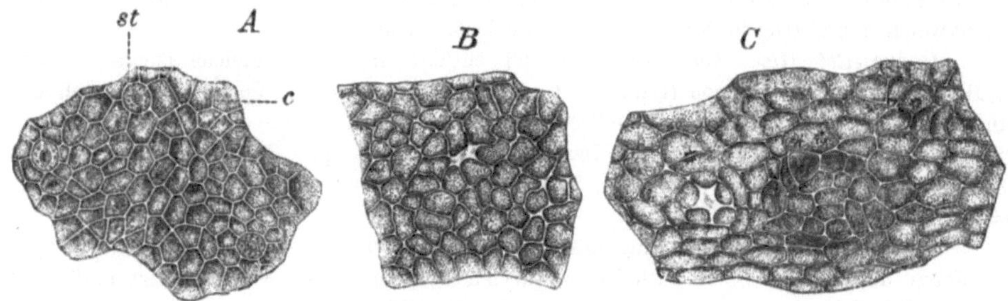

Fig. 171. Epidermis der Gewürznelken. *A* vom Unterkelch, *B* von der Aussenseite, *C* von der Innenseite des Kronenblattes mit durchschimmernden Sekretbehältern und mit Oxalatdrusen. *st* Stomatien. 160 mal vergr. (Nach MOELLER.)

Der Querschnitt zeigt innerhalb der mit dicker Cuticula bedeckten Epidermis Parenchym und in demselben einen mehrfachen Kreis grosser schizogener Sekretbehälter, in denen sich das ätherische Oel findet. In der Mitte des Querschnittes folgt ein Kreis kleiner Gefässbündel mit einigen Bastfasern, die bis 400 μ lang, bis 45 μ dick und ziemlich stark verdickt sind. Das daran sich nach innen anschliessende Gewebe ist ausserordentlich lückig, dann folgt wieder ein Kreis von Gefässbündeln, der ein kleines centrales Parenchym umschliesst. Im ganzen Parenchym häufig Oxalatdrusen. — Im Nelkenpulver fallen auf: die erwähnten Bastfasern, die tetraedrischen Pollenkörner, die zahlreichen kleinen, aber häufig zertrümmerten Oxalatdrusen, Fetzen der Epidermis mit der dicken Cuticula und mit Stomatien (Fig. 171). Mit Eisenchlorid werden alle Elemente schwarzblau (Eugenol), mit Kalilauge behandelt, krystallisirt leicht Eugenol-Kalium aus.

Bestandtheile. 9—20 Proc. ätherisches Oel, 13 Proc. Gerbstoff (?). Ferner nach KOENIG: 8,04 Proc. Wasser, 5,92 Proc. Stickstoffsubstanz, 9,1 Proc. Fett, 45,2 Proc. stickstofffreie Extraktstoffe, 8,45 Proc. Holzfaser, 7,42 Proc. Asche.

Handelssorten. 1) Die besten sind die ostindischen Molukken-, Amboina-, englischen Compagnienelken. Verhältnissmässig hellfarbig, besonders die Kronblätter deutlich heller wie der Kelch und Fruchtknoten. Oelgehalt 19—20 Proc. 2) Sansibar- oder afrikanische Nelken, dahin auch die Madagaskarnelken. Etwas dunkler. Oelgehalt 16—18 Proc. Die Hauptsorte des Handels. 3) Amerikanische oder Antillennelken von geringem Oelgehalt, ganz minderwerthig.

Verfälschungen. Solche der unzerkleinerten Nelken sind selten, doch sind künstliche Nelken aus Thon oder Holz, die mit Nelkenöl imprägnirt waren, ferner solche aus Weizenmehl, Eichenrinde und wenig echten Nelken vorgekommen. — Häufiger ist die Beimengung solcher, denen das ätherische Oel entzogen ist und denen man dann durch Abreiben mit fettem Oel wieder ein gutes Aussehen gegeben hat. (Gute Nelken geben durchbrochen und mit der Bruchstelle auf Papier gedrückt einen Oelfleck und lassen beim Drücken mit den Fingern Oel heraustreten). Schüttelt man eine Probe verdächtiger Nelken einige Male mit Wasser von 15—20° C. und überlässt sie dann der Ruhe, so sinken die guten Nelken zu Boden oder schwimmen senkrecht, bereits extrahirte oder „taube" schwimmen wagerecht. Schwimmen mehr wie 8 Proc. wagerecht, so soll man die Probe beanstanden. Gute Nelken geben mindestens 30 Proc. alkoholisches Extrakt, taube geben 7—10 Proc., extrahirte 2—5 Proc.

Schwieriger ist der Nachweis von Verfälschungen im Nelkenpulver.

1) Am häufigsten kommen solche vor mit den Nelkenstielen (Stipites seu Festucae Caryophyllorum, vgl. S. 669). Diese sind im Pulver charakterisirt durch reichliche Fragmente von Treppen- und Netzgefässen, während die Gewürznelken nur Spiralgefässe enthalten, ferner durch zahlreiche kurze, stark verdickte und poröse Steinzellen, die der Rinde entstammen, durch Kalkoxalat in Drusen und Einzelkrystallen (Fig. 172). — Das „ganz vereinzelte" Vorkommen dieser Elemente im Pulver berechtigt nicht, von einer absichtlichen Verfälschung zu sprechen, da einzelne Stiele aus Versehen mit vermahlen werden können.

2) Ferner werden als Verfälschung die Mutternelken (Anthophylli), die Früchte der Pflanze, angeführt. Diese Verfälschung ist ziemlich unwahrscheinlich, da die Mutternelken theurer bezahlt zu werden pflegen als die Gewürznelken. Vorkommenden Falles sind sie zu erkennen an dem reichlich vorhandenen Stärkemehl, dessen Körnchen bis 45 μ gross, eiförmig, bis nierenförmig, an einem Ende oft abgestutzt sind. Sie entstammen den Keimblättern. Ferner sind leicht aufzufinden gestreckte, knorrige, stark verdickte Steinzellen (Fig. 173 u. 174).

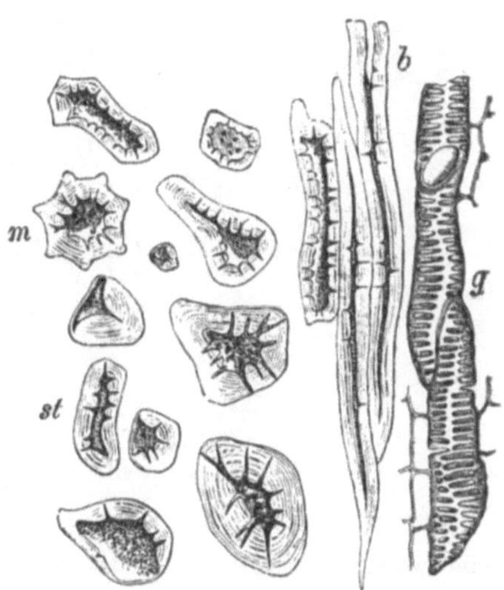

Fig. 172. Aus den Nelkenstielen.
g Gefässe. *b* Fasern. *st* Steinzellen der Rinde.
160 mal vergr. (Nach Moeller.)

3) Andere Verfälschungen, wie Mehl, gepulvertes Backwerk, Stärke, sind leicht durch das Mikroskop zu ermitteln, solche unorganischer Natur durch die Aschenbestimmung.

Aufbewahrung. In Porcellan- oder Glasgefässen (nicht in Blech!). Die Nelken sind wegen des hohen Gehaltes an flüchtigem Oel schwer zu pulvern; man trocknet sie am besten längere Zeit über Aetzkalk, verwandelt sie in ein mittelfeines Pulver und bewahrt dasselbe in nicht zu grosser Menge in gutschliessenden, gelben Hafengläsern auf. Die Ausbeute wird 82—88 Proc. der lufttrocknen Droge betragen.

Anwendung und Wirkung. Sie wirken antiseptisch. Man benutzt sie als Zusatz zu desinficirenden und aromatischen Mundwässern, aromatischen Tinkturen. Kaumittel bei übelriechendem Athem. Innerlich als appetitanregendes Mittel bei Verdauungsstörungen, Blähungen etc. Hauptsächlich als Küchengewürz.

Oleum Caryophyllorum. (Germ. Austr. Brit. Gall. Helv. U-St.). Nelkenöl. Essence de Girofle. Oil of Cloves.

Darstellung. Das Nelkenöl wird aus den Gewürznelken — meist ostafrikanischen — durch Destillation mit Wasserdampf gewonnen. Ausbeute 15—19 Proc. Das zuerst übergehende Oel schwimmt auf dem Wasser und besteht aus Caryophyllen, das später überdestillirende Eugenol sinkt in Wasser unter. Durch Zusammenmischen beider Bestandtheile erhält man das normale Nelkenöl.

Eigenschaften. Frisch destillirtes Nelkenöl ist ein fast farbloses oder gelbliches, am Licht oder durch Berührung mit der Luft bald gelb bis röthlichbraun werdendes Oel, das den starken Geruch der Gewürznelken und einen brennenden aromatischen Geschmack besitzt. Es siedet bei 250—260° C., wobei die grösste Menge zwischen 250 und 251° C. überdestillirt, und dreht den polarisirten Lichtstrahl sehr schwach nach links.

Das spec. Gew. schwankt je nach der Darstellungsweise des Oels von 1,045—1,070.

	Austr.	Brit.	Germ.	Helv.	U-St.
Spec. Gew.	1,040—1,060	> 1.050	> 1,060	1,055—1,065	1,060—1,067.

In Spiritus und Aether löst sich Nelkenöl in jedem Verhältniss, von Spiritus dilutus sind etwa zwei Theile zur klaren Lösung erforderlich. Schwefelkohlenstoff, Benzin und Chloroform geben trübe Mischungen. Eine Lösung von 1 Vol. Oel in 2—3 Vol. Weingeist färbt sich durch Eisenchloridlösuung (Germ.) blau bis blaugrün. Verdünnte Eisenchloridlösung (1 : 20) ruft eine blaue, bald durch roth in gelb übergehende Färbung hervor (Germ.). Mit Kali- oder Natronlauge oder mit Aetzammoniak geschütteltes Nelkenöl gesteht nach kurzer Zeit zu einer gelb gefärbten Masse (Eugenolkalium etc.). Beim Schütteln von Nelkenöl mit Kalkwasser bilden sich flockige, an den Wänden des Gefässes anhaftende Abscheidungen von Eugenolcalcium (Germ.). Breitet man an den Wänden eines Reagircylinders einige Tropfen Nelkenöl in dünner Schicht aus und lässt Bromdämpfe einfallen, so entsteht eine weissliche, später gelbe bis gelbrothe Färbung.

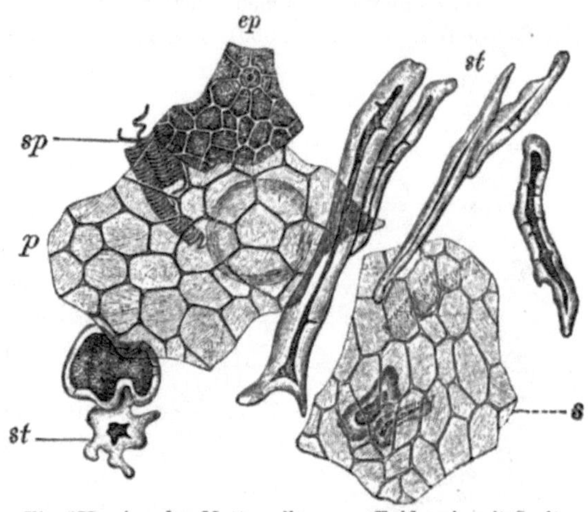

Fig. 173. Aus den Mutternelken. *ep* Epidermis mit Spaltöffnung. *p* Parenchym der Fruchtwand. *sp* Spiralgefässe. *st* Steinzellen und Fasern. 160 mal vergr. (Nach MOELLER.)

Mit Wasser geschütteltes Nelkenöl, auch ganz frisch destillirtes, ertheilt diesem infolge eines geringen Gehaltes an Essigsäure eine schwach saure Reaktion.

Bestandtheile. Ausser geringen Mengen Essigsäure, Methylalkohol, Furfurol, und Aceteugenol und (in alten Oelen) Spuren von Vanillin besteht Nelkenöl aus Caryophyllen und Eugenol.

Caryophyllen, ein Sesquiterpen $C_{15}H_{24}$, bildet eine farblose bei 258—260° C. siedende Flüssigkeit von schwachem, durchaus nicht an Nelken erinnerndem Geruch. Spec. Gew. 0,9085 bei 15° C.

Eugenol, $C_6H_3 — C_3H_5$ [1] — OCH_3 [3] — OH [4] oder p-oxy-m-Methoxyallylbenzol ist, wenn ganz frisch destillirt, eine farblose, stark lichtbrechende, optisch inaktive Flüssigkeit vom spec. Gew. 1,072 bei 15° C.

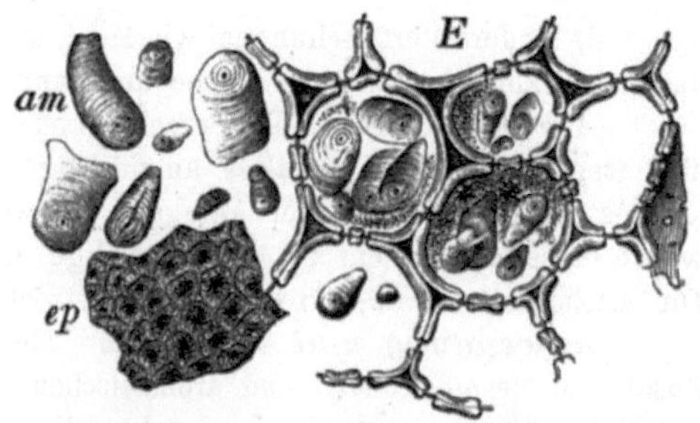

Fig. 174. Aus den Keimblättern der Mutternelken. *am* Stärkekörnchen. *E* Parenchym. *ep* Epidermis der Keimblätter. 160 mal vergr. (Nach MOELLER.)

Ueber freiem Feuer siedet es nicht ganz unzersetzt bei 252—254° C. (Thermometer ganz im Dampf), unter vermindertem Luftdruck ohne Zersetzung bei 12—13 mm von 128—129° C. Eugenol ist in Wasser schwer löslich, leicht löslich in Alkohol, Aether, Petroläther und Eisessig. Die alkoholische Lösung färbt sich auf Zusatz von Eisenchlorid blau bis blaugrün.

Als Phenol vereinigt sich das Eugenol mit kaustischen Alkalien und alkalischen Erden zu salzartigen Verbindungen unbeständiger Natur, die durch schwache Säuren, schon durch die Kohlensäure der Luft zerlegt werden.

Zur Reindarstellung von Eugenol schüttelt man Nelkenöl mit einer überschüssigen Menge dünner Natronlauge (von etwa 5—10 Proc.) aus, trennt mittelst eines Scheidetrichters die Lösung des Eugenolnatriums von dem aufschwimmenden Sesquiterpen, schüttelt die Salzlösung wiederholt mit Aether aus und scheidet daraus mit verdünnter Schwefelsäure das Eugenol ab, welches man nun zur Entfernung von Schwefelsäure mit Sodalösung auswäscht und dann im Vacuum oder mit Wasserdämpfen destillirt.

Durch Kochen von Eugenol mit Acetylchlorid oder Essigsäureanhydrid entsteht das bei 30—31° C. schmelzende Acet-Eugenol, durch gleiche Behandlung mit Benzoylchlorid oder Benzoësäureanhydrid, Benzoyleugenol, vom Schmelzpunkt 69 bis 70° C. Beide Verbindungen eignen sich zur Identificirung des Eugenols.

Prüfung. Im Handel wird vielfach das bedeutend billigere Oel der Nelkenstiele als Nelkenöl verkauft. Man erkennt dieses an seinem weniger feinen Geruch bei Vergleichung mit einem echten Oele. Die Ermittelung des spec. Gew. ist von Wichtigkeit, da fast alle in Betracht kommenden Verfälschungsmittel (mit Ausnahme des Sassafrasöles resp. Safrols) ein niedrigeres spec. Gew. besitzen. Falls ein zu niedriges spec. Gew. gefunden wird, ist eine Siedepunktsbestimmung zu empfehlen. Hierdurch würde sich beispielsweise Terpentinöl verrathen (Siedepunkt 160° C.).

1 Th. Nelkenöl soll sich mit 2 Raumtheilen verdünntem Weingeist klar mischen. Sassafrasöl und die meisten Verfälschungsmittel würden durch ihre schwere Löslichkeit erkannt werden. 1 ccm Nelkenöl wird mit 20 ccm heissem Wasser geschüttelt; das nach dem Erkalten der Mischung erhaltene Filtrat soll mit Eisenchlorid keine Blaufärbung annehmen (Karbolsäure).

In zweifelhaften Fällen ist die quantitative Eugenolbestimmung nach Thoms, bei der man das in Benzoyleugenol übergeführte Eugenol zur Wägung bringt, zu empfehlen.

Zur Ausführung der Bestimmung verfährt man folgendermassen:

In einem ca. 150 ccm fassenden, tarirten Becherglas werden 5 g Nelkenöl mit 20 g Natronlauge (15 Proc. NaOH haltend) übergossen und 6 g Benzoylchlorid hinzugefügt.

Man schüttelt kräftig um, bis das Reaktionsgemisch gleichmässig vertheilt ist. Nach dem Erkalten fügt man 50 ccm Wasser hinzu, erwärmt, bis der krystallinisch erstarrte Ester wieder ölförmig geworden ist, und lässt abermals erkalten. Man filtrirt nun die überstehende klare Flüssigkeit ab, übergiesst den im Becherglase zurückgehaltenen Krystallkuchen von neuem mit 50 ccm Wasser, erwärmt bis zum Schmelzen des Esters wiederum auf dem Wasserbade, filtrirt nach dem Erkalten und wiederholt das Auswaschen in gleicher Weise nochmals mit 50 ccm Wasser. Das überschüssige Natron, sowie das Natriumsalz ist dann entfernt.

Nachdem etwa auf das Filter gelangte Krystallblättchen in das Becherglas zurückgebracht worden sind, wird das noch feuchte Benzoyleugenol sogleich mit 25 ccm Alkohol von 90 Gewichtsprocent übergossen, auf dem Wasserbade unter Umschwenken erwärmt, bis Lösung erfolgt ist, und das Umschwenken des vom Wasserbade entfernten Becherglases so lange fortgesetzt, bis das Benzoyleugenol in klein krystallinischer Form auskrystallisirt ist. Das ist nach wenigen Minuten der Fall. Man kühlt sodann auf eine T. von 17° C. ab, bringt den krystallinischen Niederschlag auf ein Filter von 9 ccm Durchmesser und lässt das Filtrat in einen graduirten Cylinder einlaufen. Es werden bis gegen 20 ccm desselben mit dem Filtrate angefüllt werden; man drängt die auf dem Filter noch im Krystallbrei vorhandene alkoholische Lösung mit so viel Alkohol von 90 Gewichtsprocent nach, dass das Filtrat im ganzen 25 ccm beträgt, bringt das noch feuchte Filter mit dem Niederschlag in ein Wägegläschen (letzteres war vorher mit dem Filter bei 101° C. ausgetrocknet und gewogen) und trocknet bei 101° C. bis zum konstanten Gewicht. Von 25 ccm 90 procentigen Alkohols werden bei 17° C. = 0,55 g reines Benzoyleugenol gelöst, welche Menge dem Befunde hinzugezählt werden muss.

Bezeichnet a die gefundene Menge Benzoësäure-Ester, b die angewandte Menge Nelkenöl (gegen 5 g), und filtrirt man 25 ccm alkoholischer Lösung vom Ester unter den oben erläuterten Bedingungen ab, so findet man den Procentgehalt des Nelkenöls an Eugenol nach der Formel

$$\frac{4100\,(a + 0,55)}{67\,.\,b}$$

Gutes Nelkenöl hat einen Eugenolgehalt von etwa 70—80 Procent.

Aufbewahrung. An einem kühlen, dunklen Orte, in kleinen, ganz angefüllten Flaschen.

Anwendung. Nelkenöl ist ein kräftiges Aromaticum, das man in Verdünnung zu 0,01—0,05—0,1 ($^1/_2$—$1^1/_2$—3 Tropfen) innerlich anwendet. Aeusserlich mit Weingeist verdünnt, dient es als Roborans und Reizmittel gegen Schwäche in den Gliedern, Augenschwäche (um das Auge herum einzureiben), Zungenlähmung (auf die Zunge einzureiben, mit Weingeist und Glycerin verdünnt), Unterleibsschwäche etc. Wegen seiner desinficirenden Eigenschaften ist es als Zusatz zu Zahnpulvern und Mundwässern sehr beliebt. In der mikroskopischen Technik wird es zum Aufhellen von Präparaten gebraucht.

Nelkenstielöl wird aus den Nelkenstielen, die bei der Destillation 5—6 Proc. Ausbeute geben, gewonnen. In seinen Eigenschaften ist es dem Nelkenöl sehr ähnlich, riecht jedoch weniger angenehm wie dieses. Spec. Gew. 1,040—1,065. Drehungswinkel (100 mm-Rohr) bis — $1^0 10'$. Löslich in 2 Th. Spiritus dilutus. Die Bestandtheile sind, abgesehen von Aceteugenol, das im Stielöl fehlt, dieselben wie im Nelkenöl.

Acetum aromaticum Germ.

Aromatischer Essig, Vierräuberessig, Pestessig. — Vinaigre des 4 voleurs.

Rp. 1. Olei Caryophyllorum
    2. Olei Citri   āā 2,0
    3. Olei Cinnamomi
    4. Olei Juniperi
    5. Olei Lavandulae
    6. Olei Menthae piperitae
    7. Olei Rosmarini   āā 1,0
    8. Spiritus ($90^0/_0$)   450,0
    9. Acidi acetici diluti   650,0
   10. Aquae destillatae   1900,0.
1—7 in 8 zu lösen, 9 und 10 zufügen, nach 8 Tagen filtriren.

Aqua Anhaltina.

Spiritus Anhaltinus. Anhaltgeist.

Rp. Olei Caryophyllorum
    Olei Cinnamomi
    Olei Foeniculi
    Olei Macidis
    Olei Rosmarini āā 5,0
    Tincturae Moschi   2,0
    Spiritus   600,0.

Aqua Caryophyllorum.

Rp. Olei Caryophyllorum   gtt. 3
    Aquae destillat. tepidae   100,0.
Schütteln, erkaltet filtriren.

Aqua dentifricia Bototi (Ergänzb.).

Botot's Wasser. Eau de Botot.

Rp. Caryophyllorum
    Corticis Cinnamomi
    Fructus Anisi   āā 30,0
    Coccionellae   20,0
    Spiritus ($90^0/_0$)   2000,0.
Nach 8 tägigem Stehen filtrirt man und löst
    Olei Menthae piperit.   15,0.

Aqua dentifricia Boas (Apoth.-Zeitg.).

Rp. Caryophyllorum
    Corticis Cinnamomi   āā 10,0
    Fructus Anisi   15,0
    Coccionellae   7,5
    Spiritus   1200,0
    Olei Menthae piperitae
    Tincturae Ambrae   āā 5,0.

Balsamum Caryophyllorum.

Nelkenbalsam.

Rp. Olei Caryophyllorum   5,0
    Olei Nucistae   15,0.

Guttae odontalgicae.

(Auf Watte in die hohlen Zähne zu bringen.)

a. nach Boehm.

Rp. Olei Caryophyllorum   5,0
    Camphorae   1,0
    Spiritus   10,0.

b. nach Dieterich.

Rp. Olei Caryophyllorum
    Olei Cajeputi   āā 1,0
    Chloroformii   2,0.

Rp. Olei Caryophyllorum
    Tincturae Cannabis indic.
    Chloroformii   āā 2,0.

Rp. Morphini hydrochlor. 0,5
    Cocaïni hydrochlor.   1,5
    Spiritus ($90^0/_0$)   60,0.
Man löst und fügt hinzu
    Olei Caryophyllorum
    Mentholi   āā 10,0
    Chloroformii   18,0.

c. nach Gawalowski.

Rp. Olei Caryophyllorum
    Olei Satureiae   āā 1,0
    Olei Ligni santalin.
    Chloroformii   āā 2,0
    Kreosoti   4,0
    Alcohol. absoluti,   200,0.

d. nach Merck.

Rp. Olei Caryophyllorum
    Olei Menthae piperitae
    Kreosoti āā.

Infusum Caryophylli (Brit.).

Infusion of Cloves.

Rp. Caryophyllor. contus.   25,0
    Aquae destillat. ebullient.   1000,0.

Linimentum Roseni (Gall.).
Liniment de ROSEN.

Rp. 1. Olei Nucistae
    2. Olei Caryophyllorum āā 5,0
    3. Spiritus Juniperi   90,0.
Man erweicht 1, fügt 2, dann nach und nach unter Schütteln 3 hinzu. Einreibung für schwächliche Kinder.

Liquor aromaticus (n. HAGER).

Rp. Olei Caryophyllorum
    Olei Cinnamomi
    Olei Citri
    Olei Lavandulae
    Olei Thymi   āā 1,0
    Olei Bergamottae   3,0
    Spiritus (90%)   260,0.
Gegen Gliederreissen, Haarschwund etc. 1 Theelöffel mit 1 Löffel lauwarmem Wasser zu Waschungen bei Augenschwäche.

Mottenpulver (n. SCHÜTZE).

Rp. Caryophyllorum   50,0
    Ligni Quassiae
    Piperis nigri   āā 100,0
    Rhizomatis Iridis
    Ammonii carbonici   āā 20,0
    Camphorae   5,0
    Olei Bergamottae
    Olei Cinnamomi   āā 2,0.

Mückenstifte.

Rp. 1. Paraffini solidi   50,0
    2. Paraffini liquidi   40,0
    3. Olei Caryophyllorum 10,0.
Man schmilzt 1 und 2, fügt 3 zu und giesst in Schiebedosen oder in Formen für Mentholstifte aus. Zum Bestreichen des Gesichts und der Hände.

Pilulae odontalgicae.
Zahnpillen.

Rp. Caryophyllor. pulv.
    Olei Cinnamomi   āā 1,0
    Piperis nigri
    Natrii chlorati
    Gummi arabici   āā 4,0.
M. f. pilul. pond. 0,1.

Pulvis sternutatorius HUFELAND
HUFELANDischer Augentab

Rp. Caryophyllorum
    Corticis Cinnamomi
    Florum Lavandulae   āā 10,0
    Foliorum Rosmarini
    Foliorum Salviae   āā 5,0
    Corticis Cascarillae   30,0
    Macidis   1,5
    Herbae Origani   2,5
    Olei Bergamottae, Citri, Rutae q. s.
Als Schnupfmittel bei Augenleiden.

Spiritus aromaticus (Ergänzb.).

Rp. Caryophyllorum
    Corticis Cinnamomi ceylanici
    Herbae Majoranae
    Seminis Myristicae   āā 25,0
    Fructus Coriandri   50,0
    Spiritus (90%)   750,0
    Aquae   850,0.
Man lässt 24 Stunden stehen und destillirt dann ab 1000,0.

Spiritus crinalis LANDERER.
LANDERERS oder Holländischer Haarbalsam.

Rp. Caryophyllorum   10,0
    Foliorum Lauri   20,0
    Spiritus   200,0
    Aquae Rosae   100,0
    Glycerini   10,0
    Aetheris   15,0
    Olei Lavandulae gtts. 5.
Zum Einreiben der Kopfhaut.

Tinctura Caryophyllorum (Gall.).
Teinture ou Alcoolé de girofle.

Rp. Caryophyllor. contus.   20,0
    Spiritus (80%)   100,0.

Anthosenz von DR. HESS. Nelkenöl, Palmarosaöl, Ananasessenz, Spiritus, mit Alkanna gefärbt.

Brama-Elixir von RAMA AYEN, ist ein weingeistiger Auszug aus Nelken, Ingwer, Zimmt, Kardamom und anderen Gewürzen.

Cherry Tooth Paste von GOSNELL, besteht aus Nelken, Zimmt, Veilchenwurzel, Kreide, Bimstein, Nelkenöl, Honig, Karmin.

Circassia-Wasser von RUOFF enthält Perubalsam, Nelken- und andere ätherische Oele in Weingeist gelöst.

Deutsche Siegestropfen von SCHMIDT ist ein versüsster, weingeistiger Auszug aus Nelken und Orangenschalen.

Esprit des cheveux, Vegetabilischer Haarbalsam, von HUTTER, ist eine verdünnte Mixtura oleoso-balsamica.

Illodin-Zahnwasser nach TÖRBER. Alkoholische Lösung von Nelken-, Pfefferminz-, Rosen-, Anisöl, Menthol, Salol, mit Cochenille gefärbt.

Odontine, Zahntropfen, die im wesentlichen Nelkenöl, daneben Cajeput-, Wacholder-, Sandelholz- und andere ätherische Oele enthalten.

Pain-Expeller (amerik. Vorschr.). Nelkenöl 60,0, Zimmtöl 30,0, Sassafrasöl 250,0, Terpentinöl 180,0, Salmiakgeist (tripl.) 30,0, Chloroform 125,0, Alkohol q. s. zu $4^{1}/_{2}$ Liter. (Pharm. Record.)

Roche's Liniment, englisches Hustenmittel, ist mit Nelken-, Kümmel- und Bergamottöl versetztes Olivenöl.

Stomachin von SMITH, ist ein stärkereiches Chokoladenmehl mit Nelken, Zimmt und Sandelholz.

Svenska tanddroppar von GRAEFSTRÖM, enthalten Nelkenöl, Cajeputöl, Pfefferminzöl, Chloroform, Essigäther, Kampher.

Zahnmundwasser von HÜCKSTAEDT. Mischung aus Aether, Kampher, Nelkenöl.

Zahnschmerzmittel, Kölner, Nelkenöl 2 g, Aether 8 g.

II. Anthophylli. **Fructus Caryophylli.** — **Mutternelken. Königsnelken.** Die Frucht von **Eugenia caryophyllata Thunberg.**

Beschreibung. Eine einsamige, langgestreckte Beere mit derber Fruchtwand, vom Kelch gekrönt. Das zweite Fach des Fruchtknotens im Querschnitt oft noch andeutungsweise zu sehen. Der Samenkern besteht aus den zwei dicken, hartfleischigen, braunen Cotyledonen, von denen der grössere um den kleineren herumgebogen ist, und der Radicula, die zwischen ihnen eingeschlossen ist. Ueber den Bau etc. vergl. oben. Sie enthalten 4,6 Proc. Asche. Man verlangt sie zuweilen im Handverkauf in Theemischungen oder zu Augenwässern.

III. Stipites seu Festucae Caryophyllorum seu Fusti. **Nelkenstiele, Nelkenholz.** Die Fruchtstiele und jungen Zweige von **Eugenia caryophyllata Thunberg.**

Sie enthalten 5,5—6,0 Proc. ätherisches Oel vom spec. Gew. 1,040—1,065, das wie das Nelkenöl wenig links dreht. Vergl. über dasselbe oben, ebenso über den Bau der Nelkenstiele.

Cascarilla.

Cortex Cascarillae (Austr. Germ. Helv.). **Cascarilla** (Brit. U-St.). **Cort. Crotonis s. Eluteriae s. Eleutheriae. Cort. peruvianus spurius s. griseus.** — **Kaskarillrinde. Kaskarille. Graue Fieberrinde. Ruhrrinde. Schakarille.** — **Écorce de cascarille** (Gall.). — **Sweet wood bark.**

Stammt ab von **Croton Eluteria (L.) Benn.**, Familie der **Euphorbiaceae-Crotoneae.** Angeblich nur auf den Bahamas-Inseln heimisch, soll aber auch auf Cuba, im Süden des nordamerikanischen Festlandes und in Südamerika vorkommen.

Beschreibung. Verwendung findet die Rinde dünner Zweige in federkiel- bis bleistiftdicken und bis 10 cm langen Stücken, häufig auch die ganzen Zweigstücke. Aussen mit hellgrauem oder gelblichweissem Kork bekleidet, der leicht abblättert. Unter dem Kork ältere Stücke dunkelbraun, ganz junge oft etwas grünlich. Der Kork ist durch Längs- und Querrisse oft in quadratische Felder getheilt, und trägt schwarze oder weisse, punktförmige Flechten. — Unterseite hellbräunlich und eben. Bruch uneben. Der Querschnitt lässt mit der Loupe drei deutliche Schichten erkennen, die verbreiterten Mark- und die entsprechend verschmälerten Baststrahlen geben der inneren Hälfte ein deutlich strahliges Aussehen (Fig. 175).

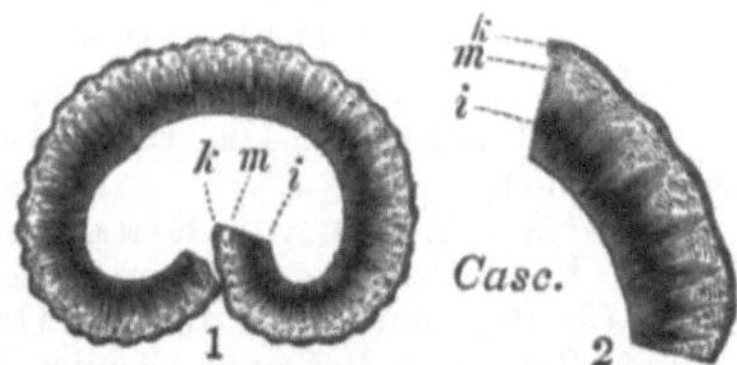

Fig. 175. Querschnitt durch Cortex Cascarillae. Lupenbild.

Im Bast erkennt man unter dem Mikroskop einzelne deutlich geschichtete sekundäre Fasern, an der Aussenseite der Baststrahlen kleine Gruppen primärer Fasern. Im Parenchym häufig Oxalat in Drusen und Einzelkrystallen, ferner Harz in dunklen Klumpen und ätherisches Oel. Stärke reichlich. — Charakteristisch sind im Pulver die dunklen Harzklumpen und die Fasern, deren Schichtung auch in der Längsansicht deutlich ist. — Geruch aromatisch. Geschmack aromatisch-bitter.

Bestandtheile. 1,5—3,0 Proc. ätherisches Oel vom spec. Gew. 0,89—0,93, das (100 mm-Rohr) $+5^0$ dreht; enthält ein Terpen $C_{10}H_{16}$. Ferner Cascarillin $C_{16}H_{24}O_5$. Schmelzpunkt 203,5° C., mit Schwefelsäure roth, dann grün, mit Salzsäure rosaroth, später blau. Frühere Formel des Cascarillin $C_{12}H_{18}O_4$, soll zum Theil als Ester in der Rinde sein. Ferner 15 Proc. Harz und Spuren von Gallussäure.

Die Rinde giebt 9—10 Proc. trocknes wässriges Extrakt.

Verwechslungen. Als solche wird die Copalchi-Rinde von Croton Pseudochina Schlechtendahl und wohl noch andere Crotonrinden (Cr. lucidum) beobachtet. Die

Stücke der ersteren sind derber, grösser wie die der echten Rinde, sie enthält in der primären Rinde Gruppen von Steinzellen.

Anwendung. In kleinen Dosen als appetiterregendes Mittel (0,5—2,0 mehrmals täglich in Pulver oder Infusum) bei Dyspepsie; grössere Dosen erzeugen leicht Erbrechen, Schlaflosigkeit und Kopfschmerz. — Auch zu Räuchermitteln verwendet. ferner zu Schnupfpulvern, Zusatz zum Tabak und in der Likörindustrie.

Aufbewahrt wird die von beigemengten Holz- und Zweigstücken befreite Rinde als feine Species in Blechgefässen, das Pulver in gelben Hafengläsern.

Extractum Cascarillae. Germ.: 1 Th. Rindenpulver (IV) übergiesst man mit 5 Th. siedendem Wasser: nach 24 Stunden presst man ab, wiederholt das Verfahren und dampft zum dicken Extrakt ein. Ausbeute 13—16 Proc., n. Dieterich 8—9 Proc. (Die ausgezogene Rinde liefert bei der Destillation noch 1 Proc. ätherisches Oel.) — Helv.: Rindenpulver 2 Th. mit Wasser und Weingeist āā 3 Th., dann noch einmal āā 2 Th. je 48 Stunden digeriren, filtrirte Auszüge zum dicken Extrakt eindampfen.

Tinctura Cascarillae. Grob gepulverte Rinde 1 Th., verdünnter Weingeist 5 Th.; 3 Tage digeriren (Austr.) oder 8 Tage maceriren (Ergb.) — Brit. Helv.: Rinde 20 Th., verd. Weingeist (70 proc.) q. s., durch Verdrängung 100 Th. Tinktur. — Gall.: Rinde 1 Th. Weingeist (80 proc.) 5 Th. 10 Tage maceriren.

Aqua Cascarillae.

Rp. Corticis Cascarillae   20,0
    durch Destillation gewinnt man 1000.
Ex tempore:
    Olei Cascarillae   gtt. 5
    Aquae destill. fervid.   1000.

Extractum Cascarillae solidum (Diet).
Wie Extr. Uvae Ursi sol. (S. 363), doch mit $^2/_3$ des dort vorgeschriebenen Wassers zu bereiten.

Infusum Cascarillae (Brit.).

Rp. Corticis Cascarillae   50,0
    Aquae destillat. ebullientis 1000,0.

Mixtura antasthenica Graves.

Rp. Infusi Cascarillae   150,0
    Chinini sulfurici   0,5
    Acidi sulfurici   2,0
    Extracti Hyoscyami   0,5
    Sirupi Aurantii Cort.   40,0.
Gegen Nachtschweiss bei Schwindsucht, Lungenleiden.

Tinctura anticholerica (sine Opio).

Rp. Olei Menthae piperitae   3,0
    Tincturae Cascarillae
    Tincturae Chinae
    Tincturae Castorei   āā 30,0
    Aetheris   40,0
    Tincturae Ratanhiae   60,0
    Tincturae Valerianae aeth. 120,0.

Tinctura antidiarrhoïca (Form. Berol.).

Rp. Tincturae Strychni   2,0
    Tincturae Opii simplicis   3,0
    Tincturae Cascarillae   10,0.
D. S. 3 Mal täglich 15 Tropfen.

Vinum Cascarillae.

Rp. Corticis Cascarillae gross. plv.   100,0
    Vini hispanici   1600,0.
Durch Digestion zu bereiten.

Caseïnum.

I. Caseïnum purissimum. Caseïn. Käsestoff. Milchcaseïn.

Als „Caseïn" bezeichnet man einen im Pflanzen- und Thierreiche vorkommenden, zur Gruppe der „Albuminate" gerechneten Eiweissstoff, welcher den Charakter einer in Wasser unlöslichen Säure hat, mit Alkalien und Erdalkalien in Wasser lösliche Verbindungen eingeht, die gegen Phenolphthaleïn theils neutral, theils sauer sind. Das am leichtesten zugängliche Caseïn ist das Caseïn der Kuhmilch. Unter dem Namen „Caseïn" schlechthin ist daher stets das Caseïn der Kuhmilch zu verstehen.

Darstellung. 400 ccm mit der Centrifuge möglichst entfetteter Kuhmilch werden mit 4 Liter Wasser verdünnt (um das Ausfallen des Caseïns in Klumpen zu verhindern) und nun bei 35—40⁰ C. entweder mit Labessenz behandelt oder mit etwa 35 ccm auf das Zwanzigfache verdünnter Essigsäure (von 30 Proc.) versetzt. — Das Caseïn fällt in grossen Flocken aus, welche sich leicht absetzen und erst durch Dekanthiren, später nach sorgfältigem Zerreiben mit Wasser auf dem Filter mit Wasser ausgewaschen werden. Man löst den Niederschlag alsdann unter Umrühren in möglichst wenig 0,1 procentiger Natronlauge auf, wobei die Flüssigkeit nicht alkalisch werden darf, filtrirt durch Filter aus mehrfacher Lage Filtrirpapier, säuert das Filtrat mit sehr verdünnter Essigsäure an, wodurch das

Caseïn wiederum gefällt wird und wiederholt diese Fällung und Auflösung mindestens 3—4 Mal. — Dann presst man den ausgewaschenen Niederschlag nicht zu stark aus, zerreibt ihn mit 97 procentigem Alkohol, wäscht ihn zunächst mit Alkohol, dann mit Aether bis zur völligen Entfettung aus, lässt ihn zunächst an der Luft, später im Trockenschranke trocknen und pulvert ihn.

Eigenschaften. Das reine Caseïn (*Caseïnum purissimum*) stellt im feuchten Zustande weisse, flockige Massen dar, welche beim Eintrocknen schwach gelbliche Färbung und hornähnliche, durchscheinende Beschaffenheit annehmen. Das Pulver ist weiss, mit einem Stich ins Gelbliche, fast ohne Geruch und Geschmack. Es ist unlöslich in Wasser, in Kochsalzlösung, in Alkohol und in Aether; beim Kochen mit Wasser oder mit Alkohol dagegen wird es zersetzt.

In Wasser, welches Alkalien enthält, löst es sich auf; ebenso ist es löslich in nicht zu stark verdünnter Salzsäure. Die alkalischen Lösungen des Caseïns gerinnen beim Erhitzen nicht, es scheidet sich auf der Oberfläche — wie bei der Milch — lediglich eine unlösliche Haut ab. — Aus kalksalzfreien Lösungen wird das Caseïn durch Labferment nicht als Coagulum abgeschieden. Diese Abscheidung tritt erst ein, wenn die Caseïnlösungen genügende Mengen von Calciumphosphat oder eines anderen Calciumsalzes enthalten. Streut man Caseïn auf feuchtes blaues Lackmuspapier, so färbt es dieses an den betroffenen Stellen roth, der wässrige Auszug des Caseïns aber reagirt nicht sauer.

Nach HAMMARSTEN ist die Zusammensetzung des Caseïns:

$$C = 52{,}96, \quad H = 7{,}05, \quad N = 15{,}65, \quad P = 0{,}85, \quad O = 22{,}71.$$

Giesst man eine alkalische Caseïnlösung in überschüssige starke Mineralsäure, so scheidet sich Acidcaseïn ab, eine Verbindung von Caseïn mit Mineralsäure, welche in viel Wasser löslich ist. — Das Caseïn der Frauenmilch ist wahrscheinlich nicht identisch mit demjenigen der Kuhmilch. Demjenigen der Frauenmilch stehen näher die Caseïne der Stuten-Milch und der Eselinnen-Milch.

Prüfung. 1) Caseïn sei ein fast weisses Pulver mit nur schwach gelblichem Schein und zeige weder käseartigen (pikanten) Geruch noch desgleichen Geschmack. 2) Es sei ein trockenes Pulver und nicht zu Klumpen zusammengeballt oder zusammengeflossen. 3) Wird 1 g Caseïn mit 10 ccm Wasser angeschlämmt und durchgeschüttelt, so darf das Filtrat weder blaues Lackmuspapier röthen, noch rothes Lackmuspapier bläuen, auch nach dem Verdampfen (Pepton) und Glühen einen wägbaren Rückstand nicht hinterlassen. 4) Das gleiche Verhalten müssen die alkoholischen (Milchzucker) und ätherischen (Fett) Auszüge zeigen. 5) Der Aschengehalt soll nicht wesentlich mehr als $1^0/_0$ betragen. 6) An der Luft in dünner Schicht ausgebreitet, darf Caseïn nach Verlauf einiger Stunden weder feucht werden, noch einen widerlichen Geruch annehmen.

Aufbewahrung. In wohlverschlossenen Gefässen, vor Feuchtigkeit und fremden Gerüchen geschützt.

Anwendung. Das reine Caseïn ist von SALKOWSKI als ernährendes Präparat empfohlen worden. Es wird vom Magen und Darme der Kranken und Rekonvalescenten gut ausgenutzt, ohne, wie die Peptone, den Verdauungskanal zu reizen. — Man giebt es 1) in Form von Cakes. 2) In flüssiger Form mit Natriumphosphat: Man versetzt 20,0 g trockenes Caseïn mit 2,0 g krystall. Natriumphosphat und 200,0 ccm Wasser und erhitzt einige Zeit auf dem Wasserbade. Man erhält eine milchweiss-filtrirende Flüssigkeit von theils gelöstem, theils gequollenem Caseïn, welche ca. 9 Proc. Eiweiss enthält. Man fügt Zucker und Vanillin oder Chokolade hinzu, worauf die Flüssigkeit wie Milch genossen werden kann. 3) Als Zusatz zu Fleischbrühe und heissen Suppen, weil es in ihnen nicht gerinnt.

Caseïnum technicum. Technisches Caseïn.

Erheblicher als in der Therapie ist der Verbrauch des Caseïns in der Technik. Ein Caseïn für technische Zwecke erhält man, indem man möglichst stark entrahmte Milch (Centrifugen-Magermilch) mit Essigsäure ansäuert, das ausgeschiedene Caseïn mit Wasser wäscht, bis das ablaufende nicht mehr sauer reagirt, alsdann trocknet. Es ist ein schwach gelbes, schwerer und unvollkommener als Caseïn puriss. lösliches Pulver mit einem Aschengehalt von 5—6 Proc. Die Verwendung ist mannigfacher Art; es dient z. B. zur Herstellung feuer- und wasserbeständiger Anstrichfarben. In der Wärme und unter Druck wird Caseïn in Wasserglas gelöst und darauf mit Farbstoffen beschwert (D. P. 72801). Caseïnalkalien und -Erdalkalien werden in der sogenannten Caseïnmalerei verbraucht (D. P. 85057). Zum Leimen von Papier dient in der Papierfabrikation Caseïn-Ammoniak (D. P. 25757). Die Entstehung von Caseïncalcium aus ammoniakalischem Caseïnleim und Kalkmilch benutzt man gleichfalls mit Vortheil zum Kitten und Leimen (D. P. 66202). Bei der Wichsefabrikation soll Caseïn-Borax- oder Caseïn-Sodalösung ein säurefreies Produkt liefern, welches das Leder schont und demselben einen hohen Glanz verleiht (D. P. 52588). Sägespäne und andere Holzabfälle, mit Caseïnlösung imprägnirt, erhitzt und in Platten von jeder beliebigen Form gepresst, haben ein dauerhaftes und leichtes Wärme-Isolirungsmaterial gegeben (Fussbodenplatten) (D.P. 73072). Die Eigenschaft des Caseïns, bei dem Coaguliren Farbstoffe, Fette, Oele etc. mit niederzureissen, macht es in manchen Fällen zu einem ausgezeichneten Klärmittel.

II. Caseïn-Natrium. Nutrose. Natrium caseïnicum. Ist das für Phenolphthaleïn saure Natriumsalz des Milchcaseïns und wird fabrikmässig durch die Höchster Farbwerke dargestellt (D. R.-P. 85057).

Darstellung. Man bereitet, wie unter Caseïn angegeben ist, aus Magermilch Caseïn, wäscht es aus und stellt durch Titration fest, wie viel Natronhydrat dieses noch feuchte Caseïn zur Bildung des gegen Phenolphthaleïn neutralen Salzes (d. h. Phenolphthaleïn als Indikator!) verbraucht. Man löst nun das Caseïn in ein wenig mehr als der Hälfte dieser Menge Natronhydrat-Lösung auf (d. h. man setzt soviel Natronhydrat hinzu, als gerade zur Auflösung nöthig ist), und kann nun nach zwei Verfahren das trockene Präparat gewinnen: A. Man dampft die Lösung im Vakuum zur Trockne, pulvert den Rückstand und zieht ihn mit Alkohol aus zur Beseitigung etwa überschüssig vorhandenen Alkalis. B. Man fällt die konc. wässrige Lösung mit Aceton. Der sich flockig abscheidende Niederschlag wird mit Alkohol und Aether gewaschen und getrocknet.

Eigenschaften. Ein amorphes, weisses, fast geruch- und geschmackloses Pulver, welches in kaltem Wasser schwer, in heissem Wasser leicht löslich ist. In Alkohol und in Aether ist es unlöslich. Es ist gegen Lackmus neutral, gegen Phenolphthaleïn aber sauer. Beim Erhitzen stösst es unangenehm riechende Dämpfe aus, verkohlt und verbrennt schliesslich unter Hinterlassung einer alkalisch reagirenden Asche, welche neben Spuren von Eisen vorzugsweise Natriumkarbonat enthält. Nach AUFRECHT ist die Zusammensetzung der Nutrose:

Eiweisssubstanz	65,2	Mineralstoffe	4,15
Wasser	10,5	Stickstofffreie Substanz	20,15

Die Nutrose ist nach RÖHMANN die zur Ernährung geeignetste Caseïnverbindung; sie wird im Darm verarbeitet, ohne denselben zu reizen, und vermag den zur Ernährung erforderlichen Stickstoff vollständig zu liefern. Man giebt sie in Wasser, Milch, Cacao, Bouillon, ohne den Geschmack und das Aussehen dieser Lösungsmittel wesentlich zu beeinflussen.

III. Eucasinum. Eucasin. Caseïn-Ammoniak. Caseïn-Ammonium.

Darstellung. Man leitet über feingepulvertes, trockenes Caseïn Ammoniakgas, welches unter Selbsterwärmung aufgenommeu wird. Sobald das Caseïn in Wasser sich fast klar auflöst, wird die Einleitung unterbrochen, wozu übrigens bei dem hohen Molekulargewicht des Caseïns nur wenig Ammoniak erforderlich ist.

Man kann auch das Caseïn in Alkohol, Aether, Benzin und dgl. vertheilen und in dieser Mischung die Sättigung des Caseïns mit Ammoniakgas ausführen.

Eigenschaften. Weisses oder schwach gelblich-weisses, fast geruch- und geschmackloses, bez. schwach käseartig riechendes Pulver, das in warmem Wasser zu einer milchigen Flüssigkeit auflöslich ist. Beim Erwärmen mit Natronlauge wird Ammoniak in Freiheit gesetzt.

Anwendung. Nach Salkowski u. A. ist es ein leicht verdauliches, denkbarst koncentrirtes Kräftigungsmittel für Bleichsüchtige, Magen- und Lungenleidende, Genesende, da es leicht und ziemlich vollständig verarbeitet wird, Magen und Darm nicht reizt und keine Diarrhöen erzeugt. Man giebt es 2—4 Mal täglich zu je 1 Esslöffel in heissen Getränken (Kaffee, Chokolade) oder in Suppen (Bouillon, Mehlsuppen, Haferschleim). Da es keine Nucleïnverbindungen enthält, so eignet es sich besonders auch zur Ernährung bei gichtischen Processen. Mit Wein und Bier verträgt sich das Präparat nicht.

IV. Caseojodin.

Durch Erwärmen eines Gemisches von 80 Th. Caseïn und 20 Th. Jod unter Umrühren bei Wasserbadtemperatur und Extrahiren des Produktes mit Aether hat Liebrecht ein von ihm „Perjodcaseïn" genanntes Produkt als gelbes Pulver erhalten, welches lufttrocken einen Gehalt von 17,8 Proc. Jod hat. In diesem Perjodcaseïn ist ein Theil des Jods fester, ein anderer Theil locker gebunden.

Behandelt man dieses Produkt mit Natriumthiosulfat, so wird es entfärbt. Wäscht man es nunmehr mit Wasser aus und trocknet es durch Behandeln mit Alkohol und mit Aether, so resultirt ein Jodcaseïn, welches im Durchschnitt 5,7 Proc. Jod in fester Bindung enthält.

Das Präparat ist noch nicht recht über das Versuchsstadium hinausgekommen.

Alkaloïd-Caseïn-Verbindungen. Die Darstellung von Verbindungen, welche Alkaloïde und Caseïn enthalten, geschieht, indem man die Lösung eines Alkaloïdes auf Caseïn einwirken lässt bei Gegenwart eines Alkali. (E. Thomas-Aachen, Amerik. Patent 626110.)

Argonin L. Während das gewöhnliche Argonin (s. S. 381) nur durch kochendes Wasser gelöst werden kann, löst sich dieses von den Höchster Farbwerken neuerdings in den Handel gebrachte Präparat schon in kaltem Wasser, und die Lösungen sollen Monate lang unverändert bleiben. Der Gehalt an Silber beträgt 10 Proc. Zur Anwendung gelangt Argonin L. in 1procentiger Lösung.

Caseïnum tannicum, Tannocasum, empfiehlt G. Romijn als Ersatz von Tannalbin, Tannigen, Tannoform und anderer Darmadstringentien der letzten Jahre.

Zur Darstellung wird 1 k gereinigtes Caseïn mittels Natriumkarbonat in 10 Litern Wasser gelöst und unter Umrühren mit einer Lösung von 700 g Tannin und 100 ccm Formaldehyd in 3 Litern Wasser versetzt. Das Gemisch wird mit stark verdünnter Salzsäure übersättigt, der dadurch entstandene Niederschlag abgepresst, durch Erwärmen gehärtet und getrocknet. — Das so erhaltene Produkt ist von hellgrauer Farbe und lässt sich leicht pulvern. Es widersteht der Magenverdauung und wird erst durch die Darmverdauung in Lösung gebracht.

Caseïnfirnisse. Deckende Arzneiformen zur Aufnahme von Arzneistoffen. **A.** Bor-Caseïn-Firniss nach Beiersdorf. 5 Th. Caseïn, 0,6 Th. Borax und 25 Th. Wasser werden unter Erwärmen zu einem Firniss gelöst. **B.** Glycerin-Caseïn-Firniss nach Beiersdorf. 1 Th. Caseïn wird in der Kälte in $3—3^1/_2$ Th. stärkstem Ammoniak (von 25 Proc.) gelöst. Man erwärmt alsdann diese Lösung mit 1 Th. Glycerin und verflüchtigt das Ammoniak. Die zurückbleibende Masse löst sich in 2 Th. kochendem Wasser im Dampfbade zu einer schönen Emulsion, aus welcher sich pulverförmige Zusätze nicht leicht abscheiden.

Caseïn-Leim. **A.** Trockenes Caseïn wird mit verdünnter Borax-Lösung oder mit Ammoniak q. s. bis zur schwach alkalischen Reaktion behandelt. **B.** Frisch gefälltes Caseïn 100,0 Th. werden mit 8 Th. gelöschtem Kalk in Lösung gebracht und mit 20 bis 30 Th. Wasserglas versetzt. Beide Leime sind bald zu verarbeiten.

Caseïn-Porcellan-Kitt. Man löst 1 Vol. frisch gefälltes Caseïn in 3 Vol. Natron-Wasserglaslösung.

Gummi arabicum-Ersatz, bei den hohen Preisen der natürlichen Gummisorten zu technischen Zwecken vielfach angewendet, sind Lösungen von frisch gefälltem Caseïn in wässriger Boraxlösung.

Oberflächenglanzkitt für Leder, Borax-Caseïn-Kitt. Ist eine Auflösung von frisch gefälltem Caseïn in wässriger Boraxlösung.

Sanatogen ist ein aus Milchcaseïn dargestelltes glycerinphosphorsaures Caseïn-Natrium. Das Präparat ist in Wasser leicht löslich, und ist vor dem Vermengen mit Suppen etc. mit Wasser anzurühren.

Trocknende Caseïn-Salben nach O. Troplowitz (D. R.-P. 79113). Gereinigtes, getrocknetes und zerkleinertes Caseïn wird in einer Mischung von Ammoniak und Glycerin āā gelöst. Nach Verjagung des Ammoniak durch Erhitzen giebt die Lösung mit

Fetten Emulsionen, welche auf die Haut gestrichen in kurzer Zeit zu elastischen Ueber-
zügen eintrocknen.

Unguentum Caseïni Unna. Caseïni sicci 14,0, Alkali (aus 4 Th. Kalihydrat und
1 Th. Natronhydrat) 0,43, Glycerini 7,0, Vaselini 21,0, Antisepticum 1,0, Aquae 56,57.
Alkalische Zusätze, z. B. Sapo kalinus, verdicken die Konsistenz der Salbe. Noch stärker
wirken die Ichthyol-Salze, weshalb diese mit Wasser zu verdünnen sind. Resorcin, Pyrogallol und Zinkoxyd vermindern dagegen die Konsistenz. — Caseïnsalben sollen wegen der
starken Wasser-Verdunstung am besten in Zinntuben abgegeben werden.

Cassia.

Gattung der **Caesalpiniaceae—Cassieae.**

I. Mehrere Arten liefern die **Sennesblätter** (vergl. Senna).

II. Andere Arten finden wegen des reichen Gehaltes an Gerbstoff technische Verwendung: so die Rinde von **C. auriculata L.** aus Ostindien mit 20 Proc. Gerbstoff, die
von **C. florida Vahl** mit 4 Proc., die von **C. Roxburghii D. C.** mit 6 Proc., die
von **C. grandis L. f.** etc.

III. Zahlreiche Arten finden arzneiliche Verwendung, so von **C. alata L.** die Blätter
und Blüthen gegen Hautkrankheiten (Herpes), von **C. occidentalis L.** die Blätter gegen
Erysipelas, **C. Tora L.** die Samen gegen Hautkrankheiten und gegen Augenleiden etc.

IV. Die Samen von **C. occidentalis L.**, sowie die von **C. Sophora L.** liefern
Kaffeesurrogate (vergl. Coffea).

V. Cassia fistula L. (syn. Bactyrilobium Fistula Willd.), heimisch im tropischen
Asien, in Amerika und Afrika kultivirt. Mit langer, hängender, stielrunder Hülse, quer
gefächert, in jedem Fach ein Same in einem süssen Fruchtmus, das ähnlich wie das von
Tamarindus verwendet wird. Es enthält bis 70 Proc. Zucker und bis 3 Proc. Gerbstoff.

Ausser dieser Art werden die Hülsen verwandter Arten (wie die von *C. grandis L.*
f. „Casse du Brésil". Gall.) ebenso verwendet. Die Blüthen wirken abführend, die Rinde
wird des Gerbstoffgehaltes wegen, ebenso das Holz technisch verwendet.

Fructus Cassiae Fistulae (Austr. Helv.). **Cassia Fistula** (U-St.). **Röhrenkassie.**
Purgirkassie. Casse (Gall.). **Purging Cassia.** Beim Einkauf prüfe man, ob der Fruchtbrei nicht zu sehr ausgetrocknet, nicht schimmelig und von Insekten zerfressen ist.

Pulpa Cassiae Fistulae (Austr.). **Cassiae Pulpa** (Brit.). **Cassienmus, Kassien-
mark. Cassia Pulp. Pulpe de Casse** (Gall.).

Fruchtmus, Querwände und Samen werden den Früchten entnommen und wie Pulpa
Tamarindorum (siehe dort) zu einem Mus verarbeitet. Dasselbe soll honigartig riechen
und angenehm süss schmecken. Auch hier ist das von DIETERICH für Tamarindenmus empfohlene Beschleunigungsverfahren anwendbar.

Ausbeute: 120—130 Proc. der ganzen Röhrenkassie. Wie die folgenden in Porcellan-
oder Steingutgefässen zu verarbeiten und aufzubewahren.

Conserva Cassiae. Conserve de Casse (Gall.). Cassienmus 50 Th. erweicht
man im Wasserbade mit destill. Wasser 50 Th., fügt Zuckerpulver 125 Th. hinzu und
dampft ein auf 200 Th.

Extractum Cassiae, Extrait de Casse (Gall.). Röhrenkassie, Kaltes destill.
Wasser gleiche Theile. Man erweicht den Inhalt der Früchte in Wasser, seiht ohne zu
pressen durch, wäscht mit Wasser nach und dampft zu einem weichen Extrakt ein.

Tisane de Casse (Gall.). Cassienmus 20 g, siedendes Wasser 1000 g; nach 1 Stunde
durchseihen.

**VI. Flores Cassiae, Clavelli Cassiae, Zimmtblüthen, Caneelblüthen, Zimmt-
nägelchen** sind die abgeblühten und vertrockneten Blüthen einer Cinnamomumart, vielleicht
von **C. Cassia Blume** oder **C. Loureirii Nees.** Sie sind keulenförmig, bis 12 mm
lang, zum Theil gestielt, hart, fast holzig, grobrunzelig, graubraun oder schwarzbraun.
Jedes Stück besteht aus dem becherförmigen Untertheil des Kelches, der nach abwärts

stielartig verschmälert ist, und nach oben in den undeutlich sechstheiligen Saum ausläuft, der den Fruchtknoten umschliesst. — Geruch und Geschmack nach Zimmt.

Für den Nachweis des Pulvers kommen in Betracht die einzelligen, dickwandigen Haare.

Sie enthalten bis 1,9 Proc. ätherisches Oel vom spec. Gew. 1,031 und mit einem Gehalt von 80,4 Proc. Zimmtaldehyd. Die Blüthenstiele liefern 1,7 Proc. ätherisches Oel vom spec. Gew. 1,046 mit 92 Proc. Zimmtaldehyd.

Man verwendet sie hier und da als Gewürz, in der Heilkunde sind sie obsolet.

VII. Cassia caryophyllata, Cortex Caryophyllati, Nelkenzimmt, Nelkenkassie, ist die Rinde des zu den **Lauraceae—Persoideae** gehörigen **Dicypellium caryophyllatum (Mart.) Nees,** heimisch in Brasilien.

Sie bildet lange, 2 Finger dicke Cylinder, die aus mehreren in einander gesteckten Röhren bestehen. Die Rinde ist bis 2 mm dick, dunkel rothbraun. Im Allgemeinen vom Bau der Lauraceenrinden (vergl. Cinnamomum), aber im Bast keine Fasern, nur zuweilen Gruppen von Steinzellen. Geruch und Geschmack nach Nelken und Zimmt.

Dieser echten Rinde werden andere Lauraceenrinden von ähnlichem Geruch und Geschmack substituirt, eine genauer untersuchte, wohl von einer Cinnamomumart abstammend, enthielt im Bast Fasern.

Castanea.

Gattung der **Fagaceae.**

I. Castanea vulgaris Lam. (syn. C. vesca Gärtn.) **Edelkastanie. Echte Kastanie. Maronenbaum. Castanier. Châtaignier. Marronier d'Europe.** Heimisch in den Mittelmeerländern, durch Kultur weit verbreitet.

Medicinische Verwendung finden die **Blätter, Folia Castaneae** (Ergänzb.), **Edelkastanienblätter.** Sie sind länglich-lanzettlich, lang-zugespitzt, am Rande gesägt, etwas lederig.

Extractum Castaneae fluidum (Ergänzb.). Aus 100 Th. grob gepulverter Blätter und einer Mischung aus 3 Th. Weingeist und 7 Th. Wasser bereitet man durch Verdrängung 100 Th. Fluidextrakt. Innerlich 2—3 stündlich 0,5—2,0 g als krampfmilderndes Mittel bei Keuchhusten.

Keuchhustenmittel.

I
Rp. Extracti Castaneae fluidi
Sirupi Senegae   āā.

II.
Rp. Extracti Pulsatillae
Extracti Hyoscyami   āā   1,0
Aquae Amygdalarum amar.
Extracti Castaneae fluidi āā 10,0
Infusi Ipecacuanhae   1,0 : 100,0
Morphini hydrochlorici   0,02
Sirupi Althaeae   50,0
Täglich 3—5 Theelöffel voll.

Keuchhustenmittel des Apothekers NAUMANN.

Rp. Tartari stibiati   0,06
Aqu. destill.   50,0
Sirupi Sacch.   10,0.
signa No. I.

Rp. Extracti Castaneae fluidi
Sirupi Sacchari   āā 30,0
signa No. II.
Zweistündlich 1 Theelöffel voll im Wechsel. —
Kindern unter 1 Jahr nur No. II, zweistündlich
$^1/_2$ Theelöffel voll.

Sirupus pectoralis.
Hustensaft für Kinder (VOMÁČKA).

Rp. Ammonii chlorati   10,0
Ammonii bromati   3,0
Extr. Castaneae fluidi   40,0
Sirupi Annanassae   100,0
Sirupi Senegae   80,0
Glycerini purissimi   67,0
Sirupi Sacchari   200,0.

Thymobromal von Dr. BLOCH, ein Sirup gegen Keuchhusten: enthält Extr. Castan. vesc., Extr. Thymi frigid. par. und Bromalhydrat.

Die **Früchte, Maronen,** sind ein im Süden viel verwendetes Nahrungsmittel.

Sie enthalten nach KOENIG:

	Wasser	Stickstoffhaltige Substanz	Rohfett	Stickstofffreie Extraktstoffe	Rohfaser	Asche	In der Trockensubstanz		
							Stickstoffsubstanz	Stickstofffreie Extraktstoffe	Stickstoff
				Procent					
Nicht geschält	39,82	3,8	2,49	43,71	8,09	2,09	6,31	72,61	1,01
Geschält	7,34	10,76	2,9	73,04	2,99	2,97	11,61	78,82	1,86

Der Gehalt an Stärke beträgt durchschnittlich 29 Proc., der an Fett 1,7 Proc. Die Stärkekörnchen sind bis 20 mm gross, meist einfach, sehr mannigfach gestaltet, Schichtung kaum zu sehen, häufig mit Spalt im Centrum. Die in Nordamerika heimische Varietät **pumila** hat 36 Proc. Stärke und 7 Proc. Fett. Die **Rinde** enthält 4—12 Proc. Gerbstoff.

II. Castanea dentata Marshall.

Castanea, Chestnut (U.-St.).

Die im September—Oktober gesammelten Blätter dienen zur Bereitung des

Extractum Castaneae fluidum (U-St.). 1000 g Blätterpulver (No. 30) übergiesst man mit 5 l sied. Wasser, presst nach 2 Stunden aus, erschöpft im Perkolator mittels Wasser, dampft die vereinigten Auszüge auf 2000 ccm ein, fügt 600 ccm Spiritus zu, filtrirt, dampft auf 700 ccm ein und stellt durch Glycerin 100 ccm, Spiritus q. s. 1000 ccm Extrakt her.

III. Castanea javanica Blume hat purgirend wirkende Früchte.

IV. Aesculus Hippocastanum L. (Hippocastanaceae) Rosskastanie. Heimisch in Nordgriechenland. Durch die Kultur weit verbreitet.

Liefert **Cortex Hippocastani,** die vor Entwickelung der Blätter gesammelte Rinde der dünnen Zweige. Aussen graubraun, auf dem Bruch fast fleischfarbig, oft mit den halbkreisförmigen Narben der abgefallenen Blätter.

Bastfasern in spärlichen Bündeln, von Steinzellen umlagert, die auch selbständige Gruppen bilden. Oxalat in Einzelkrystallen und Drusen. Markstrahlen einreihig.

Enthält Aesculin, Aesculetin, 2 Proc. Kastaniengerbsäure, und einen dem Morin ähnlichen Körper.

Früher als Fiebermittel im Gebrauch, jetzt ziemlich obsolet. Die **Frucht, Fructus Castaneae equinae** enthält nach KOENIG: Wasser 14,83 Proc. Stickstoffhaltige Substanz 6,83 Proc. Rohfett 5,14 Proc. Stickstofffreie Extraktstoffe 68,25 Proc. Rohfaser 2,73 Proc. Asche 2,22 Proc.

Von intensiv bitterem Geschmack, weshalb die Nutzbarmachung der Stärke auf Schwierigkeiten stösst. Es soll möglich sein, sie mit Sodalösung zu entbittern.

Hin und wieder als Zusatz zu Schnupfpulvern.

Tinctura Hippocastani concentrata ist als Mittel gegen Haemorrhoiden empfohlen worden. (Pharm. Zeitung 1896, pag. 254.)

Oleum Hippocastani. Antigoutteux Gènevoix. Mittel gegen Rheumatismus. Die gepulverten Samen werden mit Aether extrahirt und dieser dann verjagt.

Pulvis cosmeticus WIEGLEB.

Rp. Sem. excorticat. Hippocastani 1000,0
Amygdal. am. 50,0
Rhiz. Irid. pulv. 40,0
Natr. carbon. sicc. 10,0
Ol. Bergamott. 2,0.
Zum Waschen gegen rauhe Hände.

Antiarthrinpillen von L. SELL in Kempten, gegen Gicht, bestehen aus Rosskastanienextrakt, Salicin, Saligenin, Salzsäure, Dextrose (E. MERCK).

Kastanienextrakt aus Esseg gegen Kesselstein, ist aus Rosskastanien bereitet.

Castoreum.

Castoreum (Austr. Helv. Ergänzb. Gall.). **Bibergeil. Castor.**

Beschreibung. Das Bibergeil ist ein Sekret, welches sich in eigenthümlichen Beuteln des Bibers **Castor Fiber L.** (Abtheilung der Nagethiere: **Rodentia,** Familie der **Castorideae)** befindet, die mit dem Geschlechtsapparate in Verbindung stehen. Es ist also gebräuchlich, unter diesem Namen „die Beutel mit dem Sekret" zu verstehen. Sie finden sich bei beiden Geschlechtern (gewöhnlich kommen aber nur die grösseren männlichen in den Handel) paarweise unter der Haut und stehen durch einen gemeinschaftlichen Ausführungsgang mit dem Vorhautkanal des Männchens und mit der Scheide des Weibchens in Verbindung. Sie sind birnförmig, bis 12 cm lang, bis 4 cm dick, die Haut ist geschichtet. Der Inhalt ist im frischen Zustand flüssig, gelblich; in den trockenen, meist im Rauche getrockneten Beuteln ist er spröde, dunkelbraun glänzend, von charakteristischem Geruch und bitterlich starkem Geschmack. Die Beutel hängen meist noch paarweise zusammen.

Man unterscheidet zwei Sorten: 1) **Sibirisches Bibergeil, Castoreum Sibiricum, Castoreum Moscoviticum** aus Sibirien, zu dem auch etwa vorkommendes **europäisches Bibergeil** gerechnet wird. Diese Sorte ist ausserordentlich selten und theuer. Sie wird nur dispensirt, wenn sie ausdrücklich verlangt wird. 2) **Canadisches Bibergeil, Castoreum Canadense, Castoreum Americanum, Castoreum Anglicum,** abstammend von der amerikanischen Varietät des Bibers, die von manchen für eine besondere Art: **Castor Americanus Cuvier** gehalten wird, gegenwärtig hauptsächlich aus den westlichen Staaten von Nordamerika, weniger aus Labrador und Neufundland in den Handel kommend. Die gewöhnliche, officinelle Sorte. Die Beutel sind aussen schwarzbraun, grobrunzlig, der Inhalt reichlich von Hautlamellen durchsetzt.

Heisses Wasser nimmt nur wenig auf, die Lösung wird beim Erkalten weisslich-trübe, beim Erwärmen wieder klar und gelblich. Mit Eisenchlorid färbt sich die Lösung schmutzig-grünlich. Aether und Alkohol lösen den grössten Theil, die Lösung ist tiefgelb bis braun und giebt auf Wasserzusatz reichliche, weisse Fällung.

Bestandtheile. Wenig bekannt. Enthält bis zu 2 Proc. ätherisches Oel, etwas Phenol (vielleicht vom Räuchern herrührend). Aus der heiss bereiteten alkoholischen Lösung scheidet sich beim Erkalten eine krystallinische wachsartige Substanz ab (Castorin), während ein Harz (Castoreum—Resinoid) in der Lösung bleibt (in Cast. Moscovit. 58,5 Proc. und Cast. Canad. 12 Proc.). Ferner Benzoësäure, Salicin und Salicylsäure und angeblich ein Glukosid. Endlich Calciumphosphat 1,4 Proc. und Calcium-karbonat bis 33 Proc.

Aufbewahrung. Frische, dem getödteten Biber entnommene Beutel verlieren beim Trocknen an der Luft bis 65 Proc. an Gewicht.

Die Beutel werden sorgfältig, doch ohne Anwendung künstlicher Wärme, nach-getrocknet, da sie sonst leicht schimmeln, und in dicht verschlossenen Glasgefässen aufbewahrt. Das Pulver bereitet man aus dem nöthigenfalls über Aetzkalk getrockneten Bibergeil, hält davon aber nur einen geringen Vorrath und vor Licht geschützt.[1] — Da man beim Nachtrocknen der Beutel über H_2SO_4 bis zu 40 Proc. Gewichtsverlust beobachtet hat, so darf beim Einkauf dieser theuern Waare der Feuchtigkeitsgehalt nicht unberücksichtigt bleiben.

Verfälschungen kommen vor, indem man die Beutel öffnet, ihnen den Inhalt theilweise entnimmt, dafür getrocknetes Blut, Sand, Sägespähne, Harz, getrocknetes Fleisch hineinthut und sie wieder zunäht oder verklebt. Solche Beutel sind schon äusserlich leicht zu erkennen. — Solche, die faulig riechen, sind zu verwerfen.

---

[1] Gall. lässt bei 25° C. trocknen, die äusseren und inneren Häute verwerfen.

Zuweilen kommen kleinere Beutel mit gelbem, öligem Inhalt vor. Das sind die sogen. Oelsäcke, die der Biber neben den Castoreumbeuteln führt. Sie sind natürlich ebenfalls nicht zu verwenden.

Anwendung. In Pillen oder Pulvern zu 0,2—1,0 g, als Tinktur, selten im Klystier zu 1,0—4,0, oder in Suppositorien.

Tinctura Castorei. Austr.: Bibergeil 2, Verd. Weingeist (60 proc.) 10. Ergänzb. Helvet.: Bibergeil 1, Weingeist 10. Gall.: Bibergeil 10, Weingeist (80 proc.) 100. — Wird durch reichlichen Wasserzusatz milchig-lehmfarbig, scheidet mit NH_3 unlösliches Harz ab. — Bei Hysterie zu 1—3 g.

Tinctura Castorei aetherea. Ergänzb.: Bibergeil 1, Aether 2,5, Weingeist 7,5. Gall. (Teinture éthérée de Castoreum, Ethérolé de Castoreum): Bibergeil 10,0, Aether (spec. Gew. 0,758) 100.

Tinctura Castorei Sibirici. Ergänzb.: Sibirisches Bibergeil 1, Weingeist 10. — Soll durch Wasserzusatz nur opalisirend werden, mit NH_3 klar ohne Harzabscheidung.

Tinctura Castorei Sibirici aetherea. Ergänzb.: Sibir. Bibergeil 1, Aether 2,5, Weingeist 7,5.

Aqua Castorei (Preuss. Taxe 1897).

Rp. Castorei grosso m. pulv. 1,0
　　Spiritus 1,0
　　Aquae 12,0.
Nach 12 stündigem Digeriren werden 8,0 abdestillirt.

Elixir uterinum CROLLIUS.

Rp. Tincturae Castorei Canad. 15,0
　　Tincturae Absinthii
　　Tincturae Croci　　āā 5,0
　　Olei Anisi　　gutts. X.

Guttae antihystericae LEBERT.

Rp. Tincturae Castorei Canad.
　　Tincturae Valerianae aeth. āā 10,0
　　Tincturae Opii crocatae　　5,0.

Liquor anodynus TRILLER.

Rp. Tincturae Castorei Canad.
　　Liquoris Ammonii vinosi
　　Tincturae aromaticae
　　Tincturae Croci　　āā 5,0
　　Olei Macidis　　1,25
　　Aquae aromaticae　　30,0
　　Spiritus absoluti　　10,0.

Mixtura antispasmodica SYDENHAM.

Rp. Tincturae Valerianae
　　Tincturae Castorei Canad. āā 5,0
　　Spiritus aetherei　　gtts. XV
　　Aquae Foeniculi　　100,0.

Pilulae antispasmodicae RAYER.

Rp. Asae foetidae
　　Castorei
　　Extracti Valerianae
　　Galbani　　āā 1,0.
M. f. pilul. 20. 3 Mal tägl. 1 Pille.

Suppositoria antispasmodica BOUCHARDAT.

Rp. Castorei Canad. subt. pulv. 10,0
　　Olei Cacao　　30,0.
M. f. supposit. 5.

Tinctura Castorei camphorata.

Rp. Tincturae Castorei Canad. 6,0
　　Spiritus camphorati　　4,0.

Tinctura Castorei composita.

Rp. Castorei Canadensis
　　Asae foetidae　　āā 5,0
　　Liquoris Ammonii caust.　　20,0
　　Spiritus　　80,0.

Tinctura excitans (Form. mag. Berol.).

Rp. Tincturae Castorei　　5,0
　　Tincturae Valerianae 10,0.
D. S. 2 stündl. 10 Tropfen.

Witterung für Raubthiere. Nach DIETERICH.

Rp. Castorei Canadensis　　3,0
　　Moschi　　0,3
　　Zibethi　　0,2
　　Olei Cascarillae
　　Olei Valerianae
　　Olei Angelicae
　　Olei Patchouli āā gutts. V
　　Amyli Tritici　　100,0.
Das Pulver darf nicht mit den Händen berührt werden.

Krampftropfen, Königsseer: Spirit. aether. 10,0, Spirit. Aetheris nitros., Tinct. Castorei, Tinct. Opii, Tinct. Valerian. āā 2,0.

Marderwitterung. Tinct. Castorei Canadensis 2,0, Tinct. Moschi 1,0, Olei Anisi 1,0 oder: Castorei 0,1, Radic. Valerian. 2,5. Auf die Falle zu legen.

Mutterkolik-Essenz, Königsseer ist eine Tinktur aus Bibergeil, Safran, Nelken, Rhabarber, Zimmt, Pomeranzen, Zitwer- und Schlangenwurzel.

Catechu.

Catechu (Austr. Germ. Helv. U.-St.). **Catechu nigrum. Terra Japonica. Extractum s. Succus Catechu. — Acacien-Katechu. Kutsch. Pegu-Katechu. — Cachou de Pégu. Caschuttie** (Gall.). **Terre du Japon. — Black Catechu.** (Catechu Ph. Brit. siehe unter Gambir. Germ. fasst unter dem Namen Catechu dieses und Gambir zusammen.

Beschreibung. Man gewinnt das Catechu durch Auskochen des Holzes der
Acacia Catechu Willd., heimisch in Vorder- und Hinterindien und auf Ceylon, und der
Acacia Suma Kurz, heimisch in Vorderindien und im tropischen Ostafrika. Das zerkleinerte Holz wird in Töpfen mit Wasser ausgekocht, der Auszug eingedickt, worauf man
ihn an der Sonne völlig eintrocknen lässt. Kommt in verschiedenen Sorten aus Vorder-
und Hinterindien in den Handel:

1) **Pegu- oder Bombay-Catechu**, die gebräuchlichste Sorte. Undurchsichtige,
dunkelbraune bis lederfarbige Masse von meist glänzendem, muschligem oder scharfkantigem Bruch, zuweilen im Innern noch weich. Kommt meist in grossen, von Blättern
(Dipterocarpus) durchsetzten und darin eingehüllten Blöcken, seltener in kleinen Kuchen in
den Handel.

2) **Bengalisches C.** bildet schmutzig-graubraune Klumpen von kastanienbraunem
Bruch.

3) **C. von Malacca**, in quadratischen Tafeln, aussen braun, innen hell-zimmtfarben.

4) **Kamaon C.** (Pale Cutch), schmutzig-graubraune, poröse, erdige Würfel.

Unter dem Mikroskop erscheint Catechu meist amorph (speciell die 1. Sorte), doch
kommen auch reichlich krystallinische Sorten vor (so die 4. Sorte). Behandelt man eine
kleine Probe mit Essigsäure und untersucht den unlöslichen Rückstand unter dem Mikroskop, so findet man an pflanzlichen Resten besonders Bruchstücke von Gefässen und Holzfasern (Unterschied von Gambir).

Bestandtheile. 2—10 Proc. Catechin $C_{18}H_{18}O_8$, {25—48 Proc. Catechugerbsäure $C_{36}H_{34}O_{15}$, wenig Quercetin, 20—29 Proc. Pflanzenschleim, 2,0—2,3 Proc.
Asche, 12,0—15,3 Proc. Wasser.

Prüfung: 1) unter dem Mikroskop, wie oben angegeben. — 2) 3 Tropfen des alkoholischen Auszuges (1 : 10) werden mit 10 ccm Weingeist und einigen Tropfen Eisenchlorid gemischt. Die Lösung färbt sich grünlich. Bei Anwendung koncentrirter Lösung
entsteht eine chromgrüne Färbung und allmählich ein bräunlicher Niederschlag, der auf
Zusatz von Alkalien purpurn wird. — 3) Alkohol soll etwa 80 Proc. lösen, ebensoviel siedendes Wasser, die Lösung reagirt sauer.

Verfälschungen. Catechu soll in Indien mit Extrakten des Holzes von Terminalia, Xylia, Lagerstroemia verfälscht werden, auch solches, das reichlich Stärke
enthielt, ist vorgekommen.

Anwendung. Selten innerlich zu 0,1—0,3 g, äusserlich als Bestandtheil blutstillender Pulver, in Zahntinkturen, Mund- und Gurgelwässern, Einspritzungen und Verbandwässern.

Extractum Catechu (Ergänzb.). Durch 2 maliges, je 3 tägiges Ausziehen von Katechu 1 Th. mit Wasser 5 Th. und Eindampfen zur Trockne zu bereiten. Ausbeute etwa
75 Proc.

Extractum Catechu spirituosum. Catechu depuratum. Katechu 100 Th., Weingeist (90 proc.), Wasser āā 150 Th.; nach 8 tägigem Ausziehen wird filtrirt und zur Trockne
eingedampft. Ausbeute etwa 70 Proc.

Tinctura Catechu (Austr. Gall. Germ. Helv.). Katechu 1 Th., Verdünnter Weingeist 5 Th.

Tinctura Catechu composita (U-St.). Katechu 100 g, Zimmt 50 g, Verdünnter
Weingeist (41 proc.) q. s. Durch Verdrängung bereitet man 1000 ccm.

Aqua gingivalis. Tincturae Catechu 20,0, Tincturae Cinnam. 10,0, Aquae Menth.
spirit. 150,0. Mit Wasser verdünnt zum Mundausspülen.

Cachou aromatique, C. de Bologne. Pastilles pour les fumeurs, Grains de
Cachou. Catechu 30,0, Extr. Liquirit. 90,0, Sacchari 30,0, Tragacanth. 15,0, Olei Caryophyll. 3,75, Olei Cassiae 2,0, Olei Macidis gutts. X, Tinct. Ambrae gutts. XII. Man stösst
mit Aqua Neroli zur Masse, formt entweder Pillen von 0,1 g oder Tabletten und versilbert.

Electuarium Catechu. Diascordium Fracastorii. Catechu 15,0, Cort. Cinnamomi 1,5, Sem. Myristic. 1,0, Opii 0,2, Mellis rosati 40,0. Bei veraltetem Durchfall theelöffelweise.

Essentia dentifricia JEANNEL. Tinct. Catechu 50,0, Tinct. Benzoës 10,0, Spiritus
dilut. 40,0, Glycerin 20,0, Ol. Menth. pip. 1,0. Zusatz zum Mundspülwasser.

Pasta haemostatica ASTLEY COOPER. Catechu 5,0, Argillae albae 5,0, Aluminis usti 20,0, Tinct. Opii 2,5, Spiritus q. s. ut f. pasta.

Pulvis Catechu ferratus. Poudre de Marseille ou de Provence. Catechu, Ferri pulverati, Sacchari āā 10,0. Divide in p. aeq. 30. Bei Bleichsucht, Magenleiden, Blutspeien.

Sirupus Catechu. Tinct. Catechu 15,0, Sirupi Sacchari 85,0.

Tabellae cum Catechu. Tablettes de Cachou. Catechu plv. 50, Sacch. plv. 400, Mucilago Tragacanthae 50. Daraus Pastillen à 1,0.

Tinctura antiscorbutica COPLAND. Tinct. Catechu 25,0, Tinct. Myrrhae 15,0, Tinct. Chinae 10,0, Balsam. Peruvian. 1,5, Spirit. Cochlear. 10,0, Spirit. dilut. 20,0. Bei Blutungen des Zahnfleisches.

Tinctura haemostatica, Anhaltstropfen. Tinct. Catechu, Tinct. Cinnamomi āā.

Trochisci Catechu (U-St.). Troches of Catechu. Catechu 6 g, Sacchari 65 g, Tragacanth. 2 g, Aq. Neroli conc. q. s. Man formt 100 Zeltchen

Antikesselsteinmittel. Folgende enthalten Katechu als Hauptbestandtheil: LEVES-QUE's; Désincrustant von L. CONSTANT & Co ; NEDDERMANN's; Harburger; KOLPER's; Haloquin von FIERMANN; Lepidolyd von KOLKER; Lithoréactif von RAILLARD & Co.

Elixir de santé de Bonjean. Enthält Katechu, Orangenschalentinktur, Minzen-, Kümmel-, Anisöl, Theeaufguss, Aether, Zucker.

Zahnbalsam, HOFFMANN's: Tinct. Catechu 2, Ol. Caryophyllor. 1.

Cautschuc.

Cautschuc. Gummi cayennense s. elasticum. Resina elastica. — Kautschuk. Federharz. Ledergummi. Speckgummi. — Caoutchouc (Gall.). **Gomme élastique. — Elastica** (U.-St.). **India-rubber.**

Abstammung. Einen kautschukhaltigen Milchsaft führen eine grosse Anzahl von Pflanzen, besonders in den Familien der **Euphorbiaceen, Apocynaceen, Asclepiadaceen, Moraceen, Campanulaceen.** Ausgebeutet werden hauptsächlich **Hevea brasiliensis Müll. Arg.** (Euphorbiaceae), am Amazonenstrom, liefert **Para-Kautschuk; Manihot Glaziovii Müll. Arg.** (Euphorbiaceae), hauptsächlich im nordöstlichen Brasilien, liefert **Ceara-Kautschuk; Ficus elastica Roxb.** (Moraceae), in Südamerika, auch kultivirt; **Landolphia comorensis (Boj.) K. Sch.** (Apocynaceae) in Westafrika; **L. owariensis Beauv.** in Ostafrika; **L. Kirkii Thist. Dyer, L. Petersiana (Kl.) Thist. Dyer,** beide in Afrika; **L. gummifera (Lam. et Pois.) K. Sch.** Ferner aus derselben Familie die Gattungen **Urceola, Willoughbya** in Ostindien; **Parameria** in Cochinchina; **Tacazzea** und **Clitandra** in Afrika; **Hancornia** in Amerika.

Gewinnung. Man gewinnt den Milchsaft, in dem der Kautschuk in Form kleiner Kügelchen vertheilt ist und den die Pflanzen in Milchsaftschläuchen enthalten, indem man Einschnitte in die Rinde macht, worauf der Milchsaft ausfliesst. Diesen bringt man dann auf verschiedene Weise zum Gerinnen, wobei sich der Kautschuk von den übrigen Bestandtheilen trennt. Man streicht ihn in dünnen Lagen auf Holz oder Thonformen und räuchert ihn, wobei er bald erstarrt, und wiederholt diese Operation. Die ursprünglich weisse Substanz wird dabei braun bis schwarz. Oder man streicht ihn in dünner Lage aus und lässt ihn durch Verdunsten erhärten. Oder man bringt den Saft zur Coagulation, indem man ihm Säuren (Citronensaft) oder Salze (Kochsalz oder Alaun) zusetzt. — Zusatz von Ammoniak verhindert die Coagulation.

Beschreibung. Spec. Gew. 0,93—0,96. Er ist elastisch und meist weich; wenn man frisch durchschnittene Stücke fest zusammenlegt, so haften sie aneinander. Seine Elasticität verliert er bei 0°, bei 50° C. wird er weich und bei 120° C. schmilzt er zu einer flüssigen oder halbflüssigen Masse, die nach dem Erkalten schwer wieder fest wird und immer schmierig bleibt. Er ist porös. Er absorbirt leicht Sauerstoff und wird dadurch spröde, besonders am Licht. Kautschukröhren und -Stopfen werden daher am besten unter Wasser in einem undurchsichtigen Gefäss aufbewahrt. Hartgewordene Gegenstände bringt man auf einige Zeit in eine Schwefelkohlenstoffatmosphäre und dann in Glasgefässe, in denen sich ein Gefäss mit Petroleum befindet.

Reiner Kautschuk löst sich in Benzol, Chloroform, Schwefelkohlenstoff, Terpentinöl, geschmolzenem Naphtalin, besonders leicht in einem Gemisch von 6—8 Th. absolutem Alkohol und 100 Th. Schwefelkohlenstoff, ferner leicht löslich im sogen. Kautschuköle, das man bei der trockenen Destillation des Kautschuks gewinnt.

Bestandtheile. Roher Kautschuk enthält etwas Eiweissstoffe, Fett, ätherisches Oel und Farbstoffe, von denen er durch aufeinander folgende Behandlung mit Wasser, Alkohol und Aether grossentheils befreit wird. Das ungelöst bleibende wird durch Lösen in Chloroform und Ausfällen mit Alkohol gereinigt. Dann entspricht es der Formel $C_{10}H_{16}$. Bei der trockenen Destillation liefert er Isopren C_5H_8, Cinen (Kautschin) $C_{10}H_{16}$ und Heveen $C_{15}H_{24}$. Im Gabonkautschuk ist Inositdimethyläther $C_6H_{10}O_6(CH_3)_2$, im Borneokautschuk dasselbe und Inositmonomethyläther und in dem von Madagaskar Pinit enthalten.

Anwendung. Innerlich selten in Pillen zu 0,1—0,2 mehrmals täglich bei Schwindsucht (wirkungslos, da Kautschuk im Körper nicht verändert wird). Aeusserlich zur Bereitung wasserdichter Pflaster und ähnlicher Arzneiformen, Collemplastra, Pflastermulle, Senfpapier. Die ausgedehnteste Verwendung findet Kautschuk in reinem oder vulkanisirtem Zustande bei Herstellung chirurgischer Geräthe, wasserdichter Unterlagestoffe, von Luftkissen, Eisbeuteln; Gummischläuche und -pfropfen sind im chemischen Laboratorium, Hartgummiflaschen zur Aufbewahrung der Flusssäure unentbehrlich.

Vulkanisirter Kautschuk. Um Kautschuk auch innerhalb weiter Temperaturgrenzen elastisch zu halten, „vulkanisirt" man ihn, indem man ihm Schwefel einverleibt. Das geschieht, indem man ihn bei höherer Temperatur direct mit Schwefel durcharbeitet. oder indem man ihn mit Schwefelverbindungen (Schwefelkalium, Schwefelantimon), oder mit einer Lösung von Chlorschwefel in Schwefelkohlenstoff oder Petroleum behandelt. Solchem vulkanisirten Kautschuk setzt man dann häufig noch Kreide, Thon, Zinkweiss, Eisenoxyd etc. zu, um ihn für bestimmte Zwecke geeignet zu machen, um ihm eine bestimmte Farbe zu geben, oder auch um das Gewicht zu vermehren.

Entschwefelter Kautschuk ist vulkanisirter Kautschuk, dem man seinen Schwefelgehalt ganz oder theilweise durch Kochen mit Natronlauge wieder entzogen hat, der aber noch die physikalischen Eigenschaften des vulkanisirten Kautschuk besitzt.

Ebonit, hornisirter Kautschuk, Hartgummi: enthält 30—40 Proc. Schwefel, ferner Kreide, Zinkweiss, Bleiweiss, Schellack.

Vegetabilisches Elfenbein,[1]) durch Mischen von Kautschuklösung mit Magnesia unter hydraulischen Druck gewonnene Masse, dient zur Herstellung von Billardkugeln u. dgl.

Cautschuc terebinthinatum. Klein geschnittenen Kautschuk 10 Th. löst man in verschlossenem Gefässe in rectif. Terpentinöl 20 Th. bei gelinder Wärme.

Collemplastrum adhaesivum, Kautschukheftpflaster (n. Dieterich). Veilchenwurzelpulver 88 Th., Sandarakpulver 20 Th., Salicylsäure 6 Th., mischt man, fügt Aether 150 Th., Harzöl 20 Th. zu und rührt allmählich Kautschukpflasterkörper 800 Th. darunter.

Collemplastra Americana, Amerikanische Kautschukpflaster, sind gestrichene, durchlochte Pflaster, welche aus bestem, gereinigtem Parakautschuk, Iriswurzel, Wachs, Harz, Pech und etwaigen arzneilichen Stoffen fabrikmässig hergestellt werden. Ihnen nachgebildet ist York's Kautschukpflaster von Kahnemann, welches frei von hautreizenden Eigenschaften sein soll.

Glühlichtkörper-Tinktur, bestimmt, die Glühkörper unterwegs vor Bruch zu schützen, ist eine Auflösung von 2 g Kautschuk in 100 ccm Petroleumbenzin (B. Fischer). Zweckmässiger ist verdünntes Kollodium.

Gummikitt für Fahrräder. 1) Kautschuk 16 Th., Guttapercha 10 Th., Hausenblase 4 Th., Schwefelkohlenstoff 70 Th. Die sorgfältig gereinigten Risse werden mit dem Kitt ausgefüllt, die Theile bis zum Erhärten durch Bindfaden zusammengehalten. Auch als Lederkitt verwendbar.

---

[1]) Unter dieser Bezeichnung kommen auch die Nüsse von Phytelephas macrocarpa in den Handel.

2) Kautschuk, klein geschnitten, 30 Th. schmilzt man mit Fichtenharz 12 Th., fügt venetian. Terpentin 5,4 Th. zu, löst in Terpentinöl 110 Th. und vermischt mit einer Lösung von Kautschuk 30 Th. in Chloroform 600 Th. Auch für Gummischuhe, Regenröcke u. dgl.

Kautschuk-Firniss. Leinölfirniss 5 Th., Kautschuk-Benzol-Lösung 1—2 Th. giebt nach Zusatz von q. s. Graphit metallähnliche Ueberzüge.

Kautschukkitte. **1)** Kautschuk 125 Th., Harz, Leinöl je 60 Th., Schellack 30 Th. schmilzt man zusammen.

2) Kautschuk 20 Th., Mastix 180 Th., Chloroform 800 Th. Kalt zu lösen (Buchh.). Für Glas, zum Befestigen von Glasbuchstaben.

3) Kautschuk 10 Th. in leichtem Kampheröl oder Schwefelkohlenstoff 90 Th. gelöst, wird mit Asphaltlack q. s. verdickt. Für Gummischuhe.

4) Benzol-Kautschuklösung 10 Th., Paraffin 2 Th. zur Hälfte verdunstet, werden mit gut getrocknetem Schwerspath und Bolus zur knetbaren Masse gemacht. Für Laugengefässe. (Für heisse Lauge wird Paraffin durch Copal ersetzt.)

5) Kautschuk 100 Th., Talg 8 Th. schmilzt man und mischt mit gebranntem, zerfallenem Kalk 8 Th. Soll der Kitt bald erhärten, so setzt man noch Mennige 20 Th. zu (Buchh.). Für Säuregefässe.

6) Kautschuk, in heissem Wasser erweicht, wird durch vorsichtiges (!) Kochen in Theer gelöst. Ledersohlen wasserdicht zu machen.

Kautschukmasse zum Einfetten von Glashähnen an Büretten, Vakuumapparaten u. s. w. **1)** Kautschuk 70 Th., Walrat 25 Th., Vaseline 5 Th. — **2)** Kautschuk 70 Th., Gelbes Wachs 30 Th. Man schmilzt zuerst den Kautschuk und mischt dann die anderen Stoffe zu. Beide Mischungen sind durchsichtig und durch Salpetersäure und Wasser leicht vom Glase zu entfernen.

Kleidungsstücke werden wasserdicht, indem man sie mit Kautschuklösung tränkt und Schwefelchloriddämpfen aussetzt (D.R.P. 2265).

Lack, biegsamer. Asphalt 100 Th. in Benzol 150 Th. gelöst; Elemi, Copaivabalsam je 4 Th. in Benzol gelöst, mischt man mit q. s. Benzol-Kautschuklösung. (Bayer. Ind.- und Gew.-Bl.)

Liquor Caoutchouc. Solution of India-rubber (Brit.). Fein zerschnittener Kautschuk 50 g, Benzol, Schwefelkohlenstoff je 500 ccm. Man löst unter bisweiligem Schütteln. Im Kühlen aufzubewahren! Feuergefährlich!

Massa Collemplastri. Corpus ad Collemplastrum. Kautschukpflasterkörper (DIETERICH). Harzöl 30,0, Copaivabalsam (Maracaibo), Gelbes Kolophonium je 40,0, Lärchenterpentin 20,0, Gelbes Wachs 12,0 schmilzt man, seiht durch in eine geräumige, weitmündige Blechflasche, setzt Aether 600,0 zu, löst durch Umrühren, fügt Blätterkautschuk (Resina elastica in foliis No. 12—13 von GEHE & Co. in Dresden) 100,0, in kleine Stücke zerschnitten, hinzu, rührt 6 Stunden lang und stellt verschlossen 1 Tag bei 15—20° C. bei Seite. Dann wird das Rühren 6 stündlich wiederholt, bis die Masse völlig gleichmässig ist und zuletzt durch q. s. Aether deren Gesammtgewicht auf 800,0 gebracht.

Solutio Resinae elasticae aetherea. Aetherische Kautschuklösung (Diet.). Kautschuk in Blättern (s. vorig.) 50,0, Oelsäure 2,0, Aether 500,0. Nach 3 Tagen wird bis zur Gleichmässigkeit durchgearbeitet, Aether 500,0 zugefügt und unter öfterem Schütteln bis zur Lösung bei Seite gestellt. Die weiter verdünnte Lösung lässt sich filtriren.

Solutio Resinae elasticae benzolica. Benzol-Kautschuklösung. Kautschuk in sehr kleinen Stücken wird 14 Tage bei 30—40° C. getrocknet, bei derselben Wärme in der 6 fachen Menge Benzol gelöst und durch q. s. Benzol eine dickflüssige Masse hergestellt.

Vernix ad Cereolos elasticos. Bougies-Lack. Kautschuk, fein zerschnitten, Bernsteinkolophon je 10,0, Leinölfirniss 9,0, Terpentinöl 15,0.

Vernix ad ligna, tela etc. Kautschukfirniss für Holzwerk, Gewebe u. dergl. Gut getrockneter Kautschuk 1 Th. wird im Wasserbade in Steinkohlentheeröl 8 Th. gelöst, dann fetter Kopalfirniss 2 Th. zugefügt. (Gummi-Ztg.).

Wasserdichte Lederschmiere. Kautschuk, Schwefelkohlenstoff je 100 Th. lässt man einige Tage stehen, fügt Petroleum 100 Th, Methylalkohol 200 Th., fein gepulv. Schellack 400 Th. zu, löst bei 50—52° C. und giebt Beinschwarz 200 Th. hinzu (Scient. Amer.).

Kautschuk befestigt man auf **Metall** mittels einer Lösung von gepulvertem Schellack in 10 Th. starkem Ammoniak (deren Anfertigung aber längere Zeit beansprucht).

Kautschukabfälle lassen sich verwerthen, indem man sie mit Leinöl erhitzt, bis eine gleichmässige Masse entstanden ist und diese mit der 20 fachen Menge siedenden Theers mischt. Man erhält so einen wetterfesten Anstrich für Zäune, Pappdächer u. dergl.

Schilder für Vorrathsgefässe in Kellern und feuchten Räumen erhält man sehr dauerhaft aus dünnstem Gummituch (einseitig gummirte Bettunterlage); man befestigt dieselben mittels Etiquettenlack, Leim oder Wasserglas und überzieht nach dem Trocknen die Schriftseite mit einem geeigneten Lack.

Electuarium e Cautschuc HANNON.

Rp. Cautschuc terebinthinati   5,0
    Succi Sambuci inspiss.   50,0
    Olei Amygdalarum amar. gutts. V.
3—4 Mal täglich 1 Theel.

Electuarium e Cautchuc VARICK CALVER.

Rp. Cautschuc minutim concis.   2,5
    Olei Terebinthinae rectif.   5,0
Solve leni calore, adde
    Sacchari pulverati   45,0
    Mellis depurati   75,0.

Emplastrum Resinae Pini cum Resina elastica LAVIGNE.

Rp. Resinae elastic. conc.   35,0
    Aetheris Petrolei   13,0
Leni calore solutis adde
    Resinae Pini   300,0
    Cerae flavae   25,0
    Glycerini   3,0.

Pilulae Resinae elasticae.

Benzol-Kautschuklösung wird zum Sirup eingedampft, mit Bolus Armena zur weichen Masse angestossen, diese ausgerollt und auf der erwärmten Pillenmaschine scharf abgeschnitten, sodass die Pillen keiner weiteren Abrundung bedürfen.

Alma von E. MÜLLER, ein Hühneraugenmittel, ist Kautschukheftpflaster mit einer Salicylpasta.

ALLCOCK's poröses, stärkendes Pflaster ist ein durchlochtes Kautschukpflaster.

Corn-Extirpators sind Hühneraugenpflaster aus dünnen Kautschukscheiben.

Heveenoid von HENRY GERNER, eine pat. Kautschukmasse, besteht aus Kautschuk, Kampher, Schwefel und wenig Kalk oder Glycerin (Ind.-Bl.).

Künstlicher Kautschuk (FENTON's Patent) wird aus leicht oxydirbaren Oelen (Lein-, Baumwollsamenöl), Theer und verd. Salpetersäure, durch Erhitzen u. s. w., erzeugt Kautschukähnliche Masse, die sich vulkanisiren lässt.

MATHEW's Anstrich für Holz- und Metalldächer soll Kautschuk, Leinöl und Graphit enthalten.

Paraplaste nach UNNA, von BEIERSDORF in Hamburg, ist eine neue Art wasserdichter Pflaster, deren Grundlage aus einseitig mit Kautschuklösung bestrichenem, vulkanisirten Baumwollstoff besteht.

Protectin, sterile, wasserdichte Wundvorlage, ist dünnes, mit Kautschuklösung getränktes Seidenpapier.

Rostschutzmittel von BECHERT wird aus Kautschuk und den aus Braunkohlen, Torf etc. destillirten Rohölen hergestellt.

Weisses Kautschukheftpflaster von BEIERSDORF, von besonderer Klebkraft, enthält 40 Proc. Zinkoxyd.

Centaurea.

Gattung der **Compositae — Cynareae — Centaureinae.**

Centaurea Cyanus L. (**Kornblume, Roggenblume, Bluet, Blue battle**). Im Orient und in Europa, besonders in Kornfeldern.

Verwendung finden die aus den Köpfchen genommenen Einzelblüthen von schöner, blauer Farbe. Die grösseren Randblüthen meist geschlechtslos, grösser, strahlend; die Scheibenblüthen zwitterig. Antheren ungeschwänzt.

Die getrockneten Blüthen (**Flores Cyani, Capitule de Bluet, Capitule de Barreau** [Gall.]) werden kaum als Arzneimittel, sondern zur Verschönerung von Species benutzt.

Centaurea Jacea L. liefert **Flores, Herba** und **Radix Jaceae nigrae seu Carthami silvestris.**

Centaurea Calcitrapa L. liefert **Herba, Radix** und **Fructus Calcitrapae seu Candui stellatae.**

Centaurea montana L. liefert **Flores Cyani majoris.**

Centaurea Centaurium L. vergl. Centaurium.

Centaurea solstitialis L. liefert **Radix Spinae solstitialis.**

Centaurea Behen L. liefert die im Orient hochberühmte weisse **Behenwurzel,** die gegenwärtig zuweilen nach Europa kommt.

Centaurium.

I. Herba Centaurii (Germ. Helv.). **Hb. Centaurii minoris** (Austr.). **Hb. Chironiae.** — **Tausendgüldenkraut. Erdgallenkraut. Fieberkraut. Christikreuzthee. Rother Aurin.** — **Petite centaurée** (Gall.). — **Centaury tops,** ist das blühende Kraut der zu den **Gentianaceae** — **Gentianeae** — **Erythraeinae** gehörigen **Erythraea Centaurium (L.) Pers.**, heimisch in Europa (bis 59° n. Br.), durch den Orient bis Persien, in Nordafrika, auch in Nordamerika. In Algier kultivirt.

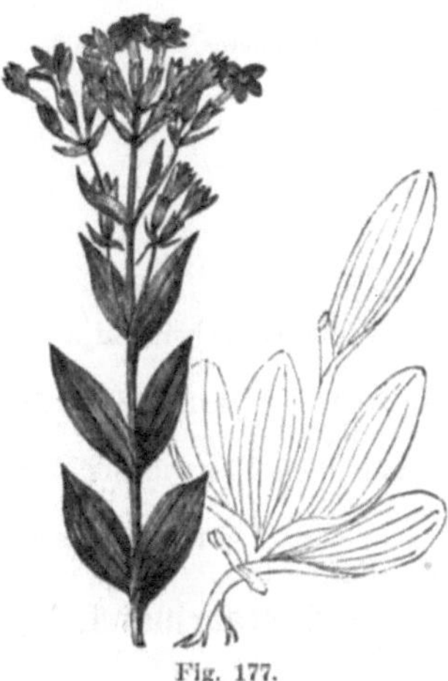

Fig. 177.   Fig. 176.

Beschreibung. 1—2 jähriges Kraut mit doldig erscheinender Rispe, schön rosenrothen, fünfzähligen Blüthen. Korolle mit cylindrischer Röhre und trichter- oder tellerförmig ausgebreiteten Zipfeln, die sich nach der Blüthe über der Kapsel zusammendrehen. Die Antheren drehen die Staubbeutel nach dem Verstäuben nach rechts spiralig zusammen (Fig. 176). Die verkehrt-eiförmigen, ganz kurz gestielten, ganzrandigen Grundblätter bilden eine Rosette. Stengelblätter kleiner, sitzend, gegenständig (Fig. 177).

Die ganze Pflanze ist kahl, die Epidermiszellen der Oberseite der Blätter sind vorgewölbt und mit radial vom Gipfel herablaufenden Cuticularleisten versehen. Die Epidermiszellen der Aussenseite des Kelches mit starken Ausstülpungen und ebenfalls kräftigen Leisten. In die Ausstülpungen setzen sich die Zell-Lumina als enger Kanal fort. Von stark bitterem Geschmack.

Bestandtheile. ¹/₃₀ Proc. Erythrocentaurin $C_9H_{14}O_5$, farb- und geschmacklos, krystallinisch, am Lichte sich röthend, von glykosidischem Charakter, Bitterstoff, Harz, Wachs, Pflanzenschleim etc., 6 Proc. Asche.

Verwechslungen und Verfälschungen. Erythraea litoralis Fries, in Norddeutschland und Holland, mit gezähnelt-rauhen Stengelblättern, die fein gewimpert sind.

Erythraea pulchella Fries. Ohne grundständige Blattrosette. Von ähnlicher Verbreitung wie vorige.

Beide schmecken ebenfalls bitter und dürften in der Wirkung von der officinellen Pflanze kaum differiren.

Einsammlung. Man sammelt das im Juli und August blühende Kraut und trocknet es entweder in Bündchen, oder man schneidet das frische Kraut, nach Beseitigung der Wurzeln, und trocknet alsdann. 4 Th. frisches Kraut liefern 1 Th. trockenes.

Anwendung. Als magenstärkendes Mittel im Aufguss, als Pulver, in Theemischungen oder Tinkturen zu 1,0—2,0 mehrmals täglich. Früher Fiebermittel. Die Tausendgüldenkrauttinktur des Pfarrer Kneipp wird aus dem frischen Kraut bereitet (s. Tinctura Bursae pastoris S. 604).

Aehnlich verwendet werden: Erythraea chilensis Pers. in Chile, „Canchalagua", auch als Anthelminticum, Erythraea australis R. Br. in Neusüdwales, Chlora perfoliata L., „Herba Centaurei lutei".

Extractum Centaurii minoris. Austr.: Durch je 2 stündiges Ausziehen von 1 Th. zerschnittenem Kraut mit 6, dann mit 2 Th. heissem dest. Wasser, Aufkochen der Pressflüssigkeiten und lege artis Eindampfen. — Gall. lässt je 12 Stunden ausziehen. — Ergänzb.: Durch 6-, dann 3 stündiges Ausziehen von 1 Th. Kraut mit je 5 Th. sied. Wasser und Eindampfen. Ausbeute 22—24 Proc. Dick, in Wasser trübe löslich.

Pilulae stomachicae TRONCHIN.

Rp. Extracti Centaurii   5,0
   Myrrhae pulverat.   10,0
   Balsami peruviani   2,0
   Radicis Gentianae q. s.
Fiant pilulae ponderis 0,15.

Pulvis antarthriticus amarus.

Pulvis Ducis Portland. Poudre du
Prince de la Mirandole.

Rp. Herbae Centaurii
   Herbae Chamaedryos
   Radicis Gentianae
   Radicis Aristolochiae
   Foliorum Salviae
   Foliorum Trifolii   āā 10,0.
D. S. 3—4 mal täglich 1 Theelöffel.

Species ad clysma digestivum KAEMPFE.

Rp. Herbae Centaurii
   Radicis Saponariae
   Radicis Taraxaci
   Rhizom. Graminis   āā 75,0.
Divide in partes X. 1 Dosis mit $\frac{1}{2}$ l Wasser auf
$\frac{1}{4}$ l eingekocht zum Klystier.

Species amaricantes s. stomachicae Dr. DIETL.

Rp. Corticis Cinnamomi gr. pulv.
   Folior. Menth. pip. conc.   āā 25,0
   Herb. Centaurii conc.   50,0.

Species antarthriticae PORTLAND.

Rp. Herbae Centaurii
   Herbae Chenopod. ambros.
   Ligni Guajaci
   Radicis Asari
   Radicis Gentianae   āā.

Tisane de Centaurée petite (Gall.).

Rp. Herbae Centaurii   10,0
   Aquae destill. ebullientis   1000,0.
Nach $\frac{1}{2}$ Stunde durchseihen.

Cholera-Essenz von KANTOROWITZ. Ein weingeistiger, mit wenig Ol. Absinthii aeth. versetzter Auszug aus Herb. Centaurii und Rhiz. Zingiberis.

Davids-Thee von FRAGNER, gegen Lungenleiden: Herb. Centaurii, Hyssopi, Scandic. odorat., Marrubii, Cardui benedict., Flor. Millefol., Lichen. Island. āā.

Davids-Thee, echter Karolinenthaler, von KRAL, hat dieselben Bestandtheile in etwas anderen Verhältnissen.

Magenkrampf-Elixir von P. SEIDL. Weingeist-Auszug aus Herb. Centaurii, Herb. Artemisiae, Fol. Trifol. fibr., Herb. Veronicae u. s. w. mit etwas Kochsalz.

II. Herba Centaurei majoris ist das Kraut von **Centaurea Centaurium L.**

Cera.

Als „Wachs" bezeichnete man früher lediglich das Bienenwachs. Zur Zeit versteht man darunter Substanzen, welche bezüglich bestimmter physikalischer Eigenschaften: Schmelzbarkeit, Brennbarkeit, Elasticität, Klebkraft, Mischbarkeit mit anderen Stoffen, dem Bienenwachs sich ähnlich verhalten und deshalb als Surrogate des Bienenwachses angesehen werden. Chemisch sind diese Substanzen nicht streng charakterisirt. Sie sind zwar z. Th. Aether von Säuren mit hochmolekularen Alkoholen, wie z. B. das chinesische Wachs und das Carnaubawachs, doch bezeichnet man auch Gemische von Kohlenwasserstoffen als Wachs, wie z. B. das Erdwachs.

Unter „Wachs schlechthin" hat man jedoch lediglich das Bienenwachs zu verstehen.

I. Cera flava (Austr., Brit., Germ., Helv., U-St.). **Cire jaune** (Gall.). **Cera citrina. Cera. Gelbes Wachs. Bienenwachs. Yellow Wax. Yellow Beeswax.**

Dasselbe ist ein Verdauungsprodukt der geschlechtslosen Arbeitsbienen (*Apis mellifica L.*, die Honigbiene, Familie der Hymenopteren oder Hautflügler), das sie auf den Wachshäuten ihrer vier letzten Bauchringe abscheiden und zum Aufbau der aus den bekannten Zellen bestehenden „Waben" benutzen. Die Waben, die im „Stocke" senkrecht stehen, werden an die Wand des Stockes mit dem harzartigen, in Weingeist löslichen „Vorwachs" (*propolis*) befestigt. Im Herbst werden die Stöcke von den Bienenwirthen (Imker oder Zeidler) gezeidelt, indem man den grössten Theil der Waben herausnimmt. Nach Entfernung des Honigs (durch Auslaufenlassen, Auspressen oder Centrifugiren) werden die Waben in Wasser geschmolzen, wobei sich die Unreinigkeiten zu Boden setzen und das Wachs sich an der Oberfläche des Wassers sammelt. Bevor es in den Handel kommt, wird es gewöhnlich noch einmal umgeschmolzen.

Es empfiehlt sich, das für pharmaceutische Zwecke bestimmte Wachs sogleich nach dem Einkauf zu schmelzen und im Warmwasser-Trichter zu filtriren.

Wachs wird in allen europäischen Ländern producirt, ausserdem aus Afrika (Marokko), Südamerika und Westindien eingeführt, wo es zum Theil von anderen Honigbienen erzeugt wird. Diese fremden Wachsarten sind bezüglich ihrer chemischen Zusammensetzung nicht so gut durchuntersucht als die europäischen. Es scheint sogar, als ob diese fremden Wachsarten kleine Unterschiede gegenüber dem europäischen Wachs aufweisen.

Beschreibung. Das Bienenwachs ist, von der Nahrung des Insektes abhängig, von heller oder dunkler gelber Farbe. Ein besonders helles Wachs (Jungfernwachs) stammt von jungen Stöcken, es ist von schmutzig weisslich-gelber Farbe. Afrikanische und amerikanische Sorten sind oft braun, indische graubraun; sie lassen sich schwer bleichen. Der Geruch ist angenehm honigartig, der Geschmack ist schwach balsamisch. Beim Kauen darf es nicht an den Zähnen haften (mit Harz verfälschtes klebt leicht an). In der Kälte ist es spröde, auf dem Bruch körnig, es nimmt dann leicht einen Kreidestrich an (was bei Talgzusatz nicht der Fall ist). Durch die Wärme der Hand erweicht es und wird knetbar. Löslich beim Erwärmen in Chloroform, Benzol, Benzin, Schwefelkohlenstoff, Terpentinöl und vielen ätherischen und fetten Oelen. In kaltem Alkohol ist Wachs unlöslich. Siedender Alkohol löst nur einen Theil — Cerin — auf, während ein anderer Theil — das Myricin — ungelöst bleibt. In etwa 300 Th. Alkohol von 91—92 Proc. löst es sich bei mehrstündigem Kochen fast vollständig auf. Weingeistfreier Aether löst bei mittlerer Temperatur nur die Hälfte des Gewichtes des Wachses auf, Benzol oder Petroleumbenzin lösen bei 15° höchstens 20 Proc. des Wachses, der Rückstand ist weisslich. Die Lösung in 20 Th. Benzin, gleichen Theilen Benzol und 90 Proc. Alkohol, und in Chloroform lässt nach dem Verdunsten krystallinische Struktur des Wachses erkennen. Nach Long entstehen, wenn man einen Tropfen einer Chloroformlösung des Wachses unter dem Deckgläschen verdunsten lässt, feine federartige Krystallnadeln, die sich zu hantelförmigen Aggregaten an einander legen. Ein Zusatz von 20 Proc. Paraffin zum Wachs scheint die Krystallbildung ganz zu verhindern; bei Gegenwart von Talg sind dessen charakteristische Krystalle zu erkennen. Das nicht filtrirte Wachs enthält immer Pollenkörner der Blüthen, mit denen die Bienen in Berührung gekommen sind; es ist dieser Umstand wohl zu beachten, wenn es sich um Nachweis des Bienenwachses handelt.

Chemische Zusammensetzung. Das Wachs ist keine einheitliche Substanz, sondern ein Gemenge verschiedener Verbindungen. Seine wesentlichen Bestandtheile sind: freie Cerotinsäure (sog. Cerin) $C_{27}H_{54}O_2$. Dieselbe bildet den in heissem Alkohol löslichen, beim Erkalten sich wieder ausscheidenden Antheil des Wachses. Ferner Palmitinsäure-Melissyläther (sog. Myricin) $C_{16}H_{31} . O_2 . C_{30}H_{61}$. (Nach Schwalb: $C_{16}H_{31}O_2 . C_{31}H_{63}$.) Letzteres und Cerotinsäure sind im Wachs im Verhältniss 86 : 14 vorhanden. Neben Cerotinsäure findet sich Melissinsäure $C_{30}H_{60}O_2$ oder $C_{31}H_{62}O_2$, ferner Cerylalkohol $C_{27}H_{55} . OH$ und ein zweiter Alkohol, endlich geringe Mengen ungesättigter Fettsäuren und Kohlenwasserstoffe, wie Heptacosan $C_{27}H_{56}$ und Hentriacontan und eine riechende, klebrige Masse vom Schm.-P. 22° C.: Cerolin. Die Angaben über den Gehalt an Kohlenwasserstoffen schwanken von 5—6 Proc. (Schwalb) bis zu 12,9—13,9 Proc. (Buisine). Ausserdem Farbstoffe von nicht näher bekannter Zusammensetzung.

Prüfung. Die Prüfung des Wachses auf Verfälschungen ist unerlässlich. Die Verhältnisse liegen gegenwärtig eigenthümlicher Weise so, dass es kaum noch möglich ist, ein garantirt unverfälschtes Wachs im Handel zu bekommen. Nur wenn man in der Lage ist, Wachs von wilden Bienen zu sammeln oder mit einem zuverlässigen Imker bestimmte Abmachungen zu treffen, kann man sicher sein, ein unverfälschtes Wachs zu erhalten. Ist dies nicht möglich, so muss man stets gewärtig sein, dass selbst Wachs aus anscheinend zuverlässiger Quelle fremde Beimengungen enthält. Dies kommt daher, dass die Imker gegenwärtig zur Vermehrung der Honigausbeute den Bienen künstliche Waben (aus Ceresin) in die Stöcke stellen. Bei der Honigernte haben die Imker meist vergessen, in welche Stöcke sie die künstlichen Waben gebracht haben. Infolge dessen werden dann auch ohne

unlautere Absicht Naturwaben und Kunstwaben zur Gewinnung des Wachses zusammengeschmolzen.

Die Untersuchung einer Wachsprobe auf Reinheit ist keine ganz einfache Aufgabe.
Sie setzt eine Menge Erfahrungen und Umsicht voraus; man verfährt zweckmässig
wie folgt:

1) Bestimmung des Schmelzpunktes.

Man bringt in ein auf die Hälfte seiner Länge verjüngtes und am
verjüngten Ende zugeschmolzenes Glasrohr 2—3 Tropfen des geschmolzenen Wachses, sammelt sie durch Neigen unmittelbar über der Verengungs-
stelle, wie bei *a*, und lässt vollständig erkalten (Fig. 178). Man lässt sodann das Röhrchen **mehrere Tage liegen**, da die Fette und Wachsarten
ihren normalen Schmelzpunkt erst nach längerer Zeit wieder erlangen, stellt
dann das Röhrchen in ein mit kaltem Wasser gefülltes Becherglas, in welches man zugleich ein Thermometer eintaucht und erwärmt mit einer
kleinen Flamme langsam, bis das Tröpfchen herabzufliessen beginnt. („An-
fangspunkt des Schmelzens.") Der herabfliessende, noch trübe Tropfen
nimmt dann die Form in *b* an. Man erwärmt dann weiter, bis er völlig
durchsichtig ist und notirt diese Temperatur („Endpunkt des Schmelzens").

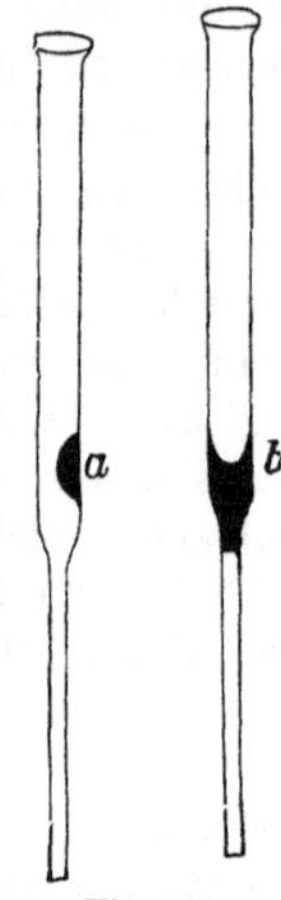

Fig. 178.

Unter Einhaltung dieser Bedingungen lässt sich annehmen, dass
normales gelbes Wachs den Schm.-P. von 62—64°C. zeigt, d. h., dass das
Schmelzen bei 62°C. beginnt und bei 64°C. beendet ist, doch kommen namentlich bei ausländischen Wachssorten kleine Abweichungen vor, indem der
Anfang des Schmelzens zu 61,5°C., das Ende des Schmelzens bis 65°C. beobachtet worden ist. — Die Pharmakopöen machen folgende Angaben:

	Austr.	Brit.	Gall.	Germ.	Helv.	U-St.
Schmelz-Punkt	63—64°C.	62,5—63,9°C.	—	63—64°C.	ca. 64°C.	63—64°C.
Spec. Gewicht bei 15°C.	—	0,960—0,970	—	0,962—0,966	0,962—0,966	0,955—0,967.

Die Bestimmung des Schmelzpunktes hat nur bei ganz groben Fälschungen Werth,
denn HAGER fand z. B. den Schmelzpunkt eines mit 13 Proc. Talg versetzten Wachses
zu 63°C.

2) Die Bestimmung des specifischen Gewichtes. Dieselbe erfolgt in der von
HAGER angegebenen Weise dadurch, dass man eine Mischung von Weingeist mit Wasser
herstellt, bei welcher das Wachs gerade „schwimmt", d. h., welche das nämliche spec. Gew.
hat wie das Wachs. Stellt man demnach das spec. Gew. dieser Mischung fest, so hat man
zugleich das spec. Gew. des Wachses. Zur Erlangung vergleichbarer Zahlen muss die nachstehende Anweisung genau eingehalten werden:

Am Rande einer nicht zu grossen Weingeistflamme erhitzt man ein grösseres Stück
Wachs bis zum Abschmelzen eines Tropfens. Diesen lässt man in ein flaches, mit kaltem
Weingeist gefülltes Schälchen fallen, wobei man das Wachsstück dem Niveau des Weingeistes soviel als möglich nähert, weil das Herabfallen aus grösserer Höhe ein Einschliessen
von Luft in die Perle mit sich bringen könnte. Man stellt von jedem Wachs-Brot 10
bis 12 Perlen her, legt dieselben auf Fliesspapier und lässt sie 8—24 Stunden liegen. Man
mischt nun 8 Proben Weingeist zum spec. Gew. 0,960, 0,961 bis 0,967 bei 15°C., bringt
die Wachsperlen der Reihe nach in jede dieser Flüssigkeiten bei 15°C. und beobachtet,
in welcher der Mischung sie schweben. Einzelne lufthaltige Perlen, welche sich von den
übrigen dadurch unterscheiden, dass sie auf allen diesen Flüssigkeiten schwimmen, sind zu
entfernen. Als „Schweben" bezeichnet man die Erscheinung, dass die Wachsperlen in
einer Flüssigkeit in jedem Theile der Flüssigkeitssäule sich im Gleichgewicht befinden,
d. h. dass sie an jedem Theile der Flüssigkeitssäule schwimmen, also weder zu Boden
sinken, noch in die Höhe steigen. — Das spec. Gew. derjenigen Alkoholmischung, in
welcher das „Schweben" der Wachsperlen stattfindet, ist als spec. Gew. des Wachses anzunehmen. (DIETERICH.)

Diese Bestimmung des spec. Gew. ist sehr wichtig, da die meisten der in Frage
kommenden Beimischungen das spec. Gew. merklich beeinflussen. Normales Wachs hat bei
15°C. das spec. Gew. 0,960—0,970. (Die niedrigste Angabe in der Litteratur ist 0,956,
die höchste 0,975.) Dagegen zeigte z. B. eine Mischung aus gleichen Theilen Wachs und
Paraffin das spec. Gew. 0,916—0,919, eine solche aus gleichen Theilen Wachs und Harz
0,973—0,976, eine andere aus 2 Th. Wachs und 1 Th. Ceresin 0,942—0,943. Jedenfalls

wird man, wenn das spec. Gew. einer Wachssorte ein nichtnormales ist, darauf aufmerksam gemacht, dass irgend etwas an dem Wachse nicht richtig ist.

Bei dieser Bestimmung des spec. Gew. muss die Temperatur genau eingehalten werden, ferner muss man die Mischung von Alkohol und Wasser solange stehen lassen, bis alle Luftblasen daraus entwichen sind. Die Probeflüssigkeit kann man herstellen durch Vermischen von 1 Th. Spiritus von 0,830 spec. Gew. mit 3 Th. Wasser.

Helv. schreibt folgende, rasch orientirende Probe vor: Wachs soll in 10 proc. Ammoniakflüssigkeit von 15⁰ C. untersinken. Schwimmt es auf derselben, so kann es mit Ceresin, Paraffin oder Talg verfälscht sein.

3) Wird 1,0 g Wachs mit 20 g Weingeist während einiger Minuten gekocht, und die Flüssigkeit während einiger Stunden zum Erkalten bei Seite gestellt, so soll das Filtrat fast ungefärbt sein (deutliche Gelbfärbung = fremde Farbstoffe, z. B. Curcuma), Lackmuspapier nicht oder nur sehr schwach röthen und durch Zusatz von Wasser nur schwach opalisirend getrübt werden. Eine starke Trübung weist auf Zusatz von Stearinsäure oder Harz hin.

4) Wird 1 g gelbes Wachs mit 10 ccm Wasser und 3 g krystall. Natriumkarbonat $^1/_4$ Stunde zum Sieden erhitzt, so muss sich beim Erkalten das Wachs über der Salzlösung wieder abscheiden und letztere darf nur opalisirend trübe erscheinen. Tritt diese Erscheinung nicht ein, sondern behält die Reaktionsflüssigkeit das Aussehen einer Emulsion, so kann Stearinsäure, Pflanzenwachs oder Talg zugegen sein.

Die angegebenen Prüfungen sind bezüglich ihres Werthes nicht zu unterschätzen. Sie geben häufig wichtige Fingerzeige dafür, ob ein Wachs rein oder verfälscht ist. Von ausschlaggebender Bedeutung aber ist die Feststellung der Säurezahl, der Esterzahl und der Verhältnisszahl nach Köttstorfer-Hübl.

5) Prüfung nach Hübl.

Man wägt 3—4 g geschmolzenes und filtrirtes Wachs (genau gewogen!) in ein 150 ccm-Kölbchen ein, übergiesst mit 25 ccm säurefreiem Alkohol von 95 Proc., erhitzt unter Erwärmen am Rückflusskühler bis zum Schmelzen, fügt einige Tropfen Phenolphthaleïn-Lösung hinzu und titrirt, indem man das Kölbchen in einem Gefäss mit warmem Wasser bewegt, mit $^1/_2$-normaler alkoholischer Kalilauge bis zur Rothfärbung (Säurezahl). — Alsdann giebt man 20 ccm der nämlichen Lauge hinzu, verseift durch 1—2 stündiges Erhitzen im Sandbade am Rückflusskühler und titrirt den Ueberschuss der Kalilauge mit $^1/_2$-normaler Salzsäure zurück. Die zuletzt verbrauchten Kubikcentimeter Kalilauge dienen zur Zersetzung (Verseifung) der vorhandenen Ester (Esterzahl).

Die für 1 g Wachs zur Sättigung der freien Säure verbrauchten Milligramme KOH nennt man die Säurezahl, die zur Zerlegung der Ester in 1 g Wachs verbrauchten Milligramme KOH sind die Esterzahl (Säurezahl + Esterzahl = Verseifungszahl). Für reines Wachs wurden bisher gefunden:

Säurezahl 19—21,   Esterzahl 73—76.

Wichtig ist für die Beurtheilung des Wachses noch die Berechnung des Verhältnisses der Säurezahl zur Esterzahl, die sog. Verhältnisszahl, z. B.

$$19—21 : 73—76 = 1 : x.$$

Dieses Verhältniss schwankt bei reinem Wachse zwischen 1 : 3,6 und 1 : 3,8.

Wie die nachstehende Tabelle zeigt, ändert ein Zusatz der in Frage kommenden Verfälschungsmittel mindestens eine dieser Daten, meist alle zusammen.

	Säurezahl	Esterzahl	Verhältnisszahl	Verseifungszahl
Gelbes Bienenwachs .	20	75	3,75	95
Japanwachs	20	200	10	220
Carnaubawachs . . .	4	75	18,75	79
Paraffin, Ceresin . .	0	0	0	0
Harz (Colophonium) .	180	10	0,056	190
Talg	4	191	48	195
Stearinsäure	195	0	0	195
Chinesisches Wachs .	Spur	63	63	63

Aus den erhaltenen Daten ist man berechtigt, folgende Schlüsse zu ziehen: Findet man die Verseifungszahl unter 92 und ist zugleich die Verhältnisszahl diejenige des reinen

Wachses, so ist Ceresin oder Paraffin beigemischt. — Ist die Verhältnisszahl grösser als 3,8, so ist wahrscheinlich Japanwachs, Carnaubawachs oder Talg zugesetzt. Ist die Verhältnisszahl kleiner als 3,6, so ist Stearinsäure oder Harz zugegen.

Diese Methode der Untersuchung hat sich vorzüglich bewährt. Indessen ist über Wachse Mittheilung gemacht worden, welche sich nur schwer vollständig verseifen lassen. deshalb unter Umständen nicht ganz richtige Zahlen liefern. Namentlich ceresinhaltige Wachse liefern zu niedrige Verseifungszahlen. Man hat zur Erreichung völliger Verseifung vorgeschlagen, die Verseifung im Sandbade anstatt auf dem Wasserbade auszuführen. Ferner ist empfohlen worden, zwischen Verseifungskölbchen und Rückflusskühler einen mit Alkohol gefüllten MÜLLER'schen Extraktor einzuschalten und das Erwärmen mit einer kleinen, direkten Flamme auszuführen. Durch das Zwischenschalten des MÜLLER'schen Extraktors wird die Kondensation und das Zurücktropfen des Alkohols sehr gleichmässig das Niveau des Alkohols im Kolben bleibt stets das gleiche, und die Verseifung ist in einer Stunde sicher beendet.

Um dem genannten Uebelstande zu begegnen, ist ferner die HÜBL'sche Methode von BENEDIKT und MANGOLD wie folgt abgeändert worden:

Diese bestimmen einerseits die Säurezahl in der von HÜBL angegebenen Weise, an Stelle der Verseifungszahl aber die Gesammtsäurezahl, das ist diejenige Menge Kalihydrat in Zehntelprocenten, welcher die Mischung aus Fettsäuren und Fettalkoholen zur Neutralisation bedarf, die man erhält, wenn man das Wachs verseift und die Seife durch Kochen mit verdünnter Salzsäure zerlegt. Diese Mischung wird von ihnen „aufgeschlossenes Wachs" genannt.

Zur Bestimmung der „Gesammt-Säurezahl" löst man 20,0 g Kalihydrat in einer halbkugeligen Porcellanschale von 400—500 ccm Fassungsraum in 15 ccm Wasser, erhitzt auf einem Drahtnetze zum beginnenden Sieden und fügt etwa 20 g des filtrirten und geschmolzenen Wachses unter Umrühren hinzu. Das Erhitzen wird mit kleiner Flamme unter beständigem, lebhaftem Umrühren noch 10 Minuten fortgesetzt. Man verdünnt alsdann mit 200 ccm heissem Wasser, erwärmt und säuert mit 40 ccm Salzsäure, die vorher mit Wasser verdünnt wurde, an. Man kocht, bis die aufschwimmende Schicht vollständig klar ist, lässt erkalten und reinigt den Wachskuchen durch dreimaliges Auskochen mit Wasser, dem man das erste Mal etwas Salzsäure zusetzt. Zuletzt wird der Kuchen abgehoben, mit Filtrirpapier abgewischt, im Trockenschranke geschmolzen und filtrirt. Das filtrirte, noch flüssige Fett wird auf ein Uhrglas ausgegossen und nach dem Erkalten in Stücke gebrochen.

6—8 g des in dieser Weise erhaltenen „aufgeschlossenen Wachses" werden mit 30 ccm säurefreiem Alkohol übergossen, auf dem Wasserbade zum Schmelzen erhitzt und darauf nach Zusatz von einigen Tropfen Phenolphthaleïn-Lösung unter Bewegen in einem Gefässe mit warmem Wasser mit $^1/_2$-normaler Kalilauge bis auf Roth titrirt. Die Verseifung ist selbst bei grossem Ceresingehalte stets eine vollkommene.

Bezeichnet man mit s die Säurezahl, mit S die Gesammtsäurezahl und mit a die Aetherzahl, so ist $a + s$ die Verseifungszahl nach v. HÜBL, und ferner

$$a = \frac{56100\,(S-s)}{56100 - 18\,S} \quad \text{und} \quad S = \frac{56100\,(a+s)}{56100 + 18\,a}$$

Für die mittlere Säurezahl ($s = 20$) haben z. B. die Verseifungszahlen ($a + s$) und die Gesammtsäure-Zahlen (S) folgende zusammengehörige Werthe:

a	$a + s$	S	S	a	$a + s$
69	89	87,07	87	68,91	88,91
70	90	88,02	88	69,96	89,96
71	91	88,97	89	71,02	91,02
72	92	89,92	90	72,08	92,08
73	93	90,87	91	73,14	93,14
74	94	91,82	92	74,19	94,19
75	95	92,77	93	75,25	95,25
76	96	93,72	94	76,30	96,30
77	97	94,67	95	77,36	97,36
78	98	95,61	96	78,41	98,41

Bildet man die Verhältnisszahl nicht aus der Aetherzahl und Säurezahl, sondern aus der Gesammtsäurezahl und der Säurezahl, so erhält man für von HÜBL's normales Wachs mit der Verseifungszahl 95 die Verhältnisszahl $S - s : s = 72, 77 : 20 = 3,64$.

Diese Verhältnisszahl würde als die normale anzusehen sein. Erhebliche Abweichungen von derselben würden auf eine Verfälschung des Wachses schliessen lassen.

Zum Nachweis von Fichtenharz ist die von DONATH angegebene Prüfung in der Modifikation von E. SCHMIDT zu empfehlen, welche auf der Bildung von Nitroderivaten aus dem Harz beruht:

5 g Wachs werden in einem Kolben mit der 4—5fachen Menge roher Salpetersäure (von 1,32—1,33 spec. Gew.) zum Sieden erhitzt und eine Minute im Sieden erhalten. Dann fügt man ein gleiches Volumen kaltes Wasser und unter Umschütteln soviel Ammoniakflüssigkeit hinzu, dass die Flüssigkeit deutlich danach riecht. Die ammoniakalische Flüssigkeit wird in ein cylindrisches Glasgefäss abgegossen. Bei reinem Wachse ist sie nur gelb gefärbt, bei Harzgehalt mehr oder weniger rothbraun. (Zeigt noch 1 Proc. Harz an.)

Zusammenfassung. Bei einer Untersuchung von Wachs wird man 1) das spec. Gew. bestimmen, 2) die Methode von HÜBL anwenden. Geben beide Verfahren normale Werthe, so kann man das Wachs als normal bezeichnen. Fallen die erhaltenen Zahlen ausserhalb der Norm, so wird man 3) die BENEDIKT-MANGOLD'sche Methode anzuschliessen haben. Beim Einkauf von Wachs bringt man zweckmässig Stichproben einerseits in Wasser, andererseits in Ammoniakflüssigkeit von 15° C. Auf ersterem müssen sie schwimmen, in letzterem untersinken. — Ausserdem wird man gut thun, falls das Wachs von unbekannten Producenten (Bauern) gekauft wird, jedes Wachsbrot durchzuschlagen, damit man nicht etwa alte Hufeisen und dergl. als Wachs bezahlt.

Einkauf, Aufbewahrung. Um reines Wachs zu erhalten, wendet man sich am besten an bekannte, zuverlässige Bienenzüchter oder Bienenzuchtvereine und macht darauf aufmerksam, dass man ein absolut reines Wachs haben will, dass also das Wachs aus Stöcken stammen muss, in welche Kunstwaben nicht gebracht worden sind. Man achte ferner darauf, dass die Böden der Wachsbrote nicht dicke Schichten von Unreinigkeiten enthalten. Am zweckmässigsten ist es, die Wachsbrote sofort zu schmelzen, das Wachs im Dampftrichter zu filtriren und in Formen zu giessen. — Die Aufbewahrung des gelben Wachses erfolgt in Holzkästen an einem trockenen Orte. An einem feuchten Orte überzieht es sich mit Schimmelwucherungen. Während des Lagerns trocknet es aus und kann etwa bis 8 Proc. an Gewicht verlieren. Man wird also gut daran thun, bei der Kalkulation auf einen Gewichtsverlust von etwa 10 Proc. zu rechnen.

II. Cera alba (Austr. Brit. Germ. Helv. U-St.). **Cire blanche** (Gall.). **Weisses Wachs. Gebleichtes Wachs. White wax. White Bees-wax.** Das weisse Wachs wird durch verschiedene Bleichverfahren aus dem gelben Bienenwachse dargestellt.

Bei der Rasenbleiche wird das geschmolzene gelbe Wachs auf hölzerne Walzen gegossen, welche etwa bis zu ihrer Hälfte in kaltem Wasser rotiren, und dadurch in die Form von dünnen Bändern gebracht, oder man bringt es in die Form von dünnen Fäden, oder man stäubt es unter Druck aus Cylindern in kaltes Wasser. In diesem Zustande feiner Vertheilung wird es alsdann (namentlich während der warmen Jahreszeit) auf Leinwandtüchern unter häufigem Benetzen mit Wasser, bisweilen auch unter Zusatz von Terpentinöl der Wirkung der Sonnenstrahlen ausgesetzt. Wenn der Bleichprocess ein gewisses Stadium erlangt hat, wird das Wachs wieder geschmolzen, in Bänder gegossen und weiterhin dem Sonnenlichte ausgesetzt. Ein Zusatz von etwa 5 Proc. Talg hat zur Folge, dass der Bleichprocess rascher verläuft und das Endprodukt weisser ausfällt, auch verhindert dieser Zusatz, dass das Wachs zu spröde wird.

Bei chemischer Bleiche wird das Wachs durch Einwirkung von Chlorkalk oder Wasserstoffsuperoxyd oder durch Kaliumpermanganat oder durch Kaliumbichromat und Schwefelsäure entfärbt. Doch werden durch die Einwirkung dieser Chemikalien die physikalischen Eigenschaften des Wachses merklich verändert. Endlich kann man das gelbe Wachs auch durch Thierkohle entfärben.

Bisweilen sollen die Wachsbleicher dem Wachse, um es weisser zu machen oder weisser erscheinen zu lassen, auch Zusätze von Weinstein, Alaun, Arsenik (?), Bleiweiss,

Schwerspath oder Gips machen; alle diese Zusätze würden sich schon beim Schmelzen des Wachses im Probirglase zu erkennen geben.

Helv. schreibt vor, dass das zum Gebrauche für Salben bestimmte weisse Wachs dadurch gereinigt werden soll, dass man 1 Th. weisses Wachs mit 10 Th. Wasser bis zum Schmelzen des ersteren erhitzt und die Mischung einige Zeit umrührt. Nach dem Erkalten wird der Wachskuchen abgehoben und getrocknet.

Eigenschaften. Das weisse Wachs kommt in den Handel in Form runder, dünner Scheiben oder in Form von Tafeln. Es besitzt den eigenartigen Wachsgeruch in geringerem Grade wie das gelbe Wachs, gleichzeitig ist meist auch schwach ranziger Geruch wahrnehmbar. Es ist weiss oder schwach gelblich-weiss, etwas durchscheinend, gleichzeitig etwas härter als das gelbe Wachs. Der Bruch ist nicht körnig wie beim gelben Wachse, sondern schwach glänzend.

Der Schmelzpunkt wird durch den Bleichprocess wenig beeinflusst, dagegen wird das spec. Gewicht etwas erhöht, allerdings durch den üblichen Zusatz von Talg um fast ebensoviel wieder herabgesetzt.

Konstanten. Spec. Gew. bei 15^0 C. = 0,960 — 0,970. Schm.-P. etwa 64^0 C. Säurezahl 17,2—25,0. Esterzahl 70—79,8. Verseifungszahl 90,4—98,47.

Die Prüfung und Beurtheilung des weissen Wachses erfolgt in der nämlichen Weise, wie für das gelbe Wachs angegeben.

	Austr.	Brit.	Gall.	Germ.	Helv.	U-St.
Schmelzpunkt	ca. 64^0C.	—	—	ca. 64^0C.	—	ca. 65^0C.
Spec. Gewicht bei 15^0 C.	0,965—0,970	—	—	0,966—0,970	0,966—0,970	0,965—0,975

Anwendung. Das Wachs findet, wie die Fette, bisweilen als einhüllendes, reizmilderndes Mittel Verwendung in Form von Emulsionen (wozu man als das bessere, gelbes Wachs verwendet, welches gleichfalls eine weisse Emulsion liefert). Ferner bildet es einen Bestandtheil vieler Pflaster und Salben. Zu technischen Zwecken wird es vielfach benutzt; sehr bedeutend ist sein Verbrauch zu Wachskerzen für den katholischen Gottesdienst. Da hier ausdrücklich Bienenwachs vorgeschrieben ist, kann der Apotheker leicht in die Lage kommen, nach dieser Richtung zu Untersuchungen in Anspruch genommen zu werden.

Das gelbe Wachs ist dem weissen überall da vorzuziehen, wo es seiner Farbe wegen nicht stört. Das weisse Wachs ist durch den Bleichprocess insofern verändert worden, als es selbst schon etwas ranzig ist und Fettgemische zum Ranzigwerden mehr disponirt als das gelbe Wachs.

Jungfernwachs (Cera virginea) ist das Wachs aus jungen Bienenstöcken. Es hat eine schmutzigweisse oder gelblichweisse Farbe und ersetzt vortheilhaft das weisse Wachs. Amerikanisches und afrikanisches Bienenwachs haben gewöhnlich eine stark braune Farbe und werden deshalb in der Pharmacie nicht angewendet.

Oleum Cerae. Wachsöl. Gleiche Theile gepulverter Aetzkalk oder Ziegelsteinstückchen und geschabtes gelbes Wachs werden gut gemischt und in eine gläserne Retorte gegeben der trocknen Destillation unterworfen. Das in der Vorlage gesammelte butterartige Oel wird nochmals über seine 5 fache Menge gepulverten Aetzkalk oder Ziegelsteinstückchen rektificirt. Frisch ist es wasserhell und dünnflüssig, von brenzlich-ätherischem Geruche und Geschmacke. Bei längerer Aufbewahrung bräunt und verdickt es sich. Es wurde vor Zeiten zu Einreibungen bei gichtischen Leiden gebraucht.

Emulsio Cerae. Wachsemulsionen werden wie Oelemulsionen dargestellt, jedoch unter Anwendung von geschmolzenem gelbem Wachs und einem Emulsionsmörser, welcher zunächst auf 65^0 C. erwärmt, dann bei 40—50^0 C. warm erhalten wird. Die Ausführung ist folgende:

Rp. Cerae flavae 10,0
Gummi Arabici q. s.
Aquae destillat. 100,0
Sirupi Aurant. flor. 20,0.

M. f. emulsio.

44*

In einen Mixturmörser mit starker Reibkeule giebt man 10,0 Wachs und 10,0 Gummipulver und erwärmt den Mörser im Wasserbade bis zum Schmelzen des Wachses. Das Pistill wird für sich bis zu gleicher Temperaturhöhe erwärmt. Dann reibt man (nach Entfernung des Mörsers aus der Wärme des Wasserbades) Gummi und Wachs zusammen und setzt auf einmal 15,0—16,0 kochend heisses Wasser unter Fortsetzung des Agitirens hinzu. Man agitirt, bis das Ganze auf 35—40° C. abgekühlt und eine weisse, gleichmässige Emulsion entstanden ist. Dann setzt man in kleinen Portionen die übrigen 85,0 Wasser von gewöhnlicher Temperatur unter fleissigem Agitiren hinzu, zuletzt den Sirupus.

III. Cera chinensis. Chinesisches Wachs. Insektenwachs. Cire d'insectes.

Chinese wax. Diese Wachsart wird von der auf der chinesischen Esche *Fraxinus Chinensis* ROXBOURGH, lebenden Wachsschildlaus, *Coccus ceriferus* FABR. oder *Coccus Pe-la* WESTWOOD ausgeschieden.

Die mit einem Wachsüberzuge überkleideten Baumzweige werden im August abgeschnitten und zur Gewinnung des Wachses mit Wasser ausgekocht. Das aufschwimmende Wachs wird nach dem Erkalten abgehoben, umgeschmolzen und geklärt. Es kommt in grossen runden Broten in den Handel, ist rein weiss bis gelblich, ohne Geschmack, und besitzt einen an Talg erinnernden Geruch. Es stellt eine durchscheinende, krystallinische, harte Masse dar.

Konstanten. Schm.-P. 81—83° C. Erstarrp. 80,5—81° C. Spec. Gew. bei 15° C. = 0,970 (nach GEHE & Co. = 0,926); bei 99° C. (Wasser von 15,5° C. = 1,0) = 0,810. Säurezahl 0,0. Verseifungszahl 63,0 (ALLEN), 77,9 (HERBIG).

Es enthält keine freie Säure und besteht aus fast reinem Cerotinsäure-Ceryläther. $C_{27}H_{53}O_2 . C_{27}H_{55}$, ausserdem sind noch einige nicht näher bekannte Säureester in kleinen Mengen zugegen. Dieses Wachs ist schwer verscifbar; es wird in China und Japan zur Kerzenfabrikation, auch zum Glänzendmachen von Leder und dergl. verwendet.

IV. Cera japonica. Japanwachs. Japantalg. Japanisches Wachs. Vegetabilisches Wachs. Sumachwachs. Oleum Rhois succedaneae. Cire de Japon.

Japan wax. Das sogen. Japanwachs ist kein Wachs, sondern ein Fett. Es wird aus den Steinfrüchten mehrerer Sumacharten (vornehmlich *Rhus succedanea* L., ausserdem noch *R. vernicifera* DC., *R. sylvestris Sieb.* und *Zucc.*) in Japan und Kalifornien gewonnen.

Das rohe Wachs kommt in Form kleiner Scheiben oder viereckiger Tafeln in den Handel. Es wird durch Schmelzen und Filtriren gereinigt und an der Sonne gebleicht. Das gereinigte Japanwachs ist blassgelb, fast weiss, hart (bei + 8 bis 10° C. sogar spröde), von muscheligem, etwas glänzendem Bruche. Bei längerer Aufbewahrung wird es gelber, und die Oberfläche bedeckt sich mit einem weissen Anfluge (es sieht aus, als ob das Wachs verwittert wäre), welcher aus prismatischen, mikroskopischen Krystallen besteht. In der Wärme der Hand wird es knetbar, beim Kauen klebt es nicht an den Zähnen, dagegen macht sich dabei eine gewisse Ranzigkeit durch Kratzen im Schlunde bemerkbar. Der Geruch ist etwas talgartig, schwach ranzig.

In siedendem Alkohol von 96 Proc. ist es ziemlich leicht löslich; die Lösung erstarrt beim Erkalten zu einer körnig krystallinischen Masse. Aether, Benzin und Petroleumäther lösen es leicht auf. — Es ist bis auf einen geringen Rest von etwa 1 Proc. leicht verseifbar und besteht der Hauptmenge nach aus Glycerinpalmitat und 9—13 Proc. freier Palmitinsäure, enthält auch kleinere Mengen der Glycerinäther der Stearinsäure und Arachinsäure und nach ALLEN 8,4 Proc. lösliche Fettsäuren, auf Caprylsäure berechnet. Der Glyceringehalt wird sehr hoch, nämlich zu 11,6—14,7 Proc. angegeben. Der Aschengehalt beträgt 0,02—0,08 Proc., der Gehalt an Wasser 2—4,0 Proc.

Konstanten. Schm.-P. 52—54° C. Säurezahl 18,6—22,4. Esterzahl 190,7—206,3. Verseifungszahl 217,17—225,0. Jodzahl 4—5,0.

Nach KLEINSTÜCK ist das spec. Gew. des Japanwachses bei 16—18° C. = demjenigen des Wassers. Bei niedrigeren Temperaturen wird es höher, bei höheren Temperaturen niedriger als dasjenige des Wassers (von gleicher Temperatur). Umgeschmolzenes und wieder erstarrtes Japanwachs hat zunächst ein höheres spec. Gewicht, beim Lagern nimmt es wieder normale Dichte an.

Eine Verfälschung durch Talg würde sich durch die Erhöhung der Jodzahl zu erkennen geben.

Das Japanwachs wird zur Kerzenfabrikation, auch zur Darstellung von Pomaden und Salben an Stelle des weissen Bienenwachses angewendet.

Neuerdings ist das Japanwachs von Purstel als Ersatz des weissen Wachses in Salben etc. sehr warm empfohlen worden. P. giebt folgende Formeln an:

Adeps benzoatus.

Rp. Adipis benzoati   97,0
     Cerae japonicae   3,0.

Ceratum Cetacei.

Rp. Cetacei   10,0
     Cerae japonicae   25,0
     Olei Olivarum   65,0.

Unguentum leniens.

Rp. Cetacei   12,5
     Cerae japonicae   10,0
     Olei Amygdalarum   57,0
     Aquae Rosae   19,0
     Boracis   0,5.

Unguentum simplex.

Rp. Adipis   85,0
     Cerae japonicae   15,0.

V. Cera Carnaubae. Carnauba-Wachs. Ceara-Wachs. Cire de Carnauba. Cire de Carnahuba. Carnauba wax.

Dieses Wachs scheidet sich an der Oberfläche der Blätter der Wachspalme, *Corypha cerifera* L. (*Copernicia cerifera* Mart.) aus.

Das rohe Wachs ist schmutzig grünlich oder gelblich, dem Aussehen nach gleicht es etwa dem gekochten Terpentin (Terebinthina cocta), ziemlich hart und spröde, so dass es sich sogar zu Pulver reiben lässt, von einem eigenthümlichen Glanze, etwa wie Meerschaum. Es schmilzt bei 84—86° C., ohne aber eine völlig klare Flüssigkeit zu geben, vielmehr ist die geschmolzene Masse trübe, braun, schäumig, infolge Wassergehaltes, dickflüssig. — Es löst sich in Aether und in siedendem Alkohol, auch in heissem Terpentinöl vollständig auf; die Lösungen erstarren beim Erkalten unter Abscheidung einer bei 105° C. schmelzenden, krystallinischen Masse. Beim Verbrennen hinterlässt es etwa 0,5 Proc. Asche, in welcher häufig Eisen enthalten ist.

Konstanten. Schm.-P. 84—86° C. Spec. Gew. bei 15° C. = 0,995 — 1,000; bei 98—99° C. (bezogen auf Wasser von 15,5°) = 0,842. Verseifungszahl = 80—94. Säurezahl 4—8. Aetherzahl = 76,0. Jodzahl = 13,5.

Die Zusammensetzung des Carnaubawachses ist noch nicht endgültig festgestellt. Es besteht der Hauptsache nach aus Cerotinsäure-Myriciläther, etwas freier Cerotinsäure und Myricylalkohol, welcher durch kalten Alkohol dem Wachse entzogen werden kann, daneben noch einige andere Körper von geringerem Interesse. Es ist schwer verseifbar.

Carnaubawachs erhöht schon in einer Menge von 5—10 Proc. den Schmelzpunkt derjenigen Fette etc. erheblich, denen es zugesetzt wird. Man benutzt es daher in der Kerzenfabrikation. Ferner wird es zur Darstellung von Wachsfirnissen und als Schusterwachs verwendet, auch zur Darstellung von Bohnermassen und von Petroleumseifen, weil Petroleum sich in solchen Seifen löst, welche unter Zusatz von Carnaubawachs dargestellt werden. Carnaubawachs kann kaum verfälscht werden, ohne sein Aussehen merklich zu ändern. Ein Zusatz von gekochtem Terpentin würde den Schmelzpunkt erniedrigen, die Säurezahl aber erhöhen.

VI. Adipocire. Fettwachs. Leichenfett. Leichenwachs.

Der Name ist aus *Adeps* und *Cera* gebildet und bezeichnet eine im wesentlichen aus Fettsäuren oder Seifen bestehende Substanz, welche bei der Zersetzung von Leichen in sehr feuchtem Boden oder unter Wasser, höchstwahrscheinlich infolge mangelnden Luftzutrittes, entsteht.

Es ist aussen meist dunkelbraun, von anhaftenden humusartigen Substanzen, innen weiss oder gelblich-weiss, hart, bröckelig. Es besteht in den meisten Fällen aus Oelsäure, Palmitinsäure, Stearinsäure und deren Oxysäuren, bezw. aus den Ammoniak- und Kalksalzen dieser Säuren.

Das Leichenwachs soll u. a. in den Gebirgsgegenden Schlesiens von Kurpfuschern (Todtengräbern) als Heilmittel und zwar mit heissem Wein als schweisstreibendes Mittel gegeben werden.

Autographische Tinte. 4 Th. gelbes Wachs und 3 Th. Talg werden geschmolzen, 13 Th. venetianische Seife, möglichst fein zerschnitten, nach und nach zugesetzt und ebenfalls zum Schmelzen gebracht; dann werden 6 Th. Schellack ebenfalls in kleinen Antheilen zugegeben und geschmolzen, hierauf das Ganze höher erhitzt, bis es weisse Dämpfe ausstösst. Man entzündet diese, erstickt das Feuer nach 2 Minuten(!) durch Auflegen eines gut passenden Deckels und rührt 3 Th. Lampenruss in die heisse Masse.

Bohnermasse für Linoleum. I. Man schmilzt 7 Th. gelbes Wachs (oder Ceresin) auf dem Wasserbade und rührt 3 Th. Terpentinöl hinzu.

II. 1 kg gelbes Wachs, 1,5 kg Terpentinöl, 10,0 g Lavendelöl.

III. Man schmilzt 100 Th. Carnaubawachs, 900 Th. Japanwachs, 600 Th. Paraffin (Schmelzpunkt 40° C.) zusammen und rührt 2000 Th. Terpentinöl hinzu.

Braune Wichse für Sommerschuhe. 300,0 g gelbes Wachs werden geschmolzen und mit 1 l Terpentinöl vermischt. Zur fast erkalteten Masse rührt man eine Lösung von 120,0 g venetianischer Seife in 1 l Wasser, sowie eine Auflösung von 25,0 g Nanking-Gelb (oder eines anderen passenden Farbstoffes) und rührt das Ganze bis zum Erkalten.

Brunolin (Brunoleïn) Mattlack für Holz zum Einlassen heller Naturholzgegenstände, um dunkle Eiche zu imitiren. Gelbes Wachs 75,0, Siccatif 325,0, Terpentinöl 600,0, Goldocker oder Umbrabraun q. s.

Cearin nennt Issleib eine neue Salbengrundlage, die aus 1 Th. weissem Carnaubawachs (durch Zusammenschmelzen von 25 Th. natürlichem Carnaubawachs und 75 Th. Ceresin und Rasenbleiche der Mischung hergestellt) und 4 Th. flüssigem Paraffin (Germ.) durch Schmelzen im Wasserbade und Kaltrühren gewonnen wird, und sich durch ihre Eigenschaft, grössere Flüssigkeitsmengen (bis zu 18 Proc.) aufzunehmen, vor der officinellen Paraffinsalbe auszeichnet.

Cerotine, Polirmittel für Brandmalerei. **I.** Weisses Wachs 1 Th., Terpentinöl 2 Theile. **II.** Carnaubawachs 1 Th., Terpentinöl 5 Th.

Einlasswachs. Wird erhalten durch Zusammenschmelzen von 85 Th. rohem filtrirten Erdwachs und 15 Th. Carnaubawachs.

Farbenstifte für Glas und Porcellan. Schwarz: 10 Th. Lampenruss, 40 Th. Wachs, 10 Th. Talg. Weiss: 40 Th. Kremser Weiss, 20 Th. weisses Wachs, 10 Th. Talg. Blau: 15 Th. Berlinerblau, 5 Th. weisses Wachs, 14 Th. Talg. Man schmilzt die Masse, presst in runde Stifte und trocknet an der Luft.

Fussboden-Wichse. Man löst 160,0 g Pottasche in 4 l Wasser, setzt 40—60,0 g Orlean allmählich hinzu, kolirt und kocht die Kolatur mit 1400,0 g gelbem Wachs und 40 g japanischem Wachs, sowie 90,0 g Kaliseife. Nach dem Erkalten verdünnt man mit 12 l Wasser. Für braune Wichse ist Umbraun nach Bedarf zuzusetzen.

Hutglanz, zum Glänzendmachen von Filzhüten, ist eine Lösung von 1 Th. Carnaubawachs in 1000 Th. Benzin. Sie wird mittels einer Bürste aufgetragen.

Lederfett (Stiefelschmiere). Gelbes Wachs 10 Th., Kolophonium 2 Th., Rüböl nach Belieben.

Lederglanz. Borax 40 Th., Carnaubawachs 120 Th., Wasser 800,0 Th. werden zum Lack gekocht. — Diese Mischung kann als Fussboden-Einlass, als Mattlack für Naturholz u. dergl. verwendet werden. Zur Benutzung als Lederlack löst man in ihr noch 10 Th. Nigrosin auf.

Modellir-Wachs. I. Gelbes Wachs 1000 Th., Lärchen-Terpentin 130 Th., Schweineschmalz 65 Th., Bolus 725 Th. Die noch flüssige Mischung wird in laues Wasser gegossen und geknetet, bis eine plastische Masse erhalten ist. **II.** Sommer-Modellirwachs. Weisses Wachs 20 Th., gemeiner Terpentin 4 Th., Sesamöl 1 Th., Cinnober 2 Th. **III.** Winter-Modellirwachs. Weisses Wachs 20 Th., gemeiner Terpentin 6 Th., Sesamöl 2 Th., Cinnober 2 Th. Bereitung wie bei I.

Moulage-Masse zur Herstellung anatomischer Präparate, namentlich dermatologischer Präparate. Gleiche Theile Japanwachs und Carnaubawachs werden zusammengeschmolzen und im Dampftrichter filtrirt. Dieser Mischung werden verschiedene Farben, z. B. Zinkoxyd, Bleiweiss u. dergl. zugesetzt.

Siegellack, in Weingeist unlöslicher. 5 Th. gelbes Wachs, 1 Th. Carnaubawachs, 1 Th. Paraffin schmilzt man, trägt nach und nach 5 Th. Mennige, mit 2 Th. Schlämmkreide gemischt, ein und erhitzt bis zur Dickflüssigkeit. Dient zum Versiegeln von Spiritusfässern u. dergl.

Stärkeglanz, zum Plätten. 2 Th. Japanwachs, 3 Th. bestes Stearin.

Tannarin ist ein Schuhwachs aus 1 Th. Carnaubawachs und 3 Th. Terpentinöl. Diese Lösung kann durch Theerfarben nach Belieben gelb, braun oder schwarz gefärbt werden.

Wichse für gelbe Schuhe. I. Gelbes Wachs 25 Th., Terpentinöl 30,0 Th., Talg-Natronseife 2,0 Th., heisses Wasser 25 Th. **II.** Gelbes Wachs 20,0 Th., Gelbes Vaselin 80,0 Th.

Wasserdichtmachen von Leder. Das Leder wird mit einer gesättigten Lösung einer Mischung von 1 Th. Wallrath und 9 Th. gelbem Wachs in erwärmtem Benzin eingeschmiert.

Kühlwachs von Ed. Heger in Jauer, gegen Brand-, Frost-, Schnitt- und andere Wunden. Eine kleine Holzschachtel mit Harzcerat oder gelbem Cerat. 0,25 Mark. (Hager, Analyt.)

Lauterbach's Hühneraugenseife besteht aus: gelbem Wachs 28,0, Fett 55,0, Salicylsäure 17,0 und kleinen Mengen Perubalsam und ätherischen Oelen.

Heilsalbe des Apothekers Maas in Muskau. Cerae flavae 15,0, Argenti nitrici 1,75, Adipis 74,0, Balsami peruviani 10,0.

Mustache-Balsam zur Beförderung des Haarwuchses. Ist eine Mischung von Fett, Wachs und Parfüm.

Pflaster von A. Schrader in Stuttgart. Drei Sorten, empfohlen Nr. 1 gegen Knochenfrass und Knochenkrankheiten etc., No. 2 gegen Gicht und rheumatische Schmerzen, No. 3 gegen Salzfluss, entzündete und offene Brüste, Wunden aller Art. Sämmtliche 3 Nummern in äusserer Form und Zusammensetzung ziemlich übereinstimmend. 16 cm lange, fast 2,5 cm dicke Stangen, bestehend aus 35 Proc. Fettmasse, Baumöl und Wachs, 1 Proc. Bleiglätte, 20 Proc. Knochenasche, 42 Proc. Sand, 32 Proc. Gyps, Thonerde, Eisenoxyd und Magnesia. 120 g, ohne Unterschied der Nummer, = 3,4 Mark. (Wittstein, Analyt.)

Ricord-Tinktur, gegen veraltete syphilitische Ausschläge, von Fr. Schwarzlose in Berlin. Eine Salbe aus gelbem Wachs, Fett und Provenceröl. 40 g = 6 Mark. (Hager, Analyt.)

Salbe der Abbaye Du Bec und die des Abbé Pipon entsprechen dem Unguentum basilicum.

Salbe von Holloway, für alle Zwecke dienend, wird bereitet aus 10 Th. Cera flava, 10 Th. Cera alba, 25 Th. Resin. pini alba. 50 Th. Adeps suillus und 75 Th. Ol. Olivar. — Nach Dorvault ist es ein Gemisch von 125 Th. Cera alba, 30 Th. Cera flava, 30 Th. Terebinthina, 250 Th. Resina alba, 30 Th. Cetaceum, 500 Th. Adeps, 625 Th. Ol. Olivae.

Salbe, gelbe, von Delort entspricht dem Unguentum Althaeae.

Tegmin, ein Deckmittel für die Haut, ist eine im Verhältniss von 1 : 2 : 3 bereitete Emulsion von Wachs, Gummi und Wasser mit 5 Proc. Zinkoxyd und wenig Lanolin.

Universal-Seife von Oschinsky. 35 g einer Mischung aus 10 Proc. Seife, 8 Proc. Wachs, 5 Proc. Harz, 70 Proc. Fett, vorzugsweise Palmöl, 7 Proc. Wasser und Spuren von Lavendel- und Rosmarieöl. 1 Mark. (Hager, Analyt.)

Cera benzoïnata
ad usum cosmeticum.

Rp.
1. Cerae flavae   1000,0
2. Olei Cacao   200,0
3. Benzoës pulv.   50,0
4. Alcohol absoluti   30,0.

Man schmilzt 1 und 2, rührt 3, später 4 darunter, erhitzt im Wasserbade bis zur Verflüchtigung des Alkohols und filtrirt im Dampftrichter.

Cera nigra dura.
Ceratum nigrum. Schwarz-Wachs.

I.

Rp.
1. Cerae flavae   200,0
2. Lithargyri laevigati   20,0
3. Fuliginis e taeda ustae   6,0.

Man kocht 1 mit 2 bis zu einem dunklen Pflaster, rührt 3 darunter und giesst in Formen aus.

II.

Rp.
Minii pulverati   500,0
Cerae flavae   2000,0
Fuliginis   120,0.

Cera politoria.
Politur-Wachs.

Rp.
1. Ceresini   1000,0
2. Cerae Carnaubae   300,0
3. Olei Terebinthinae   500,0.

Man schmilzt 1 und 2 und rührt 3 darunter. Mit dieser salbenförmigen Mischung, welche mit Terra di Siena, Ocker oder Umbraun gefärbt werden kann, wird das Holzwerk eingerieben, und einige Zeit darauf durch Reiben eine blanke Politur erzeugt. S. die folgende Vorschrift.

Cera politoria liquida Dieterich.
Weiche Möbelpolitur.

Rp.
1. Cerae flavae   100,0
2. Aquae   500,0
3. Kalii carbonici   10,0
4. Olei Terebinthinae   10,0
5. Olei Lavandulae   5,0.

Man kocht 1 mit 2 und 3, nimmt vom Feuer, setzt 4 und 5 zu, rührt bis zum Erkalten und ergänzt mit Wasser auf 1000,0. Die Politur wird mit einem wollenen Lappen ohne Druck aufgetragen und mit Leinwandbausch bis zu starkem Glanze verrieben.

Cera rubra.
Ceratum rubrum. Roth-Wachs.

Rp.
Cerae flavae   100,0
Resinae Pini   50,0
Terebinthinae communis 35,0
Cinnabaris laevigati
Minii laevigati   āā 5,0.

In Tafelform auszugiessen.

Ceratum arboreum.
Baumwachs.

Rp.
Cerae flavae   750,0
Resinae Pini   1250,0
Terebinthinae   360,0
Olei Rapae   120,0
Sebi ovili   60,0
Rhizomatis Curcumae pulverati 60,0.

Ceratum arboreum liquidum.

Flüssiges Baumwachs.

Rp. Colophonii 1250,0
Picis solidi 200,0
Olei Lini 120,0
Terebinthinae communis 50,0
Cerae flavae 130,0.

Werden geschmolzen und unter Umrühren erkalten gelassen. Wenn die Masse anfängt dicklich zu werden, rührt man 400 ccm Brennspiritus (90 proc) darunter und rührt bis zum Erkalten weiter. Aufbewahrung: In gut verschlossenen Gefässen.

Ceratum ad barbam.

Bartwachs.

I.

Rp. Cerae flavae 50,0
Sebi taurini 20,0
Adipis 25,0
Olei Bergamottae 30 gtt.
Olei Citronellae 5 gtt.

Die Mischung ist in Stangenform zu giessen. Zum Färben setzt man folgende Substanzen zu: für Blond: 5,0 g Goldocker, für Braun: 5 g Umbra, für Schwarz: 10 g feinsten Kienruss. Die Farben sind vorher mit etwas Olivenöl fein anzureiben.

II.

Rp. Cerae benzoïnatae 60,0
Sebi taurini 10,0
Adipis 20,0.

Parfüm und Farbe ad libitum.

Ceratum ad barbam Hungaricum.

Ungarische Bartwichse. Pâte Henri IV.

Rp. 1. Cerae flavae 10,0
2. Saponis medicati pulv. 10,0
3. Glycerini 2,5
4. Gummi arabici pulv. 7,5
5. Aquae Rosae calidae (25,0)
6. Olei Rosae gtt. 2.

Man schmilzt 1 in einem Porcellanmörser im Wasserbade, rührt 2, später 3 und 4 darunter, bereitet mit 5 eine steife Emulsion und giebt 6 dazu. In weithalsigen Gläschen abzugeben.

Ceratum ad capillos.

I.

Stangenpomade nach Dr. B. Fischer.

Rp. Olei Olivarum 90,0
Cerae flavae 70,0
Cetacei 10,0
Olei Bergamottae 2,0
Olei Citronellae 0,5.

Kann beliebig gefärbt oder parfümirt werden und ist eine der besten Stangenpomaden, die es giebt.

II.

Rp. Cerae benzoïnatae 100,0
Sebi taurini 300,0
Olei odoriferi 15,0
Olei Amygdalarum 15,0.

Ceratum divinum.

Corinum divinum. Peau divine.

Rep. Cerati Resinae Pini 20,0
Resinae Pini 10,0.

Ceratum pro epistomiis.

Hahn-Wachs.

Rp. Cerae flavae
Sebi ovilis āā.

Ceratum flavum (Gall.).

Cérat jaune (Gall).

Rp. Cerae flavae 100,0
Olei Amygdalarum 350,0
Aquae 250,0.

Ist schaumig zu rühren.

Ceratum fricatorium.

Bohnerwachs, Bohnwachs.

I.

Rp. 1. Cerae flavae
2. Ceresini flavi āā 1000,0
3. Terrae Sienae ustae 200,0
4. Vernisii Lini 40,0
5. Olei Terebinthinae 1200,0.

Man schmilzt 1 und 2, rührt 3, welches mit 4 abgerieben ist, dazu und mischt, wenn die Masse halb erkaltet ist, noch 5 darunter.

Die durch Erwärmen halb flüssig gemachte Masse wird mit einer Bürste auf das Holzwerk eingerieben und nach dem Abtrocknen mit Bürsten frottirt.

II.

Rp. 1. Kalii carbonici crudi 120,0
2. Orleani 180,0
3. Aquae 6 l.
4. Cerae flavae 500,0
5. Kalii carbonici 250,0
6. Aquae destillatae 500,0.

Man kocht 1—3 etwa $^1/_4$—$^1/_2$ Stunde, kolirt und mischt die Kolatur unter fleissigem Umrühren in kleinen Antheilen einer salbenförmigen Seife zu, die aus 4—6 gekocht worden ist, und erhitzt, bis die Masse gleichmässig ist.

Ceratum Galeni (Gall.).

Cérat de Galien (Gall.). Ceratum cum aqua.

Rp. Cerae albae 100,0
Olei Amygdalarum 400,0
Aquae Rosae 300,0.

Ist schaumig zu rühren.

Ceratum nigrum militum.

Schwarze Lederwichse. Militär-Lederwichse. Taschenwichse.

Rp. Cerae Carnaubae 1,0
Olei Terebinthinae 10,0.

Die Lösung ist zu filtriren und durch Zusatz einer hinreichenden Menge, 0,5—1,0 g, öllöslichen Nigrosins (Anilinschwarz) zu färben.

Ceratum Resinae Pini (Ergänzb.).

Emplastrum Cerae. Emplastrum sticticum. Emplastrum basilicum. Ceratum citricum. Ceratum resinosum. Lothringer Pflaster. Harzpflaster. Harzcerat.

Rp. Cerae flavae 200,0
Resinae Pini 100,0
Terebinthinae communis
Sebi ovilis āā 50,0.

Ceratum simplex.

Cérat simple (Gall).

Rp. Cerae flavae 100,0
Olei Amygdalarum 300,0.

Bis zum Erkalten zu rühren.

Ceratum Uvarum.

Unguentum de Uvis. Traubenpomade.

Rp. Adipis suilli 200,0
Paraffini solidi 50,0
Olei Bergamottae
Tincturae Benzoës āā 5,0.

Unter dem Namen „Trauben-Pomade" versteht das Publikum *Unguentum pomadinum*.

Linteum majale.

Sparadrape de cire (Gall.). Toile de mai.
Toile Dieu. Toile souveraine.

Rp. Cerae albae 200,0
Olei Amygdalarum 100,0
Terebinthinae venetae 25,0.

Man taucht entweder in die geschmolzene, nicht zu warme Mischung Taffetbänder ein und streicht den Ueberschuss durch Hindurchziehen zwischen zwei erwärmten Eisenlinealen ab, oder man bestreicht die Bänder mittels einer Pflasterstreich-Maschine nur einseitig. Die Grösse der Bänder wird 100×15 cm gewählt.

Pasta Cerata SCHLEICH.

Ceral. Wachspaste.

Rp. Cerae flavae 27,0
Olei Cocois 8,0
Lanolini 4,0
Boracis 1,0
Aquae destillatae 60,0.

Sparadrapum rubrum.

Rp. Cerae flavae 100,0
Terebinthinae venetae 50,0
Cinnabaris laevigati 5,0.

Taffetbänder werden wie bei Linteum majale mit der Masse bestrichen.

Unguentum anglicum.

Rp. Cerae flavae
Cetacei āā 10,0
Olei Amygdalarum 80,0.

Unguentum adhaesivum.

Lanolin-Wachspaste STERN).

Rp. Cerae flavae 40,0
Lanolini anhydrici 40,0
Olei Olivarum 20,0.

Unguentum basilicum (Germ.).

Unguentum Terebinthinae resinosum. Unguentum tetrapharmacum. Königs-salbe. Basilicumsalbe. Harzsalbe Zug-salbe.

I. Germ.

Rp. Olei Olivarum 9,0
Cerae flavae
Colophonii
Sebi ovilis āā 3,0
Terebinthinae 2,0.

II. ad usum veterinarium.

Rp. Olei Rapae 400,0
Cerae flavae 100,0
Colophonii 150,0
Sebi taurini 200,0
Terebinthinae 50,0.

Unguentum Cerae compositum (Hamb. Vorschr.).

Zusammengesetzte Wachssalbe. Londoner Salbe. Unguentum Cetacei. Unguentum album Londinense. Unguentum Spermatis Ceti.

Rp. Cerae albae 1,0
Cetacei 1,0
Olei Olivarum 4,0.

Unguentum cereum.

Wachssalbe (Unguentum simplex).

		Germ.	Helv.
Rp.	Cerae albae	—	3,0
	Cerae flavae	3,0	—
	Olei Olivarum	7,0	7,0
	Benzoës	—	0,2.

Unguentum flavum (Ergänzb.).

Unguentum Althaeae. Unguentum Foeni Graeci compositum. Unguentum resinosum (Helv.). Gelbe Salbe (Helv.). Althaesalbe. Gelbe Heilsalbe.

I. Germ.

Rp. 1. Rhizomatis Curcumae pulv. 10,0
2. Adipis 500,0
3. Cerae flavae
4. Resinae Pini āā 30,0.

Man digerirt 1 mit 2 $^1/_2$ Stunde im Dampfbade, setzt 3 und 4 hinzu, erhitzt bis zum Schmelzen und seiht durch oder filtrirt am besten.

II. Helv.

Rp. Olei Olivarum 65,0
Cerae flavae 17,0
Colophonii
Terebinthinae venetae āā 9,0.

Unguentum leniens (Germ.). Unguentum emolliens (Austr.). Unguentum Aquae Rosae (Brit. U-St.). Unguentum refrigerans (Helv.). Cold-Cream (Gall.). Crème céleste. Cerat cosmétique.

	Austr.	Brit.	Gall.	Germ.	Helv.	U-St.
Cerae albae	10,0	45,0	30,0	4,0	5,0	120,0
Cetacei	20,0	45,0	60,0	5,0	10,0	125,0
Olei Amygdalarum	80,0	270,0	215,0	32,0	60,0	600,0 ccm
Aquae Rosae	20,0	210,0	60,0	16,0	25,0	190,0
Boracis pulv.	—	—	—	—	—	5,0
Olei Rosae	—	0,5 ccm	gtt. X	gtt. 1	—	—
Tincturae Benzoës	—	—	15,0	—	—	—

Unguentum leniens

pro usu mercatorio.

Rp. Olei Cocoïs 92,5
Aquae Rosae 7,5
Olei Rosae gtt. X.

Unguentum rosatum (Austr.).

Unguentum pomadinum (Austr.).

Rp. Adipis 300,0
Cerae albae 75,0
Olei Bergamottae 1,5
Olei Rosae 0,5.

Unguentum simplex (Austr.).

Einfache Salbe (Austr.).

Rp. Adipis 200,0
Cerae albae 50,0.

Cerasus.

Prunus Cerasus L. (syn. Cerasus Caproniana D. C.), **die Sauerkirsche.** Familie der **Rosaceae-Prunoideae**, wahrscheinlich in Kleinasien heimisch, durch die Kultur weit verbreitet. Verwendung finden die einsamigen Steinfrüchte, **Fructus Cerasi nigri. Cerasa. Cerasa acida. — Morellen. Sauerkirschen. Weichselkirschen. —** Cerises (Gall.) mit saftigem Fruchtfleisch, hartem Endocarp und amygdalinhaltigem Samen. Die letzteren machen 5 Proc. vom Gewicht der Frucht aus.

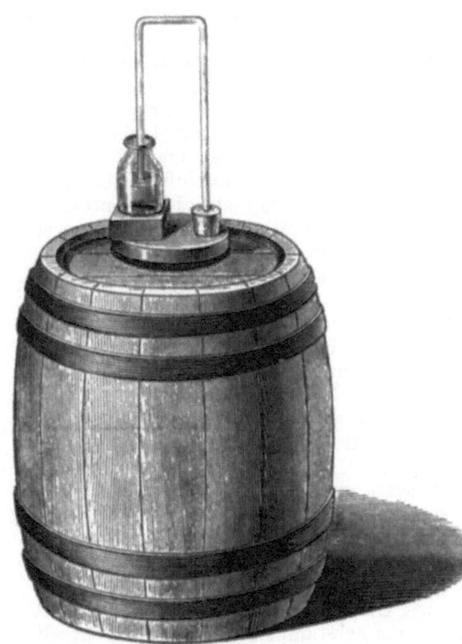

Fig. 179. Gährfass.

Bestandtheile. Der frischen Früchte: Wasser 80,49 Proc., Zucker 8,77 Proc., freie Säure 1,28 Proc., Eiweissstoffe 0,79 Proc., Asche 0,56 Proc.

Anwendung. Die frischen, im Juli reifenden Früchte dienen roh, gedörrt oder in Zucker eingemacht als Genussmittel. Beim Pressen liefern sie gegen 60 Proc. sauren, purpurrothen Saft, welcher etwa 2,3 Proc. Säure (Weinsäure) und 10 Proc. Zucker enthält.

Pedunculi s. **Stipites Cerasorum,** Kirschenstiele, Queues de cerise (Gall.), die getrockneten Fruchtstiele, welche bisweilen als harntreibendes, katarrhwidriges Mittel verlangt und in geschnittenem Zustande (als Aufguss) angewendet werden.

Aqua Cerasorum. Kirschwasser, s. unter Amygdalus, S. 282.

Sirupus Cerasorum (Germ.). Sirupus Cerasi. Kirschensirup. Kirschsirup. — Sirop de cerises (Gall.). — Cherry-syrup. Frische, saftreiche Sauerkirschen werden von den Stielen befreit und sammt den Kernen zerquetscht, indem man sie durch ein Walzwerk gehen lässt, oder indem man durch Abreiben auf einem groben Haarsiebe oder durch Pressen in einem weitmaschigen Sack das Fleisch von den Steinkernen trennt und letztere für sich stösst. Den Fruchtbrei lässt man unter öfterem Durchrühren in einem bedeckten Steingefäss bei etwa 20° C. gähren, bis 1 Raumth. einer abfiltrirten Probe sich mit $^1/_2$ Raumth. Weingeist ohne Trübung mischen lässt, presst aus und stellt den Saft einige Tage im kühlen, dunkeln Raume zur Klärung bei Seite. Alsdann filtrirt man durch Fliesspapier und verkocht 7 Th. des Filtrats mit 13 Th. Zucker zu 20 Th. Sirup. Derselbe ist dunkelpurpurroth und muss sich mit 2 Raumth. Weingeist ohne gallertartige Abscheidungen klar mischen lassen. Die Ausbeute beträgt bis zu 200 Proc. der entstielten Kirschen. Nach dem Erkalten füllt man den Sirup auf sorgfältig gereinigte, völlig trockene Flaschen, verschliesst dieselben mit neuen Korkstopfen und bewahrt sie im Keller, vor Licht geschützt, auf.

Ph. Gall. schreibt für die Fruchtsirupe eine Dichte von 1,33 vor und berechnet dementsprechend bei einem spec. Gew. des geklärten Saftes von

1,007	die Zuckermenge für je 1000 g Saft auf 1746 g
1,014	„ „ „ „ „ „ „ 1692 „
1,022	„ „ „ „ „ „ „ 1638 „
1,029	„ „ „ „ „ „ „ 1584 „
1,036	„ „ „ „ „ „ „ 1530 „
1,044	„ „ „ „ „ „ „ 1476 „
1,052	„ „ „ „ „ „ „ 1422 „
1,060	„ „ „ „ „ „ „ 1368 „
1,067	„ „ „ „ „ „ „ 1314 „
1,075	„ „ „ „ „ „ „ 1260 „

Bei der Bereitung von Kirsch-, Himbeer- und anderen Fruchtsäften sind Geräthe aus Eisen oder Zinn durchaus zu vermeiden, da sonst Farbe und Geschmack leicht verändert werden! Es ist für die Haltbarkeit des Sirups ferner unbedingt nothwendig, dass die Gährung bei der vorgeschriebenen Wärme und vollständig zu Ende geführt wird; man lässt sie deshalb bei Darstellung grösserer Mengen in einem geschlossenen Fasse (Fig. 179) sich vollziehen, in dessen Spund ein nicht zu enges, entweder zweimal knieförmig gebogenes, mit dem kürzeren Schenkel in ein Gefäss mit Wasser tauchendes, oder ein ☞ förmig gebogenes Glasrohr luftdicht befestigt ist, welches man durch wenig Glycerin gegen die äussere Luft abschliesst. Die Gährung ist beendet, sobald keine Gasblasen mehr entweichen. Als das zweckmässigste Verfahren beim Filtriren gilt im allgemeinen, den Saft absetzen zu lassen und dann aufs Filter zu bringen, sodass der Bodensatz zurückbleibt; es wird aber auch empfohlen, gerade den Bodensatz, nachdem man ihn von dem geklärten Safte getrennt und gut durchgeschüttelt hat, zuerst auf das befeuchtete Filter zu geben und den dünnen Saft nachzufüllen. Bei schwieriger Filtration thut ein Zusatz von abgerahmter Milch oder Fliesspapierschnitzeln und kräftiges Schütteln behufs schneller Klärung oft gute Dienste. Beim Einkochen des Saftes ist sodann darauf zu achten, dass der Zucker bei gelinder Wärme gelöst wird, dass der Sirup weiterhin nicht mehr umgerührt, sondern unter allmählicher Verstärkung des Feuers zum Sieden erhitzt und darin solange erhalten wird, bis das anfangs heftige Schäumen nachgelassen hat. Den hierbei gebildeten, zähen Schaum schöpft man mittels eines durchlöcherten Porcellanlöffels ab. Man kocht die Fruchtsäfte in völlig blanken, kupfernen Kesseln und bringt sie alsbald auf Seihtücher aus Flanell. Auf keinen Fall darf man sie in den Kochgeräthen erkalten lassen; sie würden hierbei Kupfer auflösen, missfarbig und unverwendbar werden!

Mixturen mit Alkalien oder Metallsalzen und Kirschsirup gehören zu den unverträglichen Arzneimischungen.

Succus Cerasi. Succus Cerasorum. Succus e fructu Cerasi. Kirschsaft. Suc de cerise (Gall.). Der frische Saft (s. oben) lässt sich auch ohne Einkochen mit Zucker längere Zeit aufbewahren, wenn man dem Fruchtmus etwa 2 Proc. Zucker zusetzt und den filtrirten Saft nach vollendeter Gährung auf Flaschen füllt, diese lose verkorkt und, mit Holzwolle umhüllt, in einem Kessel mit Wasser allmählich bis nahe zum Siedepunkt erhitzt, bei dieser Temperatur 1 Stunde erhält und nun die Flaschen dicht verkorkt. Auch Sättigen mit Kohlensäure bei 2 Atm. Druck sichert dem frischen, filtrirten Safte längere Haltbarkeit. Nach Vorschrift der Gall. setzt man den Sauerkirschen 10 Proc. Süsskirschen zu und lässt nicht den Fruchtbrei, sondern den daraus gepressten Saft bei 12—15° C. vergähren.

Der Kirschsaft des Handels ist in der Regel mit Zusätzen (Alkohol oder Salicylsäure) versehen und für pharmaceutische Zwecke nicht geeignet.

Kirsch, Kirschwasser, Kirschbranntwein, Eau de cerises, wird in Südwestdeutschland (Schwarzwald) und der Schweiz (Zug) aus zerstampften Sauerkirschen, die man der freiwilligen Gährung überlässt und dann der Destillation über freiem Feuer, seltener mit Wasserdämpfen unterwirft, dargestellt. Hier und da gewinnt man ein ähnliches Destillat durch Destillation von Branntwein über zerstossene Kirschkerne oder durch Mischen von Alkohol mit Bittermandelwasser.

Der Kirschbranntwein enhält 47—64 Proc. Alkohol, 2—17 mg Blausäure pro Liter, geringe Mengen Kupfer aus den Destillationsgefässen herrührend, Spuren Kalk aus dem zum Verdünnen benutzten Brunnenwasser herrührend, 0,24—1,6 g pro Liter. Man betrachtet den Nachweis des Kupfers (mit Ferrocyankalium oder mit Guajaktinktur) als Beweis für echtes Kirschwasser; es versteht sich aber von selbst, dass man in jedem künstlichen die Echtheit durch Zusatz einer Spur Kupfer vortäuschen kann, was den Fabrikanten künstlichen Kirschwassers wohl bekannt ist.

Ceratonia.

Gattung der **Caesalpiniaceae — Cassieae.** Einzige Art:

Ceratonia Siliqua L. Johannisbrotbaum, Karobenbaum, Caroubier. Wahrscheinlich heimisch im östlichen Mittelmeergebiet, durch Kultur verbreitet und aus derselben oft verwildert. Die **Rinde** dient zum Gerben, sie soll 50—55 Proc. Gerbstoff enthalten.

Ausgedehnt ist die Verwendung der Hülsen, **Fructus Ceratoniae. Caroba. Siliqua dulcis. — Johannisbrod. Bockshörndl. Karoben. Soodbrod. — Caroube** (Gall.). **Carrouge. — Johnsbread. Locust bean.**

Beschreibung. Die Frucht ist eine mit kurzem Stiel versehene gerade oder wenig gebogene Hülse von dunkelbrauner Farbe. Die Länge der kultivirten Frucht be-

trägt bis 25 cm, die Breite bis 4 cm; wilde sind viel kleiner. Die Ränder sind wulstig
verdickt, die Seiten eingesunken, fein gerunzelt. Sie enthalten bis 14 Samen in flachen,
elliptischen Fächern. Die Samen sind flach, breit eiförmig, bis 5 mm lang, glänzend rothbraun mit dünnem Funikulus. Sie enthalten im grau gefärbten Endosperm den Embryo mit
dicken, gelben Kotyledonen. — Die Epidermis des Pericarps ist mit einer deutlichen Cuti-
kula bedeckt, in ihr finden sich Stomatien (Fig. 180 *s*), darauf folgen rundliche, gerbstoffreiche Zellen (Fig. 180 *rp*) und darauf Gefässbündel mit ansehnlichen Faserbündeln, die
von Kammerfasern begleitet sind (Fig. 180 *b* u. *k*). Das übrige Gewebe besteht vorwiegend
aus dünnwandigem Parenchym, die Samen-Fächer sind von Faserzellen ausgekleidet. In
den Parenchymzellen liegen querfaltige, hohle, sackartige, farblose, gelbliche, oder schwach
kupferrothe Massen (Fig. 180 *z*), die mit Eisensalzen schwarzblau, mit Kalilauge blau,
mit Vanillin und Salzsäure schön roth werden. Auf diese Massen ist in erster Linie zu
achten, wenn es sich um den Nachweis von Ceratoniafrüchten, z. B. im Kaffee handelt. Indessen ist daran zu denken, dass dieselben auch in einigen anderen Früchten, z. B. in

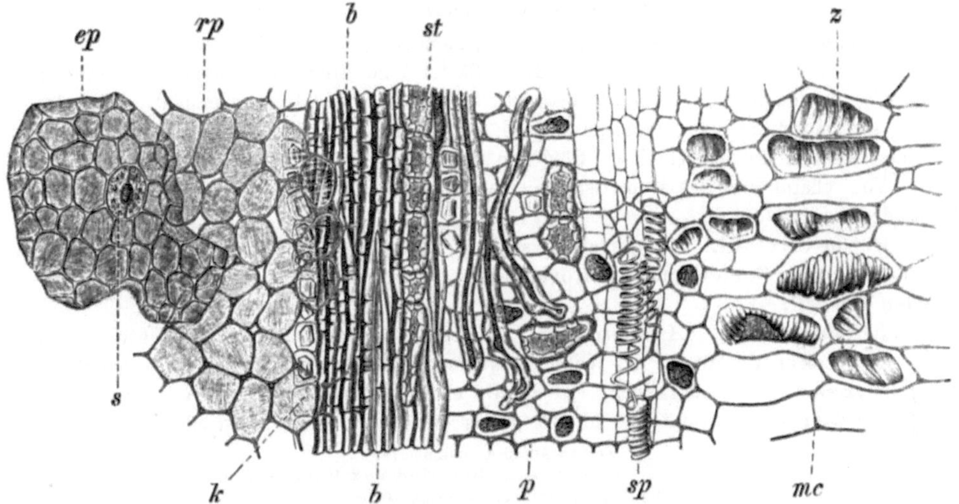

Fig. 180. Aus dem Gewebe der Fructus Ceratoniae. 160 Mal vergr. *ep* Epidermis mit Spaltöffnung *s*.
rp Braunes Parenchym unter der Epidermis. *b* Faserbündel mit Steinzellen *st* und Krystallkammerfasern *k*.
sp Spiralgefässe. *z* Die sackartigen Inhaltskörper. (Nach MOELLER.)

den Datteln vorkommen. Es sind daher, wenn sie aufgefunden sind, auch die Faserbündel
der Fibrovasalstränge mit ihren Kammerfasern zur endgültigen Identificirung aufzusuchen.

Die Samenschale ist nach dem allgemeinen Typus der Leguminosen mit Palissaden
und Trägerzellen gebaut. Das Endosperm ist ausgezeichnet durch starke Verquellung der
Membranen.

Bestandtheile. Sie enthalten im Durchschnitt: Wasser 14,96 Proc., Stickstoffsubstanz 5,86 Proc., Fett 1,28 Proc., Kohlehydrate 68,98 Proc., Holzfaser 6,39 Proc.,
Asche 2,53 Proc. Der Zuckergehalt beträgt 30—46 Proc. Ferner enthalten sie etwas
Buttersäure (bis 1,5 Proc.), der sie den charakteristischen Geruch verdanken. Die Frucht
enthält 90—88 Proc. Pericarp und 10—12 Proc. Samen. Die Samen enthalten ein Kohlehydrat Carubin, ein Ferment Carubinase und einen Zucker Carubinose, der durch
Einwirkung des Fermentes auf das Carubin entstehen soll.

Anwendung. Die Hülsen finden im Süden ausgedehnte Verwendung als Viehfutter und als Nahrung der ärmeren Klassen. In Portugal, auf den Azoren und in Triest
macht man Alkohol daraus, hier und da auch Sirup. Ferner dienen sie bei der Bereitung
von Tabakssaucen und geröstet als Kaffeesurrogat (vergl. Coffea). Arzneilich verwendet
man sie hier und da in Theegemischen.

Aus den Samen macht man einen **Klebstoff**, indem man sie spaltet, den Embryo entfernt und dann mit Wasser von 70—82⁰ C. digerirt. Der Schleim wird dann mit Mehl und etwas Salzsäure zur Appretur von Geweben benutzt.

Lactina ist ein Mehl aus Johannisbrod, Weizen, Gerste, Eibischwurzel und Bockshornsamen.

Als **Sherry-Essenz** kommt im Handel ein mit Nelken und Zimmt gewürzter, weingeistiger Auszug aus Johannisbrod (und anderen zuckerhaltigen Früchten) vor.

Viehpulver, Thorleys Food for cattle, ist aus Mais, Leinsamen, Johannisbrod und Bockshornsamen zusammengesetzt.

Cerefolium.

Anthriscus Cerefolium (L.) Hoffm. Familie der Umbelliferae—Apioideae—
Scandicinae. Wahrscheinlich heimisch im südöstl. Russland und im westlichen Asien, vielfach für Küchenzwecke kultivirt und verwildert.

Beschreibung. Die Wurzel ist dünn, spindelförmig, der Stengel bis 70 cm hoch, gestreift, über den Knoten behaart. Die Blätter sind dreifach-fiederspaltig, unterseits glänzend, an den Nerven zerstreut behaart, die Fiedern sind fast fiederspaltig oder dreilappig, gewimpert, in eine Borste auslaufend, die Blätter am Grunde mit häutig gerandeter Scheide. Blüthen in Doppeldolden, Döldchen mit Involucellum.

Von charakteristisch-aromatischem Geruch und Geschmack. Man verwendet das blühende Kraut:

**Herba Cerefolii. Hb. Cerefolii sativi. Hb. Chaerophylli. Hb. Scandicis. —
Echter Kerbel. Gartenkerbel. Körbelkraut. Suppenkraut. — Cerfeuil (Gall.). —
Garden Chervil.**

Einsammlung. Anwendung. Die Pflanze wird während der Blüthe gesammelt und getrocknet. Mit 5 Proc. Wasser gequetscht und ausgepresst liefert sie den *Succus Cerefolii recens*; 10 Th. desselben, auf 85⁰ C. erhitzt, nach dem Erkalten durchgeseiht, mit 3 Th. Weingeist versetzt und filtrirt, geben mit 18 Th. Zucker den *Sirupus Cerefolii.*

Tisana Acetosae composita.
Tisane d'Oseille composée. Bouillon aux Herbes (Gall.).

Rp. 1. Fol. Rumicis Acetosae 40,0 g
2. Fol. Lactucae capitat. 20,0 „
3. Fol. Cerefolii   10,0 „
4. Salis marini   2,0 „
5. Butyri recentis   5,0 „
6. Aquae destillatae   1000,0 „

Man kocht 1, 2, 3 mit 6 ½ Stunde, fügt 4 und 5 hinzu und seiht durch.

Herba Cerefolii hispanici ist das Kraut von **Myrrhis odorata Scop.**

Cereoli.

Wundstäbchen. Heilstäbchen. Bacilli medicinales. Bougies.

Zur Einführung in Kanäle des Leibes bestimmte, auf verschiedene Weise hergestellte, meist nach dem einen Ende hin verjüngte, selten starre, in der Regel biegsame oder elastische runde Stäbchen, welche bald in ihrer ganzen Masse, bald nur in deren äusserer Schicht Arzneimittel eingebettet enthalten oder mit solchen überzogen sind.

Antrophore sind Wundstäbchen, welche in ihrem Innern der Länge nach von einem federnden Drahtgewinde durchzogen sind.

Der Name „Cereoli" stammt von „cera = Wachs" und wurde für wachsstockartige Präparate benutzt, die insbesondere zur Einführung in die Harnröhre bestimmt waren. Die französische Bezeichnung ist „Bougies".

Sie wurden ursprünglich in der Weise hergestellt, dass man Leinwandstreifen von 30 cm Länge und 4—5 cm Breite in ein geschmolzenes Gemisch von 100 Th. Wachs und 10 Th. Olivenöl tauchte, diese Streifen zu festen Cylindern von der Stärke eines Gänsekieles zusammenrollte und alsdann durch Rollen mit dem Pflasterrollbrett glättete.

Aehnlich wurden Darmsaiten, ferner auch Dochtfäden, mit der gleichen Wachs-Oelmischung überzogen und gleichfalls zum Einführen in die Harnröhre verwendet. An Stelle der Wachs-Oelmischung benutzte man auch Mischungen von Wachs mit Bleiessig. Diese Formen sind heute vollständig veraltet.

Germ. umfasst als „cereoli" alle die zur Einführung in Körperhöhlungen, insbesondere aber in die Harnröhre, bestimmten Arzneistäbchen. Der deutsche Name „Wundstäbchen" ist nicht ganz zutreffend, weil der Arzt unter Umständen auch die Absicht verfolgen kann, einen Arzneistoff von der nicht wunden Schleimhaut resorbiren zu lassen. Als zweckmässiger ist der Name „Heilstäbchen" vorgeschlagen worden.

Die Grundmasse aller sogen. Bougies besteht entweder aus Kakaoöl oder Gelatine oder arabischem Gummi.

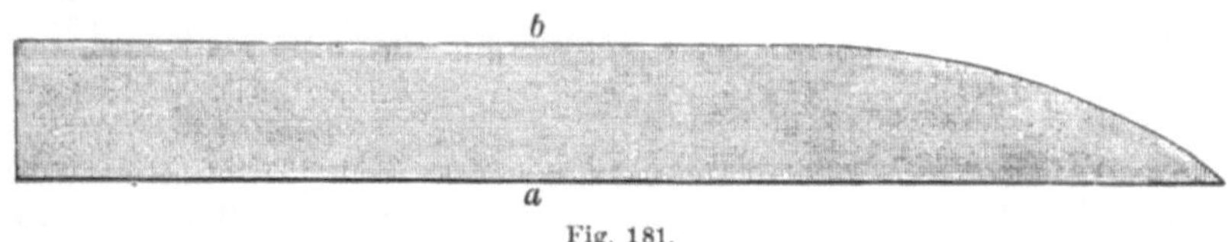

Fig. 181.

A. Bougies aus Kakaoöl. Man stösst feingeriebenes Kakaoöl mit $^1/_{20}$—$^1/_{10}$ Th. Lanolin zu einer plastischen Masse an, arbeitet die medikamentöse Substanz lege artis darunter und rollt die Masse mit Hilfe von etwas Talcum oder Lycopodium auf einer Glasplatte oder Marmorplatte oder auf Wachspapier zu Stängelchen von der geforderten Länge und Dicke aus. Bisweilen empfiehlt es sich auch, die Masse in Glasröhren oder Metallformen auszugiessen und die Stängelchen nach dem Erstarren durch Ausstossen zu gewinnen. Alsdann kann man das Ausstossen der Stangen durch kurzes Durchziehen der Glasröhren durch eine Flamme erleichtern. Die durchschnittliche Länge dieser Stäbchen beträgt etwa 10—12 cm.

Im Grossbetriebe presst man die Stängelchen auch mit Hilfe von Pflasterpressmaschinen aus und verwendet alsdann Kakaoöl ohne Zusatz von Lanolin.

Derartige kleine, sog. Bougiepressen sind gegenwärtig von Rob. Liebau in Chemnitz zu ziemlich wohlfeilem Preise zu beziehen; ihre Anschaffung ist zu empfehlen. Bei etwas Geschick kann man auch eine gewöhnliche Zinnspritze zur Bougiespritze umwandeln, indem man das verjüngte Ende passend kurz abschneidet und die Oeffnung erweitert. Die ausgetretenen Stäbchen müssen alsdann auf einer Glasplatte gerade gerollt werden.

Kakaoöl als Grundmasse lässt sich nahezu für alle Arzneisubstanzen anwenden.

Auf 1 Stäbchen aus Kakaoöl rechnet man bei 10 cm Länge und 2 mm Dicke = 0,3 g Kakaoöl. Wächst die Dicke um je 1 mm bei gleicher Länge, so braucht man 0,7 bis 1,25 bis 2,0 bis 2,9 bis 4,0 bis 4,75 g (= 8 mm dick).

Excelsior-Bougies von Sauter in Genf sind Kakaoöl-Bougies, welche verschiedene Arzneistoffe enthalten: Ein mittels besonderer Maschine hergestellter fester, biegsamer Fettkern wird mit einer Schicht Kakaoöl und Lanolin, welcher die Arzneistoffe beigemischt sind, überzogen. Die weiche Umhüllung schmilzt, sobald sie mit den Schleimhäuten in Berührung kommt, und die örtliche Arzneiwirkung beginnt sofort, während der Kern nach zwei Minuten allein herausgezogen wird.

B. Bougies aus Gelatine. Sie werden in der Weise hergestellt, dass man 2 Th. feingeschnittene Gelatine mit 1 Th. Wasser erweicht, sodann bis zur Auflösung erwärmt und 4 Th. Glycerin hinzufügt. Nachdem nun noch die Arzneistoffe hinzugesetzt worden sind, giesst man die Masse in erwärmte und mit Oel schwach (!) ausgeriebene Metallformen aus, die man rasch auf Eis abkühlt. Nach dem Erkalten nimmt man die Stäbchen heraus und lässt sie an einem warmen Orte etwas übertrocknen, worauf man sie in Kästen zwischen Wachspapier einpackt.

Die Pharm. Italica giebt folgende Vorschrift: Man löst 6 Th. Hausenblase in 20 Th. Wasser, fügt 3 Th. Glycerin hinzu, dampft bis auf 23 Th. ein und setzt die Arzneisubstanz hinzu.

Nicht geeignet zum Zusammenmischen mit dieser Grundsubstanz sind Arzneistoffe, welche Gerbsäure und Metallsalze, die mit Leim Fällungen geben (Silber-, Quecksilber-, Thonerdesalze) in grösseren Mengen enthalten. Die durchschnittliche Länge dieser Stäbchen beträgt etwa 10 cm.

C. Bougies mit arabischem Gummi. Man stellt sie dar, indem man feingepulvertes arabisches Gummi und das Arzneimittel (event. unter Zusatz von etwas Zuckerpulver) mit einer Mischung aus gleichen Theilen Gummischleim und Glycerin zu einer plastischen Masse anstösst, welche in dünne Stangen ausgerollt wird. Als Beispiel geben wir nachfolgende Vorschriften:

Rp. Jodoformii	10 g		Rp. Bismuti subnitrici	1 g
Gummi arabici	5 g		Gummi arabici	3 g
Glycerini			Sacchari albi	1 g
Mucilag. Gummi arab. āā q. s.			Glycerini	
ut fiant cereoli No. 20.			Mucilag. Gummi arab. āā q. s.	
			ut fiant cereoli No. 10.	

Sämmtliche sub **A** bis **C** aufgeführten Bougies müssen bei Körpertemperatur schmelzbar bez. in den Sekreten der Schleimhäute löslich sein. Die unter **B** und **C** zusammengefassten sollen ausserdem auch elastisch sein. Die durchschnittliche Länge dieser Stäbchen beträgt 10—15 cm.

Die gebräuchlichsten Stärken werden durch nebenstehende Nummern angegeben:

Anthrophore sind 1886 von STEPHAN konstruirte Bougies. Ihr Kern ist eine Metallspirale aus Kupferdraht oder vernickeltem Kupferdraht.

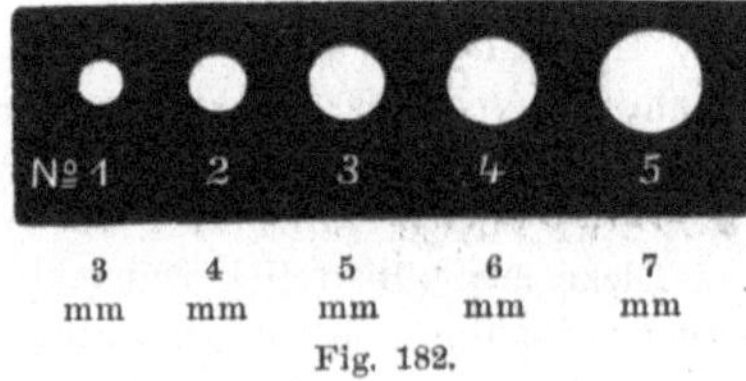

Fig. 182.

Diese Spirale ist zunächst mit einem dünnen Kautschukschlauch überzogen und alsdann durch mehrfaches Eintauchen in die betr. flüssigwarme Masse mit einer Gelatinemasse überzogen, welche die Arzneisubstanz entweder suspendirt oder gelöst enthält.

Die dünneren Sorten werden in der Länge von 22 cm, die dickeren in derjenigen von 10 cm hergestellt.

Anthrophore dienen zur Einführung von Arzneisubstanzen in sonst schwer zugängliche Körperhöhlen, z. B. in die Harnröhre und in die Nase.

Urethral-Anthrophore sind 14—22 cm lang.

Prostata-Anthrophore sind von gleicher Länge, enthalten die arzneiliche Substanz nur im vorderen $^1/_4$ Theil ihrer Länge, der übrige Theil dieser Anthrophore besitzt lediglich einen Gelatine-Ueberzug, der durch Behandeln mit Gerbsäure unlöslich gemacht ist.

Uterin-Anthrophore sind 8—12 cm lang.

Nasal-Anthrophore, zum Einführen in die Nase bestimmt.

Cereoli Acidi tannici, Gerbsäure-Stäbchen (Ergänzb.). 10 Th. Gerbsäure und 10 Th. fein gepulverte Borsäure werden mit einer Mischung aus gleichen Theilen Gummischleim, Glycerin und Wasser zu einer bildsamen Masse angestossen und daraus cylindrische Stäbchen geformt.

Cereoli Acidi tannici elastici. Elastische Gerbsäure-Stäbchen (Ergänzb.). Gelatinae 10,0, Glycerini, Aquae āā 20,0 werden im Dampfbade geschmolzen; der heissen Masse wird eine Lösung von Acidi tannici 0,5 in Aquae 0,5 zugemischt und die flüssige Mischung in Metallformen, welche mit Paraffinöl schwach ausgerieben sind, ausgegossen. Man bilde 6 cm lange Stäbchen.

Cereoli Jodoformii elastici. Elastische Jodoform-Stäbchen. (Ergänzb.). Gelatinae concisae, Aquae, Glycerini āā 3,0. Man lässt $^1/_2$ Stunde quellen, schmilzt unter vorsichtigem Erhitzen und Ergänzung des etwa verdampften Wassers im Wasserbade, mischt 1 Th. Jodoformii subtil. pulv. hinzu und saugt die Mischung in gut geölte Glasröhren auf. Nach dem Erkalten stösst man die Stäbchen mit Hilfe eines Korkes aus.

Cereoli Jodoformii. Jodoform-Stäbchen (Ergänzb.). Jodoformii subt. pulverati 10,0, Olei Cacao 9,0, Olei Amygdalarum 1,0 werden im schwach erwärmten Porcellanmörser gemischt. Die halb erkaltete Masse wird in Glasröhren von 3 mm Lichtweite aufgesogen, worauf man diese in kaltes Wasser stellt. Die Stäbchen werden nach dem Erkalten ausgestossen und in 6 cm lange Stücke geschnitten. — Man kann sie auch durch Ausgiessen in stark abgekühlte Höllensteinformen darstellen.

Jodoform-Stäbchen mit grösserem Jodoformgehalt und von festerer Beschaffenheit erhält man, wenn man 92 Th. Jodoform mit 5 Th. gepulvertem arabischen Gummi und einer Mischung aus gleichen Theilen Wasser und Glycerin zu einer bildsamen Masse anstösst und die durch Ausrollen geformten Stäbchen bei 40—50° C. trocknet.

Antiseptische Stäbchen nach ADRIAN. Als Grundmasse dient eine Mischung aus 50 Th. Talcum venetum pulv. und 3 Th. Tragacantha pulv., die mit einer Mischung aus gleichen Theilen Wasser und Glycerin angestossen wird. Die antiseptischen Stoffe werden vorher mit dem Talcum gemischt.

Cereus.

Gattung der **Cactaceae — Cereoideae — Echinocacteae.**

I. Cereus grandiflorus Mill. Königin der Nacht, Night blooming Cereus, Cirio de flor grande. Heimisch in Mexiko und auf den Antillen.

In den Handel gelangen Abschnitte der Achse und die Blüthen. Die ersteren bestehen aus $1^{1}/_{2}$—2 cm dicken Stücken von verschiedener Länge mit 5—7 Ecken, an denen in Abständen von 2 cm Büschel von 6—8 Dornen sitzen. Im Parenchym grosse Krystalle und Sphärite von Oxalat, wie häufig bei den Cactaceen.

Die Pflanze enthält als wirksamen Bestandtheil ein auf das Herz wirkendes Alkaloid und Glykoside, die alle noch nicht genauer studirt sind.

Man empfiehlt sie bei Herzkrankheiten als Ersatz von Digitalis und Strophanthus. Der frische Saft ruft auf der Haut Jucken und Pusteln hervor, im Munde Brennen und Uebelkeit, endlich Erbrechen und Dysenterie.

Die Blüthen sollen im Handel mit den unwirksamen Blüthen der Opuntia decumana Haw. verwechselt werden.

II. Cereus peruvianus (L.) Haw., heimisch in Südamerika.

Enthält ein krampferzeugendes Alkaloid.

III. Cereus Bonplandii Parm., heimisch in Brasilien und Argentinien, soll wie **I.** wirken.

IV. Cereus giganteus Englm. und **Cereus Thurberi Englm.** liefern durch Gährung ein alkoholhaltiges Getränk.

Cerevisia.

Cerevisia. Bier. Bière. Beer (engl.).

Bier ist ein aus Gersten-(Weizen-)Malz durch Vermaischung mit Wasser bereitetes, mit Hopfen gekochtes und durch Hefe in Gährung versetztes Getränk, dessen Extraktbestandtheile theilweise vergohren sind, und das sich noch im Zustande einer gewissen Nachgährung befindet.

Eine für das gesammte Deutsche Reich giltige gesetzliche Definition des Begriffes „Bier" existirt nicht. Für Bayern ist eine Bestimmung vorhanden, dass zur Bereitung von Bier lediglich Wasser, Malz, Hopfen und Hefe ausschliesslich aller Surrogate verwendet werden dürfen.

Obergährige Biere sind solche, bei denen die Gährung nicht bei niedriger Temperatur gehalten wird. Die Gährung verläuft infolge dessen sehr rasch, aber die so erzeugten Biere sind im allgemeinen weniger haltbar, sie müssen rasch konsumirt werden. Zu diesen Bieren, welche sich durch einen hohen Gehalt an Kohlensäure auszeichnen, gehört z. B. das sogen. Jungbier, Fassbier, Hausbier, aber auch das Grätzer Bier.

Untergährige Biere sind solche, bei denen die Gährung durch Einhaltung niedriger Temperatur langsam verläuft. Diese Biere sind von grösserer Haltbarkeit und können eingelagert werden.

Lagerbiere, Schankbiere, die Bayerischen, Pilsener Biere sind untergährige Biere, Porter und Ale sind aus sehr starken Würzen hergestellte obergährige Biere. Weissbier und Gose sind obergährige, meist noch im Zustande stürmischer Gährung an die Konsumenten abgegebene Biere. Bockbiere, Salvatorbiere sind besonders stark eingebraute, untergährige Biere.

Die Farbe des Bieres hängt in erster Linie von der verwendeten Malzsorte ab. Zu ganz hellen Bieren wird sogen. Lichtmalz, zu dunkleren Bieren stärker gedörrtes Malz (Farbmalz) verwendet. Gewisse, ganz dunkle Biersorten werden auch mit Zuckerkouleur gefärbt (Kulmbacher Biere).

Die Untersuchung der Biere erfolgt nur in Ausnahmefällen in der Absicht, eine Verfälschung nachzuweisen. Eine solche erfolgt gewöhnlich nicht durch den Bierbrauer, sondern durch Zwischenhändler. Da unsere grösseren Brauereien ein ausserordentlich gleichmässiges Bier brauen, so lässt sich in solchem Falle eine stattgehabte Verfälschung bisweilen durch vergleichende Untersuchung des betreffenden normalen und des verdächtigen Bieres nachweisen.

Gegenwärtig erfolgt die Untersuchung der Biere in der Regel unter dem Gesichtspunkte der Werthbestimmung, d. h. um verschiedene Biersorten ihren Eigenschaften nach mit einander zu vergleichen.

Im Nachstehenden geben wir eine Anweisung zur Ausführung der wichtigeren Bestimmungen im Bier nach den „Vereinbarungen der freien Vereinigung bayerischer Vertreter der angewandten Chemie".

1) Bestimmung des specifischen Gewichtes. Da die zu den einzelnen Bestimmungen dienenden Biermengen nicht gewogen, sondern gemessen werden, die Resultate aber in Gewichtsprocenten anzugeben sind, so ist die Bestimmung des specifischen Gewichtes jeder Biersorte erforderlich, nachdem dieselbe von der gelösten Kohlensäure thunlichst befreit ist.

Zu diesem Zwecke bringt man das Bier in einen nur zur Hälfte anzufüllenden Kolben und schüttelt, sobald das Bier Zimmertemperatur angenommen hat, solange kräftig, bis beim wiederholten Schütteln des mit der Hand verschlossenen Kolbens kein Druck mehr wahrnehmbar ist. Hierauf filtrirt man das Bier durch ein trockenes Faltenfilter.

Die Bestimmung des spec. Gewichtes erfolgt bei 15° C. mittels Pyknometers oder der grossen Westphal'schen Wage unter Benutzung eines Reiters für die vierte Decimale.

2) Bestimmung des Extraktes (Extraktrestes). 75 ccm Bier, deren Gewicht auf der Wage zuvor genau (!) festgestellt worden ist, werden in einem Schälchen oder Becherglässchen auf der Asbestplatte unter Vermeidung des Kochens (!) auf 25 ccm eingedampft und nach dem Erkalten genau (!) auf das ursprüngliche Gewicht (!) gebracht. — Von der sorgfältig gemischten Flüssigkeit wird das spec. Gewicht wie unter I genommen. Aus dem erhaltenen spec. Gewicht ist der Extraktgehalt nach der „Tafel zur Ermittelung des Zuckergehaltes wässeriger Zuckerlösungen aus der Dichte bei 15° C. von Dr. C. Windisch" (s. Saccharum) zu berechnen.

Der Destillationsrückstand von der Alkoholbestimmung darf zur Extraktbestimmung nicht verwendet werden, weil er gewöhnlich Ausscheidungen enthält, welche das spec. Gewicht beeinflussen.

3) Bestimmung des Alkohols. Der Alkohol wird durch Destillation des Bieres bestimmt. Als Vorlage benutzt man ein langhalsiges Pyknometer für 50 ccm mit einer

Skala am Halse. Der Rauminhalt des Pyknometers muss für jeden Grad der Skala genau ausgewogen worden sein.

Von 75 ccm des von Kohlensäure befreiten Bieres wird soviel in dieses Pyknometer überdestillirt, bis das Destillat in dem Halse ungefähr in die Mitte der Skala reicht, dann wird auf 15° C. temperirt, gewogen und aus dem hiernach berechneten spec. Gewichte des Destillates der Alkoholgehalt aus der „Tafel zur Ermittelung des Alkoholgehaltes von Alkoholwassermischungen aus dem spec. Gewichte von Dr. C. WINDISCH" entnommen s. Spiritus.

Bezeichnet man mit D das Gewicht des alkoholischen Destillates, mit d dessen Alkoholgehalt in Gewichtsprocenten, mit G das Gewicht des angewendeten Bieres und mit A den Alkoholgehalt des Bieres in Gewichtsprocenten, so verhält sich:

$$100 : d = D : x \qquad\qquad x = \frac{D \cdot d}{100}$$

$$G : \frac{D \cdot d}{100} = 100 : A \qquad\qquad A = \frac{D \cdot d}{D}$$

Da jedesmal 75 ccm Bier verwendet werden, so ist $G = 75 \times$ spec. Gew. (s). und man erhält nun, diesen Werth in die letzte der Gleichungen eingesetzt:

$$A = \frac{D \times d}{75 \times s}.$$

Der Alkoholgehalt des Bieres ist in Gewichtsprocenten anzugeben. — Hat man das spec. Gewicht des Bieres im ursprünglichen und entgeisteten Zustande festgestellt, so lässt sich der Alkoholgehalt auch berechnen (s. Vinum), doch ist diese Berechnung nur zur Kontrolle für die gewichtsanalytische Bestimmung zulässig.

Saure Biere sind vor der Destillation zu neutralisiren, obwohl der bei Unterlassung dieser Maassregel begangene Fehler nicht gross ist.

4) Ursprünglicher Extraktgehalt der Würze. Da der Zucker bei der Gährung etwa 50 Proc. Alkohol und 50 Proc. Kohlensäure giebt, so ist also etwa die doppelte Menge des gefundenen Alkohols ursprünglich als Zucker vorhanden gewesen.

Man findet demnach den **ursprünglichen Extraktgehalt E der Würze**, wenn man die gefundenen Gewichtsprocente Alkohol A verdoppelt und hierzu die Gewichtsprocente des gefundenen Extraktgehaltes ε addirt. Dann ist

$$E = \varepsilon + 2\,A.$$

Diese Formel ist indessen nicht genau, weil eben nicht genau 50 Proc. Alkohol und 50 Proc. Kohlensäure aus 100 Th. Zucker bei der Gährung entstehen. Deshalb soll der Extraktgehalt aus der folgenden Formel

$$\frac{100\,(E + 2{,}0665\,A)}{100 + 1{,}0665\,A}$$

berechnet werden. Unter allen Umständen aber ist in jedem Falle anzugeben, welche Formel bei der Umrechnung benutzt worden ist.

5) Vergährungsgrad der Würze. Man bezeichnet als Vergährungsgrad die von 100 Gewichtstheilen des ursprünglichen Würzenextraktes durch Hefe vergohrene Extraktmenge.

Der Vergährungsgrad V ergiebt sich aus dem nach 4) berechneten ursprünglichen Extraktgehalt der Würze E und dem nach 2) ermittelten Extraktrest des Bieres e:

$$E : E - e = 100 : V_1 \qquad = 100 \left(1 - \frac{e}{E} \right)$$
$$V_1 = 100\,\frac{(E - e)}{E}$$

6) Bestimmung des Zuckers. (Werth für Zucker und Reduktionswerth der Dextrine.)

Die Bestimmung ist in dem von Kohlensäure befreiten (s. oben 1) und entsprechend (1 : 5) verdünnten Bier nach dem von E. WEIN zur Bestimmung der Maltose angegebenen Verfahren auszuführen. D. h., man bringt in eine Porcellanschale 50 ccm FEHLING'sche

Lösung, erhitzt zum Sieden, lässt alsdann aus einer Pipette 25 ccm des 1 : 5 (oder ander-weit passend) verdünnten Bieres zufliessen und erhält die Mischung genau 4 Minuten (!) im Sieden. Das ausgeschiedene Kupferoxydul wird in einem Asbest-Filterröhrchen ge-sammelt, gewaschen, getrocknet und im Wasserstoffstrome zu metallischem Kupfer reducirt. Aus dem Gewicht des metallischen Kupfers findet man die diesem entsprechende Menge Maltose aus der Tabelle von WEIN. Ueber die Einzelheiten des Verfahrens siehe unter Saccharum.

7) Bestimmung der Dextrine. Man versetzt dreimal je 200 ccm des 1 : 5 ver-dünnten Bieres mit 20 ccm Salzsäure vom spec. Gew. 1,125 [und erhitzt diese Mischungen am Rückflusskühler im Wasserbade verschiedene Zeit lang : 1 bezw. 2, bezw. 3 Stunden. Dann kühlt man die Lösungen rasch ab, neutralisirt mit Natronlauge und verdünnt so weit, dass sie höchstens 1 Proc. Dextrose (!) enthalten. In je 25 ccm jeder dieser Lösungen wird der Dextrosegehalt bestimmt. Das höchste Resultat, welches von den drei Lösungen erhalten wurde, wird als das zutreffendste angenommen.

Von dem so erhaltenen Dextrosewerth ist der nach 6) erhaltene Reduktionswerth, auf Dextrose umgerechnet, in Abzug zu bringen. Der verkleinerte Rest giebt, mit dem OST'schen Faktor 0,925 multiplicirt, die Menge des Dextrins.

8) Bestimmung des Stickstoffes. Die Bestimmung erfolgt nach dem Ver-fahren von KJELDAHL. 20—25 ccm Bier werden im KJELDAHL-Kolben mit 2—3 Tropfen konc. Schwefelsäure versetzt und eingedampft. Zum Verdampfungsrückstand fügt man als-dann 15 ccm konc. reine Schwefelsäure sowie 2 Tropfen metallisches Quecksilber, zerstört wie üblich und bestimmt die Menge des vorhandenen Ammoniaks. Ueber die Einzelheiten s. unter Nitrogenium.

9) Säurebestimmung. a) Bestimmung der Gesammt-Acidität.

Die Acidität des Bieres rührt her von primären Phosphaten, nichtflüchtigen und flüchtigen organischen Säuren und wird im normalen Biere etwa zur Hälfte von primären Phosphaten bedingt.

Der Säuregehalt wird nach PRIOR mit $^1/_{10}$ Normallauge unter Verwendung von rothem Phenolphthaleïn (s. Phenolphthaleïn) als Indikator bestimmt. Die Acidität ist entweder in ccm-Normallauge oder in Gewichtsprocenten Milchsäure anzugeben.

Das vom grössten Theile der gelösten Kohlensäure nach 1) befreite Bier wird im bedeckten Becherglase $^1/_2$ Stunde bei 40° C. gehalten, dann nochmals filtrirt.

Zur Ausführung der Bestimmung verwendet man 25 oder 50 ccm des so vorbereiteten Bieres. Dunkele Biere verdünnt man vorher mit dem doppelten Volum kohlensäurefreien (!) destillirten Wassers. Von dem rothen Phenolphthaleïn bringt man mittels eines Glasstabes einen grossen Tropfen in eine der napfförmigen Vertiefungen einer weissen Porcellanplatte. Die Titration ist beendet, wenn 6 Tropfen der Flüssigkeit zu 1 Tropfen des Indikators ge-geben und vermischt, die Rothfärbung nicht zum Verschwinden bringen.

b) Bestimmung flüchtiger Säuren.

Diese erfolgt nach dem unter „Wein" angegebenen Verfahren durch Destillation einer gemessenen Menge Bier im Wasserdampfstrome. S. Vinum.

10) Mineralstoffe. 30—50 ccm Bier werden in einer geräumigen, tarirten Platin-schale eingedampft und vorsichtig, bei nicht zu hoher Temperatur, eingeäschert. — Noch genauer fällt diese Bestimmung aus, wenn man den Verdampfungsrückstand nur bis zur vollständigen Verkohlung erhitzt, alsdann die Kohle mit Wasser auszieht, durch ein asche-freies Filter filtrirt und nun zunächst in der vorher benutzten Platinschale Filter + Kohle verascht, das Filtrat dazu bringt, eindampft etc.

11) Phosphorsäure. Man dampft 50—100 ccm Bier unter Zusatz von etwas Aetz-baryt ein und äschert den Verdampfungsrückstand in einer Muffel ein. — In der salpeter-sauren Lösung ist die Phosphorsäure nach der Molybdän-Methode zu bestimmen.

Man kann auch die sub 10) erhaltene Asche zu dieser Bestimmung verwenden, wenn man diese Asche dreimal mit je 10 ccm Salpetersäure auf dem Wasserbade eindampft, wodurch alle Phosphorsäure in den Zustand der Orthophosphorsäure übergeführt wird.

12) Schwefelsäure und Chlor. Die direkte Bestimmung ist nicht zulässig. Die Bestimmung ist vielmehr in der durch Einäschern mit Soda und Salpeter bereiteten Asche in üblicher Weise auszuführen, s. S. 126. Für ganz genaue Bestimmungen der Schwefelsäure sind Weingeistflammen anzuwenden.

13) Glycerin. 50 ccm Bier werden mit etwa 3 g Aetzkalk versetzt, zum Sirup eingedampft, dann mit 10 g grob gepulvertem Marmor oder Seesand vermischt und zur Trockne gebracht. Der ganze Trockenrückstand wird zerrieben, in eine Kapsel von Filtrirpapier gebracht, diese in einen Extraktionsapparat eingeführt und 6—8 Stunden mit höchstens 50 ccm starkem Alkohol ausgezogen. Zu dem gewonnenen, stark gefärbten Auszuge wird mindestens das gleiche Volumen wasserfreier Aether hinzugefügt, und die Lösung nach einigem Stehen in ein gewogenes Kölbchen abgegossen oder durch ein kleines Filter filtrirt und mit etwas Alkoholäther nachgewaschen. — Nach Abdunstung des Aetheralkohols wird der Rückstand im Trockenschranke bei 100—105° C. im lose bedeckten Kölbchen bis zum gleichbleibenden Gewichte getrocknet.

Bei sehr extraktreichen Bieren kann noch der Aschengehalt des gewogenen Glycerins bestimmt und in Abzug gebracht werden. Bei etwaigem Zuckergehalte des Glycerins ist dieses nach WEIN (s. S. 706) zu bestimmen und ebenfalls in Abrechnung zu bringen.

14) Hopfensurrogate werden nach dem Verfahren von DRAGENDORFF (s. S. 212) aufgesucht. Auf Pikrinsäure ist nach FLECK zu prüfen:

Man dampft 200—300 ccm Bier mit gewaschenem Seesand zur Trockene, extrahirt mit Alkohol, verdunstet das Filtrat und kostet den Rückstand. Bei Anwesenheit von Pikrinsäure schmeckt derselbe intensiv bitter. Alsdann erwärmt man den Rückstand mit einigen Kubikcentimeter reiner 10 proc. Salzsäure. Hierdurch wird Pikrinsäure sogleich entfärbt. Nach dem Erkalten legt man ein Stückchen Zink in die Schale und lässt bei gewöhnlicher Temperatur einige Stunden stehen. Innerhalb zwei Stunden spätestens hat sich bei Anwesenheit von Pikrinsäure der Inhalt des Schälchens schön blau gefärbt.

Die Untersuchung auf Alkaloide (z. B. Strychnin) ist in jedem Falle vergleichend durchzuführen, d. h. die nämlichen Reaktionen müssen mit den Ausschüttelungsrückständen von reinem Biere durchgeführt werden. Uebrigens sind der Gesundheit schädliche Ersatzmittel für Hopfen, Alkaloide und Bitterstoffe in deutschen Bieren bisher mit Sicherheit überhaupt noch nicht nachgewiesen worden.

15) Schwefligsaure Salze, z. B. **Calciummonosulfit.** 200 ccm Bier werden nach Zusatz von etwas Phosphorsäure im Kohlensäurestrom in eine Vorlage von Jod-Jodkaliumlösung bis auf $^1/_3$ abdestillirt.

Das noch durch freies Jod braungelb gefärbte Destillat wird mit Salzsäure angesäuert, erwärmt, und die gebildete Schwefelsäure mit Baryumchlorid quantitativ bestimmt.

Bei der Beurtheilung hat man zu beachten, dass geringe Mengen von Baryumsulfat auch im Destillat reiner Biere erhalten werden, weil bei Verwendung von geschwefeltem Hopfen aus diesem schweflige Säure in das Bier übergeht, und die Möglichkeit nicht ausgeschlossen ist, dass auch durch Zersetzung normaler Bierbestandtheile bei der Destillation flüchtige, oxydirbare, schwefelhaltige Produkte entstehen.

16) Salicylsäure. Nach RÖSE werden 100 ccm Bier mit 5 ccm verdünnter Schwefelsäure versetzt und mit dem gleichen Volumen eines aus gleichen Theilen Aether und Petroläther bestehenden Gemisches im Scheidetrichter kräftig durchschüttelt. Nach dem Abfliessen der wässerigen Flüssigkeit filtrirt man die ätherische Schicht durch ein kleines trockenes Filter in ein trockenes Kölbchen, destillirt den grössten Theil der Aethermischung ab, versetzt den noch heissen Rückstand unter Umschwenken mit 3—4 ccm Wasser und fügt einige Tropfen ganz verdünnte Ferrichloridlösung zu.

Behufs Entfernung der gebildeten, in Petroläther mit tiefgelber Farbe gelösten Eisenoxyd-Hopfenharzverbindung filtrirt man durch ein angefeuchtetes Filter.

Das Filtrat ist bei Anwesenheit von Salicylsäure violett gefärbt, anderenfalls fast wasserhell mit einem Stich ins Gelbliche. — Nach RÖSE kann mittels dieser Methode noch $^1/_{10}$ Milligramm Salicylsäure in 1 Liter Bier nachgewiesen werden.

Zu beachten ist, dass das von Brand in gewissen Farbmalzen aufgefundene „Maltol" mit Ferrichlorid eine ähnliche Reaktion (Violettfärbung) wie Salicylsäure giebt. Es ist deshalb die Identität der Salicylsäure durch Millon's Reagens, welches auf Maltol nicht reagirt, festzustellen.

17) Borsäure und deren Salze. Man macht 100 ccm Bier mit verdünnter Kalilauge deutlich alkalisch, dampft in einer Platinschale ein und erhitzt bis zur Verkohlung. Die erhaltene Kohle wird mit Wasser ausgelaugt, der Auszug filtrirt und in einer Platinschale auf 1 ccm eingedampft. Diesen Rückstand übersättigt man alsdann mit verdünnter Salzsäure, bringt einen Streifen frisch bereitetes Kurkumapapier dazu und verdampft im Wasserbade. Bei Anwesenheit von Borsäure ist der getrocknete Streifen da, wo er mit der sauren Lösung in Berührung war, braunroth gefärbt, die Färbung geht durch Betupfen mit Ammoniak in Schwarzblau über.

Für die Beurtheilung ist zu beachten, dass nach Brand kleine Mengen Borsäure auch im Hopfen enthalten sind, so dass also Borsäure zu den normalen Bierbestandtheilen zu rechnen ist.

Zur quantitativen Bestimmung der Borsäure kann das von Rosenbladt abgeänderte Gooch'sche Verfahren (Ztschr. analyt. Chem. 1897. 568) dienen, welches auf der Bildung von Borsäuremethylester beruht. Die Borsäure im Destillate ist nach Thaddeff in Borfluorkalium überzuführen und als solches zu wägen (Fresenius, Zeitschr. analyt. Chemie, 1897. 568). Man verwende hierzu die Asche von 200—300 ccm Bier.

18) Fluorverbindungen. Nach Hefelmann und Mann werden 500 ccm Bier mit 1 ccm einer Mischung, bestehend aus gleichen Theilen 10 procentiger Calciumchlorid- und Baryumchloridlösung, ferner 0,5 ccm Essigsäure von 20 Proc. und 500 ccm Alkohol von 90 Proc. versetzt und nach dem Durchmischen 24 Stunden in der Kälte zum Absetzen des gebildeten Fluorcalciums und Kieselfluorbaryums stehen gelassen.

Den Niederschlag filtrirt man durch ein Filter von 4 cm Durchmesser und trocknet ihn sammt Filter, ohne vorheriges Auswaschen, in einem Platintiegel.

Durch Zusatz von 1 ccm konc. Schwefelsäure und Erwärmen auf 100° C. wird Fluorwasserstoff entwickelt, den man auf ein mit Wachs überzogenes Uhrglas, in dessen Ueberzug Zeichen eingeritzt werden, einwirken lässt. Damit das Wachs nicht schmelze, giebt man kaltes Wasser in das Uhrglas.

Nach diesem Verfahren lassen sich noch 7 Milligramme Fluor in 1 Liter Bier nachweisen.

19) Süssstoffe. a) Saccharin. 500 ccm Bier werden nach Spaeth zur Bindung der bitter schmeckenden Hopfenbestandtheile mit einigen Krystallen Kupfernitrat eingedampft, mit grobem, ausgewaschenem Sande und einigen Kubikcentimetern Phosphorsäure versetzt und mit Aether-Petroläther ausgezogen. Der mit ein wenig einer verdünnten Lösung von Natriumkarbonat aufgenommene Rückstand lässt noch 0,001 Proc. Saccharin am süssen Geschmack erkennen. — Der Nachweis des Saccharins in dem mit Sodalösung aufgenommenen Verdampfungsrückstande der Aether-Petrolätherlösung kann auch noch auf folgende Weise geführt werden.

α) Man bringt zur Trockne und trägt die Masse in kleinen Portionen in geschmolzenen Salpeter ein. Die Schmelze wird in Wasser gelöst, die Lösung mit Salzsäure angesäuert, wenn nöthig eingeengt und mit Baryumchlorid auf Schwefelsäure geprüft. Das Verfahren eignet sich auch zur quantitativen Bestimmung des Saccharins. S. dieses.

β) Man schmilzt die eingetrocknete Flüssigkeit mit wenig Aetznatron, löst die Schmelze in Wasser, säuert die Lösung mit Salzsäure an, schüttelt sie mit Aether aus und prüft den Verdunstungsrückstand des Aethers durch Ferrichlorid auf Salicylsäure. — Diese Reaktion ist nur bei Abwesenheit von Salicylsäure und Tannin anwendbar.

γ) Durch Erhitzen des Rückstandes mit Resorcin und Schwefelsäure erhält man eine Flüssigkeit, welche nach dem Verdünnen mit Wasser und nach dem Uebersättigen mit Natronlauge im durchfallenden Lichte eine röthliche Färbung, im auffallenden Lichte grüne Fluorescenz zeigt.

Es empfiehlt sich, stets mehrere Reaktionen nebeneinander, und vor allem auch die Geschmackprobe mit dem ätherischen Verdunstungsrückstande auszuführen.

b) **Dulcin** (Phenetolkarbamid). 500 ccm Bier werden unter Zusatz von Bleikarbonat eingeengt. Der mit Sand vermischte und eingetrocknete Rückstand wird wiederholt mit Alkohol von 90 Proc. ausgezogen. Die alkoholischen Flüssigkeiten dampft man zur Trockne und behandelt den Rückstand mit Aether, worauf filtrirt wird. In dem nach Verdunsten des Aethers hinterbleibenden Rückstand wird das Dulcin in folgender Weise nachgewiesen:

α) **Nach Berlinerblau.** Man erhitzt den Rückstand des Aetherauszuges mit Phenol und etwas konc. Schwefelsäure. Nach Zusatz von einigen Kubikcentimeter Wasser lässt man erkalten und überschichtet die braunrothe Flüssigkeit in einem Reagirglase mit Ammoniak oder Natriumkarbonatlösung. Bei Anwesenheit von Dulcin entsteht an der Berührungsstelle beider Flüssigkeiten eine blaue Zone.

β) **Nach Jorisson.** Als Reagens dient eine Lösung von Mercurinitrat, welche durch Auflösen von 1—2 g frisch gefälltem Quecksilberoxyd in Salpetersäure und Zusatz von Natriumhydroxyd, bis der entstehende Niederschlag sich nicht mehr ganz löst, bereitet wird. Die Flüssigkeit verdünnt man auf 15 ccm, lässt absetzen und filtrirt.

Das extrahirte Dulcin (s. unter *ὰ*) wird in 5 ccm Wasser suspendirt, mit 2 bis 4 Tropfen des Reagens versetzt und das Gläschen 5—10 Minuten in siedendes Wasser getaucht, wobei eine schwach violette Färbung eintritt. Auf Zusatz einer geringen Menge Bleisuperoxyd entsteht eine prachtvoll violette Färbung. Die Reaktion ist bei 0,01 g Dulcin noch sehr deutlich, bei 0,001 g sehr schwach.

Beurtheilung. Normales, gut vergohrenes Bier muss vollständig klar und reich an Kohlensäure sein, sowie angenehmen, erfrischenden Geschmack besitzen. (An gewisse Special-Biere, wie z. B. Weissbier, kann die Forderung des Klarseins natürlich nicht gestellt werden.)

Lagerbiere sollen einen Vergährungsgrad von mindestens 40 Proc. haben, doch kann ein niedrigerer Vergährungsgrad keinen Anlass zu einer strafrechtlichen Verfolgung darstellen. (Die Vereinbarungen verlangen für Bayern 44—48 Proc. Vergährungsgrad.)

Im Verkehr nicht zulässig sind:

1) **Saure Biere.** Als sauer ist ein Bier zu bezeichnen, wenn zur Sättigung der gesammten Säure für 100 ccm mehr als 3 ccm Normal-Alkali, entsprechend einem Gehalte von 0,27 Proc. Milchsäure erforderlich sind.

2) **Trübe Biere,** und zwar, wenn die Trübung durch Bakterien verursacht wird, in jedem Falle. Wird die Trübung durch geringe Mengen Hefe (Schleier) bedingt, nur in dem Falle, wenn der Vergährungsgrad unter 40 Proc. liegt.

3) **Biere,** welche einen Ekel erregenden Geschmack oder Geruch besitzen.

Im Verkehr noch zulässig sind:

Nicht vollkommen klare, d. h. staubig oder schleierig erscheinende Biere, wenn die Trübung a) durch Eiweiss- (Glutin-) Körperchen, oder b) durch Dextrine, oder c) durch Ausscheidung von Hopfenharz, oder d) durch Hefe bei einem Vergährungsgrad von 40 Proc. und darüber verursacht wird.

Der Glyceringehalt der Biere beträgt in der Regel nicht mehr als 0,25 Proc.; eine **wesentliche** Ueberschreitung dieser Zahl würde auf Zusatz von Glycerin schliessen lassen.

Konservirungsmittel, wie Borsäure, Salicylsäure, Benzoësäure, Calciumbisulfit u. dergl. darf Bier nicht enthalten.[1] — Der Gehalt an schwefliger Säure darf 10 Milligramm SO_2 im Liter nicht übersteigen.

Die Verwendung künstlicher Süssstoffe bei der gewerbsmässigen Herstellung von Bier ist nach § 3 des Gesetzes vom 6. Juli 1898 verboten.

---

[1] Das für die Tropen bestimmte Bier wird in der Regel mit Konservirungsmitteln versetzt. Auf 100 l Bier rechnet man, um es für 3—4 Monate zu konserviren, 4 g Benzoësäure oder 6 g Salicylsäure; bei einer Konservirung für längere Zeit 6 g Benzoësäure oder 10 g Salicylsäure.

Cerevisia antiscorbutica. Bière antiscorbutique (Gall.). Brutolé antiscorbutique. Sapinette. Rp. Turionum Pini, Foliorum Cochleariae recentium āā 30,0, Radicis Armoraciae recentis 60,0, Cerevisiae (mit 3 Proc. Alkoholgehalt) 2 l. Man macerirt 4 Tage im geschlossenen Gefässe, presst ab und filtrirt.

China-Eisen-Bier von STROSCHEIN. Ein stark eingebrautes, 20 Proc. Extrakt enthaltendes Bier, welches neben dem wässerigen Auszug von 10 Proc. Chinarinde, Pomeranzenschale, Zimmt, Cardamomen, Vanille noch 2 Proc. Ferrobikarbonat enthalten soll. 1 Fl. = 75 Pfg.

Condensed Beer der Concentrated Produce Company in London, welches wegen der mild narkotischen Wirkung des angeblich verwendeten Arizona-Hopfens als mildes Schlafmittel empfohlen wurde, hat sich als ein Schwindel entpuppt. Es war ein stark gespriteter, mit Salicylsäure versetzter Malzextrakt-Likör.

Karlsbader Mineralbier. Ist ein Bier, welches die natürlichen Salze der Karlsbader Quellen gelöst enthalten soll.

Maltol. Ist die aus Karamel-Farbmalz durch Aether ausziehbare Substanz, welche mit Eisenchlorid die Salicylsäure-Reaktion giebt. Mit MILLON's Reagens reagirt es nicht.

Theobrom. Angeblich ein aus Zuckerrüben hergestelltes, bierähnliches Getränk. (LEFÈBRE.)

Cerium.

Cerium, Cer. Atomgew. = 141. Dieses Element kommt in der Regel mit Lanthan und Didym zusammen in einigen seltenen Mineralien vor, z. B. als Silicate im Cerit, als Phosphate im Monacit.

Zur Abscheidung der Cerverbindungen rührt man den fein gepulverten Cerit mit konc. Schwefelsäure zu einem Brei an, erhitzt denselben bis zum beginnenden Glühen, zieht mit Wasser aus, filtrirt von Kieselsäure ab und fällt aus der Lösung, welche durch Neutralisation mit Natriumkarbonat von Eisen und mittels Schwefelwasserstoff von anderen Metallen befreit worden ist, die drei Elemente: Cer, Didym und Lanthan durch Zusatz von Oxalsäure als Oxalate.

Die Reindarstellung des Cers aus diesem Gemisch erfolgt zur Zeit nach komplicirten, von den betr. Fabriken geheim gehaltenen Verfahren.

Systematisch steht das Cer dem Aluminium besonders nahe. Man kennt zwei Oxyde des Cers, nämlich:

$$Ce_2O_3 \qquad\qquad CeO_2$$

Ceriumoxydul   Ceroxyd

Cer-sesquioxyd   Cer-dioxyd.

In der Nomenklatur dieser Oxyde und der von ihnen sich ableitenden Salze herrscht eine ziemliche Verwirrung.

† Cerium bromatum. Ceriumbromür. Cerobromid ($CeBr_2$). Ceroxalat wird in einem flachen Porcellangefäss unter Umrühren erhitzt, bis es in ein gelbbraunes Pulver umgewandelt ist. Dieses wird unter Erhitzen in Salzsäure unter Zusatz von etwas Weingeist gelöst und nun mit Natriumkarbonatlösung bis zum geringen Ueberschuss versetzt. Den daraus hervorgehenden Niederschlag versetzt man nach dem Auswaschen mit Wasser nach und nach mit Bromwasserstoffsäure, bis eine farblose Lösung erfolgt. Die Lösung wird an einem schattigen Orte unter Umrühren und bisweiligem Zusatz von Bromwasserstoffsäure zur Trockne eingedampft und in gut verstopfter Flasche vor Sonnenlicht geschützt in der Reihe der stark wirkenden Arzneistoffe aufbewahrt.

Es ist das Präparat (Oxybromür) ein hygroskopisches Pulver von graubräunlicher Farbe, und giebt mit Wasser und Weingeist eine etwas trübe Lösung. Der Geschmack ist anfangs süsslich, hinterher stark styptisch.

† Cerium nitricum. Cernitrat. Ceronitrat. Salpetersaures Cerium $Ce(NO_3)_3$ $+ 6H_2O$. Mol. Gew. = 435.

Zur Darstellung wird frisch gefälltes Cerohydroxyd (Ce(OH)$_3$) in Salpetersäure gelöst, und diese Lösung durch Eindampfen zur Trockne gebracht.

Farblose Salzmassen von saurer Reaktion und süsslich adstringirendem Geschmack, in Wasser leicht löslich.

Dieses Salz wird vorzugsweise zur Darstellung von Glühstrümpfen verwendet. Um es auf seine Brauchbarkeit hierzu zu prüfen, wird es 1) in einer Platinschale geglüht, worauf ein beim Erkalten ganz hell-kanariengelb aussehender Rückstand zurückbleiben muss, der nicht alkalisch reagiren darf (Kalk). 2) Empfiehlt es sich, einen Probe-Glühstrumpf herzustellen und diesen zu versuchen, s. weiter unten.

† **Cerium oxalicum.** (Helv. Ergänzb.) **Ceroxalat. Ceroxydoxalat. Oxalsaures Ceroxydul. Cerii Oxalas** (U-St) **Ce$_2$(C$_2$O$_4$)$_3$ + 9H$_2$O. Mol. Gew. = 708.**

Die Darstellung der Verbindung erfolgt durch Fällung der schwach salzsauren Certrichloridlösung mit Ammoniumoxalat. Das Ceriumoxalat fällt zunächst als käsiger Niederschlag, der bald körnig wird und nach dem Auswaschen zu trocknen ist.

Ein weisses, körniges, luftbeständiges Pulver ohne Geruch und Geschmack, in Wasser, Weingeist oder Aether unlöslich, in Salzsäure oder verdünnter Schwefelsäure ohne Aufbrausen löslich. — Beim Erhitzen auf Rothgluth wird es zersetzt unter Ausstossung rother Stickstoffoxyde und Hinterlassung eines in der Kälte hell-kanariengelben Rückstandes (Braunfärbung des Rückstandes würde die Gegenwart von Didym anzeigen). — Kocht man das Salz mit Natron- oder Kalilauge, so wird Ceriumhydroxyd (Ce(OH)$_3$) unlöslich abgeschieden, während die Oxalsäure in Lösung geht. Das durch Essigsäure angesäuerte Filtrat giebt demnach mit Calciumchlorid einen weissen, in Essigsäure unlöslichen, in Salzsäure aber löslichen Niederschlag.

Löst man den beim Erhitzen des Salzes hinterbleibenden gelben Rückstand in konc. Schwefelsäure und bringt zu dieser Lösung ein kleines Kryställchen Strychnin, so entsteht eine tief blaue Färbung, welche bald in Purpur und Roth übergeht.

Prüfung. 1) Das Salz muss sich in Salzsäure ohne Aufbrausen zu einer Flüssigkeit lösen (Karbonate), welche durch Schwefelwasserstoffwasser nicht verändert wird (fremde Metalle). 2) Das nach dem Kochen mit Natronlauge erhaltene Filtrat darf weder durch überschüssige Ammoniumchloridlösung (Aluminiumverbindungen) noch durch Schwefelwasserstoff (weisse Fällung = Zink) gefällt werden. 3) Der durch Glühen des Salzes erhaltene Rückstand darf dem damit geschüttelten Wasser keine alkalische Reaktion ertheilen (Calciumoxalat). 4) 1 g des Salzes muss 0,484 g eines hellgelben, in Salzsäure vollkommen löslichen Rückstandes hinterlassen.

Aufbewahrung. Vorsichtig, da Cersalze als giftig anzusehen sind.

Anwendung. Innerlich zu 0,05—0,10 g zwei- bis dreimal täglich in Pulverform gegen Magen- und Darmkatarrhe, Dyspepsie, namentlich auch gegen das Erbrechen der Schwangeren. Höchste Gaben 0,3 *pro dosi*, 1,0 *pro die* (Ergänzb.).

Glühlicht-Körper. Die sog. Glühstrümpfe für die Auer'schen Incandescenz-Brenner werden unter Verwendung von Lösungen des Thornitrates und Cernitrates hergestellt.

Als Imprägnirungsmittel verwendet man die 33 procentige wässerige Lösung einer Mischung von 99 Th. Thoriumnitrat und 1 Th. Ceriumnitrat. Mit einer solchen Lösung tränkt man Baumwollgewebe (Strümpfe), lässt sie dann durch eine Wring-Maschine gehen und trocknet sie über Formen. Die Strümpfe werden alsdann im oberen Theile mit Asbestfaden genäht, durch die Asbestschlinge fixirt und nun von oben abgebrannt. Das Gewebe verbrennt und hinterlässt ein aus Ceroxyd und Thoriumoxyd bestehendes Skelett.

Wendet man reines Thoriumnitrat an, so hat der Glühkörper fast gar keine Leuchtkraft, man bekommt ein Licht etwa wie eine dunkelviolette Kaliflamme. Ist dem Thoroxyd etwa 1 Proc. Ceroxyd beigemengt, so erhält man einen Glühkörper von der glänzendsten Lichtwirkung. Bleibt man unter 1 Proc. Ceroxyd, so wird das Licht zwar weisser, aber die Leuchtkraft geringer. Erhöht man dagegen den Cer-Zusatz erheblich über 1 Proc., so wird das Licht gelber und die Lichtintensität gleichfalls geringer.

Thoriumnitrat. Das zur Fabrikation der Glühstrümpfe dienende Thoriumnitrat soll ziemlich rein sein. Es soll alkalifrei sein, darf nur Spuren von Eisen enthalten und muss sich beim Glühen im Tiegel stark aufblähen, da ein solches Präparat einen weichen, elastischen und haltbaren Glühkörper liefert. Die Asche des Nitrats muss, auf der oberen Handfläche verrieben, unfühlbar sein. Der Gehalt an Thoriumdioxyd ThO_2 soll 48—50 Proc. betragen. Sehr wichtig ist auch der Glühstrumpf-Versuch. Ein mit einer 33 proc. Lösung von reinem Thornitrat bereiteter Strumpf giebt ein schwelendes, violettes Licht. Ist das Licht weiss, so ist das Thornitrat nicht rein, sondern wahrscheinlich cer-haltig. Glüht der Strumpf aber mit schwachem violetten Lichte und erhält man durch Zusatz von 1 g Cernitrat zu 100 g Thornitrat ein schön weisses Licht, so ist das Thornitrat rein.'

Leuchtfluid für Glühkörper. Als die beste gegenwärtig bekannte Mischung ist folgende anzusehen: Thoriumnitrat 33,0, Ceriumnitrat 0,3, Aquae q. s. ad. 100,0. Manche Fabrikanten setzen dieser Mischung auch noch Ammoniumnitrat hinzu, um das Abbrennen des Strumpfes zu beschleunigen, indessen ist dies nicht erforderlich. Das Abbrennen der Strümpfe erfolgt mit „Pressgas" und erfordert eine besondere Uebung.

Glühlichtkörper-Tinktur, um die Glühkörper auf dem Transport vor Bruch zu schützen, ist **a)** eine Lösung von 2 Th. Kautschukpapier in 100 Th. Benzin, oder **b)** verdünntes Kollodium.

Reaktionen. Die Lösungen der Salze des Cers zeigen gegen Reagentien folgendes Verhalten:

1) Kalihydrat fällt weisses Cerhydroxyd $Ce(OH)_3$, welches an der Luft durch Aufnahme von Sauerstoff gelb wird. Der Niederschlag löst sich im Ueberschusse des Fällungsmittels nicht auf. **2) Ammoniumkarbonat** fällt weisses, im Ueberschuss des Fällungsmittels etwas lösliches Cerkarbonat. **3) Oxalsäure** fällt weisses, anfangs amorphes, später krystallinisch werdendes Ceriumoxalat. Die Fällung ist auch aus mässig sauren Lösungen vollständig. **4)** Eine gesättigte Lösung von Kaliumsulfat fällt auch aus etwas sauren Lösungen weisses krystallinisches Cer-Kaliumsulfat $Ce(SO_4)_2K$. **5) Natriumthiosulfat** fällt beim Kochen auch sehr koncentrirte Lösungen nicht.

Cetaceum.

Cetaceum (Germ. Austr. Helv. Brit. U-St.). **Adipocera cetosa. Albumen Ceti. Ambra alba. Spermaceti. Succinum marinum. — Walrat. Weisser Amber. — Blanc de baleine, Blanc de cachelot. Cétine** (Gall.).

Abstammung und Gewinnung. Der Walrat wird von verschiedenen Fischsäugethieren der Gattungen **Catodon** und **Physeter,** besonders von **Catodon macrocephalus Gray**, dem Potfisch, Potwal, Sperm-Wale geliefert. Derselbe trägt den Walrat in zwei besonderen, 1—2 m hohen Behältern, die in einer muldenförmigen Aushöhlung der Schnauze und des Schädels unter der äusseren Kopfhaut und einer dicken Speckschicht liegen. Ein anderer Behälter zieht sich, sich verengernd, vom Kopf nach dem Schwanze. Der Inhalt dieser Behälter besteht aus einer gelblichen, flüssigen Masse, die sich an der Luft in einen flüssigen Antheil, das Walrat- oder Spermacetiöl, und einem festen, den Walrat, der etwa $^1/_4$ ausmacht, trennt. — Man befreit den Walrat vom Oel zunächst durch Koliren, dann durch Abpressen in hydraulischen Pressen, kocht ihn in Wasser zur Entfernung von Unreinigkeiten und endlich in schwacher Potaschelauge zur Verseifung der letzten Spur Oel.

Beschreibung. Er bildet eine schneeweisse, halbdurchscheinende, perlmutterglänzende, fettig anzufühlende, grossblättrig-krystallinische, zerbrechliche Masse von mildem Geschmack und schwachem, eigenthümlichem Geruch. Spec. Gew. 0,940 — 0,960. Schmelzpunkt 43—47° C. Verseifungszahl 108—128. Säurezahl 0,7—5,17 (mit dem Alter nimmt die Säurezahl zu, ganz frischer soll säurefrei sein). Brennt mit hellleuchtender, geruchloser Flamme. Unlöslich in Wasser, leicht löslich in Aether, Chloroform, Schwefelkohlenstoff und in heissem Alkohol, wenig löslich in Benzin und Petroläther. Aus den Lösungen krystallisirt er leicht. — Nach längerem Liegen an der Luft wird er gelb, nimmt ranzigen Geruch und saure Reaktion an (vergl. oben). Durch Waschen des geschmolzenen

Walrats mit verdünnter Lauge kann ihm der Geruch und die saure Reaktion wieder genommen werden.

Bestandtheile. Der Hauptbestandtheil ist das Cetin, der Palmitinsäure-Cetyläther, ferner enthält er Aether der Laurin-, Stearin- und Myristinsäure mit anderen, höheren Alkoholen, auch mit Glycerin. — Das Cetin kann durch Umkrystallisiren aus Alkohol rein erhalten werden, Schmelzpunkt desselben 48—49° C. Es giebt beim Erhitzen keinen Akroleïngeruch, wie der Walrat. Durch alkoholisches Kali wird der Walrat leicht verseift, beim Verdünnen mit Wasser fällt Cetylalkohol aus.

Verfälschungen. Diese kommen selten vor, da durch dieselben meist das grossblättrige Getüge kleinblättrig oder körnig wird. Zu beachten ist, dass Cetaceum in 90 proc. Alkohol unlöslich und in 98 proc. kaltem Alkohol auch nur wenig löslich ist.

Zum Nachweis von Stearinsäure kann man den Walrat in einer Porcellanschale schmelzen, einige Augenblicke mit etwas Ammoniakflüssigkeit durchrühren, dann erkalten lassen, den erstarrten Kuchen abheben und die untenstehende Flüssigkeit mit Salzsäure ansäuern. Stearinsäure fällt dann aus. Noch 1 Proc. nachweisbar.

Aufbewahrung, Pulverung. Man bewahrt den Walrat in möglichst unversehrten Blöcken in gut schliessenden Blechbüchsen an einem kühlen Orte, verbraucht die beim Zerkleinern abfallenden Bruchstücke zuerst und trägt Sorge, den Vorrath öfter zu erneuern. In Pulverform erhält man ihn entweder durch Zerreiben in einem Porcellanmörser unter Besprengen mit starkem Weingeist, oder durch Schmelzen und Rühren mittels einer Keule bis zum Erkalten.

Anwendung. Sehr selten innerlich als Pulver oder Emulsion (in erwärmtem Mörser aus geschmolzenem Walrat wie Oelemulsionen zu bereiten), häufiger zu Salben, Ceraten, Pomaden. Technisch zur Kerzenfabrikation (Normalkerzen aus Walrat dienen zur Bestimmung der Lichtstärke des Leuchtgases), und als Bestandtheil der meisten Wäscheglanzmittel.

Cetaceum saccharatum (Ergänzb.) Cetaceum cum Saccharo. Cetaceum praeparatum seu tritum. Walratzucker. Präparirter Walrat.
Walrat 1 Th. schmilzt man im Wasserbade, fügt mittelfein gepulverten Zucker 3 Th. hinzu und verreibt die erkaltende Masse zu einem feinen Pulver. In gelber Stöpselflasche nur in kleiner Menge vorräthig zu halten oder frisch zu bereiten. Theelöffelweise bei Katarrh.

Ceratum Cetacei (Austr. Ergänzb. Helv. U-St.). Ceratum labiale album. Emplastrum Spermatis Ceti. Unguentum Cetacei (Brit.). — Walratcerat. Walratpflaster oder -salbe. Milchverzehrungspflaster. — Cérat de blanc de baleine. — Spermaceti Cerate. Spermaceti Ointment.
Austr.: Walrat, weisses Wachs, Mandelöl āā.
Brit.: Walrat 20, weisses Wachs 8, Mandelöl 72, Benzoë 2.[1])
Ergänzb.: Walrat, weisses Wachs je 25 g, Mandelöl 50 g, Rosenöl 1 Tropfen.
Helv.: Walrat 20, weisses Wachs 10, Mandelöl 70, Benzoë 2.[1])
Hung.: Walrat, weisses Wachs je 8, Schweinefett 9.
U-St.: Walrat 10, weisses Wachs 35, Olivenöl 55.
Das Cerat wird in Formen gegossen.

Ceratum Cetacei rubrum (Ergänzb.). Rothes Walratcerat. Rothe Lippenpomade. Walrat 5, gelbes Wachs 35, Mandelöl 60, schmilzt man und setzt zu: Bergamottöl 0,5, Citronenöl 0,5, Alkannin 0,1. Ein für Tuben geeignetes Cerat erfordert 80 Mandelöl. Nach Vomačka: Butter 500, Kakaofett 300, Walrat 60, Alkannin 1, Borsäure 10, fettes Jasminöl 10.

Brillantine, feste. Walrat 8 g, Oliven- oder Ricinusöl 30 g, Bergamottöl 10 Tropfen, Citronenöl 5 Tropfen, Palmarosaöl 1 Tropfen.

Ceratum Cetacei salicylatum. Salicyl-Lippenpomade. Nach Ergänzb. mit 0,5 Proc. Salicylsäure.

Crème des Indes. Walrat 2 Th., weisses Wachs 3 Th., Olivenöl 20 Th., Alkannin q. s. Man schmilzt, fügt etwas Lavendelöl und Ambratinktur hinzu und rührt kalt. (Ap.-Ztg.)

Emplastrum Cetacei. Empl. emolliens (Dieterich). Walrat, Bleipflaster, Benzoëfett je 20 Th., Benzoëtalg 40 Th. Ersatz für Unguentum diachylon.

---

[1]) Vergl. unter Adeps benzoinatus und benzoatus S. 159.

Haut-Crême (Vomačka). Walrat, Wachs je 28, fettes Veilchenöl 100, Olivenöl 400, Borax 50 in Neroliwasser 500 gelöst, Bittermandelöl q. s. Rosa gefärbt in Tuben zu füllen.

Honig-Cream (Nat. Drugg.). Walrat 60 g, Mandelöl 480 g, Gutti 3,75 g erhitzt man 20 Min. im Wasserbade, seiht durch, fügt Verbenaöl 10 Tr., Zimmtöl 20 Tr., Bergamott- und Rosenöl je 3 Tr. zu und füllt in erwärmte Gläser.

Lustrine Alsacienne, von Huddingsfeld. Walrat, Borax, Gummi arabicum je 50, Glycerin 125, Wasser 725, kocht man bis zur vollständigen Lösung. 200 g hiervon rechnet man auf 1 l gekochte Stärke (Industriebl.).

Pomata crystallina. Eispomade. Pommade glaciale. **1)** Walrat 13, Ricinusöl 50, Kroncnöl 38, wohlriechende Oele q. s.; man schmilzt und lässt, in warmes Wasser gestellt, langsam erkalten (Vomačka). **2)** Walrat 26 g, Olivenöl 150 g, Citronenöl 3,5 g, Bergamottöl 1,5 g, Neroliöl, Rosenöl je 5 Tropfen.

Wäscheglanzpulver. Walrat 20, Borax 20, Gummi arabicum 10. 1 Th. auf 4 Th. Stärke (Drog. Ztg.).

Unguentum pomadinum Lindeni. Dr. Linden's Haarpomade (Königsberg. Vorschrift). Rp. Cerae japonicae 50,0, Olei Olivar. prov. 300,0, Cetacei 25,0, Aquae Rosae 25,0, Aquae Aurant. flor. 25,0, Oleiodoriferi (Linden) 25,0.

Flechtenmittel, Pariser. 1) Waschwasser aus $1^1/_2$ Proc. Schwefelsäure. 2) Salbe aus Walrat, Schweinefett und 4 Proc. Kalomel.

Stärkeglanz, flüssiger, entspricht obiger Lustrine Alsacienne.

Oleum Cetacei. Walratöl. Spermacetiöl. Huile de Cachelot. Huile de Spermaceti. Sperm-oil.

Wird wie oben geschildert gewonnen. Es ist hellgelb, dünnflüssig, in seinen besseren Sorten fast geruchlos. Spec. Gew. 0,875—0,884. Säurezahl 0,92—0,93. Esterzahl 126,47 bis 127,82. Verseifungszahl 123—147. Jodzahl 79,5—84,0.

Bestandtheile. Es besteht zum grössten Theil aus Estern einatomiger Fettalkohole (Cetylalkohol und Dodekatylalkohol) mit einer Säure der Oelsräurereihe (Physetölsäure). Enthält ferner Spuren von Glycerin und Valeriansäure.

Chamomilla.

I. Matricaria Chamomilla L. — Compositae — Anthemideae-Chrysanthemiйae.
Heimisch in Europa, Kleinasien, Sibirien. In Nordamerika und Australien eingebürgert. Zum Arzneigebrauch zuweilen kultivirt.

Beschreibung. Einjährige, bis 60 cm hohe Pflanze mit doppelt oder einfach fiederspaltigen Blättern, deren Abschnitte lineal und flach sind. Blüthenköpfchen mittelgross, langgestielt, aus 12—18 weissen, 9 mm langen, breitlanzettlichen, vorn schwach dreizähnigen, viernervigen, weiblichen Strahlblüthen (Fig. 184), und zahlreichen, nach oben gelbgefärbten, 2 mm langen, zwittrigen Scheibenblüthen mit glockigem Saum (Fig. 183) bestehend. Die Fächer der Staubblätter sind am Grunde spitz ausgezogen, das Konnektiv nach oben stumpf dreieckig verlängert. Die Blüthen sind einem nackten, kegelförmigen, hohlen Blüthenboden eingesenkt. Der Hüllkelch besteht aus zahlreichen, länglichen, trockenrandigen, kahlen Blättchen. An den Fruchtknoten und der Blumenkronröhre befinden sich ölführende Drüsenhaare mit zweizelligem Köpfchen, im Gewebe des Blüthenbodens ebenfalls ölführende, schizogene

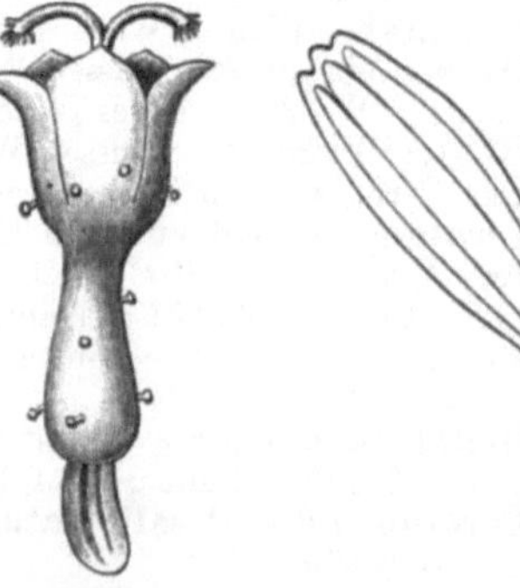

Fig. 183.   Fig. 184.
Scheibenblüthe   Randblüthe
von Matricaria Chamomilla.

Sekretbehälter. — Geruch angenehm aromatisch, Geschmack schwach bitter.

Die getrockneten Blüthenköpfe liefern: **Flores Chamomillae** (Germ. Helv.). **Flores Chamomillae vulgaris** (Austr.). **Matricaria** (U-St.). — **Kamillen. Echte oder gemeine**

**Kamillen. Feldkamillen. Kamillenthee. Romey. — Camomille commune ou
d'Allemagne (Gall.). — German Chamomile. Camomile-tea.**

Bestandtheile. Aetherisches Oel aus deutschen Blütheu 0,13—0,24 Proc., aus
ungarischen 0,13—0,3 Proc., aus russischen 0,15 Proc. (vergl. unten). Ferner nach älteren
Angaben 2,2 Proc. Gerbstoff, 0,5 Proc. Fett, 5,9 Proc. Harz etc.

Verwechslungen. Beim Einsammeln von wildwachsenden Pflanzen wird die
Droge leicht mit den Blüthenköpfen anderer Kompositen mit weissen Strahl- und gelben
Scheibenblüthen verwechselt. — Es kommen hauptsächlich in Betracht:

Anthemis arvensis L., Hundskamille. Blüthenköpfe grösser, geruchlos. Blüthenboden nicht hohl und mit Spreublättchen besetzt.

Anthemis Cotula L., Stinkkamille und wie die vorige. Hundskamille.
Blüthenköpfchen grösser, stinkend. Blüthenboden mit Spreublättchen besetzt, nicht hohl.

Chrysanthemum Leucanthemum L., Dickkopf, Johannisblume etc.,
Blüthenköpfe 2—3 mal grösser wie bei der Kamille, geruchlos. Blüthenboden nackt, aber
nicht hohl.

Einsammlung. Aufbewahrung. Die Blüthenköpfchen werden von den vom
Mai bis zum August blühenden Pflanzen, besonders in Deutschland und Ungarn, bei recht
trockenem Wetter möglichst kurzstielig gepflückt, ohne Verzug in dünner Schicht auf
einem luftigen Trockenboden ausgestreut und, sobald sie genügend trocken sind, in dicht
schliessende Blechgefässe ohne zu drücken, eingefüllt. 5 Th. frische Kamillen geben
1 Th. trockene.

Beim Einkaufe frischer Blüthen ist darauf zu achten, dass dieselben weder zu
feucht noch zu weit entwickelt sind, da sie sonst beim Trocknen missfarbig werden oder
zerfallen; auch dürfen sie nicht zu lange in Säcken oder Körben stehen oder in Haufen
liegen bleiben, in welchem Falle sie durch Selbsterhitzung leicht verderben hönnen; vielmehr ist das Trocknen zu beschleunigen und nöthigenfalls durch künstliche Wärme zu
unterstützen.

Bei längerer Aufbewahrung werden die Kamillen unansehnlich; man pflegt deshalb
den Vorrath jährlich zu erneuern.

Anwendung. Innerlich zu 1,0—5,0 mehrmals täglich in Theemischungen, als
Aufguss 1 Esslöffel voll auf 3 Tassen Wasser. Aeusserlich zu Bähungen, warmen Um-
schlägen, Gurgelwässern, Kräuterkissen. Für Klystiere benutzt man Kamillenthee gern als
Träger wirksamer Arzneistoffe. Die Homöopathen geben Chamomilla besonders Kindern,
die während des Zahnens an Durchfällen leiden; ferner bei Zahnweh, sowie reizbaren
Frauen. Wirkung: Aeusserlich schwach reizend, innerlich gelinde krampfstillend.

Aqua Chamomillae, Kamillenwasser (Austr. Ergänzb.). Kamillen 1 Th., Wasser
30 Th.; 10 Th. abzudestilliren.
Aqua seu Hydrolatum Chamomillae. Eau distillée de Camomille (Gall.).
Kamillen 1 Th., Wasser q. s., mittels Dampf 4 Th. abdestilliren.
Aqua Chamomillae concentrata (Ergänzb.), Aqua Chamomill. decemplex.
Zu frischem Kamillenwasser 100 Th. fügt man Weingeist 2 Th. und destillirt ab 10 Th. —
Zum Gebrauch mit 9 Th. Wasser zu mischen.
Extractum Chamomillae. Kamillenextrakt. 1) Ergänzb.: Kamillen 2 Th. werden
mit einer Mischung aus Weingeist 4 Th., Wasser 6 Th., dann aus Weingeist 2 Th., Wasser
3 Th. je 4 Tage ausgezogen, die Pressflüssigkeiten zu einem dicken Extrakt eingedampft.
Harzausscheidungen löst man durch wenig Weingeist. Ausbeute 28—30 Proc. 2) Gall.:
Weiches Extrakt, wie Extr. Centaurii (S. 684) zu bereiten.
Oleum Chamomillae infusum (Ergänzb.) wird genau wie Ol. Absinthii infus.
(S. 408) bereitet. Gelbgrünes Oel
Oleum Chamomillae terebinthinatum. Aus Kamillen 1000 Th., mit Terpentinöl
15 Th. übergossen, durch Destillation erhältlich.
Sirupus Chamomillae, Kamillensaft. 1) Ergänzb.: Kamillen 10 Th., Weingeist
5 Th., Wasser 50 Th. Nach 24 Stunden abpressen und filtriren. Filtrat 40 Th. giebt mit
Zucker 60 Th. Sirup 100 Th. — Ueber Sirupus Chamomillae 10plex s. S. 231. 2) Sirop
de Camomille (Gall.). Kamillen 100 g, siedendes Wasser 1500 g; nach 6 Stunden auspressen; in 100 g Flüssigkeit löst man Zucker 180 g.

Tinctura Chamomillae, Kamillentinktur (Austr.). Aus Kamillen 20 Th, verdünntem Weingeist (60 proc.) 100 Th. durch 3 tägige Digestion.

Oleum carminativum.
Kolik-Oel.

Rp. Olei Chamomillae infusi 20,0
     Olei Carvi
     Olei Cumini
     Olei Foeniculi   ää gtt. X
     Olei Menthae piperitae   1,2.
Innerlich 15—30 Tropfen. Den Unterleib einzureiben.

Oleum nervinum.
Anwachsöl, Reefkoöl.

Rp. Olei Chamomillae infusi 200,0
     Olei Carvi   5,0
     Olei Rosmarini
     Olei Thymi   ää 10,0.
Aeusserlich bei Gicht, Kolik.

Rotulae Chamomillae (DIETERICH).
Kamillen-Küchelchen.

Rp. Sacchari subt. pulverati   95,0
     Amyli Tritici   5,0
     Tragacanthae   0,5
     Olei Chamomillae aether. gtt. V.
     Sirupi Chamomillae q. s.
Bereitung wie bei Rotul. Althaeae (S. 232).

Species ad Clysma viscerale. KAEMPFE.

Rp. Florum Chamomillae
     Herbae Marrubii
     Herbae Taraxaci
     Radicis Taraxaci
     Radicis Valerianae
     Rhizom. Graminis ää.

Species Balneorum.
Badekräuter.

Rp. Florum Chamomillae
     Foliorum Menthae piperitae
     Foliorum Salviae.
     Foliorum Rosmarini
     Herbae Thymi   ää 100,0.
Staubfrei und mit Weingeist befeuchtet abzugeben.

Species resolventes (Ergänzb.).
Zertheilende Kräuter.

Rp. Florum Chamomillae
     Florum Lavandulae
     Florum Sambuci   ää 2,0
     Foliorum Melissae
     Herbae Origani   ää 7,0.
Grob geschnitten zu mischen.

Spiritus Chamomillae.
(Bad. Ergänzb.-Taxe)

Rp. Olei Chamomillae aetherei 2,5
     Spiritus   97,5.

Tisane de Camomille (Gall.).

Rp. Infus. Florum Chamomillae
     5,0 : 1000,0.

Vet.   Potus antidiarrhoicus.

Rp. Infusi Florum Chamomillae 5,0 : 100,0
     Acidi hydrochlorici   5,0.
5stündlich die Hälfte. Bei Durchfall der Saugkälber.

Vet.   Potus antispasticus.

Rp. Infusi Flor. Chamomill. 350,0
     Spiritus aetherei   10,0
     Tincturae Opii simplicis   5,0.
Auf einmal zu geben. Bei Kolik und Krämpfen der Pferde und Rinder.

Vet.   Pulvis anticolicus.
Kolikpulver (DIETERICH).

Rp. Saponis domestici   5,0
     Florum Chamomillae
     Fructus Foeniculi
     Placent. Semin. Lini ää 10,0
     Natrii sulfurici   80,0.
Divide in part. 4. 2stündl. 1 Pulver mit warmem Wasser und 1 Esslöffel Leinöl. Bei Kolik der Schafe, infolge Ueberfressens.

Flechtenmittel von NEEF. 1) Thee aus Kamillen, Malvenblüthen, Wallnussblättern, Senna, Guajak-, Sandel-, Sassafrasholz, Fenchel, Kalmus u. s. w. 2) Salbe aus Fett, Terpentinöl und Kadeöl.

Gehörbalsam, BOEHM's. Aetherisches Kamillenöl, Asant- und Bibergeiltinktur, Perubalsam, Zwiebelsaft, Balsamum tranquillans.

Pulsey-flowers ist eine in England gebräuchliche Kräutermischung zu erweichenden Umschlägen (Flores Chamomillae, Sambuci, Folia Menthae piperitae etc.).

Thee von ANNA CSILLAG, zum Kopfwaschen, besteht aus Kamillenblüthen.

Tsa-Tsin des Dr. SCHÖPFER. Die geschnittenen Blätter von Anthemis nobilis.

II. Anthemis nobilis L. — Compositae — Anthemideae — Anthemidinae. Heimisch in Westeuropa, zum arzneilichen Gebrauch häufig kultivirt.

Beschreibung. Perennirende, behaarte Pflanze mit kurzem Stämmchen, aus dem sich zahlreiche, bis 30 cm hohe, blühende Aeste erheben. Blätter doppelt fiedertheilig, Abschnitte einfach, zwei- oder dreispaltig. Blüthenköpfchen gestielt, bis 3 cm breit. Hüllkelch aus ovalen, am Rande gesägten und trockenhäutigen Blättern bestehend. 12—18 Strahlblüthen, zungenförmig, vorn dreizähnig, viernervig, weiblich, Scheibenblüthen gelb, zwitterig, mit röhrig-glockiger Blumenkrone, in der Achsel von am Rande gesägten Spreublättchen (Fig. 185). Antheren am Grunde nicht geschwänzt, das Konnektiv oben in eine kurze, eiförmig-längliche Schuppe verlängert. Blüthenboden kegelförmig, markig. Von stark aromatischem Geruch und Geschmack. Bei der kultivirten Pflanze,

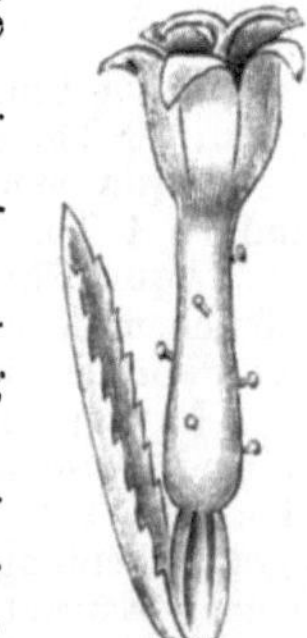

Fig. 185.
Scheibenblüthe von Anthemis nobilis.

deren Blüthenköpfchen meist gesammelt werden, werden die Scheibenblüthen durch die Randblüthen grossentheils verdrängt.

Die Blüthenkörbchen liefern: **Flores Chamomillae romanae** (Austr. Ergänzb. Helv.). **Anthemidis Flores** (Brit.). **Anthemis** (U-St.). **Flores Chamemelis** s. **Leucanthemi romani.** — **Römische Kamillen. Bertramblumen. Edler Romey.** — **Camomille romaine** (Gall.). — **Chamomile Flowers.**

Bestandtheile. 0,6—1,0 Proc. ätherisches Oel (vergl. unten), ferner Quercitrin, einen Bitterstoff Anthemissäure, Asche 6 Proc.

Einsammlung. Aufbewahrung. Man sammelt die Blüthenköpfe im Juli und August bei sonnigem Wetter, trocknet sie schnell und bewahrt sie in dicht geschlossenen Blechbüchsen auf. Die gefüllten Blüthen der angebauten Pflanze sind allein officinell; die nicht gefüllten der wildwachsenden Pflanze schmecken bitterer und sollen leicht brechenerregend wirken. 4 Th. frische Blüthen geben 1 Th. trockene.

Anwendung. Die römische Kamille ist ein Bestandtheil blähungtreibender Mittel, sie wird in Deutschland fast nur im Handverkauf zu Aufgüssen verlangt, ist dagegen in England allein gebräuchlich; Austr., Gall., Helv., U-St. haben beide aufgenommen. Anwendung wie bei I.

Extractum Anthemidis (Brit.). Extr. Chamomillae romanae. Extract of Chamomile. 1000 g Blüthen werden mit 10 l destill. Wasser bis zur Hälfte eingekocht, ausgepresst, filtrirt; das Filtrat engt man zu einem dicken Extrakt ein, dem gegen Ende des Eindampfens noch 2 ccm ätherisches Kamillenöl zugefügt werden. — Innerlich zu 0,1 bis 0,5 g.

Oleum Anthemidis (pingue). Huile de Camomille (Gall.). Aus röm. Kamillen 1 Th., Olivenöl 10 Th. durch 2stündiges Erhitzen im Wasserbade, Auspressen und Filtriren zu bereiten.

Oleum Anthemidis camphoratum. Huile de Camomille camphrée (Gall.). Kampher 1 Th., röm. Kamillenöl 9 Th.

Oleum Chamomillae aethereum. Kamillenöl (Ergänzb. Gall. Helv.). Essence de Camomille. Oil of Chamomile German.[1]

Eigenschaften. Das durch Destillation aus den Blüthen der gemeinen Kamille in einer Ausbeute von 0,2—0,36 Proc. gewonnene Kamillenöl ist tiefdunkelblau gefärbt und bei mittlerer Temperatur ziemlich dickflüssig. Es hat einen kräftigen, charakteristischen Geruch und einen etwas bitteren, aromatischen Geschmack. Spec. Gew. 0,930—0,940. Beim Abkühlen scheidet es Krystalle ab und erstarrt bei 0^0 C. zu einer ziemlich festen, butterartigen Masse. Infolge seines Paraffingehaltes löst sich das Oel erst in ziemlich viel 80procentigem Alkohol klar auf. Verseifungszahl ca. 45.

Bestandtheile. Der einzig sicher nachgewiesene Bestandtheil des Kamillenöls ist ein bei 53—54° C. schmelzendes Paraffin, durch dessen Gegenwart das Festwerden bei niederer Temperatur bedingt wird. Ferner sind aufgefunden, der Capronsäureester eines unbekannten Alkohols, sowie ein hochsiedender, blauer, „Azulen" genannter Körper, der noch wenig untersucht ist.

Prüfung. Verfälschung des Kamillenöls mit Cedernholzöl, die mehrfach beobachtet worden ist, erkennt man durch Geruchsvergleichung mit einem echten Oele, sowie durch die Verminderung der Erstarrungsfähigkeit. Oele mit Cedernölzusatz werden bei 0^0 C. nicht fest.

Aufbewahrung. Da Kamillenöl durch Licht und Luft grün bis braun gefärbt wird, so muss man es in kleinen, ganz gefüllten Flaschen bei Lichtabschluss aufbewahren.

Oleum Chamomillae citratum, citronenölhaltiges Kamillenöl (Ergänzb.)

wurde früher durch Destillation von Citronenöl über Kamillen gewonnen. Jetzt wird es gewöhnlich durch Mischen gleicher Theile Citronen- und Kamillenöl dargestellt.

Oleum Chamomillae romanae. Oleum Anthemidis (Brit.). Römisch Kamillenöl. Essence de Camomille Romain. Oil of Chamomile.

---

[1] Mit „Oil of chamomile" bezeichnet Brit. das römische Kamillenöl von Anthemis nobilis L. (siehe dieses).

Hellblaues Oel, das durch Luft und Licht allmählich grün bis braungelb wird. Es hat einen angenehmen, starken Geruch und brennenden Geschmack. Spec. Gew. 0,905—0,915 (Brit.). Drehungswinkel (100 mm-Rohr) $+ 1$ bis $+ 3^0$ C. Verseifungszahl 250—300. Es löst sich in der Regel in 6 Th. Spiritus dilutus. Es enthält verschiedene Alkohole und zwar, Isobutyl-, Amyl-Hexyl-(Methyl-Propyl-)Alkohol und Anthemol $C_{10}H_{15}OH$, theilweise frei, theilweise an Angelika- und Tiglinsäure gebunden. Ein weiterer Bestandtheil ist ein bei 63—64^0 C. schmelzendes Paraffin.

Charta.

Papier (Charta) findet abgesehen davon, dass es als Verpackungsmittel häufig angewendet wird, in der Pharmacie auch als Träger von Arzneistoffen und als Reagens im chemischen Laboratorium Verwendung.

Charta cerata. Wachspapier. Wird durch Tränken von Schreibpapier mit weissem oder gelbem Wachs hergestellt. Man bereitet es, indem man Papier auf einer erwärmten Unterlage (Metallblech) ausbreitet, etwas Wachs darauf bringt und dieses durch Ausstreichen mit einem Zeug-Bausch auf dem Bogen gleichmässig vertheilt. — Das mit gelbem Wachs hergestellte Wachspapier ist von vornherein gelb gefärbt; das mit weissem Wachs hergestellte ist zwar ursprünglich weiss, es färbt sich aber im Verlaufe der Aufbewahrung gelblich und nimmt auch ranzigen Geruch an. Aus diesem Grunde und wegen der hohen Wachspreise ist der Gebrauch des wirklichen Wachspapieres ziemlich verlassen worden. An seine Stelle sind die Paraffin-Papiere getreten.

Charta paraffinata. Paraffinpapier. Ist ein in gleicher Weise wie das Wachspapier bereitetes, aber mit Paraffin getränktes Schreibpapier. Wählt man das Paraffin sorgfältig aus, benutzt man also ein gutes Ceresin, so erhält man ein Papier ohne jeden Geruch, von unbegrenzter Haltbarkeit.

Fabrikmässig erfolgt die Darstellung des Paraffinpapieres, indem man Schreibpapier durch eine erwärmte Lösung von Paraffin in Benzin hindurchzieht und den Ueberschuss des Tränkungsmittels durch Hindurchführen des Papieres zwischen erwärmten Walzen wegnimmt. — Je nach der ungeeigneten Auswahl von Paraffin und Benzin kann es vorkommen, dass das hergestellte Paraffinpapier einen scharfen Geruch nach Petroleum besitzt.

Das Paraffinpapier wird in der Pharmacie zu Pulverkapseln, zum Verbinden von Salbentöpfen, zum Einhüllen und Bedecken der Pflaster, auch zum Einhüllen von Substanzen gebraucht, welche einen gewissen Grad Feuchtigkeit oder andere flüchtige Substanzen zurückhalten sollen oder hygroskopisch sind. Auch der Arzt bedient sich des Paraffinpapiers, welches er zwar immer noch mit Wachspapier oder Charta cerata zu bezeichnen pflegt, zum Verbande oder zum Bedecken von Wunden, applicirter kaustischer Pasten und Pflaster, oder als Unterlage für Kranke. Es ist deshalb angezeigt, grössere Stücke Paraffinpapier vorräthig zu halten.

Charta oleosa Mac-Ghie's. Oelpapier. 95 Th. Leinölfirniss werden mit 5 Th. gelbem Wachs unter Erhitzen gemischt. Durch die heisse Mischung wird dünnes Seidenpapier gezogen und vom Ueberschuss des Tränkungsmittels mechanisch befreit. Das Papier wird mehrere Tage an die Luft gehangen, bis es soweit trocken ist, dass es beim Zusammenfalten oder Einrollen nicht mehr zusammenbackt.

Charta pergamena. Pergamentpapier. Vegetabilisches Pergament. Papyrine. Wurde 1846 von Figuier und Poumarède zuerst dargestellt.

Fabrikmässig wird es erhalten, indem man ungeleimtes Papier durch eine erkaltete Mischung von 4 Vol. konc. Schwefelsäure und 1 Vol. Wasser hindurchzieht (die Dauer der Einwirkung dieses Bades beträgt 5—20 Sekunden). Das aus dem Bade austretende Papier wird sogleich in Gefässen mit vielem Wasser, später in verdünntem Ammoniak, zum Schluss wieder mit Wasser völlig ausgewaschen und über erwärmten Walzen getrocknet. Durch die Behandlung mit Schwefelsäure wird die Cellulose (Pflanzenfaser, und zwar am raschesten die Baumwolle) zunächst in Amyloid, Hydrocellulose, verwandelt, bei längerer Einwirkung sogar zu Dextrin aufgelöst.

Bei der Darstellung des gewöhnlichen Pergamentpapieres geht also die Absicht dahin, die Cellulose nur soweit in Amyloid zu verwandeln, dass dieses die Zwischenräume zwischen den noch unveränderten Fasern ausfüllt und diese gleichsam verkittet. Demnach besteht das gewöhnliche Pergamentpapier aus unveränderter Cellulose, welche durch Amyloid zusammengehalten wird.

Pergamentpapier besitzt in einem gewissen Maasse Eigenschaften, die sonst dem thierischen Gewebe zukommen, es ist daher in betreff seiner Dichte, Kohäsion und Biegsamkeit und seines Verhaltens zum Wasser in vielen Fällen geeignet, die Stelle des Pergaments und der thierischen Blase zu ersetzen. Dabei ist es lange Zeit konservirbar. Durch Maceration in Wasser wird es weich und schlaff, ohne an seiner Festigkeit Einbusse zu erleiden, auch unterliegt es, im Wasser längere Zeit liegend, keiner Veränderung, Gährung oder Fäulniss; es lässt sich auch nicht zerfasern. Es findet daher in der Technik und den Gewerben eine mannigfaltige Verwendung. In der Pharmacie findet es in allen den Fällen Verwendung, in welchen früher die Thierblase herangezogen wurde, z. B. zum Tektiren von Töpfen mit Latwergen, Extrakten, Sirupen, beim Lutiren der Destillationsapparate, Gasapparate. In der Chemie ersetzt es die thierische Blase im Dialysator, s. w. unten, in der Chirurgie die Leinwand, das Wachstuch und die Guttapercha beim Verbande, es dient auch zur Herstellung wohlfeiler Eisbeutel.

Wird Pergamentpapier in feuchtem Zustande ausgespannt, so stellt es nach dem Trocknen eine etwa wie ein Trommelfell straff gespannte Fläche dar. — Durch Zusatz von Glycerin oder Magnesiumchlorid oder Calciumchlorid kann man dem Pergamentpapier eine gewisse Geschmeidigkeit geben. Ein solches Pergamentpapier wird man natürlich mit besonderer Vorsicht beim Annässen zu behandeln haben. — Da Hydro-Cellulose grosse Verwandtschaft zu Farbstoffen hat, so erklärt es sich hieraus, dass Pergamentpapier Theerfarbstoffe leicht annimmt. Dagegen lässt es sich nur schwierig mit gewöhnlicher Druckerschwärze bedrucken.

Das Leimen von Pergamentpapier erfolgt, falls die Verbindung nicht wasserdicht zu sein braucht, mit gewöhnlichem Tischlerleim. Soll die Verbindung aber wasserdicht sein, so benutzt man Chromleim (aus 100 Th. gutem Leim unter Zusatz von 3 Th. Kaliumdichromat zu bereiten). Das Leimen hat alsdann bei rothem oder gelbem Lichte zu erfolgen und die geleimten Gegenstände sind hierauf zu belichten, wodurch der Leim in Wasser unlöslich wird. S. Gelatine.

Osmose-Papier. Das zum Dialysiren der Melasse (Osmose-Verfahren) in den Zuckerfabriken gebrauchte Pergamentpapier (Osmose-Papier) muss möglichst vollständig pergamentirt sein und möglichst wenig unveränderte (Leinen-) Fasern enthalten. Es sei ausdrücklich bemerkt, dass man zum Dialysiren nicht jedes beliebige Pergamentpapier anwenden kann, sondern „Osmose-Papier" anwenden muss.

Pergamentpapier, imitirtes. Ist ein nach dem MITSCHERLICH'schen Sulfit-Cellulose-Verfahren hergestelltes Cellulose-Papier, welches äusserlich dem Pergamentpapier ähnlich ist. Indessen kann es durch genügend langes Einweichen in Wasser erweicht und ausserdem zerfasert werden. Es wird zum Einpacken von Esswaaren u. dergl. gebraucht.

Charta bibula. Fliesspapier. Filtrirpapier. Man versteht hierunter ungeleimtes Papier, welches zum Filtriren, d. h. zur Scheidung fester Stoffe von Flüssigkeiten dient. Die gröbste Sorte, welche heute nur noch ausnahmsweise im Grossbetriebe Verwendung findet, ist das graue Löschpapier. In der Pharmacie findet ausschliesslich das aus gebleichtem Zeug hergestellte weisse Filtrirpapier Verwendung.

Man verlangt von gutem Filtrirpapier, dass es Flüssigkeiten möglichst rasch durchlasse und in diesen suspendirte Stoffe möglichst vollständig zurückhalte. Ob dies der Fall ist, lässt sich durch Probefiltrationen ermitteln. Ausserdem aber stellt man durch Betrachten einer grösseren Anzahl von Bogen gegen das Licht (d. h. im durchfallenden

Lichte) fest, ob die einzelnen Bogen gleichmässig hergestellt sind, d. h. ob in ihnen nicht dicke Stellen und dünne Stellen abwechseln, was natürlich für die Verwendung nicht vortheilhaft wäre.

Die Art des Stoffes, aus welchem das Filtrirpapier hergestellt wurde, ergiebt sich am sichersten aus der mikroskopischen Untersuchung. Die billigsten, spröde anzufühlenden Sorten werden unter Zuhilfenahme von Holzstoff hergestellt. Diese geben beim Betupfen mit Anilinsulfat eine gelbe, beim Betupfen mit Phloroglucin-Salzsäure eine rothe Färbung. Die besten Filtrirpapiere sind natürlich die ohne Holzschliff oder Holzcellulose lediglich aus Lumpen hergestellten.

An ein für pharmaceutische und die gewöhnlichen chemischen Zwecke bestimmtes Filtrirpapier sind folgende Anforderungen zu stellen:

1) Destillirtes Wasser, welches durch ein Filter gelaufen ist, darf beim Verdampfen keinen Rückstand hinterlassen. **2)** Durch Schwefelammonium darf das Filtrirpapier weder geschwärzt noch nachgedunkelt werden. **3)** Gesättigte Salicylsäurelösung, durch das Papier filtrirt, darf sich nicht röthlich färben, sonst enthält das Papier Eisen. **4)** Der mit verdünnten Säuren erhaltene Auszug darf beim Uebersättigen mit Natriumcarbonat sich nicht trüben (Kalk, Magnesia, Baryt, Thonerde). **5)** Ausserdem ist der Aschengehalt in einer grösseren Durchschnittsprobe zu bestimmen und bei der Beurtheilung zu berücksichtigen.

Analytisches Filtrirpapier. Sog. schwedisches Filtrirpapier. Papier de Berzelius. Um für analytische Zwecke ein möglichst aschearmes Filtrirpapier zu erhalten, zog man früher die aus einer guten Sorte Filtrirpapier gefalteten glatten Filter zweimal hintereinander je 24 Stunden lang mit 10procentiger Salzsäure aus, wusch sie alsdann bis zur völligen(!) Chlorfreiheit und trocknete sie an der Luft, auf Filtrirpapier ausgebreitet. Der Aschengehalt eines so behandelten Filters von 9 cm Durchmesser betrug in der Regel im Durchschnitt etwa 0,001 g.

Gegenwärtig werden diese Filter fabrikmässig hergestellt. Man benutzt bestes Filtrirpapier, welches durch Ausfrieren von gelösten Stoffen möglichst befreit ist, zieht dieses mit Salzsäure und Fluorwasserstoffsäure aus, wäscht den Ueberschuss der Säuren vollständig aus und trocknet die Filter. Der Aschengehalt dieser Filter ist durch Veraschen von etwa 12 Stück derselben zu bestimmen und beträgt für ein Filter von 9 cm Durchmesser im Durchschnitt 0,0001 g und noch weniger. Er kann für gewöhnlich vernachlässigt werden.

Man prüfe diese Filter ausserdem noch darauf, ob sie nach 6stündigem Trocknen bei 100° C. spröde werden oder nicht. Sind sie das, so eignen sie sich für analytische Arbeiten nicht. Die in Deutschland von SCHLEICHER & SCHÜLL in Düren, sowie von MAX DREWERHOFF in Dresden hergestellten Filter dieser Art sind den schwedischen „Marke Berzelius" mindestens gleichwerthig.

Charta medicamentosa gradata. **Gegittertes Heilpapier.** Feines Fliesspapier mit einem bestimmten Gehalt an Arzneisubstanz und durch gedruckte oder mit Bleistift gezeichnete Linien in Quadratcentimeter, und jeder Quadratcentimeter in 10 gleiche Theile getheilt, wie die beistehende Figur angiebt. Hätte man z. B. Atropinpapier mit 0,001 Atropinsulfat pro Quadratcentimeter darzustellen, so wird man auf 100 qcm 0,1 Atropinsulfat in 0,5 destill. Wasser (oder in 9 Tropfen) lösen und damit die Tränkung ausführen. 100 qcm des schwedischen Fliesspapiers bedürfen nämlich zur richtigen und geeigneten Anfeuchtung circa 0,5 Wasser. Dieses Maass ist natürlich für das zu verwendende Papier zuvor genau zu erforschen, denn würde man das Papier mit einem Ueberschusse der Lösung tränken, so würde sich auch infolge der Capillarität und der stattfindenden Koncentration der Lösung während des Abtrocknens an den Rändern, wo die Ver-

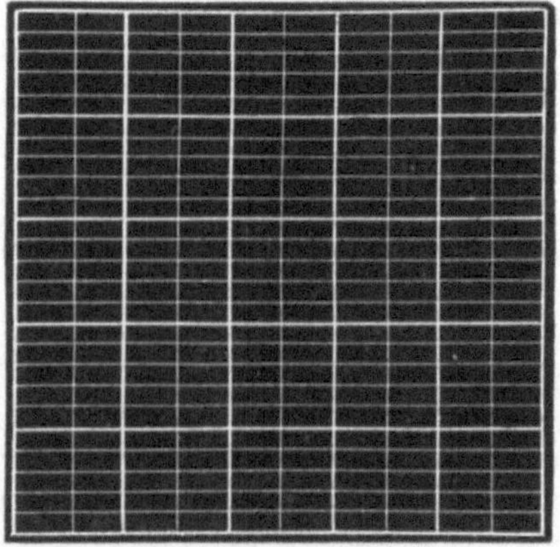

Fig. 186. Gitter für Charta medicamentosa, 25 Quadratcentimeter enthaltend.

dunstung am stärksten ist, eine grössere Menge des in Lösung befindlichen Salzes oder Extraktes ansammeln. Die gleichmässige Vertheilung der medicamentösen Substanz wäre in der Papierschicht von 100 qcm Ausdehnung nicht zu erreichen.

Man legt das Papier auf eine Glasscheibe und tropft die Lösung (mit einem Salleron'schen Tropfglase) in regelmässigen Distanzen in der Art auf die Papierfläche, dass anfangs in der Richtung der Diagonalen je 3 Tropfen liegen. Dann giebt man noch je einen Tropfen zwischen die Schenkel der von den Diagonalen gebildeten 4 Winkel. In Summa kommen also 9 Tropfen zur Vertheilung. Dann legt man die Ecken des Quadrats nach der Mitte um, so dass sie sich mit den Spitzen berühren, und presst das Ganze sanft mit einer darauf gelegten Glasscheibe. Das Trocknen des Papieres geschieht in einem dunklen Orte ohne Anwendung von Wärme.

In betreff der Ordination gilt der Quadratcentimeter als Einheit.

Rp.   Chartae med. c. Atrop. sulf. (0,001)
          Centim. quadr. 2
D. S. Zum äusserlichen Gebrauch.
Der Pharmaceut hat also 2 Quadratcentim. des Atropinpapiers (in einer Kapsel aus Paraffin-papier) abzugeben, welches im Quadratcentim. 1 Milligr. Atropinsulfat enthält.

Rp.   Chartae med. c. Zinco sulf. (0,01)
          Centim. quadr. 4.
D. S. etc.
Es sind also 4 Quadratcentim. des Papiers zu dispensiren, von welchem jeder Quadratcentimeter 0,01 Zincum sulfuricum enthält.

Die Augenheilkunde bedient sich in Sonderheit dieser Papiere und lässt solche bereiten aus Kupfersulfat, Kadmiumsulfat, Kaliumjodid, Silbernitrat, Morphin-, Atropin-salzen, Belladonna-, Opium-, Kalabarbohnen-Extrakt etc.

Charta japonica. **Japanisches Pflanzenfaserpapier. Usego. Usuyo.** Dieses nach Uloth von dem japanischen Strauche *Wickstroemia canescens* Meisn., Familie der Thymeliaceae, abstammende Papier kommt in 50×36 cm grossen, unbeschnittenen Bogen in den Handel. Es ist von gleichmässig gelblich-weisser Farbe, von seidenartigem Glanz und so dünn und zart, dass man die feinste Druckschrift durchlesen kann, andererseits aber ist es von erstaunlicher Festigkeit und nur schwierig zerreissbar. Das Gewicht des einzelnen Bogens beträgt noch nicht 2 g, der Aschegehalt ist = 1 Proc. — Die mikroskopische Untersuchung zeigt, dass das Papier aus einem Netzwerk von unregelmässig, kreuz und quer verlaufenden, äusserst dünnwandigen fadenförmigen Bastfasern besteht. Nach Rein wird dieses Papier, welches eine überraschende Zähigkeit und Geschmeidigkeit besitzt und die Weichheit des Seidenpapieres mit der Festigkeit eines gewebten Zeuges verbindet, in Japan auch als Verbandmaterial gebraucht.

Nach Europa ist es 1890 eingeführt und als Einhüllungsmittel — etwa wie die Stärke-Oblaten — für Arzneimittel vorgeschlagen worden.

Zur Einhüllung eines gewöhnlichen Arzneipulvers im Gewicht von 0,5 g bedarf man ein quadratisches Stückchen von 6×6 cm Grösse zum Preise von etwa 0,02 Pfg.

Das betreffende Pulver wird auf die Mitte des Papierblättchens möglichst eng zusammengeschüttet. Dann werden die vier Zipfel an den Ecken in die Höhe gehoben und durch Zusammendrehen zwischen Daumen und Zeigefinger der rechten Hand zu einem kleinen Strange fest vereinigt, wobei jedes feste Zusammendrücken des Päckchens und alles unnöthige Zerknittern des Papieres zu vermeiden ist. Dicht am Uebergang in das das Pulver enthaltende Beutelchen wird der Strang durch einen Scheerenschnitt abgetrennt. Das so hergestellte Beutelchen wird nun auf die Zunge gelegt und mit etwas Wasser hinuntergeschluckt.

Oleum Chartae, Liquor pyroleosus e cellulosa vegetabili, Pyrothonid, Rag-oil. In einen innen glasurten eisernen Topf werden wenige Papierschnitzel, Leinwandlappen, farblose baumwollene Lappen locker eingelegt, nach dem Trocknen derselben eben solche trockne Stücke angezündet und brennend in den Topf geworfen. Die aus der unvollkommenen Verbrennung entstandene, an der Wandung des Gefässes hängende pyrogene Flüssigkeit wird mittels Weingeistet aufgenommen, filtrirt und in einer Wärme von höchstens 50° C. abgedunstet (Ranque 1827).

Das Pyrothonid ist eine klare bräunlichgelbe oder bräunliche, sirupdicke, in Wasser und Weingeist lösliche Flüssigkeit von eigenthümlichem säuerlich-brenzlichem Geschmack und entsprechendem Geruche. Es wird seit Einführung des Kreosot und der Karbolsäure in den Arneischatz kaum noch gebraucht. Man hat es als Mittel gegen Schmerz kariöser Zähne, zum Einreiben der Frostbeulen mit Wasser verdünnt (als Adstringens), zu Augenwässern, Einspritzungen in die Urethra und Vagina etc. empfohlen. JOHNSON empfahl ein paar Tropfen der Flüssigkeit auf die Zunge zu streichen, um die Geschmacksempfindlichkeit für schlechtschmeckende Medicamente abzustumpfen.

Charta ad cauteres.
Papier à cautère (Gall.).

Rp. Resinae Pini Burgundici 450,0
    Cerae albae 600,0
    Terebinthinae venetae 100,0.

Man schmilzt, kolirt, streicht über Papier wie ein Sparadrap u. theilt es in Rechtecke von 6×10 cm.

Charta antarthritica flava.
Gelbes Gichtpapier.

Rp. Resinae Pini 200,0
    Paraffini solidi 50,0
    Terebinthinae venetae 25,0
    Balsami Tolutani 10,0.

Man schmilzt u. streicht es mittels breiten Pinsels auf erwärmtes dünnes Schreibpapier.

Charta antarthritica fusca.
Charta resinosa (Germ. I. Hamb. Vorschr.). Charta piceata. Emplâtre de pauvre homme. Braunes Gichtpapier.

Rp. Picis nigrae
    Terebinthinae āā 90,0
    Cerae flavae 60,0
    Colophonii 150,0.

Wie das vorige zu bereiten.

Charta ad fonticulos.
Fontanell-Papier.

Rp. Emplastri Lithargyri 75,0
    Resinae Pini 7,5
    Olei Ricini 5,0
    Cerae flavae 5,0
    Terebinthinae 7,5.

Wie die vorhergehenden zu bereiten.

Charta antasthmatica.
Asthma-Papier (Ergänzb.).

Rp. Kalii nitrici 17,0
    Extracti Stramonii 10,0
    Sacchari 20,0
    Aquae fervidae 100,0.

Man löst, tränkt mit der Lösung weisses Filtrirpapier und trocknet es.

Charta arsenicalis.
Papier arsénical (Gall.).

Rp. Natrii arsenicici cryst. 1,0
    Aquae 20,0.

Man tränkt mit der Lösung weisses Filtrirpapier, trocknet u. schneidet es in 20 gleiche Stücke. Jedes Stück enthält 0,05 g Natriumarseniat. Zum Rauchen in Hülsen von Cigaretten-Papier.

Charta carbolisata.
Karbol-Papier.

Rp. Paraffini solidi 75,0
    Acidi carbolici crystall. 25,0.

Dünnes Papier wird mit der geschmolzenen Mischung getränkt. Zur äusserlichen Anwendung.

Charta chemica.
Papier dit chimique (Gall.). Papier de Fayard et Blayn. Papier de Madame de Poupier.

Rp. 1. Olei Olivae 2000,0
    2. Minii pulverati 1000,0
    3. Cerae flavae 60,0.

Man kocht 1 u. 2 zum Pflaster, löst in diesem 3 auf und streicht die noch warme Mischung auf die eine Seite eines Seidenpapieres, welche durch nachstehende Mischung wasserdicht gemacht worden ist.

Rp. 1. Olei Lini 1000,0
    2. Bulbi Allii sativi conc. 100,0
    3. Olei Terebinthinae 800,0
    4. Capitis mortuum 400,0
    5. Cerussae 150,0.

Man kocht 1 mit 2, bis das Wasser verflüchtigt ist, und kolirt. Dann kocht man einige Zeit mit 4 und 5, welche mit etwas Oel angerieben sind, lässt halb erkalten u. mischt 3 hinzu. Die gut durchgerührte Mischung trägt man mit einem Schwamm auf das Seidenpapier auf und lässt dieses alsdann etwa 14 Tage trocknen.

Man kann dieses umständliche Verfahren dadurch ersetzen, dass man Seidenpapier durch geschmolzenes Emplastrum fuscum (sine Camphora) hindurchzieht und den Ueberschuss zwischen zwei erwärmten Linealen abstreift.

Charta antasthmatica crassa.
Carton fumigatoire (Gall.).

Rp. Chartae bibulae 120,0
    Kalii nitrici pulverati 60,0
    Foliorum Belladonnae pulv.
    Foliorum Stramonii pulv.
    Foliorum Digitalis pulv.
    Foliorum Lobeliae pulv. āā 5,0
    Myrrhae pulveratae
    Olibani pulverati āā 10,0
    Fructus Phellandrii aquat. 5,0.

Man zerreisst das Papier in kleine Stückchen u. weicht es mit heissem Wasser, bis es einen Brei darstellt. Von diesem lässt man das Wasser der Hauptsache nach abtropfen. Dann arbeitet man die Pulver gleichmässig darunter, drückt die Masse etwa 5 mm hoch möglichst gleichmässig in Formen von Weissblech ein und lässt sie in diesen bei mässiger Wärme trocknen. Den so erhaltenen Carton schneidet man in 36 gleiche Rechtecke.

Im geschlossenen Zimmer, in welchem der Asthmakranke sich befindet, wird ein Stück angezündet und dem Verglimmen überlassen. Entweder jeden Abend einmal, oder wenn ein Anfall sich einstellt.

Charta balsamica nitrata.

Rp. Charta nitratae q. s.
    Tincturae Benzoës q. s.

Man bestreicht das Salpeterpapier mit Benzoetinktur und lässt es trocknen. Gebrauch wie Salpeterpapier.

Charta epispastica.
Vergl. S. 599.

Charta fumalis.
Räucherpapier.

Man tränkt ungeleimtes Papier mit einer dünnen Salpeterlösung, trocknet es und tränkt es mit einer der nachfolgenden Tinkturen.

I.

Rp. Moschi 0,2
    Olei Rosae 1,0
    Benzoës 100,0
    Myrrhae 12,0
    Rhizomatis Iridis 250,0
    Spiritus (90 Proc.) 500,0.

II.

Rp. Benzoës 80,0
Balsami tolutani
Storacis
Ligni Santali āā 20,0
Myrrhae 10,0
Corticis Cascarillae 20,0
Moschi 0,2
Spiritus 250,0.

Charta haemostatica Pagliani.

Paglianis blutstillendes Papier.

Rp. Aluminii sulfurici 10,0
Liquoris Ferri sesquichlorati 30,0
Acidi benzoici
Aluminii hydrati āā 5,0
Aquae destillatae 20,0.

Man lässt die Mischung unter gelegentlichem Umrühren 24 Stunden lang in der Kälte stehen,
kolirt, tränkt mit der Kolatur nicht zu dünnes
Filtrirpapier und trocknet dieses an der Luft.

Charta Hydrargyri bichlorati et Natrii chlorati.

Papier au chlorure mercurique et au
chlorure de sodium (Gall.).

Rp. Hydrargyri bichlorati corrosivi
Natrii chlorati āā 5,0
Aquae destillatae 15,0.

Für 20 Blätter. Man zieht bestes Filtrirpapier zuerst mit einer Mischung von 1 Th. Salzsäure in
1000 Th. Wasser aus, wäscht es dann mit reinem
Wasser bis zur Chlorfreiheit und trocknet es.
Man schneidet alsdann rechteckige Blätter, betropft jedes mit 25 Tropfen der obigen Lösung
und trocknet bei 30° C.

Jedes Blatt soll mit 1 Liter Wasser eine blaue
Lösung geben, welche 0,25 g Quecksilberchlorid
enthält. Behufs der Färbung erhält jedes Blatt
einen (vorher anzubringenden) Aufdruck mit
Indigokarmin:
Quecksilbersublimat 0,25 g.
††† Gift †††
In 1 Liter Wasser zu lösen. Aufbewahrung vor
Licht geschützt.

Charta mezereata mitior.

Papier au Garou. Seidelbastpapier. No. I.

Rp. 1. Extracti Mezerei 15,0
2. Spiritus (90 Proc.) 50,0
3. Cerae flavae 250,0
4. Cetacei 90,0
5. Olei Olivae 110,0
6. Terebinthinae venetae 30,0.

Man schmilzt 3—6, rührt 1 und 2 darunter und
erhitzt, bis der Spiritus verdampft ist. Die
kolirte Mischung wird in einem flachen Gefässe
flüssig gehalten, worauf man Papierstreifen so
über die Oberfläche der Masse zieht, dass sie nur
einseitig überzogen werden.

Zur Darstellung der Charta mezereata fortior,
Seidelbastpapier No. II, wird die Menge
des Extractum Mezereï um 5,0 erhöht.

Charta nitrata.

Charta nitrosa. Salpeterpapier.

Rp. Kalii nitrici puri 20,0
Aquae destillatae 80,0.

Mit dieser Lösung tränkt man Filtrirpapier und
trocknet es.

Ein Bogen wird in 12 Teile geteilt. Es wird zu
Moxen, besonders aber gegen Asthma gebraucht.
Entweder wird der Dampf des glimmenden Papiers bei Beginn des Asthmaanfalles eingeathmet
oder das Papier wird zu einer Cigarette aufgerollt und geraucht.

Charta piceata.

Papier goudronné. Emplâtre du pauvre
homme.

Rp. Colophonii 300,0
Picis liquidae 200,0
Cerae flavae 100,0.

Die geschmolzene und kolirte Mischung wird mit
der Pflasterstreichmaschine auf Schreibpapier
gestrichen.

Charta pyroxylica.

Salon-Feuerwerk. Düppel-Papier.

Rp. Chartae scriptoriae
Acidi nitrici fumantis.

Man taucht das Papier einen Augenblick in die
Säure, wäscht es dann mit Wasser völlig aus
und trocknet es. Damit das Papier mit farbigem
Lichte verbrennt, tränkt man es vor dem Trocknen
mit Lösungen von Strontiumnitrat, bez. Baryumnitrat, bez. Cuprinitrat.

Charta vesicatoria. HAEUSLER.

Rp. Cerae flavae 90,0
Olei Olivae 60,0
Cetacei 50,0
Terebinthinae venetae 12,5
Cantharidum grosse pulv. 15,0.

Man digerirt 2 Stunden im Dampfbade, kolirt und
streicht die halberkaltete Mischung in nicht zu
dünner Schicht über geleimtes Papier.

Charta resinosa (Ergänzb.).

Gichtpapier.

Rp. Resinae Picis Burgundicae
Picis navalis
Cerae flavae
Terebinthinae āā 25,0.

Das geschmolzene Gemisch wird durchgeseiht und
mittels der Pflasterstreichmaschine auf Schreibpapier gestrichen.

Papier d'Arménie

ist mit einer gesättigten alkoholischen Benzoësäure-
lösung getränktes Filtrirpapier. Es dient zru
Desinfection von Wohnräumen, in denen man
Benzoësäure durch Erwärmen zum Sublimiren
bringt.

Charta vernicea.

Rp. Paraffini solidi 75,0
Vernisii Lini 25,0.

Mit der geschmolzenen Mischung wird Seidenpapier
getränkt. Dient als wasserdichtes Verbandmaterial.

Papier chimique antiasthmatique de Ricou, Charta nitrata mit weingeistigem
Lobeliaauszuge getränkt. 100 Stück $^1/_8$ Bogen = 10 Mark. (Hager, Analyt.)

Pflanzenpapier, ostindisches, wurde von Gummi als Klebpapier und Ersatz des
englischen Heftpflasters in den Handel gebracht. Seine Darstellung soll folgende gewesen
sein: 12 Th. Gelatine werden in 1 Th. Sirupus Sacchari und 50 Th. destillirtem Wasser
gelöst, die Kolatur mit 30 Th. verdünntem Weingeist vermischt und mit dem lauwarmen
Gemisch feines Velinpapier überzogen. Nach dem Trocknen wird die Rückseite des Papiers mit Collodium lentescens bestrichen.

Chelidonium.

Gattung der **Papaveraceae** — **Papaveroideae** — **Chelidonieae.**

Einzige Art: **Chelidonium majus L.** Heimisch in Europa, Mittel- und Nordasien, in Nordamerika eingeschleppt.

Beschreibung. Perennirende, bis 1 m hohe Pflanze, alle Theile rothgelben Milchsaft in gegliederten Milchröhren enthaltend. Stengel zu mehreren aus einem Rhizom aufsteigend, stumpfkantig, knotig gegliedert, zerstreut weich behaart. Blätter abwechselnd, leierförmig, zottig behaart, schlaff, oberseits hellgrün, unterseits blaugrün. Die Grundblätter in einer Rosette, langgestielt, 5 paarig gefiedert-fiederspaltig, Stengelblätter kurzgestielt, 2—3 paarig. Die gelben Blüthen stehen in end- und seitenständigen, gestielten, 3—8 strahligen Dolden, sie haben 2 hinfällige Kelchblätter, 4 Blumenblätter, zahlreiche Staubblätter, einen oberständigen Fruchtknoten mit kurzem Griffel und schwach zweilappiger Narbe. Frucht eine schotenförmige Kapsel, die zweiklappig von unten nach oben aufspringt, wobei die Placenten in der Mitte stehen bleiben. Samen schief eiförmig, braun mit kammartiger Caruncula. — Die Pflanze riecht beim Zerreiben eigenthümlich widerlich und schmeckt scharf, brennend und bitter.

Das frische Kraut liefert **Herba Chelidonii** (Ergänzb.). **Herba Chelidonii majoris. Hb. Hirundinariae. Chelidonium** (U-St.). — **Schöllkraut. Schellkraut. Schwalbenkraut. Augenkraut. Maikraut. Gottesgabe.** — **Chelidoine.** — **Celandine. Gouive.**

Bestandtheile. Alkaloide: Chelidonin, $C_{20}H_{19}NO_5 . H_2O$. α-Homochelidonin, $C_{21}H_{21}NO_5$, krystallinisch. β-Homochelidonin $C_{21}H_{21}NO_5$, krystallinisch. Chelerythrin $C_{21}H_{17}NO_4$, krystallinisch. Protopin $C_{20}H_{17}NO_5$, krystallinisch (vergl. unten). Ferner werden angegeben Chelidysin und Chelidoxanthin, in Aether unlöslich, in Alkohol schwer löslich. Ferner: Chelidonsäure (Pyrondicarbonsäure) $C_7H_4O_6$, Chelidoninsäure (ist Bernsteinsäure), Citronensäure, Aepfelsäure. An der giftigen Wirkung der Pflanze soll ausser den Alkaloiden noch ein im Milchsaft, der in der frischen Pflanze 25 Proc. beträgt, enthaltenes Harz betheiligt sein.

Anwendung findet nur das frische Kraut; man sammelt es entweder zu Anfang der Blüthe, oder zur Zeit der Fruchtentwickelung, während welcher es am alkaloidreichsten sein soll, und verarbeitet es sofort zu Extrakt oder zu Tinktur. Des frischen Saftes bedient man sich selten zu 1—2 g in Verbindung mit Löwenzahn und anderen Kräutersäften zu Frühlingskuren, äusserlich dient derselbe als Volksmittel zum Vertreiben von Warzen, doch ist seiner ätzenden Eigenschaften wegen hierbei Vorsicht geboten. Das Kraut wirkt abführend und diuretisch.

† **Extractum Chelidonii.** Schöllkrautextrakt (Ergänzb.). Wie Extract. Belladonn. Germ. (S. 469) zu bereiten. Ausbeute 3,5—4 Proc. Dick, in Wasser trübe löslich. Gabe 0,4 bis 1,5 g mehrmals täglich in Pillen. Vorsichtig aufzubewahren. Wird neuerdings gegen Aussatz und Krebs empfohlen.

Tinctura Chelidonii Rademacheri (Ergänzb.). RADEMACHER's Schöllkrauttinktur. Frisches, zerquetschtes Schöllkraut 5 Th., Weingeist (90 proc.) 6 Th. — Ex tempore: Extracti Chelidonii 3,0, Aquae 20,0, Spiritus 77,0. Filtra! Bei Leberleiden 5—20 Tropfen mehrmals täglich.

Mixtura antidiarrhoica. GUTTCEIT.

Rp. Tincturae Chelidonii   gtt. X
     Mucilaginis Tragacanthae   60,0.
Bei Durchfall der Säuglinge.

Pilulae hepatariae.

Rp. Extracti Chelidonii   10,0
     Gummi Ammoniaci   15,0
     Saponis medicati   5,0.
f. pilul. 200. Tägl. 2—3 mal 2—4 Pillen.

Herba Chelidonii minoris ist das Kraut von **Ranunculus Ficaria L.**

Chelidoninum $C_{20}H_{19}NO_5 . H_2O$ (identisch mit Stylophorin), krystallinisch, löslich in Alkohol, unlöslich in Wasser. Schmelzpunkt 130°C. Wird mit Guajakol in Schwefelsäure karminroth, mit einer Lösung von tellursaurem Ammon in Schwefelsäure nach 3—4 Minuten grün.

Wirkt ähnlich narkotisch wie Morphin, doch ohne Reflexsteigerung hervorzurufen, wird zum Theil durch den Urin unzersetzt abgeschieden. Wird in Form seiner Salze als schmerzlinderndes Mittel bei Magen- und Darmschmerzen verwendet.

Chelidoninum hydrochloricum $C_{20}H_{19}NO_5 . HCl.$ In Krystallen erhalten. Wenig löslich in Wassser und Alkohol.

Chelidoninum phosphoricum, krystallinisches Pulver, löslich in Wasser.

Chelidoninum sulfuricum $(C_{20}H_{19}NO_5)_2 . H_2SO_4.$ Krystallinisch, löslich in Wasser. Als mildes Narcoticum in der Kinderpraxis empfohlen. Dosis 0,05—0,2 g.

Chelidoninum tannicum. Gelblich weisses Pulver, in Wasser fast unlöslich. Verwendung wie beim vorigen.

Chelerythrinum $C_{21}H_{17}NO_4 . H_2O.$ Rothgelbes Pulver, löslich in Alkohol und Aether. Ein Herzgift.

Protopinum $C_{20}H_{17}NO_5$ (identisch mit **Macleyin**). Löslich in Chloroform. und heissem Alkohol. Schmelzpunkt 201° C.

Chenopodium.

Gattung der **Chenopodiaceae** — **Cyclolobeae** — **Chenopodieae**.

I. Chenopodium ambrosioides L. Im tropischen Amerika heimisch, zum Arzneigebrauch angebaut und aus den Kulturen häufig verwildert.

Beschreibung. Bis 60 cm hohes, zerstreut kurzhaariges Kraut mit kurzgestielten, entfernt buchtig gezähnten Blättern, die oberen fast ganzrandig. Die knäuelförmigen Inflorescenzen bilden beblätterte, unterbrochene Scheinähren. Geschmack bitter und brennend aromatisch. Geruch kampherartig. Liefert **Herba Chenopodii** (Austr.). **Hb. Chenopodii ambrosioides** (Ergänzb.). **Hb. Botryos mexicanae. Thea mexicana. — Mexikanisches Traubenkraut. Gänsefusskraut. Ambrosiakraut. Pimentkraut. Karthäuserthee. Jesuitenthee.**[1]) **Mexikanischer** oder **Spanischer Thee. — Ambroisie du Mexique** (Gall.). **Thé du Mexique. — Ambrose.**

Bestandtheile. Aetherisches Oel in den Früchten 1,03 Proc. vom spec. Gew. 0,9, dreht —18° 55′; in 10 Th. Alkohol (70 proc.) klar löslich. In den Blättern 0,35 Proc., spec. Gew. 0,879, dreht — 32° 55′; in 10 Th. Alkohol (70 proc.) unlöslich.

Einsammlung, Aufbewahrung. Das Kraut wird von Juni bis September mit den Blüthen gesammelt, von den dickeren Stengeltheilen befreit und getrocknet. Es findet zu Aufgüssen, 1—2 g mehrmals täglich, Anwendung. Man bewahrt es in Blechbüchsen auf.

Anwendung. Das Kraut wurde früher als Stomachicum und Nervinum, bei Veitstanz, gegeben. Man verwendet es hier und da in der Volksmedicin bei Krämpfen, Hysterie und Menstruationsbeschwerden, ferner als Wurmmittel, in Amerika wie den chinesischen Thee.

Tinctura Chenopodii ambrosioides. Aus 1 Th. Kraut mit 5 Th. verdünntem Weingeist durch Digestion zu bereiten.

In Nordamerika sind auch die Früchte: **Fructus Chenopodii ambrosioides, American Wormseed,** und das ätherische Oel **Oleum Chenopodii, Oil of Chenopodium, Oil of American Wormseed,** officinell.

II. Chenopodium anthelminticum L. Goose foot. Wormseed. Ansérine vermifuge (Gall.). Ebenfalls in Amerika heimisch. Das Kraut enthält etwa 2 Proc. ätherisches Oel. Dieses oder die Früchte verwendet man in Amerika als Wurmmittel.

Ebenfalls als wurmwidrig gelten **Chenopodium hircinum Schrad.,** das 2,9 Proc. ätherisches Oel enthält und **Chenopodium Botrys L.**

---

[1]) Unter diesem Namen versteht man auch den Maté-Thee von Ilex paraguayensis.

III. Chenopodium Vulvaria L. Vulvaire (Gall.). Heimisch in Europa. Die Blätter und das Kraut verwendet man gegen Hysterie und Rheuma. Enthält Trimethylamin, dem es den unangenehmen Geruch verdankt.

IV. Chenopodium mexicanum Moqu. liefert „mexikanische Seifenwurzel". Die Pflanze soll Saponin enthalten.

V. Chenopodium album L. Die jungen Blätter werden hier und da als Gemüse genossen. Sie enthalten: 80,81 Proc. Wasser, 3,94 Proc. Stickstoffsubstanz, 0,76 Proc. Fett, 8,93 Proc. stickstofffreie Extraktivstoffe, 3,82 Proc. Holzfaser, 3,94 Proc. Asche.

VI. Chenopodium Quinoa L. Reismelde. In Mittel- und Südamerika. Vor Ankunft der Spanier neben dem Mais das einzige Getreide besonders in höher gelegenen Gegenden der Anden, jetzt anscheinend nur noch in wenigen Gegenden Chiles in Kultur.

Die Früchte enthalten: 16,0 Proc. Wasser, 19,18 Proc. stickstoffhaltige Substanz, 4,81 Proc. Rohfett, 47,78 Proc. stickstofffreie Extraktstoffe, 7,99 Proc. Rohfaser, 4,23 Proc. Asche.

Auch anderwärts werden zu Zeiten Früchte von Chenopodiumarten zu Brot verbacken in Zeiten der Hungersnot (Russland), oder solche Früchte gelangen in grösserer Menge aus Nachlässigkeit unter das Getreide. Diese Beimengung gilt als gesundheitsschädlich. Solches Mehl liefert mit salzsäurehaltigem Alkohol in der Wärme behandelt, einen blassrothen bis tiefrothen Auszug. Da eine solche rothe Farbe auch andere Verunreinigungen des Getreides geben können, so ist daneben der mikroskopische Nachweis unerlässlich.

China.

Cortex Chinae (Austr. Germ.). Cortex Cinchonae (Helv.). Cinchonae rubrae Cortex (Brit.). Cinchona (U-St). — Chinarinde. Fieberrinde. — Quinquina (Gall.). Écorce de Quina ou de Quinquina. — Cinchona Bark.

Abstammung. Die Chinarinden stammen von verschiedenen Arten der Gattung **Cinchona,** Familie der **Rubiaceae — Cinchonoideae — Cinchoneae** ab. Die Cinchonen sind heimisch auf den Cordilleren Südamerikas, wo sich ihr Verbreitungsgebiet etwa vom 10° n. Br. bis zum 22° s. Br. in einem gegen den Ocean konvexen Bogen von etwa 500 Meilen Länge erstreckt. Sie steigen bis auf eine Höhe von 3400 m und gehen bis auf 1200 m (ausnahmsweise vom Aequator entfernter auf 800 m) Meereshöhe hinab. Die unterhalb dieser Region („der Augenbraue des Gebirges, Ceja de la montaña") vorkommenden Cinchonen liefern nur minderwerthige Rinden.

Durch die von jeher gebräuchliche, unrationelle Gewinnung der Rinden, bei der die Bäume einfach gefällt wurden, ohne dass man für einen Ersatz sorgte, sind werthvolle Cinchonen in ihrer Heimath sehr selten geworden und ihre Rinden kommen für den Handel eigentlich gar nicht mehr in Betracht.

Seit dem Anfang der fünfziger Jahre hat man angefangen, die Cinchonen ausserhalb ihrer Heimath zu kultiviren, und aus solchen Kulturen stammen die jetzt in den Handel gelangenden Rinden. Von grösster Bedeutung sind die Kulturen der Holländer in Java, dann die der Engländer in Ceylon, in den Nilagiris im südlichen Vorderindien und in Sikkim in den Vorbergen des Himalaya. Auch in der Heimath der Cinchonen hat man seit einer Reihe von Jahren angefangen, sie zu kultiviren, und es gelangen schon jetzt von dort zuweilen ansehnliche Quantitäten in den Handel.

Wie viele Arten die Gattung Cinchona umfasst, darüber gehen die Ansichten der Botaniker weit auseinander, die Arten sind schwer auseinander zu halten, da sie leicht Bastarde bilden. Howard (1876) beschreibt 38 Arten, Kuntze (1878) will sie auf folgende 4 reduciren: **Cinchona Weddelliana Kuntze, C. Pavoniana Kuntze, C. Howar-**

diana Kuntze, C. Pahudiana Howard, und erklärt alle übrigen für Bastarde. Die Arzneibücher bedienen sich durchweg der alten Namen, es sollen denselben hier aber die Kuntze'schen Bezeichnungen beigefügt werden.

Germ. verlangt Rinden kultivirter Pflanzen, vorzugsweise von **Cinchona succirubra Pavon** (nach Kuntze: **C. Howardiana** und **C. Howardiani-Pahudiana**).

Helv. die Rinden kultivirter Cinchonen, namentlich: **C. succirubra Pavon, C. Ledgeriana Moens, C. Calisaya Weddell** (nach Kuntze **C. Weddelliana**).

Austr. Kulturrinden, besonders von **C. succirubra Pavon.**

Brit. schreibt ausschliesslich **C. succirubra Pavon** vor.

U-St. **C. Calisaya Weddell, C. officinalis L.** (nach Kuntze **C. Pavoniani-Weddelliana**), Bastarde dieser und anderer Arten, ferner als Red Cinchona: **C. succirubra Pavon.**

Gall. schreibt die Rinden wild wachsender und kultivirter Cinchonen vor in folgenden 3 Sorten:

1) Graue Loxa-Rinden von **C. officinalis L.** und **C. crispa Tatalla** (nach Kuntze identisch mit **C. officinalis**), ferner graue Huanucorinden von **C. micrantha Ruiz et Pavon** (nach Kuntze vielleicht **C. Howardiani-Pavoniana**), **C. nitida Ruiz et Pavon** (nach Kuntze vielleicht **C. Pavoniana**), **C. peruviana Howard** (nach Kuntze ebenfalls **C. Pavoniana**).

2) Gelbe Königschina von **C. Calisaya Weddell**, worunter auch **C. Ledgeriana** und **C. javanica** verstanden werden, ferner **C. lancifolia Mutis** (nach Kuntze Howardiani-Weddellina) und **C. Pitayensis Weddell.**

3) Rothe Chinarinde von **C. succirubra Pavon.**

Gewinnung. In Südamerika war es gebräuchlich, die Bäume zu fällen und zu entrinden, auch wohl mit der Wurzel auszuroden, um die besonders werthvolle Wurzelrinde zu erhalten. In Indien befolgt man verschiedene Methoden, durch welche Rinden ganz verschiedenen Charakters gewonnen werden: 1) Mossing. Man schält Streifen der Rinde vom Baum, zwischen denen man andere Streifen unversehrt stehen lässt und die Wunden mit Moos, Lehm oder Alang-Alanggras verbindet. Von den stehen gebliebenen Rändern aus regenerirt sich dann die Rinde und ist meist alkaloidreicher als die ursprüngliche. 2) Schaven. Die Rinde wird mit Schonung des Cambiums in kleinen Stücken abgeschabt und erneuert sich leicht. 3) Uprooting. Der ganze Baum wird ausgerodet, also vernichtet, wobei man aber die werthvolle Wurzelrinde gewinnt. 4) Coppicing, entspricht unserem Schälwaldbetrieb; der Baum wird gefällt und entrindet, aus dem Stumpf entwickeln sich Schösslinge, von denen man einige stehen lässt. Gegenwärtig verfährt man auf Java so gut wie ausschliesslich nach dem letzteren Verfahren.

Die für Apotheken bestimmten, sogen. „Drogistenrinden" bilden ausgewählte lange Röhren, welche man in Kisten verpackt, die für die Chininfabriken bestimmten „Fabrikrinden" stampft man in Ballen zusammen.

Beschreibung. Die indischen Kulturrinden kommen in bis 50 cm langen und noch längeren Röhren in den Handel, die bis 4 cm Durchmesser haben, meist von beiden Seiten eingerollt sind und aufgerollt einem Rindenstreifen bis 25 cm Breite entsprechen. Die Farbe ist aussen grau, oft durch Flechten verdeckt, innen mehr oder weniger gelbbraun bis rothbraun. Die nach der Gall. noch officinellen Loxa- und Huanocorinden sind dünnere Rinden jüngerer Zweige. Uebrigens bezeichnet man gegenwärtig als Loxa in Java einfach dünne Zweigrinden ohne jede Rücksicht auf die Abstammung. Von der ebenfalls in der Gall. officinellen Königschina ist die sogenannte „flache unbedeckte Königschina" (Cortex Chinae regius seu planus seu sine epidermide) zu erwähnen, die die Rinde dickerer Stämme bildete, aus flachen Platten bestand und von gelbbrauner Farbe war. Die Borke war abgekratzt, so dass die Droge meist nur vom Bast gebildet wurde. Es ist darauf aufmerksam zu machen, dass gegenwärtig aus Südamerika wieder flache Rinden, entweder unter dem Namen Calisaya oder Cochabamba u. s. w. in den Handel kommen, die der alten Königschina äusserlich ausserordentlich gleichen, aber durchaus minderwerthig sind, so dass man dieser früher am höchsten geschätzten Sorte jetzt mit berechtigtem Misstrauen gegenübertritt.

Bau der Rinde (Fig. 187). Bei der Handelswaare ist die Epidermis wohl kaum jemals erhalten, in der ersten unter derselben gelegenen Parenchymschicht entsteht der Kork, der die Bedeckung bildet; er besteht aus flachen unverdickten Zellen. Bei jüngeren Zweigrinden ist nur dieser oberflächliche Kork vorhanden, bei älteren findet sich Borke-

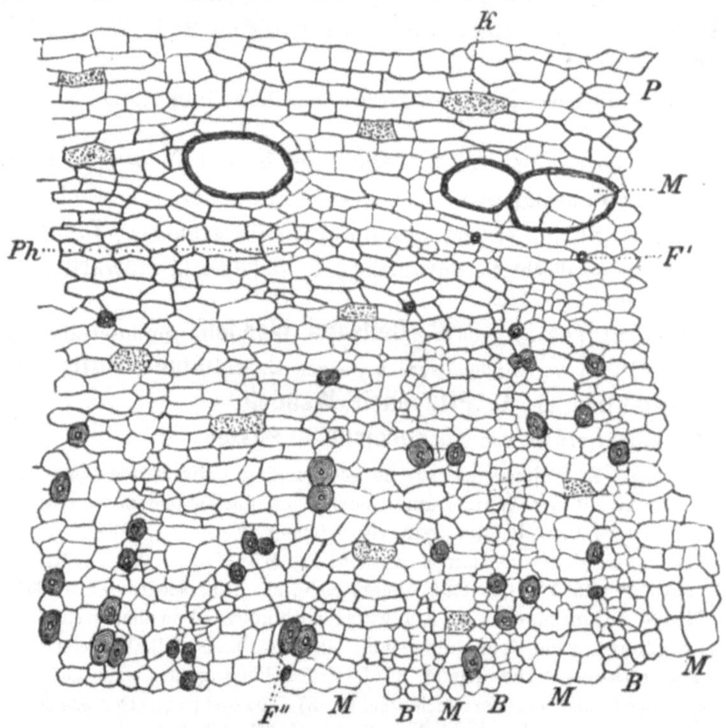

Fig. 187. Querschnitt durch die Rinde von Cinchona succirubra. 80 mal vergrössert.

K Krystallsandzellen. *P* Parenchym der primären Rinde. *M* Milchsaftschläuche, einer mit Füllzellen. *F'* primäre Bastfasern. *F''* sekundäre Bastfasern. *Ph* primäres Phloëm. *M* Markstrahlen. *B* Baststrahlen.

bildung, insofern der Kork in Streifen in die Rinde eindringt und Parthien derselben abtrennt. Unter dem Kork liegt die primäre Rinde oder Mittelrinde, aus tangential gestrecktem Parenchym bestehend, die Zellen führen meist mehr oder weniger lebhaft braunen Inhalt, auch ihre Wände sind braun gefärbt. Nicht selten führen einzelne Zellen ein feines Krystallmehl von Kalkoxalat, das sich auch im Parenchym des Bastes findet. Bei manchen Arten sind diese Parenchymzellen in grösserer oder geringerer Anzahl zu gewöhnlich nicht sehr stark verdickten Steinzellen umgewandelt, die unter Umständen auch im Bast noch auftreten können. Weiter nach innen tritt ein einfacher oder ausnahmsweise doppelter Ring weiter Milchsaftschläuche mit braunem Inhalt auf, die in alten Rinden zusammengedrückt oder mit Parenchym ausgefüllt sein können. Innerhalb der Milchsaftschläuche fallen im Parenchym zuweilen vereinzelt dünne primäre Bastfasern auf. Die primären Phloëmtheile sind selten noch deutlich zu erkennen. Die Hauptmasse der Rinde macht der Bast aus; die Markstrahlen sind

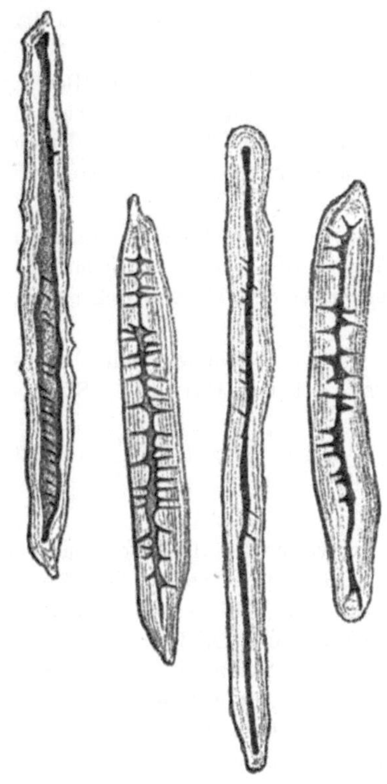

Fig. 188.
Bastfasern der Cinchona succirubra.

1—4 Zellreihen breit, sie verbreitern sich gegen die primäre Rinde, ihre Zellen sind grösser wie die des Parenchyms. Die Baststrahlen setzen sich zusammen aus Siebröhren, Cambiform, Parenchym und stark verdickten sklerotischen Zellen. Die Siebröhren sind auch in älteren Rinden auf Längsschnitten unschwer aufzufinden, sie haben geneigte Endflächen mit einer einfachen, oft mit Callus bedeckten Siebplatte. Die sklerotischen Bastzellen sind spindelförmig, die Enden spitz, meisselartig zugeschärft oder abgestutzt, sie sind auf dem Querschnitt deutlich geschichtet, oft radial gestreckt, das Lumen ist meist (abgesehen von den innersten, jüngsten Theilen) auf einen engen Kanal oder Spalt reducirt, die Wand links-schief getüpfelt.

Für die Charakteristik der einzelnen Arten können folgende Momente in Betracht kommen:

Steinzellen in der Mittelrinde und im Bast fehlen bei C. succirubra, C. Ledgeriana, C. officinalis, C. micrantha,[1]) C. Pitayensis; sie sind vorhanden (können aber in ganz jungen Rinden fehlen) bei C. lancifolia und vereinzelt bei C. Calisaya.

Die Milchsaftschläuche sind in der Handelswaare zu erkennen bei C. succirubra, C. Calisaya, C. micrantha; bei C. officinalis zweifelhaft.

Die sklerotischen Zellen des Bastes erreichen folgende Dimensionen:

	C. succirubra	C. Calisaya	C. Ledgeriana	C. officinalis	C. micrantha	C. lancifolia	C. Pitayensis
Länge . .	1255 μ	950 μ	1135 μ	1175 μ	1590 μ	1185 μ	1162 μ
Dicke[2]) . .	77 μ	72 μ	65 μ	68 μ	77 μ	79 μ	61 μ

Bestandtheile. Die Chinarinden verdanken ihre Wirksamkeit in erster Linie einer Anzahl von Alkaloiden. Es sind davon die folgenden bekannt: Formel $C_{19}H_{22}N_2O$: Cinchonin, Cinchonidin, Homocinchonidin. $C_{19}H_{24}N_2O$: Cinchotin, Hydrocinchonin, Hydrocinchonidin, Cinchonamin. $C_{19}H_{24}N_2O_2$: Chinamin, Conchinamin. $C_{20}H_{24}N_2O_2$: Chinin, Conchinin. $C_{20}H_{26}N_2O_2$: Hydrochinin, Hydrochinidin. $C_{22}H_{26}N_2O_4$: Cheiramin, Cheiramidin, Concheiramin, Concheiramidin. $C_{23}H_{26}N_2O_4$: Aricin, Cusconin, Concusconin, Concusconidin. $C_{38}H_{44}N_4O_2$: Dicinchonin. $C_{39}H_{46}N_4O_4$: Homochinin. $C_{40}H_{46}N_4O_3$: Dichinidin; ausserdem eine Anzahl zweifelhafter Alkaloide.

Der Alkaloidgehalt ist ein ausserordentlich schwankender; die Kulturrinden sind im allgemeinen reicher daran, als die von wilden Cinchonen (man hat Ledgerianarinden mit 13 Proc. Chinin gewonnen). Die durch den Mossingprocess gewonnenen, erneuerten Rinden (renewed bark) sind im allgemeinen alkaloidreicher als die ursprünglichen (z. B. 1,25 Proc. Chinin in ursprünglichen zu 2,5—3,9 Proc. in erneuerter Rinde). Ferner lässt sich

---

[1]) Nach BERG kommen hier zuweilen Steinzellen vor; ich habe sie nicht gefunden.
[2]) Die Dicke ermittelt man im Querschnitt:

radialer Durchmesser $+$ tangentialer Durchmesser.

2

im allgemeinen sagen, dass die Rinden dünner Zweige am alkaloidärmsten, die Wurzelrinde am reichsten ist und dass Stammrinde und solche von dicken Aesten etwa in der
Mitte zwischen beiden steht.

Der Alkaloidgehalt einer und derselben Art ist abhängig vom Substrat (Boden,
Düngung), Beschattung, Seehöhe, Klima, Regenmenge, Alter des Baumes, den Theilen
desselben, angeblich auch dem Grade der Bastardirung, der Art der Trocknung. Durch
Feuchtigkeit, Schimmel etc. leidet der Alkaloidgehalt, ob auch durch längeres Liegen bei
sonst guten Verhältnissen erscheint zweifelhaft.

Der Sitz der Alkaloide in der Rinde ist das Parenchym; die Siebröhren, Fasern, auch
die Zellen mit Oxalatsand sind frei davon. Daraus erklärt es sich, dass parenchymreiche
Rinden, wie solche z. B. durch den Mossingprocess gewonnen werden, alkaloidreicher sind,
als faserreiche ursprüngliche Rinden.

Die von den verschiedenen Pharmakopöen angegebenen Cinchona-Arten bilden bezüglich des Alkaloidgehaltes etwa folgende Reihenfolge: Ledgeriana, Calisaya, Succirubra, Micrantha, Lancifolia, Officinalis etc.

Auch die anderen Theile der Cinchonen, Blätter, Blüthen, Holz des Stammes und
der Wurzel enthalten geringe Mengen von Alkaloiden. Die Samen sind frei davon.
(Vergl. die einzelnen Artikel.)

Ausserdem enthalten die Rinden folgende Säuren, an welche die Alkaloide gebunden
sind: Chinasäure $C_7H_{12}O_6$, Chinagerbsäure $C_{14}H_8O_9 . 2H_2O$ (C. succirubra 3,18 Proc.,
C. Calisaya 2,1—3,3 Proc.) von glukosidischem Charakter, liefert Chinaroth $C_{28}H_{22}O_{14}$.
Chinovagerbsäure $C_{14}H_{18}O_8$, ebenfalls von glukosidischem Charakter, liefert Chinova-
roth, Chinovasäure $C_{24}H_{38}O_4$, in javanischen Kulturrinden gefunden, α-Chinovin
$C_{30}H_{48}O_8$ (β-Chinovin findet sich in der Cuprearinde. Es liefert dieselben Spaltungsprodukte) wird durch verdünnte Säuren in Chinovazucker $C_6H_{12}O_5$ und Chinovasäure gespalten, Chinovit $C_6H_{11}O_5 . C_2H_5$, Cinchol $C_{20}H_{34}O . H_2O$, dem Cholesterin nahestehend.

Untersuchung und Werthbestimmung. Die Untersuchung muss eine doppelte
sein, eine mikroskopische und chemische. Bei unzerkleinerten Rinden tritt die erstere
gegenwärtig mehr in den Hintergrund, es genügt, durch Untersuchung einiger Querschnitte festzustellen, dass eine Chinarinde vorliegt und dass die Merkmale (vergl. oben)
einer der von den Arzneibüchern zugelassenen Arten entsprechen.

Die Herstellung der Querschnitte ist oft nicht ganz leicht, da die Rinden
beim Schneiden leicht bröckeln. Meist gelangt man zum Ziel, wenn man Stücke der Rinden mehrere Tage in Wasser oder in einem Gemenge gleicher Theile Wasser, Alkohol
und Glycerin einweicht und dann zum Schneiden ein recht scharfes und etwas kräftiges
Rasirmesser verwendet. Bröckeln die Rinden trotzdem, so kann man auf die Querschnitts-
fläche trockner Rindenstücke wiederholt dicken Gummischleim, dem man etwas Glycerin
zugesetzt hat, aufstreichen. Man wiederholt dann das Aufstreichen, nachdem die zuerst
aufgestrichene Masse eingezogen ist. Man schneidet vor dem völligen Trocknen.
Da die Schnitte meist ziemlich dunkel und unübersichtlich sein werden, hellt man sie auf,
indem man sie mehrere Tage in ein Glasschälchen mit ganz koncentrirter Chloralhydratlösung (3 : 2 Aq.) legt, auswäscht und dann untersucht, oder indem man sie auf dem Objektträger mit alkoholischem Ammoniak (Liquor Ammonii caustici spirituosus) behandelt,
wodurch ebenfalls die Farbstoffe gelöst werden.

Unerlässlich ist die mikroskopische Prüfung fertig gekauften Pulvers, wenn es der
Apotheker nicht vorzieht, dasselbe aus zuverlässiger Rinde selbst herstellen zu lassen. Da
(vergl. unten) die Anforderungen der Arzneibücher bezüglich des Alkaloidgehaltes sehr
mässige sind, und da im Handel reichlich Rinden mit höherem Alkaloidgehalt zu haben
sind, so liegt die Versuchung nahe, solche gehaltreiche Rinden mit minderwerthigen zu
verdünnen, wohl gar dazu fremde Rinden, z. B. die sogen. falschen Chinarinden, zu
verwenden. Bei der Prüfung des Pulvers ist besonders auf die spindelförmigen, skleroti-

schen Zellen des Bastes zu achten, die keiner Chinarinde fehlen und die auch im feinen Pulver leicht unverletzt oder in grösseren Bruchstücken aufgefunden werden. Z. B. Succirubra darf keine anderen sklerotischen Elemente enthalten. Ausserdem können noch die Steinzellen der Mittelrinde vorkommen. Andere sklerotische Elemente dürfen nicht vorkommen. Es ist mit Sandelholz verfälschtes Chinarindenpulver vorgekommen; solches lässt unter dem Mikroskop Elemente des Holzes erkennen und färbt beim Schütteln mit Aether diesen orangegelb.

Die Grahe'sche Probe, die auch heute als eine vorläufige nicht überflüssig ist, hat den Zweck, festzustellen, dass eine vorliegende Chinarinde eine gute ist. Sie beruht darauf, dass Rinden, die Chinin, Cinchonidin etc. enthalten, beim Erhitzen im Probirrohre rothe Dämpfe entwickeln, die sich an kalten Stellen des Rohres zu einem karminrothen Theer verdichten. Andere Rinden geben einen braunen Theer. Man erhitzt dazu in einem Probirrohr 0,1—0,3 g kleiner Stückchen der Rinde, indem man dem Cylinder eine fast horizontale Lage giebt. Soviel wir wissen, geben alle guten Chinarinden die Reaktion, aber auch manche geringwerthigen, so dass wohl aus ihrem Fehlen, nicht aber aus ihrem Auftreten weitere Schlüsse gezogen werden können.

Feststellung des Alkaloidgehaltes. Bei den indischen Kulturrinden wird bezüglich der Prüfung gegenwärtig im Handel das Hauptgewicht auf den Alkaloidgehalt gelegt und nach dem Aussehen, der sonstigen Beschaffenheit etc. wenig gefragt, wie ja auch die für die Fabriken bestimmten Rinden zu einem höchst unansehnlichen Gemenge zusammengepresst werden. Man handelt in Holland die Rinde nach dem „Unit", womit man die Preiseinheit für je 1 Proc. Chininsulfat in 1 Pfd. (holl.) Rinde bezeichnet.

Bei den anderen (z. B. den südamerikanischen Kulturrinden) findet die Beurtheilung mehr wie in früherer Zeit nach dem äusseren Aussehen etc. statt, und es sind daher solche Rinden, wenn sie ohne garantirten Alkaloidgehalt in die Hände des Apothekers gelangen, stets mit besonderer Sorgfalt (auch mikroskopisch) zu untersuchen. Die z. B. neuerdings vorkommende Cochabambarinde, die im Aeusseren der „unbedeckten Calisayarinde" ausserordentlich ähnlich sieht, ist ganz minderwerthig; eine andere, ganz kürzlich vorgekommene Rinde von garantirt 8 Proc. Alkaloidgehalt enthielt 4,5 Proc. und bestand aus einem Gemenge verschiedener Chinarinden und einer falschen Chinarinde (Ladenbergia).

Den Minimalgehalt an Alkaloiden normiren die Pharmakopöen wie folgt: Germ.: 5 Proc., Chinin wird darin nur qualitativ nachgewiesen. Austr.: $3^1/_3$ Proc. Helv.: 5 Proc., davon mindestens 1 Proc. Chinin. Brit.: 5—6 Proc., davon die Hälfte Chinin und Cinchonidin. U-St.: 5 Proc., davon die Hälfte Chinin. Gall.: Für graue Rinde, mindestens 1,5 Proc., davon $^1/_{10}$ Chinin, für gelbe Rinden 2,5 Proc. Chininsulfat, für rothe Rinden 3 Proc. Sulfate der Alkaloide, davon $^2/_3$ Chininsulfat. — Es ist nicht schwer, Rinden in ausreichender Menge, die den Anforderungen an den Gehalt an Gesammtalkaloiden entsprechen, zu beschaffen, hoch erscheint die Forderung der Brit. und der Gall. für rothe Rinden bezüglich des Chiningehaltes im Verhältniss zur Menge der Gesammtalkaloide.

Zur Feststellung des Gehaltes an Gesammtalkaloiden verfährt man nach Keller folgendermassen: In ein trockenes Glas von 200 ccm Inhalt bringt man 12 g trockenes Rindenpulver (Sieb V—VI d. Helv.), übergiesst mit 90 g Aether und 30 g Chloroform und schüttelt während 5 Minuten öfter um. Hierauf setzt man 10 ccm Ammoniakflüssigkeit (10 proc.) hinzu, agitirt sofort kräftig, wiederholt das öfter während einer halben Stunde; dann giebt man bei Succirubra 10 ccm, bei Calisaya 12—15 ccm Wasser zu und schüttelt kräftig, bis sich das Pulver mehr oder weniger zusammengeballt und die Flüssigkeit geklärt hat. Dann wägt man 100 g des Chloroform-Aetherauszugs ab (=10 g Rinde), lässt 1—2 Stunden verschlossen stehen und giesst von ausgeschiedenen Wassertröpfchen und Rindentheilchen klar in einen Scheidetrichter ab, in dem man dreimal mit 30, 20 und 10 ccm 1 proc. Salzsäure ausschüttelt, oder so lange, bis eine kleine Probe der letzten sauren Ausschüttelung mit Kaliumquecksilberjodidlösung keine Trübung mehr giebt. Die sauren Ausschüttelungen bringt man neuerdings in einen Scheidetrichter, macht mit Ammoniak deutlich alkalisch und schüttelt mit Aether-Chloroform (9 : 1) aus, so lange, bis eine kleine Menge der letzten Ausschüttelung auf dem Uhrgläschen verdunstet, mit 1 proc. Salzsäure aufgenommen, mit Kaliumquecksilberjodidlösung keine Trübung mehr giebt. Man wird gewöhnlich 100 g Aether-Chloroform verbrauchen. Die Lösung wird durch ein kleines mit Aether benetztes Filter in einen gewogenen Erlenmeyer gebracht, Aether und Chloroform abdestillirt und der Rückstand bei 80—90°C. getrocknet und gewogen. Er stellt die Alkaloide aus 10 g Rinde dar. Da die letzten Reste Chloroform oft schwierig weggehen, so ist es angezeigt, den anscheinend trocknen Rückstand noch einige Male mit einer kleinen Menge (1 ccm) Aether zu übergiessen und diesen im Wasserbade wegzukochen. Bei sorgfältigem Arbeiten wird man nach diesem Verfahren die Alkaloide stets in genügender Reinheit erhalten.

Eine recht befriedigende Methode zur Bestimmung des Chinins fehlt noch. Indessen kann man folgendermassen verfahren: 1) Man nimmt die nach dem oben genannten Verfahren erhaltenen Alkaloide mit 20 ccm Schwefelsäure (10 proc.) unter Erwärmen im Wasserbade auf, giebt ev. neue Schwefelsäure zu, bis alle Alkaloide in Lösung gegangen sind, filtrirt vom ungelöst Gebliebenen durch ein kleines Filter ab, bringt das Filtrat auf das kochende Wasserbad und versetzt anfangs mit koncentrirter, später mit verdünnter Ammoniakflüssigkeit bis zur schwach sauren Reaktion. Nach dem Erkalten scheidet sich alles Chinin als basisches Sulfat ab. Man sammelt die Krystalle auf einem kleinen, bei 100°C. getrockneten und gewogenen Filter, lässt abtropfen, wäscht mit sehr wenig Wasser nach, entfernt letzteres nach Möglichkeit durch Absaugen, trocknet bei 100°C. und wägt das basische Sulfat, das man dann wieder in Lösung bringen kann, aus der man das reine Chinin ausfällt, sammelt, trocknet und wägt.

Das nach dieser Methode abgeschiedene Chinin enthält aus Rinden, die reich daran sind, auch immer etwas Cinchonin und Cinchonidin. — Noch weniger genau, aber für viele Zwecke der Praxis ausreichend, ist es, die nach dem Keller'schen Verfahren gewonnenen Alkaloide mit 15 ccm Aether portionsweise zu extrahiren. Es soll nicht mehr als die Hälfte ungelöst bleiben. Der Aether nimmt Chinin und Chinidin auf.

2) Bestimmung als Chininoxalat. 0,5 g des obigen Alkaloidgemenges werden im Becherglase mit Hilfe von möglichst wenig Essigsäure in 40 ccm Wasser bei gelinder Wärme gelöst, vom Ungelösten in ein tarirtes Becherglas abfiltrirt, das Filter nachgewaschen, das Filtrat genau mit verdünnter Natronlauge neutralisirt, von etwaigen Ausscheidungen abfiltrirt und mit 5 ccm einer bei 18°C. gesättigten Natriumoxalatlösung versetzt. Nachdem auf dem Wasserbade auf 10 g Rückstand eingedampft und eine sich etwa ausscheidende schmierige Masse durch Zusatz von etwa 10 g Wasser wieder in Lösung gebracht ist, sammelt man nach mehrstündigem Stehen das ausgeschiedene Chininoxalat auf einem Filter, wäscht mit gesättigter Chininoxalatlösung aus, trocknet und wägt. Die Vorsicht gebietet, das Filter mit dem noch feuchten Niederschlag auch vor dem Trocknen zu wägen und für je 1 g Trockenverlust von der erhaltenen Menge trockenen Oxalates noch die Korrekturzahl 0,00069 abzuziehen, da dieser Werth dem hinzugebrachten Oxalat entspricht. Dann ist 1 g Chininoxalat = 0,878 Chinin.

Da das nach dieser Methode gewonnene Oxalat sehr unrein zu sein pflegt, so kann man es in Essigsäure lösen, mit Calciumchlorid und Kaliumacetat in Chlorid überführen, dann mit Ammoniak das Chinin ausfällen und mit Aether-Chloroform ausschütteln. Weil hierbei mit dem Wasser etwas Calciumchlorid in die Ausschüttelung übergeht und als Chinin mitgewogen wird, so empfiehlt es sich, das Chinin völlig auszutrocknen, mit wasserfreiem Aether von neuem zu lösen, zu verdunsten, zu trocknen und zu wägen.

Zum qualitativen Nachweis des Chinins übergiesst man die Alkaloide mit frisch bereitetem Chlorwasser und dann mit Ammoniak. Es muss eine schön grüne Färbung auftreten (vergl. Chinin).

Wirkung. Dieselbe wird bedingt durch die Alkaloide, die Chinasäure, Chinagerbsäure und das Chinovin, sie ist daher neben der antipyretischen der Alka-

loide eine adstringirende, tonisirende und antiseptische. Daher liegt es auf der Hand,
dass die Rinde für viele Zwecke nicht durch die Alkaloide ersetzt werden kann.

Anwendung. Aeusserlich als Pulver, Extrakt oder Tinktur bei schlaffen, schlecht
eiternden Geschwüren, bei Gangrän, Dekubitus, bei skorbutischem Zahnfleisch und bei Haar-
krankheiten in Form von Pomaden. Als Streupulver rein oder mit Kohle, Myrrhe etc. Zu
Umschlägen, Gurgelwässern, als Dekokt 1 : 10, als Zahnpulver mit Kohle, Myrrhe und aromatischen Substanzen.

Chinadekokte werden in Porcellanbüchsen angesetzt, heiss durchgeseiht und, da sie
einen Bodensatz bilden, mit der Aufschrift „Vor dem Gebrauche umzuschütteln!" versehen;
mit 3—5 Th. verdünnter Salzsäure auf 25 Th. Rinde bereitet sind sie bedeutend alkaloidreicher. Eine solche Abkochung mit Säurezusatz hält bis 74 Proc., ohne Säure nur etwa
42 Proc. der wirksamen Bestandtheile in Lösung.

Die Homöopathen gebrauchen China bei Schwäche und Bleichsucht. Zu v e r m e i d e n
ist, die Chinarinde zusammen zu verwenden mit Gerbsäure, Alkalien, Leim, Eiweiss,
Metallsalzen und auch mit Eisen. Man gebe an Stelle der letzteren Kombinationen Chininum-Ferro citricum.

Aufbewahrung. Im unzerkleinerten Zustande trocken und vor Licht geschützt
aufbewahrt, halten sich die Chinarinden jahrelang im wesentlichen unverändert; eine Verminderung des Alkaloidgehaltes, wie sie nach älteren Angaben bei längerem Lagern eintreten soll, wird durch neuere Erfahrungen nicht bestätigt.

China-Extrakte.

E x t r a c t u m C h i n a e A u s t r.: Zerstossene Chinarinde 100 Th., destill. Wasser
1200 Th.; 24 Stunden stehen lassen, 1 Stunde kochen, abseihen; Rückstand dreimal mit
je 1200 Th. dest. Wasser auskochen, die Seihflüssigkeiten vereinigen und zur Trockne
verdampfen. Ausbeute 10—12 Proc.

E x t r a c t u m C h i n a e a q u o s u m G e r m.: Grob gepulverte Chinarinde 1 Th. zieht
man zweimal mit je 10 Th. Wasser je 48 Stunden lang aus, presst ab, dampft auf 2 Th.
ein, filtrirt und verdampft zu einem dünnen Extrakt. In Wasser trübe löslich, wie das
folgende. Ausbeute 12—15 Proc.

E x t r a c t u m C h i n a e s p i r i t u o s u m G e r m.: Grob gepulverte Chinarinde 1 Th.
wird mit verdünntem Weingeist (60proc.) je 5 Th. zuerst 6, dann 3 Tage lang ausgezogen,
die Pressflüssigkeiten zur Trockne eingedampft. Ausbeute 11--13 Proc.

E x t r a c t u m C i n c h o n a e f l u i d u m H e l v.: Chinarinde (V) 100 Th. werden mit
Glycerin 20 Th., verdünnter Salzsäure, Wasser je 15 Th. befeuchtet im Perkolator mit
Wasser q. s. erschöpft.[1]) I. Auszug 70 Th. giebt mit dem auf 20 Th. eingedampften
II. Auszug und Weingeist 10 Th. = Extrakt 100 Th.

E x t r a c t u m C i n c h o n a e s p i r i t u o s u m s. s i c c u m H e l v.: Chinarinde (V) wird
im Perkolator mit verdünntem Weingeist (62,5proc.) erschöpft; man destillirt den letzteren
ab und verdampft zur Trockne.

E x t r a c t u m C i n c h o n a e l i q u i d u m B r i t.: Chinarinde (pulv. No. 60) 640 g,
Salzsäure 20 ccm, Glycerin 80 ccm, destill. Wasser q. s. Durch Verdrängung mittels
Wasser sammelt man 9600 ccm und dampft bei höchstens 82° C. auf 640 ccm ein.
Nach Bestimmung des Alkaloidgehalts wird durch Eindampfen, bezw. Verdünnen und
Zusatz von Weingeist das Extrakt so eingestellt, dass es in 100 ccm 5 g Alkaloide und
12,5 ccm Alkohol enthält.

E x t r a c t u m C i n c h o n a e U - S t.: Calisayarinde (pulv. No. 60) 1000 g, Alkohol
(91 proc.) 3000 ccm, Wasser 1000 ccm. Durch Verdrängung, zuletzt mittels verdünntem
Alkohol (41 proc.) q. s., sammelt man 4000 ccm, zieht den Weingeist ab und dampft zu
einem dicken Extrakt ein.

E x t r a c t u m C i n c h o n a e f l u i d u m U - S t.: Calisayarinde (pulv. No. 60) 1000 g,
Glycerin 200 ccm, Alkohol (91 proc.) 800 ccm. Durch Verdrängung sammelt man, weiterhin mittels q. s. einer Mischung von Alkohol 800 ccm, Wasser 200 ccm, 750 ccm Perkolat, erschöpft die Rinde und bringt l. a. auf 1000 ccm Extrakt.

E x t r a c t u m C i n c h o n a e. E x t r a i t d e Q u i n q u i n a G a l l.: Graue Chinarinde
1000 Th. wird zuerst mit 8000, dann mit 4000 g siedendem Wasser übergossen je 24 Stunden stehen gelassen. Die Pressflüssigkeiten werden, jede für sich, eingeengt, vereinigt, dann
zu einem weichen Extrakt eingedampft. Auf Platten gestrichen und eingetrocknet, liefert
dasselbe das E x t r a i t s e c d e q u i n q u i n a.

---

[1]) Die Rinde ist erschöpft, sobald die Thalleiochinprobe (vergl. S. 745) versagt.

Extractum Cinchonae Calisayae, Extrait de Quinquina jaune Gall.
Calisayarinde 1000 g wird mittelst Alkohol (60 proc.) 6000 g perkolirt, der letztere abdestillirt, der Rückstand in destillirtem Wasser 1000 g gelöst und das Filtrat zur Trockne
eingedampft. Ebenso bereitet man das Extractum Chinae rubrae, Extrait de Quinquina rouge Gall.

Extractum Chinae spirituosum s. alcoole paratum Gall. Extrait alcoolique de Quinquina gris, jaune, rouge werden alle drei wie Extractum Digitalis
alcoh. Gall. (siehe dort) bereitet.

Extractum Chinae liquidum de Vrij wird aus einer 6 Proc. Alkaloide enthaltenden Rinde dargestellt, indem man 25 Th. davon mit 3 Th. verdünnter Salzsäure
($12^1/_2$ proc.) und 122 Th. Wasser 12 Stunden bei Seite stellt, 5 Th. Glycerin zufügt, perkolirt, bis NaOH keinen Niederschlag mehr giebt und im Vacuum auf 25 Th. eindampft.
Ein solches Extrakt soll 5 Proc. Alkaloide enthalten und sich besonders zur Darstellung
haltbarer Chinaweine eignen.

Extractum Chinae frigide paratum Ph. Germ. I. Braune Chinarinde 1 Th.
wird mit destillirtem Wasser 6, dann 3 Th. je 2 Tage lang ausgezogen, die Pressflüssigkeit eingeengt, filtrirt und zu einem dicken Extrakt eingedampft. Ausbeute 9—10 Proc.

Extractum Chinae fuscae Ph. Germ. I. Braune Chinarinde 1 Th. je 24 Stunden
mit verdünntem Weingeist 4, dann 2 Th. ausziehen und l. a. zum dicken Extrakt eindampfen.

Extractum Chinae detannisatum MERCK wird durch Behandeln einer weingeistigen
Lösung von Chinaextrakt mit feuchtem Eisenoxydhydrat bereitet.

Bei der Bereitung von Chinaextrakten sind Metallgeräthe zu vermeiden!

Sirupus Chinae. Sirupus Cinchonae. Chinasirup. Sirop de Quina oder de
Quinquina. 1) Ergänzb. Chinarinde (IV) 8 Th., Zimmt 2 Th., Rothwein 50 Th., lässt
man 2 Tage stehen, presst und löst im Filtrat 40 Th., Zucker 60 Th. zu Sirup 100 Th.
2) Helvet. Chinafluidextrakt 10 Th., Zuckersirup 90 Th. 3) Gall. Calisayarinde 100 g
wird durch Verdrängung mittels Alkohol (30 proc.) 1000 g, dann Wasser q. s. zu 1000 g
Auszug erschöpft, der Alkohol abdestillirt, im Filtrat Zucker 1000 g zu Sirup 1525 g
gelöst. Ebenso aus grauer Rinde der Sirop de Quinquina gris. 4) Extracti Chinae
de Vrij 10,0, Sirupi Aurantii cort. 90,0, Sirupi simpl. 100,0. 5) (n. Bull. de Ph.). Chinarindenpulver 100,0, Salzsäure 5,0, Wasser von 80° C. q. s. Durch Verdrängung sammelt
man 550,0 und löst darin Zucker 950,0 zu Sirup 1500,0.

Tinctura Chinae (Germ.). Tinctura Cinchonae (Brit., Helv., U-St.). Tinctura
Chinae simplex. — Chinatinktur. — Teinture de Quinquina (Gall.) ou de Quina.
— Tincture of Cinchona.

Germ.: Chinarinde, grob gepulvert, 1 Th., verdünnter Weingeist (60 proc.) 5 Th.
Rothbraune Tinktur, die beständig Bodensätze bildet. — Brit.: Aus 200 g Rindenpulver
(No. 40) sammelt man durch Perkolation mittels Alkohol (70 proc.) 700 ccm, presst aus,
mischt die Flüssigkeiten und fügt soviel Alkohol zu, dass 100 ccm Tinktur 1,0 g Alkaloide enthalten. — Helv.: Aus Chinarinde (V) 20 Th. und verdünntem Weingeist (62 proc.)
gewinnt man durch Verdrängung Tinktur 100 Th. — U-St.: Calisayarinde (pulv. No. 60)
200 g zieht man im Perkolator mittelst einer Mischung aus Glycerin 75 ccm, Alkohol
(91 proc.) 675 ccm, Wasser 250 ccm· durch Verdrängung zuletzt mittels einer Mischung aus
Alkohol und Wasser (675 : 250) aus und bereitet Tinktur 1000 ccm. — Gall.: Aus grauer, gelber
oder rother Chinarinde 100 g werden 500 g der entsprechenden Tinkturen durch 10 tägiges
Ausziehen mittels Alkohol (60 proc.) hergestellt.

Vinum Chinae. Vinum Cinchonae. Chinawein. — Vin de Quinquina, Vin
de Quina. — Cinchona Wine. — Austr.: Chinarinde, Cognac je 25,0, Malagawein 500,0. 8 Tage maceriren. — Ergänzb.: Feinster, weisser Leim 1 Th. in Wasser
10 Th. gelöst, wird noch warm in Süsswein 1000 Th. eingetragen, grob gepulverte Chinarinde 40 Th. zugefügt, nach 8 Tagen abgepresst, Zucker 100 Th., Pomeranzentinktur 2 Th.
zugesetzt und nach 14 tägigem Stehen im Kühlen filtrirt. — Helv.: Chinafluidextrakt 2 Th.,
Marsala- oder auf ärztliches Verlangen ein sonstiger Wein (Malagawein, Rothwein, Weisswein etc.) 98 Th. Nach 8 Tagen filtriren. — Gall.: Chinarinde 50,0 lässt man 24 Stunden
mit Alkohol (60 proc.) 100,0 stehen, fügt Rothwein 1000,0 zu, presst nach 10 Tagen und
filtrirt. Bei Verwendung von Liqueurweinen fällt der Alkohol fort. — DIETERICH: a) un-
versüsst: Gelatine 1,0 in Wasser 10,0 gelöst, Xeres- oder Rothwein 800,0, Chinatinktur
200,0; nach 8 Tagen (kalt stellen) filtriren; b) versüsst: wie a, doch nur 600,0 Wein und
dafür weissen Sirup 200,0. — FRAGNER: Extracti Chinae de Vrij 20,0, Mellis depurati
40,0, Tinct. Aurant. cort. 5,0, Cognac 20,0, Vini albi seu rubri 340,0, Sacchari 75,0. —
WEINEDEL: Chinarinde 500 g, Salzsäure 30 g, Wasser 600 g, Weingeist 400 g erhitzt man
24 Stunden im Dampfbade, bringt in einen Perkolator, fügt Weingeist 500 g hinzu, verdrängt nach 6 Tagen mit Sherry 5000 g, worin Citronensäure 15 g gelöst, setzt zum Perkolat Malaga 5000 g, Zuckersirup 1500 g, Pomeranzentinktur 50 g, Cognak 500 g, stellt
kalt und filtrirt nach 3 Wochen. — Aufbewahrt wird Chinawein vor Licht geschützt an
einem mässig warmen, Temperaturschwankungen möglichst wenig ausgesetzten Orte.

Cataplasma antipodagricum. PRADIER.

Rp. Tincturae antipodagricae Pradier 100,0
     Aquae Calcariae   200,0
     Placentae seminis Lini q. s.
Bei Podagra, warm anzuwenden.

Chinabitter-Extract. PRUYS.

Rp. Corticis Chinae
     Corticis Aurantii exp. āā 60,0
     Cardamom. minor.   6,0
     Caryophyllorum   12,0
     Fructus Coriandri   45,0
     Corticis Cinnamomi   60,0
     Rhizom. Graminis   120,0
     Spiritus (90 %)   2000,0
     Aquae destillatae   2500,0
filtra et adde
     Sirupi Cerasorum   500,0
     Aquae Amygdalar. amar.   60,0.

Decoctum Chinae.
Form. mag. Berol.

Rp. Decocti Corticis Chinae 10 : 170,0
     Acidi hydrochlorici   1,0
     Sirupi simplicis   29,0.
2 stündlich einen Esslöffel.

Eau de Quinine.
nach HISSERICH.

Rp. Spiritus Vini Gallici   2000,0
     Spiritus Coloniensis
     Spiritus (95 %)   āā   250,0
     Spiritus saponati   100,0
     Tincturae Chinae   50,0
     Balsami peruviani   20,0
     Olei Bergamottae   10,0
     Olei Aurantior. dulc.   10,0
     Olei Geranii   3,0
     Tincturae Cantharidum   25,0
     Tincturae Coccionellae q. s.

Electuarium antidiarrhoicum. JEANNEL.

     Conservae Rosae   10,0
     Calcii phosphorici
     Corticis Chinae pulv. āā 5,0
     Corticis Aurantii fruct. 2,0
     Sirupi Catechu q. s.
3—4 mal täglich 1—2 Theelöffel.

Electuarium dentifricium roborans.

Rp. Corticis Chinae
     Rhizomat. Iridis flor. āā 20,0
     Sanguinis Draconis
     Corticis Cinnamomi   āā 5,0
     subtiliss. pulveratis adde
     Mixturae odoriferae q. s.
     Aquae Rosae et Glycerini q. s.
Zum Einreiben des Zahnfleisches.

Elixir antarthriticum. VILLETTE.

Rp. Corticis Chinae   20,0
     Florum Rhoeados   10 0
     Ligni Sassafras   5,0
     Ligni Guajaci   15,0
     Spiritus Vini Gallici   900,0
Colaturae adde
     Sirupi Sarsaparillae   200,0.

Elixir balsamicum. WERLHOF.

Rp. Corticis Chinae
     Corticis Aurantii   āā 50,0
     Croci   5,0
     Kalii carbonici   15,0
     Myrrhae   10,0
     Vini Hispanici   600,0
In colatura solve
     Extracti Cardui benedicti
     Extracti Gentianae   āā 10,0.

Elixir Calisayae.
(Form. americ.)

Rp. 1. Cortic. Chinae Calisayae
     2. Cortic. Aurantii   āā 45,0
     3. Fructus Cardamomi   18,0
     4. Corticis Cinnamomi   9,0
     5. Glycerini   54,0
     6. Alcohol q. s.   ad 4,5 L.
     7. Olei Neroli   gtt. 1
     8. Olei Aurantii cort. gtt. X.
     9. Sacchari   100,0
    10. Aquae destillatae   450,0.
1—4 mittelst 5—6, worin 7—8 gelöst, zu perkoliren
und mit 9, in 10 gelöst, zu mischen.

Elixir Chinae Calisayae.
I. Badischer Apoth.-Verein.

Rp. Fructus Coriandri   1,0
     Fructus Cardamomi   1,5
     Caryophyllorum
     Florum Aurantii
     Ligni Santali   āā   2,0
     Fructus Anisi stellati   5,0
     Corticis Cinnamomi   12,0
     Corticis Aurantii fruct. 15,0
     Corticis Chinae Calisayae 36,0
     Spiritus diluti (60 %)
     Aquae destillatae   āā 400,0.
Man digerirt 14 Tage, presst und fügt hinzu
     Sirupi simplicis   400,0
     Saccharini   0,2.
Nach 8 Tagen filtriren.

II. Hamburg. Apoth.-Verein.

Rp. 1. Corticis Chinae Calisayae   200,0
     2. Corticis Aurantii fruct. recent. No. 7½
     3. Fructus Anisi stellati
     4. Cortic. Cinnamomi zeyl.
     5. Fructus Coriandri
     6. Fructus Carvi   āā 45,0
     7. Coccionellae   10,0
     8. Aquae destillatae   6000,0
     9. Spiritus (90 %)   2000,0
    10. Sacchari   2000,0.
1—7 werden mit 8—9 perkolirt, Auszug auf 8000,0
gebracht und darin 10 gelöst.

Gargarisma adstringens. BRANDE.

Rp. Decocti cort. Chinae
     Infusi florum Rosae āā 100,0
     Tincturae Myrrhae   10,0
     Acidi hydrochlorici 25% 1,0.
Zum Gurgeln bei Rachenentzündung.

Infusum Chinae acidum.
Acid Infusion of Cinchona (Brit.).

Rp. Corticis Chinae succirubr.   50 g
     Acidi sulfurici aromatici 12,5 ccm
     Aquae destillatae ebullientis 1000 ccm.
Nach einer Stunde abpressen.

Infusum Cinchonae.
Infusion of Cinchona (U. St.).

Rp. Corticis Chinae Calisayae 60 g.
     Acidi sulfurici aromatici 10 ccm.
     Aquae destillatae   q. s.
Durch Verdrängung (im gläsernen Perkolator)
sammelt man 1000 ccm.

Mixtura alcoholica s. Aqua Vitae.
(Form. mag. Berolin.)

Rp. Spiritus (90 %)   40,0
     Tincturae Chinae compositae   3,0
     Aquae destillatae   157,0.
Zweistündl. einen Esslöffel.

Mixtura antiseptica. RAYER.

Rp. Decocti Chinae regiae 250,0
Chinini sulfurici
Tincturae Aconiti āā 2,0
Mixturae sulfuricae acidae 4,0
Sirupi Aurantii corticis 60,0.
Stündl. einen Esslöffel.

Mixtura Chinae. WOLFF.

Rp. Extracti Chinae frigide parati 6,0
Aquae Cinnamomi spirit. 15,0
Aetheris 2,0
Decocti corticis Chinae 180,0.
Zweistündl. 1 Esslöffel.

Mixtura Chinae acida.

(Münch. Nosokom.-Vorschr.)

Rp. Decocti cort. Chinae 15,0 : 130,0
cum Acidi hydrochlorici 3,0 parati
Sirupi simplicis 20,0.

Mixtura Chinae vinosa. JACCOUD.

Rp. Extracti Chinae 3,0—4,0
Vini rubri 100,0
Spiritus Vini Gallici 50,0—100,0
Tincturae Cinnamomi 8,0
Sirupi Aurantii corticis 30,0.

Mixtura stomachica. FONSSAGRIVES.

Rp. Extracti Chinae 5,0
Sirupi Aurantii corticis 50,0
Vini rubri 250,0
Tincturae Strychni 0,5.

Mixtura vinosa (Form. mag. Berol).

Rp. Tincturae Chinae comp. 4,0
Sirupi simplicis
Spiritus (87 proc.) āā 25,0
Aquae destillatae 146,0.
Zweistündlich einen Esslöffel voll.

Oleum crinale cum China.

China-Haaröl.

I. nach DIETERICH.

Rp. 1. Olei Olivarum benzoati 200,0
2. Olei Amygdalar. (s. Arachidis) 800,0
3. Balsami peruviani 20,0
4. Olei Jasmini pinguis 15,0
5. Olei Milleflorum 2,0
6. Acidi salicylici 5,0
7. Cumarini 0,05
8. Alkannini 0,5
9. Chlorophylli 2,5.
6—9 mit 1 verreiben, 2—5 zumischen, nach 8 Tagen
zu filtriren.

II. nach VOMÁČKA:

Rp. Chinini oleinici 1,0
Olei Arachidis benzoati 100,0
Alkannini
Chlorophylli āā q. s. ad color. fusc.

Pasta Cacao cum China.

Chinachokolade.

Rp. Massae Cacao 200,0
Sacchari 180,0
Corticis Chinae pulverati
Corticis Cinnamomi āā 10,0
Balsami peruviani 2,0.
Man schmilzt und giesst in Formen.

Pasta Chinae terebinthinata. ECKART.

Rp. Corticis Chinae pulverati
Olei Terebinthinae āā 20,0.

Handb. d. pharm Praxis. I.

Pomata antalopeciaca. KRAUS.

Rp. Extracti Chinae 10,0
Tincturae Cantharidum 5,0
Olei cadini 2,5
Olei Bergamottae 1,25
Adipis suilli 75,0.
Gegen das Ausfallen der Haare.

Pomata cum China.

Chinapomade.

Rp. 1. Extracti Chinae spirituosi 15,0
2. Extracti Ratanhiae 5,0
3. Spiritus diluti 45,0
4. Tincturae Cantharidum 25,0
5. Cerae albae
6. Cetacei āā 35,0
7. Adipis suilli 500,0
8. Mixturae odoriferae 30,0
9. Olei Amygdalar. amar. aeth. gtt. XX.
Man schmilzt 5—7, mischt Lösung von 1—2 in
3—4, zuletzt 8—9 hinzn.

II. nach DIETERICH.

Rp. Cerae albae
Adipis benzoati āā 200,0
Olei Olivarum 600,0
Balsami peruviani 20,0
Extracti Chinae spirituosi 10,0
Alkannini 0,5
Chlorophylli 2,5
Olei Bergamottae 0,5
Olei Amygdalar. amar. aether. 0,1
Cumarini 0,03
Das Extrakt wird in Weingeist gelöst.

III. nach LASSAR.

Rp. Chinini hydrochlorici 4,0
Pilocarpin. hydrochloric. 1,0
Balsam. peruvian. 20,0
Sulfur. praecipit. 10,0
Medullae ossium 100,0.

Pulvis dentifricius. HUFELAND.

Rp. Corticis Chinae 30,0
Ligni Santali rubri 60,0
Aluminis crudi 8,0
Olei Bergamottae
Olei Caryophyllorum āā 1,0
M. f. pulvis subtilissimus.

Pulvis dentifricius alkalinus.

Dentifricium alkalinum. Poudre dentifrice alcaline (Gall.).

Rp. Corticis Chinae pulverati 100,0
Calcii carbonici praecipitati 100,0
Magnesii carbonici pulverati 100,0
Olei Menthae piperitae 1,0.

Pulvis dentifricius cum Carbone et Cinchona
(Gall.).

Poudre dentifrice au charbon et quinquina.

Rp. Carbonis vegetabilis pulv. 200,0
Cort. Chinae pulv. 100,0
Ol. Menthae 1,0.

Pulvis dentifricius cum China.

China-Zahnpulver (DIETERICH).

Rp. 1. Tincturae Catechu 175,0
2. Liquoris Ammonii caustici 35,0
3. Calcii carbonici praecipitati 700,0
4. Corticis Chinae pulverati 150,0
5. Sacchari Lactis pulverati 100,0
6. Lapidis Pumicis subt. pulverati 30,0
7. Saccharini 0,2
8. Olei Menthae piperitae 10,0
9. Olei Aurantii corticis
10. Olei Caryophyllorum āā 2,5.
Man verreibt 1 und 2 mit 3, trocknet zuerst bei gewöhnlicher Temperatur, dann im Trockenschrank,
mischt 4—10 hinzu und treibt durch ein feines Sieb.

Pulvis dentifricius niger (Austr.).

Schwarzes Zahnpulver.

Rp. Corticis Chinae pulv.
Foliorum Salviae pulv.
Carbonis Ligni pulv. āā.

Pulvis febrifugus. DUCLOS.

Rp. Corticis Chinae regiae 20,0
Pulveris aromatici 2,0.
In der fieberfreien Zeit theelöffelweise.

Sirupus Chinae ferratus.

Sirupus de Cinchona cum Citrate ferrico.
Sirop de Quinquina ferugineux (Gall.).

Rp. Ferri citrici ammoniat. 10,0
Aquae destillatae 20,0
Sirupi Cinchonae cum vino parati 970,0.

Sirupus Chinae ferratus. DIETERICH.

Rp. Ferri oxydati saccharati (3 %) 10,0
Sirupi simplicis 80,0
Tincturae Chinae 10,0.

Sirupus Chinae ferratus. LEFORT.

Rp. Vini Chinae 40,0
Sacchari albi 60,0
Ferri citrici ammoniati 1,0.

Sirupus Chinae ferratus. GRIMAULT.

Rp. Ferri citrici ammoniati 1,5
Tincturae Chinae rubrae 10,0
Sirupi Sacchari 90,0.

Sirupus Cinchonae cum Vino paratus.

Sirop de Quinquina au vin (Gall.).

Rp. Extracti Chinae flavae 10,0
Vini de Grenache 430,0
Sacchari albi 560,0.

Sirupus tonicus. BOURGOGNE.

Rp. Sirupi Chinae
Sirupi Aurantii corticis
Sirupi Aurantii florum
Vini Hispanici āā 25,0.
Bei Durchfall der Kinder theelöffelweise.

Spiritus crinalis.
Haarspiritus.

Rp. Balsami peruviani 5,0
Tincturae Chinae 15,0
Spiritus Vini Gallici 80,0.

Tinctura antipodagrica. PRADIER.

Rp. Balsami de Mecca 7,5
Croci 5,0
Corticis Chinae rubrae
Herbae Salviae
Radicis Sarsaparillae āā 10,0
Spiritus diluti 400,0.

Tinctura Chinae composita.

Tinct. Cinchonae composita. Elixir roborans s. stomachicum Whyttii. Tinctura roborans Whyttii. Zusammengesetzte Chinatinktur. ROBERT WITT Silbertropfen fürs Fieber. Whytt'sche Tropfen. Teinture de Quina composé. Compound Tinctura of Cinchona.

Pharm. Austr.

Rp. Corticis Chinae gr. pulv. 60,0
Radicis Gentianae conc.
Corticis Aurantii fruct. conc. āā 20,0
Aquae Cinnamomi simplicis 120,0
Spiritus diluti (60 %) 360,0.

Pharm. Brit.

Rp. 1. Corticis Aurantii fructus 50 g
2. Rhizomatis Serpentariae 25 g
3. Coccionellae pulveratae 3,2 g
4. Croci 6,3 g
5. Tincturae Cinchonae 500 ccm
6. Spiritus (70 %) q. s.
1—4 werden mit 500 ccm von 6 während 7 Tagen ausgezogen, abgepresst, mit 5 vermischt und mit q. s. von 6 auf 1000 ccm gebracht.

Pharm. Germ.

Rp. Corticis Chinae gr. pulv. 6,0
Corticis Aurantii fruct. conc.
Radicis Gentianae concis. āā 2,0
Corticis Cinnamomi gr. pulv. 1,0
Spiritus diluti (60 %) 50,0.
Durch 8 tägiges Ausziehen zu bereiten.

Pharm. Helvet.

Rp. Corticis Chinae (V) 10,0
Radicis Gentianae (V) 4,0
Corticis Aurantii fruct. (IV) 4,0
Corticis Cinnamomi (V) 2,0
Spiritus diluti (62 %) q. s.
Durch Verdrängung bereitet man Tinktur 100,0.

Pharm. U-St.

Rp. 1. Corticis Cinch. succirubrae 100 g
2. Corticis Aurantii fructus 80 g
3. Rhizomatis Serpentariae 20 g
4. Glycerini 75 ccm
5. Spiritus (91 %)
6. Aquae destillatae āā q. s.
1—3 zieht man in einem gläsernen Perkolator mit einer Mischung aus 4, 5 (850 ccm) und 6 (75 ccm) aus und sammelt mittels einer Mischung aus 5 und 6 (850 : 75 ccm) l. a. Tinktur 1000 ccm.

Tinctura Chinae crocata.

Elixir alexipharmacum s. febrifugum HUXHAMI.
Bad. Ergänz.-Taxe.
Safranhaltige Chinatinktur.

Rp. Corticis Chinae gr. pulv. 60,0
Corticis Aurantii fruct. conc. 45,0
Rhizomatis Serpentariae virg. 12,0
Croci 4,0
Coccionellae 2,5
Spiritus diluti (60 %) 1000,0.

Tinctura dentifricia roborans.
Stärkende Zahntinktur.

Rp. Tincturae Chinae
Tincturae Calami
Tincturae Cinnamomi āā 20,0
Tincturae Santali rubri 10,0
Spiritus diluti (60 %) 50,0
Balsami peruviani
Acidi benzoici āā 1,0
Olei Citri gtt. V
Olei Menthae piperitae gtt. X
Zusatz zum Mundspülwasser

Tinctura stomachica.
Münch. Nosokom.-Vorschr.

Rp. Tincturae Chinae compositae
Tincturae Rhei vinosae āā.

Tisana Chinae.
Tisane de Quinquina (Gall.).

Rp. Corticis Chinae concisi 20 g
Aquae destillatae ebullientis 1000 g.
Nach zwei Stunden durchseihen.

Vinum Chinae aromaticum.

Rp. Tincturae Chinae 20,0
Tincturae Cinnamomi 5,0
Tincturae Aurantii corticis
Tincturae aromaticae āā 2,5
Vini Hispanici 100,0.

Vinum Chinae cacaotinatum.

Vin toni-nutritif au quinquina et au cacao de BUGEAUD.

Rp. 1. Seminum Cacao (Caracas) 100,0
 2. Spiritus Vini Gallici 400,0
 3. Corticis Chinae regiae 120,0
 4. Corticis Cinnamomi 10,0
 5. Sirupi Sacchari 200,0
 6. Vini Hispanici 2000,0.

1 frisch geröstet und gepulvert mit 2 zwei Tage digeriren, dann mit 3—6 acht Tage maceriren. Stärkungsmittel für Genesende.

Vinum Chinae ferratum.

Chinaeisenwein.

I. Ergänzb.

Rp. Ferri citrici ammoniati 5,0
 Vini Chinae 1000,0.

Nach 8 Tagen filtriren. Mässig warm aufzubewahren.

II. nach MASIUS.

Rp. 1. Corticis Chinae 90,0
 2. Radicis Gentianae 60,0
 3. Vini Malacensis 3510,0
 4. Tincturae Aurantii cort. 270,0
 5. Solut. Ferri sulfurici (10 %) 540,0
 6. Liquoris Ammonii caustici q. s.
 7. Ferri citrici 50,0
 8. Sacchari albi 500,0.

1 und 2 werden 6 Tage mit 3—4 macerirt, 5 durch 6 gefällt, der Niederschlag gewaschen, der Tinktur zugesetzt und diese solange stehen gelassen bis eine abfiltrirte Probe durch Eisenchlorid nicht mehr gefällt wird. Dann löst man 7 und 8 ohne Erwärmen.

Vinum Chinae martiatum.

Vin ou Oenolé de Quinquina ferruguineux (Gall.).

Rp. Ferri sulfurici cristall.
 Acidi citrici āā 2,0
 Aquae destillatae calidae q. s. ad solut. (10,0)
 Vini Cinchonae (griseae, au grenache) 990,0.

Vinum Chinae phosphoratum. ROBIN.

Rp. Kalii phosphorici neutral. 15,0
 Aquae destillatae 20,0
 Vini Chinae 450,0
 Sirupi Chinae 50,0
 Acidi phosphorici gtt. I.

Vinum digestivum. MALHERBE.

Rp. Vini Chinae 200,0
 Sirupi opiati 50,0
 Acidi hydrochlorici diluti 6,0.
Bei Verdauungsschwäche esslöffelweise.

Vinum febrifugum. SEGUIN.

Rp. Corticis Chinae regiae 50,0
 Corticis Augusturae 15,0
 Ligni Quassiae 10,0
 Opii pulverati 1,0
 Vini Hispanici
 Vini Gallici albi āā 1625,0

Vinum stomachicum.

Magenwein.

Rp. Tincturae aromaticae 5,0
 Tincturae Chinae compositae 20,0
 Sirupi simplicis 30,0
 Vini generosi albi 145,0.

Verordnungen nach HUSEMANN.

Rp. Corticis Chinae pulverati
 Carbonis pulverati āā 100,0
D. S. Streupulver. (Bei fauligen und brandigen Geschwüren)

Rp. Corticis Chinae 25,0
 Acidi hydrochlorici diluti 5,0
 Coque c. Aq. comm. q. s. ad colat. 200,0
 Sirupi Cinnamomi 25,0.
Dreistündlich 1—2 Esslöffel bei Wechselfieber.

Rp. Corticis Chinae pulverati 20,0
 Carbonis pulverati 5,0.
S. Zahnpulver.

Rp. Extracti Chinae spirituosi 3,0
 Aquae Aurantii florum
 Aquae Cinnamomi
 Sirupi Aurantii corticis āā 30,0.
$^{1}/_{2}$ stündlich esslöffelweise. (Bei Wehenschwäche.)

Ague-Cure von AYER und **Ague-Cure** von JAYNE sind in der Hauptsache versüsste Chinarindenauszüge.

Ague-Mixture von CHRISTIE ist eine Chinatinktur mit Capsicumpulver.

Barterzeugungspomade von ROYER & Co. ist Chinapomade.

Chinaeisenbier von STROSCHEIN in Berlin. Stark eingebrautes Bier mit einem Auszuge aus Chinarinde, Orangenschalen, Zimmt, Kardamom, Vanille und 2 Proc. Eisenkarbonat.

China-Eisenbitter von E. MECHLING in Mühlhausen. Ein aus Chinarinde, Pomeranzenschalen, Muskatblüthen u. s. w. mit Goldmalaga bereiteter Wein mit 0,5 Proc. Eisenammoniumcitrat.

Chinaperlen, Dr. SEYFERTH's, Kügelchen mit je 1,3 g Chinaalkaloiden; sollen, in Wasser gelöst, eingestellte Blumen lange frisch erhalten.

Cinchonatabletten, PETZOLD's, enthalten jede 0,016 Cinchonin und 0,042 Koffeïn.

Eau dentifrice des Cordillères ist eine mit ätherischen Oelen versetzte Chinatinktur.

Eau de Quinine von HEINRICH. Eine Mischung aus Perubalsam, Ricinusöl, Rum, Wasser, Chinatinktur.

Eau de Quinine von PINAUD enthält keine Bestandtheile der Chinarinde, ebensowenig Metallsalze, Gerbstoffe, Canthariden, Salicylsäure.

Elixir antifébrile d'Evangelista besteht aus Chinatinktur, Zucker und Elixir ad longam vitam.

Elixir toni-fébrifuge au Quinquina et Café, von DESLAURIERS, ist ein versüsster, weiniger Auszug aus Königschina, brauner Chinarinde und geröstetem Kaffee.

Gichtessenz, Liquor antineuralgicus BATTLEY; mit Zucker und Glycerin versetzter, weingeistiger Chinaauszug.

Haarbalsam, Mailändischer, von KRELLER, ist eine Rindermarkpomade mit Chinaextrakt.

Haarerzeugungstinktur, KNEIFEL's, Chinatinktur, Lebensbalsam und Zwiebelsaft.

Haaressenz von MORAS, ist ein parfümirtes Gemisch aus Chinatinktur, Ricinusöl, Weingeist.

Haarwuchssalbe von OTTO SELLE. Wachssalbe mit Chinaextrakt, Catechutinktur und Perubalsam.

Influenzin der Auerbacher Fabrik soll ein neuer, aus Chinarinde hergestellter neutraler Körper sein (1890).

KAPLICK's Migränemittel: 1) Chinatinktur; 2) aromatische Eisentinktur; 3) Schlüssel-blumen.

Mundwasser von PFEFFERMANN. Tinktur aus Sternanis, Nelken, Chinarinde mit Pfefferminzöl.

Quina Laroche ferrugineux ist ein Chinawein mit 1 Proc. Eisenpyrophosphat und Ammoniumcitrat.

Raphael-Quinquina von LANIQUE ist ein Wein mit Spuren von Chinin.

Reparateur à base de Quinquina, von F. CRUCQ, ist ein bleihaltiges Haarfärbe-mittel ohne Chinabestandtheile.

Roborirendes Pulver, SIMON's, enthält Chinarinde, Kalkhydrat, Rhabarber, Eisen-karbonat.

Tanno-Quinine, Haarwuchsessenz, ist eine Tinktur aus Chinarinde, Galläpfeln, Bergamottöl und Neroliöl.

Tinct. Stomachica comp. „Tabloids" von BURROUGHS, WELLCOME et Co. enthalten je 5 Tropfen Tinctura Chinae comp., Rhei vinosa und aromatica.

Trunksuchtmittel von KEELEY, enthalten Goldchlorid, Atropin, Strychnin, Hy-drastinin, Chinafluidextrakt.

Vin de Fordyce ist ein weiniger Auszug aus Königschina und Nelken.

Vin de Vasseur. Ein arsenhaltiger, aromatischer Chinawein.

Vin de Vial: Calcii lactophosphoric. 10,0, Ferri citric. ammon. 3,0, Extract. Carnis 3,0, Extract. Chinae 10,0, Vini Xerensis et Malacensis āā 250,0.

Zahnpulver, MILLER's. Chinarinde 60,0, präcipit. kohlensaurer Kalk 120,0, Auster-schalen 60,0, Myrrhe 35,0, Minzenöl 15 Tropfen.

Chinidinum.

Diese mit dem Chinin isomere Base wurde 1833 von HENRY und DELONDRE beobachtet, von ihnen aber für Chininhydrat gehalten. Als besondere Base wurde sie dann durch VAN HEIJNINGEN 1848 festgestellt. Die Base hat im Verlaufe der Zeit eine grosse Anzahl von Namen erhalten, und zwar die folgenden: β-Chinin, β-Chinidin, Conchinin, Chinotin, Cinchotin, Pitayin, krystallisirtes Chinioïdin. In manchen Preis-listen wird sie heute noch als Chinidinum I. aufgeführt.[1] Dazu kommt noch, dass das später zu beschreibende Alkaloid „Cinchonidin" von HESSE und Anderen früher als Chinidin be-zeichnet worden ist. — Aus allen diesen Gründen wird man sich namentlich bei älteren Angaben stets die Frage vorzulegen haben, welche Base eigentlich gemeint ist.

Das Chinidin ist in der Mehrzahl in der zur Chininfabrikation dienenden China-rinden enthalten, ferner in einer auf Java kultivirten Calisaya, auch in Cinchona amygdalifolia und pitayensis, besonders reichlich aber ist es in der von einer Remigia (pedunculata) Kolumbiens abstammenden China cuprea enthalten.

I. Chinidinum. Freies Chinidin. Conchinin. Quinidine. Quinidina $C_{20}H_{24}N_2O_2$. **Mol. Gew. = 324.** Die Darstellung erfolgt in der Regel aus dem Chinioïdin.

Darstellung. Man extrahirt Chinioïdin mit Aether. Der nach dem Abdestilliren des Aethers hinterbleibende Rückstand wird in verdünnter Schwefelsäure gelöst und mit Ammoniak genau neutralisirt. Man setzt alsdann zu der Flüssigkeit solange gesättigte Seignettesalzlösung hinzu, als noch ein Niederschlag entsteht. In dem so erzeugten Nieder-schlage befinden sich die Tartrate des Chinins und des Cinchonidins. Man filtrirt nach einigem Stehen, entfärbt das Filtrat mit Thierkohle und fügt Kaliumjodidlösung hinzu. Hierdurch scheidet sich das Chinidin als jodwasserstoffsaures Salz ab. Man filtrirt dieses

---

[1] Während das Cinchonidin als Chinidinum II. bezeichnet wird.

nach einigem Stehen ab, wäscht es aus, zerlegt es durch Ammoniak und löst das in Freiheit gesetzte und gewaschene Chinidin in verdünnter Essigsäure. Diese Lösung wird nochmals mit Thierkohle entfärbt; alsdann fällt man das freie Chinidin durch Uebersättigen mit Ammoniak, wäscht es aus, presst es ab und krystallisirt es aus siedendem Alkohol ein.

De Vrij benutzte die Schwerlöslichkeit des Chinidinbitartrats in Wasser zur Abscheidung des Chinidins aus dem Chinioidin. 100,0 Chinioidin werden unter gelindem Erwärmen in einer Lösung von 50,0 Weinsäure in 200,0 Wasser aufgelöst, hierauf stark umgerührt, wobei die Wände des Glases mit dem Glasstabe gerieben werden, und dann der Ruhe überlassen. Enthält, wie meistens der Fall ist, das Chinioidin Chinidin, so gesteht die Masse in wenigen Tagen zu einem dünneren oder dickeren Krystallbrei, der auf ein Leinentuch gebracht wird. Nachdem die siruppartige, braune Flüssigkeit so viel wie möglich abgelaufen, wird der Rückstand gelinde gepresst, um die anhängende Flüssigkeit zu entfernen, in dem 14 fachen Gewichte heissem Wasser aufgelöst und dann die Lösung heiss filtrirt. Beim Abkühlen scheidet sich das Chinidinbitartrat in Krystallen ab, welche durch Umkrystallisiren farblos gemacht werden. Die Abscheidung der freien Base und die weitere Reinigung derselben erfolgt wie oben angegeben. Das Chinioidin enthält 20—60 Proc. Chinidin.

Eigenschaften. Das Chinidin krystallisirt aus Alkohol in glänzenden, vierseitigen Prismen mit 1 Mol. Krystallalkohol. Diese Krystalle werden an der Luft unter Abgabe von Alkohol undurchsichtig, aber erst bei 120° C. alkoholfrei, und zwar, ohne dass dabei Schmelzen stattfindet. Das von Wasser und von Alkohol freie Chinidin schmilzt bei 168° C. — Aus Aether krystallisirt es in Rhomboedern, aus siedendem Wässer in Form zarter Blättchen mit $1^1/_2$ Mol. Wasser. Diese, $1^1/_2$ Mol. Wasser enthaltenden Krystalle verwittern nicht an der Luft.

Das wasserfreie Chinidin löst sich in 2000 Th. Wasser von 15° C., oder in 750 Th. siedendem Wasser, auch in etwa 30 Th. Weingeist von 90 Proc., oder in 22 Th. Aether. Von siedendem Alkohol braucht es 4 Th. zur Auflösung, in siedendem Chloroform ist es leicht, in Petroleumäther nur wenig löslich.

Bei der Salzbildung spielt das Chinidin die Rolle einer zweisäurigen Base, indessen reagiren die im chemischen Sinne neutralen Salze sauer, die im chemischen Sinne basischen Salze dagegen sind neutral, was zu einer gewissen Verwirrung in der Nomenklatur geführt hat.

Die Lösungen des Chinidins reagiren schwach alkalisch, sind von stark bitterem Geschmack und optisch rechts drehend. Für eine Auflösung in 97 proc. Alkohol ist nach Hesse $[a]_D = + 236,77$. (Eine alkoholische Chininlösung dreht im Gegensatz hierzu links.)

Seinen chemischen Eigenschaften nach zeigt das Chinidin fast das gleiche Verhalten wie das Chinin. Die Uebereinstimmung kommt z. B. in folgenden Thatsachen zum Ausdruck.

1) Die mit sog. Oxysäuren, z. B. Schwefelsäure, angesäuerten Lösungen fluoresciren blau ebenso wie diejenigen des Chinin. — 2) Löst man etwas Chinidin in starkem Chlorwasser, so wird diese Lösung durch Zuträufeln von Ammoniak smaragdgrün gefärbt (Thalleiochin-Reaktion). — 3) Mit Jod geht es dem Herapathit ähnliche Verbindungen ein.

Dagegen weicht es ab 1) im Schmelzpunkt: Wasserfreies Chinin schmilzt bei 175° C., wasserfreies Chinidin bei 168° C. 2) Es giebt ein schwerlösliches saures Tartrat und ein schwerlösliches Jodhydrat (s. w. unten). 3) Endlich ist die alkoholische Lösung rechtsdrehend, während diejenige des Chinins linksdrehend ist.

II. Chinidinum sulfuricum (Ergänzb.). Sulfate de Quinidine basique (Gall). Quinidinae Sulfas (U.-St.). Chinidinsulfat. Schwefelsaures Chinidin $(C_{20}H_{24}N_2O_2)_2 . H_2SO_4 + 2H_2O$. Mol. Gew. = 782.

Das von den Pharmakopöen aufgenommene Salz ist durchweg das dem gewöhnlichen Chininsulfat entsprechende basische Chinidinsulfat, welches ebenso wie das Chininsulfat seiner neutralen Reaktion wegen in der Regel als das neutrale Salz bezeichnet wird. Es ist zweckmässig als gewöhnliches Chinidinsulfat zu bezeichnen.

Darstellung. Die Darstellung des Chininsulfats erfolgt in der nämlichen Weise wie diejenige des Chininsulfats: Man löst 6,5 Th. Chinidin (auf die wasserfreie Base berechnet) in 1 Th. konc. Schwefelsäure und 100 Th. Wasser, unter Erwärmen, entfärbt die neutral gemachte Lösung durch Thierkohle und bringt sie zur Krystallisation (vergl. S. 757).

Eigenschaften. Weisse, seidenglänzende, nadelförmige Krystalle, löslich in etwa 100 Th. kaltem oder 10 Th. siedendem Wasser, zu klaren, neutralen Flüssigkeiten von stark bitterem Geschmack. Löslich auch in 20 Th. kaltem oder 10 Th. siedendem Chloroform; in siedendem Alkohol ist es leicht, in Aether nur wenig löslich. In der wässerigen oder alkoholischen Lösung ruft verdünnte Schwefelsäure blaue Fluorescenz hervor.

Fügt man zu 5 Th. der kalt gesättigten wässerigen Chinidinlösung 1 Th. starkes Chlorwasser, so entsteht auf Zusatz von Ammoniakflüssigkeit smaragdgrüne Färbung (Thalleiochin-Reaktion, die auch beim Chinin eintritt). — Die wässerige, mit einigen Tropfen Salpetersäure angesäuerte Chinidinsulfatlösung wird durch Baryumnitratlösung gefällt, durch Silbernitratlösung dagegen nicht verändert.

Prüfung. 1) Das Chinidinsulfat darf durch Trocknen bei 100° C. nicht mehr als 4,7 Proc. Gewichtsverlust erleiden. Das Salz obiger Formel besteht rechnerisch aus 82,86 Proc. Chinidin 12,54 Proc. Schwefelsäure und 4,6 Proc. Wasser. Ein höherer Wassergehalt würde wahrscheinlich auf eine Beimischung von Chininsulfat zurückzuführen sein, welches bekanntlich mit 7 Mol. Wasser krystallisirt. 2) Beim Durchfeuchten mit konc. Schwefelsäure oder Salpetersäure färbt Chinidinsulfat sich höchstens gelblich. Die gelbliche Färbung mit Schwefelsäure wird durch fremde organische Substanzen bewirkt, welche nur in Spuren zugelassen sind. Bei Anwesenheit von Zucker würde intensive Bräunung erfolgen. Entsteht durch Salpetersäure Rothfärbung, so könnte diese durch Brucin oder Morphin verursacht sein. 3) 0,2 g verbrennen bei Luftzutritt, ohne einen Rückstand zu hinterlassen. (Mineralische Verunreinigungen.) 4) 0,5 g Chinidinsulfat sollen sich in 10 g Chloroform vollständig auflösen. 5) Erwärmt man 0,5 g Chinidinsulfat mit 10 ccm Wasser auf etwa 60° C., so erfolgt Auflösung. Fügt man zu der Lösung 0,5 g Kaliumjodid unter Umschwenken, so erfolgt Abscheidung des schwerlöslichen Chinidinjodhydrates. Der Niederschlag ist zunächst käsig und wird allmählich körnig. Man lässt 1—2 Stunden unter öfterem Umrühren stehen und filtrirt alsdann ab. Das Filtrat werde auf Zusatz eines Tropfens Ammoniakflüssigkeit nicht, oder nur sehr schwach getrübt. (Chinin.) 6) Löst man 0,5 g Chinidinsulfat mit Hilfe von etwas Schwefelsäure in 10 ccm Wasser, übersättigt mit Ammoniak und schüttelt mit 15 ccm Aether, so sollen zwei, auch nach längerem Stehen klar bleibende Schichten sich bilden. Eine Trübung deutet auf Cinchonin. 7) Wird zu 3 ccm einer bei 15° C. gesättigten Lösung von Chinidinsulfat eine kleine Menge Ammoniak zugesetzt, so scheidet sich ein weisser Niederschlag von reinem Chinidin ab; zur Auflösung desselben sind mehr als 30 ccm Ammoniakflüssigkeit erforderlich, wenn grössere Mengen anderer Alkaloïde nicht zugegen sind.

Aufbewahrung. Da das Salz nur verhältnissmässig selten gebraucht wird, so empfiehlt sich die Aufbewahrung unter Lichtschutz.

Anwendung. Das Chinidinsulfat wird unter den gleichen Indikationen und in den gleichen Gaben angewendet, wie das Chininsulfat. Es wirkt etwas schwächer (ist die Wirkung des Chinins $= 10$, so ist diejenige des Chinidins $= 9$), als das Chinin, dafür aber soll es auch weniger unangenehme Nebenwirkungen besitzen.

III. Chinidinum bisulfuricum. Saures schwefelsaures Chinidin $C_{20}H_{24}N_2O_2$. $H_2SO_4 + 4H_2O$. Mol. Gew. $= 494$. Nach den heutigen Auffassungen eigentlich das neutrale Sulfat des Chinidins.

Zur Darstellung löst man in einer Mischung von 10 Th. konc. Schwefelsäure und 50 Th. Wasser, 32,5 Th. wasserfreies Chinidin und dunstet die Lösung bis zur Krystallisation ab. — Oder man übergiesst 10 Th. des neutralen Chinidinsulfates mit 40 Th. Wasser, löst durch Zusatz von 1,3 Th. konc. Schwefelsäure (mit etwas Wasser verdünnt) auf und dunstet bis zur Krystallisation ab.

Farblose, lange Säulen, in 8 Th. Wasser von 15° C zu einer bläulich fluorescirenden Flüssigkeit löslich. Giebt mit Jod mehrere als „Chinidin-Herapathite" bezeichnete Verbindungen.

Chinidinum hydrochloricum. Chlorwasserstoffsaures Chinidin. $C_{20}H_{24}N_2O_2$. $HCl + H_2O$. **Mol. Gew. = 378,5.** Zur Darstellung löst man **a)** 10 Th. wasserfreies Chinidin in 200 Th. Wasser und 4,5 Th. Salzsäure (von 25 Proc. HCl) und dunstet die Lösung zur Krystallisation ein, oder **b)** man setzt 100 Th. krystallisirtes Chinidinsulfat $(C_{20}H_{24}N_2O_2)_2 . H_2SO_4 + 2 H_2O$ (s. dieses Salz) in wässeriger Lösung mit 31 Th. krystallisirtem Baryumchlorid $Ba Cl_2 + 2 H_2O$ um, verfährt im übrigen genau, wie unter Chininum hydrochloricum angegeben ist.

Farblose, asbestartige Prismen, löslich in etwa 50 Th. Wasser von 15° C., leicht löslich in Weingeist, fast unlöslich in Aether.

Chinidinum bihydrochloricum. Saures salzsaures Chinidin $C_{20}H_{24}N_2O_2$. $2 HCl + H_2O$. **Mol. Gew. = 415.** Dieses Salz wird erhalten, indem man 10 Th. des vorigen $(C_{20}H_{24}N_2O_2 . HCl + H_2O)$ mit 50 Th. Wasser und 4 Th. Salzsäure (von 25 Proc. HCl.) in Lösung bringt und die Lösung zur Krystallisation eindunstet.

Chinidinum hydrojodicum. Jodwasserstoffsaures Chinidin $C_{20}H_{24}N_2O_2 . HJ$. **Mol. Gew. = 452.** Man löst 10 Th. des krystallisirten Chinidinsulfates in 300 Th. Wasser von etwa 50° C. und fällt unter Umrühren mit einer Lösung von 4,5 Th. Kaliumjodid. Der ursprünglich käsige, später körnig werdende, weisse Niederschlag wird gewaschen und dann getrocknet. Die Operationen sind möglichst rasch und vor Licht geschützt, auszuführen.

Weisses, körnig krystallinisches Pulver, in 1250 Th. Wasser, sehr schwer in Alkohol löslich. Vor Licht geschützt aufzubewahren.

Chinidinum tannicum. Conchininum tannicum. Gerbsaures Chinidin. Gerbsaures Conchinin. Chinidintannat. Zur Darstellung werden 100 Th. des officinellen Chinidinsulfats $(C_{20}H_{24}N_2O_2)_2 . H_2SO_4 + 2H_2O$ in 3000 Th. kochend heissem Wasser gelöst und in einem geräumigen Gefäss (von ca. 5000 Vol.-Th. Inhalt) mit $^2/_3$ Vol. einer kolirten, kalten, aus 180 Th. Gallusgerbsäure und 1400 Th. Wasser dargestellten Lösung versetzt. Nach dem Umrühren lässt man sofort gleichzeitig das letzte $^1/_3$ Volumen der Gerbsäurelösung und 40 Th. 10proc. Aetzammon, verdünnt mit 360 Th. Wasser, hinzufliessen, während die Fällungsflüssigkeit agitirt wird. Nach einstündigem Stehen wird der Niederschlag in einem leinenen Kolatorium gesammelt, mit kaltem Wasser abgewaschen, ausgedrückt, in nur lauer Wärme am schattigen Orte ausgetrocknet, endlich zu Pulver zerrieben und an einem schattigen Orte in dicht geschlossenem Glasgefäss aufbewahrt. Ausbeute 220—230 Th.

Zur Darstellung darf unbedingt nur destillirtes Wasser in Anwendung kommen, überhaupt sind eiserne Geräthschaften sorgfältig zu vermeiden. Aus der Fällungsflüssigkeit ist der Chinidinrest durch Ansäuern mit Schwefelsäure etc. auszuscheiden. Die Wärme zum Trocknen überschreite nicht 40° C.

Ein weissliches, in Wasser und Aether unlösliches, in Weingeist und verdünnten Säuren lösliches Pulver. Die verdünnte Lösung in verdünnter Schwefelsäure schmeckt sehr bitter und fluorescirt wie eine Chininlösung. Alkaloïdgehalt mindestens 33,3 Proc. Behufs Abscheidung und Bestimmung des Alkaloïdgehaltes wird das Tannat mit dem 15 fachen Gewicht Bleioxyd und Wasser gemischt, langsam bei einer 40° C. nicht übersteigenden Temperatur eingetrocknet, dann mit Weingeist extrahirt, der Auszug eingetrocknet und gewogen. Eine Formel lässt sich nicht angeben.

Das Präparat findet hauptsächlich in der Kinderpraxis, an Stelle des Chinintannates Verwendung als Antipyreticum, bei Diarrhöen und Keuchhusten in Gaben von 0,1—0,2 g mehrmals täglich. Gegen Dyspepsie, Diarrhöe, Nephritis, Albuminurie Erwachsener 0,1—0,8 g zweimal täglich; in der Veterinärpraxis gegen das Erysipel der Schweine 1,5 g dreimal täglich.

Chinidinum glycyrrhinatum purum. Chininum dulce. Sweet Quinine.

Süsses Chinin. Ist ein mit Glycyrrhizin verbundenes Chinidin. Zu seiner Darstellung werden 100 Th. Glycyrrhizin mit 300 Th. destillirtem Wasser und 45 Th. 10 proc. Aetzammon gemischt und im Wasserbade erwärmt. In die umgerührte Mischung wird eine heisse Lösung von 40 Th. gewöhnlichem Chinidinsulfat in 500 Th. lauwarmem Wasser und 17,5 Th. verdünnter Schwefelsäure (1,115 spec. Gew.) gegossen. Die unter Umrühren im Wasserbade erhitzte, dann erkaltete Mischung wird zwei Tage beiseite gestellt, dann der Bodensatz gesammelt, mit etwas kaltem Wasser ausgewaschen und bei gelinder Wärme getrocknet. Der Chinidinhydratgehalt beträgt 30 Proc.

Ein gelbbraunes Pulver, nur wenig löslich in Wasser, von bitterlich süssem Geschmack.

Das rohe Glycyrrhizin-Chinidin, rohes Süss-Chinin, stellt man dadurch her, dass man nach der Bereitung des Succus Liquiritiae depuratus den Rückstand und die Bodensätze mit ammoniakalischem Wasser extrahirt, den filtrirten Auszug zur Trockne eindampft, zu Pulver zerreibt, hierauf 120 Th. desselben mit 110 Th. Wasser und 45 Th. 10 proc. Aetzammon mischt, dann mit einer heissen Lösung von 40 Th. Chinidinsulfat in 300 Th. Wasser und 17,5 Th. verdünnter Schwefelsäure versetzt und endlich das Gemisch zur Trockne abdampft und zu Pulver zerreibt. 1 g entspricht = 0,25 g Chinidinsulfat. Es ist ein braunes, süsslich schmeckendes Pulver. Dieses Präparat ist zu dispensiren, wenn das obige reine (purum) nicht ausdrücklich vorgeschrieben ist.

Chinidinum ureato-hydrochloricum. Chinidinum bimuriaticum carbamidatum.

Chinidin-Harnstoff-Chlorhydrat. Wird aus 380 Th. Chinidinum hydrochloricum, 300 Th. verdünnter Salzsäure (von 12,5 Proc. HCl) und 60—61 Th. reinem Harnstoff in der nämlichen Weise dargestellt, wie das *Chininum ureato hydrochloricum* s. dieses S. 754.

Pilulae anticatarrhales. HAGER.

HAGER's Katarrh-Pillen (Hamb. Vorschr.).

```
Rp.  1. Chinidini sulfurici
     2. Cinchonidini sulfurici
     3. Tragacanthae pulveratae
     4. Radicis Gentianae pulv.
     5. Sacchari albi pulv.      āā 5,0
     6. Radicis Althaeae pulv.   3,0
     7. Aquae                    2,0
     8. Acidi hydrochlorici (25 %)
     9. Glycerini                āā 5,0.
```

Die Mischung von 1—6 ist mit der Mischung aus 7—9 zu 200 Pillen zu verarbeiten, welche mit Zimmtpulver zu bestreuen sind.

Pulvis antiphlogisticus infantum.

Kinderpulver mit Chinidintannat.

I.

```
Rp.  Chinidini tannici        5,0
     Magnesii carbonici        0,5
     Sacchari albi            20,0
     Elaeosacchari Foeniculi  10,0.
```

1—2 stündlich eine starke Messerspitze während des Zahnens, bei heissem Kopf, Durchfall, Katarrh, Husten.

II.

```
Rp.  Chinidini tannici   2,0
     Magnesii carbonici  0,2
     Sacchari albi       5,0.
```

Divide in partes decem.
1 bis 2 stündlich $^1/_2$ bis $^1/_1$ Pulver.

Pulvis contra Hemicraniam.

HAGER's Migraine-Pulver.

```
Rp.  Chinidini sulfurici  1,5
     Coffeini
```

```
     Acidi tartarici   āā 1,0
     Morphini puri      0,05
     Sacchari albi     10,0.
```

Divide in partes quinque.
Morgens u. Abends 1 Pulver.

Pulvis pro infantibus. BISMARCK.

BISMARCK'sches Kinderpulver.

```
Rp.  Chinidini tannici       5,0
     Magnesii carbonici       0,5
     Sacchari albi           20,0
     Elaeosacchari Foeniculi  5,0
     Radicis Liquiritae       1,0.
```

Messerspitzenweise zu geben.

Trochisci roborantes.

Kraftbrötchen. Kraftpastillen. Blutund-eisenbrötchen.

```
Rp.  1. Chinidini tannici           30,0
     2. Pulveris aromatici           5,0
     3. Corticis Aurantii fructus    2,5
     4. Vanillae saccharatae         5,0
     5. Tragacanthae                20,0
     6. Sacchari albi              300,0
     7. Magnesii carbonici           2,5
     8. Ligni Santali rubri          5,0
     9. Aquae Aurantii florum       50,0
    10. Glycerini                   20,0
    11. Ferri oxydati fusci         20,0
    12. Magnesii carbonici           2,5
    13. Sacchari albi               50,0
    14. Glycerini                   10,0
    15. Aquae destillatae            5,0.
```

Man mischt einerseits 1—10, anderseits 11—15, vereinigt beide Mischungen u. formt 300 Pastillen. Täglich 3—6 Stück bei chlorotischen und neurasthenischen Zuständen aller Art.

Trochisci roborantes infantum.
Kraftbrötchen für Kinder.

Rp. Chinidini tannici 20,0
Magnesii carbonici 2,5
Tragacanthae 20,0
Sacchari albi 300,0
Ligni Santali rubri 5,0
Pulveris aromatici 2,0

Ferri oxydati fusci 20,0
Glycerini 30,0
Aquae destillatae 40,0, vel. q. s.
Zu 300 Pastillen zu formen. 1—4 Pastillen täglich bei Keuchhusten u. Erkrankungen des Verdauungskanals.

Febriline, Geheimmittel, angeblich geschmackloses Chinin. Ist ein säurefreier Citronensirup mit einem mässigen Gehalt an Chinidin.

Chininum.

Chininum. **Chinin. Quinine. Quinina.** Die wasserfreie Base hat die Zusammensetzung $C_{20}H_{24}N_2O_2$. **Mol. Gew. = 324.** Die wasserhaltige Base entspricht der Formel $C_{20}H_{24}N_2O_2 + 3H_2O$. **Mol. Gew. = 378.**

I. Chininum hydratum. Chininum (Helv.). Quinine hydraté (Gall.). Quinina (U.-St.). Chininhydrat. $C_{20}H_{24}N_2O_2 + 3H_2O$. Mol. Gew. = 378.

Darstellung. Man löst 100,0 g gewöhnliches Chininsulfat in 2 Liter Wasser unter Zufügung von 112 g verdünnter Schwefelsäure (von 10 Proc.) und versetzt diese, wenn nöthig filtrirte Lösung unter Umrühren mit 240,0 g Ammoniakflüssigkeit (von 10 Proc.). Man lässt das Ganze unter gelegentlichem Umrühren in einem bedeckten Gefässe 24 Stunden stehen, dann filtrirt oder kolirt man ab, wäscht bis zum Verschwinden der Schwefelsäure-Reaktion aus und lässt den Niederschlag auf poröser Unterlage bei 15—25° C. an der Luft trocknen.

Eigenschaften. Ein weisses, mikrokrystallinisches Pulver ohne Geruch, von sehr bitterem Geschmack, welches im befeuchteten Zustande empfindliches rothes Lackmuspapier bläut und Curcumapapier bräunt, aber Phenolphthaleïn nicht röthet (Atropin würde Phenolphthaleïn röthen). In kaltem Wasser ist es sehr schwer (1 : 1670) löslich, gleichfalls schwer löslich in kaltem Benzol oder Petroläther. Dagegen löst es sich in 6 Th. Weingeist oder in 5 Th. Chloroform, oder 200 Th. Glycerin, auch in rund 20 Th. Aether. Von siedendem Wasser bedarf es 900 Th. zur Lösung. — Die Lösungen des Chinins lenken die Ebene des polarisirten Lichtes nach links ab, während Chinidin rechtsdrehend ist. (Siehe S. 741.)

Ueber Schwefelsäure oder an trockner Luft giebt das Chininhydrat 2 Mol. (= 9,5 Proc.) Wasser ab; es hinterbleibt die Verbindung $C_{20}H_{24}N_2O_2 + H_2O$. Diese wird erst durch Trocknen bei 100° C. völlig wasserfrei. Der Wassergehalt des Chininhydrates $C_{20}H_{24}N_2O_2 + 3H_2O$ beträgt rechnerisch 14,28 Proc.

Wird das Chininhydrat erhitzt, so schmilzt es bei 57° C.; bei weiterem Erhitzen wird es unter Wasserabgabe und Uebergang in wasserfreies Chinin wieder fest und schmilzt alsdann bei 175° C. Bei weiterem Erhitzen wird es vollständig zersetzt unter Abscheidung einer schwerverbrennlichen Glanzkohle, die schliesslich vollständig verbrennt, ohne einen Rückstand zu hinterlassen.

In wässerigen Oxysäuren, z. B. Schwefelsäure, Essigsäure, Weinsäure, löst es sich mit bläulicher Fluorescenz auf. Diese wird unterdrückt durch Ferricyankalium, Rhodankalium, Natriumthiosulfat und durch die Fluoride, Chloride, Bromide und Jodide der Metalle, ausgenommen Mercurichlorid, Mercuribromid, Mercuricyanid, Fluorwasserstoff und Ammoniumfluorid.

Charakteristisch ist für das Chinin die Thalleiochin-Reaktion: Löst man 0,1 g Chinin in 20 ccm starken Chlorwassers, so entsteht auf Zutropfen von Ammoniakflüssigkeit eine smaragdgrüne Färbung. Indessen giebt auch das Chinidin die gleiche Reaktion, s. S. 741.

Prüfung. **1)** Es sei reinweiss und verbrenne auf dem Platinbleche zwar schwierig, aber ohne einen Rückstand zu hinterlassen. (Mineralische Beimengungen.) **2)** In konc. Mineralsäuren, auch in konc. Schwefelsäure, löse es sich entweder ohne Färbung oder mit nur schwach gelblicher Färbung auf. (Dunkle Färbung würde Zucker anzeigen.) **3)** Beim Erhitzen mit Natronlauge entwickele es keinen Ammoniakgeruch. (Ammoniaksalze.) **4)** 1 g Chinin soll sich in einem Gemisch von 6 ccm absolutem Alkohol und 3 ccm Aether bei leichter Erwärmung vollständig auflösen, und die Lösung soll nach dem Erkalten klar bleiben. (Fremde China-Alkaloïde, besonders Cinchonin.) **5)** Die Prüfung auf fremde China-Alkaloïde erfolgt zweckmässig in der Weise, dass man eine grössere Menge, z. B. 10 g, mit verdünnter Schwefelsäure genau neutralisirt, das neutrale (basische) Chininsulfat abscheidet und dieses, wie unter Chininum sulfuricum angegeben, auf Nebenalkaloïde prüft. **6)** Es verliere durch Trocknen bei 100° C. nicht mehr als 14 Proc. an Gewicht (Beschwerung mit Wasser; der theoretische Wassergehalt beträgt 14,28 Proc.).

Aufbewahrung. Vor Licht geschützt, da es im direkten Lichte bräunlich wird.

Anwendung. Das Chininhydrat dient vorzugsweise zur Darstellung einiger seltener gebrauchter Chininsalze. BERNATZIK empfahl eine 50 procentige ätherische Auflösung des Chininhydrates zu subkutanen Injektionen. Zu diesem Zwecke werden 5,0 Chininhydrat in 15,0—20,0 Aether gelöst und die Lösung abgedunstet, bis sie das Gewicht 10,0 hat. Ueber die Wirkung und Anwendung der Chininsalze s. unter Chininum sulfuricum

II. Chininum anhydricum. Wasserfreies Chinin. $C_{20}H_{24}N_2O_2$. Mol. Gew. = 324.

Ist die freie wasserfreie Chinabase. Man erhält sie aus dem wasserhaltigen Chinin, indem man dieses zunächst im luftverdünnten Raume über Schwefelsäure vortrocknet und dann die Trocknung bei 125° C. zu Ende führt. Weisses, krystallinisches Pulver von den Eigenschaften des vorigen, Schmelzp. 175° C.

Das wasserfreie Chinin scheidet sich auch aus der bei Siedehitze gesättigten wässerigen Lösung aus, ferner wenn man die wässerige Lösung bis zur Salzhaut eindampft, endlich aus der alkoholischen Lösung unter bestimmten Bedingungen.

Chininum crudum. Chinium. LABARRAQUE'sches Quinium. Extractum polychrestum Chinae. Grobgepulverte Chinarinde, in welcher Chinin zu Cinchonin dem Gewichte nach wie circa 2 : 1 vertreten ist, wird mit dem halben Gewicht Kalkhydrat gemischt, mit Weingeist in der Wärme erschöpft und der weingeistige Auszug durch Destillation und Abdampfen zur Trockne gebracht. Es ist eine amorphe bräunliche bröcklige Masse.

<table>
<tr><td>

Pilulae Quinii.

Rp. Chinini crudi 15,0.

Man erweicht dasselbe in mässiger Wärme und formt daraus 100 Pillen. Zweimal des Tages in der fieberfreien Zeit zehn Pillen.

</td><td>

Vinum Quinii.

Rp. Chinini crudi   5,0
    Acidi citrici   1,0
    Vini albi   1000,0
    Spiritus Vini   45,0.
Macera saepius agitando et filtra.
D. S. 100,0 als Febrifugum, 30,0 als Roborans.

</td></tr>
</table>

Chininum dulcificatum, versüsstes Chinin, versuchte man vor längerer Zeit in den Handel zu bringen. Man bereitete es aus gelöstem Lakritzensaft, welcher mit Ammon schwach alkalisch gemacht war, durch Versetzen mit Chinoidinlösung und Trocknen des Niederschlages.

Quinetum ist die Bezeichnung für ein Alkaloïdgemisch, welches von C. H. WOOD in Bengal aus der Rinde der dort angepflanzten Cinchona succirubra nach DE VRIJ's Verfahren dargestellt wird und wenigstens aus vier Alkaloïden: Chinin, Cinchonidin, Cinchonin und amorphem Alkaloïd besteht. In Bengal hat man dieses Präparat „Cinchona febrifuge" getauft.

Aehnliche Präparate sind: Chinoquinine, das Gemisch sämmtlicher fällbarer Basen aus Cinchona succirubra, an Salzsäure gebunden, ferner Calisagaine, die amorphen, rohen, gefällten Chinabasen, also eine Art Roh-Chinin.

<table>
<tr><td>

Chinobalsamum. GOSSELINI.

Quinobaume de Gosselini.

Rp. Resinae Balsami Copaivae 5,0
    Chinini puri   2,0.
Fiant pilulae No. 100. Gegen Gonorrhoe.

</td><td>

Oleum Jecoris Aselli cum Chinino.
Chinin-Leberthran.

Rp. 1. Chinini puri   2,0
    2. Alcohol absoluti   6,0
    3. Olei Jecoris   300,0.
Man löst 1 in 2, fügt 3 zu u. erwärmt, bis 2 verflüchtigt ist.

</td></tr>
</table>

Chininum citricum.

I. Chininum citricum. Chinincitrat. Citronensaures Chinin. Citrate de Quinine. Quininae Citras. $(C_{20}H_{24}N_2O_2)_2 \cdot C_6H_8O_7 + 7H_2O$. Mol. Gew. $= 966$.

Zur Darstellung löst man 1 Th. krystallisirte Citronensäure in 100 Th. destillirtem Wasser, setzt 3,086 Th. wasserfreies oder 3,6 Th. krystallisirtes Chininhydrat hinzu und kocht, bis die Säure gesättigt ist, filtrirt und setzt zur Krystallisation zur Seite.

Weisse, nadelförmige Krystallnadeln in etwa 900 Th. kaltem oder 30 Th. siedendem Wasser, oder in 45 Th. kaltem oder in 3 Th. siedendem Alkohol löslich, von bitterem Geschmack. — Die heiss bereitete wässerige Lösung, mit frisch bereitetem Kalkhydrat bis zur alkalischen Reaktion geschüttelt und nach dem Erkalten (!) filtrirt, muss eine klare Flüssigkeit geben, welche beim Erhitzen bis zum Sieden milchig getrübt wird; die Trübung verschwindet beim Erkalten wieder (Calciumcitrat). Das Salz giebt die Thalleiochin-Reaktion. — Die wässerige Lösung darf, nach dem Ansäuern mit Salpetersäure, durch Baryumchlorid nicht getrübt werden. Ex tempore lässt sich 1,0 des Salzes durch Mischung von 0,75 Chininhydrat und 0,4 Citronensäure darstellen.

Das Chinincitrat soll weniger energisch auf Gehirn und Magen wirken, auch ein Antisepticum und Tonicum sein. Dosis 0,05—0,3—0,6—1,0. Es wird nur selten gebraucht.

Sirupus Chinini citrici MAGENDIE, eine Lösung von 0,65 Chinincitrat und 0,5 Citronensäure in 100,0 Sirupus Sacchari. Täglich 1—2 Löffel voll als Antiscorbuticum und Antisepticum von MAGENDIE empfohlen.

II. Chininum-Ferro citricum. Chininum citricum martiatum. Chinin-Eisencitrat.

Die unter diesem oder ähnlichen Namen von den verschiedenen Pharmakopöen aufgenommenen Präparate sind keine einheitlichen Verbindungen, übrigens auch von verschiedener Zusammensetzung.

Chininum-Ferro citricum (Austr. Germ.). Eisenchinincitrat. Citronsaures Eisenchinin. Die Germ. giebt eine Vorschrift zur Darstellung nicht, doch kann das Präparat nach der von der Austr. angegebenen Vorschrift (welche der Germ. II entstammt), hergestellt werden.

Darstellung. Man löse 6 Th. Citronensäure in 500 Th. destillirten Wassers und füge 3 Th. gepulvertes Eisen hinzu. Hierauf erhitze man unter häufigem Rühren auf dem Dampfbade. Diese Operation führe man in einer flachen Porcellanschale aus, damit durch genügenden Luftzutritt das zuerst entstehende schwerer lösliche krystallinische Ferrocitrat in das amorphe, leichter lösliche Ferro-Ferricitrat übergehe, welches zur Darstellung des Chinindoppelsalzes nöthig ist. Nachdem die anfängliche Wasserstoffentwickelung beendet ist, digerire man daher die Mischung unter beständigem Ersatze des verdampften Wassers so lange, bis die Lösung rothbraun geworden ist. Hierauf filtrire man dieselbe durch ein leinenes Filtertuch und verdampfe die klare Flüssigkeit bis zur dünnen Sirupsdicke.

Der kalten Eisencitratlösung wird noch feuchtes, frisch gefälltes und ausgewaschenes Chininhydrat zugefügt, welches aus 1,33 Th. Chininsulfat (durch Fällung mit Natronlauge) dargestellt ist. Das Chinin wird mit der Eisenlösung innig gemischt, ehe man behufs der Lösung gelinde erwärmt. Wenn man das Chinin in die heisse Eisenlösung einträgt, so bilden sich Klümpchen, welche sich sehr schwer lösen. Nachdem die Lösung des Chininhydrats eine vollständige geworden ist, streiche man die, dünne Sirupskonsistenz zeigende Flüssigkeit auf Glastafeln und trockne bei mässiger Wärme, bis sich das Präparat mit einem Messer leicht von den Glastafeln abstossen lässt. Die Ausbeute beträgt 10 Th. Die Darstellung im Laboratorium bietet keine Vortheile.

Eigenschaften. Das nach Austr. und Germ. officinelle Chinineisencitrat bildet glänzende, fast durchscheinende, dunkelrothbraune Lamellen, von bitterem, hintennach mässig eisenartigem Geschmack, welche sich in Wasser äusserst leicht, dagegen schwer in Weingeist lösen. Das in dem Doppelsalze enthaltene Eisencitrat ist ein Oxyduloxydsalz, nicht ein reines Oxydsalz des Eisens. Die mit Salzsäure angesäuerte wässerige Lösung giebt daher sowohl mit Kaliumferrocyanid- als auch mit Kaliumferricyanidlösung tiefblaue Fällungen. Mit Kaliumjodidlösung giebt sie eine braune Fällung von Jodchinin.

Aufbewahrung. Um eine Reduktion des Chinin-Ferricitrates, welche durch das Tageslicht eintritt, zu verhindern, bewahre man das Salz in einer dicht geschlossenen Flasche vor Licht geschützt auf.

Prüfung. Man löse 0,5 g des Salzes in 50 ccm destillirten Wassers. Man erhält eine klare Lösung, welche man mit etwas Salzsäure ansäuert:

1) 10 ccm dieser Lösung geben mit Ferrocyankaliumlösung eine blaue Fällung (Anwesenheit von Ferrisalz). — 2) 10 ccm der nämlichen Lösung geben mit Ferricyankaliumlösung eine blaue Fällung (Anwesenheit von Ferrosalz). — 3) 10 ccm derselben Lösung geben mit volumetrischer Jodlösung eine braune Fällung (von Jodchinin). — 4) 10 ccm der Lösung verdünne man mit destillirtem Wasser auf 1 Liter. Die so erhaltene Lösung von 1 : 10000 gebe mit Ferro- als auch mit Ferricyankaliumlösung Bläuungen und mit Jodlösung noch eine Trübung. — 5) Man löst 1 g des Salzes in einem ca. 20 ccm fassenden graduirten Cylinder in 4 ccm Wasser, versetzt die Lösung bis zur stark alkalischen Reaktion mit Natronlauge und fügt sofort 7 ccm Aether hinzu. Hierauf entzieht man der alkalisch-wässerigen Mischung das ausgefällte Chinin durch Schwenken und leichtes Schütteln derselben mit dem Aether. Man vermeide hierbei zu heftiges Schütteln, da sonst das Ganze emulgirt. Nach dem Absetzen hebe man die ätherische Lösung mit einer Pipette ab und verdampfe die Lösung in einem tarirten Schälchen. In gleicher Weise mache man zwei weitere ätherische Auszüge. Der Gesammtrückstand der drei Auszüge gebe, bei 100° C. getrocknet, mindestens 0,09 g (Germ.).

Zur Beurtheilung der Reinheit des in dem Chinineisencitrat enthaltenen Chinins löse man 20 g Chinineisencitrat in 80 ccm Wasser und verfahre zur Isolirung des darin enthaltenen Chinins in derselben Weise wie eben angegeben weiter. Das erhaltene Chinin löse man unter mässigem Erwärmen in der 20fachen Menge Weingeist auf und neutralisire die Lösung genau mit verdünnter Schwefelsäure. Hierauf verdunste man den Weingeist und verfahre mit dem im Rückstande bleibenden Chininsulfat, wie unter Prüfung von Chininum sulfuricum angegeben (s. S. 760).

Anwendung. Das Chinineisencitrat wird als Roborans, Stomachicum und die Blutbereitung verbesserndes Mittel angewendet. Man giebt es zu 0,05—0,2 g 2—4 mal täglich in Wein gelöst oder in Pillen, bei Chlorose in doppelt so starker Dosis.

Chinino-Ferrum citricum (Helv.). 26 Th. Citronensäure werden in 50 Th. Wasser bei 30—40° C. gelöst. Diese Lösung werde unter häufigem Umrühren mit frischbereitetem Ferrihydroxyd (welches aus 48 Th. Ferrichloridlösung von 1,28—1,29 spec. Gew. mittels Ammoniakflüssigkeit gefällt und genügend ausgewaschen ist) digerirt. In der sauren Lösung des Ferricitrates löse man durch Digestion 5,5 Th. Chininhydrat $C_{20}H_{24}N_2O_2 + 3H_2O$ (s. S. 745), worauf die Flüssigkeit sorgfältig bis zur Sirupkonsistenz eingedunstet und auf Glasplatten gestrichen und bei einer 50° C. nicht übersteigenden Wärme getrocknet wird.

Gelb- bis rothbraune Blättchen, in Wasser löslich. Die Lösung reagirt sauer. Der Gehalt an wasserfreiem Chinin betrage mindestens 10 Proc. Ueber die Bestimmung s. oben.

Ferri et Quininae Citras (U-St.). Iron and Quinine Citrate. 85 Th. Ferricitrat werden in 160 Th. Wasser unter Erwärmen im Wasserbade auf nicht über 60° C. gelöst. In diese Lösung bringe man eine Anreibung von 12 Th. wasserfreiem Chinin $C_{20}H_{24}N_2O_2$ (s. S. 746) und 3 Th. Citronensäure mit 20 Th. Wasser. Man rührt um, bis völlige Auflösung erfolgt ist, dampft bei 60° C. zum Sirup ein, streicht diesen auf Glasplatten und trocknet ihn bei 50—60° C.

Rothbraune Blättchen, löslich in Wasser, wenig löslich in Alkohol. Es soll mindestens 11,5 Proc. wasserfreies Chinin enthalten.

Ferri et Quininae Citras solubilis (U-St.). Soluble Iron and Quinine Citrate. Man löst 85 Th. Ferricitrat in 160 Th. Wasser bei 60° C., rührt eine Anreibung von 12 Th. wasserfreiem Chinin mit 3 Th. Citronensäure und 20 Th. Wasser darunter, und wenn völlige Auflösung erfolgt ist, rührt man in kleinen Antheilen (!) 50 Th. Ammoniakflüssigkeit von 10 Proc. NH_3 oder soviel als nöthig, mit der Vorsicht darunter, dass man einen neuen Zusatz erst dann macht, wenn der durch den vorhergehenden Zusatz entstandene Niederschlag von freiem Chinin wieder in Lösung gegangen ist und die Flüssigkeit eine grünlichgelbe Färbung angenommen hat. Dann dunstet man zum Sirup bei 60⁰ C. ab, streicht diesen auf Glasplatten und trocknet bei 50—60⁰ C.

Grünlichgelbe Blättchen, an feuchter Luft zerfliessend, sehr leicht in kaltem Wasser, in Alkohol nur theilweise löslich. Das Präparat besteht aus Ferricitrat, Chinincitrat und Ammoniumcitrat. Es enthält etwa 11 Proc. wasserfreies Chinin.

Ferri et Quininae Citras (Brit.). Iron et Quinine Citrate (Brit.). Man fällt aus 180 **ccm** Liquor Ferri sulfurici oxydati (spec. Gew. 1,441) durch Ammoniak das Ferrihydroxyd und wäscht dieses genügend aus. Anderseits löst man 40 g gewöhnliches Chininsulfat in 320 ccm Wasser unter Zusatz von 50 g verdünnter Schwefelsäure (von 16 Proc. H_2SO_4) und fällt aus dieser Lösung das freie Chinin durch Zugabe von Ammoniak in mässigem Ueberschuss. Man sammelt den Niederschlag und wäscht ihn mit 1200 ccm Wasser aus. Dann löst man 123 g Citronensäure in 130 ccm Wasser, erwärmt die Lösung im Wasserbade und giebt das vorher gut abgetropfte Ferrihydroxyd unter Umrühren dazu. Wenn das Ferrihydroxyd gelöst ist, bringt man das Chinin hinzu und rührt um, bis auch dieses in Lösung gegangen ist. Man lässt alsdann erkalten, setzt unter Umrühren in kleinen Antheilen 60 ccm Ammoniakflüssigkeit (von 10 Proc.) hinzu, welche mit 80 ccm Wasser verdünnt sind, mit der Vorsicht, dass ein neuer Ammoniakzusatz erst dann erfolgt, wenn das durch den vorhergegangenen Zusatz ausgeschiedene Chinin wieder in Lösung gegangen ist. Man filtrirt, dunstet die Lösung zum Sirup ein, streicht diesen auf Glasplatten und trocknet bei 38⁰ C.

Grünlichgelbe Blättchen. Das Präparat besteht aus Ferricitrat, Chinincitrat und Ammoniumcitrat und entspricht bis auf den etwas höheren Chiningehalt dem Ferri et Quininae Citras solubilis der U-St.-Ph. Es enthält 15 Proc. wasserfreies Chinin.

Das nach Brit. oder U-St. hergestellte Präparat wird in Deutschland bisweilen unter dem Namen Chininum Ferro-citricum viride oder Chininum Ferro-citricum ammoniatum verordnet.

Pulvis Ferri et Quininae Citratis effervescens (Nat. form.). Effervescent Powder of Citrate of Iron and Quinine. Effervescent Citrate of Iron and Quinine (Nat. form.) Rp. Chinini Ferri citrici solubilis (U-St.) 10,0, Sacchari albi 285,0, Acidi tartarici 334,0, Natrii bicarbonici 372,0.

Vinum Ferri amarum (U-St.). Rp. Chinini Ferro citrici solubilis 50,0, Vini albi 500 ccm. Solve! Tincturae corticis Citri Aurantii (Apfelsinentinktur) 150,0, Sirupi Sacchari 300 ccm, Vini albi q. s. ad 1 Liter.

Chininum hydrobromicum.

I. Chininum hydrobromicum. (Helv. Ergänzb.) Chininhydrobromid. Bromwasserstoffsaures Chinin. Bromhydrate de Quinine basique (Gall). Quininae Hydrobromas (U.-St.) $C_{20}H_{24}N_2O_2$. $HBr + H_2O$. Mol. Gew. = 423.

Zur Darstellung werden 100 Th. gewöhnliches Chininsulfat in 800 Th. Wasser unter Erhitzen bis zum Sieden gelöst, alsdann fügt man zu der im Sieden zu erhaltenden Flüssigkeit in kleinen Antheilen unter Umrühren eine Lösung von 38 Th. krystallisirtem Baryumbromid in 250 Th. Wasser, lässt kurze Zeit sieden und alsdann erkalten. Man prüft die abgesetzte Flüssigkeit, ob sie gelöstes Baryumsalz enthält, und stellt sie in der auf S. 750 angegebenen Weise so ein, dass sie eher eine kleine Menge Chininsulfat, keinesfalls aber Baryumsalz in Lösung enthält. Man filtrirt, wäscht das auf dem Filter hinterbleibende Baryumsulfat mit wenig Wasser nach, dunstet das Filtrat bei 60⁰ C. ab und lässt es in der Kälte krystallisiren. Die Krystalle werden nach dem Abtropfen auf Filtrirpapier gebracht und an der Luft getrocknet.

Feine, seidenartig glänzende, koncentrisch gruppirte Nadeln, löslich in 60 Th. kaltem Wasser, in 1 Th. siedendem Wasser, auch in 10 Th. Chloroform, in 0,7 Th. Weingeist, in Glycerin in jedem Verhältniss. Die wässerige Lösung ist neutral oder sehr schwach, alkalisch und darf durch Zusatz von verdünnter Schwefelsäure nicht getrübt werden (Baryumsalz). Das Salz enthält 76,6 Proc. Chinin $C_{20}H_{24}N_2O_2$ und 4,25 Proc. Wasser. Die wässerige Lösung fluorescirt nicht.

Prüfung. 1) Die wässerige Lösung des Salzes (1:50) werde durch Baryumnitrat nur wenig (Spuren von Schwefelsäure sind zuzulassen), durch verdünnte Schwefelsäure aber gar nicht getrübt (Barytverbindungen, welche auch in Spuren nicht zugegen sein dürfen). 2) 0,05 g einer guten Durchschnittsprobe, mit 10 Tropfen konc. Schwefelsäure und 1 Tropfen Salpetersäure gemischt, zeigen keine rothe Färbung (Brucin, Morphin). 3) Das Salz verliere bei 100° C. nicht mehr als 4,5 Proc. an Gewicht. 4) Prüfung auf Nebenalkaloïde: 2 g Chininbromhydrat werden in einem erwärmten Mörser in 20 ccm heissem Wasser gelöst (!); die Lösung wird mit 1 g zerriebenem, unverwittertem Natriumsulfat versetzt und die Masse gleichmässig durchgearbeitet. Nach dem Erkalten bleibe die Masse, unter zeitweiligem Umrühren, $^1/_2$ Stunde bei 15° C. stehen; hierauf werde durch ein aus bestem Filtrirpapier gefertigtes Filter von 7 cm Durchmesser filtrirt. Von dem 15° C. zeigenden Filtrate werden 5 ccm mit Ammoniakflüssigkeit (Spec. Gew. 0,96) von 15° C. versetzt, bis der entstandene Niederschlag wieder gelöst ist. Hierzu dürfen nicht mehr als 4 ccm Ammoniakflüssigkeit verbraucht werden.

II. Chininum bihydrobromicum. Saures Chininbromhydrat. Saures bromwasserstoffsaures Chinin. Bromhydrate de Quinine neutre (Gall.). $C_{20}H_{24}N_2O_2 \cdot 2\,HBr + 3\,H_2O$. Mol. Gew. = 540.

Zur Darstellung löst man 100 Th. gewöhnliches Chininsulfat in 800 Th. Wasser, welches mit 67,5 Th. verdünnter Schwefelsäure (sp. G. 1,11—1,14) angesäuert ist. Zu dieser siedenden Lösung fügt man unter Umrühren und ohne das Sieden zu unterbrechen, in kleinen Antheilen eine Lösung von 76,0 Th. krystallisirtem Baryumbromid in 200 Th. Wasser. Wenn alles zugegeben ist, lässt man noch einige Augenblicke sieden, dann absetzen und stellt fest, ob in der klaren Flüssigkeit durch Schwefelsäure noch eine Trübung erfolgt, ob also Baryumsalz noch in Lösung ist. Sollte dies der Fall sein, so fällt man das Baryumsalz durch Zugabe kleiner Mengen des Chininum bisulfuricum aus, so dass von letzterem nur ein sehr geringer Ueberschuss vorhanden ist. Dann filtrirt man ab, wäscht das auf dem Filter hinterbleibende Baryumsulfat mit heissem Wasser nach, dunstet das Filtrat bei 60° C. bis zum Gewicht von 300 Th. ab und lässt es in der Kälte krystallisiren. Die Krystalle werden nach dem Abtropfen auf Filtrirpapier an der Luft getrocknet.

Farblose prismatische Krystalle, löslich in 7 Th. kaltem Wasser, sehr leicht löslich in siedendem Wasser, auch in Alkohol. Die wässerige Lösung röthet blaues Lackmuspapier; sie darf durch verdünnte Schwefelsäure nicht getrübt werden. (Baryumsalze.) Das Salz enthält 60 Proc. Chinin und 10 Proc. Wasser.

Die mit starkem Chlorwasser versetzte wässerige Lösung des Salzes giebt auf Zusatz von Ammoniakflüssigkeit eine smaragdgrüne Färbung (Thalleiochin-Reaktion). Silbernitrat ruft in der wässerigen, mit Salpetersäure angesäuerten Lösung eine blassgelbe Fällung von Silberbromid hervor.

Chininum hydrochloricum.

I. Chininum hydrochloricum (Austr. Germ. Helv.). **Chlorhydrate de Quinine basique** (Gall.). **Quininae Hydrochloridum** (Brit.). **Quininae Hydrochloras** (U-St.). **Chininhydrochlorid. Chininchlorhydrat. Chlorwasserstoffsaures Chinin. Chininum muriaticum. Salzsaures Chinin.** $C_{20}H_{24}N_2O_2 \cdot HCl + 2H_2O$. **Mol. Gew. = 396,5.** Dieses Salz wird mit Vortheil nur in grossem Maassstabe, d. h. in chemischen Fabriken, dargestellt.

Darstellung. 1) Dieses Salz wird fabrikmässig durch Umsetzung von reinem Chininsulfat mit Baryumchlorid hergestellt. Man fügt zu 1 Th. Chininsulfat 15 Th. destillirtes Wasser und 0,28 Th. Baryumchlorid und erwärmt unter beständigem Umrühren bis auf 60° C. Wenn die Umsetzung in Baryumsulfat und Chininchlorhydrat beendigt ist, filtrirt man ein kleines Pröbchen durch ein Papierfilterchen und prüft das Filtrat auf Baryum und Schwefelsäure. Im Falle ersteres noch vorhanden ist, fügt man eine weitere kleine Menge von Chininsulfat zu der warmen Lösung, bei einer belangreicheren Schwefelsäurereaktion giebt man noch etwas Baryumchlorid hinzu. Wenn schliesslich die Lösung so eingestellt ist, dass das Filtrat kein Baryumsalz und kein oder wenig Sulfat mehr enthält, so fügt man etwas Thierkohle zu und filtrirt die durch Dekanthiren ziemlich geklärte, noch heisse Flüssigkeit durch Papierfilter. Nach mehrtägigem Stehen wird das auskrystallisirte Chininchlorhydrat von der Lauge getrennt und bei gelinder Wärme getrocknet. Die Lauge kann auf verschiedene Weise weiter verarbeitet werden, z. B. durch Wiederverwendung derselben bei einem neuen Ansatze oder durch Eindampfen derselben im Vacuum, um durch Erzielung von koncentrirteren Lösungen weitere Krystallisationen von Chininchlorhydrat zu erlangen.

2) Im pharmaceutischen Laboratorium bereitet man es am bequemsten und vortheilhaftesten direkt aus Chininhydrat und Salzsäure.

Aus dem Chininsulfat durch Natriumkarbonat abgeschiedenes, noch feuchtes Chininhydrat wird in annähernd ausreichender Menge in eine 25procentige Salzsäure, welche mit der 14fachen Menge destill. Wasser verdünnt und auf höchstens 30° C. erwärmt ist, auf einmal eingetragen. Nach 15 Minuten langem Stehen an einem lauwarmen Orte wird die Mischung bis auf circa 60° C. erwärmt und entweder etwas Chininhydrat oder verdünnte Salzsäure dazu gegeben, bis die Flüssigkeit völlig neutral geworden ist oder eine sehr schwache Alkalität erlangt hat. Dann setzt man zur Krystallisation bei Seite. Um dem erzeugten Chininchlorhydrat volle Krystallisationsfähigkeit zu erhalten, darf die erwähnte Temperatur von 60° C. nicht überschritten werden. Auf 10 Th. jener 25procentigen Salzsäure ist das Chininhydrat aus 30 Th. Chininsulfat ausreichend. Die Ausbeute beträgt dann annähernd 26,5 Th. Die Mutterlauge lasse man langsam, vor Staub geschützt, bei einer Temperatur von höchstens 45° C. abdunsten. Sollte sie keine Krystalle ausgeben wollen, so ist es am besten, das Chinin daraus als Hydrat mittels Natriumkarbonat auszufällen.

Eigenschaften. Das Chininchlorhydrat bildet weisse, seidenglänzende, häufig zu Büscheln vereinigte, nadelförmige Krystalle, welche bei gewöhnlicher Temperatur beständig sind, bei mässiger Wärme verwittern und bei 100° C. ihr ganzes Krystallwasser verlieren. Es ist neutral, geruchlos, von sehr bitterem Geschmack, löslich in 34 Th. Wasser von 15° C., in 25 Th. von 20° C. und in 2 Th. von 100° C., in 3 Th. Weingeist und in 9 Th. Chloroform (Chininsulfat ist in Chloroform fast unlöslich). Die Lösungen fluoresciren im koncentrirten Zustande überhaupt nicht. Stark verdünnte Lösungen zeigen die Andeutung einer schwachen Fluorescenz, die jedoch auf Zusatz von Salzsäure verschwindet.

Die Formel des Salzes ist $C_{20}H_{24}N_2O_2$. $HCl + 2H_2O$. Mol. Gew. = 396,5. Dieser Formel entsprechend besteht das Salz aus: 81,72 Proc. Chinin, 9,20 Proc. Chlorwasserstoff und 9,08 Proc. Krystallwasser.

Prüfung. Bezüglich der Prüfung ist des Näheren auf das unter „Prüfung des Chininsulfats Gesagte zu verweisen. Man löse 0,2 g des Salzes in 100 ccm destillirtem Wasser: **1)** 50 ccm der Lösung werden mit 20 ccm Chlorwasser versetzt und 20 ccm Ammoniak hinzugefügt. Die Flüssigkeit färbt sich smaragdgrün. (Identitätsreaktion bez. Thalleiochinreaktion.) — **2)** 10 ccm der Lösung geben mit Salpetersäure angesäuert auf Zusatz von Silbernitratlösung einen weissen Niederschlag von Chlorsilber (Identitätsreaktion). — **3)** 10 ccm der Lösung werden auf Zusatz einiger Tropfen verdünnter Schwefelsäure gar nicht, dieselbe Menge auf Zusatz einiger Tropfen Baryumnitratlösung nur sehr wenig getrübt. Eine Trübung mit Schwefelsäure deutet auf einen von einer wenig sorgfältigen Darstellung des Salzes herrührenden Gehalt von Chlorbaryum hin, eine geringfügige Trübung mit Baryumnitratlösung ist auf einen zulässigen Gehalt von Chininsulfat zurückzuführen. — **4)** 0,05 g des Salzes mit 10 Tropfen Schwefelsäure und 1 Tropfen Salpetersäure gemischt, zeigen keine rothgelbe Färbung. Bei Ausführung der Reaktion füge man zuerst die Schwefelsäure zu und warte mit dem Zusatze des Tropfens Salpetersäure so lange, bis die Chlorwasserstoffentwickelung aufgehört hat. Es entsteht bei reinem Chininchlorhydrat eine gelbe Lösung. (Morphin giebt bei dieser Reaktion eine Rothfärbung, Strychnin eine Orangefärbung, Salicin giebt schon mit Schwefelsäure allein eine Rothfärbung, Zucker und andere organische Verunreinigungen geben eine Braunfärbung.) — **5)** Eine kleine Menge auf dem Platinbleche verbrannt, hinterlasse keinen Rückstand (anorganische Verunreinigungen). — **6)** 1 g des Salzes werde bei

100° C. ausgetrocknet. Es verliere dabei nicht mehr als 0,09 g. (Das unverwitterte Salz enthält 9,08 Proc. Krystallwasser.) **7)** Es sei nochmals eindringlich auf die specielle Prüfung des Chininchlorhydrats auf Morphium hingewiesen, nachdem im Jahre 1872 in der Schweiz und in Oesterreich durch Chininchlorhydrat zahlreiche Vergiftungen vorgekommen sind, welche durch die durch einen Irrthum bedingte Vermischung dieses Salzes mit Morphinchlorhydrat entstanden:

Man verdünnt circa 5 ccm einer gesättigten Ferricyankaliumlösung mit 20—25 ccm destillirtem Wasser, giebt dazu 10—15 Tropfen Ferrichloridlösung und 5 Tropfen reiner Salzsäure. Ist die Mischung eine klare bräunliche oder gelbgrünliche Flüssigkeit, so kann sie sofort als Reagens verbraucht werden. Ist sie wie gewöhnlich trübe oder dunkel gefärbt, so muss man sie filtriren.

Von dem Chininchlorhydrat oder einem anderen Chininsalze, welches man auf einem glatten Bogen Papier zuvor sorgfältig durchmischt hat, nimmt man 0,05—0,1 g in kleineren Partikeln und giebt es in einen Reagircylinder; in welchem man es mit mehreren Cubikcentimetern des Reagens übergiesst und nach dem Durchschütteln, wenn nicht alsbald Bläuung eintritt, 5 Minuten bei Seite stellt. Nach dieser Zeit ist die Flüssigkeit, falls Morphin oder eine andere reducirende Substanz gegenwärtig war, blau gefärbt.

Die blaue Farbenreaktion gehört dem Morphin nicht allein an, auch einige andere Stoffe, welche auf Ferricyankalium reducirend wirken, erzeugen mit dem Reagens eine ähnliche Reaktion, keine aber so schnell wie Morphin.

Untersuchung auf Nebenalkaloïde. Für die Prüfung auf Nebenalkaloïde ist das unter Chininsulfat Ausgeführte in gleicher Weise massgebend:

a) Die Probe der Germ. III. Dieselbe bezweckt eine Umsetzung der Alkaloïdchlorhydrate in Sulfate mit Hilfe von Natriumsulfat und eine Trennung der leichter löslichen Sulfate von Hydrochinin, Cinchonidin, Chinidin und Cinchonin vom schwerer löslichen Chininsulfat auf der Grundlage der KERNER'schen Probe. (Siehe diese unter *Chininum sulfuricum.*)

2 g Chininchlorhydrat werden in einem erwärmten Mörser in 20 ccm Wasser von 60° C. gelöst. Die Lösung werde mit 1 g zerriebenem, unverwittertem Natriumsulfat versetzt und die Masse gleichmässig durchgearbeitet. Nach dem Erkalten bleibe die Masse, unter zeitweiligem Umrühren, eine halbe Stunde bei 15° C. stehen. Hierauf werde durch ein aus bestem Filtrirpapier gefertigtes Filter von 7 cm Durchmesser filtrirt und von dem 15° C. zeigenden Filtrate 5 ccm in einem trockenen Probirrohre mit Ammoniakflüssigkeit von 15° C. versetzt, bis der entstandene Niederschlag wieder klar gelöst ist. Die hierzu erforderliche Menge Ammoniakflüssigkeit darf nicht mehr als 4 ccm betragen.

Chemisch reines Chininchlorhydrat braucht bei dieser Probe: 3,4—3,8 ccm Ammoniakflüssigkeit.

Ein grosser Uebelstand bei dieser Probe ist der, dass man aus der breiförmigen Masse, welche man nach der Umsetzung des Chlorhydrats mit Natriumsulfat erhält, nur mit Mühe die zur Probe nöthigen 5 ccm herausbekommt. Man muss, um dieses zu erreichen, den auf dem Filter befindlichen Brei mit einem kleinen Pistill etwas pressen. Da bei dieser Manipulation leicht das Filter reisst und dadurch kleine Kryställchen in das Filtrat kommen, empfiehlt es sich, an Stelle der in dem Arzneibuche vorgeschriebenen 2 g Chininchlorhydrat 3 g zu dieser Probe zu verwenden. Der Wasser- und Glaubersalzzusatz ist in diesem Falle um die Hälfte zu vermehren. Man erhält so die 5 ccm Filtrat auf leichtere Weise.

Bei Ausführung dieser Probe ist grosse Sorgfalt auf die gleichmässige innige Durcharbeitung des Chininsulfatbreies zu verwenden. Man nehme hierzu stets ein Pistill, ein Glasstab ist nicht ausreichend. Bei Ausserachtlassung dieser Vorsicht kann es sich ereignen, dass geringe Mengen von Chininchlorhydrat sich der Umsetzung entziehen, was einen zu grossen Ammoniakverbrauch bedingt.

Wenn man neben diesen Uebelständen noch das unter Chininsulfat über die Empfindlichkeit der Probe von KERNER und WELLER und die Papierfiltration Gesagte in Betracht zieht, so ergiebt sich, dass diese Probe unter ungünstigen Umständen zu abweichenden Ergebnissen führen kann.

Einfacher auszuführen, weniger Substanz erfordernd, dabei empfindlicher gegen Nebenalkaloïde ist

b) SCHAEFER's Oxalatprobe. (Das Nähere siehe *Chininum sulfuricum.*) 0,9 g Chininchlorhydrat werden in ein kleines tarirtes Kochkölbchen gebracht und in 35 ccm destillirtem Wasser bei Siedehitze aufgelöst. Hierauf wird eine Lösung von 0,3 g neutralem krystallisirten Kaliumoxalat in 5 ccm Wasser hinzugefügt und der Kolbeninhalt durch Zusatz von destillirtem Wasser auf 41,3 g gebracht. Man stellt das Kölbchen unter bisweiligem Umschütteln in ein Wasserbad von 20° C., filtrirt nach Verlauf von $^1/_2$ Stunde durch ein Glaswollbäuschchen ab und fügt zu 10 ccm des Filtrates einen Tropfen Natronlauge. War das untersuchte Chininchlorhydrat rein, so darf im Verlaufe von einigen Minuten keine Trübung entstehen. (Eine solche deutet auf Hydrochinin, Cinchonidin, Chinidin oder Cinchonin. Die Probe zeigt Spuren von Chinidin oder Cinchonin, ferner einen 2 Proc. übersteigenden Gehalt an Cinchonidin plus Hydrochinin an.)

Aufbewahrung. Das Chininchlorhydrat muss in einem gut geschlossenen Glasgefäss im Dunkeln aufbewahrt werden. In der Wärme verliert es einen Theil seines Krystallwassers, am Tageslichte nimmt es einen gelben Stich, bei längerem Stehen sogar eine bräunliche Färbung an. Ein solches Salz giebt gefärbte Lösungen.

Anwendung. Das Chininchlorhydrat wird unter den gleichen Indikationen und in den nämlichen Gaben angewendet wie das Chininsulfat. Es besitzt vor dem letzteren den Vorzug, dass es an der Luft nicht so leicht verwittert, und dass es leichter löslich in Wasser ist. Aus letzterem Grunde wird es auch im Magen leichter resorbirt, ferner kann es deshalb auch zu subkutanen Injektionen benutzt werden. Doch ist für diesen Zweck ganz besonders die Harnstoff-Doppelverbindung im Gebrauche.

BACCELLI's intravenöse Injection.
Rp. Chinini hydrochlorici 1,0
    Natrii chlorati   0,75
    Aquae destillatae   10,0.
Die Lösung ist bei Blutwärme (37° C.) klar.

Injectio Chinini. BOTKIN.
Rp. Chinini hydrochlorici   1,0
    Acidi hydrochlorici (25%) 0,4
    Aquae destillatae   5,0.
Zu subkutanen Injektionen bei asiatischer Cholera.

Injectio Chinini. JOUSSET.
Rp. Chinini hydrochlorici   0,6
    Acidi hydrochlorici gtt. 2
    Aquae destillatae   6,0.
Zur Injection (in die Trachea) bei perniciösem Wechselfieber, Cholera, Hydrophobie, Tetanus.

Liquor Chinini hydrochlorici. BINZ.
Rp. Chinini hydrochlorici 1,0
    Aquae   100,0.
Kleinen Kindern 2—3stündlich 1 Theelöffel, grösseren Kindern 1 Esslöffel.

Pilulae Brocquii.
Rp. Chinini hydrochlorici
    Extracti Secalis cornuti āā 0,15
    Extracti Belladonnae   0,003
    Pulveris Liquiritiae
    Glycerini āā q. s.
Fiant pilulae 30. Täglich 6—16 Pillen gegen Urticaria auf nervöser Grundlage.

Pilulae Ferri nervinae.
Rp. Chinini hydrochlorici 2,0
    Massae Valetti   8,0
    Extracti Gentianae   5,0
    Glycerini   gtt. 5
    Radicis Liquiritiae q. s.
Fiant pilulae 120.

Pilulae Chinini hydrochlorici.
Rp. Chinini hydrochlorici 5,0
    Acidi hydrochlorici gtt. nonnullas
Fiant pilulae 20. Jede Pille enthällt 0,25 g Chininchlorhydrat. Die Pillen sind weiss, werden bald hart, lösen sich aber leicht.

Solutio Chinini hydrochlorici. KÖBNER.
Rp. Chinini hydrochlorici 0,5—1,0
    Glycerini
    Aquae   āā 2,0.
Zur subkutanen Injektion. Die Zugabe von Säure zum Zweck der Auflösung ist nicht gestattet.

Soluté de chlorhydrate basique de Quinine pour injections hypodermiques (Gall.).
Chinopyrin nach SANTESSON u. LAVERAN.
Rp. Chinini hydrochlorici   3,0
    Antipyrini   2,0
    Aquae destillatae sterilisatae
      q. s. (circa 6 g)   ad 10 ccm.
1 ccm = 0,3 Chininchlorhydrat. Die Lösung bläut Lackmuspapier schwach.

II. Chininum bihydrochloricum. Saures Chininchlorhydrat. Saures chlorwasserstoffsaures Chinin. Quininae Hydrochloridum acidum (Brit.). Chininum bismuriaticum. Chlorhydrate neutre de Quinine (Gall.). $C_{20}H_{24}N_2O_2 . 2HCl$. Mol. Gew. = 397.

Diese Verbindung wird erhalten durch Umsetzung von Chininbisulfat mit Baryumchlorid. Man löst 10 Th. Chininbisulfat in 50 Th. Wasser, andererseits 4,45 Th.

krystall. Baryumchlorid in 50 Th. Wasser, mischt beide Lösungen, sorgt in der bei Chininum hydrochloricum, S. 750, angegebenen Weise dafür, dass unter keinen Umständen Baryumsalz, sondern dass eher eine kleine Menge Schwefelsäure in Lösung ist und dunstet das Filtrat bei einer 60° C. nicht übersteigenden Hitze ab, bis es krystallisirt. — Man kann auch 10 Th. gewöhnliches Chininchlorhydrat unter Zusatz von 3,7 Th. Salzsäure (von 25 Proc.) in 20 Th. Wasser auflösen und die filtrirte Lösung über Calciumchlorid zur Krystallisation abdunsten lassen.

Kleine, farblose Säulen, löslich in 0,7 Th. Wasser, leicht löslich in Alkohol, schwer löslich in verdünnter Salzsäure, schwerlöslich in Chloroform. Die wässerige Lösung ist von saurer Reaktion.

Wird besonders für subkutane Injektionen angewendet.

III. Chininum bihydrochloricum carbamidatum. Chinin-Harnstoff-Chlorhydrat. Chininum ureato-hydrochloricum. Salzsaures Harnstoff-Chinin. $C_{20}H_{24}N_2O_2 . CON_2H_4 . 2HCl + 5H_2O$. Mol. Gew. = 547.

Darstellung. 400 Th. Chininchlorhydrat werden in 300 Th. verd. Salzsäure (1,061 spec. Gew.) gelöst, mit 60—61 Th. völlig reinem Harnstoff versetzt, bis zur Lösung erwärmt, durch Glaswolle filtrirt und zur Krystallisation bei Seite gestellt. (Den Harnstoff reinigt man nöthigen Falles durch Umkrystallisiren aus 95 Proc. Alkohol oder aus absolutem, falls der Harnstoff feucht ist.) Die nach 24 Stunden gebildeten Krystalle bringt man auf einen Trichter, lässt abtropfen, wäscht mit destillirtem, möglichst kaltem Wasser nach, breitet sie auf flachen Tellern aus und trocknet bei Zimmertemperatur. Die Mutterlauge wird eingedampft (die Verbindung des Chinins mit Harnstoff erleidet in wässriger Lösung beim Kochen keine Zersetzung oder Farbenveränderung, auch ist das Sonnenlicht ohne Einfluss auf eine koncentrirte Lösung) und wiederum zur Krystallisation hingestellt. Die letzte, braungefärbte Mutterlauge überlässt man in einer Schale der freiwilligen Verdunstung, wobei alles Chinindoppelsalz allmählich herauskrystallisirt und entfernt werden kann.

Eigenschaften. Das Chininum bimuriaticum carbamidatum krystallisirt aus heissen Lösungen in harten, weissen, zusammenhängenden, vierseitigen Prismen. Bei freiwilligem Verdunsten einer koncentrirten Lösung entstehen sehr grosse, häufig durch die ganze Schale sich erstreckende, durchsichtige Prismen. Das Salz löst sich bei gewöhnlicher Temperatur in seinem gleichen Gewicht Wasser, eine etwas dickflüssige, am Licht sich nicht verändernde Flüssigkeit von strohgelber Farbe bildend. Während des Auflösens findet eine bedeutende Temperaturerniedrigung statt.

Es ist nicht hygroskopisch und verwittert nicht, nur beim Erwärmen werden die Krystalle trübe und gelblich. Bei 70—75° C. schmelzen sie unter Verlust von 10 Proc. Wasser zu einer gelblichen Flüssigkeit, welche nach dem Erkalten zu einer gelblichen Masse erstarrt. Lässt man die Masse an der Luft stehen, so zieht sie nach einigen Tagen die ganze Menge des verloren gegangenen Wassers an und wird wieder weiss. Löst man das geschmolzene Salz in Wasser, so lässt es sich vollständig in Krystallen wieder gewinnen. Auch in Weingeist ist es löslich, durch Aether wird aus dieser Lösung ein Salz von etwas abweichender Zusammensetzung ausgefällt.

Anwendung. Das Salz findet besonders Anwendung zu subkutanen Injektionen. Es eignet sich hierfür namentlich deswegen, weil es leicht löslich ist und an der Applikationsstelle nur geringe Reizerscheinungen verursacht.

Chininum-Ferri chloratum. Eisen-Chininchlorid. Man löst 10 Th. Chininhydrat ($C_{20}H_{24}N_2O_2 + 3H_2O$) in 14,3 Th. Ferrichloridlösung (spec. Gew. = 1,282) in der Kälte auf. Die Lösung ist dunkelrothbraun und gesteht bei längerem Stehen zu einem Brei, welcher bei gelinder Wärme und unter Luftabschluss ausgetrocknet, eine harte, dunkelbraune Masse von harzigem Bruch darstellt. Man zerreibt es, trocknet es nochmals über Schwefelsäure oder über Aetzkalk nach und bewahrt es in gut verschlossenen Gefässen vor Licht geschützt auf. — Es löst sich leicht in Wasser oder in Alkohol, weniger in Aether und schmeckt bitter-adstringirend.

Kersch empfiehlt es äusserlich als blutstillendes Mittel. Es wirkt im Gegensatz zu Eisenchlorid schmerzlos und nicht ätzend. Innerlich giebt er 10 Tropfen der 10 procentigen Lösung in Wasser gegen Blutungen verschiedener Art und als Roborans.

Solutio Chinini hydrochlorici pro injectione. Stoffella. 2 g Chininchlorhydrat werden unter Erwärmen in 10 ccm destillirtem Wasser gelöst. Die Lösung krystallisirt unterhalb 32° C., bei Bluttemperatur aber ist sie flüssig und kann alsdann bei dieser Temperatur verwendet werden. Sie darf nicht sauer, sie soll vielmehr schwach alkalisch reagiren.

Chininum hydrochlorico-phosphoricum. Chininum muriatico-phosphoricum. $C_{20}H_{24}N_2O_2$. HCl . $2[PO_4H_3] + 3H_2O$. **Mol. Gew. = 610,5.** Fällt allmählich aus einer Lösung von 35 Th. Chininchlorhydrat in einer schwach erwärmten Mischung von 70 Th. Phosphorsäure (1,154 spec. Gew.) und 9 Th. verdünnter Salzsäure (von 12,5 Proc. HCl) in Krystallen aus. Löslich in 2 Th. Wasser, die Lösung reagirt sauer. Das Salz enthält rund 53 Proc. Chinin und fand erfolgreiche Anwendung bei Malaria und nervösem Kopfschmerz.

Chininum hydrochlorico-sulfuricum. Chininum muriatico-sulfuricum. $[C_{20}H_{24}N_2O_2]_2$. H_2SO_4 . $2HCl + 3H_2O = 873$. Wird erhalten, indem man 10 Th. gewöhnliches Chininsulfat in 3,3 Th. Salzsäure (von 25 Proc. HCl) auflöst und die Lösung an einem warmen Orte, vor Staub geschützt, der freiwilligen Verdunstung überlässt. Farblose, in 1 Th. Wasser lösliche Krystalle. Wird von Grimaux und Laborde zur subkutanen Anwendung empfohlen: Rp. Chinini hydrochlorico-sulfurici 5, Aquae destillatae 6,0. 1 ccm der Lösung = 0,5 g des Salzes. Das Salz enthält 74,2 Proc. Chinin.

Sanochinol-Langheld. Ein von Dr. Erich Langheld dargestelltes Chinin-Präparat. Es wird erhalten durch Einwirkung von Ozon auf wässerig-alkoholische Lösungen von Chininsalzen. Das gegenwärtig im Handel befindliche Präparat ist die mit Ozon behandelte Lösung des salzsauren Salzes. Sie soll in 100 ccm = 4 g Chininchlorhydrat bez. dessen Umwandlungsprodukte enthalten.

Gelbe bis bräunliche oder braune, nach Aldehyd riechende saure Flüssigkeit, welche durch Natronlauge nicht gefällt wird. Vor Licht geschützt aufzubewahren.

Das Sanochinol wird gegen Tuberkulose und gegen Malaria angewendet. Der Erfinder stellt sich vor, dass durch die Behandlung mit Ozon aktiver Sauerstoff in die Blutbahn eingeführt wird und dort Mikroorganismen schwächt oder tödtet.

Zur Zeit werden auch andere Salze, z. B. das schwefelsaure und das ameisensaure Chinin der Behandlung mit Ozon unterworfen.

Chininum salicylicum.

Chininum salicylicum. (Helv. Ergänzb.). **Chininsalicylat.** Salicylsaures Chinin. **Salicylate de Quinine basique** (Gall). $C_{20}H_{24}N_2O_2$. $C_7H_6O_3 + \frac{1}{2}H_2O$. **Mol. Gew. = 471.**

Zur Darstellung löst man 3,89 Th. Natriumsalicylat in 120 Th. Wasser, erhitzt zum Sieden und setzt alsdann sogleich unter Umrühren 10 Th. officinelles Chininsulfat hinzu. Es bildet sich unter diesen Umständen sogleich das schwerlösliche Chininsalicylat, welches sich als Niederschlag ausscheidet. Die Umsetzung ist nach wenigen Augenblicken des Siedens beendet. Man lässt erkalten, bringt den Niederschlag auf ein Filter, wäscht ihn mit kaltem destillirten Wasser, bis das Ablaufende durch Baryumchlorid nicht mehr getrübt wird, und trocknet an der Luft auf poröser Unterlage. — Bei der Darstellung sind alle eisenhaltigen Materialien, auch eisenhaltiges Filtrierpapier u. dergl. mit Sorgfalt auszuschliessen.

Farblose, leicht etwas röthlich werdende Krystallnadeln, löslich in etwa 230 Th. Wasser von 10° C., löslich auch in 25 Th. Weingeist, besonders leicht löslich in Chloroform. Es enthält 68,79 Proc. Chinin $C_{20}H_{24}N_2O_2$ und 1,91 Proc. Wasser, welches bei 100° C. vollständig entweicht.

Fügt man zur kalt gesättigten wässerigen Lösung etwas stark verdünnte Eisenchloridlösung hinzu, so tritt violette Färbung auf. Versetzt man 10 ccm der gesättigten wässerigen Lösung mit 3 ccm starkem Chlorwasser, so tritt auf Zusatz von Ammoniak smaragdgrüne Färbung auf (Thalleiochin-Reaktion). — Verdünnte Schwefelsäure bringt in der wässerigen Lösung blaue Fluorescenz hervor.

Prüfung. 1) Das Salz verliert bei 100° C. höchstens 2 Proc. an Gewicht. 2) Löst man 0,5 g Chininsalicylat unter Zufügung einiger Tropfen Salpetersäure in 25 ccm destillirtem Wasser, so darf die von der Salicylsäure abfiltrirte Lösung weder durch Silbernitrat noch durch Baryumnitrat merklich getrübt werden (Chlor, bez. Schwefelsäure, von denen Spuren zuzulassen sind).

Prüfung auf Nebenalkaloïde: 2 g Chininsalicylat werden in 10 ccm Wasser suspendirt; die Mischung werde mit Natronlauge stark alkalisch gemacht und wiederholt mit Aether ausgeschüttelt. Den Verdunstungsrückstand der abgehobenen Aetherschichten löse man in der 20fachen Menge Weingeist, neutralisire diese Lösung genau mit verdünnter Schwefelsäure und verdunste die Mischung im Wasserbade. Den zerriebenen Verdunstungsrückstand übergiesse man alsdann in einem Probirröhrchen mit 20 ccm Wasser und stelle das Ganze $^{1}/_{2}$ Stunde lang, unter häufigem Umschütteln, in ein auf 60—65° C. erwärmtes Wasserbad. Hierauf setze man das Probirrohr in Wasser von 15° C. und lasse es unter häufigem Schütteln 2 Stunden lang darin stehen. Alsdann filtrire man durch ein aus bestem Filtrirpapier gefertigtes Filter von 7 cm Durchmesser, bringe 5 ccm des 15° C. zeigenden Filtrates in ein trocknes Probirrohr und mische allmählich Ammoniakflüssigkeit von 15° C. hinzu, bis der entstandene Niederschlag wieder klar gelöst ist. Die hierzu erforderliche Menge Ammoniakflüssigkeit darf nicht mehr als 4 ccm betragen.

Chininum salicylicum cum Antipyrino. Ist ein Gemenge gleicher Theile Chininsalicylat und Antipyrin. Bei Neuralgien in Gaben von 0,5—1,0 g gebraucht.

Influenzin von E. SCHNIEWIND-Elberfeld ist eine Mischung von Phenacetin, Coffeïn, Chininsalicylat und Natriumchlorid.

Chininum sulfuricum.

I. Chininum sulfuricum. (Austr. Germ. Helv.) **Chininum sulfuricum basicum. Sulfate de Quinine basique** (Gall). **Quininae Sulphas** (Brit. U.-St.) **Chininsulfat (basisches oder neutrales). Gewöhnliches oder officinelles Chininsulfat. Schwefelsaures Chinin.** $(C_{20}H_{24}N_2O_2)_2$. $H_2SO_4 + 8H_2O$. **Mol. Gew. = 890.**

Nach der Auffassung der modernen Chemie ist das vorstehend angeführte Salz das basisch-schwefelsaure Chinin. Da aber seine Reaktion neutral ist, so wird es in der Regel als neutrales Chininsulfat bezeichnet. Da es endlich das am meisten angewendete Chininsalz ist, so wird es auch das „gewöhnliche oder officinelle Chininsulfat" genannt.

Darstellung. Die lohnende Darstellung des Chinin's ist nur in besonders hierfür eingerichteten Fabriken möglich. Dieselbe ist in ihren Grundzügen die folgende:

Die in feines Pulver verwandelten Chinarinden werden mit Kalkmilch alkalisch gemacht, um das Chinin und die anderen Alkaloïde, welche in den Rinden an verschiedene Säuren gebunden sind — die wichtigsten der letzteren sind die Chinasäure, die Chinagerbsäure und die Chinovasäure — in Freiheit zu setzen.

Die Extraktion der Alkaloïde wird nun nach zwei verschiedenen Methoden ausgeführt:

a) Beim Dekanthirverfahren werden die alkalisch gemachten Rinden in Apparate mit rotirenden Rührwerken gebracht. Sie werden in denselben mit erwärmten, hochsiedenden Mineralölen, z. B. Paraffinöl, durchrührt, welche die Alkaloïde aufnehmen. Nach einiger Zeit lässt man die Rinden sich absetzen, zieht hierauf die klare Oellösung ab und entzieht derselben durch Schütteln mit verdünnter Schwefelsäure die Alkaloïde. In gleicher Weise macht man mehrere Auszüge bis zur Erschöpfung der Rinden.

b) **Beim Deplacirverfahren** werden die alkalisch gemachten Rinden in cylindrischen, mit Senkböden versehenen Gefässen mit erwärmten Mineralölen oder Weingeist bis zur Erschöpfung ausgezogen. Die Alkaloïde werden dem Extraktionsmittel entweder mit verdünnter Schwefelsäure entzogen (bei Verwendung hochsiedender Oele) oder dieses abdestillirt (bei Verwendung von Weingeist, oder von niedrigsiedenden Oelen) und aus dem in der Destillirblase zurückbleibenden Harze die Alkaloïde mit verdünnter Schwefelsäure ausgezogen.

Die nach der einen oder anderen Methode erhaltene saure Lösung enthält je nach der Natur der verschiedenen Chinarinden neben Chinin die folgenden Alkaloïde:

Hydrochinin $C_{20}H_{26}N_2O_2$,	Cinchonin $C_{19}H_{22}N_2O$,
Cinchonidin $C_{19}H_{22}N_2O$,	Cinchotin $C_{19}H_{24}N_2O$,
Hydrocinchonidin $C_{19}H_{24}N_2O$,	Chinamin $C_{19}H_{24}N_2O_2$,
Chinidin $C_{20}H_{24}N_2O_2$,	Chinamidin $C_{19}H_{24}N_2O_2$,
Hydrochinidin $C_{20}H_{26}N_2O_2$	Chinicin $C_{20}H_{24}N_2O_2$ u. s. w.

Diese schwefelsaure Alkaloïdlösung wird in der Hitze mit Soda neutralisirt; es krystallisirt beim Erkalten die Hauptmenge des Chinins als unreines Sulfat aus. Aus der Lauge wird das Chinin vollends durch Seignettesalz als schwer lösliches Tartrat abgeschieden. Die so gewonnenen, Chinin enthaltenden Gemenge werden in den verschiedenen Fabriken nach besonderen, als Geheimnis bewahrten Verfahren auf reines Chinin verarbeitet, welches sodann als Sulfat unter Zusatz von Thierkohle aus Wasser umkrystallisirt wird. Es wird so zunächst das gewöhnliche Chininsulfat erhalten, welches zwar den Ansprüchen früherer Pharmakopöen genügte, dabei jedoch noch mehrere Procente Hydrochinin und Cinchonidin enthält.

Seit etwa 15 Jahren wird ein besonderer Werth darauf gelegt, ein von Nebenalkaloïden möglichst freies Chininsulfat anzuwenden. Die Trennung des Cinchonins vom Chinin gelang schon früher in zufriedenstellender Weise. Dagegen verursachte zunächst Schwierigkeiten die Trennung des Chinins vom Cinchonidin und Hydrochinin, welche beiden letzteren Basen man gewöhnlich als „Nebenalkaloïde des Chinins" bezeichnet. Diese Schwierigkeit beruht darauf, dass das Chininsulfat die hartnäckige Neigung hat, mit dem Cinchonidinsulfat und Hydrochininsulfat zusammen zu krystallisiren, und gerade diese zusammenkrystallisirten Gemenge stellen die beliebte leichte wollige Form des Chininsulfats dar. Andererseits stösst die Prüfung solcher zusammenkrystallisirter Gemenge auf Schwierigkeiten; diese zusammenkrystallisirten Gemenge verhalten sich bei einigen Prüfungsmethoden wesentlich anders, als durch blosses Zusammenreiben erhaltene Mischungen. — Die Darstellung eines reinen oder doch fast reinen (d. h. von Nebenalkaloïden freien) Chininsulfats gelingt indess, wenn man das Chinin vorher in das Chinin-bisulfat verwandelt.

Darstellung des reinen, von Nebenalkaloïden freien Chininsulfats. Man stellt zunächst in der auf S. 768 angegebenen Weise durch Auflösen von gewöhnlichem Chininsulfat in verdünnter Schwefelsäure das reine Chininbisulfat dar. Alsdann löst man 1 Th. desselben in 80 Th. heissem destillirten Wasser und neutralisirt die Lösung mit einer filtrirten Lösung von krystall. Soda, bis sie weder blaues noch rothes Lackmuspapier verändert. Hierauf durchrührt man die noch heisse Lösung mit etwas Thierkohle und filtrirt noch heiss. Das nach dem Erkalten auskrystallisirte Chininsulfat wird gesammelt und bei gelinder Wärme rasch getrocknet.

Diese Darstellung beruht darauf, dass das Chininbisulfat nicht mehr die Neigung hat, mit dem Cinchonidinbisulfat und Hydrochininbisulfat zusammen zu krystallisiren. Es gelingt demnach, das Chininbisulfat frei von Nebenalkaloïden zu erhalten, worauf alsdann die Ueberführung in das gewöhnliche Chininsulfat keine Schwierigkeiten verursacht.

Im Jahre 1891 ist es Grimaux und Arnaud gelungen, durch Einwirkung von Brommethyl auf eine Lösung von Cupreïn und Natrium in Methylalkohol das Cupreïn ($C_{19}H_{22}N_2O_2$) in Chinin überzuführen. Damit ist bewiesen, dass das Chinin die Oxymethylgruppe OCH_3 enthält.

Eigenschaften des Chininsulfats. Das reine Chininsulfat bildet weisse, zarte, lockere, biegsame, seidenglänzende Nadeln oder harte prismatische Nadeln, welche dem monoklinen System angehören. Es ist geruchlos und besitzt anhaltend bitteren Geschmack. Es braucht bei 15° C. etwa 800 Th., bei 100° C. etwa 25 Th. Wasser zur Lösung. Es ist ferner in etwa 90 Th. kaltem und 6 Th. siedendem Weingeist löslich, etwas löslich

(1 : 40) in Glycerin, fast unlöslich in weingeistfreiem Aether und in (1 : 700) Chloroform. Es löst sich ziemlich leicht in einem Gemisch von 2 Raumtheilen Chloroform und 1 Raumtheil Alkohol. Die Lösungen sind neutral. Unter Zusatz von verdünnten Säuren ist es im Wasser leicht löslich. Die Lösung in schwefelsäurehaltigem Wasser fluorescirt bläulich.

Das Salz entspricht in unverwittertem Zustand der Formel:

$2\ [C_{20}H_{24}N_2O_2] . H_2SO_4 + 8\,H_2O$ mit dem Mol. Gewicht 890 und enthält in diesem Zustande 72,81 Proc. freie trockene Base, 11,01 Proc. Schwefelsäure, 16,18 Proc. Wasser.

Es verwittert sehr rasch an der Luft und verliert alsdann bei längerem Liegen 6 Mol. Krystallwasser, so dass ein Salz mit der Formel $2\,C_{20}H_{24}N_2O_2 . H_2SO_4 + 2\,H_2O$ zurückbleibt. Dasselbe enthält noch 4,6 Proc. Krystallwasser. Dieses entweicht vollends bei 100° C. Das völlig ausgetrocknete Chininsulfat zieht an der Luft sehr rasch wieder Wasser an, bis es die 2 Mol. Krystallwasser entsprechende Menge wieder enthält.

Bei stärkerem Erhitzen schmilzt es, bei weiterem Erhitzen wird es roth und verbrennt auf dem Platinblech, ohne einen Rückstand zu hinterlassen.

Aufbewahrung. Das Chininsulfat wird am besten in gut verschlossenen Glasgefässen vor Licht geschützt aufbewahrt. In Papierschachteln verliert es mit der Zeit bis zu $^3/_4$ seines Krystallwassergehalts, ja selbst in Blechdosen giebt es je nach der Art und Weise des Verschlusses bei langem Stehen einen grösseren oder kleineren Gewichtsverlust. Auch in Glasgefässen tritt eine Verwitterung des Salzes ein, wenn der Stopfen derselben häufig gelüftet wird.

Prüfung. Die Prüfung des Chininsulfats hat unter folgenden wichtigen Gesichtspunkten zu geschehen: **1)** Ist das Präparat überhaupt Chininsulfat? **2)** Ist es frei von groben absichtlichen (Salicin, Zucker, Gips) Beimengungen und liegt auch keine Verwechselung mit anderen, toxisch wirkenden Alkaloïden (Morphin, Strychnin) vor? **3)** Bewegt sich der Wassergehalt in den zulässigen Grenzen? **4)** Ist der Gehalt an Nebenalkaloïden ein zulässiger?

I. Identitätsreaktionen. Man schüttle 0,1 g des Salzes mit 100 ccm destillirtem Wasser; man erhalte eine klare, nicht oder sehr schwach fluorescirende, bitter schmeckende Lösung.

a) 10 ccm der Lösung geben, mit einigen Tropfen verdünnter Schwefelsäure versetzt, eine blaue Fluorescenz. — **b)** 10 ccm der Lösung geben, mit einigen Tropfen Ammoniak oder Natronlauge versetzt, eine milchige Trübung, aus welcher sich nach einigen Stunden ein weisser, flockiger Niederschlag absetzt. — **c)** 10 ccm der Lösung werden mit 2 ccm kräftigem Chlorwasser versetzt und 2 ccm Ammoniak hinzugefügt. Die Flüssigkeit färbe sich smaragdgrün (Thalleiochinreaktion). Beim Uebersättigen der Lösung mit verdünnter Salzsäure schlage die Farbe in rothbraun um. — **d)** 5 ccm der Lösung werden mit destillirtem Wasser auf 100 ccm verdünnt (Koncentration 1 : 20000). Diese Lösung werde auf Zusatz von 2 Tropfen Bromwasser und einigen Tropfen Ammoniak smaragdgrün gefärbt. — **e)** 10 ccm der Lösung werden mit 2 ccm Chlorwasser, hierauf mit 0,5 ccm gesättigter Ferrocyankaliumlösung und mit 1 Tropfen Ammoniak versetzt. Es entstehe eine prächtig rothe Färbung (VOGEL), welche rasch braun und missfarbig wird. — **f)** Einige ccm der Lösung werden durch Baryumnitrat, nicht dagegen durch Silbernitrat getrübt. (Unterschied von Chininchlorhydrat.)

II. Fremde Stoffe. a) Chloroform-Alkoholprobe. 1 g des Salzes löse sich in 7 ccm eines Gemisches von 2 Raumtheilen Chloroform und 1 Raumtheil absolutem Alkohol beim Erwärmen auf 40 bis 50° C. völlig auf. Die Lösung bleibe auch nach dem Erkalten klar. (Ammonsulfat und andere anorganische Salze, viele organische Stoffe bleiben ungelöst.) — **b)** Eine kleine Menge, auf dem Platinbleche verbrannt, hinterlasse keinen Rückstand (unorganische Verunreinigungen). — **c)** 0,1 g des Salzes, mit 2 bis 3 ccm konc. Schwefelsäure übergossen, sollen eine gelbliche Lösung geben. Eine braune Farbe deutet auf fremde organische Stoffe, wie z. B. Zucker. Eine Rothfärbung auf Salicin. Gips und andere anorganische Stoffe bleiben unaufgelöst und sind im Glührückstande aufzusuchen. — **d)** 0,1 g, mit 2 bis 3 ccm konc. Salpetersäure von 1,185 spec. Gewicht übergossen, sollen eine schwachgelbliche Lösung geben. Eine Braunfärbung deutet auf organische Beimengungen, Rothfärbung auf eine solche von Morphin, Brucin.

III. Wassergehalt. Die Mehrzahl der Pharmakopöen verlangt ein etwas verwittertes Chininsulfat und lässt höchstens 15 Proc. Wassergehalt zu. Dies entspricht einem Salze mit 7 bis 7$^{1}/_{2}$ Mol. Krystallwasser.

Es schreiben als zulässigen Wassergehalt (Gewichtsverlust bei 100° C.) vor in Procenten:

Austr.	Brit.	Gall.	Germ.	Helv.	U.-St.
15,0	15,0	15,0	15,0	15,0	16,2

Ein Chininsulfat z. B. mit der Formel 2 $[C_{20}H_{24}N_2O_2] . H_2SO_4 + 7 H_2O$ gedacht, enthält, 74,31 Proc. freie Base und 14,45 Proc. Wasser.

Bei der mit 1 g Chininsulfat auszuführenden Wasserbestimmung muss der Eigenschaft des völlig entwässerten Chininsulfats, aus der Luft sehr rasch Wasser anzuziehen, Rechnung getragen werden. Man sorgt daher, dass das Erkalten des ausgetrockneten Salzes und das Wägen in getrockneter Luft vorgenommen wird.

IV. Prüfung auf Nebenalkaloïde. Die Ansprüche an die Reinheit des Chininsulfats haben sich mit Recht in den letzten Jahren erheblich verschärft. Früher war man zufrieden, wenn das Chininsulfat Liebig's Aetherprobe aushielt.

I. Liebig's Probe. Diese Probe, welche zum Nachweis kleiner Beimengungen von Cinchonin recht brauchbar ist, wird in folgender Weise ausgeführt: 1 g Chininsulfat wird in einem dickwandigen Probirröhrchen mit 10 ccm Aether vom spec. Gewicht 0,728 und 2 ccm Ammoniak übergossen, hierauf das Röhrchen gut verkorkt und die Mischung kräftig durchschüttelt. Es sollen zwei, auch bei längerem Stehen völlig klar bleibende Schichten resultiren. Eine Trübung deutet auf Cinchonin.

Bei einem nicht zu geringfügigen Cinchonidingehalt des untersuchten Chininsulfats tritt je nach der Menge bald oder später eine Ausscheidung oder Auskrystallisation von (Chinin haltigem) Cinchonidin ein.

Immerhin kann ein Chininsulfat, welches 15—20 Proc. Cinchonidin + Hydrochinin enthält, dieser Probe noch Genüge leisten.

Schärfer als diese Probe ist die in die Pharm. Germ. I und II aufgenommene

II. Kerner'sche Probe. 2 g Chininsulfat schüttle man bei 15° C. mit 20 ccm destillirtem Wasser und filtrire nach einer halben Stunde 5 ccm in ein Probirröhrchen. Hierauf mische man allmählich Ammoniak zu, bis das ausgeschiedene Alkaloïd wieder aufgelöst ist. Es wurde hierbei die Bedingung gestellt, dass ein zulässiges Chininsulfat nicht mehr als 7 ccm Ammoniak erfordere.

Diese Probe beruht auf folgenden Thatsachen: Die verunreinigenden Nebenalkaloïdsulfate sind in kaltem Wasser sehr viel leichter löslich als Chininsulfat. Diese kalt gesättigte Lösung eines durch Nebenalkaloïdsalze verunreinigten Chininsulfates enthält also grössere Alkaloïdmengen in Lösung als die bei der nämlichen Temperatur bereitete Lösung von reinem Chininsulfat. Wird einer solchen Lösung Ammoniakflüssigkeit hinzugefügt, so scheiden sich zunächst die freien Alkaloide unlöslich aus. Zu ihrer Wiederauflösung bedarf es einer bestimmten Menge von Ammoniakflüssigkeit, welche um so grösser ist, je mehr Alkaloïdsulfate vorher in Lösung gegangen waren.

Diesen Zweck erreicht jedoch die Probe in höchst unvollkommener Weise. Allerdings erfordert das Filtrat von chemisch reinem Chininsulfat nur 3,5—3,8 ccm Ammoniakflüssigkeit zur Lösung, ferner steigt der Ammoniakmehrverbrauch in ziemlich proportionaler Weise, wenn zunehmende Quantitäten von Nebenalkaloïdsulfaten mechanisch dem Chininsulfat beigemischt werden. Wenn jedoch die fremden Alkaloïdsulfate mit dem Chininsulfat zusammenkrystallisirt sind, so geht in den zur Titrirung gelangenden wässerigen Auszug nur ein kleiner Theil derselben über. Unter solchen Umständen war es möglich, dass die Probe in obiger Fassung ein Chininsulfat zuliess, welches bis zu 12 Proc. Nebenalkaloïde enthielt.[1])

De Vrij und Schaefer wiesen 1886 auf den hohen Nebenalkaloïdgehalt des der Kerner'schen Probe entsprechenden, in den Handel gelangenden Chininsulfates hin und theilten einige neue exakte Prüfungsvorschriften für Chininsulfat und Vorschläge zu zweckdienlichen Modifikationen der Kerner'schen Probe mit.

Kerner und Weller liessen darauf die Abänderung der Kerner'schen Probe folgen,[2]) welche die Germ. III aufgenommen hat. Der Grundgedanke dieser modificirten Prüfungs-

---

[1]) Vergl. L. Schaefer, Arch. Pharm. 1896, S. 844; Das. 1887, S. 64.
[2]) G. Kerner u. A. Weller, Arch. Pharm. 1887, S. 723.

methode ist der, dass durch die Verwitterung des Chininsulfates die Nebenalkaloïdsulfate für Wasser leichter ausziehbar werden.

III. Probe von KERNER und WELLER (Arzneibuch f. d. Deutsche Reich). 2 g Chininsulfat, welches bei 40—50° C. völlig verwittert ist, übergiesse man in einem Probirrohre mit 20 ccm destillirtem Wasser und stelle das Ganze eine halbe Stunde lang, unter häufigem Umschütteln, in ein auf 60—65° C. erwärmtes Wasserbad. Hierauf setze man das Probirrohr in Wasser von 15° C. und lasse es unter häufigem Schütteln 2 Stunden lang darin stehen. Alsdann filtrire man durch ein aus bestem Filtrirpapier gefertigtes Filter von 7 cm Durchmesser, bringe 5 ccm des 15° C. zeigenden Filtrates in ein trockenes Probirröhrchen und mische allmählich Ammoniakflüssigkeit von 15° C. zu, bis der entstandene Niederschlag wieder klar gelöst ist. Die hierzu erforderliche Menge Ammoniakflüssigkeit darf nicht mehr als 4 ccm betragen.

Der Maximalammoniakverbrauch von 4 ccm, welchen diese Probe vorschreibt, ist so knapp bemessen, dass man daraus wohl die Absicht der Autoren des Arzneibuches erkennen kann, nur noch ein völlig reines Chininsulfat als officinell zuzulassen, obwohl man angesichts der folgenden Thatsachen an der praktischen Verwirklichung dieser Idee in der vorgeschriebenen Probe etwas zu zweifeln geneigt ist:

Ein chemisch reines Chininsulfat, welches aus einem mehrmals umkrystallisirten Bisulfat hergestellt ist, liefert mit dieser Probe ein Filtrat, von welchem je nach der Natur des Filtrirpapiers die ersten 5 ccm 3,3—3,8 ccm Ammoniak zur Klarlösung gebrauchen. Die zweiten 5 ccm erfordern schon 3,8—4,1 ccm Ammoniak.

Wie erklärt sich dieses? Chininsulfat wird von Filtrirpapier je nach dessen Dicke oder Filtrirfähigkeit aus wässerigen Lösungen in wechselnder Weise absorbirt. Aus den zweiten 5 ccm des Filtrats nimmt das mit Chinin aus den ersten 5 ccm theilweise gesättigte Filtrirpapier weniger Chinin auf und steigt infolge dessen der Ammoniakverbrauch der ersteren, und zwar, was für die Pharmakopöe-Probe bedenklich ist, bisweilen über die Maximalzahl hinaus.

SCHAEFER, welcher auf dieses Verhalten zuerst hinwies,[1]) zeigte, dass eine gesättigte Chininsulfatlösung beim Filtriren durch ein mehrfach gelegtes Filter sogar alles Chinin verlieren kann, so dass das Filtrat mit einem Tropfen Ammoniak nicht einmal mehr eine Trübung giebt. Derselbe empfiehlt zu solchem Zwecke die gegen Alkaloïdsalze völlig indifferente Glaswolle als Filtrirmaterial zu verwenden.

Bei Verwendung von Glaswolle braucht das Filtrat obiger Probe bei chemisch reinem Sulfat 4—4,3 ccm Ammoniak. Solche Schwankungen deuten auf geringe, nach dem zweistündigen Abkühlen der Chininsulfatlösungen noch verbleibende Uebersättigung.

Es wäre wohl zweckmässiger gewesen, bei dieser Probe Filtration durch Glaswolle und einen Maximalammoniakverbrauch von 4,5 ccm vorzuschreiben.

Man achte bei dieser Probe ferner genau auf die Abkühlungstemperatur von 15° C, Eine Erhöhung der Temperatur von 1° C. kann einen Mehrverbrauch an Ammoniak von 0,2—0,3 ccm bedingen.

Den erwähnten, bisweilen einen grossen Ausschlag im Ammoniakverbrauch der Probe hervorrufenden Umständen steht eine ziemlich schwach ausgeprägte Empfindlichkeit derselben gegen kleine Cinchonidinbeimengungen gegenüber. Die ersten Procente in das Chininsulfat einkrystallisirten Cinchonidin's werden bei der Probe so gut wie gar nicht angezeigt.

Immerhin ist die Probe mit genauer Berücksichtigung des oben Gesagten wesentlich schärfer als die der früheren Pharmakopöe.

Da sich bei allen Prüfungsmethoden des Chininsulfats, welche auf der Basis der KERNER'schen Probe stehen, zusammengemischte Gemenge der Sulfate von Chinin, Cinchonidin und Hydrochinin völlig anders verhalten wie zusammenkrystallisirte, so haben die Proben, bei welchen während des Untersuchungsganges eine völlige Auflösung der Alkaloïdsulfate eintritt, wesentliche Vorzüge vor den ersteren, weil sich deren Empfindlichkeit gegen Nebenalkaloïde durch Gemische chemisch reiner Sulfate der genannten Alkaloïde jeweils kontrolliren lässt. Von solchen Proben seien hier die Oxalat- und die Chromatprobe angeführt.

IV. SCHAEFER's Oxalatprobe.[2]) Dieselbe beruht darauf, dass Chininoxalat in Wasser viel schwerer löslich ist, wie die Oxalate der anderen Chinaalkaloïde.

Chininoxalat löst sich bei 15° C. in 1340 Theilen Wasser,
Hydrochininoxalat   do.   509   „
Cinchonidinoxalat   do.   140   „

1 g Chininsulfat, kryst. (resp. 0,85 g völlig ausgetrocknetes Sulfat) wird in ein kleines tarirtes Kochkölbchen gebracht und in 35 ccm dest. Wasser in der Siedehitze aufgelöst.

---

[1]) Pharm. Zeitg. 1887, 320. Arch. Pharm. 1887, 1041.
[2]) Arch. Pharm. 1887, S. 1040.

Hierauf wird eine Lösung von 0,3 g neutralem kryst. Kaliumoxalat in 5 ccm Wasser hinzugefügt und der Kolbeninhalt durch Zusatz von destillirtem Wasser auf 41,3 g gebracht. Man stellt das Kölbchen unter bisweiligem Umschütteln in ein Wasserbad von 20° C., filtrirt nach Verlauf von $^1/_2$ Stunde durch ein Glaswollbäuschchen ab und fügt zu 10 ccm des Filtrates einen Tropfen Natronlauge. Es darf im Verlaufe von einigen Minuten keine Trübung entstehen, wenn das untersuchte Sulfat rein war.

Ein Chininsulfat, welches durch Ueberführung von gewöhnlichem Chininsulfat in Bisulfat und Verwandlung des letzteren in Neutralsulfat dargestellt ist (siehe oben S. 757) entspricht der Probe.

Auf Zusatz von 1 Proc. Cinchonidinsulfat zu solchem Chininsulfate entsteht im Filtrate mit Natronlauge eine Trübung.

$1^1/_2$ Proc. Cinchonidinsulfatbeimischung werden auf gleiche Weise bei einem Chininsulfate erkannt, welches durch zweimalige Krystallisation von Bisulfat gereinigt war.

$2-2^1/_2$ Proc. Beimischung rufen dieselbe Reaktion bei einem Chininsulfat hervor, welches aus einem viermal umkrystallisirten Bisulfat gewonnen war.[1]

Man ersieht hieraus

a) wie schwierig die letzten Nebenalkaloïdbeimengungen aus dem Chininsulfat zu beseitigen sind und

b) dass ein Chininsulfat, welches der Oxalatprobe genügt, im Maximum 2 Proc. Nebenalkaloïde (Hydrochinin $+$ Cinchonidin) enthält.

V. DE VRIJ's Chromatprobe. Diese Probe basirt auf demselben Princip wie die Oxalatprobe. Die Sulfate werden mit Kaliumchromat in die Chromate übergeführt. Das durch seine Schwerlöslichkeit im Wasser sich auszeichnende Chininchromat krystallisirt aus, die Chromate der anderen Alkaloïde gehen in die Mutterlauge.

1 g Chininsulfat wird in 45 ccm kochenden Wassers gelöst und 0,25 g reines neutrales Kaliumchromat zugefügt. Die Flüssigkeit wird auf 15° C. abgekühlt. Nach einer Stunde wird das auskrystallisirte Chininchromat auf einem Filter gesammelt, mit wenig Wasser nachgewaschen, bis das Filtrat 45 ccm beträgt. Zu 10 ccm der abfiltrirten Lauge füge man 1 Tropfen Natronlauge oder so viel, dass die Mischung gegen Phenolphthaleïnpapier alkalisch reagirt.

Es soll eine klare Lösung entstehen, welche sich auch nicht trübt, wenn dieselbe auf 50° C. erwärmt wird. Eine Trübung deutet auf Verunreinigungen mit Nebenchinaalkaloïden der Chinarinde.

Die Empfindlichkeit dieser Probe ist wohl annähernd dieselbe wie die der Oxalatprobe.

Zur Isolirung des reinen Cinchonidins aus dem mit Hilfe der Aether-, Oxalat-, Chromat- oder Bisulfatprobe von DE VRIJ[2]) aus Cinchonidin enthaltendem Chinin abgeschiedenen chininhaltigen Cinchonidin benützt man

VI. SCHAEFER's Tetrasulfatprobe.[3]) Diese Probe beruht darauf, dass Cinchonidin ein in Alkohol viel schwerer lösliches Tetrasulfat bildet als Chinin (Hydrochinin), und dass auch die Tetrasulfate dieser Alkaloïde eine ähnlich geringe Neigung zu Doppelsalzbildungen zeigen, wie die Bisulfate derselben:

1 g des Gemenges der freien Basen (Cinchonidin mit Chinin und Hydrochinin) werde in 9 g absolutem Alkohol und 3 g 5procentiger Schwefelsäure in einem kleinen Pulverglase gelöst. Das Auskrystallisiren des in der überschüssigen Säure schwer löslichen Cinchonidinsalzes wird durch öfteres Umschütteln und Abkühlen der Mischung unterstützt. Nach eintägigem Stehen wird abfiltrirt, die Lauge mittels einer Saugpumpe abgesaugt und mit wenig absolutem Alkohol tropfenweise nachgewaschen. Das ausgewaschene Salz wird an der Luft getrocknet und gewogen. Dasselbe entspricht der Formel: $C_{19}H_{22}N_2O \cdot 2 H_2SO_4 + 2 H_2O$. Von reinem Cinchonidin gehen bei diesem Verhältnisse 0,05 g freie Base in die Lösung über.

Aus dem bei dieser Probe erhaltenen Cinchonidintetrasulfat kann man durch Ausfällung der wässerigen Lösung des Salzes mit Natronlauge chemisch reines Cinchonidin vom Schmelzpunkt 199° C. gewinnen.

VII. KUBLI's Wasserprobe und Carbodioxydprobe.

A) Die Wasserprobe. Diese Probe beruht auf folgenden Ueberlegungen: die Sulfate der sog. „Nebenalkaloïde“ sind in Wasser sehr viel leichter löslich als das Chininsulfat. Bei den freien Basen ist das Umgekehrte der Fall, d. h. das freie Chinin ist in Wasser sehr viel leichter löslich als die freien Nebenalkaloïde. KUBLI bringt das Chininsulfat in Lösung, kühlt diese Lösung rasch auf 19—20° C. ab, lässt sie $^1/_2$ Stunde bei

---

[1]) Pharm. Zeitg. 1887, No. 100.
[2]) Arch. Pharm. 1886, 846.
[3]) Pharm. Zeitg. 1887, 97.

20⁰ C. stehen und filtrirt. Das Filtrat wird mit genügenden Mengen Natriumkarbonatlösung versetzt, um die in Lösung befindlichen Basen zu fällen, und es werden alsdann diejenigen Mengen Wasser ermittelt, welche erforderlich sind, um die ausgeschiedenen Basen wieder in Lösung zu bringen. Die Probe soll nach Kubli nicht blos geeignet sein festzustellen, ob ein Chininsalz probemässig ist oder nicht, sondern sie soll auch über die Menge der Verunreinigungen genügend genaue Auskunft geben, weil die Zunahme der zur Auflösung der ausgeschiedenen Basen erforderlichen Wassermenge den vorhandenen Verunreinigungen proportional ist. Die genauere Anweisung zur Ausführung der Wasserprobe lautet:

1,793 g (rund 1,8 g) Chininsulfat, welches bei 40—50⁰ C. völlig verwittert ist, [bez. 1,8 g lufttrockenes Chininchlorhydrat mit 0,375 g chemisch reinem, wasserfreiem Natriumsulfat] übergiesse man in einem tarirten Glaskölbchen mit 60 g destillirtem Wasser, erhitze unter Umschwenken zum Sieden, erhalte darin 5 Minuten und bringe dann auf der Waage durch vorsichtigen Zusatz von destillirtem Wasser auf das Gesammtgewicht von 62 g. Das Kölbchen verstopfe man jetzt, kühle unter einem kalten Wasserstrahl bei beständigem Schütteln auf 19—20⁰ C, ab, setze darauf in ein Wasserbad von genau 20⁰ C. und lasse hier unter häufigem Schütteln ¹/₂ Stunde stehen. Man filtrire jetzt durch ein trocknes Filter von schwedischem Filtrirpapier, dessen Durchmesser 9 cm beträgt, bringe 5 ccm des 20⁰ C. zeigenden Filtrates in einen trockenen Glascylinder von 25 bis 30 ccm Inhalt, tröpfle hierzu mittels des Tropfglases 3 Tropfen Natriumkarbonatlösung — bestehend aus 1 Th. chemisch reinem, wasserfreiem (!) Natriumkarbonat und 10 Th. Wasser — und mische dann allmählich destillirtes Wasser von 20⁰ C. hinzu, bis der entstandene Niederschlag wieder klar gelöst ist. — Die hierzu erforderliche Menge Wasser darf nicht mehr als x ccm betragen. (Dieses x ist im Sinne des Germ. III = 12 ccm, nach Ross. IV = 13 ccm).

B) Die Carbodioxydprobe beruht auf folgenden Beobachtungen: Wenn man aus einer bei gewöhnlicher Temperatur gesättigten neutralen Lösung von Chininsulfat das Chinin durch Natriumkarbonat fällt, so löst sich das ausgeschiedene Chinin sehr leicht in einer Natriumbikarbonatlösung auf. Leitet man in eine solche Lösung Kohlensäure, so scheidet sich das Chinin (unter dem Mikroskop beobachtet) in prachtvollen, meist zu Büscheln vereinigten Nadeln aus. Diese stellen das neutrale Karbonat des Chinins dar. Die Gegenwart von Cinchonin, Cinchonidin und Chinidin, einzeln oder gemengt, vermehrt anfänglich, vermindert und verzögert darauf, oder verhindert, wenn die Menge der Nebenalkaloïde einen gewissen Betrag übersteigt, auch ganz die Ausscheidung eines solchen Niederschlages, während Hydrochinin, wenn es allein im Chininsulfat vorkommt, die Menge des aus letzterem zu erzielenden Chininkarbonats um 0,1—0,2 ccm verringert, wobei es gleich ist, ob die Beimengung des Hydrochinins 1 Proc. oder bis 10 Proc. beträgt. Die Anweisung zur Ausführung dieser Probe lautet:

Die Vorschrift zur Darstellung der Chininlösung ist die nämliche wie für die Wasserprobe.

In einen trockenen Glascylinder von 25—30 ccm Fassungsraum bringt man 5 ccm obiger Chininlösung, tröpfele hierzu 3 Tropfen Natriumkarbonatlösung (s. Wasserprobe), um das Chinin zu fällen, füge alsdann 5 ccm einer frisch und kalt bereiteten Lösung von reinem Natriumbikarbonat (3 : 50) hinzu, worauf sich das gefällte Chinin wieder klar auflösen muss. Die Lösung bringe man auf 15⁰ C., setze sie darauf in ein Wasserbad von der gleichen Temperatur und leite nun in die Lösung 30 Minuten luftfreie und trockene Kohlensäure ein.

Während des Einleitens der Kohlensäure hat man zu beobachten, wann die ersten unzweifelhaften Spuren einer Ausscheidung in der Chininlösung erfolgen, welche Form die Flocken bei mikroskopischer Betrachtung allmählich annehmen, ob dieselben dem Anschein nach amorph bleiben (reines —¹/₂ Proc. Verunreinigung enthaltendes Chininsulfat) oder theilweise (1 Proc. Verunreinigungen) oder gänzlich (2—5 Proc. Verunreinigungen) körnige Beschaffenheit annehmen, in welchem Maasse sich der Niederschlag vermehrt, oder ob im Verlaufe von 30 Minuten gar keine Ausscheidung erfolgt (mehr als 10 Proc. Verunreinigungen).

Bei Chininsulfat bez. Chininchlorhydrat (Germ. III) entsteht eine reichliche, die ganze Flüssigkeit erfüllende Krystallisation von Chininkarbonat.

Beide Proben sollen einander ergänzen, d. h. die nach der Wasserprobe erhaltenen Resultate sollen in Uebereinstimmung stehen mit den nach der Carbodioxydprobe sich ergebenden. — Indessen sind die Kubli'schen Angaben nicht ohne Widerspruch geblieben, auch liegen noch nicht hinreichende praktische Erfahrungen über diese neuen Prüfungsmethoden vor.

Die unter I bis VI aufgeführten älteren Prüfungsmethoden spiegeln sich in den nachstehenden Anforderungen der verschiedenen Pharmakopöen bezüglich der Prüfung des Chininsulfats auf Nebenalkaloïde wieder:

Austr. 2 g Chininsulfat werden mit 20 ccm destillirtem Wasser übergossen und, unter fortwährendem Umschütteln, im Wasserbade bis auf 60° C. erwärmt. Die Mischung wird dann 1 Stunde bei Seite gestellt, hierauf $^1/_2$ Stunde lang auf 15° C. gehalten und durch ein trockenes Filter filtrirt. — 5 ccm des Filtrates werden nach und nach mit 7,5 ccm. Ammoniakflüssigkeit (0,960 sp. G.) versetzt. Der anfänglich entstehende Niederschlag soll sich vollständig auflösen, so dass die Flüssigkeit klar wird und nicht ungelöste Flocken zurückbleiben.

Germ. 2 g Chininsulfat, welches bei 40—50° C. völlig verwittert ist, wird im Probirrohre mit 20 ccm destillirtem Wasser übergossen. Man stelle das Ganze $^1/_2$ Stunde lang, unter Umschütteln, in ein auf 60—65° C. erwärmtes Wasserbad. Hierauf bringe man das Probirrohr in Wasser von 15° C. und lasse es darin, unter häufigem Schütteln, 2 Stunden lang stehen. Dann filtrire man durch ein Filter von 7 cm Durchmesser aus bestem Filtrirpapier, bringe 5 ccm des 15° C. zeigenden Filtrates in ein trockenes Probirrohr und mische allmählich Ammoniakflüssigkeit von 15° C. hinzu, bis der entstehende Niederschlag wieder gelöst ist. Die hierzu erforderliche Menge Ammoniakflüssigkeit darf nicht mehr als 4 ccm betragen.

Helv. 2 g zuvor bei 50° C. verwittertes Chininsulfat digerirt man nach sorgfältigem Zerreiben mit 20 g Wasser während 1 Stunde unter öfterem Agitiren, lasse das Gemenge weitere 2 Stunden lang bei 15° C. stehen, wobei zuweilen umgerührt wird, und filtrire sodann durch ein Filter von 7—8 cm Durchmesser. 5 ccm des Filtrates sollen mit 6 ccm Ammoniak von gleicher Temperatur unter Schütteln gemischt, eine klare Flüssigkeit liefern.

Gall. 2 g Chininsulfat werden in einem verkorkten Probirglase mit 20 ccm destillirtem Wasser gemischt und, unter öfterem Umschütteln, $^1/_2$ Stunde in heissem Wasser gelassen. Man lässt alsdann an der Luft vollständig erkalten und bringt das Gefäss in ein Wasserbad von 15° C., in welchem man es unter häufigem Umschütteln $^1/_2$ Stunde belässt. Man filtrirt und mischt 5 ccm des Filtrates mit 7 ccm Ammoniakflüssigkeit von 0,960 spec. Gew. Die Mischung muss klar sein und während 24 Stunden klar bleiben. — Man ver-

dampft andere 5 ccm des Filtrates in einer gewogenen Schale und trocknet bei 100° C. bis zum konstanten Gewicht. Das Gewicht des Trockenrückstandes darf nicht mehr als 0,015 g betragen.

U-St. Lässt man 2 g Chininsulfat bei 100° C. völlig verwittern, und wird der Trockenrückstand alsdann mit 20 ccm Wasser $^1/_2$ Stunde bei 15° C. unter gelegentlichem Umschütteln macerirt, die Mischung alsdann durch Glaswolle filtrirt, so sollen 5 ccm des Filtrates mit 7 ccm Ammoniakflüssigkeit von 0,960 spec. Gew. eine klare Flüssigkeit geben. Bei 16° C. können 7,5 ccm, bei 17° C. können 8 ccm Ammoniakflüssigkeit erforderlich sein.

Brit. (Prüfung auf Cinchonidin und Cinchonin.) Man löst 4 g Chininsulfat in 120 ccm siedendem Wasser und kühlt die Lösung unter Umrühren auf 50° C. ab. Alsdann filtrirt man das durch Krystallisation gereinigte Chininsulfat ab. Das Filtrat koncentrirt man durch Abdampfen auf 10 ccm, und bringt es in ein kleines Gefäss und schüttelt in diesem mit 10 ccm Aether und 5 ccm Ammoniakflüssigkeit (spec. G. = 0,959). Man stellt die Mischung für mindestens 24 Stunden ins Kalte. Dann sammelt man die aus Cinchonidin, Cinchonin und Chinin bestehenden Krystalle auf einem gewogenen Filter, wäscht mit etwas Aether und trocknet bei 100° C. Das Gewicht der Krystalle soll nicht mehr als 0,12 g betragen.

Prüfung auf Chinidin. Man löst 1 g Chininsulfat in 30 ccm siedendem Wasser, lässt erkalten und filtrirt. Zum Filtrat giebt man eine Lösung von Kaliumjodid und etwas Alkohol (von 90 °/$_0$), um die Fällung von amorphen Jodiden zu verhindern. Man sammelt das ausgeschiedene Chinidinjodid, wäscht es mit wenig Wasser, trocknet und wägt es. Sein Gewicht entspricht ungefähr dem gleichen Gewicht von Chinidinsulfat.

Prüfung auf Cinchonin und amorphe Alkaloïde. Man löst 1 g Chininsulfat in 30 ccm siedendem Wasser und mischt 1 g Kalium-Natriumtartrat dazu. Man kühlt unter Umrühren vollständig ab und filtrirt. Wird das Filtrat auf ein kleines Volumen eingedampft, so soll auf Zusatz von Ammoniakflüssigkeit kein, oder nur ein sehr geringer Niederschlag entstehen.

Dispensation. Ueber die Dispensation des Chininsulfats und die technischen Recepturverhältnisse wäre Folgendes zu erwähnen: Verschreibt der Arzt eine Mixtur aus Chininsulfat und wässeriger Flüssigkeit bestehend, ohne den Zusatz von verdünnter Schwefelsäure zu bemerken, so ist es allgemeiner Gebrauch, das Chininsulfat in klarer Lösung zu verabfolgen und zwar auf je 0,05 g Chininsulfat einen Tropfen verdünnter Schwefelsäure, auf 0,5 g Chininsulfat 8 Tropfen, auf 1 g nur 15 Tropfen dieser Säure zuzusetzen. Treten in die Mischung saure Zuckersäfte ein, so genügt auch wohl die Hälfte der verdünnten Säure. Hierbei ist zu beachten, dass man die Säure nicht direkt auf das in die Flasche eingetragene Chininsalz auftropft, sondern dieses zuvor mit etwas Wasser oder dem vorgeschriebenen Sirup zu durchmischen hat. Im anderen Falle bildet sich aus dem Chininsalz und der Säure eine feste Masse, welche oft eine halbe Stunde Zeit beansprucht, um in das später zugesetzte Wasser in Lösung überzugehen.

Wird das Chininsulfat mit *Succus Liquiritiae,* Schleimsubstanzen (Traganth, Salep), gerbstoffhaltigen Substanzen in Mixturen verordnet, so ist es nothwendig, das Lösungsmittel in zwei Hälften zu verwenden, mit der einen Hälfte das Chininsalz unter Beihilfe der verdünnten Säure zu lösen, mit der anderen Hälfte des Lösungsmittels die vorerwähnten Substanzen zu vermischen und dann beide Flüssigkeiten zu vereinigen. Im anderen Falle bilden sich gewöhnlich klumpige oder zähe oder flockige oder fadenähnliche, höchst unappetitliche Abscheidungen.

In Pulvern wird Chininsulfat gemeiniglich mit Zucker vermischt. Hierbei ist es nothwendig, die Mischung unter nur leisem Drucke des Pistills auszuführen. Bei starkem Druck setzt sich das Chinin mit dem Zucker wie Harz an die Reibfläche und ist dann schwer von dieser abzustossen.

In Pillen mit Extrakten resultirt in den allermeisten Fällen eine bröckelige Masse, aus welcher sich Pillen kaum formiren lassen. Dieser Uebelstand wird leicht gehoben durch Zusatz einer geringen Menge Säure, z. B. auf 1,0 g Chininsulfat circa 5 Tropfen Salzsäure oder 0,3 g Weinsäure. Ausserdem ist ein Zusatz von einigen Tropfen Glycerin sehr geeignet, der Masse Plasticität zu verleihen. Auf 10,0 g Pillenmasse nehme man 5 Tropfen Glycerin.

Das beste Geschmackskorrigens für Chinin ist Kaffeeaufguss oder Chloroform.

Die hypodermatische Anwendung ist vielfach versucht worden, jedoch erfolgt in vielen Fällen Schmerzhaftigkeit der Injektionsstelle, nicht selten auch Entzündung und Abscedirung oder Schorfbildung derselben. Die Injektionslösung besteht aus 1,0 g Chininsulfat, 9,0 g destill. Wasser und soviel (5) Tropfen Salzsäure, als innerhalb 5 Minuten ausreichen, das Chininsalz in Lösung zu bringen. Zu diesen hypodermatischen Injektionen ist *Chininum hydrochloricum* viel geeigneter und zuträglicher.

Dosen für Klysma sind in Grammen 0,2—0,5—1,0 für ein Suppositorium 0,25—0,5 (Ol. Cacao 4, Cera flava 1), gegen Askariden besonders hilfreich. Zu Einspritzungen in die Nase (bei Heufieber) 1,0 auf 500,0 Wasser.

Wenn „Chininum sulfuricum" oder „Chininsulfat" schlechthin verordnet ist, so ist stets das im Vorstehenden beschriebene basische Chininsulfat der Formel $(C_{20}H_{24}N_2O_2)_2 . H_2SO_4 + 8H_2O$ abzugeben.

Wirkung, Anwendung und Dosirung. Chinin ist ein heftiges Gift für die niedersten thierischen Organismen (Infusorien). Es wirkt toxisch auf Insekten und kleinere Thiere, tödtet auch Spermatozoën.

Chinin hat ferner fäulnisswidrige, gährungshemmende Eigenschaften, doch ist seine Wirkung gegen Bakterien und Gährungspilze eine verhältnissmässig schwächere als gegen animalische Organismen. Es hemmt die Weiterentwicklung von Pilzvegetationen in Lösungen, welchen 1—8 pro Mille Chininsalz beigefügt ist.

Beim Menschen bewirken kleine Gaben innerlich vermehrte Sekretion des Magensaftes, dieser Beförderung der Verdauung. Ferner wird durch dieselben Steigerung des Blutdrucks herbeigeführt. Grössere Gaben bewirken Herabsetzung der Körpertemperatur, und zwar tritt die antipyretische Wirkung viel leichter beim fieberkranken als beim gesunden Menschen ein. Grössere Chiningaben rufen Verkleinerung der Milz hervor; sie wirken ferner auf das Gehirn, indem sie einen Zustand veranlassen, welchen man als „Chininrausch" bezeichnet. Dieser zeigt sich in Schwindel, Ohrensausen, Betäubung und Schlafsucht.

Grosse Chiningaben wirken auf das Herz und zwar blutdruckvermindernd. Nach dem Gebrauche von Chinin bemerkt man häufig Schweisse und Hautausschläge. Solche Ausschläge zeigen sich besonders häufig in Chininfabriken bei Arbeitern, welche mit chinaalkaloïdhaltigen Dämpfen, Lösungen oder Staub in Berührung kommen. Diese Exantheme beginnen gewöhnlich mit einer Knötchenbildung im Gesicht und an den Armen und einer Anschwellung der Augenlieder und Genitalien. Bei der Weiterentwicklung solcher, oft langwieriger Ausschläge bilden sich Krusten oder Schrunden.

Die ausgezeichneten Erfolge des Chinins bei einer grossen Anzahl von Krankheiten und die verhältnissmässig geringe Giftigkeit desselben räumen diesem Medikamente eine der ersten Stellen im Arzneischatze ein.

Seine Hauptanwendung findet es bei Malariakrankheiten, und ist das Chinin bis jetzt das einzige Mittel geblieben, welches eine specifische, heilende Wirkung bei Sumpf-

und Wechselfiebern zeigt. — Auch gegen die Nachkrankheiten des Wechselfiebers (Milz-tumoren) wird Chinin mit bestem Erfolge gegeben. Eine grosse Beachtung hat das Chinin in den letzten Jahren als prophylaktisches Mittel gegen die Maiaria gefunden.

Die therapeutische Anwendung des Chinins erstreckt sich weiterhin auf eine ganze Reihe von krankhaften Zuständen: Bei allen Krankheiten, welche mit Fieber ver-bunden sind, wird es als Antipyreticum verwendet, besonders bei Typhus, Puerperalfieber, hektischem Fieber, Pneumonien u. a. m. Dosis pro die 0,75—1,5 g und mehr. Es findet ferner Verwendung als antiseptisches Mittel bei Halsentzündungen, Diphtherie, Augen-entzündungen, ferner als Mittel gegen Parasiten.

Als Tonicum wird es meistens in Form des Tannates angewendet.

Aqua carbonica febrifuga.
(Französ. Specialität.)
Rp. Chinini bisulfurici 1,0
Aquae destillatae 60,0.
1 Theelöffel voll auf 1 Glas Sodawasser.

Balsamum febrifugum.
Rp. Mixturae oleoso-balsamicae 50 0
Chinini sulfurici 1,0.
Zum Einreiben des Rückgrats bei Kindern, welche Chinin per os nicht nehmen.

Elixir aloëtico febrifugum. Récamier.
Rp. 1. Tincturae Aloïs
2. Tincturae Myrrhae āā 15,0
3. Spiritus (90 Vol. %)
4. Aquae destillatae āā 25,0
5. Chinini sulfurici 3,0
6. Acidi sulfurici diluti 2,0
7. Tincturae Opii crocatae 1,0.
Man mischt 1—4, filtrirt und fügt 5—7 zu. Er-wachsenen täglich 1—2 Esslöffel als Fiebermittel und bei Neuralgien.

Elixir Quininae compositum (Nat. Form.).
Compound Elixir of Quinine (Nat. Form.).
Rp. Chinini sulfurici 2,0
Cinchonidini sulfurici 1,0
Cinchonini sulfurici 1,0
Elixir aromatici (U-St.)
q. s. ad 1 Liter.

Elixir Quininae et Phosphatum compositum
(Nat. Form.).
Compound Elixir of Quinine and Phos-phates (Nat. form)
Rp. Chinini sulfurici 4,0 g
Ferri phosphorici solubilis (U-St.)
Kalii citrici āā 17,5 g
Sirupi Calcii lactophosphorici (U-St.) 250 ccm
Aquae destillatae 30,0
Elixir aromatici (U-St.) q. s. ad 1 Liter.

Enema febrifugum.
Rp. Chinini sulfurici 0,5—1,0
Aquae destillatae
Aceti (6 %) āā 25,0.
Mit gleichviel lauwarmem Wasser gemischt zum Klystier bei Intermittens, auch gegen Askariden.

Injectio Chinini subcutanea. Sharp.
Rp. Chinini sulfurici 1,0
Aquae destillatae 3,0
Acidi lactici gtt. X
Aquae destillatae q. s. ad ccm 4,0
Natrii bisulfurosi 0,03.

Linimentum antiperiodicum. Schuster.
Rp. Chinini sulfurici 2,0
Extracti Opii 0,5
Tartari stibiati 0,1
Spiritus camphorati 100,0.
Zum Einreiben auf den Unterleib.

Injectio antigonorrhoïca. Haberkorn.
Rp. Chinini sulfurici 2,0
Aquae destillatae 150,0
Acidi hydrochlorici q. s.
Glycerini 50,0.
Zur Injektion bei Tripper.

Linimentum trichopathicum.
Rp. Olei Ricini 100,0
Chinini sulfurici 1,0
Acidi acetici diluti (30 %)
Acidi carbolici liquefacti āā gtt. XV
Glycerini 30,0
Mixturae oleoso-balsamicae 20,0.
Fiat agitando linimentum. Umgeschüttelt zum Einreiben des Haupthaares gegen das Spalten desselben.

Mixtura antirheumatica. Lemire.
Rp. Chinini sulfurici 2,0
Kalii jodati
Acidi sulfurici diluti āā 1,0
Aquae destillatae 125,0
Sirupi Sacchari 45,0
Bei akutem Gelenkrheumatismus 2stündlich 1 Ess-löffel.

Mixtura contra malariam Baccelli
Rp. Chinini sulfurici 3,0
Ferro-Kalii tartarici 7,0
Aquae destillatae 300,0
Liquoris Kalii arsenicosi gtt. XXV.
1—3 Esslöffel im Tage.

Mixtura Chinini sulfurici dulcificata.
Rp. Chinini sulfurici 1,0
Infusi Coffeae tostae 100,0
Sirupi Chloroformii 50,0.
Das Chininsulfat ist mit dem Sirup und dem er-kalteten Aufguss anzureiben. Die Mixtur schmeckt nur wenig bitter.

Mixtura contra choleram Asiaticam.
De Lovignac.
Rp. Chinini sulfurici 3,0
Ferri jodati 1,5
Sirupi gummosi 35,0
Aquae destillatae 150,0.
Misce agitando. Bei Choleraanfall zwei Esslöffel auf einmal, dann stündlich einen Esslöffel. (Sobald Durchfall und Erbrechen aufhören, der Körper warm wird, sollen auf den Kopf Eis-umschläge gemacht und dem Kranken kaltes Wasser gegeben werden.)

Mixtura splenetica (Nat. Form.).
Spleen-Mixture. Godberry's Mixture.
Rp. Ferri sulfurici crystallisati
Chinini sulfurici āā 14,0
Acidi nitrici (25 %) 54,0
Kalii nitrici 42,0
Aquae destillatae q. s. ad 1 Liter.

Pilulae antineuralgicae LABORDE.

Rp. Chinini sulfurici   2,0
     Tincturae Aconiti   1,0
     Radicis Althaeae pulveratae 2,5 vel q. s.
M. f. pilulae quinquaginta (50).
D. S. Vier bis fünf Pillen den Tag über (bei Prosopalgie, Hemicranie und anderen Neuralgien mit intermittirendem Charakter).

Pilulae Chinini cum Ferro HAGER.

Rp. Chinini sulfurici   10,0
     Liquoris Ferri sesquichlorati 3,0 (gtt. L)
     Acidi hydrochlorici   gtt. XX
     Extracti Trifolii   8,0
     Glycerini   gtt. XXX
     Rad. Althaeae pulv.   1,0
     Rad. Gentianae pulv. q. s.
Fiant pilulae ducentae (200).
Cortice Cinnamomi Cassiae pulverato conspergantur.
Als Cholera- und Typhusprophylacticum täglich 2- bis 3mal zwei Pillen, bei Apetitlosigkeit 2- bis 3mal eine Pille, bei Neuralgien alle zwei Stunden 3 Pillen.

Pilulae antineuralgicae GROSS (Nat. Form.).

GROSS' antineuralgic Pills. (Nat. Form.).

Rp. Chinini sulfurici   13,0
     Morphini sulfurici   0,32
     Strychnini puri   0,22
     Acidi arsenicosi   0,32
     Extracti Aconiti folii 3,2.
Fiant pilulae 100.

Pilulae Chinini cum Ferro (Form. Berol).

Rp. Chinini sulfurici   1,5
     Ferri reducti   5,0
     Radicis Gentianae pulv. 0,5
     Extracti Gentianae   2,5.
Fiant pilulae 60. Dreimal täglich zwei Pillen.

Pilulae Metallorum amarae (Nat. Form.).

Bitter metallic pills. (Nat. Form.)

Rp. Chinini sulfurici
     Ferri reducti   āā 6,5
     Strychnini puri   0,32
     Acidi arsenicosi   0,32.
Fiant pilulae 100.

Pilulae tonicae AITKEN (Nat. Form.).

AITKEN's tonic pills. (Nat. Form.).

Rp. Ferri reducti   4,5.
     Chinini sulfurici 6,5
     Strychnini puri 0,13
     Acidi arsenicosi 0,13.
Fiant pilulae 100.

Pilulae quadruplices (Nat. Form.).

Quattuor pills. Pilulae Ferri et Quininae compositae (Nat. Form.).

Rp. Ferri sulfurici sicci
     Chinini sulfurici
     Aloës depuratae   āā 6,5
     Extracti Strychni (U-St.) 1,6
     Extracti Gentianae q. s.
Fiant pilulae 100.

Pilulae tonicae BELL.

BELL's tonic pills.

Rp. Extracti Hyoscyami
     Aloës   āā 2,5
     Chinini sulfurici 1,25
     Ferri sulfurici   1,0.
Fiant pilulae 60.

Pomata contra alopeciam STEEGE.

Rp. Chinini sulfurici   0,5
     Tannini
     Spiritus odorati   āā 1,0
     Unguenti odorati   60,0.
M. f. unguentum. Das Chininsalz ist mit einigen (10) Tropfen Mandelöl zu zerreiben, ehe es mit dem Tannin gemischt wird. (Wenig wirksam.)

Pomata contra alopeciam cum Chinino.

Rp. Chinini sulfurici   1,0
     Aquae destillatae
     Acidi acetici diluti āā gtt. X
     Unguenti odorati   100,0.
M. f. unguentum. Zum Einreiben der Kopfhaut.

Pulvis Tabaci cum Chinino.

Rp. Chinini sulfurici   0,5
     Acidi citrici   0,25
     Pulveris Tabaci sternutatorii 5,0.
Misce, ut fiat pulvis.
D. S. Schnupfpulver auf einen Tag (bei Gesichtsschmerz).
Pulvis errhinus antiprosopalgicus SCRIFFIGNANO ist ein Gemisch aus 1,0 Chinincitrat und 0,5 Schnupftabak.
Pulvis Tabaci cum Chinino RADIUS ist aus 0,5 Chininsulfat und 15,0 Schnupftabak zusammengesetzt.

Pulvis dentifricius cum Chinino (DIETERICH).

Chinin-Zahnpulver.

Rp. Calcii carbonici   825,0
     Rhizomatis Iridis pulv.
     Sacchari Lactis   āā 100,0
     Saccharini   0,25
     Lapidis Pumicis pulv.
     Magnesii carbonici   āā 25,0
     Tannini   20,0
     Chinini hydrochlorici   5,0
     Olei Rosae   1,0
     Olei Menthae piperitae   5,0
     Olei Anonae odoratissimae gtt. V
     Olei Amygdalarum aetherei gtt. V.

Sirupus Chinini sulfurici.

Sirop de sulfate de Quinine (Gall).

Rp. Chinini sulfurici   0,5
     Acidi sulfurici diluti (16 %)   0,4
     Aquae   4,2
     Sirupi Sacchari (spec. Gew. 1,32) 95,0.

Sirupus febrifugus infantium.

Rp. Sirupi Coffeae tostae 500,0
     Chinini sulfurici   1,0
     Acidi citrici   2,5.
Täglich viermal 1 Theelöffel bis 1 Esslöffel in der fieberfreien Zeit.

Suppositoria Chinini.

Rp. Chinini sulfurici 1,5
     Olei Cacao   10,0.
Fiant suppositoria No. 3.

Tinctura Chinini aloëtica.

Tinctura antifebrilis RIEGLER.

Rp. Tincturae Aloës   5,0
     Tincturae Aurantii corticis 30,0
     Spiritus camphorati   2,0.
     Chinini sulfurici   4,0
     Acidi sulfurici diluti   9,0
     Tincturae Opii simplicis 1,0
     Spiritus diluti   70,0.

Tinctura Chinini composita.

Rp. Chinini sulfurici   2,0
     Tincturae Aurantii corticis 100,0

Tinctura febrifuga WARBURG.

WARBURG's Fiebertinktur.

Rp. Radicis Angelicae
     Rhizomatis Zingiberis
     Aloës   āā 4,0
     Camphorae
     Croci   āā 0,3
     Spiritus diluti   100,0
Digere; in colatura solve
     Chinini sulfurici   2,0.
Täglich 4—6 Theelöffel. Gegen Malaria, Fieber, Influenza, besonders auf den Südsee-Inseln beliebt.

Unguentum febrifugum BOUDIN.

Rp. Chinini sulfurici 1,0
Mixturae sulfurico-acidae gtt. X
Adipis suilli 4,0

(Wird auf die Schamleisten oder in die Achsel-
höhlen eingerieben.)

Unguentum febrifugum BOUCHARDAT.

Rp. Chinini stearinici 2,0
Adipis suilli 4,0.

Unguentum febrifugum SPINELLI.

Rp. Chinini sulfurici 1,0
Opii pulverati 0,1
Acidi acetici diluti gtt. X
Adipis suilli 20,0.

In den Rücken einzureiben. (Die Original-Vorschrift lässt noch 0,1 Ferrum oxydatum fuscum
zumischen.)

Vinum Carnis, Ferri et Cinchonae (Nat. Form.)
Wine of Beef, Iron et Cinchona.
(Nat. Form.).

Rp. Extracti Carnis 35,0 g
Tincturae Ferri citro-chloridi 35 ccm
Chinini sulfurici 2,0 g
Cinchonidini sulfurici 1,0 g
Acidi citrici 0,75 g
Aquae fervidae 60 ccm
Angelica Wine q. s. ad 1 Liter.

Vinum Chinini DIETERICH.

Rp. 1. Gelatinae albae 0,5
2. Aquae destillatae 10,0
3. Vini Xerensis 970,0
4. Chinini hydrochlorici 1,0
5. Aquae destillatae 20,0
6. Acidi hydrochlorici gtt. X.

Man mischt die Lösung von 1 in 2 zu 3, fügt die
Lösung von 4—6 hinzu, lässt 8 Tage stehen und
filtrirt.

Antidyspepticum, Mittel gegen Seekrankheit, ist ein Gemisch aus Tartarus natronatus, Natrium bicarbonicum, Magnesium carbonicum, Ammonium chloratum, Chininum sulfuricum.

Eau de Quinine. Von dieser französischen Specialität, welche ein beliebtes Haarpflegemittel ist, werden eine Anzahl von Vorschriften angegeben, welche mehr oder weniger den Anspruch erheben, ein dem Original ähnliches oder gleichkommendes Präparat zu ergeben.

I. Chinini sulfurici 1,0, Aquae Coloniensis 10,0, Rum 100,0, Spiritus 100,0, Glycerini 100,0, Aquae Rosae 600,0, Alkannini q. s. **II.** Chinini sulfurici 0,2, Tincturae Cantharidum 2,0, Glycerini 15,0, Spiritus diluti 100,0, Spiritus Lavandulae 10,0, Tincturae Ratanhiae 4,0. Diese Vorschrift soll dem PINAUD'schen Eau de Quinine nahe kommen. **III.** Spiritus Vini Gallici 200,0, Aquae Coloniensis, Spiritus (95 Vol. Proc.) āā 25,0, Spiritus saponati 10,0, Tincturae Chinae 5, Balsami peruviani 2,0, Olei Bergamottae, Olei Aurantii dulcis āā 1,0, Olei Geranii 0,3, Tincturae Cantharidum 1,0.

Eau de Quinine-Oel wird von SCHIMMEL & Co. in Leipzig in den Handel gebracht und dient zur Bereitung des Eau de Quinine.

Kaskine, in Amerika als Chinin-Ersatz in den Handel gebracht, hat sich als granulirter Zucker herausgestellt.

Katarrh-Pillen I. Nach HAGER. Chinidini sulfurici 1,0, Radicis Althaeae 1,0, Radicis Gentianae 8,0, Tragacanthae 2,5, Ligni Santalini rubri 1,0, Glycerini 8,0, Acidi hydrochlorici 4,0. Werden zu 200 Pillen verarbeitet. Die Masse ist anfänglich sehr weich, wird sie aber aufs Neue angestossen, so ergiebt sich gute Pillenconsistenz. Die Pillen werden mit Zimmt konspergirt. Nach 1—2tägigem Liegen an der Luft sind sie so trocken, dass sie in Glasgefässen aufbewahrt werden können.

II. Voss'sche Katarrhpillen. Diese sollen die gleiche Zusammensetzung haben wie die HAGER'schen, nur sollen sie an Stelle von Chinidinsulfat Cinchonidinsulfat enthalten, ausserdem sind sie mit Kakao überzogen. Vergl. auch S. 744.

Kopfwehpulver (Wiener Specialität). Chinini bisulfurici 0,2, Natrii salicylici, Pastae Guaranae pulveratae āā 0,5. Dosis 1; — ad capsulam amylaceam.

Wohlschmeckende Chinin-Präparate von Prof. Dr. CASPARI, von J. D. RIEDEL-Berlin dargestellt. Chinin-Pralinés, aus Chokolade mit einem Geschmackskorrigens bereitet, enthalten je 0,1 g Chinin.

Zymioïdin von Dr. ROSENBERG gegen Gonorrhoe soll unter Verwendung von Wismutoxyd, Zinkoxyd, Aluminiumoxyd, Jod, Borsäure, Karbolsäure, Gallussäure, Salicylsäure, Chinin hergestellt werden und wird in Form von Pulvern, Salben, Lösungen und als Bougies angewendet.

II. Chininum bisulfuricum. (Austr. Helv. Ergänzb.) Sulfate de Quinine neutre

(Gall). **Quininae Bisulfas** (U.-St.). **Chininbisulfat. Saures schwefelsaures Chinin.**
$C_{20}H_{24}N_2O_2 . H_2SO_4 + 7 H_2O.$ **Mol. Gew. = 548.**

Das vorstehend aufgeführte Salz ist nach den Anschauungen der modernen Chemie das neutrale Chininsulfat. Nach dieser modernen Nomenklatur ist es von der Gall. als „Sulfate de Quinine neutre" aufgenommen. Da es aber stark sauer reagirt, so wird es in der Praxis, und namentlich auch von der Mehrzahl der Arzneibücher, als Chininbisulfat bez. saures schwefelsaures Chinin bezeichnet.

Darstellung. 10 Th. gewöhnliches krystallisirtes Chininsulfat werden unter Erwärmen im Dampfbade in einer Mischung aus 15 Th. destillirtem Wasser und 6,85 Th. verdünnter Schwefelsäure (spec. Gew. = 1,110—1,114) gelöst, wobei man darauf zu achten hat, dass die Temperatur der Flüssigkeit nicht über 60° C. hinausgeht, damit Zersetzungen des Chinins vermieden werden. Man filtrire die noch warme Lösung durch Papier und lasse sie erkalten. Nach eintägigem Stehen in der Kälte ist das reine Chininbisulfat auskrystallisirt. Man giesst die Mutterlauge ab und befreit das Salz von der noch anhaftenden Lauge durch Absaugen oder Abschleudern.

Die Mutterlauge kann auf verschiedene Weise verwerthet werden. Man verdünnt sie z. B. mit Wasser, neutralisirt die erwärmte Lösung mit Soda und krystallisirt das beim Erkalten sich abscheidende gewöhnliche Chininsulfat unter Zusatz von etwas Thierkohle um. Oder man fällt mit Ammoniak oder Natronlauge die freie Chininbase. Jedenfalls ist wegen der leichten Löslichkeit des Salzes und der damit verbundenen Koncentration des Mutterlaugen die Kleindarstellung des Chininbisulfats vom Geldpunkte betrachtet, nicht lohnend.

Eigenschaften. Farblose, glänzende, an der Luft verwitternde, am Licht sich gelb färbende Prismen, welche mit 11 Th. Wasser oder 32 Th. Weingeist Lösungen geben, welche sauer reagiren und bitter schmecken. Die wässerige Lösung fluorescirt bläulich. Verdünnt man eine der genannten Lösungen mit etwa 200 Th. Wasser und 50 Th. Chlorwasser, so entsteht auf Zusatz von Ammoniakflüssigkeit im Ueberschuss eine smaragdgrüne Färbung. (Thalleiochin-Reaktion, welche die Gegenwart von Chinin oder Chinidin anzeigt.) — Die wässerige, mit einigen Tropfen Salpetersäure angesäuerte Lösung des Salzes wird durch Baryumnitratlösung gefällt, dagegen durch Silbernitratlösung nicht getrübt (Unterschied vom Chininchlorhydrat). Im Glasröhrchen erhitzt, schmilzt das Chininbisulfat bei 80° C., bei 100° C. wird es vollständig wasserfrei, wobei es rechnungsmässig 22,99 Proc. Wasser verliert.

Prüfung. 1) Nach dem Trocknen bei einer allmählich (!) bis auf 100° C. gesteigerten Temperatur müssen mindestens 77 Proc. wasserfreies Salz (s. oben) zurückbleiben. — 2) Bei Luftzutritt erhitzt, verbrennt es, ohne einen Rückstand zu hinterlassen. (Mineralische Verunreinigungen.) 3) Mit konc. Schwefelsäure oder Salpetersäure durchfeuchtet, färbt es sich höchstens gelblich (Morphin, Brucin, s. S. 759). 4) Prüfung auf Nebenalkaloïde. 2,0 g Chininbisulfat löse man durch gelindes Erwärmen in einem Probirrohre in 20 ccm Wasser auf, neutralisire diese Lösung genau mit Normal-Kalilauge und stelle das Ganze ½ Stunde lang, unter häufigem Umschütteln, in ein auf 60—65° C erwärmtes Wasserbad. Hierauf setze man das Probirrohr in Wasser von 15° C. und lasse es unter häufigem Umschütteln 2 Stunden lang darin stehen. — Alsdann filtrire man durch ein aus bestem Filtrirpapier gefertigtes Filter von 7 ccm Durchmesser, bringe 5 ccm des 15° C. zeigenden Filtrates in ein trockenes Probirrohr und mische allmählich Ammoniakflüssigkeit von 15° C. hinzu, bis der entstandene Niederschlag wieder klar gelöst ist. Die hierzu erforderliche Menge Ammoniakflüssigkeit darf nicht mehr als 4,0 ccm betragen (s. Seite 760).

Aufbewahrung. Vor Licht geschützt. Damit die Krystalle nicht verwittern, sind sie in einem gut geschlossenen Glasgefässe aufzubewahren.

Anwendung. Das Chininbisulfat weicht in seiner Wirkung qualitativ von dem gewöhnlichen Chininsulfat nicht ab, doch enthält es etwas weniger Chinin als dieses. Man rechnet 8 Th. gewöhnliches Chininsulfat als gleichwerthig mit 10 Th. Chininbisulfat. Dagegen ist es durch seine leichtere Löslichkeit ausgezeichnet. — In Frankreich wird es gewöhnlich in 2procentiger wässeriger Lösung theelöffelweise mit Selterswasser genommen.

Chininum tannicum.

I. Chininum tannicum. (Austr. Germ. Helv.) **Chinintannat. Gerbsaures Chinin. Tannate de Quinine.** (Gall.) **Tannate of Quinia.** Fällt man Lösungen von Chininsalzen mit Gerbsäure, so erhält man Niederschläge von gerbsaurem Chinin, und zwar können diese recht verschiedene Zusammensetzung haben, weil der durch Zusatz einer gewissen Menge von Gerbsäure gebildete Niederschlag von Chinintannat die Fähigkeit hat, weitere Mengen Gerbsäure auf sich niederzuschlagen, also gleichsam saure gerbsaure Salze zu bilden. Um demnach ein Chinintannat von bestimmter Zusammensetzung zu erhalten, muss die zu dieser Verbindung führende Vorschrift genau eingehalten werden.

Darstellung. 1) Germ. giebt keine Vorschrift, das von ihr geforderte Präparat ist wie folgt zu bereiten: 1 Th. gewöhnliches Chininsulfat werde in 30 Th. kaltem destillirtem Wasser, welchem man etwas Essigsäure zusetzt, gelöst. In diese Lösung wird in dünnem Strahle eine solche von 1,8 Th. Tannin in 18 Th. kaltem destillirten Wasser eingerührt. Es werde hierauf der grössere Theil der überschüssigen Säure durch sehr langsamen Zusatz von Ammoniak unter beständigem Rühren abgestumpft. Dann lasse man die Mischung an einem kalten Orte stehen, damit der Niederschlag sich absetze. Diesen sammle man auf einen Filter und wasche ihn wiederholt mit einer kleinen Menge kaltem Wasser. Hierauf wird der Niederschlag abgepresst und bei gelinder Wärme getrocknet. Bei einer Wärme von über 40° C. tritt leicht eine Schmelzung des feuchten Tannats ein, wodurch dasselbe braun wird. Das getrocknete Chinintannat wird zu feinem Pulver zerrieben.

2) Austr. 10 Th gewöhnliches Chininsulfat werden in 6,2 Th. verdünnter Schwefelsäure (von 16,0 Proc. H_2SO_4) und 300 Th. destillirtem Wasser gelöst. Die filtrirte Lösung ist mit einer ebenfalls filtrirten Lösung von 23 Th. Gerbsäure in 150 Th. destillirtem Wasser zu mischen. Nach dem Absetzen des Niederschlages an einem kühlen Orte filtrirt man ab, wäscht den Niederschlag mit wenig destillirtem Wasser aus und trocknet ihn bei nicht über 30° C.

3) Helv. Man löst bei gewöhnlicher Temperatur 9 Th. gewöhnliches Chininsulfat in 255 Th. Wasser und 10 Th. verdünnter Schwefelsäure (von 16 Proc. H_2SO_4) und fügt zu der filtrirten Lösung eine kalt bereitete Lösung von 21 Th. Gerbsäure, 3,5 Th. Natriumbikarbonat und 250 Th. Wasser unter lebhaftem Umschwenken zu. Der Niederschlag wird mit kleinen Mengen Wasser gewaschen, bis das Filtrat, nach dem Ansäuern mit Salpetersäure, durch Baryumchlorid nicht mehr getrübt wird, dann bei nicht über 30—35° C. getrocknet und gepulvert.

4) Man löst Chininhydrat in soviel 30proc. Essigsäure, dass die Lösung nur schwach sauer reagirt, verdünnt mit Wasser und fügt soviel Gerbsäurelösung hinzu, dass der entstehende Niederschlag sich wieder auflöst, und neutralisirt alsdann mit Natriumbikarbonat. Der nunmehr entstehende Niederschlag wird abfiltrirt, getrocknet, gepulvert, hierauf mit destillirtem Wasser gewaschen und aufs neue getrocknet (Gall.).

Eigenschaften. Das Chinintannat der verschiedenen Pharmakopöen ist ein gelblich-weisses, amorphes, geruchloses Pulver von schwach-bitterlichem, etwas adstringirendem Geschmack. Es ist in kaltem Wasser nur sehr wenig (etwa 1 : 800), etwas reichlicher in siedendem Wasser (etwa 1 : 50) löslich. Von kaltem Weingeist bedarf es etwa 50—60 Th., von siedendem Weingeist etwa 5—6 Th. zur Lösung. Von Aether und Chloroform wird es schwer und spärlich aufgenommen, dagegen löst es sich in 100 Th. kaltem oder in 10 Th. heissem Glycerin. Die Lösungen werden nach dem Verdünnen, ebenso wie die kalt gesättigte wässerige Lösung durch stark verdünnte Ferrichloridlösung blau oder grauschwarz gefärbt. — Chinintannat giebt beim Erhitzen im Glasrohr purpurrothen Theer. Der Gehalt des Chinintannats an wasserfreiem Chinin wird von den verschiedenen Pharmakopöen verschieden normirt. Es verlangen:

	Austr.	Gall.	Germ.	Helv.
Proc. wasserfreies Chinin	—	20—21	30—32	30—35

Prüfung. 1) Zu 1 g Chinintannat füge man 50 ccm destillirtes Wasser und 10 Tropfen Salpetersäure. Man schüttelt einige Zeit und fügt einigen ccm des Filtrats eine entsprechende Menge Schwefelwasserstoffwasser bez. Silbernitrat- bez. Baryumnitratlösung zu. Schwefelwasserstoffwasser darf keine Veränderung bewirken (Abwesenheit gewisser Metalle; Verunreinigungen des Präparats mit Kupfer- oder Bleisalzen z. B. geben zu schwarzen Färbungen oder Fällungen Veranlassung). Silbernitratlösung soll höchstens · eine Opalescenz hervorrufen. Eine leichte Trübung auf Zusatz von Baryumnitratlösung ist zulässig.

2) 1 g Chinintannat werde auf dem Platinbleche verbrannt. Es darf kein wägbarer Rückstand bleiben (anorganische Beimengungen).

3) Man suspendire 1 g Chinintannat in einem hohen, graduirten Cylinder in 4 ccm Wasser. Hierauf versetze man mit 2 ccm Natronlauge, sowie mit 7 ccm Aether und durchschüttle die Mischung. Nach der Trennung der beiden Schichten hebe man mittels einer Pipette die obere ab und verdunste dieselbe in einem tarirten Schälchen. In gleicher Weise mache man 2 weitere ätherische Auszüge mit je 7 ccm Aether[1]). Den Rückstand der 3 Aetherauszüge trockne man bei 100° C. aus; derselbe wiege mindestens 0,3 g. Nach Helv. 0,3—0,35, nach Gall. 0,20—0,21.

Zur Beurtheilung der Reinheit des in dem Tannat enthaltenen Chinins nehme man eine etwas grössere Menge von Chinintannat, etwa 6 g, in Arbeit und verfahre zur Isolirung des darin enthaltenen Chinins genau nach obigen Verhältnissen. Das dabei erhaltene Chinin löse man unter mässigem Erwärmen in der 20 fachen Menge Weingeist auf und neutralisire die Lösung genau mit verdünnter Schwefelsäure. Hierauf verdunste man den Weingeist und verfahre mit dem im Rückstande bleibenden Chininsulfat, wie bei *Chininum sulfuricum* unter Prüfung angegeben.

Aufbewahrung. Das Präparat soll bei einer 35° C. nicht übersteigenden Wärme gut ausgetrocknet, hierauf gepulvert werden. Es empfiehlt sich, das Pulver nochmals über Schwefelsäure oder im Kalktrockenschranke (s. S. 546) nachzutrocknen: alsdann in die erkalteten, aber völlig trockenen Standgefässe zu bringen. Die Aufbewahrung erfolgt an einem trockenen, nicht zu warmen Orte.

Anwendung. Das Chinintannat vereinigt in sich die Wirkungen des Chinins und der Gerbsäure, lässt aber die des Chinins nur langsam sich entwickeln. Daher eignet sich diese Chininverbindung da, wo man eine allmähliche, also roborirende Wirkung des Chinins beabsichtigt. In Fällen, in welchen eine schnelle Chininwirkung erwünscht ist, wird es nicht gegeben. Als Roborans, bei Diarrhöe, gegen Nachtschweiss, giebt man es zu 0,2—0,5 g dreimal täglich in Pulvern oder Pillen. Aeusserlich hat es in Haarpomaden als Mittel gegen das Haarausfallen Anwendung gefunden.

II. Chininum tannicum insipidum Rozsnyay. Rozsnyay's geschmackloses

Chinintannat. Vorschrift der Pharm. Hungar: 40 Th. gewöhnliches Chininsulfat werden in 1200 Th. destillirtem Wasser und der nöthigen Menge verdünnter Schwefelsäure (wozu aber nicht mehr als höchstens 35 Th. einer 16 proc. Säure Germ. III gebraucht werden dürfen) gelöst. Der filtrirten Lösung wird unter beständigem Umrühren allmählich zugefügt eine Auflösung von 80 Th. Gerbsäure in 560 Th. destillirtem Wasser. Alsdann wird in die so erhaltene Flüssigkeit unter beständigem Umrühren eine weitere Lösung eingetragen aus 20 Th. Gerbsäure, 320 Th. destillirtem Wasser und 20 Th. Ammoniakflüssigkeit (von 10 Proc. NH_3). Der Niederschlag wird nach 24 stündigem Absetzen auf ein Filter gebracht, mit 400 Th. destillirtem Wasser ausgewaschen, darauf durch leichtes Pressen von dem Ueberschuss an Wasser befreit. Den abgepressten Niederschlag erwärmt man als-

---

[1]) Helv. lässt mit Chloroform ausschütteln. Sie schreibt vor, 1 g Chinintannat mit 10 g Wasser anzureiben, mit 10 g (?) Aetznatron zu versetzen, $^1/_2$ Stunde auf dem Wasserbade zu digeriren· und die Mischung nach dem Erkalten zweimal mit je 15 ccm Chloroform auszuschütteln. Bei der Angabe betr. die Gewichtsmenge des Aetznatrons scheint ein Druckfehler vorzuliegen.

dann mit 200 Th. destillirtem Wasser, bis er zu einer durchsichtigen, gelblichen, harzigen Masse schmilzt. Diese wird nach dem Austrocknen in Pulverform gebracht.

Ein gelbliches, fast geschmackloses Pulver, welches in Wasser kaum, dagegen in 40 Th. Spiritus löslich ist und 30—32 Th. wasserfreies Chinin enthält. Gehaltsbestimmung s. oben.

Pulvis antirhachiticus LOREY. Chinini tannici 1,0, Calcii phosphorici 5,0, Sacchari Lactis 5,0. Viermal täglich 1 Messerspitze.

Chininum valerianicum.

Chininum valerianicum. (Ergänzb. Helv.) **Chininvalerianat. Valeriansaures Chinin. Baldriansaures Chinin. Valérianate de Quinine** (Gall). **Quininae Valerianas** (U.-St.). $C_{20}H_{24}N_2O_2 . C_5H_{10}O_2$. **Mol. Gew. 426.**

Darstellung. 40 Th. Chininsulfat werden in einer Mischung aus 600 Th. destillirtem Wasser und 35 Th. verdünnter Schwefelsäure gelöst, die Lösung, wenn nothwendig, durch ein mit Wasser zuvor durchfeuchtetes lockeres Glaswollebäuschchen filtrirt, mittelst eines Ueberschusses Natriumkarbonatlösung ausgefällt, der aus Chininhydrat bestehende Niederschlag mit kaltem Wasser ausgewaschen, noch feucht mit 100 Th. Weingeist gemischt und unter gelinder Erwärmung gelöst, die Lösung dann mit einem Gemisch aus 11 Th. officineller Valeriansäure und circa 20 Th. Weingeist oder mit soviel jener Säure versetzt, dass eine neutrale oder ganz schwach saure Reaktion resultirt. Nachdem noch 100 Th. warmes destillirtes Wasser hinzugesetzt sind, giesst man die noch warme Flüssigkeit auf Porcellanteller in 1 cm hoher Schicht aus und überlässt sie, mit Papier überdreht, an einem staubfreien, circa 25°, höchstens 30° C. warmen Orte der freiwilligen Verdunstung. Das Chininvalerianat hinterbleibt je nach der Dauer der Verdunstung in zarten nadelförmigen, prismatischen oder schief rhombischen tafelförmigen Krystallen. Die Ausbeute beträgt circa 30 Th. Die Krystalle enthalten kein Krystallwasser und sind an der Luft beständig.

Beim Abdampfen koncentrirter Chininvalerianatlösungen bei einer Wärme von circa 60° C. scheidet sich das Chininvalerianat nicht in Krystallen ab, sondern schmilzt im Augenblicke der Ausscheidung zu einer klaren Flüssigkeit, welche in Tropfen theils auf der Oberfläche der Lösung schwimmt, theils sich harzähnlich an die Wandung des Abdampfgefässes ansetzt. Dieses amorphe Valerianat ist von derselben Zusammensetzung wie das krystallisirte Salz, also nur geschmolzenes Valerianat. Das Abdampfen der Lösungen in der Wärme vermeidet man deshalb.

Eigenschaften. Schuppige, glänzende, weisse Krystalle oder ein weisses mikrokrystallinisches Pulver von deutlichem Geruche nach Baldriansäure und von bitterem Geschmack. Es löst sich in 60 Th. kaltem Wasser und in etwas weniger als 1 Th. Weingeist. Es schmilzt, nachdem es über Schwefelsäure völlig ausgetrocknet worden war, bei 90° C., nicht völlig wasserfreie Präparate besitzen niedrigeren Schmelzpunkt. Die wässrige Lösung ist gegen Lackmus neutral oder sie reagirt nur ganz schwach alkalisch. Sie giebt die Thalleiochin-Reaktion und nimmt auf Zusatz von verdünnter Schwefelsäure blaue Fluorescenz an.

Prüfung. Die wässrige Lösung (1 = 20) sei neutral und werde durch Baryumnitratlösung (Schwefelsäure) und Silbernitratlösung (Chlor) nicht, oder nur ganz unbedeutend getrübt. 'Beim Durchfeuchten mit Schwefelsäure werde es nur gelblich (dunkle Färbung = Kohlehydrate), mit Salpetersäure nicht deutlich gelb oder roth (Morphin, Brucin) gefärbt. — Bei mehrstündigem Trocknen bei 100° C. soll es nicht mehr als 5 Proc. an Gewicht (Wasser) verlieren. — 2 g Chininvalerianat werden mit 1 g Ammoniumsulfat innig gemischt, die Mischung wird mit 20 g Wasser von höchstens 40° C. angerieben und 2 Stunden lang bei 40° C. stehen gelassen. Nachdem die erkaltete Mischung noch 1 Stunde lang bei 15° C.

gestanden hat und mehrmals umgerührt worden ist, wird sie durch ein Filter von 7 cm Durchmesser gegossen. 5 ccm des Filtrates (welches eine gesättigte Lösung von Chininsulfat darstellt), in ein trockenes Probirrohr gebracht, sollen, mit 4 ccm Ammoniakflüssigkeit gemischt und geschüttelt, eine klare Lösung geben. (Prüfung auf unzulässigen Gehalt von Neben-Alkaloïden, vergl. Chininum sulfuricum.)

Anwendung. Innerlich in Gaben von 0,05—0,5 g bei intermittirenden Neuralgien namentlich auf hysterischer Grundlage und bei febris intermittens mit grosser Reizbarkeit des Magens. Nicht in Lösung, sondern in Form von Pulvern oder Pillen.

Chininum valerianicum cum Antipyrino. Antipyrin-Chininvalerianat. Man löst gleiche Theile Antipyrin und Chininvalerianat unter Erwärmen in Weingeist und überlässt diese Lösung in einem flachen Gefässe, durch Ueberdrehen mit Papier vor Staub geschützt, der Verdunstung an einem warmen Orte. Weisses krystallinisches Pulver.

Elixir Ammonii Valerianatis et Quininae (Nat. form.). Elixir of Ammonium Valerianate et Quinine (Nat. Form.). Chinini hydrochlorici 4,25, Elixir Ammonii valerianici (Nat. form.) q. s. ad 1000,0 ccm.

Elixir Ammonii valerianici U-St.: Rp. Ammonii valerianici 35,0 g, Chloroformii 0,8 ccm, Tincturae Vanillae U-St., Tincturae Persionis (Cudbear) āā 16,0 ccm. Liquoris Ammonii caustici q. s. ad reactionem alcalinam, Elixir aromatici (U-St.) q. s. ad 1 Liter.

Elixir Quininae Valerianatis et Strychninae (Nat. form.). Elixir of Chinine Valerianate and Strychnine (Nat. form.). Rp. Chinini valerianici 17,5, Strychnini sulfurici 0,175, Tincturae Persionis (Cudbear) compositi 15 ccm, Elixir aromatici (U-St.) q. s. ad 1 Liter.

Tinctura Persionis. Tincture of Cudbear (Nat. form.). Orseille pulv. 125,0 wird mit einer Mischung von 1 Vol. Alkohol (95 Vol. Proc.) 2 Vol. Wasser zu 1 Liter Tinktur perkolirt.

Tinctura Persionis composita. Compound Tincture of Cudbear (Nat. form.). Orseille pulv. 20,0, Caramel 100,0. Wird mit einer Mischung aus 1 Vol. Alkohol (95 Vol. Proc.) und 2 Vol. Wasser zu 1 Liter Tinktur verarbeitet.

Chinini salia varia.

Im Nachstehenden sollen eine Anzahl von Chininsalzen und anderen Verbindungen besprochen werden, welche gelegentlich einmal therapeutisch angewendet werden, oder welche mit Rücksicht auf ihre sonstigen Eigenschaften analytisch von Wichtigkeit sind.

I. Chininum aceticum. Basisches Chininacetat. $C_{20}H_{24}N_2O_2,C_2H_4O_2$. Mol.

Gew. = 384. Bildet lange, farblose, seidenglänzende Nadeln. Man stellt es dar durch Fällen einer warmen Lösung von 10 Th. Chininsulfat in 500 Th. Wasser mit einer gleichfalls warmen Lösung von 4 Th. kryst. Natriumacetat in 50 Th. Wasser. Die nach dem Erkalten abgeschiedenen Krystalle werden durch Umkrystallisiren gereinigt und bei 25° C. getrocknet. Ausbeute 8 Th. Es ist in circa 600 Th. kaltem, 20 Th. heissem Wasser und in 7 Th. Weingeist löslich. Bei 100° C. verliert es etwas Essigsäure. Es wurde von Harless wegen der milderen Wirkung auf den Magen empfohlen.

Es wird therapeutisch kaum angewendet, entsteht aber gelegentlich einmal bei Anstellung von Reaktionen.

Wird freies Chinin oder das Chininacetat in überschüssiger Essigsäure aufgelöst, so krystallisirt beim freiwilligen Verdunsten das neutrale Chininacetat $C_{20}H_{24}N_2O_2 \cdot 2(C_2H_4O_2) + 3H_2O$ in glänzenden Nadeln aus.

II. Chininum albuminatum (hydricum). Chininalbuminat. Es wurde von

Tarozzi durch Umsetzung der Lösungen von Chininsulfat mit Natriumalbuminat (Hühnereiweiss) erhalten und soll aus 54 Th. Chinin und 46 Th. wasserhaltigem Albumin bestehen.

Ein weisses, amorphes, sehr bitter schmeckendes Pulver, in heissem Wasser leichter löslich als in kaltem. Noch löslicher ist es in Wasser, welches mit Milchsäure oder mit Salzsäure angesäuert ist oder in künstlichem Magensaft. Es soll vom Magen aus resorbirt werden und vor anderen Chininsalzen den Vorzug haben, dass es von den Körpersäften nicht zersetzt wird.

III. †† Chininum arsenicicum. Arsensaures Chinin. Chininarseniat. $2[C_{20}H_{24}N_2O_2] . H_3AsO_4 + 8H_2O$. Mol. Gew. $= 934$. Ist bereits auf S. 396 abgehandelt worden.

IV. †† Chininum arsenicosum. Chininarsenit. Arsenigsaures Chinin. $H_3AsO_3 . 3[C_{20}H_{24}N_2O_2] + 4H_2O$. Mol. Gew. $= 1170$.

Diese Verbindung kann nicht durch Neutralisiren von Chinin mit arseniger Säure und Abdampfen der Lösung, sondern muss durch Umsetzen von Silberarsenit mit Chininchlorhydrat dargestellt werden. Man bringt in einen Kolben eine Mischung aus 100 Th. Silberarsenit (AsO_3Ag_3) mit 226 Th. Chininchlorhydrat $(C_{20}H_{24}N_2O_2 . HCl + 2H_2O)$, übergiesst mit einer hinreichenden Menge verdünntem Weingeist (von 70 Vol. Proc.) und erhitzt längere Zeit am Rückflusskühler. Beim freiwilligen Verdunsten des Filtrates hinterbleibt das obige Salz in langen, seidenglänzenden, koncentrisch gruppirten Nadeln, welche schwer in kaltem oder heissem (1 : 150) Wasser löslich, leicht löslich dagegen in Alkohol, Aether oder Chloroform sind. Sehr vorsichtig aufzubewahren.

Das Chininarsenit des Handels ist häufig nur ein Gemenge von Chinin mit arseniger Säure; man prüfe es durch das Mikroskop und stelle fest, ob es in Alkohol, Aether und Chloroform leicht und ohne Rückstand löslich ist.

V. Chininum benzoïcum. Chininbenzoat. Benzoesaures Chinin. $C_{20}H_{24}N_2O_2 . C_7H_6O_2$. Mol. Gew. $= 446$.

Zur Darstellung löst man 10 Th. Benzoësäure (*e Toluolo* s. S. 15) in 60 Th. Alkohol und neutralisirt diese Lösung durch Zufügung von 26,6 Th. wasserfreiem Chinin oder 31,0 Th. Chininhydrat $(C_{20}H_{24}N_2O_2 + 3H_2O)$. Die neutrale, alkoholische Lösung wird, vor Staub geschützt, an einem warmen Orte zur Verdunstung gebracht.

Kleine, weisse Prismen, in etwa 350 Th. Wasser löslich. Die Lösung wird durch Ferrichlorid rehbraun gefällt (Ferribenzoat), sie giebt ferner die Thalleiochin-Reaktion.

VI. Chininum boricum. Chininborat. Borsaures Chinin. $C_{20}H_{24}N_2O_2 . BO_3H_3$. Mol. Gew. $= 386$. Zur Darstellung fällt man mittels Natronlauge aus 10 Th. officinellen Chininsulfat das Chinin als Chininhydrat aus, wäscht es mit kaltem Wasser vollständig aus, rührt es mit einer kalt gesättigten Lösung von 1,4 Th. Borsäure an, trocknet die Mischung an einem warmen Orte aus und zerreibt den hinterbleibenden Rückstand. Gelblichweisses Pulver. Dieses Präparat kann ersetzt werden durch eine Mischung von 10 Th. wasserfreiem Chinin $(C_{20}H_{24}N_2O_2)$ mit 1,91 Th. Borsäure.

VII. Chininum camphoricum. Kamphersaures Chinin. Chinincamphorat. $[C_{20}H_{24}N_2O_2]_2 . C_{10}H_{16}O_4$. Mol. Gew. $= 848$.

Wird gewonnen durch Eindunsten einer alkoholischen Lösung aus 10 Th. Kamphersäure und 37,8 Th. Chininhydrat $(C_{20}H_{24}N_2O_2 + 3H_2O)$. Weisses Pulver, unlöslich in Wasser, löslich in Alkohol. Wird wie das Chininsulfat angewendet.

VIII. † Chininum carbolicum. Phenol-Chinin. $C_{20}H_{24}N_2O_2 . C_6H_6O$. Mol. Gew. $= 418$. Man trägt in eine heisse Auflösung von 34,4 Th. wasserfreiem Chinin in 100 Th. Weingeist 10 Th. krystallisirtes Phenol ein. Die obige Verbindung scheidet sich beim Erkalten in zarten weissen Nadeln aus. Man kann auch die alkoholische Lösung an einem warmen Orte freiwillig abdunsten lassen und den Rückstand austrocknen und pulvern.

Löslich in 400 Th. Wasser und in 80 Th. Alkohol. Dosis 0,2—0,5 g drei- bis viermal täglich.

IX. Chininum carbonicum. Chininkarbonat. Kohlensaures Chinin. $C_{20}H_{24}N_2O_2 . H_2CO_3 + H_2O$. Mol. Gew. $= 404$. Dieses Salz kann durch Umsetzen von Chininsalzlösungen mit Alkalikarbonaten nicht dargestellt werden, da sich hierbei unter Entweichen von Kohlensäure Chininhydrat ausscheidet. Man erhält es, indem man frisch gefälltes und gut ausgewaschenes Chininhydrat in Wasser vertheilt und in die Flüssigkeit gewaschene Kohlensäure bis zur völligen Auflösung des Chininhydrates einleitet. Aus der Lösung

scheidet sich allmählich das Chininkarbonat in feinen weissen Nadeln aus. Das Chininkarbonat ist ziemlich löslich in Wasser zu einer alkalisch reagirenden Flüssigkeit, die nicht
so stark bitter schmeckt als die gewöhnlicher Salze. Auch in Alkohol ist es löslich.
Indessen ist das Salz von nur beschränkter Haltbarkeit, da es allmählich in Kohlensäure
und Chinin zerfällt. In Säuren löst es sich unter Aufbrausen.

X. Chininum chinicum. Chinasaures Chinin. Chininchinat. $C_{20}H_{24}N_2O_2$.

$C_7H_{12}O_6 + 2H_2O$. Mol. Gew. = 552. Zur Darstellung mischt man eine alkoholische Lösung
von 10 Th. Chininhydrat ($C_{20}H_{24}N_2O_2 + 3H_2O$) mit einer alkoholischen Lösung von 5,1 Th.
Chinasäure und überlässt die Flüssigkeit an einem warmen Orte der Verdunstung. Kleine
weisse Nadeln, in etwa 3 Th. Wasser oder in 10 Th. Alkohol löslich.

XI. † Chininum chromicum. Chininchromat. Chromsaures Chinin. $C_{20}H_{24}N_2O_2$

. $H_2CrO_4 + 2H_2O$. Mol. Gew. = 478.

Zur Darstellung löst man 10 Th. Chininchlorhydrat in 300 Th. Wasser und vermischt diese Lösung mit einer zweiten Lösung aus 2,5 Th. neutralem Kaliumchromat in
60 Th. Wasser unter Umrühren. Der sich ausscheidende gelbe Niederschlag wird gesammelt, mit kaltem Wasser gewaschen und aus siedendem, verdünntem Alkohol umkrystallisirt. Glänzende, gelbe Nadeln, in 2400 Th. kaltem oder 160 Th. siedendem
Wasser löslich.

XII. Chininum ferrocyanatum. Ferrocyanwasserstoffsaures Chinin. Eisen-

blausaures Chinin. Ferrocyanhydrate de Quinine (Gall.). $C_{20}H_{24}N_2O_2 . Fe(CN)_6H_4$
$+ 2H_2O$. Mol. Gew. = 576.

Die Darstellung dieses Salzes erfolgt, indem man alkoholische Lösungen von
10 Th. Chininhydrat ($C_{20}H_{24}N_2O_2 + 3H_2O$) und 5,71 Th. Ferrocyanwasserstoffsäure (s. bei
Kalium ferrocyanatum) mischt und der freiwilligen Verdunstung überlässt.. — Man erhält
es so in gelben, nadelförmigen Krystallen, während es sich beim Verdampfen der Lösungen
in der Hitze als amorphe harzige Masse abscheidet.

Es ist kaum löslich in Wasser, leicht löslich dagegen in Alkohol, besonders beim
Erwärmen; es verwittert an der Luft und ist von bitterem Geschmack. Es enthält
56,25 Proc. Chinin und 6,25 Proc. Wasser.

Beim Verbrennen hinterlässt es eine kleine Menge Eisenoxyd, welches frei ist von
löslichen Salzen. Die wässerige Lösung werde durch Baryumchlorid nicht getrübt
(Chininsulfat).

XIII. Chininum glycerino-phosphoricum. Glycerinphosphorsaures Chinin.

$PO_4H_2(C_3H_7O_2) (C_{20}H_{24}N_2O_2)_2 + 4H_2O$. Mol. Gew. = 892.

Zur Darstellung setzt man eine wässerige Lösung von 10 Th. Calciumglycero-
phosphat (s. S. 96) in 300 Th. Wasser mit einer Lösung von 34,8 Th. Chininchlorhydrat
in 1000 Th. Wasser um. Der entstehende Niederschlag wird mit wenig kaltem Wasser
gewaschen und nach dem Absaugen getrocknet.

Feine weisse Krystallnadeln, äusserlich an das gewöhnliche Chininsulfat erinnernd;
sie sind geruchlos, von bitterem Geschmack, aber nicht so stark bitter wie Chininsulfat.
Löslich in 200 Th. kaltem oder in 100 Th. siedendem Wasser, löslich in 40 Th. kaltem
Alkohol, leicht löslich in siedendem Alkohol, auch löslich in koncentrirtem Glycerin, unlöslich in Aether. Schm.-P. 145° C.

Löst man das Salz in Chlorwasser, so wird die Lösung auf Zusatz von überschüssiger
Ammoniakflüssigkeit grün gefärbt (Thalleiochin-Reaktion). Dagegen ist die Phosphorsäure
erst nach Zerstörung des Moleküls nachzuweisen. Vergl. S. 95.

Prüfung. Zur Wasserbestimmung wird eine gewogene Menge des Salzes bei
100° C. getrocknet. Darauf löst man den Rückstand in salzsaurem Wasser, fällt das Chinin
mit Natronlauge, sammelt es auf einem Filter, wäscht es aus, trocknet und wägt es. —
Das Filtrat wird eingedampft und nach Zusatz von Kaliumkarbonat + Kaliumnitrat verascht. Die Asche wird mit salpetersäurehaltigem Wasser aufgenommen; man fällt und
bestimmt die Phosphorsäure nach der Molybdän-Methode, s. S. 92.

XIV. Chininum hydrojodicum. Chininhydrojodid. Chininjodhydrat. Jodwasserstoffsaures Chinin. $C_{20}H_{24}N_2O_2 . HJ$. Mol. Gew. $= 452$.

Zur Darstellung löst man 10 Th. Chininchlorhydrat in 300 Th. warmem destillirten Wasser und versetzt diese Lösung unter Umrühren mit einer anderen, aus 6 Th. Kaliumjodid mit 12 Th. destillirtem Wasser bereiteten (Gegenwart von Säure ist auszuschliessen, weil sonst braune Niederschläge ausfallen). Der sich nach einigen Stunden in der erkalteten Flüssigkeit absondernde, gelbliche, harzige Niederschlag wird an einem lauwarmen Orte ausgetrocknet, zu Pulver zerrieben und in einer Glasflasche vor Sonnenlicht geschützt aufbewahrt. Ausbeute 20—21 Theile. Es ist in kaltem Wasser sehr schwer, in kochendem Wasser leicht, auch in Weingeist und Aether löslich.

Das Chininhydrojodid wurde gegen Intermittens bei Skrophulösen empfohlen und zu 0,2—0,3—0,5 g gegeben. Es dürfte dieses Salz durch einfache Mischung vollständig ersetzt werden. Zur Darstellung von 1,0 Chininhydrojodid *ex tempore* genügen 0,95 Chininsulfat und 0,4 Kaliumjodid.

XV. Chininum hydrojodicum ferratum. Ferro-Chininum hydrojodicum.

Jodure de Fer et de Quinine. 10,0 Chininbisulfat werden in 90,0 Weingeist gelöst und mit einer kalten Lösung von 6,3 Kaliumjodid in 17,5 frischbereiteter Ferrojodidlösung versetzt. Nach halbstündiger Digestion wird die heisse Flüssigkeit filtrirt, das Filtrum mit etwas heissem Weingeist nachgewaschen und das Filtrat ein bis zwei Tage bei Seite gestellt. Die abgeschiedenen gelbgrünlichen Krystalle werden ohne Wärmeanwendung so schnell als möglich trocken gemacht und in gut verstopftem Glasgefässe vor Licht und Luft geschützt aufbewahrt. Dieses Präparat ist sehr leicht zersetzlich, so dass es BOUCHARDAT, der Urheber dieses Präparats, obgleich er es von vorzüglicher Wirkung bei Chlorose, Intermittens und Scrofulosis findet, dennoch zu extemporiren vorschlägt.

Pilulae Chinini hydrojodici ferrati
BOUCHARDAT.

Rp. Ferri protojodati 5,0
Chinini sulfurici
Mellis   āā 1,0
Radicis Liquiritae pulveratae q. s.
Fiant pilulae 50.
2—6 Pillen täglich (bei Chlorosis, die Dosis allmählich steigernd) oder 12—18 Pillen täglich (bei Intermittens).

Sirupus Chinini hydrojodici ferrati
BOUCHARDAT.
Sirop d'iodure de Fer et de Quinine.

Rp. Jodi   5,0
Ferri pulverati 2,0
Aquae   20,0.
Digere per aliquot momenta, tum liquorem coloris viridulum commisce cum Sirupi Sacchari 1120,0. Deinde adde liquorum paratum e
Chinini sulfurici   1,0
Acidi sulfurici gtt. 15
Aquae destillatae 10,0.
Wird löffelweise bei Scrofulosis genommen.

† **Chininum jodo-hydrojodicum. Jod-jodwasserstoffsaures Chinin.** $C_{20}H_{24}N_2 O_2 . J . JH$. Mol. Gew. $= 579$.

Wird durch Fällen einer Chininsalzlösung (z. B. Chininum hydrochloricum) mit Jodjodkaliumlösung erhalten. Der entstandene Niederschlag wird mit kaltem Wasser gewaschen und auf porösen Unterlagen bei 25—30° C. getrocknet.

Kermesbraunes, in Wasser unlösliches, in Alkohol lösliches Pulver. Der Jodgehalt beträgt 43,8 Proc. Es wurde neuerdings von ASSAKY als Jodpräparat bei syphilitischen Erkrankungen empfohlen. Rp. Chinini jodo-hydrojodici 10,0, Kaolini puri 2,0, Mucilaginis Gummi arabici q. s. fiant pilulae 80, conspergendae Talco veneto.

XVI. Chininum hypophosphorosum (fälschlich Chininum hypophosphoricum). Chininhypophosphit. Unterphosphorigsaures Chinin. $C_{20}H_{24}N_2O_2 . H_3PO_2$. Mol. Gew. $= 390$.

— 5 Th. Calciumhypophosphit (s. S. 561) werden in 120 Th. Wasser gelöst und mit einer Lösung von 25 Th. Chininsulfat in 400 Th. Weingeist durchmischt. Nach mehrmaligem Umrühren und einstündiger Digestion wird filtrirt und das Filtrat durch Abdampfen um $^2/_3$ seines Volumens vermindert zur Krystallisation bei Seite gestellt etc. Das durch gelindes Pressen zwischen Fliesspapier zum Theil entfeuchtete Salz wird an einem kaum lauwarmen Orte trocken gemacht. Ausbeute 17—18 Th.

Es ist ein farbloses, lockeres, aus sehr kleinen Prismen bestehendes Salz, löslich in 60—70 Th. kaltem, 15 Th. kochendem Wasser, leicht löslich in Weingeist.

Das Chininhypophosphit wurde von LAWRENCE SMITH als Mittel bei Lungenphthisis, Cachexie, Skropheln empfohlen und von ihm Hypophosphate of Quinia genannt. Dosis 0,05—0,1—0,15 täglich drei- bis viermal. Dieses kaum in Anwendung kommende Salz lässt sich durch Mischung extemporiren. Für 1,0 desselben sind 1,0 Chininchlorhydrat und 0,24 Calciumhypophosphit erforderlich.

XVII. Chininum lacticum. Chininlactat. Milchsaures Chinin. Lactate de Quinine (Gall.). $C_{20}H_{24}N_2O_2 . C_3H_6O_3$. Mol. Gew. = 414.

Zur Darstellung vertheilt man 10 Th. Chininhydrat ($C_{20}H_{24}N_2O_2 + 3H_2O$) in etwa 150 Th. Wasser und neutralisirt unter Erwärmen durch Zugabe einer hinreichenden Menge (3,2 Th.) Milchsäure von 75 Proc. — Die neutrale Flüssigkeit wird noch warm filtrirt, bei nicht über 60° C. eingedunstet und über Schwefelsäure zur Krystallisation gebracht.

Farblose, prismatische Nadeln ohne Krystallwasser, dem officinellen Chininsulfat ähnlich. Löslich in 3 Th. kaltem oder in weniger als 1 Th. siedendem Wasser zu einer neutralen Flüssigkeit, sehr leicht löslich in Alkohol von 90 Proc., fast unlöslich in Aether. Das Salz enthält 78,26 Proc. Chinin.

Chininum ferro-lacticum. Chininum lacticum martiatum. Chinineisenlactat, ein Gemisch aus Chininlactat und Ferrilactat, entsprechend dem Chinineisencitrat. Es wird wie dieses aus 10,0 Chininhydrat, 5,0 oder der genügenden Menge Milchsäure, 80,0 Ferrilactat (Ferrum lacticum oxydatum in hellbraunen Lamellen) und der genügenden Menge Wasser gemischt, so dass eine sirupdicke Flüssigkeit entsteht, welche auf Glastafeln ausgestrichen und am schattigeu Orte getrocknet wird. Es bildet bitter-eisenhaft schmeckende braune Lamellen mit etwa 10 Proc. Chiningehalt.

XVIII. Chininum oleïnicum. Oleatum Quininae (Nat. Form.). Oleate of Quinine.

Man reibt 25,0 Th. bei 100° C. völlig ausgetrocknetes, wasserfreies Chinin mit 75,0 Th. möglichst reiner Oelsäure an und erwärmt die Mischung, bis das Chinin gelöst ist. Es ist keine einheitliche Verbindung, sondern ein Gemisch von etwa 50 Proc. Chininoleat mit etwa 50 Proc. freier Oelsäure. Es löst sich in Alkohol, in Aether und in fetten Oelen und wird innerlich als Antipyreticum und Antiperiodicum, äusserlich in Salbenform angewendet.

XIX. † Chininum oxalicum. Chininoxalat. Neutrales (basisches) oxalsaures Chinin. $[C_{20}H_{24}N_2O_2]_2 . C_2O_4H_2 + 6H_2O$. Mol. Gew. = 846.

Man löst 10 Th. gewöhnliches Chininsulfat in 350 Th. siedendem destillirten Wasser auf und mischt eine heisse Lösung von 3 Th. neutralem Kaliumoxalat in 50 Th. Wasser hinzu. Die nach dem Erkalten ausgeschiedenen Krystalle werden mit wenig Wasser gewaschen und an der Luft rasch getrocknet. Farblose, lange, leicht verwitternde Prismen, in etwa 1400 Th. Wasser löslich.

XX. Chininum phosphoricum. Chininphosphat. Phosphorsaures Chinin. $[C_{20}H_{24}N_2O_2]_2 . H_3PO_4 + 8H_2O$. Mol. Gew. = 890.

Neutralisirt man heisse verdünnte Phosphorsäure mit freier Chininbase, so krystallisiren aus der Lösung Nadeln der Zusammensetzung $3[C_{20}H_{24}N_2O_2]$ $2[PO_4H_3]$ bald mit 5, bald mit $12H_2O$. Das Salz obiger Zusammensetzung erhält man wie folgt:

Man löst 10 Th. Chininchlorhydrat in 300 Th. Wasser und fällt diese Lösung mit einer anderen aus 4,6 Th. kryst. Natriumphosphat ($Na_2HPO_4 + 12H_2O$) in 100 Th. Wasser. Der entstandene Niederschlag wird aus siedendem Wasser umkrystallisirt. Farblose, seidenglänzende, lange Nadeln, in etwa 700 Th. Wasser löslich.

Nach HARLESS und PEREIRA soll es besser vertragen werden als das Chininsulfat. Sie empfahlen es besonders bei lentescirenden Fiebern, atonischen Gichtfiebern mit colliquativen Schweissen, atonischer Leucorrhoe und atonisch-cachectischer Chlorose. Dosis wie vom Chininsulfat.

XXI. † Chininum picrinicum. Chininpikrat. Pikrinsaures Chinin.

Wird erhalten, wenn man eine Lösung von Chininchlorhydrat mit einer wässrigen Pikrinsäurelösung, welche im mässigen Ueberschuss zuzusetzen ist, fällt. Durch freiwilliges Verdunsten der alkoholischen Lösung erhält man gelbe, nadelförmige Krystalle.

Gelbes, krystallinisches Pulver, in Wasser fast unlöslich.

XXII. Chininum saccharinicum. FAHLBERG's Saccharin-Chinin.

Zur Darstellung werden 64 Th. wasserfreies Chinin mit 36 Th. Saccharin vermischt, mit verdünntem Weingeist zum Brei angerührt, den man unter Umrühren zum Trocknen verdunstet. Weisses Pulver von nur schwach bitterem Geschmack. Dieser kann durch Vermischen des Präparates mit gleich viel Saccharin noch vollständiger beseitigt werden. Es ist in kaltem wie in heissem Wasser nur wenig löslich und eignet sich deshalb besonders für Pulvermischungen.

XXIII. Chininum sulfo-aethylicum. Chininum aethylosulfuricum. Chininum sulfovinicum (?). Aethylschwefelsaures Chinin. Chininäthylsulfat ($C_{20}H_{24}N_2O_2$). $SH[C_2H_5]O_4$. Mol. Gew. = 450.

Wird durch Doppelzersetzung aus 100 Th. saurem Chininsulfat und 35,7 Th. trocknem oder 39 Th. krystall. Baryumäthylsulfat dargestellt. Baryum- und Chininsalz werden in der geringsten Menge heissen Weingeistes gelöst und gemischt, ein Ueberschuss des einen oder des anderen Salzes ausgeglichen, das Filtrat durch Abdampfen bei gelinder Wärme eingetrocknet und der Rückstand ausgetrocknet. Ausbeute circa 100 Th.

Das Chininäthylsulfat enthält 72 Proc. trocknes Chinin und bildet ein weisses krystallinisches, sehr bitteres, in gleichviel Wasser, leicht in Weingeist, nicht in Aether lösliches Pulver. Die wässerige Lösung ist nicht fluorescirend und reagirt schwach alkalisch.

Dieses in Wasser sehr leicht lösliche Salz ist von JAILLARD zu hypodermatischen und auch anderen Injektionen empfohlen worden, und sollen bei der hypodermatischen Anwendung die örtlichen Nachwirkungen nicht eintreten, insofern es sich gegen die Albuminkörper und das organische Gewebe indifferent verhält.

XXIV. Chininum sulfophenolicum. Chininum sulfocarbolicum. Phenolsulfosaures Chinin. Carbolschwefelsaures Chinin. Carbolsulfosaures Chinin ($C_{20}H_{24}N_2O_2$) ($C_6H_4[OH]SO_3H$). Mol. Gew. = 498.

Zur Darstellung löst man 10 Th. Phenolsulfosaures Baryum (über die Bereitung desselben s. S. 87) in 80 Th. Wasser und setzt es unter Erhitzen mit einer heissen Lösung von 16,6 Th. gewöhnlichem Chininsulfat in 800 Th. Wasser so um, dass unter keinen Umständen Baryumsalz, sondern eher eine kleine Menge unorganischer Schwefelsäure in Lösung ist. Man lässt absetzen, filtrirt, dunstet das Filtrat bei mässiger Wärme ein und setzt das Trocknen im Wasserbadtrockenschranke, schliesslich im Vakuum-Exsikkator fort.

Gelblichweisse, harzartige, in der Wärme erweichende Masse, schwerlöslich in Wasser, leicht löslich in Alkohol.

XXV. Chininum stearinicum. Chininum stearicum. Chininstearinat. Chininstearat. Talgsaures Chinin.

30 Th. Chininsulfat, gelöst in 300 Th. destillirtem Wasser und 20 Th. verdünnter Schwefelsäure, werden mit einer wässrigen Lösung von 22 Th. trocknem Natriumstearat in 300 Th. heissem Wasser gemischt, die entstandene breiige Masse den folgenden Tag in einem leinenen Kolatorium gesammelt, ausgepresst und an einem lauwarmen Orte getrocknet. Man kann auch 10,0 Chininhydrat und 7,5 Stearinsäure in 50,0 absolutem Weingeist unter Digestionswärme lösen und die Lösung im Wasserbade eintrocknen. Erkaltet wird es zu einem Pulver zerrieben.

Es ist ein weisses, in Wasser kaum lösliches Pulver von weit weniger bitterem Geschmacke als das Chininsulfat. Dosis 0,1—0,3—0,6. Es ist nur selten versucht worden, heute wohl nicht mehr im Gebrauch.

XXVI. Chininum tartaricum. Chinintartrat neutrales bez. basisches. Weinsaures Chinin [$C_{20}H_{24}N_2O_2$]$_2$. $C_4H_6O_6 + 2H_2O$. Mol. Gew. = 834.

Wird als weisser krystallinischer Niederschlag erhalten, wenn man eine lauwarm bereitete Lösung von 15 Th. Chininsulfat mit einer Lösung von 4 Th. neutralem Kaliumtartrat fällt. In Wasser sehr schwer löslich.

Chininum bitartaricum, saures weinsaures Chinin, scheidet sich in Krystallen $C_{20}H_{24}N_2O_2 \cdot C_4H_6O_6 + H_2O$ ab, wenn man. eine alkoholische Lösung von 10 Chininhydrat $(C_{20}H_{24}N_2O_2 + 3H_2O)$ und 4 Th. Weinsäure der freiwilligen Verdunstung überlässt.

Chininum tartarico-sulfuricum. Chininum sulfurico-tartaricum. Sulfo-tartrate de Quinine. Ist eine Mischung aus 2 Th. gewöhnlichem Chininsulfat und 1 Th. Weinsäure.

XXVII. Chininum uricum. Chininum urinicum. Chininurat. Harnsaures Chinin.

Das aus 12,5 Chininsulfat durch Natriumkarbonat abgeschiedene und noch feuchte Chininhydrat wird mit 5,0 Harnsäure und 100,0 heissem destillirtem Wasser gemischt und im Wasserbade zur Trockne eingedampft. Will man es in zarten farblosen Krystallen gewinnen, so löst man es in kochendem Weingeist und bringt die Lösung zur Krystallisation. Dosis auf den Tag 0,2—0,3. Es wurde von PÉREYRE empfohlen, ist aber, wie es scheint, nicht in den Gebrauch gekommen. Der Gebrauch beim niederen Volke, den eigenen Harn gegen Intermittens zu trinken, soll PÉREYRE (1860) auf den Gedanken gebracht haben, das Chininurat in den Arzneischatz einzuführen. Er behauptet, dass es in weit kleineren Gaben Hilfe leist als das Chininsulfat, und nicht die unangenehmen Nebenwirkungen des Chinins offenbare.

Chinaphtholum. β-Naphthol-α-monosulfosaures Chinin. $C_{20}H_{24}N_2O_2$ $[C_{10}H_6(OH)SO_3H]_2$. Mol. Gew. = 772.

Wird durch Fällen einer Lösung von Chininchlorhydrat mit einer Lösung von β-Naphthol-α-monosulfosaurem Natrium erhalten. Gelbes, krystallinisches, bitterschmeckendes, in kaltem Wasser nicht, aber in heissem Wasser, sowie in Alkohol etwas lösliches Pulver. Schmelzpunkt 185—186° C. Es enthält 42 Proc. Chinin. Bei Typhus abdominalis, Darmtuberkulose, Dysenterie, akutem Gelenkrheumatismus, in Gaben von 0,5—3,0 g pro die.

Chininum anisatum. Anethol-Chinin $[C_{20}H_{24}N_2O_2]_2 \cdot C_{10}H_{12}O \cdot + 2H_2O$. Mol. Gew. = 832.

Man löst 5 Th. Chininhydrat in 100 Th. siedendem Alkohol und fügt zur Lösung 1 Th. Anisöl (Anethol). Beim Erkalten scheidet sich obige Verbindung in glasglänzenden Rhombenoktaëdern aus, welche kaum in Wasser oder kaltem Weingeist löslich sind, dagegen von Aether oder heissem Weingeist leicht gelöst werden. Durch Salzsäure wird die Verbindung zerlegt unter Bildung von Chininchlorhydrat und Anethol.

Chininum eugenolicum. Eugenol-Chinin. Nelkensaures Chinin. $C_{20}H_{24}N_2O_2 \cdot C_{10}H_{12}O_2$. Mol. Gew. = 488.

Wird in gleicher Weise wie das Anethol-Chinin dargestellt unter Ersatz des Anisöls durch Nelkenöl oder Eugenol.

† Chloral-Chinin. $C_{20}H_{24}N_2O_2 \cdot CCl_3CHO$. Mol. Gew. = 471,5.

324 Th. wasserfreies Chinin werden in Chloroform gelöst. Diese Lösung wird mit Aether verdünnt und in ihr werden 147,5 Th. wasserfreies Chloral (nicht Chloralhydrat!) aufgelöst. Die sich massenhaft ausscheidenden Krystallwarzen erscheinen nach dem Waschen mit Aether und Trocknen über Schwefelsäure als amorphe leichte Masse von bitterem Geschmack, die sowohl in angesäuertem Wasser, als auch in Weingeist löslich ist.

Chinoral. Soll als ölige, dickliche Flüssigkeit durch Kombination von Chinin mit Chloral erhalten werden und als Antisepticum Verwendung finden. Hersteller: Apotheker K. MEYER in Apolda.

Chinin-Urethan. Ist eine Mischung von 2 Th. Chininum hydrochloricum und 1 Th.

Urethan. Dieses Gemisch, welches natürlich nicht vorräthig gehalten werden braucht, ist in Wasser sehr leicht löslich und wird von GAGLIO an Stelle anderer Chininsalze zu subkutanen Injektionen empfohlen. Dosis: 1,5 g Salz + 1 ccm Wasser.

Chinioïdinum.

I. Chinioïdinum. (Ergänzb.) **Chinoïdin. Chinioïdeum. Chininum amorphum fuscum.** Ein Nebenprodukt bei der Darstellung des Chinins aus den Chinarinden, welches besonders früher, als die Chinin-Preise sehr hoch waren, eine bedeutende Wichtigkeit hatte.

Gewinnung. Die Mutterlaugen von der Chininfabrikation, aus denen die krystallisirbaren China-Alkaloïde nach Möglichkeit abgeschieden sind, werden mit Natronlauge gefällt. Der harzartige Niederschlag wird zur Entfernung des Natrons und von Farbstoffen mit heissem Wasser geknetet.

Im Handel unterscheidet man ein rohes, gereinigtes und höchst gereinigtes Chinioïdin (Chinioidinum crudum, depuratum, purissimum). Das letztere ist das Chinioïdin des Ergänzungsbuches. Es wird aus dem rohen Chinioïdin durch zweimaliges Auflösen in Salzsäure und Fällung, das erste Mal mittels Natriumkarbonat oder Natronhydrat, das andere Mal mit Ammoniak abgeschieden. Der Niederschlag wird schliesslich mit heissem Wasser ausgeknetet, bei gelinder Wärme geschmolzen, in Form von Tafeln oder cylindrischen Stangen gebracht und diese über Aetzkalk ausgetrocknet. Die einzelnen Stücke werden meist in Paraffinpapier eingehüllt.

Eigenschaften. Braune oder braunschwarze, harzartige Massen in der Form von Tafeln oder Stangen, leicht zerbrechlich, mit glänzendem, muscheligem Bruche. In Wasser ist es fast unlöslich, in siedendem Wasser schmilzt es. In (mit Salzsäure oder Essigsäure oder verdünnter Schwefelsäure) angesäuertem Wasser, in Weingeist und in Chloroform ist Chinioïdin leicht löslich zu sehr bitter schmeckenden Flüssigkeiten. Die Lösungen in Alkohol und in Chloroform bläuen rothes Lackmuspapier. Das Chinioïdin giebt ebenso wie das Chinin und das Chinidin die Thalleiochin-Reaktion, d. h.: Versetzt man die verdünnte salzsaure Lösung mit einer genügenden Menge starken Chlorwassers, so wird die Lösung auf Zusatz von Ammoniakflüssigkeit im Ueberschuss smaragdgrün gefärbt.

Das gegenwärtig im Handel befindliche Chinioïdin besteht, abgesehen von kleinen Mengen Mineralstoffen (Natron), deren Anwesenheit sich aus der Art der Darstellung ergiebt, fast ausschliesslich aus amorphen Chinabasen. Nach HESSE besteht die Hauptmenge aus einem Gemenge von amorphen Diconchinin und Dicinchonin. Ausserdem sind wechselnde Mengen von Chinicin und Cinchonicin, den amorphen Umwandlungsprodukten des Chinins, Chinidins, Cinchonins und Cinchonidins, welche im Verlaufe der Fabrikation aus den krystallisirenden Basen entstehen, vorhanden.

Prüfung. 1) 1 g Chinioïdin löse sich in einer Mischung von 1 ccm verdünnter Essigsäure (von 30 Proc.) und 9 ccm Wasser klar oder doch nahezu klar auf. Ein erheblicher unlöslicher Rückstand würde zeigen, dass eine nicht oder nur mangelhaft gereinigte Sorte vorliegt. 2) In 10 ccm kaltem, verdünntem Weingeist sei 1 g Chinioïdin klar löslich (wie sub 1). 3) Beim Verbrennen soll das Chinioïdin nicht mehr als 0,6 Proc. Asche hinterlassen. (Mineralische Verunreinigungen.) Die Lösung der Asche in schwach salzsaurem Wasser soll durch Schwefelwasserstoffwasser nicht verändert werden (Dunkelfärbung = Blei oder Kupfer).

Aufbewahrung. Man schlägt die Tafeln bez. Stangen des Chinioïdins in Wachspapier ein und bewahrt sie in der Officin in Porcellanbüchsen, grössere Vorräthe in Blechgefässen an einem trocknen, kühlen Orte, am besten über Aetzkalk auf. — Beim Zerreiben im Porcellanmörser wird das Chinioïdin elektrisch, das Pulver backt leicht zusammen. Durch Zerreiben im eisernen Mörser kann das Elektrischwerden vermieden werden.

Anwendung. Das Chinioïdin wird in weingeistiger Lösung, in Pillen und Pulvern zu 0,2—0,5—1,0 g 2—4mal täglich in Stelle des Chinins gebraucht. In Säuren gelöst, sowie mit aromatischen Mitteln kombinirt, wird es vom Magen gut vertragen. In starken Gaben wird es nicht selten wieder ausgebrochen, weniger in saurer Lösung. Es ist für die Kinderpraxis von vielem Werthe, weil es, gröblich zerrieben und mit Butter gemischt, auf Brod von Kindern, die nichts Bitteres einnehmen wollen, gegessen wird. Auch kann es als grobes Pulver, in eine gekochte Backpflaume gehüllt, den Kindern beigebracht werden. Die Dosis für 2 bis 6 jährige Kinder ist 0,1—0,3—0,4 g.

Es ist zu beachten, das das Chinioïdin nur als Fiebermittel und in kleinen Dosen als Stomachicum verwendbar ist; als Roborans kommt es dem Chinin kaum nahe. In starken Dosen (1,0—1,5) mit Säure verbunden, bewirkt es nach 20–30 Stunden gelind und schmerzlos kopiösen Stuhlgang, ohne den Körper bemerkbar zu schwächen.

Chinioïdinum citricum, Chinioïdincitrat. Zur Darstellung sättigt man eine wässerige 15procentige Citronensäurelösung bei Digestionswärme mit Chinioïdin. Die eingedampfte Lösung liefert ein trockenes amorphes, in dünnen Schichten durchsichtiges, bräunlich-gelbes Salz. In analoger Weise werden dargestellt: Chinioïdinum aceticum, Chinioïdinum hydrochloricum und Chinioïdinum sulfuricum.

II. Chinioidinum tannicum (Ergänzb.). Chinioïdintannat. Chinoidintannat. Gerbsaures Chinioïdin.

Zur Darstellung löst man 10 Th. Chinioïdin unter Zugabe von 7,5 Th. Salzsäure (25 Proc.) in 500 Th. Wasser, vermischt diese Lösung mit einer kalten Lösung von 40 Th. Gerbsäure in 400 Th. Wasser und fügt eine Lösung von 20 Th. krystall. Natriumacetat in 200 Th. Wasser hinzu, wodurch zu dem zuerst ausgeschiedenen Niederschlage eine weitere Menge ausgefällt wird. Man sammelt den Niederschlag, wäscht ihn mit Wasser und trocknet ihn über Aetzkalk, Calciumchlorid oder Schwefelsäure.

Eigenschaften. Ein amorphes, bräunliches Pulver, von zusammenziehendem und zugleich bitterem Geschmacke, kaum löslich in Wasser, schwerlöslich in Alkohol, vollständig löslich in säurehaltigem Alkohol. — Die alkoholische Lösung des Chinioïdintannates wird durch Ferrichloridlösung blauschwarz gefärbt (Reaktion der Gerbsäure). Das Präparat enthält die unter Chinioïdin angegebenen amorphen Chinabasen an Gerbsäure gebunden.

Prüfung. 1) Wird 1 g Chinioïdintannat in 4 ccm Wasser suspendirt, die Mischung mit Natronlauge bis zur stark alkalischen Reaktion versetzt und mit 7 ccm Chloroform ausgeschüttelt, so hinterbleibt nach dem Verdunsten der Chloroformschicht ein Rückstand, dessen Lösung in der 200 fachen Menge säurehaltigen Wassers auf Zusatz von $^1/_5$ Volum Chlorwasser und überschüssige Ammoniakflüssigkeit grün gefärbt wird (Thalleiochin-Reaktion, s. S. 745). 2) Der unter Zusatz von Salpetersäure durch Schütteln und darauf folgendes Filtriren bereitete wässerige Auszug (1 : 50) werde durch Silbernitrat oder Baryumnitrat nicht sofort getrübt. 3) Chinioïdintannat soll nicht mehr als 0,5 Proc. Asche enthalten. Die Asche ist in Salpetersäure zu lösen und abzudunsten; der in Wasser gelöste Verdampfungsrückstand ist mit Schwefelwasserstoffwasser auf Kupfer und Blei zu prüfen.

<table>
<tr><td>

Mixtura Chinoïdini.

Rp. Tincturae Chinoidini   25,0
     Tincturae aromaticae   3,0
     Aquae Menthae piperitae 72,0.
Morgens, Mittags und Abends einen halben Esslöffel voll.

Pilulae contra febres recidivas.

Rp. Chinoïdini   15,0
     Acidi tartarici   5,0
     Aloës   0,5
     Liquoris Ferri sesquichlorati 7,5
     Extracti Gentianae
     Glycerini   āā 5,0
     Pulveris aromatici q. s.
Fiant pilulae 250, Cassia cinnamomea pulverata conspergendae.
Täglich des Morgens beim Frühstück und vor dem Abendbrod 4—5 Pillen (um die Wiederkehr des Wechselfiebers zu verhüten).

Pilulae febrifugae.
Fieberpillen.

Rp. Chinoïdini   15,0
     Acidi tartarici
     Pulveris aromatici āā 5,0

</td><td>

     Aloës   0,5
     Extracti Gentianae q. s.
Fiant pilulae ducentae (200), Cassia cinnamomea pulverata conspergendae.
D. S. Morgens und Abends in der fieberfreien Zeit je 4—5 Pillen.

Pulvis febrifugus.

Rp. Chinoïdini   10,0
     Corticis Chinae   15,0
     Corticis Cinnamomi Cassiae
     Acidi tartarici   āā 5,0.
Fiat pulvis. Divide in partes aequales triginta (30).
In der fieberfreien Zeit Morgens und Nachmittags ein Pulver mit Kaffee zu nehmen.

Sirupus febrifugus.
Sirupus amarus.

Rp. Chinoïdini   2,0
     Acidi citrici   1,0
     Spiritus Vini 7,0.
Conterendo mixtis adde
     Sirupi Coffeae tostae 90,0.
Täglich zwei- bis dreimal einen bis zwei Theelöffel in der fieberfreien Zeit (für Kinder der Armen).

</td></tr>
</table>

Tinctura Chinioïdini (Germ II., Ergänz.-B, Hamb.-Vorschr.)
Chinioïdintinktur, Fiebertropfen.
Rp. Chinioïdini   2,0
    Spiritus diluti (70 Vol. %) 17,0
    Acidi hydrochlorici (25 %) 1,0.

Tinctura Chinioïdini composita.
Tinctura febrifuga.
Rp. Chinoïdini
    Tincturae aromaticae āā 100,0

Acidi hydrochlorici   50,0
Spirtus Vini diluti   1000,0
Olei Cassiae cinnamomeae 3,0.
Macerando, saepius agitando fiat tinctura. In der fieberfreien Zeit alle drei bis vier Stunden einen Theelöffel voll.

Vet.   Vomacka's **Rothlaufmittel.**
Rp.   Acidi hydrochlorici (25 %) 5,0
    Chinioïdini   1,0
    Liquoris Stibii chlorati   1,0.

Chinolinum.

I. † Chinolinum (Ergänzb.). **Chinolin. Quinoline. Chinoline.** C_9H_7N. **Mol. Gew.=129.** Wurde durch Schmelzen von Chinin mit Kalihydrat (daher Chinolin, von Oleum Chinae) erhalten, auch im Steinkohlentheer aufgefunden. Das gegenwärtig in der Therapie verwendete Chinolin wird jedoch ausschliesslich synthetisch nach dem von Skraup angegebenen Verfahren dargestellt.

Darstellung. Man mischt 24 Th. Nitrobenzol mit 38 Th. Anilin, 120 Th. Glycerin und 100 Th. konc. Schwefelsäure, erhitzt anfangs vorsichtig, da sonst eine sehr stürmische Reaktion eintritt, dann erhitzt man noch einige Stunden am Rückflusskühler, verdünnt hierauf mit Wasser, destillirt das Nitrobenzol ab, giebt schliesslich zum Rückstand Natronhydrat bis zur stark alkalischen Reaktion und destillirt im Wasserdampfstrom ab. Zur Reinigung wird das gewonnene Chinolin fraktionirt und dann durch Lösen in 6 Th. Alkohol und Zufügen von 1 Mol. H_2SO_4 als saures Chinolinsulfat niedergeschlagen (Anilinsulfat geht in Lösung), oder aber man kocht es mit Chromsäuremischung, welche nur beigemengtes Anilin angreift.

Die Vorgänge, welche sich bei diesem synthetischen Process abspielen, lassen sich wie folgt interpretiren. Durch Einwirkung der Schwefelsäure auf das Glycerin bildet sich Acroleïn: $CH_2=CH—CHO$.

Das Acroleïn verbindet sich mit dem Anilin wahrscheinlich zunächst zu Acroleïn-Anilin $C_6H_5—N=CH—CH=CH_2$, und aus diesem entsteht alsdann durch Abspaltung von 2 H-Atomen das Chinolin. Der zur Oxydation der Wasserstoffatome erforderliche Sauerstoff wird von dem vorhandenen Nitrobenzol geliefert. — Es werden etwa 60 Proc. der theoretisch möglichen Ausbeute erhalten.

Eigenschaften. In reinem Zustande — und frisch destillirt — bildet das Chinolin eine fast farblose Flüssigkeit, welche ein erhebliches Lichtbrechungsvermögen und einen charakteristisch aromatischen, auf die Dauer unangenehmen Geruch besitzt. Der Siedepunkt liegt bei 227—228° C. (unkorrigirt), das spec. Gewicht ist bei 15° C. = 1,093—1,096. In einem Kältegemisch aus fester Kohlensäure und Aether erstarrt es krystallinisch. — In Alkohol, Aether, Chloroform, Schwefelkohlenstoff, Benzin ist es leicht löslich, sehr wenig löslich dagegen ist es in Wasser. Indessen zeigt das Chinolin doch die Neigung Wasser aufzunehmen: es ist hygroskopisch. Lässt man es längere Zeit in einer feuchten Atmosphäre stehen, so entspricht seine Zusammensetzung dem Hydrate $C_9H_7N+1\frac{1}{2}H_2O$. Dieses Hydrat trübt sich beim Erwärmen auf 40° C. Chinolin besitzt alkalische Reaktion.

Unter dem Einfluss des Lichtes und der Luft bräunt sich ursprünglich ganz farbloses Chinolin sehr bald und ziemlich intensiv. Um ein so verändertes Präparat wieder in ungefärbten Zustand überzuführen, muss es mit etwas festem Kali- oder Natronhydrat geschüttelt und langsam rektificirt werden.

Seiner chemischen Zusammensetzung nach ist das Chinolin eine Verbindung, in welcher je ein Benzolkern und ein Pyridinkern zu einem einheitlichen Ganzen zusammengeschweisst sind.

Das Chinolin ist eine **Base**; es verbindet sich mit den Säuren, ähnlich dem Ammoniak, durch direkte Addition zu Salzen. Bei der Salzbildung zeigt es zumeist den

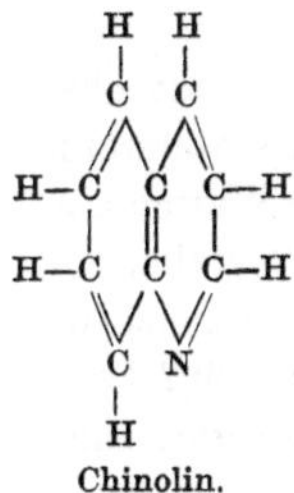

Charakter einer einsäurigen Base, d. h. 1 Mol. Chinolin verbindet sich mit 1 Mol. einer einbasischen Säure. Die Salze krystallisiren ziemlich schlecht, sind auch im Durchschnitt etwas hygroskopisch (Ausnahmen sind das weinsaure und das salicylsaure Salz). Bemerkenswerth ist ferner die Eigenschaft des Chinolins und seiner Salze, mit einigen Metallsalzen gut krystallisirende Doppelverbindungen einzugehen. So verbindet sich das salzsaure Salz C_9H_7N . HCl mit Zinkchlorid zu dem gut krystallisirenden Zinkdoppelsalz $(C_9H_7N$. HCl$)_2$. Zn Cl$_2$, welches bisweilen zur Reinigung des Chinolins benutzt wird.

Beim Kochen mit Salpetersäure oder Chromsäure wird Chinolin nur wenig verändert (Unterschied vom Anilin), durch Kaliumpermanganat dagegen wird es unter Sprengung des Benzolkerns in Chinolinsäure (a, β, Pyridindicarbonsäure) verwandelt. Von nascirendem Wasserstoff wird es zu Tetrahydrochinolin reducirt.

Prüfung. 1) 4 Tropfen Chinolin, mit 2 Tropfen verdünnter Salzsäure vermischt, geben auf Zusatz von 1 Tropfen Kaliumferrocyanidlösung eine tiefrothe Färbung (Identitäts-Reaktion). 2) Chinolin sei in verdünnter Salzsäure klar löslich; eine Trübung, welche nicht auf Zusatz von genügenden Mengen Salzsäure verschwindet, würde auf Verunreinigung durch Kohlenwasserstoffe hinweisen. 3) Mit der 40—50fachen Menge Wasser geschüttelt und durch ein mit Wasser befeuchtetes Filter filtrirt gebe es ein Filtrat, welches durch Chlorkalklösung nicht violett gefärbt wird (Anilin). 4) Beim Erhitzen soll Chinolin ohne einen Rückstand zu hinterlassen sich verflüchtigen bez. verbrennen (Mineralische Verunreinigungen).

Aufbewahrung. Vorsichtig und vor Licht geschützt in gut verschlossenen Gefässen, letzteres wegen der hygroskopischen Eigenschaften.

Anwendung. Das Chinolin wurde zur medicinischen Anwendung auf Grund seiner von DONAT festgestellten antiseptischen Eigenschaften empfohlen. In 0,2 procentiger Lösung verhindert es die Fäulniss von Urin und Leim, in 0,4 procentiger die Blutfäulniss, in 1 procentiger Lösung vernichtet es die Gerinnungsfähigkeit des Blutes, drückt es die Gerinnungsfähigkeit von Eiweiss herab. Es verhindert die Milchsäuregährung, erweist sich aber bei der alkoholischen Gährung schon entwickelten Hefezellen gegenüber wirkungslos. Innerlich angewendet, setzt es die Körpertemperatur herunter, wird aber meist nur in Form seiner Salze gegeben, da es in freiem Zustande auf die Magenschleimhaut stark reizend wirkt. Aeusserlich dient es als kräftiges Antisepticum, namentlich zu Mund- und Zahnwässern, zu Pinselungen und zu Gurgelwässern bei Diphtherie, und zwar wird es stets in alkoholisch-wässeriger Lösung benutzt. Zu Pinselungen dienen 5 procentige, zu Gurgelwässern 0,2 procentige Lösungen.

<table>
<tr><td>Rp. Chinolini</td><td>5,0</td><td></td><td>Rp. Chinolini</td><td>1,0</td></tr>
<tr><td>Spiritus</td><td></td><td></td><td>Spiritus</td><td>50,0</td></tr>
<tr><td>Aq. destill. āā 50,0.</td><td></td><td></td><td>Aq. destill.</td><td>500,0</td></tr>
<tr><td>D. S. Zu Pinselungen.</td><td></td><td></td><td>Olei Menthae pip.</td><td>gtt. II.</td></tr>
<tr><td></td><td></td><td></td><td>Gurgelwasser.</td><td></td></tr>
</table>

Von den Salzen des Chinolins haben sich besonders das weinsaure und das salicyl-saure Chinolin eingebürgert. Sie werden sowohl zum inneren wie zum äusseren Gebrauche angewendet.

† Chinolinum hydrochloricum. Chinolinchlorhydrat. Salzsaures Chinolin.
C_9H_7N . HCl. Mol. Gew. = 165,5.

Zur Darstellung löst man 10 Th. Chinolin in 11,4 Th. Salzsäure von 25 Proc. auf und lässt die Lösung in einem Schwefelsäure-Exsiccator eintrocknen. Das Salz krystallisirt nur schwierig, bildet in der Regel eine farblose, zerfliessliche Masse, die in Wasser sehr leicht löslich ist, aber beissend und unangenehm schmeckt. Dieses Salz wird in der Therapie kaum angewendet.

ROSENTHALS Lösung zum Aufbewahren anatomischer Präparate. Chinolini hydrochlorici 5,0, Natrii chlorati 6,0, Glycerini 100,0, Aquae destillatae 900,0.

† Chinolinum tartaricum (Ergänzb.). Chinolintartrat. Weinsaures Chinolin.
$3 (C_9H_7N)$. $4 (C_4H_6O_6)$. Mol. Gew. = 987.

Zur Darstellung neutralisirt man 10 Th. Chinolin mit einer wässerigen Lösung von 16 Th. Weinsäure (Theoretisch sind nur 15,5 Th. Weinsäure erforderlich, man setzt aber absichtlich einen kleinen Ueberschuss zu), wobei letztere in kleinem Ueberschuss zugesetzt wird, dampft zur Trockne und krystallisirt das trockene Salz aus Alkohol in der Wärme um.

Eigenschaften. Farblose, luftbeständige, glänzende, nadelförmige Krystalle, die sich in 70—80 Th. Alkohol, schwierig in Aether lösen. Die wässerige Lösung ist neutral oder reagirt nur sehr schwach sauer. Das Salz enthält 60,8 Proc. Chinolin und 39,2 Proc. Weinsäure. Die gesättigte wässerige Lösung scheidet auf Zusatz von Kaliumacetatlösung + Essigsäure einen bei längerem Stehen krystallinisch werdenden Niederschlag von Kaliumbitartrat ab, durch Zusatz eines gleichen Volumens Alkohol kann die Ausscheidung dieses Niederschlages beschleunigt werden (Nachweis der Weinsäure).

Aufbewahrung. Vor Licht geschützt, vorsichtig aufzubewahren.

Prüfung. 1) 20 ccm einer 1 procentigen wässerigen Lösung müssen auf Zusatz von 2 ccm Kalilauge eine rein weisse, milchige Trübung zeigen (Färbung würde Verunreinigung durch heterogene Basen anzeigen). Beim Erwärmen dieser Flüssigkeit mit Ammoniumchlorid muss die Trübung verschwinden. 2) 0,5 g müssen, auf dem Platinblech erhitzt, ohne Rückstand verbrennen (unorgan. Verunreinigungen). — 3) 20 ccm der 1 procentigen Lösung dürfen durch Chlorkalklösung nicht gefärbt werden (Anilinsalze).

Anwendung. Das Chinolintartrat wird bei verschiedenen fieberhaften Zuständen, auch bei Keuchhusten gegeben. Die Dosis bei Erwachsenen ist 0,5—1,0 g, drei- bis viermal täglich, am besten in Oblatenpulvern; Kinder erhalten $^1/_5$—$^1/_2$ dieser Dosis. Aeusserlich wirkt es antiseptisch.

Aqua dentifricia Chinolini SCHEFF.
Chinolin-Mundwasser.

Rp. Chinolini tartarici 1,0
Aquae destillatae 150,0
Spiritus (90 Vol. %) 30,0
Coccionellae 0,5
Olei Menthae pip. gtt. V.

Digere, filtra. Mit der 5—8 fachen Menge Wasser vermischt zu gebrauchen.

Pasta dentifricia Chinolini.
Chinolin-Zahnpasta.

Rp. Ossis Sepiae 20,0
Chinolini tartarici 0,5
Saponis medicati 5,0
Phloxini q. s.
Glycerini q. s.
Olei Geranii
Olei Menthae pip. āā gtt. VIII.

Ueber die Darstellung vergl. S. 554.

† **Chinolinum salicylicum.** **Chinolinsalicylat. Salicylsaures Chinolin. C_9H_7N . $C_7H_6O_3$. Mol. Gew. = 267.**

Zur Darstellung neutralisirt man 10 Th. Chinolin mit 11 Th. Salicylsäure in wässerig alkoholischer Lösung, so dass die Reaktion schwach sauer wird, und krystallisirt das Salz aus siedendem Wasser um.

Ein weissliches krystallinisches Pulver, löslich in 80 Th. kaltem Wasser, leicht löslich in Alkohol, Aether, Benzol, Vaseline, fetten Oelen und Fetten, auch in Glycerin löslich.

Die 1 procentige wässerige Lösung wird durch Kalilauge unter Abscheidung von Chinolin milchig getrübt. — Dieselbe Lösung wird durch Ferrichlorid violett gefärbt; auf Zusatz von Salzsäure scheidet sich aus ihr Salicylsäure in Krystallen aus. 0,5 g des Salzes müssen auf dem Platinblech erhitzt verbrennen, ohne einen Rückstand zu hinterlassen.

Prüfung, Aufbewahrung und *Anwendung* wie Chinolinum tartaricum.

† **Chinolinum rhodanatum.** **Chinolinrhodanid. Chinolinum sulfocyanatum. Rhodan (wasserstoffsaures) Chinolin. Sulfocyanwasserstoffsaures Chinolin. C_9H_7N HCSN. Mol. Gew. = 188.** Die Darstellung dieses Salzes erfolgt durch Umsetzung von Chinolinchlorhydrat mit Kaliumrhodanid.

Zur Darstellung bereitet man sich zunächst eine Lösung von Chinolinchlorhydrat, indem man 12,9 g Chinolin in 14,6 g Salzsäure (von 25 Proc.) oder in soviel dieser Salzsäure auflöst, dass die Flüssigkeit gegen Methylorange neutral ist. Diese Lösung vermischt man alsdann mit einer Lösung von 9,7 Th. Rhodankalium in 40 g Wasser. Man dunstet diese Flüssigkeit auf dem Wasserbade so lange ein, bis sie sich in eine schwere wässerige Schicht und eine über dieser schwimmende ölige Schicht scheidet. Alsdann stellt man zum Erkalten zur Seite. Die abgeschiedene ölige Schicht schiesst in Krystallen an

(event. fügt man einen kleinen Krystall zu), die man abpresst und durch Umkrystallisiren aus siedendem Wasser reinigt. Man halte bei der Darstellung jede Verunreinigung
durch Eisen, auch durch eisenhaltiges Filtrirpapier fern.

Fast farbloses oder gelbliches Krystallpulver, aus säulenförmigen Krystallen bestehend, bei 137—138° C. zu einer gelben Flüssigkeit schmelzend. In kaltem Wasser
schwer, in heissem Wasser und in Weingeist ziemlich leicht, weniger in Aether löslich.
Die wässerige Lösung ist neutral und wird durch Natronlauge unter Abscheidung von
freiem Chinolin milchig getrübt; Ferrichlorid ruft in der wässrigen Lösung blutrothe Färbung hervor. Vor Licht geschützt vorsichtig aufzubewahren.

Anwendung. Nach EDINGER ist das Chinolinrhodanid durch antiseptische Eigenschaften ausgezeichnet, die nicht blos auf die Anwesenheit des Chinolins, sondern ganz
besonders auf diejenige der Rhodanwasserstoffsäure zurückzuführen sind. LITTEN hat die
1 procentige Lösung zu Injektionen bei Gonorrhoe angewendet; die Heilung erfolgte angeblich schnell und ohne Schmerzen.

Chinolinum-Bismutum rhodanatum. Chinolin-Wismut-Rhodanid. $Bi(SCN)_3$ + $(C_9H_7N \cdot HSCN)_2$. Mol. Gew. = 758.

Zur Darstellung zerreibt man 48,5 Th. krystallisirtes Wismutnitrat [$Bi(NO_3)_3$
+ $5 H_2O$] mit 30 Th. Kaliumrhodanid und fügt vorsichtig (!) nur soviel Wasser (40 bis
60 ccm.) hinzu, dass man eine rothgelbe Lösung ohne Niederschlag erhält. Diese Lösung
giesst man tropfenweise unter Umrühren in eine kalt bereitete Lösung von 38 Th. Chinolinrhodanid in etwa 1000 Th. Wasser ein. — Der entstehende Niederschlag wird nach
kurzem (!) Absetzen abfiltrirt, mit wenig kaltem Wasser ausgewaschen und auf porösen
Unterlagen an der Luft getrocknet.

Grobkörniges, rothgelbes Pulver, von etwas scharfem Geruche, bei 70° C. schmelzend.
In Wasser, Alkohol oder Aether ist es unlöslich, doch wird es durch längere Einwirkung
von Wasser unter Abscheidung basischer Verbindungen, welche heller gefärbt sind, zersetzt.

Es ist von FORCHHEIMER mit gutem Erfolge bei Krampfadergeschwüren und luetischen
Geschwüren angewendet worden. Der Verbandwechsel soll alle 4—6 Tage erfolgen, nach-
dem ein Fuss- oder Vollbad genommen worden ist, welches die Verbandabnahme erleichtert.
Vor Luft geschützt aufzubewahren.

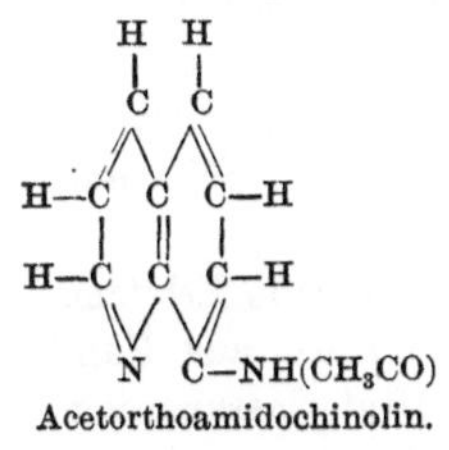
Acetorthoamidochinolin.

† **Acetorthoamidochinolin.** $C_9H_6N(NH \cdot CH_3CO)$ Mol. Gew.
= 186. Zur Darstellung wird Ortho-Nitrochinolin durch Zinn
und Salzsäure zu Ortho-Amidochinolin reducirt und dieses mit Acetylchlorid oder Essigsäureanhydrid acetylirt.

Das Präparat ist ein Analogon des Acetanilids. Farblose, bei
102,5° C. schmelzende Krystalle, Siedep. oberhalb 300° C. Durch
ätzende Alkalien oder konc. Salzsäure wird es beim Erhitzen in
Orthoamidochinolin und Essigsäure gespalten. — Es wurde vorübergehend als Antipyreticum empfohlen, hat sich aber nicht einzubürgern vermocht.

† **Diaphtherinum.** Diaphtherin. Oxychinaseptol. $(C_9H_6N \cdot OH)_2 \cdot C_6H_4(OH)$
$SO_3H = 464$. Diese Substanz ist eine Verbindung von 1 Mol. Orthophenolsulfosäure mit
2 Mol. Ortho-Oxychinolin.

Die Darstellung erfolgt durch Sättigung von Ortho-Phenolsulfosäure mit berechneten
Mengen Ortho-Oxychinolin.

Aus Wasser krystallisirt: bernsteingelbe, durchsichtige, dem hexagonalen System an-
gehörende, sechseckige Säulen, im Handel meist ein krystallinisches Pulver, schwach nach
Saffran und Phenol riechend, von stechendem, salzigem Geschmack; in kaltem Weingeist
ist das Diaphtherin schwer, in heissem Weingeist leichter löslich, in Wasser ist es fast in
jedem Verhältniss löslich. Schmelzp. 85° C.

Die wässerige Lösung ist gelb gefärbt und wird durch Zugabe von Natronlauge
zunächst getrübt. Auf Zugabe von mehr Natronlauge erfolgt Auflösung, allmählich scheidet
sich alsdann ein krystallisirtes Natriumsalz aus, wobei die Färbung der Flüssigkeit heller wird.

Durch Ferrichlorid wird die wässerige Lösung blaugrün gefärbt, durch Bleiacetat entsteht in ihr ein citronengelber, durch Baryumchlorid ein hellgelber Niederschlag.

Das Diaphtherin ist von EMMERICH und KRONACHER als Antisepticum in 0,5 bis 1,0 procentiger wässeriger Lösung empfohlen worden. Es ist relativ ungiftig und soll doch den Phenol-Antisepticis wie Phenol, Kresol, Lysol mindestens gleichwerthig sein. Zum Desinficiren nicht vernickelter Instrumente ist es unbrauchbar, weil diese in Berührung damit schwarz anlaufen. Vorsichtig und vor Licht geschützt aufzubewahren.

† **Diaphtholum.** Chinaseptol. Ortho-Oxychinolin-meta-Sulfosäure. C_9H_5N (OH)$SO_3H = 225$.

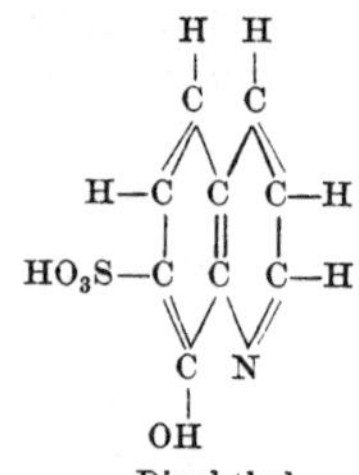
Diaphthol.

Die Darstellung erfolgt fabrikmässig durch Einwirkung konc. Schwefelsäure auf o-Oxychinolin.

Ein gelbliches Krystallpulver, in kaltem Wasser schwer, in heissem Wasser leichter (1:35) löslich. Die wässerige Lösung ist gelb gefärbt, von saurer Reaktion und wird durch Ferrichlorid blaugrün gefärbt. Durch Baryumchlorid entsteht in der wässerigen Lösung keine Fällung, ebenso nicht durch Silbernitrat; dagegen entsteht durch Bleiacetat Ausscheidung eines hellgelben Bleisalzes. Der Schmelzpunkt liegt bei 295° C.

Es wurde von GUINARD wegen seiner antiseptischen und nicht reizenden Eigenschaften besonders zur Desinfektion der Harn- und Geschlechtswege empfohlen und wird in gleicher Weise wie das Aseptol (s. S. 86) angewendet. Vorsichtig und vor Licht geschützt aufzubewahren.

II. † Chinosolum. Oxychinolin-Kaliumsulfat. Oxychinolinschwefelsaures Kali. Oxychinolin-Alaun. $C_9H_6N . OSO_3K + $ aqua.

Darstellung. Dieselbe erfolgt durch Kochen von o-Oxychinolin in alkoholischer Lösung mit Kaliumpyrosulfat. Demgemäss verhält sich das Chinosol allen seinen Reaktionen nach wie eine Doppelverbindung von Oxychinolinsulfat mit Kaliumsulfat.

Uebrigens wird der Wassergehalt verschieden angegeben und zwar zu: 1) C_9H_6NO $SO_3K + H_2O$ und 2) $C_9H_6NOSO_3K + \frac{1}{2} H_2O$.

Eigenschaften. Ein krystallinisches gelbes Pulver, von saffranartigem Geruch und adstringirendem, aromatischem Geschmack. Von Wasser wird es fast in jedem Verhältniss zu einer gelben Flüssigkeit gelöst, welche noch bei einer Verdünnung von 1:1000 durch Eisenchlorid lebhaft blaugrün gefärbt wird. Die wässerige Lösung giebt mit Baryumchlorid, Bleiacetat und Quecksilberchlorid unlösliche Verbindungen, durch Zinksulfat und Aluminiumsulfat wird sie nicht gefällt.

Zum Unterschied vom Diaphthol und Diaphtherin hinterlässt Chinosol beim Erhitzen auf dem Platinblech nach dem völligen Verbrennen der Kohle etwa 27 Proc. aus Kalisalzen bestehende Asche, während die erstgenannten Präparate ohne Hinterlassung von Asche verbrennen.

Prüfung. Der Wassergehalt des Chinosols ist kein ganz fester; aus diesem Grunde empfiehlt sich die Bestimmung des Oxychinolins: Man bringt in einen graduirten Glascylinder mit Glasstopfen 1 g Chinosol, füllt mit Wasser zu 10 ccm auf, setzt hierauf eine Lösung von 1 g Natriumacetat zu 15 ccm unter Schütteln auf einmal zu, giesst nun 15 ccm Aether hinzu und schüttelt einige Zeit, bis das ausgeschiedene Oxychinolin vom Aether aufgenommen ist. Die sich absetzende Aetherschicht wird durch weiteren Aetherzusatz auf 20 ccm gebracht. Dann entnimmt man mittels einer Pipette 10 ccm der gemischten Aetherschicht, lässt diese im gewogenen Schälchen freiwillig abdunsten und trocknet bei sehr gelinder Wärme oder über Calciumchlorid. Das Gewicht des trockenen Rückstandes soll 0,25 g betragen, entsprechend dem ca. 50 Proc. betragenden Oxychinolingehalt des Chinosols.

Aufbewahrung. Vorsichtig. *Anwendung.* Das Chinosol ist nach KOSSMANN u. A. ein vorzügliches Antisepticum, welches Sublimat, Karbolsäure, Lysol, Kreolin bei weitem übertrifft, da es mindestens ebenso wirksam ist wie diese, aber relativ ungiftig ist und in tiefere Gewebsschichten eindringt. Es fällt Eiweiss nicht und wirkt nicht ätzend. Man benutzt zur Desinfektion der Hände und des Operationsfeldes wässrige Lösungen (1 : 1000), auf frische Wunden, Brandwunden (1 : 500), bei Gonorrhoe (1 : 500 bis 250). Die Chinosol-Verbandstoffe sind sterilisirbar. — Zur Desinfektion stählerner Instrumente eignet es sich nicht. — Es kommt als Pulver und in Form von Pastillen in den Handel.

Man beachte, dass Chinosol mit eisenhaltigem Wasser grüne Färbung, mit kalkhaltigem Wasser Trübungen giebt.

Chinosol-Bleiwasser.
(Frostwasser.)

Rp. Chinosoli   1,0
     Aquae destillatae   97,0
     Liquoris Plumbi subacetici 2,0.

Chinosol-Gaze (10 %).

Rp. Chinosoli   12,0
     Aquae destillatae   80,0
     Glycerini   10,0
     Spiritus   46,0
     Gaze   100,0.

Chinosol-Gelatinestifte.
Für Wundkanäle.

Rp. 1. Gelatinae albae   8,0
     2. Aquae destillatae   32,0
     3. Glycerini   3,0
     4. Chinosoli   2,0.

Man löst 1 in 2 und 3, fügt 4 hinzu und giesst zu Stäbchen aus, welche übertrocknet oder in Glycerin aufbewahrt werden.

Chinosol-Mundwasser.

Rp. Chinosoli   0,25
     Aquae destillatae   250,0
     Spiritus Arak   50,0.

Chinosol-Salbe.
Brandsalbe, Salbe gegen das Aufliegen.

Rp. Chinosoli   1,0
     Unguenti cerei   45,0
     Liquoris Plumbi subacetici 4,0.

Chinosol-Schnupfpulver.

Rp. Chinosoli   1,0
     Mentholi   2,0
     Acidi borici   20,0
     Sacchari albi   17,0
     Sacchari Lactis 60,0.

Chinosol-Streupulver.
A. Gegen Fussschweiss.

Rp. Chinosoli   2,0
     Amyli Tritici pulv. 10,0
     Talci veneti pulv. 88,0.
     (vel Terrae siliceae calcinatae 88,0)

B. Kinder-Streupulver.

Rp. Chinosoli   0,5
     Amyli Tritici 19,5
     Lycopodii 80,0.

Chinosol-Talg.
Bei Wundsein, Wolf, erfrorenen Gliedern.

Rp. Chinosoli   3,0
     Aquae destillatae   6,0
     Sebi ovilis   41,0.

Chinosol-Verbandwasser.
Bei frischen Wunden, Brandwunden,
gegen Fussschweiss.

Rp. Chinosoli   1,0
     Aquae destillatae 0,5—1,0 L.

Chinosol-Watte (10 %).

Rp. Chinosoli   12,0
     Aquae destillatae   80,0
     Glycerini   10,0
     Gossypii depurati 100,0.

Chinosol-Zahnpulver.

Rp. Chinosoli   5,0
     Calcii carbonici   70,0
     Magnesii carbonici 25,0
     Eucalyptoli
     Mentholi   āā 0,5.

III. † Analgenum (Ergänzb.). Benzanalgen. o-Aethoxy-ana-Monobenzoylamidochinolin. Labordin. $C_9H_5(OC_2H_5)(NHCOC_6H_5)N$. Mol. Gew. = 292.

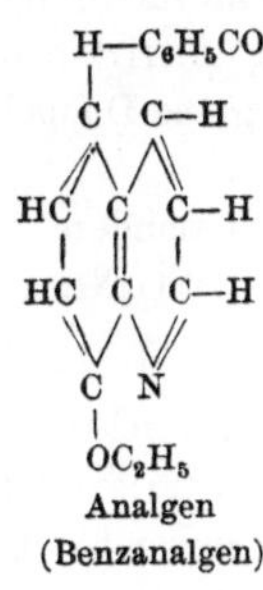

Unter dem Namen Analgen wurde zunächst die Acetylverbindung: o-Aethoxy-ana-monoacetylamidochinolin $C_9H_5(OC_2H_5)NH.(CH_3CO)N$ beschrieben. Die hier zu besprechende Benzoylverbindung hiess damals „Benzanalgen". Später wurde die Acetylverbindung fallen gelassen und so wurde der Name Analgen für die Benzoylverbindung angenommen.

Darstellung. Wird o-Oxychinolin mit Kalihydrat und Bromäthyl in alkoholischer Lösung erhitzt, so entsteht o-Aethoxychinolin $C_9H_6(OC_2H_5)N$, welches durch Behandeln mit Salpetersäure in o-Aethoxy-ana-Nitrochinolin $C_9H_5(NO_2)(OC_2H_5)N$ übergeht. Durch Reduktion des letzteren mit Zinn und Salzsäure erhält man o-Aethoxy-ana-Amidochinolin $C_9H_5(NH_2)(OC_2H_5)N$. Durch Erhitzen dieser Verbindung mit Essigsäureanhydrid oder mit Eisessig kann der Acetylrest, durch Erhitzen mit Benzoylchlorid kann der Benzoylrest eingeführt werden (D.R.P. 60308).

Eigenschaften. Weisses, in Wasser fast unlösliches, vollkommen geschmackloses, neutrales Pulver; in kaltem Alkohol ist es schwer löslich, leichter löslich in heissem Alkohol, auch in verdünnten Säuren. Der Schmelzpunkt liegt bei 208° C.

Die kalt gesättigte Lösung wird durch Eisenchlorid in der Kälte nur gelblich, beim Erwärmen braunroth gefärbt. — Von Salpetersäure (25 Proc.) wird es mit gelblicher Farbe gelöst, welche Lösung beim Verdunsten auf dem Wasserbade einen orangerothen Rückstand hinterlässt. Konc. Schwefelsäure nimmt das Präparat zu einer hellgelb gefärbten Flüssigkeit auf; beim Verdünnen mit Wasser scheidet sich ein citronengelber Niederschlag ab. — Schüttelt man etwa 0,1 g des Präparates mit 6—8 ccm Wasser an, so nimmt dasselbe auf Zusatz von Salzsäure oder verdünnter Schwefelsäure citronengelbe Färbung an. Beim Erwärmen der Flüssigkeit tritt Lösung ein, beim Erkalten krystallisirt die gelbgefärbte Verbindung aus.

Prüfung. Die kaltgesättigte wässerige Lösung reducire Silbernitrat weder in der Kälte noch in der Wärme. Das Präparat schmelze bei 208° C. und hinterlasse beim Verbrennen keinen Rückstand.

Aufbewahrung. Vorsichtig aufzubewahren.

Anwendung. Das Präparat wurde v. G. LOEBELL, TREUPEL, KNUST und KRULLE auf Grund seiner antifebrilen und antineuralgischen Eigenschaften empfohlen. Sie wandten es an gegen verschiedene Arten von Nervenschmerzen, Cephalaea, Migräne, Trigeminus-Neuralgie und gegen die im Gefolge von Tabes, Alkoholismus, Hysterie auftretenden Beschwerden, Gicht und Muskelrheumatismus. Dosis 0,5 g bis zu Tagesdosen von 3—5 g. Unangenehme Nebenwirkungen wurden nicht beobachtet. Die antifebrile Wirkung ist von Schweissen begleitet. Höchstgaben: *pro dosi* 1,0 g, *pro die* 3,0 g (Ergänzb.).

Im Organismus soll die Verbindung durch den Magensaft gelöst und zum Theil in Benzoësäure und o-Aethoxy-ana-Amidochinolin gespalten werden. Der Urin nimmt unter dem Gebrauche des Mittels blutrothe Färbung an, die durch Kalilauge oder Natriumkarbonat in Gelb umschlägt (Unterschied von Blut).

o-Aethoxy-ana-acetylamidochinolin $C_9H_5(OC_2H_5)NH(CH_3CO)N$, schmilzt bei 155° C.

Chinojodin wurde als Antisepticum empfohlen. Es soll ein Chlor- und Jodadditionsprodukt sein, im Geruch dem Chinolin, im Aussehen dem Jodoform ähnlich sein. Zusammensetzung angeblich C_9H_7NJCl. Unlöslich in Wasser, schwerlöslich in Alkohol und in Aether. Zur therapeutischen Anwendung wird es in Mischung mit Talcum, als Salbe mit Vaselin. als Pulver, mit Kollodium angeschüttelt, als Paste mit Wasser angerührt empfohlen.

Chinotoxin. Dichinolylin-Dimethylsulfat, von OSTERMAYER dargestellt, ist von HOPPE-SEYLER auf Grund von Thierversuchen als Ersatzmittel für Curare empfohlen worden.

Jodolin ist Chinolinchlormethylat-Chlorjod. Man stellt zunächst aus Chinolin und Jodmethyl das Chinolinjodmethylat her, welches sich durch direkte Vereinigung der angegebenen Substanzen bildet, und setzt zu der salzsauren Lösung eine Lösung von Chlorjod in Salzsäure. Es fällt nun zunächst Jod aus unter Bildung von Chinolinchlormethylat, und wenn keine Jodfällung mehr, sondern ein gelber Niederschlag entsteht, filtrirt man ab und fällt dann aus dem Filtrate durch weiteren Zusatz von Chlorjod die gelbe Doppelverbindung, welche sich aus Salzsäure umkrystallisiren lässt.

Thermifugin. Unter diesem Namen ist eine kurze Zeit hindurch besonders in Amerika das Methyltrihydroxychinolinkarbonsaure Natrium $C_9H_5(H_3)N(CH_3)(OH)CO_2Na$ als als Antipyreticum empfohlen worden, ohne sich jedoch einzubürgern.

IV. Kresochin

IV. Kresochin der Firma FRANZ FRITSCHE & Co. in Hamburg ist ein Desinfektionsmittel für Instrumente und für die grobe Desinfektion. Es besteht aus neutralem trikresylsulfosaurem Chinolin und einer losen Verbindung von Chinolin mit Trikresol. Es enthält 33 Proc. Chinolin und 17 Proc. Trikresol.

Zur Bestimmung der wirksamen Bestandtheile verfährt man wie folgt: 100 ccm des Kresochin werden in einem Scheidetrichter mit 100 ccm Wasser verdünnt, mit verdünnter Schwefelsäure stark angesäuert und mit etwa 100 ccm Aether wiederholt ausgeschüttelt. Die ätherische Lösung wird filtrirt und abgedunstet. Der Rückstand vergegenwärtigt die Trikresole, welche wenigstens 17 Proc. des Kresochins ausmachen müssen und bei 185 bis 210° C. sieden. — Die verbleibende wässerige Lösung wird mit Kalilauge stark alkalisch gemacht, wobei sie sich blau färbt, und wiederum mehrere Male mit Aether ausgeschüttelt. Nach dem Verdunsten des Aethers hinterbleibt das Chinolin, welches mindestens 33 Proc. vom Kresochin ausmachen und bei 227—237° C. sieden muss. — Die Blaufärbung der alkalischen wässerigen Lösung rührt von der Bildung indulinartiger Farbstoffe her, welche bei der gleichzeitigen Anwesenheit geringer Spuren stickstoffhaltiger Basen und Phenole durch Oxydation mittels des Luftsauerstoffes entstehen.

Das Kresochin charakterisirt sich den bekannten Seifenkresollösungen gegenüber dadurch, dass es keine Alkalien enthält. Das Präparat macht nicht schlüpfrig wie die Seifenpräparate, ätzt und reizt nicht, und löst sich zu 5 Proc. in Wasser, auch in kalkhaltigem auf.

Chirata.

Swertia Chirata Ham. Familie der **Gentianaceae — Gentianeae.** Heimisch im Himalaya. Mit gegenständigen, zugespitzten, ei- oder herzeiförmigen, 5 bis 7 nervigen Blättern. Blüthen klein, gelb, vierzählig, in lockeren Trugdolden. Verwendung findet das ganze, bitter schmeckende Kraut:

Herba Chiratae s. **Chirettae** s. **Chiraytae. Herba Cherettae Indicae. Stipites Chiratae. Chirata** (Brit. U. St.).

Bestandtheile. Opheliasäure $C_{13}H_{20}O_{10}$, ein Glukosid Chiratin $C_{26}H_{48}O_{15}$.

Verwechslungen und Verfälschungen. Andere Swertia-Arten, Slevogtia orientalis Griseb. (Gentianaceae), Rubia cordifolia (Rubiaceae), Andrographis paniculata Nees (Acanthaceae); für die Erkennung der letztgenannten Pflanze kommen die in den Blättern und in der Rinde vorkommenden Cystolithen in Betracht.

Anwendung. Wie Radix Gentianae und Herba Centaurii. Soll auch als Hopfensurrogat benutzt werden.

Extractum Chiratae fluidum (U-St.). Aus gepulverter Chirata (No. 30) 1000 g und q. s. einer Mischung von Alkohol (91 proc.) 600 ccm und Wasser 300 ccm bereitet man durch Verdrängung Extrakt 1000 ccm.

Infusum Chiratae. Infusion of Chiretta (Brit.): wie Infus. Uvae Ursi (S. 363).

Liquor Chiratae concentratus. Concentrated Solution of Chiretta (Brit.). Aus Chirettapulver (No. 40) 500 g und Alkohol (20 proc.) 1250 ccm oder q. s. sammelt man durch Verdrängung 1000 ccm Flüssigkeit.

Tinctura Chiratae. Tincture of Chiretta (Brit. U-St.). Aus 100 g Chiretta und q. s. Alkohol (60 proc.) stellt man durch Verdrängung 1000 ccm Tinktur dar.

Saccharum Cherettae s. **chiratinatum,** Chiratina saccharata. ist eine Verreibung von 1 Th. Chiratin mit 9 Th. Zucker. Wird gegen Wechselfieber angewendet.

Wahrscheinlich hierher gehört ein als Ersatz des Chinins empfohlenes Präparat **Halviva,** das aus einer indischen Pflanze Agathotes (syn. mit Swertia) oder Kreat (Bezeichnung von Swertia Chirata in manchen indischen Sprachen) hergestellt werden soll.

Chloralum.

Unter dem Namen „Chloral" ist streng genommen nur die wasserfreie Verbindung, das Trichloraldehyd CCl_3CHO, zu verstehen. Im gewöhnlichen Sprachgebrauch, besonders aber in der medicinischen Litteratur, versteht man unter Chloral fast ausnahmslos das Chloralhydrat $CCl_3CH(OH)_2$.

I. † Chloralum anhydricum. **Chloral. Wasserfreies Chloral. Trichloraldehyd.** CCl_3CHO. **Mol. Gew. = 147,5.**

Darstellung. Man leitet getrocknetes Chlorgas in absoluten Alkohol, und zwar zunächst unter guter Kühlung, um die anderenfalls eintretende stürmische Reaktion zu mässigen. Das Chlor wirkt auf den Alkohol unter Freimachen von Salzsäure ein, welche in einem vorgelegten Absorptionsgefässe durch Auffangen in Wasser unschädlich gemacht wird. Man setzt das Einleiten von Chlor in der Kälte so lange fort, bis Salzsäure nicht mehr entweicht. Sobald dieser Punkt eingetreten ist, wird die Einleitung von Chlor unter allmählicher Steigerung der Temperatur, zuletzt bis auf fast 100° C., wobei nun wiederum Salzsäure entweicht, so lange fortgesetzt, bis das Reaktionsprodukt sich fast klar in Wasser auflöst. Das Einleiten von Chlor muss ohne Unterbrechung geschehen und dauert auch bei kleineren Mengen mehrere Tage.

Beim Erkalten erstarrt die Flüssigkeit zu einem Brei von Chloralalkoholat, welches sich durch Vereinigung des gebildeten Chlorals mit noch vorhandenem, unverändertem Alkohol gebildet hatte.

Man behandelt (schüttelt) dieses Produkt wiederholt mit koncentrirter Schwefelsäure, welche den Alkohol aufnimmt, und gewinnt durch Destillation das bei 94,5° C. siedende wasserfreie flüssige Chloral, welches durch Rektifikation über Calciumkarbonat entsäuert bez. rein erhalten wird.

Eigenschaften. Farblose, leicht bewegliche, stechend riechende und ätzend wirkende Flüssigkeit, welche bei 94,5° C. siedet und bei 18° C. ein specifisches Gewicht von 1,502 besitzt. Im Verlaufe der Aufbewahrung wandelt es sich nach kürzerer oder längerer Zeit freiwillig, rascher unfreiwillig durch Schütteln mit dem mehrfachen Volumen konc. Schwefelsäure in die sog. porcellanartige Modifikation (Parachloral, Metachloral, Trichloral $(CCl_3CHO)_3$ um, welche in Wasser, Alkohol und Aether unlöslich ist, bei der Destillation aber wieder in das gewöhnliche Chloral übergeht.

Das wasserfreie Chloral hat ein bemerkenswerthes Additionsvermögen. Es addirt Wasser, Alkohol, Ammoniak, Formamid, Cyanwasserstoff, unter Bildung neuer Verbindungen, welche durchweg therapeutisch von Wichtigkeit sind:

$$CCl_3C{\Large\overset{\displaystyle\diagup O}{-}} H \qquad CCl_3-C{\overset{\diagup OH}{\underset{\diagdown OH}{-}}}H \qquad CCl_3-C{\overset{\diagup OH}{\underset{\diagdown OC_2H_5}{}}}H$$

Chloral.   Chloralhydrat.   Chloral-Alkoholat.

$$CCl_3-C{\overset{\diagup OC_2H_5}{\underset{\diagdown OC_2H_5}{}}}H \qquad CCl_3-C{\overset{\diagup OH}{\underset{\diagdown NH_2}{}}}H \qquad CCl_3-C{\overset{\diagup OH}{\underset{\diagdown NH(HCO)}{}}}H \qquad CCl_3-C{\overset{\diagup OH}{\underset{\diagdown CN}{}}}H$$

Trichloracetal.   Chloral-Ammoniak.   Chloralformamid.   Chloralcyanhydrat.

Aufbewahrung. In mit Glasstopfen gut verschlossenen Glasgefässen an einem Orte mittlerer Temperatur, vorsichtig. — Das wasserfreie Chloral findet als solches therapeutische Anwendung nicht, dagegen ist es das Ausgangsmaterial zur Darstellung einer Reihe interessanter Derivate, welche meist Additionsprodukte darstellen.

II.† Chloralum hydratum. (Austr. Germ. Helv.) Chloral (U-St.) Chloral Hydras (Brit.). Chloral hydraté (Gall.). Chloralhydrat. Trichloraldehydhydrat. (Chloral.) Hydras Chloralis. $CCl_3CHO + H_2O$. Mol. Gew. = 165,5.

Die Darstellung dieser Verbindung setzt die vorherige Bereitung des reinen, wasserfreien Chlorals voraus (s. vorher sub I). Die Darstellung kleinerer Mengen Chloralhydrat aus käuflich bezogenem wasserfreiem Chloral zu Uebungszwecken ist zu empfehlen.

Darstellung. Zu 100 Th. wasserfreiem Chloral fügt man unter Umrühren in mehreren Antheilen rasch hintereinander 12,2 Th. Wasser hinzu. Das Wasser wird unter erheblicher Selbsterwärmung vom Chloral aufgenommen unter Bildung von Chloralhydrat. Man giesst die noch warme Flüssigkeit in dünner Schicht auf Porcellanteller (oder Porcellancuvetten oder Glascuvetten) und lässt sie in diesen erstarren, wobei man die Gefässe mit Glasplatten bedeckt, um Verluste durch Verdampfen zu vermeiden. — Die schliesslich erhaltene Krystallmasse verwandelt man durch Umkrystallisiren aus Benzin in die beliebten trockenen Krystalle.

Eigenschaften. Das officinelle Chloralhydrat bildet luftbeständige, trockne, farblose, durchsichtige, rhomboidale Krystalle von aromatischem, wenig stechendem Geruche und bitterlichem, etwas unangenehmem, ätzendem Geschmacke. Es löst sich leicht in Wasser ($1^1/_2$ Th.) ohne vorhergehende Veränderung seiner Form, es löst sich auch leicht in Amylalkohol, Weingeist und Aether, weniger leicht, bez. nur unter Erwärmen, in Petroläther, Benzol, Schwefelkohlenstoff, ist langsam löslich in 5 Th. kaltem Chloroform,[1] fast unlöslich in Terpentinöl. Mit Kampher gemischt, geht es mit diesem eine dickflüssige, in Wasser unlösliche Verbindung ein. Bei etwa 58° C. schmilzt es zu einer klaren, farblosen Flüssigkeit (von circa 1,575 spec. Gewicht), welche bis auf 30° C. abgekühlt Krystalle abscheidet, weiter erkaltet zu einer festen weissen krystallinischen, dem Walrat ähnlichen Masse erstarrt. Bei 96—98° C. beginnt es unter Zerfall in Chloral und Wasser zu sieden und verflüchtigt sich vollständig. Mit verdünnter Aetzkalilösung geschüttelt, trennt sich die Mischung in 2 Schichten, von welchen die untere aus Chloroform (71—72 Proc.), die obere, allmählich klar werdende, aus Natrium- oder Kaliumformiat, in Wasser gelöst, besteht. Die wässerige Lösung unterliegt einer allmählichen Zersetzung in Salzsäure und Dichloraldehyd. Daher reagiren die wässerigen Chloralhydratlösungen kurze Zeit nach ihrer Darstellung sauer. In der weingeistigen Lösung bildet sich allmählich Chloralalkoholat, welches eine abweichende physiologische Wirkung äussert. Ein an der Luft feucht werdendes Chloralhydrat ist meist mit Schwefelsäure verunreinigt. Während das Chloralhydrat sich, ohne seine Form zu ändern, in Wasser löst, wird Chloralalkoholat zunächst ölähnlich flüssig und löst sich erst dann im Wasser.

Aufbewahrung und Dispensation. Da das im Tages- und Sonnenlichte aufbewahrte Chloralhydrat eine saure Reaktion annimmt, da es ferner schon bei mittlerer Temperatur einigermassen flüchtig ist, so ist seine Aufbewahrung in gut geschlossenen Glasgefässen und am schattigen Orte nothwendig. Da Korkstopfen zerfressen werden, so sind als Aufbewahrungsgefässe Gläser mit Glasstopfen zu wählen. Werden vom Arzte wässerige Lösungen verordnet, so dürfen dieselben nie mit warmem Wasser hergestellt werden, weil warmes Wasser stärker zersetzend einwirkt. Ebenso dürfen aus den angeführten Gründen keine wässerigen, und niemals weingeistige Lösungen des Chloralhydrats vorräthig gehalten werden. Lösungen von Chloralhydrat mit Borax in Wasser müssen ohne Erwärmung bereitet werden. Die Aufbewahrung erfolge vorsichtig.

Prüfung. Als Identitätsreaktion ist anzuführen, dass die Krystalle des Chloralhydrates beim Erwärmen mit Natronlauge eine trübe, unter Abscheidung von Chloroform sich klärende Lösung geben. Diese Erscheinung tritt natürlich auch in der wässerigen Lösung ein; ausserdem aber kann die Zersetzung des Chlorals nicht nur durch ätzende Alkalien, sondern auch schon durch kohlensaure Alkalien, ja sogar durch Borax bewirkt werden. — Eine andere Identitätsreaktion beruht auf der Bildung eines Silberspiegels: Man vermischt in einem Probirrohre 10 Tropfen Silbernitratlösung mit 15 ccm Wasser, fügt etwa 0,1 g Chloralhydrat hinzu, löst und mischt durch sanftes Schwenken und setzt nun eine Spur Ammoniak hinzu. Zieht man das Rohr jetzt einige Male durch eine Flamme, so scheidet sich ein prachtvoller Silberspiegel ab. (Die gleiche Erscheinung zeigen zwar auch andere Aldehyde, aber nicht in der leichten und sicheren Weise wie das Chloralhydrat.)

1) Die Lösung von 1 g Chloralhydrat in 10 ccm Weingeist darf blaues Lackmuspapier erst beim Abtrocknen schwach röthen und durch Silbernitrat nicht sofort verändert werden. Wässerige Chloralhydratlösungen zeigen stets schwach saure Reaktion, daher wird die Prüfung auf Säuren (Salzsäure, Trichloressigsäure) in der alkoholischen Lösung vorgenommen. Tritt in der alkoholischen Lösung durch Silbernitrat sofort eine Veränderung (weissliche Trübung oder bräunliche Reduktion) ein, so liegen zersetzte Präparate vor.

2) Erhitzt, sei Chloralhydrat flüchtig, ohne leicht entzündliche Dämpfe zu entwickeln. Diese Prüfung richtet sich gegen eine Verunreinigung durch Chloralalkoholat oder

---

[1] Die Angabe über die Unlöslichkeit des Chloralhydrats in Chloroform der Pharm. Germ. II, war unzutreffend.

Urethan, welche beide beim Erhitzen leicht brennbare Alkoholdämpfe abgeben. Zweckmässiger ist folgende Prüfung: Wird 1 g Chloralhydrat in 6 ccm Wasser gelöst, mit 0,5 Aetzkali versetzt und erwärmt, dann filtrirt und ,mit einer wässerigen Jodjodkaliumlösung bis zur starken Gelbfärbung versetzt, so sollen sich nach einstündigem Stehen Krystalle von Jodoform nicht ausscheiden.

Wirkung und Anwendung. Chloralhydrat wirkt gährungs- und fäulnisswidrig. In der 5procentigen wässerigen Lösung lassen sich Pflanzen oder Thiere ausgezeichnet konserviren. In Substanz oder koncentrirter Lösung wirkt es reizend, auf Wunden und Schleimhäute ätzend.

Innerlich (am besten in verdünnter Lösung, welche keine Magenbeschwerden verursacht) bewirkt es in Gaben von etwa 2 g beim Menschen ruhigen Schlaf. Der Schlaf wird erzwungen, daher ist Chloralhydrat ein Narcoticum. Bei Herzkranken sind grosse Dosen von Chloralhydrat, bez. dieses überhaupt zu vermeiden. Grösste Einzelgabe 3,0 g. Grösste Tagesgabe 6,0 g. (Austr. Germ. Helv.)

Nach toxischen Dosen erfolgt der Tod schliesslich durch Herzlähmung. Antidot: Excitantien (Kaffee, Cognac etc.), künstliche Respiration, Hautreize, subkutan Strychnin.

Die Ausscheidung des Chlorals erfolgt durch den Urin und zwar — ob zum Theil oder gänzlich, ist noch unentschieden — als Urochloralsäure $C_7H_{12}Cl_3O_6$; der Harn ist infolge der Anwesenheit der letzteren linksdrehend und reducirt die Fehling'sche Lösung.

Der Apotheker hüte sich, infolge mangelhafter Verschreibung (als *Hydr. chlor.* = Hydras chloralis) Chloralhydrat und Hydrargyrum chloratum mit einander zu verwechseln.

Chloralum hydratum fusum. Geschmolzenes Chloralhydrat.

Erwärmt man Chloralhydrat zum Schmelzen und giesst es dann in $^1/_2$ cm hoher Schicht in eine Glascuvette aus, so erhält man krystallinische Tafeln von walratartigem Aussehen. Diese Form des Chloralhydrates scheint eine isomere Modifikation zu sein. Sie wirkt energischer wie das krystallisirte Chloralhydrat, ist übrigens nach dem Wortlaute der Arzneibücher nicht officinell.

Chloralhydratlösung zum Aufhellen mikroskopischer Präparate. 30 Th. Chloralhydrat, 20 Th. Wasser. Diese Lösung wird namentlich zum Aufhellen solcher Präparate verwendet, welche vorher mit Säuren behandelt worden waren.

Nachweis von Chloralhydrat in forensischen Fällen. Das Untersuchungsobjekt wird mit Wasser ausgezogen und die Lösung auf ihre Reaktion geprüft. Ist diese stark sauer, so stumpft man mit Magnesiumkarbonat ab und macht mit Weinsäure schwach sauer, ist sie alkalisch, so fügt man Weinsäure bis zur deutlich sauren Reaktion hinzu. — Alsdann setzt man eine kleine Menge Alkohol (10—15 ccm) hinzu und unterwirft das Ganze der Destillation unter guter Kühlung. Die Destillation ist lange fortzusetzen.

Das Chloralhydrat geht in das Destillat über. — In diesem Destillate I kann man den qualitativen Nachweis des Chloral's wie folgt führen:

1) Versetzt man eine Probe des Destillates (namentlich der ersten Antheile) mit einer Lösung von Calciumsulfhydrat, so entsteht bei Anwesenheit von Chloralhydrat nach kurzer Zeit eine rothe Färbung.

2) Man erhitzt einige Tropfen des Destillats mit einem Tropfen Anilin und etwas alkoholischer Kalilauge. Bei Anwesenheit von Chloralhydrat wird dieses in Chloroform gespalten, und letzteres giebt unter diesen Umständen widerlich riechendes Isonitril. (Die Reaktion weist also eigentlich Chloroform nach.)

3) Erwärmt man die zu prüfende Flüssigkeit mit einer Auflösung von β-Naphthol in Kalilauge, so tritt Blaufärbung auf. Auch diese Reaktion weist das Vorhandensein von Chloroform nach.

Um den Nachweis des Chloralhydrats mit Sicherheit zu führen, muss man daher neben dem als Spaltungsprodukt auftretenden Chloroform auch noch das andere Spaltungsprodukt, die Ameisensäure nachweisen.

Man kocht also das vorher erhaltene Destillat zunächst etwa $^1/_2$ Stunde mit einem kleinen Ueberschuss von Magnesiumoxyd am Rückflusskühler (!), dann kehrt man den Kühler um und destillirt nochmals ab. In diesem zweiten Destillat weist man das in ihm enthaltene Chloroform wie oben angegeben nach.

Die im Kolben hinterbliebene Flüssigkeit enthält Magnesiumformiat. Man kann sie filtriren und im Filtrat die Ameisensäure nach den üblichen Reaktionen (s. S. 48) nachweisen. Bisweilen kann es auch nothwendig werden, die Salzlösung mit Phosphorsäure zu destilliren und die in das Destillat übergehende freie Ameisensäure nachzuweisen.

Zur quantitativen Bestimmung versetzt man das zuerst erhaltene Destillat (Destillat I) mit überschüssiger, chlorfreier Kalilauge, erhitzt die Flüssigkeit einige Zeit ($^1/_2$—$^1/_1$ Stunde) am Rückflusskühler (!) zum Sieden, verjagt später den Alkohol und bestimmt alsdann das gebildete Chlor gewichtsanalytisch oder nach Volhard (s. S. 58). 106,5 Gewichtstheile Chlor entsprechen $=$ 165,5 Gewichtstheile Chloralhydrat.

Liegt Chloralhydrat in Substanz oder in einer Lösung vor, welche ausser Chloralhydrat keine Substanzen enthält, welche auf Alkali einwirken, so kann man eine gewogene oder gemessene Menge mit einem Ueberschuss Normal-Kalilauge versetzen, gelinde erwärmen und den Ueberschuss in Kalilauge durch Säure (Phenolphthaleïn als Indikator) wieder zurücktitriren. Da diese Reaktion nach der Gleichung $CCl_3CH(OH)_2 + KOH = CCl_3H + HCO_2K + H_2O$ verläuft, so zeigt jeder verbrauchte ccm Normal-Kalilauge $=$ 0,1655 g Chloralhydrat an.

III. † Chloralalkoholat. Chloraläthylalkoholat. $CCl_3 . CH(OH)OC_2H_5$. Mol. Gew. $=$ 193,5.

Es entsteht als Zwischenprodukt bei der Darstellung des Chloralhydrates und kann in kleinen Mengen erhalten werden, wenn man 100 Th. wasserfreies Chloral mit 32 Th. Alkohol mischt.

Krystalle oder krystallinische Massen, welche bei 46° C. schmelzen und bei 115° C. sieden, etwas feucht aussehen, im übrigen denen des Chloralhydrats sehr ähnlich sind. Die beim Erhitzen des Präparates auftretenden Dämpfe sind leicht entzündlich. Es löst sich auf gleiche Weise in Wasser, als Chloralhydrat, aber schwieriger als dieses. Uebergiesst man es mit dem doppelten Volumen Wasser und erwärmt, so schmilzt das Alkoholat zu einer öligen, beim Erkalten krystallinisch erstarrenden Flüssigkeit. Bei der Zersetzung mittels wässeriger Alkalien liefert es neben Chloroform und ameisensaurem Salz auch noch Aethylalkohol. — Beim Mischen mit konc. Schwefelsäure färbt es sich braun und bei Erwärmen mit konc. Salpetersäure von 1,2 spec. Gew. tritt eine stürmisch verlaufende, von Entwicklung braunrother Dämpfe begleitete Reaktion ein.

IV. † Amylenchloralum. Chloral-Amylenhydrat. Dormiol. $CCl_3CH(OH)OC_5H_{11}$. Mol. Gew. $=$ 235,5.

Die Darstellung erfolgt durch Zusammenmischen von 100 Th. wasserfreiem Chloral mit 60 Th. Amylenhydrat (s. S. 292). Farblose, ölige, mit kaltem Wasser nicht mischbare Flüssigkeit von kampferartigem Geruche, kühlend brennendem Geschmacke, und dem spec. Gew. 1,24. In Alkohol, Aether, Aceton, fetten Oelen löst es sich in jedem Verhältniss auf; in siedendem Wasser ist es nur unter Zersetzung löslich.

Die Darstellung der Verbindung geschah zu dem Zwecke, das Chloral in eine Form zu bringen, in welcher es langsamer vom Organismus resorbirt wird, die also weniger stürmisch wirkt wie das Chloralhydrat. Bei Kaninchen und Hunden erfolgte bald ruhiger tiefer Schlaf. Zu subkutanen Injektionen lässt es sich nicht gut verwenden, weil es an der Einstichstelle Reizerscheinungen verursacht. Dagegen würde es mit Oel gemischt in Gelatinekapseln sich darreichen lassen. Vorsichtig aufzubewahren.

V. † Chloralammonium. Chloralammoniak. Chloralamid. $CCl_3CH(OH)NH_2$. Mol. Gew. $=$ 164,5. Wurde von Nestbit als Schlafmittel bez. als Ersatz des Chlorals empfohlen.

Dasselbe entsteht, wenn man in eine Lösung von wasserfreiem Chloral in Chloroform trocknes Ammoniak einleitet (Schiff). Beim Abdunsten des Chloroforms krystallisirt das Chloralammonium in feinen weissen Nadeln aus, welche bei 82—84° C. schmelzen. Es ist in kaltem Wasser nahezu unlöslich und wird durch heisses Wasser in Chloroform und ameisensaures Ammoniak zerlegt. In Alkohol und Aether ist es leicht löslich. Therapeutisch soll es die Vorzüge des Chlorals und Urethans in sich vereinigen, d. h. ein gutes Hypnoticum und Analgeticum sein, ohne die Herzthätigkeit in dem Maasse wie Chloralhydrat schädlich zu beeinflussen. Die hypnotische Gabe beträgt 1—2 g. Vorsichtig aufzubewahren.

VI. † Chloralimid. $CCl_3 — CH = NH$. Mol. Gew. $= 146,5$.

Wird erhalten durch Erhitzen von Chloralammoniak auf 100° C., oder indem man Chloralhydrat mit trocknem Ammoniumacetat bis zum Sieden erhitzt. Beim Eingiessen des Reaktionsproduktes in kaltes Wasser scheidet sich das Chloralimid als krystallinischer Niederschlag aus. Farblose, geruchlose, lange Krystallnadeln vom Schmelzpunkt 168° C.; wenig löslich in Wasser, leicht löslich in Alkohol und in Aether. Durch Mineralsäuren wird es zerlegt in Chloral und die Ammoniaksalze der betreffenden Säuren.

Die Verbindung ist entstanden zu denken durch Wasserabspaltung aus dem Chloralammoniak

$$CCl_3CH \underset{\text{Chloralammoniak}}{\overset{OH}{\underset{NH\ H}{}}} = H_2O + \underset{\text{Chloralimid.}}{CCl_3 — C\overset{H}{=}NH.}$$

Anwendung. Als Hypnoticum in Gaben von 1—4 g wie Chloralhydrat. Ausscheidung als Urochloralsäure.

VII. † Chloral-Urethan. Uralium. Uraline.

Chloral (oder geschmolzenes Chloralhydrat) löst das Urethan schon bei gewöhnlicher Temperatur auf. Setzt man einer solchen Lösung konc. Salzsäure zu, so erstarrt sie innerhalb 24 Stunden zu einer in Wasser unlöslichen Masse. Dieselbe wird zunächst mit konc. Schwefelsäure behandelt, dann mit Wasser gewaschen, wobei ein Oel resultirt, das später krystallisirt. Der chemische Vorgang ist ein sehr einfacher. Es verbinden sich je 1 Mol. Chloral und 1 Mol. Urethan unter einfacher Addition.

$$\underset{\text{Chloral}}{CCl_3 — C\overset{O}{\underset{H}{}}} + \underset{\text{Urethan}}{\overset{H}{\underset{NH — COOC_2H_5}{|}}} = \underset{\text{Chloral-Urethan.}}{CCl_3 — C\overset{OH}{\underset{NH COO C_2H_5}{— H}}}$$

Das Chloral-Urethan ist in kaltem Wasser unlöslich, in kochendem unter Spaltung in Chloral und Urethan zersetzbar. Alkohol und Aether lösen es leicht, durch Wasser wird es aus diesen Lösungen wieder abgeschieden. Der Schmelzpunkt wurde bei 103° C. beobachtet, doch zersetzt sich die Verbindung schon bei 100° C. theilweise in Chloral und Urethan.

C. Hübner und G. Sticker haben das Chloral-Urethan untersucht und dasselbe in seiner Wirkung ähnlich dem Aethyl-Urethan befunden, doch schien die hypnotische Wirkung weniger zuverlässig und nachhaltig. — Dagegen rühmt es neuerdings Poppi (unter dem Namen Uralium oder Uralin) sehr. Es soll eben so sicher wirken wie Chloralhydrat, aber besser als dies, sogar bei Herzkrankheiten, vertragen werden.

VIII. † Chloralcyanhydratum. Chloralcyanhydrat. Chloralcyanhydrin. Blausäure-Chloral. $CCl_3CH(OH)CN$. Mol. Gew. $= 174,5$.

Diese 1872 von Hagemann zuerst dargestellte Verbindung wurde 1887 von Hermes als geeigneter Ersatz des Bittermandelwassers empfohlen.

Darstellung. 40 Th. konc. wässerige Blausäure von etwa 45% werden mit 60 Th. Chloralhydrat gemischt und am Rückflusskühler bei 60—70° C. etwa 8 Stunden lang erwärmt. Alsdann verdunstet man die überschüssige Blausäure auf dem Wasserbade, worauf der Rückstand krystallinisch erstarrt. Man krystallisirt ihn alsdann entweder aus Wasser oder aus Schwefelkohlenstoff um. — Die zur Darstellung nöthige Blausäure bereitet man sich durch Destillation von 100 Th. gelben Blutlaugensalzes mit einem Gemisch von 70 Th. engl. Schwefelsäure mit 160 Th. Wassnr, und zwar destillirt man bei eingeschaltetem Rückflussrohr 40 Th. ab. Es bedarf wohl keines besonderen Hinweises darauf, dass sämmtliche Operationen, bei denen sich Blausäure entwickelt, also hier die Destillation, die Digestion und das Abdampfen, unter einem gut wirkenden Abzuge oder im Freien auszuführen sind. Ueber die nach der Gleichung $CCl_3 CHO + HCN = CCl_3 CH(OH)CN$ verlaufende Reaktion siehe oben S. 789.

Eigenschaften. Das Chloralcyanhydrat bildet weisse, krystallinische, dem Chloralhydrat ähnlich riechende Massen oder — aus Wasser oder Schwefelkohlenstoff krystallisirt — dünne rhombische Tafeln, welche bei etwa 60° C. schmelzen und unter geringer Zersetzung bei 215—220° C. sieden. In Wasser, Alkohol und Aether ist die Verbindung leicht löslich; genaue Angaben über die Löslichkeit im Wasser lassen sich deshalb nicht machen, weil das Präparat durch kaltes Wasser allmählich, schneller noch beim Erwärmen in Chloral-(hydrat) und Blausäure gespalten wird. Durch wässerige Alkalien, z. B. Kali- oder Natronlauge, erfolgt Zersetzung in Blausäure, Ameisensäure und Chloroform. Beim Kochen mit Salzsäure entsteht Trichlormilchsäure $CCl_3CH(OH)CO_2H$. — Silbernitrat erzeugt in der frisch bereiteten

$$CCl_3 CH {<}^{CH}_{CN}$$

Chloralcyanhydrat.

wässerigen Lösung zunächst keinen Niederschlag, ein solcher tritt erst beim Erhitzen der Lösung auf. — Aus heisser FEHLING'scher Lösung wird durch genügende Mengen von Chloralcyanhydrat kein rothes Kupferoxydul abgeschieden, sondern die Flüssigkeit wird entfärbt unter Bildung des farblosen Doppelsalzes: Kupfercyanid-Natriumcyanid $Cu(CN)_2 . 2 NaCN$.

Prüfung. Fügt man zu einer Mischung aus 2 ccm Natronlauge und 3 ccm Wasser etwa 0,1 g Chloralcyanhydrat, 0,2 g Ferrisulfat und 1 Tropfen Ferrichlorid und lässt unter bisweiligem Umschütteln einige Minuten stehen, so entsteht beim Uebersättigen mit Salzsäure ein blauer Niederschlag (Blausäure). Wird 1 g Chloralcyanhydrat mit 3—5 ccm Natronlauge schwach erwärmt, so scheiden sich Tröpfchen von Chloroform ab (Chloralderivat).

Zur Beurtheilung der Reinheit eignet sich die Bestimmung des Schmelzpunktes nicht, da derjenige des Chloralhydrates (57° C.) dem des Chloralcyanhydrates zu nahe kommt. Es ist daher am zweckmässigsten, eine Bestimmung des Blausäuregehaltes, als des wesentlichsten Bestandtheiles, auszuführen. Zu diesem Zwecke zersetzt man 1—2 g Chloralcyanhydrat mit 4—8 g Kalilauge von $33^1/_3$ Proc. und dampft unter Zusatz von 4 bis 8 g Natriumthiosulfat auf dem Wasserbade zur Trockne. Der Rückstand wird in Wasser gelöst, mit Schwefelsäure schwach gesäuert und die Lösung mit einer hinreichenden Menge Kupfersulfatlösung erhitzt. Es fällt weisses Kupferrhodanür, welches nach dem Trocknen bei 110° C. die Zusammensetzung $Cu_2(CNS)_2 + H_2O$ besitzt, aus. Man erhält direkt das Gewicht der Blausäure, wenn man das Gewicht des getrockneten Kupferrhodanürs mit 0,2077 multiplicirt (KAISER und SCHÄRGES).

Handelt es sich um den Nachweis freier Blausäure in einer frisch bereiteten oder älteren, dissociirten wässerigen Lösung, so fügt man von der letzteren einige Tropfen zu der SCHÄR-SCHOENBEIN'schen[1]) Guajakkupferlösung. Chloralcyanhydrat als solches wirkt auf das Reagens nicht ein, bei Gegenwart von freier Blausäure jedoch entsteht Blaufärbung.

Aufbewahrung. In gut verschlossenen Gefässen und in trocknem Zustande, vorsichtig.

Anwendung. Das Chloralcyanhydrat wurde von HERMES als Ersatz des Bittermandelwassers empfohlen. Die Vorzüge, welche es dem letzteren gegenüber bieten soll, bestehen darin, dass es eine konstante chemische Verbindung ist, welche in trockenem Zustande sich unbegrenzte Zeit, in Lösung immerhin einige Zeit unzersetzt aufbewahren

---

[1]) Man versetzt eine zweckmässig im Dunkeln aufzubewahrende Lösung von 1 Resina Guajaci in 100 absolut. Alkohol mit wenigen Tropfen einer schwachen Kupfersulfatlösung (1 : 6000 bis 1 : 10 000 Wasser); die Mischung darf auch bei leichter Erwärmung keine Blaufärbung annehmen.

lässt. Nach Hermes soll ihm reine Blausäurewirkung zukommen. Die Entscheidung, ob diese letztere den Heilwerth des Bittermandelwassers bedinge, muss den Pharmakologen von Fach überlassen bleiben, immerhin scheint das Präparat Beachtung gefunden zu haben.

Für die Dosirung ist zu bemerken, dass 6,46 g Chloralcyanhydrat = 1,0 g wasserfreie Blausäure enthalten. Um also ein Präparat von gleichem Blausäuregehalt wie das Bittermandelwasser zu erzielen, müsste man rund 0,06 Chlorcyanhydrat in 10 Wasser auflösen.

0,01 g Chloralcyanhydrat enthalten gleich viel Blausäure als 1,57 g Bittermandelwasser. — Durch den Urin wird das Präparat als Urochloralsäure ausgeschieden.

IX. Chloralum formamidatum. (Germ.) Chloralformamid. $C.Cl_3.CH(OH)NH.(HCO)$. Mol. Gew. $= 192,5$.

Dieses Präparat wurde ursprünglich unter dem nicht zutreffenden und bereits vergebenen Namen „Chloralamid" zur therapeutischen Verwendung empfohlen. Sollte demnach „Chloralamid" verordnet werden, so vergewissere man sich, welche Verbindung thatsächlich gemeint ist.

Darstellung. Diese erfolgt durch direkte Vereinigung von wasserfreiem Chloral und Formamid und kann sehr wohl im pharmaceutischen Laboratorium zu Uebungszwecken ausgeführt werden:

Man mischt bei kleineren Mengen in einem Krystallisirschälchen, bei grösseren Mengen in einer Porcellanpfanne 147 Th. wasserfreies Chloral und 45 Th. Formamid bei gewöhnlicher Temperatur zusammen. Beide Flüssigkeiten zeigen zunächst keine Neigung, sich mit einander zu verbinden, nach kurzem Umrühren jedoch wird die Mischung unter erheblicher Selbsterwärmung klar. Man stellt sie nun wohlbedeckt einige Zeit zur Seite.

Ist sie nach dem Erkalten auf mittlere Temperatur nicht freiwillig krystallinisch erstarrt, so zwingt man sie zum Krystallisiren durch Reiben („Kitzeln") mit einem Glasstabe. Hat man krystallisirtes Chloralformamid zur Hand, so kann man das Krystallisiren durch Eintragen eines kleinen Kryställlchens sehr beschleunigen. Auch das Festwerden der flüssigen Mischung erfolgt unter Abgabe von Wärme. Die völlig erkaltete und fest gewordene Masse krystallisirt man schliesslich aus Wasser oder 30 procentigem Alkohol mit der Vorsicht um, dass man eine Erwärmung über 60° C. hinaus sorgfältig vermeidet.

Die Darstellung im pharmaceutischen Laboratorium ist nicht rentabel wegen der in den Mutterlaugen verbleibenden beträchtlichen Antheile. Sie empfiehlt sich jedoch zu Uebungszwecken. In diesem Falle sollte man aber, da das wasserfreie Chloral doch bezogen werden wird,[1]) gleich auch andere Derivate, z. B. Chloralhydrat, Chloralalkoholat u. s. w. darstellen.

Der chemische Vorgang besteht einfach darin, dass sich Chloral und Formamid unter Auflösung der doppelten Bindung des Sauerstoffatomes zu Chloralformamid vereinigen:

$$CCl_3C{<\!\!\!\begin{smallmatrix}H\\O\end{smallmatrix}} \;+\; HHN.H.CO \;=\; CCl_3C{<\!\!\!\begin{smallmatrix}H\\OH\\NH.HCO\end{smallmatrix}}$$

Chloral　　　　　Formamid　　　　　Chloralformamid.

Eigenschaften. Das Chloralformamid bildet schneeweisse, glänzende, weisse Kryställlchen. Es schmilzt bei 114—115° C. und zerfällt bei dem Versuche, es zu destilliren, in seine Komponenten, d. i. Chloral und Formamid. Es löst sich langsam in etwa 20 Th. kalten Wassers, rascher in etwa 1,5 Th. Alkohol. Das Auflösen in Wasser darf höchstens durch sehr mässige Erwärmung unterstützt werden, da die wässerige Lösung schon wenig über 60° hinaus unter Rückbildung von Chloral und Formamid zerlegt wird.

Eine eigentliche Identitätsreaktion für dieses Präparat giebt es zur Zeit noch nicht. Die Angabe der Germ. III: „Die Krystalle geben beim Erwärmen mit Natronlauge eine trübe, unter Abscheidung von Chloroform sich klärende Lösung" trifft auch für das Chloralhydrat zu, welches sich übrigens durch seinen eigenthümlichen Geruch und durch die leichte Löslichkeit in Wasser von dem Chloralformamid unterscheidet. Durch

---

[1]) Man halte das wasserfreie Chloral nicht längere Zeit vorräthig, sondern verarbeite es bald, da es — bisweilen sehr rasch — in die „porcellanartige Modifikation" übergeht.

diese Reaktion wird daher lediglich die Gegenwart von Chloral in irgend einer Form nachgewiesen. Dagegen fehlt es an einem einfachen Hilfsmittel, das Vorhandensein des Ameisensäurerestes festzustellen. Von anderer Seite ist in dieser Beziehung mit Unrecht Werth darauf gelegt worden, dass bei dem Erwärmen mit Natronlauge zugleich Ammoniak in Freiheit gesetzt wird, als Zersetzungsprodukt des zurückgebildeten Ammoniumformiates. Ammoniakentwickelung tritt unter diesen Bedingungen auch bei anderen — und gerade als Schlafmittel empfohlenen — Chloralderivaten, z. B. bei dem Chloralamid und dem Chloralammonium ein. Ein sichereres Kennzeichen wäre die Entwickelung von Kohlenoxyd beim Erwärmen mit konc. Schwefelsäure.

Das Charakteristische des Chloralformamides besteht eben darin, dass es eine (ziemlich lose) Verbindung von Chloral mit Formamid ist. Alle Veränderungen, welche für das Chloral und das Formamid bekannt sind, werden daher auch für die Verbindung beider zutreffen. Dahin gehören z. B. die leichte Spaltbarkeit des Chlorals in Chloroform und die Ueberführung des Formamides in Ammoniumformiat unter dem Einflusse von ätzenden Alkalien:

$$H.CONH_2 + H_2O = HCO_2NH_4$$
$$\text{Formamid} \qquad \text{Ammoniumformiat.}$$

Das Chloralformamid enthält nach seiner Bereitung und nach seiner Formel 76,6 Proc. wasserfreies Chloral und 23,4 Proc. Formamid.

Prüfung. **1)** Das Formamid bildet weisse, geruchlose Krystalle, welche in etwa 20 Th. kaltem Wasser löslich sind. (Chloralhydrat bildet durchsichtige Krystalle, welche stechend riechen und sehr leicht in Wasser löslich sind.)

2) Die Lösung von Chloralformamid in 9 Th. Weingeist darf blaues Lackmuspapier nicht röthen (freie Ameisensäure, Salzsäure als Zersetzungsprodukte des Präparates). Die wässerige Lösung reagirt ganz schwach sauer.

3) Die nämliche alkoholische Lösung soll sich auf Zusatz von Silbernitratlösung nicht sofort verändern. Eine weisse Trübung könnte von Salzsäure (in einem zersetzten Präparate), aber auch von freiem Formamid herrühren, doch würde sich diese Verunreinigung schon durch das Sinken des Schmelzpunktes zu erkennen geben. Die Beobachtung ist sofort anzustellen, da nach einiger Zeit in der mit Silbernitrat versetzten alkoholischen Lösung auch bei reinen Präparaten eine röthliche Färbung infolge Reduktion des Silbernitrates eintritt.

4) Erhitzt, sei Chloralformamid flüchtig (Rückstand: unorganische Verunreinigungen), ohne leicht entzündliche Dämpfe zu entwickeln. Diese Prüfung bezieht sich auf eine Verwechslung mit Chloralalkoholat, oder Urethan, welche beide beim Erhitzen Weingeist abspalten und daher leicht entzündliche Dämpfe von Alkohol abgeben.

Aufbewahrung. Vorsichtig! Gegen Licht ist des Chloralformamid, soweit die Erfahrungen bis jetzt reichen, nicht empfindlich.

Anwendung. Chloralformamid wird als Schlafmittel benutzt. Seine Wirkung beruht auf dem Umstande, dass es in der Blutbahn in Chloral und Ammoniumformiat gespalten wird. Als Vorzug vor dem Chloralhydrat wird ihm nachgerühmt, dass es die Athmung und Herzthätigkeit nicht beeinflusst, den Blutdruck nicht herabsetzt und die Verdauung nicht stört, was jedoch nach LANGGAARD nur in bedingtem Maasse der Fall ist. Die schlafbringende Dosis ist 1—2—3 g. Höchstgaben: *pro dosi* 4,0 g, *pro die* 8,0 g (Germ.).

Ausgeschieden wird das Chloralformamid, ebenso wie das Chloralhydrat, als Urochloralsäure, s. unter Chloralhydrat.

Lösungen von Chloralformamid in Wasser sind aus den oben angeführten Gründen ohne Erwärmung darzustellen.

X. † Chloralose. Anhydroglucochloral $C_8H_{11}Cl_3O_6$. Mit dem Namen „Chloralose" bezeichnen HANRIOT und RICHET das schon 1889 von A. HEFFTER dargestellte Anhydroglucochloral.

Darstellung. Man erhitzt im geschlossenen Rohr ein Gemisch gleicher Theile wasserfreien Chlorals und trockner wasserfreier Glucose (Traubenzucker) eine Stunde lang auf 100° C., behandelt die Reaktionsmasse nach dem Erkalten mit wenig Wasser, dann mit siedendem Aether, und bringt die ätherischen Auszüge zum Verdunsten. Der Verdunstungsrückstand wird mit Wasser aufgenommen und solange mit Wasserdampf destillirt, bis alles Chloral vertrieben ist. Die nunmehr hinterbleibende Substanz kann man durch successive Krystallisation in einen α-Körper, welcher in kaltem Wasser wenig, in warmem Wasser sowie in Alkohol ziemlich löslich ist, und in einen β-Körper trennen, welcher auch in heissem Wasser schwer löslich ist.

Der soeben angeführte leichter lösliche α-Körper ist die Chloralose, die schwerer lösliche β-Substanz nennen HANRIOT und RICHET „Parachloralose". Die Ausbeute an ersterer beträgt nur 3%.

Die Chloralose bildet farblose, feine Nadeln, welche bei 184 bis 186° C. schmelzen. Sie löst sich in 170 Th. Wasser von 15° C., leichter in heissem Wasser, sehr leicht in Alkohol, Aether und Eisessig. Die Krystalle schmecken bitter.

$$CCl_3CHO + C_6H_{12}O_6 = H_2O + C_8H_{11}Cl_3O_6.$$
$$\text{Chloral} \qquad \text{Glucose} \qquad\qquad \text{Anhydroglucochloral}$$

Die Chloralose ist ein Hypnoticum und steigert die Erregbarkeit des Rückenmarkes. Die Wirkung ist nicht lediglich dem in der Verbindung vorhandenen Chloral zuzuschreiben, da man schon mit 0,5 g mehrstündigen, ruhigen, tiefen Schlaf erzeugen kann, selbst bei Personen, bei denen andere Schlafmittel unwirksam sind. Als Einzelgabe soll man über 1,0 g nicht hinausgehen. **Vorsichtig aufbewahren.**

† Parachloralose hat die gleiche empirische Zusammensetzung wie Chloralose, nämlich $C_8H_{11}Cl_3O_6$ und ist mit dieser entweder isomer oder polymer. Farblose, perlmutterartig glänzende Blättchen, in kaltem Wasser gar nicht, in heissem Wasser wenig löslich, leicht löslich in heissem Alkohol, Aether und Eisessig. Schmelzpunkt 229° C.

Aehnliche Verbindungen sind: Arabino-Chloralose, aus Chloral + Arabinose, Galacto-Chloralose (Galaktochloral) aus Chloral + Galaktose, Laevulo-Chloralose (Laevulo-Chloral) aus Chloral + Laevulose und Xylo-Chloralose (Xylochloral) aus Chloral + Xylose dargestellt. Indessen werden dieselben z. Z. therapeutisch kaum verwendet.

† Chinoral. Ein angeblich aus Chinin und Chloral dargestelltes Additions- oder Kondensationsprodukt. Eine ölige, dickliche und sehr bitter schmeckende Flüssigkeit, welche weder die Reizwirkung des Chinins, noch diejenige des Chlorals besitzen und auf die Herzthätigkeit ohne Einfluss sein soll. Seine Verwendung ist vornehmlich als antiseptisches Mittel gedacht, indem es als solches sogar das Quecksilberchlorid übertreffen soll. — Innerlich werden 0,05—1,0 g als Einzelgabe angegeben, während zur schlafbringenden Wirkung des Mittels grössere Gaben erforderlich sind.

† Coffeïn-Chloral, Chloral-Coffeïn entsteht durch Zusammenbringen von 10 Th. Coffeïn mit 7,8 Th. Chloralhydrat in konc. wässeriger oder alkoholischer Lösung und Verdunsten der klaren Lösung bei mässiger Wärme.

Farblose, glänzende, in Wasser und in Alkohol leicht lösliche Blättchen. Beim Erwärmen mit Alkalien spalten sie sich in Coffeïn und Chloroform. Die wässerige Lösung spaltet sich beim Erwärmen in ihre Komponenten.

Die Verbindung wird bei hartnäckiger Verstopfung subkutan als leichtes Abführmittel und als Beruhigungsmittel bei Reizung des peripherischen Nervensystems angewendet. Dosis: 0,2 — 0,4 g — 0,9 g *pro die.*

† Chlorobrom. Eine Lösung von 6 Th. Kaliumbromid und 6 Th. Chloralformamid in 58 Th. Wasser. Schlafmittel. Dosis: 1 Esslöffel voll.

† Jodo-Pheno-Chloral. Eine Mischung aus gleichen Theilen Jodtinktur, Karbolsäure und Chloralhydrat. Braune Flüssigkeit zum Aufpinseln bei parasitären Hauterkrankungen angewendet.

† Somnal. Eine Auflösung von Chloralhydrat und Urethan in Alkohol. Lediglich eine Mischung, kein chemisches Präparat.

† **Chloralum camphoratum.** Chloral-Kampher. Kampher-Chloral. Gleiche Theile Chloralhydrat und Kampher werden im erwärmten Mörser zusammengerieben, bis sie sich vollständig verflüssigt haben. Als hautreizende Einreibung angewendet. Bei mittlerer Temperatur aufzubewahren.

† **Chloral-Acetophenonoxim** $(C_6H_5)(CH_3)C = NO . CH . (OH)CCl_3$. Zur Darstellung werden molekulare Mengen wasserfreies Chloral und Acetophenonoxim bei niedriger Temperatur und zwar zweckmässig bei Gegenwart eines Verdünnungsmittels wie Benzol zusammengebracht.

Farblose, bei 81° C. schmelzende, in Alkohol und Aether leicht lösliche Prismen. Durch Säuren, leichter noch durch Alkalien, erfolgt Spaltung in die Komponenten.

An Stelle des Chloralhydrats, dessen unangenehme Nebenwirkungen es nicht besitzen soll, bei Krampfzuständen, wie Epilepsie, Eklampsie und Tetanus. — Vorsichtig aufzubewahren.

Captolum. Captol. Ein Kondensationsprodukt von Chloral und Gerbsäure.

Zu einer heissen wässerigen Lösung von Tannin fügt man Schwefelsäure und nach Abscheidung des Tannins eine konc. Lösung von Chloralhydrat. Das Ganze wird bis zur Bildung einer Pasta erhitzt. Der Niederschlag wird abfiltrirt, gewaschen und getrocknet. (Engl. Patent 2882.)

Graubraunes, amorphes Pulver, welches in heissem Wasser löslich ist, beim Erkalten sich aber zum Theil wieder abscheidet. In Alkohol ist es leicht löslich; die wässerige Lösung giebt mit Eisenchlorid eine olivgrüne Färbung, die auf Zusatz von Säuren, z. B. Salzsäure oder Oxalsäure, wieder verschwindet. Beim Erhitzen des Captols mit Anilin + Kalilauge tritt starker Isonitril-Geruch auf. — In den Handel gelangt eine 10procentige alkoholische Captol-Lösung.

Nach Eichhoff ist das Captol ein ausgezeichnetes Mittel bei Seborrhoea capitis, die sich in Schuppen- und Schinnenbildung mit allmählichem Haarausfall äussert. Man reibt die erkrankte Kopfhaut morgens und abends mit einer 1—2procentigen alkoholischen Captollösung ein, wobei Seife, Pomade, Salben auszuschliessen sind. Etwaige Flecke in der Wäsche lassen sich durch verdünnte Salzsäure oder durch Oxalsäure entfernen.

Spiritus Captoli. Captol-Haarspiritus. Rp. Captoli, Chlorali hydrati, Acidi tartarici āā 1,0. Olei Ricini 0,5, Spiritus (65 Vol. Proc.) 100,0, Parfum ad libitum.

Spiritus Captoli compositus. Rp. Captoli, Acidi tartarici, Resorcini āā 1,0, Acidi salicylici 0,7, Olei Ricini 0,5, Spiritus (65 proc.) 100,0, Parfum ad libitum.

Liquor crinalis. Chloral-Tannin-Haaröl. Glycerini, Aquae destillatae āā 40,0, Chlorali hydrati, Acidi tannici āā 10,0. Gegen Haarerkrankungen, welche durch Mikroben veranlasst werden.

Enema Chlorali hydrati WALDENBURG.

Rp. Chlorali hydrati   2,5
    Aquae destillatae
    Mucilaginis Gummi arabici āā 50,0.

S. Zum Klystier.

Emplastrum Chlorali hydrati.

Rp. 1. Chlorali hydrati pulv. 10,0
    2. Cerae flavae   30,0
    3. Sebi ovilis   20,0.

Man löst 1 in der geschmolzenen Mischung von 2 und 3, und bringt in Stangenform.

Linctus Chlorali hydrati.

(Münch. Ap. V., Nosokom. Vorschr.)

Rp. Chlorali hydrati   3,0
    Sirupi Aurantii corticis
    Aquae destillatae   āā 15,0.

Linimentum Chlorali hydrati.

Rp. Chlorali hydrati pulverati 10,0
    Olei Amygdalarum   50,0.

Solve. Zum Einreiben der schmerzhaften Stellen.

Liquor Chlorali bromatus FELLERER.

(Münch. A. V.) loco Bromidia.

Rp. Chlorali hydrati   8,0 g
    Kalii bromati   6,0 „
    Extracti Hyoscyami   0,3 „
    Extracti Cannabis Indicae   0,048 „
    Aquae Menthae piperitae   4,0 „
    Aquae Aurantii florum   30.0 „
    Chloroformii   gtt. V
    Tincturae Zingiberis   3,0 „
    Sirupi Liquiritiae   45,0 „
    Aquae destillatae   32,0. „

Mixtura anodyna LIEBREICH.

Rp. Chlorali hydrati   2,5
    Aquae destillatae
    Sirupi Aurantii corticis āā 15,0.
  Als Sedaticum 1 Theelöffel bis $^1/_2$ Esslöffel.
  Als Hypnoticum auf einmal zu nehmen.

Mixtura Chlorali hydrati.

(Münch. A. V., Nosokom. Vorschr.)

Rp. Chlorali hydrati 5,0
    Aquae   75,0
    Sirupi Sacchari 20,0.

Mixtura Chlorali hydrati composita
loco Bromidia (Hamb. Vorschr.).
Rp. 1. Extracti Hyoscyami 1,0
2. Kalii bromati
3. Chlorali hydrati   āā 100.0
4. Aquae   300,0
5. Tincturae Quillajae   30,0
6. Extracti Cannabis Indicae 1,0
7. Spiritus (90 Vol. Proc.)   20,0
8. Aquae   q. s. ad 600.0.
Man löst 1—4 und filtrirt, fügt 5 zu, hierauf die filtrirte Lösung von 6 in 7, schliesslich 8 q. s.

Mistura Chlorali et Potassii Bromidi composita
(Nat. Form.).
Compound Mixture of Chloral and Potassium Bromide. Bromidia.
Rp. Chlorali hydrati   250,0 g
Kalii bromati   250,0 „
Extracti Cannabis Indicae (U-St.)   2,0 „
Extracti Hyoscyami (U-St.)   2,0 „
Spiritus (95 Vol. Proc.)   60 ccm
Tincturae Quillajae   65 „
Aquae   q. s. ad 1 Liter.

Mixtura hypnotica WALDENBURG.
Rp. Chlorali hydrati   3,0
Kalii bromati   5.0
Aquae destillatae   100,0
Sirupi Aurantii corticis 50,0.
Abends den ¹/₃ Theil auf einmal zu nehmen.

Mixtura sedativa JASTROWITZ.
Rp. Chlorali hydrati   10,0
Morphini hydrochlorici   0,1
Infusi Althaeae frigide parati 150,0
Succi Liquiritiae depurati   10,0.
1 bis 2 stündlich 1 Esslöffel als Sedativum bei Geisteskranken.

Oleum Jecoris chloralisatum.
Rp. Chlorali hydrati 10,0
Olei Jecoris   190,0.
Abends 1 Esslöffel für Phthisiker.

Sirupus Chlorali (Gall.).
Sirop de Chloral (Gall.).
Rp. Chlorali hydrati   50,0
Aquae destillatae   45,0
Sirupi Sacchari (spec. G. =1,32) 900,0
Spiritus Menthae   5,0

Suppositoria Chlorali hydrati WHIDBORNE.

I.
Rp. Chlorali hydrati 4,0
Saponis medicati 2,5.
Mellis q. s.
Fiant suppositoria No 2.

II.
Cerae flavae   3,0
Olei Cacao   12,0
Chlorali hydrati   3,0.
Fiant suppositoria No. 3.

Vet.   Mixtura sedativa pro canibus.
Rp. Chlorali hydrati   10,0
Gummi arabici
Sirupi Sacchari āā 10,0
Aquae communis 150,0.
Stündlich einen Esslöffel. Für einen Hund mit nächtlichem Heulen.

Unguentum pomadinum Captoli, Captol-Pomade. Rp. Captoli, Acidi tartarici 1—2,0, Lanolini 5,0, Vaselini 90,0, Parfum ad libitum.

Chloroformium.

I † **Chloroformium** (Austr. Germ). **Chloroformum** (Brit. Helv. U-St). **Chloroforme officinal** (Gall). **Chloroform. Trichlormethan. Formylum (Formyle) trichloratum. Formylchlorid. CHCl₃. Mol. Gew. = 119,5.** Die Hauptmengen dieses Präparates werden auch heute noch durch Einwirkung von Chlorkalk auf Weingeist oder Aceton dargestellt. Nicht unbedeutende Mengen werden ferner durch Zersetzung von Chloralhydrat gewonnen. Ausserdem aber kommen noch eine grosse Anzahl Specialmarken im Handel vor.

Darstellung. 1) Aus Weingeist und Chlorkalk. 20 Th. Chlorkalk von 30 Proc. Chlorgehalt werden in einer geräumigen Destillirblase mit 80 Th. Wasser angerührt und mit 4 Th. fuselfreiem Weingeist von 86 Proc. vermischt. Nachdem die Blase gehörig gedichtet und mit der Kühlvorrichtung in Verbindung gebracht worden ist, erwärmt man den Blaseninhalt auf 45—50⁰ C. durch Einlassen von Dampf. Sobald diese Temperatur erreicht ist, stellt man den Dampf ab, da sonst die Reaktion zu stürmisch und unter Bildung anderer Produkte verlaufen würde. Unter freiwilliger Erwärmung beginnen nun Chlorkalk und Weingeist auf einander einzuwirken, und es destillirt eine Mischung von Wasser, Alkohol und Chloroform über. Wenn die Reaktion nachlässt, kann man sie durch weiteren, vorsichtigen Zutritt von Dampf auf's neue hervorrufen.

Nach Beendigung der Operation bildet das Destillat zwei Schichten, von denen die untere, spec. schwerere, aus Rohchloroform, die obere, spec. leichtere, aus einer wässerig-alkoholischen Auflösung von wenig Chloroform besteht, aus welcher man durch Verdünnen mit Wasser das in Lösung gehaltene Chloroform abscheiden kann.

Man trennt nun das Rohchloroform von der wässerigen Flüssigkeit, wäscht es zunächst mehrmals mit Wasser und behandelt es alsdann mehrere Tage unter häufigem Umschütteln mit koncentrirter Schwefelsäure, um die gebildeten chlorhaltigen Nebenprodukte zu entfernen. Diese Behandlung ist so oft zu wiederholen, bis die Schwefelsäure durch das Chloroform nicht mehr geschwärzt bez. gebräunt wird. Das so gereinigte Chloroform wird hierauf von der Schwefelsäure getrennt, mit einer Lösung von Natriumkarbonat, später mit Wasser gewaschen, alsdann durch Maceration mit geschmolzenem Chlorcalcium oder geglühter Pottasche (oder zum Schluss mit Phosphorsäureanhydrid) entwässert, hierauf der Rektifikation bez. Destillation aus dem Wasserbade unterworfen, wobei die ersten, in der Regel trübe übergehenden Antheile gesondert aufgefangen und nur die bei 59—62⁰ übergehenden Antheile als Chloroform aufgefangen werden. Durch Zusatz von fuselfreiem absoluten Alkohol wird das reine Chloroform alsdann auf das geforderte spec. Gewicht gebracht.

2) **Aus Aceton und Chlorkalk.** Seit etwa 20 Jahren wird Chloroform auch aus dem bei der Holzessigfabrikation abfallenden Roh-Aceton dargestellt. Man mischt 270 Th. Chlorkalk (von 33 Proc. Chlorgehalt) mit 800 Th. Wasser und lässt ein Gemisch von 22 Th. Aceton und 70 Th. Wasser zufliessen. Die Bildung des Chloroforms erfolgt freiwillig und wird später durch schwache Erwärmung unterstützt.

$$a)\ 2[CH_3 . CO . CH_3] + 3\,Ca\,(OCl)_2 = 2\,[CH_3{-}CO . CCl_3] + 3\,Ca\,(OH)_2$$

Aceton   Trichloraceton

$$b)\ 2\,[CH_3 . CO\,CCl_3] + Ca\,(OH)_2 = Ca(C_2H_3O_2)_2 + 2\,CH\,Cl_3$$

Trichloraceton   Calciumacetat   Chloroform

Das als Nebenprodukt entstandene Calciumacetat kann auf Essigsäure oder durch trockne Destillation wieder auf Aceton verarbeitet werden.

3) **Chloroform aus Chloral.** Wasserfreies Chloral oder Chloralhydrat werden mit Natronlauge von 1,1 spec. Gewicht einige Zeit digerirt, alsdann destillirt und das gewonnene Chloroform schliesslich, wie sub 1) angegeben, gereinigt.

Auf die **Darstellung von Chloroform durch Elektrolyse** einer mässig starken alkoholischen Lösung von Calciumchlorid (analog dem Jodoform) ist zwar ein Patent genommen worden, doch ist das Produkt selbst im Handel anscheinend noch nicht zu haben.

Das von den Pharmakopöen recipirte Chloroform ist nicht reines Chloroform, vielmehr haben die officinellen Chloroform-Sorten, um ihre Haltbarkeit zu erhöhen, Zusätze von Alkohol erfahren. Eine Ausnahme hiervon macht die Gall.

Eigenschaften. **A) des reinen Chloroforms.** Dasselbe hat im übrigen die noch zu besprechenden Eigenschaften des officinellen Chloroforms, doch ist sein spec. Gewicht bei $+10^0\,C = 1,5088$, bei $15^0\,C = 1,502$, bei $17,75^0\,C = 1,497$, bei $20^0\,C = 1,4936$. Der Siedepunkt liegt unter dem normalen Barometerdrucke bei $62^0\,C$. Das reine Chloroform hat die Eigenschaft, sich unter dem Einflusse von Luft und Licht (bei direkter Besonnung schon nach einigen Stunden, im zerstreuten Tageslichte nach Tagen oder Wochen) zu zersetzen. Im Verlaufe dieser Zersetzung tritt zunächst freies Chlor auf, dann entstehen Phosgen (s. S. 36), welches an seinem widerlichen Geruch kenntlich ist, Wasser, schliesslich Salzsäure. 1) $2\,CHCl_3 + 3\,O = 2\,COCl_2 + H_2O + 2\,Cl$. 2) $COCl_2 + H_2O = CO_2 + 2\,HCl$. Diese Fähigkeit des Chloroforms, durch Licht zersetzt zu werden, ist eine Eigenschaft des reinen Chloroforms und kann diesem durch einen verhältnissmässig kleinen Zusatz von Alkohol genommen werden. Durch diesen Zusatz von Alkohol werden spec. Gewicht und Siedepunkt etwas beeinflusst. Nach Biltz ist

Bei einem Alkohol-Zusatz von	das spec. Gewicht bei 15⁰ C.	der Siedepunkt ⁰ C.
0,25 Procent	1.4977	61,3 —61,9
0,50 „	1.4939	61,07—61,8
1,0 „	1.4854	60,27—61,6
2,0 „	1.4705	59, 0—61,2

Durch Abkühlen auf niedrige Temperatur erstarrt das reine Chloroform zu Krystallnadeln, welche bei etwa — 70° C. schmelzen.

B) des officinellen Chloroforms. Dieses ist eine klare, farblose, leicht flüchtige Flüssigkeit von eigenthümlichem Geruche und süsslichem Geschmacke. In Wasser ist es nur wenig (1 : 200) löslich, ertheilt demselben aber seinen specifischen Geruch und Geschmack. Mit Weingeist, Aether, fetten und ätherischen Oelen ist es in jedem Verhältnisse mischbar. Nicht mischbar ist es mit konc. Schwefelsäure oder mit Glycerin. Es ist ein ausgezeichnetes Lösungsmittel für eine Anzahl sonst schwerlöslicher Stoffe. So löst es z. B. Jod (mit violetter Färbung), Schwefel, Phosphor, Paraffine, Fette, Harze, Alkaloïde, Kautschuk. Auf die Haut gebracht, verursacht es infolge seiner Verdunstung zunächst Kältegefühl, alsdann bewirkt es Brennen und Röthung der Hautstelle. Nach wiederholter äusserer Anwendung von Chloroform stösst sich die Haut an den betreffenden Stellen ab. Chloroform ist nicht leicht entzündlich, sein Dampf aber verbrennt mit grüner Flamme, ohne jedoch mit Luft explosive Gemenge zu geben.

Konc. Schwefelsäure oder Salpetersäure greifen Chloroform bei mittlerer Temperatur nicht an, dagegen führt es ein Gemisch von konc. Schwefelsäure und rauchender Salpetersäure beim Erwärmen in Nitrochloroform (= Chlorpikrin CCl_3NO_2) über, eine ölige, bei 112° C. siedende Flüssigkeit von heftig reizendem Geruche. Alkoholische Kali- oder Natronlauge wirken zersetzend auf Chloroform unter Bildung von Alkalichlorid und Alkaliformiat: $CHCl_3 + 4\,KOH = 3\,KCl + HCO_2K + 2\,H_2O$. Auf dem Auftreten von Ameisensäure bei dieser Reaktion beruht die Thatsache, dass Chloroform aus FEHLING'scher Lösung beim Erhitzen Kupferoxydul abscheidet.

Eine weitere, sehr wichtige Reaktion ist die Isonitrilreaktion oder Carbylaminreaktion (A. W. v. HOFMANN). Diese besteht darin, dass Chloroform beim Erhitzen mit (weingeistiger) Kalilauge und irgend einem primären Amin die ausserordentlich widerlich riechenden Isonitrile giebt. Benutzt man als primäres Amin = das Anilin, erhitzt man also das letztere mit (weingeistiger) Kalilauge und etwas Chloroform, so bildet sich Phenylcarbylamin oder Isocyanphenyl: $C_6H_5.NH_2 + CCl_3H + 3\,KOH = 3\,KCl + 3\,H_2O + C_6H_5NC$.

Von Farbreaktionen sind einige von Interesse, welche Chloroform mit mehreren Phenolen bei Gegenwart von ätzenden Alkalien giebt:

a) Beim Erwärmen von Chloroform mit Resorcin und 33 proc. Kalilauge entsteht gelbrothe Färbung mit grüner Fluorescenz.

b) Beim Erwärmen von Chloroform mit Naphthol und konc. Kalilauge entsteht blaue Färbung, an der Luft in Grün, dann Braun übergehend.

Das spec. Gewicht und die Siedetemperatur des officinellen Chloroforms werden von den hier berücksichtigten Pharmakopöen wie folgt angegeben:

	Austr.	Brit.	Gall.	Germ.	Helv.	U-St.
Spec. Gewicht bei 15° C.	1,485—1,50	1,49—1,495	1,50	1,485—1,489	1,485—1,49	>1,49.
Siede-Temperatur. ° C.	60—62,0	60—62,0	60,8	60—62	60—62	60—61.
Hiernach Gehalt an Alkohol in %	0,25—1,0	0,4—0,7	—	0,7—1,0	0,7—1,0	0,6—1,0.

Ein Gehalt von 1,0 Procent absolutem Alkohol ist bei sonst zweckmässiger Aufbewahrung im Stande, das Chloroform jahrelang vor Zersetzung zu schützen. Bei einem Gehalt von 0,25 Proc. dauerte die konservirende Wirkung mehrere Wochen, bei 0,5 Proc. 11 Monate. Wie man sich diese Wirkung des Alkohols vorzustellen hat, ist noch nicht aufgeklärt. Ueber die Bestimmung des Alkohols im Chloroform s. Pharm. Centralh. 1897, 647.

Prüfung. Dass eine Flüssigkeit Chloroform ist, erkennt man an dem eigenthümlichen Geruche, ferner an dem zutreffenden spec. Gewichte und am Siedepunkte. Die Isonitril-Reaktion ist für die Bestimmung der Identität allein nicht hinreichend, denn sie ist so scharf, dass sie in einer Flüssigkeit mit ähnlichen physikalischen Eigenschaften wie Aethylenchlorid und Aethylidenchlorid auch noch wenige Procente Chloroform erkennen lassen würde. Die angegebenen Farbreaktionen treten auch mit Chloral, Bromal, Bromoform und Jodoform ein. Die Prüfung auf Reinheit hat sich auf folgende Punkte zu erstrecken:

1) Es sei klar, farblos und zeige das vorgeschriebene spec. Gewicht und gehe in seiner ganzen Menge bei 60—62⁰ C. über. Bei der Bestimmung der Siedetemperatur wende man eine grössere Menge Chloroform (100—200 ccm) an und destillire diese aus einem Fraktionskölbchen, welches in ein Wasserbad eingehängt wird. Die Temperatur des als Wärmequelle dienenden Wassers soll 70⁰ C. nicht erheblich übersteigen.

2) Der Geruch sei charakteristisch, nicht unangenehm erstickend (Phosgen). Werden etwa 5 ccm Chloroform auf gutem Filtrirpapier der freiwilligen Verdunstung überlassen, so soll sich kein fuseliger oder anderer unangenehmer Geruch wahrnehmen lassen.

3) Man schüttelt in einem sauberen Stopfenglase 20 ccm Chloroform mit 10 ccm vorher ausgekochtem und wieder erkaltetem Wasser eine halbe Minute kräftig durch. Nach dem Absetzen des Chloroforms wird die wässerige Schicht mittels einer Pipette abgehoben. Sie darf **a)** empfindliches blaues Lackmuspapier (**Marke-Helfenberg**) nicht röthen (bez. durch neutrale Lackmustinktur nicht roth gefärbt werden), andernfalls ist **freie Salzsäure** als Zersetzungsprodukt des Chloroforms (oder freie Schwefelsäure, oder Essigsäure etc.) vorhanden; **b)** vorsichtig auf eine Mischung von je 2,5 ccm Wasser und Silbernitratlösung geschichtet, an der Berührungsstelle eine Trübung nicht hervorrufen. Eine weisse Trübung würde auf Gegenwart von **Salzsäure** zurückzuführen sein, eine gelbliche oder röthliche Trübung könnte von Anwesenheit **arseniger Säure** oder **Arsensäure** herrühren, über deren Vorkommen im Chloroform **Scholvien** (Apoth.-Ztg. 1887, 92) berichtete.

4) Werden 5 ccm Chloroform mit 5 ccm Zinkjodidstärkelösung (oder Cadmiumjodidstärkelösung **Helv.**) geschüttelt, so darf weder eine Blaufärbung derselben, noch eine röthliche Färbung des Chloroforms eintreten. Beide Erscheinungen würden durch in Freiheit gesetztes Jod bewirkt werden. Als Verunreinigung, welche das Jod aus dem Zinkjodid in Freiheit setzt, gilt freies **Chlor**; man nimmt an, dass auch dieses ein Zersetzungsprodukt des Chloroforms ist.

5) 20 ccm Chloroform sollen bei häufigem Schütteln mit 15 ccm Schwefelsäure in einem 3 cm weiten, vorher mit Schwefelsäure gespülten weissen Glase mit Glasstöpsel innerhalb einer Stunde die Schwefelsäure nicht färben. Hierzu wäre folgendes zu bemerken: Chloroform wird von konc. Schwefelsäure nicht angegriffen, es ist gegen Schwefelsäure „**parum affinis**". Wohl aber werden von der Schwefelsäure angegriffen unter **Dunkel- bis Schwarzfärbung**, die das Chloroform verunreinigenden fremden Chlorprodukte, insbesondere Aethylidenchlorid und gechlorte Amylverbindungen, letztere aus fuselhaltigem Alkohol herrührend.

Lässt sich ein Chloroform, welches diese Probe nicht hält, durch blosse Rektifikation in ein probehaltiges umwandeln, so sind die Verunreinigungen wahrscheinlich erst im Verlaufe der Aufbewahrung aus Korkstopfen etc. in das Chloroform gelangt. Rühren sie dagegen von fremden Chlorprodukten her, so lässt sich das Chloroform durch einfache Rektifikation von ihnen nicht befreien und muss alsdann dem weiter unten angegebenen Reinigungsverfahren unterworfen werden.

Aufbewahrung. Wie schon bemerkt wurde, ist absolut reines Chloroform nicht gut haltbar. Seine Haltbarkeit wird jedoch erhöht durch einen geringen Weingeistzusatz. Aus diesem Grunde enthält das Chloroform der Pharmakopöen einen Zusatz von 0,5—1 Proc. Weingeist. Weiterhin hat man die Erfahrung gemacht, dass das Tageslicht die Zersetzung des Chloroforms begünstigt; daher ist die Aufbewahrung **unter Lichtabschluss** zu empfehlen. Wegen seiner narkotischen Eigenschaften ist Chloroform endlich **vorsichtig aufzubewahren**.

Für die Praxis sind folgende Regeln aufzustellen: das Chloroform werde in gelben (anaktinischen) Flaschen mit gut eingeriebenen Glasstopfen (!) an einem kühlen Orte des Kellers aufbewahrt. Korkstopfen sind nicht zu empfehlen, weil sie an das Chloroform Extraktivstoffe abgeben, infolgedessen dann das Chloroform die Schwefelsäureprobe nicht hält.

Die Gefässe fülle man mit dem Chloroform fast völlig an und wähle sie je nach dem Bedarf so gross, dass sie nicht zu oft geöffnet werden brauchen.

Wirkung und Anwendung. Auf der Haut erzeugt Chloroform beim Verdunsten Kältegefühl, Brennen, Röthung, Herabsetzung der Sensibilität der betreffenden Stelle; auf Schleimhäuten Wärmegefühl und lokale Anästhesie. In grosser Verdünnung, z. B. als Chloroformwasser, ist Chloroform ein ausgezeichnetes Antisepticum, z. B. zur Konservirung von Extraktlösungen etc. empfohlen worden.

Man wendet Chloroform äusserlich an unverdünnt oder mit verschiedenen Oelen und alkoholischen Flüssigkeiten kombinirt zur Linderung verschiedener schmerzhafter Affektionen: Neuralgien, rheumatischen Schmerzen, Zahnschmerzen, Ohrenschmerzen, wobei es zugleich als Anästheticum und Rubefaciens wirkt.

Innerlich gegeben, wird Chloroform resorbirt, und es kommt zu einer entfernten allgemeinen Wirkung, doch ist dieselbe weniger sicher als nach Einathmung von Chloroformdämpfen. — Die Hauptanwendung findet Chloroform als Anästheticum bei chirurgischen Operationen. Man lässt es zu diesem Zwecke mittels vor den Mund gehaltener, mit Chloroform getränkter Tücher (auch Chloroform-Masken) einathmen unter genauer Beobachtung von Puls und Respiration des zu Chloroformirenden. Es folgt zunächst ein Stadium der Erregung (Excitationsstadium), sodann vollständige Bewusst- und Empfindungslosigkeit. — Der Tod erfolgt nach übermässiger Einathmung von Chloroform durch Herzlähmung. Bisweilen tritt der Tod schon nach wenigen Zügen durch Herzlähmung ein. — Da in der Chloroformnarkose die Muskeln erschlaffen, so wird die Einrichtung von Verrenkungen durch Anwendung der Chloroformnarkose ungemein erleichtert.

In der Analyse wird das Chloroform namentlich als Auflösungsmittel verwendet zum Nachweis von Jod und Brom: ferner zum Ausschütteln von Alkaloïden (s. S. 210 f), auch kann man es zur Trennung von festen Substanzen benutzen, deren spec. Gewicht höher oder geringer ist als das des Chloroforms. Schüttelt man z. B. Gewürze, Mohnsamen u. dergl. mit Chloroform, so sinken Sand und Steinchen zu Boden, während die Mohnsamen etc. auf dem Chloroform schwimmen.

In der Technik dient es namentlich als Lösungsmittel für Kautschuk und Guttapercha. — Die Mischung von Chloroform mit Wasser ist durch einen kleinen Zusatz von Saponin möglich.

Chloroform ist auch das beste Mittel, um Theerflecke aus Zeugstoffen zu entfernen.

Chloroforme rectifié du commerce. (Gall.). Ist ein Handelschloroform mit rund 1 Proc. Alkohol, welches nach Gall. zu medicinischem Gebrauche erst verwendet werden darf, nachdem es einem von ihr speciell angegebenen Reinigungsverfahren unterworfen worden ist.

Reinigung des Chloroforms. Obgleich das Chloroform des deutschen Handels zur Zeit von grosser Reinheit ist, so halten es viele Operateure und Apotheker doch für geboten, dasselbe noch einer Reinigung zu unterwerfen. In gleicher Weise würden auch Chloroformsorten zu reinigen sein, welche aus irgend einem Grunde einer Reinigung bedürftig erscheinen.

1 Liter Chloroform giesst man in eine starkwandige weisse Flasche mit Glasstopfen, fügt 100 ccm farblose konc. Schwefelsäure hinzu und schüttelt die Mischung kräftig durch. Dieses Durchschütteln wiederholt man während eines Tages $^1/_2$ stündlich, bewahrt aber während der Pausen die Flasche an einem dunklen Orte auf. Nach dem Absetzen scheidet man das Chloroform von der Schwefelsäure und schüttelt es mit einer neuen Menge von 50—60 ccm Schwefelsäure durch und wiederholt diese Behandlung, bis die Schwefelsäure nicht mehr merklich gefärbt wird. Ist dieser Punkt erreicht, so trennt man das Chloroform von der Schwefelsäure, wäscht es zunächst zweimal mit je 100 ccm Wasser, dann lässt man es zweimal 12 Stunden unter gelegentlichem Umschütteln mit 100 ccm einer dünnen Sodalösung (1:10) in Berührung, wäscht nochmals mit Wasser und sammelt das gewaschene Chloroform. Alsdann macerirt man es 12—24 Stunden unter gelegentlichem Umschütteln über geschmolzenem Calciumchlorid, giesst es ab und rektificirt es aus dem Wasserbade, am besten aus einer Retorte (s. Fig. S. 190) mit eingesetztem Thermometer. Man fängt die ersten, gewöhnlich etwas trübe übergehenden 5 Procent gesondert auf, dann als Chloroform etwa 90 Procent, und die letzten 5 Proc. sammelt man wieder besonders.

Zum Schluss mischt man dem Chloroform das erforderliche Quantum absoluten, reinen Alkohol zu.

Die Gall. schreibt vor, die Rektifikation unter Zusatz einer kleinen Menge Mandelöl auszuführen, ein früher häufig geübter, nicht unrationeller Kunstgriff, durch welchen riechende Verunreinigungen zurückgehalten werden sollen, der in Deutschland aber in Vergessenheit gerathen zu sein scheint.

Todesfälle in der Narkose. Die Fälle, dass während der Chloroformnarkose der Tod eintritt, ohne dass das klinische Krankheitsbild und die später folgende Sektion eine greifbare Todesursache erkennen lassen, sind nicht sehr selten. In der Regel wird zunächst die Beschaffenheit des Chloroforms für den Unglücksfall verantwortlich gemacht und zwar in der Regel zu Unrecht. Es ist noch kein Fall bekannt geworden, in welchem ein Todesfall in der Chloroformnarkose mit Sicherheit auf die mangelhafte Beschaffenheit des verwendeten Chloroforms hätte zurückgeführt werden können.

Zu dieser irrigen Ansicht hat sehr viel beigetragen die Beobachtung, dass während Narkosen, welche bei künstlicher Beleuchtung ausgeführt werden, Dämpfe auftreten, welche zum Husten reizen und erstickend wirken. Diese Dämpfe, welche im wesentlichen aus Salzsäure bestehen, ausserdem auch Phosgen enthalten, entstehen durch Verbrennen des Chloroformdampfes an den offenen Flammen; ihr Auftreten hat mit der Reinheit des Chloroforms nichts zu thun. — Es ergiebt sich indessen daraus, dass Narkosen bei offenen Flammen thunlichst zu vermeiden sind und dass die geeignetste Beleuchtung zur Ausführung von Chloroformnarkosen diejenige durch elektrisches Glühlicht ist.

Manche Aerzte schreiben, um sich vor unerwarteten Todesfällen bei der Narkose zu schützen, vor, dass der Apotheker das Chloroform vor der Abgabe frisch rektificiren solle. Dieser Forderung hat der Apotheker unweigerlich nachzukommen. Thut er es nicht, so kann er unter Umständen wegen fahrlässiger Tödtung zur Rechenschaft gezogen werden.

Forensischer Nachweis. Ist der Nachweis einer Chloroformvergiftung zu führen, so werden die mit Weinsäure schwach angesäuerten Objekte nach Zusatz einiger Kubikcentimeter Alkohol der Destillation im Wasserdampfstrom unterworfen. Arbeitet man mit einem aufsteigenden (Mitscherlich'schen) Kühler, so ist alles Chloroform in den zuerst übergehenden Antheilen enthalten, wesshalb man die zuerst übergehenden Antheile für sich auffängt. Mit dem Destillate stellt man an 1) die Isonitril-Reaktion, bei welcher man sich durch den Geruch des Anilins nicht täuschen lassen darf, 2) die oben angegebenen Farbreaktionen, d. h. man löst etwa 0,1 g β-Naphthol in Kalilauge, erwärmt auf etwa 50° C. und setzt einige Tropfen des Destillates hinzu. Bei Anwesenheit von Chloroform tritt vorübergehende Blaufärbung auf. Man setzt ferner zu einer Auflösung von 0,1 g Resorcin in 1—2 ccm Wasser einige Tropfen des ersten Destillates, dann einige Tropfen Natronlauge (von 15 Proc. NaOH) und erhitzt zum Sieden. Bei Anwesenheit von Chloroform färbt sich die Flüssigkeit gelbroth mit grüner Fluorescenz.

Die quantitative Bestimmung führt man am sichersten und einfachsten nach Ludwig aus.

Das Objekt (Blut, Gehirn, Organtheile) wird in einen Kolben, mit doppelt durchbohrtem Stopfen gebracht. Durch die eine Bohrung führt ein bis fast an den Boden des Kolbens reichendes Glasrohr, durch die andere Bohrung ein Gasableitungsrohr. Letzteres steht in Verbindung mit einem in einem Verbrennungsofen ruhenden Verbrennungsrohr, welches mit Stücken von Kaliglas gefüllt ist. An das Verbrennungsrohr ist ein mit Silbernitratlösung beschicktes Peligot-Rohr angeschlossen. Zur Ausführung des Versuches drückt oder saugt man mit Hülfe eines Gasometers, während der Kolbeninhalt auf dem Wasserbade auf 60—70° C. erwärmt wird, einen Luftstrom, welcher durch Kalilauge gewaschen wird, Dieser führt etwa vorhandenes Chloroform mit sich und verbrennt es in dem zum Glühen erhitzten Glasrohre zu Chlorwasserstoff, welcher in der vorgelegten Silbernitratlösung als Chlorsilber gefällt wird. Nach beendigtem Versuche, d. h. nach 1—2stündigem Durchleiten von Luft und Glühen bestimmt man das Gewicht des ausgeschiedenen Chlorsilbers (s. S. 368). 100 Th. Chlorsilber AgCl entsprechen = 27,75 Th. Chloroform $CHCl_3$.

Es ist nothwendig, dass man vorher durch einen gleichlange Zeit andauernden blinden Versuch sich davon überzeugt, dass ohne Einschaltung des Untersuchungsobjektes keine Trübung in der Silbernitratlösung erfolgt. Ferner ist darauf aufmerksam zu machen, dass andere flüchtige Chlorverbindungen, z. B. Methylchlorid, Aethylenchlorid, Aethylidenchlorid u. s. w. bei dieser Methode mit bestimmt werden. Will man die Fehlerquelle vermeiden, dass etwa vorhandene freie Salzsäure als Chloroform mit bestimmt wird, so kann man diese durch Zugabe einer genügenden Menge von reinem Calciumkarbonat neutralisiren.

In den meisten Fällen wird man nach Chloroform-Todesfällen durch Inhalation nur Centigramme oder gar Milligramme Chloroform finden (in Blut und Gehirn). Vergiftungen durch Einnehmen von Chloroform *per os* sind selten, und auch in diesen Fällen erhält man aus dem Mageninhalt wegen der leichten Flüchtigkeit des Chloroforms nur geringe Mengen.

Chloroformium e Chloralo hydrato. (Ergänzb.) **Chloralchloroform.**

Dieses Chloroform verdankt seine Darstellung und Anwendung dem Bestreben, eine möglichst reine Chloroformsorte zur Anästhesie zu verwenden. Wesentlich ist für dasselbe, dass zu seiner Darstellung ein reines krystallisirtes Chloralhydrat und nicht etwa Mutterlaugen von der Chloraldarstellung verwendet werden. Diese Gewähr erhält man dadurch, dass man eine zuverlässige Marke (z. B. die von SCHERING) einkauft. Ohne Zusatz von Alkohol hält sich dieses Chloroform keineswegs besser als gewöhnliches, gutes Chloroform, dagegen erhält es seine Haltbarkeit genau wie dieses durch einen genügenden Zusatz von Alkohol. Das spec. Gewicht dieses Chloroforms ist etwa 1,4874 bei 15° C.

Chemisch ist es von gutem Chlorkalk-Chloroform nicht zu unterscheiden. Für seine Prüfung und Aufbewahrung gilt das auf S. 802 Gesagte.

Chloroformium medicinale Pictet. **Eischloroform.**

Durch Abkühlen auf —100° C. kann das Chloroform in farblosen nadelförmigen Krystallen erhalten und dadurch von nicht krystallisirenden chlorhaltigen Nebenprodukten getrennt werden. Die ursprüngliche Annahme, dass dieses Chloroform auch ohne Alkoholzusatz unbegrenzt haltbar sein werde, hat sich nicht bestätigt, es hat sich vielmehr ergeben, dass es ohne Alkoholzusatz ebenso leicht zersetzlich ist als gewöhnliches Chloroform, dass es aber durch Zusatz von Alkohol entsprechend konservirt wird. Das spec. Gewicht dieser Chloroformsorte wurde bei 15° C. zu 1,4863 bestimmt.

Salicylid-Chloroform. (ANSCHUETZ).

Das Salicylid $(C_6H_4O.CO)_4$ s. S. 106, hat die Eigenschaft, mit Chloroform eine krystallisirende Verbindung einzugehen. Löst man daher Salicylid in Roh-Chloroform auf und überlässt die Flüssigkeit einige Zeit sich selbst, so krystallisirt Salicylid-Chloroform $(C_6H_4O.CO)_4 + 2CHCl_3$ aus, während die Verunreinigungen des Chloroforms in der Mutterlauge bleiben. Lässt man die Krystalle an der Luft liegen, so verlieren sie das aufgenommene Chloroform allmählich. Rascher geben sie das Chloroform beim Erwärmen ab. Man kann also das Chloroform von den Krystallen aus dem Wasserbade abdestilliren. Hierdurch ergiebt sich einerseits die Möglichkeit, das Chloroform auf Grund dieser Thatsache zu reinigen, anderseits es in festen Zustand zu bringen, was unter Umständen erwünscht sein kann. Auch dieses Chloroform bedarf zu seiner Haltbarkeit eines Zusatzes von etwa 1,0 Proc. absolutem Alkohol.

Zusammenfassung. Die leichte Zersetzlichkeit durch Licht und Luft ist eine Eigenschaft des reinen absoluten, alkoholfreien Chloroforms. Diese Zersetzlichkeit kann durch einen Zusatz von 1 Proc. absolutem, reinem Alkohol auf Jahre hinaus zurückgehalten werden. Die Aufbewahrung unter Lichtschutz ist zu empfehlen. Die im Preise hoch stehenden Chloroformsorten wie Chloralchloroform, Chloroform-Pictet, Salicylid-Chloroform, bieten gegenüber guten Sorten von Chlorkalk-Chloroform keine wesentlichen Vorzüge. Sie sind aber zu dispensiren, sobald sie vom Arzte verordnet werden. Eine gute Sorte Chlorkalk-Chloroform ist unter anderen das Chloroform E.H von EDUARD HEUER in Cotta bei Dresden. — Chloroform, welches schon irgend einen chemischen Process durchgemacht hat, sollte wissentlich auch nach erfolgter Reinigung niemals zur Inhalations-Anästhesie verwendet, sondern zu Einreibungen u. dergl. verbraucht werden.

Die zahlreichen Specialmarken von Chloroform, wie z. B. das sog. englische Chloroform von verschiedenen Firmen (z. B. von SALAMON Co., G. DUMONTHIERS-Paris), haben den guten deutschen Handelssorten gegenüber keine Vorzüge, stehen aber im Preise vielfach höher.

Mischungen für Anästhesie. Von den Mischungen für Inhalations-Anästhesie, welche den Zweck haben, die Gefahren bez. Unannehmlichkeiten des reinen Chloroforms zu mildern, geben wir im Nachstehenden die folgenden, wichtigeren an.

BILLROTH's Mischung für Kriegs-Chirurgie. Chloroformii 3,0, Alkohol 1,0, Aetheris 1,0.

DOBISCH's Chloroform - Aether - Mischung. Chloroformii 10,0, Aetheris 15,0, Mentholi 1,0.

Englische Mischung. 1) Chloroformii 2,0, Alkohol absoluti. Aetheris āā 1,0. 2) A.C.E.-Mixtur: Alkohol 1 Vol., Chloroformii 2 Vol., Aetheris 2 Vol.

Methylen, in Amerika benutzte Mischung: Alkohol methylici 1 Vol., Chloroformii 4 Vol.

NUSSBAUM's Chloroform-Mischung. Chloroform, parfümirt mit etwas Nelkenöl, um den süsslichen Geruch abzuschwächen.

RADESTOCK's Mischung für Kriegs-Chirurgie. Chloroformii 2,0, Aetheris 3,0.

SCHLEICH's Mischungen für allgemeine Anästhesie. Mischung I für Operationen von kurzer Dauer: Chloroformii 45,0, Aetheris Petroleï (Siedepunkt 60—65⁰ C.) 15,0, Aetheris 180,0. (Siedepunkt der Mischung = 38 ⁰ C.) Mischung II für Operationen von langer Dauer oder für Eingriffe bei fiebernden Patienten: Chloroformii 45,0, Aetheris Petroleï (Siedep. 60—65⁰ C.) 15,0, Aetheris 150,0. (Siedepunkt der Mischung = 40⁰ C.) Mischung III. Ebenfalls für Operationen von langer Dauer und für Eingriffe bei fiebernden Patienten: Chloroformii 30,0, Aetheris Petroleï (Siedep = 60—65⁰ C.) 15,0, Aetheris 80,0 (Siedep. der Mischung = 42⁰ C.).

Wiener Mischung. Chloroformii 1,0, Aetheris 3,0. Oder Chloroformii 3,0, Aetheris, Alkohol absoluti āā 1,0.

Aqua Chloroformii (Ergänzb. Hamb. Vorschr.) Chloroformwasser. Aqua Chloroformi. (Brit. Ergänzb.) 1) Ergänzb. und Hamb. Vorschr. Chloroform 1,0 wird in 200,0 Wasser gelöst. Vor Licht geschützt aufzubewahren. 2) Brit. 2,5 ccm Chloroform werden in 1000 ccm Wasser unter Schütteln gelöst. 3) U.-St. Ein Ueberschuss von Chloroform wird mit Wasser geschüttelt und das gesättigte Wasser nach völligem Absetzen klar abgegossen.

Antidot von OTTO KRETSCHMAR in Berlin, Zahnschmerzmittel, ist eine Mischung von Chloroform, Essigäther und Alkohol, mit Fuchsin gefärbt.

Bor-Chloroform-Alkohol nach UNNA. Rp. Acidi borici 1,0, Spiritus 100,0, Chloroformii 5,0. Haarwaschmittel.

Chloroformium ammoniacale, ammoniakalisches Chloroform, zum Ausziehen von Alkaloïden etc. aus Objekten: Chloroform, welches unter Abkühlung mit trockenem Ammoniakgase gesättigt ist.

Chlorodine. (Pharm. Hungar). Rp. Extracti Cannabis Indicae 0,1, solve in Aetheris acetici gtt. 30, Sirupi Aurantii corticis 5,0, Tincturae Zingiberis 10,0, Aetheris acetici 5,0, Chloroformii 5,0. Vor dem Gebrauche umzuschütteln. Höchstgaben: *pro dosi* 1,5 g, *pro die* 6,0 g.

English Odontine. Chloroformii 20,0, Camphorae 2,5. Auf Watte in den hohlen Zahn einzuführen.

Feytonia. Mittel gegen Schmerz cariöser Zähne. Chloroformii 20,0, Olei Cajeputi 10,0, Camphorae 5,0. Olei Caryophyllorum gtt. 3.

Gicht- und Rheumatismusbalsam von GUSTAV BECKER in Berlin. Enthält Kampherspiritus, HOFFMANN'schen Lebensbalsam und Chloroform.

Mixtura Chloroformii et Cannabis Indicae composita. (Nat. Form.) Compound Mixture of Chloroform and Cannabis Indica. Chloroform anodyne. Rp. Chloroformii 125 ccm, Aetheris 35 ccm, Tinctura Cannabis Indicae (U.-St.) 125 ccm, Tincturae Capsici (U.-St.) 65 ccm, Morphini sulfurici 2,5 g, Olei Menthae piperitae 2,0 ccm, Glycerini 125 ccm, Aquae 65 ccm, Spiritus q. s. ad 1000 ccm.

Schmerzstillende Einreibung. (Wiener Specialität.) Rp. Mixturae oleosae balsamicae, Spiritus camphorati, Spiritus saponati, Chloroformii āā 20,0. Spiritus aetherei, Tincturae Arnicae, Liquoris Ammonii caustici (0,96) āā 10,0.

St. JAKOB's Oel. Rp. Camphorae, Aetheris, Chlorali hydrati, Chloroformii āā 100,0, Olei Sassafras, Olei Origani, Tincturae Opii simplicis āā 60,0, Spiritus (90 Vol. Proc.) 10 Liter.

Anodynum Anglorum.

Rp. Chloroformii 80,0
Morphini hydrochlorici 0,1
Acidi acetici diluti (30 Proc.) gtt. VIII
Spiritus (90 Vol. Proc.) 20,0.

Chloroformium benzoatum seu benzoïcum.

Benzoë-Chloroform.

Rp. Acidi benzoïci 3,0
Chloroformii 97,0.
Dient äusserlich als fäulnisswidriges Mittel.

Chloroformium gelatinatum.

Chloroformium albuminatum.

Rp. Chloroformii
Albuminis ovi recentis āā Volumina.
Werden zusammengeschüttelt, bis eine gleich-
mässige Masse entstanden ist.

Elixir Chloroformi compositum.

Compound Elixir of Chloroform
(Nat. Form.).

Rp. Tincturae Opii (U-St.)
Spiritus camphorati (U-St.)
Spiritus Ammoniae aromatici (U-St.)
Chloroformii   āā 190 ccm
Alkohol (95 Vol. Proc.)   235 ccm
Olei Cinnamomi Cassiae   5 ccm

Spiritus Ammoniae aromaticus (U-St.)

Rp. Ammonii carbonici   34,0 g
Liquoris Ammonii caust. (10 Proc.) 90,0 ccm
Olei Citri   10,0 „
Olei Lavandulae
Olei Macidis   āā 1,0 „
Alkohol (95 Vol. Proc.)   700 „
Aquae q. s.   ad 1 Liter.

Emulsum Chloroformi (U-St.).

Rp. Chloroformii   40   ccm
Olei Amygdalarum   60   ccm
Tragacanthae pulv.   15,0 g
Aquae q. s.   ad 1000   ccm.

Enema chloroformiatum ʹARAN.

Rp. Gummi arabici
Aquae destillatae āā 10,0
Vitellum ovi unius
Chloroformii 1,0 (gtt. 40)
Aquae destillatae   110,0.
Zu einem Klystier (bei Bleikolik und Koliken andrer
Art).

Essentia gingivalis anodyna SCHAFFER.

Essentia antigingivitica SCHAFFER.

SCHAFFER's Zahn- und Mundessenz.

Rp. Chloroformii   20,0
Olei Menthae piperitae gtt. 10
Spiritus Vini   180,0.
Einen halben Esslöffel mit 2—3 Esslöffel lauem
Wasser gemischt zum Mundausspülen (bei Gingi-
vitis, Zahnnekrose, blossliegenden Hälsen der
Zähne, Zahnschmerz, Zahnfleischschmerz).

Glycerinum chloroformiatum.

Rp. Chloroformii   10,0
Spiritus Saponis 20,0
Glycerini   20,0.

Glycerinum crocato-chloroformiatum DEBOUT.

Rp. Chloroformii
Tincturae Croci āā 1,0
Glycerini   30,0.
Zum Bereiben des Zahnfleisches (beim ersten
Zahnen der Kinder).

Guttae anodynae Reginae.

Schmerz und Krampf stillende Königin-
Tropfen.

Rp. Chloroformii   10,0
Tincturae Valerianae aethereae 20,0
Morphini acetici   0,1.
D. S. 30 Tropfen zu nehmen (1—3mal täglich, bei
eintretendem Schmerz, Krampf, Kopfschmerz,
bei Hysterie etc. Bei Kopfschmerz soll zugleich
das Riechen an den Tropfen gute Dienste
leisten).

Linimentum Aconiti et Chloroformi (Nat. Form.).

Rp. Tincturae Aconiti (U-St.)
Chloroformii   āā 125,0 ccm
Linimenti Saponis   750,0 ccm.

Linimentum antirheumaticum SCHÜTT
(Hamb. Vorschr.).

Rp. Camphorae
Chloroformii   āā 30,0
Opodeldok   140,0.

Linimentum Chloroformii.

I. Formul. Berol.

Rp. Chloroformii   20,0
Linimenti ammoniati 80,0.

II. Liniment au Chloroform (Gall.)

Rp. Olei Amygdalarum 90,0
Chloroformii   10,0,

III. Linimentum Chloroformi (Brit.).

Rp. Linimenti Camphorae (Brit.) s. S. 51
Chloroformii āā 50 ccm.

IV. Linimentum Chloroformi U-St.

Rp. Chloroformii   300,0 ccm
Linimenti Saponis 700,0 ccm.

Linimentum sedativum RICORD.

Rp. Chloroformii
Extracti Belladonnae
Tincturae Opii simplicis
Camphorae   āā 1,0
Olei Hyoscyami   50,0.
Schmerzstillende Einreibung bei Neuralgien und
chronischem Rheumatismus.

Liquor Chloroformii compositus Anglorum.

Mixtura anodyna chloroformiata

Rp. Chloroformii   10,0
Aetheris   2,0
Spiritus Vini   20,0
Olei Menthae piperitae   gtt. III
Aquae Amygdalarum amararum 15,0
Mixtis adde
Extracti Liquiritiae   5,0
Morphini hydrochlorici   0,05
soluta in
Sirupi Sacchari   50,0
Sirupi communis (Theriacae,
Treacle)   20,0.
Diese Mixtur ist in England ein beliebtes Mittel,
selbst Hausmittel hysterischer Frauen, wird
auch bei allen krampfartigen Zufällen, Kolik,
Leibschmerzen, Migräne angewendet. Dosis
1—2—3 Theelöffel.

Mixtura anaesthetica GUÉNEAU de MUSSY.

Rp. Chloroformii   10,0
Tincturae Aconiti   40,0
Aquae Coloniensis 20,0.
Als schmerzstillende Einreibung.

Mixtura anticholerica DESPREZ.

Rp. Chloroformii   1,0
Spiritus   8,0
Ammonii acetici   10,0
Aquae destillatae   110,0
Sirupi Morphini hydrochlorici 40,0.
Halbstündlich 1 Esslöffel voll.

Oleum Chloroformii.

I. Ergänzb.

Rp   Chloroformii
    Olei Olivarum ãã

II. Form. Berol.

Rp. Chloroformii 20,0
    Olei Rapae 80,0.

III. Hamb. Vorschr.

Rp. Chloroformii 10,0
    Olei Olivarum 20,0.

IV. Pharm. Helv.

Rp. Chloroformii 10,0
    Olei Olivarum 30,0.

Opodeldoc chloroformiatum.

Rp. Saponis butyracei concisi 2,5
Solve digerendo in
    Spiritus Vini   40,0
tum admisce
    Chloroformii   8,0.
Sepone vase clauso, ut refrigescendo congelent.

Pommade au Chloroforme (Gall).

Rp. Chloroformii 10,0
    Cerae albae   5,0
    Adipis   85,0

Sirupus chloroformiatus.

Sirupus Chloroformii.

Rp. Chloroformii gtt. XX
    Spiritus Vini   5,0
    Sirupi Sacchari   95,0.
Ist hauptsächlich Geschmackscorrigens bitterer
Stoffe.

Spiritus Chloroformii.

I. Form. Berol.

Rp. Chloroformii   20,0
    Spiritus camphorati 80,0.

II. Brit.

Rp. Chloroformii   50 ccm
    Spiritus (90 Vol. Proc.) 950 ccm.

III. U-St.

Rp. Chloroformii   60 ccm
    Spiritus (95 Vol. Proc.) 940 ccm.

Tinctura Chloroformii composita.

Rp. Chloroformii   10,0
    Spiritus Vini   25,0
    Tincturae aromaticae 30,0.
20—60 Tropfen (bei Krampf, Kolik, Migräne, Neuralgien etc.)

Tinctura odontalgica.

Hamburger Vorschriften.

No. I.

Rp. Kreosoti   1,0
    Olei Caryophyllorum
    Olei Cajeputi   ãã 2,0
    Tincturae Opii simpl. 5,0
    Chloroformii   40,0
    Alkohol absoluti   50,0.

No. II.

Rp. Olei Cajeputi
    Olei Origani   ãã 2,5
    Camphorae   5,0
    Chloroformii   40,0
    Spiritus (90 Vol. Proc.) 50,0

No. III.

Rp. Camphorae   8,0.
    Olei Caryophyllorum
    Olei Cajeputi   ãã 16,0
    Chloroformii
    Aetheris   ãã 30,0.

Tinctura odontalgica. LINKE.

LINKE's Zahntropfen. (Hamb. V.)

Rp. Chloroformii   50,0
    Tinct. Ligni Santali rubri 7,0
    Tinct. Lavandulae comp. 30,0
    Spiritus (90 Vol. Proc.) 113,0.

Tinctura odontalgica WILHELMI.

Wilhelmstropfen (Hamb. V.).

Rp. Spiritus camphorati
    Tincturae Myrrhae ãã 12,0
    Olei Caryophyllorum   18,0
    Chloroformii   54,0
    Spiritus aetherei   104,0.

Unguentum Chloroformii.

Rp. Unguenti cerei 20,0
    Chloroformii   5,0.
Zum Einreiben (bei Hautjucken). Diese Salbe
wird in der Weise bereitet, dass man in einem
Opodeldokgläschen, die Ceratsalbe schmilzt, und
wenn sie bis auf circa 45 °C. abgekühlt ist, mit
dem Chloroform versetzt, die Flasche mit einem
Korke schliesst und nun die Mischung durch
Schütteln bewirkt.

Vinum chloroformiatum.

Chloroformwein.

Rp. Vini albi generosi   500,0
    Spiritus Chloroformii (1 : 10)   40,0.

Oefters am Tage ein Spitzglas zu nehmen. (Chloroform soll Cholesterin lösen und dieser Wein sich
daher bei Nierenstein, Leberkolik, ikterischer
Hautfarbe bewähren.)

———

Vet.

Rp. Chloroformii 4,0
    Olei Ricini 50,0.
In zwei Hälften zu geben. Für einen Hund mit
Bandwurm.

———

Vet.

Rp. Infusi flor. Chamomillae 25,0:500,0
    Chloroformii   25,0
    Olei Crotonis   gtt. XV.
Auf zweimal für ein Pferd mit Wurmkolik.

II. † Bromoformium (Ergänzb.). Bromoform. Tribrommethan. Formylum (Formyle) tribromatum. $CHBr_3$. Mol.-Gew. = 253.

Darstellung. 1) Man destillirt Bromalhydrat (s. S. 505) mit Kali- oder Natronlauge. 2) Eine Lösung von 71,5 Th. Kaliumbromid in 150 Th. Wasser wird mit 60 Th.
Chlorkalk (von 35 Proc. Cl), welcher mit Wasser zu einem Brei angerührt ist, versetzt
und unter Zugabe von 12 Th. Aceton im Wasserdampfstrom destillirt. Wenn ölige
Tröpfchen nicht mehr übergehen, so lässt man auf 40—50° C. erkalten, fügt nochmals
60 Th. Chlorkalk sowie 9 Th. Aceton zu und destillirt nochmals. Man wiederholt nach
jedesmaligem Erkalten die Destillation noch dreimal unter jedesmaligem Zusatz von 60 Th.
Chlorkalk und 6 Th. Aceton. Die gesammten Destillate werden nunmehr zunächst mit

Wasser behandelt, dann wird die gesammelte Bromoformschicht wiederholt längere Zeit (s. Chloroform, S. 800) mit konc. Schwefelsäure geschüttelt, im Scheidetrichter abgetrennt, mit Wasser gewaschen, durch Sodalösung entsäuert, mit geschmolzenem Calciumchlorid getrocknet, schliesslich rektificirt und die bei 149—150⁰ C. übergehenden Antheile gesammelt. Es soll sich so fast das gesammte Brom in Bromoform überführen lassen (FROMM).

Eigenschaften. **A)** Das reine, absolute Bromoform hat nach VULPIUS bei 15⁰ C. das spec. Gewicht 2,904. Der Siedepunkt liegt bei 148⁰—149⁰ C., der Erstarrungspunkt bei $+ 8^0$ C. Da das alkoholfreie Bromoform sich leicht zersetzt, so wird dem officinellen Bromoform ein Zusatz von Alkohol gemacht. Durch einen Zusatz von 1 Proc. Alkohol sinkt das spec. Gewicht auf 2,885 bei 15" C.

B) Das officinelle Bromoform des Ergänzb. ist eine farblose, chloroformartig riechende Flüssigkeit von süsslichem Geschmack. Sie ist in Wasser nur wenig löslich, dagegen leicht löslich in Alkohol und in Aether. Sie erstarrt beim Abkühlen mit Eis krystallinisch; die Krystalle schmelzen bei $+ 7^0$ C. wieder vollständig. Der Erstarrungspunkt des Bromoforms des Handels liegt bei etwa $+ 7^0$ C. Da das Bromoform durch Luft und Licht noch leichter gespalten wird wie Chloroform, so hat das Ergänzb. ein alkoholhaltiges Bromoform aufgenommen. Dem vom Ergänzb. vorgeschriebenen spec. Gewicht 2,82—2,84 bei 15⁰ C., sowie der Siedetemperatur 144—150⁰ C. entspricht ein Zusatz von etwa 4 Proc. Alkohol. Ein solcher Zusatz ist — bei sonst zweckmässiger Aufbewahrung — geeignet, das Bromoform monatelang zu konserviren. Ohne diesen Zusatz zersetzt es sich besonders bei Zutritt von Luft und Licht sehr leicht unter Freiwerden von Brom, wobei es gelbröthliche Färbung annimmt.

Prüfung. **1)** Werden 2 ccm Bromoform mit 2 ccm Wasser, 0,1 ccm Zehntel-Normal-Kalilauge und 3 Tropfen Lackmustinktur geschüttelt, so muss die Flüssigkeit blau gefärbt bleiben; wird sie roth, so ist der Säuregehalt (HBr) des Präparates zu gross. **2)** Eine Emulsion von 2 ccm Bromoform, 2 ccm Wasser, 0,5 Jodzinkstärkelösung und 0,1 ccm Zehntel-Normal-Natriumthiosulfatlösung darf sich nicht sofort bläulich färben. Tritt sogleich Blaufärbung ein, so ist mehr freies Brom zugegen, als zugelassen werden soll. **3)** Werden 2 ccm Bromoform mit 2 ccm konc. Schwefelsäure in einem zuvor mit Schwefelsäure gespülten Glase mit Glasstöpsel geschüttelt, so dürfen sie sich innerhalb 10 Minuten nur gelblich färben. Dunkle Färbung könnte von fremden Bromderivaten, aber auch von zersetzten Präparaten herrühren. Eine längere Einwirkung der Schwefelsäure ist nicht auszuführen, weil allmählich auch reine Präparate durch konc. Schwefelsäure zersetzt werden.

Aufbewahrung. Vorsichtig, vor Licht geschützt, in völlig angefüllten Gefässen, welche man zweckmässig nicht zu gross wählt.

Anwendung. Inhalirt wirkt das Bromoform bei Thieren anästhesirend wie das Chloroform. Innerlich wird zu 20—50 Tropfen *pro die* als Sedativum bei Delirien und Erregungszuständen von Geisteskranken gegeben. Die eigentliche Anwendung aber ist die gegen Keuchhusten der Kinder. Man giebt 3—4 Mal täglich 2—5 Tropfen in einem Theelöffel Wasser, aber niemals in den ganz leeren Magen. Die Wirkung soll sich schon am zweiten Tage deutlich zeigen. Man giebt:

Kindern bis zu 2 Jahren 0,05—0,1 g
„ von 2—4 „ 0,1 —0,15 „
„ „ 4—8 „ 0,15—0,3 „

älteren Kindern in fortschreitenden Mengen. Erwachsenen 1,0—1,5 g.

Höchstgaben: *pro dosi* 0,5, *pro die* 1,5 g (Ergänzb.). Nach grösseren Bromoformgaben wird nach OLIVIERO der Harn grün gefärbt; er reducirt alsdann FEHLING'sche Lösung, polarisirt aber nicht. — In der Analyse bedient man sich des Bromoforms bisweilen zur Trennung spec. leichterer fester Körper von spec. schwereren.

Spiritus e Saccharo bromoformiatus.
Bromoform-Rum. Nach GAY.

Rp. Bromoformii   1,2
    Chloroformii 0,8
    Rum   120,0.

Die Mischung soll von Kindern gut vertragen werden.

Sirupus bromoformii VOISIN.
Münch. Ap. V.

Rp. Bromoformii   1,75
    Tincturae Grindeliae
    Tincturae Strychni   ää 0,75
    Tincturae Aconiti   1,0
    Tincturae Bryoniae   0,5
    Spiritus (90 Proc.)   25,0
    Sirupi opiati   50,0
    Sirupi Aurantii corticis 105,0.

Mixtura Bromoformii GAY.

Rp. Bromoformii   1,20
    Olei Amygdalarum   15,0
    Gummi arabici   10,0
    Sirupi Sacchari   30,0
    Aquae   65,0.

Ein Kaffeelöffel enthält ca. 0,05 g Bromoform.

Sirupus Bromoformii BRÉBIAN.

Rp. Bromoformii   5,0
    Spiritus (95 Vol. Proc.) 45,0
    Glycerini   150,0
    Sirupi Sacchari   800,0.

Aqua bromoformata. 3 g Bromoform werden mit 1 Liter destillirten Wassers geschüttelt. An Stelle des unverdünnten Bromoforms zu gebrauchen.

Chlorum.

I. Chlorum. Chlor. Chlorgas. Freies Chlor. Chlorine. Cl. Atomgew. = 35,5.

Das zu den Nicht-Metallen gehörende Element „Chlor" ist bei gewöhnlicher Temperatur und unter normalem Drucke ein grüngelbes Gas von erstickendem Geruche. Bei — 40⁰ C. kann es unter gewöhnlichem Drucke oder bei + 15⁰ C. durch einen Druck von 6 Atmosphären zu einer grünlich gelben, mit Wasser nicht mischbaren Flüssigkeit verdichtet werden (flüssiges Chlor), welche bei — 102⁰ C. zu einer gelben, krystallinischen Masse erstarrt. Das spec. Gewicht des Chlors ist auf Luft = 1 bezogen = 2,45, auf Wasserstoff = 1 bezogen = 35,5. — 1 l Chlorgas wiegt bei 0⁰ C und bei 760 mm B = 3,17344 g. Das Chlor ist nicht brennbar. In Wasser ist Chlorgas löslich, und zwar löst Wasser von:

10⁰ C. = 2,585 Vol. Chlor	25⁰ C. = 1,950 Vol. Chlor
15⁰ C. = 2,368 „ „	30⁰ C. = 1,750 „ „
20⁰ C. = 2,156 „ „	40⁰ C. = 1,365 „ „

Das Maximum (Optimum) der Auflöslichkeit in Wasser liegt bei 9—10⁰ C. Oberhalb aber auch unterhalb dieser Temperatur nimmt die Auflöslichkeit des Chlors in Wasser beträchtlich ab. Bei 100⁰ C. ist sie gleich Null. Gegen 0⁰ C. vereinigt sich das Chlor mit Wasser zu dem krystallisirenden Chlorhydrat $Cl_2 + 10\,H_2O$, wodurch natürlich seine Auflöslichkeit in Wasser ganz beträchtlich reducirt wird; dieses Hydrat zerfällt bei zunehmender Temperatur wieder in Chlor und in Wasser.

Im unverdünnten Zustande eingeathmet kann Chlor blitzschnell den Tod herbeiführen. Aber auch noch im Zustande erheblicher Verdünnung mit Luft wirkt es heftig reizend auf die Schleimhäute der Athmungsorgane und kann heftigen Schnupfen, Katarrh des Rachens und der Bronchien, ja selbst schwere Beschädigungen der Lungen hervorbringen. Gegenmittel gegen eingeathmetes Chlorgas ist Alkohol, und zwar athmet man diesen in Dampfform ein und nimmt ihn zugleich *per os* als Likör, auch kann man Aetherweingeist einathmen und als Tropfen trinken.

Das Material zur Darstellung des Chlors im Laboratorium ist die Salzsäure (Chlorwasserstoff, HCl), welcher zur Ueberführung in Chlor nur das Wasserstoff-Atom (durch Oxydation) entzogen zu werden braucht. Dies geschieht dadurch, dass man Substanzen, welche leicht Sauerstoff abgeben, auf die Salzsäure einwirken lässt. An Stelle von Salzsäure kann man auch Gemische von Kochsalz und Schwefelsäure verwenden.

Die wichtigsten Verfahren, nach welchen die Darstellung des Chlors im pharmaceutischen Laboratorium geschieht, sind folgende:

1) 40 Th. trocknes Kochsalz (rohes Natriumchlorid), 50 Th. grobgepulverter Braunstein, 100 Th. Englische Schwefelsäure, verdünnt mit 100 Th. Wasser. Ausgabe 23—24 Th. Chlorgas.

Das Kochsalz und der Braunstein werden gemischt zuerst in einen Kolben gegeben und nach Zusammenstellung des Gasentwicklungsapparates mit der verdünnten Schwefelsäure übergossen. Die Gasentwicklung geht sofort vor sich und wird später durch gelinde Erwärmung im Sandbade im Gange erhalten.

2) Salzsäure und ein grosser Ueberschuss Braunstein in hasel- und wallnussgrossen Stücken. Die Chlorentwicklung erfolgt bei Anwendung von koncentrirter Salzsäure zunächst bei gewöhnlicher Temperatur, alsdann wird sie durch gelinde Erwärmung auf dem Sandbade oder Wasserbade unterstützt. Nach beendeter Gasentwicklung wird die Flüssigkeit von dem Braunsteinüberschuss abgegossen, der Braunstein mit Wasser abgewaschen und für eine spätere Darstellung aufbewahrt. Diese Methode der Chlordarstellung ist die bequemste und leichteste. Hierbei geben aus

100 Th. Salzsäure von	1,180	spec. Gew. fast	18	Th. Chlor
100 „ „ „	1,170	„ „ „	17	„ „
100 „ „ „	1,160	„ „ „	16	„ „
100 „ „ „	1,150	„ „ „	15	„ „
100 „ „ „	1,140	„ „ „	14	„ „
100 „ „ „	1,130	„ „ „	13	„ „
100 „ „ „	1,124	„ „ „	12,4	„ „
100 „ „ „	1,120	„ „ „	12	„ „

3) Es werden übergossen 10 Th. Kaliumdichromat in kleinen Stücken mit 53 Th. Salzsäure von 1,160 spec. Gewicht. Die Gasentwicklung erfordert ein Erwärmen, und zwar kann dies über einem Drahtnetz mittels kleiner Flamme erfolgen. Es kann auch eine koncentrirtere oder dünnere Salzsäure genommen werden.

Salzsäure	spec. Gew.		Kaliumdichromat						Chlor.
100 Th.	von	1,180	erfordern 21,8 Th.	und	geben	aus	circa	15,2 Th.
100 „	„	1,170	„ 20,6 „	„	„	„	„	14,4 „
100 „	„	1,160	„ 19,4 „	„	„	„	„	13,5 „
100 „	„	1,150	„ 18,2 „	„	„	„	„	12,7 „
100 „	„	1,140	„ 17,0 „	„	„	„	„	11,9 „
100 „	„	1,130	„ 15,8 „	„	„	„	„	11,0 „
100 „	„	1,124	„ 15,0 „	„	„	„	„	10,5 „
100 „	„	1,120	„ 14,6 „	„	„	„	„	10,2 „

4) Ueber die Chlordarstellung aus Kaliumchlorat $+$ Salzsäure siehe weiter unten.

Flüssiges Chlor wird gegenwärtig fabrikmässig dargestellt und in druckfesten, eisernen, inwendig verbleiten Gefässen in den Handel gebracht. Völlig trockenes Chlor greift nicht an: Gusseisen, Schmiedeeisen, Stahl, Phosphorbronze, Messing, Kupfer, Zink, Blei. Diese Verhältnisse ändern sich sofort, sobald das Chlor Feuchtigkeit enthält.

Chemie. Man erkennt das freie Chlor im koncentrirten Zustande an seiner gelbgrünen Farbe und auch noch im stark verdünnten Zustande an dem eigenthümlichen Geruche. Davon abgesehen an folgenden Reaktionen: 1) Es bleicht, namentlich bei Gegenwart von Wasser Pflanzenfarbstoffe wie Lackmus; Indigoblau wird in eine gelb gefärbte Verbindung übergeführt. 2) Es setzt aus Kaliumjodid Jod in Freiheit, färbt also Jodkali-Stärkepapier blau (diese Reaktion tritt aber auch ein mit Brom, Ozon, salpetriger Säure, Ferrichlorid). 3) Durch Schütteln mit metallischem Quecksilber wird das Chlor zu Mercurochlorid gebunden. 4) Aus Schwefelwasserstoff scheidet es Schwefel aus. 5) In wässeriger Flüssigkeit löst es Goldblatt allmählich auf. 6) Es färbt Stärkelösung nicht.

Man bestimmt das freie Chlor I) indem man einen Ueberschuss und zwar eine gewogene Menge reines, trocknes Mercurochlorid (Calomel), mit der wässerigen Chlorlösung schüttelt. Der Gewichtsverlust des mit Weingeist gewaschenen Mercurochlorids mit 0,1507431 multiplicirt ergiebt die Menge des vorhanden gewesenen freien Chlors. Die Ergebnisse sind jedoch nur annähernde.

II) Maassanalytisch. A) Die Methode beruht darauf, dass Chlor aus Metalljodiden, z. B. Kaliumjodid, äquivalente Mengen Jod in Freiheit setzt, welche durch Natriumthiosulfat bestimmt werden.

1) $$KJ + Cl = KCl + J.$$

2) $$2(Na_2S_2O_3 + 5H_2O) + J_2 = 2NaJ + S_4O_6Na_2 + 10H_2O.$$

Man benutzt in der Regel eine $^1/_{10}$-Natriumthiosulfatlösung, welche 24,8 g reines, krystallisirtes Natriumthiosulfat in 1 l enthält (s. Reagentien, Band II). 1 ccm dieser Lösung bindet 0,0127 g Jod und zeigt 0,00355 g Chlor an. **B)** Die PENOT'sche chlorometrische Methode. Diese Methode beruht darauf, dass arsenige Säure sowohl durch Chlor als auch durch Jod unter bestimmten Bedingungen zu Arsensäure oxydirt wird.

1) $$As_2O_3 + 2H_2O + 2Cl_2 = 4HCl + As_2O_5$$
$$ 198 142$$

$$As_2O_3 + 2H_2O + 2J_2 = 4HJ + As_2O_5$$
$$ 198 508$$

Diese Ueberführung der arsenigen Säure erfolgt in saurer Lösung nur unvollständig, quantitativ aber in alkalischer Lösung. Für den letzteren Fall würde also die Umsetzungsgleichung lauten:

2) $$K_3AsO_3 + Cl_2 + H_2O = 2HCl + K_3AsO_4$$
$$K_3AsO_3 + J_2 + H_2O = 2HJ + K_3AsO_4.$$

Stöchiometrisch sagen beide Formeln das Gleiche, nämlich: 198 Th. Arsenigsäureanhydrid werden durch 142 Th. Chlor oder durch 508 Th. Jod zu Arsensäureanhydrid oxydirt. — Man bedarf zu dieser Bestimmung:

$^1/_{10}$-Kaliumarsenitlösung. 4,95 g reines Arsenigsäureanhydrid (genau gewogen), wird mit 5—10 g Kaliumbikarbonat und etwa 200 ccm Wasser auf dem Wasserbade erwärmt. Wenn sich der grösste Theil aufgelöst hat, giesst man die klare Lösung in einen 1-Literkolben mit Marke ab, bringt zu dem Rückstand noch 2—5 g Kaliumbikarbonat + Wasser, erhitzt von neuem, giesst wieder klar ab und setzt dies fort, bis alles Arsenigsäureanhydrid in Lösung übergeführt ist. Dann fügt man zur Lösung noch etwa 20 g Kaliumbikarbonat, und füllt nach völligem Erkalten mit Wasser bis zur Marke auf.

$^1/_{10}$-Jodlösung. 12,7 g reines, trocknes Jod werden mit Hilfe von etwa 20 g reinem, jodsäurefreiem Kaliumjodid in Wasser zu 1 l gelöst (vergl. Reagentien).

Sind beide Lösungen mit reinen Chemikalien genau bereitet, so verbraucht 1 ccm Jodlösung genau 1 ccm der Kaliumarsenitlösung zur Entfärbung und 1 ccm Kaliumarsenitlösung zeigt 0,0127 g Jod oder 0,00355 g Chlor an. — Bei diesen Bestimmungen ist der Titer der Jodlösung zu Grunde zu legen, welches in der unter Reagentien angegebenen Weise gegen die Natriumthiosulfatlösung ermittelt wird.

C) Die GRAHAM-OTTO'sche Methode. Diese Methode beruht auf der Oxydation von Ferrisalzen durch Chlor zu Ferrosalzen nach der Gleichung

$$2FeO + H_2O + Cl_2 = 2HCl + Fe_2O_3.$$

Als Ferrosalz, welches oxydirt wird, benutzt man eine mit Schwefelsäure oder Salzsäure stark angesäuerte Lösung von Ferroammoniumsulfat $FeSO_4.(NH_4)_2SO_4 + 6H_2O$ und lässt von der freies Chlor enthaltenden Flüssigkeit soviel zufliessen, bis alles Ferrosalz zu Ferrisalz übergeführt ist. Den Endpunkt der Reaktion erkennt man daran, dass die Reaktionsflüssigkeit durch Ferricyankalium nicht mehr gebläut wird (Tüpfelprobe).

II. Aqua chlorata (Germ.). **Aqua Chlori** (Austr. U-St.). **Chlorum solutum** (Helv.). **Liquor Chlori. Solution of Chlorine** (Brit.). **Chlore dissous** (Gall.). **Chlorwasser. Aqua oxymuriatica.** Von den genannten Pharmakopöen führt es die Brit. nur unter den Reagentien auf, die übrigen haben es im Text aufgenommen. Die Selbstdarstellung dieses wichtigen Präparates ist dringend zu empfehlen, da das vom Drogisten bezogene häufig zersetzt ist, woraus übrigens dem Drogisten ein Vorwurf nicht gemacht werden darf.

Darstellung. Ein starkwandiger Stehkolben a, der unter der Bezeichnung „Chlorgaskolben" in der Reihe der anderen gläsernen Apparate zur Hand steht, wird bis zu $^3/_4$ seines Rauminhaltes mit ungefähr haselnussgrossen und durch Absieben vom Pulver befreiten Braunsteinstücken gefüllt, auf ein Drahtnetz oder in ein Sand- oder Wasserbad gestellt, mit einer angemessenen Menge[1]) roher Salzsäure beschickt, mit einem Stopfen, dem ein gläsernes Gasleitungsrohr c und ein Sicherheitsrohr b eingesetzt ist, geschlossen.

Das entwickelte Chlorgas wird, um mitübergegangene Salzsäure zu beseitigen, zuerst in einer wenig Wasser enthaltenden Waschflasche d gewaschen, sodann zur Absorption in destillirtes Wasser e geleitet.

Da das Einathmen von Chlor schädlich ist, so nehme man die Operation unter einem gut wirkenden Abzuge oder im Freien vor. Da das Chlorwasser durch direktes Sonnenlicht, ebenso durch zerstreutes Tageslicht Zersetzung erfährt, so stelle man die Absorptionsflasche in eine Papphülse oder umwickle sie mit einem Tuche.

Wird eine Salzsäure mit einem Gehalte von 30—35 Proc. Chlorwasserstoff angewendet, so geht die Chlorentwicklung längere Zeit ohne künstliche Erwärmung vor sich. Sobald die in dem Absorptionswasser aufsteigenden Gasblasen spärlich auftreten,

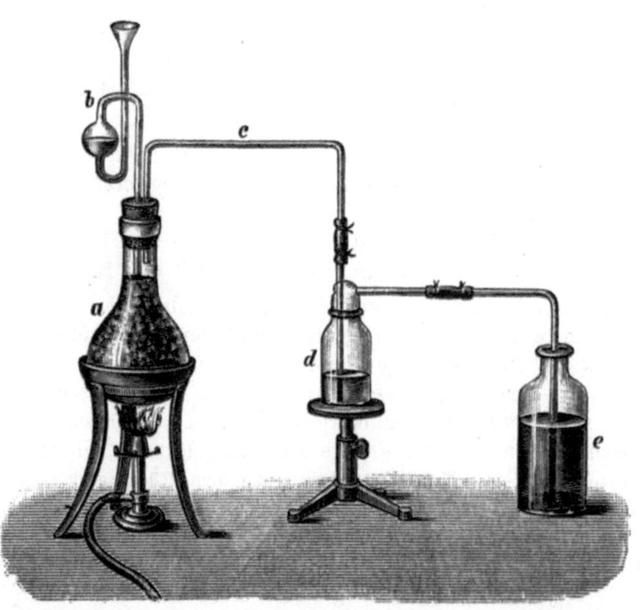

Fig. 189. Apparat zur Chlorgasdarstellung aus Braunstein und Salzsäure.

wird der Kolben gelinde erwärmt. Eine Temperatur von 50—70° C. genügt. Hat man kein zu grosses Entwicklungsgefäss und hat man dieses auf ein Drahtnetz gestellt, so genügt die kleine Flamme einer Weingeistlampe, es darf aber die Flamme das Drahtnetz (oder den Kolbenboden) nicht berühren, weil eine starke örtliche Erhitzung am Kolbenboden ein Zerspringen desselben herbeiführen könnte. Zur Darstellung von 3 l Chlorwasser genügt ein Kolben von 500 ccm Rauminhalt, welcher bis dicht unter den Stopfen mit Braunsteinstücken und mit 200—250 g einer rohen 29 bis 30 procentigen Salzsäure beschickt wird. Zwei Flaschen I und II von weissem Glase und mit Glasstopfen versehen, jede nur bis zur Hälfte ihres Rauminhaltes mit ausgekochtem und wieder erkaltetem destillirtem Wasser beschickt und durch eine Hülle vor Tageslicht geschützt, stehen zur Hand. In das Wasser der einen Flasche I lässt man nun durch das Gasleitungsrohr das Chlorgas hineintreten, so lange, bis sich der Raum über dem Wasser mit dem grünlichgelben Chlorgase angefüllt zeigt. Man nimmt alsdann diese Flasche fort und legt die andere Flasche II vor, jene aber verschliesst man mit dem Stopfen sofort und schüttelt sie kräftig. Das Wasser ab-

---

[1]) Der Braunstein muss noch in einer 5—10 cm hohen Schicht aus der Salzsäure herausragen.

sorbirt das Gas, und wenn man die Flasche dann öffnet, so strömt mit Gewalt die äussere Luft hinein. Ist der leere Raum der Flasche II mit Chlorgas gefüllt, so nimmt man sie fort, verschliesst sie mit dem Stopfen und legt wieder die Flasche I vor. Die von der Gasleitungsröhre weggenommene Flasche wird ebenfalls geschüttelt. Dieses Wechseln der Flaschen und das Schütteln geschieht so oft, bis das Wasser Chlorgas nicht mehr absorbirt, bis also nach dem Schütteln der leere Raum der Flasche mit gelbgrünlichem Gase gefüllt bleibt und beim Aufheben des Stopfens ein Eindringen der Luft nicht bemerkbar ist. Mit dem auf diese Weise dargestellten Chlorwasser, welches bei der später vorzunehmenden Prüfung den richtigen Gehalt zeigte, werden dunkle Flaschen von 200 ccm Rauminhalt mit gut eingeriebenen Glasstopfen bis zur Mündung angefüllt, die Glasstopfen aufgesetzt, mit kaltem Wasser die Flaschen abgespült, mit einem Tuche abgetrocknet, dann sogleich mit feuchtem Pergamentpapier dicht tektirt und nun alsbald in den Kellerraum gebracht. Diese Operationen geschehen an einem luftigen Orte, und man hütet sich immer sorgsam, Chlorgas einzuatmen. Sollte letzteres dennoch geschehen sein, so gebrauche man sofort die oben Seite 810 angegebenen Gegenmittel.

Nach Beendigung der Darstellung wird der Kolben, sobald er erkaltet ist, geöffnet, die Flüssigkeit in eine Kloake gegossen und das zurückbleibende Mangansuperoxyd einige Male durch Eingiessen von Wasser und Ausgiessen abgewaschen. (Vorsicht wegen Einathmens von Chlor!) Nachdem man alles Wasser aus dem Kolben hat abtropfen lassen, schliesst man ihn wieder mit dem Stopfen und dem Gasleitungsrohr und hebt ihn für eine spätere Operation auf.

Darstellung grösserer Mengen Chlorwasser. Die Zerbrechlichkeit der gläsernen Kolben, die Erneuerung der durch das Chlorgas zerstörten Korkstopfen sind sehr

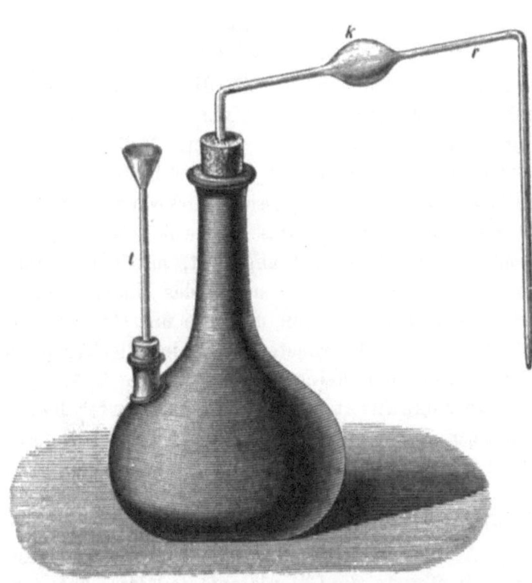

Fig. 190. Thonkolben zur Chlorgasentwicklung.

unangenehme Umstände, welche man so viel als möglich zu vermeiden sucht. Man hat daher Kolben von feuerfestem Thon, die auf specielles Verlangen mit eingeriebenen und durchbohrten Stopfen aus gebranntem Thon oder aus Talkstein versehen werden, als Chlorgasentwicklungsgefässe angefertigt. Sollte das Gasleitungsrohr nicht dicht die Bohröffnung schliessen, so nimmt man etwas Siegellack zu Hilfe. Der Kolben hat eine Tubulatur zur Aufnahme eines Trichterrohrs, welches zugleich als Sicherheitsrohr dient. Man füllt den Kolben mit den Braunsteinstücken, setzt das Gasleitungsrohr auf (macht den Stopfen erforderlichen Falles mit Kitt dicht) und giesst durch das Trichterrohr, welches bis auf den Boden des Kolbens reicht, die Säure.

Wie in der Abbildung ersichtlich, ist dem Kolben ein Gasleitungsrohr aufgesetzt. Dieses Rohr hat in der Mitte des aufsteigenden Theiles r eine kugelförmige Erweiterung, in welcher sich etwa infolge der Gasentwicklung fortgerissene Theilchen des Kolbeninhaltes neben Feuchtigkeit ansammeln und daraus bei grösserer Anhäufung in den Kolben zurückfliessen können. (Fig. 190.)

Die Darstellung von Chlor aus Chlorkalkwürfeln im KIPP'schen Apparate ist für chemische Laboratorien ganz zweckmässig, zur Erzeugung von Chlorwasser im pharmaceutischen Laboratorium aber bieten diese Würfel keinen Vortheil.

Da Wasser von $+ 9$ bis $+ 10^0$ C. die grösste Menge Chlorgas absorbirt, so empfiehlt es sich, das mit Chlor zu sättigende Wasser auf dieser Temperatur zu erhalten, im Sommer durch Einstellen der Absorptionsgefässe in Eiswasser, im Winter durch Einstellen in erwärmtes Wasser. Letztere Vorsichtsmassregel verabsäume man im Winter unter keinen Umständen, da sich sonst bei $+ 1$ bis $+ 3^0$ C. Krystalle von Chlorhydrat $Cl_2 + 10 H_2O$ bilden, welche in der Regel die Glasröhren verstopfen. Ein bei 10^0 C. gesättigtes Wasser kann 0,7—0,8 Proc., ein bei 20^0 C. gesättigtes immer noch 0,5 Proc. Chlor enthalten.

Eigenschaften. Völlig gesättigtes Chlorwasser ist eine klare, blass-grünlich-gelbliche Flüssigkeit von schwach styptischem, etwas scharfem Geschmacke und erstickendem Chlorgeruche. Lackmusfarbstoff und andere organische Farben werden durch dasselbe gebleicht. Der Luft ausgesetzt, stösst es Chlorgas aus, und unter dem Einflusse des Tageslichtes zersetzt es sich, indem das Chlor mit einer entsprechenden Menge Wasserstoff des Wassers Chlorwasserstoffsäure bildet und Sauerstoff frei wird: $H_2O + Cl_2 = 2 HCl + O$. Es muss mindestens 0,4 Proc. freies Chlor enthalten.

Es fordern:	Austr.	Brit.	Gall.	Germ.	Helv.	U-St.
(Ges. = Gesättigt)	Ges.	Ges.	Ges.	$> 0,4 \%$	$> 0,4 \%$	$> 0,4 \%.$

Aufbewahrung. Da das Wasser nur zwischen 8—12⁰ C. die grössere Menge Chlor absorbirt, so wird auch das bei dieser Temperatur gesättigte Chlorwasser bei höheren Temperaturen mehr oder weniger Chlorgas entweichen lassen. Unsere Keller, welche durchschnittlich eine Temperatur von $+ 12^0$ C. haben, eignen sich also am besten als Aufbewahrungsort des Chlorwassers. Als Aufbewahrungsgefässe passen starkwandige, gelbe oder blaue Flaschen von 100—200 ccm Rauminhalt mit etwas konischen Glasstopfen, welche Flaschen bis unter den Stopfen mit dem Chlorwasser angefüllt, mit Pergamentpapier tektirt werden. Schwarze oder sogenannte Hyalithgläser haben das Unangenehme, dass sie nicht durchsichtig sind. Sie sind auch zwecklos, wenn man die mit Chlorwasser gefüllten Flaschen in einen mit Deckel versehenen Holzkasten oder in Blechbüchsen einstellt. Die Hauptsache ist, dass in den Flaschen keine atmosphärische Luft vorhanden ist. Bei einer solchen Aufbewahrung, geschützt vor Licht und Luft, bleibt das Chlorwasser monatelang von untadelhafter Beschaffenheit. In dem Dispensirlokale hält man ein Gefäss mit Chlorwasser nicht gern zur Hand, sondern holt den jedesmaligen Bedarf aus dem Keller.

Bei *Dispensation* des Chlorwassers vergesse man nicht, dass dieses stets Chlor abgiebt und daher, in eine Flasche gegossen, diese mit Chlorgas füllt. Giesst man nun aus einem anderen Gefässe Flüssigkeit dazu, so steigen die Chlordämpfe in dieses auf und ertheilen dem Inhalte Chlorgeruch. Das Chlorwasser wird daher stets den Mixturen zuletzt zugesetzt. Die Mixturen dispensirt man in gelben Gläsern, obgleich das freie Chlor in Arzneimischungen kaum eine Stunde frei bleibt und gewöhnlich gebunden wird. Mischungen aus Chlorwasser mit schleimigen Flüssigkeiten, Altheesirup, Altheeaufguss, gefärbten Zuckersäften etc. verlieren in wenigen Minuten ihren Chlorgeruch oder ihr freies Chlor; gefärbte Säfte werden ganz oder theilweise entfärbt. Wird Chlorwasser in einer Mischung abgegeben, in welcher eine Zersetzung oder Bindung des Chlors nicht zu erwarten ist, so sind metallene Löffel zum Einnehmen nicht zu verwenden oder es sind dieselben nach dem Einnehmen sofort in Wasser zu stellen. Vor dem Riechen an der Mischung ist zu warnen.

Prüfung: 1) Chlorwasser sei völlig flüchtig. Einige Gramme in einem Glasschälchen verdampft, sollen keine Spur eines fixen Rückstandes hinterlassen.

2) Es soll von Chlorwasserstoff möglichst frei sein. Man schüttelt ca. 30,0 des Chlorwassers mit 5,0—8,0 reinem Quecksilber kräftig durcheinander, bis der Chlorgeruch verschwunden ist, filtrirt und prüft mit Lackmuspapier. Eine äusserst schwache Röthung macht das Präparat nicht verwerflich, da fast ein jedes einige Zeit aufbewahrte Chlorwasser diese Reaktion giebt. Silbernitratlösung erzeugt in dem Filtrat gemeiniglich eine Trübung, nur soll sie eine sehr schwach opalisirende sein. Diese Spur Salzsäure ist auf das Chlorwasser als Medikament ohne allen Einfluss.

3) Gehaltsbestimmung. 25 ccm Chlorwasser werden in ein, eine konc. Auflösung von 1 g Kaliumjodid enthaltendes ERLENMEYER'sches Kölbchen gegossen. Zu der durch ausgeschiedenes Jod braun gefärbten Flüssigkeit lässt man so viel $^1/_{10}$-Natriumthiosulfatlösung zulaufen, dass die Flüssigkeit nur noch schwach gelb gefärbt erscheint. Dann fügt man etwas Stärkelösung hinzu und titrirt die blaugefärbte Flüssigkeit mit der $^1/_{10}$-Natriumthiosulfatlösung bis zur eben eintretenden Farblosigkeit.

Hierzu sollen nach Germ. mindestens 28,2 ccm, nach Helv. 30,0 ccm $^1/_{10}$-Normal-Natriumthiosulfatlösung erforderlich sein. Da 1 ccm $^1/_{10}$-Normal-Natriumthiosulfatlösung = 0,00355 g Chlor entspricht (s. S. 812), so werden bei dieser Prüfung nach Germ. = 0,40044 Proc., nach Helv. = 0,426 Proc. freies Chlor nachgewiesen.

Anwendung. Das Chlorwasser wirkt wegen seines Gehaltes an freiem Chlor desinficirend und wird innerlich zu 0,5—1,5—3,0 g, mit ca. der 10 fachen Menge Wasser verdünnt, bei fieberhaften und entzündlichen Krankheiten mit dem Charakter der Blutzersetzung, bei Scharlach, Blattern, Erysipel, Typhus, Ruhr, beginnender Asiatischer Cholera, merkurieller Stomatitis, Vergiftung mit Wurst-, Käsegift gegeben, äusserlich gegen Biss- und Stichwunden giftiger oder wüthender Thiere, zur Desinfektion jauchiger Wunden, zu Gurgelwässern, zu Umschlägen bei Leberkrankheiten gebraucht. In der Technik und in der Oekonomie benutzt man es als Bleichmittel, in der Chemie als Oxydationsmittel.

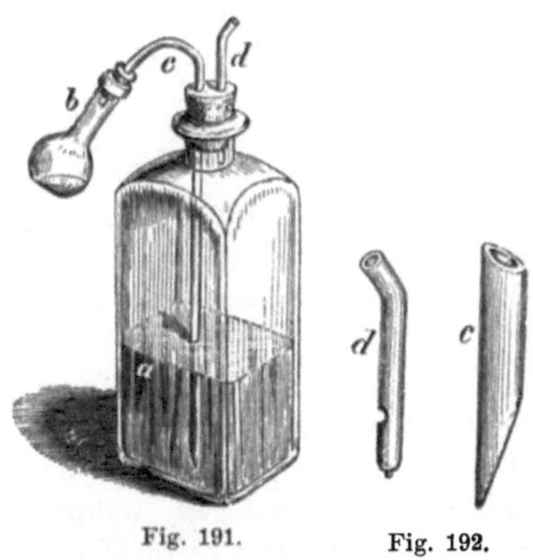

Fig. 191.   Fig. 192.

Chlor und Chlorwasser zu Desinfektionszwecken. Letzteres bereitet man billig und bequem (selbst im Wohnzimmer, ohne der geringsten Belästigung durch Chlorgas ausgesetzt zu sein) in folgender Weise.

Eine Flasche *a* wird halb mit Wasser gefüllt und ihr ein Kork mit 2 starken Glasröhren dicht aufgesetzt, von welchen das Rohr *d* die Stelle eines Ventils vertritt, denn es ist unten geschlossen und nicht weit von dem geschlossenen Ende mittelst einer runden Feile unter Beihilfe von Petroleum durchbohrt. Durch Auf- und Abwärtsschieben dieses Ventilrohres kann man beliebig den inneren Raum der Flasche *a* mit der äusseren Luft in Kommunikation setzen oder davon abschliessen. Das andere Glasrohr *c* ist von starkem Glase, an dem einen Ende, welches bis auf den Boden der Flasche hinabreicht, zu einer offenen Spitze *c* ausgezogen, so dass das durch diese ca. $^1/_2$ mm weite Oeffnung austretende Gas nur kleinere Blasen bildet. Der aus dem Kork nach aussen austretende Theil dieses Glasrohrs *c* ist gebogen und an seinem Ende mit einem Kork armirt, welcher als Schluss eines kleinen Kolbens *b* mit angelegtem Rande (Wulstrande) dient. In den Kolben giebt man zuerst Salzsäure, dann schüttet man das nöthige Kaliumchlorat dazu und legt ihn fest an das Rohr *c* an. Die Chlorentwicklung beginnt sofort, im übrigen sehr ruhig. Anfangs schiebt man das Ventil *d* abwärts und setzt das Innere der Flasche mit der äusseren Luft in Kommunikation, schliesst es aber, sobald sich ein Austreten von Chlor bemerkbar macht. Die Gasentwicklung wird später spärlicher. Ein Erwärmen des Kölbchens *b* darf nicht stattfinden, die Flasche selbst hat man auch nicht nöthig zu schütteln, sondern man lässt sie ruhig an einem schattigen Orte stehen. Um ein Wasser von dem Chlorgehalt des officinellen Chlorwassers darzustellen, giebt man in das Kölbchen auf je 1000,0 vorgelegten Wassers 2,5 Kaliumchlorat 25,0 25 procentige Salzsäure oder auf 10 000 Th. Wasser 25 Th. Kaliumchlorat und 250 Th. 25 procentige Salzsäure.

Ein solches Chlorwasser benutzt man in Fällen, wo die Anwendung von Chlorkalk gern gemieden wird, z. B. zum Waschen von Geweben aus thierischer Faser, von Bettstellen, Möbeln, Paneelen. Das Bestreichen mit diesem Chlorwasser wird mit einem Borstenpinsel oder einem Schwamme, an einen Stiel befestigt, ausgeführt. Zur Desinfektion der Wäsche von Cholerakranken, Blatternkranken etc. wird das Chlorwasser mit einem gleichen bis doppelten Volum Wasser verdünnt.

Zur Desinficirung der Aborte hängt oder stellt man von einander entfernt 2 Kölbchen mit Chlorentwicklungsmischung aus Kaliumchlorat und Salzsäure abends in die Gruben hinein. Auf Gruben für 25 Menschen reichen pro Tag im Sommer, von einem Abend zum andern, 5 g Salz und 50 g bis auf einen Gehalt von 25—30 Proc. verdünnter roher Salzsäure vollständig aus. Der Materialwerth beträgt 4—5 Pfg. Das Chlorgas entwickelt sich allmählich und verbreitet sich über die Oberfläche der Fäkalschicht und steigt nur in unbedeutender Menge nach oben. Vor neuer Beschickung der kleinen Desinfektoren giesst man den Inhalt derselben in die Grube und spült mit Wasser nach.

III. Calcaria chlorata. (Germ. Helv.). Calcium hypochlorosum (Austr.). Calx chlorinata (Brit.). Calx chlorata (U-St.). Chlorure de chaux sec (Gall.). Calx chlorata. Calcaria hypochlorosa. Calcaria oxymuriatica. Calciumhypochlorit. Unterchlorigsaurer Kalk. Chlorkalk. Bleichkalk.

Ist keine einheitliche Verbindung, sondern ein Gemisch verschiedener Verbindungen. Er wird in chemischen Fabriken durch Sättigung von Kalkhydrat mit Chlorgas erzeugt. Das zu dem Process nothwendige Chlor gewinnt man nach verschiedenen Verfahren (von WELDON, HURTER-DEACON und WELDON-PECHINEY), welche in Band I des Kommentars von HAGER-FISCHER-HARTWICH unter *Calcaria chlorata* näher beschrieben sind und sämmtlich bezwecken, den theuren Braunstein bei der Chlorbereitung entweder völlig auszuschliessen oder zu regeneriren. Diesen Verfahren wird indessen schon heute eine beachtenswerthe Konkurrenz gemacht durch die elektrolytische Darstellung des Chlors aus Kochsalz, bei welcher als zweites Produkt Natronhydrat bez. Natriumkarbonat erhalten wird.

In den Handel gelangt der Chlorkalk in verschiedenen Sorten, welche in Deutschland nach Procenten wirksamen Chlors (s. w. u.) bezeichnet werden. Die Austr. verlangt einen Chlorkalk mit 20 Proc., andere Pharmakopöen verlangen einen solchen mit 25 und mehr Proc. wirksamen Chlors, doch ist die Technik im Stande, Chlorkalk mit einem Gehalt von rund 40 Proc. wirksamem Chlor darzustellen.

Eigenschaften. Der Chlorkalk bildet ein weisses oder fast weisses, krümeliges, trockenes Pulver von eigenthümlich chlorähnlichem Geruche, unangenehm zusammenziehendem Geschmacke und von alkalischer Reaktion. Durch Behandeln mit 10—11 Th. Wasser werden ihm das Calciumhypochlorit und das Calciumchlorid entzogen, während das Calciumhydroxyd ungelöst bleibt, und zwar wird durch Behandeln mit wenig Wasser zunächst vorzugsweise das Calciumchlorid, durch Behandeln mit mehr Wasser alsdann auch das Calciumhypochlorit in Lösung übergeführt.

Durch Einwirkung von Licht und Wärme werden aus dem Chlorkalk allmählich Sauerstoff und Chlor abgegeben, wobei schliesslich ein Gemisch von Calciumchlorat [chlorsaurem Calcium $Ca(O_3Cl)_2$] und Chlorcalcium $CaCl_2$ hinterbleibt.

Mit einem Ueberschuss von Säure behandelt, giebt er seinen gesammten Chlorgehalt in Form von freiem (wirksamem) Chlor ab, d. h. je 1 Mol. Calciumhypochlorit-Calciumchlorid liefert 4 Atome Chlor:

$$Ca(OCl)_2 \cdot CaCl_2 + 4HCl = 2H_2O + 2CaCl_2 + 4Cl.$$
$$Ca(OCl_2)_2 \cdot CaCl_2 + 2H_2SO_4 = 2H_2O + 2CaSO_4 + 4Cl.$$

Die Entbindung von Chlor aus dem Chlorkalk erfolgt schon durch die Einwirkung von Essigsäure, ja sogar von Kohlensäure.

Seiner chemischen Zusammensetzung nach kann der Chlorkalk praktisch betrachtet werden als eine Verbindung von Calciumhypochlorit mit Calciumchlorid und Calciumhydroxyd in unbestimmten Verhältnissen also

$$x\,Ca{<}^{OCl}_{OCl} \quad + \quad y\,Ca{<}^{Cl}_{Cl} \quad + \quad n\,Ca{<}^{OH}_{OH}.$$

Für die Praxis ist der wesentliche Bestandtheil das Calciumhypochlorit $Ca(OCl)_2$, denn nur dieses, nicht aber auch das Calciumchlorid ist im Stande mit Säuren, z. B. Salzsäure, freies Clor zu bilden.

$$Ca(OCl)_2 + 4HCl = 2H_2O + CaCl_2 + 2Cl_2.$$

Daher gilt denn auch der Procent-Gehalt an Chlor, welcher unter diesen Bedingungen aus dem Chlorkalk in freiem Zustande abgespalten werden kann, als Maassstab für die Bewerthung des Chlorkalk (über die französische Bewerthung s. w. u.). Man wird also als 20 procentig einen solchen Chlorkalk zu bezeichnen haben, der beim Zusammenbringen mit Salzsäure 20 Proc. seines Gewichtes an freiem Chlor entbindet etc. Es verlangen Procente wirksames Chlor:

Austr.	Brit.	Gall.	Germ.	Helv.	U-St.
$20^0/_0$	$33^0/_0$	$28{,}62^0/_0$[1])	$25^0/_0$	$25^0/_0$	$35^0/_0$.

Prüfung. 1) Der Chlorkalk soll ein trockenes, weisses Pulver darstellen, nicht eine schmierige feuchte Masse sein, was darauf hinweisen würde, dass er bereits in Zersetzung begriffen ist. 2) 0,5 g einer dem Inneren des Vorrathes entnommenen Durchschnittsprobe werden in einem ERLENMEYER'schen Kölbchen mit 100 ccm Wasser angeschüttelt, dann mit einer Lösung von 1 g Jodkalium in 20 ccm Wasser gemischt und diese Flüssigkeit mit 20 Tropfen Salzsäure angesäuert. Das durch das freie Chlor in Freiheit gesetzte Jod färbt die Flüssigkeit rothbraun. Man lässt nun soviel $^1/_{10}$-Normal-Natriumthiosulfatlösung zufliessen, bis die Färbung nur noch hellgelb ist, dann fügt man etwas Stärkelösung hinzu und titrirt die durch Bildung von Jodstärke blaugefärbte Flüssigkeit bis zur gerade eintretenden Farblosigkeit. Hierzu sind bei einem 25 procentigen Chlorkalk mindestens 35,2 ccm $^1/_{10}$-Normal-Natriumthiosulfatlösung erforderlich.

Ein Chlorkalk von 20 Proc. beansprucht unter den nämlichen Bedingungen 28,2 ccm, ein solcher von 33 Proc. = 46,5 ccm, ein solcher von 35 Proc. = 49,5 ccm $^1/_{10}$-Normal-Natriumthiosulfatlösung.

Aufbewahrung. Durch Einwirkung von Licht und Wärme erleidet der Chlorkalk, wie schon erwähnt, unter Abgabe von Chlor und Sauerstoff eine Zersetzung in chlorsaures Calcium und Chlorcalcium. Ein solches Gemisch ist sehr hygroskopisch, daher meist schmierig und entbehrt die Fähigkeit, in der Kälte mit verdünnten Säuren Chlor zu entbinden. — Es empfiehlt sich, grössere Vorräthe von den Chlorkalk in Fässern an einem kühlen Orte, vor Licht möglichst geschützt aufzubewahren.

Wiederholt wurde beobachtet, dass festgeschlossene Flaschen mit Chlorkalk explodirten. Als Ursache für diese Explosionen nimmt man die durch Wirkung des Sonnenlichtes erfolgende Zersetzung in dem vorher erwähnten Sinne an. Die sich daraus ergebende Schlussfolgerung ist, Chlorkalkgefässe nicht zu dicht zu verschliessen. Uebrigens sind solche Explosionen namentlich bei hochprocentigen Sorten beobachtet worden.

Aber selbst trotz möglichster Vorsicht bei der Aufbewahrung geht der Gehalt des Chlorkalks an wirksamem Chlor allmählich zurück, im Monat durchschnittlich um 0,6 Proc. — Chlorkalklösungen sind wegen der Möglichkeit des Ueberganges in chlorsaures Calcium durch Anreiben des Chlorkalks im Mixturmörser mit kaltem Wasser unter Ausschluss jeder Erwärmung zu bereiten und stets filtrirt abzugeben.

Die Abgabe des Chlorkalks in Substanz erfolgt in Thonkruken mit aufgelegter Pappscheibe; bei grösseren Mengen empfiehlt sich das Auflegen eines Deckels von Holz.

Wirkung und Anwendung. Chlorkalk hat wegen seiner Fähigkeit, Chlor abzugeben, desinficirende Eigenschaften, ausserdem wirkt er örtlich ätzend, adstringirend, austrocknend. Kleine Gaben sind innerlich ohne erhebliche Wirkung, grössere Gaben wirken ätzend, erzeugen Erbrechen, Durchfall. Innerlich findet der Chlorkalk nur selten Anwendung (in Gaben von 0,1—0,2—0,4 g) bei Typhus, Dysenterie, skrophulösen Drüsenanschwellungen, Lungentuberkulose; dagegen häufig äusserlich als Desinfektionsmittel,

---

[1]) Die **Gall.** verlangt einen Chlorkalk von mindestens 90^0 GAY-LUSSAC. Vergl. S. 820.

als Einstreupulver, in Lösung (1 auf 20—25 Wasser) zum Hinaufziehen in die Nase, zu Gurgelwässern, Einspritzungen, Verbandwässern etc. In Mischung mit Pflanzenschleim, Zuckersirup und anderen organischen Stoffen geht das wirksame Chlor des Chlorkalks mehr oder weniger schnell verloren. Chlorkalklösungen werden stets durch Anreiben des Chlorkalks im Porcellanmörser mit kaltem Wasser bereitet und filtrirt dispensirt. In der Technik wird der Chlorkalk als Bleichmittel, ferner in der Färberei, zum Entfuseln des Weingeistes etc. gebraucht. Fäkalien werden behufs Desinfektion mit dem Chlorkalk bestreut.

Chlorkalkwürfel zur Darstellung von Chlor bestehen aus einer Mischung von Gips und Chlorkalk, welche durch starken Druck in Formen gebracht wurde.

Dispensation. Mischungen des Chlorkalks mit brennbaren Stoffen erhitzen sich und explodiren nicht selten. Solche Mischungen bestehen z. B. aus 1) Chlorkalk, Schwefel. — 2) Chlorkalk, Schwefel, Salmiak. — 3) Chlorkalk, Salmiak (hier wird selbst Gelegenheit zur Bildung von Chlorstickstoff gegeben, welcher schon in minimalen Mengen heftige Explosionen bewirkt). — 4) Chlorkalk, flüchtige Oele, Benzin, Petroleum.

Mischungen von Chlorkalk mit Salmiak muss der Apotheker als gefährlich herzustellen zurückweisen.

Technische Werthbestimmung. Obgleich die im Vorstehenden angegebene Werthbestimmung des Chlorkalks nach den Pharmakopöen ganz befriedigende Resultate giebt, so erfolgt die Werthbestimmung in der Technik doch nach anderen Methoden und zwar entweder nach PENOT oder nach PENOT-MOHR. Von Wichtigkeit ist zunächst die Vorbereitung des Chlorkalks zur Analyse:

Man reibt 10 g Chlorkalk im Ausgussmörser mit Wasser fein an, setzt nach und nach mehr Wasser zu und schlämmt den Chlorkalk damit in einen 1-Liter-Kolben, reibt den Rückstand wieder mit Wasser an, spült alles sorgfältig in den Kolben, füllt in diesem bis zur Marke auf und mischt durch Umschütteln. Zur Gehaltsbestimmung nimmt man nun nicht etwa die klar abgesetzte oder gar filtrirte Lösung, sondern man misst die zu entnehmenden Mengen der gut umgeschüttelten milchähnlichen Flüssigkeit wie sie ist ab. Man erhält so konstantere und richtigere Resultate, als wenn man die klar abgesetzte Flüssigkeit bestimmen würde, weil nämlich in dem nicht gelösten Rückstande noch aktives Chlor enthalten ist.

A. Nach PENOT. Man misst 50 ccm der wie oben angegeben bereiteten, wohldurchmischten Chlorkalkmilch ab, bringt sie in ein Becherglas und lässt nun aus einer 50 ccm fassenden Bürette von der auf S. 812 angegebenen Kaliumarsenitlösung unter stetem Umrühren langsam, zuletzt tropfenweise zufliessen, bis 1 Tropfen der Reaktionsflüssigkeit, auf frisch bereitetes Jodkaliumstärke-Papier gebracht, dieses nicht mehr blau färbt. [Man rührt 3 g Kartoffelstärke mit 250 ccm kaltem Wasser an, kocht unter Umrühren, fügt eine Lösung von 1 g Kaliumjodid und 1 g krystallisirtem Natriumkarbonat hinzu, füllt auf 500 ccm auf, tränkt damit Filtrirpapierstreifen und trocknet diese.] Dieser Punkt ist leicht und sicher zu treffen, da die allmählich schwächer werdende Färbung des Reagenspapiers darauf hinweist, dass derselbe bald erreicht ist, und dass man somit die Probeflüssigkeit nur noch tropfenweise zusetzen darf.

Multiplicirt man die Menge der verbrauchten ccm $^1/_{10}$-Kaliumarsenitlösung mit 0,00355 g, so erhält man die in 0,5 g Chlorkalk enthaltene Menge aktiven Chlors.

B. Nach PENOT-MOHR. Man bedarf hierzu der auf S. 812 angegebenen Lösungen von Kaliumarsenit und Jod.

Man bringt 50 ccm der oben erwähnten Chlorkalkmilch in einen Kolben, lässt einen Ueberschuss von Kaliumarsenitlösung zufliessen, [so dass also 1 Tropfen Jodkaliumstärke-Papier nicht mehr bläut]. Alsdann verdünnt man mit 150—200 ccm Wasser, fügt etwas kalt bereitete Lösung von Ammoniumbikarbonat, sowie etwas Stärkelösung hinzu und titrirt mit der Jodlösung auf Blau. Die blaue Färbung muss beständig bleiben, auch wenn noch etwas Ammoniumbikarbonatlösung zugesetzt wird.

Sind beide Titrirlösungen [Kaliumarsenitlösung und Jodlösung] genau $^1/_{10}$ normal, stehen sie also genau aufeinander ein, so zieht man einfach die verbrauchten Kubikcentimeter Jodlösung von den zugesetzten Kubikcentimetern Kaliumarsenitlösung ab. Multiplicirt man den verbleibenden Rest der Kubikcentimeter mit 0,00355 g, so erhält man die in 0,5 g Chlorkalk enthaltene Menge wirksames Chlor.

Beispiel. Angewendet 50 ccm der Lösung (= 0,5 g Chlorkalk). Zugesetzt = 50 ccm Kaliumarsenitlösung. Zurücktitrirt = 5,3 ccm Jodlösung. 50,0 ccm minus 5,3 ccm = 44,7 ccm. 44,7 $\times$ 0,00355 = 0,158685 g Chlor.

Da diese Menge Chlor in 0,5 g Chlorkalk enthalten ist, so enthält der Chlorkalk = 31,74 Proc. wirksames Chlor.

Französische Werthberechnung. Chlorometrische Grade. GAY-LUSSAC'sche Grade. Nach dieser Art der Deklaration wird angegeben, wieviel Liter Chlorgas aus 1 kg Chlorkalk entwickelt werden. Das Gewicht des Liters Chlorgas wird dabei zu 3,18 g angenommen. Ein 100grädiger oder 100proc. Chlorkalk nach GAY-LUSSAC ist demnach ein solcher, von welchem 1 Kilo = 100 Liter, d. i. 318 g Chlorgas ergeben. Mit anderen Worten: Der 100grädige Chlorkalk nach GAY-LUSSAC entspricht einem Chlorkalk, welcher nach der üblichen Decimal-Rechnung = 31,8 Proc. Chlor ausgiebt.

Man kann daher die GAY-LUSSAC'schen Grade leicht in Gewichtsprocente Chlor umrechnen, wenn man die Zahl der GAY-LUSSAC-Grade mit 0,318 multiplicirt (s. S. 818).

$$90^0 \text{ GAY-LUSSAC} \times 0,318 = 28,62 \text{ Proc. Chlor.}$$

Umgekehrt kann man die Gewichtsprocente Chlor in GAY-LUSSAC'sche Grade umrechnen, wenn man die Procente durch 0,318 dividirt.

$$\frac{28.62 \text{ Proc. Chlor}}{0,318} = 90^0 \text{ GAY-LUSSAC.}$$

Man wird es nicht auffällig finden, dass es nach dieser Art der Deklaration Chlorkalk giebt, welcher mehr als 100 Procent Chlor enthält, bez. mehr als 100grädig ist.

Soluté d'hypochlorite de chaux (Gall.). Chlorkalklösung. 100,0 g Chlorkalk (von 28,6 Proc.) werden allmählich mit 4500,0 g kaltem Wasser angerieben und aufgeschlämmt. Die Lösung ist zu filtriren. Die Lösung soll ihr doppeltes Volumen an Chlor entwickeln. d. h. sie soll 2 chlorometrische Grade nach GAY-LUSSAC oder 0,636 Gewichtsprocente Chlor enthalten.

IV. Liquor Natrii hypochlorosi (Ergänzb.). Natrium hypochlorosum solutum

(Helv.). **Chlorure de soude liquide** (Gall.). **Liquor Sodae chlorinatae** (Brit.). **Liquor Sodae chloratae** (U-St.). Die unter den vorstehenden Namen von den einzelnen Pharmakopöen aufgenommenen Präparate sind wässerige Lösungen von Natriumhypochlorit und etwas Natriumkarbonat sowie Natriumchlorid. Der Gehalt an wirksamem Chlor ist verschieden. Technisches Synonym == **Eau de Labarraque.**

Darstellung. Um gute Präparate zu erhalten, ist der Chlorkalk mit kaltem Wasser möglichst fein anzureiben und abzuschlämmen. Jede Erwärmung muss bei der Darstellung vermieden werden, weil durch sie das Natriumhypochlorit mehr oder weniger in Natriumchlorat übergeht.

Ergänzb. und Helv.: 20 Th. Chlorkalk werden allmählich mit 400 Th. kaltem Wasser in einem Mörser angerieben, bez. angeschlämmt. Alsdann mischt man hierzu eine kalte Lösung von 25 Th. krystall. Soda in 200 Th. Wasser. Nach dem Absetzen des entstandenen Niederschlages wird die klare Flüssigkeit abgehoben bez. abfiltrirt.

Bei Verwendung eines 25proc. Chlorkalks kann diese Lösung etwa 0,8 Proc. wirksames Chlor enthalten. Ergänzb. schreibt einen Minimalgehalt von 0,5 Proc. Chlor vor, die Helv. desgleichen, drückt sich aber bezüglich dieser Forderung etwas unklar aus.

Gall. 100 Th. Chlorkalk von 28,62 g wirksamem Chlor, 200 Th. krystall. Soda, 4500 Th. Wasser. Die Flüssigkeit soll ihr doppeltes Volumen an wirksamem Chlor enthalten, entsprechend 2 chlorometrischen Graden nach GAY-LUSSAC = 0,636 Gew.-Procenten.

Brit. 400 Th. Chlorkalk von 33$^0/_0$ wirksamem Chlor, 600 Th. krystall. Soda, 4000 Th. Wasser. Die Lösung soll etwa 2,5 Proc. wirksames Chlor enthalten.

U.-St. 75 Th. Chlorkalk von 35 Proc. wirksamem Chlor, 150 Th. krystall. Soda, Wasser q. s., so dass 1000 Th. klare Flüssigkeit erhalten werden. Die Lösung soll etwa 2,6 Proc. aktives Chlor enthalten.

Eigenschaften. Klare, farblose oder schwach gelblich-grüne Flüssigkeit von schwachem Chlorgeruche, welche rothes Lackmuspapier erst bläut, dann entfärbt. Sie werde durch Natriumkarbonatlösung nicht mehr getrübt, enthalte also keine fällbaren Kalksalze mehr. Auf Zusatz von Säuren, z. B. Salzsäure, entwickelt sie sichtbare Mengen Chlor

Gehaltsbestimmung. (Ergänzb. Helv.) Man bringt zu einer Lösung von 1,0 Kaliumjodid in 20 ccm Wasser zunächst 20 ccm des Liquors und säuert mit 20 Tropfen Salzsäure an. Zu der entstandenen rothbraunen Flüssigkeit, die noch mit etwa 50 ccm Wasser zu verdünnen ist, lässt man $^1/_{10}$-Normal-Natriumthiosulfatlösung zufliessen, bis die Flüssigkeit nur noch hellgelb gefärbt ist. Dann fügt man einige Tropfen Stärkelösung hinzu und titrirt, bis die entstandene Blaufärbung gerade in Farblos übergegangen ist. Hierzu sollen nach Ergänzb. mindestens 28 ccm (28 $\times$ 0,00355, entsprechend 0,497 Proc. Chlor) nach Helv. mindestens 30 ccm $^1/_{10}$-Normal-Natriumthiosulfatlösung erforderlich sein (30 $\times$ 0,00355, entsprechend 0,5325 Proc. Chlor). Nach Gall. würden unter den gleichen Bedingungen 35,8 ccm $^1/_{10}$-Natriumthiosulfatlösung verbraucht werden.

Brit. U-St. 5 ccm werden zu einer Lösung von 2 g Kaliumjodid in 20 ccm Wasser gebracht. Man säuert mit 3—5 ccm Salzsäure an, verdünnt mit 100 ccm Wasser und titrirt wie vorher. Es werden gebraucht zur Bindung des ausgeschiedenen Jod nach Brit. = 35,2 ccm, nach U-St. = 36,6 ccm $^1/_{10}$ Normal-Natriumthiosulfatlösung.

Aufbewahrung. In mit Glasstopfen gut geschlossenen Glasflaschen vor Licht geschützt.

Anwendung. In der Chemie gebraucht man die Natriumhypochloritlösung als ein kräftig oxydirendes Mittel und zur Unterscheidung von Antimon- und Arsenflecken, welche letztere davon aufgelöst werden; in der Technik zum Entfernen von Obst- und Weinflecken aus Weisszeug, zum Bleichen etc. In der Medicin wird sie meist mit der gleichen bis doppelten Menge Wasser verdünnt gegen brandige, krebsartige, syphilitische, stinkend-eiternde Wunden, gegen stinkenden Athem, Mercurialsalivation, Verbrennungen, Panaritien etc., in Waschungen, Einspritzungen (1 auf 25—30 Wasser), Klystieren 2,0—5,0 —10,0 auf 120 Wasser), Gurgelwässern etc., innerlich zu 5—20 Tropfen mit Wasser verdünnt in typhösen Fiebern bei stinkendem Athem etc. angewendet. — In der Mikroskopie dient sie als vorzügliches Entfärbungsmittel gefärbter pflanzlicher Objekte.

Die Wäscherinnen bedienen sich dieser Bleichflüssigkeit im Uebermaass, und zwar als Reinigungsflüssigkeit zur Abkürzung der Mühe des Waschens. Sie besprengen die Wäsche damit und lassen sie in dieser Verfassung länger als eine Viertelstunde liegen. Die Folge davon ist eine Lockerung der Zeugfaser und früher oder später ein Ausfallen des benetzt gewesenen Theiles unter Hinterlassung eines Loches. Es ist darauf hinzuweisen, dass ein 15 Minuten übersteigendes Benetztsein mit der Bleichflüssigkeit eine Zerstörung des Zeuges zur Folge hat. Die zerstörende Wirkung des Chlors wird durch Natriumthiosulfat (Antichlor) aufgehoben.

V. Liquor Kalii hypochlorosi. Liquor Kali hypochlorosi. Aqua JAVELLE. Chlorkaliflüssigkeit. JAVELLE'sche Lauge. JAVELLE'sche Bleichflüssigkeit. Eau de JAVELLE (Fleckwasser)

wird wie Liquor Natrii hypochlorosi dargestellt, nur dass an Stelle von 100 Th. krystallisirtem Natriumkarbonat 55 Th. gereinigte trockne Potasche genommen werden. Sie ist heute nicht mehr im Gebrauch und wird durch den billigeren Liquor Natrii hypochlorosi ersetzt.

Cataplasma chlorinatum.

Rp. Argillae albae pulveratae 100,0
Liq. Natrii hypochlorosi 20,0
Aquae q. s.
Fiat pasta mollior.

Collyrium chloratum VARLEZ.

Rp. Calcariae chloratae 1,0 (ad 3,0)
Aquae destillatae 25,0.
Conterendo mixta filtra
S. Augenwasser. Dreistündlich mit einem Pinsel auf die Conjunctiva aufzutragen (bei Ophthalmia purulenta).

Enema chloratum.

Rp. Liquoris Calcariae chloratae 20,0
Aquae destillatae 100,0.
Zu zwei Klystieren, vorher mit einem gleichen Volumen warmem Wasser zu mischen.

Fumigatio Chlori.

I. Fumigatio fortis (Pharmacopoeae Germanicae).

Rp. Salis culinaris
Mangani hyperoxydati nativi āā 100,0
Grosso modo pulverata et mixta dentur ad chartam.
Una dispensentur.
Acidi sulfurici Anglici 200,0
antea diluta
Aquae communis 100,0.
D. S. Zur Räucherung (für 100—150 Kubikmeter Raum).

II. Fumigatio mitis (Pharmacopoeae Germanicae).

Rp. Calcariae chloratae 100,0
D. ad ollam. Una dispensentur
Aceti crudi 500,0.
S. Zur Räucherung für circa 200 Kubikmeter Raum).

III. **Fumigation de chlore** (Gall. Nachtrag).
(Fumigation Guytonienne.)

Rp. 1. Salis culinaris
 2. Mangani hyperoxydati nativi āā 250,0
 3. Acidi sulfurici anglici 700,0
 4. Aquae destillatae 500,0.

Man mischt 1—3 und fügt schliesslich 4 hinzu.
Für einen Raum von 100 Kubikmetern.

Globuli chlorophori.

Chlore en boules. Chlorkugeln.

Rp. Boli albae
 Salis culinaris
 Mangani hyperoxydati nativi
 Vitrioli Martis āā 100,0.

Man stösst die Pulver mit Hilfe von Wasser zur dicken Paste an und formt 10 Kugeln daraus.
S. Zur Chlorräucherung auf glühende Kohlen zu werfen. (Nicht mehr gebräuchlich).

Linimentum contra perniones TESTELIN.

Rp. Tincturae Jodi 5,0
 Liquoris Natrii hypochlorosi 15,0.

Zum Bestreichen der Frostbeulen.

Liquor Calcariae chloratae.

Liquor Calcis chlorinatae.

Rp. Calcariae chloratae 10,0
Inter terendum in mortario porcellaneo misce cum
 Aquae 100,0
Tum filtra. Colaturae sint 100,0. Paretur ex tempore.

Lotio desinfectoria medicorum.

Rp. Liquoris Natrii hypochlorosi
 Aquae āā 100,0.

S. suo nomine (für Aerzte und Chirurgen zum Waschen der Hände nach Operationen, Obductionen).

Magnesia chlorata.

Magnesia hypochlorosa. Chlormagnesia.

Rp. 1. Calcariae chloratae 25,0
 2. Aquae destillatae 150,0
 3. Magnesiae sulfurici 50,0
 4. Aquae destillatae frigidae 800,0.

Man reibt 1 mit 2 an, löst anderseits 3 in 4 und vermischt beide Lösungen. Die klare Flüssigkeit wird nach dem Absetzen abgehoben.

Mixtura chlorata.

Rp. Aquae chloratae 25,0
 Sirupi Sacchari 50,0.

S. Alle zehn Minuten 1—2 Theelöffel (bei Asiatischer Cholera im ersten Stadium, nebenher Darreichung von Eisstücken).

Pastilli Calcariae chloratae DESCHAMPS.

Rp. Calcariae chloratae 10,0
 Sacchari albi 200,0
 Tragacanthae 0,25
 Coccionellae 0,2
 Aquae q. s.

Fiant pastilli quinquaginta (50).
(Eine Zusammensetzung, deren wirksames Chlor schon in einigen Stunden verloren geht.)

Pneumatokatharterion CHEVALLIER.

Rp. Liquoris Calcariae chloratae 100,0
 Olei Caryophyllorum gtt. XIII
 Spiritus Vini 5,0,

S. Einen bis zwei Theelöffel mit einem Weinglase Wasser gemischt zum Mundausspülen.

Pulvis desinfectorius COLLIN.

Rp. Calcariae chloratae . 40,0
 Aluminis usti pulverati 20,0.

Das Pulver wird auf Tellern ausgestreut an den betreffenden Ort gestellt. Langsame Chlorentwicklung.

Unguentum Calcariae chloratae BINZ.

Rp. Calcariae chloratae 1,0
 Unguenti Paraffini 9,0.

Auf Frostbeulen, um das Vereitern derselben zu verhüten.

CROUVELLE's oder RAMSAY's Bleichflüssigkeit wird durch Zersetzen von Chlorkalk mit Bittersalzlösung hergestellt (s. oben Magnesia hypochlorosa) und ist ein energisches Bleichmittel. Bei ihrer Anwendung zum Bleichen zarter Stoffe soll sie vor Chlorkalk den Vorzug haben, dass die Nebenwirkung des ätzenden Erdalkalis fehlt.

HERMITE's Bleichlösung wird erhalten durch Elektrolyse einer Lösung von Magnesiumchlorid und Natriumchlorid und enthält demnach Natriumhypochlorit und Magnesiumhypochlorit.

VARRENTRAPP's Bleichsalz ist Zinkhypochlorit und wird dargestellt durch Umsetzung von Chlorkalk und Zinksulfat.

WILSON's Bleichflüssigkeit ist eine Lösung von Aluminiumhypochlorit, die man durch Zersetzen einer filtrirten Chlorkalklösung mit koncentrirter Aluminiumsulfatlösung und Abfiltriren des abgeschiedenen Calciumsulfats erhält. Die Wirkung beruht auf der Abgabe von Sauerstoff unter gleichzeitiger Bildung von Aluminiumchlorid.

Radirtinte, um Tintenschrift zu entfernen. Besteht aus zwei Fläschchen, von denen das eine Eau de Javelle, das andere eine 2procentige Essigsäure enthält. Man bestreicht die Tintenschrift mit Eau de Javelle, darauf mit der Essigsäure und trocknet mit einem Löschblatt ab.

Chromium oxydatum.

I. Chromium oxydatum hydratum. Chromsesquihydroxyd. Chromhydrat.

$Cr_2(OH)_6 + 4 H_2O.$ **Mol. Gew. = 278.**

Darstellung. 50,0 Chromalaun werden in 500,0 destillirtem Wasser gelöst und in diese völlig kalte Lösung unter Umrühren 110,0 eines 5procentigen Salmiakgeistes nach und nach eingetragen und einige Stunden bei Seite gestellt. Dann wird dcr hellgrüne Niederschlag gesammelt und nach dem Auswaschen mit Wasser an einem mässig warmen Orte getrocknet. Ausbeute circa 23,0.

Man kann es auch aus der **Chromisulfatlösung** mit Ammoniak fällen. Eine Lösung dieses Chromsalzes stellt man aus Chromsäure dadurch her, dass man 10,0 **Chromsäure** in 15,0 **koncentrirter Schwefelsäure** löst, welche mit 30 Th. **Wasser** verdünnt ist. In diese kalt gehaltene Flüssigkeit lässt man nach und nach Weingeist tropfenweise fallen. Nachdem die Reduktion der Chromsäure vollendet ist, verdünnt man mit einem Mehrfachen **Wasser** und fällt unter denselben Bedingungen, wie in der vorhergehenden Vorschrift angegeben ist, mit 105,0 eines 5 **procentigen Salmiakgeistes.** Ausbeute an Chromoxydhydrat circa 12,0.

Eigenschaften. Das Chromoxydhydrat ist ein mehr oder weniger gesättigt grünes Pulver, ohne Geruch und Geschmack. Es muss mit 4 Th. einer 25 procentigen Salzsäure eine klare grüne Lösung geben, welche durch Schwefelwasserstoff keine Veränderung, besonders keinen Niederschlag geben darf.

Aufbewahrung. In geschlossener Glasflasche am schattigen Orte.

Anwendung. Es darf das Chromoxydhydrat nicht mit dem Chromgrün oder dem grünen Zinnober verwechselt werden. Es ist von amerikanischen Aerzten als Tonicum (?) und Adstringens bei Diarrhöe der Kinder und anderen Affektionen der Verdauungswege empfohlen worden. Dosis für Kinder 0,05—0,1—0,15, für Erwachsene 0,15—0,3—0,5 einige Male des Tages.

II. Chromium oxydatum. Chromium oxydatum viride. Chromsesquioxyd. Chromoxyd. Chromioxyd. Grüner Zinnober. Cr_2O_3. Mol. Gew. $= 152$.

Man versteht hierunter eine grüne Malerfarbe, welche in chemischen Fabriken in sehr verschiedenen Nüancen dargestellt wird. Zum Unterschiede von dem vorigen Chromhydroxyd ist das stark geglühte Chromoxyd praktisch vollständig unlöslich in Säuren. Das Chromoxyd gehört an sich zu den unschädlichen Farben. Zur Hebung der Nüance wird das Chromoxyd aber mit sehr verschiedenen Substanzen, z. B. mit Bleichromat, Kaliumchromat und Kupferverbindungen, Schweinfurter Grün etc., versetzt und muss alsdann je nach den gemachten Zusätzen als giftig erklärt werden.

Will man Chromoxyd zur Färbung von Pomaden verwenden, so bereite man es am besten durch Glühen von Ammoniumchromat.

GUIGNET's Grün ist eine lebhafte grüne Malerfarbe, welche besonders das Schweinfurter Grün zu ersetzen geeignet ist. Sie ist ein Chromoxyd oder Chromoxydhydrat $2 Cr_2O_3 + 3 H_2O$ oder $Cr_2O_3 + Cr_2(OH)_6$ und wird gewonnen durch Glühen gleicher Molekule Kaliumdichromat und Borsäure und Auslaugen des Glührückstandes mit Wasser. Es wird zunächst borsaures Chromoxyd gebildet, welches durch das Auslaugen mit Wasser in Borsäure und Chromhydroxyd zerfällt.

Chromoxyd zur Basis haben auch ARNOUDON's, PANNETIER's, PLESSY's Grün, Neapelgrün, Laubgrün, Oelgrün, Jungferngrün, Mittlergrün, Smaragdgrün u. a., aber keine dieser Farben ist reines Chromoxyd.

III. Chrom-Alaun. Alumen chromicum. Chromkalium-Alaun. Chromi-Kaliumsulfat. $Cr(SO_4)_2K + 12 H_2O$. Mol. Gew. $= 499$.

Diese in der Technik in grossen Mengen verbrauchte Verbindung wird in der Regel als Nebenprodukt bei Oxydationen organischer Verbindungen, z. B. des Anthracens zu Anthrachinon u. a. m. erhalten. Sie ist im Handel in ziemlicher Reinheit und zu wohlfeilen Preisen zu haben. Will man sie gelegentlich einmal darstellen, so verfährt man wie folgt:

Darstellung. Man löst 10 Th. Kaliumdichromat in 40 Th. Wasser, säuert mit 14 Th. konc. Schwefelsäure an und leitet in die Lösung, aus welcher sich kein Salz ausscheiden darf (sonst ist Wasser zuzugeben), schweflige Säure im Ueberschuss ein. Man achte darauf, dass die Temperatur der Lösung nicht über 40° C. hinausgeht. War die Temperatur über 40° C. hinausgegangen, so erhält man eine grüne Lösung, aus welcher sich erst nach längerem Stehen violette Krystalle abscheiden.

Eigenschaften. Dunkelviolette, grosse, oktaëdrische Krystalle, in 5 Th. Wasser löslich. Die Lösung ist bläulichviolett gefärbt. Wird sie auf etwa 75° C. erhitzt, so nimmt sie **grüne** Färbung an und ist dann nicht mehr krystallisationsfähig. Nach längerem oder kürzerem Stehen wird die grüne Lösung wieder violett und ist alsdann auch wieder krystallisationsfähig. Aus der wässerigen Lösung wird durch Ammoniak blaugrünes Chromhydroxyd gefällt. Durch Schmelzen mit Soda und Salpeter wird chromsaures Kali bez. Natron gebildet.

Anwendung. Als Beize in der Färberei, zur Erzeugung von chromgarem Leder, zur Herstellung von Tinten.

Basischer Chromalaun. Wird die koncentrirte, kochendheiss gemachte, grüne Chromalaunlösung mit Weingeist versetzt, so scheidet sich eine grüne, zähe Masse aus, welche sich zum Grünfärben der Oelfirnisse, Kautschukmassen etc., in wässriger Lösung zu grüner Tinte eignet.

Chrysarobinum.

Gewinnung. **Chrysarobin** ist ein Produkt der zu den **Papilionaceae—Dalbergieae— Geoffraeinae** gehörigen **Andira Araroba Aguiar,** eines starken Baumes in Brasilien, besonders der Provinz Bahia. Das Holz des Baumes durchziehen lange Spalten und Höhlungen, die ein glanzloses, gelbes, an der Luft bald leberbraun bis violett werdendes Pulver enthalten. Dasselbe entsteht zuerst in den Zellen (Holzparenchym, Gefässe und Libriform), worauf bald eine Desorganisation der Zellwände eintritt, die an der Bildung des Sekrets

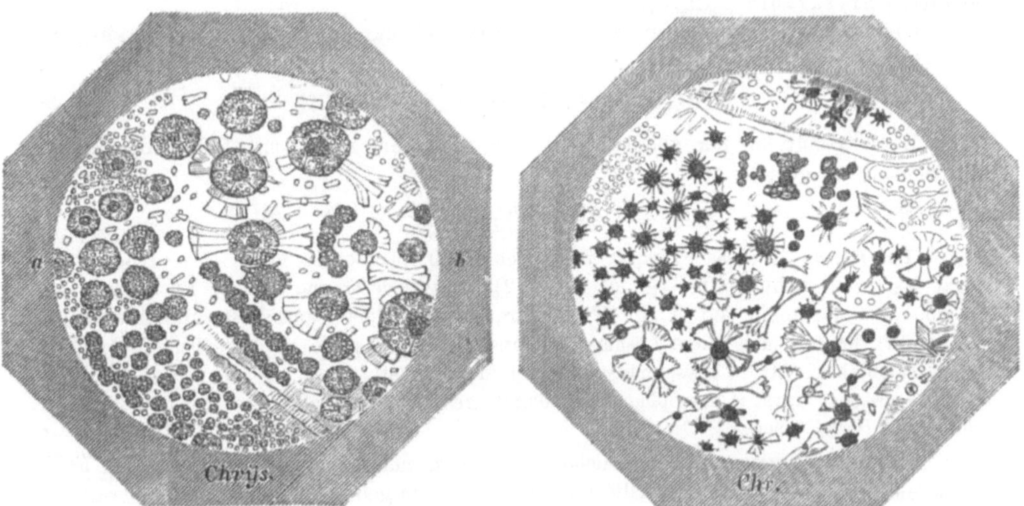

<table>
<tr><td align="center">Fig. 193.
Chrysarobin aus Benzol krystallisirt.</td><td align="center">Fig. 194. Chrysarobin aus 2 Th. Benzol und
1 Th. absol. Alkohol.</td></tr>
</table>

100—150 mal vergrössert.

theilnehmen. Die Bäume werden gefällt, zersägt und zerspalten, um die Höhlungen blosszulegen, aus denen man das Pulver dann herauskratzt; es ist reichlich mit Holztheilen vermengt und führt die Namen **Araroba, Arariba, Goapulver**[1]**), Po de Bahia.** Man liest gröbere Holzstücke etc. aus und schlägt das Pulver durch ein Sieb. Dieses Produkt kommt dann als **Araroba depurata** oder **Araroba pulv. subt.** in den Handel, es enthält durchschnittlich 70 Proc. der chemischen Verbindung Chrysarobin.

Es wird weiter gereinigt, indem man es meist mit kochendem Benzol oder Chloroform behandelt und das Filtrat eindampft. Dieses Präparat führt nun den Namen: **Chrysarobinum** oder **Acidum chrysophanicum crudum,** welche letztere Bezeichnung, wie man

---

[1]) Weil es aus Portugiesisch-Indien zuerst 1864 europäischen Aerzten bekannt wurde.

sehen wird, wissenschaftlich falsch ist. Zur weiteren Reinigung wird das mit Benzol gewonnene Präparat aus Eisessig umkrystallisirt. Vergl. S. 40.

Germ. Helv. U-St. verlangen nur ein gereinigtes Präparat ohne nähere Angaben, Austr. verlangt ein mit heissem Benzol, Brit. ein mit heissem Chloroform extrahirtes Präparat.

Germ. Helv. Brit. U-St. nennen es **Chrysarobinum,** Austr. **Araroba depurata.**

Beschreibung. Das durch Extraktion mit Benzol oder Chloroform gewonnene Chrysarobin bildet ein mattes, heller oder dunkler gelbes Pulver vom spec. Gew. 0,920—0,922. Unter dem Mikroskop erweist es sich zum grössten Theil aus feinen Krystallnadeln bestehend, die zu rundlichen Aggregaten vereinigt sind (Fig. 193 und 194). Schmelzpunkt 170 bis 178° C. Geruch- und Geschmacklos.

Löslich in 30 Th. Benzol, etwa ebenso viel Amylalkohol, 230 Th. Schwefelkohlenstoff, 150 Th. heissem Weingeist, ferner löslich in Chloroform; schwer löslich in Aether, fetten und ätherischen Oelen. Mit 2000 Th. Wasser gekocht, ist es nicht völlig löslich und scheidet sich im Filtrat beim Erkalten wieder zum Theile aus. Es ist sublimirbar und bildet dabei kleine Mengen eines Körpers $C_{15}H_{12}$. In verdünnter Kalilauge unlöslich, löst es sich in koncentrirter Kalilauge mit gelber Farbe mit grüner Fluorescenz. Kalkwasser färbt sich nach dem Schütteln mit Chrysarobin im Laufe eines Tages violettroth. Von koncentrirter Schwefelsäure wird es mit blutrother Farbe gelöst, von kochend heisser Salpetersäure (spec. Gew. 1,185) wird es mit rothgelber Farbe gelöst.

Bestandtheile. Das mit Benzol oder Chloroform gereinigte Präparat enthält etwa 90 Proc. Chrysarobin $C_{30}H_{26}O_7$.

Chrysarobin entsteht aus Chrysophansäure durch Aufnahme von Wasserstoff unter Austritt von Wasser

$$2\,(C_{15}H_{10}O_4) + 8\,H = \underline{C_{30}H_{26}O_7} + H_2O.$$

Durch Schütteln der alkalischen Lösung des Chrysarobin mit Luft wird wieder Chrysophansäure gebildet.

$$C_{30}H_{26}O_7 + 4\,O = 2\,\underline{(C_{15}H_{10}O_4)} + 3\,H_2O.$$

Prüfung. 1) Das Präparat muss sich in 30 Th. Benzol lösen. Das rohe Präparat löst sich nicht völlig (vgl. oben). — 2) Erhitzt, verbrenne es ohne Rückstand. — 3) 0,001 g Chrysarobin auf einige Tropfen rauchende Salpetersäure gestreut, färben dieselbe roth; breitet man diese Lösung in dünner Schicht aus, so wird sie beim Betupfen mit Ammoniak violett. Chrysophansäure wird nicht violett.

4) Ebenso färbt Chrysophansäure damit geschütteltes Kalkwasser gelb und nicht violettroth (vergl. oben).

Aufbewahrung. Die käufliche Droge wird nöthigenfalls durch ein feines, bedecktes Sieb (Vorsicht! Schutzbrille!) geschlagen und in gelben Stöpselgläsern aufbewahrt. Beim Arbeiten mit Chrysarobin vermeide man, da dasselbe heftig die Schleimhäute angreift, jede Staubentwicklung und entferne auch Spuren davon von den Händen durch Waschen.

Anwendung und Wirkung. Chrysarobin erzeugt auf der Haut und besonders auf den Schleimhäuten Röthung, Schwellung und selbst Pusteln. Es wird von der Haut aus resorbirt. Bei Anwendung auf grösseren Flächen kann Albuminurie eintreten. — Innerlich erzeugt es Erbrechen, Durchfall und Nierenentzündung (schon bei 0,2 g). —

Man verwendet es gegen Psoriasis, Herpes tonsurans, Ekzema marginatum etc. Die auf der Haut zurückbleibenden Flecke können mit Benzol entfernt werden.

Collemplastrum Chrysarobini.

Chrysarobin-Kautschukpflaster 5%.

Rp. Massae ad Collemplastrum 800,0
Rhizomatis Iridis pulver. 57,0

Chrysarobini subtile pulv.	16,0
Sandaracae	20,0
Olei Resinae	25,0
Aetheris	150,0.

Bereitung wie bei Collemplastrum Arnicae (S. 385).

Collodium chrysarobinatum ADAMS.
Collodium cum Araroba.
Rp. Chrysarobini 2,0
Collodii 18,0.
Zum Bepinseln der Haut.

Emplastrum Chrysarobini DIETERICH.
Rp. Olei Olivarum 20,0
Colophonii 20,0
Cerae flavae 40,0
Ammoniaci 2,0
Terebinth. laricin. 2,0
Chrysarobini 12,0.
Man schmilzt und giesst in Tafeln aus.

Gelatina Chrysarobini UNNA (5 %).
Rp. 1. Gelatinae albae 5,0
2. Aquae destillatae 50,0
3. Glycerini 90,0
4. Chrysarobini subt. plv. 5,0.
Man löst 1 in 2, fügt 3 hinzu, dampft auf 95,0 g
ein u. mischt mit 4

Glycerinum saponatum cum Chrysarobino.
Rp. Glycerini saponati (92 proc.) 90,0
Chrysarobini 10,0.

Lanolimentum Chrysarobini extensum.
Chrysarobin-Lanolin-Salbenmull (10 %).
Rp. 1. Cerae flavae 2,0
2. Sebi benzoati 18,0
3. Chrysarobini 10,0
4. Lanolini 70,0.
Man schmilzt 1 mit 2, fügt 3 mit 4 verrieben hinzu,
und streicht auf unappretirten Mull.

Linimentum antiherpeticum chrysarobinatum.
Rp. Acidi benzoici 2,5
Chrysarobini 5,0
Glycerini 10,0
Alcohol. absoluti 40,0
Benzoli 60,0.
Man löst in der Wärme und filtrirt durch Glas-
wolle. Gegen Herpes, Krätze.

Oleum Chrysarobini.
Rp. 1. Chrysarobini 1,0
2. Chloroformii 7,0
3. Olei Lini 7,0.
Man löst 1 in 2 und fügt 3 hinzu. Mit einem
Borstenpinsel aufzutragen.

Stilus Chrysarobini.
Chrysarobinstift.
Rp. 1. Resinae Pini 5,0
2. Cerae flavae 35,0
3. Olei Olivarum 30,0
4. Chrysarobini 30,0.
Man schmilzt 1 u. 2 mit 3, fügt der halberkalteten
Masse nach und nach 4 hinzu und giesst in
Formen.

Stilus Chrysarobini unguens (Diet.).
Chrysarobin-Salbenstift (30 %).
Rp. Chrysarobini 30,0
Cerae flavae 20,0
Adipis Lanae puri 50,0.

Stilus Chrysarobini salicylatus (Diet.).
Rp. Chrysarobini 10,0
Acidi salicylici 20,0
Cerae flavae 20,0
Adipis Lanae puri 50,0.

Traumaticinum Chrysarobini.
(Münch. Apoth. V.)
Rp. Chrysarobini 1,0
Traumaticini 10,0.

Unguentum Acidi chrysophanici NEUMANN.
Rp. Chrysarobini 10,0
Unguenti lenientis 40,0.

Unguentum Acidi chrysophanici SQUIRE.
Rp. 1. Chrysarobini 10,0
2. Benzoli 15,0
3. Adipis suilli 40,0.
Man löst 1 in 2 in der Wärme, seiht durch, erhitzt
mit 3 im Wasserbade, bis 2 verdampft ist, und
rührt kalt.

Unguentum Chrysarobini.
Chrysarobin Ointment.
1. Ph. Brit.:
Rp. Chrysarobini 2,0
Adipis benzoati 48,0.
Man schmilzt und rührt kalt.
2. Ph. U-St.:
Rp. Chrysarobini 5,0
Adipis benzoati 95,0.
werden gemischt

Unguentum Chrysarobini LASSAR.
Psoriasismittel von Prof. LASSAR.
Rp. Chrysarobini 25,0
Lanolini 75,0.

Unguentum Chrysarobini compositum nach UNNA.
Rp. Chrysarobini 5,0
Ammonii sulfoichthyolici 5,0
Acidi salicylici 2,0
Vaselini flavi 88,0.

Unguentum Chrysarobini extensum.
Chrysarobin-Salbenmull.
Rp. Adip. benzoati 20,0
Sebi benzoati 70,0
Chrysarobini 10,0.
Man schmiltzt, mischt und streicht auf Mull.

Unguentum psoriaticum ROSENBERG.
Rp. Chrysarobini 50,0
Ammonii sulfoichthyolici 20,0
Unguenti Zymoidini (25 %) 30,0.
Bei Schuppenflechte. Das Chrysarobin wird mit
etwas Glycerin angerieben.

Chrysarobin-Paraplaste BEIERSDORFS ist ein wasserdichtes Pflaster mit 40 Proc.
Chrysarobin (vergl. S. 682).

Chrysarobinpulverseife ist Sapo medicatus mit 10 Proc. Chrysarobin.

Chrysarobinpflaster. Mit Oel verriebenes Chrysarobin wird einer mit Benzin flüssig
gemachten Lanolinkautschukmasse zugesetzt.

Salbe gegen Hautausschlag des Drogisten NAEDGELER in Berlin ist eine Chrysaro-
binsalbe.

Als ebenso wirksam wie Chrysarobin, doch leichter löslich und weniger hautreizend
werden neuerdings empfohlen:

Eurobinum, ein triacetylirtes Chrysarobin.

Rp. Eurobini 2,0
Eugalloli 10,0
Acetoni 10,0.

Rp. Eurobini 0,5—5,0
Solut. Saligalloli 5,0—30,0
Acetoni q. s. ad 50,0.

Rp. Eurobini 1,0—5,0
Pastae Zinci q. s. ad 100,0.
Bei Schuppenflechte, Salzfluss.

Lenirobinum, ein tetraacetylirtes Chrysarobin.

Rp. Lenirobini   5,0—20,0
    Pastae Zinci q. s. ad 100,0.
Anwendung wie bei vorigem.

Rp. Lenirobini
    Eugalloli āā 5,0—30,0
    Chloroformii   50,0.

Cibotium.

Verschiedene Arten dieser zu den **Filicales-Cyatheaceae** gehörigen, im ostindischen Archipel und auf Inseln des Stillen Meeres heimischen Gattung und verwandter Gattungen sind auf dem Rhizom und an den Wedelbasen mit einem dichten Filz haarförmiger, weicher, seidig-wolliger, goldgelb bis brauner, schön glänzender Spreuhaare bedeckt, welche Verwendung finden.

Man unterscheidet folgende Sorten:

1) **Pakoe Kidang** von **Alsophila lurida Bl., Balantium chrysotrichum Hasskarl** u. a. auf Java.

2) **Penghawar Djambi** von **Cibotium Barometz Kz., Cibotium glaucescens Kz.** u. a. auf Sumatra.

3) **Pulu** von **Cibotium glaucum Hook.** u. a. auf den Sandwichs-Inseln. — Neuerdings gelangen solche Spreuhaare auch aus Vorderindien, Mexico und Honduras in den Handel.

Beschreibung. Jedes Haar besteht aus einer einfachen bis 9 cm langen Reihe dünnwandiger, bis 2 mm langer, bis 100 μ dicker Zellen, die flach gedrückt und zuweilen um einander gedreht sind (Fig. 195). Sie enthalten geringe Reste brauner Massen und einzelne sehr kleine Stärkekörnchen. Zuweilen flächenartig ausgebildete Spreuschuppen anderer

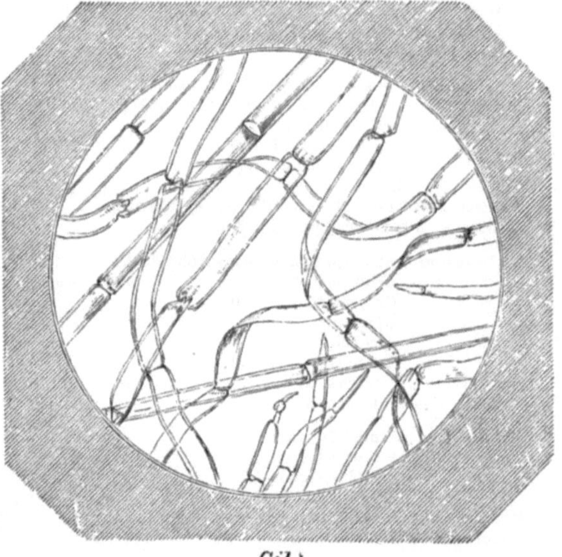

Fig. 195.

Farne sind nicht zu verwenden, ebenso die aus Mexiko gekommene Wolle von den Zapfenschuppen von Cycadeen.

Anwendung. Man verwendet die Haare: **Pili Cibotii s. stypticae. Paleae haemostaticae (Austr.). Farnhaare. Farnkrautwolle. Blutstillende Spreuhaare** als blutstillendes Mittel vermöge ihrer grossen Aufsaugefähigkeit für das Blutserum. Ihre erhebliche Wirkung steht ausser Zweifel, es ist aber zu bedenken, dass sie häufig ziemlich unrein (Staub) sind, so dass es gewagt erscheinen muss, sie auf offene Wunden zu bringen. — Technisch benutzt man sie in grosser Menge (besonders in Nordamerika) als Stopf- und Polstermaterial.

Cichorium.

Gattung der **Compositae—Cichorieae—Cichorinae.**

I. Cichorium Intybus L. Cichorie. Wegwarte. Verfluchte Jungfer. Sonnenwedel. Handleuchte. — Chicorée. — Succory. Durch Europa und das gemässigte

Asien verbreitet, vielfach zur Gewinnung der Wurzel (besonders in Mitteldeutschland) kultivirt. Sperrigästiges Kraut mit blauen Blüthenköpfen. Hüllkelch zweireihig, die 5 inneren Blätter am Grunde verwachsen. Blüthen mehrreihig, zungenförmig. Achenen fast fünfkantig, kahl mit 1—3 reihigem Pappus. Blüthenboden nackt oder in der Mitte mit Borsten. Verwendung finden:

a) die Blätter oder das Kraut: **Folia** oder **Herba Cichorii. Cichorienblätter. Cichorienkraut. Feuilles de Chicorée (Gall.). Succory Leaves.**

Beschreibung. Die unteren Blätter sind gestielt, schrotsägeförmig, die oberen lanzettlich, sitzend.

Die frischen Blätter dienen bisweilen noch zu laxirenden Kräutersäften, werden auch als Salat gegessen, die getrockneten zum Bereiten des

Sirop d'Erysimum composé, Sirop des Chantres (Gall.); derselbe enthält als Hauptbestandtheil das Kraut von Sisymbrium officinale, daneben: Folia Boraginis, Cichorii,

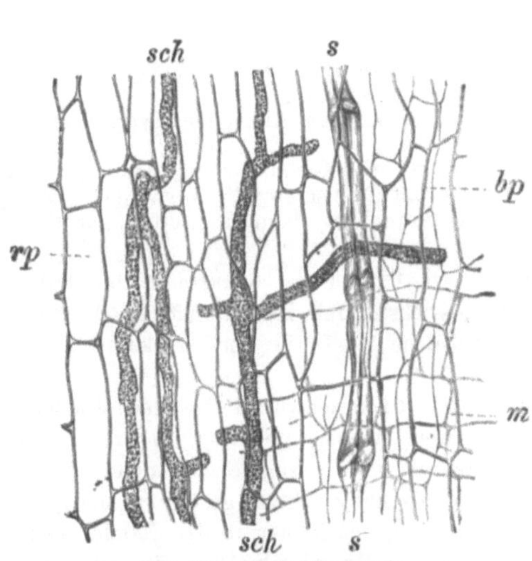

Fig. 196. (Nach MOELLER.)
Längsschnitt durch die Rinde der Cichorienwurzel.
160 mal vergrössert. *rp* Rindenparenchym. *s* Siebröhren.
sch Milchsaftschläuche. *m* Markstrahl.

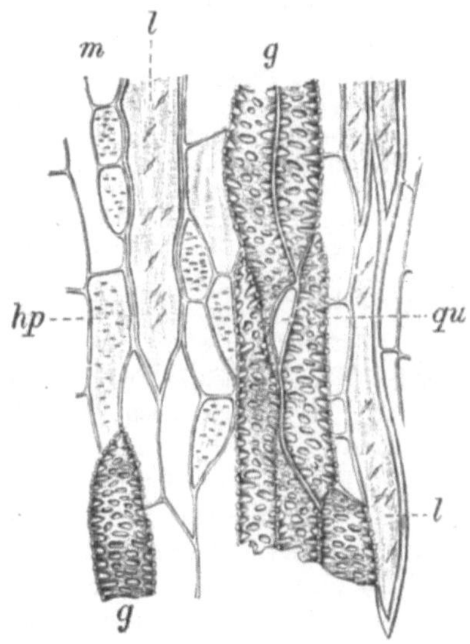

Fig. 197. (Nach MOELLER.)
Längsschnitt durch das Holz der Cichorienwurzel. 160 mal vergr. *g* Gefässe. *hp* Holzparenchym. *l* Holzfasern. *m* Markstrahl.

Capilli, Rosmarini, Flores Stoechados, Fructus Anisi, Radix Helenii, Liquiritiae, Passulae, Hordeum mundatum, Mel und Saccharum.

Extractum Cichorii. Extrait de Chicorée (Gall.) aus trockenen Blättern wie Extractum Centaurii (Gall.) (S. 684) zu bereiten.

Succus ex Herbis commixtis. Suc d'Herbes (Gall.). Frische Blätter von Cichorienkraut, Kresse, Erdrauch, Gartenlattich āā werden gequetscht, ausgepresst und der Saft filtrirt.

Tisane de Chicorée (Gall.): wie Tisane de Buchu (S. 511).

b) Die Wurzel. **Radix Cichorii. Radix solstitialis. Cichorienwurzel. Wegwartwurzel. Racine de Chicorée (Gall.). Succory Root.**

Beschreibung. Die Wurzel ist spindelförmig, wenig verästelt, frisch derbfleischig und beim Anschneiden milchend, getrocknet runzelig, hornartig hart. Auf dem Querschnitt erkennt man eine schmale Korkzone, eine dünne, weisse Rinde, die den hellen oder gelblichen Holzkörper umschliesst, der durch die Markstrahlen fein radialstreifig erscheint, welche letzteren auch in der Rinde mit der Lupe leicht zu sehen sind.

Der Kork besteht aus wenigen Reihen mässig flacher, zarter, brauner Zellen, in der Rinde fehlen sklerotische Elemente völlig, es fallen aber hier die gegliederten Milchröhren als charakteristisches Element im Querschnitt und noch mehr im Längsschnitt auf, ihr Inhalt erscheint körnig. Im Längsschnitt sind auch die Siebröhren leicht zu sehen. (Fig. 196.)

Die Gefässe des Holzes bestehen aus verhältnissmässig kurzen (etwa 200 μ langen) Gliedern, die 20—50 μ weit und quergetüpfelt sind. Sie sind zu kleinen Bündeln vereinigt. Die Parenchymzellen des Holzes sind dicht porös, die Holzfasern sind schwach verdickt mit schiefen Spalten (Fig. 197). Die Markstrahlen sind bis dreireihig.

Die Wurzel enthält keine Stärke, sondern Inulin.

Bestandtheile der frischen Wurzel nach KOENIG: Wasser 75,69 Proc., Stickstoffsubstanz 1,01 Proc., Fett 0,49 Proc., Zucker 3,44 Proc., Inulin etc. 17,62 Proc., Holzfaser 0,97 Proc., Asche 0,78 Proc. In der Trockensubstanz: Stickstoffsubstanz 4,18 Proc., Zucker 14,97 Proc., Inulin etc. 71,96 Proc. Die Asche enthält: Kali 38,3 Proc., Natron 15,68 Proc., Kalk 7,02 Proc., Magnesia 4,69 Proc., Eisenoxyd 2,51 Proc., Phosphorsäure 12,49 Proc., Schwefelsäure 7,93 Proc., Kieselsäure 0,91 Proc., Chlor 8,04 Proc.

Verwendung. Zuweilen als Laxans, hauptsächlich **als Kaffeesurrogat** (vergl. unten).

Sirupus Cichorii compositus, siehe unter **Rheum.**
Brutolicolor, ein Bierfärbemittel, ist Cichorienwurzel-Extrakt.
Kaffee-Surrogat von Pisoni, ist trockenes Cichorienextrakt.
Kräuter-Extrakt von Mayer. Honig mit einer starken Abkochung von Cichorienkaffee.
Sirop magistral: Tinctura Ferri tartarici 2,0, Sirupus Cichorii comp. 98,0.
In grossem Maassstabe wird die Wurzel als **„Kaffeesurrogat"** verwendet. Zu diesem Zwecke wird sie in Streifen geschnitten und getrocknet, dann eingefettet, geröstet und gemahlen.

Bestandtheile der gerösteten Wurzel: Wasser 13,16 Proc., stickstoffhaltige Substanz 6,53 Proc., Fett 2,74 Proc., Zucker 17,89 Proc., stickstofffreie Extraktstoffe 41,42 Proc., Rohfaser 12,07 Proc., Asche 6,19 Proc., wasserlösliche Stoffe in der Trockensubstanz 70,50 Proc.

In Belgien darf als Kaffeesurrogat zubereitete Cichorienwurzel 15 Proc. Wasser, 50 Proc. Trockensubstanz beim Erschöpfen mit heissem Wasser, gepulvert 10 Proc., gekörnt 8 Proc. Asche haben. Fett und Zucker dürfen zu 2 Proc. zugesetzt werden.

Die Cichorie spielt weniger eine Rolle zur Verfälschung echten, gerösteten und gemahlenen Kaffees, sie kommt meist allein unter ihrem eigenen Namen in den Handel oder führt andere Namen: Löwen-, Dom-, Stern-, Germania-, Frank-, Völker-Hauswald-, Zatkas Spar-Kaffee. Ganz unzulässig sind Bezeichnungen wie: Feinster Mokka-, Bester Java-, Feinster orientalischer Mokka-Kaffee etc. Cichorie unterliegt selbst wieder Verfälschungen mit andern Wurzeln, wie Taraxacum officinale, Beta vulgaris, Brassica Rapa, Daucus Carota. Am häufigsten verwendet man die Rübenschnitzel der Zuckerfabriken (also von Beta vulgaris).

Nachweis. Wenn es sich darum handelt, Cichorie oder ein anderes aus Wurzeln hergestelltes Surrogat im gemahlenen Kaffee nachzuweisen, so erleichtert es den Nachweis, eine Probe der Substanz in Wasser zu schütten: Kaffee schwimmt verhältnissmässig lange oben, Surrogate aus Wurzeln sinken meist schneller zu Boden. — Diesen Bodensatz oder die ursprüngliche Substanz bringt man, um sie aufzuhellen, zweckmässig einige Tage in starke Chloralhydratlösung (3 Chloralh. : 2 Wasser). Fallen dann bei der Untersuchung unter dem Mikroskop die Bruchstücke „grosser" Tüpfelgefässe auf, so liegt Verdacht auf eine Wurzel vor. Um Cichorie nachzuweisen, hat man noch die Milchsaftschläuche aufzusuchen. Sind sie gefunden, so kann neben Cichorie noch Taraxacum in Betracht kommen. Bei letzterem sind die Gefässe bis 80 μ weit, ihre Tüpfel schmal und langgestreckt. Bei Cichorie sind die Glieder der Gefässe auffallend kurz, sie sind bis 50 μ weit. Die Tüpfel sind rundlicher wie bei Taraxacum. Ausserdem enthält die Cichorie wenig verdickte, schief getüpfelte Holzfasern, die aber schwer aufzufinden sind.

Fehlen Milchsaftschläuche (aber lange und sorgfältig danach suchen!), so liegt eine andere Wurzel vor. Die Wurzel von Brassica hat vereinzelte Zellen mit Oxalatsand.

Die Gefässe von Brassica sind auffallend kurzgliederig, die Glieder oft nur doppelt so lang wie breit, die Wände netzartig verdickt. Die Gefässe von Beta sind langgliederig, die Maschen der netzartigen Verdickung weiter wie bei Brassica.

Die Gefässe von Daucus sind langgliederig mit schmalen, langgestreckten Tüpfeln.

Vorkommenden Falls hat man sich zum Vergleich Präparate aus den betr. Wurzeln anzufertigen.

Cigaretae.

Cigaretae. Cigarren. Cigaretten. Sind eine in vielen Fällen nützliche Arzneiform. Sie werden je nach dem zur Anwendung kommenden Arzneistoff und je nach der Art des Gebrauches verschieden angefertigt.

I. Cigarren. Hierunter versteht man solche Arzneiformen, welche hergestellt werden, indem man schwach salpeterisirte Arznei-Blätter (z. B. Belladonna, Stramonium) in die Form einer Cigarre bringt und diese mit einem Deckblatt von Tabak umwickelt. — Werden diese Cigarren verlangt, so muss man sie von einem Cigarrenmacher wickeln lassen. Zu diesem Zwecke würden demselben die präparirten Arzneiblätter zu übergeben sein, welche aus ausgesucht schönen Exemplaren bestehen sollten. Auf 1 Cigarre rechnet man 6,0 g trockne Blätter.

II. Cigaretae. Diese werden in zwei Formen hergestellt.

A. Cigaretae herbatae, Kräuter-Cigaretten, werden dargestellt, indem man medicinische Kräuter (Herba Belladonnae, Digitalis, Hyoscyami, Stramonii, Lobeliae, Salviae) fein schneidet und zunächst präparirt. Zu diesem Zwecke werden 100,0 g des Vegetabils mit einer Lösung von 2,0 g Kaliumnitrat in 15,0 g Wasser und 10,0 g Weingeist besprengt und wiederum getrocknet. Diese präparirten Vegetabilien oder Vegetabilienmischungen, welche je nach Vorschrift noch mit Extraktlösungen u. dergl. getränkt und wieder getrocknet werden, werden alsdann am besten mittels einer sogen. „Stopfmaschine" in die leicht zu beschaffenden „Cigarettenhülsen mit Mundstück" gestopft und die fertigen Cigaretten wie üblich geraucht. Oder man verwendet dünnes Fliesspapier, welches zunächst mit einem Auszug der zu verwendenden Arzneimischung und etwas Kaliumnitrat getränkt und wieder getrocknet ist. Das Zukleben erfolgt mit Stärkekleister.

Cigarettes indiennes de Grimault

sollen angeblich nur aus Herba Canabis Indicae bestehen, thatsächlich aber enthalten sie nur wenig davon, ausserdem Belladonna, Nicotiana etc.

Cigarettes de Belladona (Gall.).

Kleingeschnittene Belladonna-Blätter werden in Cigarettenhülsen gestopft. Jede Cigarette enthalte 1 g der Species. In gleicher Weise sind zu bereiten: C. de Digitale, C. d'Eucalyptus, C. de Jusquiame, C. de Nicotiane, C. de Stramoine.

Cigarettes de Trousseau

bestehen aus Stramoniumblättern, welche mit Opiumextrakt getränkt sind.

B. Cigaretae chartaceae, Cigaretten aus medicamentösem Papier, aus Papier mit Extraktlösungen, Salzlösungen, Tinkturen werden in der Weise bereitet, dass man schwach salpeterisirtes Papier entweder (bei Darstellung weniger Cigaretten) mit einem Tropfglase, in grösserem Maassstabe vermittelst einer Spritzflasche mit der medikamentösen Lösung anfeuchtet, aber niemals in dem Maasse netzt, dass die Flüssigkeit an dem senkrecht gehaltenen Papier herabläuft. Die Papierrechtecke werden nach dem Trocknen zu je einer Cigarette locker zusammengerollt und mittelst Stärkekleisters (nicht Gummiarabicumschleim) geschlossen.

Die Cigaretten dieser Art werden gewöhnlich mit Beihilfe eines Mundstücks aus Glas, Holz, Rohr (Cigarrenspitze) gebraucht und in der bekannten Weise geraucht, bald mehr, bald weniger, oder auch nicht den Dampf einziehend, je nach Anordnung des Arztes.

Das vorstehend erwähnte salpeterisirte Papier, Charta parce nitrata, wird in der Weise bereitet, dass man 3 Bogen Fliesspapier übereinanderlegt und mittelst Spritzflasche mit der angegebenen Salpeterlösung besprengt, so dass der obere Bogen gerade befeuchtet erscheint. Dann wendet man die untere Seite der Schicht von 3 Bogen nach oben und besprengt auch diese in derselben Weise. Dann lässt man die Schicht trocknen und nimmt die drei Bogen von einander und schneidet sie in Rechtecke von 10×7 cm Fläche.

Zu dieser Art Cigaretten gehören solche, welche aus Fliesspapier hergestellt sind, das mit einer Pflanzenabkochung bereitet ist, aber auch die mit Salzlösungen oder dergl. getränkten, z. B. Cigaretae arsenicatae Boudin S. 392 und Cigaretae antiphthisicae Trousseau S. 397.

Cigarettes antiasthmatiques. Man bereitet eine Abkochung aus Foliorum Belladonnae, Foliorum Stramonii, Foliorum Digitalis, Foliorum Salviae āā 5,0 in 1000,0 Wasser. In der Colatur löst man 75,0 Kalisalpeter und fügt 40,0 Benzoëtinktur zu. In diese Flüssigkeit legt man für 24 Stunden (Blatt für Blatt) Filtrirpapier ein. Man trocknet es alsdann und schneidet es in Rechtecke von 10×7 cm, welche dann zu Cigarettenröhren geformt werden. Man dispensirt letztere in Schachteln zu je 40 Stück.

III. Siphonetae. Siphoncigaretten. Sind circa 10 cm lange, offene Röhren aus Glas, harter Pappe, Rohr, Federkielen, welche mit einer Patrone irgend eines flüchtigen Arzneistoffes, z. B. Kampher, Jodoform, Menthol, beschickt sind. Die Patrone ist ein Cylinder aus dichter Gaze und nach der Natur des Arzneistoffes auch wohl mit Fliesspapier umschlossen. Diese Patrone wird in das circa 7 mm weite Glasrohrstück, welches mit einem Mundstück, einem Federkiel) versehen ist, eingeschoben. Der Patient zieht nur die durch die Patrone gesogene Luft ein. Diese Cigaretten werden also nicht geraucht.

Cimicifuga.

Cimicifuga racemosa Barton (jetzt **Actaea racemosa L.**). **Ranunculaceae—Helleboreae.** Heimisch in Nordamerika von Canada bis Florida und den atlantischen Staaten der Union, in Europa (England) hier und da verwildert. Die Pflanze ist der bei uns heimischen Actaea spicata L. ähnlich, aber grösser mit doppelt gefiederten Grundblättern.

Verwendung findet das Rhizom mit den Wurzeln:

Rhizoma·Cimicifugae (Brit.). **Cimicifuga** (U-St.). **Radix Actaeae s. Cimicifugae racemosae. Radix Christophorianae americanae. Radix Cimicifugae Serpentariae. — Schwarze Schlangenwurzel. Klapperschlangenwurzel.—Black Snakeroot. Bugbane. Black Cohost.**

Beschreibung. Die Droge besteht aus einem kurzen, wagerechten Rhizom mit quergeringelten Aesten von heller Farbe und zahlreichen Wurzeln. Das Rhizom und seine Aeste mit Resten von Niederblättern, ähnlich wie das Galgantrhizom. Im Querschnitt des Rhizoms ein starkes Mark mit schmalem Gefässbündelring, von Markstrahlen durchzogen.

Die Droge riecht eigenartig und ist von scharfem, unangenehmen Geschmack.

Bestandtheile. Scharf schmeckende Harze, theilweise in Alkohol und in Aether löslich. Ein Gemenge derselben ist als Resina Cimicifugae, Cimicifugin, Macrotin im Gebrauch. Ferner enthält sie einen krystallisirenden, gelben Körper von scharfem Geschmack.

Wirkung und Anwendung. Man empfiehlt die Droge und das daraus dargestellte Harz gegen Asthma und Brustleiden, auch als Antipyreticum; sie soll in der Wirksamkeit der Digitalis nahe stehen. Die Droge giebt man zu 0,5—4,0 als Pulver oder Abkochung, die Tinktur (1:10) zu 30—60 Tropfen mehrmals täglich.

Extractum Cimicifugae. Extract of Cimicifuga (U.-St.) Gepulverte Wurzel (No. 60) wird mit q. s. Alkohol (91 Proc.) im Perkolator erschöpft, der Auszug zu einem dicken Extrakt eingedampft.

Extractum Cimicifugae fluidum (U-St) s. liquidum (Brit.). Liquid or fluid Extract of Cimicifuga or of Actaea racemosa.

Aus gepulverter Wurzel (No. 60) 1000 g und q. s. Alkohol (90 Proc.) bereitet man durch Verdrängung l. a. 1000 ccm Extrakt. Gabe 0,3—1,5 g. Nach Hamb. Vorschr. Aus der gepulverten Wurzel wie Extractum Hydrastis fluidum Germ. III zu bereiten.

Tinctura Cimicifugae. Tinct. Actaeae racemosae. Brit. lässt aus 100 g gepulverter Cimicifuga (No. 40) mit q. s. Alkohol von 60 Proc., U.-St. aus 200 g des Rhizoms mit Alkohol von 91 Proc. durch Verdrängung 1000 ccm Tinktur bereiten.

† **Resina Cimicifugae.** Cimicifugin. Macrotin. Darstellung wie bei Podophyllin (s. dort). Unter den starkwirkenden Mitteln aufzubewahren. Man giebt es zu 0,06—0,4 täglich.

Rp. Extracti Cimicifugae fluidi 25,0
Mentholi   0,1.
D. S.: 3mal täglich 10 Tropfen bei Ohrenleiden.

Cina.

Flores Cinae (Austr. Germ.). **Flos Cinae** (Helv.). **Semen Cinae Levanticum. Anthodia Cinae. Semen contra** s. **sanctum** s. **Santonici. Semen Zedoariae. — Wurmsamen. Zittwersamen. Zittwerblüthen. Sebersaat. — Semencina. Barbotine** (Gall.). **— Santonica. Levant Wormseed** (U-St.)

Die Blüthenköpfchen einer Varietät der **Artemisia maritima L.**, wahrscheinlich der **A. maritima var. Stechmanniana Besser (A. Cina Berg),** Familie der Compositae — Anthemideae — Chrysantheminae, heimisch in den Steppen von Turkestan im Gebiete des Arys. Die Pflanze beginnt infolge der rücksichtslosen Ausbeutung, der Benutzung der Steppe als Viehweide und der häufigen Brände selten zu werden; man ist daher bemüht, sie im transkaspischen Gebiete und in Transkaukasien einzubürgern.

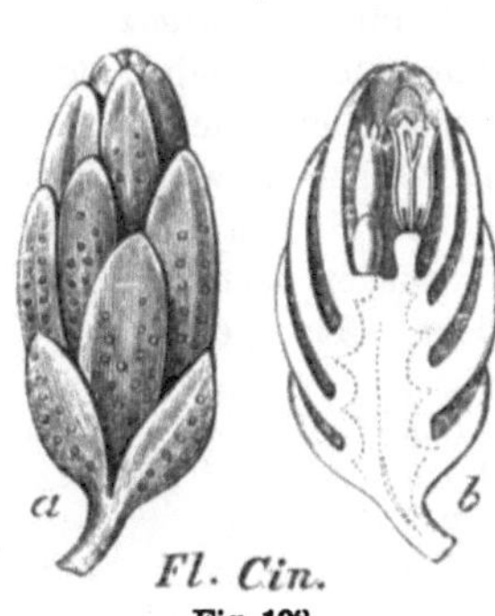

Fig. 198.

Beschreibung. Die Droge besteht aus den 3—4 mm langen Blüthenköpfchen. Jedes Köpfchen hat 12—18 locker zusammenschliessende Hüllblättchen mit grünem Mittelstreif und häutigem Rande, sie schliessen 3—5 Einzelblüthen mit glockenförmigem Saum ein, der letztere ist im frischen Zustande schön roth, im trocknen braun. Sie sind in der Droge häufig nicht mehr deutlich zu erkennen. (Fig. 198.)

Die Epidermis der Hüllblättchen besteht aus langgestreckten Zellen und trägt Stomatien, einzelne lange, dünne, einfache Haare und längs des Kieles kurzgestielte Oeldrüsen mit zweizelligem Köpfchen. Die Angabe mancher Pharmakopöen, dass die Droge kahl ist, ist also nicht korrekt. Im Mesophyll liegen Oxalatdrusen. Beim Auseinanderzupfen findet man einzelne Krystalle, vielleicht Santonin, und Pollenkörner.

Geruch charakteristisch, Geschmack widerlich bitter, etwas kühlend, gewürzhaft.

Beschreibung. Der die wurmwidrigen Eigenschaften besitzende Stoff der Droge ist das Santonin, etwa zu $2^{1}/_{2}$ Proc. darin enthalten (vergl. besonderen Artikel). Sie enthält ferner Artemisin (Oxysantonin $C_{15}H_{18}O_4$). Dasselbe ist krystallinisch, schmilzt bei 200°C., löst sich in gleichviel Wasser und Schwefelsäure farblos, mit Eisenchlorid wird die Lösung gelbbraun. Artemisin mit wässeriger Lösung von Natriumkarbonat gekocht, wird karminroth (Unterschied von Santonin). Den Geruch verdankt die Droge einem ätherischen Oel, von dem sie 2 Proc. enthält. Dasselbe hat das spec. Gewicht 0,93—0,935; es enthält Cineol und Dipenten. Ferner sind aufgefunden 0,5 Proc. Betain, 0,1 Proc. Cholin und ein harzartiger Bitterstoff. Asche 6,5 Proc., davon 18 Proc. Kieselsäure. Wassergehalt 10,6 Proc.

Quantitative Bestimmung des Santonins. Grob gepulverte Cinablüthen werden im Soxhlet mit Aether 12—18 Stunden extrahirt. (Das Quantum des Pulvers ist abhängig von der Grösse des Apparates). Der Aether wird verdunstet und der Rückstand mit frisch bereiteter Kalkmilch eine Stunde lang gekocht. Der Kalkbrei wird dann zweimal mit Wasser ausgekocht und heiss filtrirt. Das Filtrat wird mit Aluminiumacetat versetzt, einmal zum Aufkochen gebracht, auf dem Wasserbade stark koncentrirt, Magnesiumoxyd im Ueberschuss zugesetzt und zu einem gleichmässigen Brei durchgearbeitet, dieser zum Trocknen eingedampft und bei 105° C. 2—3 Stunden ausgetrocknet. Der gepulverte Rückstand wird dann im Soxhlet mit wasser- und säurefreiem Aether extrahirt (4—5 Stunden) und der Aether verdunstet. Das Santonin bleibt dann wenig gefärbt zurück. — Es ist nothwendig, bei der Lichtempfindlichkeit des Santonins, den Kolben durch gelbes Papier vor dem Tageslicht zu schützen.

Handelssorten. Die officinelle ist die turkestanische oder levantinische Cina, sie kommt gegenwärtig allein im Handel vor. Eine früher zuweilen vorkommende Cina indica sollte an der Wolga bei Sarepta und Saratow gesammelt sein. Nach direkt eingezogenen Erkundigungen ist dort niemals Cina gesammelt, und es handelt sich anscheinend um die gewöhnliche Sorte, die von einer in den genannten Orten domicilirten Handelsgesellschaft exportirt wurde.

Eine früher zuweilen vorkommende Cina barbarica aus dem nordwestlichen Afrika und vielleicht von Artemisia ramosa Smith. stammend, die kein Santonin enthielt, ist aus dem Handel verschwunden.

Einsammlung. Aufbewahrung. Officinell sind die im Juli und August gesammelten, noch geschlossenen Blüthenköpfchen. Für den pharmaceutischen Gebrauch eignen sich nur die von Staub und fremden Pflanzentheilen befreiten Flores Cinae depurati, die man sorgfältig nachtrocknet und in Blechkästen aufbewahrt. Für das Pulver, welches man aus der über Aetzkalk oder bei höchstens 25° C. (Gall.) getrockneten Droge bereitet, wählt man gelbe Stöpselgläser. Aus 100 Th. Blüthen erhält man etwa 94 Th. Pulver.

Wirkung. Anwendung. Die Droge ist ein starkes Gift für Spulwürmer, bei Bandwürmern ist die Wirkung unsicher. Sie kommt in erster Linie dem Santonin, dann aber auch dem ätherischen Oel zu. In Pulverform zu 2,0—8,0 g mit Honig oder Sirupus communis nur noch selten angewendet, obschon die Wirkung sicherer sein soll, wie die des Santonins oder der mit Zucker überzogenen Blüthenköpfchen, Confectio Cinae, Semen Cinae conditum, ein Handverkaufsartikel, zu 5—10 g. Einige Stunden nach dem Einnehmen verabreicht man Ricinusöl. Der Gebrauch erheischt Vorsicht. Man giebt

<pre>
Kindern von 2— 3 Jahren morgens . . 1,5 g
   „   „   4— 5   „   „   . . 3,0 g
   „   „   6— 8   „   „   . . 4,0 g
   „   „   9—11   „   „   . . 5-6 g
   „   „ 12—14   „   „   . . 7-8 g
</pre>

und wiederholt die Gabe nöthigenfalls am andern Tage.

Nach unvorsichtigem Gebrauch entstehen Erbrechen, Mydriasis, Kopfweh, Krämpfe, Bewusstlosigkeit. Schon bei gewöhnlichen Dosen kann Gelbsehen entstehen, der Urin ist gelb mit einem Stich ins Grünliche und wird auf Alkalizusatz purpurroth. — In Deutschland sind Flores Cinae dem freien Verkehr entzogen.

Extractum Cinae. Extractum Cinae aethereum. Extractum Santonici. Wurmsamenextrakt. Extrait (oléo-résineux) de Semen-contra.

Ergänzb.: Wurmsamen, grob gepulvert, 2 Th. werden mit 6, dann nochmals mit 4 Th. einer Mischung aus Aether und Weingeist āā je 3 Tage ausgezogen, die Pressflüssigkeiten zu einem dünnen Extrakt eingedampft. Dunkelgrün, in Wasser nicht löslich. Ausbeute 22—23 Proc. Nach DIETERICH genügt die Hälfte des Lösungsmittels. — Gall.: Wurmsamen, mittelfein gepulvert 1 Th., zieht man durch Verdrängung mit Aether (Spec. Gew. 0,724) 2 Th. aus, filtrirt in geschlossenem Gefäss, destillirt den Aether ab und verjagt den Rest desselben im Wasserbade. — In gelben, dichtschliessenden Gläsern im Kühlen aufzubewahren. Vor der Abgabe gut umzuschütteln (!). Gabe 0,3—0,5—1,0, am besten in Gelatinekapseln. Kindern die Hälfte mehrmals täglich.

Sirupus Cinae. Wurmsaft. Cinablüthen 1 Th. werden mit heissem Wasser 10 Th. ausgezogen; das Filtrat 8 Th. giebt mit Zucker 12 Th. = Sirup 20 Th.

Electuarium anthelminticum HUFELAND.
Rp. Radicis Valerianae 6,0
   Tuberum Jalapae 4,0
   Florum Cinae 16,0
   Kalii tartarici 8,0
   Oxymellis Scillae 24,0
   Sirupi communis q. s. (42,0)

Electuarium anthelminticum SELLE.
Rp. Florum Cinae 7,5
   Ferri sulfurici 2,0
   Extracti Chinae 2,0
   Sirupi Cinnamomi q. s.

Electuarium anthelminticum STOERK.
Electuarium Cinae compositum
Rp. Florum Cinae 15,0
   Radicis Valerianae 3,0
   Tuberum Jalapae 2,0
   Kalii sulfurici 10,0
   Oxymellis Scillae 70,0.

Pilulae Cinae.
Rp. Extracti Cinae 2,0
   Florum Cinae q. s.
f. pilul. XX.

Species anthelminticae.
Ph. Franco-Gallicae.
Rp. Herbae Absinthii
   Florum Chamomillae
   " Cinae
   " Tanaceti āā

Vet. Pilulae anthelminticae pro canibus.
Wurmpillen für Hunde (Vom.).
Rp. Florum Cinae
   Tuberum Jalapae āā 3,0
   Magnesii sulfurici 1,5
   Olei Valerianae 3,5
   Gelatinae glycerinatae q. s.
M. f. pilul. XII.

Vet. Pulvis anthelminticus pro equis.
Wurmpulver für Pferde.
Rp. Florum Cinae pulver.
   Fructuum Foeniculi pulv. āā 100,0
   Tuberum Jalapae 30,0
   Natrii sulfurici pulv. 200,0.
3stündlich 3 Löffel voll.

Vermifuge, SWAIM's. Ein Aufguss aus Wurmsamen, Lärchenschwamm, Rhabarber, Baldrian, mit einigen Tropfen Rainfarn- und Nelkenöl in Weingeist gelöst.

Wurmmittel, GARBILLON's. Flores Cinae 100, Aloë 12, Farina Amygdalarum 10.

Wurmpastillen, KLUGE's, sind rothgefärbte Santoninpastillen.

Wurmpatronen, Wurmkuchen, KLUGE's, enthalten als wirksamen Bestandtheil Extract. Cinae aethereum.

Oleum Cinae. Wurmsamenöl.

Das ätherische Oel des Wurmsamens (Ausbeute 2—3 Proc.) ist eine gelbe Flüssigkeit von nicht sehr angenehmem, kampherähnlichem Geruch. Spec. Gew. 0,915—0,940; optisch ist es schwach linksdrehend. Es besteht hauptsächlich aus Cineol (Eucalyptol) $C_{10}H_{18}O$. Früher wurde es als Nebenprodukt bei der Santoninfabrikation gewonnen, findet aber jetzt kaum irgend eine Verwendung.

Cinchonidinum.

I. Cinchonidinum. Cinchonidin. Cinchonidine (französ.). Cinchonidina (engl.). $C_{19}H_{22}N_2O$. **Mol. Gew.** $= 294$. Dieses mit dem Cinchonin isomere Alkaloïd kommt in den zur Zeit verarbeiteten Kultur-Rinden in erheblicherer Menge vor als in den früheren Rinden und ist namentlich auch deswegen bemerkenswerth, weil es sich nur schwierig vom Chinin trennen lässt (s. S. 757). In der Nomenklatur dieser Base herrschte früher eine ziemliche Verwirrung. Sie wurde zuerst von WINKLER 1847 abgeschieden und Chinidin genannt. Den Namen Cinchonidin gab ihr PASTEUR. Ausser diesem führt sie heute noch die Bezeichnungen: Chinidinum II, α-Chinidin (vergl. S. 740) und Cinchovatin.

Darstellung. Das Cinchonidinsulfat bleibt beim Auskrystallisiren des Chininsulfats in den Mutterlaugen (s. S. 757). Durch Zusatz konc. Lösungen von Seignette-Salz fällt man es als rohes Cinchonidintartrat aus. Man löst das letztere in verdünnter Salzsäure, fällt die Lösung mit Ammoniak und zieht den erhaltenen Niederschlag so lange mit Aether aus, bis er (d. h. der Niederschlag) nach dem Auflösen in Chlorwasser durch Zusatz von Ammoniak nicht mehr grün gefärbt wird (Thalleiochin-Reaktion), also frei von Chinin oder Chinidin ist. Man löst den Niederschlag alsdann in Salzsäure, fällt die freie Base nochmals mit Ammoniak aus, wäscht sie mit Wasser und krystallisirt sie aus verdünntem Weingeist mehrmals um.

Eigenschaften. Je nach der Koncentration der krystallisirenden Lösung kleine Blättchen oder grosse, glänzende Säulen, farblos, bei 202,5° C. schmelzend und bei 190° C. wieder erstarrend. Es bläut im feuchten Zustande rothes Lackmuspapier, schmeckt intensiv bitter und lenkt in Lösung die Ebene des polarisirten Lichtes nach links ab (Chinidin dreht rechts, Chinin ist optisch inaktiv (s. S. 741).

Es löst sich in etwa 1600 Th. kaltem Wasser, ferner in etwa 20 Th. Alkohol oder in rund 200 Th. Aether. [Die Lösungsverhältnisse werden indessen auch anders angegeben.] In Chloroform ist es leicht löslich. Es giebt nicht die Thalleiochin-Reaktion; seine Lösungen in Oxysäuren fluoresciren auch nicht. Vergl. S. 741.

Es ist wie das Chinin eine zweisäurige Base und giebt mit Säuren neutrale, saure, auch übersaure Salze, bezüglich deren wissenschaftlicher und praktischer Nomenklatur die gleichen Abweichungen bestehen wie beim Chinidin und Chinin.

$$(C_{19}H_{22}N_2O)_2 . H_2SO_4. \qquad\qquad C_{19}H_{22}N_2O . H_2SO_4.$$

wissenschaftlich: Basisches Cinchonidinsulfat. Neutrales Cinchonidinsulfat.

praktisch: Cinchonidinum sulfuricum. Cinchonidinum bisulfuricum.

Die Salze des Cinchonidins lenken in Lösung die Ebene des polarisirten Lichtstrahls nach links ab.

II. Cinchonidinum sulfuricum. Dieses Salz krystallisirt aus verdünnter wässeriger Lösung mit 6 Mol. Wasser, aus konc. wässeriger Lösung mit 3 Mol. Wasser, aus Alkohol mit 2 Mol. Wasser.

Cinchonidinum sulfuricum (Ergänzb.). Cinchonidinae Sulfas (U-St.). Cinchonidinsulfat. Basisches Cinchonidinsulfat. Gewöhnliches (neutrales) Cinchonidinsulfat. $(C_{19}H_{22}N_2O)_2 . H_2SO_4 + 3 H_2O$. Mol. Gew. = 740. Die U-St. und das Ergänzb. haben das mit 3 Mol. Wasser krystallisirende Sulfat aufgenommen.

Darstellung. Man übergiesst 10 Th. Cinchonidin mit 150 Th. Wasser, neutralisirt unter Erwärmen genau mit verdünnter Schwefelsäure, wozu etwa 10,5 Th. (vom spec. Gew. 1,112) erforderlich sind, dunstet auf etwa 100 Th. ab und lässt krystallisiren.

Eigenschaften. Weisse, glänzende Nadeln oder harte, glänzende Prismen, an der Luft beständig, in etwa 100 Th. kaltem oder 5 Th. siedendem Wasser zu einer nicht fluorescirenden, neutralen, bitter schmeckenden Flüssigkeit löslich. Löslich in 70 Th. Alkohol oder in etwa 1300 Th. Chloroform. In einer zur Auflösung ungenügenden Menge Chloroform quillt es gallertartig auf. Das Salz wird bei 100° C. wasserfrei und schmilzt alsdann bei 215° C. In Aether ist es fast unlöslich.

In der kalt gesättigten wässerigen Cinchonidinsulfatlösung erzeugt Kaliumnatriumtartrat einen weissen, krystallinischen Niederschlag; die wässerige, mit einigen Tropfen Salpetersäure angesäuerte Lösung des Salzes (1 : 50) wird durch Baryumnitratlösung gefällt, durch Silbernitratlösung aber nicht verändert.

Prüfung. 1) Die kalt gesättigte wässerige Lösung des Cinchonidinsulfats zeige auf Zusatz von verdünnter Schwefelsäure keine Fluorescenz (Chinin, Chinidin). Fügt man zu 5 Th. derselben 1 Th. Chlorwasser, sowie hierauf Ammoniakflüssigkeit im Ueberschuss, so trete keine Grünfärbung auf (Chinin, Chinidin). 2) Beim Durchfeuchten mit Schwefelsäure und Salpetersäure färbt sich Cinchonidinsulfat höchstens gelblich (fremde Alkaloïde s. S. 758 und fremde organische Beimengungen wie Zucker). 3) Beim Trocknen bei 100° C. hinterlasse 1 g Cinchonidinsulfat mindestens 0,925 g Trockenrückstand. Die obige Formel verlangt 0,927 g. — Beim Verbrennen auf dem Platinbleche hinterlasse es keinen feuerbeständigen Rückstand. (Mineralische Verunreinigungen.) 4) 1 g Cinchonidinsulfat sei in 8 ccm eines Gemisches aus 2 Raumtheilen Chloroform und 1 Raumtheil absolutem Alkohol vollständig löslich. 5) 0,5 g Cinchonidinsulfat werden mit 20 ccm Wasser bei 60° C. digerirt. Zu der Lösung werde 1,5 g Kaliumnatriumtartrat gegeben, die Mischung darauf unter häufigem Umschütteln erkalten gelassen und nach einstündigem Stehen bei 15° C. von dem entstandenen Niederschlage abfiltrirt. Fügt man alsdann zu dem Filtrat einen Tropfen Ammoniakflüssigkeit, so trete keine oder doch nur eine sehr schwache Trübung ein. (Mehr als Spuren von Cinchoninsulfat oder Chinidinsulfat.)

Aufbewahrung. Vor Licht geschützt. *Anwendung.* Das Salz wird in den nämlichen Gaben und unter den nämlichen Indikationen angewendet wie das gewöhnliche

Chininsulfat. Es soll ebenso sicher wirken wie dieses, aber weniger unangenehme Nebenwirkungen zeigen.

Sulfate de Cinchonidine basique (Gall.). $(C_{19}H_{22}N_2O)_2 . H_2SO_4 + 6 H_2O.$ **Mol. Gew. 794.** Dieses Salz krystallisirt aus der stark verdünnten wässerigen Lösung und stellt glänzende, weisse, an der Luft leicht verwitternde Krystallnadeln dar. Der Wassergehalt beträgt 13,60 Proc., der Gehalt an Cinchonidin $= 74,06$ Proc.

Im Nachfolgenden geben wir zunächst die Original-Vorschriften zu den drei Sorten HAGER's Katarrhpillen wieder und verweisen bezüglich der von Hamburg. Vorschr. aufgenommenen auf S. 744.

Pilulae antiphlogisticae HAGER I.
HAGER's Katarrhpillen No. I.
Universal-Hustenpillen No. I.
Rp. Chinidini sulfurici   10,0
    Tragacanthae   7,0
    Radicis Althaeae
    Radicis Gentianae āā 3.0
    Ligni Santali rubri   1,0
    Glycerini
    Acidi hydrochlorici (25 Proc.) āā 7,5.
Fiant pilulae 200, conspergendae cortice Cinnamomi.
Dentur ad vitrum.

Pilulae antiphlogisticae HAGER. No. II.
HAGER's Katarrhpillen No. II.
Universal Hustenpillen No. II.
Rp. Chinidini sulfurici
    Cinchonidini sulfurici āā 5,0
    Tragacanthae   7,0
    Radicis Althaeae
    Radicis Gentianae   āā 3,0
    Ligni Santali rubri   1,0
    Glycerini
    Acidi hydrochlorici (25 Proc.) āā 7,5.
Fiant pilulae 200, conspergendae cortice Cinnamomi.

Pilulae Cinchonidini HAGER
HAGER's Katarrhpillen No. III
Rp. Cinchonidini sulfurici 10,0
    Tragacanthae   5,0
    Radicis Althaeae   2,0

Radicis Gentianae   5,0
Ligni Santali rubri   1,0
Glycerini   7,5
Aquae destillatae   2,0
Acidi hydrochlorici (25 Proc.) 5,0.
Fiant pilulae 200, conspergendae cortice Cinnamomi.

Trochisci antichlorotici.
Bleichsuchtpastillen. Rothebackenbrötchen.

Rp. Cinchonini tannici   20,0
    Magnesii carbonici
    Pulveris aromatici   āā   2,0
    Tragacanthae   3,0
    Sacchari albi   50,0
    Aquae Aurantii florum
    Glycerini   āā 6,0.
Mixtis et in massam redactis immisce massam paratam e
    Ferri oxydati fusci   40,0
    Magnesii carbonici   1,0
    Tragacanthae   5,0
    Sacchari albi   100,0
    Corticis Aurantii   5,0
    Aquae Aurantii florum
    Glycerini   āā 10,0
Fiant trochisci 200.
Je nach dem Alter der Person 2—3—5 Stück den Tag über und 2—4 Wochen hindurch zu nehmen.

Cinchonidinum bisulfuricum. Saures Cinchonidinsulfat. Saures schwefelsaures Cinchonidin. (Neutrales Cinchonidinsulfat.) $C_{19}H_{22}N_2O . H_2SO_4 + 5 H_2O.$ Mol. Gew. $= 482.$

Zur Darstellung löst man 10 Th. gewöhnliches Cinchonidinsulfat (mit 3 Mol. H_2O) in 40 Th. Wasser unter Zusatz von 8,1 Th. verdünnter Schwefelsäure (spec. Gew. 1,112) und überlässt diese Lösung in flachen, mit Papier überdeckten Gefässen an einem warmen Orte der freiwilligen Verdunstung.

Lange, farblose, leicht verwitternde Prismen, in Wasser und in Alkohol leicht löslich. Die wässrige Lösung reagirt sauer. Die Krystalle strahlen beim Zerreiben im Dunklen blauviolettes Licht aus. Mit Jod giebt das Salz dem Herapathit ähnliche Verbindungen.

III. Cinchonidinum hydrobromicum. Bromhydrate de Cinchonidine basique (Gall.). Basisches oder gewöhnliches oder neutrales Cinchonidinbromhydrat. $C_{19}H_{22}N_2O . HBr. + H_2O.$ Mol. Gew. $= 393.$

Zur Darstellung trägt man in eine siedende Lösung von 10 Th. Cinchonidinsulfat (mit 3 Mol. H_2O) in 60 Th. Wasser eine gleichfalls heisse Lösung von 4,5 Th. krystall. Baryumchlorid in 40 Th. Wasser ein. Wenn es nöthig sein sollte, stellt man die Flüssigkeit durch Zugabe kleiner Mengen einer verdünnten Cinchonidinsulfatlösung so ein, dass sie eher etwas Schwefelsäure, aber keinesfalls gelöstes Baryumsalz enthält (vgl. S. 751). Man filtrirt, engt durch Eindunsten ein, lässt krystallisiren und trocknet die Krystalle an der Luft.

Farblose, lange Nadeln, löslich in 40 Th. kaltem Wasser, leicht löslich in siedendem Wasser. Die wässerige Lösung (1 : 50) darf durch verdünnte Schwefelsäure nicht getrübt werden (Baryumsalz). Das Salz enthält 74,81 Proc. Cinchonidin und 4,58 Proc. Wasser. Vor Licht geschützt aufzubewahren.

Cinchonidinum hydrobromicum acidum. Bromhydrate de Cinchonidine neutre (Gall.). Saures, bromwasserstoffsaures Cinchonidin. Neutrales Cinchonidin-bromhydrat $C_{19}H_{22}N_2O . 2\,HBr. + 2\,H_2O.$ Mol. Gew. = 492.

Zur Darstellung löst man 10 Th. Cinchonidinsulfat (mit 3 Mol. H_2O) in 50 Th. Wasser unter Zufügung von 8,1 Th. verdünnter Schwefelsäure (spec. Gew. 1,112), erhitzt die Lösung zum Sieden und bringt in dieselbe eine zweite heisse Lösung ein aus 9,0 Th. kryst. Baryumbromid in 25 Th. Wasser. Man verfährt wie bei dem vorigen Präparat, d. h. fällt etwa noch in Lösung befindliches Baryumsalz durch eine Lösung von Cinchonidinsulfat aus, filtrirt, wäscht aus, dunstet das Filtrat bis auf 40 Th. ein, lässt in der Kälte krystallisiren und trocknet die Krystalle an der Luft.

Lange, schwach gelbliche, prismatische Krystalle, löslich in 6 Th. kaltem Wasser. Die wässerige Lösung werde durch Schwefelsäure nicht getrübt (Baryumsalze). Das Salz enthält 59,75 Proc. Cinchonidin und 7,32 Proc. Wasser.

IV. Cinchonidinum hydrochloricum. Cinchonidinchlorhydrat. $C_{19}H_{22}N_2O . HCl + H_2O.$ Mol. Gew. = 348,5.

Dieses Salz wird in der nämlichen Weise wie das Cinchonidinum hydrobromicum dargestellt aus: 10 Th. Cinchonidinsulfat (mit 3 Mol. H_2O) und 3,3 Th. krystall. Baryumchlorid.

Krystallisirt in glasglänzenden, monoklinen Doppelpyramiden, welche wasserfrei in etwa 20 Th. kaltem Wasser, leicht löslich in siedendem Wasser, auch in Alkohol und Chloroform löslich sind.

Cinchonidinum hydrochloricum acidum. Saures Cinchonidinchlorhydrat. $C_{19}H_{22}N_2O + 2\,HCl + H_2O.$ Mol. Gew. = 385.

Wird wie das Cinchonidinum hydrobromicum acidum aus 10 Th. Cinchonidinsulfat (mit 3 Mol. H_2O), 8,1 Th. verdünnter Schwefelsäure (spec. Gew. 1,112) und 6,6 Th. krystall. Baryumchlorid dargestellt. Man überlässt die konc. wässerige Lösung in flachen Gefässen der freiwilligen Verdunstung. — Es kann auch erhalten werden durch Auflösen von 10 Th. des Cinchonidinum hydrochloricum in 4,2 Th. Salzsäure (von 25 Proc.) und freiwilliges Verdunsten der Lösung.

V. Cinchonidinum salicylicum. Cinchonidinsalicylat. Salicylsaures Cinchonidin. $C_{19}H_{22}N_2O . C_7H_6O_3.$ Mol. Gew. = 432.

Das aus 100 Th. schwefelsaurem Cinchonidin mittelst Natronlauge abgeschiedene Cinchonidin wird ausgewaschen und in einem Glaskolben noch feucht mit 35 Th. Salicylsäure und 2000 Th. destill. Wasser gemischt, bis auf 100° C. erhitzt und unter bisweiligem Umrühren 12 Stunden hindurch bei dieser Temperatur erhalten. Dann wird die trübe Flüssigkeit in eine porcellanene Schale ausgegossen und an einen kalten Ort gestellt. Nach zwei Tagen sammelt man das inzwischen krystallisirte Salz in einem Colatorium, presst es aus und trocknet es. Durch Eindampfen der Mutterlauge und Beiseitestellen werden noch weitere Portionen des Salzes gewonnen. Das Cinchonidinsalicylat ist ein in Wasser schwer lösliches Salz.

Ex tempore kann man 10,0 des Cinchonidinsalicylats darstellen aus 9,2 Cinchonidinsulfat und 3,9 salicylsaurem Natron, welche gemischt mit etwas Wasser übergossen im Wasserbade erwärmt werden. Soll es als Pulver in Anwendung kommen, so benetzt man das Gemisch mit verdünntem Weingeist und trocknet es im Wasserbade aus.

Cinchonidinum tannicum. Cinchonidintannat. Gerbsaures Cinchonidin wird in ähnlicher Weise wie das Chinidintannat dargestellt.

Cinchonidinum chlorocarbonicum, der Chlorkohlensäureäther des Cinchonidins, wird von ZIMMER & Co. (D. R.-P. 93698) durch Einwirkung von Phosgen auf Cinchonidin dargestellt.

$$COCl_2 + 2\,C_{19}H_{22}N_2O \quad = \quad C_{19}H_{22}N_2O . HCl + COCl . C_{19}H_{21}N_2O.$$

Farblose, vollkommen geschmacklose Nadeln, welche bei 191⁰ C. schmelzen. Es reagirt neutral und löst sich in Säuren. Die schwefelsaure Lösung fluorescirt nicht und giebt nicht die Thalleiochin-Reaktion.

Quionin. Amerikanisches Arzneimittel, Chininersatz, enthält Nebenalkaloïde der Chinarinde und zwar besonders Cinchonidin neben wenig Chinin.

Cinchoninum.

I. Cinchoninum. Cinchonin. Cinchonine. Cinchonina (U-St.). $C_{19}H_{22}N_2O$. Mol. Gew. = 294.

Diese mit dem Cinchonidin isomere Base kommt neben dem Chinin in den Chinarinden vor und wird als Nebenprodukt bei der Chinin-Fabrikation gewonnen. — Nachdem das Chininsulfat auskrystallisirt ist und das Cinchonidin durch Natrium-Kaliumtartrat abgeschieden ist (s. S. 834) fällt man zunächst das Chinidin durch Zusatz von Kaliumjodid als Chinidinhydrojodid. Versetzt man alsdann das hierbei erhaltene Filtrat mit Natronlauge, so fällt ein das Cinchonin enthaltender harziger Niederschlag aus. Man führt die Base durch Neutralisation mit verdünnter Schwefelsäure in das Sulfat über, krystallisirt dieses nochmals um und scheidet aus diesem die freie Base nochmals durch Ammoniak ab. Durch mehrfache Krystallisation aus heissem Alkohol wird das Cinchonin völlig rein erhalten.

Eigenschaften. Luftbeständige, weisse, glänzende Prismen oder Nadeln ohne Geruch, welche anfänglich fast geschmacklos sind, alsbald aber stark bitter schmecken. Sie erweichen bei etwa 240⁰ C. und schmelzen unter theilweiser Zersetzung gegen 258⁰ C. zu einer braunen Flüssigkeit. Sie lösen sich in etwa 3800 Th. Wasser oder in 120 Th. kaltem oder 30 Th. siedendem Alkohol, in etwa 370 Th. Aether, auch in 280 Th. Chloroform. Bringt man Cinchonin auf feuchtes, rothes Lackmuspapier, so bläut es dieses. — Charakteristische Reaktionen für das Cinchonin fehlen.

Cinchonin ist eine z w e i s ä u r i g e Base, welche mit Säuren basische und neutrale Salze eingeht, über deren Nomenklatur das schon S. 835 Gesagte zu wiederholen ist.

Prüfung. 1) Die Lösung von 0,1 g Cinchonin in 1 ccm verdünnter Schwefelsäure und 100 ccm Wasser soll höchstens ganz schwach bläulich fluoresciren (Chinin, Chinidin). 2) Löst man 0,1 g Cinchonin in 5 ccm kalter, konc. Schwefelsäure, so soll höchstens eine schwache gelbliche Färbung zu beobachten sein (fremde Alkaloïde, organische Verunreinigungen). 3) 0,5 g Cinchonin sollen auf dem Platinbleche verbrennen, ohne einen Rückstand zu hinterlassen.

II. Cinchoninum sulfuricum. Sulfate de Cinchonine basique (Gall.). Cinchoninae Sulfas (U-St.). Cinchoninsulfat. $(C_{19}H_{22}N_2O)_2 \cdot H_2SO_4 + 2H_2O$. Mol. Gew. = 722.

Dieses als das g e w ö h n l i c h e oder officinelle Cinchoninsulfat zu bezeichnende Salz ist das neutral reagirende Sulfat, welches nach den modernen Anschauungen als das „basische Sulfat" zu bezeichnen sein würde.

Darstellung. Man neutralisirt 10 Th. reines Cinchonin bei Gegenwart von etwa 200—300 Th. Wasser unter Erwärmen mit verdünnter Schwefelsäure, wozu etwa 10 Th. von einer Säure vom spec. Gew. 1,112 erforderlich sind, und lässt die filtrirte Lösung in der Kälte krystallisiren.

Eigenschaften. Harte, weisse, glänzende, prismatische Krystalle, ohne Geruch, von stark bitterem Geschmack, luftbeständig. Sie lösen sich bei 15⁰ C. in 66 Th. kaltem oder in 15 Th. siedendem Wasser, auch in 10 Th. kaltem oder 3,3 Th. siedendem Alkohol, dagegen sind sie fast unlöslich in Aether. — Bei 100⁰ C. wird das Salz wasserfrei, erlangt alsdann die Fähigkeit im Dunkeln zu leuchten und schmilzt gegen 120⁰ C.; auch löst sich das wasserfreie Salz in etwa 60 Th. Chloroform.

Die wässerige Lösung schmeckt stark bitter, ist neutral oder von sehr schwach alkalischer Reaktion, rechtsdrehend, nicht fluorescirend. Sie giebt die Thalleiochin-Reaktion nicht. Das Salz enthält 81,44 Proc. Cinchonin und 4,99 Proc. Wasser.

Prüfung. 1) Die mit etwas verdünnter Schwefelsäure angesäuerte wässerige Lösung (1:1000) soll nicht oder nur äusserst schwach fluoresciren (mehr als Spuren von Chinin oder Chinidin). 2) Wird 1 g des Salzes bei 100° C. getrocknet, so muss der Trockenrückstand mindestens 0,95 g betragen. 3) 0,5 g sollen, auf dem Platinbleche erhitzt, ohne Rückstand verbrennen. 4) 1 Th. des wasserfreien Salzes löse sich in 80 Th. Chloroform gänzlich oder fast gänzlich auf (Chinin-, Chinidinsulfat). 5) 0,1 g sollen sich in 5 ccm konc. Schwefelsäure lösen, wobei nur schwach gelbliche Färbung eintreten darf (fremde Alkaloïde, organische Verunreinigungen s. S. 758).

Cinchoninum bisulfuricum. Cinchoninbisulfat. Saures schwefelsaures Cinchonin. Sulfate neutre de Cinchonine. $C_{19}H_{22}N_2O . H_2SO_4 + 4H_2O$. Mol. Gew. = 464.

Das sauer reagirende, aber nach der modernen Auffassung neutrale Cinchoninsulfat; in der Praxis als Cinchoninbisulfat bezeichnet.

Zur Darstellung löst man 10 Th. kryst. Cinchoninsulfat in 8,4 Th. verdünnter Schwefelsäure (1,112 spec. Gew.) und überlässt die Flüssigkeit in flachen Gefässen, an einem warmen Orte der freiwilligen Verdunstung.

Farblose, rhombische Oktaëder, löslich in 0,5 Th. Wasser zu einer nicht fluorescirenden Lösung von saurer Reaktion.

Anwendung. Das Cinchonin und die Cinchoninsalze haben etwa die gleiche tonisirende und roborirende Wirkung wie das Chinin und seine Salze, nur pflegt man 1 Th. Chinin als gleichwerthig mit 1,5 Th. Cinchonin anzunehmen. Dagegen soll die antifebrile (antitypische) Wirkung ganz wesentlich geringer sein als diejenige des Chinins. Bei den niedrigen Preisen des Chinins liegt zur Zeit ein Bedürfniss für den Ersatz des Chinins durch andere Alkaloïde nicht vor.

III. † Antiseptolum. Antiseptol. Cinchoninum jodosulfuricum. Cinchonin—Herapathit.

Von Yvon 1891 als Ersatz des Jodoforms empfohlen. Man versetzt eine Lösung von 25,0 Cinchoninsulfat in 2000,0 Wasser langsam unter Umrühren mit einer zweiten Lösung aus 10,0 Jod und 10,0 Kaliumjodid in 1000,0 Wasser. Man lässt absetzen, wäscht aus, bis das Ablaufende Jod nicht mehr enthält und trocknet bei mässiger Wärme.

Hat je nach der Bereitungsweise verschiedene Zusammensetzung, entspricht aber der allgemeinen Formel $xC_{19}H_{22}N_2O . yH_2SO_4 . nJH + nJ + aqua$. Das nach obiger Vorschrift dargestellte Präparat ist ein leichtes, zartes, rothbraunes Pulver, in Wasser unlöslich, dagegen löslich in Alkohol und in Chloroform. Es enthält etwa 50 Proc. Jod.

Von Yvon äusserlich als Ersatz des Jodoforms empfohlen.

Cinchona-Tabletten von Apotheker Petzold. I) Rp. Sacchari albi 70,0, Coffeïni 3,5, Cacao exoleati 16,0, Corticis Chinae 10,0, Cinchonini hydrochlorici 1,25 fiant tablettae 100. II) Nach Dieterich. Coffeïni 1,35, Cinchonini hydrochlorici 0,54, Sacchari vanillinati 2,7, Corticis Cinnamomi Ceylanici 0,4, Cacao exoleati 8,5, Sacchari 18,81, Tragacanthae 0,1, Aquae glycerinatae q. s. fiant pastilli 27.

Pilulae catarrhales Voss.		Pilulae Cinchonini acidae.	
Voss'sche Katarrhpillen.		Pilulae anticatarrhales pauperum	
Rp. Cinchonini sulfurici	7,5	Rp. Cinchonini sulfurici	6,0
Rhizomatis Zingiberis		Tragacanthae	3,5
Rhizomatis Calami		Radicis Althaeae	
Radicis Gentianae		Radicis Gentianae	āā 2,0
Radicis Althaeae		Ligni Santali rubri	1,0
Radicis Liquiritiae		Glycerini	4,5
Tragacanthae	āā 0,5	Acidi hydrochlorici (25 %)	4,0
Acidi hydrochlorici (25 %)	0,5	Fiant pilulae 120. D. ad vitrum.	
Glycerini	1,0.	Zweistündlich 2—3 Pillen (wenn der Fieberzustand	
Fiant pilulae No. 40. D. ad vitrum.		gehoben ist, 4—5 stündlich 2—3 Pillen)	

Cinnamomum.

Gattung der **Lauraceae—Persoideae—Cinnamomeae.** Heimisch im südöstlichen Asien, nördlich bis Japan, südlich bis Australien. Eine Anzahl Arten der Gattung liefern in ihrer Rinde den als Gewürz, seltener als Heilmittel benutzten **Zimmt.**

　　a) **Cinnamomum Cassia (Nees) Blume.** Heimisch im südöstlichen China und in Cochinchina, kultivirt in den chinesischen Provinzen Kwangsi und Kwangtung, ferner in geringem Umfange auf Java, Sumatra, Ceylon und Malabar. Die Rinde dickerer Aeste liefert den chinesischen Zimmt **Cortex Cinnamomi** (Germ. Austr.). **Cortex Cinnamomi chinensis** (Helv.). **Cortex Cinnamomi Cassiae. Cinnamomum Cassia** (U-St.). **Cassia Cinnamomea. Cinnamomum anglicum seu chinense seu indicum. Cortex Cassiae.**

Cassia lignea. Zimmtrinde. Zimmt. Kaneel. Zimmtkassie. Cannelle de Chine. Cassia bark. Cassia Cinnamon. (U-St.).

　　Gewinnung. Man lässt in China die Bäume sechs Jahre alt werden und schält von März bis Mai die Rinde von etwa 2 cm dicken Zweigen. Man entfernt die Blätter und kleineren Zweige, macht 2 Längsschnitte, in 45—50 cm Entfernung Querschnitte und löst die Rinde mit einem Hornmesser ab. Dann legt man die frischen Streifen mit der Innenseite nach aussen, kratzt die äusseren Theile ziemlich nachlässig ab, lässt 24 Stunden trocknen und bindet in Bündel zusammen. Wird meist über Canton ausgeführt.

　　Beschreibung. Bildet einseitig gerollte Röhren oder Halbröhren von etwa 50 cm Länge und 0,5—3,0 cm Durchmesser. Die Stücke sind 1 bis 3 mm dick. Da das Schälen in China ziemlich nachlässig betrieben wird, sind noch leicht

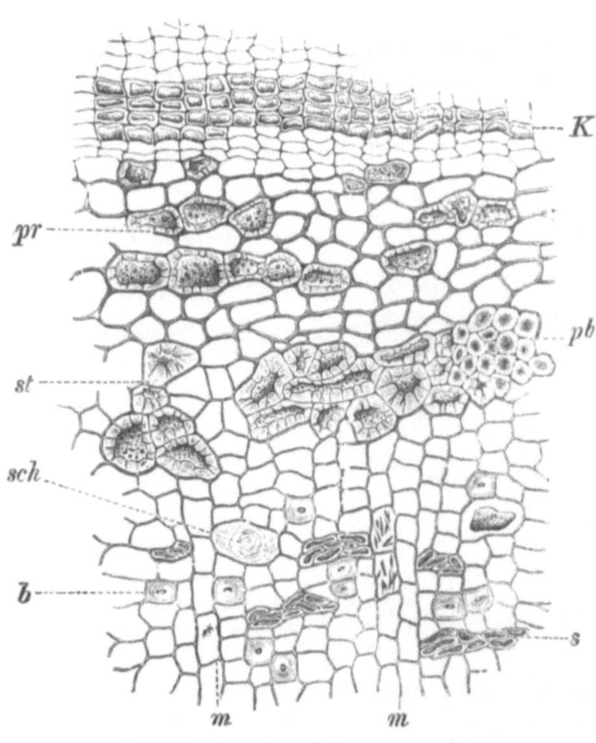

Fig. 199. (Nach MOELLER.)
Querschnitt durch chinesischen Zimmt. 160 mal vergrössert.
K Kork. *pr* Parenchym der primären Rinde mit Steinzellen. *pb* gemischter sklerotischer Ring. *b* sekundäre Bastfasern. *sch* Schleimzellen. *s* Siebröhren. *m* Markstrahlen.

Reste des Korkes von grauer Farbe aufzufinden. Wo er fehlt, ist die Aussenseite rothbraun (zimmtbraun) und meist längsgestreift. Die Innenfläche ist dunkler gefärbt, matt und eben. Der Bruch ist korkartig glatt, selten innen etwas splitterig. Geruch und Geschmack charakteristisch gewürzhaft, zugleich etwas adstringirend und schleimig.

　　Auf dem Querschnitt ist die Rinde, besonders wenn die äusseren Theile reichlich erhalten sind, durch eine helle Zone in einen inneren, breiten und äusseren, schmalen Theil getrennt.

　　Der letztere lässt an Stellen, wo nichts abgeschält ist, zunächst Kork erkennen, der aus dünnwandigen und an der Innenseite verdickten Zellen geschichtet ist. Im Parenchym der Mittelrinde Steinzellen, häufig nach innen stärker verdickt. Die helle Zone ist ein aus primären Bastfasern und Steinzellen gebildeter, sogen. gemischter sklerotischer Ring. Im Bast fallen auf die höchstens drei Reihen breiten Markstrahlen, ihre Zellen führen, wie zuweilen auch das Parenchym des Bastes, nadelförmige Oxalatkrystalle, ferner die Baststrahlen mit etwas zusammengefallenen Siebröhren und einzeln oder in kleine Gruppen gestellt, die spindelförmigen, sekundären Bastfasern, von gerundet rechteckigem Querschnitt, dicker Wandung und ohne Poren. Im Parenchym Stärke in meist zusammengesetzten Körnern, die Theilkörnchen mit deutlichem Kern und 8—20 mm gross. — Zahlreiche Zellen des Parenchyms sind zu Oel- oder Schleimzellen umgewandelt. Der Inhalt der letzteren bildet einen strukturlosen Klumpen, der bei vorsichtigem Aufquellen Schichtung erkennen lässt. (Fig. 199.)

Bestandtheile nach Koenig. Wasser 10,40 Proc., Stickstoffsubstanz 3,04 Proc., ätherisches Oel 2,21 Proc., Fett 2,27 Proc., stickstofffreie Extraktstoffe 60,70 Proc., Rohfaser 18,59 Proc., Asche 2,79 Proc. Die Asche enthält 5,11 Proc. Manganoxyduloxyd. (Ueber das ätherische Oel vergl. unten).

b) **Cinnamomum zeylanicum Breyne.**

Heimisch auf Ceylon, in fast allen Tropen als Strauch kultivirt. Die Rinde dünner Aeste liefert den Ceylon-Zimmt: **Cortex Cinnamomi zeylanici** (Ergänzb.). **Cortex Cinnamomi zeylanicus** (Helv.). **Cinnamomi cortex** (Brit.). **Cinnamomum zeylanicum** (U-St.). **Cinnamomum acutum seu orientale. Ceylonzimmt. Echter, feiner holländischer oder orientalischer Zimmt. Echter Kaneel. Ceylon Cinnamon** (U-St.). **Cinnamon bark. Cannelle de Ceylan** (Gall.).

Gewinnung. Im Mai und Juni, sowie im November und December wird die Rinde von $1^1/_2$—2 Jahre alten Wurzelschösslingen der strauchig gehaltenen Pflanze gesammelt, indem man sie abschält, sauber die äusseren Parthien (Kork und

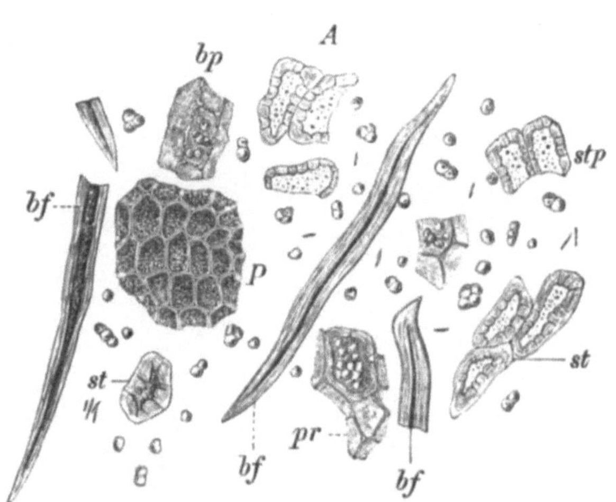

Fig. 200. (Nach Moeller.)
Zimmtpulver. 160 mal vergrössert. *bf* sekundäre Bastfasern.
pr Parenchym mit Stärke. *st* Steinzellen.

Mittelrinde) abschabt, 8—10 Röhren in einander steckt, diese zu Stücken von bestimmter Länge schneidet und im Schatten trocknet.

Beschreibung. Bildet zweiseitig gerollte Röhren, die zu 8—10 in einander gesteckt sind und bis 2 cm Durchmesser haben. Die Stücke sind bis 0,7 mm dick. Die Aussenfläche ist blass gelbbraun, eben, glanzlos, mit zarten, hellen Längsstreifen, die Innenfläche etwas dunkler. Bruch etwas faserig und splitterig. Geruch feuriger und gewürzhafter wie bei a, nicht adstringirend und nicht schleimig. Der Bau ist im wesentlichen derselbe wie bei a (vergl. aber unten), doch fehlt ausnahmslos der Kork und die Mittelrinde, so dass die Stücke nach aussen im wesentlichen durch den sklerotischen Ring begrenzt werden. Die oben erwähnten Längsstreifen sind die Bündel primärer Fasern.

Bestandtheile nach Koenig. Wasser 8,94 Proc., stickstoffhaltige Substanz 3,66 Proc., ätherisches Oel 1,65 Proc., Fett 2,00 Proc., stickstofffreie Extraktstoffe 48,62 Proc., Rohfaser 31,39 Proc., Asche 3,74 Proc. Auffallend ist der hohe Gehalt an Rohfaser.

c) **Cinnamomum Saigonicum.**

Saigon Cinnamon (U-St.). Nach Angabe der U-St. von einer unbekannten Species abstammend, nach anderen Angaben von einer Varietät von **Cinnamomum Cassia.**

Beschreibung. Bildet bis 15 cm lange, 10—15 mm dicke Röhren, die Stücke bis 2—3 mm dick. Die Stücke sind aussen grau oder graubraun mit weissen Flecken, auch mit Querrissen und Längsrunzeln. Innen sind sie zimmtbraun, körnig oder gestreift. Bruch kurz, körnig. — Geruch brennend, Geschmack süss aromatisch, etwas adstringirend.

Aufbewahrung. Die Bündelwaare des Handels bewahrt man in Blechkästen, das Pulver in Stöpselgläsern auf. Die für Tinkturen nöthigen Zerkleinerungsformen werden je nach Bedarf frisch hergestellt. 100 Th. Zimmt liefern ca. 95 Th. feines Pulver.

Anwendung. Zimmt gehört zu den die Esslust und Verdauung anregenden Mitteln. Häufig wird er als geschmackverbessernder Zusatz, besonders zu Eisenmitteln, benutzt, als Pulver zum Bestreuen von Pillen. Zu diesem Zwecke hält man ein sehr feines Pulver in einer kleinen Streubüchse zur Hand; sehr sauber und zweckmässig sind die HAMMER'schen Gläschen mit Metallverschraubung und Röhrchen im Deckel.

Andere Sorten und Verfälschungen. Ausser den oben genannten, officinellen Zimmtrinden finden noch andere Verwendung als Gewürz: Unter dem Namen **China Cinnamon** gelangt (besonders nach England) ein vorzüglicher, ungeschälter Zimmt in den Handel, aussen mit grauem Kork bedeckt. Er soll von dickeren Zweigen von C. **Cassia** gesammelt werden.

Die beim Abschaben, besonders des Ceylon-Zimmts, gewonnenen Abfälle, ferner zerbrochene Stücke, bilden unter dem Namen: **Cinnamon Chips** einen Handelsartikel. Sie dienen zur Destillation von Oel, werden aber auch gepulvert und dienen dann dazu, das aus minderwerthiger Waare hergestellte Pulver aufzubessern. Für die Beurtheilung des Pulvers ist daran zu erinnern, dass die Chips häufig Theile des Holzes enthalten.

Ferner kommen als chinesischer Zimmt oder unter solchem zuweilen die Rinden von **C. Burmanni Bl.** und **C. Tamala Nees et Eberm.** vor, seltener die von **C. obtusifolium Nees, C. iners Reinw.** und **C. pauciflorum Nees.** Grössere Bedeutung haben sie zur Herstellung von Pulver, welches man, wie gesagt, da diese Rinden meist von wenig angenehmem und schwächerem Geschmack sind, oft mit Chips aufbessert.

Sonst sind Verfälschungen des unzerkleinerten Zimmts selten, kommen bei dem so sorgfältig bearbeiteten Ceylon-Zimmt wohl überhaupt nicht vor. Beim chinesischen Zimmt ist es gebräuchlich, dass die Bündel aussen aus schönen, gleichmässigen Röhren und innen aus minderwerthiger, zerbrochener Waare bestehen.

Zimmtpulver. Für pharmaceutische Zwecke sollte der Apotheker die kleine Menge, die gebraucht wird, selbst herstellen. — Das im grossen hergestellte Pulver für Küchenzwecke etc. ist häufigen Verfälschungen ausgesetzt. Solche Verfälschungen können sehr leicht, unter Umständen auch sehr schwer oder gar nicht nachweisbar sein, besonders wenn es sich um eine Vermengung mit minderwerthigen Zimmtrinden handelt.

Es können folgende Anhaltspunkte gegeben werden:

1) Für die Erkennung von Zimmtpulver überhaupt kommen die kurzen Bastfasern oder ihre Bruchstücke, die häufig einseitig verdickten Steinzellen, die Stärkekörnchen und die feinen Oxalatkryställchen in Betracht, welche letzteren aber recht schwer im Pulver aufgefunden werden. (Fig. 200.)

2) Ist zur Herstellung des Pulvers Rinde verwendet, der das Oel durch Destillation entzogen worden, so sind die Stärkekörnchen mindestens theilweise verkleistert. Natürlich giebt in diesem Fall die Oel- resp. Extraktbestimmung weiteren Aufschluss.

3) Die Unterscheidung der beiden wichtigsten Arten im Pulver ist meist unmöglich. Zu bemerken ist, dass bei C. Cassia die Bastfasern relativ spärlich vorhanden sind, und dass die Oelzellen 60—100 μ erreichen, die von C. zeylanicum 50—60 μ, sie sind im Pulver aber sehr selten intakt.

4) Befinden sich Chips im Pulver, so wird man Holzbestandtheile auffinden, also besonders Gefässe, und zwar selten Spiralgefässe von 30 μ, häufiger grössere getüpfelte Gefässe mit meist grossen rundlichen oder ovalen Tüpfeln oder mit Hoftüpfeln. Häufig werden die Leiterperforirungen der einzelnen Gefässglieder aufgefunden. Am reichlichsten

werden 13—17 μ breite Libriformfasern gefunden, ferner achte man auf die getüpfelten Zellen der Markstrahlen und das Holzparenchym, dessen Zellen zuweilen sklerotisch sind. Es ist nothwendig, die gefundenen Holzreste genau zu studiren, da auch andere Hölzer unter das Zimmtpulver gemahlen werden. Als solches spielte wenigstens früher das von einer Cedrela stammende Holz der Cigarrenkisten eine Rolle. Seine Gefässe haben sechseckig behöfte Tüpfel, es enthält reichlich ansehnliche Einzelkrystalle von Kalkoxalat.

5) Ebenfalls schwierig nachzuweisen sind die Rinden anderer Cinnamomumarten: keine Nadeln, sondern tafelförmige Krystalle von Oxalat haben: C. Burmanni Bl. und C. Tamala Nees et Eberm. und C. pauciflorum Nees.

Leichter sind die folgenden Verfälschungen beim Vergleich mit selbst hergestelltem Zimmtpulver aufzufinden:

6) Als solche spielt eine Rolle die „Zimmtmatta“: gemahlene Hirsekleie mit einem mineralischen Farbstoff braungefärbt.

7) Oelkuchen, z. B. vom Mohn. Sie sind leicht nachzuweisen, da die Samengewebselemente ganz andere sind, wie die der Rinden.

8) Stärke und Getreidemehl vergl. S. 294.

9) Mineralische Stoffe: Sand, Bolus, Ocker. Ausser dem mikroskopischen Nachweis ist hier die Aschenbestimmung von Wichtigkeit.

Im allgemeinen lässt sich sagen, dass Verfälschungen mit ferner liegenden Stoffen gegenwärtig relativ selten vorkommen, aber doch immer hier und da beobachtet werden, dass dagegen solche mit minderwerthigen Zimmtrinden ganz an der Tagesordnung sind.

Aqua Cinnamomi. (Brit.) Ceylonzimmt 500 g, Wasser 10 Liter. Man destillirt ab 5 Liter.

Aqua Cinnamomi (Germ. Helv.). Aqua Cinnamomi spirituosa (Austr.). Zimmtwasser. Geistiges Zimmtwasser. Germ. Helv.: Grob gepulverten chines. Zimmt 1 Th., Weingeist (Germ. 87, Helv. 94 proc.) 1 Th. lässt man mit q. s. Wasser 12 Stunden stehen und destillirt ab 10 Th. Anfangs milchig-trübe, später klar. Austr.: Rinde 2 Th., Verdünnter Weingeist (61 proc.) 2,5 Th., Wasser 40 Th., Destillat 10 Th. Theelöffelweise bei Magenkrampf, Kolik u. dergl.; als Zusatz zu bitteren oder eisenhaltigen Arzneimischungen.

Aqua Cinnamomi (U-St.). Aqua Cinnamomi simplex. (Austr. Ergänzb.) — Einfaches Zimmtwasser. — Eau de cannelle. — Cinnamon Water. Austr. Ergänzb.: Grob gepulverten chines. Zimmt 1 Th. übergiesst man mit Wasser 20 Th. und destillirt nach 12 Stunden ab 10 Th. Trübe, später klar. U-St.: Zimmtöl 2 ccm verreibt man mit präcipitirtem Calciumphosphat 4 g, fügt allmählich destillirtes Wasser q. s. zu 1000 ccm hinzu und filtrirt.

Hydrolatum Cinnamomi. Eau distillée de cannelle (Gall.). Ceylonzimmt 1 Th., Wasser q. s. Nach 12 Stunden destillirt man ab 4 Th.

Sirupus Cinnamomi. Zimmtsirup. Sirop de cannelle. Austr.: Grobzerstossene Zimmtrinde 25 Th., Weingeistiges Zimmtwasser 125 Th. werden 24 Stunden digerirt; in der Seihflüssigkeit 100 Th., löst man unter Aufkochen Zucker 160 Th. und filtrirt. Germ.: Grob gepulverten chines. Zimmt 1 Th. lässt man 2 Tage mit Zimmtwasser 5 Th. stehen, löst im Filtrate 4 Th. Zucker 6 Th. und filtrirt. Helv.: Zimmt (IV) 1 Th. macerirt man 2 Tage mit Weisswein 5 Th., presst, filtrirt und löst im Filtrate 4 Th. Zucker 6 Th.

Gall.: Zucker 18 Th. löst man ohne Wärmeanwendung in Zimmtwasser 10 Th. und filtrirt.

Sirupus Cinnamomi decemplex: vergl. Sirupi concentrati S. 231.

Tinctura Cinnamomi. Zimmttinktur. (Anhaltstropfen. Koliktropfen. Herztinktur. Muttertropfen.) Austr.: Aus grob zerstossenem chines. Zimmt 2 Th. und verdünntem Weingeist (60 proc.) 10 Th. durch dreitägiges Digeriren. Germ.: Durch achttägige Maceration ebenso. Helv.: Aus chinesischem Zimmt wie Tinct. Calami (Helv.) (S. 537).

Tinctura Cinnamomi (Brit. Gall. U-St.). Tinctura Cinnamomi zeylanici (Ergänzb.). Ceylonzimmttinktur. — Alcoolé de cannelle. Teinture de cannelle. — Tincture of Cinnamon.

Ergänzb.: Aus grob gepulvertem Ceylonzimmt, wie Tinct. Cinnamomi (Germ.). Brit.: Aus Ceylonzimmtpulver (No. 40) 200 g und q. s. Alkohol (70 proc.) durch Verdrängung 1000 ccm Tinctur.

Gall.: Ceylonzimmt, grob gepulvert, 200 g zieht man mit Alkohol (80 proc.) 1000 g 10 Tage aus, presst und filtrirt. U-St.: Ceylonzimmt (Pulver No. 40) 100 g zieht man im Perkolator mit einem Gemisch aus Glycerin 50 ccm und q. s. einer Mischung aus Alkohol (91 proc.) 750 ccm und Wasser 200 ccm aus und sammelt Tinktur 1000 cm.

Extractum aromaticum fluidum. Aromatic Fluid-Extract (U-St.). Aus Pulvis aromaticus (U-St.) 1000 g durch Perkolation mit Alkohol (91 proc.). Man befeuchtet mit 350 ccm, sammelt zuerst 850 ccm, erschöpft mit Alkohol und stellt l. a. 1000 ccm Extrakt her.

Pulvis aromaticus (Ergänzb. Helv. U-St.). Pulvis Cinnamomi compositus (Brit.). — Aromatisches Pulver. — Poudre aromatique. — Aromatic Powder. Compound Powder of Cinnamon. Ergänzb.: Chinesischer Zimmt 5,0, Kardamomen 3,0, Ingwer 2,0. Brit: Ceylonzimmt, Kardamomen[1]), Ingwer āā. Helv.: Chinesischer Zimmt, Kardamomen, Ingwer āā. U-St.: Ceylonzimmt, Ingwer je 35 g, Kardamomen[1]), Muskatnuss je 15 g.

Spiritus Cinnamomi. Spirit of Cinnamon. Brit.: Ceylonzimmtöl 100 ccm, Alkohol (90 proc.) 900 ccm. U-St: Aus Cassiaöl ebenso.

Tinctura aromatica. (Germ. Helv.). Tinctura Cinnamomi composita. Tinctura regia. Essentia dulcis. — Aromatische Tinkur. Gewürztinktur. Edelherztropfen. Rothe Muttertropfen. Germ.: Chinesischer Zimmt 10,0, Ingwer 4,0, Galgant, Gewürznelken, Kardamomen je 2,0, Verdünnter Weingeist (60 proc.) 100,0. Helv.: Aus Ceylonzimmt und Weingeist von 62,5 Proc. ebenso.

Tinctura aromatica acida (Ergänzb.) Elixir Vitrioli Mynsichti. Acidum sulfuricum aromaticum. Elixir aromaticum acidum. Elixir Vitrioli compositum. — Saure aromatische Tinktur. Mynsicht's Elixir. Volksthümlich: Rothe saure Tropfen, Saure Nerventropfen. Wundertropfen. Chines. Zimmt 5,0. Ingwer 2,0, Galgantwurzel, Gewürznelken, Kardamomen je 1,0, Verdünnter Weingeist (60 proc.) 50,0, Reine Schwefelsäure 2,0. — Ex tempore durch Mischen von Aromatischer Tinktur 96 Th. mit reiner Schwefelsäure 4 Th. zu bereiten.

Tinctura aromatico-amara (Ergänzb.). Aromatisch-bittere Tinktur. Tinctura aromatica, Tinctura amara āā.

Oleum Cinnamomi. (Germ. Austr. Helv. U-St.). Zimmtöl. Cassiaöl. Chinesisches Zimmtöl. Zimmtblüthenöl. Oleum Cassiae. Essence de Cannelle de Chine. Oil of Cinnamon (U-St.). Oil of Cassia.

Cassiaöl wird im südlichen China aus den Blättern des chinesischen Zimmtstrauches Cinnamomum Cassia Bl., durch Destillation mit Wasserdampf gewonnen. Es kommt in bleiernen, aussen mit Papier beklebten Kanistern von 7,5 kg Inhalt von Hongkong und Kanton aus in den Handel.

Eigenschaften. Gelbe bis bräunliche Flüssigkeit von zimmtartigem, anfangs intensiv süssem, hintennach brennend scharfem Geschmack und wenig angenehmem Geruch. Spec. Gewicht 1,055—1,065 (Germ. U-St.), 1,055 (Austr.), 1,05—1,06 (Helv.). Optisch inaktiv oder sehr schwach links- oder rechtsdrehend. Löslich in 1—2 Th. 80 Vol. —procent. Spiritus. Bei der Destillation im Fraktionskölbchen geht Cassiaöl grösstentheils von 240—260° C. über; im Rückstande bleiben nicht mehr als 8 Proc. (10 Proc. > Helv.) einer dicken, breiartigen, nicht spröden Masse. Das Oel erstarrt beim Schütteln mit konc. Natriumbisulfitlösung. 4 Tropfen Cassiaöl, auf 0° abgekühlt und dann mit 4 Tropfen rauchender Salpetersäure versetzt, geben ein krystallinisches, unbeständiges Additionsprodukt von Zimmtaldehyd und Salpetersäure C_9H_8O, NO_3H. (Germ., Helv., U-St.). Mit reinem Zimmtöl geschütteltes Wasser giebt mit Bleiessig eine Trübung, bei Gegenwart von Nelkenöl oder ceylonischem Zimmtblätteröl aber Gelbfärbung (Germ. U-St.). Verdünnt man 4 Tropfen Cassiaöl mit 10 ccm Weingeist, so darf durch 1 Tropfen Eisenchloridlösung nur eine braune, nicht aber eine grüne oder blaue Farbe hervorgerufen werden. (Eugenolhaltige Oele wie Nelkenöl etc.) (Germ. Austr. Helv. U-St.).

Bestandtheile. Gutes Cassiaöl enthält mindestens 75 Proc. Zimmtaldehyd. $C_6H_5—C$ $= CH — CHO$. Zimmtaldehyd ist eine gelbe, stark lichtbrechende, optisch inaktive Flüssigkeit, die bei 252° C. nicht ohne theilweise Zersetzung siedet, ein spec. Gewicht von 1,064 hat, und einen ganz intensiven rein süssen Zimmtgeschmack besitzt. Wie alle Aldehyde, geht der Zimmtaldehyd mit sauren schwefligsauren Alkalien Verbindungen ein. Beim Schütteln von Zimmtaldehyd mit koncentrirter Natriumbisulfitlösung entsteht zunächst das

---

[1]) Die Samen ohne die Fruchtschale!

im Wasser nicht lösliche **zimmtaldehydschwefligsaure Natrium** $C_6H_5 - CH = CH -$ COH — Na.HSO₃. Dieses geht durch Einwirkung von überschüssiger heisser Natrium-bisulfitlösung in ein wasserlösliches Doppelsalz aus Natriumbisulfit mit **hydrozimmtaldehyd-sulfosaurem Natrium** [$C_6H_5 - CH_2 - CH(SO_3Na) - COH - NaHSO_3$] über.

Dies Verhalten wird zur quantitativen Bestimmung des Zimmtaldehyds in ätherischen Oelen benutzt. Näheres siehe unter Prüfung.

Der zweite Hauptbestandtheil des chinesischen Zimmtöls ist **Essigsäure-Zimmtester** $C_6H_5 - CH = CH - CH_2O - CH_3CO$, eine Flüssigkeit von äusserst unangenehmem, kratzendem Geschmack. Wahrscheinlich ist ferner die Anwesenheit von **Essigsäure-Phenyl-propylester**. Endlich finden sich immer, und zwar nicht nur im alten Oele, geringe Mengen von **Zimmtsäure**. Bisweilen ist die Ausscheidung eines in grossen sechseckigen Platten krystallisirenden Körpers, des sogenannten **Cassiastearoptens**, beobachtet worden. Dasselbe besteht aus Orthocumaraldehydmethyläther.

Prüfung. Cedernöl und fette Oele, die manchmal dem Cassiaöl zugesetzt werden, erkennt man durch die Erniedrigung des spec. Gewichts und die Unlöslichkeit in 80proc. Alkohol. Vor mehreren Jahren war nur ein bis zu 40 Proc. mit Kolophonium und Petroleum verfälschtes Oel am Markte. Aeusserlich fällt ein solches Oel durch seine dunkle Farbe und dickere Konsistenz auf. Das spec. Gewicht zeigt hingegen nichts Abweichendes. Destillirt man es mit Wasserdämpfen oder über freiem Feuer, so hinterbleibt ein hartes sprödes Harz. Reines Oel hinterlässt bei der Destillation zwar auch einen Rückstand, dieser ist jedoch dickflüssig, und seine Menge beträgt bis höchstens 10 Proc. Ein Oel, welches bei der Destillation mehr als 10 Proc. eines nach dem Erkalten hart und spröde werdenden Rückstandes hinterlässt, ist daher als verfälscht zu betrachten.

Die Destillation führt man mit einer Menge von 20—50 g in einem tarirten, mit Thermometer versehenen Fraktionskölbchen aus, und unterbricht sie, wenn der Inhalt des Kölbchens sich zu zersetzen beginnt, was am Auftreten weisser Dämpfe zu ersehen ist, oder wenn das Thermometer auf etwa 285° C. gestiegen ist.

Weniger Untersuchungsmaterial erfordert die von Hirschsohn angegebene Probe zum Nachweis von Kolophonium. Eine Lösung von 1 Th. Zimmtöl in 3 Th. Spiritus dilutus wird tropfenweise bis zu einem halben Volumen mit einer bei Zimmertemperatur gesättigten und frisch bereiteten Lösung von Bleiacetat in Spiritus dilutus versetzt. Es darf kein Niederschlag entstehen, anderenfalls ist Kolophonium oder ein ähnliches Harz zugegen.

Den besten Anhalt über den Werth des Zimmtöles giebt die **Bestimmung des Zimmtaldehydgehaltes** (Bericht von Schimmel & Co., Oktober 1890.) Nothwendig hierzu ist ein besonderes Glaskölbchen von ungefähr 100 ccm Inhalt mit einem etwa 13 cm langen Halse von 8 mm innerer Weite, der in Zehntel-Kubikcentimeter eingetheilt ist. In dieses Kölbchen misst man mit einer Pipette 10 ccm des zu untersuchenden Oeles, setzt etwas von einer ungefähr 30procentigen Lösung von saurem schwefligsauren Natron (wie sie im Handel zu haben ist) hinzu, schüttelt um und setzt es in ein siedendes Wasserbad. Nach Flüssigwerden des anfangs entstandenen Gerinnsels fügt man nach und nach so viel Natriumbisulfitlösung hinzu, dass das Kölbchen zu stark ³/₄ angefüllt ist. Nun erwärmt man unter häufigem Umschütteln noch einige Zeit im Wasserbade, bis das Gerinnsel völlig gelöst, der Geruch nach Zimmtaldehyd verschwunden ist, und auf der Salzlösung ein ganz klares Oel schwimmt. Nach dem Erkalten füllt man das Kölbchen mit Natriumbisulfitlösung, so dass das gesammte Oel in den Hals steigt, und die untere Grenze der Oelschicht mit der untersten Marke auf dem Flaschenhalse abschneidet. Die Menge des Oeles, also die nicht aldehydischen Bestandtheile, sind nun auf der Skala einfach abzulesen und von 10 ccm abzuziehen. Genau genommen erhält man auf diese Weise Volumen- und nicht Gewichtsprocente; da jedoch die specifischen Gewichte der aldehydischen und der nicht aldehydischen Bestandtheile fast ganz dieselben sind, so werden praktisch die gleichen Resultate erhalten.

Ein gutes Cassia-Zimmtöl soll mindestens 75 Proc. Zimmtaldehyd enthalten.

Anwendung. Cassiaöl dient meist als Geschmackskorrigens, wozu es jedoch wegen seines nicht sehr angenehmen Geschmackes viel weniger geeignet ist, als Ceylonzimmtöl. Die Dosis ist 2—10 Tropfen. Da das Cassiaöl meist bleihaltig ist (von dem Transport in den Bleikanistern), so sollte zum innerlichen Gebrauch nur rektificirtes Oel verwendet werden.

Ausser zu medicinischen Zwecken findet es zum Parfümiren ordinärer Seifen Verwendung. Für Liqueure wird Ceylonzimmtöl vorgezogen. Neuerdings wird Cassiaöl vielfach durch den in grosser Reinheit im Handel befindlichen synthetischen Zimmtaldehyd ersetzt.

Oleum Cinnamomi zeylanici. (Brit. Gall. Ergänzb.). Oleum Cinnamomi acuti. Ceylonzimmtöl. Oil of Cinnamon. Cinnamon Bark Oil. Essence de cannelle de Ceylan.

Gewinnung. Zur Destillation des Oeles werden die beim Schälen und Verpacken des Ceylonzimmts abfallenden Spähne, die als „Chips" in den Handel kommen, verwendet. Die Oelausbeute beträgt 0,5—1 Proc.

Eigenschaften. Hellgelbe Flüssigkeit von angenehmem, aromatischem Geruch und gewürzhaftem, süssem, brennendem Geschmack, der viel feiner ist, als der des chinesischen Zimmtöles. Specifisches Gewicht 1,024—1,040 (1,025—1,035 Brit.). Optische Drehung schwach nach links, bis —1° im 100 mm-Rohre. Löslich in 3 Th. 70procent. Alkohols. 1 ccm Oel in 5 ccm Spiritus gelöst, soll mit Eisenchlorid eine blassgrüne, nicht aber eine blaue Färbung geben (Zimmtblätteröl). (Brit.)

Bestandtheile. Ceylonzimmtöl enthält 65—75 Proc. Zimmtaldehyd C_7H_9O, (dessen Eigenschaften siehe bei Cassiaöl), 4—8 Proc. Eugenol, $C_{10}H_{12}O_2$, sowie geringe Mengen Phellandren, $C_{10}H_{16}$. Der den charakteristischen Geruch des Oeles bedingende Bestandtheil ist noch nicht isolirt.

Prüfung. Das Hauptverfälschungsmittel des Oeles ist das Zimmtblätteröl; besonders das auf Ceylon dargestellte Oel scheint stets grössere oder kleinere Zusätze davon zu enthalten. Das Blätteröl erhöht das specifische Gewicht und ist durch die unter „Eigenschaften" angegebene Reaktion mit Eisenchlorid, die durch den höheren Eugenolgehalt dieses Oeles hervorgerufen wird, zu erkennen. Sicherer geschieht der Nachweis, indem man den Zimmtaldehyd (siehe unter „Cassiaöl"), und in dem vom Aldehyd befreiten Oele nach der bei Nelkenöl beschriebenen Methode von Thoms, das Eugenol quantitativ bestimmt. Enthält das Oel weniger als 60 Proc. Zimmtaldehyd und mehr als 10 Proc. Eugenol, so ist es als verfälscht anzusehen.

Anwendung. Ceylonzimmtöl wird in allen den Fällen angewandt, wo ein feines Zimmtparfüm erwünscht ist, also in der Liqueurfabrikation und der Parfümerie. Auch in der Pharmacie sollte es dem ordinären Cassiaöl vorgezogen werden.

Zimmtliqueur.

Rp. Ol. Cinnamomi zeylan. 4,0 g
    Spiritus   3,5 l
    Sirup. simpl.   2700 g
    Aquae destill.   4600 g.
Schwach mit Zuckercouleur zu färben.

Oleum foliorum Cinnamomi. Zimmtblätteröl. Essence de feuilles de Canelle de Chine. Cinnamon leaf Oil.

Das aus den Blättern des Ceylonzimmtstrauches destillirte Oel riecht nach Nelken und Zimmt. Es hat das specifische Gewicht 1,044—1,065 und giebt in der Regel mit 3 Th. 70proc. Alkohols eine klare Lösung. Den Hauptbestandtheil (70—90 Proc.) bildet Eugenol, daneben sind geringe Mengen Zimmtaldehyd und Safrol nachgewiesen worden. Es findet in der Seifenindustrie Verwendung und wird vielfach zum Verfälschen des Ceylonzimmtöles benutzt.

<table>
<tr><td valign="top" width="50%">

Aqua Carmelitarum.

Karmelitergeist. Eau de Carmes.
Rp. Olei Cinnamomi Cassiae
    „ Caryophyllorum
    „ Citri
    „ Coriandri
    „ Macidis
    „ Melissae   āā gtt. V
    Spiritus diluti   1000,0.
Als Magenmittel theelöffelweise.

</td><td valign="top" width="50%">

Aqua cephalica Caroli quinti.

Kaiser Karls Haupt- und Schlagwasser.
Schwindelwasser.
Rp. Olei Cinnamomi   3,0
    „ Macidis   1,5
    „ Caryophyllorum 1,5
    Spiritus (87 %)   300,0
    Aquae aromaticae 694,0.
Bei Kopfweh, Migräne, Ohnmacht theelöffelweise,
auch äusserlich auf Stirn und Schläfe.

</td></tr>
</table>

Aqua Vitae Gedanensis.

Danziger Goldwasser.

Rp. Olei Cinnamomi
    „ Citri
    „ Macidis   āā gtt. IV
    Tincturae Croci   gtt. V
    Spiritus (90 Vol. Proc.) 375,0
    Sirupi Aurantii florum 300,0
    Aqua Rosae   325,0.
Man fügt der Mischung einige Flitter reines Blattgold hinzu.

Aqua Vitae mulierum BOECKLER.

Frauenaquavit.

Rp. Tincturae Cinnamomi 15,0
    „   aromaticae 5,0
    Olei Anisi   gtt. VI
    Spiritus (90 Vol. Proc.) 300,0
    Aquae Rosae   180,0
    Sirupi simplicis   500,0.

Balsamum Cinnamomi.

Zimmtbalsam.

Rp. Olei Cinnamomi 25,0
    „ Myristicae 75,0.
Zum Einreiben der Magengegend.

Elaeosaccharum Cinnamomi.

Zimmtöl-Zucker.

I. Austr. Germ. Helv.

Rp. Olei Cinnamomi   0,2 (=gtt. V)
    Sacchari pulverati 10,0.

II. Oleosaccharuretum Cinnamomi.

Oléosaccharure de cannelle (Gall.).

Rp. Olei Cinnamomi 0,5
    Sacchari albi   10,0.

Electuarium aromaticum RALEIGH.

Rp. Corticis Cinnamomi 2,0
    Seminis Myristicae 2,0
    Caryophyllorum   1,0
    Fructus Cardamomi 0,5
    Croci   2,0
    Calcii carbonici 15,0
    Sacchari albi   25,0
    Aquae calidae   q. s.
f. electuarium.

Elixir Jacobinorum.

Elixir antiapoplectique des Jacobins de Rouen.

Rp. Tincturae Cinnamomi 250,0
    „   aromaticae 125,0
    Ligni Santali rubri 25,0
    Olei Juniperi fruct. gtt. XXV
    „ Anisi stellati 2,5
    Spiritus diluti   500,0
    Sirupi Liquiritiae 97,5.

Elixir Vitae MATTHIOLUS.

Rp. Elaeosacchari Anisi stellati
    „   Foeniculi
    „   Macidis
    „   Menthae pip. āā 2,5
    Aquae aromaticae
    „ Cinnamomi spirit. āā 40,0
    Tincturae aromaticae
    „ Cinnamomi āā 5,0.

Essentia cephalica BONFERME.

Eau d'Armagnac. Migränetropfen. Kopf- und Herzessenz.

Rp. Tincturae Cinnamomi 50,0
    „   aromaticae
    Sirupi Chamomillae āā 25,0.

Mixtura Stockesii.

(Münch. Nosokom.-Vorschrift.)

I. Aeltere Vorschrift.

Rp. Vitella ovorum duorum
    Aquae Cinnamomi   100,0
    Spiritus (90%)   50,0
    Sirupi simplicis   20,0.

II. Vorschrift von 1898.

Rp. Vitellum ovi unius
    Sirupi simplicis   20,0
    Spiritus e Vino   50,0
    Aquae destillatae q. s. ad 150,0.

Mundwasser VIAU's.

Rp. Acidi salicylici   0,5
    Chloroformii
    Tincturae Benzoës
    „   Cinnamomi āā 5,0
    Spiritus aromatici   85,0.
2 Kaffeelöffel auf 1 Glas Wasser.

Potio cardiaca.

Potion cordiale (Gall.).

Rp. Tincturae Cinnamomi 10,0
    Sirupi Aurantii corticis 40,0
    Vini de Banyuls   110,0

Potion de Todd (Gall.).

Rp. Tincturae Cinnamomi   5,0
    Sirupi simplicis   30,0
    Spiritus e Vino s. Rhum 40,0
    Aquae destillatae   75,0.

Pulvis ad Apes.

Bienenpulver.

Rp. Corticis Cinnamomi   20,0
    Caryophyllorum
    Fructuum Amomi
    Macidis
    Rhizomatis Galangae
    „   Zedoariae
    „   Zingiberis āā 5
    Fructuum Cardamomi min. 8,0
    Sacchari albi   47,0.
Soll mit spanischem Weine gemischt auf die Bienen anregend wirken.

Pulvis aromaticus ruber.

Pulvis jovialis. Tragea aromatica. Neunerlei Gewürz. Pfeffernuss- und Kuchengewürz, Magenschrot. Stollengewürz.

I.

Rp. Corticis Cinnamomi   90,0
    Caryophyllorum
    Macidis
    Rhizomatis Zingiberis āā 15,0
    Ligni Santali rubri   45,0
    Sacchari albi   820,0.
f. pulvis subtilis.

II.

Rp. Fructus Anisi   60,0
    Corticis Cinnamomi 15,0
    Caryophyllorum   10,0
    Corticis Aurantii fruct. 10,0
    Fructus Cardamomi min. 5,0.
M. f. pulvis grossus

Pulvis Kurri.

Ragoutpulver. Curry-powder.

Rp. Fructus Amomi
    „   Capsici annui
    „   Cardamomi min.
    Rhizomatis Zingiberis āā 10,0
    Piperis nigri   15,0
    Corticis Cinnamomi 20,0
    Fructus Coriandri 25,0.
Mittelfein gepulvert zu mischen.

Species stomachicae DIETL.

DIETL's Magenthee.

Rp. Corticis Cinnamomi Cass. 30,0
Foliorum Menthae piperit. 30,0
Herbae Centaurii minor. 40,0.

Spiritus carminativus SYLVIUS.

Spiritus aromaticus.

Rp. Olei Cinnamomi
„ Caryophyllorum
„ Coriandri
„ Macidis
„ Majoranae āā gtt. VI
Spiritus (87 %) 100,0.

Spiritus balsamicus (Helv.).

Balsamum Fioravanti.
Spiritus polyaromaticus. Fioravanti-
Balsam. Alcoolat de Fioravanti (Gall.).
Alcoolat de Térébenthine composé.
Baume de Fioravanti.

	Helvet.	Gall.
1. Aloës (III)	4,0	50,0
2. Elemi	4,0	100,0
3. Galbani (III)	4,0	100,0
4. Myrrhae (III)	4 0	100,0
5. Styracis	4,0	100,0
6. Radicis Angelicae	2,0	—
7. Cort Cinnam. chin.	2,0 zeyl.	50,0
8. Rhizom. Galangae	2,0	50,0
9. Caryophyllorum	2,0	50,0
10. Rhizom. Zingiberis	2,0	50,0
11. „ Calami	2,0	—
12. Semin. Myristicae	2,0	50,0
13. Rhizom. Zedoariae	2,0	50,0
14. Terebinthinae venetae	20,0	500,0
15. Tacamahacae		100,0
16. Succini		100,0
17. Fructuum Lauri		100,0
18. Herbae Dictamni cretici		50,0
19. Spiritus (94 %).	95,0 (80°)	3000,0
20. Aquae	20,0	

Helv : 1—13 mit 19 vier Tage digeriren, 14 darin
auflösen und nach Zusatz von 20 im Wasserbade
abdestilliren 100 Th.

Gall.: 7—10, 12—13, 17—18 vier Tage mit 19 maceriren, 1—5, 14—16 zufügen, nach zwei Tagen
im Wasserbade abdestilliren 2500.0.

Spiritus MATTHIOLI.

Rp. Aquae Cinnamomi spir.
„ aromaticae
„ Coloniensis
Spiritus Rosmarini āā.

Tinctura anticholerica SCHAEFER.

SCHAEFER's Choleratropfen.

Rp. Tincturae aromaticae 75,0
Mixtur. oleos.-balsami C. 15,0
Aetheris acetici 10,0
Olei Calami gtt. X.
Halbstündlich zwanzig Tropfen.

Tinctura apoplectica rubra.

Rothe Krampftropfen. Herzstärkungs-
tropfen. Belebungstropfen.

Rp. Tincturae Cinnamomi 10,0
„ aromaticae 5,0
„ Catechu 4,0
Chloroformii 1,0
Spiritus diluti 40,0
Spiritus aetherei 40,0.
1—2 Theelöffel auf einmal.

Tinctura dentifricia aromatica.

Aromatische Zahntinktur.

Rp. Tincturae Cinnamomi 350,0
Tincturae Catechu 100,0
Spiritus diluti 540,0
Tincturae Vanillae 10,0
Olei Aurantii florum
Olei Rosae āā gtt. X
Olei Menthae piperitae 2,0.

Tinctura prophylactica MARCINKOWSKI.

Rp. Tincturae aromaticae 60,0
„ Aurantii pomor.
„ Calami
„ Cascarillae
„ Absinthii āā 10,0
Olei Menthae piperitae gtt. XV.
Bei herrschender Cholera mehrmals täglich 30—50
Tropfen in Rothwein.

Unguentum pomadinum aromaticum UNNA.

Rp. Tincturae aromaticae 20,0
Unguenti cerei 80,0.
Im erwärmten Mörser zu bereiten.

Unguentum pomadinum cum Gelantho UNNA.

Rp. Tincturae aromaticae
Gelanthi āā 20,0
Unguenti cerei 60,0.
Bei gleichzeitigem Gebrauch von seifenhaltigen
Kopfwaschwässern sind die Haare nach jeder
Waschung mit verdünntem Citronensaft oder
Citronensaft-Brillantine zu behandeln.

Vinum Hippocraticum.

Hippocras. Vinum cordiale.

Rp. Tincturae aromaticae 25,0
Cinnamomi 25,0
Sirupi Sacchari 100,0
Vini rubri Gallici 850,0.

Vinum prophylacticum.

Cholerawein.

Rp. Tincturae amarae
„ aromaticae
„ Aurantii pomor. āā 10,0
„ Cinnamomi 20,0
Vini Hispanici 800,0
Sirupi simplicis 150,0.
Täglich mehrmals ein Weinglas voll.

Vet. **Pulvis cervinus.**

Brunstpulver.

Rp. Pulveris aromatici
Fungi cervini pulv. āā 15,0.
Mit Kleie und Wasser zur Latwerge gemacht auf
einmal einzugeben. Für Stuten und Kühe.

Aromatique von ALBIN MÜLLER ist ein Likör aus Zimmt, Nelken, Galgant, Zittwerwurzel, Angelika.

Christofla Magenwein, aus Zimmt, Nelken, bittern Mandeln mit Weisswein, Zucker
und Weingeist bereitet.

Fumigator, PERRIN's. Besteht aus Sägemehl, Zimmt, Nelken, Piment und Salpeter.

Hamburger Magenbitter. Hamburger Magen-Drops von WUNDRAM ist eine Mischung
aus Tinctura aromatica, Tinctura amara, Spiritus aethereus und Oleum Menthæ pip.

Herztinktur, Königseer, ist eine mit schwachem Weingeist bereitete, mit Sandelholz gefärbte Tinct. aromatica.

Kräuter-Magen-Präservativ nach Dr. Borhaver ist eine Tinctura Aloës comp. mit aromatischen Zusätzen.

Lebensessenz von Condory: Ein mit Zimmtpulver versetzter Süsswein.

Likör von Mme. Amphoux besteht aus Zimmtwasser, Weingeist und Zucker.

Cortex Canellae albae. Canella alba seu dulcis. Costus arabicus seu corticosus. Cortex Winteranus spurius. Weisser Caneel. Weisser Zimmt. Süsser Costus. Canelle blanche (Gall.).

Die Rinde von **Winterana Canella L.** (Canella alba Murr.), Familie der **Winteranaceae.** Heimisch auf den Antillen und in Florida.

Bildet Röhren oder rinnenförmige Stücke, die bis 15 cm lang sind und bis 4 cm im Durchmesser haben. Dicke der Rinde 1—4 mm. Blassroth bis gelbbräunlich mit weich schwammigem Kork. Innen gelblich weiss, Querschnitt deutlich radial gestreift mit gelben Punkten.

Im Phelloderm nach innen stark verdickte und getüpfelte Zellen. In den Markstrahlen Oxalatdrusen. Die Siebröhren des Bastes zu tangentialen Bändern zusammengefallen. Im Parenchym reichlich grosse Oelzellen.

Geruch nach Nelken und Zimmt. Geschmack aromatisch-bitterlich, schleimig.

Enthält 0,75 —1,00 Proc. ätherisches Oel vom spec. Gewicht 0,920 —0,935, welches schwach rechts dreht. Es enthält Pinen, Caryophyllen, Cineol, Eugenol. Die Rinde enthält ferner Mannit und einen Bitterstoff.

Citrus.

Gattung der **Rutaceae—Aurantioideae—Aurantieae.** Heimisch im indisch-malayischen Gebiet, einige Arten seit langer Zeit in Kultur und dadurch sowie wahrscheinlich durch Bastardirung in zahlreiche Formen etc. gespalten.

Verwendung finden die folgenden: 1) **Citrus Aurantium L. (C. vulgaris Risso)**, mit hellgrünen Schösslingen, weissen Blüthen und meist kugligen oder etwas niedergedrückten, meist orangefarbenen Früchten. Subspecies: **amara L. (C. Bigaradia Duhamel) Pomeranze, Orange, Bigaradier, the bitter Orange** mit aromatisch riechenden Blättern mit geflügeltem Blattstiel, mit weissen Blüthen, kugeligen Früchten mit bitterer Fruchtschale und saurer Pulpa. Wahrscheinlich im südöstlichen Asien (Cochinchina) heimisch. Liefert: die Fruchtschale. **Cortex Aurantii fructus** (Germ.). **Cortex fructus Aurantii** (Austr.). **Cortex Aurantii** (Helv.). **Cortex Aurantii recens et siccatus. Flavedo Aurantii. Pomeranzenschale, Orangenschale. Fresh and dried Bitter-Orange peel** (Brit.). **Bitter-Orange peel** (U-St.). **Ecorce d'orange amère ou de Curaçao** (Gall).

Die ganze, reife Frucht: **Orange amère ou Bigarade** (Gall.). Die unreife, getrocknete Frucht: **Fructus Aurantii immaturus** (Germ.). Die unreife, frische Frucht: **Orangette ou petit grain** (Gall.). Die getrockneten Blätter: **Folia Aurantii** (Austr. Helv.) **Feuille d'oranger** (Gall.). Die Blüthen: **Flores Aurantii** (Ergänzb.). **Fleur d'oranger** (Gall.). Aetherisches Oel vergl. unten.

Subspecies: **Bergamia (Risso et Poiteau) Wight et Arn. (C. Limetta var. D. C.). Bergamotte** mit kugligen oder birnförmigen, glattschaligen, blassgelben Früchten mit säuerlicher Pulpe. Liefert ätherisches Oel der Fruchtschalen: vergl. unten, ferner die Fruchtschale: **Epicarpe ou Zeste de la bergamote** (Gall.). Subspecies: **sinensis (C. Aurantium var. dulcis L.) Orange, Apfelsine, Oranger, Sweet orange, Arancio dolce, Portogallo** mit schwach aromatischen Blättern und geflügeltem Blattstiel, mit grossen weissen Blüthen, mit meist kugligen orangefarbenen, selten gelben Früchten mit süsser oder schwach säuerlicher Pulpa. Liefert die Frucht-schale: **Cortex Aurantii dulcis, Sweet-Orange peel** (U-St.), die frische. Frucht: **Fruit récent d'oranger vrai à fruit doux** (Gall.). Das ätherische Oel vergl. unten.

2) Citrus medica L. mit röthlichen Sprossen, kahlen Blättern, meist röthlichen Blüthen, mit kugligen, eiförmigen oder länglichen, in der Regel zitzenförmig endigenden Früchten. Subspecies: **Bojoura Bonavia. Cédratier. Cedro:** liefert **Epicarpe ou Zeste du fruit de Cédratier** (Gall.). Subspecies: **Limonum (Risso) Hook. f. Citrone, Limonier, Citronnier** mit schwach geflügeltem oder nur berandetem Blattstiel, mit gelben, dünnschaligen Früchten und saurer Pulpa. Liefert die getrocknete Frucht-schale: **Cortex Citri fructus** (Germ.). **Cortex fructus Citri** (Austr.). **Cortex Citri** (Helv.). **Limonis cortex** (Brit. U-St.). **Écorce de citron ou limon** (Gall.). Die ganze frische Frucht: **Fructus Citri** (Ergänzb.). **Pomum citreum. Citrone. Limone. Citron. Limon** (Gall.).. **Lemon.** Aetherisches Oel vergl. unten.

1a) Die **Blüthen** von **Citrus Aurantium L.** Subspecies: **Bigaradia Duhamel. Flores Aurantii** (Ergänzb.). **Flores Naphae. — Pomeranzenblüthen. Neroliblüthen. Orangenblüthen. — Fleur d'oranger** (Gall.) **— Orange-flowers.**

Beschreibung. Fast immer die nicht geöffneten Knospen mit kleinem, undeutlich fünfzähnigen Kelch von 5—6 mm Durchmesser. Die aussen kahlen, fleischigen Blumen-blätter sind in der Knospe zusammengeneigt, getrocknet gelbbräunlich. Sie umschliessen 20—25 Staubblätter, die in Bündel vereinigt sind, und den dicken Griffel mit keulenförmiger Narbe, der dem meist 8theiligen Fruchtknoten und dieser einem Discus, aufsitzt. — Im Ge-webe der Blumenblätter, der Fruchtknotenwand etc. schizolysigene Oelbehälter, die schon auf der Aussenseite der Blumenblätter mit blossem Auge zu sehen sind. Geruch sehr an-genehm, Geschmack bitterlich.

Bestandtheile: 0,1 Proc. ätherisches Oel (vergl. unten).

Verwendung: Meist nur noch in der Volksmedicin.

Aqua Aurantii Florum (Austr. Brit. Ergänzb.). **Aqua Aurantii florum fortior** (U-St.). **Aqua Aurantii** (Helv.). **Aqua Naphae. Aqua Neroli. Aqua florum Naphae. Hydrolatum floris Citri Aurantii. — Orangen-** oder **Pomeranzenblüthenwasser. Neroliwasser. — Eau distillée de fleur d'oranger** (Gall.). **— Orange flower Water.**
Austr. Brit. Ergänzb. Helv. haben die Handelswaare aufgenommen, die in der Regel als triplex bezeichnet wird; nach Helv. ist dieselbe ohne Verdünnung, nach U-St. mit gleichen Raumth., nach Brit. mit 2 Raumth. Wasser gemischt, abzugeben. Klare, an-genehm riechende Flüssigkeit, die durch H_2S und Schwefelammonium nicht verändert werden darf und vor Licht geschützt kühl aufbewahrt wird. Eine ex tempore durch Schütteln von 2 Tropfen bestem Neroliöl mit 1 l heissem, destillirtem Wasser bereitete Mischung kann das Destillat nur im äussersten Nothfalle ersetzen.
Aus 1000 g frischen Orangenblüthen erhält man (Gall.) 2000 g Neroliwasser.
Hinsichtlich der Einkaufszeit ist zu bemerken, dass die frischen Destillate gewöhn-lich im Mai auf den Markt kommen.

Aufbewahrung. In möglichst kleinen, ganz gefüllten gelben Gläsern an einem kühlen Orte.

Sirupus Aurantii Florum (Ergänzb. Helv. Brit. U-St.). **Sirupus cum Aqua floris Aurantii. — Pomeranzenblüthensirup. — Sirop de fleur d'oranger** (Gall.). **— Sirup of Orange Flowers.**
Ergänzb.: Zucker 6 Th. kocht man mit Wasser 2 Th. zum Sirup und fügt nach dem Erkalten hinzu Pomeranzenblüthenwasser 2 Th. — Helv.: Pomeranzenblüthenwasser 36 Th., Zucker 64 Th. werden kalt gelöst und filtrirt. — Brit.: Zucker 600 g löst man in 200 ccm kochendem destillirten Wasser, fügt Orangenblüthenwasser 100 ccm und kochen-des Wasser q. s. zu 900 g hinzu. — Gall: Zucker 180 Th. löst man kalt in Orangen-blüthenwasser 100 Th. — U-St.: Zucker 850 g, Orangenblüthenwasser q. s. zu 1000 ccm. Hier ist auch das Verdrängungsverfahren anwendbar.

<table>
<tr><td colspan="2">

Maraschino.

Rp. Aquae Aurantii florum	70,0
Aquae Rosae	70,0
Aquae Rubi Idaei concentr.	30,0
Aquae Amygdalar. amar. dilut.	130,0
Spiritus	300,0
Sirupi Sacchari	400,0.

</td><td colspan="2">

Potio simplex (Gall.).
Julep simple.

Rp. Aquae Aurantii flor.	20,0
Sirupi simplicis	30,0
Aquae destillatae	100,0.

Extrait de Néroli.

Rp. Olei Aurantii florum	1,0
Spiritus diluti	99,0.

</td></tr>
</table>

Oleum Aurantii florum. (Austr. Gall. Helv. U-St. Ergänzb.) **Orangen-blüthenöl. Neroliöl. Oleum florum Naphae. Oleum Naphae. Oleum Neroli. Essence de Néroli. Essence de Néroli Bigarade. Essence de fleurs d'oranger amer. Oil of Neroli.**

Gewinnung. Orangenblüthenöl wird in Südfrankreich durch Destillation der Blüthen der bitteren Orange, *Citrus Bigaradia Risso*, gewonnen. Die Ausbeute beträgt etwa 0,1 Proc. Meist wird das Oel als Nebenprodukt bei der Darstellung des Orangen-blüthenwassers dargestellt.

Eigenschaften. Gelbliche, am Licht braunroth werdende, schwach fluorescirende Flüssigkeit von bitterlichem, aromatischem Geschmack und dem höchst angenehmen Geruch der frischen Blüthen. Spec. Gewicht 0,870—0,880. (0,890 Austr., 0,870—0,890 U-St.). Klar mischbar mit 90 proc. Alkohol (Helv.). Löslich in gleichen Theilen 90 proc. Alkohol (U-St.). Von 80 proc. Alkohol sind $1^1/_2$—2 Vol. zur Lösung erforderlich; bei weiterem Alkoholzusatz trübt sich diese durch Ausscheidung von Krystallflitterchen. Die alko-holische Lösung des Oeles zeigt eine prachtvolle violette Fluorescenz, die auch sehr schön hervortritt, wenn man etwas Alkohol auf das Oel schichtet. Verseifungszahl 20—52. Drehungswinkel im 100 mm-Rohr $+ 1^0 30$ bis $+ 5^0$. Beim Schütteln mit Natriumbisulfit entsteht eine schöne purpurrothe Färbung (U-St.).

Bestandtheile. Neroliöl enthält Links-Linalool, $C_{10}H_{18}O$, Geraniol, $C_{10}H_{18}O$, und die Essigester dieser beiden Alkohole, ferner Anthranilsäuremethylester, $NH_2 . C_6H_4 . CO OCH_3$. Das in der Kälte auskrystallisirende Stearopten, früher Nerolikampher oder Aurade genannt, besteht aus einem Paraffin.

Prüfung. Die hauptsächlichsten Verfälschungsmittel, Bergamottöl und Petitgrainöl sind an der Erhöhung des specifischen Gewichts und des Estergehalts zu erkennen. Orangen-blüthenöle mit einer höheren Verseifungszahl als 55 sind verdächtig.

Anwendung. Neroliöl wird in der feineren Parfümerie, besonders zur Fabrikation von Eau de Cologne gebraucht.

1 b) Die **unreifen Früchte** von **Citrus Aurantium L.** Subspecies: **Bigaradia Duhamel. Fructus Aurantii immaturi** (Germ.). **Aurantia immatura. Baccae s. Mala s. Poma Aurantii immatura. — Unreife Pomeranzen. Grüne Orangen. — Orangette. Petit grain** (Gall.). **— Orange pease.**

Beschreibung. Kuglig, 0,5—2,0 cm im Durchmesser, am Grunde mit der hellen Ansatzstelle des Stieles, an der Spitze mit der kleinen, hellgelblichen Stempelnarbe. Aussen uneben, runzelig, mit zahlreichen vertieften Punkten, braun, innen heller. Der Quer-schnitt zeigt in der Mitte eine dicke, durch die dort zusammentreffenden 8—12 Carpelle gebildete Mittelsäule, in jedem Carpell die Ovula in 2 Reihen, das Ganze umschlossen von dem dicken Pericarp, von dessen Wand Papillen in die Fächer hineinragen. In der äusseren Parthie des Pericarps werden schizo-lysigene Sekretbehälter schon bei schwacher Ver-grösserung sichtbar. Im Parenchym Hesperidin in unregelmässigen Klumpen. Geruch aro-matisch. Geschmack bitterlich-aromatisch. Kommen meist aus Südfrankreich in den Handel.

Bestandtheile. Aetherisches Oel (vergl. unten), 10 Proc. Hesperidin, Citronensäure, Aepfelsäure, ein Bitterstoff Aurantiin (nicht identisch mit dem glykosidischen Aurantiin oder Naringin in den Blüthen von Citrus decumana).

Verwechslungen kommen vor mit jungen Citronen, die zugespitzt sind. Man findet sie nicht selten unter der Droge.

Anwendung. Als Amarum und Stomachicum. Kleine Stücke werden hier und da noch als Fontanellkugeln verwendet.

Tinctura Aurantii Fructus immaturi (Ergänzb.). Pomeranzentinktur aus unreifen Früchten. Grob gepulverte Pomeranzen 1 Th., verdünnter Weingeist (60 proc.) 5 Th.

Oleum Petitgrain. Petitgrainöl, Essence de Petit-grain. Oil of Petitgrain wird aus den Blättern, jungen Zweigen und unreifen Früchten des bitteren Orangenbaumes destillirt. Der Geruch ist dem des Neroliöles ähnlich, aber viel weniger angenehm. Spec. Gew. 0,887—0,900. Optisch schwach links- oder rechtsdrehend. Das Oel löst sich in 2 Theilen 80 procentigen Alkohols klar auf und hat eine Verseifungszahl von 110—245, entsprechend einem Gehalt von 38,5—85 Proc. Linalylacetät. Ausser diesem Ester enthält das Oel sehr wenig Limonen, ferner freies Linalool und Geraniol.

<table>
<tr><td>

Aqua Vitae aromatica.
Aromatique.

Rp. 1. Corticis Citri fructuum recent. No. 4
    2. Corticis Cinnamomi zeyl.
    3. Fructuum Aurant. immat.   āā 30,0
    4. Caryophyllorum   7,0
    5. Spiritus   3 kg
    6. Vini rubri   4 kg
    7. Sacchari albi   2 kg
    8. Aquae destillatae   1 kg.
Man zieht 1—4 mit 5 acht Tage lang aus, setzt 6—8 zu und filtrirt, sobald 7 gelöst ist.

</td><td>

Species amarae ad Aquam Vitae.
Thee zum Magenbitter.

Rp. Fruct. Aurantii immat. 50,0
    Radicis Gentianae   25,0
    Radicis Angelicae   5,0
    Rhizom. Galangae   5,0
    Rhizom. Zedoariae   5,0
    Corticis Cinnamomi   5,0
    Corticis Citri   4,0
    Caryophyllorum   1,0
Für 2 l Branntwein.

</td></tr>
</table>

1c) Die Fruchtschalen der reifen Früchte von **Citrus Aurantium L.** Subspecies: **Bigaradia Duhamel.** Cortex Aurantii (Helv.) Cortex Aurantii Fructus (Austr. Germ.). **Aurantii cortex siccatus** (Brit.). **Aurantii amari cortex** (U-St.). **Cortex Aurantii expulpatus** s. **mundatus. Flavedo Aurantii. Cortex Pomorum Aurantii. Pericarpium Aurantii. — Pomeranzenschale. Orangenschale. — Écorce d'orange amère ou de Curaçao. Écorce de bigarade** (Gall.). **Zeste d'orange. — Dried Bitter Orange peel.**

Beschreibung. Die Schale der reifen Beerenfrüchte wird entweder in Längsquadranten oder in einer Spirale abgetrennt. Bildet im ersteren, häufigeren Fall spitzelliptische, meist nach aussen gewölbte Stücke, die 4—5 mm dick, bis 9 cm lang, bis 5 cm breit sind. Aussen gelb- bis lebhaft rotbraun, grubig-höckerig oder runzelig, innen schmutzig-weiss und schwammig. In der äusseren dunkleren, festeren Schicht zahlreiche Oelräume, in der inneren, helleren, Hesperidin.

Bestandtheile. 1—2 Proc. ätherisches Oel, Hesperinsäure $C_{22}H_{28}O_7$, Aurantiamarinsäure $C_{20}H_{12}O_8$, Aurantiamarin, Hesperidin und Isohesperidin. Asche 3,90 Proc.

Handelssorten. Die am meisten verwendete Sorte ist die Malagasorte, die der obigen Beschreibung entspricht. Eine zweite Sorte ist die Curaçaosorte, von einer in Westindien kultivirten Varietät, die verhältnissmässig dünn und von brauner oder grünlicher Farbe ist. Man substituirt ihr zuweilen die Schale unreifer Pomeranzen. Italienische Schalen kommen in langen, bandförmigen Streifen in den Handel, die sehr aromatisch sind.

Verarbeitung. Zum pharmaceutischen Gebrauch werden die Schalen 15 Minuten in kaltem Wasser eingeweicht, nach Abgiessen desselben einen Tag an einem kühlen Orte bei Seite gestellt, hierauf von dem schwammigen Mark bis auf die durchschimmernden Oeldrüsen befreit, noch feucht in gleichmässige Täfelchen zerschnitten, durch ein Theesieb geschlagen und bei mässiger Wärme getrocknet. Ausbeute etwa 50 Proc. Ein feines Pulver für die Receptur bereitet man aus der über Aetzkalk getrockneten Schale. Die Ausbeute beträgt ungefähr 85 Proc.

Die Cortex Aurantii Gallicus s. sine parenchymate citrinus des Handels, welche durch Abschälen der Früchte in der Form schmaler, dünner Bänder gewonnen wird, ist der expulpirten Waare nicht gleichwerthig, lässt sich aber für Handverkaufszwecke verwenden.

Das beim Expulpiren abfallende Mark, die Albedo fructus Aurantii, eignet sich in feiner Speciesform vortrefflich als Grundlage für Riechkissen, Räucherpulver u. dergl.

Aufbewahrung. Die unzerkleinerte Droge in Blechkästen, die geschnittene und gepulverte in Stöpselflaschen aus gelbem Glase.

Anwendung. Als Bittermittel bei Verdauungsschwäche, selten zu Theemischungen; häufig in den verschiedenen Zubereitungen.

Confectio s. **Confectum Aurantii.** Conditum Aurantiorum. Kandirte oder überzuckerte Pomeranzenschalen. Curassaoschalen weicht man 2 Stunden in warmem Wasser ein, bringt sie nach Abgiessen desselben für 2 Tage in koncentrirten Zuckersirup, dann auf einen Durchschlag, lässt den Sirup 15 Minuten kochen, wiederholt das Verfahren noch einmal und trocknet die mit Zuckerpulver bestreuten Schalen in der Wärme.
Wird wie Confectio Citri verwendet.

Alcoolatura Aurantii (Gall.). Alcoolature d'orange. Essentia Aurantii corticis. Tinctura Aurantii corticis recentis wird wie Alcoolatura Citri Gall. (S. 861) bereitet.

Extractum Aurantii Corticis (Ergänzb.). Pomeranzenschalenextrakt. Pomeranzenschalen (II) 2 Th. zieht man 4 Tage mit einem Gemisch aus Weingeist 4 Th., Wasser 6 Th., dann 24 Stunden mit einem Gemische aus Weingeist 2 Th., Wasser 3 Th. aus, presst aus, filtrirt und dampft zu einem dicken Extrakt ein. Ausbeute etwa 30 Proc. Aus dem Pressrückstand kann man mittels Dampfstrom noch ätherisches Oel gewinnen.

Extractum Aurantii amari fluidum (U-St.). Fluid Extract of Bitter Orange peel. Aus 1000 g Orangenschale (No. 40) und einer Mischung von Alkohol (91 proc.) 600 ccm und Wasser 300 ccm im Verdrängungswege. Man befeuchtet mit 350 ccm, sammelt zuerst 800 ccm, alsdann l. a. soviel, dass man 1000 ccm Extrakt erhält. Es sind etwa 4000 g des Lösungsmittels erforderlich.

Oleosaccharuretum Aurantii (Gall.). Oléosaccharure d'orange bereitet man wie Oleosacch. Citri Gall. (S. 861).

Spiritus Aurantii. Spirit of Orange (U-St.). Eine Mischung aus Oleum Aurantii corticis 50 ccm, Alkohol (92,5 proc.) 950 ccm.

Spiritus Aurantii compositus (U-St.). Compound Spirit of Orange. Pomeranzenschalenöl 200 ccm, Citronenöl 50 ccm, Corianderöl 20 ccm, Anisöl 5 ccm, Alkohol (92,5 proc.) q. s. zu 1000 ccm.

Sirupus Aurantii (Brit.). Sirupus Aurantii Corticis (Germ. Austr. Helv.). Sirupus Corticum. Sirupus de cortice Citri vulgaris. — Pomeranzenschalensirup. — Sirop d'écorce d'orange amère (Gall.). — Syrup of Orange. Austr.: Orangenschalen, verdünnter Weingeist je 45 Th., destillirtes Wasser 450 Th. digerirt man über Nacht, presst aus und kocht die Kolatur von 375 Th. mit Zucker 600 Th. zum Sirup, dem nach dem Erkalten Orangenschalentinktur 45 Th. zugesetzt werden. — Germ.: Pomeranzenschalen 5 Th. zieht man 2 Tage lang mit Weisswein 45 Th. aus, 40 Th. Filtrat bringt man mit 60 Th. Zucker zum Sirup. — Helv.: Ebenso, doch mit 50 Th. Weisswein, statt 45 Th. — Brit.: Pomeranzentinktur 30 ccm, Zuckersirup 210 ccm. — Gall.: Pomeranzenschalen 100 g, macerirt man 12 Stunden mit 100 g Alkohol (60 proc.), fügt 1000 g destillirtes Wasser von 80° hinzu, seiht nach 6 Stunden durch und bringt 100 Th. Flüssigkeit mit 180 Th. Zucker im Wasserbade zum Sirup.

Tinctura Aurantii (Brit. Germ. Helv.). Tinctura Aurantii corticis (Austr.). Tinctura Aurantii amari (U-St.). Pomeranzentinktur. Orangenschalentinktur. Bischoffessenz. Milzessenz. — Alcoolé d'orange amère (zeste) (Gall.). Teinture d'orange. — Tincture of Bitter Orange peel. — Austr.: Orangenschalen 20 Th., verdünnter Weingeist 100 Th. Drei Tage lang digeriren. — Germ. Helv.: Im gleichen Verhältnisse durch Maceration. — Gall.: mit Alkohol von 80 Proc. ebenso. — Brit.: Aus frischen Orangenschalen 250 g und Alkohol (90 proc.) 1000 ccm durch Maceration. — U-St.: Aus 200 g Orangenschalen (Pulver No. 30) und q. s. einer Mischung aus Alkohol (91 proc.) 600 ccm und Wasser 400 ccm bereitet man l. a. im Verdrängungswege 1000 ccm Tinktur.

Vinum Aurantii (Brit.). Pomeranzenwein. Orange Wine. Ein aus Zuckerlösung durch Gährung mit frischen Orangenschalen gewonnener Wein.

<table>
<tr><td colspan="2">

Aqua Aurantii Corticis.

Rp. Olei Aurantii Corticis gtt. I
    Aquae destillatae fervidae 100,0.
Man mischt durch Schütteln.

Aqua Vitae aromatica.
1. Aromatique. Curaçao.

</td><td colspan="2">

2. Curaçao Hollandica.

Rp. Tincturae Aurantii cort. 30,0
    Tincturae Aurantii pomor. 30,0
    Olei Aurantii corticis 1,0
    Spiritus 339,0
    Aquae destillatae 300,0
    Sirupi simplicis 300,0

</td></tr>
</table>

Aqua Vitae aromatica	
1. Aromatique. Curaçao.	
Rp. 1. Corticis Aurantii Curassao	250,0
2. Corticis Cascarillae	25,0
3. Corticis Cinnamomi	100,0
4. Fructus Cardamomi	25,0
5. Cubebarum	10,0
6. Caryophyllorum	75,0
7. Radicis Gentianae	50,0
8. Spiritus (80%)	4 l
9. Sirupi simplicis	6 l

Man digerirt 1—8, filtrirt und vermischt mit 9.

Citronensaft-Brillantine Unna.

Rp. Succi Citri
    Glycerini   āā 10,0
    Spirit. diluti vel.
    Aqu. Coloniensis 80,0.

Elixir amarum Raulin.

Rp. Elixir. ad longam Vitam
    Elixir. Aurantior. comp.
    Tincturae Rhei aquosae āā.

Elixir amarum venale.

Pomeranzenelixir. Wiener Magenelixir.

Rp. Tincturae Aurantii pomorum 50,0
Tincturae Cinnamomi 50,0
Olei Aurantii corticis 2,0
Olei Citri 1,0
Spiritus aetherei 50,0
Spiritus (90 Vol. Proc.) 400,0
Aquae Cinnamomi spir. 200,0
Kalii carbonici 10,0
Extracti Trifolii 40,0
Extracti Gentianae 20,0
Aquae destillatae 177,0.

Elixir aromaticum (U-St.).
Aromatic Elixir.

Rp. 1. Spiritus Aurantii comp. 12 ccm
2. Sirupi simplicis 375 ccm
3. Calcii phosphorici praecipit. 15 g
4. Alcohol. deodorati
5. Aquae destillatae āā q. s.

Man löst 1 in 238 ccm von 4, fügt nach und nach unter Schütteln 2, dann 375 ccm von 5 hinzu, mischt mit 3 und bringt aufs Filter. Man giesst das Filtrat solange zurück, bis es klar abläuft und wäscht das Filter mit q. s. einer Mischung von Alcohol deodor. 1, Wasser 3 Raumth. aus, bis die Gesammtflüssigkeit 1000 ccm beträgt.

Elixir Aurantiorum compositum (Germ.).

Elixir viscerale Hoffmanni. Elixir balsamicum. Vinum amarum. Vinum Aurantii compositum (Helv). Pomeranzenelixir. Wiener Magentropfen. Teinture d'Orange composée.

Germ.

Rp. 1. Corticis Aurantii conc. 20,0
2. Corticis Cinnamomi 4,0
3. Kalii carbonici 1,0
4. Vini Xerensis 100,0
5. Extracti Gentianae 2,0
6. Extracti Absinthii 2,0
7. Extracti Trifolii 2,0
8. Extracti Cascarillae 2,0

1—4 acht Tage stehen lassen, die Pressflüssigkeit mit 4 auf 92 Th. bringen, 5—8 darin lösen, nach dem Absetzen filtriren.

Helv.

Rp. 1. Corticis Aurantii (II) 12,0
2. Corticis Cinnamomi (IV) 4,0
3. Natrii carbonici 2,0
4. Spiritus (94 %) 8,0
5. Vini Malacensis 100,0
6. Extracti Cardui benedicti 2,0
7. Extracti Cascarillae 2,0
8. Extracti Gentianae 2,0
9. Extracti Absinthii 2,0.

Man macerirt 1—5 acht Tage lang, presst, löst 6—9 und filtrirt nach 8 Tagen. Klare, braune, aromatisch und bitter schmeckende Flüssigkeit.

Elixir carminativum TRILLER.

Rp. Tincturae Aurantii cort. 50,0
Tincturae aromaticae 20,0
Aquae Menthae pip. spir. 20,0
Elaeosacch. Foeniculi 5,0
Elaeosacch. Carvi 5,0.

Elixir viscerale KLEIN.

Rp. Extracti Cardui benedict. 25,0
Extracti Cascarillae 10,0
Extracti Centaurii min. 10.0
Extracti Myrrhae 5,0
Aquae destillatae 375,0
Vini Hispanici 375,0
Tinctur. Aurant. cort. 100,0
Liquoris Kalii acetici 50,0
Sirupi simplicis 50,0.

Essentia episcopalis.
Bischof-Essenz.
I. nach DIETERICH.

Rp. 1. Corticis Aurant. Curassao 100,0
2. Fruct Aurant. immat. 50,0
3. Corticis Cinnamomi 5,0
4. Caryophyllorum 5,0
5. Spiritus (90 %) 500,0
6. Aquae destillatae 500.0
7. Olei Aurantii cort. gtt. XXXX
8. Olei Citri gtt. X

Man macerirt 1—6 acht Tage, presst, löst 7—8 und filtrirt. 1 Esslöffel nebst 70—80 g Zucker auf 1 Fl. Rothwein zu „Bischof". 20 Tropfen nebst 50 g Zucker auf 1 Fl. Weisswein zu „Kardinal".

II.

Rp. Cort. Aurantii recentis 100,0
Cort. Citri recentis 10,0
Aquae Aurantii florum 50,0
Vini Gallici albi 500,0
Spiritus (90 Vol. Proc.) 600,0.

III.

Rp. Tinct. Aurantii cort. 250,0
Aquae Amygdalar. amar.
Tincturae Cinnamomi āā 5,0
Aquae Aurantii flor. 365,0
Spiritus 375,0.

Essentia episcopalis saccharata.
Bischof-Extrakt (Diet.).

Rp. Essentiae episcopalis 100,0
Sirupi simplicis 900,0.
150 ccm auf 1 Fl. Rothwein.

Infusum Aurantii (Brit.).
Infusion of Orange Peel.

Rp. Corticis Aurantii conc. 50,0
Aquae destillatae ebull. 1000,0.
Nach ¹/₄ Stunde wird abgepresst.

Infusum Aurantii compositum (Brit.).
Compound Infusion of Orange Peel.

Rp. Corticis Aurantii concisi 25,0
Corticis Citri recentis 12,5
Caryophyllorum 6,25
Aquae destillatae ebull. 1000.0.
Nach ¹/₄ Stunde wird abgepresst.

Potus e Succo Aurantii.
Orangeade.

Rp. Succi Aurantii fructus 7,5
Aquae destillatae 80,0
Sirupi simplicis 12,5.

Pulvis stomachicus VOGT.

Rp. Corticis Aurantii 15,0
Calcii carbonici praecip.
Rhizom. Rhei āā 5,0
Rhizomatis Calami
Elaeosacchari Carvi āā 7,5.

Sirupus aromaticus (Brit.).
Aromatic Sirup.

Rp. 1. Tincturae Aurantii (Brit.)
2. Aquae Cinnamomi āā 250 ccm
3. Sirupi Sacchari 500 ccm.
Man schüttelt 1 und 2 mit wenig Talk, filtrirt und fügt 3 hinzu.

<table>
<tr><td>

Teinture d'Essence d'orange (Gall.).

Alcoolé d'Essence d'orange. Esprit d'orange.

Rp. Olei Aurantii cort. 2,0
Alkohol (90 %) 98,0.

Ebenso aus Oleum Neroli: Esprit de Néroli (Gall.).

</td><td>

Vinum Aurantii corticis.

Pomeranzen-Wein.

Rp. Corticis Aurantii fruct. 50,0
Vini Hispanici 1000,0.

Nach 8tägigem Stehen presst man aus und filtrirt.

Vinum Aurantii ferratum.

Eisen-Pomeranzenwein.

Rp. Extracti Ferri pomati 10,0
Vini Aurantii corticis 990,0.

Man stellt einige Tage kühl und filtrirt.

</td></tr>
</table>

Oleum Aurantii corticis amari (Gall. U-St.[1]) Ergänzungsb.). **Bitter Pomeranzenschalenöl. Oil of Bitter Orange. Essence d'Orange Bigarade.** Das bittere Pomeranzenschalenöl unterscheidet sich von dem süssen nur durch seinen bitteren Geschmack. Alle sonstigen Eigenschaften sind dieselben, doch ist das Drehungsvermögen manchmal etwas niedriger und schwankt (100 mm-Rohr) von 92 bis $+ 98^0$ C.

1 d) Die Blätter von **Citrus Aurantium L.** Subspecies: **Bigaradia Duhamel. Folia Aurantii** (Austr. Helv.). **Orangen- oder Pomeranzenblätter. Feuilles d'oranger** (Gall.).

Beschreibung. Die Droge besteht aus dem aus einem gefiederten Blatt entstandenen, auf das Endblättchen reducirten Blatt, das am geflügelten Blattstiel sich befindet. Die Breite des Flügels am Blattstiel beträgt jederseits 5—8 mm. Das Blatt selbst ist 8—10 cm lang und 4,5 cm breit, eiförmig länglich oder breit-elliptisch, zugespitzt, am Rande mit entfernt stehenden Kerbzähnchen. Kahl, drüsig punktirt.

Das Blatt hat nur auf der Unterseite Spaltöffnungen, die von 4—5 Nebenzellen umgeben sind. An der Oberseite 2—3 Reihen kurzer Palissaden, zahlreiche Zellen derselben sind ausgeweitet und enthalten einen grossen Oxalatkrystall in einer an der Zellwand befestigten Tasche. Ferner Sekretbehälter mit ätherischem Oel.

Bestandtheile. ¹/₂ Proc. ätherisches Oel.

Verwechslungen und Verfälschungen. Die Blätter von C. Aurantium L. Subsp. Bergamia haben einen weniger breit geflügelten Blattstiel, diejenigen von C. medica L. sind flügellos.

Verwendung. Als wenig benutztes aromatisches Mittel.

Tisane d'oranger (Gall.). Ptisana de foliis Citri aurantii. Orangenblätter 5 g, siedendes destillirtes Wasser 1000 g. Nach ¹/₂ Stunde durchzuseihen.

1 e) Die Frucht der Bergamotte **Citrus Aurantium L.** Subspecies: **Bergamia Wight et Arn.**

Oleum Bergamottae. Bergamottöl (Austr. Ergänzb. Helv. U-St.). **Essence de Bergamote. Huile volatile de bergamote** (Gall.). **Oil of Bergamot.**

Gewinnung. Citrus Bergamia Risso, der Bergamottbaum (Familie der Rutaceae) wird auf der Südspitze des italienischen Festlandes (auf Sicilien wachsen Citronen und Pomeranzen aber keine Bergamotten) kultivirt. Zur Gewinnung des Oeles werden die Fruchtschalen entweder mit der Hand (*Processo alla Spugna*) oder neuerdings mit Maschinen ausgepresst. In diese werden die in Rotation versetzten, mit Stacheln angerissenen Früchte gegen einen Schwamm, der das Oel aufnimmt, gedrückt. Reggio di Cal. und Messina sind die Hauptstapelplätze, von wo aus das Oel in kupfernen Ramieren von 50 kg Inhalt in den Welthandel kommt.

Eigenschaften. Gelb bis bräunlichgelb oder grünlich gefärbte Flüssigkeit von angenehmem, eigenthümlichem, starkem Geruch und bitterem, aromatischem Geschmack. Beim längeren Stehen scheidet es einen gelben Bodensatz (Bergapten) ab. Spec. Gew. 0,882—0,886 (0,880—0,885 U-St. 0,88—0,89 Helv.). Der Drehungswinkel, der wegen der dunklen Farbe des Oeles meist in einem 20 mm langen Rohre bestimmt werden muss,

---

[1]) Das Oleum Aurantii corticis der U-St. darf sowohl aus den Fruchtschalen der süssen wie der bitteren Orange gewonnen sein.

schwankt von (100 mm-Rohr) $+8$ bis $+20^0$ C. Mit $^1/_4-^1/_2$ Vol. Spiritus giebt das Oel eine klare Lösung.

Rektificirtes Bergamottöl ist farblos oder hellgelb und hat das spec. Gew. 0,870—0,880. Da bei der Destillation stets eine grössere oder kleinere Menge des werthvollen Esters zerstört wird, so ist die Rektifikation als unrationell zu bezeichnen.

Austr. verlangt rektificirtes Oel und das spec. Gew. 0,860. Dieser Anforderung kann aber nur ein ausgiebig mit Terpentinöl oder rektificirtem Citronenöl verfälschtes Oel entsprechen. Auch riecht Bergamottöl durchaus nicht nach Citronen, wie Austr. angiebt.

Zusammensetzung. Hauptträger des Geruchs und deshalb der charakteristischste Bestandtheil des Bergamottöls ist der Essigester des Linalools oder Linalylacetat $C_{10}H_{17}O$. CH_3CO. Je mehr das Oel von diesem enthält, um so werthvoller ist es (näheres s. unter Prüfung). Ausserdem kommt im Oele auch freies Links-Linalool $C_{10}H_{18}O$, sowie Rechts-Limonen $C_{10}H_{16}$, letzteres nur in kleinen Mengen, vor. Das Linalylacetat des Bergamottöls ist linksdrehend, siedet im Vacuum ohne Zersetzung bei 13 mm Druck von $101-103^0$ C. Spec. Gew. 0,898. Linalool siedet bei gewöhnlichem Luftdruck von $197-199^0$ C. und hat das spec. Gew. 0,870—0,875.

Prüfung. Die Reinheit des Bergamottöls kann nicht durch die physikalischen Eigenschaften allein festgestellt werden. Hierzu ist eine quantitative Bestimmung des Estergehalts durch Verseifen unerlässlich.

Die Verseifung, die zugleich Auskunft über die Qualität des Oeles giebt, führt man in einem 100 ccm haltenden, weithalsigen Kölbchen aus Kaliglas aus. Ein etwa 1 m langes, durch einen durchbohrten Stopfen gestecktes Glasrohr, dient als Rückflusskühler. In ein solches Kölbchen wägt man etwa 2 g Oel auf 1 cg genau ab und fügt 10 bis 20 ccm alkoholische Halbnormal-Kalilauge hinzu. Man erhitzt das Kölbchen mit aufgesetztem Kühlrohr eine halbe bis eine Stunde auf dem Dampfbade, verdünnt nach dem Erkalten den Kolbeninhalt mit etwa 50 ccm Wasser, und titrirt den Ueberschuss von Lauge mit Halbnormal-Schwefelsäure zurück, wobei man Phenolphtaleïn als Indikator benutzt.

Die Reaktion verläuft nach der Gleichung:

$$C_{10}H_{17}OCH_3CO + KOH = C_{10}H_{17}OH + CH_3COOK$$

Linalylacetat　　Kalihydrat　　Linalool　　Kaliumacetat.

Das Molekulargewicht des Linalylacetats ist 196. Der mit x bezeichnete Estergehalt des Oeles in Procenten ausgedrückt, ergiebt sich durch die Formel $x = \dfrac{19{,}6\,\dfrac{y}{2}}{g}$, wobei y die verbrauchten ccm Halbnormalkalilauge und g das Gewicht des zur Verseifung verwandten Oeles bezeichnet. Gutes Bergamottöl enthält mindestens 36 Proc. Ester.

Da die Verseifungszahl durch fettes Oel bedeutend erhöht wird, so ist, um Täuschungen zu vermeiden, das Bergamottöl auf eine etwaige Verfälschung mit fettem Oel durch Bestimmen des Verdampfungsrückstandes zu untersuchen. Hierzu wiegt man 5 g Bergamottöl in ein tarirtes Glas- oder Porcellanschälchen und erwärmt dies so lange auf dem Wasserbade, bis der Inhalt geruchlos geworden ist. Reines Bergamottöl hinterlässt einen Rückstand von 5—6 Proc.; bleibt mehr zurück, so liegt Verfälschung mit fettem Oele vor. Ein mit 10 Procent Olivenöl verfälschtes Bergamottöl giebt einen Rückstand von 15 bis 16 Procent.

<table>
<tr><td colspan="2">

Citronen-Limonade-Sirup.

4 g Citronenöl (oder besser 0,2 g Citronenöl „Schimmel & Co." extrastark, womit man einen klaren Sirup erzielt.)

30 g Spiritus (90 %)

500 g Citronensäurelösung 1:3.

$9^1/_2$ l Zuckersirup hergestellt durch Kochen von 2 Theilen Zucker mit 1 Theil Wasser.

Eau de Cologne.

Rp.	Olei Citri	10,0
	Olei Aurant. flor.	2,0
	Olei Bergamottae	2,0
	Olei Aurant. cortic.	1,0
	Olei Lavandulae	1,0
	Olei Petitgrain	1,0
	Olei Rosmarini gall.	0,2
	Spiritus (95 %)	900,0
	Aqu. dest.	83,0.

</td><td>

Eau de Cologne.

Rp.	Eau de Cologne Oel-Schimmel & Co	20,0
	Spiritus (95 %)	900,0
	Aqu. dest.	80,0

Eau de Millefleurs.

Rp	Olei Bergamottae	25,0
	Olei Citri	6,0
	Olei Lavandulae	3,0
	Olei Rosae German.	1,0
	Olei Caryophyilorum	1,0
	Olei Aurantii flor.	3,0
	Olei Cinnam. zeylan.	0,5
	Tinct. Moschi	1,0
	Balsam. Peruv.	0,5
	Aetheris acetici	0,5
	Spiritus (95 %)	960,0

</td></tr>
</table>

Eau de Toilette de Lubin.

Rp. Olei Iridis 0,5
Olei Caryophyllor. 0,2
Olei Bergamottae 5,0
Olei Lavandulae 3,0
Tinct. Moschi 3,0
Tinct. Balsami Tolutani 70,0
Spiritus 500,0.

Ess-Bouquet.

Rp. Olei Mandarinae 6,0
Olei Aurant. cort. 6,0
Olei Bergamottae 15,0
Olei Iridis 2,0
Olei Jasmini „SCHIMMEL & Co." 3,0
Olei Neroli „SCHIMMEL & Co." 3,0
Olei Ylang-Ylang 1,0
Olei Citri 6,0
Olei Rosae 1,0
Olei Patchouli 0,4
Linalooli 1,0
Vanillini 0,1
Tinctura Ambrae 12,0
Tinctura Moschi 24,0
Tinctura Zibethi 24,0
Extrait à la Cassie 60,0
Spiritus (95 %) 1838,0.

Extrait Verbena.

Rp. Olei Lemongras 25,0
Olei Citri 22,0
Olei Aurant. flor. 2,0
Spiritus (95 %) 950,0.

Extrait d'Héliotrope.

Rp. Heliotropini 10,0
Olei Aurant flor. 0,2
Tinct. Moschi 2,0
Spiritus (90%) 1000,0.

Floridawasser.

Rp. Olei Bergamottae 2,0
Olei Lavandul. 2,0
Olei Citri 2,0
Olei Aurant. flor. 0,05
Olei Rosae 0,01
Spiritus (95 %) 1000,0
Aqua Rosae
Aqu. Aurant. flor. āā 4,50,0.

Rp. Florida Wasser Oel „SCHIMMEL & Co." 50,0
Spiritus 900,0
Aqu. dest. 50,0.

Haaröl-Parfüm.

Rp. Olei Bergamottae 30,0
Olei Aurant. cort. 20,0
Olei Neroli „SCHIMMEL & Co." 5,0
Olei Caryophyllorum 2,0
Olei Cassiae 1,0
Olei Lavandulae 2,0.
10—20 g auf 1 kg Olivenöl.

Haaröl-Parfüm.

Rp. Olei Bergamottae 30,0
Olei Lavandulae 3,4
Olei Cassiae gtt. 15,0
Olei Lemongras gtt. 10,0
Olei Aurant. flor. gtt. 5,0.

Kaiserwasser.

Rp. Spiritus aromatici 30,0
Olei Bergamottae 12,5
Olei Aurantii flor. 0,5
Olei Citri 2,0
Olei Rosmarini 15,0
Spiritus (70%) 940,0.

Makassar-Pomade (DIETERICH.)

Rp. Olei Vaselini flavi 750,0
Ceresini 250,0
Alkannini 1,5
Mixturae odoriferae 8,0

Mixtura odorifera.

Oleum Milleflorum. Wohlriechende Oele.

Rp. Olei Bergamottae 50,0
Olei Citri 30,0
Olei Lavandulae 15,0
Olei Cinnamomi 2,0
Olei Caryophyllorum 2,0
Olei Gaultheriae 1,0
Cumarini 0,5.

Mixtura odorifera optima (DIETERICH.)

Rp. Olei Bergamottae 40,0
Olei Citri 30,0
Olei Lavandulae 18,0
Olei Neroli 5,0
Olei Cinnamomi zeyl. 3,0
Olei Caryophyllorum 2,0
Olei Gaultheriae 1,0
Olei Unonae odoratiss. 0,5
Heliotropini 0,5
Cumarini 0,1.
Man lässt einige Tage absetzen und filtrirt.

Orangenblüthenpomade.

Rp. Olei Aurant. flor. 8,0
auf 1000 g Pomadenfett.

Pomade au Bouquet.

Rp. Olei Petitgrain 2,5
Olei Aurant. flor. 0,5
Olei Geranii 0,5
Olei Rosae 0,5
Olei Cinnam. zeylan. 0,25
Balsam. Peruvian. 0,25
Tincturae Moschi 0,05.
Auf 1000 g Pomadenfett.

Pomade au Portugal.

Rp. Olei Bergamottae 15,0
Olei Aurant. cort. 22,5
Adipis 1000,0.

Pomade philocome.

Rp. Cerae albae 10,0
Olei Olivarum 89,0
Olei Bergamottae 1,0.

Pomaden-Parfüm.

Rp. Olei Bergamottae 5,0
Olei Cassiae 2,0
Olei Citri 2,0
Olei Lavandulae 2,0
Olei Aurant. cort. 10,0
Olei Caryophyllor. 2,0.

Teinture d'Essence de Bergamote (Gall).

Wird wie Teint. d'Essence de Citron bereitet.

Unguentum pomadinum optimum.

Rp. Cetacei 75,0
Adipis suilli 900,0
Acidi benzoici 10,0
Spiritus Violarum 10,0
Olei Bergamottae 5,0
Olei Geranii 1,0
Cumarini 0,5.
Tincturae Moschi gtt. V.

Unguentum pomadinum ordinarium.

Familienpomade.

Rp. Olei Vaselini flavi 740,0
Ceresini 250,0
Mixturae odoriferae 10,0.

1f) Die Frucht von **Citrus Aurantium L.** Subspecies: **sinensis.**

Oleum Aurantii corticis (Austr. Gall. U-St.[1]). **Oleum Aurantii dulcis. Apfelsinenschalenöl. Süss Pomeranzenschalenöl. Süss Orangenschalenöl. Portugallöl. Oil of Sweet Orange. Essence d'orange Portugal.**

Gewinnung. Das süsse Pomeranzenschalenöl wird aus den Fruchtschalen der Apfelsine, *Citrus Aurantium Risso*, durch Pressung auf dieselbe Weise gewonnen wie Citronen- und Bergamottöl.

Eigenschaften. Gelbe bis gelbbraune Flüssigkeit von angenehmem Apfelsinengeruch und mildem, aromatischem, nicht bitterem Geschmack. Spec. Gew. 0,848—0,852 (0,860! Austr.). Drehungswinkel (100 mm-Rohr) $+$ 96 bis $+$ 98° bei 20° C. (Nicht unter $+$ 95° U-St.). Es ist häufig, aber nicht immer in 5 Th. 90 procent. Alkohols klar löslich. Beim Aufbewahren setzt es wie alle durch Pressung gewonnenen Oele einen gelblichweissen Bodensatz ab.

Rektificirtes Pomeranzenöl ist farblos, jedoch sehr wenig haltbar, da es schon nach kurzer Zeit verdirbt und einen faden, unangenehmen Geruch annimmt. In 5 Th. 90 procent. Alkohols ist es klar löslich.

Bestandtheile. Mindestens 90 Proc. des Oeles bestehen aus Rechts-Limonen, $C_{10}H_{16}$. Von sauerstoffhaltigen Körpern sind Citral, $C_{10}H_{16}O$, Citronellal, $C_{10}H_{18}O$, sowie andere, noch unbekannte Aldehyde zugegen.

Prüfung. Die Reinheit des Pomeranzenöls wird durch das hohe Drehungsvermögen und das niedrige specifische Gewicht erkannt. Alle in Betracht kommenden Verfälschungsmittel würden die Dichte erhöhen und den Drehungswinkel verkleinern. In Ermangelung eines Polarisationsapparates kann Terpentinöl durch seinen niedrigeren Siedepunkt — 160° C. nachgewiesen werden. Pomeranzenöl enthält keine unter 175° C. siedenden Bestandtheile.

Anwendung. In der Parfümerie- und Likörfabrikation.

Essentia ad Limonadam Aurantii. Apfelsinen-Limonadenessenz. Citronensäure 10.0, verdünnter Weingeist 90,0, Apfelsinenöl 5 Tropfen.

Essentia ad Limonadam Aurantii saccharata. Apfelsinen-Limonaden-Extrakt. Apfelsinen-Limonaden-Essenz 20,0, weisser Sirup 100,0.

Zur Bereitung von 1 Liter Limonade.

Sirupus Aurantii. Sirup of Orange (U-St.). Frische, vom weissen Mark möglichst befreite, fein zerschnittene Apfelsinenschale 50 g stellt man in einem lose verschlossenen Kolben mit 80 ccm Alkohol (91 proc.) ins Wasserbad, lässt 5 Minuten sieden, bringt nach dem Erkalten auf ein Filter und sammelt unter Auswaschen mit Alkohol 100 ccm Filtrat. Man verreibt dasselbe mit einer Mischung von 50 g präcipitirtem Calciumphosphat und 150 g Zucker, fügt nach und nach 300 ccm Wasser hinzu, klärt durch Filtriren, löst 550 g Zucker und wäscht mit soviel Wasser nach, dass man 1000 ccm Sirup erhält.

Succus e fructus Aurantii dulcis, Suc d'orange douce (Gall.) bereitet man wie den Suc de citron (Gall.) S. 860.

Tinctura Aurantii dulcis (U-St.). Tincture of Sweet Orange Peel. Frische, vom Mark möglichst befreite, fein geschnittene Apfelsinenschale 200 g zieht man 24 Stunden mit 800 ccm Alkohol (91 proc.) aus, bringt in den Perkolator und sammelt mittelst q. s. Alkohol 1000 ccm Tinktur.

2) Die Frucht von **Citrus medica L.** Subspecies: **Limonum (Risso) Hook. f.,** die Citrone, von bekanntem Aussehen.

Bestandtheile. 1,06 Proc. Invertzucker, 0,41 Proc. Rohrzucker, 4,706 Proc. Asche. Der Saft enthält 7,201 Proc. Citronensäure, 0,002 Proc. Schwefelsäure, 9,222 Proc. Trockensubstanz, 0,419 Proc. Asche; diejenige der Limette enthält 6,822 Proc. Citronensäure, 0,002 Proc. Schwefelsäure, 8,597 Proc. Trockensubstanz, 0,259 Proc. Asche.

Aufbewahrung. An Orten, in denen frische Citronen nicht jederzeit zu haben sind, bewahrt man einen kleinen Vorrath in einem kühlen Raume in Kochsalz eingebettet

---

[1] Das Oleum Aurantii corticis der U-St. darf sowohl aus den Fruchtschalen der süssen wie der bitteren Orange gewonnen sein.

auf, so dass die einzelnen Früchte sich nicht berühren; vorher wird die Anheftungsstelle des Stieles mit geschmolzenem Paraffin überzogen. Man bestreicht wohl auch die ganzen Citronen mit weingeistiger Schellacklösung, oder taucht sie in geschmolzenes und halberkaltetes Paraffin. Man bevorzugt die grösseren Früchte von 100 g Gewicht und darüber.

Oleum Citri (Germ. Austr. Helv.). **Oleum Limonis** (Brit. U-St.). **Oleum de Cedro. Essence de citron** (Gall.). **Oil of Lemon. Citronenöl.**

Gewinnung. Das Citronen- oder Limonenöl wird auf Sicilien, in der Umgebung von Messina, Catania und Palermo, sowie im südlichen Theile Calabriens, ausschliesslich aus den Fruchtschalen der Limone, *Citrus Limonum* Risso, gewonnen.

Die Gewinnung geschieht folgendermassen:

Die vom Fruchtfleisch befreite Schale der in vier Theile geschnittenen Limone wird zusammengefaltet und mit der linken Hand fest gegen einen Schwamm gedrückt, den der Arbeiter in der rechten Hand hält. Die auf der Oberfläche der Schale befindlichen ölführenden Zellen platzen und geben ihr Oel an den Schwamm ab, der von Zeit zu Zeit in einen irdenen Topf ausgepresst wird. Nach dem Absetzen des Wassers trennt man das obenschwimmende Oel und klärt es durch Filtriren.

Die ausgepressten Schalen, die noch immer bedeutende Mengen Oel enthalten, werden mit Wasserdampf destillirt. Das so gewonnene Oel wird, mit gepresstem vermischt, als geringere Sorte in den Handel gebracht.

Die Citronen sind im halbreifen Zustande am ölreichsten. Mit zunehmender Reife nimmt der Oelgehalt ab, denn während man Anfangs December zu 1 kg Oel 1200 bis 1300 Früchte braucht, sind hierzu im März und April etwa 3000 Stück nothwendig.

Eigenschaften. Das durch Pressung gewonnene Citronenöl ist eine gelbe Flüssigkeit von dem angenehmen Geruche der frischen Citronen und von mildem, hintennach nur wenig bitterem Geschmacke, die beim Stehen häufig einen gelblich weissen Bodensatz abscheidet. Citronenöl hat eine begrenzte Haltbarkeit, verändert die eben angeführten Eigenschaften mit der Zeit und sollte deshalb nicht länger als höchstens zwei Jahre aufbewahrt werden; altes Oel nimmt einen unangenehmen, terpentinartigen Geruch, sowie einen kratzenden Geschmack an und reagirt stark sauer. Das spec. Gewicht des Citronenöles liegt zwischen 0,858—0,861.

(Brit. 0,857—0,860; Austr. 0,850 (!); U-St. 0,858—0,859; Helv. 0,85—0,86.) Drehungswinkel (100 mm-Rohr $+ 58$ bis $+ 64^0$ C. (Brit. nicht unter $+ 59^0$ C.; U-St. nicht unter $+ 60^0$ C.). Wegen der wachsartigen und schleimigen Bestandtheile ist Citronenöl meist in Spiritus nicht klar löslich. Rektificirtes Oel löst sich jedoch klar in 5 Th. Spiritus.

Absoluter Alkohol, ebenso wie Aether, Chloroform, Benzol und Amylalkohol lösen Citronenöl in jedem Verhältniss. Schwefelkohlenstoff und Benzin geben mehr oder weniger trübe Mischungen.

Bestandtheile. Die Hauptmenge besteht aus Rechts-Limonen, $C_{10}H_{16}$ (Sdp. 175—176⁰), dem kleine Mengen von Phellandren, $C_{10}H_{16}$, beigemischt sind. Pinen ist (was für den Nachweis von Terpentinöl wichtig ist) kein Bestandtheil des Citronenöls. Hauptträger des Geruchs sind die Aldehyde: Citral, $C_{10}H_{16}O$ (Sdp. 228 — 229), Citronellal, $C_{10}H_{18}O$ (Sdp. 205—208⁰ C.). Vermuthlich enthält das Citronenöl auch wenige Procente Linalool, $C_{10}H_{18}O$ und Geranylacetat, $C_{10}H_{17}O\,CH_3CO$.

Prüfung. Die häufigste Verfälschung des gepressten Citronenöles, das Verschneiden mit destillirtem Oele, wodurch die Haltbarkeit erheblich beeinträchtigt wird, ist bis jetzt mit Sicherheit noch nicht nachweisbar. Andere Zusätze sind: süsses Pomeranzenschalenöl (Apfelsinenschalenöl), Terpentinöl, fettes Oel und Spiritus. Während Terpentinöl das optische Drehungsvermögen des Citronenöles vermindert, erhöht Pomeranzenschalenöl dasselbe und erniedrigt dabei gleichzeitig das spec. Gewicht. Die Bestimmung des Rotationsvermögens ist gerade bei Citronenöl von allergrösster Wichtigkeit, und sollte, wenn möglich, nicht unterlassen werden.

Zur Erkennung von Gemischen von Terpentinöl mit Pomeranzenöl, die sich durch ihr Drehungsvermögen nicht von reinem Citronenöl unterscheiden, destillirt man von 25 ccm Oel die Hälfte ab und prüft die Drehung des Destillats, die bei reinen Oelen stets höher ist, als die des ursprünglichen Oeles. Ist sie niedriger, so ist Terpentinöl zugegen. Oder, destillirt man von 100 Th. 10 Th. ab, so soll der Drehungswinkel des Destillats nicht mehr als 2^0 von dem des ursprünglichen Oeles abweichen (Brit.).

Weingeist und fettes Oel verrathen sich durch das spec. Gewicht. Ersterer setzt es herab, letzteres erhöht es. Wird fettes Oel vermuthet, so bestimme man den bei 100^0 C. verbleibenden Rückstand, der in diesem Falle beträchtlich mehr als 5 Proc. betragen wird. Auf Weingeist prüft man durch Erhitzen des Oeles bis zum beginnenden Sieden. Mit den ersten Tropfen geht der Alkohol über und kann durch die Jodoformreaktion nachgewiesen werden. Weingeisthaltiges Oel wird, auf Wasser getropft, trübe. Annähernd quantitativ ermittelt man den Weingeistgehalt durch Schütteln des Oeles mit Glycerin, das sich in diesem Falle besser als Wasser eignet, in einem graduirten Cylinder, wobei die Grösse der Zunahme der Glycerinschicht die Weingeistmenge anzeigt.

Aufbewahrung. Der Aufbewahrung des Citronenöles muss ganz besondere Sorgfalt gewidmet werden, da durch Zutritt von Licht und besonders von Luft das Oel sehr schnell verdirbt. Man bewahre es daher in kleinen, ganz angefüllten Flaschen an einem dunklen Orte im Keller auf.

Anwendung. Medicinisch wird das Citronenöl nur als Aromaticum und als Geschmackskorrigens gebraucht. Ausgedehnte Verwendung findet es in der Parfümerie, der Likör- und Limonadenfabrikation, sowie im Haushalt zum Backen etc.

Succus Citri (Ergänzb.). Succus Citri recens. Succus Limonis (Brit. U-St.). Succus e fructu Citri Limonis (Gall.) — Citronensaft. Frischer Citronensaft. — Suc de Citron. — Lemon juice.

Zur Bereitung des Saftes im Kleinen schneidet man die Frucht quer durch und presst den flüssigen Inhalt mittelst eines porcellanenen oder gläsernen Citronenquetschers, wie solche im Haushalte gebräuchlich sind, heraus. Bei Darstellung grösserer Mengen werden die Citronen geschält, zerdrückt und nach Entfernung der Samen in leinenen Pressbeuteln ausgepresst. Der frische Saft wird durchgeseiht oder (Gall.) erhitzt und nach dem Erkalten filtrirt. Schütteln mit Talkum und Absetzen lassen erleichtert das Filtriren. Eine Citrone giebt 20—30 g Saft. Derselbe ist gelblich und schmeckt stark, doch angenehm sauer. 10 ccm müssen wenigstens 10 ccm Normal-Kalilauge sättigen. Spec. Gewicht etwa 1,040.

Haltbarer Citronensaft. Frischer Saft wird durchgeseiht, mit $^1/_4$ seines Volumens gepulvertem Talk eine Viertelstunde geschüttelt, nach halbstündiger Ruhe nochmals geschüttelt, bei Seite gestellt, durch Papier filtrirt und mit 10 Proc. Zucker aufgekocht. Man hält Flaschen, die mit Wasser gefüllt in kochendem Wasser stehen, bereit, entleert dieselben schnell, füllt sie mit dem siedenden Saft und verschliesst sofort mit Korken, die in geschmolzenes Paraffin getaucht sind (Apoth.-Zeitg.). — Citronensaft ist, mit Wasser vermischt, ein vorzügliches, durstlöschendes Erfrischungsmittel. Innerlich wird derselbe bei Gicht und Gelenkrheumatismus von 1 Citrone bis zu 15—20 Stück *pro die* steigend, ferner gegen Erbrechen, als Gegenmittel bei Vergiftungen mit ätzenden Alkalien, äusserlich bei Sonnenstich, auf Watte geträufelt gegen Nasenbluten angewendet. Unverdünnt in Mengen von 100 g und darüber genossen, kann der Citronensaft bedenkliche Folgen nach sich ziehen.

In der Pharmacie dient der Citronensaft als geschmackverbesserndes Mittel (bei Rheummixturen zu vermeiden!) und zur Bereitung von Saturationen.

10,0 g Succus Citri recens sättigen	0,74 g	Ammonium carbonicum,
10,0 g „ „ „ „	0,86 g	Kalium carbonicum,
10,0 g „ „ „ „	1,25 g	Kalium bicarbonicum,
10,0 g „ „ „ „	0,58 g	Magnesium carbonicum,
10,0 g „ „ „ „	1,79 g	Natrium carbonic. cristall.
10,0 g „ „ „ „	1,05 g	Natrium bicarbonicum.

Es erfordern zur Sättigung:

10,0 g Ammonicum carbonicum	. .	135,2 g	Succus Citri recens,
10,0 g Kalium carbonicum	. . .	116,0 g	„ „ „
10,0 g Kalium bicarbonicum	. . .	80,0 g	„ „ „

10,0 g Magnesium carbonicum . . . 171,6 g Succus Citri recens
10,0 g Natrium carbon. cristall. . . 56,0 g   ,,   ,,   ,,
10,0 g Natrium bicarbonicum . . . 95,2 g   ,,   ,,   ,,

20 g Liquor Kalii carbonici (Germ.) geben mit 80 g Succus Citri recens (in Ermangelung frischer Citronen mit einer Lösung von 6,3 g Acidum citricum in 74 g Wasser) 100 g Saturation. Mit $^1/_4$ seines Gewichts Wasser verdünnt, entspricht der frische Citronensaft an Sättigungsvermögen einem 6proc. Essig.

Wird eine „Saturatio" ohne nähere Angabe der Bestandtheile verordnet, so ist (Germ.) stets RIVER'scher Trank (s. S. 35) abzugeben.

Citronensaft von Dr. FLEISCHER & Co. in Rosslau a. Elbe zeichnet sich durch lange Haltbarkeit und billigen Preis aus; er bietet einen Ersatz für frische Citronen.

Sirupus Citri (Austr. Ergänzb. Helv.). Sirupus Succi Citri. Sirupus acetositatis Citri. Sirupus Acidi citrici (U-St.) Sirupus Limonis (Brit.). Citronensirup. Syrup of Lemon. Austr.: Frischer, filtrirter Citronensaft 40 Th., Zucker 64 Th. Man löst durch einmaliges Aufkochen und seiht durch. — Ergänzb.: Ebenso, doch im Verhältniss 4 : 6 — Helv.: Citronensäure 2 Th., Wasser 33 Th., Zucker 64 Th.; man löst unter Kochen und fügt nach dem Erkalten Citronengeist 1,5 Th. hinzu. — Brit : Frische Citronenschale 20 g, Alkohol (90 proc.) 30 ccm; man macerirt 7 Tage, presst, bringt mit Alkohol auf 40 ccm und vermischt mit einem Sirup aus 500 ccm geklärtem Citronensaft und 760 g Zucker. — U-St.: Citronensäure 10 g, in 10 ccm Wasser gelöst, mischt man mit 500 ccm Zuckersirup, fügt Citronengeist 10 ccm und Zuckersirup q. s. zu 1000 ccm hinzu.

Confectio Citri. Caro s. Conditum Citri. Succata. — Citronat. Kandirte Citronenschale. Suckade. Dient als Zusatz zu Morsellen und ähnlichem Naschwerk.

Alcoolatura Citri. Alcoolature de citron (Gall.). Tinctura Citri corticis recentis. Essentia Citri corticis. Frische Citronenschalen 1 Th., Alkohol (80 proc.) 2 Th. Nach 8 Tagen auspressen und filtriren.

Limonaden-Essenz. Esprit de Grénadine. (Buchh.). Die fein zerschnitzelte Schale von 50 Citronen und 50 Apfelsinen zieht man 8 Tage mit $7^1/_2$ l Spiritus aus, destillirt ab, mischt das Destillat mit 3 l Wasser und destillirt 6 l Essenz ab. — Ein aus den Schalen von 20 Citronen mit Weingeist von 70 Proc. q. s. zu 1 l bereiteter Auszug dürfte in vielen Fällen genügen.

Limonaden-Sirup. 5 kg Zuckersaft (Zucker 2, Wasser 1), 2 g Ananasäther, 3 Tropfen Citronenöl in 2,5 g Weingeist gelöst, 25 g Citronensäure in 100 g Wasser gelöst, Zuckercouleur q. s. 50 g dieses Saftes auf $^1/_3$ Seltersflasche voll kohlensaures Wasser (ohne Salze).

Oleosaccharuretum Citri. Oléosaccharure de citron (Gall.). Eine frische Citrone wird mit 10 g Stückenzucker abgerieben, bis die gelbe Schicht entfernt ist; die erhaltene Masse mischt man sorgfältig in einer Reibschale. Nur bei Bedarf zu bereiten.

Potio Riveri cum Succo Citri (Ergänzb.). Mit Citronensaft bereiteter RIVER'scher Trank. In einer Mischung aus frisch ausgepresstem Citronensaft 60 Th., Wasser 135 Th. löst man 9 Th. Natriumkarbonat in kleinen Krystallen unter mässigem Umschwenken.

Spiritus Citri. Spiritus Limonis. Citronengeist. Esprit de citron. Spirit of Lemon. Essence of Lemon. Helv.: Die äussere, fein zerschnittene Schale von 12 Citronen macerirt man 3 Tage mit 1 kg Weingeist, destillirt im Dampfbade zur Trockne, mischt das Destillat mit 200 g Wasser und rektificirt, bis 1 kg übergegangen ist. — U-St.: Aus Citronenöl 50 ccm, frisch geschabter Citronenschale 50 g bereitet man durch 24stündige Maceration mit q. s. Weingeist von 92,5 Proc. (Alcohol deodoratus) 1000 ccm Essenz.

Tinctura Limonis. Tincture of Lemon (Brit.). Aus frischer Citronenschale 250 g und Alkohol (90 proc.) 1000 ccm durch Maceration zu bereiten.

<table>
<tr><td colspan="2">

Aqua Citri.

1. nach DIETERICH.

</td><td colspan="2">

Baume de Milano.

Mailänder Balsam.

</td></tr>
<tr><td>Rp. Corticis Citri recentis contusi</td><td>50,0</td><td>Rp Aquae Coloniensis cum Moscho</td><td>98,0</td></tr>
<tr><td colspan="2">Mittelst Dampfstrom destillirt man über 100,0.</td><td>Tincturae Vanillae</td><td>2,0</td></tr>
</table>

2. Ex tempore:

Rp. Olei Citri   gtt. III
     Aquae destillatae calidae 100 g.
Man schüttelt kräftig und filtrirt.

Eau de Liegnitz.
Eau de senteur

Rp. Olei Citri   5,0
    Olei Rosae   gtt. X

Aqua divina.
Aqua Vitae citrata.

Rp. Olei Citri   1,0
   Spiritus   374,0
   Aquae Aurantii florum 100,0
   Sirupi simplicis   525,0.

   Tincturae Benzoës   40,0
   Moschi
   Ambrae griseae   āā 0,1
   Mixturae oloeso-balsam. 955,0.
Kosmeticum. Zusatz zum Mund- und Waschwasser.

Eau de Portugal.
Eau de Lisbonne.

Rp. Olei Aurant. cort. Portugal 25,0
Olei Citri   13,5
Olei Rosae   1,5
Spiritus (80 %)   960,0.

Elaeosaccharum Citri.
(Austr. Germ. Helv.)

Rp. Olei Citri   0,2 (gtt. V)
Sacchari albi 10,0.

Florida-Water.

Rp. Olei Citri   5,0
Olei Bergamottae   3,0
Olei Lavandulae   2,0
Olei Caryophyllorum gtt. V
Olei Aurantii florum gtt. X
Spiritus   890,0
Aquae destillatae   100,0.

Kaisergewürz.

Rp. Corticis Citri fructus   45,0
Seminis Sinapis   10,0
Fructuum Amomi   5,0
Seminis Myristicae   5,0
Natrii chlorati   18,0
Fructus Piperis nigri   10,0
Rhizomatis Zingiberis   5,0
Fructuum Capsici annui   2,0

Limonada Citri.
Citronen-Limonade.

Rp. Acidi citrici   5,0
Elaeosacchari Citri   2,0
Sirupi Sacchari   100,0
Aquae destillatae   893,0.

Limonade commune.
Potus citratus (Gall.).

Rp. 1. Fructus Citri recentes No. 2.
2. Sacchari albi in frustis 70,0 g
3. Aquae destill. ebull. 1000,0 g.

Man reibt mit 2 die Schale von 1 ab, presst den
Saft aus letzteren, fügt die Zuckermasse und
3 hinzu und seiht nach $^1/_2$ Stunde durch.

Mosellesirup.

Rp. Acidi citrici
Angosturabitter (S. 309) āā 5,0
Essentiae Citri

Sacchari tosti   āā 50,0
Tincturae Vanillae   25,0
Sirupi Sacchari   865,0.

Mundtabletten.

Rp. Olei Anisi   gtt. IV
Olei Cinnamomi   gtt.   I
Olei Citri   gtt.   V
Olei Laurocerasi   gtt.   I
Olei Caryophyllor. gtt. IV
Olei Menthae pip. gtt.   V
Tincturae Moschi gtt.   X
Gummi arabici pulv.   5,0
Sacchari pulver.   25,0.

Man presst ohne weiteren Zusatz zu Tabletten.
Gegen übelriechenden Athem.

Oleum odoriferum Lindeni.

Rp. Olei Bergamottae 43,0
  „   Citri   35,0
  „   Caryophyll.   15,0
  „   Cinnamomi   5,0
  „   Aurant. flor.   2,0.

Rotulae Citri (Dieterich).
Citronen-Küchelchen.

Rp. Sacchari albi pulv. 93,0
Amyli Tritici   5,0
Acidi citrici   2,0
Olei Citri   gtt. V
Sirupi Sacchari   q. s.

Bereitung wie bei Rot. Althaeae S. 232. Durstlöschendes Mittel für Touristen und Radfahrer

Saturatio succi Citri recens.
Julapium salinum.

Rp. 1. Acidi citrici   3,2
2. Sirupi succi Citri   25,0
3. Aquae destillatae frigidae 90,0
4. Liquoris Kalii carbonici 10,0.

Man bringt in der angegebenen Reihenfolge in das
Gefäss, schliesst dieses sofort und mischt durch
sanftes Umschwenken.

Sirupus Citri corticis.

Rp. 1. Corticis (Flavedinis) Citri 50,0
2. Spiritus   50,0
3. Aquae destillatae   400,0
4. Sacchari albi   600,0.

Man digerirt 1—3 eine Stunde lang, filtrirt und
bereitet mit 4 = 1000 g Sirup.

Spiritus Coloniensis (Ergänzb.)

Spiritus Citri compositus. Tinctura s.
Aqua Coloniensis. Kölnisches Wasser.
Teinture d'Essence de citron composée
(Gall.). Alcoolé d'essence de citron com-
posé. Eau de Cologne.

I. Ergänzb.

Rp. Olei Bergamottae   10,0
Olei Citri   10,0
Tincturae Moschi   2,5
Olei Aurantii florum   1,0
Olei Cinnamomi   0,5
Olei Caryophyllorum   0,5
Olei Rosae   0,5
Spiritus (87 %)   900,0
Aquae destillatae   75,0.

Nach 8tägigem Stehen filtriren.

II. Gall.

Rp. Olei Bergamottae   10,0
Olei Portugal   10,0
Olei Citri   2,0
Olei Aurantii florum   2,0
Olei Rosmarini   2,0
Alcohol (90 %)   1000,0.

III. Buchh.

Rp. Olei Citri   12,0
Olei Bergamottae   9,0
Olei Lavandulae   1,0
Olei Aurantii flor.   1,0
Olei Rosmarini   gtt. IV
Olei Melissae   gtt.   I
Olei Menthae piperit. gtt. VII
Olei Thymi   gtt. IV
Olei Rosae   gtt.   I
Spiritus   897,0
Aquae Aurantii florum   80,0.

Tinctura cum oleo volatili Citri.

Teinture d'essence de citron (Gall.).
Alcoolé d'essence de citron. Esprit de
citron.

Rp. Olei Citri   2,0
Alcohol (90 %) 98,0.

Blüthenthau, von Rau's Erben, ist eine weingeistige Lösung von Bergamott-,
Citronen-, Rosen- und Neroliöl.

Boonekamp of Maagbitter. Ein Likör aus Pomeranzen, Enzian, Cascarille, Kurkuma, Zimmt, Nelken, Rhabarber und Anisöl.

Carbolic-Salbe von Henry, für Wunden aller Art, Karbolsäure 0,3, Bergamottöl 2 Trpf., Lavendelöl 1 Trpf., Wachssalbe 18 g.

Cosmeticum, Henry's, ein Haarmittel, ist ein mit Bergamott-, Citronen-, Rosmarin- und Lavendelöl versetzter Spiritus.

Cosmeticum von Siemerling. Eine Mandelemulsion mit Benzoëtinktur und Citronensaft.

Eau de Hébé. Eine mit Citronen- und Rosenöl parfümirte Mischung aus Lavendelessig und Citronenspiritus.

Essentia dulcis besteht aus einer mit Zucker versüssten Pomeranzenschalen- und Fencheltinktur.

Gesundheits-Ratafla von Krafft gegen alle möglichen Leiden ist ein süsser Schnaps aus Pomeranzen, versetzt mit Gewürztinktur, Wermuthtinktur, Pfefferminzöl und Essigäther.

Haartinktur, Joh. Sebalds. Ein weingeistiger Orangenschalenauszug mit 5 Proc. Resorcin und 3 Proc. Perubalsam. Der Gebrauch hat mehrfach üble Folgen gehabt.

Kräuterelixir, Lampe's. Tinktur aus unreifen Pomeranzen, Kalmus, Enzian, Cascarille, Kurkuma, Rhabarber.

Kräuter-Essenz von Dietze. Ein versüsster Schnaps aus Pomeranzen, Kalmus, Angelika, Wermuth, Enzian.

Kräuteressenz von Pleime, ein Haarspiritus, versetzt mit Olivenöl, Bergamottöl und andern ätherischen Oelen.

Kraftlikör von Engelhofer. Ein mit Honig und Zucker versüsster Likör aus Anis, Ingwer, Zimmt, Nelken, Enzian, Pomeranzen.

Krombholz' Magenlikör, enthält Anisöl, Kümmelöl, Pomeranzen-, Gewürz-, Kalmus- und Zimmttinktur, Cochenille, Pottasche, Zucker.

Magenbitter von Bergel. Ist ein Likör aus Pomeranzenschalen, Citronenschalen, Heidelbeeren, Enzian, Paradieskörnern, Kardamomen, Muskatnuss, Nelken, Galgant, Zimmtblüthen.

Magenessenz, Aqua vitae stomachica Cujavica. Fruct. Aurant. immat. 150,0, Cort. Aurantii 50,0, Rad. Gentian., Rhizom. Galang. Zedoar. āā 36,0, Cort. Cinnamoni 45,0, Fol. Trifol., Caryophyll., Fruct. Anisi stell. āā 30.0, Fruct. Cardamom., Carvi āā 15, Fruct. Foenicul. 7,5, Facchari 1,5 kg, Spiritus 4,5 l, Aquae 5,5 l.

Makao-Tropfen, Schöpfers, ist eine Mischung aus Tinct. Aurantii pomor. 1 und Spiritus aethereus 9.

Dr. Mampe's Magentropfen. Eine Tinktur aus Zimmt, Galgant, unreifen Pomeranzen, Orangenschalen, Enzian, Nelken.

Mundwasser, Dr. Pristley's, ist eine Lösung von Citronen-, Pfefferminz-, Fenchel- und Rosenöl in Weingeist.

Parfum Germicide, aus London, besteht aus einer koncentrirten, weingeistigen Lösung von Ol. Citri, Thymi, Lavandulae, Pini silvestris.

Schweizer Kräutersaft von Goldberger. Sirupus Aurantii Florum mit Tinct. Aurantii pomor.

Sirop tonique de Laroze: Tinct. Aurantii cort. 15, Sirup. Facchari 85.

Tiedemann's Pen-tsao-Mittel ist ein weiniger Auszug aus unreifen Pomeranzen.

Cnicus.

Gattung der **Compositae—Cynareae—Centaureinae.** **Cnicus Benedictus L.** (syn. **Carbenia benedicta Benth. et Hook., Centaurea benedicta L.**). Heimisch im europäischen Mittelmeergebiet und in Kleinasien: zum arzneilichen Gebrauch vielfach kultivirt.

Beschreibung. Einjähriges, distelartiges Kraut, Stengel bis 40 cm hoch, aufrecht, oberwärts gespreizt, ästig, nebst den Blättern klebrig und zottig behaart. Die bodenständigen Blätter werden bis 30 cm lang, sie sind buchtig fiedertheilig mit stacheligen Sägezähnen und geflügeltem Blattstiel; die Stengelblätter sind sitzend mit sattelartiger Krümmung des Spreitengrundes. Die Hüllblätter der grossen Blüthenköpfchen gehen in rechtwinkelig zurückgebogene, kammartig mit 4—5 Stachelpaaren besetzte Dornen aus. Blüthen gelb, röhrenförmig, die Randblüthen mit dreispaltigem Saum, unfruchtbar, die

Scheibenblüthen mit fünfspaltigem Saum, zwitterig. Pappus zweireihig. Früchte gerippt. (Fig. 201.)

Auf den Blättern lange Gliederhaare, deren leicht zusammenfallende Zellen nach oben an Breite ab- und an Länge zunehmen, an jüngeren Blättern und den Blättern des Hüllkelches Drüsenhaare, deren Kopf aus 8—10 in 4—5 Etagen angeordneten Zellen besteht.

Bestandtheile. 0,2 Proc. eines Bitterstoffes Cnicin oder Centaurin $C_{42}H_{56}O_{15}$, der in Nadeln von stark bitterem Geschmack krystallisirt. Er wird mit Schwefelsäure roth, auf Zusatz von Wasser violett, mit Salzsäure grün. Ferner 0,3 Proc. ätherisches Oel etc.

Verwendung findet das ganze getrocknete Kraut:

Herba Cardui benedicti (Germ. Helv.). **Folia Cardui benedicti. Herba Acanthi germanici. Hb. Cardui** s. **Cnici sancti. — Cardobenedictenkraut. Benedictenthee. Kardobenedicte. Carbenusthee. Bitterdistel. Bernhardinerkraut. Spinnendistel. Heildistel. Magendistel. — Chardon bénit** (Gall.). **Blessed thistle.**

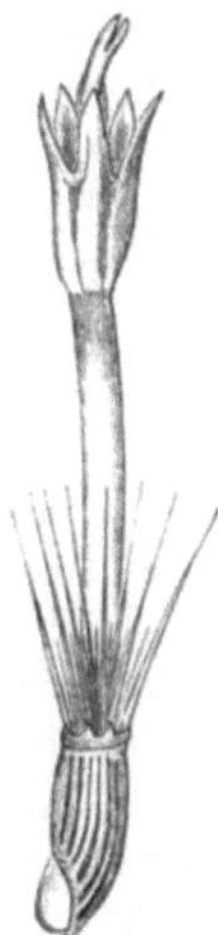

Fig. 201. Scheibenblüthe von Cnicus Benedictus L.

Einsammlung. Aufbewahrung. Das während der Blüthe (Juli bis August) gesammelte Kraut wird, von den dickeren Stengeltheilen befreit, an der Luft getrocknet und in Holzkästen aufbewahrt. 5 Th. frisches Kraut geben 1 Th. trockenes.

Verwechslungen werden genannt mit:

Cirsium oleraceum Scopoli. Blätter kahl oder nur zerstreut behaart, schwach stachelig gewimpert, die grösseren fiederspaltig mit spitzen Lappen, die kleineren meist nur gezähnt. Nicht bitter.

Onopordon Acanthium L. Blätter spinnwebig-filzig, buchtig gezähnt.

Sibybum marianum Gärtn. Blätter glänzend kahl, weissfleckig.

Wirkung und Anwendung. Wirkt wegen des bitteren Geschmackes appetitanregend und tonisirend, grössere Dosen rufen Erbrechen hervor; reines Cnicin schon zu 0,3 g, es ist bei Intermittens empfohlen.

Dosis 1—2 g in Pulver, Pillen, Infus oder Dekokt (5,0—10,0 : 150,0).

Extractum Cardui benedicti (Germ. Helv.). Cardobenedicten-Extrakt. — Extrait de Chardon bénit (Gall.). Germ.: Cardobenediktenkraut (II) 1 Th. wird mit siedendem Wasser 5 Th. übergossen, 6 Stunden digerirt, ausgepresst, nochmals mit 5 Th. siedendem Wasser übergossen, 3 Stunden digerirt, die Pressflüssigkeiten zu einem dicken Extrakt eingedampft. Harzige Ausscheidungen sind durch vorsichtigen Zusatz von Weingeist zu lösen. — Helv.: ebenso, doch werden zum zweiten Auszuge nur 3 Th. Wasser genommen, die Pressflüssigkeiten auf 2 Th. eingeengt, mit 1 Th. Weingeist 48 Stunden stehen gelassen, filtrirt und eingedampft. — Gall.: Wie Extractum Centaurii (S. 684) zu bereiten. — Ausbeute nach Germ. etwa 25—35, nach Helv. etwa 16 Proc. Nach anderen Angaben giebt das bei 100° getrocknete Kraut 18—24 Proc. trocknes Extrakt.

Gabe 0,5—1,0 in Pillen oder aromatischen Wässern.

Ptisana de folio Cardui benedicti (Gall.). Tisane de Chardon bénit. Wie Tisane de Buchu (S. 511) zu bereiten.

Herbae amarae.	**Sirupus Cardui benedicti.**
Bittere Kräuter.	Rp. Extracti Cardui benedicti 2,0
Rp. Herbae Cardui benedicti	Sirupi simplicis 98,0.
Herbae Absinthii	**Vinum Cardui benedicti.**
Herbae Centaurii min. āā.	Rp. Extracti Cardui benedicti 2,0
	Vini Hispanici 98,0.

Kölner Klosterpillen bestehen aus gleichen Theilen Eisenpulver, Cardobenedictenkraut und Fliedermus.

Cobaltum.

Cobalt. Kobalt. Kobalt (engl. u. franz.). **Co. Atomg. = 59.** Dieses Element bildet zwei Oxyde: Das Kobaltmonoxyd CoO (Kobaltoxydul) und das Kobaltsesquioxyd Co_2O_3 (Kobaltoxyd). Die Mehrzahl der Salze leitet sich zwar von dem Kobaltmonoxyd CoO ab, doch werden wir auch ein von dem Kobaltsesquioxyd sich ableitendes Salz zu besprechen haben. Man beachte, dass unter der Bezeichnung „Kobalt" auch noch das metallische Arsen, d. i. der Scherbenkobalt, verstanden wird. S. S. 387.

Das metallische Kobalt ist ein weisses, glänzendes Metall mit schwach röthlichem Schein, welches das Nickel sowohl an Festigkeit als auch an Glanz und Politurfähigkeit übertrifft. Es ist dehnbar und ebenso wie das Nickel magnetisch. In kompaktem Zustande verändert es sich an der Luft nicht; beim Glühen an der Luft überzieht es mit einer Oxydschicht. Das spec. Gewicht ist 8,5—8,7. Wegen des höheren Preises, welcher durch die schwierige Darstellung bedingt wird, wird es technisch nicht sehr allgemein verwendet, bei billigerem Preise würde es etwa in gleicher Weise benützt werden wie Nickel, das es in vieler Hinsicht übertrifft.

Cobaltum chloratum. Kobaltochlorid. Chlorkobalt. Kobaltchlorür. $CoCl_2$

$+ 6H_2O$. Mol. Gew. = 238. Zur Darstellung löst man Kobaltoxydul oder Cobaltoxydulhydrat in verdünnter Salzsäure und dunstet die Lösung ein, bis sie Krystalle abscheidet. Man erhält alsdann rosenrothe Krystalle $CoCl_2 + 6H_2O$.

Die wasserhaltige Verbindung stellt rosarothe, feucht aussehende Krystalle dar, welche in Wasser leicht zu einer rosarothen Flüssigkeit, in Weingeist zu einer tiefblauen Flüssigkeit löslich sind.

Beim Erhitzen wird die wasserhaltige Verbindung wasserfrei und stellt eine blaue lockere Masse dar, welche sehr hygroskopisch ist und durch Anziehung von Wasser aus der Luft sehr leicht wieder in die rosa gefärbte, wasserhaltige Verbindung übergeht. Auf diesem leichten Uebergange des wasserhaltigen Salzes in das wasserfreie und umgekehrt, bez. auf dem mit diesem Uebergange verknüpften Farbenwechsel beruhen einige Anwendungen dieses Salzes.

Cobaltum nitricum oxydulatum. Kobaltonitrat. Salpetersaures Kobaltoxydul.

$Co(NO_3)_2 + 6H_2O$. Mol. Gew. = 291.
Zur Darstellung löst man Kobaltmetall oder das Oxydul oder das Hydroxydul oder Karbonat in verdünnter Salpetersäure auf und koncentrirt die Lösung durch Eindunsten. Es muss indessen darauf aufmerksam gemacht werden, dass das Salz nur schwierig krystallisirt. Bei kleinen Mengen stellt man die konc. Lösung daher zweckmässig über Schwefelsäure und sät, wenn sie hinreichend koncentrirt ist, einen Krystall ein.

Rothe, monokline Prismen, an trockener Luft haltbar, in feuchter Luft zerfliessend. Sie schmelzen unter 100^0 C. und werden beim Erhitzen auf höhere Temperatur zersetzt unter Abgabe von Wasser, Stickstoffoxyden und Hinterlassung von Kobaltooxyd CoO. Das Salz ist leicht löslich in Wasser und in Alkohol. Die mit etwas Salpetersäure angesäuerte wässerige Lösung werde durch Baryumchlorid und Silbernitrat nicht getrübt; beim Einleiten von Schwefelwasserstoff scheide sich kein dunkler Niederschlag ab (Kupfer).

Das Kobaltonitrat wird namentlich als Reagens in der Löthrohr-Analyse zum Nachweis von Aluminium, Zink und Magnesia verwendet. Ausserdem dient die wässerige Auflösung als sympathetische Tinte. Die damit geschriebenen Schriftzüge werden beim mässigen Erhitzen pfirsichblüthroth, beim stärkeren Erhitzen braun.

Cobaltum sulfuricum. Kobaltosulfat. Schwefelsaures Kobalt. Kobalt—

Vitriol. $CoSO_4 + 7H_2O$. Mol. Gew. = 281.
Zur Darstellung löst man metallisches Kobalt unter Erwärmen in konc. Schwefelsäure oder Kobaltokarbonat oder Kobaltohydroxyd oder Kobaltooxyd in verdünnter Schwefelsäure. Aus der rothen Lösung krystallisirt das Salz $CoSO_4 + 7H_2O$ — etwas schwierig — in rothen, monoklinen Prismen von den Formen des Eisenvitriols, welche in der Wärme

ihr Krystallwasser abgeben ohne zu schmelzen. Das wasserfreie Salz sieht ebenfalls roth aus und ist löslich in 24 Th. Wasser, in Alkohol ist es unlöslich.

† Cobalti - Kalium nitrosum purum. Reines Kobalti - Kaliumnitrit. Kobaltid-Kalium nitrosum. Salpetrigsaures Kobaltoxyd Kalium. $CoK_3(NO_2)_6 + 1^1/_2 H_2O$. Mol. Gew. = 479.

Darstellung. Man löst 10 Th. Kobaltonitrat in 100 Th. Wasser, filtrirt diese Lösung, vermischt sie mit einer anderen filtrirten Lösung von 25 Th. Kaliumnitrit in 60 Th. Wasser und fügt sogleich unter Umrühren 75—100 Th. Essigsäure von 30 Proc. hinzu. Nach 12—24 stündigem Stehen filtrirt man den ausgeschiedenen kanariengelben Niederschlag ab, wäscht ihn zunächst mit Kaliumacetatlösung, dann mit Weingeist von 80 Proc. und trocknet ihn auf poröser Unterlage an der Luft.

Ist das Filtrat noch deutlich roth gefärbt, so versetzt man es nochmals mit 30 g Essigsäure. Sollte sich innerhalb 12 Stunden nicht alles Kobalt in Form des Doppelsalzes abgeschieden haben, so fügt man noch eine Lösung von 6 g Kaliumnitrit hinzu. Bleibt die Lösung auch jetzt noch roth gefärbt, so fällt man zweckmässig das Kobalt mit Natronlauge als Hydroxydul und führt dieses durch Auflösen mit Salpetersäure in Cobaltonitrat über.

Eigenschaften. Ein feines, gelbes, mikrokrystallinisches Pulver, in kaltem Wasser fast unlöslich, löslich in viel siedendem Wasser zu einer röthlichen Flüssigkeit, aus welcher durch Natronlauge bläuliches Kobaltohydroxyd gefällt wird. Von kalter Salzsäure wird das Kobalti-Kaliumnitrit kaum verändert, in der Wärme wird es zu einer prachtvoll smaragdgrünen Flüssigkeit gelöst. Schüttelt man es mit Wasser an, so wird es auf Zusatz von Schwefelammonium alsbald in schwarzes Kobaltsulfid verwandelt. — Die Phosphorsalzperle oder Boraxperle wird durch das Präparat prachtvoll blau gefärbt.

Anwendung. Wegen seines Gehaltes an salpetriger Säure giebt man es als Antispasmodicum und Antidispnoïcum bei Asthma und Herzkrankheiten, welche mit Dispnoë einhergehen, in Einzeldosen von 0,015—0,03 g mehrmals täglich.

Das technische Präparat führt auch noch die Namen: FISCHER's **Salz, St. Evre-Gelb, Cobaltgelb.**

Coeruleum, Coelin, Bleu céleste. Ist ein feuer- und luftbeständiger Farbstoff von hellblauer Farbe (Porcellanfarbe zum Malen des Himmels) mit einem Stich ins Grünliche. Es ist Kobaltostannat und besteht aus etwa 20 Proc. Kobaltooxyd CoO, 50 Proc. Zinnsäure und 30 Proc. Gips und Kieselsäure. Die letzteren sind nicht als Verfälschung anzusehen. Heisse Salzsäure löst mit hellblauer Farbe auf, die durch Verdünnung mit Wasser violettroth wird. Konc. Salpetersäure löst unter Abscheidung von Zinndioxyd. Essigsäure und Alkalien wirken nicht ein.

Kobaltbronze ist Kobaltophosphatammoniak, ein metallisch-glänzendes, violettes, schuppenförmiges Pulver.

Kobaltrosa, Kobaltroth, Kobaltviolett, $Co_2P_2O_7$, wird durch Erhitzen von Kobaltophosphat erzeugt. Es wird in der Zeugdruckerei und zum Tapetendruck verwendet.

Kobaltgrün, RINMAN's **Grün,** Zinkgrün, Sächsisch Grün, grüner Zinnober. Zur Darstellung wird frisch gefälltes basisches Kobaltkarbonat mit Zinkoxyd gemengt, die Mischung getrocknet und geglüht. Auf 10 Th. Zinkoxyd kommen etwa 1,5 Th. Kobaltoxydul. Die Farbe kommt in verschiedenen Nuancen vor.

Kobaltschwärze, schwarzer Erdkobalt ist ein Kobaltioxyd (Co_2O_3) mit verschiedenen mineralischen Verunreinigungen, in welchen Arsen selten ganz fehlt.

(†) Kobaltultramarin, Bleu Thenard, Leithener Blau ist ein aus Kobalto-Aluminat bestehender blauer Farbstoff.

(†) Smalte, Schmalte, Blaufarbe, ist ein glasiges, fein präparirtes Silikat des Kalis, Natrons und Kobaltoxyduls und besteht aus 65—75 Proc. Kieselsäure, 16—22 Proc. Alkali, 2—8 Proc. Kobaltoxydul nebst kleinen Mengen Thonerde, Arsen, Kohlensäure, Wasser. Das feinere Pulver bezeichnet man mit Farbe, Couleur, Eschel, Fasseschel, das gröbere mit Blausand, Streublau, die kobaltreichste Sorte mit Königsblau, Kaiserblau.

Echte Smalte verändert die Farbe nicht bei Einwirkung der Aetznatronlauge und der Hitze vor dem Löthrohre. Kochende Salzsäure färbt sie grüngelb. Auf einer weissen Glasscheibe mit der Tastseite des ersten Gliedes des Mittelfingers stark gerieben, ritzt die Smalte das grüne Fensterglas.

Ein starker Gehalt von Nickeloxydul oder Kupferoxydul stört das Blau der Smalte und nuancirt sie röthlich; Eisenoxyd, Bleioxyd, Wismutoxyd und Kupferoxyd nuanciren grünlich, Eisenoxydul stärker grün. Manganoxydul ist ohne Einfluss, hebt aber die Wirkung der Eisenoxyde auf. Geschwächt wird das Blau durch Kalkerde, Thonerde, Natron. Mit Kobaltooxyd gefärbtes Glas nennt man **Kobaltglas**.

Schwarze Schmelzfarbe für Schilder auf Porcellan. Es werden entwässertes schwefelsaures Kobaltoxyd 2 Th., entwässertes schwefelsaures Manganoxydul 2 Th., Salpeter 5 Th. gut gemischt in einem Hessischen Tiegel geglüht. Die geglühte Masse mit Wasser ausgekocht, hinterlässt ein tiefschwarzes Pulver. 1 Th. hiervon wird mit 2 $^1/_2$ Th. Bleiglas auf einer Glasplatte verrieben. Bleiglas erhält man durch Zusammenschmelzen von 5 Th. Mennige, 2 Th. Sand und 1 Th. calcinirtem Borax.

Barometerpapier nach Bering und Grotthus. Dieses wird mit Kobaltorhodanid (Kobaltrhodanür) getränkt. Dieses Salz wird dadurch hergestellt, dass man eine wässerige Lösung von schwefelsaurem Kobalt so lange mit einer alkoholischen Lösung von Rhodankalium versetzt, als sich schwefelsaures Kalium abscheidet. Nach dem Filtriren und Auswaschen mit Alkohol kann man die (etwas eingedampfte) Lösung zum Tränken des Papiers benützen. Das krystallisirte Salz erhält man durch Abdampfen der Lösung im Vacuum in Form schöner dunkel blauvioletter Säulen.

Andere Tinten dieser Art werden nach folgenden Vorschriften zusammengesetzt: — 1) 1 Th. Kobaltchromat, 2 Th. Natriumchlorid gelöst in 40 Th. Wasser und 2 Th. Salpetersäure. Farbe gelblich-grün. — 2) 1 Th. Kaliumbromid, 1 Th. Kupfersulfat gelöst in 20 Th. Wasser. Farbe braun. — 3) 1 Th. Natriumchlorid, 1 Th. Kupferchlorid in 20 Th. Wasser gelöst. Farbe gelb.

Papierhygrometer. Dieses Hygrometer besteht aus Fliesspapier, welches mit einer Lösung von Kobaltochlorid ($CoCl_2$), Natriumchlorid, Gummi arabicum, Glycerin oder Calciumchlorid in Wasser getränkt und dann getrocknet ist. Es zeigt feucht eine blassrothe, beim Trocknen blaurothe und trocken eine blaue Farbe. Je nach dem Feuchtigkeitsgehalte der Luft zeigt es eine mehr oder weniger rothe Färbung. In Gegenden mit sehr trockner Atmosphäre ist der Lösung etwas Glycerin oder Calciumchlorid zuzusetzen. Das Maass der Luftfeuchtigkeit wird durch folgende Farben angegeben: — Rosenroth: Regen — Blassroth: Sehr feucht — Blauroth: Feucht — Lavendelblau: Fast trocken — Violett: trocken — Blau: Sehr trocken. —

Jene Lösung wäre zusammenzusetzen aus Kobaltchlorid 10,0; Natriumchlorid 5,0; Gummi arabicum 2,5: Calciumchlorid 1,0—2,0; Wasser 30,0.

Sonnen-Bronze. 40—60 Kobalt, 10 Aluminium, 30—40 Kupfer.

Metallin. 35 Kobalt, 25 Aluminium, 10 Eisen. 30 Kupfer.

Legirung für Pressglas-Formen. Besteht aus 100 Th. Eisen mit 5—10 Th. Kobalt.

Coca.

I. Erythroxylon Coca Lamarck. Gattung der **Erythroxylaceae**. Heimisch in Peru, dort und in Bolivia in grossem Maassstabe kultivirt, weniger in Ecuador, Kolumbien, Brasilien und Argentinien. Die Pflanze geht auf den Anden etwa bis 1800 m Höhe, bis zum 11° nördl. Breite, 24° südl. Breite, östlich bis zum 64° westl. Länge. Neuerdings Kulturen in Westindien, Ceylon, Java, Sansibar, Australien. Man unterscheidet folgende Varietäten der Pflanze: 1) E. Coca Lam., selten, angeblich nicht im Handel, weder in Peru noch auf Java etc. in Kultur. 2) E. Coca var.: Novo-Granatense. In Britisch-Indien in Kultur. 3) E. Coca var.: Spruceanum, hauptsächlich auf Java in Kultur.

Beschreibung. Bis 1,5 m hoher Strauch mit hellrothbrauner Rinde und kleinen gelblichweissen, gestielten Blüthen, die einzeln oder in Büscheln blattwinkelständig sind. Korolle mit doppeltspreitiger Ligula, Antheren 10, am Grunde zu einer Röhre verwachsen. Frucht eine kleine, einsamige, rothe Steinfrucht, Samen mit knorpeligem Endosperm und plankonvexen Kotyledonen. Blätter wechselständig, mit kleinen Nebenblättern, die später braun und hart werden. Sie liefern die Droge:

Folia Coca (Austr. Ergänzb.). **Folium Cocae** (Helv.). **Cocae Folia** (Brit.). **Coca** (U-St.). **Folia Erythroxyli Cocae.** — **Coca-** oder **Kokablätter.** — **Feuille de Coca** (Gall.). — **Coca Leaves.**

Das kurz-gestielte Blatt ist 3—8 cm lang, oval bis elliptisch, 2—4 cm breit, an der Spitze stumpf oder ausgerandet mit kleinem, (in der Droge meist) abgebrochenem Stachelspitzchen, ganzrandig, der Rand etwas nach unten umgerollt, oberseits olivengrün, unterseits dunkelgraugrün. Ziemlich spröde, leicht zerbrechlich. Vom Mittelnerv gehen die Sekundärnerven unter fast rechtem Winkel ab, um zahlreiche zarte Anastomosen zu bilden, zwischen denen etwas derbere (Tertiär-) Nerven in der äusseren Hälfte hervortreten. Neben dem Primärnerv auf der Unterseite des Blattes meist zwei zarte Linien, neben denen selten noch zwei weitere sichtbar werden.

Die Epidermis der Oberseite mit zarten Cuticularzäpfchen, die von oben als feine Körnchen erscheinen, dieselben Zäpfchen auch auf der Epidermis der Unterseite, deren Zellen ausserdem papillös vorgewölbt erscheinen. Stomatien mit zwei Nebenzellen nur auf der Unterseite. (Fig. 202. 203.) Der Mittelnerv mit einem Belag von Fasern.

Unter der Epidermis der Oberseite eine Reihe von Palissaden, die zuweilen gefächert sind und in jeder Zelle dann einen Oxalatkrystall enthalten. An den „Linien" jederseits der Mittelnerven erscheint die Epidermis etwas vorgewölbt, und unter ihr liegt eine kleine Gruppe zuweilen kollenchymatisch verdickter Zellen.

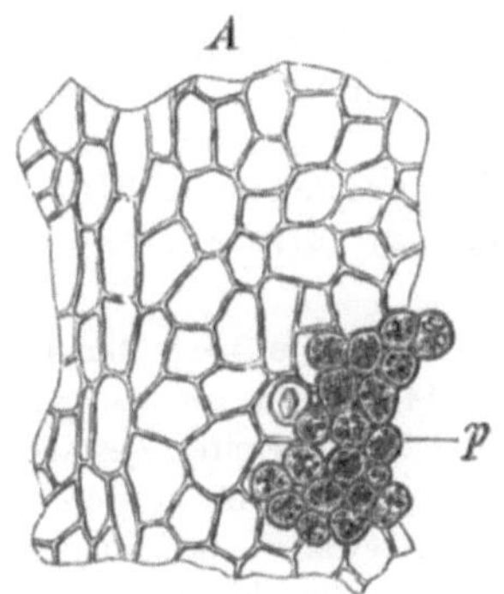

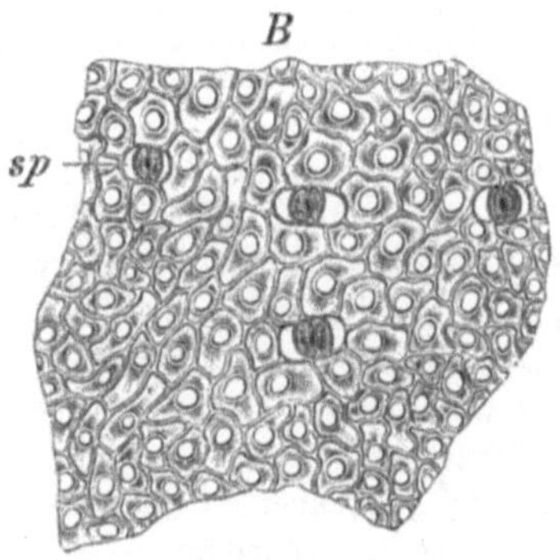

Fig. 202.
Epidermis der Oberseite des Cocablattes
mit anhaftenden Palissadenzellen *p*.
160 mal vergrössert.

Fig. 203.
Epidermis der Unterseite des Cocablattes mit
Spaltöffnungen *sp* und den deutlich hervor-
tretenden Papillen. 160 mal vergrössert.

(Nach MOELLER, Mikroskopie.)

Das Pulver bietet wenig Charakteristisches: Hin und wieder findet man in demselben, nachdem man es mit Chloralhydrat aufgehellt hat, Fetzen der Epidermis der Unterseite mit den papillös vorgewölbten Zellen oder Krystalle aus den Palissaden.

Bestandtheile. Alkaloïde: Cocaïn $C_{17}H_{21}NO_4$, anscheinend in allen Cocasorten, fast frei von anderen Alkaloïden in der breitblätterigen peruvianischen und in der bolivianischen Waare. Cinnamylcocaïn $C_{19}H_{23}NO_4$, reichlich in der Javacoca, oder der aus Britisch-Indien, auch in der Trujillcoca, in kleinen Mengen auch in den beiden bei Cocaïn genannten Sorten, Cocamin (α-Truxillin) $C_{38}H_{46}N_2O_8$, in allen Sorten, Isococamin (β-Truxillin) $C_{38}H_{46}N_2O_8$, anscheinend in allen Cocasorten, namentlich in der Trujillsorte, Homococamin in südamerikanischen Sorten, Homoïsococamin, beide letzteren zweifelhaft, Benzoylpseudotropeïn $C_{15}H_{19}NO_2$ in der Javasorte, Benzoylecgonin $C_{16}H_{19}NO_4$, ferner amorphe, nicht flüchtige Basen in der Javasorte; Hygrin, nach neueren Anschauungen nicht einheitlich.

Ferner enthalten die Blätter Methylsalicylat (junge Blätter 0,13 Proc., alte 0,02 Proc.), Cocagerbsäure $C_{17}H_{22}O_{10} \cdot 2H_2O$, Cocatin (dem Quercetin ähnlich), $C_{17}H_{22}O_{10} \cdot 2H_2O$, in der indischen Waare, Carotin in einer Boliviasorte aufgefunden. Palmityl-β-Amyrin in südamerikanischer und javanischer Waare, β Cerotinin $C_{53}H_{106}O$, ein Keton.

Der Alkaloidgehalt ist ein ausserordentlich wechselnder: junge Blätter sind am reichsten (bis 2,4 Proc.), ältere 0,7—1,75 Proc., nach anderen Angaben kann der Gehalt auf 0,36 Proc. sinken. Es ist daher eine quantitative Bestimmung sehr am Platze. Es scheint, dass die grössere oder geringere Sorgfalt beim Trocknen von Einfluss auf den Alkaloïdgehalt ist.

Bestimmung der Alkaloïde. Nach KELLER:

12 g gepulverte Cocablätter werden in einem Arzneiglase von 250 ccm mit 120 g Aether übergossen, nach 15 Minuten fügt man 10 ccm Ammoniak hinzu und schüttelt wiederholt kräftig. Nach $^1/_2$ Stunde giebt man 20 ccm Wasser zu und schüttelt wieder kräftig. Das Pulver ballt sich nun zusammen. Man giesst 100 g der ätherischen Lösung (= 10 g Pulver) ab, lässt einige Zeit zum Absetzen stehen und schüttelt dann die klare Lösung im Scheidetrichter mit 50 und 25 ccm 0,5 proc. Salzsäure aus, oder so lange, bis sie mit MEYER'schem Reagens keine Trübung mehr giebt. Die saure wässerige Lösung wird nöthigenfalls filtrirt, im Scheidetrichter alkalisch gemacht und zweimal mit je 40 ccm Aether ausgeschüttelt, oder so lange, bis eine Probe der letzten ätherischen Ausschüttelung, auf einem Uhrgläschen verdunstet und mit $^1/_2$ proc. Salzsäure aufgenommen, mit MEYER-schem Reagens keine Trübung mehr giebt. Die ätherische Lösung wird aus einem tarirten Kölbchen abdestillirt, der Rückstand im Wasserbade getrocknet und gewogen. Er giebt die Alkaloïde aus 10 g Fol. Cocae. Zur Titration löst man den Rückstand in 5 ccm Alkohol, setzt 15 ccm Wasser hinzu, färbt mit einem Tropfen Hämatoxylin (1:100) und lässt $^1/_{20}$ N. Salzsäure bis zur bleibenden Gelbfärbung hinzufliessen.

1 ccm $^1/_{20}$ N. HCl = 0,01515 g Cocaïn.

Das Hygrin resp. die unter diesem Namen zusammengefassten Körper gehen aus der ammoniakalischen wässerigen Lösung nicht in den Aether über, man kann es mit Chloroform ausschütteln.

Sorten. Man unterscheidet meist zwei Sorten: 1) peruanische Blätter, die kleiner, zarter, und daher häufig zerbrochen und heller sind; 2) bolivianische Blätter, die grösser, dicker und dunkler sind (vergl. S. 870).

Einsammlung, Aufbewahrung. Die Pflanzen geben je nach der Lage etc. nach $1^1/_2$—3 Jahren die erste Ernte, die dann alle 12—14 Monate bis 40 Jahre lang wiederholt wird; günstig gelegene Pflanzungen sollen jährlich drei Ernten gestatten, wobei die Pflanzen aber bald zu Grunde gehen. — Die gesammelten Blätter werden rasch und sorgfältig getrocknet. Unsorgfältiges Trocknen und Aufbewahren soll den Alkaloïdgehalt bedeutend herabmindern. — Man bewahrt die Blätter in Blechkisten, das Pulver in gelben Stöpselgläsern. — Cocablätter sind in Deutschland dem freien Verkehr entzogen.

Wirkung. Vergl. Cocaïn.

Anwendung. Als Kaumittel; in Pulverform zu 0,3—1,0, als Aufguss oder Abkochung (2,0—8,0:100,0), als Tinktur oder Wein. Diese Arzneiformen werden seit der Reindarstellung des Cocaïns kaum noch verordnet. Die reichliche Verwendung der Cocablätter in Südamerika als Genussmittel ist bekannt, man kaut sie allein oder mit Kalk, Tabak oder mit der Asche von Chenopodium Quinoa. — Der reichliche Import der Blätter nach Europa, wo man früher die Alkaloïde in Deutschland aus den Blättern darstellte, hat aufgehört, seit die Rohalkaloïde an Ort und Stelle gewonnen werden.

Aqua Cocae ist wie Aqua Chamomillae (S. 716) zu bereiten.

Extractum Cocae alcoole paratum (Gall.). Extrait de Coca alcoolique, wird wie Extr. Digitalis Alcohole par. (Gall.) bereitet.

Extractum Cocae fluidum (U-St.). Fluid Extract of Coca. Aus 1000 g Cocablättern (No. 40) und q. s. verdünntem Weingeist (41 proc.) im Verdrängungswege. Man befeuchtet mit 450 ccm, sammelt zuerst 800 ccm, dann l. a. soviel, dass man 1000 ccm Extrakt erhält. Die Münchener Vorschrift lässt statt eines 41 proc. einen 60 proc. Weingeist verwenden.

Extractum Cocae liquidum (Brit.). Liquid Extract of Coca. Aus 1000 g Cocablättern (No. 20) und q. s. Alkohol (60 Vol. Proc.) im Verdrängungswege. Man mischt mit 2000 ccm, sammelt zuerst 750 ccm und weiter l. a. soviel, dass man 1000 ccm Extrakt erhält. — Gabe: 1—3 ccm.

Sirupus Cocae (Gall.). Sirop de Coca wird wie Sirupus Chamomillae (S. 716) bereitet.

Tinctura Cocae (Helv.). Teinture ou Alcoolé de Coca (Gall.) Coca-Tinktur. Gall.: Aus grob gepulverten Cocablättern 1 Th. und Alkohol (60 proc.) 5 Th. durch 10 tägige Maceration. Bad. Ergänz.-Taxe: Ebenso. Helv.: Wie Tinctura Calami Helv. (S. 537).

Vinum Cocae (Ergänzb. Helv. Gall.). Cocawein. Vin de Coca. Oenolé de Coca. — Ergänzb.: Cocablätter 5 Th., Südwein 95 Th. — Helv.: Cocablatt (II) 5 Th., Marsalawein 100 Th. Nach 8 Tagen auszupressen und zu filtriren. — Gall.: Cocablätter 6 Th., Wein von Grenache oder Rothwein 100 Th. — Bad. Ergänz.-Taxe: Coca-Fluidextrakt 50 Th. dampft man auf 20 Th. ein und löst in 80 Th. eines süssen Südweines. — Pharm. Rundschau: Cocablätter 10 Th., Kognak 5 Th., Sherry 80 Th., süsser Ungarwein 20 Th.; in 100 Th. Kolatur 0,5 Citronensäure lösen.

Zur Bereitung von Cocawein soll sich ein mit 25proc. Weingeist durch Reperkolation gewonnenes Fluid-Extrakt wegen seiner Klarlöslichkeit in Wein besonders eignen.

Aqua dentifricia cum Coca.

Coca-Zahnwasser (Apoth. Zeitg.).

Rp. 1. Foliorum Cocae   100,0
     2. Aluminis   15,0
     3. Coccionellae pulver. 100,0
     4. Spiritus   800,0
     5. Olei Menthae piperit.   4,0
     6. Olei Caryophyllorum   4,0
     7. Olei Rosae   1,0
     8. Spiritus Cochleariae 400,0
     9. Saccharini   0,4.

Man digerirt 1—4 vier Tage lang und löst 5—9 im Filtrat.

Pasta dentifricia cum Coca.
Coca-Zahnpasta.

Rp. Calcii carbonici praecipit. 90,0
     Saponis medicati   30,0
     Ossium Sepiae pulv.   15,0
     Tincturae Cocae   45,0
     Olei Menthae piperit.   0,6
     Olei Unonae odorat.   0,3
     Glycerini   30,0
     Phloxinroth q. s.

Vergl. hierzu die Bemerkungen auf S. 554.

Ptisana de folio Cocae (Gall.).
Tisane de Coca.

Rp. Foliorum Cocae   10,0
     Aquae destillatae ebull. 1000,0.

Nach $^1/_2$ Stunde durchzuseihen.

Acetractum Cocae fluidum. Als Fluid-Acetrakte bezeichnet REMINGTON eine neue Arzneiform, welche durch Reperkolation bestimmter Drogen mittelst 10proc. Essigsäure hergestellt wird. Besonders eignen sich dafür die narkotischen Pflanzenstoffe, auch die Cocablätter.

Celerine ist eine Mischung von Sellerie-, Coca-, Kola- und Viburnum-Fluidextrakt mit Weingeist, Zucker- und Pomeranzen-Essenz.

Cocapillen des Dr. ALVARES. sind den folgenden ähnlich.

Cocapillen des Dr. SAMPSON. 1) Pillen aus Cocaextrakt, Cocapulver und Morphin. 2) aus Cocaextrakt und Eisenpulver.

Elixir BRAVAIS: Coffeïn 1,25, Essentia Cocae 0,25, Theobromin, Vanillin āā 0,0025, Natr. benzoïc. 1,5, Curaçao blanc. 500. (Wiener Vorschrift.)

Vin BRAVAIS: Extr. Cocae 2,5, Extr. Nuc. Kolae 10,0, Coffeïn. 1,0, Theobromin, Vanillin āā 0,0025, Natrium benzoïc. 1,3, Vinum Pedro Ximenez 500. (Wiener Vorschrift.)

Elixir Cocae. 60 g Cocablätter macerirt man 12 Stunden mit 120 g Alkohol (60 proc.), fügt 500 g weissen Malagawein zu, presst nach 8 Tagen ab, setzt 350 g Zuckersirup hinzu und erschöpft den Pressrückstand mit q. s. Wasser, so dass das Ganze 1000 g ausmacht. (Pet. Mon. de la Ph.)

II. In Britisch-Indien und auf Java befindet sich eine Art in Kultur, die man als

Erythroxylon Bolivianum Burck

bezeichnet. Sie unterscheidet sich von E. Coca durch grössere, mehr elliptische, lederige Blätter, die auf dem Mittelnerv einen eigenthümlichen, scharf hervortretenden Kamm haben. Alkaloïdgehalt gering, 0,55 Proc.

III. Erythroxylon pulchrum St. Hil.

in Brasilien soll 0,005 Proc. Cocaïn enthalten.

IV. Erythroxylon monogynum Roxb.

aus Ceylon, deren Blätter auch nach Europa gekommen sind, enthält kein Alkaloïd.

Cocaïnum.

I † Cocaïnum. Cocaïn. Erythroxylin. Cocaine (Gall.). Cocaina (Brit.). $C_{17}H_{21}NO_4$. Mol. Gew. = 303.

In den Cocablättern wurden ausser Cocaïn bisher die folgenden wesentlichen Bestandtheile nachgewiesen: **A. Basen:** Cinnamylcocaïn $C_{19}H_{23}NO_4$, γ Isatropylcocaïn (= Truxillin, Truxillcocaïn, Cocamin) $C_{19}H_{23}NO_4$, Benzoylpseudotropeïn (Benzoyl-ψ-Tropeïn) $C_{15}H_{19}NO_2$ — letzteres hauptsächlich in der Java-Coca—, Hygrin $C_8H_{15}NO$ (und

$C_{13}H_{24}N_2O$) und einige weitere Basen unbekannter oder zweifelhafter Konstitution. **B. als indifferente Bestandtheile:** Wachs, in welchem verschiedene Fettsäureester enthalten sind, ferner wurden einige **Gerbsäuren** in den Blättern gefunden.

Darstellung. Die Gewinnung des Cocaïns erfolgt zur Zeit in der Weise, dass in Amerika die Cocablätter direkt auf Cocaïn verarbeitet werden. Ein grosser Theil dieses Roh-Cocaïns gelangt nach Europa, bezw. Deutschland und wird hier auf Rein-Cocaïn verarbeitet. Die einzelnen Fabriken arbeiten nach geheim gehaltenen Verfahren, welche indessen mehr oder weniger alle nur Abänderungen des im Folgenden beschriebenen sind:

Die fein gepulverten Cocablätter werden mit einer 20 procentigen Sodalösung angefeuchtet, hierauf mit Mineralölen — wie z. B. Benzin, Petroläther, Petroleum — ausgerührt oder ausgeschüttelt. Man verwendet hierzu etwa 10 Th. des Mineralöls auf 1 Th. Blätter. Die in das Oel übergegangenen Cocaalkaloïde werden demselben mit verdünnter Schwefelsäure entzogen. In gleicher Weise werden noch einige Oelauszüge bis zur völligen Erschöpfung der Cocablätter gemacht. Die saure Lösung der Alkaloïde wird mit überschüssiger Sodalösung versetzt, es fällt Cocaïn mit Isatropylcocaïn, Cinnamylcocaïn und etwas Hygrin aus. In der Lauge verbleibt der grössere Theil des Hygrins. Das abfiltrirte und abgepresste Roh-Cocaïn wird zur Reinigung aus Alkohol umkrystallisirt. Das gewonnene reine Cocaïn wird zur Ueberführung in das Chlorhydrat in wenig starkem Alkohol gelöst und die Lösung mit alkoholischer Salzsäure neutralisirt. Es krystallisirt alsdann das Chlorhydrat aus.

Eigenschaften des Cocaïns. Das freie Cocaïn krystallisirt aus Alkohol in grossen, farblosen, monoklinen, 4—6 seitigen Prismen. Es schmilzt bei 98º C., hat einen bitterlichen Geschmack und macht die Zungennerven vorübergehend gefühllos. Es löst sich in etwa 700 Th. Wasser von 12º C. und ist löslich in 10 Th. Alkohol, 4 Th. Aether, Benzol, Toluol, Schwefelkohlenstoff, Chlorkohlenstoff, 0,5 Th. Chloroform, 14 Th. Terpentinöl, 12 Th. Olivenöl, Aceton, Essigäther, Petroleum, unlöslich in Glycerin. Die Lösungen drehen die Ebene des polarisirten Lichtes nach links. Die Formel des Cocaïns ist $C_{17}H_{21}NO_4$. Cocaïn wird von verdünnten Säuren leicht gelöst und bildet damit meist krystallisirbare Salze. Bei der Salzbildung verhält es sich als **einsäurige** Base. Die wässerigen Lösungen werden durch Ammoniak, Alkali- oder Alkalikarbonatlösung gefällt.

Saure Cocaïnlösungen geben mit Kaliumferrocyanid- und Chromsäurelösungen Niederschläge, ferner geben die Cocaïnsalzlösungen starke Niederschläge mit den allgemeinen Alkaloïdreagentien. Charakteristisch für Cocaïn ist die folgende Reaktion: Mischt man einige Tropfen einer Cocaïnlösung mit 2—3 ccm Chlorwasser und fügt einige Tropfen einer 5 procentigen Palladiumchlorürlösung hinzu, so entsteht ein schön rother Niederschlag, unlöslich in Alkohol und Aether, löslich in unterschwefligsaurem Natron. (Greittherr.)

Schon beim Kochen mit Wasser, rascher beim Erhitzen mit Salzsäure, verdünnter Schwefelsäure oder Barytwasser wird das Cocaïn gespalten in Methylalkohol, Benzoësäure und (Links) Ecgonin:

$$C_{17}H_{21}NO_4 \; + \; 2H_2O \; = \; C_9H_{15}NO_3 \; + \; C_7H_6O_2 \; + \; CH_3OH.$$

Cocaïn.   Ecgonin   Benzoësäure   Methylalkohol.

Nach dieser Spaltung ist das Cocaïn aufgefasst worden als der Methyläther des Benzoyl-Ecgonins. Die Richtigkeit dieser Auffassung ist bewiesen worden dadurch, dass es möglich gewesen ist, das Cocaïn aus Ecgonin durch Benzoylirung und Methylirung desselben synthetisch wieder aufzubauen. Da zur Zeit die Konstitutionsformel des Ecgonins ziemlich aufgeklärt ist, so ist damit auch die Konstitution des Cocaïns erschlossen. Die erwähnte Synthese hat aber auch eine bedeutende praktische Wichtigkeit: In den Cocablättern kommen in ziemlich erheblicher Menge ausser dem Cocaïn noch andere Basen vor (Cinnamylcocaïn, Isatropylcocaïn, u. a. s. oben), welche zum Theil nicht

$$\begin{array}{l} CH_2{-}CH{-}CH-CO_2CH_3 \\ \quad\quad | \quad\quad | \\ \quad NCH_3 \quad C{<}^H_{O\,.\,COC_6H_5} \\ \quad\quad | \quad\quad | \\ CH_2{-}CH{-}CH_2 \end{array}$$

Cocaïn.

krystallisiren, zum Theil unerwünschte Nebenwirkungen besitzen. Diese Basen liefern, soweit sie Ecgonin-Derivate sind, beim Erhitzen mit Salzsäure etc. (s. oben), Ecgonin, und dieses kann nunmehr zur Darstellung von synthetischem Cocaïn verwendet werden. Ausserdem aber ist es möglich, durch Einführung anderer Säure- und Alkoholreste in das Ecgonin Verbindungen vom Charakter des Cocaïns darzustellen, welche bisher in der Natur noch nicht aufgefunden worden sind.

† Cocaïnum hydrochloricum (Austr. Germ. Helv.). **Cocaïnae Hydrochloras** (U-St.). **Cocaïnae Hydrochloridum** (Brit.). **Cocaïnum muriaticum. Cocaïnchlorhydrat. Cocaïnhydrochlorat. Salzsaures Cocaïn. Chlorwasserstoffsaures Cocaïn** $C_{17}H_{21}NO_4 . HCl.$ **Mol. Gew. = 339,5.**

Von den hier berücksichtigten Pharmakopöen haben Austr., Brit., Germ., Helv. und U-St. das wasserfreie Salz obiger Formel aufgenommen. Die Gall. dagegen hat das wasserhaltige Salz recipirt, s. unten.

Darstellung. Die Verfahren zur Darstellung des salzsauren Cocaïns werden von den einzelnen Fabriken geheim gehalten. Indessen sind die nachstehenden Verfahren thatsächlich im Gebrauche: **1)** Man neutralisirt ohne Anwendung von Wärme 100 Th. Cocaïnbase bei Gegenwart der nöthigen Menge von Wasser mit Salzsäure, wozu etwa 48,1 Th. einer 25 procentigen Salzsäure erforderlich sind. Man bringt alsdann die Lösung im Vacuum über Schwefelsäure oder Calciumchlorid zur Trockne und krystallisirt den trocknen Rückstand aus starkem Alkohol in der Hitze um. Wasser lässt sich zum Krystallisiren nicht verwenden, weil man alsdann ein wasserhaltiges Salz erhält und weil ferner durch längere Einwirkung von Wasser und der Wärme theilweise Zersetzung des Cocaïns eintritt. **2)** Man löst die trockene Cocaïnbase in Aether oder Petroläther und leitet in diese Lösung trockenes Salzsäuregas. Das salzsaure Salz fällt in Form von Schüppchen aus. **3)** Man löst das freie Cocaïn in Alkohol, neutralisirt die Lösung mit alkoholischer Salzsäure und fällt aus der Lösung das Salz mit Aether. .

Eigenschaften. Das wasserfreie Cocaïnhydrochlorid bildet entweder farblose durchscheinende prismatische Krystalle, oder breite Tafeln, oder weisse glänzende Blättchen vom Schmelzpunkt 181,5° C. Es ist indessen hierbei zu beachten, dass der Schmelzpunkt des Präparates wechselt, je nachdem man das Erhitzen bei der Schmelzpunktsbestimmung rasch oder langsam vornimmt. Bei langsamem Erhitzen findet man den Schmelzpunkt bei etwa 180° C., bei raschem Erhitzen kann man ihn über 200° C. finden. Es ist in 0,75 Th. kalten Wassers, leicht in wasserhaltigem, schwer in absolutem Alkohol löslich. Das Salz ist unlöslich in Aether, Petroleum, Benzin, Benzol und Toluol, löslich in Aceton und Chloroform. Die Lösungen reagiren neutral. Aus konc. wässeriger Lösung krystallisirt es mit 2 Molekülen Wasser in prismatischen Nadeln, welche ihr Wasser sehr leicht abgeben. Das aus Alkohol krystallisirte Salz ist wasserfrei und nach der Formel: $C_{17}H_{21}NO_4 . HCl$ zusammengesetzt. Das Molekulargewicht ist 339,5. Es enthält 89,25 Proc. freie Base.

Die Lösungen besitzen einen bitteren Geschmack und rufen auf der Zunge eine vorübergehende Gefühllosigkeit hervor. Die konc. wässerigen Lösungen werden durch Ammoniak und Alkalien gefällt. Kaliumpermanganat giebt in denselben einen krystallinischen violetten Niederschlag von Cocaïnpermanganat. Pikrinsäure fällt ein gelbes Pikrat. Verdünntere Lösungen geben mit Platin- und Goldchlorid einen gelben, mit Quecksilberchlorid einen weissen, mit Jodlösung einen braunen Niederschlag. Die ziemlich stark mit Salzsäure angesäuerte verdünnte, wässerige Lösung giebt mit Kaliumchromat einen orangegelben Niederschlag.

Die wässerigen Lösungen zersetzen sich in einiger Zeit, und ist es daher räthlich, solche nicht zu lange aufzubewahren.

Das Cocaïn gehört zu denjenigen Alkaloïden, welche keine Farbenreaktionen geben. Es wird daher nöthig sein, die Reaktionen, an denen man das Cocaïn und seine Salze erkennen kann, genau zu besprechen.

Identitätsreaktionen. Man bereite eine Lösung von 0,25 g des Salzes mit 25 ccm Wasser. Die Lösung muss völlig klar und neutral sein. **1)** 5 ccm dieser Lösung geben auf Zusatz von einem Tropfen Kalilauge zuerst eine weisse milchige Trübung, aus welcher sich zunächst weisse harzige Klümpchen, später feine, weisse Nädelchen abscheiden.

Diese Abscheidung (von freiem Cocaïn) löse sich sehr leicht in Weingeist und Aether auf. **2)** Je 5 ccm der gleichen Lösung geben, mit einigen Tropfen Salzsäure angesäuert, auf Zusatz einiger Tropfen Quecksilberchloridlösung einen weissen, flockigen Niederschlag (das Quecksilberdoppelsalz), auf Zusatz von Jodlösung einen braunen Niederschlag. **3)** Setzt man zu 5 ccm der Lösung 5 Tropfen einer 5 proc. Chromsäurelösung, so bildet sich bei jedem einfallenden Tropfen ein deutlicher Niederschlag, welcher sich sofort wieder löst. Fügt man zu der klaren Lösung 1 ccm reine konc. Salzsäure, so entsteht sofort ein mehr oder weniger harziger, orangegelber Niederschlag (von Cocaïnchromat). Bei allmählichem Zusatz der Salzsäure wird der Niederschlag mehr pulverig flockig. (K. Mezger). **4)** 5 ccm der Lösung geben auf Zusatz von 2 ccm gesättigter Kaliumpermanganatlösung einen violetten Niederschlag (Giesel) von Cocaïnpermanganat. **5)** Erwärmt man eine kleine Menge des Salzes mit alkoholischer Kalilauge in einem Reagircylinder, so trete alsbald der eigenartige Geruch des Benzoësäureäthyläthers auf. (Nachweis der Benzoylgruppe im Cocaïn.) **6)** Eine Lösung von 0,1 g des Salzes in 1 ccm konc. Schwefelsäure (s. S. 871) gebe, mehrere Minuten im Wasserbade erhitzt, auf Zusatz einiger Cubiccentimeter Wasser eine weisse krystallinische Ausscheidung von Benzoësäure. Nachweis der Benzoylgruppe in Cocaïn. (Biel.) **7)** Vermischt man etwas Cocaïnchlorhydrat mit Kalomel, und macht diese Mischung durch Anhauchen feucht, so färbt sie sich schon im zerstreuten Lichte — rascher im direkten Sonnenlichte — grau infolge Reduktion des Quecksilbersalzes zu metallischem Quecksilber.

Prüfung. Mit Rücksicht darauf, dass das Cocaïnchlorhydrat häufig zur Resorption auf Schleimhäute gebracht und auch subkutan injicirt wird, empfiehlt es sich der Prüfung desselben alle Sorgfalt zuzuwenden. Man verfährt zweckmässig wie folgt:

Nachweis von Verunreinigungen. **1)** Eine kleine Probe des Salzes hinterlasse beim Verbrennen auf dem Platinbleche keinen Rückstand (anorganische Stoffe). — **2)** 0,1 g des Salzes löse sich in 1 ccm konc. Schwefelsäure unter Gasentwicklung (HCl) farblos auf. (Eine Gelb- oder Braunfärbung deutet auf mangelhafte Reinigung des Cocaïns. Eine Beimengung von Zucker oder von anderen organischen Stoffen giebt eine Braunfärbung, eine solche von Salicin eine Rothfärbung.) — **3)** 0,1 g des Salzes löse sich in 1 ccm Salpetersäure farblos auf. (Eine zufällige Verunreinigung mit Morphin giebt eine rothe Färbung.) — **4)** Permanganatprobe: 0,1 g des Salzes werden in 5 ccm Wasser unter Zusatz von 3 Tropfen verdünnter Schwefelsäure gelöst. Ein Tropfen einer 1 proc. Kaliumpermanganatlösung rufe eine Violettfärbung hervor, welche im Laufe einer halben Stunde keine Abnahme zeige. Man achte hierbei darauf, dass kein Staub in die Lösung hineinfalle, welcher event. eine Reduktion der Permanganatlösung bewirken kann.

Diese Probe zeigt Verunreinigungen des Cocaïns mit Cinnamylcocaïn an, welches Alkaloïd von Kaliumpermanganat vollkommen zerstört wird. Sind grössere Mengen dieser Cocabase in dem Cocaïn anwesend so können mehrere Tropfen Permanganatlösung bei dieser Probe reducirt werden. Man kann hierbei annähernd rechnen, dass 1 Tropfen verbrauchter Permanganatlösung = 0,4 Proc. Nebenalkaloïdverunreinigung entspricht.

Man kann diese Probe verschärfen, indem man statt eines Tropfens einer 1 proc. Permanganatlösung einen solchen einer 1 promilligen Lösung zugiebt. Chemisch reines Cocaïnhydrochlorid hält diese Probe regelmässig (dasselbe gilt von guten im Handel anzutreffenden Waaren). Um die Färbung bei dieser verschärften Probe deutlicher hervortreten zu lassen, löse man besser 0,1 g des Salzes in 1 ccm Wasser und 1 Tropfen verdünnter Schwefelsäure.

5) Mac Lagan's Ammoniakprobe: 0,1 g des Salzes werden in 85 ccm Wasser gelöst und 0,2 ccm Ammoniak (0,960) hinzugefügt. Die Lösung bleibe einen Moment lang klar, sie gebe dagegen bei heftigem Rühren mit einem Glasstabe sehr rasch einen krystallinischen

Niederschlag (von freiem Cocaïn). In jedem Falle muss bei einem reinen Cocaïnhydrochlorid bei heftigem Rühren im Laufe von 5 Minuten eine Krystallisation erfolgen.

Tritt eine solche nicht ein, so ist das Cocaïnhydrochlorid, von mangelhafter Reinigung herrührend, mit Substanzen verunreinigt, welche die Krystallisation hindern. — Eine sofort beim Ammoniakzusatze auftretende milchige Trübung deutet auf eine Verunreinigung mit mehreren Procenten Isatropylcocaïn (welches in Ammoniak schwerer löslich ist als Cocaïn).

Die Mac Lagan'sche Reaktion ist neuerdings von Günther als unzuverlässig bezeichnet worden. Günther theilt mit, dass nach seinen Erfahrungen gerade reine Cocaïnchlorhydrate bei der genannten Reaktion eine krystallinische Abscheidung nicht geben, dass vielmehr die Krystallisation des Cocaïns bei der Mac Lagan'schen Reaktion bedingt werde durch die Anwesenheit einer bei 111° C. schmelzenden Base $C_{18}H_{23}NO_4$, welche entweder mit Cocaethylin identisch oder isomer sei. — Diese Angaben sind von C. F. Böhringer & Söhne bezweifelt worden. Diesen ist es nicht gelungen aus Cocablättern eine Base vom Schmelzpunkt 111° C. in irgendwie bemerkenswerther Menge abzuscheiden. Dagegen halten sie die Mac Lagan'sche Probe als eine werthvolle Reaktion zur Beurtheilung der Reinheit der Cocaïnsalze.

6) Eine Probe des Salzes, bei 100° C. erhitzt, gebe keine wesentliche Gewichtsabnahme (Abwesenheit von Krystallwasser). Vor mehreren Jahren war das bereits erwähnte wasserhaltige Cocaïnchlorhydrat $C_{17}H_{21}NO_4 . HCl + 2H_2O$ vorübergehend einmal im Handel. Es bildet feucht aussehende, völlig durchsichtige Säulen, ist aber nach dem Arzneibuche nicht zugelassen.

Aufbewahrung. Das Präparat werde in gut verschlossenen Gefässen vorsichtig aufbewahrt.

Wirkung, Anwendung und Dosirung. Das Cocaïn zeichnet sich durch seine Eigenschaft aus, die Endigungen der sensiblen Nerven vorübergehend zu lähmen, und zwar werden nur solche Nerventheile durch die Cocaïnwirkung beeinflusst, welche in direkte Berührung mit der Cocaïnlösung gelangen. Diese Eigenschaft hat dem Cocaïn seine weitgehende Anwendung als lokales Anästheticum verschafft.

Die Schleimhäute resorbiren Cocaïn aus seiner wässerigen Salzlösung mit grosser Leichtigkeit, und werden daher solche sehr rasch anästhesirt. Um an anderen Körperstellen eine Gefühllosigkeit hervorzurufen, muss man, da die Epidermis die Einwirkung der auf die Haut gebrachten Cocaïnlösung auf die Nervenendigungen verhindert, die Lösung subkutan injiciren, um sie mit den Nerven in Berührung zu bringen. Die Wirkung des Cocain's tritt in einigen Minuten ein und hält 10—15 Minuten lang an.

Das Cocaïn hat in den wenigen Jahren seiner praktischen Verwendung eine sehr weitgehende therapeutische Bedeutung erlangt. Es findet Anwendung bei chirurgischen Operationen, Zahnextraktionen, zur Beseitigung von Zahn- und Brandwundschmerzen. Es ist ein unschätzbares Mittel bei operativen Eingriffen in die Nase, den Rachen, den Kehlkopf, die Urogenitalapparate, wie in der Ophthalmologie geworden. — Man verwendet zu Bepinselungen von Schleimhäuten 10—20 procentige Cocaïnhydrochloridlösungen, zu Einträufelungen in das Auge 2—10 procentige, zu Injektionen 5—10 procentige Lösungen.

Bei Zahnextraktionen wird das Fleisch des kranken Zahnes zuerst mit der Cocaïnlösung eingerieben, hierauf $^1/_4$—$^1/_2$ Pravazspritze einer 5 procentigen Lösung eingespritzt. Man kann auf solche Weise in den meisten Fällen mit 0,0125—0,025 g Cocaïnchlorhydrat nach 5—10 Minuten eine völlig schmerzlose Extraktion vornehmen.

Cocaïn, innerlich genommen, unterdrückt das Hunger- und Durstgefühl. Man verwendet es, um den Brechreiz bei Schwangerschaften und bei der Seekrankheit zu beseitigen. Es findet ferner Anwendung zur Bekämpfung des Morphinismus. Vor dem länger fortgesetzten, regelmässigen Cocaïngebrauch ist unbedingt zu warnen, da derselbe eine Nervenzerrüttung, entsprechend der chronischen Morphinvergiftung, hervorruft (Cocaïnismus).

Höchste Gaben. *pro dosi* 0,05 g Germ. Helv. (0,1 g Austr.). *pro die* 0,15 g Germ. Helv. (0,3 g Austr.). Injektionsdosis. Nach Helv.: *pro dosi* 0,05 g, *pro die* 0,1 g.

† Chlorhydrate de Cocaïne (Gall). Wasserhaltiges Cocaïnchlorhydrat.
$C_{17}H_{21}NO_4 \cdot HCl + 2H_2O.$ **Mol. Gew. = 375,5.**

Krystallisirt man das salzsaure Salz nicht aus starkem Alkohol, sondern aus stark verdünntem Alkohol oder aus Wasser um so erhält man das Salz der Gall. Kurze derbe, durchsichtige, feucht aussehende Prismen, welche an der Luft leicht verwittern, bei 100° C. völlig wasserfrei werden und alsdann bei 182° C. schmelzen.

Das Salz entspricht, abgesehen von seinem Wassergehalte, völlig dem wasserfreien und enthält: 80,69 Proc. Cocaïn, 9,72 Proc. Chlorwasserstoff und 9,59 Proc. Wasser.

Cocaïn-Streupulver-Unna. Rp. Cocaïni hydrochlorici 0,5—1,0, Magnesii carbonici 10,0.

Collodium Cocaïni Unna. Rp. Cocaïni puri 1,0—2,0, Spiritus aetherei 1,0, Collodii q. s. ad 50,0.

Cocaïn-Salbenseife-Unna. Rp. Cocaïni puri 1,0, Saponis unguinosi Mielck 49,0.

Cocaïn-Oel-Unna. Rp. Cocaïni puri 1,0, Olei Amygdalarum 49,0.

Cocaïn-Watte. Rp. Cocaïni hydrochlorici 3,0, Spiritus 50,0, Aquae destillatae 100,0, Gossypii 100,0.

Cocaïn-Morphin-Watte. Rp. Cocaïni hydrochlorici 3,0, Morphini hydrochlorici 1,5, Spiritus, Aquae destillatae āā 75,0, Gossypii 100,0.

Cocaïn-Bor-Watte nach Eller. Acidi borici 2,0, Glycerini 4,0, Aquae destillatae 30,0, Cocaïni hydrochlorici 2,0, Acidi carbolici 1,0, Gossypii 30,0.

Dr. Hinkle's Pastillen gegen Heiserkeit. Rp. Cubebarum, Acidi benzoïci āā 0,15, Cocaïni hydrochlorici 0,005, Eucalyptoli 0,075, Tragacanthae 0,075, Succi Liquiritiae 1,5, Sacchari 5,0, Olei Anisi 0,015, Succi Ribium nigrorum q. s. ad pastillos 100.

Odontodol, italienisches Zahnschmerzmittel. Rp. Cocaïni hydrochlorici 1,0, Aquae Laurocerasi 1,0, Tincturae Arnicae 10,0, Liquoris Ammonii acetici 20,0.

Dehlia, Schnupfenmittel. Ist eine Auflösung von Cocaïnchlorhydrat und Kochsalz in Wasser und Glycerin. [Aufrecht, B. Fischer].

Stimm-Tabletten von Emmel in München enthalten pro Stück: 0,15 Borsäure, 0,15 Kaliumchlorat ($KClO_3$) und 0,001 g Cocaïnchlorhydrat.

Dentola zum Aufpinseln auf schmerzhaftes bez. geschwollenes Zahnfleisch ist eine Auflösung von 1 Th. Cocaïnchlorhydrat und 10 Th. Kaliumbromid in 200 Th. Wasser und 200 Th. Glycerin.

Angina-Pastillen von Dr. E. Bloch (St. Leonhardts-Apotheke) in Basel: enthalten per Pastille 0,01 Cocaïnchlorid, ausserdem Kaliumchlorat, Borax und Zucker.

Salia anaesthetica Schleich.

Schleich's anaesthetisches Salz I.

Rp. Cocaïni hydrochlorici   0,2
    Morphini hydrochlorici   0,025
    Natrii chlorati sterilisati 0,2.
Für 100 ccm sterilisirtes Wasser.

oder:

Rp. Cocaïni hydrochlorici   0,1
    Codeïni phosphorici   0,06
    Natrii chlorati sterilisati 0,6.
Für 100 ccm sterilisirtes Wasser.

Schleich's anästhetisches Salz II.

Rp. Cocaïni hydrochlorici   0,1
    Morphini hydrochlorici   0,025
    Natrii chlorati sterilisati 0,2.
Für 100 ccm sterilisirtes Wasser.

oder:

Rp. Cocaïni hydrochlorici   0,05
    Codeïni phosphorici   0,06
    Natrii chlorati sterilisati 0,6.
Für 100 ccm sterilisirtes Wasser.

Schleich's anästhetisches Salz III.

Rp. Cocaïni hydrochlorici   0,01
    Morphini hydrochlorici   0,005
    Natrii chlorati sterilisati 0,2.
Für 100 ccm sterilisirtes Wasser.

Solutio Cocaïni et Hydrargyri bichlorati.

Rp. Hydrargyri bichlorati 0,02
    Cocaïni hydrochlorici 0,1
    Aquae   10,0.
Soll eine klare Lösung geben [Lamanna].

II.

Rp. Cocaïni hydrochlorici 0,1
    Hydrargyri bichlorati 0,2
    Glycerini   7,0
    Natrii chlorati   0,75
    Aquae   q. s. ad 20,0.
Man löst den Sublimat in der Hälfte des Wassers, fügt das Kochsalz u. das Glycerin hinzu, mischt dann die Cocaïnlösung unter Umschütteln hinzu und giesst den Rest des Wassers zu.

Tablettae Cocaïni zur Infiltrations-Anästhesie.

Hausmann-Custer.

I. Zur Lösung I, 0,2 procentig.

Rp. Cocaïni hydrochlorici   0,05
    Natrii chlorati   0,05
    Morphini hydrochlorici 0,006.
Für 25,0 sterilisirtes Wasser.

II. Zur Lösung II, 0,1 procentig.

Rp. Cocaïni hydrochlorici   0,05
    Natrii chlorati   0,1
    Morphini hydrochlorici 0,0125.
Für 50,0 sterilisirtes Wasser.

III. Zur Lösung III, 0,01 procentig.

Rp. Cocaïni hydrochlorici   0,005
    Natrii chlorati   0,1
    Morphini hydrochlorici   0,0025.
Für 50,0 sterilisirtes Wasser.

Liquores anaesthetici SCHLEICH.

I. Starke Lösung zur Infiltrations-Anästhesie.

Rp. Cocaïni hydrochlorici   0,2
    Morphini hydrochlorici   0,025
    Natrii chlorati sterilisati   0,2
    Aquae destillatae sterilis. ad 100,0
    Acidi carbolici (5 proc.) gtt. II.

oder:

Rp. Cocaïni hydrochlorici   0,1
    Codeïni phosphorici   0,06
    Natrii chlorati sterilisati   0,6
    Aquae destillatae sterilis. ad 100,0
    Acidi carbolici (5 proc.) gtt. II.

II. Normal-Lösung zur Infiltrations-Anästhesie.

Rp. Cocaïni hydrochlorici   0,1
    Morphini hydrochlorici   0,025
    Natrii chlorati sterilisati   0,2
    Aquae destillatae sterilis. ad 100,0
    Acidi carbolici (5 proc.) gtt. II.

oder:

Rp. Cocaïni hydrochlorici   0,05
    Codeïni phosphorici   0,06
    Natrii chlorati sterilisati   0,6
    Aquae destillatae steril. ad 100,0
    Acidi carbolici (5 proc.) gtt. II.

III. Schwache Lösung zur Infusions-Anästhesie.

Rp. Cocaïni hydrochlorici   0,01
    Morphini hydrochlorici   0,005
    Natrii chlorati sterilisati   0,2
    Aquae destillatae   ad 100,0
    Acidi carbolici (5 proc.) gtt. II.

Diese Lösungen bereitet man zweckmässig so, dass man das geglühte Kochsalz in 110 ccm sterilem Wasser löst, diese Lösung auf 110 ccm einkocht (sterilisirt) und nach dem Erkalten in ihr die anderen Bestandtheile auflöst.

Liquor anaestheticus FROHMANN.

Rp. Cocaïni hydrochlorici 0,05—0,2
    Morphini hydrochlorici   0,025
    Antipyrini   1—2,0
    Guajacoli   0,1
    Natrii chlorati   0,2
    Aquae sterilisatae   100,0.
Als Injektions-Anästheticum in der zahnärztlichen Praxis.

† Cocaïnum hydrobromicum. Cocaïnbromhydrat. Bromwasserstoffsaures Cocaïn. $C_{17}H_{21}NO_4 . HBr$. Mol. Gew. = 384.

Die Darstellung erfolgt analog dem Chlorhydrat durch Neutralisation von 10 Th. freier Cocaïnbase mit 10,7 Th. Bromwasserstoffsäure von 25 Proc.

Das Salz gleicht dem Chlorhydrat, ist aber in den verschiedenen Lösungsmitteln etwas weniger leicht löslich als dieses.

† Cocaïnum salicylicum. Cocaïnsalicylat. Salicylsaures Cocaïn. $C_{17}H_{21}NO_4 . C_7H_6O_3$. Mol. Gew. = 441.

Wird durch Neutralisation von 10 Th. freiem Cocaïn mit 4,55 Th. Salicylsäure wie das Cocaïnbenzoat dargestellt.

Dicke, kurze Tafeln, leicht löslich in Wasser, Alkohol und in Aether.

† Cocaïnum sulfuricum. Cocaïnsulfat $(C_{17}H_{21}NO_4)_2 . H_2SO_4$. Mol. Gew. = 704.

Zur Darstellung neutralisirt man 100 Th. freies Cocaïn mit verdünnter Schwefelsäure, wozu rund 100 Th. reiner Schwefelsäure von 1,112 spec. Gew. erforderlich sind. Die Lösung wird an einem warmen Orte oder über Schwefelsäure eingetrocknet. Das Sulfat hat nicht das gleiche Krystallisationsvermögen wie das Chlorhydrat.

Körniges, weisses Salzpulver, in 3 Th. Wasser löslich, von der Reinheit des Chlorhydrates.

Löst man 0,1 g Cocaïnsulfat in 5 ccm Wasser, fügt 5 Tropfen einer 5 procentigen Salzsäure und 4 Tropfen einer 5 procentigen Mercurichloridlösung hinzu, so entsteht ein leichter, weisser Niederschlag, der auch durch kräftiges Schütteln nicht völlig in Lösung gehen darf. Nach Zusatz von 5 ccm Wasser aber muss sich der Niederschlag klar auflösen. — Das Salz dient namentlich zur kombinirten Anwendung mit Silbernitrat.

† Cocaïnum - Aluminium sulfuricum, Cocaïn - Aluminiumsulfat. Cocaïn-Alaun. $Al(SO_4)_2 C_{17}H_{21}NO_4 + 12 H_2O = 738$.

Zur Darstellung löst man 10 Th. kryst. Aluminiumsulfat (s. S. 249) und 10,6 Th. Cocaïnsulfat in etwa 80 Th. Wasser, dunstet die Lösung ein, bis sie eben anfängt, Krystalle abzusetzen, dann fügt man wieder etwas Wasser zu, so dass sie beim Abkühlen noch klar bleibt, und bringt einen kleinen Krystall von Kali-Alaun ein. Man erhält nun prachtvolle Oktaëder des Cocaïn-Alauns.

† Cocaïnum nitricum. Cocaïnnitrat. Salpetersaures Cocaïn. $C_{17}H_{21}NO_4 . HNO_3$. Mol. Gew. = 366.

Man neutralisirt unter Ausschluss von Erwärmung 10 Th. in Wasser vertheiltes freies Cocaïn mit verdünnter Salpetersäure, wozu 8,3 Th. Salpetersäure von 25 Proc. erforderlich sind, und dunstet die Lösung in flachen Gefässen an einem warmen Orte zur Krystallisation ein.

Grosse, tafelförmige Krystalle, leicht löslich, in Alkohol und in Wasser, schwer löslich in Aether.

Das Salz wird dann angewendet, wo es sich um Kombinationen von Silbernitrat mit Cocaïn handelt.

† **Cocaïnum boricum,** Cocaïnborat, borsaures Kokaïn $C_{17}H_{21}NO_4 . 2(BO_3H_3)$ = 427. Man löst 10 Th. Borsäure und 24,5 Th. Cocaïn in Wasser und dunstet die Lösung auf dem Wasserbade, schliesslich über Schwefelsäure ein. Weisses krystallinisches Pulver, in Wasser und in Alkohol löslich. Die Lösungen sind haltbarer als die des salzsauren Salzes und werden in der Augenheilkunde, sowie zu subkutanen Injektionen angewendet. Der Cocaïngehalt beträgt rund 71 Procent.

† Cocaïnum lacticum. Cocaïnlactat. Milchsaures Cocaïn. $C_{17}H_{21}NO_4 . C_3H_6O_3$. Mol. Gew. = 393.

Zur Darstellung löst man in 10 Th. officineller Milchsäure (von 75 Proc. Gehalt) 25,3 Th. freies Cocaïn unter gelindem Erwärmen auf und lässt die Lösung über Schwefelsäure austrocknen.

Honigartige Masse, leicht löslich in Wasser, namentlich mit Milchsäure kombinirt zu Injektionen bei Blasenleiden angewendet.

† Cocaïnum citricum. Cocaïncitrat. Citronensaures Cocaïn. $(C_{17}H_{21}NO_4)_2 . C_6H_8O_7$. Mol. Gew. = 798.

Zur Darstellung löst man 10 Th. freies Cocaïn und 3,47 Th. krystallisirte (nicht verwitterte) Citronensäure in möglichst wenig Wasser und dunstet die Lösung an einem warmen Orte ein.

Farblose Krystalle, leicht löslich in Wasser. Der Cocaïngehalt beträgt 75,9 Proc. Das Salz findet namentlich Anwendung in der Zahnheilkunde. Dosis 0,003—0,06 g.

† **Cocaïn-Aluminiumcitrat.** In welchen Mengenverhältnissen auch eine Lösung von Aluminiumcitrat mit Cocaïn oder Cocaïncitrat zusammengebracht wird, stets bildet sich eine aus 3 Mol. Aluminiumcitrat und 1 Mol. Cocaïn bestehende Verbindung, welche sich bei entsprechender Koncentration als faserig krystallinischer Niederschlag abscheidet. Die Verbindung ist luftbeständig, in kaltem Wasser schwer, in heissem Wasser leichter löslich, in Alkohol oder in Aether unlöslich, schmeckt schwach bitter, wirkt zunächst adstringirend und später anästhesirend.

† Cocaïnum stearinicum. Cocaïnstearinat. Stearinsaures Cocaïn. $C_{17}H_{21}NO_4 . C_{18}H_{36}O_2$. Mol. Gew. = 587.

Zur Darstellung schwemmt man 5,68 g gepulverte reine Stearinsäure (s. S. 114) in 50 ccm destillirtem Wasser auf, giebt 20 ccm Normal-Natronlauge zu und erwärmt bis zur Auflösung. Hierauf mischt man eine Lösung von 6,8 g Cocaïnchlorhydrat in 100 ccm Wasser dazu; der entstehende Niederschlag wird gewaschen, getrocknet und aus Alkohol umkrystallisirt.

Zu Büscheln vereinigte, weisse glänzende Nadeln, welche bei etwa 90° C. schmelzen. Sie sind unlöslich in Wasser, dagegen löslich in etwa 100 Th. Fett oder fetten Oelen. Der Gehalt an Cocaïn beträgt 51,6 Proc. Das Präparat wird namentlich zur äusseren Anwendung in Salben, besonders aber auch in Suppositorien empfohlen.

† Cocaïnum oleïnicum.

Die unter diesem Namen gehenden Präparate sind keine einheitlichen Verbindungen. Man löst trockne, freie Cocaïnbase unter gelindem Erwärmen in reiner Oelsäure, so dass der Gehalt an Cocaïn 5—10—15—25—50 Proc. beträgt. Diese Mischungen — deren Stärke vom Arzte anzugeben ist — lösen sich in Alkohol, Oelsäure und fetten Oelen. Man gebraucht sie äusserlich zur lokalen Anästhesie, wenn der Gebrauch von Fettsubstanzen angezeigt ist.

†† **Cocaïnum cantharidatum. Cocaïnum cantharidinicum.** Cocaïncantharidat.

Zur Darstellung werden 2 Mol. Cocaïnhydrochlorid mit einer Lösung von 2 Mol. Kantharidin in 2 Mol. Natriumhydroxyd zusammengebracht. Auf geeignete Weise wird das gebildete Natrium abgeschieden und ein Additionsprodukt von Cocaïn und Kantharidin der Formel $(C_{17}H_{21}NO_4)_2 + C_{10}H_{12}O_4$ erhalten. Die näheren Bedingungen sind bisher nicht mitgetheilt worden.

Sehr vorsichtig aufzubewahren.

Amorphes, weisses, geruchloses Pulver, von scharfem pfefferartigem Geschmack, in kaltem Wasser schwer, in heissem Wasser leicht löslich.

Nach Hennig zu 0,1 bis 0,5 Milligrammen mit Chloroformwasser gelöst zu subkutanen Injektionen bei tuberkulösen und syphilitischen Erkrankungen, Ozaena etc. nach der Liebreich'schen Methode, s. S. 603. Das Präparat soll vor dem kantharidinsauren Natrium den Vortheil haben, keinerlei Irritationen hervorzurufen und die Injektionen weit weniger schmerzhaft zu machen als sie es mit dem Natronsalz sind.

† **Cocaïnum phenylicum.** Von diesem Präparat sind mehrere Modifikationen zu unterscheiden.

1) **Cocaïnum phenylicum, Phenol-Cocaïn** Merck-Oefele $C_{17}H_{21}NO_4 . C_6H_6O = 397$. Zur Darstellung werden 76 Th. freies Cocaïn in 24 Th. geschmolzenem Phenol aufgelöst. Honiggelbe Masse von Butterkonsistenz, von Krystallen durchsetzt. Fast unlöslich in Wasser, löslich in Alkohol und in Aether. Lokales Anästheticum, Analgeticum und Sedativum. Subkutan in der Zahnheilkunde, mit Antifebrin gemengt zu Einstäubungen in Rachen, Nase und Hals, desgl. mit Menthol. Innerlich 0,005—0,01 g 1—2 Mal täglich in Kapseln. Zur subkutanen Injektion verwendet man Lösungen in 50 procentigem Alkohol. 0,007:10,0. 2) **Cocaïnum phenylicum** Poinsot. 1 Th. Phenol, 2 Th. Cocaïn (freie Base), 40 Th. Vaselinöl und 20 Th. Arachisöl werden unter Erwärmen mit einander verbunden. Kommt in Tuben à 1 g in den Handel. 3) **Cocaïnum phenylicum** Viau. War eine Mischung von Cocaïnchlorhydrat mit Phenol, ist aber z Z. nicht mehr im Handel.

† **Cocaïnum benzoïcum.** **Cocaïnbenzoat. Benzoësaures Cocaïn.** $C_{17}H_{21}NO_4 . C_7H_6O_2$. **Mol. Gew. = 425.**

Zur Darstellung neutralisirt man bei Anwesenheit einer hinreichenden Menge Wasser 10 Th. Benzoësäure mit rund 25 Th. freiem Cocaïn und bringt die filtrirte Lösung durch Abdunsten an einem warmen Orte zur Krystallisation.

Farblose, in 15 Th. Wasser lösliche Krystalle. Die Lösung soll sich angeblich besser halten als die des salzsauren Salzes und bei subkutaner Injektion keine Schmerzen verursachen.

† **Cocaïnum saccharinicum,** Cocaïnsaccharinat. $C_{17}H_{21}NO_4 . C_7H_5SO_3N. = 486$
Man neutralisirt 10 Th. Saccharin mit 16,6 Th. freiem Cocaïn in verdünnter alkoholischer Lösung und dunstet die Lösung zur Trockne. Weisses, süss schmeckendes Pulver, namentlich zur Kehlkopfbehandlung bei Kindern angewendet. Enthält 62,3 Proc. Cocaïn.

† **Cocaïnum phthalicum,** Phthalsaures Cocaïn. Man löst 64,6 Th. Cocaïn und 35,4 Th. Phthalsäure in Wasser und dunstet die Lösung ein, zuletzt über Schwefelsäure. Sirupartige Flüssigkeit, welche bisher noch nicht krystallisirt erhalten wurde. Gebrauch subkutan wie das salzsaure Salz.

Cocapyrinum. Cocapyrin. Ist ein Gemisch von 1 Th. Cocaïnum hydrochloricum mit 99 Th. Antipyrin. Wird in Form von Pastillen von 0,2 g Gewicht bei Halsaffektionen empfohlen. Man lässt 3—4 Pastillen auf der Zunge zergehen.

II. Synthetisches Cocaïn. Ecgoninderivate.

Aus dem stickstoffhaltigen Spaltungsprodukte des Cocaïns, dem Ecgonin, kann auf 2 Wegen Cocaïn synthetisch dargestellt werden:

1) Man benzoylirt zunächst das Ecgonin durch Behandlung desselben mit Benzoylchlorid oder Benzoësäureanhydrid und methylirt hierauf das gewonnene Benzoylecgonin durch Auflösen desselben in Methylalkohol und Einleiten von Salzsäuregas.

2) Man stellt aus Ecgonin zunächst durch Auflösen desselben in Methylalkohol und Einleiten von Salzsäuregas den Methylester dar und führt diesen durch Erhitzen mit Benzoylchlorid in das Benzoylderivat: das Cocaïn über.

Diese Verfahren werden technisch verwerthet, indem aus den in den Cocablättern enthaltenen Ecgoninderivaten (den sog. „Nebenalkaloïden" der Coca), dem Cinnamyl- und dem Isatropylcocaïn, durch Spaltung derselben mit Salzsäure zunächst Ecgonin und aus letzterem mit Hilfe dieser Methoden künstliches Cocaïn mit denselben Eigenschaften wie das natürliche gewonnen werden kann. Die bei der Spaltung des Isatropylcocaïns neben Ecgonin erhaltene Säure $C_9H_8O_2$ wird Isatropasäure, Cocasäure, Truxillsäure genannt.

Substituirt man in dem obigen Verfahren den Methylalkohol durch andere Alkohole, das Benzoylchlorid durch andere Säurechloride, so erhält man eine ganze Anzahl von alkylirten Acylirungsprodukten des Ecgonins, welche in ihrer physiologischen Wirkung dem Cocaïn nahestehen.

Von solchen Körpern sind unter anderen folgende bekannt:

Cocaethylin, Aethyl-Benzoyl-Ecgonin, Homococaïn, $C_{18}H_{23}NO_4$, wird synthetisch dargestellt, indem man Ecgonin in den Aethyläther verwandelt und diesen alsdann benzoylirt. Krystallisirt aus Alkohol in farblosen, glänzenden Prismen. Schmelzpunkt 109° C.

Die Base und ihre Salze wirken gleichfalls anästhesirend wie das Cocaïn selbst, aber quantitativ schwächer. Sie werden deshalb bisweilen — aber selten — bei nervösen Patienten angewendet.

Cinnamylcocaïn, $C_6NH_{10}CHO(C_9H_7O)CH_2COOCH_3$, bildet kurze, glänzende, prismatische Krystalle. Schmelzp. 121° C. Es ist aus Ecgoninmethylester und Cinnamylchlorid synthetisch dargestellt worden und ist auch in den Cocablättern enthalten, aus welchen es mit dem künstlichen völlig identisch isolirt werden kann. Dieses Cocaalkaloïd wird durch Kaliumpermanganat sehr leicht oxydirt und können Verunreinigungen des Cocaïns mit demselben dadurch leicht erwiesen werden.

γ-Isatropylcocaïn, $C_{19}H_{23}NO_4$, wurde synthetisch durch Einleiten von Chlorwasserstoff in die methylalkoholische Lösung von γ Isatropylecgonin gewonnen, welches am besten durch Einwirkung von γ-Isatropasäureanhydrid $(C_9H_7O)_2O$ auf Ecgonin dargestellt wird. In den Cocablättern ist dieselbe Base enthalten Dieses Alkaloïd ist amorph und bildet amorphe Salze. Es ist leicht löslich in Alkohol und Aether und unterscheidet sich von Cocaïn durch seine schwere Löslichkeit in Ligroïn und in Ammoniaklösung. Es ist sehr giftig, wird aber durch Kaliumpermanganat nicht oxydirt. S. unter Prüfung.

Benzoyl-ψ-tropeïn, Tropacocaïn, Tropsin, $C_8H_{14}NO(C_7H_5O)$. Dieses vorzugsweise in der Java-Coca enthaltene Alkaloïd ist von grossem theoretischen Interesse. Dasselbe ist nicht nach dem Schema der Cocabasen: Alkohol $+$ aromatische Säure $+$ Ecgonin — Wasser zusammengesetzt, sondern nach dem der Tropeïne: aromatische Säure $+$ ψ-Tropin — Wasser. Die Base bewirkt starke lokale Anästhesie, während die mydriatische Wirkung unbedeutend ist. Es kann daher dieses Alkaloïd als ein weiteres Bindeglied zwischen der Cocaïn- und Atropingruppe betrachtet werden. — Die freie Base schmilzt bei 49° C., ist optisch inaktiv, äusserst leicht löslich in Alkohol, Aether, Chloroform, Benzol und Ligroïn und bildet krystallisirte Salze, von denen sich das Bromhydrat $C_{15}H_{19}NO_2$. HBr durch Schwerlöslichkeit in Wasser auszeichnet. Durch Erhitzen mit Salzsäure wird die Base in Benzoësäure und ψ-Tropin gespalten.

Rechtsecgonin. Rechtscocaïn. Erwärmt man Ecgonin oder Ecgoninderivate (Benzoylecgonin, Cocaïn u. a. m.) 24—72 Stunden lang mit einer koncentrirten (30 proc.) Aetzkalilösung, so lässt sich aus dem Reaktionsgemisch eine neue, optisch rechtsdrehende Base, das Rechts-Ecgonin isoliren. Das Rechts-Ecgonin krystallisirt aus Alkohol in tafelförmigen Krystallen vom Schmelzpunkt 254° C. (der Schmelzpunkt des Ecgonins liegt bei 198° C.). Rechts-Ecgonin ist in absolutem Alkohol viel schwerer löslich als Ecgonin.

Aus dem Rechts-Ecgonin lassen sich auf dieselbe Weise wie aus dem Ecgonin alkylirte und acylirte Derivate gewinnen, welche das polarisirte Licht nach rechts drehen und den Linksecgoninderivaten analog physiologisch wirken. Ein das meiste Interesse beanspruchender Repräsentant dieser Reihe ist das Rechts-Cocaïn. Dieses Alkaloïd kann in prismatischen Krystallen erhalten werden. Schmelzpunkt 43—45° C.

Das Chlorhydrat krystallisirt aus Alkohol in grossen (wahrscheinlich monoklinen) Blättern vom Schmelzpunkt 205° C. (Das Links-Cocaïnchlorhydrat bildet, aus absolutem Alkohol krystallisirt, breite (wahrscheinlich rhombische) Tafeln, Schmelzpunkt 181,5°.) Es ist in Wasser viel schwerer löslich als das Chlorhydrat des gewöhnlichen Cocaïns.

Norcocaïn ist ein Derivat des Cocaïns, welches an Stelle einer Methylamidgruppe eine Imidgruppe enthält.

Wirkt stärker anäthesirend, aber auch giftiger als Cocaïn.

III. Aneson. **Anesin.** Zunächst unter dem Namen Anesin, alsdann unter dem Namen Aneson wurde 1897 durch die chemische Fabrik Hoffmann, La Roche & Co. in Basel ein Ersatzmittel für das Cocaïn in den Handel gebracht, welches sich als eine 2proc. wässerige Auflösung des von Wilgerodt zuerst dargestellten Aceton-Chloroform herausgestellt hat.

Aceton-Chloroform $(CH_3)_2CO \cdot CHCl_3$. In eine Mischung von 500 g Aceton und 100 g Chloroform, welche durch Einstellen des Kolbens in kaltes Wasser kühl gehalten wird, trägt man allmählich in kleinen Portionen 300—350 g gepulvertes (!) Aetzkali unter Umschwenken ein. Man regulirt den Zusatz so, dass die Flüssigkeit in nicht zu lebhaftes Sieden geräth. Wenn alles Aetzkali eingetragen ist und die Flüssigkeit sich unter Abscheidung eines pulverigen Salzes geklärt hat, so filtrirt man ab und wäscht den auf dem Filter verbleibenden Rückstand mit Aether nach.

Hierauf destillirt man den Aether aus dem Wasserbade ab und unterwirft die zurückbleibende Flüssigkeit der Destillation über freier Flamme. Es geht zunächst etwas Aceton und Chloroform, dann Wasser über und bei 167^0 C. destillirt eine farblose oder schwach gelbliche Flüssigkeit über, das Acetonchloroform. Aus diesem scheiden sich bei längerem Stehen Krystalle ab, welche im wasserfreien Zustande bei 96^0 C. schmelzen. Ferner erstarrt das Oel sehr rasch zu Krystallen, wenn man es mit etwas Wasser zusammenbringt. Man erhält alsdann Krystalle, welche bei 80—81^0 C. schmelzen und dem Hydrat $(CH_3)_2CO \cdot CHCl_3 + \frac{1}{2} H_2O$ entsprechen.

Ueber die nähere Zusammensetzung des sogen. Acetonchloroforms ist man sich noch nicht recht im Klaren. Eine blosse additionelle Verbindung von Chloroform und Aceton ist es wohl nicht. Man nimmt vielmehr an, dass die Krystalle aus festem tertiären Trichlorbutylalkohol bestehen, welcher aus dem flüssigen Acetonchloroform durch Umlagerung entstanden ist.

$$\begin{array}{l} CH_3 \\ CH_3 \end{array}\!\!> CO + HCCl_3 \quad = \quad \begin{array}{l} CCl_3 \\ CH_3 \\ CH_3 \end{array}\!\!> C \cdot OH$$

Tertiärer Trichlorbutylalkohol.

Die Namen Acetonchloroform und tertiärer Trichlorbutylalkohol werden übrigens für die Willgerodt'sche Verbindung promiscue gebraucht.

Das Acetonchloroform stellt farblose oder schwach gelbliche Krystalle dar, welche im wasserfreien Zustande bei 96^0 C. schmelzen. Infolge Anziehung von Wasser sinkt der Schmelzpunkt ganz erheblich, das schon erwähnte Hydrat mit $\frac{1}{2}$ Mol. H_2O schmilzt bei 80—81^0 C. Es riecht eigenthümlich kampherartig, besitzt ein sehr hohes Sublimationsvermögen und ist unter gewöhnlichen Umständen so gut wie unlöslich in Wasser, dagegen leicht löslich in Alkohol, Aether und in Aceton.

Uebergiesst man es mit Wasser, schüttelt es mit etwas Jod und fügt Natronlauge zu, so erfolgt momentan die Bildung von Jodoform. Dagegen tritt beim Erhitzen mit Anilin und alkoholischer Kalilauge der Geruch nach Isonitril nicht auf.

Das Aneson ist nun eine 2proc. wässerige Lösung des beschriebenen Acetonchloroforms. Ueber die Darstellung dieser Lösung ertheilten uns die Herren Hoffmann-La Roche & Co. folgende briefliche Auskunft: „Längere Zeit unter Druck mit überhitzten Dämpfen erhitzt, lässt sich eine wässerige Lösung herstellen, doch ist die Darstellung dieser Lösung in ihren einzelnen Phasen Fabrikgeheimniss der Firma Hoffmann-La Roche & Co."

Das Aneson ist eine wasserklare, neutrale, kampherartig riechende Flüssigkeit vom spec. Gew. 1,0, welche durch Silbernitrat anfangs nicht getrübt wird. Bei längerem Stehen wird jedoch Silber ausgeschieden. — Schüttelt man sie mit etwas Jod und fügt Natronlauge hinzu, so erfolgt momentan Ausscheidung von Jodoform, dagegen tritt beim Erhitzen mit Anilin + alkoholischem Kali Geruch nach Isonitril nicht auf. — Erhitzt man Aneson in einem Probirglas oder in einem Kölbchen, so beschlägt sich der kältere Theil des Gefässes (der Gefässhals) mit langen Nadeln von festem Acetonchloroform.

Aneson wurde von Vamossy als örtliches Anästheticum erkannt, welches sowohl bei der Applikation auf Schleimhäuten als auch bei subkutaner Injektion (Schleich'sches Verfahren) anästhesirend wirkt. Und zwar soll das Aneson etwa ebenso stark wirken, wie eine 2,5 proc. Lösung von Cocaïnchlorhydrat, dabei aber erheblich weniger toxisch sein als diese.

Coccionella.

Coccionella (Ergänzb. Helv.). **Coccus** (Brit. U-St.). **Cochenille** (Gall.). **Alkermeskörner. Kaktus-Schildlaus. Cochineal.**

Die Droge wird geliefert von den getrockneten, befruchteten Weibchen der Nopalschildlaus **Coccus Cacti L. (Hemiptera—Coccidae), die auf mehreren Opuntiaarten** (Cactaceae) lebt. Heimisch in Mexiko, dort und in Honduras, Guatemala, San Salvador, auf den kanarischen Inseln und auf Java gezüchtet.

Beschreibung. Das Weibchen ist ungeflügelt, dunkelbläulichroth, vor der Befruchtung 2 mm lang, eirund, der Kopf mit kurzem Saugrüssel und kurzen, seitlich gerichteten, achtgliedrigen Antennen, die drei unmittelbar hinter dem Kopf befindlichen Körpersegmente tragen drei Paare von Beinen. Nach der Befruchtung schwillt das Weibchen um mehr als das Doppelte an. (Fig. 204 w)

Die Männchen haben zwei lange, weiss bestäubte Flügel und zwei lange Schwanzborsten. (Fig. 204 m.)

In den Kaktusplantagen werden die Weibchen, bevor die Eier völlig entwickelt sind, vorsichtig gesammelt und durch heisse Wasserdämpfe, Schwefel- oder Kohlendunst getödtet, in der Sonne oder in Oefen getrocknet. Die Thiere sind dann linsengross, halbkugelig, auf der Unterseite flach oder vertieft, zusammengeschrumpft, querfurchig, in Wasser schwellen sie wieder auf und lassen die einzelnen Körpertheile erkennen. Aussen sind sie grau oder weisslich bestäubt oder schwarzroth.

Sie lassen sich leicht zu einem dunkelrothen Pulver zerreiben. Geruchlos, Geschmack etwas bitterlich und beim Zerkauen den Speichel intensiv violettroth färbend.

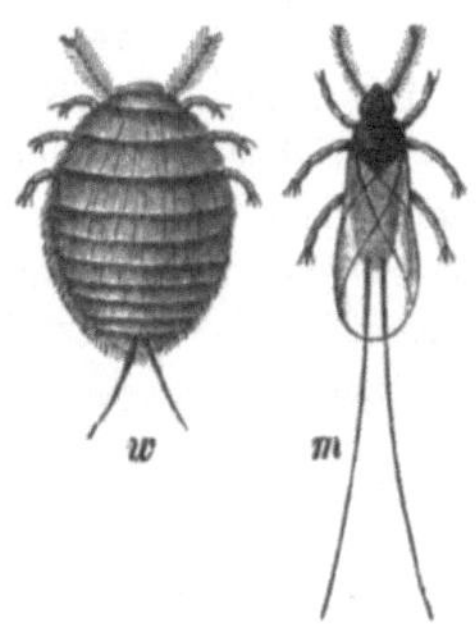

Fig. 204.

Bestandtheile. Der rothe Farbstoff ist die glukosidische, kystallisirbare Carminsäure oder Carminroth $C_{11}H_{12}O_6$. Gehalt hiervon durchschnittlich 9—10 Proc., aber nach den Sorten sehr schwankend. Nach anderer Angabe ist die Carminsäure ein Gemenge von vier Körpern. Ferner 6—18 Proc. Fett, 4—8 Proc. Wasser und 3—6 Proc. Asche. Der weisse Ueberzug besteht aus einem wachsartigen Körper Coccocerin, er beträgt 0,5 bis 4,2 Proc. und liefert beim Verseifen zwei Körper Coccocerylsäure und Coccocerylalkohol.

Sorten. Die in Oefen getrocknete Cochenille ist am stärksten weiss bestäubt, sie liefert die Silbercochenille (Grana jaspeada), die in der Sonne getrocknete ist grau (Grana renegrida), die auf Metallplatten getrocknete schwarzroth (Grana negrilla). Nach anderen Angaben ist die Behandlung beim Trocknen ohne Einfluss auf das Aussehen: die silbergraue soll aus jungen Weibchen bald nach der Befruchtung bestehen, die schwarzrothe aus Weibchen nach dem Legen der Eier. Jede dieser Sorten zerfällt wieder in zahlreiche Untersorten, deren Benennungen wenig übereinstimmen. — Ausser diesen von gezüchteten Insekten gelieferten Sorten kommt eine Sorte Granilla vor, die von wilden Insekten geliefert wird, unter welchen Namen aber auch unentwickelte und zerbrochene Insekten der andern Sorten, die man durch Absieben gewinnt und die daher reichlich mit Resten der Pflanze und mit Erde (Asche bis 50 Proc.) verunreinigt sind, verstanden werden.

Als beste Sorten gelten Zacatella (Sacatilla) und Honduras. Was gegenwärtig im Handel ist, stammt meist von den kanarischen Inseln.

Ausserdem verfälscht man schwarze Sorten mit dunklem Sand und helle mit Schwerspath, indem man sie aufweicht, mit dem Verfälschungsmittel und einem Klebstoff behandelt und dann wieder trocknet. Der Gehalt an $BaSO_4$ ist bis zu 25 Proc. gefunden worden.

Werthbestimmung. 1) Durch Titration mit Ferrocyankalium in alkalischer Lösung: 1 g zerriebene Cochenille wird mit 25 g Kalilauge ($5 KOH + 20 H_2O$) eine Stunde digerirt, mit Wasser zu 100 ccm aufgefüllt und mit 1 proc. Ferrocyankaliumlösung solange titrirt, bis die rothe Farbe in bräunlichgelb übergegangen ist.

2) Durch Titriren mit Kaliumpermanganat in saurer Lösung: 2 g unzerkleinerte Cochenille werden mit $1^1/_2$ Liter Wasser eine Stunde gekocht, durchgeseiht und noch einmal mit 1 Liter Wasser $^3/_4$ Stunden gekocht. Die gesammelten Flüssigkeiten werden nach dem Erkalten zu 2 Liter aufgefüllt und 100 ccm davon mit Indigokarmin versetzt, zu 750 ccm aufgefüllt und mit Chamaeleon titrirt. Nach dem Abzug der zur Entfärbung des Indigokarmins verbrauchten Menge, die man vorher bestimmt hat, bleibt die für die Cochenille verbrauchte Menge.

In beiden Fällen benutzt man zum Vergleich eine Standardsorte, z. B. für schwarzrothe Cochenille Zacatella, für silbergraue Honduras.

Pulverung. Wegen ihres Fettgehaltes ist die Cochenille schwer in ein feines Pulver zu verwandeln. Man trocknet sie deshalb bei gelinder Wärme und zerreibt sie in einem Porcellanmörser (!) zu einem mittelfeinen Pulver. Entzieht man diesem das Fett durch Aether, so lässt sich daraus ein haltbares Pulvis subtilis deoleatus herstellen, das sich besonders zu längerer Aufbewahrung eignet.

Anwendung. Bisweilen noch als Keuchhustenmittel zu 0,1—0,5 mehrmals täglich mit Kaliumkarbonat; als Farbstoff zu Mundwässern; zum Färben von Zahnpulvern, Zahnpasten und Pastillenmassen, doch ist hier ammoniakalische Karminlösung vorzuziehen. Die aus Cochenille bereitete rothe Tinte hat vor einer Anilintinte den Vorzug grösserer Beständigkeit der Schriftzüge.

Im allgemeinen wird der Verbrauch der Cochenille durch die Anilinfarben stark beeinträchtigt.

Coccionella germanica oder **polonica, Johannisblut** ist die auf den Wurzeln von Scleranthus, Herniaria, Hieracium in Mittel- und Osteuropa lebende **Porphyrophora polonica Br. Coccionella armeniaca, Cochenille** vom **Ararat** ist die in Armenien auf Poa pungens lebende **Porphyrophora Duhamelii Br.** Beide sind gegenwärtig ohne pharmaceutische Bedeutung.

Tinctura Coccionellae (Ergänzb.). Tinctura Cocci (Brit.). Cochenilletinktur. Teinture de Cochenille (Gall.). Ergänzb.: Grob gepulverte Cochenille 1 Th., Verdünnter Weingeist (60 proc.) 10 Th. — Brit.: Cochenille 100 g, Alkohol (45 vol. $^0/_0$) 1000 ccm. — Gall.: Cochenille 10 g, Alkohol (80 proc.) 100 g.

Tinctura Coccionellae pro analysi. Die als Indikator beim Titriren von Karbonaten dienende Cochenilletinktur bereitet man (Ph. Germ. II) durch Ausziehen von 3 g gepulverter Cochenille mit 50 ccm Weingeist und 200 ccm destillirtem Wasser und Filtriren. Rothgelbe Tinktur, die durch Alkalien violett gefärbt, durch Kohlensäure nicht verändert wird.

Electuarium kermesinum.

Confectio Alkermes. Kermeskonfekt.

Rp. Coccionellae 5,0
Ligni Santali rubri 10,0
Pulveris aromatici 5,0
Sacchari albi 20,0
Sirupi simplicis q. s.

Latwerge gegen Keuchhusten der Kinder. Haselnussgross mehrmals täglich.

Mixtura contra tussim convulsivam.

Keuchhustenmixtur.

I. nach ABERLE.

Rp. 1. Coccionellae pulver. 1,0
2. Kalii carbonici 3,0
3 Sacchari albi 10,0
4. Aquae destillatae 86,0.

Man verreibt 1—3 sorgfältig und fügt allmählich 4 hinzu. Theelöffel- bis esslöffelweise.

II. Form. Russica.

Rp. 1. Coccionellae 0,6
2. Kalii carbonici 1,2
3. Aquae destill. 120,0
4. Sirupi Aurantii flor. 20,0

Man digerirt 1—3 drei Tage lang, filtrirt und fügt 4 hinzu. Theelöffelweis zu geben.

III.

Rp. Liquoris Ammonii anisati 10,0
Kalii bromati 5,0
Tinct. Coccionell. ammon.
Aquae destillatae
Sirupi simplicis āā 50,0.

Pastilli Coccionellae DIETERICH.

Cochenille-Pastillen.

Rp. Coccionellae pulv. 50,0
Sacchari pulv. 250,0
Massae Cacao 200,0.

Zu 1000 Pastillen, jede mit 0,05 Cochenille

Pulvis dentifricius versicolor.

Rp. Coccionellae 1,0
Aluminis 2,0
Rhizom. Iridis Florent. 30,0
Tartari depurati 40,0
Magnesii carbonici 5,0
Ossium Sepiae 22,0
Olei Rosae gtt. V.
Weisses, beim Befeuchten roth werdendes Pulver.

Pulvis nephriticus RADEMACHER.

Rp. Coccionellae 5,0
Magnesiae ustae 20,0.
2stündlich 1 Theelöffel.

Rubramentum.

Rothe Cochenilletinte.

Rp. 1. Coccionellae 5,0
2. Kalii carbonici 10,0
3. Aquae destillatae 100,0
4. Tartari depurati 30,0
5. Aluminis kalini 2,0
6. Spiritus (90 %) 5,0
7. Aquae destillatae 10,0
8. Gummi arabici 5,0
9. Olei Caryophyllorum gtt. II.

Man verreibt 1 mit 2, macerirt mit 8 zwei Tage, erhitzt mit 4 und 5, solange noch CO_2 entweicht, fügt 6 hinzu und filtrirt. Das Filter wäscht man mit 7 nach, löst unter Schütteln 8 und 9 und bewahrt in kleinen, gauz gefüllten Flaschen liegend auf. Bei der Darstellung sind eiserne Geräthe zu vermeiden!

Sirupus Coccionellae.

Sirupus cordialis s. kermesinus. (Münch. Vorschr.) Kermessaft. Alkermessaft.

Rp. 1. Coccionellae 10,0
2. Aluminis 0,25
3. Kalii carbonici 0,75

4. Aquae Rosae 175,0
5. Aquae Cinnamomi spirit. 125,0
6. Aquae Melissae 125,0
7. Sacchari 600,0
Aus 1—6 stellt man durch eintägiges Maceriren und Abseihen 400,0 her und löst darin 7.

II.

Rp. 1. Coccionellae pulv. 2,0
2. Kalii carbonici 0,5
3. Aquae destillatae 40,0
4. Spiritus 5,0
5. Sacchari 60,0.
Man erhitzt 1—4 bis zum Sieden, filtrirt und löst 5.

Sirupus pectoralis.

Hustensaft (Münch. Vorschr.).

Rp. Sirupi Coccionellae 45,0
Sirupi Ipecacuanhae 20,0
Sirupi Senegae 15,0
Sirupi Papaveris 15,0
Aquae Amygdalar. amarar. 2,5
Tincturae Opii benzoïc. 2,5.
60 g dieses Sirups geben mit 20 Tropfen Tollkirschentinktur den Sirupus pectoralis compositus des Dr. STADLER.

Tinctura Coccionellae ammoniacalis.

Tinct. Coccionellae JONAS.

Rp. Coccionellae pulverat. 6,5
Liquoris Ammonii caust. 6,5
Spiritus diluti (60 %) 100,0.

Tinctura Coccionellae RADEMACHERI.

Rp. Coccionellae pulver. 10,0
Spiritus diluti 120,0.
RADEMACHER'sches Nierenmittel.

Hausbalsam von HERBST. Cochenille 2,0, Kölnisches Wasser 100,0, Melissengeist 600.

Lippenfarbe aus Paris. a) Ein glycerinhaltiger Cochenilleauszug. b) Mit Rosenöl parfümirte Eosinlösung. Jedes Fläschchen zu 10 g kostet 10 Fr.

STEBBA's Brustsaft ist ein mit Cochenille gefärbter Zuckersirup mit einer Spur Vanille.

TAYLOR's rother Trank: Eine mit Anis-, Angelika- und Majoranöl versetzte Tinctura Coccionellae.

Carminum (Ergänzb.). Karminroth. Karmin.

Dieser aus der Cochenille gewonnene prachtvolle Farbkörper wird von den einzelnen Fabriken nach verschiedenen, von ihnen geheim gehaltenen Verfahren dargestellt, welche nicht alle ein gleiches Produkt ergeben.

Man kocht Cochenille mit Wasser aus, versetzt das Filtrat mit Alaunlösung und lässt es in flachen Gefässen an der Luft stehen. Alsdann schlägt sich allmählich der Farbstoff auf dem Boden nieder und zwar sind die zuerst sich abscheidenden Antheile die werthvollsten, die später sich abscheidenden sind minder werthvoll. Oder man kocht die Cochenille mit Natriumkarbonat enthaltendem Wasser aus, fügt Eiweiss- oder Hausenblase- oder Gelatinelösung, hierauf verdünnte Schwefelsäure hinzu, worauf sich der Farbstoff gleichfalls ausscheidet. Der mit Hilfe von Gelatine bereitete soll nicht so gut wie die anderen Sorten sein. Eisen ist bei der Darstellung auszuschliessen.

Ueber die Zusammensetzung des Karmins ist etwas Sicheres zur Zeit noch nicht bekannt. Man weiss, dass er aus etwa 17 Proc. Wasser, 20 Proc. stickstoffhaltigen Substanzen, 7 Proc. Asche, 56 Proc. Farbstoff besteht und dass die Karminsäure $C_{11}H_{12}O_6$ eine Rolle bei der Bildung des Farbstoffes spielt. Wie dies aber geschieht, darüber fehlt ziemlich jede Aufklärung. LIEBERMANN nimmt an, dass der Karmin ein Thonerde-Kalkalbuminat ist und vergleicht ihn mit dem Türkischrothfarblack.

Eigenschaften. Feurig-hochrothe, specifisch leichte Stücke, welche leicht zerreiblich sind und alsdann ein äusserst feines, zartes Pulver liefern. Eine der besten Karminsorten ist die als Naccarat bezeichnete. Karmin ist unlöslich in Wasser und in verdünnten Säuren, dagegen löst er sich auf in Ammoniakflüssigkeit. Die ammoniakalische
Lösung ist violettroth gefärbt und hat ein charakteristisches Spektrum, welches man an
einer Vergleichslösung kennen lernen muss.

Wegen seines hohen Preises ist der Karmin vielfachen Verfälschungen und Nachahmungen ausgesetzt, welche indessen verhältnissmässig leicht nachzuweisen sind. Namentlich kommen unorganische Substanzen (Thonerde, Baryumsulfat) vor, die mit Theerfarbstoffen, z. B. Eosin, Paeonin und Azofarbstoffen wie Ponceau und Biebericher Scharlach
gefärbt sind.

Prüfung. 1) Das Karmin sei zart, leicht zerreiblich und hinterlasse nicht mehr
als 9 Proc. Asche. Die Asche besteht im wesentlichen aus Thonerde $+$ Kalk, bisweilen
enthält sie auch noch kleine Mengen von Zinndioxyd. — Man achte beim Veraschen auf
den Geruch, den die überhitzte Substanz verbreitet. Echter Karmin verbreitet Geruch
nach versengten Federn. Die Imitationen mit Eosin lassen deutlichen Bromgeruch und
der Paeoninlack deutlichen Geruch nach Phenol erkennen. 2) Er löse sich in verdünnter
Ammoniakflüssigkeit fast vollständig nur mit Hinterlassung einiger Flöckchen von Thonerde auf. 3) Man halte sich einen „Typ" einer guten unverfälschten Karminsorte. Hat
man neuen Karmin bezogen, so verreibt man gleiche Mengen des Typs und der neuen
Sorte mit je gleichen Mengen Stärke (also z. B. je 0,1 g Karmin mit 10 g Stärke) und
vergleicht alsdann die Farb-Intensität und Farb-Nuance beider Mischungen.

Aufbewahrung und Anwendung. Man bewahre den Karmin vor Licht geschützt auf. Verwendung findet er in beschränktem Maasse zur Herstellung rother Tinte,
ferner zum Färben von Nahrungs- und Genussmitteln, zur Herstellung von Tinktionsflüssigkeiten für die mikroskopische Analyse, zum Schminken. Für den letzteren Zweck
verreibt man ihn zweckmässig mit dem gleichen Gewicht Reisstärke, weil er dann ökonomischer ist und nicht so intensiv färbt. Karmin ist nicht gesundheitsschädlich.

<table>
<tr><td>

Carminum pro usu mercatorio.
Rothe Schminke.
Rp. Carmini rubri
    Amyli Oryzae āā.

Charta carminica.

Filtrirpapier, mit einer ammoniakalischen Carminlösung getränkt. Als Reagenspapier.

</td><td>

Rubramentum carminicum.
Rothe Karmintinte.
Rp. Carmini rubri   10,0
    Liquoris Ammonii caustici (10 %)
    Aquae destillatae āā   300,0
    Gummi arabici pulv.   30,0.
Die Tinte muss mit Gänsefedern geschrieben und
stets gut zugestopft gehalten werden.

</td></tr>
</table>

Acidum carminicum. Karminsäure. $C_{11}H_{12}O_6$. Mol. Gew. = 240.

Eine nach
komplicirtem Verfahren aus der Cochenille abgeschiedene Säure. — Ein rothes Pulver oder
kleine rothe Lamellen, welche sich in 2 Th. Wasser sowie in Alkohol lösen.

Die Verbindung diente bisher namentlich zur Darstellung von Tinktionsreagentien
für die mikroskopische Analyse, neuerdings benutzt man die konc. Lösung (1:2) auch
zum Nachweis kleinster Mengen gelöster Eiweissverbindungen, welche durch die Säure gefällt werden. Es soll sogar möglich sein, einzelne Eiweissarten durch dieses Reagens zu
unterscheiden.

Karminsaures Ammoniak. 1) Nach Th. Hartig: Käuflicher, fein geriebener
Karmin wird mit Wasser angerührt und dann tropfenweise Ammoniakflüssigkeit zugesetzt,
bis vollständige Lösung erfolgt ist. Die Lösung wird darauf filtrirt und zur Trockne verdampft. Das Pulver wird je nach Bedarf in Wasser gelöst. 2) Nach Bachmann: Man
reibe 0,2—0,4 g guten Karmin recht fein, reibe mit 30 ccm destillirtem Wasser an und
setze einige Tropfen Ammoniakflüssigkeit dazu. Ein Theil des Karmins löst sich, worauf
die Lösung filtrirt und mit 30,0 g Glycerin und 8 ccm Alkohol versetzt wird. Riecht
sie deutlich nach Ammoniak, so lässt man sie bis zum Verschwinden des Geruches
offen stehen.

Borax-Karmin. Man löst 4 Th. Borax in 56 Th. Wasser. Hierzu fügt man 1 Th.
Karmin und vermischt nun je 1 Volumtheil des Ganzen mit 2 Volumtheilen absolutem
Alkohol, worauf man filtrirt.

Alaun-Karmin nach GRENACHER: Eine Lösung von 5,0 Alaun in 100,0 destillirtem Wasser wird im Sandbade bis zum Aufkochen erwärmt, worauf man 1 g Karminpulver zufügt, und 20 Minuten kochen gelassen. Nach Hinwegnahme der Flamme rührt man mit einem Glasstabe um, bis die Flüssigkeit Zimmertemperatur angenommen hat, filtrirt und bewahrt in gut verschlossener Flasche auf.

Lithium-Karmin nach ORTH: In 100,0 einer gesättigten wässerigen Lösung von Lithiumkarbonat trägt man 2,5 Karminpulver unter Umrühren ein und filtrirt.

Picrokarmin nach FREY. Man mischt 1 g Karmin, 4 ccm Ammoniakflüssigkeit und 200 ccm destillirtes Wasser und setzt 5 g Pikrinsäure hinzu. Dann schüttelt man um und dekanthirt, so dass der nicht gelöste Ueberschuss der Pikrinsäure im Glase zurückbleibt. Die abgegossene Flüssigkeit wird einige Tage stehen gelassen, wobei man sie öfters umschüttelt. Hierauf bringt man sie in eine flache Schale und setzt sie an der Luft der Verdunstung aus. Es dauert mehrere Wochen, bis die Flüssigkeit verdunstet und ein rothes Pulver zurückgeblieben ist. Dieses wird mit der 50fachen Gewichtsmenge Wasser angerührt und nach einigen Tagen filtrirt. Die Flüssigkeit muss jetzt gelblichroth sein, ohne Geruch nach Ammoniak. Ein Tropfen auf weissem Filtrirpapier eingetrocknet, muss einen gelben, rothgeränderten Fleck geben. Man konservirt die Flüssigkeit durch einige Tropfen Karbolsäure.

Blauer Karmin, Indigokarmin, ist indigosulfosaures Natrium, s. Indigo.

Karmin-Lacke. Die im Handel als Karminlack, Florentiner Lack, Venetianer Lack, Wiener Lack, Münchener Lack, Pariser Lack, Kugellack vorkommenden Farbkörper sind in der Regel Verbindungen der Karminsäure mit Thonerde oder Zinnoxyd, meist gemischt mit überschüssigem Thonerde- oder Zinnoxydhydrat.

Karnit zum Färben der Wurst ist ammoniakalische Karminlösung.

Nail-Powder, zum Färben der Fingernägel, ist eine parfürmirte Mischung aus 1 Th. Karmin und 100 Th. Zinkoxyd.

Roseline, von ROSE in Hamburg, eine Fleischfarbe, besteht aus 25 Th. rothem Karminlack, 20 Th. Borsäure, 850 Th. Wasser (Polenske).

Rothe Farbe. I) für Zuckerwaaren, Liköre u. dergl.: 10 Th. Karmin löst man in einer Porcellanschale (!) in 20 Th. Salmiakgeist, fügt 100 Th. Glycerin zu, verjagt das Ammoniak durch Erwärmen im Wasserbade und verdünnt mit q. s. Wasser auf 1000 Th. II) für Fleisch- und Zuckerwaaren: Carmin 50,0 werden mit Sirupi Sacchari 950,0 fein angerieben. Vor dem Gebrauche umzuschütteln.

Saftroth, Succus ruber, ist entweder eine ammoniakalische, mit Gummi versetzte Karminlösung, oder eine Abkochung von Fernambukholz, die man mit Zinnchlorid fällt, worauf der Niederschlag in Ammoniak gelöst und mit Gummilösung versetzt wird. Für Küchenzwecke giebt es im Handel ein Saftroth in Stängelchen.

Cocculus.

1) Gattung der **Menispermaceae — Cocculeae — Menisperminae.**

Cocculus Leaeba D. C. Heimisch durch das ganze tropische Afrika. Arzneiliche Verwendung als Diureticum und gegen Fieber findet die Wurzel mit mehreren koncentrischen Gefässkreisen. Sie enthält 0,13 Proc. Colombin und zwei Alkaloïde, das krystallinische Sangolin zu 3,09 Proc. und das amorphe Pelosin zu 2,11 Proc. — Aus den Früchten bereiten die Araber ein gegohrenes Getränk „Khumr vol majnoon.“

Cocculus laurifolius D. C. in Hinterindien, enthält ein wie Curare wirkendes Alkaloïd Coclaurin in der Rinde und in den Blättern.

Cocculus filipendula Mart. in Brasilien, dient als energisches Diureticum.

2) † **Fructus Cocculi. Semen Cocculi indici. Cocculi Indici s. levantini. Gallae orientales. Baccae piscatoriae. — Kockelskörner. Kokkelsamen. Fischkörner. Tollkörner. Kukukssaat. Läusesamen. — Coque du Levant** (Gall.). — **Cockles.** Sind die Steinfrüchte der zu den **Menispermaceae — Tinosporeae** gehörigen **Anamirta Cocculus (C.) Wight et Arn.** (syn: Anamirta paniculata Colebr.), einem in Vorder- und Hinterindien verbreiteten Schlingstrauche mit grossen, lederigen, eirunden, an der Basis gestutzten oder herzförmigen Blättern und kleinen diöcischen Blüthen, die grosse Rispen bilden.

Beschreibung. Die Früchte sind eiförmig oder fast kuglig-nierenförmig, 1 cm im Durchmesser. Die grosse Narbe des Fruchtstieles steht etwas seitlich und infolge des nach einer Richtung geförderten Wachsthums ist dicht daneben, durch eine seichte Einbuchtung getrennt, die Spitze der Frucht. Aussen grob-runzelig, schwarzbraun oder graubraun. Die dünne Fruchtschale umschliesst den durch die Wucherung des „Condylus" halbkugelig-ausgehöhlt gestalteten Samen, der aussen bräunlich und runzelig, innen ölig-fleischig ist. Er besteht aus dem Endosperm, das den Embryo mit zwei flachen, dünnen Kotyledonen umschliesst.

Die Steinschale des Perikarps besteht aus nach verschiedenen Richtungen verlaufenden, ineinander verflochtenen, stark verdickten Fasern. Im Endosperm fettes Oel und Proteïnkörner. Im Gewebe zahlreiche nadelförmige oder grössere prismatische Krystalle. Das Pericarp ist geruch- und geschmacklos, die Samen schmecken stark bitter.

Bestandtheile. In den Samen bis 1 Proc. Pikrotoxin (vergl. bes. Artikel) und ungiftiges Pikrotin. Nach anderer Angabe besteht das Pikrotoxin aus einer lockeren Verbindung von Pikrotoxinin und Pikrotin. In der Fruchtschale angeblich zwei nicht giftige Alkaloïde: Menispermin und Paramenispermin. Die Samen enthalten bis 50 Proc. Fett (Stearin).

Aufbewahrung. Unter den starkwirkenden Arzneimitteln.

Anwendung. In Pulverform gegen Krätze und zur Vertilgung der Läuse, nur mit Vorsicht zu gebrauchen, da bei wunder Haut Vergiftungen vorkommen können. Die Verwendung zum Fischfang ist ein verwerflicher Missbrauch. Man hat beim Menschen nach dem Genuss von zwei Früchten heftige Vergiftungserscheinungen beobachtet, und 2,4 g des Pulvers haben den Tod herbeigeführt. Als Gegenmittel sind bis zum Eintreffen ärztlicher Hilfe Brechmittel angezeigt.

† † Picrotoxinum (Brit. U-St. Ergänzb.) Picrotoxine (Gall.). Picrotoxin. Cocculin. Menisperminum.[1]) Pikrotoxinsäure. $C_{30}H_{34}O_{13}$. Mol. Gew. = 602.

Als Formel für diesen in den Kokkelskörnern enthaltenen Bitterstoff wird der oben angegebene Ausdruck $C_{30}H_{34}O_{13}$ angenommen (Gall. = $C_9H_{10}O_4$). Dieser bezieht sich auf das Präparat, welches zur Zeit als „Pikrotoxin" im Handel vorkommt. Es kann aber als ziemlich sicher angenommen werden, dass das Pikrotoxin als eine Verbindung zweier verschiedener Körper, Pikrotoxinin und Pikrotin anzusehen ist. Siehe S. 887 unten.

Darstellung. **A)** Gepulverte Kokkelskörner werden durch heisse Pressung vom grössten Theile des in ihnen enthaltenen Fettes befreit, darauf wiederum zerkleinert und nun dreimal mit siedendem Wasser ausgezogen. Man versetzt die Auszüge mit Bleiacetat im Ueberschuss, filtrirt den entstandenen Niederschlag ab und entbleit das Filtrat durch Sättigen mit Schwefelwasserstoff. Man filtrirt hierauf vom Schwefelblei ab und dampft das Filtrat auf ein kleines Volumen ein. Nach mehrtägigem Stehen in der Kälte sammelt man die ausgeschiedenen Krystalle und krystallisirt sie zunächst aus siedendem Wasser, zum Schluss unter Zusatz von etwas Thierkohle aus siedendem starken Alkohol um. (E. Schmidt.)

B) Die entfetteten Kokkelskörner werden 2—3 Mal mit heissem Alkohol extrahirt. Man destillirt von den alkoholischen Auszügen den Alkohol ab und entfettet das Extrakt mit Petroläther, worauf man die im Rückstand verbleibenden Krystallmassen durch Umkrystallisiren aus siedendem Wasser und siedendem starken Alkokol reinigt.

Eigenschaften. Die im Handel vorkommenden Präparate zeigen einen von 192—200⁰ C. schwankenden Schmelzpunkt. Durch 2—3 maliges Umkrystallisiren aus siedendem Wasser kann man aus den Handelspräparaten in einer Ausbeute von etwa 98 Proc. ein Pikrotoxin erzielen, welches konstant bei 199—200⁰ C. schmilzt. Diesen Schmelzpunkt von 199—200⁰ C. haben für die von ihnen recipirten Präparate acceptirt: Gall., U.-St., Ergänzb., während Brit. den Schmelzpunkt 192,2⁰ C. angiebt. Davon ab-

---

[1]) Nicht zu verwechseln mit dem in Amerika gebrauchten „Menisperminum", einem aus dem Rhizom von Menispermum Canadense hergestellten Extrakt.

gesehen hat die heute noch als Pikrotoxin bezeichnete Substanz folgende Eigenschaften: Farblose, geruchlose, gegen 200⁰ C. schmelzende, nadelförmige, meist sternförmig gruppirte Krystalle (rhombische Prismen) von stark bitterem Geschmack, welche an der Luft unveränderlich sind. Sie lösen sich in etwa 150 Th. kaltem, etwa 25 Th. siedendem Wasser, ferner in 10 Th. kaltem oder in 3 Th. siedendem Alkohol. Sie lösen sich ferner leicht in Eisessig, schwer dagegen in Aether, Benzol oder Chloroform. Auch Natronlauge und Ammoniak lösen reichliche Mengen, so dass also starken Basen gegenüber das Pikrotoxin die Eigenschaften einer schwachen Säure hat, doch sind die so entstehenden Salze unbeständig und mangelhaft charakterisirt.

Die wässerige Lösung ist neutral und reducirt in der Wärme ammoniakalische Silbernitratlösung und auch FEHLING'sche Lösung. Die alkoholische Lösung lenkt die Ebene des polarisirten Lichtes nach links ab.

Aus der ammoniakalischen Lösung wird das Pikrotoxin durch basisches Bleiacetat (Bleiessig) gefällt: Von Identitäts-Reaktionen sind folgende anzuführen:

1) Konc. Schwefelsäure löst das Pikrotoxin mit orangerother Farbe, die durch eine Spur (!) Kaliumdichromat in Violett durch etwas mehr Kaliumdichromat in Braun übergeht. 2) Mischt man das Pikrotoxin mit der dreifachen Menge Kaliumnitrat, durchfeuchtet das Gemenge mit konc. Schwefelsäure und setzt alsdann starke Natronlauge (von 33 Proc. NaOH) im Ueberschuss hinzu, so tritt lebhafte Rothfärbung ein (LANGLEY'sche Reaktion). 3) Bringt man auf ein Uhrgläschen ein kleines Körnchen Pikrotoxin, lässt auf dasselbe einen Tropfen einer Lösung von 1 Th. Benzaldehyd in 4 Th. absolutem Alkohol sowie, einen Tropfen konc. Schwefelsäure tropfen (ohne zu schwenken oder zu rühren), so entsteht von dem Pikrotoxin ausgehend prachtvoll karminrothe Färbung. In der Mischung von Benzaldehyd + Alkohol entsteht durch Schwefelsäure nur hellgelbe Färbung, in welcher sich die rothe Färbung gut abhebt. Eine ähnliche Reaktion giebt das Cholesterin (MELZER). Codeïn giebt unter den gleichen Verhältnissen gelbe bis blutrothe Färbung.

Prüfung. Dieselbe kann sich darauf beschränken, das das Präparat farblos ist, den richtigen Schmelzpunkt zeigt und beim Erhitzen auf dem Platinbleche ohne einen Rückstand zu hinterlassen, verbrennt.

Aufbewahrung. Sehr vorsichtig, in der Reihe der direkten Gifte, in der Abtheilung Pflanzengifte bez. Alkaloïdea, obgleich es systematisch nicht zu diesen gehört.

Anwendung. Pikrotoxin gehört zu den heftigsten Giften und erzeugt in grösseren Gaben stupor (Betäubung) und heftige, durch Reizung des Krampfcentrums bedingte Krämpfe. Es ist früher als Ersatz des Strychnins bei Epilepsie und Lähmung empfohlen worden, wird jetzt hier aber nicht mehr gegeben. Aeusserlich in Salben 0,3—0,5 und 25,0 Fett bei chronischen Hautkrankheiten und zur Vertreibung von Kopfungeziefer (nicht zu empfehlen). Innerlich und subkutan in Gaben von 0,001—0,01 in wässeriger Lösung gegen die Nachtschweisse des Phthisiker. Es wirkt fast ebenso sicher wie Atropin und kann wegen des Fehlens unangenehmer Nebenwirkungen länger als dieses gegeben werden. — Höchstgaben: *pro dosi* 0,01 g; *pro die* 0,02 g (Ergänzb.).

Das Pikrotoxin ist kein einheitlicher Körper, sondern eine Verbindung zweier Substanzen, des Pikrotoxinins $C_{15}H_{16}O_6$ und des Pikrotins $C_{15}H_{18}O_7$. Es kann in diese beiden Körper schon durch Auskochen mit grösseren Mengen Benzol zerlegt werden und zwar geht hierbei das Pikrotoxinin in Lösung, während das Pikrotin zurückbleibt. Löst man ein Gemisch von 54,5 Th. Pikrotoxinin und 45,5 Th. Pikrotin in siedendem Wasser auf, so krystallisirt wieder Pikrotoxin vom Schmelzpunkt 199—200⁰ C. aus. Das Pikrotoxinin, welches bei 200—201⁰ C. schmilzt, ist der Träger der Giftwirkung der Kokkelskörner und erheblich giftiger als Pikrotoxin; das Pikrotin, welches bei 248—250⁰ C. schmilzt, scheint ungiftig oder doch weniger giftig zu sein.

Cochlearia.

Gattung der **Cruciferae—Sinapeae—Cochleariinae.**

I. Cochlearia officinalis L. Löffelkraut. Scharbockskraut.[1]) Herbe aux cuillers. Scurvy grass.

Heimisch auf salzhaltigem Boden und an Meeresufern Nordeuropas, bis weit nach Norden gehend. Häufig zum arzneilichen Gebrauch kultivirt.

Beschreibung. Ein- oder zweijährig, mit aufrechtem, kantig-gestreiftem Stengel. Die bodenständigen Blätter langgestielt, ihre ganzrandige oder geschweifte Spreite ist breit-eiförmig. Die Stengelblätter den Stengel mit herzförmigem Grunde umfassend, ihr Rand eckig-gezähnt. Alle Blätter etwas fleischig. Die weissen, wohlriechenden Blüthen haben kurzgenagelte Kronblätter und 6 fast gleichlange Staubgefässe (Fig. 205). Die Frucht ist ein kleines, fast kugelig aufgedunsenes Schötchen mit netzaderigen Klappen (Fig. 206. 207).

Bestandtheile. In der trocknen Pflanze 0,23 Proc. ätherisches Oel (s. S. 890). Es riecht und schmeckt weniger scharf wie das Allylsenföl (vergl. unten). Im trocknen Kraut 20 Proc. Asche.

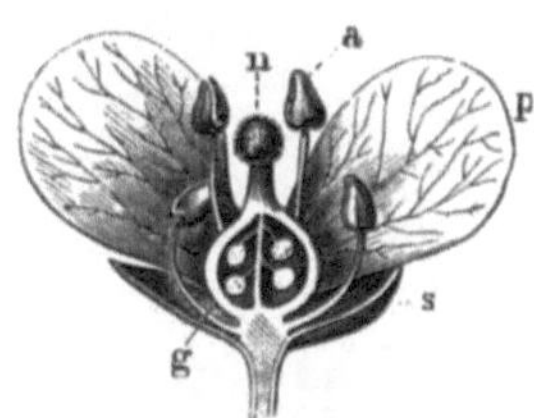

Fig. 205.
Blüthe von Cochlearia officinalis im Längsschnitt. *s* Kelchblätter. *p* Perigonblätter. *a* Staubblätter. *n* Narbe. *g* Fruchtknoten.

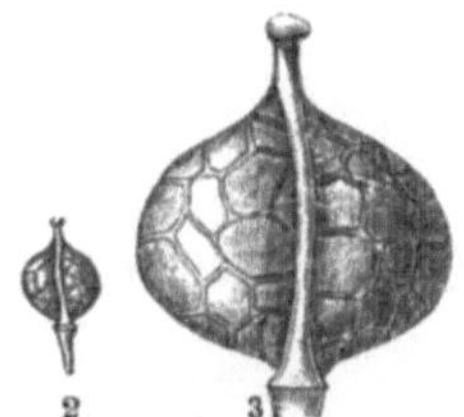

Fig. 206.
2. Schötchen von Cochlearia officinalis in natürlicher Grösse. 3. Dasselbe viermal vergrössert.

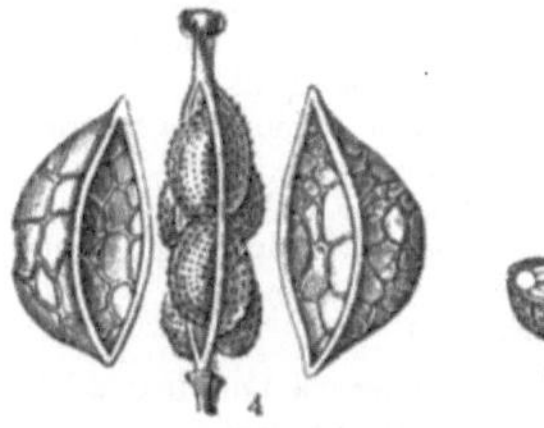

Fig. 207.
4. Schötchen von Cochlearia officinalis, aufgesprungen.
5. Same im Querschnitt.

Verwendung findet das frische **Kraut Herba Cochleariae** (Germ.). — **Bitterkresse. Skorbutkraut. Cochléaria** (Gall.), das man zur Blüthezeit — Mai bis Juni — sammelt und sofort verarbeitet. Man verwendet es, gewöhnlich in der Form des **Löffelkrautspiritus**, zu Mund- und Gurgelwässern bei Erkrankungen des Zahnfleisches; das frische Kraut wird als Salat oder Gemüse gegen Skorbut genossen, der ausgepresste Saft gegen Gicht und Rheumatismus.

Spiritus Cochleariae (Germ. Helv.). **Löffelkrautspiritus. Esprit ou Alcoolat de cochléaria. Spirit of Scurvy-grass.** Frisches, in Blüthe stehendes Löffelkraut 200 Th. wird zerstossen, mit Wasser und Weingeist je 75 Th. 24 Stunden macerirt, dann 100 Th. abdestillirt. Farblos, riecht eigenthümlich, schmeckt brennend scharf, färbt sich mit alkalischer Bleilösung erhitzt, schwarz. Spec. Gew. im Mittel 0,915. Verliert seine Schärfe mit der Zeit, weshalb man ihn nicht länger als ein Jahr aufbewahren sollte (kühl und vor Licht geschützt). — Der Löffelkrautspiritus des Handels ist häufig eine Mischung aus Weingeist und künstlichem Cochleariaöl.

<table>
<tr><td>

Acetum stomaticum DIETERICH.

Acetum dentifricium. Mundessig.
Zahnessig.

Rp.	Spiritus Cochleariae '	200,0
	Tincturae Spilanthis comp.	200,0
	Tincturae aromaticae	100,0
	Aetheris acetici	50,0
	Acidi acetici (96 %)	30,0
	Acidi salicylici	20,0
	Aquae destillatae	400,0
	Coccionellae pulverat.	5,0
	Olei Salviae	1,0
	Olei Menthae pip. Angl.	1,0.

Man erwärmt auf 60° C. und stellt einige Tage kühl. Theelöffelweise dem Mundspülwasser zuzusetzen.

</td><td>

Alcoolatum Cochleariae compositum.
Alcoolat de cochléaria composé (Gall.)
Esprit ardent de cochléaria.

Rp.	Herbae Cochleariae recent.	3000,0
	Radicis Armoraciae recent.	400,0
	Alcohol (80 %)	3500,0.

Nach zweitägiger Maceration destillirt man ab 3000,0.

Aqua Cochleariae.
I.

Rp.	Herbae Cochleariae recent.	1000,0
	Spiritus	100,0
	Aquae	q. s.
Man destillirt ab		1000,0.

II. Ex tempore.

Rp.	Spiritus Cochleariae	20,0
	Aquae destillatae	80,0

</td></tr>
</table>

[1]) Unter diesem Namen geht auch **Ranunculus Ficaria.**

Aqua gingivalis regia.
Königs-Mundwasser.

Rp. Olei Rosae   gtt. V
Olei Citri   1,0
Olei Cinnamomi   2,5
Olei Caryophyllorum   5,0
Spiritus Cinnamomi   287,0
Spiritus Cochleariae   700,0
Chloroformii   5,0.

Unverdünnt bei Zahnweh, mit Wasser verdünnt als Gurgelwasser.

Aqua gingivalis SCHLEICHERI.
SCHLEICHER's antiseptisches Mundwasser.

Rp. Spiritus Cochleariae   30,0
Spiritus Melissae comp.   30,0
Tincturae Ratanhae   40,0
Thymoli   0,3
Olei Menthae piperitae   0,5
Olei Caryophyllorum   0,1.

Einige Tropfen auf $^1/_2$ Glas Wasser.

Cerevisia antiscorbutica (Gall.).
Bière ou Brutolé antiscorbutique
SAPINETTE.

Rp. Herbae Cochleariae recentis   15,0
Turionum Pini   15,0
Radicis Armoraciae recentis   30,0
Cerevisiae   1000,0.

Man lässt 4 Tage stehen, presst aus und filtrirt. Wenn dieses Bier vorräthig gehalten werden soll, so setzt man demselben 10 Proc. Löffelkrautspiritus zu.

Conserva Cochleariae (Gall.).
Conserve de Cochléaria.

Rp. Herbae Cochleariae recentis   250,0
Sacchari albi   750,0.

Man stösst im Marmormörser zu Brei an und reibt durch ein Haarsieb No. 2.

Serum Lactis antiscorbuticum.

Rp. 1. Acidi tartarici   5,0
2. Succi recent. herb. Cochleariae   100,0
3. Lactis vaccini calefacti   900,0.

Man löst 1 in 2, mischt mit 3 und seiht nach einer Stunde durch.

Sirupus Cochleariae.

Rp. Spiritus Cochleariae   15,0
Sirupi simplicis   85,0.

Sirupus Cochleariae compositus (Helv.).
Sirupus antiscorbuticus. Sirupus de Cochlearia armorica compositus. Sirop de Raifort composé. Löffelkrautsirup.
Sirop antiscorbutique.

Rp.		Helv.	Gall.
1.	Herbae Cochleariae recentis	100,0	100,0
2.	Herbae Nasturtii offic. recentis	100,0	100,0
3.	Radicis Armoraciae recentis	100,0	100,0
4.	Foliorum Menyanthis (Trifolii fibrini I)	20,0	10,0
5.	Corticis Aurantii (I)	25,0	20,0
6.	Corticis Cinnamomi zeyl. (IV)	10,0	5,0
7.	Vini albi	400,0	400,0
8.	Spiritus (94 %)	40,0	—
9.	Sacchari	550,0	500,0.

Helv. lässt 1—8 fünf Tage maceriren, im Wasserbade 100 Th. abdestilliren, den Rückstand auspressen, die Flüssigkeit nach 6 Stunden klar abgiessen, auf 350,0 eindampfen, mit 9 zum Sirup kochen, und diesem das Destillat zusetzen.

Gall. lässt nur zwei Tage maceriren, das Destillat mit 100,0 Zucker im Wasserbade zum Sirup machen, die Pressflüssigkeit mittelst Eiweiss klären, mit dem Rest des Zuckers zum Sirup (spec. Gew. 1,27) kochen, filtriren und die beiden Sirupe mischen.

Sirupus Cochleariae jodatus.
Sirup de raifort jodé.

I. Helv.

Rp. Tincturae Jodi   10,0
Sirupi Cochleariae comp.   990,0.

II. Gall.

Jodi   1,0
Alcohol. (90 %)   15,0
Sirupi Cochleariae comp.   985,0.

Spiritus Cochleariae compositus.
Aqua antiscorbutica SYDENHAM.

Rp. Olei Aurantii cort.
Olei Macidis
Olei Menthae crisp.
Olei Salviae   āā gtt. III
Spiritus Sinapis   1,0
Spiritus Cochleariae
Spiritus diluti   āā 50,0.

Tinctura Cochleariae composita.
Tinctura antiscorbutica.

Rp. Radicis Armoraciae recent.   50,0
Acidi salicylici   1,2
Ammonii hydrochlorici   6,0
Olei Menthae pip.   gtt. V
Spiritus Cochleariae comp.
Spiritus diluti   āā 50,0.

Tinctura gingivalis.
Zahn-Tinktur.

Rp. Tincturae Catechu
Tincturae Myrrhae
Tincturae Calami
Tincturae Ligni Guajaci
Tincturae Chinae
Spiritus Coloniensis   āā 10,0
Spiritus Cochleariae   40,0
Olei Menthae piperit. gtt. V.

Bei Entzündungen des Zahnfleisches 1 Theel. auf 1 Glas Wasser zum Mundausspülen.

Vinum antiscorbuticum.
Vinum Armoraciae compositum.
Skorbutwein. Vin ou Oenolé antiscorbutique.

I. Gall.

Rp. Herbae Cochleariae recentis   15,0
Herbae Nasturtii offic. recentis   15,0
Radicis Armoraciae recentis   30,0
Folior. Trifolii fibrini   3,0
Semin. Sinapis nigri pulv.   15,0
Ammonii hydrochlorici   7,0
Alcoolati Cochleariae comp.   16,0
Vini albi   1000,0.

Nach 10 tägigem Stehen auszupressen und zu filtriren.

II. nach DIETERICH.

Rp. Natrii chlorati   5,0
Extract. Trifolii fibrini 10,0
Vini albi   900,0
Spiritus Sinapis   25,0
Spiritus Cochleariae   60,0.

Eau de Madame de la Vrillière.   Ein dem Aqua gingivalis regia ähnliches Mundwasser.

Sirupus Raphani.   Rettigsaft, in Italien bei skrophulösen Kindern vielfach angewendet: Cort. Aurantii 30,0, Cort. Cinnamon. zeyl. 5,0, Herb. Cochlear. recent., Herb. Veronic. Herb. Beccabung. recent., Herb. Nasturt. offic. recent. āā 500,0. Contusis admisce: Vini Marsala 1500. Macera per dies 2 et cola. Saepius agitando cum Talci venet. 50,0, sepone, filtra. In liquor. filtrat. partib. 1500 solve Sacchari 2400. (A. Janssen).

Universum, Breslauer, von Silberstein. Ist ein sehr verdünnter Löffelkraut- oder Senfspiritus.

Oleum Cochleariae.   Löffelkrautöl.   Essence de Cochléaria.   Oil of Spoonwort.

Darstellung.   Man lässt das trockene Kraut mit weissem Senfpulver und Wasser stehen und destillirt dann ab.

Eigenschaften und Bestandtheile.   Es ist das Isosulfocyanat des secundären Butylalkohols $C_4H_9 — N = C = S$.   Er dreht (100 mm-Rohr) $+ 55,27^0$.   Siedepunkt 156—159,9°C.   Spec. Gew. 0,944 bei 12°C.   Beim Erhitzen mit Ammoniak auf 100°C. bildet es bei 133°C. schmelzenden, optisch aktiven Sulfoharnstoff.   Das im Handel befindliche künstliche Löffelkrautöl ist Isobutylsenföl, es darf zur Herstellung des Spiritus Cochleariae etc. nicht verwendet werden.

II. Cochlearia Armoracia L. Meerrettig. Mährrettig. Kren. Pfefferwurzel. Raifort, Cran de Bretagne. Horse-radish.

In fast ganz Europa an feuchten Orten, doch oft nur verwildert, häufig in Gärten angebaut.

Beschreibung.   Wurzel und unterirdische Achsen, oft 1 m tief senkrecht hinabsteigend, cylindrisch, bis 6 cm dick.   Stengel 1 m hoch, ästig.   Grundständige Blätter, gross, oblong, am Rande gekerbt, langgestielt.   Untere Stengelblätter fiederspaltig, obere lanzettlich, gekerbt-gesägt, mit verschmälertem Grunde sitzend.

Bestandtheile der Wurzel: Sinigrin (cf. Sinapis), ferner nach Koenig: Wasser 76,72 Proc., Stickstoffsubstanz 2,73 Proc., Fett 0.35 Proc., stickstofffreie Extraktstoffe 15,89 Proc., Holzfaser 2,78 Proc., Asche 1,63 Proc.   In der Trockensubstanz: Stickstoffsubstanz 11,60 Proc., stickstofffreie Extraktstoffe 67,99 Proc., Stickstoff 1,86 Proc.

Verwendung findet die Wurzel: **Radix Armoraciae.** (Brit.) **Rad. Raphani rusticani s. marini. — Meerrettig. — Racine de raifort** (Gall.). **R. d'armoise. — Horse-radish Root.**

Anwendung.   Sehr selten in frischem Zustande mit Wein oder Bier als harntreibendes Mittel, häufig dagegen als Küchengewürz verwendet.

Aufbewahrung.   Im Keller unter Sand.

Aqua Armoraciae.   Destillat aus frischer Wurzel; kann durch eine Lösung von 1 Tropfen ätherischem Senföl in 200 g Wasser ersetzt werden.

Cerevisia Armoraciae composita, Cerevisia antiscorbutica, ist ein Auszug von Meerrettig und Fichtensprossen mit gewöhnlichem Bier.

Spiritus Armoraciae compositus, Compound Spirit of Horseradish. Brit.: Meerrettig, Orangenschale je 125 g, Muskatnuss 3,15 g, Weingeist 625 ccm, Wasser 750 ccm geben Destillat 1000 ccm.

Sirupus Armoraciae compositus, Sirop de Raifort composé, Sirop antiscorbutique (ex tempore par.) Senfspiritus, Chinatinktur, Enziantinktur je 5 Th., Löffelkrautspiritus 15 Th., weisser Sirup 170 Th.   Man erhält hieraus den

Sirupus Armoraciae jodatus, Grimault, durch Auflösen von Jod und Jodkalium āā 0,25 g. in 200,0 Sirup.

Tinctura Armoraciae composita s. antiscorbutica. Alcoolé ou Teinture de raitort composée (Gall.).   Frischer Meerrettig 100 Th., Senfpulver 50 Th., Salmiak 25 Th., Weingeist (60 proc.) 200 Th., zusammengesetzter Löffelkrautspiritus 200 Th. nach 10 Tagen auspressen und filtriren.

Vinum Armoraciae compositum enthält ausser den Bestandtheilen des vorigen Bitterklee und Brunnenkresse (vergl. S. 889).

Oleum Armoraciae.   Meerrettigöl.   Der scharfe Geruch des Meerrettigs, der sich besonders stark beim Zerreiben der Wurzel entwickelt, ist auf ein dem Senföl identisches ätherisches Oel zurückzuführen.   Aus den Untersuchungen Gadamers geht mit grosser

Wahrscheinlichkeit die Anwesenheit des Glykosids Sinigrin im Meerrettig hervor. Bei der Destillation der Wurzel erhält man 0,05 Proc. eines hellgelben Oels vom spec. Gew. 1,01. Es ist im Geruch nicht vom Senföl zu unterscheiden, und giebt bei der Behandlung mit Ammoniak dasselbe Thiosinamin wie Senföl und besteht demnach wie dieses aus Allylisosulfocyanat.

Cocos.

Gattung der **Palmae—Ceroxylinae—Cocoineae—Attaleeae.**

I. Cocos nucifera L. Die Kokospalme. Ursprünglich vielleicht im indischen Archipel heimisch, jetzt durch die Tropen der ganzen Erde verbreitet.

Die *medicinische Verwendung* der Pflanze ist ganz unbedeutend, ein Dekokt der frischen Wurzel wird gegen Dysenterie getrunken, die Flüssigkeit im Innern des Endosperms, die Kokosmilch, gegen habituelle Stuhlverstopfung, auch gegen Gonorrhoe. Das feste Endosperm gilt als Bandwurmmittel.

Sehr ausgedehnt und vielseitig ist die *technische Verwendung,* wobei wir von dem vielseitigen Gebrauch, den die Menschen in den Tropen von dieser Palme machen, absehen.

Man verwendet von der einsamigen Steinfrucht:

1) Die faserige Hülle (Roya), deren Fasern als Coir in den Handel gelangen und zur Herstellung grober Teppiche, Bürsten etc. benutzt werden. — Die Faserbündel sind braun, rundlich, sie umschliessen einen Canal, in dem leicht Gefässe erkannt werden. Von aussen sind die Bündel mit kleinen, 15 μ grossen, verkieselten Plättchen (Stegmata) bedeckt.

Die einzelne Faser ist 0,4—1,0 mm (meist 0,7 mm) lang und 12—24 μ (meist 20 μ) dick, ungleichmässig dickwandig, aussen häufig ausgebuchtet oder gezähnelt, mit zahlreichen Porenkanälen, verholzt.

2) Die harte Steinschale, das Endocarp, die zu kleinen Drechslerarbeiten (wie Knöpfen), dient. Ihr Gewebe setzt sich vorwiegend aus sehr verschieden gestalteten Steinzellen zusammen, von zahlreichen Gefässbündeln durchzogen. Die Innenseite der Schale ist von zwei dünnen Gewebschichten ausgekleidet, einer lichtbräunlichen, ziemlich weichen, die wenig verdickte Parenchymzellen enthält und einer innersten schwärzlichen, die wieder aus starkverdickten Steinzellen besteht. Die Asche ist strukturlos. An Stelle der Kokosschalen verwendet man für die gleichen Zwecke oft die Steinschale der Attalea funifera Mart., sie enthält stark verkieselte Zellen, deren Skelette sich reichlich in der Asche finden.

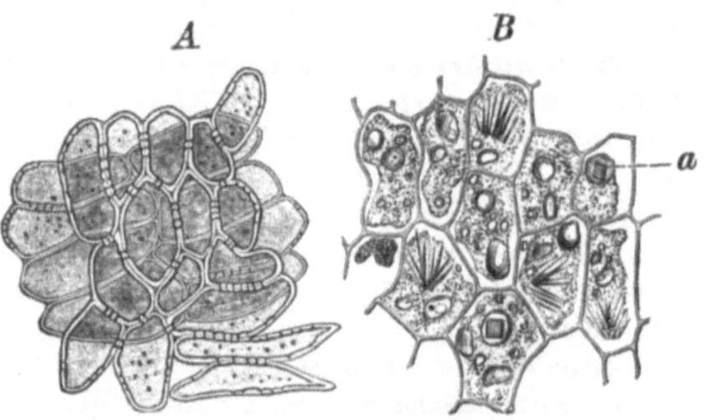

Fig. 208. (Nach MOELLER.)
A Braune Zellen der Samenschale. B Querschnitt durch das Endosperm. a Aleuronkorn mit einem Krystalloid. 160 mal vergr.

3) Das Endosperm des Samens, die Coprah, aus dem man durch Auspressen in der Wärme das **Oleum Cocos** (Ergänzb.). **Oleum Cocoïs. — Kokosbutter. Kokosöl. Kokosnussöl. Kalappusöl. — Beurre de Cocos. Huile de Cocos. — Coconut-Oil** gewinnt. Ueber den Bau vergl. unten bei 4. Bestandtheile der Coprah: Wasser 5,81 Proc., stickstoffhaltige Substanz 8,88 Proc., Fett 67,0 Proc., stickstofffreie Extraktstoffe 12,44 Proc., Rohfaser 4,06 Proc., Asche 1,81 Proc.

Konstanten des Oeles: Spec. Gew. bei 18⁰ C. 0,9250, bei 40⁰ C. 0,9115, bei 99⁰ C. 0,8736. Spec. Gew. der Fettsäuren bei 98—99⁰ C. 0,8354. Schmelzpunkt des Fettes

20—28⁰ C. Erstarrungspunkt 19,0—21,85⁰ C. (Ein kalt gepresstes Oel, das aber nicht in den Handel kommt, schmilzt schon unterhalb 20⁰ C., erstarrt bei 12—13⁰ C. und erwärmt sich dabei auf 15⁰ C.) Schmelzpunkt der Fettsäuren 24,6—24,7⁰ C. Erstarrungspunkt 19,0—21,85⁰ C. Verseifungszahl 257,3—268,4⁰ C. REICHERT'sche Zahl 3,70. Jodzahl 8,9—9,35. Jodzahl der Fettsäuren 8,39—9,3.

Beschreibung. Kokosfett hat die Konsistenz der Butter, es ist weiss oder gelblich, hat im frischen Zustande einen charakteristischen Geruch und Geschmack nach Kokosnüssen und wird leicht ranzig. Es löst sich bei 60⁰ C. in 2 Th. 90 proc. Alkohol, hierdurch, sowie durch die hohe Verseifungszahl ist es besonders charakterisirt.

Bestandtheile. Vorwiegend **Triglyceride der Myristinsäure und Laurinsäure**, ferner diejenigen der **Palmitinsäure, Kapronsäure, Kaprylsäure und Kaprinsäure**, endlich 2,96 Proc. **freie Fettsäuren.**

Anwendung. Aus dem daraus hergestellten Stearin macht man Kerzen, in Amerika dient das Fett als Zusatz zu Kunstbutter, ferner in grosser Menge zur Herstellung „gefüllter Seifen" (vergl. Sapo).

Palmin. Unter diesem Namen kommt seit einiger Zeit gereinigtes, völlig geruchloses Kokosöl in Blecheimern, welche sich als Vorrathsgefässe benutzen lassen, in den Handel. In diesem Zustande ist es ein vorzügliches, dabei billiges Speisefett, das sich immer mehr einbürgert. Es wird an einem kühlen Orte aufbewahrt.

Lac Cocoïs.
Kokosmilch DIETERICH.

Rp.	1. Boracis	10,0
	2. Saponis medicati	20,0
	3. Aquae	50,0
	4. Olei Cocoïs	70,0
	5. Aquae Rosae tepid. (40⁰ C.)	850,0
	6. Olei Bergamottae	gtt. X
	7. Olei Aurantii florum	gtt. V
	8. Olei Gaultheriae	gtt. II
	9. Olei Unonae odorat.	gtt. I
	10. Olei Amygdalar. amar. aeth.	gtt. I.

Man verreibt 1—4 in einer angewärmten Schale 10 Minuten lang, fügt allmählich 5 hinzu, schüttelt und mischt 7—10 zu.

Sapo Cocoïs.

Kokosseife (Buchh.)

Rp.	Olei Cocoïs	666,0
	Liquoris Natrii caustici (32—35⁰ B.)	334,0.

Man schmilzt das Oel und vermischt mit der auf 40⁰ C. erwärmten Lauge. Das Cocosöl ersetzt man besser zur Hälfte durch Schmalz oder Talg und verdeckt den Geruch durch Mirbanöl oder Safrol.

Copraol, Grundlage für Stuhlzäpfchen, Vaginalkugeln, Bougies, ist wahrscheinlich ein von den leichter schmelzenden Antheilen befreites Kokosfett.

Laureol, als Butterersatz empfohlen, soll ein Gemisch aus Kokos- und Palmkernfett sein. (Unter demselben Namen kommt ein Desinfektionsmittel unbekannter Zusammensetzung in den Handel.)

Mollin (Sapo unguinosus) ist eine überfettete, glycerinhaltige, weiche Seife, die eine vorzügliche Salbengrundlage bildet (für Salben mit Jod, Quecksilber). Bereitung nach LIEBREICH: Fett und Kokosöl je 50 Th., Aetzkali 20 Th., Wasser 46 Th. Man verseift kalt und setzt der fertigen Seife 17 Th. Fett zu.

Nucolin, ein Speisefett, ist gereinigtes Kokosöl.

Suppositorien und Vaginalkugeln aus Kokosöl werden empfohlen, weil des schnellen Erstarrens wegen die Arzneistoffe gut suspendirt bleiben, das Oel nimmt auch 50 Proc. Glycerin auf.

Kunst-Kokos-Käse war eine elastische Masse zwischen zwei ziemlich harten Rinden, der Geschmack unangenehm.

4) Die Rückstände von der Oelfabrikation geben unter dem Namen „Punac" ein gutes Futter- und Düngemittel; sie finden zerkleinert auch Verwendung zur Verfälschung des Pfefferpulvers, ebenso die nicht entfettete Coprah. — Die Zellen des Endosperm sind grösser, wie die Perispermzellen des Pfeffers, die einzelnen Zellen enthalten formlose Klumpen, aus Fett und Aleuron bestehend, in denen leicht ansehnliche Krystalloide erkannt werden (Fig. 208). Um sie von dem ähnlich gebauten Endosperm der Oelpalme zu unterscheiden, ist darauf zu achten, dass die Zellwände der letzteren knotig verdickt sind, die der Kokospalme glatt. (Vgl. Piper.)

Ausser Cocos nucifera liefert auch **Cocos butyracea L.** Oel.

5) Aus der Rinde soll ein Gummi „Haari tapan" und „Taluti" ausgeschieden werden. Es bildet stalaktitenartige Massen und enthält 70—90 Proc. Bassorin.

6) Aus dem Saft gewinnt man Zucker „Jaggery", durch Gährenlassen „Toddy" und einen Arrac. Die jungen Schosse liefern Palmkohl.

II. Cocos Mikaniana Mart. In Brasilien. Den frischen, bitter schmeckenden Palmkohl verwendet man gegen Diarrhoe und Fieber mit Weisswein digerirt als Tonicum. Er enthält 12,06 Proc. eines Bitterstoffes Pikropatyn. Ebenso verwendet man **Cocos oleracea Mart.** in Brasilien, sie enthält 0,0067 Proc. Pikrococoïn.

III. Cocos Martiana Dr. et Glaz. In Brasilien. Aus dem Saft des Perikarps, das 15,32 Proc. Fruchtzucker enthält, bereitet man einen Hustensaft und durch Gährenlassen ein Getränk „Geribada“.

IV. Cocos coronata Mart. enthält im Stamm stärkehaltiges Mark.

Codeïnum.

I. † Codeïnum (Ergänzb. Helv.). **Codeïne** (Gall.). **Codeïna** (Brit. U-St.). **Codeïn, Methylmorphin** $C_{17}H_{18}(CH_3)NO_3 + H_2O$. **Mol. Gew. = 317.**

Das Codeïn ist zu 0,5—0,75 Proc. im Opium enthalten. Es wird als Nebenprodukt bei der Darstellung des Morphins nach der ROBERTSON'schen und von GREGORY modificirten Methode gewonnen. Ausserdem wird es gegenwärtig durch Methyliren des Morphins synthetisch dargestellt, wodurch seine Zusammensetzung als Methylmorphin bewiesen ist.

Darstellung. Der aus 1000 g Opiumpulver mit kaltem Wasser erhaltene Auszug wird mit 100 g Marmorpulver gemischt, nach dem Absetzen und Dekanthiren zur Sirupsdicke eingedampft, dann in 3 Litern kaltem Wasser gelöst, filtrirt, wiederum bis auf 750 ccm eingedampft und noch heiss mit 50 g reinem Chlorcalcium in koncentrirter Lösung und etwa 10 g Salzsäure vermischt, nach einiger Zeit filtrirt, nochmals weiter eingedampft, nach Beseitigung etwa ausgeschiedenen meconsauren Calciums bis zur Sirupsdicke abgedampft und zwei Wochen bei Seite gestellt. Nach dieser Zeit findet man in der Flüssigkeit in Gestalt dunkelbrauner Krystallmassen ein Doppelsalz, aus Morphin- und Codeïnhydrochlorid bestehend, ausgeschieden. Diese Salzmasse wird mit salzsäurehaltigem Wasser gelöst und umkrystallisirt, wiederum gelöst, mit thierischer Kohle entfärbt und die Lösung bis zum geringen Ueberschuss mit Aetzammon versetzt. Morphin wird dadurch vollständig ausgeschieden, während Codeïn in Lösung bleibt. Die durch Filtration von dem Morphium befreite Lösung enthält Ammoniumchlorid und Codeïnhydrochlorid. Sie wird mit etwas Kalilauge versetzt und erwärmt, um einen Theil des Ammoniumchlorids zu zersetzen, dann zur Krystallisation eingedampft. Das Codeïnhydrochlorid, welches in 20 Th. kaltem Wasser löslich ist, krystallisirt zuerst heraus. Zwischen Fliesspapier von der Mutterlauge befreit, wird es in 5 Th. heissem Wasser gelöst, mit Aetzkali daraus das Codeïn (in Gestalt einer öligen oder geschmolzenen Masse) abgeschieden, nach dem Erkalten und Erhärten in verdünnter Salzsäure gelöst, mit thierischer Kohle behandelt, dann wiederum mit Aetzkali ausgefällt und endlich aus wasserhaltigem Aether umkrystallisirt.

Das aus wasserhaltigem Aether krystallisirte Codeïn ist das der Formel $C_{18}H_{21}NO_3 + H_2O$ entsprechende und von den angeführten Pharmakopöen etc. aufgenommen.

Eigenschaften. **A.** des nicht officinellen wasserfreien Codeïns. $C_{18}H_{21}NO_3$. Dasselbe scheidet sich aus bei seiner Auflösung in wasserfreiem Aether oder Benzol in Form kleiner, stark glänzender wasserfreier rhombischer Krystalle, welche bei 155º C. schmelzen, im übrigen natürlich die Eigenschaften des folgenden besitzen.

B. Des officinellen wasserhaltigen Codeïns $C_{18}H_{21}NO_3 + H_2O$. Farblose oder weisse, oft ansehnliche und deutlich oktaëdrische Krystalle, welche mit 120 Th. Wasser eine alkalisch reagirende Lösung von bitterem Geschmack geben. Sie schmelzen bei 152 bis 153º C. Erhitzt man das Codeïn indessen mit einer zur Auflösung unzureichenden Menge Wasser zum Sieden, so schmilzt es unter Wasser zu Oeltropfen, welche beim Erkalten wieder krystallinisch erstarren.

Die Krystalle verwittern in trockner warmer Luft und werden bei 100º C. vollständig wasserfrei. Der Gehalt an Krystallwasser beträgt 5,67 Proc.

Er löst sich in 120 Th. kaltem oder 20 Th. siedendem Wasser, ferner in 30 Th. Aether, oder in 2 Th. Chloroform, auch in 3 Th. Alkohol; sehr leicht löslich ist es in heissem Alkohol. Es löst sich ferner in ca. 85 Th. Ammoniakflüssigkeit von 10 Proc., nicht aber in den Lösungen der ätzenden Alkalien. Die Lösungen des Codeïns lenken die Ebene des polarisirten Lichtes nach links ab. Von Säuren wird Codeïn unter Bildung von Salzen leicht aufgenommen.

Als Identitätsreaktionen werden folgende angegeben: **1)** 0,1 g Codeïn löst sich in 10 ccm konc. Schwefelsäure fast ohne Färbung auf, wenn man das Codeïn allmählich in die Schwefelsäure einträgt unter Vermeidung jeder Erwärmung. Vergl. Pharm. Centrh. 1897. 160. Verwendet man aber hierzu eine Schwefelsäure, welche in 100 ccm einen Tropfen Eisenchloridlösung enthält, so färbt sich die Lösung blau oder violett. — **2)** Löst man Codeïn in konc. Schwefelsäure auf, erhitzt die Lösung kurze Zeit auf 150° C. und setzt nach dem Erkalten eine Spur Salpetersäure zu, so tritt blutrothe Färbung auf. — **3)** FROEHDE'sches Reagens (s. S. 207) löst Codeïn zunächst mit gelblicher Färbung, welche bald in Grün und schliesslich in Blau übergeht. — **4)** In einer Lösung von Kaliumferricyanid $+$ Ferrichlorid (s. S. 896) bringt Codeïn nicht alsbald, sondern erst nach mehreren Stunden eine Blaufärbung hervor.

Prüfung. **1)** Es schmelze bei 152—153° C. und hinterlasse beim Verbrennen auf dem Platinbleche keinen feuerbeständigen Rückstand (Mineralische Verunreinigungen). — **2)** Wird 0,1 g Codeïn unter thunlichster Vermeidung von Erwärmung in 10 ccm konc. Schwefelsäure (welche frei von Salpetersäure und salpetriger Säure sein muss) allmählich unter schneller Vertheilung eingetragen, so soll die zuerst eintretende Rosafärbung nach 1—2 Minuten bei gewöhnlicher Temperatur verschwinden; die sich ergebende Lösung sei farblos. (Rothe bis rothviolette oder röthlichgelbe Färbung weist auf Narcotin, Papaverin, Narceïn, Thebaïn.) — **3)** Die Lösung eines Körnchens Kaliumferricyanid in 10 ccm Wasser mit 1 Tropfen Eisenchloridlösung versetzt, werde durch 1 ccm einer Codeïnlösung, welche durch Auflösen von 0,01 g Codeïn in 1 ccm normaler Salzsäure erhalten wurde, nicht sofort blau gefärbt (sofortige Blaufärbung würde bei Anwesenheit von Morphin eintreten).

Aufbewahrung. Vorsichtig. *Anwendung.* Codeïn hat hypnotische Wirkung, aber diese ist schwächer als diejenige des Morphins. Zur Anwendung gelangt die freie Base in Deutschland verhältnissmässig seltener, öfter werden namentlich seit den letzten Jahren die Salze des Codeïns angewendet. Höchstgaben: *pro dosi* 0,1 g, *pro die* 0,3 g (Ergänzb.). Helv.: *pro die* 0,5 g.

Synthetisches Codeïn. Künstlich wird Codeïn dargestellt durch Einwirkung von Methyljodid oder Methylchlorid auf eine alkalische Morphinlösung (DOTT):

$$C_{17}H_{19}NO_3 + NaOH + JCH_3 \;=\; NaJ + H_2O + C_{17}H_{18}(CH_3)NO_3$$
Morphin   Methyljodid   Codeïn.

Ferner durch Erhitzen von methylschwefelsaurem Natrium mit alkalischer Morphinlösung (KNOLL):

$$C_{17}H_{19}NO_3 + NaOH + NaSO_4CH_3 \;=\; H_2O + SO_4Na_2 + C_{17}H_{18}(CH_3)NO_3$$
Morphin   Methylschwefelsaures Natrium   Codeïn.

Neuerdings wird es auch von den FARBENFABRIKEN vorm. FR. BAYER & Co. in Elberfeld (D.R.P. 92789) dargestellt, indem sie zu einer kühlgehaltenen ätherischen Diazo-Methanlösung die äquimolekulare Menge Morphin in absolut-methylalkoholischer Lösung zufliessen lassen.

† Codeïnum hydrochloricum (Ergänzb.). **Codeïnum muriaticum. Codeïnchlorhydrat. Salzsaures Codeïn.** $C_{18}H_{21}NO_3 \cdot HCl + 2H_2O$. **Mol. Gew. = 371,5.**

Zur Darstellung neutralisirt man heisse verdünnte Salzsäure mit Codeïn, wozu für 10 Th. Salzsäure von 12,5 Proc. HCl etwa 10,85 Th. Codeïn ($C_{18}H_{21}NO_3 + H_2O$) erforderlich sind. Beim Erkalten der Lösung schiesst das Salz in Krystallen an.

Eigenschaften. Weisse, kleine, bitter schmeckende Nadeln, welche sich in 26 Th. kaltem und in weniger als 1 Th. siedendem Wasser zu neutralen Flüssigkeiten lösen. Das

Salz giebt sein Krystallwasser bei 100° C. allerdings ab, aber Gewichtskonstanz wird nur sehr langsam erreicht, es ist dazu unter Umständen Trocknen von 100 Stunden erforderlich. Der berechnete Gehalt an Krystallwasser beträgt 9,69 Proc. — In der 5proc. wässerigen Lösung des Codeïnchlorhydrates ruft sowohl Silbernitrat als auch Kalihydrat einen weissen Niederschlag hervor.

Prüfung. 1) Die Lösung eines Körnchens Kaliumferricyanid in 10 ccm Wasser, mit 1 Tropfen Eisenchloridlösung versetzt, werde durch 1 ccm der wässerigen Codeïnchlorhydratlösung (1 = 100) nicht sofort blau gefärbt (Morphin). — 2) Die wässerige, mit Salpetersäure angesäuerte Lösung des Salzes (1 = 20) werde durch Baryumchloridlösung nicht sogleich getrübt (Schwefelsäure).

Aufbewahrung. Vorsichtig.

Anwendung. Siehe unter Codeïnum phosphoricum. Höchstgaben: *pro dosi* 0,1 g, *pro die* 0,3 g (Ergänzb.).

† Codeïnum phosphoricum (Germ. Helv.). Codeïnae Phosphas (Brit.). Codeïnphosphat. Phosphorsaures Codeïn $C_{18}H_{21}NO_3 . H_3PO_4 + 2H_2O$. Mol. Gew. = 433.

Die Brit. giebt die Formel $C_{18}H_{21}NO_3 . H_3PO_4 + 1^1/_2H_2O$ an; das Mol. Gew. würde alsdann = 424 sein. — Das Codeïnphosphat krystallisirt unter verschiedenen Bedingungen mit verschiedenem Wassergehalt. Um das von Germ. und Helv. vorgeschriebene Präparat zu erhalten, hat man wie folgt zu verfahren.

Darstellung. Zur Darstellung von Codeïnphosphat fügt man zu 10 Th. Phosphorsäure von 25 Proc. H_3PO_4 soviel (8 Th.) Codeïn, dass die Lösung gerade noch schwach sauer reagirt. Sowohl beim freiwilligen Verdunsten dieser Lösung, als auch beim Fällen derselben mit einem Ueberschuss von starkem Alkohol bei gewöhnlicher Temperatur erhält man das der Germ. und Helv. entsprechende Codeïnphosphat von der Zusammensetzung:

$$C_{18}H_{21}NO_3 . H_3PO_4 + 2H_2O.$$

Wird das officinelle Codeïnphosphat der eben angegebenen Zusammensetzung aus verdünntem Alkohol unter Erwärmen umkrystallisirt, so erhält man ein wasserärmeres Präparat:

$$2[C_{18}H_{21}NO_3 . H_3PO_4] + H_2O \text{ oder } C_{18}H_{21}NO_3 . H_3PO_4 + {}^1/_2H_2O.$$

Ausserdem kommen im Handel noch Präparate vor, deren Phosphorsäuregehalt höher ist, als dem Verhältniss $C_{18}H_{21}NO_3 . H_3PO_4$ entsprechen würde (E. Schmidt, Apoth.-Ztg. 1890, S. 366).

Eigenschaften. Feine weisse Krystallnadeln, welche in 4 Th. kaltem Wasser, viel schwieriger in Alkohol löslich sind. Daher wird das Salz aus seiner konc. wässerigen Lösung durch Alkohol gefällt. Die wässerige Lösung schmeckt bitter und reagirt schwach sauer. In der 5proc. wässerigen Lösung des Salzes bringt Silbernitrat einen gelben Niederschlag von Silberphosphat, Kalilauge eine weisse Fällung von freiem Codeïn hervor.

Bei 100° C. verliert das Codeïnphosphat alles Krystallwasser. Der Formel $C_{18}H_{21}NO_3 . H_3PO_4 + 2H_2O$ entspricht ein Krystallwassergehalt von 8,3 Proc., der Formel $C_{18}H_{21}NO_3 . H_3PO_4 + 1^1/_2H_2O$ entspricht ein solcher von 6,2 Proc. Nach Tambach und Henke entspricht das Codeïnphosphat des Handels mehr der Formel $C_{18}H_{21}NO_3 . H_3PO_4 + 1^1/_2H_2O$.

Nach E. Schmidt ist es eine charakteristische Eigenschaft des reinen Codeïnphosphats, sich beim Trocknen bei 100° C. nicht oder kaum grau zu färben, während unreine Handelspräparate diese Färbung annehmen.

Durch Erhitzen des Codeïns mit konc. Salzsäure auf 140° C. wird ebenso wie aus Morphin das Apomorphin gebildet.

Prüfung. Als Identitätsreaktion ist das Verhalten der Lösung des Codeïns in konc. Schwefelsäure gegenüber oxydirenden Agentien anzusehen: 0,01 g Codeïnphosphat löst sich in 10 ccm konc. Schwefelsäure ohne Färbung. Verwendet man hierzu jedoch Schwefelsäure, welche in 100 ccm 1 Tropfen Eisenchloridlösung enthält, so färbt sich die Lösung blau oder violett (vergl. hierzu S. 894).

Ueber die Reaktion mit Silbernitrat s. unter Eigenschaften.

Auf Verunreinigungen ist in folgender Weise zu prüfen: Die Lösung eines Körnchens Kaliumferricyanid in 10 ccm Wasser, mit 1 Tropfen Eisenchloridlösung versetzt, werde durch 1 ccm der wässerigen Codeïnphosphatlösung (1 = 100) nicht sofort blau ge. färbt. Diese Prüfung fahndet auf eine Beimischung von Morphin. Man wird gut thun, sie mit einer Durchschnittsprobe anzustellen. Der Mechanismus der Reaktion ist der, dass durch etwa beigemengtes Morphin das Kaliumferricyanid zu Kaliumferrocyanid reducirt wird, so dass alsdann „Berliner Blau“ entsteht. Die Beobachtung ist sofort anzustellen. — Die wässerige, durch Salpetersäure angesäuerte (!) Lösung des Codeïnphosphates (1 = 20) werde durch Silbernitratlösung nicht verändert (weisse Trübung = Chlor; der Zusatz von Salpetersäure ist nothwendig, um das Silberphosphat in Lösung zu halten), durch Baryumnitratlösung nicht sogleich getrübt. (Spuren von Schwefelsäure sind daher gestattet.)

Um sich ein sicheres Urtheil über den Werth eines Codeïnphosphates zu bilden, führt man eine Bestimmung des Codeïngehaltes zweckmässig in folgender Weise aus: Man löst 0,2 g Codeïnphosphat in 5 ccm Wasser, setzt 3 ccm Kalilauge zu und schüttelt 3 mal hintereinander mit je 5 ccm Chloroform aus. Die vereinigten Chloroformauszüge werden in einem Glasschälchen verdunstet, das in Krystallen hinterbleibende Codeïn bei 120^0 C. getrocknet und gewogen. Der Rückstand muss mindestens 0,13 g (an wasserfreiem Codeïn) betragen und ist noch auf völlige Flüchtigkeit beim Verbrennen zu prüfen.

Aufbewahrung. Vorsichtig. Lichtempfindlich ist das Codeïnphosphat nicht.

Anwendung. Codeïn ist ein Narcoticum, wirkt aber milder als Morphin. Von dem letzteren soll es sich dadurch vortheilhaft unterscheiden, dass es keine üblen Neben- und Nachwirkungen erzeugt, auch Verstopfung nicht verursacht. Es ist daher an Stelle des Morphins namentlich bei Kindern, schwächlicheren und älteren Personen angezeigt.

Die grösste Einzelgabe beträgt 0,1 g, die grösste Tagesgabe 0,4 g (Germ. Helv.).

† Codeïnum sulfuricum. Codeïnsulfat. Schwefelsaures Codeïn $(C_{18}H_{21}NO_3)_2 \cdot H_2SO_4 + 5H_2O$. Mol. Gew. = 786.

Zur Darstellung löst man in 10 Th. erwärmter verdünnter Schwefelsäure von 1,112 spec. Gew. 10,3 Th. zerriebenes Codeïn $(C_{18}H_{21}NO_3 + H_2O)$ auf. Nach dem Erkalten scheidet sich das Sulfat in langen, glänzend weissen, büschelförmig gruppirten Nadeln aus, die durch Umkrystallisiren aus heissem, mit 1 Tropfen verdünnter Schwefelsäure angesäuertem Wasser zu reinigen sind. Das leicht etwas verwitternde Salz enthält 11,45 Proc. Krystallwasser. — Löslich in 34 Th. kaltem Wasser.

† Codeïnum hydrobromicum. Codeïnbromhydrat. Bromwasserstoffsaures Codeïn. $C_{18}H_{21}NO_3 \cdot HBr + 2H_2O$. Mol. Gew. = 416.

Zur Darstellung neutralisirt man ein erwärmtes Gemisch von 10 Th. Bromwasserstoffsäure (25 Proc.) und 40 Th. Wasser mit 9,8 Th. Codeïn $(C_{18}H_{21} \cdot NO_3 + H_2O)$. Nach dem Erkalten scheidet sich das Bromhydrat in weissen Nadeln aus, welche durch Umkrystallisiren aus Alkohol von 70 Proc. zu reinigen sind.

Weisse, glänzende, neutrale Krystallnadeln, ziemlich leicht löslich in Wasser, in verdünntem Alkohol und in 90 proc. Alkohol. Der Gehalt an Krystallwasser beträgt 8,65 Proc.

† Codeïnum salicylicum. Codeïnsalicylat. Salicylsaures Codeïn. $C_{18}H_{21}NO_3 \cdot C_7H_6O_3$. Mol. Gew. = 437.

Zur Darstellung kann man 1) eine wässerige Lösung von 10 Th. Codeïnchlorhydrat (s. S. 894) mit einer anderen wässerigen Lösung von 4,6 Th. Natriumsalicylat fällen. Der entstandene amorphe Niederschlag ist gut mit Wasser zu waschen, schliesslich zu trocknen. — 2) Eine alkoholische Lösung von 10 Th. kryst. Codeïn $(C_{18}H_{21}NO_3 + H_2O)$ wird mit einer alkoholischen Lösung (von 4,35 Th.) Salicylsäure genau neutralisirt und die Lösung zur Trockne verdunstet.

Gelblichweisses, amorphes oder krystallinisches Pulver, leicht löslich in Alkohol und in Aether, schwer löslich in Wasser, nicht löslich in Ligroïn.

Sirupus Codeïni.

I. Bad. Taxe.

Rp. Codeïni phosphorici 2,0
Aquae destillatae 30,0
Sirupi Sacchari 968,0.

II. Münch. Ap.-V.

Rp. Codeïni phosphorici 1,0
Sirupi Sacchari 1000,0.

III. Helvetica.

Rp. Codeïni 2,0
Spiritus 18,0
Sirupi Sacchari 980,0.

IV. Gall., Elsass-Lothr. Taxe und Hamb. Vorschr.

Rp. Codeïni 2,0
Spiritus 50,0
Sirupi Sacchari 950,0.

II. † Apocodeïnum hydrochloricum. Apocodeïnchlorhydrat. Salzsaures Apocodeïn. $C_{18}H_{19}NO_2$. HCl. Mol. Gew. = 317,5.

Das Apocodeïn leitet sich in gleicher Weise vom Codeïn durch Wasserabspaltung ab wie das Apomorphin vom Morphin. Man stellt es am einfachsten dar, indem man Codeïnchlorhydrat mit Zinkchlorid etwa 15 Minuten lang auf 180° C. erhitzt und die freie Base wie unter Apomorphin S. 323 angegeben abscheidet.

Das freie Apocodeïn bildet braune, harzartige, amorphe Massen, welche sich in verdünnter Salzsäure mit grünlicher Farbe auflösen. Durch Neutralisation der freien Base mit Salzsäure erhält man das salzsaure Salz als gelblichgraues, amorphes Pulver, welches in Alkohol und in Wasser leicht löslich ist und ähnliche Eigenschaften wie das Apomorphin hat.

Es wirkt ähnlich wie das Apomorphin als Expectorans, und zwar giebt man es in Dosen von 0,03—0,04 g und in Tagesdosen von 0,18—0,24 g in Pillenform oder in Lösung. Subkutan 0,02—0,05 g. Neuerdings ist es auch als Sedativum und Hypnoticum für die Kinderpraxis empfohlen worden.

Coffea.

Gattung der **Rubiaceae — Coffeoideae — Psychotriïnae — Ixoreae.**

I. Coffea arabica L. Heimisch in Abessinien, Angola und den Mozambique-

ländern, durch die Kultur in den Tropen weit verbreitet. Bis 5 m hoher Baum, der aber in der Kultur strauchig gehalten wird, mit gebüschelten, weissen, 5zähligen Blüthen und breitlanzettlichen, dünnlederigen Blättern mit am Grunde ein wenig verbundenen Nebenblättern. Die Frucht ist eine kuglige oder längliche, fleischige Steinfrucht mit zwei Steinen, von denen jeder einen Samen einschliesst. Die Frucht ist erst grün, dann roth, endlich blauschwarz.

Verwendung finden die Samen **Semen Coffeae. — Kaffee. Kaffeebohnen. — Café** (Gall.). **Fèves de café. — Coffee-beans.**

Zubereitung: Sobald die Samen reif sind, werden sie geerntet, was in der Regel dreimal im Jahre geschieht, und entweder nach der alten Methode verarbeitet, indem man sie so lange trocknet, bis das Pericarp mit der Steinschale und Samenschale bröcklig wird und durch Zerstossen entfernt werden kann. Oder man wendet die nasse, westindische Methode an, indem die Früchte frisch mittelst einer Maschine („Pulper") von dem fleischigen Exocarp und Mesocarp befreit werden, also mit der Steinschale, dem Endocarp, bedeckt bleiben. Diesen „Pergamentkaffee" lässt man einen Gährungsprocess durchmachen, trocknet ihn dann, stösst die Steinschale oder „Pergamenthaut" ab und entfernt schliesslich noch den grössten Theil der Samenschale, die „Silberhaut oder Schilferhaut", durch den „Polirapparat".

Beschreibung: Die Samen sind von hellgelblicher, grünlicher oder bräunlicher Farbe, auf der einen (Rücken-) Seite gewölbt, auf der anderen flach, mit einer tiefen Furche versehen. Sie bestehen zum bei weitem überwiegenden Theil aus dem Endosperm; der kleine Embryo liegt auf der gewölbten Rückenseite am einen Ende, er zeigt eine Radicula und zwei flache Cotyledonen. Im Querschnitt durch den Samen sieht man, dass das Endosperm an der Bauchseite eingebogen ist, daher die Furche. In der Furche sind stets Reste der dünnen, trocknen Samenschale enthalten, seltner auf der Aussenseite des Samens. Entwickelt sich in der Frucht nur ein Same, so ist derselbe nicht auf einer Seite abgeflacht, sondern auch hier gewölbt, im ganzen also kuglig, eiförmig oder walzenförmig. Solche Samen sucht man heraus und bringt sie als besondere Sorte „Perlkaffee" in den Handel.

Die Samenschale, die also im Kaffee nie völlig fehlt, besteht aus dünnwandigen, leeren, zusammengefallenen Zellen und einer nicht dicht zusammenschliessenden Schicht grosser, spindelförmiger oder mehr unregelmässiger Steinzellen, mit ziemlich dicken, reich getüpfelten Wänden (Fig. 209). Diese Zellen sind auf dem Rücken von regelmässigerer Gestalt, als in der Falte des Endosperms. Sie messen bis 500 μ in der Länge und sind bis 42 μ breit. Für den Nachweis von Kaffee sind sie von sehr grosser Wichtigkeit (vergl. aber unten).

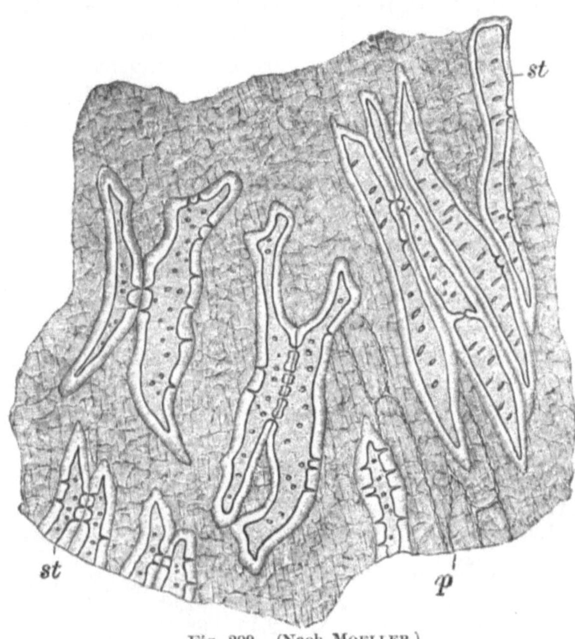

Fig. 209. (Nach Moeller.)
Samenschale der Kaffeebohne.   *st* Steinzellen.   160 mal vergrössert.

Die Hauptmasse bildet das Endosperm: Die Zellen sind in der Regel etwas radial gestreckt, ihre Wände erscheinen im Querschnitt knotig verdickt, von der Fläche gesehen mit grossen, länglichen Tüpfeln, deren Konturen wenig scharf sind (Fig. 210). Als Inhalt lässt sich Aleuron und fettes Oel leicht nachweisen. Das Gewebe des Embryo ist zart und dünnwandig, es ist für den Nachweis von Kaffee ohne Belang.

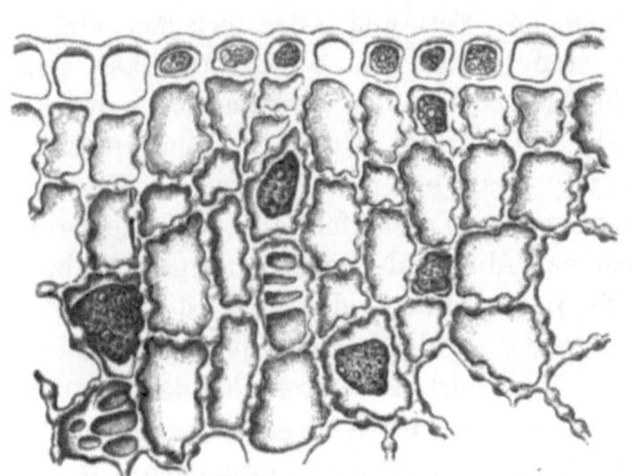

Fig. 210. (Nach Moeller.)
Querschnitt durch das Endosperm der Kaffeebohne.
160 mal vergrössert.

Bestandtheile nach Koenig im Durchschnitt: Wasser 11,23 Proc., stickstoffhaltige Bestandtheile 12,07 Proc., Coffeïn 1,21 Proc., Fett 12,27 Proc., Zucker 8,55 Proc., stickstofffreie Extraktstoffe 33,79 Proc., Holzfaser 18,17 Proc., Asche 3,92 Proc. In der Trockensubstanz: stickstoffhaltige Bestandtheile 13,58 Proc., Coffeïn 1,36 Proc., Fett 13,81 Proc. Die Asche enthält Kali 62,47 Proc., Kalk 6,29 Proc., Magnesia 9,69 Proc., Eisenoxyd 0,65 Proc., Phosphorsäure 13,29 Proc., Schwefelsäure 3,80 Proc., Kieselsäure 0,54 Proc.

Nach anderen Angaben enthält die Asche auch geringe Mengen Natron (0,29 Proc.) und Chlor (0,45 Proc.). Der also unter allen Umständen sehr geringe Gehalt davon ist für die Erkennung havarirten (durch Seewasser minderwerthig gewordenen) Kaffees wichtig. Der Gehalt an Coffein ist bedeutenden Schwankungen unterworfen: 0,75—2,50 Proc. Mittel etwa 1,2 Proc. Es findet sich in der Pflanze nur in der Frucht und den Blättern. Ausser dem Coffeïn ist neuerdings ein zweites Alkaloïd: Coffearin aufgefunden. Von

Kohlehydraten enthält der Kaffee: Rohrzucker, ein Pentosan, ein Galactan und ein Mannan (Mannose-Cellulose oder Paramannan). Das Fett ist bei gewöhnlicher Temperatur flüssig, gelb, schwach sauer, es besteht aus viel Oleïn, wenig Palmitin und Stearin und etwa 7 Proc. freier Oelsäure. Endlich enthält der Kaffee, an Kalk und Magnesia gebunden, Kaffeegerbsäure $C_{15}H_{18}O_8$, die mit Kalilauge einen Zucker $C_6H_{14}O_4$ und Kaffeesäure $C_9H_8O_4$ liefert. Mit Eisenchlorid giebt sie eine grüne Färbung.

Sorten: Von den zahlreichen Sorten sind für Mitteleuropa die wichtigsten: Arabien: Mokka. Indien: Java, Ceylon, Menado. Amerika: 1) Westindien: Cuba, Jamaica, Domingo, Portorico. 2) Mittelamerika: Costarica, Guatemala, Nicaragua. 3) Brasilien: Santos, Rio, Para etc.

Zusammensetzung von Kaffeesorten nach KOENIG:

Bezeichnung	Wasser	Stickstoff-Substanz	Coffeïn	Fett	Zucker + Gummi + Dextrin	Kaffeesäure	Rohfaser	Asche
				Procent				
Menado, gebrannt	1,53	11,75	13,63	—	—	—		4,78
Ceylon, gebrannt	1,57	12,31	14,88	—	—	—		4,13
Costarica	3,49	13,68	11,40	—	—		27,50	4,29
Ostindischer	3,54	13,37	10,63	—	—		30,26	4,08
Jamaica	1,59	14,87	10,13	—	—		27,90	4,19
Brasilianischer, ältere Sorte . .	11,22	(6,96)	1,18	14,27	—	—	—	3,51
„ jüngere Sorte . .	11,65	13,92	1,16	14,10	5,96	5,84	—	3,55
Mokka, roh	8,98	9,87	1,08	12,60	9,55	0,87	(37,95)	3,74
„ gebrannt	0,63	11,23	0,82	13,59	0,43	1,24	(48,62)	4,56
Java, roh	13,81	13,86	1,48	12,17	7,40	32,35	16,61	3,98
„ gebrannt	1,92	17,18	1,44	16,51	2,45	38,61	18,42	4,91

Rösten des Kaffees: Abweichend von allen anderen, ähnlichen Genussmitteln werden die Samen des Kaffees vor dem Gebrauch einem Röstprocess unterworfen, indem man sie unter beständigem Umrühren auf 200—250° C. erhitzt, bis sie eine dunkelbraune Farbe angenommen haben. Die Veränderungen, die hierbei der Kaffee erleidet, sind weitgehende und wichtige:

1) Der Wassergehalt wird sehr bedeutend vermindert (um durchschnittlich 18 Proc.) 2) Das Coffeïn erleidet eine geringe Abnahme. 3) Holzfaser, Fett und Zucker, dieser unter Caramelbildung, erleiden tiefgreifende Veränderungen. 4) Fett und Salze erleiden einige Abnahme. 5) Die Menge der in Wasser löslichen Stoffe nimmt ab. 6) Es entwickelt sich beim Rösten das für den Kaffee so charakteristische Aroma. Von den Destillationsprodukten sind genauer charakterisirt: Aceton, Furfurol, Furfuran, Coffeïn, Ammoniak, Methylamin, Trimethylamin, Ameisensäure, Essigsäure, Resorcin, Hydrochinon, Pyrrhol, Pyridin, Essigsäure, Kohlensäure, endlich ein Oel: Coffeon (Caffeol), das Methylsaligenon sein sollte, was sich neuerdings als irrig herausgestellt hat. Es ist zu bemerken, dass sich nicht alle diese Stoffe in den Röstprodukten jedes Kaffees finden. Die Gesammtmenge der flüchtigen Stoffe wird auf 0,117 Proc. angegeben, sie riechen deutlich und stark nach Kaffee. Man hat Vorrichtungen konstruirt, diese Stoffe bei der Röstung in Surrogate zu leiten, um denselben Geruch und Geschmack des Kaffees zu verleihen.

Die Veränderungen beim Rösten ergiebt auch folgende Zusammenstellung nach KOENIG:

	Wasser	Stickstoff-Substanz	Coffeïn	Fett	Zucker	Sonstige stickstofffreie Extraktstoffe	Zellgewebe	Asche
				Procent				
Ungebrannter Kaffee	11,23	12,07	1,21	12,27	8,55	33,79	18,17	3,92
Gebrannter Kaffee	1,15	13,95	1,24	14,48	0,66	45,09	19,89	4,75

57*

Es ist vielfach gebräuchlich, wo das Rösten geschäftsmässig im grossen vorgenommen wird, dem Kaffee dabei gewisse Zusätze zu machen, angeblich, um ihn dadurch glänzender und ansehnlicher zu machen und um das Aroma vor Verflüchtigung zu schützen. Dieses Glasiren geschieht durch einen Zusatz von Zucker, der bis 5 Proc. betragen kann, oder durch Besprengen mit Vaselin- oder Paraffinöl. Da besonders bei Verwendung von Zucker in Wahrheit eine Gewichtsvermehrung des Kaffees beabsichtigt wird, so ist dieses Verfahren unzulässig. Der „Verband von Kaffee-Grosshändlern" hat als Grundsatz aufgestellt, dass solche Zusätze nicht mehr wie 1 Proc. vom Gewichte des Rohstoffes ausmachen sollen.

Ferner ist es gebräuchlich, die Bohnen vor dem Rösten mit einer warmen Lösung von Soda und Potasche zu waschen, „um die Gewebe zu lockern und um den Bohnen gewisse bitter schmeckende Stoffe zu entziehen". Durch ein solches Verfahren kann ebenfalls eine Gewichtsvermehrung der Bohnen um 5 Proc. erzielt werden. Ferner imprägnirt man die Bohnen während des Röstens mit einem Extrakt der Fruchtschalen des Kaffees (vergl. S. 902), oder der Samenschalen des Cacaos (vergl. S. 520). Zu diesem Zweck werden die Schalen mit Wasser oder stark verdünnter Salzsäure ausgekocht, die Abkochung durch Natriumkarbonat neutralisirt und durch Eindampfen koncentrirt. Auch hier wird eine Gewichtszunahme von etwa 5 Proc. beabsichtigt. — Wenn schon es sich in allen diesen Fällen nicht um den Zusatz gesundheitsschädlicher Stoffe handelt und die letztgenannten Zusätze sogar eines Werthes nicht entbehren, so sind doch alle solche Manipulationen als unzulässig zu erachten, da Eigenschaften des Kaffees vorgetäuscht werden, die er nicht besitzt. Ferner ist zu beachten, dass durch diese Zusätze vielfach ein genügendes Verdunsten des Wassers beim Rösten verhindert wird. Höchstens wäre gegen einen ganz geringen Zuckerzusatz nichts einzuwenden.

Untersuchung des Kaffees. 1) Chemische Prüfung:

Bestimmung des Coffeïns: 6 g Kaffee, den man 5 mal hat durch eine enggestellte Kaffeemühle gehen lassen, werden mit Petroläther entfettet, der Rest des Petroläthers durch Erhitzen auf dem Wasserbade entfernt, dann 120 g Chloroform und 10 g Ammoniakflüssigkeit zugegeben, und während einer Stunde häufig kräftig geschüttelt. Dann lässt man vollständig absetzen, trennt die Chloroformlösung ab, wägt sie, destillirt das Chloroform ab und entfernt die letzten Reste Chloroform durch Erwärmen auf dem Wasserbade und Einblasen von Luft. Der Rückstand wird wieder in einigen Tropfen Chloroform gelöst, 20 g heisses Wasser zugegeben und ohne dabei umzuschütteln das Chloroform weggekocht. Endlich wird filtrirt und das Filtrat eingedampft. Wenn nöthig, ist die Reinigung zu wiederholen. Der Rückstand ist Coffeïn. Bei der Berechnung ist zu berücksichtigen, dass man nicht alles Chloroform vom Kaffee hat abgiessen können, sondern in der Regel nur 100 g = 5 g Kaffee.

Zuckerbestimmung: Ein Quantum fein gemahlener, getrockneter Kaffee (10 g) wird mit Wasser extrahirt, der Auszug im Wasserbade zur Sirupskonsistenz eingedampft, mit 90—95 proc. Alkohol behandelt, filtrirt, der Rückstand auf dem Filter mit Alkohol ausgewaschen, der Alkohol verdunstet, der Rückstand mit Wasser aufgenommen und in der wässerigen Lösung Trauben- und Rohrzucker vor und nach dem Invertiren mit FEHLING'scher Lösung bestimmt. — Sollte die wässrige Lösung noch in störender Weise gefärbt sein, so fällt man den Farbstoff mit wenig Bleiessig, filtrirt, entfernt das überschüssige Blei mit verdünnter Schwefelsäure und verfährt mit dem Filtrat wie oben angegeben (vergl. Saccharum).

Extraktbestimmung: 10 g fein gemahlener und getrockneter Kaffee werden mit 200 ccm Wasser in einem 350 ccm haltenden Becherglas mit Glasstab gewogen, unter Umrühren, um zu Anfang ein Uebersteigen zu verhüten, zum Kochen erhitzt, 5 Minuten im Kochen erhalten und nach dem Erkalten auf das ursprüngliche Gewicht aufgefüllt. 25—50 ccm des Filtrats werden dann in einer Platinschale eingedampft und zum konstanten Gewicht getrocknet.

Nachweis des Glasirens: Das Glasiren mit Vaselinöl oder Paraffinöl weist man nach, indem man 10 g der unzerkleinerten, gebrannten Bohnen zweimal mit 50 ccm Aether durchschüttelt, filtrirt, mit 50 ccm Aether nachwäscht, verdunstet und den Rückstand auf seine Verseifungsfähigkeit prüft.

Um das Glasiren mit Zucker nachzuweisen, schüttelt man 10 g unzerkleinerte Bohnen zweimal mit je 200 ccm Wasser kurze Zeit durch, wäscht mit 100 ccm Wasser nach, bringt das Filtrat auf 500 ccm und bestimmt in 200 ccm den Zucker mit Fehling'scher Lösung und in 300 ccm den Extraktgehalt. Ohne Zusatz gebrannte Bohnen geben dabei etwa 5 Proc. Extrakt und 0,5 Proc. Zucker resp. Fehling'sche Lösung reducirende Stoffe. — Es ist bei diesen Proben nothwendig, unverdächtige Bohnen daneben zu untersuchen.

2) Mikroskopische Prüfung: Zum Nachweis von Kaffee in gemahlenem und gebranntem Kaffee oder in einem Gemenge von Surrogaten und Kaffee oder in einem andern Pulver, vergleicht man das betr. Pulver zunächst makroskopisch mit dem unverdächtigen Kaffees, sucht verdächtige Partikel heraus und untersucht sie gesondert, indem man, wenn sie gross genug sind, in gewohnter Weise Schnitte macht und diese unter dem Mikroskop untersucht. Das übrige Pulver wird im Mörser noch etwas zerrieben und ebenfalls unter dem Mikroskop untersucht. Zum Aufhellen empfiehlt es sich, das Pulver mehrere Tage in Chloralhydratlösung (3 Th. Chloralhydrat und 2 Th. Wasser) einzulegen oder es mit verdünnter Kalilauge (5 proc.) aufzukochen. Zunächst werden die Steinzellen der Samenschale auffallen. Der Nachweis von Kaffee ist erst als erbracht zu erachten, wenn daneben auch das Parenchym des Endosperms (vergl. S. 898) deutlich erkannt ist, da es hier und da vorkommt, dass man Surrogaten die beim Verarbeiten des Kaffees (vergl. S. 897) in grosser Menge abfallende Samenschale beimengt, um für die mikroskopische Untersuchung Kaffee vorzutäuschen.

Beurtheilung des Kaffees: Der Extraktgehalt soll nicht unter 20 Proc. sinken, aber auch nicht erheblich höher sein. Eine Beimengung von bereits ausgezogenem Kaffee (Kaffeesatz) drückt die Extraktmenge herab, einige Surrogate (Cichorie, Feige) geben viel mehr (vergl. S. 905).

Der Wassergehalt für grünen Kaffee beträgt 12—18 Proc., für gebrannten 2 bis 4 Proc.

Der Aschengehalt soll bei rohem Kaffee 4 Proc., bei geröstetem 5,5 Proc. nicht überschreiten, die Hälfte davon soll in Salzsäure löslich sein.

Der Coffeïngehalt soll mindestens 1,5 Proc. betragen.

Der Fettgehalt, durch Extrahiren der zerkleinerten Samen mit Petroläther bestimmt, soll bei grünem Kaffee nicht über 14 Proc., bei gebranntem nicht über 15 Proc. sein. Die unzerkleinerten Bohnen sollen an Aether nicht mehr als 1,5 Proc. Fett abgeben; das Fett soll vollkommen verseifbar sein.

Der Gehalt an Zucker (Extrahiren mit Alkohol, Invertiren des Rückstandes und Bestimmen mit Fehling'scher Lösung) soll im grünen Kaffee bis 6 Proc., im gebrannten bis 1 Proc. betragen.

Der Chlorgehalt soll 0,025 Proc. nicht überschreiten. Bei havarirtem, durch Seewasser beschädigten Kaffee ist der Chlorgehalt erheblich höher.

Anwendung. Von einer arzneilichen Verwendung des Kaffees als anregendes Mittel, bei Vergiftungen etc. kann kaum gesprochen werden, sie fällt mit derjenigen als Genussmittel zusammen. Zu erwähnen ist die äusserliche Anwendung in Schnupfpulver (vergl. Mentholin) und als desodorirendes Mittel (z. B. 0,2 g Kaffee auf 1,0 g Jodoform). Sehr ausgedehnt ist die Verwendung als anregendes Getränk, das man herstellt aus 1 Th. gerösteter und gemahlener Bohnen, 10—15 Th. kochenden Wassers in bekannter Weise. Hier und da sucht man die Löslichkeit durch den Zusatz einer geringen Menge von Soda zu erhöhen. Im Orient ist es gebräuchlich, den Kaffeesatz (die extrahirten Bohnen) mit zu geniessen.

Die Gesammtmenge der in Lösung gehenden Stoffe schwankt bei der gewöhnlichen Herstellungsmethode von 21—27. Proc.

Nach Koenig:

Es lösen sich im Durchschnitt	(Coffeïn)? - Stickstoff	Oel	Stickstoff-freie Extraktstoffe	Asche	Darin Kali
	Procent				
25,5	1,74	0,5	5,18	14,52	4,06	2,40

Wenn der Hauptantheil an der anregenden Wirkung des Kaffees auch dem Coffeïn zugeschrieben werden muss, so ist es doch zweifellos, dass auch andere Bestandtheile, wie die Kaffeegerbsäure und besonders die beim Rösten der Bohnen entstehenden brenzlichen Stoffe dabei mitbetheiligt sind, wodurch es sich erklärt, dass die Wirkung des Kaffees von allen Coffeïn- resp. Theobrominhaltigen Genussmitteln die energischste ist, obschon der Coffeïngehalt der Thees z. B. oft ein erheblich höherer ist, und dass derselbe von manchen Personen nicht vertragen wird, die Thee ohne jeden Nachtheil geniessen. — Uebermässiger Kaffeegenuss ist unter allen Umständen schädlich, man hat nach dem Genuss von 80 g Kaffee Schwindel, Kopfschmerz, Zittern, Herzklopfen, Brechreiz beobachtet, welche Symptome erst nach mehreren Tagen schwanden.

Surrogate und Verfälschungen des Kaffees:

Beide sind an und für sich deutlich verschieden, insofern die Surrogate den Kaffee ersetzen wollen, aber nicht den Anspruch erheben, Kaffee zu sein, was die Verfälschungen thun; freilich verwischt sich die Grenze, wenn die Surrogate unter auf Täuschung des Publikums berechneten Namen in den Handel gebracht werden; es ist in dieser Beziehung zweifelhaft, ob bei solchen Surrogaten die Bezeichnung Kaffee zugelassen werden darf, wenn derselben nicht ganz bestimmt und jeden Zweifel ausschliessend, beigefügt wird, aus welchen Substanzen das Surrogat besteht, sodass Bezeichnungen wie Cichorien-kaffee, Eichelkaffee, Malzkaffee etc. zulässig sein würden, solche wie „Gesund-heitskaffee, Nussbohnenkaffee" etc. dagegen nicht.

1) *Verfälschungen der ganzen gebrannten Samen.* Es kommen solche nicht häufig, aber doch hin und wieder vor, es handelt sich dann um künstliche Kaffeebohnen, die aus Leguminosenmehl (Lupinus), Getreide, Eicheln, Cichorienpulver etc., die man vorher gebrannt, mit einem Bindemittel (Dextrin, Traganth) geformt und dann mit einem glänzenden Ueberzug (Harz oder Zucker etc.) versehen hat. Es soll auch vorkommen, dass man solchen künstlichen Bohnen Coffeïn (0,5 Proc.) zusetzt. Ihre Form und Farbe ist bei oberflächlicher Betrachtung meist der der echten Bohnen recht ähnlich. Sie sinken meist im Wasser unter, wogegen Kaffee schwimmt. Beim längeren Stehen mit Wasser event. unter Erwärmen zerfallen sie meist leicht, ein Harz-überzug wäre vorher mit Alkohol zu lösen, sie können dann der mikroskopischen Unter-suchung unterworfen werden. Indessen sind auch künstliche Bohnen vorgekommen (aus einer Kölner Fabrik), die auch nach mehrtägigem Verweilen in heissem Wasser nicht zer-fielen. Eine Fabrik in Lille war 1891 im Stande, täglich 40 Kilo künstlichen Kaffee aus Cichorien und altem Mehl zu liefern.

Hierher gehört auch die Vermengung von Kaffee mit gewöhnlichen schwarzen Bohnen. Ferner die Methode, bereits extrahirte Bohnen von neuem zu rösten und zu glasiren. Sie enthalten dann nur 1 Proc. Fett. Endlich hat man havarirten Kaffee (un-gebrannt) frisch aufgefärbt, z. B. mit Bleichromat.

2) *Verfälschungen und Surrogate der gebrannten und gemahlenen Bohnen.* a) mit Theilen der Kaffeefrucht. Hierher gehört die Vermengung von Kaffeesurrogaten mit der bei der Zubereitung des Kaffees in grossen Mengen abfallenden Samenschale (vergl. S. 898), um für die mikroskopische Prüfung (vergl. S. 901) Kaffee vorzutäuschen.

Ferner sind hier zu nennen die Fruchtschalen des Kaffees, d. h. das fleischige Exo- und Mesocarp, das als sogen. Saccakaffee oder Sultankaffee auch einen be-sonderen Handelsartikel bildet. Sie sind mikroskopisch nicht leicht nachzuweisen und besonders mit den Früchten von Ceratonia (vergl. S. 699) zu verwechseln, doch fehlen ihnen die mit Kali sich violett und mit Vanillin und Salzsäure sich roth färbenden Inhaltskörper. Zu achten ist vorkommenden Falls auf die nach aussen dickwandige Epidermis mit spärlichen Spaltöffnungen, auf das Parenchym, dessen Zellen zuweilen einen

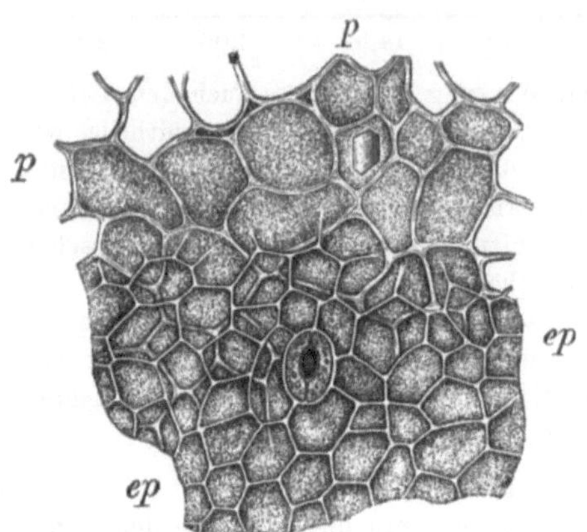

Fig. 211. (Nach MOELLER.)
Epidermis (*ep*) und Parenchym (*p*) des Pericarps der Kaffeefrucht. 160 mal vergrössert.

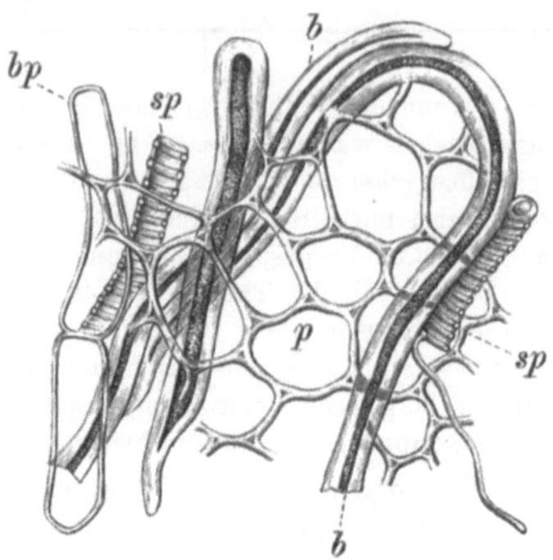

Fig. 212. (Nach MOELLER.)
Elemente aus dem Mesocarp der Kaffeefrucht.
sp Gefässe. *b* Fasern. *p* Parenchym. *bp* Bastparenchym. 160 mal vergrössert.

grossen Krystall oder Krystallsand einschliessen (Fig. 211) und auf die starken Fasern der Gefässbündel (Fig. 212). Wenn, was häufig vorkommt, unter den Fruchtschalen sich auch vereinzelt das Endocarp (Pergamentschale, vergl. S. 897) befindet, so fallen dessen nach verschiedenen Richtungen verlaufende, gestreckte, reich getüpfelte Zellen, die bis 40 μ dick sind, leicht auf, dürfen aber mit den Steinzellen der Samenschale nicht verwechselt werden.

Die Fruchtschalen enthalten: Wasser 3,64 Proc., Proteïn 6,56 Proc., Asche 7,8 Proc., Phosphorsäure 0,28 Proc., Rohfaser 15,0 Proc., Fett 2,86 Proc., stickstofffreie Extraktstoffe 64,64 Proc., Kohlehydrate 16,42 Proc. Dass man einen Auszug der Schalen oder der Kakaoschalen zum Imprägniren von Surrogaten benutzt, ist schon erwähnt. Die Blätter des Kaffeebaumes, die bis 1,25 Proc. Coffeïn enthalten, werden in Afrika und auf Sumatra wie Thee verwendet.

b) mit Theilen anderer Pflanzen.

α) mit anderen Samen. Hier spielen verschiedene Leguminosensamen eine bedeutende Rolle, so die von Lupinus (Kraftkaffee, Fruchtkaffee), Cassia occidentalis L. (Fig. 213), Cassia Sophora L. (Mogdad-Kaffee, Neger-Kaffee, Kongo-Kaffee, Stephanie-

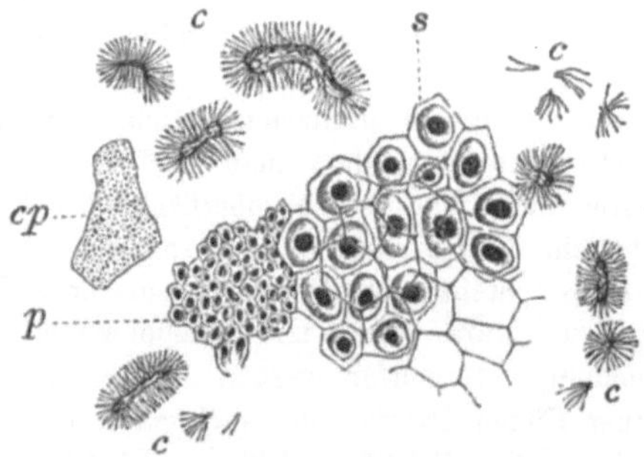

Fig. 213. (Nach MOELLER.)
Gewebe der Samenschale von Cassia occidentalis, in Wasser gesehen.
s Trägerzellen von oben. *cp* Cutisule. *p* Palissaden. *c* Cutisularstäbchen der Pallisaden. Die Wände der Zellen sind dünn mit zahlreichen cuticularisirten Stäbchen. In Wasser verquillt die dünne Membran und es bleiben nur die Stäbchen übrig.

Kaffee), Cicer arietinum L. (deutscher, französischer Kaffee), Vicia Faba L., Parkia-Arten (Sudan-Kaffee), Astragalus baeticus L. (Stragel-Kaffee), Astragalus excapus L., Soja hispida MOENCH.

Alle diese Samen sind unter dem Mikroskop schon an den Elementen der Samenschale leicht zu erkennen. Dieselbe besteht aus langgestreckten und meist ziemlich stark verdickten Palissaden und einer darunter gelegenen Schicht lückig nebeneinander stehender, in der Mitte eingezogener Zellen, den sogen. Trägerzellen (für die Unterscheidung der einzelnen Samen vergl. MOELLER, Mikroskopie der Nahrungs- und Genussmittel aus dem Pflanzenreiche 1886, S. 302 ff. und VOGL, die wichtigsten Nahrungs- und Genussmittel 1899, S. 325 ff.).

Von den genannten Leguminosensamen im Bau verschieden sind diejenigen von Arachis hypogaea L. (vergl. S. 360), die als „afrikanischer Bohnenkaffee von GEBR. SCHMIDT in Bockenheim" in den Handel gekommen sind. Es sind die gebrannten, gespaltenen und vielfach zerbrochenen Samen, die, wenn die Hälften gut erhalten sind, Kaffeebohnen nicht unähnlich sehen.

Ferner werden angeführt die steinharten Endosperme einzelner Palmen, nämlich die von Phoenix dactylifera L. und Phytelephas macrocarpa R. et. P. Die Samen der letzteren werden in grosser Masse zu Knöpfen etc. verarbeitet und die Abfälle davon sollen zerkleinert und geröstet als Kaffee verwendet werden. Beide sind leicht zu erkennen an den stark verdickten, getüpfelten Zellen des Endosperms, deren Wand wie beim Kaffee aus Cellulose (Reservecellulose) besteht, also mit Jod und Schwefelsäure blau wird. Die Wände sind dicker wie beim Kaffee, die Tüpfel gegen die Wand schärfer abgesetzt und nach innen (gegen die primäre Membran) meist verbreitert (vergl. auch Phoenix) (Fig. 214).

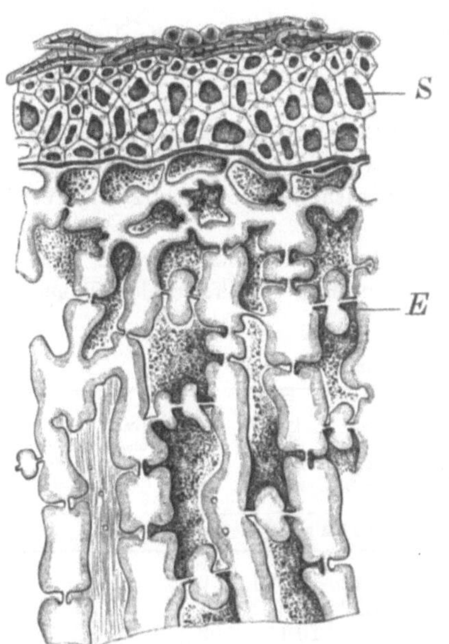

Fig. 214. (Nach MOELLER.)
Querschnitt durch den Samen von Phytelephas macrocarpa. *S* Samenschale. *E* Endosperm.

Eine ziemliche Rolle spielen die Eicheln, deren zerkleinerte und geröstete Samen allein als Eichelkaffee oder mit Kaffee vermengt in den Handel gelangen (vergl. Quercus). Sie sind mikroskopisch leicht zu erkennen an den Stärkekörnchen, die von recht unregelmässiger Gestalt, rundlich, länglich, nierenförmig, gerundet-dreieckig, knollig sein können. Daneben kommen aus wenigen zusammengesetzte Körner vor. Alle haben einen deutlichen Kernspalt. Sie messen 15—50 μ (Fig. 215). Auch wenn, wie es zuweilen vorkommt, die Eicheln gebrüht, also die Stärkekörnchen verkleistert sind, ist ihre Umrissform in den damit erfüllten und oft völlig erhaltenen Zellen noch einigermassen zu erkennen, doch wird man alsdann das Hauptaugenmerk auf die Elemente der Fruchtschale richten, die oft in Stückchen in den Eichelkaffee gelangt. Es sind in ihr kleine, stark verdickte Steinzellen charakteristisch.

β) mit Früchten:

Früchte der Ceratonia Siliqua L. (vergl. S. 699). Früchte der Ficus Carica L. (vergl. S. 641). Ausser den l. c. erwähnten

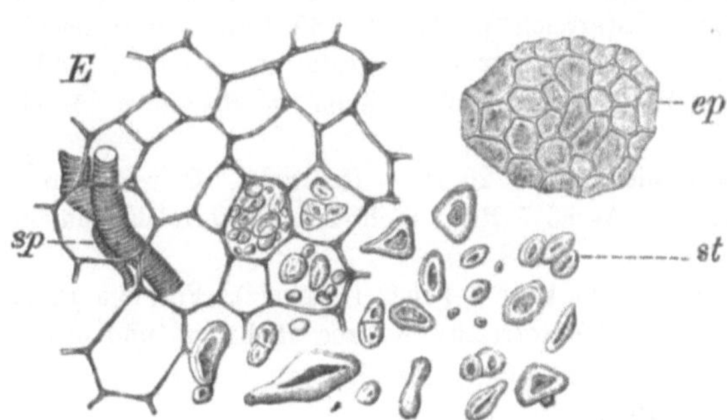

Fig. 215. (Nach MOELLER.)
Aus dem Gewebe der Eichel. *sp* Gefässe. *st* Stärkemehl. *ep* Epidermis. 300 mal vergrössert.

Cruciferensamen sollen der Cichorie auch Traubenkerne beigemengt werden, um Feigenkaffee vorzutäuschen. Cerealienfrüchte. Für ihren Nachweis wird man sich an die Stärkekörnchen halten (vergl. S. 294), doch ist zu beachten, dass solche Kaffeesurrogate auch aus Malz, also gekeimtem Getreide hergestellt werden, wobei die Stärkekörnchen eine mehr oder weniger weitgehende Veränderung erlitten haben. Es kommen meist die ganzen

Früchte vor, doch bestehen Kaffeesurrogate aus geröstetem Mais und Reis aus grobem Pulver Gedörrte und geröstete Birnen. Ihr am meisten charakteristisches Element ist die Oberhaut, deren mit ziemlich dicken Radialwänden versehene Zellen durch zarte Wände in 3—4 Tochterzellen getheilt sind. Ferner kommen die bei den meisten Birnen vorhandenen, im Fruchtfleisch sich findenden Gruppen stark verdickter Steinzellen in Betracht.

γ) mit Pflanzenachsen:

Als solche werden geröstete und zerkleinerte Kartoffeln genannt. Ueber ihr Stärkemehl vergl. S. 294.

δ) mit Wurzeln:

Cichorien, die Wurzeln kultivirter Pflanzen von Cichorium Intybus (vergl. S. 829). Es ist hier noch darauf hinzuweisen, dass man die aus Cichorie bestehenden Surrogate wieder verfälscht mit anderen Wurzeln, ebenso wie man Cichorien etc. benutzt zum Verfälschen des Feigenkaffees.

Mehr als Kuriosität mögen noch folgende Verfälschungen erwähnt werden: künstliche Bohnen aus den Samen von Phytelephas, in künstlichem Kaffee Pfefferschalen, Bohnenmehl, Pflaumenkerne etc.

Bestandtheile einiger Kaffeesurrogate nach KOENIG:

	Wasser	Stickstoffhaltige Substanz	Fett (Aetherextrakt)	Zucker	Stickstofffreie Extraktstoffe	Rohfaser	Asche	Extrakt (d. h. in Wasser lösliche Stoffe) in der Trockensubstanz
				Procent				
Cichorien	13,16	6,53	2,74	17,89	41,42	12,07	6,19	70,50
Feigen	12,50	4,57	2,96	32,50	31,92	12,34	3,21	82,50
Johannisbrot	5,35	8,93	3,65	69,83		10,15	2,09	63,71
Cerealien (Roggen etc.) .	12,50	12,15	3,57	4,12	55,66	8,45	3,55	48,53
Malz	7,08	13,05	2,25	15,67	51,74	7,38	2,83	65,00
Congo-Kaffee (roh) . . .	13,72	39,82	1,26	37,09		4,41	3,70	—
„ „ (geröstet) .	4,22	27,06	1,19	3,25	39,74	19,28	4,63	22,50
Eicheln, geschält u. geröstet	12,50	6,78	4,35	69,27		5,02	2,07	28,88
Dattelkerne	9,27	5,46	8,50	52,86		23,97	1,44	12,87

Für die *Beurtheilung der Surrogate* kommen folgende Bestimmungen und Gesichtspunkte in Betracht.

1) Cichorie soll enthalten: Wasser nicht über 15 Proc. [Schweiz[1]) und Belgien)[2]], Fett nicht mehr wie 2 Proc. [Belgien, Oesterreich[3])], Extrakt 60 Proc. (Oesterreich), 50 Proc. (Belgien), Zufügen von Zucker oft bis zu 2 Proc. gestattet (Belgien), Asche 8 Proc. (Schweiz), nicht weniger als 4 Proc. (Oesterreich), davon in Salzsäure löslich 2,5 Proc. (Schweiz).

2) Feige soll enthalten: Wasser nicht über 20 Proc. (Schweiz), Fett 2,5 Proc. (Oesterreich), Extrakt 70 Proc. (Oesterreich), Asche 5 Proc. (Schweiz, Oesterreich), davon 1 Proc. in Salzsäure löslich (Schweiz).

3) Getreide soll enthalten: Wasser nicht über 3 Proc. (Schweiz), Fett 2,5 Proc. (Oesterreich), Extrakt 25 Proc., Asche 7 Proc. (Oesterreich), 4 Proc. (Schweiz) und davon 1 Proc. in Salzsäure löslich.

4) Malz soll enthalten: Extrakt 65 Proc.

5) Eicheln sollen enthalten: Wasser 3 Proc., Asche 4 Proc., davon 1 Proc. in Salzsäure löslich (Schweiz).

6) Rübenschnitzel aus Zuckerfabriken sollen überhaupt nicht zu Kaffeesurrogaten verarbeitet werden (Oesterreich).

---

[1]) Schweizer Lebensmittelbuch 1899.
[2]) Gesetz vom 1. März 1895.
[3]) Vorschläge zum Codex alimentarius austriacus.

7) Verdorbene, verschimmelte Surrogate, solche, die Käfer, Milben etc. enthalten, sollen nicht verwendet werden.

II. Coffea liberica Bull. In den Pflanzungen werden die Kaffeebäume durch einen Pilz **Hemileia vastatrix Berk. et Br.** sehr geschädigt, und alle Bemühungen seiner Herr zu werden, waren bisher vergeblich. Man hat daher versucht, für die Kultur andere Coffea-Arten ausfindig zu machen, die dem Pilz gar nicht unterworfen sind oder doch widerstandsfähiger gegen ihn sind. Als solche kommt in erster Linie die genannte Art in Betracht. Sie ist heimisch in Ober- und Niederguinea und wird gegenwärtig schon in immer steigendem Umfange kultivirt, so in Ceylon, Java, Hinterindien, Sierra Leone, Deutsch-Ostafrika, auch Brasilien. Die Art bietet auch sonst einige Vortheile gegenüber C. arabica, insofern die Pflanzen ausserordentlich reichlich tragen, lange tragfähig bleiben und grössere Samen produciren. Ein Nachtheil gegenüber C. arabica besteht darin, dass das Pericarp sehr hart ist und durch Gährung erst aufgelockert werden muss.

Die Samen sind etwas grösser wie die von C. arabica, aber häufig von unregelmässiger und unansehnlicher Gestalt; auch soll der Geschmack des daraus bereiteten Getränkes zuweilen weniger angenehm und etwas „ölig“ sein. Daher werden sie erheblich niedriger bezahlt. Im gemahlenen und gebrannten Kaffee kann man C. liberica leicht erkennen an den Steinzellen der Samenschale. Sie haben folgende Maasse:

Coffea liberica. Länge bis 770 μ, ausnahmsweise bis 880 μ. Breite bis 51 μ.
Coffea arabica   „   „ 480 μ „   „ 41 μ.

Man wird also Steinzellen, die länger als 500 μ sind, der liberica zuschreiben. In Bruchstücken erkennt man sie daran, dass die innere Kontur der Wand gegenüber dem Lumen stets scharf abgesetzt erscheint, was bei C. arabica nicht so der Fall ist. Der Coffeïngehalt betrug bei Samen aus Java: 1,37 Proc., bei zwei Mustern aus Malakka 1,26 und 1,35 Proc.

III. Ebenfalls in Kultur genommen ist **Coffea stenophylla G. Don** aus Westafrika; sie ist auch nach Westindien eingeführt. Die Samen sollen schon als „Mokka“ in den Handel kommen.

IV. Ibo-Kaffee soll ein Gemenge von Samen mehrerer Arten sein, darunter C. arabica und vielleicht **Coffea Zanguebariae Lour.**

V. Coffea laurina Smeathm., C. microcarpa DC., C. Zanguebariae Lour. werden in ihrer Heimath Ostafrika als Genussmittel verwendet, ebenso **C. mauritiana Lam.** (Café marron) auf Bourbon. Die Samen enthalten kein Coffeïn.

Extractum Coffeae (Ergänzb.). Kaffee-Extrakt. Grob gepulverte Kaffeebohnen 2 Th. zieht man 4 Tage mit einem Gemisch aus Weingeist (87 proc.) 4 Th., Wasser 6 Th., dann nochmals 24 Stunden mit Weingeist 2 Th., Wasser 3 Th. aus, presst ab und dampft zu einem dicken Extrakt ein. — Diet. Gebrannter, fein gemahlener Kaffee 100 Th. wird zweimal je 3 Tage zuerst mit Weingeist 120 Th., Wasser 180 Th., dann Weingeist 80 Th., Wasser 120 Th. ausgezogen, die filtrirte Pressflüssigkeit auf 20 Th. eingedampft, Weingeist 5 Th. zugesetzt und zu einem dicken Extrakt eingedampft. Ausbeute 15—16 Th.

Extractum Coffeae fluidum (Ergänzb.). Kaffee-Fluidextrakt. Aus mittelfein gepulverten Kaffeebohnen 100 Th. und q. s. einer Mischung aus Weingeist (87 proc.) 3 Th., Wasser 7 Th. im Verdrängungswege zu bereiten. Man befeuchtet mit 25 Th., sammelt zuerst 85 Th. und stellt l. a. 100 Th. Fluidextrakt her. Man braucht etwa 700 Th. Lösungsmittel. Auf gleiche Weise stellt man aus gerösteten Bohnen ein Extrakt dar, welches zur schnellen Bereitung von Kaffee auf Reisen u. s. w. dient. 2—3 Theelöffel auf eine Tasse heissen Wassers.

Essentia Coffeae saccharata.

Kaffee-Likör (DIETERICH).

Rp. 1. Seminis Coffeae tosti pulv.   500,0
2. Spiritus Vini Cognac   200,0
3. Spiritus Aetheris nitrosi   20,0
4. Spiritus (90 proc.)   4,5 l
5. Aquae   6000,0
6. Sacchari   4500,0
7. Aquae   2000,0
8. Seminis Coffeae tosti pulv.   50,0
9. Tincturae Vanillae   10,0
10. Olei Amygdalarum aetherei gtt. II.

Man macerirt 1—5 24 Stunden, destillirt ab 6000,0, fügt eine kochend heisse Lösung von 6 in 7 und zuletzt 8—10 hinzu und filtrirt nach 24 Stunden.

Mixtura amethysta REVEIL.

REVEIL's Mixtur gegen Trunkenheit.

Rp. Infusi Coffeae tostae (25,0) 125,0
    Natrii chlorati   4,0
    Liquoris Ammonii acetici 10,0
    Sirupi simplicis   30,0.
Innerhalb $^1/_2$ Stunde auf zweimal zu nehmen.

Mixtura Coffeae chininata.

Mixtura Chinini sulfurici dulcificata.

Rp. Infusi Coffeae tostae (10,0) 100,0
    Chinini sulfurici   0,5
    Sacchari albi   30,0
Umgeschüttelt 1 Weinglas voll zu nehmen.

Mixtura laxativa cum Coffea.

Rp. 1. Seminis Coffeae tosti
    2. Foliorum Sennae
    3. Sacchari albi
    4. Magnesii sulfurici āā 10,0
    5. Aquae fervidae   150,0.
Man übergiesst 1 und 2 mit 5, seiht nach $^1/_4$ Stunde ab und löst 3 und 4.

Morsuli Coffeae s. S. 284.

Sirupus antarthriticus SEVERIN.

Sirop antigoutteux de SEVERIN.

Rp. 1. Seminis Coffeae grosso modo pulv. 1000,0
    2. Foliorum Fraxini excelsioris   10,0
    3. Sacchari albi   600,0
    4. Acidi carbolici liquefacti   gtt. V
    5. Aquae calidae   q. s.
Im Verdrängungswege erschöpft man 1 mittelst 5, löst im ersten Auszuge 3, zieht mittelst des zweiten 2 aus, dampft letzteren ein und stellt l. a. 1000 g Sirup her. Diureticum. Gegen Gicht und Rheuma.

Sirupus Coffeae (Diet.).

Kaffeesirup.

Rp. 1. Seminis Coffeae tosti subt. pulv. 200,0
    2. Aquae calidae   250,0
    3. Spiritus Vini Cognac   50,0
    4. Sirupi simplicis ebullientis 800,0.

Man befeuchtet 1 mit 2 und 3, übergiesst mit 4, stellt $^1/_4$ Stunde warm, lässt 24 Stunden stehen und filtrirt. Dient zur Geschmacksverbesserung von schlecht schmeckenden (Chinin- etc.) Mixturen.

Sirupus Coffeae compositus.

Keuchhustensaft.

Rp. 1. Seminis Coffeae tosti gr. plv. 100,0
    2. Corticis Chinae gr. plv.   50,0
    3. Corticis Cinnamomi gr. plv.
    4. Benzoës gr. plv.   aā 25,0
    5. Spiritus (90 proc.)   100,0
    6. Aquae   500,0
    7. Sacchari   600,0.
Man befeuchtet 1—4 mit q. s. der Mischung 5—6 sammelt durch Verdrängung 400,0 und löst darin 7. Kleineren Kindern 1 Theelöffel, grösseren $^1/_2$—1 Esslöffel 3mal täglich.

Sirupus Coffeae cum Morphino MOUGEOT.

Rp. Infusi Coffeae tostae (2,5) 25,0
    Sirupi simplicis concentrati 75,0
    Morphini hydrochlorici   0,1.
Findet Anwendung, wenn man die beruhigende und schmerzstillende Wirkung des Morphins zur Geltung bringen, die schlafbringende aber aufheben will.

Sirupus coffeatus DELAHAYE.

DELAHAYE's Keuchhustensaft.

Rp. Extracti Belladonnae   0,2
    Sirupi Coffeae   95,0
    Tincturae Ipecacuanhae 5,0.
Theelöffelweise mehrmals täglich.

Sirupus contra tussim convulsivam GAUDIER.

Rp. Cinchonini sulfurici   0,5
    Morphini hydrochlorici 0,02
    Tincturae Digitalis
    Tincturae Stramonii āā 1,5
    Sirupi Coffeae   100,0.
Theelöffelweise 3—4mal täglich.

Cafeïn, von KÖCKRITZ, BRANDES & Co. ist ein entölter Kaffeeauszug.

Kaffee-Konserve, Flüssige. Wird aus Kaffeepulver gewonnen, indem man dasselbe mittelst heisser, mit 10 Proc. Pottasche versetzter Stärkezuckerlösung, dann nochmals mit kaltem Wasser auszieht und beide Auszüge mischt.

Kaffee-Essenz, Holländische, in Pulverform, besteht aus gebranntem Zucker.

Kaffee-Extrakt, Flüssiger, von GUE & COLE-GRANT. Ein mit kaltem Wasser gewonnener Kaffeeauszug wird mit einer Kaffeeabkochung gemischt und zum Extrakt eingedampft.

Kaffeeglasur, zum Glänzendmachen des gebrannten Kaffees. Unter dieser Bezeichnung ist ein Paraffinum liquidum vom spec. Gew. 0,868 angetroffen worden.

Kaffeepulver. S. Pulvis Jalapae compositus.

Migräneextrakt, SCHÖNFELD's, ist ein weingeistiger Auszug aus rohen Kaffeebohnen.

Kaffee-Ersatz, Kaffee-Surrogate.

Kaffeesurrogat von BEHR wird aus Weizen, Mais und Gerste bereitet.

Kaffeesurrogat von BERING, BERING's Kraftkaffee, Lupinenkaffee, besteht aus entbittertem und geröstetem Lupinensamen.

Kaffeesurrogat, Approbirtes, aus Köln, ist gebrannter, zum Theil verkohlter Zucker.

Kaffeesurrogat, DÖHREN's. Getreidekörner werden gedämpft und erhalten vor dem Brennen einen Zusatz von 3 Proc. Natriumbikarbonat.

Kaffeesurrogat von GROTHE ist ein Gemisch aus geröstetem Roggenbrot, gerösteten Erbsen und gebranntem Zucker.

Kaffeesurrogat von LEUSMANN & ZABEL ist ein stärkemehlarmes Gemisch mit Spuren von Coffeïn.

Kaffeesurrogat von PISONI ist Cichorienwurzelextrakt.

Asiatischer Kaffee, ein in Galizien gebräuchliches Surrogat, besteht aus ausgekochtem Kaffee, Ziegelmehl, Bimstein und gebrannten Erdmandeln.

Komprimirter Kaffee von Ruch, Chartier & Berlit. Ein durch starken Druck in Tafeln gepresstes Kaffeepulver.

Deutscher Natronkaffee von Thilo & v. Döhren soll aus Cichorien, geröstetem Getreide und Natriumbikarbonat bestehen.

Feigenkaffee, Fugine: Getrocknete und geröstete Feigen.

Fruchtkaffee von Buchmann sind geröstete Lupinensamen.

Gesundheitskaffee, Homöopathischer, von Kreplin, ist gebrannter Roggen.

Gesundheitskaffee, Homöopathischer, von A. Lutze erfunden, von Dr. W. Schwabe verbessert, von L. Willig in Cöthen, soll aus geröstetem Roggen, Mais, Erbsenmehl, Zuckerrüben, Kakao und Salz bestehen.

Gesundheitskaffee, Homöopathischer, von Moser. Bestandtheile in Proc. (abgerundet): 8,6 Wasser, 3,7 Fett, 12 Proteïn, 73,2 Kohlehydrate, 2,5 Mineralstoffe.

Gesundheitssparkaffee aus Braunschweig besteht aus gerösteten Getreidekörnern.

Jamaica-Kaffee. Kaffeesurrogate, die aus gerösteten Getreidekörnern, oder Eicheln, Hülsenfrüchten, Bohnenmehl u. dergl. bestehen.

Kronen-Kaffee, ist aus rothen Rüben, Roggen, Cichorien und geröstetem Brod zusammengesetzt.

Leidenfrost's Surrogat besteht aus Cichorien mit den Destillationsprodukten des Kaffees.

Malto-Kaffee von Behr ist schwach geröstetes Malz mit geröstetem Getreide.

Mellotin-Kaffee. Gemisch aus Kaffee, Cichorien und Dattelkernen.

Malzkaffee, Kathreiner's, besteht aus gebranntem Malz mit Kaffee- oder Kakaoschalenextrakt behandelt.

Nährkaffee, Dr. Bilfinger's, ist eine Mischung aus gebrannten Eicheln und gebrannten Getreidekörnern.

Saladin-Kaffee von Schwing in Barmen, ein Kaffeesurrogat, wird durch mehrtägiges Dämpfen und nachheriges Rösten von Maiskörnern bereitet.

Sintenis-Mocca-Sacca-Kaffee ist ein geröstetes Gemenge von Gerste und Maté.

Coffeïnum.

I. Coffeïnum (Austr. Germ. Helv.). **Caféine** (Gall.). **Caffeïna** (Brit. U-St.). **Caffeïn.** **Kaffeïn. Theïn. Guaranin. (Psoraleïn)** $C_8H_{10}N_4O_2 + H_2O$. **Mol. Gew. = 212.**

Darstellung. Die Gewinnung des Coffeïns erfolgt gegenwärtig fast nur noch aus dem Theestaub bez. Theekehricht, welcher höchstens etwa 1,7 Proc. Coffeïn enthält, übrigens zum Zwecke der Steuerersparniss in denaturirtem Zustande verarbeitet wird. Die Darstellung von Coffeïn ist zur Zeit höchst unlohnend. Während das Kilogramm Coffeïn vor etwa 30 Jahren noch 200 Mark kostete, stellt es sich jetzt auf 16 Mark.

Die Darstellung von Coffeïn im pharm. Laboratorium ist zwar nicht lohnend, aber zu Uebungszwecken zu empfehlen. Sie lässt sich zweckmässig mit einer Bestimmung des Coffeïngehaltes im Thee verbinden.

a) Darstellung kleinerer Mengen. Man zieht 100 g gepulverten chinesischen Thee viermal mit heissem, destillirtem Wasser aus. Die filtrirten Auszüge werden eingedampft und schliesslich unter Zusutz von 10—15 g gebrannter Magnesia zur Trockne gebracht. Der trockne, gepulverte Rückstand wird alsdann mit Chloroform extrahirt. Nach dem Verdunsten des letzteren hinterbleibt in der Regel ein etwas grünlich gefärbtes „Rohcoffeïn", welches durch Umkrystallisiren aus heissem Wasser unter Zusatz von Thierkohle gereinigt wird.

b) Darstellung grösserer Mengen. Die fabrikmässige Darstellung von Coffeïn erfolgt, wie schon bemerkt, aus dem Theestaube. Man extrahirt denselben mehrmals mit heissem Wasser, bringt die Auszüge durch Eindampfen zur Extraktkonsistenz und zieht aus diesem Extrakt, nachdem zur Abscheidung von Gerbsäure etc. Kalkmilch zugesetzt worden ist, das Coffeïn durch Behandeln mit Weingeist aus. Nach dem Abdestilliren des Weingeistes hinterbleibt ein Rohcoffeïn, welches durch Umkrystallisiren aus Wasser unter Zusatz von Thierkohle gereinigt wird.

In den letzten Mutterlaugen, sirupdicken, stinkenden Flüssigkeiten, hat Kossel eine von ihm Theophyllin genannte neue Base gefunden, welche nach seinen Untersuchungen der Formel $C_7H_8N_4O_2 + H_2O$ entspricht und = Dimethylxanthin, aber verschieden von Theobromin ist.

Eigenschaften. Coffeïn stellt, aus Wasser krystallisirt, weisse, biegsame, seidenglänzende Nadeln dar, welche in der Regel zu einer wolligen Masse verfilzt sind. Es löst sich in etwa 80 Th. Wasser von 15° C., oder in 2 Th. siedendem Wasser. Diese letztere Lösung erstarrt beim Erkalten zu einem Krystallbrei. Es löst sich ferner in etwa 50 Th. Weingeist von 90 Proc. oder in 150 Th. absolutem Alkohol oder in 9 Th. Chloroform, dagegen ist es weniger löslich in Aether (1:550), und noch weniger in Schwefelkohlenstoff, Benzol oder Petroläther. Das aus Wasser krystallisirte Coffeïn entspricht der Zusammensetzung $C_8H_{10}N_4O_2 + H_2O$. Das aus absolutem Alkohol oder Aether krystallisirte ist wasserfrei $= C_8H_{10}N_4O_2$. Das wasserhaltige Coffeïn verliert sein Krystallwasser bei 100° C. völlig, ein Theil desselben entweicht jedoch schon beim Aufbewahren in trockner Luft, wobei das Coffeïn einigermaassen ein verwittertes Aussehen annimmt. Beim Erhitzen auf 180° C. sublimirt Coffeïn als farb- und geruchloser Dampf, bei weiterem Erhitzen schmilzt es bei 230,5° C.

Obwohl das Coffeïn nicht alkalisch reagirt, so ist es doch zu den Basen zu rechnen, da man wohlcharakterisirte Salze desselben mit Säuren kennt. Aus seinen Salzlösungen wird das Cofieïn durch Ammoniak oder ätzende Alkalien nicht leicht gefällt, da es in Alkalien noch leichter löslich ist wie in reinem Wasser. — Die Löslichkeit des Coffeïns in Wasser wird noch erheblich gesteigert durch die Anwesenheit gewisser Substanzen, wie **Kaliumbromid, Natriumbenzoat, Natriumsalicylat, Natriumcinnamat, Antipyrin.**

Die kaltgesättigte wässerige Lösung wird durch MAYER'sches Reagens (s. S. 205) oder durch Jodlösung nicht gefällt, dagegen giebt sie mit Gerbsäure einen weissen, im Ueberschuss des Reagens löslichen Niederschlag.

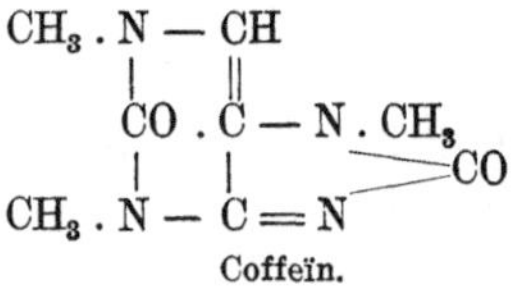

Seiner chemischen Zusammensetzung nach ist das Coffeïn ein Derivat des Xanthins und zwar Trimethyl-Xanthin (Theobromin und Theophyllin sind zwei isomere Dimethyl-Xanthine), während das Xanthin selbst in nahen Beziehungen zur Harnsäure steht.

Coffeïn ist früher durch Methyliren des Theobromins und neuerdings vom Dimethylharnstoff und der Malonsäure ausgehend vollständig synthetisch dargestellt worden.

Identitätsreaktion: Dampft man 0,1 g Coffeïn mit 10 ccm Chlorwasser in einem Porcellanschälchen auf dem Wasserbade zur Trockne ein, so hinterbleibt ein gelbröthlicher Fleck, welcher beim Aufblasen von Ammoniakdämpfen purpurroth wird. Beruht auf der Bildung von Amalinsäure; Ammoniakgas färbt Amalinsäure allmählich roth bis dunkelviolett und die entstandene Verbindung (= **Murexoïn**) löst sich mit purpurrother Farbe in Wasser; ähnliche Reaktionen geben auch Theobromin und Harnsäure = Isopurpur- (Murexid-) Reaktion. Xanthin giebt nach der Oxydation keine Färbung mit Ammoniak, wohl aber mit Kali- oder Natronlauge.

Prüfung. 1) Die kaltgesättigte wässerige Lösung werde durch Jodjodkaliumlösung nicht getrübt (Trübung würde Alkaloïde anzeigen, welche mit Jodlösung unlösliche Verbindungen eingehen) und durch Ammoniakflüssigkeit nicht gefärbt (färbende Verunreinigungen. — 2) **Schwefelsäure** und **Salpetersäure** sollen mit Coffeïn keine Färbung geben. Rothfärbung mit Salpetersäure würde auf Morphin oder Brucin hinweisen. Bezüglich der Färbung mit Schwefelsäure ist folgendes zu beachten: Reines Coffeïn löst sich in Schwefelsäure allerdings ohne Färbung auf. Dunkelfärbung könnte auf **Kohlehydrate,** z. B. **Zucker,** eine Röthung auf **Salicin** hinweisen. Bei den gegenwärtig im Handel befindlichen Coffeïnsorten tritt in der Regel eine schwache Gelbfärbung mit Schwefelsäure ein. — Gerbsäurelösung ruft in der wässerigen Coffeïnlösung einen starken Niederschlag von Coffeïntannat hervor, welches sich aber in einem Ueberschusse von Gerbsäure wieder auflöst. Dieses letztere Verhalten zeigen auch einige andere Alkaloïde.

Aufbewahrung. Diese erfolgt nach Austr. Germ. Helv. vorsichtig, weil man sich davon überzeugte, dass das Coffeïn keine ganz harmlose Substanz ist. Ausserdem ist es des leichten Verwitterns wegen in gut geschlossenen Gefässen an einem nicht zu warmen Orte aufzubewahren.

Anwendung. Kleine Gaben von Coffeïn wirken anregend auf das Grosshirn, grosse Gaben erzeugen starke Aufregung, Ohrensausen, Beklemmungen, Schlaflosigkeit, Zittern, kurz es tritt das ausgesprochene Bild einer Vergiftung ein, die aber durch Bettwärme, Alkoholica gehoben werden kann.

Man giebt es s u b k u t a n und i n n e r l i c h bei Neuralgieen, Migräne, bei Herzkranken als Ersatzmittel der Digitalis im Stadium der gestörten Kompensation, wo es auch diuretisch wirkt. Als Antidot bei Vergiftungen mit Morphin und Curare, sowie curareartigen Substanzen. Höchstgaben: *pro dosi* 0,5, *pro die* 1,5 (Germ. Helv.). Nach Austr.: 0,2 *pro dosi* und 0,6 *pro die.*

Die S a l z e des Coffeïns charakterisiren sich im allgemeinen durch ihre geringe Beständigkeit. Die meisten derselben werden schon durch Wasser in Coffeïn und die betreffende Säure zerlegt, sie entstehen also überhaupt nur bei Abwesenheit von Wasser, d. h. nur mit Coffeïn und koncentrirter Säure. Die Salze des Coffeïns mit f l ü c h t i g e n Säuren werden auch durch Erwärmen zerlegt. Trocknet man z. B. das Coffeïnhydrochlorid bei 100° C., so geht die Chlorwasserstoffsäure weg und reines Coffeïn hinterbleibt. Da das Coffeïn nicht alkalisch reagirt, so kann man die Säure der Coffeïnsalze titriren, als ob sie in freiem Zustande gegenwärtig wäre.

---

† Coffeïnum citricum (Helv. Ergänzb.). **Caffeïnae Citras** (Brit.). **Caffeïna citrata** (U-St.). **Coffeïncitrat. Citronensaures Coffeïn.** $C_8H_{10}N_4O_2 \cdot C_6H_8O_7$. **Mol. Gew. = 386.**

Die Existenz dieses wiederholt angezweifelten Salzes ist durch E. Schmidt sichergestellt worden.

Darstellung. 10 Th. Coffeïn und 10 Th. Citronensäure werden in 20 Th. Wasser unter Erwärmen auf dem Wasserbade gelöst und diese Lösung dann unter Umrühren im Wasserbade zur Trockne gebracht.

Eigenschaften. Ein weisses krystallinisches Pulver, welches mit w e n i g Wasser eine klare, sirupdicke Lösung giebt, aus welcher sich beim Verdünnen mit Wasser Coffeïn abscheidet. Dieses löst sich bei weiterem Zusatz von Wasser, namentlich beim Erwärmen vollständig wieder auf. Die kaltgesättigte Lösung des Coffeïncitrates in absolutem Alkohol röthet blaues Lackmuspapier nur schwach (Abwesenheit grösserer Mengen freier Citronensäure). — In der wässerigen Lösung (1 = 100) erzeugt Kalkwasser, in geringem Ueberschuss zugesetzt, in der Kälte keine Trübung, wohl aber, wenn die Mischung zum Sieden erhitzt wird. Letztere Trübung verschwindet vollständig, wenn die Mischung in einem verschlossenen Gefässe erkaltet (Nachweis der Citronensäure). — Wird 1 Th. Coffeïncitrat mit 10 Th. Chlorwasser auf dem Wasserbade eingedampft, so werde der gelbe Verdampfungsrückstand beim sofortigen Aufblasen von Ammoniakdämpfen purpurroth gefärbt.

Das Salz enthält 49,74 Proc. wasserfreie Citronensäure und 50,26 Proc. wasserfreies Coffeïn.

Prüfung. 1) Mit Schwefelsäure oder Salpetersäure durchfeuchtet, färbt sich das Coffeïncitrat nicht (vergl. unter Coffeïnum). 2) Bei Luftzutritt erhitzt, verbrennen 0,5 g desselben, ohne einen Rückstand zu hinterlassen (mineralische Verunreinigungen). 3) In einem Gemisch gleicher Theile Chloroform und Weingeist sei es vollständig löslich. 4) Die wässerige Lösung (1 = 100) werde weder durch Baryumnitrat-, noch durch Silbernitrat-, noch durch Kaliumoxalatlösung getrübt (Schwefelsäure, Chlor, Kalk), auch nicht durch Schwefelwasserstoffwasser verändert (Braunfärbung = B l e i). 5) Wird 1 g Coffeïncitrat in 20 ccm siedendem Wasser gelöst, die Lösung mit Natronlauge alkalisch gemacht und nach dem Erkalten dreimal mit je 15 bez. 10 bez. 10 ccm Chloroform ausgeschüttelt, so sollen nach dem Verdunsten des letzteren und Trocknen des Rückstandes bei 100° C. annähernd

0,5 g Coffeïn zurückbleiben. Ergänzb. (Helv. schreibt vor, dass mindestens 0,5 und höchstens 0,75 g Coffeïn erhalten werden sollen.)

Aufbewahrung, Anwendung. Nach Helv. und Ergänzb. vorsichtig aufzubewahren. Höchstgaben. Helv.: 0,5 *pro dosi*, 2,0 *pro die*. Ergänzb.: 0,6 *pro dosi*, 2,0 *pro die*.

Coffeïnum citricum effervescens. Caffeïnae Citras effervescens. Brit.:

Natrii bicarbonici 510,0, Acidi tartarici 270,0, Acidi citrici 180,0, Sacchari 140,0, Coffeïni citrici 40,0. **Caffeïna citrata effervescens.** U-St.: Caffeïnae, Acidi citrici āā 10,0, Natrii bicarbonici 330,0, Acidi tartarici 300,0, Sacchari 350,0. Beide Mischungen sind mit einer hinreichenden Menge Alkohol in der Wärme zu granuliren.

† Coffeïnum hydrochloricum. Chlorhydrate de Caféine (Gall.). Coffeïnchlorhydrat. Salzsaures Coffeïn. $C_8H_{10}N_4O_2 \cdot HCl + 2H_2O$. Mol. Gew. = 266,5.

Zur Darstellung löst man eine beliebige Menge Coffeïn unter schwachem Erwärmen in einem mässigen Ueberschuss rauchender (!) Salzsäure (s. S. 56) auf und überlässt diese Lösung über Aetzkalk der Krystallisation. Die ausgeschiedenen Krystalle werden durch Pressen zwischen Filtrirpapier getrocknet.

Grosse, durchsichtige, farblose, monokline Krystalle, welche schon beim Waschen mit Alkohol oder Wasser in ihre Bestandtheile zerlegt werden. Beim Liegen an der Luft werden sie unter Verlust von Wasser und von Chlorwasserstoff undurchsichtig. Beim Trocknen bei 100—110° C. geht aller Chlorwasserstoff weg und es hinterbleibt reines Coffeïn. Im gut verschlossenen Gefässe an einem kühlen Orte aufzubewahren. Das Salz enthält rund 72,8 Proc. wasserfreies Coffeïn.

† Coffeïnum hydrobromicum. Bromhydrate de Caféine (Gall.). Coffeïnbromhydrat. Bromwasserstoffsaures Coffeïn. $C_8H_{10}N_4O_2 \cdot HBr + 2H_2O$. Mol. Gew. = 311.

Wird durch Auflösen von Coffeïn in einem Ueberschuss von schwach erwärmter Bromwasserstoffsäure in der nämlichen Weise wie das chlorwasserstoffsaure Salz dargestellt.

Grosse, farblose, durchsichtige, wahrscheinlich monokline Krystalle, welche bei Berührung mit Wasser oder Alkohol in Coffeïn und Bromwasserstoffsäure zerlegt werden. Beim Liegen an der Luft entweicht ein Theil des Krystallwassers. Bei 100° C. wird es wasserfrei, indem zugleich ein Theil des Bromwasserstoffs weggeht; bei 110° C. hinterbleibt reines Coffeïn. Das Salz enthält rund 62,3 Proc. wasserfreies Coffeïn.

† Coffeïnum nitricum. Coffeïnnitrat. Salpetersaures Coffeïn. $C_8H_{10}N_4O_2 \cdot HNO_3 + H_2O$. Mol. Gew. = 275.

Zur Darstellung bringt man das Coffeïn mit einer zur Auflösung genügenden Menge farbloser Salpetersäure von 1,4 spec. Gew. zusammen und überlässt alsdann die erzielte Lösnng, vor Licht geschützt, der Krystallisation über Aetzkalk. Das Coffeïnnitrat scheidet sich langsam in kleinen, dicken, säulenförmigen Krystallen ab, welche durch Pressen zwischen Fliesspapier von anhaftender Mutterlauge zu befreien sind.

Durch Wasser oder durch Alkohol wird es in Coffeïn und Salpetersäure zerlegt. Wird es bei 100° C. getrocknet, so hinterbleibt reines Coffeïn. Das Salz enthält rund 70,5 Proc. wasserfreies Coffeïn.

† Coffeïnum sulfuricum. Coffeïnsulfat. Schwefelsaures Coffeïn. $C_8H_{10}N_4O_2 \cdot H_2SO_4$. Mol. Gew. = 292.

Zur Darstellung löst man Coffeïn in etwa der zehnfachen Menge heissem Alkohol, welcher mit 2 Th. konc. Schwefelsäure versetzt ist, und überlässt alsdann die Lösung an einem kalten Orte der Krystallisation. Nach längerem Stehen scheidet sich das Sulfat in Form kleiner, zu Rosetten vereinigter Nadeln ab. Diese werden durch Wasser und durch Alkohol in Coffeïn und in Schwefelsäure zerlegt, lassen sich aber aus schwefelsäurehaltigem Alkohol unverändert umkrystallisiren. Das Salz enthält rund 66,4 Proc. wasserfreies Coffeïn.

II. Coffeïn-Doppelsalze. Das Coffeïn charakterisirt sich durch eine grosse Auflöslichkeit in gewissen Salzlösungen. Man nimmt an, dass es mit diesen Salzen sog. Doppel-

salze eingeht. Diese Doppelsalze des Coffeïns lassen sich namentlich zur subkutanen Anwendung des Coffeïns benutzen. Werden dieselben in Lösung verordnet, so würde es natürlich zulässig sein, sie ex tempore durch Auflösen der einzelnen Bestandtheile darzustellen.

† Coffeïno-Natrium benzoicum (Germ. Helv.). Coffeïn-Natriumbenzoat. 50 Th.

Coffeïn und 59 Th. Natriumbenzoat werden in 200 Th. Wasser gelöst. Die Lösung ist zu einem trocknen Pulver einzudampfen und auszutrocknen. — Farbloses, amorphes, bitter und aromatisch schmeckendes Pulver, löslich in gleichen Theilen Wasser oder in 30 Th. Weingeist. In der wässerigen Lösung (1 = 20) wird durch Salzsäure eine krystallinische Ausscheidung von Benzoësäure hervorgerufen, mit Ferrichlorid entsteht hellbrauner Niederschlag von Ferribenzoat. Durch Chloroform wird dem Präparate alles Coffeïn entzogen.

Bestimmung des Coffeïngehaltes. A) Wird 1 g des Präparates in 20 ccm Wasser gelöst, mit 2 ccm Natronlauge alkalisch gemacht und die Mischung zweimal mit je 15 g Chloroform je 5 Minuten lang ausgeschüttelt, so soll die abgetrennte Chloroformlösung beim Verdunsten 0,43—0,46 g bei 100° C. getrocknetes, wasserfreies Coffeïn hinterlassen (Helv.). B) Werden 0,5 g Coffeïn-Natriumbenzoat wiederholt mit je 5 ccm Chloroform ausgekocht, so soll das abfiltrirte Chloroform nach dem Verdunsten mindestens 0,22 g trockenes Coffeïn hinterlassen (Germ.).

Vorsichtig aufzubewahren. Höchstgaben: *pro dosi* 1,0, *pro die* 3,0 g (Germ. Helv.).

Anwendung. Der wirksame Bestandtheil des Coffeïn-Natriumbenzoates ist das Coffeïn; das Natriumbenzoat ist nur das die Auflösung vermittelnde Medium und kommt therapeutisch wenig in Betracht. Man giebt das Präparat daher in jenen Fällen, in denen man früher Coffeïn verordnete, also bei Neuralgien, Migräne, bei Herzkrankheiten im Stadium der gestörten Kompensation als Ersatzmittel der Digitalis. Hier wirkt es auch diuretisch. Man verordnet es innerlich in Form von Pulvern, Mixturen, aber wegen der leichten Löslichkeit des Präparates auch zu subkutanen Injektionen.

† Coffeïno-Natrium salicylicum (Ergänzb. Helv.). Coffeïn-Natriumsalicylat.

50 Th. Coffeïn und 55 Th. Natriumsalicylat werden in 200 Th. Wasser gelöst und zu einem trocknen Pulver eingedampft (Helv.). Weisses, geruchloses, amorphes, zugleich bitterlich und süsslich schmeckendes Pulver, in 1 Th. Wasser und in 16 Th. Weingeist löslich. Die wässerige Lösung (1 = 20) giebt auf Zusatz von Salzsäure eine Ausscheidung von krystallisirter Salicylsäure. Sie wird noch in starker Verdünnung durch Ferrichlorid rothviolett gefärbt.

Bestimmung des Coffeïngehaltes. A) Ergänzb.: Werden 0,5 g des Präparates mit einigen Tropfen Natriumkarbonatlösung befeuchtet, wieder eingetrocknet und dann dreimal mit je 5 ccm Chloroform unter Erwärmen ausgezogen, so soll die abgetrennte Chloroformlösung nach Verdunsten des Chloroforms mindestens 0,2 g wasserfreies Coffeïn hinterlassen. B) Helv.: In gleicher Weise wie *Coffeïno-Natrium benzoïcum* geprüft, soll das Präparat 43—46 Proc. wasserfreies Coffeïn ergeben.

Höchstgaben: *pro dosi* 1,0, *pro die* 3,0. (Ergänzb. Helv.).

† Coffeïno-Natrium cinnamylicum. Coffeïn-Natriumcinnamat. 50 Th. Coffeïn

und 50 Th. Natriumcinnamat werden in 200 Th. Wasser gelöst und zum trockenen Pulver eingedampft. Weisses, amorphes Pulver, in 2 Th. Wasser oder in 30 Th. Alkohol löslich. Es ergebe in der unter *Coffeïno-Natrium benzoïcum* angegebenen Weise geprüft 40—45 Proc. wasserfreies Coffeïn.

† Coffeïno-Natrium citricum. Coffeïn-Natriumcitrat. 50 Th. Coffeïn und 50 Th.

Natriumcitrat werden in 200 Th. Wasser gelöst und zum trocknen Pulver eingedampft. Es gebe, in der unter *Coffeïno-Natrium benzoïcum* angegebenen Weise geprüft, 40—45 Proc. wasserfreies Coffeïn.

† Coffeïno-Ammonium citricum. Coffeïn-Ammoniumcitrat. 50 Th. Coffeïn

und 50 Th. Ammoniumcitrat werden in 200 Th. Wasser gelöst und zum trocknen Pulver iengedampft. — Es ergebe, in der unter *Coffeïno-Natrium benzoïcum* angegebenen Weise geprüft, 40—45 Proc. wasserfreies Coffeïn.

† Coffeïno-Kalium bromatum. Coffeïn-Kaliumbromid. 50 Th. Coffeïn und

50 Th. Kaliumbromid werden in 200 Th. Wasser gelöst und zum trocknen Pulver eingedampft. — Es ergebe, in der unter *Coffeïno-Natrium benzoïcum* angegebenen Weise geprüft, 40—45 Proc. wasserfreies Coffeïn.

† Coffeïno - Natrium jodatum. Jodocoffeïn. Coffeïn-Natriumjodid. 7,1 Th.

Coffeïn und 2,9 Th. Natriumjodid werden in 20 Th. Wasser gelöst und zum trocknen Pulver eingedampft. Soll in der unter *Coffeïno-Natrium benzoïcum* angegebenen Weise geprüft, 60—65 Proc. wasserfreies Coffeïn ergeben.

III. † Coffeïnum phenylicum. Coffeïn-Phenol. Coffeo-Phenol $C_8H_{10}N_4O_2 . C_6H_6O$ $+ H_2O$. Mol. Gew. = 306.

Wird erhalten durch Auflösen von 22,6 Th. Coffeïn in 10 Th. geschmolzenem Phenol. Weisse oder schwach röthliche, in Wasser leicht lösliche, nicht ätzende, krystallinische Masse. Wird zu subkutanen Injektionen angewendet und vereinigt in sich die Wirkung der Karbolsäure und des Coffeïns.

IV. † Coffeïnum resorcinicum. Coffeïn-Resorcin. Coffeo-Resorcin $C_8H_{10}N_4O_2$ $C_6H_6O_2 .+ H_2O$. Mol. Gew. = 322.

Wird erhalten durch Auflösen von 19,3 Th. Coffeïn in 10 Th. geschmolzenem Resorcin.

Weisse oder röthliche krystallinische Masse, in Wasser leicht löslich, Anwendung wie Coffeïnum phenylicum.

V. † Coffeïnum trijodatum. Coffeïntrijodid. Jodwasserstoffsaures Dijod-

coffeïn. $C_8H_{10}N_4O_2 . J_2 . HJ + 1^1/_2 H_2O$. Mol. Gew.-603.

Diese richtiger als „jodwasserstoffsaures Dijodcoffeïn" zu bezeichnende Verbindung entsteht, wenn man eine mit verdünntem Alkolhol bereitete Coffeïnlösung, mit Jodwasserstoffsäure versetzt, dem Sonnenlichte aussetzt. Es scheiden sich alsdann metallglänzende, dunkelgrüne Prismen aus. Die Verbindung hat die Zusammensetzung $C_8H_{10}N_4O_2J_2 . JH$ $+ 1^1/_2 H_2O$. In Alkohol ist sie leicht löslich, beim Schütteln mit Wasser geht Jod in Lösung.

Bei Einführung des Coffeïntrijodids in den Magen wird Jod abgespalten und dieses leicht resorbirt, ohne die Depressionserscheinungen zu verursachen, wie sie z. B. die Alkalijodide darbieten. GRANVILLE empfiehlt daher das Coffeïntrijodid als Jodpräparat.

Vorsichtig und vor Licht geschützt aufzubewahren. Man halte keine allzu grossen Vorräthe.

VI. † Natrium coffeïno-sulfuricum. Coffeïnsulfosaures Natrium. Symphorol-

Na. Symphorol. $C_8H_9N_4O_2 . SO_3Na$. Mol. Gew. = 296.

Zur Darstellung werden 100 Th. Chlorcoffeïn $C_8H_9ClN_4O_2$ (oder eine entsprechende Menge Bromcoffeïn) mit 75 Th. wasserfreiem Natriumsulfit (Na_2SO_3) und 1000 Th. Wasser 8 Stunden im Autoklaven auf 150° C. erhitzt. Beim Erkalten scheidet sich das coffeïnsulfosaure Natrium fast vollständig aus.

Weisses, krystallinisches Pulver, mit etwa 20 Th. kaltem Wasser eine stark bitter schmeckende Lösung gebend. Durch Erhitzen der wässerigen Lösung mit Mineralsäuren, z. B. Salzsäure, wird die Sulfosäure in Coffeïn und Schwefelsäure gespalten.

Symphorol-L ist das Lithiumsalz, **Symphorol-Sr** (G) ist das Strontiumsalz der Coffeïnsulfosäure.

Zur therapeutischen Verwendung gelangt meist das Natriumsalz und zwar als sicher wirkendes Diureticum bei den verschiedenen Formen der Wassersucht, auch bei Fettsucht und Fettherz in Tagesgaben bis zu 4—5 g. Das Lithiumsalz soll wegen der harnsäurelösenden Wirkung der Lithiumsalze bei Gicht und Harngries verwendet werden, das Strontiumsalz bei verschiedenen Nieren-Erkrankungen. Durch die Einführung der Sulfogruppe soll die Giftwirkung des Coffeïns gemildert werden.

VII. † Aethoxycoffeïnum. Aethoxycoffeïn $C_8H_9(OC_2H_5)N_4O_2$. Mol. Gew. = 238.

Nach Filehne und Dujardin-Beaumetz wird die Wirkung des Coffeïns durch Einführung der Aethoxylgruppe in der Weise beeinflusst, dass es ähnlich wie Coffeïn Herzschlag und Blutdruck steigert, zugleich aber narkotisch wirkt.

Das Aethoxycoffeïn wird erhalten, indem man Coffeïn durch Eintragen in überschüssiges Brom zunächst in Coffeïnbromid verwandelt und alsdann durch Kochen mit alkoholischer Kalilauge die Aethoxylgruppe einführt:

$$C_8H_9N_4O_2Br + KOC_2H_5 \quad = \quad KBr + C_8H_9N_4O_2(OC_2H_5)$$

Coffeïnbromid   Kaliumäthylat   Aethoxycoffeïn

Die Konstitutionsformel ist:

$$CO \begin{cases} N(CH_3) - C(OC_2H_5) = C - N - CH_3 \\ \qquad\qquad\qquad\qquad\quad | \qquad\qquad CO \\ N(CH_3) - \!\!\!-\!\!\!-\!\!\!-\!\!\!-\!\!\!-\!\!\!- C = N \end{cases}$$

Nach Thoms erfolgt der Eintritt der OC_2H_5-Gruppe am leichtesten, wenn man in eine alkoholische Lösung von Monobromcoffeïn die zur Bindung des Broms erforderliche Menge metallischen Natriums in kleinen Stücken einträgt und einmal aufkocht. Beim Einengen der alkoholischen Lösung scheidet sich das Aethoxycoffeïn in kleinen farblosen Krystallnadeln ab, welche nöthigenfalls durch Umkrystallisiren aus Alkohol oder Wasser gereinigt werden können.

Farblose Krystallnadeln, in Wasser schwerer löslich als Coffeïn, leicht löslich in Alkohol. Schmelzpunkt 138—139° C. Beim Eindampfen mit Chlorwasser entsteht ebenso wie aus Coffeïn Amalinsäure, welche sich in Ammoniak mit Purpurfarbe löst.

Vom Coffeïn unterscheindet sich das Aethoxycoffeïn durch folgende Reaktion:

Löst man 0,1 g Aethoxycoffeïn in 10 ccm siedendem Wasser, so wird auf Zusatz von Kali- oder Natronlauge die Verbindung fast vollständig gefällt, während Coffeïn unter den nämlichen Umständen in Lösung bleibt.

Aufbewahrung. Vorsichtig.

Anwendung. Das durch die Einführung der Aethoxylgruppe in das Coffeïn dargestellte Aethoxycoffeïn ist ein Narcoticum. Es wirkt zwar auf Herzschlag und Blutdruck ähnlich wie Coffeïn, aber zugleich narkotisch. — Man giebt es in Lösung mit Natrium salicylicum in Gaben von 0,20 g bei Migräne und Trigeminusneuralgie. — Subkutane Injektionen wirken nach Ceola anästhesirend.

Mit Natrium benzoïcum und Natrium salicylicum giebt das Aethoxycoffeïn leicht lösliche Doppelverbindungen. Höchstgabe 0,30 g.

Antimigraine Demelinne. Erfinder: ein Apotheker in Maastricht. Sechs etwa 1,5 g schwere Pulver, bestehend aus Coffeïn 2 Th., Antipyrin 4 Th., Zucker 4 Th.

Kephalgine gegen Migräne besteht *pro dosi* aus: Antipyrini 0,5, Seminis Coffeae tostae pulv. 0,5, Coffeïno-Natrii salicylici 0,2.

Neuralgin ist eine Mischung von Acetanilid, Natriumsalicylat und Coffeïn.

Analgesinum coffeïno-citricum „Sternmarke" wird von den Höchster Farbwerken ein dem Migränin nahestehendes Präparat (s. S. 320) genannt, welches dem französischen und schweizerischen Neuralgin gegenüber in Konkurrenz treten soll.

Elixir Caffeïnae (Nat. Form.).

Rp.	Coffeïni	17,5 g
	Acidi hydrobromici (25 %)	1,1 g
	Aquae destillatae	3,0 g
	Elixir aromatici	q. s. ad 1 l.

Pastilli Coffeïni (Ergänzb.).

Rp. Coffeïni 0,5
Sacchari 10,0.
Fiat pastilli Nr. 10.

Pulvis Acetanilidi compositus (Nat. Form.).

Rp.	Acetanilidi	50,0
	Coffeïni	2,0
	Acidi tartarici	3,0
	Natrii bicarbonici	45,0.

Solutio Coffeïni pro injectione.

Solutés de Caféine pour injections hypodermiques (Gall.).

I.

Rp.	Coffeïni	2,5
	Natrii benzoïci	3,0
	Aquae sterilisatae q. s. (8,0) ad 10 ccm.	

1 ccm = 0,25 g Coffeïn.

II.

Rp. Coffeïni   4,0
  Natrii salicylici   3,0
  Aquae sterilisatae q. s. (6,0) ad 10,0 ccm.
    1 ccm = 0,4 g Coffeïn.

Beide Lösungen sind sterilisirt abzugeben. Zu diesem Zwecke bringt man zwischen Deckelstopfen und Glas einen Faden, erhitzt ¼ Stunde in siedendem Wasser, zieht den Faden heraus und lässt erkalten.

Tinctura Coffeïni composita.

Rp. 1. Foliorum Theae Pecco 10,0
    2. Spiritus diluti   100,0
    3. Coffeïni   1,0.

Man macerirt 1 mit 2 zehn Tage und löst in der Kolatur 3 auf.

Cola.

Gattung der **Sterculiaceae—Sterculieae.**

Cola acuminata R. Br. (syn. Sterculia acuminata Beauv.). Heimisch in den Küstenländern Westafrikas von Sierra Leone bis zum Kongo und Guinea (10⁰ nördl. Br. bis 5⁰ südl. Br.), etwa 600 Meilen weit ins Innere gehend. Durch die Kultur verbreitet in Afrika, Asien (Java, Ceylon, Seychellen etc.), Amerika (Westindien, besonders Jamaika und Südamerika) und aus denselben häufig verwildert (Afrika, Westindien und Südamerika).

Beschreibung. Bäume von mittlerer Grösse, vom Habitus einer Rosskastanie. Blätter wechselständig, einfach bis dreilappig, lanzettlich oder oval, in eine Spitze ausgezogen, bis 20 cm lang und 10 cm. breit. Blattstiel halb so lang. Die Blätter in der Jugend sternhaarig. Blüthen in rispigen Trugdolden. Blüthe mit gelbem, 5—6 zähligen, verwachsen-blättrigen Perigon, entweder diklin oder polygam. Die männlichen Blüthen mit 20 zweifächrigen Staubblättern, die auf kurzen Filamenten in 2 Reihen einer becherförmigen Säule angeheftet sind, die einen Rest des Gynäceums trägt. Die weibliche Blüthe mit 5 zähligem, apocarpen, oberständigen Fruchtknoten, die einzelnen Carpelle eine zurückgebogene Narbe tragend. In jedem Fach eine doppelte Reihe von Ovulis. Am Grunde des Fruchtknotens sterile Staubblätter. Die Frucht besteht aus bis 5, meist aber weniger, kurzgestielten, horizontal abstehenden, wenigsamigen Balgkapseln, die bis 13 cm lang werden, bis 7 cm breit und bis 5 cm dick sind. Sie enthalten 2—6 Samen einreihig an der Bauchnaht. Das Pericarp ist dunkelbraun, stark runzelig, lederig oder holzig. Die Samen sind bis 4 cm lang, 3 cm breit und ebenso dick, durch

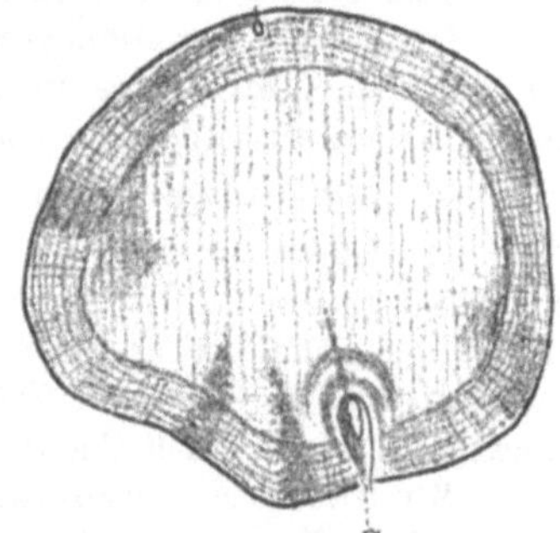

Fig. 216. Kolanuss, aufgespalten.
a Radicula.

schnittlich 20 g schwer. Die Gestalt ist etwa ei-kegelförmig, aber durch gegenseitigen Druck in der Frucht ziemlich unregelmässig, mindestens etwas abgeplattet. Westindische Samen sollen grösser sein, als afrikanische. Die Samenschale ist pergamentartig, rothbraun. Sie umschliesst den Embryo mit normal 2, ausnahmsweise auch bis 5, dicken Keimblättern, kleiner Plumula und Radicula (Samen mit 2 Keimblättern heissen **Gonja**, mit 4 Keimblättern **Fatak**). (Fig. 216.) Der Embryo ist im frischen Zustand weiss oder rosenroth, getrocknet rothbraun. Es sollen rothe und weisse Samen in derselben Frucht vorkommen.

Verwendung finden die Samen: **Semen Cola** (Ergänzb.). **Nuces Colae. Nuces Colae siccatae. — Kolanüsse. Kolasamen. Guru-** oder **Gurranüsse. Bissynüsse. Kokkoruku. — Noix de Kola** (Gall. Suppl.). **Noix de Gourou ou de Sudan. Semence de Kola. — Cola-nuts. Cola-seed.** Die Droge besteht gewöhnlich nur aus dem Embryo ohne Samenschale oder nur aus den getrennten Keimblättern.

Sie sind trocken 2,5—4 cm lang, bis 3 cm breit, bis 8 g schwer, unregelmässig verbogen und abgeflacht, an der Trennungslinie der Keimblättern etwas wulstig aufgetrieben.

Das Gewebe besteht aus den etwas radial gestreckten Zellen der Epidermis und einem Parenchym mit spärlichen kleinen Intercellularräumen, dessen an die Epidermis grenzende Lagen meist zusammengefallen sind. Die Zellwände sind dünn, angeblich zuweilen getüpfelt. Einzelne Zellen enthalten einen unregelmässigen Klumpen von brauner Farbe und ausserdem wie die übrigen Zellen des Parenchyms Stärke (Fig. 217). Der braune Stoff kommt spärlicher wie in den genannten Zellen auch sonst häufig im Parenchym vor.

Die Stärkekörnchen sind rundlich, eiförmig, bohnenförmig etc., 3—30 μ gross, meist mit Spalt und zuweilen mit deutlicher Schichtung (Fig. 218).

Ferner fallen im Gewebe dünne Gefässbündel auf, die, ziemlich weit entwickelt, ein von Markstrahlen durchzogenes Xylem erkennen lassen.

Für die Erkennung der Kolanuss in Pulvermischungen verwerthbar sind nur die Stärkekörnchen.

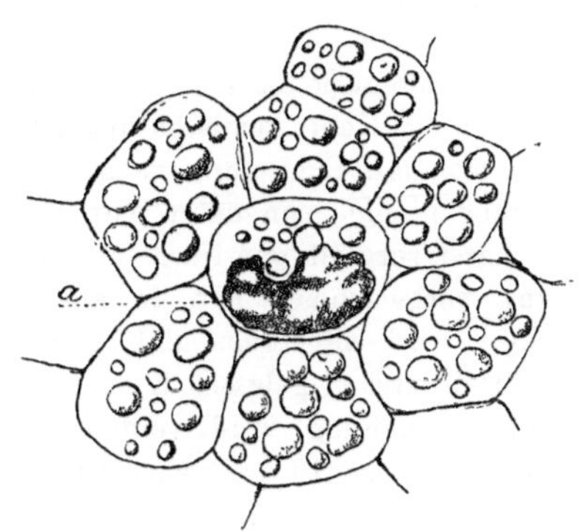

Fig. 217. Querschnitt durch das Gewebe der Kotyledonen. *a* Sekretzelle mit braunem Klumpen.

Bestandtheile. Fett 0,585 Proc., Proteinstoffe 6,761 Proc., Theobromin 0,023 Proc., Coffeïn 2,348 Proc., Zucker 2,875 Proc., Stärke 33,754 Proc., Gummi 3,04 Proc., Cellulose 29,831 Proc., Gerbstoff 1,618 Proc., Asche 3,395 Proc., Wasser 11,909 Proc. — Der wichtigste Bestandtheil der Kolanüsse ist das Coffeïn. Nach Knebel sollte dasselbe nicht im Samen präexistiren, sondern derselbe sollte frisch ein Glukosid Kolanin enthalten, das durch ein im Samen enthaltenes Ferment (Kolazym), durch heisses Wasser, Säuren oder das Ferment des Speichels, ja schon durch das Trocknen des Samens in Coffeïn, Glukose und Kolaroth $C_{14}H_{18}(OH)_5$ wenigstens theilweise zerfällt. Darauf sollte es zurückzuführen sein, dass der anfangs bittere Geschmack beim Kauen, der dem Glukosid zukomme, in einen süssen, von der freiwerdenden Glukose herrührend, übergehe.

Die Existenz dieses Glukosids ist mehrfach angezweifelt worden. Nach einer Ansicht soll das Kolanin ein Gemenge der als Spaltprodukte desselben angegebenen Körper sein, andere Forscher erhielten als Kolanin geringe Mengen eines

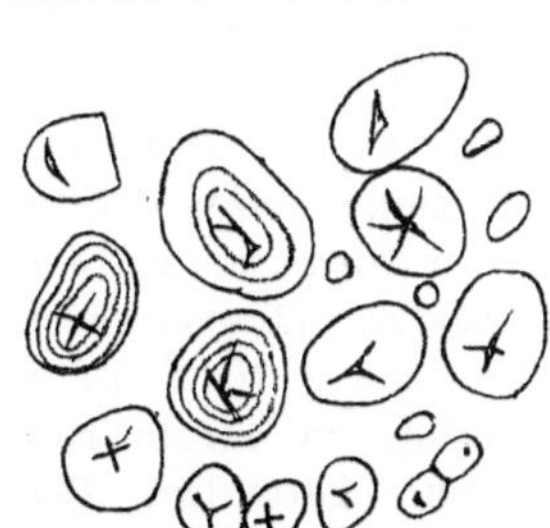

Fig. 218. Stärke der Kolanuss.

harzartigen Körpers. Neuerdings nimmt man an, dass das Coffeïn theils frei, theils an den Gerbstoff (Kolatannin) gebunden im Samen vorhanden sei, und die Glukose soll durch Zersetzung des glukosidischen Gerbstoffes entstehen. Jedenfalls steht fest, dass ein Theil des Alkaloids sich nicht im freien Zustande befindet. Endlich hat man behauptet, dass Bakterien, die sich in den, um sie frisch zu erhalten, wiederholt angefeuchteten Samen vorfinden, die Veranlassung zur Bildung des als Kolanin bezeichneten Körpers geben.

Der Gehalt der Samen an Coffeïn und Theobromin ist ein recht wechselnder: Der Gesammtgehalt in Procenten wird von P. Jean folgendermassen angegeben:

Kolanüsse aus Japan	1,635	Trockne Nüsse vom Niger B.		0,902
„ vom Kongo	1,485	Trockne Nüsse von Sierra Leone A.		2,273
„ „ „ A.	1,170	„ „ „ „ „	B.	2,410
„ „ „ B.	1,482	Nüsse von der Elfenbeinküste		1,864
FrischeNüsse(57,35 $^0/_0$ H$_2$O)	0,624	Havarirte Nüsse		2,170
Trockne Nüsse vom Sudan	1,330	Verschimmelte Nüsse		1,210
„ „ vomNiger A	1,230	„ „		2,029

Es wird vorgeschlagen, Nüsse mit einem Minimalgehalt von 1,7 Proc. zu verlangen, jedenfalls sind solche, die weniger wie 1 Proc. enthalten, zurückzuweisen.

Ausser dem Coffeïn und Theobromin ist auch das **Kolaroth** an der Wirkung wesentlich betheiligt.

Werthbestimmuug der Kolanuss. Dieselbe hat den Gehalt an Coffeïn und Theobromin zu ermitteln und zwar sowohl die Menge dieser Stoffe im freien wie im gebundenen Zustande, da die letzteren von besonderer Wichtigkeit sind.

Man verfährt nach Dieterich folgendermassen:

a) Bestimmung des Gesammtalkaloïds: 10 g der feingeraspelten Droge werden mit etwas Wasser befeuchtet, mit 10 g ungelöschtem, gekörnten Kalk gemischt und im Soxhlet mit Chloroform $^3/_4$ Stunden extrahirt. Dann spült man mit Chloroform nach und bringt die Lösung annähernd zur Trockne. Den Rückstand nimmt man unter sehr gelindem Erwärmen mit 20 ccm N. Salzsäure auf und filtrirt unter sorgfältigem Nachwaschen des Filters und des Schälchens, in dem man die Lösung vorgenommen hat, in einen Scheidetrichter von 100 ccm Inhalt. Der Inhalt desselben wird mit Ammoniak stark alkalisch gemacht, eine Viertelstunde unter öfterem Umschütteln stehen gelassen und dann dreimal mit je 20 ccm Chloroform ausgeschüttelt. Die Chloroformlösung wird verdunstet und bis zum konstanten Gewicht getrocknet. Der Rückstand $\times$ 10 = Procentgehalt der Nüsse.

b) Bestimmung des Gehaltes an freiem Alkaloïd: 10 g der feingeraspelten Droge mischt man ohne Befeuchtung mit 10 g grobem Sand und extrahirt im Soxhlet 2 Stunden mit Chloroform. Die Lösung wird verdunstet und der Rückstand bis zum konstanten Gewicht getrocknet. Das ist freies Coffeïn und Fett. Der Rückstand wird mit heissem Wasser ausgekocht, filtrirt und das Filter sorgfältig ausgewaschen. Die wässrige Lösung wird verdampft, das Roh-Alkaloïd zur Reinigung mit 20 ccm N. Salzsäure aufgenommen, filtrirt, mit Ammoniak alkalisch gemacht und wie bei a weiter verfahren. Der Rückstand $\times$ 10 ist der Gehalt an freiem Alkaloïd. Durch Subtraktion erhält man dann den Gehalt an gebundenem Alkaloïd.

c) Einfacher und weniger umständlich ist folgende Methode zur Bestimmung des Gesammtalkaloïds nach Siedler, die allerdings ein etwas weniger reines Coffeïn liefert, aber für die meisten Fälle völlig ausreicht: 10 g Pulver der Droge werden mit 120 g Chloroform und 10 g Ammoniakflüssigkeit im Scheidetrichter während einer Stunde wiederholt kräftig geschüttelt und dann zum Absetzen bei Seite gestellt. Nach einigen Stunden (nach völligem Absetzen) wird die Chloroformlösung in ein tarirtes Kölbchen abgegossen, event. indem man sie dabei filtrirt, gewogen und abdestillirt. Der trockne Rückstand wird wieder mit einigen Tropfen Chloroform gelöst, 20 g Wasser zugegeben und auf dem Wasserbade, ohne zu schütteln, das Chloroform weggekocht. Dann wird heiss filtrirt, das Filtrat eingedampft und getrocknet, gewogen und unter Berücksichtigung der oben gewonnenen Menge Chloroformlösung berechnet.

Werthbestimmung der Kola-Präparate (Fluidextrakte, Tinkturen etc.):

1) Nach Dieterich zur Bestimmuug des Gesammtalkaloïds: 20 g des Präparates (z. B. Fluidextraktes) dampft man zur Sirupskonsistenz ein, jedenfalls bis aller Alkohol entfernt ist und verreibt den Rückstand mit 10 g oder soviel ungelöschtem Kalk, dass eine krümelige Masse entsteht, die man in der Patrone im Soxhlet mit Chloroform extrahirt. Man verfährt dann weiter wie oben sub a. Zur Bestimmung des freien Alkaloïdes dampft man 20 g ebenso ein, verreibt mit Sand, extrahirt ebenfalls im Soxhlet mit Chloroform und verfährt weiter wie oben sub b.

2) Nach Siedler: Das betr. Präparat wird, wie soeben gesagt, eingedampft, mit ammoniakalischem Chloroform, das man durch Einleiten von Ammoniak in Chloroform erhält, ausgeschüttelt und nach c weiter verfahren (s. S. 806).

Falsche Kolanüsse: Es sind im Laufe der Zeit eine ganze Reihe von Samen und Früchten absichtlich oder unabsichtlich an Stelle der Kola in den Handel gekommen. Wir geben nur wenige Bemerkungen über sie, da sie sämmtlich der echten Droge so unähnlich sind, dass eine Verwechslung bei aufmerksamer Betrachtung ausgeschlossen erscheint; sie enthalten sämmtlich kein Coffeïn:

1) Samen der **Garcinia Kola Heckel**, Familie der **Guttiferae**, Bitter-Kola, männliche Kola, in Sierra Leone, mit dieser vielleicht identisch **Garcinia floribunda Martens** in Lagos, Bitter-Kola.

2) Samen der **Heritiera litoralis Dryander**, Familie der **Sterculiaceae**, Spiegelbaum, Lookingglas-tree. Von der Sambesimündung durch Hinterindien bis nach Australien.

3) Samen der **Pentadesma butyracea Sabine**, Familie der **Guttiferae**, Butterbaum, Tallow tree, Kanya, iu Westafrika (Sierra Leone).

4) Samen von **Lucuma mammosa Juss.**, Familie der **Sapotaceae**. Heimisch in Westindien, durch die Kultur verbreitet.

5) Samen von **Napoleona imperialis P. Beauv.**, Familie der **Lecythidaceae**. Heimisch in Benin.

6) Samen von **Dimorphandra Mora**, Familie der **Leguminosae**. Heimisch in Guyana und Trinidad. Die Samen kamen 1896 nach Europa.

7) Früchte der **Coula edulis Baill.**, Familie der **Olacaceae**. Heimisch in Westafrika; die Aehnlichkeit des Namens erklärt die Verwechslung.

An Stelle der echten Samen gelangen ihnen beigemengt zuweilen die **anderer Arten** nach Europa: **Cola Ballayi Cornu** (Cola v. Gabon) mit 1 Proc. Coffeïn, **C. digitata Masters**, Ombéné Nipolo, **C. gabonensis Masters**, Orindé, **C. sphaerosperma Heckel.**

Anwendung. In Afrika finden die Kolanüsse ausserordentlich ausgedehnte Verwendung als anregendes Genussmittel bei den Eingeborenen. Man legt dort den grössten Werth darauf, sie frisch (nicht trocken) zu verwenden, und behandelt sie zu diesem Zweck mit grosser Sorgfalt, indem man sie hin und wieder anfeuchtet. In einigen Gegenden scheint es gebräuchlich zu sein, sie vor dem Genuss auskeimen zu lassen. Vielleicht ist in den frischen Nüssen die grösste Menge oder sogar die Gesammtmenge des Coffeïns und Theobromins im gebundenen Zustande vorhanden, und es wird gerade auf diese Form das grösste Gewicht gelegt. Nach vielen vergeblichen Versuchen gelingt es jetzt auch, die Kolanüsse frisch nach Europa zu bringen und so zu verarbeiten. Der grösste Theil gelangt aber getrocknet zu uns. Hier und da pflegt man sie auch vor der Verwendung oder Verarbeitung zu rösten, da sie hierdurch einen ansprechenden, an Kaffee erinnernden Geschmack bekommen. Indessen ist hiermit ein Verlust an Coffeïn und Theobromin verbunden und ausserdem wird ein grösserer Theil beider Alkaloïde aus der Verbindung durch das Rösten in Freiheit gesetzt, als es beim einfachen Trocknen geschieht. So erhielt DIETERICH:

	Getrocknete Nüsse:	Dieselben geröstet:
Gesammt-Rohcoffeïn	1,932 Proc.	1,675 Proc.
Gesammt-Reincoffeïn	1,732 „	1,362 „
Freies Coffeïn	1,110 „	0,952 „
Gebundenes Coffeïn	0,622 „	0,410 „

Die getrockneten Nüsse enthalten rund 64 Proc. freies und 36 Proc. gebundenes, die gerösteten Nüsse aber 70 Proc. freies und nur 30 Proc. gebundenes Coffeïn. Es scheint danach, wenn es sich um eine möglichste Ausnutzung des Coffeïns handelt, dass man dann gut thut, auf den angenehmeren Geschmack durch das Rösten zu verzichten. — Man versucht, auch bei uns die Kolanuss als Genussmittel an Stelle von Kaffee und Thee einzuführen, anscheinend bisher mit geringem Erfolge. Ausserdem verwendet man sie medicinisch bei Migräne, Neuralgien, gegen Erbrechen, Seekrankheit, Diarrhöen, ferner als stimulirendes Mittel und als Herztonicum meist in Form ihrer Präparate.

Ferner hat man mit günstigem Erfolg Futterversuche damit bei Pferden gemacht, indem man ihnen unter Entziehung eines Theiles des gewöhnlichen Futters täglich 40 Kolanüsse verfütterte. Die Pferde blieben in normalem Gesundheitszustande und hatten am Ende des Versuches an Gewicht zugenommen.

Aufbewahrung. Die trocknen Kolanüsse werden an einem trocknen Orte in Holz- oder Blechgefässen aufbewahrt. Aus den zerkleinerten und dann bei höchstens

80° C. getrockneten Samen bereitet man ein grobes und ein mittelfeines Pulver für Auszüge und ein sehr feines Pulver für Pillen und Pastillen. Letzteres führen die Drogisten auch in entöltem Zustande.

Semen Colae recens. Frische Kolanüsse. Um die Anfangs April nach Europa gelangenden Samen möglichst lange frisch zu erhalten, legt man sie entweder in Blechgefässe zwischen feuchte Sägespähne (SCHLOTTERBECK) oder in Torfmull (BERNEGAU), oder auch nach Art eingemachter Früchte in Zuckersaft, dem etwas Citronensäure zugesetzt ist. Um die frischen Nüsse zu Pulver zu verarbeiten, schneidet man sie zuvor in dünne Scheiben und trocknet diese 24 Stunden bei höchstens 80° C. Das daraus gewonnene Pulver ist alkaloïdreicher, als das aus der trocknen Handelswaare bereitete, und eignet sich deshalb besonders zur Darstellung der verschiedenen Kolapräparate. Solch ein aus frischen Samen besonders sorgfältig bereitetes Pulver ist die Neo-Kola von CHRISTY & Co. in London. — Frische Kolanussscheiben werden als wichtiges Genussmittel zum Kauen empfohlen.

Die Hamburg-Altonaer Nährmittel-Gesellschaft (BESTHORN & GERDTZEN) bringt frische und trockene Kolanüsse, sowie die verschiedenen Zubereitungen daraus, in den Handel.

Semen Colae tostum. Geröstete Kolanüsse werden aus der trocknen Handelswaare in der nämlichen Weise gewonnen, wie die gerösteten Kaffeebohnen. Man bringt die mit einem Tuche abgeriebenen Samen in eine eiserne Trommel, erhitzt sie über freiem Feuer bis weisse Dämpfe auftreten und beschleunigt das Erkalten durch Schwingen in einem Drahtsiebe. Die Ausbeute beträgt 70 bis 75 Proc. Aufbewahrung in Blechgefässen.

Verarbeitung: Am rationellsten wird es sein, frische Kolanüsse so zu verarbeiten, dass die Coffeïnverbindung nicht getrennt wird. Das beabsichtigt besonders die Methode von BERNEGAU mit Natriumphosphat, Glycerin und Alkohol (vergl. Extractum Colae), ferner die Vorschläge von DIETERICH für die Extraktion Alkohol von verschiedener Stärke, aber keine Alkalien zu verwenden. Die letzten Methoden gestatten allerdings, alles Coffeïn und Theobromin zu extrahiren, aber nur im freien, nach den jetzt geltenden Anschauungen also weniger wirksamen Zustande. Von anderer Seite wird noch empfohlen, zur Extraktion Alkohol mit 1 Proc. Essigsäure zu verwenden.

Extractum Colae. Kolaextrakt. Extrait alcoolique de noix de kola. (Gall. Suppl.). 1000 g mittelfein gepulverte Kolanüsse erschöpft man im Perkolator mit 6000 g Alkohol (60 proc.), destillirt den letzteren ab und dampft zu einem weichen Extrakt ein. — Diet. lässt 1 Th. Kolanusspulver je 2 Tage mit 3 Th. Weingeist und 1 $\frac{1}{2}$ Th. Wasser, dann mit 2 Th. Weingeist und 1 Th. Wasser ausziehen und die Auszüge zur Trockne eindampfen. Ausbeute 8—8,5 Proc.

Extractum Colae fluidum. Kola-Fluidextrakt. Ergänzb.: Wie Extractum Coffeae fluidum (S. 906) zu bereiten. — BERNEGAU: 1 Kilo Kolanusspulver, aus frischen, zerriebenen und bei 80° C. getrockneten Nüssen, wird mit einer Lösung von 25 g Natriumphosphat in 150 g Glycerin und 200 g verdünntem Weingeist (60 proc.) eine Nacht stehen gelassen, dann im Perkolator mit 10 Kilo verdünntem Weingeist erschöpft, und l. a. 1 Kilo Extrakt hergestellt. Klar, dunkelrothbraun. Spec. Gew. = 1,0102.

Eignet sich besonders zur schnellen Bereitung von Kolawein, Kolalikör u. dergl. Man wendet es zu 2—4 g mehrmals täglich gegen Migräne und chronische Diarrhoe an.

Extractum Colae solidum. Von 1000 g des vorigen destillirt man den Weingeist ab, fügt 700 g Milchzucker hinzu und bereitet, wie bei Extractum Uvae Ursi solidum (S. 363) angegeben, 1000 g Trockenextrakt, welches also der gleichen Gewichtsmenge Kolanuss entspricht. Auch kann man, um eine genaue Dosirung zu ermöglichen, zuvor den Gehalt des Fluidextraktes an Coffeïn bestimmen und hiernach den Milchzuckerzusatz so bemessen, dass das fertige Extrakt 1 Proc. Gesammt-Alkaloïde enthält.

Tinctura Colae. Kolatinktur. Teinture de noix de kola (Gall. Suppl.). Aus 100 Th. grob gepulverten Kolanüssen und 500 Th. Weingeist (60 proc.) durch zehntägige Maceration zu bereiten. — DIETERICH: Kolanusspulver 100 Th., verdünnter Weingeist 1000 Th.

Vinum Colae (Ergänzb.). Vinum de Cola acuminata. Kolawein. Vin de noix de kola (Gall. Suppl.). — Ergänzb.: Kolanusspulver 5 Th., Südwein 95 Th. — Gall.: Kolanusspulver 6 Th., Wein von Grenache 100 Th. — Ex tempore: Kolafluidextrakt 5,0, Südwein 95,0.

Butyrum Colae BERNEGAU.
Kola-Butter.

Rp. Extracti Colae sicci   30,0
    Vitella ovorum duorum
    Lactis vaccini condens. steril. 40,0

M. f. emulsio. Wird wie Butter auf Zwieback gestrichen. Leicht verdauliches Nähr- und Anregungsmittel.

Elixir Colae (DIETERICH).

Rp. Vanillini   1,0
    Tincturae Colae   500,0
    Sirupi simplicis   499,0.

Essentia Colae.
Kolaessenz.

Rp. 1. Semin. Colae gross. m. pulv. 75,0
    2. Confectionis Aurantior. 50,0
    3. Fructus Vanillae 2,0
    4. Cort. Cinnamom. zeyl. 10,0
    5. Vini Portensis 400,0
    6. Spiritus 500,0
    7. Sacchari albi 250,0
    8. Aquae 400,0.

Man zieht 1—4 mit 5 und 6 aus, und mischt das Filtrat mit der heissen Lösung von 7 in 8.

Essentia Colae saccharata.
Kola-Likör (Diet.).

Rp. 1. Seminis Colae tosti pulv. 250,0
    2. Coccionellae pulv. subt. 2,0
    3. Arrac 100,0
    4. Spiritus (90 %) 3500,0
    5. Sacchari albi 3000,0—4000,0
    6. Aquae 3500,0
    7. Tincturae Vanillae 5,0
    8. Olei Amygdalar. aetherei gtt. III.

1—4 acht Tage digeriren, das Filtrat mit der heissen Lösung von 5 in 6 mischen, zuletzt 7—8 hinzufügen.

Extractum Colae cum Malto.
Kola-Malzextrakt BERNEGAU.

Rp. 1. Extracti Colae solidi 10,0
    2. Aquae destillatae ferv. 10,0
    3. Extracti Malti 90,0.

Man löst 1 in 2, mischt mit 3 und dampft auf 100,0 ein.

Morsuli Colae.
Kola-Morsellen.

Rp. Extracti Colae solidi 60,0
    Sacchari albi 600,0
    Aquae Rosae 150,0
    Specier. pro morsulis 100,0.

f. l. a. morsuli (vgl S. 284).

Pastilli Colae (Diet.).
Trochisci Colae. Kola-Pastillen.

Rp. Semin Colae tost. pulv.
    Sacchari albi pulv. āā 500,0
    Mucilagin. Tragacanthae q. s.

Man formt 1000 Pastillen.

Pilulae Colae.
Kola-Pillen.

Rp. Semin. Colae pulverati 15,0
    Radicis Liquiritiae
    Succi Liquiritiae āā 2,5
    Mucilaginis Gummi arabici q. s.

Man formt 100 Pillen

Saccharum Colae.
Granulae Colae. Kolazucker.

Rp. 1. Seminis Colae pulverati 1000,0
    2. Spiritus (60 %) q. s.
    3. Spiritus (70 %) q. s.
    4. Sacchari granulati 1000,0.

Man erschöpft 1 mit 2 im Perkolator, verdampft zur Trockne, löst den Rückstand in 3, tränkt mit der Lösung 4 und trocknet bei gelinder Wärme, zuletzt unter stetem Umrühren auf dem Wasserbade. Den gekörnten Zucker erhält man durch vorsichtiges Zerkleinern unter öfterem Absieben — Sieb II Germ. — in gleichmässigen Stückchen, indem man die feineren Theile mittelst Sieb III trennt. 1 Th. Kolazucker entspricht 1 Th. Kolasamen.

Sirupus Colae.
Kolasirup.

Rp. Tincturae Colae 10,0
    Sirupi simplicis 90,0
    Tincturae Vanillae gtt. X.

Gegen Schlaflosigkeit theelöffelweise.

Tabulettae Colae BERNEGAU.
Kolatabletten.

Rp. Extracti Colae solidi 50,0
    Sacchari Vanillini 35,0
    Pulveris Chocolatae 15,0
    Amyli pulverati q. s.

Man mischt sorgfältig und presst 100 Tabletten.

Tabulettae Colae citratae.
Kolacitronensäuretabletten.

Rp. Extracti Colae solidi 50,0
    Sacchari Vanillini 45,0
    Acidi citrici 5,0
    Olei Citri gtt. V
    Amyli pulverati q. s.

Man presst 100 Tabletten. Oder man stösst mit Traganthschleim zur Masse und sticht 100 Pastillen aus

Tabulettae Colae menthatae.
Kolapfefferminztabletten.

Rp. Extracti Colae solidi 50,0
    Sacchari albi pulver. 49,0
    Olei Menthae piperitae 1,0
    Amyli pulverati q. s.

Man presst 100 Tabletten. Für Touristen, Radfahrer.

Tabulettae Colae cum Pepsino.
Kolapepsintabletten.

Rp. Pepsini 10,0
    Acidi hydrochlorici (25 %) 2,0
    Sacchari Lactis pulv. 38,0
    Extracti Colae solidi 50,0
    Amyli q. s.

Man mischt sorgfältig und presst 100 Tabletten, die in Glasgefässen abgegeben werden. Bei Verdauungsstörungen.

Vitellum Colae BERNEGAU.
Kola-Eigelb-Emulsion.

Rp. Extracti Colae solidi 30,0
    Vitella ovorum duorum
    Glycose 10,0
    Spiritus e Vino 30,0.

M. f. emulsio. Anregungs- und Stärkungsmittel.

Dr. BERGMANN's Kaupräparate. a) Hals-Kaupastillen, gegen Rachenkatarrh etc., enthalten ausser den Bestandtheilen der Kolanuss 0,002 Thymol, je 0,02 Natr. benzoïc. und Borax, 0,015 Saccharin.

b) Magen-Kautabletten. Enthalten Kolanuss, phosphorsaure Ammoniakmagnesia, gebrannte Magnesia und aromatische Zusätze.

Kola-Kaffee der Dresdener Kaffeesurrogat-Fabrik ist ein wohlschmeckender Kaffee-ersatz mit Kola und enthält in 100 Th. 3,26 Fett, 11,38 Proteïnstoffe, 66,21 Kohlehydrate, 6,4 Wasser, 4,0 Mineralstoffe, 8,75 Cellulose, 0,32 Coffeïn (SCHWEISSINGER).

Kolanin Knebel. Vom Apotheker Krewel & Co. in Köln wird als „Kolanin Dr. Knebel" ein dickes und ein trockenes Extrakt in den Handel gebracht, welches den wirksamen Bestandtheil in möglichst unveränderter Form enthalten sollen; für das letztere, als Rohkolanin bezeichnet, wird ein Gehalt von 80—90 Proc. Reinkolanin angegeben. 1 Th. desselben entspricht 14 Th. der frischen Droge.

Tinctura Kolanini.

Rp. Kolanin. Knebel (Extr. spiss.) 10,0
Spiritus dilut. (68 %) 490,0.
D. S. Mehrmals täglich einen Theelöffel voll in Zuckerwasser zu nehmen.

Elixir Kolanini.

Rp. Tinctur. Kolanini 500,0
Tinctur. Chinae comp.
Tinctur. Aurant. cort. āā 2,0
Tinctur. Vanillae 1,0
Sacchari albi 195,0
Aqu. dest. 300,0.
D. S. Mehrmals täglich einen halben Esslöffel voll zu nehmen.

Vinum Kolanini.

Rp. Kolanini Knebel (Extr. spiss.) 5,0
Vini Malacensis 990,0
Tinctur. aromatic. 3,0
Tinctur. Zingiberis 1,0
Tinctur. Cinnam. 1,0.
D S. Mehrmals täglich einen Esslöffel voll zu nehmen.

Pilulae Kolanini Knebel.

Rp. Kolanin. Knebel (Extr. spiss.) 10,0
Pulv. Cacao deoleat.
Sacch. lactis āā q. s.
M. f. pilul. Nr. 100 consp. cort. cinnam.
D. S. Mehrmals täglich 2 Pillen za nehmen.

Pastilli Kolanini Knebel (0,2).

Rp. Kolanini Knebel (Extr. siccum) 10,0
Cort. Cinnam. pulv. subt.
Rhiz. Zingiberis āā 2,5
Cacao deoleat pulv.
Sacchar. alb. pulv. āā 17,5
M. f. pastill. Nr. 50.
Mehrmals täglich eine Pastille zu nehmen.

Tabulettae Kolanini peptonatae.

Rp. Kolanini Knebel (Extr. siccum)
Pepton. e carne sicc. (Krewel) āā 20.0
Pulv. aromatic. 5,0
Cacao deoleat pulv.
Sacchar alb. pulv. āā 27,5
M. f. tabulettae Nr. 100.
D. S. Mehrmals täglich eine Tablette (in Milch oder Wein) zu nehmen.

Colchicinum.

Die Darstellung des Colchicins gründet sich auf die Fähigkeit des Chloroforms, wässerigen Colchicin-Lösungen das Alkaloïd zu entziehen, ferner auf die Beobachtung, dass die gefärbte wässerige Lösung der rohen Base an Chloroform, welches in ungenügender Menge zugesetzt wird, wesentlich nur die färbenden Verunreinigungen abgiebt, und 3) auf die Eigenschaft des Colchicins, mit dem Chloroform eine krystallisirende Verbindung einzugehen, welche durch Umkrystallisiren gereinigt und durch siedendes Wasser wieder in ihre Bestandtheile zerlegt werden kann.

†† **Colchicinum** (Ergänzb.). **Colchicin. Colchicine** (franz.). **Colchicina** (engl.). $C_{22}H_{25}NO_6$. **Mol. Gew. = 399.**

Darstellung. Unzerkleinerter Colchicum-Samen wird mit heissem 90 procentigem Weingeist bis zur Erschöpfung extrahirt. Von den vereinigten alkoholischen Auszügen wird der Alkohol abdestillirt. Den hinterbleibenden Rückstand rührt man mit hinreichenden Mengen Wasser an und filtrirt die Flüssigkeit zur Abscheidung von Fett, Wachs und Harz durch mit Wasser genässte Filter. Das Filtrat wird gründlich mit Chloroform ausgeschüttelt. Von den Chloroform-Auszügen wird das Chloroform im Wasserbade abdestillirt und der hinterbleibende nicht flüchtige Rückstand wiederum in Wasser gelöst, diese Lösung filtrirt und nochmals gründlich mit Chloroform ausgeschüttelt. Aus dieser Lösung kann das Colchicin bez. das Colchicin-Chloroform nun auf zwei Wegen isolirt werden:

A. Destillirt man das Chloroform aus dem Wasserbade ab, so scheiden sich aus dem hinterbleibenden sirupösen Rückstande nach einigen Tagen schöne Rosetten und kugelförmige Aggregate nadelförmiger Krystalle ab, welche aus Colchicin-Chloroform bestehen.
B. Der beim Abdestilliren des Chloroforms hinterbleibende sirupöse Rückstand wird noch warm mit kleinen Mengen absoluten Alkohols so lange versetzt, als sich die hierdurch ausgeschiedenen weisslichen Massen noch lösen. Kühlt man alsdann die Lösung längere Zeit unter 0° ab, so scheidet sich das Chloroform-Colchicin in Krystallen ab.

Das auf die eine oder die andere Weise gewonnene Chloroform-Colchicin wird durch Abpressen zwischen Filtrirpapier von der Mutterlauge befreit, alsdann in einem schräggestellten Kolben mit Wasser übergossen und so lange mit Wasserdampf destillirt, bis kein Chloroform mehr übergeht. Die im Kolben hinterbleibende wässerige Lösung des Colchicins wird im Vakuum auf flachen Schalen eingedampft und schliesslich über Aetzkalk im Vakuum getrocknet oder auf Glasplatten gestrichen und in Lamellenform gebracht [ZEISEL].

Eigenschaften. Das ursprünglich firnissartige Colchicin kommt in den Handel als gelbe Blättchen oder als ein weiss-gelbes amorphes Pulver, welches sich am Lichte dunkler färbt, bei etwa 145⁰ C. schmilzt und sich leicht in Wasser, Weingeist und Chloroform, nur wenig in Aether, fast gar nicht in Petroläther löst. — Die wässerige Lösung des Colchicins ist blassgelb gefärbt; die Färbung wird auf Zusatz von Mineralsäuren intensiver. Die wässerige Lösung des Colchicins besitzt anhaltend bitteren Geschmack, sie ist gegen Lackmus neutral und reagirt gegen Rosolsäure schwach alkalisch. Ferrichlorid verändert die kalte wässerige Lösung nicht, beim Erwärmen tritt jedoch eine braunrothe Färbung auf, welche bald in Schwarzbraun übergeht. In kaltem Wasser löst sich das Colchicin in jedem Verhältnisse, weniger leicht ist es in heissem Wasser löslich. Die Lösungen des Colchicins lenken die Ebene des polarisirten Lichtes nach links ab (1⁰).

Das Colchicin ist eine Base, aber seine Salze sind nur wenig beständig, indessen giebt es ein gut charakterisirtes Golddoppelsalz.

Durch starkverdünnte Mineralsäuren wird das Colchicin in der Kälte langsam, rascher beim Erwärmen gespalten unter Aufnahme von Wasser in Colchiceïn und Methylalkohol

$$C_{22}H_{25}NO_6 + H_2O \quad = \quad C_{21}H_{23}NO_6 + CH_3 . OH.$$

Die nämliche Spaltung erfolgt, wenn das Colchicin mit stark verdünnten Aetzalkalien erwärmt wird (konc. Aetzalkalien verharzen es). — Da sich in dem Colchicin haben vier

$$C_{15}H_9(OCH_3)_3 < {}^{NH . CO . CH_3}_{CO_2CH_3}$$

Methylgruppen nachweisen lassen, so lässt sich die nähere Zusammensetzung desselben durch die beistehende Formel ausdrücken.

Identitäts-Reaktionen: **1)** In konc. Schwefelsäure löst sich Colchicin mit citronengelber Farbe. Bringt man in diese Lösung eine kleine Menge Salpetersäure von 1,4 spec. Gew., so entsteht prachtvolle grünblaue Färbung, welche durch Himmelblau in Roth und Gelb übergeht. Uebersättigt man diese gelbliche Lösung mit Kali- oder Natronlauge, so färbt sie sich roth. **2)** In Salpetersäure von 1,4 spec. Gew. löst es sich mit schmutzig violetter Farbe, die in Grünlich, schliesslich Gelb übergeht. Kalihydrat führt die gelbe Lösung in Roth über. **3)** Konc. Schwefelsäure, der eine geringe Menge Salpetersäure zugesetzt ist, löst Colchicin mit gelbgrüner Farbe, die allmählich durch Grün, Blaugrün, Blau, Violett und Weinroth in Gelb übergeht. **4)** Eisenchloridlösung verändert die kalte wässerige Lösung nicht, beim Erwärmen aber tritt eine braunrothe Färbung auf, welche bald in Schwarzbraun übergeht.

Prüfung. **1)** Colchicin schmelze nach dem Trocknen über Calciumchlorid bei 145⁰ C. und hinterlasse beim Verbrennen keinen feuerbeständigen Rückstand. **2)** Wird 0,1 g Colchicin mit 0,3 g chlorfreiem Calciumkarbonat (s. S. 551) gemischt und nach Zusatz von etwas Wasser eingetrocknet und geglüht, so darf die mit Salpetersäure bewirkte Lösung des Rückstandes, nachdem sie mit Wasser bis auf 10 ccm verdünnt und filtrirt worden ist, durch Silbernitrat nicht verändert werden. Eine Trübung wird durch Silberchlorid bedingt, und dessen Bildung ist voraussichtlich darauf zurückzuführen, dass das Präparat noch Colchicin-Chloroform enthält.

Aufbewahrung. Sehr vorsichtig und vor Licht geschützt, da es, wie bereits bemerkt wurde, unter dem Einflusse des Lichtes dunklere Färbung annimmt.

Anwendung. Colchicin ist ein heftiges Gift. Schon kleine Dosen erzeugen oft Uebelkeit, Erbrechen, Durchfall, grössere Gaben erzeugen heftige Gastroenteritis (Magen-Darmkatarrh) mit heftigen Durchfällen und vollkommener Anästhesie. Die Wirkung tritt bisweilen erst nach mehreren Stunden ein. Der Tod erfolgt durch Lähmung der Athmung. — Man hat das Colchicin an Stelle der Colchicum-Präparate bei Gicht und Rheumatismus empfohlen, ohne dass es sich jedoch besonders eingebürgert hat. Man giebt es in Dosen von 0,0005—0,001—0,002 g zwei- bis dreimal täglich in Pillen oder Lösung. Subkutane Injektionen sind wegen des heftigen örtlichen Reizung nicht zu empfehlen.

Höchste Gaben: *pro dosi* 0,005, *pro die* 0,015 g (Ergänzb.).

†† Colchicinum salicylicum, Colchicinsalicylat, salicylsaures Colchicin. $C_{22}H_{25}NO_6 \cdot C_7H_6O_3$. Mol. Gew. = 537.

Wird dargestellt durch Anfeuchten einer Mischung von 1 Th. Colchicin mit 0,35 Th. Salicylsäure und Eindampfen zum trocknen Pulver. Gelbes, amorphes Pulver, in Wasser, Alkohol und Aether löslich. Man giebt es wie Colchicin in Gaben von 0,00075 g täglich vier- bis fünfmal in Form von Oblatenpulvern bei Rheumatismus, Gicht.

Colchisal, wird eine in Gelatinekapseln zu verabreichende Lösung von 0,00025 g Colchicin in 0,2 g Salicylsäuremethylester genannt. Die vorstehenden Mengen beziehen sich auf den Inhalt **einer** Kapsel. Bei Gicht, Rheumatismus 3—4 Kapseln täglich.

Liqueur de Laville. Ueber die Zusammensetzung dieses Geheimmittels existirt eine ganze Litteratur. Nach einer 1893 vom Königl. Sächsischen Landes-Medicinal-Kollegium veranlassten Analyse wurden folgende Daten gefunden: Spec. Gew. = 0,9955 bei 15⁰ C. In 100 g sind enthalten: Weingeist 10,88 g, Extrakt 3,94 g, darunter Colchicin 0,081 g, Chinin 0,085 g, freie Säure als Weinsäure berechnet 0,76 g, ferner Mineralbestandtheile 0,53 g, Wasser 84,65 g.

Ferner giebt das Korrespondenzblatt der ärztlichen Kreis- und Bezirks-Vereine in Sachsen 1893, 103 als gebräuchliche Nachahmung des Likörs folgende Vorschrift an: Chinini sulfurici 0,1 g, Extracti Colocynthidis 0,05 g, Vini seminis Colchici 3,0, Tincturae Veratri viridis 12,0 g, Spiritus diluti 12,0 g, Vini Portensis q. s. ad 100,0 g. Achtstündlich einen Theelöffel, bis reichlicher Stuhlgang erfolgt.

Liquor antigoutteux du Dr. Laville. Rhizomatis Rhei concisi, Rhizomatis Zingiberis concisi āā 150,0 Fructus Cardamomi contusi, Resinae Guajaci, Seminis Colchici contusi āā 75,0, Spiritus diluti 3000, fiat Tinctura (Reinecke).

Colchicum.

Gattung der **Liliaceae — Melanthioideae — Colchiceae.**

I. Colchicum auctumnale L. Herbstzeitlose. Wiesensafran. Herbstlilie.

Nackte Jungfer. — Colchique. — Meadow Saffron. Wild Saffron.

Heimisch in Mittel, West- und Südeuropa, sowie in Algier auf Wiesen. Verwendung finden:

1) der Knollen **† Bulbus Colchici. Colchici Cormus** (Brit.). **Colchici Radix** (U-St.). **Tuber Colchici. — Colchicumzwiebel. Zeitlosenwurzel. Wilde Saffranwurzel. — Bulbe de Colchique** (Gall.). **— Colchicum Corm. Colchicum Root.**

Beschreibung: Der Knollen ist im Umriss dick-eiförmig, bis 5 cm lang, bis 4 cm breit, bis 4 cm dick, auf der einen Seite gewölbt, auf der anderen flach und, wenn im Herbst gesammelt, mit einer nicht ganz herabreichenden Längsrinne versehen, im Frühjahr gesammelt, frisch ohne Rinne, die erst beim Trocknen etwas hervortritt und am Grunde derselben mit einem Knöspchen. Im Handel findet man meist die Herbstknollen, die im Spätsommer während der Blüthe, oder kurz bevor diese aufbricht, gesammelt werden. Als ganz besonders wirksam gilt diese und die im Frühjahr vor Entwicklung der Frucht gesammelte.

Der Querschnitt lässt gegen das Centrum dunkle Punkte erkennen, kollaterale Gefässbündel. Sonst besteht das Gewebe aus dünnwandigem stärkereichen Parenchym. Die Stärkekörnchen sind meist zusammengesetzt mit strahligem centralen Spalt. Frisch riecht der Knollen unangenehm, widerlich-scharf, nach dem Trocknen verschwindet der Geruch. Geschmack süsslich, bitterlich, scharf kratzend. Der Sitz des Alkaloïds ist die äussere Epidermis der Zwiebelschuppe, des Knollen und das Phloëm der Gefässbündel.

Bestandtheile. Colchicin 0,066—0,085 Proc., Stärke 30 Proc., ferner Zucker, Harz, Fett etc.

Als *Verwechslungen* werden die Zwiebeln von Tulpen genannt.

Einsammlung. Aufbewahrung. Man sammelt die Knollen im August, befreit sie von der äusseren, braunen Haut, von Wurzelresten und älteren Knollen und verwendet sie entweder sofort zur Darstellung der verschiedenen Zubereitungen (Gall.), oder man schneidet sie der Quere nach in Scheiben, trocknet diese bei höchstens 65⁰ C. (Brit.) und bewahrt sie vorsichtig und vor Licht geschützt in dicht verschlossenen Gefässen auf. 3 Th. frische Knollen geben 1 Th. trockne.

Anwendung. Aeusserst selten in Pulverform zu 0,1—0,3 g (Brit.), häufiger in Form der verschiedenen Auszüge in den gleichen Fällen wie die Samen (vergl. 3).

† Acetum Colchici cum bulbis recentibus. Acétolé de colchique. Vinaigre de colchique (Gall.). Aus 200 Th. frischen, zerschnittenen Colchicumknollen, 20 Th. konc. Essigsäure und 980 Th. Weinessig (7—8 proc.) durch achttägige Maceration zu bereiten.

† Alcoolatura bulbi Colchici. Alcoolature de bulbe de colchique (Gall.). Aus gleichen Theilen frischer, während der Blüthe gesammelter Colchicumknollen und Alkohol (90 proc.) durch zehntägiges Ausziehen zu bereiten.

† Extractum Colchici. Extract of Colchicum (Brit.). Frische, geschälte Colchicumknollen quetscht man, presst aus, lässt den Saft absetzen, giesst klar ab, erhitzt bis zum Sieden, seiht durch und dampft bei höchstens 71⁰ C. zum weichen Extrakt ein. Dosis 0,015—0,06 g.

† Extractum Colchici radicis. Extract of Colchicum Root (U-St.). 1000 g gepulverter Colchicumknollen (No. 60) befeuchtet man mit 500 ccm einer Mischung aus 350 ccm Essigsäure (36 proc.) und 1500 ccm Wasser, erschöpft im Perkolator mit dem Rest des Lösungsmittels, zuletzt mit Wasser und dampft bei höchstens 80⁰ C. zur Pillenkonsistenz ein.

† Extractum Colchici radicis fluidum. Fluid Extract of Colchicum Root (U-St.). Aus 1000 g gepulverter Colchicumknollen (No. 60) und einer Mischung aus 600 ccm Weingeist (91 proc.) und 300 ccm Wasser im Verdrängungswege. Man befeuchtet mit 350 ccm, sammelt zuerst 850 ccm und stellt l. a. 1000 ccm Extrakt her.

Oxymel Colchici bulbi. Mellite de Vinaigre de colchique. 10 Th. Acetum Colchici bulbi und 20 Th. gereinigter Honig werden auf 20 Th. eingedampft.

† Tinctura Colchici bulbi. Aus 1 Th. feingeschnittenem Colchicumknollen und 5 Th. verdünntem Weingeist.

† Vinum Colchici radicis. Colchicum Wine (Brit.). Wine of Colchicum Root (U-St.). Vinum de Colchico. Vin ou Oenolé de bulbe de colchique (Gall.). Brit.: Aus 200 g Colchicumknollen (No. 20) und 1000 ccm Sherry durch Maceration. U-St.: Aus 400 g gepulverten Colchicumknollen (No. 30) und einer Mischung aus 150 ccm Weingeist (91 proc.) und 850 ccm Weisswein im Verdrängungswege. Man befeuchtet mit 100 ccm und sammelt, zuletzt unter Nachgiessen von q. s. Weisswein, 1000 ccm Flüssigkeit. — Gall.: Aus 100 g frischen, zerschnittenen Colchicumknollen und 1000 g Roussillonwein (Grenache) durch zehntägiges Ausziehen zu bereiten.

2) Die Blüthen: **† Flores Colchici. Zeitlosenblumen. Fleurs de colchique** (Gall.).

Beschreibung. Die Blüthen erscheinen im Spätsommer und Herbst (ausnahmsweise auch im Frühling), meist nur zu 1—3 an der Pflanze. Das Perigon ist trichterigglockig, mit langer, enger, zum grössten Theil im Boden steckender Röhre, mit 6theiligem Saum aus fast gleichgrossen, eiförmig lanzettlichen, zusammenneigenden Abschnitten. Staubblätter 6 (die 3 inneren oft kürzer), dem Schlunde des Perigons eingefügt, mit schaukelnden Beuteln. Fruchtknoten 3fächerig, mit 3 langen, aus der Röhre herausragenden Narben.

Bestandtheile. Colchicin 0,01—0,03 Proc.

† Alcoolatura florum Colchici. Alcoolature de fleur de colchique (Gall.). Aus frischen Zeitlosenblumen wie Alcoolatura bulbi Colchici.

† Saccharolatum Colchici. Saccharure de colchique. 10 Th. frischer Saft der Colchicumblüthen werden mit je 25 Th. Rohrzucker und Milchzucker gemischt und zur Trockne gebracht.

3) Die Samen: **† Semen Colchici** (Austr. Brit. Germ. Helv. U-St.). — **Zeitlosensamen. — Semence de colchique** (Gall.). — **Colchicum Seeds.**

Beschreibung. Die im Frühjahr erscheinende Kapsel ist oblong oder kuglig, aufgeblasen, in der oberen Hälfte scheidewandspaltig aufspringend, mit zahlreichen Samen. Diese sind rundlich oder wenig eiförmig, durch gegenseitigen Druck in der Frucht oft etwas kantig, mit einer Caruncula versehen, die am frischen Samen weiss, fleischig und ziemlich gross ist, beim Trocknen zu einem Spitzchen zusammenschrumpft. Aussen dunkelbraun, fein grubig punktirt, wenig runzelig, von ausgeschwitztem Zucker meist etwas klebrig. — Im Querschnitt zeigt der Same innerhalb der braunen Samenschale das weissliche Endosperm mit dem kleinen Embryo. In der Samenschale ist eine der tiefer gelegenen Zellschichten Träger des Alkaloïds, vielleicht findet sich dasselbe in geringen Mengen auch im Endosperm und Embryo. Die Zellen des Endosperm haben verdickte, grob getüpfelte Wände, sie enthalten Aleuron und fettes Oel. Sie sind geruchlos, schmecken aber sehr bitter und kratzend.

Bestandtheile. Colchicin 0,2—0,4 Proc., fettes Oel 6—8 Proc., Eiweisssubstanzen 7—20 Proc.

Einsammlung. Aufbewahrung. Man sammelt im Juni und Juli die völlig reifen Samen, trocknet sie an einem schattigen Orte bei gelinder Wärme und bewahrt sie in gelben Gläsern oder Blechgefässen vorsichtig — nach Austr. nicht über ein Jahr — auf.

Pulverung. Schwierig im Mörser zu zerstossen; man zerkleinert sie am besten zunächst auf einer Pulverisirmühle, kleine Mengen auf der in jeder Apotheke vorräthigen Mutterkornmühle, und verwandelt sie dann durch Stossen in die vorgeschriebene Pulverform.

Anwendung. Da die Samen an wirksamen Bestandtheilen reicher sind als die Blüthen und Knollen, so werden fast nur noch die aus ersteren hergestellten Präparate gebraucht. Man wendet sie besonders bei Gicht und Rheumatismus an, auch bei Tripper und Leukorrhoe. Höchste Einzelgabe 0,2 g. Höchste Tagesgabe 1,0 g (Helv.).

† **Acetum Colchici** (Ergänzb.). Zeitlosenessig. Aus 10 Th. gequetschten Zeitlosensamen, 10 Th. Weingeist (87 proc.) und 90 Th. Essig (6 proc.) durch achttägiges Ausziehen zu bereiten.

† **Extractum Colchici Seminum.** Extr. de semine Colchici. Extrait de colchique (semence). (Ergänzb.). 2 Th. grob gepulverte Zeitlosensamen werden 6 Tage mit 15 Th. verdünntem Weingeist (60 proc.), dann 3 Tage mit einem Gemisch aus je 5 Th. Weingeist und Wasser ausgezogen, die Pressflüssigkeiten zu einem dicken Extrakt eingedampft. In Wasser trübe löslich. Ausbeute 18—20 Proc. Dosis max. 0,1, *pro die* 0,2 (n. Lewin). — Gall.: Wie Extr. de radice Belladonnae Gall. (S. 469) zu bereiten.

† **Extractum Colchici (seminis) fluidum.** Zeitlosen-Fluidextrakt. — Extrait fluide de colchique. — Fluid Extract of Colchicum Seeds. Helv.: 100 Th. Zeitlosensamen (V) werden im Verdrängungswege mit einer Mischung aus gleichen Theilen Wasser und Weingeist (94 proc.) erschöpft[1]). Man fängt zuerst 90 Th. auf, dampft die übrigen Auszüge zu einem dünnen Extrakt ein, löst in 40 Th. Wasser, filtrirt, verdunstet auf 10 Th., sodass l. a. im ganzen 100 Th. Fluidextrakt gewonnen werden. Grösste Einzelgabe 0,05 g, grösste Tagesgabe 0,1 g. U-St.: Aus 1000 g gepulverten Zeitlosensamen (No. 30) und einer Mischung von 600 ccm Weingeist (91 proc.) und 300 ccm Wasser im Verdrängungswege. Man befeuchtet mit 300 ccm, sammelt zuerst 850 ccm und stellt l. a. 1000 ccm Fluidextrakt her. Es sind 6—7000 g Lösungsmittel erforderlich.

† **Extractum Colchici acidum.** 100 Th. grob gepulverte Zeitlosensamen digerirt man mit einer Mischung von 100 Th. Weingeist, 100 Th. Wasser und 30 Th. verdünnter Essigsäure (von 30 Proc.), zieht dann mit destillirtem Wasser aus und dampft die Auszüge im Porcellangefäss (!) zu einem dicken Extrakt ein.

† **Tinctura Colchici** (Germ. Helv. Gall.). Tinctura Colchici seminis (Austr. Brit. U-St.). Zeitlosentinktur. Zeitlosensamentinktur. — Teinture ou Alcoolé de colchique (semence). — Tincture of Colchicum Seeds. Germ.: Wie Tinctura Aconiti (Germ. S. 155). — Helv.: Wie Tinctura Capsici (Helv. S. 606). — Austr.: Wie Tinctura Aconiti (Austr. S. 155). — Brit.: Aus 200 g gepulverten Colchicumsamen (No. 30) und q. s. Weingeist (45 proc.) bereitet man im Verdrängungswege 1000 ccm Tinktur. — U-St.: Aus 150 g gepulverten Colchicumsamen und einer Mischung von 600 ccm Weingeist (91 proc.) und 400 ccm Wasser 1000 ccm Tinktur ebenso. — Gall.: Wie Tinctura Cocae (Gall. S. 869).

---

[1]) Es sei an dieser Stelle darauf hingewiesen, dass es ein Irrthum ist, beim Verdrängungsverfahren aus der Farbe der abtropfenden Flüssigkeit beurtheilen zu wollen, ob eine Droge erschöpft ist oder nicht. Denn einmal kann das Perkolat nahezu farblos abfliessen, und doch noch reich an wirksamen Bestandtheilen sein, ein ander Mal trotz deutlicher Färbung nichts von jenen enthalten. Man prüft daher durch den Geschmack oder den Geruch, bei alkaloïdreichen Drogen aber mit Mayer's Reagens, Tanninlösung oder einem der sonstigen, allgemeinen Alkaloïd-Reagentien (S. 205—210).

Grösste Einzelgabe: Austr.: 1,5.   Brit.: 0,3—0,9.   Germ.: 2,0.   Helv. 1,0.
Grösste Tagesgabe: „   5,0.   „   —   „   5,0.   „   3,0.

Vinum Colchici (Germ. Helv.). Vinum Colchici seminis (Austr. U-St.). Zeit-losenwein. Zeitlosensamenwein. — Vin ou Oenolé de colchique (semence) (Gall.). — Wine of Colchicum Seed. Germ.: Aus 1 Th. grob gepulverten Zeitlosen-samen und 10 Th. Xereswein durch achttägiges Ausziehen. — Helv.: 1 Th. Zeitlosen-Fluidextrakt, 9 Th. Marsalawein. — Austr.: Aus 5 Th. zerstossenen Zeitlosensamen und 50 Th. Malagawein durch sechstägiges Digeriren. (Hungar. hat das Verhältniss 1 : 5). — U-St.: 150 g gepulverte Colchicumsamen (No. 30) macerirt man 7 Tage mit 900 ccm einer Mischung von 150 ccm Weingeist (91 proc.) und 850 ccm Weisswein, filtrirt und wäscht den Filterinhalt mit dem Rest der Mischung, dann mit q. s. Weisswein, bis das Filtrat 1000 ccm beträgt. — Gall.: Wie Vinum Cocae (Gall. S. 870).

Höchstgaben wie bei Tinctura Colchici. Tinctura und Vinum Colchici werden zur Vermeidung der drastischen Wirkung häufig mit Opiumtinktur zusammen verordnet.

Enema antarthriticum FONTAINE
Rp.   Tincturae Colchici   5,0
Aquae destillatae   150,0.

Guttae antarthriticae GIORDANO.
Rp.   Vini Colchici (seminis)   12,0
Tincturae Opii simplicis   2,0.
Dreimal täglich 20 Tropfen. Bei Gicht und Rheuma.

Guttae antirheumaticae BLASIUS.
Rp.   Tincturae Colchici seminis
Tincturae Guajaci   āā 10,0.
Dreimal täglich 20—30 Tropfen Bei chronischem Rheumatismus.

Guttae colchico-guajacinae.
Rp.   Tincturae Colchici seminis
Tincturae ligni Guajaci āā 10,0.
Dreistündlich 10 Tropfen, steigend.

Mel Colchici DIETERICH.
Mellitum Colchici bulbi. Zeitlosenhonig.
Rp.   1. Bulbi Colchici gross. pulv.   10,0
2. Aquae destillatae   60,0
3. Spiritus (90 %)   25,0
4. Mellis depurati   100,0.
Man macerirt 1 mit 2 24 Stunden, presst, kocht auf, setzt 3 hinzu, filtrirt nach 24 Stunden, fügt 4 hinzu, und dampft auf 100,0 ein

Mixtura antarthritica SCUDAMORE.
Rp.   Magnesii carbonici   7,5
Aquae Menthae piperitae 100,0
Aceti Colchici   20,0
Sirupi Aurantii corticis   20,0.
Dreistündlich einen Esslöffel. Gichtmittel.

Mixtura diuretica SOBERNHEIM.
Rp.   Kalii carbonici   2,5
Aceti Colchici semin.   30,0
Spiritus Juniperi   30,0
Spiritus Aetheris nitrosi   4,0
Aquae destillatae   150,0.
Alle 2—3 Stunden einen Esslöffel.

Mixtura pectoralis antarthritica.
WEATHERHEAD.
Rp.   Decocti Althaeae radic. (e 10,0) 250,0
Vini Colchici seminis
Vini Ipecacuanhae   āā 5,0.
1—2stündlich 1 Esslöffel. Hustenmittel für Gicht-kranke.

Oxymel Colchici Ph. Germ. I.
Zeitlosen-Sauerhonig.
Rp.   Aceti Colchici   50,0
Mellis depurati 100,0
mischt man und dampft im Wasserbade ein auf 100,0.

Pilulae antarthriticae BECQUEREL.
Rp.   Seminis Colchici pulv. 1,0
Extracti Digitalis   0,3
Chinini sulfurici   3,0.
M. f. pilulae 20.   1—3 Pillen 3—4mal täglich.

Pilulae antarthriticae MAYET.
Rp.   Chinini sulfurici 2,5
Acidi tartarici   1,0
Extracti Colchici   1,5
Foliorum Digitalis 0,1
Glycerini   gtt. X
Radicis Gentianae q. s.
F. pilulae 50.   Morgens und Abends 1 Pille.

Pilulae antarthriticae albae WOLFF.
Rp.   Extracti Colchici acidi
Aloës   āā 2,0.
F. pilulae 30.   Consperge Magnesia usta.

Pilulae anticephalalgicae DEBOUT.
Rp.   Extracti Colchici 2,0 (!)
Chinini sulfurici   2,0
Foliorum Digitalis 1,0.
F. pilul. 40.   Abends 1 Pille.

Sirupus antirheumaticus RICORD.
Rp.   Tincturae Colchici
Kalii jodati   āā 5,0
Sirupi Aurantii corticis 250,0.
3mal täglich 1 Esslöffel.

Sirupus Colchici.
Rp.   Tincturae Colchici seminis 15,0
Sirupi Sacchari   85,0.
Einen bis zwei Theelöffel 3—4mal täglich.

Vinum antirheumaticum DELIOUX.
Rp.   Tincturae Colchici 25,0
Tincturae Aconiti   10,0
Tincturae Digitalis 5,0
Vini albi   960,0.
Morgens und Abends ½ bis 1 Esslöffel.

Vinum Colchici WILLIAMS.
Rp.   1. Vini Colchici seminis 25,0
2. Spiritus   q. s.
Man dampft 1 auf 17,0 ein und fügt 2 q. s. zu 20,0 hinzu. 3mal täglich 10—20 Tropfen.

Vinum Colchici opiatum EISENMANN.
Rp.   Vini Colchici semin.   18,0
Tincturae Opii crocatae 2,0.
3—4stündlich 20—30—40 Tropfen. Bei Asthma, Reizhusten, Rheumatismus.

ALBERT's Remedy, ein Gichtmittel, besteht aus Colchicumtinktur und Opiumtinktur, worin 9,8 Proc. Jodkalium gelöst sind (AUFRECHT).

Athlophorus, ein amerikanisches Mittel gegen Rheumatismus etc., ent-hält Colchicumextrakt, Morphium, Guajakharz, Meerzwiebelsaft, Kalisalze, Weingeist.

Gichtelixir, Herlikofer's, Colchicumtinktur, Verdünnter Weingeist āā.

Gichtmittel, Reynold's, Antarthritic-Specific, ist ein weiniger Auszug aus Zeitlosenknollen und Klatschrosen.

Gichtmittel, Want's, Medicinal-Water Want's, ein weingeistiger Auszug aus frischen Colchicumknollen.

Gichtpillen von Latigue bestehen aus Colchicumsamen, Zucker und Gummi (24 Stück = 8 Mk.), Ersatz dafür nach Bouchardat Pillen aus 2 Th. Extract. Colocynthidis comp., 2 Th. Extract. Colchici und 1 Th. Extract. Opii.

Gichttropfen Husson's, Eau médicinale d'Housson, ist Zeitlosenwein.

Gicht- und Rheumatismustropfen von Dr. Hoffmann. Zeitlosenwein 45,0, verdünnter Weingeist 15,0.

Liquor Colchici comp. von Dr. Mylius in Leipzig ist eine weinige Flüssigkeit mit einem Gehalt von 0,089 Proc. Colchicin und 0,082 Proc. Chinaalkaloïden.

Poudre de Pistoia, gegen Gicht. 365 Pulver zu 2—3 g, welche aus 2 Th. Bulb. Colchici, 5 Th. Herb. Betonicae und je 1 Th. Rad. Bryoniae, Rad. Gentianae, Flor. Chamomillae bestehen.

Wilson's Essence gegen Gicht und Rheuma ist mit 2 Th. Weingeist verdünnter Zeitlosenwein.

II. Colchicum luteum Baker, C. speciosum Stev., C. variegatum L.

Aus Vorderasien und Indien. Die Knollen werden besonders in Indien ähnlich verwendet wie C. auctumnale. Sie führen meist den Namen Swrinjan oder Shamballit.

Collodium.

I. Collodium (Austr. Brit. Germ. Helv. U-St.). **Collodion** (Gall.). **Collod.** — Die Darstellung des Kollodiums zerfällt in die Darstellung der Schiessbaumwolle und in die Auflösung derselben in einer Mischung von Alkohol und Aether. Die einzige Schwierigkeit bei der Bereitung des Kollodiums besteht hiernach in der Herstellung einer nitrirten Baumwolle (Schiessbaumwolle), welche in Alkohol-Aether löslich ist.

Darstellung. Um eine in Aether-Alkohol lösliche Schiessbaumwolle zu erzeugen, muss man zunächst feststellen, ob die Säuren, welche man verwenden will, die im Nachstehenden vorgeschriebenen Koncentrationen haben. Ferner darf die Nitrirung der Baumwolle nicht bei erhöhter Temperatur erfolgen. Endlich muss die Zeit abgepasst werden, wenn die Nitrirung der Baumwolle bis zu dem Punkte vorgeschritten ist, dass die gebildete Schiessbaumwolle in Alkohol-Aether löslich ist, was man durch Versuche feststellt. Ueberlässt man die Baumwolle über diesen Zeitpunkt hinaus der Einwirkung des Säuregemisches, so wird infolge höherer Nitrirung das ursprünglich in Alkohol-Aether lösliche Produkt wieder darin unlöslich. Unter Berücksichtigung dieser Punkte verfährt man zweckmässig wie folgt: Man thut gut, das im Folgenden beschriebene Eintragen der Baumwolle in das Nitrirgemisch Abends zu besorgen. Das specifische Gewicht der rohen Schwefelsäure, welche verwendet wird, darf nicht unter 1,833 sein, die rohe Salpetersäure darf nicht unter 1,38 schwer sein. Benutzt man leichtere Säuren, so kann es vorkommen, dass die ganze Baumwolle in Lösung geht.

In einen Topf aus Steingut wägt man 400 Th. rohe Salpetersäure ein und giesst zu derselben in dünnem (!) Strahle unter Umrühren 1000 Th. konc. rohe Schwefelsäure, welche man vorher in einem anderen Gefässe abgewogen hatte.

Wenn sich die Mischung der Säuren bis auf 20—15° C. abgekühlt hat, so wird in dieselbe entfettete Baumwolle (Watte) allmählich eingetragen. Es empfiehlt sich, die Watte zunächst lose aufzuzupfen (!), in das Gemisch hineinzubringen, und wenn sie sich mit der Säure vollgesogen hat, mit Hilfe eines Stabes oder Spatels oder Pistills aus Glas oder Porcellan etwas einzudrücken, sonst hat die vorgeschriebene Menge Baumwolle keinen Platz in der Säuremischung. Ein starkes gläsernes Gefäss (z. B. ein Zuckerhafen) ist geeigneter zur Durchtränkung, weil sich dieselbe in einem solchen besser beobachten lässt. Weisse oder opake Stellen sind nicht oder nur mangelhaft mit der Säuremischung durchtränkt.

Wenn alle Baumwolle in das Säuregemisch eingetragen ist, so bedeckt man das Gefäss mit einem Deckel und stellt es an einen kühlen und schattigen Ort bei Seite. Nach Verlauf von etwa 10 Stunden prüft man, wie weit die Nitrirung vorgeschritten ist. Hatte man also die Baumwolle Abends in die Säuremischung eingetragen, so nimmt man diese Prüfung sofort am anderen Morgen als erste Arbeit vor. Man entnimmt zu diesem Zwecke mittels zweier Glasstäbe eine Probe der mit Säure getränkten Baumwolle, trägt sie sofort in eine grössere Menge Wasser von 1—2 Liter ein, bewegt sie darin, ergreift sie darauf mit den Fingern und wäscht sie nun unter wiederholtem Wechseln des Wassers solange aus, bis das abgepresste Wasser nicht mehr sauer reagirt, wenn man etwas Lackmustinktur zufügt. Man presst alsdann die Probe mit den Fingern aus, zerzupft sie fein, breitet sie auf Filtrirpapier aus und trocknet sie an einem lauwarmen Orte aus. Sobald sie trocken geworden ist, wägt man sie und stellt fest, ob sie sich in 25 Th. der unten angegebenen Alkohol-Aethermischung klar auflöst. Diese Prüfung wiederholt man, wenn nöthig, von Stunde zu Stunde. Sobald man festgestellt hat, dass die Nitrirung auf den gewünschten Punkt gelangt ist, sobald also die getrocknete Probe in 25 Th. Alhohol-Aethermischung klar oder doch fast klar löslich ist, so schreitet man zur Verarbeitung des ganzen Gemisches.

Man hebt die Wattemasse, welche einen starren Kuchen bildet, mit zwei Stäben aus Glas oder Porcellan heraus und bringt sie portionenweise sofort in ein möglichst viel kaltes Wasser enthaltendes Gefäss aus Steingut oder Holz. Man rührt um, giesst das Wasser ab und lässt frisches Wasser dazu treten, rührt um und giesst wiederum ab etc. Nachdem man dies zwei- bis dreimal gethan hat, zerzupft man die Kollodiumwolle mit den Händen, und wäscht sie mit gewöhnlichem Wasser bis zum vollständigen Verschwinden der sauren Reaktion des abfliessenden Wassers, schliesslich mit destillirtem Wasser aus.

Man presst die Kollodiumwolle stark mit den Händen, zerzupft sie, breitet sie in einem Siebboden auf einer Lage Fliesspapier aus und lässt sie an einem lauwarmen Orte trocken werden. Obgleich die Kollodiumwolle erst bei weit über 100° C. verpufft, so ist es dennoch räthlich, eine weit unter dieser Temperatur liegende Trockenwärme einwirken zu lassen. Man trocknet zweckmässig bei 25—30° C., am besten in der Sonne.

Das Auswaschen der Kollodiumwolle erfordert einige Aufmerksamkeit, und diese ist besonders auf etwaige härtere Knoten in der Masse der Kollodiumwolle zu richten. Ein nicht genügend ausgewaschenes Produkt wird beim Trocknen stellenweise gelb. Auch giebt nur eine total salz- und säurefreie Kollodiumwolle ein klares Kollodium.

2 Th. der ausgewaschenen und trockenen Kollodiumwolle giebt man in eine Flasche, welche 70—80 Th. Wasser fassen kann, durchfeuchtet sie mit 6 Th. Weingeist und giesst dann 42 Th. Aether hinzu. Die Mischung wird unter gelegentlichem Umschütteln solange zur Seite gestellt, bis die Kollodiumwolle sich fast vollständig gelöst hat. Die Lösung bildet dann eine etwas trübe, sirupdicke Flüssigkeit, in welcher meist noch einige ungelöste Baumwollfasern umherschwimmen. Man lässt nun das Kollodium bis zur vollständigen Klärung ruhig stehen und giesst es alsdann von dem vorhandenen Bodensatze vorsichtig ab.

Um die Klärung des Kollodiums zu beschleunigen, soll man nach KRANZFELD das frisch bereitete Kollodium mit gewaschenem und geglühtem Quarzsand schütteln. Letzterer reisst die trübenden Antheile mechanisch mit sich nieder, sodass die Klärung binnen wenigen Tagen beendet ist.

Sehr günstige Resultate erhält man auch, wenn man die gewaschene und abgepresste Kollodiumwolle zunächst mit Weingeist entwässert, wiederum abpresst und ohne zu trocknen in Aetherweingeist löst. Da dieses Verfahren eine Trockenbestimmung der Kollodiumwolle voraussetzt, so ist es mehr für den Grossbetrieb zu empfehlen. Löst man feuchte (wasserhaltige) Kollodiumwolle in Aetherweingeist, so erhält man zwar ein sehr dickes, schleimiges Kollodium, aber dasselbe giebt ein trübes Häutchen.

Die von den einzelnen Pharmakopöen zur Bereitung des Kollodiums gegebenen Vorschriften weichen etwas ab:

	Austr.	Brit.	Gall.	Germ.	Helv.	U-St.
Kollodiumwolle	—	10,0 g	5,0 g	4,0 g	4,0 g	3,0 g
Spiritus	—	120 ccm	20,0 g	12,0 g	12,0 g	25 ccm
Aether	—	360 ccm	75,0 g	84,0 g	84,0 g	75,0 ccm.

Chemie. Durch Einwirkung von konc. Salpetersäure (in Gemischen von Salpetersäure und Schwefelsäure spielt die letztere lediglich die Rolle eines wasserentziehenden Mittels) auf Cellulose entstehen mehrere Produkte von verschiedener Zusammensetzung und abweichenden Eigenschaften, welche man sich gewöhnt hat, als Nitro-Cellulosen zu bezeichnen. Diese Benennung ist thatsächlich irrig, die entstehenden Produkte sind nach ihren Reaktionen nicht Nitro-Cellulosen, sondern Salpetersäureäther der Cellulose.

Je nach der Stärke der angewendeten Salpetersäure, der Temperatur, bei welcher die Einwirkung stattfindet, und der Dauer der Einwirkung entstehen verschiedene Cellulosenitrate, welche sich u. a. durch ihre Löslichkeit bez. Nichtlöslichkeit in Alkohol-Aether unterscheiden. — Die in Alkohol-Aether lösliche Kollodiumwolle besteht vorzugsweise aus Cellulosedinitrat $C_6H_8O_3(NO_3)_2$.

Eigenschaften. Das Kollodium bildet eine neutrale, sirupdicke, fast klare oder schwach opalisirende, farblose oder kaum blassgelbliche Flüssigkeit, die an freiem Feuer sich leicht entzündet, an der Luft unter Zurücklassung eines Häutchens schnell verdunstet und auf die trockene Haut gestrichen einen fest haftenden, trocknen, harten, firniss- oder glasartigen Ueberzug hinterlässt, der die betreffende Hautstelle jedoch etwas zusammenzieht. Der Verdunstungsrückstand des Kollodiums ist neutral und brennt, wenn er entzündet wird, langsam ab, ohne — wie die Kollodiumwolle — zu explodiren. Dieses Verhalten beruht auf der kompakten Beschaffenheit des Verdunstungsrückstandes.

In Wasser und Alkohol ist der Verdunstungsrückstand des Kollodiums unlöslich, dagegen quillt er in Aether langsam auf.

Aufbewahrung. Kollodium wird in mit guten Korken verstopften Glasflaschen an einem kühlen Orte, also im Keller aufbewahrt. Da das Kollodium reichliche Mengen Aether enthält, so werde es bezüglich der Feuersgefahr genau wie dieser behandelt.

Prüfung. Die Güte des Kollodiums ergiebt sich aus seiner Farblosigkeit, Klarheit und dem indifferenten Verhalten gegen blaues Lackmuspapier. Auf die trockne Haut gestrichen, muss es nach dem Abtrocknen einen glänzenden festen Ueberzug hinterlassen. Das auf einer trockenen Glasplatte erzeugte Kollodiumhäutchen muss glänzend, und darf nicht trübe sein, andernfalls enthält das Kollodium Wasser und eignet sich nicht zum Gebrauche für Photographen.

Anwendung. Das Kollodium wird mittels eines Pinsels auf die Haut aufgetragen. Es wird gebraucht zur Schliessung von Wunden, zum Bedecken wunder Hautstellen, leichter Brandwunden, gichtiger und hämorrhoidaler Anschwellungen, erysipelatöser Entzündungen, Frostbeulen. Um die Ueberzüge elastischer zu machen, setzt man dem Kollodium etwa $^1/_2$ Proc. Ricinusöl zu, oder man löst $^1/_4$ Proc. Paraffin (durch Schütteln) darin auf. Vergl. *Collodium elasticum.* Die Kollodiumwolle dient, als lockeres Bäuschchen in Filtrirtrichter eingeschoben, zum Koliren oder Filtriren salpetersaurer ätzender Salzlösungen, z. B. des Wismutnitrates u. a.

Collodium duplex. Das in den Preislisten der Drogisten als „Collodium duplex" aufgeführte Präparat ist nichts anderes als eine brauchbare Sorte Kollodium. Man lasse sich durch diese Bezeichnung nicht etwa verleiten, dasselbe nochmals zu verdünnen.

II. Collodium elasticum (Austr. Germ. Helv.). Collodium flexile (Brit. U-St.). Collodion élastique (Gall.). Collodium tenax.

Das Kollodium, die einfache Auflösung der Kollodiumwolle in Aetherweingeist, hat die Eigenthümlichkeit, beim Eintrocknen sich zusammenzuziehen. Infolgedessen übt es auf die damit bestrichene Hautfläche eine zusammenziehende Wirkung aus und verursacht eine Spannung der Haut. Eine weitere Folge dieser Kontraktion ist, dass die Kollodiumhaut nach kurzer Zeit Risse bekommt.

Diese zusammenziehende Kraft des Kollodiums ist in manchen Fällen, wie beim Schliessen kleiner Wunden, bei Frostbeulen, Erysipelas, Orchitis, Karbunkeln, dem Arzte allerdings erwünscht; in anderen Fällen aber, in welchen es nur darauf ankommt, die Hautfläche mit einer schützenden Decke zu versehen, z. B. bei Verbrennungen, Hautentzündungen, flechtenartigen Ausschlägen etc. durchaus nicht nützlich. Für solche Fälle dient das elastische Kollodium.

Die Vorschriften der einzelnen Pharmakopöen für dieses Präparat weichen unter einander etwas ab.

	Austr.	Brit.	Gall.	Germ.	Helv.	U-St.
Collodii	49,0 g	48 ccm	45,0 g	47,0 g	49,0	46,0
Olei Ricini . . .	1,0 „	1,0 g	3,0 „	0,5 „	1,0	1,5
Terebinthinae . .	—	—	—	2,5 „	—	—
Balsami canadensis	—	2,0 „	—	—	—	2,5

Unter „Kollodium" ist natürlich stets das Präparat der betreffenden Pharmakopöe zu verstehen; davon abgesehen ist den Vorschriften kaum etwas hinzuzufügen.

III. Colloxylinum. Kolloxylin. Fulmicoton (Gall.). Pyroxylin (Brit. U-St.). Kollodiumwolle. Schiessbaumwolle. Soluble Gun Cotton.

Man pflegt die in Alkohol-Aether lösliche nitrirte Baumwolle als „Kolloxylin" zu bezeichnen, zum Unterschiede von der in Aether nicht löslichen, welche meist als „Pyroxylin" bezeichnet wird. Indessen ist man in diesen Bezeichnungen wenig konsequent, versteht z. B. als Schiessbaumwolle oder als Pyroxylin sowohl das lösliche als das unlösliche Präparat, während man als Kolloxylin allerdings stets nur die lösliche nitrirte Baumwolle bezeichnet.

Die Darstellung erfolgt in der Weise, wie sie unter „Kollodium" angegeben ist. Nur wird natürlich die gewaschene Kollodiumwolle eben nur getrocknet und nicht in Alkohol-Aether gelöst.

Sie stellt meist schwach gelbliche, wie gewaschene und wieder getrocknete Watte aussehende Massen dar, welche angefeuchtet blaues Lackmuspapier nicht röthen. In kleineren Mengen und im trockenen Zustande entzündet, brennt die Kollodiumwolle mit grosser Schnelligkeit ab, ohne einen sichtbaren Rückstand zu hinterlassen. Gelangen grössere Mengen zur Entzündung, so können Explosionen von grosser Gewalt erfolgen. Besonders heftig sind die Explosionen, wenn Kollodiumwolle in komprimirtem Zustande zur Entzündung gelangt. Kollodiumwolle muss sich in 20 Th. einer Mischung von 1 Th. Alkohol und 3 Th. Aether fast klar auflösen.

Im Sinne des deutschen Gesetzes über den Verkehr mit Sprengstoffen vom 9. Juni 1884 gehört Kollodiumwolle zu denjenigen Sprengstoffen, welche nicht vorzugsweise als Schiessmittel gebraucht werden.

Kollodiumwolle in Mengen von mehr als 200 g werde wie ein Sprengmittel aufbewahrt. Davon abgesehen werde sie in trockenen Gläsern und im lockeren Zustande aufbewahrt. Wird Kollodiumwolle feucht in Gefässe gebracht, so schimmelt sie sehr leicht. Beim Verpacken von Kollodiumwolle vermeide man, namentlich bei warmer Temperatur, ein heftiges Zusammenpressen oder Stossen derselben.

IV. Pyroxylin. Schiessbaumwolle. Man erhält dieses Präparat, indem man in eine

10—15° C. zeigende Mischung aus 4 Th. konc. Schwefelsäure (spec. Gew. = 1,84) und 1 Th. Salpetersäure (spec. Gew. = 1,5) soviel entfettete Baumwolle einträgt, als sich bequem in der Säure unterbringen lässt, und zwar so, dass die Säure noch über der Baumwolle steht. — Man lässt 24 Stunden lang einwirken und wäscht und trocknet das Produkt, wie unter Kolloxylin angegeben wurde, aus.

Das Pyroxylin ist von etwa den nämlichen Eigenschaften wie das Kolloxylin, aber es ist in Wasser, Alkohol und Aether unlöslich. Mit Aceton übergossen quillt es auf, von viel Aceton wird es schliesslich gelöst. — Es entzündet sich nicht bloss durch direkte Flammen, sondern auch schon durch Druck und Schlag. Seine Explosionsenergie ist erheblich heftiger als die des Kolloxylins. Es gehört gleichfalls zu den Sprengstoffen im Sinne des Gesetzes vom 9. Juni 1884 (s. oben).

Seiner chemischen Zusammensetzung nach besteht das Pyroxylin im wesentlichen aus Trinitro-Cellulose $C_6H_7O_2(NO_3)_3$. Verwendung findet das Pyroxylin ziemlich ausschliesslich als Sprengmaterial, z. B. zum Laden von Torpedos und Seeminen, ferner zur Herstellung des „rauchlosen Pulvers".

Nitrirte Baumwollen-Kolirtücher werden in chemischen Fabriken zum Koliren von Flüssigkeiten benutzt, welche Schwefelsäure, Salzsäure oder Salpetersäure enthalten.

Collodium ad clavos pedum.
Hühneraugen-Kollodium (Hamb. Vorschr.).
Rp. 1. Extracti Cannabis Indicae 1,0
2. Acidi salicylici 10,0
3. Terebinthinae 5,0
4. Collodii 82,0
5. Acidi acetici glacialis 2,0.
Man vertheilt 1—3 in 4 und fügt 5 hinzu.

Collodium ad verrucas.
Warzen-Kollodium (Hamb. Vorschr.).
Rp. Acidi salicylici
Acidi lactici āā 1,0
Collodii 8,0.

Collodium lacto-salicylatum.
Milchsäure-Collodium (Münch. Vorschr.)
Rp. Acidi salicylici
Acidi lactici āā 3,0
Collodii elastici 14,0.

Collodium lentescens.
Rp. Collodii 100,0
Glycerini 1,5.

Collodium plumbicum von Arnim.
Rp. Liquoris Plumbi subacetici 1,0
Collodii 25,0.

Collodium stypticum.
Rp. Acidi tannici 5,0
Collodii elastici 50,0.
Diese Vorschrift ist zu benutzen, wenn Collodium stypticum durch Recept verordnet ist.

Collodium tannatum.
Tannin-Collodium (Münch. Vorschr.).
Rp. Acidi tannici 5,0
Spiritus (90 Vol. Proc.) 15,0
Collodii 80,0.

Aceton-Kollodium. Ist eine Auflösung von 4—5 Th. Kollodiumwolle in 94—95 Th. Aceton.

Alkolen, Ersatz für Kollodium, ist angeblich eine alkoholische Auflösung von Mono- und Dinitro-Cellulose d. i. Kollodiumwolle.

Camphoïd von **Martindale,** Ersatz für Kollodium, ist eine Auflösung von 1 Th. Kolloxylin, 20 Th. Kampher und 20 Th. absolutem Alkohol.

Celloïdin der chemischen Fabrik auf Aktien vorm. E. Schering ist ein sehr koncentrirtes Kollodium, welches erhalten wird durch Abdestilliren des Aethers vom Kollodium. Die hinterbleibende Masse wird in Tafelform gebracht. — Dieses Celloïdin ist ein sehr bequemes Material zur Selbstbereitung des Kollodiums. Es löst sich leicht in Alkoholäther auf, ist nicht explosiv, sondern brennt entzündet mit langsamer, ruhiger Flamme ab.

Celluloid. Ein zu vielen Zwecken, ursprünglich als Ersatz des Elfenbeins benutztes Material. Es wird dargestellt, indem man Nitrocellulose mit Kampher mischt und die Mischung durch Walzen in der Wärme homogen macht. Das deutsche Celluloid besteht aus 66,6 Th. Nitrocellulose und 33,4 Th. Kampher. Es ist ursprünglich gelblich-weiss, kann aber durch geeignete Farbstoffe leicht und schön gefärbt werden. Es ist unlöslich in Wasser, Alkohol, Aether; in Aceton quillt es zunächst auf, schliesslich geht es in Lösung.

Celluloid-Kitte. 1) Um Celluloid-Gegenstände zu kitten, soll man die Bruchflächen mit Eisessig bestreichen, nach einiger Zeit zusammenfügen und nach dem Zusammenbinden trocknen lassen. 2) Man bestreicht die Bruchflächen mit Chlorhydrin (s. Glycerin) und verfährt wie unter No. 1 angegeben. 3) Man bereitet einen Kitt aus 2 Th. Schellack, 3 Th. Kampherspiritus und 4 Th. absolutem Alkohol.

Celluloid-Lack. Man löst 1 Th. trockne Kollodiumwolle in 3 Th. Aether und 4 Th. Spiritus (95 Proc.) und fügt 0,25 Th. Kampher hinzu. Ist an Stelle des Zapon-Lacks zu gebrauchen.

Collosin, Collasin, amerikanische Specialität, ist im wesentlichen eine Auflösung von Kollodiumwolle und Kampher in Aceton (vergl. Filmogen). Als Hautfirniss benutzt.

Filmogen. Ist eine Auflösung von Kollodiumwolle in Aceton, also etwa Aceton-Kollodium.

Hornisirtes Pulver ist Schiessbaumwolle, welche durch Tränken mit Essigäther oder Nitrobenzol in eine harte Masse übergeführt ist, welche dann in Körnerform gebracht wird.

Hyaloderma, Ersatz für Kollodium, ist entweder mit Camphoïd oder Collasin identisch.

Krystallin, elastisches, Ist eine Auflösung von 4 Th. Kollodiumwolle in 16 Th. Methylalkohol und 60 Th. Amylacetat. Farblose, dicke Flüssigkeit, welche äusserlich wie das Kollodium angewendet wird.

Pegamoïd ist ein durch Zusatz eines Einweichungsmittels (Ricinusöl) teigartig gewordenes Celluloïd, welches auf Papier oder Gewebe aufgestrichen wird. Pegamoïdpapier, d. h. beiderseitig mit Pegamoïd bestrichenes Papier, hat hellen Klang und ähnelt thierischem Pergament. Es lässt sich mit Tinte beschreiben und bedrucken. Verwendung für Tapeten und Plakate. Mit Pegamoïd bestrichenes Baumwollgewebe giebt nach lederartiger Pressung „Kunstleder".

Phenolcelluloïd ist eine Lösung von Kampher und Kollodiumwolle in Karbolsäure.

Photoxylin. Man versteht hierunter zwei verschiedene Substanzen. **A.** Eine mit besonderer Sorgfalt bereitete und deshalb in Alkohol-Aether leicht und klar lösliche Kollodiumwolle, welche auch MANN'sche Kollodiumwolle genannt wird. Zur Bereitung dieser Kollodiumwolle trägt man in ein auf 33° C. gehaltenes Gemisch von 42 Th. Salpetersäure von 1,424 und 54 Th. konc. Schwefelsäure 8 Th. gekörntes Kaliumnitrat und alsdann sogleich 4 Th. trockne reine Holzwolle ein. Nach 12 stündiger Einwirkung wird die nitrirte Holzwolle wie unter Kollodium angegeben weiter verarbeitet. **B.** Eine Auflösung von 5 Th. dieser Kollodiumwolle in 95 Th. einer Mischung aus gleichen Theilen Alkohol und Aether. Zum Einbetten mikroskopischer Präparate.

Seide, künstliche, von CHARDONNET. Dickflüssiges Kollodium wird durch kapillare Oeffnung in Wasser gepresst und der so entstandene Faden aus Nitrocellulose zunächst in Wasser gewaschen, dann mit reducirenden Bädern, schliesslich mit Ammoniumphosphat behandelt. Sie ist von der echten Seide dadurch zu unterscheiden, dass sie durch Erhitzen mit Natronlauge Salpetersäure abspaltet

Tonit, Potentit, Liverpool Cotton Powder besteht aus Schiessbaumwolle und Baryumnitrat zu gleichen Theilen.

Zaponlack, Brassolin, Nigrolin. Sind Auflösungen von Celluloid in einem Gemisch von Aceton und Amylacetat.

Colocynthis.

Citrullus Colocynthis (L.) Schrader, Familie der **Cucurbitaceae — Cucurbiteae — Cucumerinae.** Gegenwärtig in Afrika, im Mittelmeergebiet, in Ostindien und Ceylon verbreitet, aber wohl vielfach aus Kulturen verwildert. Verwendung findet die Frucht:

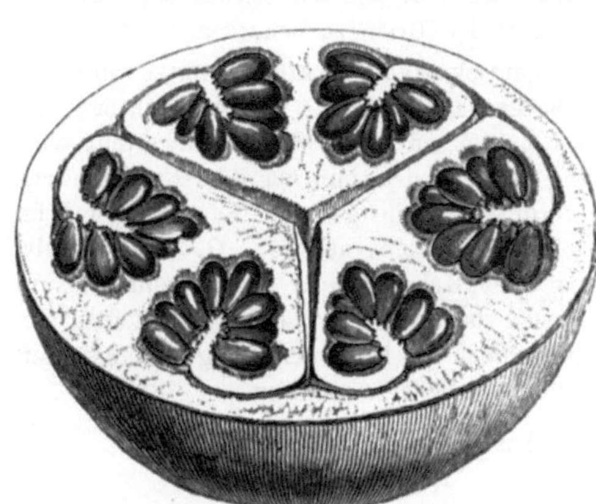

Fig. 219. (Nach BAILLON.)
Coloquinthe im Querschnitt.

† **Fructus Colocynthidis** (Austr. Germ.). **Colocynthis** (Helv. U-St.). **Baccae s. Poma Colocynthidis. Colocynthides. — Koloquinthen. Bitteräpfel. Bittergurken. Purgirgurken. Purgirparadiesäpfel. Appelquint** (volksthüml.). **— Coloquinthe** (Gall.). **— Colocynth.**

Beschreibung. Die beerenartigen Früchte sind mit einer gelben oder grünlichgelben, glatten, feinpunktirten, spröden, lederartigen Haut versehen. Sie sind kuglig und erreichen 5—10 cm Durchmesser. Auf dem Querschnitt fallen drei breite Spalten auf, die die Frucht entsprechend zerlegen. Von dem Schnittpunkt der Spalten gehen zwischen denselben breite Gewebebalken zur Peripherie. Die die Spalten begleitenden schmäleren Gewebeparthien biegen an der Peripherie um und tragen die Samen (Fig. 219). Die Grenze der Carpelle verläuft nicht in den Spalten sondern in den breiteren Balken. — Die Frucht erscheint demnach unecht sechsfächerig. Das weiche, schwammige Gewebe der Frucht besteht aus getüpfeltem, dünnwandigen Parenchym mit spärlichem, braunen Inhalt, durchzogen von Gefässbündeln. Die Samen sind spitz-eiförmig, etwas flach gedrückt, gelbgrau oder hellbraun, am spitzen Ende jederseits mit zwei zarten, feinen Ritzen. Die Früchte sind geruchlos, von intensiv bitterem Geschmack.

Sie kommen fast ausschliesslich ohne das gelbe, lederige Epicarp in den Handel und bilden dann weisse oder weissliche, sehr leichte Kugeln.

Bestandtheile. Der wirksame Bestandtheil ist ein Bitterstoff Colocynthin $C_{56}H_{84}O_{23}$, der, zu etwa 0,6 Proc. in der Frucht enthalten, ein gelbes, in Alkohol und Wasser lösliches Pulver darstellt. Er soll in langgestreckten Zellen, die Milchsaftschläuchen ähnlich sind, enthalten sein. — Daneben wird ein zweiter Körper Colocynthidin aufgeführt.

Sie enthalten ferner: Cellulose 13,5 Proc., Gummi 9,36 Proc., amyloide Substanz 2,07 Proc., Eiweissstoffe 14,31 Proc., Asche 9,76 Proc. Aether-Chloroformextrakt 3,21 Proc., Alkoholisches Extrakt 16,61 Proc., wässriges Extrakt 31,07 Proc. — Die Samen enthalten fettes Oel 16 Proc., Eiweissstoffe 6 Proc.

Verwechslungen und Verfälschungen. Als solche werden hauptsächlich die Früchte anderer Cucurbitaceen beobachtet, so die von Cucumis trigonus Roxb. und Cucumis Hardwickii Royle, Luffa purgans Mart., L. drastica Mart. („Hill colocynth"), endlich die von Balanites aegyptiaca Delile (Zygophyllaceae). Ausserdem sind mehrfach andere Früchte vorgekommen, deren sichere Bestimmung noch aussteht. Alle sind bei aufmerksamer Betrachtung leicht von der echten Droge zu unterscheiden.

Anwendung. Die Koloquinthen dienen als starkes Drasticum. 0,05—0,1—0,3 g einige Male täglich in Pulver, Pillen und Abkochung. Dosen von 1,0 g können schon gefährlich wirken. Die Verwendung des Colocynthins (0,005—0,01 g) bietet keine Vortheile.

Im Haushalte als Mittel zur Vertreibung von Wanzen und anderem Ungeziefer; man verwendet eine Koloquinthenabkochung, die der Tünche zugesetzt wird, womit man die Wände bestreicht.

Aufbewahrung. Die Früchte werden unzerkleinert in Holz- oder Blechgefässen an einem trocknen Orte vorsichtig aufbewahrt. Zur Darstellung von Präparaten lässt Germ. die Früchte mit den Samen verwenden; Austr. Helv. Brit. U-St. Gall. schreiben dagegen vor, die Samen zu beseitigen und lediglich das schwammige Fruchtfleisch, die Colocynthidis Pulpa, Colocynth Pulp (Brit.) zu benutzen.

Pulverung. Aus den bei 40—50° C. getrockneten Früchten bereitet man ein grobes Pulver für Auszüge und ein feines zur Receptur. Auch hier ist zu beachten, dass das Pulvis Colocynthidis der Germ. aus den Früchten mit den Samen dargestellt wird und deshalb von erheblich schwächerer Wirkung ist, als das nur aus dem Fruchtfleische bereitete der Austr. Brit. Gall. Helv. U-St. (vergl. die Höchstgaben). Es ist daher beim Einkauf des fertigen Pulvers stets anzugeben, ob Pulvis Colocynthidis P. G. III oder Pulv. Colocynth. sine semine gemeint ist. Die ganzen Koloquinthen geben beim Pulvern 93—94 Proc. Ausbeute; die Entfernung der Samen bedingt aber schon allein einen Gewichtsverlust von 60—75 Proc. Auf diese Unterschiede ist bei Anfertigung ausländischer, ärztlicher Verordnungen mit Pulvis Colocynthidis Rücksicht zu nehmen.

Höchste Einzelgabe: Germ. 0,5 g, Austr. 0,3 g, Helv. 0,25 g.

„　　Tagesgabe:　　„　1,5 g,　　„　1,0 g,　　„　1,0 g.

Koloquinthen und deren Zubereitungen dürfen zu Heilzwecken nur gegen ärztliche Verordnung abgegeben werden. Als Ungeziefermittel verabfolgt man sie mit der nöthigen Vorsicht und entsprechender Belehrung; ein Giftschein ist in Deutschland nicht erforderlich.

† **Fructus Colocynthidis praeparati** (Ergänzb.). Colocynthis praeparata. Trochisci Alhandal. Gepulverte Koloquinthen. 5 Th. von den Samen befreite, fein zerschnittene Koloquinthen stösst man mit 1 Th. fein gepulvertem arabischem Gummi

und q. s. Wasser zum Teig an, trocknet und verwandelt in ein feines Pulver. Vorsichtig und trocken aufzubewahren. Dosis maxima 0,5, pro die 1,0.

† **Extractum Colocynthidis** (Austr. Germ. Helv. U-St. Gall.). Germ.: 2 Th. zerschnittene Koloquinthen mit den Samen zieht man mit 15 Th. verdünntem Weingeist (60 proc.) 6 Tage, dann mit 5 Th. verdünntem Weingeist und 5 Th. Wasser 3 Tage aus und verdampft zur Trockne. Ausbeute 10—20 Proc. — Helv.: 1 Th. Koloquinthe (II) wird mit 10 Th. verdünntem Weingeist (62 proc.) 48 Stunden, dann mit einer Mischung von je 3 Th. Wasser und Weingeist (94 proc.) 24 Stunden digerirt, die Pressflüssigkeiten zur Trockne eingedampft. — Austr.: Aus grob gepulverten Koloquinthen ohne Samen wie Extr. Aconiti radicis Austr. (S. 155), aber zur Trockne einzudampfen. Ausbeute bis zu 40 Proc. — U-St.: 1000 g grob gepulverte Koloquinthen ohne Samen macerirt man 4 Tage mit 3500 ccm verdünntem Weingeist (41 proc.), presst ab und zieht im Perkolator mit q. s. verdünntem Weingeist aus, um 5000 ccm Gesammtflüssigkeit zu erhalten, die nach Abziehen des Alkohols[1]) zur Trockne eingedampft wird. — Gall.: 1000 g Koloquinthen werden 10 Tage mit 6000 g, dann 3 Tage mit 2000 g Weingeist (60 proc.) ausgezogen, die Pressflüssigkeit nach Abdestilliren des Weingeists[1]) zu einem weichen Extrakt eingedampft. Ausbeute aus entsamten Früchten 25—32 Proc., aus nicht entsamten 9—13 Proc. (Das Extrakt der Hung. besteht zur Hälfte aus Dextrin). Höchste Einzelgabe 0,05 g; höchste Tagesgabe 0,2 g.

Vorsichtig und trocken aufzubewahren.

† **Tinctura Colocynthidis.** Koloquinthentinktur. Germ.: Aus 1 Th. grob geschnittenen Koloquinthen mit den Samen und 10 Th. Weingeist (87 proc.). — Helv.: Aus mittelfein geschnittenen Koloquinthen ohne die Samen und 94 proc. Weingeist ebenso. Vorsichtig aufzubewahren. Höchste Einzelgabe 1,0 g, höchste Tagesgabe 5,0 g.

Aqua contra cimices.

Wanzenwasser.

I.

Rp.　Fructus Colocynthidis
Summitat. Sabinae
Fructus Capsici
Aloës　　　　　　　āā 1,0
Aquae communis 40,0—50,0.

½ Stunde kochen, dann abpressen.

II.

Rp.　Fructus Colocynthidis
Fructus Capsici
Aloës
Herbae Absinthii
Seminis Strychni rasp. āā 100,0
Aquae communis　　　3000,0.

Fiat decoctum. Wird der zum Anstreichen der Wände bestimmten Tünche zugesetzt.

Cataplasma purgativum.

Rp.　Aloës pulveratae
Extracti Colocynthidis
Extracti Hellebori viridis
Mellis depurati　　　āā 5,0
Spiritus diluti　　　　q. s.

Dünn gestrichen auf den Unterleib zu legen.

Emplastrum vermifugum.

Wurmpflaster.

Rp.　Extracti Colocynthidis 10,0
Aloës pulveratae　　　20,0
Olei Absinthii
Olei Sabinae　　　　āā 2,0
Alcohol. absoluti　　　20,0
Cerati Resinae Pini　150,0.

Wird, dünn auf Leinwand gestrichen, auf den Unterleib gelegt.

† **Extractum Colocynthidis compositum.**

Compound Extract of Colocynth.

I. Ergänzb.

Rp.　Extracti Colocynthidis 3,0
Aloës pulveratae　　　10,0
Resinae Scammoniae　8,0
Extracti Rhei　　　　5,0.

Mischen, mit Weingeist befeuchtet durcharbeiten und trocknen.

II. Helvet.

Rp.　Fructus Cardamomi (V) 5,0
Extracti Colocynthidis 10,0
Saponis medicati　　15,0
Resinae Scammoniac' 20 0
Extracti Aloës　　　50,0.

Bereitung wie bei I.

III. Brit.

Rp.　1. Fructus Colocynth. sine semin. 150,0
2. Spiritus (60 %)　　　　4000 ccm
3. Extracti Aloës Barbados　300,0
4. Resinae Scammoniae　　100,0
5. Saponis animalis rasi　　100,0
6. Seminis Cardamomi pulv. 　25,0.

Man macerirt 1 mit 2 vier Tage, presst, verdampft den Alcohol, fügt 3, 4, 5 und gegen Ende des Eindampfens zu einem festen Extrakt 6 hinzu.

IV. U-States.

Rp.　1. Aloës purificatae　　　500,0
2. Extracti Colocynthidis　160,0
3. Fructus Cardamomi pulv. 60,0
4. Resinae Scammoniae　　140,0
5. Saponis pulverati　　　140,0
6. Spiritus (91 %)　　　100 ccm.

1 wird im Wasserbade geschmolzen, 2, 4, 5, 6 zugefügt, bei höchstens 120° C. bis zur Gleichmässigkeit erhitzt, 3 zugemischt und zur Trockne gebracht.

Vorsichtig aufzubewahren!

Dosis maxima (Ergänzb.) 0,2, pro die 0,4.
Helv. 0,25　　„　　1,0
Brit. 0,1 bis 0,5.

Guttae purgatoriae HEIM.

Rp.　Tincturae Colocynthidis 5,0
Tincturae Asae foetidae 10,0.

Morgens und Abends 14—20 Tropfen bei chronischer Verstopfung.

Linimentum Colocynthidis HEIM.

Rp.　Tincturae Colocynthidis 20,0
Olei Ricini　　　　　40,0.

Theelöffelweis zur Einreibung des Unterleibes (den Stuhlgang zu fördern).

---

[1]) Im Kleinbetrieb ist das Abziehen des Weingeistes nicht anzurathen, da sich die Destillirgeräthe nur schwierig (am besten mit Sodalösung) reinigen lassen.

Oleum Colocynthidis compositum.
Habakuköl.

Rp. Extracti Colocynthidis pulv. 2,0
Extracti Aloës pulv.   10,0
Olei Absinthii aetherei
Olei Tanaceti
Olei Rutae   āā 2,0
Olei Terebinthinae
Petrolei rectificati   āā 10,0
Olei Absinthii infusi   100,0.

Einige Stunden digeriren, erkaltet filtriren. Zur Einreibung des Unterleibs bei Wurmleiden (Volksmittel).

Pilulae catharticae compositae (U-St.).
Compound Cathartic Pills.

Rp. Extracti Colocynthidis compositi 80,0
Hydrargyri chlorati mitis   60,0
Extracti Jalapae   30,0
Gutti   15,0
Aquae   q. s.

Man macht 1000 Pillen.

Pilulae catharticae vegetabiles (U-St.).

Rp. Extracti Colocynthidis comp. 60,0
Extracti Hyoscyami   30,0
Extracti Jalapae   30,0
Extracti Leptandrae   15,0
Resinae Podophylli   15,0
Olei Menthae piperitae   8 ccm
Aquae   q. s.

Man macht 1000 Pillen.

Pilulae cephalicae.

Rp. Colocynthidis praeparatae
Gutti
Resinae Scammoniae
Tuberis Jalapae
Saponis jalapini   āā 1,5
Aqua   q. s.

Zu 100 Pillen. Morgens und Abends eine Pille.

Pilulae cholagogae COPLAND.

Rp. Extracti Colocynthidis comp. 2,5
Radicis Ipecacuanhae   0,05
Saponis medicati   0,6
Extracti Hyoscyami   1,5.

Zu 20 Pillen. Abends 1—2 Stück.

Pilula Colocynthidis composita (Brit.).
Compound Pill of Colocynth.

Rp. Colocynthidis pulv. (pulpae) 20,0
Aloës Barbados   40,0
Resinae Scammoniae   40,0
Kalii sulfurici   5,0
Olei Caryophyllorum   5 ccm
Aquae destillatae   q. s.

Man stösst zur Masse. Dosis 0,25—0,5.

Pilula Colocynthidis et Hyoscyami (Brit.).
Pill of Colocynth and Hyoscyamus.

Rp. Pilulae Colocynthidis compositae (Brit.). 50,0
Extracti Hyoscyami   25,0.

Man stösst zur Masse. Dosis 0,25—0,5.

Pilulae cum Colocynthide compositae (Gall.).
Pilules de coloquinthe composées. Pilules catholiques, de Rudius, panchymagogues, cochées mineures.

Rp. Aloës pulveratae   0,5
Colocynthidis pulv. (sine sem.) 0,5
Resinae Scammoniae   0,5
Olei Caryophyllorum   0,01
Mellis   q. s.

Zu zehn Pillen.

Suppositoria Colocynthidis.

Rp. Colocynthidis pulveratae   1,0
Saponis oleacei   15,0.

Zu 5 Suppositorien.

Tinctura Colocynthidis composita.
Tinctura Colocynthidis anisata DAHLBERG.

Rp. Tincturae Colocynthidis 20,0
Olei Anisi stellati   gtt. II.

15—20 Tropfen zweimal täglich.

Tinctura Colocynthidis seminum RADEMACHER.

Rp Seminum Colocynthidis contus. 100,0
Spiritus diluti   480,0.

Die Samen sind mit Wasser abzuwaschen, hierauf zu trocknen und zu stossen. Durch 14tägige Digestion bereitet man 440,0 Tinktur.

Tinctura contra aphides.
Blattlaus-Tinktur.

Rp. Acidi salicylici   2,0
Saponis viridis   5,0
Tincturae Colocynthidis   10,0
Tincturae Quassiae   83,0.

Tinctura contra cimices.
Wanzen-Tinktur (Vom.).

Rp. Extracti Colocynthidis fluidi 100,0
Extracti Nicotianae fluidi   100,0
Naphtalini   200,0
Spiritus denaturati   595,0
Olei Melissae   5,0.

Unguentum purgativum CHRESTIEN.

Rp. Colocynthidis pulveratae 1,0
Adipis suilli   9,0.

Unguentum contra vermes.
Unguentum Arthanitae. Wurmsalbe.

Rp. Extracti Colocynthidis 5,0
Aloës pulveratae   10,0
Fellis Tauri inspissati 15,0
Spiritus   10,0

mischt man bei gelinder Wärme und fügt hinzu
Cerae flavae   10,0
Adipis suilli   50,0
Sebi taurini   25,0
Olei Petrae   15,0
Olei Absinthii 5,0

die gleichfalls unter Erwärmen gemischt werden.

Vinum antarthriticum.
Gichtwein (Bull. de Ph.).

Rp. Extracti Colocynthidis 1,0
Chinini sulfurici   1,5
Spiritus   10,0
Vini Malacensis   87,5.

Vet. **Bol purgatif ou aloétique** (Gall.).
Pour les chevaux. Abführpille.

Rp. Fructus Colocynthid. pulv 2,0
Aloës pulveratae   25,0
Saponis viridis   q. s.

Zu einer Pille.

Vet. Pilules purgatives pour les chiens (Gall.).
Hundepillen.

Rp Fructus Colocynthidis pulv. 1,5
Aloës pulveratae   10,0
Saponis medicati   q. s.

Zu zehn Pillen. Dosis 1—4 Stück.

BARCLAY's und HARVEY's Antibilious Pills enthalten als Grundlage Koloquinthen-Extrakt.

Digestivpillen, GRODDEK's, enthalten in 900 Pillen: 52,5 Aloë, 52,5 trockenes Ferrosulfat, 5,2 Koloquinthenextrakt, 3,1 Strychnosextrakt. Schwarzglänzende Pillen.

FOTHERGILL's Pills, gegen Hautkrankheiten, sind Pillen aus Koloquinthenextrakt und Antimonoxyd.

Laxativum vegetabile saccharo obductum von BURROUGHS, WELLCOME & Co. sind überzuckerte Tabletten, deren jede 0,065 zusammengesetztes Koloquinthenextrakt, 0,032 Jalapenextrakt, 0,016 Podophyllin, 0,032 Leptandrin, je 0,016 Bilsenkraut- und Löwenzahnextrakt, nebst etwas Minzenöl enthält.

Pilules purgatives de CHASSAIGNE BEAUSÉJOUR bestehen aus Kalomel, Koloquinthenextrakt und Seife.

Colombo.

Jatrorrhiza palmata (Lam.) Miers [syn. Cocculus palmatus D. C. Chasmanthera palmata H. Bn.][1]), Familie der **Menispermaceae—Tinosporeae.** Heimisch in Mozambique und Oibo, kultivirt auf Madagaskar, den Mascarenen und Ceylon. Dieser windende Strauch trägt an dem unteren, etwas verdickten Ende seines Stammes Wurzeln, die in ihrem oberen Theil auf eine Länge von etwa 30 cm anschwellen. Diese angeschwollenen Theile der Wurzel liefern die Droge: **Radix Colombo**[2]) (Gall. Germ.) s. **Columbae** (Austr. Brit.) s. **Calumbae** (Helv.). **Calumba** (U-St.). **Radix Cocculi palmati. Colombo-** oder **Calumbawurzel. Ruhrwurzel. Calumbo. — Racine de colombo. — Calumba Root.**

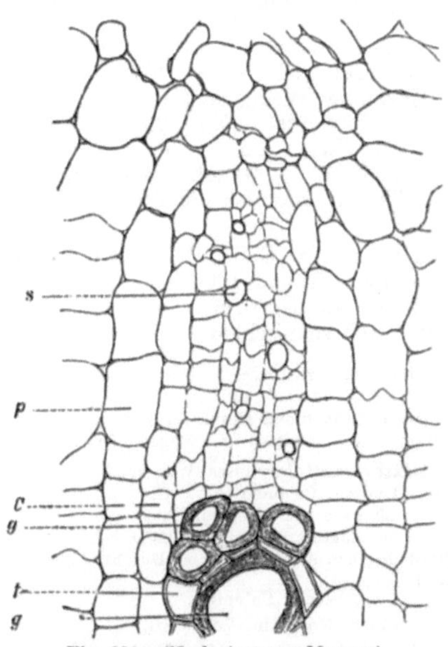

Fig. 220. (Nach ARTHUR MEYER) Querschnitt durch Radix Colombo. *g* Gefässe. *c* Cambium. *f* Ersatzfaser. *p* Parenchym (Markstrahl). *s* Siebröhre.

Beschreibung. Die angeschwollenen Theile der Wurzel werden in Querscheiben zerschnitten und getrocknet. Sie sind rundlichelliptisch oder etwas nierenförmig, selten kreisrund, sie erreichen 8 cm Durchmesser und 2 cm Dicke (selten kommen Längsviertel der Wurzel in den Handel). Sie sind aussen grob längsrunzelig, braun, auf der Fläche schmutzig-gelb, infolge Austrocknens eingesunken und lassen die grobfaserigen Gefässbündel hervortreten. Auf einem geglätteten Querschnitt erkennt man die $^1/_5 - ^1/_8$ des Durchmessers betragende Rinde, durch die dunkelgefärbte Cambiumschicht vom Holz getrennt. Unmittelbar am Cambium ist der Bau der Rinde und des Holzes strahlig. In der Rinde finden sich einzelne Steinzellen mit klinorhombischen Krystallen von oxalsaurem Kalk. Im Parenchym deutlich geschichtete Stärkekörnchen mit excentrischem Kern, sie werden bis 90 μ gross. Holz und Rinde sind sehr reich an Parenchym, im ersteren kleine Gefässgruppen, in letzteren solche von Siebröhren mit Cambiform (Fig. 220).

Geschmack stark und anhaltend bitter.

Bestandtheile. Der Geschmack wird bedingt durch 1) Columbin $C_{21}H_{24}O_7$, einen krystallinischen, in Wasser schwer löslichen Bitterstoff, in der Rinde zu 0,98 Proc., im Holz zu 1,38 Proc. 2) Berberin $C_{20}H_{17}NO_4 + 4H_2O$, in gelben Nadeln krystallisirendes Alkaloïd, in der Rinde zu 2,95 Proc., im Holz zu 1,45 Proc. enthalten. 3) Columbosäure $C_{21}H_{22}O_6$, in Wasser unlöslich. Sie ist das Anhydrid des Columbins, das Berberin ist in der Droge an sie gebunden. Ferner enthält die Droge einen fluorescirenden Körper. Asche bis 8 Proc., Extraktgehalt (Alkohol und Wasser āā) 16,5 Proc.

---

[1]) Dieser von der Gall. aufgenommene Name fehlt im Index Kewensis.

[2]) Der Name leitet sich ab von der Negerbezeichnung „Calumb" für die Droge, er hat mit der Stadt „Colombo" auf Ceylon nichts zu thun.

Verwechslungen und Verfälschungen. Die sogen. amerikanische Colombowurzel von Frasera carolinensis Walt. (Sweertia carolinensis (Walt.) Baill. (Gentianaceae). Die Wurzel enthält keine Stärke, aber dafür Gerbstoff, der der Calumba fehlt. — Columboholz von Coscinium fenestratum Colebrooke ist am charakteristischen Menispermaceenbau zu erkennen. — Radix Bryoniae weiss oder hellbraun (vergl. Bryonia).

Anwendung. Als schleimig-bitteres Mittel, die Verdauung anregend, auch in grossen Dosen ohne Nachtheil. Bei Dyspepsie mit Diarrhoe, chronischen Durchfällen der Phthisiker, Cholera infantum etc. Dosis 0,5—2,0 mehrmals täglich im Dekokt oder als Tinktur. Kindern 0,5—5,0 : 100,0 als Dekokt.

Extractum Colombo (Ergänzb. Gall.) s. **Calumbae** (Austr.). Colomboextrakt. Ergänzb.: 2 Th. mittelfein zerschnittene Colombowurzel zieht man 3 Tage mit einer Mischung aus 4 Th. Weingeist und 6 Th. Wasser, dann 24 Stunden mit einer solchen aus 2 Th. Weingeist und 3 Th. Wasser aus; die Pressflüssigkeiten dampft man zur Trockne ein. — Austr.: Aus gepulverter Colombowurzel wie Extr. Aconiti radicis Austr. (S. 155). Dickes Extrakt. — Gall.: Wie Extract. Colocynthidis Gall. (S. 934). Weiches Extrakt. — Ausbeute 9—10 Proc. Wird zu 0,5—1,0 mehrmals täglich in Pillen oder in Aqua Menthae angewendet.

Extractum Calumbae fluidum (U-St.) Aus 1000 g gepulverter Colombowurzel (No. 20) und einer Mischung von 750 ccm Weingeist (91 proc.) und 250 ccm Wasser im Verdrängungswege. Man befeuchtet mit 300 ccm, sammelt zuerst 700 ccm Perkolat und stellt l. a. 1000 ccm Fluidextrakt her. Es sind etwa 3500 g Lösungsmittel erforderlich.

Tinctura Colombo s. Calumbae. Colombotinktur. Teinture ou Alcoolé de colombo. Ergänzb.: Aus 1 Th. grob gepulverter Colombowurzel und 5 Th. verdünntem Weingeist. — Helv.: Aus Colombowurzel wie Tinctura Calami Helv. (S. 537). — Brit.: Aus 100 gepulverter Colombowurzel (No. 20) und 1000 ccm Weingeist (60 proc.) durch Maceration. — U-St.: Aus 100 g gepulverter Colombowurzel (No. 20) und einer Mischung von 600 ccm Weingeist (91 proc.) und 400 ccm Wasser im Verdrängungswege. Man befeuchtet mit 100 ccm und sammelt 1000 ccm Tinktur. — Gall.: Wie Tinctura Coca Gall. (S. 869) zu bereiten. — Klare, gelbbraune Tinktur, die sich mit 10 Th. Chlorwasser roth färbt.

Vinum Colombo. Vinum de Chasmanthera palmata (Gall.). Vin ou Oenolé de Colombo. Aus 30 Th. grob gepulverter Colombowurzel und 1000 Th. Roussillonwein (Grenache) durch zehntägige Maceration zu bereiten. — Ex tempore: 5,0 Colomboextrakt verreibt man mit 50,0 g Zucker und löst in 950,0 spanischem Wein.

Extractum Colombo solidum (Diet.)

Rp. 1. Radicis Colombo concis. 1000,0
2. Aquae destillatae 6000,0
3. Aquae destillatae ebull. 4000,0
4. Sacchari albi pulv. 400,0
5. Sacchari Lactis pulv. 400,0.

Man zieht 1 mit 2 24 Stunden, dann mit 3 aus, presst nach 1 Stunde, löst 4 und 5, lässt absetzen, dampft zum dicken Extrakt ein, bringt bei 30° C. zur Trockne und fügt hinzu Sacchar. Lactis q. s. zu 1000,0.

Infusum Calumbae (Brit.).
Infusion of Calumba.

Rp. Radicis Colombo concis. 50,0
Aquae destillatae frigidae 1000,0.

Nach halbstündigem Stehen durchseihen.

Liquor Calumbae concentratus (Brit.).
Concentrated Solution of Calumba.

Rp. 1. Radicis Colombo pulv. No. 5. 500 g
2. Spiritus (90 %) 225 ccm
3. Aquae destillatae 1000 ccm.

Man macerirt 1 zweimal 24 Stunden mit je 500 ccm Wasser, erhitzt die Auszüge fünf Minuten auf 82,2° C., fügt nach dem Erkalten 2 hinzu, filtrirt und bringt mit Wasser auf 1000 ccm.

Mixtura amara.
Drogue amère des Indes.

Rp. Extracti Colombo
Tincturae amarae

Tincturae aromaticae āā 10,0
Aquae Cinnamomi spirituos.
Aquae Cinnamomi simpl. āā 60,0.

Esslöffelweise, bei Durchfall und Magenleiden.

Mixtura antidiarrhoica WENDT.

Rp. Extracti Colombo 5,0
Elaeosacchari Foeniculi 20,0
Mucilaginis Salep 125,0.

1—2stündlich einen Kinderlöffel (bei Durchfall der Kinder).

Mixtura Colombo.
(Münch. Nosokom.-Vorschrift.)

Rp. Decocti Colombo (e 10,0) 130,0
Sirupi simplicis 20,0.

Pilulae stomachicae Moscoviticae.
Russische Magenpillen.

Rp. Extracti Colombo
Extracti Gentianae
Extracti Quassiae
Fellis Tauri inspissati āā 5,0
Pulveris aromatici 10,0.

Zu 200 Pillen. Vor jeder Mahlzeit 2—3 Stück.

Vinum Colombo compositum.

Rp. Extracti Colombo 5,0
Extracti Gentianae 2,5
Sacchari albi 100,0
Vini albi 850,0
Acidi hydrochlorici (25 proc.) 5,0
Tinct. Chinae comp. 40,0.

Bei Magenverstimmung, Leibschmerzen, Durchfall.

Nerve-Restorer von Kline besteht aus 7,0 Bromammonium, 7,0 Bromkalium, 4,0 Kaliumbikarbonat, 13,0 Colombotinktur, 180,0 Wasser.

Vin de Colombo composé Bouchardat ist dem Vinum Colombo comp. ähnlich zusammengesetzt.

Colophonium.

Colophonium (Austr. Germ. Helv.). **Resina** (Brit. U-St.). **Pix graeca. Resina Colophonium. Resina Pini fusca. — Kolophonium. Geigenharz. Colophon. Fiedelpech. Spiegelharz. Kalfonig. — Colophone. Arcanson** (Gall.). **— Resin. Colophony.**

Beschreibung. Kolophonium ist der durch Erhitzen von Terpenthin (besonders von **Pinus silvestris L.** und **Pinus australis Michx.)** erhaltene Harzrückstand; durch das Erhitzen werden Wasser und ätherisches Oel entfernt. Man erhält den Rückstand solange im Schmelzen, bis er völlig klar geworden ist. Das Kolophonium bildet dann gelbe bis schwarzbraune, durchscheinende Stücke, die spröde, glasglänzend und von muschligem Bruch sind. Bei 80^0 C. beginnt es zu erweichen, bei $90—100^0$ C. (manche Sorten erst bei $120—130^0$ C.) schmilzt es, bei 150^0 C. beginnt es sich zu zersetzen. Es ist unlöslich in Wasser, von 90 proc. Alkohol verlangt es bei 20^0 C. 8 Th., bei 60^0 C. einen Theil zur Lösung, leicht löslich in absolutem Alkohol, Chloroform, Essigsäure, Aether, Benzol, theilweise auch löslich in Petroläther, Benzin, Schwefelkohlenstoff. Die Lösung in absolutem Alkohol reagirt neutral, die in wasserhaltigem sauer (vergl. unten).

Bestandtheile. Das Kolophonium besteht der Hauptsache nach aus dem Anhydrid der Abietinsäure $C_{19}H_{28}O_2$, das beim Lösen in wasserhaltigem Alkohol in das Hydrat übergeht. In amerikanischem Kolophonium kommt auch d-Pimarsäure $C_{20}H_{30}O_2$ vor.

Bei der trocknen Destillation des Kolophoniums gehen zuerst flüssigere Antheile (Harzessenz, Harzessig, Harzspiritus) weg, die zur Fabrikation von Schmiermitteln dienen und in denen Abietinsäure, m-Methylisopropylbenzol, Kohlenwasserstoff $C_{11}H_{16}$, Isobuttersäure, Capronsäure und Methylpropylessigsäure enthalten sind; in den höher (über 360^0 C.) siedenden Antheilen (Harzöl) finden sich Terpene, Phenole und Säuren; sie fluoresciren.

Konstanten, von Colophonium citrinum: Spec. Gew. 1,071—1,0797, Säurezahl 168,0—175,4. Von Kolophonium rubrum: Spec. Gew. 1,074—1,083, Säurezahl 168,0—183,4. Die Esterzahl wird angegeben auf 7—12, die Jodzahl auf 146,6—180,0.

Prüfung. Für die Werthbestimmung ist das spec. Gew. und die Säurezahl am wichtigsten. Das spec. Gew. bestimmt man, indem man sich eine Anzahl Kochsalzlösungen vom spec. Gew. 1,07—1,085 bei 15^0 C. herstellt und feststellt, in welcher hineingeworfene Kolophoniumstückchen in der Schwebe bleiben. Man hat darauf zu achten, dass die Stückchen keine Luft einschliessen.

Die Säurezahl bestimmt man nach Dieterich, indem man 1 g Kolophonium mit 25 ccm $^1/_2$ N. alkoholischer Kalilauge übergiesst, verschlossen stehen lässt, bis alles gelöst ist und dann mit $^1/_2$ N.-Schwefelsäure titrirt. Die Menge der durch das Kolophonium gebundenen ccm Kalilauge mit 28 multiplicirt, giebt die Säurezahl. — Wasserzusatz ist zu vermeiden.

Verwendung. Für pharmaceutische Zwecke sind nur die hellfarbigen Sorten, das Colophonium album und citrinum des Handels, geeignet und finden hier zu vielen Salben und Pflastern, gepulvert in der Thierheilkunde, mit Weingeist befeuchtet zu Wergverbänden, als blutstillendes Mittel bei Blutegelbissen und innerlichen Blutungen Anwendung. In der Technik dient es zur Bereitung von Lacken, Firnissen, wasserdichten Kitten; beim Löthen und beim Verzinnen kupferner Geräthe als Reduktionsmittel, wozu natürlich auch die dunkleren Handelssorten genügen. Es haftet ungemein an glatten Gegenständen, und hierauf beruht seine Verwendung als Geigenharz, zum Bestreichen von

Treibriemen u. dgl. wo man eine starke Reibung erzielen will. Das Pulver, in die Flamme geblasen, verbrennt blitzartig und wird deshalb als „Blitzpulver" für Bühnenzwecke benutzt.

Die Pulverung darf wegen der leichten Entzündlichkeit des verstäubenden Kolophoniums nie in einem Raume vorgenommen werden, in welchem offene Flammen brennen; das fertige Pulver bewahrt man in gut verschlossenen, nicht zu grossen Blechgefässen auf, da Selbstentzündung vorkommen kann.

Ceratum Resinae (U-St.). Resine Cerate. Basilicon Ointment. 350 Th. Kolophonium. 150 Th. gelbes Wachs, 500 Th. Schweinefett. (In der kalten Jahreszeit 120 Wachs, 530 Fett.)

Emplastrum Resinae (Brit. U-St.). Resin Plaster. Adhesive Plaster. Brit.: 100 Th. Kolophonium, 800 Th. Bleipflaster, 50 Th. harte Seife; einzeln geschmolzen, dann gemischt. — U-St.: 140 Th. Kolophonium, 800 Th. Bleipflaster, 60 Th. gelbes Wachs.

Unguentum Resinae (Brit.). Resin Ointment. Je 200 Th. Kolophonium, gelbes Wachs und Olivenöl, 150 Th. Schweinefett schmilzt man und rührt kalt.

Adhäsionsschmiere für Treibriemen. 1) 100 Talg, 300 Fischthran, 150 Kolophonium. 2) 100 Schlämmkreide mit q. s. Leinöl verrieben, mischt man mit 600 geschmolzenem Kolophonium.

Antikesselsteinkuchen. Colophonium (40 Proc.), Stearin (10 Proc.), Holzasche und Sägemehl schmilzt man und formt kleine Kuchen, die in den Dampfkessel geworfen werden.

Bettwachs. Gelbes Wachs, Japanwachs āā 1750,0, Hammeltalg 1125,0, Kolophonium 10,25 kg, Terpentin 2000,0, Kurkumapulver 360,0. In kegelförmige Stangen auszurollen.

Bierfassglasur, Verpichungslack. 1 kg Kolophonium, 250 g Schellack, 100 g Lärchenterpentin, 50 g gelbes Wachs schmilzt man zusammen und löst unter Erwärmen in 4 l absolutem Alkohol. Man bestreicht die Fässer damit in den Fugen zweimal und übergiesst sie dann mit einer weingeistigen Schellacklösung.

Bruchpflaster. Tyrpant (VOMAČKA). 50 Th. Kolophonium, 15 Th. Hammeltalg, 20 Th. Wachs, 15 Th. Terpentin; 5 Th. Drachenblut, 10 Th. Blutsteinpulver.

Einschlusskitt für mikroskopische Präparate. 70 Th. Kolophonium, 25 Th. Wachs, 5 Th. Terpentin schmilzt man. Der Kitt wird mittels eines erhitzten Stabes aufgetragen und nach dem Erhärten mit weingeistiger Schellacklösung überzogen, falls Oelimmersion zur Anwendung kommt.

Flaschenkapsel-Lack, durchsichtiger (Buchh.). 250 Th. Kolophonium, 300 Th. Aether, 450 Kollodium; man filtrirt und färbt mit einer beliebigen Anilinfarbe.

Fliegenleim. 1) 150 Th. Kolophonium, 50 Th. Leinöl, 18 Th. Honig. 2) 60 Kolophonium, 38 Leinöl, 2 gelbes Wachs.

Fliegenpapier, klebendes. Die zweckmässigste Form dafür ist die eines aus festem Papier gefertigten Kegels mit Bodenteller aus Pappe (um das Herabtropfen des Leimes zu verhindern), den man mit einem guten Fliegenleim bestreicht. Vorschriften zu letzterem nach der Drog.-Zeitg.:

Kolophonium	600	500	650	600	500
Leinöl . . .	350	300	—	—	—
Ricinusöl . .	—	—	350	300	340
Honig . . .	100	200	—	100	—
Glycerin . .	—	—	—	—	160

Von Kolophonium eignen sich nur die dunkelbraunen Sorten hierzu.

Geigenharz (n. Diet.). 10 Th. Dammarharz erhitzt man vorsichtig, bis es nicht mehr schäumt, setzt 90 Th. weisses Kolophonium zu, schmilzt, erhitzt noch $^1/_2$ Stunde im Dampfbade unter Umrühren und giesst in Tafeln aus.

Kitt zum Ausfüllen von Holzfugen (Buchh.). Man schmilzt gleiche Theile Wachs und Kolophonium und mischt soviel Raspelspähne des betreffenden Holzes zu, als die Masse aufnimmt. Man streicht noch warm in die Fugen

Kitt zum Befestigen von Messerheften. 60 Th. Kolophonium, 25 Th. Eisenfeile, 15 Th. Schwefel. Die Messertheile müssen heiss mit dem geschmolzenen Kitt in Berührung kommen.

Löthfett (Diet.). 45,0 Kolophonium, 45,0 Rindstalg, 10,0 Salmiakpulver.

Perrückenwachs. Kolophonium 565, Terpentin, Weisses Wachs je 170, Talg 85, Elemi 17, Perubalsam 5, Stärkemehl 56.

Raupenleim. 100 Kolophonium, 20 Fichtenharz, 14 Terpentin, 8 Theer, 50 Schweinefett, 24 Rüböl, 20 Talg. — Auch gewöhnliche Wagenschmiere thut gute Dienste.

Wasserdicht erhält man Leder, Treibriemen u. dergl. durch Bestreichen mit einer Mischung von 3 Kolophonium, 2 Benzin, 2 Terpentinöl, 1 Firniss.

Witterung zum Fangen schädlicher Schmetterlinge. 930,0 Fliegenleim (s. oben), 50 Honig, 20 Aepfeläther, 0,5 Cumarin. Auf Holzstöcke gestrichen im Freien aufzustellen (Diet.).

Emplastrum Picis rubrum (Diet.).
Emplastrum oxycroceum venale.

Rp. Colophonii 540,0
Cerae flavae 540,0
Ammoniaci pulv. 90,0
Olibani pulv. 90,0
Ligni santalin. pulv. 12,0
Spiritus (90 %) 50,0.

Pulvis haemostaticus.
Blutstillendes Pulver.

Rp. Colophonii pulv. 40,0
Catechu pulv. 10,0
Gummi arabici pulv. 10,0.

Pulvis haemostaticus martiatus.

Rp. Carbonis Ligni pulv. 2,5
Gummi arabici pulv. 2,5
Ferri oxydati fusci 5,0
Colophonii pulv. 10,0.

Pulvis haemostaticus Sieboldi.

Rp. Colophonii pulv.
Gummi arabici pulv. āā 30,0
Aluminis usti plv. 15,0.

Sparadrapum adhaesivum
Sanctae Annae.

Rp. Colophonii 100,0
Terebinthinae 10,0
Olei Lauri expressi 10,0
Elemi 20,0.

Man schmilzt und streicht auf Baumwollenstoff.

Stili resinosi UNNA.
Harzstifte.

Rp. Colophonii 90,0
Cerae flavae 10,0.

Man schmilzt und giesst in Stangenformen. Zur Entfernung von Haaren bei Bartflechte und dergl. Die Stängelchen werden bis zum Schmelzzen (61—62° C.) erhitzt und auf der zu enthaarenden Stelle erkalten gelassen.

Vernix Colophonii.
Kolophonlack. Holzlack. Sarglack.

Rp. Colophonii americani 400,0
Spiritus denaturati 500,0
Olei Terebinthinae 100,0.

Desinfektions- und Desodorisationsmittel zum Konserviren von Nutzholz, von KINGZELL & ZINGLER in London. Eine Lösung von Kolophonium und Kampher in Terpentinöl wird, mit Harzöl gemischt, 24 Stunden bei 60° C. einem Luftstrom ausgesetzt, dann durch Zusatz von Kalk oder Sägemehl erhärtet. (HAHN & HOLFERT.)

Haarkräuselnde Essenz von MORAS. Kolophonium 0,6, Weingeist 50,0, Parfüm q. s.

Härtemasse A., von KARL KUPFER, zum Stahlhärten, besteht aus 40 Kolophonium, 50 Fischthran, 10 Fichtenharz. Dazu gehört ein Härtewasser B — eine Lösung von Salpeter und Salmiak —, ein Härtepulver C aus Natronsalpeter, Salmiak, gelb. Blutlaugensalz und Klauenpulver, und ein Härtewasser D = B in stärkerer Lösung.

Heilpflaster, LORRAIN's, ist dem Ceratum Resinae Pini ähnlich zusammengesetzt.

Isolir-Masse für elektrische Leitungen. Eine solche bestand aus 40 Kolophonium, 10 Talg, 30 dickem Mineralfett (B. FISCHER).

Paraplaste nennt man auf Baumwollgewebe gestrichene Pflaster aus Kolophonium, Dammarharz, Kautschuk und Wollfett. (RIEDEL.)

Psilothrum, ein Enthaarungsmittel, enthält etwa 8 Kolophonium, 40 Elemi, 10 Benzoë, 10 gelbes Wachs, 30 Bleipflaster.

Retinol, Codöl. Durch trockene Destillation des Kolophoniums gewonnenes Oel, das sich mit Alkohol und fetten Oelen mischt und als Lösungsmittel für Kampher, Phenol, Phosphor, Salol u. s. w. Verwendung findet. (THOMS.)

Stahlverbesserungsmittel von AD. SCHÄFER ist eine Mischung von Kolophonium, Holzkohle, Leinöl und Glycerin.

Wanzentinktur von SOLBRIG. 25 Kolophonium, 75 Weingeist.

Condurango.

Cortex Condurango (Austr. Germ. Helv.). — **Condurangorinde.** — **Écorce de Condurango.** — **Condurango Bark** ist die Rinde des zu den **Asclepiadaceae** — **Cynanchoideae** — **Gonolobeae** gehörigen **Gonolobus Condurango Triana,** einer wenig bekannten, in Ecuador heimischen Liane mit grossen, herzförmigen Blättern.

Beschreibung. Die Rinde bildet bis 15 cm lange, rinnen- oder röhrenförmige Stücke, die bis 7 mm dick sind. Sie sind oft etwas verbogen. Aussen mit dünnem, graubraunen Kork; wo derselbe abgesprungen ist, kommt eine hellere, graugelbe Farbe zum Vorschein. Oft zeigt auch die Aussenseite weissliche Flecken. Die Innenseite ist schmutziggelbgrau, längsstreifig. Bricht man eine Rinde durch, so ragen aus der ebenen Fläche in der äusseren Hälfte vereinzelt Fasern hervor. — Auf dem Querschnitt erkennt man mit der Lupe im äusseren Viertel kleine dunkle Punkte in meist einfacher Reihe, die erwähnten Fasern, ferner in der Mitte eine Zone dunkelgelber Punkte, die innere Hälfte ist fein gestreift. Das Mikroskop zeigt Folgendes: Der Kork besteht aus etwa 15 Lagen zarter Korkzellen, darunter bei dünneren Rinden ein Collenchym mit Einzelkrystallen und Zwillingskrystallen von Kalkoxalat, in der Mittelrinde die erwähnten Bündel stark verdickter, primärer Bastfasern. Weiter nach innen erkennt man die gelben Punkte als Gruppen stark verdickter, poröser Steinzellen, die auch in den Bast vordringen (Fig. 221). Im Bast schmale Baststrahlen und ein- bis zweireihige Markstrahlen. Im Parenchym Milchsaftschläuche und Drusen von Kalkoxalat. Auf Längsschnitten sind die Siebröhren sehr deutlich zu sehen. Geschmack schwach bitter und wenig aromatisch, Geruch an Pfeffer erinnernd.

Bestandtheile. 2 Glukoside, die der Rinde mit 95 proc. Alkohol entzogen werden können: α-Condurangin $C_{20}H_{32}O_6$. Schmelzpunkt 60 bis 61° C., unlöslich in Wasser und Ligroin, löslich in Benzol, wird mit FRÖHDE's Reagens grün. β-Condurangin $C_{18}H_{28}O_7$. Schmelzpunkt 134° C., löslich in Wasser, reagirt nicht mit FRÖHDE's Reagens. Ferner ein wenig bekannter Körper Conduransterin $C_{30}H_{50}O_2$. Aschengehalt: 12 Proc., in der Asche etwas Mangan.

Sorten: 1) Die officinelle Rinde ist Condurango von Ecuador.

2) C. von Neu-Granada soll von **Macroscepis Trianae Decaisne** (Asclepiadaceae) stammen.

3) C. von Huancabamba oder C. blanco von **Marsdenia Condurango Reichenbach** (Asclepiadaceae) bildet behaarte Stengel von der Dicke eines Taubenfederkieles.

4) C. von Guayaquil von unbekannter Abstammung bildet holzige Zweige, deren Rinde der officinellen ähnlich gebaut ist.

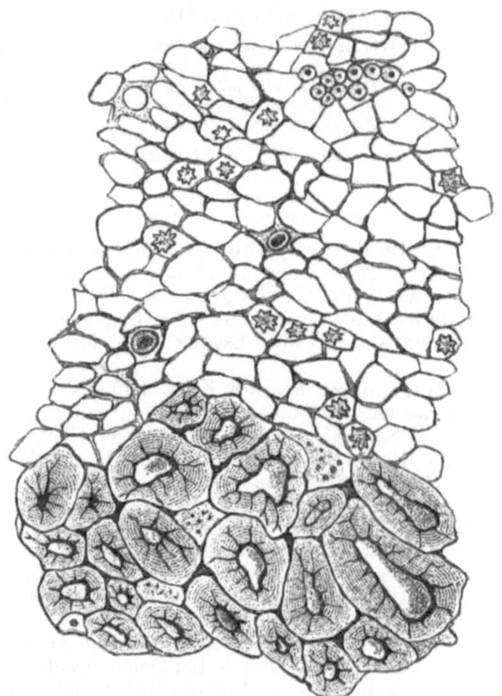

Fig. 221. Querschnitt durch die Mittelrinde von Cortex Condurango.

5) C. von Mexiko in mehreren Sorten, eine stammt von einer **Aristolochia**, eine andere bildet dünne, gespaltene Stengel, die durch Raphidenzellen in der Rinde charakterisirt sind.

6) Als C. kommen auch die Blätter und Stengel der Komposite **Micania Guaco Humb.** vor (vergl. Guaco).

Die dritte Sorte führt den Namen Mataperro, den man auch der echten Droge beilegt.

Wirkung. Die Rinde wurde ursprünglich (1870—1871) als Specificum gegen Magenkrebs empfohlen, ist hiergegen, wie man jetzt annimmt, wirkungslos, vermag aber bei Magenleiden manche Symptome zu mildern und besonders Appetit und Verdauung günstig zu beeinflussen.

Anwendung. Die Rinde wird nur in Form flüssiger Zubereitungen angewendet; man hält sie deshalb als staubfreie Species oder in kleine Würfel geschnitten für Abkochungen und als grobes Pulver zur Extraktbereitung vorräthig. Condurangodekokte dürfen, da das Condurangin sich in heissem Wasser ausscheidet, nur nach völligem Erkalten (!) abgepresst oder durchgeseiht werden.

Nach Conrady wird die Rinde am vollständigsten erschöpft, wenn man sie frisch gemahlen mit Wasser von 50° C. perkolirt; ein derartiger Auszug 10 g : 150 g ist in kürzerer Zeit herzustellen als eine Abkochung.

Extractum Condurango (Ergänzb.) 1 Th. grob gepulverte Condurangorinde wird 6, dann nochmals 3 Tage mit einer Mischung von je 4 Th. Weingeist und 2 Th. Wasser ausgezogen, die Pressflüssigkeit zur Trockne eingedampft. Ausbeute 10—12 Proc.

Extractum Condurango fluidum (Germ.). Condurango-Fluidextrakt. 100 Th. mittelfein gepulverte Condurangorinde werden mit q. s. einer Mischung (I) aus 10 Th. Weingeist (87 proc.), 4 Th. Wasser, 1 Th. Glycerin befeuchtet, bis die Droge nichts mehr aufnimmt, nach 2—3 Stunden in einem Perkolator mit einer Mischung (II) aus 1 Th. Weingeist und 3 Th. Wasser übergossen, 48 Stunden bei Seite gestellt und mit Mischung II erschöpft. Man sammelt zuerst 85 Th. Perkolat, dampft den zweiten Auszug zum dünnen Extrakt ein und fügt demselben soviel Lösung II zu, dass man insgesammt 100 Th. Fluidextrakt erhält. Man braucht etwa 400 Th. Lösungsmittel. Trockensubstanz des Extraktes 13—20 Proc.

Helv. schreibt für Mischung I 10 Th. Glycerin, 12 Th. Weingeist, 26 Th. Wasser vor, lässt 80 Th. Perkolat auffangen, die übrigen Auszüge auf 20 Th. eindampfen und mischen — sonst wie Germ. Trockenrückstand wenigstens 16 Proc.

Tinctura Condurango (Ergänzb.). 1 Th. fein zerschnittene Condurangorinde, 5 Th. verdünnter Weingeist (60 proc.) — Ex tempore: 20 Th. Condurango-Fluid-Extrakt, 80 Th. verdünnter Weingeist.

Vinum Condurango. Condurangowein. Vin de Condurango. Germ.: Aus 1 Th. fein zerschnittener Condurangorinde und 10 Th. Xereswein durch achttägiges Ausziehen. — Helv.: 1 Th. Condurango-Fluidextrakt, 9 Th. Marsalawein. — Wenn möglich, lässt man Condurangowein vor dem Filtriren einige Wochen absetzen. Eine schnelle Klärung erzielt man durch Schütteln mit Milch (3 g auf 1 l) und 24stündiges Absetzenlassen. (Auch hier ist, wie bei Vinum Chinae, S. 735, ein Zusatz von Gelatine zu empfehlen.)

<table>
<tr><td>

Decoctum Condurango.

Form. mag. Berolin.

Rp. Decocti Cort. Condurango 15,0 : 180,0
    Acidi hydrochlorici (25 proc.) 0,5
    Sirupi simplicis 19,5
Dreimal täglich 1 Esslöffel.

Elixir Condurango.

Rp. 1. Extracti Condurango fluidi 100,0
    2. Vini Malacensis 50,0.
1 im Wasserbade auf 50,0 eindampfen, mit 2 mischen, nach dem Absetzen filtriren.

Elixir Condurango peptonatum.

Rp. Elixir Condurango 100,0
    Peptoni sicci 2,0.

Mixtura Condurango.

Münch. Nosokom.-Vorschr.

Rp. Corticis Condurango min. conc. 10,0
    Aquae destillatae 260,0.
Man macerirt 12 Stunden, dampft auf 150,0 ein, seiht nach völligem Erkalten durch. Adde
    Colaturae 130,0
    Sirupi Aurantii Corticis 20,0.

</td><td>

Vinum Condurango aromaticum.

Aromatischer Condurangowein.

Rp. 1. Corticis Condurango min. conc. 100,0
    2. Vini rubri 1000,0
    3. Tincturae Condurango 90,0
    4. Glycerini 10,0
    5. Tincturae vulnerariae Ph. Gall. 100,0.
Dem aus 1 und 2 durch Maceration bereiteten Wein fügt man 3—5 hinzu und filtrirt nach dem Absetzen.

Vinum Condurango ferratum.

Condurango-Eisenwein (Bedall).

Rp. Ferri citrici ammoniati 1,0
    Vini Condurango 99,0.

Vinum Condurango venale.

Condurangowein für den Handverkauf nach Proskauer.

Rp. Corticis Condurango conc. 75,0
    Corticis Aurantii expulp. conc.
    Corticis Cinnamomi āā 2,5
    Radicis Gentianae conc. 1,5
    Acidi hydrochlorici (25 proc.) 1,5
    Vini Xerensis 750,0.
Man macerirt 8 Tage, presst und fügt hinzu
    Sirupi simplicis 60,0.

</td></tr>
</table>

Coniinum.

I. ✝✝ Coniinum (Ergänzb.). **Cicutine** (Gall.). **Coniin. Cicutin. Rechts-Coniin. Rechts-α-Propylpiperidin. Conine. Conéin.** $C_8H_{17}N$. **Mol. Gew. = 127.**

Das Coniin ist zwar in allen Theilen des Schierlings, *Conium maculatum L.*, vorzugsweise aber in den Früchten enthalten, welche gewöhnlich im unreifen Zustande zur Verarbeitung gelangen.

Darstellung. **A.** 100 Th. gequetschte, unreife Coniumfrüchte werden zunächst mit Wasser zum Quellen gebracht, alsdann mit einer Lösung von 4 Th. Natriumkarbonat in einer hinreichenden Menge Wasser durchfeuchtet und aus einer Destillirblase durch Einleiten von gespanntem Wasserdampf solange destillirt, bis das ablaufende Destillat nicht mehr alkalisch reagirt. Das mit den Wasserdämpfen übergehende rohe Coniin scheidet sich zum Theil ölförmig ab, zum Theil bleibt es in dem überdestillirten Wasser gelöst. — Die erhaltenen Destillate werden mit Salzsäure versetzt und zur dünnen Sirupkonsistenz abgedampft. Die erkaltete Lauge wird mit 2 Volumtheilen starken Alkohols (von 96 Vol. Proc.) geschüttelt und vom ausgeschiedenen Ammoniumchlorid abfiltrirt. Von der Lösung des Coniinchlorhydrates wird der Alkohol im Wasserbade abdestillirt, eine berechnete Menge Natronlauge zugesetzt und das Coniin durch Aether ausgeschüttelt. Die ätherische Lösung des rohen Coniins scheidet beim starken Abkühlen oft zolllange Nadeln von Conhydrin aus.

Das nach dem Abdestilliren des Aethers im Wasserbade hinterbliebene Coniin wird mit trocknem Kaliumkarbonat entwässert und im Wasserstoffstrome destillirt. Es destilliren etwa 10 Proc. von 110—168° C., etwa 60 Proc. von 168—169° C., und etwa 20 Proc. von 169—180° C. Die mittlere, bei 168—169° C. siedende Fraktion ist reines Coniin.

B. Man zieht die gemahlenen Früchte im Vakuum-Extraktionsapparat mit essigsaurem Wasser aus und verdampft die Auszüge im Vakuum zur Sirupkonsistenz. Der erhaltene Sirup wird mit Magnesiumoxyd übersättigt und mit Aether ausgeschüttelt. Alsdann verfährt man weiter wie unter **A** angegeben. Dieses Verfahren soll ein reineres Coniin liefern.

Eigenschaften. Farblose oder nur schwach-gelblich gefärbte, ölige Flüssigkeit von eigenthümlichem, widerlichem Geruche (in verdünntem Zustande mäuseharnartig riechend), im Wasserstoffstrome bei 167° C. (Ergänzb. in gewöhnlicher Atmosphäre bei 165 bis 170° C.) siedend. Das spec. Gewicht ist bei 15° C. = 0,850 (Ergänzb. = 0,850—0,860). Coniin erstarrt bei niedriger Temperatur zu Krystallen, welche bei —2,5° C. wieder schmelzen. Es verflüchtigt sich schon bei gewöhnlicher Temperatur nicht unerheblich, aus der Luft nimmt es, namentlich unter dem gleichzeitigen Einflusse des Lichtes, Sauerstoff auf, wobei es unter Entbindung kleiner Mengen Ammoniak und unter Braunfärbung dickflüssig wird und verharzt. Das aus den Früchten abgeschiedene natürliche Coniin lenkt die Ebene des polarisirten Lichtes nach rechts ab ($\alpha_D = 18,3°$). Es löst sich in etwa 100 Th. kaltem Wasser, weniger in heissem Wasser, so dass die bei gewöhnlicher Temperatur gesättigte wässerige Lösung beim Erwärmen sich trübt. In jedem Verhältnisse wird es gelöst von Weingeist, Aether, Aceton, fetten und ätherischen Oelen, weniger leicht von Chloroform und von Schwefelkohlenstoff. Wasserfreies Coniin reagirt gegen Lackmus nicht alkalisch, wohl aber ist dies der Fall, wenn das Coniin Wasser aufgenommen hat oder in Wasser oder in Alkohol gelöst ist. Das Coniin ist im Stande, etwa 25 Proc. Wasser aufzunehmen, welches es beim Erwärmen, also z. B. beim Destilliren wieder vollkommen abgiebt.

Reaktionen. Das Coniin gehört zu den Alkaloïden, welche arm an charakteristischen Reaktionen sind. Für seine Erkennung sind die nachfolgenden Erscheinungen von Wichtigkeit:

1) In konc. Schwefelsäure löst es sich in der Kälte ohne Färbung auf. Chlorwasserstoffgas (!) färbt das Coniin zunächst purpurroth, dann tief indigoblau. Beim Verdunsten mit konc. Salzsäure hinterbleibt ein krystallinischer, meist bläulich gefärbter Rückstand von Coniinchlorhydrat (während Nikotin einen firnissartigen Rückstand giebt. — **2)** Die Lösung 1:100 wird weder durch Platinchlorid noch durch Goldchlorid gefällt, weil die entsprechenden Doppelsalze des Coniins in Wasser leicht löslich sind. — **3)** Dagegen werden Niederschläge erhalten in der durch Schwefelsäure schwach angesäuerten Lösung mit: Kaliumwismutjodid (1 : 4000), Kalium-Mercurijodid (1 : 800), Phosphomolybdänsäure (1 : 1000), Gerbsäure (1 : 100), Jodkalium (1 : 8000). Die Zahlen geben die Koncentration an, in welcher die Niederschläge durch die auftretende Trübung noch erkennbar sind.

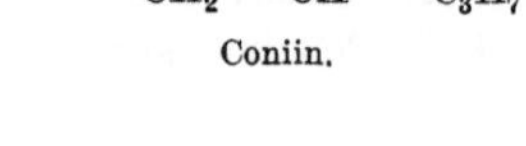

Das Coniin ist seiner chemischen Zusammensetzung nach Rechts-α-Propyl-Piperidin. Die Konstitution ist durch die von A. Ladenburg ausgeführte Synthese bewiesen worden. S. w. unten. Das Coniin des Handels enthält bisweilen einige

Procente Methyl-Coniin, was indessen seine therapeutische Verwendbarkeit nicht beeinträchtigt.

Prüfung. 1) In Wasser, welches mit genügenden Mengen Salzsäure angesäuert ist, löse sich das Coniin leicht und vollständig auf. Ungelöst bleiben würden nicht basische Beimengungen, z. B. Kohlenwasserstoffe, sowie harzige Zersetzungsprodukte. — 2) Beim Erwärmen trübe sich das Coniin nicht, anderenfalls enthält es Wasser, s. oben. — 3) Bei Luftzutritt erhitzt, verbrenne es, ohne einen Rückstand zu hinterlassen. — 4) Wird die Lösung des Coniins in absolutem Alkohol (1 = 10) mit einer Lösung von Oxalsäure in Weingeist neutralisirt, so trete keine krystallinische Abscheidung (von Ammoniumoxalat) auf.

Aufbewahrung. Sehr vorsichtig und vor Licht geschützt, in kleinen Gefässen.

Anwendung. Coniin gehört zu den stärksten Giften. Unverdünnt auf Schleimhäute gebracht, wirkt es hier ätzend, auf der Haut erzeugt es Unempfindlichkeit infolge Lähmung der sensiblen Nervenendigungen. Bei innerem Gebrauche lähmt es zunächst die Endigung der motorischen Nerven, später die Nerven-Centren. — Man giebt es: Aeusserlich in Salben und Linimenten (0,05—0,1 : 10,0 Adeps) als lokales, schmerzstillendes Mittel bei Neuralgien, schmerzhaften Tumoren; innerlich bei Cardialgie (Magenkrampf), Magenkrebs, Neuralgien, Keuchhusten, doch wird hier meist das bromwasserstoffsaure Salz angewendet. Subkutan 0,0005—0,001 g (!) pro dosi.

Höchstgaben: *pro dosi* 0,002, *pro die* 0,005 g (Ergänzb.). Bei Vergiftung durch Coniin sind Brechmittel, Coffeïn und künstliche Athmung anzuwenden.

<table>
<tr><td>

Mixtura Coniini REIL.

Rp. Coniini   gtt. I
    Natrii carbonici   5,0
    Aquae Menthae piperitae 200,0
Dreistündlich einen Esslöffel (bei Magenkrebs).

</td><td>

Oleum antiblepharospasticum MAUTHNER.

Rp. Coniini   0,067 (gtt. II)
    Olei Amygdalarum dulcium 8,0.
Mehrmals täglich in die Augenlidspalte einzupinseln (bei Augenliderkrampf der Kinder).

</td></tr>
</table>

Unguentum Coniini MURAWJEW.

Rp. Coniini   0,3
    Olei Cocois 50,0.

M. f. unguentum.
Zum Einreiben (bei chronischen Hautleiden).

Synthetisches Coniin. Das Coniin ist von LADENBURG durch Reduktion von α-Allyl-Pyridin in alkoholischer Lösung mittels metallischen Natriums dargestellt worden. Die so erhaltene Base glich in allen ihren Eigenschaften dem natürlichen Coniin, indessen war sie optisch inaktiv. Es ist alsdann LADENBURG gelungen, dieses inaktive Coniin durch Ueberführen in das weinsaure Salz in ein rechts- und linksdrehendes Coniin zu spalten, von denen das rechtsdrehende sich als völlig identisch erwies mit dem natürlich vorkommenden Coniin. Das synthetische, inaktive Coniin ist demnach eine Verbindung gleicher Moleküle r- und l-Coniin.

II. †† Coniinum hydrobromicum (Ergänzb.). Bromhydrate de Cicutine (Gall.). Coniinhydrobromid. Bromwasserstoffsaures Coniin. $C_8H_{17}N \cdot HBr$. Mol. Gew. $= 208$.

Darstellung. Man löst 10 Th. möglichst farbloses, wenn nöthig im Wasserstoffstrome frisch destillirtes Coniin in 100 Th. absolutem Aether auf und leitet in die mit Eis abgekühlte Lösung einen Strom wasserfreien Bromwasserstoff. Da das bromwasserstoffsaure Salz des Coniins in Aether unlöslich ist, so scheidet es sich in dem Maasse, als es entsteht, aus der ätherischen Lösung als krystallinisches Pulver ab. Wenn durch Bromwasserstoff eine neue Fällung nicht mehr entsteht, so unterbricht man die Einleitung, sammelt das Salz auf einem Filter, wäscht es mit absolutem Aether nach, lässt diesen an einem warmen Orte verdunsten und krystallisirt das Salz durch freiwillige Verdunstung der kaltgesättigten filtrirten wässerigen Lösung an einem warmen Orte um.

Eigenschaften. Farblose, durchscheinende, glänzende, rhombische Krystalle oder ein weisses, krystallinisches Pulver, welches sich in Wasser und in Weingeist zu farblosen, neutralen Flüssigkeiten löst. Schmelzp. 211° C.

In der wässerigen Lösung des Salzes (1 = 10) ruft Silbernitrat einen gelblich-weissen, Jod-Jodkaliumlösung einen rothbraunen, Gerbsäure einen gelblich-weissen Niederschlag hervor. Natronlauge bewirkt die Abscheidung öliger Tropfen von Coniin. — Es verbrenne, bei Luftzutritt erhitzt, ohne einen Rückstand zu hinterlassen.

Aufbewahrung, Anwendung. Sehr vorsichtig, vor Licht geschützt aufzubewahren. Die Anwendung unter den nämlichen Indikationen wie die des Coniins. Höchstgaben: *pro dosi* 0,005 g, *pro die* 0,015 g. [Das Ergänzb. giebt die zehnfache Menge dieser Dosen als Höchstgaben an, doch dürfte dies auf Schreib- oder Druckfehlern beruhen.]

Rp. Coniini hydrochlorici 0,02 g
    Sirupi Sacchari   100,0.
Gegen Keuchhusten. Dreimal täglich 1 Theelöffel.
Ein Theelöffel voll ist = 0,001 Coniin.

Rp. Coniini hydrobromici 0,1
    Aquae destillatae   50,0.
Zur subkutanen Injektion. 1 ccm ist = 0,0012 g Coniin.

III. †† Coniinum hydrochloricum. Coniinum muriaticum. Coniinchlorhydrat. Chlorwasserstoffsaures Coniin. Salzsaures Coniin. $C_8H_{17}N . HCl$. Mol. Gew. = 163,5.

Wird in gleicher Weise durch Sättigen einer ätherischen Coniinlösung mit trockenem Chlorwasserstoffgase dargestellt wie das Coniinbromhydrat, siehe dieses. Oder man neutralisirt Coniin genau mit wässeriger Salzsäure und lässt diese Lösung im Vakuum verdunsten bez. krystallisiren.

Farblose Krystalle, in Wasser und Alkohol leicht löslich. Schmelzp. 220° C.

Conium.

Gattung der **Umbelliferae—Apioideae—Smyrnieae.**

Conium maculatum L. **Gefleckter Schierling. Blutschierling. Mäuseschierling. Teufelspeterling. Dollkraut. Ziegendill. — Ciguë. — Hemlock.** Heimisch in Europa und Asien, eingebürgert im nordöstl. Amerika, Californien, Chile. Besonders an Wegen und auf Schutt. Die ganze Pflanze ist kahl. Blüthenstand eine doppelt zusammengesetzte Dolde, Hülle meist 5 blättrig, Hüllchen 3—4 blättrig, beide zurückgeschlagen. Stengel bis 2 m hoch, ästig, unten schwach, oben stärker gerillt, bläulich bereift, am Grunde oft (nicht immer) roth gefleckt.

Verwendung finden:

I. † Herba Conii (Austr. Germ.). **Conii Folia** (Brit.). **Herba Conii maculati. Herba Cicutae. — Schierling** (Germ.). **Schierlingkraut. Fleckschierlingskraut. Giftpetersilie. Tollkörbelkraut. — Feuille de ciguë officinale. Feuille de grande ciguë** (Gall.). **— Conium Leaves. Hemlock Leaves.**

Beschreibung. Die unteren Blätter von breit-eiförmigem Umriss werden über 20 cm lang. Sie sind an einem hohlen Stiel von gleicher Länge befestigt, der am Grunde eine häutige Scheide trägt. Sie sind oberseits matt dunkelgrün, unterseits schwach glänzend blaugrün; dreifach gefiedert, jeder Zipfel geht in ein feines farbloses Spitzchen aus. Die Abschnitte erster Ordnung sind 4—8paarig gefiedert, gestielt, die Abschnitte zweiter Ordnung sind 5paarig gefiedert, die dritter Ordnung, wenig regelmässig, aus 4 oder 5 Paaren gebildet.

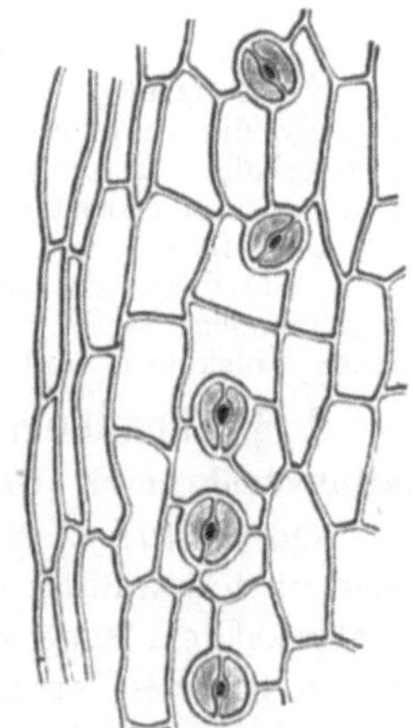

Fig. 222.
Epidermis vom Rande der Oberseite des Blattes.

Die Zipfel letzter Ordnung sind von einem Mittelnerv durchzogen, von dem zarte Nerven 2. oder 3. Ordnung abgehen und kräftig ausgebildete Seitennerven bilden. Das Gewebe der Blätter besteht aus den beiden Epidermen mit der Cuticula, von denen die der Unterseite schwach gestreift ist. In den Zellen der Epidermen häufig Sphaerokrystalle. Unter der Oberseite eine Reihe von Palissaden. Spaltöffnungen auf beiden Seiten, doch auf der Oberseite nur am Rande (Fig. 222), welcher auf der Unterseite keine Spaltöffnungen trägt (Fig. 223). — Geschmack widerlich salzig und bitterlich. Geruch besonders beim Zerreiben mit Kalkwasser unangenehm nach Mäuse-Urin.

Bestandtheile. Der wichtigste Bestandtheil ist das Alkaloid Coniin $C_8H_{17}N$. Der Gehalt daran ist auch bei der blühenden Pflanze anscheinend sehr schwankend 0,03—0,18 Proc.

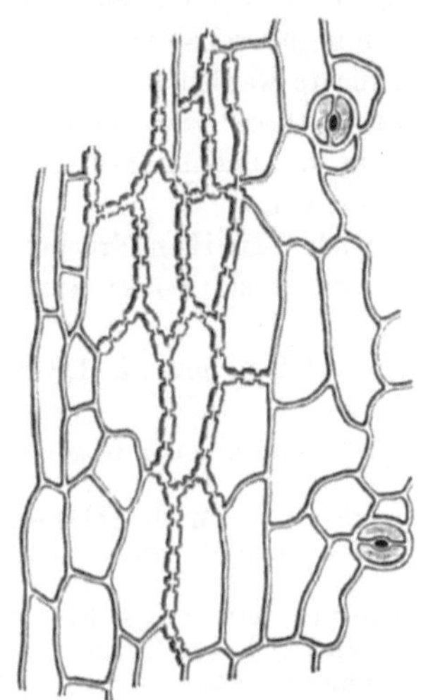
Fig. 223.
Epidermis vom Rande der Unterseite des Blattes.

Der Sitz des Alkaloids ist hauptsächlich in den Epidermen. Ferner das weniger giftige Conhydrin $C_8H_{17}NO$. Pseudoconhydrin $C_8H_{17}NO$. Methylconiin $C_8H_{16}(CH_3)N$. — Der Wassergehalt der frischen Droge beträgt etwa 80 Proc., der der trocknen 7—12 Proc. Der Aschengehalt 12 bis 18 Proc., die Asche enthält 30 Proc. Kaliumkarbonat. — Die Droge liefert 30 Proc. Extrakt.

Nachweis. Für die Droge sind im Gegensatz zu anderen, ähnlichen Umbelliferen charakteristisch: 1) Die Kahlheit der ganzen Pflanze. 2) Der bläuliche Reif, besonders an den Stengeltheilen. 3) Die stumpfgrüne Oberseite der Blätter. 4) Die Stachelspitzchen der Blätter. 5) Hülle und Hüllchen am Blüthenstand. 6) Das Verhalten der Spaltöffnungen (Fig. 222. 223). 7) Geruch.

Als Verwechslungen resp. Verfälschungen kommen vor: Chaerophyllum bulbosum L., Chaerophyllum temulum L., Chaerophyllum hirsutum L., Anthriscus silvestris Hoffmann, Anthriscus vulgaris Persoon, Aethusa Cynapium L., Cicuta virosa L.

Einsammlung. Aufbewahrung. Im Juni und Juli sammelt man das ganze, blühende Kraut, entfernt dickere Stengel und Aeste und verwendet es entweder sofort zur Extraktbereitung, oder man trocknet bei gelinder Wärme (nicht über 25° C.), zuletzt über Aetzkalk und bewahrt in Blech- oder Glasgefässen an einem trocknen Orte vorsichtig, vor Licht geschützt und nicht über 1 Jahr (Austr.) auf. Bei längerer Aufbewahrung soll der Coniingehalt schwinden. $5^1/_2$—6 Th. frisches Kraut geben 1 Th. trockenes. Brit. lässt nur das frische, bei Beginn der Fruchtbildung gesammelte Kraut verwenden.

Anwendung. Innerlich selten bei Asthma, Keuchhusten, Neuralgien in Pulver oder Pillen zu 0,05—0,3. Aeusserlich als schmerzstillendes Mittel in Aufgüssen und Abkochungen zu Injektionen, Gurgelwässern, Klystieren. — Grösste Einzelgabe Austr. 0,3, Germ 0,5. Grösste Tagesgabe Austr. 2,0, Germ. 2,0. In der Thierheilkunde giebt man Pferden 30—90 g, Schafen bis 45 g, Hunden 1—4 g.

Schierlingkraut und seine Zubereitungen sind dem freien Verkehr entzogen. Zum innerlichen Gebrauch dürfen sie nur gegen ärztliche Verordnung abgegeben werden.

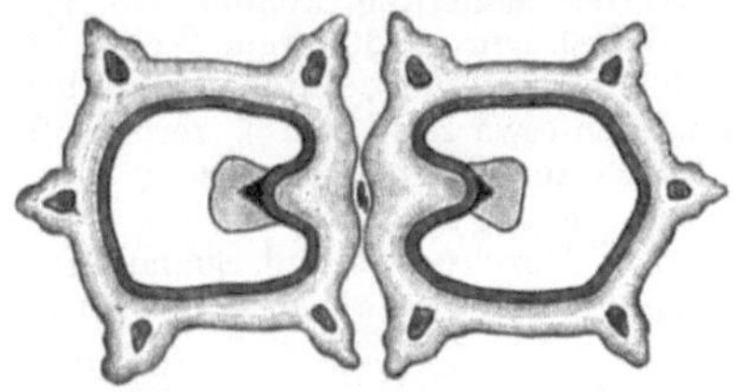
Fig. 224. Querschnitt durch Fructus Conii.

II. † Fructus Conii (Helv.). Conii Fructus (Brit.). Conium (U-St.). Semen Cicutae. — Schierlingfrucht. Schierlingsamen. — Fruit de ciguë officinale ou de grande ciguë. — Hemlock. Conium Fruit.

Beschreibung. Die Frucht ist ungefähr 3 mm lang, von der Seite zusammengedrückt, von den beiden Griffeln gekrönt. Jedes Theilfrüchtchen hat 5 starke Längsrippen, die gekerbt sind (in der getrockneten Frucht können die Kerbungen sehr undeutlich sein). In der Fruchtschale fehlen die grossen, für die Umbelliferen sonst charakteristischen schizogenen Sekretbehälter. Eine aus im Querschnitt fast quadratischen Zellen bestehende, auffallende Schicht, ferner die sich nach innen daran anschliessenden Zelllagen, sowie das Parenchym ausserhalb der Gefässbündel in den Rippen enthält Coniin. Das

Endosperm ist im Querschnitt tief eingebuchtet, daher rundlich herzförmig, es enthält fettes Oel und Aleuron. Die Aleuronkörner führen Drusen, seltner Einzelkrystalle von Kalkoxalat, noch seltner Krystalloide, dagegen häufig Globoide. Geruch und Geschmack wie beim Kraut.

Bestandtheile. Die unreifen Früchte enthalten von allen Theilen der Pflanze am meisten Alkaloid, nämlich in der trocknen Droge bis 3,36 Proc. Coniin (als salzsaures C. berechnet), mit dem Reifen nimmt der Alkaloidgehalt ab, für reife Früchte werden angegeben 1,32 und 1,44 Proc. Coniin (ebenfalls als salzsaures C. berechnet). Ausser den übrigen beim Kraut genannten Alkaloiden enthalten die Früchte noch ein 4. Alkaloid Pseudoconhydrin $C_8H_{17}NO$. — Frisch enthalten die Früchte 68 Proc. Wasser.

Einsammlung. Man sammelt die ausgewachsenen, aber noch unreifen Früchte, trocknet sie bei gelinder Wärme, zuletzt über Aetzkalk, und bewahrt sie vorsichtig nicht über ein Jahr auf.

Anwendung wie bei Herba Conii. Höchstgaben: *pro dosi* 0,2 g, *pro die* 1,0 g (Helv.).

† **Alcoolatura Conii,** Alcoolature de feuille de ciguë (Gall.). Aus frischen Schierlingblättern wie Alcoolature de belladone (S. 470).

† **Conserva Conii.** Schierlingkonserve. 100 Th. frische Schierlingblätter stösst man mit 50 Th. Glycerin zu einem zarten Brei, treibt durch ein Sieb und mischt mit 360 Th. Zuckerpulver.

Emplastrum Conii. Empl. Cicutae. Empl. cum Conio maculato. Schierlingpflaster. Emplâtre de ciguë. Ergänzb. 4 Th. gelbes Wachs, 1 Th. Terpentin, 1 Th. Olivenöl schmilzt man und fügt 2 Th. fein gepulvertes Schierlingkraut hinzu. — Helv. Mit Schierling-Fluidextrakt wie Empl. Belladonnae Helv. (S. 471). — Austr. 125 Th. Schweinefett, 250 Th. gelbes Wachs, 25 Th. venet. Terpentin schmilzt man und vermischt mit 100 Th. gepulvertem Schierlingkraut. — Gall. 940 Th. Galipot, 440 Th. weisses Pech, 640 Th. gelbes Wachs, 130 Th. Schierlingöl, 2000 Th. frische, gequetschte Schierlingblätter erhitzt man, bis alle Feuchtigkeit verdampft ist, bringt heiss unter die Presse, schmilzt wieder, reinigt die Masse durch Absetzenlassen und verarbeitet sie mit 500 Th. Ammoniakgummi.

† **Extractum Conii.** Schierlingextrakt. Ergänzb. 20 Th. frisches, blühendes Schierlingkraut werden mit 1 Th. Wasser zerstossen, ausgepresst, dasselbe mit 3 Th. Wasser wiederholt. Die Pressflüssigkeiten erwärmt man auf 80° C., seiht durch, dampft auf 2 Th. ein, mischt mit 2 Th. Weingeist, seiht nach 24 Stunden durch. Den Rückstand behandelt man unter Erwärmen in geschlossenem Gefässe mit 1 Th. verdünntem Weingeist, giesst klar ab, mischt und filtrirt die Auszüge und dampft zum dicken Extrakt ein. Ausbeute 3,5—4 Proc. Vorsichtig aufzubewahren.

Helv. Extractum Conii duplex s. siccum.[1]) Trockenes Schierlingextrakt. Extrait de ciguë sec. 200 Th. Schierlingfrucht (IV) werden mit einer Mischung von 20 Th. verdünnter Salzsäure, 20 Th. Wasser, 40 Th. Weingeist (94 proc.) befeuchtet, im Perkolator mit q. s. eines Gemisches aus Weingeist und Wasser āā erschöpft. Man fängt zuerst 180 Th. auf, bereitet l. a. 200 Th. Fluidextrakt und aus diesem mit q. s. Reispulver 100 Th. trockenes Extrakt.

Austr. Extractum Conii herbae. Schierlingkraut-Extrakt. Aus gepulvertem Schierlingkraut wie Extr. Aconiti radicis Austr. (S. 155). Ausbeute etwa 20 Proc.

U-St. Extract of Conium. Aus 1000 g gepulverten Schierlingfrüchten (No. 40) und einer Mischung von 20 ccm Essigsäure (36 proc.) und 980 ccm verdünntem Weingeist (41 proc.) im Verdrängungswege. Man befeuchtet mit 300 ccm, sammelt, unter Nachfüllen von verdünntem Weingeist, zuerst 900 ccm Perkolat, dann noch etwa 2100 ccm[2]), verdampft letztere bei höchstens 50° C. auf 100 ccm, hierauf das Ganze zur Pillenkonsistenz.

Gall. 1. Extractum Conii maculati. Extrait de ciguë avec le suc. Aus frischem, blühendem Schierlingkraut durch Pressen, Erhitzen, Durchseihen und Eindampfen des nochmals geklärten Saftes zu einem weichen Extrakt. — 2. Extractum de semine

---

[1]) Zur Vermeidung von verhängnissvollen Irrthümern sei darauf aufmerksam gemacht, dass man im Geltungsbereich der Ph. Germ. und Austr. unter trockenen, narkotischen Extrakten Präparate versteht, die von denen der Ph. Helv. durchaus verschieden sind. Extractum Conii siccum ist in Deutschland und Oesterreich die Bezeichnung für ein mit Süssholzpulver bezw. mit Milchzucker eingetrocknetes Extrakt, von welchem 2 Th. 1 Th. Extractum Conii entsprechen. Die Standgefässe tragen daher die Aufschrift „sumatur duplum". Die Höchstgabe für dieses Extract. Conii siccum wäre 0,4 pro dosi, 1,2 pro die.

[2]) Vergl. Fussnote S. 925 und „Reaktionen" S. 943.

Conii. Extrait de ciguë (Semence) wird wie Extr. de radice Belladonnae Gall. (S. 469) bereitet.

† Extractum Conii fluidum. Schierling-Fluidextrakt. Extrait fluide de ciguë. Fluid Extract of Conium. Helv. 100 Th. Schierlingfrucht (IV) werden mit einer Mischung von 10 Th. verdünnter Salzsäure, 10 Th. Glycerin, 20 Th. Weingeist befeuchtet, im Verdrängungswege mit q. s. Wasser und Weingeist āā erschöpft. Man fängt zuerst 90 Th. auf; die übrigen Auszüge dampft man zum dünnen Extrakt ein, löst in 40 Th. Wasser, filtrirt, verdunstet auf 10 Th., so dass man l. a. 100 Th. Fluidextrakt erhält. — U-St. Aus 1000 g Schierlingfrucht (No. 40) und einer Mischung von 20 ccm Essigsäure (36 proc.) und 980 ccm verdünntem Weingeist (41 proc.) im Verdrängungswege. Man befeuchtet mit 300 ccm und erschöpft durch Nachgiessen von verdünntem Weingeist. Die ersten 900 ccm stellt man bei Seite und bereitet l. a. 1000 ccm Fluidextrakt. — Klar, hellbraun; giebt mit NaHO erwärmt Coniingeruch; 12 Tr. in 10 ccm Wasser werden durch 1 ccm MAYER'scher Lösung sofort bis zur Undurchsichtigkeit getrübt. Vorsichtig aufzubewahren.

		Höchste Einzelgabe.	Höchste Tagesgabe.
Extractum Conii	Austr. Ergb.	0,2	0,6
Extractum Conii duplex[1])	Helv.	0,05	0,25
Extractum Conii fluidum	Helv.	0,1	0,5

Aeusserlich zu Augenwässern (2—4 Proc.), Augensalben (10—20 Proc.), Verbandsalben.

† Pulpa e folio Conii maculati. Pulpe de ciguë (Gall.). Frische Schierlingblätter stösst man im steinernen Mörser und treibt durch ein Haarsieb.

† Succus Conii. Juice of Conium (Brit.) wird wie Succus Belladonnae Brit. (S. 470) dargestellt. Gabe 3,5—7,0 ccm.

† Tinctura Conii. Schierlingtinktur. Teinture ou Alcoolé de ciguë. Tincture of Conium. Brit. Aus 200 g frisch gepulverter Schierlingfrucht (No. 40) und Weingeist (70 proc.) bereitet man im Verdrängungswege 1000 ccm Tinktur. Einzelgabe 1,75 — 3,5 ccm. — Gall. Aus 100 g grob gepulverten Schierlingblättern und 500 g Weingeist (60 proc.) durch 10 tägige Maceration. — DIETERICH: Aus 100 Th. frischem, zerquetschtem Schierlingkraut und 120 Th. Weingeist (90 proc.) durch Maceration. Ex tempore: 2,0 Schierlingextrakt, 98,0 verd. Weingeist. Aufbewahrung vorsichtig und vor Licht geschützt. Gabe: 10—20—30 Tropfen.

† Tinctura Conii aetherea. Teinture éthérée ou Éthérolé de ciguë (Gall.). Wie Tinct. Belladonnae aetherea Gall. (S. 472) zu bereiten.

Unguentum Conii. Schierlingsalbe. Pommade de ciguë. Conium Ointment. Ergänzb. 1 Th. Schierlingextrakt, 9 Th. Wachssalbe. Zur Abgabe frisch zu bereiten. — Helv. 2 Th. Schierling-Fluidextrakt, 8 Th. benzoinirtes Schweinefett. — Brit. 88 ccm Succus Conii Brit. dampft man bei höchstens 60° C. auf 11 ccm ein und vermischt mit 33 g Wollfett. — DIETERICH: 10 Th. Schierlingextrakt, in 5 Th. Glycerin gelöst, vermischt man mit 85 Th. Wachssalbe.

Cataplasma Conii.
Rp. Herbae Conii   25,0
     Placentae Lini seminis 75,0.

Emplastrum Conii ammoniacatum.
Empl. Cicutae cum Ammoniaco.
Rp. 1. Ammoniaci via hum. dep. 20,0
     2. Aceti Scillae   20,0
     3. Spiritus   20,0
     4. Emplastri Conii   75,0.
Man erhitzt 1—3 im Wasserbade bis zum Gewicht von 25,0 und mischt dann mit 4. Trocken aufzubewahren.

Emplastrum cum extracto Conii maculati.
Emplâtre d'extrait de ciguë (Gall.).
Rp. Extracti de semine Conii   90,0
     Elemi depurati   10,0
     Emplastri Lithargyri comp. (Gall.) 20,0.

Emplastrum de tribus (BUROW).
Formul. Regiomontan.
Rp. Emplastri Conii
     Emplastri Hydrargyri
     Emplastri adhaesivi āā.

Emplastrum de Vigo sine Mercurio.
Rp. Emplastri Conii   20,0
     Empl. Lithargyri comp.   65,0
     Cerae flavae   5,0
     Radicis Hellebori vir. pulv.

Olibani pulv.
Myrrhae „
Sandaracae   āā 2,25
Camphorae   0,3
Styracis liquidi   1,0.

† Extractum Conii solidum.
Schierling-Dauerextrakt (Diet.)[1]
Wie Extr. Uvae Ursi solidum (S. 363) zu bereiten.

Glyceritum Conii.
Glyceritum cum extracto Conii. Glycéré d'extrait de ciguë (Gall.).
Rp. Extracti Conii 10,0
     Glyceriti Amyli 90,0.

Injectio vaginalis WALDENBURG.
Rp. Infusi Herbae Conii 10:250,0
     Tincturae Opii simplicis   5,0.
Bei schmerzhaften Uterusleiden.

Lanolimentum Conii.
Schierling-Lanolinsalbe (Diet.).
Wie Lanoliment. Belladonnae (S. 471).

Linimentum Conii GUILLIERMOND.
Balsamum Conii, Baume cicuté, Baume de Conicine GUILLIERMOND.
Rp. Tincturae Conii aether. GÉRARD 10,0
     Adipis suilli   20,0.
Man erhitzt, bis der Aether verdunstet ist. Bei Krebsgeschwülsten.

[1]) Siehe Note 1 auf voriger Seite.

Liquor Conii ad injectiones GUILLIERMOND.

Liqueur d'injection de Conicine GUIL-
LIERMOND.

Rp. Tincturae Conii fructus 100,0
Aquae Calcariae 900,0.

Mixtura antiicterica QUARIN.

Rp. Extracti Conii 1,0
Extracti Taraxaci 20,0
Liquoris Kalii acetici 45,0
Aquae Foeniculi 200,0
Sirupi Sennae cum Manna 50,0.
Viermal täglich 2 Esslöffel.

Oleum Conii maculati (Gall.).

Huile de ciguë.

Wie Oleum Belladonnae (S. 472) zu bereiten.

Pilulae cicutatae mitiores GUILLIERMOND.

Pilulae Conii I. Pilules cicutées I de
GUILLIERMOND.

Rp. Fructus Conii recent. pulv. 2,0
Gummi arabici
Sacchari āā 4,0.
Man formt 200 Pillen und überzieht dieselben mit
Zucker. Täglich 2 Stück steigend bis 20 Stück.

Pilulae cicutatae fortiores GUILLIERMOND.

Pilulae Conii II. Pilules cicutées II de
GUILLIERMOND.

Rp. Fructus Conii recent pulv. 5,0
Gummi arabici
Sacchari āā 3,0.
Man formt 100 Pillen und überzieht mit Zucker.

Pilulae Conii compositae.

Rp. Extracti Conii 2,5
Radicis Ipecacuanhae 0,5
Radicis Liquiritiae 1,0
Radicis Althaeae q. s.
Man formt 50 Pillen.

Pilulae Conii VELPEAU.

Rp. Fructus Conii 2,0
Extracti Lactucae (Thridace) 6,0
Succi Liquiritiae q. s.
Man formt 50 Pillen. Bei Krebsleiden täglich 2,
steigend bis 8 Pillen.

Sapo Conii BÉRAL.

Rp. Extracti Conii 5,0
Saponis oleacci pulver. 10,0.
Auf Leder oder Leinwand zu streichen.

Sirupus Conii.

Rp. Extracti Conii 0,2
Sirupi simplicis 100,0.

Sirupus Conii fructus.

Sirop de Conicine GUILLIERMOND.

Rp. Tincturae Conii fructus 10,0
Sirupi simplicis 290,0.

Species sopientes Clinici.

Rp. Herbae Conii
Herbae Hyoscyami āā 25,0
Placentae Lini seminis 100,0.
Zum Umschlag.

Tinctura Conii acida.

Rp. Herbae Conii min. conc. 100,0
Spiritus diluti 1000,0
Acidi sulfurici diluti 5,0.

Tinctura Conii aetherea.

Éther cicuté GÉRARD.

Rp. 1. Fructus Conii pulv. 100,0
2. Kalii hydrici 4,0
3. Spiritus 25,0
4. Aetheris q. s.
Man befeuchtet 1 mit der Lösung von 2 in 3,
lässt den Weingeist verdunsten und sammelt durch
Ausziehen mit 4 im Verdrängungswege = 100,0.

Unguentum resolvens LANGLEBERT.

Rp. Kalii jodati 1,0
Extracti Conii 3,0
Adipis suilli 20,0.

Conserva.

Conserva. **Konserve** ist eine heute ziemlich in Vergessenheit gerathene Arzneiform von der Konsistenz eines derben Breies oder einer Latwerge, in welcher Zucker das
Vehikel ist. Man nahm als Arzneistoff hierzu gewöhnlich frisches saftiges Vegetabil, ver-
wandelte dieses in einen zarten Brei und mischte es mit soviel Zuckerpulver, dass ein
derber Brei entstand. Man glaubte, dass eine solche Zubereitung sich lange Zeit, mindestens
ein Jahr, konserviren lasse. Dass dies in sehr vielen Fällen nicht der Fall war, beobachtete
man bald, und man liess diese Arzneiform fallen. Seitdem man im Besitz des Glycerins
ist, lassen sich in der That jahrelang haltbare Konserven darstellen. Eine allgemeine
Formel ist: 100 Th. des frischen Vegetabils durch Zerstossen mit einem hölzernen Pistill
im steinernen Möser in einen zarten Brei zu verwandeln, diesen mit 50 Th. reinem Glycerin
zu mischen, durch ein Sieb zu schlagen und dann mit 360 Th. gepulvertem ausgetrocknetem
Zucker in die derbe Breiform überzuführen. Wäre die Masse zu weich, so genügt dann
ein Zusatz von 1—5 Th. Traganth zur Erlangung der gewünschten Konsistenz. Die Konserve betrage 500 Theile.

Man bewahrt die Konserven in geschlossenen Porcellanbüchsen.

Conservatio.

Unter „Konserven" im engeren Sinne versteht man Nahrungsmittel, welche durch eine besondere Zubereitung in einen solchen Zustand versetzt worden sind, dass sie sich für eine längere Zeit aufbewahren lassen, ohne in Verderben überzugehen. — Unter „Konservirungsmitteln" im engeren Sinne versteht man demnach die Hilfsmittel, welche dazu dienen, Nahrungsmittel in einen für längere Aufbewahrung geeigneten Zustand zu versetzen. Unter Konservirungsmitteln im weiteren Sinne versteht man allerdings diejenigen Hilfsmittel, welche dazu dienen, auch andere Objekte aus dem Pflanzen- und Thierreiche (nicht blos Nahrungsmittel) aufbewahrungsfähig zu machen, z. B. Pflanzen und Thiere zu Lehrzwecken, menschliche Leichname u. s. w.

In den Nahrungsmitteln sind insbesondere drei Nahrungselemente vorhanden: Eiweiss und die ihm nahestehenden Substanzen, Kohlehydrate und Fette. Diese Nahrungselemente können unter günstigen Bedingungen verschiedenen Umwandlungen unterliegen.

Die Eiweissstoffe gerathen ziemlich rasch in Fäulniss. Es ist festgestellt, dass die Fäulniss der Eiweissstoffe bedingt wird durch die Lebensthätigkeit von Mikroorganismen (Fäulnissbakterien). Fäulniss kann verhindert oder aufgehoben oder zum Stillstand gebracht werden, wenn man den Zutritt der Mikroorganismen verhindert, oder vorhandene Fäulnisserreger tödtet oder in einen Ruhezustand versetzt, in welchem ihr Stoffwechsel $= 0$ ist. Begünstigt wird die Thätigkeit der Fäulnisserreger durch eine geeignete Temperatur und durch einen gewissen Wassergehalt der fäulnissfähigen Substanz. Zu niedrige und zu hohe Temperatur beeinflussen die Thätigkeit der Fäulnisserreger in einem für diese ungünstigen Sinne. Ebenso wird Fäulniss verhindert, wenn die fäulnissfähige Substanz nicht so viel Wasser enthält, dass die Fäulnisserreger ihren Wasserbedarf leicht decken können.

Die Kohlehydrate unterliegen, insoweit sie gährungsfähige Zuckerarten oder solche Zuckerarten, welche leicht in gährungsfähige übergehen können, darstellen, ausserordentlich leicht der Gährung, indem die überall weit verbreiteten Keime von Gährungserregern (Hefe, Milchsäurebakterien etc.) in deren Lösungen hineingerathen und in ihnen den Gährung genannten Vorgang hervorrufen. Da auch die Gährung ein durch Mikroorganismen hervorgerufener Process ist, so kann ihm durch die nämlichen Mittel wie der Fäulniss begegnet werden, nämlich durch Abhaltung und Abtödtung der Gährungserreger, oder indem man diese in eine Art Ruhezustand versetzt. Auch wird der Gährungsvorgang verhindert durch zu hohe oder zu niedrige Temperatur, endlich dadurch, dass die zu vergährende Substanz nicht hinreichend wasserhaltig ist.

Die Fette unterliegen weder der Fäulniss noch der Gährung, dagegen werden sie ranzig, d. h. sie nehmen einen eigenthümlichen unangenehmen Geruch und Geschmack an. Nachweislich ist der Vorgang des Ranzigwerdens verknüpft mit dem Auftreten von freien Fettsäuren, in manchen Fällen auch mit der Bildung von Estern. Indessen völlig aufgeklärt ist der Vorgang des Ranzigwerdens zur Zeit noch nicht. Man weiss noch nicht mit voller Bestimmtheit, ob Licht oder Luft, oder Bakterienthätigkeit, und zwar jeder dieser Faktoren für sich allein oder ob vielleicht alle diese Faktoren zusammen eine Rolle beim Ranzigwerden der Fette spielen. Die praktischen Erfahrungen haben indessen ergeben, dass das Ranzigwerden der Fette begünstigt wird: 1) Durch einen Feuchtigkeitsgehalt. 2) Durch eine gewisse mittlere Temperatur. 3) Durch Zutritt von Luft. 4) Durch Zutritt von Licht. Und mancherlei Beobachtungen weisen darauf hin, dass unter Umständen doch auch Mikroorganismen thätig sind, wie denn überhaupt unter dem Ranzigwerden heute noch verschiedene Vorgänge zusammengefasst werden, welche verschiedene Ursachen und nur das gemeinsam haben mögen, dass die Fette in ihrem Verlaufe unangenehme Eigenschaften annehmen.

Nach dem Vorausgeschickten werden sich die verschiedenen Konservirungsverfahren in ihrem inneren Mechanismus leicht verstehen lassen.

1. Erhöhung der Temperatur. Genügend hohe Temperaturen tödten jedes Lebewesen, also auch die Mikroorganismen. Da aber nicht alle Nahrungsmittel der erforderlichen Temperatur von 100—110° C. unterworfen werden können, ohne ihren Geschmack zu ändern, so ist für jedes Nahrungsmittel das für es zweckmässigste Verfahren auszuwählen.

Das Pasteurisiren. Wird besonders zur Konservirung von Milch, Bier und Wein angewendet. Es besteht darin, dass man diese Flüssigkeiten in geschlossenen Gefässen 15 bis 30 Minuten auf 60—70° C. erhitzt und dann rasch abkühlt. Hierdurch werden die Hefen und sehr viele Bakterien abgetödtet. Nicht getödtet werden dagegen die Dauerformen (Sporen) der Bakterien. Das Pasteurisiren hat sich bei Wein und Bier bewährt, eine absolute Sicherheit gegen die Infektion durch Milch bietet es dagegen nicht.

APPERT's Verfahren. Schon seit 1804 angewendet. Die nahezu fertig gekochten Nahrungsmittel werden in Blechdosen gefüllt und diese bis auf eine kleine Oeffnung zugelöthet. Die Oeffnung wird nun mit dem betreffenden Safte gefüllt, zugelöthet, und nun werden die Büchsen etwa 1 Stunde in Wasser oder Salzlösungen, von denen sie ganz bedeckt sein müssen, erhitzt. Besonders angewendet zur Konservierung von Fleischspeisen (Corned Beef, Zunge), aber auch von eingedickter Milch, Gemüsen und Früchten.

Sterilisation. Hierunter ist im Grunde genommen das APPERT'sche Verfahren zu verstehen; meist wird aber als Wärmequelle „strömender Wasserdampf" angewendet. Durch genügend lange Sterilisation im strömenden Wasserdampfe werden alle Mikroorganismen getödtet, dagegen können die Dauerformen (Sporen) entwickelungsfähig bleiben.

Diskontinuirliche Sterilisation. Diese wird namentlich für Flüssigkeiten angewendet, bei welchen die längere Einwirkung strömenden Wasserdampfes nicht möglich ist. Sie besteht darin, dass an mehreren aufeinander folgenden Tagen die betreffende Flüssigkeit auf 70—80° C. erhitzt wird. Bei dieser Temperatur gehen wohl die Mikroorganismen zu Grunde, nicht aber deren Dauerformen (Sporen); die zu vegetativen Zellen ausgekeimten Sporen werden durch die nächste Sterilisation getödtet. Wird dieses Verfahren genügend lange fortgesetzt, so wird schliesslich völlige Keimfreiheit erzielt. Dieses Verfahren dient nur selten zur Konservirung von Nahrungsmitteln, dagegen ist es für wissenschaftlich-bakteriologische Zwecke im Gebrauch.

Hierzu würde auch zu rechnen sein das Konserviren der Oelsardinen durch Einlegen in heisses Oel und das Konserviren von gebratenem Geflügel (Wild) durch Einlegen in heisses Fett.

2. Entziehung von Wasser. Befreit man eine fäulnissfähige Substanz von ihrem Wassergehalt ganz oder doch bis zu einem gewissen Grade, so kann sie der Fäulniss lange widerstehen. Hierauf beruht die Herstellung und die Verwendung des Fleischpulvers, des trockenen Eiweisses und Peptons, des Leimes. Getrocknete Gemüse, getrocknetes Obst gerathen, wenn die Trocknung hinreichend ist, weder in Fäulniss noch in Gährung. Auch das Trocknen der Arzneikräuter ist als Konservirungs-Methode aufzufassen. Es ist nicht immer nothwendig, den zu konservirenden Substanzen alles Wasser zu entziehen, es genügt, das Wasser soweit zu entfernen, dass die betreffende Substanz aufhört ein geeigneter Nährboden für die Fäulniss- und Gährungserreger zu sein. Aus diesem Grunde ist z. B. kondensirte Milch mit und ohne Zuckerzusatz haltbar, wenn sie bis zu einer gewissen Konsistenz eingedickt ist. — Aus dem gleichen Grunde bleiben genügend koncentrirte Sirupe von Gährung verschont, während dünne Sirupe ziemlich leicht in Gährung gerathen. — Häufig genügt schon eine nur oberflächliche Austrocknung wasserreicher Substanzen, um sie für längere Zeit zu konserviren; hierher gehört z. B. die oberflächliche Austrocknung des Fleisches und der Wurst durch Räucherung, obgleich diese ausserdem auch noch unter No. 5 fallen. Bisweilen geht dem Trocknungsprocess auch noch eine Behandlung mit Salz voraus. Stockfisch ist z. B. getrockneter Kabliau *(Gadus Morrhua)*. Wird der Kabliau zunächst gesalzen und alsdann erst getrocknet, so heisst das Produkt „Labberdan".

Die Konservirung durch Austrocknung ist um so erfolgreicher, je rascher das Austrocknen vor sich geht. Deshalb werden grössere Objekte, z. B. Fleisch, in kleinere Stücke geschnitten und dann ausgetrocknet. Auf Entziehung von Wasser ist ebenfalls zurückzuführen die Konservirung durch Zusatz grosser Mengen Kochsalz oder Zucker, ferner das Einlegen in Alkohol und Glycerin. Diese Stoffe nehmen das Wasser der Gewebe auf und erzeugen damit Lösungen, aus welchen die Mikroorganismen Wasser nicht aufnehmen können. Vielmehr entziehen diese Stoffe den Mikroorganismen das Wasser und machen damit ihre Entwickelung unmöglich.

3. Abschluss der Luft. Da die meisten hier in Frage kommenden Mikroorganismen Sauerstoff für ihre Lebensthätigkeit bedürfen, so kann in vielen Fällen Konservirung auch durch Abschluss der Luft erreicht werden. Man konservirt z. B. Fleisch und ähnliche Substanzen durch Einlegen in Fett, durch Ueberziehen mit Harz, Paraffin. Man legt Sardinen in Oel ein. Eier werden in Kalkwasser eingelegt, damit der ausfallende kohlensaure Kalk die Poren der Eierschale verstopfe und den Zutritt von Luft verhindere. — Ein solcher Ueberzug bietet natürlich, solange er völlig intakt ist, auch einen Schutz gegen das Eindringen von Mikroorganismen. Der zarte Reif auf unseren Obstfrüchten (Kirschen, Pflaumen) besteht aus einer zarten Wachsschicht, deren Aufgabe es ist, das Eindringen von Mikroorganismen zu verhindern.

Man hat auch versucht, Konservirung dadurch zu ermöglichen, dass man die Objekte in eine Gasart brachte, welche das Wachsthum der Mikroorganismen verhindert. Versuche liegen vor über die Anwendung der Kohlensäure, doch sind dieselben in die Praxis noch nicht übertragen worden.

4. **Niedrige Temperatur.** Die Entwickelung der Mikroorganismen ist an ein gewisses Temperatur-Optimum gebunden, welches für die verschiedenen Individuen verschieden ist. Bringt man die zu konservirenden Substanzen in Temperaturen, welche erheblich (!) unter diesem Optimum liegen, so können Fäulniss und Gährung lange Zeit hinausgeschoben werden.

Fäulniss und Gährung werden unterdrückt oder doch verzögert. Hierauf beruht die Benutzung der Keller und der Eiskeller bez. Eisschränke. Indessen ist zu beachten, dass einerseits durch niedrige Temperatur (Kälte) die Mikroorganismen zwar in ihrer Entwickelung gehemmt, aber nicht getödtet werden, und dass Kälte insbesondere gegenüber den Dauerformen (Sporen) ziemlich ohne Einfluss ist. Anderseits vertragen zahlreiche Nahrungsmittel eine intensive Kälte nicht. So ist es z. B. für die Kartoffeln bekannt, dass sie durch das Einfrieren einen süssen Geschmack annehmen, weil die Stärkekörner zersprengt und theilweise in Zucker übergeführt werden. Fleisch im gefrorenen Zustande ist zwar vor Fäulniss geschützt, aber es fault — einmal aufgethaut — um so rascher. Auch übt in vielen Fällen intensive Kälte einen schädigenden Einfluss auf die betreffenden Nahrungsmittel aus. Zum Zwecke der Konservirung wendet man daher nur mässige Kälte an. Die Temperatur unserer Keller beträgt etwa 8—10° C. und erweist sich als hinreichend, um unsere Nahrungsmittel eine gewisse, kurze Zeit zu konserviren. Für Fleisch hat sich eine Temperatur von etwa + 2° C. (in den Kältehäusern der Schlachthöfe) als zweckmässig erwiesen. Aehnliche Temperaturen werden eingehalten in den Eiswagen der Eisenbahnen und in den Eisschiffen.

5. **Chemikalien.** Eine Anzahl von Chemikalien ist im Stande, Mikroorganismen zu tödten oder doch in ihrer Entwickelung zu hemmen. Zum Theil sind diese Chemikalien Gifte, d. h. sie üben eine bedrohliche oder doch gesundheitsschädliche Wirkung auch auf den menschlichen Organismus aus. Solche Chemikalien, wie z. B. Quecksilberchlorid, sind natürlich für die Konservirung von Nahrungsmitteln ausgeschlossen. Einige Chemikalien sind nun im Stande, Mikroorganismen abzutödten oder in ihrer Entwickelung zu hemmen in Mengen, welche auf den menschlichen Organismus noch nicht in wahrnehmbarer Weise schädigend einwirken. Solche Chemikalien werden als „Konservirungsmittel" κατ’ ἐξοχήν bezeichnet. Zu diesen gehören:

Kochsalz. Dasselbe wird in grossen Mengen zum Konserviren von Fleisch und Fleischwaaren (Pökeln), auch zum Konserviren von Pflanzentheilen benutzt. In hinreichender Menge angewendet verhindert es die Fäulniss, während es andere bakterielle Processe nicht stört. Die Bereitung der Salzgurken und des Sauerkrautes z. B. beruht darauf, dass durch genügenden Zusatz von Kochsalz wohl die Fäulnisserreger getödtet werden, während die Thätigkeit der Erreger der Milchsäuregährung wohl verzögert aber nicht ganz unterdrückt wird. — Der Zusatz von Salpeter beim Pökeln des Fleisches hat nur den Zweck, den Fleischfarbstoff aufzuhellen, also dem Fleische eine schöne rothe Farbe zu geben; für die Konservirung ist dieser Zusatz weniger von Belang.

Fluorwasserstoff und Fluoride. Die Fluorwasserstoffsäure bez. das Fluornatrium wird in der Gährungstechnik angewendet, um falsche Gährungen zu verhindern, also z. B. um den Eintritt von Fäulniss und Milchsäuregährung bei der alkoholischen Gährung zu vermeiden.

Holzessig wird wegen seines Gehaltes an Phenolen namentlich zum Konserviren des Fleisches (Schnellräucherung) benutzt. Bei der Holzräucherung spielen die auftretenden Phenole gleichfalls die Rolle des Konservirungsmittels.

Essig. Etwa 5 Proc. Essigsäuregehalt ist im Stande, sowohl Fäulniss wie Gährung eine gewisse Zeit zurückzuhalten, namentlich wenn der Essig vor dem Gebrauche durch Aufkochen sterilisirt worden ist.

Neuerdings werden besonders angewendet: Borsäure, Borax, Formaldehyd, um die Fäulniss zu verhindern, also namentlich für Fleisch und Fleischpräparate, ferner Benzoësäure, Salicylsäure zur Verhinderung von Gährung. — Die schweflige Säure ist im Stande Gährungserreger zu tödten, ausserdem hat sie die Eigenschaft, den Fleischfarbstoff aufzuhellen und für einige Zeit zu konserviren.

Die zuletzt angeführten Chemikalien sind in den letzten Jahren zu einer grossen Anzahl von Konservirungsmitteln verwendet werden, von welchen in Nachstehendem die wichtigeren aufgeführt werden sollen.

Amerikanische Schinken-Präserve. Haupt-Depot: F. Nietsch, Berlin, Friedrichstrasse 245. Saure Flüssigkeit vom Geruch des Theerwassers und von gelblicher Farbe. Spec.

Gew. bei 16⁰ C. = 1,049. In 1 Liter = 70,0 g Kali-Alaun und 21,4 g Kaliumnitrat. (POLENSKE.)

Antisepticum von L. H. ROSE, Hamburg-Uhlenhorst. Ist fein gepulverte Borsäure. (POLENSKE.)

Australian Salt von OHRTMANN. Inhaber: GLASER & EHRLICH, Berlin. 5,5 Proc. Natriumchlorid, 54,0 Proc. Borax mit 40,8 Proc. Krystallwasser. Das Salz war 1890 mit $^1/_2$ Proc. eines flüchtigen, dickflüssigen Kohlenwasserstoffs durchtränkt, der sich durch Petroleumäther leicht entfernen liess. (POLENSKE.)

Berlinit, koncentrirtes, von DELVENDAHL & KÜNTZEL, Berlin. Stark alkalisches Pulver aus: 7,46 Proc. Natriumchlorid, 9,8 Proc. Borsäure (BO_3H_3), 45,75 Proc. Borax mit 36,8 Proc. Krystallwasser. (POLENSKE.)

Berlinit, Pökel, von DELVENDAHL & KÜNTZEL, Berlin. Feuchte Salzmasse von saurer Reaktion, aus 45,92 Proc. Natriumchlorid, 32,2 Proc. Kaliumnitrat, 19,16 Proc. Borsäure, 2,28 Proc. Wasser. (POLENSKE.)

Best Australian — New Zealand — Meat Preserve von L. ZIFFER, Berlin. 33,12 Proc. Natriumchlorid, 48,62 Proc. Natriumsulfat, 16,0 Proc. Natriumbisulfit, 1,7 Proc. Kalk, Magnesia, Feuchtigkeit. (POLENSKE.)

Carnat von L. ZIFFER, Berlin. 18,9 Proc. Natriumsulfat, 30,88 Proc. Natriumsulfit, 40,12 Proc. Natriumchlorid, 1,6 Proc. Natriumkarbonat, 5,1 Proc. Rohrzucker, 0,7 Proc. Calciumkarbonat + Magnesiumkarbonat, 2,00 Proc. Feuchtigkeit. (POLENSKE.)

Carolin-Pulver von H. BEHRND & Co., Berlin. 24,55 Proc. schweflige Säure, 18,87 Proc. Schwefelsäure, 38,88 Proc. Natriumoxyd, 19,6 Proc. Borsäure. (POLENSKE.)

China Erhaltungspulver. Minerva, Fabrik für Erhaltungspräparate von LOUIS SCHULT, Berlin. 25,0 Proc. Natriumchlorid, 17,7 Proc. Borsäure, 38,84 Proc. Natriumsulfat (Na_2SO_4), 9,2 Proc. Natriumsulfit, 9,4 Proc. Wasser.

Dreifaches Konservesalz der Hagener Konservesalz-Fabrik. Feuchtes, alkalisches Salzgemenge aus 0,8 Proc. Natriumchlorid, 55,5 Proc. Borsäure, 29,0 Proc. Borax mit 14,70 Proc. Krystallwasser. (POLENSKE.)

Dreifaches Konservesalz von THEODOR HEYDRICH & Co., Wittenberg. 55,5 Proc. Borsäureanhydrid mit 44,1 Proc. Krystallwasser. (POLENSKE.)

Dreifaches Konservirungsalz von KARL STERN, Wien. 80,0 Proc. Boraxpulver, 17,0 Proc. Borsäure, 3 Proc. Kochsalz. (POLENSKE.)

Einfaches Konservesalz der Hagener Konservesalz-Fabrik. Feuchtes, alkalisch reagirendes Salzgemisch aus: 21,95 Proc. Borax mit 13,30 Proc. Krystallwasser, 33,1 Proc. Kaliumnitrat, 32,04 Proc. Natriumchlorid. (POLENSKE.)

Einfaches Konservesalz von THEODOR HEYDRICH & Co., Wittenberg. 15,5 Proc. Kaliumnitrat, 73,4 Proc. Natriumchlorid, 9,45 Proc. Borsäure, 1,23 Proc. Wasser. (POLENSKE.)

Erhaltungspulver von L. ZIFFER, Berlin. 28,3 Proc. Natriumchlorid, 70,1 Proc. Borsäure, 1,34 Proc. Feuchtigkeit. (POLENSKE.)

FREEZE-EM., amerikanisches Konservirungsmittel für Fleisch und Fleischwaaren. Ist wasserfreies Natriumsulfit mit einem Gehalt von 15,6 Proc. Natriumsulfat. Das Pulver ist schwach rosa gefärbt (mit Tropacolin 00). (POLENSKE.)

Geruchlose Meat-Preserve-Flüssigkeit von E. DRESEL, Berlin. Spec. Gewicht = 1,228 bei 15⁰ C. 1 Liter = 22,0 g Natriumchlorid, 0,15 Vanillin, 73,5 Natriumsulfat, 171,0 Natriumsulfit, 34,5 schweflige Säure, 3,0 Ferrichlorid. (Die Salze wasserfrei.) (POLENSKE.)

Konservesalz von M. BROCKMANN, Leipzig-Eutritzsch. 34,32 Proc. Natriumchlorid, 14,04 Proc. Kaliumnitrat, 15,00 Proc. Kaliumsulfat, 24,86 Proc. krystall. Borax, 12,0 Proc. Borsäure. (POLENSKE.)

Konservirungsflüssigkeit für Wurstgut. Schwach opalisirende, geruchlose, sauer reagirende Flüssigkeit. Spec. Gew. = 1,0605 bei 20⁰ C. In 1 Liter = 33,4 g Kaliumnitrat, 27,5 g Borsäure (BO_3H_3), 50,0 g Glycerin. (POLENSKE.)

Konservirungs-Pökelsalz von E. DRESEL, Berlin. 80,0 Natriumchlorid, 8,0 Boraxpulver, 12,0 Kaliumnitrat. (POLENSKE.)

Konservirungssalz von Dr. G. LANGBEIN & Co., Leipzig-Sellerhausen. 80,0 krystall. Natriumsulfit und 20,0 kryst. Natriumsulfat. (POLENSKE.)

Lakolin von E. DRESEL, Berlin. Klare, gelbe, sauer reagirende Flüssigkeit. Spec. Gew. = 1,244 bei 15⁰ C. 1 Liter = 6,8 g Kaliumsulfat, 17,6 Natriumsulfat, 212,0 Natriumbisulfit, 96,0 Natriumsulfit (alle Salze wasserfrei), 25,0 Glycerin, 6,0 Borsäure, 3,6 Ferrichlorid. (POLENSKE.)

Magdeburger Konservesalz von Dr. G. MOERIËS, Magdeburg. 0,46 Proc. Calciumoxyd, 20,42 Proc. Natriumchlorid, 33,45 Proc. Borsäureanhydrid, 15,0 Proc. Borax mit 30 Proc. Krystallwasser. (POLENSKE.)

Mayol. Budapester Konservirungsmittel für Fleisch. Ist ein Gemisch von Methyl- und Aethylalkohol mit Borsäure, Glycerin und Ammoniumfluorid. (THAN.)

Meat-Preserve-Krystall von E. DRESEL, Berlin. Besteht aus 90 Proc. krystall. Natriumsulfit $Na_2SO_3 + 7H_2O$ und 10 Proc. Natriumsulfat. (Ursprünglich wohl reines Natriumsulfit B.F.) (POLENSKE.)

Meat-Preserve-Pulver von E. DRESEL, Berlin. Ist stark zersetztes Natriumbisulfit.

Monopol von L. ZIFFER, Berlin. 43,32 Kaliumnitrat, 15,0 Kaliumkarbonat, 17,25 Kaliumchlorid, 1,2 Natriumchlorid, 20,0 Rohrzucker, 3,00 Feuchtigkeit. (POLENSKE.)

Neuestes Fleischpräserve-Pulver von H. SCHRAMM & Co., Berlin. Besteht aus 43,0 Natriumsulfat und 57,0 Natriumbisulfit. (POLENSKE.)

OHRTMANN's Real Australian Meat-Preserve. Flüssigkeit, in 1 Liter = 11,1 g Calciumoxyd und 61,76 g schweflige Säure enthaltend. (Spec. Gew. = 1,0467 bei 19° C.)

OPPERMANN's Erhaltungspulver zu Konservirungszwecken besteht vorwiegend aus Borsäure.

Phlodaritt. Neuestes Fleischpräserve-Pulver der Magdeburger Konservesalzfabrik von ADOLPH DÜBECKE. Besteht aus 75 Proc. Natriumsulfat und 25 Proc. Natriumbisulfit. (POLENSKE.)

Präservesalz zum Bestreuen der amerikanischen Schinken. Ist gepulverter Borax. (POLENSKE.)

Präservirungssalz von Gebr. GAUSE. Feuchtes, sauer reagirendes Salzgemenge aus: 29,7 Proc. Borsäure (BO_3H_3), 37,8 Proc. Kaliumnitrat, 26,7 Proc. Natriumchlorid, 5,5 Proc. Wasser. (POLENSKE.)

Präservirungssalz von R. LIESENTHAL in Köln, „röthend“. Feuchte, sauer reagirende Salzmasse aus: 28,34 Proc. Borsäure (BO_3H_3), 9,58 Proc. Natriumchlorid, 57,35 Proc. Kaliumnitrat, 4,5 Proc. Wasser. (POLENSKE.)

Präservirungssalz von R. LIESENTHAL in Köln, „nicht röthend“. Geruchloses, alkalisch reagirendes Salzgemenge aus: 48,4 Proc. Borax mit 39,0 Proc. Krystallwasser, 3,44 Proc. Natriumchlorid, 9,1 Proc. Natriumbikarbonat. (POLENSKE.)

Preservaline, Schutz gegen Springmaden, von L. ZIFFER, Berlin. Flüssigkeit, spec. Gew. = 1,275 bei 15° C. 1 Liter = 206,7 g Natriumchlorid, 185,0 Natriumsulfit und -bisulfit, 14,2 Natriumsulfat. Spur Eisenchlorid, Spur Benzoësäure. (POLENSKE.)

Probat von A. ADAMCZYK, Berlin. 47,5 Natriumsulfit, 10,9 Natriumsulfat (beide wasserfrei), 35,5 Natriumchlorid, 4,5 Rohrzucker, 0,25 Eisenoxyd + Kalk, 1,0 Feuchtigkeit. (POLENSKE.)

The Real American Meat-Preserve. Farblose, stark nach schwefliger Säure riechende Flüssigkeit. Spec. Gew. = 1,0842 bei 20° C. In 1 Liter = 26,42 g Calciumoxyd, 89,60 g schweflige Säure (SO_2), 1,8 g Eisenoxyd + Thonerde, 1,3 g Kieselsäure + Alkalien. (POLENSKE.)

The Real Australian Meat-Preserve. Farblose, stark nach schwefliger Säure riechende Flüssigkeit. Spec. Gew. = 1,038 bei 20° C. In 1 Liter = 11,08 g Calciumoxyd, 46,33 g schweflige Säure (SO_2), 0,39 g Eisenoxyd + Thonerde, 0,52 Kieselsäure + Alkalien. (POLENSKE.)

Real Australian Meat-Preserve von FRANZ HELLWIG, Berlin. Saure, nach schwefliger Säure riechende Flüssigkeit. Spec. Gew. = 1,0344 bei 19° C. In 1 Liter = 9,5 g Calciumoxyd und 39,0 g schweflige Säure (SO_2).

Real Australian Meat-Preserve von DELVENDAHL & KÜNTZEL, Berlin. Flüssigkeit, Spec. Gew. = 1,0799 bei 19° C. In 1 Liter = 20,7 g Calciumoxyd und 100,0 g schweflige Säure (SO_2).

Dr. C. RÜGER's Barmenit von A. WASMUTH & Co., Barmen. 49,95 Proc. Natriumchlorid, 27,00 Borsäureanhydrid mit 22,5 Proc. Krystallwasser (POLENSKE) vergl. hierzu S. 501.

Stabil (verbessertes Monopol) von A. ADAMCZYK, Berlin. 79,6 Kaliumnitrat, 10,1 Natriumchlorid, 9,0 Rohrzucker, 0,5 Feuchtigkeit. (POLENSKE.)

STARE's Konservator für frisches Fleisch jeder Art. 42,1 Natriumchlorid, 32,3 Borax, kryst., 4,0 Rohrzucker, 0,6 Salicylsäure, 6,0 schweflige Säure, 7,9 Schwefelsäure, 6,4 Natriumoxyd. (Die letzten drei Säuren sind also als Natronsalze zugegen.) (POLENSKE.)

STARE's Sanität zur Pökelung. 61,0 kryst. Borsäure, 7,5 Natriumsalicylat, 14,5 Kaliumnitrat, 7,1 Natriumchlorid, 4,2 Rohrzucker, 6,0 Feuchtigkeit. (POLENSKE.)

STARE's Wurstsalz von M. STARE, Charlottenburg. 60,2 Proc. Borsäure, 7,6 Proc. Natriumsalicylat, 12,8 Proc. Kaliumnitrat, 7,7 Proc. Natriumchlorid, 6,8 Proc. Rohrzucker, 5,0 Proc. Feuchtigkeit. (POLENSKE.)

Sozolith. Koncentrirtes Präservesalz von FR. M. SCHULTZ, Berlin. Stark nach schwefliger Säure riechende Salzmasse. 37,27 Proc. Natriumsulfat (Na_2SO_4), 21,0 Proc. Natriumoxyd, 39,68 Proc. schweflige Säure (SO_2), 2,05 Proc. Wasser. (POLENSKE.)

Stuttgarter Konservirungsflüssigkeit für Fleisch. I. Sauer reagirende, stark nach schwefliger Säure riechende Flüssigkeit. Spec. Gew. = 1,075 bei 16° C. In 1 Liter = 0,103 g arsenige Säure (As_2O_3), 5,5 g Natriumchlorid, 41,94 g Calciumphosphat $Ca_3(PO_4)_2$,

0,44 g Eisenoxyd + Thonerde, 37,44 g schweflige Säure (SO_2), 6,05 g freie Phosphorsäure (H_3PO_4). (POLENSKE 1889.) **II.** Seit dem Jahre 1890 ist diese Flüssigkeit frei von Arsen. Sie enthielt im Liter rund 36,5 g Calciumbisulfit. (B. FISCHER.)

WICKERSHEIMER's Flüssigkeit zur Konservirung von Nahrungsmitteln. Sauer reagirende. dickliche Flüssigkeit, spec. Gew. = 1,0995 bei 20° C. In 1 Liter = 52,3 g Borsäure, 18,25 g Natriumchlorid, 22,8 g Salicylsäure, 7,2 g Natriumoxyd (Na_2O) an Salicylsäure gebunden, 250,0 g Glycerin, Aqua q. s. ad 1 Liter. (POLENSKE.)

Zanzibar-Karbon, amerikanisches Konservirungsmittel für Fleisch und Fleischwaaren. Ist eine Mischung von 75 Proc. Natriumchlorid u. 25 Proc. Bismarckbraun.

Zur Konservirung pflanzlicher und thierischer Objekte für wissenschaftliche Zwecke wird ausser Spiritus zur Zeit namentlich eine 4 proc. Formaldehydlösung verwendet.

Formaldehydlösung, 4 procentige. Ist in Braunschweig zur Konservirung von Gehirn und Rückenmark amtlich vorgeschrieben.

Injektionsflüssigkeit zum Einbalsamiren der Leichen von Dr. LEUFFEN. Rp. Acidi arsenicosi 20,0, Hydrargyri bichlorati 30,0, Aquae carbolisatae (5 Proc.) 3250,0, Spiritus 200,0. Kann mit etwas Fuchsin tingirt werden. Für einen Erwachsenen bedarf man 5—6 Liter. — Auf den Boden des Sarges bringt man in etwa 10 cm hoher Schicht eine Mischung aus 100,0 g Schwefelblumen, 50,0 g Borsäure, 20,0 g Myrrhe nebst einer entsprechenden Menge Kräuterpulver (Eucalyptus, Salbei, Kamille). Mit dieser Mischung werden auch die Körperhöhlen ausgefüllt.

Konservirungsflüssigkeit für naturhistorische und anatomische Objekte von GAWALOWSKI. 0,5 g Quecksilberchlorid, 0,01 g Thymol, 100,0 g Glycerin. Oder 0,01 Thymol, 100,0 Petroleum.

MÜLLER'sche Lösung. Zur Konservirung von Gehirn und Rückenmark in Braunschweig vorgeschrieben: 2,5 Kaliumdichromat, 1,0 Natriumsulfat krystall., 100,0 Wasser.

Poudre pour la conservation des cadavres (Gall.). Pulvis ad condienda cadavera. Rp. Acidi carbolici crystall., Spiritus 90 Proc., Olei Thymi āā 200,0 g. Mit dieser Lösung wird eine Mischung aus 2 kg grob gepulvertem krystall. Zinkvitriol und 10 kg Sägespänen befeuchtet.

Consolida.

Radix Consolidae. Radix Consolidae majoris. Radix Symphyti. — Schwarzwurzel. Beinwurz. Beinwellwurzel. Wellwurzel. — Racine de (grande) consoude (Gall.). **Comfrey root** ist die Wurzel des **Symphytum officinale L.**, Familie der **Borraginaceae — Borraginoideae — Anchuseae,** heimisch im gemässigten Europa bis zum westlichen Sibirien.

Beschreibung. Die Wurzel ist mehrköpfig, bis 2,5 cm dick, frisch fleischig, getrocknet hart, längsrunzelig, aussen schwarz, und zeigt im ebenen Bruch innerhalb der breiten Rinde einen weissen, strahligen Holzkörper. Die Zellen des Parenchyms enthalten reichlich Schleim, der im Zellinhalt entsteht. In der Droge findet sich ausser der Wurzel auch das Rhizom, das im Centrum Mark führt, welches häufig geschwunden ist. Die äussere Bedeckung der Wurzel ist kein Kork, sondern dunkel gefärbtes Gewebe der primären Rinde.

Bestandtheile. Schleim, Gerbstoff, angeblich Asparagin.

Einsammlung. Die Wurzel wird im Herbst gesammelt, der Länge nach gespalten und scharf getrocknet. 7 Th. frische Wurzel geben 2 Th. trockene.

Anwendung. Einstmals gegen alle möglichen Krankheiten gebraucht, ist die Schwarzwurzel heute nur noch ein Hausmittel, das bei Leiden der Athmungswerkzeuge als Aufguss, oder gepulvert mit Honig zur Latwerge gemacht, genommen wird.

Hier und da werden auch die Blätter gegen Katarrh angewendet und die Blüthen zum Färben. — Aehnlich verwendet man **Symphytum tuberosum L.**

Conserva Consolidae.		Ptisana Consolidae (Gall.).	
Rp. Radicis Consolidae pulv.	20,0	Tisane de consoude grande.	
Glycerini	10,0	Rp. Radicis Consolidae conc.	20,0
Sacchari pulver.	70,0	Aquae destillatae ebull.	1000,0.
Aquae fervidae	q. s.	Nach 2 Stunden seiht man durch.	

Sirupus de radice Consolidae (Gall.).
Sirop de consoude.
Rp. 1. Radicis Consolidae concis. 50,0
2. Aquae destillatae　　　300.0
3. Sirupi Sacchari　　　1500,0.
Man macerirt 1 mit 2 zwölf Stunden, seiht ohne
zu drücken ab und kocht mit 3 bis zum spec.
Gew. 1,26.

Species adstringentes Astruc.

Rp. Radicis Consolidae
Rhizomatis Tormentillae
Rhizomatis Bistortae āā.

Freitag's Mittel für Brustkranke. Eine mit geschnittener Schwarzwurzel bereitete
gallertartige Latwerge.

Hustenmittel von Mayen in Friedeberg ist ein Trank aus Schwarzwurzel, Malz
und Meerrettig.

Convallaria.

· Gattung der **Liliaceae — Asparagoideae — Convallarieae — Convallarinae.**

Einzige Art: **Convallaria majalis L.**, heimisch in Europa, in Sibirien und Japan,
in Nordamerika in den Alleghanies. Verwendung finden:

1) Die Blüthen **Flores Convallariae** (Ergänzb.). **Flores Liliorum convallium.
Flores sternutatorii. — Maiblumen. Maililienblumen. Niesblumen. Marien-
glöckchen. — Fleur de muguet** (Gall.).

Beschreibung. Der Blüthenstand ist eine einseitswendige Traube, mit 5—11
nickenden Blüthen in der Achsel kleiner Deckblättchen. Perigon weiss, glockig, mit 6
dreieckigen, etwas nach auswärts gebogenen Zipfeln. Antheren 6, in das Perigon eingeschlossen nahe der Basis desselben. Griffel dreikantig, kurz und dick.

Einsammlung. Man sammelt die Blüthen im Mai, trennt sie vom Schafte, trocknet
und bewahrt sie, in ein mittelfeines Pulver verwandelt, in gelben Stöpselgläsern auf.
7—8 Th. frische geben 1 Th. trockene.

Anwendung. Früher als Bestandtheil von Niespulvern, ferner im Aufguss
10 : 200 (mit Gummischleim, um Diarrhoe zu vermeiden).

2) Das Kraut **Herba Convallariae** (Ergänzb. Helv.). **Maiblumenkraut. Mai-
blume. — Muguet (plante entière)** (Gall.).

Man sammelt die ganze, blühende Pflanze ohne den Wurzelstock und verwendet sie
entweder frisch zur Bereitung der Tinktur, oder man behandelt sie wie die Blüthen.

3) Das Rhizom **Rhizoma Convallariae. Convallaria** (U. St.).

Man sammelt das Rhizom mit den Wurzeln, reinigt und trocknet es.

Bestandtheile. 2 Glukoside: Convallamarin (zu 0,2 Proc.) und Convallarin
(vergl. unten), ferner ein Alkaloid: Majalin, ausserdem ätherisches Oel.

Anwendung. Die Pflanze ist ein seit alter Zeit bekanntes Herzmittel, war aber
völlig in Vergessenheit gerathen und ist neuerdings erst wieder in Aufnahme gekommen.
(Vergl. unten die Glukoside.)

† **Extractum Convallariae majalis (aquosum).** Gall. 1. Extrait de muguet
(aqueux). 300 g frisch gesammelte und getrocknete Maiblumen mit den Stengeln, 100 g
getrocknete Maiblumenblätter, 100 g getrocknetes Maiblumenrhizom werden geschnitten,
mit 3000 g kochendem, destillirtem Wasser übergossen, nach 12 Stunden ausgepresst und
nochmals ebenso behandelt. Die Auszüge dampft man zum weichen Extrakt ein, löst in
kaltem Wasser, filtrirt und dampft zu einem festen Extrakt ein. 2. Extrait de muguet
(avec le suc). 3000 g frische Maiblumen mit den Stengeln, 1000 g frische Maiblumenblätter, 1000 g frische Maiblumenrhizome stösst man im Steinmörser, presst aus, erhitzt
den Saft, seiht durch und dampft zum weichen Extrakt ein; dieses löst man in destillirtem
Wasser, filtrirt und dampft zu einem festen Extrakt ein.

Extractum Convallariae von Sée wird ebenfalls aus der ganzen Pflanze bereitet.

† **Extractum Convallariae fluidum** (Helv. U-St.). **Maiblumen-Fluidextrakt. —
Extrait fluide de muguet. — Fluid Extract of Convallaria.** Helv. 100 Th.
Maiblumen (V) werden mit einer Mischung von 10 Th. Glycerin, 15 Th. Wasser, 25 Th.
Weingeist befeuchtet und im Verdrängungswege mit q. s. Weingeist und Wasser āā erschöpft.
Man fängt die ersten 80 Th. Perkolat für sich auf, dampft die übrigen zum dünnen Extrakt
ein, löst in 40 Th. Wasser, filtrirt, dampft auf 20 Th. ein, so dass man l. a. 100 Th. Fluid-

extrakt erhält. **Vorsichtig aufzubewahren.** Grösste Einzelgabe 0,1 g, grösste Tagesgabe 0,2 g. Muss wenigstens 25 Proc. Trockenrückstand geben. — U-St. Aus 1000 g Maiblumenrhizom (No. 60) und verdünntem Weingeist (41 proc.) im Verdrängungswege. Man befeuchtet mit 400 ccm, sammelt zuerst 800 ccm Perkolat und stellt l. a. 1000 ccm Fluidextrakt her.

Tinctura Convallariae. Maiblumentinktur (Ergänzb.) wird aus gleichen Theilen frischem, zerquetschtem Maiblumenkraut und Weingeist (87 proc.) durch 8 tägige Maceration bereitet. **Vor Licht geschützt aufzubewahren.**

<table>
<tr><td>

Pulvis errhinus HUFELAND.

HUFELAND's Niesepulver.

Rp. Florum Convallariae
    Florum Lavandulae
    Herbae Majoranae   āā 25,0
    Saponis medicati
    Sacchari albi   āā 12,5
    Olei Bergamottae
    Olei Caryophyllor. āā gtt. XXV.

</td><td>

Pulvis sternutatorius viridis.

Grüner Schneeberger Schnupftabak.

Poudre de Saint-Ange.

Rp. Florum Convallariae
    Herbae Majoranae   āā 30,0
    Rhizomatis Iridis Florent.   10,0
    Rhizomatis Veratri   1,5
    Olei Bergamottae   gtt. X.
In kleinen, länglichen Holzschachteln abzugeben.

</td></tr>
</table>

† **Convallamarin** $C_{23}H_{44}O_{12}$. Weisses, krystallinisches, bitterlich-süss schmeckendes Pulver. In Alkohol und Wasser leicht löslich, in Aether fast unlöslich. Vorher befeuchtet, wird es mit Schwefelsäure violett. Liefert mit verdünnten Säuren Glukose und Convallamaretin.

Anwendung bei Herzschwäche und Kompensationsstörungen subcutan (Dosis 0,005—0,01 g). Innerlich 0,05 *pro dosi* und *pro die* bis 0,5.

† **Convallarin** $C_{34}H_{62}O_{11}$. Farblose Krystalle, in Alkohol leicht löslich, in Aether unlöslich, in Wasser kaum löslich. Schwefelsäure löst es mit brauner Farbe. Liefert mit verdünnten Säuren beim Kochen Zucker und Convallaretin.

Anwendung wie beim vorigen, wirkt aber abführend, ist der den kratzenden Geschmack der Droge bedingende Bestandtheil. Einzeldosis 0,05 — 0,1 g. Tagesdosis bis 0,25 g.

Copal.

Gummi vel Resina Copal. Succinum indicum. Kopal. Kopalgummi. Kopalharz.

Mit dem Namen **Kopal** bezeichnet man eine Anzahl Harze, die sich durch ihre Härte und den relativ hohen Schmelzpunkt auszeichnen. Daneben findet sich für sie (besonders im englischen Handel) der Name **Anime**, welchen man anderwärts gegenwärtig mehr für weichere, aromatisch riechende, vielleicht von Burseraceen stammende Harze benutzt. Der Name Anime gehört schon dem Alterthum an, der Name Kopal wurde erst aus Amerika bekannt und dann allmählich auf in der alten Welt vorkommende, früher als Anime bezeichnete oder diesen ähnliche Harze übertragen.

Die Kopale sind amorph, ihre Härte schwankt zwischen der des Kalkspathes und des Gipses, ihr Schmelzpunkt zwischen 180 und 370°C., ihr spec. Gew. von 1,068 bis 1,121. Die Abstammung ist bei manchen unsicher oder gar nicht bekannt, was seinen Grund einestheils darin hat, dass wir ja über die Abstammung solcher fremden Drogen ohne Struktur wenig erfahren, anderseits darin, dass manche Kopale als halbfossil zu betrachten sind; sie werden in Flussbetten, wo sie zusammengeschwemmt sind, aus der Erde gegraben oder in Gegenden auf oder in der Erde gefunden, wo die Bäume, von denen sie stammen, sicher verschwunden sind.

Man theilt sie ein nach der Heimath:

I. Afrikanische Kopale.

a. Ostafrikanische.

1) Der **Sansibar-Kopal, Bombay- oder Salem-Kopal**, die geschätzteste Sorte. Als Stammpflanze gilt **Trachylobium verrucosum (Gaertn.) Oliv. (Caesalpiniaceae — Amherstieae).** Man gräbt ihn in Ostafrika zwischen dem 5° und 15° südl. Breite aus der Erde und bringt ihn direkt nach Europa oder erst nach Indien, woher er dann zuweilen den Namen **indischer** oder **Bombay-Kopal** führt. Er bildet platten- oder tropfsteinartige

Stücke von schwachgelber Farbe, warziger Oberfläche, glasglänzendem und muschligem Bruch, die bis 20 cm gross sind. Er ist geschmacklos und ohne Aroma. Hat die Härte des Steinsalzes. Frisch aus der Erde gegraben, zeigt er eine Verwitterungskruste, die durch Abschaben und Waschen mit Lauge entfernt wird. Im ungepulverten Zustand ist er bei 300° C. noch nicht geschmolzen, feingepulvert beginnt er bei 140° C. zu schmelzen. Er ist schwer aber vollständig löslich in 96 proc. Alkohol, ebenso in Phenol, unvollständig in Aceton, Benzol, Eisessig, Chloroform, Petroläther, Toluol, Schwefelkohlenstoff, Aether, Amylalkohol; Terpentinöl löst nur Spuren auf.

Bestandtheile. 80 Proc. Trachylolsäure $C_{51}H_{85}O_3(OH)(COOH)_2$, 4 Proc. Isotrachylolsäure, 6 Proc. Resene, Bitterstoff, ätherisches Oel, 0,12 Proc. Asche.

2) **Chakazzi-Kopal,** gleichfalls von Sansibar in den Handel kommend und vielleicht von derselben Pflanze stammend, wird ebenfalls aus der Erde gegraben, mit schwächerer Verwitterungskruste wie 1.

3) **Baum-Kopal,** ebenfalls von Sansibar, recentes Harz des **Trachylobium verrucosum.**

4) **Madagascar-Kopal,** wenig bekannt, soll mit 1 identisch sein.

5) **Mosambique-Kopal**, flache Stücke, bis 5 cm gross, meist weissgelb, häufig etwas röthlich, oft von Gasblasen und fremden Körpern durchsetzt, Bruch flachmuschlig. Spec. Gew. 1,069. Als muthmassliche Stammpflanze wird auch **Trachylobium verrucosum** angegeben.

Es scheint danach, als ob alle diese Kopale von derselben Pflanze abstammen und sich nur im Alter unterscheiden.

6) **Inhambane-Kopal,** angeblich von **Copaiba conjugata (?)** und **Copaiba Mopane Kirk,** halbfossil.

b. Westafrikanische.

Sämmtlich, mit Ausnahme der Kiesel-Kopale von Sierra-Leone, weicher als die ostafrikanischen.

1) **Kiesel-Kopal** von **Sierra-Leone. Glas-Kopal.** Kommt in abgerollten Stücken von 2—3 cm Durchmesser vor, die selten mit einer papierdünnen Kruste bedeckt sind. Farblos bis gelblich, durchsichtig bis durchscheinend, geruch- und geschmacklos. Spec. Gew. 1,09. Steht im Werth dem Sansibar-Kopal nahe.

2) **Junger Kopal** von **Sierra-Leone,** soll von lebenden Stämmen der **Guibourtia copallifera Benn.** gesammelt werden. Besteht aus kugel- oder tropfenförmigen Stücken von 1—3 cm Durchmesser. Spec. Gew. 1,6. Trübe und gelblich. Wenig werthvoll, soll nur im englischen Handel vorkommen.

3) **Kopal** von **Gabon.** Runde, oft abgeplattete Stücke von 1—8 cm Durchmesser. Oberfläche zuweilen mit einer sehr dünnen, kreidigen Kruste, die von Sprunglinien durchsetzt ist. Weissgelb bis blutroth, meist trübe. Spec. Gew. 1,073. Haftet wie 2 beim Kauen schwach an den Zähnen.

4) **Kopal** von **Loango.** Kommt in Bruchstücken vor, die darauf schliessen lassen, dass die ursprünglichen Stücke, mehrere Decimeter gross sind. Weiss bis roth, Stücke von letzterer Farbe härter. Spec. Gew. 1,064.

5) **Kopal** von **Angola.** Häufig auch in Bruchstücken bis 2 kg schwere Klumpen, mit weisslicher bis bräunlicher oder rother Kruste, und mit Wärzchen, die aber viel grösser als die der Sansibar-Copale sind. Von der Kruste befreit, ist er gelblich, bräunlich, röthlich. Spec. Gew. 1,062—1,081.

6) **Kopal von Benguala,** mit sehr dünner Haut, farblos bis hellgelb, von muscheligem Bruch.

Die folgenden Sorten der westafrikanischen Kopale gehören zu den weicheren, wenig werthvollen.

7) **Kopal** von **Accra,** der Sorte 6 ähnlich, oft milchig trübe, dem Copaivabalsam ähnlich riechend.

8) **Kopal** von **Benin,** der Sorte 5 ähnlich, kuglig, birnförmig, flach, bedeckt mit einer dunkelbraunen, dünnen Rinde, trübe, braunroth, blasig.

9) **Kugel-Kopal,** auch **westindischer Kopal.** Durchsichtige, fast farblose, meist kugelförmige Stücke, oft im Innern noch weich, oder in der Wärme zusammenfliessend, oft mit rothen Stücken untermengt.

II. Amerikanische Kopale.

Sämmtlich recent, man sammelt sie von den Stämmen und Wurzeln der Stammpflanzen, als welche **Hymenaea Courbaril L., Hymenaea stilbocarpa Hayne, Trachylobium Martianum Hayne, Cynometra** genannt werden. Das Harz der erstgenannten Art besteht aus knollenförmigen, bis 10 cm grossen Stücken, mit einer weissen kreidigen Kruste bedeckt, aussen unregelmässig, höckerig, gelb bis dunkelgrün. Bruch fettglänzend. Spec. Gew. 1,082. Haftet beim Kauen an den Zähnen.

Von zwei neuerdings (1893) vorkommenden Sorten war A. farblos bis gelb. Spec. Gew. 1,068, beginnt bei 55°C. zu schmelzen, ist bei 90°C. geschmolzen. Lässt sich im Autoclaven mit Kalilauge völlig verseifen. B. ist weissgelb bis bernsteingelb. Spec. Gew. 1,07, beginnt bei 58°C. zu schmelzen, ist bei 95°C. geschmolzen. Lässt sich ebenfalls verseifen.

III. Kopal von **Neuseeland** und **Neucaledonien,** der **Kaurie-Kopal,** das Harz der **Agathis australis Salisb.** (Dammara australis Lamb.) **(Coniferae — Pinoideae — Abietineae — Araucariinae),** heimisch in Australien und Neuseeland. Man sammelt das im Boden der Wälder angesammelte Harz, das Stücke bis zu 50 kg bildet. Mit dünner, grauer Rinde, im Innern oft trübe, farblos, grau und hellbraun, Bruch muschelig und fettglänzend, von balsamischem Geruch und aromatischem Geschmack. Klebt beim Kauen an den Zähnen. Spec. Gew. 1,109—1,115. Leicht schmelzbar, in absolutem Weingeist völlig löslich.

Bestandtheile. Dammarsäure $C_{40}H_{30}O_7$, und ein Harz (Dammaran), $C_{40}H_{30}O_6$.

IV. Manila-Kopal (Piney resin) von **Vateria indica L. (Dipterocarpaceae),** wird durch Einschnitte in die Rinde gewonnen. Bildet trübe Massen, die bis 1,5 cm messen. Spec. Gew. 1,121. Bruch splitterig, Bruchfläche glänzend. Geruch schwach balsamisch, Geschmack etwas bitter. Das Pulver haftet beim Kauen an den Zähnen. In zwei Sorten vorkommend: a) der harte, dem vorigen ähnlich, aber dunkler und etwas härter, b) der weichere, gelblich, zwischen den Fingern leicht zu zerreiben.

Anwendung. Man verwendet den Kopal in der Technik zur Herstellung von Lacken und Firnissen und bevorzugt dabei die harten Sorten (Sansibar-Copal), die ein nachheriges Abschleifen und Poliren der lackirten Flächen gestatten. Ebenfalls die harten Sorten werden auch wie Bernstein zu Drechslerarbeiten benutzt.

Copal coctum. Gekochter Kopal. Dient zur Bereitung von Lacken und Firnissen. Entweder erhitzt man Kopal auf 360° C., bis er $^1/_5$—$^1/_4$ an seinem Gewicht verloren hat, oder man verfährt folgendermassen: Grob gepulverten Kopal setzt man einige Wochen hindurch der Einwirkung warmer Luft aus, schmilzt ihn alsdann in einem kupfernen, mit Siebboden (s) versehenen Trichter (a) (Fig. 225), indem man denselben mit glühenden Kohlen umgiebt, lässt das geschmolzene Harz in einen untergestellten Mörser abfliessen (c) und pulvert es nach dem Erkalten. Nach längerer Aufbewahrung ist dieser Kopal in Terpentinöl, Weingeist, Aether leicht löslich; im anderen Falle muss das Verfahren wie-

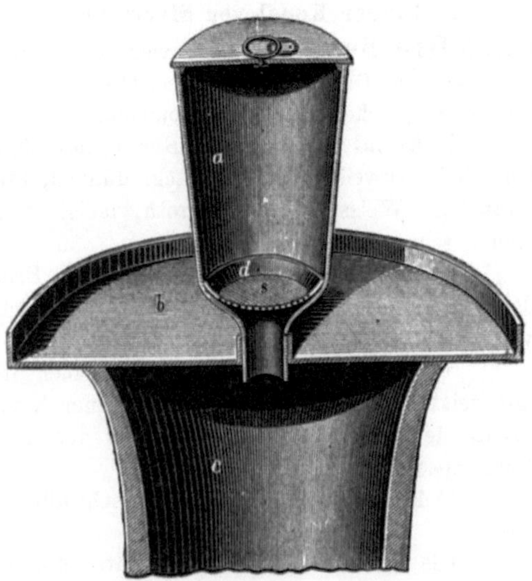

Fig. 225.
Vorrichtung zur Bereitung von Kopallack
im Längsschnitt.

derholt werden. Auch kann man den schmelzenden Kopal unmittelbar in ein Gefäss mit heissem Leinölfirniss fliessen lassen; verdünnt man alsdann mit der nöthigen Menge Terpentinöl, so erhält man den

Vernix Copal, Kopalfirniss, Kopallack, Brauner Kopallack. 1) 100 Th. gekochten Kopal schmilzt man mit 20 Th. Copaivabalsam oder 20 Th. venetianischem Terpentin und löst in etwa 150 Th. Terpentinöl. 2) 100 Th. gepulverter, gekochter Kopal werden mit 10 Th. venetianischem Terpentin geschmolzen, mit 10 Th. sehr heissem Leinölfirniss gemischt, vom Feuer entfernt und mit etwa 150 Th. heissem Terpentinöl versetzt. — Mit $^1/_{10}$—$^1/_5$ Leinölfirniss vermischt zum Lackiren von Weissblech.

Weisser oder farbloser Kopallack. 1) Westindischen Kopal, der als Pulver Jahr und Tag gelegen hat, schmilzt man in einem Kolben im Sandbade, um etwaige Feuchtigkeit zu entfernen, mischt $^1/_5$—$^1/_4$ über 110° C. erhitzten Copaivabalsam, dann nach und nach etwa 1 $^1/_3$ Raumtheil heisses Terpentinöl zu. 2) 1 Th. Kopal lässt man wenigstens 6 Wochen gepulvert an einem trockenen Orte ausgebreitet liegen, mischt mit 1 Th. grobem Glaspulver, erhitzt im Sandbad mit 6 Th. Terpentinöl bis zum Sieden und setzt 1 Th. heissen Leinölfirniss hinzu. Der Lack ist gelblich und klar und eignet sich besonders zur Oelmalerei. 3) Nach DIETERICH („Wagenlack"): 400,0 Manilakopal schmilzt man, giesst in flache Schalen, pulvert, löst in 400,0 Terpentinöl und fügt 300,0 Leinölfirniss zu.

Aetherischer Kopallack. 25 Th. Kampher löst man in 300 Th. wasserfreiem Aether, fügt 100 Th. gepulverten, gekochten Kopal, oder Kopal, der gepulvert Jahr und Tag gelegen hat, nach einigen Tagen 100 Th. wasserfreien Weingeist und 10 Th. Terpentinöl hinzu und klärt durch Absetzenlassen.

Elastischer Kopallack. 3 Th. Kopal kocht man 2—3 Stunden mit 1 $^1/_2$ Th. Leinölfirniss und fügt dann 9 Th. Terpentinöl hinzu.

Weingeistiger Kopallack. 1) 100 Th. gepulverter, gekochter Kopal, 50 Th. Sandarak, 25 Th. Mastix, 100 Th. grobes Glaspulver werden gemischt und nach Zusatz von 20 Th. venetianischem Terpentin mit 100 Th. Aceton und 100 Th. wasserfreiem Weingeist digerirt. Mit letzterem wird später nach Bedarf verdünnt. 2) 180 Th. gepulverter, gekochter Kopal, 25 Th. Kampher, 800 Th. wasserfreier Weingeist; man digerirt, bis Lösung erfolgt ist.

Kopallack für Buchbinder. (Buchh.) 375,0 Manila-Kopal, 90,0 wasserfreier Weingeist, 90,0 Lavendelöl, 450,0 Terpentinöl.

Kopallack, goldfarbig. 1) Für physikalische Geräthe (Buchh.). 250 g Lavendelöl erwärmt man im Sandbade in einem Glaskolben, trägt nach und nach 125 g gepulverten, hellen, afrikanischen Kopal ein, fügt nach erfolgter Lösung 750 g Terpentinöl zu und filtrirt nach dem Erkalten.

Goldlack, Goldfirniss. 100,0 gepulverter Brasil-Kopal, 25,0 Kampher, 0,5 Anilingelb, 1,75 Corallin, 15,0 Terpentinöl, 300,0 Aether lässt man 14 Tage stehen, fügt 100,0 wasserfreien Weingeist hinzu und lässt klar absetzen.

Kopallack für Photographen. 20 g Manilakopal löst man im Wasserbade in 70 g Epichlorhydrin, fügt 100 g absoluten Alkohol hinzu und filtrirt. Man kann den Lack warm oder kalt, rein oder verdünnt (1 Epichlorhydrin $+$ 5 Alkohol) anwenden. Er trocknet schnell, ist glänzend und widerstandsfähig.

Kitt für Glas auf Glas oder Metall. Feines Mastixpulver wird mit Kopallack zur honigdicken Masse gemischt. Für weisse Gegenstände setzt man noch Zinkoxyd zu.

Kitt für Bernsteinsachen. Man benutzt hierzu eine ätherische, sirupdicke Lösung des Brasil-Kopals.

Fussboden-Lack. (Buchh.) 170,0 Manila-Kopal, 160,0 Terpentinöl, 170,0 Weingeist.

Zahnkitt, zum Ausfüllen hohler Zähne. 20 Kopal löst man in 15 Weingeist und fügt Asbestpulver q. s. zur bildsamen Masse hinzu.

Adhaesol, ein antiseptischer Firniss, ist ein Gemisch aus 350 Kopal, 30 Benzoë, 30 Tolubalsam, 20 Thymianöl, 3 α-Naphtol, 1000 Aether. (THOMS.)

Ambroïn, ein Stoff zur Herstellung von Entwickelungsgefässen, Akkumulatorgefässen u. dergl., besteht aus Kopal und Faserstoffen. (RIEDEL.)

Coriandrum.

Gattung der **Umbelliferae — Apioideae — Coriandreae.**

Coriandrum sativum L., heimisch im mediterran-orientalischen Gebiet, durch die Kultur weit verbreitet und die Früchte in derselben nach Form und Grösse stark variirend. Verwendung findet die Frucht:

Fructus Coriandri (Austr. Ergänzb. Brit.). **Coriandrum** (U-St.). **Semen Coriandri. — Koriander. Koriandersamen. Schwindelkörner.**[1]) **Stinkdillsamen. — Fruit ou Semence de Coriandre** (Gall.). **— Coriander. Coriander Fruit. Coriander Seed.**

Beschreibung. Die Frucht ist kuglig (oder zuweilen elliptisch), 5—7 mm im Durchmesser, von den Griffelresten gekrönt, gelbbraun gefärbt; die beiden Theilfrüchtchen fast immer zusammenhängend, da die holzige Mesocarpschicht beider Theilfrüchtchen an den Rändern verwachsen ist. Die Hauptrippen treten wenig hervor, sie sind geschlängelt, zwischen ihnen die fadenförmigen Nebenrippen. Auf der Fugenseite jeder Theilfrucht zwei Oelstriemen. Das Mesocarp besteht aus unregelmässig gelagerten, fast völlig verdickten, gestreckten, verholzten Zellen; sie sind für die Erkennung der Droge im Pulver besonders charakteristisch. Das Endosperm ist konkav. (Fig. 226.)

Bestandtheile. Aetherisches Oel (0,15 Proc. ostindischer K., 0,4—0,6 Proc. französ., holländ. und italienischer K.; 0,8—1,0 Proc. thüring., mährischer und russischer K.). Das Oel ist farblos oder schwach gelblich, spec. Gew. 0,870—0,885. Drehung (100 mm-Rohr) $+ 8$ bis $+ 13^{0}$. Es ist löslich in 3 Th. 70 proc. Alkohols bei 20^{0} C. Es enthält einen Alkohol Coriandrol $C_{10}H_{18}O$, der die rechtsdrehende Modifikation des Linalools ist, ferner d-Pinen. Ferner enthalten die Früchte 13 Proc. fettes Oel. Aschengehalt 6,8 Proc., davon 1,05 Proc. in Salzsäure unlöslich.

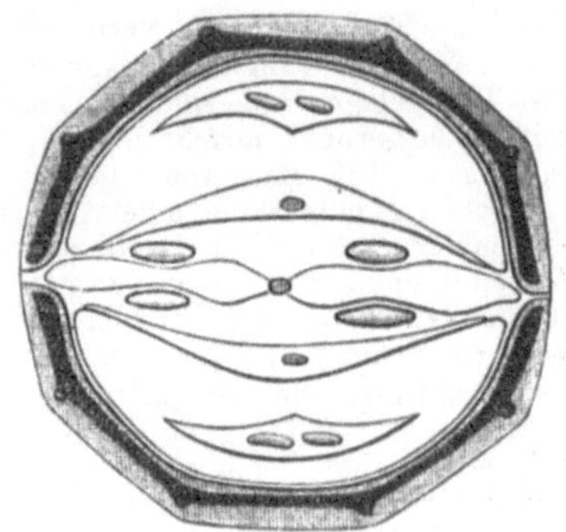

Fig. 226. Querschnitt durch die Frucht von Coriandrum sativum L. 7 mal vergr.

Aufbewahrung. In Blechbüchsen, das Pulver in gelben Stöpselgläsern. 100 Th. Koriander geben 90—92 Th. Pulver.

Anwendung. Als magenstärkendes und blähungtreibendes Mittel, häufiger als gewürziger Zusatz zu Abführmitteln, als Küchen- und Biergewürz; mit Zucker überzogen als *Confectio Coriandri* im Gebrauch. — Die Rückstände von der Oeldestillation dienen als beliebtes Viehfutter, sie enthalten 11—17 Proc. Protein und bis 20 Proc. Fett.

Aqua Coriandri.

Rp. Olei Coriandri   gtt. III
     Aquae destillatae tepidae 100,0.

Curry-Powder.

Rp. Fructus Coriandri	30,0
Fructus Cardamomi	4,0
Rhizomatis Curcumae	20,0
Rhizomatis Zingiberis	3,0
Fructus Capsici	3,0
Fructus Cumini	7,5
Seminis Foenugraeci	11,5
Corticis Cinnamomi	15,0
Fructus Pimentae	2,0
Fructus Piperis nigri	1,0
Fructus Piperis longi	1,0
Caryophyllorum	1,0
Macidis	1,0.

Pulvis digestivus FULLER.

Rp. Fructus Coriandri	15,0
Fructus Anisi	5,5
Fructus Foeniculi	5,0
Seminis Myristicae	2,0
Corticis Cinnamomi	
Caryophyllorum āā	1,25
Piperis longi	6,0
Sacchari albi	30,0

Divide in part. aeq. XX.
Nach der Mahlzeit $^{1}/_{2}$ bis 1 Pulver.

Species pro pulpa Prunorum.

Pflaumenmusgewürz (DIETERICH).

Rp. Fructus Cardamomi	10,0
Rhizomatis Zingiberis	10,0
Corticis Cinnamomi	20,0
Caryophyllorum	20,0
Fructus Coriandri	40,0

werden als grobe Pulver gemischt.

Spiritus Coriandri.

Rp. Olei Coriandri gtt. XV
     Spiritus diluti   100,0.

Alpestre, zur Selbstbereitung von Chartreuse, ist ein Gemisch von 8—9,0 Koriander, 1,0 Angelikafrüchten und Spuren von Zimmt, Wermuth und Pfefferminze für gelben, von 6,0 Koriander und 6,0 einer Mischung von Angelikafrüchten, Ysop, Wermuth, Pfefferminze und Zimmt für grünen Chartreuse.

---

[1]) Unter diesem Namen gehen auch die Kubeben, vergl. S. 972, Note 1.

Käsekräuter, ostfriesische. Je 135,0 Koriander und Mutterkümmel, je 315,0 Anis und Kümmel, 5,0 Safran, 95,0 Nelken.

Lebensthee von KWIET in Berlin, enthält Koriander, Anis, Fenchel, Stiefmütterchenkraut, Hollunderblüthen, Sennesblätter und Weinstein.

Theobrominat, zur Geschmackverbesserung von Kakao, ist eine 15 proc. Lösung von Korianderöl in Weingeist.

Oleum Coriandri. (Brit. U-St.). Korianderöl. Essence de Coriandre. Oil of Coriander.

Gewinnung. Bei der Destillation der vorher zerkleinerten Corianderfrüchte erhält man 0,5 Proc. ätherisches Oel.

Eigenschaften. Dünnflüssiges, hellgelbes Oel von eigenthümlichem, gewürzhaftem Coriandergeruch und mildem Geschmack. Spec. Gew. 0,870—0,885 (Brit. U-St.). Drehungswinkel im 100 mm Rohr $+8$ bis $+13°$. Das Oel löst sich klar in 3 Theilen Spiritus dilutus.

Bestandtheile. Cori、anderöl besteht neben geringen Mengen (5 Proc.) Pinen, $C_{10}H_{16}$, in der Hauptsache aus Linalool, $C_{10}H_{18}O$, und zwar aus der in ätherischen Oelen seltenen, rechtsdrehenden Modifikation dieses Alkohols. Der den specifischen Coriandergeruch hervorbringende Bestandtheil, von dem nur Spuren in dem Oele zugegen sein können, ist noch unbekannt.

Prüfung. Korianderöl ist rein, wenn es den unter „Eigenschaften" angegebenen Anforderungen an specifisches Gewicht, Drehungsvermögen und Löslichkeit entspricht.

Coronilla.

Gattung der **Papilionaceae** — **Hedysareae** — **Coronillinae.**
Verwendung finden:

I. Coronilla varia L. Heimisch in Mittel- und in Südeuropa bis nach Vorderasien. Man benutzte die blühenden Stengel:

† **Summitates Coronillae. Kronwicke. — Schaflinse** als Diureticum. Gegenwärtig kommen noch in Gebrauch:

† **Extractum Coronillae variae aquosum.** Wird wie Extractum Centaurii aquosum (S. 684) bereitet.

† **Tinctura Coronillae variae.** Aus 1 Th. grob gepulverter Kronwicke und 5 Th. verdünntem Weingeist (80 proc.) durch 10 tägige Maceration zu bereiten. Tagesgabe 2—4 —10 g. (POULET.)

Rp. Extracti Coronillae var. aq. 5,0
Herbae Coronillae var. pulv. q. s.
M. f. pilul No. 50. 4mal täglich 1 Pille. Bei krankhafter Herzthätigkeit.

Rp. Tincturae Coronillae var. 10,0
Sirupi Coffeae 3,0
3—6mal täglich 15 Tropfen in Zuckerwasser. Tagesgabe 2—4—10 g.

II. Coronilla Emerus L. Heimisch vom südl. Skandinavien durch Westeuropa bis ins Mittelmeergebiet, zuweilen als Zierstrauch kultivirt. Liefert in den Blättern, die einst als Purgans benutzten **Folia Coluteae scorpioidis,** die auch als Surrogat der Folia Sennae vorkommen. Die Blätter sind unpaarig gefiedert, die Blättchen verkehrt-eiförmig, ganzrandig, an der Spitze stumpf oder ausgerandet, auf der Rückseite angedrückt behaart.

III. Coronilla scorpioides Koch. Heimisch vom Mittelmeergebiet bis nach Persien, mit dreizähligen Blättern. Die Samen gelangen unter die Gerste, von da in das Bier, das davon einen sehr bitteren Geschmack annimmt.

† **Coronillinum,** Coronillin $(C_7H_{12}O_5)x$. Von mehreren Arten, nämlich **Coronilla varia L., C. scorpioides Koch, C. juncea L., C. montana Scop., C. pentaphylla Desf.,** nicht aber **C. Emerus L.,** ist seit längerer Zeit bekannt, dass die Samen giftig wirken. Sie enthalten ein Glukosid: Coronillin, das der Träger der Wirksamkeit ist. Es ist ein gelbes, lockeres Pulver, leicht löslich in Wasser, Alkohol, Aceton und Amylalkohol, wenig in Chloroform und Aether. Es spaltet sich: $2(C_7H_{12}O_5) + 3H_2O = C_8H_{18}O_7 + C_6H_{12}O_6$

Mit Salpetersäure und einer Spur Kupferchlorid giebt es eine kirschrothe bis rothbraune Färbung.

Es ist ein ausgesprochenes Herzmittel: verstärkt den Pulsschlag, bewirkt Zunahme der Diurese, Abnahme der Oedeme und Dyspnoe. — Einzeldosis 0,1 g, grösste Tagesdosis 0,6 g. Einzelgaben von 0,3 g erzeugen schon Kriebeln in den Extremitäten.

<table>
<tr><td>Rp.</td><td>Coronillini</td><td>2,0</td></tr>
<tr><td></td><td>Tincturae Coronill. var.</td><td>20,0</td></tr>
<tr><td></td><td>Glycerini</td><td>5,0</td></tr>
<tr><td></td><td>Sirupi Coffeae</td><td>5,0.</td></tr>
<tr><td colspan="3">3—6mal täglich 10 Tropfen.</td></tr>
</table>

<table>
<tr><td>Rp.</td><td>Coronillini</td><td>2,5</td></tr>
<tr><td></td><td>Radicis Althaeae</td><td>0,5</td></tr>
<tr><td></td><td>Mucilag. Cydoniae q. s.</td><td></td></tr>
<tr><td colspan="3">M. pilulae XXV. Consperge pulvere Rosae. 6 mal täglich 1 Pille.</td></tr>
</table>

Coto.

† **Cortex Coto** (Ergänzb.). **Cortex Cotonis. Cotorinde. Kotorinde. Écorce de Coto. Coto bark.**

Seit 1874 bekannte Rinde von einem in Bolivia heimischen Baum aus der Familie der **Lauraceen,** der wahrscheinlich zur Gattung **Cryptocarya** oder einer naheverwandten Gattung gehört.

Beschreibung. Die Rinde bildet flache Stücke, die bis 10 cm breit, bis 7 mm dick sind, von mattbrauner Farbe. Der Kork ist meist entfernt, die etwa vorhandenen geringen Reste sind von weisslicher Farbe. Die ebenfalls braune Innenseite ist grob gestreift. Der Bruch ist kurz und derb splittrig. Der Querschnitt ist braun und lässt in grossen Mengen hellere Punkte erkennen, die mit der Lupe fein radialgestreift erscheinen. Geruch schwach-aromatisch, Geschmack gewürzhaft-scharf.

Der Kork ist aus dünnwandigen Zellen und solchen, deren Innenwand und Seitenwände verdickt sind, geschichtet. Im darauf folgenden Parenchym Steinzellen, die oft ebenfalls vorzugsweise an der Innenwand und den Seitenwänden verdickt sind. Weiter nach innen ein fast geschlossener Ring aus Steinzellen, die isodiametrisch oder tangential gestreckt sind. Im Bast ansehnliche Gruppen sehr stark verdickter, deutlich geschichteter Zellen. Die einzelnen Zellen sind faserartig, etwas knorrig, bis 1100 μ lang und bis 150 μ breit. Der zwischen diesen Gruppen gelegene Weichbast ist durch Gruppen zusammengefallener Siebröhren deutlich geschichtet. Die Markstrahlen sind 2—3 Zellreihen breit, zwischen den Steinzellgruppen sklerosirt. In den nicht verdickten Zellen der Markstrahlen und dem Parenchym feine nadelförmige Oxalatkryställchen. Ueberall im Parenchym reichlich Oelzellen.

Bestandtheile. Zu etwa 1,5 Proc. Cotoin $C_{14}H_{12}O_4$ (vergl. unten), Dicotoin $C_{25}H_{20}O_6$, Phenylcumalin $C_{11}H_8O_2$, ätherisches Oel, Gerbstoff.

Anwendung. Als Mittel gegen Diarrhoe (0,5 g 3—4 mal täglich). Die Rinde ruft leicht Reizungen der Magenschleimhaut hervor und infolgedessen Uebelkeit, Aufstossen und Erbrechen. Man zieht daher die Verwendung des Cotoins vor.

† **Cortex Paracoto, Paracotorinde.** Sehr bald nach dem Bekanntwerden der Cotorinde (1876) erschien eine zweite Cotorinde im Handel, ebenfalls aus Bolivia, die makroskopisch und mikroskopisch von der ersten nicht zu unterscheiden ist.

Bestandtheile. Paracotoin $C_{12}H_8O_4$ (vergl. unten), Leucotin $C_{17}H_{16}O_5$, Oxyleucotin, Hydrocotoin $C_{15}H_{14}O_4$, Protocotoin $C_{16}H_{14}O_6$, Methyl-Hydrocotoin $C_{16}H_{16}O_4$, Methyl-Protocotoin $C_{17}H_{16}O_6$, Piperonylsäure $C_8H_6O_4$, Gerbstoff, ätherisches Oel. Letzteres ist farblos, von angenehmem Geruch, spec. Gew. 0,9275. Drehung — 2,12°; es enthält Cadinen $C_{15}H_{24}$, und Methyleugenol, vielleicht noch ein Hydrat des Cadinens $C_{15}H_{26}O$ und Kohlenwasserstoffe $C_{11}H_{18}$ und $C_{12}H_{18}$.

Anwendung. Wie bei der vorigen.

Falsche Cotorinden. In neuester Zeit sind zwei solcher vorgekommen:

1) Eine Rinde, die makroskopisch den echten Rinden gleicht, mikroskopisch sich von ihnen dadurch unterscheidet, dass sie ausser den grossen Fasergruppen im Bast noch Stab-

zellen enthält, und dass die Zellen des sklerotischen Ringes radial gestreckt sind. Sie riecht und schmeckt zimmtartig und enthält zu 0,145 Proc. ein Alkaloid, das mit Schwefelsäure und Eisenchlorid schmutzig-grün, dann am Rande roth, endlich schmutzig-violett wird. Sie enthält ferner zu 1,2 Proc. ätherisches Oel vom spec. Gewicht 1,108 und Drehung — 2° 40'. Die Rinde stimmt mit der seit langem bekannten Rinde von **Cryptocarya pretiosa Mart.** (Mespilodaphne pretiosa Nees) überein.

2) Eine Rinde, die in dicken rothbraunen Stücken vorkommt. Sie ist ausgezeichnet durch sehr grosse, knorrige, einzeln stehende faserförmige Zellen im Bast. Dieselbe Rinde ist zuweilen als Gerbrinde (Curtidor) nach Europa gekommen. Sie enthält 24 Proc. Gerbstoff. Vielleicht stammt sie von einer **Sapotacee.**

Aufbewahrung. In dicht verschlossenen Gefässen vorsichtig und vor Licht geschützt. Die Pulverung ist mit den nöthigen Vorsichtsmassregeln auszuführen, da der Staub der Rinde die Schleimhäute der Luftwege angreift.

† **Extractum Coto fluidum.** Wird aus mittelfein gepulverter Cotorinde wie Extract. Cocae fluid. (S. 869) bereitet. Antidiarrhoicum. Gabe: 5—10 Tropfen mehrmals täglich.

† **Tinctura Coto.** Cototinktur. Ergänzb. 1 Th. grob gepulverte Cotorinde, 5 Th. verdünnter Weingeist. — DIETERICH: 20 Th. Cotofluidextrakt, 80 Th. verdünnter Weingeist. Vorsichtig und vor Licht geschützt aufzubewahren. Gabe: 2 stündlich 10 Tropfen. Nation. Form.: Grob gepulverte Cotorinde 125,0, Alkohol von 94 Vol. Proc. q. s. zu 1 Liter Tinktur.

† **Cotoinum. Cotoin.** $CH_3O \cdot C_6H_2(OH)_2 \cdot CO \cdot C_6H_5$. (Ergänzb.)

Darstellung. Echte Cotorinde wird mit Aether extrahirt, der Aether abdestillirt und der Rückstand mit Ligroin vermischt. Man giesst vom ausgefällten Harze ab und lässt die Lösung an der Luft verdunsten. Das so erhaltene Cotoin krystallisirt man aus Wasser um.

Eigenschaften. Aus Wasser in blassgelben, gekrümmten Prismen, aus Alkohol und Chloroform in Tafeln krystallisirend. Schmelzpunkt 130—131° C. Optisch inaktiv. Wenig löslich in kaltem Wasser, leicht in Alkohol, Aether, Chloroform, Schwefelkohlenstoff, Benzol, Aceton, unlöslich in Ligroin. Reducirt in der Kälte Silberlösung, in der Wärme FEHLING'sche Lösung. — In Eisessig gelöst, dann mit koncentrirter Salpetersäure versetzt, giebt Cotoin eine blutrothe Färbung und der Staub erregt Niesen und Hustenreiz.

Anwendung. Gegen Diarrhoe. 0,005 — 0,01 — 0,05 g ein- bis dreimal täglich. — Grösste Einzelgabe 0,3, grösste Tagesgabe 1,0. Man verwendet an seiner Stelle meist das folgende.

† **Paracotoinum. Paracotoin.** $CH_2 \diagdown \!\!\!\!\! {}^{O}_{O} \!\!\!\!\! \diagup C_6H_3 \diagup \!\!\!\!\! {}^{C\,:\,CH\,.\,CH}_{O\,.\,CO\,.\,CH} \!\!\!\!\! \diagdown$ (Ergänzb.)

Darstellung: Paracotorinde wird mit Aether ausgezogen und der Aether verdunstet. Die auskrystallisirte Masse wird abgepresst und in heissem Alkohol gelöst, beim Erkalten krystallisirt zuerst Paracotoin aus.

Eigenschaften: Blassgelbe, glänzende Blättchen. Schmelzpunkt 155° C. Etwas löslich in kochendem Wasser, leicht löslich in Aether, Chloroform, Aceton und kochendem Alkohol, schwer in Benzol und Essigsäure. Paracotoin in Eisessig gelöst, wird durch koncentrirte Salpetersäure anfangs gelb, dann grün. (Die Reaktion kommt eigentlich dem Oxyleucotin zu, mit dem das käufliche Paracotoin immer verunreinigt ist.)

Anwendung: Bei Darmkatarrh, sowie bei Diarrhoe zu 0,1—0,5 g bis dreimal täglich.

<table>
<tr><td>

Mixtura Coto.

Rp. Tincturae Coto
    Tincturae Cardamomi āā 2,5
    Sirupi Sacchari   10,0
    Aquae destillatae   180,0
    Mucilaginis Gummi arab. 15,0.
Bei Durchfall mehrmals täglich esslöffelweise.

</td><td>

Mixtura Cotoïni.

Rp. Cotoini   0,05—0,08
    Spiritus diluti 10,0
    Aq. destillat. 120,0
    Sirupi Sacchari 30,0.
Stündlich bis zweistündlich 1 Esslöffel voll.

</td></tr>
</table>

Corylus.

Gattung der Betulaceae.

Liefert von mehreren Arten essbare Früchte, die auch hier und da medicinisch verwendet werden; so: **Corylus Avellana L.**, die Haselnuss, in Europa, **C. tubulosa Willd.**, die Lambertsnuss, in Südosteuropa, **C. Colurna L.**, die Baumhasel, Dicknuss, türkische Nuss, im Orient und Himalaya, **C. rostrata Ait.** in Nordamerika. Verwendung findet das Oel der Früchte der erstgenannten Art: **Huile du noisetier** (Gall.).

Bestandtheile der Früchte von Corylus Avellana nach Koenig: Wasser 7,11 Proc., Stickstoffsubstanz 17,41 Proc., fettes Oel 62,60 Proc., Stickstofffreie Extraktstoffe 7,22 Proc., Holzfaser 3,17 Proc., Asche 2,49 Proc. Das Oel hat das specifische Gewicht 0,917, es erstarrt bei — 20⁰ C. Jodzahl 88. Die Haare der Cupula der C. rostrata sollen gegen Eingeweidewürmer angewendet werden.

Crocus.

Gattung der **Iridaceae** — **Crocoideae.**

Crocus sativus L. var. α-auctumnalis. Im wilden Zustande nicht bekannt.

Crocus sativus ist heimisch wahrscheinlich in Kleinasien und Griechenland, aber mit der die Droge liefernden Pflanze, die steril ist, nicht identisch. Verwendung finden die Narben der Blüthe: **Crocus** (Austr. Brit. Germ. Helv. U-St.). **Crocus orientalis. Stigmata Croci. — Safran. Gewürzsafran. Safran** (Gall.). — **Saffron.**

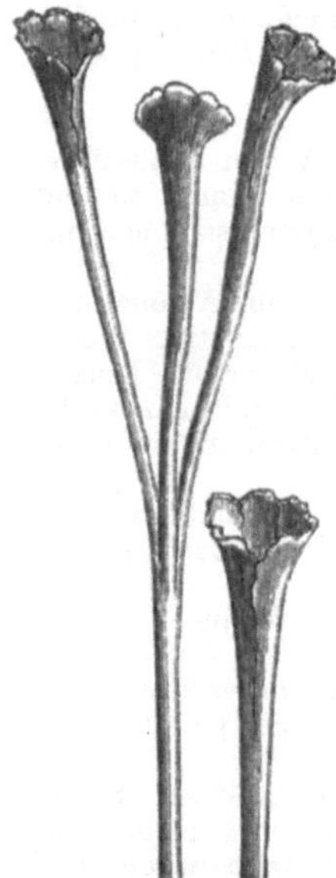

Fig. 227. (Nach Planchon.) Narben von Crocus sativus.

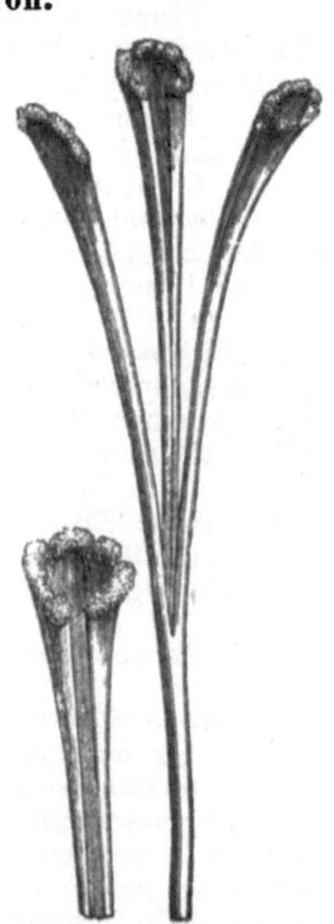

Fig. 228. (Nach Planchon.) Narben von Crocus vernus.

Beschreibung. Der Blüthenstiel ist bis 2 cm, das Perigon 10—15 cm lang, blassviolett mit dunkleren Streifen, am Schlunde bärtig, die Abschnitte oblong, stumpf. Die 3 Antheren etwa halb so lang als der Saum des Perigons. Der Griffel etwas länger als die Röhre des Perigons, die 3—3,5 cm langen Narben zwischen den Zipfeln des Perigons herabgebogen. Sie sind am unteren Ende heller gefärbt, dünn, nach oben dunkelroth, keilförmig verbreitert, aufgeschlitzt. Am oberen Rande kleingelappt, papillös, häutig, biegsam, zähe (Fig. 227). In der Droge sind die Narben durch das Trocknen zusammengefallen und durcheinander gewirrt, nach Aufweichen in Wasser, ev. unter Zusatz von $^1/_4$ Ammoniak tritt die Form deutlich hervor. — Der Geruch ist stark gewürzhaft, fast narkotisch, der Geschmack bitterlich gewürzhaft, etwas scharf.

Auf dem Querschnitt zeigt der Safran einen sehr einfachen Bau. Die Zellen der Epidermis sind an einer Stelle papillös vorgewölbt und von der Cuticula bedeckt, welche sich in Wasser leicht ablöst, da die darunter liegende Membran verschleimt ist. Zwischen den Epidermen dünnwandiges Parenchym und zarte Gefässbündel mit Spiralgefässen. In den Epidermen und im Parenchym gelbe Chromatophoren und gelb gefärbter Zellsaft (Polychroit). Bei der Untersuchung des Safrans stösst man häufig auf die runden, dickwandigen Pollenkörner.

Bestandtheile nach Koenig:

	Wasser	Stickstoffhaltige Substanz	Flüchtiges Oel	Fett	Zucker	Stickstofffreie Extraktstoffe	Holzfaser	Asche	in der Trockensubstanz		
									Stickstoffhaltige Substanz	Flüchtiges Oel	Fett
	Procent										
Spanischer . .	15,90	12,57	0,75	3,75	11,99	42,31	4,68	4,05	14,95	0,89	4,46
Gatinais . . .	14,45	13,58	0,91	8,03	12,51	41,89	4,38	4,25	15,87	1,06	9,34

Ueber den Aschengehalt gehen die Angaben der Litteratur weit auseinander, er wird in anscheinend unverdächtigem Safran bis zu 10 Proc. angegeben. HILGER führt als höchsten zulässigen Aschengehalt 8 Proc. an, wovon 0,5 Proc. in Salzsäure unlöslich sind. Die Asche enthält Aluminium.

Die Pharmakopöen normiren den zulässigen Aschen- und Wassergehalt folgendermassen:

	Germ.	Helv.	Austr.	Brit.	U-St.
Asche . . . . Proc.	7,5	7,5	8	7	7,5
Wasser . . . Proc.	14,0	14,0		12,5	14,0

Der wichtigste Bestandtheil ist der glukosidische Farbstoff Polychroit oder Crocin $C_{44}H_{70}O_{28}$, der Crocetin $C_{34}H_{48}O_9$ und Dextrose liefert. Das Polychroit ist löslich in Wasser und verdünntem Weingeist, wenig löslich in starkem Weingeist und Aether. Salzsäure löst es mit gelber Farbe, Schwefelsäure mit blauer Farbe. Ausser im Safran findet es sich in den chinesischen Gelbschoten von Gardenia spec., in der Fabiana imbricata und in der Tritonia aurea (vergl. unten). Nach neuesten Untersuchungen von HILGER und SCHULER ist der Farbstoff identisch mit Carotin. Bei der Destillation des Saffrans mit Schwefelsäure wird ätherisches Oel in Menge abgespalten.

Ferner enthält der Safran das in farblosen, prismatischen Krystallen krystallisirende Picrocrocin oder Safranbitter $C_{38}H_{66}O_{17}$.

Sorten. Es sind gegenwärtig im Handel nur zwei von Bedeutung:

1) Französischer oder Gatinais-Safran, hauptsächlich kultivirt im Arrondissement Pithiviers-en-Gâtinois, nordöstlich von Orléans. Man unterscheidet 2 Sorten: Safran d'Orange, durch künstliche Wärme getrocknet, von besonders lebhafter Farbe, und Safran comtat, an der Sonne getrocknet, weniger geschätzt. Der französische Safran ist der beste.

2) Spanischer Safran in der Provinz Murcia bei Albacete, Andalusien bei Huelva, Valencia bei Alicante, ferner auf den Inseln Palma und Mallorca kultivirt. Der spanische Safran gilt als weit weniger gut, wie der französische, er ist sehr häufig verfälscht, kommt aber, wenn in Frankreich wenig producirt wird, als französischer oft genug zu uns. Da das Einsammeln und Trocknen sehr mühsam ist, so geht die Kultur im allgemeinen zurück, in manchen Ländern, wie Oesterreich und der Schweiz, die früher erhebliche Mengen producirten, ist sie so gut wie verschwunden.

Prüfung. Dieselbe erstreckt sich zunächst auf die Feststellung, dass wirklich Safran vorliegt (vergl. oben), ferner auf die Bestimmung des Asche- und Wassergehaltes und auf die Fähigkeit, grössere Mengen Wasser gelb zu färben. Germ. schreibt vor, dass 1 Th. 100000 Th. Wasser gelb färben sollen, ebenso Helv. und U.-St. Austr. 1 : 30000. CAESAR und LORETZ empfehlen neuerdings 0,3 g Crocus mit 300,0 g Wasser mehrere Stunden zu maceriren. Von dieser Lösung soll $^{1}/_{10}$ ccm ($= 0{,}0001$ g Crocus) genügen, 100 ccm Wasser deutlich zu färben, also 1 : 1000000. Die Bestimmung des Asche- und Wassergehaltes ist wichtig, da viele der im Folgenden aufgeführten Verfälschungen gerade diese sehr bedeutend erhöhen.

Bei der Untersuchung des Pulvers ist der mikrochemische Nachweis des Polychroits von grosser Wichtigkeit: man breitet eine kleine Menge des zu untersuchenden Pulvers sorgfältig auf dem Objektträger aus, so dass die einzelnen Partikelchen möglichst sich nicht berühren, und lässt dann, während man bei schwacher ($30\times$) Vergrösserung beobachtet, aus einer Pipette einige Tropfen koncentrirter Schwefelsäure zufliessen. Alle Partikelchen, die aus Safran bestehen, werden vorübergehend schön blau und violett, während die Verfälschungen gelb, roth, braun, schwarz etc. werden. Hat man auf diese Weise festgestellt, ob überhaupt eine Verfälschung mit einem fremden Pflanzentheil vorliegt, so ist es Sache der weiteren, oft ziemlich schwierigen, mikroskopischen Untersuchung, deren Natur zu ermitteln. Zum Zweck dieser Untersuchung kann man das Pulver in Chloralhydratlösung (3 Chloralh. : 2 Wasser) aufhellen.

Vergl. ferner **Vinassa**, Arch. d. Ph. 1892, S. 353 und **Tschirch-Oesterle**, Anatomischer Atlas, S. 93.

Verfälschungen. Der Safran ist ausserordentlich häufigen Verfälschungen ausgesetzt; die im Folgenden aufgeführten sind etwa innerhalb der letzten 15 Jahre vorgekommen.

A. Ohne Zusatz oder Substitution fremder Substanzen:

1) Der Safran ist mit solchem gemengt, dem der Farbstoff ganz oder theilweise entzogen ist. Solcher Safran ist hell, spröde, mit geringer oder ohne Färbekraft (vergl. oben). Oft ist solcher Safran mit „Rouge soluble" (Sulfonatriumroccellin) aufgefärbt. Er färbt dann Wasser röthlich oder orange.

B. Verfälschung mit Theilen der Safranpflanze:

2) mit den hellgefärbten Griffeln, die unter dem Namen „Feminelle" einen Handelsartikel bilden. Da beim Herauszupfen der Narben aus der Blüthe häufig der Griffel ganz oder theilweise daran haften bleibt, so lassen Germ., Helv., Austr., Brit. dieselben in geringer Menge zu. Die zur Herstellung ganz reinen Safrans ausgelesenen Griffel werden aber oft in grösserem Umfange beigemengt.

3) Das in Streifen geschnittene, gerollte und gefärbte Perigon sowie die Staubblätter erkennt man beim Aufweichen, die letzteren an den zahlreichen Pollenkörnern, die ersteren haben Spaltöffnungen.

C. Verfälschung mit Beschwerungsmitteln, um das Gewicht zu vermehren:

4) Der Safran wird längere Zeit in einem feuchten Keller aufbewahrt, um Wasser anzuziehen.

5) Der Safran wird mit Zuckersirup, Honig, Glycerin oder fetten Oelen beschwert (giebt, auf Papier gedrückt, Flecken).

6) Ausserdem setzt man ihm weitere Beschwerungsmittel zu: Baryumsulfat, Calciumkarbonat, Gips, Stärkemehl; solche Beschwerungsmittel sind bis zu 60 Proc. beobachtet worden. Sie sind als krustiger Ueberzug der Narben meist schon bei schwacher Vergrösserung zu erkennen. Beim Behandeln mit Wasser liefern solche Beschwerungsmittel ein Sediment im Wasser, das dann weiter mikroskopisch (Stärke) oder chemisch untersucht wird. Ueber mineralische Beschwerungsmittel giebt ferner die Aschenbestimmung Aufschluss. Die Verfälschung mit Baryumsulfat wird auch so ausgeführt, dass man den Safran mit einem löslichen Baryumsalz und dann darauf folgend mit einem Sulfat behandelt.

D. Verfälschung mit Theilen fremder Pflanzen:

7) Mit den Blüthen von Carthamus tinctorius L. (vergl. S. 659).

8) Mit den Blüthen von Calendula officinalis L. (vergl. S. 577). Für den Nachweis dieser beiden Kompositenblüthen im Pulver ist besonders auf die Pollenkörner zu achten, die stachlig oder warzig sind.

9) Mit den Narben anderer Krokusarten. Diese sind meist kürzer und ohne Färbevermögen. Diejenigen von Crocus vernus (Fig. 228) sind vorn breiter und tiefer gekerbt, die von Crocus speciosus sind gabelspaltig getheilt.

10) Zerschnittene Blüthen von Papaver Rhoeas L., Punica Granatum L., Staubfäden einer Nelke, Blüthen von Arnica montana L., Scolymus hispanicus L.

11) Zerschnittene und gefärbte Zwiebelschalen.

12) Pulver von Capsicumfrüchten (bis zu 70 Proc. im Pulver beobachtet).

13) Zerschnittene und gefärbte, grasartige Pflanzen (Carex capillaris?).

14) Mit einem Eosin-Azofarbstoff gefärbte Keimpflanzen einer Leguminose (Vicia?).

15) Würzelchen von Allium Porrum.

16) Gepulvertes Sandelholz (an den Bruchstücken grosser Gefässe leicht zu erkennen).

17) Kurkuma. Der ätherische Auszug hinterlässt beim Verdunsten einen gelben Fleck, der mit Borax und Salzsäure braun wird.

E. Verfälschung mit thierischen Stoffen:

18) Als solche sind Fasern gepökelten und getrockneten Fleisches beobachtet.

F. Verfälschung mit Kunstprodukten:

19) Gelatinefäden, mit einem rothen Farbstoff getränkt.

G. Verfälschung mit organischen Farbstoffen:

20) Dinitrokresol-Kalium oder -Ammonium (Safransurrogat, chemischer Safran), Martiusgelb und Tropaeolin (Safran Algeri), Fuchsin.

21) Als Safransurrogat kommt auch vor ein Gemenge von 4 Th. Weizenmehl, 2 Th. Safran, 2 Th. Kurkuma, 1 Th. Sandelholz und etwas Gewürz.

Einkauf. Pulverung. Den Anforderungen der Arzneibücher entspricht nur die als Crocus electus bezeichnete, durch künstliche Wärme getrocknete Sorte. Das Pulvern des Safrans geht leicht von statten, wenn man ihn einige Stunden über Aetzkalk, oder bei einer Wärme von höchstens 25° C. (Gall.) nachtrocknet; er giebt hierbei etwa 10 Proc. Feuchtigkeit ab. Safranpulver sollte, da der hohe Preis desselben zu Verfälschungen Anlass giebt, nur aus ganz zuverlässiger Quelle käuflich bezogen werden.

Aufbewahrung. Safran und Safranpulver bewahrt man in gut verschlossenen, gelben Hafengläsern an einem kühlen Orte auf.

Anwendung. Innerlich giebt man ihn als Pulver zu 0,1—0,3 — 1,0 g, als Tinktur zu 15—60 Tropfen, als Sirup theelöffelweise bei Keuchhusten und Krämpfen. — Im Haushalt vielfach zum Färben von Speisen, zarten Geweben („Gardinen-crême"), seltener als Gewürz. Er gilt als Stomachicum, Antihystericum und Emmenagogum. Da Safran innerlich in Gaben von 5—15 g Abortus bewirken soll, so giebt man ihn in solchen Mengen mit der nöthigen Vorsicht ab.

Extractum Croci (Gall.) ist wie Extract. Colocynthidis Gall. (S. 934) zu bereiten. Ausbeute etwa 50 Proc.

Sirupus Croci. Sir. de Croco. Safransirup. Sirop de Safran. Ergänzb.: 2 Th. Safran zieht man 2 Tage mit 45 Th. Weisswein aus und bereitet aus 40 Th. Filtrat und 60 Th. Zucker 100 Th. Sirup. — Gall.: 25 Th. Safran macerirt man 24 Stunden mit 440 Th. Roussillonwein (Grenache), sammelt 440 Th. Filtrat und löst darin 560 Th. Zucker. — Vor Licht geschützt aufzubewahren.

Tinctura Croci. Safrantinktur. Teinture de Safran. Tincture of Saffron. Ergänzb. Helv.: 1 Th. Safran, 10 Th. verdünnter Weingeist. — Brit.: 50 g Safran, 1000 ccm Weingeist (60 Vol.-Proc.). — U-St.: 100 g Safran, verdünnter Weingeist (41 Proc.) q. s.; durch Verdrängung sammelt man 1000 ccm. — Gall.: 1 Th. Safran, 10 Th. Weingeist (80 proc.). — Vor Licht geschützt aufzubewahren. 5 Tropfen (nach Helv. $^{1}/_{10}$ Tropfen) färben 1 Liter Wasser noch deutlich gelb.

Aqua Vitae aurea.
Elixir de quinquina et de safran.
Liqueur dorée.

Rp. Tincturae Chinae
Tincturae Croci
Tincturae Cinnamomi
Tincturae Aurantii cort. āā 100,0
Spiritus (90 proc.)
Vini Hispanici āā 2000,0
Aquae Aurantii flor.
Aquae Rosae āā 200,0
Sirupi Sacchari 2000,0.

Cataplasma antophthalmicum PLENCK.

Rp. Croci pulverati 0,7
Vitellum ovi unius
Micae panis albiss. recent. 35,0.
Aeusserlich, bei Augenentzündung.

Electuarium Croci compositum.
Electuaire de safran composé (Gall.).
Confection d'Hyacinthe.

Rp. 1. Croci pulverati 10,0
2. Mellis albi 240,0
3. Sirupi Tunicae hortensis[1]) 480,0
4. Myrrhae subt. pulver. 10,0
5. Ligni Santali citrini pulv. 10,0
6. Ligni Santali rubri pulv. 10,0
7. Herbae Dictamni cretici pulv. 10,0
8. Cinnamomi Ceylanici pulv. 30,0
9. Lapidum Cancrorum pulv. 80,0
10. Terrae sigillatae pulv. 80,0.
Man stellt 1 mit der erwärmten Mischung von 2 und 3 während 12 Stunden bei Seite und mischt dann 4—10 hinzu.

Elixirium Gari.
Elixir de Garus (Gall.).

Rp. 1. Spiritus Gari (S. 225) 1000,0
2. Fructus Vanillae 1,0
3. Croci 0,5
4. Herbae Adianti pedati 20,0

5. Aquae destillatae ebullientis 500,0
6. Aquae Aurantii florum 200,0
7. Sacchari albi 1000,0.
1, 2, 3 zwei Tage maceriren; Aufguss von 4 mit 5 zur Lösung von 7 in 6 zufügen, das Ganze mischen und filtriren.

Ex tempore:

Rp. Spiritus Gari 45,0
Sirupi Aurantii flor. 50,0
Tincturae Croci 2,5
Tincturae Vanillae gtt. V.

Emplastrum oxycroceum.
Safranpflaster. Oxycroceumpflaster.
Harziges Safranpflaster.
Ergänzungsbuch:

Rp. 1. Cerae flavae 6,0
2. Colophonii 6,0
3. Resinae Pini 6,0
4. Ammoniaci 2,0
5. Galbani 2,0
6. Terebinthinae 2,0
7. Mastiches pulv. subt. 2,0
8. Myrrhae pulv. subt. 2,0
9. Olibani pulv. subt. 2,0
10. Croci pulv. subt. 1,0.
1—3 im Dampfbade schmelzen, ebenso 4—6, beide mischen, und 7—10 hinzusetzen.

Helvetica:

Rp. 1. Cerae flavae 35,0
2. Colophonii 25,0
3. Elemi 10,0
4. Galbani (V) 5,0
5. Ammoniaci (V) 5,0
6. Myrrhae (V) 5,0
7. Terebinthinae 12,0
8. Croci (VI) 1,0
9. Extracti Ratanhiae 2,0.
1—3 im Dampfbade schmelzen, Lösung von 4—6 in 7, zuletzt 8—9 mit Spir. dilut. angerührt zufügen.

---

[1]) Sirop d'oeillet, aus den Blüthen von Dianthus Caryophyllus wie Sirup. Rhoeados zu bereiten (vergl. Dianthus).

<table>
<tr><td>

Austriaca:

Rp. Cerae flavae   50,0
      Colophonii   100,0
      Ammoniaci ⎱ via humida
      Galbani   ⎰ depurati aa 25,0
      Terebinthinae laricinae 25,0
      Olibani subt. pulver.
      Mastiches „   „ aa 30,0
      Croci   „   „   15,0.
Bereitung wie bei vorigem.

</td><td>

Pilulae Croci compositae GALLOIS.
Rp. Croci   4,0
     Asae foetidae   4,0
     Extracti Opii   0,4
     Extracti Valerianae 2,0.
Man formt 50 Pillen. 3—4mal täglich 2 Stück
  bei Menstrualbeschwerden.
Ptisana de Croco sativo.
Tisane de safran (Gall.).
Rp. Croci   0,2
     Aquae destillatae ebull. 100,0.
Nach ¹/₂ Stunde seiht man durch.

</td></tr>
</table>

Käsefarbe. Zur Erzielung einer beständigen Gelbfärbung eignet sich besonders höchst fein gepulverter Safran.

Kindertinktur, schmerzstillende, von PASQUALE CATERINUSI, enthält die Bestandtheile aus Jalape, Safran, Muskatnuss, Zimmt, Pfefferminze, Kümmel.

KRIETS' altbewährtes Lebensextrakt ist eine mit Safranauszug versetzte Rhabarbertinktur.

Sirop de dentition de Delabarre, zum Erleichtern des Zahnens, besteht aus 7,5 Safrantinktur, 1,0 Brechwurzeltinktur und je 50,0 Süssholz- und Rhabarbersirup.

Zahnsirup von MARKS ist mit Safran versetzter Zuckersirup.

Croton.

Gattung der **Euphorbiaceae — Platylobeae — Crotonoideae.**

I. Croton Eluteria, vergl. S. 669.

II. Croton Tiglium L., heimisch im tropischen Asien und vielfach kultivirt. Verwendung finden die Samen:

† **Semen Crotonis. Semen s. Grana Tiglii s. Moluccana. Krotonsamen. Krotonkörner. Granatill. Purgirkörner. — Graine de Tilly. Graine des Moluques** (Gall.).

Beschreibung. Sie sind etwa eiförmig, 10—12 mm lang, 4—8 mm breit, auf dem Rücken mit stumpfem Längskiel, auf der Bauchseite mit deutlich sichtbarer Raphe, an dem einen Ende mit kleiner Caruncula. Die Farbe ist meist schmutzig graubraun mit dunkleren Flecken. Die dünne Samenschale umschliesst ein fleischiges Endosperm und den Embryo mit blattartigen Cotyledonen. In beiden neben fettem Oel und Plasma Aleuronkörner, die ein Krystalloid und Globoid enthalten. Geschmack anfangs milde und ölig, bald kratzend und anhaltend brennend. Das Gewicht der Schalen macht etwa 30 Proc. der Samen aus.

Bestandtheile. 50—60 Proc. fettes Oel: Ol. Crotonis, vergl. unten. Benzin löst aus den Samen 33,3 Proc., Schwefelkohlenstoff 33,7 Proc., Chloroform 23,0 Proc.

Aufbewahrung und Anwendung. Krotonsamen werden vorsichtig aufbewahrt und im Handverkauf nicht abgegeben. Nur selten dienen sie noch in der Thierheilkunde als Abführmittel; man giebt einem Pferde 4 bis höchstens 8 Samen (!) mit Kleie. Bei Menschen können schon 4 Samen tödtlich wirken.

Auch andere Theile der Pflanze: das Holz (Lignum Pavanae, Lignum moluccanum), die Wurzel und Blätter wirken purgirend.

† **Oleum Crotonis** (Austr. Brit. Germ.). **Oleum Tiglii** (Helv. U-St.). **Huile de Croton Tiglium** (Gall.). **Kroton-Oel. Croton oil. Granatillöl.**

Das in den Krotonsamen enthaltene Oel kann durch Pressung oder durch Extraktion der Samen mit Aether, Schwefelkohlenstoff und dergl. gewonnen werden. Ausserdem ist es nicht ganz gleichgültig, ob die enthülsten oder nicht enthülsten Samen zur Gewinnung benutzt werden. Es schreiben vor: Brit., Helv. und U-St.: Durch Pressung der Samen. Austr. und Germ.: Durch Pressung der enthülsten Samen. Gall.: Durch Pressung der enthülsten Samen oder Extraktion derselben mittelst Aether.

Darstellung. 1) Man liest alte, dunkelbraun gewordene, verdorbene Samen aus, pulvert die zurückbleibenden unverdorbenen, und presst aus ihnen das fette Oel in der unter *Oleum Amygdalarum* (S. 280) angegebenen Weise. 2) Man schält die sub 1) erhaltenen unverdorbenen Samen, pulvert die Samenkerne und presst aus ihnen das Oel. 3) Man pulvert die geschälten Samen und extrahirt sie im Soxhlet'schen Extraktionsapparat mit Aether. Nach dem Verdunsten (oder Abdestilliren) des Aethers bleibt das Krotonöl zurück.

Das gewonnene Oel wird nach mehrtägigem Absetzen durch ein getrocknetes Filter an einem **warmen** Orte filtrirt. Die Ausbeute beträgt bis zu 30 Proc. vom Gewichte der Samenkerne.

Vorsicht! Alle Rückstände (Samenschalen, Presskuchen und Filter) sind sofort durch Verbrennen zu vernichten. Man hüte sich auch vor den flüchtigen Bestandtheilen der Krotonsamen und vermeide jede direkte Berührung mit der blossen Hand.

Im Handel unterscheidet man Ostindisches und Englisches Krotonöl. Ersteres ist gelblich, letzteres braungelb, aber von stärkerer Wirkung. Wenn es möglich ist, so bereite man das Oel selbst, anderenfalls bemühe man sich, gute Handelsmarken zu erlangen. Eine solche ist die in kleinen Fläschchen vorkommende, mit der Signatur: *„Croton Oil, sold by A. Short, Ratcliff, Highway, London"*.

Eigenschaften. Krotonöl ist ein fettes, gelbbraunes, dickflüssiges Oel, welches zwischen den trocknenden und den nichttrocknenden Oelen, den ersteren aber näher steht. Es besitzt einen schwachen, aber eigenthümlichen und unangenehmen Geruch, und röthet infolge seines Gehaltes an freien Säuren angefeuchtetes blaues Lackmuspapier. Der Geschmack ist anfangs mild, hinterher sehr scharf und anhaltend kratzend und schmerzhaft brennend. (Vorsicht!) In 90 proc. Weingeist ist es nur zum Theil löslich. Der die Hauptmenge ausmachende, in 90 proc. Weingeist lösliche Antheil ist allein der Träger der drastischen Wirkung, der in 90 proc. Weingeist unlösliche Antheil ist unwirksam.

In dem doppelten Volumen absoluten Weingeistes ist Krotonöl häufig schon bei gewöhnlicher Temperatur, jedenfalls aber beim Erwärmen völlig löslich. Das spec. Gew. ist bei 15° C. nach Brit. Germ. U-St. = 0,940 bis 0,960, nach Austr. = 0,940 bis 0,950, also höher als dasjenige anderer fetter Oele, von denen sich in dieser Beziehung nur Ricinusöl und Leinöl dem Krotonöl nähern. Krotonöl erstarrt bei etwa — 16° C. Jodzahl = 90 bis 100.

Seiner chemischen Zusammensetzung nach ist das Krotonöl ein Gemenge der Glyceride der Stearinsäure, Palmitinsäure, Myristinsäure, Laurinsäure, Oenanthylsäure), Capronsäure, Valeriansäure, Buttersäure, Krotonolsäure (Krotonoleïnsäure), Tiglinsäure. Ausserdem enthält es wechselnde Mengen freie Säuren, unter ihnen (etwa 4 Proc.) freie Krotonolsäure (Krotonol) nach Siegel $C_{10}H_{18}O_3$.

Die Krotonolsäure oder das „Krotonol", welchem bisher die blasenziehenden Eigenschaften des Krotonöls zugeschrieben wurden, ist nach Dunstan und Frl. Boole ein Gemisch von meist unwirksamen Fettsäuren mit einem Harz (Krotonharz).

Krotonharz $C_{13}H_{18}O_4$, fast unlöslich in Wasser und Benzin, leicht löslich in Alkohol, Aether und Chloroform. Schmelzpunkt 90° C. Es ist kein Glycerid, sondern voraussichtlich ein Lakton oder komplicirtes Anhydrid.

Prüfung. 1) Von Wichtigkeit ist die Feststellung des specifischen Gewichtes, weil das des Krotonöles höher ist als dasjenige aller anderen fetten Oele mit Ausnahme des Ricinusöles. 2) Ferner ist wichtig die Löslichkeit in dem doppelten Volumen absolutem Weingeist, obgleich das Krotonöl die Auflöslichkeit etwa beigemengter fremder Oele, welche an sich in absolutem Weingeiste nicht in gleichem Maasse löslich sind, begünstigt und namentlich Ricinusöl ein gleiches Verhalten gegen absoluten Weingeist zeigt. 3) Von Wichtigkeit ist endlich der Ausfall der Elaïdinprobe, bei welcher reines Krotonöl tagelang flüssig und hellfarbig bleibt, während ein mit nichttrocknenden Oelen versetztes Krotonöl innerhalb eines Tages theilweise fest wird oder körnige Antheile abscheidet:

2 Raumtheile Krotonöl, nach Zusatz von 1 Raumtheile rauchender Salpetersäure und 1 Raumtheil Wasser kräftig geschüttelt, dürfen nach 1—2 Tagen weder ganz, noch theilweise erstarren.

Aufbewahrung. Weil das Krotonöl aus der Luft leicht Sauerstoff aufnimmt, wobei es sich verändert und verdickt, auch mehr freie Krotonolsäure abspaltet, so bewahre man es **vorsichtig** neben anderen starkwirkenden Substanzen in kleinen, möglichst ganz gefüllten und gut geschlossenen Gefässen **vor Tageslicht geschützt** auf.

Anwendung. Auf die Haut gebracht, erzeugt Krotonöl Brennen, dann Röthung, schliesslich einen pustulösen Ausschlag. Man benutzt es daher **äusserlich** zu ableitenden Einreibungen. **Innerlich** wirkt es in Gaben von $^1/_4$ bis 1 Tropfen drastisch abführend. Man giebt es daher als Laxans, wenn alle Mittel im Stiche lassen. Die Wirkung tritt ungemein schnell ein. Krotonöl darf nur gegen ärztliche Verordnung abgegeben werden.

Höchstgaben: *pro dosi* 0,05 g, *pro die* 0,1 g (Austr. Germ. Helv.).

<table>
<tr><td>

Rp. Olei Crotonis gtt. I
Sacchari Lactis 3,0.
Divide in part. 3. 2stdi. 1 Pulv.

</td><td>

Rp. Olei Crotonis gtt. II
Olei Ricini 60,0.
2stündl. 1 Esslöffel.

</td></tr>
</table>

Die Beseitigung von Muttermalen geschieht nach Dr. SIGLER durch dreimalige Anwendung von Krotonöl nach Art des Lebensweckers (s. unter Euphorbium).

Bacilli Olei Crotonis LIMOUSIN.
Krotonstifte. Crayons à l'huile de Croton.
Rp. Olei Cacao
Cerae flavae āā 5,0
Olei Crotonis 10,0.
Man formt Stifte von 8—9 mm Dicke.

Charta epispastica.
Papier épispastique (Dieterich).
a. stärkeres.
Rp. Cerae flavae 50,0
Terebinthinae 25,0
Olei Crotonis 25,0.
b. schwächeres.
Rp. Cerae albae 50,0
Terebinthinae 35,0
Olei Crotonis 15,0.
Die geschmolzene und erkaltende Masse wird mit einem Pinsel auf geleimtes, unsatinirtes Schreibpapier gestrichen.

Clysma antidysentericum KONOPLEFF.
Rp. Olei Crotonis 0,05 (0,1—0,2).
Olei Olivarum 30,0
Gummi arabici 15,0
Aquae destillatae 120,0
Extracti Hyoscyami 0,1 (0,2—0,3).
D. S. Zum Klystier.

Collodium crotonatum.
Krotonöl-Kollodium.
Rp. Olei Crotonis 2,5
Collodii elastici 7,5.
Zur Reizung der Haut und Erzeugung von Pusteln.

Collodium Tiglii (Nat. form.).
Rp. Olei Crotonis 1,0
Collodii (U-St) 9,0.

Elaeosaccharum Crotonis.
Rp. Elaeosacchari Cinnamomi 10,0
Olei Crotonis gtt. II.

Embrocatio Tiglii jodata.
New-Yorker Formel.
Rp. Olei Crotonis 1 vol.
Aetheris 2 „
Tincturae Jodi comp. 5 „

Emulsio antidysenterica KONOPLEFF.
Rp. Olei Crotonis 0,1 (—0,15)
Olei Amygdalarum 20,0
Gummi arabici 10,0
Aquae Menthae piperit. 160,0
Aquae Laurocerasi 5,0 (—10,0)
Sirupi Amygdalarum 40,0.
Stündl. 1 Esslöffel, Kindern 1 Theelöffel

Linimentum contra calvitiem HOCHSTETTER.
Rp. Olei Amygdalarum 16,0
Olei Crotonis 0,5.

Linimentum Crotonis.
Liniment of Croton Oil (Brit.).
Rp. Olei Crotonis 20 ccm
Olei Cajeputi 70 ccm
Spiritus (90 %) 70 ccm.

Linimentum Tiglii (Nat. form.).
Olei Crotonis 12 ccm
Olei Cajeputi 44 ccm
Rp. Spiritus (94 Vol. Proc.) 44 ccm.

Linimentum Tiglii compositum (Nat. form.).
Rp. Olei Terebinthinae
Olei Sassafras
Olei Crotonis āā 20 ccm
Olei Olivarum 40 ccm.

Mixtura antispastica.
RILLIET et BARTHEZ.
Rp. Olei Crotonis 0,1
Sacchari albi 10,0
Gummi arabici
Tincturae Cardamomi āā 2,0
Aquae destillatae 60,0.
Mehrmals täglich 1 Theelöffel, bei Gehirnhautentzündung.

Oleum Crotonis argillatum.
Rp. Olei Crotonis 1,0
Argillae purae 9,0.
Dient in der pharm. Receptur zum genauen Abwägen kleiner Mengen Krotonöl. Nur kurze Zeit haltbar.

Oleum Ricini artefîciale.
Ph. paup.
Rp. Olei Crotonis gtt. I
Olei Papaveris 30,0.

Pilulae anthydropicae SELWIN.
Rp. Olei Crotonis
Bulbi Scillae pulv. āā 0,25
Ammoniaci 0,5
Rhizomatis Zingiberis 1,0
Extracti Colocynthidis comp. 2,5.
Zu 20 Pillen. 3mal wöchentlich 1—3 Pillen.

Pilulae hydragogae SCHLESIER.
Rp. Olei Crotonis 0,1 (gtt III)
Extracti Colocynthidis
Gutti āā 0,5
Radicis Althaeae q. s.
Zu 8 Pillen. Morgens 1 Pille

Sapo Crotonis.

Aus Krotonöl wie Sapo medicatus zu bereiten.
Dosis 0,1—015—0,2.

Tinctura Crotonis.

Rp.   Seminis Crotonis pulv.   10,0
      Spiritus   100,0.

Man digerirt einen Tag und filtrirt.

Vet.   **Oleum acre** Géneau.

Rp.   Olei Crotonis   4,0
      Olei Cantharidum (Gall.) 20,0
      Olei Terebinthinae   20,0
      Olei Rapae   60,0
      Olei Alkannae   q. s.

Vet.   **Pilula laxativa fortior.**

Rp.   Aloës pulverat.   20,0
      Olei Crotonis gtt.   VIII
      Saponis viridis   5,0.

Zu einer Pille für Pferde. Auf einmal zu geben,
wenn Aloë allein nicht wirkt.

Malefizöl des Pfarrers Kneipp: 1 Th. Krotonöl, 6 Th. Mandelöl.

III. Croton Pavana Hamilton, heimisch in Indien, liefert Samen, die etwas
kleiner und dunkler sind als die vorigen, aber noch heftiger wirken; ebenso werden die
Samen von **Croton oblongifolius Roxb.** (Kowli seeds) benutzt.

IV. Croton lacciferus L. in Ostindien, Ceylon und Cochinchina liefert Schellack
(vergl. dort).

V. Croton salutaris Casar., Croton Paulinianus Müll. Arg., beide in
Brasilien, **Croton Draco Schlechtendal** in Mexiko, **Croton hibiscifolius Kth.** in
Neu-Granada und andere Arten liefern Drachenblut.

VI. Croton phebalioides R. Br. in Neu-Südwales, **Croton flavens L.** in
Westindien, liefern der Cascarilla ähnliche Rinden. Die jungen Triebe der letztgenannten
Art var. balsamiferus werden wie Insektenpulver benutzt, sollen aber wirkungslos sein.

VII. Croton Malambo Karst. im nördlichen Südamerika liefert die jetzt obsolete
Malamborinde. Eine damit identische oder ganz nahe verwandte Rinde ist als falsche
Chinarinde vorgekommen.

VIII. Croton corymbosus Engelm. in Texas. Die blühenden Zweigspitzen
werden als Thee benutzt.

Cubebae.

Cubebae (Germ.). **Fructus Cubebae** (Austr. Brit. Helv.). **Cubeba** (U-St.). **Baccae
Cubebae. Piper caudatum. Kubeben. Kubebenpfeffer. Stielpfeffer. Schwanz-
pfeffer. Schwindelkörner.**[1] — **Cubèbe. Poivre à queue** (Gall.). — **Cubebs.** Die
Früchte des **Piper Cubeba L. fil.** Familie der **Piperaceae,** heimisch auf Java, vielleicht auch auf Sumatra und Borneo; kultivirt auf den Antillen, in Malakka und vielleicht
in Sierra-Leone.

Beschreibung. Man sammelt die Kubeben vor der Reife, sie sind dann kuglig,
von etwa 5 mm Durchmesser, sehr wenig zugespitzt, am Grunde in einen bis 1 cm
messenden Fortsatz ausgezogen, aussen durch das Trocknen runzelig, grau, graubraun oder
schwärzlich. Die Schale ist etwa 0,5 mm dick, sie umschliesst den nicht völlig entwickelten,
geschrumpften, nur an der Basis angewachsenen Samen. Ist der Same gut entwickelt,
so erkennt man im Längsschnitt das mächtige Perisperm und im oberen Theil das kleine
Endosperm mit dem wenig differenzirten Embryo. (Fig. 230.)

Der Querschnitt durch die Fruchtschale lässt in den der Epidermis zunächst ge-
egenen Zelllagen zahlreiche Steinzellen erkennen, die eine zusammenhängende Schicht
bilden. Im Parenchym sind zahlreiche Zellen zu etwas vergrösserten Oelzellen geworden,
deren Inhalt infolge des Gehaltes an Cubebin mit koncentrirter Schwefelsäure schön roth
wird. Die vorletzte Zellschicht der Fruchtschale ist ebenfalls in meist etwas radial ge-

---

[1] Unter diesem Namen auch die Fructus Coriandri, die weissen Senfsamen
und die giftigen Kokkelskörner

streckte, stark verdickte, grosse Steinzellen umgewandelt (Fig. 229). Die dann folgende Samenschale besteht aus zwei stark zusammengefallenen Zellschichten. Im Perisperm ebenfalls reichlich Sekretzellen, deren Inhalt mit Schwefelsäure roth wird, im Parenchym Stärke in grossen, aus sehr zahlreichen Theilkörnchen zusammengesetzten Körnern. Geruch aromatisch, Geschmack scharfaromatisch, bitterlich.

Bestandtheile. 10 bis 18 Proc. ätherisches Oel (vergl. unten), etwa 2,5 Proc. Cubebin $C_{10}H_{10}O_8$, feine weisse Nadeln, die bei 125° C. schmelzen, in kaltem Wasser fast unlöslich, in heissem wenig löslich, in 76 Th. absol. Alkohol löslich, in 26,6 Th. Aether löslich, ferner löslich in Essigsäure, Chloroform, flüchtigen und fetten Oelen. Wird mit konc. Schwefelsäure und Phosphorsäureanhydrid roth. Ferner etwa 1,7 Proc. Kubebensäure $C_{13}H_{14}O_7$ bildet eine amorphe, bei 56° C. schmelzende Masse, von schwach saurer Reaktion, unlöslich in Wasser, löslich in Weingeist, Aether, Chloroform, Ammoniak und Kalilauge. Wird ebenfalls mit koncentrirter Schwefelsäure roth. Asche 5,45—8,12 Proc., davon in Salzsäure unlöslich 0,09—0,39 Proc. Die Asche ist grünlich, sie enthält Mangan. Die Kubeben geben 20 Proc. Extrakt.

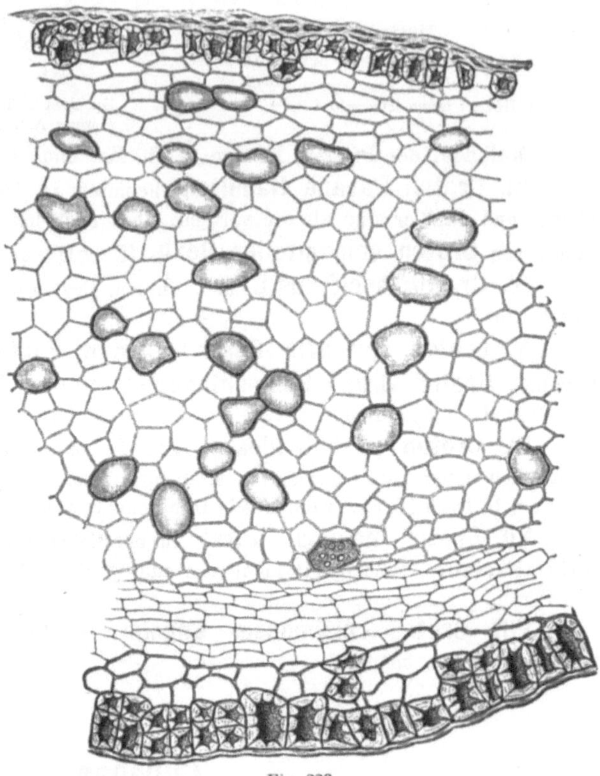

Fig. 229.
Querschnitt durch die Fruchtschale der Cubebe. 180 mal vergr.

Prüfung etc. Die den Kubeben reichlich beigemengten Bruchstücke der Fruchtspindel sind vor der Verwendung zu entfernen. — Da häufig Früchte von abweichender Beschaffenheit im Handel ·vorkommen, so sollen nur solche verwendet werden, die der obigen Beschreibung genau entsprechen und die mit koncentrirter Schwefelsäure schön roth werden, wobei aber darauf aufmerksam gemacht werden muss, dass auch Früchte von völlig normalem Bau vorkommen, die die Rothfärbung mit Schwefelsäure nicht geben. Man bezeichnet sie in Java als „Rinoe Katoentjar", im Gegensatz zu den mit Schwefelsäure roth werdenden, die „Rinoe badak" heissen. Man muss also auch bei völlig normal gebauten Früchten die Schwefelsäureprobe machen. Zu diesem Zweck zerreibt man einige Früchte im Mörser und übergiesst mit koncentrirter Schwefelsäure. Ganz besonders ist diese Prüfuug auch für das Pulver anzurathen. Gerade im letzteren Fall giebt natürlich die Reaktion nur darüber Aufschluss, dass das Pulver echte Kubeben enthält, nicht darüber, ob es mit andern Früchten vermengt ist. Wenn solche Vermengungen aus Piperaceenfrüchten bestehen, so dürften sie durch das Mikroskop kaum nachzuweisen sein, wenn es dagegen Früchte aus anderen

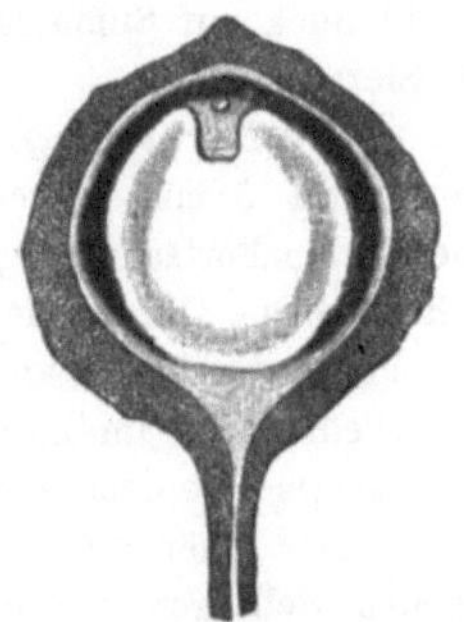

Fig. 230.
Cubebe im Längsschnitt.
15 mal vergr.

Familien sind, so ist der Nachweis durch in solchen vorkommende abweichende Zellformen
ermöglicht. In Pulver aus echten Kubeben dürfen keine anderen verholzten Zellen vorkommen, als die Steinzellen der äusseren und inneren Steinzellenschicht, die Gefässe und
denselben vorgelagerte spärliche Fasern.

Verfälschungen und Verwechslungen. Die folgende Uebersicht giebt die
echte Droge und die in den letzten Jahren unter den Kubeben oder an ihrer Stelle vor-
gekommenen fremden Früchte.

A. Piperaceenfrüchte.

I. Piperaceenfrüchte mit stielartigem Fortsatz.

A. Aeussere und innere Steinzellenschicht vorhanden, ausserdem zerstreute Sklerose im Parenchym des Pericarps.

    Piper ribesioides WALLICH.

B. Aeussere und innere Steinzellenschicht vorhanden, weitere Sklerose fehlt.

  a. Steinzellen der inneren Schicht radial gestreckt.

    Piper Cubeba L. fil.

     × Rinoe Katoentjar, mit Schwefelsäure roth.

     ×× Rinoe badak, mit Schwefelsäure nicht roth.

  b. Steinzellen der inneren Schicht isodiametrisch.

    Piper crassipes KORTHALS.

  c. Steinzellen der inneren Schicht hufeisenförmig verdickt.

    Piper à court pédicelle.

C. Nur eine äussere Steinzellenschicht vorhanden.

  a. Steinzellen nicht radial gestreckt. Frucht mit Fortsatz bis 3 cm lang.

    Piper mollissimum BLUME (Keboe-Kubeben, Karbauw-Beeren).

  b. Steinzellen radial gestreckt. Früchte viel kleiner.

    Piper venosum D. C. Mit Schwefelsäure roth.

D. Im Pericarp überhaupt keine Steinzellen.

  a. Afrikanische Arten.

    1) Frucht 5—6 mm, Fortsatz ebenso lang.

     × Mit Schwefelsäure roth.

      Piper Clusii D. C.

     ×× Mit Schwefelsäure nicht roth.

      Piper guineense SCHUM.

    2) Frucht bis 4 mm lang, Fortsatz bis 6 mm lang.

     Piper borbonense D. C. (Cubèbe du pays.)

  b. Indische Arten. Mit Schwefelsäure sämmtlich nicht roth.

    1) Fortsatz viel kürzer als die Frucht.

     Piper caninum BL. var.

    2) Fortsatz so lang wie die Frucht oder länger.

     × Stiel flach.

      o *Piper Lowong* BLUME. Sekretzellen mit Schwefelsäure blaugrün
werdend.

      oo Ceylon-Pfeffer. Sekretzellen mit Schwefelsäure hochgelb.

     ×× Fortsatz nicht flach, höchstens runzelig.

      Piper caninum BLUME, *Piper phyllostictum* D. C.

II. Piperaceenfrüchte ohne stielartigen Fortsatz.

A. Aeussere und innere Steinzellenschicht vorhanden.

  1) *Piper nigrum L.* Mit Schwefelsäure roth. Zellen der äusseren Schicht radial
gestreckt.

  2) *Cubèbe de Java sauvage.* Zellen der äusseren Schicht nicht radial gestreckt.

B. Nur eine äussere Steinzellenschicht vorhanden.

    Dangdang boeroeng.

C. Aeussere und innere Steinzellenschicht fehlt.

    Kubeben von Bangil. Mit Schwefelsäure zuerst roth, dann braun.

Früchte aus anderen Familien.

1) *Xanthoxylum Budrunga* WALL. (Rutaceae.) Falsche Kubeben von Ma-
dura. Kuglige, zweiklappig aufspringende Frucht mit einem schwarzen Samen, der am
langen Funiculus hängen bleibt.

2) *Bridelia tomentosa* BLUME. (Euphorbiaceae.) Frucht etwa 6 mm gross, von der Seite zusammengedrückt und eingeschnürt, zweifächerig, zweisamig.

3) *Tetranthera citrata* NEES. (Lauraceae.) Kuglig, bis 6 mm gross, oben zugespitzt, dunkelbraun, einfächerig, einsamig, Embryo mit dicken Cotyledonen. Im Pericarp Palissaden mit wellig gekrümmten Wänden.

4) *Daphnidium Cubeba* NEES. (Lauraceae.) Wie vorige, aber Palissaden mit nicht gekrümmten Wänden, Krystalle enthaltend.

5) *Pericampylus incanus* MIERS. (Menispermaceae.) Scheibenförmig flach, am Rande wulstig aufgetrieben und gerippt.

6) *Rhamnus spec.* Frucht 3—4fächerig mit ebensoviel Steinkernen.

7) *Xylopia frutescens* GAERTNER (Anonaceae), in Brasilien und Guyana. 1fächerig, mit 2 glänzend schwarzen oder braunen Samen mit weissem Arillus. Endosperm ruminat.

8) *Helicteres hirsuta* BL. (Sterculiaceae) und *Grewia tomentosa* (Tiliaceae). Beide nicht näher bekannt. Vergl. Genaueres: Arch. d. Ph. 1896 p. 204, 1898 p. 172.

Aufbewahrung. In Blech- oder Glasgefässen, das Pulver in dicht verschlossenen Hafengläsern an einem trockenen Orte und, wegen seiner Neigung zum Verharzen, in nicht zu grosser Menge.

Pulverung. Kubeben lassen sich ihres hohen Oel- und Harzgehaltes wegen schwer pulvern, da sie die Maschen der Siebe verstopfen. Man trocknet sie entweder kürzere Zeit bei höchstens 25° C. (Gall.), und verwandelt sie in ein mittelfeines Pulver; oder man lässt sie einige Wochen im Kalt-Trockenschrank (S. 546) liegen und verlegt die Arbeit des Pulverns in die kalte Jahreszeit, in welchem Falle sie verhältnissmässig gut von statten geht. Aus 100 Th. lufttrockenen Kubeben erhält man etwa 94 Th. mittelfeines Pulver.

Anwendung. Bei Gonorrhoe als Pulver zu 1,0 bis 10,0 steigend, 3mal täglich in Oblaten, Latwerge, Pillen, Bissen oder Tabletten, häufig zueammen mit Copaivabalsam. Vom ätherischen Oel befreit als Cubebae praeparatae s. tostae. Unzerkleinert bei Kopfschmerz (daher „Schwindelkörner"). In Deutschland sind Kubeben dem freien Verkehr entzogen.

Extractum Cubebarum s. Cubebae (Austr. Gall. Germ. Helv.). Extr. Cubebae aethereum. Oleoresina Cubebae (U-St.). — Kubebenextrakt. Extrait (oléorésineux) de cubèbe. — Oleoresin of Cubeb. Germ.: 2 Th. Kubeben (Sieb IV) zieht man je 3 Tage mit 6, dann 4 Th. einer Mischung aus Aether und Weingeist āā aus und dampft zum dünnen Extrakt ein. — Helv. U-St.: Kubeben (V) werden im Perkolator mit Aether erschöpft, die Auszüge, von denen man den Aether abdestillirt, zum dünnen Extrakt verdunstet. — Austr.: Aus gepulverten Kubeben und einem Gemisch von Aether und Weingeist āā durch Verdrängung und Eindampfen wie voriges. — Gall.: 1 Th. Kubebenpulver wird im Verdrängungswege zuerst mit 2 Th. Aether (Spec. Gew. 0,724), dann mit 2 Th. Weingeist (95 proc.) erschöpft, die Auszüge nach Abdestilliren des Lösungsmittels eingedampft und miteinander gemischt. — Ausbeute 17—20 Proc. Dunkelbraun, in Wasser unlöslich. Vor der Abgabe umzuschütteln (Germ. Helv. Austr.) oder (U-St.) ohne Bodensatz zu verabfolgen. Ist das Extrakt in wässerigen Mixturen verordnet, so muss es zuvor emulgirt werden; auf 1 Th. Extrakt nimmt man 2 Th. arabisches Gummi und 3 Th. Wasser.

Anwendung. 0,5—2,0 mehrmals täglich in Latwergen, Pillen oder Gallertkapseln, in letzterer Form häufig mit Copaivabalsam gemischt.

Die Kubebenextrakte des Handels verdanken ihre bisweilen lebhaft grüne Farbe meistens einem geringen Kupfergehalte; man weist denselben nach dem Einäschern in bekannter Weise nach.

Extractum Cubebae fluidum (U-St.). Aus 1000 g Kubebenpulver (No. 60) und Weingeist (91 proc.) im Verdrängungswege zu bereiten. Man befeuchtet mit 200 ccm, fängt die ersten 900 ccm besonders auf und stellt l. a. 1000 ccm Fluidextrakt her.

Extractum Cubebarum spirituosum stellt man durch Ausziehen von 1 Th. Kubebenpulver mit 6, dann nochmals mit 2 Th. verdünntem Weingeist und Eindampfen zum weichen Extrakt dar. Ausbeute 18—20 Proc. Durch Eindampfen auf das Gewicht der verwendeten Kubeben erhält man das Extract. Cubebarum alcoholicum Puche.

Tinctura Cubebae. Brit. U-St.: Aus 200 g Kubebenpulver (No. 30) und q. s. Weingeist (90 proc.) sammelt man im Verdrängungswege 1000 ccm Tinktur. — Gall.: 1 Th. Kubebenpulver, 5 Th. Weingeist (80 proc.). 10 Tage maceriren.

Boli antigonorrhoici.

Rp. 1. Balsami Copaivae
　　2. Cerae flavae　　ää 10,0
　　3. Cubebarum pulv.　50,0.
Bei gelinder Wärme mischt man und formt 100 Boli.

Injectio cubebina WILL.

Rp. Infusi Cubebarum (30,00) 500,0
　　Extracti Belladonnae　　0,5.
Gegen Leukorrhoe und Gonorrhoe.

Pilulae cubebinae HAUSSMANN.

Rp. Extracti Cubebarum　4,0
　　Gummi arabici　　　　2,0
　　Magnesii carbonici　　6,0
　　Aquae destill.　　　　q. s.
Man formt 100 Pillen. 3mal täglich 10 Stück.

Pulveres cubebini LANGLEBERT.

Rp. Cubebarum pulv. 75,0
　　Natrii bicarbonici 5,0.
Divide in part. 40.

Pulvis Cubebarum compositus BEYRAN.

Rp. Cubebarum pulv.　20,0
　　Radicis Belladonnae
　　Camphorae tritae　ää 1,0.
Divide in part. 10.

Tabulettae Cubebae.

Rp. Cubebarum pulver. 10,0
　　Magnesiae ustae　　1,0
Zu 10 Tabletten. Mit Magnesia usta zu bestreuen.

Tragemata cubebina.

Trochisci cubebini. Copahine Mège.
Dragées de copahu et cubebine LABELONYE.

Rp. Extracti Cubebarum
　　Balsami Copaivae　　ää 100,0
　　Vitella ovorum No. 3.
　　Radicis Liquiritiae pulv. q. s.

Man formt längliche Pillen von 0,75 g, trocknet und überzieht mit Zucker.

Trochisci Cubebae (U-St.)

Troches of Cubeb.

Rp. Oleoresinae Cubebae　　　4,0
　　Olei Sassafras　　　　　　1 ccm
　　Extracti Liquiritiae pulv.　25,0
　　Gummi arabici pulv.　　　12,0
　　Sirupi tolutani　　　　　q. s.
Man formt 100 Pastillen.

Beize für rohe Tabakblätter. Je 60,0 Kubeben, Storax, Zimmt, Salpeter, 35,0 Kaskarilla, 50,0 Honig, 125,0 Branntwein, 5 l Rosenwasser. Ausreichend für 40—50 kg.

Cubebae compositae. Tabloïds von BURROUGHS, WELLCOME & Co. enthalten jede 0,016 Kubebenextrakt, 0,032 Chlorammonium, 0,016 Glycyrrhizin.

Oleum Cubebae (Brit. U-St.). Kubebenöl. Essence de Cubèbe. Oil of Cubebs.

Das aus den zerkleinerten Kubeben in einer Ausbeute von 10—18 Proc. gewonnene ätherische Oel ist ein etwas dickflüssiges, farbloses oder hellgrünes bis blaugrünes Liquidum. Es besitzt den charakteristischen Geruch der Kubeben und einen warmen, kampherartigen, zuletzt kratzenden Geschmack. Spec. Gew. 0,915—0,930 (Brit.) (ca. 0,920 U-St.). Drehungswinkel im 100 mm - Rohr — 25 bis — 40°. Die Löslichkeit in 90 proc. Alkohol ist verschieden, manche Oele lösen sich in gleichen Theilen, bei anderen sind 10 Theile dieses Lösungsmittels erforderlich. Deshalb ist die Anforderung der U-St., nach der das Oel sich in gleichen Theilen lösen soll, als zu weitgehend zu bezeichnen.

Das Oel besteht fast nur aus Kohlenwasserstoffen. Es enthält wenig eines von 158—168° siedenden Terpens (Pinen oder Camphen?), ferner Dipenten, $C_{10}H_{16}$, Cadinen, $C_{15}H_{24}$, und ein zweites noch nicht näher untersuchtes Sesquiterpen. In alten Oelen ist Kubebenkampher, ein Sesquiterpenhydrat der Formel $C_{15}H_{26}O$, gefunden worden.

Cucumis.

Gattung der **Cucurbitacae** — **Cucurbiteae** — **Cucumerinae**.

I. Cucumis sativus L. Gurke. — Concombre. — Cucumber.

Wahrscheinlich in Ostindien heimisch, seit alter Zeit durch die Kultur verbreitet.

Bestandtheile der Frucht nach KOENIG: Wasser 95,20 Proc., Stickstoffsubstanz 1,18 Proc., Fett 0,09 Proc., Zucker 0,96 Proc., sonstige stickstofffreie Bestandtheile 1,35 Proc., Holzfaser 0,78 Proc., Asche 0,44 Proc., Phosphorsäure 0,094 Proc., Schwefel, organisch gebunden 0,005 Proc.

Anwendung. Die Samen fanden und finden wohl noch Verwendung zu Emulsionen. Gall. hat **Fruit et semence de Concombre.**

II. Cucumis Melo L. Melone. — Melon. — Mélon.

Ebenfalls wahrscheinlich in Ostindien heimisch und seit langer Zeit in Kultur.

Bestandtheile der Frucht, nach KOENIG: Wasser 90,38 Proc., Stickstoffsubstanz 1,00 Proc., Fett 0,32 Proc., Zucker 2,13 Proc., sonstige stickstofffreie Stoffe 4,40 Proc., Holzfaser 1,09 Proc., Asche 0,68 Proc., Phosphorsäure 0,113 Proc., Schwefel, organisch gebunden 0,009 Proc.

Die *Wurzel* wirkt in Dosen von 25 g brechenerregend, das wirksame Princip heisst: Melonen-Emetin, es ist wenig bekannt.

III. Cucumis myriocarpus Naud., heimisch in Südafrika. Die Frucht wirkt

purgirend und brechenerregend, das wirksame Princip ist ein glukosidischer Bitterstoff, Myriocarpin.

IV. Cucumis utilissimus Roxb., heimisch in Vorderindien, enthält im Pericarp

ein eiweisslösendes Ferment, das in alkalischer Lösung am besten wirkt.

V. Cucumis Citrullus Ser., heimisch in Südafrika. Die Wurzel soll blasen-

ziehend wirken.

Gurken-Cold-Cream (nach ASKINSON). 434,0 frischen Gurkensaft erwärmt man auf etwa 65° C., filtrirt und mischt zu einer Salbe aus je 28,0 Walrat und Wachs, 450,0 Mandelöl, 60,0 Gurkenessenz.

Gurkenmilch.
Lait de concombre.

Rp.	1. Cetacei	
	2. Cerae albae	
	3. Saponis medicati	
	4. Olei Olivarum	āā 10,0
	5. Glycerini	50,0
	6. Amygdalar. dulc.	100,0
	7. Aquae	160,0

8. Succi Cucumeris recent. 500,0
9. Spiritus 250,0.

Man schmilzt 1—4, rührt sorgfältig die durchgeseihte Emulsion aus 6—7 und zuletzt 5,8 und 9 hinzu. — Einen Ersatz für diese Zubereitung bildet eine parfümirte Mischung aus je 25,0 Seifenspiritus und Benzoëtinktur, 60,0 Glycerin und 850,0 Rosenwasser, worin man je 20,0 Borax und Natriumacetat gelöst hat.

Cucurbita.

Gattung der **Cucurbitaceae** — **Cucurbiteae** — **Cucurbitinae**.

I. Cucurbita Pepo L. Heimisch wahrscheinlich in Amerika, durch die Kultur

weit verbreitet.

Bestandtheile des Fruchtfleisches nach KOENIG: Wasser 90,32 Proc., Stickstoffsubstanz 1,10 Proc., Fett 0,13 Proc., Zucker 1,34 Proc., sonstige stickstofffreie Stoffe 5,16 Proc., Holzfaser 1,22 Proc., Asche 0,73 Proc., Phosphorsäure 0,097 Proc., Schwefel, organisch gebunden 0,02 Proc. Im Fruchtfleisch ist Carotin enthalten.

Arzneiliche Verwendung finden die Samen, **Semen Cucurbitae. Semen Peponis. Pepo** (U-St.). — **Kürbissamen. Kürbiskerne oder -Körner. — Graine ou pépin de courge. Semence de Calebasse d'Europe, de Gourde ou Coujourde** (Gall.). **Pépin de citrouille. — Pumpkin Seed** (U-St.). **Gourd-Seed.**

Beschreibung. Die Samen sind platt, oval, gegen das eine (Funiculus-) Ende deutlich ausgezogen, mit einem aufgetriebenen Rande versehen, bis 2 cm lang, 1 cm breit, 0,3 cm dick. Ohne Nährgewebe mit grossem Embryo mit platten Cotyledonen. Geschmack milde, ölig.

Bestandtheile. Aus den geschälten Samen gewinnt man durch Pressen 20 Proc. fettes Oel, das zu den trocknenden Oelen gehört, aber frisch bereitet als Speiseöl verwendet werden kann, durch Extraktion mit Aether gewinnt man noch 15 Proc. Oel mehr.

Es besteht aus Palmitin, Myristin und Oleïn. Ausserdem enthalten die Samen Leucin und Tyrosin. Asche 4,4 Proc.

Anwendung. Die Kürbiskerne gelten seit langer Zeit als Bandwurmmittel und da keinerlei Bestandtheil, dem man eine anthelmintische Wirkung zuschreiben könnte, in denselben ermittelt ist, so nimmt man an, dass die unzweifelhafte Wirkung durch das Oel bedingt, eine mehr mechanische sei. Es sollen für einen Erwachsenen 100—200 entschälte Kerne nöthig sein, 5—10 Stunden nach dem Einnehmen 1—2 Theelöffel Ricinusöl.

Es scheint, als ob die Samen bald ihre Wirksamkeit einbüssen. Diejenigen von Cucurbita maxima Duch. sollen dieselbe Wirksamkeit haben. Die nach dem Abpressen des Oeles bleibenden „Oelkuchen" enthalten 55,60 Proc. Rohproteïn, 11,40 Proc. Rohfett und 8,00 Proc. stickstofffreie Extraktstoffe; man empfiehlt sie als „Kraftfutter".

Emulsio taenifuga Debout.

Rp. Semin. Cucurbit. decortic. 40,0
     Sacchari albi   30,0
     Extracti Filicis   5,0
     Aquae destillatae   150,0.

Man bereitet eine Emulsion, die nicht durchgeseiht wird. Auf 4mal innerhalb eines Tages zu nehmen, hinterher 2 Löffel Ricinusöl.

Emulsio taenifuga Desnos.

Rp. Semin. Cucurbit. decort. 50,0
     Aquae destillatae   200,0
     Sirupi Aurantii cort.   50,0.

Bereitung und Anwendung wie bei vorigem.

Pasta Cucurbitae seminum.

Conserva taenifuga. Kürbiskernpasta.

Rp. 1. Seminum Cucurbitae 40,0
     2. Sacchari   30,0
     3. Aquae Rosae   5,0.

Die Kerne werden geschält und mit 2—3 gleichmässig angestossen. Morgens auf einmal, 10 Minuten später 1 Esslöffel Ricinusöl. Bandwurmmittel.

Antitaenia. Bandwurmmittel der Pharmacia internationale Sareme Vacchieri ist eine Paste aus 50,0 Kürbissamen, 10,0 Zucker, 10,0 Glycerin und etwas Orangenblüthenwasser.

Bandwurmmittel nach Dupont. 20,0—45,0 geschälte Kürbiskerne stösst man mit 25,0 Zucker zum Teig an und rührt 60,0 Milch darunter. — Morgens nüchtern, nach zwei Stunden etwas Ricinusöl.

II. Cucurbita foetidissima H. B. K. In Amerika. Die sehr bitter schmeckende
Wurzel enthält ein Alkaloid.

Cumarinum.

Cumarinum. Kumarin. Cumarsäureanhydrid. Tonkobohnenkampher. Cumarylige Säure. Ortho-Oxyzimmtsäureanhydrid $C_9H_6O_2$. **Mol. Gew. = 146.**

Diese in zahlreichen duftenden Kräutern etc. vorkommende Substanz ist in grösster Menge in den Tonkobohnen enthalten und wird entweder aus diesen gewonnen oder synthetisch dargestellt.

Darstellung. 1) Aus Tonkobohnen. Man kocht zerkleinerte Tonkobohnen zwei bis dreimal hintereinander am Rückflusskühler längere Zeit mit 80 proc. Alkohol aus. Die Auszüge werden vereinigt und filtrirt. Alsdann destillirt man von ihnen den Weingeist ab, vermischt den hinterbleibenden Rückstand mit dem 3—4 fachen Volumen heissen Wassers, erhitzt nochmals bis fast zum Sieden und filtrirt im Dampftrichter durch ein mit Wasser angefeuchtetes Filter, welches das ausgeschiedene Fett zurückhält. Beim Erkalten scheidet sich das Kumarin in Krystallen aus. 2) Synthetisch erhält man das Kumarin durch Erhitzen von Natrium-Salicylaldehyd mit Essigsäureanhydrid und 4 Th. wasserfreiem Natriumacetat bis zum schwachen Sieden. Die nach dem Erkalten krystallinisch erstarrende Masse wird mit Wasser versetzt, worauf sich ein Oel ausscheidet, welches neben Kumarin noch Acetyl-Orthocumarsäure enthält. Man destillirt das Oel, wobei sich die Acetyl-Orthocumarsäure in Kumarin umwandelt, und krystallisirt dieses aus siedendem Wasser um oder reinigt es durch Destillation im Wasserdampfstrome.

Eigenschaften. Farblose glänzende Blättchen oder rhombische Säulen von angenehmem, eigenartigen Geruche und bitterem, gewürzhaft brennenden Geschmacke, schwer löslich in kaltem (1 : 400), leichter dagegen (1 : 50) in siedendem Wasser, sehr leicht löslich in Alkohol und in Aether, auch in flüchtigen und in fetten Oelen. Kumarin schmilzt bei 67° C., sublimirt ziemlich leicht (schon in der Wärme des Wasserbades) und siedet unzersetzt bei 291° C. Von konc. Schwefelsäure wird es schon in der Kälte langsam und ohne Färbung aufgelöst; auch beim Erwärmen tritt kaum Färbung auf. Uebergiesst man es mit Natronlauge, so löst es sich in der Kälte nur sehr langsam auf; beim Erwärmen mit dieser schmilzt es zunächst und löst sich alsdann unter schwach grünlicher Färbung auf. Aus der Lösung wird durch Salzsäure das Kumarin wieder in farblosen Nadeln gefällt.

Prüfung. 1) Es sei farblos und schmelze bei 67° C. Die meisten Verunreinigungen beeinflussen den Schmelzpunkt, indem sie ihn herabdrücken oder erhöhen. Im Zweifelsfalle krystallisirt man eine kleine Menge um und sieht nun, ob der Schmelzpunkt sich geändert hat. 2) Es verbrenne, ohne einen Rückstand zu hinterlassen. 3) Man kocht 0,1 g mit 1 ccm Salzsäure eine Minute lang, und fügt zur klaren Lösung 2 ccm Karbolsäurelösung (1 : 20), sowie etwas filtrirte Chlorkalklösung. Es soll keine rothe Färbung auftreten. Eine solche würde durch Acetanilid verursacht werden und alsdann durch Uebersättigen mit Ammoniak in Indigoblau übergehen (Indophenol-Reaktion s. S. 4). Das Acetanilid ist das beliebteste Verfälschungsmittel für Kumarin und ähnliche Produkte. — Handelt es sich um eine Bestimmung etwa vorhandenen Acetanilids, so erfolgt diese am zweckmässigsten durch die Bestimmung des Stickstoffes nach Kjeldahl (s. Nitrogenium), vorausgesetzt, dass nicht noch andere stickstoffhaltige Substanzen zugegen sind.

Anwendung. Das Kumarin ist ein schwaches Desinficiens, wird aber arzneilich weder äusserlich noch innerlich angewendet. In Gaben von 2,0 g kann es Intoxikationen hervorrufen. Man benutzt es in der Parfümerie, zum Desodoriren von Jodoform und als Bestandtheil von Maibowlen-Essenzen an Stelle des Waldmeisters. Es besitzt etwa die 70fache parfümirende Kraft wie die Tonkobohnen.

Trennung des Kumarins von Vanillin. Liegen alkoholische Lösungen vor, so verdampft man aus 25—100 ccm derselben unter Zufügung von etwas Wasser den Alkohol bei 80° C. Alsdann fügt man zu der erkalteten Flüssigkeit vorsichtig Bleiacetat, bis kein Niederschlag mehr entsteht, filtrirt ab und wäscht den Niederschlag aus. Das Filtrat wird mit Aether sorgfältig ausgeschüttelt, welcher sowohl das Kumarin als auch das Vanillin aufnimmt. Alsdann schüttelt man die ätherische Flüssigkeit mit verdünntem Ammoniak. Das Vanillin geht als Ammoniakverbindung in die wässerige Schicht, das Kumarin bleibt in der ätherischen Lösung. Nach Verdunstung des Aethers hinterbleibt das Kumarin und kann durch Behandeln mit Ligroin gereinigt werden. Die ammoniakalische wässerige Schicht wird mit verdünnter Schwefelsäure angesäuert und mit Aether sorgfältig ausgeschüttelt Das nach dem Verdunsten des Aethers hinterbleibende Vanillin kann gleichfalls durch Ligroin gereinigt werden.

<table>
<tr><td>

Elaeosaccharum Cumarini.

Rp. Cumarini   1,0
      Sacchari pulverati 999,0.

Auf 1 Flasche Moselwein setzt man für Waldmeisterbowle = 2 g dieser Mischung zu (Diete-rich).

</td><td>

Essentia Asperulae arteficialis.

Maiweinessenz. Waldmeisteressenz.
Rp. Corticis Citri recentis
     Corticis Aurantii dulcis recentis āā 10,0
     Spiritus diluti   200,0
     Cumarini   0,1.
Auf 1 Flasche Moselwein = ½ Theelöffel voll.

</td></tr>
</table>

Cuminum.

Gattung der **Umbelliferae — Apioideae — Ammineae — Carinae.**

Einzige Art: **Cuminum Cyminum L.,** heimisch im östlichen Mittelmeergebiet bis Turkestan und Aegypten, öfter der Früchte wegen in Südeuropa gebaut.

Verwendung findet die Frucht: **Fructus Cumini** (Ergänzb.). **Semen Cumini s. Cymini. Semen Carvi romani s. aegyptiaci. — Mutterkümmel. Aegyptischer, römischer, welscher, langer Kümmel. Hafer-, Kreuz-, Kronkümmel. Pfefferkümmel. — Fruit de cumin** (Gall.). **— Cumin Seed.**

Beschreibung. Die beiden Theilfrüchtchen hängen in der Droge meist noch zusammen. Die Frucht ist länglich, 5—6 mm lang, oben vom Kelchrest, dem Stempelpolster und Griffel gekrönt. Farbe braun, mit heller gefärbten Rippen, und zwar in jedem Theilfrüchtchen 5 fadenförmige Haupt- und 4 breitere Nebenrippen. Die Rippen

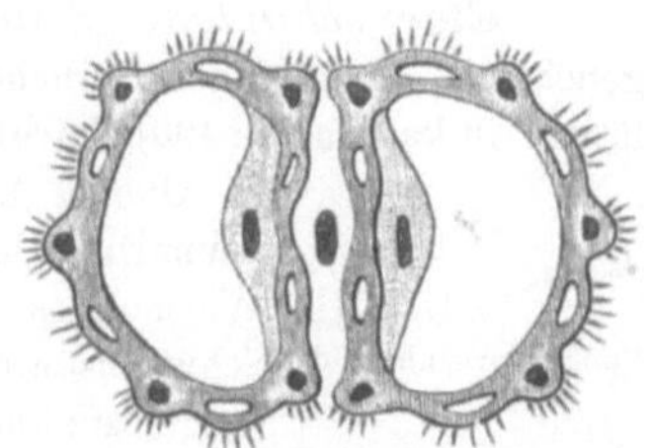

Fig. 231. Querschnitt durch Fructus Cumini. 15 mal vergr.

(besonders die Nebenrippen) tragen reichlich Borsten. In jeder Nebenrippe ein und auf der Fugenfläche zwei Oelstriemen (Fig. 231). Die Fruchtschale löst sich leicht vom Samen. Die Borsten entstehen aus einer Anzahl emporgewachsener Epidermiszellen, sie sind oft verzweigt und erreichen 0,5 mm Länge. In der an der Fugenfläche befindlichen Parthie der Samenhaut wandeln sich einige Zellen häufig zu porösen Steinzellen um. Geruch und Geschmack aromatisch, nicht sehr angenehm.

Bestandtheile. 8 Proc. fettes Oel, 2,5—4,0 Proc. ätherisches Oel. Letzteres ist anfangs farblos, später gelblich. Spec. Gew. 0,893—0,93. Drehung (100 mm-Rohr) $+ 4^0$ bis $+ 8^0$. Es enthält Cuminaldehyd (Cuminol) $C_{10}H_{12}O$, Cymol $C_{10}H_{14}$ und ein Terpen $C_{10}H_{16}$.

Verunreinigungen. Fructus Cumini sind mit reichlichen Mengen Fructus Conii verunreinigt vorgekommen. Auch hier ist Conium begleitet von den Früchten der Setaria glauca Beauv. (vergl. S. 314).

Aufbewahrung und Pulverung wie bei Fructus Carvi (S. 660).

Anwendung. Mutterkümmel wirkt wie Kümmel, doch kräftiger. Man verwendet ihn bei Verdauungsschwäche, Kolik und in der Thierheilkunde; in manchen Gegenden als Gewürz für Brot, Kuchen und Käse.

Aqua Cumini.

Rp. Olei Cumini　　　　　　gtt. III
　　Aquae destillatae tepidae 100,0

Emplastrum Cumini.			**Vet.**	**Pulvis Seminum quatuor.**	
Rp. Cerati Resinae Pini	60,0			Viersamen-Pulver.	
Olei Myristicae					
Cerae flavae	āā 12,5		Rp. Fruct. Anisi	gr. pulv.	
Fructus Cumini subt. pulv.	12,0		Fruct. Carvi	„　　„	
Olei Cumini	3,0.		Fruct. Cumini	„　　„	
F. l. a. emplastrum. Bei Kolik auf die Magen-			Fruct. Foeniculi „	„	āā.
gegend zu legen.					

Mittel gegen Magenkrampf von Fr. Doek ist ein Aqua Cumini concentrata.

Semen Cumini nigri ist der Same der **Nigella sativa L.**

Oleum Cumini. Cuminöl. Römisch Kümmelöl. Essence de Cumin (Gall.). **Oil of Cumin.**

Bei der Destillation der zerkleinerten Cuminfrüchte erhält man 2,5—4 Proc. ätherisches Oel. Es ist anfangs farblos, wird aber bald gelb und hat den unangenehmen, aber charakteristischen Geruch des Cumins und einen gewürzhaften etwas bitterlichen Geschmack. Spec. Gew. 0,890 — 0,930. Drehungswinkel (100 mm-Rohr) $+ 4^0$ bis $+ 8^0$. Es löst sich in 3 −10 Th. 80 proc. Alkohols. Es besteht aus Cuminaldehyd, Cymol und einem noch nicht näher bestimmten Terpen. Der wichtigste Bestandtheil ist das Cuminaldehyd oder das Cuminol $C_{10}H_{12}O$, eine optisch inaktive Flüssigkeit vom spec. Gew. 0,972 bei 13^0 C. und dem Siedepunkt 232^0 C. Das Cymol, $C_{10}H_{14}$, ist identisch mit dem in anderen ätherischen Oelen gefundenen, oder dem aus Kampher darstellbaren Paracymol $C_6H_4[1]CH_3 . [4]C_3H_7$. Cuminöl wird ähnlich wie Kümmelöl verwendet. Dosis 2—6 Tropfen in weingeistiger Lösung mehrmals täglich.

Cuprum.

Cuprum (Venus). Kupfer. Cuivre (franz.). **Copper** (engl.). **Cu. Atomgew. = 63.** Metallisches Kupfer gebraucht der Pharmaceut zur Untersuchung fetter Oele, mittels der „Elaïdinprobe"; zu diesem Zwecke wendet er entweder Drehspäne oder Schnitzel von dünnem Kupferblech an. Ferner Kupferblech in Streifen zur Prüfung saurer Flüssigkeiten auf das Vorhandensein von Arsen oder Quecksilber. Für diesen letzteren Zweck schafft man ein Stück dünnes Kupferblech (0,6 mm stark) vom Kupferschmied an und beizt dessen Oberfläche durch Behandeln mit warmer verdünnter Schwefelsäure blank.

I. Cuprum pulveratum seu **praecipitatum. Präcipitirtes Kupfer.** Ist fein-vertheiltes metallisches Kupfer, welches zur Bereitung von Kupferamalgam für Zahnärzte und Metallarbeiter, auch in der Homöopathie Verwendung findet.

Zur Darstellung löst man 100 Th. krystall. reines Kupfersulfat in 500 Th. Wasser, mischt die filtrirte Lösung mit 300 Th. reiner Salzsäure (von 25 Proc. HCl) und stellt in dieselbe Stäbe oder Streifen von Zink ein. Das als dunkler Schlamm abgeschiedene Kupfer wird gesammelt (auch vom Zink abgekratzt), mit salzsäurehaltigem Wasser digerirt, dann mit Wasser bis zur völligen Entfernung aller Säure gewaschen, schliesslich zwei bis drei-mal mit Alkohol nachgewaschen und rasch getrocknet.

Ein bräunliches, spec. schweres Pulver, welches beim Reiben im Porcellanmörser rothe dehnbare Metallflitter erkennen lässt, im übrigen alle Eigenschaften des metallischen Kupfers besitzt.

Eigenschaften. Das Kupfer ist das einzige Metall, welches hellrothe Farbe be-sitzt. (Früher schrieb man auch dem metallischen Titan eine rothe Farbe zu, indessen haben sich die in den Hohöfen häufig gefundenen kupferrothen Würfel, welche früher für reines metallisches Titan gehalten wurden, als Cyanstickstoff-Titan Ti_5N_4C herausgestellt; das metallische Titan ist ein graues Pulver.) Die dunkelrothe, stumpfe Farbe, welche nicht polirtes Kupfermetall an seiner Oberfläche gewöhnlich besitzt, rührt von Kupfer-oxydul her, welches an der Oberfläche des Kupfers meist vorhanden ist.

Das metallische Kupfer besitzt hellrothe Farbe, lebhaften Glanz und hohe Politur-fähigkeit. Es ist hart, zähe und sehr dehnbar, lässt sich z. B. zu Blech walzen, zu Draht ausziehen und in dünne Blättchen ausschlagen, welche grünlich-blaues Licht hindurch-lassen. Der Bruch ist hackig, nach dem Schmieden sehnig. Wenn das Kupfer krystalli-sirt, z. B. nach dem Schmelzen oder bei der elektrolytischen Abscheidung (in MEIDINGER-oder DANIELL-Elementen), so tritt es in Krystallen des regulären Systems auf. Das spec. Gewicht des gegossenen Kupfers ist etwa 8,83 (wird übrigens verschieden gefunden wegen der im Kupferguss stets vorhandenen Hohlräume), dasjenige des geschmiedeten Kupfers 8,94. Das Kupfer schmilzt schwerer als Silber und leichter als Gold. Der Schmelzpunkt wird verschieden angegeben (1200—1300° C., auch 1050° C.), für reines Kupfer nimmt man meist 1050° C. als Schmelzpunkt an. Im geschmolzenen Zustande ist es von grünlichblauer Farbe und absorbirt verschiedene Gase, die es beim Erstarren unter Zischen (Spratzen) wieder ab-giebt. — Das reine Kupfer hat ein ausgezeichnetes Leitungsvermögen für Elektricität. Setzt man das Leitungsvermögen des Silbers = 100, so ist dasjenige des Kupfers = 93. Indessen drücken schon sehr geringe Verunreinigungen mit anderen Metallen das elek-trische Leitungsvermögen des Kupfers ganz erheblich herab. Durch eine Spur Arsen z. B. sinkt es auf 58, durch 0,5 Proc. Eisen auf 35, durch je 0,5 Proc. Blei und Antimon auf 64 u. s. w. Deshalb ist es von grosser Wichtigkeit, dass das für elektrische Leitungen be-nutzte Kupfer möglichst rein ist (s. w. unten).

An trockener Luft ist das Kupfer beständig; an feuchter Luft überzieht es sich oberflächlich mit einer Schicht von basischem Kupferkarbonat (Patina), welche fälsch-lich „Grünspan" genannt wird. Beim schwachen Erhitzen an der Luft nimmt das Kupfer einen braunrothen Ueberzug von Kupferoxydul an, welcher bei Temperaturen von 160 bis 340° C. eine Reihe schöner Anlauffarben durchläuft. Beim starken Glühen an der Luft wird das Kupfer zu schwarzem Kupferoxyd (Kupferhammerschlag, Kupferasche, Glühspan) oxydirt, welches abblättert. Da der Kupferoxydulüberzug der Luft und der Feuchtigkeit besser widersteht als das Metall selbst, so erzeugt man ihn künstlich (künst-liche Patina) auf Gegenständen aus Kupfer. — Gegen Schwefelwasserstoff ist Kupfer sehr empfindlich, es überzieht sich unter seiner Einwirkung mit einer Schicht von dunklem Schwefelkupfer. Bisweilen nimmt das Kupfer in einer Schwefelwasserstoff-Atmosphäre auch prachtvoll blaue Färbung an. Man schreibt diese der Bildung' von KNAPP's blauem Schwefel zu, für welchen das Schwefelkupfer als Träger gilt.

In allen nicht oxydirenden Säuren (also ziemlich allen Säuren mit Ausnahme der Salpetersäure) ist das Kupfer in der Kälte und solange die Säuren frei von Luft sind und keine Gelegenheit haben Sauerstoff oder Luft aufzunehmen, unlöslich. Es ist also unlöslich in Salzsäure, verdünnter Schwefelsäure, Phosphorsäure, Essigsäure, Milchsäure, Weinsäure, Citronensäure, solange diese frei von Luft oder Sauerstoff sind. Enthalten diese Säuren aber Luft oder Sauerstoff (und das ist gewöhnlich der Fall, wenn sie nicht vorher ausgekocht waren) oder haben sie Gelegenheit, Luft oder Sauerstoff während ihrer Berührung mit Kupfer aufzunehmen, so wird das Kupfer von dem vorhandenen Sauerstoff oxydirt und das gebildete Kupferoxyd bildet mit der vorhandenen Säure das betreffende Salz. — Es erklärt sich hieraus der Umstand, dass in blanken kupfernen Gefässen Nahrungsmittel und saure Flüssigkeiten (Pflanzensäfte) wohl gekocht werden können, nicht aber darin erkalten dürfen. Bei der Operation des Kochens nämlich wird die Luft ausgetrieben, so dass die luftfreien Säuren nicht lösend auf das Kupfer wirken können, während des Erkaltens dagegen wird wieder Luft aufgenommen und dann Kupfer von den Säuren gelöst.

Unter denselben Umständen werden auch viele Flüssigkeiten kupferhaltig, wenn sie Salze (z. B. Kochsalz) enthalten, die mit Kupferoxyd lösliche Verbindungen eingehen. Fette und Oele, in kupfernen Gefässen aufbewahrt, werden gleichfalls kupferhaltig infolge der Einwirkung bez. Bildung von Fettsäuren. Auf dieses Verhalten hat man stets Rücksicht zu nehmen, wenn man kupferne Gefässe in Gebrauch zieht.

Sehr leicht dagegen wird das Kupfer unter Bildung von Stickstoffoxyd gelöst von Salpetersäure, und zwar schon in der Kälte, ferner von konc. Schwefelsäure in der Hitze, wobei Schwefeldioxyd entweicht. Auch Ammoniak wirkt bei Gegenwart von Sauerstoff lösend auf Kupfer ein. Aus seinen Lösungen wird das Kupfer durch Eisen, Zink, Blei, Zinn, Kadmium, Wismut, Nickel, Phosphor gefällt. Dagegen werden Silber und Quecksilber aus ihren Lösungen durch Kupfer abgeschieden.

Prüfung des metallischen Kupfers auf Arsen. 5—6 g des zu prüfenden Kupfers werden, im möglichst zerkleinerten Zustande in einem Kölbchen, welches mit einem 60—80 cm langen absteigenden Rohre oder einer anderen Kühlvorrichtung versehen ist, mit einem Gemische aus der achtfachen Menge officineller Ferrichloridlösung und der vierfachen Menge officineller Salzsäure (25 Proc. HCl) der Destillation unterworfen und das Destillat in einem gut gekühlten Kolben aufgefangen. Die Destillation ist bis auf ein **möglichst kleines Volumen** des Rückstandes fortzusetzen, da das vorhandene Arsen hauptsächlich erst gegen das Ende derselben übergeht. — Durch die Einwirkung des Ferrichlorids wird das Kupfer in Lösung übergeführt und das in demselben vorhandene Arsen als Arsentrichlorid verflüchtigt, welches alsdann im Destillate durch Schwefelwasserstoff nachgewiesen werden kann (E. SCHMIDT).

Chemie und Analyse. Man erkennt das metallische Kupfer leicht an seiner rothen Farbe. Auch in Legirungen mit anderen Metallen bietet der Nachweis des Kupfers keine Schwierigkeiten, da die bei Behandlung mit den üblichen Reagentien entstehenden Kupfersalze durch ihre blaue oder grüne Färbung auffallen.

Das Kupfer bildet zwei Salzreihen: die vom Cuprooxyd Cu_2O sich ableitenden Cuprosalze oder Kupferoxydulsalze, und die vom Cuprioxyd CuO derivirenden Cuprisalze.

Die Cuprosalze sind im allgemeinen die weniger wichtigen. Das Cuprooxyd selbst ist roth gefärbt, das Cuprohydroxyd kanariengelb. Die Cuprosalze sind meist farblos, die neutralen Cuprosalze auch unlöslich. Die Cuprosalze haben die Neigung in Cuprisalze überzugehen.

Die Cuprisalze sind diejenigen, welche man als Kupfersalze schlechthin bezeichnet. Sie sind von erheblicher praktischer Bedeutung. Im wasserhaltigen Zustande sind sie blau oder grün gefärbt, im wasserfreien Zustande sind die Salze farbloser Säuren gleichfalls farblos.

Für die analytische Erkennung des Kupfers kommen namentlich die Cuprisalze in Betracht, weil alle Verbindungen des Kupfers behufs der analytischen Erkennung doch in Cuprisalze übergeführt werden. Cuprisalzlösungen zeigen gegen Reagentien folgendes Verhalten:

1) Schwefelwasserstoff fällt aus sauren, neutralen oder alkalischen Lösungen braunschwarzes Cuprisulfid, CuS, mit einem Stich ins Grünliche oder Bläuliche. Dasselbe ist unlöslich in verdünnter Salzsäure oder verdünnter Schwefelsäure, dagegen wird es von Salpetersäure gelöst. Es ist ferner unlöslich in Kali- oder Natronlauge, Kaliumsulfid, Natriumsulfid, dagegen werden kleine Mengen von Ammoniumsulfid gelöst. In Kaliumcyanidlösung ist frisch gefälltes Cuprisulfid leicht zu einer farblosen Flüssigkeit löslich, aus welcher Schwefelwasserstoff kein Cuprisulfid mehr abscheidet. — **2)** Kali- oder Natronhydrat fällen einen hellblauen Niederschlag von Cuprihydroxyd $Cu(OH)_2$; wird die Flüssigkeit gekocht, so geht das hellblaue Cuprihydroxyd unter Abspaltung von Wasser in schwarzes Cuprioxyd über. Die Fällung des Cuprihydroxyds durch Natron- oder Kalilauge wird verhindert durch Ammoniaksalze, ferner durch die Anwesenheit genügender Mengen von Weinsäure, Citronensäure, Glycerin, Mannit und anderer organischer Verbindungen. Bei ihrer Anwesenheit geht das Cuprihydroxyd mit prachtvoll blauer Farbe in Lösung. — **3)** Natriumkarbonat fällt basisches Cuprikarbonat $CuCO_3 + Cu(OH)_2$ als grünlichblauen Niederschlag, der beim Kochen unter theilweisem Uebergang in Cuprioxyd braunschwarz wird. — **4)** Ammoniak bewirkt, in kleinen Mengen zugesetzt, zunächst die Ausscheidung hellblauer basischer Salze, auf Zusatz von mehr Ammoniak entsteht lasurblaue Lösung. — **5)** Kaliumferrocyanid erzeugt in nicht zu stark verdünnten Lösungen einen braunrothen Niederschlag von Cupriferrocyanid $FeCy_6Cu_2$, in starker Verdünnung entsteht rothe Färbung. Das Cupriferrocyanid ist in verdünnten Säuren unlöslich, von Kali- oder Natronlauge aber wird es zersetzt, von Ammoniakflüssigkeit gelöst. — **6)** Rhodankalium fällt aus der nicht zu stark verdünnten Lösung schwarzes Cuprirhodanid $Cu(SCN)_2$, enthält die Lösung aber gleichzeitig schweflige Säure, so wird weisses Cuprorhodanid $Cu.SCN$ gefällt. — **7)** Metallisches Eisen (ein blanker eiserner Spatel) überzieht sich, mit einer koncentrirteren (und mit Salzsäure etwas angesäuerten) Lösung eines Cuprisalzes in Berührung gebracht, augenblicklich mit einer Schicht von metallischem Kupfer. Ist die Cuprisalzlösung stark verdünnt, so tritt der Ueberzug langsam auf. — **8)** Bringt man die saure Kupfersalzlösung auf Platinblech und legt in diese ein Körnchen metallisches Zink so ein, dass dieses mit dem Platin in Berührung ist, so scheidet sich auf letzterem gleichfalls metallisches Kupfer aus. — **9)** Wird ein Gemisch von Kupferverbindungen + Soda im Reduktionsfeuer des Löthrohrs auf Kohle geschmolzen, so enthält die Schmelze rothe Metallflitter, welche duktil sind. — **10)** Bringt man etwas metallisches Kupfer oder eine kupferhaltige Legirung oder ein Kupfersalz auf einem dünnen Platindrahte in die nicht leuchtende Flamme, so färbt sich dieselbe smaragdgrün. Zusatz von Salzsäure befördert das Auftreten dieser Erscheinung. — **11)** Die Boraxperle oder Phosphorsalzperle wird durch Kupfer und seine Verbindungen in der Oxydationsflamme grün gefärbt, beim Erkalten geht diese Färbung in Blau über. — Setzt man die Perlen der Reduktionsflamme aus und glüht man sie unter Zusatz von etwas Zinn oder nach dem Betupfen mit Stannochlorid, so werden sie undurchsichtig braunroth, weil sich nunmehr Cuprooxyd (Kupferoxydul) abgeschieden hat.

Man bestimmt das Kupfer:

1) Als Kupferoxyd CuO: Man erhitzt die neutrale oder schwach saure, aber ziemlich stark verdünnte (!) Kupfersalzlösung in einer Schale aus Platin oder Porcellan bis zum beginnenden Sieden, fügt reine, etwas verdünnte Natronlauge hinzu, solange noch ein Niederschlag entsteht, erhält noch einige Minuten bei einer dem Sieden nahekommenden Temperatur, lässt kurze Zeit absetzen, filtrirt die Flüssigkeit ab, übergiesst den Niederschlag mit Wasser und erhitzt zum Kochen. Nachdem man dies zwei- bis dreimal gethan hat, bringt man den Gesammt-Niederschlag auf das Filter, wäscht ihn mit heissem Wasser völlig (!) aus, trocknet zunächst bei 100^0 C. und glüht dann im Tiegel aus Platin oder Porcellan über einem einfachen Bunsenbrenner. $CuO \times 0{,}79747 = Cu.$ — Das so erhaltene Kupferoxyd kann man zur Kontrolle durch Erhitzen im Wasserstoffstrome in metallisches Kupfer überführen. Die Methode ist genau, doch dürfen organische Substanzen, welche die Fällung von Kupfer durch ätzende Basen verhindern (s. oben), nicht zugegen sein.

2) Als Cuprosulfid Cu_2S: Man leitet in die Kupfersalzlösung, welche kleine Mengen freier Salzsäure oder Schwefelsäure aber keine Salpetersäure enthält, Schwefelwasserstoff bis zur völligen Sättigung ein. Damit man einen dichten Niederschlag erhält, ist es zweckmässig, die Flüssigkeit während des Einleitens von Schwefelwasserstoff zum Sieden zu erhitzen, doch darf alsdann freie Salpetersäure nicht zugegen sein. Man filtrirt darauf rasch durch ein Filter, bringt den Niederschlag auf das Filter, wäscht ihn auf diesem mit Schwefelwasserstoffwasser aus und trocknet thunlichst rasch. (Es empfiehlt sich, den später zu benutzenden Rose'schen Tiegel während des Trocknens unter den Trichter zu stellen.) — Nach dem Trocknen trennt man den Niederschlag vom Filter, verbrennt dasselbe in einem Rose'schen Tiegel vollständig (!), mischt zu der Filterasche nach dem Erkalten etwas reinen Schwefel, bringt ferner den Hauptniederschlag dazu, und glüht das erhaltene Gemisch von Schwefel und Cuprisulfid im Wasserstoffstrome (siehe

Hydrogenium) bei dunkler Rothglut bis zum konstanten Gewichte. Man erhält schliesslich Cuprosulfid Cu_2S. Die Berechnung ist die gleiche wie beim Cuprioxyd: $Cu_2S \times 0,79747 = Cu$.

3) Als Kupferrhodanür $Cu(SCN)$. Man versetzt die von Salpetersäure oder freiem Chlor möglichst freie Lösung der Kupferverbindung, welche keine oder nur sehr wenig freie Säure enthalten soll, mit schwefliger Säure oder unterphosphoriger Säure in ausreichender Menge und fügt eine Lösung von Rhodankalium in möglichst geringem Ueberschuss hinzu. Das Kupfer schlägt sich unter diesen Umständen (s. sub 4) als weisses Cuprorhodanid nieder. Man lässt es bei gewöhnlicher Temperatur absetzen, filtrirt, wäscht mit Wasser aus und trocknet den Niederschlag. Dann trennt man ihn vom Filter, verbrennt dieses im ROSE'schen Tiegel, bringt zur Filterasche das Cuprorhodanid, sowie etwas gepulverten Schwefel, mischt und glüht im Wasserstoffstrome bis zum konstanten Gewicht. Man erhält auch in diesem Falle Cuprosulfid Cu_2S. Die Berechnung s. sub. 2.

Doch kann man das Cuprorhodanid auch auf gewogenem Filter sammeln und nach dem Trocknen bei 100^0 C. wägen. In diesem Falle ist $CuSCN \times 0,52066 = Cu$.

4) Maassanalytisch. Nach VOLHARD. Man bringt die Kupfersalzlösung, welche nicht zu viel freie Säure enthalten soll, in einen 250 ccm-Kolben, erhitzt zum Sieden (!) und setzt so viel einer gesättigten Lösung von schwefliger Säure hinzu, dass die Flüssigkeit deutlich darnach riecht. Man fügt nun unter Umschwenken einen Ueberschuss von $^1/_{10}$ Normal-Rhodanammoniumlösung hinzu. Diese bewirkt beim Eintropfen in die Kupferlösung zuerst eine grüne Färbung, hervorgerufen durch Bildung von Cuprirhodanid, welche beim Umschwenken unter Abscheidung von weissem Cuprorhodanid verschwindet. Dieses Verhalten giebt ein Mittel, die vollständige Ueberführung des Kupfers in letztere Verbindung leicht zu erkennen. Man lässt von der Rhodanammoniumlösung so viel zufliessen, bis an der Einfallstelle eine Farbenveränderung nicht mehr auftritt, fügt alsdann noch einige ccm $^1/_{10}$ Rhodanammoniumlösung hinzu, lässt erkalten, füllt bis zur Marke auf und mischt. Nachdem sich der Niederschlag vollständig abgesetzt hat, filtrirt man die Flüssigkeit ab und bestimmt nunmehr den noch in Lösung befindlichen Ueberschuss von Rhodanammonium. Zu diesem Zwecke bringt man 50 ccm des Filtrates in einen Kolben, fügt einen gemessenen Ueberschuss $^1/_{10}$-Normal-Silbernitratlösung hinzu, mischt durch Umschwenken, macht mit Salpetersäure stark sauer, setzt etwas Eisenalaunlösung hinzu und titrirt den nunmehr vorhandenen Ueberschuss mit $^1/_{10}$ - Normal - Rhodanammoniumlösung zurück. Vergl. auch S. 58.

Da die Reaktion nach der Gleichung: $2CuSO_4 + 5H_2O + 2NH_4CNS + SO_2 = 2(NH_4)HSO_4 + SO_4H_2 + 3H_2O + 2CuCNS$ verläuft, so ergiebt sich daraus, dass 1 ccm $^1/_{10}$-Normal-Rhodanammoniumlösung, welcher $0,0076$ g NH_4CNS enthält $= 0,0063$ g metallisches Kupfer oder $0,0249$ g krystallisirtes Kupfersulfat ($CuSO_4 + 5H_2O$) anzeigt. **Beispiel.** 10,0 g reines, durch Alkohol gefälltes, lufttrocknes Kupfersulfat wurden in Wasser zu 500 ccm gelöst. — 25 ccm dieser Lösung ($= 0,5$ g $CuSO_4 + 5H_2O$) wurden im 250 ccm-Kolben mit 25 ccm Wasser und einigen Tropfen Schwefelsäure zum Sieden (!) erhitzt, dann mit 60 ccm $^1/_{10}$-Normal-Rhodanammoniumlösung versetzt und nach dem Mischen und Erkalten (!) auf 250 ccm aufgefüllt. — 50 ccm des Filtrats ($= 5$ ccm der ursprünglichen Lösung $= 0,1$ g $CuSO_4 + 5H_2O$) wurden mit 25 ccm Wasser verdünnt, dann wurden 20 ccm $^1/_{10}$-Normal-Silbernitratlösung zulaufen gelassen. Hierauf wurden 10 ccm Salpetersäure von 25 Proc. HNO_3, sowie etwa 1 ccm Eisenalaunlösung zugegeben und mit $^1/_{10}$-Normal-Rhodanammoniumlösung bis zum Eintreten der Rothfärbung titrirt. Verbraucht $= 12$ ccm $^1/_{10}$-Normal-Rhodanammoniumlösung.

Mithin waren für 50 ccm des Filtrates verbraucht worden:

	Rhodanlösung	Silbernitratlösung
a) Ursprünglich zugesetzt	$\frac{60}{5} = 12$ ccm	20 ccm
b) Zur Schlusstitrirung	$\dfrac{12 \, \text{„}}{\text{Sa. } 24 \, \text{„}}$	

Es sind also in Rechnung zu stellen 4 ccm $^1/_{10}$ - Normal - Rhodanammoniumlösung. $4 \times 0,0249$ g $= 0,0996$ g. Diese Menge kryst. Kupfersulfat ist in 5 ccm der ursprünglichen Lösung vorhanden. Mithin sind in 500 ccm dieser Lösung $= 0,96$ g krystallisirtes Kupfersulfat gefunden worden. Demnach wurden bei dem Versuche 99,6 Proc. des vorhandenen Kupfersulfats wiedergefunden.

Die obenerwähnte Färbung von Cuprirhodanid ist bei Gegenwart von Ferrisalzen nicht zu erkennen; auch nach vollständiger Ausfällung des Kupfers entsteht auf weiteren Zusatz von Rhodanammonium eine dunkle Färbung, welche beim Umschwenken verschwindet. In solchen Fällen überzeugt man sich von der vollständigen Ausfällung des Kupfers am leichtesten, wenn man nach Absetzen des Cuprorhodanids eine Probe der überstehenden Flüssigkeit in ein Reagensglas bringt und Rhodanammoniumlösung dazu bringt. Entsteht keine Fällung mehr, so vereinigt man die Probe mit der Hauptflüssigkeit. Entsteht noch eine Fällung, so ist noch mehr Ammoniumrhodanid zuzusetzen u. s. w.

5) Elektrolytisch. Die eleganteste und genaueste Bestimmung des Kupfers ist die auf elektrolytischem Wege. Wenn auch die elektrolytischen Bestimmungen im allgemeinen das Vorhandensein nicht gerade wohlfeiler Hilfsmittel voraussetzen, so lässt sich doch gerade die Bestimmung des Kupfers mit ziemlich einfachen Mitteln ausführen, weshalb sie hier beschrieben werden soll. Zur Elektrolyse gelangt eine Lösung, welche ausser Kupfer möglichst kein anderes aus salpetersaurer Lösung fällbares Metall enthalten soll (also z. B. kein Antimon und kein Arsen), dagegen ist die Anwesenheit von Blei nicht störend. In Lösung sollen nicht mehr als 0,2 g metallisches Kupfer sein, das Gesammt-Volumen der Lösung betrage zum Schluss etwa 120 ccm.

Man braucht 1—2 DANIELL-Elemente A, eine Platinschale B, eine Platinelektrode C, Leitungsdrähte, einen kleinen Glasheber und, wenn es zur Verfügung ist, ein elektrolytisches Stativ D.

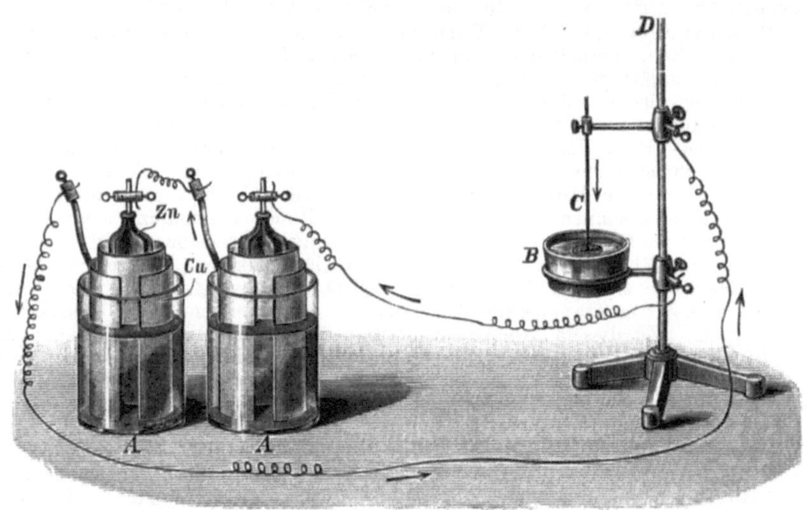

Fig. 232. *A A* Zwei DANIELL-Elemente. *B* Eine Platinschale, mit der zu elektrolysirenden Lösung theilweise angefüllt, als Kathode. *C* Eine in die Flüssigkeit eintauchende Platin-Anode. *D* Ein elektrolytisches Stativ mit Glasstange.

Zur Ausführung bringt man die Kupferlösung, in der das Kupfer als Sulfat enthalten ist und die in der Regel noch einen Ueberschuss von freier Schwefelsäure enthalten wird, in die völlig saubere Platinschale, fügt so viel Ammoniak hinzu, dass basisches Kupfersalz sich ausscheidet oder die bekannte azurblaue Färbung eintritt. Dann säuert man mit Salpetersäure schwach an, füllt mit Wasser auf etwa 100—120 ccm auf, fügt noch 3—5 ccm Salpetersäure von 1,2 spec. Gew. hinzu und schaltet die Schale als Kathode in einen Stromkreis von 1—2 DANIELL-Elementen ein, als Anode eine durchlöcherte Scheiben-Elektrode aus Platin und bedeckt das Ganze mit einem durchlochten oder halbirten Uhrglase. Nach etwa 1—2 Stunden ist der grösste Theil des Kupfers ausgefallen. Man spritzt nun das Uhrglas ab und überlässt den Apparat etwa 12 Stunden (über Nacht) sich selbst. Nach dieser Zeit prüft man eine mittels Pipette entnommene Probe der Flüssigkeit, ob sie sich durch Uebersättigung mit Ammoniak blau färbt. Wenn dies nicht mehr der Fall ist, so hängt man in die Schale einen mit Wasser gefüllten Heber (mit der linken Hand) ein und giesst aus einer grossen Spritzflasche (mit der rechten Hand) so viel Wasser in die Schale ein, dass das Volumen der Flüssigkeit stets das gleiche bleibt und die Anode stets mit Flüssigkeit bedeckt bleibt. Während des Auswaschens darf der Strom nicht (!) unterbrochen werden. Wenn etwa 1 Liter Wasser zugegossen ist, nimmt man den Heber aus der Schale heraus, entfernt diese vom Stativ, spült sie noch 1—2 mal mit Wasser, dann 2—3 mal mit Alkohol, schliesslich 1—2 mal mit Aether nach, trocknet im Luftbade und wägt. Man erhält so das Kupfer als glänzend rothen, krystallinischen Niederschlag, der durch Salpetersäure leicht aus der Platinschale herausgelöst werden kann.

Kupferbestimmung in einer Legirung. Man übergiesst in einem ERLENMEYER-schen Kolben mit aufgesetztem Trichter etwa 1 g der möglichst zerkleinerten Legirung mit 5—10 ccm Salpetersäure von mindestens 1,2 bis 1,3 spec. Gewicht. Wenn in der Kälte keine Einwirkung mehr erfolgt, so erwärmt man, bis auch unter diesen Umständen braune Dämpfe nicht mehr entweichen. Man spült dann die salpetersaure Flüssigkeit mit Wasser in eine Porcellanschale und dunstet auf dem Wasserbade zur Trockne ein. Ist Zinn vorhanden, so erhitzt man den Trockenrückstand 2 Stunden lang im Luftbade auf 150° C. Nach dem Erkalten erwärmt man den Rückstand mit Salpetersäure, nimmt mit Wasser auf und filtrirt. Im Rückstande ist Zinndioxyd, event. mit kleinen Mengen Kupfer und Blei. Ueber die Trennung des Zinndioxyds von diesen siehe unter Zinn. Aus der salpetersauren Lösung fällt man durch Zusatz von wenig Salzsäure das Silber als Silberchlorid. Das Filtrat wird mit Schwefelsäure versetzt und auf dem Wasserbade, zuletzt auf dem Sandbade bis zur Verjagung der Salzsäure und Salpetersäure erhitzt. Den Rückstand nimmt man mit verdünnter Schwefelsäure auf, filtrirt das Bleisulfat ab und wäscht mit verdünnter Schwefelsäure völlig aus. Die Schwefelsäure verdrängt man durch Auswaschen mit 80 proc. Alkohol, lässt aber diesen nicht zu dem Kupferfiltrat laufen.

Das kupferhaltige Filtrat verdünnt man mit Wasser und leitet in dasselbe unter Erwärmen Schwefelwasserstoff im Ueberschuss ein. Man filtrirt und wäscht den Niederschlag mit Schwefelwasserstoff. Das Filtrat wird bis zur Trockne verdampft und zur Bestimmung von Eisen, Mangan, Aluminium, Zink verwendet. Den Niederschlag behandelt man in der Wärme mit Schwefelnatriumlösung, welche Arsen, Antimon und Zinn in Lösung bringt. Das von diesen befreite Kupfersulfid wird nach dem Auswaschen mit Schwefelwasserstoffwasser in Salpetersäure gelöst. Man versetzt diese Lösung mit überschüssiger Schwefelsäure, verjagt die Salpetersäure durch Eindunsten auf dem Wasserbade, zuletzt auf dem Sandbade, nimmt mit Wasser auf und bestimmt das Kupfer nach 1, 2 oder 3.

Toxikologisches. Metallisches Kupfer ist vom Magen und Darm aus wirkungslos. Beweis: Verschluckte Kupfermünzen gehen in der Regel ohne Vergiftung verursacht zu haben auf den natürlichen Wegen ab.

Die löslichen Kupfersalze geben mit Eiweiss unlösliches Kupferalbuminat, sie wirken daher ätzend, und wenn sie resorbirt werden, können sie Vergiftungserscheinungen hervorrufen. Lösliche Kupfersalze in grösseren Mengen in den Magen gebracht, bewirken Erbrechen, das Kupfersalz wird in der Regel völlig wieder herausgeschafft, so dass gesundheitsschädliche Störungen nicht entstehen. Saure Speisen wirken bei Gegenwart von Luft lösend auf metallisches Kupfer ein (s. S. 982), ein Kupfergehalt solcher in kupfernen Geräthen zubereiteter Speisen kann unter Umständen Vergiftungserscheinungen hervorrufen, doch hat man die Giftigkeit der Kupferverbindungen bis vor kurzem stark übertrieben.

Chlorophyllhaltige Pflanzentheile werden behufs Inverkehrbringens als Konserven (Gurken, Erbsen u. a. Gemüsekonserven) mit Kupfersalzen behandelt (*reverdissage*). Es bildet sich alsdann phyllocyaninsaures Kupfer, welches gegen Salzlösungen und Säuren bei weitem widerstandsfähiger ist als Chlorophyll. Dieses Kupfern ist in Deutschland durch das Gesetz vom 5. Juli 1887 eigentlich verboten, wird aber bis zur endgiltigen Regelung dieser Frage vorläufig stillschweigend geduldet. Tschirch schlägt vor, als zulässiges Maximum 0,05 g metallisches Kupfer pro 1 kg Konserven zu gestatten. Durch die Verwendung von Kupfersalzen als Bekämpfungsmittel pflanzlicher Parasiten (Brandpilz des Getreides, Mildewpilz der Reben, Erreger der Kartoffelkrankheit) können kleine Mengen von Kupfersalzen in Nahrungsmittel übergehen, doch ist deren Menge zu gering, als dass sie schädigend wirken könnten. Bedenklicher ist der Zusatz von Kupfersulfat zum Mehl, um dessen Backfähigkeit zu erhöhen. Indessen ist in allen solchen Fällen immer darauf Rücksicht zu nehmen, dass Spuren von Kupfer in sehr vielen Nahrungsmitteln als normaler Bestandtheil vorkommen. (In 1 kg Kakaoschalen sind z. B. bis 0,225 g metallisches Kupfer enthalten.)

Die einzelnen Kupferverbindungen sind von verschiedener Giftigkeit. Relativ ungiftig sind die Verbindungen des Kupfers mit Eiweiss, erheblicher giftig sind das Kupfersulfat und das Kupferacetat, am giftigsten Kupferoleat und Kupferstearinat.

Eine chronische Kupfervergiftung, welche mit der Bleivergiftung zu vergleichen wäre, giebt es — nach der heutigen Anschauung — beim Menschen nicht.

Der Nachweis des Kupfers in Nahrungsmitteln etc. ist nicht schwierig zu führen: Man verascht die getrockneten Objekte, dampft die Asche mit Königswasser wiederholt ein, erhitzt den Rückstand 2 Stunden auf 150° C., zieht ihn mit Salzsäure aus, fällt aus der Lösung durch Schwefelwasserstoff das Kupfer als Schwefelkupfer und schlägt das Kupfer elektrolytisch nieder (s. S. 985).

II. Kupferzink-Legirungen.

Die Kupferzink-Legirungen mit einem Gehalt von 24—36 Proc. Zink heissen Messing. Sie sind wohlfeiler als Kupfer, von gelber Farbe, widerstandsfähiger gegen oxydirende Einflüsse, härter und leichter schmelzbar. Geschmolzen sind sie sehr dünnflüssig, eignen sich daher vorzüglich zu Gusswaaren. In der Kälte sind sie hämmerbar und streckbar, lassen sich auch stanzen, drücken, pressen. Das zur Verarbeitung mit Feile und Drehbank bestimmte Messing erhält einen Zusatz von 1—2 Proc. Blei, weil es sich dann leichter verarbeitet; z. B. werden die Feilen nicht verschmiert. Dieser Zusatz ist aber ungünstig für die Verarbeitung zu Blech oder Draht. — Je grösser der Zinkgehalt ist, desto leichter schmelzbar ist das Messing. Bei Lampen z. B. bestehen die einzelnen Theile, je nachdem sie mit der Flamme direkt in Berührung kommen oder nicht, aus höher oder niedriger schmelzendem Messing.

Messing, gewöhnliches. (Gelbguss.) Kupfer 70,0, Zink 30,0. Um es auf der Drehbank und mit der Feile leichter bearbeitbar zu machen, erhält es noch einen Zusatz von 1—2,0 Blei.

Rothes Messing. Rothguss, Tomback, Similor. Besteht gewöhnlich aus 85 Th. Kupfer und 15 Th. Zink.

Weisses Messing. Bathmetall, Platine. Hellgelbe Legirungen aus etwa 55 Th. Kupfer und 45 Th. Zink.

Prinzmetall. 75 Proc. Kupfer und 25 Proc. Zink.

Aluminium-Messing. 60,0 Kupfer, 30,0 Zink, 2,0 Aluminium Lässt sich walzen, schmieden, stanzen, pressen.

Muntzmetall. Yellow-Metal. Findet zu Schiffsbeschlägen Verwendung und besteht aus 50—63 Proc. Kupfer und 50—37 Proc. Zink.

Prometheus oder Titan-Metall. Kupfer 60,0, Zink 38, Aluminium 2,0.

Delta-Metall. Kupfer 54—56,0, Zink 40—42,0, Blei 0,7—1,8, Eisen 0,9—1,2, Mangan 0,8—1,4. Hart, zähe, leicht zu bearbeiten, politurfähig.

III. Kupferzinn-Legirungen.

Die aus Kupfer und Zinn bestehenden Legirungen werden „Broncen" genannt. Sie sind noch leichter flüssig wie Kupfer und Messing, dichter und aus diesem Grunde politurfähiger, ferner klingender. Beträgt der Zinngehalt nicht mehr als 15 Proc., so sind sie gelb und zähe, mit zunehmendem Zinngehalte (25 Proc.) werden sie heller gelb, schliesslich fast weiss, härter und spröder. Durch langsame Abkühlung werden sie weich und dehnbar. Man unterscheidet hauptsächlich drei Arten: 1) Kanonenmetall, 2) Statuenbronce und 3) Glockenmetall.

Kanonenbronce. Besteht aus 88—92 Proc. Kupfer und 12—8 Proc. Zinn. Hart, fest, elastisch, widerstandsfähig. Der sog. Uchatius-Stahl besteht aus 92 Proc. Cu und 8 Proc. Sn und enthält seine besonderen Vorzüge erst durch die mechanische Bearbeitung. Hierher gehören noch:

Maschinen-Bronce, für Lager, Zahnräder u. dergl. Die Zusammensetzung wechselt je nach den geforderten Eigenschaften von 82,0—94,0 Proc. Kupfer und 18,0 bis 6,0 Zinn.

Zapfenlager-Bronce. 95,0 Kupfer und 5,0 Zinn.

Statuenbronce. Die Zusammensetzung der antiken Statuenbronce ist eine sehr wechselnde. Die modernen Broncen erhalten, um sie leicht flüssiger zu machen, Zusätze von Zink und Blei. Zweckmässige Zusammensetzungen sind z. B. 1) Reines Kupfer 93,0, Bankazinn 7,0. 2) Kupfer 82,0, Zink 18,0, Zinn 3,0, Blei 1,5.

Glockenmetall. 80—75 Proc. Kupfer und 20—25 Proc. Zinn. Die beste Legirung soll die aus 22 Proc. Kupfer und 78 Proc. Zinn sein.

IV. Verschiedene Legirungen, den mannigfaltigsten Zwecken dienend.

Broncepulver. Bestehen je nach der Färbung aus Legirungen von 82—98 Proc. Kupfer und 2—18 Proc. Zink.

Münzenbronce. Die deutschen und schweizerischen sogen. Kupfermünzen bestehen aus 95 Kupfer, 4 Zinn und 1 Zink.

Neusilber. Argentan, Packfong, Weisskupfer. Besteht aus etwa 50—66 Proc. Kupfer, 31—19 Proc. Zink und 19,1—11,0 Proc. Nickel. Galvanisch versilbertes Neusilber heisst: Alfénide, Christofle, Alpacca.

Atlas-Bronce. Kupfer 56,5, Zink 39,6, Blei 0,6, Mangan 1,4, Eisen 1,3, Aluminium 0,5.

Kronand-Metall. Kupfer 55,8, Nickel 21,9, Zink 21,3, Eisen 1,1.

Bronce, japanische. Soll angeblich bestehen aus: Gold 1,0, Quecksilber 3—9,0 Zinn 33—65,0, Kupfer 1272,0.

Sterrometall, Aichmetall. Kupfer 60,0, Zink 40,0, Eisen 0,5—3,0.

Durana-Metall der Dürener Metallwerke für Torpedos etc. Antimon $+$ Zinn 2,22, Eisen 1,71, Aluminium 1,70, Kupfer 64,78, Zink 29,50. Spec. Gew. bei 16° C. $= 8,077.$

Goldschaum. Unechtes Blattgold. Enthält je nach der Färbung 91—83 Proc. Kupfer und 9—17 Proc. Zink.

Talmigold. Ist vergoldetes Tomback.

Mira-Metall. 74,8 Th. Kupfer, 0,6 Zink, 16,3 Blei, 0,9 Zinn, 0,35 Eisen, 0,25 Nickel. 6,8 Antimon.

Kupferamalgam, ein Metallkitt für Zähne. 100,0 Kupfervitriol, 78,0 Quecksilber und 23,0 gepulvertes Eisen werden in einem porcellanenen Mörser auf circa 70⁰ C. erwärmt, an einem luftigen Orte unter Besprengen mit heissem Wasser zerrieben und gemischt. Nach 6—12 Stunden erstarrt das Amalgam zu einer harten Masse. Man kann auch 30,0 frisches, durch Zink gefälltes Kupfer mit 70,0 Quecksilber in der Wärme des Wasserbades in ein Amalgam verwandeln. 30,0 Kupfermetall werden aus 120,0 Kupfervitriol elektrolytisch abgeschieden.

V. Lothe.

Zur Darstellung der im Nachstehenden angegebenen Kupfer oder Messing enthaltenden Legirungen schmilzt man zuerst das schwerer schmelzende Metall, fügt die leichter schmelzenden hinzu, rührt mit einem eisernen Stabe um und giesst in dünnem Strahle in Wasser aus, welches in lebhafte Bewegung versetzt wird. Um möglichst kleine Granalien zu erhalten, giesst man die Legirung auch durch einen feuchten Besen.

Hartloth für Kupfer, sog. hartes Schlagloth. 1) 2 Th. Kupfer und 1 Th. Zink oder 2) 5 Th. Kupfer und 1 Th. Blei.

Gelbes Schlagloth zum Löthen von Kupfer, Messing, Eisen, Bronce. 1) Sehr strengflüssig: 7,0 Th. Messing, 1 Th. Zink. 2) Strengflüssig: 4 Th. Messing, 1 Th. Zink. 3) Leichtflüssig: 2 Th. Messing, 1 Th. Zink. 4) Sehr leichtflüssig: 5 Th. Messing, 4 Th. Zink.

Halbweisses Schlagloth. 1) 16,0 Th. Kupfer, 18,0 Th. Zink und 1 Th. Zinn oder 2) 12 Th. Messing, 6 Th. Zink und 1 Th. Zinn.

Weisses Schlagloth. 1) 20 Th. Messing, 1 Th. Zink und 3 Th. Zinn. 2) 3 Th. Kupfer, 2 Th. Zink, 1 Th. Zinn.

Schnellloth (Weichloth) **für Kupfer und Messing.** 1) Zinn und Blei je 1 Th. 2) Blei 2 Th., Zinn 1 Th.

VI. Schwärzen von Kupfer und Messing.

Man überzieht Gegenstände aus Kupfer oder Messing häufig mit einem grauen oder schwarzen Ueberzuge, weil für gewisse Zwecke (z. B. bei Theilen von wissenschaftlichen Instrumenten) die dunkle Färbung an sich zweckmässig erscheint, und weil der dunkle Ueberzug widerstandsfähiger gegen äussere Einflüsse ist als das blanke Metall.

Schwarzbeize für Messing. 1) Zur kalten Anwendung: Man löst 300 Th. Cuprikarbonat in 250 Th. Ammoniakflüssigkeit und fügt 500 Th. Wasser zu. In diese Lösung werden die gut abgeschmirgelten fettfreien Gegenstände an Drähten aus Kupfer oder Messing kurze Zeit eingetaucht, dann abgetrocknet. Zur warmen Anwendung: Man setzt zu konc. Salpetersäure Kupfer bis zur Sättigung hinzu. Zu 500 g dieser Lösung bringt man 3,0 Silbernitrat. Die gereinigten Gegenstände werden handwarm gemacht, dann eingetaucht und sofort herausgenommen. Man erhitzt sie, bis der zuerst grüne Schaum schwarz geworden ist. Nach dem Erkalten abbürsten und mit Oel abreiben. 2) Man taucht das Metall in eine Lösung, welche hergestellt ist durch Versetzen einer gesättigten Kupfersulfatlösung mit gesättigter Ammoniumkarbonatlösung bis zum Verschwinden des Niederschlags, erhitzt hierauf, wiederholt das Eintauchen und Erhitzen so oft, bis der Ueberzug dunkel geworden ist, bürstet ihn alsdann und überzieht mit Negativoder Mattlack. 3) Man löst 1 Th. Cuprinitrat in 2 Th. Ammoniakflüssigkeit von 0,96 spec. Gew. und hängt die zu überziehenden, fettfreien Gegenstände an Drähten von Kupfer oder Messing ein.

Schwarzgraue Beize für Messing, Bronce, Rothguss, Kupfer, Silber. 1000 Th. rohe Salzsäure, 60 Th. arsenige Säure fein gepulvert, 30 Th. Antimonchlorid, 150 Th. Hammerschlag fein gestossen. Man fügt alle Bestandtheile zur Salzsäure (Vorsicht wegen Arsenwasserstoff!) und erhält die Mischung 1 Stunde auf 70—90⁰ C. Man taucht die fettfreien Gegenstände zweimal je 10—15 Sekunden ein, spült mit Wasser und trocknet mit weicher Leinwand oder Sägespänen ab.

Stahlgraue Beize für Messing, Bronce, Rothguss, Kupfer, Silber. 1) Man löst 83 Th. Eisenvitriol und 83 Th. gepulverte arsenige Säure in 1000 Th. roher Salzsäure. Gebrauch wie bei der vorigen. 2) In einer Mischung aus 1 Liter roher Salzsäure und 0,125 Liter Salpetersäure löst man 42,5 arsenige Säure und 42,5 Eisenspäne (Vorsicht!). Die gereinigten Gegenstände werden 5 Minuten eingehängt.

Mattschwarze Beize von A. Bollert. Für Kupfer, Messing, Kupferzinnlegirungen, Neusilber, Phosphorbronce. Man löst 500 g Cuprinitrat in 150 g Alkohol von 90 Proc. Man taucht die betr. kalten Metallgegenstände in die kalte Lösung und erhitzt sie alsdann, bis der Ueberzug schwarz ist.

Brüniren von Kupfer. Das polirte und erwärmte Kupfer wird bestrichen mit einer Lösung aus 5 Th. krystall. Kupferacetat, 7 Th. Ammoniumchlorid, 3 Th. verdünnter

Essigsäure (von 30 Proc.), 85 Th. Wasser. Der brünirte Gegenstand wird schliesslich mit einer Lösung von 1 Th. Wachs in 4 Th. Terpentinöl abgerieben.

VII. Verkupferung.

Die galvanische Verkupferung hat zwar die früher geübten Verfahren der direkten Verkupferung fast vollständig verdrängt, indessen können doch Fälle vorkommen, in denen Verkupferung ohne galvanischen Strom erwünscht ist.

Zinkgegenstände werden mit folgender frisch bereiteten breiigen Mischung eingerieben; 10,0 Kupfervitriol in 50,0 destillirtem Wasser gelöst werden zunächst mit einer Lösung aus 13,0 Kaliumcyanid in 52,0 destillirtem Wasser und dann mit 105,0 weissem Thone oder soviel davon vermischt, dass eine sirupdicke Flüssigkeit daraus hervorgeht.

Zur Verkupferung von Eisen dient folgende Flüssigkeit: 10,0 Kupfervitriol, 6,6 Zinnsalz und 11,5 Zinkvitriol werden in 3,5 Liter reines Wasser, welches zuvor mit 15,0 koncentrirter Schwefelsäure versetzt ist, gegeben. In diese Flüssigkeit werden die eisernen Gegenstände (z. B. 1500,0—2000,0 eiserne Nägel) eine halbe Stunde unter Umrühren erhalten, herausgenommen, mit Wasser abgewaschen und mit trocknen Sägespänen abgetrocknet.

Blanke oder glatte eiserne Gegenstände werden zuerst mit einer Lösung von 1 Th. Kupfernitrat in 50 Th. verdünnter Salzsäure geputzt und dann wiederholt mit einer Lösung von 10 Th. Kupfernitrat, 10 Th. Cuprichlorid in verdünnter Salzsäure mittelst eines wollenen Lappens oder einer Bürste berieben (WEISSKOPF).

Zur Broncirung von Zinkguss wird dieser zuerst mit einer Lösung von 1 Th. Eisenvitriol und 1 Th. Kupfervitriol in 20 Th. Wasser abgerieben und nach dem Abtrocknen mit einer Lösung von 4 Th. Grünspan in 11 Th. Essig bestrichen. Nach dem Abtrocknen wird mit Kolkothar polirt.

Zum Bronciren der Medaillen macht man eine filtrirte Abkochung von 10 Th. Grünspan und 5 Th. Salmiak in 250 Th. Essig. Diese Flüssigkeit wird mit einem gleichen Volum Wasser verdünnt, und nachdem die Medaillen hineingelegt sind, erhitzt und gekocht, bis die Medaillen mit einer genügenden Kupferschicht bedeckt sind.

Galvanisches Messingbad für alle Metalle anwendbar. Man löst 200,0 g Kalium-Zinkcyanid und 200,0 g Kalium-Kupfercyanid, sowie 40,0 g Natriumkarbonat, 7,5 g Kaliumcyanid und 7,5 g Ammoniumchlorid in 5 Liter Wasser. Die Lösung wird auf 20—25° C. erwärmt. Die Spannung des Stromes betrage 3—4 Volt. Als Anode dient eine Messingplatte. Stromdichte 0,5 Ampère pro Quadratdecimeter.

Galvanisches Kupferbad. 1) Für alle Metalle: Cupriacetat 100,0, Natriumkarbonat 100,0, Natriumbisulfit 100,0, Kaliumcyanid 100,0, Wasser 5 Liter. Kalt anzuwenden. Spannung 3—4 Volt, Stromdichte 0,4 Ampère pro Quadratdecimeter. Als Anode dient eine Kupferplatte. 2) Für Eisen und Stahl: Cupriacetat 100,0, Natriumbisulfit 100,0, Natriumkarbonat 125,0, Kaliumcyanid 125,0, Wasser 5 Liter. Spannung 3—5 Volt, Stromdichte 0,4 Ampère pro Quadratdecimeter. Für Zinkgegenstände ist dieses Bad anwendbar, wenn die Menge des Cyankaliums auf 150,0 bis 200,0 vermehrt wird.

Broncirlack für Gipsfiguren. Ein solcher besteht aus einer Lösung einer ausgetrockneten Kupferseife in Terpentinöl. Die Kupferseife erhält man durch Fällung von 100 Th. trockner Talgseife, gelöst in 500 Th. heissem Wasser, mit 35 Th. Kupfervitriol, gelöst in 150 Th. Wasser.

Volta-Kreuz von M. FEITH in Berlin. Besteht aus je einem in Kreuzform ausgeschlagenen Kupfer- und Zinkplättchen mit dazwischen gelegtem rothen Tuchläppchen. Beim Gebrauch ist das Kreuz nach Anfeuchtung des Tuchläppchens an einer seidenen Schnur um den Hals zu tragen. Preis 1,20 M. Werth kaum 10 Pf. (Karlsruher Ortsgesundheitsrath).

WINTER'sche Gichtketten sind aus 60, zu gleichen Theilen aus Kupfer-, Zink- und Messingdraht bestehenden Schaken im Wechsel zusammengesetzt. Es giebt zwei Arten dieser Ketten; bei der einen hängen an dem herzförmig gebogenen Draht, welcher die beiden Enden der Kette verbindet, zwei sogenannte Elephantenläuse, bei der anderen Art hängt an dieser Stelle eine leere Kapsel in Form und Grösse einer kleinen Damenuhr, die eine Seite besteht aus Kupferblech, die andere aus Zinkblech. Dass hier weder Elektricität noch Magnetismus zur Wirkung kommen, ist ersichtlich.

Cuprum aceticum.

I. † Cuprum aceticum (Ergänzb. Helv.). **Cuprum aceticum neutrale. Neutrales Cupriacetat. Kupferacetat. Essigsaures Kupfer. Aerugo crystallisata. Krystallisirter Grünspan. Destillirter Grünspan. Acétate de cuivre. Cupri Acetas.** $Cu(CH_3CO_2)_2 + H_2O$. **Mol. Gew. = 199.**

Darstellung. 10 Th. Grünspan werden mit 50 Th. Wasser und 10 Th. Essigsäure von 30 Proc. fein angerieben, die Mischung wird zum Sieden erhitzt und mit soviel 30 procentiger Essigsäure versetzt, bis Auflösung des Grünspans erfolgt ist. Man filtrirt alsdann und stellt zur Krystallisation bei Seite. Die ausgeschiedenen Krystalle werden nach dem Abtropfen auf porösen Unterlagen bei gewöhnlicher Temperatur getrocknet.

Eigenschaften. Dunkel-bläulich-grüne, prismatische Krystalle von ekelhaft metallischem Geschmacke, löslich in 14 Th. kaltem oder 5 Th. siedendem Wasser, auch in etwa 16 Th. Weingeist. Zur völligen Auflösung in den genannten Medien ist gewöhnlich der Zusatz einer kleinen Menge Essigsäure erforderlich. An der Luft verwittern die Krystalle oberflächlich und erscheinen alsdann mit einer hellblaugrünen, pulverigmatten Schicht bedeckt. Bei 100° C. wird das Kupferacetat wasserfrei. Durch einen Ueberschuss von Ammoniakflüssigkeit oder Ammoniumkarbonatlösung wird es zu einer azurblauen Flüssigkeit gelöst.

Prüfung. 1) Die Lösung des Salzes (1 = 20) werde durch einen starken (!) Ueberschuss von Ammoniumkarbonat nicht getrübt (Eisen, Thonerde, Kalk). Um einen vorhandenen Niederschlag (von Eisen und Thonerde) sichtbar zu machen, empfiehlt es sich, die Flüssigkeit zu filtriren. 2) Wird die wässerige Lösung (1 : 20) mit einem starken Ueberschuss von Natronlauge einige Zeit gekocht, so darf das Filtrat durch Schwefelwasserstoff nicht verändert werden (Zink, Blei). 3) Wird 1 g des Salzes stark geglüht, so darf der Glührückstand feuchtes rothes Lackmuspapier nicht bläuen (Erden, Magnesia, Alkalien).

Aufbewahrung. Vorsichtig, in gut verschlossenen Glasgefässen. Ein oberflächliches Verwittern der Krystalle ist auch bei sorgfältiger Aufbewahrung kaum zu vermeiden.

Anwendung. Nur äusserlich als mildes Aetzmittel in Einstreupulvern, Salben, Augensalben (0,1 auf 5,0), in Lösung zu Injektionen (0,5—1,0 zu 100,0). Technisch wird es in der Färberei, beim Zeugdruck, auch zur Darstellung des Schweinfurter Grüns verwendet.

Tinte für Zink, Zinn und Eisen. Ist eine Mischung aus 10,0 krystall. Cupriacetat, 10,0 Ammoniumchlorid, 5,0 gebranntem Kienruss und der genügenden Menge Wasser.

II. † Cuprum subaceticum. Aerugo (Ergänzb.). **Viride Aeris. Grünspan. Basischer Grünspan. Spangrün. Sousacétate de cuivre** (Gall.). **Verdet gris.** Kommt in zwei, durch Farbe und Zusammensetzung verschiedenen Sorten in den Handel:

Der blaue oder französische Grünspan wird hergestellt durch Einwirkung von in Essigsäure-Gährung begriffenen Weintrestern auf Kupferbleche und besteht im wesentlichen aus einfach-basischem Kupferacetat $Cu(CH_3CO_2)_2 + Cu(OH)_2 + 5H_2O$. Er ist in der Regel etwas durch Weintrester verunreinigt.

Der grüne oder schwedische (deutsche oder englische) Grünspan wird durch Einwirkung von mit Essig getränkten Zeugstücken auf Kupferplatten (mit denen erstere abwechselnd geschichtet werden) oder durch Besprengen von Kupferplatten mit heissem Essig gewonnen. Er besteht im wesentlichen aus Halbbasisch-Kupferacetat $[Cu(CH_3CO_2)_2]_2 + Cu(OH)_2 + 5H_2O$ neben wenig Zweifach-basisch-Kupferacetat $Cu(CH_3CO_2)_2 + 2Cu(OH)_2 + H_2O$.

Beide Sorten können zu therapeutischen Zwecken *promiscue* gebraucht werden, doch wird zu pharmaceutischen Zwecken die grüne Sorte im allgemeinen vorgezogen. Jedenfalls würde es erwünscht sein, sich für eine bestimmte Sorte zu entscheiden.

Eigenschaften. Feste, specifisch schwere, schwerzerreibliche, grüne oder bläulich-grüne Massen von Brot- oder Kugelform. — Rührt man fein vertheilten blauen Grünspan mit warmem Wasser an, so schwillt er zunächst infolge Aufnahme von Wasser an, dann zerfällt er allmählich in ein blaues krystallinisches, in Wasser unlösliches Pulver (Zweifach-basisch-Kupferacetat, s. oben), während Halb-basisch-Kupferacetat (s. oben) mit blaugrüner Farbe in Lösung geht. In gleicher Weise bleibt beim Ausziehen des grünen Grünspans mit Wasser das blaue Zweifach-basische-Kupferacetat im Rückstande, während Halb-basisches-Kupferacetat mit blaugrüner Farbe in Lösung geht. — Von verdünnter Schwefelsäure, von heisser verdünnter Essigsäure wird Grünspan unter nur geringem Aufbrausen und unter Hinterlassung nur geringer Mengen von Unreinigkeiten gelöst.

Prüfung. **1)** Der Grünspan ist hinreichend rein, wenn 1 Theil von 4 Th. verdünnter Schwefelsäure (spec. Gew. = 1,112) bis zu 94 Proc. und von 10 Th. Ammoniakflüssigkeit (spec. Gew. = 0,960) bei gelinder Wärme in gleichem Procentsatz gelöst wird. Das Unlösliche besteht in Treberresten, Fasern, Kupfermetall, Thon, Kalk. **2)** Eine etwaige Verwechslung oder Vermischung mit arsenhaltigen Kupferfarben stellt man fest, indem man die Lösung in Salzsäure mit Zink zusammenbringt und das entwickelte Wasserstoffgas auf Silbernitratlösung (1 + 1) einwirken lässt. Ein citronengelber Fleck zeigt Arsen an (s. S. 407).

Aufbewahrung. Man hält den Grünspan in Stücken und fein gepulvert vorräthig und bewahrt ihn vorsichtig auf.

Anwendung. Innerlich wird Grünspan kaum noch angewendet. Aeusserlich als ätzendes Streupulver bei unreinen, wuchernden Geschwüren, in Salben (1,0 auf 10,0), in Ceraten, Pflastern. In Augenwässern, Gurgelwässern und Einspritzungen ist Aerugo durch Cuprum aceticum zu ersetzen! In der Thierheilkunde dient er als Beizmittel bei Klauenseuche und gegen wildes Fleisch.

Im Handverkauf wird er bisweilen zu Krätzemitteln verlangt; in diesem Falle wäre die Abgabe zu verweigern. Technisch wird er namentlich zu galvanischen Bädern und zu Metallbeizen verwendet und kann alsdann gegen Giftschein unbedenklich verabfolgt werden.

Spiritus Aeruginis. Wird Kupferacetat der trockenen Destillation unterworfen, so destillirt bei 240—260° C. Essigsäure, bei 270° C. geht Cuproacetat $Cu_2(CH_3CO_2)_2$ in Form wolliger Flocken über. Daher ist dieses auch als Kupferspiritus bekannte Präparat im wesentlichen kupferhaltige Essigsäure.

Aqua viridis HARTMANN.

Rp. Tincturae Gallarum
Tincturae Absinthii āā 10,0
Aquae aromaticae   100,0
Mellis depurati   20,0
Aluminis pulverati
Aeruginis pulveratae āā 5,0.

Umgeschüttelt zum Verbande unreiner Wunden oder syphilitischer Geschwüie.

Baume de Metz.

METZ's Balsam. Baume de feuillet. Blätterbalsam. Grüner Heilbalsam.

Rp. Aeruginis pulver.   12,0
Aloës pulver.   8,0
Zinci sulfurici pulver. 6,0
Olei Lauri   30,0
Terebinthinae   60,0
Olei Lini
Olei Olivarum   āā 180,0
Olei Juniperi   15,0
Olei Caryophyllorum 4,0.

Ceratum Aeruginis Germ. I u. Hamb. V.

Ceratum viride. Emplastrum Aeruginis. Kennedy-Pflaster. Grünwachs.

Rp. Cerae flavae   120,0
Resinae Pini   60,0
Terebinthinae   40,0
Aeruginis subt. pulv. 10,0.

Man giesst das Pflaster in $\frac{1}{2}$ cm dicke Täfelchen aus. Als Hühneraugenpflaster.

Ergänzungsbuch:

Rp. Cerae flavae   10,0
Resinae Pini   5,0
Terebinthinae   4,0
Aeruginis subt. pulv. 1,0.

Emplastra ad clavos pedum.

I. Hühneraugenpflaster der Frau GRIMMERT.

Rp. Emplastri Galbani crocati 50,0
Cerae flavae
Terebinthinae   āā 10,0
Aeruginis subt. pulv.   20,0.

II. RICHTER's Hühneraugenpflaster.

Rp. Picis nigrae   25,0
Emplastri Lithargyri simplicis 12,5
Galbani pulverati   40,0
Ammonii chlorati
Aeruginis   āā 5,0.

III. RUST's Hühneraugenpflaster.

Rp. Cerae flavae   15,0
Olei Olivarum   4,0
Ammoniaci   15,0
Terebinthinae   4,0
Aeruginis subt. pulv. 6,0.

Emplastrum ad lupiam.

Gliedschwammpflaster.

Rp. Cerati Aeruginis   90,0
Gallarum subt. pulv. 10,0.

Pflaster bei lupia juncturae.

Emplastrum Manus Dei.

Emplastrum divinum viride.

Rp. Emplastri Plumbi compositi 90,0
Cerati Aeruginis 10,0.
Als erweichendes Pflaster und auf Leichdornen.

Mixtura cuprica RADEMACHER.

RADEMACHER's Kupfermixtur.

Rp. Tincturae Cupri acetici 5,0
Mucilaginis Gummi arabici 90.0
Aquae Cinnamomi 175,0
Aquae destillatae 115,0.

† Oxymel Aeruginis.

Grünspan-Sauerhonig Mel escharoti-
cum. Aegyptische Salbe. Gipsjakob.
Ergänzb., Hamb.-V.

Rp. Aeruginis subt. pulv. 10,0
Acidi acetici dil. (30 proc.) 5,0
Mellis depurati 100,0

Werden im Wasserbade auf 100,0 eingedampft.
Vor dem Gebrauch umzuschütteln; vorsichtig aufzubewahren.

Pilulae Cupri acetici-phosphorici LIÉGEOIS.

Jede Pille enthält:

Cupri acetici 0,01
Natrii phosphorici 0,05.

Gegen Bleichsucht.

Spiritus caeruleus.

Blauer Spiritus (Hamb. V.).

Rp. Liquoris Ammonii caustici (10 proc.) 50,0
Spiritus Lavandulae
Spiritus Rosmarini āā 70,0
Aeruginis pulv. 1,0.

Man lässt einige Tage stehen und filtrirt. Zum
Einreiben auf Contusionen.

† Tinctura Cupri acetici RADEMACHER.

RADEMACHER's Kupferacetat-Tinktur.

(Ergänzb, Hamb.-V.)

Rp. 1. Cupri sulfurici cryst. 12,0
2. Plumbi acetici 15,0
3. Aquae destillatae 68,0
4. Spiritus (90 proc.). 52,0.

Man zerreibt 1 u. 2 zu mittelfeinem Pulver, reibt
mit 3 an und erhitzt in einem Kupfergefässe zum
Sieden. Nach dem Erkalten (!) wird 4 zugesetzt
und die Mischung im verschlossenen Gefässe
unter bisweiligem Umschütteln 1 Monat stehen
gelassen, dann filtrirt. Vorsichtig aufzubewahren.

Tinctura Cupri acetici SCHACHT.

[Loco Tincturae Cupri acetici RADEMACHER.]

Rp. Acidi acetici diluti (30 proc.)
Cupri acetici cryst. āā 10,0
Aquae destillatae 150,0
Spiritus (90 proc.) 100,0.

Unguentum Aeruginis (Hamb. V.).

Unguentum Apostolorum (duodecim).
Unguentum dodeka pharmacum.
Apostelsalbe. Aegyptische Salbe. Grün-
spansalbe.

Rp. Aeruginis pulveratae
Olibani pulverati āā 1,0
Cerae flavae 2,0
Terebinthinae 8,0
Olei Olivarum 16,0.

Zum Verbande unreiner, fauliger Wunden bei
Menschen und Thieren.

Vet. #### Linimentum aphthicum.

Liniment gegen Euterschwämme.

Rp. Cupri acetici 5,0
Acidi salicylici 2,5
Olei Olivae 50,0.

Zum Bestreichen der Aphthen am Euter.

Vet. #### Linimentum cupricum.

Klauenseuchen-Schmiere.

Rp. Aeruginis pulv. 50,0
Acidi hydrochlorici crudi 20,0
Olei Raparum crudi
Olei Lini āā 300,0.

Vor dem Gebrauch gut umzuschütteln.

Vet. #### Onguent aegyptiac (Gall.).

Rp. 1. Aeruginis pulverati 500,0
2. Aceti (7—8 proc.) 500,0
3. Mellis 1000,0.

Man erhitzt in einem Kupferkessel 1 und 2 kurze
Zeit, fügt 3 hinzu, und erhitzt unter Umrühren
weiter, bis die Mischung eine rothe Farbe und
Honigkonsistenz angenommen hat.

Cuprum chloratum.

I. † Cuprum monochloratum. Cuprum chloratum album. Cuprochlorid. Kupferchlorür. Cu_2Cl_2. Mol. Gew. = 197.

Darstellung. 42,0 Th. krystall. Cuprichlorid und 32,0 Th. metallisches Kupfer
(Drahtnetz oder Späne) werden mit 100,0 Th. heissem Wasser übergossen. Man giebt
235 Th. (rohe) Salzsäure vom spec. Gew. 1,175 hinzu, verschliesst den Kolben mit einem
Trichter und erhitzt nun auf einem Gasofen, wenn nöthig noch unter Zusatz von etwas
rauchender Salzsäure, bis farblose Lösung erfolgt ist. Diese 1—2 Stunden dauernde Operation lässt sich wesentlich beschleunigen, wenn man der Flüssigkeit etwas gefälltes Kupferpulver zufügt. — Wenn die Flüssigkeit farblos geworden ist, so wird sie von dem Kupfer,
welches im Ueberschuss vorhanden sein muss (!), in einen hohen, mit viel kaltem destillirten Wasser gefüllten Cylinder durch ein Bäuschchen Glaswolle rasch durch-
gegossen. (Es ist zweckmässig, destillirtes Wasser anzuwenden, welches ausgekocht und
wieder erkaltet ist.) — Nach dem Absetzen des zunächst käsig gefällten Cuprochlorids

wird dekanthirt, das Cuprochlorid schnell abgesaugt, mit Alkohol und Aether gewaschen und im Vacuum über Schwefelsäure getrocknet.

Eigenschaften. Weisse, in Wasser unlösliche, schwere Massen, die sich an der Luft unter Grünfärbung leicht oxydiren und durch Chlorwasser oder Königswasser leicht als Cuprichlorid in Lösung gehen. Beim Erhitzen im Röhrchen schmelzen sie ohne Zersetzung.

Aufbewahrung. Vorsichtig, vor dem oxydirenden Einfluss der Luft geschützt, also in kleinen, gut geschlossenen Gefässen. Zersetzte Präparate sind nicht weiss, sondern schmutziggrün bis braun.

Anwendung. Als Reagens in der Gasanalyse in ammoniakalischer oder salzsaurer Lösung zur Absorption des Kohlenoxyds.

Salzsaure Kupferchlorürlösung nach WINKLER. (Zur Absorption von Kohlenoxyd.) Man trägt eine Mischung von 86,0 g Kupferoxyd mit 17,0 g Kupferpulver (durch Reduktion von Kupferoxyd im Wasserstoffstrome dargestellt) langsam und unter Umschütteln in 1086,0 g Salzsäure von 1,124 spec. Gew. ein, bringt in die Flasche eine vom Boden bis zum Halse reichende Spirale von Kupferdraht und verschliesst das Gefäss mit einem weichen Kautschukstopfen. Die anfangs dunkle Lösung wird beim Stehen vollkommen farblos, färbt sich aber in Berührung mit Luft unter Bildung von etwas Cuprochlorid wieder dunkelbraun. Zulässiger Absorptionswerth für 1 ccm = 4 ccm Kohlenoxyd.

Ammoniakalische Kupferchlorürlösung nach WINKLER (zur Absorption von Kohlenoxyd). Man löst 250,0 g Ammoniumchlorid in 750 ccm Wasser, bringt die Lösung in eine mit Gummistopfen dicht zu verschliessende Flasche und fügt ihr 200,0 g Kupferchlorür zu. Dieses löst sich beim Umschwenken unter Hinterlassung von etwas Kupferoxychlorid auf. Man erhält eine bräunliche Flüssigkeit, welche sich unverändert hält, wenn man in die gut zu verstopfende Flasche eine vom Boden bis zum Halse der Flasche reichende Kupferspirale stellt. Vor dem Gebrauche setzt man dieser Lösung $^1/_3$ Volumen Ammoniakflüssigkeit von 0,905 spec. Gew. zu. — Absorptionswerth für 1 ccm = 16 ccm Kohlenoxyd.

Ammoniakalische Kupferchlorürlösung nach HEMPEL (zur Absorption von Kohlenoxyd) für eine Menge von 200 ccm. Man löst 10,3 g Kupferoxyd in 100 bis 200 ccm konc. roher Salzsäure und lässt die Lösung alsdann in einem mit Kupferdrahtnetz-Spiralen möglichst erfüllten Kolben von passender Grösse zum Zwecke der Reduktion so lange wohlverschlossen stehen, bis sie **vollkommen farblos** ist. Man giesst alsdann diese Lösung durch einen Bausch von Glaswolle in ein 1,5—2,0 Liter ausgekochtes und wieder erkaltetes destillirtes Wasser enthaltendes Becherglas. Nach dem Absetzen des Kupferchlorürs giesst man die überstehende verdünnte Salzsäure möglichst ab, spült das Kupferchlorür mit 100—150 ccm destillirtem Wasser in eine Kochflasche von 250 ccm Inhalt und leitet in die noch schwach saure Flüssigkeit so lange Ammoniak, bis die Lösung sich schwach blau färbt. Um die Luft möglichst abzuschliessen, verschliesst man den Kolben mit einem zweifach durchbohrten Stopfen, welcher ein Gaszuleitungs- und ein Gasableitungsrohr enthält, welches letztere in etwas Quecksilber taucht. Auch kann man den ganzen Apparat einschliesslich des Entwickelungsapparates für das Ammoniak vorher mit Wasserstoff füllen.

Die so erhaltene Lösung des Kupferchlorürs wird durch Zusatz von Wasser auf 200 ccm verdünnt. — Zulässiger Absorptionswerth für 1 ccm = 6 ccm Kohlenoxyd.

II. † Cuprum bichloratum crystallisatum. Cuprichlorid. Kupferchlorid. Chlorwasserstoffsaures Kupferoxyd. $CuCl_2 + 2H_2O$. Mol. Gew. = 170.

Zur Darstellung werden 100 Th. Kupferoxyd in 360 Th. Salzsäure von 25 Proc., welche mit 150 Th. destillirtem Wasser verdünnt ist, in der Wärme gelöst und die Lösung auf 300—250 Th. oder soweit eingedampft, bis ein Tropfen, auf eine kalte Porcellanschale gebracht, erstarrt. Man lässt die Gesammtmenge erstarren, presst zwischen Filtrirpapier, trocknet bei gewöhnlicher Temperatur und bewahrt in trocknen, gut verschlossenen Gefässen auf.

Grüne rhombische Krystalle, hygroskopisch, leicht löslich in Wasser und auch in Alkohol. Die wässerige Lösung ist schön grün, bei starker Verdünnung blau. Es wird etwas über 100° C. wasserfrei und geht in das braune, wasserfreie Salz $CuCl_2$ über. Durch Einwirkung von metallischem Kupfer wird das Cuprichlorid zu Cuprochlorid reducirt (s. S. 992).

Alterans und Tonicum, angewendet bei Skropheln, Rhachitis, Hautaffektionen, Dyskrasien. Gaben 0,005—0,01—0,015 g drei bis viermal täglich. Grösste Einzelgabe 0,03 g.

† Cuprum bichloratum siccum. Entwässertes Cuprichlorid oder Kupferchlorid. CuCl₂. Mol. Gew. = 134.

Es wird durch Erhitzen des obigen krystallisirten Salzes auf 110° C. erhalten. Gelbbraune, zerfliessliche Masse, im übrigen von den Eigenschaften des vorigen.

Aether Cupri.

Rp. Cupri bichlorati cryst. 4,0
　　Aetheris　　　　　　100,0.

Dosis 5—8 Tropfen.

Aqua antimiasmatica KOECHLIN.

Aqua Beisseri. Liquor antimiasmaticus
BEISSER.

Rp. Liquoris antimiasmatici KOECHLIN 1,25
　　Aquae destillatae　　　　　　　100,0.

Anfangs des Morgens, nach mehreren Tagen auch des Abends einen Esslöffel voll.

Liquor antimiasmaticus KOECHLIN.
Liquor Cupri chlorati ammoniatus.

Rp. Cupri bichlorati crystall. 5,4
　　Ammonii chlorati　　　　50,0
　　Aquae destillatae　　　　q. s.

(185) dass das Gesammtgewicht = 240,0 beträgt Klare, smaragdgrüne Flüssigkeit von 1,070 bis 1,072 spec. Gewicht. In 120,0 ist 1,0 Kupfer enthalten. Innerlich gegen skrophulöse und syphilitische Haut-, Knochen- und Drüsenaffektionen, gegen Cardialgie, Epilepsie, Chorea etc. zu 5—10—15 Tropfen in Verdünnung mehrmals täglich. Aeusserlich, ohne Erfolg, zum Verbande syphilitischer Geschwüre.

Tinctura Cupri bichlorati HELVETIUS.

Rp. Cupri bichlorati cryst. 40,0
　　Spiritus (90 proc.)　　100,0.

5—7—10 Tropfen bei Epilepsie, Rhachitis, Würmern.

Cuprum oxydatum.

I. † Cuprum oxydulatum. Cuprooxyd. Kupferoxydul. Kupferhemioxyd. Cu₂O. Mol. Gew. = 142.

Zur Darstellung stellt man eine Auflösung von 1 Th. Traubenzucker (oder 1,5 Th. Honig in 30 Th. Wasser dar, filtrirt diese und versetzt sie mit 2—3 Th. Seignettesalz sowie mit Natronlauge in reichlichem Ueberschuss (etwa 20 Th.) und mischt eine Lösung von 1 Th. krystall. Kupfersulfat in 30 Th. Wasser zu. Man muss nun eine klare, lasurblaue Flüssigkeit haben. (Ist dies nicht der Fall, so fehlt es entweder an Traubenzucker oder an Natronlauge oder an Seignettesalz.) Diese Flüssigkeit erhitzt man auf dem Wasserbade oder auf freier Flamme, worauf sich das Kupferoxydul mikrokrystallinisch abscheidet. Man sammelt es, wäscht es zunächst mit heissem Wasser, bis das Ablaufende nicht mehr alkalisch reagirt, dann mit Alkohol und mit Aether und trocknet rasch.

Rothes, krystallinisches Pulver vom spec. Gew. 5,34—5,37. Es verändert sich nicht an der Luft, ist unlöslich in Wasser. In Ammoniakflüssigkeit ist es löslich; die ursprünglich farblose Lösung wird bei Luftzutritt blau. Durch Chlorwasserstoffsäure wird es in Cuprochlorid verwandelt; sauerstoffhaltige Säuren, z. B. verdünnte Schwefelsäure, bringen die Hälfte des Kupfers als Kupferoxyd in Lösung, während die andere Hälfte als metallisches Kupfer ungelöst bleibt. In feuchtem Zustande oxydirt es sich leicht an der Luft, im trocknen Zustande ist es haltbar. Durch Ueberleiten von Wasserstoff oder von Methylalkoholdämpfen über Kupferoxydul in der Hitze wird dieses leicht zu metallischem Kupfer reducirt. Durch Glühen an der Luft verglimmt es zu schwarzem Kupferoxyd. — Es dient in der Technik zum Färben von Glasflüssen.

Cuprohydroxyd, Kupferoxydulhydrat, Cu₂(OH)₂, wird als kanariengelber Niederschlag durch Kalilauge aus Cuprochloridlösungen gefällt. Es zersetzt sich schon unter 100° C. in Cuprooxyd und Wasser.

II. † Cuprum oxydatum (Ergänzb.). **Oxyde noir de cuivre** (Gall.). **Cuprum oxydatum nigrum** RADEMACHER. **Kupferoxyd. Cuprioxyd. CuO. Mol. Gew. = 79.**

Das Kupferoxyd kann durch Erhitzen von metallischem Kupfer an der Luft oder durch Glühen von Cuprinitrat erhalten werden. Da die so gewonnenen Präparate aber sehr dicht und selten rein sind, so soll das zum therapeutischen Gebrauche bestimmte Kupferoxyd durch Glühen von Cuprikarbonat dargestellt werden.

Darstellung. Man löst 10 Th. reines Kupfersulfat in 50 Th. Wasser, anderseits 15 Th. reines kryst. Natriumkarbonat in 50 Th. Wasser. Man mischt die filtrirten, klaren Lösungen und erwärmt die Mischung in einer Porcellanschale so lange, bis der Niederschlag sich am Boden des Gefässes in dichter Form abgeschieden. Hierauf wäscht man ihn zunächst durch Dekanthiren, dann auf dem Filter solange mit heissem Wasser, bis das Filtrat nicht mehr alkalisch reagirt, und trocknet ihn auf porösen Unterlagen, zuletzt im Wasserbadtrockenschranke. Den trocknen Niederschlag bringt man in einen Porcellantiegel oder Hessischen Tiegel und glüht ihn bei allmählich verstärktem Feuer so lange, bis eine aus der Mitte entnommene Probe nach dem völligen (!) Erkalten in verdünnter Salpetersäure ohne Aufbrausen von Kohlensäure löslich ist. Man füllt es noch warm in die trockenen, vorgewärmten Gefässe.

Eigenschaften. Schwarzes, glanzloses, spec. schweres, nicht krystallinisches Pulver, welches in verdünnter Salpetersäure leicht, ohne Rückstand und ohne Entweichen von Kohlensäure löslich ist. Es ist zart anzufühlen, ohne Geruch und Geschmack, unlöslich in Wasser und Natronlauge, löslich in Säuren. Aus der Luft zieht es etwas Feuchtigkeit an. In Ammoniakflüssigkeit löst es sich mit blauer Farbe zu Kupferoxydammoniak. Durch Ueberleiten von Wasserstoff oder von Methylalkoholdämpfen in der Glühhitze wird es leicht zu metallischem Kupfer reducirt.

Prüfung. 1) Es löse sich in 10 Th. verdünnter Schwefelsäure ohne Aufbrausen (Kohlensäure). — 2) Die salpetersaure Lösung werde durch Baryumnitratlösung nicht sofort getrübt (mehr als Spuren Schwefelsäure). — 3) Die mit verdünnter Schwefelsäure bereitete Lösung gebe nach vollständiger Ausfällung des Kupfers durch Schwefelwasserstoff ein farbloses Filtrat, welches durch Ammoniakflüssigkeit nicht verändert werde (weisse Fällung = Zink oder Aluminium, schwarze Fällung = Eisen) und beim Verdampfen und Glühen keinen feuerbeständigen Rückstand hinterlasse (Kalk, Magnesia, Alkalien). — 4) Werden 0,2 g Kupferoxyd in 2 ccm verdünnter Schwefelsäure ohne Anwendung von Wärme gelöst, und wird die Lösung mit 2 ccm Ferrosulfatlösung vermischt und auf 2 ccm konc. Schwefelsäure geschichtet, so darf keine braune Zwischenzone auftreten (Salpetersäure).

Aufbewahrung. Vorsichtig, in gut geschlossenen Gefässen; wegen der hygroskopischen Eigenschaften siehe vorher.

Anwendung. Aeusserlich in Form von Salben (1,0 : 10,0—20,0 Fett) als zertheilendes Mittel bei Drüsengeschwülsten, Gelenkentzündungen, um die Resorption von Exsudaten zu beschleunigen, Hornhauttrübungen. Innerlich bei „Kinderkrankheiten" und als Wurmmittel, besonders als Bandwurmmittel. Bei der innerlichen Darreichung sind saure Speisen zu vermeiden.

Pilulae Cupri oxydati HAGER.

Rp. Cupri oxydati nigri   6,0
    Calcii carbonici   2,0
    Boli albae   12,0
    Glycerini   11,0.

Fiant pilulae 120. Täglich einmal je 2 Pillen bei Vermeidung saurer Speisen gegen Bandwurm Erwachsener. Einige Tage nach Beendigung des Gebrauches eine Gabe Ricinusöl Kinder erhalten zweimal täglich 2 Pillen, im ganzen 50—60 Pillen.

Unguentum contra amaurosin SICHEL.

Rp. Cupri oxydati nigri   2,0
    Olei Amygdalarum gtt. XV
    Adipis   20,0.

Zum Einreiben von Stirn und Schläfen bei schwarzem Staar infolge übermässigen Tabakrauchens

Vet.   **Klauenseuchensalbe.**

Rp. Cupri oxydati   5,0
    Aluminis usti   10,0
    Ammonii hydrochlorici 2,0
    Camphorae   1,0
    Unguenti populei 50,0.

Unguentum contra zonam.

Rp. Cupri oxydati nigri 1,0—4,0
    Unguenti rosati   30,0.

Bei Gürtelrose. Die befallenen Hautstellen werden des Morgens und des Abends eingerieben.

Vet.   **Pilulae taenifugae** HAGER.

Bandwurmpillen für Hunde.

Rp. Cupri oxydati nigri
    Boli albae   āā 10,0
    Glycerini   8,0
    Aquae   q. s.

Fiant pilulae 200 Kleinen Hunden täglich eine, grösseren täglich zweimal eine Pille in Fleisch gehüllt zu geben, zwei Wochen hindurch.

Cuprum oxydatum purum granulatum ist ein aus linsen- bis erbsengrossen Stücken bestehendes Kupferoxyd, welches durch Glühen von Cuprinitrat dargestellt wird. Man gebraucht es wesentlich zur Verbrennung in der Elementar-Analyse. Zu diesem Zwecke muss es namentlich frei sein von Salpetersäure, Kohlenstoff bezw. Kohlensäure und Wasser. Dies wird dadurch erreicht, dass man das Kupferoxyd vor jeder neuen Benutzung entweder an der Luft oder im Sauerstoffstrome und zwar im Kupfertiegel oder direkt im Verbrennungsrohr einige Zeit ausglüht. Die Aufbewahrung erfolgt zweckmässig in „Glasbirnen" unter Chlorcalciumverschluss.

Cuprum oxydatum purum in Drahtform. Wird durch Glühen von Kupferdrahtstücken im Sauerstoffstrom erhalten und dient gleichfalls zur Elementar-Analyse. Für dasselbe gilt das Nämliche, was für das vorige Präparat gesagt worden ist.

Cuprum hydroxydatum. Cuprihydroxyd. Kupferoxydhydrat. $Cu(OH)_2$.

Mol. Gew. = 97. Diese Verbindung fällt als hellblauer, gelatinöser Niederschlag aus Kupfersalzlösungen auf Zusatz von ätzenden Alkalien. Will man sie auswaschen, so lasse man sie bei 60—70° C. stehen, bis sie körnige Beschaffenheit angenommen hat. Erhitzen bis zum Sieden ist unzulässig, weil alsdann das Cuprihydroxyd in Wasser und Kupferoxyd zerfällt. Das Cuprihydroxyd löst sich in Säuren und bei Gegenwart von Traubenzucker, Glycerin, Mannit und weinsauren Salzen auch in ätzenden Alkalien. Ferner wird es von Ammoniak leicht gelöst.

Haltbares Kupferhydroxyd nach STUTZER. (Zur Fällung der Eiweissstoffe.) 100,0 g kryst. Kupfersulfat werden in 5 Liter Wasser gelöst und mit 2,5 g Glycerin versetzt. Aus dieser Lösung wird durch Zusatz von verdünnter Natronlauge, bis die Flüssigkeit alkalisch reagirt, das Kupfer als Hydroxyd ausgefällt. Letzteres wird abfiltrirt, alsdann durch Anreiben mit Wasser, welches pro Liter 5 g Glycerin enthält, aufgeschlämmt. Durch wiederholtes Dekanthiren und Filtriren entfernt man die letzten Spuren von Alkali. Der Filterrückstand wird mit Wasser, dem man 10 Proc. Glycerin zugesetzt hat, verrieben und bis zu einer Verdünnung gebracht, dass derselbe eine gleichmässige, mit einer Pipette aufsaugbare Masse bildet. Dieselbe wird in gut verschlossenen Flaschen und im Dunkeln aufbewahrt. Den Gehalt der breiigen Masse an Kupferhydroxyd bestimmt man durch Eindunsten eines abgemessenen Volumens und Glühen des Rückstandes.

III. Cuprum oxydatum ammoniacatum. Kupferoxydammoniak. Cuoxam

(Amerikanische Abkürzung). $CuO \cdot 4NH_4 \cdot OH$. Zur Verwendung gelangt die wässerige Auflösung dieser Verbindung, und zwar als Reagens.

2,0 g krystall. Kupfersulfat werden in 100 ccm destillirtem Wasser gelöst und einige Tropfen koncentrirte Ammoniumchloridlösung zugefügt. Hierauf bereitet man eine Lösung von 1,0 g Kalihydrat in 100 ccm Wasser und setzt etwas Barytwasser zu, um das vorhandene Kaliumkarbonat zu fällen. Beide Lösungen werden gemischt. Von dem sich absetzenden Kupferhydroxyd wird dekanthirt, dann wird der Niederschlag wiederholt mit destillirtem Wasser gewaschen, schliesslich abfiltrirt. Den noch feuchten Niederschlag übergiesst man in einer Porcellanschale mit koncentrirtem Ammoniak (0,900 spec. Gew.) und filtrirt, sobald Auflösung erfolgt ist, durch Glaswolle.

Das Reagens ist im Dunkeln aufzubewahren; trotzdem zersetzt es sich nach einiger Zeit. Es empfiehlt sich daher, das ausgewaschene Kupferhydroxyd unter Wasser aufzubewahren und im Bedarfsfalle eine kleine Menge desselben in koncentrirtem Ammoniak aufzulösen.

Kupferoxydammoniak bringt Cellulose zunächst zum Quellen und löst sie schliesslich vollständig auf. Aus der Lösung wird durch Zusatz von Säuren wieder Cellulose gefällt.

Cuprum sulfuricum.

I. † Cuprum sulfuricum (Austr. Germ. Helv.). **Cuprum sulfuricum purum. Sulfate de cuivre** (Gall.). **Cupri Sulphas** (Brit. U-St.). **Kupfersulfat. Cuprisulfat. Schwefelsaures Kupfer. Reiner Kupfervitriol.** $CuSO_4 + 5H_2O$. **Mol. Gew. = 249.** Das reine Kupfersulfat lässt sich mit Vortheil nicht aus dem rohen Kupfervitriol gewinnen; man stellt es zweckmässig aus Kupfer dar.

Darstellung. 10 Th. Kupferschnitzel werden mit 30 Th. Wasser übergossen, dazu ein erkaltetes und filtrirtes Gemisch von 18 Th. engl. Schwefelsäure und 32 Th. Wasser gegeben. Man fügt nun in kleinen Antheilen 27 Th. Salpetersäure (von 25 Proc.) hinzu und erwärmt inzwischen allmählich, schliesslich kurze Zeit zum Sieden. Nach erfolgter Auflösung des Kupfers filtrirt man noch heiss, dampft die Lösung in einer Porcellanschale ein, erhitzt (zur Vertreibung der Salpetersäure) den Rückstand im Sandbade oder über einem Drahtnetz, bis schwere weisse Dämpfe von Schwefelsäure entweichen. Dann lässt man erkalten, löst den Rückstand in etwa 60—70 Th. siedendem Wasser, filtrirt heiss und lässt in der Kälte krystallisiren. Das aus den Mutterlaugen zu gewinnende Kupfersulfat verbraucht man als rohen Kupfervitriol. Ausbeute etwa 37 Th.

In sehr handlicher Form lässt sich das Kupfersulfat gewinnen, wenn man die heiss gesättigte wässerige Lösung des reinen Salzes in ein 3—4faches Volumen Alkohol unter Umrühren hineinfiltrirt. Man erhält es dann als krystallinisches Pulver, welches nach dem Absaugen an der Luft getrocknet wird.

Eigenschaften. Das reine Cuprisulfat bildet kleinere, durchscheinende, lasurblaue, schiefrhombische Krystalle von widerlichem, metallischem Geschmacke, an der Luft allmählich verwitternd, löslich in 3,5 Th. kaltem oder 1 Th. heissem Wasser, unlöslich in Weingeist. Die wässerige Lösung reagirt sauer und fällt Eiweiss. Das gepulverte Salz ist blauweiss. Durch Erhitzen bis 100 °C. verliert das Kupfersulfat 4 Mol. Krystallwasser, bei 200 °C. wird es völlig entwässert und bildet ein weisses Pulver, $CuSO_4$, welches begierig Wasser aus der Luft oder anderen Medien (Weingeist) aufnimmt unter Uebergang in das krystall. wasserhaltige blaue Salz. In gelinder Glühhitze wird es nicht zersetzt, in starker Rothglühhitze entweichen Schwefelsäure, Schwefligsäure sowie Sauerstoff, und Cuprioxyd bleibt als Rückstand. — Es krystallisirt mit gewissen Salzen ($ZnSO_4$, $MgSO_4$, $FeSO_4$) zusammen und ist von diesen durch blosse Krystallisation nicht zu trennen.

Volumgewicht und Gehalt der Lösungen von Cuprisulfat bei 15 °C.

Vol. Gew.	Proc. $CuSO_4 + 5H_2O$	Vol. Gew.	Proc. $CuSO_4 + 5H_2O$	Vol. Gew.	Proc. $CuSO_4 + 5H_2O$
1,0126	2	1,0649	10	1,1208	18
1,0254	4	1,0785	12	1,1354	20
1,0384	6	1,0933	14	1,1501	22
1,0516	8	1,1063	16	1,1659	24

Prüfung. Man löst 0,5 g des Salzes in 20 ccm destillirtem Wasser, fügt einige Tropfen Salzsäure hinzu, erwärmt und fällt das Kupfer durch Einleiten von Schwefelwasserstoff als Cuprisulfid. Das Filtrat von diesem darf a) durch Hinzufügung von Ammoniakflüssigkeit weder dunkel (Eisen, Nickel) noch weiss (Zink) gefällt werden, b) noch nach dem Eindampfen und Glühen einen feuerbeständigen Rückstand hinterlassen (Eisen, Zink, Magnesia, Kalk, Alkalien).

Aufbewahrung. Man bewahrt das reine Kupfersulfat in wohlgeschlossenen Gefässen vorsichtig auf. Man hält den Hauptvorrath in Form der Krystalle oder in Form des durch Weingeist niedergeschlagenen Krystallmehles (sehr zweckmässig), eine kleine Menge für den Recepturgebrauch hält man als feines Pulver vorräthig.

† **Cuprum sulfuricum siccum. Entwässertes Kupfersulfat.** Man trocknet das zerriebene Kupfersulfat zunächst im Trockenschranke vor, alsdann erhitzt man es in einer Porcellanschale im Sandbade unter Umrühren, bis es weiss geworden ist, zerreibt es und füllt es sofort in erwärmte, gut zu verschliessende Gefässe ab. Es dient zum Nachweis eines Wassergehaltes im Alkohol, Aether und ähnlichen Flüssigkeiten.

† **Cuprum sulfuricum in bacillis. Kupfervitriolstifte.** 1) Diejenigen des Handels werden durch Schleifen ausgesucht grosser und schöner Krystalle von Kupfersulfat auf einem nassen Schleifstein dargestellt. 2) Frisch gepulvertes Kupfersulfat wird mit einigen Tropfen Wasser befeuchtet und in einer Porcellanschale unter Umrühren zum Schmelzen erhitzt, bis eine zähe Masse entstanden ist. Diese wird alsbald in ca. 4 mm dicke Stäbe ausgerollt.

II. † Cuprum sulfuricum crudum (Germ.). Rohes Kupfersulfat. Roher Kupfervitriol. Blauer Vitriol. Blauer Galitzenstein. Vitriolum Cupri. Vitriol bleu. Couperose bleue. Blue vitriol. Blue stone. Morthoot. Dieses Salz wird in

grossen Mengen in den Hüttenwerken dargestellt und als „Kupfervitriol" in den Handel gebracht. Es ist häufig ziemlich rein, bisweilen aber auch durch Ferrosulfat, Magnesiumsulfat, Aluminiumsulfat und andere Salze stark verunreinigt.

In seinen Eigenschaften gleicht der rohe Kupfervitriol völlig dem reinen Kupfersulfat, nur stellt er sehr viel grössere Krystalle dar.

Prüfung. Die wässerige Lösung gebe mit überschüssiger Ammoniakflüssigkeit eine tiefblaue, klare oder fast klare Flüssigkeit. Reines Kupfersulfat würde eine klare Flüssigkeit geben. Eine Trübung könnte herrühren von Eisen, Thonerde, vielleicht auch Magnesia. Es sind daher geringe Mengen dieser Verunreinigungen zulässig. Da die Beobachtung einer Trübung in der tiefblauen Flüssigkeit schwierig ist, so filtrire man die Lösung durch ein angenässtes Filter ab und sehe sich einen hinterbleibenden, in der Regel aus Eisenoxyd bestehenden Rückstand näher an.

Eine maassanalytische Bestimmung des Kupfergehaltes lässt sich sehr leicht in der Weise ausführen, dass man 0,2—0,3 g Kupfervitriol in 20 ccm Wasser auflöst, 1—2 g Jodkalium hinzufügt und nun das ausgeschiedene Jod mit $^1/_{10}$ Natriumthiosulfat misst. Da die Reaktion nach der Gleichung

$$CuSO_4 + 2\,KJ \quad = \quad H_2SO_4 + CuJ + J$$
Cuprojodid

verläuft, so entspricht 1 ccm $^1/_{10}$ Natriumthiosulfatlösung $= 0,0249$ g Kupfersulfat ($CuSO_4 + 5\,H_2O$).

Die **Vitriole des Handels,** welche als **Salzburger Vitriol, Admonter Vitriol, Baireuther Vitriol, Adlervitriol, Doppelvitriol** etc. unterschieden werden, sind nie reiner Kupfervitriol, sondern aus Ferrosulfat und Cuprisulfat bestehende Vitriole. **Heller Cypervitriol** besteht aus Kupfersulfat und Zinksulfat.

Anwendung. Die löslichen Kupfersalze fällen in nicht zu starker Verdünnung Eiweiss und Schleim. Daher wirken lösliche Kupfersalze in Substanz oder koncentrirter Lösung auf Schleimhäuten und Wunden ätzend, in verdünnter Lösung adstringirend. Ausserdem wirken sie antiseptisch. Innerlich genommen wirken sie brechenerregend und nervenumstimmend. In starken Gaben wirken sie giftig und selbst tödtlich. Gegenmittel sind Eiweiss, Eisenpulver, Schwefeleisen, Blutlaugensalz. Man giebt das Kupfersulfat zu 0,004—0,025 g bei passiven Blutungen, Epilepsie, Veitstanz und anderen Nervenleiden, als Brechmittel zu 0,05—0,1—0,2 g 4—5 mal innerhalb einer Stunde. Höchstgaben: *pro dosi* 0,05 g, *pro die* 0,5 g (Helv.) als Emeticum 1,0 g (Germ. Helv.) 0,4 g (Austr).

Aeusserlich dient das Kupfersulfat in verdünnten Lösungen als adstringirendes Mittel bei mannigfachen Entzündungen der Schleimhäute, in Substanz als Aetzmittel, namentlich in der Form der Kupferstifte. In der Analyse wird Kupfersulfat zur Bestimmung des Eiweisses (nach RITTHAUSEN) und zur Bestimmung des Zuckers (nach FEHLING) benutzt.

III. † Cuprum sulfuricum ammoniatum (Ergänzb.). Ammonium cuprico-sulfuricum. Kupferammoniumsulfat. Sulfate de cuivre ammoniacal (Gall.). .Ammoniakalisches Kupfersulfat. Schwefelsaures Kupferoxyd-Ammoniak.

Bereitung. 50 Th. Kupfersulfatkrystalle werden unter Umschütteln in 150 Th. Aetzammon gelöst, wenn nöthig durch ein Bäuschchen Glaswolle filtrirt und mit 300 Th. Weingeist gemischt. Den Niederschlag sammelt man in einem Filter und trocknet ihn ohne Anwendung von Wärme durch Wälzen auf Fliesspapier. Ausbeute fast 84 Theile.

Man erhält es so als krystallinisches Pulver. Will man ausgebildete Krystalle erzielen (wie Gall. vorschreibt), so schichtet man in hohen Cylindern auf die ammoniakalische Kupferlösung vorsichtig ein gleiches Volumen Alkohol von 90 Proc. und lässt die Mischung, ohne sie zu bewegen, stehen. Nach 1—2—3 Tagen haben sich prachtvolle Krystalle abgeschieden.

Eigenschaften. Das officinelle ammoniakalische Kupfersulfat bildet ein dunkelblaues Krystallpulver von schwachem ammoniakalischem Geruche, ähnlichem, ekelhaft metallischem, ammoniakalischem Geschmacke und alkalischer Reaktion. Es ist in $1^1/_2$ Th. kaltem Wasser löslich, mit vielem Wasser scheidet sich daraus ein Salz von blassblauer Farbe ab, welches etwas weniger Ammoniak enthält. Längere Zeit der Luft ausgesetzt, verwittert es, besonders das grössere Krystalle bildende Präparat, es verliert einen Theil seines Ammoniak- und Wassergehalts und wird zuletzt zu einem bläulichgrünen Salzpulver, aus schwefelsaurem Ammon und basischem Kupfersulfat bestehend. Durch Erhitzen verliert es Ammoniak und Wasser, so dass endlich bei 250° C. schwefelsaures Kupferoxyd zurückbleibt. Die Zusammensetzung ist $CuSO_4 + 4NH_3 + H_2O$.

Lässt man schwefelsaures Ammon und schwefelsaures Kupferoxyd zusammen krystallisiren, so krystallisirt ein Doppelsalz, das mit dem obigen Präparate nicht zu verwechseln ist.

Prüfung. Gesättigt blaue Farbe der Krystalle und eine schnelle und bei gewöhnlicher Temperatur erfolgende vollständige Auflösung in 2 Th. destill. Wasser sind hinreichende Beweise der Güte. Ein Präparat mit kohlensaurem Ammon bereitet ist nicht von krystallinischer Beschaffenheit, braust auch wohl mit Säuren auf. Auf Zusatz von Aetzkali muss sich Aetzammon entwickeln.

Aufbewahrung. Wegen seiner leichten Zersetzbarkeit an der Luft wird das ammoniakalische Kupfersulfat in kleinen, mit guten Korkpfropfen dicht verschlossenen Glasflaschen in der Reihe der starkwirkenden Arzneikörper aufbewahrt.

Anwendung. Das ammoniakalische Kupfersulfat gilt als Adstringens, Antispasmodicum und Antepilepticum. Man giebt dieses Mittel in Pillen und in Auflösung zu 0,01—0,03—0,05 bei mehreren Nervenkrankheiten, wie Epilepsie, Veitstanz, Asthma, Magenkrampf. Aeusserlich wird es gegen Hornhautflecke, chronische Augenentzündungen, zu Einspritzungen gegen Tripper und Schleimflüsse etc. angewendet. Höchstgaben: 0,2 g *pro dosi*, 0,4 g *pro die* (Ergänzb.).

Aqua coerulea seu coelestis.

Rp. Cupri sulfurici crystall.   1,0
    Aquae destillatae   575,0
    Liquoris Ammonii caustici q. s
      ad solutionem   (5,0).

Aqua divina externa.

Aqua ophthalmica HELVETIUS.
Rp. Cupri aluminati   1,0
    Aquae Rosae   200.0.
Man löse durch Anreiben und filtrire.

Aqua ophthalmica ODHELIUS.

Aqua ophthalmica YVEL. Collyrium SAINT-JERNEBON. Aqua ophthalmica ALIBOUR.
ALIBOUR-Wasser. Grünes Augenwasser.
Rp. Cupri sulfurici
    Zinci sulfurici   āā 1,0
    Camphorae tritae   0,1
    Tincturae Opii crocatae 2,0
    Aquae tepidae   200,0.
Umgeschüttelt als Augentropfwasser und Augenwaschwasser. Auch zum Verbinden von Wunden.

Aqua ophthalmica SICHEL.

Rp. Cupri sulfurici   0,2
    Aquae destillatae   60,0
    Tincturae Opii simplicis 0,8.
Augenwasser gegen chronische Conjunctivitis.

Aqua styptica.

Aqua vitriolica coerulea.
Rp. Cupri sulfurici
    Aluminis   āā 10,0 .
    Aquae destillatae   130,0
    Acidi sulfurici conc. 1,3 g.

Collyrium cum Lapide divino.

Collyre à la pierre divine.
Rp. Cupri aluminati   0,4
    Aquae destillatae 100,0.
Man löse durch Anreiben und filtrire.

† Cuprum aluminatum (Germ., Helv.).

Lapis divinus St. YVES. Lapis opthalmicus. Vitriolum camphoratum. Augenstein. Heiligenstein. Kupferalaun.

I. Germ. Helv.
Rp. 1. Aluminis
    2. Kalii nitrici
    3. Cupri sulfurici āā 16,0
    4. Aluminis
    5. Camphorae   āā 1,0.
1—3 werden gepulvert, gemischt und geschmolzen, worauf man die Mischung von 4 und 5 unter Umrühren mit einem erwärmten Glasstabe zugiebt. Die Schmelze wird auf eine kalte Steinplatte oder in Stangenformen ausgegossen Als Schmelzgefäss benutzt man die S. 375 angegebene Porcellanpfanne.

II. Pierre divine (Gall.).
Rp. Kalii nitrici pulv.
    Cupri sulfurici
    Aluminis   āā 100,0
    Camphorae   5,0.

Guttae antiepilepticae NEUMANN.

Rp. Cupri sulfurici ammoniati 1,5
    Aquae destillatae   25,0.
Täglich zweimal 5 Tropfen gegen Chorea und Epilepsie.

Lapis causticus LIOVET.

LIOVET's Aetzstifte.

Rp. Cupri sulfurici recentis pulv. 60,0
    Aluminis crystall. contusi   30,0.
Man schmilzt die Mischung und giesst in Stäbchenform aus.

Liquor corrosivus (Ergänzb.).

Aetzflüssigkeit. VILLAT'sche Lösung.

Rp. Cupri sulfurici
    Zinci sulfurici   āā   5,0
    Aceti (6 %)   80,0
    Liquoris Plumbi subacetici 10,0.
Nur auf Verordnung zu bereiten.

Pasta escharotica PAYAN.

Rp. Cupri sulfurici pulv. 10,0
    Vitelli ovi   q. s.
Fiat pasta mollis. Die Aetzwirkung soll innerhalb 4—5 Stunden erfolgen und die Heilung des Schorfes keine Narbe hinterlassen.

Pilulae Cupri sulfurici ammoniati.

Rp. Cupri sulfurici ammoniati   1,0
    Boli albae   7,0
    Liquoris Ammonii caustici gtt. XV
    Glycerini   q s.
Fiant pilulae 100. Dreimal täglich eine Pille, bei Epilepsie, Chorea.

Pulvis ophthalmicus JÜNGKEN.

Rp. Cupri aluminati 1,0
    Opii   0,6
    Sacchari albi   4,0.
Augenstreupulver bei Hornhautflecken.

Tinctura antimiasmatica GOELIS.

Rp. Cupri sulfurici ammoniati   5,0
    Aquae destillatae   45,0
    Acidi hydrochlorici (25 %) gtt. II.

Unguentum antiblephariticum MUELLER.

Rp. Cupri sulfurici pulv. 0,5
    Unguenti Glycerini 15,0.

Unguentum ophthalmicum DESMARRE.

Rp. Cupri sulfurici 0,2
    Butyri insulsi 4,0
    Camphorae 0,4.

Liquor Cupri sulfurici PURDY.

Rp. Cupri sulfurici crystallisati   4,15 g
    Manniti   10,0 „
    Kalii hydrici   20,4 „
    Liquoris Ammonii caustici
       (0,88 sp. Gew.)   300 ccm
    Glycerini   50 ccm
    Aquae q. s.   ad 1 Liter.
25 ccm dieser Lösung werden durch 15 Milligramm Traubenzucker reducirt.

Vet.   **Aqua styptica exungulantium.**

Heilwasser für Klauenseuche der Schafe.

Rp. Cupri sulfurici crudi   50,0
    Acidi sulfurici Anglici
    Acidi carbolici   āā 5,0
    Glycerini   100,0
    Aceti (6 %)   900,0.

Vet.   **Aqua vulneraria cuprica.**

Rp. Cupri sulfurici   0,4
    Liquoris Ammonii caustici (10 %) 15,0
    Spiritus   5,0
    Aqua   80,0.
Aeusserlich bei Wunden und Beulen.

Rp. Cupri sulfurici   30,0
    Benzoës pulv.   60,0
    Aquae communis 1200,0.
Wird im bedeckten Gefäss gekocht und filtrirt. Zur Waschung bei Gelenkbrüchen.

Vet.   **Pasta gegen Fussfäule.**

(Foot-Rot-Pate.)

Rp. Cupri sulfurici
    Ferri oxydati   āā 120.0
    Acidi acetici glacialis 90,0
    Glycerini   30,0.
Wird mit Leinöl zur Paste verarbeitet.

Vet.   **Linimentum antiparonychicum.**

Maukewasser.

Rp. Aluminis   20,0
    Cupri sulfurici   60,0
    Aquae carbolisatae (3 %) 400,0
    Glycerini   100,0
    Tincturae Aloës   20,0.

Vet.   **Liqueur de Villate** (Gall.).

Liquor Villate. Aqua styptica VILLAT.

Rp. Cupri sulfurici cryst.
    Zinci sulfurici cryst.   āā 15,0
    Aceti (7—8 %)   200,0
    Liquoris Plumbi subacetici
       (1,32 sp. Gew.)   30,0.
Diese Vorschrift ist die der Gall. In Deutschland wird sie durch den Liquor corrosivus des Ergänzb. zu ersetzen sein (s. oben).

Vet.   SCHLEG'sches **Pulver**

gegen Strahlkrebs der Pferde.

Rp. Ferri sulfurici cryst.   20,0
    Cupri sulfurici cryst.   30,0
    Rhizomatis Tormentillae 40,0.

Azurin. Mittel zur Vertilgung der *Peronospora*. Rp. Cupri sulfurici crudi 1 kg, Liquoris Ammonii caustici (20 Proc.) 1,5 kg, Aquae 380 Liter.

Burgunder Brühe, Seifige Kupferkarbonatbrühe, zum Vertilgen der *Peronospora*. Rp. Cupri sulfurici crudi 125 g, Natrii carbonici cryst. 175,0 g, Saponis domestici 25,0 g, Aquae 10 Liter.

Bordelaiser Brei gegen die Peronospora und gegen die Kartoffelkrankheit. Man löst 8 kg Kupfervitriol in 100 Liter Wasser, ferner löscht man 15 kg Aetzkalk mit 30 Liter Wasser und mischt das Kalkhydrat nach dem Erkalten (!) der Kupferlösung zu.

Gezuckerte Kupferkalkbrühe. 1) Nach BARTH: Kupfervitriol 2 kg, gebrannter Kalk 1,5 kg, Zucker 0,3 kg, Wasser 100 l. 2) Nach PETERMANN: Kupfervitriol 2 kg, Aetzkalk 4 kg, Melasse 4 kg, Wasser 100 l. 3) Nach PEGLION: Kupfervitriol 1,5 kg, Aetzkalk 1,5 kg, Zucker 0,75 kg, Wasser 100 l.

Kupferzuckerkalkpulver. Entwässerter Kupfervitriol 40 Th., Kalkstaub 50 Th., gemahlener Zucker 10 Th. Auf 100 l Wasser = 3 kg des Pulvers zuzusetzen.

Kupferkarbonatbrühe. Kupfervitriol 0,4—0,7 kg, krystall. Soda 0,4—0,7 kg, Wasser 100 Liter.

Eau celeste von AUDOYNAUD. Cupri sulfurici crudi, Liquoris Ammonii caustici (20 Proc.) je 1 kg, Aquae 400 Liter.

Mittel gegen Black Rot (d. i. Schwarzfäule, Laestadia Bidwellii (Ell.) V und R). Eine Lösung von 50 g Kupfervitriol wird in eine Lösung von 100 g Kaliseife eingegossen und das Ganze auf 10 Liter aufgefüllt.

DUPUY's Samenbeize ist rohes Kupfervitriol.

Peronosporicid von EISENSTEIN in Wien. Ist mit Kochsalz vermischtes rohes Kupfersulfat.

Urinal-Cakes, zum Einlegen in Pissoirbecken, um diese zu desinficiren. Eine Mischung von Kupfervitriol, Eisenvitriol, Zinkvitriol, Alaun, Glaubersalz wird unter Zugabe von etwas Harzlösung (Harzseife?) in Kuchen gepresst.

Cupri salia varia.

I. † Cuprum jodatum. Kupferjodür. Cuprojodid. Cu_2J_2. Mol. Gew. = 380.

20,0 krystallisirtes Cuprisulfat und 25,0 krystallisirtes Ferrosulfat werden in 500,0 destillirtem Wasser gelöst und die filtrirte Lösung unter Umrühren mit einer Lösung von 14,0 Kaliumjodid in 150,0 destillirtem Wasser versetzt. Der Niederschlag wird nach einigen Stunden gesammelt, gewaschen und in der Wärme des Wasserbades getrocknet. Ausbeute 15,0. Ein weissliches Pulver, unlöslich in Wasser und verdünnten Säuren, löslich in Aetzammon und Kaliumjodidlösung. Es enthält 66,7 Proc. Jod. Wird in Salben (1 auf 10) angewendet.

II. † Cuprum nitricum. Cuprinitrat. Kupfernitrat. Salpetersaures Kupferoxyd. $Cu(NO_3)_2 + 3H_2O$. Mol. Gew. = 241.

In 100 Th. einer 25 procentigen Salpetersäure werden nach und nach Kupferspäne eingetragen, so lange Auflösung stattfindet (gegen 13 Th.). Die Lösung lässt man absetzen, filtrirt durch Glaswolle und dampft sie im Wasserbade bis zum Salzhäutchen ein. Dann lässt man nicht unter 10° C. krystallisiren, presst das Salz zwischen Filtrirpapier, lässt es auf poröser Unterlage an der Luft trocknen und bringt es sogleich in die gut zu verschliessenden Gefässe.

Man kann auch Kupferoxyd in Salpetersäure lösen und in gleicher Weise weiter verarbeiten. — Unter 21° C. scheiden sich tafelförmige Krystalle $Cu(NO_3)_2 + 6H_2O$ aus.

Das Kupfernitrat bildet ein lasurblaues Krystallpulver (oder lasurblaue grössere Krystalle). Es ist hygroskopisch, leicht löslich in Wasser und Weingeist.

Es wurde einmal innerlich und äusserlich gegen Syphilis empfohlen und zu 0,005— 0,0075—0,01 g drei- bis viermal täglich gegeben. Die grösste Einzelgabe ist zu 0,025, die grösste Gesammtgabe auf den Tag zu 0,1 g anzunehmen. Aeusserlich (0,5—1,5 auf 100,0) hat man es zum Verbande oder zum Bepinseln syphilitischer Geschwüre, in Injektion (0,2—0,5 auf 100,0) bei Gonorrhoe und chronischen Hämorrhagien angewendet. Es ist ein Causticum und in seiner Wirkung vom Kupfersulfat wohl nicht wesentlich verschieden.

Das Kupfernitrat wird zur Darstellung des Kupferoxyds, zu Broncirflüssigkeiten, auch in der Kattundruckerei, eine ammoniakalische Lösung in der Färberei gebraucht. Vorsichtig und vor Feuchtigkeit geschützt aufzubewahren.

III. † Cuprum carbonicum. Cuprum subcarbonicum. Kupferkarbonat. Kupfersubkarbonat. Basisch-kohlensaures Kupfer. $CuCO_3 . Cu(OH)_2$. Mol. Gew. = 220.

Zur Darstellung erwärmt man in einem kupfernen Kessel oder in einer Porcellanschale eine filtrirte Lösung von 120,0 Th. krystall. Natriumkarbonat in 1000,0 Th. destillirtem Wasser und trägt in diese Lösung unter Umrühren eine zweite filtrirte Lösung aus 100,0 Th. krystall. reinen Kupfersulfat in 1000,0 Th. destill. Wasser ein. Man überzeugt sich alsdann, dass die Flüssigkeit deutlich alkalisch reagirt; sollte dies nicht der Fall sein, so ist noch Natriumkarbonat bis zur alkalischen Reaktion hinzuzufügen. Man erwärmt nun die Mischung unter gelegentlichem Umrühren solange auf 50—60° C., bis der ursprünglich gelatinöse Niederschlag körnig-krystallinisch geworden ist. Dann wäscht man mit heissem Wasser zunächst durch Dekanthiren, später auf dem Filter, bis das Ablaufende nicht mehr alkalisch reagirt, presst den Niederschlag ab und trocknet ihn bei 50—60⁰ C. Ausbeute etwa 50,0 Th.

Ein specifisch leichtes, grünlichblaues, neutrales Pulver, in Wasser unlöslich, in verdünnten Mineralsäuren (z. B. Salzsäure), auch in Ammoniakflüssigkeit löslich. Es wird zur Darstellung von Kupfersalzen verwendet.

Innerlich in Gaben von 0,2—0,5 g vier- bis sechsmal täglich in Pulvern oder Pillen gegen Neuralgien angewendet. Neuerdings von Bamberger gegen Phosphorvergiftung empfohlen: Nachdem ein Brechmittel von Kupfersulfat vorausgegangen, wird 0,25 bis 0,5 g Kupferkarbonat, in Wasser vertheilt, anfangs halbstündlich gereicht, wobei jedesmal 1 Esslöffel Wasser nachgetrunken wird. In den Intervallen kaltes Getränk, Eisstückchen oder Fruchteis; nach einigen Stunden wieder Emeticum von Kupfersulfat. Die Phosphorkügelchen sollen sich dadurch mit einer schwarzen Schicht von Phosphorkupfer überziehen, welche das weitere Verdampfen bez. die Resorption des Phosphors verhindert. Aeusserlich in Salben und Pflastern 2,0—3,0 : 10,0.

IV. †† Cuprum arsenicosum. Cuprum subarsenicosum. Cupriarsenit.

Arsenigsaures Kupferoxyd. Scheele'sches Grün. Man löst 10 Th. Arsenigsäureanhydrid durch Kochen mit einer Lösung von 20 Th. trocknem Aetzkali in 20 Th. destillirtem Wasser, verdünnt mit 400 Th. destillirtem Wasser und mischt die filtrirte Lösung nach dem Erkalten mit einer filtrirten Lösung von 20 Th. krystall. Kupfersulfat in 200 Th. destillirtem Wasser. Man lässt den Niederschlag an einem warmen Orte absetzen, filtrirt ihn ab, wäscht ihn mit Wasser aus und trocknet ihn auf porösen Unterlagen bei etwa 50⁰ C. Die Zusammensetzung des Niederschlages ist nicht ganz konstant, entspricht aber annähernd dem Ausdruck $CuHAsO_3$.

Zeisiggrünes Pulver, in Wasser unlöslich, in Ammoniak löslich. Von Kalilauge wird es mit blauer Farbe gelöst; aus dieser Lösung scheidet sich beim Erkalten langsam, rascher beim Erwärmen, rothes Kupferoxydul aus. Findet nur selten arzneiliche Verwendung. Aufbewahrung: Sehr vorsichtig.

Höchstgaben: *pro dosi* 0,01 g, *pro die* 0,025 g. Die technischen Sorten fanden früher als Scheele'sches Grün oder Schwedisches Grün Verwendung; ihre Benutzung unterliegt indessen heute vielfacher gesetzlicher Beschränkung.

V. †† Cuprum acetico-arsenicicum. Essig-arsenigsaures Kupfer. Schweinfurter Grün.

Diese zwar giftige, aber sehr schöne grüne Farbe wird dargestellt durch Kochen von Grünspan mit arseniger Säure und Essig. Nach Liebig löst man 4 Th. basischen Grünspan und 3 Th. arsenige Säure, beide für sich, in der genügenden Menge gewöhnlichen Essigs unter Erhitzen bis zum Sieden auf. Man vermischt die Lösungen, dampft das klare, hellgrüne Gemisch ab, beseitigt einen geringen, zunächst entstehenden Niederschlag durch Filtriren, worauf sich alsdann die grüne Farbe in grösseren Mengen und zwar in Krystallen abscheidet.

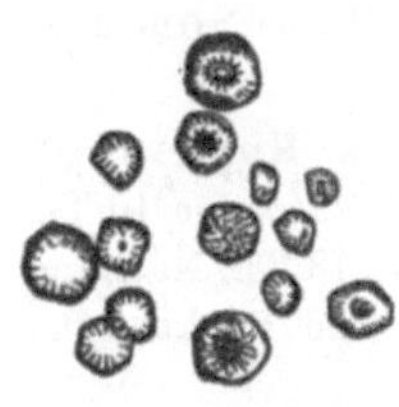

Das Schweinfurter Grün ist ein smaragdgrünes Pulver, welches aus mikroskopischen Krystallen besteht. Seine Nuance ist um so dunkler, je grösser die Kryställchen sind. Wird es zerrieben, so wird auch die Nuance heller. Ein als amorphes Pulver im Handel vorkommendes (Englischgrün) deckt zwar besser als das erstgenannte, es hat aber nicht das Feuer wie dieses. Welche Sorte vorliegt, erkennt man mit Leichtigkeit unter dem Mikroskop (s. Fig. 233). Das krystallisirte Schweinfurter Grün stellt Sphaeroïde oder undeutlich ausgebildete sechseckige Krystalle dar mit dunklem Rand und dunklem Centrum in einer zwischen diesen liegenden, grün durchleuchtenden helleren Zone. Die Krystalle sind vielfach mit einander verwachsen.

Fig. 233. Krystallisirtes Schweinfurter Grün bei 150facher linearer Vergrösserung.

Das Schweinfurter Grün ist eine Doppelverbindung von Cupriacetat und Cuprimetarsenit. Seine Zusammensetzung wird durch den Ausdruck $Cu(CH_3CO_2)_2 + 3Cu(AsO_2)_2$ oder $(Cu)_2 \cdot CH_3CO_2 \cdot (AsO_2)_3$ wiedergegeben. Es enthält etwa 33 Proc. Kupferoxyd, 56 Proc.

Arsenigsäure-Anhydrid, 8 Proc. Essigsäure und 3 Proc. Wasser. Es löst sich sowohl in starken Mineralsäuren als auch in Ammoniak auf und unterscheidet sich vom Scheele-schen Grün dadurch, dass es, im einseitig geschlossenen Glasrohr erhitzt, das widerlich riechende Kakodyl (s. S. 401) entwickelt.

Es wird sowohl als Oelfarbenanstrich als auch als Wasserfarbe verwendet, doch ist seine Verwendung zur Zeit gesetzlich beschränkt. In Nord-Amerika bildet es einen bedeutenden Produktions- und Handelsartikel. Es wird dort unter dem Namen „Paris green" zum Bestreuen der Kartoffelfelder und anderer Felder gegen den Colorado-Käfer (*Doryphora decemlincata*) verwendet. Es kommt aber zu diesem Zwecke nur stark mit Gips vermengt in den Handel.

VI. † Cuprum phosphoricum. Cupriphosphat. Phosphorsaures Kupferoxyd. $CuHPO_4$. Mol. Gew. = 159.

Dieses Salz entsteht, wenn man eine Lösung von 10 Th. krystall. Kupfersulfat in 50 Th. Wasser zu einer Lösung (nicht umgekehrt!) von 14,5 Th. krystall. Dinatrium-phosphat $(Na_2HPO_4 + 12H_2O)$ in 100 Th. Wasser zusetzt. Der Niederschlag wird ausgewaschen und auf porösen Unterlagen an der Luft getrocknet.

Blaugrünes Pulver, welches beim Kochen mit Wasser zum Theil in basisches Kupferphosphat übergeht; unlöslich in Wasser, löslich in Säuren und in Ammoniak, durch Kalilauge wird es in der Hitze vollständig zersetzt.

Es wurde neuerdings von Luton innerlich und in subkutanen Injektionen bei beginnender Phthise empfohlen. Dosis 0,008—0,03 g mehrmals täglich. Es werden Einspritzungen mit einer Mischung (!) folgender zwei Lösungen gemacht: **I)** Natrii phosphorici crystallisati 5,0, Aquae 30,0, Glycerini 30,0. **II)** Cupri acetici 1,0, Aquae 20,0, Glycerini 20,0. Auch giebt man es *per os* in Pillen, welche 0,01 g neutrales Kupferacetat und 0,05 g krystall. Natriumphosphat per Pille enthalten. In beiden Fällen wird also das Kupferphosphat ex tempore gebildet.

Kupferphosphatbrühe gegen den Getreiderost. 1) Nach Galloway: Kupfervitriol 60,0 g, Natriumphosphat 105,0 g, Wasser 15,2 Liter. 2) Nach Fairchild: Kupfervitriol 400,0 g, Natriumphosphat 700,0 g, Wasser 100 Liter.

VII. † Cuprum boricum. Cupriborat. Borsaures Kupferoxyd. CuB_4O_7. Mol. Gew. = 219.

Man mischt Lösungen von 16 Th. krystall. Kupfersulfat in 100 Th. Wasser und 24 Th. krystall. Borax in 150 Th. Wasser, wäscht den blassgrünen Niederschlag mit kaltem Wasser aus, saugt auf porösen Unterlagen ab und trocknet zunächst bei gewöhnlicher Temperatur, erst zum Schluss in der Wärme.

Blaugrünes, krystallinisches Pulver, welches durch heisses Wasser in Borsäure und basisches Kupferborat zerlegt wird.

Das geglühte Präparat findet Verwendung in der Oel- und Porcellanmalerei.

Kupferboratbrühe nach Fairchild zur Bekämpfung der Blattfleckenkrankheit (*Entomosporium maculatum*): Kupfervitriol 400,0 g, Borax 430,0 g, Wasser 100 Liter.
Kupferboratbrühe nach Galloway. 1) Zur Fernhaltung des Rostes bei Wintergetreide: Kupfervitriol 70,0 g, Borax 180,0 g, Wasser 100 Liter. 2) Für Sommergetreide: Kupfervitriol 400,0 g, Borax 430,0 g, Wasser 100 Liter.

VIII. † Cuprum benzoïcum. Cupribenzoat. Benzoësaures Kupferoxyd.

$(C_6H_5CO_2)_2 . Cu + 2H_2O$. Mol. Gew. = 341. Man fällt eine wässerige Lösung von 10 Th. krystall. Kupfersulfat in 100 Th. Wasser mit einer wässerigen Lösung von 13 Th. Natriumbenzoat in 50 Th. Wasser, wäscht den Niederschlag aus, saugt ihn ab und trocknet ihn an der Luft.

Hellblaues Pulver, wenig löslich in kaltem Wasser, reichlicher löslich in heissem Wasser.

IX. † Cuprum salicylicum. Cuprisalicylat. Salicylsaures Kupferoxyd.

$(C_7H_5O_3)_2Cu + 4H_2O$. Mol. Gew. = 409. Man stellt zunächst durch Neutralisiren von 276 Th. Salicylsäure mit 200 Th. Baryumkarbonat das Baryumsalicylat dar. Alsdann setzt man eine wässerige Lösung von 10 Th. Baryumsalicylat mit einer zweiten wässerigen

Lösung von 5,8 Th. krystall. Kupfersulfat bei 60⁰ C. um. Aus dem Filtrat scheidet sich das Kupfersalicylat in blaugrünen Nadeln ab. Schwerlöslich in kaltem Wasser.

X. † Cuprum oleïnicum. Oelsaures Kupfer. $(C_{18}H_{33}O_2)_2Cu$. Mol. Gew. = 625.

Man fällt eine warme Lösung von 20 Th. medicinischer Seife in 500 Th. Wasser mit einer warmen Lösung von 20 Th. Kupfersulfat in 500 Th. Wasser, wäscht den Niederschlag mit Wasser und trocknet ihn bei gelinder Wärme.

Grünblaues körniges Pulver, löslich in Aether. In Form von Salben 1—2,0 : 10,0 Fett etc. als Antisepticum bei indolenten Geschwüren und üppigen Granulationen.

XI. † Cuprum sulfocarbolicum. Cupri-Aseptol. Sulfokarbolsaures Kupfer. Paraphenolsulfosaures Kupfer. $[C_6H_4(OH)SO_3]_2 \cdot Cu + 5H_2O$. Mol. Gew. = 499.

Darstellung. 10 Th. Phenol und 10 Th. konc. Schwefelsäure werden in einem Kolben solange auf 90—95⁰ C. erhitzt, bis eine gezogene Probe in Wasser klar löslich ist. Man verdünnt darauf mit etwa 250 Th. Wasser und fügt nach und nach Baryumkarbonat erst in der Kälte, dann unter Erwärmen hinzu, bis die Flüssigkeit neutralisirt ist. Man kocht auf, filtrirt und wäscht den Filterrückstand mit heissem Wasser nach. Die vereinigten Filtrate versetzt man in der Hitze mit einer Auflösung von 13,2 Th. krystall. Kupfersulfat, lässt heiss absetzen, filtrirt vom gebildeten Baryumsulfat ab und dampft die Lösung zur Krystallisation ab.

Eigenschaften. Grüne rhombische Prismen oder hellgrüne Nadeln, löslich in Wasser und in Alkohol. Die wässerige Lösung wird durch überschüssiges Ammoniak tiefblau gefärbt; mit Ferrichlorid giebt sie eine violette Färbung.

Die wässerige Lösung (1 = 20) werde durch verdünnte Schwefelsäure nicht getrübt (Baryumsalz) und muss nach vollständiger Ausfällung mit Schwefelwasserstoff ein Filtrat geben, welches beim Verdampfen keinen feuerbeständigen Rückstand hinterlässt. 100 Th. des Salzes hinterlassen beim Glühen unter Anfeuchtung mit Salpetersäure = 15,86 Proc. Kupferoxyd.

Aufbewahrung. Vorsichtig. ***Anwendung.*** Aeusserlich als Antisepticum in gleicher Weise wie Zincum sulfocarbolicum: Zu Verbänden und Umschlägen 1 : 100,0 bis 200,0 Wasser, zu Injektionen in die Urethra und Vagina 0,5—1,0 : 200,0 bei Gonorrhoe und Blenorrhagie. Auch wird seine blutstillende Wirkung gerühmt.

Cupratin-FILEHNE. Man lässt 100 Th. Eiereiweiss in Wasser quellen, fügt soviel Natronlauge zu, als eben nothwendig ist, das Natriumalbuminat herzustellen, und vermischt in der Wärme mit einer Lösung von 32 Th. Kupfersulfat. Man wäscht mit Wasser aus, saugt ab und trocknet.

Dunkelbraune, krümelige und pulverisirbare Masse, rund 6,4 Proc. metallisches Kupfer enthaltend. Fast unlöslich in Wasser; durch Natronlauge erfolgt Auflösung. Durch Neutralisation mit Säuren wird es aus dieser Lösung wieder gefällt, ein Ueberschuss von Säure wirkt wieder auflösend. Aus den Lösungen wird durch Schwefelwasserstoff kein Schwefelkupfer gefällt. Das Cupratin ist nach FILEHNE ungiftig.

Cuprum resinicum, Kupferresinat. Zur Behandlung von Hufknorpelfisteln empfiehlt LIGNIÈRES ein Kupferresinat genanntes Präparat, welches er wie folgt darstellt: Man bereitet eine Auflösung von 1 Th. Kupfersulfat in 20 Th. Wasser, bringt diese zum Kochen und setzt 2 Th. Colophonium hinzu. Das Harz schmilzt und bleibt auf der Oberfläche der Flüssigkeit. Das Ganze wird nun etwa 40 Minuten lang mit einem Glasstabe umgerührt, bis das Harz eine ausgesprochen grüne Farbe angenommen hat. Nach dem Erkalten ist das Kupferresinat ein brüchiger, in Wasser unlöslicher, in Alkohol löslicher Körper.

Zur Verwendung gelangt es, indem man es in Seifenspiritus oder besser noch in einer Lösung von Schmierseife in Amylalkohol auflöst. Eine Lösung von 5 Th. Schmierseife in 5 Th. Amylalkohol löst 3 Th. Kupferresinat auf. Diese Lösung ist klar, schön grün gefärbt, in jedem Verhältnisse mit Wasser mischbar.

Curare.

†† **Curare** (Ergänzb.). **Curara. Urarì. Venenum Americanum.** — **Curare. Pfeilgift. Ticunas-Gift.** — **Curare. Ourari. Wourali. Woorara** (Gall.).

Curare ist ein seit dem Ende des 16. Jahrhunderts in Europa bekanntes Pfeilgift der Indianer im nördlichen und östlichen Theile Südamerikas. Von den zahlreichen, theilweise unbekannten oder wenig bekannten Bestandtheilen, die auch lokal verschieden sind, sind die wichtigsten eine Anzahl Strychnos-Arten, und zwar verwendet man **Strychnos Castelnaea Weddel** am oberen Amazonas, **Strychnos Crevauxii G. Planchon** in Cayenne, **Strychnos toxifera Benth.** zwischen Orinoko und Essequibo bis zum Rio negro und **Strychnos Gubleri G. Planchon** neben dem soeben genannten in Britisch-Guyana. — Das Curare kommt in Bambusröhren, Calebassen und Töpfen in den Handel, und wie wir aus den Arbeiten Böhms wissen, sind diese Sorten auch nach den Bestandtheilen verschieden:

1) Curare in Bambusröhren, Tubocurare. Es wird angeblich am Amazonas gemacht und gelangt über Para in den Handel (daher Paracurare). Es enthält an Alkaloiden: Curin $C_{18}H_{19}NO_3$, glänzende vierseitige Prismen, Schmelzpunkt 161° C., mit Vanadinschwefelsäure wird es schwarz, dann am Rande dunkelblau, endlich hellzwiebelroth, Metaphosphorsäure giebt eine starke weisse Fällung. Tubocurarin $C_{19}H_{21}NO_4$, hellröthlich-gelb, amorph, mit Vanadinschwefelsäure wird es schwarz, nach einigen Minuten zwiebelroth, giebt mit Metaphosphorsäure einen gelblich-weissen Niederschlag. Im Curare enthaltene Krystalle sind Quercit. — Curin bewirkt bei Warmblütern Abnahme des Blutdruckes und führt zur Herzlähmung, Tubocurarin ist ein Gift der Nervenendigungen und bewirkt allgemeine Gefässlähmung.

2) Calebassencurare. Der wichtigste seiner Bestandtheile ist Strychnos toxifera Benth. Es enthält an Alkaloiden Curarin $C_{19}H_{26}N_2O$; mit Vanadinschwefelsäure wird es dunkelveilchenblau, beim Unterschichten der verdünnten, wässerigen Lösung des Chlorids mit koncentrirter Schwefelsäure entsteht an der Berührungsfläche eine purpurviolette Färbung, Salpetersäure färbt vorübergehend blutroth, Metaphosphorsäure erzeugt erst nach längerer Zeit einen schwachen, flockigen Niederschlag. Ferner enthält es einen dem Curin ähnlichen Bestandtheil. Das Curarin wirkt lähmend.

3) Topfcurare. Als wichtigster seiner Bestandtheile ist Strychnos Castelnaea Weddel anzunehmen. Es enthält an Alkaloiden: Protocurin $C_{20}H_{23}NO_3$, dasselbe giebt mit Metaphosphorsäure eine sehr voluminöse, weisse Fällung, Protocuridin $C_{19}H_{21}NO_3$, krystallisirt in Form farbloser, prismatischer Krystalle, Schmelzpunkt 274—276° C., giebt mit Metaphosphorsäure eine starke, weisse Fällung, Protocurarin $C_{19}H_{25}NO_2$, mit konc. Schwefelsäure und Kaliumbichromat wird es violett, mit Vanadinschwefelsäure rothviolett, mit Salpetersäure kirschroth, Metaphosphorsäure bewirkt eine voluminöse gelbe Fällung. Protocurin wirkt deutlich, aber schwach lähmend, Protocuridin ist ungiftig, Protocurarin wirkt wie Curarin, aber heftiger.

Die Curare sind mehr oder weniger braune, harte (in den Gefässen zuweilen noch weiche) Extrakte, die sich in Wasser und Alkohol unvollständig lösen und in der wässerigen Lösung mit Alkaloidreagentien deutliche Fällungen erzeugen.

Aufbewahrung. Sehr vorsichtig und in dicht verschlossenen Gläsern. Trocken aufbewahrt hält sich Curare unverändert; dagegen sind wässerige Lösungen nicht haltbar.

Wirkung und Anwendung. Curare wirkt nur, wenn es direkt in das Blut gelangt, also subkutan, dagegen nicht vom Magen aus, was darin seinen Grund hat, dass es langsam resorbirt und sehr schnell wieder ausgeschieden wird. Die Wirkung ist eine lähmende, aber wie aus dem Vorstehenden hervorgeht, eine bei den einzelnen Sorten qualitativ und quantitativ verschiedene. Der Tod tritt ein durch Erstickung. Als Gegengift wird Coffeïn empfohlen.

Man hat es empfohlen bei Tetanus, Hydrophobie, als Gegengift bei Strychnin-vergiftungen, bei Epilepsie etc., doch ist die Verwendung eine geringe geblieben, da die Wirkung bei der verschiedenen Beschaffenheit eine zu unsichere ist. Der Arzt hat daher bei der Dosirung sehr grosse Vorsicht anzuwenden. — Zu subkutanen Injektionen ver-wendet man eine 1 proc. wässerige Lösung ev. unter Zusatz von etwas Glycerin. Die Lösungen sind zu filtriren. Die innere Darreichung ist zwecklos, doch normirt Ergänzb. die höchste Einzelgabe auf 0,02 g, die grösste Tagesgabe auf 0,06. Man benutzt das Curare in den physiologischen Laboratorien, um Thiere für Vivisektionen gefühllos zu machen.

†† **Curarin. Curarinum.** Die früher unter diesem Namen hergestellten Stoffe waren unrein, Gemenge und von sehr wechselnder Beschaffenheit, je nach der Methode der Dar-stellung und der Curaresorte von der man ausgegangen war. Ein gegenwärtig von E. Merck in den Handel gebrachtes Curarin, frei von Curin, nach Böhm, soll die mit der oben angegebenen nicht übereinstimmende Zusammensetzung $C_{18}H_{35}N$ (?) haben. Es bildet ein zerfliessliches, braunes, in Wasser und Alkohol lösliches Pulver. Dosis für die Injektion 0,001—0,005.

Curcuma.

Gattung der **Zingiberaceae — Hedychieae.**

I. Curcuma longa L. Heimisch in Südasien, aber im wilden Zustande nicht be-kannt, kultivirt in Indien, China, im Archipel, Afrika und Westindien.

Verwendung findet das Rhizom: **Rhizoma Curcumae** (Ergänzb.). **Radix Cur-cumae. — Kurkuma. Gelber Ingber. Gelb- oder Gilbwurzel. Gelbsuchtwurzel. Gurkemey. Turmerikwurzel. — Curcuma long et rond** (Gall.). **Souchet des Indes. Turmeric.**

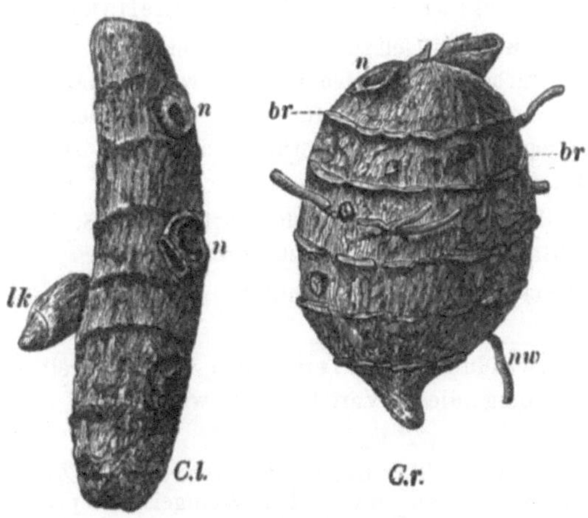

Fig. 234.
Langes und rundes Curcumarhizom.

Beschreibung. Die Pflanze hat ein rundlich-birnenförmiges Rhizom mit kurzen, ringsumlaufenden, manschetten-förmigen Niederblättern, aus deren Achseln sich schief nach abwärts gerich-tete Rhizomzweige entwickeln, die eben-falls Niederblätter tragen, aus deren Achsel sich wieder Zweige entwickeln können. Diese aus dem Rhizom ent-stehenden Zweige entwickeln sich zu-weilen weiter, indem an der Spitze eines Zweiges eine Knospe zur Entwicklung gelangt. Gewöhnlich geschieht aber die Weiterentwicklung der Pflanzen durch ein ebenfalls knolliges Rhizom, das mit dem ersten zunächst durch einen kurzen Ast vereinigt bleibt. Vom Rhizom und seinen Aesten entspringen Wurzeln, die, zuweilen anschwellend, zu Reservestoffbehältern werden können.

Man unterscheidet im Handel zwei Formen der Droge: **1) Curcuma longa,** von den Rhizomzweigen gebildet, etwa fingerlang, 8—12 mm dick, runzelig, undeutlich ge-ringelt, einfach oder mit kurzen Aesten, oder mit den Narben, wo diese abgebrochen sind. Die gegenwärtig am meisten vorkommende Sorte (Fig. 234 *C. l.*). **2) Curcuma rotunda** (früher von einer anderen Pflanze abgeleitet), die Rhizome, die noch nicht geblüht haben; sie sind ei- oder birnenförmig, bis 40 mm lang, bis 30 mm dick, ebenfalls quergeringelt, mit Narben und Resten der Wurzeln (Fig. 234 *C. r.*). Oft, um das Trocknen zu erleichtern, zerschnitten. Beide Sorten sind innen wachsglänzend, rothgelb, auf dem geglätteten Querschnitt punktirt, die Rinde vom Centralcylinder durch eine dunkle Linie getrennt.

Der Querschnitt lässt unter dem Mikroskop die Epidermis erkennen, die einzellige Haare und Spaltöffnungen hat, innerhalb derselben einige Schichten Parenchym, deren Wände verkorkt sind, und dann den Kork, 5—10 Zellreihen stark. Das dann folgende Parenchym enthält reichlich Stärkemehl, welches, da die Droge gebrüht wurde, verkleistert ist. Wo die Stärkekörnchen zu erkennen sind, sind sie 15—45 μ gross, scheibenförmig, im Umriss sackartig, rhombisch, mit dem Kern im verschmälerten Ende. Zahlreiche Zellen der Parenchyms sind zu Sekretzellen umgewandelt, die Farbstoff und ätherisches Oel enthalten, in der Droge aber häufig leer sind, da der Inhalt in das Parenchym ausgetreten ist. Ausserdem im Parenchym hier und da kleine Krystalle von Calciumoxalat. Die „Rinde" ist vom Gefässcylinder durch die Endodermis getrennt, deren Zellen tangential gestreckt und verkorkt sind. Die Gefässbündel sind kollateral mit einigen Abweichungen.

Im Pulver fallen die durch Curcumin gelbgefärbten Ballen verkleisterter Stärke aus dem Parenchym besonders auf. Geschmack feurig gewürzhaft, etwas bitter.

Bestandtheile. $^1/_3$ — $^1/_2$ Proc. Curcumin (vergl. unten), Fett, 5,0 bis 5,5 Proc. ätherisches Oel, 7,9 Asche.

Das ätherische Oel (Oleum Curcumae) ist orangegelb, etwas fluorescirend,

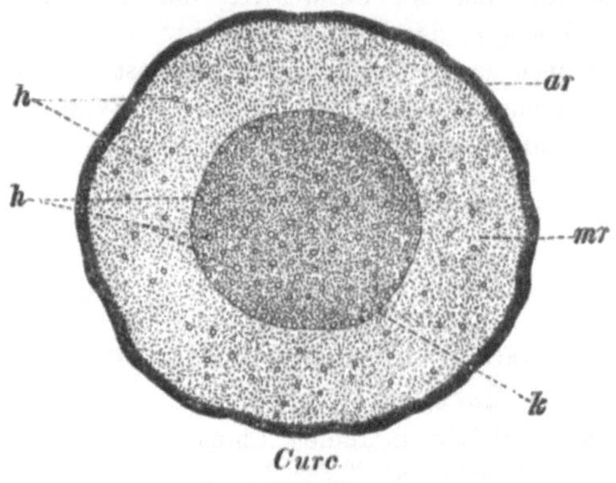

Curc.

Fig. 235.

Querschnitt durch das Curcumarhizom.

spec. Gew. 0,942. Löst sich in $^1/_2$—1 Vol. Alkohol (90 proc.) klar auf, weiterer Zusatz von Alkohol trübt die Lösung. Es enthält einen Alkohol Turmerol $C_{19}H_{28}O$ und Phellandren.

Anwendung. Früher als Magenmittel und bei Gelbsucht („similia similibus") angewendet, dient Kurkuma jetzt nur noch als Färbemittel, seltener als Gewürz. Man benutzt zum Gelbfärben weingeistiger Flüssigkeiten die Tinktur, für Oele und Salben das weingeistige Extrakt. In Indien wird die Droge reichlich als Gewürz benutzt, sie ist ein Bestandtheil des zum Würzen des Reis benutzten Currypulvers.

Das Kurkumapulver des Handels ist mikroskopisch auf fremde Stärkemehle (S. 297) und durch die Aschebestimmung auf mineralische Verfälschungen zu untersuchen.

Aufbewahrung. Vor Licht und Ammoniakdämpfen geschützt. (Das Gleiche gilt für alle Kurkumapräparate.)

Das Kurkumapulver findet häufig Verwendung zum Verfälschen anderer gelber Pulver, z. B. Crocus, Rhabarber. Die Auffindung dieser Verfälschung wird durch den Nachweis des Curcumins sehr erleichtert.

Tinctura Curcumae. Kurkumatinktur. Turmeric Tincture. a. Zum Färben. 1 Th. grob gepulverte Kurkuma zieht man mit 5 Th. Weingeist (90 proc.) aus. b. Zur Bereitung von Kurkumapapier. U-St. Kurkuma (grob gepulvert und von dem feinen Staube durch Absieben befreit) wäscht man so lange mit kleinen Mengen destillirten Wassers aus, als dieses noch gefärbt abläuft. Man trocknet den Rückstand im Dunkeln aus, digerirt ihn dann mit seinem 6 fachen Gewicht Weingeist (91 proc.) und filtrirt.

Nach Dieterich wird diese Tinktur mit der zehnfachen Menge verdünnten Weingeists (4 Alkohol, 5 Wasser) vermischt und giebt dann ein Reagenspapier von hoher Empfindlichkeit.

Extractum Curcumae spirituosum. Mittelfein gepulverte Kurkuma erschöpft man im Perkolator mit Weingeist und verdunstet den Auszug zu einem dünnen Extrakt.

Curry-Powder (Diet.).

Rp.   Rhizomat. Curcumae   50,0
     Piperis albi   20,0
     Fructus Pimentae (Amomi)   10,0
     Seminis Sinapis deoleati   10,0
     Fructus Carvi   5,0
     Fructus Coriandri   2,5
     Fructus Capsici   2,5.

Mit Essig geschüttelt giebt diese Mischung einen Ersatz für die sog. Worcestershire-Sauce.

Oleum Curcumae (Buchh).

Rp.   1. Orellanae   125,0
     2. Rhiz. Curcumae   250,0
     3. Olei Olivarum seu Arachidis 1000,0

Man trocknet 1 völlig aus, verreibt mit 2, dann beide mit 3, erhitzt einige Stunden im Wasserbade, presst warm u. filtrirt.

Pulvis tinctorius viridis.

Rp.   Indici subt. pulv.   1,0
     Rhizom. Curcumae subt. plv. 10,0.

Zum Färben von Fetten.

Curcuminum, Curcumin, Curcumagelb $C_{14}H_{14}O_4$.

Darstellung. Das zerkleinerte Rhizom wird vom ätherischen Oel befreit, mit heissem Wasser gewaschen und getrocknet. Dann zieht man mit reichlichen Mengen siedenden Benzols aus. Beim Erkalten scheidet sich rohes Curcumin in Krusten ab. Diese löst man in Weingeist, fällt mit neutralem und so viel basischem Bleiacetat aus, dass die Flüssigkeit schwach sauer reagirt. Den Niederschlag von Bleicurcumin wäscht man mit Weingeist, zerlegt ihn unter Wasser mit Schwefelwasserstoff, entzieht dem abfiltrirten Schwefelblei das Curcumin mit kochendem Alkohol und lässt verdunsten.

Eigenschaften. Anscheinend orthorhombische Prismen, die bei 165° C. schmelzen. Leicht löslich in Aether und Weingeist, weniger leicht löslich in Benzol. Koncentrirte Mineralsäuren lösen es in geringer Menge mit karmoisinrother Farbe, wässerige Alkalien leicht und mit lebhaft rothbrauner Farbe; das mit Curcumin getränkte Papier wird mit Alkalien braunroth, nach dem Trocknen violett. Verdünnte Säuren stellen die gelbe Farbe wieder her. Borsäure erzeugt eine nur beim Trocknen hervortretende orangerothe Farbe, die durch verdünnte Alkalien in Blau verwandelt wird. Erhitzt man eine alkalische Lösung von Borsäure-Curcumin mit Mineralsäuren, so scheidet sich beim Erkalten Rosocyanin in Form eines körnigen Körpers ab, der sich in Alkohol mit rother Farbe löst, die durch Alkalien lasurblau wird.

II. Curcuma aromatica Salisbury[1]) (Blockzittwer, Rhiz. Cassumunar), liefert in Cochinchina ein wahrscheinlich auch Curcumin enthaltendes Rhizom, das man wie 1. verwendet. Ebenso scheint das Rhizom von **Curcuma caesia Roxb.** Curcumin zu enthalten.

III. Curcuma Zedoaria Rosc. liefert **Rhizoma Zedoariae** (vergl. dort).

IV. Curcuma angustifolia Roxb. liefert **ostindisches Arrowroot** (vergl. S. 297).

Cydonia.

Gattung der **Rosaceae — Pomoideae — Pomariae.**

Cydonia vulgaris Pers. Wahrscheinlich im Orient und in Südeuropa heimisch, durch die Kultur verbreitet. Verwendung finden die **Früchte** und die **Samen:**

Fructus Cydoniae. Poma Cydoniae. Quitten. Fruit de coing (Gall.). **— Semen Cydoniae** (Austr. Ergänzb. Helv.). **— Quittensamen. Quittenkerne. Quitten- oder Schleimkörner. — Semence de coing** (Gall.). **Pépins de coing. — Quince kernels.**

Beschreibung. Die grosse, gelbe, anfangs wollig behaarte, später kahle **Frucht** ist bald von apfelförmiger, bald von birnenförmiger Gestalt (var.: **maliformis Mill.** Apfelquitte, var.: **oblonga Mill.** Birnquitte), sie ist von dem vergrösserten, laubig gewordenen Kelch gekrönt und enthält in jedem der 5 Fächer 6 — 15 (oder mehr) Samen. Die Frucht ist von starkem, angenehm-aromatischem Geruch und herbem, saurem Geschmack.

Die **Samen** sind bis 10 mm lang, braun, von Gestalt der Apfelkerne, aber durch gegenseitigen Druck in der Frucht oft etwas verkrümmt, meist zu mehreren mit einander oberflächlich verklebt. Die braune, ziemlich spröde Samenschale umschliesst ein schmales Endosperm und den Embryo mit zwei dicken, plan-konvexen Kotyledonen. Die **Epidermiszellen** der Samenschale enthalten reichlich **Schleim,** der in Form von Verdickungen

---

[1]) Gall. führt als Stammpflanze der **Zédoaire ronde Curcuma aromatica Rosc.** an, welche Art nach dem **Index Kewensis** gar nicht existirt.

der Aussenwand und der Seitenwände entsteht, und welcher 20 Proc. der Samen betragen kann. Die Samen enthalten etwas Amygdalin und Emulsin. Die Asche der Samen enthält 42 Proc. Phosphorsäure.

Verfälschungen. Als solche werden Apfel- und Birnensamen genannt, die grösser, glänzendbraun, nicht miteinander verklebt sind. Sie geben wenig oder keinen Schleim. Ferner sollen die Samen mit Rosinenkernen verfälscht werden. Vor einigen Jahren kamen die Früchte einer Xylopia (Anonaceae), die zweisamig und von scharf aromatischem Geschmack sind, als Semen Cydoniae in den Handel.

Aufbewahrung. Die im Herbst gesammelten Samen werden, scharf getrocknet, in Blech- oder Glasgefässen an einem trockenen Orte aufbewahrt. Sie kommen aus Südrussland, Teneriffa und vom Kap in den Handel. Die russischen Samen gelten als besonders schleimreich.

Anwendung. Die Samen dienen nur zur Bereitung des Schleimes, der als Zusatz zu Augenwässern, als kosmetisches Mittel zum Befestigen der Haare benutzt wird. Die ganze Frucht wird entweder getrocknet, oder in Zucker eingemacht.

Mucilago Cydoniae. Mucago de semine Cydoniae. Quittenschleim. Mucilage de semence de coing. 1 Th. Quittensamen schüttelt man in einer Flasche mit 50 Th. Rosenwasser (Ergänzb.) oder 50 Th. Wasser (Helv.), oder 25 Th. Wasser (Austr.), und seiht nach $^1/_2$ Stunde ohne zu pressen durch. Gall. lässt 1 Th. Samen mit 10 Th. warmem Wasser 6 Stunden ausziehen und auspressen. Nur im Bedarfsfalle zu bereiten.

Mucilago Cydoniae sicca. Mucilage desséché de semence de coing (Gall.). Aus 1 Th. Quittensamen und 15 Th. destill. Wasser durch 12 stündige Maceration und Eintrocknen der Seihflüssigkeit in flachen Schalen bei höchstens 50° C. Ausbeute 10 Proc. Es entspricht also 0,1 g dieses trocknen Präparates 1 g Quittensamen und giebt mit den oben angegebenen Gewichtsmengen Wasser sogleich einen Schleim.

Die Ausbeute wird erhöht (auf 12—15 Proc.) und das Verfahren beschleunigt, wenn man 1 Th. Samen zuerst mit 10, dann mit 5 Th. Wasser behandelt, die Flüssigkeit mit 10 Th. warmem Weingeist mischt, und nun die sich trennende untere Schicht eintrocknet.

Sirupus de fructu Cydoniae. Sirop de coing (Gall.) wird wie Sirupus Cerasi (S. 697) bereitet.

Succus e fructu Cydoniae. Suc de Coing (Gall.). Aus noch nicht völlig reifen, zu einem Mus zerriebenen Früchten durch Pressen, Gährenlassen und Filtriren — wie Succus Cerasi.

Quittenessenz (nach WEINEDEL.) Die Schalen von 25 reifen Quitten werden fein zerschnitten und mit 500,0 Wasser in eine Retorte oder Kolben gebracht, nach zwei Stunden giebt man 300,0 Spiritus dazu, destillirt langsam 500,0 ab und fügt 0,05 Kumarin, 0,01 Vanillin, 25,0 Bittermandelwasser, 5 Tropfen Citronenöl, 2 Tropfen Citronellöl, 3 Tropfen Safrantinktur hinzu.

Quittenlikör (nach ALLENSTEIN). Ausgelesene Quitten werden zerrieben, mehrere Tage kühl gestellt, gelinde durch Flanell gepresst, die Kolatur aufgekocht. 1 Liter des erkalteten Saftes lässt man mit 1 Liter Franzbranntwein, 20 g bittern Mandeln, 10 g Zimmt, 4 g Nelken, 400 g Zucker, 3 Wochen digeriren. Man filtrirt und bewahrt im Kühlen auf.

Pilocarpin oder Dr. KRELL's Tinktur gegen Haarleiden besteht aus I Quittenschleim, II einem durch Oel und Schleim gebundenen Gemisch von Kohle, Schwefel und Salpeter.

Cynoglossum.

Gattung der **Borraginaceae** — **Borraginoideae** — **Cynoglosseae.**

Cynoglossum officinale L. Hundszunge, Venusfinger, Liebäuglein, verbreitet durch das gemässigte Europa und Sibirien, sowie in den gemässigten Staaten Nordamerikas. Verwendet wird noch hier und da in der Volksmedicin das Kraut und die Wurzel.

Das Kraut **(Herba Cynoglossi)** besteht aus dem blühenden rauhhaarigen Stengel mit den ebenfalls rauhhaarigen Blättern, von denen die unteren gestielt, elliptisch, die oberen sitzend oder stengelumfassend und lanzettlich sind. Die Blüthen sind bräunlichroth, selten weisslich.

Die **Wurzel (Radix Cynoglossi)** ist bis 30 cm lang, 2—2,5 cm dick, tief längs-runzelig, aussen braun, innen mit weisser, lückiger Rinde und bräunlichem Holz. Sie hat einen faden, etwas schleimigen Geschmack und wie das Kraut einen unangenehmen Geruch. Gall. hat die Wurzelrinde **Écorce de la racine de cynoglosse** aufgenommen.

Bestandtheile. Die Pflanze enthält ein amorphes Alkaloid Cynoglossin, das mit Salzsäure lila wird.

Anwendung. Beide Drogen fanden früher als schmerzlindernde Mittel innerlich und äusserlich Verwendung. Das Alkaloid wirkt zuerst excitirend, dann beruhigend. Das Kraut soll Ratten und Mäuse vertreiben.

Pilulae cum Cynoglosso (Gall.).
Massa pilulorum sedantium. Pilulae Opii compositae. Pilules de cynoglosse opia-cées. Pilules de cynoglosse.

Rp. Cort. rad. Cynoglossi
Extract. Opii
Semin. Hyoscyami　　āā 10,0

Myrrhae	15,0
Olibani	12,0
Croci	
Castorei	āā　4,0
Melliti simplicis	35,0

f. pilul. à 0,2 g.
In jeder Pille 0,02 g Extr. Opii.

Cytisinum.

†† **Cytisinum.** **Freies Cytisin. Cytisin. Baptitoxin. Sophorin. Ulexin.** $C_{11}H_{14}N_2O$. **Mol. Gew. = 190.** Dieses zu etwa 1,5 Proc. in den reifen Samen des Gold-regens (*Cytisus Laburnum L.*) enthaltene Alkaloid hat sich als identisch erwiesen mit dem Baptitoxin aus der Wurzel von *Baptisia tinctoria R. Br.*, dem in verschiedenen So-phora-Arten vorkommenden Sophorin und dem aus dem Samen von *Ulex europaeus L.* dargestellten Ulexin.

Darstellung. 1) Die gepulverten reifen Samen des Goldregens werden im Perko-lator mit essigsäurehaltigem Alkohol von 60 Proc. ausgezogen. Nach Entfernung des Alkohols durch Destillation wird der Rückstand mit Wasser aufgenommen und filtrirt. Das Filtrat wird zur Entfernung von Farbstoffen etc. mit Bleiacetat gefällt. Das Filtrat hiervon wird mit Kalilauge alkalisch gemacht und mit Chloroform ausgeschüttelt. Das nach dem Verdunsten des Chloroforms hinterbleibende Cytisin ist aus absolutem Alkohol oder aus siedendem Ligroïn umzukrystallisiren.

Eigenschaften. Aus absolutem Alkohol krystallisirt farblose, prismatische Kry-stalle, bei 152—153° C. schmelzend. Sie sind geruchlos, etwas hygroskopisch, von alkali-scher Reaktion und können bei vorsichtigem Erhitzen ohne Zersetzung sublimirt werden. In Alkohol, Wasser, Chloroform, Essigäther sind sie leicht löslich, schwieriger in Aether, Benzol, Amylalkohol. Es verbindet sich mit Säuren zu Salzen und fungirt bei der Salz-bildung meist als einsäurige Base, obgleich es streng genommen eine zweisäurige Base ist und in der That auch mit 2 Aequivalenten Säure Salze eingeht. Als charakteristische Reaktion giebt v. d. MOER folgende an: Uebergiesst man das freie Alkaloid oder eines seiner Salze mit der Lösung eines Ferrisalzes, so entsteht eine rothe Färbung. Fügt man zu diesem roth getärbten Cytisin einige Tropfen Wasserstoffsuperoxyd, so verschwindet die Farbe, um alsdann bei gelinder (!) Erwärmung auf dem Wasserbade sich in Blau zu verwandeln. Die Reaktion gelingt nach GARTER am besten, wenn man auf 7,7 mg Cytisin 0,2 ccm Ferrichloridlösung von 5 Proc. $FeCl_3$ und 2—5 ccm Wasserstoffsuperoxydlösung von 0,5 Proc. anwendet. Es sollen sich so noch 0,00005 g Cytisin nachweisen lassen.

Die Lösungen des Cytisins und seiner Salze lenken die Ebene des polarisirten Lichtes stark nach links ab.

†† **Cytisinum nitricum.** Cytisinnitrat. Salpetersaures Cytisin. $C_{11}H_{14}N_2O$. $HNO_3 + H_2O$. = 271.

Zur Darstellung werden 10 Th. freies Cytisin in 20—30 ccm Wasser gelöst und mit (13,3 Th.) Salpetersäure von 25 Proc. genau neutralisirt. Beim Verdunsten der Lösung über Calciumchlorid oder Aetzkalk oder Schwefelsäure erhält man wohl ausgebildete Krystalle. Zur Reinigung kann man die Krystalle in verdünntem Alkohol auflösen; durch Ueberschichten der Lösung mit Aether erhält man schöne Nadeln oder Blättchen.

Farblose oder schwach gelbliche Nadeln oder Blättchen, in Wasser leicht löslich. Die wässerige Lösung reagirt schwach sauer. Leicht löslich in verdünntem Alkohol, schwer löslich in absolutem Alkohol und in Amylalkohol, unlöslich in Aether. Bei $100-110^0$ C. werden die Krystelle wasserfrei und alsdann undurchsichtig.

Aufbewahrung. Sehr vorsichtig.

Anwendung. Nach Marmé wirkt es auf das Rückenmark und die peripherischen motorischen Nerven und das respiratorische Centrum, welche zunächst erregt, dann gelähmt werden. Der Blutdruck wird enorm gesteigert ohne Beeinflussung des Herzens (Husemann, Kobert). Kraepelin hat günstige Erfolge durch subkutane Injektionen von 0,003—0,005 g Cytisinnitrat erzielt bei sog. paralytischer Migraine, bei welcher Erweiterung der Blutgefässe vorhanden ist. Abgeschlossene therapeutische Versuche liegen nicht vor, doch ist eine ausgedehntere therapeutische Verwendung nicht ausgeschlossen. Dosis 0,003—0,005 (!) g subkutan.

†† **Cytisinum hydrochloricum.** Cytisinchlorhydrat. $C_{11}H_{14}N_2O.HCl + H_2O = 244,5$.

Das Salz fällt als amorphes Pulver aus, wenn man in die Lösung des Cytisins in Chloroform gasförmige Salzsäure einleitet. Durch Umkrystallisiren des Salzes aus 90 procentigem Alkohol erhält man schwach gelbliche Krystalle, die in Wasser leicht löslich sind.

Anwendung und *Aufbewahrung* wie bei dem Cytisinnitrat.

Dammar.

Resina Dammar (Austr. Germ.). **Resina Dammarae. — Dammar. Damar. Ostindisches Dammarharz. Steinharz. Katzenaugenharz. Dammar-puti. — Damar. Dammar.**

Mit dem Namen „Dammar" (= Harz) bezeichnet man in Indien eine Anzahl von Harzen, die in erster Linie zur Beleuchtung, dann aber auch allen möglichen anderen technischen Zwecken dienen. Sie stammen von Pflanzen aus den Familien der **Coniferae, Dipterocarpaceae** und **Burseraceae,** und es kommen folgende Stammpflanzen in Betracht:

1) **Agathis Dammara Rich.** (syn.: Dammara orientalis Lamb., D. alba Rumph.), Familie der **Coniferae — Pinoideae — Abietineae — Araucariinae.**

2) **Shorea selanica Blume** und **var. β latifolia Blume,** Familie der **Dipterocarpaceae.**

3) **Canarium rostratum Zippel,** Familie der **Burseraceae.**

Es ist nicht ausgeschlossen, dass ausser den genannten auch noch andere Bäume Dammarharze liefern; für die ausser 1) von der Germ. genannten Hopea micrantha Hooker und Hopea splendida de Vriese ist dies aber sehr zweifelhaft. Dasselbe gilt wohl für die von der Austr. aufgeführte Agathis loranthifolia Salisb. Man hat nach C. Müller angenommen, dass das meiste nach Europa kommende Dammarharz von der erstgenannten Art abstammt, wogegen Wiesner auf Grund von Untersuchungen an Ort und Stelle zeigt, dass das von dieser Pflanze gelieferte Harz der Kaurikopal (vergl. S. 959) ist, und dass das Dammarharz des europäischen Handels von einer Art der Gattung **Hopea,** Familie der **Dipterocarpaceen** abstammt.

Beschreibung. Es bildet gelblich-weisse, rundliche oder stalaktitenförmige, durchsichtige, gelblich-weisse Stücke oder unförmliche Klumpen von erheblicher Härte. Löslich in Aether, Chloroform, Schwefelkohlenstoff, wenig löslich in Alkohol. In Rosmarinöl völlig löslich, in Terpentinöl zu 66 Proc. löslich. Es ist leicht zerreiblich, der Bruch muschelig. Säurezahl 20—30. Spec. Gew. 1,04—1,12. Schmelzpunkt 120^0 C. Ammoniak trübt die alkoholische Lösung. Koncentrirte Schwefelsäure löst es mit rother Farbe. Der in Petroläther unlösliche Theil färbt sich mit Fröhde's Reagens gelb bis gelbroth, mit Chloralhydrat schwach grün.

Bestandtheile. 23 Proc. Dammarolsäure $C_{54}H_{77}(OH)COOH$. 40 Proc. α-**Dammar-Resen** (Schmelzpunkt 65° C.) $C_{11}H_{17}O$. 22,5 Proc. β-**Dammar-Resen** (Schmelzpunkt 200° C.) $C_{32}H_{52}O$. Ferner in geringer Menge ein Bitterstoff und ätherisches Oel, Asche 0,1 bis 3,5 Proc.

Bestimmung der Säurezahl nach DIETERICH: 1 g Dammar übergiesst man mit 50 ccm Benzin (spec. Gew. 0,7 bei 15° C.), fügt 10 ccm $^1/_2$ N. alkoholische und 10 ccm $^1/_2$ N. wässerige Kalilauge zu und lässt 24 Stunden verschlossen stehen. Man titrirt dann ohne Wasserzusatz mit $^1/_2$ N. Schwefelsäure und Phenolphtaleïn zurück. Die Anzahl der gebundenen ccm Kalilauge $\times$ 28 = Säurezahl.

Verfälschung des Dammarharzes mit hellem Kolophonium ist beobachtet worden. Zum Nachweis des letzteren werden 2 g des gepulverten Harzes mit 20 ccm Ammoniak (spec. Gew. 0,96) geschüttelt, nach halbstündigem Stehen filtrirt und das höchstens schwach opalisirende Filtrat mit Essigsäure übersättigt. Reines Dammar bleibt klar oder zeigt geringe Opalescenz, bei 5 Proc. Kolophonium scheiden sich einige Flocken ab, bei 10 Proc. entsteht eine starke Abscheidung, bei 20 Proc. eine Gallerte.

Anwendung. In der Pharmacie nur als Bestandtheil des Heftpflasters; sonst zur Bereitung von Lacken und Firnissen, die zum Ueberziehen von Karten und dergl. dienen sollen. Der aus dem natürlichen Harz gewonnene Dammarlack trocknet schwer und erweicht in der Wärme, er eignet sich daher nicht zum Lackiren von Gebrauchsgegenständen, die oft mit der Körperwärme in Berührung kommen, also nicht für Papierschilder an Standgefässen (vergl. unter Vernix Dammar) und auch nicht für Anstriche, auf die man sich später setzen soll.

Alabaster- oder Marmor-Imitation. Man überzieht den betreffenden Gegenstand mit farblosem Dammarlack und bestreut mit Glasmehl, nach einem zweiten Lacküberzuge mit feingepulvertem Marienglase.

Bronce-Tinktur. 1) nach STOCKMEIER. 250 g feingeriebenes Dammarharz löst man in 1 l Benzin oder Petroleumäther in einer geräumigen Flasche, setzt 250 g Natronlauge (10 proc.) hinzu, schüttelt 10 Minuten, hebert die Harzlösung ab, prüft mit Lackmuspapier, entsäuert nöthigenfalls nochmals mit 250 g Lauge und stellt zum Klären bei Seite. Die säurefreie Dammarlösung ist in möglichst gefüllten, gut verschlossenen Flaschen aufzubewahren. Sie giebt mit 300—500 g Bronce eine nicht grün werdende flüssige Bronce. — **2)** (Buchh.). 200 g Dammarharzpulver schmilzt man längere Zeit mit 60 g calcinirter Soda, pulvert nach dem Erkalten, löst in 800 g Benzin und klärt durch Absetzenlassen. — **3)** Dammarlack, Terpentinöl je 45,0, Siccativ 10,0.

Perrücken-Klebwachs. Je 200,0 Dammar, gereinigtes Fichtenharz, Lärchenterpentin, 400,0 gelbes Wachs schmilzt man und fügt 0,5 Alkannin, je 10 Tropfen Bergamottöl und Citronenöl und 5 Tropfen Geraniumöl hinzu (DIETERICH).

Retouchirlack für Photographen. 1,0 Dammar, 5,0 helles Kolophonium löst man in 30,0 Terpentinöl. Trocknet langsam.

Schilderlack, CRACAU's, Weisser: 150 Zinkoxyd reibt man mit q. s. Terpentinöl an, fügt 90 Dammarlack (1 + 2), 20 heisses Leinöl, 20 Kopaivabalsam, 5 Ricinusöl, 3 fein gepulverten Bleizucker hinzu. Recht dünn und 2—3mal aufzutragen. Der Lack wird weder gelb noch spröde. Schwarze Schrift malt man darauf mittels Kienruss, Kolophonium āā, Alkohol q. s., oder mittels Steinkohlentheer, den man mit q. s. Chloroform verdünnt; rothe Schrift mittels Zinnober, Kolophonium āā, Alkohol q. s. **Schwarzer:** 5 Kienruss, 15 Dammarlack (1 + 2), 10 heisses Leinöl, 10 Kopaivabalsam, 2 Ricinusöl, 3—4 Bleizucker.

Vernix Dammar. Dammarlack. Einen nicht klebenden Lack erzielt man nur mit einem sorgfältig entwässerten Dammarharz. Entweder pulvert man dasselbe und trocknet es scharf aus; oder man schmilzt 40 Th. desselben vorsichtig über freiem Feuer, so dass keine Bräunung eintritt, zerstösst nach dem Erkalten und löst in soviel Terpentinöl, dass man 100 Th. Lack erhält. Oder man pulvert das Harz, verrührt es mit q. s. Terpentinöl zum dicken Brei, erhitzt bis zum Schmelzen und weiter so lange, bis das Schäumen aufhört, und setzt q. s. erwärmtes Terpentinöl (auf 1 Th. Harz 1—2 Th. Oel) zu. Diese Arbeit wird wegen ihrer Feuergefährlichkeit im Freien vorgenommen. Endlich lässt sich der Lack auch schnell und gefahrlos im Verdrängungswege herstellen. — Dammarlack nach HELD, für Blech- und Holzarbeiten, ist der vorige mit etwa 2,5 Proc. venetianischem Terpentin.

Ceratum ad barbam (Vom.).
Bartwichse.

Rp. Resinae Dammar 70,0
Terebinthinae laricinae 50,0
Cerae flavae
Adipis suilli ää 125,0.
In Schachteln auszugiessen.

Emplastrum adhaesivum KRAFT.
Rp. Resinae Dammar 80,0
Olei Olivarum prov. 20,0.
Man schmilzt bei gelinder Wärme.

Emplastrum adhaesivum Petropolitanum.
Petersburger Heftpflaster.
Rp. Resinae Dammar 60,0
Cerae flavae 10,0
Olei Olivarum 15,0
Terebinthinae laricinae 5,0.
Man schmilzt bei gelinder Wärme und seiht durch.

Emplastrum Dammarae Diet
Dammarpflaster.
Rp. 1. Resinae Dammar 12,5
2. Cerae flavae 15,0

3. Emplastri Lithargyri 65,0
4. Olei Terebinthinae 7,5.
Man schmilzt 1 über freiem Feuer, fügt 2 hinzu, bringt ins Dampfbad, setzt 3 und während des Erkaltens 4 hinzu.

Emplastrum Dammarae compositum
SCHWIMMER.
Rp. Emplastri Dammar 50,0
Unguenti Plumbi 26,0
Acidi salicylici 16,0
Kreosoti 8,0.
Man schmilzt und giesst in Papierkapseln aus.

Negativ-Lack.
Rp. Resinae Dammar 100,0
Mastiches 15,0
Benzini 885,0.

Vernix Dammarae composita.
Rp. Resinae Dammar 100,0
Resinae Copal 20,0.
Man pulvert, trocknet in der Wärme vollständig, löst in Olei Terebinthinae 250,0 und fügt von letzterem q. s. zur Sirupdicke zu.

Diphthericidum, Kaupastillen als Vorbeugungsmittel gegen Diphtherie, bestehen aus Dammarharz, Guttapercha, Thymol, Natriumbenzoat und Saccharin (THOMS).

Mattoleïn für Photographen: 40 Dammar, 20 Kopaivabalsam, 5 Elemi, 85 Terpentinöl.

Datura.

Gattung der **Solanaceae — Datureae.**

I. Datura Stramonium L. Gegenwärtig durch ganz Europa, Asien, Afrika und Nordamerika verbreitet, ursprünglich vielleicht am Schwarzen und Kaspischen Meer heimisch. Für den arzneilichen Gebrauch wird die Pflanze hier und dort kultivirt. Verwendung finden: a. die Blätter: † **Folia Stramonii** (Germ., Helv., Austr.). **Stramonii Folia** (Brit. U-St.). **Folia s. Herba Daturae. Herba Metellae. — Stechapfelblätter. — Feuilles de stramoine ou de Pomme-épineuse** (Gall.). **— Stramonium leaves. Thorn apple leaves.**

Beschreibung. Der bis 10 cm lange Blattstiel trägt die bis 20 cm lange, bis 10 cm breite Blattspreite. Diese ist im Umriss spitz eiförmig, stark buchtig gezähnt, die grossen buchtigen Zähne noch einmal mit einigen Zähnen. Der Grund der Blattspreite ist keilförmig oder fast herzförmig. Die Sekundärnerven gehen unter einem Winkel von 35—40° vom Mittelnerven ab, theilen sich im äusseren Drittel der Blatthälfte gabelig, der eine Ast verläuft dann in einen Blattzahn, der andere anastomosirt mit einem Tertiärnerven des nächst oberen Sekundärnerven.

Spaltöffnungen beiderseits, auf der Unterseite zahlreicher. Beide Epidermen tragen, besonders auf den Nerven, dreizellige, derbwandige, warzige Gliederhaare, die oft an der Spitze umgebogen, bis 270 μ lang und an der Basis 40—50 μ dick sind, daneben kurzgestielte Drüsenhaare mit wenig-zelligem Kopf. Zahlreiche Zellen des Mesophylls enthalten

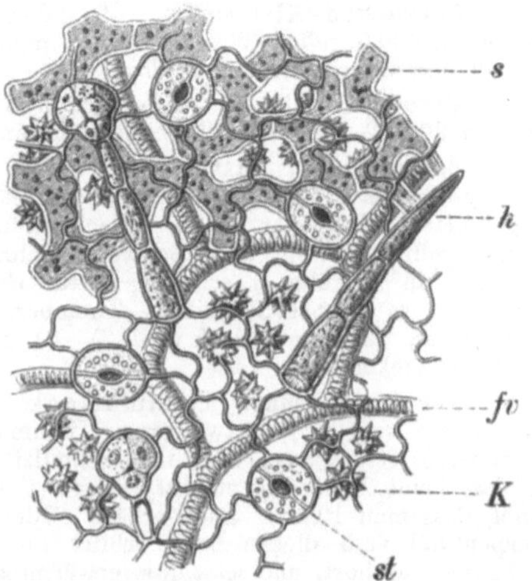

Fig. 236. (Nach VOGL.)
Blatt von Datura Stramonium von der Unterseite.
s Schwammparenchym. *h* Haar. *fv* Gefäss. *K* Krystalldruse. *st* Spaltöffnung.

Drusen von Kalkoxalat, in der Nähe der Gefässbündel auch Krystallsand. Für den Nachweis der Blätter und für ihre Unterscheidung von anderen Solanaceenblättern ist auf diese Oxalatdrusen und auf die warzigen Gliederhaare besonderes Gewicht zu legen (Fig. 236). Für die Untersuchung genügt es, um das Blatt durchsichtig zu machen, ein Stückchen desselben einige Stunden in koncentrirte Chloralhydratlösung (3 : 2 H_2O) zu legen.

Die frisch straffen Blätter welken sehr schnell. Der frisch widerliche Geruch verschwindet beim Trocknen.

Bestandtheile. Die Blätter enthalten ein Alkaloid, das man Daturin nannte, es ist nach LADENBERG identisch mit Hyoscyamin. Der Gehalt daran beträgt 0,308 bis 0,370 Proc. Uebrigens sollen die Blätter von den verschiedenen Theilen der Pflanze, ausser der Wurzel, am wenigsten Alkaloid enthalten; am reichsten sind die Stengel. Kultivirte Pflanzen bleiben im Alkaloidgehalt hinter den wildwachsenden nicht zurück. — Asche 17,4 Proc., sie ist reich an Kaliumnitrat. Bestimmung des Alkaloidgehaltes wie bei Belladonna pag. 467.

Verwechslungen und Verfälschungen. Als solche werden aufgeführt: 1) Die Blätter von Chenopodium hybridum L.; sie sind ganz kahl, im Umriss fast gleichschenklig dreieckig, der Blattstiel ist oberseits rinnig. Im Mesophyll enthält das Blatt ebenfalls Oxalatdrusen, die aber grösser wie die von Datura sind. 2) Die Blätter von Solanum nigrum L., sie sind viel kleiner, ganzrandig oder buchtig-stumpfgezähnt. 3) Unter der Droge sind 50 Proc. Blätter einer Lactuca gefunden.

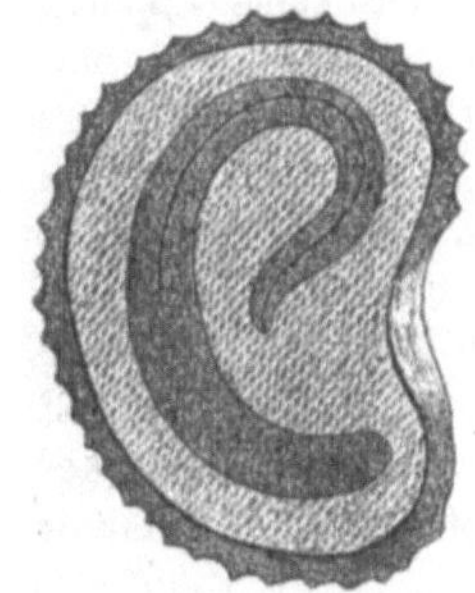

Fig. 237. Same von Datura Stramonium im Längsschnitt, schwach vergr.

Einsammlung. Aufbewahrung. Der Stechapfel blüht zwar bis in den Oktober hinein, man sammelt die Blätter indessen, obwohl die Arzneibücher einfach „von der blühenden Pflanze" vorschreiben, nur zur Zeit der ersten Blüthe, im Juni, trocknet im Schatten ohne künstliche Wärme, und bewahrt sie in Blech- oder Glasgefässen vorsichtig, vor Licht geschützt und (nach Austr.) nicht über ein Jahr auf. 8—9 Th. frische Blätter geben 1 Th. trockene. Aus 100 Th. der letzteren gewinnt man etwa 87 Th. mittelfeines Pulver. Aus den frischen Blättern wird ein Extrakt und eine Tinktur dargestellt.

Anwendung. Die Wirkung ist der der Belladonna ähnlich. Innerlich kaum noch angewendet — grösste Einzelgabe 0,2 (Germ., Helv.), 0,3 (Austr.), grösste Tagesgabe 1,0 — dienen die Blätter vielfach zu Räucherungen bei Asthma, indem man sie verglimmen lässt und die Dämpfe einathmet, oder in Form von Cigaretten, die indessen leicht Narkose erzeugen.

Die Droge ist dem freien Verkehr entzogen und darf, ausgenommen zum Rauchen oder Räuchern, nur gegen ärztliche Verordnung abgegeben werden. Unter der Bezeichnung „Asthmakräuter" findet sie sich, gewöhnlich mit Salpeter getränkt, häufig im Handel; derartige Mittel sollten nur mit genauer Gebrauchsanweisung und unter Giftsignatur verabfolgt werden, denn es sind durch deren Anwendung Vergiftungen vorgekommen.

b. Die Samen. † **Semen Stramonii** (Ergänzb. Helv.). **Stramonii semen** (Brit. U-St.). — **Stechapfelsamen. Tollkörner. — Semence de stramoine ou de Pommeépineuse** (Gall.). — **Stramonium seed.**

Beschreibung. Die Frucht ist eine aufrechte, kurzgestielte, eiförmige, stachlige Kapsel, deren Grund vom unteren Theil des Kelches wie von einer abwärts gerichteten Manschette umgeben ist. Die Frucht öffnet sich vierklappig, lässt oben zwei Fächer, unten vier Fächer erkennen, da die beiden Fächer durch falsche, vom Rücken der Carpelle entspringende Scheidewände noch einmal getheilt werden. Die Placenten sind von den Samen dicht bedeckt. Diese sind schwarzbraun (am Nabel heller), flach, rundlich-nierenförmig, etwa 4 mm gross, unter der Lupe höckerig und fein punktirt. Innerhalb der kräftigen Samenschale enthält der Same ein Endosperm und den grossen gekrümmten Embryo mit langer Radicula und zwei flach aufeinander liegenden Cotyledonen (Fig. 237).

Die Samenschale besteht aus der eigenthümlich gebildeten und sehr charakteristischen Epidermis, deren Zellen unten mit kurzen Fortsätzen versehen, vielfach ineinander gekeilt sind, und im oberen Theile kurze Tüpfel zeigen. Ihre Wände sind zum grossen Theil verkorkt. Daran schliesst sich eine aus zusammengedrückten Zellen bestehende Schicht, die „Nährschicht", und eine einfache Zelllage, das Nest des „Knospenkerns". Im Gewebe des Endosperms und des Embryo lassen sich Protoplasma, fettes Oel und Aleuronkörner nachweisen. In den letzteren ein oder wenige Krystalloide und Globoide. Alkaloid lässt sich in der „Nährschicht" und zweifelhaft auch im Endosperm und Embryo nachweisen.

Bestandtheile. Alkaloide: Hyoscyamin, geringe Mengen Atropin und Hyoscin, zusammen 0,365 Proc. Ausserdem enthalten die Samen etwa 25 Proc. fettes Oel, darin die Glyceride der Oelsäure, Leinölsäure und Daturinsäure $C_{17}H_{34}O_2$. Endlich hat man in den Samen einen dem Cholesterin ähnlichen Körper aufgefunden. Asche 2—3 Proc.

Zur Alkaloidbestimmung nach KELLER werden 10 g Sem. Stramonii gepulvert in einer 300 ccm fassenden Flasche mit 100 g Aether übergossen, nach $^3/_4$ Stunden 10 ccm Ammoniak (10 proc.) zugegeben, 5 Minuten tüchtig durchgeschüttelt und unter wiederholtem Umschütteln 3 Stunden stehen gelassen. Dann filtrirt man die Aetherlösung ab, wägt sie, und schüttelt sie im Scheidetrichter mit 1 proc. Salzsäure mehrmals aus, bis die abgelassene wässerige Lösung mit MAYER'schem Reagens keine Trübung mehr giebt. Die wässerige, saure Lösung giebt man dann in den Scheidetrichter, macht mit Natronlauge alkalisch und schüttelt von neuem mehrmals mit Aether aus, bis einige Tropfen des Aethers, verdunstet, mit 1 proc. Salzsäure aufgenommen, mit MAYER'schem Reagens keine Trübung mehr geben. Dann wird von der ätherischen Lösung der Aether aus einem gewogenen Kölbchen abdestillirt und der Rückstand bis zum konstanten Gewicht getrocknet. Unter Berücksichtigung der oben durch Abwägen gewonnenen Menge Aetherlösung (10 g = 1 g Samen) berechnet man den Alkaloidgehalt. Zur Titration löst man das Alkaloid in 5—10 ccm säurefreiem, absolutem Alkohol, setzt Wasser bis zur beginnenden Trübung hinzu und titrirt unter Benutzung von Hämatoxylin als Indikator mit $^1/_{100}$ N. Salzsäure, 1 ccm $^1/_{100}$ N. HCl = 0,00289 g Alkaloid.

Einsammlung. Aufbewahrung. Die Samen werden im Herbste der reifen Frucht entnommen, im Schatten bei gelinder Wärme getrocknet und — wie Folia Stramonii aufbewahrt. Das Pulver bereitet man jedesmal frisch.

Anwendung. In gleichen Fällen wie die Blätter, gewöhnlich aber in Form der Tinktur oder des Extrakts. Grösste Einzelgabe 0,2, grösste Tagesgabe 0,6 (nach LEWIN).

† **Alcoolatura Stramonii.** Alcoolature de feuille de stramoine (Gall.). Aus gleichen Theilen frischer Blätter und Alkohol (90 proc.) durch 10 tägiges Ausziehen.

Cigarettes de stramoine (Gall.) sollen jede 1 g Stechapfelblätter enthalten.

Emplastrum cum extracto Stramonii. Emplâtre d'extrait de stramoine (Gall.). Aus dem Extrakt der Samen wie Emplastrum Belladonnae (s. S. 471. VI).

† **Extractum Stramonii. Stechapfel-Extrakt.** Ergänzb.: Aus frischem, blühenden Kraut wie Extr. Belladonnae Germ. (S. 469) zu bereiten. Ausbeute etwa 3 Proc. Grösste Einzelgabe 0,1 g, grösste Tagesgabe 0,2 g (nach LEWIN).

Helv.: 1) Extr. Stramonii duplex s. siccum. Trockenes Stechapfelextrakt. Extrait de stramoine sec. 200 Th. Stechapfelsame (IV) werden im Perkolator mit Petroläther ausgezogen, bis das Abfliessende nach dem Verdunsten kein Oel hinterlässt, getrocknet, gepulvert (V), mit 2 Th. Weinsäure in 30 Th. Weingeist und 60 Th. Wasser befeuchtet, im Perkolator mit q. s. einer Mischung von 1 Th. Weingeist, 2 Th. Wasser erschöpft. Man fängt die ersten 180 Th. für sich auf, löst darin den auf 20 Th. verdampften Rest und stellt mittels q. s. Reispulver 100 Th. trockenes Extrakt her. Grösste Einzelgabe 0,025 g, grösste Tagesgabe 0,075 g (vergl. die Fussnote S. 947).

2) Extractum Stramonii fluidum. Stechapfel-Fluidextrakt. Extrait fluide de stramoine. 100 Th. Stechapfelsamen (IV) werden wie bei vorigem angegeben, entölt, getrocknet, gepulvert (V), mit 1 Th. Weinsäure in 10 Th. Glycerin, 15 Th. Weingeist und 20 Th. Wasser befeuchtet, im Perkolator mit q. s. einer Mischung aus 1 Th. Weingeist und 2 Th. Wasser erschöpft. Man sammelt zuerst 90 Th., verdampft den Rest zum dünnen Extrakt, löst in 40 Th. Wasser, filtrirt, verdunstet auf 10 Th. und löst diese

im ersten Auszuge zu 100 Th. Klares, hellbraunes, grün fluorescirendes, bitteres Extrakt. Grösste Einzelgabe 0,05 g, grösste Tagesgabe 0,15 g.

Brit.: **Extract of Stramonium** Stechapfelsamen (No. 40) erschöpft man im Perkolator mittels Alkohol (70 proc.), destillirt letzteren ab und verdampft zu einem festen Extrakt. Dosis 0,015—0,06 g.

U-St.: **1) Extractum Stramonii seminis. Extract of Stramonium Seed.** Aus 1000 g Stechapfelsamen (No. 60) und q. s. verdünntem Weingeist (41 proc.) im Verdrängungswege. Man befeuchtet mit 300 ccm, sammelt zuerst 900 ccm, dann noch 2100 ccm, verdampft letztere bei 50° C. auf 100 ccm, dann das Ganze zur Pillenkonsistenz.

2) Extractum Stramonii seminis fluidum. Fluid Extrakt of Stramonium Seed. Aus 1000 g Stechapfelsamen (No. 60) und q. s. einer Mischung von 750 ccm Weingeist (91 proc.) und 250 ccm Wasser im Verdrängungswege. Man befeuchtet mit 200 ccm, sammelt zuerst 900 ccm, und stellt l. a. 1000 ccm Fluid-Extrakt her.

Gall.: **1) Extrait de feuille de stramoine** (avec le suc). Aus dem frischen Safte durch Erhitzen, Durchseihen und Eindampfen zum weichen Extrakt.

2) Extractum de semine Stramonii. Extrait de semence de stramoine. Aus den grob gepulverten Samen wie Extr. de radice Belladonnae, Gall. (S. 469.).

Diet.: **Extractum Stramonii solidum. Stechapfel-Dauerextrakt.** Wie Extr. Uvae Ursi solid. (S. 363). **Stechapfelextrakt ist vorsichtig aufzubewahren.**

Oleum Stramonii. Huile de stramoine (Gall.) wird wie Ol. Belladonnae Gall. (S. 472 II) bereitet.

† **Tinctura Stramonii.** Ergänzb.: **Stechapfelsamentinktur.** 1 Th. grob gepulverte Samen, 10 Th. verd. Weingeist (60 proc.). Hellbraun, grünschillernd. Grösste Einzelgabe 1,0 g, grösste Tagesgabe 3,0 g (nach LEWIN).

Brit.: **Tincture of Stramonium.** Aus 200 g Stechapfelblättern (No. 20) und Weingeist (45 proc.) bereitet man im Verdrängungswege 1000 ccm Tinktur. Dosis 0,3—0,9 g.

U-St.: **Tinctura Stramonii seminis. Tincture of Stramonium seed.** Aus 150 g Stechapfelsamen (No. 40) und q. s. verd. Weingeist (41 proc.) wie bei vorigem. 1000 ccm Tinktur.

Gall.: **Teinture de stramoine** (feuille). Wie Tinctura Cocae Gall. (S. 869) zu bereiten.

† **Tinctura Stramonii ex herba recente** bereitet man wie Tinct. Belladonnae, Ergänzb. (S. 470). Aufbewahrung: **Vorsichtig, vor Licht geschützt.**

Candelae Stramonii.

Candelae antasthmaticae. Asthmakerzchen. Stechapfelkerzchen.

Rp. Folior. Stramonii pulv. 60,0
Kalii nitrici pulv 36,0
Balsami peruviani '1,5
Sacchari pulverati 0,5
Tragacanthae pulv. 2,0.

Man stösst mit Mucil. Tragacanth. an und formt Kerzchen, denen man durch Bepinseln mit Weingeist, worin 0,1 % KOH gelöst ist, ein lebhafteres Grün giebt.

Charta antasthmatica (Ergänzb.).

Asthmapapier.

Rp. Extracti Stramonii (Ergb.) 10,0
Kalii nitrici 17,0
Sacchari 20,0
Aquae fervidae 100,0.

Man tränkt mit der Lösung weisses Filtrirpapier und trocknet an der Luft auf Schnüren.

Charta fumifera (Gall.).

Asthmapappe.

Carton fumigatoire ou antiasthmatique.

Rp. Chartae bibulae griseae 120,0
Kalii nitrici pulverati 60,0
Foliorum Belladonn. pulv. 5,0
Foliorum Stramonii pulv. 5,0
Foliorum Digitalis pulv. 5,0
Herb. Lobeliae pulv. 5,0
Myrrhae pulv. 10,0
Olibani pulv. 10,0
Fructus Phellandrii pulv. 5,0.

Man verwandelt das Papier durch Zerreissen, Einweichen in Wasser und Stampfen in einen gleich-

mässigen Brei, arbeitet die Pulvermischung darunter, vertheilt die Masse in Blechformen und trocknet in der Wärme. Die Pappe wird in 36 rechteckige Stücke zerschnitten.

Cigaretae antasthmaticae.

Asthmacigaretten.

Rp. Folior. Stramonii conc. 30,0
Folior. Belladonn. conc. 50,0
Folior. Hyoscyami conc. 20,0
Folior. Nicotianae conc. 40,0
Folior. Jaborandi conc. 10,0
Foliorum Salviae conc. 20,0
Herb. Phellandrii conc. 12,0.

Die möglichst gleichmässige, vom Pulver befreite Mischung besprengt man mit 40,0 Aq. Laurocerasi und verarbeitet sie zu Cigaretten.

Cigaretae antispasmodicae TROUSSEAU.

Rp. 1. Folior. Stramonii concis. 30,0
2. Extracti Opii 2,0
3. Aquae destillatae 10,0.

Man tränkt 1 mit der Lösung von 2 in 3 und wickelt nach dem Trocknen in Cigarettenpapier.

Emplastrum Stramonii.

Paretur uti Emplastrum Conii Ergänzb. (S. 947).

† Folia Stramonii nitrata (Ergänzb.).

Asthmakraut.

Rp. 1. Foliorum Stramonii gross. conc. 2,0
2. Kalii nitrici 1,0
3. Aquae 3,0.

Man tränkt 1 mit der Lösung von 2 in 3, lässt 12 Stunden stehen und trocknet.

Glycerolatum Stramonii.

Rp. Extracti Stramonii 1,0
Glycerini 10,0

Guttae antasthmaticae Richter.

Richter's Asthmatropfen.

Rp. Extracti Stramonii 0,1
Tincturae Digitalis 4,0
Aquae Valerianae 30,0.

Beim Anfall 1 Theelöffel voll.

Pilulae antepilepticae Leuret.

Rp. Extracti Stramonii
Extracti Belladonnae āā 2,0
Camphorae
Opii   āā 1,0
Radicis Gentianae   q s.

Man formt 60 Pillen. Anfangs täglich 1, steigend
bis zu 5mal täglich 3 Stück.

Pilulae antineuralgicae Trousseau.

Rp. Extracti Stramonii
Extracti Opii   āā 0,5
Zinci oxydati   8,0.

Zu 40 Pillen. Täglich 1, steigend bis zu 8 Stück.

Pilulae antiprosopalgicae Oesterlen.

Rp. Seminis Stramonii
Foliorum Belladonnae
Chinini hydrochlorici āā 1,0
Succi Liquiritiae   q. s.

Zu 50 Pillen. Täglich 2mal 2, steigend bis zu
5—6 Stück.

Pulvis antasthmaticus.

Asthmapulver.

I.

Rp. Folior. Stramonii pulv. 4,0
Fructus Anisi pulv.   2,0
Kalii nitrici pulv.   2,0.

II.

Rp. 1. Fructus Anisi pulver.   4,0
2. Herbae Cannabis Indic.
3. Herbae Lobeliae pulver.
4. Folior. Eucalypti pulver.
5. Folior. Theae pulver.   āā 30,0
6. Folior. Stramonii pulver.   60,0
7. Kalii nitrici   40,0
8. Aquae   90,0.

Die Pulver 1—6 werden gemischt, mit der Lösung
von 7 in 8 getränkt und getrocknet. Zum Gebrauche formt man Häufchen, die an der Spitze
angezündet werden. Den Rauch athmet man ein.

III. Nach Martindale.

Rp. 1. Kalii nitrici
2. Aquae ebullientis
3. Herbae Lobeliae pulv.
4. Folior. Stramonii   „
5. Folior. Theae   „ āā 240,0
6. Olei Anisi   1,0.

Man löst 1 in 2, fügt 3—5 hinzu, mischt, trocknet
und setzt 6 hinzu.

† Sirupus Stramonii.

Syrupus de Stramonio.
Sirop de stramoine (Gall.).

Rp. Tincturae Stramonii 7,5
Sirupi Sacchari   92,5.

Species antasthmaticae (Diet.).

Herbae antasthmaticae. Asthmakräuter.

Rp. 1. Folior. Stramonii concis. 1000,0
2. Spiritus (90 proc.)   200,0
3. Kalii nitrici   200,0
4. Natrii nitrici   20,0
5. Kalii carbonici   2,0
6. Aquae destillatae   1500,0.

Man befeuchtet 1 mit 2, lässt im verschlossenen
Gefässe 24 Stunden stehen, tränkt mit der Lösung
von 3—5 in 6 und trocknet nach 24 Stunden bei
25—30° C. Statt 1 kann man auch folgende
Mischung verwenden:

Rp. Folior. Stramonii   500,0
Folior. Belladonnae 250,0
Herbae Hyoscyami 250,0.

Die Kräuter müssen frei von Rippen und Stengeln
sein.

Tabacum antasthmaticum Bouchardat

Espèces pour fumer.

Rp. Foliorum Stramonii
Foliorum Salviae āā.

Zum Rauchen.

† Tinctura Stramonii acida.

Rp. Foliorum Stramonii conc. 10,0
Spiritus diluti (60 proc.) 100,0
Acidi sulfurici puri   0,6.

† Tinctura Stramonii seminis aetherea.

Rp. Seminis Stramonii gr. pulv. 1,0
Spiritus aetherei   10,0.

Unguentum Stramonii (U-St.).

Stramonium Ointment.

Rp. Extracti Stramonii seminis 10,0
Spiritus diluti   5,0
Adipis benzoati   85,0.

† Vinum Stramonii.

Rp. Seminis Stramonii gr. pulv. 10,0
Vini Hispanici   100,0

3 Tage digeriren, auspressen, filtriren.

Asthma-Cigaretten von Dr. Plaut. 8 Th. Stechapfelblätter, 8 Th. Grünen Thee,
7 Th. Lobelienkraut benetzt man mit gesättigter Kaliumnitratlösung und wickelt in Ci-
garettenform.

Asthma-Cigaretten, Wiener, bestehen aus Stechapfelkraut, Bilsenkraut, Fingerhut-
und Tollkirschenblättern.

Asthma-Cure, Green Mountain von Guilt: Mit Salpeterlösung getränktes, grobes
Pulver aus Fenchel und Stechapfelkraut.

Asthma-Cure von Himrod. Foliorum Stramonii, Foliorum Lobeliae, Foliorum
Theae āā mit geringem Zusatz von Fenchel- und Anisfrüchten und etwas Kalisalpeter.

Asthmador, Dr. R. Schiffmann's Asthmapulver aus Minnesota, besteht nach Angabe des Erfinders aus 34,9 Proc. Salpeter, 51,1 Proc. Blättern von Datura arborea und
14 Proc. Blättern von Symplocarpus foetidus. Nach Aufrecht 25 Proc. Salpeter, 70 Proc.
Stechapfelblätter, 5 Proc. Tollkirschenblätter.

Asthmakraut, Holländisches, von Apotheker Plönes in Weiskirchen. Mit Salpeter
getränkte Stechapfelblätter.

Asthmapulver der Goethe-Apotheke in Frankfurt. 30 Salpeter, 20 Zucker,
30 Stechapfelblätter, 5 Lobelienkraut.

Asthmaräucherpulver von O. FISCHER. 250 Stechapfelblätter, 25 Schafgarbe mit einer Lösung von 50 Kalisalpeter getränkt.

Asthmatabletten von FR. HELBING, bestehen aus Stechapfelblättern und einer Hülle von Salpeterpapier.

Charta antasthmatica DURSTHOFF, Stramoniumräucherpapier (D.R.G.M. 85982) ist ein aus nitrirter Cellulose in der Grösse 70 : 170 mm hergestelltes, mit einem fest haftenden Ueberzug gepulverter Stechapfelblätter (nach Art des bekannten Senfpapiers) versehenes Papier. Jedes Blatt enthält 2,0 Fol. Stramonii.

CLEARY's Asthma-Powder. Foliorum Stramonii grosse pulv., Foliorum Belladonnae grosse pulv. āā 15,0, Opii pulv. 2,0, Kalii nitrici 5,0.

Kaw-turc von GUILLEMAIN besteht aus Stechapfelkraut, Salpeter und einem Stückchen Feuerschwamm.

Krebspulver von A. FRISCHMUTH ist (nach THOMS) wahrscheinlich ein Gemisch aus Stechapfelkraut mit Wurzel und kohlensaurem Kalk.

Nimrod Powder aus Paris besteht aus Kalisalpeter und Stechapfelblättern.

Zematone-Cigaretten von ESCOUFLAIRE, enthalten nur Salpeter und Stechapfelblätter.

II. Datura alba Nees. (D. fastuosa L.) Heimisch in Ostindien; in Südeuropa,

Aegypten, Südamerika nicht selten kultivirt. Arzneilich verwendet werden die Blätter, die Samen und die Wurzel. Die Blätter enthalten wie I. Oxalatdrusen, die Wurzel Oxalatsand wie bei I.

Die Samen sind grösser wie bei D. Stramonium, gelbbraun, flach, etwa ohrförmig.

Der Alkaloidgehalt ist folgender: Blätter 0,41 Proc., Blüthen 0,464 Proc., Samen 0,541 Proc., Wurzel 0,315 Proc. Die Alkaloide sind mydriatisch wirkende, in dem Samen wurde Hyoscyamin und wenig Atropin, in den Blüthen Hyoscin aufgefunden. Die Pflanze enthält auch das indifferente Stramonin.

Die Pflanze wird in Indien wie I. gebraucht, in China mit Aconitum zusammen als lokales Anästheticum.

III. Datura meteloides D. C. und Datura quercifolia H. B. K. In Mexico.

Die Blätter werden als Berauschungsmittel benutzt, ähnlich verwendet man andere Arten in Südamerika, Indien und Australien.

IV. Datura arborea L. In Brasilien. Zu schmerzstillenden Kataplasmen etc.

Enthält in den Alkaloiden $^2/_3$ Hyoscyamin, $^1/_3$ Atropin.

Daucus.

Gattung der **Umbelliferae — Apioideae — Dauceae.**

I. Daucus Carota L. Heimisch in Europa, Nordafrika, bis nach Sibirien und

Indien als Unkraut verbreitet, vielfach der Wurzeln wegen kultivirt. Stengel gefurcht, steifhaarig, Blätter doppelt oder dreifach gefiedert mit länglich-lanzettlichen Zipfeln, Hülle und Hüllchen vielblättrig, die fruchttragende Dolde in der Mitte korbartig oder vogelnestartig vertieft; die äusseren Blüthen der Dolde strahlend. Verwendung finden:

a) Die Frucht der wildwachsenden Pflanze. **Fructus Dauci. Semen Dauci silvestris.**

Beschreibung. Die Frucht ist oval, vom Rücken her stark zusammengedrückt. Auf den stark entwickelten Nebenrippen eine einfache Reihe gebogener Stacheln, auf den Hauptrippen kurze Haarzotten. Die beiden seitlich stehenden Nebenrippen jeder Theilfrucht besonders stark entwickelt, so dass die eigentlich seitlich stehenden Hauptrippen gegen die Fugenfläche verschoben werden, die dadurch auffallend breit erscheint. Unter jeder Nebenrippe ein Sekretgang, auf der Fugenfläche je 2 (Fig. 238).

Bestandtheile. 0,8—1,6 Proc. ätherisches Oel. Es ist farblos bis gelb, spec. Gew. 0,870—0,923. Dreht links (100 mm-Rohr) — 13 bis —37°. Von Bestandtheilen desselben ist ein Terpen $C_{10}H_{16}$, wahrscheinlich Pinen, isolirt.

Verwendung: als Diureticum.

2) Die Wurzel. **Radix Dauci. Racine de carotte** (Gall.).

Beschreibung. Die Wurzel der wilden Pflanze ist weisslich, dünn, holzig, von stark aromatischem Geschmack. Die vielfachen Spielarten, in denen die Pflanze gebaut wird, haben eine weisse, gelbe oder röthliche Wurzel, welche stark rübenförmig oder mehr kugelig ist. Das ausserordentlich parenchymreiche Gewebe lässt schmale Markstrahlen, im Holz vereinzelt die Gefässe erkennen. Im Parenchym zahlreiche Farbstoffkörperchen von Carotin.

Bestandtheile nach KOENIG im Durchschnitt: Wasser 86,79 Proc., Stickstoffsubstanz 1,23 Proc., Fett 0,3 Proc., Rohrzucker 2,11 Proc., Fruchtzucker 4,03 Proc., sonstige stickstofffreie Bestandtheile 3,03 Proc., Holzfaser 1,49 Proc., Asche 1,02 Proc. In der Trockensubstanz: Stickstoffsubstanz 9,31 Proc., Kohlehydrat 69,41 Proc., Stickstoff 1,49 Proc. Die Asche enthält: Kali 36,99 Proc., Natron 21,17 Proc., Kalk 11,34 Proc., Magnesia 4,38 Proc., Eisenoxyd 1,01 Proc., Phosphorsäure 12,79 Proc., Schwefelsäure 6,45 Proc., Kieselsäure 2,38 Proc., Chlor 4,59 Proc. Ferner enthält die Wurzel 0,0114 Proc. eines farblosen, ätherischen Oeles vom spec. Gew. 0,8863 bei 11,2° C., ein Cholesterin (Daucosterin) vom Schmelzpunkt 136,5° C. Carotin $C_{26}H_{38}$ bildet rothbraune, quadratische, glänzende Krystalle, die bei 167,8° C. schmelzen. Es ist unlöslich in Wasser, leicht löslich in Schwefelkohlenstoff, schwer löslich in Alkohol, Aether, Ligroin und Chloroform, in Schwefelsäure löst es sich mit indigoblauer Farbe. An der Sonne wird es bald farblos und amorph,

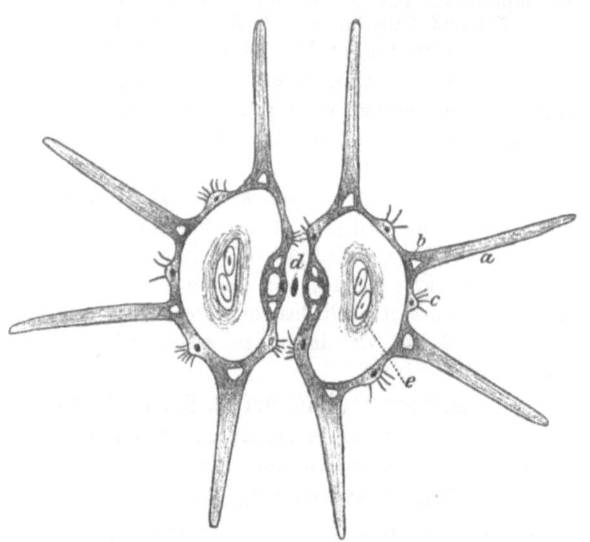

Fig. 238. Querschnitt durch die Frucht von Daucus Carota L., schwach vergrössert. *a* Stacheln auf den Nebenrippen. *b* Sekretgänge. *c* Hauptrippen. *e* Embryo.

in der Wärme riecht es nach Veilchenwurzel. Hydrocarotin $C_{18}H_{30}O$(?), neben Carotin in der Wurzel vorkommend, bildet monokline Blätter, die bei 137,4° C. schmelzen, es dreht die Polarisationsebene links; es soll mit Cholesterin identisch sein, was von andrer Seite bestritten wird.

Anwendung. Die Verwendung der Wurzel als Gemüse ist bekannt. Der eingedickte Saft wurde früher als Succus Dauci inspissatus pharmaceutisch benutzt. Ueber die Verwendung der Wurzel als Kaffeesurrogat vergl. S. 829.

Pulpa e radice Carotae. Pulpe de Carotte (Gall.) ist der aus der zerriebenen Wurzel gewonnene, durch ein Haarsieb getriebene Brei.

II. Daucus hispanicus L. und vielleicht auch Daucus gummifer Lmk., beide

in Südeuropa, liefern ein Gummiharz durch Einschnitte in den Stengel: Bdellium siculum.

III. Athamantha cretensis L. Heimisch im Mittelmeergebiet, liefert in den Früch-

ten **Fruits de Daucus de Crète** (Gall.). Die Früchte sind 4 mm lang, stielrund, behaart mit fadenförmigen Rippen. In jedem Thälchen ein Sekretgang, auf der Fugenfläche zwei. — Die aromatisch riechenden Früchte werden als Diureticum verwendet.

Decocta.

Man versteht hierunter für die Zwecke der Receptur hergestellte Abkochungen. Das dabei eingehaltene Verfahren besteht im allgemeinen darin, dass man die zerkleinerte Substanz mit kaltem Wasser übergiesst, alsdann die Mischung erhitzt und etwa 15—30 Minuten im Kochen erhält, worauf man noch heiss kolirt. Die Vorschriften der Arzneibücher weichen indessen in den Einzelheiten von einander ab.

Austr. Ist die Menge des Arzneistoffes nicht angegeben, so bereitet man aus 1 Th. Arzneistoff = 10 Th. Kolatur. Diese Regel gilt nicht für stärker wirkende, namentlich narkotische Arzneistoffe (überhaupt bei solchen, für welche Austr. Höchstgaben vorgeschrieben hat), ferner für schleimige Substanzen; bei diesen ist die zu verwendende Menge dem Apotheker überlassen. — Der auszuziehende Arzneistoff ist mit einer genügenden Menge kalten Wassers zu übergiessen und unter bisweiligem Umrühren $\frac{1}{2}$ Stunde lang zu kochen oder den Dämpfen des siedenden Wasserbades auszusetzen. — Die Flüssigkeit ist noch heiss abzuseihen, abzupressen und wenn nöthig zu filtriren. — Stoffe dichterer Struktur sind in der Regel eine Stunde lang zu kochen.

Germ. Ist die Menge des Arzneistoffes nicht vorgeschrieben, so bereitet man aus 1 Th. Arzneistoff = 10 Th. Kolatur. Ausgenommen hiervon sind Arzneistoffe, für welche Germ. höchste Gaben festgesetzt hat. Bei schleimigen Substanzen ist das Verhältniss des Arzneistoffes zur Kolatur dem Apotheker überlassen. — Abkochungen sind in der Weise zu bereiten, dass man die Substanz mit der erforderlichen Menge kalten Wassers übergiesst und die Mischung $\frac{1}{2}$ Stunde den Dämpfen des siedenden Wasserbades unter bisweiligem Umrühren aussetzt. Die Flüssigkeit wird noch warm abgepresst. *Decoctum Althaeae* und *Decoctum Seminum Lini* werden durch $\frac{1}{2}$ stündliche Maceration mit kaltem Wasser ohne Umrühren bereitet.

Helv. Abkochungen sind entweder durch $\frac{1}{2}$ stündige Digestion im Dampfbade oder durch Kochen über freiem Feuer zu bereiten, wobei mindestens das $1\frac{1}{2}$ fache der Kolatur an Wasser zu verwenden ist. Das Koliren muss heiss geschehen. Ist die Menge des zu verwendenden Arzneistoffes nicht vorgeschrieben, so wird $\frac{1}{10}$, bei schleimigen Substanzen nur $\frac{1}{20}$ der verlangten Kolatur genommen. Nicht zulässig ist dies für Substanzen aus der Reihe der Separanda und Venena; bei diesen hat der Arzt die Menge des Arzneistoffes vorzuschreiben. — Die Verwendung sogenannter „Decocta sicca" ist zur Bereitung von Abkochungen nicht gestattet.

U-St. Wenn etwas anderes nicht vorgeschrieben ist, bereitet man aus 50 g der Arzneisubstanz = 1000 ccm Kolatur. Man übergiesst in einem Kessel die 50 g Substanz mit 1000 ccm kaltem Wasser, bedeckt mit einem Deckel und erhält 15 Minuten im Sieden. Nach dem Abkühlen auf etwa 40° C. wird ausgepresst und der Rückstand mit Wasser nachgewaschen, bis die Kolatur = 1000 ccm beträgt. — Bei stark wirkenden Substanzen ist die Menge des zu verwendenden Arzneistoffes vom Arzte vorzuschreiben.

Brit. und Gall. geben allgemeine Anweisungen zur Bereitung von Dekokten nicht.

Wenn im Vorstehenden auch angegeben ist, dass die Dekokte im allgemeinen heiss zu koliren sind, so ist das doch cum grano salis zu verstehen. Condurango-Dekokte z. B. sind erst nach völligem Erkalten durchzuseihen, vergl. S. 941.

Delphinium.

Gattung der **Ranunculaceae — Helleboreae.**

I. † Delphinium Staphisagria L. Stephanskraut, Läusekraut. Heimisch im Mittelmeergebiet. Verwerthung finden die Samen: **Semen Staphisagriae** (Ergänzb.), **Semen Staphidis agriae, Semen Pedicularis.** — **Läuse-** oder **Stephanskörner, Läusepfeffer, Rattenpfeffer.** — **Semence de Staphisaigre** (Gall.). — **Stavesacre.**

Beschreibung. Die Samen sind bis 7 mm lang, halb so dick, unregelmässig kantig, matt, netzrunzelig, braun bis schwärzlich. Im Querschnitt das dickfleischige Endosperm und der kleine Embryo. Die Samenschale hat eine aus grossen, verdickten, porösen Zellen bestehende Epidermis, woran sich die zusammengefallene Nährschicht schliesst. Im Endosperm grosse Aleuronkörner. Geschmack stark bitter und brennend.

Bestandtheile. 17—18 Proc. Fett im Endosperm und Embryo, ferner durchschnittlich 1 Proc. Alkaloide, die ihren Sitz in den peripheren Theilen des Endosperms haben sollen; es sind folgende bekannt: Delphinin $C_{31}H_{49}NO_7$, stark giftig, wird bei 120⁰ C. gelb und schmilzt bei 198⁰ C., in Wasser schwer, in absolutem Alkohol, Aether, Benzol leichter, in Chloroform in jedem Verhältniss löslich; Delphisin, wahrscheinlich mit dem Delphinin isomer, Delphinoidin $C_{25}H_{42}NO_4$, Schmelzpunkt 152⁰ C., mit Schwefelsäure und Bromwasser eine violette Lösung gebend, mit Zucker und Schwefelsäure braun, dann auf Wasserzusatz grün. Staphisagrin, kein einheitlicher Körper, sondern ein Gemenge amorpher Basen.

Anwendung und Wirkung. Die Alkaloide wirken ähnlich wie Akonitin, rufen aber keine Pupillenerweiterung hervor. Die ganzen Samen wirken stark narkotisch; früher und wohl auch noch jetzt gegen Hautungeziefer angewendet.

Aufbewahrung. Vorsichtig.

Linimentum contra scabiem Defens.

Rp. Semin. Staphisagriae pulv.
    Semin. Sabadillae   āā 10,0
    Fuliginis   1,0
    Olei Olivarum   80,0.

Tinctura Staphisagriae acida.

Rp. Semin. Staphisagr. gr. pulv. 10,0
    Spiritus diluti   100,0
    Acidi sulfuric. puri   0,5.

Unguentum contra pediculos.

Rp. Semin. Staphisagr. pulv.   20,0
    Unguent. Hydrarg. ciner.   10,0
    Unguent. cerei   70,0

Vet, **Aqua antipsorica Ranque.**
    Krätz- und Räudewasser.

Rp. Semin. Staphisagr. cont.   20,0
    Capit. Papaver. conc.   30,0
    Aquae fervidae   1000,0.
Man erhitzt 1 Stunde im Dampfbade u. presst aus.

II. Delphinium Consolida L. Ackerunkraut in Europa, in Nordamerika eingeschleppt. Verwendung finden die Samen: **Semen Consolidae regalis, Semen Calcatrippae.** — **Larkspur Seed.** Sie sind schwarzbraun, kantig, mit häutigen Schuppen bedeckt, 2 mm lang und dick. Geschmack bitterlich scharf. Sie enthalten ein Alkaloid: Calcatripin. Früher wurden auch die Blüthen **Flores Calcatrippae** benutzt.

III. Delphinium Ajacis L. Verbreitete Zierpflanze. Soll als Anästheticum, Excitans, Rubefaciens etc. verwendet werden.

IV. Delphinium Zalil Aitch. et Hemsl. Heimisch in Persien und Afghanistan. Das Kraut verwendet man als tonisches Mittel. Enthält ein Alkaloid. Die gelben Blüthen werden zum Färben verwendet. Ebenso verwendet man zum Gelbfärben **Delphinium camptocarpum Fisch. et Mey** in Persien und **Delphinium saniculaefolium Boiss.**, ebenfalls in Persien. Die letztere Art soll Berberin enthalten. Die Blüthen dienen als Heilmittel bei Gelbsucht und Wassersucht.

V. Delphinium denudatum Wall. Ein Extract der Pflanze wird mit Cardamomen, Sem. Strychni, Semen Ignatii und Semen Lodoiceae gegen Cholera, Diarrhoe und Chlorose angewendet. — Das Sem. Lodoiceae ist die Seychellen-Nuss: Lodoicea Sechellarum.

Desinfectio.

Unter „Desinfektion" (Entseuchung) versteht man die Vernichtung der in einem bestimmten Objekt enthaltenen pathogenen Mikroorganismen (Bakterien). — Nicht zu verwechseln mit der Desinfektion ist die Desodoration, welche die Zerstörung oder Verdeckung übler Gerüche bezweckt, die durch die freiwillige Zersetzung (Fäulniss) organischer Substanzen aufgetreten sind.

Wer daher mit Erfolg desinficiren will, muss eine genaue Kenntniss von den Eigenthümlichkeiten der in Frage kommenden pathogenen Organismen besitzen. Er muss ihre Entwickelung, Fortpflanzung, die Art, in welcher sie sich verbreiten, ihre Widerstandsfähigkeit gegen äussere Eingriffe kennen, er muss ferner unterrichtet sein über die Wirksamkeit der Mittel (Desinfektionsmittel), die ihm zur Vernichtung der Bakterien zur Verfügung stehen. Er muss endlich Sorge dafür tragen, dass nicht durch das Desinfektionsverfahren eine Verschleppung von Keimen erfolgt. Endlich muss er die Gewähr bieten, dass er die erforderlichen Arbeiten mit der nöthigen Zuverlässigkeit ausführt.

Die zur Desinfektion zur Verfügung stehenden Hilfsmittel sind zum Theil physikalischer, zum Theil chemischer Natur. Von chemischen Desinfektionsmitteln besitzen wir
zur Zeit eine wahre Legion. Nur wenige derselben aber haben sich der bakteriologischen
Kontrole gegenüber als geeignet erwiesen. — Wir theilen im Nachstehenden diejenigen
Desinfektionsmittel mit, welche in der Praxis in Anwendung gezogen werden.

1) Feuer. Durch vollständige Verbrennung können natürlich alle pathogenen Organismen mit völliger Sicherheit vernichtet werden. Man wird daher zweckmässig verbrennen: Kleinere Gegenstände von geringerem Werth, z. B. gebrauchtes Verbandmaterial,
Hadern, Lappen, Lumpen, Kehricht, Müll, Brot, welches zum Abreiben von Tapeten oder
Wandflächen gedient hatte. Desgleichen Bettstroh, Holztheile aus verseuchten Thierställen,
stark verschmutzte Wäsche, deren Werth ein geringer ist. Das Verbrennen erfolgt entweder in einer hinreichend grossen Feuerung, z. B. unter einem Dampfkessel, oder auch
auf einem im Freien zu errichtenden Scheiterhaufen.

Es ist hierbei Sorge zu tragen, dass durch grössere oder leicht zerstreubare Objekte
die Infektionserreger nicht verschleppt werden. Man schlägt deshalb z. B. Bettstroh in
mit Sublimatlösung befeuchtete Tücher oder Säcke ein und befördert es auf diese Weise
zur Verbrennungsstelle.

Unter diese Abtheilung würde auch gehören das Verbrennen von Müll und von
Exkrementen in eigens hierzu konstruirten Oefen.

2) Kochen in Wasser. Durch 5—10 Minuten langes Kochen (!) in Wasser
werden mit Sicherheit alle Krankheitskeime getödtet. Da Zusatz von Salzen die Siedetemperatur des Wassers erhöht, so kann man dem Wasser, in welchem man die betreffenden Objekte kocht, einen Zusatz von Kochsalz oder Soda (2 Proc.) geben.

Man kocht daher alle Objekte, welche durch diesen Process nicht leiden, also z. B.
Instrumente, Essbestecke, ferner Wäsche etwa 1 Stunde lang mit Wasser. Zusatz von
2 Proc. krystallisirter Soda zum Kochwasser ist bei Wäsche zu empfehlen. Auch Stuhl-
gänge werden in einigen Krankenhäusern durch etwa einstündiges Kochen desinficirt, wobei indessen ekelhafter Geruch auftritt.

In·den Cafillerien (Abdeckereien) der Schlachthöfe werden die verworfenen Fleisch-
theile durch Kochen unter 4—5 Atmosphären Druck unschädlich gemacht und zu Fleisch-
mehldünger, Blutmehldünger, Leimdünger verarbeitet.

Bei voluminösen Objekten ist es natürlich nothwendig, die Zeit des einstündigen
Kochens von da an zu rechnen, wenn die betr. Objekte bis in ihr Inneres auf die Temperatur des siedenden Wassers gebracht sind.

3) Dämpfen. Strömender Wasserdampf von 100° C., also Wasserdampf unter gewöhnlichem Drucke tödtet binnen 10—15 Minuten, Wasserdampf von 110—120° C. tödtet
binnen 2—5 Minuten mit Sicherheit alle pathogenen Bakterien. Zur Desinfektion mit
strömendem oder gespanntem Wasserdampf sind besondere Desinfektionsapparate konstruirt worden. Man erhitzt in diesen Apparaten je nach der Dampfspannung, mit welcher sie arbeiten, die Objekte 10—30 Minuten lang. Um sich zu vergewissern, dass die
zu erzielende Temperatur auch im Centrum des Apparates oder im Innern eines Bündels
oder dergl. erreicht ist, bettet man in die Objekte Kontakt-Thermometer ein, welche ein elektrisches Klingelsignal auslösen, sobald das Thermometer die Temperatur erreicht hat, auf welche
es eingestellt ist. Dieser Art der Desinfektion werden namentlich gefärbte Stoffe, Kleidungsstücke, Matratzen, Decken, Betten unterworfen, auch Pelzwerk, welches indessen
darunter etwas leidet.

4) Seifenlauge. 1 kg Kaliseife wird in 10—15 Liter Wasser gelöst. In diese
Lösung werden Wäsche und waschbare Gegenstände 24 Stunden eingelegt, dann mit 2 procentiger Sodalösung ausgekocht. Mit derselben Seifenlösung werden Holztheile (Sitzbretter
von Aborten), soweit sie abwaschbar sind, gründlich abgescheuert. Auch Hadern, Wisch-
lappen und dergl. werden, soweit sie nicht zu verbrennen sind, in diese Seifenlösung eingelegt und später ausgekocht.

5) Karbolsäure. Die 3 procentige wässerige Lösung der 100 procentigen Karbolsäure tödtet bei genügend langer Einwirkung alle pathogenen Bakterien, nicht aber mit
der gleichen Sicherheit deren Dauerformen (Sporen). Der Sicherheit wegen wendet man
häufig die 5 procentige, energischer wirkende Lösung an. Man benutzt diese Lösungen
zur Desinfektion der Hände, der Haupt- und Barthaare, von Wäsche uud waschbaren
Gegenständen, z. B. von Oelanstrichen an Holz und Wänden, Fussböden, ferner zum Abwaschen von Leichen, Befeuchten von Tüchern, in welche letztere gehüllt werden sollen.

Rohe Karbolsäure ist um so weniger wirksam, je mehr sie Kohlenwasserstoffe enthält.

6) Kresolseifenlösung. Wird in einer Verdünnung von 1 : 10 bis 1 : 20 in jenen
Fällen angewendet, in denen man Seifenlösung oder Karbolsäurelösung anwendet.

7) Kalkmilch. 1 Th. frischgebrannter Aetzkalk ist zunächst mit 1 Th. Wasser ab-
zulöschen, schliesslich setzt man noch 3 Th. Wasser zu. Ist entweder frisch zu bereiten

oder in gut geschlossenen Gefässen aufzubewahren. Diese Kalkmilch dient besonders zur Desinfektion von Entleerungen (Erbrochenes, Stuhlgang). Man versetzt diese mit dem gleichen Volumen Kalkmilch, rührt gut durch (!) und lässt 2—3 Stunden (mindestens 1 Stunde) stehen. Die Erreger von Typhus und Cholera sind alsdann getödtet. Die nämliche Kalkmilch dient ferner zum Anstreichen von Fussböden, Wänden, Holztheilen. Pflaster, Rinnsteinen, Aborten, von Eimern, Kübeln, Tonnen u. s. w.

Zur Desinfektion von Latrinen und Aborten rechnet man auf 20 Liter Inhalt = 1 Liter Kalkmilch, welche mit dem zu desinficirenden Inhalt gut zu mischen ist.

8) Quecksilberchlorid tödtet in einer Koncentration von 0,5—1,0 pro mille alle Organismen. Werden die Lösungen mit gewöhnlichem Wasser bereitet, so setzt man ihnen pro Liter = 2 g Kochsalz oder 5 g Weinsäure zu. Man benutzt diese Lösung zur Desinfektion der Hände, zum Abwaschen von Leichen, zum Befeuchten der Tücher, in welche man Leichen einhüllt. Zum Füllen von Speigläsern, von welchen der Auswurf aufgenommen werden soll. Zum Abwaschen der Wände, Holzwerk, Fenster und Thürrahmen, Bettstellen, Bilderrahmen, Dielen, Möbel.

Gegenüber der sicheren Wirkung dieses Desinfektionsmittels liegt ein Nachtheil desselben in seiner eminenten Giftigkeit. Die zu benutzende Lösung ist mit Fuchsin deutlich roth zu färben, damit Verwechslungen mit Getränken vermieden werden.

9) Chlorkalk wird entweder als Pulver oder als wässerige Lösung angewendet. Auf 1 Liter Entleerungen (Stuhlgang, Erbrochenes) wendet man 50—100 g Chlorkalk mit 25—33 Proc. wirksamem Chlor an und verrührt denselben sorgfältig. Die Einwirkung soll mindestens 1 Stunde andauern.

Man wendet ferner wässerige Lösungen (2 + 100) an, die kalt (!) zu bereiten und zu filtriren sind. Diese Lösung dient zur Desinfektion der Hände und anderer Körpertheile, zum Abwaschen von Leichen. Für Desinfektion des Fussbodens, des Pflasters. der Rinnsale, zum Desinficiren von Nachtgeschirren, Kübeln, Tonnen, Eimern und dergl. verwendet man eine Chlorkalkmilch von 50 g Chlorkalk auf 1 Liter Wasser. Einwirkung mindestens 1 Stunde lang.

10) Abreiben mit Brot. Wandanstriche von Leimfarben, Tapeten, Oefen werden mit frischem Brote bis über Mannshöhe abgerieben (Oelanstrich mit Karbolwasser abgewaschen). Hierdurch werden die Bakterien an das Brot festgeklebt und so von den Wänden entfernt. Die gebrauchten Brotstücke sind sofort zu verbrennen.

11) Abreiben mit Tüchern. Polirte Möbel werden mit einem Tuche scharf abgerieben und dieses dann verbrannt. Man kann sie auch, ohne der Politur zu schaden mit einem mit Benzin angefeuchteten Tuche abreiben. Die Bakterien werden dann an dieses Tuch angeklebt.

12) Formaldehyd ist zur Zeit das am meisten empfohlene Desinfektionsmittel. Ueber dessen Gebrauch vergl. unter Formaldehyd.

13) Schweflige Säure tödtet namentlich Hefe-Arten. Sie ist daher für specielle Zwecke, z. B. für Bierbrauereien, Molkereien, ein sehr geschätztes Desinfektionsmittel; zur Abtödtung der für Menschen gefährlichen Mikroorganismen (Bakterien) benutzt man sie dagegen nicht.

Die früher häufig benutzten gasförmigen Desinfektionsmittel Chlor und Brom sind nur in starken Koncentrationen von sicherer Wirkung, ausserdem greifen sie alle Metalle heftig an. Ihr Gebrauch ist daher zur Zeit ziemlich aufgegeben. Bemerkt sei noch, dass man nicht zu gleicher Zeit Karbolsäure und Brom anwenden darf, da diese sich in ihrer Wirkung unter Bildung von Tribromphenol gegenseitig aufheben. Die Verwendung von Ozon scheitert gegenwärtig noch an technischen Schwierigkeiten.

Die früher vielfach als Desinfektionsmittel verwendeten Chemikalien: Eisenvitriol, Manganchlorid, Zinkchlorid, Theer und Theeröle haben nur den Werth von Desodorationsmitteln. Kaliumpermanganat wirkt zwar desinficirend, kann aber wegen seines hohen Preises nur zu beschränkten Zwecken verwendet werden.

Es sei noch darauf aufmerksam gemacht, dass für grössere Städte und andere politische Verbände auf dem Verwaltungswege „Desinfektions-Ordnungen" erlassen worden sind, welche da, wo sie rechtsgiltig publicirt worden sind, auch beachtet werden müssen.

Dextrinum.

Dieses Umwandlungsprodukt der Stärke kann nach drei verschiedenen Verfahren hergestellt werden: 1) durch Erhitzen von Stärke auf 200—240⁰ C., 2) durch Einwirkung von Säuren auf Stärke, 3) durch Einwirkung von Diastase auf Stärke. — Die nach den verschiedenen Verfahren gewonnenen Produkte führen verschiedene Namen. Nach 1) und 2) werden feste Dextrine, nach 3) Dextrinlösungen erhalten.

I. Röst-Dextrin. Röstgummi. Leiocom. Leiogomme. Gommeline. Rohes Dextrin. Elsasser Gummi. Dampfdextrin.

Dieses Produkt wird erhalten, indem man Stärke (meist Kartoffelstärke) auf 200 bis 240⁰ C. erhitzt. Das Erhitzen erfolgt unter Anwendung von Rührwerken entweder in flachen eisernen Pfannen über direktem Feuer oder in rotirenden doppeltwandigen Trommeln, deren Zwischenraum mit Oel gefüllt ist, also im Oelbade.

Je nach der Art des Erhitzens ein fast farbloses oder mehr oder weniger gelb gefärbtes Pulver, entweder fast geruchlos oder von mehlartigem Geruch und von fadem Geschmack. Ist es durch direkte Röstung gewonnen, so sieht man unter dem Mikroskop die stark verquollenen Stärkekörnchen, unter ihnen auch gelegentlich so weit erhaltene, dass sich die Herkunft der Stärke bestimmen lässt. Wurde es durch Eintrocknen der Lösung erhalten, so stellt es dem arabischen Gummi ähnliche, gelbliche bis gelbe Stücke dar, die unter dem Mikroskop eine Struktur nicht mehr erkennen lassen. — Es ist von eigenthümlich mehlartigem Geruch, von fadem Geschmack und in kaltem Wasser um so vollständiger löslich, je weniger unveränderte Stärke es enthält. Die wässerige Lösung wird durch Zugabe von Jodlösung granatroth bis violettroth gefärbt.

Diese Sorte wird zu technischen Zwecken, z. B. als Appreturmittel und als Klebmittel, ferner zum Verdünnen von Theerfarbstoffen, in der Pharmacie zu Dextrinverbänden verwendet. In der Technik dient es namentlich als Ersatzmittel des arabischen Gummi (vergl. Gummitin S. 1026).

Adruganline ist ein durch vorsichtiges Rösten von Weizenstärke erhaltenes weisses Dextrin.

II. Säure-Dextrin. Zur Darstellung werden 1000 Th. Kartoffelstärke mit einer

Mischung von 2 Th. konc. Salpetersäure (von 1,36 spec. Gew.) und 300 Th. Wasser befeuchtet. Die Masse wird zunächst in Trockenstuben getrocknet, alsdann gepulvert und, in 3—4 cm hoher Schicht ausgebreitet, im Luftbade auf 110—120⁰ C. erhitzt. Die Erhitzung wird sofort unterbrochen, sobald die Reaktion auf Stärke ausbleibt.

Diese Dextrinsorte ist in der Regel heller wie die durch einfache Röstung dargestellte. Sie ist im übrigen von den nämlichen Eigenschaften wie die vorige, reagirt meist schwach, aber deutlich sauer. Sie dient den gleichen Zwecken wie die vorige.

III. Dextrinum depuratum. Gereinigtes Dextrin. 1000 Th. blondes Kartoffel-

dextrin, 20 Th. gefälltes Calciumkarbonat werden mit 2500 Th. kaltem destillirtem Wasser übergossen und unter öfterem Umrühren bis zur Auflösung des Dextrins stehen gelassen. Dann lässt man klar absetzen, giesst die über dem Bodensatze stehende Lösung klar ab, kolirt sie durch ein wollenes Tuch, engt sie auf etwa ²/₃ ihres Volumens ein und giesst sie in ein Gefäss mit 3000 Th. Spiritus von 90 Proc. unter Umrühren ein. Nach dem Absetzen sammelt man das ausgeschiedene Dextrin auf einem Filter oder Kolatorium, wäscht es mit verdünntem Alkohol (von 70 Proc.), zum Schluss noch einmal mit starkem Alkohol nach und trocknet es auf Porcellantellern im Trockenschranke.

Ein weisses oder weissliches, nicht feucht werdendes, fast geruchloses Pulver, welches in Wasser ziemlich klar löslich ist und dessen Lösung durch Jod röthlich gefärbt wird. Dieses Präparat kann zur Herstellung trockener Extrakte verwendet werden.

IV. Dextrinum officinale. Dextrinum (Ergänzb. Helv.). Dextrine (Gall.). Dextrina. Officinelles Dextrin.

Dieses Präparat stellt ein fast reines, nur noch geringe Mengen Traubenzucker und Zwischenprodukte zwischen Stärke und Dextrin enthaltendes Dextrin dar.

Darstellung. Man löst 4 Th. krystallisirte Oxalsäure in 750 Th. kaltem Wasser, rührt mit dieser kalten (!) Lösung 150 Th. Kartoffelstärke an und erhitzt die Mischung in einem Glaskolben oder in einer bedeckten Porcellanschale im Dampfbade unter öfterem Umrühren so lange (einige Tage), bis ein Tropfen der wohldurchmischten Flüssigkeit, mit 5 ccm Wasser verdünnt, durch Jodlösung nicht mehr blau, sondern nur weinroth gefärbt wird. Sobald dies der Fall ist, setzt man so viel gefälltes Calciumkarbonat (5—6 g) hinzu, dass die Oxalsäure neutralisirt wird, schüttelt häufig um und lässt die Flüssigkeit alsdann an einem kühlen Orte einige Tage absetzen. Hierauf filtrirt man, dampft das Filtrat ein, bis der Abdampfrückstand sich in Fäden ausziehen lässt, trocknet diese auf Porcellantellern bei 30—40° C. (!) im Trockenschranke gut aus und pulvert sie. Das Pulver ist sogleich in vorgewärmte, gut schliessende Gefässe abzufüllen. (Germ. I.).

Eigenschaften. Gelbliche, geruchlose, dem arabischen Gummi ähnliche Massen oder ein gelbliches Pulver, welches nicht hygroskopisch ist. Dextrin löst sich in einer gleichen Gewichtsmenge Wasser zu einer schleimigen, Lackmuspapier nicht verändernden Flüssigkeit, welche nach Zusatz der doppelten Menge Weingeist einen reichlichen Niederschlag giebt.

100 Th. Dextrin sollen an siedenden Alkohol nicht mehr als 5 Th. (Traubenzucker) abgeben, beim Trocknen nicht mehr als 10 Th. Wasser verlieren und nach dem Verbrennen nicht mehr als 0,5 Th. Asche hinterlassen. — Die wässerige Lösung $(1 = 10)$ werde nach Sättigung mit Jodlösung durch einen kleinen Ueberschuss derselben nicht gebläut (Stärke). — Calciumacetatlösung verursache nach dem Ansäuern der Lösung mit Essigsäure keine Trübung (Oxalsäure), ebensowenig Ammoniumoxalatlösung (Kalk). — Schwefelwasserstoffwasser verändere die Lösung nicht, auch nicht nach Uebersättigung mit Ammoniakflüssigkeit (Metalle).

Anwendung. Als Verdünnungsmittel zur Darstellung trockener narkotischer Extrakte. Es hat vor Süssholzpulver den Vorzug, dass es in Wasser löslich ist. Wesentlich ist es hierbei, dass das Dextrin nicht hygroskopisch ist, also nicht grössere Mengen Stärkezucker enthält. — Das nach obiger Vorschrift gewonnene Dextrin enthält nur etwa 1,5—2,0 Proc. Traubenzucker, welche für die pharmaceutische Verwendung nicht störend sind, auch durch Ausziehen mit Alkohol zum grössten Theil entfernt werden können.

V. Dextrinum purissimum. Reines Dextrin.

Das völlig reine Dextrin ist kaum Gegenstand des Handels, sondern ein Sammlungspräparat. Man erhält es aus dem officinellen Dextrin, indem man dieses in Wasser löst, die Lösung durch Alkohol fällt und dieses Verfahren einige Male wiederholt, so dass alle vorhandene Dextrose entfernt wird.

Gelblich weisses Pulver oder amorphe, dem arabischen Gummi ähnliche Massen, welche sich in etwa der gleichen Menge Wasser zu einer fast farblosen, neutralen, fade schmeckenden Flüssigkeit auflösen. Die wässerige Lösung lenkt die Ebene des polarisirten Lichtes nach rechts ab (daher der Name *Dextrin* von *dexter*, rechts) und reducirt in der Kälte Fehling'sche Lösung nicht; dagegen findet Reduktion in der Wärme des Wasserbades statt. Eine Lösung von 6 Th. Kupferacetat in 93 Th. Wasser und 1 Th. Eisessig (Barfoed's Reagens) wird durch Dextrin (zum Unterschied von Dextrose) auch in der Hitze nicht reducirt. Bleiacetat und Bleiessig fällen Dextrin erst nach Zusatz von Ammoniak (Unterschied von den Gummiarten), dagegen wird es durch Barythydrat und durch Kalkwasser gefällt. In Alkohol und in Aether ist Dextrin unlöslich; aus der wässerigen Lösung wird es durch genügenden Zusatz von Alkohol gefällt.

Die durch Säuren oder hydrolytische Fermente verursachte Umwandlung der Stärke in Dextrin und Zucker durchläuft mehrere Stadien; die im Verlaufe der einzelnen Stadien gebildeten Produkte haben verschiedene Eigenschaften und führen besondere Namen: 1) **Amylodextrin (Amidulin, lösliche, krystallisirbare Stärke)** giebt in wässeriger Lösung mit Jod eine violette bis rothe Färbung. 2) **Erythrodextrin (Dextrinogen, α-Dextrin)** wird in wässeriger Lösung durch Jod braunroth gefärbt. 3) **Achroo-**

dextrin (β-Dextrin) wird in wässeriger Lösung durch Jodlösung nicht stärker gefärbt als reines Wasser.

Werthbestimmung. Die für die Technik wichtigsten Bestimmungen werden wie folgt ausgeführt (HEFELMANN und SCHMITZ-DUMONT).

1) Wasser. Man wägt 2,0 g Dextrin in eine mit Glasstab und 20 g ausgeglühtem Sande beschickte Porcellanschale ein, löst in wenig Wasser, verdampft unter Umrühren auf dem Wasserbade zur Trockne und trocknet den Rückstand weiterhin 4 Stunden bei 105° C. 2) Asche. 5 g Dextrin werden vorsichtig verascht. 3) Lösliches und Unlösliches. Man löst 5 g Dextrin im 250 ccm-Kölbchen in kaltem Wasser und füllt bis zur Marke auf. 100 ccm der Lösung werden in einem 110 ccm-Kölbchen mit 7 ccm Aether kräftig geschüttelt, wobei sich die Stärke als flockiger Niederschlag zusammenballt, während alles Dextrin in Lösung bleibt. Das Volumen beträgt nach dem Schütteln 106 ccm. Man filtrirt durch ein bedecktes Faltenfilter, dampft 50 ccm wie bei der Wasserbestimmung ein und trocknet 4 Stunden bei 105° C. Die Gewichtszunahme der Schale ergiebt das Lösliche (Dextrin, Zucker und lösliche Salze), während das Unlösliche durch Subtraktion des Löslichen von der Gesammttrockensubstanz erhalten wird. 4) Zucker. In 25 ccm des nach 3) erhaltenen Filtrates wird der Zucker nach ALLIHN bestimmt und als Maltose berechnet. 5) Dextrin ergiebt sich aus der Differenz des Zuckers vom Löslichen, event. unter Berücksichtigung der löslichen Mineralstoffe.

Dextrin-Leim. 40,0 g Dextrin werden unter Erwärmen in 60,0 Wasser gelöst. Der noch warmen Lösung setzt man 2,0 g kryst. Aluminiumsulfat zu.

Gummitin ist identisch mit Patentgummi (s. weiter unten).

LIPPS Reagens auf Dextrin. Eine kalt gesättigte Lösung von Bleiacetat wird auf 60° C. erwärmt und mit soviel Bleioxyd vermischt, dass die Mischung fest wird. Nach einiger Zeit wird mit Wasser extrahirt und filtrirt. Giebt beim Kochen mit einer Dextrinlösung weisse Fällung.

Mucilago Dextrini. Mucilage of Dextrin (Nat. Form.). Dextrini 335,0 g, Aquae q. s. ad 1000,0 ccm.

Packleim ist I) koncentrirte Dextrinlösung. II) Eine Lösung von je 50,0 Borax und Stärkezucker, sowie 500,0 Dextrin in 400,0 Wasser.

Pasta dextrinata. Dextrinpasta. 100,0 Dextrin, 100,0 Glycerin und 100,0 Wasser werden auf dem Wasserbade unter Ersatz des verdunsteten Wassers bis zur völligen Auflösung erwärmt.

Patentgummi in Stücken, welche dem arabischen Gummi ähnlich sind, ist nach SCHWEISSINGER Dextrin mit 12 Proc. Wasser.

Dianthus.

Gattung der **Caryophyllaceae — Silenoideae — Diantheae.**

Dianthus Caryophyllus L. Heimisch in Westfrankreich, Italien, Sardinien, Dalmatien. In zahlreichen Formen als Zierpflanze (Gartennelke) kultivirt.

Beschreibung. Stengel der Pflanze, sowie die lineal-lanzettlichen Blätter kahl und meergrün, die blühenden Stengel oberwärts ästig, Blüthen einzeln, Kelch röhrig, mit 4—6 Vorblättern, die krautig, fast rhombisch und spitz sind, Blumenblätter mit langem Nagel und horizontal abstehender Platte, diese gezähnt. Wohlriechend.

Die Blumenblätter waren früher als **Flores Tunicae hortensis** oder **Flores Caryophyllorum rubrorum** in Gebrauch, sie sind jetzt nur noch von der Gall. als **Fleurs d'Oeillet rouge** aufgenommen.

Sirop d'Oeillet rouge (vergl. S. 960 Note 1). Ist aus den Blüthen von Dianthus Caryophyllus wie Sirupus Rhoeados zu bereiten.

Dictamnus.

Gattung der **Rutaceae — Rutoideae — Ruteae — Dictamninae.**

I. Einzige Art: **Dictamnus albus L.** (syn. Dictamnus Fraxinella Pers.). Weisser Diptam, Ascherwurz, Spechtwurzel. Heimisch von Mittel- und Südeuropa ostwärts bis zum Amur und Nordchina, auch häufig in Gärten als Zierpflanze.

Beschreibung. Mehrjähriges Kraut mit unpaarig gefiederten Blättern, die Blättchen eiförmig, am Rande gesägt. Blüthen in einfachen oder unterseits zusammengesetzten Trauben mit 2 Vorblättern, 5 zählig, die oberen Kronblätter paarweise aufgerichtet, das untere herabgebogen. 10 Antheren, nach vorn gebogen, am Grunde eines Diskus eingefügt. Fruchtknoten tief 5 lappig, Narbe einfach. Frucht eine kurz gestielte, in 5 Theilfrüchte zerfallende Kapsel.

Verwendung findet die Wurzelrinde: **Radix Dictamni, Cortex radicis Dictamni. — Racine de Dictamne blanc, Racine de Fraxinelle** (Gall.) in riemenförmig zusammengebogenen, weisslichen Stücken. Frisch von charakteristischem Geruch und scharfem Geschmack, die aber beim Trocknen fast ganz verschwinden. Der Querschnitt lässt in der Wurzelrinde reichlich grosse Drusen von Kalkoxalat erkennen, kurze, spindelförmige, stark verdickte Fasern, sowie lysigene Sekretbehälter mit gelbem Inhalt. Im Parenchym reichlich Stärke.

Als *Bestandtheile* sind ätherisches Oel und Harz ermittelt.

Früher als Antihystericum und Diureticum, jetzt im wesentlichen nur noch Volksmittel.

Die jungen Blätter der Pflanze werden in Sibirien wie Thee benutzt.

II. Herba Dictamni cretici, Dictame de Crète (Gall.), stammen von **Origanum Dictamnus L. (Labiatae).**

Pulvis antepilepticus RINDSCHEIDLER.

Rp. Radicis Dictamni
Radicis Paeoniae
Visci albi
Conchar. praep. āā 10,0
Castorei Canadensis 2,0.

Pulvis antepilepticus SLOET.

Rp. Radicis Dictamni 20,0
Rhizom. Zedoariae 2,0.

Digestio.

Digestio, Digestion. Sie geschieht im allgemeinen bei einer Temperatur, welche ungefähr 10 bis 15° C. niedriger liegt als der Kochpunkt des Vehiculums. Bei 90 procentigem Weingeist wäre demnach die Digestionswärme 60 bis 65° C., bei 60 procentigem Weingeist 65 bis 70° C. Bei der Bereitung der Tinkturen pflegt man die Zeit der Digestion zu verlängern und die Höhe der Digestionswärme herabzusetzen. Daher schreibt das deutsche Arzneibuch vor, „das Digeriren geschehe bei 35—40° C. unter wiederholtem Umrühren oder Bewegen der Gemische."

Digitalinum.

Einleitung. Die wirksamen Bestandtheile des rothen Fingerhuts (*Digitalis purpurea L.*), und zwar der Blätter und der Samen, waren vielfach Gegenstand der chemischen und physiologischen Untersuchung. — Das Studium der hierauf bezüglichen Litteratur wird erschwert dadurch, dass einerseits zur Bezeichnung oft ganz verschiedener Individuen die nämlichen Namen gebraucht werden, anderseits die nämlichen Körper mit verschiedenen Namen belegt werden.

Die ersten werthvollen chemischen Untersuchungen der Digitalis-Pflanze rühren von den Franzosen her. Die von ihnen angegebenen Darstellungsmethoden der Digitalisstoffe werden — wenigstens im Princip — auch jetzt noch angewendet. Die genauere Charakterisirung und chemische Untersuchung der pharmakologisch wichtigeren Stoffe wurde aber erst durch die Arbeiten von Schmiedeberg und Kiliani geliefert.

Die französischen Digitaline. Homolle veröffentlichte 1845 ein Verfahren, um aus den Digitalisblättern Digitalin abzuscheiden. Er stellte einen wässerigen Auszug derselben her, reinigte diesen mit Bleiessig, entfernte das überschüssige Blei, ferner Kalk und Magnesia durch kohlensaures, oxalsaures und phosphorsaures Alkali und fällte mit Gerbsäure. Das entstandene Tannat zerlegte er mit Bleiglätte und brachte den in Freiheit gesetzten Digitaliskörper durch Weingeist in Lösung. Zur weiteren Reinigung wurde der Verdunstungsrückstand der alkoholischen Lösung mit wenig Wasser gewaschen, die Lösung des Rückstandes in absolutem Alkohol mit Thierkohle entfärbt und der nach freiwilligem Verdunsten dieser alkoholischen Lösung verbleibende körnige Rückstand mit Aether ausgezogen, um Fett und andere Substanzen zu entfernen.

Dieses Digitalin **(la Digitaline)** ist ein weisses, geruchloses, bitter schmeckendes Pulver, sehr schwer in Wasser und Aether, leicht in Alkohol löslich.

In Gemeinschaft mit Quevenne untersuchte Homolle dieses Digitalin näher und trennte es mit Hilfe von Aetherweingeist (von 0,78 spec. Gew.) und 50 procentigem Weingeist in drei Körper: Digitalin, Digitaline und Digitalose. In Aetherweingeist ist unlöslich Digitalin, löslich Digitaline und Digitalose; in 50 proc. Weingeist löst sich nur Digitaline.

Die Gall. lässt nach dem Verfahren von Homolle (aber unter Weglassung der zuletzt angegebenen Trennungsmethode von Homolle und Quevenne) ihr Digitaline amorphe bereiten. Das Digitaline-Homolle ist also identisch mit dem Digitaline amorphe (pur) der Gall. und Belg. und mit dem sog. Digitaline chloroformique. Nur insofern besteht ein kleiner Unterschied, als bei der Reinigung des Roh-Digitalins die Behandlung mit Aether unterbleibt. Dafür wird das Digitalin schliesslich mit Chloroform aufgenommen. Nach dem Abdestilliren des letzteren hinterbleibt es als schwach gelbliches Pulver.

Nativelle zog Digitalisblätter mit Wasser unter Zusatz von Bleiacetat aus und isolirte die in Lösung gegangenen Körper ähnlich wie Homolle durch Gerbsäure. Er erhielt hierbei einen wasserlöslichen und Digitaleïn genannten Körper (Digitaleïn-Nativelle). Durch nachfolgendes Extrahiren der Blätter mit Weingeist erhielt er noch zwei andere Körper: 1) Digitalin, in Nadeln krystallisirend und von ihm, später auf andere Weise dargestellt, **Digitaline cristallisée** genannt. Dasselbe ist löslich in Chloroform und in Weingeist, sehr schwer löslich in Wasser und fast unlöslich in Aether. 2) Die „Substance cristallisée inerte", deren Namen er später in „Digitin" umänderte. Diese Substance cristallisée inerte, löslich in Weingeist, fast unlöslich in Wasser, Chloroform und Aether, ist vielleicht identisch mit unserem heutigen Digitonin.

Mit Salzsäure von 1,19 spec. Gew. färbt sich das Digitaline cristallisée grün, Digitin-Nativelle bleibt farblos. Ersteres ist sehr giftig, letzteres wirkungslos.

Nativelle liess seiner ersten Digitalisarbeit noch andere folgen und arbeitete ein neues Darstellungsverfahren aus. Nach diesem lässt mit geringfügigen Aenderungen die Gall. ihr Digitaline cristallisée darstellen, welches sie neben dem bereits 1866 aufgenommenen amorphen Digitalin seit 1884 führt.

Man hat also zu unterscheiden:

1) **Digitaline cristallisée** (Gall.) = Digitaline cristallisée-Nativelle.

2) **Digitaline (pure) amorphe** (Gall.) = Digitalin-Homolle (La Digitaline).

3) **Substance cristallisée inerte** = Digitin-Nativelle.

4) **Digitalin von Homolle und Quevenne,** aus dem gewöhnlichen amorphen Digitalin (Gall.) von Homolle durch das oben angegebene Trennungsverfahren mit Aetherweingeist und 50 procentigem Weingeist isolirt.

Es haben noch Andere (Henry, Kosmann, Lancelot, Lebourdais u. s. w.) über Digitalisbestandtheile und ihre Spaltungsprodukte gearbeitet. Da die beschriebenen Körper aber zunächst jedenfalls nicht rein waren, können diese Arbeiten übergangen werden.

Deutsches Digitalin. Ein von den in Frankreich officinellen chloroformlöslichen Digitalinen völlig verschiedenes wasserlösliches Produkt, ein sogenanntes „Deutsches Digitalin" stellte Walz her. Dieser zog das weingeistige Extrakt von Digitaliskraut mit Wasser aus und band die wasserlöslichen Digitalisstoffe an Gerbsäure. Das mit Bleioxyd zerlegte Tannat lieferte ihm das rohe Digitalin, welches er mit Aether behandelte. Dieser nimmt auf Fett und einige andere, von ihm Digitaloïn, α- und β-Digitalacrin genannte Körper. Ungelöst bleiben Digitalin (Walz) und Digitaletin. Diese trennt er durch Behandeln mit Wasser, in welchem sein Digitalin löslich, das Digitaletin aber unlöslich ist. Nach Walz ist Digitaletin ein weisser, krystallisirter, bei 175° C. schmelzender Körper, also wahrscheinlich unreines Digitonin, sein Digitalin gelblich gefärbt und amorph.

Aus dem Gesagten geht hervor, dass fast jede neue Untersuchung neue Körper zu Tage brachte, von denen es zweifelhaft war, ob sie einheitliche Individuen darstellten.

Die Untersuchungen SCHMIEDEBERG'S. Diese Unsicherheit veranlasste SCHMIE-
DEBERG zu einer Untersuchung der Digitalis-Bestandtheile. Als Ausgangsmaterial diente
ihm vorerst käufliches deutsches Digitalin, welches aus Digitalissamen dargestellt war. Er
zog dieses mit Chloroform-Alkohol aus und versetzte die erhaltene Lösung mit Aether.
Dadurch wurde eine Substanz niedergeschlagen, die er solange reinigte, bis er einen rein
weissen, amorphen, nicht hygroskopischen Körper in Händen hatte: das Digitonin.
Dieses war ein stickstofffreies Glukosid, löslich in Wasser und in Chloroform-Alkohol,
schwer löslich in kaltem, etwas besser in heissem Alkohol, unlöslich in Aether, Benzol
und Chloroform. Die wässerige Lösung schäumt stark (Aehnlichkeit mit den Saponinen)
und wird durch Bleiessig, Ammoniak und Gerbsäure gefällt. Konc. Salzsäure löst das Digitonin in der Kälte farblos, beim Kochen entsteht eine granat- bis violettrothe Färbung.
Die nämliche Färbung entsteht beim Kochen mit mässig verdünnter Schwefelsäure. Wässerige Lösungen sind nicht lange haltbar. Durch eine Art Gährung entstehen, genau wie
beim Kochen mit sehr verdünnter Mineral-Säure, die Spaltungsprodukte des Digitonins:
Digitoresin und Digitoneïn, beide amorph, in Wasser unlöslich, davon Digitoresin
in Aether löslich, Digitoneïn in Aether unlöslich. Ferner entstehen zwei krystallisirte
Körper: Digitogenin und Paradigitogenin.

Das eigentliche Digitalin-SCHMIEDEBERG ist im käuflichen deutschen Digitalin
(Digitalinum purum amorphum Germanicum) nur in geringer Menge enthalten. Zu seiner
Darstellung extrahirte SCHMIEDEBERG die wässerige Lösung des deutschen Digitalins mit
Aether. Dem Verdunstungsrückstand der ätherischen Lösung entzog er das Digitalin durch
Alkohol. Durch Zusatz von Aether zu dieser alkoholischen Lösung schied er Digitonin
und Digitaleïn ab. Von der alkoholisch-ätherischen Lösung destillirte er den Aether
ab, versetzte die zurückbleibende alkoholische Lösung mit Wasser und überliess sie der
freiwilligen Verdunstung. Das hierbei sich abscheidende Digitalin unterwarf er einer
weiteren Reinigung. Das so erhaltene Digitalin-SCHMIEDEBERG stellte eine weisse, krümlige,
amorphe Masse dar, sogut wie unlöslich in kaltem, etwas besser löslich in heissem Wasser,
schwierig in Chloroform und in Aether, leicht in Alkohol und in Chloroform-Alkohol und
in warmer, verdünnter Essigsäure.

Von kalter konc. Salzsäure wird dieses Digitalin ohne Färbung gelöst; beim Erwärmen entsteht eine gelbe bis gelbgrüne Färbung. Konc. Schwefelsäure nimmt es in der
Kälte mit gelber bis brauner Färbung auf, die auf Zusatz von etwas Kaliumbromid in roth
bis violettroth übergeht.

Digitalin-SCHMIEDEBERG ist ein Glukosid von der Formel $n(C_5H_8O_2)$, welches durch
verdünnte Säuren gespalten wird in Zucker und Digitoresin.

Als dritten Bestandtheil schied SCHMIEDEBERG aus dem käuflichen deutschen Digitalin das Digitaleïn ab. Dieses geht bei der Darstellung und Reinigung des SCHMIEDE-
BERG'schen Digitalins in das dabei verwendete Wasser über. Er reinigte es durch wiederholtes Lösen in Alkohol und fraktionirte Fällung mit Aether und erhielt es so schliesslich
nicht als rein weisse Substanz, sondern als gelbgefärbte, bröckelige Masse. Dieses Digitaleïn, von welchem SCHMIEDEBERG annahm, es sei ein einheitlicher Körper, ist in Wasser
vollkommen löslich, leicht löslich in absolutem Alkohol, schwierig in Chloroform. Die
wässerigen Lösungen schäumen stark wie die des Digitonins und sind wie diese durch
Bleiessig und Ammoniak und Gerbsäure fällbar. Konc. Salzsäure löst in der Wärme mit
gelber, konc. Schwefelsäure mit braunrother Färbung, welche auf Zusatz von Kaliumbromid
purpurroth wird. Durch Kochen mit verdünnter Mineralsäure wird das Digitaleïn ebenfalls
gespalten, und zwar in Zucker und in einen dem Digitaliresin ähnlichen oder gleichen Körper.

Alle bisher erwähnten, von SCHMIEDEBERG isolirten Substanzen entstammten den
Digitalis-Samen.

SCHMIEDEBERG untersuchte nun auch das NATIVELLE'sche Präparat, das wie oben
bemerkt wurde, aus den Blättern dargestellt wird, und fand darin als Hauptbestandtheil
einen von ihm Digitoxin genannten Körper. Diesen stellte er selbst aus den Blättern
dar. Er extrahirte die Blätter zuerst mit Wasser, dann mit 50proc. Weingeist, reinigte
die weingeistigen Auszüge mit Bleiessig, entfernte das überschüssige Blei mit Ammoniak,
filtrirte und destillirte von dem klaren Filtrate den Weingeist ab. Aus dem verbleibenden
wässrigen Rückstande scheidet sich das Digitoxin mit Fett und anderen Pflanzenstoffen
gemengt als Schlamm ab, der mit sehr verdünnter Sodalösung, dann mit Wasser gewaschen
und getrocknet wird. Die trockne Masse wird mit Chloroform ausgezogen, und der nach
Abdestilliren desselben verbleibende Rückstand durch Behandlung mit Aether und Petroläther von anhaftenden Verunreinigungen befreit. — Das so erhaltene Roh-Digitoxin wird
durch öfteres Umkrystallisiren aus Alkohol und Behandeln mit Thierkohle gereinigt und
bildet dann ein weisses, aus feinen Nädelchen oder Blättchen bestehendes Krystallpulver,
welches bei ca. 240° C. schmilzt. Aus der Elementaranalyse wurde die Formel $C_{21}H_{32}O_7$
abgeleitet.

Digitoxin ist in Wasser und Benzin völlig unlöslich, so gut wie unlöslich in Aether
schwer in kaltem, leichter in heissem Alkohol, leicht in Chloroform löslich. Beim Er-

wärmen mit konc. Salzsäure entsteht eine gelbgrüne Färbung, die bei Wasserzusatz unter Abscheidung einer harzartigen Masse verschwindet. Konc. Schwefelsäure löst mit brauner bis schwarzer Farbe, die durch Kaliumbromid nicht verändert wird.

Durch Kochen des Digitoxins mit verdünnter Mineralsäure erhielt SCHMIEDEBERG einen giftigen amorphen Körper, das Toxiresin, welches in Aether, Chloroform und Alkohol leicht löslich, dagegen wenig löslich in Benzol und in Wasser ist. Zucker vermochte er als Spaltungsprodukt nicht nachzuweisen. Er nahm daher an, dass das Digitoxin kein Glukosid sei.

Die Untersuchung der französischen Digitaline, d. h. des 1) Digitaline cristallisée NATIVELLE (Gall.), 2) des Digitaline amorphe (Gall.) HOMOLLE, wie sie damals zu Anfang der 70er Jahre im Handel waren, ergab, dass das NATIVELLE'sche krystallisirte Digitalin (sub 1) der Hauptsache nach aus Digitoxin bestand, neben Paradigitonin, Toxiresin, vielleicht auch Digitalose und geringen Mengen Verunreinigungen, dagegen das HOMOLLE'-sche amorphe Digitalin (sub 2) aus Digitalin-SCHMIEDEBERG, Paradigitonin, Digtaliresin und Digitoneïn.

Von den SCHMIEDEBERG'schen Präparaten kamen für den Arzneischatz nur drei in Betracht: Digitalin, Digitaleïn und Digitoxin. Digitonin wirkt wohl örtlich äusserst reizend und entzündend, ist aber auf den Gesammtorganismus ohne Wirkung. Die Spaltungsprodukte der Digitaliskörper sind auch nur zum Theil therapeutisch wirksam, zudem sehr theure Präparate, welche damals nicht einmal mit Sicherheit rein und daher gleichmässig erhalten werden konnten. Selbst das aussichtreichste Präparat, das Digitoxin, erschien SCHMIEDEBERG von geringer Bedeutung, zunächst wegen seiner Unlöslichkeit in Wasser, sodann wegen seiner hohen Giftigkeit und der daraus folgenden schwierigen Dosirung. Der Verwendung des weniger giftigen Digitalins und Digitaleïns, von denen ersteres theilweise, letzteres völlig wasserlöslich ist, war die umständliche und langwierige Reindarstellung im Wege.

So kam es, dass sich längere Zeit nach SCHMIEDEBERG Niemand mit dem Studium der Digitalis beschäftigte. Einen wie grossen Fortschritt auf diesem Gebiete die SCHMIEDE-BERG'sche Arbeit auch bedeutet, so liess sie doch manches unaufgeklärt und unvollendet. Ein Theil der neu aufgefundenen Körper wurde nur ihrem Aeusseren, ihren Löslichkeits-verhältnissen und Farbenreaktionen nach beschrieben. Ihre Einheitlichkeit wurde wohl angenommen, jedoch experimentell durch unzweideutige Analysen und Angabe genauer chemischer und physikalischer Konstanten nicht erwiesen. Diese Thatsachen und die immer von neuem erprobte, ausgezeichnete Wirkung eines Infusum Digitalis war der Grund, dass die Digitalisforschung nicht zum Stillstand kam.

Die Arbeiten KILIANI's. Ende der achtziger Jahre nahm sie KILIANI wieder auf, mit der Absicht, die für die Medicin brauchbaren Körper rein und zugleich billig darzustellen. Das erste Hauptergebniss seiner Arbeiten ist der Nachweis, dass das Digitalin-SCHMIEDEBERG, obwohl amorph, eine einheitliche, reine Substanz ist, deren früher auf-gestellte Molekularformel x ($C_5H_8O_2$) er bestätigte. KILIANI giebt folgende einfache Dar-stellungsweise an: 1 Th. Digitalin pur. pulv. Germanic. wird in 4 Th. Alkohol von 95 Proc. gelöst, mit 5 Th. Aether (sp. Gew. = 0,720) versetzt und 24 Stunden verschlossen stehen ge-lassen. Von einer Probe der mittlerweile klar gewordenen Flüssigkeit bestimmt man den Trockenrückstand, zieht darauf im Vakuum die alkoholisch ätherische Lösung bis auf 1,6 Th. ihres Trockenrückstandes ab und fügt 2,4 Th. Wasser hinzu. Auf diese Weise er-hält man eine ca. 20 proc. spirituöse Lösung, aus der sich binnen Tagesfrist das Rohdigitalin abscheidet. Dieses wird mit 10 proc. Alkohol, dann mit Wasser abgewaschen, bei niederer Temperatur getrocknet und zuletzt durch Lösen in Alkohol und Behandlung mit Thierkohle völlig gereinigt. In reinem Zustande stellt dieses Digitalin ein weisses, amorphes Pulver dar, löslich in 1000 Th. Wasser und 100 Th. 50 Proc. Weingeist von gewöhnlicher Tem-peratur, leicht in heissem starken Alkohol, so gut wie unlöslich in Aether und Chloroform. In konc. Salz- und Schwefelsäure löst es sich mit gelber Farbe, die bei letzterer Säure rasch in Roth umschlägt; englische Schwefelsäure liefert ein intensives Blauroth. Auf über 200° C. erhitzt, beginnt das Digitalin zu sintern und schmilzt bei ca. 217° C. Diesem Präparat, das sich von dem SCHMIEDEBERG'schen nicht unterscheidet, gab die Firma BÖH-RINGER in Waldhof den Namen „Digitalinum verum".

Durch Erhitzen von 1 Th. Digitalin ver. mit 8 Th. 50 Proc. Weingeist und 2 Th. Salz-säure 1,19 spaltete KILIANI dasselbe glatt in Digitaligenin, Digitalose und Traubenzucker. Digitaligenin krystallisirt in weissen Nadeln mit dem Schmelzpunkt 210—212° C. Es ist leicht löslich in Alkohol, schwer in Aether, unlöslich in Wasser, mit Schwefelsäure giebt es die gleichen Reaktionen wie Digitalin. Digitaligenin ist auf den thierischen Körper unwirksam.

KILIANI stellte im Verlauf seiner Arbeiten fest, dass das SCHMIEDEBERG'sche Digitonin und Digitaleïn keine einheitlichen Körper waren. Das Digitonin schied er in krystalli-sirter Form ab, durch Lösen von 1 Th. Digitalin pur. pulv. Germanic. in 4 Th. Alkohol von 85 Proc. Aus dieser Lösung krystallisirt das Digitonin leicht aus und kann daher bequem gereinigt werden. Er fand als Molekularformel seines bei 110° C. getrockneten, krystallisirten Präparates $C_{27}H_{46}O_{14}$ neuerdings $C_{54}H_{92}O_{28}$. In Wasser ist es schwer löslich (SCHMIEDEBERG in jedem Verhältniss), leicht dagegen in 50 proc. Weingeist. Kalte, konc. Salzsäure löst Digitonin farblos, Kochen mit der verdünnten Säure spaltet es in Dextrose, Galactose und Digitogenin. Dieses liefert, mit Essigsäureanhydrid und Natriumacetat erhitzt, ein bei 178° C. schmelzendes Acetylderivat, mit Chromsäure oxydirt die Digitogensäure $C_{28}H_{44}O_8$, Schm.-P. 146—150° C., die mit Kaliumpermanganat weiter oxydirt die Oxydigitogensäure $C_{28}H_{42}O_9$, Schm.-P. ca. 250° C. und die sehr beständige Digitsäure, wahrscheinlich $C_{20}H_{32}O_8$, Schm.-P. 192° C. giebt. Aus der Digitogensäure entstehen beim Kochen mit Kalilauge noch zwei andere Säuren, in der Hauptsache Digitosäure $C_{26}H_{42}O_7$, daneben noch Hydrodigitosäure $C_{26}H_{46}O_6$; bei der Reduktion mit Natriumamalgam entsteht die Desoxydigitogensäure $C_{28}H_{46}O_7$. Alle diese Säuren, mit Ausnahme der Desoxydigitogensäure, liefern gut krystallisirte Salze, was für ihre Reinigung und Bestimmung sehr wesentlich ist.

Mit dem Studium des Digitaleïns ist KILIANI zur Zeit noch beschäftigt (Archiv d. Pharm. Bd. 237, Heft 6 pag. 458); ein abschliessendes Urtheil über sein Digitaleïn (weiss, amorph, sehr leicht löslich in Wasser, in Alkohol in einem Gemisch von 3 Th. Aceton mit 1 Th. Wasser, fast unlöslich in Aether, Benzol, Aceton und Chloroform) ist daher noch nicht möglich.

KILIANI vermuthet, dass ausser Digitalin. verum, Digitonin und Digitaleïn noch andere Körper (Glukoside) im Digitalin. pur. pulv. German., d. h. im Semen Digitalis enthalten sind; bis jetzt vermochte er sie aber nicht abzuscheiden. Auch das Digitoxin fand sich nicht darin vor, dessen Studium er sich später widmete, nachdem sich herausgestellt hatte, dass das Digitalin. verum, auf das man ärztlicherseits grosse Hoffnungen gesetzt hatte, dieselben nicht erfüllte. Er untersuchte Handelswaare (Digitoxin. kryst. MERCK), SCHMIEDEBERG'sches und Digitoxin eigner Darstellung mit dem Endergebniss, dass alle drei identisch waren. Die von ihm anfänglich für Digitoxin angenommene Molekularformel $C_{31}H_{50}O_{10}$ ist die gleiche, die ARNAUD für das Digitaline cristallisée angiebt.

Später änderte er sie jedoch auf Grund der Untersuchungen von Spaltungsprodukten ab in $C_{34}H_{54}O_{11}$. Weiter stellte er fest, dass das Digitoxin ein Glukosid ist: in verdünnter weingeistiger salzsaurer Lösung spaltet es sich in 1 Molekül Digitoxigenin, $C_{22}H_{32}O_4$, Schm.-P. 225—230° C. und 2 Moleküle Digitoxose, $C_6H_{12}O_4$, Schm.-P. 101° C. Aus dem Digitoxigenin entsteht durch Wasserabspaltung das Anhydrodigitoxigenin, eine schön krystallisirende, bei 215—220° C. schmelzende Substanz. Wird diese in Eisessiglösung durch Chromsäure oxydirt, so bildet sich ein in Nadeln krystallisirendes, ketonartiges Produkt das Toxigenon. Ein andrer Abkömmling des Digitoxigenin ist die Dixgeninsäure, in Nadeln vom Schmelzpunkt 220—230° C. krystallisirend; sie wird erhalten durch Behandeln von Digitoxigenin mit verdünnter alkoholischer Natronlauge.

KILIANI glaubt in den Digitalisblättern neben dem Digitoxin noch einen diesem ähnlichen, ebenfalls krystallisirenden Körper gefunden zu haben, das Digitophyllin, $C_{32}H_{52}O_{10}$, Schm.-P. 230—232° C. Digitalin, Digitonin und Digitaleïn, die Samenglukoside, vermochte er dagegen darin nicht nachzuweisen. Mit dieser letzteren Angabe befindet er sich in Widerspruch mit KELLER, der sich in letzterer Zeit gleichfalls mit den Digitalisblättern beschäftigte und ein Verfahren zur Werthbestimmung derselben ausgearbeitet hat, gegründet auf der Bestimmung ihres Gehaltes an Rohdigitoxin: Gepulverte Blätter (20 Th.) werden mit 70 Proc. Weingeist völlig erschöpft, die Auszüge eingedampft (auf 25 Th.), mit Wasser versetzt (bis 222 Th. Gesammtgewicht), mit Bleiessig (25 Th.) gefällt und filtrirt. 130 Th. des klaren Filtrates werden mit 5 Th. Natriumsulfat, gelöst in 7 Th. Wasser, entbleit und 130 Th. der bleifreien Lösung, entsprechend 10 Th. Fol. Digitalis, nach Zusatz von 2 ccm Ammoniak 4—5mal mit je 30 ccm Chloroform ausgeschüttelt. Die Chloroformauszüge werden filtrirt, das Chloroform abgezogen, das zurückbleibende Rohdigitoxin in 3 ccm Chloroform gelöst und diese Lösung zur Trennung von Fett, Oel und Riechstoffen mit 7 gr Aether und 50 g Petroläther versetzt. Dabei schlägt sich das Digitoxin in weissen Flocken nieder und wird nach dem Trocknen gewogen. Dieses Digitoxin ist in kalter Salzsäure 1,19 mit gelber Farbe löslich, die beim Erwärmen grünlich bis grünlich braun wird. Wasserzusatz bewirkt eine gelbgrüne Färbung und Abscheidung eines Niederschlages. Mit konc. Schwefelsäure färbt es sich braun bis braunschwarz; in eisenchloridhaltigem Eisessig gelöst und mit konc. Schwefelsäure unterschichtet, entsteht auf der obersten Schicht der Schwefelsäure eine braunrothe Färbung und der Eisessig färbt sich intensiv indigoblau. Das so gewonnene KELLER'sche Digitoxin ist noch durchaus kein reines Material und muss, um in die krystallisirte, schmelzpunktsreine Form zu kommen, erst von den schwierig abzutrennenden Beimengungen befreit werden. Aus diesem Grunde hat das angeführte Verfahren nur einen bedingten Werth. KELLER giebt als Digitoxingehalt von untersuchten Blättern 0,26—0,62 Proc., als Durchschnitt 0,2—0,3 Proc. an. Diese Zahlen bedeuten aber nicht reines, krystallisirtes Digitoxin, sondern KELLER'sches Rohdigitoxin. Digitoxin. cryst. kommt in weit geringerer Menge vor. NATIVELLE fand in den Digitalisblättern 0,10—0,12 Proc. Digitalin cristallisée, von dem Schmiedeberg nachwies, dass es ausser Digitoxin noch andere Beimengungen enthielt. Schmiedeberg giebt auf Grund eigner Erfahrung als Gehalt 0,0100—0,0125 Proc. an; er beträgt bei Verarbeitung grösserer Mengen Blätter ca. 0,02 Proc.

Gegenwärtiger Stand der Digitalisfrage. Nach unserer heutigen Kenntniss der Digitaliskörper enthalten sowohl die Samen als auch die Blätter ein Gemenge von krystallisirten und amorphen Körpern. Im Samen sind genau nachgewiesen und als einheitlich charakterisirt worden Digitonin als krystallisirter und Digitalin verum, sowie Digitalëin „Kiliani" als amorphe Substanzen. Diese zusammen machen nach Kiliani etwa 50 bis 60 Proc. des deutschen Digitalins aus. Der Rest ist ein Gemenge noch unbekannter, amorpher Glukoside. In den Blättern ist als krystallisirter Körper sicher nachgewiesen das Digitoxin; die Existenz eines zweiten, des Digitophyllin, ist wahrscheinlich. Wie aus dem Samen, kann man auch aus den Blättern auf ähnliche, allerdings nicht so einfache Weise ein dem Digitalin. pur. pulv. Germanic. ähnliches Material darstellen. Es sind in denselben deshalb auch die sogenannten Samenglukoside, wenn auch vielleicht in anderen Mengenverhältnissen, vorhanden.

Von den Digitalisstoffen haben grössere Bedeutung erlangt, d. h. werden in grösseren Mengen medicinisch angewandt: Digitalin. pur. pulv. Germanic., Digitoxin, Digitaline cristalisée und Digitalin. pur. amorph. Pharm. Gallica und Belgica = Digitaline chloroformique. Digitalinum verum ist zwar zweifellos eine einheitliche, wirksame Substanz, vermag aber das Infusum Digitalis nicht zu ersetzen. Digitoninum crystallisatum ist werthlos, weil es überhaupt keine Herzwirkung besitzt. Für das reine Digitalëin fehlt es bis jetzt an einer praktisch brauchbaren Darstellungsmethode. Digitalin. pur. pulv. Germanic., aus den Samen von Digitalis purpurea gewonnen, besteht zu 50—60 Proc. aus Digitonin cryst., zu 5—6 Proc. aus Digitalin verum, der Rest aus Digitalëin und noch nicht näher untersuchten Glukosiden. Digitoxin ist das aus den Blättern gewonnene Glukosid, vielleicht identisch mit Digitaline cristallisée, wie es heute von den Franzosen geliefert wird. Von diesen ist mehrfach die Berechtigung des Namens Digitoxin bestritten worden, weil Digitoxin nichts anderes sei als Digitaline cristallisée. In Wirklichkeit ist die Sachlage diese: Der Name Digitaline cristallisée ist älter als der Name Digitoxin. Digitaline cristallisée ist nicht zu allen Zeiten dasselbe Präparat gewesen; heute ist es ein anderes als vor ca. 30 Jahren. Als damals Schmiedeberg das von Nativelle eingeführte und als „Digitaline cristallisée" bezeichnete Präparat untersuchte, war es ein Gemenge mehrerer Substanzen. Die wirksamste und in grösster Menge darin vorkommende isolirte er, wie bereits erwähnt, und erkannte ihre Gleichartigkeit mit seinem Digitoxin. Seit dieser Zeit haben die Franzosen ihr Darstellungsverfahren verbessert, und das heute fabrikmässig hergestellte französische Präparat zeigt nach den Angaben verschiedener Forscher keine wesentlichen Unterschiede gegenüber Digitoxin.

Digitalin. pur. amorph. Pharm. Gallica und Belgica = Digitaline chloroformique ist dem Digitoxin in der Wirkung ähnlich, ebenfalls aus Blättern gewonnen, chloroformlöslich und amorph. Nach der französischen Pharmakopoe ist es in seiner Wirkung dreimal schwächer als das krystallisirte Präparat und stets zu verabreichen, wenn auf einem Recept das Digitalin nicht specialisirt ist.

Digitonin. cryst. Dieses Präparat wurde zuerst von Merck aus dem Digitalissamen dargestellt und hatte zum Unterschied von dem amorphen Digitalin pur. pulv. Germanic. die naheliegende Bezeichnung Digitalinum crystallisatum erhalten, weil es mit keinem der bis dahin bekannten Digitaliskörper eine Aehnlichkeit hatte. Erst viel später hat Kiliani nachgewiesen, dass es identisch mit dem von ihm hergestellten Digitonin cryst. ist.

Digitalëin, das zur Zeit in den Listen pharmaceutischer Präparate geführt wird, ist der nach den Angaben Schmiedeberg's hergestellte Körper, also ein Gemenge.

†† Digitalin. pur. pulv. Germanic. Deutsches, amorphes Digitalin. Digitalissamen (oder -Blätter) werden mit Weingeist extrahirt; der Weingeist wird abgezogen, das zurückgebliebene Extrakt mit Wasser verdünnt und durch Bleiacetat gereinigt. Aus der vom Bleischlamm getrennten Flüssigkeit wird mit Natr. phosphoric. das überschüssige Blei abgeschieden. In der so gereinigten Lösung werden die Digitaliskörper mit Gerbsäure gefällt, die Tannate mit Wasser gut gewaschen und darauf mit Blei- oder Zinkoxyd zerlegt. Das hierbei abgeschiedene Digitalin wird in Weingeist aufgenommen, durch vorsichtige Destillation von letzterem befreit und dann so lange mit Aether gewaschen, bis derselbe nichts mehr aufnimmt. Dann wird das auf diese Weise gereinigte Digitalin bei niederer Temperatur getrocknet und schliesslich gepulvert.

Digitalin. pur. pulv. Germanic. ist ein gelblich-weisses, amorphes Pulver, löslich in Wasser und Weingeist, unlöslich in Aether und Chloroform. Farbenreaktionen haben bei dem deutschen Digitalin, das, wie bereits mehrfach erwähnt wurde, kein einheitlicher, sondern ein Gemenge verschiedener Körper ist, wenig Werth.

Das Digitalin. Germanic. ist ein Diureticum und Herztonicum. Infolge seiner Wasserlöslichkeit hat es den Vorzug, nicht kumulativ zu wirken. Es wird entweder in Substanz oder wässeriger Lösung (bei subkutanen Injektionen) gebraucht. Die Dosis beträgt 0,001 bis 0,002 g 2—3 mal täglich. Maximaldosis ist *pro dosi* 0,004 g, *pro die* 0,020 g.

Als Gegenmittel kommen zunächst in Betracht Brechmittel, Magenpumpe, Magenausspülungen und Gerbsäure, dann Morphium, Nitroglycerin und alkoholische Stimulantien.

Das Präparat ist vor Licht geschützt und in mit Glasstopfen versehenen Flaschen sehr vorsichtig aufzubewahren.

Es ist höchst wichtig, bei dem Digitalin. pur. pulv., welches ein Gemisch von äusserst wirksamen und wirkungslosen Digitaliskörpern ist, darauf hinzuweisen, dass nur dann auf eine stets gleichmässige und gefahrlose Wirkung gerechnet werden kann, wenn bei der Darstellung ein und dasselbe Verfahren immer peinlich genau eingehalten wird. Darauf ist bei Kauf des Mittels Rücksicht zu nehmen. Man sollte immer aus derselben Quelle beziehen, die für eine gleichmässige Beschaffenheit auch wirklich garantiren kann.

†† **Digitoxinum** (Ergänzb.). Digitalisblätter werden zur Beseitigung störender Extraktivstoffe mit kaltem Wasser gut extrahirt, scharf abgepresst und dann mit Weingeist von 50—60 Proc. so lange ausgezogen, als die Blätter noch Bitterstoff abgeben. Die vereinigten, weingeistigen Auszüge werden mit Bleiessig gereinigt, überschüssiges Blei wird durch Ammoniak beseitigt, der Bleiniederschlag abfiltrirt und etliche Male mit 60 Proc. Weingeist nachgewaschen. Das Filtrat, das neutrale Reaktion zeigen muss, wird im Vakuum völlig vom Weingeist befreit. Aus der dadurch erhaltenen wässerigen Digitalislösung, die man noch etwas einengen kann, scheidet sich beim Stehen das in Wasser unlösliche Digitoxin neben Harz, Fett etc. ab. Die wässerige Lösung wird vorsichtig abgegossen, und der feste Rückstand bei niedriger Temperatur getrocknet. Diesem entzieht man das Digitoxin mit Chloroform und erhält nach Abdestilliren desselben das Rohdigitoxin in Form einer stark gefärbten Masse, welche nach dem Waschen mit Aether durch Umkrystallisiren aus 80 Proc. Weingeist unter Behandlung mit Thierkohle gereinigt wird.

Digitoxin, $C_{34}H_{54}O_{11}$, stellt ein weisses, geruchloses, bitterschmeckendes Krystallpulver dar, bestehend aus feinen Nädelchen oder Blättchen, im krystallwasserfreien Zustand bei 238—240° C., im krystallwasserhaltigen bei ca. 145° C. schmelzend. Digitoxin ist unlöslich in Wasser, so gut wie unlöslich in Aether, schwer in kaltem, leicht in heissem Weingeist und leicht in Chloroform löslich. Es fällt mit Gerbsäure, aber nicht mit Bleisalzen. Konc. Salzsäure von 1,19 spec. Gew. löst Digitoxin mit tiefgrüner Farbe. Ergänzb.: Löst man 0,001 g Digitoxin in 5 ccm Eisessig, fügt einen Tropfen einer (1:20) verdünnten Ferrichloridlösung hinzu und schichtet diese Lösung auf das gleiche Volumen konc. Schwefelsäure, so bildet sich an der Berührungsstelle der beiden Flüssigkeiten ein breites, anfangs bräunlich-grünes, bald dunkelblau werdendes Band, welches gegen die Schwefelsäureschicht nur einen schmalen, rothbraunen Saum zeigt, während die Essigsäureschicht sich allmählich grün färbt. (KELLER'sche Farbenreaktion, von KILIANI wie folgt gefasst: Reine Schwefelsäure 1,84 versetzt mit 1 Proc. von einer wässerigen 5 proc. Lösung von Ferrum sulfuric. oxydat. pur. löst das Glukosid mit schmutzig braunrother Farbe.

Digitoxin in Eisessig gelöst, der ebenfalls mit 1 Proc. obiger Ferrisulfatlösung versetzt und der erwähnten Schwefelsäure übererschichtet ist, färbt denselben beim Stehen tief indigoblau; an der Grenze beider Flüssigkeiten bildet sich eine dunkle Zone, während die Schwefelsäure fast farblos bleibt.)

Digitoxin findet bei Herzkrankheiten (Herzklappenfehler, Myocarditiden, Hydrops) als ausgezeichnetes Herztonicum immer mehr Anwendung. Es wirkt diuretisch und bei Typhus und Pneumonie günstig auf Puls und Temperatur. Von seiner Verordnung muss bei schwerer Degeneration des Herzfleisches und bei starken Magenstörungen abgesehen werden. Die Einzeldosis beträgt 0,00025 g, die Tagesdosis 0,002 g im Maximum. Die Gesammtmenge des während einer Krankheit verabreichten Digitoxins soll 0,005 g durch Subkutaninjektion und 0,007 g per rectum eingeführt, nicht überschreiten. Als Gegenmittel sind die bei Digitalin. pur. pulv. Germ. angegebenen anzuwenden.

Bei der Verordnung des Mittels ist besonders darauf zu achten, dass es in einer Form gelöst in den Körper eingeführt wird, die ein Wiederausfallen desselben verhindert. (Darauf, dass man diesen wichtigen Umstand, auf den zuerst belgische Aerzte aufmerksam gemacht haben, nicht berücksichtigte, dürften vielfach die widersprechenden Angaben beruhen, die früher über die Wirksamkeit des Digitoxins gemacht worden sind.)

Eine Digitoxinlösung, die weder mit Wasser, noch mit physiologischer Kochsalzlösung, noch mit Serum Fällungen giebt, wird folgendermassen hergestellt:

Rp. Digitoxini cryst. MERCK 0,003
Chloroformii
Spiritus (90 %) āā q. s. ad solut. (1,0)
Aquae destillatae ad 200,0.
D. S. Alle 6—8 Stunden den 6. Teil zu nehmen.

Eine andre bewährte Verordnungsweise ist folgende.

Rp. Digitoxini cryst. MERCK 0,1
Spiritus (90 %) 205,0
Aquae dest. 740,0
Sacchari cryst. 55,0

Von dieser Lösung werden 15 gr (10 gr enthalten 0,001 gr Digitoxin) mit 25 gr Sirup vermischt und diese Mixtur auf dreimal in Zwischenräumen von 4 zu 4 Stunden binnen Tagesfrist verabreicht. Die Einzeldosis beträgt somit 0,0005 gr. Zur Behandlung per rectum wird folgende Formel empfohlen:

Rp. Digitoxini cryst. MERCK 0,01
Spiritus (90 %) 10,0
Aquae destill. q. s. ad 200,0.

Von dieser Lösung werden nach einem vorher applicierten Reinigungsklystier zuerst dreimal täglich, später zweimal und zuletzt einmal je 15 gr auf ein 100 gr Wasser enthaltendes, lauwarmes Klystier gegeben.

Zur Verhinderung von Phlegmonen und, um die Bindegewebereizung auf das geringste Maass herabzusetzen, wurde folgende Lösung für Subkutaninjektion verwendet.

Rp. Digitoxini cryst. MERCK 0,01
Alcohol. absol. 5,00
Aquae 15,00.
D. S. $\frac{1}{2}$—1 Pravazspritze zu injiciren.

In neuerer Zeit ist das Digitoxin zur bequemen Dosirung in Tablettenform verordnet und in den Handel gebracht worden. 1 Tablette = 0,00025 g Digitoxin. Die mittlere Dosis für 1 Klysma sind 2 Tabletten, für innerlichen Gebrauch 1 Tablette 3—4 mal täglich. Die Tabletten sind in 100 ccm lauwarmen Wassers + 15 Tropfen Alkohol absolutus vollkommen löslich.

†† **Digitaline cristalisée** (Gall.). Die Gall. giebt folgende Darstellungsart an Digitalisblätter 1000 Th. werden mit 1000 Th. Wasser, in dem 250 Th. Bleizucker gelöst sind, angefeuchtet und nach eintägigem Stehen mit Weingeist von 60 Proc. extrahirt. Die Auszüge werden mit Natriumbikarbonat neutralisirt, eingeengt bis auf 2 Liter und darauf mit Wasser versetzt. Der dadurch entstandene Niederschlag wird in Weingeist gelöst und die weingeistige Lösung mit Bleizucker, dann mit Kohle gereinigt. Auf der Kohle (50 g) schlägt sich beim Abseihen des Weingeistes das Rohdigitoxin nieder. Sie wird mit Wasser ausgewaschen und bei einer Temperatur, die 100° C. nicht übersteigt, getrocknet, worauf man ihr das Digitalin mit Chloroform entzieht. Nach dem Abdestilliren desselben wird der Rückstand in 90 proc. Alkohol gelöst und einer nochmaligen Reinigung mit Bleizucker und Thierkohle unterworfen. Das soweit gereinigte Digitalin wird in (ca. 10 ccm) 90 proc. Alkohol gelöst, die Hälfte Aether und so viel Wasser, als man Alkohol + Aether angewandt hat, hinzugefügt und die Mischung durchgeschüttelt. Beim Stehen trennt sie sich in zwei Theile; aus der unteren farblosen krystallisirt das Digitalin aus und wird nach vorheriger Behandlung mit Thierkohle in alkoholischer Lösung auf die eben angegebene Weise nochmals gereinigt.

Es bildet leichte, weisse Krystalle, die in Form kurzer, dünner Nädelchen um eine gemeinsame Axe gruppirt sind, ist sehr bitter, kaum in Wasser, leicht in 90 proc. Alkohol, kaum in absolut. Alkohol, fast nicht in Aether, leicht in Chloroform löslich. Es löst sich ferner in konc. Salz- und Phosphorsäure; nach kurzer Zeit nimmt die Lösung eine smaragdgrüne Farbe an. Nach ARNAUD besitzt das Digitalin cristallisée die Formel $C_{31}H_{50}O_{10}$ und den Schmelzpunkt 243—245° C. (Wir fanden jedoch den Schmelzpunkt französischer Handelswaare etwas niedriger liegend, mit dem des Digitoxin cryst. 238—240° C. übereinstimmend.) Die Beziehungen zwischen Digitaline cristallisée und Digitoxin sind bereits erwähnt. Was bei letzterem in medicinischer Hinsicht (Verordnungsweise, Gegengifte) gesagt wurde, gilt auch für das französische Präparat.

Poudre de Digitaline crystallisée au centième. Pulvis Digitalini crystallisati dilutus (Gall.). Rp. Digitalini crystallisati Gallici 1,0 g, Sacchari Lactis 96,5 g, Carmini 2,5 g.

†† Digitaline (pure.) amorphe Pharm. Gallica und Belgica == Digitaline chloroformique.

Die französische Pharmakopoe giebt folgende Vorschrift zur Darstellung an: 100 Th. gepulverte Digitalisblätter werden mit 1 Liter Wasser befeuchtet und im Perkolator langsam so lange ausgezogen, bis das Perkolat 3 Liter beträgt. Dieses wird mit 250 Th. Bleiessig gefällt und das vom Blei getrennte Filtrat zur Entfernung überschüssigen Bleies mit 40 Th. kryst. Soda und 20 Th. phosphorsaur. Natrium-Ammonium versetzt. Vom Bleischlamm wird abfiltrirt, das Filtrat mit 40 Th. officinellem Tannin gefällt, das Tannat mit 25 Th. gepulverter Bleiglätte und 50 Th. gereinigter Thierkohle vermischt und eingetrocknet. Der eingetrockneten Masse wird der Digitaliskörper mit 90 proc. Alkohol entzogen, letzterer abdestillirt, der Rückstand mit destill. Wasser ausgewaschen und darauf wieder in 90 proc. Alkohol aufgenommen. Dieser wird nochmals abdestillirt und der Rückstand nun mit Chloroform erschöpft. Beim Abtreiben des letzteren bleibt das Digitalin zurück.

Es ist ein gelblich-weisses, amorphes Pulver von eigenartigem aromatischen Geruch und von bitterem Geschmack; es ist neutral gegen Lackmus, fast unlöslich in Wasser, löslich in Alkohol und Chloroform, unlöslich in Aether, erweicht bei 90° C. und beginnt bei 100° C. zu schmelzen. Durch Lösungen von Bleisalzen wird es nicht niedergeschlagen; mit Gerbsäure bildet es ein in Wasser unlösliches Tannat und färbt sich mit konc. Salzsäure smaragdgrün. Das amorphe Digitalin ist immer abzugeben, wenn nicht ausdrücklich krystallisirtes verlangt wird (— nach der französischen Pharmakopoe —). Die Angaben über seine Giftigkeit lauten verschieden, was seinen Grund darin haben mag, dass es ein Gemenge von amorphen, digitoxinähnlichen aber nicht gleichwerthigen Körpern ist, und soll ungefähr $^1/_4$—$^1/_3$ desjenigen des Digitaline cristallisée betragen. Als Dosis wird angegeben 0,00025 g, schnell steigend bis 0,0015 g *pro die*, Maximaldosis *pro die* 0,002 g. Gegenmittel wie bei dem deutschen Digitalin. Digitoxin, Digitaline cristallisée und Digitaline pur. amorph. Pharm. Gallica und Belgica sind äusserst heftige Gifte. Man bewahrt sie sehr vorsichtig vor Licht geschützt auf.

Granules de Digitaline (Gall.). Rp. Digitalini amorphi gallici 0,1 g, Sacchari Lactis 4,0 g, Gummi arabici 1,0 g, Mellis depurati q. s. Fiant granulae 100. Jedes Körnchen enthält 0,001 g amorphes Digitalin.

†† **Digitaleïnum.** Das Handelsprodukt ist nach dem Verfahren SCHMIEDEBERG's dargestellt, also nicht das KILIANI'sche. Ein bitter schmeckendes, amorphes, gelblichweisses Pulver, leicht löslich in Wasser und absolut. Alkohol, fast unlöslich in Chloroform, unlöslich in Aether. Die wässerigen Lösungen schäumen stark und werden durch Bleiessig und Ammoniak und Gerbsäure gefällt. Bei diesem Körper, der, wie oben angegeben, nicht einheitlich ist, kann auf Farbenreaktionen kein grosses Gewicht gelegt werden.

Das Digitaleïn wird wie das Digitalin. pur. pulv. Germanic. als Herztonicum und Diureticum gebraucht. Dosis 0,001—0,002 g täglich zwei- bis dreimal. Aufbewahrung und Gegenmittel wie beim deutschen Digitalin.

†† Digitalinum verum. Kiliani's Digitalin. Die Darstellung ist in der historischen Uebersicht der Digitalisstoffe schon angegeben worden. Es ist ein weisses, amorphes Pulver, von schwach bitterem Geschmack, so gut wie unlöslich in Chloroform und Aether, sehr schwer in Wasser, leichter in 50proc. Weingeist, leicht in heissem absoluten Alkohol und in Chloroform-Alkohol löslich. Konc. Salz- und Schwefelsäure (rein) lösen das Digitalin verum mit gelber Farbe; die schwefelsaure Lösung färbt sich bald roth; diese Farbe wird durch Zusatz eines Tropfens Brom noch intensiver. Engl. Schwefelsäure giebt sofort eine blaurothe Färbung. Die unter Digitoxin angeführte eisenhaltige Schwefelsäure zeigt diese blaurothe oder violettrothe Farbe in besonders schöner und beständiger Weise. Eisenhaltiger Eisessig giebt keine Farbenreaktion.

Die Zusammensetzung des Digitalin. verum wird ausgedrückt durch die Molekularformel $x(C_5H_8O_2)$, worin x höchstwahrscheinlich $= 7$ ist, also $C_{35}H_{56}O_{14}$. Es schmilzt bei ca. 217° C., nachdem es schon vorher gesintert ist. Ausser den angeführten Eigenschaften, die ein der Untersuchung unterworfenes Digitalin verum zeigen muss, hat es noch folgende von Kiliani angegebene Proben auszuhalten:

1. Einige Körnchen des Digitalins mit ca. 2 ccm Kalilauge 1 : 10 übergossen, müssen mindestens 1 Minute lang weiss bleiben. (Sofortiges Auftreten intensiver Gelbfärbung zeigt Beimengungen an.)

2. Rührt man Digitalin ver. mit Wasser zu einem dünnen Brei an, setzt unter Umschütteln auf je 100 Theile des verwendeten Wassers 22 Th. Amylalkohol hinzu und lässt im verschlossenen Kölbchen stehen, so bilden sich innerhalb 24 Stunden deutlich Krystallwärzchen, falls Digitonin auch nur in höchst geringer Quantität vorhanden ist.

Dosis 0,00025 g; 2—3 stündlich zu geben. Gegenmittel wie bei dem deutschen Digitalin. Aufbewahrung: In Flaschen mit Glasstopfen, sehr vorsichtig.

†† Digitoninum cryst. (= **Digitalinum crystallisatum Merck**). Weisses, körnig krystallinisches Pulver, sehr schwer löslich in Wasser (Lösung opalescirt), schwer in kaltem, leichter in heissem Alkohol, leicht in 50proc. Weingeist, in Amylalkohol und Chloroformalkohol, kaum löslich in Chloroform, unlöslich in Aether, Petroläther und Benzol. Es wird von kalter Salz- und Salpetersäure farblos aufgenommen; auch eisenhaltige Schwefelsäure und eisenhaltiger Eisessig geben bei Anwendung von sehr wenig Substanz keine gefärbte Lösung. Das Digitonin. cryst. findet keine medicinische Anwendung, da schon die specifische Digitaliswirkung mangelt.

†† Digitalinum depuratum. Früher nach der österreichischen Pharmakopoe officinell, wird nach deren Vorschrift unter Anwendung von Chloroform aus dem deutschen Digitalin dargestellt.

Digitalis.

Gattung der **Scrophulariaceae — Rhinanthoideae — Digitaleae.**

I. Digitalis purpurea L. Heimisch in Westeuropa bis Südskandinavien, häufiger in Bergwäldern, seltener in der Ebene, oft kultiviert, aber mehr als Zierpflanze als zum arzneilichen Gebrauch. Die zweijährige Pflanze treibt im ersten Jahre eine grosse Rosette von bodenständigen Blättern. Im zweiten Jahre entwickelt sich der bis 2 m hohe, einfache Stengel mit alternirenden Stengelblättern und grosser einseitswendiger Traube. Der fünftheilige Kelch umschliesst eine bauchig glockige Korolle mit fast zweilippigem Saum. Staubblätter didynamisch, der Kronröhre angedrückt und die Staubbeutel einander paarweise genähert. Der ebenfalls angedrückte Griffel mit zwei Narben. Frucht eine wandspaltig-zweiklappig aufspringende Kapsel mit zahlreichen kleinen Samen. Verwendung finden die Blätter der wildwachsenden Pflanze:

† **Folia Digitalis** (Germ. Helv. Austr.). **Digitalis folia** (Brit.). **Digitalis** (U-St.). **Herba Digitalis.** — **Fingerhutblätter.** — **Feuille de digitale** (Gall.). — **Digitalis leaves. Foxglove leaves.**

Beschreibung. Die Blätter sind eiförmig-länglich, spitz, die untersten in einen langen, geflügelten Blattstiel verschmälert (Fig. 239), die oberen am Stengel kurzgestielt oder sitzend, alle ungleich oder fast doppelt gekerbt mit einem kleinen hellen Drüschen auf der Spitze jedes Zahnes. Länge bis 30 cm, Breite bis 15 cm. Runzelig, oberseits dunkelgrün, flaumig, unterseits, besonders auf den Nerven, deren Netz hier besonders deutlich hervortritt, weichfilzig. In der Kultur geht die Behaarung zurück, und die Pflanze kann fast kahl werden. — Die Sekundärnerven gehen vom Primärnerven am Grunde des Blattes unter einem Winkel von 30—40⁰, weiter oben von 40—50⁰ ab, zwischen ihnen bilden Nerven dritter und vierter Ordnung reichliche Anastomosen und Maschen. Hält man das Blatt gegen das Licht, so erscheint zwischen diesen immer noch relativ dicken Nerven ein zartes Netz feiner durchschimmernder Nerven höherer Ordnung (Fig. 240). Die Zellen der Epidermis der Oberseite ziemlich geradlinig polygonal mit schmalen Spaltöffnungen, die der Unterseite mit buchtigen Wänden und runderen Spaltöffnungen. Die Epidermen (die untere viel reichlicher) tragen bis 6zellige Gliederhaare, deren Basalzelle

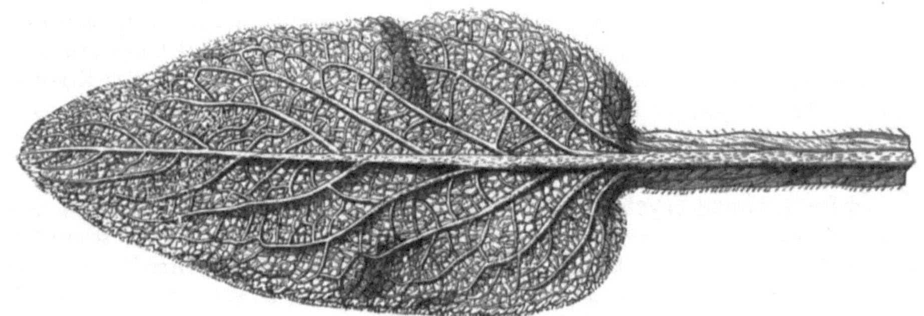

Fig. 239.

nicht selten in der Mitte eingezogen ist, und Köpfchenhaare mit ein- oder zweizelligem Kopf. Die Gliederhaare sind etwas warzig. Der Querschnitt zeigt nichts Auffallendes: an der Oberseite eine Reihe ziemlich kurzer Palissaden, die Gefässbündel sind kollateral ohne Faserbelag. Krystalle fehlen dem Blatt (Unterschied von den officinellen Solanaceenblättern). So leicht das Blatt auch in kleinen Bruchstücken an der starken Behaarung der Unterseite, den hervortretenden stärkeren Nerven, den durchscheinenden feinen Nerven erkannt wird, so sehr fehlt es an charakteristischen Merkmalen, es als Pulver zu erkennen, höchstens kämen Bruchstücke der Haare mit kollabirten Basalzellen in Betracht. Man thut in solchem Falle besser, den Nachweis der Glukoside ins Auge zu fassen.

Bestandtheile. Als die Wirksamkeit bedingend, sind die Glukoside von grösster Wichtigkeit, von denen mehrere bekannt sind. Es ist darauf aufmerksam zu machen, dass es noch nicht feststeht, ob die in den Blättern vorkommenden Glukoside identisch sind mit denen der Samen, welche häufig zur Herstellung der officinellen etc. Digitaline verwendet werden. Nach Keller sollen in den Blättern vorhanden sein: „Digitoxin“, der Hauptträger der Wirkung, Digitonin und Digitalin, letzterem wurde früher der Hauptantheil an der Wirkung zugeschrieben, was gegenwärtig aber bezweifelt wird. Nach Kiliani sollen in den Blättern Digitonin und Digitalin fehlen und der als Digitonin bezeichnete Körper ein Gemenge sein. Dagegen soll sich neben dem Digitoxin noch ein dieselbe Reaktion gebendes Glukosid in den Blättern finden, nämlich Digitophyllin. Da jedenfalls der wichtigste Bestandtheil der Blätter das Digitoxin ist, so ist auf dessen Nachweis resp. quantitative Bestimmung grosses Gewicht zu legen, wenn es auch bei der noch nicht sehr grossen Anzahl vorliegender Untersuchungen noch nicht angezeigt erscheint, Forderungen für einen bestimmten Digitoxingehalt in die Pharmakopöen aufzunehmen.

Daneben ist auch den anderen Glukosiden Aufmerksamkeit zuzuwenden. (Bestimmung vergl. unten.) Ausserdem enthalten die Blätter einen nicht glukosidischen Farbstoff: Digitoflavon $C_5H_{10}O_6 . H_2O$, Inosit, Wasser 6,4—11,6 Proc., Asche 7,55 bis 12,85 Proc. Die Blätter liefern 20 Proc. dickes Extrakt.

Nachweis der Glukoside nach Keller: 10 ccm klares, filtrirtes Digitalis-Infusum (1 : 10) werden in einem kleinen Scheidetrichter mit 2—3 ccm Alkohol versetzt und dann mit 10 ccm Chloroform ausgeschüttelt. Nachdem sich die Flüssigkeiten getrennt haben, lässt man das Chloroform abfliessen, filtrirt durch ein kleines, mit Chloroform benetztes Filter und verdunstet im Wasserbade. Den Rückstand löst man in 4 ccm Eisessig, setzt eine Spur Eisenchlorid hinzu und unterschichtet mit Schwefelsäure. Es tritt eine rothe

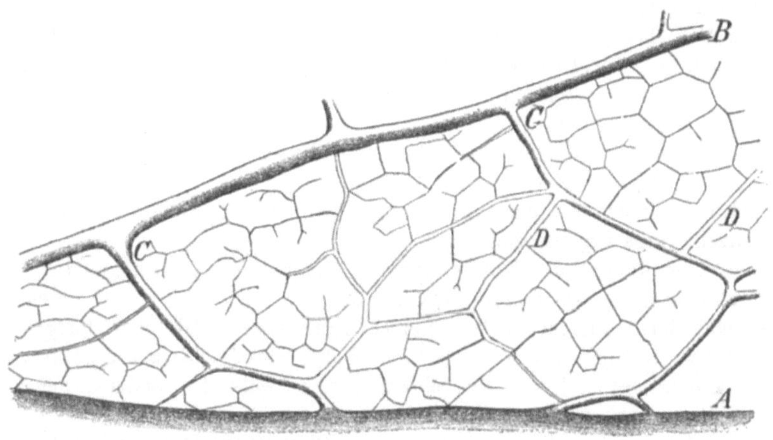

Fig. 240. Stückchen von Folium Digitalis, schwach vergrössert.

A Primärnerv. *B* Sekundärnerv. *C* Tertiärnerven. *D* Quaternärnerven. Die zwischen diesen befindlichen, nur mit einfacher Linie gezeichneten, feineren Nerven sind nur im durchfallenden Licht sichtbar.

Zone, darüber ein breites, blaugrünes Band auf. Das letztere gehört dem Digitoxin, die erstere den anderen Glukosiden an.

Quantitative Bestimmung des Digitoxins nach Fromme: 28 g Fol. Digital. pulv. werden mit 280 g Spirit. dilut. in einer 400 g-Flasche 3 Stunden lang unter öfterem Umschütteln macerirt, dann durch ein Filter von etwa 18 cm Durchmesser filtrirt, 207 g des Filtrats auf dem Wasserbade unter Umrühren auf ca. 25 g eingeengt, dann mit Wasser auf 222 g gebracht, diese mit 25 g Liq. Plumbi subacetici versetzt, durch ein 18 cm Filter 132 g abfiltrirt, das Filtrat mit einer Lösung aus 5 g krystallisirtem Natriumsulfat in 8 g destill. Wasser in einem Erlenmeyer-Kolben versetzt und das Gemisch einige Minuten bei Seite gestellt. Dann giebt man dem Kolben eine so schräge Lage, dass die Flüssigkeit fast die Oeffnung erreicht, stellt zum völligen Absetzen bei Seite, giesst dann vorsichtig 130 g ab, versetzt mit 2 g Liq. Ammon. caustici und schüttelt 5 mal mit je 30 ccm Chloroform in einem Scheidetrichter aus. Die Chloroformauszüge filtrirt man nach dem jedesmaligen Absetzen direkt aus dem Trichter in einen tarirten Erlenmeyer-Kolben ab, destillirt ab und verdampft im Wasserbade zum konstanten Gewicht. Den Rückstand wägt man, es ist Roh-Digitoxin. — Zur Reinigung löst man dasselbe in 3 g Chloroform, setzt der Lösung 7 g Aether und 50 g Petroläther zu, schwenkt gut um, wonach sich das gereinigte Digitoxin flockig ausscheidet und filtrirt durch ein Filter von 5—6 cm Durchmesser, wobei man das im Kolben haften bleibende Digitoxin ausser Acht lässt. Den Rückstand auf dem Filter spült man mit heissem, absolutem Alkohol durch Filtration in den Kolben zurück, verdunstet den Alkohol und trocknet zum konstanten Gewicht. Der Rückstand ⋊ 10 giebt den Digitoxingehalt der Droge an. Zur Werthbestimmung der Tinktur dampft man 200 g derselben im Wasserbade ein auf circa 20 g, nimmt den Rückstand mit Wasser ·auf, verdünnt auf 222 g, versetzt mit Liq. Plumb. subacetici und verarbeitet weiter wie oben. Entsprechend verfährt man beim Nachweis im Fluidextrakt.

Auf Grund der vorliegenden Bestimmung lassen sich besonders nach CAESAR und LORETZ folgende Gesichtspunkte für die Beurtheilung der Droge aufstellen:

1) Der Gehalt an Digitoxin schwankt von 0,1—0,62 Proc. Es scheint, als ob 0,3 Proc. ein Durchschnittsgehalt wäre, an den sich der Apotheker halten sollte, denn, wie schon gesagt, die Anzahl der vorliegenden Untersuchungen reicht zu einem abschliessenden Urtheil noch nicht aus.

2) Die Droge ist nicht später wie Mitte September einzusammeln, von da ab macht sich ein erheblicher Rückgang bemerkbar, z. B. 0,290 und 0,327 Proc. gegen 0,139 und 0,170 Proc.

3) Nach langer Regenperiode gesammelte Blätter sind minderwerthig.

4) Die nicht blühende Pflanze hat einen höheren Digitoxingehalt als die blühende; die Differenz beträgt etwa 10 Proc. Sollte sich das durch weitere Untersuchungen bestätigen, so würden die Arzneibücher die Forderung, nur von der blühenden Pflanze zu sammeln, fallen lassen müssen.

5) Die von den Blattstielen und stärkeren Rippen befreiten Blätter geben etwa doppelt so viel Digitoxin wie die ganzen Blätter.

6) Blüthen mit den Kelchen ergeben einen ähnlich hohen Digitoxingehalt wie die Blätter; Wurzeln enthalten nur Spuren.

7) Die Einwirkungen der Kultur erweisen sich bis jetzt als ungünstig, kultivirte Blätter enthalten erheblich weniger Digitoxin wie wildgewachsene, so dass die entsprechenden Forderungen der Arzneibücher ihre Berechtigung haben. Ob aber fortgesetzte und sorgfältig geleitete Kulturversuche den Gehalt nicht günstig beeinflussen werden, muss die Zukunft lehren. Jedenfalls ist bei solchen der Auswahl des Bodens, der Düngung, Bewässerung, Meereshöhe grosse Aufmerksamkeit zu schenken.

8) Ein Rückgang sorgfältig aufbewahrter Blätter im Digitoxingehalt nach einjähriger Aufbewahrung scheint nicht stattzufinden.

9) Dagegen scheint es, als ob das Pulver, wenn es nicht vor Licht und Luft sorgfältig geschützt wird, im Digitoxingehalt rasch zurückgeht.

Verfälschungen und Verwechslungen. 1) Die Blätter kultivirter Pflanzen sind weniger behaart, oft fast kahl, sie sollen nicht verwendet werden (vergl. oben).

2) Die Blätter anderer Digitalis-Arten (Digitalis ambigua Murray, D. lutea L., D. parviflora Lam.) sind stiellos, kleiner, schmäler, mit weniger stark hervortretendem Adernetz, fast kahl oder kahl.

3) Die Blätter von Verbascum-Arten sind dicker, schmecken nicht bitter, sie haben, abgesehen von anderen Merkmalen, Sternhaare.

4) Die Blätter von Inula Conyza DC. sind elliptisch, brüchig, spitzig, oberseits weichhaarig, unterseits dünnfilzig, am Rande gesägt oder ganzrandig. Kein feines Fasernetz im durchfallenden Lichte. Kaum bitter schmeckend.

5) Die Blätter von Symphytum officinale L. sind herablaufend, untere in den Blattstiel verschmälert, rauhhaarig, ganzrandig, nicht bitter.

6) Die Blätter von Teucrium Scorodonia L. sind nicht filzig, gestielt, herzförmig.

7) Die kürzlich beobachteten Blätter von Solanum tuberosum L. und Solanum nigrum L. sind am Oxalat leicht zu erkennen (vergl. Datura).

Officinell sind (vergl. oben) nur die von der 2jährigen, wildwachsenden Pflanze während der Blüthe gesammelten Blätter; in Deutschland ausserdem das frische, blühende Kraut zur Bereitung der Tinktur, in Frankreich gebraucht man bisweilen auch die getrockneten Blüthen.

Auf ***Einsammlung und Aufbewahrung*** dieses äusserst wichtigen Arzneimittels ist besondere Sorgfalt zu verwenden. Man sammelt die Blätter von der im Juli und August blühenden Pflanze, trocknet sie an einem schattigen Orte zunächst an der Luft, dann bei einer Wärme von höchstens 30° C. und bewahrt sie in dicht schliessenden Blechbüchsen auf. Holzfässer oder gar Säcke bieten keinen genügenden Schutz gegen Luft, Licht und Feuchtigkeit und sind hier als Aufbewahrungsgefässe nicht geeignet.

Wer nicht in der Lage ist, die Digitalis selbst sammeln zu lassen, beziehe dieselbe von Apothekern in Gebirgsgegenden, oder von durchaus zuverlässigen Drogenhäusern und auch dann am besten in unzerkleinertem Zustande! Man durchmustert jede Sendung eingehend, entfernt missfarbige Theile oder zweifelhafte Beimengungen, und achtet auf die weniger wirksamen Blätter der angebauten Pflanzen. Durch Reiben auf einem Drahtsiebe, wobei die gröberen Rippen zurückbleiben, welche verworfen werden, verwandelt man die Blätter in eine feine Species für Aufgüsse, oder nach kürzerem Nachtrocknen über Aetzkalk in ein feines Pulver und bewahrt beide Zerkleinerungsformen in gelben, dicht verschlossenen Hafengläsern auf. — 5 Th. frische Blätter geben 1 Th. trockene; das Pulvern der letzteren bedingt einen Verlust von 10—12 Proc.

Digitalisblätter sind vorsichtig, vor Licht geschützt, aufzubewahren und jährlich zu erneuern; die älteren Vorräthe werden am besten verbrannt. Vergl. vorige Seite.

Wirkung und Anwendung. Die Wirkung ist hauptsächlich auf das Herz gerichtet. Durch kleine Dosen wird nach vorübergehender Beschleunigung die Pulsfrequenz herabgesetzt und der Blutdruck erhöht infolge erhöhter Energie der Herzkontraktionen und gleichzeitiger Verengerung der peripherischen Gefässe. — Grössere Dosen erzeugen Pulsbeschleunigung durch Lähmung der Hemmungsapparate und Verminderung des Blutdruckes. — Sehr grosse Dosen bewirken schnellen, unregelmässigen, kleinen Puls und führen zur Lähmung des Herzmuskels selbst. — Auf die Diurese wirkt bei gesunden Menschen Digitalis nicht ein, wohl aber bei bestehenden, organischen Herzfehlern. — Bei grösseren Dosen wird die Körpertemperatur erniedrigt. — Digitalis besitzt kumulative Wirkung, bei wiederholter Darreichung kleinerer Dosen kommt es zu Intoxikationserscheinungen: Erbrechen, Kopfschmerz, verlangsamter Puls, Schwindel, Hallucinationen, Diarrhoe, Kälte und Schwächegefühl. — Der Tod kann durch Herzlähmung unter Konvulsionen erfolgen.

Man verwendet sie hauptsächlich bei Herzerkrankungen, als Diureticum bei Wassersucht infolge von Kompensationsstörungen bei Herzerkrankungen, als die Pulsfrequenz herabsetzendes Mittel bei fieberhaften Krankheiten, bei Lungenentzündung etc., bei akutem Rheumatismus zur Bekämpfung der denselben komplicirenden Herzerkrankungen.

Man giebt Digitalis innerlich in Pillen, Pulvern oder als Infusum 1,5—2,0 : 150,0, bisweilen auch, wenn letzteres nach längerem Gebrauch nicht mehr vertragen wird, in koncentrirter Form als subkutane Injektion. In diesem Fall ist der Aufguss natürlich durch Papier zu filtriren. Bei Herstellung der Aufgüsse soll ein Kochen mit Rücksicht auf die Zersetzbarkeit der Glukoside unterbleiben. Nach BENYSCHEK ist die heisse Perkolation das beste Verfahren zur Bereitung gehaltreicher, wässriger Auszüge. Dieselben haben die Eigenthümlichkeit, leicht zu gelatiniren; man hat das einem reichlichen Pektingehalte, besonders einjähriger Blätter, zugeschrieben. Gegenwärtig wissen wir, dass Bakterien die Ursache sind, nämlich Bacillus gummosus Ritsert (Bacillus gelatinogenus Bräutigam), und dass der Schleim durch Umwandlung des im Infusum befindlichen Rohrzuckers entsteht. Solche gelatinirte Infusa dürfen nicht verwendet werden. Alkalien, Gerbsäure, Metallsalze, Jod sind mit Digitalisarzneien unverträglich.

Grösste Einzelgabe: Germ. Helv. 0,2 g   Austr. 0,2 g   Brit. 0,12 g
      „   Tagesgabe: „   „   1,0 g   „   0,6 g.

Grösste Tagesgabe im Aufguss nach Helv. 2,0 g. Für Kinder rechnet man 0,05 g auf's Lebensjahr als Höchstgabe (BIEDERT.).

Für Thiere: 2,0—12,0 g für Pferde und Rinder; 0,1—1,0 g für Schafe und Ziegen; 0,05—0,3 g für Hunde.

Digitalis und ihre Zubereitungen sind dem freien Verkehr entzogen und dürfen nur gegen ärztliche Verordnung abgegeben werden.

† **Alcoolatura Digitalis.** Alcoolature de digitale (Gall.). Aus gleichen Theilen frischer, zu Beginn der Blüthe gesammelter Fingerhutblätter und Alkohol (90 proc.) durch 10tägige Maceration zu bereiten.

Cigarettes de digitale (Gall.). Wie Cigarettes de stramoine Gall. (S. 1015).

Emplastrum cum extracto Digitalis. Emplâtre d'extrait de digitale Gall.: Mittels Extr. digital. alcool. wie Emplastrum cum extracto Conii Gall. (S. 948).

† **Extractum Digitalis.** Ergänzb. Fingerhutextrakt. Man bereitet es aus frischem, zur Blüthezeit gesammeltem Fingerhutkraut wie Extract. Belladonnae Germ. (S. 469). Ausbeute 3 Proc. Grösste Einzelgabe 0,2 g, grösste Tagesgabe 0,6 g (nach LEWIN).

Helv. Extr. Digitalis duplex s. siccum[1]). Trockenes Fingerhutextrakt. Extrait de digitale sec. 200 Th. Fingerhutblatt (V) erschöpft man mit q. s. einer Mischung von Wasser und Weingeist (94 proc.) āā im Perkolator.[2]) Man befeuchtet mit 100 Th., sammelt zuerst 150 Th., verdunstet den Rest auf 50 Th., vermischt beides, fügt allmählich unter Umschütteln 200 Th. Weingeist zu und giesst nach 48 Stunden klar ab. Den durch gelindes Erwärmen in 40 Th. Wasser gelösten Rückstand fällt man nochmals mit 120 Th. Weingeist, filtrirt nach 24 Stunden, mischt beide Auszüge und bereitet durch Eindampfen mit q. s. Reispulver 100 Th. trockenes Extrakt. Grösste Einzelgabe 0,05 g, grösste Tagesgabe 0,25 g.

U-St. Extract of Digitalis. Aus 1000 g Digitalispulver (No. 60) und q. s. einer Mischung von 600 ccm Weingeist (91 proc.) und 300 ccm Wasser im Verdrängungswege. Man befeuchtet mit 400 ccm, sammelt etwa 3000 ccm[2]), destillirt den Weingeist ab und verdampft bei höchstens 50° C. zur Pillenkonsistenz.

Gall. 1) Extrait de digitale (aqueux). Durch Uebergiessen von 1 Th. grobem Digitalispulver mit 6, dann 2 Th. siedendem Wasser, je 12stündiges Ausziehen und Eindampfen der Pressflüssigkeiten zu einem weichen Extrakt.

2) Extrait de digitale (alcoolique). 1000 g mittelfeines Digitalispulver erschöpft[2]) man im Verdrängungswege mit 6000 g Weingeist (60 proc.), destillirt den letzteren ab und verdampft zu einem weichen Extrakt.

DIETERICH. Extractum Digitalis solidum. Infusum Digitalis siccum. Fingerhut-Dauerextrakt. Aus feingeschnittenen Blättern wie Extr. Uvae Ursi solidum (S. 363) durch 12stündiges Ausziehen.

Die Verwendung dieses Extrakts an Stelle eines frischen Aufgusses wird von der Ph. Helvet. ausdrücklich untersagt.

† **Extractum Digitalis fluidum.** Fingerhut-Fluidextrakt. Extrait fluide de digitale.

Helv. 100 Th. Fingerhutblatt (V) befeuchtet man mit einer Mischung von 10 Th. Glycerin, 15 Th. Wasser, 25 Th. Weingeist und erschöpft[2]) im Perkolator mit q. s. Wasser und Weingeist āā. Man sammelt zuerst 75 Th., verdampft des Rest auf 25 Th. und vereinigt beide zu 100 Th. Grösste Einzelgabe 0,1 g, grösste Tagesgabe 0,5 g.

U-St. Aus 1000 g Digitalispulver (No. 60) und einer Mischung von 600 ccm Weingeist (91 proc.) und 300 ccm Wasser im Verdrängungswege. Man befeuchtet mit 400 ccm, sammelt zuerst 850 ccm, dann weiter l. a. durch Eindampfen des Restes q. s. zu 1000 ccm Fluid-Extrakt. Digitalis-Extrakte sind vorsichtig aufzubewahren.

† **Tinctura Digitalis.** Fingerhuttinktur. Teinture de digitale. Tincture of Digitalis. Tincture of Foxglove.

Germ. Aus 5 Th. frischem, zerquetschtem Fingerhutkraut und 6 Th. Weingeist.[3]) Braungrün, wird durch Wasserzusatz trübe (die folgenden nicht!).

Helv. Aus Fingerhutblatt (V) wie Tinct. Belladonnae Helv. (S. 470).

Austr. Aus gepulverten Fingerhutblättern wie Tinct. Aconiti rad. Austr. (S. 155).

Brit. Aus 125 g gepulverten Fingerhutblättern (No. 20) und q. s. Weingeist (60 proc.) bereitet man durch Verdrängung 1000 ccm Tinktur.

U-St. Aus 150 g gepulverten Fingerhutblättern (No. 60) und q. s. verd. Weingeist (41 proc.) wie vorige 1000 ccm Tinktur.

Gall. Aus gepulverten Fingerhutblättern wie Tinct. Cocae Gall. (S. 869).

Aufbewahrung: Vorsichtig und vor Licht geschützt.

Grösste Einzelgabe: Germ. Austr. 1,5   Helv. 1,0   Brit. 0,9.
Grösste Tagesgabe: 5,0   5,0.

Tinctura Digitalis ab oleo et acido liberata. Um die oft brechenerregenden Wirkungen der Digitalis zu beseitigen, wird empfohlen, die zerschnittenen Blätter im Ver-

---

[1]) Vergl. Fussnote S. 947.

[2]) Vergl. Fussnote S. 925 und oben unter Nachweis der Glukoside.

[3]) U-St. giebt unter Tincturae Herbarum recentium — Tinctures of fresh herbes folgende allgemeine Vorschrift für Tinkturen aus frischen Kräutern: 500 g frisches Kraut, 1000 ccm Weingeist (91 proc.), durch 14 tägige Maceration zu bereiten.

drängungswege mit Petroläther zu entfetten, ferner die durch Perkolation bereitete Tinktur vor dem Einstellen auf das richtige Gewicht mit 10 proc. Ammoniak zu neutralisiren.

† **Tinctura Digitalis aetherea.** Aetherische Fingerhuttinktur. Teinture éthérée ou Éthérolé de digitale. Ergänzb. 10 Th. fein zerschnittene Fingerhutblätter, 25 Th. Aether, 75 Th. Weingeist.. Grösste Einzelgabe 1,0 g, grösste Tagesgabe 3,0 g (nach Lewin). In Gelatinekapseln zu 0,25 im Handel.

Gall. Aus 100 g mittelfein gepulverten Digitalisblättern und 500 g Aether (spec. Gew. 0,758) durch Verdrängung. Wie vorige aufzubewahren.

† Acetum Digitalis Ergänzb.

Fingerhut-Essig. Vinaigre de digitale

Rp. Foliorum Digitalis min. conc.   10,0
     Spiritus (87 proc.)   10,0
     Acidi acetici diluti (30 proc.)   18,0
     Aquae destillatae   72,0.

Durch 8tägiges Ausziehen. Beim Auspressen sind Metallgeräthe zu vermeiden. Aufbewahrung: vorsichtig und vor Licht geschützt. Höchstgabe 2,0 g, pro die 5,0 g.

Candelae Digitalis.

Rp. Folior. Digitalis pulver.   50,0
     Kali nitrici   40,0
     Radicis Althaeae pulver.   10,0.

Man stösst mit Wasser an und formt 10 Kerzchen.

Guttae diureticae Hildebrand.

Rp. Tincturae Digitalis
     Tincturae Colchici seminis āā 10,0
     Spiritus Aetheris nitrosi   2,0.

Bei Brustwassersucht zu 20 Tropfen.

Guttae sedantes Oppolzer.

Rp. Tincturae Digitalis 5,0
     Aquae Laurocerasi 7,5.

3mal täglich 20 Tropfen.

Infusum Digitalis.

Infusion of Digitalis.

I. Brit.

Rp. Foliorum Digitalis gr. plv.   6,8
     Aquae destillatae ebullientis. 1000,0.

Nach 15 Minuten auspressen.

II. U-St.

Rp. 1. Folior. Digitalis concis.   15,0 g
     2. Aquae ebullientis   500 ccm
     3. Spiritus (91 proc.)   100 ccm
     4. Aquae Cinnamomi (U-St.) 150 ccm
     5. Aquae frigidae   q. s.

Man übergiesst 1 mit 2, presst nach dem Erkalten, fügt 3 und 4 und zuletzt 5 q. s. zu 1000 ccm hinzu.

Infusum Digitalis concentratum pro receptura.

Rp. 1. Folior. Digitalis concis.   25,0
     2. Aquae destillatae fervid. 250,0
     3. Aquae destillatae fervid. 200,0
     4. Spiritus (90 proc.)   50,0.

Man zieht 1 mit 2, dann mit 3 lege artis im Wasserbade aus, oder man perkolirt mit heissem Wasser im Heisswassertrichter, fügt nach dem Erkalten und Auspressen 4 hinzu, filtrirt und bringt mit q. s. Wasser auf 500,0 g. Gesammtgewicht. 20 Th. Infusum = 1 Th. Fol. Digitalis. Eine Recepturerleichterung, die man nur für den Tagesbedarf vorräthig hält.

Mixtura antasthmatica Choulant.

Rp. Infusi Fol. Digitalis 2,0 ⎫ 120,0
     Rad. Ipecacuanh.   1,0 ⎭
     Sirup. Althaeae   25,0
     Liquoris Ammonii anisati 2,5.

Bei Asthma, Krampfhusten 2stündlich 1 Esslöffel.

Mixtura antihaemoptysica Lebert.

Rp. Infusi Digitalis (1,2) 150,0
     Extracti Ratanhiae   2,0 (—4,0)
     Extracti Opii   0,06 (—0,12)
     Sirupi Succi Citri   30,0.

Gegen Blutspeien esslöffelweise.

Mixtura Digitalis.

Münch Nosokom.-Vorschr.

Rp. Infusi Fol. Digitalis (0,5) 110,0
     Sirupi simplicis   20,0.

Mixtura Digitalis composita.

Münch. Nosokom.-Vorschr,

Rp. Infusi Digitalis (0,5)   110,0
     Liquoris Kalii acetici   20,0
     Sirupi simplicis   20,0.

Mixtura diuretica Halle.

Rp. Tincturae Digitalis   18,0
     Vini Colchici   6,0
     Kalii jodati   10,0
     Sirupi Sarsaparill comp. 50,0
     Aquae destillatae   75,0.

Bei Wassersucht, theelöffelweise.

Oxymel diureticum Gubler.

Rp. Tincturae Digitalis
     Extracti Secalis cornuti āā 5,0
     Acidi gallici   2,5
     Kalii bromati
     Aquae Laurocerasi   āā 15,0
     Sirupi Cerasi   200,0
     Oxymellis Scillae   260,0.

Esslöffelweise bei Herz- und Nierenleiden.

† Pastilli Digitalis Labelonye.

Rp. Extracti Digitalis   1,0
     Sacchari albi   280,0
     Tragacanthae pulv.   0,05
     Aquae glycerinatae   q. s.

Zu 300 Pastillen.

Pilulae bechicae Heim.

Form. mag. Berolin.

Rp. Folior. Digitalis pulv.
     Radicis Ipecacuanh. pulv. āā 0,06
     Opii pulverati   0,36
     Radicis Liquirit. pulv.   2,0
     Extracti Helenii   3,0.

Zu 30 Pillen. 3mal täglich 1 Pille.

Pilulae diureticae Pearson.

Rp. Folior. Digitalis
     Bulbi Scillae   āā 2,0
     Extracti Gentianae   1,0
     Olei Juniperi fructus   0,4
     Mucilaginis Gummi arab. q. s.

Zu 30 Pillen. Bei Wassersucht.

Pilulae diureticae.

nach Rev. intern. de Méd.

Rp. Foliorum Digitalis plv.
     Bulbi Scillae plv.   āā 2,0
     Extracti Colocynthidis 0,4
     Extracti Rhei   q. s.

Zu 50 Pillen. Morgens und Abends 1—3 Stück

Pilulae hydragogae HEIMII.
HEIM's harntreibende Pillen.

		Form.	
		Ergzb.	Helv.	Berol.

Rp.	Folior. Digitalis	2,5	2,0	0,7
	Gutti pulv.	2,5	2,0	0,7
	Bulbi Scillae pulv.	2,5	2,0	0,7
	Stibii sulfurat. aurant.	2,5	2,0	0,7
	Extracti Pimpinell.	2,5	2,0	0,7
	Gummi arabici	—	2,0	—
	Mucilag. Gummi arab.	q. s.	—	q. s.
	Glycerini, Aquae āā	— gtt. VIII. —.		

Man formt — 100 — 100 — 30 Pillen.

Pulveres antiphlogistici GOELIS.

Rp. Folior. Digitalis pulv. 0,03
    Calomelanos   0,06
    Zinci oxydati   0,12
    Sacchari albi   0,4.
Dentur tales doses X.

Pulvis diureticus BRERA.

Rp. Folior. Digitalis pulv. 0,1
    Kalii nitrici   1,0.
Dentur tales doses X.

Pulvis laxativus et diureticus.
(Nach Bull. thérap.)

Rp. Folior. Digitalis pulv.
    Bulbi Scillae pulv.
    Calomelanos   āā 0,05
Divide in part. III. Stündl. 1 Pulver.

Sirupus de Digitale purpurea.
Sirop de digitale (Gall.).

Rp. Tincturae Digitalis 25,0
    Sirupi Sacchari   975,0.

Sirupus Digitalis LABÉLONYE.

Rp. Extracti Digitalis 0,1
    Sirupi Sacchari 100,0.

† Tinctura Digitalis acida.

Rp. Foliorum Digitalis conc.   25,0
    Spiritus diluti   250,0
    Acidi sulfurici puri   1,5.

Tinctura Digitalis composita s. rubra.
Elixir antasthmaticum Aaskow.

Rp. Folior. Digital. conc.   20,0
    Radic. Liquirit. conc.   40,0
    Lign. Santal. rubr.   4,0
    Spirit. dilut.
    Aq. Foeniculi   āā 100,0.

† Tinctura Digitalis salina.

Rp. Foliorum Digitalis conc.   20,0
    Liquoris Ammonii acetici 100,0
    Spiritus (90 proc.)   20,0.
Durch Maceration bereitet man 100,0 Tinktur.

Tinctura diuretica HUFELAND.

Rp. Tincturae Digitalis
    Spiritus Aetheris nitrosi āā 10,0
    Olei Juniperi fructus   2,0.
1—2stündl. 20—30 Tropfen.

Unguentum Digitalis.
Fingerhutsalbe.
I. Ergänzb.

Rp. Extracti Digitalis 1,0
    Unguenti cerei   9,0.
Zur Abgabe frisch zu bereiten. Das Extrakt löst
man in wenig Glycerin oder verd. Weingeist.
II Helvet.

Rp. Extracti Digitalis fluid. 2,0
    Adipis benzoati   8,0.

Vinum Digitaleum compositum.
Vin de digitale composé de l'Hôtel-Dieu
(Gall.). Vin de Trousseau. Oenolé de digi-
tale composé de l'Hôtel-Dieu.

Rp. 1. Folior. Digitalis pulv.   5,0
    2. Bulbi Scillae conc.   7,5
    3. Fructus Juniperi cont. 75,0
    4. Kalii acetici   50,0
    5. Vini albi   900,0
    6. Spiritus (90 proc.)   100,0.
Man zieht 1—3 mit 5—6 zehn Tage aus, presst
und löst 4.

† Vinum diureticum (Ergänzb.).
Harntreibender Wein.

Rp. Folior. Digitalis conc. 10,0
    Bulbi Scillae conc.   10,0
    Fruct. Juniperi cont. 60,0
    Vini Xerensis   1000,0.
Man zieht 8 Tage aus, presst und löst
    Kalii acetici   2,5.

Acetractum Digitalis fluidum vergl. Acetract. Cocae fluid. S. 870.

CHRISTISON's Einreibung bei Hydrops. Rp. Tincturae Scillae, Tincturae Digitalis, Olei camphorati āā.

Extractum Digitalis DENZEL ist ein Fluid-Extrakt, von welchem 5 g = 1 g Digitalis-blättern entsprechen; es soll nur das Digitalin und Digitalein enthalten und fast frei von übeln Nebenwirkungen sein.

Hydragogin ist ein Gemisch von Fingerhut-, Meerzwiebel- und Strophantus-Tinktur

II. Ob die anderen bei uns heimischen Digitalis-Arten: **Digitalis ambigua Murray** und **D. lutea L.**, ebenfalls Glukoside enthalten und event. an Stelle von I treten können, darüber stehen die Angaben einander direkt gegenüber. **Digitalis ferruginea L.** soll zehnmal so stark wirken wie D. purpurea.

Diphenylaminum.

I. Diphenylamin. Phenylanilin. $(C_6H_5)_2NH$. Mol. Gew. = 169. Wird in den Theerfarbenfabriken dargestellt durch Erhitzen von Anilinchlorhydrat mit Anilin auf 220 bis 230° C.

Eigenschaften. Farblose, monokline Krystalle von schwach fruchtartigem Geruche, in Wasser unlöslich, dagegen in Alkohol, Aether und Benzol leicht löslich. Schmelz-

punkt 54° C., Siedepunkt 310° C. Es ist eine sekundäre Base, die sich mit Säuren zu losen
Verbindungen (Salzen) vereinigt, doch zerfallen diese schon unter dem Einfluss des Wassers.

Prüfung. 0,2 g Diphenylamin geben mit 2 ccm verdünnter Schwefelsäure (von
ca. 16 Proc.) und 20 ccm reiner (salpetersäurefreier) Schwefelsäure eine farblose Lösung,
die durch eine Spur Salpetersäure prachtvoll blau gefärbt wird.

Anwendung. In der Theerfarbenfabrikation zur Darstellung von Diphenylamin-
blau, Anilinblau, Aurantia. In der Analyse als Reagens auf Salpetersäure.

Diphenylamin-Reagens. Man löst 0,5 g Diphenylamin unter Zusatz von 20 ccm
destillirtem Wasser in 100 ccm konc. salpetersäurefreier Schwefelsäure. Von dieser Lösung
bringt man etwa 5 ccm in ein Probirglas und schichtet darauf die zu untersuchende Lösung. Bei Gegenwart von Salpetersäure oder salpetriger Säure entsteht an der Berührungs-
zone mehr oder weniger intensive Blaufärbung. — Die Blaufärbung wird indessen auch
hervorgerufen durch: Unterchlorige Säure, Chlorsäure, Chromsäure, Eisenoxydsalze und
ähnliche oxydirende Agentien.

II. † Thiooxydiphenylaminum. Sulfaminol. C$_{12}$H$_7$(OH)S$_2$. NH. Mol. Gew.
= 247. Die Darstellung erfolgt durch Kochen von Metaoxydiphenylamin mit Natronlauge und Schwefel. Die filtrirte Lösung wird mit Ammoniumchlorid behandelt, wobei Natriumchlorid in Lösung geht und Sulfaminol, welches mit
Ammoniak keine Verbindung eingeht, als gelber Niederschlag ausrällt. Dieser
wird mit Wasser gewaschen und getrocknet.

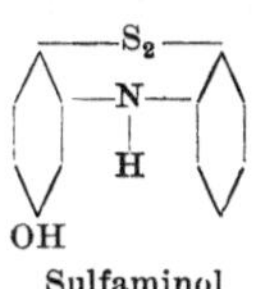

OH
Sulfaminol
(Thiooxydi-
phenylamin).

Gelbes, geruch- und geschmackloses Pulver, unlöslich in Wasser, löslich
in ätzenden Alkalien, schwieriger in Alkalikarbonaten. Auch von Weingeist und Essigsäure wird es aufgenommen. Die Lösungen sind gelb gefärbt. Erhitzt bräunt es sich, wird weich und schmilzt bei etwa 155° C.

Die Anwendung erfolgt als Antisepticum (Jodoform-Ersatz) zu Einblasungen bei
Kehlkopftuberkulose, zur Trockenbehandlung bei Eiterungen der Kieferhöhle. Als Streupulver bei Wunden, Fussgeschwüren und Decubitus. Innerlich in Gaben von 0,25 viermal täglich bei Cystitis.

Einstäubungen von Sulfaminol haben sich als specifisches Mittel zur Bekämpfung
der Faulbrut der Bienen bewährt.

Sulfaminol-Eucalyptol (8 Proc.). Lösung von 8 Th. Sulfaminol in 92 Th. Eucalyptol. Gebrauch wie Sulfaminol zum Pinseln bei Kehlkopftuberkulose.

Sulfaminol-Guajakol (8 Proc.). Lösung von 8 Th. Sulfaminol in 92 Th. Guajakol.
Gebrauch wie Sulfaminol für rhinolaryngologische Zwecke.

Sulfaminol-Kreosot (8 Proc.). Lösung von 8 Th. Sulfaminol in 92 Th. Kreosot.
Für rhinolaryngologische Zwecke.

Sulfaminol-Menthol (8 Proc.). Lösung von 8 Th. Sulfaminol in 92 Th. Menthol.
Für rhinolaryngologische Zwecke.

III. † Dijodcarbazolum. Dijodcarbazol. C$_{12}$H$_6$J$_2$NH. Mol. Gew. = 419. Die
Darstellung erfolgt durch Einwirkung von Jod auf Carbazol (Diphenylimid).

Geruchlose, gelbe Blättchen, unlöslich in Wasser, leicht löslich in Aether, Benzol,
Chloroform, heissem Alkohol. Als Antisepticum bez. Jodoformersatz empfohlen.

Dita.

Cortex Dita. Cortex Alstoniae. — **Écorce de Dita** (Gall.). **Ditarinde.** —
Écorce d'Alstonia. — **Alstonia Bark. Dita Bark** ist die Rinde des Stammes der zu
den **Apocynaceae** — **Plumieroideae** — **Plumiereae** — **Alstoniinae** gehörigen **Alstonia
scholaris (L.) R. Br.** In ganz Indien und von da bis zum tropischen Australien und
Neu Guinea wachsender Baum, angeblich auch in Ostafrika.

Beschreibung. Die Rinde bildet flach rinnenförmige Stücke, die bis 1,5 cm dick,
aussen gelbgrau, mit etwas schwammigem Kork bedeckt, innen braun gestreift sind.
Querschnitt röthlich. Der Kork besteht aus wechselnden Lagen dünnwandiger und dickwandiger Zellen. In der Mittelrinde reichliche Gruppen von Steinzellen, die strecken-

weise fast zu einem geschlossenen Ring zusammentreten. Die Steinzellen gehen auch in den Bast über, der Milchsaftschläuche und zusammengefallene Siebröhren erkennen lässt. Markstrahlen bis 3 Zellreihen breit, ihre Zellen radial gestreckt. Im Parenchym der Baststrahlen und der Mittelrinde reichlich Oxalat in Einzelkrystallen.

Da unter dem Namen Ditarinde ganz verschiedene Rinden in den Handel gelangen, so ist vorkommenden Falles genau auf den Bau zu achten.

Bestandtheile. Alkaloide: Ditamin $C_{16}H_{19}NO_2$, Ditain oder Echitamin $C_{22}H_{28}N_2O_4$, ein heftiges Gift. Ferner Echicerinsäure, Echikautschin $C_{50}H_{40}O_2$, eine elastische Substanz, löslich in Chloroform, Aether, Benzin, Echicerin $C_{30}H_{48}O_2$, Echitin $C_{32}H_{52}O_2$, Echiteïn $C_{42}H_{70}O_2$, Echitenin $C_{20}H_{27}NO_4$, Echiretin. — Ditain wird von koncentrirter Salzsäure nach mehreren Stunden purpurroth gelöst, ebenso lösen Schwefel-säure, Vanadinschwefelsäure, Salpetersäure mit rother Farbe.

Ditamin wird von Salpetersäure mit gelber Farbe gelöst, die Farbe wird dann grün, endlich orangeroth.

Anwendung. Man verwendet die Rinde als Febrifugum und Tonicum, besonders bei chronischer Diarrhoe und Ruhr, wie Chinarinde. Zum arzneilichen Gebrauch eignet sich am besten das Fluidextrakt und die Tinktur (1 : 10), von der 3—7 g *pro dosi* gegeben werden.

Drosera.

Gattung der **Droseraceae.**

I. Drosera rotundifolia L. Sonnenthau. Rosée du soleil. Youthwort. Lustwort. Heimisch auf Torfmooren Europas und Nordamerikas. Perennirendes Kraut mit einer Rosette grundständiger, rundlicher, in den langen Stiel verschmälerter, reizbarer, mit Drüsenhaaren besetzter Blätter. Inflorescenz wickelartig. Blüthen klein, zwittrig, fünfzählig, mit 3 Karpellen.

Verwendung findet die ganze Pflanze:

Herba Droserae. Herba Rorellae s. Roris Solis. — Sonnenthau. Sonnen-kraut. Ohrlöffelkraut. Edler Widerthon. Jungfernblüthe. — Drosera (Gall.).

Das blühende, bei gewöhnlicher Temperatur getrocknete Kraut. 7 Th. frisches geben 1 Th. trockenes.

Bestandtheile. Ein peptonisirendes Ferment, der Träger der verdauenden Kraft der Blätter, ferner rothe und gelbe Farbstoffe und ein ätherisches Oel; die frisch etwas scharfen und reizenden Blätter verlieren diese Eigenschaft beim Trocknen. Das trockne Kraut liefert mit Alkohol (60 proc.) 25 Proc. Extrakt.

Anwendung. Die in Vergessenheit gerathene Droge wird neuerdings besonders in England und Amerika bei Bronchitis, Asthma, Keuchhusten und dem Husten der Phthisiker angewendet. — Es wird auch eine Wirkung auf die Sexualorgane behauptet. Im wesentlichen scheint die Wirkung eine diuretische zu sein, daher auch bei Wasser-sucht verwendet. — Dass die Pflanze zu den sogenannten „fleischfressenden“ gehört, ist bekannt.

II. Ebenso verwendet man auch die anderen bei uns heimischen Arten: **Drosera intermedia Hayne** und **Drosera longifolia L.**

Alcoolatura Droserae (Gall.) wird aus der ganzen, frischen Pflanze wie Alcool. Digitalis Gall. (S. 1041). dargestellt.

Extractum Droserae s. Rorellae. Durch Ausziehen des trockenen Krautes mit verdünntem Weingeist bei gelinder Wärme und Eindampfen zur Extraktdicke. Ausbeute etwa 25 Proc. Gabe 0,1—0,3.

Extractum Droserae fluidum. Wie Extract. Belladonnae fluidum U-St. (S. 470) zu bereiten.

Tinctura Droserae s. Rorellae. 1 Th. Sonnenthau, 5 Th. verdünnter Weingeist (60 proc.). Nach Curie: 100 g trocknes Kraut, 1 l verd. Weingeist (60 proc.). Einzel-gabe 0,4—1,0 g, Tagesgabe 6—10,0 g.

```
Rp. Tincturae Droserae   5,0
    Vini Pepsini        30,0.
M. D. S.  5 stündlich ein Kaffeelöffel voll.
```

III. Ausländische Arten: **Drosera Whittakerii Planch.** in Australien enthält einen rothen Farbstoff $C_{11}H_8O_5$ und einen orangegelben $C_{11}H_8O_4$.

In Brasilien liefert **Drosera communis St. Hil.** in der ganzen gestossenen Pflanze ein reizendes Mittel, wie Senfteig, auf Schafe soll die Pflanze giftig wirken. **Drosera villosa St. Hil.**, ebenfalls in Brasilien, liefert aus dem Safte der ganzen Pflanze mit Zucker einen Hustensaft, die Blätter einer andern, nicht bestimmten Art liefern einen schweiss- und urintreibenden Thee.

Duboisia.

Gattung der **Solanaceae — Salpiglossideae.**

Kahle Bäumchen mit ungetheilten Blättern und zahlreichen, in einem endständigen, rispigen Blüthenstand stehenden, relativ kleinen, weissen Blüthen. Die röhrig-glockige Blumenkrone mit fünflappigem, schwach zweilippigem Saum. 4 Staubblätter, Frucht eine Beere Enthält 2 Arten:

I. Duboisia myoporoides R. Br. Heimisch in Australien und Neukaledonien Verwendung finden die Blätter: **Folia Duboisiae.**

Beschreibung. Sie sind bis 15 cm lang, bis 3 cm breit, länglich lanzettlich, am Rande etwas umgebogen. Vom beiderseits hervortretenden Mittelnerven gehen die Sekundärnerven fast unter einem rechten Winkel ab. Spaltöffnungen oberseits spärlich, unterseits sehr zahlreich, fast kreisrund, ziemlich gross, ferner auf der Epidermis keulenförmige, mehrzellige Drüsenhaare.

Bestandtheile. Die Blätter enthalten ein Alkaloid $C_{17}H_{21}NO_4$, das als Duboisin bezeichnet wurde. Nach LADENBURG soll das Duboisin mit dem Hyoscin identisch sein, es ist aber darauf aufmerksam zu machen, dass das Duboisin stärker wirkt, als das Hyoscin. Nach E. SCHMIDT enthalten die Blätter Scopolamin und Hyoscyamin und nach E. MERCK Pseudohyoscyamin; letzteres schmilzt bei 133—134° C., dreht links, ist in Wasser und Aether schwer, in Alkohol und Chloroform leicht löslich, es liefert bei der Spaltung Tropasäure und eine Base $C_8H_{15}NO$. — Uebrigens scheinen die Blätter nicht immer die gleichen Alkaloide zu enthalten, vielleicht sind sie nach dem Alter oder der Jahreszeit verschieden, so enthielt ein von SCHÜTTE untersuchtes Muster nur Hyoscyamin, ein anderes nur Hyoscin.

Anwendung. Die Blätter wurden früher ebenso wie die anderer narkotischer Solanaceen verwendet, gegenwärtig ist der Gebrauch sehr zurückgegangen, doch sollen sie anderen Solanaceenblättern beigemengt im Handel vorkommen.

Charakteristisch ist vorkommenden Falles der beiderseits vorragende Mittelnerv, sein Gefässbündel ist wie bei anderen Solanaceen bikollateral, er enthält Steinzellen.

†† **Duboisinum sulfuricum,** Duboisinsulfat (Ergänzb.) wird als Hypnoticum und Sedativum zuweilen angewendet. Das Duboinsulfat ist keine einheitliche Verbindung, sondern ein Gemenge aus wechselnden Mengen Hyoscyaminsulfat, Scopolaminsulfat (= Hyoscinsulfat) und anderen Sulfaten der in den Blättern der Duboisia myoporoïdes enthaltenen Basen. Es kann je nach der Art der verarbeiteten Blätter das eine Mal fast reines Hyoscyaminsulfat, ein anderes Mal fast reines Scopolaminsulfat sein. Es giebt die unter Atropinsulfat angeführten Reaktionen. Sehr vorsichtig aufzubewahren.

```
Dosis: subcutan bei Frauen 0,0008—0,0012 ⎫
              bei Männern 0,0012—0,0022 ⎬ pro Dosi und die.
        innerlich bei Frauen 0,0008—0,0022 ⎭
```

II. Duboisia Hopwoodii F. v. M. (syn. Duboisia Piturie Bankroft), Pituri, Pitschurie. Heimisch in Südaustralien. Die Blätter sind 5—10 cm lang, lineal, die Spitze oft etwas umgebogen. Sie enthalten ein Alkaloid Piturin. Dasselbe wird als farbloses, mit Wasser, Aether und Alkohol lösliches Oel vom Siedepunkt 243° C. beschrieben. Nach LADENBURG soll es mit dem Nicotin identisch sein.

Dulcamara.

Stipites Dulcamarae (Ergänzb.). **Caulis Dulcamarae** (Helv.). **Caules Dulcamarae** (Austr.). **Dulcamara** (U-St.). **Amara dulcis. Lignum Dulcamarae. — Bittersüss-stengel. Bittersüss. Heiligenbitter.**[1] **Hindischkrautstengel. Mäuseholz. — Douce-amère** (Gall.). **— Bittersweet. Bittersweet-stalks** sind die oberirdischen Axen von **Solanum Dulcamara L.** (**Solanaceae — Solaneae — Solaninae**), durch ganz Europa, bis nach China und Japan verbreitet.

Beschreibung. Pflanze strauchartig, Stengel unten holzig, oben mehr krautig, niederliegend oder klimmend Blätter gestielt länglich eiförmig, ganzrandig, spitz oder zugespitzt, am Grunde oft herzförmig oder selbst geöhrt, 3 zählig. Blüthen violett, selten weiss, in langgestielten, rispenartigen, gablig beginnenden Wickeln, dieselben durch Anwachsung scheinbar extraaxillär.

Die Stücke der Axe, gewöhnlich geschnitten im Handel, sind 4—8 mm dick, der Länge nach gestreift oder gefurcht, aussen grünlich-braun, ziemlich glänzend mit Korkwarzen (Lenticellen) und zerstreuten Blattnarben, innen häufig hohl.

Ausserhalb des dünnen Korkes bleibt die Epidermis mit ihrer Cuticula erhalten, im Parenchym der Mittelrinde Chlorophyll, darauf folgend ein einfacher, oft unterbrochener Kreis von Fasern. Im Holz reichlich Holzfasern, wenig Parenchym. Die Gefässbündel sind bikollateral, daher im Mark ebenfalls Phloëm, das nach innen (also gegen das Centrum) Fasern erkennen lässt. In zahlreichen Zellen, besonders des Parenchyms, Oxalatsand. Geschmack zuerst bitterlich, dann süsslich (daher der Name).

Bestandtheile. $^1/_3$ pro mille Solanin $C_{42}H_{87}NO_{15}$, ferner ein amorphes, bitter-schmeckendes, noch nicht sichergestelltes Alkaloid $C_{65}H_{100}N_2O_{29}$, ein Glukosid Dulcamarin $C_{22}H_{34}O_{10}$, das bei der Spaltung Glukose und Dulcamaretin $C_{16}H_{26}O_6$ liefert. Seine Spaltung beim Kauen scheint den Wechsel im Geschmack der Droge (erst bitter, dann süss) zu bedingen. Vielleicht gehört das Dulcamarin zu den Saponinen.

Verwechslungen. Als solche werden die Stengel von Lonicera-Arten und Humulus Lupulus L. genannt. Sie haben gegenständige Blattnarben und keine bikollateralen Bündel.

Einsammlung etc. Officinell sind die jüngeren (Helv. U-St.), wie auch die zwei- bis dreijährigen Stengel, die nach Ergänzb. im Herbste nach dem Abfallen der Blätter, nach Austr. im ersten Frühlinge oder im Spätherbste gesammelt werden. Man schneidet sie, um glatte Scheibchen zu erhalten, in frischem Zustande, nachdem man die dickeren Stengel gespalten, trocknet zunächst an einem luftigen, schattigen Ort, dann bei gelinder Wärme und bewahrt in Blechgefässen auf. Die grüne Farbe der Rinde verliert sich bei längerer Aufbewahrung.

Anwendung innerlich zu 0,5—2,0 im Pulver oder als Abkochung, auch in Theemischungen. In der Homöopathie gegen Durchfall. In grösseren Dosen erzeugt die Droge Schluckbeschwerden, Uebelkeit, Erbrechen, Schwäche, Schwindel, Cyanose, Pupillenerweiterung, Konvulsionen. Innerlich verwendet man sie gegen Hautkrankheiten (Psoriasis, Pityriasis), Rheumatismus, Katarrhe, Asthma.

Extractum Dulcamarae. Bittersüssextrakt. Extrait de douce-amère. Ergänzb. 1 Th. fein zerschnittene Bittersüssstengel wird zweimal mit je 5 Th. siedendem

---

[1] Unter diesem Namen sonst Species Hierae picrae.

Wasser übergossen 6, dann 3 Stunden stehen gelassen, die Pressflüssigkeiten zu einem dicken Extrakt eingedampft. Ausbeute 16—18 Proc. Gall. lässt zuerst mit 5, dann 3 Th. kaltem Wasser je 12 Stunden ausziehen. Diet. empfiehlt zur Erhöhung der Haltbarkeit Eindampfen zum dünnen Extrakt, Fällen der Schleimtheile mit āā Weingeist, Filtriren, Waschen des Rückstandes mit verd. Weingeist und Eindampfen. Ausbeute 14—15 Proc. Gabe 0,5— 1,0—1,5 g.

Extractum Dulcamarae fluidum. Fluid Extract of Dulcamara (U-St.). Wird ebenso wie Extr. Convallariae fluid. U-St. (S. 957) bereitet. Auf 100 Th. der Droge braucht man etwa 450 Th. des Lösungsmittels.

Elixir anticatarrhale HUFELAND.

Rp. Extracti Dulcamarae   2,0
     Extracti Cardui benedicti 6,0
     Aquae Foeniculi   50,0
     Aquae Amygdalar. amar.   6,0.
Bei Katarrh mehrmals täglich einen Theelöffel.

Pilulae depuratoriae ALTHOF.

Rp. Extracti Dulcamarae   10,0
     Stibii sulfurati laevigati 5,0
     Stipitum Dulcamar. pulv.   2,5.
Zu 150 Pillen. 3mal täglich 3, steigend bis 7 Pillen.
Bei Hautausschlägen.

Ptisana Dulcamarae (Gall.).
Tisane de douce-amère.

Rp. Stipitum Dulcamarae conc.   20,0
     Aquae destillatae ebullientis 1000,0.
Nach 2 Stunden auspressen.

Sirupus Dulcamarae.

Rp. Extracti Dulcamarae 2,0
     Sirupi Sacchari   98,0.
Kindern theelöffelweise, Erwachsenen esslöffelweise.

Sirupus de Dulcamara (Gall.).
Sirop de douce-amère.

Rp. 1. Stipitum Dulcamar. conc. 100,0
     2. Aqu. destill.   1500,0
     3. Sacchari
1 wird mit 2 kochend übergossen, nach 6 Stunden presst man ab, fügt auf 100,0 der Pressflüssig- keit 180,0 von 3 hinzu und löst durch Aufkochen.

Species pectorales BUROW.

BUROW'scher Thee.

Rp. Herbae Cardui benedict.
     Herbae Centaurii min.
     Lichen. Islandici
     Stipit. Dulcamar. āā 60,0.

Divid. in part. X. Ein Päckchen mit 2 l Wasser auf 1 l einkochen und tagsüber lauwarm ver- brauchen. In Ostpreussen beliebtes Hausmittel.

Tinctura Dulcamarae.

Rp. Stipitum Dulcamarae conc. 1,0
     Spiritus diluti   5,0

Ex tempore:

Rp. Extracti Dulcamarae   4,0
     Spiritus diluti   96,0.

Unguentum cardiacum SCHROEDER.

Rp. Extracti Dulcamarae 2,0
     Spiritus diluti   1,0
     Olei Lauri
     Unguenti Rosmarin. comp.
     Unguenti cerei āā 10,0.
Zum Einreiben der Herzgrube bei Magenweh der Kinder.

Kräuterthee von PROBST, besteht aus Bittersüssstengeln, Kornblumenblüthen, Sennes- blättern und Pfefferminze.

KUNKELS antiherpetische Pillen, Blutreinigungspillen: 10 Th. Bittersüssextrakt, 5 Th. Goldschwefel, 1 Th. Aloë.

MORAWITZ's Heilkräuter-Extrakt, gegen Lungenleiden, ist ein gereinigter Honig mit Spuren von Auszügen aus Bittersüss, Mohnkapseln und bitteren Kräutern.

Ecballium.

Gattung der **Cucurbitaceae — Cucurbiteae — Cucumerinae.** Umfasst eine Art: **Ecballium Elaterium (L.) A. Rich.** Heimisch im Mittelmeergebiet. Verwendung finden die Beerenfrüchte. **Fructus Ecballii. Fructus Elaterii s. Momordicae s. Cu- cumeris asinini. — Springgurke. Eselsgurke. — Concombre sauvage. — Ecbal- lium** (Gall.).

Beschreibung. Die Früchte sind oval, etwa 4 cm lang, 2,5 cm dick, gelblich grün, weichstachlig, dreifächrig, in jedem Fach zahlreiche, in einen grünlichen Schleim eingebettete Früchte. Die am gekrümmten Blattstiel herabhängenden Früchte lösen sich bei der Reife von demselben ab, wobei sie aus dem dadurch entstandenen Loche die Samen mit dem Schleim heftig herausspritzen. Man sammelt die Früchte kurz vor der Reife und verwendet sie nach Entfernung der Samen zur Herstellung des Extractum Elaterii und des Elaterins.

Bestandtheile. Elaterin (Elaterin) $C_{20}H_{28}O_5$, sechsseitige Tafeln; von sehr bit- terem und scharfem Geschmack und neutraler Reaktion. In Wasser und Glycerin unlöslich, schwer in kaltem, leicht in kochendem Weingeist löslich, ebenfalls leicht in Schwefel-kohlenstoff, Amylalkohol, Chloroform und Benzol löslich. In koncentrirter Schwefelsäure mit rother Farbe löslich, ebenso in Phenol und Schwefelsäure. Man gewinnt es durch Extraktion des weissen Elaterium (vergl. unten) mit kochendem Alkohol, Ausfällen mit Wasser, Reinigen und Waschen mit Aether und Umkrystallisiren aus absolutem Alkohol. Es ist das drastische Princip der Früchte. Dieselben enthalten ferner Prophetin $C_{20}H_{36}O_7$ (?), Ecbalin (Elaterinsäure) $C_{20}H_{34}O_4$ (?), Hydroelaterin $C_{20}H_{30}O_6$ (?), Elaterid $C_{20}H_{32}O_{12}$ (?).

Anwendung. Die ganzen Früchte werden kaum benutzt, dagegen das Elaterium und Elaterin.

† **Extractum Elaterii.** Man unterscheidet: 1. Elaterium album s. anglicum. Elaterium (Brit.). Durch Absetzenlassen des Saftes und Eintrocknen des Satzes hergestelltes Präparat von sehr ungleichmässiger Zusammensetzung, denn der Elateringehalt, nach Brit. 20—25 Proc., schwankt zwischen 15 und 50 Proc. Gabe 0,006—0,03 g (Brit.), doch genügen zur Purgirwirkung (nach Husemann) 0,003 — 0,015 g. Die Anwendung ist nicht rathsam, bei alten Leuten sogar gefährlich(!). Wird zuweilen mit Calciumkarbonat und Stärke verfälscht. Grünliche, zerbrechliche Kuchen von schwachem Theegeruch.

2. Elaterium nigrum s. Maltense. Durch Eindampfen des aus den frischen Früchten gepressten und durchgeseihten Saftes zum dicken Extrakt zu bereiten. Ausbeute etwa 1,5 Proc. Grünlich braun, in Wasser trübe löslich. Enthält 15—20 Proc. Elaterin.

†† **Elaterinum.** Elaterin (Brit. U-St.). Gabe 0,0015—0,006 g (Brit.) (vergl. oben).

† **Pulvis Elaterini compositus** (Brit.).
Compound Powder of Elaterin.
Rp. Elaterini   1,0
     Sacchari Lactis 39,0.
Dosis 0,06—0,25.

Trituratio Elaterini (U-St.).
Trituration of Elaterin.
Rp. Elaterini   1,0
     Sacchari Lactis 9,0.

Elaeis.

Gattung der **Palmae — Ceroxylinae — Elaeinae.**

I. **Elaeis guineensis L.** Vielleicht in Südamerika heimisch, gegenwärtig durch die Kultur in den Tropen und besonders in Afrika weit verbreitet.

Verwendung findet das Oel des Mesocarps der Früchte und das des Endosperms der Samen.

a) Das Oel des Mesocarps: **Oleum Palmae. Palmfett. Palmbutter. — Beurre ou huile de palme. — Palm oil.** Frisch gepresst ist es butterartig, gelb bis röthlichgelb, von schwachem Veilchengeruch; an der Luft bleicht der Farbstoff bald aus. Das Mesocarp enthält 48,5 Proc. Fett. Konstanten des Oeles: spec. Gew. bei 15° C. = 0,945, bei 50° C. = 0,8930, spec. Gew. der Fettsäuren bei 100° C. = 0,8701, Schmelzpunkt des Fettes nach Alter und Herkunft verschieden 27° C. bis 42,5° C. Schmelzpunkt der Fettsäuren 47,75° C. Erstarrungspunkt derselben 44,13° C. Hehner'sche Zahl 95,6. Verseifungszahl 202,0. Verseifungszahl der Fettsäuren 207,0. Reichert-sche Zahl 0,5. Jodzahl 51,0—52,4. Jodzahl der Fettsäuren 53,4.

Bestandtheile. Viel freie Fettsäuren, in frischem Oel 12 Proc., in älterem 50 Proc., in ganz altem 100 Proc., ferner Palmitin und Olein. Bemerkenswerth ist der Gehalt an einem Lipochrom, auf dessen Gegenwart charakteristische Reaktionen beruhen: Chlorzink färbt das geschmolzene Fett grün, Schwefelsäure färbt blaugrün, Mercurinitrat färbt gelb, dann grün.

b) Das Oel des Endosperms: **Palmkernöl. — Huile de pepin de palme. — Palm seeds oil. Palm kernel oil.** Es wird vielfach aus den Kernen in Europa gepresst. Sie enthalten davon 23,4 Proc. Es ist weissgelblich oder braun, von angenehmem Geruch und Geschmack. Konstanten des Oeles: Spec. Gew. bei 15° C. = 0,952, bei 79° C. = 0,8731. Schmelzpunkt des Fettes 23—28° C. Erstarrungspunkt 20,5. Schmelzpunkt der Fettsäuren 25—28,5° C. Verseifungszahl des Fettes 247,6, der Fettsäuren 258—265. Jodzahl 10,3—17,5.

Bestandtheile. Etwa 26 Proc. Oleïn, 33 Proc. Stearin, Palmitin und Myristin, etwa 44 Proc. Glyceride der Laurinsäure, Caprinsäure, Caprylsäure und Capronsäure.

Verwendung. Wie Kokosöl. Die Pressrückstände der Samen werden als Viehfutter benutzt, sie enthalten 16,1 Proc. Rohproteïn, 10,93 Proc. Rohfett, 37,85 Proc. stickstofffreie Extraktstoffe. Sie dienen auch zur Verfälschung des gemahlenen Pfeffers; man unterscheidet sie hier leicht von dem ähnlich gebauten Endosperm der Kokospalme durch die etwas stärker und knotig verdickten und sehr deutlich getüpfelten Zellwände. Die Zellen enthalten ebenfalls grosse Aleuronkörner und Reste von Fett.

II. Elaeis melanococca Gärtn.
Heimisch in Mittel- und Südamerika. Aus dem Mesocarp gewinnt man ebenfalls ein Fett von talgartiger Konsistenz. Es ist von dunkelrother Farbe.

Elemi.

Elemi (Ergänzb. Helv. Austr.). **Gummi s. Resina Elemi. Balsamum caucamum. — Elemi. Elemiharz. Oelbaumharz.**[1] — **Élémi** (Gall.).

Mit dem Namen Elemi bezeichnet man eine ganze Anzahl verschiedener, wohl meist von **Burseraceen** stammender Harze.

a) Amerikanisches Elemi von **Icica-** und **Amyris-Arten.** In den Handel kommt zuweilen mexikanisches Elemi von **Amyris elemifera Royle** und Yucatan-Elemi von **Amyris Plumieri DC.** und andere Arten. Beide Sorten sind hart. Dahin gehört ein neuerdings vom **Protium heptaphyllum March.** in den Handel gekommenes weiches Elemi, von grauer Farbe und fenchelartigem Geruch. Es enthält 7,3 Proc. ätherisches Oel.

b) Ostindisches Elemi von **Canarium-Arten** bildet harte Stücke von schwachem Geruch.

c) Bengalisches Elemi, angeblich von **Amyris Agallocha Roxb.** und **Balsamodendron Roxbourghii Arn.**, ein weiches, weisses Harz.

d) Neu-Guinea-Elemi, angeblich von **Canarium-Arten,** bildet harte, gelblichweisse Stücke.

e) Mauritius-Elemi von **Colophonia Mauritiana DC.**, weiches Harz, dem folgenden ähnlich.

f) Manila-Elemi oder Philippinisches Elemi, auf der Insel Luzon gesammelt. Die einzige, gegenwärtig in grösserer Menge in den Handel gelangende und nach den oben genannten Arzneibüchern officinelle Sorte. Gall. und Helv. nennen mit einiger Reserve als Stammpflanze **Canarium commune L.**, Austr. die Gattung **Canarium** überhaupt. Wahrscheinlich ist die Ableitung falsch, da das Harz von Canarium fest ist.

Beschreibung. Es bildet eine weiche, teig- oder terpentinartige, gelblich-weisse oder grünliche Masse von körnig-krystallinischer Beschaffenheit, mit vielen Pflanzen- und Kohlenpartikelchen untermischt. Geruch an Fenchel erinnernd, Geschmack gewürzhaft und etwas bitterlich. Bei längerer Aufbewahrung wird das Elemi allmählich fester und nimmt eine mehr gelbe oder bräunliche Farbe an. In Chloroform bei gewöhnlicher Temperatur, in Alkohol, Aether und Benzol beim Erwärmen löslich, in Petroläther unvollständig löslich. Spec. Gew. 1,02—1,08.

Bestandtheile. 30 Proc. ätherisches Oel, 20—25 Proc. Amyrin (α-Amyrin Schmelzpunkt 180—181° C. und β-Amyrin Schmelzpunkt 193—194° C., beide Amyrine sind Triterpenalkohole der Formel $C_{30}H_{49}OH$), ferner eine krystallisirbare Säure: Elemisäure $C_{35}H_{46}O_4$, zwei andere, krystallinische Körper, die in Wasser löslich sind, Bryoïdin

---

[1] Man nahm früher an, dass das Elemi ein Sekret des wilden Oelbaumes sei.

$C_{20}H_{38}O_3$ und Breïdin und einen Bitterstoff. Die Hauptmenge bildet ein in Alkohol lösliches, amorphes Harz.

Das ätherische Oel: **Oleum Elemi. — Elemiöl. — Essence d'Elemi. — Oil of Elemi** ist farblos oder hellgelb. Spec. Gew. 0,87—0,91. Es dreht (100 mm-Rohr) $+ 44^0 3'$. Es enthält d- Phellandren, Dipenten, Polyterpene und sauerstoffhaltige Antheile.

Aufbewahrung. In gut verschlossenen Blechgefässen.

Anwendung. In der Pharmazie zur Bereitung reizender Salben, in der Technik zu Firnissen. Aeusserlich wirkt es wie Terpentin, doch milder.

Elemi depuratum s. expurgatum. Résine élémi purifiée (Gall.). Man schmilzt Elemi bei gelinder Wärme und seiht durch Leinwand. Dieses gereinigte Elemi ist gewöhnlich etwas dunkler gefärbt.

Unguentum Elemi (Ergänzb. Helv.). Balsamum Arcaei. Unguentum Arcaei. — Elemisalbe. Arcaebalsam. Arcaesalbe (volksthüml. A-B-C-Balsam). — Onguent d'Arcaeus (Gall.). Baume d'Arcaeus. Ergänzb. Helv. Elemi, Lärchenterpentin, Hammeltalg[1]), Schweineschmalz[1]) āā. Gall. 200 Hammeltalg, 150 Elemi, 150 Lärchenterpentin, 100 Schweinefett.

Balsamum Arcaei liquidum.

Rp. Unguenti Elemi 30,0
Olei Petrae 70,0.

Bei gelinder Wärme schmelzen und kaltrühren.

Balsamum vulnerarium Hollandorum.

Holländischer Wundbalsam.

Rp. Elemi 20,0
Cerae flavae 5,0
Terebinth. laricin. 35,0
Olei Hyperici 40,0.

Emplastrum glutinans.

Empl. ad clavos pedum Delacroix.
Emplâtre D'ANDRÉ de la Croix.

Rp. Elemi 25,0
Resinae Pini 100,0
Terebinth. laricinae
Olei Lauri express. āā 12,5.

Auf Taffet gestrichen gegen Hühneraugen.

Emplastrum glutinans odoratum.

Wohlriechendes Heftpflaster.

Rp. Elemi depurati 20,0
Colophonii flavi 30,0
Cerae flavae siccae 40,0
Terebinth. laricinae 5,0.

Man schmilzt und fügt hinzu

Vanillini 0,1
Olei Bergamottae
Olei Citii āā 1,0.

Unguentum Elemi rubrum.

Rother Arcaebalsam.

Rp. Unguenti Elemi 95,0
Boli Armenae laevigatae 5,0.

BARNLEY's Pferdehufsalbe, das Spalten der Hufe zu verhindern, besteht aus 2 Elemi, 1 Talg, 1 Rüböl.

CASPAR MENET's Bruchpflaster. Ein mit einer Masse aus Wachs, Terpentin und Elemi bestrichenes, mit Gaze bedecktes Papier.

Psilothrum von E. JACOBSEN, ein Enthaarungsmittel, enthält 8 Th. Kolophonium, 40 Th. Elemi, 10 Th. Benzoë, 10 Th. Wachs, 30 Th. Bleipflaster.

Emplastrum.

Emplastrum, Pflaster, Emplâtre, Plaster. Ueber die Darstellung, das Formen, Ausgiessen, Streichen und Aufbewahren der Pflaster ist alles Erforderliche in dem Kommentar von HAGER-FISCHER-HARTWICH, II. Aufl., S. 605 u. f. gesagt, ferner in HAGER's Technik der Pharmaceutischen Receptur V. Aufl. S. 302 u. f. — Dagegen ist es erforderlich, die neue Pflasterform der Collemplastra zu besprechen.

Collemplastrum. Der Name „Collemplastrum", aus Colla $=$ Leim und Emplastrum $=$ Pflaster entstanden, ist eigentlich nicht glücklich gewählt, da gerade die Kautschukpflaster gegen Wasser beständig sind und gerade die entgegengesetzten Eigenschaften eines Leimes — die Klebkraft ausgenommen — besitzen. Während die UNNA'schen Leimkompositionen, die DIETERICH'schen Colligamina und Glutektone gerade durch ihre Wasserlöslichkeit, überhaupt dadurch wirksam sind, dass sie sich auf der Wunde verflüssigen,

---

[1]) Helv. lässt thierische Fette nur benzoinirt verwenden. Vergl. Adeps benzoïnatus S. 159.

scheint bei den Collemplastra besonders der hermetische Verschluss, die vollkommene Unlöslichkeit der Kautschukmasse, die Beliebtheit dieser Formen zu erklären. Allerdings darf hierbei nicht unerwähnt bleiben, dass trotz des ausserordentlichen Konsums der Collemplastra, trotz ihrer Beliebtheit, das heutige Streben der Aerzte dahin geht, hermetische Verschlüsse der Wunden möglichst zu vermeiden. Jedenfalls aber hat die Praxis gezeigt, dass die Collemplastra — ursprünglich in Amerika hergestellt — einen grossen technischen Fortschritt bedeuten und zwar schon deshalb, weil sie eine aussergewöhnliche Klebkraft besitzen und mit verhältnismässig grossen Mengen Medikamenten versetzt werden können. In dieser Eigenschaft nähern sie sich den Guttaperchapflastermullen, welche so ziemlich von allen Verband- und äusserlichen Stoffen die grössten Mengen an Medikamenten inkorporirt enthalten. Seit der Einführung der Collemplastra ist der Verbrauch an den Emplastra entschieden zurückgegangen.

Formen. Die Collemplastra sind nicht nur in endlosen 20 cm breiten Rollen, sondern auch in Bandform und — was die praktischste Form ist, in Spulenform im Handel. Gerade letztere Form verdient deshalb Erwähnung, weil sie sich für den Arzt zum bequemen Mitnehmen eignet. Meist ist das Collemplastrum auf Shirting gestrichen, es kommen aber auch andere Grundlagen vor. Während früher vor allem das amerikanische Kautschukpflaster direct auf Wunden Nebenwirkungen zeigte, sind die neueren deutschen Fabrikate geeignet, als reizloses, antiseptisches Kautschukpflaster direkt auf Wunden gelegt zu werden.

Darstellung. Zur Herstellung eines guten, namentlich lange Zeit haltbaren Kautschukpflasters bedarf es vor allem eines prima Para-Kautschuk. Andere, besonders minderwerthige Kautschuke, wie Madagaskar-Kautschuk, liefern wohl ein schönes Präparat, können aber keine Garantie für Haltbarkeit gewähren. Zur Herstellung verwendet man am besten eine ätherische Kautschuklösung, die mit noch anderen Ingredientien wie Harzöl, Copaivabalsam, Wachs, Terpentin, Kolophon etc. vermischt wird und nur noch als Grundmasse mit weiteren Zusätzen, wie Mehl, Harzöl, Aether und Medikamenten versetzt zu werden braucht, um eine weiche, schmierige Masse zu liefern, die nicht erst, wie bei den Pflastern geschmolzen werden braucht, sondern die in einer Kastenstreichmaschine direkt gestrichen werden kann. (Siehe Massa Collemplastri, seu Corpus ad collemplastrum S. 682.) Als Stoff zum Streichen wählt man ein recht dichtgeschlossenes Gewebe. Das fertige Kautschukpflaster wird dann auf Hürden gelegt, die mit Stoff bezogen sind, um das Abdunsten des Kautschukpflasters auch noch zu ermöglichen, und dann nach Belegen mit Gaze eingerollt. Die Herstellung des Kautschukpflasters durch Aufwalzen des heissgemachten Kautschuks auf den Stoff — wie es merkwürdigerweise von Amerika gesagt wird — ist eine weder lukrative noch rationelle Methode; die diesbezüglichen Angaben dürften wohl auf falschen Berichten beruhen und cum grano salis aufzunehmen sein.

Die Konsistenz des Kautschukpflasters, seine Klebkraft etc. ist auch noch abhängig von dem Feinheitsgrad der Pulver. Man verfährt genau nach den bekannten Vorschriften, von denen die E. DIETERICH'schen (Pharm. Manual, VII. Auflage, pag. 70 u. flg.) empfehlenswerth sind.

Vor der Verwendung von Kohlenwasserstoffen (Benzin etc.) ist zu warnen, weil dieses, ebenso wie Schwefelkohlenstoff, zersetzend und verändernd auf den zum Pflaster verwendeten Kautschuk wirkt und ein nur kurze Zeit haltbares Präparat liefert.

Emulsio.

Emulsio (Austr. Germ. Helv.). **Emulsion** (Gall.). **Emulsum** (engl.). Ueber die verschiedenen Arten der Emulsionen und die Technik ihrer Darstellung vergl. Kommentar zum deutschen Arzneibuche von HAGER-FISCHER-HARTWICH, II. Aufl. Bd. I, S. 623 u. flg., sowie HAGER's Technik der pharmaceutischen Receptur. Bezüglich der von den einzelnen

Pharmakopöen gegebenen allgemeinen Anweisungen ist zu bemerken, dass Brit. u. U.-St. solche überhaupt nicht geben. In den übrigen Pharmakopöen sind folgende Bestimmungen enthalten.

Austr. Samenemulsionen bereitet man in der Regel so, dass von 1 Th. des zerstossenen Samens mit der erforderlichen Menge destillirten Wassers = 10 Th. Kolatur erhalten werden.

Oelemulsionen sind zu bereiten aus: Oel 5 Th., arabischem Gummi 2,5 Th., Wasser 92,5 Th.

Germ. Samenemulsionen werden, wenn nicht andere Verhältnisse vorgeschrieben sind, so bereitet, dass von 1 Th. Samen = 10 Th. Kolatur bereitet werden.

Oelemulsionen werden, wenn nicht andere Verhältnisse vorgeschrieben sind, bereitet aus: Oel 10 Th., arabischem Gummi 5 Th., destillirtem Wasser 85 Th.

Wird *Emulsio oleosa* verordnet, so ist diese aus Mandelöl zu bereiten.

Helv. Bezüglich der Samenemulsionen und Oelemulsionen (einschliesslich der *Emulsio oleosa*) gelten die gleichen Vorschriften wie in der Germ.

Gummiharzemulsionen werden bereitet aus Gummiharz 10,0 Th. (welches mit sehr wenig Mandelöl feingerieben ist), arabischem Gummi 10,0 Th., Wasser von 50° C. = 80,0 Th.

Gall. giebt keine eigentlichen allgemeinen Anweisungen. Dagegen giebt sie für Emulsio Amygdalarum folgende Vorschrift: Amygdalarum excorticatarum, Sacchari āā 50,0, Aquae 1000,0. In gleicher Weise sind zu bereiten Emulsio Amygdalarum amararum, Emulsio Cannabis und Emulsio Pistaciae.

Sie giebt ferner für Emulsio Balsami tolutani folgende Vorschrift: Balsami tolutani 20,0, Spiritus (90 Proc.), Tincturae Quillajae āā 100,0, Aquae tepidae 780,0. In gleicher Weise sind zu bereiten Emulsio Balsami Copaivae, Emulsio Olei Cadini und Emulsio Picis.

Es versteht sich von selbst, dass die allgemeinen Anweisungen bezüglich der Mengenverhältnisse, wie sie Austr., Germ. u. Helv. geben, sich nur auf nicht starkwirkende Samen und Oele, nicht aber auf starkwirkende (z. B. Semen Hyoscyami, Oleum Crotonis u. a. m.) beziehen.

Emulsio Olei Jecoris dextrinata.
Dextrin-Emulsion of Cod Liver Oil
(Nat. Form.).

Rp. Olei Jecoris 500 ccm
Mucilaginis Dextrini 325 ccm
Sirupi tolutani 125 ccm
Flavoring[1])
Aquae āā q. s. ad 1 Liter.

Emulsio Olei Jecoris.
Emulsio Olei Morrhuae (Nat. Form.)

Rp. Olei Jecoris 464,0 g
Gummi arabici pulv. 116,0 g
Sirupi tolutani 100,0 ccm
Flavoring[1])
Aquae āā q. s. ad 1 Liter.

Emulsio Olei Jecoris cum Calcio phosphorico (Nat. Form.).

Rp. Olei Jecoris 464,0 g
Gummi arabici 116,0 g
Calcii phosphorici 35,0 g
Sirupi tolutani 100,0 ccm
Flavoring[1])
Aquae āā q. s. ad 1 Liter.

Emulsio Olei Jecoris cum Calcio lactophosphorico (Nat. Form.).

Rp. Olei Jecoris 464,0 g
Gummi arabici 116,0 g
Calcii lactici 35,0 g
Acidi phosphorici (85 Proc.) 20,0 g
Sirupi tolutani 100,0 g
Flavoring[1])
Aquae destillatae āā q. s. ad 1 Liter.

Emulsio Olei Jecoris cum Calcio et Natrio phosphorico (Nat. Form.).

Rp. Olei Jecoris 464,0 g
Gummi arabici 116,0 g
Calcii phosphorici
Natrii phosphorici āā 17,5 g
Sirupi tolutani 100,0 ccm
Flavoring[1])
Aquae āā q. s ad 1 Liter.

Emulsio Olei Jecoris cum Extracto Malti
(Nat. Form.).

Rp. Olei Jecoris 500,0 ccm
Mucilaginis Dextrini 125,0 ccm
Extracti Malti 375,0 ccm.

---

[1]) Unter „*Flavoring*" versteht das Nat. Form. ein Geschmackscorrigens. Und zwar empfiehlt es auf 1 Liter der fertigen Emulsion je nach Geschmack eins der folgenden ungefähr in den hier angegebenen Mengen zuzusetzen: 1) Olei Gaultheriae 4 ccm. 2) Olei Gaultheriae, Olei Sassafras āā 2,0 ccm. 3) Spiritus Aurantii compositi (U.-St.), s. S. 853 1,5 ccm. 4) Olei Gaultheriae 2,0 ccm, Olei Amygdalarum amararum aetherei, Olei Coriandri āā 0,25 ccm. 5) Olei Gaultheriae, Olei Sassafras āā 1,5 ccm, Olei Amygdalarum amararum aetherei 0,25 ccm. 6) Olei Gaultheriae, Olei Amygdalarum amararum aetherei āā 2,5 ccm. 7) Olei Neroli, Olei Amygdalarum amararum aetherei āā 1,5 ccm, Olei Caryophyllorum 0,25 ccm.

Emulsio Olei Jecoris cum Hypophosphitibus
(Nat. Form.).

Rp. Olei Jecoris 464,0 g
Gummi arabici 116,0 g
Salis hypophosphorosi solubilis
cujuslibet 17,5 g
Sirupi tolutani 100,0 ccm
Flavoring[1])
Aquae q. s. ad 1 Liter.

Emulsio Olei Jecoris cum Pruno Virginiana.

Rp. Olei Jecoris 464,0 g
Gummi arabici 116,0 g
Extracti Pruni Virginiani fluidi 65,0 ccm
Sirupi tolutani 100,0 ccm
Flavoring[1])
Aquae āā q. s. ad 1 Liter.

Emulsio Olei Ricini (Nat. Form.).

Rp. Olei Ricini 32,0 g
Gummi arabici 8,0 g
Tincturae Vanillae 2,5 ccm
Sirupi Sacchari 20,0 ccm
Aquae q. s ad 100,0 ccm.

Emulsio Olei Terebinthinae (Nat. Form.).

Rp. Olei Terebinthinae 12,5 ccm
Gummi arabici 2,0 g
Vitelli ovi 15,0 ccm
Elixir aromatici (U-St.) 15,0 ccm
Aquae Cinnamomi q. s. ad 100,0 ccm.

Emulsio Olei Terebinthinae fortior (Nat. Form.).

Rp. Olei Terebinthinae 50,0 ccm
Gummi arabici 2,5 ccm
Aquae 50,0 ccm.

Emulsio phosphatica (Nat. form.).

Rp. Olei Jecoris 250,0 ccm
Glyceriti Vitelli 165,0 g
Acidi phosporici diluti (10 Proc.) 50,0 ccm
Olei Amygdalarum amararum
aetherei 1,5 ccm
Rum 250,0 ccm
Aquae Aurantii florum q. s. ad 1 Liter.

Glyconin-Emulsio Olei Jecoris (Nat. Form.).

Rp. Olei Jecoris 500,0 ccm
Glyceriti Vitelli 175,0 ccm
Sirupi tolutani 100,0 ccm
Flavoring[1])
Aquae āā q. s. ad 1 Liter.

Quillaja Emulsio Olei Jecoris.

Rp. Olei Jecoris 500 ccm
Tincturae Quillajae 65 ccm
Sirupi tolutani 100 ccm
Flavoring[1])
Aquae āā q. s. ad 1 Liter.

Ephedra.

Gattung der **Gnetaceae.**

I. Ephedra vulgaris Rich. (syn. E. monostachya L., E. distachya L. E. helvetica C. A. Meyer). Heimisch im Mittelmeergebiet und Orient bis zum Himalaya, nördlich bis ins Wallis, Tirol und Ungarn. Die oberirdischen vegetativen Theile der Pflanze sind ein altes Mittel gegen Diarrhoe, die Früchte (Amenta Uvae marinae) verwendete man gegen Fieber. Neuerdings ist die Pflanze als Mittel gegen akuten und chronischen Rheumatismus empfohlen worden, hat aber mit Ausnahme von Russland wenig Verbreitung gefunden, da sie gegen andere, genauer bekannte Mittel zweifellos zurücksteht.

Bestandtheile. Der die Wirkung bedingende Stoff ist das Alkaloid Ephedrin. $C_{10}H_{15}NO$. Man entzieht es dem weingeistigen Extrakt der Droge nach Zusatz von Alkali mit Aether. Durch Ueberführung in das gut krystallisirende Chlorhydrat wird es gereinigt. Letzteres schmilzt bei 216° C. und ist in Wasser leicht löslich. Das reine Alkaloid ist in Alkohol, Aether und Wasser leicht löslich, es schmilzt bei 210° C. Es schmeckt bitter, adstringirend und wirkt stark giftig mydriatisch. Daneben kommt ein zweites Alkaloid: Pseudoephedrin $C_{10}H_{15}NO$ vor, das bei 115° C., dessen Chlorhydrat bei 174° C. schmilzt; es ist dem vorigen im übrigen, auch bezüglich der Wirkung, sehr ähnlich. Ein drittes, ebenfalls als Ephedrin bezeichnetes Alkaloid soll die Zusammensetzung $C_{13}H_{19}NO$ haben, Schmelzpunkt 112° C., der des Chlorhydrats 207° C. Seine Wirkung ist sehr schwach. Ausserdem enthält die Pflanze einen oder mehrere Körper, die dem Phytosterin ähnlich sind und Brenzkatechin. Asche des Krautes 5,10 Proc., der Wurzel 4,09 Proc.

II. Ephedra andina Poeppig. In Peru und auch sonst auf den Anden Südamerikas. Namen: **Pingo-Pingo** und **Pinco-Pinco.** Verwendung finden die Wurzeln gegen Steinleiden. Sie sind 5 mm dick und dicker, mit einer hellbraunen, blättrigen Rinde bedeckt. Querschnitt zierlich gestreift. Unter der Borke die karminrothe Rinde. Das Holz gelb.

---

[1]) Siehe Fussnote auf voriger Seite.

In der Rinde stark verdickte, lange unverholzte Fasern und eigenthümlich gestaltete Idioblasten. Das Holz mit echten Gefässen.

III. Andere Arten: **Ephedra Ariana Tel.** In Brasilien. Namen: **Fragaria do campo, Morango do campo.** Die Früchte verwendet man gegen Fieber. **E. trifurcata Torr.** an der Südküste der Vereinigten Staaten. Namen: **Canutillo.** Mittel gegen Gonorrhoe. **E. antisyphilitia C. A. Mey.** In den westlichen Vereinigten Staaten. Namen: **Brigam weed, Mormon tea, Mountain rush.** Mittel gegen Gonorrhoe und Syphilis. **Ephedra fragilis Desf.** Im östlichen Mittelmeergebiet. Mittel gegen Hämorrhoiden.

Equisetum.

Einzige Gattung der **Equisetaceae.**

Die oberirdischen Theile von **Equisetum hiemale L.** und **Equisetum arvense L.** fanden früher als diuretische Mittel Verwendung, sind aber völlig in die anscheinend wohlverdiente Vergessenheit gerathen. Equisetum hiemale L. wird in den Vereinigten Staaten als Adjuvans der Digitalis verwendet. Neuerdings haben sie Aufnahme gefunden in den Arzneischatz Pfarrer Kneipps.

Wassersuchtthee, Pfarrer KNEIPP's. Herba Equiseti 40,0, Fruct. Cynosbati 20,0, Fol. Rosmarini, Rad. Sambuci, Lign. Sassafras āā 10,0, Fol. Rutae, Fol. Trifolii fibr., Fol. Uvae Ursi, Viscum album, Lign. Santali, Fruct. Juniperi āā 5,0.

Equisetum ramosum verwendet man in der Mandschurei bei Augenentzündungen und als Adstringens.

Einige Arten enthalten Aconitsäure $C_6H_6O_6$, daher früher als Equisetsäure bezeichnet. Equisetum hiemale L. enthält 1,4 Proc. fettes Oel und 5,3 Proc. eines Weichharzes.

Die Verwendung der kieselsäurereichen Pflanzen zum Scheuern von Metallgeschirr (daher Zinnkraut) und zum Glätten oder Schachteln des Holzes (daher Schachtelhalm) ist bekannt.

Eriodictyon.

Gattung der **Hydrophyllaceae-Nameae.**

Eriodictyon glutinosum Benth. Heimisch in Kalifornien. **Yerba santa. Saint herb. Mountain-peach.** Unter demselben Namen werden auch die Blätter von **E. tomentosum Benth.** und **E. angustifolium Nutt.** verwendet.

Beschreibung. Die Blätter der erstgenannten Art sind lanzettförmig, bis 10 cm lang, 1—1,5 cm breit, am Rande geschweift-gezähnt, kurzgestielt, lederig. Oberseits sind sie grün, unterseits silberweiss, beim Zerreiben riechen sie aromatisch, sie schmecken schwach adstringirend und schleimig.

Der Querschnitt lässt beiderseits die Epidermis mit dicker, gefalteter Cuticula erkennen. Spaltöffnungen nur auf der Unterseite. Unter der Oberseite eine Reihe langer, gefächerter Palissaden, die Oxalatkrystalle enthalten sollen (von uns nicht gefunden). Schwammparenchym schmal. Auf beiden Seiten Drüsenhaare vom Bau der Labiatendrüsen. Die Nerven ragen auf der Unterseite sehr stark hervor, die dadurch entstehenden „Zellen" sind dicht mit dickwandigen, geschlängelten Haaren erfüllt. Die Blätter sind von ausgetrocknetem Harz und Oel klebrig, die in der Droge befindlichen Stengeltheile sind direkt mit einer Harzschicht überzogen.

Bestandtheile. Eine eigenthümliche Säure: Eriodictyonsäure zu 2,4 Proc., Ericolin, ein in Wasser löslicher Bitterstoff, zwei Harze, von denen das eine in

Alkohol, das andere in Aether (zu 9 Proc.) löslich ist, Gummi, ein glukosidischer Gerbstoff, ätherisches und fettes Oel.

Anwendung. Man verwendet die Blätter in Amerika bei entzündlichen Krankheiten der Athmungsorgane, besonders Bronchialkatarrh, am liebsten in Form des Fluidextraktes. — Viel besprochen ist die Fähigkeit der Blätter, die Geschmacksempfindung für „bitter" aufzuheben. Sie besitzen diese Fähigkeit nur in sehr geringem Maasse (vergl. Gymnema).

Sirupus Eriodictyi.

Rp.   Extr. fluid. Eriodictyi   2
Magnesiae ustae   1
Aquae destillatae   15
Sacchari   28.
F. l. a. sirupus.

Sirupus Eriodictyi aromaticus (Nat. Form.).

Rp.   Extracti Eriodictyi fluidi   32 ccm
Liquoris Kalii caustici (5 proc.)   25 „
Tincturae Cardamomi comp.
    (U-St.) s. S. 637   65 „
Olei Sassafras
Olei Citri   āā   0,5 „
Olei Caryophyllorum   1,0 „
Spiritus (94 Vol. Proc.)   32 „
Sacchari   800,0 g
Aquae q. s. ad   1 l.

Extractum Eriodictyi fluidum (U-St.). Extractum Yerba santa. Aus 1000 g gepulverten Blättern (Nr. 60) und q. s. einer Mischung von 800 ccm Weingeist (91 proc.) und 200 ccm Wasser im Verdrängungswege. Man befeuchtet mit 400 ccm, sammelt zuerst 900 ccm und verfährt weiter, so dass man lege artis 1000 ccm Fluidextrakt erhält.

Extractum Santa fluidum, von Eriod. Californicum Dcne., wird zu 1—4 ccm mehrmals täglich gegen chronischen Husten und Blasenkatarrh angewendet.

Eryngium.

Gattung der **Umbelliferae — Saniculoideae — Saniculeae.**

I. Eryngium campestre L. Mannstreu, Brachdistel. — Panicaut. — Chardon Roland. Heimisch in einem grossen Theile Europas, Nordafrika, südliches Sibirien.

Verwendung findet die Wurzel: **Radix Eryngii s. Lyringii s. Acus Veneris. — Racine de Panicaut** (Gall.).

Beschreibung. Bildet 10—15 cm lange, 5—10 mm dicke Stücke, die aussen grau, runzelig, höckerig sind. Die Rinde ist schwammig-blättrig, das Holz strahlig. Im Holz und in der Rinde findet sich Oxalat, in der Rinde Rhomboide und Drusen, im Holz Drusen.

Verwendung. Als Diureticum.

II. Als Diureticum und Sudorificum verwendet man in Nordamerika **E. aquaticum L.** als Fiebermittel und gegen Schlangenbiss, **E. foetidum L.,** in Cayenne und Jamaica, endlich als die Milchsekretion hemmendes Mittel: **E. maritimum L.**

Erythritum.

Erythrit. Erythrol. Erythromannit. Erythroglucin. Phycit. $C_4H_6(OH)_4$. **Mol. Gew. = 122.** Diese dem Glycerin und Mannit nahestehende Verbindung wird aus dem in verschiedenen Flechten vorkommenden „Erythrin" durch Einwirkung von Basen gewonnen. Man extrahirt die Flechten (Roccella tinctoria DC., Roccella fuciformis. Ach.) kalt mit verdünnter Kalkmilch, filtrirt und fällt aus dem Filtrat mit Salzsäure das Erythrin. Der gallertartige Niederschlag wird gut gewaschen und einige Stunden hindurch mit Kalkmilch gekocht. Man filtrirt, fällt den gelösten Kalk durch Einleiten von Kohlensäure und dampft zum Sirup ein, den man mit Sand vermischt und eintrocknet. Durch Extraktion des Rückstandes mit Aether wird zunächst Orcin entzogen. Alsdann zieht man mit

Wasser aus, fällt die konc. Lösung mit Alkohol, löst den Niederschlag nochmals in Wasser, entfärbt mit Thierkohle und lässt krystallisiren.

Quadratische Prismen von süssem Geschmack, sehr leicht löslich in Wasser, wenig löslich in Alkohol, unlöslich in Aether. Sie schmelzen bei 126° C. und sieden unter theilweiser Zersetzung bei etwa 330° C. Spec. Gew. = 1,451. Die Lösungen sind optisch inaktiv. Mit Hefe nicht vergährbar. Wird therapeutisch nicht verwendet.

† Erythritum tetranitricum. Erythrolum tetranitricum. Nitro-Erythrit. Nitro-Erythromannit. Erythrolnitrat. $C_4H_6(NO_3)_4$. Mol. Gew. = 302.

Zur Darstellung trägt man Erythrit in abgekühlte (!) rauchende Salpetersäure ein. Nachdem Auflösung erfolgt ist, lässt man kurze Zeit stehen und setzt zur Lösung ein gleiches Volumen konc. Schwefelsäure, wodurch die Verbindung ausgefällt wird. Man krystallisirt sie aus siedendem Wasser oder aus Alkohol um. Aus Alkohol krystallisiren farblose, grosse Krystallblätter, unlöslich in kaltem Wasser, löslich in siedendem Wasser und in Alkohol. · Schmelzpunkt 61° C. Sie explodiren durch Druck und Schlag, daher Vorsicht. Ihrer Konstitution nach ist die Verbindung ein Salpetersäureester des Erythrits, „Erythroltetranitrat".

Man giebt das Präparat bei Angina pectoris, Asthma, Herzkrankheiten, chronischer Nierenentzündung in alkoholischer Lösung (1 : 60) und zwar in Gaben von 0,03—0,06 g. Vorsichtig aufzubewahren.

Erythrophloeum.

Gattung der **Caesalpiniaceae — Dimorphandrae.**

I. Erythrophloeum guineense P. Don. Red-water-tree, Mancône, Bouvane des floupes. Heimisch in Sierra Leone. Verwendung findet die Rinde: **Cortex Erythrophloei. — Mancône-, Tali-, Sassy-Rinde. — Casca bark, Saxon bark, Doom bark.**

Beschreibung. Etwa 1 cm dicke Stücke, aussen matt zimmtbraun, unregelmässig längsrissig und quergerunzelt, innen schwärzlich. Auf dem Querschnitt erkennt man in der dunkelbraunen Grundmasse kleine, heller gefärbte Punkte, die gegen die Innenrinde durch eine ebenfalls heller gefärbte Zone abgegrenzt werden. In der Innenrinde die Punkte besonders zahlreich und gross. Die hellen Punkte werden gebildet von Gruppen stark verdickter poröser Steinzellen, ausser diesen in der Innenrinde vereinzelte Fasern. In einzelnen Zellen grosse Oxalatkrystalle. Der Weichbast ist aus Parenchym und zusammengefallenen Siebröhren geschichtet. Die Markstrahlen 1—2 Zellreihen breit. Im Parenchym Stärke und rothbrauner Inhalt, der mit koncentrirter Schwefelsäure schön roth wird.

Bestandtheile. Ein Alkaloid Erythrophloeïn $C_{20}H_{27}N_3O_2$ (?), bildet einen dicken hellen Sirup, auch die Salze sollen nur in Sirupform erhalten werden. Schwefelsäure löst mit gelber Farbe, später wird die Lösung am Rande rosa und grün. Fröhde's Reagens löst mit grüner Farbe, mit Schwefelsäure und Kaliumpermanganat wird es vorübergehend violett. Leicht löslich in Alkohol und Essigäther, wenig in Aether und Chloroform. Beim Kochen mit Säuren und Alkalien liefert es stickstofffreie Erythrophloeïnsäure und Manconin, einen dem Pyridin ähnlichen Körper.

Anwendung. In der Heimath der Pflanze dient die Rinde als Gifttrank bei Gottesurtheilen, wahrscheinlich auch als Pfeilgift. Bei uns als lokales Anästheticum angewendet; nach anderer Ansicht soll die Wirkung eine lähmende sein. Das Alkaloid ist ein Herzgift, es zeigt Digitalinwirkung, erinnert sie aber auch an die des Pikrotoxins. — Die geringe Aufnahme, die das Alkaloid gefunden hat, ist mit darauf zu schieben, dass zweifellos verschiedene Rinden auf Erythrophloeïn verarbeitet werden. Ein später in den Handel gekommenes Erythrophloeïn. hydrochloric. ist ein hellgelbes, amorphes Salz, das reine Digitalinwirkung hat. Die Zusammensetzung dieses neuen Alkaloids wird angegeben als $C_{28}H_{43}NO_7$ oder $C_{28}H_{45}NO_7$, es liefert mit Säuren eine vielleicht mit der Erythrophloeïnsäure identische Säure und **Methylamin**.

Als Lieferanten der Rinde werden auch genannt: **E. Coumingo Baill.**, von den Seychellen, **E. Adansonii** (?) aus Afrika, **E. chlorostachys Hennings** aus Australien und **E. Fordii Oliv.** aus China.

Eschscholtzia.

Gattung der **Papaveraceae — Papaveroideae — Eschscholtzieae.**

Eschscholtzia californica Chamisso. California Poppy. Von Kalifornien

bis Neumexiko, bei uns oft als Gartenpflanze kultivirt.

Beschreibung. Kraut mit feinzertheilten Blättern und langgestielten, gelben, orangefarbigen oder weissen Blüthen. Blüthenhülle und Staubblätter auf einer den Fruchtknoten scheidig umgebenden Ausbreitung der Blüthenachse schwach perigyn eingefügt, Griffel fädig, Frucht eine septicide Kapsel oder auch die Klappen sich von den Placenten lösend.

Bestandtheile. Alkaloide: Protopin $C_{20}H_{17}NO_5$. Chelerythrin $C_{21}H_{17}NO_4$ (vergl.: Chelidonium S. 725). Die Anwesenheit von Morphin in der Pflanze, die behauptet wurde, hat sich nicht bestätigt.

Anwendung und Wirkung. Die Pflanze gilt als schlafmachendes und schmerzmilderndes Mittel, sie soll im Stande sein, besonders in der Kinderpraxis das Opium zu ersetzen, zumal ihr die unangenehmen Nebenwirkungen des letzteren fehlen sollen. Man verwendet die ganze Pflanze in Dosen von 2—10 g, am liebsten als Fluidextrakt (1—2 ccm), in Pillen oder als Sirup.

Eucaïnum.

Unter „Eucaïnen" versteht man Derivate des γ-Oxy-Methylpiperidins, demnach also Verbindungen, welche enge Beziehungen zum Tropin und zum Cocaïn haben. Generell hat man Eucaïne mit Carboxylgruppen und solche ohne Carboxylgruppen zu unterscheiden. Die ersteren stellen völlige Analoga des Cocaïns dar.

I. † Alpha-Eucaïn. Eucaïn A. Eucaïnum hydrochloricum A. Unter den obigen Namen ist das salzsaure Salz des **Benzoyl-n-methyltetramethyl-γ-oxypiperidincarbonsäuremethylesters** zu verstehen. $C_{19}H_{27}NO_4 \cdot HCl + H_2O$. **Mol. Gew. = 387,5** (D.R.P. 90 245).

Darstellung. Die Tetramethyl-γ-oxypiperidincarbonsäure wird aus dem Triacetonamin durch Anlagerung von Cyanwasserstoff und Verseifen des entstandenen Cyanhydrins dargestellt. Von dieser Karbonsäure gelangt man zu dem Eucaïn-A, indem man den Hydroxylwasserstoff (mittels Benzoylchlorid) durch die Benzoylgruppe und den Carboxyl- und den Imidwasserstoff (durch Einwirkung von Jodmethyl) durch Methyl ersetzt. Die so erhaltene **freie Base** ist in Wasser schwer löslich, aus Alkohol oder Aether krystallisirt sie in grossen glasglänzenden Prismen vom Schm.-P. 104° C. — Sie löst sich leicht in Alkohol, Aether, Chloroform, Benzol. Durch Neutralisation der Base mit wässeriger Salzsäure erhält man das als „Eucaïn-A" oder Alpha-Eucaïn bezeichnete salzsaure Salz.

Triacetonamin.

Eigenschaften. Das salzsaure Eucaïn-A krystallisirt aus Wasser in glänzenden, luftbeständigen Blättchen oder Tafeln, die 1 Mol. Krystallwasser enthalten und in 11 Th.

Wasser von 15° C. zu einer neutralen oder sehr schwach sauren Flüssigkeit löslich sind. — Aus der wässerigen Lösung wird durch Ammoniak, ätzende und kohlensaure Alkalien die freie Base als klebriger, bald krystallinisch erstarrender Niederschlag gefällt. — Beim Erhitzen mit wenig (!) Eisenchloridlösung färbt sich die Lösung des salzsauren Alpha-Eucaïns vorübergehend gelb und orangeroth (Cocaïnchlorhydrat verhält sich ebenso). Fügt man zu 5 ccm einer 1 procentigen Lösung des Salzes drei Tropfen einer 5 procentigen Chromsäurelösung, so entsteht sogleich ein krystallinischer citronengelber Niederschlag. (Salzsaures Cocaïn giebt unter den gleichen Verhältnissen keinen Niederschlag.) — Versetzt man 5 ccm einer 1 procentigen Lösung des Salzes allmählich mit 3 ccm einer 10 procentigen Kaliumjodidlösung, so tritt zunächst Trübung auf, welche vorerst wieder verschwindet, in kurzer Zeit aber gesteht die Flüssigkeit zu einem dünnen Krystallbrei farbloser Blättchen von jodwasserstoffsaurem Eucaïn. (Salzsaures Cocaïn zeigt diese Reaktion nicht). — Die 5 procentige Lösung des Salzes giebt mit konc. Kaliumpermanganatlösung (s. Cocaïn) einen krystallinischen, violetten, mit Mercurichlorid einen weissen Niederschlag. — Auf Zusatz von Natriumsalicylatlösung entsteht zunächst eine harzige Ausscheidung, die durch Reiben sehr rasch in weisse Krystalle übergeht. — Durch Wasserstoffsuperoxyd wird das salzsaure Eucaïn-A zersetzt.

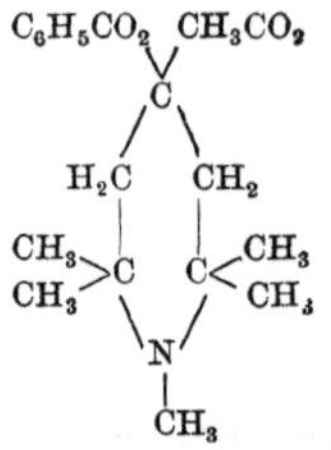

Prüfung. 1) Fällt man aus einer wässerigen Lösung von 0,5 g des Salzes die freie Base durch Zusatz von Ammoniak, schüttelt alsdann mit Aether aus, so soll der Verdampfungsrückstand (die freie Base) nach dem Trocknen im Wasserdampftrockenschranke bei 104—105° C. schmelzen. 2) 0,1 g des Salzes sollen, auf dem Platinbleche erhitzt, ohne einen Rückstand zu hinterlassen verbrennen.

Aufbewahrung. Vorsichtig. *Anwendung.* Das Eucaïn-A wirkt ebenso wie das Cocaïnchlorhydrat auf Schleimhäuten anästhesirend, überhaupt überall da anästhesirend, wo es zur Resorption gelangt. Man verwendet es daher als lokales Anästheticum zur Anästhesie der Cornea; es bewirkt keine Mydriasis, keine Accomodationsparese und übt keine schädliche Einwirkung auf die Cornea aus. Ferner zur Anästhesirung der Nasen- und Rachenschleimhaut, in der zahnärztlichen und urologischen sowie dermatologischen Praxis. Zur Verwendung gelangt gewöhnlich die 2 procentige Lösung, stärkere Lösungen können bei der Applikation auf die Cornea und bei subkutaner Anwendung reizend wirken. — Die Lösungen können sterilisirt werden, ohne dass sie sich zersetzen.

<table>
<tr><td>

Unguentum Alpha-Eucaïni 10 Proc.

Rp. Alpha-Eucaïni hydrochlorici 1,0
    Olei Olivarum   2,0
    Lanolini   7,0.
Zur Erzeugung von Anästhesie auf Schleimhäuten und Wunden (LIEBREICH).

</td><td>

Unguentum Alpha-Eucaïni cum Mentholo.

Rp. Alpha-Eucaïni hydrochlorici 1,0
    Mentholi   0,2
    Olei Olivarum   2,0
    Lanolini   7,0.
Bei juckenden Hämorrhoïden, Pruritus ani, Pruritus pudendorum.

</td></tr>
</table>

Nachweis des Alpha-Eucaïns im Cocaïn. Löst man 1 g Cocaïnchlorhydrat in 50 ccm Wasser und schüttelt mit 2 Tropfen Ammoniak, so bleibt die Lösung eine Zeit lang klar, während bei Anwesenheit von nur 2 Proc. Eucaïn milchige Trübung eintritt, die erst nach Zusatz von mehr Wasser verschwindet.

II. † Beta-Eucaïnum. Beta-Eucaïn. Eucaïn-B. Eucaïnum hydrochloricum B.

Unter den vorstehenden Namen ist das salzsaure Salz des Benzoylvinyldiacetonalkamins zu verstehen. $C_{14}H_{21}NO_2 \cdot HCl$. Mol. Gew. = 271,5. D.R.P. 97672. Diese Verbindung ist zu denjenigen Eucaïnen zu rechnen, welche Carboxylgruppen nicht enthalten.

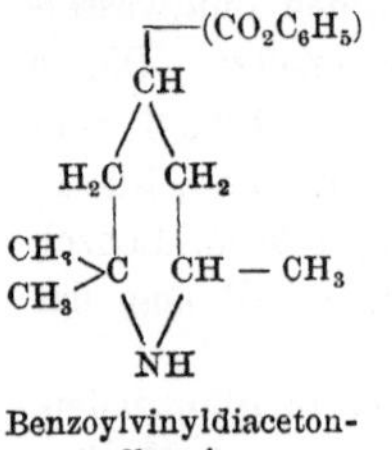

Darstellung. Vinyldiacetonamin, welches durch Einwirkung von Paraldehyd auf Diacetonamin erhalten ist, wird durch Reduktion mittels metallischen Natriums in Vinyldiacetonalkamin verwandelt und dieses mit Benzoylchlorid benzoylirt. Die freie Base wird alsdann durch Neutralisation mit Salzsäure in das salzsaure Salz verwandelt.

Eigenschaften. Ein farbloses Salzpulver von neutraler oder sehr schwach alkalischer Reaktion. Es löst sich in etwa 20 Th. Wasser von gewöhnlicher Temperatur. Diese Lösung kann gekocht (sterilisirt) werden, ohne dass sie Zersetzung erfährt.

In dieser 5 procentigen Lösung erfolgt durch Natronlauge, Natriumkarbonatlösung oder Ammoniak eine milchige Ausscheidung der freien Base, welche durch Aether gelöst wird. Durch Mercurichlorid entsteht keine Fällung. Durch Chromsäure entsteht in der Lösung ein pomeranzengelber, amorpher Niederschlag, der sich bald zusammenballt, und in viel Wasser löslich ist, also in sehr verdünnter Lösung überhaupt nicht entsteht. — In konc. Schwefelsäure ist es ohne Färbung löslich, diese Lösung wird auch durch Zugabe von etwas Salpetersäure nicht gefärbt. Mit Kaliumwismutjodid entsteht ein orangegelber, mit Pikrinsäure ein citronengelber und mit Phosphormolybdänsäure ein weisser Niederschlag. Fröhde's Reagens wird nicht gefärbt. Dampft man eine kleine Menge des Salzes mit Salpetersäure ein, so ist der Rückstand ungefärbt; befeuchtet man denselben mit alkoholischer Kalilauge, so tritt keine Färbung, wohl aber deutlich wahrnehmbarer Geruch nach Benzoësäureäthylester auf.

Aufbewahrung. Vorsichtig. *Anwendung.* Die 2—3 procentige Lösung bewirkt auf Schleimhäute gebracht oder subkutan injicirt, vollkommene Anästhesie. Die Empfindungslosigkeit der Hornhaut und Bindehaut des Auges tritt sehr schnell ein und dauert 15—20 Minuten. Es ist nur geringe Pupillenerweiterung vorhanden. Davon abgesehen ist das Beta-Eucaïn nur etwa $^2/_3$ so giftig als Alpha-Eucaïn.

Solutio anaesthetica haemostatica LEGRAND.

Rp.	Gelatinae purae	2,0
	Natrii chlorati	0,7
	Acidi carbolici cryst.	0,1
	Beta-Eucaïni	0,7
	Cocaïni hydrochlorici	0,3
	Aquae destillatae q. s. ad	100,0.

Die Lösung kann sterilisirt werden.

Unguentum Beta-Eucaïni 10 Proc.

Rp.	Beta-Eucaïni	1,0
	Olei Olivarum	2,0
	Lanolini	7,0.

Bei juckenden Hämorrhoïden, Pruritus ani, Pruritus pudendorum.

Unguentum Beta-Eucaïni cum Mentholo.

Rp.	Beta-Eucaïni	1.0
	Mentholi	0,2
	Olei Olivarum	2,0
	Lanolini q. s. ad	10,0.

Eucalyptolum.

Eucalyptolum (Ergänzb. U-St.). **Eucalyptol** (Gall.). **Eucalyptuskampher. Cineol. Cajeputol. Terpan. $C_{10}H_{18}O$. Mol. Gew. = 154.**

Dieser, in grösster Menge im ätherischen Oele von Eucalyptus globulus LABILLARDIÈRE, aber auch im ätherischen Oele anderer Eucalyptusarten vorkommende, sauerstoffhaltige Körper ist identisch mit dem aus dem Wurmsamenöl abgeschiedenen Cineol, ferner mit dem aus dem Cajeputöl abgeschiedenen Cajeputol, und mit dem Terpan von BOUCHARDAT und VOIRY. Er ist übrigens während der letzten 15 Jahre in sehr zahlreichen anderen ätherischen Oelen, u. a. auch im Myrtenöl nachgewiesen worden.

Darstellung. Man kühlt das Eucalyptusöl oder die zwischen 170—180° C. siedenden Antheile desselben in einer Kältemischung stark ab und leitet einen Strom trocknen Salzsäuregases ein, bis die Flüssigkeit zu einem Krystallbrei erstarrt ist. Die entstehende Eucalyptol-Salzsäureverbindung $C_{10}H_{18}O$. HCl wird scharf abgepresst, mit Wasser (in Salzsäure und Eucalyptol) zerlegt und das abgeschiedene Oel nochmals mit Salzsäure in gleicher Weise behandelt. Schliesslich wird das Eucalyptol mit etwas alkoholischer Kalilauge erwärmt, mit Wasser bis zum Entfernen der letzten Reste Salzsäure gewaschen, durch Chlorcalcium getrocknet und über metallischem Natrium rectificirt.

Eigenschaften. Das Eucalyptol bildet eine farblose, kampherartig riechende Flüssigkeit, die in Wasser nahezu unlöslich ist, sich dagegen mit absolutem Alkohol, Aether, Chloroform, Terpentinöl und fetten Oelen mischen lässt. Das spec. Gewicht ist bei 15⁰ C. = 0,930 (Ergänzb. U-St.) (Gall. = 0,940), der Siedepunkt liegt konstant bei 176—177⁰ C. (Gall. 174⁰ C.). Kühlt man das Eucalyptol in einer Kältemischung von Eis und Kochsalz ab, so erstarrt es vollkommen zu langen Krystallnadeln, deren Schmelzpunkt bei etwa — 1⁰ C. liegt. Die Ebene des polarisirten Lichtes beeinflusst Eucalyptol nicht, es ist optisch inaktiv.

Prüfung. Das Eucalyptol sei farblos, habe bei 15⁰ C. ein spec. Gewicht von 0,930 und destillire bei 176—177⁰ C. in seiner ganzen Menge über. — Befeuchtet man die Wandung eines Reagirglases mit etwas Eucalyptol und lässt dann Bromdampf einfliessen, so bilden sich an den Wandungen des Reagirglases ziegelrothe Krystalle eines Brom-additionsderivates $C_{10}H_{18}OBr_2$. (Charakteristische Reaktion.) — Es erstarre in einer Kälte-mischung zu langen Krystallnadeln, die bei — 1⁰ C. schmelzen (Terpene verhindern das Erstarren) und sei optisch inaktiv. (Terpene.) — Mit dem gleichen Volumen Paraffin. liquidum sei es klar mischbar. (Prüfung auf Wassergehalt.) — Es bildet lose Additions-produkte mit Brom (s. oben), Jod, Chlorwasserstoff, Jodwasserstoff, Bromwasserstoff, Phos-phorsäure, α- und β-Naphthol, auch mit Jodol, die theilweise zur Isolirung und Charakte-risirung des Eucalyptols zu benutzen sind.

Aufbewahrung. Vor Licht geschützt unter den indifferenten Arzneimitteln.

Anwendung. Eucalyptol dient äusserlich zu reizenden Einreibungen bei Rheu-matismus, Neuralgien. Ferner zum desinficirenden Wundverbande bei atonischen Ge-schwüren, Hospitalbrand, Gangrän (Verbandpäckchen der britischen Kolonialtruppen). Innerlich wird es bei chronischer Bronchitis, Lungengangrän, Asthma, katarrhalischen Affektionen der Harnwege und bei Intermittens gegeben. Man reicht mehrmals täglich 5 Tropfen in Gelatinekapseln oder in Emulsionsform.

Eulyptol, von Dr. SCHMELZ als energisches antifermentatives Mittel empfohlen. Dasselbe besteht aus 6 Th. Salicylsäure, 1 Th. Karbolsäure und 1 Th. Eucalyptusöl.

Capsules-Cognet. Sind Gelatinekapseln, von denen jede 0,03 g Eucalyptol, 0,03 g Kreosot und 0,05 g Jodoform enthält.

Eucalypteol, Eucalyptenum hydrochloricum. Terpilendichlorhydrat. $C_{10}H_{16} . 2HCl = 209$. Wird durch Einwirkung von Salzsäuregas auf Eucalyptol erhalten. Farblose, perlmutterartige Lamellen, in Wasser unlöslich, in Alkohol, Aether und Chloro-form leicht löslich. Schm.-P. 50⁰ C., Siedep. 115⁰ C. Als innerliches Antisepticum bei Typhus, Diarrhoe u. s. w. zu 1—2 g. Vor Licht geschützt aufzubewahren.

Eucalypto-Resorcin. Man erwärmt 10 Th. Resorcin mit 15 Th. Eucalyptol, lässt erkalten und reinigt die Krystallmasse durch Umkrystallisiren aus 95 proc. Alkohol. — Weisses, krystallinisches Pulver, in Alkohol, Aether und Chloroform löslich, in kaltem Wasser unlöslich. In siedendem Wasser schmilzt es zu öligen Tropfen. Bei 100⁰ C. subli-mirt es unter Entwickelung kampherähnlichen Geruchs. Zu antiseptischen Inhalationen in alkoholischer Lösung bei Phthisis mit stinkendem Auswurf. Vor Licht geschützt auf-zubewahren.

Eucalyptol-Jodoform. Eine Auflösung von 5 Th. Jodoform in 95 Th. Eucalyptol, zum äusserlichen Gebrauche.

Eucalyptol-Gaze nach LISTER, 4 Proc. Rp. Eucalyptoli 40,0, Resinae Dammar 240,0, Paraffini 360,0, Hydrophile Gaze (22—25 m) 1000,0. Bereitung wie Karbol-Gaze nach LISTER, S. 30.

Eucalyptol-Gaze nach NUSSBAUM, 7$^1/_2$ Proc. Rp. Eucalyptoli 100,0, Spiritus 96 proc. 500,0. Man löst und setzt hinzu Aquae destillatae fervidae 900,0. Mit dieser Mischung tränkt man 1000,0 hydrophile Gaze, presst bis auf 2250,0 ab und trocknet auf Schnüren oder Holzstäben.

Fliegen- und Mückenessenz (DIETERICH). A) Zum Gebrauch im Zimmer. Rp. Eucalyptoli, Aetheris acetici āā 10,0, Spiritus coloniensis 40,0, Tincturae Chrysanthemi 50,0. B) Im Freien. Rp. Eucalyptoli, Olei Lauri expressi, Aetheris āā 10,0. Spiritus (90 Vol. Proc.) 70,0.

Fliegen- und Mückenöl, Bremsenöl (DIETERICH). Rp. Olei Lauri expressi, Euca-lyptoli āā 50,0, Nitrobenzoli 100,0, Petrolei 300,0, Olei Rapae 500,0, Chlorophylli 2,0.

Fliegen- und Mückenstifte (DIETERICH). Rp. Eucalyptoli 4,0, Olei Anisi 1,0, Paraffini liquidi 45,0, Paraffini solidi 50,0. Man giesst in Metallstanzen aus.

Eucalyptol-Opodeldoc. Rp. Saponis pro Opodeldoc 90,0, Spiritus (90 Vol. Proc.) 750,0, Camphorae 45,0, Mentholi 7,5, Eucalyptoli 22,5, Liquoris Ammonii caustici (10 Proc.) 45,0.

Eucalyptus.

Gattung der **Myrtaceae — Leptospermoideae — Leptospermeae — Eucalypti-nae.** Mit Ausnahme weniger Arten, die im malayischen Gebiet und auf Neu-Guinea vorkommen, auf Australien und Tasmanien beschränkte, artenreiche Gattung, die arzneilich verschiedentlich verwendet wird. Es kann im Folgenden nur eine kurze Zusammenstellung gegeben werden. Man verwendet:

I. Die Blätter **Folia Eucalypti** (Ergänzb.). **Folium Eucalypti** (Helv.). **Eucalyptus** (U-St.). — **Eucalyptusblätter.** — **Feuilles d'eucalyptus** (Gall.). — **Eucalyptus-leaves.** Von **Eucalyptus Globulus Labillardière.** Fieberbaum. Gum Tree. Blue Gum Tree. Fever Tree. Heimisch in Neu-Südwales und Tasmanien, durch die Kultur weit verbreitet in wärmeren Gegenden, da der Baum seiner Schnellwüchsigkeit wegen sich sehr zur Entwässerung feuchter Fiebergegenden (Fever-Tree) eignet.

Beschreibung. Die Blätter des Baumes sind dimorph, die zuerst an den Zweigen entstandenen sind gegenständig, ungestielt, eiförmig mit herzförmigem Grunde, an der Pflanze wagerecht gestellt. Diese normale Stellung kommt auch im Bau zum Ausdruck. Diese Blätter sind bifacial gebaut, d. h. sie haben Palissaden nur an der Epidermis der Oberseite. Die später an den Zweigen entstehenden Blätter stehen zerstreut, sie sind gestielt, der Blattstiel gedreht. Die Lamina ist sichelförmig oder schmal-lanzettförmig, lang zugespitzt, ganzrandig, am verdickten Rande etwas umgebogen, am Grunde schief gerundet oder in den Stiel etwas zusammengezogen, 20 cm und darüber lang. Farbe graugrün. Von dem wenig starken Primärnerven gehen beiderseits die Sekundärnerven am Grunde des Blattes unter einem Winkel von etwa 50°, in der Mitte von 40°, gegen die Spitze von 30° ab, sie bilden in einiger Entfernung vom Blattrand einen sehr ausgeprägten Randnerven. Beiderseits etwas höckerig und durchscheinend punktirt.

Cuticula auf beiden Epidermen dick, die Zellen der letzteren beiderseits polygonal und mit Stomatien. Beiderseits 2 oder 3 Reihen von Palissaden, in der Mitte schmales Schwammparenchym. Reichlich Oelbehälter und im Mesophyll Einzelkrystalle und Drusen von Kalkoxalat. Ausserdem nicht selten im Blatt Korkwucherungen, die dasselbe als braune Punkte durchsetzen. Geruch angenehm aromatisch, Geschmack ebenso und etwas bitterlich.

Bestandtheile. In den trocknen Blättern 1,6—3,0 Proc. ätherisches Oel (siehe S. 1064), ferner Gerbstoff, Harz, Bitterstoff etc.

Handelswaare. Pharmaceutisch verwendet werden nur die soeben beschriebenen, sichelförmigen, monofacial gebauten Blätter, sie kommen meist aus Italien und Nordafrika zu uns.

Aufbewahrung. Vergl. S. 307 Fussnote.

Anwendung. Dieselbe beschränkt sich fast ausschliesslich auf das ätherische Oel (s. unten) und die Tinktur. Letztere verwendet man bei Magen- und Darmkatarrh sowie Blasenleiden; mit Wasser verdünnt zu Gurgelwässern, zum Wundverband.

Alcoolatura Eucalypti (Gall.). Aus frischen Eucalyptusblättern wie Alcoolat. Digitalis Gall. (S. 1041).

Aqua Eucalypti. Hydrolatum Eucalypti. Eau distillée d'Eucalyptus (Gall.). Wie Eau de Camomille Gall. (S. 716) zu bereiten.

Cigarettes d'eucalyptus (Gall.). Sollen jede 1 g Eucalyptusblätter enthalten.

Extractum Eucalypti fluidum. Eucalyptus - Fluidextrakt. Extrait fluide d'eucalyptus. Fluid Extract of Eucalyptus. Helv. 100 Th. Eucalyptusblatt (IV) erschöpft man im Perkolator mit q. s. Weingeist (94 proc.). Man befeuchtet mit 35 Th., sammelt zuerst 85 Th. und stellt weiter l. a. 100 Th. Fluidextrakt her. Bräunlichgrün, von kampherähnlichem Geruch, mit Wasser trübe mischbar. — U-St Aus 1000 g Eucalyptusblätterpulver (Nr. 40) und einer Mischung von 750 ccm Weingeist (91 proc.) und 250 ccm Wasser im Verdrängungswege. Man befeuchtet mit 400 ccm, sammelt zuerst 900 ccm und verfährt weiter l. a., so dass man 1000 ccm Fluidextrakt erhält.

Ptisana de folio Eucalypti. Tisane d'eucalyptus (Gall). Wie Tisane de buchu (S. 511).

Sirupus Eucalypti. Syrupus de Eucalypto (Gall.). Wie Sirupus Chamomillae Gall. (S. 716) zu bereiten.

Tinctura Eucalypti. Eucalyptustinktur. Teinture d'eucalyptus. Ergänzb.: 1 Th. mittelfein zerschnittene Eucalyptusblätter, 5 Th. verdünnter Weingeist. — Helv. Aus Eucalyptusblatt (IV.) wie Tinct. Cannabis indicae Helv. (S. 592). — Gall. Aus grob gepulverten Blättern wie Tinct. Cinnamomi Gall. (S. 843).

Vinum Eucalypti. Vinum de Eucalypto. Vin ou oenolé d'eucalyptus (Gall.). Wird wie Vinum Colombo Gall. (S. 937) bereitet.

Aquae dentifricia antiseptica (Ergänzb.).
Antiseptisches Mundwasser.

Rp.	Olei Eucalypti	1,5
	Thymoli	
	Olei Menthae piperit.	āā 1,0
	Olei Citri	2,0
	Chloroformii	5,0
	Glycerini	10,0
	Spiritus	100,0.

Aqua dentifricia cum Eucalypto.
Eucalyptus-Zahnwasser.

Rp.	Eucalyptoli	20,0
	Mentholi	20,0
	Olei Caryophyllor.	5,0
	Olei Gaultheriae	1,0
	Aetheris acetici	10,0
	Chlorophylli	q. s.
	Spiritus (90 proc.)	1000,0.

Elixir Eucalypti (Nat. Form.)

Rp.	Extracti Eucalypti fluidi	
	Spiritus (94 Vol. Proc.)	āā 125,0 ccm
	Magnesii carbonici	16,0 g
	Sirupi Coffeae	375,0 ccm
	Elixir Taraxaci compositi	375,0 „

Ist öfter zu schütteln und nach 48 Stunden zu filtriren.

Formalinum eucalyptatum.

Rp.	Formalini (40 proc.)	25,0
	Tincturae Eucalypti	5,0
	Spiritus	170,0.

Diese angenehm riechende Flüssigkeit enthält in 1 Theelöffel (5 g) 0,25 reines Formol.

Pasta dentifricia eucalyptata
Eucalyptus-Zahnpasta.

Rp.	Calcii carbonici praecip.	50,0
	Saponis medicati	15,0
	Amyli Tritici	15,0
	Olei Eucalypti	1,0
	Olei Menthae piperit.	0,3
	Olei Geranii	0,3
	Olei Caryophyllorum	0,1
	Olei Anisi	0,1
	Glycerini	
	Phloxini	āā q. s.

Siehe Zahnpasten S. 554.

Pulvis antisepticus.

Rp.	Aluminis pulver.	
	Boracis pulver.	āā 50,0
	Acidi carbolici cryst.	
	Olei Eucalypti	
	Olei Gaultheriae	
	Mentholi	
	Thymoli	āā 5,0.

Remedia contra Insecta.
Mittel gegen lästige Insekten.
a. Bremsenmittel.

1. Rp. Olei Eucalypti 1,0
   Olei Lauri expressi 4,0.

Zum Einreiben an Hals, Seiten u. s. w.

2. Rp. Aquae Eucalypti 1000,0
mischt man mit
   Creolini q. s.
so dass eben eine milchige Trübung entsteht.
Mittels eines Schwammes aufzutragen.

3. Rp. Olei Eucalypti
   Olei Lauri
   Olei Caryophyll āā 50,0
   Tinct. flor. Pyrethri 850,0.

b. Mittel gegen Fliegen.
Fliegenessenz.

Rp.	Eucalyptoli	10,0
	Aetheris acetici	10,0
	Tinctur. Flor. Pyrethri	30,0
	Aquae Coloniensis	50,0.

Mit 3 Th. Wasser verdünnt zum Bestreichen der Haut, Kopf und Barthaare; mit 10 Th. Wasser gemischt zum Verstäuben in den Zimmern.

Fliegenpuder.

Rp.	Eucalyptoli	5,0
	Talci veneti	10,0
	Amyli	85,0.

Mittels eines Wattebausches betupft man hiermit öfters Kopf und Hände.

Fliegensalbe. Fliegenstift.

Rp.	Paraffini solidi	50,0
	Paraffini liquidi	45,0
	Eucalyptoli	4,0
	Olei Anisi	1,0.

Zum Einreiben der unbedeckten Körpertheile. Man verabfolgt die Salbe in Schiebedosen.

Streupulver.

Rp.	Eucalyptoli	1,0
	Rhizomatis Iridis	4,0
	Amyli pulv.	15,0.

Mittels einer Streubüchse oder eines Gazebeutels zu verstäuben.

Mückengeist. Mückenspiritus.
(VOMÁČKA.)

Rp.	Eucalyptoli	15,0
	Aetheris acetici	15,0
	Olei Tanaceti	5,0
	Naphtholi	5,0
	Spiritus saponati	30,0
	Spiritus camphorati	30,0.

Schnupfen-Riechmittel (Nat Drugg.).

Rp.	Acidi carbolici	
	Olei Eucalypti	
	Jodi	āā 1,0
	Alkohol absoluti	2,0
	Liquoris Ammonii caust.	4,0.

Spiritus saponato-camphoratus eucalyptatus.
Eucalyptus-Opodeldok.

Rp.	1. Saponis oleacei	100,0
	2. Spiritus	770,0
	3. Camphorae	50,0
	4. Mentholi	7,5
	5. Olei Eucalypti	22,5
	6. Liquoris Ammonii caust.	50,0.

1 in der Wärme in 2 lösen, dann 3 und zuletzt 4—6 zufügen.

Tela eucalyptata.
Eucalyptus-Gaze
I. 4 proc. nach LISTER.

Rp.	Olei Eucalypti	40,0
	Resinae Dammar	240,0
	Paraffini solidi	360,0
	Telae hydrophil.	1000,0 (22—25 m).

Vergl. Tela carbolisata S. 31 c.

II. 7¹/₂ proc. nach NUSSBAUM.

Rp. Olei Eucalypti 100,0
Alcohol. absoluti 500,0
Aquae destillat. fervid. 900,0.

Mit der Lösung tränkt man
Telae hydrophil. 1000,0 (22—26 m),
presst bis zum Gewicht von 2250,0 und trocknet
auf Holzstäben oder Schnüren.

Unguentum Eucalypti (Brit.).
Eucalyptus-Ointment.

Rp. Olei Eucalypti 30,0
Paraffini duri
(Schm. P. 54,4—57,2° C.) 120,0
Paraffini mollis
(Schm. P. 35,5—38,9° C.) 150,0.

Oleum Eucalypti (Brit. U-St. Ergänzb.). Oleum Eucalypti Globuli. Eucalyptusöl. Essence d'Eucalyptus (Gall.). Oil of Eucalyptus.

Von der überaus grossen Anzahl der Eucalyptusöle findet hauptsächlich das Oel von Eucalyptus Globulus Labill. medicinische Verwendung (U-St. Gall. Ergänzb.); nur Brit. lässt neben diesem Oele auch die Oele anderer Eucalyptusarten zu, wenn sie nur die weiter unten besprochenen Eigenschaften haben. Man pflegt im pharmaceutischen Sprachgebrauch das Globulus-Oel einfach als Eucalyptusöl zu bezeichnen.

Darstellung. Eucalyptusöl wird in Australien, Californien, Algier und Portugal aus frischen Blättern durch Dampfdestillation gewonnen. Ausbeute etwa 0,7 Proc. Das rohe Oel ist wegen seiner stark zum Husten reizenden Nebenbestandtheile: Valeraldehyd Amylalkohol etc. nicht direkt brauchbar; es kann zu medicinischen Zwecken erst verwendet werden, nachdem diese Körper durch fraktionirte Destillation über Kalk oder Natronlauge entfernt worden sind.

Eigenschaften. Rektificirtes Eucalyptusöl ist ein farbloses oder hellgelbes, dünnflüssiges, angenehm erfrischend riechendes Liquidum vom spec. Gewicht 0,910—0,930 (Brit.), [0,915—0,925 (U-St.), 0,920—0,925 Ergänzb.]. Das Globulus-Oel ist stets rechtsdrehend (+ 1 bis + 15° im 100 mm-Rohr) und unterscheidet sich dadurch von dem phellandrenhaltigen Oel von Eucalyptus amygdalina, das stark nach links dreht. Es löst sich klar in 3 Th. Spiritus dilutus auf. Trägt man in 5 Th. auf 50° C. erwärmtes Eucalyptusöl allmählich 1 Th. zerriebenes Jod ein, so erstarrt die Mischung beim Erkalten zu einem Krystallbrei (Ergänzb.), der aus Cineoljodid, $C_{10}H_{18}OJ_2$ besteht. Fügt man zu gut gekühltem Eucalyptusöl in kleinen Portionen die gleiche Menge sirupöse Phosphorsäure vom spec. Gewicht 1,750 (siehe S. 90) unter Umrühren hinzu, so entsteht ein halbfestes, durch Feuchtigkeit zersetzliches Additionsprodukt (Brit.) von Cineol und Phosphorsäure ($C_{10}H_{18}O . H_3PO_4$?). Wie bereits erwähnt, werden von der Brit. auch die Oele anderer Eucalyptusarten zugelassen, wenn sie ein zwischen 0,910 und 0,930 liegendes spec. Gewicht haben, den polarisirten Lichtstrahl nach keiner Richtung mehr als 10° ablenken, die eben beschriebene Phosphorsäure-Reaktion halten und mit Natriumnitrit und Eisessig (siehe später unter Oel von Eucalyptus amygdalina) keine krystallinische Masse bilden (Abwesenheit grösserer Mengen von Phellandren).

Bestandtheile. Die charakteristischsten Eigenschaften des Eucalyptusöls werden durch das bei 176° siedende Cineol oder Eucalyptol, $C_{10}H_{18}O$, das 60—70 Proc. der Gesammtmenge ausmacht, bedingt. Von Terpenen ist nur Rechts-Pinen, $C_{10}H_{16}$, sicher nachgewiesen, während die Anwesenheit von Camphen und Fenchen als wahrscheinlich angenommen wird. In den um 200° C. siedenden Antheilen findet sich der Ester eines specifisch schweren, linksdrehenden, noch nicht näher untersuchten Alkohols. Das Rohöl enthält Valeraldehyd, Butyraldehyd und Capronaldehyd, Aethylalkohol und Amylalkohol, sowie niedere Fettsäuren.

Anwendung. Eucalyptusöl wird meistens äusserlich zu Salben und Einreibungen (bei Neuralgien) oder zum Einathmen (als Schutzmittel gegen Influenza) gebraucht. Es bildet ferner einen Bestandtheil derjenigen Einreibungen, die zur Abwehr von Mücken und Schnaken verwendet werden.

Ebenfalls durch einen hohen Eucalyptolgehalt ausgezeichnet und in ihren Eigenschaften dem Globulus-Oel ähnlich sind die Oele aus den Blättern folgender Eucalyptusarten:

Oleum Eucalypti odoratae BEHR. Oelausbeute 1,4 Proc., spec. Gewicht 0,899 bis 0,925; optisch linksdrehend. Das Oel enthält neben Eucalyptol noch Cuminaldehyd.

Oleum Eucalypti oleosae F. v. Müll. Ausbeute 1,25 Proc., spec. Gew. 0,906 bis 0,926; optisch rechsdrehend. Bestandtheile: Eucalyptol und Cuminaldehyd.

Oleum Eucalypti dumosa. Ausbeute 1 Proc., spec. Gew. 0,884—0,915; rechtsdrehend, eucalyptolhaltig.

Oleum Eucalypti rostratae Schlechtd. Ausbeute 0,1 Proc., spec. Gew. 0,912 bis 0,925; in der Regel rechtsdrehend. Bestandtheile: Eucalyptol, Valeraldehyd.

Oleum Eucalypti Amygdalinae. Sehr arm an Cineol (Eucalyptol) ist das zum Parfümiren von billigen Seifen vielfach verwendete Oel von Eucalyptus amygdalina Labill. Es riecht pfefferartig, hat das spec. Gewicht 0,850—0,886 und dreht den polarisirten Lichtstrahl im 100 mm-Rohre 25 bis 70° nach links. Es ist unlöslich in Spiritus dilutus und erfordert zur Lösung meist mehr als 6 Th. Spiritus. Versetzt man das mit dem doppelten Vol. Petroläther verdünnte Oel mit einer koncentrirten, wässrigen Auflösung von Natriumnitrit, so entsteht nach Hinzufügen von Essigsäure in kleinen Portionen eine breiartige Masse verfilzter nadelförmiger Kryställchen von Phellandrennitrit, $C_{10}H_{16}N_2O_3$ (Schm.-P. 105° C.).

Nicht alle Eucalyptusöle führen Eucalyptol. Einige wie die von Eucalyptus citriodora Hooker, Eucalyptus maculata und Eucalyptus dealbata A. Cunn. enthalten Citronellal, $C_{10}H_{18}O$, als charakteristischsten Bestandtheil. Citral, $C_{10}H_{16}O$, findet sich in den Oelen von Eucalyptus Staigeriana F. v. Müll. und von Bockhousia citriodora F. v. Müll. Die Destillate der Blätter von Eucalyptus haemastoma Sm. und von Eucalyptus piperita Sm. sind durch einen pfefferminzartigen Geruch ausgezeichnet, der möglicher Weise auf einen Gehalt des Oeles an Menthon zurückzuführen ist. Alle nicht eucalyptolreichen Oele werden bisher nur in beschränkten Mengen in der Seifenfabrikation und Parfümerie angewendet.

Cineol ist die Bezeichnung einer Mischung von Eucalyptus-, Cajeput- und Terpentinöl (Karlsruher Ortsges.-Rath).

Eucalyptus-Globulin von Bense & Eicke, ein Kesselsteinmittel, ist ein alkalischer Auszug von Rinde und Holz des Blaugummibaumes.

Euformol ist ein Antisepticum aus Eucalyptusöl, Gaultheriaöl, Thymol und Menthol (Riedel).

Eunol, α- und β-, sind Verbindungen von α- und β-Naphthol mit Eucalyptol. Gegen Hautkrankheiten benutzt. (Gehe.)

Euthymol, ein Antisepticum, enthält Eucalyptusöl, Wintergreenöl, Borsäure, Thymol und das Fluidextrakt von Baptisia tinctoria. (Thoms.)

II. Eine Anzahl von Arten sind des reichen Gerbstoffgehaltes verschiedener Theile wegen von Bedeutung: Die Rinde vom **Eucalyptus leucoxylon F. v. M.** enthält 41,09 Proc. Gerbstoff, die Blätter der **E. macrorhyncha F. v. M.** enthalten 18,4 Proc. Gerbstoff, von **E. obliqua L'Hér.** 17,2 Proc., **E. stellulata Sieb.** 16,62 Proc., **E. Gunnii Hooker** 16,6 Proc., auf **E. rostrata Schlchtd.** vorkommende Gallen enthalten 43,40 Proc.

III. Ferner liefern eine Anzahl Arten Kino und Gummi. Beides lässt sich anscheinend nicht scharf trennen, insofern das Sekret mancher Arten als adstringirend schmeckendes Gummi beschrieben wird und anderseits manche Kinosorten beim Behandeln mit Alkohol ein Gummi hinterlassen. Das austretende Sekret ist zuerst farblos, wird aber an der Luft bald roth bis schwarz.

Am besten bekannt ist das Kino vom **Eucalyptus rostrata Schlechtd. Eucalyptus Gum** (Brit.). Es bildet eine brüchige Masse und ist von purpurner oder mehr brauner Farbe, das Pulver ist ockerfarben. Es löst sich in 90 proc. Alkohol trübe hellbraun oder orangefarben, in Wasser zu 80—90 Proc. Es soll Catechin und Gerbstoff 84,3 Proc. enthalten (Gerbstoff 46,22 Proc.), Holzstoff 0,3 Proc., Wasser 15,2 Proc., Asche 0,2 Proc. In einigen Arten, z. B. **E. hemiphloia F. v. M.**, sind als beim Lösen trübende Substanzen Eudesmin und Aromadendrin ermittelt worden; letzteres hat die Zusammensetzung $C_{29}H_{26}O_3$, Schmelzpunkt 216° C., es ist weiss, krystallinisch, löslich in Aether, Essigäther, Alkohol und Amylalkohol, unlöslich in Chloroform, Benzol und Petroläther.

Gerbstoffgehalt einiger Kinosorten: **E. macrorrhyncha F. v. M.** 78,72 Proc., **E. stellulata Sieb.** 69,96 Proc., **E. piperita Sm.** 62,12 Proc.

Trochisci Eucalypti Gummi. Eucalyptus Gum Lozenge (Brit.). Mit Fruit Basis (vergl. Ribes) formt man Pastillen, deren jede 0,0648 g Eucalyptus - Gummi enthält.

IV. Einige Arten liefern der Manna ähnliche Stoffe, so durch den Stich der **Cicada moerens Eucalyptus viminalis Labill., E. mannifera Mudie, E. resinifera Smith, E. Gunnii Hook.** Die Manna der zuletzt genannten Art enthält eine bei 87° C. schmelzende Melitriose, die ein Kondensationsprodukt von Galaktose, Glukose und Fruktose sein soll.

V. 1874 wurde ein angeblich von **Eucalypten** gesammelter Honig als hervorragendes Heilmittel empfohlen. Es zeigte sich, dass es sich dabei um gewöhnlichen, mit Eucalyptusöl parfümirten Honig handelte. Dass indessen die Bienen in Australien auch von Eucalypten Honig sammeln, ist zweifellos und durch das Auffinden zahlreicher Pollenkörner von Eucalyptus in demselben erwiesen. Echter Eucalyptushonig enthielt 1 Proc. Galaktose, ferner viel Glukose und viel Fruktose.

Euchininum.

Mit dem vorstehenden Namen wird der von den Chininfabriken ZIMMER & Co. in Frankfurt a. M. dargestellte und in den Verkehr gebrachte „Aethylkohlensäureäther des Chinins" bezeichnet. $C_2H_5CO_3 \cdot C_{20}H_{23}N_2O$. **Mol. Gew. = 396.**

Die Darstellung dieser Verbindung erfolgt fabrikmässig durch Einwirkung von Chlorkohlensäure - Aethylester auf Chinin $C_2H_5 \cdot CO_2Cl + C_{20}H_{24}N_2O_2 = HCl + C_2H_5 \cdot CO_3 \cdot C_{20}H_{23}N_2O$.

Eigenschaften. Zarte, weisse, fast geschmacklose Nadeln, noch leichter und seidenglänzender wie das leichte Chininsulfat, in Wasser schwer löslich, in Alkohol, Aether und Chloroform leicht löslich. Es reagirt alkalisch, schmilzt bei 95° C., giebt die Thalleiochin-Reaktion, aber keine dem Herapathit analoge Verbindungen (s. S. 745 u. 839). Mit Säuren geht es leicht lösliche, salzartige Verbindungen bez. leicht lösliche Salze ein. Die mit Schwefelsäure oder Salpetersäure bereiteten Lösungen fluoresciren mindestens ebenso stark wie die entsprechenden Chininlösungen. Die Salze schmecken, soweit sie löslich sind, bitter. Das gerbsaure Salz ist unlöslich. — Uebergiesst man etwa 0,2 g des Euchinins mit 2—3 ccm Natronlauge, fügt einige Körnchen Jod hinzu und erwärmt, so tritt vorübergehend ein schwacher Geruch nach Jodoform auf. (Vorhandensein der Aethyl-Gruppe.) In seinen Lösungen erzeugen die üblichen allgemeinen Alkaloidreagentien Niederschläge.

Prüfung. 1) Das Euchinin sei farblos und fast geschmacklos, auf angefeuchtetes Lackmuspapier von schwach alkalischer Reaktion. 2) Es schmelze bei 95° C. 3) Die mit Salpetersäure bereitete Lösung werde weder durch Silbernitrat noch durch Baryumnitrat verändert (Verwechslungen mit Chininhydrochlorid oder Chininsulfat, die aber schon durch die Geschmacksprobe erkannt werden). 4) Es verbrenne auf dem Platinbleche ohne einen Rückstand zu hinterlassen.

Anwendung. Das Euchinin wird als nicht oder nur wenig unangenehm schmeckender Ersatz des Chinins überall da angewendet, wo letzteres wegen des bitteren Geschmacks nur mit Schwierigkeit gegeben werden kann, also z. B. in der Kinderpraxis; 1,5 —2,0 g sind gleichwerthig mit 1 g Chininchlorhydrat. Man giebt es sowohl in den bekannten Arzneiformen, als auch mit Milch, Suppe, Chokolade und dergl. verrührt. Die Nebenwirkungen sollen geringer sein als nach Chinin. Angewendet bei Influenza, Keuchhusten, Phthise, auch als typisches Antipyreticum mit Erfolg.

Euchininum tannicum. Eine dem Chininum tannicum analoge Verbindung von Euchinin mit Gerbsäure, welche rund 33 Proc. Euchinin enthält. Ein gelbliches Pulver, in Wasser nur wenig löslich, ohne bitteren Geschmack. In der Kinderpraxis an Stelle des Euchinins verwendet.

Eugenia.

Gattung der **Myrtaceae — Myrtoideae — Myrteae — Eugeniinae.**

I. Eugenia caryophyllata (vergl. S. 663).

II. Eugenia Cheken Hooker et Arnott. Heimisch in Chile. Man verwendet die Blätter und dünnen Zweige.

Beschreibung. Die Blätter sind 1—4 cm lang und halb so breit, elliptisch bis eiförmig, starr, zart gerunzelt, hellgrün, kurz gestielt, am Rande umgebogen, beiderseits kahl. Gegen das Licht gehalten, scheinen Sekretbehälter durch. Zellen der Epidermis beiderseits wellig, Stomatien nur auf der Unterseite. An der Oberseite kurze Palissaden. Im Blattgewebe grosse Sekretbehälter, die bis an die Epidermis der Oberseite reichen. Gefässbündel mit Faserbelag. Geruch gewürzhaft, Geschmack anfangs ebenso, später stark bitter.

Bestandtheile. 1 Proc. ätherisches Oel, das Cineol und Rechtspinen enthält, ferner zu 0,08 Proc. krystallinisches Chekenon $C_{40}H_{44}O_8$, krystallinisches Chekenin $C_{12}H_{11}O_3$, amorphes Chekenbitter und Chekenitin $C_{11}H_7O_6 . H_2O$, endlich Gerbstoff. 9,48 Proc. Asche

Verwendung. Als tonisches, expektorirendes, diuretisches und antiseptisches Mittel, am liebsten in Form des Fluidextraktes in Dosen von 4—12 ccm.

III. Eugenia acris Wight et Arnott. In Westindien. Aus den Blättern destillirt man ätherisches Oel, das wie das von Myrica acris (vergl. dort) als **Bayöl** bezeichnet wird. Das Oel ist zu 2,0—2,5 Proc. in den Blättern enthalten. Spec. Gewicht 0,965—0,985. Drehung (100 mm-Rohr) — 2°. Das frische Oel löst sich in gleichviel 90 proc. Alkohol auf, älteres nicht mehr. Es enthält Eugenol $C_{10}H_{12}O_2$, Myrcen $C_{10}H_{16}$, Chavicol $C_9H_{10}O$, Methyleugenol $C_{11}H_{14}O_2$, Methylchavicol $C_{10}H_{12}O$, Phellandren $C_{10}H_{16}$, Citral $C_{10}H_{16}O$.

Das Oel wird mit Ol. Terebinth. verfälscht. Zum Nachweis desselben destillirt man von 10 ccm langsam 1 ccm ab, mischt das Destillat mit 1 ccm Amylnitrit und 2 ccm Eisessig. Dann setzt man tropfenweise unter Schütteln und Abkühlen so lange gleiche Mengen Eisessig und Salzsäure zu, als noch Blaufärbung entsteht. Bei Anwesenheit von Pinen aus Ol. Terebinth. entsteht ein weisser Niederschlag von Pinennitrosochlorid. Noch 10 Proc. sind nachzuweisen.

IV. Andere Arten: **Eugenia lucidula Miq.** Die Früchte werden unter dem Namen Daden Salen als Gewürz verwendet. **Eugenia Sandwicensis Asa Gray** und **Eugenia Malaccensis L.** Von beiden Arten verwendet man Blätter, Blüthen und Rinde gegen Schwindsucht und Halskrankheiten. Von **Eugenia Michelii Lam.** verwendet man die Blätter gegen Rheumatismus.

Eugenolum.

I. Eugenolum. Eugenol. **P-oxy-m-Methoxyallylbenzol** $C_6H_3(C_3H_5)(OCH_3)(OH)$. **Mol. Gew. = 164.** Ueber Gewinnung dieses Phenols ist auf S. 665 unter Oleum Caryophyllorum das Nöthige gesagt.

Eigenschaften. Frisch destillirt eine farblose oder schwach gelbliche, stark lichtbrechende, an der Luft und im Lichte sich allmählich bräunende Flüssigkeit von durchdringendem Geruch des Nelkenöls und scharfem, brennendem Geschmack. Es siedet unter gewöhnlichem Drucke unter nur geringer Zersetzung bei 253—254° C. und hat bei 15° C. das spec. Gewicht 1.027.

Eugenol ist unlöslich in Wasser, dagegen leicht löslich in Alkohol, Aether, Chloroform, Eisessig und in Kalilauge von 1—2 Proc. KOH. Die Auflösung von 2 Tropfen Eugenol in 4 ccm Weingeist wird durch 1 Tropfen verdünnter Ferrichloridlösung (1 : 20) blau, durch einen Tropfen unverdünnter Ferrichloridlösung grün gefärbt. Es ist ein einatomiges Phenol und giebt dementsprechend mit ätzenden Alkalien salzartige Verbindungen, z. B. Eugenolnatrium $C_6H_3(C_3H_5)(OCH_3)ONa$.

Prüfung. 1) Wird 1 g Eugenol mit 20 ccm heissem Wasser geschüttelt, so darf dieses blaues Lackmuspapier nur undeutlich röthen (saure Bestandtheile unorganischer oder organischer Natur). 2) Das nach dem Erkalten klar filtrirte Wasser darf sich mit 1 Tropfen Ferrichloridlösung nur vorübergehend graugrünlich, aber nicht deutlich blau färben (Karbolsäure). 3) 1 Th. Eugenol muss sich in 2 Th. verdünntem Weingeist, sowie in 1 Th· Natriumsalicylatlösung (1 = 2) klar auflösen.

Aufbewahrung. Vor Licht geschützt.

Anwendung. Therapeutisch zur Zeit meist in der Form des Nelkenöls und in ähnlichen Mischungen. Es wirkt lokal anästhesirend, zugleich aber auch reizend bez. ätzend. In der Mikroskopie an Stelle des Nelkenöls zum Aufhellen von Präparaten. — Technisch zur Darstellung von Vanillin, in welches es durch Oxydation mit Kaliumpermanganat übergeht.

II. Eugenolum benzoïcum. Benzoyleugenol. Benzeugenol. Eugenolbenzoat.

$C_{10}H_{11}O . C_6H_5CO_2$. **Mol. Gew. = 268.** Diese Verbindung wird durch Einwirkung von Benzoylchlorid auf Eugenolnatrium in der S. 666 angegebenen Weise dargestellt.

Farb- und geruchlose, schwach bitter schmeckende, neutrale Krystallnadeln vom Schmelzpunkt 70,5° C. Sie lösen sich kaum in Wasser, leicht in heissem Alkohol, in Chloroform, Aether, Aceton. Durch Erhitzen mit heisser Kalilauge wird die Verbindung in Kaliumbenzoat und Eugenolkalium gespalten.

In Gaben von 0,5—1,0 g an Stelle des Eugenols bei phthisischen Zuständen, zur Behandlung von Husten und tuberkulösen Kehlkopfleiden, auch bei neuralgischem Kopfschmerz.

III. Eugenol acetamidum. Eugenolessigsäureamid. $C_6H_3(C_3H_5)(OCH_3)OCH_2 .$

$CONH_2$. **Mol. Gew. = 221.** Zur Darstellung wird durch Einwirkung von Monochloressigsäure auf Eugenolnatrium zunächst Eugenolessigsäure $C_6H_3(C_3H_5)$ $(OCH_3)OCH_2$—COOH dargestellt. Diese wird durch Auflösen in absolutem Alkohol und Einleiten von trocknem Salzsäuregas in die Lösung in den Eugenolessigsäure-Aethylester $C_6H_3(C_3H_5)(OCH_3)OCH_2$ — $COOC_2H_5$ und dieser durch Einwirkung von alkoholischem Ammoniak in Eugenolacetamid übergeführt. Es krystallisirt aus Wasser in farblosen, glänzenden Blättchen, aus Weingeist in feinen, farblosen, glänzenden Nadeln, welche auf Schleimhäuten anästhesirend wirken und die Zungennerven gefühllos machen sollen. Schmelzpunkt 110° C.

Man verwendet es in der Form des sehr feinen Pulvers an Stelle des Cocaïns als Anästheticum auf Schleimhäuten, ferner als Antisepticum bei der Wundbehandlung.

IV. Eugenolcarbinolum. Eugenolcarbinol. C_6H_2

$(C_3H_5)OCH_3(OH)CH_2 . OH$. **(1 : 3 : 4 : 5) Mol. Gew. = 194.** Wird durch Einwirkung von Formaldehyd auf Eugenol dargestellt (D. R.-P. 85588) und stellt farblose Krystalle vom Schmelzpunkt

37° C. dar. Sie sind in Wasser und in Ligroïn schwer, in Alkohol, Aether und Benzol leicht löslich und geben mit Ferrichlorid blaue Färbung.

Es ist ebenso wie das Eugenolacetamid als lokales Anästheticum und als Antisepticum zur Wundbehandlung empfohlen worden.

Eupatorium.

Gattung der **Compositae — Eupatorieae — Ageratinae.**

I. Eupatorium cannabinum L. Wasserdost, Kunigundenkraut, Lämmerschwanz. Heimisch in Europa. Liefert die jetzt obsoleten Radix et Herba Cannabis aquaticae s. Eupatoriae. Die Wurzel soll als Verwechslung der Radix Valerianae vorkommen. Enthält ein Glukosid Eupatorin. Durch Fällen der alkoholischen Tinktur mit verdünnter Salzsäure stellt man das gleichnamige „Resinoid" dar (vergl. Evonymus).

II. Eupatorium Ayapana Vent. E. triplinerve Vahl (Gall.). In Brasilien heimisch, weiter in Amerika und in Ostindien kultivirt. Das Kraut riecht nach Cumarin. Eine aus den Blättern (Folia Ayapanae. Feuilles d'Aya-Pana [Gall.]) hergestellte Paste verwendet man als blutstillendes Mittel, sonst dient sie bei Magenleiden als Tonicum. Neuerdings öfter nach Europa gekommen.

III. Eupatorium perfoliatum L. In den amerikanischen Südstaaten. Man verwendet die Pflanze als Bittermittel. Sie soll ein Glukosid, das man ebenfalls Eupatorin nennt, einen nicht glukosidischen Bitterstoff, 0,01 Proc. ätherisches Oel, Gallussäure, Gerbsäure etc. und die blühende Pflanze ein Alkaloid enthalten.

U-St. führt als **Eupatorium, Thoroughwoot** die Blätter dieser Pflanze, sowie ein Extrakt daraus auf.

Extractum Eupatoriae fluidum. Fluid Extract of Eupatorium. Aus 1000 g der gepulverten Droge (No. 40) und verdünntem Weingeist (41 proc.) wie Extr. Convallariae fluidum U-St. (S. 957) zu bereiten.

IV. Eupatorium purpurum L. Purple Boneset, Gravel root, Trumpet weed. Enthält wenig ätherisches Oel, Euparin oder Eupapurin $C_{12}H_{11}O_3$, Schmelzpunkt 117,2° C., mit koncentrirter Schwefelsäure wird es roth.

V. Eupatorium aromaticum L. In Nordamerika. Enthält 0,6 Proc. ätherisches Oel. Volksmittel bei rheumatischen Leiden.

VI. Eupatorium tinctorium. (?) In Südamerika. Paraguay Indigo. Enthält Indigo, ebenso **E. lamiifolium H. B. K.**

Euphorbia.

Gattung der **Euphorbiaceae — Platylobeae — Crotonoideae — Euphorbieae.**

I. Euphorbia resinifera Berg. Von kaktusähnlichem Habitus. Heimisch im Innern Marokkos, auf den Vorbergen des Atlas. Man verwendet das nach Einschnitten in die Kanten der Stengel austretende Gummiharz:

✝ **Euphorbium** (Austr. Germ. Helv.). **Resina s. Gummi-resina Euphorbium. — Euphorbium. Euphorbiumharz. — Euphorbe. Gomme-résine d'euphorbe** (Gall.).

Beschreibung. Die Droge bildet rundlich-eckige, unregelmässige, oft stalaktitenartige Stücke, die meist beim Sammeln abgerissene Theile der Pflanze (Stacheln und Stengelfragmente) einschliessen oder doch die Höhlungen zeigen, in denen solche Theile lagen. Die Farbe ist mattgelblich bis bräunlich, durchscheinend, bestäubt, zerreiblich. Unter dem Mikroskop ist es amorph, lässt aber hier und da die für die Euphorbiaceen charakteristischen, knochenförmig gestalteten Stärkekörner erkennen. Geschmack anhaltend und brennend scharf. Sonst geruchlos verbreitet es, in grösseren Mengen erhitzt, einen an Weihrauch erinnernden Geruch. Wasser bildet mit ihm keine Emulsion, sondern entzieht ihm, wenn man es damit verreibt, nur Gummi und verschiedene Salze. In Wasser wenig löslich, besser in Alkohol, Aether und ätherischen Oelen, doch löst keine dieser Flüssigkeiten vollständig.

Säurezahl nach BECKURTS und BRÜCHE: 18—25, Esterzahl 49—68, Verseifungszahl 70—83.

Bestandtheile. Nach HENKE: 34,6 Proc. Euphorbon, 29,95 Proc. in Aether lösliches Harz, 14,25 Proc. in Aether unlösliches Harz, 1,10 Proc. Kautschuk, 1,50 Proc. Aepfelsäure, 8,10 Proc. mit Alkohol fällbares Gummi und Salze, 12,30 Proc. mit Alkohol nicht fällbares Gummi und Salze, 1,20 Proc. in Ammoniak lösliche Salze und organische Stoffe.

Das Euphorbon $C_{15}H_{24}O$ kann man der Droge entweder direkt mit Petroläther entziehen oder nach Extraktion der Droge durch Wasser und Alkohol mit Aether. Schmelzpunkt je nach den Lösungsmitteln, aus denen man krystallisirt, sehr wechselnd, aus Petroläther 67° C., aus Alkohol 114° C. Es dreht rechts. Löslich in Petroläther, Chloroform, Aether, Alkohol, Benzol, Aceton und 90proc. Alkohol, in 10000 Th. heissen Wassers. Mit Schwefelsäure ziegelroth sich färbend.

Das in Aether lösliche Harz schmeckt scharf, im Schlunde kratzend, und erzeugt Niesen und Augenentzündungen. Schmelzpunkt 42—43° C. Das in Aether unlösliche Harz reagirt sauer, schmeckt wenig bitter, meist kratzend, etwas zusammenziehend. Schmelzpunkt 119—120° C. Asche 10 Proc., in der Chlorkalium nebst Karbonaten des Natrium und Calcium vorhanden sind.

Aufbewahrung. Pulverung. Euphorbium hat seinen Platz unter den vorsichtig aufzubewahrenden Arzneimitteln. Unzerkleinert wird es nicht gebraucht und auch selten vorräthig gehalten. Man lässt es unter Beobachtnng der grössten Vorsicht (vergl. S. 595) am besten im Freien stossen und kann zur Verminderung des Stäubens auf 100 g zwei süsse Mandeln zusetzen. Da indessen trotz aller Vorsicht das Pulvern des Euphorbiums, dessen Staub schon in geringer Menge zu heftigem und anhaltendem Niesen reizt, eine der unangenehmsten Arbeiten ist, so überlässt man sie in der Regel den Drogenhandlungen; hier wird das Gummiharz in geschlossenen Pulvermühlen gemahlen und gelangt alsdann in dicht verklebten Pappkästchen von $^1/_4$ und $^1/_2$ Kilo Inhalt in den Handel. 100 Th. liefern etwa 93 Th. mittelfeines Pulver.

Anwendung. Das Euphorbium dient hauptsächlich in der Thierheilkunde als Zusatz zu reizenden oder blasenziehenden Salben und Pflastern; ist es dabei mit Kanthariden oder Harzen zu mischen, so besprengt man es vorher mit wenig Terpentinöl. Euphorbium ist dem freien Verkehr entzogen; im Bereich der Austr. darf es nur gegen ärztliche Verschreibung abgegeben werden.

† **Tinctura Euphorbii.** Euphorbiumtinktur. Teinture d'euphorbe. Ergänzb.: 1 Th. grob gepulvertes Euphorbium, 10 Th. Weingeist (87 proc.). — Gall.: Wie Tinctura Cinnamomi Gall. (S. 843) zu bereiten.

Emplastrum Capucinorum.
Kapuzinerpflaster. Gichtpflaster

Rp. Picis nigrae navalis 30,0
Cerati Resinae Pini 40,0
Empl. Galbani crocat. 20,0
Euphorbii pulver. 2,0
Benzoës pulver. 8,0.

Emplastrum Euphorbii.
Emplastrum ischiadicum.

Rp. Euphorbii pulv. 3,0
Cerati Resinae Pini 97,0.

Bei Kreuz- und Hüftweh.

Oleum Euphorbii.
Rp. Euphorbii pulv. 10,0
Olei Terebinthin. 10,0
Olei Olivarum 90,0.
Digeriren, nach dem Absetzen filtriren. Zum Einreiben bei Lähmung.

Pulvis resinosus acer VOGT.
Rp. Euphorbii 2,0
Colophonii 18,0
Mastiches 6,0,

Unguentum Euphorbii (NÉLIGAN).
Rp. Euphorbii pulv. 1,0
Adipis suilli 20,0.

Vet. Feu liquide ordinaire (Gall.)
Rp. 1. Euphorbii pulver. 30,0
2. Cantharidum pulver. 30,0
3. Olei Olivarum 300,0
4. Olei Lavandulae 600,0.

Man digerirt 1 und 2 mit 3 zwei Stunden und fügt dann 4 hinzu.

ACERBA's antirheumatisches Oel, für Pferde, ist Ol. Euphorbii ohne Terpentinöl.

BAUNSCHEIDT's Oel, durch Ausziehen von Euphorbium und Seidelbastrinde mit Weingeist und Olivenöl dargestellt, dient zum Einreiben der mittels des sog. „Lebensweckers" erzeugten Nadelstiche.

Blister liquide. 100 Euphorbium, 400 Leberthran, 1 Alkannawurzel werden 8 Tage digerirt, dann filtrirt.

Hundswuthmittel von PATKIEWICZ. Ein Gebäck, dessen Fettstoff zuvor mit den Samen einer Euphorbia gekocht wurde, und eine unschuldige Salbe.

KORNPOINTER's Blutreinigungs-Bienen-Pustel-Fettstoff, enthält Euphorbium, Kanthariden, Crotonöl, Seidelbast, Senf und Veratrin.

RIEGER's Diphtheritismittel ist anscheinend ein öliger Auszug von Wolfsmilch; ausserdem Anisliquor und eine Mischung aus Benzoëtinktur, Franzbranntwein u. a.

II. Euphorbia Lathyris L.
Wohl in Südeuropa heimisch, in Mexiko und Peru eingeführt. In der Gall. sind die Samen **Semence d'épurge** und die Wurzel **Racine d'épurge** aufgeführt. Die ersteren: **Semen Cataputiae minoris, Semen Tithymali latifolii, Semen Lathyridis majoris, Grana regia minora, Spring- oder Purgirkörner** enthalten 40 Proc. eines stark abführend wirkenden Oeles (Huile d'épurge), ferner Aesculetin und einen zweiten krystallinischen Körper. Der Milchsaft enthält Euphorbon.

III. Euphorbia pilulifera L.
Heimisch in Australien, verbreitet in Ostindien, Westindien etc. **Pill bearing spurge. Snake-weed. Cat's hair.** Scheint als wirksamen Stoff ein Harz zu enthalten. Wird gegen Bronchitis und Asthma empfohlen, besonders das Fluidextrakt (2—4 ccm mehrmals täglich.) In ähnlicher Weise verwendet man **E. maculata L.** in Nord- und Mittelamerika.

IV. Euphorbia Cattimandoo W. Elliot.
In Ostindien. Enthält im Milchsaft 35 Proc. Euphorbon. Man verwendet denselben gegen Rheumatismus.

V. Euphorbia heterodoxa Müll. Arg.
In Brasilien. **Alveloz, Aveloz.** Der Milchsaft findet Verwendung als Heilmittel bei Krebsleiden. Ebenso verwendet man **E. phyllanthus (?).** Ebenfalls in Brasilien.

VI. Euphorbia Tirucalli L.
Heimisch in Ostafrika, in Indien kultivirt. Die Rinde verwendet man gegen Kolik, den Milchsaft als Purgans, letzterer enthält Euphorbon.

Euphthalminum.

† **Euphthalminum. Euphthalmin. Euphthalminum hydrochloricum.** Unter diesem Namen ist das salzsaure Salz des Phenylglykolyl-n-methyl-β-vinyl-diacetonalkamins zu verstehen. $C_{17}H_{25}NO_3$. HCl. **Mol. Gew. = 327,5.**

Die freie Base steht in engem Zusammenhange mit dem Eucaïn B, doch steht an Stelle der Benzoylgruppe beim Euphthalmin der Rest der Mandelsäure, und das Wasserstoffatom im Stickstoff ist durch die Methylgruppe ersetzt.

Darstellung. Vinyldiacetonalkamin wird zunächst durch Einwirkung von Jodmethyl am Stickstoff methylirt, dann wird durch Einwirkung von Mandelsäure in sehr verdünnter wässerig-salzsaurer Lösung der Rest der Mandelsäure (Phenylglykolyl-Rest) eingeführt. — Die freie Base krystallisirt aus siedendem Petroläther in sechsseitigen Prismen, die bei 108—113° C. schmelzen. — Das salzsaure Salz wird in krystallinischer Form erhalten, indem man in die ätherische Lösung der Base trocknes Salzsäuregas einleitet und das sich ausscheidende Salz aus absolutem Aether umkrystallisirt.

Eigenschaften. Farbloses, krystallinisches, luftbeständiges Pulver, sintert bei 181° C. zusammen und schmilzt bei 183—184° C. Sehr leicht löslich in Wasser, ferner in 2 Th. absolutem Alkohol, schwerer löslich in Aether.

Aufbewahrung. Vorsichtig.

Anwendung. Es unterscheidet sich in seiner Wirkung ganz wesentlich vom Eucaïn B. Während dieses nämlich anästhesirend wirkt, aber eine mydriatische Wirkung auf das Auge nicht ausübt, erzeugen die Lösungen des Euphthalmins, in das Auge eingeträufelt, beträchtliche Pupillenerweiterung, aber keine Anästhesie. 2—3 Tropfen einer 2 procentigen Lösung erzeugen nach 20—30 Minuten eine 2 bis 3 Stunden anhaltende Mydriasis. Man gebraucht es daher wie Homatropin und Atropin.

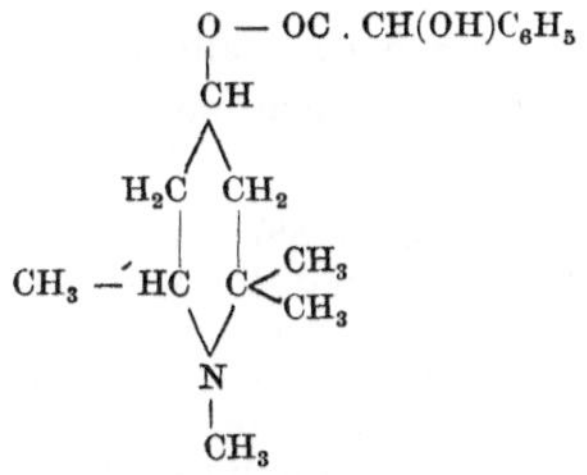

$$O - OC \cdot CH(OH)C_6H_5$$

Die freie Euphthalminbase.

† Euphthalminum salicylicum. **Salicylsaures Euphthalmin.** $C_{17}H_{25}O_3N \cdot C_7H_6O_3$. **Mol. Gew. = 429.**

Wird durch Vermischen von 291 Th. freier Euphthalminbase und 138 Th. Salicylsäure in absolut-ätherischer Lösung als Niederschlag erhalten. Durch Umkrystallisiren aus absolutem Alkohol-Aether erhält man in Wasser leicht lösliche Krystalle vom Schmelzpunkt 115—116° C.

Evonymus.

Gattung der **Celastraceae** — **Celastroideae** — **Evonymeae.**

Evonymus atropurpurea Jacq. Heimisch im nördlichen und mittleren Theil der Vereinigten Staaten. Verwendung findet die Rinde der Wurzel und der jungen Zweige. **Evonymi cortex (Onit.). Euonymus (Wahoo.)** (U-St.). **Écorce d'évonymus** (Gall. Suppl.).

Beschreibung. Die Rinde besteht aus bis 20 cm langen, 1 cm breiten, halbrinnenförmigen oder rinnenförmigen Stücken von gelblich-grauer Farbe. Der Bast lässt keine Fasern, sondern wie die anderen Evonymus-Arten eigenthümliche faserartige, auf der Aussenseite mit Grübchen versehene Gebilde erkennen, von denen man annimmt, dass sie durch Umwandlung normaler Fasern entstanden seien. Geschmack anfangs süsslich-fade, später kratzend, zuletzt bitter.

Bestandtheile. Ein Glukosid: Evonymin, leicht in Alkohol, schwer in Wasser löslich, ferner Evonsäure, Mannit. Das Evonymin ist ein Herzgift.

Anwendung. Man verwendet die Rinde als Cholagogum, Tonicum und Laxativum.

Nicht zu verwechseln mit dem Glukosid Evonymin ist die in Amerika gebräuchliche „Koncentration" das „Resinoid" gleichen Namens. Man erhält es durch Fällen der koncentrirten alkoholischen Tinktur mit Salzsäure und Vermischen des ausgewaschenen und getrockneten Niederschlags mit einem indifferenten Pulver. Man unterscheidet Evonyminum fuscum aus Wurzelrinde und Evonyminum viride aus Zweigrinde.

Extractum Euonymi (U-St.). Extract of Euonymus. Aus gepulverter Rinde (No. 30) wie Extr. Digitalis U-St. (S. 1041) zu bereiten.

Extractum Evonymi. Extrait d'Evonymus atropurpureus. Evonymine brune (Gall. Suppl.). Aus 1000 g gepulverter Rinde (Sieb No. 70) und 6 Liter 60 proc. Weingeist im Verdrängungswege. Man befeuchtet mit 3 Litern, erschöpft nach 24 Stunden mit dem Rest des Weingeists, verdrängt letzteren durch Wasser und destillirt vom Perkolat den Weingeist ab. Den filtrirten Rückstand dampft man zum weichen Extrakt ein, löst in destill. Wasser, filtrirt und dampft wiederum ein und bringt mit 20 g gepulvertem Milchzucker zur Trockne.

Extracta.

I. Extracta. Extraits. Extracts. Mit den vorstehenden Namen bezeichnet man Zubereitungen von dünnflüssiger, dickflüssiger oder fester (pulveriger) Beschaffenheit, welche man durch Abdampfen eines natürlichen Saftes oder einer Lösung gewinnt, die durch Ausziehen eines vegetabilischen, seltener animalischen Rohstoffes mittels eines geeigneten flüchtigen Lösungsmittels, hergestellt worden ist.

Die Arzneibücher geben zur Bereitung der Extrakte fast ausnahmslos allgemeine Anweisungen, welche viele gemeinsame Punkte besitzen, in Einzelheiten aber doch von einander abweichen.

Austr. Die zur Bereitung der Extrakte zu verwendenden Pflanzenstoffe sind zerschnitten, zerstossen, grob oder fein gepulvert zu verwenden. Zur Bereitung der wässerigen Extrakte werden die Rohstoffe bei nicht über 20° C. macerirt oder bei nicht über 50° C. digerirt. — Die wässerigen Auszüge sind sofort auf den $^1/_4$ Theil ihres Volumens einzudampfen, dann an einem kalten Orte durch Absetzenlassen zu klären, worauf man die klare Flüssigkeit abgiesst oder abfiltrirt und die Kolatur oder das Filtrat durch Eindampfen bei einer 100° C. nicht erreichenden Temperatur auf die richtige Konsistenz bringt. — Zur Bereitung der spirituösen und ätherischen Extrakte werden die gepulverten Rohstoffe in einem geschlossenen Apparate (Perkolator) durch das Verdrängungsverfahren vollständig erschöpft. Die gesammelten Flüssigkeiten werden vermischt und durch Destillation von der Hauptmenge des Weingeistes oder Aethers befreit. Der Destillationsrückstand ist bei gelinder Wärme auf die vorgeschriebene Extraktkonsistenz zu bringen. Bezüglich der Konsistenz sind vier Grade zu unterscheiden:

1) Flüssige (Extracta fluida), von der Konsistenz dichterer Tinkturen.
2) Dünne (Extracta tenuia), von der Konsistenz des frischen Honigs (Mellagines).
3) Dicke (Extracta spissa), welche sich nach dem Erkalten nicht ausgiessen lassen.
4) Trockene, die zu Pulver zerreiblich sind.

Zur Bereitung der trockenen Extrakte dampft man die Auszüge bis zu einer gewissen Konsistenz ein, streicht sie alsdann auf Porcellanplatten und trocknet bei nicht über 40° C.

Verreibung narkotischer Extrakte. Es ist gestattet, Verreibungen nicht trockener narkotischer Extrakte herzustellen und vorräthig zu halten. Zu diesem Zweck wird 1 Th. des betreffenden Extraktes mit 1 Th. Milchzucker zur Trockne gebracht. Die getrocknete und gepulverte Mischung wird durch Zusatz von Milchzucker auf das Gesammtgewicht von 2 Th. gebracht. Signatur: *Sumatur duplum.*

Brit. Giebt keine allgemeinen Anweisungen zur Darstellung der Extrakte. Aus dem Text lassen sich folgende allgemeinen Gesichtspunkte entnehmen: Die Brit. kennt folgende Konsistenzgrade:

1) Weiche Extrakte (soft extracts).
2) Dicke Extracte (firm extracts).
3) Mässig dicke Extracte (moderately firm extracts).
4) Trockene Extrakte (dry extracts).
5) Fluid-Extrakte (fluid extracts).

Die alkoholischen Extrakte werden theilweise durch Abdunsten der entsprechenden Fluidextrakte dargestellt. Die narkotischen Extrakte sind, soweit sie Alkaloide enthalten, „standardisirt", d. h. sie werden auf einen bestimmten Alkaloidgehalt eingestellt.

Gall. Giebt folgende allgemeine Anweisungen: Natürliche Säfte werden in der von der Natur gebotenen Koncentration (ohne Verdünnung) eingedampft. Müssen Rohstoffe ausgezogen werden, so bemühe man sich, möglichst koncentrirte Auszüge zu erhalten, damit diese durch den Abdampfungsprocess und die hierbei statthabende Einwirkung der Luft möglichst wenig verändert werden. — Das Abdampfen soll nicht über freiem Feuer erfolgen. Der beste Apparat für das Abdampfen ist der, welcher das Verdampfen bei möglichst niedriger Temperatur und in der kürzesten Zeit ermöglicht (also das Vakuum).

Giebt es von einem Rohstoff ein wässeriges und ein alkoholisches Extrakt, so ist das erstere abzugeben, wenn der Arzt nicht ausdrücklich das letztere verordnet hat.

Die Gall. unterscheidet die Extrakte nach folgenden Konsistenzgraden:

1) Weiche Extrakte (extraits mous).
2) Dicke Extrakte (extraits fermes).
3) Trockene Extrakte (extraits secs).

Die Gall. lässt ferner zahlreiche alkoholische Extrakte durch Perkolation herstellen, ohne doch die Fluidextrakte aufgenommen zu haben.

Germ. Die für die Bereitung der Extrakte auszuziehenden Rohstoffe müssen in dem vorgeschriebenen Grade der Zerkleinerung angewendet werden. — Die wässerigen Auszüge werden sofort auf $^1/_3$ ihres Volumens eingedampft, dann an einem kühlen Orte absetzen gelassen und durchgeseiht. — Das Abdampfen erfolge im Dampfbade (natürlich ist das Vakuum nicht ausgeschlossen) unter Umrühren. Bei alkoholischen und wässerigen Auszügen darf die Verdampfungstemperatur 100° C., bei ätherischen Auszügen 50° C. nicht übersteigen. Die weingeistigen Extrakte sind gegen Ende des Eindampfens mit kleineren Mengen Weingeist wiederholt zu verrühren und so fertig zu stellen. Bezüglich der Konsistenz unterscheidet Germ. in analoger Weise wie Austr. s. oben: 1. dünne Extrakte, 2. dicke Extrakte, 3. trockne Extrakte, 4. Fluid-Extrakte.

Trockne narkotische Extrakte werden aus dicken Extrakten bereitet, indem man 4 Th. Extrakt und 3 Th. feines Süssholzpulver mischt, die Mischung im Dampfbade austrocknet, noch warm zerreibt und ihr soviel feines Süssholzpulver zumischt, dass das Gesammtgewicht = 8 Th. beträgt. Von dieser Extraktmischung entsprechen also 2 Th. = 1 Th. des ursprünglichen Extraktes. Sie wird daher mit „*Sumatur duplum*" signirt.

Lösungen narkotischer Extrakte dürfen, nach folgender Vorschrift bereitet, vorräthig gehalten werden: 10 Th. Extrakt, 6 Th. Wasser, 1 Th. Weingeist (von 90 Proc.), 3 Th. Glycerin. 2 Theile dieser Lösungen entsprechen gleichfalls 1 Theile des ursprünglichen Extraktes.

Helv. Die zur Bereitung der Extrakte dienenden Rohstoffe müssen in dem vorgeschriebenen Grade der Zerkleinerung angewendet werden. Die Auszüge werden absetzen gelassen und filtrirt. Das Eindampfen soll ohne Verzug vorgenommen werden und im Dampfbade oder im Vakuum erfolgen. Beim Verdampfen in offener Schale soll das Verdunsten durch Umrühren beschleunigt werden. Die Verdampfungstemperatur soll bei wässerigen und alkoholischen Auszügen 90° C., bei ätherischen 50° C. nicht übersteigen.

Die von der Helv. aufgenommenen Extrakte werden nach ihrer Konsistenz in folgende Grade eingetheilt:

1) Fluid-Extrakte.
2) Dünne Extrakte wie Austr.
3) Dicke Extrakte, welche bei 110° C. getrocknet 18—20 Proc. an Gewicht verlieren.
4) Trockene Extrakte, welche bei 110° C. getrocknet nicht mehr als 4 Proc. ihres Gewichtes verlieren.

Trockene narkotische Extrakte (*Extracta duplicia*) sind solche, von welchen 1 Th. = 2 Th. der Droge entspricht. Sie werden mit Reispulver bereitet, dessen Menge je nach dem Trockengehalte des betreffenden Auszuges bemessen wird. Der Gehalt an Trockensubstanz wird bestimmt, indem 1 g des Auszuges bei 110° C. bis zum konstanten Gewichte getrocknet wird. Die Flüssigkeit wird nunmehr durch Verdunsten im Wasserbade koncentrirt, nach dem Erkalten mit der berechneten Menge trocknen Reispulvers gleichmässig gemischt, bei nicht über 50° C. vollständig ausgetrocknet und zerrieben.

Zur Prüfung auf **1)** Metallgehalt werden 1—2 g des Extraktes im Porcellantiegel verascht; die Asche wird mit 5 ccm verdünnter Salzsäure (von 10 Proc. HCl) erwärmt und die Lösung filtrirt. Das Filtrat darf durch Schwefelwasserstoffwasser nicht verändert und nach Uebersättigung mit Ammoniak durch Schwefelammonium nur gefärbt, nicht gefällt werden (eine Ausnahme bildet Extractum Ferri pomatum). **2)** Wird 1 g Extrakt in der ursprünglichen Extraktionsflüssigkeit gelöst, so darf nach dem Filtriren und Auswaschen nur ein unwägbarer Rückstand zurückbleiben.

U-St. Giebt keine allgemeinen Vorschriften, sondern schreibt für jedes Extrakt ein besonderes Verfahren vor. Sie kennt:

1) Dicke Extrakte (extracts of pilular consistence).
2) Trockene Extrakte (dry extracts).
3) Fluid-Extrakte (fluid-extracts).

Die Auszüge werden (mit Ausnahme des Extractum Haematoxylini, bei welchem dies nicht angängig ist) durchweg durch Perkolation bereitet, die alkoholischen Auszüge werden bei nicht über 50° C. eingedunstet.

II. Fluidextrakte.

Man bezeichnet mit diesem Namen Auszüge von Arznei-Drogen, welche so hergestellt sind, dass 100 Gewichtstheile der Droge = 100 Gewichtstheilen oder Raumtheilen des fertigen Präparates (Fluidextraktes) entsprechen. Dies Princip ist indessen von der Brit. durchbrochen, indem sie für solche Fluidextrakte, welche Alkaloide enthalten, einen bestimmten Alkaloidgehalt vorschreibt, auf welchen die Auszüge einzustellen sind. Die Herstellung der Fluidextrakte erfolgt durch das Verdrängungsverfahren (Perkolation) in besonderen, verschliessbaren Extraktionsgefässen (Perkolatoren). In diese werden die zu extrahirenden Substanzen im Zustande gehöriger Zerkleinerung „eingepackt", nachdem sie vorher mit dem Extraktionsmittel befeuchtet und einige Stunden lang im bedeckten Gefässe stehen gelassen worden sind. Durch langsames Zutropfenlassen der vorgeschriebenen Extraktionsflüssigkeit erreicht man das Abfliessen sehr koncentrirter Auszüge aus dem Perkolator.

Hat man z. B. aus 1000,0 g Hydrastiswurzel = 1000,0 g Fluidextrakt zu bereiten, so sammelt man die zuerst abfliessenden 850,0 g Perkolat und stellt diese bei Seite. Dieser Auszug, welcher die Hauptmenge der vorhandenen Extraktivstoffe enthält, wird keinen eingreifenden Operationen mehr unterworfen. Man setzt nun das Perkoliren fort, bis die Droge erschöpft ist, d. h. bis das Perkolat ungefärbt abläuft, oder bis sich in demselben Alkaloide nicht mehr nachweisen lassen. (Vergl. S. 925 die Fussnote.) Die so erhaltenen Auszüge sind weitaus schwächer als die zuerst erhaltenen 850 Th. Perkolat. Man destillirt von ihnen die Hauptmenge des flüchtigen Lösungsmittels (Alkohol u. dergl.) ab, dampft den Rückstand im Wasserbade zum dünnen Extrakt ein, nimmt dieses mit einer genügenden Menge des vorgeschriebenen Extraktionsmittels auf, bringt auf 150,0 g und vereinigt diese Flüssigkeit mit den vorher zurückgestellten 850,0 g erstem Auszug.

Das Extraktionsmittel ist in vielen Fällen lediglich verdünnter Alkohol. Bisweilen werden demselben, in der Absicht, vorhandene Alkaloide in eine leichter lösliche Form zu bringen, Zusätze von Säuren (Salzsäure, Essigsäure) gemacht. Enthält das Extraktionsmittel Glycerin, so wird es gewöhnlich in zwei Theilen angewendet. Der in bestimmten Gewichtsmengen angewendete I. Theil enthält das Glycerin und wird zum Befeuchten der Droge benutzt, zum Verdrängen dieses ersten Lösungsmittels, bez. zur Beendigung der Perkolation benutzt man alsdann den II. Theil des Lösungsmittels, welcher lediglich aus verdünntem Alkohol besteht.

Bezüglich der Koncentration der Fluidextrakte machen die hier berücksichtigten Pharmakopöen folgende Angaben.

Austr. hat in dieser Hinsicht kein bestimmtes Princip; sie schreibt die Koncentration für jedes aufgenommene Fluidextrakt im einzelnen Falle vor.

Brit. Lässt bei den indifferenteren Drogen aus 1000 g Rohstoff = 1000 ccm Fluidextrakt bereiten. Bei den stärker wirkenden, alkaloidhaltigen Drogen lässt sie die Fluidextrakte auf einen im Einzelfalle vorgeschriebenen Alkaloidgehalt einstellen.

Germ. Lässt aus 100 Gewichtstheilen = 100 Gewichtstheile Fluidextrakt bereiten.

Helv. Wie Germanica.

U-St. Lässt aus 100 Gewichtstheilen Droge = 100 Volumtheile Fluidextrakt bereiten.

Ueber die technischen Einzelheiten der Perkolation s. Kommentar von HAGER-FISCHER-HARTWICH. II. Aufl. Bd. I. S. 642.

Acetracta, Acetextrakte. Diese von Prof. REMINGTON in Philadelphia angegebenen Arzneiformen werden bereitet, indem man die Drogen anstatt mit Alkohol mit Essigsäure, z. B. mit einer solchen von 60 Proc., extrahirt. Diese Arzneiformen haben in Deutschland bisher Eingang nicht gefunden, auch sind sie wohl noch nicht genügend durchgearbeitet.

Valoïds. Unter diesem Namen versteht man in Amerika und in England diejenigen Fluidextrakte, bei welchen 1 g = 1 g der Droge ist (nicht 1 ccm = 1 g Droge).

Mit Kochsalzlösung bereitete Extrakte. Nach D R.-P. 80267 werden die frischen Vegetabilien zerkleinert, mit ungefähr 10 Proc. Kochsalz gemischt, einige Zeit mit diesem stehen gelassen und abgepresst. Die so erhaltene Soole wird im Vakuum zur Sirupkonsistenz eingedickt und mittels der Osmose vom grössten Theile des Kochsalzes befreit. Die so erhaltene Extraktlösung dampft man schliesslich zur Extraktdicke ein. Diese Präparate haben sich bisher nicht eingeführt.

Koncentrationen, amerikanische, auch Resinoïde, sind Verreibungen indifferenter Pulver wie Milchzucker, Lycopodium u. a. mit den aus den betreffenden Pflanzenstoffen dargestellten wirksamen Bestandtheilen. Die Darstellung ist verschieden. In der Regel wird ein koncentrirter alkoholischer Auszug durch Wasser oder mit Säuren angesäuertes Wasser oder Salzlösungen gefällt und der erhaltene Niederschlag mit den oben angegebenen Verdünnungsmitteln verrieben, und zwar so, dass das Gewicht des fertigen Präparates zum Gewicht der angewendeten Rohdroge in einer bestimmten Relation steht. Diese Arzneiformen haben in Deutschland Eingang nicht gefunden. Sie sind besonders deswegen zu erwähnen, weil sie mit Namen belegt werden (Atropin, Baptisin, Corydalin, Hydrastin u. s. w.), welche mit den deutschen Bezeichnungen zahlreicher starkwirkender Alkaloide und Glukoside identisch sind. Evonymin z. B. ist der deutsche Name des Glukosids

Evonymin, aber zugleich die Bezeichnung für die amerikanische Koncentration (das Resinoïd) aus der alkoholischen Tinktur der Wurzelrinde bez. der jungen Zweigrinde von Evonymus atropurpureus.

Fabiana.

Gattung der **Solanaceae — Cestreae — Nicotianinae.**

Fabiana imbricata R. et P. **Pichi.** Heimisch in Chile. Verwendung finden die beblätterten und oft mit Blüthen versehenen Zweige der Pflanze.

Beschreibung. Der Habitus der Pflanze ist ein in Rücksicht auf die Familie sehr auffallender, er erinnert an Erica und Tamarix, auch wohl an manche Cupressineen. Die kleinen Blättchen sind dicht dachziegelig gestellt. Das einzelne Blatt ist lanzettlich-zugespitzt, mit konvexer, gekielter Aussen- und konkaver Innenseite, mit breiter Basis sitzend. Die Blüthen sind violett oder weisslich, röhrig, über dem Kelch eingeschnürt, nach oben etwas aufgeblasen, mit 5 Zipfeln. Aeltere Aeste zeigen Borkebildung. Die Borke ist schwärzlich-grau, etwas längsrissig. Die Gefässbündel sind bikollateral, im Mark der Stengel Steinzellen, ebenso in der Rinde. Die Epidermis mit Drüsenhaaren. Das Blatt führt im Schwammparenchym Drusen von Oxalat. Die sehr harzreiche Droge ist von schwach balsamischem Geruch und aromatisch-bitterem Geschmack.

Bestandtheile. Die Droge enthält nach Kunz-Krause ein Weichharz, welches als die Muttersubstanz einiger anderer Bestandtheile aufzufassen ist, nämlich: 1) Fabianol $C_{54}H_{90}O_4$, ein ätherisches Oel von angenehmem Kampher- und Krauseminzgeruch, und dessen Oxydationsprodukt 2) Fabianresen $C_{54}H_{90}O_6$, in weissen Krystallen vom Schmelzpunkt 280° C. erhalten. 3) Fabianaglykotannoid, ein hellgelbes, äusserst hygroskopisches Pulver von schwach saurer Reaktion, vielleicht Glykosyl-Dioxyzimmtsäure, und dessen Zersetzungsprodukte: 4) Chrysatropasäure (β-Methyl-Aesculetin) und 5) einen nicht krystallisirenden und nicht drehenden, aber reducirenden Zucker. Ferner enthält die Droge Cholin und reichliche Mengen von Magnesiumphosphat. Infolge des Gehaltes an Chrysatropasäure nimmt die Abkochung der Droge leicht eine violette Farbe an.

Wirkung und Anwendung. Man verwendet die zuerst 1885 in Europa bekannt gewordene Droge in Abkochung, als dickes Extrakt oder als Fluidextrakt gegen Erkrankungen der Blase (Blasenstein), Entzündungen der Harnwege, sowie bei Leberleiden. In Südamerika ist die Droge auch ein beliebtes Mittel gegen den Leberegel (Distoma hepaticum) der Schafe und Ziegen.

Dosis des Fluidextraktes 0,6—2,6 ccm, des dicken Extrakts 0,13—0,65 g.

Fagus.

Gattung der **Fagaceae.**

Fagus silvatica L. **Buche. Rothbuche. — Hêtre. — Beech.** Heimisch im grössten Theile Europas und im westlichen Asien. Man verwendet:

1) Die Früchte, dreikantige Schliessfrüchte, zu zweien von der Cupula ganz umschlossen, die bei der Reife aufreisst, um die Früchte zu entlassen. Die Frucht ist bis 18 mm lang, bis 10 mm breit, aussen glänzend braun. In der Fruchtschale unter der Epidermis mehrere Lagen stark verdickter Steinzellen, im darauf folgenden Parenchym reichlich Oxalatdrusen. Der Samenschale fehlen charakteristische Elemente, sie umschliesst innerhalb eines dünnen Endosperms den Embryo mit breiten, mehrfach gefalteten Kotyledonen. Der letztere enthält Oel, Oxalat in Drusen, Aleuron und kleinkörnige Stärke (die Körnchen bis 5 μ). 100 Th. der Früchte enthalten 67 Proc. Kerne und 33 Proc. Schalen.

Bestandtheile der ungeschälten Früchte nach Koenig: Wasser 4,74 Proc., stickstoffhaltige Substanz 14,34 Proc., Rohfett 23,08 Proc., stickstofffreie Extraktstoffe 32,27 Proc., Rohfaser 21,99 Proc., Asche 3,58 Proc. In der Trocken-substanz: stickstoffhaltige Substanz 15,06 Proc., Rohfett 24,23 Proc.

Durch Pressen gewinnt man aus den Samen 12—17 Proc. Oel: **Oleum Fagi silva-ticae. — Bucheckernöl. — Huile des fruits du hêtre. — Beech oil.**

Es ist hellgelb, ohne Geruch, von fadem Geschmack, dient als Speise- und Brennöl. Konstanten: Spec. Gew. 0,920—0,9225. Erstarrungspunkt —17,5⁰ C. Schmelzpunkt der Fettsäuren: 24⁰ C. Erstarrungspunkt 17⁰ C. HEHNER'sche Zahl 95,16. Verseifungszahl 196,25. Jodzahl 104,4. Das Oel besteht vorwiegend aus Olein.

Die Rückstände von der Oelgewinnung, die **Büchelkuchen, Büchelsamen-kuchen,** finden Verwendung als Viehfutter, doch sollen sie auf Pferde giftig wirken können. Die Rückstände mit Schale enthalten: Wasser 16,10 Proc., Stickstoffsubstanz 18,15 Proc., Fett 8,34 Proc., stickstofffreie Extraktstoffe 28,39 Proc., Holzfaser 23,89 Proc., Asche 5,13 Proc. Ausserdem sollen die Samen einen giftigen Stoff Fagin, der Trimethylamin sein soll, enthalten.

2) Aus dem Holz gewinnt man durch trockne Destillation den **Buchenholztheer** (vergl. Pix) und aus diesem **Kreosot** (vergl. den betr. Artikel).

Faham.

Faham Thee. Fahum-Thee. Bourbon-Thee. — Feuille de Faham (Gall.). — **Orchid-Tea** sind die Blätter von **Angrecum fragrans Lindl.,** Familie der **Orchidaceae — Monandrae — Acrotonae — Sarcanthinae — Aërideae,** heimisch auf Mauritius und Réunion.

Beschreibung. Die Blätter sind lederig, lineal, bis 10 cm lang, bis 12 mm breit, an der Spitze ausgerandet, parallelnervig. Unter den Epidermen, von denen nur die untere Spaltöffnungen hat, beiderseits ein sklerotisches Hypoderm. Im Mesophyll vereinzelte Stein-zellen und Oxalatraphiden. Auf beiden Epidermen Drüsenhaare. Die Blätter riechen an-genehm nach Cumarin, welches anscheinend in krystallinischem Zustande in den Epi-dermiszellen der Unterseite vorkommt. Geschmack angenehm, etwas bitterlich.

Bestandtheile. 8,68 Proc. Wasser, 5,21 Proc. Eiweissstoffe, 6,35 Proc. Asche, ferner Cumarin, o-Oxyzimmtsäure, o-Cumarinsäure, Phenolpro-penylsäure.

Anwendung. Empfohlen als Heilmittel gegen Schwindsucht, als Ersatz des chinesischen Thees. Man soll auch Cigarren mit einem Deckblatt aus Tabak daraus machen.

Farfara.

Tussilago Farfara L. Familie der **Compositae — Tubuliflorae — Senecio-neae — Senecioninae.** Heimisch in Europa, Nordafrika und dem gemässigten Asien, im östlichen Nordamerika eingebürgert. Kraut mit tief in die Erde gehendem, mehrköpfigen, Ausläufer treibenden Rhizom. Im ersten Frühjahr erscheinen die nur mit Schuppenblättern besetzten Blüthentriebe, nach der Blüthezeit die Laubblätter. Verwendung finden:

1) Die Blüthenköpfchen: **Flores Tussilaginis. Flores Farfarae. — Huflattig-blüthen. — Capitule de tussilage ou de pas d'âne** (Gall.).

Beschreibung. Die Köpfchen sind etwa 1¹/₂ cm lang, 2 cm breit, die Blüthen von goldgelber Farbe, der Hüllkelch grünlich, weisslich spinnewebig behaart, cylindrisch, aus zwei Reihen angedrückter Blättchen bestehend. Blüthenboden ohne Spreublätter.

Weibliche Randblüthen in mehreren Reihen, schmal zungenförmig, die zwittrigen Scheibenblüthen röhrig, fünfzähnig. Griffeläste halb-walzenförmig, stumpf. (Fig. 241.)

2) Die Blätter: **Folia Farfarae** (Germ.). **Folia seu Herba Tussilaginis.** —
**Huflattigblätter. Huflattig. Brandlattig. Brustlattig. Lehmblätter. Sandkraut.
Quirinskraut. — Feuilles de tussilage ou de pas d'âne. — Coltsfoot leaves.**

Beschreibung. Die bis handgrossen Blätter sind langgestielt, herzförmig-rund-
lich, winkelig-gezähnt, die Zähne rothbraun, knorpelig. Das Blatt ist von einem Mittelnerven durchzogen, die ersten Sekundärnerven gehen am Grunde des Blattes ab, so dass
die Nervatur handförmig erscheint. Die Sekundärnerven endigen in den Hauptzähnen des
Blattrandes, ihre Zweige in den kleineren Zähnen. Oberseits sind die Blätter kahl, unterseits sind sie, wenigstens in der Jugend, von langen Haaren filzig. Die Haare bestehen
aus einer Anzahl kürzerer, etwas angeschwollener Zellen, an die sich eine dünnere, am
Grunde ebenfalls angeschwollene, ausserordentlich lange Endzelle anschliesst.

Epidermiszellen der Oberseite wenig buchtig, mit Stomatien, die der Unterseite stark
buchtig, ebenfalls mit Stomatien. Unter der Oberseite drei Reihen kurzer Palissaden, das
Schwammparenchym ausserordentlich locker, so dass weite Maschen entstehen, die von
schmalen Parenchymstreifen gebildet werden. Diese Maschen treten auf mit Chloralhydrat
durchsichtig gemachten Stückchen des Blattes von der Unterseite sehr deutlich hervor.

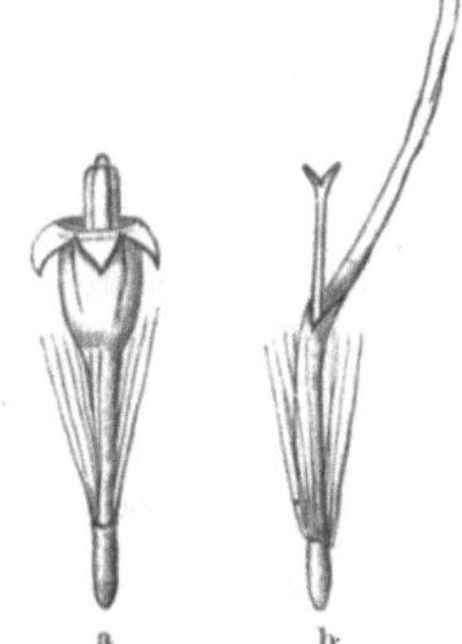

a.   b.

Fig. 241.
a. Scheibenblüthe. b. Randblüthe von Tussilago Farfara.

Der Blattstiel ist im Querschnitt langgezogen herzförmig, mit meist
13 Gefässbündeln, unter der Epidermis mit sehr stark ausgepräg-
tem Collenchym, bei dem besonders die Tangentialwände erheblich
verdickt sind. Geruchlos, Geschmack fade schleimig.

Bestandtheile. Spuren ätherischen Oeles, 2,63 Proc.
eines glukosidischen Bitterstoffes, kautschukartige Substanz, Schleim, Gallussäure und 17,10 Proc. Asche, die Chloride, Karbonate, Phosphate und Silicate von Kalium, Calcium, Magnesium, Eisen und Aluminium enthält.

Verwechslungen und Verfälschungen. Die Blätter
von **Petasites officinalis Moench** haben bis 60 cm im Durchmesser, sie sind kaum eckig, unterseits wollig, die von **Petasites
tomentosus DC.** fast dreieckig-herzförmig, unterseits schneeweiss-
filzig, Lappen des Grundes vorne verbreitert, einwärts gekrümmt,
die von **Petasites niveus Baumgarten** sind ähnlich, aber die
Lappen des Grundes auseinander tretend. Alle sind den Huflattig-
blättern ähnlich gebaut, doch haben sie nur eine Palissadenschicht.

Die Blätter der Kletten, **Lappa officinalis Allioni** und **Lappa tomentosa Link,**
sind oval herzförmig, zugespitzt, klein gezähnt, mit stark auf der Unterseite hervortretenden Nerven.

Einsammlung und Anwendung. Die Blätter werden im Mai und Juni gesammelt, geschnitten, von erdigen und filzigen Theilen durch Absieben gereinigt und an
einem trocknen Orte aufbewahrt. 5 Th. frische geben 1 Th. trockne. Man bedient sich
ihrer bei katarrhalischen Leiden der Respirationsorgane. Die Wirksamkeit bei Skrophulose
bedarf der Bestätigung.

Ptisana de floribus Tussilaginis. Tisane de tussilage (Gall.). 5 g Huflattig-
blüthen, 1000 g siedendes Wasser. Nach $^1/_2$ Stunde abseihen und durch Papier filtriren.

Sirupus de Tussilagine. Sirop de tussilage (Gall.). Wie Sirup. Chamomillae
(S. 716) zu bereiten.

Sirupus pectoralis. Sirop d'espèces pectorales (Gall.). 100 g Brustthee
(Espèces pectorales avec les fleurs, Gall. S. 233) übergiesst man mit 1200 g siedendem Wasser,
presst nach 6 Stunden, bringt auf 1000 g, filtrirt, fügt 50 g Orangenblüthenwasser, worin
0,3 g Opiumextrakt gelöst sind, hinzu und macht mit 2000 g Zucker zum Sirup.

Species Hispanicae.

Thea Hispanica. Spanischer Thee.

Rp. Florum Tiliae
    Foliorum Farfarae
    Foliorum Millefolii
    Foliorum Menth. pip.
    Herbae Veronicae
    Rhizomat. Graminis   āā 85,0
    Fructus Ceratoniae
    Hordei perlati   āā 80,0
    Herbae Violae tricolor.
    Florum Rhoeados   āā 50,0
    Rhizom. Polypodii
    Rhizom. Calami
    Ligni Sassafras
    Fructuum Foeniculi
    Fructuum Anisi
    Passular. major.   āā 30,0
    Folior. Rosmarini
    Folior. Lauri
    Florum Primulae
    Florum Cyani
    Rhizomat. Iridis   āā 10,0.

Species majales.

Maikurthee.

Rp. Species. Hispanic.   500,0
    Natrii sulfuric. in crist. parv. 50,0
    Florum Verbasci
    Florum Rhoeados   āā 25,0.

Species pectorales KNEIPP.

KNEIPP's Hustenthee.

Rp. Foliorum Farfarae 20,0
    Foliorum Urticae
    Herbae Equiseti āā 10,0
    Fruct. Foeniculi
    Fruct. Juniperi
    Folior. Plantaginis
    Flor. Malvae arbor.
    Flor. Tiliae   āā 5,0
    Semin. Foenigraeci
    Flor. Verbasci   āā 2,5.

Thea Helvetica.

Species vulnerariae. Espèces vulnéraires (Gall.). Thé suisse.

Rp. Florum Arnicae
    Florum Antennar. dioïcae
    Florum Tussilaginis
    Herbae Absinthii
        „ Betonicae
        „ Ajugae reptantis
        „ Calaminth. offic.
        „ Chamaedryos
        „ Hyssopi
        „ Heder. terrestr.
        „ Millefolii
        „ Origani
        „ Vincae pervinc.
        „ Rosmarini
        „ Saniculae
        „ Salviae
        „ Scolopendrii
        „ Scordii
        „ Thymi
        „ Veronicae āā.

BOCK's Pectoral, Hustenpastillen, enthalten nach Angabe des Fabrikanten: Huflattig, Süssholz, Isländ. Moos, Röm. Kamillen, Sternanis, Veilchenwurzel, Eibisch, Schafgarbe, Klatschrose als Auszug, mit Malzextrakt, Salmiak, Traganth, Zucker, Vanille und Rosenöl zu Pastillen geformt.

HABERLAND's Alpenkräuterthee, ein Blutreinigungsmittel, besteht aus Eibischwurzel, Süssholz, Senna, Guajakholz, Sassafras, Ringelblumen, Klatschrosen, Schlehen- und Schafgarbenblüthen, Waldmeister und Huflattig.

Harzer Gebirgsthee, von PAUL HEIDER. Eine Mischung von Schafgarbe, Lavendel, Schlehdornblüthen, Sassafras, Senna, Pfefferminze, Huflattig, Süssholz.

Herba Salona ist ein Gemisch aus Huflattig und zerriebenem Weizenschrot.

Kräuterthee (Wiener Vorschrift). Eibisch-, Huflattig-, Scabiosenblätter, Lungenkraut āā 4,0, Leberkraut, Sassafras-, Guajak-, Rothes Sandelholz, Queckenwurzel, Süssholz, Sennesblätter āā 2,0, Fenchel 1,0, Klatschrosen, Kornblumen, Wollblumen āā 0,5.

Lippspringer Thee. Huflattig, Isländ. Moos, Eibisch-, Alant-, Süssholzwurzel, Wasserfenchel, Schafgarbe āā 20,0, Klatschrosen, Malvenblumen, Wollblumen āā 10,0.

Fel.

Die Galle ist ein Gemenge von dem Sekrete der Leberzellen und dem sog. Schleim, welcher von den Drüsen der Gallengänge und von der Schleimhaut der Gallenblase abgesondert wird. Das Sekret der Leber, die Lebergalle, ist dünnflüssig und klar, die in der Gallenblase angesammelte Galle ist mehr zähe und dickflüssig und infolge Beimengung von Zellen, Pigmentkalk und dergl. trübe. Therapeutische Verwendung findet nur die Rindergalle, welche den frisch geschlachteten Rindern (*Bos taurus L.*) bez. deren Gallenblasen im möglichst frischen Zustande entnommen wird.

I. Fel Tauri (Ergänzb.). **Fel Bovis** (U.-St.). **Biel de boeuf** (Gall.). **Fel Tauri recens. Ochsengalle. Fiel de boeuf. Oxgall.**

Die frisch der Gallenblase des Rindes entnommene Flüssigkeit werde vor dem Gebrauche durchgeseiht. — Bräunlichgrüne oder dunkelgrüne, schleimig-dickliche, eigenthümlich, aber nicht widerlich oder faulig riechende Flüssigkeit von sehr bitterem, unangenehmem Geschmacke, von neutraler oder schwach alkalischer Reaktion. Mit Wasser geschüttelt, schäumt sie seifenartig. Das spec. Gewicht ist bei 15^0 C. $= 1{,}018-1{,}028$. Löst man eine ganz kleine Menge Galle in einem Porcellanschälchen direkt in wenig konc. Schwefelsäure und erwärmt, oder mischt man ein wenig gallensäurehaltige Flüssigkeit mit konc. Schwefelsäure mit der Vorsicht, dass in beiden Fällen die Temperatur nicht über 70^0 C. steigt, und fügt dann unter Umrühren mit einem Glasstabe tropfenweise Rohrzuckerlösung von 10 Proc. hinzu, so erhält man eine prachtvoll rothe Flüssigkeit, deren Farbe bei Zimmertemperatur nicht verschwindet, aber im Verlaufe eines Tages mehr blauviolett wird. Die rothe Flüssigkeit zeigt vor dem Spektroskop zwei Absorptionsstreifen, den einen bei F und den anderen zwischen D und E, neben E (Pettenkofer's Gallensäure-Reaktion). Da diese Reaktion auf die Bildung von Furfurol durch Einwirkung der Schwefelsäure auf Zucker beruht, so kann man sie nach Mylius und Udranszky auch mit $1\,^0/_{00}$ Furfurollösung ausführen. Zu je 1 ccm der alkoholischen Gallenlösung setzt man 1 Tropfen $1\,^0/_{00}$ Furfurollösung und 1 ccm konc. Schwefelsäure und kühlt, wenn nöthig, etwas ab. Es entsteht alsdann gleichfalls die oben beschriebene Färbung. In dieser Weise soll sich noch $^1/_{20}-^1/_{30}$ mg Cholalsäure nachweisen lassen.

Die Galle enthält 8—10 Proc. Trockensubstanz, in dieser als specifische Bestandtheile: Gallensäuren (Glykocholsäure $C_{26}H_{43}NO_6$ und Taurocholsäure $C_{26}H_{45}NSO_7$) an Kali und Natron gebunden, Gallenfarbstoffe (Bilirubin, Biliverdin), im übrigen kleine Mengen Lecithin, Cholesterin, Seifen, Neutralfette, Harnstoff und Mineralstoffe (NaCl, $Ca_3(PO_4)_2$, $Mg_3(PO_4)_2$ und $FePO_4$). Sämmtliche gallensauren Alkalisalze sind löslich in Wasser und Alkohol, unlöslich in Aether. Die alkoholische Lösung der Salze wird daher durch Aether gefällt, und diese Fällungen können im krystallisirten Zustande erhalten werden (Plattner's krystallisirte Galle) durch Fällung mit Alkohol kann man die Schleimstoffe, durch Extraktion mit Aether das Fett, Cholesterin und verwandte Stoffe, durch Digestion mit Thierkohle die Farbstoffe entfernen. Die genuine Galle ist nur eine beschränkte Zeit haltbar und geht bald in Fäulniss über. Für therapeutische Zwecke wird sie daher in eine haltbare Form gebracht.

Die physiologische Rolle der Galle besteht darin, dass sie die Aufgabe hat, die Resorption der Fette zu befördern, dadurch, dass sie dieselben verseift und emulgirt. Ausserdem nimmt man an, dass die Galle die pankreatische Verdauung des Eiweisses unterstützt und eine gewisse Desinfektion des Darmes besorgt.

Anwendung. Die frische Ochsengalle wird löffelweise hypochondrischen Hämorrhoidariern gegeben. Sie wird beim Fleischer bestellt und noch frisch aus dem geschlachteten Thiere genommen, kolirt und dispensirt. Ueber zwei Tage hält sie sich, auch wenn sie im Eisschrank aufbewahrt wird, nicht. Damit sie sich einige Tage länger konservirt, ist ein Zusatz von circa 3 Proc. Spiritus aethereus zu empfehlen. Die Anwendung der Ochsengalle im Haushalt und in den Gewerben zur Reinigung gefärbter wollener Zeuge ist bekannt. Um Ochsengalle für einen weiten Transport oder auf mehrere Tage zu konserviren, versetzt man sie mit $0{,}5-1{,}0$ Proc. Aether.

II. Fel Tauri inspissatum (Ergänzb.). **Extractum animale amarum. Eingedickte Ochsengalle.**

Erwärmte und durch Leinwand geseihte, frische Ochsengalle dampft man sofort im Dampfbade in einem Porcellangefässe ohne umzurühren zur Konsistenz eines dicken Extraktes ein. Das „ohne umzurühren" ist so zu verstehen, dass die einzudampfende Galle nicht unnöthig viel gerührt werden soll. Ausbeute 11—13 Proc.

Eigenschaften. Die eingedickte Ochsengalle bildet eine grünlich-braune Masse von dicker Extraktkonsistenz, von anfangs süsslichem, dann stark bitterem Geschmack und dem eigenthümlichen Gallengeruche. Frisch bereitet, giebt sie mit Wasser eine grünlichbraune, klare, nach längerer Aufbewahrung etwas trübe Lösung. Sie enthält die Bestandtheile der Ochsengalle, jedoch zum Theil im veränderten Zustande.

Anwendung. Man wendete dies Präparat früher in denselben Fällen wie die trockene gereinigte Ochengalle an. Das Volk streicht es auf Blase wie ein Pflaster auf und legt es den kleinen Kindern auf den Nabel oder Unterleib zur Vertreibung der Spulwürmer.

III. Fel Tauri depuratum inspissatum. Fel bovinum purificatum (Brit.). Fel Bovis purificatum (U-St.). Gereinigte eingedickte Ochsengalle. Purified Ox Bile (oder Ox Gall).

Man dampft 300 g frische Ochsengalle auf etwa 120 g ein, vermischt den Rückstand mit 100 g Alkohol (95 proc.), filtrirt nach dem Absetzen und wäscht den Filterrückstand mit etwas Alkohol nach, destillirt von den vereinigten Filtraten die Hauptmenge des Alkohols ab und dampft den Rückstand zu einem dicken Extrakt ein.

Eigenschaften und Anwendung wie das vorige. Durch die Reinigung mit Alkohol werden namentlich die Eiweissstoffe beseitigt. Ausbeute 8—10 Proc. Das Präparat besteht vorwiegend aus glykocholsaurem und taurocholsaurem Kali und Natron und Gallenfarbstoffen.

IV. Fel Tauri depuratum siccum (Ergänzb.). Fel Tauri depuratum. Natrum choleïnicum. Extractum Fellis taurini. Gereinigte trockne Ochsengalle.

Gleiche Volume frischer Ochsengalle und Weingeist werden unter Schütteln durcheinander gemischt und zwei Tage bei Seite gestellt, filtrirt, hierauf von dem Filtrat der Weingeist durch Destillation im Wasserbade abgezogen und der Rückstand unter häufigem Umschütteln mit so viel feuchter thierischer Kohle, welche vorher durch Salz·säure gereinigt worden ist, nach und nach versetzt, bis eine der Flüssigkeit entnommene und filtrirte geringe Menge sich nur von schwach gelber Farbe erweist. Alsdann filtrirt man und macht die Flüssigkeit zu einem trocknen Extrakt. Ausbeute circa 6,5 Proc.

Eigenschaften. Die trockne gereinigte Galle bildet ein hygroskopisch gelblichweisses Pulver von anfangs süsslichem, dann anhaltend bitterem Geschmack und schwachem Gallengeruch. Mit Wasser und verdünntem Weingeist giebt sie klare, schwach gelbliche Lösungen. Die wässrige Lösung, die beim Schütteln stark schäumt, mit etwas Zucker versetzt, wird auf allmählichen vorsichtigen Zusatz von koncentrirter Schwefelsäure dunkelpurpurroth gefärbt (PETTENKOFER'sche Gallenprobe) und giebt dann mit vielem Wasser verdünnt eine völlig trübe zimmtfarbene Flüssigkeit. Beim Glühen hinterlässt die Galle einen weissen alkalischen Rückstand.

Die Bestandtheile der trockenen reinen Galle sind vorwiegend Taurocholsäure, Glykocholsäure, hauptsächlich an Natron, theils auch an Kali gebunden, dann Cholin, Glycerinphosphorsäure (Lecithin), etwas fleischmilchsaure Salze. Die gereinigte trockne Galle ersetzt das sogenannte (unreine) choleïnsaure Natron, *Natrum choleïnicum.*

Prüfung. Die Reinheit des Präparats ergiebt sich theils aus den vorstehend angegebenen Eigenschaften. Verfälschungen mit Arabischem Gummi, Dextrin und Milchzucker und die Verunreinigung mit Gallenschleim werden beim Auflösen in kaltem Weingeist erkannt, welche Stoffe darin ungelöst bleiben. Die weingeistige Lösung des reinen Präparats ist fast klar. Mit Chloroform geschüttelt, setzt sich die reine Ochsengalle in der Ruhe an der Oberfläche ab, während etwaige beigemischte Salze, Zucker etc. einen Bodensatz bilden. Beim Erhitzen schmilzt das Pulver, bläht sich dann unter Ausstossung widerlich riechender, leicht entzündlicher Dämpfe auf. Die zurückbleibende kohlige Masse hinterlässt endlich nach starkem Glühen von dem Gewicht der trocknen gereinigten Galle ungefähr $^1/_5$ weisser Asche von alkalischer Reaktion.

Anwendung. Man giebt die trockene gereinigte Ochsengalle zu 0,3—0,5—1,0 mehrmals täglich in Pillen bei Verdauungsschwäche, chronischen Magenkatarrhen, zur Bethätigung der Gallensekretion, bei Störungen der Leberfunktionen, chronischen Leber- und Milzanschwellungen, Diabetes mellitus etc. Aeusserlich hat man sie als Streupulver in Wunden gebraucht.

V. Extrait de fiel de boeuf (Gall.). Frische Ochsengalle wird durch ein Wolltuch kolirt und die kolirte Flüssigkeit im Wasserbade zum trocknen Extrakte eingedampft.

Balsamum oticum.

Ohrenbalsam. Gehörbalsem.

Rp. Fellis taurini inspissati   5,0
     Acidi salicylici   1,0
     Glycerini   15,0
     Aquae Cinnamomi vinosae 10,0
     Olei Thymi   gtt. XV.

Einige Tropfen auf Baumwolle täglich in den Gehörgang einzuführen (bei Ausfluss aus den Ohren).

Glycerinum fellis bovis.

(New-Yorker Vorschr.)

Rp. Fellis tauri inspiss.   100,0 g
     Glycerini   70,0 „
     Acidi salicylici   1,0 „
     Aquae destill. q. s. ad   200 ccm.

D. S. 30—40 ccm mit Seifenwasser zum Klystier.

Linimentum Sanctae Mariae.

St. Marienbalsam. Unguentum RONCALL.

Rp. Fellis Tauri recentis 100,0
     Salis culinaris   20,0
     Olei Papaveris   10,0.

Zum Einreiben (bei Verhärtungen und Anschwellungen, besonders der Brüste).

Oleum oticum SPIELMANN.

SPIELMANN'sches Gehöröl.

Rp. 1. Bulbi Allii Cepae concisi 50,0
     2. Fellis Tauri recentis   20,0
     3. Olei Amygdalarum   50,0
     4. Olei Majoranae
     5. Olei Rosmarini
     6. Olei Rutae   āā gtt. VI.

Man digerirt 1 mit 2 und 3 während 2 Tagen, presst ab und fügt zu dem filtrirten Oele 4—6 zu.

Pilulae aperientes CLAY.

Rp. Fellis taurini inspissati 10,0
     Olei Carvi   gtt. XII
     Magnesii carbonici   q. s.

Fiant pilulae 50,0.

Täglich dreimal drei Pillen (bei Verstopfung aus mangelnder Gallenabsonderung).

Pilulae aperientes HUFELAND.

Rp. Fellis Tauri inspissati
     Extracti Taraxaci
     Saponis medicati
     Rhizomatis Rhei   āā 5,0.

Fiant pilulae 150.

Cortice Cinnamomi Cassiae pulverato conspergantur. Täglich dreimal 5—10 Pillen (bei Leibesverstopfung).

Pilulae Natrii choleïnici.

Rp. Fellis Tauri depurati sicci 10,0
     Gummi Arabici   1,0
     Radicis Althaeae   0,5
     Aquae destillatae   q. s.

Fiant pilulae 100.

Täglich zweimal, später dreimal je fünf Pillen (bei Cholelithiasis).

Pilulae resolventes WEICKARD.

Rp. Fellis taurini depurati sicci 10,0
     Extracti Gentianae
     Extracti Centaurii minoris
     Rhizomatis Rhei   āā 5,0
     Radicis Gentianae   q. s.

Fiant pilulae 150.

Täglich dreimal 4—8 Pillen (bei Hypochondrie).

Sapo fellitus.

Gallenseifenkugeln.

Rp. 1. Fellis taurini recentis   100,0
     2. Boracis pulverati   5,0
     3. Sacchari albi pulverati   20,0
     4. Saponis Hispanici pulverati 40,0
     5. Terebinthinae laricinae   4,0.

Man dampft 1 auf 20,0 ein, mischt 2—5 darunter und formt Kugeln von 30,0 g Schwere. Zum Reinigen gefärbter Stoffe aus Wolle oder Seide.

Sapo fellitus liquidus.

Flüssige Gallenseife.

Rp. Massae Saponis felliti   50,0
     Fellis taurini recentis   200,0
     Glycerini   100,0
     Liquoris Ammonii caustici 5,0
     Olei Terebinthinae   gtt. XX.

Anwendung wie Sapo fellitus.

Unguentum vermifugum.

Rp. Aloës pulveratae   5,0
     Fellis Tauri inspissati   7,5
     Glycerini
     Spiritus Vini   āā gtt. XV
     Unguenti Rosmarini compositi 25,0.

Täglich dreimal die Nabelgegend einzureiben.

Dr. MEYER's Unterleibspillen, von einer Berliner Apotheke in den Handel gebracht, erwiesen sich zusammengesetzt aus Fellis taurini depurati sicci 7,0, Saponis medicati 5,0, Extracti Liquiritiae 2,0, Tuberum Jalapae et Radicis Althaeae ana q. s. zu 120 Pillen gemacht. (HAGER, Analyt.)

Liqueur-BERNHARD, ein Fleckwasser, bestehend aus circa 10 Th. Galle, 5 Th. Pottasche und 100 Th. Wasser.

Ferrum.

Ferrum. Mars. Eisen. Fer (franz.). **Iron** (engl.) **Fe. Atomgew. = 56.** Das metallische Eisen findet in der Pharmacie in mehrfachen Formen Verwendung.

I. Ferrum in filis, Eisendraht. **Clavi ferrei,** eiserne Nägel. **Limatura Ferri, Ramentum Ferri, Ferrum in ramentis, Scobis ferrea,** Eisenfeile, Eisenfeilspähne. **Tornatura Ferri,** Eisendrehspähne.

Unter den vorstehenden Namen verstand man früher diejenigen Formen des Eisens, in denen dasselbe damals, als die reineren Eisensorten noch einen verhältnissmässig hohen Preis hatten, zur Darstellung von Eisenpräparaten verwendet wurde. Die Verhältnisse sind heute infolge des wohlfeilen Preises der reineren Eisensorten sehr viel einfachere geworden. — Als leitende Gesichtspunkte für die Auswahl des zu Eisenpräparaten bestimmten Eisens kann man folgende nehmen:

Gusseisen, welches neben Kohlenstoff, Silicium, Phosphor auch noch Schwefel, Arsen, Kupfer, Blei und je nach der Beschaffenheit der Erze, aus denen es ausgebracht wurde, auch noch andere Metalle als Verunreinigungen enthält, sollte niemals zur Darstelluug pharmaceutischer Präparate benutzt werden. Das Gleiche gilt hier für den Hammerschlag, den Drahtabfall und die Eisenfeilspähne der Metallarbeiter. Diese enthalten in der Regel Kupferfeilspähne und Messingstaub.

Das beste Material zur Darstellung von Eisenpräparaten ist der Eisendraht. Man verwendet ihn in Stärken von 1—1,5 mm. Da er oberflächlich stets etwas fettig ist, so wird er von dieser Fettschicht entweder durch Abreiben mit Kork, oder durch schwaches Ausglühen gereinigt. Um ihn bequemer handhaben zu können, biegt man ihn in kleine Weifen oder dreht ihn in kleine Zöpfe. Fast ebenso rein sind die eisernen Nägel, und zwar sowohl die jetzt nur noch ausnahmsweise gebrauchten Schmiedenägel (Haken) als auch die sog. Drahtstifte. — Sehr rein sind ferner die in den Maschinenfabriken abfallenden Eisendrehspähne.

Prüfung. Man übergiesst 1,0 Eisenfeile mit 9,0 verdünnter (12,5 procentiger) Salzsäure, bewirkt die Lösung zuletzt unter Anwendung von Wärme und verdünnt mit einem doppelten Volum Wasser. Ein Theil dieser Lösung mit Schwefelwasserstoffwasser versetzt, darf sich höchstens etwas dunkler färben oder bräunen, aber keinen dunklen Niederschlag ergeben (Kupfer, Blei). Erfolgte hier keine Fällung, so versetzt man einen anderen Theil der Lösung jenes Rückstandes mit einer reichlichen Menge Natriumacetatlösung oder Ammoniumacetatlösung und dann mit Schwefelwasserstoff. Eine weisse Fällung zeigt Zink an. Eine schwache Trübung ist gegenstandslos.

Die Eisenfeile, welche zur Darstellung des Tartarus martiatus Verwendung findet, wird in gleicher Weise geprüft, jedoch ist 1,0 der Eisenfeile in der genügenden Menge Bromsalzsäure (s. S. 507) zu lösen.

Aufbewahrung. In gut und dicht geschlossenen Glasgefässen, um das Rosten zu verhindern.

Ferrum in fllis pro analysi. Eisendraht zur chemischen Analyse. Zur Titerstellung von Kaliumpermanganatlösungen benutzt man Blumendraht oder dünne Klaviersaiten, welche durch Abreiben mit Bimsteinpulver und darauffolgend mit Filtrirpapier von Unreinigkeiten und Oxyd befreit sind. Man kann, ohne einen besonderen Fehler zu begehen, annehmen, dass dieser Draht 99,6 Proc. Eisen enthält. Für ganz genaue Bestimmungen muss der Eisengehalt des Drahtes ein für allemal festgestellt werden.

II. Ferrum pulveratum (Austr. Germ. Helv.). **Limaille de fer porphyrisée** (Gall.). **Gepulvertes Eisen. Eisenpulver. Limatura Martis praeparata. Pulvis Ferri alkoholisatus.**

Es wird in Tyrol fabrikmässig dargestellt. Möglichst reines Eisen wird zunächst mit grossen Feilen, welche durch Wasserkraft bewegt werden, bearbeitet, und die erhaltene „Eisenfeile" durch Stossen in Stahlmörsern noch weiter zerkleinert. Das so erzielte Eisenpulver wird durch Luftgebläse sortirt, wobei die feinsten Theilchen am weitesten weggetragen werden, während die gröberen Theile näher liegen bleiben. Die letzteren gelangen in den Stahlmörser zurück und werden nach wiederholter Zerkleinerung wiederum durch den Luftstrom sortirt. Zum Pulvern darf nicht Gusseisen, sondern lediglich Schmiedeeisen oder kohlenstoffarmer Stahl (Draht) verwendet werden.

Eigenschaften. Das reine gepulverte Eisen bildet ein geruch- und geschmackloses, schweres, höchst feines, graues oder dunkelgraues Pulver, welches vom Magneten angezogen wird, welches beim Druck mit dem Pistill eine grau metallisch glänzende Fläche bietet, und beim Auflösen in verdünnter Salzsäure unter Entwicklung übelriechenden

Wasserstoffgases bis auf einen unbedeutenden und leichten, kohligen Rückstand löslich ist. Von Wasser wird es wegen anhaftender Luftbläschen nur unvollständig benetzt. Beim Glühen an der Luft verglimmt es zu rothem Eisenoxyd, welchem sich mit Essigsäure fremde Metalle entziehen lassen.

Das Eisenpulver besteht nicht aus chemisch reinem Eisen, es enthält grössere oder kleinere Mengen Kohlenstoff (Graphit), Schwefel, Arsen, Phosphor, Silicium, Sand, oft auch Mangan, Kupfer, Blei. Verfälschungen sind Graphit, Sand, Hammerschlag.

Das aus rohem Gusseisen hergestellte Eisenpulver hat eine schwarzgraue Farbe und ist mit Kohle, Schwefel, Arsen, Phosphor, Silicium und Mangan reichlich verunreinigt. Die Pharmakopöen fordern ein von Zink, Kupfer und Blei völlig reines Eisenpulver. Schwefel und Arsen dürfen darin nur in sehr geringen Spuren enthalten sein. Demnach darf das aus rohem Gusseisen hergestellte Eisenpulver nicht in den Gebrauch gezogen werden, und ist ein dunkel- oder schwarzgraues Eisenpulver zurückzuweisen.

Prüfung. Diese richtet sich gegen einen Gehalt von Schwefel, Arsen, sowie fremden Metallen und auf die Bestimmung des Eisengehaltes. 1) Wird 1 g Eisenpulver mit 20 ccm verdünnter Schwefelsäure (Helv.) oder mit einer Mischung aus 15 ccm Wasser und 10 ccm Salzsäure von 1,123 sp. G. (Germ.) übergossen, so soll das entweichende Gas einen mit Bleiacetat getränkten Papierstreifen innerhalb 5 Sekunden nicht mehr als bräunlich färben. Da jedes technische Eisen unter diesen Bedingungen Schwefelwasserstoffentwicklung giebt, so wird es sich nur darum handeln, ein nicht zu stark schwefelhaltiges Eisenpulver auszuwählen. Man wird also dem Eisenpulver den Vorzug zu geben haben, welches unter sonst gleichen Bedingungen eine nur leichte Bräunung des Bleipapiers verursacht. 2) Wird ein Theil der sub 1 erhaltenen salzsauren oder schwefelsauren Lösung mit Schwefelwasserstoffwasser überschichtet, so darf sich an der Berührungsstelle eine dunkle Zone (Blei, Kupfer) nicht zeigen. 3) Ein anderer Theil der sub 1 erhaltenen salzsauren oder schwefelsauren Lösung wird mit starker Salpetersäure vollständig oxydirt und diese Lösung in zwei Hälften getheilt. a) Wird die eine Hälfte mit Natronlauge übersättigt, so darf das Filtrat durch Schwefelwasserstoffwasser nicht weiss getrübt werden (Zink). b) Wird die andere Hälfte mit Ammoniakflüssigkeit übersättigt, so darf das Filtrat nicht bläulich gefärbt erscheinen (Kupfer). 4) Ein Gemisch aus 0,2 g gepulvertem Eisen und 0,2 g Kaliumchlorat werde in einem geräumigen Probirrohre mit 2 ccm Salzsäure übergossen, und die Mischung, nachdem die Einwirkung beendet ist, bis zur Entfernung des freien Chlors erwärmt. Wird alsdann 1 ccm des Filtrats mit 3 ccm Zinnchlorürlösung versetzt, so darf innerhalb einer Stunde eine braune Färbung nicht eintreten. Diese Prüfung würde durch das Auftreten einer braunen Färbung oder eines braunen Niederschlages die Anwesenheit grösserer Mengen von Arsen, als zuzulassen sind, anzeigen. Kleine Mengen von Arsen sind nahezu in jedem Eisenpulver enthalten. Ihr Nachweis geschieht am schärfsten durch den MARSH'schen Apparat. 5) Bestimmung des Eisengehaltes. Germ. und Helv. schreiben für das Eisenpulver einen Gehalt von 98 Proc. metallischem Eisen vor.

Germ. lässt die Bestimmung auf jodometrischem Wege ausführen. 1 g gepulvertes Eisen werde in etwa 50 ccm verdünnter Schwefelsäure gelöst, und diese Lösung auf 100 ccm verdünnt. 10 ccm der verdünnten Lösung werden mit Kaliumpermanganat (5 = 1000) bis zur schwachen bleibenden Röthung versetzt; nach eingetretener Entfärbung, welche nöthigenfalls durch einige Tropfen Weingeist veranlasst werden kann, werde 1 g Kaliumjodid zugegeben und die Mischung eine Stunde lang bei gewöhnlicher Wärme im geschlossenen Gefässe stehen gelassen; es müssen alsdann zur Bindung des ausgeschiedenen Jods mindestens 17,5 ccm der Zehntel-Normal-Natriumthiosulfatlösung verbraucht werden. Helv. 0,1 g Eisenpulver, bei Luftabschluss in 15 ccm verdünnter Schwefelsäure gelöst, soll so viel Kaliumpermanganatlösung bis zum Eintreten einer röthlichen Färbung erfordern, als zur Oxydation von 1,75 ccm Normal-Oxalsäure erforderlich ist.

Ueber die Einzelheiten beider Bestimmungen s. S. 1088.

III. Ferrum reductum (Austr. Germ. Helv.). **Fer réduit par l'hydrogène** (Gall.). **Ferrum redactum** (Brit.). **Ferrum reductum** (U-St.). **Ferrum Hydrogenio reductum. Reducirtes Eisen. Reduced iron. (Fer de Quevenne.)**

Darstellung. Diese zerfällt **1)** in die Darstellung eines reinen Ferrihydroxydes (aus Ferrichlorid), Trocknen und Pulvern desselben; **2)** in das Ueberleiten eines ergiebigen und anhaltenden Stromes von reinem Wasserstoffgase über das getrocknete Ferrihydroxyd, welches in dünner Schicht ausgebreitet ist und allmählich auf Rothgluth erhitzt wird. Das Erhitzen ist so lange fortzusetzen, als noch Wasserdampf entweicht. **3)** In dem Erkaltenlassen des reduzirten Eisens im Wasserstoffstrome. — Das erforderliche Wasserstoffgas wird aus Zink und verdünnter Schwefelsäure entwickelt und zu seiner Reinigung zunächst durch Lösungen von Bleiacetat und Cuprisulfat, schliesslich, um es zu trocknen, durch konc. Schwefelsäure geleitet.

Das reducirte Eisen wird von den deutschen chemischen Fabriken in durchaus vorschriftsmässiger Beschaffenheit geliefert.

Eigenschaften. Das sog. durch Wasserstoff reducirte Eisen ist nicht reines metallisches Eisen, sondern ein Gemenge von metallischem Eisen und Eisenoxyduloxyd. Es bildet ein geruch- und geschmackloses und je nach dem Gehalte an Eisenoxyduloxyd glanzloses **graues** oder **dunkelgraues**, feines Pulver, welches vom Magneten angezogen wird und specifisch etwas leichter als das gepulverte Eisen ist. Ein grauschwarzes oder schwarzes reducirtes Eisen ist verdächtig, denn es enthält entweder nur wenig metallisches Eisen und viel Eisenoxyduloxyd, oder es ist stark kohlenstoffhaltig. An der Luft erhitzt, verglimmt es zu rothem Ferrioxyd. In verdünnter Salzsäure löst es sich unter Entwicklung eines **geruchlosen** Wasserstoffgases zu einer grünlichen Flüssigkeit.

Prüfung. Dieselbe erfolgt im allgemeinen unter den gleichen Gesichtspunkten wie bei Ferrum pulveratum, nur sind die Anforderungen noch etwas strenger.

1) 1 g reducirtes Eisen muss sich in einer Mischung von 15 ccm Wasser und 10 ccm Salzsäure (25 Proc.) bis auf höchstens 0,01 g (Kieselsäure) leicht auflösen. — Das dabei entweichende Wasserstoffgas sei fast geruchlos und verändere Bleiacetatpapier innerhalb 5 Sekunden überhaupt nicht (Abwesenheit von Schwefelverbindungen).

2) 10 ccm Wasser, mit 2 g reducirtem Eisen geschüttelt, dürfen rothes Lackmuspapier nicht bläuen; das· Filtrat darf beim Verdunsten keinen Rückstand hinterlassen. (**Natriumkarbonat**, von der Darstellung herrührend.)

3) **Prüfung auf Arsen** erfolgt genau wie unter **Ferrum pulveratum** angegeben.

4) **Die Bestimmung des Eisengehaltes** nimmt bei diesem Präparate insofern eine Sonderstellung ein, als hier nicht der Gesammtgehalt an Eisen, sondern nur der Gehalt an metallischem Eisen bestimmt werden soll.

Germ.: 1 g reducirtes Eisen werde mit 50 ccm Wasser und 5 g gepulvertem Quecksilberchlorid im Wasserbade unter häufigem Umschwenken so lange erwärmt, bis dasselbe gelöst ist, die Flüssigkeit nach dem Erkalten mit Wasser bis zu 100 ccm aufgefüllt und filtrirt. 10 ccm des Filtrats werden zunächst mit 10 ccm verdünnter Schwefelsäure, und hierauf mit Kaliumpermanganatlösung (5 = 1000) bis zur bleibenden Röthung versetzt; nach eingetretener Entfärbung, welche nöthigenfalls durch Zusatz von einigen Tropfen Weingeist veranlasst werden kann, werde 1 g Kaliumjodid zugegeben, und die Mischung bei gewöhnlicher Wärme im geschlossenen Gefässe eine Stunde lang stehen gelassen; es müssen alsdann zur Bindung des ausgeschiedenen Jods mindestens 16 ccm der ZehntelNormal-Natriumthiosulfatlösung verbraucht werden. Hiernach wird verlangt ein Gehalt von 89,6 Proc. metallischem Eisen.

Helv. 1,0 g reducirtes Eisen mit 4,0 g Jod, 3,0 g Kaliumjodid und 50,0 g Wasser zwei Stunden lang in einer gut verschlossenen Flasche digerirt, soll ein Filtrat von grüner Farbe geben, welches durch Stärkelösung nicht gebläut wird, was einem Minimalgehalte von 88 Proc. Eisen entspricht.

Austr. Werden 0,2 g metallisches Eisen in einem mit Kohlensäure gefüllten Kölbchen unter Erwärmen in verdünnter Schwefelsäure gelöst, so sollen mindestens 0,111548 g Kaliumpermanganat zur dauernden Röthung erforderlich sein = 98,8 Proc. metall. Fe.

Aufbewahrung. Vor Feuchtigkeit geschützt in gleicher Weise wie das Eisenpulver, zweckmässig in enghalsigen Flaschen unter Korkverschluss.

Ferrum electricitate reductum COLLAS. **Fer réduit par l'électricité de** COLLAS. **Fer-COLLAS,** hat vor dem durch Wasserstoff reducirten Eisen nichts voraus und kann daher durch letzteres jederzeit ersetzt werden. COLLAS bringt sein Präparat als Specialität in

den Handel und zwar in linsenförmige Gelatinekapseln von der Grösse einer 0,125 Gramm-
pille eingefüllt. Eisen, welches aus ammoniaksalzhaltigen Lösungen elektrolytisch abgeschieden wurde, ist nicht völlig rein, sondern enthält kleine Mengen Stickstoff, in noch
unbekannter Weise gebunden.

Chemie und Analyse. In reinem Zustande ist das Eisen von silberweisser
Farbe, sehr zähe und weicher als Stabeisen, sehr schwer schmelzbar. Das spec. Gewicht
ist = 7,6—7,8. Das, was uns im gewöhnlichen Leben als Gusseisen, Stahl und Stabeisen
unter die Hände kommt, ist nicht reines Eisen, sondern Eisen, welches mehr oder weniger
Kohlenstoff chemisch gebunden oder mechanisch beigemengt enthält.

An der Luft geglüht, verbrennt das Eisen zu Eisenoxyd. In feuchter, namentlich
kohlensäurereicher Luft rostet es sehr leicht.

Man erkennt das metallische Eisen in Gemischen am einfachsten daran, dass es
vom Magneten angezogen wird. Es ist hierdurch sogar möglich, das Eisen ziemlich
quantitativ aus Gemischen mit anderen Substanzen auszuziehen. Verwechselt könnte dabei
das Eisen nur werden mit Kobalt und Nickel, die aber weit weniger magnetisch sind,
ferner mit Magneteisenstein (Eisenoxyduloxyd); vom letzteren unterscheidet sich das metallische Eisen dadurch, dass es beim Zusammenbringen mit verdünnter Salzsäure oder verdünnter Schwefelsäure freien Wasserstoff entwickelt, was das Eisenoxyduloxyd bekanntlich
nicht thut.

Das Eisen bildet zwei Salzreihen, welche sich von dem Eisenoxydul Fe_2O_2 (oder
FeO) und dem Eisenoxyd Fe_2O_3 ableiten. — Löst man Eisen in Salzsäure oder verdünnter
Schwefelsäure, so entstehen die Oxydulsalze des Eisens. Durch Oxydationsmittel (Chlor,
Brom, Salpetersäure) kann man die Eisenoxydulsalze in Eisenoxydsalze überführen. —
In stark verdünnter Salpetersäure löst sich das Eisen ohne Wasserstoffentwicklung (der
Wasserstoff wird zur Reduktion der Salpetersäure verbraucht) zu salpetersaurem Eisen-
oxydul. Wirkt konc. Salpetersäure auf Eisen ein, so erfolgt unter Auftreten von Stick-
oxyden Bildung von salpetersaurem Eisenoxyd.

Analytisch zeigen die Eisenoxydulsalze und Eisenoxydsalze folgendes Verhalten:

A. Die Eisenoxydulsalze. Dieselben sind im wasserhaltigen Zustande grünlich
oder bläulich, im wasserfreien Zustande weiss. 1) Schwefelwasserstoff erzeugt in den
mit Mineralsäuren angesäuerten Lösungen keine Fällung. Neutrale oder essigsaure
Lösungen werden nur unvollständig gefällt. 2) Schwefelammonium fällt aus neutralen
oder alkalischen Lösungen alles Eisen als grünschwarzes Ferrosulfid FeS, leicht löslich in
Mineralsäuren. Sehr verdünnte Lösungen werden zunächst nur grün gefärbt; erst nach
längerem Stehen bei Luftabschluss scheidet sich das Ferrosulfid als grünschwarzer Niederschlag ab. Ammoniumchlorid begünstigt die Abscheidung des Ferrosulfids, durch genügende Mengen von Weinsäure oder Citronensäure und anderer organischer Substanzen
kann die Fällung verhindert werden; in diesem Falle tritt alsdann nur grünschwarze
Färbung auf. 3) Kalilauge, Natronlauge und Ammoniak bewirken die Ausscheidung
von Ferrohydroxyd, welches im ersten Augenblicke weiss ist, aber bald bläulich und grünlich
wird und sich durch Aufnahme von Sauerstoff schnell in rostfarbiges Ferrihydroxyd verwandelt. Ammoniaksalze verhindern die Fällung durch Kali- oder Natronlauge theilweise,
diejenige durch Ammoniak vollständig, aber nur so lange, als der Sauerstoff der Luft ab-
gehalten wird. Tritt derselbe hinzu, so erfolgt Bildung von Ferrihydroxyd, welches nicht
mehr in Lösung gehalten, sondern abgeschieden wird. Nicht flüchtige organische Säuren,
sowie Zucker verhindern oder verzögern die Fällung des Ferrohydroxydes durch Alkalien.
4) Ferrocyankalium erzeugt in Eisenoxydulsalzlösungen einen weissen Niederschlag
von Ferrocyan-Eisenoxydul-Kalium $(FeCy_6)_2K_2Fe_3$, welcher durch Aufnahme von Luftsauerstoff rasch blau wird und durch Salpetersäure oder Chlor alsbald in Berliner Blau übergeht. 5) Ferricyankalium erzeugt einen blauen Niederschlag, welcher in Säuren unlöslich ist, durch Alkalien (KOH, NaOH) aber zerlegt wird unter Abscheidung von Eisen-
hydroxydul. — In stark verdünnter Lösung kommt es nur zu einer blauen Färbung.
6) Rhodankalium erzeugt in oxydfreien Lösungen von Eisenoxydulsalzen keine Färbung.

7) **Baryumkarbonat** zerlegt in der Kälte die Eisenoxydulsalze — mit Ausnahme des Ferrisulfats — nicht.

B. **Die Eisenoxydsalze.** Die wasserfreien neutralen Oxydsalze sind weiss, die wasserhaltigen gelb bis braun. 1) **Schwefelwasserstoff** bewirkt in den mit Mineralsäuren angesäuerten Eisenoxydsalzlösungen milchige Trübung in Folge Ausscheidung von Schwefel. Gleichzeitig werden die Eisenoxydsalze zu Eisenoxydulsalzen reducirt. Davon abgesehen, ist das Verhalten der Oxydsalze gegen Schwefelwasserstoff das nämliche wie dasjenige der Oxydulsalze. 2) **Schwefelammonium** fällt aus neutralen wie aus alkalischen Lösungen grünschwarzes Ferrosulfid FeS, mit freiem Schwefel gemengt. Im Uebrigen treten die nämlichen Verhältnisse ein wie bei den Eisenoxydulsalzen. 3) **Kalilauge, Natronlauge** und **Ammoniak** bewirken die Fällung von rothbraunem Ferrihydroxyd $Fe_2(OH)_6$. Nicht flüchtige organische Säuren (Weinsäure, Citronensäure), ebenso Zucker, verhindern, falls sie in hinreichender Menge vorhanden sind, die Fällung. 4) **Ferrocyankalium** bewirkt die Ausscheidung eines blauen Niederschlages von Berlinerblau $(FeCy_6)_3 . Fe_4$. Dasselbe ist in Säuren unlöslich, wird aber durch ätzende Alkalien unter Abscheidung von Ferrihydroxyd zersetzt. 5) **Ferricyankalium** färbt Eisenoxydsalze dunkler braun, giebt aber keine blaue Färbung. 6) **Rhodankalium** erzeugt in sauren Eisenoxydsalzlösungen blutrothe Färbung infolge Bildung von Ferrirhodanid. Die Färbung verschwindet nicht durch wenig Weingeist, wohl aber durch Zugabe von Mercurichlorid. In essigsauren Lösungen des Eisens tritt die blutrothe Färbung des Ferrirhodanids erst auf, nachdem man die Lösung mit Salzsäure angesäuert hat. Aehnliche Verhältnisse ergeben sich für Lösungen der Oxalsäure, Weinsäure, Citronensäure, Phosphorsäure, Arsensäure. — Das Ferrirhodanid geht durch Ausschüttelung der wässerigen Lösung mit Aether in diesen über. 7) **Baryumkarbonat** fällt aus Eisenoxydsalzlösungen schon in der Kälte **alles** Eisen als basisches Salz.

Man bestimmt das Eisen entweder gewichts- oder massanalytisch, und zwar wählt man dasjenige der beiden Verfahren, welches sich für den bestimmten Fall am besten eignet.

A. Gewichtsanalytisch. Liegt das Eisen nicht schon im Zustande des Oxydsalzes vor, so muss es durch Oxydation mit Chlor, Brom, Salpetersäure oder Königswasser in das Oxydsalz verwandelt werden. Etwa vorhandene Kieselsäure ist vorher abzuscheiden. Die Eisenoxydsalzlösung versetzt man in einer Porcellanschaale mit einer für die vorhandene Magnesia hinreichende Menge von Ammoniumchlorid, fügt alsdann Ammoniakflüssigkeit im Ueberschuss hinzu und erhitzt bis nahezu zum Sieden. Man lässt kurze Zeit absetzen, dekanthirt durch ein Filter, wäscht den Niederschlag **vollständig** (!) aus, trocknet ihn, verbrennt das Filter und glüht den Niederschlag im Platintiegel bis zum konstanten Gewicht. (Enthält der Niederschlag noch Ammoniumchlorid, so kann ein Verlust durch Verflüchtigung von Ferrichlorid erfolgen.) Was man gewogen hat, ist Eisenoxyd Fe_2O_3. Das gefundene $Fe_2O_3 \times 0{,}7000$ ist = metallisches Eisen.

Ist neben Eisenoxydsalz auch noch Aluminiumsalz zugegen, so wird mit dem Ferrihydroxyd zugleich Aluminiumhydroxyd gefällt. Um beide zu trennen, löse man den gut ausgewaschenen Niederschlag in **warmer** verdünnter Salzsäure. Man erhitzt alsdann in einer Platinschale einen erheblichen Ueberschuss reiner Natronlauge (aus Natronhydrat e Natrio) bis zum gelinden Sieden und giesst die salzsaure Lösung unter Umrühren im dünnen Strahle in die Lauge ein. Man erhitzt noch kurze Zeit, lässt in der Wärme absetzen, dekanthirt durch ein Filter, sammelt auf diesem den Niederschlag, wäscht ihn mehrmals aus, löst ihn wieder in heisser verdünnter Salzsäure, fällt mit Ammoniak und führt die Bestimmung zu Ende, wie oben angegeben ist.

B. Massanalytisch. Die massanalytische Bestimmung des Eisens geschieht entweder oxydimetrisch durch Kaliumpermanganat oder jodometrisch.

α) **Durch Kaliumpermanganat oxydimetrisch.** Diese Methode beruht auf folgenden Thatsachen: Versetzt man eine, genügende Mengen freier Schwefelsäure enthaltende Lösung von schwefelsaurem Eisenoxydul mit Kaliumpermanganat, so wird das Eisenoxydulsalz zu Eisenoxydsalz oxydirt, gleichzeitig das Kaliumpermanganat so lange entfärbt, als noch Eisenoxydulsalz in der Lösung vorhanden ist. Sobald alles Eisenoxydulsalz oxydirt ist, bleibt die rothe Färbung des Kaliumpermanganats bestehen, und diese Rothfärbung zeigt das Ende des Versuches an. — Voraussetzung ist demnach, dass bei dieser Bestimmung das Eisen im Zustande der Oxydulverbindung zugegen ist. Ist dies nicht der Fall, liegt z. B. metallisches Eisen vor, so ist dieses durch Auflösen in verdünnter Schwefelsäure (unter Ausschluss von Luft) in das Oxydulsalz überzuführen. Um während des Auflösungsvorganges die Luft abzuhalten, verschliesst man das Kölbchen, in welchem die Auflösung vorgenommen wird, mit einem Kautschukpfropfen, in dessen Bohrung ein Glasrohr eingesetzt ist, über welches man ein Blatt Kautschukpapier spannt. Diese Einrichtung gestattet wohl den im Kolben unter Druck stehenden Gasen auszutreten, nicht aber dem Luftsauerstoff, in den Kolben einzutreten (Fig. 242).

Enthält die so bereitete Eisenoxydulsalzlösung eine genügende Menge freier Schwefelsäure, so ist sie vor der Oxydation hinreichend lange geschützt, so dass man die Titration ohne Fehler zu begehen ausführen kann. Liegt eine Oxydsalzlösung vor, so

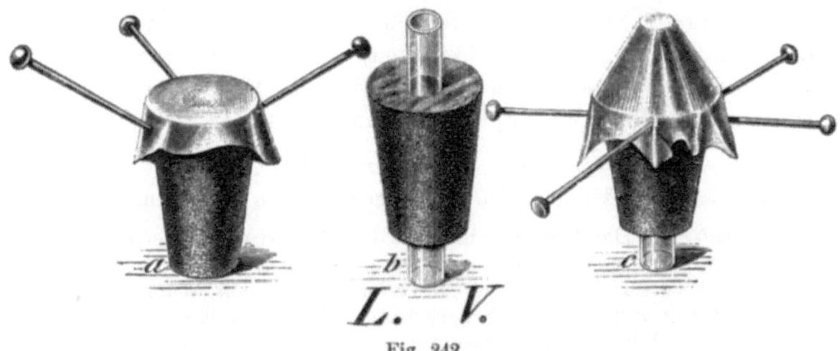

Fig. 242.

dampft man diese (falls sie nicht etwa an und für sich schon Ferrisulfat ist) mit einem Ueberschuss verdünnter Schwefelsäure ein, um flüchtige Säuren zu verjagen. Man löst alsdann den Rückstand in Wasser, fügt, wenn nöthig, noch etwas Schwefelsäure hinzu, trägt einige Stücke (Stangen) eisenfreies Zink ein und erwärmt im Wasserbade unter gelegentlichem Umschwenken so lange, bis eine mittels Platindraht auf eine Porcellanplatte gesetzte Probe durch Rhodanammonium nicht mehr geröthet wird. Dann giesst man vom Zink ab, spült 1 bis 2 mal mit ausgekochtem destillirten Wasser nach und titrirt ohne Verzug.

Die Ausführung der Titrirung erfolgt in der Weise, dass man über einer weissen Unterlage (Filtrirpapier) zu der in einem Kolben befindlichen, genügend freie Schwefelsäure enthaltenden Lösung unter Umschwenken so lange Kaliumpermanganat zufliessen lässt, bis die Flüssigkeit eben anfängt, eine beständige, schwach rothe Färbung anzunehmen.

Da die Reaktion nach der Gleichung

$$5[Fe_2(SO_4)_2] + 8H_2SO_4 + 2KMnO_4 = K_2SO_4 + 2MnSO_4 + 5[Fe_2(SO_4)_3] + 8H_2O$$

verläuft, so ergiebt sich daraus, dass

$$\underset{316}{2MnO_4K} \text{ anzeigen} = \underset{560}{5Fe_2}$$

Es ist erwünscht, dass diese Bestimmungsweise lediglich in schwefelsaurer Lösung ausgeführt wird.

β. Jodometrisch. Diese Bestimmungsweise beruht darauf, dass durch Einwirkung von Eisenoxydsalzen auf Kaliumjodid bei Gegenwart freier Säure nach folgender Gleichung freies Jod abgespalten wird:

$$FeCl_3 + KJ = FeCl_2 + KCl + J.$$

Die Bestimmung hat demnach zur Voraussetzung, dass das Eisen in Form eines Eisenoxydsalzes zugegen ist. Abwesend sein müssen Substanzen, welche ihrerseits Jod aus Kaliumjodid in Freiheit zu setzen vermögen, z. B. freies Chlor, Salpetersäure, Jodsäure. Dagegen verläuft die Reaktion am günstigsten bei Anwesenheit einer mässigen Menge freier Salzsäure. Liegt daher schon ein Oxydsalz als solches zur Bestimmung vor, so kann man dasselbe ohne weiteres oder, wie bei dem salpetersaurem Salze, nach dem wiederholten Eindampfen mit Salzsäure zur Bestimmung verwenden. Ist das zu bestimmende Salz aber ein Oxydulsalz, so muss es zunächst in das Oxydsalz übergeführt werden. Dies geschieht in einfachster Weise dadurch, dass man die betreffende Lösung bei Anwesenheit einer genügenden Menge von freier Schwefelsäure mit Kaliumpermanganatlösung bis zur eben bleibenden Röthung versetzt. Einen Ueberschuss von Kaliumpermanganat kann man durch Zufügung einer geringen Menge Weingeist (1—2 Tropfen) beseitigen.

Die Ausführung dieser Bestimmung erfolgt in der Weise, dass man die betreffende Lösung in ein hinreichend geräumiges Gefäss mit Glasstopfen bringt, falls sie noch nicht genügend salzsauer sein sollte, etwas Salzsäure, sowie einen Ueberschuss von reinem jodsäurefreien (!) Kaliumjodid dazu giebt. Das Glas wird sofort verschlossen, der Inhalt gemischt und nun 1 Stunde sich selbst überlassen. Nach dieser Zeit lässt man zu der durch freies Jod braun gefärbten Flüssigkeit, soviel $^1/_{10}$-Natriumthiosulfatlösung zulaufen, dass die Flüssigkeit gerade noch gelb gefärbt ist. Dann fügt man etwas Stärkelösung zu und titrirt mit der Natriumthiosulfatlösung auf farblos. Aus der Formel

$$FeCl_3 + KJ = FeCl_2 + KCl + J$$

ergiebt sich, dass 127 Th. Jod = 56 Th. metallisches Eisen anzeigen.

Physiologisches. Das Eisen ist in allen drei Naturreichen verbreitet. Im Mineralreiche ist es fast in allen Mineralien und in vielen (Eisenerzen) als wesentlicher oder begleitender Bestandtheil vorhanden. Es ist in allen natürlichen Wässern enthalten, ferner ein niemals fehlender Bestandtheil der Ackerkrume. Aus dem Erdboden bez. dem Wasser wird das Eisen von den Pflanzen aufgenommen. Eisen ist ein organogener Bestandtheil der Pflanzen. Es ist ein wesentlicher Bestandtheil des Chlorophylls, an welches bekanntlich der Assimilationsvorgang der Pflanzen gebunden ist. Mit der vegetabilischen Nahrung und dem Wasser gelangt das Eisen in den thierischen Organismus. In diesem hat es unzweifelhaft eine ebenfalls sehr wichtige Funktion. Eisen ist in allen Organen und Sekreten des Thierorganismus enthalten, z. B. in Milch, Eiern, Haaren, Federn, Galle, Gallensteinen, Horn, Muskelfleisch, Knorpel, Knochen, Nerven, vor allem aber im Blute.

Im Blute bildet das Eisen, in der Form des Hämoglobins fast ausschliesslich den Inhalt der farbigen Blutkörperchen, deren Menge zu derjenigen des Eisens in einem konstanten Verhältnisse steht. Die Eisenmenge im Blute eines 70 kg schweren Mannes schätzt Gorup-Besanez auf 3,077 g.

Der Bestand des Organismus ist an das Vorhandensein einer gewissen Menge von Eisen geknüpft. Die im Verlaufe des Stoffwechselvorganges täglich ausgeschiedenen, wenn auch kleinen Mengen von Eisen müssen dem Organismus wieder ersetzt werden. Dies geschieht auf dem Wege der Nahrungsaufnahme. Nach Boussingault genügen täglich 0,059—0,061 g Eisen, um den Bedarf des menschlichen Körpers an Eisen zu decken, und diese Menge wird dem Organismus unter normalen Bedingungen mit der Nahrung zugeführt.

Bei gewissen krankhaften Zuständen des Körpers genügt das mit der Nahrung eingeführte Eisen nicht, um den Eisenbedarf zu decken; in solchen Fällen wird das Eisen als Medikament eingeführt.

Principiell ist zu beachten, dass nur ein verschwindend geringer Procentsatz des in der Form von Arzneien eingeführten Eisens zur Resorption gelangt, der Rest wird, und zwar hauptsächlich durch die Faeces als Schwefeleisen, in Spuren auch durch den Urin, wieder ausgeschieden. Abgesehen von der örtlichen Wirkung, welche gewissen Eisenpräparaten eigen ist und die meist in einer Aetzung oder doch Reizung besteht, ist die entfernte Wirkung des (resorbirten) Eisens eine tonisirende, d. h. es bessert sich die Zusammensetzung des Blutes, damit zugleich die Ernährung der einzelnen Organe, wodurch Hebung des Allgemeinbefindens eintritt.

Ueber die Art, in welcher die Aufnahme der in den Magen eingeführten Eisenverbindungen durch den Organismus erfolgt, ist man sich noch keineswegs im Klaren. Früher, als man meist unorganische Eisenpräparate verordnete, stellte man sich vor, dass nicht bloss kleine Mengen Eisen resorbirt würden, sondern dass die physiologische Aufgabe der gereichten Eisenpräparate auch darin bestehe, dass sie den bei krankhaften Zuständen im Darme in überreichen Mengen vorhandenen Schwefelwasserstoff zu Schwefeleisen binden sollten, so dass dieser nicht mehr zersetzend auf das Hämatogen der Nahrungsmittel wirken könne. Das war jene Zeit, in welcher Eisensalze in den bekannten grossen Gaben wie bei den BLAUD'schen Pillen verwendet wurden, während welcher auch die Oxydulsalze bevorzugt wurden. — Später wurde die Annahme gemacht, dass die Oxydulverbindungen, bevor sie zur Resorption gelangen, im Magen bez. Darm erst zu Oxydverbindungen oxydirt werden müssen. Da dies mit einem Verlust an Sauerstoff an irgend einer Stelle verknüpft sein muss, so bevorzugt man nunmehr die Eisenoxydsalze. Und da die unorganischen Eisenoxydsalze mit den im Magen und Darm vorhandenen Eiweissstoffen unlösliche Verbindungen eingehen, so benutzte man eine gewisse Zeit und bis auf den heutigen Tag solche Eisenpräparate (z. B. Ferrum citricum), welche mit Eiweiss unlösliche Verbindungen nicht eingehen.

Während der letzten 15 Jahre ist man zu der Anschauung gekommen, dass die Eisenverbindungen, bevor sie zur Resorption gelangen können, in Eisenalbuminatverbindungen umgewandelt worden sein müssen. Um dem Organismus diese Arbeit abzunehmen, hat man Albuminate, Peptonate und ähnliche Verbindungen des Eisens therapeutisch angewendet. Und neuerdings ist man, von der Erwägung ausgehend, dass der Blutfarbstoff das am günstigsten resorbirbare Eisenpräparat sein müsse, zur Bevorzugung der Bluteisenpräparate gelangt.

Metallisches Eisen (als *Ferrum pulveratum* oder *Ferrum reductum*) gilt zur Zeit als eine wenig empfehlenswerthe Form, erstlich deswegen, weil das bei seiner Auflösung entstehende Wasserstoffgas Blähungen verursacht, ferner aber auch deswegen, weil zunächst Ferrosalze gebildet werden, welche Sauerstoff absorbiren und dadurch angeblich den Magen belästigen. Die nämliche unerwünschte Wirkung kommt natürlich den Eisenoxydulsalzen an sich zu.

Sauer reagirende gelöste Eisenverbindungen in die Mundhöhle eingeführt, wirken auflösend auf die Zahnsubstanz und gehen mit Bestandtheilen des Speichels unlösliche Verbindungen ein, welche sich in schwärzlicher Substanz auf den Zähnen ablagern. Nicht sauer reagirende Eisenlösungen bewirken diesen Uebelstand bei normal alkalisch reagirendem Speichel nicht.

Anwendung. Die Anwendung des Eisens ist in allen den Fällen angezeigt, in welchen der Eisengehalt des Blutes (die rothen Blutkörperchen) gemindert ist. Daher gelten Eisenpräparate als Heilmittel bei Bleichsucht, nach Säfte- und Blutverlust, anämischen Zuständen, Veitstanz, Körperschwäche, Gliederzittern, Migräne, Facialschmerz, Krämpfen, Hysterie, Schleimflüssen jeder Art, übermässigen Schweissen, ferner bei allen Krankheiten, zu deren Heilung eine kräftige Blutbereitung gefordert ist, wie bei Krebs, allen kachektischen Zuständen, Skropheln, Rhachitis etc. Kontraindicirt ist der Eisengebrauch (ausgenommen in sehr geringen Gaben) bei allgemeiner Vollblütigkeit, entzündlichen, fieberhaften und gastrischen Leiden.

Kitte mit Eisenfeile und Eisenpulver. — Rostkitt, Eisenkitt (für eiserne Röhren, Gerätschaften) ist **1)** ein Gemisch aus 100 Th. feinen Eisenfeilspänen und 1—2 Th. Salmiak — oder **2)** aus 60 Th. Eisenpulver, 2 Th. Salmiak, 1 Th. Schwefelblumen und der nöthigen Menge Wasser — oder **3)** aus Eisenpulver mit Essig angerührt — oder **4)** aus 200 Th. Eisenfeile, 150 Th. Eisenpulver, 4 Th. Salmiak, 1 Th. Gips, 3 Th. Schwefelblumen und 2 Th. Kalkcement. Diese Mischung wird mit Essig zum Brei angerührt und sofort verbraucht — oder **5)** zum Einkitten eiserner Theile in Eisen: 30 Th. frisch gebrannter Gips, 10 Th. Eisenfeile und 1 Th. Graphit werden gemischt und zum Gebrauch mit Essig zum Breie angerührt. Er ist sofort anzuwenden. — **6) Kitt für luftdichte Ofenthüren** aus 5 Th. feiner Eisenfeile, 1 weissem Bolus mit Essig angerührt, oder aus 120 Th. Eisenfeile, 2 Th. Salmiak, 8 Th. Feldspathpulver (oder Kalkcement), 1 Th. Schwefelblumen mit Wasser angerührt.

BECK's Stahlhärte-Substanz. Besteht aus einer Salbe und einem Salzgemisch. **A)** Die Salbe: Colophonii 50,0, Terebinthinae 40,0, Olei Lini 10,0. **B)** Das Salzgemisch: Ammonii chlorati 65,0, Kalii sulfurici 6,6, Kalii nitrici 13,0, Natrii nitrici 4,0, Asae foetidae 11,0 (B. FISCHER).

LICTAR's Schweiss- und Löthpulver für Eisen und Stahl. 100 Th. Eisenfeile, 50 Th. Borax, 5 Th. Kopaivabalsam und 7,5 Th. Salmiak werden gemischt, geglüht und in ein feines Pulver verwandelt. Zur Anwendung werden die Schweissflächen mit dem Pulver bestreut, rothglühend gemacht und in gewöhnlicher Weise die Schweissung ausgeführt.

Verquecksilberung des Eisens. Das mit stark verdünnter Salzsäure gereinigte, in eine mit Salzsäure versetzte, stark verdünnte Cuprisulfatlösung auf eine Minute eingetauchte, dann abgeriebene und abgewaschene Eisen wird alsbald in eine mit etwas Salzsäure versetzte Sublimatlösung eingetaucht (REINSCH).

Schwarzbeize für Eisen. Um kleinere Eisentheile schwarz zu färben, bestreicht man diese mittels eines Haarpinsels unter Erwärmen mit einer Lösung von 70 Th. Kupfernitrat in 30 Th. Weingeist und erwärmt auf Eisenblechen. Das Bestreichen und Erwärmen ist zu wiederholen, bis der gewünschte schwarze Ton erzielt ist. Nimmt man an Stelle von Kupfernitrat Mangannitrat, so erhält man Bronce-Töne.

Stahlbeize zum Brüniren von Gewehrläufen, Lanzenschäften u. dergl. **I)** Hydrargyri bichlorati 7,5, Spiritus 30,0, Acidi nitrici crudi 7,5, Liquoris Ferri sesquichlorati 30,0, Cupri sulfurici 4,5, Aquae 250,0. **II)** Hydrargyri bichlorati 25,0, Acidi tartarici 2,0, Aquae 650,0, Acidi nitrici crudi 2,0.

Stahl-Rostschutz. Man reibt die Gegenstände aus Stahl ganz dünn mit flüssigem Paraffin ab oder taucht sie in eine Lösung von 1 Th. flüssigem Paraffin in 200 Th. Benzin.

Stahl-Pulver als Schleifmittel an Stelle von Smirgel u. dergl. **(Crushed steel).** Zur Darstellung werden alte Sägeblätter gehärtet und dann gepulvert. Es wird mit Wasser befeuchtet zum Schleifen verwendet.

Dr. ELKING's Pulver gegen Bleichsucht. Rp. Ferri pulverati 30,0, Corticis Cinnamomi pulverati 7,5, Sacchari albi 45,0.

Dr. DERRNEHL's Pulver gegen Blutarmuth und Blutstockung. Rp. Ferri pulverati 16,0, Amyli 20,0, Sacchari 65,0.

Fervin. Ist ein mit Eisen versetztes Fleischextrakt, welches in Kapseln in den Handel kommt.

Kölner Klosterpillen. Rp. Ferri pulverati, Herbae Cardui benedicti, Succi Sambuci āā.

HOHL's Eisenpulver. Rp. Ferri pulverati 1,4 g, Sacchari albi 10,0, Pulveris Herbarum 8,6. Divide in partes X.

Schwäbische Bleichsuchts-Latwerge. Rp. Fructus Juniperi pulv., Corticis Cinnamomi pulv., Herbae Cardui benedicti āā 7,5, Ferri pulverati 30,0, Succi Juniperi 120,0. Nach beendigter Wasserstoffentwickelung setzt man zu: Aquae 20,0 und erwärmt unter Bedecken des Gefässes im Dampfbade.

Mixtura Ferri aromatica.
HELLENDEN's Ink. HEBERDEN's Mixture.

Rp. 1. Corticis Chinae gr. pulv. 30,0
2. Radicis Colombo concisae 15,0
3. Caryophyllorum contusorum 7,5
4. Ferri pulverati 10,0
5. Aquae Menthae piperitae 400,0
6. Tincturae aromaticae 50,0
7. Tincturae Aurantii corticis 25,0.

Man macerirt 1—5 während 2 Tagen, filtrirt und versetzt 350,0 des Filtrates mit 6 und 7. Täglich 2—3 Esslöffel als Tonicum.

Pasta Cacao martiata.
Rp. Pastae Cacao saccharatae 1000,0
Ferri reducti 20,0.

Man verreibt beide Bestandtheile in der Wärme des Wasserbades und formt 100 Tafeln.

Chocolat au fer réduit.
Miquelard et Quevenne
sind 40,0 g schwere Chokoladetafeln mit 0,2 g reduciertem Eisen.

Pilulae Ferri.
Rp. Ferri pulverati 5,0
Extracti Ferri pomati
Rhizomatis Calami
Corticis Cinnamomi āā 10,0
Extracti Absynthii q. s.
Fiant pilula ponderis 0,2 g.

Pilulae Ferri camphoratae EDLESSEN.
Kampfereisen nach EDLESSEN.
Rp. Ferri reducti
Camphorae tritae āā 6,0
Extracti Gentianae 5,0
Pulveris gummosi
Aquae āā q. s.
Fiant pilulae 90.
Dreimal täglich 2—3 Pillen bei Blutarmuth.

Pilulae Ferri reducti.
A. Form. Berol.

Rp. Ferri reducti 5,0
Radicis Gentianae 1,0
Extracti Gentianae 3,0.
Fiant pilulae 60.

B. Münch. A.-V.

Rp. Ferri reducti 5,0
Radicis Liquiritiae 2,0
Succi Liquiritiae depurati q. s.
Fiant pilulae 90.

Pulvis antatrophicus (pauperum).
Rp. Ferri pulverati 5,0
Corticis Cinnamomi 10,0
Magnesii carbonici 2,5
Sacchari albi 50,0.
Drei- bis viermal täglich eine Messerspitze.

Trageae Ferri reducti.
Dragées au fer reduit.
Rp. Ferri reducti 5,0
Sacchari albi
Gummi arabici āā q. s.
Fiant cum Aqua granulae 100, Saccharo obducendae.

Trochisci antatrophici.
Rp. Calcii phosphorici 20,0
Calcii carbonici 10,0
Ferri reducti 5,0
Massae cacaotinae
Pastae Cacao saccharatae āā 35,0.
Fiant leni calore trochisci 100,0.

Trochisci antirhachitici.
Rp. Rhizomatis Rhei 5,0
Ferri reducti 2,5
Massae cacaotinae 92,5.
Fiant leni calori trochisci 100,0.
Den Tag über 4—6 Pastillen.

Trochisci Ferri hydrogenio reducti,

I.

Rp. Ferri reducti   10,0
    Massae cacaotinae 90,0.
Fiant trochisci 100.   Singuli contineant 0,1 g
    Ferri.

II.

Rp. Ferri reducti   5,0
    Massae cacaotinae 95,0.
Fiant trochisci 100.   Singuli contineant 0,05 g
    Ferri.

Trochisci martiati MILLET.

Rp. Ferri pulverati   25,0
    Secalis cornuti   3,0
    Sacchari albi   72,0
    Aquae destillatae q. s
Fiant trochisci 100.

Morgens und Abends je 5 Pastillen (bei Incontinentia urinae infolge von Anämie).

Ferrum aceticum.

I. Ferrum aceticum siccum.   Ferrum aceticum lamellatum.   Trockenes Ferriacetat.   Acétate de fer.   Peracetate of iron.

Zur Darstellung bedeckt man Glastafeln mit einer etwa 1,5 mm hohen Schicht des noch zu besprechenden Liquor Ferri subacetici und trocknet diese an einem schattigen, staubfreien Orte bei einer 25⁰ C. nicht übersteigenden Temperatur soweit aus, dass der Verdunstungsrückstand sich von den Glastafeln als spröde Lamellen abstossen lässt. Rothbraunes Pulver oder braunrothe Lamellen, in kaltem Wasser und in Spiritus langsam aber klar und vollständig zu einer braunrothen Flüssigkeit löslich. Durch heisses Wasser erfolgt Zersetzung unter Abscheidung unlöslicher basischer Salze. 1 Th. entspricht = 6 Th. des Liquor Ferri subacetici der Germ.

Aufbewahrung in gut verstopften Glasgefässen, vor Licht geschützt.

II. Liquor Ferri subacetici (Germ.). Ferrum aceticum solutum (Helv.). Liquor Ferri Acetatis (Brit. U-St.). Liquor Ferri acetici. Essigsaure Eisenoxydlösung. Ferriacetatlösung.

Darstellung. Die Darstellungsvorschriften der einzelnen Pharmakopöen wechseln stark, infolgedessen fallen auch die Eigenschaften der Präparate nach den einzelnen Pharmakopöen sehr verschieden aus. Principiell werden die sämmtlichen Präparate dadurch dargestellt, dass man aus einem Ferrisalz durch Ammoniak das Ferrihydroxyd auställt, dieses auswäscht, durch Pressen vom Ueberschuss des Wassers befreit und nunmehr in Essigsäure auflöst. Dabei ist folgendes zu beachten: Bei der Fällung ist das Ferrisalz in die Ammoniakflüssigkeit zu giessen (nicht umgekehrt), andernfalls geht die Zersetzung nicht vollständig zu Ende, es können dem Ferrihydroxyd vielmehr basische Salze beigemengt bleiben. Die Fällung ist ferner nicht mit koncentrirten, sondern hinreichend verdünnten Flüssigkeiten auszuführen. Es ist ferner jede Erwärmung thunlichst zu vermeiden, damit nicht wasserärmere und infolgedessen in Essigsäure schwerer lösliche Eisenhydroxyde auftreten. Es empfiehlt sich deshalb in die Ammoniakflüssigkeit einige Eisstücke einzutragen. Das Auswaschen des Niederschlages hat an einem kühlen, schattigen Orte mit thunlichster Beschleunigung zu geschehen. Desgleichen soll man das Auflösen des gehörig abgepressten Ferrihydroxydes in konc. oder verdünnter Essigsäure an einem kühlen Orte in einem geschlossenen Gefässe vor sich gehen lassen. Die Lösung ist schliesslich zur Entfernung von Fasern etc. durch einen Bausch Glaswolle zu filtriren.

Brit. 180,0 g Liquor Ferri sulfurici (10,16 Proc. metallisches Eisen enthaltend, spec. Gew. = 1,441) werden mit 1 Liter Wasser verdünnt und in eine Mischung von 200,0 g Ammoniakflüssigkeit von 10 Proc. NH_3 und 1 Liter Wasser eingegossen. Der gehörig ausgewaschene und abgepresste Niederschlag wird in 79,5 g Eisessig von 99 Proc. Essigsäuregehalt gelöst und die Flüssigkeit mit Wasser auf 1 Liter oder auf das Gewicht von 1031,0 g gebracht. Spec. Gewicht = 1,031. Entsprechend einem Gehalt von etwa 1,75 Proc. metallischem Eisen. — Das Präparat der Brit. enthält auf 1 Atom Fe = 4,1 Mol. Essigsäure. Es ist demnach eine Auflösung des neutralen Ferriacetates $Fe(CH_3CO_2)_3$, mit einem Ueberschuss freier Essigsäure. Man kann ihm die Formel $Fe(CH_3CO_2)_3 + CH_3CO_2H$ geben.

Germ. 50,0 g Ferrichloridlösung (mit ca. 10 Proc. metallischem Eisen, spec. Gew. 1,280—1,282) werden mit 250,0 g Wasser verdünnt. Diese Lösung wird in eine Mischung von 50,0 g Ammoniakflüssigkeit mit 1000,0 g Wasser eingetragen. Der völlig ausgewaschene und möglichst stark ausgepresste Niederschlag wird in 40,0 g Essigsäure (von 30 Proc. $C_2H_4O_2$) gelöst. Nach erfolgter Auflösung des Ferrihydroxydes wird die Lösung auf das spec. Gewicht 1,087—1,091 gebracht, entsprechend einem Gehalte von 4,8—5,0 Proc. metallischem Eisen. Das Präparat der Germ. enthält auf 1 Atom Fe = 2,24 Moleküle Essigsäure; es ist demnach vorwiegend eine Lösung des $^2/_3$ Ferriacetates $Fe(OH)(CH_3CO_2)_2$ mit kleinen Mengen freier Essigsäure.

Helv. 54,0 g Ferrichloridlösung (mit einem Gehalt von 10,0 Proc. Fe, spec. Gew. = 1,28—1,29) werden mit 500,0 g Wasser verdünnt. Anderseits werden 54,0 g Ammoniakflüssigkeit (spec. Gew. 0,960) mit 500,0 g Wasser vermischt. Beide Lösungen werden gleichzeitig in dünnem Strahle und unter Vermeidung jeder Erwärmung (Eiszusatz) in 2000 Th. Wasser eingegossen. Der gehörig ausgewaschene und bis auf 50,0 g abgepresste Niederschlag wird in 40,0 g verdünnter Essigsäure (von 30 Proc. $C_2H_4O_2$, spec. Gew. 1,041) gelöst und diese Lösung durch Wasser auf 100,0 g gebracht. Spec. Gew. = 1,087—1,090. Der Gehalt an metallischem Eisen beträgt etwa 5 Proc. Fe. Auf 1 Atom Fe sind = 2,07 Mol. Essigsäure (CH_3CO_2H) vorhanden. Demnach stellt das Präparat eine Lösung des $^2/_3$ Ferriacetates $Fe(CH_3CO_2)_2$ dar ohne erhebliche Mengen freie Essigsäure.

U-St. 1000,0 g Ferrisulfatlösung (8 Proc. Fe enthaltend, spec. Gew. = 1,320) werden mit 10 Liter Wasser vermischt. Diese Lösung wird in eine Mischung von 850,0 g Ammoniakflüssigkeit (10 Proc.) mit 3 Liter Wasser eingetragen. Der ausgewaschene Niederschlag wird auf 700,0 g ausgepresst, in 260,0 g Eisessig von 99 Proc. gelöst und die Lösung mit Wasser auf 1000,0 g gebracht. Spec. Gew. = 1,160. Das Präparat enthält 7,5 bis 8 Proc. metallisches Fe. Auf 1 Atom Fe sind 3 Mol. Essigsäure vorhanden. Das Präparat ist demnach eine Auflösung des neutralen Ferriacetates $Fe(CH_3CO_2)_3$.

Eigenschaften. Eine klare, dunkelbraunrothe, nur in dünnen Schichten durchsichtige Flüssigkeit vom Geruch der verdünnten Essigsäure und von süsslich styptischem Geschmack. Sie ist von saurer Reaktion und mit Wasser oder Weingeist in jedem Verhältnisse mischbar. Beim Erhitzen zersetzt sie sich unter Abscheidung von unlöslichem basischen Ferriacetat. Ueber spec. Gewicht, Gehalt und Zusammensetzung der Präparate siehe oben unter Darstellung.

Prüfung. 1) Eine klare, rothbraune Flüssigkeit ohne Bodensatz, schwach nach Essigsäure riechend. 2) Wird 1 ccm derselben mit 10 ccm Wasser verdünnt und mit soviel Salzsäure versetzt, dass die rothbraune Färbung in Gelb übergeht, so soll durch Ferricyankalium keine Blaufärbung verursacht werden (Eisenoxydulsalz) (wohl aber soll Blaufärbung durch Ferrocyankalium entstehen). 3) Verdünnt man 5 ccm mit 10 ccm Wasser und fällt mit einem Ueberschuss von Ammoniak, so muss das ammoniakalische Filtrat farblos sein (Blaufärbung durch Kupfer), auch darf es durch Schwefelwasserstoffwasser nicht verändert werden (Kupfer, Blei, Zink), auch nach dem Ansäuern mit Salpetersäure durch Silbernitratlösung nicht mehr als opalisirend getrübt werden (Chlor).

Gehaltsbestimmung. Germ.: Werden 2 ccm des Präparates mit 2 ccm Salzsäure versetzt, nach dem Verschwinden der rothen Färbung mit 20 ccm Wasser verdünnt und hierauf unter Zusatz von 2 g Kaliumjodid im verschlossenen Gefässe eine Stunde lang stehen gelassen, so sollen zur Bindung des ausgeschiedenen Jods = 18,5—19,5 (Germ.) oder 18,5—19,0 ccm (Helv.) $^1/_{10}$ Normal-Natriumthiosulfatlösung verbraucht werden. Unter den gleichen Bedingungen werden verbraucht für 2 ccm Eisenacetatlösung nach

	Brit.	Germ.	Helv.	U-St.
Spec. Gewicht	1,031	1,087—1,091	1,087—1,090	1,160.
Verbrauchte ccm $^1/_{10}Na_2S_2O_3$	6,45	18,5—19,5	18,5—19,0	31,1—33,1.
Procentgehalt an metall. Fe.	1,75	4,8—5,0	4,8—5,0	7,5—8,0.

Aufbewahrung. Die Ferriacetatlösung muss vor der Einwirkung des Tageslichtes bei einer Temperatur, die nicht unter 10° C. und nicht über 20° C. liegt, aufbewahrt werden, da sie bei niederer Temperatur Bodensätze bildet, bei höherer Temperatur bisweilen gelatinirt. Die in der Kälte entstandenen Bodensätze gehen bei mittlerer Temperatur gewöhnlich wieder in Lösung.

Anwendung. Die Ferriacetatlösung dient ziemlich ausschliesslich zur Bereitung der Tinctura Ferri acetici aetherea. In der Färberei benutzt man ein rohes Präparat, welches im Nachstehenden beschrieben ist.

Eisenacetatlösung als Beize in der Färberei. Wird wie das Präparat der Germ. dargestellt, nur löst man das aus 50 Th. Ferrichloridlösung gefällte Ferrihydroxyd nicht in 40, sondern vielmehr in 50 Th. verdünnter Essigsäure auf, auch wird das Auswaschen des Ferrihydroxyds nur so lange fortgesetzt, bis das Chlor der Hauptsache nach entfernt ist.

III. Tinctura Ferri acetici Rademacheri (Ergänzb., Hamb. Vorschr.).
RADEMACHER's Eisenacetat-Tinktur.

Diese Tinktur kann nicht durch eine ex tempore bereitete Mischung von Eisenacetatlösung mit Weingeist ersetzt werden. Wo sie öfter gebraucht wird, hält man zwei Standgefässe von etwa je 5 Litern vorräthig, von denen immer der Inhalt des einen ablagert, während derjenige des anderen verbraucht wird.

Darstellung. Man stösst in einem eisernen Mörser 23 Th. krystall. Ferrosulfat mit 24 Th. krystall. Bleiacetat zusammen, bis eine breiartige Masse entstanden ist. Diese wird mit 48 Th. Wasser und 96 Th. Essig (von 6 Proc. Essigsäuregehalt) in einem eisernen Kessel zum Sieden erhitzt und nach dem Erkalten mit 80 Th. Weingeist vermischt. Die Mischung wird in einer lose verschlossenen Flasche unter öfterem Umschütteln einige Monate an einem kühlen Orte stehen gelassen, dann filtrirt und vor Licht geschützt, aufbewahrt (Ergänzb.). RADEMACHER's Eisenacetattinktur ist von braunrother Farbe und besitzt einen an Malaga erinnernden Geruch und etwas zusammenziehenden Geschmack. Man giebt sie zu 30—60 Tropfen in Wasser drei bis vierstündlich als Antiphlogisticum bei Lungenentzündung. Sie sei frei von gelösten Bleiverbindungen.

Mixtura Ferri acetici Rademacheri. Rp. Tincturae Ferri acetici Rademacheri 30,0, Aquae destillatae 200,0, Gummi arabici 30,0.

Tinctura antiphthisica FULLER ist der vorstehenden RADEMACHER'schen einigermassen verwandt. Je 10,0 reiner Eisenvitriol und Bleiacetat werden zusammen gerieben, dann mit 100,0 verdünntem Weingeist übergossen, unter öfterem Umschütteln (im offenen Gefäss) 24 Stunden macerirt und dann filtrirt.

Tinctura antiphthisica GRAMMAN (welche immer stark bleihaltig ist) wurde durch Vermischen einer Lösung von 5,0 Bleiacetat in 20,0 Essig mit einer Lösung von 4,0 (nach der Originalvorschrift mit 3,75) reinem Eisenvitriol in 60,0 Rosenwasser und Zusatz von 20,0 Weingeist, eine zweitägige Maceration und endlich durch Filtration dargestellt. Ein vollständiger Ersatz für dieses Präparat dürfte eine Mischung aus 4,0 Liquor Ferri acetici, 4,0 Wasser und 3,0 Weingeist sein.

Tinctura Martis ZWELFER, Tinctura Ferri acetici aromatica, ZWELFER's Stahltropfen. 25,0 reiner Eisenvitriol werden zerrieben, zuerst mit 50,0 kaltem Wasser und 10,0 verdünnter Essigsäure (von 30 Proc.), dann mit 50,0 Kaliumacetatflüssigkeit von 1,180 spec. Gew. übergossen und unter bisweiligem Umrühren 24 Stunden bei Seite gestellt. Hierauf wird ein Gemisch aus 400,0 weinigem Zimmtwasser und 450,0 verdünntem Weingeist dazu gegeben. Man lässt unter bisweiligem Umrühren 8 Tage stehen, filtrirt hierauf, versetzt das Filtrat mit einer Lösung von 2,5 Citronensäure in weinigem Zimmtwasser und giebt dann von letzterem soviel hinzu, dass ein Liter ausgefüllt wird. Diese Tinktur enthält kaum 0,4 Proc. Eisen. Dosis ein Theelöffel voll 3—5 mal täglich. Es existiren noch andere Vorschriften, welche eine Tinktur mit kaum 0,15 Proc. Eisengehalt liefern.

Tinctura Ferri acetico-formicata (Bad. Taxe, Münch. Ap.-V.). Ersatz für HENSEL's Tonicum. 60,0 Calciumkarbonat werden mit einer Mischung aus 200,0 Ameisensäure (25 proc.) und 155,0 Wasser übergossen. Nach Aufhören der Kohlensäureentwickelung wird eine Lösung von 21,0 krystall. Ferrosulfat, 80,0 Ferrisulfatlösung (spec. Gew. 1,428—1,430), 80,0 Wasser und 320,0 verdünnter Essigsäure (30 proc.) zugesetzt, die Mischung in eine Flasche gegeben und gut durchgeschüttelt. Dann fügt man zu 400,0 Weingeist und 15,0 Essigäther, lässt die Flasche an einem schattigen Orte unter bisweiligem Lüften des Stopfens 4 Wochen stehen und filtrirt alsdann.

Hämatin-Eisen nach HENSEL enthält die festen Bestandtheile von HENSEL's Tonicum, ist also ein Kalk-Eisenpräparat.

Essentia antiscorbutica.
Skorbut-Essenz.

Rp. Tincturae Chinae	50,0
Tincturae Ferri acetici aethereae	25,0
Acidi citrici	3,0
Glycerini	22,0.

Dreimal täglich 20—30 Tropfen in Wein zu nehmen.

Liquor Ferri et Ammonii Acetatis (U-St.).

BASHAMS Mixture.

Rp. Tincturae Ferri chlorati
    (enthaltend 13,6 Proc. FeCl₃) 20 ccm
    Aceti (6 Proc.)   30 ccm
    Liquoris Ammonii acetici
    (7 Proc.)   200 ccm
    Elixir aromatici   100 ccm
    Glycerini   120 ccm
    Aquae   q. s. ad 1 Liter.

Remedia anticarcinomatica GRAHAM.

I. Alterativpillen:

Rp. Ferri oxydati fusci   15,0
    Rhizomatis Rhei   3,0
    Aloës   3,5
    Extracti Chamomillae 10,0.
Fiant pilulae 150.

II. Absorbent-Tinktur.
Liquor Ferri acetici.

III. Detergentpulver.
Ferrum phosphoricum oxydatum.

Sirupus Ferri acetici.

Rp. Liquoris Ferri acetici 10,0
    Sirupi Sachari   90,0.

Tinctura Ferri acetici aetherea.

Tinctura Martis KLAPROTH.

KLAPROTH's Eisentinktur. Stahltropfen.
Germ. und Helv.

Rp. Liquoris Ferri subacetici 8,0
    Spiritus
    Aetheris acetici   āā 1,0.
Enthält etwa 4,0 Proc. metall. Eisen. Spec. Gew.
  = 1,044—1,046.

Tinctura Martis BOERHAVE.

Rp. Liquoris Ferri acetici
    Aceti (6 Proc.)   āā 10,0
    Sirupi Sacchari   110,0
    Spiritus Vini   20,0.
Nach einer älteren Vorschrift werden 10,0 Eisenfeile; 120,0 Essig und 80,0 Zucker bis auf 140,0
eingekocht, die Kolatur mit 20,0 Weingeist vermischt und nach einiger Zeit filtrirt

---

Ferrum albuminatum.

Das Eisenalbuminat wird in der Regel in der Form seiner wässerigen Lösung, seltener als trockenes Pulver angewendet.

I. Liquor Ferri albuminati (Germ.). Ferrum albuminatum solutum (Helv.).

Eisenalbuminatlösung. Die von Germ. und Helv. gegebenen Vorschriften weichen unter einander etwas ab, geben aber schliesslich das gleiche Präparat.

Darstellung. Grundsätzlich ist folgendes zu beachten: Versetzt man eine Eiweiss-lösung mit Ferrioxychlorid, so erhält man eine rostfarbene trübe Flüssigkeit von saurer Reaktion. Neutralisirt man diese Flüssigkeit ganz genau (!) so scheidet sich Ferrialbuminat als rostfarbener Niederschlag ab. Wäscht man denselben mit Wasser bis zur annähernden Chlorfreiheit aus, so geht der noch feuchte Niederschlag durch Einwirkung kleiner Mengen von Natronhydrat in Lösung. Diese Lösung wird „Eisenalbuminatlösung genannt.

Germ. 35 Th. trockenes Eiweiss werden in 1000 Th. Wasser von nicht höherer Temperatur als 50° C. (!) gelöst. Diese Lösung wird — um Eihäute und andere trübende Bestandtheile zu entfernen — durch ein feines Seidensieb gegossen und in eine Mischung von 120 Th. flüssigem Eisenoxychlorid (Liquor Ferri oxychlorati) unter Umrühren ein-getragen. Man erhält gewöhnlich eine trübe, rostbraune Flüssigkeit, in der nur wenig Niederschlag vorhanden ist. Man stellt die Reaktion dieser Flüssigkeit fest. Sie wird in der Regel sauer sein. Man fügt zu dieser sauren Flüssigkeit tropfenweise — am besten aus einer Bürette — soviel einer 0,75 procentigen Natronlauge hinzu, dass die Flüssigkeit genau neutral ist. (Ein Ueberschuss von Natronlauge ist zu vermeiden, da alsdann das Ferrialbuminat wieder in Lösung geht.) Sobald die Flüssigkeit genau neutral ist, scheidet sich das Ferrialbuminat gut ab. Man lässt dieses absetzen und wäscht es durch Dekan-thiren mit Wasser (von 50° C.) so lange aus, bis das Waschwasser nach dem Ansäuern mit Salpetersäure durch Silbernitrat nur noch schwach opalisirend getrübt wird. Hierauf bringt man den Niederschlag auf ein genässtes Leinen-Kolatorium und lässt ihn auf diesem freiwillig abtropfen. Wenn das Abtropfen beendet ist, bringt man den Niederschlag in eine vorher gewogene, genügend grosse Flasche und übergiesst ihn unter Umschütteln mit einer Lösung von 0,45 Th. festem Natronhydrat in 50 Th. Wasser. Hierdurch geht der Niederschlag binnen kurzer Zeit in Lösung. Nach stattgehabter Lösung fügt man hinzu: Weingeist (von 90 Vol. Proc.) 150,0 Th., Zimmtwasser 100,0 Th., Tinctura aromatica 2,0 und soviel Wasser, dass das Gesammtgewicht = 1000,0 Th. ist.

Helv. 200,0 Th. frisches Eiweiss werden mit 4000,0 Th. Wasser von 50° C. ge-mischt und nach dem Durchgiessen durch ein Seidensieb unter Umrühren zu einer Mischung gegossen von 120,0 Th. Eisenoxychloridlösung und 4000,0 Th. Wasser von 50° C. Die Flüssigkeit wird hierauf mit einer 0,3 procentigen Natronlauge genau (!) neutralisirt und der alsdann entstandene Niederschlag nach dem Absetzen solange durch Dekanthiren gewaschen, als das Waschwasser noch Chlor enthält. Dann sammle man den Niederschlag auf einem gewogenen Kolatorium und lasse ihn bis zu 400,0 Th. abtropfen. Diesen Rückstand (von 400 Th.) bringe man in eine gewogene Flasche und füge eine Lösung von 0,75 g festem Natronhydrat in 2,0 g Wasser unter Umschütteln hinzu. Nachdem Auflösung des Niederschlages erfolgt ist, setze man eine Mischung hinzu von Tinctura aromatica 2,0, Zimmtwasser 100,0, Spiritus 150,0, Wasser 350,0, lasse absetzen und koliren.

Eigenschaften. Klare, aromatisch riechende und ebenso schmeckende rostfarbige, nicht völlig klare Flüssigkeit von schwach alkalischer Reaktion. Das spec. Gewicht ist bei 15⁰ C. = 0,99. Der Gehalt an metallischem Eisen beträgt = 0,4 Proc. Klar mischbar mit Wasser, Milch und nicht zu erheblichen Mengen von Alkohol. Durch Zusatz von Ammoniakflüssigkeit oder Natriumbikarbonat entsteht keine Fällung. Neutralisirt man die Flüssigkeit aber vorsichtig mit Salzsäure, so entsteht ein Niederschlag von Ferrialbuminat, der auf weiteren Zusatz von Salzsäure in Ferrichlorid und Eiweiss gespalten wird. Niederschläge entstehen durch Einwirkung sehr verdünnter Kochsalzlösung (z. B. $^1/_{10}$-Normal-NaCl-Lösung). Durch Gerbsäure entsteht keine Dunkelfärbung, durch Kaliumferrocyanid ohne Zusatz von Salzsäure keine Blaufärbung, dagegen wird durch Schwefelammonium schwarzes Schwefeleisen gebildet. Durch Zusatz kohlensaurer oder ätzender Alkalien erfolgt Gelatiniren der Lösung.

Prüfung. 1) Die Eisenalbuminatlösung sei flüssig, nicht dicklich oder gelatinös.

2) Werden 40 ccm Eisenalbuminatlösung mit 0,5 ccm Normalsalzsäure vermischt, so muss ein farbloses Filtrat resultiren. Wäre dasselbe nicht farblos, so würde das ein Beweis dafür sein, dass das Präparat zu viel Alkali enthält.

3) Zur Bestimmung des Eisengehaltes erhitzt man 10 g Eisenalbuminatlösung in einem Becherglase mit 5 ccm Salzsäure, bis das anfangs ausgeschiedene rothbraune Eisenalbuminat völlig zersetzt ist. Das geronnene Eiweiss filtrirt man ab, wäscht es aus und verdampft das Filtrat nach Zusatz von wenig Kaliumchlorat im Wasserbade zur Trockne. Man nimmt alsdann mit Wasser und wenig Salzsäure wieder auf, fügt 1 g Kaliumjodid hinzu und lässt die Mischung bei gewöhnlicher Wärme im geschlossenen Gefässe 1 Stunde lang stehen. Hierauf titrirt man mit $^1/_{10}$-Normal-Natriumthiosulfatlösung. Bei Annahme eines Gehaltes von 0,4 $^0/_0$ Fe würden zur Bindung des ausgeschiedenen Jods 7,1 ccm $^1/_{10}$ Normal-Natriumthiosulfatlösung erforderlich sein.

Aufbewahrung. Man bewahre die Eisenalbuminatlösung in wohlverstopften, möglichst gefüllten Gefässen, vor Säuredämpfen geschützt, an einem Orte von mittlerer und gleichmässig bleibender Temperatur auf. Glasstopfen sind nicht zu empfehlen, weil sie ein Verdunsten des Weingeistes nicht verhindern. Man wähle Korkstopfen, welche übrigens fast gar nicht geschwärzt werden. Die Einwirkung von Luft und direktem Sonnenlicht, sowie Temperaturschwankungen sind von dem Präparate möglichst fernzuhalten. Der Fäulniss ist es übrigens nicht unterworfen.

Trotz aller aufgewendeten Sorgfalt gelatinirt die Eisenalbuminatlösung doch bisweilen nach einiger Zeit der Aufbewahrung, ohne dass es bekannt wäre, welche Ursachen dies bewirken und ob dieselben stets die nämlichen sind. In der Regel beseitigt eine Erhöhung des Natronzusatzes das Gelatiniren.

Anwendung. Eisenalbuminatlösung steht in dem Rufe, ein milde wirkendes, leicht verdauliches, den Magen nicht belästigendes Eisenpräparat zu sein. Man giebt es Kindern und Erwachsenen je nach dem Alter zu 5—30 Tropfen oder zu $^1/_2$—$^1/_1$ Theelöffel voll dreimal täglich kurz vor den Mahlzeiten entweder mit Wasser oder mit Milch vermischt. TE GEMPT hat es mit gutem Erfolge bei Magengeschwüren angewendet.

II. Ferrum albuminatum (Ergänzb.). Eisenalbuminat. Trockenes Eisenalbuminat.

Dieses Präparat wird erhalten, indem man, wie unter Liquor Ferri albuminati angegeben, eine Eiweisslösung mit Ferrioxychloridlösung vermischt und die Flüssigkeit mit 0,3 procentiger Natronlauge genau neutralisirt. Der entstandene Niederschlag wird bis zur Chlorfreiheit ausgewaschen, alsdann zum Abtropfen gebracht, später, soweit es möglich, abgepresst, bei einer 30⁰ C. nicht übersteigenden Wärme in dünner Schicht ausgetrocknet und in ein feines Pulver verwandelt. (Eine Auflösung in Natronhydrat findet hier also nicht statt.)

Ein ockerfarbenes Pulver, das in Wasser unlöslich ist und 13—14 Proc. metallisches Eisen enthält.

Prüfung. 1) Werden 3,0 g Eisenalbuminat durch Anreiben in einer Mischung von 0,8 ccm Natronlauge (von 15 Proc. NaOH) und 96 ccm Wasser vertheilt und einige Zeit unter bisweiligem Umschwenken sich selbst überlassen, so erfolgt Auflösung zu einer im durchfallenden Lichte klaren, im zurückgeworfenen Lichte etwas trüben, rothbraunen Flüssigkeit. Diese Lösung entspreche bezüglich ihrer Reinheit der Eisenalbuminatflüssigkeit.

2) Eisenbestimmung. 0,5 g Eisenalbuminat werden mit einem Theile einer Mischung aus 0,2 ccm Natronlauge (von 15 Proc. NaOH) und 20 ccm Wasser angerieben, mit dem Rest der Flüssigkeit in ein Becherglas gespült, nach vollendeter Auflösung mit 5 ccm Salzsäure (25 Proc. HCl) versetzt und im Wasserbade erhitzt, bis das anfangs ausgeschiedene rothbraune Eisenalbuminat völlig zersetzt ist. Das geronnene Eiweiss wird abfiltrirt und ausgewaschen; das Filtrat wird nach Zusatz von wenig Kaliumchlorat im Wasserbade zur Trockne verdampft und mit Wasser $+$ wenig Salzsäure aufgenommen. Die Lösung wird bis auf 100 ccm mit Wasser verdünnt und nach Zusatz von 3,0 g Kaliumjodid bei gewöhnlicher Wärme im geschlossenen Gefässe 1 Stunde lang stehen gelassen. Es müssen alsdann zur Bindung des ausgeschiedenen Jods 11,6—12,5 ccm der $^1/_{10}$-Normal-Natriumthiosulfatlösung erforderlich sein, was einem Gehalte von 13—14 Proc. an metallischem Eisen entspricht.

Aufbewahrung. Vor Licht geschützt aufzubewahren.

Liquor Ferri albuminati Drees. Drees'sche Eisenalbuminatflüssigkeit. Ist ein nach einer geheim gehaltenen Vorschrift dargestelltes Eisenpräparat, welches im wesentlichen identisch ist mit dem von der Germ. und Helv. aufgenommenen Präparat (s. oben).

Liquor Ferri albuminati dialysati. Wird wie das Präparat der Germ. und Helv. bereitet, nur wird das in verdünnter Natronlauge gelöste Ferrialbuminat solange der Dialyse unterworfen, bis das den Dialysator umgebende Wasser nicht mehr alkalisch reagirt.

Liquor Ferri albuminati Gramm (Holländische Specialität). Rp. Liquoris Ferri albuminati (dialysati) 30,0, Liquoris Ferri oxychlorati 10,0, Aquae destillatae 50,0, Aquae Menthae piperitae 10,0.

Sirupus Ferri albuminati. Eisenalbuminatsirup. I. Hamb. Vorschr.: Sacchari pulverati 5,0 werden in Liquoris Ferri albuminati 10,0 gelöst und mit Sirupi Sacchari 85,0 gemischt. II. Albuminis ovi recentis 25,0 werden mit Aquae destillatae 15,0 und Sirupi Sacchari 50,0 gemischt. In der kolirten Mischung löst man Ferri oxydati saccharati solubilis 12,5. (Münch. Ap.-V.)

III. Liquor Ferri albuminati Brautlecht. Eisenalbuminatsirup nach Brautlecht.

Albuminis ex ovis sicci 10,0 löst man in Aquae destillatae 100,0, fügt zur Lösung Natrii caustici (1,16 spec. Gew.) 25,0 und erhitzt im Dampfbade auf 80—90⁰ C. Andrerseits mischt man Aquae destillatae 150,0, Liquoris Ferri oxychlorati 180,0, löst in der Mischung durch Erhitzen auf 80—90⁰ C. Sacchari albi pulv. 500,0, vereinigt mit der heissen Albuminatlösung, fügt Tincturae aromaticae 20,0 hinzu und bringt mit Wasser auf ein Gesammtgewicht von 1000,0 (Dieterich). Nach 8 Tagen wird von einem etwa vorhandenen Bodensatze dekanthirt.

IV. Ferrum albuminatum cum Natrio citrico (Dieterich).

Den bei der Bereitung von Liquor Ferri albuminati (Germ.) aus 300,0 g Liquor Ferri oxychlorati gewonnenen Eisenalbuminat-Niederschlag presst man, nachdem er chlorfrei gewaschen, schwach aus. Anderseits löst man 7,5 g Citronensänre in 30,0 g destillirtem Wasser und neutralisirt unter Kochen mit q. s. (15—17,0 g) krystall. Natriumkarbonat. Den zerbröckelten Niederschlag übergiesst man in einer Porcellanschale mit der erkalteten Natriumcitratlösung und überlässt die bedeckte Schale der Ruhe. Wenn sich alles, wenn nöthig nach Zusatz von etwas Wasser, gelöst hat, seiht man durch, giesst auf Glasplatten und trocknet bei 25—35⁰ C.

Liquor Ferri albuminati cum Natrio citrico. Ferri albuminati cum Natrio citrico (Marke Helfenberg) 28,0 löst man unter öfterem Schütteln in Aquae destillatae 770,0 und setzt der Lösung zu: Spiritus (90 proc.) 100,0, Spiritus Vini Cognac 100,0, Tincturae Zingiberis, Tincturae Galangae, Tincturae Cinnamomi Ceylonici āā 1,5.

Ferrum benzoïcum.

Ferrum benzoïcum (Ergänzb., Hamb. Vorschr.). **Eisenbenzoat. Ferribenzoat. Benzoësaures Eisenoxyd.** $Fe_2(C_7H_5O_2)_3 (OH)_3 + 6H_2O$. **Mol. Gew. = 634.**

Darstellung. 20,0 Th. Benzoësäure (e Toluolo) werden in 400 Th. Wasser gelöst und mit q. s. (28,0 Th.) Ammoniakflüssigkeit von 0,96 spec. Gew. genau neutralisirt. Zu dieser Lösung setzt man eine Mischung aus 31,0 Ferrichloridlösung (spec. Gew. 1,280—1,282) und 1000,0 Th. Wasser. Der entstandene rothbraune Niederschlag wird zunächst durch Dekanthiren, später auf dem Filter gewaschen, bis das ablaufende Wasser nach dem Ansäuern mit Salpetersäure durch Silbernitrat nicht mehr getrübt wird, dann mässig abgepresst und bei einer 30° C. nicht übersteigenden Wärme an einem schattigen Orte getrocknet. Ausbeute 30,0 Th.

Eigenschaften. Ein bräunlich röthliches, geruch- und geschmackloses Pulver, in Wasser unlöslich. Durch heisse Salzsäure wird es mit gelber Farbe gelöst, während beim Erkalten der Lösung sich Benzoësäure in Krystallen abscheidet. Durch ätzende Alkalien wird das Salz unter Abscheidung von Ferrihydroxyd zersetzt. Frisch bereitet löst es sich in Leberthran, diese Löslichkeit nimmt aber im Verlaufe der Aufbewahrung ab. Es enthält 17—18 Proc. metallisches Eisen und hinterlässt daher beim Verbrennen im Platintiegel 24,28 bis 25,71 Proc. Ferrioxyd Fe_2O_3.

Prüfung. 1) 1 g Ferribenzoat hinterlasse beim Glühen im Platintiegel 0,24—0,25 Proc. Ferrioxyd; wird letzteres mit 1 ccm Wasser befeuchtet, so bläue es rothes Lackmuspapier nur schwach.

2) 0,5 g Ferribenzoat werden in 2 ccm Salzsäure (von 25 Proc. HCl) und 15 ccm Wasser in der Wärme gelöst. Nach dem Erkalten filtrire man und wasche den Filterrückstand mit Wasser bis zur Entfernung alles Eisens aus. Zum Filtrat bringe man 1,0 g Kaliumjodid und lasse die Mischung bei gewöhnlicher Temperatur 1 Stunde im geschlossenen Gefässe stehen. Zur Bindung des ausgeschiedenen Jods sollen mindestens 15 ccm $^1/_{10}$-Normal-Natriumthiosulfatlösung erforderlich sein. $15 \times 0,0056 \, g = 0,084 \, g$ metallisches Eisen. Da diese Menge in 0,5 g Ferribenzoat mindestens enthalten sein soll, so wird hierdurch für dieses ein Mindestgehalt von 16,8 Proc. metallischem Eisen gefordert. Vergl. S. 1089.

Aufbewahrung. Vor Licht geschützt aufzubewahren. *Anwendung.* Lediglich zur Bereitung von Eisenleberthran (vergl. S. 420).

Ferrum bromatum.

Das Ferrobromid oder Eisenbromür kommt 1) Im wasserfreien Zustande, 2) als krystallisirtes Salz $FeBr_2 + 2H_2O$, 3) als Lösung in verschiedenen Formen vor. Unter Ferrum bromatum im Sinne der Pharmacie ist stets das krystallisirte Salz sub 2 zu verstehen.

I. Ferrum bromatum anhydricum. **Wasserfreies Ferrobromid** oder **Eisenbromür.** $FeBr_2$. **Mol. Gew. = 216.**

Dieses Salz entsteht, wenn man Bromdampf bei schwacher Rothgluth über metallisches Eisen, am besten über Eisendraht, leitet. Grünlichgelbe krystallinische Schuppen, welche hygroskopisch sind und deshalb in Glasröhren eingeschmolzen werden. Wegen seiner schwierigen Handhabung wird es in der Praxis so gut wie gar nicht angewendet, sondern ist lediglich als „Sammlungspräparat" anzusehen.

II. Ferrum bromatum crystallisatum album. **Weisses Ferrobromid** oder **Eisenbromür.** $FeBr_2 + 2H_2O$. **Mol. Gew. = 252.**

Das Salz dieser Zusammensetzung wird wie folgt erhalten: Man übergiesst in einem Kolben 35,0 Th. Eisenpulver mit 300,0 Th. destillirtem Wasser und fügt allmählich 63,5 Th. Brom hinzu. Die Darstellung erfolgt in analoger Weise wie beim Ferrojodid, s. S. 1111. Die filtrirte Lösung wird unter Zusatz von etwas Bromwasserstoffsäure in der Wärme des Wasserbades zur Trockne gebracht. Alsdann zerreibt man den Rückstand, breitet ihn zwischen zwei Glasplatten aus und setzt ihn zwischen diesen von beiden Seiten dem direkten Sonnenlicht aus, bis er grünlich weiss geworden ist.

[NB. Lässt man die wässerige Lösung des Ferrobromids bei Luftabschluss verdunsten, so erhält man bläulich grüne Krystalle $FeBr_2 + 6H_2O$].

Da das Ferrobromid ziemlich leicht zersetzbar ist, wird es meist *ex tempore* dargestellt. Es sei bemerkt, dass man bei Pillenmassen das im Ueberschuss vorhandene Eisen nicht abfiltrirt, sondern mit dem Ferrobromid zusammen in die Pillen verarbeitet.

Zur Darstellung des wasserhaltigen Ferrobromids ex tempore (z. B. für Pillenmischungen) sind anzuwenden:

Ferrobromid	Brom	Eisenpulver		Ferrobromid	Brom	Eisenpulver
g	g	g		g	g	g
0,5	0,32	0,15		5,5	3,49	1,65
1,0	0,63	0,3		6,0	3,81	1,8
1,5	0,95	0,45		6,5	4,13	1,95
2,0	1,27	0,6		7,0	4,44	2,1
2,5	1,59	0,75		7,5	4,76	2,25
3,0	1,90	0,9		8,0	5,08	2,4
3,5	2,22	1,05		8,5	5,40	2,55
4,0	2,54	1,2		9,0	5,71	2,7
4,5	2,86	1,35		9,5	6,03	2,85
5,0	3,17	1,5		10,0	6,35	3,0.

Wasser muss mindestens so viel, als Ferrobromid darzustellen ist, genommen werden.

III. Liquor Ferri bromati enthält 10 Procent wasserhaltiges Ferrobromid

$FeBr_2 + 2H_2O$. Es wird wie oben sub II angegeben bereitet, das Filtrat aber mit destillirtem Wasser bis auf 1000,0 verdünnt und im Tageslichte wie der Liquor Ferri chlorati aufbewahrt.

Bromure ferreux (Gall.). **Solution officinale de bromure de fer** ist eine fast genau 33 Proc. wasserfreies Ferrobromid $FeBr_2$ enthaltende wässerige Lösung und wird bereitet durch Zusammenbringen von 40,0 Th. Brom, 20 Th. Eisen und 100 Th. Wasser.

IV. Tinctura Ferri bromati, wird *ex tempore* bereitet durch Lösung von 9,6

Kaliumbromid, 12,0 krystallisirtem Ferrosulfat in 40,0 destillirtem Wasser, Zusatz zunächst von etwa 0,5 Eisenpulver und dann von 50,0 Weingeist von 90 Proc. Nach einem halbstündigen Beiseitestellen wird die geschüttelte Flüssigkeit durch ein Bäuschchen Glaswolle filtrirt und wie die Ferrobromidflüssigkeit aufbewahrt. Sie enthält 10 Proc. Ferrobromid, $FeBr_2 + 2H_2O$.

Aufbewahrung. Das Ferrobromid und seine Lösungen werden in gutgeschlossenen Gefässen (vor Luft und Feuchtigkeit geschützt), aber unter möglichster Bestrahlung durch das direkte Sonnenlicht aufbewahrt. Die Lösungen halten sich trotzdem nur kurze Zeit und sollten deshalb stets *non nisi ad dispensationem* bereitet werden.

Anwendung. Innerlich in wässeriger oder spirituöser Lösung zu 0,05—0,25 g bei Chlorose, Dysmenorehoe, chronischer Diarrhoe, Fluor albus, Gonorrhoe, Diphtherie, Bronchitis; besonders gut wird es mit kohlensaurem Wasser vertragen (s. unten). Aeusserlich zum Aufpinseln bei Erysipelas, zur Inhalation bei Bronchitis.

Aqua ferri bromata nervina BAUER & BAUM. Auf 1 Liter kohlensaures Wasser werden 2,0 g Ferrobromid $FeBr_2 + 2H_2O$ zugesetzt. Gegen Neurasthenie und Anämie.

Liquor Ferri bromati PARRISH.

Rp.　Sacchari albi pulverati　　　　40,0
　　　Liquoris Ferri bromati (10 Proc.) 60,0.

Pilules de bromure ferreux (Gall.).

Rp.　1. Solutionis Ferri bromati (33 proc.) 15,0 g
　　　2. Ferri pulverati　　　　　　0,1 g
　　　3. Gummi arabici
　　　4. Radicis Liquiritiae　　　　āā q. s.
Man dampft 1 mit 2 auf 5,0 ein, giesst den Rückstand in einen erwärmten Porcellanmörser und

formt mit 3 und 4 = 100 Pillen. Diese werden in Eisenpulver (oder auch Graphit) gerollt und mit einem ätherischen Lack aus Mastix und Tolubalsam lackirt.

Sirupus Ferri bromidi. Nat. form.

Rp.　Ferri pulverati　　　　30,0
　　　Bromi　　　　　　　　75,0
　　　Sacchari pulverati　　600,0
　　　Aquae　　q. s ad 1000,0
Der Sirup enthält 10 Proc. wasserfreies Ferrobromid $FeBr_2$.

† V. Ferrum sesquibromatum solutum. Liquor Ferri perbromati. Ferribromidlösung. Eisenbromidlösung.

Das trockne Ferribromid $FeBr_3$ ist sehr hygroskopisch und daher schwer konservirbar. Man stellt es durch Hinüberleiten von Bromdämpfen, welche man über dunkelrothglühendes Eisen leitete, dar. Die 10procentige Lösung des Ferribromids wird wie folgt dargestellt: 2,5 Eisenpulver, circa 60,0 destillirtes Wasser und 5,4 Brom werden in eine Ferrobromidlösung verwandelt, nach dem Filtriren, welches unter Nachwaschen des Filtrums geschieht, mit 2,7 Brom und dann soviel destillirtem Wasser versetzt, dass die Flüssigkeit 100,0 beträgt. Diese wird in Flaschen mit dichtschliessendem Glasstopfen in der Reihe der starkwirkenden Arzneikörper aufbewahrt.

Anwendung. Es ist das Ferribromid bei Skrofeln, Amenorrhoe, Hysterie, Leukorrhoe, Hypertrophie des Herzens und Uterus empfohlen und zu 0,02—0,04—0,06 g drei- bis fünfmal täglich gegeben worden. Die stärkste Einzeldosis ist zu 0,15 g, die stärkste Gesammtdosis auf den Tag zu 0,5 g anzunehmen. Aeusserlich als Pinselflüssigkeit fand es GILLESPIE besonders wirksam auf Geschwülste der Drüsen und bei Erysipelas.

Ferrum carbonicum.

Das Karbonat des Eisenoxyduls, Ferrokarbonat $FeCO_3$ ist bekannt. Es entsteht als ein weisser Niederschlag, wenn man eine Ferrosalzlösung mit Natriumkarbonat oder Natriumbikarbonat unter Abschluss von Sauerstoff fällt. Aber dieser Niederschlag ist wenig beständig, er wird schon durch die Einwirkung des Luftsauerstoffs rasch oxydirt, wobei er eine grünliche bis bläuliche, schliesslich rostrothe Färbung annimmt. Man versucht, das Ferrokarbonat durch Zusätze von Zucker und ähnlichen Substanzen in eine haltbare Form zu bringen. Das Karbonat des Eisenoxyds, Ferrikarbonat $Fe_2(CO_3)_3$, ist zur Zeit kaum bekannt. Es soll angeblich nur bei niederer Temperatur bestehen. Durch Fällung von Ferrisalzlösungen mit Natriumkarbonat oder Natriumbikarbonat erhält man bei gewöhnlicher Temperatur unter Entweichen von Kohlensäure = Ferrihydroxyd.

I. Ferrum subcarbonicum. Safran de Mars apéritif. Crocus Martis.
$x\ FeCO_3 + y\ Fe(OH)_3$.

Man löst 100,0 g reines krystall. Ferrosulfat in 1 Liter Wasser, anderseits 120,0 g krystall. Natriumkarbonat in $^1/_2$ Liter Wasser und giesst die Sodalösung in kleinen Antheilen allmählich unter Umrühren in die Eisenlösung. Man lässt den zunächst fast weissen Niederschlag absetzen, wäscht ihn vorerst einige Male durch Dekanthiren, später auf dem Kolatorium oder Filter, bis im ablaufenden Wasser Schwefelsäure sich nicht mehr nachweisen lässt. Gleichzeitig sorgt man während des Fällens und Auswaschens dafür, dass der Niederschlag in möglichst gründliche Berührung mit der Luft kommt. Er nimmt infolgedessen eine grünliche bis bläuliche, später rostrothe Färbung an. Sobald dies der Fall und Schwefelsäure im Filtrat nicht mehr nachzuweisen ist, wird der Niederschlag auf porösen Unterlagen bei gewöhnlicher Temperatur getrocknet.

Ein rostfarbenes Pulver, welches im wesentlichen aus Ferrihydroxyd besteht und nur kleine Mengen Ferrokarbonat enthält.

II. Ferrum carbonicum saccharatum (Austr. Germ. Helv.). Ferri Carbonas saccharatus (Brit. U-St.). Zuckerhaltiges Ferrokarbonat.

Das Präparat ist im wesentlichen Ferrokarbonat, welches durch Zusatz von Zucker in haltbaren Zustand gebracht worden ist.

Darstellung. Man bereitet zunächst Ferrokarbonat durch Fällung einer Ferrosulfatlösung mit Natriumkarbonat oder Natriumbikarbonat oder Ammoniumbikarbonat. Damit das Ferrokarbonat möglichst wenig oxydirt wird, wendet man die Ferrosulfatlösung heiss (!) an, die Erwärmung der Natriumbikarbonatlösung dagegen soll nicht über 50° C. hinausgehen. Man bringt die Natrium(bi)karbonatlösung in eine passende Flasche, filtrirt die heisse Ferrosulfatlösung dazu, füllt die Flasche sofort (!) mit ausgekochtem Wasser völlig an und lässt unter Verschliessen (!) der Flasche mit einem Kork absetzen. Nach dem Absetzen hebert man die über dem Niederschlage stehende Flüssigkeit ab, fällt die Flasche wiederum mit ausgekochtem Wasser völlig an, schüttelt um, lässt absetzen und hebert wieder ab. Dieses Auswaschen mit heissem Wasser wiederholt man so oft, bis die überstehende Flüssigkeit, nach dem Ansäuern mit Salpetersäure, durch Baryumchlorid kaum noch getrübt wird. Ist dieser Punkt erreicht, so lässt man den Niederschlag sich möglichst dicht absetzen, hebert die Waschflüssigkeit thunlichst vollständig ab und giesst alsdann den rückständigen Brei in eine Porcellanschale, welche die vorgeschriebene Menge Zucker enthält. Die letzten Reste kann man mit Hilfe von mehreren kleinen Portionen Alkohol dazubringen. Man dampft nun die Zuckermischung im Wasserbade rasch zur Trockne; zerreibt den trocknen Rückstand und bringt ihn durch Vermischen mit Zucker auf das geforderte Gewicht. — Die Vorschriften der einzelnen Pharmakopöen weichen in Einzelfällen von einander etwas ab, gehen aber sämmtlich von den oben ausgeführten Gesichtspunkten aus.

Austr. Eine siedende Lösung von 300,0 Th. kryst. Natriumkarbonat in 1200 Th. Wasser wird mit 50,0 Th. gereinigtem Honig vermischt. Dann setzt man unter Umschwenken in kleinen Antheilen 250,0 Th. gepulvertes krystall. Ferrosulfat hinzu (das Schäumen lässt sich durch Zusatz kleiner Mengen Weingeist unterdrücken). Der Niederschlag wird, wie oben angegeben, gewaschen und mit 200,0 Th. Zuckerpulver eingedampft bez. eingetrocknet.

Germ. und Helv. Eine hinreichend geräumige Flasche enthält eine filtrirte Lösung von 35,0 Th. Natriumbikarbonat in 500,0 Th. lauwarmem Wasser (von nicht über 50° C.). In diese Lösung filtrirt man eine zweite Lösung hinein von 50,0 Th. krystall. Ferrosulfat in 200,0 Th. siedendem (!) Wasser. Der Niederschlag wird wie oben angegeben ausgewaschen, dann in eine Porcellanschale übergeführt, welche 10,0 Th. Milchzuckerpulver und 30,0 Th. Zuckerpulver enthält und mit diesen zur Trockne verdampft und ausgetrocknet. Der Trockenrückstand wird zerrieben und durch Vermischen mit Zuckerpulver auf 100,0 Th. gebracht.

Brit. Eine Lösung von 40,0 g krystall. Ferrosulfat in 1,6 Liter siedendem Wasser wird in eine Lösung von 25,0 g Ammoniumkarbonat in 1,6 Liter siedendem Wasser eingetragen, der Niederschlag wie oben angegeben ausgewaschen und mit 20,0 g Zuckerpulver eingedampft.

U-St. Eine heisse Lösung von 50,0 Th. krystall. Ferrosulfat in 200,0 Th. heissem Wasser wird in eine Lösung von 35,0 Th. Natriumbikarbonat in 500,0 Th. lauwarmem Wasser, welches nicht über 50° C. heiss sein soll, eingetragen, der Niederschlag wie oben angegeben ausgewaschen,· mit 80 Th. Zucker eingedampft und schliesslich mit Zucker auf das Gesammtgewicht von 100 Th. gebracht.

Eigenschaften. Ein grünlichgraues Pulver von anfangs süssem, hinterher von mildem Eisengeschmacke. Beim Uebergiessen mit verdünnter Salzsäure löst es sich unter Aufbrausen (d. h. Entwicklung von Kohlensäure) zu einer gelblichen Flüssigkeit auf. Bei sorgsamer Bereitung sind von dem vorhandenen Gesammteisen etwa 25 Proc. als Ferrihydroxyd und etwa 75 Proc. als Ferrokarbonat zugegen. Die salzsaure Lösung giebt daher sowohl mit Ferrocyankalium, als auch mit Ferricyankalium blaue Niederschläge.

Prüfung. Die Güte des Präparates ergiebt sich zunächst aus seiner Färbung. Grünlichgraue oder graue Präparate sind weniger zersetzt als deutlich braune. Ferner muss beim Uebergiessen mit verdünnter Salzsäure lebhaftes Aufbrausen von Kohlensäure erfolgen. In dem Maasse, wie die Umwandlung des Ferrokarbonats zu Ferrihydroxyd erfolgt, wird nämlich das Entweichen der Kohlensäure weniger lebhaft.

1) 1 g des Präparates muss sich in verdünnter Salzsäure ohne Rückstand zu einer gelben Flüssigkeit auflösen, welche nach dem Verdünnen mit Wasser durch Baryumchlorid nur ganz schwach getrübt werden darf (Spuren von Schwefelsäure sind zuzulassen).

2) **Bestimmung des Gesammteisens.** Helv.: 1 g des Präparates wird im Platintiegel verascht; der Rückstand wird wiederholt mit Salpetersäure behandelt und bis zum konstanten Gewicht geglüht. Es sollen etwa 0,14 g Ferrioxyd zurückbleiben, entsprechend einem Gehalt von 9,8 Proc. (also rund 10 Proc.) an metallischem Eisen. Germ. 1 g des Präparates werde in 10 ccm verdünnter Schwefelsäure in der Wärme gelöst, nach dem Erkalten (!) mit Kaliumpermanganatlösung bis zur vorübergehend bleibenden Röthung und darauf mit 1 g Kaliumjodid versetzt. Diese Mischung werde 1 Stunde bei gewöhnlicher Temperatur in einem geschlossenen Gefässe stehen gelassen. Es sollen alsdann zur Bindung des abgeschiedenen Jods 17,0—17,8 ccm $^1/_{10}$-Normal-Natriumthiosulfatlösung verbraucht werden entsprechend einem Gehalte von 9,52—9,97 Proc. metallischem Eisen.

3) **Bestimmung des Gehaltes an Ferrokarbonat (Eisenoxydulsalz).** Diese schreiben nur Brit. und U-St. vor. Brit. Wird 1 g des Präparates in konc. Phosphorsäure (von 66 Proc. H_3PO_4) unter Erwärmen gelöst, die Lösung mit Wasser verdünnt und mit 29,0 ccm Kaliumdichromatlösung [4,87 g $K_2Cr_2O_7$ in 1 Liter] versetzt, so soll dieselbe mit Kaliumferricyanid noch eine blaue Färbung geben. Daraus berechnet sich ein Gehalt von rund 16 Proc. metallischem Eisen in der Form des Oxydulsalzes oder ein Gehalt von 33 Proc. Ferrokarbonat $FeCO_3$. U-St. Wird 1,16 g des Präparates in 10 ccm verdünnter Schwefelsäure gelöst und die Lösung mit Wasser auf 100 ccm verdünnt, so sollen etwa 15 ccm $^1/_{10}$-Normal-Kaliumparmanganatlösung zur bleibenden Röthung verbraucht werden. [3,1534 g $KMnO_4$ in 1 Liter.] Hieraus berechnet sich ein Gehalt von 8,4 Proc. metallischem Eisen im Zustande eines Ferrosalzes, bez. 15 Proc. Ferrokarbonat $FeCO_3$.

Aufbewahrung. Das gut ausgetrocknete Pulver werde in trocknen, nicht zu grossen und gut verschlossenen Flaschen aufbewahrt. Die Einwirkung direkten Lichtes ist eher nützlich als schädlich.

Massa pilularum Ferri carbonici. Massa pilularum Valetti. Massa Ferri Carbonatis (U-St.).

Gall. Man löst 100,0 krystall. Ferrosulfat in heissem 5procentigen Zuckerwasser und giesst die heisse Lösung in eine zweite, noch heisse Lösung von 120,0 krystall. Natriumkarbonat in 5procentigem Zuckerwasser. Der Niederschlag wird in einer stets völlig gefüllt und gut verschlossen zu haltenden Flasche (siehe oben) mit heissem 5procentigen Zuckerwasser gewaschen, bis das Waschwasser nach dem Ansäuern mit Salpetersäure durch Baryumnitrat nicht mehr merklich getrübt wird. Dann bringt man ihn auf ein mit Zuckersirup angefeuchtetes Leinen-Kolatorium, bindet dieses zu und presst unter der Presse allmählich, aber stark ab. Den Pressrückstand bringt man in eine Porcellanschale, fügt 30,0 Honig und 30,0 Milchzucker zu und dampft zur Konsistenz eines dicken Extraktes ein. U-St. Man fällt eine heisse Lösung von 100,0 g krystall. Ferrosulfat in 200,0 g heissem Wasser + 20 ccm weissem Sirup mit einer gleichfalls heissen Lösung von 100,0 g, krystall. Natriumkarbonat in 200,0 g Wasser, wäscht mit heissem Zuckerwasser (1 weisser Sirup, 19 Wasser) aus, sammelt anf einem Leinen-Kolatorium, presst möglichst stark und dampft den Rückstand in einer Porcellanschale mit 38,0 g gereinigtem Honig und 25,0 g Zucker bis zum Gewicht von 100,0 g im Wasserbade ab.

Aqua Ferri nervina von Wolff & Calmberg. Enthält in 100 Liter kohlensaurem Wasser 15,0 g Ferrokarbonat, 205,7 g Calciumphosphat, 232,9 g Natriumchlorid und 99,7 g Natriumbikarbonat. Es wäre demnach nachzubilden aus: 21,1 g Ferrochlorid ($FeCl_2 + 2H_2O$), 205,7 g Calciumphosphat, 218,3 g Natriumchlorid und 120,7 g Natriumbikarbonat auf 100 Liter kohlensaures Wasser.

Dr. Nagel's Nervenpillen der Salomonis-Apotheke in Dresden. Rp. Massae pilularum Valetti 10,0, Ferri lactici 2,5, Chinini 0,3, Rhizomatis Rhei 5,0, Vini Tokayensis Extracti Gentianae āā 5,0.

Bleichsuchtswasser von Dr. Ewich enthält in 10000 Th. 11 Th. kohlensaures Natron, 9 Th. Chlornatrium, 1,5 Th. schwefelsaures Natron, 7 Th. kohlensaure Kalkerde und 1,2 Th. kohlensaures Eisenoxydul nebst reichlicher Kohlensäure. (Hager, Analyt.)

Zu seiner Darstellung gehören entwässertes Natronkarbonat 20,0; wasserfreies Calciumchlorat 10,0, krystall. Ferrosulfat 3,0, Wasser 10000, Kohlensäure q. s.

Chocolat ferrugineux (Gall.).
Eisen-Chokolade.

Rp.   Pastae Cacao saccharatae   990,0
Ferri subcarbonici (= Safran apéritif) 10,0.
Man bereite nicht zu grosse Vorräthe.

Granula Pouguensia.
Dragées de Pougues.

Rp.   Ferri carbonici saccharati
Calcii carbonici
Magnesii subcarbonici   āā   10,0
Natrii bicarbonici   30,0
Sacchari albi   140,0
Olei Menthae piperitae   2,0
Tragacanthae pulveratae   0,5
Aquae   q. s.

Fiant pilulae ponderis 0,12, quae saccharo obducantur.

Mixtura antihectica Griffithii.

Griffith'sche Mixtur. Mixtura antiphthisica Griffith. Mixtura Ferri composita (Ergänzb.). (Hamb. V.).

Rp.   1. Ferri sulfurici   1,25
     2. Kalii carbonici   1,50
     3. Aquae Menthae crispae 250,0
     4. Myrrhae pulveratae   4,0
     5. Sacchari   15,0.

Man löst 1 und 2 in 3, reibt 4 mit 5 fein und reibt es mit der Lösung an.

Pasta Cacao cum Ferro carbonico.

Rp.   Pastae Cacao saccharatae 1000,0
Sacchari vanillinati   5,0
Ferri carbonici saccharati   20,0.
Man forme 100 Täfelchen à 10,0 g.

Pilulae antigastralgicae Scerlecky.

Rp.   Massae pilularum Valeti
Radicis Colombo   āā   3,0
Seminis Strychni   0,6
Radicis Liquiritiae   1,5.
Fiant pilulae sexaginta (60).
Zwei bis drei Pillen dreimal täglich (bei chlorotischer Gastralgie).

Pilulae Ferri carbonici Blaud.
Blaud'sche Eisenpillen.
I. Ergänzb.

Rp.   Ferri sulfurici sicci 9,0
Sacchari pulv.   3,0
Kalii carbonici   7,0
Magnesiae ustae   0,7
Radicis Althaeae   1,4
Glycerini   q. s. (0,4)
werden zu 100 Pillen geformt.

II. Pilulae Ferri sulfurici Blaudii
(Form. Berol.).

Rp.   Ferri sulfurici
Kalii carbonici   āā   9,0
Tragacanthae   1,2
Aquae destillatae q. s.
Fiant pilulae 60.

III. Pilulae Blaudii alkalinae
(Münch. Vorschr.).

Rp.   Kalii carbonici   18,0
Ferri sulfurici sicci 12,0
Magnesii carbonici   5,2
Glycerini   q. s.
Fiant piluláe ponderis 0,4 g.

IV. Hamb. Vorschr.

Rp.   1. Ferri sulfurici sicci
     2. Kalii carbonici   āā   12,5
     3. Mellis   13,0.

Man schmilzt 3 im Dampfbade, fügt die innige Mischung von 1 und 2 hinzu, stösst zur Masse an und formt diese noch halbwarm zu 100 Pillen. Keine zu grossen Vorräthe halten!

V. Aeltere Vorschrift.

Rp.   1. Ferri sulfurici crystall.
     2. Kalii carbonici   āā   10,0
     3. Sacchari albi   5,0
     4. Radicis Althaeae   q. s.

Man zerreibt 1 und 2 in einem eisernen Mörser und lässt $^1/_4$ Stunde oder so lange stehen, bis die Mischung breiig geworden. Dann fügt man 3 und 4 hinzu und formt 150 Pillen, die mit Zimmtpulver zu bestreuen sind.

VI. Pilulae ferratae Kalinae (Helv.).

Rp.   Gummi arabici
Kalii carbonici   āā   3,6
Ferri sulfurici cryst.
Sacchari   āā   5,0
Aquae   gtt. VIII.

Man formt 100 Pillen, welche sofort in Milchzucker zu rollen und an der Luft zu trocknen sind.

Pilulae Ferri carbonici.
I. Germ. I.

Rp.   Massae pilularum Valetti 10,0
Radicis Althaeae   q. s.

Fiant pilulae 100, cortice Ciunamomi conspergendae. Für den Handverkauf werden die Pillen häufig versilbert oder kandirt abgegeben.

II. Gall. Pilules de carbonate ferreux selon Vallet.

Rp.   Massae pilularum Valetti 30,0
Radicis Liquiritiae   10,0.
Fiant pilulae ponderis 0,25 g.

III. Pilulae Ferri carbonici (Helv.)

Rp. Gummi arabici   2,5
Ferri carbonici saccharati 10,0
Glycerini
Aquae   āā gtt. XV.
Fiant pilulae 100.

Pilules ferrugineuses de Blaud (Gall.).

Rp.   1. Gummi arabici   5,0
     2. Aquae destillatae   30,0
     3. Sirupi Sacchari   15,0
     4. Ferri sulfurici sicci
     5. Kalii carbonici   āā 30,0.

Man löst unter Erwärmen 1 in 2, fügt 3 und 4 hinzu, rührt dann mit einem eisernen Spatel unter Erwärmen 5 dazu und verarbeitet zu 200 Pillen, die zu versilbern sind.

Pilulae Ferri compositae Griffith.
Pilulae Myrrhae ferratae.

Rp.   Ferri sulfurici crystallisati
Kalii carbonici   āā 2,5
Myrrhae pulveratae   5,0
Extracti Gentianae   2,5.
Fiant pilulae 100.
Fünf Pillen täglich drei- bis viermal (bei Phthisis tuberculosa).

Compound Pills of iron (Nat. Form.).

Rp. Myrrhae 9,75
Natrii carbonici cryst.
Ferri sulfurici cryst. āā 4,85
Sirupi Sacchari q. s.

Fiant pilulae 100.

Pulvis effervescens ferratus (Helv.).

Rp. Ferri sulfurici sicci 30,0
Acidi tartarici 270,0
Natrii bicarbonici 305,0
Sacchari 395,0.

Poudre gazogène ferrugineuse (Gall.).

Rp. Acidi tartarici 80,0
Natrii bicarbonici 60,0
Sacchari 260,0
Ferri sulfurici cryst. 3,0.

Pulvis aërophorus martiatus FRANK.

A.

Rp. Ferri carbonici saccharati
Natrii bicarbonici āā 0,75.

In eine blaue oder rothe Kapsel.

B.

Acidi tartarici 0,7
Elaeosacchari Citri 0,5.

In eine Wachskapsel. Man löse A zuerst in Wasser und füge alsdann B hinzu.

Pulvis aërophorus ferruginosus MENZER.

A.

Rp. Ferri sulfurici cryst. 0,2
Sacchari 0,5.

In eine blaue oder rothe Kapsel.

B.

Natrii bicarbonici 0,2
Sacchari 0,5.

In eine weisse Kapsel. Gebrauch wie vorher,

Pulvis aërophorus ferruginosus WALDENBURG.

Rp. Ferri sulfurici sicci 0,05
Pulveris aërphori 1,0.

Doses tales X.

Pulvis aërophorus martiatus venalis.

Rp. 1. Natrii bicarbonici 25,0
2. Magnesii carbonici 2,0
3. Acidi tartarici 23,0
4. Sacchari 20,0
5. Ferri pyrophosphorici 5,0
6. Sacchari 25,0.

Man mischt zunächst je für sich 1 und 2, ferner 3 und 4, dann 5 und 6. Die drei Mischungen werden dann zu einem Pulver zusammengemischt.

Sirupus Ferri carbonici.

Sirupus ferratus.

Rp. Massae pilularum Valetti 2,0
Aquae destillatae 5,0
Sirupi Saccchari 93,0.

Umgeschüttelt täglich 2—4mal 1 Kinderlöffel.

Ferrum chloratum.

I. Ferrum chloratum crystallisatum viride. Ferrum chloratum oxydulatum crystallisatum. Chlorure ferreux crystallisée (Gall.). Krystallisirtes Eisenchlorür oder Ferrochlorid. $FeCl_2 + 4H_2O$. Mol. Gew. = 199.

Darstellung. In einen geräumigen Glaskolben bringt man 150 Th. reine Salzsäure (von 25 Proc. HCl) und giebt dazu allmählich 35 Th. Eisen in Form kleiner Schmiedenägel oder als Draht. Wenn die Gasentwickelung bei gewöhnlicher Temperatur fast aufgehört hat, so erwärmt man den Kolben einige Zeit mässig, bis die Einwirkung der Säure auf das Eisen völlig beendet ist. Man filtrirt alsdann rasch und kocht das Filtrat alsbald in einem Porcellangefäss über freiem Feuer bis zum Salzhäutchen ein. Man fügt zu der Flüssigkeit alsdann 1 Th. Salzsäure (von 25 Proc.) hinzu und dampft unter Umrühren mit einem Glasstabe bis auf 98—100 Th. Rückstand ab oder so lange, bis der resultirende Brei, auf einen kalten Gegenstand gebracht, zu einer Krystallmasse erstarrt. Man lässt alsdann erkalten, stösst die Krystallmasse in Stücke und bringt diese sofort in gut zu verschliessende Gefässe.

Eigenschaften. Grünliche, hygroskopische Krystallfragmente, die meist durch Oxydation oberflächlich mit einer ockerfarbigen Schicht von Ferrioxychlorid bedeckt sind. Sie lösen sich in Wasser und Weingeist, in Aether sind sie unlöslich. Bei der Auflösung in Wasser verursacht das vorhandene Ferrioxychlorid eine Trübung, die durch Salzsäure verschwindet. Das Salz enthält rund 64 Proc. Ferrochlorid $FeCl_2$ und 36 Proc. Wasser; es enthält trotz sorgfältigster Darstellung und Aufbewahrung stets Ferrioxychlorid. Ueber die Aufbewahrung siehe das folgende Präparat.

Prüfung. Es ist genügend rein, wenn es sich in gleichviel Wasser unter Zusatz einiger Tropfen Salzsäure klar löst, und wenn diese Lösung mit einem dreifachen Volumen Weingeist eine klar bleibende Mischung liefert. Die wässrige Lösung soll auch durch Baryumchlorid nicht getrübt werden.

II. Ferrum chloratum insolatione paratum. Ferrum chloratum (Ergänzb). Ferrum chloratum siccum. $FeCl_2 + 2H_2O$. Mol. Gew. = 163.

Darstellung. Die sub I gewonnene heisse Salzlösung wird nicht mit 1 Th., sondern mit 3 Th. Salzsäure vermischt, die später erhaltene harte Krystallmasse zu Pulver gerieben und dieses in etwa 0,5 cm dicker Schicht auf Porcellantellern den direkten Sonnenstrahlen ausgesetzt. Sobald die äusserste Schicht weiss erscheint, wird umgerührt und dies so oft wiederholt bis alles in ein trocknes weisses Pulver verwandelt ist und eine kleine Menge, in Wasser gelöst, mit Kaliumferrocyanid zunächst nur eine weissliche Trübung giebt. Das Pulver wird sofort in kleine längliche Flaschen von ca. 50 ccm Rauminhalt eingefüllt etc. Bereitungszeit im Sommer.

Eigenschaften. Dieses Ferrochlorid bildet ein weisses, wenig hygroskopisches, in Wasser fast klar lösliches Pulver, welches mit Kaliumferrocyanid eine weissliche, erst nach einigen Augenblicken bläulich werdende Trübung giebt. Es besteht aus 78 Proc. wasserfreiem Ferrochlorid $FeCl_2$ und 22 Proc. Wasser. Die Prüfung erfolgt wie bei dem vorigen Präparat.

Aufbewahrung. Das krystallisirte sowie das getrocknete Ferrochlorid werden sofort nach der Darstellung in kleine lange Cylindergläser von ca. 50 ccm Rauminhalt eingefüllt, die Gläser mit Kork dicht geschlossen und die Verschlüsse mit Flaschenlack dicht gemacht. Der Aufbewahrungsort ist ein Ort, auf welchen helles Tageslicht und auch direktes Sonnenlicht fällt.

Liquor Ferri chlorati (Ergänzb.). Eisenchlorürlösung. 110 Th. metallisches Eisen werden mit 520 Th. Salzsäure (von 25 Proc. HCl), wie sub I angegeben, gelöst. Man filtrirt die Lösung durch ein mit 1 Th. Salzsäure angefeuchtetes Filter und wäscht dieses mit Wasser nach, bis das Gewicht des Filtrates = 1000 Th. ist. Klare, grünliche Flüssigkeit vom spec. Gewicht 1,226—1,230. Sie enthält 10 Proc. metallisches Eisen oder 22,68 Proc. wasserfreies Ferrochlorid $FeCl_2$.

Tinctura Ferri chlorata. Eisenchlorürtinktur. Ergänzb.: Ferri chlorati insolatione parati 25,0, Spiritus diluti (70 proc.) 225,0, Acidi hydrochlorici (25 proc.) 1,0. In kleinen Flaschen im hellen Tageslichte aufzubewahren.

Liquor Ferri Protochloridi. Nat. Form. Ferri metallici 160,0 g, Acidi hydrochlorici (31,9 proc.) 625,0 g, Glycerini 250,0 ccm, Acidi hypophosphorosi diluti (10 proc.) 10 ccm, Aquae destillatae q. s. ad 1 Liter.

Pilules de chlorure ferreux (Gall.).
Rp. Ferri chlorati siccati 1,0
    Radicis Liquiritiae
    Gummi arabici   āā 0,5
    Aquae   q. s.
Fiant pilulae 10.
Man rolle sie in Eisenpulver (oder Graphit) und lackire sie alsdann mit einem ätherischen Lack aus Tolubalsam und Mastix āā.

Pilulae Ferri chlorati (haltbare)
Rp. Ferri chlorati sicci   5,0
    Sacchari pulverati   1,0
    Pulveris Althaeae   1,0
    Tragacanthae   0,2
    Sirupi Sacchari   q. s.
Fiant pilulae 50.

Sirupus Ferri Protochloridi (Nat. form.).
Sirop of Protochloride of Iron.
Rp. Liquoris Ferri chlorati (Nat. form.) s. vorher.   50 ccm
    Glycerini   125 ccm
    Aquae Aurantii florum   125 ccm
    Sirupi Sacchari   q. s. ad 1 Liter

Ferrum citricum.

I. Ferrum citricum oxydatum (Germ.). **Citrate de fer. Ferricitrat. Eisencitrat. Citronensaures Eisenoxyd.** $(C_6H_5O_7 . Fe)_2$. **Mol. Gew. = 490.**

Darstellung. 25 Th. Ferrichloridlösung von 1,28—1,282 spec. Gew. werden mit 250 Th. Wasser gemischt und in ein Gemenge (nicht umgekehrt) von 25 Th. Ammoniakflüssigkeit (0,96 spec. Gew.) und 200 Th. Wasser im dünnen Strahle, unter Umrühren und unter Ausschluss jeder Erwärmung eingegossen (man bringe zweckmässig etwas Eis in die ammoniakalische Flüssigkeit). Am Ende der Fällung muss ein Ueberschuss von freiem Ammoniak durch den Geruch deutlich (!) wahrzunehmen sein.

Man lässt die Fällungsflüssigkeit unter gelegentlichem Umrühren zunächst 2—3 Stunden an einem kühlen, schattigen Orte stehen. Dann lässt man absetzen, zieht die klare, überstehende Flüssigkeit mit Hülfe eines Hebers ab, wäscht den Niederschlag so lange mit kaltem (zum Schluss mit destillirtem) Wasser aus, bis etwa 100 ccm des Filtrats nach dem Ansäuern mit Salpetersäure durch Silbernitrat nur noch opalisirend getrübt werden. Man sammelt nun den Niederschlag am besten auf einem dichten, genässten und dann gewogenen Leinentuche, lässt ihn abtropfen und presst ihn in demselben vorsichtig so weit aus, dass sein Gewicht etwa 12,5 Theile beträgt. Die noch feuchte Masse trägt man alsdann sofort in eine geeignete Flasche ein, welche eine Lösung von 9 Th. Citronensäure in 35 Th. Wasser enthält, und lässt an einem vor Licht geschützten Orte unter häufigem Umschütteln so lange stehen, bis möglichst vollständige Auflösung eingetreten ist. Ist es nöthig, die Mischung zum Zwecke der Auflösung zu erwärmen, so lasse man die Temperatur nicht über 50° C. hinausgehen. Sobald alles gelöst erscheint, filtrirt man. Das Filtrat wird bei sehr gelinder Wärme (45 bis 50° C.) bis zur Sirupsdicke eingedampft und bei ca. 30 bis 45° C., auf wagerecht liegenden Glasplatten ausgestrichen, getrocknet. Die Ausbeute beträgt ungefähr 12 Theile.

Eigenschaften. Ferricitrat bildet dünne durchscheinende Blättchen von rubinrother Farbe und schwachem Eisengeschmacke; beim Erhitzen verkohlt es unter Entwickelung eines eigenartigen Geruches und Hinterlassung von Eisenoxyd; in 100 Theilen sollen 19 bis 20 Theile Eisen enthalten sein. In siedendem Wasser ist es leicht, in kaltem Wasser nur langsam, aber vollständig löslich.

Das nach der vorstehenden Vorschrift der Germ. bereitete Präparat hat die Zusammensetzung $(C_6H_5O_7 . Fe)_2 + 6 H_2O$. Die in demselben enthaltenen 6 Mol. Krystallwasser entweichen erst bei etwa 150° C. Trotzdem empfiehlt es sich, zur Erzielung eines in Wasser leicht löslichen Präparates beim Eindampfen und Trocknen die Temperatur von 50° C. nicht zu überschreiten, weil andernfalls sehr langsam lösliche bezw. wenig lösliche Präparate erhalten werden.

Die wässerige Lösung des Ferricitrates ist gelb gefärbt; sie schmeckt schwach eisenartig und reagirt schwach sauer. In derselben erfolgt durch Schwefelwasserstoff kein Niederschlag von Schwefeleisen; Ammoniak bewirkt infolge Bildung von löslichem Ferri-Ammoniumcitrat keine Fällung. Dagegen entsteht durch Aetzkali oder Aetznatron ein Niederschlag von Ferrihydroxyd, durch Natriumkarbonat jedoch erst beim Erhitzen.

Prüfung. 1) Die wässerige Lösung (1 = 10) giebt mit Kaliumferrocyanid zunächst nur eine blaue Färbung, erst nach dem Ansäuern mit Salzsäure fällt ein blauer Niederschlag aus. — Mit überschüssiger Kalilauge versetzt, fällt ein gelbrother Niederschlag aus. Wird das Filtrat von diesem mit Essigsäure schwach angesäuert, und nach Zusatz von Calciumchlorid zum Sieden erhitzt, so entsteht eine weisse krystallinische Ausscheidung von Calciumcitrat. — 2) Die wässerige Lösung (1 = 10) werde nach Zusatz von etwas Salpetersäure durch Silbernitrat nur opalisirend getrübt (Chlor); mit Kalium-Ferricyanidlösung gebe sie höchstens blaugrünliche Färbung (Ferrosalz). Nach Ausfällung des Eisens durch Kalilauge gebe sie ein Filtrat, welches nach dem Ansäuern durch Essigsäure auch bei längerem Stehen eine krystallinische Ausscheidung nicht bilde (Weinsäure). — 3) Ferricitrat gebe beim Verbrennen einen Rückstand, welcher feuchtes rothes Lackmuspapier nicht bläut (Alkali).

4) Gehaltsbestimmung. **A.** Man löse 0,5 g Ferricitrat in 2 ccm Salzsäure und 15 ccm Wasser, füge 1 g Kaliumjodid hinzu und lasse in verschlossenem Glasstopfengefässe 1 Stunde lang bei gewöhnlicher Temperatur stehen. Zur Bindung des ausgeschiedenen Jods sollen alsdann 17—18 ccm der $^1/_{10}$-Normal-Natriumthiosulfatlösung erforderlich sein, entsprechend einem Gehalte von 19,04—20,16 Proc. metall. Eisen. **B.** 1 g Ferricitrat hinterlasse beim Veraschen 0,271—0,288 g Ferrioxyd.

Aufbewahrung. Vor Licht geschützt. ***Anwendung.*** Das Ferricitrat gehört zu den milden Eisenpräparaten und wird leicht resorbirt. Seine verdünnte Lösung soll neben der Eisenwirkung diuretisch, die concentrirte die Harnabsonderung beschränkend wirken. Man giebt es zu 0,1—0,3—0,5 drei- bis viermal täglich.

Ferri Citras (U-St.). **Ferric Citrate.** Der im Nachstehenden noch zu besprechende **Liquor Ferri Citratis** (U-St.) wird bei nicht über 60° C. zum Sirup abgedunstet, dieser auf Glasplatten gestrichen und bei 50—60° C. getrocknet. Granatrothe Blättchen von den gleichen Eigenschaften wie das vorige Präparat. — 0,5 g verbrauchen bei der jodometrischen Bestimmung (s. vorher) = 14,3 ccm $^1/_{10}$-Normal-Natriumthiosulfatlösung. — 1,0 g des Ferricitrats hinterlasse beim Verbrennen = 0,2286 g Ferrioxyd. Nach beiden Bestimmungen wird ein Gehalt von 16 Proc. metallischem Eisen verlangt.

Liquor Ferri Citratis (U-St.). **Ferricitratlösung.** Man fällt aus 840,0 g Ferrisulfatlösung (1,43 spec. Gew.) nach gehöriger Verdünnung mit Wasser in der auf S. 1092 angegebenen Weise das Ferrihydroxyd durch 880 ccm Ammoniakflüssigkeit (von 10 Proc. NH_3). Den wohlausgewaschenen Niederschlag presst man ab, bringt ihn in eine Porcellanschale und erwärmt mit 300,0 g Citronensäure im Wasserbade auf 60° C., bis völlige Auflösung erfolgt ist, bringt das Gesammtgewicht auf 1000 g, lässt absetzen und filtrirt.

Dunkelbraune Flüssigkeit, spec. Gewicht = 1,25 bei 15° C. Sie enthalte 7,5 Proc. metallisches Eisen. Demnach müssen 2,0 g nach dem Auflösen in 4 ccm Salzsäure und nach Zugabe von 20 ccm Wasser und 2 g Kaliumjodid (nach einstündigem Stehen) zur Bindung des ausgeschiedenen Jods = 26,8 ccm $^1/_{10}$-Normal-Natriumthiosulfatlösung erfordern.

II. Ferrum citricum ammoniatum (Ergänzb. Austr. Helv.). Citrate de fer ammoniacal (Gall.). Ferri et Ammonii Citras. (U-St.). Ferri-Ammoniumcitrat. Eisenammoniumcitrat. Citronensaures Eisenammonium.

Wenn auch die Vorschriften der einzelnen Pharmakopoën in den Mengenverhältnissen der vorgeschriebenen Bestandtheile von einander abweichen, so stimmen sie doch alle im Princip der Darstellung überein: Darnach wird zunächst durch Eingiessen einer Ferrisalzlösung (Ferrichlorid, Ferrisulfat) in Ammoniakflüssigkeit unter den S. 1092 angegebenen Bedingungen normales Ferrihydrat gefällt, dieses vollständig ausgewaschen, dann in Citronensäure gelöst und diese Lösung mit Ammoniakflüssigkeit im Ueberschuss versetzt, bei gelinder Wärme zur Sirupkonsistenz verdunstet, und der Sirup durch Aufstreichen auf Glasplatten und Eintrocknen bei 50° C. in Lamellenform gebracht.

Austr. Giebt weder eine Vorschrift, noch schreibt sie einen bestimmten Eisengehalt vor. Man wird das Präparat daher sowohl nach der Vorschrift der Helv. als nach derjenigen des Ergänzb. bereiten dürfen.

Ergänzb. Man fällt aus 50,0 Th. Ferrichloridlösung (spec. Gew. 1,28—1,282) in der S. 1092 angegebenen Weise durch Ammoniakflüssigkeit das Ferrihydroxyd, wäscht dieses völlig aus und trägt es noch feucht in eine Auflösung von 18 Th. Citronensäure in 70 Th. Wasser ein. Nach erfolgter Auflösung, welche durch Erwärmen (nicht über 50° C.) unterstützt werden darf, filtrirt man, wäscht das Filter mit Wasser nach, löst im Filtrat 9 Th. Citronensäure, fügt Ammoniakflüssigkeit bis zur deutlich alkalischen Reaktion hinzu, dunstet im Wasserbade bei nicht über 50° C. zum Sirup ein, streicht diesen auf Glasplatten und trocknet.

Helv. Man fällt aus 50,0 Th. Ferrichloridlösung (spec. Gew. 1,28—1,29) durch Ammoniak das Ferrihydroxyd, bringt dieses nach völligem Auswaschen noch feucht (!) in eine Lösung von 17,5 Th. Citronensäure in 35 Th. Wasser, digerirt bis zur Auflösung, versetzt das Filtrat mit Ammoniakflüssigkeit bis zur alkalischen Reaktion, dunstet im Wasserbade zur Honigkonsistenz ein, streicht auf Glasplatten und trocknet.

Gall. Man fällt aus 375,0 Th. Ferrichloridlösung (1,280 — 1,282 spec. Gew.) das Ferrihydroxyd, wäscht es völlig aus, löst es noch feucht durch Zugabe von 100,0 Th. kryst. Citronensäure, macht die filtrirte Lösung durch Zugabe von etwa 36,0 Th. Ammoniakflüssigkeit von 10 Proc. alkalisch, dunstet sie im Wasserbade bei nicht über 60° C. zum Sirup ein, streicht diesen auf Glasplatten und trocknet bei 40—50° C.

Brit. Man fällt aus 288,0 Th. Ferrisulfatlösung (1,441 spec. Gew.) durch Ammoniak in der S. 1092 angegebenen Weise das Ferrihydroxyd, wäscht dieses völlig aus, löst es in einer konc. Lösung von 80,0 Th. kryst. Citronensäure auf, macht mit 106,0 Th. Ammoniakflüssigkeit (von 10 Proc.) alkalisch, filtrirt, wenn nöthig, die Lösung, dunstet sie unter gelegentlicher Zugabe von etwas Ammoniakflüssigkeit zum Sirup ein, streicht diesen auf Glasplatten und trocknet bei nicht über 38° C.

U-St. Man mischt 100 ccm Liquor Ferri Citratis U-St. (s. S. 1107) mit 40 ccm Ammoniakflüssigkeit von 10 Proc., dunstet bei nicht über 60° C. zum Sirup, streicht diesen auf Glasplatten und trocknet.

Eigenschaften. Dünne, durchscheinende, etwas hygroskopische Blättchen von hellrothbrauner Farbe und salzigem, hintennach schwach eisenartigem Geschmacke, welche

beim Erhitzen unter Entwickelung von Ammoniak verkohlen und als Verbrennungsrückstand Ferrioxyd hinterlassen.

Sie lösen sich leicht in kaltem Wasser, kaum in Alkohol und in Aether. Die
wässerige Lösung röthet blaues Lackmuspapier schwach. Sie wird durch Ammoniakflüssigkeit nicht gefällt, aber dunkler gefärbt. Auf Zusatz von Kali- oder Natronlauge entsteht
ein rostfarbener Niederschlag, beim Erwärmen tritt deutlich Ammoniakentwickelung auf.

Prüfung. 1) Die wässerige Lösung (1 = 10) werde nach Zusatz von Salpetersäure durch Silbernitratlösung nur schwach opalisirend getrübt. (Spuren von Chlor sind
zuzulassen). 2) Mit Kaliumferricyanidlösung gebe sie höchstens eine blaugrüne Färbung.
3) Wird 1 g des Präparates verascht, so soll das zurückbleibende Ferrioxyd angefeuchtetes
rothes Lackmuspapier nur ganz schwach bläuen.

4) Bestimmung des Eisengehaltes. Diese kann jodometrisch oder durch Bestimmung des beim Verbrennen hinterbleibenden Ferrioxyds erfolgen. Bei der jodometrischen
Bestimmung wende man 0,5 g des Präparates an und verfahre genau wie auf S. 1106 angegeben ist.

Es verlangen

	Austr.	Brit.	Gall.	Ergänzb.	Helv.	U-St.
Gehalt an Fe in Proc.	—	21,7—22,4	—	13,0—14,0	—	16,0
1 g hinterlasse Fe_2O_3	—	0,31—0,32 g	—	0,184—0,20 g	—	0,228 g
0,5 g erfordern ccm						
$^1/_{10}$ N.-Natriumthiosulfat	—	19,4—20,0	—	12,0—13,0	—	14,3.

5) Nach dem Ausfällen des Ferrihydroxyds durch Kalilauge darf das Filtrat beim
Uebersättigen mit Essigsäure auch nach längerem Stehen keine krystallinische Ausscheidung
geben (Weinsäure). Wird das essigsaure Filtrat mit Calciumchlorid versetzt und zum
Sieden erhitzt, so muss eine körnige Ausscheidung von Calciumcitrat auftreten.

Aufbewahrung. Vor Licht geschützt, in kleineren, gut verschlossenen Gefässen,
letzteres mit Rücksicht auf die hygroskopischen Eigenschaften des Präparates.

Anwendung. Als mildes Eisenmittel wie das Ferrum citricum. Man giebt es zu
0,2—0,5—1,0 g drei- bis vier Mal täglich.

Ferrum citricum cum Magnesio citrico ist eine Mischung aus gleichen Theilen
Ferrum citricum und Magnesium citricum.

Aqua Acidi carbonici cum Ferro citrico.

I.

Rp. 1. Ferri citrici   2,0
     2. Acidi citrici   4,5
     3. Aquae frigidae   600—700,0
     4. Natrii bicarbonici   3 5
Man löst 1—3 in einer Mineralwasserflasche auf,
fügt 4 in Stücken hinzu und verschliesst sofort mit einem Kork, der zu verdrahten ist.

II.

Rp. Ferri citrici   0,2
   Aquae destillatae   20,0
   Aquae Acido carbonico saturatae 980,0.

Cerevisia ferrata.

Rp. Ferri citrici   1,0
   Cerevisiae fuscae 500,0.
Drei- bis viermal täglich ein Weinglas voll.

Ferrum citricum effervescens.
Gekörntes Eisenbrausepulver (Ergänzb.
Hamb. V.).

Rp. Ferri pyrophosphorici cum
     Natrio pyrophosphorico   20 0
   Acidi citrici   35,0
   Natrii bicarbonici   45,0
   Sacchari   100,0
werden als mittelfeine Pulver gemischt, mit Weingeist in eine krümelige Masse gebracht, diese
durch ein Sieb aus verzinntem Eisendraht von
2 mm Maschenweite gerieben und bei nicht über
40° C. getrocknet. Weisse Körner, vor Luft
geschützt aufzubewahren.

Ferrum citricum effervescens flavum.

Rp. 1. Ferri citrici ammoniati 50,0
     2. Aquae destillatae   20,0
     3. Acidi citrici   50,0
     4. Spiritus (95 Proc.)   80,0
     5. Natrii bicarbonici   250,0
     6. Acidi citrici   200,0
     7. Sacchari   500,0
     8. Spiritus (95 Proc.).   60,0.
Man löst 1 und 3 in 2, und fügt 4 hinzu. Anderseits mischt man die scharfgetrockneten 5—7,
befeuchtet mit 8, arbeitet die erstere Lösung von
1—4 gleichmässig darunter und granulirt durch
ein verzinntes Eisensieb (siehe vorher).

Mixtura Ferri et Chinini effervescens.
(Consumption Hospital London.)

Rp. Ferri citrici ammoniati   0,3
   Chinini sulfurici   0,06
   Acidi citrici   0,6
   Aquae destillatae   30,0.
Mit 0,6 g Natriumbicarbonat zu nehmen.

Pilulae Ferri citrici (Form. Berol.).

Rp. Ferri citrici oxydati 5,0
   Radicis Gentianae   1,0
   Extracti Gentianae   3,0.
Fiant pilulae 60.

Sirop de citrate de fer ammoniacal (Gall.).

Rp. Ferri citrici ammoniati
   Aquae destillatae   āā 25,0
   Sirupi Sacchari (1,32 sp. G.) 950,0.

Sirupus Ferri citrici.
Rp. Ferri citrici
Aquae destillatae   āā 25,0
Sirupi Sacchari (sp. G. 1,32) 950,0.

Tablettes de citrate de fer ammoniacal (Gall.).
Rp. Ferri citrici ammoniati   50,0
Sacchari   1000,0
Sacchari Vanillae   30,0
Mucilaginis Tragacanthae 100,0.
Fiant tabulettae à 1,0 g.

Vin chalybé (Gall.).
Rp. Ferri citrici ammoniati 5,0
Vin de Grenache   1000,0.

Vinum ferratum (Ergänzb.).
Stahlwein.
Rp. Ferri citrici ammoniati 5,0
Vini Xerensis   100,0.

Vinum Ferri Citratis (U-St.).
Rp. Ferri citrici ammoniati   40,0 g
Tincturae Aurantii dulcis
(Apfelsinentinktur)   150,0 ccm
Sirupi Sacchari   100,0 ccm
Vini albi   q. s. ad 1 Liter.

Vinum martiatum FULLER.
Vinum Ferri aromaticum. FULLER's
Stahlwein.
Rp. Ferri citrici   5,0
Vini albi   480,0
Tincturae aromaticae 15,0.

Vinum Ferri Citratis (Brit.).
Rp. Ferri citrici ammoniati (Ergänzb.) 27,5
Vini Aurantii   q. s. ad 1 Liter.

Sirop adstringent de Chable ist eine Auflösung von 10,0 Ferrum citricum ammoniatum in 300,0 Sirupus Sacchari.

Ferrum cyanatum.

I. Ferrum cyanatum. **Ferrum Borussicum. Ferrum zooticum. Ferrocyanure ferrique** (Gall.). **Ferroferricyanid. Eisencyanürcyanid (Berliner Blau). Blausaures Eisen.** $3(FeCN)_2 + 4 Fe(CN)_3 + xH_2O$.

Darstellung. Man giesst unter Umrühren eine Lösung von 10 Th. Kaliumferrocyanid (gelbes Blutlaugensalz) in 100 Th. Wasser in eine Mischung aus 20 Th. Ferrichloridlösung (spec. Gew. 1,280—1,282) mit 200 Th. Wasser ein. Der entstandene blaue Niederschlag wird zunächst wiederholt durch Dekanthiren mit salzsäurehaltigem warmen Wasser, schliesslich auf dem Filter mit Wasser gewaschen, bis das Ablaufende nicht mehr sauer reagirt und durch Silbernitrat kaum noch getrübt wird. Nach dem Abtropfen wird der noch feuchte (!) Niederschlag (weil das Papier an denselben sehr leicht antrocknet) vom Filter abgelöst und auf Porcellantellern in mässiger Wärme getrocknet. Zur therapeutischen Anwendung eignet sich nur das so dargestellte Präparat, nicht aber die blauen Farbstoffe des Handels.

Eigenschaften. Ein tiefblaues, amorphes, geruch- und geschmackloses Pulver, unlöslich in Wasser, Weingeist und verdünnten Säuren. Beim Erwärmen mit Kalilauge wird es unter Rückbildung von Kaliumferrocyanid und Abscheidung von Ferrihydroxyd zerlegt, wobei natürlich die blaue Farbe verschwindet. Aehnlich wird es durch Kochen mit Quecksilberoxyd unter Bildung von Mercuricyanid und Ferro-Ferrihydroxyd zerlegt. In konc. Schwefelsäure löst es sich ohne Entwicklung von Blausäure zu einer farblosen kleisterartigen Masse, aus der durch Verdünnen mit Wasser wieder Berlinerblau ausfällt. Ebenso löst es sich in konc. Salzsäure und fällt aus dieser Lösung beim freiwilligen Verdunsten (krystallinisch) oder beim Verdünnen mit Wasser (amorph) wieder aus. Beim Erhitzen an der Luft wird es zersetzt; es entweichen zunächst Dämpfe, welche nach Ammoniak und nach Blausäure riechen, schliesslich hinterbleibt Ferrioxyd, welches gewöhnlich etwas kalihaltig ist. Das lufttrockne Präparat enthält in der Regel circa 20 Proc. Wasser, welches unter theilweiser Zersetzung erst gegen 250⁰ C. vollständig entweicht.

Prüfung. Nach dem Glühen und vollständigen Verbrennen des Kohlenstoffs muss die Asche, mit Salzsäure erwärmt, eine klare gelbe Lösung geben (Ungelöstes: Schwerspath, Kieselerde). Nach Zusatz einiger Tropfen Salpetersäure und Kochen theilt man die Lösung in zwei Theile. Den einen Theil fällt man mit einem Ueberschuss Ammoniakflüssigkeit, den anderen mit Aetznatron oder Aetzkali und filtrirt. Das ammoniakalische Filtrat darf nicht blau sein (Kupfer) und durch Ammoniumkarbonat nicht getrübt werden (Erden), das kalische Filtrat dagegen weder durch Schwefelwasserstoff, noch nach der

Neutralisation mit Salzsäure durch Ammoniakflüssigkeitt eine Veränderung erleiden (Blei, Zink, Thonerde).

Aufbewahrung. In geschlossenem Glas- oder Porcellangefäss.

Anwendung. Das Ferroferricyanid wird gelegentlich als Febrifugum und Antepilepticum angewendet und zu 0,2—0,4—0,6 drei- bis viermal täglich in Pulvern oder Pillen gegeben. Eine Wirkung dieser Verbindung ist wegen ihrer Unlöslichkeit zweifelhaft. Im pharmaceutischen Laboratorium wird es zur Darstellung des Mercuricyanids gebraucht.

II. Ferrum cyanatum solubile. Kalium-Ferrocyaneisen. Kaliumferroferricyanid. Lösliches Berlinerblau.

Diese Verbindung entsteht, wenn man eine Ferrichloridlösung mit einem grossen Ueberschuss (!) von Kaliumferrocyanid fällt. $_2[\mathrm{Fe(CN)_6} \cdot \mathrm{KFe}] + x\mathrm{H_2O}$.

Zur Darstellung trägt man eine Mischung von 8 Th. Ferrichloridlösung mit 100 Th. Wasser in eine Lösung von 10 Th. Kaliumferrocyanid (gelbem Blutlaugensalz) in 100 Th. Wasser ein. — Um das technische Produkt zu gewinnen, giesst man die Flüssigkeit nach dem Absetzen auf ein Filter, bringt auch den Niederschlag später darauf und wäscht ihn so lange mit Wasser aus, bis das Filtrat blau durchzulaufen beginnt. Sobald dies der Fall ist, löst man den Niederschlag in Wasser, um diese Lösung als blaue Tinte zu verwenden, oder man trocknet ihn nach dem Abtropfen bei 25—30° C. auf Porcellantellern. Will man die Verbindung rein haben, so wäscht man den Niederschlag zunächst mit verdünntem Weingeist, dann löse man ihn in Wasser und fälle ihn aus dieser Lösung wieder durch Zusatz von Alkohol. Im trocknen Zustande ein violettblaues Pulver, welches in Wasser mit blauer Farbe löslich ist, seine Löslichkeit aber durch Trocknen bei 100—110° C. verliert.

Coerulamentum. 1) Eine wässerige Lösung des vorstehend beschriebenen löslichen Berliner Blaus. 2) 10 Th. reines Berlinerblau (welches mit verdünnter Salzsäure ausgezogen und völlig ausgewaschen worden ist, s. oben) werden mit einer Lösung von 2,5 Th. Oxalsäure in 10 Th. destillirtem Wasser angerieben und nach Zusatz von 60 Th. Gummischleim mit destillirtem Wasser auf 500 Th. gebracht.

III. Technische Berlinerblau-Sorten.

Diese werden meist dargestellt, indem man Ferrosulfatlösung mit Ferrocyankaliumlösung fällt und das entstandene wenig gefärbte Produkt der Oxydation durch die Luft überlässt, wodurch es lichtblau wird. Die Sorten werden als Farbstoffe verbraucht und zu diesem Zwecke häufig mit Thonerde, Gips, Kreide, Schwerspath vermischt. Als die reinsten Sorten gelten Pariser Blau und Berliner Blau, als die unreinste das Mineralblau. Hamburger Blau, Erlanger Blau, Diesbacher Blau, WILLIAMSON's Blau sind sämmtlich technische Sorten von Berliner Blau.

TURNBULL's Blau entsteht durch Fällung von Ferrosalzen mit Kaliumferricyanid. Es ist dem Berliner Blau sehr ähnlich, aber theurer als dieses, hat auch vor demselben keinen Vorzug.

Bleu Suisse ist eine eingetrocknete Lösung von Pariserblau in koncentrirter Oxalsäurelösung.

<table>
<tr><td>

Pilulae antineuralgicae JOLLY.

Rp.   Ferri cyanati   2,0
       Chinini sulfurici   1,5
       Extracti Opii   0,1
       Conservae Rosae q. s.

Fiant pilulae 25.
Stündlich 1—2 Pillen.

</td><td>

Pulveres febrifugi STOSCH.

Rp.   Ferri cyanati   1,2
       Chinini sulfurici   1,8
       Rhizomatis Rhei   3,0
       Elaeosacchari Calami 6,0.

Fiat pulvis. Divide in partes aequales X.
3—4 mal täglich ein Pulver (bei hartnäckigen Wechselfiebern).

</td></tr>
</table>

Bestimmung des Cyans in Gasreinigungsmasse. 4,0 g der feingepulverten Substanz werden in einem glasirten Porcellanmörser mit 8,0 g chlorfreiem, gefälltem Quecksilberoxyd gemischt und mit Wasser fein gerieben. Man spült den feinen Brei mittels weithalsigen Trichters in einen 100 ccm-Kolben und spült soviel Wasser nach, dass der Kolben halb gefüllt ist. Dann kocht man in schräger Lage des Kölbchens 10—15 Minuten lang. Wenn die Farbe der Mischung von Grün in Gelbbraun übergegangen ist, so lässt man erkalten, füllt bis zur Marke auf und fügt noch 2,5 ccm Wasser zu, um das Volumen des Bodensatzes auszugleichen. Man mischt durch Umschütteln und filtrirt alsdann durch ein glattes trocknes Filter von 7 cm Durchmesser in ein trocknes Kölbchen. Man bringt nun 50 ccm des Filtrates ($= 2$ g Masse) in einen 300 ccm-Kolben, giebt eine konc. Lösung von 3—4 g kryst. chlorfreiem Zinksulfat in Ammoniakflüssigkeit und freie Ammoniakflüssigkeit dazu, dass die Lösung völlig klar ist. Hierauf versetzt man nach und nach unter jedesmaligem Umschütteln mit kleinen Portionen frischbereiteten, gesättigten Schwefelwasserstoffwassers, bis in der über dem schwarzen Niederschlage stehenden Flüssigkeit eine rein weisse Zinkfällung erfolgt. (Man überzeugt sich von der Beendigung dieser Reaktion dadurch, dass man absetzen lässt, mittels Pipette einige ccm der klaren Lösung entnimmt und Schwefelwasserstoffwasser zugiebt. Es muss nun eine rein weisse Zinkfällung entstehen. Die entnommene Probe fügt man zu der Gesammtflüssigkeit wieder zu, spült Reagensglas sowie Pipette nach und giebt auch diese Waschwasser dazu.) Wenn dies der Fall ist, füllt man mit Wasser bis zur Marke auf, mischt und filtrirt durch ein trocknes Faltenfilter in ein trocknes Kölbchen. Von dem Filtrat pipettirt man 150 ccm ($= 1$ g Masse) in ein Becherglas, fügt Silbernitratlösung im Ueberschuss hinzu und säuert mit Salpetersäure an. Das ausgeschiedene Silbercyanid wird gesammelt, gewaschen, getrocknet und im Porcellantiegel bei langsam gesteigerter Hitze $^1/_4$ Stunde geglüht. Das hinterbleibende metallische Silber wird gewogen. $Ag \times 0,24074 = CN$. $Ag \times 0,44243 = Fe_7(CN)_{18}$. $CN \times 1,8375 = Fe_7(CN)_{18}$.

Ferrum jodatum.

I. Ferrum jodatum anhydricum. Wasserfreies Ferrojodid. FeJ_2. Mol. Gew. $= 310$.

Zur Darstellung der wasserfreien Verbindung erhitzt man Eisenfeile in einem bedeckten Porcellantiegel zum Glühen, setzt dann Jod in kleinen Mengen allmählich hinzu und sowie die Masse rothglühend ist, wirft man grössere Mengen von Jod hinein, setzt das Erhitzen fort, bis sich nur wenig Joddampf mehr zeigt, und lässt dann den gut bedeckten Tiegel erkalten. Sobald die Temperatur sich etwas erniedrigt, entwickeln sich plötzlich reichliche Joddämpfe, woraus zu schliessen ist, dass die glühend flüssige Masse Ferrijodid enthält, das sich beim Erkalten zersetzt. Der Tiegelinhalt erstarrt zu einer grauen, blätterig-krystallinischen Masse von Ferrojodid FeJ_2, welches bei 177° C. schmilzt.

Ferrum jodatum crystallisatum. $FeJ_2 + 4H_2O$. **Mol. Gew. $= 382$.** Diese Verbindung krystallisirt in grünlichen Krystallen, wenn man eine wässerige Lösung des Ferrojodids durch Eindampfen bis zum Salzhäutchen koncentrirt.

Beide Salze sind nur wenig haltbar und finden aus diesem Grunde allgemeine therapeutische Anwendung nicht.

II. Liquor Ferri jodati (Germ.). Ferrum jodatum (Helv.). Eisenjodürlösung.

Man beachte, dass die Helv. unter „Ferrum jodatum" eine Lösung des Eisenjodürs versteht. Diejenige der Germ. enthält 50 Proc., die der Helv. 25 Proc. FeJ_2.

Germ. In ein Glaskölbchen von ca. 200 ccm Fassungsraum bringt man 50 Th. Wasser, sowie 41 Th. Jod und fügt nun in kleinen Antheilen unter häufigem Umschütteln soviel (15 Th.) Eisenpulver hinzu, bis die zunächst bräunliche Flüssigkeit grünlich geworden ist. Sollte die Reaktion· zu heftig werden, so kann man sie durch Abkühlen des Gefässes in Wasser mässigen. Die filtrirte Lösung enthält 50 Proc. Ferrojodid FeJ_2. Eisenjodürlösung ist bei Bedarf frisch zu bereiten. Wird Eisenjodür verschrieben, so sind für je 1 Th. Eisenjodür $= 2$ Th. frisch bereitete Eisenjodürlösung zu rechnen und nöthigenfalls in einer eisernen Schale rasch einzudampfen.

Für Pillenmassen stellt man 5 Th. Ferrojodid dadurch her, dass man im eisernen Mörser 4 Th. Jod mit 3 Th. Wasser verreibt, 1 Th. Eisenpulver zugiebt und nachdem die Flüssigkeit grünlich geworden ist, unter Zufügung der übrigen Ingredienzien die Pillenmasse bereitet, ohne den kleinen Ueberschuss des metallischen Eisens vorher zu beseitigen.

Helv. Lässt zu einer Mischung von 15 Th. Eisenpulver und 100 Th. Wasser allmählich 41 Th. Jod zufügen, nach beendigter Reaktion die grünliche Flüssigkeit filtriren und durch Nachwaschen des Filters mit destillirtem Wasser auf 200 Th. bringen. Diese Lösung enthält 25 Proc. Ferrojodid FeJ_2.

Man beachte also: Im Geltungsbereiche des deutschen Arzneibuchs bedeutet Ferrum jodatum die wasserfreie Verbindung FeJ_2, im Geltungsbereiche der Pharmacopoea Helvetica dagegen die 25procentige wässerige Lösung der Verbindung FeJ_2.

Aufbewahrung. Für den Fall, dass Ferrojodid häufig in der Receptur vorkäme, kann man es wohl für eine Woche in Lösung vorräthig halten, wenn man es in gut verstopfter Flasche über Eisenpulver und an sonnigem Orte aufbewahrt. Das zu dispensirende Quantum wird jedesmal nach dem Umschütteln abfiltrirt. Die Mischung wird für diesen Fall aus 8,0 Jod, 6,0 Eisenpulver und 40,0 destillirtem Wasser bereitet und die Signatur mit *sumatur quintuplum* vervollständigt, denn fünf Theile der filtrirten Lösung enthalten 1 Th. Ferrojodid, FeJ_2.

Anwendung. Man giebt das Eisenjodür in allen den Fällen, wo man die Wirkung des Jods mit derjenigen des Eisens kombiniren will, zu 0,1—0,15—0,3 drei- bis viermal täglich. Die stärkste Einzeldosis ist zu 0,5, die stärkste Gesammtdosis auf den Tag zu 3,0 anzunehmen. Aeusserlich findet es Anwendung in Bädern (30,0—50,0 auf ein Vollbad), zu Injektionen (1,0 auf 80,0—100,0 Wasser), in Salben (1,0 auf 50,0 Fett).

Liquor Ferri Jodidi (Nat. form.). Man bereitet eine Ferrojodidlösung aus 200 g Eisenpulver, 664 g Jod und 750 ccm Wasser, filtrirt in eine, 25 ccm Unterphosphorige Säure von 10 Proc. H_3PO_2 enthaltende Flasche, wäscht mit 35 ccm heissem Wasser nach und füllt auf 1 Liter auf. 100 ccm dieser Lösung enthalten 81 g Ferrojodid FeJ_2.

III. Ferrum jodatum saccharatum (Ergänzb.). Ferri Jodidum saccharatum.

(U-St.). **Zuckerhaltiges Eisenjodür.** Die Vorschriften des Ergänzb. und der U-St. führen zu identischen Präparaten.

Darstellung. Man bereitet zunächst in der oben angegebenen Weise aus 3 Th. Eisen, 10 Th. Wasser und 8 Th. Jod eine Lösung von Eisenjodür. Man filtrirt diese Lösung durch ein kleines Filter in eine Porcellanschale, welche 40 Th. mittelfein gepulverten und getrockneten Milchzucker enthält, wäscht das Filter mit heissem Wasser nach und dampft die Masse im Wasserbade unter beständigem Umrühren zur Extraktdicke ab. Man zieht alsdann die Masse in Fäden, trocknet diese thunlichst rasch im Trockenschranke aus und verwandelt sie durch Zerreiben in ein mittelfeines Pulver, das sogleich in gut zu verschliessende, kleine Gläschen untergebracht wird.

Eigenschaften. Ein gelbliches Pulver ohne Geruch, von süsslichem und zugleich eisenartigem Geschmack. In 7 Th. Wasser klar löslich. 100 Th. enthalten etwa 20 Th. Ferrojodid FeJ_2. — Wird die wässerige Lösung (1 = 10) mit einem Tropfen Ferrichloridlösung versetzt und alsdann Stärkelösung zugegeben, so tritt Blaufärbung ein. — Wird die wässerige Lösung mit Kaliumferrocyanidlösung versetzt, so färbt sie sich nur hellblau.

Jodbestimmung. Löst man 2,0 g zuckerhaltiges Eisenjodür in etwa 30 ccm Wasser, fügt zu dieser Lösung zunächst 30 ccm $^1/_{10}$-Normal-Silbernitratlösung, alsdann 2 ccm Salpetersäure (von 25 Proc. HNO_3) und 2 ccm Ferriammoniumsulfatlösung, so sollen nicht mehr als 4,5 ccm (theoretisch 4,2 ccm) zum Auftreten einer rothen Färbung erforderlich sein, entsprechend einem Gehalt von 20 Proc. FeJ_2. Zur Vervollständigung dieser Prüfung löst man etwa 0,5 g des zuckerhaltigen Eisenjodürs in 50 ccm Wasser und fällt nach dem Ansäuern durch Salpetersäure durch Silbernitrat im Ueberschuss. Wird der ausgeschiedene Silberniederschlag auf einem Filter gesammelt und nach dem Auswaschen durch Wasser mit Ammoniakflüssigkeit ausgezogen, so soll das klare ammoniakalische Filtrat beim Ansäuern durch Salpetersäure nur opalisirend getrübt werden (Eisenchlorür).

Aufbewahrung. Ein gut ausgetrockneter Ferrojodidzucker hält sich in wohl verkorkten kleinen Flaschen über Jahr und Tag. Mangelhaft ausgetrocknet, oder nachdem er etwas Feuchtigkeit aus der Luft angezogen hat, wird er dunkler in der Farbe, zuletzt braun und riecht nach Jod. Ein solches verdorbenes Präparat lässt sich auf keine Weise wieder brauchbar machen und muss weggeworfen werden. Selbst die Einwirkung des Sonnenlichtes ist ohne jeden Erfolg.

Anwendung. Das zuckerhaltige Eisenjodür vereinigt in sich die stärkende, blutverbessernde Wirkung des Eisens und die umstimmende Wirkung des Jods. Man giebt es zu 0,5—1,0—2,0 g drei- bis viermal täglich bei skrofulösen Leiden und sekundärer Syphilis mit anämischer Blutmischung, gegen Kropf, bei Lungentuberkulose, Lungenphthisis, Milzhypertrophie, Lähmungen des Rückenmarks, Morbus Brightii. Als grösste Einzelgabe sind 2,5, als grösste Gesammtgabe auf den Tag 15,0 anzunehmen.

Ferrum jodatum lamellatum. Ferrojodid in Lamellen, ein Präparat mit 10 Proc. Ferrojodid. Die Ferrojodidlösung aus 6 Th. Eisenpulver, 20 Th. Wasser und 16 Th. Jod wird mit einer pulverigen 'Mischung von 10 Th. Milchzucker, 4 Th. weissem Zucker und 165 Th. arabischem Gummi vereinigt und die sirupdicke Masse auf Porcellan- oder Glasflächen ausgestrichen an einem lauwarmen Orte ausgetrocknet, bis sich das Präparat leicht von seiner Unterlage sondern lässt. Die Aufbewahrung ist dieselbe wie vom Ferrojodidsaccharat, die Gabe doppelt so gross.

IV. Sirupus Ferri jodati (Austr. Germ. Helv.). Sirop de jodure de fer (Gall.).

Sirupus Ferri Iodidi (Brit. U-St.). Die Vorschriften zur Darstellung und der Gehalt an Ferrojodid sind in den einzelnen Pharmakopöen sehr wechselnd.

Austr. Man bereite aus: 4 Th. Eisenpulver, 87 Th. destillirtem Wasser und 10 Th. Jod eine wässerige Lösung von Ferrojodid, filtrire sie durch ein genässtes Filter (ohne nachzuwaschen) auf 141 Th. Zuckerpulver und bereite im bedeckten Gefässe durch Schütteln und Erwärmen einen Sirup. Dieser enthält ungefähr **5 Proc.** Ferrojodid FeJ_2.

Brit. Man bereitet aus 825 g Zucker und 300 g siedendem Wasser einen Sirup. Von diesem Sirup verdünnt man 25 ccm mit 25 ccm Wasser und stellt die Mischung zur Seite. Dann bereitet man eine Lösung von Ferrojodid aus 25 g Eisenpulver, 83 g Jod und 125 g Wasser, diese filtrirt man in die Hauptmenge des Sirups, dann wäscht man zunächst mit der vorher zur Seite gestellten und zum Sieden erhitzten Sirupmischung, schliesslich mit soviel siedendem Wasser nach, dass 1 Liter Sirup erhalten wird. Der Sirup enthält **7,3 Proc.** Ferrojodid, oder 1 Liter enthält rund 100 g FeJ_2.

Gall. Man bereitet eine Ferrojodidlösung aus 4,1 g Jod, 2,0 g Eisenpulver und 10,0 g destillirtem Wasser. Diese filtrirt man in eine Mischung von 785,0 g Sirupus Gummi arabici und 200,0 g Sirupus Aurantii florum und wäscht mit wenig Wasser nach. Der Sirup enthält etwa **0,5 Proc.** Ferrojodid FeJ_2.

Germ. Man bereitet eine Ferrojodidlösung aus 50 g Wasser, 41 g Jod und 15 g Eisenpulver, filtrire durch ein kleines Filter in 850 g Zuckersirup und bringe das Gesammtgewicht durch Auswaschen des Filters auf 1000 g. Der Sirup enthält **5 Proc.** Ferrojodid FeJ_2.

Helv. Man mischt 40 Th. Eisenjodür (d. i. Liquor Ferri jodati, 25 Proc. FeJ_2 enthaltend s. S. 1111) mit 0,2 Th. Citronensäure und 960 Th. Zuckersirup. Der Sirup enthält **1 Proc.** Ferrojodid FeJ_2.

U-St. Man bereitet eine Ferrojodidlösung aus 25 g Eisenpulver, 83 g Jod und 150 g Wasser. Diese filtrirt man in ein Gefäss, welches 600 g Zuckersirup enthält, wäscht das Filter mit einer siedenden Mischung aus je 25 ccm Zuckersirup und destillirtem Wasser nach und füllt darauf mit Zuckersirup bis 1000 g auf. Der Sirup enthält etwa **10 Proc.** Ferrojodid FeJ_2.

Eigenschaften. Jodeisensirup ist frisch bereitet fast farblos oder etwas gelblich. Bei unzweckmässiger Aufbewahrung färbt er sich gelegentlich infolge Ausscheidung von Jod bräunlich.

Aufbewahrung. Man bewahre den Jodeisensirup in möglichst gefüllten Flaschen aus weissem Glase von 50—60 ccm Fassungsraum auf und hänge die Gefässe so auf, dass sie möglichst reichlich vom Sonnenlicht getroffen werden. Das Sonnenlicht allein verhindert, — vorausgesetzt, dass der Sirup heiss in die Gefässe gefällt wurde, und dass diese möglich vollgefüllt sind — in durchaus befriedigender Weise die Ausscheidung von Jod. Die Vorschläge, dem Sirup (wie Helv. vorschreibt), um ihn haltbarer zu machen, einen Zusatz von Citronensäure zu geben oder einen blanken eisernen Nagel in das Vorrathsgefäss zu bringen, sind als überflüssig zu bezeichnen.

Anwendung. Die Gabe vom Sirupus Ferri jodati der Germ. ist ungefähr 1,5—3,0—5,0. Als eine sehr starke Gabe für Kinder bis 10 Jahren können 3,0, für erwachsene Personen 7,5 g (2 Theelöffel); als die stärkste Gesammtdosis auf den Tag 30,0 angesehen werden. Sollte der Arzt diese Dosis überschreiten, so mache man ihn darauf aufmerksam. Dies ist in Elsass-Lothringen und überhaupt an der französischen und schweizerischen Grenze wohl zu beachten, weil der Sirup der Gall. nur 0,5, derjenige der Helv. 1 Proc. Ferrojodid enthält.

<table>
<tr><td colspan="2">

Aqua Acidi carbonici cum Ferro jodato.

Rp. 1. Kalii jodati 0,65
2. Natrii chlorati 1,0
3. Aquae destillatae 10,0
4. Aquae Acidi carbonici 600,0
5. Ferri sulfurici crystall. 0,55.

Man löst 5 in 4, giebt die Lösung von 1—3 hinzu und verschliesst die Flasche sofort.

</td><td>

Injectio jodoferrata RICORD.

Rp. 1. Ferri pulverati 0,2
2. Jodi 0,4
3. Aquae destillatae 50,0
4. Aquae destillatae q. s. ad 300,0.

Man bereite aus 1—3 eine Ferrojodidlösung, und fülle das Filtrat auf 300,0 auf. Zu 3—4 Injektionen bei Blennorrhoe ohne Schmerzen.

</td></tr>
</table>

Liquor Ferri Jodidi (Nat. form.).

Rp. 1. Ferri pulverati   200,0 g
     2. Jodi   664,0 g
     3. Acidi hypophosphorosi
         diluti (10 Proc.)   25,0 ccm
     4. Aquae q. s. (750,0) ad 1 Liter.

Man bereitet aus 1, 2 und 4 eine Ferrojodidlösung, fügt 3 hinzu und füllt zu 1 Liter auf. 100 ccm enthalten etwa 81,0 g FeJ_2.

Mixtura Ferri jodati GREEN.

Rp. Kalii jodati   8,0
    Aquae destillatae   50,0
    Ferri sulfurici   6,0
    Tincturae Cardamomi
    Sirupi Sacchari   āā 25,0.

Täglich dreimal 1 Theelöffel bei Amenorrhoe mit Cephalalgie und Schmerzen in der Regio pelvis.

Oleum Ferro jodatum.

Rp. Ferri pulverati   1,0
    Olei Olivae   100,0
    Jodi   0,3.

Man lässt unter häufigem Umschütteln 24 Stunden an einem warmen Orte stehen und filtrirt.

Oleum Jecoris Aselli cum Ferro jodatum.

Wie Oleum ferro jodatum mit Leberthran zu bereiten.

Pilulae anticarcinomaticae BOINET.

Rp. Saponis medicati   5,0
    Gummi Ammoniaci   4,0
    Ferri jodati   2,0
    Ferri bromati   1,0
    Extracti Conii
    Extracti Aconiti   āā 3,0.

Fiant pilulae 120.

Täglich drei- bis viermal eine Pille zu nehmen (mindestens sechs Monate hindurch). Zur Darstellung dieser Pillenmasse wären in einem Porcellanmörser 0,9 Eisenpulver und circa 3,0 Wasser, dann 1,64 Jod und 0,63 Brom zu geben, umzurühren, hierauf zunächst mit dem Gemisch aus Ammoniakgummi und der Seife, zuletzt mit den Extrakten zu versetzen und die Masse mit Traganthpulver zu verdicken. Dass Eisenseife und Natriumjodid und Natriumbromid entstehen, ist erklärlich.

Pilulae Ferri jodati BLANCARD.

BLANCARD's che Eisenpillen.

I. Gall.

Rp. 1. Jodi   4,1
     2. Ferri pulverati 2,0
     3. Aquae   6,0
     4. Mellis   5,0.

Man bereitet eine Ferrojodidlösung aus 1—3, filtrirt, setzt 4 zu und dampft bis auf 10,0 ein. Dann stösst man mit gleichen Theilen Radix Althaeae und Radix Liquiritiae zur Masse an und formt 100 Pillen, welche man in Eisenpulver rollt und mit einem Tolubalsam enthaltenden Mastixlack schwach lackirt. Jede Pille enthält 0,05 g Ferrojodid.

II. Helv.

Rp. 1. Ferri pulverati   2,0
     2. Aquae   2,0
     3. Jodi   4,0
     4. Tragacanthae   0,6
     5. Gummi arabici
     6. Sacchari Lactis
     7. Amyli Tritici āā 6,0.

Man lässt 1—3 im Eisenmörser auf einander einwirken, stösst mit 4—7 zur Masse an und formt 100 Pillen, welche sogleich in Milchzucker zu rollen sind. Jede Pille enthält 0,05 g Ferrojodid

III. U-St.

Rp. Ferri reducti   4,0
    Jodi   5,0
    Radicis Liquiritiae
    Sacchari pulv.   āā 4,0
    Extracti Liquiritiae
    Gummi arabici   āā 1,0.

Man forme 100 Pillen, die mit einer ätherischen Tolubalsamlösung zu lackiren sind.

Sirupus Ferri Citro-Jodidi (Nat. form.).

Tasteless Sirup de Jodide of Iron.

Rp. Ferri limati   28,5 g
    Jodi   59,0 g
    Kalii citrici   88,0 g
    Sacchari   650,0 g
    Aquae q. s. ad 1 Liter.

Sirupus Ferri et Mangani Jodidi (Nat. form.).

Rp. Jodi   81,5 g
    Ferri limati   26,5 g
    Mangani sulfurici 26,5 g
    Kalii jodati   31,5 g
    Sacchari   775,0 g
    Aquae   q. s. ad 1 Liter.

Sirupus Ferri jodati LUTAND.

LUTAND's Jodeisensirup.

Rp. Ferro-Kalii tartarici 20,0
    Aquae Cinnamomi   60,0
    Kalii jodati   20,0
    Sirupi Sacchari   900,0.

Tinctura Ferri jodati.

Rp. 1. Ferri pulverati   3,0
     2. Jodi   8,2
     3. Aquae   20,0
     4. Spiritus q. s. ad 100,0.

Man bereitet aus 1—3 eine Ferrojodidlösung zu, fügt 4 (ca. 70,0) hinzu, filtrirt und bringt durch Nachwaschen mit Spiritus auf 100,0.

Trochisci Ferri jodati.

Rp. Ferri jodati saccharati   50,0
    Ferri reducti   1,0
    Sacchari pulverati   100,0
    Massae cacaotinae   250,0.

Man rührt die Mischung im erwärmten Eisenmörser zum gleichförmigen Brei und formt 400 Trochisken. Jede derselben enthält 0,125 g Ferrum jodatum saccharatum oder 0,025 Ferrojodid FeJ_2.

Ferrum lacticum.

I. Ferrum lacticum (Austr. Germ. Helv.). **Lactate ferreux** (Gall.). **Ferri Lactas** (U-St.). **Ferrolaktat. Eisenlaktat. Milchsaures Eisenoxydul.** $Fe(C_3H_5O_3)_2 + 3H_2O.$ **Mol. Gew. = 288.**

Darstellung. Abgerahmte Kuhmilch lässt man an einem warmen Ort gerinnen und sondert durch Koliren die Molken von dem Käse. 500 Th. der trüben

Molken, 100 Th. Wasser, 25 Th. Meliszucker, 25 Th. vom Staube durch Absieben gereinigte Eisenfeile werden mit 10 Th. altem speckigen Kuhkäse, welcher mit 30—50 Th. Wasser zu einer emulsionsähnlichen Flüssigkeit angerieben ist, vermischt und an einen Ort, dessen Temperatur weder unter 20°C. herabgeht, noch 35°C. übersteigt, gestellt. Eine niedrigere Temperatur begünstigt die Weingeistbildung, eine höhere die Buttersäuregährung, und die Ausbeute wird vermindert. Mit einem Holzstabe rührt man des Tages 4—5 mal um. Die Milchsäuregährung tritt nach Verlauf eines Tages ein, und unter Aufwerfen von Schaumblasen bildet sich Ferrolaktat, welches sich als ein grünlich-weisses Pulver am Boden des Gefässes ansammelt. Nach zwei Tagen der Gährung (also am vierten Tage morgens) werden 25 Th. Meliszucker zugesetzt und, wie oben bemerkt, rührt man den Tag über 4—5 mal um. Die Zuckerzusätze werden nach Verlauf von je 2 Tagen wiederholt, bis im ganzen 125 bis 130 Th. Zucker verbraucht sind. Wenn einige Tage nach dem letzten Zuckerzusatz sich keine Blasen mehr an der Oberfläche der Flüssigkeit ansammeln, ist die Milchsäuregährung beendet. Man giesst nach Zumischung von 200 Th. kochend heissem Wasser und 5 Th. Zucker die Flüssigkeit sammt Bodensatz in einen eisernen Kessel, kocht über freiem Feuer und unter bisweiligem und sehr mässigem Umrühren (das Ansetzen der Salzmasse zu verhüten) nur einige Male auf und giesst die kochendheisse Lösung durch ein leinenes, nicht zu dichtes Kolatorium. Den Rückstand im Kolatorium bringt man in den Topf zurück, in welchem man wiederum circa 250 Th. Wasser ins Kochen gebracht hat, kocht auf und kolirt wieder. Sollte der Rückstand auf dem Kolatorium noch bedeutend sein und durch körnige Beschaffenheit einen erheblichen Gehalt an Ferrolaktat zu erkennen geben, so wird er nochmals mit circa 150 Th. Wasser aufgekocht.

Die Kolaturen sind eine gesättigte Auflösung von Ferrolaktat mit verschiedenen Mengen Ferrilaktat. Ersteres scheidet man ab, wenn man der Kolatur ein Drittel ihres Volumens Weingeist zumischt, sie an einen kalten Ort stellt, alle 2—4 Stunden umrührt, nach Verlauf von $1^1/_2$ Tagen die dickliche Masse in einen Abtropftrichter bringt, anfangs mit 60 procentigem Weingeist, zuletzt mit 90 procentigem Weingeist die gefärbte Mutterlauge aus dem Krystallmehle verdrängt, dieses in Kolatorien auspresst und die ganzen Presskuchen trocknet. Es lohnt nicht, aus der hier gewonnenen Mutterlauge noch Ferrolaktat abzuscheiden.

Ausbeute 75—95 Th. Ferrolaktat. Es fällt während der Milchsäuregährung die Temperatur sehr ins Gewicht, die günstigste Ausbeute wird bei 30—33° C. der Gährungstemperatur erlangt.

Die Mutterlauge wird mit dem Weingeist, den man zum Nachwaschen benutzte, gemischt und einen Tag bei Seite gestellt. Es setzen sich daraus noch 5 bis 6 Th. eines grünlich-weissen Eisenlaktats ab, welches man nach dem Abgiessen der klaren grünlich-braunen Flüssigkeit in einem Trichter sammelt, mit etwas Weingeist auswäscht, auspresst und trocknet.

Eigenschaften. Ferrolaktat bildet ein weisses, aus nadelförmigen Krystallen bestehendes Pulver mit einem geringen Stich ins Grünliche, oder grünliche oder grünlich-weisse Krystallkrusten. In reinem Zustande ist es geruchlos, von süsslich-metallisch-herbem Geschmack. Das im Handel befindliche Präparat besitzt jedoch in der Regel noch den eigenthümlichen Geruch der Gährflüssigkeit in sehr geringem Grade. Es löst sich in etwa 40 Th. kaltem oder 12 Th. siedendem Wasser. Die wässerige Lösung ist grünlichgelb, reagirt sauer und färbt sich an der Luft durch Aufnahme von Sauerstoff braun. In Weingeist ist Ferrolaktat so gut wie unlöslich. Das trockne Ferrolaktat ist kaum hygroskopisch und oxydirt sich an der Luft nur langsam. Im feuchten Zustande dagegen geht es erheblich leichter in braunes basisches Ferrilaktat über. Aus der letzteren Verbindung bestehen die braunen Beläge an Stopfen und Hals der Standgefässe des Ferrolaktates.

Auf dem Platinblech erhitzt, verkohlt es unter Verbreitung saurer, nach verbrennendem Zucker riechender Dämpfe; schliesslich hinterbleibt rothes Eisenoxyd, welches an

Wasser keine löslichen Antheile abgeben und befeuchtetes rothes Lackmuspapier nicht bläuen soll.

Prüfung. 1) Die wässerige Lösung (1 = 50) gebe nach dem Ansäuern durch Salzsäure mit Ferricyankalium einen starken, mit Ferrocyankalium einen nur schwachen, blauen Niederschlag, wodurch Spuren von Ferrisalz zugelassen sind. — 2) Dieselbe Lösung werde **a)** durch Bleiacetat nur schwach getrübt (Schwefelsäure, Citronensäure und Apfelsäure), **b)** nach dem Ansäuern mit Salzsäure durch Schwefelwasserstoffwasser nur schwach getrübt (Ferrilaktat) aber keinesfalls dunkel gefärbt oder gefällt (Kupfer, Blei), **c)** nach dem Ansäuern mit Salpetersäure durch Baryumnitrat oder Silbernitrat nur opalisirend getrübt (Spuren von Schwefelsäure oder Chlor sind zuzulassen). — 3) Wird Ferrolaktat mit konc. Schwefelsäure verrieben, so darf weder eine Gasentwicklung, noch Bräunung (Kohlehydrate), noch der Geruch nach Buttersäure (buttersaure Salze) auftreten. — 4) Versetzt man die wässerige Lösung mit Kalilauge bis zur alkalischen Reaktion, filtrirt und fügt zum Filtrat Fehling'sche Lösung, so trete in der Kälte weder eine Koagulation (Gummi), noch beim Erwärmen Abscheidung von rothem Kupferoxydul ein (Milchzucker). — 5) Wird 1 g Ferrolaktat mit 10 Tropfen Salpetersäure befeuchtet, alsdann getrocknet und geglüht, so soll es mindestens 0,27 g Ferrioxyd hinterlassen, welches feuchtes rothes Lackmuspapier nicht bläut und an Wasser nichts Lösliches abgiebt. Die Theorie verlangt 0,277 g Ferrioxyd.

Aufbewahrung. In gut geschlossenen Gefässen hält sich das trockene Ferrolaktat ziemlich unverändert. Einwirkung von direktem Sonnenlicht befördert die Haltbarkeit. Man achte darauf, dass Stopfen und Hals von anhaftendem Ferrolaktat freigehalten werden, da die der feuchten Luft ausgesetzten Antheile sich leicht zu (braunem) basischem Ferrilaktat oxydiren.

Anwendung. Als milde wirkendes, den Magen nicht belästigendes, leicht resorbirbares Eisenpräparat in Gaben von 0,1—0,4 g täglich in Pulvern, Pillen und Pastillen. Lösungen würden sich schnell verändern.

Elixir Ferri Lactatis (Nat. form.).

Rp. Ferri lactici   17,5 g
      Kalii citrici   52,5
      Elixir aromatici q. s. ad 1 Liter.

Ferrum et Manganum lacticum.

Rp. Ferri lactici
      Mangani lactici āā.

Pilulae Ferri lactici (Form. Berol.).

Rp. Ferri lactici   5,0
      Radicis Gentianae   1,0
      Extracti Gentianae   3,0.
Fiant pilulae No. 60.

Sirupus Ferri lactici.

Rp. Ferri lactici   2,0
      Sirupi Sacchari 100,0.

Sirupus Ferri phospholactici.

Rp. Ferri lactici   2,25
      Acidi phosphorici (25 Pcoc.)   10,0
      Sirupi Sacchari   40,0
      Elaeosacchari Citri   1,0
      Sirupi Sacchari   q. s. ad 250,0.

Tablettes de lactate de fer (Gall.).

Rp. Ferri lactici   50,0
      Sacchari pulverati   1000,0
      Sacchari Vanillae (1+9)   30,0
      Mucilaginis Tragacanthae 100,0.
Fiant pastilli à 1,0 g.

Trochisci Ferri lactici.

Rp. Ferri lactici   50,0
      Massae Cacao   650,0
      Sacchari   300,0.
Fiant trochisci 1000.

Vinum Ferri lactici amarum
Jobert de Lamballe.

Rp. Ferri lactici   10,0
      Vini albi   560,0
      Tincturae Gentianae 30,0.

Dragées au lactate de fer de Gélis et Conté, eine Specialität, mit aromatisirtem Zucker überzogene Pillen, deren jede 0,05 Ferrolactat enthält.

II. Ferrum lacticum oxydatum.   Milchsaures Eisenoxyd.   Ferrisublaktat.

Ferrilaktat, ist ein Sublaktat und wird hergestellt durch Auflösen des noch feuchten Ferrihydrats, welches man aus 150,0 g der Ferrichloridflüssigkeit von 1,28 spec. Gewicht mittels Ammoniakflüssigkeit abgeschieden hat, in 55—60 Th. koncentrirter Milchsäure unter eintägiger Maceration. Die nöthigenfalls filtrirte Lösung wird bei gelinder Wärme (40—50° C.) bis zur Sirupdicke eingeengt und dann auf Porcellan- und Glasflächen ausgestrichen getrocknet. Es bildet lichtbraune durchscheinende Lamellen, welche vor Einfluss des Lichtes und der Luft aufzubewahren sind. Sie sind in Wasser und Weingeist leicht löslich und von mildem styptischen Geschmack.

Ferrum malicum.

Ferrum malicum, Eisenmalat, äpfelsaures Eisen, kommt nicht in reiner Substanz in den Arzneigebrauch, sondern in folgenden Formen:

I. Extractum Ferri pomatum (Germ., Helv.). Extractum Malatis Ferri (Austr.). Extractum Ferri. Extractum Martis pomatum.

Germ. 50 Th. reife, saure Aepfel werden in einem steinernen Mörser in einen Brei verwandelt und ausgepresst. Der Saft wird mit 1 Th. gepulvertem Eisen versetzt und die Mischung auf dem Wasserbade zunächst ziemlich schwach, später stärker erhitzt, bis die Gasentwickelung (von Wasserstoff) aufgehört hat. Die mit Wasser auf 50 Th. verdünnte Flüssigkeit lässt man einige Tage an einem kühlen Orte absetzen. Alsdann filtrirt man die geklärte Flüssigkeit und dampft sie im Wasserbade zu einem dicken Extrakte ein. — Ausbeute etwa 7 Proc. vom Gewicht der Aepfel.

Austr. 300 Th. zerstossene reife, saure Aepfel werden mit einer genügenden Menge Wasser ¹⁄₄ Stunde gekocht, dann mit 50 Th. reiner Eisenfeile während einiger Wochen an einem lauen Orte unter häufigem Umrühren und unter Ersatz des verdunsteten Wassers digerirt, bis eine schwarze Masse entstanden ist. Man presst in Beuteln ab, lässt die Flüssigkeit durch Absetzen klären, filtrirt und dampft sie zu einem dicken Extrakte ein. Ausbeute ca. 10 Proc. vom Safte.

Helv. Man fällt aus 10 Th. Ferrichloridlösung (1,28—1,29) durch Ammoniak das Eisen als Ferrihydroxyd, wäscht dieses aus und löst es noch feucht unter Erwärmen in 100 Th. Saft von reifen, sauren Aepfeln. Die erkaltete Lösung wird filtrirt und zu einem dicken Extrakte eingedampft.

Eigenschaften. Ein dunkel-grünschwarzes Extrakt, welches sich in Wasser klar mit dunkelbrauner Farbe löst, von eisenhaltigem, aber mildem Geschmack. Ein aus Ebereschenfrüchten dargestelltes Extrakt hat einen unangenehmen, kratzenden Geschmack. Sind in der Flüssigkeit während der Bereitung unbeabsichtigte Gährungen (Milchsäure, Bernsteinsäure) aufgetreten, so enthält das Extrakt infolge Vergährung der Aepfelsäure ausser äpfelsaurem Eisen auch noch milchsaures und bernsteinsaures Eisen. Das Eisen ist bei der Helv. als Ferrisalz, bei Germ. und Austr. zum grösseren Theil als Ferri-, zum geringeren Theile als Ferrosalz zugegen. Der Gehalt an metallischem Eisen beträgt 6—8 Proc. — Sind erhebliche Mengen von bernsteinsaurem Eisen zugegen, so löst sich das Extrakt nicht völlig in Wasser, in der Regel bleibt vielmehr das bernsteinsaure Eisen als krystallinischer, sandiger Rückstand zurück.

Anwendung. Das Extractum Ferri pomatum gehört zu den milden Eisenmitteln und wird zu 0,25—0,5—0,75 g drei- bis viermal täglich in Lösung und in Pillen gegeben.

Extractum Ferri cydoniatum wird aus Quittenfrüchten in der nämlichen Weise wie das vorstehende bereitet, kann übrigens durch dieses in allen Fällen ersetzt werden.

II. Tinctura Ferri pomata (Germ. Helv.). Tinctura Malatis Ferri (Austr.). Apfelsaure Eisentinktur. Tinctura Martis pomata. Stahltropfen. Eisentropfen.

Germ. Helv.: Eine filtrirte Lösung von 1 Th. Extractum Ferri pomatum und 9 Th. Aqua Cinnamomi. Austr.: Eine filtrirte Lösung von 2 Th. Extractum Ferri pomatum und 10 Th. Aqua Cinnamomi spirituosa.

Schwarzbraune Flüssigkeit von Zimmtgeruch und mildem Eisengeschmack, mit Wasser in jedem Verhältniss klar mischbar. Sie bildet nach einiger Zeit gern Bodensätze und muss alsdann wiederholt filtrirt werden. Man giebt 3—4 mal täglich ¹⁄₂—¹⁄₁ Theelöffel.

Tinctura Ferri cydoniata. Wird aus Extractum Ferri cydoniatum wie die vorige bereitet und kann durch diese in allen Fällen ersetzt werden.

Sirupus Ferri compositus (Helv.)

Sirupus magistralis. Magistralsirup.

Rp. Extracti Ferri pomati   1,0
    Aquae Cinnamomi   4,0
    Sirupi Aurantii corticis   20,0
    Sirupi Sacchari   24,0
    Sirupi Rhei   50,0
    Tincturae Cinnamomi   1,0.

Tinctura Digitalis ferrata LEBERT.

Rp. Tincturae Ferri pomatae 20,0
    Tincturae Digitalis.   10,0.

Dreimal täglich 15—30 Tropfen bei Klappenkrankheiten des Herzens.

Vinum Aurantii martiatum.

Rp. Extracti Ferri pomati   10,0
    Vini Hispanici   160,0
    Tincturae Aurantii corticis 30,0.

Ferrum nitricum.

Ferrinitrat $Fe_2(NO_3)_6$ entsteht durch Auflösen von Eisen in Salpetersäure. Die koncentrirte, braune Lösung setzt auf Zugabe von Salpetersäure, je nach der Menge derselben oder der Koncentration der Flüssigkeit, entweder farblose Würfel $Fe_2(NO_3)_6 + 12H_2O$ oder farblose monokline Prismen $Fe_2(NO_3)_6 + 18H_2O$ ab. Die Krystalle sind sehr zerfliesslich und lösen sich in Wasser zu einer braunen Flüssigkeit.

I. Liquor Ferri Nitratis (U-St.). Man fällt aus 145,0 g Ferrichloridlösung (spec. Gew. 1,280—1,282) nach passender Verdünnung mit Wasser in der auf S. 1092 angegebenen Weise durch einen Ueberschuss von Ammoniakflüssigkeit das Eisen als Ferrihydroxyd. Dieses wäscht man mit Wasser bis zur Chlorfreiheit aus, sammelt es auf einem Seihtuch, lässt ablaufen, bringt es sodann in eine Porcellanschale, löst es in 194,0 g Salpetersäure von 25 Proc. HNO_3, bringt die Lösung durch Zugabe von Wasser auf 1000,0 g und filtrirt. Klare, bräunliche Flüssigkeit von saurer Reaktion. Spec. Gew. = 1,050 bei 15° C. Enthält 1,4 Proc. metallisches Eisen.

Liquor Ferri pernitratis (Brit.). Spec. Gew. = 1,107. Enthält 3,22 Proc. metallisches Eisen.

II. Liquor Ferri nitrici Kerr. Tinctura Ferri nitrici KERR. Ferrinitratlösung. Salpetersaure Eisenlösung. Eisennitratflüssigkeit. 5 Th. Eisendraht in Stückchen werden nach und nach in 60 Th. Salpetersäure von 1,185 spec. Gew. eingetragen. Nach Ablauf der Reaktion wird die Lösung im Dampfbade erhitzt und bis zur Sirupdicke eingedampft. Nach dem Erkalten wird sie mit soviel Wasser gemischt, dass ihr Gewicht 100 Th. beträgt, und endlich durch Glaswolle filtrirt.

Eigenschaften. Eine dunkelrothe, sehr styptische Flüssigkeit, welche 5 Proc. Eisen oder 21,6 Proc. wasserleeres Ferrinitrat enthält.

Anwendung. Man giebt die Ferrinitratlösung zu 5—10—15 Tropfen, allmählich bis zu 25 Tropfen steigend in wässeriger Verdünnung 3—4 mal täglich bei chronischer Diarrhoe, Blennorrhoe, Leukorrhoe, Nesselsucht und atonischen Zuständen. Aeusserlich auf Aphthen und schlaffe Geschwüre.

Das salpetersaure Eisen des Handels, ein Gegenstand für die Färber, ist eine unter Erwärmen bewirkte Lösung von ca. 25 Th. Eisenvitriol in einem Gemisch aus 2 Th. Schwefelsäure und 5 Th. roher Salpetersäure, nach dem Erkalten verdünnt mit 16 Th. Wasser.

Linimentum Ferri nitrici.

Rp. Liquoris Ferri nitrici KERR 40,0
    Olei Olivae   60,0.

Misce agitando.

Zum Einreiben (bei Gesichtsschmerz, arthritischen Leiden).

Unguentum martiatum.

Rp. Liquoris Ferri nitrici KERR
    Olei Olivae   āā 50,0.

Misce agitando.

Unguentum martiatum THAL et NEVERMANN.

Rp. Liquoris Ferri nitrici 20,0.

Evaporando ad 10,0 remanentia redacta commisce cum

      Aloës pulveratae q. s.

ut fiat massa unguinosa.

Salbe (auf Condylome, phagedänische Schanker, faule und brandige Geschwüre).

Ferrum oxydatum.

I. Ferrum oxydatum hydratum. Ferrum oxydatum fuscum. Ferrum hydricum. Magisterium Vitrioli Martis. Ferrioxydhydrat. Braunes Ferrihydrat. Braunes Eisenoxydhydrat. Unterscheidet sich wenig von dem auf S. 1100 abgehandelten Crocus Martis.

Darstellung. 100 Th. des Liquor Ferri sulfurici oxydati (spec. Gew. 1,428—1,430) werden mit 1000 Th. kaltem destillirten Wasser verdünnt und dann einer kalten Mischung aus 100 Th. 10proc. Ammoniakflüssigkeit und 200 Th. destillirtem Wasser unter Umrühren zugesetzt. Den Niederschlag sammelt man in einem leinenen Kolatorium, und nachdem man ihn mit kaltem destillirten Wasser gut ausgewaschen hat, vertheilt man ihn in dünner Schicht auf Glas- oder Porcellanflächen und lässt ihn an einem Orte, dessen Temperatur nicht über 30º C. hinausgeht, vor Tageslicht geschützt trocken werden. Endlich zerreibt man ihn zu Pulver. Wesentliche Momente bei der Bereitung sind die Fällung aus kalten Flüssigkeiten und das Austrocknen bei möglichst geringen Wärmegraden. Ausbeute 15—16 Th.

Eigenschaften. Ein feines, bräunliches, geruch- und geschmackloses Pulver, welches in Wasser unlöslich, in Chlorwasserstoffsäure aber ohne Aufbrausen löslich ist. Diese Lösung, mit Wasser verdünnt, giebt mit Kaliumferricyanid keine blaue Färbung.

Es besteht, wenn es bei einer über 30º C. nicht hinausgehenden Temperatur getrocknet wurde, der Hauptmenge nach aus braunem (amorphen) normalen Ferrihydroxyd (Eisenoxydterhydrat) $Fe_2(OH)_6$. Wenn die Trocknungstemperatur erheblich über 30º C. herausging, können diesem wasserärmere Ferrihydroxyde ($Fe_2O_5H_4$ und $Fe_2O_4H_2$) beigemengt sein. Das normale Ferrihydroxyd $Fe_2(OH)_6$ ist das am meisten reaktionsfähige. Es wird deshalb Werth darauf gelegt, dass von diesem möglichst viel in dem Präparat enthalten ist.

Prüfung. Das braune Ferrihydroxyd muss, mit einer 5fachen Menge 25procentiger Salzsäure übergossen, sich darin ohne Aufbrausen auflösen (Darstellung und Fällung mit Alkalikarbonat), und ein Theil dieser Lösung mit einem 20fachen Volumen destillirtem Wasser verdünnt mit Chlorbaryum keine oder nur geringe Trübung erleiden (eine starke Trübung, welche die Durchsichtigkeit der Flüssigkeit völlig aufhebt, deutet auf ungenügendes Auswaschen des Ferrihydroxyds). Das mit verdünntem Aetzammon geschüttelte Präparat muss endlich ein Filtrat geben, welches auf Zusatz von Oxalsäurelösung keine Trübung erfährt (zum Auswaschen verwandtes kalkhaltiges Brunnenwasser).

Aufbewahrung. In gut geschlossenen Glasgefässen und vor Tageslicht geschützt.

Anwendung. Das Eisenoxydhydrat ist ein höchst mildes Eisenpräparat, welches sich besonders in Pulvern, Pillen, Pastillen und Lecksäften geben lässt und die Zähne nicht angreift wie Eisenlösungen. Man giebt es zu 0,15—0,3—1,0 drei- bis viermal täglich. Aeusserlich gebraucht man es als Einstreupulver in jauchige Wunden, Krebsgeschwüre etc.

Emplastrum Ferri (U-St.).			**Trochisci Ferri** (U-St.).		
Strengthening Plaster.			Rp.	Ferri hydrici	30,0
Rp.	Ferri hydrici	90,0		Vanillae	1,0
	Olei Olivae	50,0		Sacchari	100,0
	Resinae Burgundicae	140,0		Mucilaginis Tragacanthae q. s.	
	Emplastri Plumbi	720,0.	Fiant trochisci 100.		

Ferrum hydroxydatum in Aqua. Ferrum hydricum in Aqua. Ferri Oxydum hydratum (U-St.). **Sesquioxyde de fer bihydraté** (Gall.). Man verdünnt 100,0 Th. Ferrisulfatlösung mit 1000,0 Th. Wasser und giesst diese Lösung unter Umrühren in 110,0 Th. Ammoniakflüssigkeit von 10 Proc. NH_3, die mit 300,0 Th. Wasser verdünnt ist. Man wäscht den Niederschlag aus, bis das Ablaufende Schwefelsäure nicht mehr enthält, sammelt ihn auf einem Kolatorium, presst gelinde aus, vertheilt ihn durch Anreiben mit Wasser, bringt auf das Gesammtgewicht von 1000,0 Th. und bewahrt diese Mischung an einem kühlen Orte auf.

Dient besonders als Antidot bei Arsenikvergiftungen, s. S. 391. Indessen ist nur ein frischbereitetes Präparat von der gehörigen Wirksamkeit.

Polirpulver für Stahl ist ein Gemisch aus kohlensaurer Magnesia 1 Th., gebrannter Magnesia 1 Th. und braunem Eisenoxyd 2 Th.

II. Ferrum oxydatum rubrum. Ferrum oxydatum (Helv.). (Crocus Martis adstringens). Rothes Eisenoxyd. Ferrioxyd. Fe_2O_3. Mol. Gew. $= 160$.

Darstellung. 100 Th. krystallisirtes Ferrosulfat und 9 Th. Kaliumnitrat werden zu einem groben Pulver gemischt, in einen Glühtiegel gegeben, so dass dieser höchstens halb angefüllt ist, und anfangs bei gelindem, dann allmählich verstärktem Feuer erhitzt, bis keine Dämpfe mehr daraus aufsteigen. Nach dem Erkalten wird die gepulverte Masse mit destillirtem Wasser ausgekocht und ausgewaschen, getrocknet und aufbewahrt. Es ist ein braunrothes geruch- und geschmackloses Pulver. Es kann auch durch schwaches Glühen des Ferrum oxydatum fuscum dargestellt werden.

Dieses unwirksame Präparat wird nicht mehr therapeutisch angewendet, und, wenn es ein Arzt verordnen sollte, durch das wirksamere Ferrum oxydatum fuscum ersetzt.

III. Haematites. Lapis Haematites. Bergroth. Hämatit. Blutstein. Rother Glaskopf.

Ein natürliches Eisenoxyd von krystallinischer spiessig-faseriger Textur, von braunrother bis stahlgrauer Farbe und ein rothes Pulver gebend. Es wird gewöhnlich nur in ganzen Stücken vorräthig gehalten, indem es besonders in fingerlangen und dicken Stücken zum Zeichnen auf Eisen, Stein u. dergl. von Handwerkern gefordert wird, in mittelfeiner Pulverform mit Schmirgel als Schleifmittel dient. In Stelle des gepulverten und geschlämmten, des präparirten Blutsteins, Haematites praeparatus, als Medikament für Vieh pflegt man gewöhnlich gepulvertes Colcothar zu dispensiren.

IV. Colcothar Vitrioli. Caput mortuum. Crocus Martis vitriolatus. Englischroth. Braunroth. Vitriolroth. Todtenkopf. Colcothar. Oxyde de fer anhydre

(Gall.). Der pulvrige Rückstand von der Destillation der Schwefelsäure aus Eisenvitriol. Es besteht aus Eisenoxyd mit kleinen Mengen Ferrisubsulfat.

Der Todtenkopf findet eine vielseitige Anwendung als Anstrichfarbe, Polirmittel. Vom Volke wird er oft als innerliches und äusserliches Arzneimittel gebraucht bei Blutungen, auf Wunden, bei Blutharnen und Ruhren der Haus- und Zugthiere, auch gegen das sogenannte Ranschen der Säue.

Die im Handel bezogene Waare wird durch ein mittelfeines Sieb geschlagen und aufbewahrt.

Ein geschlämmter Colcothar ist das beste Putzpulver für Goldsachen.

Eisenmennige ist ein etwas Thonerde und Kalk enthaltendes Eisenoxyd von hellrother Farbe. Sie dient als Anstrichfarbe. Man beachte, dass die Eisenmennige in sehr verschiedenen Nuancen vorkommt; deshalb bestellt man stets zweckmässig nach Probe.

V. Eisenglanz.

Ein natürlich vorkommendes Eisenoxyd in Rhomboëdern von röthlich stahlgrauer Farbe krystallisirend. Im fein gemahlenen Zustande zu Anstrichfarben verwendet.

Schuppenpanzerfarbe. **A)** In Teigform: 75 Th. fein gepulverter Eisenglanz und 25 Th. Leinölfirniss. **B)** Streichfertig: 30 Th. fein gepulverter Eisenglanz, 70 Th. Leinölfirniss.

VI. Ferrum oxydatum saccharatum (Germ.). Ferrum oxydatum saccharatum solubile (Helv.). Eisenzucker. Ferrisaccharat.

Die Bereitung dieses Präparates beruht auf der Erkenntniss der Thatsache, dass Ferrihydroxyd in Zuckerlösung löslich ist bei Gegenwart einer zwar geringen, aber immerhin genügenden Menge Natronhydrat. Dieses zum Zustandekommen der löslichen Verbindung erforderliche Natronhydrat lässt Germ. einfach zusetzen, nach Helv. bleiben genügende Mengen Natronhydrat in dem Ferrihydratniederschlage, da dieser absichtlich nicht bis zur Beseitigung alles Natronhydrats ausgewaschen wird,

Darstellung. Die Vorschrift der Germ. ist im allgemeinen derjenigen der Helv. vorzuziehen, da sie unter allen Umständen ein lösliches Präparat liefert.

Germ. In einem etwa 2 Liter fassenden Gefässe werden 30 Th. Ferrichloridlösung (spec. Gew. $= 1,28-1,282$) mit 150 Th. kaltem, destillirtem Wasser verdünnt, dann wird nach und nach eine heiss bereitete, filtrirte und wieder vollständig erkaltete Lösung von 26 Th. kryst. Natriumkarbonat in 150 Th. Wasser mit der Vorsicht hinzugesetzt, dass bis gegen Ende der Fällung vor jedem weiteren Zusatze die Wiederauflösung des entstandenen Niederschlages abgewartet wird (!). Man hat wohl darauf zu achten, dass beide Lösungen vollständig kalt sind. Nachdem die Fällung vollendet ist, übergiesst man den Niederschlag mit etwa der 3—5fachen Menge kaltem destillirten Wasser, zieht die klare Flüssigkeit nach etwa 2stündigem Absetzenlassen mit Hilfe eines Hebers klar ab und wiederholt dies so oft, bis das Ablaufende, mit 5 Raumtheilen Wasser verdünnt, nach dem Filtriren und Versetzen mit etwas Salpetersäure, durch Silbernitratlösung nicht mehr als opalisirend sich trübt, bis also das Natriumchlorid bis auf Spuren entfernt ist. Alsdann wird der Niederschlag auf einem angefeuchteten, dicht gewebten, leinenen Tuche gesammelt und nach dem Abtropfen nur gelinde abgepresst. Man ziehe die Presse sehr langsam und vorsichtig an, weil sonst das Tuch leicht platzt. Hierauf mischt man den noch feuchten Niederschlag in einer Porcellanschale mit 50 Th. Zuckerpulver und zunächst mit 3 Th. Natronlauge (von 15 Proc. NaOH). Man achte hierbei sorgfältig darauf, dass sich nicht etwa unzertheilte Klümpchen von Eisenoxydhydrat in dem Gemische befinden, weil sich diese beim späteren Erhitzen und Eindampfen nur schwierig oder gar nicht auflösen, sondern zu kleinen festen Stückchen, aus Eisenoxyd bestehend, eintrocknen. Die Mischung wird nun im Dampfbade bis zur vollständigen Klärung erwärmt, nöthigenfalls noch etwas Natronlauge von 15 Proc. NaOH (0,5 bis höchstens 2 Th.) zugesetzt, darauf unter Umrühren zur Trockne eingedampft, zu mittelfeinem Pulver zerrieben, diesem noch so viel trockenes Zuckerpulver zugemischt, dass das Gewicht der Gesammtmenge 100 Th. beträgt, und das Ganze durch ein geeignetes Sieb geschlagen.

Helv. 30 Th. Ferrichloridlösung, 10 Th. Zucker und 10 Th. Wasser werden gemischt, alsdann allmählich und unter Umrühren mit 40 Th. Natronlauge von 30 Proc. NaOH (oder 80 Th. Natronlauge von 15 Proc. NaOH) versetzt. Man lässt einige Stunden bis zum Klarwerden stehen und fügt alsdann hinzu 500 Th. siedendes Wasser. Das Gemisch wird bis nach erfolgter Klärung zur Seite gestellt, die überstehende klare Flüssigkeit später abgehebert und der Niederschlag so lange mit Wasser ausgewaschen, als die Flüssigkeit farblos abläuft und deutlich alkalisch reagirt. Der noch feuchte Niederschlag wird in einer Porcellanschale mit 90 Th. Zucker gemischt, die Mischung wird im Dampfbade eingetrocknet, der Rückstand gepulvert und durch Zumischen von Zucker auf das Gewicht von 100 Th. gebracht.

Eigenschaften. Eisenzucker bildet ein rothbraunes, süss und schwach nach Eisen schmeckendes Pulver, welches sich in 20 Th. Wasser klar auflöst. Die wässerige Lösung zeigt ein anderes Verhalten, als es sonst für Lösungen von Eisenoxydverbindungen bekannt ist: Phosphorsäure, Kohlensäure, Arsensäure, Bernsteinsäue, benzoësaure Alkalisalze erzeugen in ihr keine Fällung, durch Ferrocyankalium entsteht kein blauer Niederschlag, durch Rhodankalium keine rothe Färbung, durch Gerbsäurelösung keine blauschwarze Fällung. Dagegen fällt Schwefelammonium alles Eisen als Schwefeleisen.

Auf Zusatz sehr vieler Neutralsalze (z. B. NaCl, KBr, KJ, Sulfate, Nitrate u. a. m.) zur Lösung, wird aus derselben beim Erwärmen sofort, bei gewöhnlicher Temperatur allmählich unlösliches Eisensaccharat abgeschieden.

Auf Zusatz von Säuren zur Lösung des Eisensaccharates erfolgt zunächst Abscheidung von unlöslichem Eisensaccharat, bei weiterem Zusatz von Säure werden unter Zerlegung des Eisensaccharates die betreffenden Salze des Eisens gebildet. Daher wird die wässerige Lösung des Eisensaccharates durch Ferricyankalium nicht verändert; auf Zusatz von Salzsäure entsteht zunächst schmutzig grüne, alsdann rein blaue Färbung.

Prüfung. 1) Man erhitzt 10 ccm der wässerigen Lösung (1 : 20) mit 2 ccm Salpetersäure. Nach dem Erkalten der Flüssigkeit darf in derselben durch Silbernitrat nur eine opalisirende Trübung erzeugt werden. Spuren von Chlor sind zuzulassen. 2) Zur Bestimmung des Eisengehaltes bringt man 1 g Eisenzucker in eine Flasche mit gut eingeschliffenem Glasstopfen, fügt 5 ccm Salzsäure hinzu und verdünnt nach erfolgter Auflösung mit 20 ccm Wasser. Hierauf setzt man 1,0 g Kaliumjodid hinzu und lässt das verschlossene Gefäss eine Stunde lang bei gewöhnlicher Temperatur stehen. Nach dieser Zeit sollen zur Bindung des ausgeschiedenen Jods folgende Mengen $^1/_{10}$-Normal-Natriumthiosulfatlösung verbraucht werden:

Germ.: 5,0—5,3 ccm, entsprechend 2,8—2,968 Proc. metall. Eisen und Helv.: 5,35 ccm entsprechend rund 3 Proc. (genauer 2,996 Proc.) metall. Eisen.

Anwendung. Der Eisenzucker ist ein mildes Eisenpräparat, welches nicht unangenehm schmeckt und die Zähne nicht angreift, auch den Magen nicht belästigt. Er steht in dem Ansehen, besonders leicht zur Resorption zu gelangen, was allerdings nicht bewiesen erscheint, um so mehr, als unter dem Einflusse des sauren Magensaftes jedenfalls eine Veränderung des Präparates erfolgt. Dagegen hat er zweifellos den Vorzug, dass er mit alkalischen Nahrungs- oder Genussmitteln vermischt werden kann, ohne Zersetzung zu erfahren.

Man giebt den Eisenzucker von 0,3—0,5—1,0 g drei- bis viermal täglich in Pulvern, Pillen und Pastillen in allen jenen Fällen, in denen man das Eisen als tonisirendes und das Blut verbesserndes Mittel anwenden will.

Sirupus Ferri oxydati solubilis. Sirupus Ferri oxydati. Eisensirup. Ferrisaccharatsirup. Natriumferrisaccharatsirup.

A) 1 Proc. metallisches Eisen enthaltend. Man bereitet, wie S. 1121 angegeben, das Ferrum oxydatum saccharatum der Germ. aus 30,0 Th. Ferrichloridlösung, fügt im ganzen 100,0 Th. Zucker zu, verdampft aber nicht zur Trockne, sondern auf 150,0 Th., und fügt 150,0 Th. Zuckersirup hinzu.

B) 6,6 Proc. metallisches Eisen enthaltend (Hamb. Vorschr.). Wird wie Ferrum oxydatum saccharatum (Germ.) bereitet, nur mit dem Unterschiede, dass der aus 30,0 Th. Ferrichloridlösung erhaltene Niederschlag (von $Fe_2(OH)_6$) nach dem Auswaschen gemischt wird mit 25,0 Th. Zuckerpulver sowie 3,0 Th. Natronlauge (von 15 Proc. NaOH), worauf man die Mischung auf 45 Th. eindampft.

C) Sirupus Ferri saccharati solubilis (Nat. Form). 1 Proc. metallisches Eisen enthaltend. Wird entweder nach A dargestellt oder *ex tempore* aus: Ferri oxydati saccharati, Aquae, Sirupi Sacchari āā.

Anwendung. Man giebt den Eisensirup zu 3,0—5,0—10,0 g drei- bis viermal täglich rein, nie in Mixturen und anderen Arzneistoffen, oft aber in Verdünnung mit *Sirupus Aurantii florum.*

Sirupus Ferri-Ammonii saccharati (Sirupus Ferri oxydati solubilis HAGER), eine Zuckerlösung mit fast 1,5 Proc. Eisen oder 2 Proc. wasserleerem Eisenoxyd. 150 Th. einer Ferrichloridflüssigkeit von 1,280—1,282 spec. Gew. werden mit der 15 fachen Menge kaltem destillirtem Wasser verdünnt und mit 120 Th. einer 10 procentigen Ammoniakflüssigkeit, welche zuvor mit ihrer 10 fachen Menge destillirtem Wasser verdünnt ist, gemischt, nach einer Stunde auf ein Filter gegeben und der Niederschlag mit einer 1 procentigen Ammoniakflüssigkeit so lange ausgewaschen, bis das Ablaufende mit Salpetersäure angesäuert aufhört, mit Silbernitrat eine Chlor-Reaktion zu geben. Dann giebt man den Niederschlag nebst 10 Th. 10 procentiger Ammoniakflüssigkeit auf 700 Th. zerstossenen Zucker, welche sich in einem porcellanenen oder eisernen Gefäss befinden, erhitzt unter Umrühren, kocht einige Male behufs Verflüchtigung des freien Aetzammons auf und verdünnt mit soviel Rosenwasser, dass das Gewicht der Mischung 1100 Th. beträgt.

Eisenzucker, krystallisirter. 1000 Th. weisser Zucker werden mit 100 Th. Ferrum saccharatum solubile gemischt, in 300 Th. Wasser bei Digestionswärme gelöst und an einem Orte von ca. 30° C. zur Krystallisation bei Seite gestellt.

VII. Ferrum oxydato-oxydulatum. Ferrum oxydulatum nigrum. Oxydum Ferri magneticum. Aethiops martialis. Eisenmohr. Ein Gemisch oder eine Verbindung von Ferrooxyd mit Ferrioxyd.

Darstellung. 100 Th. einer Ferrisulfatlösung von ca. 1,318 spec. Gew. setzt man eine Lösung von 25 Th. krystallisirtem Ferrosulfat in 350 Th. destillirtem Wasser hinzu und versetzt nach geschehener Mischung unter Umrühren mit 105 Th. 10 proc. Aetzammon, oder soviel davon, dass es etwas vorwaltet. Dann giebt man das Gemisch in einen eisernen Kessel und kocht so lange, bis der Niederschlag pulvrig und sehr schwarz erscheint. Hierauf wird der Niederschlag in einem leinenen Kolatorium gesammelt, mit heissem Wasser gewaschen und auf unglasirten Thonplatten bei gelinder Wärme trocken gemacht. Ausbeute ca. 15 Th. Ein in verdünnter Salzsäure bei Digestionswärme völlig lösliches schwarzes Pulver. Früher wurde dieses Präparat auch durch Glühung von Ferrum oxydatum fuscum, welches mit Olivenöl getränkt war, dargestellt.

Man bewahrt es in gut geschlossener Flasche auf. Es ist ein höchst wenig wirksames Eisenpräparat, welches kaum noch Anwendung findet. Die Gabe ist eine beliebige.

Bromophtharin, ein Desinfektionsmittel zur groben Desinfektion. Gemisch aus Eisenoxyd, Calciumoxyd, Calciumkarbonat, Gips, Natriumsulfat, ca. 5 Proc. Sand, mit einem alkohollöslichen Farbstoff gelb gefärbt. Desinficirende Wirkung = Null.

Ferrosol. Angeblich ein Doppelsaccharat von Eisenoxydchlornatrium (?) mit 0,77 Proc. Eisengehalt. Mit Wasser mischbare Flüssigkeit. Bei chlorotischen und anämischen Zuständen. Die Zusammensetzung des Präparates ist nicht näher bekannt.

Frostsalbe, BREFELD's, ein Gemisch aus Ferrum oxydatum fuscum 6,0; Bolus Armena 3,0; Terebinthina 6,0; Sebum taurinum 50,0; Adeps 50,0 und 15 Tropfen Oleum Bergamottae.

Frostsalbe des Parochus WAHLER in Kupferzell ist von vorstehender Salbe nicht wesentlich verschieden.

Grains de beauté von Dr. PINELLE-Paris. Mit Silberüberzug versehene Pillen aus: Hülsenfruchtmehl, Zucker, Ferrihydroxyd, Gerbstoff, Drachenblut und einigen aromatischen Pflanzenstoffen.

Purine, Metallputzpomade von BERENDT & Co.-Berlin besteht aus Englischroth und Braunkohlenasche, die mit Rückständen der Purinfabrikation zur Paste verarbeitet sind.

Putzpomade. Adipis 5 kg, Acidi stearinici 700,0 g, Acidi oleïnici 1,8 kg, Capitis mortuum 500,0, Terrae tripolitanae 6 kg, Nitrobenzoli 75,0 g. Die Pulver müssen fein geschlämmt sein. Zum Schluss lässt man die ganze Masse durch eine Farbmühle gehen.

ATHENSTADT's **Eisentinktur** ist der Tinctura Ferri composita, Ergänzb., ähnlich zusammengesetzt.

Emplastrum cum Ferro oxydato.

Emplâtre ou Onguent de CANET (Gall.).

Rp. Emplastri Lithargyri simplicis
Emplastri Lithargyri compositi
Cerae flavae
Olei Olivae
Colcotharis ää 100,0.

Der Colcothar ist mit der Hälfte des Oeles fein zu reiben. Gilt als Heilpflaster für alle Fälle.

Emplastrum sticticum rubrum.

Emplastrum sticticum (stypticum) CROLL. Emplastrum defensivum rubrum. Emplâtre de BAILLEUL. Rothes Sticticum. Rothes Bruchpflaster CABRYAN's Bruch- und Heilpflaster. Stick-Schwede.

Rp. Emplastri Plumbi simplicis 400,0
Cerae flavae 50,0
Terbinthinae laricinae 20,0
Olibani pulverati 20,0
Colcotharis Vitrioli 40,0
Olei Olivae 20,0.

Der Colcothar ist vorher mit dem Olivenöl fein zu reiben. Das Pflaster ist in Stangen auszurollen.

Pilulae Ferri oxydulati KIRCHMANN.

Rp. Ferri sulfurici crystallisati 12,0
Magnesiae ustae 2,0
Glycerini gt. XXV vel q. s.

M. f. pilulae centum (100), ut singulae 0,03 Ferri oxydulati contineant.

Liquor Ferri cum Cacao (Hamb. Vorschr.).

Aromatische Eisenessenz mit Kakao.

Rp. 1. Cacao exoleati 20,0
2. Spiritus (90 Proc.)
3. Aquae ää 240,0
4. Sirupi Ferri oxydati
  sacch. (H. V. = 6,6 % Fe) 33,0
5. Aquae 227,0
6. Sirupi Sacchari 240,0
7. Mixturae aromaticae 5,5.

Man macerirt 1—3 während 3 Tagen. Dem Filtrat setzt man 4—7 zu.

Tinctura Ferri aromatica (Hamb. Vorschr.).

Aromatische Eisenessenz.

Rp. Sirupi Ferri oxydati saccharati
  (6,6 Proc. Fe. Hamb. V.) 33,0
Sirupi Sacchari 240,0
Spiritus (90 Proc.) 165,0
Aquae 562,0
Mixturae aromaticae 5,5.

Mixtura aromatica (Hamb. Vorschr.).

Aromatische Mischung.

Rp. Aetheris acetici 4,0
Tincturae Vanillae 15,0
Tincturae aromaticae 30,0
Tincturae Aurantii corticis 60,0

Tinctura Ferri composita (Ergänzb.).

Aromatische Eisentinktur.

Rp. Ferri oxydati saccharati (Germ.) 75,0
Aquae 574,0
Sirupi Sacchari 180,0
Spiritus (90 Proc.) 165,0
Tincturae Aurantii 3,0
Tincturae aromaticae 1,5
Tincturae Vanillae 1,5
Aetheris acetici gtt. V.

Tinctura Ferri aromatica composita.

Aromatische Eisentinktur (Bad. T.).

Rp. Ferri oxydati saccharati 22,0
Aquae 570,0
Sirupi Sacchari 240,0
Spiritus (90 Proc.) 165,0
Acidi citrici 0,2
Tincturae Aurantii corticis 3,0
Tincturae aromaticae
Tincturae Cinnamomi Ceylanici
Tincturae Vanillae ää 0,75
Aetheris acetici gtt. II.

Trochisci cum Ferro oxydato saccharato solubili.

Rp. Ferri oxydati saccharati solubilis 100,0
Sacchari albi 900,0
Sacchari vanillinati 5,0
Tragacanthae pulveratae 1,0
Aquae destillatae q. s.

Fiant trochisci 1000, ut singuli contineant 0,1 Ferri oxydati saccharati.

Unguentum Ferri compositum (Hamb. Vorschr.).

Frost-Heilsalbe.

Rp. Boli rubrae laevigatae 25,0
Ferri hydrici 50,0
Terebinthinae venetae 50,0
Sebi ovilis
Adipis suilli ää 435,0
Olei Lavandulae 5,0.

Vet.   **Pulvis antichloroticus ovium.**

Rp. Colcotharis rubri Vitrioli
     Fuliginis splendentis   āā 200,0
     Vitrioli Ferri   50,0
     Natrii carbonici dilapsi   10,0
     Natrii sulfurici
     Herbae Absinthii
     Fructus Juniperi   āā 400,0
     Radicis Liquiritiae   200,0
     Olei Terebinthinae   50,0.

Täglich 15 g mit Wasser angerührt einem Schafe
zu geben (bei der Fäule, nebenher Fütterung
mit Pappel- und Weidenlaub).
Dieselbe Mischung passt auch bei Rückenblut
der Rinder, nur in doppelter Menge pro dosi
und täglich drei Gaben.

Vet.   **Pulvis martiatus ad boves.**

Rp. Colcotharis Vitrioli   200,0
     Vitrioli Ferri   20,0
     Kalii nitrici   100,0
     Natrii sulfurici   500,0.

Divide in partes aequales 20.
Täglich viermal ein Pulver mit Wasser (bei Rückenblut der Rinder).

Vet.   **Pulvis suum surientium.**
(Ranschpulver für Säue.)

Rp. Antimonii crudi
     Natrii nitrici
     Capitis mortuum āā partes.

Eine Messerspitze auf jedes Futter (zur Unter-
drückung der Geschlechtsaufregung der Mastsäue).

Vet.   **Pulvis vermifugus suum.**

Rp. Aloës   2,0
     Seminis Strychni   1,0
     Colcotharis Vitrioli
     Radicis Liquiritiae āā   10,0.

Dosis: Eine Messerspitze auf das Futter.

Ferrum peptonatum.

I. Ferrum peptonatum (Ergänzb.).   **Eisenpeptonat. Peptoneisen. Peptonate
de fer.   Peptonate of iron.   Ferripeptonat.**

Darstellung.   20 Th. trocknes Pepton werden in 2000 Th. Wasser gelöst, worauf
der kalten Lösung eine Mischung aus 240 Th. flüssigem Ferrioxychlorid (Germ.) und
2000 Th. Wasser in dünnem Strahle und unter fortwährendem Umrühren zugefügt wird.
Zur Fällung des gebildeten Eisenpeptonats wird mit verdünnter Natronlauge (**1,5** Proc.
NaOH enthaltend) bis zur ganz schwach (!) alkalischen Reaktion versetzt.   Hierauf wird
der entstandene Niederschlag möglichst schnell durch Dekanthiren mit Wasser so lange
ausgewaschen, bis eine Probe des Waschwassers durch Silbernitratlösung nicht mehr verändert wird.   Der Niederschlag wird alsdann auf einem angefeuchteten leinenen Tuche
gesammelt und nach dem Abtropfen in einer Porcellanschale mit 3 Th. Salzsäure (von
25 Proc. HCl) bis zur Auflösung erwärmt.   Die Lösung wird nunmehr im Dampfbade
zur Sirupdicke abgedunstet, der Sirup auf Glasplatten gestrichen und bei 50—60⁰ C.
getrocknet.

Eigenschaften.   Glänzend braune, durchscheinende Blättchen oder Schüppchen,
welche in 100 Th. = 24—25 Th. Eisen enthalten.   Eisenpeptonat löst sich langsam in
kaltem, schneller in warmem Wasser zu einer schwach sauer reagirenden Flüssigkeit,
welche weder durch Kochen noch durch Zusatz von Weingeist getrübt wird.   Werden
10 ccm einer Lösung (1 = 20) des Eisenpeptonats mit 2 ccm Salzsäure langsam bis zum
Kochen erhitzt, so findet zunächst Trübung, dann flockige Ausscheidung statt, bevor Auflösung eintritt.

Bestimmung des Eisengehaltes.   0,5 g Eisenpeptonat werden in 20 ccm heissem
Wasser gelöst, mit 10 ccm verdünnter Schwefelsäure erhitzt, bis die entstandenen Ausscheidungen wieder gelöst sind.   Alsdann wird die Lösung mit 200 ccm heissem Wasser
verdünnt, mit Ammoniakflüssigkeit im Ueberschuss versetzt und so lange im Wasserbade
erhitzt, bis der Niederschlag sich völlig ausgeschieden hat und die Flüssigkeit farblos
erscheint.   Der Niederschlag wird auf einem Filter gesammelt, mit heissem Wasser aus-
gewaschen, bis das Filtrat durch Baryumnitrat keine Trübung mehr erleidet, sodann durch
Auftropfen heisser, verdünnter Schwefelsäure auf dem Filter in Lösung übergeführt.   Die
Lösung wird durch Auswaschen des Filters auf etwa 100 ccm gebracht.   Man fügt 3—4 g
Kaliumjodid hinzu und lässt 1 Stunde lang bei gewöhnlicher Temperatur im verschlossenen
Gefässe stehen.   Zur Bindung des ausgeschiedenen Jods sollen alsdann 21,4—22,3 ccm
$^1/_{10}$-Normal-Natriumthiosulfatlösung erforderlich sein, entsprechend einem Gehalt von 23,97
bis 24,97 Proc. metallischem Eisen.   Vergl. S. 1089.

Aufbewahrung.   Vor Licht geschützt aufzubewahren.

II. Liquor Ferri peptonati (Ergänzb.). Eisenpeptonatessenz.

8,0 g trockenes Pepton werden in 100 g heissem Wasser gelöst. Zu der erkalteten Lösung fügt man allmählich 174 g Ferrioxychloridlösung (Germ.) unter fortwährendem Umrühren hinzu. Der durch genaues Neutralisiren der Flüssigkeit mit stark verdünnter Natronlauge (**1,5** Proc. NaOH enthaltend) erhaltene Niederschlag wird solange mit Wasser gewaschen, bis im Waschwasser Chlor nicht mehr nachzuweisen ist. Alsdann sammelt man ihn in einem leinenen Kolatorium und lässt abtropfen. Hierauf verreibt man den abgedampften Niederschlag mit 200 g Zuckersirup und fügt unter Erwärmen soviel Natronlauge (von **1,5** Proc. NaOH) hinzu, bis Auflösung des Niederschlages erfolgt, wozu etwa 90 g der 1,5 procentigen Natronlauge erforderlich sind. Der erkalteten (!) Lösung werden zugefügt: Spiritus (90 Proc.) 100,0 g, Pomeranzenschalentinktur 3 g, Aromatische Tinktur, Vanilletinktur je 1,5 g, Essigäther fünf Tropfen und Wasser bis zum Gesammtgewicht von 1000,0 g.

Klare, röthlich braune Flüssigkeit. 100 Th. enthalten mindestens 0,6 Th. Eisen.

Vor Licht geschützt aufzubewahren.

III. Sirupus Ferri peptonati. Eisenpeptonatsirup (Hamb. Vorschr.).

Man löse 14,4 g trocknes Pepton in 500,0 g Wasser unter Erwärmen. Zu der erkalteten Lösung fügt man eine Mischung aus 174,0 Th. Ferrioxychloridlösung (Germ.) und 400,0 Th. Wasser. Alsdann neutralisirt man genau mit **1,5** proc. Natronlauge (ca. 50 Th.). Der Niederschlag wird ausgewaschen und gelinde ausgepresst, dann in einer Porcellanschale mit 60 Th. Zuckerpulver verrieben und unter Zusatz von **1,5** proc. Natronlauge (ca. 45 Th.) durch Erwärmen in Lösung gebracht und durch Eindampfen auf ein Gesammtgewicht von 125,0 Th. gebracht. Der Sirup enthält rund 5 Proc. metallisches Eisen.

IV. Ferralbumose.

Fein gehacktes, vom Fett befreites Fleisch wird mittels künstlichen Magensaftes verdaut, das nach vollendeter Verdauung erhaltene Filtrat zur Beseitigung von Eiweiss aufgekocht, mittels Natriumkarbonatlösung genau neutralisirt, nochmals filtrirt und im luftverdünnten Raume zur Trockne eingedampft. Diese Albumose wird in 10 procentiger wässeriger Auflösung durch eine Lösung von Eisenchlorid (1 : 10) gefällt, bis kein Niederschlag mehr entsteht, der Niederschlag gesammelt, gewaschen, getrocknet, zerrieben und gesiebt. (DOKKUM.)

Der Eisengehalt beträgt rund 10 Proc. Fe = rund 14 Proc. Fe_2O_3.

Ferro-Chininum peptonatum. 16 g Eisenpeptonat (mit 25 Proc. Fe) löst man durch Kochen in 80 g destillirtem Wasser. Anderseits verreibt man 5 g Chininchlorhydrat in 10 g destillirtem Wasser, setzt q. s. Salzsäure bis zur Auflösung hinzu, mischt beide Flüssigkeiten, dampft zum Sirup ein, streicht auf Glasplatten und trocknet. Enthält 20 Proc. metall. Eisen und 25 Proc. Chininchlorhydrat. (DIETERICH.)

Liquor Ferri peptonati.
Eisenpeptonat-Essenz.
I. Bad. Taxe.

Rp.	Ferri peptonati	16,0
	Aquae calidae	708,0
	Spiritus Cognac	100,0
	Spiritus (90 Proc)	75,0
	Sirupi Sacchari	100,0
	Essentiae Benedictinorum	1,0
	Aetheris acetici	0,5.

Man lasse absetzen und filtrire.

II. Hamb. Vorschr.

Rp.	Sirupi Ferri peptonati	
	Spiritus	āā 125,0
	Aquae	750,0

Mixturae aromaticae (s. S. 1123) 5,5.

Liquor Ferri peptonati cum Chinino.
I. Bad. Taxe.

Rp.	Liquoris Ferri peptonati	100,0
	Chinini sulfurici	0,5.

II. Münch. Ap-V.

Rp.	1.	Ferri peptonati	24,0
	2.	Aquae calidae	665,0
	3.	Chinini sulfurici	5,0
	4.	Spiritus (90 Proc.)	100,0
	5.	Sirupi Sacchari	200,0
	6.	Tincturae Aurantii corticis	3,0
	7.	Tincturae Vanillae	
	8.	Tincturae aromaticae	āā 1.5
	9.	Aetheris acetici	0,25.

Man löst 1 in 2 unter Erwärmen, in der wieder erkalteten Lösung 3 und fügt alsdann 4—9 zu.

Pilulae Ferri peptonati (Form. Berol.).

Rp.	Ferri peptonati sicci	5,0
	Radicis Gentianae	1,0
	Extracti Gentianae	3,0.

Fiant pilulae No. 60

Ferrum phosphoricum.

Da die Zusammensetzung der phosphorsauren Salze des Eisens in der Nomenklatur nicht immer genügend zum Ausdruck kommt, so hat man sich in jedem einzelnen Falle die Frage vorzulegen, welches Salz wohl gemeint ist.

I. Ferrum phosphoricum oxydulatum (Ergänzb.). **Ferrum phosphoricum. Ferri Phosphas** (Brit.). **Ferrum phosphoricum caeruleum. Ferrophosphat. Eisenprotophosphat. Ferroferriphosphat. Phosphorsaures Eisenoxydul.**

Darstellung. Ergänzb. Zu einer Lösung von 3 Th. krystall. Ferrosulfat in 18 Th. Wasser wird eine andere Lösung von 4 Th. krystall. Natriumphosphat ($Na_2HPO_4 + 12 H_2O$) in 16 Th. Wasser unter Umrühren hinzugesetzt. Der ausfallende Niederschlag ist zunächst weiss, wird aber rasch bläulich. Man bringt ihn alsbald auf ein Filter und wäscht ihn solange mit Wasser, bis das Ablaufende, mit Salpetersäure angesäuert, durch Baryumchlorid nicht mehr getrübt wird. Hierauf lässt man ihn auf porösen Tellern absaugen und trocknet bei gewöhnlicher Temperatur.

Brit. lässt eine Lösung von 60 Th. kryst. Ferrosulfat in 600 Th. Wasser durch eine Lösung von 55 Th. kryst. Natriumphosphat in 600 Th. Wasser bei 40—55° C. fällen, alsdann eine Lösung von 15 Th. Natriumbikarbonat zusetzen und wie vorher auswaschen.

Eigenschaften. Ein lockeres, graublaues oder lavendelblaues, geruch- und geschmackloses Pulver, in der Wärme grünlichblau, bei stärkerer Hitze graubraun. In Wasser und Weingeist ist es unlöslich, von Mineralsäuren wird es leicht gelöst. Die Lösung in verdünnter Salzsäure ist schwach goldgelb gefärbt. Es besteht vorwiegend aus Ferrophosphat $Fe_3(PO_4)_2$, neben geringeren Mengen Ferriphosphat $Fe_2(PO_4)_2$ und Eisenoxyduloxyd.

Die Lösung in Salzsäure darf nach dem Verdünnen mit Wasser durch Baryumchloridlösung nur schwach getrübt, durch Schwefelwasserstoffwasser nicht dunkel gefärbt werden.

Aufbewahrung. In gut geschlossener Flasche und an einem kühlen Orte. Tageslicht wirkt in betreff der Farbe konservirend.

Anwendung. Die gebräuchliche Gabe ist 0,1—0,3—0,6 mehrmals des Tages in allen den Fällen, wo milde Eisensalze indicirt sind, besonders bei Rhachitis.

Sirupus Ferri Phosphatis (Brit.). **Sirupus Ferri phosphorici.** Ferri in filis 8,6 g, Acidi phosphorici (66,3 Proc. H_3PO_4) 93,8 g. Sirupi Sacchari 700 ccm, Aquae q. s. ad 1 Liter. Enthält Ferrophosphat.

II. Ferrum phosphoricum oxydatum (Ergänzb.). **Ferrum phosphoricum album. Ferriphosphat. Eisenphosphat. Phosphorsaures Eisenoxyd.** $Fe_2(PO_4)_2 + 8 H_2O$. **Mol. Gew. = 446.**

Darstellung. Man vermische einerseits 1 Th. Ferrichloridlösung (1,280—1,282 spec. Gew.) mit 9 Th. Wasser, anderseits löst man 1 Th. krystall. Natriumphosphat ($Na_2HPO_4 + 12 H_2O$) in 9 Th. Wasser. Beide Lösungen werden bei gewöhnlicher Temperatur gleichzeitig (!) in dünnem Strahle unter Umrühren in ein Gefäss eingegossen. Der entstandene Niederschlag wird solange mit kaltem Wasser gewaschen, bis eine Probe des Waschwassers nach dem Ansäuern mit Salpetersäure durch Silbernitrat nur noch opalisirend getrübt wird. Man sammelt ihn alsdann auf einem leinenen Tuche oder auf einem Filter, lässt auf porösen Unterlagen absaugen und trocknet bei gewöhnlicher Temperatur.

Eigenschaften. Ein weisses oder gelblichweisses Pulver, fast geschmacklos, in Wasser und Weingeist unlöslich, löslich in Mineralsäuren, unlöslich in Essigsäure, beim Erhitzen braun werdend. — Nach dem Trocknen bei 50° C. hat es die Zusammensetzung $Fe_2(PO_4)_2 + 8 H_2O$, nach dem Trocknen bei 100° C. entspricht es der Formel $Fe_2(PO_4)_2 + 4 H_2O$.

Aufbewahrung. In geschlossener Flasche vor Tageslicht geschützt.

Anwendung. Wie das blaue Ferroferriphosphat. Das Ferriphosphat findet auch eine äusserliche Anwendung z. B. in Salbenform auf Krebsgeschwüre (3—5 auf 10 Fett)

Ferrum phosphoricum cum Natrio citrico. Ferri Phosphas solubilis (U-St.). Ferrum phosphoricum solubile. Man löst 50 Th. Ferricitrat in 100 Th. destillirtem Wasser unter Erwärmen auf dem Wasserbade, fügt 55 Th. unverwittertes Natriumphosphat hinzu, rührt bis zu dessen Auflösung, dunstet die Lösung bei 60° C. zum Sirup ein, streicht diesen auf Glasplatten und trocknet.

Glänzende, grüne, durchsichtige Blättchen, leicht und völlig löslich in Wasser, unlöslich in Alkohol. Enthält 12 Proc. metallisches Eisen.

<table>
<tr><td>

Liquor Ferri phosphorici Schobelt.

Liquor Ferri phosphorici acidus
Liquor Schobelti.

Rp. Ferri phosphorici oxydati albi 2,5
Acidi phosphorici (25 Proc.) 24,0.

Man löst unter Erwärmen, filtrirt, wäscht mit Wasser nach und dampft das Filtrat auf 20,0 ab.

Einige Tropfen auf Watte in den Zahn zu bringen (bei Schmerz cariöser Zähne).

</td><td>

Panis martiatus.
Eisenbrot.

Rp. Ferri phosphorici oxydati albi 35,0
Farinae triticeae 65,0
Farinae secalinae albissimae
Farinae secalinae grossioris āā 2000,0
Salis culinaris q. s.
Fructus Carvi
Fructus Anisi āā q. s.

Man lasse vom Bäcker Brote backen.
Kindern täglich zwei bis drei Schnitten mit Butter.

100,0 enthalten circa 0,5 Ferriphosphat.

</td></tr>
</table>

III. Ferrum pyrophosphoricum (Ergänzb.). Ferripyrophosphat. Eisenpyrophosphat. Pyrophosphorsaures Eisenoxyd. Pyrophosphate de fer. Ferri Pyrophosphas. $Fe_4(P_2O_7)_3 + 9H_2O$. Mol. Gew. = 908.

Darstellung. Eine Lösung von 84 Th. Natriumpyrophosphat in 500 Th. Wasser wird allmählich in eine Mischung von 126 Th. Ferrichloridlösung (spec. Gew. 1,28—1,282) mit 800 Th. Wasser unter Umrühren eingetragen. Man lässt absetzen, dekanthirt die klare Flüssigkeit und wäscht den Niederschlag auf dem Filter solange aus, bis das Filtrat nach dem Ansäuern mit Salpetersäure durch Silbernitrat nur noch ganz wenig opalisirend getrübt wird. Man trocknet den Niederschlag auf porösen Unterlagen bei Anwendung gewöhnlicher Temperatur. Wärme ist bei der Fällung und bei dem Auswaschen unbedingt auszuschliessen. Ausbeute etwa 50 Th.

Eigenschaften. Ein weissliches, geruchloses und fast geschmackloses amorphes Pulver, fast unlöslich in Wasser, löslich in verdünnter Salzsäure, sowie in einer wässerigen Lösung von Natriumpyrophosphat. Im frischgefällten Zustande wird es auch durch Ammoniakflüssigkeit und durch Ammoniumcitratlösung in Lösung übergeführt.

1 g Ferripyrophosphat löse sich in 20 ccm Wasser unter Zusatz von 3 g Natriumpyrophosphat zwar langsam, aber vollkommen auf. Diese Lösung muss beim Versetzen mit überschüssiger Salpetersäure in der Kälte klar bleiben, und diese salpetersaure Lösung darf durch Baryumnitratlösung oder Silbernitratlösung nicht mehr als opalisirend getrübt werden.

Aufbewahrung. Vor Licht geschützt.

Ferri Pyrophosphas solubilis (U-St.). Ferrum pyrophosphoricum solubile. Man löst 50 Th. Ferricitrat in 100 Th. destillirtem Wasser unter Erwärmen auf dem Wasserbade, bringt 50 Th. unverwittertes Natriumpyrophosphat hinzu, löst unter Umrühren, dunstet die Lösung bei 50° C. zum Sirup ein, streicht diesen auf Glasplatten und trocknet. — Grüne, durchsichtige Blättchen, leicht löslich in Wasser, unlöslich in Alkohol. Sie enthalten 10 Proc. metallisches Eisen.

Mixtura Ferri pyrophosphorici.

Rp. 1. Natrii pyrophosphorici 13,0
2. Aquae destillatae ferridae 100,0
3. Liquoris Ferri sesquichlorati
(spec. Gew. 1,280—1,282) 5,0
4. Aquae destillatae frigidae 100,0.

Man löst 1 in 2, lässt völlig erkalten (!), setzt die Mischung aus 3 und 4 zu und filtrirt, nachdem der entstandene Niederschlag sich wieder gelöst hat. Dreimal täglich einen Esslöffel mit Selterser Wasser.

IV. Ferrum pyrophosphoricum cum Ammonio citrico (Ergänzb. Helv.). Pyrophosphate de fer citro-ammoniacal (Gall.). Eisenpyrophosphat mit Ammoniumcitrat.

Man trägt, wie unter Ferrum pyrophosphoricum angegeben ist, in eine Mischung aus 126 Th. Ferrichloridlösung (spec. Gew. 1,280—1,282) mit 800 Th. Wasser nach Ergänzb. eine Lösung von 84 Th. (nach Helv. von 75 Th.) Natriumpyrophosphat in

500 Th. Wasser ein. Der ausgewaschene Niederschlag wird noch feucht in eine Lösung von 26 Th. Citronensäure mit 50 Th. Wasser und 100 Th. Ammoniakflüssigkeit (oder soviel von letzterer, dass sie ein wenig vorwaltet) eingetragen. Die klare, event. filtrirte Lösung wird in einer Porcellanschale bei nicht über 50^0 C. zum Sirup eingedampft, dieser auf Glasplatten gestrichen und getrocknet.

Grünlichgelbe Blättchen von schwachem Eisengeschmacke, leicht und vollständig in Wasser löslich, 18 Procent metallisches Eisen enthaltend. — Mit Kalilauge erhitzt, giebt die wässerige Lösung unter Entweichen von Ammoniak einen rothbraunen Niederschlag. — Die wässerige Lösung (1 = 10) darf auf Zusatz von Ammoniakflüssigkeit einen Niederschlag nicht fallen lassen und nach dem Ansäuern mit Salpetersäure durch Silbernitratlösung höchstens opalisirend getrübt werden.

Werden 0,5 g des Präparates in 2 ccm Salzsäure gelöst und mit 1 g Kaliumjodid versetzt, so sollen nach einstündigem Stehen 15—16 ccm $^1/_{10}$-Normal-Natriumthiosulfatlösung zur Bindung des ausgeschiedenen Jods erforderlich sein. Vergl. S. 1089. Vor Licht geschützt aufzubewahren.

Sirupus Ferri pyrophosphorici. Sirop de pyrophosphate de fer (Gall.). Ferri pyrophosphorici cum Ammonio citrico 10,0, Aquae destillatae 20,0, Sirupi Sacchari 970,0.

V. Ferrum phosphoricum cum Natrio pyrophosphorico. Ferrum et Natrium pyrophosphoricum (Austr.). Pyrophosphate de fer et de soude (Gall.). Natrium pyrophosphoricum ferratum. Natriumferripyrophosphat. Ferro-Natriumpyrophosphoricum.

Das Präparat ist eine lose molekulare Verbindung von Ferripyrophosphat, Natriumpyrophosphat und kleinen Mengen Natriumchlorid.

Darstellung. 200 Th. krystallisirtes Natriumpyrophosphat werden zu Pulver zerrieben, mit 400 Th. kaltem, destillirtem Wasser übergossen und unter beständigem Umrühren allmählich mit 120 Th. Ferrichloridlösung (von 1,282 spec. Gew.), welche vorher mit 200 Th. destillirtem Wasser verdünnt sind, versetzt, und zwar so, dass nicht eher eine zweite Portion dieser Eisenlösung zugesetzt wird, ehe nicht der vorher entstandene Niederschlag in Lösung übergegangen ist. Diese Flüssigkeit wird mit 1000 Th. Weingeist gemischt, der dadurch entstandene Niederschlag mit etwas Weingeist abgewaschen, zwischen Fliesspapier ausgepresst und bei gelinder Wärme getrocknet. Ausbeute circa 125 Th.

Eigenschaften. Das nach vorstehender Vorschrift bereitete Natriumferripyrophosphat bildet ein weissliches, amorphes (nicht krystallinisches) Pulver von erwärmend mild salzigem, keineswegs styptischem Geschmack, welches sich in kaltem Wasser langsam löst und damit eine blassgrünliche Lösung giebt, aus welcher es durch Weingeist wieder ausgefällt wird. Wird die Lösung bis zum Aufkochen erhitzt, so findet die Umsetzung in Orthophosphorsäure statt, und es scheidet sich weisses Ferriorthophosphat ab. Die Gegenwart freier Säure setzt es ebenfalls, aber langsamer, in Orthophosphat um, selbst die Kohlensäure der Luft genügt, diese Umsetzung anzubahnen. Dem den Hauptbestandtheil dieser Verbindung angeblich bildenden Natrium-Ferripyrophosphat wird die Formel $Fe_4(P_2O_7)_3 + 3Na_4P_2O_7 + 14H_2O$ zugeschrieben, doch ist diese Formel nicht völlig sichergestellt.

Aufbewahrung. In gut geschlossenen Glasgefässen, vor Säuredämpfen und vor Tageslicht geschützt.

Anwendung. Man giebt das Natriumferripyrophosphat für sich oder in Pulver- und Pillenmischungen zu 0,2—0,5—1,0 g zwei- bis dreimal täglich. In der Lösung vermeide man saure Zusätze.

Ferrum pyrophosphoricum solubile. Phosphate de fer soluble de LERAS. Ist ein Gemisch aus Ferripyrophosphat, Natriumpyrophosphat und Natriumchlorid in Lamellenform.

100 Th. krystallisirtes Natriumpyrophosphat werden in der 10fachen Menge destillirtem Wasser gelöst und nach und nach in kleinen Portionen unter Umrühren solange mit Ferrichloridlösung versetzt, als der dadurch entstehende Niederschlag noch in Lösung übergeht. Dann setzt man noch 10 Th. krystallisirtes Natriumpyrophosphat hinzu, dampft bei

gelinder Wärme auf ein Drittel-Volum ein, trägt mittelst eines Pinsels die Flüssigkeit auf Glastafeln und lässt am lauwarmen Orte trocken werden. Ausbeute ca. 130 Th.

Dieses Präparat bildet glänzende, durchscheinende, farblose oder weisse Lamellen oder Lamellensplitter. Es ist in Wasser leicht löslich, damit eine fast farblose Lösung von sehr schwach salzigem und styptischem Geschmack gebend.

Das LERAS'sche lösliche Eisenphosphat wird wie vorstehend bereitet, in Stelle des Ferrichlorids aber Ferrisulfatlösung genommen.

Liquor Ferri pyrophosphorici. Natronhaltige Ferripyrophosphatlösung, enthält 1 Proc. Ferripyrophosphat in Lösung. 48 Th. krystallisirtes Natriumpyrophosphat werden in 850 Th. destillirtem Wasser gelöst und der kalten Lösung unter Umrühren allmählich 24 Th. Ferrichloridflüssigkeit von 1,282 spec. Gew. (oder aus 12 Th. krystallisirtem Ferrichlorid), verdünnt mit 50 Th. destillirtem Wasser, zugesetzt. Nachdem der entstandene Niederschlag nach mehrstündiger Maceration in Lösung übergegangen ist, werden noch 2 Th. krystallisirtes Natriumpyrophosphat hinzugegeben und gelöst, endlich filtrirt und das Filtrat bis auf 1000 Th. mit destillirtem Wasser verdünnt.

Solution de LERAS, Phosphate de fer soluble de LERAS, eine französische Specialität, wird wie die Ferripyrophosphatlösung dargestellt und aus 10,0—12,0 krystallisirtem Natriumpyrophosphat, 16,0 Ferrisulfatlösung von 1,317 spec. Gew. und soviel destillirtem Wasser bereitet, dass die Lösung 1000,0 beträgt.

Sirupus Ferri pyrophosphorici LERAS. Sirop de LERAS. Eine Lösung von 0,5 Natriumbikarbonat, 1,0 des Natriumferripyrophosphats in 50,0 Sirupus Sacchari und 50,0 Sirupus Aurantii florum. Ein kalkhaltiges Wasser zu den Sirupen ist zu vermeiden.

Vinum Chinae ferratum FORESTIER.

Rp.	1. Ferri pyrophosphorici	
	2. Acidi citrici	āā 5,0
	3. Natrii pyrophosphorici	10,0
	4. Glycerini	50,0
	5. Vini Hispanici	200,0
	6. Corticis Chinae	50,0
	7. Corticis Aurantii fructus	15,0
	8. Vini Hispanici	750,0.

Man bereitet durch Digestion eine Lösung von 1—5, anderseits stellt man einen Auszug von 6—8 dar, vermischt beide und filtrirt nach einigen Tagen.

Bei kachektischen, anaemischen, chlorotischen Leiden täglich drei bis viermal ein halbes Weinglas.

Lac Ferri (Hamb. Vorschr.). **Lac Ferri pyrophosphorici** (Ergänzb.). **Eisenmilch.** Man löst 2 Th. Natriumpyrophosphat in 40 Th. Wasser und 5 Th. Glycerin, filtrirt und bringt nach und nach unter Umrühren eine Mischung von 3 Th. Ferrichloridlösung (spec. Gew. = 1,282) und 40 Th. Wasser hinzu und füllt mit Wasser zu 100 Th. auf.

Lac Ferri cum Calcio phosphorico (Hamb. Vorschr.). Zu einer Lösung von 100 g Natriumpyrophosphat in 2 Liter Wasser werde eine Mischung von 100 g Ferrichloridlösung (spec. Gew. 1,282) und 50 g einer Calciumchloridlösung (1 + 2) sowie 2 Liter Wasser gegossen. Der entstandene Niederschlag wird auf einem Filter gesammelt, nach völligem Abtropfen wiederholt mit geringen Mengen Wasser gewaschen und mit 0,5 g Natriumpyrophosphat, 400 g weissem Sirup und soviel Wasser angerührt, dass man 2 Liter enthält.

Elixir Ferri Pyrophosphatis (Nat. form.).

Rp.	Ferri pyrophosphorici	
	solubilis (U-St.).	35,0 g
	Aquae destillatae	60 ccm
	Elixir aromatici q. s. ad 1	Liter.

Pyrophosphorsaures Eisenwasser.

Auf 125 Liter mit Kohlensäure imprägnirtes destillirtes (!) Wasser giebt man eine filtrirte Lösung von 180,0 g Natriumpyrophosphat in 3250,0 g Wasser, sowie 90,0 g Ferrichloridlösung (spec. Gew. 1,282) mit 225,0 g Wasser. Das Natriumpyrophosphat wird in der vorgeschriebenen Menge Wasser gelöst und in die völlig erkaltete (!) Lösung wird die Eisenlösung tropfenweise (!) unter Umschütteln eingetragen. Die erhaltene Lösung ist zu filtriren. Sind die Lösungen warm, so löst sich der zuerst entstehende Niederschlag nicht mehr auf, sondern man erhält eine bleibende Fällung. Das pyrophosphorsaure Eisenwasser ist mit destillirtem Wasser zu bereiten, weil es mit gewöhnlichem Wasser bereitet nach einiger Zeit Niederschläge bildet. Die Flaschen sind vor dem Einfüllen des fertigen Wassers in einer pneumatischen Wanne mit Kohlensäure zu füllen.

VI. Ferrum hypophosphorosum.

Man hat ein Oxydulsalz und ein Oxydsalz des Eisens mit der unterphosphorigen Säure zu unterscheiden.

Ferrum hypophosphorosum (hypophosphoricum) oxydulatum. Hypophosphis ferrosus. Ferrohypophosphit $Fe(PO_2H_2)_2$ **Mol. Gew. = 186.**

Darstellung. 10,0 Calciumhypophosphit und 16,4 krystallisirtes Ferrosulfat nebst 50,0 kaltem destillirtem Wasser werden in einer Flasche gemischt und eine Stunde macerirt, die Flüssigkeit durch Filtration gesondert und bei sehr gelinder Wärme abgedampft. Ausbeute ca. 11 Th.

Eigenschaften. Ein grüngelbliches krystallinisches, der Zersetzung ungemein leicht unterworfenes Pulver. Wegen letzteren Umstandes ist von dem Gebrauche desselben abzurathen.

Anwendung. Ein recht überflüssiges Präparat, welches besonders bei Phthisis grosse Erfolge sichern soll. Es dürfte durch ein Gemisch aus Ferrochlorid und Calciumhypophosphit zu gleichen Theilen jederzeit ersetzt werden.

Ferrum hypophosphorosum oxydatum. Ferri Hypophosphis (U-St.). Unterphosphorigsaures Eisenoxyd. $Fe_2(PH_2O_2)_6$. Mol. Gew. $= 502$. Man löst 100 Th. kryst. Ferri-Ammoniumsulfat in 400 Th. Wasser, andrerseits 67 Th. Natriumhypophosphit in 125 Th. Wasser und mischt beide Lösungen unter Umrühren. Man wäscht den entstandenen Niederschlag, bis das ablaufende Waschwasser ohne Geschmack ist, und trocknet schliesslich an einem warmen Orte.

Ein grauweisses, geruchloses und fast geschmackloses Pulver, an der Luft beständig. Unlöslich in Wasser, leicht löslich in Salzsäure. Eine Lösung von Natriumcitrat nimmt es mit grünlicher Färbung auf. Im Glasrohre stark (!) erhitzt, entwickelt es selbstentzündlichen Phosphorwasserstoff. In verdünnter Essigsäure muss es sich ohne Rückstand auflösen (Ferriphosphat); diese essigsaure Lösung darf mit Ammoniumoxalat keinen weissen, in Salzsäure löslichen Niederschlag (Calcium) ausscheiden.

Aqua Ferri nervina Wolff & Calmberg. Enthält nach Krückeberg in 10000 Th.: Ferrokarbonat 1,50, Calciumphosphat 20,57, Natriumchlorid 23,29, Natriumbikarbonat 9,97. Man wird es demnach nachzubilden haben aus: Ferrochlorid ($FeCl_2 + 2H_2O$) 2,1, Natriumphosphat (Na_3PO_4) 21,75, Calciumchlorid ($CaCl_2$) 20,72, Calciumkarbonat 1,3, Natriumbikarbonat 12,17, Kohlensaures Wasser 10000,0. Man vergl. S. 343.

Elixir Cinchonae et Ferri (Nat. form.).

Rp. Ferri phosphorici solubilis
(U-St.) .... 35,0 g
Aquae .... 60,0 ccm
Elixir Quininae compositi
(Nat. form.) s. S. 765 q. s. ad 1 Liter.

Elixir Cinchonae, Ferri et Bismuti (Nat. form.).

Rp. Bismuti Ammonio-citrici
s. S. 487. .... 17,5 g
Aquae fervidae .... 30,0 g
Liquoris Ammonii caustici q. s.
Elixir Cinchonae et Ferri
(s. vorher) q. s. ad 1 Liter.
Ammoniakflüssigkeit ist nur soviel zuzusetzen als erforderlich ist, um das Wismutsalz in Lösung zu bringen.

Elixir Cinchonae, Ferri et Calcii Lactophosphatis (Nat. form.).

Rp. Calcii lactici .... 8,5 g
Acidi phosphorici
(85 Proc. H_3PO_4) ... 4 ccm
Liquoris Ammonii caustici
(10 Proc.) .... 32 ccm
Acidi citrici .... 16,0 g
Elixir Cinchonae et Ferri
(s. oben) q. s. ad 1 Liter.

Elixir Ferri Phosphatis (Nat. form.).

Rp. Ferri phosphorici solubilis (U-St.) 35,0 g
Aquae .... 60,0 ccm
Elixir aromatici ...... q. s. ad 1 Liter.

Elixir Ferri Phosphatis, Quininae et Strychninae (Nat. form.).

Rp. Ferri phosphorici solubilis (U-St.) 17,5 g
Chinini puri .... 8,75 g
Strychnini puri .... 0,275 g
Spiritus (94 Vol. Proc.) 130,0 ccm
Elixir aromatici ...... q. s. ad 1 Liter.

Elixir Ferri Hypophosphitis (Nat. form.).

Rp. Liquoris Ferri Hypophosphitis
(Nat. form.) .... 100 ccm
Elixir aromatici ...... 900 ccm.

Liquor Ferri Hypophosphitis (Nat. form.).

Rp. Ferri-Ammonii sulfurici
(Eisenalaun s. S. 1148) 330,0 g
Natrii hypophosphorosi 220,0 g
Kalii citrici .... 215,0 g
Glycerini .... 150,0 ccm
Aquae .... q. s. ad 1 Liter.

Pulvis Ferri Phosphatis effervescens (Nat. form.).

Rp. Ferri phosphorici solubilis (U-St.) 24,0
Natrii bicarbonici 366,0
Acidi tartarici 330,0
Sacchari .... 280,0.

Sirupus Phosphatum compositus (Nat. form.).
Chemical food.

Rp. Calcii carbonici .... 35,0 g
Ferri phosphorici solubilis (U-St.)
Ammonii phosphorici
Kalii bicarbonici .... āā 17,5 g
Natrii bicarbonici ... āā 4,0
Acidi citrici 60,0
Glycerini .... 65,0 ccm
Acidi phosphorici (50 Proc.) 125,0 ccm
Aquae Aurantii florum 125,0 ccm
Tincturae Persionis .. 16,0 ccm
Sacchari .... 525,0 g
Aquae .... q. s. ad 1 Liter.

Sirupus Ferri Hypophosphitis (Nat. form.).

Rp. Ferri hypophosphorosi (U-St,) 17,5 g
Kalii citrici .... 25,0 g
Aquae Aurantii florum 65,0 ccm
Sirupi Sacchari q. s. ad 1 Liter.
Man beachte, dass dieser Sirup das Ferrihypophosphit enthält.

Sirupus Ferri hypophosphorosi
(Ergänzb. Hamb. V.).
Rp. 1. Ferri sulfurici crystall. 3,0
2. Aquae 4,5
3. Acidi phosphorici (25 Proc.) 3,0
4. Calcii hypophosphorosi 2,05
5. Sirupi Sacchari q. s.
Man bereitet eine Lösung von 1—3, trägt 4 ein. Nach 5 Minuten wird der entstandene Niederschlag durch Koliren und Pressen entfernt. 1 Th des Filtrates mit 8 Th. Sirupus Sacchari gemischt. Man beachte, dass dieser Sirup Ferrohypophosphit enthält.

Sirupus Hypophosphitum compositus.
I Hamb. Vorschr.
Rp. Chinini sulfurici 1.0
Extracti Strychni 2,0

Acidi hydrochlorici (12,5 Proc.) 1,0
Spiritus diluti (70 Vol. Proc.) 9,0
Glycerini 12,0
Sirupi Ferri hypophosphorici 325,0
Sirupi Calcii hypophosphorosi 650,0.

II. Nat. form.
Rp. Calcii hypophosphorosi 35,0 g
Kalii hypophosphorosi
Natrii hypophosphorosi ää 17,5 g
Ferri hypophosphorosi (U-St)
Mangani hypophosphorosi ää 2,25 g
Kalii citrici 5,0 g
Acidi citrici 2,0 g
Chinini hydrochlorici 1,125 g
Tincturae Strychni 22,0 ccm
Sacchari 775,0 g
Aquae q. s. ad 1 Liter.

Ferrum sesquichloratum.

I. Ferrum sesquichloratum anhydricum. Wasserfreies Ferrichlorid. Wasserfreies Eisenchlorid. Perchlorure de fer. Ferri Chloridum. Fe_2Cl_6. Mol. Gew. = 325.

Dieses Präparat wird durch Erhitzen von Eisendraht in einem Strome trockenen Chlorgases erhalten und stellt kantharidenglänzende Krystallblättchen (etwa wie krystall. Fuchsin) dar. Sie sind sehr hygroskopisch und in Wasser, Alkohol und Aether leicht löslich, doch wird es in ätherischer Lösung unter dem Einfluss des Lichtes leicht zu Eisenchlorür reducirt. Die durch Zerfliessen dieser Krystalle an der Luft entstehende Flüssigkeit hiess früher *Oleum martis per deliquium*. Das wasserfreie Eisenchlorid ist lediglich ein Sammlungspräparat, welches praktisch kaum verwendet wird.

II. Ferrum sesquichloratum (Germ.). Ferrum sesquichloratum crystallisatum (Austr.). Ferri Chloridum (U-St.). Gelbes, krystallisirtes Eisenchlorid oder Ferrichlorid. Ferrum perchloratum crystallisatum. Ferrum muriaticum oxydatum crystallisatum. $Fe_2Cl_6 + 12H_2O$. Mol. Gew. = 541.

Zur Darstellung bringt man 1000 Th. Ferrichloridlösung von 1,280—1,282 spec. Gew. in eine Porcellanschale, dampft sie in dieser auf 483 Th. ein und lässt diesen Rückstand unter Bedecken der Schale an einem kühlen, trockenen Orte erkalten. Binnen 1—2 Tagen erstarrt die Flüssigkeit zu einer gelben, krystallinischen Masse. Sobald sie vollständig fest geworden ist, wärmt man die Schale über einer Flamme rasch an, nimmt den ganzen Kuchen heraus, zerstösst ihn in einem kalten, trockenen Porcellanmörser zu Stücken und bringt diese in trockne Gefässe, welche sogleich zu verstopfen und mit Paraffin zu dichten sind.

Eigenschaften. Gelbe, strahlige, drusig oder warzig krystallinische Massen, sehr hygroskopisch, an der Luft zerfliesslich; durch Sonnenlicht werden sie zum Theil zu Ferrochlorid reducirt. Schmelzpunkt zwischen 35 und 40° C. Sie lösen sich leicht in Alkohol und in Wasser, auch in Aetherweingeist, die Lösungen reagiren sauer. Das Präparat besteht aus 60 Proc. wasserfreiem Ferrichlorid Fe_2Cl_6 und 40 Proc. Wasser. Die Lösung von 1 Th. des Präparates in 1 Th. Wasser entspreche in ihrer Reinheit den bei Liquor Ferri sesquichlorati gestellten Anforderungen.

Aufbewahrung. In mit Korken dicht verschlossenen Gefässen unter Paraffindichtung an einem kühlen Orte, vor Licht geschützt.

Anwendung. Insbesondere zur Darstellung von Pillenmassen.

Ferrum sesquichloratum crystallisatum rubrum. Wasserarmes krystallisirtes Ferrichlorid. $Fe_2Cl_6 + 6H_2O$ oder $5H_2O$. **Mol. Gew. = 433 bez. 415.** Dieses Salz wird erhalten, wenn man die oben erwähnte gelbe Krystallmasse $Fe_2Cl_6 + 12H_2O$ über Schwefelsäure sich selbst überlässt. Die Krystallmasse wird alsdann zunächst wieder flüssig und bei weiterem Abdunsten von Wasser scheiden sich alsdann aus der Lösung rothe warzenartige Krystallmassen der Zusammensetzung $Fe_2Cl_6 + 5H_2O$ (auch $6H_2O$) aus. Es entsteht ausserdem direkt, wenn man eine Eisenchloridlösung über die vorher angegebene Koncentration von 60 Proc. Fe_2Cl_6 hinaus an einem warmen Orte abdunsten lässt.

Dieses Salz ist nicht das von den Pharmakopöen recipirte; es findet sich zuweilen zufällig in geringeren oder grösseren Mengen in dem officinellen gelben Salze, wenn die Ferrichloridlösung zuweit eingedampft worden war.

III. Liquor Ferri sesquichlorati (Germ.). Ferrum sesquichloratum solutum

(Austr. Helv.). **Chlorure ferrique dissous** (Gall.). **Liquor Ferri Chloridi** (U-St.). **Liquor Ferri Perchloridi**[1]) (Brit.). **Liquor Ferri perchlorati. Liquor Ferri muriatici oxydati. Oleum Martis. Liquor stypticus Loofii. Eisenchloridflüssigkeit. Ferrichloridflüssigkeit. Eisenöl.**

Die von den verschiedenen Pharmakopöen aufgenommenen Präparate enthalten verschiedene Mengen von Ferrichlorid.

Darstellung. Diese erfolgt durch Oxydation von Ferrochloridlösung und zwar mittels Chlor oder Königswasser. Bei der Darstellung verfolgt man das Ziel, eine möglichst neutrale Ferrichloridlösung zu gewinnen, welche frei ist von Salpetersäure oder freiem Chlor und möglichst frei von freier Salzsäure und basischem Ferrichlorid. Dies ist der Grund, weshalb man zunächst das krystallisirte Salz darstellt.

125 Th. abgeriebenen Eisendraht (ziemlich genau gewogen) übergiesse man in einem langhalsigen Kolben in mehreren Antheilen, so dass kein Ueberschäumen stattfindet, mit 525 Th. Salzsäure von 25 Proc. HCl. Wenn die Einwirkung der Säure auf das Eisen in der Kälte nachlässt, so führt man die Reaktion durch Erwärmung auf dem Wasser- oder Sandbade zu Ende. [Man hüte sich, den entweichenden Wasserstoff einzuathmen oder zur Entzündung zu bringen.]

Nachdem die Salzsäure mit Eisen gesättigt ist, wird die warme (!) Lösung in ein tarirtes, zuvor mit Wasser genässtes Filter gegeben, und der Eisenrest mit dem letzten Theile der Lösung, zuletzt mit etwas heissem (!) destillirtem Wasser in das Filter gespült. Das Filter wird mit warmem (!) Wasser mit Hilfe einer Spritzflasche völlig ausgewaschen und dann mit seinem Inhalte getrocknet, um durch Nachwägen das Gewicht des in Lösung gegangenen Eisens zu erfahren. Wären gerade 100 Th. Eisen gelöst worden, so sind dem Filtrate 260 Th. Salzsäure von 25 Proc. HCl und 135 Th. Salpetersäure von 25 Proc. HNO_3 zuzusetzen. Wären nur 98 Th. Eisen gelöst worden, so müsste der Zusatz berechnet werden: $100 : 260 = 98 : x$ ($= 254,8$) und $100 : 135 = 98 : x$ ($= 132,3$). Es wären in diesem Falle also 254,8 Th. Salzsäure und 132,3 Th. Salpetersäure hinzuzusetzen.

Man giebt das Filtrat, die Ferrochloridlösung, in einen Glaskolben[2]) mit nicht zu langem Halse, welcher bis zu $^2/_5$ damit angefüllt sein kann, setzt zur Ueberführung in Ferrichlorid die vorgeschriebenen Mengen Salzsäure und Salpetersäure hinzu, verschliesst die Kolbenöffnung mit einem Glastrichter und erhitzt im Wasserbade oder Sandbade bis auf ca. 90" C. Die hier sich freimachenden Dämpfe und Gase hüte man sich einzuathmen. Zur Prüfung, ob die Chlorirung (Oxydation) der Ferrochloridlösung vollendet ist, bereite man sich eine sehr verdünnte Lösung eines oberflächlich abgewaschenen Krystalls von Kaliumferricyanid. In diese lässt man einige Tropfen des Kolbeninhaltes fallen. Zeigt sich nun keine Blaufärbung mehr, so ist die Ueberführung des Ferrochlorids in Ferrichlorid beendet.

Nunmehr wird der Kolbeninhalt in eine tarirte Porcellanschale gebracht und soweit eingedampft, dass für je 100 Th. des gelösten Eisens = 483 Th. Rückstand verbleiben. Ist dieser Punkt erreicht, so verdünnt man die Flüssigkeit mit Wasser, dampft wiederum bis auf 483 Th. ein und wiederholt dieses Verfahren so oft, bis sich nach der unter „Prüfung" angegebenen Reaktion mit Schwefelsäure und Ferrosulfat Salpetersäure nicht mehr nachweisen lässt. Das wiederholte Abdampfen hat den mehrfachen Zweck, den vorhandenen Ueberschuss von Salpetersäure (bez. freiem Chlor und Oxyden des Stickstoffs), aber auch die vorhandene freie Salzsäure zu entfernen. Dieser Zweck wird allerdings erreicht, zugleich aber werden kleine Mengen Ferrichlorid unter Abspaltung von Chlorwasserstoff in Ferrihydroxyd verwandelt, so dass die von Salpetersäure und freier Salzsäure befreite Ferrichloridlösung schliesslich etwas Ferrioxychlorid enthält. Indessen verfolgt die Vorschrift die Absicht, eine Ferrichloridlösung darzustellen, welche keinesfalls

---

[1]) Man beachte, dass Brit. einen Liquor Ferri perchloridi und einen Liquor Ferri perchloridi fortis kennt.

[2]) Hier ist absichtlich ein Kolben (nicht eine Schale) vorgeschrieben, weil in diesem die entwickelten Dämpfe von Stickoxyd wieder zu Untersalpetersäure regenerirt zurückfliessen und nicht unausgenutzt in die Luft entweichen.

freie Salzsäure, Salpetersäure, freies Chlor oder Oxyde des Stickstoffs enthalten darf, während ein geringer Gehalt an Ferrioxychlorid als weniger störend mit in Kauf genommen wird. Hat der Versuch gezeigt, dass die Lösung Salpetersäure nicht enthält, so dampft man, wenn nöthig, nochmals ein und verdünnt den noch heissen Rückstand mit so viel Wasser, dass das Gesammtgewicht das Zehnfache der angewendeten Eisenmenge beträgt und das spec. Gewicht bei 15º C. = 1,280 bis 1,282 ist.

Ein anderes, weniger bequemes Verfahren der Darstellung besteht in der Chlorirung der Ferrochloridlösung durch Chlorgas. Die oben aus 100 Th. Eisen gewonnene Ferrochloridlösung wird bis auf 800 Th. mit destillirtem Wasser verdünnt, bis auf 60—80º C. erwärmt, und in dieselbe so lange Chlorgas eingeleitet, bis die Eisenlösung sich gegen Kaliumferricyanid indifferent verhält. Leitet man das Chlorgas in eine kalte oder zu koncentrirte Ferrochloridlösung, so geht die Chlorirung nur langsam vor sich, und ein Theil Chlorgas geht sogar unausgenutzt durch die Eisenlösung und entweicht. Nach vollendeter Chlorirung muss die Flüssigkeit durch Aufkochen von freiem Chlorgase befreit werden. Für die Ferrochloridlösung aus 100 Th. Eisen ist das Chlor aus 450 Th. 29proc. roher Salzsäure und 95 Th. Braunstein erforderlich.

Eigenschaften. Die Ferrichloridlösung der Pharmakopöen ist eine gelbbraune, sauer reagirende Flüssigkeit, fast ohne Chlor- oder Salzsäuregeruch. Sie lässt sich in jedem Verhältnisse mit Wasser, Weingeist und Glycerin mischen. Durch kleine Mengen von Alkalien entsteht nur eine rothbraune Färbung der Lösung infolge Bildung von Ferrioxychlorid, durch Alkalien (KOH, NaOH, NH_4 . OH) im Ueberschuss werden je nach den eingehaltenen Bedingungen verschiedene Ferrihydroxyde erhalten. Bezüglich der Koncentration stellen die einzelnen Pharmakopöen folgende Anforderungen:

	Austr.	Brit.	Gall.	Germ.	Helv.	U-St.
Spec. Gew. bei 15º C.	1,28	1,11	1,26	1,280—1,282	1,28—1,29	1,387
Proc. metall. Eisen	10,0	4,50	8,96	10,0	10,0	13,0
Proc. Fe_2Cl_6	29,0	13,0	26,0	29,0	29,0	37,8
Proc. $Fe_2Cl_6 + 12H_2O$	48,2	21,6	43,3	48,2	48,2	62,9

Liquor Ferri perchloridi fortis (Brit.). Hat das spec. Gew. 1,42 und soll in 100 ccm = 22,5 g Eisen enthalten. In Gewichtsprocenten demnach: 15,84 metallisches Eisen oder 45,9 Proc. wasserfreies Ferrichlorid oder 76,5 Proc. $Fe_2Cl_6 + 12H_2O$. Indessen stimmen diese Procentangaben mit dem specifischen Gewichte nicht überein.

Gehaltstabelle der Lösungen des wasserfreien und krystallisirten Ferrichlorids.
Temperatur 17,5º C. (nach HAGER).

Spec. Gew.	Proc. Fe_2Cl_6	Proc. $Fe_2Cl_6 + 12H_2O$	Spec. Gew.	Proc. Fe_2Cl_6	Proc. $Fe_2Cl_6 + 12H_2O$	Spec. Gew.	Proc. Fe_2Cl_6	Proc. $Fe_2Cl_6 + 12H_2O$
1,670	60	100,0	1,415	40	66,6	1,180	20	33,3
1,659	59	98,2	1,403	39	64,9	1,170	19	31,6
1,648	58	96,4	1,390	38	63,2	1,160	18	29,9
1,636	57	94,8	1,376	37	61,5	1,150	17	28,3
1,624	56	93,2	1,364	36	59,9	1,140	16	26,6
1,612	55	91,5	1,352	35	58,2	1,131	15	24,9
1,600	54	89,8	1,340	34	56,6	1,123	14	23,3
1,587	53	88,2	1,328	33	54,9	1,113	13	21,6
1,573	52	86,4	1,316	32	53,2	1,104	12	19,9
1,560	51	84,8	1,304	31	51,6	1,095	11	18,3
1,547	50	83,2	1,292	30	49,9	1,087	10	16,6
1,533	49	81,5	1,280	29	48,2	1,078	9	14,9
1,520	48	79,9	1,268	28	46,6	1,069	8	13,3
1,507	47	78,2	1,256	27	44,9	1,060	7	11,6
1,494	46	76,5	1,245	26	43,2	1,051	6	9,9
1,481	45	74,9	1,234	25	41,6	1,042	5	8,3
1,469	44	73,2	1,223	24	39,9	1,033	4	6,6
1,454	43	71,6	1,212	23	38,3	1,025	3	4,9
1,441	42	69,9	1,202	22	36,6	1,016	2	3,3
1,428	41	68,3	1,191	21	34,9	1,008	1	1,6

Das spec. Gew. der Lösungen vermehrt oder vermindert sich zwischen 8—24º C. bei Ab- und Zunahme der Wärme um 1º C. bei einem Gehalt an wasserfreiem Chlorid

von 50—60 Proc. durchschn. um 0,0008   von 30—39 Proc. durchschn. um 0,0005
„ 45—49 „   „   „ 0,0007   „ 20—29 „   „   „ 0,0004
„ 40—44 „   „   „ 0,0006   „ 10—19 „   „   „ 0,0003

Prüfung. Die Reinheit des Präparates stellt man in folgender Weise fest:

1) Breitet man über einer Glasscheibe einige Tropfen Eisenchloridflüssigkeit aus und hält über dieselbe einen mit Ammoniakflüssigkeit benetzten Glasstab, so sollen nicht Nebel entstehen. Bei einem erheblichen Gehalte an **freier Salzsäure** entstehen augenblicklich dichte Nebel von Salmiak. — **2)** Hält man über die Oeffnung des die Eisenchloridlösung enthaltenden Gefässes ein Stück mit Zinkjodidstärkelösung befeuchtetes Papier, so darf dasselbe nach 2 Minuten nicht blau gefärbt werden, andernfalls enthält das Präparat **freies Chlor.** (Man achte darauf, dass nicht Eisenchloridlösung in Substanz auf das Papier gelangt.) — **3)** Nach dem Ansäuern mit Salzsäure darf sie mit 20 Th. Wasser verdünnt durch Ferricyankalium nicht sogleich gebläut werden (Ferrosalz). — **4)** Man verdünnt eine Probe mit Wasser und fällt mit Aetzammon im Ueberschuss. Das Filtrat ist farblos (bei Gegenwart von Kupfer ist es vielleicht bläulich). Ein Theil desselben darf beim Eindampfen und Glühen keinen Rückstand hinterlassen (feuerbeständige Stoffe), ein anderer Theil auf Zusatz von Schwefelwasserstoffwasser weder eine weisse (Zink), noch eine gefärbte Trübung oder Fällung (Kupfer und andere Metalle) veranlassen. Ein dritter Theil des Filtrats mit Salzsäure schwach angesäuert, darf auf Zusatz von Chlorbaryumlösung keine weisse Trübung (Schwefelsäure) geben. Ein vierter Theil des Filtrats wird bis zum Verschwinden des Ammoniakgeruchs erwärmt. Wird die erkaltete(!) rückständige Flüssigkeit mit dem gleichen Volumen konc. Schwefelsäure gemischt und diese Mischung mit Ferrosulfatlösung überschichtet, so soll keine braune Zone entstehen (Salpetersäure). — **5)** Auf zu hohen Gehalt an Ferrioxychlorid prüft man durch Aufkochen der Lösung. Es darf alsdann keine Trübung auftreten. — **6)** Auf Arsen prüft man am sichersten im MARSH'schen Apparate, s. S. 404. Weniger genau mit BETTENDORF's Reagens. Wird 1 ccm Eisenchloridlösung mit 3 ccm Zinnchlorürlösung versetzt, so geht zunächst die Dunkelfärbung der Flüssigkeit in Hellgrün über, indem Ferrochlorid gebildet wird. In dieser Flüssigkeit darf innerhalb 1 Stunde eine Färbung sich nicht zeigen, anderenfalls ist Arsen zugegen.

Bestimmung des Eisengehaltes. Man wägt (!) 2,5 g des Liquors ab, verdünnt mit Wasser, fällt mit Ammoniak unter Erwärmen, filtrirt, wäscht aus, trocknet den Niederschlag, glüht ihn und wägt das vorhandene Eisenoxyd. Gefundenes $Fe_2O_3 \times 0,700$ = metallisches Eisen. Gefundenes $Fe_2O_3 \times 2,031$ = wasserfreies Ferrichlorid Fe_2Cl_6. Gefundenes $Fe_2O_3 \times 3,3812$ = krystallisirtes Ferrichlorid $Fe_2Cl_6 + 12H_2O$.

Aufbewahrung. In Glasflaschen mit Glasstopfen vor Tageslicht geschützt, weil durch Belichtung das Ferrichlorid zu Ferrochlorid reducirt wird. Man achte darauf, dass die Stopfen der Gefässe nach jedesmaligem Gebrauche gereinigt werden, weil sonst an Hals und Stopfen durch den Ammoniakgehalt der Zimmerluft hässliche Ausscheidungen von Eisenhydroxyden entstehen.

Anwendung. Eisenchloridlösung ist ebenso wie das feste Eisenchlorid das kräftigste der Eisenoxydsalze. Sie koagulirt Eiweiss, wirkt daher im konc. Zustande auf Schleimhäuten und Wunden ätzend, in starker Verdünnung adstringirend. Innerlich erzeugt sie in konc. Form heftige Magenentzündung. In starker Verdünnung zeigt sie allgemeine Eisenwirkung, stört aber die Verdauung. Man benutzt sie: Aeusserlich als Aetzmittel bei wildem Fleisch, Kondylomen, Diphtherie, als blutstillendes Mittel, verdünnt zu adstringirenden Injektionen. Innerlich nur selten und dann entweder in Form von Tropfen oder von Pillen.

Eisenchlorid verträgt sich nicht mit Natriumkarbonat, Tannin, gerbstoffhaltigen Aufgüssen, Schleimen, Gummi arabicum, Opium, Morphin, Secale cornutum, Ergotin, Eiweissstoffen, Quecksilbersalzen, Arsenik, Brechweinstein, Schwefelantimon etc. Helv. giebt für die Eisenchloridlösung als Höchstgaben: 1,0 g *pro dosi,* 4,0 g *pro die.*

Aether martiatus.
Aether Ferri muriatici.
Rp. Liquors Ferri sesquichlorati 5,0
 Aetheris 20,0.
Man lässt einen Tag unter häufigem Umschütteln
stehen und giesst dann den Aether ab.

Bacilli e Ferro sesquichlorato MARTIN.
Rp. Ferri sesquichlorati crystallisati
 Radicis Althaeae āā 1,0
 Glycerini q. s.
Fiat bacillum unum. Doses V.
Bei chronischer Metritis, Uteruskatarrh.

Collodium ferratum.
Collodium martiatum. Collodium hae-
mostaticum. Collodium stypticum.
Rp. Ferri sesquichlorati crystall. 2,0
 Collodii 18,0.
Aeusserlich, als blutstillendes Mittel.

Gossypium haemostaticum (Ergänzb.).
Gossypium stypticum (Nat. form.).
Eisenchloridwatte.

	Ergänzb.	Nat form.
Rp. Liquoris Ferri sesqui- chlorati (Ergänzb. = 1,28, Nat. form. = 1,387.)	500,0	500,0
Aquae	1100,0	500,0
Gossypii depurati	1000,0	500,0
Glycerini	—	500,0.

Glycerolatum martiatum CLAR.
Glycerinum cum Ferro sesquichlorato.
Rp. Liquoris Ferri sesquichlorati 2,5
 Glycerini 97,5.
Halbstündlich 1 Kaffeelöffel voll bei Croup, Diph-
therie.

Linimentum martiatum.
Rp. Liquoris Ferri sesquichlorati 20,0
 Aquae destillatae
 Glycerini āā 50,0.
Bei Krampfadern, Blutadern, Varices, jeden 3. bis
4. Tag das auf Leinwand gestrichene Liniment
aufzupressen.

Liquor aureus contra perniones.
Golden-Frostspiritus.
Rp. Liquoris Ferri sesquichlorati 20,0
 Spiritus diluti 30,0.
Die Frostanschwellung morgens und abends zu
bestreichen. Man lasse $^1/_2$ Stunde trocknen und
verbinde das Glied mit Watte.

Liquor haemostaticus ADRIAN.
Haemostaticum JANSEN.
Rp. Liquoris Ferri sesquichlorati
 Salis culinaris āā 10,0
 Aquae destillatae 30,0.

Mixtura antihaemoptoïca OPPOLZER.
Rp. Liquoris Ferri sesquichlorati 1,5
 Aquae destillatae 150,0
 Sirupi Papaveris 30,0
 Tincturae Opii simplicis 0,3.
Halbstündlich einen Esslöffel voll.

Tinctura Ferri ammoniata.
Tinctura Martis aperitiva. Aroph
Paracelsi.
Rp. Ammonii chlorati ferrati 5,0
 Spiritus diluti (70 Vol. Proc.) 20,0.
Man löst durch Digeriren und filtrirt mehrmals
täglich 30—60 Tropfen.

Tinctura Ferri Citro-Chloridi (Nat. form.).
Tasteless Tincture of Iron.
Rp. Liquoris Ferri sesquichlorati
 (1,387) 250,0 ccm
 Natrii citrici 460,0 g
 Spiritus (94 Vol. Proc.) 160,0 g
 Aquae destillatae q. s. ad 1 Liter.

Tinctura Ferri sesquichlorati.
Tinctura Ferri muriatici oxydati.
Rp. Liquoris Ferri sesquichlorati 5,0
 Spiritus diluti (70 Vol. Proc.). 20,0.

Unguentum Ferri sesquichlorati.
Unguentum haemostaticum.
Rp. Ferri sesquichlorati crystallisati 5,0
 Aquae destillatae 1,0
 Adipis 20,0.

Unguentum contra combustiones STARR.
STARR'sche Brandsalbe.
Rp. Liquoris Ferri sesquichlorati 2,0
 Vaselini 16,0.

Vet. Collodium stypticum.
Rp. Liquoris Ferri sesquichlorati 5,0
 Collodii 50,0.
Zum Bepinseln der Geschwüre am Ohr und an der
Schweifspitze.

Vet. Liquor vulnerarius stypticus.
Rp. Liquoris Ferri sesquichlorati 10,0
 Aluminii sulfurici 5,0
 Acidi benzoici e Toluolo 1,5
 Aquae communis 150,0.
Damit befeuchtete Charpie oder Leinwand in die
Wunde zu legen.

IV. Tinctura Ferri chlorati aetherea. Spiritus aethereus martiatus. Liquor anodynus martiatus. Tinctura nervina BESTUSCHEFF. Tinctura tonico-nervina BESTUSCHEFF. Tinctura aurea LAMOTTE. BESTUSCHEFF's Nerventropfen. LAMOTTE'S Goldtropfen.

Die von den einzelnen Pharmakopoën gegebenen Vorschriften weichen zwar
in den Mengenverhältnissen von einander ab. Sie stimmen aber zum Theil darin überein,
dass man die Mischungen in langen cylindrischen, gut verstopften Flaschen zunächst dem
Sonnenlichte aussetzen soll, bis sie farblos geworden sind. Dann soll man sie an einem
dunklen Orte unter öfterem Lüften des Stopfens lassen, bis sie wieder goldgelbe Färbung
angenommen haben. Die einzelnen Vorschriften lauten:

Austr. Spiritus Ferri sesquichlorati aethereus. Ferri sesquichlorati crystallisati $(Fe_2Cl_6+12H_2O)$ 15,0, Spiritus Aetheris (0,820) 180,0. Im Sonnenlicht entfärben, dann
wieder gelb werden lassen.

Brit. Tinctura Ferri perchloridi. Liquoris Ferri sesquichlorati fortis (spec.
Gew. = 1,42) 250 ccm, Spiritus von 90 Proc. 250 ccm, Aquae q. s. ad 1 Liter. Durch
einfaches Mischen zu bereiten.

Germ. Tinctura Ferri chlorati aetherea. Aetherische Chloreisentinktur. Liquoris Ferri sesquichlorati (spec. Gew. 1,280—1,282) 1,0, Aetheris 2,0, Spiritus 7,0. Im Sonnenlicht entfärben, dann wieder gelb werden lassen.

Helv. Spiritus aethereus ferratus. Liquoris Ferri sesquichlorati (Spec. Gew. 1,28—1,29) 1,0, Spiritus aetherei 9,0. Im Sonnenlicht entfärben und wieder gelb werden lassen.

U-St. Tinctura Ferri chloridi. Liquoris Ferri sesquichlorati (spec. Gew. 1,387) 250 ccm. Spiritus (94 Vol. Proc.) q. s. ad 1 Liter. Die Mischung soll vor der Abgabe mindestens drei Monate stehen, dann vor Licht geschützt in Glasstopfenflaschen aufbewahrt werden.

Tinctura Ferri Chloridi aetherea Nat. Form. ist = Tinctura Ferri chlorati aetherea Germ.

Man giebt diese mehrmals täglich zu 10—20—30 Tropfen in einem Glase voll Zuckerwasser bei Chlorose und Nervenschwäche.

Sirop de perchlorure de fer (Gall.). Liquoris Ferri sesquichlorati (spec. Gew. 1,26) 15,0, Sirupi Sacchari 985,0.

V. Ammonium chloratum ferratum. Eisensalmiak (Germ. Helv.). Chlorure de fer et d'ammonium. Ammonium muriaticum martiatum. Flores Salis ammoniaci martiales. Ist keine chemische Verbindung, sondern eine galenische Mischung.

Germ. Ammonii hydrochlorici 32,0 Th. werden in einer Porcellanschale mit Liquoris Ferri sesquichlorati (1,280—1,282 spec. Gew.) 9,0 Th. gemischt und unter fortwährendem Umrühren im Dampfbade zur Trockne verdampft. Es enthalte etwa 2,5 Th. metallisches Eisen. 10 ccm einer wässerigen Lösung, welche in 100 ccm = 5,6 g Eisensalmiak enthält, werden nach Zusatz von 2 ccm Salzsäure kurze Zeit zum Sieden erhitzt. Nach dem Erkalten fügt man 0,5 g Kaliumjodid hinzu und lässt 1 Stunde bei gewöhnlicher Temperatur im geschlossenen Glase stehen. Zur Bindung des ausgeschiedenen Jods sollen 2,5—2,7 ccm $^1/_{10}$-Normal-Natriumthiosulfatlösung erforderlich sein.

Helv. Liquoris Ferri sesquichlorati 1,0 Th., Ammonii hydrochlorici 6,0 Th., Aquae 3,0 Th. werden im Wasserbade unter Umrühren zur Trockne verdampft.

Pomeranzengelbes, krystallinisches, etwas hygroskopisches Pulver, in 3 Th. Wasser löslich.

Vor Licht geschützt aufzubewahren. Anwendung zu 0,1—0,3—0,5 g mehrmals täglich als roborirendes Eisenmittel und zur Beförderung des Auswurfes bei Bronchitis.

VI. Liquor Ferri oxychlorati (Germ). Ferrum oxychloratum solutum (Helv.). Liquor Ferri peroxychlorati. Eisensubchloridflüssigkeit. Peroxyde de fer soluble.

Eisenchloridlösungen sind im Stande, grosse Mengen von frisch gefälltem Ferrihydroxyd aufzulösen. Diese Lösungen haben eigenthümliche, rothbraune Färbung. Wenn das Eisenchlorid mit genügenden Mengen Ferrihydroxyd verbunden ist, so lässt sich in der Lösung das Chlor durch Silbernitrat nicht ohne weiteres nachweisen.

Darstellung. Diese ist nach Germ. und Helv. die gleiche, nur schreibt die Helv. einige überflüssige Umständlichkeiten zur Fällung des Ferrihydroxydes vor.

Man mischt 350 Th. Ferrichloridlösung (von 1,280—1,282 spec. Gew.) mit 1600 Th. kaltem destillirten Wasser. Sodann mischt man in einem hinreichend geräumigen Gefässe 350 Th. Ammoniakflüssigkeit (von 10 Proc. NH_3) mit 3200 Th. kaltem destillirten Wasser und giesst die Ferrichloridlösung unter Umrühren in die verdünnte Ammoniakflüssigkeit. Jede Temperaturerhöhung ist auszuschliessen; sehr zweckmässig ist es, die Ammoniakflüssigkeit durch Eintragen einiger Eisstücke kalt zu halten. Nach Beendigung der Fällung muss die Flüssigkeit deutlich nach Ammoniak riechen (!) und rothes Lackmuspapier bläuen. Auch hier ist (wie bei *Liquor Ferri acetici* S. 1092) darauf hinzuarbeiten, dass der Niederschlag wirklich aus normalem Ferrihydroxyd $Fe_2(OH)_6$ besteht und weder wasserärmere Hydrate noch Ferrioxychloride enthält. Riecht die Flüssigkeit zu Ende der Fällung nicht deutlich nach Ammoniak, so muss von diesem noch zugegossen werden. Da in dieser Anweisung schon ein Ueberschuss von Ammoniak vorgeschrieben ist, so würde das Eintreten dieses Falles darauf hinweisen, dass entweder die Ferrichloridlösung zu sauer oder die Ammoniakflüssigkeit zu schwach ist. Den Niederschlag sammelt man nach sechsstündigem Stehen auf einem leinenen Kolatorium und wäscht ihn unter Nachgiessen von destillirtem Wasser so lange aus, bis sich das Abtropfende, nach dem Ansäuern mit Salpetersäure, mit Silbernitrat nicht mehr trübt. Dann legt man die Kanten des Kolatoriums aneinander, und unter Umschnüren mit Bindfaden schliesst man es beutelförmig oder in einer Weise, dass das Kolatorium mit seinem Inhalte einem zugeschnürten Beutel ähnlich ist. Man legt es nun einige Stunden in destillirtes Wasser, hierauf den Beuteltheil auf den äusseren Boden einer umgestülpten porcellanenen Abdampfschale, so dass das aus dem Inhalte Abtropfende abwärts fliessen kann, drückt den Zipfeltheil des Kolatoriums mit den Händen aus, überdeckt den Beutel mit einer Porcellanplatte oder einem Teller und beschwert den Teller nach und nach 2stündlich mit Gewichten, so dass wohl die Flüssigkeit sehr langsam aus dem Niederschlage austreten, aber von dem Niederschlage selbst nichts durch die Maschen des Gewebes treten kann. Mittels einer Presse lässt sich dieses Ausdrücken im Anfang weniger zweckmässig bewerkstelligen. Nachdem der grösste Theil des Wassers aus dem Beutel allmählich ausgedrückt ist, kann man mit der Presse nachhelfen. Der Druck auf den Niederschlag kann bis zu 10—15 kg nach und nach verstärkt werden. Die Masse hat dann ein fast gleiches Gewicht wie die zur Fällung verwendete Ferrichloridlösung und eine bröcklige Konsistenz. Man giebt sie in eine tarirte Flasche mit weiter Oeffnung und übergiesst sie darin mit 30 Th. Salzsäure von 25 Proc. HCl. Man setzt einen Stopfen auf und schüttelt gut durch. Hierauf stellt man die Mischung an einen kühlen schattigen Ort und wiederholt das Umschütteln alle 3—4 Stunden. Im Verlaufe von 1—2 Tagen ist dann Lösung erfolgt. Wenn es nicht unbedingt nöthig ist, so vermeide man es, die Lösung durch Erwärmen zu befördern, wenn dies auch zulässig ist. Man verdünnt auf etwa 800 Th., lässt nun einige Tage absetzen, giesst die Lösung klar ab und bringt sie durch Zusatz von Wasser auf das vorgeschriebene spec. Gewicht.

Eigenschaften. Eine braunrothe, klare oder fast klare, sauer reagirende Flüssigkeit von nur schwach adstringirendem Geschmacke, in 100 Th. = 3,5 Th. metall. Eisen enthaltend. Das spec. Gewicht ist = 1,050 bei 15° C. Sie lässt sich mit Wasser, wenig Weingeist, auch mit Zuckerlösung ohne Trübung mischen. Konc. Salzlösungen scheiden Ferrihydroxyd aus; durch Kalilauge, Natronlauge oder Ammoniak wird gleichfalls Ferrihydroxyd gefällt. Kaliumferrocyanid erzeugt blaue, Gerbsäurelösung schwarze Fällung. Das Präparat gerinnt nach öfterem Erhitzen; in der Kälte durch Einwirkung von Spuren Schwefelsäure, Alkalien, Karbonaten und Sulfaten der Alkalien. Nicht verändert wird es durch Gegenwart kleiner Mengen von Salzsäure und Salpetersäure. Viele Neutralsalze, z. B. Ferrosulfat, Magnesiumsulfat, erzeugen Fällung. Beim Vermischen mit Eiweisslösung entsteht, wenn die Flüssigkeit völlig neutral gemacht wird, ein rostfarbener Niederschlag von Ferrialbuminat (s. S. 1095).

Seiner chemischen Zusammensetzung nach kann das Ferrioxychlorid aufgefasst werden als eine Verbindung von 1 Mol. $Fe_2Cl_6 + 8$ Mol. $Fe_3(OH)_6$. 100 Th. enthalten 3,5 Th. metallisches Eisen, entsprechend 7,07 Th. der Verbindung $Fe_2Cl_6 + 8 Fe_2(OH)_6$.

Prüfung. 1 ccm flüssiges Eisenoxychlorid wird mit 19 ccm Wasser verdünnt und hierauf mit 1 Tropfen Salpetersäure und 1 Tropfen Silbernitratlösung versetzt: die Flüssigkeit muss im durchfallenden Lichte klar erscheinen. Eine Trübung würde ungehörigen Chlorgehalt anzeigen. Es würde alsdann der Schluss zu ziehen sein, dass 1 Mol. Fe_2Cl_6 mit weniger als 8 Mol. $Fe_2(OH)_6$ verbunden ist. Die Verhältnisse sind genau einzuhalten, insbesondere ist nur 1 Tropfen Salpetersäure und 1 Tropfen Silbernitratlösung anzuwenden. Würde mehr Salpetersäure zugesetzt werden, so würde ein Gemisch von Ferrinitrat und Ferrichlorid entstehen und infolgedessen das Chlor durch Silbernitrat nachweisbar werden.

Zur quantitativen Bestimmung des Eisengehaltes kann man **a)** eine gewogene Menge mehrmals mit Salpetersäure eindampfen, glühen und den Rückstand als Ferrioxyd, Fe_2O_3, wägen, oder **b)** eine gewogene Menge mit einem Ueberschuss von Ammoniakflüssigkeit fällen, den Niederschlag auswaschen, trocknen, glühen und als Ferrioxyd wägen; **c)** massanalytisch verfahren: 5,6 g des Präparates werden mit 5 g Salzsäure schwach erwärmt, bis eine hellgelbe Lösung resultirt. Nach dem Erkalten fügt man 20 ccm Wasser und 2 g Jodkalium hinzu, und lässt 1 Stunde im verschlossenen Gefässe bei gewöhnlicher Wärme stehen. Alsdann füllt man zu 100 ccm auf und titrirt 20 ccm dieser Lösung mit $^1/_{10}$-Natriumthiosulfatlösung. Von letzterer müssen zur Bindung des ausgeschiedenen Jods 7 ccm verbraucht werden.

Aufbewahrung. Dieselbe erfolge in gut geschlossenen Gefässen an einem kühlen Orte, vor Sonnen- oder Tageslicht geschützt, da durch Einwirkung desselben die Abscheidung von Niederschlägen begünstigt wird.

Dispensation. Wird *Liquor Ferri oxydati dialysati* verordnet, so darf (Germ.), bez. soll (Helv.) Liquor Ferri oxychlorati abgegeben werden.

Sirupus Ferri dialysati, Sirupus Ferri oxychlorati (Hamb. Vorschr.). **Eisenoxychloridsirup.** Liquoris Ferri oxychlorati 40,0, Aquae destillatae 100,0, Sacchari 210,0. Enthält 0,56 Proc. metallisches Eisen.

VII. Liquor Ferri oxydati dialysati (Ergänzb.). Ferrum hydroxydatum dialysatum liquidum (Austr.). Dialysirtes, flüssiges Eisenhydroxyd. Dialysirtes Eisen.

Fer Bravais. Das thatsächlich durch Dialyse dargestellte Präparat ist dem Ferrioxychlorid zwar ziemlich ähnlich, aber doch nicht gänzlich mit demselben identisch.

Darstellung. 100 Th. Ferrichloridlösung verdünnt man mit 150 Th. destillirtem Wasser, kühlt die Mischung ab und versetzt sie in kleinen Antheilen unter Umrühren und Ausschluss jeder Erwärmung mit einer Mischung von 25 Th. Ammoniakflüssigkeit und 25 Th. Wasser. Wenn nach 1—2 Stunden die Flüssigkeit völlig klar geworden ist, fügt man ihr vorsichtig so viel Ammoniakflüssigkeit zu, bis eine bleibende, schwache Trübung entsteht und beseitigt diese durch vorsichtige Zugabe von etwas Ferrichloridlösung (klärt sich die Flüssigkeit nach dem ersten Zusatz von Ammoniak nach einiger Zeit nicht völlig, so giebt man natürlich kein Ammoniak mehr zu, sondern beseitigt die Trübung durch Zugabe von Ferrichloridlösung).

Diese Lösung giebt man in einen Dialysator und unterwirft sie in diesem solange der Dialyse (s. unten), bis sie neutral ist, und das die Membran umgebende Wasser nicht mehr bräunlich gefärbt ist und kein Chlor oder wenigstens nur Spuren desselben enthält. Ist dies der Fall, so bringt man die Lösung durch Eindunsten oder durch Verdünnen mit Wasser auf das spec. Gewicht 1,05.

Eigenschaften. Eine rothbraune, klare, neutrale, kaum nach Eisen schmeckende Flüssigkeit, welche sich von der sonst ähnlichen Ferrioxychloridlösung durch folgende Momente unterscheidet:

Die mit Wasser verdünnten (1 : 20) Lösungen zeigen folgendes Verhalten:

	Ferrioxychlorid	Dialysirtes Eisenhydroxyd
Ferrocyankalium	Blaue Fällung	Schwache Trübung ohne Färbung
Rhodanammonium	Blutrothe Färbung	Geringe Trübung, die Flüssigkeit wird heller gelb
Gerbsäure	Blauschwarze Ferritannatlösung	Trübung; auch nach mehrstündigem Stehen kein Niederschlag
Silbernitrat	10 ccm mit 3 Tropfen Salpetersäure zeigen nach Zusatz von 10 Tropfen Silbernitratlösung im auffallenden wie im durchfallenden Lichte starke Trübung	10 ccm mit 3 Tropfen Salpetersäure werden erst nach 30 Tropfen des Reagens im auffallenden Lichte trüb, im durchfallenden Lichte klar.

Die Lösung kann auf 70—80° C., ja bis zum Sieden erhitzt werden, ohne dass unlösliche Antheile sich ausscheiden, sie kann im Wasserbade zur Trockne abgedunstet werden, der Verdunstungsrückstand ist in Wasser löslich. Sie enthält bei einem spec. Gew. von 1,05 bei 15° C. = 3,5 Proc. metall. Eisen oder 5 Proc. Eisenoxyd.

Ihrer chemischen Zusammensetzung nach ist sie eine Lösung eines sehr stark basischen Ferrichlorids, d. h. das Ferrihydroxyd wird durch die möglichst geringste Menge Ferrichlorid in Lösung gehalten.

Prüfung. Werden 5 ccm des Präparates mit 5 ccm verdünnter Salpetersäure erwärmt, bis die Lösung gelb geworden ist, darauf mit 4,5 ccm $^1/_{10}$-Normal-Silbernitratlösung versetzt, so soll nach dem Umschütteln und Filtriren eine klare Flüssigkeit erhalten werden, welche durch Silbernitrat nicht mehr getrübt wird. **Vor Luft geschützt aufzubewahren.**

Dispensation. Von den Pharmakopöen schreibt nur die Austr. vor, dass ihr Ferrum hydroxydatum dialysatum liquidum in der That durch Dialyse bereitet werden soll.

Germ. sagt: Wenn Liquor Ferri oxydati dialysati verordnet wird, so darf Liquor Ferri oxychlorati gegeben werden. Helv.: Wenn Liquor Ferri dialysati verordnet wird, so soll Ferrum oxychloratum solutum gegeben werden.

Dialyse. Der Vorgang der Dialyse beruht bekanntlich darauf, dass zwei Flüssigkeiten von verschiedener Zusammensetzung, welche von einander durch eine Membran getrennt sind, sich durch diese hindurch ins Gleichgewicht zu setzen suchen, soweit wenigstens ihre diffusionsfähigen Bestandtheile, die sog. Krystalloide, in Betracht kommen. Als Membran benutzt man heute das für die Zuckerfabrikation fabricirte Dialysepergamentpapier (Osmose-Papier, s. S. 720). Man beachte wohl, dass nicht das gewöhnliche zu Verpackungszwecken dienende Pergamentpapier hierfür benutzt werden kann. Für Dialyse nur einigermassen grösserer Mengen benutzt man den nachstehenden, von Kruysse angegebenen Dialysator.

Der Dialysator besteht aus einem länglich-viereckigen flachen Kasten. Die lichte Weite entspricht 43 cm Länge bei 23 cm Breite und 3 cm Tiefe. An jeder der Breitseiten des Kastens ist eine Scheidewand von ebenfalls 3 cm Höhe eingesetzt, die am Boden befestigt ist und sich in einem Abstand von 2 cm von der Breitseite befindet, so dass zwei kleine Behälter entstehen, von welchen der eine für die Aufnahme des frischen Wassers dient, während der andere das verbrauchte Wasser aufnimmt. Zwischen diesen beiden schmalen Behältern befindet sich ein Raum von 38 cm Länge. Dieser Raum ist auf dem Boden mit einer Anzahl Leisten versehen, welche 5 mm breit und ebenso

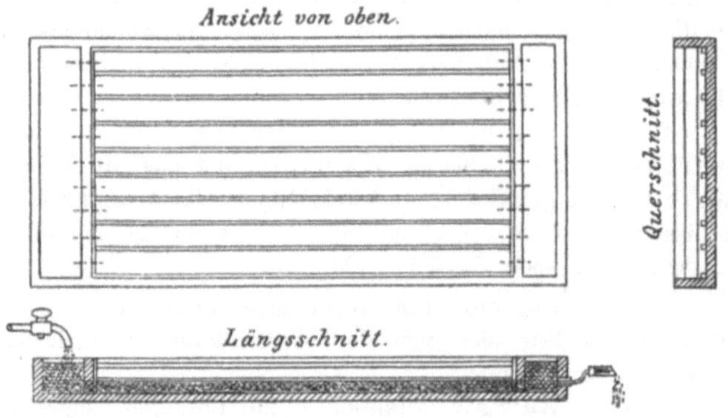

Fig 243. Dialysator nach Kruysse.

hoch in einem Abstand von 1,5 cm von einander parallel mit den Längsseiten laufen und sich an die Scheidewände anschliessen. Auf diese Leisten kommt das Pergamentpapier zu liegen. Die Länge und Breite des Papiers ist gleich der des mittelsten Raumes vermehrt um 6 cm. Man schlägt nun an allen vier Seiten des Papiers einen Streifen von 3 cm Breite aufwärts um die an den vier Eckpunkten entstehenden dreieckigen Stücke auf die Seite, so dass man ein flaches Papierkästchen erhält, welches gerade in den mittelsten Raum des Dialysators passt. Das Papier wird jetzt auf die Seiten aufgelegt, so dass die aufstehenden Seiten durch die Längsseiten des Kastens und die Scheidewände gestützt werden. Das Papier kann man sich der Bequemlichkeit halber auch auf einem gesonderten Rahmen falten, dessen Abmessungen um ein wenig kleiner sind als der Innenraum des Kastens; man setzt dann das auf dem Rahmen gefaltete Papier mit diesem in den Kasten und entfernt sodann den Rahmen wieder, da dieser sonst den Raum für die dialysirende Schicht unnöthig verkleinern würde. Man lässt nun das Wasser in das erste Reservoir einfliessen. Dasselbe gelangt durch Oeffnungen, welche unten in den Scheidewänden zwischen den Leisten angebracht sind, in den mittleren Raum, fliesst dort langsam an der Unterseite des Pergamentpapiers entlang und gelangt ebenfalls durch Oeffnungen in der zweiten Scheidewand in das dritte Reservoir, von wo es den Dialysator durch eine in der Nähe des Bodens durch die Aussenwand gebohrte Oeffnung von 1,5 cm Durchmesser verlässt.

Um zu verhüten, dass der Papierkasten zu stark auf die Leisten aufdrückt, hat man Sorge zu tragen, dass das Niveau der Flüssigkeit innerhalb in gleicher Höhe mit dem Wasser in den beiden Aussenbehältern zu stehen kommt. Dies lässt sich durch folgende Regulirung des Abflusses erreichen. In die Ausflussöffnung des Kastens wird mittels eines Korkes ein zweimal rechtwinklig gebogenes Glasröhrchen eingesetzt, so dass man durch Drehung des Röhrchens das Wasser im Dialysator leicht auf die gewünschte Höhe einstellen kann. Um das Abtropfen des Wassers zu befördern, ist ein weiteres, schief abgeschliffenes Röhrchen mittels eines Korkes aufgesetzt.

Man giesst nun die zu dialysirende Ferrioxychloridlösung in etwa 1 cm hoher Schicht in den Pergamentpapierkasten und lässt das Wasser, nachdem sich der Apparat gefüllt hat, so zulaufen, dass in der Minute etwa 30 Tropfen zu- und ablaufen.

Antimiasmatischer Likör von Dr. KOENE in Geertruidenberg, Mittel gegen Cholera, Ruhr, Typhus, Pocken, Rötheln, Scharlach, Masern, Diphtherie, ist Eisenchloridlösung mit viel freier Salzsäure.

LEGOUX's Mittel zur Behandlung des Schweissfusses. Liquoris Ferri sesquichlorati 30,0, Glycerini 10,0, Olei Bergamottae gtt. XX.

LÖFFLER's Diphtheriemittel. Spiritus 60,0, Toluoli 36,0, Liquoris Ferri sesquichlorati 4,0, Mentholi q. s. Die erkrankten Stellen werden alle 3—4 Stunden mit einem in obiger Lösung getränkten Wattebausch betupft.

WOLLMAR's Desinfektionsmittel. In den Handel gelangt eine Flüssigkeit und ein Pulver. Zur Darstellung werden Eisenoxydhydrat enthaltende Mineralien mit Sägemehl gemischt, zu Haufen geschichtet, diese mit Salzsäure befeuchtet und sich selbst überlassen. Das Ablaufende ist WOLLMAR's Desinfektionslösung, das Zurückbleibende WOLLMAR's Desinfektions-Streupulver. Beide enthalten wechselnde Mengen Ferrochlorid und Ferrichlorid. B. FISCHER fand: Wasser 43,2, Gesammteisen (Fe) 11,4, davon Fe_2O_3 in Wasser löslich 9,5, Fe_2O_3 in Salzsäure löslich 6,9, ferner Chlor 10,3, Kieselsäure und Sand (in HCl unlöslich) 8,4, Sägemehl 12,7.

Eisencognac von GOLLIEZ enthält in 100 ccm = 0,5 g Eisenoxyd und 18,5 g Alkohol und wird daher dargestellt durch Versetzen von 10 ccm Ferrioxychlorid mit 90 Th. eines Branntweins von 20 Gewichtsprocent Alkohol (möglicherweise eine Mischung aus gleichen Theilen Cognac und Wasser) B. FISCHER.

Ferrum sulfuratum.

Ferrum sulfuratum. Ferrosulfid. Schwefeleisen. Einfach-Schwefeleisen. Sulfure de fer. Sulfid of iron. FeS. Mol. Gew. = 88. Man hat von dieser Verbindung zwei Modifikationen: das auf trockenem Wege und das auf nassem Wege bereitete, zu unterscheiden.

I. Ferrum sulfuratum fusum. Ferrum sulfuratum (Ergänzb.). Sulfure de fer par voie sèche (Gall.).

Dieses Präparat wird von chemischen Fabriken in genügender Reinheit bezogen, und nur im Nothfall bewirkt man seine Darstellung im pharmaceutischen Laboratorium.

60 Th. reine Eisenfeile und 45 Th. sublimirter Schwefel werden abwechselnd in 0,3 cm dicken Lagen in einen irdenen Schmelztiegel bis zu $^3/_4$ seines Rauminhaltes unter Drücken eingeschichtet. Dann wird der Tiegel, nachdem er mit dem Deckel geschlossen ist, zwischen Kohlen erhitzt. Schon bei verhältnissmässig mässiger Hitze verbindet sich das Eisen mit dem Schwefel. Es tritt eine sehr lebhafte Reaktion ein, welche sich durch Auftreten reichlicher Schwefeldämpfe zu erkennen giebt. Man erhitzt alsdann unter Verstärkung des Feuers weiter, bis der überschüssige Schwefel verdampft und das gebildete Schwefeleisen geschmolzen ist, und giesst den Fluss entweder auf eine Eisenplatte oder in Stabformen aus.

Eigenschaften. Dunkelgraue oder grauschwarze, nach längerer Aufbewahrung auch broncefarbene, zusammengesinterte, stellenweise blasige, harte Massen ohne Geruch und Geschmack, vom spec. Gew. 4,7. In verdünnten Säuren (HCl oder H_2SO_4) muss es nahezu ohne Rückstand unter Entwickelung von Schwefelwasserstoff gelöst werden. Das entwickelte Gas muss nahezu vollständig von Kalilauge absorbirt werden (Wasserstoff wird nicht absorbirt). Wird das in einer Waschflasche mit Wasser gewaschene Gas in rauchende Salpetersäure geleitet, so darf beim Verdampfen derselben kein Rückstand hinterbleiben, der, in den MARSH'schen Apparat gebracht, Flecken oder Spiegel von Arsen verursacht.

Aufbewahrung. An einem trockenen Orte, in gut geschlossenen Gefässen.

Anwendung. Zur Darstellung von Schwefelwasserstoffgas s. S. 118. Man unterscheidet im Handel verschiedene Sorten dieses Schwefeleisens. Die gewöhnliche Sorte, von welcher 1 kg etwa 25 Pfg. kostet, enthält stets noch geringe Mengen von Arsen. Zur toxikologischen Analyse verwendet man Ferrum sulfuratum absolut arsenfrei zur forensischen Analyse, von welchem sich 1 kg im Einkauf auf 4 Mk. stellt.

Hepar Sulfuris martiale, ein Gemisch aus Kaliumsulfid und Ferrosulfid. 40 Th. trocknes Kaliumkarbonat, 40 Th. gewaschener sublimirter Schwefel und 20 Th. feine Eisenfeile oder Eisenpulver werden gemischt in einen Tiegel gefüllt und wie oben bei Bereitung des Ferrosulfids bemerkt ist behandelt. Eine graubraune Masse, welche in wohl verstopfter Flasche aufzubewahren ist.

II. Ferrum sulfuratum praecipitatum. Ferrum sulfuratum hydratum. Sulfure ferreux par voie humide (Gall.). Frisch gefälltes Schwefeleisen. Die Gall. lässt

es bereiten durch Fällung einer Lösung von 139,0 g krystall. Ferrosulfat mit einer Lösung von 120,0 g krystall. Natriummonosulfid ($Na_2S + 9H_2O$).

Bereitung. 32,0 g krystallisirtes Ferrosulfat werden zu Pulver verrieben mit 50,0 g Aetzammon und 1000,0 g Wasser übergossen. In die bisweilen umzurührende Flüssigkeit wird nun Schwefelwasserstoffgas bis zur Uebersättigung eingeleitet. Der Niederschlag wird in einem Filter gesammelt, mit etwas Wasser ausgewaschen und für irgend einen Zweck (zur Darstellung einer Mixtur, eines Sirups etc.) verwendet. Er enthält 10,0 g Ferrosulfid.

Man beachte, dass das Präparat nicht getrocknet wird, sondern stets noch feucht zur Verwendung gelangt. Will man es aufbewahren, so geschieht dies unter ausgekochtem destillirtem Wasser oder unter Schwefelwasserstoffwasser in kleinen, völlig gefüllten Flaschen. — Verwendung findet das Schwefeleisen gelegentlich als Antidot bei Metallvergiftungen.

Sirupus Ferri sulfurati, Schwefeleisensirup. Der nach vorstehender Vorschrift gewonnene Ferrosulfidniederschlag (aus 32,0 g kryst. Ferrosulfat) wird mit 500,0 destillirtem Wasser, in welchem 5,0 kryst. Natriumkarbonat und 2,0 trocknes Aetznatron gelöst sind, ausgewaschen, dann, so feucht wie er ist, sofort mit 125,0 Zuckerpulver versetzt und im geschlossenen Gefäss bis zur Auflösung des Zuckers digerirt. Endlich wird mit soviel destillirtem Wasser verdünnt, dass das Gewicht des Sirups 200,0 beträgt. Dieser Sirup enthält gut umgeschüttelt etwa 5 Proc. Ferrosulfid.

Er wird zum Gebrauch jedesmal frisch bereitet. Man giebt ihn (am besten mit Magnesiamilch, Lac Magnesiae, abwechselnd) bei Vergiftungen mit Metall-, besonders Blei- und Quecksilbersalzen nach Umständen zu $1/2$—1 Esslöffel alle halbe bis ganze Stunden und nach jeder Dosis ebensoviel von der Magnesiamilch. Vorzuziehen ist die alsbaldige Mischung von 200,0 des Ferrosulfidsirups mit einer Mischung aus 5,0 Magnesia usta in 50,0 Wasser oder auch das Duflos'sche Präparat.

Magnesia cum Ferro sulfurato in Aqua. Antidotum Duflosii, Duflos' Antidotum. Der aus 32,0 krystallisirtem Ferrosulfat gewonnene Ferrosulfid-Niederschlag wird mit 8,0 gebrannter Magnesia und 56,0 Wasser gut durchmischt und endlich mit soviel Wasser versetzt, dass die Mischung 160,0 beträgt.

Es wird in ganz gefüllten, gut verstopften Flaschen an einem kühlen Orte aufbewahrt.

Ferrum sulfuricum oxydulatum.

I. Ferrum sulfuricum (Austr. Germ. Helv.). **Sulfate ferreux officinal** (Gall.). **Ferri Sulphas** (Brit. U-St.). **Ferrum sulfuricum purum seu crystallisatum. Vitriolum Martis purum. Reiner Eisenvitriol. Ferrosulfat. Reines schwefelsaures Eisenoxydul.** $FeSO_4 + 7H_2O$. **Mol. Gew. = 278.** Man kann dieses Präparat sowohl in gut ausgebildeten Krystallen als auch in Form eines krystallinischen Pulvers gewinnen.

Darstellung. A) der Krystalle. 1000 g destillirtes Wasser werden in einem Kolben von etwa 3 Litern Fassungsraum durch Umschwenken des Kolbens in wirbelnde Bewegung versetzt, worauf man 250 g reine konc. Schwefelsäure in dünnem Strahle zufliessen lässt. In diese Mischung trägt man 165 g Eisendraht, der durch Abreiben gereinigt und in Bündel zusammengedreht ist, ein. Sobald die Wasserstoffentwickelung nachlässt, erwärmt man den Kolben im Dampfbade, zunächst kurze Zeit, später andauernd, bis die Wasserstoffentwickelung aufhört. — Die so erzielte Lösung wird in eine Flasche, welche 30 Th. verdünnte Schwefelsäure enthält, hineinfiltrirt. Alsdann dampft man das Filtrat bis zum Salzhäutchen ein und lässt es an einem kühlen Orte krystallisiren. Die Krystalle lässt man in einem Trichter abtropfen, wäscht sie mit wenig Wasser, dann mit etwa 50 procentigem Alkohol nach und trocknet sie durch Wälzen auf Filtrirpapier bei gewöhnlicher Temperatur. Man passt den Zeitpunkt ab, wenn die Krystalle trocken sind, und bringt sie alsdann sogleich in die Gefässe, lässt sie nicht durch unnöthiges Liegen an der Luft verwittern. — Es mag hier gleich bemerkt werden, dass das Ferrosulfat aus der neutralen oder aus schwachsaurer Lösung in bläulichgrünen, aus stark schwefelsaurer Lösung aber in grasgrünen Krystallen anschiesst.

B) des Krystallpulvers. Man löst wie sub A 165 g Eisendraht in einer Mischung von 1000 g Wasser und 250 g konc. Schwefelsäure und filtrirt diese Lösung noch warm in ein Gefäss, welches 500 g Alkohol (90—95 Vol. Proc.) enthält, der während des Einfiltrirens der Lösung durch Umrühren mit einem Glasstabe in Bewegung erhalten wird. Das Ferrosulfat scheidet sich alsdann in Form eines blass-bläulichgrünen Krystallpulvers ab. Das Krystallpulver sammelt man nunmehr auf einem leinenen Kolatorium, wäscht es mit 50 procentigem Weingeist, bis es nur noch sehr schwach sauer reagirt, presst es alsdann leicht ab und trocknet durch Wälzen auf Filtrirpapier und Ausbreiten auf diesem in dünner Schicht, bis es lufttrocken geworden ist. Das lufttrockne Präparat bringt man sogleich in die Aufbewahrungsgefässe.

Eigenschaften. Entweder blass-grünlich-blaue, schiefrhomboidische (monokline) Krystalle oder ein weisslich-blassblau-grünliches Krystallpulver, löslich in 1,8 Th. Wasser von gewöhnlicher Temperatur oder in 0,5 Th. Wasser von 100° C., in Alkohol oder Aether unlöslich. Die wässerige Lösung ist blass grünlich-blau, reagirt sehr schwach sauer und verwandelt sich unter Sauerstoffaufnahme aus der Luft allmählich in eine Ferroferrisalzlösung, welche eine braungelbe Farbe hat und ein gelbes basisches Salz (Ferroferrioxysulfat) absetzt. Diese Oxydation kann einige Zeit verzögert werden durch Ansäuern der wässerigen Lösung mit etwas verdünnter Schwefelsäure. Beim Liegen an der Luft verwittern die Krystalle des Ferrosulfats allmählich, bei einer Temperatur von 30—40° C. ziemlich schnell, zu einer fast weissen Masse. Sind die Krystalle feucht oder befinden sich dieselben in feuchter Luft, so werden sie braungelb unter Bildung von Ferroferrioxysulfat. Erhitzt, schmelzen die Krystalle, lassen bei 100° C. $^6/_7$ ihres Krystallwassers abdunsten, verlieren aber erst zwischen 250—300° C. das letzte $^1/_7$ Krystallwasser, das sogenannte Konstitutionswasser.

Das bei gewöhnlicher Temperatur aus der koncentrirten Lösung krystallisirende und das durch Alkohol gefällte Ferrosulfat haben beide die Zusammensetzung $FeSO_4 + 7H_2O$. Bei 80° C. krystallisirt aus der gesättigten Lösung ein Salz von der Zusammensetzung $FeSO_4 + 4H_2O$ in geraden, rhombischen Säulen.

Prüfung. 1) Die mit ausgekochtem destillirten Wasser bereitete wässerige Lösung reagire nur schwach sauer (stark saure Reaktion zeigt freie Schwefelsäure an) und werde nach dem Ansäuern mit Salzsäure durch Schwefelwasserstoff nicht verändert. (Dunkle Färbung oder Fällung = Kupfer oder Blei.) — 2) Werden 2 g des Salzes in wässeriger Lösung mit Salpetersäure oder Bromwasser oxydirt und dann mit einem Ueberschusse von Ammoniakflüssigkeit versetzt, so darf das farblose Filtrat durch Schwefelwasserstoffwasser nicht verändert werden, auch beim Abdampfen und Glühen einen wägbaren Rückstand nicht geben. Blaufärbung der ammoniakalischen Lösung würde Kupfer, ein durch Schwefelwasserstoff entstehender weisser Niederschlag würde Zink anzeigen, ein glühbeständiger Rückstand würde Magnesium und Alkalisalze anzeigen. 3) Wird 1 g des Ferrosulfats mit Natronlauge erhitzt, so darf der Geruch nach Ammoniak nicht auftreten (Verwechslung mit dem ähnlich aussehenden Ferro-Ammoniumsulfat).

Spec. Gewicht und Gehalt der Lösungen an krystallisirtem Ferrosulfat bei 15° C.

Proc. $FeSO_4 + 7H_2O$	Spec. Gew. bei 15° C.	Proc. $FeSO_4 + 7H_2O$	Spec. Gew. bei 15° C.	Proc. $FeSO_4 + 7H_2O$	Spec. Gew. bei 15° C.	Proc. $FeSO_4 + 7H_2O$	Spec. Gew. bei 15° C.	Proc. $FeSO_4 + 7H_2O$	Spec. Gew. bei 15° C.
40	1,239	32	1,187	24	1,137	16	1,088	8	1,043
39	1,232	31	1,180	23	1,131	15	1,082	7	1,037
38	1,226	30	1,174	22	1,125	14	1,077	6	1,032
37	1,219	29	1,168	21	1,118	13	1,071	5	1,027
36	1,213	28	1,161	20	1,112	12	1,065	4	1,021
35	1,206	27	1,155	19	1,106	11	1,059	3	1,016
34	1,200	26	1,149	18	1,100	10	1,054	2	1,011
33	1,193	25	1,143	17	1,094	9	1,048	1	1,005

II. Ferrum sulfuricum siccum (Austr. Germ. Helv.). **Ferri Sulphas exsiccatus** (Brit. U-St.). **Ferrum sulfuricum exsiccatum. Entwässertes Ferrosulfat. Getrocknetes Ferrosulfat.**

Darstellung. Man legt Ferrosulfat (als Krystallmehl) zwischen zwei Fliesspapierschichten, in ungefähr 0,5 cm dicker Schicht locker ausgebreitet, an einen Ort, welcher 20—30° C. warm ist. In einer über 45° C. hinausgehenden Wärme würde das Salz schmelzen. Die Kryställchen verwittern bei lauer Wärme oberflächlich in kurzer Zeit und schmelzen dann, in die Wärme des Wasserbades gebracht, nicht mehr. In letzterer lässt man das Pulver unter bisweiligem Umrühren $1^1/_2$—2 Tage, um es schliesslich noch eine Stunde hindurch im Sandbade bei ca. 120° C. zu erhitzen, nach welcher Zeit die Verdampfung der 6 Mol. Wasser sicher vollendet sein wird. Das in eine tarirte Porcellanschale übergeführte Salz wird wiederholt bezüglich seines Gewichtsverlustes kontrollirt und ist genügend entwässert, wenn 100 Th. auf 64 Th. reducirt sind. Völlig vom Krystallwasser ($6 H_2O$) befreit, beträgt der Rückstand 61,15 Proc.

Würde man das Krystallpulver sofort im Wasserbade auch mit aller Vorsicht langsam erwärmen, so kann dennoch leicht Schmelzung eintreten. Das geschmolzene Salz müsste erkaltet wieder zu einem Pulver zerrieben werden.

Eigenschaften. Ein weisses, in Wasser unter Selbsterwärmung langsam, aber völlig lösliches Pulver, welches ungefähr die Zusammensetzung $FeSO_4 + H_2O$ hat. Auf seine Reinheit ist es wie das krystallisirte Salz zu prüfen.

Bestimmung des Eisengehaltes. Die Lösung von 0,2 g des getrocknetes Ferrosulfates in 10 ccm verdünnter Schwefelsäure werde mit Kaliumpermanganatlösung (5 = 1000) bis zur bleibenden Röthung versetzt; nach eingetretener Entfärbung, welche nöthigenfalls durch Zusatz von einigen Tropfen Weingeist veranlasst werden kann, werde 1 g Kaliumjodid zugegeben, und die Mischung bei gewöhnlicher Wärme im geschlossenen Gefässe eine Stunde lang stehen gelassen; es müssen alsdann zur Bindung des ausgeschiedenen Jods mindestens 10,8 ccm der $^1/_{10}$-Normal-Natriumthiosulfatlösung verbraucht werden, entsprechend einem Gehalte von 20,14 Proc. metall. Eisen. Das getrocknete Ferrosulfat wird namentlich zur Bereitung der Pilulae aloëticae ferratae gebraucht. Es ist in einem gut verschlossenen Gefässe vor Feuchtigkeit geschützt aufzubewahren, da es sonst Wasser aus der Luft aufnimmt und theilweise wieder in das wasserhaltige Salz übergeht.

Aufbewahrung. Das krystallisirte und das durch Alkohol gefällte Ferrosulfat sind beide lange Zeit haltbar (das durch Alkohol gefällte ist aber immer das haltbarere), wenn sie völlig lufttrocken und frei von ungebundener Schwefelsäure sind. Sind sie aber feucht oder enthalten sie freie Schwefelsäure, oder hat feuchte Luft zu ihnen Zutritt, so oxydiren sich die Krystalle, indem sie sich oberflächlich mit rostfarbigen Flecken bedecken. Es ist also wesentlich, das gut gewaschene und völlig lufttrockene Salz in trockene, nicht zu grosse Gefässe zu füllen und diese gut zu verstopfen.

Anwendung. Das reine Ferrosulfat ist ein kräftiges Eisenmittel und beschränkt besonders die Absonderung der Schleimhäute der Verdauungswege. In grossen Gaben wirkt es ätzend und erzeugt Entzündung der Magenschleimhaut. Man giebt es innerlich zu 0,05—0,1—0,2 g drei- bis viermal täglich bei inneren Blutungen, chronischen Katarrhen des Darmkanals, der Lungen und Urogenitalorgane, Chlorose, Wurmleiden. Aeusserlich wendet man es als Adstringens zu Einspritzungen, Waschungen etc. an bei Schleimflüssen, Nasenbluten, bei Auflockerung der Bindehaut, bei Hornhautflecken etc. In der Pharmacie dient es zur Bereitung verschiedener Eisenpräparate und als Reagens.

Ueber die Wirkung des Eisens und seiner Präparate ist S. 1089 das Nothwendigste angeführt.

Ferri Sulphas granulatus (U-St.) ist das durch Alkohol gefällte, krystallinische Ferrosulfat.

III. Ferrum sulfuricum crudum (Germ. Helv.). **Sulfate ferreux du commerce** (Gall.). **Vitriolum Martis. Eisenvitriol. Grüner Vitriol. Kupferwasser. Rohes**

Ferrosulfat. Wird von den Vitriolwerken meist aus Schwefelkiesen dargestellt und gelangt in grossen Mengen in den Handel.

Der Eisenvitriol ist nie rein, sondern gewöhnlich mit den Sulfaten von Mangan, Zink, Kupfer, Thonerde etc. verunreinigt. Eine gute Waare ist ziemlich durchsichtig, trocken, von bläulichgrüner oder grünlicher Farbe, in der Regel etwas verwittert und mässig oxydirt, daher sind die Krystalle zum Theil meist beschlagen und stellenweise mit gelblichen Partikeln bedeckt. Sie bildet grössere Krystallklumpen, untermischt mit einzelnen Krystallen und Bruchstücken derselben. Die grossen Krystalle sind die besten. Mit vielem Krystallgruss untermischte, kleinstückige, an der Oberfläche bräunlichgelbe, sowie eine schwärzlichdunkelgrüne (Schwarzvitriol) Waare ist zu verwerfen oder nur zur Bereitung der Gallustinte oder zu Desinfektionszwecken anwendbar.

Die wässerige Lösung (1 = 5) darf einen erheblichen, ockerartigen Bodensatz nicht fallen lassen und muss nach dem Filtriren eine blaugrüne Farbe zeigen. Nach dem Ansäuern darf sie durch Schwefelwasserstoffwasser nur schwach gebräunt werden.

Kleinere Mengen des Eisenvitriols bewahrt man in Steinzeuggefässen, grössere Mengen in Holzkästen oder in Holzfässern an einem kühlen, schattigen Orte auf.

Anwendung. Der Eisenvitriol wird äusserlich zu Bädern (25,0—50,0 auf ein Vollbad) angewendet und besonders zur Desinfektion von Fäkalmassen (um theils Ammon, theils Schwefelwasserstoff zu binden oder zu zerstören) für sich in Auflösung, oder als Pulver oder in Mischung mit Aetzkalkpulver gebraucht; er ist indessen lediglich als Desodorirungsmittel, nicht als Desinfektionsmittel anzusehen.

Balneum Vichiense
Bain de Vichy.

Rp.   Natrii bicarbonici pulverati   500,0
      Salis culinaris   20,0
      Natrii sulfurici crystallisati   130,0.
Misce.   Signa: Salze I.

Rp.   Calcii chlorati crystallisati 130,0.
Signa: Salze II.

Rp.   Magnesii sulfurici   33,0
      Ferri sulfurici   2,0.
Misce.   Signa: Salze III.
In das Bad, aus 200—250 Litern Wasser bestehend, werden zuerst Salze I, nach dem Umrühren Salze II und zuletzt Salze III gegeben. Vergl. auch S. 442.

Lapis stypticus KNAUPP.
Poudre adstringente de KNAUPP (Gall.).
Heilstein.

Rp.   1. Ferri sulfurici cryst.
      2. Aluminis crudi   āā 50,0
      3. Ammonii hydrochlorici
      4. Zinci sulfurici cryst.
      5. Cupri oxydati   āā 3,0.
Man schmilzt 1—4, rührt 5 darunter und giesst auf eine Eisenplatte aus. Ein wie eine wälsche Nuss grosses Stück wird in einem Liter warmem Wasser gelöst und mittelst Kompressen auf wunden Hautstellen, Wunden, Hautausschlägen etc. bei Menschen und Vieh, in zwei Litern Wasser gelöst auch als Augenwasser angewendet.

Liquor stypticus BRIGHTON.

Rp.   Ferri sulfurici crystallisati 3,0
      Aquae destillatae   60,0.
Aeusserlich (mit der erwärmten Flüssigkeit getränkter Schwamm mittelst Rollbinde aufzulegen, nebenher ein Laxans und Gebrauch von Chinin und Ferrichlorid bei Phlegmatia alba dolens puerperarum).

Pilulae antiblennorrhagicae MOST.

Rp.   Ferri sulfurici crystallisati
      Kino
      Extracti Gentianae
      Terebinthinae coctae   āā 8,0.
Fiant pilulae ducentae (200).
Dreimal täglich 5—6 Pillen (bei inveterirten Blennorrhagien).

Pilulae antichloroticae KAEMPF.
KAEMPF's Rothe-Backen-Pillen.

Rp.   Ferri sulfurici crystallisati 5,0
      Extracti Myrrhae
      Galbani   āā 15,0
      Extracti Aurantii corticis q. s.
Fiant pilulae centum et quinquaginta (150).
Täglich 4—5mal fünf Pillen.

Pilulae Ferri cum Magnesia.
Eisen-Magnesia-Pillen.
I. Ergänzb.

Rp.   1. Ferri sulfurici cryst.   20,0
      2. Sacchari pulverati   2,0
      3. Aquae destillatae   10,0
      4. Glycerini   2,0
      5. Magnesiae ustae   7,4
      6. Tragacanthae   0,8
      7. Radicis Althaeae   2,0.
Man löst 1—4 unter Erwärmen im Wasserbade, mischt 5 hinzu und dampft auf 35,4 ein. Der Rückstand wird mit 6 und 7 zur Pillenmasse angestossen, aus welcher 120 Pillen zu formen sind.

II. Form. Berol.

Rp.   Ferri sulfurici cryst. 9,0
      Magnesiae ustae   1,0
      Glycerini   q. s.
Fiant pilulae No. 60.

Pulvis desinfectorius SIRET.

Rp.   Ferri sulfurici cryst. 1000,0
      Zinci sulfurici   50,0
      Gipsi   2000,0
      Carbonis Ligni   100,0.

Pilulae nervinae Norveg.
Rp. Ferri sulfurici
  Asae foetidae
  Extracti Gentianae āā 5,0
  Pulveris Gentianae   q. s.
Fiant pilulae 100.

Pulvis aërophorus ferruginosus.
Poudre gazogène ferrugineuse (Gall.),
Rp. Acidi tartarici   80,0
  Natrii bicarbonici   60,0
  Sacchari   260,0
  Ferri sulfurici cryst. 3,0.

Pulvis martiatus externus DAUVERGNE.
Rp. Ferri sulfurici crystallisati 10,0
  Carbonis Ligni   30,0.
Fiat pulvis subtilissimus.
D. S. Aeusserlich (abends auf das Kinn auszu-
breiten bei der Kinnflechte).

Species ad balneum ferruginosum.
Eisenbad.
I. Balneum mitius.
Rp. Ferri sulfurici crudi 100,0.
D. S. No. 1.

Rp. Acidi tartarici 20,0.
D. S. No. 2.

Rp. Natrii bicarbonici pulverati 60,0.
D. S. No. 3.
In dieser Reihenfolge werden die Substanzen dem
Badewasser zugesetzt, nach jedem Zusatze einige
Male umgerührt.

II. Balneum fortius.
Rp. Ferri sulfurici crudi 150,0
  Salis marini   300,0.
D. S. Auf ein Bad.

Sirupus Ferri sulfurici.
Sirupus chalybeatus WILLIS
Rp. Ferri sulfurici crystallisati 2,0
  Sirupi Sacchari   100,0.

Vet. **Electuarium anticoryzarium.**
Rp. Vitrioli Martis   50,0
  Foliorum Digitalis   30,0
  Herbae Conii   15,0
  Lichenis Islandici 250,0
  Radicis Liquiritiae
  Farinae secalinae āā 200,0
  Aquae   q. s.
Fiat electuarium.
Vierstündlich so viel wie ein Hühnerei gross (bei
bösartiger Druse der Pferde).

Vet. **Injectio uterina.**
Rp. Ferri sulfurici   2,0
  Lactis vaccini 750,0.
(Bei Gebärmutterentzündung der Kühe. Neben-
her Gaben einer Latwerge aus Kali nitric., Na-
trium nitricum, Natrium sulfuricum.)

Vet. **Pulvis contra haematuresin.**
Rp. Vitrioli Martis   30,0
  Radicis Althaeae
  Radicis Imperatoriae
  Rhizomatis Calami āā 90,0.
Fiat pulvis Divide in partes aequales decem (10).
Täglich viermal ein Pulver mit Wasser zu geben
(bei Blutharnen der Rinder).

Vet. **Pulvis roborans.**
Für genesendes Rindvieh.
Rp. Ferri sulfurici cryst.
  Radicis Gentianae pulv.
  Fructus Carvi pulv. āā.

Vet. **Trinkwasser für das Geflügel**
bei Hühnercholera.
Rp. Ferri sulfurici 5,0
  Aquae   500,0.

Massa pilularum Blaudii, haltbare. A) Man erhitzt im Wasserbade Ferri sulfurici praecipitati 500,0, Natrii bicarbonici, Kalii carbonici āā 250,0, Sacchari albi 150,0,
Aquae destillatae 120,0, bis die Kohlensäure-Entwickelung nachlässt, setzt Gummi arabici
pulv., Radicis Liquiritiae āā 40,0 hinzu und dampft auf 1000,0 ein. 20,0 g Masse liefern
100 Pillen mit je 0,1 g Ferrum sulfuricum. Die Masse hält sich in gut schliessenden Gefässen unverändert. **B)** Nach MIEHLE: Ferri sulfurici crystall. 1200,0, Sacchari pulv. 400,0,
Glycerini 350,0, Magnesiae ustae 100,0, Kalii carbonici, Natrii bicarbonici āā 600,0. Man
mischt in der angegebenen Reihenfolge zusammen, rührt mit 1000,0 heissem Wasser an,
dampft zur Breikonsistenz ein, giebt 30,0 Radix Althaeae pulv. hinzu, dampft weiter ein,
bis die Masse bröcklig wird, fügt noch 170,0 Radix Althaeae zu und mischt nach Entfernung vom Dampfbade sorgfältig. Das Endgewicht betrage 3000,0. 37,5 g der Masse
enthalten 15,0 g Ferrosulfat.

Farmer's Friend. DOWN's Pulver gegen Brand in Getreide, zur Beseitigung
der Schnecken, Erdflöhe, Würmer etc.: Eisenvitriol 67,5 Th., Kupfervitriol 18,5 Th.,
Arsenige Säure 13,8 Th., Sand 0,2 Th.

Fungivore von GENSOUL in Toulon, zur Bekämpfung von Oïdium, Peronospora etc. auf Reben und Obstbäumen. Gemisch von Schwefel und Eisenvitriol.

Lammerlähme-Mittel von SEER. **No. I.** Grobes Pulver aus: Kalmus 50,0, Angelika-
wurzel 100,0, Chamillenpulver 160,0, Kaliumsulfat 60,0, Eisenvitriol 120,0, Bolus roth,
Bolus weiss je 30,0, Schwefel 120,0, Kräuterpulver 200,0, Hagebuttenkörner 15,0.
No. II. Ein feines Pulver aus Kampher 1,0, Aloë 8,0.

LEIDLOFF's Desinfektionspulver. Gemisch aus rohem Eisenvitriol und Gips.
Kann nicht als Desinfektionsmittel angesehen werden.

Mittel gegen Brand des Getreides von ARKENBOUT in Gonda. Kupfervitriol
9,0 Th., Eisenvitriol 53,0 Th., Arsenige Säure 35,0 Th.

Reblausmittel von BOGBEAU. Natriumphosphat 3,0 Th., Ammoniumphosphat 1,0 Th.,
Ammoniumchlorid 4,0 Th., Kaliumsulfat 3,0 Th., Natriumkarbonat 5,0 Th., Schwefelblumen
6,0 Th., Eisenvitriol 178,0 Th.

Urinal-Cakes zur Desinfektion von Klosets. Eine Mischung von Kupfervitriol, Eisenvitriol, Zinkvitriol, Alaun und Natriumsulfat, die mit Hilfe von Colophonium in die Form von Kuchen gebracht ist.

IV. Ferrum sulfuricum oxydulatum ammoniatum (Ergänzb.). Ferro-Ammonium sulfuricum. Ferrum sulfuricum ammoniatum. Ammonium-Ferrosulfat. Eisendoppelsalz. MOHR'sches Salz. Eisenoxydulammonsulfat. $FeSO_4 . (NH_4)_2 . SO_4 + 6H_2O$. Mol. Gew. = 392.

Eine Lösung von 100 Th. reinem Ferrosulfat und 48 Th. Ammoniumsulfat in 600 Th. destillirtem Wasser und 5 Th. verdünnter Schwefelsäure wird filtrirt und durch Abdampfen und Beiseitestellen in Krystalle verwandelt. Die letzte Mutterlauge wird fortgegossen. Dann werden die Krystalle in der vierfachen Menge destillirtem Wasser gelöst und unter Umrühren in ein doppeltes Volum Weingeist eingegossen. Das abgeschiedene Krystallmehl ist in derselben Weise wie das durch Weingeist gefällte Ferrosulfat (S. 1142) zu behandeln.

Die Aufbewahrung erfordert dieselbe Fürsorge, wie der reine Eisenvitriol.

Helle, bläulichgrüne Krystalle oder ein hellbläulichgrünes krystallinisches Pulver, von den Eigenschaften des reinen Ferrosulfats, nur wird beim Erwärmen mit Natronlauge Ammoniak in Freiheit gesetzt. Das Salz ist haltbarer als das Ferrosulfat, dient deshalb häufig zur Titerstellung. Es enthält genau $1/7$ **seines Gewichts,** metallisches Eisen im Zustande des Oxyduls.

V. Ferro-Natrium sulfuricum. Natriumferrosulfat. Schwefelsaures Natrium-Eisenoxydul. $FeSO_4 . Na_2SO_4 + 4H_2O$. Mol. Gew. = 366.

Darstellung. 100 Th. krystallisirtes Ferrosulfat, unter Erhitzen gelöst in 100 Th. destillirtem Wasser und 2,0 verdünnter Schwefelsäure, werden mit 115 Th. sehr reinem krystallisirten Glaubersalz (Natriumsulfat) versetzt, ins Kochen gebracht und unter fortgesetztem Umrühren so weit eingedampft, bis das ausgeschiedene Salz vom Ganzen ungefähr $2/3$ Volum, das Flüssige $1/3$ Volum einnimmt. Man entfernt nun vom Feuer, rührt bis zum Erkalten um, giesst die Flüssigkeit ab, giebt die Salzmasse in einen Trichter, welcher mit einem höchst lockeren Bäuschchen Glaswolle versehen ist, verdrängt die anhängende Lauge mit einer geringen Menge destillirtem Wasser (oder einer kalt gesättigten Lösung des Salzes), trocknet das Salz durch Drücken zwischen zwei Lagen Fliesspapier oberflächlich ab, dann in warmer Stubenluft oder in der Sonne und endlich in der Wärme des Wasserbades (BILTZ und GRAEGER).

Eigenschaften. Das Natrium-Ferrosulfat ist ein bläulich weisses Pulver von grosser Beständigkeit, welches sein Krystallwasser noch bei 100° C. vollständig zurückhält. Es enthält 15,3 Proc. Eisen.

Aufbewahrung. Wie beim Ferrosulfat angegeben ist.

Anwendung. Zu analytischen Zwecken in Stelle des Ferro-Ammoniumsulfats und des Ferrosulfats (GRAEGER). Das Gewicht des krystallisirten Ferrosulfats mit 1,3166 multiplicirt ergiebt das äquivalente Gewicht des Natrium-Ferrosulfats.

Ferrum sulfuricum oxydatum.

Ferrum sulfuricum oxydatum. Ferrisulfat. Schwefelsaures Eisenoxyd. Sulfate ferrique. Ferri Persulphas. Ferri Tersulphas.

Dieses Salz wird ganz allgemein durch Oxydation einer Ferrosulfatlösung mittels Salpetersäure bei Gegenwart einer hinreichenden Menge von freier Schwefelsäure dargestellt, ist aber von den Pharmakopöen nicht in festem Zustande, sondern in Form von Lösungen aufgenommen worden.

I. Ferrum sulfuricum oxydatum siccum. $Fe_2(SO_4)_3$. Mol. Gew. = 400.

Dieses Salz bildet eine weisse, krystallinische, sehr hygroskopische Masse, welche aus der Luft Wasser aufnimmt und zu einem braunen Sirup zerfliesst.

II. Liquor Ferri sulfurici oxydati (Ergänzb.). **Ferrum sulfuricum oxydatum solutum** (Helv.). **Liquor Ferri Persulfatis** (Brit.). **Liquor Ferri Tersulfatis. Ferrisulfatlösung. Schwefelsaure Eisenoxydflüssigkeit.**

Darstellung. 80 Th. krystallisirtes Ferrosulfat, 40 Th. Wasser, 15 Th. reine Schwefelsäure vom spec. Gew. 1,836 (!) und 22 Th. Salpetersäure (von 25 Proc. HNO_3) werden in einem Glaskolben auf dem Wasserbade erhitzt, bis die Mischung eine braune Farbe angenommen hat und 1 Tropfen, mit Wasser verdünnt, durch Kaliumferricyanidlösung nicht mehr blau gefärbt wird. Wenn dieser Punkt erreicht, also alles Eisenoxydulsalz in Eisenoxydsalz übergeführt ist, wird die Flüssigkeit in einer gewogenen (!) Porcellanschale auf dem Wasserbade auf 100 Th. eingedampft. Der Rückstand wird mit 60 Th. Wasser verdünnt und wiederum auf 100 Th. eingedampft. Dieses Verdünnen des Rückstandes mit Wasser und Abdampfen auf 100 Th. wird so oft wiederholt, bis nach der unten angegebenen (s. Prüfung) Methode sich Salpetersäure nicht mehr nachweisen lässt. Man lässt die Flüssigkeit schliesslich erkalten und bringt sie durch Zusatz von Wasser auf das Gewicht von 160 Th., bez. auf das specifische Gewicht 1,428—1,430.

Eigenschaften. Klare, etwas dickliche, bräunlichgelbe Flüssigkeit, welche nach Ergänzb., Brit. u. Helv. übereinstimmend 10 Proc. metallisches Eisen enthalten soll. Dagegen weichen die Angaben über das spec. Gewicht etwas ab, was seinen Grund darin hat, dass die Präparate je nach der Bereitungsvorschrift verschiedene Mengen freier Schwefelsäure enthalten. Spec. Gew.: Nach Ergänzb. und Helv. = 1,428 bis 1,430, nach Brit. = 1,441. — Das Präparat der U-St. soll nur 8 Proc. metallisches Eisen enthalten und das spec. Gewicht 1,320 bei 15° C. haben. Die wässerige Lösung des Präparates ist von saurer Reaktion und von styptischem Geschmack; sie wird durch Baryumnitrat weiss, durch Kaliumferrocyanid blau gefällt.

Prüfung. 1) Wird eine Mischung von 3 Tropfen Ferrisulfatlösung und 10 ccm $^1/_{10}$-Normal-Natriumthiosulfatlösung langsam zum Sieden erhitzt, so müssen beim Erkalten einige Flöckchen Ferrihydroxyd sich zeigen. Beweist die Gegenwart kleiner Mengen basischen Ferrisulfats und damit die Abwesenheit freier Schwefelsäure. — 2) In dem mit 10 Th. Wasser verdünnten und mit Schwefelsäure angesäuerten Präparate darf Kaliumferricyanid blaue Färbung nicht hervorrufen (Ferrosalz). — 3) Werden 5 ccm Ferrisulfatlösung mit 20 ccm Wasser verdünnt und mit überschüssiger Ammoniakflüssigkeit gemischt, so soll ein farbloses Filtrat erhalten werden (Blaufärbung=Kupfer), welches nach Uebersättigung mit Essigsäure weder durch Silbernitratlösung (Chlor), noch durch Kaliumferrocyanidlösung (Zink weiss, Kupfer braun) verändert wird und beim gelinden Glühen einen wägbaren Rückstand nicht hinterlässt. — 4) 2 ccm des ammoniakalischen Filtrates mit 4 ccm konc. Schwefelsäure gemischt und mit 1 ccm Ferrosulfatlösung überschichtet, dürfen eine braune Zone nicht geben (Salpetersäure).

Aufbewahrung. Vor Licht geschützt aufzubewahren.

Anwendung. Die Ferrisulfatlösung findet vorzugsweise Anwendung zur Bereitung des *Antidotum Arsenici* und einiger Eisenpräparate. In Verbindung mit Wasser wird sie gelegentlich auch als Stypticum und Desinficiens auf Wunden und profus eiternden Geschwüren angewendet.

Achtung! Wegen der wichtigen Verwendung als Antidot des Arseniks hatte die Germ. I vorgeschrieben, dass in jeder deutschen Apotheke stets ein eiserner Bestand von mindestens 500 g Ferrisulfatlösung vorräthig sein solle. Wenn diese Forderung auch von den späteren Pharmakopöen mit dem Präparate selbst fallen gelassen worden ist (auch das Ergänzb. stellt sie nicht), so wird der Apotheker doch gut thun, sich dieselbe von seinem Gewissen vorschreiben zu lassen. Dieses könnte unter Umständen schwer belastet werden, wenn er sich sagen müsste: Ein Menschenleben hätte vielleicht gerettet werden können, wenn — ich 500 g Ferrisulfatlösung vorräthig gehalten hätte.

Spec. Gewicht und Gehalt der Lösungen an wasserfreiem Ferrisulfat und an metallischem Eisen bei 18° C.

Spec. Gew. bei 18°C.	Proc. $Fe_2(SO_4)_3$	Proc. Fe	Spec. Gew. bei 18°C.	Proc. $Fe_2(SO_4)_3$	Proc. Fe	Spec. Gew. bei 18°C.	Proc. $Fe_2(SO_4)_3$	Proc. Fe	Spec. Gew. bei 18°C.	Proc. $Fe_2(SO_4)_3$	Proc. Fe
1,557	44	12,32	1,380	33	9,24	1,232	22	6,16	1,107	11	3,08
1,540	43	12,04	1,365	32	8,96	1,220	21	5,88	1 097	10	2,80
1,523	42	11,76	1,351	31	8,68	1,208	20	5,60	1,087	9	2,52
1,506	41	11,48	1,337	30	8,40	1,196	19	5,32	1,077	8	2,24
1,490	40	11,20	1,323	29	8,12	1,184	18	5,04	1,067	7	1,96
1,474	39	10,92	1,310	28	7,84	1,173	17	4,76	1,057	6	1,68
1,458	38	10,67	1,297	27	7,56	1,162	16	4,48	1,046	5	1,40
1,442	37	10,36	1,284	26	7,28	1,151	15	4,20	1,036	4	1,12
1,427	36	10,08	1,271	25	7,00	1,140	14	3,92	1,027	3	0,84
1,411	35	9,80	1,258	24	6,72	1,129	13	3,64	1,017	2	0,56
1,395	34	9,52	1,245	23	6,44	1,118	12	3,36			

III. Liquor Ferri oxysulfurici. Liquor Ferri subsulfurici. Liquor Ferri Subsulphatis (U-St.). Liquor haemostaticus Monsel. MONSEL's Solution.

Eine wässerige Lösung von basischem Ferrisulfat von wechselnder Zusammensetzung mit einem ungefähren Gehalt von 13,6 Proc. metallischem Eisen.

I) 65,0 g konc. Schwefelsäure werden in 400,0 g destillirtes Wasser eingetragen. Man erhitzt die Mischung in einer Porcellanschale zum Sieden, giebt 178,0 g Salpetersäure (von 25 Proc. HNO_3) hinzu und trägt nun in vier einzelnen Portionen insgesammt 675,0 g (also jedesmal ca. 170 g) zerriebenes krystall. Ferrosulfat unter Umrühren ein. Beim jedesmaligen Zusatz einer Portion erfolgt Auftreten brauner Stickoxyde. Man setzt eine neue Portion erst dann zu, wenn die durch den vorhergegangenen Zusatz veranlasste Entwickelung von Stickoxyden beendigt ist. Wenn alles Ferrosulfat zugegeben und gelöst ist, fügt man einige Tropfen Salpetersäure hinzu. Wenn hierdurch die Entwickelung rother Dämpfe veranlasst wird, so giebt man tropfenweise solange Salpetersäure hinzu, bis braune Stickoxyde nicht mehr entweichen. Dann erhitzt man die Lösung so lange, bis sie eine rubinrothe Farbe annimmt und nicht mehr nach salpetriger Säure riecht. Schliesslich bringt man sie auf ein Gesammtgewicht von 1000,0 g. (U-St.)

II) Eine einfachere Vorschrift lautet: 1000,0 g Liquor Ferri sulfurici oxydati (spec. Gew. 1,428—1,430), sowie 250,0 g destillirtes Wasser und 500,0 kryst. Ferrosulfat erhitzt man in einer Porcellanschale und dampft die Flüssigkeit ein, bis ihr Volumen = 1 Liter ist, was einem spec. Gewichte von etwa 1,450 entspricht. Der Eisengehalt beträgt etwa 14,0 Proc. metall. Eisen.

Nach U-St. eine braunrothe Flüssigkeit vom spec. Gew. 1,55 bei 15° C., etwa 13,6 Proc. metallisches Eisen enthaltend, mit Wasser und Weingeist in jedem Verhältniss klar mischbar.

IV. Ferrum sulfuricum oxydatum ammoniatum. Ferri et Ammonii Sulphas (U-St.). Alumen ammoniacale ferratum. Ferri-Ammoniumsulfat. Ammoniakalischer Eisenalaun. $Fe(NH_4)(SO_4)_2 + 12H_2O$. Mol. Gew. = 482.

Darstellung. In 240 Th. der Ferrisulfatlösung vom 1,428—1,430 spec. Gew. werde 28 Th. Ammoniumsulfat gelöst und die Lösung durch Abdampfen und Beiseitestellen in Krystalle gebracht. Diese werden in einem Trichter gesammelt, mit wenig Wasser abgewaschen und durch Wälzen auf Fliesspapier ohne Anwendung von Wärme getrocknet.

Eigenschaften. Der Eisenammonalaun bildet grosse, sehr blass violettamethystfarbene, durchsichtige, oktaëdrische Krystalle, welche an der Luft oberflächlich verwittern. Er ist ohne Geruch, aber von stark styptischem Geschmack, unlöslich in Weingeist, löslich in 2 Theilen Wasser von mittlerer Temperatur. Die Lösung reagirt sauer, wird durch Aetzkalilauge unter Fällung von Eisenoxydhydrat und Freiwerden von Ammoniak zersetzt und giebt mit Baryumchloridlösung eine weisse Fällung.

Aufbewahrung. Der Eisenammonalaun wird nicht nur vor Licht geschützt, sondern auch in dichtgeschlossenem Glasgefäss aufbewahrt, damit er im ersteren Falle einen Ferrisulfatgehalt nicht in Ferrosulfat umsetzt und im zweiten Falle das Verwittern auf das geringste Maass beschränkt bleibt.

Prüfung. 1) Die wässerige Lösung 1 = 20 werde nach dem Ansäuern mit Salzsäure durch eine frischbereitete Kaliumferricyanidlösung nicht gebläut. — 2) 30 ccm der wässerigen Lösung (1 = 20) werden nach Zusatz von 3 ccm Salpetersäure durch Silbernitrat nicht verändert, d. h. das Salz sei völlig chlorfrei.

Anwendung. Therapeutisch wird dieses Salz nur höchst selten angewendet, und zwar soll es ein noch kräftigeres Adstringens sein, als der gewöhnliche Alaun. Die hauptsächlichste Verwendung findet es in der Analyse und zwar als Indikator bei der Chlortitrirung nach VOLHARD, s. S. 58, und zur Hervorbringung der Identitätsreaktion des Morphins (Blaufärbung).

Ferrum tartaricum.

I. Ferrum tartaricum (Ergänzb.). **Ferrum tartaricum** (Brit.). **Ferritartrat. Eisentartrat. Weinsaures Eisenoxyd** $(C_4H_4O_6)_3 . Fe_2 + H_2O.$ **Mol. Gew. = 574.**

Darstellung. Man fällt aus einer Mischung von 100 Th. Ferrichloridlösung (spec. Gew. 1,280—1,282) und 400 Th. Wasser in der auf S. 1092 angegebenen Weise mittels einer Mischung von 100 Th. Ammoniakflüssigkeit (spec. Gew. 0,960) das Eisen als Ferrihydroxyd. Der Niederschlag wird bis zur Chlorfreiheit gewaschen, dann in eine Lösung von 40 Th. Weinsäure und 150 Th. Wasser, welche sich in einer Porcellanschale befindet, eingetragen und bei gewöhnlicher, jedenfalls aber 50⁰ C. nicht übersteigender Temperatur bis zur nahezu vollständigen Lösung stehen gelassen. Die Lösung wird filtrirt, bei nicht über 50⁰ C. zum Sirup eingedunstet, dieser auf Glasplatten gestrichen und bei nicht über 50⁰ C. getrocknet.

Eigenschaften. Dünne, durchscheinende, rubinrothe Blättchen von säuerlichem Eisengeschmack. Sie verkohlen beim Erhitzen unter Verbreitung von Karamelgeruch und hinterlassen schliesslich Eisenoxyd. Leicht löslich in kaltem Wasser, in siedendem Wasser unter Abscheidung von etwas basischem Salz noch leichter löslich; die wässerige Lösung röthet blaues Lackmuspapier.

Die wässerige Lösung giebt nach dem Ansäuern durch Salzsäure mit Kaliumferrocyanid einen tiefblauen Niederschlag. Durch Kalilauge wird sie in der Kälte nur dunkler gefärbt, nicht gefällt, erst beim Kochen scheidet sich ein braunrother Niederschlag ab. Wird das alkalische Filtrat mit Essigsäure übersättigt, so scheidet sich beim Stehen ein krystallinischer Niederschlag von Kaliumbitartrat ab.

Prüfung. 1) Die wässerige Lösung (1 = 20) werde durch Kaliumferricyanid nur blaugrün gefärbt, nicht blau gefällt (Oxydulsalz) und nach dem Ansäuern mit Salpetersäure durch Silbernitrat nur opalisirend getrübt. (Chlor, von welchem Spuren zuzulassen sind.) — 2) 1,0 g des Präparates hinterlasse beim Verbrennen 0,243—0,257 g Ferrioxyd, welches nicht alkalisch reagiren soll, entsprechend einem Gehalt von 17—18 Proc. metallischem Eisen. (Brit. schreibt vor, dass 1 g = 0,3 g Ferrioxyd hinterlassen solle, entsprechend einem Gehalt von 21 Proc. metallischem Eisen.) Die Aufbewahrung erfolge vor Licht geschützt, die Anwendung ist die gleiche wie die des Ferrum citricum.

II. Ferri-Ammonium tartaricum. **Tartrate ferrico-ammonique** (Gall.). **Ferrum tartaricum ammoniatum. Ferrum tartaricum cum Ammonio. Ammonium tartaricum ferratum. Ammoniumferritartrat.** $C_4H_4O_6(FeO)NH_4 . + 2H_2O.$ **Mol. Gew. = 274.** Das im Folgenden zu besprechende Präparat der Gall. ist zu dispensiren, wenn es von Aerzten, welche der romanischen Rasse angehören, verordnet wird.

Darstellung. Man fällt aus 560 Th. Ferrichloridlösung (spec. Gew. 1,280—1,282) nach gehöriger Verdünnung mit Wasser durch 560 Th. Ammoniakflüssigkeit (spec. Gew. = 0,960), welche gleichfalls gehörig verdünnt sind, in der auf S. 1092 angegebenen Weise das Eisen als Ferrihydroxyd, wäscht dieses bis zur annähernden Chlorfreiheit aus. Den gut abgetropften Niederschlag bringt man in eine Porcellanschale, fügt 150 Th. gepulverte Weinsäure zu. Man erwärmt schwach und fügt, wenn das Eisen in Lösung gegangen und die Flüssigkeit eine mehr gelbliche Färbung angenommen hat, unter Umrühren in kleinen Portionen soviel Ammoniakflüssigkeit (von 0,960 spec. Gew., ca. 180 Th.) hinzu, dass die Flüssigkeit deutlich nach Ammoniak riecht und klar (!) ist. Dann dunstet man bei nicht über 60° C. ein, streicht auf Glasplatten und trocknet.

Eigenschaften. Das Ammoniumferritartrat bildet amorphe, glänzende, durchscheinende, granatrothe, in Masse dunkel rothbraune, mild styptisch-süsslich schmeckende Lamellen, welche sich in Wasser leicht, nicht in Weingeist lösen. Es enthält annähernd 30 Proc. Eisenoxyd oder 20,44 Proc. Eisen.

Aufbewahrung. In gut verstopften Glasgefässen vor Licht geschützt.

Anwendung. Man hat dieses Präparat vorzugsweise bei Chlorose, Chorea, Neuralgien, typhoiden Fiebern, Erysipelas, nervöser Hysterie u. d. m. in Gaben zu 0,3—0,5—0,8 zwei- bis viermal täglich angewendet.

Ferri et Ammonii Tartras (U-St.). **Iron et Ammonium Tartrate** ist von den vorigen verschieden. 105 Th. Liquor Ferri sulfurici oxydati (spec. Gew. 1,428—1,430) werden in gehöriger Verdünnung durch 110 Th. Ammoniakflüssigkeit von 0,960 spec. Gew. in der S. 1092 angegebenen Weise zersetzt. Das gebildete Ferrihydroxyd wird ausgewaschen, dann in einem leinenen Kolatorium thunlichst ausgepresst. Dann löst man 14,5 Th. Weinsäure in Wasser, neutralisirt diese Lösung genau (!) mit (ca. 33 Th. Ammoniakflüssigkeit, fügt nochmals 14,5 Th. Weinsäure hinzu, löst das ausfallende Ammoniumbitartrat durch gelindes Erwärmen, bringt unter Umrühren den ausgepressten Niederschlag in kleinen Portionen hinzu und erwärmt bei nicht über 60° C., bis Auflösung erfolgt ist. Man filtrirt die Lösung noch heiss, dunstet sie bei nicht über 60° C. zum Sirup ein, streicht diesen auf Glasplatten und trocknet.

Granatrothe bis braunrothe, etwas hygroskopische Blättchen, leicht löslich in Wasser, unlöslich in Alkohol. Sie enthalten 17 Proc. metall. Eisen. Ihre Zusammensetzung entspricht etwa der Formel: $(C_4H_4O_6)_2 . Fe_2O_2 . 2NH_4 + 9H_2O$. *Aufbewahrung.* Vor Licht geschützt. *Anwendung.* Wie das vorige.

Sirupus Ferri tartarici ammoniati. Sirop de tartrate de fer ammoniacale (Gall.). Ferri tartarici ammoniati 25,0, Aquae destillatae 25,0, Sirupi Sacchari 950,0.

III. Ferri-Kalium tartaricum. Tartarus ferratus (Ergänzb. Helv.). Tartrate ferrico-potassique (Gall.). Ferri et Potassii Tartras (U-St.). Ferrum tartarisatum. Tartarus martiatus purus. Eisenweinstein. Kaliumferritartrat. $C_4H_4O_6(FeO)K$. Mol. Gew. = 259.

Die Darstellungsvorschriften der Arzneibücher können als identisch angesehen werden.

Darstellung. Man trägt eine Mischung von 300 Th. Ferrichloridlösung (spec. Gew. 1,280—1,282) und 1600 Th. Wasser in eine Mischung von 300 Th. Ammoniakflüssigkeit (spec. Gew. 0,960) und 6000 Th. Wasser ein, wäscht das gefällte Ferrihydroxyd in der auf S. 1092 angegebenen Weise sorgfältig aus; der noch feuchte Niederschlag wird in einer Porcellanschale mit 100 Th. gepulvertem Kaliumbitartrat und der erforderlichen Menge Wasser unter Ausschluss des Sonnenlichtes im Dampfbade bei nicht über 60° C. erwärmt, bis er sich unter Hinterlassung eines nur geringen Rückstandes gelöst hat. Die filtrirte Lösung wird bei etwa 60° C. zum Sirup eingedampft, dieser auf Glasplatten gestrichen und bei 50—60° C. unter Lichtabschluss getrocknet. Starke Erhitzung beim Eindampfen und Einwirkung des Sonnenlichtes befördern die Bildung von Ferrotartrat.

Dünne, braunroth durchscheinende, glänzende Blättchen von fast schwarzer Farbe, von mild adstringirendem, kaum eisenartigem Geschmack, löslich in 5 Th. Wasser, unlöslich in Alkohol. Hinterlässt beim Glühen einen stark alkalischen, Eisenoxyd enthaltenden Rückstand. Der obigen Formel entspricht ein Gehalt von 21,62 Proc. metall. Eisen. Ergänzb. verlangt einen Eisengehalt von etwa 21 Proc., U-St. dagegen bei gleicher Darstellung nur von 15 Proc. Fe. Dementsprechend wird aus 1 g des Präparates erhalten werden müssen Ferrioxyd Fe_2O_3: Nach Ergänzb. = 0,3 g, nach U-St. = 0,215 g.

Aufbewahrung. Diese ist dieselbe, wie beim vorhergehenden Präparate.

Prüfung. Eine vollständige Löslichkeit in 10 Th. Wasser und nur eine weisse Trübung durch Schwefelwasserstoff genügen als Zeichen der Reinheit. Spuren Ferrooxyd werden in dem Präparate immer vorhanden sein.

Anwendung. Der reine Eisenweinstein ist ein sehr mildes Eisensalz, welches wie das vorhergehende und in gleicher Gabe angewendet wird. Es wird nur selten gebraucht.

Soluté de tartrate ferrico-potassique. Tinctura Martis (Gall.). Ferri-Kalii tartarici 1 Th. Aquae destillatae 4 Th. Man löse in der Kälte und filtrire.

Sirupus Tartari ferrati. Sirop de tartrate ferrico-potassique (Gall.). Ferri Kalii tartarici, Aquae destillatae āā 25,0, Sirupi Sacchari 950,0.

IV. Ferro-(Ferri-)Kalium-tartaricum crudum. Tartarus ferratus crudus

(Ergänzb). **Tartarus martiatus crudus. Roher Eisenweinstein.** Ein Gemisch aus Ferrotartrat, Ferritartrat und Weinstein.

Bereitung. 1 Th. grobgepulverte Eisenfeile und 5 Th. grobgepulverter Weinstein werden in einem irdenen Gefässe mit Wasser zu einem Brei angerührt und dieser unter öfterem Umrühren und Ersatz des verdampften Wassers solange bei 35—40° C. digerirt, bis eine gleichmässige, schwarze Masse entstanden ist, und bis eine aus der gut umgerührten Masse entnommene Probe sich zum grössten Theile (zu einer grünschwarzen Flüssigkeit) löst. Man trocknet alsdann die Masse an einem warmen Orte ein und verwandelt sie in ein mittelfeines Pulver. Ausbeute etwa 5,6 Theile.

Schmutzig grünliches, mit der Zeit braun werdendes Pulver, in 16 Th. kaltem Wasser zum grössten Theile löslich. Hinterlässt beim Glühen eine **stark alkalische,** Eisenoxyd enthaltende Asche.

Anwendung. Der Eisenweinstein wird hauptsächlich zur Darstellung von Eisenoder Stahlbädern gebraucht. Zu einem Vollbade gehören 75,0 — 100,0 g Eisenweinstein. In Wasser oder Wein gelöst, gebrauchen ihn bleichsüchtige Mädchen als ein billiges Eisenmittel. Die Dosis ist circa 0,8—1,0 g zwei- bis dreimal des Tages. Das reine Präparat wird auch in Wasser gelöst zum Verbande von eiternden Wunden und Schankern angewendet.

Globuli martiales (Austr.). **Boule de Nancy. Stahlkugeln.** Im Handverkauf wird der rohe Eisenweinstein in Form von Kugeln gefordert. Zur Darstellung derselben werden 100 Th. des gepulverten rohen Eisenweinsteins mit 20 T. destillirtem Wasser und 1 Th. gepulvertem arabischem Gummi angerührt und im Wasserbade so lange erwärmt, bis sich aus der warmen Masse Kugeln formen lassen. Man macht dieselben 35,0—36,0 g schwer und lässt sie an einem lauwarmen Orte langsam austrocknen. Nach dem Trocknen überstreicht man sie mit einer Lösung des arabischen Gummis, welcher einige Tropfen Galläpfeltinktur zugesetzt sind, damit sie glänzend und schwärzlich werden. Eine Kugel wiegt dann ca. 30,0 g. Man hat auch Messingformen, in denen man die Kugeln durch Pressung darstellt.

Pulvis aerophorus martiatus Hufeland.

Rp. Tartari ferrati 5,0
Magnesii carbonici 15 0
Tartari depurati 30,0.

Tablettes de tartrate de fer ammoniacal (Gall.).

Rp. Ferri-Ammonii tartarici 50,0
Sacchari 1000,0
Sacchari Vanillae 30,0
Mucilaginis Tragacanthae 100,0.
Fiant tabulettae No. 1000.

Tinctura Ferri tartarisata.

Tinctura Martis Ludovici seu Glauberi.

Rp. 1. Ferri sulfurici cryst. 8,0
2. Tartari depurati 4,0
3. Aquae destillatae 30,0
4. Spiritus diluti 70,0.

Man reibt 1 und 2 mit 3 fein an, digerirt die Mischung unter häufigem Umschütteln 24 Stunden, fügt 4 hinzu, lässt einige Stunden absetzen und filtrirt.

Ferrum valerianicum.

Ferrum valerianicum. Ferri Valerianas (U-St.). **Ferrivalerianat. Ferrisubvalerianat. Baldriansaures Eisenoxyd.** Ist ein basisch valeriansaures Eisenoxyd von nicht ganz konstanter Zusammensetzung.

Darstellung. 20,0 Valeriansäure werden mit einer Lösung von 25,0 krystallisirtem Natriumkarbonat in 225,0 destillirtem Wasser oder mit soviel dieser Lösung versetzt, dass eine neutrale Flüssigkeit entsteht. Nachdem noch zweimal soviel krystallisirtes Natriumkarbonat, als zur Sättigung erforderlich war, zugegeben und in Lösung gebracht worden ist, wird filtrirt und in das kalte Filtrat nach und nach in kleinen Mengen 100,0 Ferrichloridlösung von 1,280—1,282 spec. Gew., verdünnt mit gleichviel Wasser, unter Umrühren eingegossen. Wäre die in der Ruhe sich klärende Flüssigkeit noch gelblich gefärbt, so giebt man noch einige Tropfen der Natriumkarbonatlösung hinzu, um die Fällung vollständig zu machen. Den Niederschlag sammelt man auf einem Filter, wäscht ihn mit kaltem Wasser aus und trocknet ihn in dünner Schicht auf einer porösen Porcellanplatte ausgebreitet vor Tageslicht geschützt an einem Orte, dessen Temperatur 25° C. nicht überschreitet. Ausbeute circa 33,0.

Eigenschaften. Das Ferrisubvalerianat ist ein rothbraunes, nach Valeriansäure riechendes, in Wasser unlösliches, in Alkohol lösliches Pulver von mild styptischem Geschmacke.

Seine Zusammensetzung entspricht etwa der Formel $Fe_2(C_5H_9O_2)_2(OH)_4$. Mol. Gew. $= 382$. Dieser Formel entspricht ein Gehalt von rund 29,3 Proc. metall. Eisen oder 41,8 Proc. Ferrioxyd. U-St. fordert für ihr Präparat nur einen Gehalt von 15—20 Proc. metall. Eisen, entsprechend 21,5—28,6 Proc. Ferrioxyd, was eben mit der wechselnden Zusammensetzung dieses Salzes zusammenhängt.

Aufbewahrung. In gut verstopfter Flasche vor Tageslicht geschützt.

Anwendung. Man hat das Ferrisubvalerianat bei Chlorose, welche von hysterischen oder epileptischen Krämpfen begleitet ist, und bei Chorea angewendet. Gabe 0,2— 0,5—1,0 zwei- bis dreimal täglich in Bissen oder Pillen.

Ferri salia varia.

I. Ferrum oleïnicum. **Oelsaures Eisen, flüssige Eisenseife.** 100 Th. käufliche Oelsäure, 10 Th. Eisenpulver und 15 Th. Wasser werden in einen Glaskolben gegeben und unter bisweiligem Umschütteln 8 Tage hindurch in der Wärme des Wasserbades digerirt. Dann wird die erwärmte dunkelbraune Flüssigkeit durch ein Bäuschchen mit Oelsäure getränkter Baumwolle filtrirt.

Diese Eisenseife wurde von KRAL als Heilmittel von Wunden und Geschwüren empfohlen und als Specialität in den Handel gebracht.

Unguentum Saponis ferrici.	**Unguentum Saponis ferrici cum Acido carbolico.**
Rp. Cerae flavae 10,0 Ferri oleïnici 20,0.	Rp. Unguenti Saponis ferrici 30,0 Acidi carbolici puri 1,0.
Man mischt unter gelindem Erwärmen und rührt alsdann bis zum Erkalten.	Salbe (auf schlaffe oder faulig eiternde Wunden und Geschwüre).

II. Ferrum sebacinum. **Emplastrum ferratum.** **Emplastrum martiatum.** **Emplastrum Martis ex Sebo.** 150 Th. einer gut ausgetrockneten Talgseife werden zerschnitten in 1500 Th. heissem destillirten Wasser gelöst und dann unter Umrühren mit 80 Th. Ferrichloridlösung oder soviel davon versetzt, als dadurch ein Niederschlag entsteht. Dieser wird in kaltem Wasser malaxirt und in Stangen ausgerollt. Ausbeute circa 100 Theile. Wird zum Verbande der Wunden gebraucht, allerdings höchst selten.

III. Ferrum tannicum (Ergänzb.). **Ferritannat. Gerbsaures Eisenoxyd. Tannate ferrique. Tannas ferricus.**

Zu einer Lösung von 65 Th. Gerbsäure in 500 Th. Wasser wird eine Mischung von 100 Th. Ferriacetatlösung (Liquor Ferri subacetici Germ. s. S. 1092) mit 200 Th. Wasser unter Umrühren in langsamem Strahle zugegossen. Der entstandene Niederschlag wird nach dem Absetzen mit lauwarmem Wasser ausgewaschen, auf einem Filter gesammelt und auf porösen Unterlagen bei gewöhnlicher Temperatur getrocknet.

Schwarzes geschmackloses Pulver, welches 13—14 Proc. metallisches Eisen enthält. 1,0 g gebe beim Verbrennen an der Luft unter Befeuchten mit Salpetersäure 0,186—0,20 g Ferrioxyd, welches an Wasser nichts Lösliches abgeben darf. Vor Licht geschützt aufzubewahren.

Das Präparat soll als Roborans und als Darmadstringens verwendet werden, dürfte aber keine Zukunft haben.

IV. Ferrum caseïnatum. Ferrum nucleo-albuminatum.

Entrahmte und mit Wasser verdünnte Milch wird mit soviel stark verdünnter Essigsäure versetzt, dass das Kaseïn gefällt, ein Ueberschuss von Essigsäure aber vermieden wird (s. S. 670). Das gefällte Kaseïn wird wiederholt mit warmem Wasser, dann mit Alkohol gewaschen, zuletzt mit Aether entfettet. 1 Th. des so gereinigten Kaseïns wird mit 1 Th. Calciumkarbonat und 100 Th. warmen Wassers angerieben und die entstandene Lösung von Calciumkaseïnat filtrirt. Das Filtrat wird mit einem geringen Ueberschuss einer 1 procentigen, frisch bereiteten wässerigen Lösung von Ferrolaktat versetzt. Der hierdurch entstehende Niederschlag, welcher ursprünglich weiss ist, wird gewaschen und getrocknet. Er nimmt infolge des Trocknens Fleischfarbe an.

Geruch- und geschmackloses, fleischfarbiges Pulver, unlöslich in Wasser, löslich in schwacher Natriumkarbonatlösung, auch in Ammoniakflüssigkeit. Von Pankreatin, sowie auch von Pepsin + Salzsäure wird das Eisenkaseïnat verdaut. Der Gehalt an metallischem Eisen beträgt 2,5 Proc. Von DAWYDOW an Stelle des Eisenalbuminates als leicht resorbirbares Eisenpräparat empfohlen.

V. Ferrum oxalicum oxydulatum. Ferrooxalat. Oxalsaures Eisenoxydul. $FeC_2O_4 + 2H_2O$. Mol. Gew. = 180.

10 Th. krystall. Oxalsäure werden in 50 Th. heissen Wassers gelöst, durch (27 Th.) Ammoniakflüssigkeit von 0,96 spec. Gew. neutralisirt und mit einer Lösung aus 21 Th. krystall. Ferrosulfat in 45 Th. Wasser versetzt. Der entstandene Niederschlag wird nach dem Erkalten auf einem Filter ausgewaschen und an einem lauwarmen Orte getrocknet.

Blassgelbes bis citronengelbes, krystallinisches Pulver, geruchlos und fast geschmacklos, luftbeständig, wenig löslich in kaltem oder in heissem Wasser, unlöslich in Weingeist. Von konc. kalter Salzsäure oder heisser verdünnter Schwefelsäure wird es gelöst bez. zersetzt. Beim Erhitzen an der Luft verglimmt es zu Eisenoxyduloxyd, schliesslich hinterbleiben 44,4 Proc. Eisenoxyd Fe_2O_3. Als mildes Eisenpräparat (Tonicum und Alterans) bei Anämie und Chlorosis in Gaben von 0,1—0,4 g dreimal täglich. Technisch als photographischer Entwickler, auch zur Darstellung von Ferrum Hydrogenio reductum.

VI. Ferrum salicylicum. Ferrisalicylat. Salicylsaures Eisenoxyd. Gleiche

Theile Ferrichloridlösung (spec. Gew. 1,280—1,282) und Natriumsalicylat werden in konc. Flüssigkeit mit einander vermischt. Es fällt ein brauner, bald violett sich färbender Niederschlag aus, der nach dem Auswaschen und Trocknen eine amorphe braune Masse oder ein schwarzbraunes Pulver darstellt. Wird in Gaben von 0,2—0,6 g und zwar in Pillenform als Tonicum, Antisepticum, Adstringens und Antirheumaticum gelegentlich angewendet.

VII. Ferrum succinicum. Man neutralisirt 32 Th. Bernsteinsäure mit (ca. 90 Th.)

Ammoniakflüssigkeit von 0,960 spec. Gew., verdünnt die Lösung mit einem gleichen Volumen Wasser und trägt in dieselbe eine Mischung von 100 Th. Ferrichloridlösung (spec. Gew. 1,280—1,282) unter Umrühren ein. Der Niederschlag wird nach dem Absetzen von der überstehenden Flüssigkeit getrennt, bis zur Chlorfreiheit gewaschen und auf porösen Unterlagen bei 30—40° C. getrocknet.

Bräunliches Pulver, nur wenig löslich in kaltem Wasser; durch siedendes Wasser wird es theilweise in Ferrihydroxyd und Bernsteinsäure gespalten (verhält sich also ähnlich wie Ferriacetat).

VIII. Ferratin. Ferrialbuminsäure. Eisenalbuminsäure. Ferratin-BOEHRINGER.

In unseren Nahrungsmitteln kommt nach BUNGE das Eisen in einer besonderen Form sehr

fest an Eiweiss gebunden vor. Diese Verbindung ist von SCHMIEDEBERG aus Schweins-
lebern abgeschieden worden, indem er diese mit Wasser auszog und den filtrirten wässerigen Auszug mit Weinsäure fällte. Das so erhaltene Produkt nannte SCHMIEDEBERG
„Ferratin". Eine Verbindung mit den gleichen Eigenschaften wie das natürliche Ferratin, also gewissermassen ein künstliches Ferratin, erhält man nach folgendem, der Firma
BÖHRINGER & SÖHNE durch D.R.P. 72168 und 74533 geschützten Verfahren.

Darstellung. Zu einer Lösung von 100 Th. Eier-Eiweiss in 2000 Th. Wasser
fügt man eine Lösung von 25 Th. Ferritartrat in 250 Th. Wasser, ferner 100 Th. einer
10 proc. Natronlauge. Die zunächst schwarzrothe Flüssigkeit wird solange auf 90° C. (im
Dampfbade) erhitzt (1—2 Stunden), bis sie klar, dünnflüssig und wieder heller roth geworden ist. Dann leitet man einen Dampfstrom ein und fügt gleichzeitig Weinsäure bis
zur neutralen Reaktion hinzu, säuert mit Weinsäure an und leitet den Dampfstrom noch
einige Minuten weiter ein. Nachdem die Flüssigkeit sich geklärt hat, wird filtrirt. Das
Filtrat macht man mit Ammoniak ammoniakalisch, erhält die Mischung alsdann mehrere
Stunden bei 90° C. Durch Ansäuern mit Weinsäure fällt alsdann das Ferratin aus, welches durch nochmaliges Auflösen in ammoniakhaltigem (und Ammoniumtartrat haltigem)
Wasser und Wiederausfällen aus dieser Lösung durch Weinsäure gereinigt wird. Der
Niederschlag wird gewaschen, schliesslich getrocknet und gepulvert.

Eigenschaften. Ein rothbraunes Pulver in Wasser und schwach angesäuertem
Wasser unlöslich, in grossen Mengen Weinsäure jedoch löslich. Frisch gefällt ist es in
kaltem schwach alkalischem, scharf getrocknet in gelinde erwärmtem, schwach alkalischem
Wasser sehr leicht löslich. Es enthält 7—10 Proc. Eisen, aber nicht in Form eines Salzes,
sondern — nach Ansicht der Erfinder — direkt an Kohlenstoff gebunden.

Von den gewöhnlichen Eisenalbuminaten unterscheidet sich die Verbindung durch
folgende Reaktion: Löst man 0,06 g des Präparates in 20 ccm ammoniakhaltigem Wasser
und fügt 1 Tropfen 50 proc. Schwefelammoniumlösung hinzu, so verändert sich innerhalb
3 Minuten die Flüssigkeit nicht, erst von da ab tritt Dunkelfärbung ein infolge Bildung
von Schwefeleisen.

Anwendung. Als leicht verdauliches und angenehm zu nehmendes Eisenpräparat
in Form von Pulvern oder Pastillen zu 0,5—2,0 täglich in gebrochener Dosis (Kinder entsprechend weniger) bei Chlorose, akuter Anämie und grossen Blutverlusten. Neuerdings
wird auch ein lösliches Natrium-Ferratin dargestellt und verordnet.

Ferripton. Ein von Apotheker KUNZE in Serkowitz bei Radebeul dargestelltes,
koncentrirtes und säurefreies Eisenpräparat, welches die Zähne nicht angreifen und in der
vorgeschriebenen Verdünnung geruch- und geschmacklos sein soll.

Filix.

I. **Nephrodium Filix mas Michaux** (syn. **Aspidium Filix mas (L.) Sw.,** **Polystichum Filix mas Rth.**). Familie der **Polypodiaceae—Aspidieae—Aspidiinae.**

Heimisch in ganz Europa, von der Ebene bis auf 2000 m steigend, in Algerien,
Nordasien, Kaukasus und Himalaya, in Amerika südwärts bis Peru. Blätter der Pflanze
einen Trichter bildend, nach vorn allmählich, nach dem Grunde wenig verschmälert, oberseits dunkelgrün, unterseits heller mit haarähnlichen Spreuschuppen, Stiel kürzer wie
die Blattfläche, mit grossen, braunen Spreuschuppen. Fiedern abwechselnd, kurz gestielt, aus breiter Basis lineal-lanzettlich, Fiederchen am Grunde mit breiter Basis mit
einander verschmelzend, kerbig oder eingeschnitten gesägt. In der Regel nur der mittlere
und obere Theil der Blätter fruktificirend, die Sori zweireihig an den Fiederchen, selten
bis zur Spitze derselben vorhanden. Indusium herz-nierenförmig. Sporangium mit
unvollständigem, auf der Bauchseite in die schmalen Zellen des Stomium übergehenden
Ring. Sporen dunkelbraun mit unregelmässigen, gewundenen Leisten. Verwendung findet

das Rhizom mit den stehengebliebenen Blattbasen. **Rhizoma Filicis** (Germ. Helv.). **Radix Filicis maris** (Austr.). **Filix mas** (Brit.). **Aspidium** (U-St.). **Radix Nephrodii crenati. Radix Polypodii filix mas.** — **Farnwurzel. Wurmfarnwurzel. Bandwurmwurzel. Johanniswurzel. Teufelsklaue.** — **Rhizome de fougère mâle** (Gall.). — **Male Fern.**

Beschreibung. Das wagerecht oder schräg in der Erde liegende Rhizom erreicht eine Länge von 30 cm (das längste der einheimischen Farne), seine Dicke beträgt 2—2,5 cm, erscheint aber durch die zahlreichen Basen abgestorbener Blätter, die dem Rhizom angedrückt sind, bis 6 cm dick. Auf dem Querschnitt ist das Rhizom höchst unregelmässig infolge der durch die Blattstielbasen verursachten Eindrücke, am hinteren Ende mit zahlreichen aus den Blattstielbasen vorbrechenden Wurzeln, am vorderen Ende häufig mit einer Knospe schneckenförmig eingerollter Blätter. Das ganze Rhizom ist in zahlreiche Spreublättchen eingehüllt. Die Blattbasen sind nach oben und unten etwas verjüngt, also von gedrungen spindelförmiger Gestalt, glänzend dunkelbraun, die an der Unterseite und an den Seiten stehenden sind nach oben aufgebogen. Ihr Querschnitt ist von rundlich ovaler Gestalt, an der dem Rhizom zugedrehten Seite etwas abgeplattet, er zeigt in einen lockeren Kreis gestellte Gefässbündel, von denen 5—10 vorhanden sein können, am häufigsten 7—9 (Fig. 245). Die einzelnen Bündel

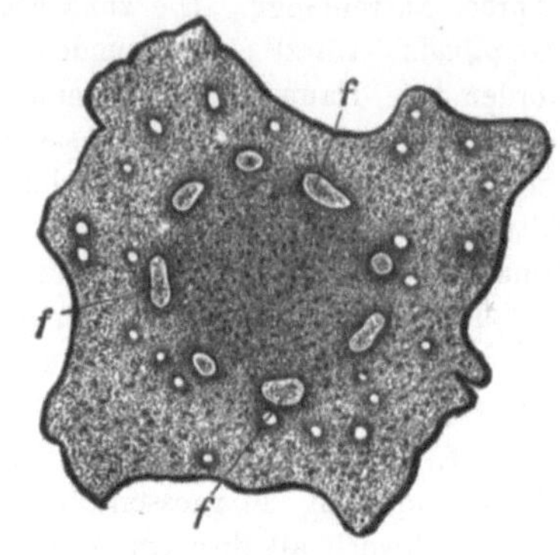

Fig. 244.
Querschnitt durch das Rhizom von Nephrodium Filix mas Michaux. *f* Gefässbündel.

sind koncentrisch gebaut, sie haben das Xylem im Centrum vom schmalen Phloëm und dieses wieder von einer Endodermis umgeben. Die Spreuhaare sind von gestreckt lanzettlicher Gestalt, von breiterem Grunde ausgehend in eine schlanke Spitze endigend, am Rand mit spärlichen, aber kräftig ausgebildeten, aus meist 2 Zellen bestehenden Zähnen, an der Basis oft zwei kleine Drüsen.

Das Rhizom selbst lässt auf dem Querschnitt einen Kreis von ungefähr 8 stärkeren Bündeln erkennen und ausserhalb desselben eine grössere Anzahl kleinerer Bündel (Fig. 244). Dieselben sind gebaut wie die in den Blattbasen. Das Grundgewebe ist ein lückiges, getüpfeltes Parenchym, das reichlich Stärkemehl enthält in meist rundlichen, etwas abgeflachten, oft aber auch eiförmig oder unregelmässig gestalteten Körnchen, die bis 18 μ gross sind. In den grossen Intercellularräumen trifft man häufig auf einzellige kuglige Drüsenhaare, die durch eine Wand von der Parenchymzelle, der sie aufsitzen, abgetrennt sind (Fig. 246). Die Drüsen sondern zwischen ihrer Membran und der infolgedessen abgehobenen Cuticula ein grünlich-gelbes Sekret ab, in welchem man die wirksamen Bestandtheile der Droge (vergl. unten) erblickt. Neben der Stärke führen manche Parenchymzellen braunen Inhalt, der mit Eisensalzen schmutzig grün und danach mit Natriumkarbonat behandelt violett oder blau wird (Gerbstoff). Der Querschnitt des Rhizoms sowohl wie der Blattbasen muss von grüner und nicht brauner Farbe sein.

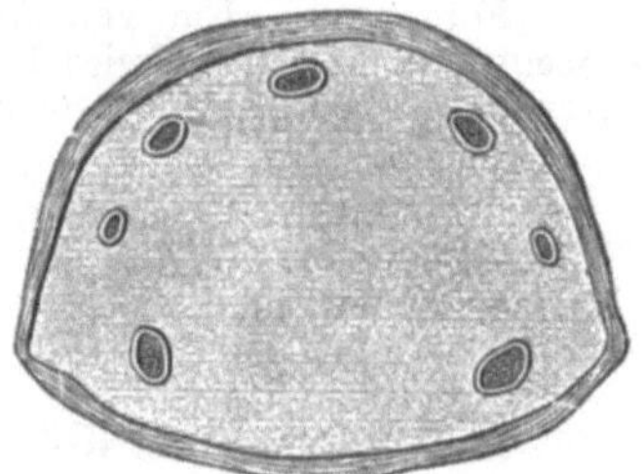

Fig. 245. Querschnitt durch die Blattbasis von Nephrodium Filix mas. Michaux, schwach vergr.

Bestandtheile. Filixsäure (vergl. unten), ätherisches Oel 0,04—0,05 Proc. in der im Herbst und 0,025 Proc. in der im Juni gesammelten Droge. Dasselbe ist hellgelb von intensivem Geruch der Droge und aromatisch-brennendem Geschmack. Leicht löslich in Aether und absolutem Alkohol. Spec. Gew. 0,85—0,86. Das Oel beginnt bei 140° C. zu sieden, über 250° C. tritt Zersetzung ein. Es enthält neben freien Fettsäuren (Buttersäure) Hexyl- und Octyl-Ester der Fettsäuren von der Buttersäure bis etwa zur

Pelargonsäure. **Gerbstoff (Filixgerbsäure)** zu etwa 10 Proc. von glukosidischem Charakter, liefert mit verdünnten Säuren einen nicht krystallisirbaren Zucker und das **Phlobaphen (Filixroth)**, das auch in der Droge vorkommt. Letzteres hat die Zusammensetzung $C_{26}H_{18}O_{12}$ und liefert mit Kali geschmolzen Phloroglucin und Protocatechusäure. Mit Eisenchlorid wird der Gerbstoff olivengrün. Die braune Farbe älterer Droge ist durch das Filixroth bedingt. **Flavaspidsäure, Albaspidin, Aspidinol. Fettes Oel (Filixöl)** zu 5—6 Proc., besteht aus Glycerinestern der **Filosmylsäure** und **Filixolinsäure**, Zucker 11 Proc. **Filixwachs**, eine bräunlich gelbe, amorphe Masse, die bei 69° C. schmilzt, leicht in heissem Alkohol und Petroläther, schwer in Aether löslich. **Harz**, aus dem Filixroth und weiteren Umwandlungsprodukten des Gerbstoffes bestehend. **Wassergehalt** etwa 14 Proc., **Asche** 1,4—3,0 Proc., davon 0,1—0,3 Proc. in Salzsäure unlöslich. Als Hauptträger der Wirksamkeit gilt die **Filixsäure** (vergl. unten), ferner in zweiter Linie das **ätherische Oel**, beide bilden mit dem fetten Filixöl ein inniges Gemisch (Emulsion), vielleicht sogar eine lockere Verbindung. Auch der Gerbstoff soll an der Wirkung betheiligt sein.

Verwechslungen und Verfälschungen. Die Rhizome der übrigen in Mitteleuropa heimischen Farne sind meist im Aussehen und in den Dimensionen dem von N. f. m. so unähnlich, dass an eine irrthümliche Verwendung solcher in der Apotheke nicht wohl zu denken ist. Da wir aber jetzt nach neuesten Untersuchungen von HAUSMANN wissen, dass solche Rhizome nicht selten auf Extrakt (vergl. dort) verarbeitet werden, so ist es doch wünschenswerth, die unterscheidenden Merkmale solcher Rhizome anzugeben:

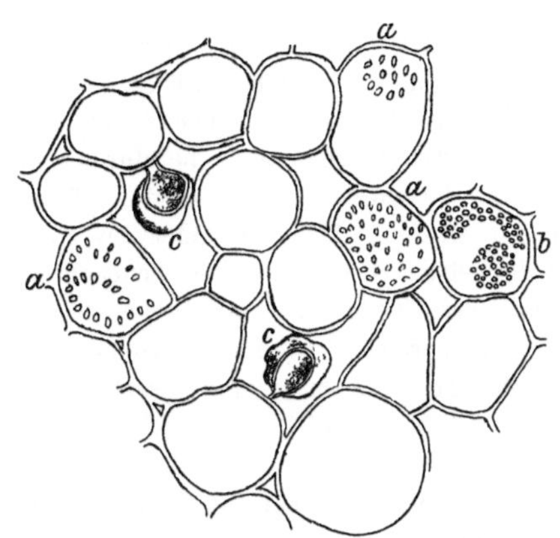

Fig. 246. Querschnitt durch das Rhizoma Filicis.
a Getüpfelte Zellen. *b* Stärke. *c* Drüsenhaare.

1) **Aspidium spinulosum Sw.** (syn. **Polystichum spinulosum D. C.**). Rhizom aufsteigend, 5 cm lang, Durchmesser 8 mm, locker mit Blattbasen besetzt. Im Querschnitt unregelmässig gebuchtet, mit 5—7 Gefässbündeln. Blattbasen im Querschnitt mit 5—8, meist 6 und 7 Gefässbündeln. Im Parenchym Drüsen. Spreublättchen ziemlich breit, in eine lange, aus einer Zellreihe bestehende Spitze mit einer (oft abgebrochenen) Drüse auslaufend. Rand des Spreublättchens wenig buchtig, mit wenig Drüsen.

2) **Aspidium cristatum Sw.** (syn. **Polystichum cristatum Roth**). Im Parenchym Drüsen. Blattbasen im Querschnitt mit 5—8, meist 5 und 6 Bündeln. Spreublättchen ganzrandig, selten mit kurzen und stumpfen Zähnen, breit, Drüsen am Rande sehr spärlich oder fehlend.

3) **Aspidium montanum Aschers.** (syn. **Polystichum montanum Roth**). Rhizom kurz, aufsteigend. Drüsen im Parenchym fehlend. Spreublättchen ganzrandig, Drüsen von zweierlei Form, kleine, einzellige und grössere mit 2—3zelligem Stiel, nicht nur am Rande, sondern auch auf der Fläche. Blattbasen im Querschnitt fast dreieckig, zwei Gefässbündel zeigend.

4) **Aspidium rigidum Sw.** (syn. **Polystichum rigidum D. C.**). Im Parenchym Drüsen. Blattbasen im Querschnitt fast rund mit 4—6 Bündeln, von denen drei grösser sind. Spreublättchen am Rande mit spärlichen Zähnen, am Rande mit kleinen Drüsenhaaren.

5) **Aspidium lobatum Sw.** Ohne Drüsen im Parenchym. Blattbasen im Querschnitt dreieckig mit ausgezogenen Seiten, mit 4—6 Bündeln. Spreublättchen ohne Drüsen, am Rande durch die zahlreichen Zähne verzerrt.

6) **Aspidium dilatatum Sw.** Im Parenchym Drüsen. Spreublättchen wie bei A. spinulosum, aber mehr in die Länge gezogen und allmählicher zugespitzt.

7) **Asplenium Filix femina Bernh.** (syn. **Aspidium Filix femina Sw.**, **Athyrium Filix femina Roth.**). Rhizom schief aufsteigend, 10 cm lang, 0,5—1,0 cm im Durchmesser, innen blassgrün, im Querschnitt mit 4—7 Bündeln. Im Parenchym keine Drüsen. Blattbasen im Querschnitt fast dreieckig mit breiter Basis, mit 2 Bündeln; ähnlich wie A. montanum, aber grösser. Spreublättchen ganzrandig, ohne Drüsen. — (Vergl. weiter: Schweiz. Wochenschrift f. Pharmacie 1896 p. 440.)

Einsammlung, Aufbewahrung. Uebereinstimmend lassen die Arzneibücher die Droge im Spätsommer oder Herbst sammeln, von den Spreuschuppen, Nebenwurzeln und abgestorbenen Theilen soviel wie möglich befreien, ohne Schälung bei gelinder Wärme trocknen und nicht über ein Jahr aufbewahren. Das in nicht zu grosser Menge hergestellte Pulver soll hellgrün sein; es wird in braunen, gut geschlossenen Gläsern oder im Dunkeln untergebracht: ein gelbliches oder zimmtbraunes Pulver darf weder abgegeben, noch zur Extraktbereitung verwendet werden. 100 Th. lufttrockner Droge liefern 85—90 Th. Pulver. Nach CAESAR und LORETZ soll die auf vulkanischem Boden, dann die auf Thonschiefer gewachsene Pflanze am gehaltreichsten sein.

Da auch bei sorgfältigster Aufbewahrung einzelne Rhizome nach längerem Liegen nicht mehr „grünbrechend" sein werden, so sei darauf hingewiesen, dass in Deutschland nur für die Apotheker Bayerns eine gesetzliche Verpflichtung, die Farnwurzel jederzeit vorräthig zu halten, besteht.

Wirkung und Anwendung. Das Farnrhizom und die aus ihm hergestellten Präparate (Extrakt) sind eines der am besten und sichersten wirkenden Bandwurmmittel (sowohl bei Taenia wie bei Botriocephalus). Meist werden die Bandwürmer durch das Mittel nicht getödtet, sondern nur betäubt, weshalb es darauf ankommt, sie durch ein folgendes Abführmittel zu entfernen. Es ist aber zu beachten, dass die Filixsäure, wenn sie resorbirt wird, auch für den Menschen ein starkes, das Centralnervensystem lähmendes Gift ist, ferner sind häufig einseitige oder doppelseitige Erblindungen beobachtet. Von 78 beobachteten Vergiftungsfällen endeten 12 mit dem Tode. Der Apotheker sollte, auch wenn der Abgabe des Farnrhizoms und seiner Zubereitungen (in Oesterreich darf das Extrakt nur gegen ärztliche Verordnung verabfolgt werden) keine gesetzlichen Hindernisse entgegenstehen, sich unter keinen Umständen auf eine Bandwurmkur einlassen. Da die Resorption der Filixsäure besonders erleichtert wird, wenn sie in Oel gelöst ist, so ist die Verwendung von Ricinusöl als Abführmittel neuerdings aufgegeben und man bedient sich eines anderen Laxans, etwa Kalomel.

Die Droge selbst findet kaum noch Verwendung, meist benutzt man das ätherische Extrakt, neuerdings auch die reine Filixsäure (vergl. unten).

Das Vorräthighalten des Rhizoms vermeidet man am besten ganz und verarbeitet das frisch bezogene Rhizom sofort auf ätherisches Extrakt, das man in kleinen, ganz gefüllten Gläsern aufbewahrt. Die Droge beziehe man im Herbst, wenn man nicht im Stande ist, sie selbst sammeln zu lassen, nur aus ganz zuverlässiger Quelle. Die grüne Farbe des Rhizoms im Querschnitt ist noch kein Beweis für dessen Frische, dagegen nicht grünes natürlich unter allen Umständen zu verwerfen. Ebenso beziehe man das fertige Extrakt nur aus ganz zuverlässiger Quelle, wo man sicher ist, dass die Angaben über das Alter des Präparates auf Wahrheit beruhen, und ferner, dass nur die officinelle Droge zu seiner Herstellung benutzt wurde. Wir wissen durch neueste Untersuchungen von HAUS-MANN, dass auch die Rhizome anderer Farne auf Extrakt verarbeitet werden; für Aspidium spinulosum Sw. darf das als sichergestellt angesehen werden. (E. MERCK bringt dieses Extrakt neuerdings in den Handel.) Verschiedene der im Handel befindlichen Extrakte enthalten keine Filixsäure, sondern Aspidin $C_{25}H_{32}O_7$, welches in dem genannten Farn vorkommt.

Um zu entscheiden, ob ein Extrakt Filixsäure oder Aspidin enthält, wird ein Quantum desselben nach HAUSMANN mit soviel gebrannter Magnesia angerieben, dass ein homogenes Pulver entsteht. Dieses wird durch ein Sieb geschlagen und auf je 50 g mit 10 l Wasser 1—1$^{1}/_{2}$ Tag ausgelaugt. Die abfiltrirte Lösung wird mit Schwefelsäure angesäuert, der entstandene Niederschlag durch Koliren gesammelt, die Schwefelsäure ausgewaschen und der Niederschlag über konc. Schwefelsäure getrocknet. Die Ausbeute beträgt 6—18 Proc. Aspidinhaltige Extrakte geben relativ geringe Ausbeute. — Das trockne Pulver wird dann in möglichst wenig Aether gelöst. Enthält die Lösung Aspidin, so erstarrt sie innerhalb weniger Stunden zu einem krystallinischen Brei, den man in kleinen Portionen in Alkohol absolutus einträgt und damit verrührt. Die fast unlöslichen Krystalle des Aspidins

können dann durch Filtriren, Absaugen und Nachwaschen von der Mutterlauge getrennt
werden. Man reinigt sie durch Lösen in siedendem absoluten Alkohol und wiederholt
die Operation. Das reine Aspidin hat dann den Schmelzpunkt 124—125°C. — Erstarrt
die ätherische Lösung nicht, so lässt man den Aether zum grossen Theil freiwillig
verdunsten, versetzt mit einer grösseren Menge Aceton und lässt längere Zeit stehen, wobei
sich die Filixsäure als undeutlich krystallinisches Pulver abscheidet, das man auf dem
Saugfilter sammelt und so lange mit Aceton nachwäscht, bis dasselbe nicht mehr rothgelb,
sondern gelb abläuft. Die Filixsäure auf dem Filter krystallisirt man wiederholt aus
heissem Essigäther um, bis sie den Schmelzpunkt 184—185°C. zeigt. Der Gehalt an Filixsäure in den untersuchten Extrakten schwankte von 0,15—1,8 Proc., derjenige an Aspidin
von 0,5—1,8 Proc. Von 19 untersuchten Extrakten enthielten 4 Aspidin. Uebrigens sollen
Extrakte aus Aspidium spinulosum ebenfalls anthelmintisch wirken.

Bestimmung des Gehaltes an Filixsäure im Extractum Filicis: nach Fromme:
5,0 Extract. Filicis, 30,0 Aether und 100,0 Barythydratlösung (1 proc.) werden in einer
200 g-Flasche 5 Minuten anhaltend geschüttelt, dann in einen Scheidetrichter gegossen und
10—15 Minuten der Ruhe überlassen. Von der unteren, wässerigen Lösung werden 86,0
(= 4,0 Extrakt) mit 25—30 Tropfen Salzsäure übersättigt und nacheinander mit 25, 15,
10 und 10 ccm Aether ausgeschüttelt. Die vereinigten ätherischen Ausschüttelungen werden
nach dem Filtriren in einem tarirten 100,0 g-Kolben zur Trockne abgedunstet. Der Rückstand wird mit 1 ccm Amylalkohol und 1 ccm Methylalkohol über freier Flamme durch
Schwenken gelöst und der Lösung so lange tropfenweise Methylalkohol zugegeben, bis die
Lösung beim Schwenken nicht wieder klar wird. Dann wird soviel Methylalkohol zugegeben, dass die ganze verwendete Menge desselben 30 ccm beträgt, worauf sich die
Filixsäure ausscheidet. Das Ganze lässt man dann 10—12 Stunden bei möglichst niederer
Temperatur stehen, filtrirt durch ein gewogenes Filter, wäscht Kolben- und Filterrückstand
mit 2 × 5 ccm Methylalkohol aus, presst das Filter mit Inhalt zwischen Fliesspapier vorsichtig aus, bringt es in den Kolben zurück, trocknet zunächst bei 40°C., dann bei 80°C.
und wägt. — Das Gewicht minus Kolben und Filter ist die Filixsäure in 4,0 g Extrakt.
Der nach diesem Verfahren ermittelte Gehalt an Filixsäure ist viel höher wie der oben
von Hausmann ermittelte, er beträgt nach Caesar und Loretz: 5,09—9,80 Proc.

Electuarium anthelminthicum. Wurmlatwerge (Dieterich). Farnrhizom,
Wurmsamen je 20 Th., Jalapenknollen 5 Th., mischt man mit Süssholzextrakt 5 Th., gereinigtem Honig 20 Th., gereinigtem Tamarindenmus 25 Th.

Extractum Filicis (Germ., Helv.); Extr. Filicis maris (Austr.); Extr. Filicis
liquidum (Brit.); Oleoresina Aspidii (U-St.). Oleum Filicis maris. — Farnextrakt; Wurmfarnextrakt. — Extrait de fougère mâle (Gall.). — Liquid Extract of Male Fern. — Nach Austr., Brit., Helv., U-St., Gall. wird das frische,
gereinigte und grob[1]) zerstossene Farnrhizom im Verdrängungsapparate mit Aether erschöpft, wozu nach Gall. auf 1 Th. Farnrhizom 2 Th. Aether (spec. Gew. 0,724) genügen,
nach Dieterich höchstens 4 Th. gebraucht werden; nach Germ. wird 1 Th zuerst mit 3,
dann mit 2 Th. Aether je 3 Tage lang ausgezogen. Von den Auszügen wird der Aether
abdestillirt und der Rückstand zu einem dünnen, völlig ätherfreien Extrakte verdunstet.
Ausbeute 12—15, nach Weppen und Lüders wenigstens 10 Proc. Aufbewahrung: Kühl,
vor Licht geschützt. Das grünliche (Germ.) bis bräunlich-grüne (Helv.), in Wasser unlösliche Extrakt ist vor der Abgabe umzuschütteln. Mit Glycerin verdünnt darf es unter
dem Mikroskop keine Stärkekörner zeigen, deren Anwesenheit auf sorglose Filtration des
Auszuges deutet.

Brit. giebt als Einzelgabe 2,5—5 g, Helv. die Dosis max. pro die auf 10 g an.

Die angenehmste Form ist die der elastischen Gelatinekapseln, wenn dieselben
frisch sind. Solche Kapseln mit Farnextrakt und Ricinusöl sollten aus den oben angeführten Gründen nicht verwendet werden. Ebenso ist man neuerdings von der bisher
üblichen Vorbereitungskur abgekommen. Nach E. Grawitz nimmt man am Tage der Kur
Morgens nüchtern Karlsbader- oder Bittersalz und nach erfolgter Abführung das Bandwurmmittel (8—10 g Extrakt, bei Kindern die Hälfte) mit Kaffee. Die Kapselfabriken
liefern übrigens die Bandwurmkapseln auch mit Zusätzen wie Kalomel, Sagradaextrakt,
ferner mit Kosin, Granatwurzelextrakt und mit Keratinüberzug.

Das Extrakt ist vor der Dispensation immer gut umzuschütteln.

Emulsio Extracti Filicis nach Widerhofer. Widerhofer's Bandwurmmittel. Farnextrakt 18 g, Pomeranzenschalensirup 46 g, arabisches Gummi 12 g mischt
man und reibt damit Kamala 24 g an.

---

[1]) Gall. schreibt mittelfeines Pulver, U-St. Pulver No. 60 vor, um grössere Ausbeute
bei geringerem Aetherverbrauch zu erzielen.

Wurmmittel für Thiere (nach Dieterich).

Wurmpillen für Hunde. Farnextrakt 2 g, Aloë 3 g, Seife 3 g. Zu 2 Pillen, die morgens auf einmal gegeben werden.

Wurmöl für Hunde. Farnextrakt 2 g, Ricinusöl 20 g. Morgens erwärmt auf einmal zu geben.

Wurmpillen für Schafe. Farnextrakt 1 g, Aloë 5 g, Naphtalin 0,1 g, Seifenspiritus q. s. zu einer Pille.

Aus Farnextrakt mit oder ohne Zusätze von Granatwurzelextrakt, Ricinusöl, Himbeersaft u. dergl. bestehen folgende **Bandwurmmittel:**

Berliner von J. Lewinsohn, **Genfer** von Bernard, **Genfer** von Peschier, von M. Böttcher in Altenburg, von Endruweit in Berlin, Otto Flohr in Freiberg, Dr. Ficking in Berlin, Hennig in Berlin, Pfarrer Kneipp, Th. Konetzki in Stein, Laffon, Lutze, Lutze & Co. in Braunschweig, Rich. Mohrmann in Berlin, Mook in Berlin, Muth in Chemnitz, Petzold in Leipzig, Wende in Berlin.

Helminthenextrakt von O. Konetzki-Fritschi in St. Ludwig ist ein Gemisch von 5 Th. Extr. Embel. Rib., 1,5 Th. Extr. Cort. Granati, 38,5 Th. Extr. Filicis, 1,7 Th. Extr. Absinthii, 53 Th. Ol. Ricini, 0,3 Th. Vanillin.

Tritolum Filicis, Bandwurm-Tritol nennt Dieterich eine Gallerte aus Farnextrakt, Ricinusöl und Malzextrakt.

Electuarium contra taeniam.
Münch. Nosokom. Vorschr.

Rp.	Extracti Filicis	8,0
	Pulpae Tamarind. depur.	22,0.

Potio taenifuga Van Aubel.

Rp.	Acidi salicylici	0,4
	Olei Filicis aeth.	0,6
	Tinct. Cinnamom. gtts. X

Gummi arabici	8,0
Aquae destillat.	96,0
Sirupi simplicis	50,0.

Morgens nüchtern auf zweimal. (Bull. thérap.)

Vet. Teinture contre l'anémie vermineuse
(Gall. Suppl.).

Rp.	Tinct. Filicis maris	25,0
	Extract. Filicis aeth.	5,0.

† **Acidum filicicum amorphum. Filixsäure.** $C_{35}H_{42}O_{13}$. Amorphes, leichtes, weisses, geruch- und geschmackloses Pulver, in kaltem Alkohol löslich, wird von Alkalien und fetten Oelen sehr leicht aufgenommen. Schmelzpunkt 125° C. Nur diese amorphe Säure wirkt anthelmintisch; die sich ebenfalls häufig reichlich im Extrakt findende krystallinische Säure $C_{14}H_{16}O_5$, die man für ein Anhydrid der amorphen hält, gilt als wirkungslos. Schmelzpunkt der krystallinischen Säure 184—185° C. (nach Kraft 179—180° C.). Sie ist fast unlöslich in absolutem Alkohol, unlöslich in Wasser.

Dosis der amorphen Säure 0,5—1,0, zugleich als Abführmittel Kalomel oder Kalomel und Jalappe. Die ausserordentlich verschiedene Wirkung der Farnextrakte dürfte zum grossen Theil damit im Zusammenhang stehen, wieviel der vorhandenen Filixsäure im amorphen und wieviel im krystallinischen Zustand vorhanden ist. — Ausser in **Nephrodium Filix mas** ist die Filixsäure auch in **Aspidium rigidum Sw.** und **Asplenium Filix femina Bernh.** aufgefunden worden.

II. Aspidium marginale Willdenow (syn.: Dryopteris marginalis Asa Gray).

Heimisch in Nordamerika. Das Rhizom ist nach U-St. neben I officinell. Es ist diesem sehr ähnlich, soll aber im Querschnitt nur etwa 6 Bündel im Rhizom erkennen lassen. Filixsäure konnte in der Droge nicht nachgewiesen werden. **Aspidium rigidum Sw.** wird in Nordamerika auch als Anthelminticum verwendet.

III. Aspidium athamanticum Kunze.

Heimisch in Südafrika. Namen: **Inkomankomo, Unkomocomo.** Das Rhizom **(Radix Pannae)** gelangt seit 1851 auch zuweilen nach Europa.

Beschreibung. Es ist bis 15 cm lang, von allen Seiten mit dachziegelförmig angeordneten Blattbasen oder deren Narben und mit Spreublättchen bedeckt. Der Querschnitt ist wie bei I durch Druck der Wedelbasen unregelmässig buchtig, wohl meist von brauner Farbe, er zeigt 8—13 in einen Kreis angeordneter Gefässbündel. Der Querschnitt der Blattbasen ist meist halbrund, aber auch flacher, er lässt 6—7 in einen Kreis gestellte grössere und reichlich kleinere Bündel erkennen.

Im Parenchym einzellige Drüsenhaare wie bei I, die Stärkekörnchen sind grösser wie bei I, eiförmig oder nierenförmig. Intercellularräume sind etwas spärlicher wie bei I, auch die Zellwände des Parenchyms dicker.

Bestandtheile. Das Rhizom liefert 5,1 Proc. ätherisches Extrakt. Es enthält: Flavopannin $C_{21}H_{26}O_7$, aus Aether in citronengelben, bei 151° C. schmelzenden Prismen erhalten. Albopannin $C_{21}H_{24}O_7$, aus Alkohol in seidenglänzenden weissen Nadeln erhalten und Pannol (Pannasäure) $C_{11}H_{14}O_7$, in feinen verfilzten Nadeln von gelblicher Farbe erhalten.

Von diesen drei Körpern ist das Flavopannin intensiv giftig, das Albopannin etwas weniger giftig, das Pannol ist nicht giftig.

Verwendung als Anthelminticum wie bei I.

IV. Polypodium vulgare L. Familie das Polypodiaceae — Polypodieae.

Heimisch in Europa, dem nördlichen Asien und Nordamerika. Verwendung findet das Rhizom: **Rhizoma Polypodii, Rhizoma Filiculae dulcis. — Engelsüss. Korallenwurzel. Tropfenwurz. — Polypode de chêne.**

Beschreibung. Besteht aus 5—12 cm langen, 3—5 mm dicken, meist flach gedrückten, etwas gekrümmten Stücken, die fein runzelig, rothbraun bis dunkelbraun sind und deren obere Seite entfernte, abwechselnd gestellte 1—3 mm hohe, 3 mm breite, schüsselförmig vertiefte Blattnarben trägt. Die Unterseite lässt die Reste der abgeschnittenen Wurzeln erkennen. Im Parenchym Stärke und eine fadenziehende Masse. Geschmack süsslich, dann etwas bitter, Geruch schwach ölig-ranzig.

Bestandtheile. Zucker 5 Proc., fettes Oel 8 Proc., angeblich auch Glycyrrhizin.

Einsammlung und Verwendung. Das Rhizom soll im Herbst gesammelt werden, 5 Theile der frischen Droge geben 1 Th. trockne.

Man verwendet es noch hier und da als Expectorans und Diureticum.

V. Ebenfalls als Expectorans gelangt noch zuweilen nach Europa aus Peru und Chile das **Rhizoma Calahualae** oder **Calagualae** von **Polypodium Calaguala Ruiz,** mit dem oft die Rhizome von **Acrostichum Huascaro Ruiz** und **Polypodium crassifolium L.** vermengt werden.

Beschreibung. Das echte Rhizom ist 4 cm lang, 1,5 cm dick, mit Spreuschuppen bedeckt. Die Rückseite trägt Blattbasen, die Bauchseite Narben. Querschnitt des Rhizomes oval, seicht ausgerandet, er zeigt 10—12 Gefässbündel, von denen zwei grösser wie die übrigen sind.

VI. Polypodium adiantiforme L. verwendet man auf Portorico als Antisyphiliticum und Sudorificum.

Polypodium incanum Sw. dient als Emmenagogum.

Von **Notochlaena hypoleuca** verwendet man in Columbien die Blätter als Mittel gegen Brust- und Leberkrankheiten.

Vergl. auch **Adiantum.**

Fluoresceïnum.

I. Fluoresceïnum. **Fluoresceïn. Resorcinphthaleïn** $C_{20}H_{12}O_5$. **Mol. Gew.$=$332.** Zur Darstellung der reinen Verbindung erhitzt man 5 Th. Phthalsäureanhydrid mit 7 Th. Resorcin im Oelbade auf 195—200° C., bis die Masse festgeworden ist. Nach dem Erkalten zieht man das Produkt mit Wasser aus, bringt den Rückstand durch Natronlauge in Lösung und fällt die filtrirte Lösung durch Säure, worauf sich das Fluoresceïn in Flocken abscheidet. — Die technischen Sorten werden durch Erhitzen von 25 Th. Resorcin mit 17 Th. Phthalsäureanhydrid und 8 Th. Chlorzink auf 185° C. dargestellt.

Ein gelbrothes Pulver, in Wasser, Aether und Benzol ziemlich unlöslich, in Alkohol mit gelbrother Farbe und grünlicher Fluorescenz löslich. Von ätzenden Alkalien wird es leicht gelöst; diese Lösungen sind im durchfallenden Lichte röthlich gefärbt und besitzen im auffallenden Lichte prachtvoll grüne Fluorescenz, die noch in sehr starker Verdünnung bemerkbar ist.

$$C \begin{cases} C_6H_3 \begin{cases} OH \\ O \\ \end{cases} \\ C_6H_3 \begin{cases} OH \\ \end{cases} \\ C_6H_4 \quad CO_2 \end{cases}$$

Fluoresceïn.

Das Fluoresceïn dient zu diagnostischen Zwecken in der Augenheilkunde; in der Acidimetrie und Alkalimetrie als Indikator, in der Hydrologie zum Nachweis des unterirdischen Zusammenhanges von Gewässern. In der Technik als Ausgangsmaterial zahlreicher Farbstoffe und organischer Verbindungen. Gegen ätzende Alkalien verhält es sich wie ein zweiatomiges Phenol.

II. Uraninum. **Fluoresceïn-Natrium** $C_{20}H_{10}O_5Na_2$. **Mol. Gew. = 376.** Ist das Natriumsalz des vorigen und kommt als rothgelbes Pulver in den Handel, welches in Wasser leicht löslich ist und dessen wässerige Lösung die oben beschriebene Fluorescenz giebt. Es ist diejenige Form, in welcher man zur Zeit das Fluoresceïn zu diagnostischen Zwecken verwendet.

Um den Zusammenhang von Wasserläufen festzustellen, trägt man eine mit Natronlauge **stark alkalisch** (!) gemachte Lösung des Uranins in **genügender Menge** (!) — in einem Falle wurden einmal 30 kg angewendet — in den höher gelegenen Wasserlauf ein. Das Auftreten einer gelbgrünen Fluorescenz in dem niedriger gelegenen Wasserlaufe zeigt einen Zusammenhang beider Wasserläufe an.

III. Tetrabromfluoresceïn. **Eosin.** $C_{20}H_8Br_4O_5$. **Mol. Gew. = 648.** Entsteht durch Einwirkung von Brom auf in Wasser vertheiltes Fluoresceïn. Ein gelbrothes, in Wasser fast unlösliches Pulver. Das Kaliumsalz = **Eosinkalium** $C_{20}H_6K_2Br_4O_5 + 6H_2O$ ist der unter dem Namen Eosin (Gelbstich), namentlich zur Tintenfabrikation beliebte rothe Farbstoff, welcher aber auch zum Färben von Seide und Wolle und von Mikroorganismen dient.

IV. Tetrajodfluoresceïn. $C_{20}H_8J_4O_5$. **Mol. Gew. = 836.** Zur Darstellung wird Fluoresceïn in Natronlauge gelöst, diese Lösung mit einer Lösung von berechneten Mengen Jod in Natronlauge vermischt und dann mit Säuren angesäuert. Das **Natriumsalz** $C_{20}H_6J_4O_5Na_2$ kommt als **Jodeosin, Erythrosin, Eosin** (Blaustich) in den Handel. Es färbt ähnlich wie das gewöhnliche Eosin, aber mit etwas bläulicherem Stich.

V. Tetrabromdichlorfluoresceïn. $C_{20}H_6Cl_2Br_4O_5$. **Mol. Gew. = 717.** Entsteht durch Einwirkung von Brom auf Dichlorfluoresceïn, welches seinerseits durch Erhitzen von Resorcin mit Dichlorphthalsäure dargestellt wird. Das Kalisalz $C_{20}H_4Cl_2Br_4O_5K_2$ kommt als **Phloxin** in den Handel.

Dieses Phloxin ist ein sehr bequemer und prachtvoller Ersatz des Karmins zum Färben von Zahnpasten, Zahnpulvern, Schminken u. dergl. Für Pulver und pastenartige Zubereitungen ist es in der Nüance unübertrefflich. Für alkoholische Lösungen eignet es sich dagegen nicht, für diese ist Cochenilletinktur weitaus geeigneter. Vergl. S. 554 unter Pasten und 555.

Fluorum.

Das **Fluor** ist ohne Zweifel ein Element, welchem eine wichtige physiologische Bedeutung für den thierischen Körper zukommt, wenn wir auch über dieselbe zur Zeit nur wenig unterrichtet sind. Das Fluor kommt als Calciumfluorid vor in den Knochen. im Schmelz der Zähne, im Blut, in der Milch und in zahlreichen Pflanzenaschen. Die umfangreichere therapeutische Verwendung von Fluorderivaten dürfte der nächsten Zukunft angehören, nachdem es in den letzten Jahren der Firma VALENTINER & SCHWARZ in Leipzig-Plagwitz gelungen ist, im Kern fluorirte aromatische Verbindungen nach einem relativ einfachen Verfahren darzustellen. D.R.P. 96153.

Darstellung. Versetzt man eine Lösung von salzsaurem Anilin und freier Salzsäure in der Kälte mit einer Lösung von Natriumnitrit, so erhält man zunächst Diazobenzolchlorid $C_6H_5N = N\text{-}Cl$. Wird die stark verdünnte wässerige Lösung des Diazobenzolchlorids mit Fluorwasserstoffsäure erhitzt, so findet unter Abscheidung von Stickstoff Umsetzung in Fluorbenzol C_6H_5F statt.

Beispiel. 10 Th. Anilin werden in ein Gemisch von 32,5 Th. Salzsäure (von 25 Proc. HCl) und 20 Th. Wasser eingetragen und die gut abgekühlte (!) Lösung wird allmählich mit 7,53 Th. Natriumnitrit $(NaNO_2)$ versetzt. Die Diazobenzolchloridlösung wird darauf in einen Kessel gebracht, mit 20 Th. Flusssäure versetzt und unter Rückflusskühlung allmählich steigernd erwärmt, bis keine Stickstoffentwickelung mehr stattfindet. Das Reaktionsgemisch wird neutralisirt, das gebildete Oel abgehoben, durch Wasserdampf übergetrieben und durch fraktionirte Destillation gereinigt.

In der nämlichen Weise, wie beim Anilin, kann jede im aromatischen Kern stehende — NH_2 Gruppe durch ein Fluor-Atom ersetzt werden.

Fluorbenzol. C_6H_5F. Wie vorher beschrieben dargestellt, ist ein lichtbrechendes, wasserhelles Oel von aromatischem Geruch, Siedepunkt 85^0 C.

Fluortoluol. $C_6H_4(CH_3)F$. Durch Einwirkung von Natriumnitrit auf eine, freie Salzsäure enthaltende Lösung von salzsaurem p-Toluidin wird Diazo-p-Toluolchlorid dargestellt und dieses durch Einwirkung von Fluorwasserstoffsäure in Fluortoluol übergeführt. Wasserhelles, leicht flüchtiges Oel, Siedepunkt 116^0 C.

Fluorpseudocumol. $C_6H_2(CH_3)_3F$. Wird analog den vorigen aus Pseudocumidin $C_6H_2(CH_3)_3NH_2$ dargestellt und bildet eine bei 172^0 C. siedende wasserhelle Flüssigkeit von stark aromatischem Geruche, welche zu schillernden Blättchen vom Schmelzpunkt 24^0 C. erstarrt.

Fluorphenetol. $C_6H_4(OC_2H_5)F$. Wird analog den vorigen aus Phenetidin $C_6H_4(OC_2H_5)NH_2$ dargestellt und bildet eine gelbliche, bei 197^0 C. siedende Flüssigkeit von einem an Anisöl erinnernden Geruche.

Fluor-Naphthalin (β). $C_{10}H_7F$. Wird analog den vorigen aus β-Naphthylamin dargestellt. Farblose, schillernde Blättchen, Schmelzpunkt 59^0 C., Siedepunkt 211^0 C.

Difluordiphenyl. $F\text{—}C_6H_4\text{—}C_6H_4\text{—}F$. Wird analog den vorigen aus Benzidin $NH_2\text{—}C_6H_4\text{—}C_6H_4\text{—}NH_2$ dargestellt und bildet farblose, bei 87^0 C. schmelzende Blättchen. Unlöslich in Wasser, leicht löslich in Alkohol, Aether, Chloroform und in fetten Oelen. Geruch an Dillsamen erinnernd.

Diese Verbindungen werden zur Zeit auch in Form von Salben und Streupulvern in den Handel gebracht und therapeutisch angewendet.

Die Fluorverbindungen müssen durch Erwärmen mit der Salbengrundlage in diesen gelöst werden.

Antitussin — VALENTINER & SCHWARZ. Rp. Difluordiphenyli 5,0, Adipis Lanae anhydrici 85,0, Vaselini 10,0. Wird in Einreibungen angewendet bei akuten Keuchhustenanfällen, Mandelentzündungen, Hals- und Rachenkrankheiten. Die Einreibungen wirken schlafmachend, der Anfall wird coupirt, ein Keuchhusten geht in gewöhnlichen Husten über. Ueber die Anwendung siehe das folgende.

Fluorrheumin — VALENTINER & SCHWARZ **(Antirheumin)**[1]. Rp. Fluorphenetoli 1,0, Difluordiphenyli 4,0, Adipis Lanae anhydrici 85,0, Vaselini 10,0. Wird zu Einreibungen gegen Rheumatismus, Hexenschuss, Influenza angewendet. Die einzureibenden Hautstellen müssen vorher, damit die Hautporen aufnahmefähig werden, mit lauwarmem Wasser abgewaschen werden. Die Aufnahme der Salbe von der Haut ist durch Massage zu befördern. Man bedeckt schliesslich die eingeriebene Stelle mit einem losen Verbande, welcher 12 Stunden liegen bleiben kann, bevor eine neue Einreibung nöthig ist.

Epidermin — VALENTINER & SCHWARZ. Rp. Fluorpseudocumoli 1,0, Difluordiphenyli 4,0, Adipis Lanae anhydrici 85,0, Vaselini 10,0. Wird auf eiternden Wunden (auch bei bösartigen Eiterungen z. B. Ulcus molle), Brandwunden, überhaupt als Heilsalbe, ähnlich wie bisher die Borsalbe angewendet. Es wirkt schmerzstillend, reinigt die Wunden, befördert die Granulationsbildung und bewirkt rasche Ueberhäutung.

Streupulver der genannten Antiseptica werden mit Talcum venetum und zwar entweder im Verhältniss $5 + 95$ oder $10 + 90$ in der dermatologischen Praxis angewendet.

---

[1] Nicht zu verwechseln mit der aus Natriumsalicylat und Methylenblau bestehenden Mischung, welche „Antirheumatin" genannt wird.

Ueber die Wirkung dieser aromatischen Fluorverbindungen ist man sich vom theoretischen Standpunkte aus noch keineswegs im klaren. Es scheint nicht, dass diese Fluorverbindungen lediglich als bakterientödtende Antiseptica wirken, es scheint vielmehr, als ob sie zur Resorption gelangten und umstimmend auf die Zellen bezw. anregend auf das Nervensystem wirken.

Ueber den Nachweis und die Prüfung dieser Fluorverbindungen lässt sich zur Zeit nur wenig sagen. Das Fluor sitzt in dem aromatischen Kern so fest, dass es kaum durch Erhitzen mit konc. Schwefelsäure (nur bei dem Difluordiphenyl ist uns dies möglich gewesen) abgespalten werden kann. Dagegen gelingt die Abspaltung des Fluors durch Erhitzen mit metallischem Natrium. Für die Reinheit der unvermischten Verbindungen würden die Bestimmungen des Schmelzpunktes bezw. Siedepunktes von Wichtigkeit sein. — Den menschlichen Organismus scheinen die besprochenen Fluoride unverändert zu passiren.

Fluoroform. CHF_3. **Mol. Gew. = 70.** Wird von VALENTINER & SCHWARZ durch Einwirkung von Fluorsilber auf Jodoform bei Gegenwart von Wasser, aber unter Ausschluss von Luft erhalten. Es ist bei gewöhnlicher Temperatur (und auch noch bei — 20° C.) ein Gas, welcher von dem gleichzeitig auftretenden Kohlenoxyd durch Waschen mit Kupferchlorürlösung befreit wird. Es löst sich zu etwa 2,8 Proc. in Wasser, und wirkt ebenso wie Chloroform anästhesirend. Vorläufig findet es im wesenlichen in Form seiner wässerigen Lösung Verwendung. In der wässerigen Lösung ist das Fluoroform ziemlich fest gebunden.

Aqua Fluoroformii. Fluoroformwasser. Eine gesättigte Lösung von Fluoroform in Wasser, etwa 2,5 Proc. CHF_3 enthaltend.

Es ist nahezu geruchlos und geschmacklos und hinterlässt beim Schlucken ein leichtes Kratzen im Gaumen. Man giebt es vier- bis fünfmal täglich kaffee- bis esslöffelweise gegen Phthisis, Lupus und tuberkulöse Gelenkerkrankungen.

Foeniculum.

Gattung der **Umbelliferae—Apioideae—Ammineae—Seselineae.**

I. Foeniculum vulgare Mill. (syn. F. capillaceum Gilib., F. officinale All.), heimisch von den Azoren bis Persien, von Nordafrika bis Ungarn, vielfach kultivirt. Einjähriges oder ausdauerndes kahles Kraut mit bis 2 m hohem, zart gerilltem, bereiftem Stengel. Blätter 3- und mehrfach sparrig getheilt, die letzten Zipfel pfriemlich, oberseits schmal rinnig, Dolden 10—20 strahlig. Hülle und Hüllchen fehlen, Blüthe gelb. Verwendung findet die **Frucht**:

Fructus Foeniculi (Austr. Germ. Helv.). **Foeniculi Fructus** (Brit.). **Foeniculum** (U-St.). **Semen Foeniculi. Semen Foeniculi germanici s. majoris. — Fenchel. Fenchelthee. — Fenouil. Fruits ou semences de fenouil. — Fennel. Fennel Fruit.**

Beschreibung. Die Frucht erreicht eine Länge von 8 mm (nur deutscher und französischer Fenchel erreichen diese Maximalgrenze) und einen Durchmesser von 3 mm. In der Droge ist sie meist in die beiden

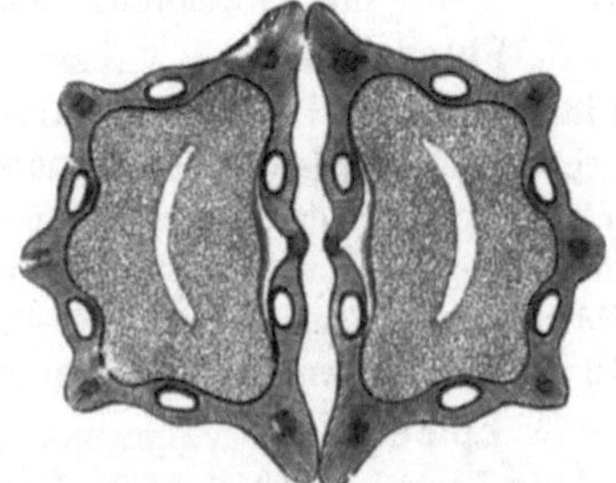

Fig. 247 Querschnitt durch deutschen Fenchel.

Theilfrüchtchen zerfallen. Die Farbe ist grünlichbraun. Auf der Spitze sind der Diskus und die beiden kurzen Narben deutlich zu erkennen (Fig. 251. 252). Die Rippen treten stark hervor, in jedem Thälchen zwischen den Rippen schimmert ein schizogener Oelgang durch, ausserdem trägt die Fugenfläche jedes Theilfrüchtchens zwei (Fig. 247. 248. 250), also das Theilfrüchtchen im ganzen sechs, doch kommt zuweilen eine Verdoppelung eines Ganges vor; das Parenchym der Fruchtschale ist in der Nähe der Gefässbündel zu gross-maschig-netzförmig verdickten Zellen umgewandelt, die für die Erkennung des Fenchels auch im Pulver wichtig sind. Doch ist zu bemerken, dass die Ausbildung dieser Zellen bei den einzelnen Sorten eine sehr verschiedene ist, bei deutschem und galizischem Fenchel waren nur wenige Zellen in der Nähe der Gefässbündel in der angegebenen Weise verdickt, wogegen bei römischem und macedonischem fast die ganze Mittelschicht des Pericarps aus solchen Zellen besteht (Fig. 249).

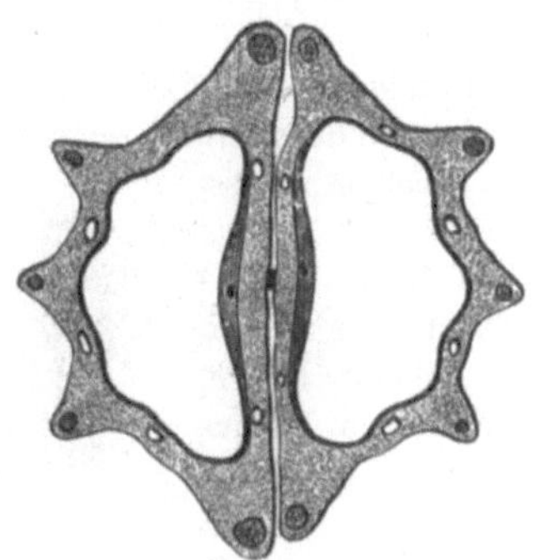

Fig. 248. Querschnitt durch römi-schen Fenchel.

Die Zellen des Endosperms führen Aleuronkörner, die wie auch sonst bei den Umbelliferen theils Drusen von Oxalat, theils Globoïde enthalten. Sie messen 1,5 bis 16,0 μ. Geruch angenehm aromatisch, Geschmack süss-aromatisch, charakteristisch. Japanischer Fenchel riecht und schmeckt auffallend nach Anis.

Bestandtheile nach Koenig. Wasser 17,18 Proc., stickstoffhaltige Substanz 16,28 Proc., ätherisches Oel 3,89 Proc., Fett 8,86 Proc., Zucker 4,71 Proc., Stärke (durch Säuren in Zucker überführbare Substanz) 14,33 Proc., stickstofffreie Extraktstoffe 12,40 Proc., Rohfaser 13,74 Proc., Asche 8,60 Proc. Sie enthält Kali 31,96 Proc., Natron 2,38 Proc., Kalk 19,54 Proc., Magnesia 14,03 Proc., Eisenoxyd 2,12 Proc., Phosphorsäure 16,47 Proc., Schwefelsäure 9,98 Proc. Kiesel-säure 0,87 Proc., Chlor 3,41 Proc. Das Gehalt an ätherischem Oel schwankt von 2—6 Proc. (vgl. S. 1167).

Sorten. Die Früchte sind nach der Provenienz in Farbe, Grösse, Aussehen und Oelgehalt ziemlich verschieden.

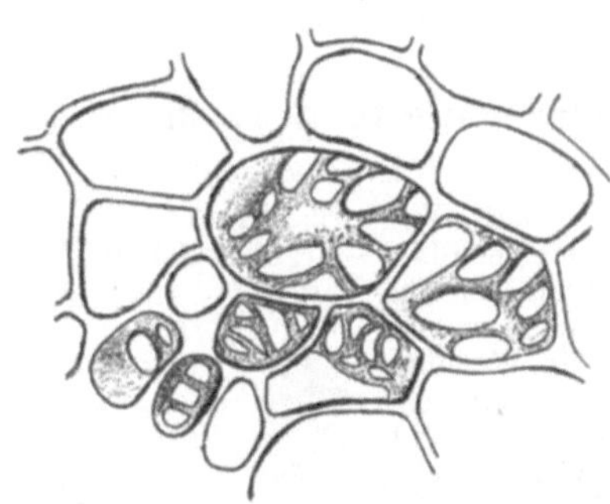

Fig. 249. Netzförmig verdickte Zellen in der Fruchtschale des Fenchels.

1) Deutscher Fenchel: bis 10 mm lang, bis 3 mm breit. Die Oelgänge sind im Querschnitt bis 0,22 mm lang und 0,07—0,08 mm breit. Ziemlich cylindrisch, oft etwas gekrümmt. Farbe grünlichgrau und graubraun, die Rippen stark hervortretend und von hellerer Farbe, in den Thälchen schimmern die Oelgänge durch (Fig. 247).

2) Pugliser Fenchel aus Apulien mit wenig hervortretenden Rippen. In der Farbe dunkler wie 1., von feinem Geschmack. Oelgänge kaum halb so gross wie bei 1 (Fig. 250).

3) Macedonischer Fenchel, so gross wie der deutsche, von brauner Farbe, mit stark hervortretenden Rippen. Oelgänge kleiner wie bei 1 (Fig. 252).

4) Galizischer Fenchel, bis 5 mm lang, von graugrüner Farbe, mit stark hervortretenden Rippen. Oelgänge im Querschnitt 0,2—0,22 mm lang, 0,08—0,1 mm breit. Geschmack ziemlich scharf, kampferartig.

5) Römischer, kretischer, florentiner, süsser Fenchel. Stammt von in Südfrankreich kultivirten Pflanzen, die man als **Foeniculum dulce D. C.** von der gewöhnlichen Art unterscheidet, die aber neuerdings als Varietät derselben gilt. Sie ist charakterisirt durch kürzeren, unten zusammengedrückten Stengel, fast 2zeilig gestellte Grundblätter und 6—8strahlige Dolden. Die Früchte werden bis 12 mm lang, sie sind hell gefärbt und zeichnen sich durch stark hervortretende Rippen aus. Die Oelgänge sind im Querschnitt 0,11 mm lang und 0,04—0,05 mm breit. Die

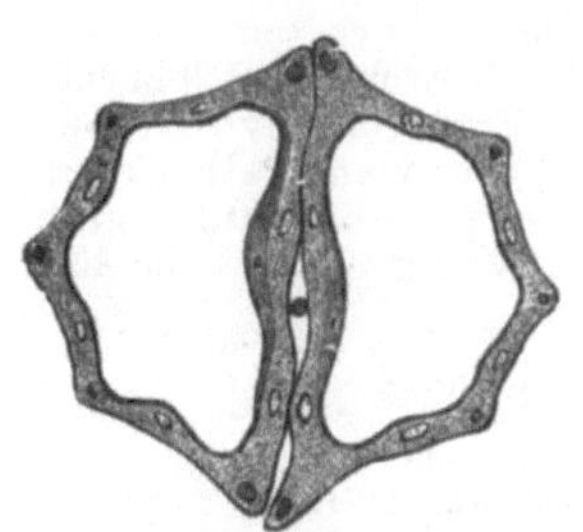

Fig. 250. Querschnitt durch Pugliser Fenchel.

Früchte **Fructus Foeniculi romani s. cretici, Semen Foeniculi dulcis, Fruit de fenouil doux** sind in die Gall. aufgenommen (Fig. 248. 252).

Verunreinigungen und Verfälschungen. Der Fenchel ist nicht selten mit fremden Früchten, Samen, Doldenstrahlen, Erde u. s. w. verunreinigt; natürlich ist eine solche Sorte vom pharmaceutischen Gebrauch auszuschliessen. Ferner kommen häufig

Früchte in den Handel, denen das Oel ganz oder zum Theil entzogen ist, entweder 1) durch Destillation im Dampfstrome oder 2) durch Destillation mit Wasser oder 3) durch theilweise Extraktion mit Alkohol. Da der Fenchel der letzteren Kategorie nicht unerhebliche Mengen von Oel noch enthält, so besprengt man die saft-, geruch- und geschmacklosen Früchte der beiden ersten Kategorien mit etwas Fenchelöl und Alkohol, um solchen der 3. Kategorie vorzutäuschen. Diese extrahirten Früchte sind immer mehr oder weniger entfärbt, man stellt die Farbe dann wieder her mit Chromfarben, grünem Eisenocker oder Schüttgelb. Guter Fenchel giebt 15 Proc. trocknes, wässriges Extrakt, ausgezogener viel weniger.

Endlich sind als „Fenchel" vorgekommen die Früchte von Meum athamanticum Jacq., die als Bärenfenchel, wilder Fenchel etc. in der Volksmedicin eine Rolle gespielt haben. Sie sind so gross wie die erste Droge, aber etwas breiter, von brauner Farbe, schmecken auffallend nach Sem. Foenugraeci und haben in jedem Thälchen nicht einen, sondern mehrere (2—3) Sekretgänge.

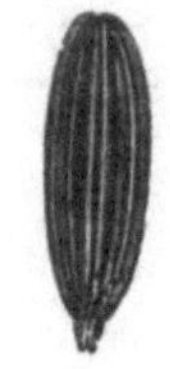

Fig. 251.
Deutscher Fenchel.
3 mal vergr.

Die beste Handelssorte ist der nach der Art der Einsammlung benannte Kammfenchel. Die reifen Früchte werden an der Luft getrocknet und, von etwaigen Beimengungen gereinigt, in Blechgefässen (s. S. 307 Fussnote) aufbewahrt. Das Pulver bereitet man aus dem bei gelinder Wärme oder über Aetzkalk nachgetrockneten Fenchel. 100 Th. liefern 90—92 Th. Pulver.

Wirkung und Anwendung. Aeusserlich als Aufguss oder Tinktur zu Augenwässern, innerlich als Stomachicum, Carminativum und Expectorans 5,0—15,0 : 150,0 als Aufguss.

In Frankreich ist auch die Wurzel des **Foeniculum dulce D. C.** als **Racine de fenouil doux** officinell.

Aqua Foeniculi. Fenchelwasser. Eau de fenouil. Fennel Water. Germ. 1 Th. gequetschter Fenchel giebt mit q. s. Wasser 30 Th. Destillat. — Helv. Aus 4 Th. Fenchel (III) destillirt man ohne Befeuchtung im Dampfstrom 100 Th. — Austr. 1 Th. Fenchel macerirt man mit 40 Th. Wasser und destillirt nach 12 Stunden 20 Th. ab. — Brit. Aus 1 Th. Fenchel und 20 Th. Wasser 10 Th. Destillat. — U-St. 2 ccm Fenchelöl verreibt man mit 4 g präcipitirtem Calciumphosphat, fügt nach und nach Wasser q. s. zu 1 Liter hinzu und filtrirt. — Aufbewahrung in gelben Flaschen im Kühlen. Es wird empfohlen, die Gefässe nur mit Pergament zu überbinden.[1]) Vor dem Filtriren lässt man das Wasser einige Stunden bei Zimmerwärme stehen.

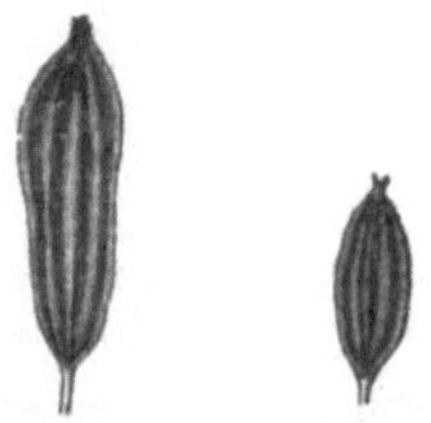

Hydrolatum Foeniculi. Eau distillée de fenouil (Gall.). Wie Hydrolatum Chamomillae S. 716.

Sirupus Foeniculi. (Ergänzb.) Fenchelsirup. Aus zerquetschtem Fenchel wie Sir. Chamomill. (S. 716). *Ex tempore*: 15 Th. Fencheltinktur, 85 Th. Zuckersirup. Sirupus Foeniculi 10 plex s. S. 231. — In kleineren, ganz gefüllten Gläsern aufzubewahren. Bei Darstellung im grossen ist die Verarbeitung der Pressrückstände auf ätherisches Oel lohnend.

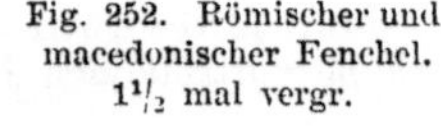

Fig. 252. Römischer und macedonischer Fenchel.
1½ mal vergr.

Tinctura Foeniculi. Tinctura Foeniculi composita (Ergänzb. Helv.) Essentia ophthalmica. Spiritus ophthalmicus. Zusammengesetzte Fencheltinktur. Romershausen's Augenessenz. — Teinture de fenouil composée. 100 Th. grob gepulverten Fenchel zieht man 3 Tage mit 500 Th. verdünntem Weingeist aus und löst im Filtrat 1 Th. Fenchelöl.

Aqua ophthalmica Romershauseni (Ergänzb.).	**Augentrost** Kneipp's.

Romerhausen's Augenwasser

Rp. Tinct. Foeniculi comp. 1,0
    Aquae destillatae 5,0.

Zum Waschen der Augen behufs Stärkung der Sehkraft.

Rp. Extracti Aloës 0,2
Fructuum Foeniculi
Herbae Euphrasiae āā 10,0
Spiritus 20,0
Aquae destill. 80,0.

Digeriren und filtriren.

---

[1]) Nach C. Gessner werden in Spanien aromatische Wässer in Flaschen aufbewahrt, die man nicht verkorkt, sondern nur mit Pergament zubindet; man soll dadurch das Verderben der Wässer verhüten. Porcellankrüge mit Deckel waren früher als Vorrathsgefässe auch sonst vielfach gebräuchlich.

Confectio Foeniculi.

Ueberzuckerter Fenchel.

Man gewinnt denselben genau so, wie überzuckerte Pillen, im Dragéekessel.

Elaeosaccharum Foeniculi.

Oléosaccharure de fenouil.

Wie Elaeosacch. Carvi (S. 661) zu bereiten.

Fenchelhonig-Extrakt.

Rp. Olei Foeniculi   gtt. V
     Spiritus   5,0
     Glycerini   2,5
     Mellis depurati   250,0
     Sirupi simplicis (flüss. Raffinade) 500,0.
Handverkaufs Artikel.

Mel Foeniculi.

Fenchelhonig.

I

Rp. Sirupi Foeniculi
     Mellis depurati āā.

II.

Rp. Olei Foeniculi gtt. XXV
     Sirupi simplicis   400,0
     Mellis depurati   600,0,

Man mischt durch kräftiges Schütteln, erwärmt im Wasserbade, filtrirt heiss, und füllt in kleinere Flaschen.

III. (nach RODERFELD).

Rp. 1. Fruct. Foeniculi gr. plv. 200,0
     2. Spiritus   100,0
     3. Aquae destillatae   400,0
     4. Mellis crudi   2000,0
     5. Aquae destillatae   1000,0
     6. Sacchari albi   1200,0.

Man zieht 24 Stunden 1 mit 2 und 3 aus, presst ab, vermischt mit 4 und 5, erwärmt 1 Stunde im Dampfbade und filtrirt heiss, nöthigenfalls unter Zusatz von etwas weissem Bolus. Im Filtrat löst man 6 und seiht durch. Statt 1—3 kann man eine Lösung von 4,0 Fenchelöl in 36 Weingeist und 360 Wasser verwenden.

Pulvis Foeniculi compositus.

Pulvis Magnesiae compositus. Pulvis galactopoeus ROSENSTEIN. Pulvis lac provocans ROSEN. Ammenpulver.

Rp. Fructus Foeniculi pulv. 25,0
     Corticis Aurantii pulv. 10,0
     Magnesii carbonici pulv. 45,0
     Sacchari albi pulv.   20,0.
Theelöffelweise.

Mel Foeniculi cum Malto.

Sirupus Malti foeniculatus. Malz-Fenchelhonig (Hambg. Vorschr.).

Rp. Olei Foeniculi   1,0
     Mellis depurati   500,0
     Extracti Malti   100,0
     Sirupi simplicis   400,0.

Species placantes.

Kinderberuhigungsthee (Wiener Vorschr.).

Rp. Fructuum Foeniculi
     Florum Chamomillae   āā 100,0
     Radicis Althaeae
     Radicis Liquiritiae
     Rhizom. Graminis   āā 200,0.

Species galactopoeae BERG.

Milchthee. Ammenthee.

Rp. Fructus Foeniculi   50,0
     Fructus Anisi   10,0
     Herbae Melissae
     Rhizom. Polypodii āā 20,0.

Spiritus Foeniculi.

Rp. Olei Foeniculi gtt. XV
     Spiritus diluti   100,0.

Vet.   Drusenpulver.

Rp. Fructus Foeniculi gr. plv.   45,0
     Fructus Juniperi gr. plv.
     Semin. Foenugraeci gr. plv. āā 60,0.
2 Esslöffel auf jedes Futter.

Vet.   Hustenpulver für Pferde.

Rp. Fruct. Anisi gr. plv.
     Fruct. Foeniculi gr. plv.
     Semin. Foenugraeci plv. āā 800,0
     Stibii sulfurati aurant.   100,0.
2 Esslöffel mehrmals täglich in warmem Kleientrank.

Vet.   Milch- und Nutzenpulver.

Rp. Fructus Foeniculi plv.
     Fructus Juniperi plv.
     Natrii chlorati plv.
     Sulfuris sublimati plv.
     Rhizom. Calami plv. āā.
Zweimal täglich 1 Esslöffel.

Sirupus diureticus.

Sirupus de quinque radicibus compositus. Sirupus Foeniculi compositus. Sirop des cinq racines. Sirop diurétique (Gall.).

Rp. 1. Specier. diureticar. (Gall.) 50,0
     2. Aquae destill. ebull.   300,0
     3. Sacchari albi   200,0.
Man übergiesst 1 mit der Hälfte von 2, seiht nach 12 Stunden ab, wiederholt dasselbe mit dem Rest von 2, filtrirt und bringt mit 3 zum Sirup vom spec. Gew. 1,32

Species diureticae.

Espèces diurétiques. Cinq racines apéritives (Gall.).

Rp. Radicis Apii graveolentis
     „   Asparagi
     „   Foeniculi
     „   Petroselini
     „   Rusci aculeati āā.

Augenessenz, Dr. MÜLLER's, ist ein schwacher, mit Fenchel-, Lavendel- und Rosmarinöl versetzter Weingeist.

Augenwasser von BERGMANN ist Fenchelwasser.

RIEDEL's Mittel gegen Kopfkolik. Mischung aus Aloëtinktur, Rhabarbertinktur und Kampherspiritus zum Einnehmen, Fencheltinktur mit anderen Pflanzenstoffen zum Einreiben.

Soothing-Sirup der Mrs. WINSLOW in New-York. Ein mit Anis-, Fenchel- und Kümmeltinktur oder -spiritus versetzter Zuckersirup mit einem Morphingehalt von 0,1 bis 0,2 Proc.

Oleum Foeniculi (Germ. Helv. Austr. Gall. U-St.). Fenchelöl. Essence de Fenouil. Oil of Fennel.

Gewinnung. Durch Destillation der zerquetschten Fenchelfrüchte mit Wasserdampf. Es gelangt meist mährischer oder Lützener Fenchel, zuweilen aber auch galizischer und rumänischer zur Verarbeitung. Die Ausbeute beträgt 4,5—6 Proc. Die anderen Fenchelsorten wie der römische, macedonische Fenchel oder der wild wachsende Bitterfenchel, geben Oele von anderen Eigenschaften und anderer Zusammensetzung.

Eigenschaften, Prüfung. Farblose oder gelbliche, nach Fenchel riechende Flüssigkeit von einem anfangs bitteren, kampherartigen, hintennach süssen Geschmack. Spec. Gewicht 0,965—0,975 [nicht unter 0,960 Germ. Austr. U-St.] Drehungswinkel im 100 mm-Rohre $+$ 12 bis $+$ 24° C. Beim langsamen Abkühlen scheidet es Krystalle von Anethol ab und erstarrt bei stärkerer Kälte zu einer festen, von Oel durchtränkten Masse. Der nach der auf S. 315 beschriebenen Weise bestimmte Erstarrungspunkt liegt bei guten Oelen zwischen $+$ 3 und $+$ 6° C. Minderwerthige Fenchelöle scheiden erst bei noch niedrigerer Temperatur Krystalle ab und werden bisweilen im Kältegemisch überhaupt nicht fest. Fenchelöl löst sich in gleichen Theilen Spiritus klar auf.

Bestandtheile. Der werthvollste Bestandtheil ist das zu 50 bis 60 Proc. im Oele enthaltene Anethol., $C_{10}H_{12}O$ (s. Seite 315). Charakteristisch für Fenchelöl ist ein bitter schmeckendes mit Kampher isomeres Keton $C_{10}H_{16}O$, das Fenchon. Es verhält sich ähnlich wie Kampher und bildet diesem ähnliche Verbindungen. Sdp. 192—193° C. Spec. Gewicht 0,9465 bei 19° C. Specifisches Drehungsvermögen $[\alpha]$ D $= +$ 72° C. Schmelzp. $+$ 5 bis $+$ 6° C.

Von Terpenen enthält das Fenchelöl Rechts-Pinen (Sdp. 157—160° C.) und Dipenten (Sdp. 175° C.).

Anwendung. Fenchelöl wird wie Anisöl als Geschmackscorrigens und Carminativum, meist mit Zucker verrieben, verabreicht. Dosis 0,05—0,15 g $=$ 2—6 Tropfen.

II. **Indischer Fenchel** stammt von **Foeniculum Panmorium D. C.**, den man aber auch als Varietät von I auffasst. Die Früchte sind 6—7 mm lang, die Oelgänge im Querschnitt 0,1 mm lang und 0,03—0,04 mm breit. Der Geschmack ist süss und erinnert an Anis.

III. In Sicilien werden die scharf schmeckenden Früchte des **Foeniculum piperitum Sweet** benutzt.

Formaldehydum.

Unter dem Namen Formaldehyd werden zur Zeit verschiedene, mit einander allerdings nahe verwandte Substanzen zusammengeworfen. 1) Gasförmiger Formaldehyd CH_2O, 2) die wässerige Lösung des gasförmigen Formaldehyds, 3) das Polymerisationsprodukt des gasförmigen Formaldehyds, nämlich das Paraformaldehyd $(CH_2O)_3$.

I. Formaldehyd, wasserfreier, gasförmiger. CH_2O. Mol. Gew. = 30.

Dieser ist bei gewöhnlicher Temperatur ein stechend riechendes Gas, welches in Wasser löslich ist. Durch Abkühlung mit einem Gemisch von fester Kohlensäure und Aether wird das Gas zu flüssigem Formaldehyd verdichtet. Dieser bildet eine wasserhelle, leicht bewegliche Flüssigkeit, welche bei $-$ 21° C. siedet. Sie ist nur bei starker Kälte im flüssigen Zustande zu bewahren. In einer Kältemischung von $-$ 20° C. verwandelt sie sich in eine feste, weisse Substanz, ein Polymeres des Formaldehyds (KEKULÉ).

II. Formaldehyd in wässeriger Lösung. Formaldehydum solutum (Germ.).

Formalin. Formol. Methylaldehyd. Oxymethylen. Ameisenaldehyd. Ist eine wässerige Auflösung des gasförmigen Formaldehyds, welche nach Germ. rund 35 Proc. CH_2O enthalten soll.

Darstellung. Dieselbe erfolgt durch Oxydation von Methylalkohol mittels Luft unter bestimmten Bedingungen. Zur Darstellung kleinerer Mengen leitet man ein Gemisch von Methylalkoholdampf und Luft über eine erhitzte Kupferspirale. Der hierzu zu benutzende Apparat ist im Kommentar von HAGER-FISCHER-HARTWICH, II. Aufl. S. 759 abgebildet. — Im fabrikatorischen Betriebe gelangt meist das Verfahren von TRILLAT zur Anwendung!

Methylalkoholdampf wird durch feine Oeffnungen in ein weites kupfernes, einseitig offenes Rohr geleitet, in welchem sich an einer ausgebauchten Stelle Koks- oder Ziegelstücke befinden. Das andere Ende des kupfernen Rohres steht mit dem zum Auffangen des gebildeten Formaldehyds dienenden Recipienten in Verbindung. An letzterem wirkt eine Saugvorrichtung, sodass eine zur Oxydation des Methylalkohols ausreichende Menge Luft zu dem offenen Ende des Kupferrohres eintritt, während der gebildete Aldehyd in den Recipienten gesaugt wird.

Die Oxydationsprodukte werden in Wasser aufgefangen. Aus der wässerigen Lösung wird der Methylalkohol durch Destillation entfernt. Koncentrirte Lösungen werden durch Verdünnen mit Wasser, verdünntere durch Abdestilliren eines Theiles des Wassers auf den richtigen Gehalt gebracht, in der Technik schlägt man natürlich dünne Lösungen wieder zum Sättigen mit Formaldehyd vor.

Eigenschaften. Eine klare, farblose, infolge Verflüchtigung von gasförmigem Formaldehyd stechend riechende, wässerige Flüssigkeit. Dem Gehalt .von etwa 35 Proc. Formaldehyd entspricht bei 15° C. ein specifisches Gewicht von 1,079 bis 1,081. Die reine Formaldehydlösung ist gegen Lackmus neutral, in der Regel aber reagirt das Handelspräparat infolge eines geringen Gehaltes an Ameisensäure schwach sauer. Die Bildung der Ameisensäure erfolgt durch Einwirkung des Luftsauerstoffes auf den Formaldehyd. Mit Wasser und mit Weingeist lässt sich die Formaldehydlösung in jedem Verhältnisse mischen, nicht aber mit Aether.

In chemischer Hinsicht zeigt der Formaldehyd alle Eigenschaften eines Aldehydes. Er ist additionsfähig, polymerisationsfähig und ein hervorragendes Reduktionsmittel, auch ist seine Verbindungsfähigkeit mit zahlreichen Substanzen eine bemerkenswerthe.

Dampft man die wässerige Lösung auf dem Wasserbade ein, so entweicht ein Theil des Formaldehyds zusammen mit den Wasserdämpfen, im Rückstand verbleibt eine weisse, amorphe, in Wasser unlösliche Masse, **Paraformaldehyd** oder **Trioxymethylen**, $(CH_2O)_3$. Der Formaldehyd hat demnach sein Molekül verdreifacht. Erhitzt man den Paraformaldehyd für sich oder mit Wasser auf 180—200° C., so geht er wieder in gewöhnlichen Formaldehyd über: $(CH_2O)_3 = 3CH_2O$.

Löst man 0,1—0,2 g Silbernitrat in 10 ccm Wasser, fügt 1—2 Tropfen Ammoniakflüssigkeit, sowie 2—3 Tropfen Formaldehydlösung hinzu und mischt, ohne stark zu schütteln, so bleibt die Flüssigkeit zunächst unverändert. Allmählich aber scheidet sich ein glänzender Silberbelag an der Glaswandung ab (Aldehyd-Silberspiegel) (Reduktion).

Fügt man zu 5 ccm FEHLING'scher Lösung 5 Tropfen Formaldehydlösung, so tritt zunächst keine Veränderung ein, beim Erwärmen jedoch oder nach längerem Stehen erfolgt Abscheidung von metallischem Kupfer. — In ähnlicher Weise werden Goldsalze reducirt.

Mit dem Ammoniak verbindet sich der Formaldehyd zu der einsäurigen Base **Hexamethylentetramin** $(CH_2)_6N_4$.

Durch Kalkmilch wird der Formaldehyd in eine zuckerartige Verbindung, die sog. **Formose** übergeführt, welche zum grössten Theile aus α-Akrose $C_6H_{12}O_6$ besteht. Mit Hydroxylamin verbindet er sich zu einem polymeren Formoxim $(CH_2 = N\text{-}OH)n$, mit saurem schwefligsaurem Natrium zu formaldehydschwefligsaurem Natrium (oxymethylsulfosaurem Natrium) $CH_2(OH)SO_3Na$.

Spec. Gewicht wässeriger Formaldehydlösungen bei 18,5° C.
nach H. Lüttke.

Proc.	Spec. Gew.	Proc.	Spec. Gew.	Proc.	Spec. Gew.	Proc.	Spec. Gew.	Proc.	Spec. Gew.
1	1,002	9	1,023	17	1,041	25	1,064	33	1,078
2	1,004	10	1,025	18	1,043	26	1,067	34	1,079
3	1,007	11	1,027	19	1,045	27	1,069	35	1,081
4	1,008	12	1,029	20	1,049	28	1,071	36	1,082
5	1,015	13	1,031	21	1,052	29	1,073	37	1,083
6	1,017	14	1,033	22	1,055	30	1,075	38	1,085
7	1,019	15	1,036	23	1,058	31	1,076	39	1,086
8	1,020	16	1,039	24	1,061	32	1,077	40	1,087

Wird eine wässerige Formaldehydlösung verdampft, so scheidet sich eine weisse flockige Masse aus, nach völligem Eintrocknen hinterbleibt eine weisse, porcellanartige, amorphe Masse (Paraformaldehyd), welche beim Erhitzen für sich oder mit Wasser wieder in Formaldehyd übergeht (siehe oben) und an der Luft verbrennt, ohne einen Rückstand zu hinterlassen. — Wird Formaldehydlösung mit Ammoniak stark alkalisch gemacht, so tritt starke Selbsterwärmung ein. Die Flüssigkeit muss farblos sein (Blaufärbung = Kupfer); wird sie im Wasserbade verdunstet, so verbleibt ein weisser, in Wasser sehr leicht löslicher Rückstand von Hexamethylentetramin.

Prüfung. 1) Formaldehydlösung soll, mit 5 Th. Wasser verdünnt, nur schwach sauer reagiren (Ameisensäure). Zur Bestimmung der Ameisensäure schüttelt man eine gemessene oder gewogene Menge Formaldehydlösung mit reinem Calciumkarbonat, filtrirt und bestimmt im Filtrat das Calcium als Calciumoxyd. 1 g Calciumoxyd entspricht = 1,64 g wasserfreier Ameisensäure. 2) 5 ccm Formaldehyd werden in einem Platinschälchen verdampft. Man erhitzt schliesslich, bis der zurückbleibende Paraformaldehyd verbrennt. Es darf kein wägbarer Rückstand hinterbleiben. Derselbe würde aus mineralischen Verunreinigungen bestehen. 3) Man bereite sich eine Mischung von 6 ccm Formaldehydlösung und 24 ccm Wasser. Von dieser Lösung werden je 10 ccm nachfolgenden Prüfungen unterworfen: a) Silbernitrat bringe darin keine Veränderung hervor. Eine weisse Opalescenz oder Trübung oder ein weisser Niederschlag würde Chlor anzeigen. b) Baryumnitrat bringe auch nach einigen Stunden keine Trübung hervor, andernfalls ist Schwefelsäure zugegen. c) Schwefelwasserstoffwasser bringe weder dunkle Färbung noch Fällung hervor. Hier kommt besonders Kupfer als Verunreinigung in Betracht, welches leicht hineingelangen kann, wenn bei der Herstellung kupferne Spiralen benutzt werden. Kupferhaltige Präparate geben beim Uebersättigen mit Ammoniak Blaufärbung. 4) 1 ccm Formaldehydlösung werde mit 1 Tropfen Normal-Kalilauge versetzt: Die Mischung darf nicht mehr sauer sein, also blaues Lackmuspapier nicht mehr röthen. Hierdurch wird ein Höchstgehalt von etwa 0,0023 g wasserfreier Ameisensäure in 1 ccm Formaldehydlösung zugelassen.

Gehaltsbestimmung. Diese beruht auf der Thatsache, dass Formaldehyd auch in wässeriger Lösung sich mit Ammoniak zu Hexamethylentetramin vereinigt im Sinne folgender Gleichung:

$$6\,[CH_2O] \;+\; 4\,NH_3 \;=\; 2\,H_2O + (CH_2)_6N_4$$

$$6 \times 30 \qquad\qquad 68 \qquad\qquad\qquad \text{Hexamethylentetramin}$$

Formaldehyd   Ammoniak

Setzt man also zu Formaldehydlösung Ammoniakflüssigkeit im Ueberschuss und zwar in bekannter Menge zu und ermittelt nach Ablauf der Reaktion die Menge des noch im freien Zustande vorhandenen Ammoniaks, so kennt man auch die Menge des gebundenen Ammoniaks und kann nach obiger Gleichung die Menge des vorhandenen Formaldehyds berechnen. Das entstandene Hexamethylentetramin ist zwar eine einsäurige Base, wendet man aber als Indikator Rosolsäure an, so braucht man auf das Hexamethylentetramin keine Rücksicht zu nehmen, weil dieses auf Rosolsäure nicht einwirkt (die Rosolsäure darf aber nicht etwa durch einen beliebigen anderen Indikator, z. B. Methylorange oder Congo ersetzt werden). Ferner ist zu beachten, dass man verdünnte Lösungen von Formaldehyd und Ammoniakflüssigkeit 2—3 Stunden stehen lassen muss, wenn man sicher sein will, dass die Bildung des Hexamethylentetramins sich quantitativ vollzogen hat. Unter Berücksichtigung aller dieser Umstände verfährt man wie folgt:

Man stellt die Formaldehydlösung genau auf 15° C. ein, misst mit Hilfe einer Pipette oder Bürette 5 ccm ab und bringt diese in ein mit gut eingeschliffenem Glasstopfen verschenes Glas von etwa 180 ccm Inhalt. Alsdann giebt man 56,5 ccm Normal-Ammoniakflüssigkeit (vorher gleichfalls auf die Temperatur von 15° C. gebracht), verschliesst das Gefäss mit dem Stopfen, mischt den Inhalt durch und überlässt das Ganze 2—3 Stunden lang sich selbst. Nach dieser Zeit ist der Formaldehyd völlig verschwunden und mit einem Theile des Ammoniaks zu Hexamethylentetramin verbunden.

Zu der nach 2—3 stündigem Stehen erhaltenen Flüssigkeit werden 20 ccm Normal-Salzsäure gegeben. Hierdurch wird alles freie Ammoniak neutralisirt und die Lösung enthält nunmehr einen Ueberschuss von Salzsäure. Diesen bestimmt man dadurch, dass man 3—5 Tropfen Rosolsäure hinzugiebt und — indem man das Gefäss auf eine weisse Unterlage stellt — so lange Normal-Kalilauge zufliessen lässt, bis die gelbliche Färbung der Lösung in Rosa übergegangen ist. Hierzu sollen mindestens 4 ccm Normal-Kalilauge erforderlich sein.

Für die praktische Ausführung der Titrirung ist Folgendes zu beachten: Giebt man einige Tropfen Rosolsäure zu destillirtem Wasser, so wird dieses gelblich gefärbt. Setzt man zu dieser Flüssigkeit Säure, so bleibt die gelbliche Färbung unverändert. Lässt man zu der sauren Flüssigkeit nunmehr Kalilauge (oder ein anderes Alkali) zufliessen, so bleibt die gelbliche Färbung bestehen, so lange die Flüssigkeit sauer oder neutral ist. Ein kleiner Ueberschuss von Alkali aber führt die gelbliche Färbung in Rosa über.

Der Farbenumschlag ist nicht ganz scharf, sondern geht durch ein gelbrothes Stadium hindurch. Man muss daher den Umschlag durch blinde Versuche studiren und stets das gleiche Rosa als Endpunkt festhalten. Am besten stellt man sich beim Titriren Vergleichslösungen auf den Arbeitsplatz.

Berechnung. Es wurden angewendet 5 ccm (= 5,4 g) Formaldehydlösung und 56,5 ccm Normal-Ammoniak, welche 0,96 g NH_3 (genau 0,9605 g NH_3) enthalten.

Der Ueberschuss von Ammoniak wurde durch 20 ccm Normal-Salzsäure weggenommen und der nunmehr vorhandene Ueberschuss von Salzsäure mit 4 ccm Kalilauge neutralisirt. Wir können daher der Einfachheit halber für diese 4 ccm Normal-Kalilauge direkt 4 ccm Normal-Salzsäure in Abzug bringen und annehmen, wir hätten zur Bindung des freien Ammoniaks 16 ccm Normal-Salzsäure verbraucht.

16 ccm Normal-Salzsäure sättigen nach der Gleichung

$$HCl \ : \ NH_3$$
$$36,5 \qquad 17$$
$$16 \times 0,017 \ g \ NH_3 \ d. \ i. \ 0,272 \ g \ NH_3$$

Angewendet wurden 0,96 g NH_3 (s. oben). Es sind also zur Bindung des Formaldehydes verbraucht worden 0,960 minus 0,272 g, d. i. 0,688 g NH_3.

Wir berechnen nunmehr, welcher Menge Formaldehyd dieses verbrauchte Ammoniak entspricht:

$$4 NH_3 \ : \ 6 [CH_2O] \quad = \quad 0,688 \ g \ : \ x \qquad z = 1,820 \ g$$
$$68 \qquad 180$$

und finden 1,820 g Formaldehyd. Da diese Menge in 5,4 g Formaldehydlösung enthalten ist, so berechnet sich nach der Gleichung

$$5,4 \ : \ 1,820 \quad = \quad 100 \ : \ x \qquad x = 33,7$$

der Gehalt dieser Lösung an Formaldehyd, CH_2O, zu **33,7 Proc.**

Aufbewahrung. Da die Formaldehydlösung ziemlich starke Dampftension besitzt, so bewahre man sie an einem Orte mittlerer Temperatur und in gut verschlossenen Gefässen auf. Die weissen Krusten, welche sich zwischen Stopfen und Hals bilden, sind Paraformaldehyd, welcher infolge Verdunstung von Wasser hinterbleibt. Bei starker Abkühlung der Lösung scheiden sich weisse Flocken aus, die gleichfalls aus polymeren Modifikationen bestehen. Man hüte sich, zu stark an Formaldehydlösungen zu riechen, da Formaldehyd die Schleimhäute stark reizt. — Die Aufbewahrung erfolge vorsichtig und, da man annimmt, dass Belichtung die Säurebildung befördert, vor Licht geschützt.

Anwendung. Formaldehyd ist, wie von Löw nachgewiesen wurde, ein mächtiges Protoplasmagift, welches besonders auf niedere Organismen einwirkt. Auf Grund dieser Erkenntniss wird es zur Zeit als relativ ungiftiges Antisepticum empfohlen. Nach Stahl tödtet es in einer Verdünnung[1]) von 1 : 20000 Milzbrandbacillen und in einer Verdünnung von 1 : 1000 Milzbrandsporen nach einstündiger Einwirkung. Es wird daher als Antisepticum empfohlen: zum Reinigen und Aufbewahren der Schwämme, zum Reinigen der Hände und Instrumente (Formaldehyd. solut. 1,0, Aqua 100,0). — Lässt man Formaldehydlösung im geschlossenen Raum ohne Anwendung von Wärme verdampfen und die Dämpfe auf Verbandstoffe (Watte etc.) einwirken, so schlägt sich in diesen Paraformaldehyd nieder und macht sie aseptisch und steril. Auch zur Konservirung anatomischer und mikroskopischer Objekte wird Formaldehyd angewendet. Ferner ist es auch zur Haltbarmachung von Nahrungsmitteln vorgeschlagen worden, doch hat kürzlich der oberste Sanitätsrath in Wien diese Verwendung vorläufig als unzulässig erklärt. Durch Ammoniak wird die desinficirende Wirkung aufgehoben!

Merkwürdig ist die örtliche Wirkung des Formaldehyds. Bringt man dieses auf die thierische Haut, so wirkt es auf diese lederbildend. Die Haut wird hart, undurchdringlich und zum Absterben gebracht. Möglicherweise wird sich auch diese Eigenschaft therapeutisch (z. B. gegen Warzen und andere Neubildungen) verwerthen lassen. Nach Jablin-Gonnet benutzt man zur Konservirung von Bier und Wein pro Liter 0,0005 bis 0,001 g, für eingekochte Früchte pro Kilo 0,1 g Formaldehyd, CH_2O.

Solutio Formalini, 1 Proc. (Münch. Ap. V.) Rp. Formaldehydi soluti Germ. 3,0, Aquae destillatae 97,0.

Der Formaldehyd hat Proteïnverbindungen gegenüber merkwürdige Eigenschaften. Er macht die Gelatine unlöslich in Wasser, so dass sie eine hornähnliche Substanz wird. In ähnlicher Weise wirkt er auf Kaseïn und Eiweiss.

Er hebt die Quellbarkeit der Stärke auf, und soll sich sogar mit Dextrin und Gummi verbinden. Wieweit die so erhaltenen Produkte einheitliche chemische Verbindungen sind, muss abgewartet werden. Dass sie es sind, wird von den Herstellern behauptet, ohne dass hierfür genügende Beweise erbracht worden wären. Immerhin finden diese Substanzen therapeutische Anwendung und müssen deshalb besprochen werden.

Formaldehyd-Gelatine. Glutoform. Glutol — Schleich. Die Gelatine mit Formaldehyd zu verbinden, bietet keine Schwierigkeiten; man braucht nur eine Gelatinelösung mit Formaldehydlösung einzudampfen und zu trocknen oder Gelatineblätter in Formaldehydlösung einzulegen, abzuwaschen und zu trocknen. Eine gewisse Schwierigkeit besteht jedoch darin, eine pulverförmige Formaldehyd-Gelatine darzustellen.

Nach J. B. Schmidt: 500 g Gelatine werden in 375 g Wasser aufgelöst. Man giebt 25 Tropfen Formaldehydlösung zu, giesst die Masse aus und trocknet sie in einem geschlossenen Kasten, in welchem sich ein mit Formalin getränkter Wattebausch befindet, über Aetzkalk soweit, dass man eine plastische Masse erhält. In diesem Zustande zerkleinert man das Präparat durch Reiben im Mörser und trocknet dann vollständig.

Nach van Vloten. Man löst 100 Th. Gelatine in 400 Th. Wasser, setzt die nöthige Menge Formaldehydlösung zu und schlägt die Flüssigkeit mit einem Eierrührer zu Schaum. Der Schaum verhält sich genau wie trockner Eierschaum und kann leicht in ein feines Pulver verwandelt werden.

Nach Schroeder. Man löst 50 Th. Gelatine in 50 Th. Wasser, fügt zu der noch warmen Lösung 2 ccm Formaldehydlösung und rührt kräftig durch, worauf sich die Masse als dicker Klumpen um den Rührstab festsetzt. Man bringt alsdann die noch warme Masse in eine kalte Schale, übergiesst sie darauf in einem geschlossenen Gefässe mit Formalinlösung und lässt sie damit einige Zeit in Berührung. Die so behandelte Gelatine wird dann zu grobem Pulver zerrieben, mit Wasser gut gewaschen und im Exsiccator getrocknet. Dann trocknet man noch kurze Zeit im Wasserbade und zerreibt zu trocknem Pulver.

---

[1]) Diese Angabe bezieht sich auf die wasserfrei gedachte Verbindung CH_2O.

Die pulverförmige Formaldehydgelatine wird als Trockenantiseptikum auf Wunden angewendet. Man stellt sich vor, dass durch die biologische Thätigkeit des Organismus Formaldehyd aus dem Präparate abgespalten wird, welcher antiseptisch wirkt.

Collaform nennt C. Fr. Hausmann in St. Gallen die von ihm hergestellte pulverförmige Formaldehyd-Gelatine.

Formaldehyd-Kaseïn. Wird durch Einwirkung von Formaldehyd auf Kaseïn ähnlich wie die Formaldehydgelatine dargestellt und ist ein geruchloses, fast geschmackloses gelbliches Pulver, welches von verdünnten Säuren langsam gelöst und aus diesen Lösungen durch Natronlauge wieder abgeschieden wird. Wie die vorigen zur antiseptischen Wundbehandlung.

Dextrinoform. Dextroform. Ebenso wie das vorige eine Kombination von Dextrin mit Formaldehyd, wahrscheinlich durch Eindampfen einer konc. Dextrinlösung mit Formaldehyd erhalten. Weisses, in Wasser lösliches Pulver.

Amyloform. Eine von Classen dargestellte Kombination von Formaldehyd und Stärke, welche angeblich eine feste chemische Verbindung sein soll, die auf 1 Mol. Stärke = 1 Mol. Formaldehyd enthalten soll.

Ueber die Darstellung ist nichts Näheres bekannt, doch wird man nicht fehlgehen in der Annahme, dass das Präparat erhalten wird durch Anrühren von Stärke mit kaltem Wasser, Zusatz der Formaldehydlösung, worauf man die Mischung einige Zeit stehen lässt, dann im Wasserbade bis zum Verkleistern erhitzt, eintrocknet und pulvert.

Weissliches Pulver, mit Wasser quellbar, aber keinen Kleister mehr gebend. Verkleistert weder mit Essigsäure, noch mit Natronlauge. Kann ohne Zersetzung bis 180⁰ C. erhitzt werden. Beim Erhitzen mit verdünnten Säuren und Alkalien wird Formaldehyd abgespalten, beim Erhitzen mit verdünnten Säuren wird die Stärke verzuckert. Mit Jodlösung Blaufärbung, unter dem Mikroskop zeigen sich schollige Massen (keine Stärkekörner), ein Beweis, dass das Präparat durch Erhitzen von Stärke mit wässeriger Flüssigkeit dargestellt worden ist.

Wird ebenso wie die Formaldehydgelatine zur Wundbehandlung angewendet. Seine Wirkung soll auf der durch die Gewebssäfte verursachten Abspaltung von Formaldehyd beruhen.

Protogen. Ovoprotogen. Wird durch Erhitzen von Eiereiweiss mit Formaldehyd dargestellt. Gelbes, trockenes Pulver, welches zu Ernährungszwecken und zwar als Zusatz zur Milch und zur subkutanen Ernährung dienen soll.

<table>
<tr><td>

Collodium Paraformii Unna.

Unna's Paraform-Collodium.

Rp. Paraformii 5,0
Collodii 95,0.

</td><td>

Unguentum Formaldehydi refrigerans Unna.

Formalin-Kühlsalbe nach Unna.

Rp. Adipis Lanae   20,0
      Vaselini   10,0
      Formaldehydi 10—20,0.
Gegen übermässige Schweissbildung an Händen und Füssen.

</td></tr>
</table>

Bonal, ein Konservirungsmittel, besteht aus Formaldehyd 2,42, Natriumsulfit 0,383, Natriumchlorid 26,672, Natriumphosphat 2,506, Milchzucker 56,834, Wasser 11,186. Aufrecht.

Chinoform. Wird durch Fällung eines Chinarindenauszuges mit Formaldehyd und starker Salzsäure dargestellt.

Desodor ist eine Formaldehyd enthaltende Mundessenz.

Einbalsamirungsflüssigkeit von J. W. Wagner. Kochsalz 500,0, Alaun 750,0, arsenige Säure 350,0, Zinkchlorid 120,0, Quecksilberchlorid 90, Formaldehydlösung (35—40 Proc.) 6 Liter, Wasser q. s. ad 24 Liter.

Euformol ist eine amerikanische Specialität, bestehend aus: Menthol, Thymol, Wintergrünöl, Eucalyptusöl, Borsäure: Extractum Baptisiae tinctoriae.

Formaldehyd-Aloïn. Kondensationsprodukt von Formaldehyd mit Aloïn. D R.P. 86449. Man mischt eine Lösung von 10 Th. Aloïn in 20 Th. Wasser mit 10 Th. Formaldehydlösung (von 40 Proc.) und fügt 10 Th. konc. Schwefelsäure zu. Ein gelbes Pulver, in Alkalien löslich. In Wasser schwer löslich, wird daher langsamer resorbirt wie das Aloïn und ist nicht so intensiv bitter wie dieses.

Formalinseife, überfettete, 5 Proc. Formaldehyd enthaltend, nach UNNA. Bei Osmidrosis, Hyperidrosis, zum Reinigen der Hände nach dem Hantiren mit fauligen Stoffen (nach Sektionen).

Formalith. Kieselguhr, der mit Formaldehyd getränkt ist, in Form von Pastillen oder als Pulver.

Formochlorol-Trillat (Formochlor). Ist eine Auflösung von Calciumchlorid in Formaldehydlösung, weil ersteres die Polymerisation des Formaldehyds verhindern soll.

Formoform. Streupulver gegen Fussschweiss. Formaldehydi soluti 1,0, Thymoli 0,1, Zinci oxydati 35,0, Amyli 65,0.

Glykoformal ist zu mischen aus: 75 Th. Formaldehydlösung (35—40 g), 15 Th. Wasser und 10 Th. Glycerin.

Holzin. Menthol 1,0, Formaldehyd absolut. 17,5, Methylalkohol 81,5. AUFRECHT. Nach anderen Angaben eine konc. 60proc. methylalkoholische Formaldehydlösung.

Holzinol. Formaldehyd absolut 2,0, Menthol 40,0, Methylalkohol 58,0. AUFRECHT. Nach anderen Angaben Lösung geringer Mengen Menthol in Holzin.

Steroformium chloratum. Formaldehyd 5,0, Ammoniumchlorid 10,0, Pepsin 20,0, Milchzucker 65,0. Innerliches Antisepticum.

Steroformium jodatum. Formaldehyd 5,0, Ammoniumjodid 10,0, Pepsin 20,0, Milchzucker 65,0. Wundstreupulver.

Sterisol, innerlich anzuwendendes Antisepticum. Milchzucker 2,98, Natriumchlorid 0,672, Dikaliumphosphat (HK_2PO_4) 0,322, Formaldehyd absolut 0,5, Wasser 95,5. AUFRECHT.

Sudol, ein Crême gegen Schweissfuss, besteht aus einer Grundlage von Wollfett und Glycerin mit 3 Proc. Formaldehyd, parfümirt mit Wintergrünöl.

Nachweis des Formaldehyds.

Im konc. Zustande ist der Formaldehyd leicht an seinem charakteristischen Geruche zu erkennen. In denjenigen Mengen, in welchen er als Konservirungsmittel für Nahrungsmittel verwendet wird, ist sein Nachweis keineswegs leicht und einfach. Die angegebenen Farbenreaktionen etc. gelten auch nicht durchweg nur für Formaldehyd, sondern treten auch mit anderen Aldehyden ein. Dazu kommt, dass kleine Mengen von Formaldehyd wahrscheinlich auch bei gewissen legalen Zubereitungsweisen von Nahrungsmitteln, z. B. beim Räuchern auftreten. Alle diese Momente legen es nahe, bei dem Nachweis des Formaldehydes in Nahrungsmitteln möglichste Vorsicht zu beobachten und das Vorhandensein erst dann als erwiesen anzunehmen, wenn mehrere der angegebenen Reaktionen und unter ihnen eine der charakteristischen ein positives Ergebniss geliefert haben.

In allen Fällen wird man das Untersuchungsobjekt (wenn nöthig nach dem Ansäuern mit Phosphorsäure oder verdünnter Schwefelsäure) der Destillation mit Wasserdampf unterwerfen und mit dem Destillat die folgenden Reaktionen anstellen.

1) Ammoniakalische Silbernitratlösung wird reducirt. Vergl. hierzu S. 517. — 2) NESSLER'sches Reagens wird reducirt. 3) Eine durch schweflige Säure entfärbte Fuchsinlösung nimmt eine violette Färbung an, die auf Zusatz einiger Tropfen schwefliger Säure nicht verschwindet. 4) Geringe Spuren Formaldehyd bringen in Anilinwasser eine deutliche Trübung hervor. 5) Vermischt man in einem Probirglase 1 ccm Milch oder Peptonlösung mit einigen Tropfen des Formalindestillates und überschichtet vorsichtig mit konc. Schwefelsäure, die eine Spur Eisen enthält, so zeigt sich an der Berührungsstelle eine schöne blaue Zone. Diese Reaktion gilt als charakteristisch für Formaldehyd. (HEHNER.) 6) Ueberschichtet man eine Mischung von Formaldehyd mit einer sehr verdünnten Lösung von Benzophenon mit konc. Schwefelsäure, so entsteht ein karmoisinrother Ring. 7) Wird das Destillat mit starker Natronlauge und etwas Resorcin zum Sieden erhitzt, so nimmt die anfangs gelbe Flüssigkeit eine rothe Färbung an. 8) Bringt man unter eine Glasglocke ein Uhrglas mit einigen Tropfen der zu untersuchenden Formaldehydlösung und daneben ein Porcellanschälchen mit einem Kryställchen Morphinchlorhydrat und 10 Tropfen konc. Schwefelsäure, so färbt sich die Mischung nach kurzer Zeit indigoblau. (JORISSEN.)

Nachweis von Formaldehyd nach VITALI. Bringt man zu einer formaldehydhaltigen Lösung eine Phenylhydrazinlösung, so bildet sich eine dem präcipitirten Schwefel ähnliche Ausscheidung, die sich an den Wandungen und am Boden des Gefässes festsetzt und theilweise auch suspendirt bleibt. Die Flüssigkeit färbt sich nach und nach gelb, schliesslich — schneller beim Erhitzen — rothgelb. Der amorphe Niederschlag löst sich in Alkohol und scheidet sich aus dieser Lösung in Prismen oder rhombischen Tafeln ab.

Formaldehyd als Desinfektionsmittel. Der Formaldehyd ist, seitdem man gelernt hat, ihn in ergiebiger Weise billig darzustellen, sehr bald als Desinfektionsmittel vorgeschlagen worden. Die Vortheile, welche er gegenüber anderen Desinfektionsmitteln bietet, sind folgende: **1)** Er ist ein Gas, verbreitet sich somit gleichmässig im Raume. **2)** Er ist relativ ungiftig. **3)** Er wirkt energisch keimtödtend. **4)** Seine Anwendung ist relativ wohlfeil, führt nicht zur Zerstörung der zu desinficirenden Objekte, auch hinterlässt sie keinen unangenehmen Geruch.

Dabei ist jedoch zu beachten, dass nur dem gasförmigen Formaldehyd CH_2O, nicht aber auch seinen polymeren Formen die kräftige Desinfektionswirkung zukommt, und dass sie auch dann nur gesichert ist, wenn der vergaste Formaldehyd bei Gegenwart einer genügenden Menge Wasser(dampf), also gewissermassen als wässerige Lösung zur Wirkung gelangt. Da nun der Formaldehyd sowohl als Gas als auch in wässeriger Lösung die Neigung zeigt, sich zu polymerisiren, so versucht man bei seiner Anwendung als Desinfektionsmittel dieser Neigung durch allerlei Massnahmen entgegen zu arbeiten.

Die Desinfektion von Räumen mittels Formaldehyd ist durch FLÜGGE und seine Mitarbeiter wissenschaftlich begründet und in einer Abhandlung (Ztschr. f. Hygiene 1898. **29.** 276 u. f.) niedergelegt worden. Wir geben unter Verweisung auf das Original aus diesem Folgendes wieder:

Ein Gas durchdringt von der Entwickelungsstelle aus den ganzen Raum gleichmässig. — Durch Verdampfen der 40 proc. Formalinlösung bekommt man nur einen Theil des Formaldehyds gasförmig, der Rest wird zu Paraform polymerisirt. Paraform wirkt kaum, trockner Formaldehyd CH_2O nur wenig desinficirend, dem letzteren muss vielmehr, damit er seine volle Wirkung entfaltet, eine geeigete Menge Wasserdampf zugeführt werden.

Die bis zur Gegenwart ausgebildeten Verfahren für die Desinfektion mit Formaldehyd sind folgende:

1) Methode von TRILLAT. 40 procentige Formaldehydlösung wird im Autoklaven unter 3 Atmosphären Druck verdampft. Um Polymerisation des Formaldehyds zu vermeiden, wird Calciumchlorid zugesetzt. Die aus 1000 ccm Formaldehydlösung, 200 ccm Wasser und 200 g Calciumchlorid bestehende Flüssigkeit heisst „Formochlorol". Der Apparat wird ausserhalb des zu desinficirenden Raumes aufgestellt, die Desinfektion erfolgt durch Einleitung des Gases durch das Schlüsselloch.

2) Methode von ROSENBERG. In einer Schale wird durch angezündete Presskohlen Formaldehydlösung (von 40 Proc.) verdampft. Um Polymerisation zu vermeiden, erfolgt Zusatz von 5 Proc. Menthol, zu dessen Auflösung eine gewisse Menge Methylalkohol zugesetzt wird. Diese Desinfektionslösung heisst „Holzin".

3) Methode von SCHERING. Pastillen von 1 g Paraform werden in einem, „Aeskulap" genannten Apparate durch eine Spiritusflamme vergast, so dass die Formaldehyddämpfe von den Verbrennungsgasen mit fortgerissen werden. Ein Apparat fasst 250 Pastillen. Die Spiritusmenge in der Lampe ist so bemessen, dass sie zum Vergasen aller Pastillen ausreicht. Der Apparat wird im Zimmer aufgestellt, die Flamme entzündet, das Zimmer verlassen und verschlossen.

Neuerdings empfiehlt SCHERING auch einen Apparat, bei welchem die Vergasung der Pastillen mit dem Verdampfen von Wasser kombinirt ist.

4) Methode von WALTHER SCHLOSSMANN. In einem besonderen Apparate wird mittels einer Spirituslampe Wasser verdampft. Der Dampf drückt auf eine Mischung von 90 Th. Formaldehydlösung (40 proc.) und 10 Th. Glycerin, welche „Glykoform" genannt wird und in Form eines feinen Sprays austritt. Der Glycerinzusatz soll die Polymerisirung verhindern. Die Aufstellung des Apparates erfolgt in dem zu desinficirenden Raume selbst.

5) Breslauer Methode (von C. FLÜGGE). Polymerisation tritt in wässerigen Formaldehydlösungen nur dann ein, wenn die Koncentration von 40 Proc. überschritten wird. Da aber Formaldehyd auch aus verdünnten Lösungen leicht ausgetrieben wird, so wendet die Methode solche an. Da der gasförmige Formaldehyd sich in der Luft leicht wieder zu Paraform polymerisirt, so wird, um dies zu verhindern, reichlich Wasserdampf zugeführt, der durch Verdampfen der verdünnten Lösungen zugleich mit dem Formaldehyd entwickelt wird.

FLÜGGE stellt nun für die Desinfektion von Räumen mit Formaldehyd folgende Leitsätze auf: Man muss dosirte Mengen Formaldehyd für die Kubik-Einheit in Anwendung bringen. Um diese Dosirung ausführen zu können, müssen die Räume vor der Desinfektion abgedichtet werden. Dies geschieht z. B. durch Dichten der Fenster mit Wattestreifen und Glaserkitt, Bekleben von Spalten mit Papier mittels Stärkekleister, Abdichten der Ofenöffnungen u. s. w.

Unter dieser Voraussetzung genügt nach Flügge für grosse leere Zimmer eine Menge von 200 g Formaldehyd CH_2O, bei kleineren, welche mit Möbeln relativ stark besetzt sind eine Menge von 250 g Formaldehyd CH_2O für 100 Kubikmeter Luftraum. Lässt man den Formaldehyd unter diesen Bedingungen 7 Stunden lang einwirken, so erhält man eine sichere Abtödtung von Diphtheriebacillen, Streptokokken, resistenten Staphylokokken, Tuberkelbacillen, Milzbrandsporen mittlerer Resistenz in mit Bouillonkulturen durchtränkten Läppchen, in Eiter, Sputum, Membranen, falls die Schichten nicht dick sind, gleichgiltig, an welcher Stelle des Raumes sich die Kulturen befinden. — Keine sichere Abtödtung erfolgt bei dicken Schichten Sputum etc., bei durchtränkten dicken Stoffen, in geschlossenen oder nur wenig vorgezogenen Schiebladen, unter Möbeln und Betten, die vom Erdboden nur geringen Abstand haben.

Um die für eine 7stündige Einwirkungsdauer nöthige Menge von 250 g Formaldehyd CH_2O zu erzielen, muss man nach den einzelnen Methoden:

1) Im Trillat'schen Apparate 700 ccm Formochlorol, verdampfen. Einzufüllen sind mindestens 1000 ccm. Daneben hat man 3 Liter Wasser zu verdampfen. Der Trillat'sche Apparat ist theuer.

2) Nach Rosenberg. Man muss 750 ccm Holzin im Rosenberg'schen Apparat und ausserdem 3 Liter Wasser verdampfen. Der Zusatz von Menthol und Methylalkohol vertheuert das Verfahren ohne Nutzen.

3) Nach Schering. Es sind 250 Pastillen zu vergasen und daneben 3 Liter Wasser zu verdampfen. Die Pastillen sind nicht ganz billig.

4) Schlossmann schreibt für 80 Kubikmeter Raum vor = 2 Liter Glykoformal, also für 100 Kubikmeter Raum etwa 900 g Formaldehyd CH_2O. Insgesammt werden 4 Liter Flüssigkeit verdampft bez. versprayt. Das Verfahren ist wirksam, arbeitet aber mit einem grossen Ueberschuss Formaldehyd und wird dadurch theuer. Das Glycerin bildet auf den zu desinficirenden Gegenständen einen unangenehmen, schlierigen Ueberzug.

5) Flügge's Breslauer Methode. Für 100 Kubikmeter Luftraum wird in den Apparat eingefüllt eine Mischung von 800 ccm Formaldehydlösung (40 proc.) und 3200 ccm Wasser. Davon werden 3 Liter verdampft.

Die Ausführung der Breslauer Methode erfolgt in der Weise, dass die verdächtige Wäsche in Sublimatkochsalzlösung eingelegt wird. Verdächtige Flecken oder Stellen auf dem Fussboden (von Exkreten u. dergl. herrührend) werden gleichfalls mit Sublimatlösung gewaschen. — Die Möbel sind von den Wänden abzurücken. Thüren und Schubladen der Schränke etc. sind weit zu öffnen. Betten, Teppiche, Kleider, sind an Wäscheleinen oder Gestellen freihängend zu befestigen und zwar so, dass sie nirgends aufliegen und nirgends enge Falten bilden. Die Taschen der Kleidungsstücke sind nach aussen zu kehren. — Nachdem nunmehr noch der zu desinficirende Raum abgedichtet worden ist (s. S. 1174), bringt man den Apparat in das Zimmer, stellt ihn so auf, dass jede Feuersgefahr ausgeschlossen ist, entzündet die Lampe, schliesst das Zimmer und überlässt es nunmehr sich selbst während 8 Stunden.

Nach dieser Zeit (8 Stunden) wird durch das Schlüsselloch hindurch Ammoniakgas eingeleitet, welches aus 800 ccm Ammoniakflüssigkeit von 25 Proc. entwickelt worden ist. Das Zuleitungsrohr muss im Innern des Zimmers eine Vorrichtung besitzen, welche die abtropfende Ammoniakflüssigkeit aufzunehmen vermag. Man wartet nach dem Einleiten des Ammoniaks noch 30 Minuten und lüftet darauf gründlich durch Oeffnen von Thür, Fenster, Ofenthür. Das so desinficirte und gelüftete Zimmer kann sogleich wieder bezogen, ja als Schlafzimmer benutzt werden.

Nach Flügge ist die Desinfektion durch Formalin anwendbar bei: Diphtherie, Scharlach, Masern, Tuberkulose, Influenza.

Abzusehen ist von der Formalin-Desinfektion bei Cholera, Unterleibstyphus, Ruhr. Bei diesen ist wie bisher die Desinfektion auf Dampf-Desinfektion für Betten, Wäsche, Kleider, auf Abwaschen der näheren Umgebung des Bettes mit Sublimat- oder Karbollösung und auf die Desinfektion der Aborte mit Kalkmilch zu beschränken.

Bei Kindbettfieber und anderen septischen Erkrankungen (namentlich in Hospitälern, Operationssälen u. s. w.), ferner bei Pocken und Pest ist neben der Formalin-Desinfektion die Desinfektion der Matratzen und Betten im Dampfapparat erforderlich.

Formaldehyd-Lampen. Um zur Desinfektion Formaldehyddämpfe zu erzeugen, sind von verschiedenen Autoren Lampen konstruirt worden, in welchen Methylalkohol-dämpfe durch Ueberleiten über glühendes Platindrahtnetz zu Formaldehyd oxydirt werden. Soweit die ernsthafte Desinfektion in Betracht kommt, muss die Wirkung dieser Lampen bis jetzt als völlig unzuverlässig und ungenügend bezeichnet werden.

Thymoform $[C_6H_3(CH_3) \cdot C_3H_7O]_2 \cdot CH_2$. Von Dr. G. F. Henning in Berlin dargestellt. Entsteht unter dem Einflusse von Kondensationsmitteln aus Thymol und Formaldehyd und ist ein gelbliches, geschmackloses Pulver von ganz schwachem Thymolgeruche. Es spaltet beim Kochen mit Schwefelsäure Formaldehyd ab, löst sich aber nicht in Kalilauge — das Formaldehyd scheint also acetal-artig gebunden zu sein. Es ist leicht löslich in Aether, Alkohol, Chloroform, Olivenöl, unlöslich in Wasser, Petroläther und Glycerin. Auf eiternde Wunden wirkt es desinficirend. Es ist daher in Aussicht genommen als Ersatz für Jodoform und Dermatol.

Jodothymoform-Henning. Jodirt man Thymoform nach einer der bekannten Methoden, so erhält man ein jodreiches, gelbes Pulver, das fast geruchlos ist und sich leicht in Aether, auch in Alkohol, Chloroform, Benzol und Olivenöl löst, dagegen in Wasser und Glycerin unlöslich ist. Mit Jodothymoform imprägnirte Verbandstoffe können sterilisirt werden, da der Schmelzpunkt der Verbindung über 150° C. liegt. Ist als Ersatz des Jodoforms in Aussicht genommen.

Geoform, Kreoform-Henning. Diese Verbindungen entstehen unter dem Einflusse von Kondensationsmitteln aus Formaldehyd und Guajakol bez. Kreosot. Geruchlose und geschmacklose Verbindungen, welche weder ätzen noch reizen und nicht giftig sind. Sie lösen sich leicht in Kalilauge und fallen aus dieser Lösung beim Ansäuern mit Säuren wieder aus. Sie sind unlöslich in Wasser und Petroläther, leicht löslich in Alkohol, Aether und heissem Benzol. Sie sollen als Ersatz des Guajakols bez. Kreosot für den innerlichen Gebrauch verwendet werden.

Polyformin insolubile-Henning. Man erhält es, indem man mehrwerthige Phenole in wässerigem Formaldehyd löst und diese Lösung mit starkem Ammoniak versetzt. Hat sich in der Praxis nicht bewährt!

Naphthoformin α- und β-Henning. Entsteht durch Auflösen von α- bez. β-Naphthol in Formaldehydlösung und Versetzen mit starkem Ammoniak. Hat sich in der Praxis nicht bewährt.

Polyformin solubile $[C_6H_4(OH)_2]_2 \cdot [CH_2]_6N_4$ entsteht durch Kombination von 2 Mol. Resorcin mit 1 Mol. Hexamethylentetramin. Farblose Krystalle. Hat sich in der Praxis nicht bewährt.

Formica.

Formicae. — **Ameisen.** — **Fourmis. Ants. Pismires.** Sind die flügellosen Arbeiter der Waldameise: **Formica rufa L.** (Familie der **Hymenoptera aculeata,** Unterfamilie von **Formicariae**), durch ganz Europa, Nordasien und Nordamerika, besonders in Nadelwaldungen lebend.

Beschreibung. Die Thiere sind ungeflügelt, 4—6 mm lang. Der breite, abgerundet dreieckige Kopf ist braun, an den Seiten rothbraun, die 13gliedrigen Fühler noch einmal so lang wie der Kopf. Zwei umgekehrt eiförmige Augen, ausserdem an der Stirn ein gleichseitiges Dreieck bildend noch drei Nebenaugen. Der Rumpf ist braunroth, mit sechs dunkelrothbraunen, oben etwas helleren Beinen, Hinterleib sechsgliedrig, rundlich-eiförmig, schwarzbraun mit braunen Haaren, durch einen zweigliedrigen Stiel mit dem Rumpf verbunden, mit Giftbläschen, die eine scharfe, im wesentlichen aus Ameisensäure bestehende Flüssigkeit enthält, die fortgespritzt werden kann.

Bestandtheile. Ameisensäure, 1 Proc. ätherisches Oel, fettes Oel, Eiweiss etc. etc.

Einsammlung. Man fängt die Ameisen in den Sommermonaten in Flaschen, die man neben den Ameisenhaufen eingräbt, sodass die innen mit Honig bestrichene Mündung eben noch hervorragt, und tödtet die hineingefallenen Insekten mittels wenig Aether oder Weingeist.

Anwendung. Sie dienen im frischen Zustande lediglich zur Bereitung einer Tinktur und des Spiritus Formicarum, sowie zu Bädern, 300—750 g auf ein Vollbad.

Abgesehen von der Nützlichkeit der Ameisen sind diese Zubereitungen insofern unzweckmässig, als sie nur in einer bestimmten Jahreszeit angefertigt werden können, ausserdem in ihrem Gehalte schnell zurückgehen. Man ersetzt sie deshalb besser durch weingeistige Auflösungen der Ameisensäure, die sich zu jeder Zeit in beliebiger Stärke durch Mischen herstellen lassen. Man verwendet sie zu hautreizenden Einreibungen bei Gicht, Gliederschwäche, Lähmungen.

Als Ersatz der Bäder dient eine Mischung von Ameisenspiritus und -tinktur āā, von welcher man 500 g auf ein Bad nimmt.

Oleum Formicarum. Ameisenöl. 1 Th. frische, zerquetschte Ameisen, 1 Th. entwässertes Natriumsulfat, 5 Th. Olivenöl digerirt man bei 60—70º C. 10 Stunden, presst aus und filtrirt.

Spiritus Formicae (Helv.). Spiritus Formicarum destillatus. Ameisengeist. Esprit de fourmis. 50 Th. frisch gesammelte Ameisen macerirt man 2 Tage mit je 75 Th. Wasser und Weingeist (94 proc.), dann werden 100 Th. abdestillirt. Spec. Gew. 0,887—0,889. Mit Wasser āā opalisirend. Scheidet mit Bleiessig Krystallnadeln ab und färbt Silbernitrat beim Erwärmen dunkel. Da der Gehalt an freier Säure durch Esterbildung beständig abnimmt, so hält man den Spiritus nur in mässigen Mengen vorräthig.

Spiritus Formicarum (Germ.) s. S. 49.

Tinctura Formicarum (Ergänzb.). Ameisentinktur. Brauner Ameisenspiritus. Mierenspiritus. Teinture de fourmis. Tincture of Ants. Aus 2 Th. frischen, zerquetschten Ameisen und 3 Th. Weingeist (87 proc.) durch Maceration. Wird durch Wasser milchig getrübt.

<table>
<tr><td>

Spiritus Formicarum compositus.
Rp. Spiritus Formicarum 98,0
    Olei Terebinthinae
    Olei Lavandulae āā 1,0.

</td><td>

Tinctura Formicarum composita.
Rp. Spiritus Formicarum 60,0
    Mixturae oleoso-balsam.
    Tincturae aromaticae āā 20,0.

</td></tr>
</table>

Fragaria.

Gattung der **Rosaceae — Rosoideae — Potentilleae — Potentillinae.**

Fragaria vesca L. **Erdbeere. Fraisier. Strawberry.** Heimisch in einem Theile von Europa und Asien.

Man verwendet:

1) Die Blätter. **Folia Fragariae. — Erdbeerblätter. — Feuilles de fraisier.**

Beschreibung. Sie sind dreizählig, die Blättchen oval, kerbig-gesägt, besonders unterseits seidenhaarig, sitzend, das mittlere zuweilen gestielt. Die Epidermiszellen der Oberseite gradlinig polygonal, ohne Spaltöffnungen, solche nur auf der Unterseite, hier ausserdem dickwandige, einzellige Haare, Köpfchenhaare mit wenigzelligem Stiel und einzelligem Köpfchen. Zwei Reihen kurzer Palissaden, Oxalatdrusen in den Palissaden, seltner im Schwammparenchym.

Anwendung. Man verwendet sie hier und da als Theesurrogat. Medicinisch waren sie obsolet, sind aber neuerdings in den Arzneischatz Pfarrer KNEIPP's aufgenommen.

2) Das Rhizom. **Radix Fragariae. — Erdbeerwurzel. — Racine de Fraisier** (Gall.).

Beschreibung. Dasselbe bildet cylindrische, etwas gebogene Stücke, die 8—10 cm lang, 1 cm dick sind. Der Bruch ist glatt. Im Holz breite primäre und einreihige sekundäre Markstrahlen. Im Mark und in der Rinde Drusen von Kalkoxalat.

Verwendung. Man benutzt das im Herbst gesammelte Rhizom seines Gerbstoffgehaltes wegen als Adstringens.

Ptisana Fragariae. Tisane de fraisier (Gall.). Ist wie Ptisana Dulcamarae, S. 1048, zu bereiten.

<table>
<tr><td>

Species antictericae.
Gelbsuchtthee.
Rp. Radicis Fragariae
    Radicis Rubiae

</td><td>

Rhizom. Filicis
Corticis Frangulae āā 40,0
Tartari depurati 10,0.
Divide in p. aeq. X.

</td></tr>
</table>

3) **Die Scheinfrucht. Fructus Fragariae. Baccae Fragariae. Fraga.** — **Erdbeeren.** — **Fraises. Fruits de fraisier** (Gall.). — **Strawberries.**

Beschreibung. Die Erdbeere besteht aus dem nach der Blüthezeit vergrösserten, fleischig und saftig gewordenen Blüthenboden, dem die zahlreichen nussartigen Früchtchen eingefügt sind.

Bestandtheile. Nach KOENIG: Wasser 87,66 Proc., Stickstoffsubstanz 0,54 Proc., freie Säure 0,93 Proc., Zucker 6,28 Proc., sonstige stickstofffreie Stoffe 1,46 Proc., Holzfaser 2,32 Proc., Asche 0,81 Proc. In der Trockensubstanz: Stickstoffsubstanz 4,63 Proc., Zucker 49,97 Proc. Die Asche ist reich an Kalk (14,2 Proc.).

Die **Kulturformen der Erdbeere** sind theils aus **Fragaria elatior Ehrh.** hervorgegangen, theils sind es Kreuzungen der **F. virginiana Ehrh.** und **F. chiloënsis Ehrh.**, beide in Amerika heimisch, dahin z. B. die Ananas-Erdbeere.

Essentia Fragariae. Erdbeeressenz. I. Frische, vollkommen reife Erdbeeren werden zerquetscht, mit dem gleichen Gewicht 80proc. Weingeist 14 Tage ausgezogen, leicht abgepresst; Filtrat wird in ganz gefüllten Gläsern kühl aufbewahrt. II. Für Brauselimonade (nach WEINEDEL). 750 g frische, trockne Walderdbeeren zerquetscht man, mischt mit je 200 g Tokayer und Cognac, bringt in eine Retorte, fügt 1,5 g Vanille, 300 g Spiritus, 500 g Wasser hinzu und destillirt langsam 1000 g über. Man färbt schwach röthlich.

Erdbeerlikör. Erdbeeressenz 2,5 kg, Essigsäureamyläther 0,5 kg, Himbeerwein 1 kg, Kirschlorbeeröl 2 Trpf., Rosenöl 1 Trpf., Zucker 40 kg, Wasser 60 Liter, Weingeist 25 Liter, rother Pflanzenfarbstoff q. s.

Pomata Fragariae. Erdbeerpomade. 3 Th. Hammeltalg, 5 Th. Schmalz, 8 Th. Kakaobutter schmilzt man und lässt mit 3 Th. frischen Erdbeeren 24 Stunden bei Schmelzwärme stehen, seiht durch und fügt q. s. Rosen- und Neroliöl, nöthigenfalls auch Erdbeeräther hinzu.

Sirupus Fragariae. Erdbeersirup. I. 1000 g frische Walderdbeeren werden zerquetscht und mit 20 g Zucker bei Zimmerwärme ausgähren gelassen, dann lässt man mit 100 g Weisswein 24 Stunden stehen, presst ab, schüttelt mit Talk und filtrirt. In 500 Th. Filtrat löst man kalt 800 g Zucker und 2,5 g Citronensäure, seiht durch und füllt auf kleine Flaschen.

II. Man schichtet die Beeren abwechselnd mit Zuckerpulver, seiht nach einigen Tagen den Saft ab, kocht einmal auf und füllt nach Zusatz von etwas Rum auf Flaschen.

III. Erdbeeren, feinste Raffinade āā. Man giesst die geläuterte, heisse Lösung über die durch Waschen und Trocknen auf einem Tuche gereinigten Früchte, lässt eine Nacht mässig warm stehen, seiht durch ein feines Haarsieb, fügt ein wenig Salicylspiritus zu und füllt auf $^1/_4$-Liter-Flaschen.

IV. Man löst unter Erwärmen 5 kg Zucker in 1 kg Wasser, setzt alsdann 2,5 kg möglichst reife Walderdbeeren hinzu, rührt sanft (!) um, lässt kurze (!) Zeit aufkochen und kolirt ohne zu drücken oder zu pressen (!) durch ein wollenes Kolatorium. Der Rückstand kann zur Bereitung eines Erdbeerlikörs noch mit verdünntem Weingeist ausgezogen werden (B. FISCHER).

Franciscea.

Gattung der **Solanaceae** — **Salpiglossideae.**

Franciscea uniflora Pohl (syn. Brunfelsia Hopeana Benth.). **Manaca. Mercurio vegetal.** Heimisch im äquatorealen Amerika.

Man benutzt die Wurzel und die Zweige.

Beschreibung. Die Droge bildet ungleich lange, federspulen- bis zweifingerdicke, cylindrische Stücke mit dünner, schwarzbrauner oder rostbrauner Rinde. Die Rinde zeigt reichliche Gruppen stark verdickter Steinzellen und grosse Oxalatdrusen, in einzelnen Stücken, wahrscheinlich von Zweigen, auch stark verdickte Fasern. Im Holz ziemlich enge Gefässe, verdickte Fasern, spärliches Holzparenchym. Markstrahlen eine Zellreihe breit, auf dem Tangentialschnitt auffallend hoch. An denjenigen Stücken, die von Zweigen stammen, erkennt man das intraxyläre Phloëm. An der Grenze zwischen Mark und Xylem in ersterem zuweilen Steinzellen.

Bestandtheile. Ein Alkaloid Manacin $C_{22}H_{33}N_2O_{10}$, ein zweites Manaceïn $C_{15}H_{33}N_2O_{10}$. Das Manacin wirkt stark giftig und tödtet durch Stillstand der Respiration, soll die Sekretion der Drüsen anregen, das zweite wirkt viel schwächer.

Anwendung. Seit 1884 als Antisyphiliticum, Antiarthriticum, Purgativum und Diureticum empfohlen.

Es ist vorkommenden Falles sehr zu beachten, dass unter dem Namen Mercurio vegetal auch andere Drogen: Bichetea officinalis (Urticaceae), ferner als Azougue vegetal (= Mercurio vegetal): Urostigma cystopodum Miq. vorkommen. Diese beiden Drogen heissen auch Murure. — Unter den Namen Manaca werden in Brasilien noch verwendet: Duranta bicolor und Aderosma superflua. (Die Namen dieser Pflanzen finden sich nicht im Index Kewensis.)

Frangula.

Rhamnus Frangula L. (syn. Frangula Alnus Mill.) Familie der Rhamnaceae — Rhamneae.

Heimisch in Laubwäldern und an Waldrändern Europas, Centralasiens, Nordafrikas. Bis 6 m Höhe erreichender Strauch mit unscheinbaren, zwittrigen, grünlichen, 4—5zähligen Blüthen. Die Frucht ist eine anfangs rothe, später schwarze Steinfrucht. Die Blätter sind elliptisch, ganzrandig oder schwach wellig-ausgerandet, an wechselständigen, dornenlosen Zweigen.

Verwendung findet die Rinde: **Cortex Frangulae** (Austr. Germ.). **Cortex Rhamni Frangulae** (Helv.). **Frangula** (U-St.). **Cortex Alni nigrae. Cortex Avorni. — Faulbaumrinde.**[1]**) Gelbholz-, Pulverholz-, Zapfenholzrinde. — Écorce de bourdaine ou d'aune noir. — Buckthorn. Black older bark. Dog wood.**

Beschreibung. Die Rinde bildet bis 25 cm lange, bis 2 cm im Durchmesser messende, eingerollte Stücke, die von einem grünbräunlichen oder grünschwärzlichen dünnen Kork bedeckt sind, der jedoch oft durch hellere Parthieen unterbrochen ist und daher fleckig erscheint. Jüngere Rinden sind mehr braun, ältere mehr schwärzlich. Die Aussenseite zeigt zahlreiche Korkwärzchen (Lenticellen), die bei jüngeren Rinden weisslich, bei älteren etwas dunkler und quergestreckt sind. Die einzelnen Stücke der Rinde erreichen eine Dicke von 1,5 mm. Beim Abschälen des Korks mit dem Messer kommt eine schöne rothe Farbe zum Vorschein. Die Innenseite der Rinde ist bei jungen Stücken gelb bis gelbbraun, bei alten braunroth. Der Bruch ist kurzfaserig.

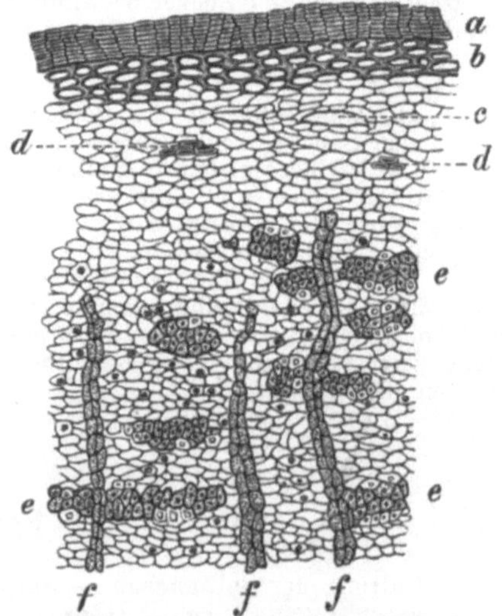

Fig. 253. Querschnitt durch Cortex Frangulae.
a Kork. *b* Collenchym. *d* Primäre Fasern. *e* Bündel sekundärer Fasern. *f* Markstrahlen.

Der Querschnitt (Fig. 253) lässt zu äusserst eine dünne Korkschicht aus flachen Zellen mit rothem Inhalt erkennen. Daran schliesst sich ein schmales Collenchym, dem das Parenchym der primären Rinde folgt, in welchem man die zusammengedrückten Bündel primärer Fasern erkennt. Die Markstrahlen der sekundären Rinde sind 1—3 Zellreihen breit, bis 25 Zellen hoch, die Zellen radial gestreckt und mit gelbem Inhalt versehen. In den Baststrahlen rundliche oder tangential gedehnte Gruppen stark verdickter Fasern, die von

---

[1]) Den Namen „Faulbaum" führt auch die Traubenkirsche: Prunus Padus L.

Krystallzellen umgeben sind. Im Parenchym Drusen von oxalsaurem Kalk. Steinzellen fehlen der Rinde.

Mit Kalkwasser und anderen Alkalien übergossen wird die Rinde schön roth, der wässerige Auszug der Rinde wird durch Eisenchlorid tiefbraun gefärbt. Geschmack bitterlich-süss und etwas schleimig.

Bestandtheile. Der wirksame Bestandtheil der Droge ist glukosidischer Natur, man bezeichnet ihn nach Kubly als Frangulasäure (Aweng's primäres Glukosid); diese liefert beim Kochen mit Citronen- oder Oxalsäure durch Hydrolyse Kubly's reine Frangulasäure oder Aweng's Pseudofrangulin, das wieder durch Hydrolyse Aweng's Pseudo-Emodin liefert. Pseudofrangulin löst sich mit prachtvoll rother Farbe in Aetzalkalien, schwerer in Alkalikarbonaten. Pseudo-Emodin löst sich mit derselben Farbe leicht in Karbonaten. Beide wirken mild abführend in Gaben von einigen Decigrammen. Das Pseudo-Emodin, das ebenso wie die entsprechenden Körper aus der Aloë, dem Rhabarber und den Sennesblättern ein Oxymethylanthrachinon $C_{15}H_{10}O_5$ ist, schmilzt bei 250^0 C.

Um die Gesammtmenge der wirksamen Bestandtheile für die Darstellung des Fluidextraktes zu verwerthen, soll die Rinde mit mindestens 50 proc. Alkohol ausgezogen werden, noch besser ist es nach Aweng, das etwa noch in der Rinde vorhandene primäre Glukosid vorher zu hydrolysiren. Zu diesem Zweck erhitzt man das Rindenpulver mit Lösung von Citronensäure, dampft zur knetbaren Masse ein und perkolirt mit 96 proc. Alkohol. Der gewonnene Auszug, der aus 100 Th. Rinde 500 Th. beträgt, wird grösstentheils mit Calciumkarbonat abgestumpft. — Der Extraktgehalt der Rinde beträgt rund 20 Proc.

Verwechslungen. Solche sind durch das gemeinsame Vorkommen mit ähnlich aussehenden Sträuchern leicht möglich. Es kommen folgende in Betracht:

1) Rinde der Erle, Alnus glutinosa (L.) Gärtn. Sie ist braun und glatt. Beim Schälen zeigt sie keine rothe, sondern nur eine gelbbraune Farbe. Mit Ferrichlorid wird der Auszug schwarz. Die Lenticellen sind spärlich, punktförmig. Der Bruch ist nicht faserig. Die Rinde hat einen aus Fasern und Steinzellen gebildeten, „gemischten sklerotischen Ring."

2) Die Rinde von Alnus incana (L.) D. C. ist der vorigen ähnlich.

3) Die Rinde von Rhamnus cathartica L. ist glänzend rothbraun. Lenticellen spärlich. Sie bildet viel kürzere Stücke wie Cortex Frangulae. Der Bruch lässt lange, gelbe Fasern erkennen.

4) Die Rinde der Rhamnus Purshiana D. C. hat Steinzellen (vergl. Rhamnus).

5) Die Rinde der Traubenkirsche oder des Faulbaumes Prunus Padus L. Riecht frisch nach bitteren Mandeln wegen des Gehaltes an Amygdalin. Sie hat rundliche, grüngelbe oder gelbgraue Korkwarzen und feinfaserigen Bruch mit weissen Bastfasern.

Einsammlung, Aufbewahrung. Die Rinde wird im Mai und Juni gesammelt und getrocknet, hauptsächlich aber bei der Verarbeitung des Holzes zu Schiesspulver als Abfall gewonnen, ist daher eine billige Waare. Wegen ihrer unangenehmen (brechenerregenden) Nebenwirkungen in frischem, oder frisch getrockneten Zustande darf sie, wie es Helv. und U-St. auch vorschreiben, erst nach wenigstens einjähriger Lagerung in Gebrauch genommen werden. Es empfiehlt sich aus diesem Grunde, die selbstgesammelte und, wenn man von der Zuverlässigkeit seines Lieferanten nicht völlig überzeugt ist, auch die eingekaufte Rinde mit einem entsprechenden Vermerk versehen ein, besser zwei Jahre bei Seite zu stellen. Dieselbe Veränderung, die eine solche längere Ablagerung bewirkt, soll übrigens durch einstündiges Erhitzen der frischen Rinde auf 100^0 C. zu erreichen sein. Nach Aweng ist die brechenerregende Wirkung der frischen Rinde auf die Gegenwart eines Fermentes zurückzuführen.

Eine für Theemischungen besonders geeignete Zerkleinerungsform ist die Cort. Frangulae ☐ concisa der Drogisten; für Abkochungen hält man eine feine Speciesform, zur Extraktbereitung ein mittelfeines Pulver (100 Th. Rinde geben etwa 90 Th.) vorräthig.

Wirkung, Anwendung. Als einheimisches, billiges und sicher wirkendes Abführmittel bei Verstopfung, Hämorrhoidalbeschwerden und Leberleiden in Form der Abkochung, 8—15—30 g : 150—200 g, oft in Verbindung mit Natriumsulfat sehr gebräuchlich oder als Fluidextrakt, seltener im Aufguss. Grössere Gaben bewirken Kolikschmerzen. Die Rinde ist in mittleren Gaben ein sicheres Abführmittel, ohne Kolikschmerzen und, wenn sie alt genug ist, ohne Brechen zu erregen.

Extractum Frangulae (Ergänzb.). Faulbaumrindenextrakt. Aus mittelfein geschnittener Rinde wie Extr. Dulcamarae zu bereiten (S. 1047). Harzige Ausscheidungen beim Eindampfen bringt man durch Zusatz kleiner Mengen Weingeist in Lösung. — Dick, dunkelbraun, in Wasser trübe löslich. Vorzügliches Bindemittel für Abführpillen.

Extractum Frangulae fluidum (Germ. U-St.). Faulbaum-Fluidextrakt. Fluid Extract of Frangula. Germ. Aus 100 Th. mittelfein gepulverter Rinde und q. s. einer Mischung von 3 Th. Weingeist (87 proc.) und 7 Th. Wasser im Verdrängungswege. Man befeuchtet mit 35 Th., lässt 48 Stunden im Perkolator stehen, fängt zuerst 85 Th. auf, dampft den zweiten Auszug zum dünnen Extrakt ein und löst dieses in q. s. des Lösungsmittels, so dass man im ganzen 100 Th. Fluidextrakt erhält. Es sind etwa 1000 Th. Lösungsmittel erforderlich (bei Verwendung fein gepulverter Rinde erheblich weniger). Giebt von 13—20 Proc. Trockenrückstand. Anwendung: statt Decoctum Frangulae concentratum und als Ersatz des Extr. Cascarae Sagradae fluidum zu 10—20 Tropfen, als einmaliges Abführmittel zu 10—20 g. — U-St. lässt aus 1000 g Rinde (Pulv. No. 40) mittels einer Mischung von 500 ccm Weingeist (91 proc.) und 800 ccm Wasser unter Zurückstellen der ersten 800 ccm 1000 ccm Fluidextrakt herstellen.

Extractum Frangulae fluidum examaratum (Ergänzb.). Entbittertes Faulbaum-Fluidextrakt. 100 Th. Faulbaumrinde (V) und 5 Th. gebrannte Magnesia werden mit einer Mischung von Weingeist (87 proc.) und Wasser āā im Perkolator erschöpft. Man fängt die ersten 80 Th. für sich auf und bereitet l. a. 100 Th. Extrakt. Klar dunkelbraunroth, schwach bitter.

Extractum Frangulae siccum gewinnt man durch Eindampfen des Extractum Frangulae zur Trockne.

Extractum Frangulae solidum (Dieterich). Decoctum Frangulae siccum. Faulbaumrinde-Dauerextrakt wird wie Extr. Uvae Ursi solidum (S. 363) bereitet, doch nimmt man statt 700 g Milchzucker 200 g Zucker und 500 g Milchzucker.

Tinctura Frangulae. Faulbaumtinktur. Bad. Erg.-Taxe: 1 Th. Faulbaumrinde (III), 5 Th. verdünnter Weingeist (60 proc.). — Münch. Vorschr.: 20 Th. Faulbaumfluidextrakt, 80 Th. verdünnter Weingeist.

Vinum Frangulae (Ergänzb.). Faulbaumwein. 50 Th. entbittertes Faulbaumfluidextrakt dampft man im Wasserbade auf 20 Th. ein und löst in 80 Th. Süsswein.

Decoctum Frangulae Gumprecht.

Rp. 1. Decoct. Cort. Frangulae 25,0 : 200,0
  2. Fructus Carvi   5,0.
Man übergiesst 2 mit der heissen Abkochung und seiht nach ½ Stunde ab.

Decoctum Frangulae concentratum Beckmann·
 Decoctum Frangulae Suecicum.

Rp. 1. Corticis Frangulae min. conc. 500,0
  2. Sacchari   25,0
  3. Aquae destillat.   2000,0
  4. Tincturae Aurant. cort.   15,0
  5. Tincturae Aurant. fruct.   10,0
  6. Spiritus   85,0.
1—3 drei Tage digeriren, eine Stunde kochen, auspressen, den Rückstand mit 1000 Wasser nochmals auskochen, die Kolaturen auf 900,0 eindampfen, mit 4—6 mischen und nach dem Absetzen durchseihen.

Decoctum Frangulae compositum.
Zusammengesetzte Faulbaumrinde-Abkochung.

Rp. 1. Corticis Frangulae conc. 10,0
  2. Aquae destillatae   110,0
  3. Rhizomatis Rhei conc.   2,0
  4. Strobul. Lupuli   0,5
  5. Fructus Cardui Mariae   0,5.
Man erhitzt 1—2 eine halbe Stunde, dann mit 3—5 noch 10 Minuten im Dampfbade, seiht durch und bringt mit q. s. Wasser auf 100,0.

Elixir Frangulae.
Faulbaum-Elixir.

Rp Tinct. Aurant. cort.   10,0
 Aquae Cinnamom. spir.   20,0
 Sirupi simplicis   30,0
 Extract. Frangulae fluid. 40,0.
Nach dem Absetzen filtriren.

Essentia Frangulae.
Hamb. Vorschr.
I.

Rp. 1. Cort. Frangul. min. conc. 10,0
  2. Aquae destillat.   50,0
  3. Tinct. Aurant. cort.   1,0
  4. Spiritus   1,0.
Man erhitzt 1—2 mehrere Stunden im Dampfbade, presst aus, dampft auf 9,0 ein und fügt 3—4 hinzu.

II.

Rp. Extract. Frangul. fluid. 10,0
 Tinct. Aurantii cort.   1,0.

Sirupus Frangulae.
Faulbaumrinden-Sirup.

Rp. Extract. Frangul. fluid. 5,0
 Sirupi simplicis   95,0.

Species Anglicae.
Englischer Thee.

Rp. Cortic. Frangulae   75,0
 Fructus Carvi
 Cortic. Aurant. fruct. āā 12,5

Species aperientes.
Bromthee.

Rp. Cort. Frangulae 40,0
Folior. Sennae
Florum Acaciae
Florum Tiliae
Ligni Sassafras āā 15,0.

Species Frangulae corticis.
Hämorrhoïdal-Thee. Schwedischer Thee.

Rp. Cort. Frangul. gr. pulv. 200,0
Sacchari albi pulv.
Natrii sulfurici pulv.
Natrii bicarbonici pulv.
Fruct. Carvi rec. gr. pulv. āā 25,0
Aquae destillat. 50,0.
Man trocknet bei gelinder Wärme und treibt durch
ein feines Theesieb (III). 1 Esslöffel auf 1 Tasse
kochendes Wasser.

Species gynaecologicae MARTIN.
MARTIN'scher Thee.
Form. Berolin.

Rp. Corticis Frangulae conc.
Foliorum Sennae conc.
Herbae Millefolii conc.
Rhizomat. Graminis conc. āā 25,0.

Species laxantes KNEIPP.
KNEIPP's Blutreinigungsthee.

Rp. Corticis Frangulae
Florum Sambuci
Folior. Sambuci
Radicis Ebuli
Ligni Santali
Visci albi āā 10,0
Flor. Acaciae
Folior. Fragariae
Folior. Urticae āā 5,0
Summitat. Juniperi 2,5.

Tinctura Frangulae REICH.

Rp. Decocti Frangul. cort. 25,0 : 150,0
Spiritus diluti 20,0.
Man dampft die Seihflüssigkeit auf 25,0 ein und
mischt mit dem Weingeist. Abends 2 Theelöffel.

Alpenkräuter-Gesundheits-Likör, RUD. BOHL's, enthält einen Auszug aus Sternanis, Faulbaumrinde, Zimmt, Tausendgüldenkraut, Cichorienwurzel, Enzian und Aloë.

Blutreinigungstabletten von FRITZ GRASSMANN. Bestandtheile: Faulbaumrinde,
Senna, Rainfarn.

Blutreinigungsthee, LALLEMANDS, von Apotheker BERNARD, besteht aus Ginster,
Eibisch- und Rhabarberwurzel, Faulbaumrinde, Isländisch Moos, Fenchel, Anis, Kümmel,
Huflattig, Guajakholz, Wollblumen.

Flechtenmittel von JOSEPH KULLA in Elberfeld. 1) Thee aus Enzian, Faulbaumrinde, Pomeranzenschale. 2) Pulver aus Schwefel, Senna, Süssholz, Aloë. 3) Salbe aus
Wachssalbe und Holztheer.

Gebirgsbalsam von G. SCHMIDT in Berlin, gegen Hämorrhoiden, Verstopfung u. s. w.
ist ein Sirup mit den Bestandtheilen von Rhabarber, Faulbaumrinde, Schafgarbe, Rainfarn.

Malzextrakt-Gesundheitsbier, Malzextrakt des JOHANN HOFF in Berlin Ursprünglich ein minderwerthiges Bier, das mit einem Auszuge aus Faulbaumrinde, Bitterklee, Cardobenediktenkraut, Koriander, Anis, Kardamomen u. s. w. und Zuckerfarbe versetzt war.
Weingeistgehalt 3 Proc., Extrakt von 4,5 bis zu 12 Proc., infolge eines Zusatzes von
Stärkesirup.

Pserhofer Pillen. 2,0 Faulbaumrinden-Extrakt, 2,0 Rhabarber-Extrakt, Seife und
Löwenzahn-Extrakt q. s. Pillen von 0,1 g.

Rhamnus saccharatus DE VRIJ entspricht genau dem Extractum Frangulae solidum DIETERICH.

Universal-Blutreinigungsthee von SANDROCK in Berlin besteht aus Faulbaumrinde,
Quecken, Lavendel, Pomeranzenschalen.

Fucus.

Gattung der **Fucaceae.**

Fucus vesiculosus L. Im nördlichen atlantischen Ocean weit verbreitet.
Pflanze über 1 m lang, gabelig getheilt, die linealen Lappen des Thallus, in einer Ebene
liegend, bis 2 cm lang, ganzrandig, von einer Mittelrippe durchzogen, neben der Mittelrippe mit paarweise gestellten Luftblasen. Fruktifikationsorgane (Scaphidien) an den Enden
der dann etwas angeschwollenen Zweige.

Man verwendet die ganze getrocknete Pflanze: **Fucus vesiculosus. Quercus marina.
— Blasentang. Höckertang. Seeeiche. — Varech vésiculeux (Gall.).**

Bestandtheile. 74 Proc. Wasser, 22 Proc. organische Substanz, 3 Proc.
Asche, 0,03 Proc. Jod. (F. vesic. ist damit eine der an Jod ärmsten Meeresalgen).
Das Jod findet sich in organischer Bindung und ist in der frischen Pflanze in Alkohol
und Wasser löslich, nicht aber, oder nur zum kleinsten Theil in der getrockneten; es

sind daher die mit Alkohol aus der trocknen Droge bereiteten Präparate unrationell. Die Alge enthält ferner einen Zucker **Fucose** $C_6H_{12}O_5$, der **Rhamnose** isomer. Liefert wie verwandte Arten beim Destilliren mit Säuren: **Fucusol**, ein Gemenge von **Furfurol** und **Methylfurfurol**.

Einsammlung. Wird in dünner Schicht ausgebreitet in der Sonne, dann bei gelinder Wärme getrocknet. 100 Th. frischer Tang geben etwa 25 Th. trocknen.

Anwendung. Gegen **Fettleibigkeit** allein in der Form des weingeistigen Extraktes.

Verkohlt liefert er den

Fucus vesiculosus tostus. **Aethiops vegetabilis.** **Tangkohle.** See- oder **Meereichenpulver.** Vegetabilischer **Mohr**, gegen Skropheln und Kropf gebraucht.

Extractum Fuci vesiculosi. **Blasentangextrakt.** Aus grob gepulvertem Tang mittels 45 proc. Weingeist durch Maceration, dann Perkolation und Eindampfen. Weiches Extrakt. Gabe 1—2 g.

Extractum Fuci vesiculosi fluidum. Flüssiges **Blasentangextrakt.** Aus 1000 g grob gepulvertem Tang mittels 60 proc. Weingeist im Verdrängungswege. Man sammelt zuerst 750 g, erschöpft mit 2 l Weingeist, dann mit warmem Wasser q. s. zu 3 l, dampft den zweiten Auszug auf etwa 260 g ein und mischt beide. Das Filtrat muss 1000 g betragen.

Sirupus Fuci vesiculosi. 25 g des Fluidextraktes mischt man mit 75 g Zuckersirup.

<table>
<tr><td colspan="2">

Pilulae antipolysarcicae.

Antifat-pills. Pillen gegen Fettleibigkeit.

I.
</td><td colspan="2">

wieder auf 3 zurückgehen. Dauer der Kur etwa 10 Wochen.

II.

Pilulae antipolysarcicae fortiores SENDNER.
</td></tr>
<tr><td>

Rp. Extracti Fuci vesiculosi
</td><td>20,0</td><td>

Rp. Extracti Fuci vesicul.
</td><td>30,0</td></tr>
<tr><td>Extracti Frangulae cort.</td><td>5,0</td><td>Kalii sulfurici</td><td>10,0</td></tr>
<tr><td>Kalii sulfurici</td><td>10,0</td><td>Kalii bromati</td><td></td></tr>
<tr><td>Radicis Althaeae</td><td>2,0</td><td>Kalii jodati</td><td>āā 5,0</td></tr>
<tr><td>Fuci vesiculosi pulv.</td><td>q. s.</td><td>Fuci vesiculosi pulv.</td><td>q. s.</td></tr>
<tr><td colspan="2">

Man formt 200 Pillen und überzieht mit Pillenlack. Täglich 3, wöchentlich steigend bis 4 mal 3, dann
</td><td colspan="2">

Zu 300 Pillen, die mit Lack überzogen werden. Täglich 3, wöchentlich steigend bis 3 mal 3 Stück.
</td></tr>
</table>

Fuligo.

I. Fuligo splendens. **Glanzruss.** Man versteht darunter diejenige firnissartige, stark glänzende Decke, welche sich in den mit Holz (nicht mit anderen Brennmaterialien, z. B. Steinkohle) geheizten Feuerungen in der Nähe des Holzfeuers absetzt. In weiterer Entfernung des Holzfeuers setzt sich der sog. **Flatterruss** ab.

Braunschwarze, glänzende, zerbrechliche, nach Bitumen und Rauch riechende, empyreumatische Substanz, welche, von Kalkstückchen und Sand möglichst befreit, als mittelfeines Pulver zu Veterinärzwecken verwendet wird.

Fuligo splendens depurata. **Extractum Fuliginis.** **Fuligina.** **Gereinigter Glanzruss.** Unter dieser nicht ganz zutreffenden Bezeichnung ist ein Extrakt zu verstehen, welches die in Wasser und Alkohol löslichen Antheile des Glanzrusses enthält.

Der zu einem groben Pulver zerstossene **Glanzruss** wird mit der doppelten Menge **heissem Wasser** übergossen und einen Tag digerirt. Nach dem Erkalten wird kolirt und der feuchte Rückstand mit einem gleichen Gewicht **Weingeist** einen Tag digerirt.

Die zusammengegossenen Kolaturen werden bei gelinder Wärme abgedampft, auf Porcellan- oder Glastafeln ausgebreitet, ausgetrocknet und in ein Pulver verwandelt, welches in gut verstopftem Glase aufzubewahren ist.

Bestandtheile. Der Glanzruss besteht neben Kohlenstoff aus etwa 30 Proc. in Wasser löslicher Bestandtheile, die früher als **Asbolin** und **Ulmin** bezeichnet wurden. Neuerdings hat man in demselben **Brenzkatechin** und **Homobrenzkatechin** nachgewiesen. Ausserdem sind in demselben natürlich noch vorhanden **Essigsäure**, **Ammoniaksalze**, **Kresol** und ähnliche Phenole.

Anwendung. Der Glanzruss war bei den alten Aerzten ein Excitans, Nervinum und Antispasticum. Man gab ihn bei allen innerlichen !Leiden, äusserlich bei den verschiedensten Hautkrankheiten. Gegen die Mitte des 19. Jahrhunderts wurde er als Surrogat des damals noch theuren Kreosots verwendet. Gegenwärtig kann er als obsolet angesehen werden.

Fuligokali simplex. 100,0 gepulverter Glanzruss und 20,0 Kalihydrat werden mit 500,0 Wasser übergossen, zwei Stunden im Wasserbade erhitzt, dann filtrirt, eingedickt und auf porcellanenen Tellern ausgestrichen bei gelinder Wärme trocken gemacht. Es ist hygroskopisch und muss daher in wohlverstopfter Flasche aufbewahrt werden.

Fuligokali sulfuratum. 15,0 Kalihydrat und 5,0 Schwefel werden mit 5,0 Wasser übergossen und unter Umrühren erhitzt, bis Vereinigung des Kalis mit dem Schwefel stattgefunden hat. Dann werden 75,0 Fuligokali simplex darunter gemischt und zur Trockne abgedampft. Die Aufbewahrung ist dieselbe wie beim Fuligokali simplex.

Beide Fuligokali werden äusserlich und innerlich bei Hautkrankheit gebraucht wie das Anthrakokali (s. S. 626).

Spiritus Fuliginis Reuss war ein Produkt der trocknen Destillation aus dem Glanzruss.

Tinctura Fuliginis wird durch Digestion aus 1 Th. gepulvertem Glanzruss und 5 Th. 45 procentigem Weingeist dargestellt.

Tinctura Fuliginis Hufeland wurde aus 1 Th. Glanzruss und 8 Th. 80 procentigem Weingeist dargestellt.

Tinctura Fuliginis Clauder. 6,0 gepulverter Glanzruss, 12,5 Kaliumkarbonat und 2,5 Ammoniumchlorid werden mit 80,0 Wasser übergossen, im geschlossenen Gefäss zwei Tage digerirt, öfters geschüttelt und nach dem Erkalten filtrirt. Die Kolatur betrage 100,0.

Täglich drei- bis viermal 30—60 Tropfen mit Wasser zu nehmen (gegen Podagra, Arthritis, Menstrualbeschwerden).

Aqua ophthalmica Benedictinorum.

Rp.   Fuliginis splendentis pulv.   5,0
    Florum Rosae concisorum   7,5
    Aquae Rosae   75,0
    Aceti (6 Proc.)   30,0
    Spiritus (90 Vol. Proc.) 7,5.

Man macerirt während 2 Tagen, kolirt und filtrirt. Die Kolatur betrage 100,0. Mit der zehnfachen Menge Wasser verdünnt bei skrophulöser Augenentzündung.

Decoctum Fuliginis aluminatum Rognetta.

Rp.   1. Fuliginis splendentis pulv. 50,0
    2. Aquae   800,0
    3. Aluminis   20,0
    4. Aquae   q. s.

Man kocht 1 und 2. In der Kolatur löse man 3 auf und fülle mit 4 zu 1 Liter auf. Zu Injektionen bei Leukorrhoe.

Emplastrum Fuliginis Bernhardi.

Rp.   Cerati resinae Pini
    Resinae Pini   āā 10,0
    Fuliginis splendentis pulv. 20,0.

Tinctura Fuliginis foetida.

Rp.   Asae foetidae depuratae   5,0
    Tincturae Fuliginis   100,0.

Nach eintägiger Maceration zu filtriren.

Unguentum anticarcinomaticum Blaud.

Rp.   Fuliginis splendentis pulv.
    Adipis suilli   āā 20,0
    Extracti Belladonnae   5,0.

Zum Verbande der Krebsgeschwüre.

Unguentum Fuliginis phenylatum.

Rp   Unguenti Fuliginis 100,0
    Acidi carbolici   1,0.

Unguentum Fuliginis splendentis.

Rp.   Fuliginis splendentis pulv. 25,0
    Spiritus diluti (70 proc.) 5,0
    Adipis suilli   85,0.

Man digerirt im Wasserbade während 1 Stunde und kolirt.

II. Fuligo e taeda. Fuligo. Kienruss.

Die bekannte, lockere, amorphe Kohle, welche früher in Gebirgsdörfern durch Verbrennung von Kienholz bei beschränktem Luftzutritt und Auffangen des Rauches in besonderen Kammern dargestellt wurde. Gegenwärtig stellt man den Kienruss in den sog. Russbrennereien fabrikmässig durch Verbrennen von Theer, Theeröl und ähnlichen billigen Materialien dar. Um ihn von den beigemengten Kohlenwasserstoffen etc. zu befreien, wird er in eisernen Cylindern bei Luftabschluss wiederholt ausgeglüht und heisst dann Fuligo usta, gebrannter Kienruss. — Mit dem vorher besprochenen Glanzruss ist dieser Kienruss nicht zu verwechseln.

Man benutzt ihn in der Pharmacie zum Dunkelfärben von Salben (Unguentum contra pediculos), zum Schwarzfärben von Haarwachs und Pomaden, in der Therapie zur Herstellung der dermographischen Stifte (zum Schreiben auf die Haut). Die Anwendung in der Technik als Anstrichfarbe, zur Herstellung von Tusche, Stiefelwichse, Buchdruckerschwärze und dergl. mehr ist eine sehr ausgedehnte.

Lampenruss heisst eine besonders feine Russsorte, welche man durch Verbrennen kohlenstoffhaltiger Materialien, z. B. Sesamöl, Petroleum und dergl., in besonders konstruirten Lampen gewinnt. Sehr feiner Russ wird zur Zeit auch durch Verbrennen von Acetylen dargestellt.

Asboline nennt Braconnot eine Flüssigkeit, welche er aus Kienruss durch Auskochen mit Wasser, Behandeln des Extraktes mit Salzsäure, Ausziehen mit Alkohol, Abdampfen, Aufnehmen des Alkoholrückstandes mit Aether und Abdestilliren des Aethers darstellt. Das gegen verschiedene Krankheiten, besonders Tuberkulose, angewendete gelbliche, sirupartige Präparat enthält als Hauptbestandtheile Brenzkatechin und Homobrenzkatechin. Wir möchten hieran die Frage knüpfen; ob das Präparat wirklich aus Kienruss und nicht etwa aus Glanzruss hergestellt worden ist.

Bacilla dermographica Pyrlas. Adipis suilli 10,0, Terebinthinae 20,0, Cerae flavae 30,0, Fuliginis e taeda ustae 10,0.

Kohol, ein Haarfärbemittel, ist chinesische Tusche, mit Quittenschleim und arabischem Gummi angerieben.

Druckerschwärze. Ordinäre für Zeitungen: Schwacher Firniss 1000,0, Siccativ 50,0, Harzöl 300,0, Kolophonium 300,0, Harzseife 200,0, Russ 400,0. Bessere: **I)** Lärchenterpentin 675,0, Kali-Oelseife 750,0, Oleïn 300,0, Lampenschwarz 450,0, Pariser Blau 80,0, Oxalsäure 40,0, Wasser 80,0. **II)** Syrischer Asphalt 150,0, Mineralöl 300,0, Berliner Blau 20,0, Beinschwarz 300,0, Lampenschwarz 230,0. **III)** Syrischer Asphalt·100,0, Mineralöl 400,0, Berliner Blau 20,0, Beinschwarz 100,0, Lampenschwarz 300,0.

Stempelfarbe, nicht durchschlagend. Für Metallstempel zum Stempeln auf Papier. Sechsfach gebrannter Russ wird mit Rapsöl q. s. fein angerieben.

Fumaria.

Gattung der **Papaveraceae—Fumarioideae.**

Fumaria officinalis L. Heimisch in Europa und Asien, in Amerika eingeschleppt.

Beschreibung. Einjährig, mit kahlem Stengel, bläulich bereiften, fiederschnittigen Blättern, deren Abschnitte dreitheilig, die Zipfel mehrspaltig sind. Die in Trauben angeordneten Blüthen sind hellroth mit dunkelpurpurnem Fleck an der Spitze. Kelchblätter 3 mal kleiner als die Blumenkrone. Frucht niedergedrückt-kuglig, quer breiter, oben abgestutzt oder ausgerandet.

Bestandtheile. Ein Alkaloid **Fumarin,** in konc. Schwefelsäure mit dunkelvioletter Farbe sich lösend, schwer löslich in Wasser, leicht in Alkohol, Chloroform, Benzol, Schwefelkohlenstoff und Amylalkohol, unlöslich in Aether. Die Pflanze enthält ferner **Fumarsäure** $(CH.COOH)_2$. Man verwendet das ganze Kraut:

Herba Fumariae (Ergänzb.). — **Erdrauch. Erdraute. Taubenkerbel. Grindkraut.** — **Fumeterre** (Gall.). — **Fumitory.**

Gebräuchlich ist das zur Blüthezeit — Mai bis Juli — gesammelte Kraut ohne die Wurzel. 5 Th. frisches Kraut geben 1 Th. trocknes.

Extractum Fumariae (Gall.). Erdrauchextrakt. Extrait de fumeterre. Wird wie Extr. Digitalis Gall. (S. 1041 1) bereitet. Ausbeute 20—22 Proc.

Sirupus Fumariae. Sirop de fumeterre (Gall.). Wie Sirupus Chamomillae Gall. (S. 716) zu bereiten.

<table>
<tr><td>

Conserva Fumariae.

Erdrauchzucker.

Rp. Herb. Fumariae pulv. 10,0
    Sacchari pulv.   70,0
    Glycerini
    Aquae destill.   āā 10,0.

Theelöffelweise für skrophulöse Kinder.

Ptisana de Fumaria.

Tisane de fumeterre (Gall.).

Wie Tisane de Buchu (S. 511.).

</td><td>

Serum Lactis aperitivum Van Swieten.

Rp. Seri Lactis   500,0
    Herbae Taraxaci recent.
    Herbae Fumariae recent.
    Herbae Cerefolii recent.
    Herb. Nasturt. recent. āā 20,0.

Man kocht, löst in der Seihflüssigkeit
    Tartari natronati 10,0
und fügt hinzu
    Sirupi simplicis 25,0.

Morgens nach und nach 4 Weingläser.

</td></tr>
</table>

Extractum Fumariae parviflorae aus dem Kraut der F. parviflora ebenso zu bereiten.

Rp. Extr. Fumariae parviflorae   6,0
     Aquae destillatae   120,0
     Sirupi Rhamni cathartici   60,0.
D. S.   3—4 Esslöffel täglich.

Fungus.

I. Fungus igniarius (Austr.). **Fungus Chirurgorum** (Germ.). **Agaricus s. Boletus Chirurgorum. Fungus igniarius praeparatus. Agaricus s. Boletus s. Fungus quernus s. quercinus.** — **Feuerschwamm. Wundschwamm. Blutschwamm. Zunder. Zunderschwamm.** — **Agaric de Chêne** (Gall.). **Amadou.** — **Surgeon's Agaric. Touchwood. German tinder.** Ist der Fruchtkörper des zu den **Basidiomycetes** — **Autobasidiomycetes** — **Polyporaceae** gehörigen **Fomes fomentarius** (Polyporus fomentarius Fr.), der an Buchen und Birken im ganzen nördlichen und mittleren Europa vorkommt.

Beschreibung. Der Fruchtkörper ist 30 cm und darüber breit, an der Anheftungsstelle bis 10 cm dick, fast dreieckig-hufförmig, mit breiter Seite aufsitzend, oben gewölbt, hell mit koncentrischen Zonen, unterseits flach, das aus Röhren bestehende Hymenium zeigend. In der Jugend ist er grau, später mehr weisslich, das Hymenium ist zimmtbraun. Die zwischen der dichten, nach oben gelegenen Rindenschicht und dem Hymenium gelegene, aus lockeren Hyphen bestehende Schicht findet Verwendung. Er kommt meist aus den Karpathenländern, Böhmen, Thüringen und Schweden in den Handel.

Zubereitung. Aus dem im August und September gesammelten Pilz wird mittels eines Messers die weichste, lockerste, sogenannte Zunderschicht herausgeschnitten, durch Einweichen in Wasser oder schwache Aschenlauge und durch Waschen gereinigt, getrocknet und durch Klopfen mit hölzernen Hämmern bearbeitet, bis sie die Beschaffenheit eines weichen Leders zeigt.

Für die Verwendung als Zunder tränkt man den so vorbereiteten Schwamm [mit Salpeterlösung und trocknet ihn. Ein solcher Feuerschwamm wird von den Arzneibüchern verworfen, lässt sich aber im Nothfalle durch sorgfältiges Auswaschen mit Wasser, Ausdrücken und Trocknen zur Wundbehandlung verwendbar machen.

Guter Wundschwamm ist weich und dehnbar, verglimmt angezündet ohne Geräusch und ohne Funkensprühen und nimmt leicht und reichlich Wasser auf; wird letzteres abgepresst und eingedampft, so darf es nur einen geringen Rückstand hinterlassen.

Anwendung. Als blutstillendes Mittel bei Blutegelbissen und geringeren Verletzungen, doch heute durch Eisenchloridwatte so ziemlich verdrängt.

II. Fungus cervinus. Boletus cervinus. Tubera cervina. — **Hirschbrunst. Hirschtrüffel. (Rinderpulver.)**

Ist der Fruchtkörper des zu den **Ascomycetes**—**Euasci**—**Elaphomycetaceae** gehörigen **Elaphomyces granulatus Fries,** der unter Kiefern und Fichten, seltener unter Buchen und Eichen wächst.

Beschreibung. Der Fruchtkörper ist von der Grösse einer Haselnuss bis Walnuss, fast kuglig, anfangs gelblich, später braungelb, nach dem Trocknen schwärzlich, auf der Oberfläche durch kleine Wärzchen rauh. Die dicke, harte Schale (Peridie) ist von einer dunklen Sporenmasse erfüllt, die von einem zarten, flockigen Capillitium durchzogen wird. Die Sporen sind 35 μ gross, schwarzviolett, stachlig. Von bitterem Geschmack und frisch von unangenehmem Geruch.

Der Pilz wird von Landleuten noch häufig als Brunstmittel für·Rinder und Schweine verlangt und den Thieren zu 50—60 g eingegeben. Man zerstösst ihn und verwendet nur

den pulverigen Inhalt, entweder in Getränk oder in Form einer Latwerge. Als Brunstpulver verabfolgt man eine Mischung der Sporenmasse mit Zimmtpulver oder mit Pulvis
aromaticus.

Brunstmittel
für Kühe und Schweine.

Rp. Fungi cervini   3,0 g
     Cantharidum pulv.   1,0 g
     Fructus Lauri pulv.
     Fructus Foeniculi pulv.
     Semin. Foenugraeci pulv. āā 4,0 g.
D. S. Auf 2mal binnen ½ Stunde einzugeben.

Furfurolum.

**Furfurol. Furfuraldehyd. Brenzschleimsäurealdehyd. Furanaldehyd. Furol.
Künstliches Ameisenöl** (Döbereiner). **C₄H₃O. CHO. Mol. Gew. = 96.**

Das Furfurol entsteht beim Erhitzen der Pentosen und Kohlehydrate mit Salzsäure
oder verdünnter Schwefelsäure. Es ist auch im Fuselöl enthalten. In reichlichster Menge
entsteht es bei der Destillation von Weizenkleie mit verdünnter Schwefelsäure.

Darstellung. 1 Th. Weizenkleie wird mit einer Mischung von 3 Th. Wasser und
1 Th. konc. Schwefelsäure destillirt, bis 3 Th. übergegangen sind. Man neutralisirt das
Destillat mit Natriumkarbonat und sättigt es mit Kochsalz. Hierdurch wird das Furfurol
unlöslich abgeschieden (ausgesalzen). Zur Reinigung behandelt man es mit sehr verdünnter
Schwefelsäure unter Zusatz kleiner Mengen von Kaliumdichromat, entwässert es mittels
Calciumchlorid und rektificirt es wiederholt im Wasserstoffstrome. Ausbeute etwa 3 Proc.
der Kleie.

Eigenschaften. Frisch rektificirt eine klare, farblose Flüssigkeit von aromatischem Geruch (zugleich nach Zimmtöl und Bittermandelöl riechend); an der Luft und im
Lichte färbt es sich bald gelb bis braun, schliesslich geht es in eine theerartige Masse
über. Das Furfurol hat bei 15⁰ C. das spec. Gewicht von 1,165, es siedet bei 160—162⁰ C.
und ist in 12 Th. Wasser löslich, in Alkohol und in Aether sehr leicht löslich. Mit Natriumbisulfit verbindet es sich zu blätterigen Krystallen.

Das Furfurol hat alle Eigenschaften eines Aldehydes und ist besonders durch seine
Neigung zur Farbstoffbildung ausgezeichnet, worauf einige schöne Farbreaktionen des
Furfurols beruhen. Löst man z. B. 1—2 Tropfen Furfurol in 2—3 ccm 96 procentigem
Alkohol, fügt 3—4 Tropfen farbloses Anilin und 2—3 Tropfen Salzsäure von 25 Proc.
hinzu, so entsteht eine prachtvolle karminrothe Färbung, auf deren Zustandekommen der
Nachweis des Fuselöls nach Jorissen beruht. Das Furfurol soll nicht ganz ungiftig sein.
Therapeutische Verwendung findet es nicht, dagegen ist es wichtig geworden zum Nach-
weis des Sesamöl-Zusatzes zur Margarine (s. S. 519).

Aufbewahrung. Das Furfurol wird in Röhrchen in den Handel gebracht, welche
mit Wasserstoff gefüllt und zugeschmolzen sind. Es empfiehlt sich, den Inhalt eines solchen
Röhrchens sogleich zur Herstellung der 2 procentigen alkoholischen Lösung zu verbrauchen
oder, wenn dies nicht angängig ist, das Gläschen wieder zuzuschmelzen. Davon abgesehen,
muss es vor der Einwirkung des Lichtes (und der Luft) thunlichst bewahrt werden. Man
wählt also ein braunes Glas und bringt dieses noch in einem Pappkasten unter. — Eine
leichte bräunliche Färbung macht übrigens das Furfurol zum Nachweis des Sesamöls noch
nicht ungeeignet.

Furfuron (Lempke's ätherisches Heusamenextrakt) besteht nach Aufrecht aus
einem Seife, Kampher, Salicylsäure, Essigäther und Ammoniak enthaltenden alkoholischen
Auszug von Pfefferminzblättern.

Galanga.

Rhizoma Galangae (Germ. Helv.). **Radix s. Rhizoma Galangae minoris.** — **Galgantwurzel. Galgant. Fieberwurzel.** — **Galanga officinal. Galanga de la Chine** (Gall.). — **Galangal-Root.** Ist das Rhizom der zu den **Zingiberaceae — Zingibereae** gehörigen **Alpinia officinarum Hance.** Wild auf der Insel Hainan, auf der gegenüberliegenden chinesischen Küste und in Siam kultivirt. Stapelplätze sind Hoichow auf Hainan, ferner Hankow und Shanghai.

Beschreibung. Die Bruchstücke des sympodialen Rhizoms, die die Droge liefern, sind bis 9 Internodien lang, am hinteren Ende im Absterben begriffen, an den Knoten mit ringsum laufenden manschettenförmigen Niederblättern. Wurzeln finden sich vorzugsweise an der Unterseite des schief-horizontal in der Erde liegenden Rhizoms. — Die Stücke erreichen eine Länge von 10 cm und eine Dicke von 2 cm, sie sind meist als Speicherorgane entwickelt. Die Farbe ist ein mattes Zimmtbraun, die Stücke zwischen den Niederblattmanschetten gestreift.

Im Querschnitt erkennt man die nach innen durch die dunkle Endodermis begrenzte Rinde, in der spärliche Gefässbündel verlaufen, die im centralen Leitbündelcylinder viel reichlicher sind. Sie sind kollateral, von Faserscheiden umgeben, die bei denjenigen Bündeln des centralen Cylinders, die an die Endodermis grenzen, meist an einander stossen. Im Parenchym zweierlei Formen

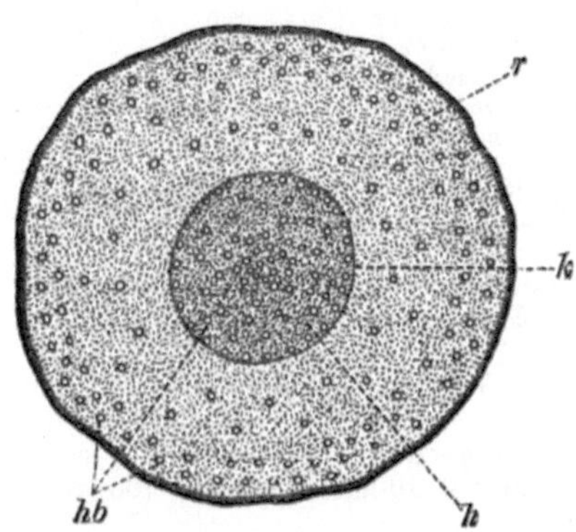

Fig. 254. Querschnitt durch Rhizoma Galangae. *hb* Gefässbündel.

von Sekretzellen, solche mit tiefbraunem Inhalt, der mit Eisenchlorid schwarz wird (Gerbstoff und Phlobaphen) und solche mit grünlichgelbem Inhalt, der zuweilen reichlich Krystallnadeln enthält und auf Eisenchlorid nicht reagirt (ätherisches Oel und Kämpferid?). Im Parenchym, dessen Zellen gewöhnlich getüpfelt sind, ist reichlich Stärkemehl vorhanden. Die Körner desselben sind keulenförmig, stabförmig, zuweilen etwas gebogen, mit dem Kern am dickeren Ende. Sie werden 50 μ und darüber lang. Daneben kommen kleinere rundliche, ovale, auch aus bis vier Theilkörnchen zusammengesetzte Körner vor. Die keulenförmigen Körnchen sind das am meisten charakteristische Element der Droge; auf sie ist zu achten, wenn man die Droge in einem Gemenge nachweisen will. — Geruch und Geschmack der Droge gewürzhaft aromatisch.

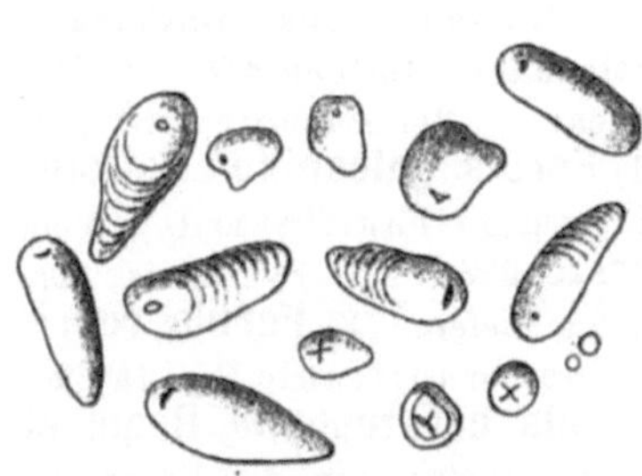

Fig. 255. Stärkekörnchen aus Rhizoma Galangae. 300 mal vergrössert.

Bestandtheile. 0,5 — 1,0 Proc. ätherisches Oel von grünlich-gelber Farbe, kampherartigem Geruch und anfangs schwach bitterem, später etwas kühlendem Geschmack. Spec. Gew. 0,915—0,925, Drehung (im 100 mm-Rohr) — 1° 30′ bis — 3° 30′. Es siedet zwischen 170 und 275° C. Es mischt sich mit demselben Gewicht 90 proc. Alkohols, von 80 proc. sind 10—20 Theile zur Lösung erforderlich. Es enthält Cineol. — Ausserdem enthält die Droge 0,12—0,14 Proc. Kämpferid (BRANDES), welches JAHNS in Kämpferid $C_{16}H_{12}O_6 . H_2O$, Galangin $C_{15}H_{10}O_5$ und Alpinin $C_{17}H_{12}O_6$ zerlegte. Asche 3,85 Proc., in der Mangan vorhanden ist, und 23 Proc. Stärke.

Aehnliche aromatische Rhizome liefern Alpinia Galanga Willd. (Rhiz. Galangae majoris) auf den Sundainseln, A. japonica L. in Japan, wenig aromatisch, A. zingiberina Hook. in Siam, stark aromatisch. Sie gelangen zuweilen nach Europa.

Aufbewahrung. Wie bei Radix Angelicae (S. 307).

Anwendung. Als Gewürz, als magenstärkendes und die Esslust anregendes Mittel innerlich zu 0,5—1,0—1,5 g; als Kaumittel; vielfach auch in der Thierheilkunde. Das Pulver des Rhizoms ist als Verfälschung des Pfeffers vorgekommen. — Man vermeide es, den Staub der Galgantwurzel einzuathmen, da derselbe die Schleimhäute reizt.

Tinctura Galangae (Ergänzb.). Galganttinktur. Aus 1 Th. fein zerschnittener Galgantwurzel und 5 Th. verdünntem Weingeist (60 proc.) durch Maceration.

Eau d'Orval.		
Orvalstropfen.		
Rp. Tinctur. aromatic.		50,0
Tinctur. Galangae		
Tinctur. Aurant. cort.		
Tinctur. Calami	āā	10,0
Spiritus Juniperi		20,0
Olei Foeniculi		
Olei Anisi	āā gtt. V.	
Theelöffelweise mit Wein.		

Trochisci stomachici.	
Magenpastillen.	
Rp. Rhizomat. Galangae	7,5
Pulveris aromatici	
Sacchari Vanillini āā	2,5
Lign. Santal. rubr.	1,0
Sacchari albi	60,0
Massae Cacao	26,0
Tragacanth. pulv.	0,5.

Man mischt, bringt mittels Orangenblüthenwasser zur Masse und formt 100 Pastillen.

Aqua Vitae aromatico-amara von FRIEDR. BOLLE, Berlin. Ein weingeistiger Auszug aus Galgant, Ingwer, unreifen Pomeranzen, Tausendgüldenkraut, Enzian, Zimmt, Angelica.

Goldbalsam, rother, der Königseeer Olitätenhändler. Je 180,0 Galgant, Nelken, Zedoaria, je 90,0 Salbei und rothes Sandelholz, je 60,0 Muskatnuss, weisser Senf, Alkanna, 45,0 Drachenblut, 30,0 Kalmus, 12 1 80 proc. Weingeist, je 10,0 Kampfer und Citronenöl.

Kraftessenz, von STANLEY. Eine Tinktur aus Galgant, Ingwer, Zimmt und Vanille.

Pyrogastrikon. Wird aus 100,0 Galgant, 50,0 Ingwer, 2,5 schwarzem Pfeffer, 25,0 Kalmus, je 12,5 Zimmt und Nelken durch Digestion mit 1000,0 Weingeist (60 proc.) bereitet.

SCHEITHNER's Beatricelikör. Ein mit Lavendel-, Nelken-, Ginsengöl (?) und Perubalsam versetzter weingeistiger Auszug aus Galgant, Baldrian, Enzian, Rhabarber, Chinarinde und Myrrhe.

Galbanum.

Galbanum (Germ. Helv. Austr. Brit. Gall.). **Gummi-resina Galbanum. Gummi seu Resina Galbanum. — Galbanum. Mutterharz. Galbansaft.** Ist ein Gummiharz verschiedener zu den **Umbelliferae — Apioideae — Peucedaneae** gehöriger, grosser, stattlicher Pflanzen. Es werden als solche genant: 1) **Ferula galbaniflua Boissier et Buhse** (syn. F. erubescens Boiss. z. Th., Peucedanum galbanifluum B.). Vom Demawend bis Afghanistan. 2) **Ferula Schaïr Borszczow.** Am Syr-Darja, bei Tschardara, Chiwa etc. Soll das feste, persische Galbanum liefern. 3) **Ferula rubricaulis Boissier** (F. erubescens Boiss. z. Th., Peucedanum rubricaule B.). In Südpersien. Soll nach HOLMES kein Galbanum liefern. 4) **Ferula ceratophylla Regel et Schmalhausen.** In den Gebirgen Turkestans. Zweifelhaft, liefert ein durchsichtiges, dem Galbanum ähnliches Gummi an den Blättern und zwischen den Dolden. — Die Pflanzen enthalten das Gummiharz in grossen schizogenen Sekretbehältern. Man sammelt meist nur das freiwillig am Grunde des Stengels und der Blattscheiden ausgetretene Sekret, doch lässt eine mit ovalen Wurzelscheiben vermengte, neuerdings zuweilen in den Handel gelangte Sorte darauf schliessen, dass man es auch ähnlich wie Asa foetida (S. 412) gewinnt. Es kommt auf nordwestlichem Wege über Orenburg und Astrachan, auf westlichem über Kleinasien und von da nach Triest und Marseille, sowie auf südöstlichem Wege über Bombay in den Handel.

Beschreibung. Aehnlich wie die anderen Umbelliferen-Gummiharze, kommt es in mehreren Sorten in den Handel:

1) Als terpentinartige, halbflüssige Masse: persisches Galbanum. Von röthlich-brauner Farbe und etwas abweichendem Geruch. Soll nach einer Angabe von

Ferula Schaïr, nach einer anderen von Ferula galbaniflua stammen. Der Geruch erinnert an den des Fenchels. Es ist daran zu erinnern, dass die halbflüssige Konsistenz noch nicht die Annahme einer besonderen Stammpflanze fordert, da alle diese Gummiharze halbflüssig und von weisser oder gelblicher Farbe aus der Pflanze treten und erst allmählich an der Luft erstarren und nachdunkeln. Indessen soll ein solches halbflüssiges G., das in den Handel gekommen ist, von Opoidia galbanifera Ldl. abstammen.

2) Galbanum in Körnern (Galbanum in granis seu lacrymis). Erbsen- bis nussgrosse, rundliche, wachsglänzende Körner von gelblicher bis röthlichbrauner Farbe, oft zusammengeklebt, im Bruch weisslich oder gelblich.

3) Galbanum in Massen (Galbanum in massis seu placentis). In der Wärme leicht zerfliessende, heller oder dunkler grünlichbraune Massen, in die Körner von 2 eingebettet sind.

Galbanum erweicht ziemlich leicht in der Wärme, Geruch und Geschmack sehr aromatisch, nicht scharf. — Salzsäure nimmt, eine Stunde lang mit Galbanum in Berührung, eine schön rothe Farbe an, die nach Versetzen mit Alkohol und Erwärmen mehr violett wird. Es ist aber darauf aufmerksam zu machen, dass diese Reaktion nicht alle Sorten zeigen.

Kocht man zerriebenes Galbanum eine Viertelstunde mit rauchender Salzsäure, filtrirt und übersättigt das klare Filtrat mit Ammoniak, so fluorescirt die Mischung blau. Diese Umbelliferon-Reaktion zeigen alle Sorten. Dieselbe Reaktion, in dieser oder ähnlicher Weise ausgeführt, giebt auch Asa foetida, nicht aber Ammoniacum (vergl. S. 254).

Bestandtheile nach Conrady (1894): In einem Galbanum in massis: 9,5 Proc. ätherisches Oel, 63,5 Proc. in Alkohol lösliches Harz und 27 Proc. Unreinigkeiten. Das Harz enthält 0,25 Proc. freies Umbelliferon, 50 Proc. Galbaresinotannol $C_6H_{10}O$ und endlich Umbelliferon-Galbaresinotannolester. 0,35—31,31 Proc. Asche.

Der Gehalt an ätherischem Oel kann bis 22 Proc. betragen. Es ist gelblich, vom specifischen Gewicht 0,910—0,940, die Drehung ist (100 mm-Rohr) $+ 20^0$ bis $— 10^0$. Oel von persischem G. soll rechts drehen, solches von levantischem dagegen links. Das Oel enthält d-Pinen $C_{10}H_{16}$ und Cadinen $C_{15}H_{24}$.

Aus den bisher vorliegenden Untersuchungen geht hervor, dass als Galbanum zwei verschiedene Gummiharze in den Handel gelangen, von denen das eine die oben genannte Reaktion mit Salzsäure giebt; das ist die von Conrady 1894 untersuchte Sorte, wogegen eine andere, als persisches Galbanum bezeichnete Droge, die Reaktion nicht giebt; das Oel der letzteren Droge dreht rechts, das der anderen, levantischen, links.

Prüfung. Erstreckt sich auf die angegebenen Merkmale und Reaktionen, ferner auf die Bestimmung des in siedendem Alkohol löslichen Theiles (70—80 Proc.), Germ. verlangt 50 Th. Ferner auf Bestimmung des Aschegehaltes; es lassen zu: Germ. bis 10 Proc., Helv. bis 8 Proc.

Bestimmung der Säurezahl nach K. Dieterich: 0,5 Galbanum werden fein zerrieben, in einem Kolben mit etwas Wasser übergossen und dann durch den im Sandbade erwärmten Kolben Wasserdämpfe geleitet. Das aus dem Kolben kommende Rohr verbindet man mit einem Kühler und lässt dessen Rohr in eine mit 40 ccm wässeriger $^1/_2$-N.-Kalilauge beschickte Vorlage in die Flüssigkeit eintauchen. Man destillirt 500 ccm über, spült das Destillationsrohr gut mit destillirtem Wasser nach und titrirt den Inhalt der Vorlage unter Verwendung von Phenolphtaleïn mit Schwefelsäure zurück. Die Menge der durch das Destillat gebundenen Kubikcentimeter Kalilauge $\times$ 28 = Säurezahl. Grenzzahlen: 73,5—114,5.

Bestimmung der Harzzahl und Verseifungszahl nach K. Dieterich. Zweimal 1 g Galbanum zerreibt und übergiesst man mit je 50 ccm Petroleumbenzin (spec. Gew. 0,700 bei 15º C.), fügt dann je 25 ccm alkoholische $^1/_2$-N.-Kalilauge hinzu und lässt bei Zimmertemperatur unter häufigem Umschwenken in 1 Literflaschen 24 Stunden stehen. Die eine Probe wird dann nach Zusatz von 500 ccm Wasser unter Umschwenken mit $^1/_2$-N.-Schwefelsäure und Phenolphtaleïn zurücktitrirt. Die verbrauchten Kubikcentimeter Kalilauge $\times$ 28 = Harzzahl. Grenzzahlen 107,5—122,5.

Der zweiten Probe setzt man noch 25 ccm wässerige $^1/_2$-N.-Kalilauge und 75 ccm Wasser hinzu und lässt unter häufigem Umschwenken abermals 24 Stunden stehen. Man verdünnt dann mit 500 ccm Wasser und titrirt wie oben zurück. Die verbrauchten Kubikcentimeter Kalilauge $\times 28 =$ Verseifungszahl. Grenzzahlen 116,2—135,8.

Galbanum depuratum. Gummi Galbanum expurgatum (Gall.). Gereinigtes Galbanum. Galbanum purifié.

Man verfährt genau wie bei Bereitung des Ammoniacum depuratum (S. 253). Ausbeute nach dem Verfahren von E. Dieterich 70—75 Proc.

Aufbewahrung. Wie bei Ammoniacum (S. 254).

Galbanum ist in Deutschland dem freien Verkehr entzogen.

Anwendung. Innerlich bei Luftröhrenkatarrh, eitrigen Entzündungen der Harnwege in Form der Emulsion (Lac Galbani) oder in Pillen zu 0,5—4,0, auch als anregendes und die Regel beförderndes Mittel. Aeusserlich als Bestandtheil erweichender oder gelinde reizender Pflaster bei Drüsenanschwellungen, Geschwüren, Gliederreissen, Hühneraugen. Technisch als Zusatz zu Kitten.

Tinctura Galbani. Galbantinktur. 1 Th. gestossenes Galbanum wird bei gelinder Wärme mit 5 Th. 87proc. Weingeist ausgezogen.

Tinctura Galbani aetherea. 1 Th. gepulvertes Galbanum, 10 Th. Aetherweingeist.

Emplastrum antapoplecticum.

Rp. Galbani depurati 15,0
Radicis Pyrethri pulv.
Piperis longi pulv.
Castorei canadens. pulv. āā 5,0
Terebinthin. laricin.
Cerae flavae āā 10,0.

Emplastrum anticatholicum.

Rp. Emplastr. Galbani crocat. 50,0
Terebinthinae
Asae foetidae pulv. āā 10,0
Olei animalis aetherei
Olei Menthae pip.
Olei Caryophyllor. āā 1,25.

Emplastrum diabotanum.
Kräuterpflaster.

Rp. Emplastr. Lithargyr. comp, 40.0
Emplastr. Meliloti
Emplastr. Conii
Emplastr. aromatici
Emplastr. fusci camphorat.
Picis navalis nigrae
Fructus Lauri pulv. āā 10,0.
Man schmilzt und rollt in Stängelchen aus.

Emplastrum Diachylon fuscum.
Brauner Diachel. Braunes Diachylon-Pflaster. Gummipflaster. Braunes oder gelbes Zug- und Heilpflaster.
Für den Handverkauf.

Rp. 1. Sebi taurini 20,0
2. Resinae Pini 40,0
3. Cerae flavae 80,0
4. Emplastr. Lithargyr. 650,0
5. Ammoniaci pulv. 15,0
6. Galbani pulv. 50,0
7. Terebinthinae 80,0
8. Aquae 40,0
9. Ochrae fuscae plv. 25,0.
Man schmilzt 1—4, ebenso 5—8, mischt beide und fügt 9 hinzu. In Stangen auszurollen.

Emplastrum Diachylon gummatum.
Emplâtre Diachylon gommé (Gall.).
Rp. 1. Lithargyri pulv.
2. Adipis suilli
3. Olei Olivarum āā 620,0
4. Aquae 1250,0
5. Cerae flavae
6. Resinae Pini Burg.
7. Terebinth. laricin. āā 120,0

8. Ammoniaci
9. Galbani āā 100,0
10. Olei Terebinthinae 60,0.
Man kocht 1—3 mit 4 zum Pflaster und lässt 4 zum grössten Teil verdampfen (I); dann emulgirt man 8—10 mit 1000,0 Wasser, seiht durch, dampft zur Honigkonsistenz ein, mischt mit I und fügt 5—7, geschmolzen und durchgeseiht, hinzu.
Giebt auf Leinwand gestrichen den Sparadrap cum Diachylo gummato (Gall.).

Emplastrum Galbani.
Mutterharzpflaster.
Rp. 1. Cerae flavae
2. Resinae Pini āā 5,0
3. Galbani depurati 20,0
4. Terebinthinae 10,0.
Man schmilzt 1 mit 2, 3 mit 4 und mischt.

Emplastrum Galbani camphoratum.
Rp. 1. Emplastri Galbani crocati 85,0
2. Ammonii carbonici pulv.
3. Olei Petrae
4. Camphorae āā 5,0.
Man schmilzt 1 und fügt 2—4 hinzu.

Emplastrum Galbani compositum Phoebi.
Zusammengesetztes Galbanumpflaster nach Phoebus.
Rp. Opii pulverati 5,0
Aquae 2,0
Camphorae tritae 10,0
Ammon. carbon. pyro-oleos. 5,0
Olei Cajeputi 3,0
mischt man und fügt es unter stetem Rühren zu geschmolzenem
Emplastr. Galbani crocat. 75,0.

Emplastrum Galbani crocatum (Ergänzb.).
Safranhaltiges Galbanumpflaster.
Rp. 1. Emplastri Lithargyri 80,0
2. Cerae flavae 25,0
3. Resinae Pini
4. Terebinthinae āā 10,0
5. Galbani 72,0
6. Croci subtile pulv. 3,0.
Man schmilzt 1—2, ebenso 3—5, mischt und fügt 6. mit etwas Weingeist angerieben, hinzu.

Emplastrum Galbani martiatum.
Emplastrum Martis cum Galbano.
Rp. Galbani depurati 5,0
Mastiches 10'0
Emplastri martialis 35,0.

Emplastrum contra perniones RUST.
RUST's Frostpflaster.
Rp. Emplastr. Galbani croc. 25,0
Opii pulverati
Camphorae trit.   āā 5,0.

Emulsio Galbani.
Galbanum-Emulsion.
Wie Emulsio Ammoniaci (S. 254) zu bereiten.

Mixtura anthydropica JAHN.
Rp. Galbani depurati   15,0
Aceti Scillae   100.0
Liquoris Ammonii acet.   12,5
Spiritus Aetheris nitrosi   6,0
Sirupi Althaeae   50,0.
1—2stündl. 1 Essl.

Oleum Galbani compositum.
Galbanetum Paracelsi. Liquor SENNERT.

I.

Rp. Galbani   100,0
Elemi   25,0
Olei Terebinth.   70,0
Olei Lavandulae   20,0
Olei Lauri express.   10,0.
Man digerirt 1 Tag und destillirt dann über 100,0.

II.

Rp. Olei Galbani   10,0
Olei Lavandulae   15,0
Olei Terebinthinae   20,0.

Pilulae emmenagogae JAHN.
Rp. Galbani
Saponis medicati
Extracti Rhei compos. āā 5,0.
Zu 100 Pillen. 3mal täglich 3—4 Stück.

Pilula Galbani composita (Brit).
Compound Pill of Galbanum.
Compound Pill of Asafetida.
Rp. Asae foetidae
Galbani
Myrrhae   āā 50,0
Sirupi Glucosi   25,0.
Man schmilzt im Wasserbade und rührt bis zur Pillenkonsistenz. Dosis 0,25—0,5.

Pilulae resolventes SCHMUCKER.
Rp. Tartari stibiati   0,25
Rhizomatis Rhei
Saponis medicati
Galbani depurati
Sagapeni depurati āā 1,25
Succi Liquirit. depur. 5,0.
Man formt 90 Pillen und bestreut mit gepulverter Muskatnuss.

Pilulae solventes HEIM.
Rp. Galbani depurati   6,0
Bulbi Scillae
Radicis Ipecacuanhae
Stibii sulfurati aurant. āā 0,5
Extracti Pimpinellae   3,0
Radicis Liquiritiae   q. s.
Man formt 100 Pillen und bestreut mit Veilchen-wurzelpulver. 3mal täglich 5 Pillen.

Vet.   **Balsamum mirabile.**
Wunderbalsam.
Rp. Galbani   12,0
Alkohol   48,0.
Man digerirt 24 Stunden, filtrirt und fügt hinzu:
Olei nuc. Juglandis
Olei Philosophorum   āā 16,0
Olei Petrae
Unguent. Hydrargyr. ciner. āā 12,0.
Einreibung für Thiere.

Galeopsis.

Gattung der **Labiatae — Stachyoideae — Lamiinae.**

I. Galeopsis Ladanum L. (syn. **G. ochroleuca Lam.**). Heimisch in Mittel- und Westeuropa. Blätter eiförmig bis länglich-lanzettlich, gesägt, weichhaarig. Oberlippe der Blüthe gelblich-weiss, eingeschnitten gezähnt, Unterlippe mit hellgelbem Hof, zuweilen mit zwei braunrothen Flecken.

Bestandtheile. Bitteres Harz, theils in Aether löslich, theils darin unlöslich; bitterer, theils in Aether, theils in Wasser löslicher Extraktivstoff. Das ganze Kraut liefert **Herba Galeopsidis** (Austr. Ergänzb.). **Herba Galeopsidis grandiflorae s. ochroleucae. Herba Lieberianae. — Hohlzahnkraut. Blankenheimer Thee.** LIEBER'sche **Kräuter. Auszehrungs-, Gesundheits- oder Schwindsuchtkräuter. Spanischer Thee.**

Einsammlung. Man sammelt das Kraut zur Blüthezeit, trocknet und bewahrt es in geschnittenem Zustande auf. 9 Th. frisches geben 2 Th. trocknes.

Anwendung. Nur noch selten gegen Husten und Katarrh zu 20—30 g täglich im Aufguss.

Auszehrungs- und Lungenkräuter von Dr. REDLING, gegen Schwindsucht und Bluthusten sind LIEBER'sche Kräuter mit wenig Lungenkraut vermischt.

Gesundheitskräuter von LIEBER in Creussen sind Herb. Galeopsid. grandifl. conc. 375 g = M. 5,15.

II. Galeopsis Tetrahit L. Vom Himalaya bis Irland. Mit schmutzig-hellpurpurner Oberlippe und gelblichem, purpurn geflecktem Hof auf der Unterlippe.

Lieferte früher **Herba Cannabis silvestris.** Die Fasern bilden den sogenannten **Nesselhanf.**

Galium.

Gattung der **Rubiaceae** — **Coffeoideae** — **Psychotriinae** — **Galieae.**

I. Galium Mollugo L. Heimisch in Europa, Westsibirien, Ostindien bis Ceylon und Birmah. Stengel vierkantig, meist kahl, Blätter zu acht, stachelspitzig, vorn breiter, beiderseits grün. Blüthe weiss, die Zipfel der Corolle begrannt, Früchte etwas runzelig.

Das Kraut: **Sommité fleurie de Caille — lait blanc** (Gall.), lieferte früher **Herba Galii albi.**

II. Galium verum L. (G. luteum Lam.). Heimisch von Europa durch Nordasien, in Nordafrika, auch am Himalaya. Stengel rundlich mit 4 hervorragenden Linien, kurzhaarig oder kahl. Blätter zu 8—12, linealisch-stachelspitzig. Blüthe gelb. Zipfel der Corolle stumpf, kurz stachelspitzig. Früchte glatt, meist kahl.

Das Kraut: **Sommité fleurie de Caille — lait jaune** (Gall.), lieferte früher **Herba Galii lutei.**

III. Galium Aparine L. Heimisch in Europa, Nordafrika, Asien, Amerika. Stengel niederliegend oder kletternd, Blätter zu 6—8, unterseits rückwärts-stachlig. Blüthen weiss. Frucht meist hakig-borstig.

Liefert **Herba Aparines.** Neuerdings bei Hautkrankheiten empfohlen.

IV. Galium pilosum Ait. In Nordamerika. Das Kraut gilt als Mittel gegen den Biss giftiger Schlangen.

Gallacetophenonum.

† **Gallacetophenon** (korrumpirt in **Gallactophenon** und **Gallacotophenon**). **Trioxyacetophenon. Alizaringelb C. $C_6H_2 . (OH)_3 . CH_3CO$. Mol. Gew. $= 168$.** Die Verbindung ist das von der Badischen Anilin- und Sodafabrik in den Handel gebrachte „Alizaringelb C".

Darstellung. 1 Th. Pyrogallol wird mit 1,5 Th. Chlorzink und 1,5 Th. Eisessig kurze Zeit auf 145—150° C. erhitzt. Aus der noch heiss mit Wasser verdünnten Schmelze scheidet sich das Gallacetophenon beim Erkalten krystallinisch ab und wird durch einmaliges Umkrystallisiren aus siedendem Wasser rein erhalten. $C_6H_2(OH)_3H + HOCH_3CO = H_2O + C_6H_2(OH)_3CH_3CO$. Das Chlorzink wirkt bei der Reaktion lediglich als wasserentziehendes Mittel.

Eigenschaften. Schmutzig fleischfarbiges, krystallinisches Pulver von schwachsaurer oder neutraler Reaktion, in etwa 600 Th., kaltem Wasser, leicht in heissem Wasser, Alkohol oder Aether löslich, in Glycerin in jedem Verhältnisse löslich. Durch Zusatz von Natriumacetat wird die Löslichkeit in Wasser erhöht. Bei Zusatz von 30 g Natriumacetat können 4 g Gallacetophenon in 100 ccm Wasser in Lösung bleiben. Der Schmelzpunkt liegt bei 170° C. In Natriumkarbonatlösung oder Natronlauge löst es sich mit gelber Färbung. Die wässerige Lösung wird durch Eisenchlorid grünschwarz gefällt. Silbernitrat wird sowohl in saurer wie in alkalischer Lösung reducirt. Auf Aluminiumoxyd bezw. -Hydroxyd wird das Gallacetophenon mit canariengelber Farbe fixirt.

Prüfung. Es reagire nur schwach sauer; seine Lösung in Kalkwasser färbe sich nicht nach wenigen Augenblicken roth. (Pyrogallussäure.) Es schmelze bei 170° C. und verbrenne ohne einen Rückstand zu hinterlassen (unorg. Verunreinigungen).

Aufbewahrung. Vorsichtig, vor Licht geschützt.

Anwendung. Im Gegensatze zum Pyrogallol hat sich das Gallacetophenon als eine verhältnissmässig ungiftige Verbindung erwiesen, welche indess gegen Mikroorganismen stark antiseptisch wirkt. Es wird in Form von 10 proc. Salben bei Psoriasis empfohlen und soll hier ebenso gut wirken wie Pyrogallol, ohne die toxischen Erscheinungen des letzteren zu zeigen. Die Ausscheidung erfolgte bei den Thierversuchen in Form von Schwefelsäureäthern und Glukuronverbindungen.

Gallae.

Gallae (Germ. Austr.). **Galla** (Helv. Brit. U-St.). **Gallae Asiaticae s. Halepenses s. Levanticae s. Turcicae. Gallae Aleppo nigrae. Gallae quercinae. Nuces s. Poma Gallarum. — Gallen. Galläpfel. Gallnüsse. Eichäpfel. — Galle de Chêne d'Alep. Noix de galle d'Alep** (Gall.). — **Galls. Nutgals. Gall-nuts. Oak-apples.** Sind die durch die weibliche Gallwespe **Cynips tinctoria Hartig** (syn.: Cynips Gallae tinctoriae Oliver, C. tinctoria L.) (Familie der **Cynipidae**, Abtheilung der echten Gallwespen: **Psenides)** auf **Quercus infectoria Oliv.** (syn. Qu. lusitanica α. infectoria Alph. D. C.) erzeugten Gallen. Die strauchige Eiche mit welligen, stacheliggezähnten Blättern ist heimisch im östlichen Mittelmeergebiet und in ganz Kleinasien. Das Insekt kommt weiter nach Osten vor, es erzeugt in Mitteleuropa auf Quercus sessiliflora Sm. und Qu. pubescens Willd. kleinere, den officinellen ähnliche Gallen. Das Insekt legt je ein Ei in eine Knospe, wahrscheinlich ohne dabei die Blättchen zu durchstechen. Ob die Galle entsteht infolge eines durch die blosse Gegenwart des Eies und später der Larve hervorgerufenen Reizes oder durch den von Flüssigkeiten verursachten Reiz, welche das Insekt bei der Eiablage oder das junge Individuum absondern, ist noch ungewiss.

Beschreibung. Die Galle, die also aus einer umgewandelten Knospe hervorgeht, ist kuglig, nach unten meist in einen ganz kurzen, stielartigen Fortsatz verschmälert, in der oberen Hälfte mit kurzen Höckern, Stacheln oder Falten. Der Durchmesser beträgt bis 2,5 cm. Etwas unterhalb der Mitte liegt das ungefähr 3 mm weite Flugloch, wenn das Insekt nach seiner Ausbildung die Galle bereits verlassen hat. Die Farbe ist schwärzlich-grünlich, braun, braungelb bis gelb. Bereits durchbohrte Gallen sind heller und weniger werthvoll als dunkle, nicht durchbohrte. Die Gallen sind sehr hart, so dass sie unter dem Hammer in scharfkantige Stücke zerspringen. Auf einem Querschnitt unterscheidet man 1) die dichte oder zuweilen zerklüftete, weissliche oder braune Aussengalle und 2) die aus einer „Schutzschicht" und der innerhalb derselben gelegenen „Nährschicht" bestehende Innengalle. Die Aussengalle besteht aus grosszelligem, meist getüpfeltem Parenchym, dessen Zellen Gerbsäure in grossen Klumpen, Stärke sowie Oxalat in Einzelkrystallen und Drusen enthalten (Fig. 256 a, b, c). Sie geht allmählich in die Schutzschicht der Innengalle über, deren Zellen stark verdickte, poröse Steinzellen sind (Fig. 256 e). In den dünnwandigen Zellen der Nährschicht liegen grosse Stärkekörner, die aber nicht direkt dem Insekt zur Nahrung dienen, sondern vorher (durch ein vom Thier abgesondertes Ferment?) mit anderen Zellbestandtheilen eine Umwandlung erleiden, als deren Produkt hauptsächlich Oel und Aleuron zu konstatiren ist. Daneben finden sich grosse, braune, von einer Membran umschlossene Gerbstoffkugeln (Fig. 256 g) und an den Zellwänden rundliche oder traubige, geschichtete, an Cystolithen erinnernde Wucherungen, die stark verholzt sind (Fig. 256 h).

Die letzteren, die mit Phloroglucin und Salzsäure leuchtend roth werden, sowie die Gerbstoffkugeln, die sich mit Eisenchlorid allmählich schwärzen, sind die am meisten charakteristischen Bestandtheile der Gallen und im Pulver mit Hilfe der genannten Reagentien leicht aufzufinden.

Bestandtheile. Bis 70 Proc. Gallusgerbsäure (vergl. Acid. tannic. S. 133), 3 Proc. Gallussäure, 2 Proc. Ellagsäure, 3 Proc. Zucker, 2 Proc. Stärke, etwas flüchtiges Oel. Dunkel gefärbte, nicht vom Insekt durchbohrte Gallen sind reicher an Gerbsäure, als hellgefärbte, durchbohrte.

Handelssorten. 1) Aleppische G. von schwärzlichgrüner Farbe, sehr hart und spröde, meist vor dem Auskriechen des Insektes gesammelt. Als besonders gute Sorte gelten Jerligallen, besonders kleine, ausgesuchte heissen Soriangallen. Diese Sorte entspricht in erster Linie den Anforderungen der Arzneibücher.

2) Mossulische Gallen, etwas heller gefärbt, oder wie bestäubt aussehend. Selten im Handel.

3) Smyrnaer Gallen. Von gelblicher oder bräunlicher Farbe, meist durchbohrt. Sie gelten als am wenigsten werthvoll, indessen ist darauf aufmerksam zu machen, dass als Smyrnaer Gallen neuerdings auch solche vorkommen, die von 1. nicht zu unterscheiden sind.

4) Tripolitanische Gallen, sollen den Smyrnaer ähnlich sein, vielleicht sind es solche von **Quercus Ilex L.** und **Qu. coccifera L.**, die aus Tripolis exportirt werden.

Verfälschungen. 1) Man giebt hellen, durchbohrten Gallen das Aussehen dunkler, indem man sie in eine Lösung von Eisensulfat legt und die Löcher mit Wachs verklebt; in heissem Wasser kann man das Wachs wieder ausschmelzen.

2) Man verfälscht sie mit Kollarigallen und anderen Sorten (vergl. unten), die minderwerthig sind.

Aufbewahrung. Die ganzen Galläpfel werden in Holzkästen, das Pulver in Hafengläsern an einem trocknen Orte aufbewahrt. Beim Pulvern vermeidet man möglichst, den Staub einzuathmen, da er die Schleimhäute angreift.

Anwendung. Galläpfel finden zu Heilzwecken nur selten Anwendung, da man der aus ihnen gewonnenen Gerbsäure den Vorzug giebt; bisweilen dienen sie fein gepulvert (und mit Talkum oder Lycopodium gemischt) zu Streupulvern, auch wohl im Aufguss (10:50—100) innerlich wie äusserlich als zusammenziehendes Mittel. Bei Vergiftungen mit Brechweinstein und Alkaloiden können sie als Gegenmittel dienen.

Seit langer Zeit benutzt man sie zur Bereitung der Gallustinten, die sich durch ihre tiefschwarzen, licht- und wasserbeständigen Schriftzüge auszeichnen.

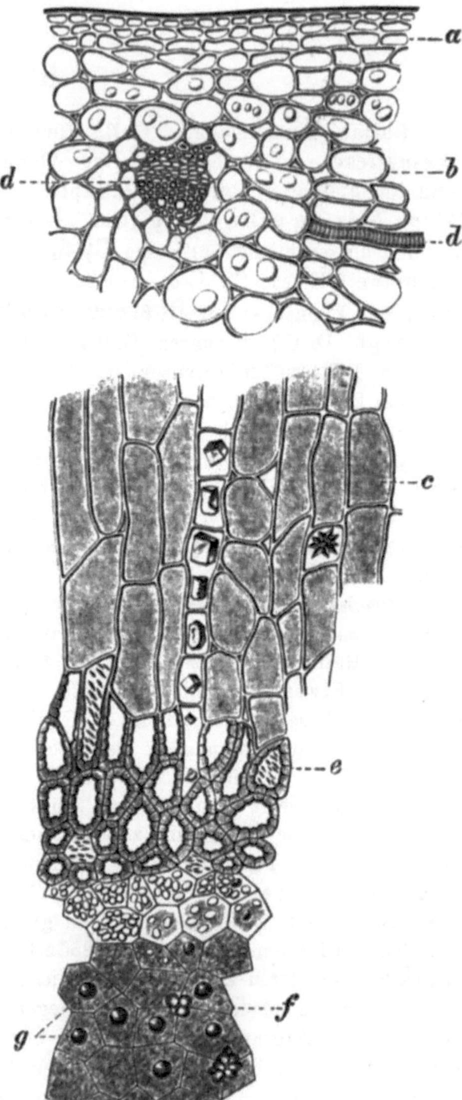

Fig. 256. Querschnitt durch eine aleppische Galle. *a* Aeussere, *b* mittlere, *c* innere Schicht der Aussengalle. *d* Gefässbündel. *e* Schutzschicht der Innengalle. *f* Nährschicht. *g* Gerbstoffkugeln. *h* **Ligninreiche Wucherungen der Zellwände.**

Bei Bereitung von Galläpfelauszügen und von Arzneiformen, die Galläpfel enthalten, sind eiserne Geräthe zu vermeiden.

Tinctura Gallarum (Germ. Austr. Gall.). Tinctura Gallae (Helv. U-St.). — Galläpfeltinktur. — Teinture de noix de galle. — Tincture of Galls. Tr. of Nutgall. — Germ.: Aus 1 Th. grob gepulverten Galläpfeln und 5 Th. verdünntem Weingeist (60 proc.). — Helv.: Aus Galläpfelpulver (V). Wie Tinct. Calami Helv. (S. 537). — Austr.: Aus grob zerstossenen Galläpfeln wie Tinct. Aurant. cort. Austr. (S. 853). — U-St.: Aus 200 g Galläpfelpulver (No. 40) und einer Mischung von 100 ccm Glycerin und 900 ccm Weingeist (91 proc.) im Verdrängungswege. Man erschöpft, zuletzt mittels Weingeist, so dass man 1000 ccm Tinctur erhält. — Gall.: Wie Tinct. Coca Gall. (S. 869). Sauer reagirende, mit Wasser klar mischbare Tinktur, die durch Eisenchloridlösung blauschwarz gefällt wird. Verkittet leicht die Glasstopfen der Standgefässe (s. unter Percha lamellata). — Innerlich 15—40 Tropfen bei Durchfall; äusserlich gegen Frostbeulen.

Balsamum contra Perniones.
Frostbalsam.
Rp. Gallarum subtiliss. plv. 10,0
     Aquae destillat.   20,0
     Unguenti diachylon.   70,0.
Bei offenen Wunden. Zum Gebrauch frisch zu bereiten.

Pulvis ad Atramentum.
Pulvis atramentarius. Tintenpulver.
I.
Rp. 1. Gallar. Aleppo pulv.   1000,0
     2. Aquae ebullientis   q. s.
     3. Gummi arabici pulv.   200,0
     4. Ferri sulfurici pulv.   500,0
     5. Cupri sulfurici pulv.   50,0.
Man zieht 1 mit 2 aus, dampft zur Extraktdicke ein, mischt mit 3, trocknet aus, mischt mit 4 und 5. Zum Gebrauch in heissem Wasser zu lösen.

II.
Gewöhnliches (für Schuhmacher).
Rp. 1. Cupri sulfuric. crud. gr. plv.   20,0
     2. Gummi arabic. ordinar. plv.   40,0
     3. Ferri sulfurici plv.   300,0
     4. Gallarum gr. plv.   640,0.
1 und 3 sind unter Erwärmen gut zu trocknen. An einem trocknen Ort aufzubewahren.

Remedium antidoticum stypticum.
Antidotum alkaloïdium.
Rp. 1. Jodi puri   5,0
     2. Alcohol absoluti   20,0
     3. Gallarum subt. pulv. 100,0
     4. Tartari depurati   10,0
     5. Sacchari albl   35,0.
Man löst 1 in 2, mischt mit 3, trocknet bei gelinder Wärme und setzt 4 und 5 zu. In Stöpselgläsern aufzubewahren. Bei Vergiftungen mit Metallen oder Alkaloiden. ½stündlich 1 Theelöffel.

Sirupus Gallarum.
Rp. Tincturae Gallarum   15,0
     Sirupi simplicis   85,0.

Spiritus ad mammas.
Brustwarzenspiritus.
Rp. Gallar. pulverat.   10,0
     Acidi salicylici   0,5
     Benzoës   2,5
     Olei Bergamott.   gtt. III
     Olei Sassafras   gtt. V
     Spiritus
     Aquae Rosae   āā 50,0.
Bei wunden Brustwarzen.

Tinctura contra Perniones.
Frostbalsam.
Rp. Tinctur. Jodi   3,0
     Tinctur. Gallarum   6,0
     Glycerini   6,0.
Bei noch nicht aufgebrochenen Frostbeulen.

Tinctura Gallarum composita.
Tinctura tannica s. adstringens
AKÉOMINE.
Rp. Acidi tannici   10,0
     Aquae destillatae   60,0
     Spiritus   30,0
     Olei Citri   gtt. III.
Mit kölnischem Wasser gemischt als Schönheitsmittel, mit 10 Th. Wasser zu Waschungen, Einspritzungen.

Tinctura tannica.
Rp. Tincturae Gallarum
     Tincturae Catechu   āā 40,0
     Spiritus Rosae   20,0.
Abends 1—2 Theelöffel mit Zuckerwasser. Gegen Nachtschweiss.

Unguentum Gallae (Brit. U-St.).
Gall Ointment. Nutgall Ointment.
Rp. Gallar. subt. pulv. 20,0
     Adipis benzoïnati   80,0.

Unguentum Gallarum BELL.
BELL's Hämorrhoidensalbe.
Rp. Gallar. subtil. pulv. 5,0
     Unguenti cerei   30,0.

Unguentum Gallae cum Opio (Brit.).
Gall and Opium Ointment.
Rp. Unguenti Gallae (Brit.) 92,5
     Opii subt. pulv.   7,5.

Unguentum Gallarum compositum.
Unguentum adstringens FERNEL.
Rp. Gallar. subtiliss. pulv. 5,0
     Olei Lauri
     Olei Myristicae   āā 10,0
     Unguenti Rosmarini   25,0.
Bei Bruchschäden, Verrenkungen.

Unguentum Gallarum opiato-camphoratum.
Unguent. antihaemorrhoidale WARE.
Rp. Gallarum subt. pulv.   10,0
     Camphorae   2,0
     Tincturae Opii simplicis   5,0
     Unguenti cerei   40,0.
Zum Bestreichen der Hämorrhoidalknoten.

Vet.   ### Pulvis antidiarrhoicus.
Pulver gegen Durchfall der Rinder.
Rp. Gallarum gr. m. pulv.
     Radicis Liquiritiae pulv. āā 50,0.
2stündlich die Hälfte mit warmem Wasser zu geben.

Vet.   ### Strahlfäule-Tinktur.
Rp. Acidi salicylici   5,0
     Glycerini   20,0
     Tincturae Aloës
     Tincturae Gallarum āā 100,0.
Täglich einmal den Strahl einpinseln, dann auf Werg in den zwischen den Ballen befindlichen Spalt eindrücken. Der Huf ist vorher mit Seifenwasser zu reinigen (DIETERICH).

Ebenholz-Nachahmung. 4 Th. Galläpfel, 1 Th. Campecheholz, ½ Th. krystallisirten Grünspan kocht man in einem glasirten Thongefässe mit Wasser, filtrirt heiss, und trägt heiss mit einem weichen Pinsel mehrmals auf. Hierauf bereitet man sich aus Eisenfeile und starkem Weinessig unter Erwärmen eine Lösung, die man erkaltet auf die gebeizte Fläche aufträgt; nach dem Trocknen giebt man nöthigenfalls noch 1—2 Anstriche.

Es eignet sich hierzu besonders feinfaseriges Ahorn-, Birn-, Apfel- oder Nussbaumholz.

Antipsilothon von HEGEWALD, gegen das Ausfallen der Haare, ist eine mit ätherischen Oelen versetzte, verdünnte Galläpfeltinktur.

BAHR's giftfreies Pulver zur Vertilgung der Nasenpolypen besteht hauptsächlich aus Galläpfelpulver. (24 g = 6 Mark).

BURSITT's vegetabilische Komposition, gegen Kesselstein, besteht aus dem Pulver billiger, gerbstoffhaltiger Früchte, Eichenrinde, Soda und Isländischem Moos.

Henriettenbalsam gegen Zahnleiden, soll ein weingeistiger Auszug der Carobe di Giudea sein (vergl. S. 1198).

Scriptol, ein Tintenextrakt, ist mit Dextrin und Nigrosin versetzte Gallustinte.

Atramentum. Nigramentum. Tinte. Schwarze Tinte. Gallustinte. Encre. Ink. Tint.

Wohl die meisten zur Zeit im Handel vorkommenden Tinten sind Anilintinten; die schwarzen werden aus Nigrosin, Melanin u. a. Theerfarbstoffen durch einfaches Lösen in heissem Wasser hergestellt und eignen sich überall da zum Gebrauch, wo die Beständigkeit der Schriftzüge von untergeordneter Bedeutung ist, ganz besonders aber zu Kopirtinten.

Die Vorzüge der Anilintinten: leicht aus der Feder zu fliessen, diese nicht anzugreifen, keine Bodensätze zu bilden und nicht zu schimmeln, verlangt man auch von den Gallustinten; ausserdem müssen die letzteren aber die Eigenschaft besitzen, nach wenigen Tagen auf dem Papier licht- und wasserbeständig zu werden, wenn sie als Kanzlei- oder Dokumententinten Verwendung finden sollen. Diese Bedingungen erfüllen in ganz besonderem Maasse diejenigen Tinten, welche aus Galläpfelauszügen oder Tanninlösungen, in denen die Gerbsäure in Gallussäure übergeführt ist, mittels Ferrisalzlösungen hergestellt werden; Ferrosalze geben unter gleichen Umständen Tinten, welche sich durch ihre Kopirfähigkeit auszeichnen. Nach den von E. DIETERICH gegebenen Vorschriften für Gallustinten kann auch im kleinen mit Vortheil gearbeitet werden; die erzielten Tinten sind vorzüglich.

Alizarintinte nach VOMÁČKA. 7 Th. Galläpfelabkochung (I) kocht man mit 4 Th. Eisenlösung (II) auf und setzt 1 Proc. Malachitgrün zu.

Kopirtinte, wie vorige, doch statt Malachitgrün mit 2 Proc. Anilin-Jetschwarz.

Galläpfelabkochung (I). 10 Th. zerstossene chinesische Galläpfel, 1 Th. Alkannawurzel weicht man einige Stunden in 100 Th. Wasser ein, kocht gründlich aus, filtrirt und löst 2 Th. Zucker.

Eisenlösung (II.). 160 Th. Eisenvitriol löst man in 80 Th. Wasser, setzt 38 Th. Schwefelsäure, dann 37 Th. Salpetersäure zu, erhitzt, bis die Lösung rothbraun und klar geworden ist, dampft auf 200 Th. ein, erhitzt unter Wasserzusatz, bis kein Geruch nach Salpetersäure mehr wahrzunehmen ist, und verdünnt mit destill. Wasser auf 3200 Th.

Express-Kopirtinte. 100 Th. gewöhnliche Tinte, 60 Th. Glycerin, je 20 Th. Honig und Kandiszucker, 10 Th. Spiritus, 5 Th. Melasse. Mit dieser Tinte soll man ohne Weiteres kopiren können.

Gallustinte, billige. 200 Th. zerstossene Aleppogallen und 400 Th. Campecheholz kocht man zweimal mit je 5000 Th. Wasser 1 Stunde, dampft die Pressflüssigkeiten auf 6000 Th. ein und vermischt mit einer Lösung von 150 Th. Eisenvitriol, 120 Th. arabischem Gummi und 15 Th. Kupfervitriol in 1500 Th. rohem Holzessig. Man schüttelt öfter um und lässt dann absetzen.

Gallus-Kanzlei-Tinte nach E. DIETERICH. Man zerstösst 3 kg chinesische Galläpfel gröblich, durchfeuchtet sie mit Regenwasser und lässt unter Ersatz des verdunstenden Wassers bei 20—25° C. stehen, bis sie von Schimmelpilzen völlig durchsetzt sind, zieht dann dreimal mit je 5 kg Regenwasser jedesmal 1 Stunde im Wasserbade aus, schüttelt die vereinigten Pressflüssigkeiten mit 300 g Talkum, stellt 24 Stunden bei Seite, filtrirt unter Nachwaschen des Filterinhaltes mit Wasser, sodass man 15 kg Flüssigkeit („Galläpfelauszug") erzielt. Man vermischt dieselbe mit 1,5 kg Eisenchloridlösung (10 Proc. Fe), filtrirt nach 14tägigem Absetzenlassen, fügt eine Lösung von 25 g reiner Karbolsäure und 75 g Phenolblau 3 F (von FRANZ SCHAAL in Dresden) in 10 kg Regenwasser hinzu und stellt in lose verbundener Flasche 8 Tage im Kühlen bei Seite. Die alsdann fertige Tinte füllt man auf kleinere Flaschen.

Gallus-Kopirtinte nach DIET. 900 g des obigen Galläpfelauszuges erhitzt man mit 4,0 g Schwefelsäure (spec. Gew. 1,835) $^1/_4$ Stunde im Dampfbade, löst 60 g krystall. Eisenvitriol, stellt 2 Wochen bei Seite, filtrirt, bringt durch Nachwaschen auf 1000 g, löst 2,5 g Phenolblau 3 F, 30 g Zucker, 1 g Karbolsäure und verfährt weiter wie vorhin angegeben.

Statt des Phenolblau kann man natürlich auch entsprechende Mengen anderer Anilinfarben wählen, denn dieselben dienen nur dazu, die Schriftzüge der sonst blass aus der Feder fliessenden Tinte besser sichtbar zu machen.

Tinten-Extrakte. Man versteht hierunter pulverförmige, wasserlösliche Mischungen, welche mit heissem Wasser übergossen sofort die fertige Tinte geben. Gallustinten-Extrakt nach DIETERICH. 50,0 oxydirtes Tannin[1]), 40,0 entwässertes Ferrisulfat, 3,0 Phenolblau 3 F, 20,0 Zucker, 1,0 Salicylsäure; auf 1 l kochendes Regenwasser.

Tinten-Bäder. 3 — 10 proc. Tanninlösungen werden mit 2 — 5 proc. Ferrosulfatlösungen getrennt verabfolgt und zum Gebrauch gemischt. Nach LEO LEISTIKOW bewähren sich Umschläge mit dieser Mischung besonders bei Hautentzündungen und Pruritus, indem sie das schmerzhafte Jucken stillen und das Eintrocknen der Bläschen beschleunigen.

Ausser den beschriebenen Gallen sind eine ganze Reihe anderer von erheblicher technischer Bedeutung. Wir führen die wichtigsten auf.

a. Eichengallen.

1) **Morea-** oder **Krongallen** von **Quercus Cerris L.** Klein, kreiselförmig, um den oberen Theil mit einem Kranz stumpfer Spitzchen. Kommen unter den officinellen zuweilen vor. (Bis 30 Proc. Gerbsäure.)

2) **Oesterreichische, böhmische, deutsche Gallen** erzeugt durch **Cynips Kollari Hart.** auf verschiedenen Eichen. Auch als **persische Gallen** vorgekommen. Von Grösse der aleppischen G., braun, meist ohne Höcker, schwammig. Kommen zuweilen unter den officinellen vor. (Bis 30 Proc. Gerbsäure.)

3) **Istrische Gallen,** häufig ein Gemenge, in dem kleine aleppische, kleine ungarische G. (von **Cynips lignicola Hart.** auf **Quercus pedunculata Ehrh.** und **sessiliflora Sm.**) und Kollarigallen vorkommen. (Bis 30 Proc. Gerbsäure.) Unter diesem Namen sind auch aleppische und Smyrnaer G. vorgekommen.

4) **Knoppern,** erzeugt durch **Cynips calicis Burgsdorff** auf **Quercus pedunculata Ehrh.,** vielleicht auch **sessiliflora Sm.** und **pubescens Willd.,** bilden unregelmässig geflügelte Auswüchse am Fruchtbecher. In Osteuropa und Südosteuropa. (Bis 33 Proc. Gerbsäure.)

In Amerika verwendet man noch folgende Arten:

5) Erbsengrosse Gallen auf den Blättern von **Quercus alba L.,** erzeugt durch **Acraspis erinacei Walch.** (Bis 18 Proc. Gerbsäure.)

6) Auf den Blättern von **Quercus palustris Du Roi (?)** erzeugt durch **Holiaspis globulus.** (Bis 9,5 Proc. Gerbsäure.)

7) Wachsartig glänzende runde Gallen auf den Zweigen von **Quercus alba L.** erzeugt durch Arten von **Cecidomyia** und **Diplosis.**

b. Sumachgallen.

8) **Chinesische Gallen,** erzeugt durch **Schlechtendalia chinensis Jacob Bell** auf Blättern und Zweigen von **Rhus semialata Murray var. Osbeckii,** unregelmässig verzweigte oder ausgezackte, hohle, blasenförmige Körper, kurzbehaart, von graubrauner Farbe, enthalten bis 77 Proc. Gerbsäure (Fig. 257).

9) **Pflaumen- oder birnenförmige Gallen** aus China, den vorigen sehr ähnlich, aber unverzweigt. Sollen noch reicher an Gerbsäure sein.

10) **Japanische Gallen,** von derselben Abstammung wie 8, aber kleiner, reicher verzweigt und heller gefärbt. (Bis 60 Proc. Gerbsäure.)

11) In Amerika verwendet man auf **Rhus glabra L.** vorkommende Gallen, die 8 ähnlich sind. (Bis 61,70 Proc. Gerbsäure.)

c. Pistaçiengallen.

12) Durch Arten der Gattung **Pemphigus** auf verschiedenen **Pistacia-Arten** in Europa, Asien und Afrika erzeugt. Davon gelangen zuweilen die **Bokhara-Gallen** mit 32 Proc. Gerbsäure und die **Carobe di Giudea** mit 60 Proc. Gerbsäure in den Handel.

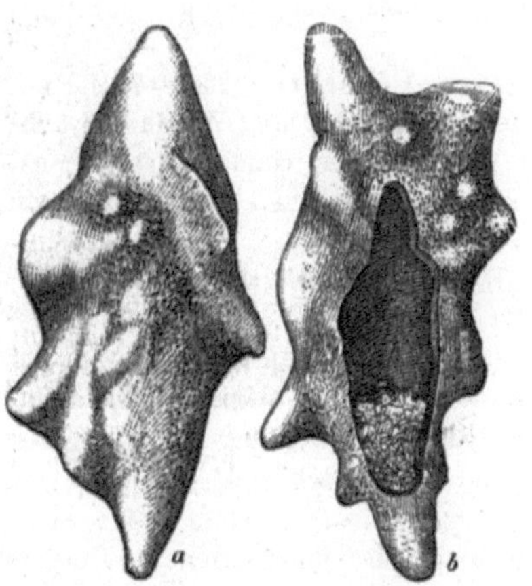

Fig. 257. Chinesische Gallen, *b* aufgebrochen.

---

[1]) 100 Tannin in 150 Wasser gelöst erhitzt man in einem Kolben mit 30 gepulverten Kaliumbisulfat und 10 roher Salzsäure (Spec. Gew. 1,16) im Wasserbade 10 Stunden bei 80—90° C. und dampft dann in einer Porcellanschale zur Trockne ein. Ausbeute 130 „oxydirtes Tannin".

d. Tamarixgallen.

13) Auf verschiedenen Arten von **Tamarix** von nicht bekannten Insekten (darunter aber vielleicht **Cecidomyia Tamaricis Holl.**) in Asien und Afrika erzeugt. Selten im Handel. (Bis 50 Proc. Gerbsäure.)

Gambir.

Gambir.[1]) **Catechu** (Brit. Germ.). **Catechu pallidum. Extractum Uncariae. — Gambir. Gutta Gambir. Katagamba. Terra japonica. Gambir. — Katechu. — Cachou clair. — Pale Catechu.**

Germ. fasst unter dem Namen Catechu dieses und Gambir zusammen (vergl. Seite 678).

Beschreibung. Man gewinnt das Gambir aus den dünnen Zweigen und Blättern der **Uncaria Gambier Roxburgh.** (syn. Ourouparia Gambir Baill., Nauclea Gambir Hunter) und **Uncaria dasyneura Korth.** (Uncaria Gambir Thwaites) (Familie der **Rubiaceae — Cinchonoideae — Naucleeae),** erstere Art ist heimisch in Hinterindien, besonders an der Strasse von Malakka, die zweite auf Ceylon. Man kultivirt die erstere auf den Inseln des Riouw-Lingga-Archipels zwischen Singapore und Sumatra, ferner auf Singapore, neuerdings auch auf Borneo und Java. Drei- bis viermal im Jahre werden die Blätter und jungen Zweige geerntet und in Kesseln ausgekocht, oder mit Dampf extrahirt. Der Auszug wird bis zur beginnenden Sirupkonsistenz eingedickt, dann bis zur beginnenden Krystallisation gerührt und erkalten gelassen. Das erstere soll durch einen Zusatz des Holzes der Macaranga hypoleuca Müll. Arg. (Euphorbiaceae) beschleunigt werden.

Gambir kommt zu uns meist in Form gelbbrauner, erdiger, leicht zerbrechlicher Würfel, die im Innern gelblich sind, seltener in Form grosser Blöcke (aus Calcutta und Singapore), die in Matten eingenäht sind. Auch soll es vorkommen, dass man diese letztere Form dem Gambir erst in Hamburg giebt. In Indien selbst fabricirt man ihn in sehr vielen Formen und Sorten, als Tafeln, runde Scheiben, Kugeln, Zeltchen, kleine Würfelchen etc., die aber meist in Indien selbst verbraucht werden (vergl. Verwendung).

Unter dem Mikroskop erscheint Gambir meist krystallinisch. Behandelt man eine kleine Probe, wie S. 679 angegeben, so findet man an pflanzlichen Resten: einzellige, ziemlich dickwandige Haare.

Bestandtheile. Nach Trimble: 7,76—19,76 Proc. Catechin, 33,3—47,2 Proc. Catechugerbsäure, 10,1—16,0 Proc. Schleim, ferner fettes Oel und Wachs, 3,4 bis 4,7 Proc. Asche, 9,9—11,0 Proc. Wasser. Ob das Catechin des Gambir dasselbe ist, wie das des Catechu, ist noch nicht sicher festgestellt, nach Gautier ist das erste ein Gemenge von 3 Körpern:

1) $C_{40}H_{38}O_{15} . 2H_2O$. 2) $C_{42}H_{38}O_{16} . H_2O$. 3) $C_{48}H_{38}O_{16} . H_2O$, die sich nach Löslichkeit, Schmelzpunkt etc. unterscheiden.

Ferner enthält das Gambir Quercetin und einen fluorescirenden Körper, der an der Luft bald Gambir-Catechuroth bildet. Da dieser Körper dem Catechu fehlt, so kann auf seine Erkennung der Nachweis von Gambir gegründet werden; man übergiesst 3 g Gambir mit 25 ccm N. Kalilauge, 100 ccm Wasser und Benzin, schüttelt einigemal um, die Benzinschicht zeigt dann grüne Fluorescenz.

Prüfung. 1) Mikroskopische Prüfung und Nachweis des fluorescirenden Körpers (vergl. Bestandtheile).

2) Der Aschengehalt soll nicht höher als 5 Proc, sein.

3) Eisenchlorid ruft in der verdünnten, weingeistigen Lösung eine grüne Färbung hervor, die nicht sofort in Braun übergeht, wie das bei Catechu der Fall ist.

---

[1]) Gambir kommt auch als Bezeichnung für Kino vor.

4) Eine Verfälschung mit Stärkemehl, die beobachtet wurde, ist durch mikroskopische Untersuchung nachzuweisen.

Anwendung. Wie bei Catechu (S. 679). Gabe 0,3—0,9 *g* (Brit.). Dient in der Technik zum Färben und Gerben. In Ost- und Südasien wird es in ausserordentlichen Massen als Zusatz zum Betelkauen verwendet, indem man ein Blatt des Betelpfeffers um etwas Kalk, ein Stück Arekanuss und etwas Gambir wickelt und das Ganze zusammen kaut.

Pulvis Catechu compositus (Brit.). Compound Powder of Catechu. 100,0 Gambir, 50,0 Kino, 50,0 Ratanhawurzel, 25,0 Ceylon-Zimmt, 25,0 Muskatnuss. Gabe 0,6—2,4 g.

Tinctura Catechu (Brit.). Aus 200,0 Gambir, 50,0 Ceylon-Zimmt, 1000 ccm Weingeist (60 proc.) durch Maceration.

Tinctura Catechu (Germ.). Aus 1 Th. grob gepulvertem Katechu und 5 Th. verdünntem Weingeist (60 proc.). Die Bezeichnung der Germ. „dunkelrothbraun, nur in dünner Schicht durchsichtig" trifft besonders für die aus Pegu-Katechu bereitete Tinktur zu; Würfel-Gambir liefert eine Tinktur, welche etwa den Farbenton und die Durchsichtigkeit der Tinct. Ratanhae besitzt.

Trochiscus Catechu (Brit.). Catechu Lozenge. Aus 32,4 g Gambir, 496,0 g Zuckerpulver, 19,5 g arabischem Gummi, 35,5 ccm Gummischleim und q. s. Wasser formt man 500 Pastillen, jede enthält 0,0648 Gambir.

Garcinia.

Gattung der **Guttiferae—Clusioideae—Garcinieae.**

I. Garcinia Mangostana L. Wahrscheinlich auf Malakka heimisch, in den Tropen reichlich kultivirt. Die gerbstoffreiche Fruchtschale dient als Mittel zum Gerben und Färben, in der Medicin gegen Diarrhoe. Sie enthält in schizogenen Sekretbehältern einen gelben Farbstoff Mangostin $C_{20}H_{22}O_5$. — Die Früchte sind ein sehr beliebtes Obst.

II. Garcinia purpurea Roxb. und **Garcinia indica Chois.** Heimisch in Vorder- und Hinterindien. Die Samen enthalten 30 Proc. Fett, von dem man aber durch Auskochen nur etwa 10 Proc. erhält. **(Kokum-Oel** oder **Kokum-Butter.)** Es ist fest, weiss, krystallinisch, von mildem Geschmack und Geruch nach Kakao. Es enthält reichlich Stearin, wenig Myristin, Olein und Laurinsäure. Schmelzpunkt 41—42° C. Erstarrungspunkt 37,6—37,9° C. Verseifungszahl 191,3. Säurezahl 21,1. Esterzahl 170,2. Jodzahl 33,14.

Es findet Verwendung zur Verfälschung ausgelassener Butter, ferner als Ersatz des Cetaceum und des Kakaofettes.

Die Fruchtschalen verwendet man als Antiscorbuticum ihres Säuregehaltes wegen und als Gewürz zum indischen Curry. Sie sind glänzend-schwarz.

Die Samen sind nierenförmig, abgeplattet, 1—2 cm lang, bis 1 cm breit, von brauner Farbe. In der Samenschale Sekretbehälter, im Embryo das deutlich krystallinische Fett und einige Aleuronkörner, von denen eines auffallend gross ist; zerstreute Zellen des Embryo mit braunem Inhalt, der auf Gerbstoff reagirt.

III. Garcinia Kola (vergl. Cola).

IV. Garcinia Morella (vergl. Gutti).

Gaultheria.

Gattung der **Ericaceae—Arbutoideae—Gaultherieae.**

I. Gaultheria procumbens L. Heimisch in den atlantischen Staaten Nordamerikas, von Canada bis Carolina. — Verwendung finden die Blätter:

Folia Gaultheriae. — Amerikanisches Wintergrün. Kanadischer Thee. Labrador-thee. — Thé de Jersey, de montagne ou de Terre Neuve. Thé rouge. — Wintergreen. Box-berry. Mountain-tea. Partridge-berry.

Beschreibung. Die Blätter sind oval, verkehrt-eiförmig bis länglich, in den kurzen Stiel verschmälert, stachelspitzig, 3—4 cm lang, am scharf-zähnigen Rande etwas umgerollt, kahl, lederartig-steif, oberseits dunkelgrün oder bräunlich-grün, unterseits blasser, mit wenigen Sekundärnerven, die einen Randnerven bilden. — Spaltöffnungen nur unterseits, mit 2 Nebenzellen. Sehr vereinzelt dickwandige, kleine Haare. Unter der oberen Epidermis 2—3 Schichten von Palissadenzellen. Im Parenchym Drusen von Oxalat. Am Rande eine denselben verstärkende Faserschicht. Um die Gefässbündel Faserbelege.

Bestandtheile. Aetherisches Oel (vergl. unten) 5,4 Proc., Gerbstoff, Arbutin und Ericolin, Schleim, Zucker, Asche 4 Proc.

Anwendung finden die Blätter in Amerika als Genussmittel im Aufguss wie der chinesische Thee; ferner gegen Asthma, hauptsächlich aber zur Gewinnung des ätherischen Oeles.

II. Gaultheria fragrantissima Wall., heimisch in Ostindien. G. leucocarpa Bl.

in Java (die Blätter werden wie Betel gekaut), liefern ebenfalls Methylsalicylat.

Oleum Gaultheriae (U-St.). Gaultheriaöl. Wintergreenöl. Oil of Winter-green.

Wird durch Destillation der Blätter des Amerikanischen Wintergrüns (s. oben), neuerdings auch viel häufiger durch Destillation der Rinde von *Betula lenta L.* gewonnen. Beide Oele sind als identisch zu betrachten.

Eine farblose oder gelbliche, bisweilen durch Spuren von Eisen röthlich gefärbte, aromatisch riechende Flüssigkeit vom spec. Gew. 1,175—1,185, bei 218—221° C. siedend. Das Gaultheriaöl ist optisch schwach linksdrehend, das Birkenrindenöl optisch inaktiv. Im Geruch unterscheiden sich beide Arten etwas von einander (vergl. auch S. 103).

Sie bestehen beide zu mehr als 99 Proc. aus Salicylsäuremethylester. Man kann daher Verfälschungen durch Bestimmung der Verseifungszahl nach Köttstorfer ziemlich leicht erkennen. Vor Licht geschützt aufzubewahren.

Pfirsich-Essenz.	**Sirupus Gaultheriae.**
Rp. Aetheris acetici 1,0	Wintergrünsirup.
Amyläther. acetic. 10,0	Rp. Olei Gaultheriae gtt. V
Olei Gaultheriae gtt. V	Tinctur. Aurant. cort. 10,0
Spiritut diluti 80,0.	Sirupi simplicis 90,0.

Spiritus Gaultheriae (U-St.).
Rp. Olei Gaultheriae 50 ccm
Spiritus (91 %) 950 ccm.

Warner's Safe Cure Medicines. Safe Cure ist eine Abkochung von (angeblich) Hepatica nobilis und Lycopus virginicus, versetzt mit Glycerin, Salpeter, Weingeist und Wintergrünöl.

Safe Kidney Cure unterscheidet sich vom vorigen nur durch die Mengenverhältnisse.

Salicol, eine französische Specialität, enthält Wintergrünöl, Salicylsäure, Methylalkohol und Wasser.

Gelatina.

I. Gelatina. Gallerte. Gelée (Gall.). Eine Arzneiform.

Mit diesem Namen bezeichnet man eine nicht flüssige, sehr weiche, homogene, gemeiniglich durchsichtige oder durchscheinende, nicht plastische, bei gelinder Wärme schmelzende Masse, welche bei der Berührung in eine zitternde Bewegung geräth. Die Konsistenz ist so, dass man mit einem Löffel glatt davon abstechen kann und an Stelle des Abgestochenen eine Vertiefung zurückbleibt. Als Grundlage einer Gallerte dienen entweder die sub II aufgeführte Gelatine, oder Hausenblase oder Pflanzenschleime und Pektinstoffe.

Um der Gallerte aus Pflanzenstoffen die gehörige Konsistenz zu geben und sie dauernder zu machen, giebt man ihr häufig einen kleinen Zusatz von Hausenblase oder

weissem Leim (*Gelatina alba*). Gewöhnlich versetzt man behufs Darstellung einer klaren
Gallerte die koncentrirte und kolirte Abkochung eines Vegetabils mit etwas Zucker, wenn
solcher auch nicht vorgeschrieben ist, schäumt unter gelindem Aufkochen ab und macht,
nachdem die Flüssigkeit auf das vorgeschriebene Maass eingekocht ist, die übrigen Zusätze
wie Wein, medicinische Sirupe. Flüchtige Oele werden mit etwas Zucker abgerieben und
auch andere Substanzen, wie Tinkturen, Bittermandelwasser etc., der noch warmen Flüssigkeit, also vor dem Gelatiniren, beigemischt.

Soll sich die Gallerte über vier Tage hinaus konserviren, so ist statt des Zuckers
Glycerin, auch wohl ein Zusatz von 6 Proc. verdünntem Weingeist, oder die Glycerin-
Gelatine (siehe weiter unten) als Grundlage nöthig.

. II. Gelatinae medicatae in lamellis. Gelatine-Lamellen. Eine von Prof.
Almén in Upsala 1869 in den Verkehr gebrachte Arzneiform. Papierdünne, in gleichmässige Quadrate von etwa 1,5 cm Seitenlänge getheilte Blättchen, deren Grundmasse aus
weisser Gelatine mit Zusätzen von Glycerin, Gummi oder Traganth besteht. Dieser
Grundmasse ist das Arzneimittel einverleibt, welches gewöhnlich zu den sehr stark wirkenden gehört. Diese Arzneiform soll eine bequeme und namentlich genaue Dosirung von
Arzneistoffen ermöglichen, welche nur in sehr geringen Mengen verordnet zu werden
pflegen.

Der Apparat zur Herstellung dieser Gelatinelamellen besteht aus einer Glasplatte
oder Schieferplatte, auf welcher man durch Aufkitten von Glasleisten ein rechteckiges
Kästchen von 300 ☐ cm Fläche hergestellt hat (15 × 20 cm Seitenlänge). Boden und
Seitenflächen werden schwach mit Kakaobutter abgerieben. Benutzt man eine Schiefer-
platte, so lässt sich in diese auch eine Theilung einritzen, desgleichen natürlich in eine
Glasplatte.

Alsdann bereitet man unter Erwärmen (für 300 qcm) eine Auflösung von 6,0 g
bester Gelatine in 24,0 g Wasser, fügt 1,0 g Glycerin, ferner die für 300 Lamellen berechnete Menge des Arzneistoffes hinzu, welche man, wenn derselbe in Wasser löslich ist,
zweckmässig vorher in einem Theile des Wassers auflöst. Man mischt alles gut durch
und giesst die noch lauwarme Flüssigkeit auf die mittelst einer Wasserwaage völlig horizontal eingestellte Platte, bez. in das Kästchen. Nach 24 stündigem Austrocknen an einem
lauwarmen staubfreien Orte löst man die Gelatineplatte von der Unterlage. Man kann
die Platte nun mit einer Eintheilung mittelst Bleistift versehen oder die einzelnen Quadrate
direkt auseinanderschneiden. Kommen diese Arzneiformen einigermassen häufiger vor,
so empfiehlt es sich, jedes einzelne Quadrat mittels eines Gummistempels zu signiren, die
Signatur soll den abgekürzten Namen des Arzneistoffes und die Dosis enthalten, z. B.
Atr. 0,001. — Enthält die Ausgussplatte eine erhabene oder vertiefte Eintheilung, welche
sich in der Gelatine-Platte abprägt, so lässt man zweckmässig immer 10 Plättchen zusammen und zwar in 2 Reihen à 5 Stück.

Zur Darstellung z. B. von 300 Plättchen Gelatina lamellata Morphini acetici
sollen genommen werden 36 Tropfen Glycerin — zu 300 Pl. Gel. Stibio-Kali tartarici
2,5 Brechweinstein mit 45 Tropfen Glycerin (0,075 in jedem Plättchen). — Gel. Plumbi
acetici 10,0 Plumbum aceticum, 50 Tropfen Glycerin. — Gel. Cupri sulfurici 10,0
kryst. Kupfervitriol, 40 Tropfen Glycerin. — Gel. Ferri sulfurici: 20,0 Eisenvitriol,
90 Tropfen Glycerin. Diese Form soll unpassend sein, weil sich das Salz beim Trocknen
verändert; so auch Gel. Ferri jodati. — Gel. Extracti Opii: 5,0 Extrakt, 36 Tropfen
Glycerin. — Gel. Extracti Belladonnae: 5,0 Extrakt, 34 Tropfen Glycerin. — Gel.
Extracti Hyoscyami: 10,0 Extract, 10 Tropfen oder kein Glycerin. — Gel. Extracti
Colocynthidis compositi 10,0 Extrakt, 36 Tropfen Glycerin. — Gel. Ipecacuanhae
opiata: Brechwurzelpulver und Opium āā 5,0, 80 Tropfen Glycerin etc. Es bewährt
sich diese Arzneiform zur örtlichen Application auf das Auge und würde man nach Almén
eine Gel. Atropini sulfurici aus 1,0 Gelatine, 8 Tropfen Glycerin, 75 ccm Wasser und
0,25 Atropinsulfat 400 Blättchen formen. In ähnlichem Verhältniss wäre Gel. Extracti
Physostigmatis darzustellen.

III. Gelatina alba (Ergänzb.). Gelatina animalis (Austr. Helv.). Gelatine animal (Gall.). Gelatinum (Brit). Weisser Leim. Thierleim.

Mit dem Namen Gelatine bezeichnet man einen in die Form von dünnen Tafeln bez. Blättern gebrachten Leim, welcher mit besonderer Sorgfalt aus den Knochen von Rindern und Kälbern bereitet ist. Zum pharmaceutischen Gebrauche eignet sich am besten die als Gelatina in foliis alba Ia oder als Grénétine im Handel vorkommende Sorte. Es mag darauf aufmerksam gemacht werden, dass wir in Deutschland Gelatinefabriken z. B. in Höchst a. M. haben, dass indessen die französischen und die belgischen Gelatinesorten sich auch heute noch eines ganz besonderen Rufes erfreuen.

Farblose, oder nahezu farblose, durchsichtige, dünne Tafeln von glasartigem Glanze, geruch- und geschmacklos. — Gelatine löst sich nicht in Alkohol, auch nicht in Aether. In kaltem Wasser quillt sie stark auf, ohne sich zu lösen. In heissem Wasser ist sie leicht löslich zu einer, je nach der Koncentration mehr oder weniger klebrigen Flüssigkeit, die beim Erkalten noch im Verhältnisse von 1 : 100 zu einer Gallerte erstarrt, die entweder völlig blank ist oder nur sehr schwach opalisirt. — Die Lösung der Gelatine reagire neutral. Auf Zusatz von Weingeist entstehe darin ein weisser, flockiger Niederschlag. Auch aus sehr stark verdünnten wässerigen Lösungen werde die Gelatine durch Gerbsäure, sowie durch Formaldehydlösung leicht und vollständig gefällt. Gelatine hinterlasse beim Verbrennen nicht mehr als 2 % Asche.

Gelatine ist nahezu reines Glutin. Demgemäss wird die wässerige Lösung von Essigsäure und Ferrocyankalium, ferner durch neutrales und basisches Bleiacetat, durch Ferrisulfat, Alaun, Kupfersulfat, Silbernitrat, sowie durch verdünnte Mineralsäuren nicht gefällt. Dagegen wird sie gefällt durch Mercurichlorid und durch Gerbsäure. Die wässerige Lösung des Glutins ist linksdrehend. Gewisse Salze wie Kochsalz, Salpeter, Chlorzink, auch verdünnte Säuren, z. B. Essigsäure und Salpetersäure, heben die Eigenschaft des Glutins zu coaguliren auf. Ebenso wird die Fähigkeit des Glutins zu coaguliren durch häufiges Kochen, ferner durch Erhitzen über 100° C. vermindert bez. aufgehoben.

Gelatina glycerinata. Glycerinleim (Ergänzb). 25 Th. weisse Gelatine werden mit 25 Th. Wasser übergossen. Nach halbstündigem Quellen werden 50 Th. Glycerin hinzugefügt. Die Masse wird durch Erwärmen im Dampfbade unter beständigem Rühren gelöst. Zur Bereitung von weichem Glycerinleim nimmt man an Stelle von 25 Th. Gelatine nur 15 Th.

Gelatinelösung zur subkutanen Injektion nach Lanceraux und Paulesco. Gelatinae albae 5,0, Natrii chlorati 1,4, Aquae destillatae 200,0. Man sterilisirt die Lösung im zugeschmolzenen Kölbchen bei 120° C. Trübe, beim Erkalten nicht erstarrende Lösungen sind unbrauchbar. Vor der Benutzung verflüssigt man den Kolbeninhalt durch Erwärmen auf 37° C.

Solutio gelatinosa Carnot. Gelatinae albae 50,0, Calcii chlorati 10,0, Aquae 1000,0. Die Lösung wird bei 110° C. sterilisirt und dient als örtliches Blutstillungsmittel z. B. in Körperhöhlen.

Chromgelatine, Chromleim. Man quellt 10 Th. Gelatine oder Leim in 90 Th. Wasser, löst durch schwaches Erwärmen und fügt unmittelbar vor dem Gebrauche unter Lichtabschluss (photographisches Dunkelzimmer!) eine Lösung von 2 Th. Kaliumdichromat in 10 Th. Wasser hinzu. Wird dieser Leim dem Lichte ausgesetzt, so wird die Chromsäure zu Chromoxyd reducirt und die Gelatine wird in Wasser unquellbar und unlöslich. Man benutzt diesen Leim zum „Gelatine-Druck", ferner zum Kitten und Kleben, z. B. von Pergamentpapier. Letzteres muss vor dem Zusammenkleben befeuchtet werden. Das Kleben nimmt man im Dunkelzimmer bei rothem Licht vor, lässt rasch trocknen und setzt die Gegenstände alsdann dem Lichte aus. Der Leim ist in schwarzen Flaschen aufzubewahren, am besten aber vor der Bereitung frisch darzustellen.

Gelatina japonica. Als Tjen-Tjan, Isinglass, Colle végétale etc. kommen aus Japan und China vegetabilische Leime in den Handel, welche dort aus Seetang, essbarem Seegras, Seekraut, Seekohl etc. gewonnen werden. Diese „Schleime" sind haltbarer als Gelatine und haben eine grössere gelatinirende Kraft. Die $^1/_2$ proc. Lösung derselben giebt eine ebenso steife Gallerte wie eine 3—5 proc. Gelatinelösung.

Gelatine-Leim, französischer oder belgischer. Ist ein fast farbloser durchsichtiger Leim, also eine farblose Gelatine in dicken Leimtafeln, welcher namentlich zur Fabrikation von Gelatinekapseln dient (s. S. 610).

Mundleim. 10 Th. Gelatine und 1 Th. Zucker werden gelöst und in die Form runder Scheiben gebracht.

Gelose. Agar-Agar wird in Streifen geschnitten, diese 24 Stunden in 6 proc. Salzsäure macerirt, dann mit Wasser gewaschen und 24 Stunden in 5 proc. Ammoniakflüssigkeit macerirt und wiederum mit Wasser gewaschen. Die so gereinigten Agarstreifen löst man in siedendem Wasser. Die Lösung wird kolirt, eingedampft, der Rückstand getrocknet und gekörnt oder man streicht die Lösung auf Glasplatten und stellt Lamellen dar.

Tannocol der Berliner Aktien-Gesellschaft für Anilinfabrikation. 10 l einer 1 proc. Gelatinelösung werden mit 2 l 5 proc. Tanninlösung gefällt. Der Niederschlag wird abfiltrirt, mit Wasser gewaschen und gepresst. — Der Pressrückstand wird zerbrochen und in dünner Schicht bei mittlerer Temperatur an der Luft solange getrocknet, bis er im Wasserbade nicht mehr schmilzt, dann bei 150° C. getrocknet, schliesslich gepulvert.

Schwach gelbliches, geruchloses und geschmackloses Pulver.

Glutektone, Leimstifte, HELFENBERGER. Enthalten als Körper Glycerinleim mit Zusätzen von Alpha-Eigon, Zinkoxyd mit Salicylsäure oder Ichthyol, bezw. beiden in verschiedenen Stärken. Zum Gebrauche nässt man die zu behandelnde Hautstelle mit einem feuchten Schwamme und reibt dann mit dem Glutekton solange, bis sich ein dünner Ueberzug einer Leimdecke gebildet hat. Bei Ekzemen.

IV. Gluten fabrile. Leim. Tischlerleim.

Entsteht durch anhaltendes Kochen leimgebender Gewebe mit Wasser. Man unterscheidet zwei verschiedene Arten von Leim: das aus den permanenten Knorpeln gewonnene Chondrin (Knorpelleim) und das aus Knochen und Haut entstandene Glutin. Das Chondrin (der Knorpelleim) kommt wegen seiner geringeren Bindekraft weniger in Betracht als das Glutin. Je nachdem dieses aus Knochen oder Hautabfällen gewonnen wird, bezeichnet man den fertigen Leim als „Knochenleim" oder „Hautleim bez. Lederleim".

Knochen geben beim Dämpfen direkt eine Leimlösung, welche in Vacuumapparaten koncentrirt und alsdann zum Erstarren gebracht wird. — Oder man macerirt die Knochen mit Salzsäure, entsäuert den zurückbleibenden Knorpel mit Kalkmilch, wäscht ihn mit Wasser und verkocht ihn bis zur Leimbildung mit Wasser. Hautabfälle werden zunächst längere Zeit mit Kalkmilch behandelt, dann gewässert und schliesslich durch längeres Kochen mit Wasser zu Leim gelöst.

Der Leim kommt in ausserordentlich verschiedenen Sorten im Handel vor. Als Kölner Leim bezeichnet man eine helle, klare Leimsorte (aus Haut, Leder) von besonders guter Klebkraft. Knochenleim ist gewöhnlich etwas trübe infolge kleiner Mengen beigemengten Calciumphosphats. Bezüglich der Prüfung des Leimes lassen sich bestimmte Vorschriften nicht geben, da hierüber noch keine Uebereinstimmung herrscht. Guter Leim ist in der Regel hell, nicht dunkel gefärbt, indessen ist dieses Moment nicht ausschlaggebend, da es auch dunkle Leimsorten von vorzüglicher Klebkraft giebt. Man verlangt von gutem Leim, dass er glänzend, durchscheinend, hart und spröde, an der Luft trocken sei, beim Biegen kurz abbreche und einen glasartig kurzen Bruch gebe. In kaltes Wasser gebracht soll er selbst nach 48 Stunden nur stark gequollen, aber nicht völlig zerflossen sein. Einige betrachten auch die Wasseraufnahmefähigkeit des Leimes als ein Merkmal zur Beurtheilung, d. h. sie halten den Leim für den besten, von welchem eine Gewichtseinheit innerhalb 24 Stunden bei gewöhnlicher Temperatur das meiste Wasser aufnimmt.

KISSLING fand bei zahlreichen Analysen von Tafelleim: 12,3—18,0 Proc. Wasser, 1,0—5,1 Proc. Asche, 0—0,8 Proc. flüchtige Säure, 0—40,0 Proc. in Wasser unlösliche Bestandtheile. Die zuverlässigste Prüfung ist die mechanische: Man leimt zwei Stücke Holz zusammen und bestimmt das Gewicht, welches erforderlich ist, um dieselben auseinander zu reissen. Diese Prüfung wird von Special-Laboratorien ausgeführt.

Für die Klebkraft des Leimes ist seine Vorbereitung und Behandlung von grosser Bedeutung. Die beste Klebkraft wird erzielt, wenn man den Leim 12—18—24 Stunden in Wasser quellen lässt, dann das überschüssige Wasser abgiesst und den gequollenen Leim im Wasserbade (!) bis zur Auflösung erhitzt. Ueber freiem Feuer wird der Leim leicht überhitzt (angebrannt), wodurch er an Klebkraft einbüsst. Die Klebkraft wird auch verringert, wenn der Leim oft im Wasserbade wieder flüssig gemacht wird.

Kaseïn-Leim ist eine Auflösung von fettfreiem Kaseïn in gesättigter Boraxlösung und kann Leimlösung und arabisches Gummi vielfach ersetzen.

Eiweissleim ist ein durch beginnende Fäulniss veränderter Kleber. Zu seiner Darstellung wäscht man Kleber mehrmals mit Wasser und setzt ihn einer Temperatur von 15—25° C. aus. Der Kleber beginnt sich zu zersetzen und wird flüssig. Man giesst dann in Formen und bringt diese in einen auf 25—30° C. erwärmten Raum; nach 24—40 Stunden sind die oberen Schichten hart geworden. Man nimmt dann die Täfelchen heraus, breitet sie — die hart gewordene Seite nach unten — auf Drahtgeweben aus, bringt sie in den Trockenraum und trocknet sie. Dient zum Leimen des Holzes, des Leders (in der Schuhmacherei), zum Kitten von Steingut, Glas, Porcellan, Perlmutter. Auch in der Druckerei und Färberei verwendet.

Kleberleim ist ein Gemisch von Kleber und gegohrenem Mehl und hat nur ein geringes Klebevermögen.

Russischer Leim ist undurchsichtig, weiss und verdankt dieses Aussehen einem Zusatze von Bleiweiss, Bleisulfat, Zinkweiss, Kreide oder Barytweiss. Ein solcher Leim hat bei weitem nicht die Klebkraft wie gewöhnlicher, guter Leim. Auch mit Bleichromat gelb gefärbter Leim kommt vor.

Colligamen. Leimbinde. Von E. Dieterich erfundenes Verbandmaterial. Mittels maschineller Einrichtungen werden Mullbinden einseitig mit Leimlösungen bestrichen. Zum Gebrauche werden die Binden rasch in kaltes Wasser eingetaucht, mit der Strichseite auf die Hautstelle aufgeklebt und mit etwas Watte oder einer Binde bedeckt. Sie ermöglichen in bequemer und billiger Weise die Anlegung eines Unna'schen Dauerverbandes.

Leim in Pulverform liefert C. M. Oertel in Forchheim in Bayern.

Appreturmasse für Leinen und Baumwolle. Leim 30 Th., Wasser 40 Th., Stärkesirup 30 Th., Glycerin 10 Th. dampft man auf 100 Th. ein. (B. Fischer.)

Buchdruckerwalzenmasse. 500 Tischlerleim lässt man mit 2000 Wasser quellen, giesst das nicht aufgesogene Wasser ab, fügt 500 Glycerin zu und dampft im Dampfbade bis auf 1000 ab. Dieterich.

Hektographen-Masse. 1) Gelatinae 200,0, Glycerini 2400,0, Aquae 1125,0. — 2) Gelatinae 160,0, Aquae 250,0, Glycerini 600,0, Sacchari albi 250,0. — 3) Vorschrift des französischen Arbeitsministeriums. Kölner Leim 100,0, Glycerin 500,0, Wasser 375,0, Baryumsulfat gefällt 25,0.

Tinte zum Hektographen. Methylviolett, Alkohol, Gummischleim je 5,0, Wasser 35,0.

Syndetikon. Unter diesem Namen werden verschiedene Präparate als Kitte und Leime verkauft. 1) 100 Th. gebrannter Kalk werden mit 50 Th. Wasser gelöscht, das überstehende Wasser wird abgegossen. Dann löst man 60 Th. Meliszucker in 180 Th. Wasser, setzt der Lösung 15 Th. gelöschten Kalk zu, erwärmt auf 75° C. und stellt unter öfterem Umschütteln einige Tage bei Seite. In 255 Th. dieser klaren Lösung löst man 60 Th. Kölner Leim auf. 2) Gummi arabicum 10 Th., Zucker 30,0, Natronwasserglas 100,0. 3) Ein von mir kürzlich untersuchter Syndetikon war eine Lösung von Leim in Essigsäure mit 45 Proc. Trockenrückstand. B. Fischer.

Azotina ist ein Düngemittel, aus Wolleabfällen (Lumpen) durch Behandeln mit überhitztem Wasserdampf dargestellt.

Epilepsie-Mittel, Schaudauer der Frau Majorin Wittich. Abgetheilte Pulver einer mit Muskatnuss aromatisirten thierischen Hornsubstanz. Angeblich dienen zur Bereitung: Echte Elensklauen, echte Perlen und ein Sekret aus dem Sprunggelenk der Hasen.

Gelanthum-Unna. Eine Hautfirniss-Grundlage, etwa von der Konsistenz der Glycerinsalbe. Besteht aus Gelatine, Traganth, Glycerin, Wasser. Wird durch Zusatz kleiner Mengen Eosin auch hautfarbig hergestellt.

Gelatinepapier, wasserdichtes. Man bestreicht Papier auf beiden Seiten mit einer Lösung aus 1 Th. Gelatine, 1 Th. Glycerin und 4 Th. Wasser, lässt den Ueberzug fest werden, taucht dann das Papier in eine Lösung von 1 Th. Formalin (40proc.) und 7 Th. Wasser, lässt abtropfen und hängt zum Trocknen auf.

Gelatine-Folien, unlösliche. Gelatineplatten werden in einer Lösung von Formaldehyd getaucht und hierauf getrocknet. D.R.P. 91505.

Gelatoïdpapiere sind Bromsilbergelatinepapiere, welche durch Behandeln mit Formaldehyd gehärtet worden sind.

Gelatino-plastique, Masse zu Suppositorien, Vaginalkugeln, Anthrophoren etc. Gelatinae 15,0, Aquae 60,0, Glycerini 50,0.

Glyceritum Gelatinae, amerikanisches Mittel auf Brandwunden. Gelatinae albae 30,0, Glycerini 4,0, Acidi carbolici 1,0, Aquae 64,0.

Krystallschöne zum Weinklären ist eine Mischung aus Gelatine und Alaun āā. (J. Nessler.)

Poteline. Eine Erfindung eines gewissen Potel. Ist eine Mischung von Gelatine, Glycerin und Tannin in verschiedenen Verhältnissen. Dient zu Flaschenverschlüssen, zum

Einhüllen von Fleisch, mit Farbstoffen, Baryumsulfat und Zinkoxyd versetzt zu allerlei Gebrauchsgegenständen.

Sublimatgelatine nach Pick. Gelatinae albae 30,0, Aquae 45,0. Man lässt quellen, erwärmt, mischt hinzu Glycerini 25,0, Hydrargyri bichlorati 0,05 in wenig Wasser gelöst und giesst in Tafeln aus. Zum Aufpinseln bei Ekzemen.

Tannalinhäute, Film's. Sind die mit Formaldehyd gehärteten Gelatineblätter.

Tannalin heisst die zur Härtung der Gelatine dienende schwache Formaldehydlösung.

Vaginal-Tampons Dr. Fischer's. Sind konische Gelatinekapseln, welche das Medikament auf Watte vertheilt einschliessen. Die Watte ist an einem durch den Deckel gezogenen Seidenfaden befestigt. Bei der Applikation schmilzt die Gelatine, man wartet 10—15 Minuten und zieht alsdann den Tampon an dem Faden heraus.

V. Cornu Cervi raspatum. Cornu Cervi tornatum. Rasura Cornus Cervi.

Geraspeltes Hirschhorn. Der Edelhirsch, *Cervus Elaphus L.*, ist ein in Wäldern einheimischer Wiederkäuer und Zweihufer aus der Familie der Hirschthiere (*Cervina*). Nur das Männchen trägt ein Geweih, welches es zur Brunstzeit abwirft.

Das Hirschhorn kommt von verschiedener Güte in den Handel, entweder als Abfall von verarbeitetem Hirschhorn, oder besonders aus den grösseren Stücken des Abfalls geraspelt. Erstere Sorte, Cornu Cervi raspatum, ist schwer an Gewicht und höchstens zu Abkochungen verwendbar, dagegen ist die zweite etwas theurere, aber schön weisse und durch Abdrehen des Hirschgeweihes gewonnene Sorte, Cornu Cervi tornatum, besonders für Theegemische zu empfehlen.

Bestandtheile. Das Hirschhorn besteht aus ungefähr 25 Proc. löslicher thierischer Materie (Leim), 50 Proc. Calciumphosphat, 15 Proc. Calciumkarbonat und 10 Proc. Feuchtigkeit nebst geringen Mengen anderer Salze und unlöslicher thierischer Materie.

Anwendung. Das Hirschhorn war früher ein billiges Gelatinematerial, welches aber heute, wo wir eine sehr reine Gelatine durch den Handel beziehen, in dieser Beziehung werthlos geworden ist. Hin und wieder ist es ein Bestandtheil von Theemischungen für Kinder.

Cornu Cervi ustum, Gebranntes Hirschhorn. Dieses wird durch Conchae praeparatae ersetzt (s. S. 552).

Gelée de corne de cerf. (Gall.). Cornu Cervi raspati 250,0 wird mit Wasser gewaschen, dann mit 2000,0 destillirtem Wasser bis auf 1000,0 eingekocht. Man kolirt, presst ab, fügt 125,0 Zucker sowie den Saft einer Citrone und nach dem Erkalten ein zu Schaum geschlagenes Weissei zu. Man klärt durch Aufkochen, kolirt oder filtrirt, dampft ein, bis eine Probe starr wird, setzt dann die Citronenschale hinzu, erwärmt kurze Zeit, kolirt und lässt erstarren.

Decoctum album Sydenhami. Apozéme blanc. Cornu Cervi raspati, Micae Panis albi āā 15,0 kocht man mit Aquae 1000,0 zur Kolatur 700,0 und fügt hinzu Gummi arabici 7,5, Sacchari albi 15,0, Aquae Aurantii florum 10,0.

Gelatina Cornu Cervi artificialis.

Rp. 1. Gelatinae 10,0
    2. Aquae 60,0
    3. Acidi citrici 0,5
    4. Vini albi 10,0
    5. Glycerini 20,0.
Man löst 1 in 2, fügt die Lösung von 3—5 hinzu, seiht durch und setzt Aquae q. s. ad 100 zu.

Massa gelatinosa

für Vaginalkugeln etc.

Rp. Gelatinae albae 10,0
    Glycerini 45,—50,0
    Aquae 10,0.

Gelatina roborans.

Weingelée (Münch. Ap.-V.)

Rp. Gelatinae albae 5,0
    Aquae destillatae 50,0
    Sirupi Sacchari 200,0
    Vini albi 375,0
    Succi Citri 0,5.
Bereitung wie vorher.

Flüssiger Leim. Kaltflüssiger Leim. Glutinum fluidum.

Dieses Klebemittel, welches den gewöhnlichen Tischlerleim keineswegs ersetzen kann, wird in verschiedener Weise hergestellt.

1) Man lässt 100 Th. Kölner Leim in Wasser quellen, giesst den Ueberschuss des Wassers ab, giebt 100 Th. verdünnte Essigsäure (30 proc.) hinzu, erwärmt 12—24 Stunden im Wasserbade oder so lange, bis der Leim beim Erkalten nicht mehr gelatinirt, stumpft dann die Säure mit Ammoniak soweit ab, dass der Leim nicht mehr als 2 Proc. freie Essigsäure enthält und dampft auf 220 Th. ein, wenn der Leim sehr dick oder auf 290 bis 300 Th. ein, wenn er dünner sein soll. Schliesslich giebt man noch etwas Thymol zu. (B. Fischer.)

2) Man lässt 100 Th. Kölner Leim mit 100 Th. Wasser quellen, löst unter Erwärmen und versetzt die Flüssigkeit mit 20 Th. roher Salpetersäure von 1,33 spec. Gew. Sollte der Leim nach dem Erkalten nicht flüssig bleiben, so erwärmt man und setzt noch 3 bis 5—10 Th. der Säure hinzu.

3) Man lässt 100 Th. Wasser mit 250 Th. Kölner Leim quellen, setzt 50 Th. reine (25 proc.) Salzsäure, sowie 25 Th. Zinkvitriol zu und digerirt 12 Stunden im Wasserbade.

4) Man löst 10 Th. Leim und 10 Th. Chloralhydrat in 50 Th. Wasser. D.R.P. 77108.

Klebleime.

1) Klebleim für sog. gummirte Etiquetten. 100 Th. Kölner Leim (oder Gelatine-Leim s. S. 1203), 40 Th. Zucker und 30 Th. arabisches Gummi werden in 200 Th. Wasser gelöst und mit einer Lösung von 5 Th. Alaun in 20 Th. Wasser versetzt. Die durch schwaches Erwärmen verflüssigte Leimmasse wird auf die Rückseite des Etiquetts aufgestrichen und bei gewöhnlicher Temperatur getrocknet.

2) Klebmittel für Signaturen in feuchten Kellern. 30 Th. Kölner Leim in 100 Th. Essig von 6 Proc. aufweichen, dann mit einer Anreibung von 50 Th. feinem Weizenmehl mit 400 Th. kaltem Wasser vermischen und das Ganze einige Minuten aufkochen.

3) Klebmittel für Papier auf Weissblech. **A)** Man verwendet eine Lösung guten Leimes, welcher etwas Calciumchlorid zugesetzt ist.

B) Man bestreicht die zu beklebende Stelle der Büchse mit verdünntem Dammarlack und klebt dann das Papier mit Leimlösung an. Noch mehr zu empfehlen ist, den Lackanstrich nach dem Trocknen noch mit etwas Schmirgelpapier rauh zu reiben.

Kitte.

1) Kitt für Elfenbein, Knochen, Perlmutter, weisse Steine etc. 15,0 Hausenblase klein geschnitten behandelt man mit 200,0 destillirtem Wasser in der Wärme des Wasserbades, kolirt die Lösung, löst darin ferner 25,0 Gelatine-Leim, dampft bis auf 140,0 in der Wärme des Wasserbades ein, setzt der heissen Flüssigkeit unter Umrühren zuerst bestes Zinkweiss 15,0 mit Wasser in einem Mörser höchst fein zerrieben und dann eine Lösung von 0,5 Mastix und 1,0 Lärchenterpenthin in 10,0 Weingeist hinzu.

2) Kitt für Holz mit Glas, Metall etc. 100 Th. Tischlerleim werden in 50 Th. Wasser in der Wärme des Wasserbades gelöst und mit 10 Th. Kalkhydrat und 10 Th. Kreide gemischt.

3) Holz auf Glas. Gelatine wird in Essigsäure in der Wärme gelöst. Die Lösung muss von teigartiger Konsistenz sein und warm angewendet werden.

4) Kitt zum Verfugen der Fussböden. Ocker, Sägemehl, Leim zu gleichen Theilen. Man lässt den Leim in Wasser quellen, fügt Sägemehl und Ocker sowie Wasser q. s. hinzu, dass ein in mässiger Wärme steifer Brei entsteht.

Gelatina Acidi acetici Unna.

Rp.	Gelatinae albae	10,0
	Aquae destillatae	35,0
	Glycerini	50,0
	Acidi acetici glacialis	5,0.

Gelatina Acidi salicylici Unna.

I. 5 Proc.

Rp.	Gelatinae albae	10,0
	Aquae destillatae	45,0
	Glycerini	40,0
	Acidi salicylici	5,0.

II. 10 Proc.

Rp.	Gelatinae albae	10,0
	Aquae destillatae	35,0
	Glycerini	45,0
	Acidi salicylici	10,0.

III. 20 Proc.

Rp.	Gelatinae albae	10,0
	Aquae destillatae	20,0
	Glycerini	50,0
	Acidi salicylici	20,0.

Gelatina Aluminii acetici Unna.

Rp.	Gelatinae albae	5,0
	Aquae destillatae	55,0
	Glycerini	30,0
	Aluminii acetici sicci	10,0.

Gelatina Argillae Unna.

Rp.	Gelatinae albae	5,0
	Aquae destillatae	55,0
	Glycerini	30,0
	Argillae	10,0.

Gelatina Chlorali hydrati Unna.

Rp.	Gelatinae albae	10,0
	Aquae destillatae	40,0
	Glycerini	40,0
	Chlorali hydrati	10,0.

Gelatina Camphorae Unna.

Rp.	Gelatinae albae	5,0
	Aquae destillatae	65,0
	Glycerini	25,0
	Camphorae	5,0.

Gelatina Zinci vulgaris Unna.

Rp.	Gelatinae albae	3,0
	Zinci oxydati	3,0
	Glycerini	5,0
	Aquae	9,0.

Gelatina Zinci dura Unna.

Rp.	Gelatinae albae	4,0
	Zinci oxydati	8,0
	Glycerini	5,0
	Aquae	9,0.

Gelatina mollis BEIERSDORF.

Rp. Gelatinae albae 10,0
Aquae 40,0
Glycerini 40,0
Zinci oxydati 10,0.

Gelatina dura BEIERSDORF.

Rp. Gelatinae albae 15,0
Aquae 35,0
Glycerini 40,0
Zinci oxydati 10,0.

Gelatina mollis MIELCK.

Rp. Gelatinae albae 15,0
Aquae 45,0
Glycerini 25,0
Zinci oxydati 15,0.

Gelatina dura MIELCK.

Rp. Gelatinae albae 20,0
Aquae 40,0
Glycerini 25,0
Zinci oxydati 15,0.

Gelatina amygdalata.
Blanc-manger.

Rp. 1. Amygdalarum dulcium 10,0
2. Sacchari albi 5,0
3. Aquae Aurantii florum 2,0
4. Gelatinae Cornu Cervi artificialis 100,0.

Man stösst 1—3 zum feinen Brei an, erwärmt diesen im Wasserbade mit 4 und kolirt.

Gluten glycerinatum.
Flaschenleim.

Rp. Glutinis fabrilis 100,0
Aquae
Glycerini āā 50,0.

Dient zum Ueberziehen von Flaschenhälsen an Stelle der Stanniolkapseln und des Flaschenlackes und kann durch Theerfarben beliebig gefärbt werden.

Species Infantium.
Kinderthee.

Rp. Cornus Cervi albi tornati 60,0
Radicis Liquiritiae 15,0
Radicis Althaeae 3,0
Fructus Foeniculi non contusi 22,0.

Species Longovallenses.
Langenthaler Thee.

Rp. Cornus Cervi tornati
Florum Calendulae
Florum Cyani āā 15,0
Theae nigrae Sinensis 50,0
Tragacanthae 5,0.

Species Puerperarum.
Thé de Femme en couche. Kindbetthee.

Rp. Cornus Cervi tornati 60,0
Florum Malvae silvestris
Florum Paeoniae
Florum Tiliae sine bracteïs
Florum Primulae āā 5,0
Fructus Anisi
Fructus Foeniculi āā 10,0
Fructus Ceratoniae
Radicis Liquiritiae āā 20,0.

Gelsemium.

Gattung der **Loganiaceae — Loganioideae — Gelsemieae.**

I. † Gelsemium sempervirens Ait. Heimisch von Virginien bis ·Texas und Florida. Schlingender Strauch mit gegenständigen, lanzettlichen, gestielten Blättern und wenigblüthigen, axillären Blüthenständen, die zuweilen auf die Endblüthe reducirt sind. Blüthen gross, trichterförmig, gelb. — Verwendung finden die Wurzel und die unterirdischen Stengeltheile.

† **Radix Gelsemii** (Ergänzb. Helv. Brit.). **Rad. Anonymos. Gelsemium** (U-St.). — **Gelsemiumwurzel. Gelbe Jasminwurzel.** — **Rhizome et Racine de gelsémium** (Gall.). — **Gelsemium Root. Yellow Jasmine Root.**

Beschreibung. Die Droge besteht aus meist mehrere cm langen, bis 25 mm dicken Stücken, die stielrund, mit Wurzelfasern besetzt, oft gespalten sind. Die Stücke der Wurzel mattbraun, längsrunzlig mit dünner Rinde, ohne Mark, die der Stengel braun oder violettbraun, ebenfalls längsrunzlig, oft ausserdem mit Querrissen, mit Mark, das aber häufig geschwunden ist. — Ohne Geruch, Geschmack bitterlich. — In den Markstrahlen der Rinde, die sich nach aussen verbreitern, grosse Einzelkrystalle von Kalkoxalat, die bis 40 μ lang werden. Markstrahlen des Holzes getüpfelt, verholzt, bis 8 Zellreihen breit. Im Bast des Stengels Faserbündel und Steinzellen, ferner markständiges Phloëm, n den Zellen des Markes häufig Krystalle.

Bestandtheile. Zwei Alkaloide: Gelsemin $C_{49}H_{63}N_5O_{14}$ in weissen Krystallen, die bei 154—155°C. schmelzen, in Weingeist, Chloroform und Aether löslich. Mit Kaliumdichromat und Schwefelsäure roth, dann grün. Gelseminin $C_{22}H_{26}N_2O_3$ amorph, sintert bei 105°C. zusammen, ist bei 120° C. geschmolzen, in Wasser wenig, in Alkohol, Aether und Chloroform leicht löslich. Mit Salpetersäure grün, mit Schwefelsäure und Kaliumdichromat rothviolett, dann grün. Beide Alkaloide mit Ceriumoxyd und Schwefelsäure roth. — Ein unter dem Namen Gelseminum im Handel befindliches, harzartiges Präparat enthält beide Alkaloide. Die Alkaloide finden sich im Parenchym der Rinde, im markständigen Phloëm und im Mark selbst. Der Gehalt an Gelsemin beträgt in der Wurzel 0,17 Proc., im Rhizom 0,2 Proc., im oberirdischen Stamm fehlt es. Ausserdem enthält die Droge Gelseminumsäure, im Rhizom 0,37 Proc., in der Wurzel 0,3 Proc. Zusammensetzung $C_{13}H_{11}O_5$. Sie bildet gelbliche, nadelförmige Krystalle, die bei 206º C. schmelzen. Man hat sie für identisch gehalten mit Aesculin, was eine neuere Untersuchung nicht bestätigt hat. Sie ist in ihren Lösungen durch starke Fluorescenz ausgezeichnet.

Verfälschung. Da die Pflanze in Nordamerika der Blüthen wegen oft den Namen „gelber Jasmin" führt, wird sie mit den Wurzeln von **Jasminum fructicans L.** verwechselt, die in der Wurzel im Bast Fasern hat.

Aufbewahrung. In der Reihe der vorsichtig aufzubewahrenden Mittel, die zerkleinerte Wurzel in gelben Hafengläsern.

Anwendung. Als Abkochung, in der Regel aber als Fluidextrakt oder als Tinktur. Man verwendet die Droge bei Neuralgien, Asthma und Keuchhusten.

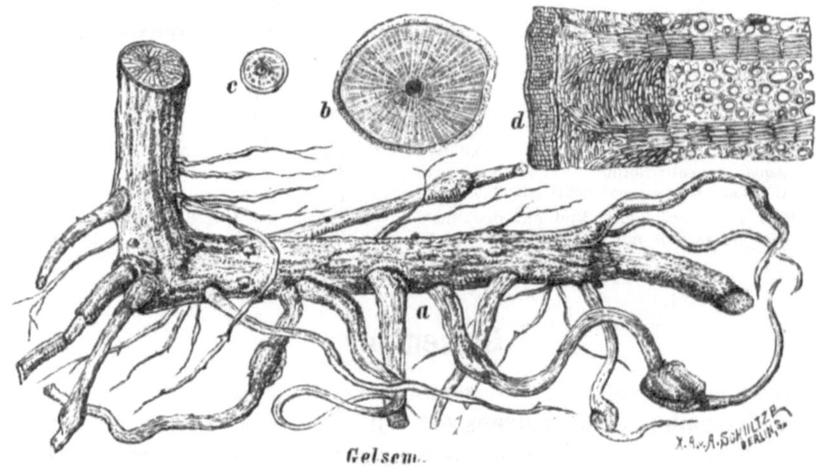

Fig. 258. Rhizom und Wurzel von Gelsemium sempervirens.

† **Extractum Gelsemii alcoole paratum** (Gall.) wird wie Extr. Digitalis alcoole paratum Gall. (S. 1041, 2.) bereitet.

† **Extractum Gelsemii fluidum** (U-St.). Fluid Extract of Gelsemium. Aus 1000 g gepulverter Wurzel (No. 60) und 91 proc. Weingeist im Verdrängungswege. Man befeuchtet mit 300 ccm, fängt zuerst 900 ccm auf und stellt l. a. 1000 ccm Fluidextrakt her. Es sind etwa 5000 ccm Lösungsmittel erforderlich. Gabe 0,05—0,3 mehrmals täglich.

† **Tinctura Gelsemii** (Ergänzb. Helv. Brit. U-St.). Gelsemiumtinktur. Ergänzb.: Aus 1 Th. grob gepulverter Wurzel und 10 Th. verdünntem Weingeist (60 proc.). Helv.: Aus gepulverter Wurzel (V) wie Tinct. Capsici Helv. (S. 606). — Brit.: Mittels Weingeist von 60 vol. Proc. ebenso. — U-St.: Aus 150 g gepulverter Wurzel (No. 60) und einer Mischung von 650 ccm Weingeist (91 proc.) und 350 ccm Wasser im Verdrängungswege. Man befeuchtet mit 100 ccm und sammelt l. a. 1000 ccm Tinktur. — Bräunlichgelbe, blau fluorescirende Flüssigkeit, von welcher 1 ccm mit 5 Tropfen verdünnter Salzsäure und 9 ccm Wasser eine schillernde Lösung giebt, worin 1 ccm MAYER's Reagens einen flockigen Niederschlag erzeugt. Vorsichtig aufzubewahren.

Höchste Einzelgabe: Brit. 0,3—0,9 g. Helv. 1,0 g n. LEWIN 1,0 g

„ Tagesgabe: „ 5,0 „ „ „ 3,0 „

Acetractum Gelsemii fluidum vergl. Acetractum Cocae fluidum S. 870.

Mixtura antineuralgica HILL.

Rp. Extracti Gelsemii fluidi
Kalii bromati
Kalii bicarbonici ää 5,0
Aquae destillatae 60,0.
Gegen Migräne. 3 mal täglich 1 Theelöffel.

Liton, gegen Zahnschmerz, ist eine Tinktur aus Gelsemiumkraut 1 : 10.

Universalmittel gegen Zahnschmerz, aus einer Kölner Apotheke, bestand 1) aus Gelsemiumtinktur, 2) aus Chloralhydrat, Kampher, Gesemiumtinktur und Cajeputöl.

II. † Gelsemium elegans Benth. Heimisch in China und Sumatra. Enthält ein Alkaloid, das mit denen der vorigen Art nicht identisch sein soll. Wird in China zu Giftmorden verwendet.

Genista.

Gattung der **Papilionaceae—Genisteae—Spartiinae.**

I. Verschiedene Arten enthalten das giftige Cytisin, so **G. ramosissima Poir., G. spicata Eckl. et Zeyh.**

II. Genista tridentata (?) in Brasilien, liefert ein ätherisches Oel: **Carquejaöl.** Spec. Gew. 0,9962. Drehung — 31° 15'. Es ist gelb, riecht kampferähnlich. Enthält Cineol und liefert bei der Destillation Essigsäure.

III. Genista tinctoria L. **Färberginster. Farbblumen. Gilbkraut. — Genêt des teinturiers. Genistrole.** Heimisch durch fast ganz Europa bis nach Sibirien. Man verwendete die Blätter **Herba Cytisogenistae** und die Blüthenstände **Summitates Genistae** medicinisch, auch gegen Wasserscheu. Enthält einen gelben Farbstoff, man verwendet sie daher hier und da in der Färberei (z. B. zur Darstellung des Schüttgelb). Aehnlich verwendet man **G. ovata W. et K., G. anglica L., G. sagittalis L., G. monosperma Lam., G. purgans L.**

IV. Die Fasern von **Genista virgata D. C.** und einigen anderen Arten werden zur Herstellung von Geweben benutzt.

V. Flores Genistae. Flores Genistae scopariae. Flores Spartii scoparii. — Ginsterblumen. Besenkrautblumen sind die Blüthen des **Cytisus scoparius Lk.** (syn: **Sarothamnus scoparius L.**) Familie der **Papilionaceae—Genisteae—Cytisinae.** Heimisch in Mitteleuropa. Sie sind gross, gelb, selten weiss, der Kelch ist zweilippig, der Griffel lang, schneckenförmig eingerollt. Sie enthalten Spartein (vergl. dort).

Einsammlung. Man pflückt die Blüthen mit den Kelchen von der im Mai und Juni blühenden Pflanze, trocknet sie sorgfältig und schnell und bewahrt sie in dicht geschlossenen Blech- oder Glasgefässen auf. Bei sorgloser Behandlung gehen Farbe und Geruch leicht verloren, und man findet deshalb im Handel gewöhnlich die beständigeren Blüthen von Spartium junceum L.

Verwendung. Hier und da noch als Purgans und Diureticum (vergl. Sparteïnum), äusserlich bei Erysipel.

Scoparii Cacumina (Brit.). **Scoparius** (U-St.). **Summitates Scoparii s. Genistae. Herba Spartii Scoparii. — Besenginsterkraut. — Genêt à balais** (Gall. Suppl.). — **Broom Tops.**

Anwendung. Aus dem frischen Kraut presst und verwendet man den Saft als harntreibendes Mittel, ferner bereitet man daraus ein Extrakt, aus dem getrockneten eine Tinktur, giebt indessen seit Reindarstellung der wirksamen Bestandtheile diesen den Vorzug. Bekannt ist die Verarbeitung der Zweige zu Besen und Bürsten (daher der Name). Die Knospen werden hier und da statt der Kapern, die reifen, gerösteten Samen bisweilen als Kaffeeersatz benutzt.

† Extractum Scoparii, Extr. Spartii scoparii. Man digerirt die frischen, blühenden Zweige mit 50 proc. Weingeist und dampft zum dicken Extrakt ein. Zu 0,2 bis 0,4 g mehrmals täglich. Höchstgabe 0,6 g.

Extractum Scoparii fluidum (U-St.). Fluid Extract of Scoparius. 1000 g gepulvertes Kraut (No. 60) wird im Verdrängungswege mittels verdünntem Weingeist (41 proc.)

erschöpft. Man befeuchtet mit 350 ccm, fängt zuerst 850 ccm auf und stellt l. a. 1000 ccm Fluidextrakt her.

Infusum Scoparii (Brit.). Infusion of Broom. Aus 100 g geschnittenem Besenginsterkraut und 1000 ccm siedendem Wasser. Nach $^1/_4$ Stunde abpressen.

Succus Scoparii (Brit.). Juice of Broom. Frisches Besenginsterkraut zerquetscht man, presst den Saft aus und mischt 3 Raumth. desselben mit 1 Raumth. 90 (vol.) proc. Weingeist. Gabe 3,5— 7,0 ccm.

Tinctura Spartii Scoparii wird aus 1 Th. Ginsterblumen und 5 Th. verdünntem Weingeist durch Digestion bereitet. Ebenso eine Tinktur aus dem Samen des Strauches.

Ginsterextrakt des Pfarrers KNEIPP ist Extr. Spartii scoparii spirituosum.

Ginsterkraut, Pfarrer KNEIPP's, ist Herba Genistae tinctor. cum floribus.

Rothlaufmixtur nach TESTEVIN ist eine mit 5 Proc. Salicylsäure versetzte Abkochung von Besenginsterblumen (100,0—150,0 : 1000,0). Man macht damit Umschläge auf die erkrankten Stellen und bedeckt mit Guttaperchapapier.

Wassersucht-Universalmittel von Dr. BESSER in Berlin ist Besenginster (50,0 = M. 1,50).

Gentiana.

Gattung der **Gentianaceae — Gentianoideae — Gentianeae.**

I. Eine Anzahl von Arten finden der bitterschmeckenden Wurzeln wegen allgemeine arzneiliche Verwendung, nämlich: **Gentiana lutea L.** Heimisch auf den mittleren Höhen der Gebirge von Portugal bis zu den Donauländern. Mit 1,5 m hohem, einfachem Stengel. Untere Blätter handbreit und doppelt so lang, elliptisch, ganzrandig, in einen breiten Stiel verschmälert, mit 5 — 7 Hauptnerven. Obere Blätter sitzend, allmählich in die Hochblätter des Blüthenstandes übergehend. Alle Blätter gegenständig. Blüthen gross, gelb, Scheinquirle bildend, 5 und 6 zählig, die Korolle fast bis zum Grunde in länglich-lanzettliche Zipfel gespalten. Die häutigen Kelche reissen einseitig auf. **Gentiana pannonica Scopoli.** Heimisch in den Alpen, Karpathen und dem Böhmerwald. Mit glockigem, fast gleichmässig gezähntem Kelch. Zipfel der Blüthe dreimal kürzer, als ihre Röhre, 6—7 zählig, purpurn mit dunkleren Punkten. Antheren röhrig zusammenhängend. **Gentiana purpurea L.** Heimisch von den Apenninen durch die Alpen bis Norwegen, auch in den Karpathen. Korolle glockig, aussen purpurroth, innen gelblich, Blüthen meist 6 zählig. Laubblätter meist 5 nervig. Kelchzähne zurückgekrümmt. **Gentiana punctata L.** Heimisch in den Alpen, Karpathen und Sudeten. Blüthen mit glockiger, 6—7 zähliger, gelber, schwarzpunktirter Korolle. Kelchzähne aufrecht.

Radix Gentianae (Austr. Germ. Helv.). **Gentianae Radix** (Brit.). **Gentiana** (U-St.). **Radix Gentianae rubrae. — Enzianwurzel. Enzian. Rother Enzian.** (Volksthümlich: **Bitterwurzel, Alexiswurzel, Fieberwurzel, Hirschwurzel, Werlachwurzel). — Racine de gentiane** (Gall.). **— Gentian Root.**

Beschreibung. Das bis 4 cm dicke, aufrechte, dicht geringelte und mit 4 schiefen Reihen von Knöspchen versehene Rhizom bringt jährlich die dekussirten Laubblätter hervor und blüht nach 10—25 Jahren. Danach entwickelt sich eine oder 2 Knospen zu Rhizomzweigen, die wieder nach einigen Jahren blühen. Nach unten geht das Rhizom in die eine Länge von 1 m erreichende, wenig verzweigte Wurzel über. In der Droge ist das Rhizom quergeringelt, die Wurzel längsfurchig. Sie ist aussen rothbraun, innen gelblichbraun. Vorsichtig und rasch getrocknete Droge ist fast weiss, wird aber nach einiger Zeit ebenfalls roth. Um diese Röthung schneller herbeizuführen, schichten die Enziangräber die Wurzeln auf Haufen, die sie festtreten und sich längere Zeit selbst überlassen; durch die dann eingetretene Gährung wird die Röthung beschleunigt. Die trockene Droge bricht glatt und schneidet sich wachsartig. Der Geruch ist angenehm aromatisch, der Geschmack rein und stark bitter. Auf dem Querschnitt lässt sich mit der Lupe der dunkle Cambiumring erkennen, das Holz ist undeutlich strahlig, die Rinde meist lückig. — Die Droge ist zu äusserst von 5—10 Schichten flacher Korkzellen bedeckt, an die sich ein Hypoderm anschliesst. Die Hauptmasse der Rinde besteht aus Parenchym, in dem die unregelmässig vertheilten Siebstränge leicht aufgefunden werden. Im Holz kleine Gruppen von Gefässen oder einzelne Gefässe und ebenfalls unregelmässig zerstreute Gruppen von Siebröhren (Fig. 259). Markstrahlen sind in Holz und Rinde schwer zu erkennen. Stärke fehlt der Droge. Im Parenchym erkennt man kleine Oeltropfen und winzige Kryställchen. Die Wurzeln der 3 anderen, oben genannten Arten weichen von Gentiana lutea wenig ab, sie sind durchweg etwas dünner, im Bau stimmen sie überein.

Bestandtheile. Den bitteren Geschmack verdankt die Droge dem Glykoside Gentiopikrin $C_{20}H_{30}O_{12}$, wovon sie $^1/_{10}$ Proc. enthält. Dasselbe bildet farblose Nadeln, die sich leicht in Wasser und verdünntem Alkohol, nicht in Aether lösen. Sie lösen sich in Schwefelsäure farblos, beim Erhitzen wird die Lösung karminroth. Mit verdünnten Säuren liefert es Zucker und Gentiogenin $C_{14}H_{16}O_5$. Ferner enthält die Wurzel $^1/_{10}$ Proc. Gentianasäure (Gentisin) $C_{13}H_5O_2(OCH_3)(OH)_2$, die blassgelbe, glänzende, geschmack-

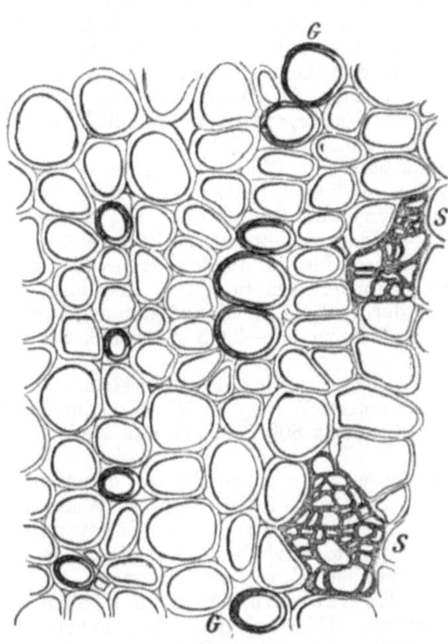

Fig. 259. Querschnitt durch Radix Gentianae.
G Gefässe. S Siebtheile.

lose Nadeln bildet, sie löst sich in Alkalien mit gelber Farbe, und ist der Methyläther des 1.3.7 Trioxyxanthons. Als weitere gelbe Substanzen werden bezeichnet Gentenin und Quercitrin oder ein Zersetzungsprodukt desselben. Ferner sind in der Droge enthalten: 6 Proc. fettes Oel, ein Zucker Gentianose $C_{16}H_{66}O_{31}$, der als Reservestoff dient, 8 Proc. Asche.

Verwechselungen und Verfälschungen. Durch Unachtsamkeit der Sammler werden gelegentlich die Wurzeln von Aconitum Napellus, Veratrum album oder Atropa Belladona mitgesammelt, die sämmtlich stark giftig sind. (Vergl. die betr. Artikel.) Das Pulver soll mit Ocker und dem Pulver von Lign. Guaiaci verfälscht werden. Ersteren erkennt man durch die Aschenbestimmung, letzteres unter dem Mikroskop an den grossen Gefässen, an den Oxalatkrystallen und an der Blaufärbung des alkoholischen Auszuges mit Oxydationsmitteln.

Einsammlung. Die Wurzeln werden im Frühling gesammelt, stärkere der Länge nach gespalten, der Gährung (vergl. oben) unterworfen und hiernach getrocknet. Dieses Verfahren giebt der Wurzel die röthlich braune Färbung, beeinträchtigt indessen ihre Beschaffenheit derart, dass man sie nur noch zu Pulvern, Theemischungen oder weingeistigen Auszügen gebrauchen kann. Bei der Extraktbereitung liefert eine derartig behandelte Wurzel nur noch geringe Ausbeute; das gewonnene Extrakt ist entweder trübe löslich oder wird es in kurzer Zeit. Ein klar lösliches Extrakt in möglichst reicher Ausbeute erhält man nur aus einer ungegohrenen Wurzel und thut deshalb gut, sich zur Darstellung desselben die innen hellfarbige, „unfermentirte" Enzianwurzel zu beschaffen. Es gilt hier ein altes Vorurtheil zu überwinden. — 100 Th. frische Wurzel geben etwa 30 Th. trockne. Das Pulvern der lufttrocknen Droge bedingt einen Verlust von 10—12 Proc. durch Eintrocknen und Verstäuben.

Aufbewahrung. Die Wurzel zieht Feuchtigkeit aus der Luft an, sie wird daher in dichten Blech- oder Holzgefässen, das feine Pulver in braunen Hafengläsern aufbewahrt.

Anwendung. Als Bittermittel in Pulver zu 0,25—1,0, als Aufguss (unzweckmässig, da derselbe zur Gallertbildung neigt), meist aber in den verschiedenen Zubereitungen. Als Mittel gegen Trunksucht hat Enzianwurzel sich nicht bewährt, ebenso nicht an Stelle der Laminariastifte als „Quellmeisel".

Extractum Gentianae. Enzianextrakt. Extrait de gentiane. Extract of Gentian. Germ.: 1 Th. Enzianwurzel in Scheiben von 1—2 mm Dicke zieht man erst 48, dann 12 Stunden mit je 5 Th. Wasser aus, kocht die vereinigten Pressflüssigkeiten auf, dampft auf 2 Th. ein, löst (in der 2—3 fachen Menge) kalten Wassers, lässt absetzen, filtrirt und dampft zum dicken Extrakt ein. — Die Macerationsdauer von 48 Stunden ist entschieden zu lang; die Hälfte genügt. — Helv.: 1 Th. Enzianwurzel (II) wird zuerst mit 5 Th. Wasser 24 Stunden, dann mit 3 Th. Wasser 12 Stunden ausgezogen, die auf 3 Th. eingedampften Pressflüssigkeiten mit 1 Th. Weingeist versetzt 3 Tage kühl gestellt, klar abgegossen, der Weingeist abdestillirt, der Rückstand nach 2 Tagen filtrirt und zum dicken Extrakt eingedampft. — Austr.: 1 Th. Enzianwurzel wird je 24 Stunden mit 6, dann mit 2 Th. Wasser ausgezogen, die durch Absetzenlassen geklärten Auszüge aufgekocht, durchgeseiht und zum dicken Extrakt eingedampft. Ausbeute etwa 25 Proc. — Brit. lässt die Wurzel mit dem zehnfachen Gewicht kochenden, destillirten Wasser übergiessen, nach 2 Stunden 15 Minuten lang kochen, auspressen und zum weichen Extrakt eindampfen. — U-St.: 1000 g gepulverte Enzianwurzel (No. 20) werden mit 400 ccm Wasser befeuchtet, nach 24 Stunden im Perkolator mit Wasser erschöpft, der Auszug auf $^3/_4$ seines Gewichts eingekocht, durchgeseiht und zur Pillenkonsistenz eingedampft. — Gall.: 1 Th. Enzianwurzel in Scheiben wird mit 5, dann mit 3 Th. Wasser je 12 Stunden ausgezogen, die Pressflüssigkeiten nach dem Absetzen zum weichen Extrakt eingedampft. — E. Diet.: 1000 g kleingeschnittene, staubfreie Enzianwurzel zieht man je 24 Stunden mit 3500,0, dann mit 2500,0 Wasser aus, klärt die Auszüge mittels Filtrirpapiermasse (je 20,0) durch Aufkochen, Abschäumen und Filtriren, dampft auf 750,0 ein, fügt 1500,0 Weingeist (90 proc.) hinzu, filtrirt nach 24 Stunden, zieht den Filterrückstand mit 1250,0 Weingeist (68 proc.) aus, filtrirt, destillirt 2000 g Weingeist ab, dampft zum dicken Extrakt ein, stellt dieses 8 Tage kühl, löst in der dreifachen Menge Wasser, filtrirt und dampft ein. Die Ausbeute aus gegohrener Wurzel beträgt bisweilen nur 13 Proc., durchschnittlich 30 Proc. eines oft nachtrübenden Extrakts, aus schnell getrockneter Wurzel bis zu 40 Proc. eines klar löslichen, bedeutend helleren Extrakts. Germ. und Helv. fordern ein in Wasser klar lösliches Enzianextrakt; trifft das nicht zu, so löst man es in der 2—3 fachen Menge kalten Wassers, lässt absetzen, filtrirt und dampft wieder ein. — Innerlich zu 0,5—2,0 g mehrmals täglich in Pillen.

Extractum Gentianae fluidum (U-St.). Fluid extract of Gentian. Aus 1000 g gepulverter Enzianwurzel (No. 30) und verdünntem Weingeist (41 proc.) im Verdrängungswege. Man befeuchtet mit 350 ccm, fängt zuerst 800 ccm auf und stellt l. a. 1000 ccm Fluidextrakt her.

Tinctura Gentianae. Enziantinktur. Teinture ou Alcoolé de gentiane. Germ.: Aus 1 Th. mittelfein zerschnittener Enzianwurzel und 5 Th. 60 proc. Weingeist durch Maceration. Gall.: Aus grob gepulverter Wurzel ebenso. Helv.: Aus Enzianwurzel (V) wie Tinct. Calami Helv. (S. 537). Mit Wasser in jedem Verhältniss klar mischbar.

Enziantinktur des Pfarrers Kneipp ist aus frischer Wurzel zu bereiten.

Vinum Gentianae. Vinum de Gentiana. Enzianwein. Vin de gentiane. Oenolé de gentiane. Helv.: Aus 5 Th. Enzianwurzel (III) und q. s. Marsalawein zu 100 Th. Filtrat im Verdrängungswege. — Gall.: 30,0 geschnittene Enzianwurzel macerirt man 24 Stunden mit 60,0 Weingeist (60 proc.), fügt 1000,0 Rothwein hinzu, lässt 10 Tage stehen und filtrirt. — Diet.: 50,0 grob gepulverte Enzianwurzel, 1000,0 Xereswein. Nach 8 Tagen abpressen und filtriren. — Ex tempore: 1,0 Enzianextrakt, 10 Th, Enziantinktur, 89 Th. Xereswein.

Elixir Gentianae (Nat. Form.). Enzian-Elixir. Elixir of Gentian. Rp.	mit 250 ccm Wasser aus. Hierauf befreit man den Niederschlag durch Pressen möglichst vom Wasser, wägt, fügt $^1/_5$ seines Gewichts Weingeist, ferner 1, 3 und 750 ccm von 7 hinzu, stellt 24 Stunden unter bisweiligem Schütteln bei Seite, filtrirt durch Papier und bringt durch Nachwaschen mittels q. s. von 7 auf 1000 ccm.

1. Extract. Gentian. fluid. (U-St.)   35 ccm
2. Liquoris Ferri Tersulphatis (S. 1147)   25 ccm
3. Spirit. Cardamom. comp. (Nat. form.)[1])   25 ccm
4. Liquor. Ammonii caustici (10 proc.)   28 ccm
5. Spiritus (91 proc.)
6. Aquae destillatae   } q s.
7. Elixir aromatici (U-St.)

Man verdünnt 2 mit 250 ccm kaltem Wasser, mischt mit der mit Wasser āā verdünnten Lösung 4, sammelt den Niederschlag auf einem genässten Musselinseihtuch, lässt völlig abtropfen, verrührt mit 250 ccm Wasser, bringt wieder aufs Seihtuch und wäscht in gleicher Weise nochmals

Elixir Gentianae cum Tinctura Ferri Chloridi
(Nat. form.)

Elixir of Gentian with Tincture of Chloride of Iron.
Rp.

Tinct. Ferri Citro-Chloridi (Nat. form.)
(S. 1135)   100 ccm
Elixir Gentianae (Nat. form.)   900 ccm.

---

[1]) Vorschrift zu dem Compound Spirit of Cardamom. Nat. form.: Ol. Cardamomi 2 ccm, Ol. Carvi 0,75 ccm, Ol. Cinnamom. Cass. 0,5 ccm, Spiritus (91 proc.) 500 ccm, Glycerin 65 ccm, Aq. destill. q. s. ad 1000 ccm.

Elixir Gentianae et Ferri Phosphatis (Nat. form.).
Elixir of Gentian and Phosphate of Iron.
Elixir Gentianae ferratum. Ferrated or
Ferrophosphated Elixir of Gentian.

Rp. Ferri Phosphatis solub. (U-St.)　　　17,5 g
　　Aquae destillatae　　　　　　　　　35 ccm
man löst unter Erwärmen und fügt hinzu
　　Elixir Gentianae (Nat. form.) q. s. ad 1000 ccm.

Elixir viscerale HUFELAND.

Rp. Extracti Absinthii
　　Extracti Centaurii minor.
　　Extracti Gentianae
　　Extracti Trifolii　āā　5,0
　　Aquae aromaticae　　90,0
　　Tincturae aromaticae　5,0.
Magenmittel. Theelöffelweise.

Infusum Gentianae compositum (Brit.).
Compound Infusion of Gentian.

Rp. Radicis Gentianae
　　Corticis Aurantii fruct.　āā　12,5
　　Corticis Citri fruct. recent.　25,0
　　Aquae destillat. ebullient.　1000,0
Nach ¹/₄ Stunde abzupressen. Gabe 15—30 g.

Infusum Gentianae compositum (Nat. form.).
Rp.
Iufusi Gentian. compos. fortior. Nat. form. 1 Vol.
Aquae destillatae　　　　　　　　　　　3 Vol.

Infusum Gentianae compositum fortius.
(Nat. form.)
Stronger Compound Infusion of Gentian.

Rp. Radic. Gentian. pulv. (No. 40)　125,0 g
　　Fruct. Coriandri　„　　„　　35,0 „
　　Cort. Aurantii fruct.　　„　　35,0 „
　　Spiritus diluti (41 proc.)　　　q. s.
Im Verdrängunnswege bereitet man 1000,0 ccm
Flüssigkeit.

Mixtura stomachica.
(Londoner Vorschrift.)

Rp. Radicis Gentianae　　　10,0
　　Cortic. Aurantii fruct.　3,5
　　Rhizomatis Rhei　　　　2,25
　　Rhizomatis Zingiberis　1,65
　　Aquae　　　　　　　　q. s.
Man digerirt 3 Stunden und stellt 1000,0 Flüssig
keit her. Esslöffelweise.

Pilulae stomachicae SENDNER.
SENDNER's magenstärkende Pillen.
· Kraft- und Magenpillen.

Rp. Ferri sesquichlorati crist.
　　Acidi hydrochlorici (25 proc.)
　　Pulveris aromatici
　　Radicis Althaeae
　　Sacchari albi　　　　āā　5,0
　　Extracti Gentianae　　10,0
　　Radicis Gentian. pulv.　q. s.
Man formt 300 Pillen, welche mit Zimmt bestreut,
in einem Glase abgegeben werden. Bei Verdau-
ungsstörungen, Mangel an Esslust 3—4 Stück
vor der Mahlzeit.

Ptisana Gentianae (Gall.).
Tisane de Gentiane.

Rp. Radic. Gentianae concis.　　5,0
　　Aquae destill. frigidae　　1000,0.
· Man macerirt 4 Stunden und seiht durch.

Pulvis antarthriticus amarus.
Poudre de la Mirandole.

Rp. Radicis Gentianae pulv.　25,0
　　Radicis Angelicae pulv.　10,0
　　Pulveris aromatici　　　　5,0.
Theelöffelweise mit Wein zu nehmen.

Pulvis antarthriticus Portlandi.
PORTLAND's antarthritic powder.
PORTLAND's Gichtpulver.

Rp. Radicis Gentianae　　　　15,0
　　Resinae Guajaci
　　Radicis Asari
　　Cort. Aurantii fruct.　āā　5,0
　　Herb. Centaurii minor.　　10,0.
Theelöffelweise mit Wein zu nehmen.

Sirupus Gentianae.
Sirupus de Gentiana (Gall.).
Sirop de gentiane
Wie Sirup Chamomill. Gall. (S. 716).

Sirupus Sanitatis Berolinensis.
Sirupus Vitae longae. (Sirupus
mercurialis compos.).

Rp. Extracti Gentianae　　1,0
　　Extracti Millefolii　　2,0
　　Mellis depurati　　120,0
　　Spiritus　　　　　10,0. .

Tinctura amara.
Tinctura Gentianae composita. Tinctura
stomachica. Bittere Tinktur. Bittere
Magentropfen. Bittertropfen. Gall-
tropfen. Magentinktur. Teinture amère.

I. Germanica.

Rp. Radicis Gentianae min. conc.
　　Herb Centaurii min conc.　āā　3,0
　　Cort. Aurantii fruct conc.　　2,0
　　Fruct. Aurant. immat. gr. pulv.
　　Rhizom. Zedoar. min. conc.　āā　1,0
　　Spiritus diluti (60 %)　　　50,0.
Man lässt eine Woche stehen, presst und filtrirt

II. Nation. Form.
Rp.
Radicis Gentianae min. conc.
Herb. Centaurii min. conc. pulv. (No. 40) āā 50,0
Cort. Aurantii fruct. conc.　　　　　　35,0
Fruct. Aurant. immat. gr. pulv.
Rhizom. Zedoar. min conc.　　　　　āā 17,0
Spiritus diluti (60 %)　　　　　　　q. s.
Man bereitet im Verdrängungswege 1000 ccm
Tinktur.

III. Austriaca.

Rp. Radicis Gentianae
　　Folior. Trifolii fibrin.
　　Herb. Centaurii min.
　　Cort. Aurant. fruct.　āā　10,0
　　Natrii carbonici crist.　　5,0
　　Aquae Cinnamom. spirit.　500,0.
Man digerirt 3 Tage, presst und filtrirt.

Tinctura amara acida.
I. Formul. Berolin. et Colon.

Rp. Acidi hydrochlorici (25 %) 5,0
　　Tincturae amarae　　　　25,0.

Dreimal täglich 15 Tropfen.

II. Münch. Nosokom. Vorschr.

Rp. Acid. hydrochlor. dilut. (12,5 %) 1,0
　　Tinctur. amarae
　　Tinctur. aromaticae　　āā　15,0.

Tinctura amara composita.

Rp. Tinctur. amarae　　　　40,0
　　Tinctur. Aurant. cort.
　　Tinctur. Gentianae　āā　20,0
　　Tinctur. Angelicae
　　Tinctur. Zingiberis　āā　10,0.

Tinctura amara viridis.

Rp. Tincturae amarae　　　100,0
　　Anilini coerulei 0,02 vel q. s.

Tinctura Gentianae alcalina (Gall.).

Teinture ou Alcoolé de Gentiane alcaline.
Élixir amèr de PEYRILHE. Elixir antiscrophulosum PEYRILHE.

Rp. Radic. Gentian. gr. pulv. 10,0
    Natrii carbonici crist. 3,0
    Spiritus diluti (60 %) 300,0.
Man macerirt 10 Tage, presst und filtrirt.

Tinctura Gentianae ammoniacalis.

Elixir Gentianae DESCHAMPS. Elixir
antiscrophulosum.

Rp. Extracti Gentianae 4,0
    Ammonii carbonici 0,8
    Aquae destillatae 20,0
    Spiritus diluti (60 %) 75,0.
Theelöffelweise.

Tinctura Gentianae composita.

Compound Tincture of Gentian.

I. Britannica.

Rp. Radic. Gentian. concis. 100,0
    Corticis Aurant. fruct. 37,5
    Semin. Cardamomi cont. 12,5
    Spiritus (45 proc.) 1000 ccm.
Durch Maceration zu bereiten.

II. United States.

Rp. 1. Radicis Gentian. pulv. No. 40 100,0
    2. Cortic. Aurantii fruct. No. 40 40,0
    3. Fruct Cardamomi No. 40 10,0
    4. {Spiritus (91 %) 600 ccm} q. s.
      {Aquae destillatae 400 ccm}
Man macerirt 1—3 mit 100 ccm von 4 24 Stunden
und sammelt dann im Verdrängungswege 1000
ccm Tinktur.

Tinctura roborans.

Rp. Corticis Aurant. fruct. 20,0
    Corticis Quercus 80,0
    Radicis Caryophyllatae 60,0
    Radicis Gentianae 85,0
    Spiritus diluti (70 Vol. %) 700,0
    Aquae Menthae pip. 350,0.

Tinctura salina Halensis.

Rp. Cortic. Aurant. fruct.
    Radic. Gentianae āā 20,0
    Kalii carbonici 80,0
    Aquae fervidae 250,0.
Nach dem Erkalten fügt man hinzu
    Spiritus (90 Vol. %) 100,0.
Durch Digestion zu bereiten.

Vinum Gentianae compositum.

Vinum amarum. Bitterwein. Magenwein.

Rp. Extracti Gentianae 20,0
    Tincturae Aurant. cort. 50,0
    Tincturae aromaticae 30,0
    Vini Xerensis 900,0.

Vet. Electuarium stomachicum.

Appetitlatwerge für Pferde.

Rp. Radic. Gentian. gr. pulv.
    Rhizom. Calami „
    Fruct. Juniperi „ āā 100,0
    Fruct. Carvi
    Semin. Foenugraeci „
    Farinae Secalis āā 50,0
    Semin. Sinapis pulv. 25,0
    Sirupi communis q. s.

Vet. Kraft- und Reizpulver für Pferde.

Rp. Semin. Strychni pulv. 6,0
    Ferri sulfurici „ 30,0
    Radicis Gentian. pulv. 45,0
    Pulver. aromatici 15,0.
Divide in part XII.

Vet. Pulver gegen Hautpusteln HARVEY.

Rp. Radic. Gentianae pulv.
    Natrii hyposulfurosi āā 90,0
    Semin. Lini pulv. 60,0.
Divide in part. XII.

Vet. Pulvis cordialis.

Poudre cordiale tonique Lebas (Gall.).

Rp. Radicis Gentianae pulv. 250,0
    Salis marini 125,0
    Ferri oxydati (Capit. mort.) 25,0.

Vet. Pulver gegen blaue Milch.

Rp. Radic. Gentianae gr. pulv.
    Rhizom. Calami „
    Fruct. Juniperi „
    Herb. Absinthii „
    Cretae albae „ āā.

Vet. Pulvis Equorum.

I. Fresspulver für Pferde.

Rp. Radicis Gentian. gr. pulv. 500,0
    Natrii sulfuric. „ 250,0
    Natrii bicarbon. „
    Natrii chlorati crudi āā 125,0.

II. Pulver gegen Durchfall.

Rp. Radicis Gentian. gr. pulv. 140,0
    Rhizom. Calami „ 100,0
    Cretae albae „ 150,0
    Fructus Juniperi „ 100,0
    Semin. Strychni „ 10,0.
1—2 Esslöffel aufs Futter.

Vet. Pulvis Porcorum.

Fresspulver für Schweine.

I.

Rp. Radic. Gentian. gr. pulv. 120,0
    Stibii sulfurati nigr.
    Rhizomat. Calami āā 200,0
    Semin. Foenugraeci
    Sulfuris sublimati āā 160,0
    Fructus Anisi
    Fructus Foeniculi āā 80,0.

II.

Rp. Stibii sulfurat. nigr. 50,0
    Sulfur. sublimat. 100,0
    Kalii nitrici 120,0
    Kalii sulfurici 30,0
    Radic. Gentian. pulv. 700,0.

III. Verfangpulver.

Rp. Stibii sulfurati nigri pulv.
    Tartari crudi pulv.
    Radic. Gentian. pulv. āā 10,0
    Semin. Lini „ 30,0
    Natrii sulfuric. sicci 40,0.

Vet. Pulvis Vaccarum.

Fresspulver für Kühe.

I.

Rp. Radic. Gentian. gr. pulv.
    Semin. Foenugraeci „
    Cortic. Chinae „
    Sulfuris sublimati „
    Folior. Trifolii fibr. „
    Rhizom. Calami „
    Natrii chlorati crudi āā 100,0
    Pulveris Herbar. et Radic. 300,0.

II.

Rp. Radicis Gentian. gr. pulv.
    Natrii bicarbonic. venal. āā 150,0
    Natrii chlorati crudi 300,0
    Natrii sulfuric. sicci 400,0.

Aquae Vitae Gentianae. Eau de vie de Gentiane. Enzian. Ein in verschiedenen Gebirgsgegenden aus der Enzianwurzel durch Gährung mit Zucker und nachherige Destillation, bisweilen unter Zusatz von Wermuth, Fenchel, Zimmt und anderen Gewürzen, hergestelltes Getränk.

BANSI'sche Tropfen. Eine Mischung aus Enzian-, Wermuth- und aromatischer Tinktur āā 15,0 mit Rhabarberwein q. s. bis zur schwachen Trübung.

Bunsenliqueur von HENSLER in Maubach, gegen Fettleibigkeit, ist eine Tinktur aus Enzian, Senna, Pomeranzen, Gutti, Pottasche und Salicylsäure.

Edelenzianwurzelsaft der Gebr. HAGSPIEL ist ein über Enzianpflanzen destillirter Schnaps.

Gall- und Magentropfen, Königseer. Entsprechen einer Mischung aus Lebenselixir, Bitterer Tinktur, Enzian- und Pomeranzentinktur āā 10,0, Pottasche 0,3.

Gesundheitsliqueur, Berliner, von EMIL TROTZ. Ein Aloë und Enzian enthaltender Schnaps.

Hamburger Magenbitter oder Magen-Drops von F. O. WUNDRAM. Je 10 g Gewürz- und bittere Tinktur, 2 g Hoffmannstropfen, 12 Tropfen Pfefferminzöl.

HELUNGKIANG's Arabisches und Asiatisches Thierheilpulver von BITTNER & WILHELM. 10 Th. Enzian, 6 Th. Glaubersalz, 2 Th. Mergel, 2 Th. Schwefel, wenig Wermuth.

Lebensbalsam von SPUDAEUS wird bereitet aus: je 120 g Enzian- und Angelikawurzel, 80 g Kalmus, 580 g Aloë, 100 g Rhabarber, 20 g Safran und 10 kg Franzbranntwein.

Orientalisches Viehheil, von WALKOWSKI in Berlin. 650 g Pulver aus Alaun, Glaubersalz, Kreide, Bockshornsamen, Kamillen, Sandelholz, Enzian, Roggenmehl.

Schweizer Alpenkräuterbitter. Je 125 g Enzian, Galgant, Wacholderbeeren, 60 g Angelika, je 30 g Thymian, Salbei, Baldrian, Kalmus, Zimmt.

Stomachicum comp. nennen BURROUGHS, WELLCOME & Co. Tabletten mit einem Gehalt von je 7,5 Enzian- und Rhabarberaufguss, 0,324 Natriumbikarbonat, 0,008 Pfefferminzöl.

Verdauungsliqueur von Prof. AUG. MÜLLER in Berlin. Ein mit äther. Oelen versetzter Enzianlikör.

Mittel gegen Trunksucht.

Enthalten fast durchweg Enzian als Grundlage. Das von MAX FALKENBERG in Berlin: 1) 313 g Enzianpulver, 2) 68 g Kalmuspulver (10 M.). Von E. FRANCKE in Berlin: Enzian- und Kalmuspulver (2 M.).

HEYMANN in **Berlin:** Auszug aus bitteren Drogen, besonders Enzian.

KARRER-GALLATI in **Glarus:** 1) Enziantinktur, 2) 2,6 proc. Lösung von Brechweinstein (12 M.).

KELM in **Berlin:** 30 Pillen aus Enzianpulver, Enzianextrakt und Spuren Eisenoxyd (8 M.).

TH. KONETZKI in **Berlin:** Tinktur aus Aloë, Rhabarber, Safran, Kalmus, Enzian, Lärchenschwamm (7 M., Gebrauchsanweisung dazu 10,50 M.). „Karlsruh. Ortsges. Rath."

A. KRAHMER: Ein Pulver aus Enzian, Süssholz und Eisen.

W. KRÖNIG in **Berlin:** 1) 2—300 Pillen aus Eisen, Enzian, Enzianextrakt. 2) 40 g Pulver aus Kalmus und Enzian (6 M.).

Dr. OSKA in **Stein-Säckingen:** 1) 70 g Enzianpulver, 2) 180 g Theemischung aus Enzian und Bitterklee (12 M.).

R. RETZLAFF in **Dresden:** (Kräutermehl) ist Enzianpulver.

Dr. SCHULZE, Königl. Preuss. Oberarzt, Autographirte Recepte, welche lauten: Ferri carbon. sacch., Extr. Gentian., Rad. Gentian. āā 5,0 Mucil, q. s., f. pil. 100. (1 Recept = 10 M.)

A. VOLLMANN in **Berlin:** Pillen aus Enzianpulver und Enzianextrakt, dazu 40 g Enzianpulver (10 M.).

II. In Japan verwendet man wie Enzianwurzel die Wurzel von **Gentiana scabra Bunge var.** α **Buergeri Max.**, in Nordamerika vielfach ebenso diejenige von **G. ochroleuca Fröl.**, in Indien die von **Gentiana Karrooa.**

Geranium.

Gattung der **Geraniaceae — Geranieae.**

I. Geranium maculatum L. Heimisch in Nordamerika und den nördlichen und östlichen Staaten der Union. Verwendet wird das Rhizom: **Cranesbill** (U-St.), **Alaunwurzel.** Dasselbe ist trocken von der Dicke einer Federspule, bis 10 cm lang, oft verzweigt, gebogen, knollig, längsrunzelig, aussen dunkelbraun, innen heller. Wurzeln fast ausschliesslich an der Unterseite und den Seiten. Auf dem Querschnitt erkennt man ein breites Mark, wenige Holzbündel und das Cambium, die Rinde lässt eine radiale Streifung nicht erkennen. Aussen eine dünne Korkschicht. Im Parenchym reichlich Gerbstoff und Stärke.

Bestandtheile. Gerbstoff im Oktober 9,72 Proc., im April 27,88 Proc. Derselbe ist ein Glukosid.

Anwendung. Eines der in Amerika am meisten gebrauchten Adstringentien.

Extractum Geranii fluidum (U-St.). Fluid Extract of Geranium. Aus 1000 g gepulvertem Geraniumrhizom (No. 30) und einer Mischung von 100 ccm Glycerin und 900 ccm verdünntem Weingeist (41 proc.) im Verdrängungswege. Man befeuchtet mit 350 ccm, erschöpft zuerst mit dem Rest des Lösungsmittels, dann mit verdünntem Weingeist, fängt die ersten 700 ccm für sich auf und bereitet l. a. 1000 ccm Fluidextrakt.

II. Geranium Robertianum L. lieferte früher **Herba Ruperti. G. sanguineum L.** lieferte **Herba** und **Radix Sanguinariae.**

III. Indisches Geranium-Oel, vergl. Andropogon S. 304.

Französisches, afrikanisches, spanisches, deutsches, Réunion-Geraniumöl wird von Arten der Gattung Pelargonium gewonnen, besonders **P. capitatum Ait., P. roseum Willd., P. odoratissimum Willd.** und zwar durch Destillation der Blätter. Sie enthalten als riechende Bestandtheile Geraniol, Citronellal und wahrscheinlich auch Linalool. Man verwendet die Oele in der Parfümerie.

Geum.

Gattung der **Rosaceae — Rosoideae — Potentilleae — Dryadinae.**

I. Geum urbanum L. Heimisch in Europa, Asien und dem nordwestlichen Amerika (angeblich auch in Australien).

Verwendung findet das Rhizom: **Radix s. Rhizoma Caryophyllatae. Radix Gei. — Nelkenwurz. Benediktenwurzel. Benedikten-Nägleinwurz. — Souche de benoite** (Gall.).

Beschreibung. Es ist über fingerlang, ringsum bewurzelt, an dem verdickten oberen Ende mit Stengelresten, sehr hart. Der Querschnitt lässt ein sternförmiges Mark, einen gelblichen, von breiten Markstrahlen durchbrochenen Holzkörper und eine schmale Rinde erkennen. Im Parenchym Oxalatdrusen. Frisch nach Nelken riechend, trocken geruchlos. Geschmack herbe und bitter.

Bestandtheile. 42 Proc. Gerbstoff (nach anderer Angabe 3 Proc.), Bitterstoff, Stärke, 0,04 Proc. ätherisches Oel, nach Nelken riechend.

Einsammlung. Im Frühjahr. *Anwendung.* Als Adstringens.

Tinctura Caryophyllatae wird aus 1 Th. zerschnittener Nelkenwurzel und 5 Th. verdünntem Weingeist bereitet.

II. Geum rivale L. liefert **Radix Caryophyllatae aquaticae** (Water avens).

Ginseng.

I. Die **Ginseng-Wurzel.** — **Radix Ginseng.** **Radix Ninsi** stammt von **Panax Ginseng C. A. Meyer** (**Araliaceae — Aralieae**), in China und Korea wild und kultivirt: in Japan, neuerdings auch in Nordamerika nur kultivirt.

Beschreibung. Die Wurzel ist weisslich, schlank rübenförmig, oben mit dem kopfartig abgesetzten Axenrest, nach unten in einige dickere Aeste getheilt, so dass eine entfernt menschenähnliche Gestalt zu Stande kommt. Die Wurzel erreicht die Dicke von 2,5 cm. Sie zeigt im Bau nichts Auffallendes, in der Rinde schizogene Sekretbehälter, die Stärke des Parenchyms ist verkleistert, da man die Wurzel gewöhnlich brüht, wodurch sie halb durchscheinend wird.

Bestandtheile. Panakolin $C_{24}H_{25}O_8$, von unbekanntem chemischen Charakter.

Anwendung. Die Droge geniesst in China einen ausserordentlichen Ruf als Universalmittel und speciell als Aphrodisiacum, zu dem vielleicht die menschenähnliche Gestalt der Wurzel Veranlassung gegeben hat. — Da die in Asien gewonnene Droge nicht den Bedarf deckt, so führt man aus Amerika die kürzere, runzlige, dicker rübenförmige Wurzel von **Panax quinquefolius L.** (**Radix Ginseng americana — Kraftwurzel. — Red berry**) ein, die aber als weit weniger werthvoll gilt. (Vergl. auch Senega.) Man kultivirt die Pflanze auch für diesen Zweck. Sie enthält einen wenig charakterisirten Körper Panquilon, der mit H_2SO_4 roth wird. Der echten Ginsengwurzel substituirt man zuweilen die Wurzel des in Korea heimischen Sium Ninsi L.

II. In Nord-Amerika heisst die kuglige Wurzel von **Panax trifolius L.** Dwarf Ginseng.

Glechoma.

Gattung der **Labiatae — Stachyoideae — Nepeteae.**

Glechoma (Glecoma) hederacea L. Heimisch in Europa und dem nördlichen Asien, in Amerika verwildert. Kriechend mit eiförmig-rundlichen, gekerbten Blättern. Blüthen infolge von Gynodiöcie gross- und kleinblüthig. Kelch 5zähnig, die zweilippige Krone mit flacher Oberlippe, die Antheren der Staubblätter paarweise in ein Kreuz gestellt. Auf den Blättern kurze einzellige und mehrzellige Gliederhaare, ausserdem Drüsenhaare mit kleinerem, 1—2zelligem und solche mit grösserem, 8zelligem Kopf. — Das blühende Kraut liefert:

Herba Hederae terrestris (Ergänzb.). — **Gundermann. Gundelrebe. Donnerrebe. Erdepheu.** — **Lierre terrestre** (Gall.). — **Ground-ivy.**

Bestandtheile. Aetherisches Oel 0,06 Proc., Fettsäure bei 53° C. schmelzend, 0,96 Proc., Kautschuk 0,38 Proc., Wachs 0,66 Proc., Glukose 2,49 Proc., Saccharose 0,40 Proc., Gerbstoff 2,64 Proc., Asche 15,90 Proc. etc. Das ätherische Oel ist von dunkelgrüner Farbe, sein spec. Gewicht ist = 0,925.

Einsammlung. Im April und Mai. 5 Th. frisches Kraut geben 1 Th. trocknes.

Anwendung. Als Heilmittel ist Gundermann veraltet. In den Apotheken wird er als Hausmittel gefordert. In Amerika gegen Fieber, Brechreiz etc. verwendet.

Ptisana de folio Glechomae (Gall.). Tisane de lierre terrestre. Wie Ptisana Buchu Gall. (S 511) zu bereiten.

Sirupus de Glechoma (Gall.). Sirop de lierre terrestre. Wie Sirupus Chamomillae Gall. (S. 716) zu bereiten.

<table>
<tr><td>

Herbae bechicae.
Brust- und Lungenkräuter.
Rp. Herbae Hederae terrestris
    Herbae Veronicae
    Folior. Farfarae
    Radicis Liquiritiae
    Stipit. Dulcamar. āā 20,0.

</td><td>

Mixtura anticatarrhalis GALLOIS.
Rp. Infusi Hederae terr.   200,0
    Gummi Ammoniaci   2,0
    Vitella ovor. duor.
    Sirupi Aurantii flor.   50,0
    Extracti Opii   0,1.
Stündlich einen Esslöffel.

</td></tr>
</table>

Potio pulmonalis GLONER.
Rp. Herb. Hederae terr.
Fol. Theae Chinens. āā 10,0
Florum Verbasci 5,0
Rhizom. Iridis flor. 2,5
Aquae fervidae 225,0
Zur Seihflüssigkeit fügt man hinzu
Sirupi Aurantii flor. 30,0
Sirupi Balsami tolut. 15,0
Spiritus Sacchari (Rum) 30,0
Tinctur. Cinnamomi 1,0.
In 24 Stunden zu verbrauchen.

Species cruciatae Hispanicae.
Spanischer Kreuzthee.
Rp. Fructus Anisi stellati
„ Foeniculi āā 25,0
„ Anisi vulgaris 20,0
„ Coriandri 10,0
Cortic. Cinnamom. 25,0
Caricarum siccat. 50,0

Flor. Rhoeados 20,0
Herb. Hederae terr.
„ Hepaticae āā 100,0
Fol. Farfarae 80,0
Rhizom. Chinae
„ Galangae
„ Calami āā 50,0
„ Iridis flor. 70,0
Radicis Liquirit. 60,0
„ Sarsaparill. 20,0
Rhizom. Graminis 100,0
„ Caricis aren.
Ligni Sassafras
Fruct. Ceratoniae āā 50,0
Passular. minor. 5,0
Cornu Cervi raspat. 70,0
Flor. Chamomill. Rom. 100,0
„ Primulae 35,0.
Wird in cylindrischen Packeten zu 90,0 und 450,0 g abgegeben.

Glycerinum.

I. Glycerinum (Austr. Brit. Germ. Helv. U.-St.). **Glycérine officinale** (Gall.). **Glycerina. Oelsüss. SCHEELE'sches Süss. Lipyloxydhydrat, Glyceryloxydhydrat.** $C_3H_5(OH)_3$. **Mol. Gew.** $= 92$.

Handelssorten. Das Glycerin wird in grossen Mengen bei der Verseifung der Fette mittels Aetzalkalien (Saponifikationsglycerin) und bei der Spaltung der Fette mittels überhitzten Wasserdampfes zum Zwecke der Gewinnung der Fettsäuren gewonnen. Im Handel unterscheidet man: 1) Roh-Glycerin, das durch Verdampfen der Seifenlaugen gewonnene Glycerin, eine braune zähe Masse, welche noch stark verunreinigt ist. 2) Raffinirtes Glycerin. Dieses ist aus dem Rohglycerin durch Behandlung mit Chemikalien (ohne Destillation) erhalten, z. B. wird es mit Baryumkarbonat zur Entfernung der Schwefelsäure, mit Oxalsäure zur Entfernung des Kalks behandelt und behufs Entfärbung über Kohle filtriert. Diese Sorte kann zum pharmaceutischen Gebrauche nicht verwendet werden. 3) Destillirtes Glycerin, welches durch überhitzten Wasserdampf überdestillirt worden ist. Diese Sorte wird, um sie farblos und blank zu machen, noch über Kohle filtrirt, abermals destillirt und stellt alsdann das Glycerin der Pharmakopöen dar.

Indessen sind die officinellen Sorten nicht absolutes, 100procentiges Glycerin, sondern sie enthalten wechselnde Mengen Wasser.

Eigenschaften. **A.** Des absoluten Glycerins. Das absolute oder wasserfreie Glycerin ist eine farblose, dickflüssige, sehr hygroskopische Flüssigkeit vom spec. Gew. 1,269. — Es erstarrt, besonders wenn es häufigen Erschütterungen ausgesetzt wird, bei -8^0 C. zu einer farblosen Krystallmasse. Die Krystalle sind sehr hygroskopisch und schmelzen bei $+20-21^0$ C. Trägt man einen Glycerinkrystall in stark abgekühltes Glycerin ein, so erstarrt dieses sofort zu einer zusammenhängenden Krystallmasse. Im übrigen besitzt das absolute Glycerin die Eigenschaften des folgenden.

B. Die officinellen Glycerine. Diese sind, wie schon erwähnt, Glycerine mit verschiedenem Gehalte an Wasser. Dem entsprechend ist das spec. Gewicht nach den verschiedenen Pharmakopöen ein verschiedenes:

	Austr.	Brit.	Gall.	Germ.	Helv.	U-St.
Spec. Gewicht bei 15° C.	1,25	1,26	1,242	1,225—1,235	1,23—1,235	> 1,25
Gehalt an absolut. Glycerin in Proc	93	96	90	84—87	85—87	> 95

Germ.: Sirupartige, klare, farblose, geruchlose Flüssigkeit von eigenthümlich süssem Geschmack. Es lässt sich, ohne zu erstarren, auf -40^0 C. abkühlen (wasserfreies Glycerin erstarrt bei -8^0 C.). Unter normalem Drucke siedet es unter theilweiser Zersetzung in Acroleïn und Bildung von Polyglyceriden bei 290^0 C., unter vermindertem Drucke ohne

Zersetzung bei erheblich niederer Temperatur, doch verdampft es schon bei 100° C. nicht unbeträchtlich. Ebenso ist es mit Wasserdämpfen flüchtig, besonders leicht aber, wenn dieselben überhitzt sind, s. Darstellung. Glycerin ist mit Wasser, Weingeist und Aetherweingeist in allen Verhältnissen mischbar, nicht mischbar dagegen ist es mit Aether, Chloroform, Benzin, Schwefelkohlenstoff, fetten und ätherischen Oelen. Glycerin ist nicht leicht entzündlich, doch sind seine Dämpfe brennbar; mittels eines Dochtes kann man Glycerin in Lampen etc. brennen, die Glycerinflamme ist nicht leuchtend. Glycerin ist ein ausgezeichnetes Lösungsmittel für viele unorganische und organische Stoffe. Es löst einige Metallhydroxyde, z. B. Bismuthydroxyd, Kupferhydroxyd, verhindert daher deren Fällung durch ätzende Alkalien aus den betreffenden Salzlösungen. Ferner löst es Phenole, Alkaloide u. a. m.

Eine wichtige Eigenschaft des konc. Glycerins ist seine Eigenschaft, begierig Wasser aufzunehmen, es ist hygroskopisch. Darauf ist zurückzuführen der Umstand, dass unverdünntes Glycerin die Gewebe des thierischen Körpers (z. B. die Haut) reizt, weil es ihnen Wasser entzieht, ferner die Eigenthümlichkeit, dass Glyceringefässe sich immer feucht anfühlen, und dass beim Neigen derselben aus der Gegend zwischen Hals und Stopfen immer einige Tropfen stark verdünntes Glycerin abfliessen. Auch seine Anwendung als Konservirungsmittel für anatomische Präparate ist darauf zurückzuführen, dass es den Geweben Wasser entzieht, somit Fäulniss unmöglich macht.

Spec. Gewicht der Mischungen aus Wasser und Glycerin bei 12—14° C.
(nach Lenz).

Proc. Glycerin	Spec. Gewicht	Proc. Glycerin	Spec. Gewicht	Proc. Glycerin	Spec. Gewicht	Proc. Glycerin	Spec. Gewicht	Proc. Glycerin	Spec. Gewicht	Proc. Glycerin	Spec. Gewicht	Proc. Glycerin	Spec. Gewicht
100	1,269	85	1,229	71	1,191	57	1,150	43	1,112	29	1,074	15	1,037
99	1,266	84	1,226	70	1,188	56	1,148	42	1,110	28	1,071	14	1,034
98	1,263	83	1,223	69	1,185	55	1,145	41	1,107	27	1,068	13	1,032
97	1,261	82	1,221	68	1,182	54	1,143	40	1,104	26	1,066	12	1,029
96	1,258	81	1,218	67	1,179	53	1,140	39	1,101	25	1,063	11	1,027
95	1,255	80	1,215	66	1,176	52	1,137	38	1,098	24	1,060	10	1,024
94	1,253	79	1,212	65	1,173	51	1,134	37	1,096	23	1,058	9	1,022
93	1,250	78	1,210	64	1,170	50	1,132	36	1,093	22	1,055	8	1,019
92	1,247	77	1,207	63	1,167	49	1,129	35	1,090	21	1,052	7	1,017
91	1,245	76	1,204	62	1,164	48	1,126	34	1,088	20	1,049	6	1,014
90	1,242	75	1,201	61	1,161	47	1,123	33	1,085	19	1,047	5	1,012
89	1,239	74	1,199	60	1,158	46	1,121	32	1,082	18	1,044	4	1,009
88	1,237	73	1,197	59	1,155	45	1,118	31	1,079	17	1,042	3	1,007
87	1,234	72	1,194	58	1,153	44	1,115	30	1,077	16	1,039	2	1,004
86	1,231											1	1,002

Beim Ueberhitzen unter gewöhnlichem Druck zerfällt das Glycerin in Wasser und Akroleïn. Diese Spaltung tritt besonders leicht ein beim Erhitzen von 1 Th. Glycerin mit 2 Th. Kaliumbisulfat, worauf der qualitative Nachweis des Glycerins sich gründet. Durch Einwirkung von Schwefelsäure und Salpetersäure in der Kälte wird Glycerintrinitrat (Nitroglycerin) gebildet. Durch Erhitzen mit Kaliumpermanganat wird es zu Oxalsäure oxydirt.

Kaliumpermanganat, Chlorsäure, Chromsäure und ähnliche oxydirende Agentien wirken auf Glycerin sehr energisch, bisweilen unter Entzündung ein; man vermeidet es daher, diese Substanzen mit unverdünntem Glycerin zusammenzumischen.

Obgleich Glycerin eine sehr beständige Substanz ist, so lässt sie sich doch vergähren. Durch ein Ferment, welches dem Heu durch Wasser entzogen werden kann, vergährt eine wässerige Glycerinlösung zu Buttersäure, durch Bierhefe zu Propionsäure.

Prüfung. Das in den Apotheken vorräthig gehaltene Glycerin sollte vor allem sorgfältig auf seine physikalischen Eigenschaften geprüft werden, was um so nöthiger ist, als viel „künstlich appretirtes" Glycerin in den Handel gelangt. Es sei farblos,

klar, blank, ohne Geruch, neutral und besitze das vorgeschriebene spec. Gewicht
Um auf Farblosigkeit zu prüfen, betrachte man das Glycerin in grösserer Schicht in einem
weissen Glase, welches man auf eine weisse Unterlage stellt. Es muss alsdann eben farblos aussehen. Sorten, welche düster oder grünlich oder bläulich aussehen, sind ursprünglich gelbliche Sorten, welchen zur Verdeckung des gelben Farbentones ein blauer Farbstoff
(Methylenblau oder Methylviolett) zugesetzt worden ist. Die chemischen Prüfungen führt
man wie folgt aus:

1) Das mit einem gleichen Volumen Wasser verdünnte Glycerin sei gegen rothes
wie gegen blaues Lackmuspapier (besser noch gegen Lackmustinktur) indifferent. (Alkalien, Säuren.) **2)** Wird 1 ccm Glycerin mit 3 ccm Zinnchlorürlösung versetzt, so darf im
Verlaufe einer Stunde eine Färbung nicht eintreten. (Arsen, auf dessen Vorkommen im
Glycerin Hager, ferner E. Jahns aufmerksam machte.) **3)** Man bereite eine Lösung von
10 Th. Glycerin und 50 Th. Wasser. In 10 ccm derselben sollen weder durch Schwefelwasserstoffwasser (Braunfärbung = Kupfer, Blei) noch durch Baryumnitratlösung (weisser
Niederschlag = Baryumsulfat) oder Calciumchloridlösung (weisser Niederschlag = Calciumoxalat, von der zur Reinigung benutzten Oxalsäure herrührend) Aenderungen erzeugt
werden. Durch Silbernitratlösung soll höchstens opalisirende Trübung erfolgen, daher
sind Spuren von Chloriden zuzulassen. **4)** Erhitzt man etwa 5 ccm Glycerin in einem
Schälchen aus Porcellan oder Platin zum Sieden und zündet die Dämpfe an, so verbrenne
es vollständig bis auf einen dunklen Anflug, der bei stärkerem Erhitzen verschwindet.
Dieser dunkle Anflug lässt sich bei jedem Glycerin beobachten, weil bei dem Erhitzen eine
geringe Zersetzung des Glycerins erfolgt. Reichliche, schwerverbrennliche Kohle würde auf
Kohlehydrate (Zucker) hinweisen, ein unverbrennlicher Rückstand würde von unorganischen
Salzen herrühren, welche allerdings schon durch die vorhergehende Prüfung gefunden sein
müssten. **5)** Vermischt man 5 ccm Glycerin mit 5 ccm Ammoniakflüssigkeit und 5 Tropfen
Silbernitratlösung, so darf die Mischung bei gewöhnlicher Temperatur innerhalb 15 Minuten
keine dunkle Färbung annehmen (Akroleïn, Ameisensäure). **6)** 1 ccm Glycerin darf, mit
1 ccm Natronlauge erwärmt, sich weder färben (gelbe bis braune Färbung = Traubenzucker)
noch Ammoniakgeruch entwickeln (Ammoniaksalze), und mit verdünnter Schwefelsäure erwärmt einen unangenehmen ranzigen Geruch (nach niederen Fettsäuren, z. B. Buttersäure,
Capronsäure, s. Darstellung) nicht abgeben. — Versetzt man 1 ccm Kupfersulfatlösung
(1 = 20) mit 5 ccm Glycerin und 5 ccm Natronlauge, so erhalte man eine klare, tief blaue
Lösung, aus welcher sich beim Erhitzen rothes Kupferoxydul nicht abscheiden darf.

Aufbewahrung. Wegen der schon erwähnten hygroskopischen Eigenschaften des
Glycerins benutze man für die Standflaschen in der Officin Glasstopfen mit Rinnen. Die
Gefässe stelle man auf Porcellanteller. Es empfiehlt sich, nach dem Gebrauche Hals und
Stopfen sauber abzuwischen. Will man ein Glycerinstandgefäss so abwischen, dass es sich
nicht mehr feucht anfühlt, so muss dies mittels Spiritus geschehen. — Sollte eine Filtration
des Glycerins nöthig sein, so erfolgt dieselbe am besten in einer Wärme von 50—60° C.,
bei grösseren Mengen mit Hilfe eines Warmwassertrichters.

Anwendung. Glycerin hat keine besonderen Heilkräfte. Es wirkt allerdings
gährungs- und fäulnisswidrig und hat die Eigenschaft, Fermente zu lösen und deren
Wirkung zu konserviren. Seine medicinische Anwendung verdankt es seiner Eigenschaft
hygroskopisch zu sein und nicht einzutrocknen. Aeusserlich benutzt man es namentlich
als reizmilderndes, deckendes Mittel bei Erkrankungen der Haut, doch beachte man, dass
unverdünntes Glycerin stark reizt. Im Handverkaufe suche man daher zweckmässig
ein mit 30 Proc. Rosenwasser verdünntes Glycerin einzuführen. Innerlich früher als Ersatz des Zuckers bei Diabetes, wo es aber heute durch das Saccharin und Dulcin verdrängt
ist. — Glycerin einschliessende Suppositorien sind seit 1888 im Gebrauch.

In der Technik ist seine Verwendung eine ganz enorme. Die grössten Mengen
werden verbraucht zum Füllen der Gasuhren und zur Dynamitfabrikation. Mit Bleioxyd
giebt Glycerin einen allmählich erhärtenden Kitt.

Sarg's Glycerin. Price-Patent-Glycerin sind .sehr reine Sorten eines koncentrirten Glycerins und angeblich (!) aus krystallisirtem Glycerin hergestellt.

Glycerin-Suppositorien.

Die Verwendung der Glycerin-Suppositorien beruht auf der Erkenntniss, dass die Einführung von 1—2—3 g koncentrirtem Glycerin in den Mastdarm, wahrscheinlich infolge der wasserentziehenden Wirkung des Glycerins, peristaltische Bewegungen des Dickdarms auslöst, welche zu einer Stuhlentleerung führen. Man hat versucht, das Glycerin zu diesem Zweck in verschiedene Formen zu bringen:

Kakaobutter-Suppositorien mit Glycerin. Boas hat zuerst die Sauter'schen Deckelzäpfchen aus Kakaobutter mit Glycerin gefüllt und in dieser Form angewendet. Diese sind später von Lutze vervollkommnet worden. Die vollkommensten Suppositorien dieser Art sind die von Kummer, welche besonders dünne Wandungen haben, so dass ein rasches Schmelzen der Kakaobutter und ein rascher Erguss des Glycerins erfolgt. Zur Herstellung der Hohlsuppositorien aus Kakaobutter (welche käuflich bezogen werden können) bedarf es besonderer Suppositorien-Pressen.

Glycerin-Suppositorien mit Seife. Zuerst von E. Dieterich dargestellt: **1)** Dieterich: 10 Th. besonders harter dialysirter Stearinseife werden in heissem Wasser gelöst, die Lösung mit 90 Th. Glycerin vermischt und im Dampftrichter filtrirt. Das Filtrat wird auf 100 Th. eingedampft und in Formen gegossen. **2) Suppositoria cum Glycerino** (Hamb. Vorschr.) 9,5 Th. Sapo medicatus werden im Wasserbade in 90,5 Th. Glycerin unter Vermeidung der Schaumbildung gelöst und die Masse kurz vor dem Erkalten in Formen gegossen. **3) Suppositoria Glycerini** (U-St.). Man löst unter Erwärmen 3 Th. krystall. Natriumkarbonat in 60 Th. Glycerin, fügt 5 Th. Stearinsäure hinzu und giesst, nachdem die Verseifung erfolgt ist und die Kohlensäureentwickelung aufgehört hat, die halb erkaltete Masse in Formen.

Glycerin-Gelatine-Suppositorien. Von Heck empfohlen. 1 Th. Gelatine, 1 Th. Wasser, 3—4 Th. Glycerin. Man lässt die Gelatine mit dem Wasser quellen, giebt das Glycerin zu, dampft auf 5 bezw. 6 Th. ein und giesst in Formen. Diese Suppositorien sind elastisch und müssen vor der Einführung mit etwas Glycerin oder Oel bestrichen werden.

Enule heissen von Burrougs Wellcome & Co. London in den Handel gebrachte Glycerin-Rectal-Suppositorien. Dieselben bestehen aus 95 Proc. Glycerin und 5 Proc. Seife.

Mikroklysma.

Die mit Oidtmann's Purgatif erzielten günstigen Erfolge führten schliesslich zu der Erkenntniss, dass die Einführung von 4—5 g Glycerin per rectum bei Erwachsenen, von 2—3 g bei Kindern genüge, um Stuhlentleerung zu erzeugen. Seitdem bezeichnet man die Applikation solcher Glycerinmengen per clysma als „Mikroklysma". Man führt das Glycerin mittels einer kleinen Zinnspritze ein.

Ediromy. Universalmittel gegen Hämorrhoidalleiden und Verstopfung von verw. Frau Dr. Laskowska-Breslau. Lösung von 0,5 Extractum Belladonnae in 100,0 Glycerin. Die Anwendung erfolgt als Clysma mittels einer beigegebenen Zinnspritze. B. Fischer.

Haggard's Stoolpromotor. Rp. Corticis Frangulae 10,0, Kalii carbonici 3,0, Natrii chlorati, Natrii sulfurici āā 2,5, Olei Anisi gtt. V, Spiritus Vini 50,0, Aquae destillatae 200,0. Man digerirt 2 Tage, filtrirt und setzt zu Glycerini q. s. ad 1 Liter. Zum Mikroklysma 4,0 g für Erwachsene, 2—3,0 g für Kinder.

Oidtmann's Purgatif, ein Mikroklysma, dessen wahre Zusammensetzung noch nicht feststeht. Nach dem Fabrikanten sollen die Fluidextrakte von Allium, Frangula, Nicotiana den Hauptbestandtheil ausmachen. Diese Angaben sind bestimmt falsch. Nach Guldensteeden-Egeling soll es nichts anderes als rohes Glycerin sein.

II. †† Nitroglycerinum. Glycerinum trinitricum. Glycerintrinitrat. Glonoïn.

Angioneurosin. $C_3H_5(NO_3)_3$. **Mol. Gew. = 227.**

Unter dem wissenschaftlich unzutreffenden Namen „Nitroglycerin" wird der neutrale Salpetersäure-Ester des Glycerins verstanden.

Darstellung. Man mischt 100 Th. wasserfreies Glycerin mit 3 Th. Schwefelsäure (von 66° B.) und trägt diese Mischung allmählich in kleinen Portionen (!) in ein erkaltetes und durch sorgfältige Kühlung mittels Eis stets kalt gehaltenes Gemisch von 280 Th. Salpetersäure (48° B.) und 300 Th. Schwefelsäure (66° B.) ein. Nach dem jedesmaligen Eintragen einer Portion der Glycerinmischung mischt man die Reaktionsflüssigkeit durch sanftes Schwenken gut durch. Nach dem Eintragen der letzten Portion wartet man 10—15 Minuten und giesst dann das Reaktionsgemisch in sein sechsfaches Volumen kaltes

Wasser. Das gebildete Nitroglycerin scheidet sich als schweres Oel ab. Es wird solange mit destillirtem Wasser gewaschen, bis es keine saure Reaktion mehr zeigt. Alsdann wird es gesammelt und im luftverdünnten Raume über Schwefelsäure bis zur Entfernung jeder Spur von Feuchtigkeit getrocknet.

Die Darstellung kleinerer Mengen von 20—30 g, wie sie für den pharmaceutischen Gebrauch erforderlich sind, ist mit Gefahr nicht verbunden, wenn man die angegebenen Bedingungen einhält. Wesentlich ist namentlich, dass man für ausgezeichnete Kühlung Sorge trägt. — Das Auftreten massenhafter rothbrauner Dämpfe zeigt an, dass die Salpetersäure oxydirend wirkt und in diesem Falle kann leicht freiwillige Explosion erfolgen, welcher man durch gute Kühlung oder durch Zugabe von viel (!) Wasser vorzubeugen haben würde.

Eigenschaften. In reinem Zustande ist es eine völlig farblose, ölige, geruchlose Flüssigkeit. Erwärmt jedoch besitzt es einen stechenden Geruch; im Geschmack nähert es sich dem Glycerin, schmeckt aber etwas pikanter wie dieses. 1 g löst sich in etwa 800 ccm Wasser, in 4 ccm absolutem Alkohol oder in 10,5 ccm Spiritus (0,846). In jedem Verhältniss ist es löslich in Aether, Chloroform, Eisessig, wenig oder gar nicht löslich dagegen in Glycerin. Auch in fetten Oelen ist es nicht unbeträchtlich löslich. Das spec. Gew. beträgt 1,60.

Eine der wichtigsten Eigenschaften des Nitroglycerins ist seine leichte Zersetzlichkeit. Durch Schlag, Stoss oder plötzliches Erwärmen auf etwa 200° C. explodirt es mit ungeheurer Gewalt. Bei — 20° C. erstarrt es in langen Nadeln; in diesem festen Zustande explodirt es noch leichter als im flüssigen.

Indessen kommt es auch vor, dass Nitroglycerin ohne wahrnehmbare äussere Ursache, also freiwillig explodirt. In der Regel schreibt man diese freiwilligen Zersetzungen der mangelhaften Reinheit der Präparate zu. Aus diesem Grunde empfiehlt es sich, das Nitroglycerin in den Apotheken überhaupt nicht im unverdünnten Zustande, sondern in alkoholischer oder öliger Lösung (mit Mandelöl) im Verhältniss 1 : 10 oder 1 : 100 vorräthig zu halten.

Prüfung. Es sei farblos, in der Kälte geruchlos. Wasser, welches mit Nitroglycerin geschüttelt wurde, reagire nur schwach sauer und gebe mit Baryumchlorid keinen Niederschlag (Schwefelsäure).

Aufbewahrung. Niemals in Substanz, sondern stets nur in alkoholischer oder öliger Lösung (mit Mandelöl). Die Lösungen sind vor Licht geschützt an kühlem Ort sehr vorsichtig aufzubewahren.

Anwendung. Nach HAY ist die Wirkung des Nitroglycerins darauf zurückzuführen, dass es im Organismus unter Abspaltung von salpetriger Säure zerlegt wird. Es soll dem Amylnitrit und dem Natriumnitrit analog, aber viel intensiver und nachhaltiger als das erstere wirken. Man giebt es in Dosen von 0,0002—0,0003—0,001, am besten in Pastillenform. TRUSSEWITSCH macht von Nitroglycerin, für welches er den Namen Angioneurosin vorschlägt, einen sehr ausgedehnten Gebrauch. Er empfiehlt es bei Angina pectoris, Migräne, Neuralgien, Seekrankheit, einigen Formen von Anämie, besonders des Gehirnes. Man beginnt mit ganz kleinen Dosen, z. B. einem halben Tropfen einer 1proc. Lösung und steigt, bis der Patient das Gefühl von Blutandrang, Schwere oder Pulsation im Kopfe hat. So kann man bei Gewöhnung an das Mittel allmählich auf 5—10 Tropfen der 1proc. Lösung steigen.

Tablettae Nitroglycerini. Nitroglycerin-Tabletten. Man löst 0,1 g Nitroglycerin ₋n Aether und mischt diese Lösung gut mit 130 g Chokoladenpulver und 70 g Gummi arabicum plv. Nach dem Abdunsten des Aethers bildet man mit Wasser eine Pastillenmasse und formt daraus 200 Pastillen, deren jede 0,0005 Nitroglycerin enthält.

III. Dichlorhydrin. α-Dichlorhydrin. $C_3H_6Cl_2O$. Mol. Gew. = 129.

Entsteht durch Erwärmen von wasserfreiem Glycerin mit der $2\,^1/_2$fachen Menge Chlorschwefel im Kochsalzbade während mehrerer Stunden. $C_3H_8O_3 + 4\,SCl = C_3H_6Cl_2O + 2\,HCl + SO_2 + 3\,S$. Die Verbindung wird von der chemischen Fabrik H. FLEMMING in

Kalk bei Köln a/Rh. dargestellt. Farblose und fast geruchlose Flüssigkeit von etwas sirupöser Konsistenz, in etwa 10 Volumen Wasser löslich. Spec. Gew. = 1,396 bei 16° C. Siedepunkt 176—177° C.

$$\begin{array}{l} CH_2 - Cl \\ | \\ CH - OH \\ | \\ CH_2 - Cl \end{array}$$
Dichlorhydrin.

Das Dichlorhydrin ist ausgezeichnet durch ein hohes Auflösungsvermögen. Es löst z. B. Kopal und andere harte Harze schon in der Kälte, fein gepulverten Bernstein in der Wärme, desgleichen sehr leicht Nitro-Cellulosen. Da es ausserdem bei den gewöhnlichen Arbeitstemperaturen nicht leicht entzündlich ist, so lässt sich voraussehen, dass es demnächst in der Technik eine Rolle zu spielen berufen ist. Zur Zeit ist es noch nicht aus dem Versuchsstadium heraus.

IV. Epichlorhydrin. C_3H_5ClO. Mol. Gew. = 92,5.

$$\begin{array}{l} CH_2 - Cl \\ | \\ CH \diagdown \\ | \quad\quad O \\ CH_2 \diagup \end{array}$$
Epichlorhydrin.

Die Verbindung entsteht, wenn man das vorher besprochene Dichlorhydrin mit etwa der Hälfte gepulvertem Natronhydrat nicht über 130° C. erhitzt und wird wie das vorige von H. FLEMMING in Kalk dargestellt.

Farblose, etwas chloroformähnlich riechende, leicht bewegliche Flüssigkeit. Spec. Gew. = 1,191 bei 15° C. Siedepunkt 117° C. Auch diese Verbindung zeichnet sich durch ein hohes Lösungsvermögen gegenüber Harzen, Nitro-Cellulosen u. dergl. aus. Von seiner künftigen Verwendung gilt das für das Dichlorhydrin Gesagte.

V. Unguentum Glycerini (Austr. Germ. Helv.).

1) Austr. 4 Th. Stärke werden mit 60 Th. Glycerin gemischt und im Dampfbade allmählich erwärmt, bis eine durchscheinende Masse entstanden ist. 2) Helv. Aus 7 Th. Stärke und 93 Th. Glycerin in gleicher Weise wie Austr. zu bereiten. 3) Germ. Man mischt 10 Th. Weizenstärke mit 100 Th. Glycerin und 15 Th. Wasser, dann setzt man eine Anreibung von 2 Th. feinem Traganthpulver und 5 Th. Spiritus (90 Vol. Proc.) hinzu und erhitzt im Wasserbade, bis eine gleichmässige Gallerte entstanden ist. **Glycerinum Amyli** (Brit.): Amyli 20,0, Glycerini 130 ccm, Aquae 30 ccm, wie Austr. zu bereiten. **Glyceritum Amyli** (U-St.): Amyli 10,0, Aquae 10,0, Glycerini 80,0; wie Austr. zu bereiten.

Antifensterschweiss. Glycerini 1,0, Spiritus diluti (60 Proc.) 10,0. Parfum ad libitum.

Antisudorin. Gemisch aus Salicylsäure, Borsäure, Citronensäure, Glycerin, Spiritus dilutus und Aetherarten.

BINDER's Handbalsam. Mischung von Glycerin, Perubalsam und Melissengeist, gegen aufgesprungene Hände und zur Pflege der Hände. B. FISCHER.

Brillantine. Toilettenmittel. I. Glycerini 10,0, Spiritus, Aquae destillatae āā 100,0, Parfum ad libitum. **II.** Olei Ricini 6,0, Saponis medicati 2,0, Benzoës pulv. 2,0, Spiritus 200,0, Olei Rosae gtt. 1.

Brillantina, Mittel, um den Narben des Oberleders geschmeidig zu machen. Aquae 1000,0, Sacchari 200,0, Spiritus 500,0, Glycerini 1000,0.

Crême Iris. Toilettenmittel. Boracis 0,5, Talci veneti 2,0, Zinci oxydati 10,0, Unguenti Glycerini 87,5, Tuberosenextrakt q. s. B. FISCHER.

Glycelaeum. GROVES. Eine aus 1 Theil Furfur Amygdalarum, 2 Th. Glycerin und 6 Th. Oleum Olivarum hergestellte Paste, als Verbandmittel und Salbengrundlage empfohlen.

Glycerin-Gelatine zum Einschliessen mikroskopischer Präparate nach KAISER. Man weicht 1 Th. Gelatine in 6 Th. Wasser ein, giebt 7 Th. Glycerin zu, in welchem 0,14 Th. konc. Karbolsäure gelöst ist, und löst durch Erwärmen im Wasserbade. Man filtrirt durch Glaswolle, welche kurz vorher mit heissem Wasser ausgewaschen ist.

Glycerin-Jelly. Glyceringallerte für die Hände (engl. Specialität). 8,5 Gelatine werden in 180,0 Rosenwasser eingeweicht. Man löst im Dampfbade, lässt erkalten, setzt den Schnee von 20,0 Eiweiss hinzu und erhitzt wieder. Die nach dem Absetzen durchgeseihte Flüssigkeit wird mit einer Lösung von 0,75 Salicylsäure und 180,0 Glycerin versetzt, im Heisswassertrichter filtrirt und mit Rosenöl parfümirt.

Glycerin-Kerzen. 5 Th. Gelatine, 20 Th. Wasser, 25 Th. Glycerin. Der warmen Lösung fügt man zu eine Lösung von 2 Th. Tannin und 10 Th. Glycerin, erwärmt bis zur Klärung und giesst in Kerzenformen mit Docht aus. Diese Kerzen sollen wie Stearinkerzen, auch geruchlos, verbrennen (?).

Glycerinmilch. Man versteht hierunter entweder eine Lanolin-Glycerin-Emulsion, oder eine Mischung von etwa 3,0 g Zinkoxyd, dem Weissen von einem Ei, 70,0 g Glycerin und Wasser q. s. ad 100,0 g. Oder auch eine Mischung von Stärke, Zinkoxyd und Glycerin.

Glycerin-Pomade. Adipis 6 kg, Sebi taurini 1 kg, Glycerini 300,0, Cerae flavae 100,0, Olei Ricini 100,0, Olei Citri 128,0, Olei Bergamottae 60,0, Olei Caryophyllorum 40,0.

Glycerin-Sichel. Französische Specialität, Toilettenmittel. Eine parfümirte Mischung aus gleichen Theilen Glycerin und Eiweiss.

Glycerinum sulfurosum — SCHOTTIN. Ein mit schwefliger Säure gesättigtes Glycerin. Wird durch Einleiten von schwefliger Säure in eine Mischung von 90 Th. Glycerin und 10 Th. Wasser erhalten. Es soll 10 Proc. SO_2 enthalten.

Glyceritum Vitelli (Glyconin-Sichel). Rp. Vitelli Ovi 45,0 g, Glycerini 55,0. Misce.

Glysapolum — GOLINER. Mischung aus Seife, Glycerin, Paraffin, Citronensäure und Alkohol gegen Seborrhoea capitis.

Kali-Crême. Farblose, mit Rosenöl parfumirte Flüssigkeit aus: Wasser 60,7, Glycerini 37,1, Natrii carbonici anhydrici, Kalii carbonici āā 2,2. B. FISCHER.

Levorin, ein Kosmeticum. Tragacanthae 15,0, Glycerini 100,0, Acidi salicylici 1,0, Spiritus q. s. ad solutionem. Aquae fervidae 400,0. Man bereitet durch Erhitzen unter Umrühren eine Salbe und parfümirt diese mit Jasmin und Maiglöckchen.

Mikrobmort. Mischung aus Glycerin und Karbolsäure āā.

Mittel gegen schweissige Hände. Boracis, Acidi salicylici āā 15,0, Acidi borici 5,0, Glycerini, Spiritus diluti āā 60,0. Dreimal täglich einzureiben.

Ocolustro. Mittel gegen das Beschlagen der Brillengläser. Ist eine Oleïn-Kaliseife mit 30 Proc. Glycerin und etwas Terpentinöl.

SIMPSON's Lotion gegen Taubheit. Ist Glycerin mit geringem Zusatz von Alkohol und Aether.

Stempelkissen. Flüssigkeit zum Befeuchten derselben. Gummi arabici 250,0, Aquae 150,0, Glycerini 350,0, Sirupi Sacchari 250,0. In 500 g dieser Flüssigkeit löse man 50,0 g einer wasserlöslichen Anilinfarbe.

Styroglycerit, gegen aufgesprungene Hände. Tincturae Benzoës compositae 4,0, Glycerini 8,0, Saponis kalini 1,0, Aquae Rosae 16,0.

Glyceritum Acidi tannici (U-St.).
Rp. Acidi tannici 20,0
Glycerini 80,0.

Glycerinum cosmeticum.
Rp. Tincturae Benzoës 0,5
Aquae Rosae 1,0
Spiritus 8,5
Glycerini q. s. ad. 30,0.
Zum Einreiben der Haut nach jedesmaligem Waschen.

Glycerinum jodatum causticum HEBRA.
Rp. Jodi
Kalii jodati āā 25,0
Glycerini 50,0.

Glycerinum lacto-carbolicum Dr. BOTEY.

Rp.	I	II	III
Acidi carbolici	1,0	2,0	5,0
Acidi lactici	2,0	4,0	15,0
Glycerini	20,0	20,0	20,0.

Zu Aetzungen bei Kehlkopftuberkulose.

Glycerinum saponatum 80 %.
(Form. Coloniens.)
Rp. Glycerini 80,0
Saponis stearinici 20,0.
Dient als Grundkörper. Frisch zu bereiten,

Glycerinum saponatum cum Acido salicylico
(Form. Coloniens).
Rp. Glycerini saponati (80 %) 95,0
Acidi salicylici 5,0.

Glycerinum saponatum cum Acido salicylico et Resorcino (Form. Coloniens.).
Rp. Glycerini saponati (80 %) 90,0
Acidi salicylici 5,0
Resorcini 5,0.

Glycerinum saponatum HEBRA.
Rp. Saponis Cocoïs 10—20,0
Glycerini 80—90,0.
Werden im Dampfbade gelöst und in Formen gegossen.

Glycerinum stearinicum.
Rp. Saponis stearinici 6,0
Glycerini 94,0.
Solve balneo vaporis.

Glyceritum Bismuti (Nat. Form).
Liquor Bismuti concentratus.
Rp. 1. Bismuti Ammonii citrici 275,0
2. Liquoris Ammonii caust.
(sp. G. = 0,901) q. s.
3. Glycerini 500 ccm.
4. Aquae q. s. ad 1 Liter.
Man reibt 1 mit 350 von 4 und 250 von 3 an, giebt von 2 soviel hinzu, dass Auflösung erfolgt und eine neutrale Flüssigkeit entsteht. Dann setzt man den Rest von 3 und von 4 q. s. zu 1 Liter hinzu.

Glyceritum Gelatinae.
Rp. Gelatinae albae 30,0
Glycerini 4,0
Aquae 64,0
Acidi carbolici 1,0.
Amerikanisches Mittel auf Brandwunden.

Linimentum Plumbi cum Glycerino BOECKH.
Rp. Talci pulverati
Amyli āā 100,0
Glycerini 40,0
Aquae Plumbi q. s.
ut fiat pasta. Gegen trockene, stark juckende Ekzeme.

Pasta Glycerini cum Acido acetico.
Rp. Glycerini 5,0
Acidi acetici diluti (30 Proc.) 7,0
Kaolini 9,0.

Sirupus antiphthisicus FREMY.
Rp. Sirupi Ferri jodati (0,5 Proc.)
Glycerini puri āā 100,0
Sirupi Morphini 200,0.

Sirupus antiphthisicus Jaccoud.

Rp.   Glycerini   100,0
      Aquae destillatae   50,0
      Olei Menthae piper. gtts.   V.

Unguentum Boroglycerini.
Boroglycerinsalbe (Hamb. V.)

Rp.   Lanolini   5,0
      Acidi borici   10,0
      Glycerini   25,0
      Unguenti Paraffini   60,0.

Glycyrrhiza.

Gattung der **Papilionaceae — Galegeae — Astragalinae.**

Glycyrrhiza glabra L. Heimisch im Mittelmeergebiet, in Südosteuropa und Vorderasien, kultivirt in Spanien, Südfrankreich, Italien, England, Deutschland, Mähren, Russland, China etc. Für den Handel sind besonders die Kulturen in Spanien und in Russland (Wolgadelta, Batum) von Bedeutung. Die Pflanze ist in den oberirdischen Theilen krautig, die Wurzel ausdauernd, mit zahlreichen fingerdicken, langen Ausläufern, die schuppige Niederblätter tragen, aus deren Achseln neue Schösslinge entstehen. Blätter unpaarig, 5—8fach gefiedert, die Fiedern oval, stachelspitzig. Blüthentrauben kürzer als die Blätter. Hülsen meist viersamig, kahl. Die Pflanze bildet mehrere Varietäten, von denen die folgenden wichtig sind: α) **typica Regel et Herder,** liefert das spanische Süssholz, β) **glandulifera Regel et Herder,** drüsig behaart, liefert das russische Süssholz, ist auch sonst am meisten kultivirt. Man sammelt die Droge meist von dreijährigen Pflanzen, die russische besteht ziemlich gleichmässig aus Ausläufern und Wurzeln, sie kommt geschält in den Handel, die spanische und die meisten anderen so gut wie ausschliesslich aus Ausläufern.

I. Radix Liquiritiae (Germ. Helv. Austr.). **Glycyrrhizae radix** (Brit.). **Glycyrrhiza** (U-St.). **Radix Glycyrrhizae echinatae s. Russica. — Süssholz. Russische** oder **geschälte Süssholzwurzel. — Racine de réglisse. Réglisse ratissée** (Gall.). — **Liquorice Root.** (Brit. U-St.).

Germ.: schreibt vor: die geschälten Wurzeln und Ausläufer von Gl. gl. β glandulifera. Helv.: ungeschälte Ausläufer von Gl. glabra aus Spanien und geschälte Wurzeln aus Russland von Gl. glabra β. glandulifera. Austr.: ungeschälte Wurzeln von Gl. glabra und geschälte von Gl. echinata (?) als Rad. Liquirit. mund. Brit.: geschälte Wurzeln und Ausläufer von Gl. glabra. U-St.: ungeschälte Wurzel von Gl. glabra β. und geschälte von var. glandulifera. Gall.: Wurzel und Rhizom (Ausläufer) von Gl. glabra.

Beschreibung. Die Pflanze besitzt einen bis 10 cm dicken Wurzelkopf, der oft noch die Reste der Stengel trägt und nach unten die wenig verzweigte, am oberen Ende mehrere cm dicke Wurzel hat. Sie sowohl wie die 1—2 cm dicken, geraden Ausläufer sind graubraun, runzlig, im Querschnitt gelb, strahlig, im Holz mit deutlich erkennbaren Gefässen. Bruch ziemlich faserig. Die Ausläufer haben ein deutliches Mark, das den Wurzeln fehlt, deren Holz auch etwas weniger dicht wie das der Ausläufer ist. — Die ungeschälte Droge besteht zu äusserst aus einer dünnen Korkschicht, die 10—25 Zelllagen dick ist, an die sich ein wenigzelliges Phelloderm schliesst. In dem folgenden Parenchym Einzelkrystalle aus Oxalat, die von einer Membran umschlossen sind; sie finden sich auch sonst im Parenchym der Droge. Dasselbe gilt für die Stärke, deren Körnchen rundlich, spindel-, ei-, stäbchenförmig, meist einzeln, seltner zu zweien zusammengesetzt sind. Sie messen meist 2,5—20,0 μ, selten bis zu 30 μ. Die Innenrinde besteht aus breiten Markstrahlen, deren Zellen gross und radial gestreckt sind, in den Baststrahlen derselben fallen die reichlichen Siebröhren auf, die schon in geringer Entfernung vom Centrum zusammengepresst, dicke, im allgemeinen radial verlaufende Stränge bilden. Ferner fallen Bündel stark verdickter, geschichteter Fasern auf, die von Oxalatzellen umkammert sind. Dieselben Faserbündel finden sich im Holz, dessen Gefässe einen Durchmesser von 25—170 μ haben, ihre Wände haben leiter- oder netzförmige Verdickung oder rombisch-spaltenförmige Tüpfel (Fig. 260).

Für den Nachweis von Süssholz im Pulver kommen in Betracht: Die Stärkekörnchen, die reichlichen Oxalatkrystalle und deren Bruchstücke, dann die Fasern, deren Schichtung auch in der Längsansicht deutlich ist, und die Bruchstücke der Gefässwandungen. Ob ein Pulver aus spanischem oder russischem Süssholz hergestellt ist, entscheidet sich durch die Anwesenheit oder Abwesenheit der Korkzellen, da das erste ungeschält, das zweite geschält in den Handel kommt.

Bestandtheile. 6,0—7,0 Proc. (nach Tschirch 2,5 Proc.) Glycyrrhizin, das saure Ammonsalz der Glycyrrhizinsäure (s. dort), 1,25 Proc. Asparagin, Zucker, Mannit, Farbstoffe, 1,65 Proc. Harz, 3,26 Proc. Proteïnstoffe, 6,18—7,58 Proc. Asche. Extraktgehalt des spanischen Süssholz 15,3 bis 27,2 Proc., des russischen 26,4—38,5 Proc.

Zubereitung. Aufbewahrung. Man hält die geschälte, ganze Wurzel, welche im Handverkauf öfter als „Süssholz in Stangen" verlangt wird, in ausgesuchten, dünneren Stücken vorräthig. Für Theemischungen ist die von den Drogisten in □ Stücken gelieferte, aus sorgfältig nachgeschälter Wurzel hergestellte Speciesform wegen ihres sauberen Schnittes zu empfehlen. Das feine Pulver wird, da die faserige Wurzel sich im Mörser nur schwierig pulvern lässt, am besten aus zuverlässiger Quelle gekauft. Etwaige Verfälschungen sind durch das Mikroskop und durch Einäschern leicht nachzuweisen. Man bewahrt die Wurzel an einem trocknen Orte, das feine Pulver in dicht verschlossenen Gefässen auf. 100 Th. geschälte Wurzel liefern etwa 90 Th. Pulver.

Anwendung. In Theemischungen oder im Aufguss bei Husten und katarrhalischen Leiden (Säuren, Alkaloide und deren Salze sind dabei zu vermeiden), auch als geschmackverbesserndes Mittel. Das Pulver dient als Bindemittel zu Pillenmassen.

Radix Liquiritiae ammoniata, ammoniirtes Süssholz nennt X. Landerer eine in Species- oder Pulverform mit Ammoniakgas behandelte Süssholzwurzel, bei welcher der süsse Geschmack besonders stark hervortreten soll.

Extractum Liquiritiae (Austr.). Extr. Liquiritiae Radicis (Ergänzb.). Extr. Glycyrrhizae (Brit.). — Süssholzextrakt. — Extrait de réglisse (Gall.). — Extract of Liquorice. (Ergänzb.): 1 Th. grob zerschnittenes Süssholz wird 48, dann nochmals 12 Stunden mit je 5 Th. Wasser ausgezogen, die Pressflüssigkeiten aufgekocht, auf 2 Th. eingedampft, mit kaltem Wasser verdünnt, filtrirt und zum dicken Extrakt eingedampft. — Austr.: Aus zerstossenem Süssholz wie Extr. Gentianae Austr. (S. 1213) zu bereiten. — Brit.: 1 Th. gepulvertes Süssholz (No. 20) wird 24, dann 6 Stunden mit je 2,5 Th. Wasser ausgezogen, die Pressflüssigkeiten aufgekocht und zu einem weichen Extrakt eingedampft. — Gall.: Wie Extract. Gentianae Gall. (S. 1213). — E. Dieterich lässt 1 Th. geschnittenes Süssholz grob pulvern, 12 Stunden mit 3 Th. kaltem, dann 1 Stunde mit 2 Th. heissem Wasser ausziehen, die Auszüge durch $^1\!/_4$stündiges Kochen mit Filtrirpapierabfall klären, sonst wie Ergänzb. — Braungelb, in Wasser klar löslich. Ausbeute etwa 25 Proc., nach E. Dieterich bei spanischer Wurzel 20—25, bei russischer 35—38 Proc.

Extractum Glycyrrhizae fluidum (U-St.). Extr. Liquiritiae ammoniatum. Süssholz-Fluidextrakt. Fluid Extract of Glycyrrhiza. Aus 1000 g gepulvertem Süssholz (No. 40) und einer Mischung von 50 ccm Ammoniakflüssigkeit (10 proc.), 300 ccm

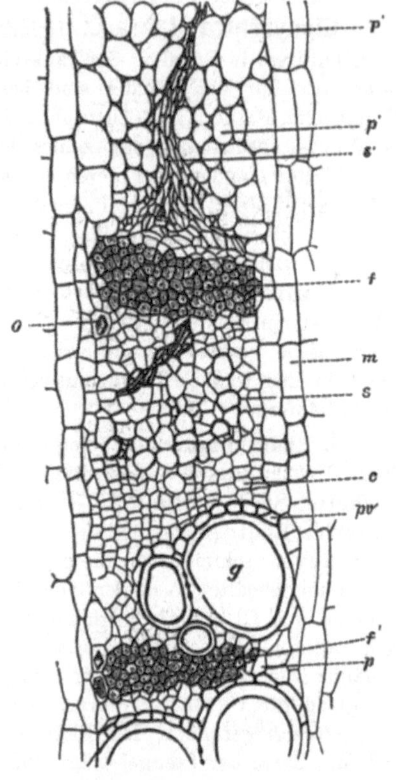

Fig. 260. Querschnitt durch Radix Glycyrrhizae (Nach Arthur Meyer.)

p Parenchym der Rinde. *s* Siebröhren. *f* Fasern. *f'* Libriformfasern im Holz. *m* Markstrahl. *o* Oxalatkrystall. *c* Cambium. *pv* Holzparenchym. *g* Gefäss.

Weingeist (91 proc.) und 650 ccm Wasser im Verdrängungswege. Man befeuchtet mit
350 ccm, erschöpft zuerst mit dem Rest des Lösungsmittels, dann mit q. s. einer Mischung
von 300 ccm Weingeist und 650 ccm Wasser, fängt die ersten 750 ccm Perkolat besonders auf und stellt l. a. 1000 ccm Fluidextrakt her. — Man braucht etwa 3000 Th.
Lösungsmittel. — E. DIETERICH setzt dem zweiten Auszuge vor dem Eindampfen 30 Th.
Ammoniakflüssigkeit zu.

Extractum Glycyrrhizae liquidum (Brit.). Liquid Extract of Liquorice.
Man verfährt genau wie bei Extr. Glycyrrhizae (Brit.) angegeben, dampft aber die Press-
flüssigkeiten nur bis zum spec. Gew. von 1,200 ein, vermischt mit $^1/_4$ ihres Volumens
Weingeist (91 proc.), lässt absetzen und filtrirt.

Extractum Glycyrrhizae purum (U-St.). Pure Extract of Glycyrrhiza. Aus
1000 g Süssholzpulver (No. 20) und einer Mischung von 150 ccm Ammoniakflüssigkeit
(10 proc.) und 3000 ccm Wasser im Verdrängungswege. Man befeuchtet mit 1000 ccm,
erschöpft zuerst mit dem Rest der Mischung, dann mit destillirtem Wasser und verdampft
zu Pillenkonsistenz.

Extractum Glycyrrhizae s. Liquiritiae Spiritu depuratum E. DIETERICH. Weingeistiges Süssholzextrakt. 1000 g grob gepulvertes russisches Süssholz zieht man
mit 5000 g kaltem Wasser 4 Stunden, dann mit 3000 g siedendem Wasser aus, verdampft
die vereinigten Auszüge bis auf 500 g, mischt noch heiss mit 1000 g Weingeist (90 proc.),
filtrirt nach 24 Stunden, destillirt 900 g ab und dampft zum mitteldicken Extrakt ein.
Ausbeute 18—20 Proc. In Wasser klar lösliches Extrakt.

Gelatina Liquiritiae pellucida. Durchsichtige Lakrizgallerte (Austr.) 40 Th.
geschältes, zerstossenes Süssholz zieht man mit 3000 Th. destill. Wasser aus, seiht durch,
löst 1000 Th. arabisches Gummi und 800 Th. Zuckerpulver, seiht nochmals durch,
verdunstet bis zur Hälfte, schäumt sorgfältig ab, fügt 40 Th. Orangenblüthenwasser hinzu,
giesst in Papierkapseln, trocknet und zerschneidet in kleinere Stücke. Will man die Masse
völlig klar haben, so setzt man (nach DIETERICH) zu der Lösung 2 Th. trockenes Hühner-
eiweiss, in wenig Wasser gelöst, und 10 Th. Filtrirpapierschnitzel zu, kocht auf, schäumt
ab, filtrirt durch Flanell und dampft nun erst ein.

Glycyrrhizinum ammoniatum (U-St.). Glyzina. Glycyrrhizine ammoniacale (Gall.). Ammoniated Glycyrrhizin (U-St.): 500 g Süssholzpulver (No. 20) befeuchtet
man mit einer Mischung von 475 ccm Wasser und 25 ccm Ammoniakflüssigkeit (10 proc.),
packt in einen gläsernen Perkolator und sammelt nach 24 Stunden durch Nachgiessen von
Wasser 500 ccm Flüssigkeit. Man setzt vorsichtig Schwefelsäure zu, solange noch ein
Niederschlag entsteht, sammelt denselben und wäscht mit kaltem Wasser bis zum Verschwinden der sauren Reaktion. Durch nochmaliges Lösen in ammoniakalischem Wasser,
Fällen mittels Schwefelsäure und Waschen wird der Niederschlag gereinigt, hierauf in q. s.
mit Wasser āā verdünnter Ammoniakflüssigkeit gelöst, auf Glasplatten gestrichen und getrocknet. Dunkelbraune oder rothbraune geruchlose Schuppen von sehr süssem Geschmack.
Gall. 1000 g Süssholz (Smyrna) wird, zu feinen Fasern zerstossen, zweimal mit je 2000 g
destill. Wasser 4 Stunden ausgezogen, die Flüssigkeit aufgekocht, filtrirt und nach völligem
Erkalten nach und nach mit einer Mischung von 20 g Schwefelsäure (spec. Gew. 1,843)
und 80 g Wasser versetzt, so lange noch ein Niederschlag entsteht. Man lässt absetzen,
sammelt den Niederschlag, wäscht ihn mit Wasser bis zum Aufhören der sauren Reaktion,
löst ihn auf dem Wasserbade in möglichst wenig 5 proc. Ammoniakflüssigkeit und trocknet
bei 40°C. auf Glasplatten ein. — Aus guter Wurzel muss man 6—7 Proc. Ausbeute erzielen.

Pasta Liquiritiae (Ergänzb.). Pasta Liquiritiae flava (Austr.). Massa cum
succo Glycyrrhizae (Gall.). Süssholzpaste. Gelber Lakrizteig. Braune oder
gelbe Reglise. Brauner Lederzucker. Braunes Jungfernleder. Ergänzb.:
1 Th. grob zerschnittenes Süssholz zieht man mit 30 Th. Wasser 12 Stunden aus, löst im
Filtrat ohne Erwärmen 15 Th. arabisches Gummi und 9 Th. Zucker, setzt etwas zu Schaum
geschlagenes Eiweiss zu, kocht auf, seiht durch Flanell, dampft unter Umrühren auf 40 Th.,
dann weiter ohne Umrühren so lange ein, bis eine Probe beim Erkalten erstarrt, giesst in
Formen, trocknet und schneidet in Täfelchen. — Austr.: Zu einer durchgeseihten Lösung
von 120 g gereinigtem Lakriz und 1000 g arabischem Gummi in q. s. Wasser fügt man
1000 g Zuckerpulver und das Eiweiss von 20 Eiern, formt in der Wärme zum Teig, setzt
eine Mischung von 2 g Vanille und 15 g Zucker zu und macht l. a. Täfelchen daraus. —
Gall.: 1) Pâte de réglisse brune. 100 g Lakriz in Stücken werden auf einem
Haarsiebe durch Einstellen in 2500 g kaltes Wasser gereinigt, die filtrirte Lösung mit
1500 g Senegalgummi, 1000 g Zucker, 0,75 g Opiumextrakt versetzt und weiter verfahren,
wie bei Pâte de Lichen angegeben. Enthält etwa 0,02 Proc. Opiumextrakt. 2) Pâte de
réglisse noire. 500 g Lakriz behandelt man wie unter 1) mit 3500 g Wasser, löst im
Filtrat 3000 g gewaschenes Senegalgummi im Wasserbade, seiht durch, fügt 2000 g Zucker
hinzu und bringt zur Paste, wie bei Pasta Jujubae angegeben. — E. DIETERICH: 600 g
gepulvertes arabisches Gummi löst man ohne Erwärmen in 2500 g destill. Wasser, setzt
400 g Zucker, 2 g trockenes Hühnereiweiss in wenig Wasser gelöst und 10 g Filtrirpapier-

abfall zu, kocht, schäumt ab, filtrirt durch Fanell, dampft auf 1600 g ein, fügt 10 g durch Weingeist gereinigtes Süssholzextrakt hinzu, dampft ohne Umrühren auf etwa 1350 g ein, entfernt die gebildete Haut, giesst in Papier- oder geölte Blechformen und verfährt wie bei Pasta Jujubae angegeben. Ausbeute etwa 900 g.

Pasta Liquiritiae gelatinata. Braune Reglise. 200 g Gelatine löst man unter Erwärmen in 400 g Wasser, fügt je 300 g gepulvertes arabisches Gummi und Zucker, 200 g Glycerin, 20 g gereinigten Süssholzsaft hinzu, erwärmt bis zur völligen Lösung, dampft zur Extraktdicke ein, giesst in geölte Blechformen etwa 4 mm dick aus und sticht nach dem Erkalten mittels eines runden Blechrohres Scheiben von etwa 1,5 cm Durchmesser aus, die bei gelinder Wärme getrocknet werden.

Sirupus Liquiritiae (Germ. Helv.) Sirupus Glycyrrhizae. Süssholzsirup. Sirop de réglisse. Germ.: 20 Th. grob zerschnittenes Süssholz, 5 Th. Ammoniakflüssigkeit, 100 Th. Wasser macerirt man 12 (nach Helv. 24) Stunden, presst, kocht auf, dampft im Wasserbade auf 10 Th. ein, vermischt mit 10 Th. Weingeist, filtrirt nach 12 (Helv. 24) Stunden und bringt das Filtrat mit q. s. Zuckersirup auf 100 Th. Brauner, klarer Sirup. Bei der Darstellung sind Metallgeräthe, besonders kupferne, zu vermeiden. Scheiden sich beim Eindampfen Flocken aus, so bringt man sie durch wenig Ammoniak wieder in Lösung. Sirup of Liquorice (Nat. form.). In 500 ccm Wasser löst man zuerst 125 g Extract. Glycyrrhizae purum (U-St.), dann 650 g Zucker, seiht durch, fügt 125 g Glycerin und Wasser q. s. zu 1000 ccm hinzu.

Sirupus Liquiritiae decemplex. Dass sich nach obiger Vorschrift ein Sirup, der mit 9 Th. Zuckersirup ein vorschriftsmässiges Präparat liefert nicht herstellen lässt, liegt auf der Hand. Ein solcher ist bei der vorzüglichen Haltbarkeit des Süssholzsirups auch überflüssig.

II. Succus Liquiritiae (Austr. Germ. Helv.). **Succus Liquiritiae crudus. Extractum Glycyrrhizae** (U-St.) s. **Liquiritiae crudum. — Süssholzsaft. Lakriz. Lakritzensaft. — Bärendreck. Bärenzucker. — Suc de réglisse** (Gall.). **Jus de réglisse. — Extract or Juice of Liquorice.**

Ueber *Darstellung* und *Sorten* vergl. HAGER-FISCHER-HARTWICH, Kommentar zum deutschen Arzneibuch, 2. Aufl., Band 2. pag. 621 ff.

Von den verschiedenen Sorten ist für die pharmaceutische Verwendung die Sorte: „**Barracco**" am beliebtesten. Es ist beim Einkauf genau auf den Namen zu achten, da manche Imitationen denselben mit geringen Abänderungen nachahmen. Es giebt aber auch Nachahmungen mit ganz korrekter Schreibweise des Namens. Ferner werden in der Pharmacie viel verwendet: **Sanitas Tiflis, Gui Grasso, Zagarese u. Co., Sinib. Oddo, Muzzi, Gerace, Duca di Atri.**

Eigenschaften und Bestandtheile. Harte, schwarze oder schwarzbraune, glänzend brechende Stangen oder Massen von rein süssem Geschmack. Es enthält die wesentlichen Bestandtheile der Süssholzwurzel, so in einer guten Sorte: 20,00 Proc. Wasser, 15,35 Proc. gummöse Substanz, 15,25 Proc. Glycyrrhizin, 6,42 Proc. Zucker, Mannit, 37,48 Proc. Extraktivstoffe, zusammen in Wasser löslich 74,5 Proc., in Wasser unlöslich 5,5 Proc., 8—10 Proc. Asche.

Tabelle über die Zusammensetzung einer Anzahl Sorten von Succus Liquiritiae nach PROLLIUS.

Bezeichnung	Wasser	In kaltem Wasser unlöslich	Glycyrrhizin	Stärke	Bezeichnung	Wasser	In kaltem Wasser unlöslich	Glycyrrhizin	Stärke
Selbst bereitet . .	12,8	3,9	23,0	fehlt	Imit. Sicil. Barracco	13,0	35,0	15,0	vorhanden
Sanitas Tiflis . . .	12,5	10,0	30,0	„	Duca di Atri . . .	11,3	28,6	11,0	fehlt
Sinib. Oddo . . .	11,0	23,0	19,0	„	Uso Barracco. . .	14,0	34,0	10,0	„
Fichera	16,5	16,2	19,0	„	Grimaldi	11,7	35,0	9,0	„
Zagarese & Co. . .	13,5	20,0	10,0	„	Spanischer Barracco	14,8	29,0	9,0	„
Barracco	13,0	24,0	11,0	„	Messina	9,2	33,0	11,0	vorhanden
Barone Amorello .	14,0	22,0	16,0	„	Cassano	11,5	34,0	5,0	fehlt
Gui Grosso . . .	7,0	24,0	14,0	„	Salozzi	15,0	40,0	6,0	„
Muzzi	12,0	23,0	9,0	„	Pignatelli	14,6	26,0	13,0	„
Gerace	10,5	23,9	11,0	„	F. S. D.	10,0	32,0	12,0	„
P. S.	11,8	22,7	17,0	„	Baron Compagno .	36,0	31,0	18,0	„

Untersuchung. 1. Bestimmung des Glycyrrhizins: Man löst in einer 100 ccm Flasche 5 g zerstossenen Succus durch öfteres Umschütteln in 50 ccm lauwarmem Wasser, indem man 2 ccm Liq. Ammon. caust. hinzufügt. Nachdem der Succus völlig zerfallen ist, fügt man Alkohol bis zur Füllung der Flasche hinzu und lässt einen Tag stehen. Dann filtrirt man und wäscht mit 40 proc. Alkohol nach, bis die ablaufende Flüssigkeit kaum noch gelb gefärbt ist. Das Filtrat wird auf dem Wasserbad auf $^1/_3$ eingedampft und nach dem Erkalten unter Umrühren 5 ccm verdünnte Schwefelsäuze (bis zur sauren Reaktion) zugegeben. Die ausscheidende Glycyrrhizinsäure sammelt man nach dem Absetzen auf einem Filter und wäscht mit 30 ccm Wasser nach. Dann übergiesst man den Filterinhalt mit Ammoniak, dampft die durch das Filter laufende Flüssigkeit im gewogenen Schälchen im Wasserbade ein und trocknet bis zum konstanten Gewicht.

2. Bestimmung des Wassergehalts in bekannter Weise.

3 Man digerirt in einer Flasche 10 g Succus mit 100 g Wasser bis zum völligen Zerfall des Succus. Nach dem Erkalten fügt man 200 g Alkohol zu, schüttelt wiederholt und lässt mehrere Stunden stehen. Dann filtrirt man durch ein doppeltes Filter und wäscht den Niederschlag auf dem Filter mit einer Mischung von 2 Alkohol und 1 Wasser aus. In dem Filtrat kann man das Glycyrrhizin bestimmen.

4. Der Rückstand auf dem Filter wird an der Luft getrocknet und mit Wasser übergossen, bis dasselbe klar abläuft. Das Filtrat wird im Wasserbade in gewogener Schale eingedampft und bis zum konstanten Gewicht getrocknet = Gummöse Substanz.

5. Der auf dem Filter bei 4 gebliebene Antheil wird getrocknet und gewogen unter Benutzung des äusseren Filters als Tara = in Wasser unlöslicher Theil.

6. Auf Stärke prüft man unter dem Mikroskop, indem man ein Stückchen in Wasser völlig zerfallen lässt und den Rückstand untersucht. Eine geringe Menge von Stärkekörnchen, die die für Radix Glycyrrhizae charakteristische Form haben, berechtigt nicht, eine Verfälschung mit Stärkemehl anzunehmen.

7. Eine Prüfung auf Kupfer ist nicht überflüssig, da der Succus zuweilen in solchen Schalen eingedampft und dann herausgekratzt wird, wobei sogar kleine Spähne von Kupfer mitgehen können. Man löst in Wasser, säuert an und stellt eine blanke Messerklinge in die Flüssigkeit.

Verfälschungen. Man setzt dem Succus nicht selten, um die Menge wasserlöslicher Stoffe zu vermehren: Dextrin, Gummi, Stärkezucker, auch Gelatine zu. Man sollte daher unter allen Umständen neben der Bestimmung der wasserlöslichen Stoffe auch eine solche des Glycyrrhizins vornehmen, die erst Klarheit schafft, und einen Succus, der nicht mindestens 11 Proc. davon enthält, zurückweisen.

Anwendung. Abgabe. Dient zur Bereitung des gereinigten Süssholzsaftes, welcher gegeben wird, wenn Succus Liquiritiae in flüssigen Arzneimischungen verordnet ist. Dagegen pflegt man als Bindemittel für Pillenmassen das Pulver zu verwenden, das man aus dem grob zerstossenen oder in Scheiben geschnittenen und dann in der Wärme getrockneten rohen Stangenlackritz bereitet. Für die Abgabe im Handverkauf giebt es eine durch Querringel in gleichmässige Abschnitte getheilte Handelswaare. Doch lassen sich auch die dicken Stangen leicht schneiden, wenn man sie kurze Zeit in die Wärme legt, oder auch mittels eines scharfen Messers, auf das man einen kurzen Schlag mit einem Hammer führt.

Austr. lässt zum pharmaceutischen Gebrauch nur den gereinigten Lakritz verwenden.

Succus Liquiritiae depuratus (Austr. Germ. Helv.) s. **inspissatus.** Gereinigter Süssholzsaft. — Suc de réglisse purifié. Purified Extract of Liquorice (Nat. form.).

Roher Lakritz[1] wird in ein Extrahirfass schichtenweise eingelegt, so dass die Stangen immer nur eine Lage bilden und durch eine dünne Schicht Strohhalme, Holzwolle oder Bastgeflecht — welche vorher durch Einweichen in Wasser und Abwaschen gründlich gesäubert sein müssen — getrennt sind. Man deckt einen Deckel darüber, beschwert ihn

---

[1] Nach Cäsar & Loretz geben die Sorten „Barracco" und P. S. die grösste Extraktausbeute.

in geeigneter Weise oder zieht bei Benutzung eines Gefässes wie Fig. 261 die Schraube fest an, und giesst nun kaltes, destillirtes Wasser auf, so dass die oberste Schicht eben bedeckt wird. Nach zweitägigem Stehen lässt man die Flüssigkeit mittels eines Hahnes ablaufen, seiht durch und dampft sofort im Wasserbade unter beständigem Rühren zur Extraktdicke ein. Den Rückstand im Fasse behandelt man nochmals in gleicher Weise. Ob ein dritter Auszug lohnend ist, was selten der Fall sein wird, stellt man durch einen Versuch im kleinen fest; er muss wenigstens ein spec. Gew. von 1,015—1,020 zeigen und beim Abdampfen nicht weniger als 5 Proc. Trockenrückstand geben. Eine vollstän-

dige Erschöpfung des Rohsuccus ist schwer zu erreichen, nach HIRSCH & SCHNEIDER selbst nach 40maligem Ausziehen nicht. Der gereinigte Süssholzsaft muss braun oder schwarzbraun, in Wasser klar löslich sein und rein süss schmecken. Ausbeute je nach dem verwendeten Rohstoff 60—80 Proc. Man bewahrt ihn in Thon- oder Porcellankruken an einem luftigen, trocknen Orte auf, nicht im Keller, wo er sich leicht mit Schimmelpilzen überzieht.

Es ist empfohlen worden, den gereinigten Süssholzsaft unmittelbar aus der Wurzel durch Ausziehen und Eindampfen herzustellen; ein solcher Succus wäre gleichbedeutend mit dem Extractum Liquiritiae Radicis.

Solutio Succi Liquiritiae.
Für Recepturzwecke pflegt man eine Lösung von gereinigtem Süssholzsaft in gleichen Theilen Wasser vorräthig zu halten. In kleinen, ganz gefüllten Flaschen im Kühlen aufbewahrt, hält sich dieselbe längere Zeit; in der wärmeren Jahreszeit, wo sie leicht in Gährung übergeht oder Schimmel ansetzt, füllt man sie entweder kochend oder mit 5 Proc. Weingeist versetzt in die Gefässe und hält nur kleinere Vorräthe. Die Helfenberger Fabrik führt einen Succus Liquiritiae depuratus

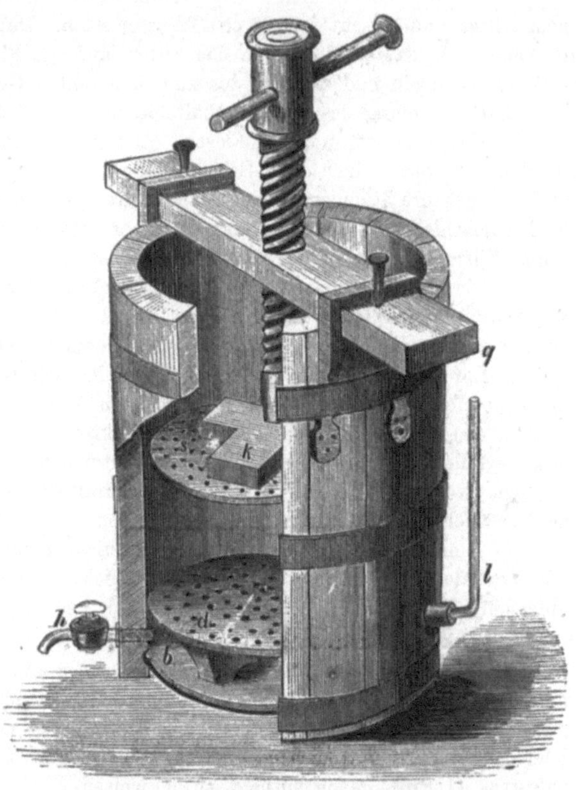

Fig. 261. HAGER'sches Extrahirgefäss.

tenuis, der nur soweit eingedickt ist, dass er sich noch giessen lässt, ferner einen Succus Liquiritiae depuratus pulveratus, der sich klar löst, mithin auch für flüssige Arzneimischungen verwenden lässt. (Siehe auch unten: Liquor Extracti Glycyrrhizae.)

Das bisweilen beobachtete Gelatiniren ammoniakalischer Succuslösungen ist wahrscheinlich auf einen Pilz zurückzuführen; durch vorsichtigen Zusatz verdünnter Kalilauge lässt sich eine derartige Lösung meistens wieder verflüssigen und für Handverkaufszwecke verwendbar machen.

Succus Liquiritiae depuratus in bacillis ist eine im Handverkaufe beliebte Form in federkieldicken Stängelchen, welche man aus dem eingedickten Saft durch Verarbeiten mit geeigneten Zusätzen darstellt. Nach E. DIETERICH löst man 300,0 Zuckerpulver unter Erwärmen in 400,0 gereinigtem Lakritz, stösst mit 300,0 Süssholzpulver zur gleichmässigen Masse und rollt diese aus oder presst sie durch gelochte Platten.

Bacilli Liquiritiae anisati.

Succus Liquiritiae depuratus in bacillis
s. in filis. Cachou. Caschu.

I.

Rp. Succi Liquir. dep. inspiss.   75,0
Gummi arabici pulver.   8,0

Tragacanthae   2,0
Sacchari albi pulver.   15,0
Olei Anisi   gutt. XX.

Man mischt unter Erwärmen im Wasserbade und presst mittels einer Cachoupresse in Fäden, die nach dem Trocknen in Weissblechgefässen aufbewahrt werden.

II.

Die unter Succ. Liquirit. dep. in bacill. angegebene Masse mischt man mit 4,0 Anisöl, 1,0 Fenchelöl und behandelt sie wie I.

Bacilli Liquiritiae crocati
s. citrini. Hustenstangen. Gelbe Bruststängel.
Rp. 1. Radicis Liquiritiae pulv.
    2. Rhizom. Iridis   „
    3. Gummi arabici   „
    4. Amyli Tritici   „ āā 100,0
    5. Tragacanthae   „   10,0
    6. Sacchari albi   „   590,0
    7. Tincturae Croci „   25,0
    8. Olei Anisi   2,5
    9. Olei Aurantii flor.   0,5.
Man mischt 6 mit 7, nach dem Trocknen mit den
übrigen, stösst mit Rosenwasser zur Masse und
formt 3 mm dicke Stäbchen, die man trocknet
und mit verdünnter Safrantinktur bestreicht.

Bacilli pectorales Hugo.
Hugo'sche Bruststängel.
Rp. Radicis Liquiritiae pulv. 200,0
     Sacchari albi   445,0
     Succi Liquiritiae   350,0
     Tragacanthae   5,0.
Man bringt mit Wasser zur Masse und formt in
Stäbchen.

Elixir adjuvans (Nat. form.).
Adjuvant Elixir.
Rp. 1. Corticis Aurantii dulc. pulv. No. 40 75 g
    2. Corticis Pruni virgin. „   „ 150 „
    3. Radic. Liquirit. russ. „   „ 300 „
    4. Fructus Coriandri   „   „   40 „
    5. Fructus Carvi   „   „   40 „
    6. Sirupi Sacchari (U-St.)   1500 ccm
    7. { Spiritus (91 proc.) 1 vol. } q. s.
       { Aquae destill.   2 vol. }
Man befeuchtet 2 mit 150 ccm Wasser, fügt nach
12 Stunden 1, 3, 4, 5 hinzu, mischt mit 150 ccm
von 7, bringt in einen Verdrängungsapparat,
sammelt durch Nachgiessen von 7 3500 ccm Perkolat und stellt durch Mischen mit 6 5000 ccm
Gesammtflüssigkeit her.

Elixir e Succo Liquiritiae (Germ.).
Elixir pectorale (Helv.). Elixir regis
Daniae. Elixir Ringelmannii. Brustelixir. Elixir pectoral du roi de Dane-
mark. Pectoral Elixir.
Rp. 1. Succi Liquiritiae depurati 2,0
    2. Aquae Foeniculi   6,0
    3. Liquoris Ammonii anisati 2,0.
Man löst 1 in 2 und mischt 3 hinzu. Germ. lässt
nach sechstägigem Absetzen filtriren (was im
bedeckten Trichter bei 17—20 ° C. geschehen
muss!) und verlangt eine braune, klare Flüssigkeit. Nach Helv. soll dieselbe trübe sein, ist
also vor der Abgabe umzuschütteln. Als Hustenmittel theelöffelweise. In Deutschland dem
freien Verkehr entzogen.

Elixir e Succo Liquiritiae opiatum.
Elixir ammoniato-opiatum.
Rp. Elixir e Succo Liquiritiae 98,0
     Tincturae Opii crocatae   2,0.
3—4 stündlich 1 Theelöffel.

Elixir Glycyrrhizae (Nat. form.).
Elixir of Glycyrrhiza or Liquorice.
Rp. Extracti Glycyrrhizae fluidi (U-St.) 125 ccm
     Elixir aromatici (U-St.)   875 „

Elixir Glycyrrhizae aromaticum (Nat. form.).
Aromatic Elixir of Glycyrrhiza or
Liquorice.
Rp. 1. Extracti Glycyrrhizae fluidi (U-St.) 125 ccm
    2. Olei Caryophyllorum
    3. Olei Cinnam. ceylan.   āā 0,4 „
    4. Olei Myristicae   0,25 „
    5. Olei Foeniculi   0,75 „

---

    6. Magnesii carbonici   15 g
    7. Elixir aromatici (U-St.)   q. s.
Man verreibt 2—5 mit 6, fügt nach und nach
875 ccm von 7 hinzu, lässt eine Stunde unter
öfteren Schütteln stehen, filtrirt, sammelt unter
Nachwaschen mit 7 = 875 ccm Filtrat und mischt
dieses mit 1.

Elixir Liquiritiae aromaticum.
Rp. Tincturae aromaticae   10,0
     Tincturae Cinnamomi   5,0
     Olei Aurantii florum
     Olei Macidis   āā gtts. II
     Olei Anisi stellati   gtt. I
     Sirupi Liquiritiae   85,0.
Dient zur Geschmackverbesserung.

Liquor Extracti Glycyrrhizae (Nat. form.).
Solution of Extract of Glycyrrhiza or
Liquorice.
Rp. 1. Succi Liquirit. depur. sicci 250 g
    2. Spiritus (91 proc.)   125 ccm
    3. Glycerini   250 ccm
    4. Aquae q. s. ad   1000 ccm.
In einer kleinen Probe Succ. Liquir. depur. in-
spissat. bestimmt man den Trockenrückstand,
berechnet darnach die 250 g trocknem Extrakt
entsprechende Menge, löst diese in 250 ccm
Wasser, fügt 3, dann 2 hinzu und bringt mit 4
auf 1000 ccm.

Looch pulmonale.
Fuchslungensaft.
Rp. Succi Liquiritiae depur.   7,5
     Liquoris Ammonii anisati 2,5
     Sirupi Sacchari   90,0.
Hustenmittel für den Handverkauf.

Mistura Glycyrrhizae composita (U-St.).
Compound Mixture of Glycyrrhiza.
Brown Mixture.
Rp. Extracti Glycyrrhizae puri (U-St.) 30 g
     Sirupi Sacchari   50 ccm
     Mucilag. Gummi arabici   100 „
     Tincturae Opii camphoratae 120 „
     Vini Antimonii (U-St.)   60 „
     Spiritus Aetheris nitrosi   30 „
     Aquae destillatae q. s. ad 1000 „

Pasta pectoralis Georgé.
Pâte pectorale de Georgé.
Rp. 1. Gummi arabici   600,0
    2. Sacchari albi   400,0
    3. Aquae   1000,0
    4. Magnesiae ustae   12,5
    5. Morphini hydrochlorici 0,25
    6. Decocti rad. Liquirit. (e 12,5) 50,0.
Man erhitzt 1—3 zwei Stunden im Wasserbade,
entfernt die gebildete Haut, seiht durch, dampft
auf die Hälfte ein, fügt 4—6 hinzu, dampft bis
zur Pastillenkonsistenz ein und formt rautenförmige Täfelchen. In Frankreich gebräuchliches
Hustenmittel.

Pastilli contra tussim.
Hustenpastillen.
Rp. Succi Liquirit. pulv. 250,0
     Cubebarum   „ 180,0
     Sacchari albi   „ 3500,0
     Acidi benzoïci   15,0
     Olei Menthae pip.   7,5
     Mucilag Tragacanth. q. s.
Fiant pastilli pond. 1,0 (Brit. and Col. Drugg.).

Pastilli s. Trochisci Liquiritiae.

Pastilli Ammonii hydrochlorici (Diet).
Salmiakpastillen.

Rp. Radicis Liquiritiae pulver.
    Succi Liquiritiae   „   āā 100,0
    Ammonii hydrochlorici „   10,0
    Herbae Meliloti   „   30,0
    Tragacanthae   10,0
    Sacchari albi   „   200,0
    Olei Anisi
    Olei Foeniculi   āā gtts. V
    Sirupi Sacchari   q. s.

Man stösst zum Teig an, rollt zur gleichmässig
dicken Platte und sticht daraus 1000 Pastillen
oder schneidet in rautenförmige Täfelchen.

Pastilli pectorales DIETERICH.

Trochisci bechici. Hustenpastillen.

I. Weisse Hustenpastillen.

Rp. Radicis Liquiritiae pulv.
    Rhizomatis Iridis flor. „
    Dextrini   āā 50,0
    Sacchari albi   „   300,0
    Olei Rosae   gtts. III
    Olei Aurantii flor.   gtt. I
    Sirupi Sacchari   q. s.
Man verfährt wie bei vorigem.

II. Gelbe Hustenpastillen.

Wie I., doch mit einem Zusatz von
    Croci pulverati   10,0.

III. Schwarze Hustenpastillen.

Rp. Fructus Anisi   pulv.
    Fructus Foeniculi   „   āā   25,0
    Rhizom. Iridis flor. „   50,0
    Radicis Liquiritiae „   100,0
    Sacchari Cumarini   2,0
    Sacchari albi   300,0
    Sirupi Liquiritiae   q. s.
Verfahren wie bei den vorigen.

Pastilli pectorales opiati.

Rp. Extracti Liquiritiae   100,0
    Radicis Liquiritiae pulv.   200,0
    Opii   „   5,0
    Tragacanthae   „   10,0
    Sacchari albi   „   700,0
    Mucilag. Tragacanth.   q. s.
Man formt 1000 Pastillen mit je 0,005 Opium.

Pilulae ad prandum HALL (Nat. form.).
HALL's Dinner Pill.

Rp. Aloës puiificatae (U-St.)
    Extracti Liquiritiae
    Saponis
    Sirupi communis (Melasse) āā 6,5 g.
Zu 100 Pillen.

Pilulae odoriferae.

Mundpillen (gegen übelriechenden Athem).
Albert-Cachou. Cachoupillen. Cachou
Prince Albert. Cachou de Bologne. Pastilles des fumeurs. Cachou aromatique
(vergl. S. 678).

I. Nach DIETERICH.

Rp. Rhizomat. Iridis pulv.   10,0
    Moschi   0,02
    Cumarini   0,05
    Vanillini   0,5
Olei Rosae, Neroli, Menthae pip., Menthae crisp.,
    Unonae odorat. āā gtts. V
    Succi Liquiritiae   q. s.
Man formt Pillen von 0,05, versilbert sie und giebt
50 Stück in kleinen Metalldosen ab.

Handb. d. pharm. Praxis. I.

II. Nach DORVAULT.

Rp. Succi Liquiritiae   pulv.   100,0
    Catechu   „   30,0
    Gummi arabici   „   15,0
    Corticis Cascarillae   „
    Carbonis Tiliae   „
    Mastiches   „
    Rhizom. Iridis   „   āā   2,0
    Olei Menthae piperit.   2,0
    Tincturae Moschi
    Tincturae Ambrae   āā gtts. V
Man verfährt wie bei I.

Potio pectoralis.

Eclegma pectorale (Strassb. Apoth. Ver. 1867.).
    Rp. Succi Liquiritiae depur.   5,0
    Aquae destillatae   100,0
    Liquoris Ammonii anisati   1,0
    Sirupi simplicis   15,0.

Ptisana Glycyrrhizae.

Tisane de Réglisse (Gall.).

Rp. Radicis Liquiritiae mundat. conc.   10,0
    Aquae destillatae frigidae   1000,0.
Nach 6 Stunden seiht man durch. Darf durch
eine Lösung von 0,5 Glycin in 1000 Wasser ersetzt werden.

Pulvis Liquiritiae coctae.

Pulvis pectoralis crocatus. Gelbes
Brustpulver.

Rp. 1. Gummi arabici   pulv.
    2. Radicis Liquiritiae   „
    3. Rhizom. Iridis flor.   „   āā 100,0
    4. Tragacanthae   „   25,0
    5. Sacchari albi   „   670,0
    6. Croci   „   5,0
    7. Spiritus   5,0.
Man verreibt 6 mit 7, mischt 5 hinzu, trocknet
und vermischt mit 1—4.

Pulvis Liquiritiae compositus (Austr. Germ. Helv.).

Pulvis Glycyrrhizae compositus (Brit.
U-St.). Pulvis pectoralis. Pulvis pectoralis Kurellae. Brustpulver. KURELLA-
sches Brustpulver. Hämorrhoidalpulver.
— Poudre pectorale. Poudre de réglisse
composée. — Compound Powder of Liquorice or Glycyrrhiza. Pectoral powder.

| | | Germ. | Helv. | U-St. |
Rp.		Austr.	Brit.	
Fructus Foeniculi pulv. subt.		1	1	—
Sulfuris depurati		1	1	80
Folior. Sennae pulv. sbt.		2	2	180
Rad. Liquiritiae „ „		2	2	236
Sacchari albi		6	4	500
Olei Foeniculi		—	—	4

Man mischt, schlägt durch ein Sieb und mischt
nochmals. In dicht schliessenden Gefässen aufzubewahren. Ein bei Katarrh, Verstopfung und
Hämorrhoidalleiden sehr beliebtes Volksheilmittel, das theelöffelweise, von Kindern messerspitzenweise mit Wasser genommen wird.

Pulvis pectoralis Viennensis.

Wiener Brustpulver. Fiakerpulver

Rp. Stibii sulfurati aurant.   0,5
    Fructus Anisi   pulv.   4,5
    Folior. Sennae   „
    Radicis Liquiritiae „
    Sulfuris depurati   āā 15,0
    Sacchari albi   50,0.

Pulvis pectoralis Quarinii n. VOMÁČKA.

Rp. Croci pulverati
    Stibii sulfurati aurant. āā 0,5
    Amyli   15,0
    Gummi arabici   35,0
    Succi Liquiritiae pulv.   49,0.

Sirupus Liquiritiae aromaticus.
(Amer. Drugg.)

Rp. 1. Corticis Cinnamom. zeyl.   20,0
     2. Rhizom. Zingiberis   12,0
     3. Caryophyllorum   8,0
     4. Seminis Myristicae   3,0
     5. Extracti Liquiritiae   50,0
     6. Sacchari albi   750,0.

Man sammelt durch Perkoliren von 1—4 mittels q. s. Alkohol 100 ccm, mischt diese mit 6 und verdunstet den Alkohol in der Wärme. Alsdann sammelt man durch Nachgiessen von Wasser 500 ccm Perkolat, löst darin 5 und den aromatisirten Zucker, kocht auf und stellt l. a. 1000 g Sirup her.

Species pectorales HENNIG.
Dr. HENNIG's Brustthee.

Rp. Florum Tiliae
     Fructus Anisi stellati
     Radicis Senegae   āā   5,0
     Rhizom. Iridis flor.   10,0
     Radicis Liquiritiae
     Stipit. Dulcamarae   āā 15,0
     Fruct. Coriandri   20,0
     Carrageen   25,0.

1 Esslöffel auf ¼ l kochendes Wasser.

Succus Liquiritiae tabulatus.
Lakritzentäfelchen.

Rp. Succi Liquirit. depur.   400,0
     Sacchari albi pulv.   250,0
     Radicis Liquirit. pulv.   150,0
     Mucilag. Gummi arab. vel q. s.   300,0.

Man mischt in der Wärme, giesst die Masse in dünner Schicht in mit Wachs abgeriebene Blechformen und trocknet in der Wärme, oder man stösst mit q. s. Mucilago zur Masse und rollt diese mit einem Nudelholz aus. Man schneidet mit dem Rollmesser in rautenförmige Stücke und trocknet scharf aus. Um die Täfelchen zu versilbern, verfährt man wie beim Versilbern von Pillen, oder man legt den ausgerollten Kuchen mehrere Stunden in einen feuchten Keller und überzieht ihn dann mit Blattsilber. Scharf ausgetrocknet in Blechgefässen aufzubewahren. Durch Feuchtwerden zusammengebackte Vorräthe dürfen nicht in der Wärme, sondern nur über Aetzkalk ausgetrocknet werden!

Tabulae Liquiritiae cum Ammonio chlorato.
(Ergänzb.)
Salmiaktabletten.

Rp. 1. Succi Liquiritiae depur.   9,0
     2. Ammonii chlorati   1,0.

1 wird in Wasser gelöst, 2 zugesetzt, zur Teigmasse eingedampft, diese, wie bei vorigem angegeben, behandelt.

Tabulettae pectorales.
Tabulae Pulveris Liquiritiae compositi.

Rp. Folior. Sennae   pulv.
     Radic. Liquiritiae   „   āā 2,0
     Fruct. Foeniculi   „
     Sulfuris depurati   „   āā 1,0
     Gummi arabici   „
     Sacchari albi   „   āā 1,5
     Aquae destillatae   gtts. V.

Man presst 10 Tabletten und bestäubt mit Lycopodium.

Tabulettae solventes n. SALZMANN.

Rp. Ammonii chlorati
     Succi Liquiritiae pulv.   āā 200,0
     Sacchari Lactis   „

Talci veneti   „   āā   80,0
Amyli   40,0
Benzoës   „   10,0.

Man mischt und formt durch Druck Tabletten von 0,6.

Trochisci Liquiritiae.
Schweizer Brustkuchen. Pastilles de Nyon. Pectorale suisse.

Rp. Succi Liquiritiae pulv.   300,0
     Sacchari albi   „   600,0
     Rhiz. Iridis flor.   „   60,0
     Gummi arabici   „   20,0
     Olei Anisi   gutts. XX
     Aquae   60,0 vel q. s.

Man stösst zur Masse, formt Pillen von 0,5 und drückt diese mittels eines am Ende sternförmig eingekerbten Stäbchens flach. In der französischen Schweiz beliebtes Hustenmittel.

Trochisci Glycyrrhizae et Opii (U-St.).
Troches of Glycyrrhiza and Opium.

Rp. Extract. Liquiritiae pulv.   15,0
     Opii pulverati   0,5
     Gummi arabici   „   12,0
     Sacchari albi   „   20,0
     Olei Anisi   gutts. IV
     Aquae   q. s.

Zu 100 Pastillen.

Vet.   Électuaire adoucissant (Gall.).

Rp. Radicis Liquiritiae pulv.
     Radicis Althaeae   „   āā
     Mellis   q. s.

Vet.   Electuarium anticatarrhale.

Rp. Stibii sulfurati nigri   1,0
     Tartari depurati   2,0
     Ammonii chlorati   3,0
     Radicis Liquiritiae   30,0
     Mellis   q. s.

Bei Staupe der Hunde mehrmals täglich haselnussgross.

Vet.   Influenzapulver für Pferde.

Rp. Ammonii chlorati   30,0
     Radicis Liquiritiae pulv.   60,0
     Natrii sulfurici   80,0
     Kalii nitrici   80,0.

3 mal täglich 1 Esslöffel im Getränk.

Vet.   Poudre adoucissante (Gall.).

Rp. Radicis Liquiritiae pulv.
     Radicis Althaeae   „   āā.

Vet.   Pulvis bechicus LEBAS.
LEBAS' Viehpulver.

Rp. Radicis Liquiritiae pulv.
     Radicis Althaeae   „   āā 100,0
     Rhizomat. Iridis   „   20,0
     Sulfuris sublimati   30,0.

Vet.   Pulvis contra tussim.
Hustenpulver.
I. Für Pferde.

Rp. Radicis Liquiritiae pulv.   200,0
     Stibii sulfurati nigri   „   50,0
     Natrii chlorati   „   250,0.

II. Für Schweine.

Rp. Ammonii chlorati
     Kalii nitrici
     Stibii sulfurici nigri   āā   40,0
     Natrii sulfurici
     Semin. Lini   āā 120,0
     Radic. Liquiritiae   140,0.

Mit Wasser zum Teig gemacht, mehrmals täglich taubeneigross.

Alpenkräuter-Brustteig von Grablowitz. Rautenförmige Kuchen aus Gummi, Zucker, Lakritz, Safran und Eibischabkochung.

Asthmamittel, Inspektor Schäfer's in Leipzig-Lindenau, ist eine Pulvermischung aus Zucker, Süssholz und Pimpinellwurzel. (60 g = 3.50 Mk.)

Asthmathee von Dr. Orleïn, gegen alle möglichen Leiden empfohlen, besteht aus je 2 Th. Andorn und Bitterklee, 5 Th. isländischem Moos, 6 Th. Eibisch, 8 Th. Süssholz. 200 g = 3 Mk.

Brustpulver, nach Dr. Quarin. Wiener Vorschrift: Je 125,0 Süssholz und Stärke, je 250,0 arabisches Gummi und Lakritzenpulver, 1000,0 Zucker, 20,0 Bittersüssextrakt. (Vergl. auch Pulv. pectoral. Quarin.)

Brustthee, Hamburger, von Dr. König. Der Hauptsache nach eine Mischung aus Süssholz, Eibischwurzel und -blättern, Klatschrosen und Malvenblüthen.

Cough-Lozenges, Hustenpastillen von Keating, enthalten neben Zucker, Lakritz und Salmiak etwa 0,002 g Morphin im Stück, vielleicht auch Lactucarium. (Hamb. Staatslaboratorium.)

Eurener, Frau, Mittel derselben. 1) Brustwasser, eine Mischung von 30,0 Brustelixir und 270,0 Fenchelwasser. **2)** Purgirlimonade. **3)** Salbe aus Altheesalbe und Lorbeeröl.

Hustentropfen, Dr. Böttger's. Rp. Acid. benzoici 5,0, Alcohol absol. 30,0, Liq. Ammon. caust. q. s. ad sol. präcipit., Tinct. Opii benz. 25,0, Elixir e Succo Liquir. 20,0, Aquae dest. q. s. ad 120,0. Dreimal täglich 15—20 Tr. 15 g = 50 Pfg.

Hustenmittel, Prof. Koch's, ist Süssholzabkochung.

Katarrhbrödchen, Dr. Müller's, enthalten Zucker, Salmiak, Sternanis, Süssholz, Fenchelöl.

Katarrhmittel von Dr. Simpson besteht aus Reis- und Maismehl, Veilchenwurzel, Lakritz.

Kräuter-Brustsirup Dr. Lazarowits'. Ein Gemisch aus Stärke- und Rohzuckersirup mit Brusttheeauszug.

Kräuter-Magenbitter-Essenz oder **Benediktiner** von Pingel soll Lakritz, Aloë, Gewürze, Anis- und Minzenöl enthalten. (Karlsruh. Orts-Ges. Rath.)

Kräuter-Malz-Brustsaft des Dr. Hess ist Stärkesirup, mit Lakritzensaft gefärbt.

Kräutersaft, B. Sprengel's 30 g Jalapenpulver in 150 g eines mit Weingeist versetzten Auszuges aus Süssholz und Faulbaumrinde.

Lebenswecker, Dr. Hufnagel's. Ein schwach weingeistiger Auszug von Süssholz, Quecken, Gundermann und wenig Gewürzen, nebst 4 Proc. Glaubersalz.

Lungenleiden, Mittel dagegen von Poczta sind sodahaltige Lakritztäfelchen.

Mastpulver von Geo Dötzer ist ein Gemisch von Süssholz, Natriumkarbonat und Kochsalz.

Schlafpastillen, F. Ochernal's, sind in Stanniol gehüllte Täfelchen aus geringwerthigem Lakritz.

Weidhaas'scher Sternthee. Urvorschrift: Rad. Consolid. 4,5, Rad. Liquirit. 7,5, Rhiz. Iridis 3,0, Herb. Veronic., Centaurii min., Galeopsid., Urticae āā 6,0, Herb. Violae tric. 3,0, Herb. Millefol. 4,5, Fol. Althaeae, Fol. Farfar. āā 9,0, Fol. Sennae 0,75, Lich. Island. 7,5, Flor. Millefol. 2,25, Fruct. Foeniculi, Ceratoniae āā 9,0, Caric. tost. 13,0.

Wybert-Tabletten, ein Hustenmittel aus Basel, sind rautenförmige Täfelchen aus Lakritz, Zucker, arab. Gummi und Minzenöl.

Gnaphalium.

Gattung der **Compositae — Inuleae — Gnaphalinae.**

Manche hierher gehörige Pflanzen sind gegenwärtig zu anderen Gattungen gestellt.

I. Antennaria dioeca Gärtner (syn. Gnaphalium dioecum L.). Heimisch in Europa, Nordasien, Nordamerika. Zweihäusig. Mit Ausläufern und aufrechten, weisswolligen Stengeln, mit in gedrängten Doldenrispen angeordneten Blüthenköpfchen. Blätter oberseits kahl, unterseits weissfilzig, Grundblätter gestielt, spatelförmig, stumpf, stachelspitzig. Hüllblätter ungleich lang, an der unteren Hälfte aussen wollig, die obern trockenhäutig, bei den männlichen Köpfchen stumpf, bei den weiblichen spitz, oft länger wie die Blüthe. Die getrockneten Blüthenköpfchen liefern:

Flores Gnaphalii. Flores pedis cati. — Weisse oder rothe Katzenpfötchen oder Immortellen. — Capitule de pied-de-chat. Pied-de-chat (Gall.).

II. Helichrysum arenarium D. C. (syn. Gnaphalium arenarium L.). Heimisch in Mitteleuropa. Wollig-filzig. Blätter flach, die unteren länglich-verkehrt-eiförmig, stumpf, die oberen lineal-lanzettlich, spitz. Blüthenköpfe kuglig, dicht doldenartig, Hüllblätter dachziegelig, trockenhäutig, locker anliegend, die inneren öfter strahlend. Die Blüthenköpfchen liefern:

Flores Stoechados citrinae (Ergänzb.). **Flores Stoechados Germanicae. Flores Amaranthi lutei. — Ruhrkrautblüthen. Gelbe Katzenpfötchen. Immortellen. Harnblumen. Sandruhrkrautblumen. Gelbe Strohblumen. Steinblumen.**

Einsammlung. Aufbewahrung. Man sammelt die Blüthenstände vor dem völligen Aufblühen und bewahrt sie in Blechbüchsen auf.

Anwendung. Für sich oder in Theemischungen in Form des Aufgusses bei Blasenleiden und veralteten Hautkrankheiten.

III. Gnaphalium purpureum L. In den wärmeren Gegenden der ganzen Erde, wird gegen Husten benutzt. **Gn. polycephalum Mchx.** in Nordamerika gilt als Diureticum.

Gossypium.

Gattung der **Malvaceae — Hibisceae.** Umfasst ausdauernde oder krautige Pflanzen mit meist gelappten Blättern und schönen grossen, gelben oder rothen Blüthen. Die Frucht ist eine 3—5 fächerige, fachspaltig aufspringende Kapsel, aus der die Samen (5—8 in jedem Fach) mit den reichlich daran sitzenden Haaren als zusammenhängende Ballen herausquellen.

Man unterscheidet folgende 7 Arten: **Gossypium barbadense L.** Heimisch wahrscheinlich in Westindien. **G. arboreum L.** Heimisch in Afrika. **G. herbaceum L.** Heimisch wahrscheinlich in Ostindien. **G. religiosum L.** Heimisch in China. **G. hirsutum L.**, in Ostasien (diese beiden vielleicht Varietäten von G. herbaceum). **G. sandvicense Parlatore**, auf den Sandwichinseln und **G. taitense Parlatore**, auf den Gesellschaftsinseln. — In grossem Umfange kultivirt man die 3 ersteren zur Gewinnung der Samenhaare. Man verwendet:

I. Die Wurzelrinde von **Gossypium herbaceum L.**

Cortex Gossypii Radicis (Ergänzb.). **Gossypii Radicis Cortex** (U.St.). — **Baumwollwurzelrinde. — Cotton root bark.**

Beschreibung. Die Rinde kommt in den Handel in Form langer, zäher Bänder, von etwa $^1/_2$ mm Dicke, die innen von weisslicher, aussen von lebhaft gelbrother Farbe sind. Die Mittelrinde zeigt kleine Gruppen von Zellen, deren Inhalt auf Gerbstoff reagirt. Die Innenrinde hat dreireihige Markstrahlen, die sich nach aussen fächerförmig verbreiten, so dass die dazwischen liegenden Baststrahlen sich auf dem Querschnitt nach aussen zuspitzen. Die Baststrahlen sind charakterisirt durch tangentiale Gruppen von Fasern. In den Markstrahlen und in der Mittelrinde fallen Sekretbehälter mit braunem Inhalt auf, deren Inhalt nicht auf Gerbstoff reagirt, sich aber in Alkohol, Aether und in Alkalien mit gelber Farbe löst.

Ueber die *Bestandtheile* liegen genauere Untersuchungen noch nicht vor.

Anwendung. Die Droge führt Kontraktionen des Uterus herbei, wird daher als Ersatz für Mutterkorn verwendet, in Amerika auch missbräuchlich als Abortivmittel.

Extractum Gossypii fluidum (Ergänzb.). **Extractum Gossypii radicis fluidum** (U-St.). **Baumwollwurzel-Fluidextrakt.** — **Fluid Extract of Cotton root bark.** Ergänzb.: Aus mittelfein gepulverter Baumwollwurzelrinde wie Extract. Condurango fluidum Germ. (S. 942) zu bereiten. — U-St. Aus 1000 g gepulverter Baumwollwurzelrinde (No. 30) und einer Mischung aus 250 ccm Glycerin und 750 Weingeist (91 proc.) im Verdrängungswege. Man befeuchtet mit 500 ccm, erschöpft mit dem Rest der Mischung, dann mit Weingeist, fängt zuerst 700 ccm auf und stellt l. a. 1000 ccm Fluidextrakt her. — Innerlich bei Blutungen 2—3 ccm mehrmals täglich.

Extractum Gossypii spirituosum. 1 Th. Baumwollwurzelrinde zieht man 6, dann 3 Tage mit je 5 Th. verdünntem Weingeist aus und dampft zum dicken Extrakt ein.

Pilulae Gossypii compositae FRITSCH.

Extractum Gossypii spirituosum siccum erhält man aus vorigem durch weiteres Eindampfen und völliges Austrocknen über Aetzkalk.

Rp. Extr. Gossypii
Extr. Hydrastis
Ergotin. DENZEL āā 3,0.
M. f. pil. No. 100. 3 mal täglich 3 Stück. Bei congestiver Dysmenorrhoe.

II. Die Samenhaare.

Gossypium (Brit.). **Gossypium depuratum** (Germ.) s. **purificatum** (U-St.). **Lana gossypina. Pili Gossypii. — Gereinigte Baumwolle. Charpiebaumwolle. Gereinigte Watte. Verbandwatte. Wundwatte. (Watta.) — Coton** (Gall.). **Coton purifié. — Cotton** (Brit.). **Cotton Wool. Purified cotton.**

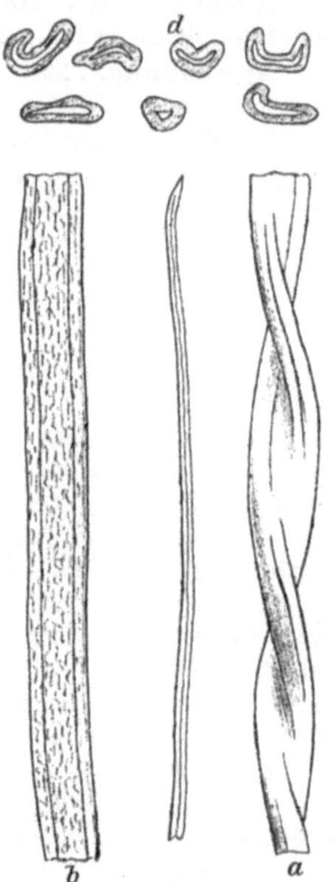

Fig. 262. Baumwolle. *a* Gedrehtes Haar. *b* Haar, in Luft untersucht, um die Cuticularunzeln zu zeigen. *c* Spitze des Haares. *d* Querschnitte

Beschreibung. Der rundlich-eiförmige Same trägt 2 Formen von Haaren: **1.** lange, lockig gewellte Haare, die die Baumwolle des Handels liefern, und **2.** ganz kurze (0,5—3,0 mm), gerade Haare, die sogen. „Grundwolle". Die Haare 1. werden in der Egrenirmaschine (Entkörnungsmaschine) von den Samen getrennt, dann mittels verschiedener Maschinen weiter von allen Unreinigkeiten befreit, durch die Wattemaschine zu dünnen Platten gerollt und aufgewickelt, endlich durch die Krempelmaschine die einzelnen Haare in eine parallele Lage zu einander gebracht; die so vorbereitete Baumwolle ist die pharmaceutisch zu verwendende. Da man sie aber meist, bevor sie in die Krempelmaschine kommt, einfettet und sie auch von vornherein etwas Fett enthält, so wird die für den pharmaceutischen Gebrauch bestimmte Watte kurze Zeit in Benzol macerirt, ausgepresst und getrocknet oder auch mit Sodalösung gewaschen etc. (vergl. unten).

Das einzelne Baumwollhaar lässt eine Basis, wo es abgerissen erscheint und am anderen Ende eine mehr oder weniger schlanke Spitze erkennen. Es ist, abgesehen von der Spitze, etwas zusammengedrückt bis bandartig flach, zuweilen von einem oder beiden Rändern eingebogen, streckenweis korkzieherartig um sich selbst gedreht. Das Haar verjüngt sich nicht gleichmässig gegen die Spitze, die grösste Breite liegt etwas unterhalb der Mitte, und erst von da ab verläuft es in die Spitze. In Luft unter dem Mikroskop betrachtet, ist es auf der Aussenseite mehr oder weniger feinrunzelig oder feinkörnig durch Unregelmässigkeiten der Cuticula (Fig. 262).

Die Länge und Breite eines Haares beträgt

    bei G. barbadense Länge bis 4,05 cm, Breite 19—28 μ
      „ G. arboreum   „   „ 2,50 „   „   20—38 „
      „ G. herbaceum   „   „ 1,82 „   „   12—22 „

Bestandtheile und Reaktionen. Lufttrocken: Cellulose 87,00 Proc., Wasser 6,0 Proc., Wachs (in der Cuticula) 0,33—0,48 Proc., stickstoffhaltige Substanz (im Protoplasma) 0,034 Proc., ferner Farbstoffe, Asche bis 1,00 Proc. Den Maximalgehalt an Asche normirt Germ. auf 0,3 Proc., U-St. auf 0,8 Proc., Brit. auf 1,0 Proc. In Jodlösung (1 KJ : 100 H_2O und dazu J im Ueberschuss) wird Baumwolle braun, auf Zusatz von Schwefelsäure schön blau[1]) (Cellulosereaktion), in Phloroglucin und Salzsäure bleibt

---

[1]) Für die Untersuchung von Pflanzenfasern und auch sonst für mikrochemische Zwecke ist die nach v. HÖHNEL verdünnte Schwefelsäure zu empfehlen: 2 Vol. Glycerin, 1 Vol. H_2O, und 3 Vol. konc. Schwefelsäure.

sie farblos, wird nicht roth (Abwesenheit von Verholzung). In Kupferoxydammoniak (man fällt eine gesättigte Lösung von CuSO$_4$ mit Natronlauge, wäscht den Niederschlag auf dem Filter, befreit ihn durch Pressen zwischen Filtrirpapier möglichst von der Flüssigkeit und löst in wenig starkem Ammoniak [20 proc.]) quellen einzelne Theile der Faser kugel- oder tonnenförmig auf, zwischen denen die Cuticula ringförmig sich zusammenschiebt. Die innerste Membranschicht und Plasmareste (der „Innenschlauch") krümmen sich wurmförmig zusammen. Die gequollenen Theile lösen sich bald auf, und es bleibt nur der Innenschlauch und die Cuticularinge zurück (Fig. 263). Vergl. S. 996.

Prüfung. 1) Die entfettete Baumwolle muss, auf Wasser geworfen, rasch untersinken, fetthaltige schwimmt längere oder kürzere Zeit. 20,0 g, mit Aether extrahirt, sollen nicht mehr als 0,03 g bei 80° C getrockneten Rückstand hinterlassen. — Nicht genügend entfettete Baumwolle ist nicht im Stande, Wundsekrete rasch aufzusaugen. — 2) Sie darf, angefeuchtet, Lackmuspapier nicht verändern. — 3) Der mit siedendem Wasser bereitete Auszug (1 : 10) soll durch Silbernitrat (Cl), durch Baryumnitrat (H$_2$SO$_4$) und durch Ammoniumoxalat (Ca) höchstens opalisirend getrübt werden. Er soll ferner Kaliumpermanganat nicht entfärben. — 4) Bestimmung des Aschengehaltes (vergl. oben). Auch der Forderung der Germ., wenn sie auch ziemlich streng ist, wird eine Baumwolle, die die übrigen Reaktionen aushält, in den meisten Fällen genügen.

Aufbewahrung. Die gereinigte Watte wird an einem trocknen Orte, wegen ihrer Verwendung zu Wundverbänden sorgfältig vor Staub geschützt, aufbewahrt. Man bezieht sie am besten in ausgewogenen Packeten oder Faltschachteln und hält sie neben den imprägnirten Watten in einem besonderen, nur für Verbandstoffe bestimmten Schrank vorräthig. Aufbewahrung und Verpackung der getränkten Watten etc. richtet sich natürlich nach den für die betreffenden Arzneikörper geltenden Vorschriften; so

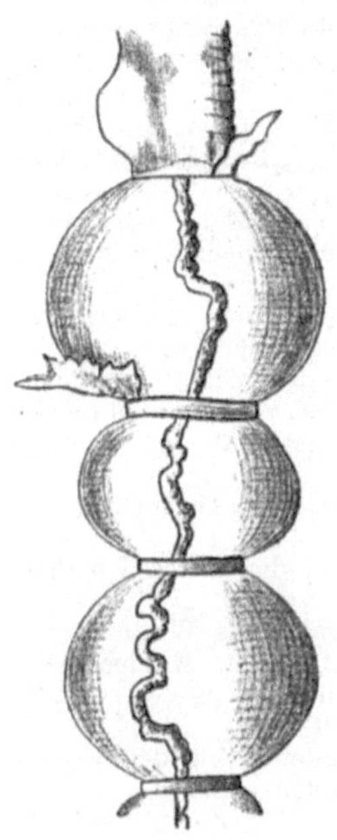

Fig. 263. Baumwollhaar, in Kupferoxydammoniak gequollen.

wird man z. B. Eisenchlorid-, Benzoësäure-, Karbol-, Jodoformwatte und - Gaze vor Lichtund Luftzutritt geschützt, also in braunen Hafengläsern oder dicht schliessenden Blechpackungen vorräthig halten.

Anwendung. Allein oder mit verschiedenen Arzneistoffen imprägnirt als Verbandmittel. In der Receptur gebraucht man reine Watte zum schnellen Filtriren von Mixturen, in die Fremdkörper hineingerathen sind; dünne Wattetäfelchen, beim Koliren von Aufgüssen in die Seiher gelegt, ersetzen die veralteten Seihtücher von Flanell. In dickeren Schichten hält Watte organische Keime zurück, deshalb bedient man sich in der Bakteriologie der Wattepfropfen zur Erzielung keimdichter Verschlüsse.

Gossypium antarthriticum s. antirheumaticum.
Watta antirheumatica. Gichtwatte.
I.
Rp. Gossypii depurati   q. s.
besprengt man mit folgender Lösung:
Olei Caryophyllorum
„ Cinnamomi
„ Rosmarini
Camphorae   āā 1,0
Spiritus (90 %)   20,0.

II.
Rp. Gossypii depurati   1000,0
Olei Betulae rectific.
„ Terebinth. rectif.
„ Ligni Juniperi
„ Rosmarini
„ Caryophyllorum   āā 1,5

Camphorae	2,5
Spiritus (90 %)	40,0
Tinctur. Capsici	25,0
Acidi salicylici	5,0.

Man besprengt die dünn ausgebreitete Watte mittels Zerstäubers mit der filtrirten Lösung, rollt zusammen und verpackt in Pergamentpapier.

Gossypium aromaticum.
Watta aromatica. Aromatische Watte.

Rp. Gossypii depurati	1000,0
Olei Caryophyllorum	2,5
Mixtur. oleoso-balsam.	5,0
Tincturae Benzoës	10,0
Spiritus (90 %)	40,0.

Bereitung wie bei der vorigen.

Gossypium camphoratum.

Kampher-Watte.

Rp. Gossypii depurati 1000.0
Camphorae 25,0—50,0
Aetheris 100,0.

Bereitung wie bei vorigen.

Gossypium incombustibile.

Unverbrennbare Watte für Weihnachts-
bäume.

Rp. Gossypii depurati q. s.
Solut. Ammonii phosphorici 10,0 : 100,0.

Man durchtränkt und trocknet.

Gossypium jodatum.

Watta jodata. Jodwatte.

Rp. 1. Gossypii depurati 100,0
2. Jodi puri pulver. 10,0.

Man legt 1 schichtenweise mit 2 bestreut in ein
Hafenglas mit Glasstöpsel, erhitzt im Wasserbade bei anfangs lose aufgesetztem Stöpsel, bis
das Jod die Watte gleichmässig durchdrungen
hat und kühlt schnell ab. — In ähnlicher Weise
würde durch Einstellen eines Fläschchens mit
Brom oder einer Chlor entwickelnden Mischung
Gossypium bromatum, G. chloratum zu bereiten
sein.

Decken für Schwerleidende, von G. Seifert in Dresden, bestehen aus Watte,
die mit Natriumsalicylat getränkt ist. Ganz das Nämliche ist auch die **„Präparirte Schafwolle"** jenes Händlers.

Gichtwatte, Dr. Pattison's, gegen Gicht und alle möglichen Leiden, ist eine gewöhnliche Watte, die auf einer Seite mit einer Tinktur aus Sandelholz, Benzoë und Perubalsam besprengt ist.

Gichtwatte, aromatische, von Altgeld, ein Stück schlechte Watte, die auf einer
Seite mit einer schwachen, mit Kugellack gefärbten Theerlösung bestrichen ist.

Hydromise Watte, Lippmann's, ist fetthaltige, für Wasser undurchlässige Watte.

Lintin, ein filziges Baumwollgewebe, wird als Ersatz für Verbandwatte gebraucht.

Ohrbaumwolle, präparirte, von Oelsner. Mit Olivenöl getränkte, gewöhnliche
Watte.

Siccin von Spitzmüller in Wien, bei Schnupfen etc. in die Nase zu stecken, ist
ein Bäuschchen roth gefärbte Watte. (1 Mk.)

Tendriff, ein Schnupfenmittel, besteht aus Wattetäfelchen, die mit ca. 7,5 Proc.
Zucker und 1,5 Proc. Aluminiumsulfat beschwert sind.

Waldwolle, von Lairitz, ist mit einem Kiefernadelauszug getränkte Watte.

Wärmeschutzmasse, Wattenpapier, von Becker & Müller in Kohlenscheid.
Zwischen zwei Lagen starken Papieres ist eine Watte aus Baumwolle, Wolle etc. fest zu
einem Stück verklebt, mit welchem das zu schützende Rohr umhüllt wird.

Zahnwolle von Bergmann ist ein Stränchen rother Baumwollendocht, dessen nach
dem Anzünden und Ausblasen entstehender Dampf eingeathmet werden soll.

Verbandstoffe aus Baumwolle.

Die Darstellung von Verbandstoffen ist nur bei fabrikmässigem Betrieb lohnend;
sie wird im Laboratorium der Apotheke schon aus dem Grunde seltener vorgenommen,
weil die hier vorhandenen Geräthe und Einrichtungen für Arbeiten in grösserem Maassstabe
nicht genügen. Im Folgenden sind deshalb die in Frage kommenden Stoffe und Gewebe
nur kurz und deren Verarbeitung auch nur soweit behandelt, als die Arzneibücher Vorschriften darüber enthalten.

Baumwolle, Watte, Baumwollwatte.

Die auf Maschinen durch Kardiren, Krempeln u. s. w. gereinigte Rohbaumwolle
gelangt theils in gepressten Ballen von 50 kg als Polsterwatte, Spitalwatte — Coton
cardé, Carded cotton — theils in beiderseits mit Leim überzogenen Vliessen oder
Tafeln von verschiedener Stärke als Geleimte Tafelwatte — Sagena gossypina —
Coton collé, Ouate collée ou gommée — Grey sheet Wadding — in den Handel.
Die erstere bildet den Rohstoff, aus welchem die Verbandwatte gewonnen wird.

Gereinigte Baumwolle. Charpiebaumwolle. Verbandwatte. Antiseptische oder hydrophile Watte — Gossypium depuratum (Germ.). Lana
Gossypii. Xylum praeparatum. — Coton hydrophile (Gall.). Coton-Charpie.
Coton dépuré. Ouate antiseptique. — Cotton-wool. Wound dressing-cot-
ton. Absorbent Cotton wool. Vorschrift der Gall.:

Kardirte, möglichst langstapelige Rohbaumwolle wird zunächst, um sie zu entfetten,
in eine sehr verdünnte, siedende Lösung von Soda oder Pottasche getaucht, ausgepresst,
hierauf gebleicht, indem man sie für wenige Minuten in ein Bad von 5 proc. Calcium-
oder Natriumhypochloritlösung bringt, wieder presst, mit reinem Wasser, dann mit einem
schwach mit Salzsäure angesäuerten Wasser und zuletzt wieder mit reinem Wasser wäscht,
bis sowohl rothes als blaues Lackmuspapier nicht mehr verändert wird. Man trocknet sie
an einem staubfreien Orte und giebt ihr schliesslich die nöthige lockere Beschaffenheit
durch nochmaliges Krempeln. — Eine mittels Benzin entfettete Baumwolle ist als Verbandwatte nicht verwendbar. Auch sind Zusätze von Stearinsäure und dergl. nicht statthaft,
welche früher wohl vorgekommen sind, um der Watte die Weisse und den „knirschen-

den Griff" zu verleihen, den man eine Zeit lang zu den Eigenschaften einer guten Waare rechnete.

Die gereinigte Verbandwatte wird von den Fabriken gewöhnlich in 5 verschiedenen Qualitäten geliefert und in abgewogenen Mengen zu 10, 25, 50, 100, 250, 500 und 1000 g in Pergamentpapier, in Faltschachteln oder Pappkästchen verpackt, abgegeben. Sehr zweckmässig ist die Bindenform mit Zwischenlagen von Papier, denn sie gestattet das Abschneiden einzelner Streifen, ohne die Watte mit den Händen zu berühren.

Solchen Wattebinden giebt man durch Mullunterlagen grössere Festigkeit. Für den Versandt nach überseeischen Ländern presst man die Watte auf etwa $^1/_8$ zusammen und formt zu ☐-Packeten.

Wäschebäusche, Wattekugeln, Tampons sind lose oder in hydrophilen Mull gehüllte Watteballen, die in verschiedenen Formen wie Schwamm benutzt werden.

Vaginal-Tampons dürfen nur sterilisirt angewendet werden.

Zu den aufsaugenden Verbandstoffen gehören noch:

Holzwolle — Lana ligni — Charpie de bois — Woodwool — die als Unterlage für Wöchnerinnen etc., und die zu etwa $^4/_5$ aus Holzwolle, zu $^1/_5$ aus Verbandwatte bestehende Holzwollwatte, die zu billigen Dauerverbänden dient; ferner die Jutefasern, die als Charpie — Linteum carptum Germanicum — allbekannte Zupfleinwand, und der Torfmull.

Verband-Mull. Hydrophiler Verbandstoff. Entfetteter Mull. Antiseptische Gaze. — Tela (Ergänzb.). Pannus (bombycinus) mollior. Lineamentum (Gall.). Carbasus (Nat. form.). — Gaze hydrophile. — Absorbent Gauze. — Ein glattes, leichtes, lockeres Baumwollgewebe, welches im qcm 11×11 bis 15×15 Fäden zeigt und wovon 1 qm 30—45 g wiegt (Gall.). Als Rohstoff ist nach Gall. ein weisser, nicht appretirter oder mit Stärke und dergl. beschwerter Musselin zu wählen. Man wäscht denselben zunächst mit Wasser von 80° C., presst aus, lässt 24 Stunden in kaltem Wasser liegen, presst wiederum aus, bringt für $^1/_2$ Stunde in eine schwache Natriumhypochloritlösung (spec. Gew. 1,015), wäscht mit reichlichem Wasser, bis Lackmuspapier nicht mehr entfärbt wird, presst von neuem, legt für $^1/_2$ Stunde in 5 proc. Salzsäure enthaltendes Wasser, wäscht mit reinem Wasser bis zur völligen Neutralität und trocknet.

Mull wird an Aufsaugungsvermögen von der Watte übertroffen. Die Prüfung ist die gleiche wie dort.

Mull- und Gazebinden. Als Gazebinden, auch Organdine- oder Kleisterbinden, bezeichnet man gewöhnlich solche aus steifem, appretirtem Stoff, als Mullbinden, hydrophile Binden solche aus weichem Gewebe ohne Appretur. Obwohl die Gaze sich leicht dem Faden nach reissen oder schneiden lässt, bezieht man die Binden gewöhnlich aus den Fabriken, wo sie mittels besonderer Maschinen aufs sauberste geschnitten und gewickelt werden.

Binden mit fester Kante müssen natürlich eigens gewebt werden. Eine besonders dicht gewebte Sorte sind die Cambricbinden.

Verbandmull findet ferner Verwendung in der Form von Kompressen als Tupfmaterial, zu Menstruationsbinden (Damen-, Perioden- oder Hygienische Binden), mit Moos oder Sägemehl gefüllten, schlauchförmigen Kissen, ganz besonders aber zur Darstellung der Salbenmulle — Steatina, Unguenta extensa —, Pflastermulle und ähnlicher Verbandmittelformen, welche von Dr. Unna eingeführt worden sind und die früheren, auf Leinwand gestrichenen Pflaster mehr und mehr verdrängen; sie werden in nahezu 200 verschiedenen Zusammensetzungen besonders von P. Beiersdorf & Co. in Hamburg-Eimsbüttel, ferner von E. Dieterich in Helfenberg u. A. fabrikmässig hergestellt, sind aber von begrenzter Haltbarkeit.

Englisch Lint, Linteum carptum Anglicum, ein dünneres, wolliges Gewebe mit baumwollenem Einschuss, dient wie Watte zum Wundverband.

Schirting, Tela (bombycina) densior, ist ein ziemlich dichtes, appretirtes Gewebe aus Baumwollengarn, welches hauptsächlich als Unterlage für gestrichene Pflaster benutzt wird, ebenso der

Batist, Battist, worunter man theils eine feine Leinwand, theils ein ihr ähnliches Baumwollengewebe (Baumwollbattist) versteht. Eine etwas locker gewebte Sorte heisst Musselin.

Macintosh ist ein durch Ueberziehen mit Kautschuklösung wasserdicht gemachtes Baumwollenzeug.

Getränkte (imprägnirte oder präparirte) Verbandstoffe. — Xyla et Lineamenta medicamentosa — Cotons et Gazes médicamenteuses (Gall.). Sind Watten oder Gewebe, die einen wirksamen Arzneistoff in gleichmässiger Vertheilung enthalten. Das einfachste Verfahren besteht darin, dass man bestimmte Gewichtsmengen der betreffenden Verbandstoffe mit einer Lösung des Arzneikörpers tränkt, die genau dosirt und so bemessen ist, dass sie bei mässigem Druck vollständig aufgesogen wird. Derart sind die Vorschriften des Ergänzb. für Karbol-, Eisenchlorid-, Sublimat- und Salicylwatte, für Karbol-, Sublimat-, Jodoform- und Salicylmull. Man kann aber auch eine gewogene Menge der Watte oder des Gewebes in eine Lösung von vorgeschriebenem Gehalt eintauchen und die überschüssige Flüssigkeit verdunsten lassen (s. Jodoformgaze Gall.), oder durch Auspressen bis auf ein bestimmtes Gewicht entfernen, wie es Gall. für Borsäure-, Karbol-, Salol- und Sublimatgaze verlangt. (Die Vorschriften selbst, sowie die Gehaltsbestimmung s. bei den betreffenden Artikeln.) Ein drittes Verfahren, die Stoffe anzufeuchten und mit dem feingepulverten Arzneistoff zu bestreuen, ist der ungleichmässigen Vertheilung wegen nur dort in Anwendung zu bringen, wo es an geeigneten Lösungsmitteln fehlt.

Die nach der einen oder andern Vorschrift behandelten Stoffe werden in luftigen, staubfreien und vor Tageslicht geschützten Räumen (mit Fenstern aus gelbem Glase!) bei 25—30° C. Wärme oder bei Zimmerwärme getrocknet und sogleich in üblicher Weise verpackt.

Sterilisirte Verbandstoffe. — Pansements stérilisés — Sterilized Dressings. Im allgemeinen verfährt man bei Herstellung keimfreier Verbandstoffe in der Weise, dass man die mit Fliesspapier umhüllten Watten, Gazen u. s. w. längere Zeit einer hohen Hitze aussetzt und dann dicht verpackt. Als völlig einwandsfrei können indessen wohl nur die Verfahren bezeichnet werden, wonach die Stoffe zuerst sorgfältig verpackt und verklebt, bei Benutzung von Pergamentschläuchen mit keimdichtem Verschluss versehen, bei Blechpackung dicht verlöthet und dann im strömenden Wasserdampf sterilisirt werden. Bei grösseren Packungen ist dasselbe leider nicht anwendbar, ebenso wenig natürlich da, wo flüchtige oder zersetzbare Körper, wie z. B. Jodoform, in Frage kommen. In solchen Fällen wird die Keimfreiheit durch Verwendung kochender, alkoholischer Lösungen gewährleistet.

III. Das Oel der Samen: **Oleum Gossypii. — Cottonöl. Baumwollsamenöl. — Huile de coton. — Cotton-oil** (U-St.).

Aus den nach dem Egreniren (vergl. oben) zurückbleibenden Samen gewinnt man, nachdem sie meist geschält sind, durch Pressen das Oel, von dem sie 24 Proc. enthalten. Roh ist es rubinroth bis schwarz, raffinirt strohgelb von nussartigem Geschmack und meist säurefrei, da es bei der Reinigung mit Laugen behandelt ist. In der Kälte, aber auch schon bei gewöhnlicher Temperatur setzt es Stearin (Cotton-Margarin) ab, von dem man den flüssigen Antheil, der als Speiseöl dient, trennt.

Konstanten des Oeles: Spec. Gew. bei 15° C. 0,922—0,930. Spec. Gew. der Fettsäuren bei 100° C. 0,8816. Schmelzpunkt der Fettsäuren: 34—40° C. Erstarrungspunkt: 30—38° C. Hehner'sche Zahl: 95,87. Verseifungszahl: 191—197. Verseifungszahl der Fettsäuren: 203,9—208,0. Acetylzahl: 16,6. Jodzahl: 102—111. Jodzahl der Fettsäuren: 111—115,7. Jodzahl des flüssigen Antheiles der Fettsäuren: 136—148,2. Refraktometerzahl 1,4732.

Es gehört zu den schwach trocknenden Oelen.

Bestandtheile. Triglyceride der Palmitinsäure, Oelsäure, Linolsäure und Linolensäure, ferner geringe Mengen von Oxyfettsäuren, Cottonölsäure (der Ricinolsäurereihe angehörend), eines aldehydartigen Körpers, eines schwefelhaltigen, widerlich riechenden Körpers.

Anwendung als Speiseöl und Brennöl, vielfach aber auch zur Verfälschung von Olivenöl. Um dies in einem solchen Fall nachweisen zu können, sind eine ganze Zahl von Reaktionen vorgeschlagen worden. Wir empfehlen die folgenden: 1) Salpetersäure (spec. Gew. 1,375) mit dem gleichen Volum Oel geschüttelt, färbt Oele, die mit Cottonöl vermischt sind, mehr oder weniger kaffeebraun, Olivenöl, Rüböl etc. werden gelblich. 2) Bei der Elaïdinprobe giebt es eine gelbe bis orangegefärbte Masse von butterartiger Konsistenz. 3) Becchi's Reaktion. Man gebraucht folgende Lösungen: a) 1 g Silbernitrat in möglichst wenig Wasser und 200 ccm Alkohol (98proc.) gelöst, mit 20 ccm Aether und 0,1 Salpetersäure versetzt. b) 15 ccm Colzaöl (Oleum Brassicae von Brassica campestris) gelöst in 85 ccm Amylalkohol. — 10 ccm des zu untersuchenden Oeles werden mit 1 ccm der Lösung a gemischt und dann 10 ccm der Lösung b zugegeben, durchgeschüttelt, in zwei Hälften getheilt und die eine Hälfte dann 5—10 Minuten in kochendes Wasser gestellt. Bei Gegenwart von Cottonöl wird die Probe hellgrau bis braun. Nicht so sicher wie Probe 1, da die Braunfärbung bei Gegenwart von Cottonöl ausbleiben kann und da z. B. Schweinefett sich auch mit Silberlösung färbt (vergl. auch S. 158).

Cottonölmargarin, der durch Abkühlen und Abpressen gewonnene feste Antheil des Oeles (vergl. oben). Wird auch gewonnen, indem man den schwarzen Niederschlag, der bei Raffination des rohen Oeles mit Lauge entsteht, mit Säuren zersetzt, die dunkle Fettmasse mit Schwefelsäure erhitzt, mit Wasser auskocht, mit überhitzten Dampf destillirt und durch Abkühlen und Abpressen trennt. Es ist hellgelb von butterartiger Konsistenz.

Konstanten: Spec. Gew. bei 15^0 C. 0,923. Schmelzpunkt $30-39^0$ C. Erstarrungspunkt $16-22^0$ C. Schmelzpunkt der Fettsäuren $27-30^0$ C. Erstarrungspunkt der Fettsäuren $21-23^0$ C. HEHNER'sche Zahl 95,5—96,3. Verseifungszahl 194,6. Jodzahl 88,7 bis 92,8. Jodzahl der Fettsäuren 94,3.

Anwendung als Speisefett und als Zusatz zum Schweineschmalz (vergl. S. 158).

Die **Samen,** die auch unverändert als Viehfutter benutzt werden, enthalten in Procenten:

	Wasser	Stickstoff-Substanz	Fett	Stickstoff-freie Extraktstoffe	Holzfaser	Asche	In der Trockensubstanz		
							Stickstoff-Substanz	Fett	Stickstoff
Nicht geschält . . .	9,76	19,56	19,91	22,45	23,46	4,86	21,68	22,06	3,46
Geschält	7,53	29,14	24,33	26,33	4,68	7,99	31,51	26,31	5,04

Die nach dem Abpressen des Oeles bleibenden Oelkuchen, die man als Kraftfutter verwendet, enthalten in Procenten:

	Rohproteïn	Rohfett	Stickstofffreie Extraktstoffe
Amerikanische	47,63	16,48	18,20
Egyptische	26,00	7,15	26,13

Davon sind verdaulich in Procenten:

84,70	87,80	95,10

Uebersicht der wichtigsten Textilfasern.

Für die Untersuchung genügt ein gutes Mikroskop mit 300 mal. linearer Vergrösserung. Man überzeugt sich zuerst bei schwächerer Vergrösserung (60—80 mal), ob das Untersuchungsobjekt gleichförmig ist oder aus verschiedenen Fasern besteht, und prüft dann die einzelnen genauer bei starker Vergrösserung.

Man untersucht die Fasern im Wasser, worin sie etwas aufquellen und sich meist etwas verkürzen. Thierische Fasern werden 10—14 Proc. dicker, künstliche Gelatineseide 50 Proc., pflanzliche Fasern bis 29 Proc.

Reagentien: Jodlösung, Schwefelsäure, Phloroglucin und Salzsäure, Kupferoxydammoniak vergl. oben S. 1238.

Um Querschnitte von Fasern anfertigen zu können, fertigt man von denselben, indem man sie möglichst parallel legt, bleistiftdicke Stäbchen, die man mit folgender Lösung tränkt: 70 g Gummi arabicum werden in gleichviel Wasser langsam gelöst. 4 g Hausenblase lässt man in 16 g warmen Wassers quellen und filtrirt durch Musselin. 10 g des Filtrats werden der Gummilösung zugefügt, das Ganze im Wasserbad erhitzt und 10 bis 12 g Glycerin zugefügt. Die damit getränkten Fasern werden getrocknet und mit scharfem Rasirmesser geschnitten. Die Schnitte bringt man in einen kleinen Tropfen Wasser und legt das Deckgläschen vorsichtig auf.

Die Figuren 262—275 sind sämmtlich bei 400 facher linearer Vergrösserung gezeichnet.

A. Die Faser lässt ein deutliches Lumen erkennen (Pflanzenfasern).

I. Pflanzenhaare. Die Faser lässt einen Gegensatz von Basis und Spitze erkennen. a. unverholzt, also mit Jod und Schwefelsäure blau, mit Phloroglucin und Salzsäure farblos. **Baumwolle:** vergl. oben. Das seit einigen Jahren angewendete Mercerisiren der Baumwolle, das in einem Behandeln derselben mit Laugen besteht, um der Faser dadurch seidenartigen Glanz zu geben, verändert die Faser, indem sie dadurch etwas aufquillt, sodass die Unebenheiten der Cuticula verschwinden; der Querschnitt ist rundlicher und die Wand dicker. b. schwach verholzt, mit Jod und Schwefelsäure gelb bis braun, mit Phloroglucin und Salzsäure roth. **Kapok.** Haare der Samen von **Eriodendron anfractuosum D. C.** (Bombacaceae). Bis 3 cm lang, 19—43 μ dick, im Querschnitt rund, an einer Seite etwas stärker verdickt, an der Basis mit schwachen, netzförmigen Verdickungsleisten. Aus Hinterindien. Gutes Polstermaterial, da sich die Fasern nicht zusammenballen, aber die einzelne Faser ziemlich brüchig (Fig. 264).

II. Echte Fasern aus der Rinde, also an beiden Seiten gleich gestaltet.

a. unverholzt.

1. **Lein** oder **Flachs.** Faser von **Linum usitatissimum L.** (Linaceae). 2—6 cm (meist 2,0—3,0 cm) lang, 12—45 μ (meist 15—17 μ) dick. Enden schlank, peitschenförmig zugespitzt, selten stumpflich. Querschnitt rund, polyedrisch oder etwas gestreckt, lässt deutliche Schichtung erkennen. Häufig „Verschiebungsstellen", wo die Faser auf der einen Seite etwas vorgewölbt erscheint. Häufig mit steilen Spirallinien. Diese Spirallinien, die den Lein scharf vom Hanf unterscheiden und die Risse in der Wand sind, erkennt man am besten, wenn man die Fasern scharf austrocknet und dann in absolutem Alkohol untersucht. Da es trotzdem oft nicht möglich ist, die einzelnen Fasern mit Sicherheit vom Hanf zu unterscheiden, kann man bei groben Geweben, Seilen etc. auf das übrige Rindengewebe, die „begleitenden Gewebselemente" achten: Epidermiszellen sind gross, rechteckig, die Spaltöffnungen gross und deutlich, rund, mit zwei Nebenzellen, die Zellen des subepidermalen Gewebes kleiner wie die der Epidermis (Fig. 265).

2. **Hanf.** Faser von **Cannabis sativa L.** (Moraceae). 1—5,5 ccm lang, 15—60 μ dick. Enden fast immer stumpf mit Neigung zu seitlicher Aussackung oder Zweigbildung. Querschnitt wie bei 1. Schichtung häufig deutlicher. Ebenfalls Verschiebungsstellen. Schiefe Spiralstreifung fehlt. Da der Hanf primäre und sekundäre Fasern bildet (der Flachs nur primäre), so sind die sekundären häufig viel dünnwandiger. „Begleitende Gewebselemente": Epidermiszellen unregelmässig polyedrisch, kleiner wie bei 1. Spaltöffnungen sehr spärlich

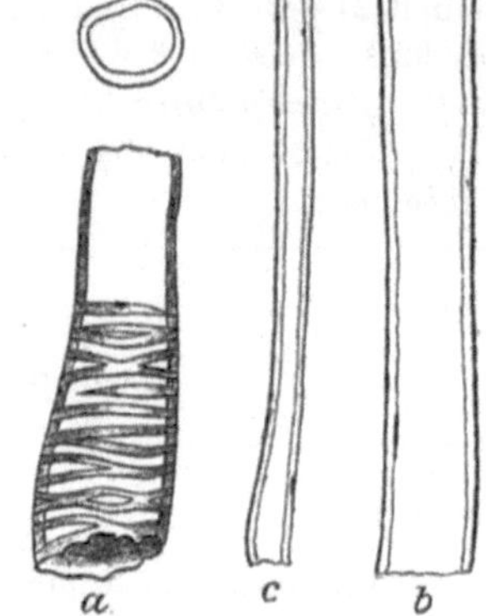

Fig. 264. Kapok. *a* Basis des Haares. *b* Längsansicht aus der Mitte. *c* Spitze. *d* Querschnitte.

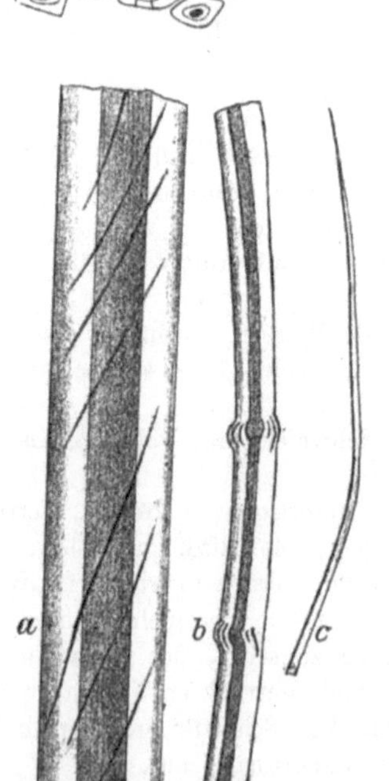
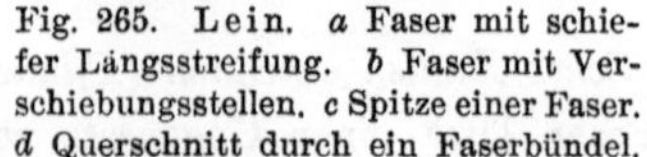

Fig. 265. Lein. *a* Faser mit schiefer Längsstreifung. *b* Faser mit Verschiebungsstellen. *c* Spitze einer Faser. *d* Querschnitt durch ein Faserbündel.

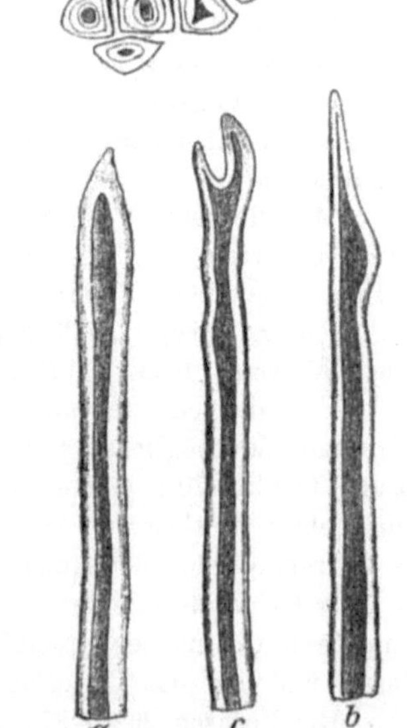

Fig. 266. Hanf. *a, b, c* Spitzen von Fasern. *b* mit angedeuteter, *c* mit ausgeprägter Verzweigung. *d* Querschnitt durch ein Faserbündel.

und klein, über das Niveau der Epidermis emporgewölbt. In der Epidermis grosse, dicke, gebogene, warzige Haare, die am Grunde in der Höhlung zuweilen einen Cystolithen führen. Die Zellen des subepidermalen Gewebes sind grösser wie die der Epidermis, in demselben Oxalatdrusen und Milchsaftschläuche mit braunem Inhalt. — Die Fasern des Hanfes sind zuweilen ganz schwach verholzt (Fig. 266).

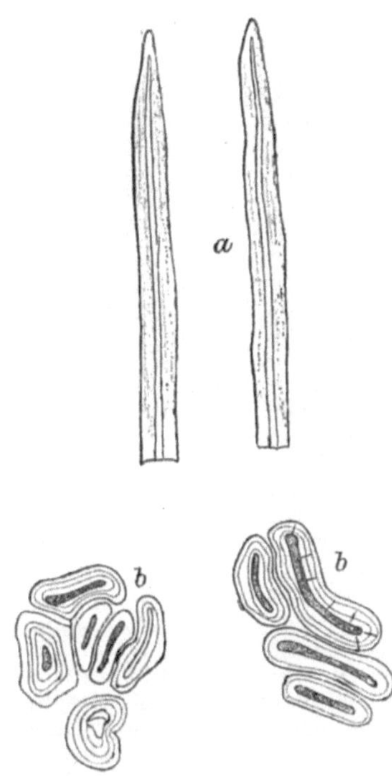

Fig. 267. Ramié. *a* Spitzen von Fasern. *b* Querschnitte durch Faserbündel.

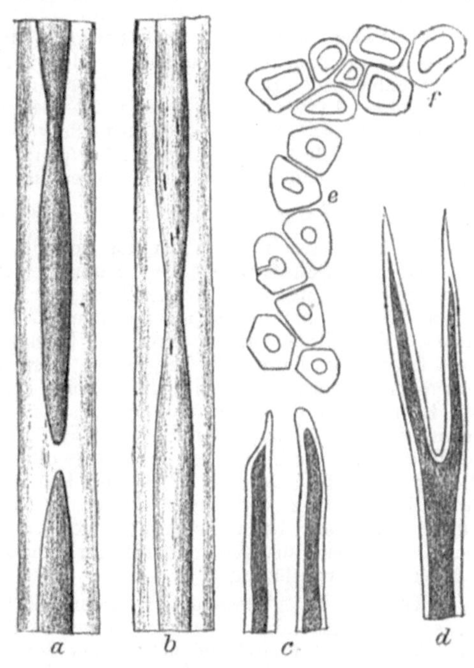

Fig. 268. Jute. *a* Faser mit Verengerung und Verschluss des Lumens. *b* Faser mit Verengerung und mit Tüpfelchen. *c* Faserenden. *d* Gegabeltes Ende. *e* Querschnitt durch ein Bündel der primären, *f* der sekundären Fasern.

3. **Ramié** oder **Chinagras** von **Boehmeria nivea (L.) Hook. et Arn.** (Urticaceae). Auf den Sundainseln und in China, auch in Europa angebaut: Diese vortreffliche Faser wird in Asien, wo man die einzelnen Fasern durch mühsame Handarbeit isolirt, seit lange zu „Nesseltuch" verarbeitet, neuerdings gelingt es, die Fasern auch bei uns durch Maschinen im grossen abzuscheiden. 6—25 (meist 12 cm) cm lang, und bis 80 (meist 50) μ dick, also länger und dicker wie 1 und 2. Spiralstreifung und Verschiebungsstellen vorhanden, Enden stumpf, Querschnitt meist breit und deutlich geschichtet (Fig. 267).

b. verholzt.

1. **Jute** von **Corchorus capsularis L., C. olitorius L.,** auch **C. fuscus L.** und **decemangulatus Roxb.** (Tiliaceae). In Bengalen. Länge 1,5—5,0 mm, Dicke bis 25 μ. Enden stumpf, nicht selten ausgesackt oder verzweigt. Im Querschnitt lassen sich wie beim Hanf etc. deutlich stärker verdickte (primäre) und schwächer verdickte (sekundäre) Fasern unterscheiden. Schichtung niemals zu erkennen. Lumen streckenweise verengert oder sogar ganz geschlossen. Nicht selten feine Tüpfel in steiler Spirale. Obschon die Faser verholzt ist, färbt sie sich doch mit Jod und Schwefelsäure violett. Es ist ferner darauf aufmerksam zu machen, dass man der Jute die verholzenden Substanzen zuweilen entzieht, so dass sie sich dann mit Phloroglucin und Salzsäure nicht roth färbt. Wird bei uns zu gröberen Geweben: Vorhängen, Tischdecken etc. verwendet (Fig. 268).

2. **Manilahanf** (Abaca, Plantainfibre, Siamhemp) von **Musa textilis Nees** (Musaceae). Auf den Philippinen. Länge 3—12 (meist 6) mm, Dicke 16—32 (meist 24) μ. Querschnitt polygonal mit stark abgerundeten Ecken oder rundlich. Lumen gross, zuweilen mit gelbem Inhalt. Sehr charakteristisch

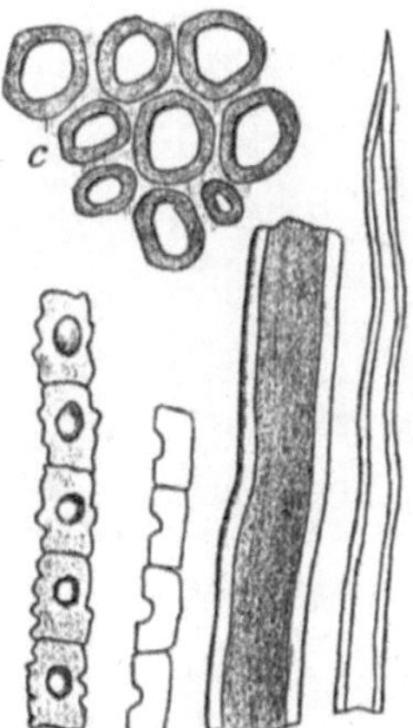

Fig. 269. Manilahanf. *a* Längsansicht aus der Mitte der Faser. *b* Spitze. *c* Querschnitt durch ein Faserbündel. *d* Stegmata von oben, *e* von der Seite.

sind kleine verkieselte Plättchen (Stegmata), welche die Faserbündel häufig begleiten. Sie sind länglich viereckig, solid mit einer runden, durchscheinenden Grube in der Mitte. Man sieht sie am besten, wenn man die Faserbündel in Chromsäure macerirt. Wird zu Seilen und Tauen verwendet (Fig. 269).

3. **Coir.** Faser aus dem Perikarp der Kokosnuss: **Cocos nucifera L.** (Palmae). Die Fasern bilden meist runde, einen Kanal einschliessende Bündel, der Gefässe enthält. Die Fasern sind braun, 0,4—1,0 (meist 0,7) mm lang, 12—24 (meist 20) μ dick, deutlich getüpfelt. Die Fasern sind ebenfalls von verkieselten Plättchen (Stegmata) begleitet, die von rundlicher Form sind. Wird zur Herstellung von groben Teppichen, Schnüren etc. verwendet (Fig. 270).

B. Die Faser lässt kein Lumen erkennen (thierische Fasern).

I. Die Faser ist mit einer aus Schuppen bestehenden Epidermis bedeckt. **Schafwolle:** Die Faser besteht günstigsten Falles 1) aus der schuppigen Epidermis, 2) aus der faserigen Rindenschicht, 3) aus der aus über einander stehenden Zellen bestehenden Markschicht. Von diesen dreien kann die Markschicht ganz oder theilweise fehlen, so besonders bei feinen Merinowollen. Die Rindenschicht kann ausserordentlich reducirt sein, fehlt aber wohl nie völlig. Ebenso ist die Epidermis normal stets vorhanden, kann aber fehlen, wenn die Haare von Körpertheilen stammen, an denen sich die Thiere häufig reiben oder in Kunstwolle (Shoddy). Die Dicke ist sehr wechselnd: Merino 12—37 μ, Leicester 30 bis 90 μ. Die Länge kann 20 cm und mehr erreichen. Jodlösung färbt braun, MILLON's Reagens beim Erwärmen ziegelroth. Beim Verbrennen riecht die Faser unangenehm nach verbranntem Horn. Verdünnte Kalilauge löst vollständig (Fig. 271).

II. Die Faser besteht aus einem einfachen, soliden Faden. **Seide:** Der vollständige, von der Raupe des Seidenspinners **(Bombyx Mori L.)** secernirte Seidenfaden besteht aus zwei neben einander verlaufenden Fibroinfäden, die mit einer im frischen Zustande klebrigen Substanz verklebt und umhüllt sind (Sericinhülle). Durch den Degummirungsprocess wird die Hülle entfernt und die beiden Fäden getrennt. Der einzelne Faden ist im Querschnitt rundlich oder rundlich dreieckig, glatt, höchstens fein gestreift, zuweilen etwas abgeplattet oder um einander gedreht. Dicke 8—24 (meist 15) μ. Mit Jodlösung hellbraun; beim Auswaschen mit Wasser bleibt die Farbe lange Zeit. Koncentrirte Kalilauge löst die Seide auf. Mit MILLON's Reagens roth, mit Zucker und Schwefelsäure rosa. Beim Kochen mit Salzsäure wird Mori-Seide kaum violett, fremde (wilde) Seiden meist deutlich violett (Fig. 272).

Die Fäden der sog. wilden Seiden, wie z. B. der **Yamamayseide,** der **Tussahseide** sind viel dicker, bräunlich oder gelblich, deutlich gestreift, im Querschnitt meist gestreckt dreieckig, deutlich punktirt (Fig. 272).

Seit einigen Jahren sind **künstliche Seiden** im Handel.

a. Die Kollodiumseide gewinnt man, indem man Kollodium aus engen Kapillaren austreten lässt, wobei der Faden sofort erstarrt. Die so gewonnene Seide wird durch Behandeln mit Schwefelammonium denitrirt, um ihr die Explosionsfähigkeit zu nehmen. Die Fäden einer untersuchten Probe sind sehr gleichmässig, etwa viermal dicker wie Seide und ziemlich spröde. Sie werden mit Jodlösung tief schwarzbraun, beim Auswaschen mit Wasser wird die Faser blau und bald farblos.

b. Gelatineseide, nach mehreren Verfahren dargestellt, die aber anscheinend

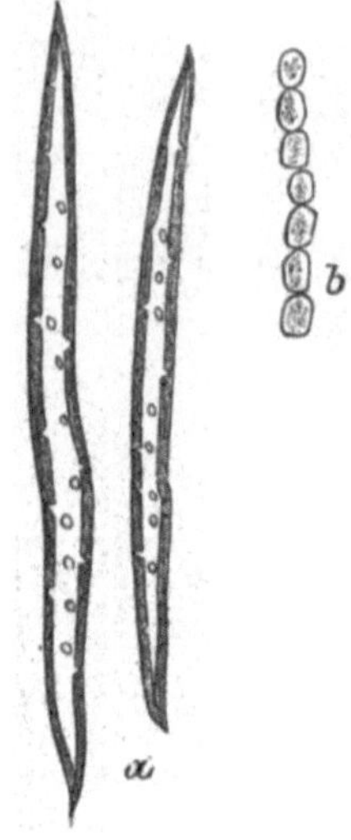

Fig. 270. Coir.
a Fasern. *b* Stegmata.

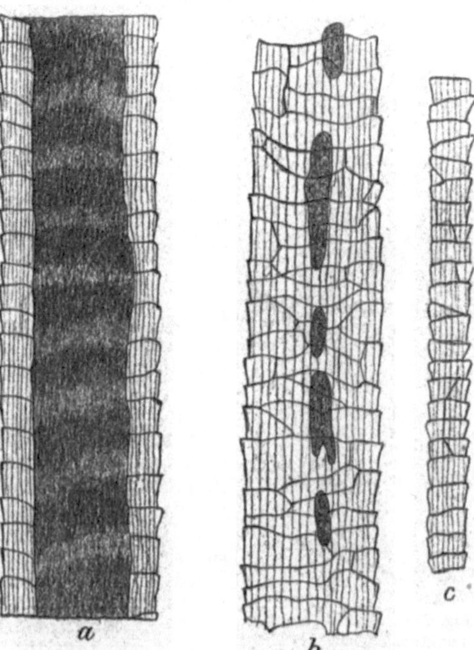

Fig. 271. Schafwolle. *a* Haar mit reichlicher Markentwicklung. *b* Haar mit spärlicher Markentwicklung. *c* Feines Merinohaar ohne Mark.

im Grossbetrieb noch keine Verwendung gefunden haben: entweder mengt man die Gelatine mit Kal. bichromic. und setzt die gesponnenen Fäden dem Lichte aus, oder man macht die Gelatinefäden mit Formalin unlöslich. Die Fäden sind so dick wie die von a), in Wasserquellen sie um 50 Proc. auf. Sie werden mit Jod dunkelbraun, die Farbe bleibt beim Auswaschen mit Wasser lange Zeit erhalten.

c. Celluloseseide, hergestellt durch Lösen von Baumwolle in Kupferoxydammoniak zu einer dicken Flüssigkeit, Verspinnen derselben und Behandeln der Fäden mit Schwefelsäure.

Vergl. weiter über Fasern: v. Höhnel, Mikroskopie der technisch verwendeten Faserstoffe.

Mikroskopische Untersuchung von Papier. Bei der Untersuchung von Papier händelt es sich, abgesehen von den physikalischen Prüfungen, für die besondere Apparate nöthig sind, um die Aschenbestimmung, die Bestimmung der Art der Leimung, Nachweis von Chlor und freien Säuren, um die Feststellung der dasselbe zusammensetzenden Fasern, wobei es einmal auf die Art der Fasern ankommt, dann meist auf die Feststellung, ob sich „Holzschliff" unter denselben befindet.

Als Papierfasern kommen in Betracht: 1) von den bereits besprochenen hauptsächlich: Baumwolle, Lein, Hanf, Jute, neuerdings auch Ramié und Manilahanf. Sind diese Fasern direkt zu Papier verarbeitet, so bereitet ihr Nachweis nach den oben angegebenen Merkmalen keine besondere Schwierigkeit. Anders ist es, wenn sie aus Lumpen, „Hadern" hergestellt sind, sie sind dann häufig weitgehend zertrümmert und zerfasert. Man kann sich dann an folgende Merkmale halten: Baumwolle bewahrt die Form am besten, man findet immer gedrehte Stücke, die aber häufig den

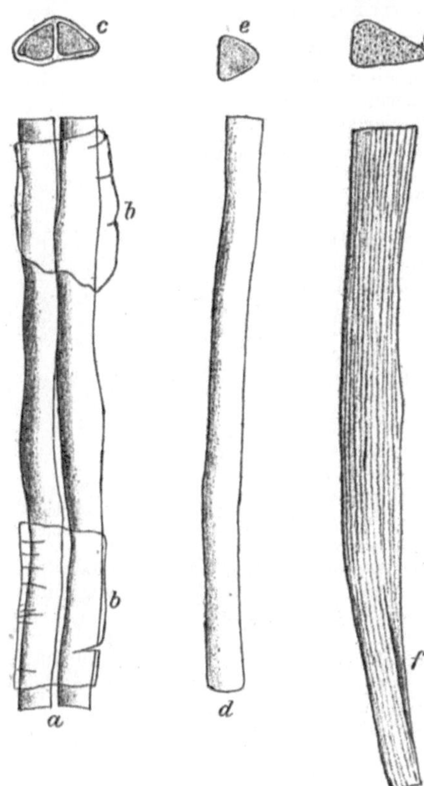

Fig. 272. Seide. a Roher Seidefaden von Bombyx Mori, in der Mitte die beiden Fibroinfäden. b Die Sericinhülle. c Ein solcher Faden querdurchschnitten. d Einfacher Seidenfaden. e Querschnitt. f Faden von Tussahseide, g im Querschnitt.

Beginn der Zertrennung in Fibrillen zeigen, die in steiler Spirale angeordnet sind. Lein zeigt die schiefe Streifung und Verschiebungsstellen, Hanf Verschiebungsstellen und stumpfe Enden, Jute die Verengerungen des Lumens und Abwesenheit von Schichten in der Wand.

Zu diesen kommen dann 2) Fasern und faserähnliche Stoffe, die, wenigstens bei uns, nur für Zwecke der Papierfabrikation benutzt werden: a) die Faser des Papiermaulbeerbaumes **Broussonetia papyrifera (L.) Vent.,** aus der man das bekannte japanische Papier macht, die aber auch bei uns verarbeitet wird. Solche Papiere, besonders zum Schreiben etc. benutzte glatte Sorten, zeichnen sich durch einen eigenthümlichen und unverkennbaren seidigen Glanz aus. Die Faser ist 6—25 mm lang, 25—35 μ dick. Sie sieht im allgemeinen der Baumwolle recht ähnlich, lässt aber Schichtung und Verschiebungsstellen erkennen. Zuweilen haften den Fasern kleine Oxalatkrystalle an und die Fasern stecken zuweilen in einer mit Jod und Schwefelsäure sich gelb färbenden Scheide, die der primären Membran angehört. b) Strohstoff: Als solcher kommen

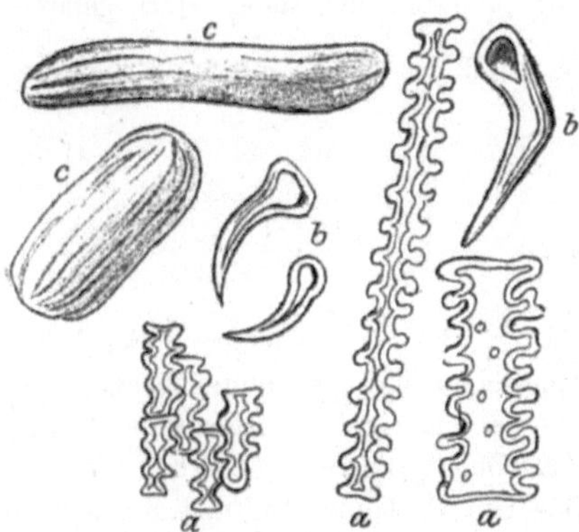

Fig. 273. Elemente des Strohstoffs. a Epidermiszellen. b Haare. c Parenchymzellen.

die zerriebenen Stengel und Blätter unserer Cerealien, ferner Reis, Maislieschen, Esparto (von **Lygeum Spartum L.**), Halfa (von Stipa tenacissima L.) in Betracht. Sie werden sämmtlich erkannt an den lang gestreckten, vielfach buchtigen Epidermiszellen, kurzen, gekrümmten, dickwandigen, einzelligen Haaren, schlauch- oder sackförmigen Parenchymzellen, die, obgleich ziemlich dünnwandig, doch offenbar vermöge ihrer Elasticität im Papier wohlerhalten sind (Fig. 273). Dazu kommen die schlanken, dünnen Fasern und Gefässe. c) Holzschliff und Holzcellulose: Beide werden aus dem Holze unserer Nadel- und Laubholzbäume bereitet, indem man das Holz stark zerkleinert und zerreibt. Der Holzschliff wird dann direkt zur Papierfabrikation verwendet, seine Elemente sind also grösstentheils verholzt und werden daher mit Phloroglucin und Salzsäure roth; für Herstellung der Holzcellulose wird das Holz durch Natronlauge unter hohem Druck in seine Elemente zerlegt oder auch wohl das zerriebene Holz damit behandelt; in beiden Fällen wird aber im Holz das Lignin zerstört und es giebt die Phloroglucinreaktion nicht oder nur sehr schwach. Der Nachweis von Holzschliff ist oft von grosser Wichtigkeit, da solche Papiere wenig haltbar sind. Die Feststellung, ob Nadel- oder Laubholz verwendet ist, ist leicht zu führen, im ersteren Fall achtet man auf die Tracheïden des Holzes mit ihren behöften Tüpfeln (Fig. 274), im zweiten auf die sehr charakteristischen Bruchstücke der Gefässe (Fig. 275).

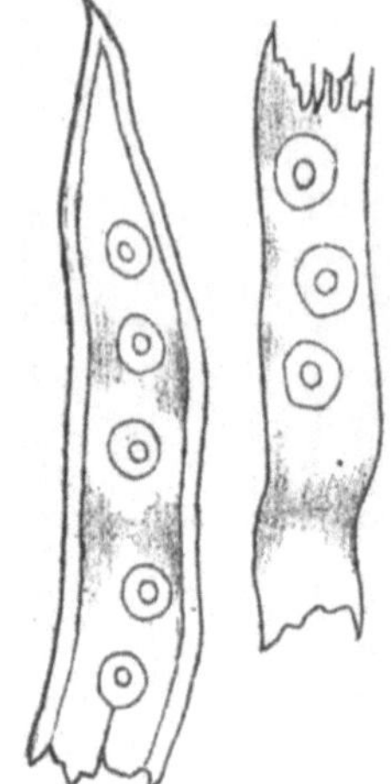

Fig. 274. Nadelholztracheïden mit behöften Tüpfeln.

Um ein Papier für die mikroskopische Untersuchung vorzubereiten, wird ein Stück desselben, in Stückchen von etwa 1 □ cm Grösse zerschnitten, in einem Kolben mit Aether übergossen und etwa $^1/_2$ Stunde am Rückflusskühler erhitzt, dann giesst man den Aether ab, spült noch einige Male damit nach, lässt das Papier abtrocknen und kocht es dann in Wasser in einer Porcellanschale unter Ersatz des verdampfenden Wassers mindestens eine Stunde. (Den allgemein angegebenen Zusatz von Natronlauge können wir nicht empfehlen, da es nicht ausgeschlossen erscheint, dass bei gelegentlicher Koncentration der Lösung die Lauge die Fasern angreift und ihre Erkennbarkeit erschwert.) Dann bringt man die aufgelockerten Papierstückchen in einen Mörser und zerreibt sie mit wenig Wasser unter schwachem Druck mit dem Pistill zu einem gleichförmigen Brei, von dem man kleine Mengen auf den Objektträger bringt, sie fein vertheilt und dann unter dem Mikroskop untersucht. Für eine vorläufige Klassificirung der Fasern ist es sehr nützlich, die Fasern in Jodlösung (20 Wasser, 1,15 Jod, 2 Jodkalium, 1 Glycerin) zu untersuchen. Es bleiben dann farblos oder werden ganz schwach gelb gefärbt: Holz-, Strohcellulose. Es werden gelb gefärbt: Holzschliff, Jute. Es werden braun gefärbt: Baumwolle, Leinen, Hanf. Für den speciellen Nachweis von Holzschliff dient, wie oben erwähnt, Phloroclucin und Salzsäure. Man soll sich aber nie damit begnügen, die Bestimmung der Fasern nur nach solchen Farbreaktionen vorzunehmen, sondern soll durch genaue Untersuchung die Natur der einzelnen Fasern feststellen. Die

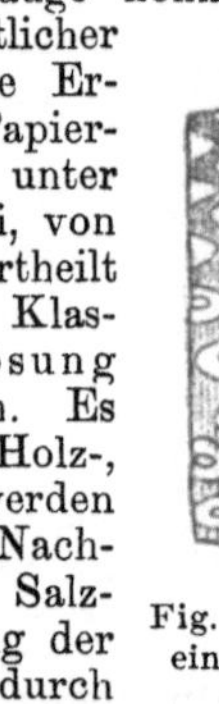

Fig. 275. Bruchstück eines Gefässes aus Laubholz.

quantitative Abschätzung der einzelnen Bestandtheile eines Papieres ist schwierig und verlangt ziemlich viel Uebung. Man hat sich dabei davor zu hüten, die Menge stark gefärbter (roth oder braun) Fasern zu überschätzen.

Vergl. weiter: HERZBERG, Papier-Prüfung 1888, und das oben genannte Buch von v. HÖHNEL.

Granatum.

Punica Granatum L. Familie der **Punicaceae.** Heimisch von der Balkanhalbinsel bis zum Himalaya, durch die Kultur in alle tropischen und subtropischen Gebiete verbreitet. Kleiner, bis 8 m hoher Baum oder Strauch mit lederigen, kurzgestielten, 5 cm langen, bis 22 mm breiten, ganzrandigen, oblong-lanzettlichen Blättern. Blüthen einzeln, terminal und in den Blattachseln mit granatroth gefärbtem Receptaculum und Kelch und scharlachrother Korolle. Kelchblätter 5—8, ebensoviel damit abwechselnde Kronblätter. Antheren in vielen, nach innen absteigenden Kreisen. Fruchtknoten unterständig, mit 2 Kreisen von Fächern, einem äusseren, vor den Kronblättern stehenden, mit ihnen gleichzähligen und einem inneren, tieferen aus meist nur 3 Fächern. Griffel fadenförmig mit verdicktem Grunde und kopfiger Narbe. Frucht eine vom Kelch gekrönte Beere mit zahlreichen Samen, die äussere Schicht der Testa saftig, pulpös, durchsichtig. Embryo mit spiralig um einander gerollten Kotyledonen.

Verwendung findet die **Rinde der Wurzel und der Zweige.**

Cortex Granati (Germ. Helv. Austr.). **Granati Cortex** (Brit.). **Granatum** (U-St.). — **Granatrinde. Bandwurmrinde.** — **Écorce de grenadier** (Gall.). — **Pomegranate bark.**

Nach den genannten Arzneibüchern ist Wurzel-, Stamm- und Astrinde zulässig, nach Gall. indessen nur die Wurzelrinde. Helv. lässt den Vorrath jährlich erneuern.

Beschreibung. Bis 10 cm lange, unregelmässig eingerollte oder rinnenförmige, oft verbogene Stücke, die bis 3 mm dick sind. Sie bricht glatt, ist im Innern gelblich, höchstens nach aussen etwas grau oder braun. Die Wurzelrinde ist durch frühzeitig entstehende Schuppenborke ausgezeichnet. Auf der Zweigrinde häufig Flechten. Nach dem Abschälen des Korkes kommt bei der Zweigrinde häufig chlorophyllführendes Gewebe zum Vorschein. Geschmack herbe.

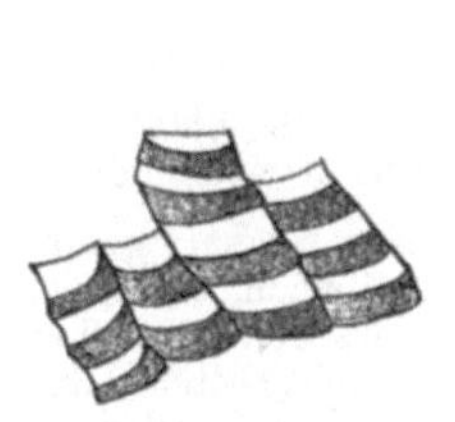

Fig. 276. Korkzellen aus Cortex Granati.

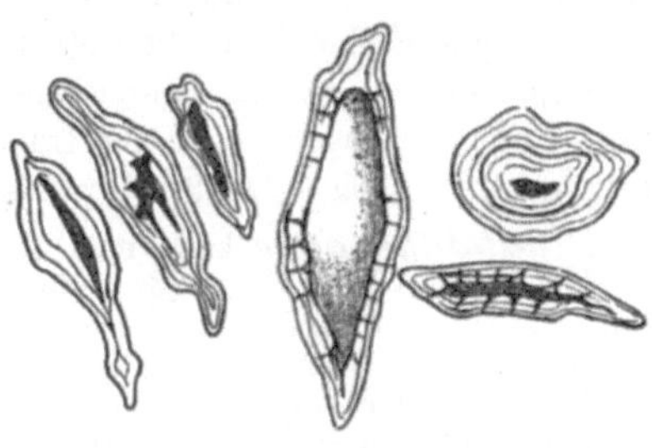

Fig. 277. Steinzellen aus Cortex Granati.

Bei stärkerer Vergrösserung ist der Bau sehr charakteristisch: der Kork besteht aus dünnwandigen und aus an der Innenwand verdickten Zellen (Fig. 276). In der primären Rinde fallen grosse, etwas in der Richtung der Axe gestreckte Steinzellen auf, die auch in den äusseren Parthien des Bastes vorkommen (Fig. 277). Dieser selbst besteht aus 1—2 Reihen breiten Markstrahlen und schmalen Baststrahlen, in denen Schichten, die eine Oxalatdruse führen, mit solchen, die oxalatfrei sind und Siebröhren enthalten, abwechseln (Fig. 278). (Besonders bei schwächerer Vergrösserung tritt die Regelmässigkeit des Baues deutlich hervor.) Ausser den Drusen kommen auch, besonders in der Mittelrinde, Einzelkrystalle vor. — Im Pulver fallen die grossen Steinzellen, die Oxalatdrusen und Stärkekörnchen des Parenchyms, die 2—8 μ gross, rundlich oder keulenförmig und selten zusammengesetzt sind, ferner die Einzelkrystalle und die einseitig verdickten Korkzellen auf. — Ausserdem lässt sich in der Rinde mit Leichtigkeit Gerbstoff mikrochemisch nachweisen.

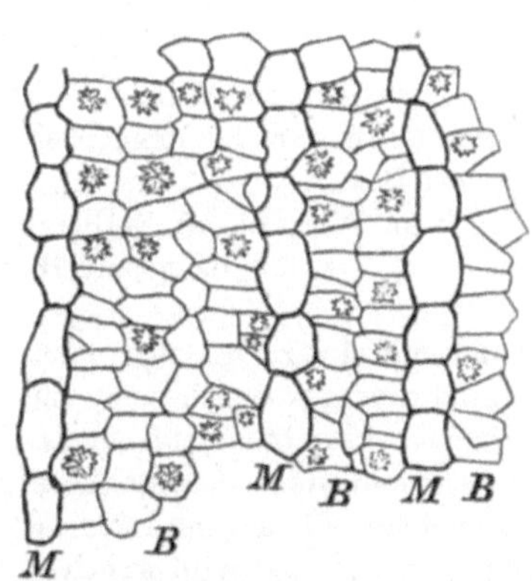

Fig. 278. Querschnitt aus dem Bast von Cortex Granati. *M* Markstrahlen. *B* Baststrahlen.

Bestandtheile. Die wirksamen Bestandtheile sind einige Alkaloide: **Pelletierin** $C_8H_{15}NO$, flüssig, Siede-P. 195° C., spec. Gew. bei 0° C. 0,988, löslich in Alkohol, Aether, Chloroform, 20 Th. Wasser; es dreht rechts. **Methylpelletierin** $C_9H_{17}NO$, flüssig, Siede-P. 215°C., löslich in 25 Th. Wasser, in Alkohol, Aether, Chloroform. **Pseudopelletierin** $C_8H_{15}NO \cdot 2H_2O$, krystallinisch, Schmelz-P. 246°C., löslich in Wasser, Aether, Chloroform und Alkohol. **Isopelletierin** $C_8H_{15}NO$, von denselben Eigenschaften wie Pelletierin, aber optisch inaktiv. Das **Pseudopelletierin** (**Granatonin**) ist eine tertiäre Base und wahrscheinlich ein Ketonamin. Hauptträger der Wirksamkeit soll das erste Alkaloid sein. Ferner enthält die Droge 20—28 Proc. **Gerbsäure**, die mit der Gallusgerbsäure identisch ist. Nach anderen Angaben ist daneben noch ein zweiter Gerbstoff in der Droge vorhanden. Sonst liefert die Rinde **Benzolextrakt** 0,76 Proc., **Aether-Extrakt** 0,30 Proc., **Alkoholisches Extrakt** 9,93 Proc., **wässeriges Extrakt** 12,35 Proc., alkalisches Extrakt 6,26 Proc., saures Extrakt 7,62 Proc., Lignin 8,93 Proc., Cellulose 31,89 Proc., Feuchtigkeit 8,70 Proc., Asche 2,7 Proc. Nach anderer Angabe 10,73 Proc. Asche. Der Alkaloidgehalt der Droge ist ein sehr schwankender und daher Feststellung desselben und Gebrauch einer Waare von möglichst gleichförmigem Gehalt sehr zu empfehlen. Aeltere Rinde soll im Alkaloidgehalt zurückgehen, dagegen scheint das Trocknen ohne Einfluss darauf zu sein.

Die niederländische Pharmakopöe verlangt einen Minimalgehalt von 1 Proc. an salzsauren Alkaloiden, was bemängelt wurde, da die Handelswaare selten mehr als 0,3 Proc. reine Alkaloide enthalten soll. Diese Zahl ist entschieden zu niedrig gegriffen. Ewers fand bei Untersuchung zahlreicher Wurzel- und Stammrinden 0,5—0,7 Proc. reiner Alkaloide und konnte einen wesentlichen Unterschied zwischen Wurzel- und Stammrinden nicht konstatiren, wogegen von anderer Seite die Superiorität der Wurzelrinde mit 1 Proc. und darüber aufrecht erhalten wird. Uns gaben eine Reihe von Mustern, die aus Stamm- und Wurzelrinde gemengt waren 0,5—0,6 Proc. — Am alkaloidreichsten sind javanische Rinden, in denen Ewers 0,92—0,98 Proc. fand. Erheblich höher sind früher von Stöder gefundene Zahlen bei javanischer Wurzelrinde, nämlich 1,71—3,75 Proc. salzsaurer Alkaloide.

Zur Bestimmung des Alkaloidgehaltes kann man 12 g Cortex Granati gr. m. pulv. in einem 200 g-Glase mit 120 Aether-Chloroform (3 : 1) übergiessen, nach kräftigem Durchschütteln 10 ccm 20 proc. Natronlauge und nach einer Stunde, während welcher wiederholt umgeschüttelt ist, noch 10 ccm Wasser zugeben und wieder umschütteln, bis sich das Pulver gut zusammenballt. Von der klar überstehenden Aether-Chloroformlösung giesst man 100 g durch ein trockenes Filter in einen Scheidetrichter. Diese Lösung (= 10 g Rinde) schüttelt man mit 50 ccm $^1/_{100}$-N.-Salzsäure und darauf dreimal mit je 10 ccm Wasser aus (oder so lange, bis das Wasser mit Meyer'schem Reagens keine Trübung mehr giebt), füllt die wässerigen, sauren Lösungen zu 100 ccm auf, giebt 50 ccm davon in eine Flasche, verdünnt mit gleichviel Wasser und titrirt nach Zusatz von Aether und 5 Tropfen Jodeosinlösung mit $^1/_{100}$-N.-Kalilauge, bis die wässerige Schicht blassroth wird Die zur Neutralisation der Alkaloide verbrauchten Kubikcentimeter $^1/_{100}$-N.-Salzsäure $\times$ 0,0295 = Gehalt an Alkaloiden. — Oder man macht, um die Alkaloide gravimetrisch zu bestimmen, die saure Lösung wieder alkalisch, schüttelt wieder mit Aether-Chloroform aus, destillirt ab, verdampft zur Trockne und wägt.

Verwechslungen und Verfälschungen. Als solche werden die Wurzelrinden von Berberis vulgaris L., Buxus sempervirens L., Morus nigra L. angegeben. Sie haben sämmtlich nicht den beschriebenen, charakteristischen Bau.

Aufbewahrung. Da, wie oben angegeben, die Rinde an Wirksamkeit verlieren soll, so sollte man sie alle Jahre erneuern. Das gilt ganz besonders für die gepulverte Droge.

Anwendung. Als gutes und zuverlässiges Bandwurmmittel. Es ist aber daran zu erinnern, dass nach ihrem Gebrauch schwere Vergiftungsfälle vorgekommen sind, und dass vor ihrer Anwendung durch nicht Sachverständige dringend gewarnt werden muss. Man verwendet sie als Abkochung oder Maceration, am zweckmässigsten aber als Macerationsdekokt (s. Apozema) aus 50—60 g Rinde, welches man heiss filtrirt und, um das Erbrechen zu verhindern, mit einem Zusatz von Ingwersirup versieht. Es wird auf drei- bis viermal binnen einer Stunde genommen. — Die für ein Dekokt empfohlene Menge von 200—400 g ist zu gross und nicht anzuwenden. In den vielfach angewendeten, kalt bereiteten, weinigen Auszug der Rinde geht nach unseren Untersuchungen nur etwa $^1/_{10}$ der Alkaloide über, in den heiss bereiteten die Hälfte. — In Deutschland ist die Rinde dem freien Verkehr entzogen. Das Extrakt darf im Geltungsbereich der Austr. nur gegen ärztliche Verordnung abgegeben werden.

Apozema de cortice radicis punicae (Gall.). Granatrindenabkochung. Apozème d'écorce de racine de grenadier. 60,0 frische, zerstossene Granatwurzelrinde macerirt man wenigstens 6 Stunden mit 750,0 destill. Wasser, kocht über freiem Feuer auf $^2/_3$ ein, seiht durch und filtrirt (heiss!).

Decoctum Granati corticis (Brit.). Decoction of Pomegranate Bark. 200 g gepulverte Granatrinde (Nr. 10) kocht man 10 Minuten mit 1200 ccm destill. Wasser, seiht durch und bringt durch Nachwaschen mit Wasser auf 1000 ccm Flüssigkeit. Gabe 15 bis 60 g.

Extractum Granati. Extr. Punicae Granati. Extr. Granati alcohole paratum. Granatrindenextrakt. Granatwurzelextrakt. — Extrait de grenadier (alcoolique). Austr.: Aus gepulverter Granatrinde wie Extr. Aconiti Austr. (S. 155) zu bereiten. — Ergänzb.: Aus fein zerschnittener Granatwurzelrinde wie Extr. Coffeae Ergänzb. (S. 906). Harzige Ausscheidungen während des Eindampfens bringt man durch kleine Mengen Weingeist wieder in Lösung. Nach E. DIETERICH vermeidet man dieselben, wenn man die aus 1000,0 Rinde gewonnenen Auszüge auf 250,0 eindampft, mit 100,0 Weingeist versetzt und nun zu einem dicken Extrakt bringt. Ausbeute etwa 20 Proc. — Gall.: Wie Extr. Digitalis alcool. par. Gall. (S. 1041, 2).

Extractum Granati corticis solidum. Decoctum Granati corticis siccum. Granatwurzelrinde — Dauerextrakt (Diet.). 1000 g gepulverte Rinde macerirt man 12 Stunden mit 5000,0 destill. Wasser, erhitzt 2 Stunden im Dampfbad, nach dem Auspressen nochmals mit 3000,0 Wasser 2 Stunden, presst aus, löst 700 g Milchzucker und bringt l. a. (s. Extr. Uvae Ursi S. 363) auf 1000 g.

Boli taenifugi REDTENBACHER.

Rp.   Extract. Granati cort.   10,0
      Extract. Filicis   5,0
      Rhizom. Filicis pulv.   q. s.

Man formt 30 Pillen, die man mit geschmolzenem Wachs überzieht.

Decoctum contra taeniam BLOCH.
BLOCH's Bandwurmmittel.

Rp.   Cort. Granati rad. gr. pulv.   50,0
      Aquae destillatae   300,0

kocht man über mässigen Feuer auf ¹/₄ ein, fügt hinzu

      Flor. Koso   10,0

lässt erkalten, seiht durch, bringt die Seihflüssigkeit auf 85,0 und setzt hinzu

      Spiritus (90 %)   15,0.

Decoctum Granati WALDENBURG.

Rp.   Cort. Granati radic.   30,0
      Aquae frigidae   300,0

macerirt man 12 Stunden, kocht, sodass man 250,0 Seihflüssigkeit erhält und fügt hinzu

      Sirupi Zingiberis   30,0.

DieHälfte auf einmal, nach ¹/₂ Stunde die andreHälfte.

Emulsio taenifuga RICHTER.
Emulsio contra taeniam. Bandwurm-Emulsion.

Rp.   Apozemae de cort. Granat.   60,0:130,0
      Olei Ricini   30,0
      Gummi arabici pulv.   15,0
      Sirupi Liquiritiae   25,0.

M. f. leg. art. emulsio. Für Erwachsene morgens die Hälfte, nach ¹/₂ Stunde die andre Hälfte.

Sirupus Granati corticis.

I.

Rp.   Extract. Granati   5,0
      Spiritus   5,0
      Sirupi simplicis   90,0.

II.

Rp.   Succi e Granato   35.0
      Sacchari albi   65,0.

2) Cortex Granati fructus. Cortex Granatorum s. Psidii. **Malicorium. — Granatschale. Granatäpfelschale. — Écorce de grenade** (Gall.). Sie enthält bis 28 Proc. Gerbstoff. •

Anwendung. In der Färberei und Gerberei (bei Bereitung des Saffian).

3) Flores Granati. Flores Balaustii. **Balaustia. — Granatblüthen. — Fleur de grenadier. Balauste** (Gall.).

Nur noch selten im Theeaufguss bei Ruhr, Durchfall, Weissfluss; auch als Gurgelwasser.

4) Die ganze Frucht; Fruit du grenadier (Gall.).

In Frankreich bereitet man daraus:

Sirupus Granatorum. Sirop de grenade (Gall.) in derselben Weise, wie Sirupus Cerasi Gall. (S. 697).

Succus e Granato. Suc de grenade (Gall.). Man zerreibt das Fleisch der Granatäpfel auf einem Haarsiebe, fängt den Saft auf, presst den Rückstand, unterwirft die vereinigten Flüssigkeiten der Gährung und filtrirt sie zuletzt.

Antidysentericum. Ein Gemenge aus Granatwurzelextrakt, Rosenextrakt, Pelletierin, Myrobalanen und Gummi. (RIEDEL's Mentor.)

Bandwurmmittel nach Ther. Gaz.: Pelletierin. sulfuric. 0,18, Tannin 1,0, Aquae destill., Sirup. simpl. āā 60,0, Tinct. Aurant. cort. gtts. X. Auf zweimal innerhalb ¹/₂ Stunde zu nehmen.

Bandwurmkur nach JANSSEN. Besteht in dem Gebrauch von Pillen, welche aus Granatextrakt hergestellt werden, das man aus frischer, nicht getrockneter Granatwurzelrinde bereitet.

Bandwurmkur nach FLEISCHMANN, bei Kindern.

I.

Rp.   Extracti Granati cort. rad.
      Extracti Filicis aeth.   āā 2,5
      Cort. Granat. rad.   q. s.

Man formt 40 Pillen und überzuckert sie.

II.

Rp.   Extracti Granati cort. rad.
      (vel Extract. Filicis)   2,5
      Olei Ricini   10,0
      Gummi arabici plv.   5,0
      Aquae Menthae pip.   32,5

M. f. emulsio.

Morgens 3 mal 10 Pillen, bei eintretender Uebelkeit zwischendurch Thee oder Limonade; bei Erbrechen giebt man nach ¹/₂ Stunde die übrigen Pillen, 4 Stunden später Mixtur II auf zweimal (vergl. hierzu S. 1157, Abs. 3)

Bandwurmmittel von Moor in Berlin ist eine mit Wurmfarnextrakt versetzte Abkochung von Granatwurzelrinde.

Granula.

Granula (Germ. Helv.). **Körner.** **Granules** (Gall.). **Parvules.** Als „Granula, Körner" bezeichnet man kleinste Pillen, welche mit besonderer Sorgfalt hergestellt sind und meist stark wirkende Arzneistoffe enthalten. Da sie weiss sind, muss bei ihrer Bereitung auch die peinlichste Sauberkeit eingehalten werden.

Germ. Zur Bereitung von Körnern werden die Arzneistoffe entweder unmittelbar oder nach vorgängiger Lösung in Aether, Weingeist oder Wasser mit der, einem Gewichte von 0,05 g für das einzelne trockene Korn entsprechenden Menge einer pulverförmigen Mischung aus 4 Th. Milchzucker und 1 Th. arabischem Gummi sorgsam gemengt. Aus dem Gemenge werde mittels weissen Sirups, welchem auf je 1 Th. = 0,1 Glycerin zugesetzt worden, eine bildsame Masse hergestellt, und letztere dann in die vorgeschriebene Anzahl runder Körner geformt. Ein oberflächliches Befeuchten vorräthiger, aus indifferenter Masse geformter Körner mit einer Lösung des Arzneistoffes ist nur bei den homöopathischen, sogenannten Streukügelchen gestattet.

Helv. 1,5 g arabisches Gummi wird mit dem verordneten Medikamente innig gemischt, dann mit 3,5 g Zucker und 8 Tropfen Wasser zu 100 Körnern verarbeitet.

Das Anstossen der Körnermasse erfolgt zweckmässig in einem mit Kalilauge sorgfältigst gesäuberten, glasirten Porcellanmörser. Man stösst die Masse ziemlich derb an. Zum Ausrollen halte man eine besondere Pillenmaschine. Alle Theile, mit denen die Körner in Berührung kommen, auch die fertige Masse, reibe man kurz vor dem Ausrollen mit *Talcum venetum* ab, desgl. die Finger.

Sollen die Körner aufbewahrt werden, so stösst man sie ohne Glycerinzusatz, sondern nur mit Gummischleim oder mit Zuckersirup an, weil sie sich, mit Glycerin angestossen, leicht abplatten.

Da, wo mehrere Sorten Körner vorräthig gehalten werden, empfiehlt es sich, die einzelnen Sorten — zur Vermeidung von Verwechslungen — in verschiedenen Farben zu färben. Man benutzt hierzu Lösungen von Eosin, Tinctura Croci, Tinctura Curcumae u. dgl. Auch kann man die Körner versilbern oder vergolden.

Gratiola.

Gattung der **Scrophulariaceae—Antirrhinoideae—Gratioleae.**

Gratiola officinalis L. Heimisch in Europa, West- und Mittelasien, in Nordamerika wahrscheinlich eingeschleppt. — Verwendung findet:

1. Das Kraut: † **Herba Gratiolae** (Ergänzb.). **Hb. gratiae dei.** — **Gottesgnadenkraut. Purgirkraut. Erdgalle. Weisser oder wilder Aurin[1]). — Gratiole** (Gall.). **Herbe à pauvre homme. — Hedge-hyssop.**

Beschreibung. Der Stengel ist bis 30 cm hoch, vierkantig, kahl, Blätter bis 4 cm lang, decussirt, lanzettlich, vorn gesägt mit mehreren Längsnerven. Blüthen gestielt in den Blattachseln, mit 2 linealen Vorblättern. Kelch 5 theilig, Korolle trichterig, vielspaltig, fast 2 lippig, hellgelb, innen behaart. Nur 2 Staubblätter ausgebildet, die Antherenhälften durch das verbreiterte Connektiv getrennt, ausserdem 2 Staminodien. Geruchlos, von bitterem Geschmack.

---

[1]) Wenn im Handverkauf Erdgalle oder Aurin verlangt wird, so pflegt man Herb. Centaurii minor. zu verabfolgen.

Bestandtheile. 2 Glukoside: 1) Gratiolin $C_{40}H_{84}O_{14}$, krystallinisch, schwer löslich in kaltem Wasser und in Aether, leicht löslich in heissem Wasser und in Alkohol. Schmilzt bei 200° C. Liefert mit verdünnter Schwefelsäure: Zucker und Gratioletin und Gratioleretin. 2) Gratiosolin $C_{46}H_{42}O_{25}$, amorph, ziemlich leicht löslich in Wasser und Alkohol, schwer in Aether. Schmilzt bei 125° C. Liefert mit verdünnter Schwefelsäure Zucker und Gratiosoletin, welches, ebenfalls glukosidischer Natur, Zucker, Gratiosoleretin und Hydrogratiosoleretin liefert. Das Gratiosolin scheint der Träger der Wirkung zu sein. Ferner: eine Fettsäure Gratioloinsäure und deren Glycerid, das Gratiolafett.

Das im Juni und Juli während der Blüthe ohne Wurzel gesammelte Kraut. 4 Th. frisches geben 1 Th. trocknes. — Vorsichtig aufzubewahren!

Anwendung. Aeusserst selten als Abführmittel zu 0,15—0,3 in Pulver oder Abkochung. Grösste Einzelgabe 1,0 g, grösste Tagesgabe 3,0 g (nach Lewin). Neuerdings bei Wassersucht in Form von Extractum aquosum liquidum empfohlen.

† **Extractum Gratiolae** (Ergänzb.). Gottesgnadenkraut-Extrakt. Wird aus dem frischen, blühenden Kraut wie Extractum Belladonnae Germ. (S. 469) bereitet. Ausbeute etwa 3 Proc. Man giebt es zu 0,05—0,1. Grösste Einzelgabe 0,5 g, grösste Tagesgabe 1,0 g (Lewin).

2. Das Rhizom. † **Rhizoma Gratiolae.**

Beschreibung. 3—4 mm dick, stielrund, gegliedert, unterseits bewurzelt. Rinde durch grosse Lufträume lückig, mit grossem Mark.

Führt anscheinend dieselben Bestandtheile wie das Kraut und gilt als noch wirksamer als dieses.

Grindelia.

Gattung der **Compositae—Astereae—Solidagineae.**

I. Grindelia robusta Nuttall. Gumplant, Wild Sunflowers, Yellow taiweed. Heimisch in Nordamerika längs der Küste des Stillen Oceans.

Man verwendet das blühende Kraut: **Herba Grindeliae** (Ergänzb.). **Grindelia** (U-St.). **Flores, Stipites s. Summitates Grindeliae. — Herbe de grindelie.**

Beschreibung. Die im jüngeren Zustande weissflaumigen Stengel tragen spärlich behaarte, decussirte, nach oben den Stengel umfassende, spatelförmige bis lanzettförmige Blätter, die durchscheinend punktirt sind. Die Blättchen des Hüllkelches der Köpfchen sind zurückgekrümmt und aussen mit einem braunen, im frischen Zustande milchweissen Sekret bedeckt. Die ganze Pflanze ist klebrig von einem solchen, durch Drüsenhaare ausgeschiedenen Sekret.

Bestandtheile wenig studirt. Es werden genannt: ein Saponin zu 2 Proc., Grindelin, ein dunkelbraunes, unangenehm riechendes ätherisches Oel, das die Hirn- und Rückenmarksfunktion herabsetzen soll, ein Harz, das expektorirend wirkt. Ueber die Anwesenheit eines Alkaloids stehen sich die Angaben direkt gegenüber.

Verwechslungen. Der Droge sollen auch andere Arten beigemengt werden, so Grindelia squarrosa Dunal, Gr. integrifolia D. C., Gr. inuloides Willd., Gr. glutinosa Dunal, Gr. hirsutula Hook. et Arn., Gr. rubricaulis D. C.

Anwendung. Bei Asthma, Keuchhusten, Blasenkatarrh, Katarrh der Harnröhre, Nierenleiden. Grössere Dosen wirken giftig.

Elixir Grindeliae (Nat. form.). Elixir of Grindelia. 65 ccm Extract. Grindeliae fluid. (U-St.), 10 ccm Spirit. Aurantii comp. (U-St.), 115 ccm Alcohol deodorat. (U-St. 92,5 proc.), 810 ccm Elixir Taraxaci comp. (Nat. form.) werden gemischt.

Extractum Grindeliae fluidum. Grindelia-Fluidextrakt. Fluid Extract of Grindelia. Ergänzb.: Aus grob gepulvertem Grindeliakraut wie Extr. Frangulae fluid. Germ. (S. 1181) 1 Th. Kraut erfordert 7—7½ Th. Lösungsmittel. — U-St.: Aus 1000 g Grindeliakraut (No. 30) und Weingeist (91 proc.) im Verdrängungswege. Man

befeuchtet mit 300 ccm, fängt zuerst 850 ccm auf und stellt l. a. 1000 ccm Fluidextrakt
her. — Anwendung: bei Asthma 2—3 ccm mehrmals täglich.

Extractum Grindeliae (boraxatum). 1000 Th. Grindeliakraut erhitzt man mit
Boraxlösung 25 : 4000 Th., digerirt 2 Tage, presst, lässt absetzen und dampft zum dicken
Extrakt ein. Zu 0,1—0,2 g mehrmals am Tage.

Sirupus Grindeliae. Man presst die zerquetschten Blüthenköpfchen und bringt
100 Th. des Saftes mit 200 Th. Zucker und 60 Th. Weingeist (45 proc.) zum Sirup. Ex
tempore: 5,0 Grindelia-Fluidextrakt, 95,0 Zuckersirup.

II. Grindelia squarrosa Dunal, Ague weed. In Mexiko und in den westlichen
Staaten der Union. Blätter schmal lanzettlich, gegen die Basis zusammengezogen und
herzförmig. — Enthält ebenfalls ein Saponin. — Verwendet gegen Intermittens und
Rheumatismus.

Guaco.

Unter Guaco und Huaco versteht man eine ganze Anzahl von Arzneipflanzen, die,
sämmtlich in Süd- und Mittelamerika, zunächst gegen Bisse giftiger Schlangen, dann aber
auch als Heilmittel gegen Syphilis, Krebs und Rheuma empfohlen werden. Sie sind wiederholt nach Europa gekommen. Es sind als solche hauptsächlich zu nennen **Mikania
Guaco H. B.** und andere Arten **(Compositae—Eupatorieae–Ageratinae),** ferner Arten
von **Aristolochia,** so **A. fragrantissima Ruiz,** dann **Comocladia integrifolia Jacq.**
(Anacardiaceae), Cissampelos Pareira L. (Menispermaceae) und endlich Pflanzen
aus den Familien der **Liliaceen, Cucurbitaceen** und **Passifloraceen.**

Mikania Guaco ist auch als Condurango nach Europa gekommen.

Guajacolum.

I. † Guajacolum (Ergänzb. Helv.). **Gaiacol** (Gall.). **Guajakol. Brenzcatechin**
monomethylester. Méthylpyrocatechin. $C_6H_4(OH)OCH_3(1:2)$. **Mol. Gew. = 124.**

Darstellung. Das Guajakol ist ein wesentlicher Bestandtheil des Buchenholz-
theer-Kreosots und wird aus diesem abgeschieden, indem man die bei 200—205° C. übergehende Fraktion desselben erst mit starkem Ammoniak wäscht. Dann bildet man durch
Zugabe einer alkoholischen Lösung von Kalihydrat das Kalisalz (Guajakol-Kalium), wäscht
dieses mit Aether, krystallisirt es aus Alkohol um und zerlegt es mit verdünnter
Schwefelsäure. Das in Freiheit gesetzte Guajakol wird alsdann wiederholt rectificirt. Bis
vor etwa 10 Jahren kannte man es nur als Flüssigkeit, heute gewinnt man es in Krystallen,
indem man die Lösung des reinen Guajakols in Petroläther der freiwilligen Verdunstung überlässt.

Eigenschaften. Entweder eine klare, farblose oder schwach gelbliche, ölige
Flüssigkeit oder farblose, prismatische Krystalle, welche bei 28—28,5° C. schmelzen. Es
besitzt einen durchdringenden, rauchartigen Geruch, ätzenden Geschmack, siedet bei etwa
205° C. und hat im flüssigen Zustande bei 15° C. das spec. Gew. 1,143 (Ergänzb.: Siedepunkt 205° C., spec. Gew. 1,117—1,143. Schmelzpunkt nicht unter 28° C. Helv.: Siedepunkt 200—203° C., spec. Gew. 1,116—1,133. Gall.: Siedepunkt 205° C., spec. Gew. 1,143,
Schmelzpunkt 28,5° C.).

Es ist löslich in etwa 60 Th. Wasser, oder in 7 Th. Glycerin. In Alkohol, Aether,
Eisessig, Chloroform, Schwefelkohlenstoff und zahlreichen anderen Lösungsmitteln ist es
leicht löslich — Die wässerige Lösung wird auf Zusatz von Ferrichloridlösung missfarbig.
Die alkoholische Lösung wird auf Zusatz von wenig Ferrichlorid rein blau, durch Zusatz
von mehr Ferrichlorid smaragdgrün, später braun.

Prüfung. 1) Ein Volumen Guajakol gebe, mit zwei Volumen Petroleumbenzin
geschüttelt, eine bald klar werdende Mischung, welche aus zwei Schichten besteht. Bleibt

die Mischung längere Zeit trübe, so weist dies auf Verunreinigungen des Guajakols hin.
2) Ein Volumen Guajakol muss sich in zwei Volumen Natronlauge unter Selbsterwärmung
auflösen. Diese Mischung muss nach dem Erkalten zu einer weissen Salzmasse erstarren
(Färbung = chinonartige Verunreinigungen) und in 10 Volumen Wasser klar löslich sein
(Trübung = Kohlenwasserstoffe). 3) Wird 1 Tropfen Guajakol zu 10 Tropfen koncentrirter
Schwefelsäure zugefügt, so trete eine reine gelbe, nicht röthliche Färbung auf (Kreosot);
erst auf Zusatz von etwas Aceton färbe sich die Mischung intensiv roth.

Aufbewahrung. Vorsichtig und vor Licht geschützt, da es unter dem
Einflusse des Lichtes nachdunkelt. Dunkelgewordene Präparate können durch Ueberdestilliren wieder farblos erhalten werden.

Anwendung. Nach GUTTMANN tödtet das Guajakol, wenn es in einer Verdünnung
von 1 : 2000 im Blute cirkulirt, die Tuberkelbacillen; bei einer Verdünnung von 1 : 4000
schwächt es sie noch. Es dient daher in ausgedehntem Maasse zur Bekämpfung der
Tuberkulose. Man giebt es in Gaben von 0,05—0,1 g mehrmals täglich in Pillen, Kapseln,
Lösungen. Höchstgaben: *pro dosi* 0,5 g (Ergänzb. Helv.), *pro die*: 2,0 g (Ergänzb.),
3,0 g (Helv.). Für die therapeutische Verwendung können vorläufig das
flüssige und krystallisirte Guajakol *promiscue* gebraucht werden.

† α-**Guajakol. Guajacolum absolutum. Reines Guajakol. Synthetisches
Guajakol.** Nach D.R.P. 95 339 wird o-Anisidin durch Einwirkung von salpetriger Säure
diazotirt und die mit Schwefelsäure angesäuerte Lösung im Dampfstrom destillirt. Das
übergegangene Guajakol wird rektificirt. Es siedet bei etwa 200° C. und erstarrt ohne
weiteres zu Krystallen, welche bei 29—30° C. schmelzen.

† **Homo-Guajakol. Homobrenzcatechin-Methyläther. Kreosol.** $C_6H_3(CH_3)$
$(OCH_3)OH$. **Mol. Gew. = 138.** Ein höheres Homologes des Guajakols. Ist im Buchen-
holztheer-Kreosot enthalten und wird aus diesem ähnlich wie das Guajakol durch die
Kaliverbindung hindurch abgeschieden.

Farblose, angenehm riechende, ölige, in Wasser kaum lösliche Flüssigkeit, welche
von Alkohol und Aether leicht gelöst wird. Siedep. 221° C. Die alkoholische Lösung wird
durch Eisenchlorid grün gefärbt.

Ist bezüglich seiner therapeutischen Verwendung noch im Versuchsstadium begriffen.

† **Guajaperolum. Guajaperon. Piperidinum guajakolicum. Piperidin-Guaja-
kolat.** $C_5H_{11}N(C_7H_8O_2)_2$.

Entsteht durch Auflösen von 85 Th. Piperidin und 248 Th. Guajakol in Petroläther
oder Benzol. — Farblose, prismatische Nadeln, in 30 Th. Wasser löslich, auch löslich in
den meisten organischen Lösungsmitteln. Schmelzp. 80° C.

Brenzcainum. Guajakolbenzyläther. $C_6H_4(OCH_3)OCH_2C_6H_5$. **Mol. Gew. = 214.**
Entsteht durch Einwirkung von Benzylchlorid $C_6H_5CH_2Cl$ auf Guajakol-Natrium. Farblose,
fast geruchlose und fast geschmacklose, aber hinterher kratzend und anästhesirend
schmeckende, neutrale Krystalle, in Alkohol und Aether löslich, bei 62° C. schmelzend.
Löst sich auch in Vasogen. Weder die wässerige noch die alkoholische Lösung wird
durch Ferrichlorid gefärbt. In Natronlauge ist es unlöslich. Beim Kochen mit Kaliumpermanganat und verdünnter Schwefelsäure tritt Geruch nach Bittermandelöl, beim Kochen
mit Salzsäure Geruch nach Guajakol auf. Es ist von MARCUS zur Erzielung örtlicher
Anästhesie mittels Kataphorese benutzt worden. Nicht zu verwechseln mit Benzosol!

Guajakol-Chininchlorid, aus molekularen Mengen Guajakol und Chininchlorid
bestehend, weisse Nadeln, wird an Stelle von Guajakol als ungiftiger Ersatz desselben angewendet. Vergl. S. 778.

Guajacolum phosphoricum. Phosphorsäure-Guajacyläther. $(C_6H_4.OCH_3)_3.PO_4$.
Mol. Gew. = 416.

Die Darstellung erfolgt durch Einwirkung von Phosphoroxychlorid auf Guajakol-
Natrium.

Ein weissliches, fast geruchloses Krystallpulver, unlöslich in Wasser, löslich in
Alkohol, Chloroform und Aceton. Schmelzp. gegen 98° C. Es findet in gleicher Weise
und in gleichen Dosen Anwendung wie das Guajakol selbst, indessen ist sein Gebrauch
ein verhältnissmässig beschränkter.

Guajacolum aethylenatum. Guajakoläthylenäther. $[CH_3O.C_6H_4O]_2.C_2H_4$.
Mol. Gew. = 274.

Die Darstellung erfolgt durch Erhitzen von Guajakolnatrium mit Aethylenbromid oder Aethylenchlorid unter Druck bei Anwesenheit von Alkohol als Verdünnungsmittel.

Farblose Krystallnadeln, in Wasser schwer löslich, leicht löslich in heissem Alkohol. Schmelzpunkt 138—139⁰ C.

Bei Lungentuberkulose in gleicher Weise wie Guajakol angewendet in Gaben von 0,5—1,0 g zweimal täglich.

Guajacolum carbonicum. Guajakolkarbonat. Kohlensäure-Guajacyläther

Duotal. $(C_6H_4OCH_3)_2 . CO_3$. Mol. Gew. = 274.

Zur Darstellung bringt man 2 Molekulargewichte Guajakol durch die erforderliche Menge Natronlauge in Lösung und leitet in diese Lösung langsam 1 Molekulargewicht Kohlenoxychlorid (Phosgen $COCl_2$) gasförmig ein.

$$2 [C_6H_4 . OCH_3 . ONa] + COCl_2 = 2 NaCl + (C_6H_4 . OCH_3)_2 . CO_3.$$

Das sich unlöslich abscheidende Guajakolkarbonat wird mit Sodalösung gewaschen und aus Alkohol umkrystallisirt.

Eigenschaften. Weisses krystallinisches, neutrales Pulver, nahezu geschmacklos und geruchlos, unlöslich in Wasser, wenig löslich in kaltem Alkohol, leicht löslich in heissem Alkohol, ferner in Aether, Chloroform und Benzol. In Glycerin und in fetten Oelen ist es nur wenig löslich. Schmelzpunkt 78—84⁰ C. Wird von alkoholischer Kalilauge sofort zerlegt in Kohlensäure und Guajakol, welches letztere durch Ansäuern isolirt werden kann. Die alkoholische Lösung wird durch Eisenchlorid nicht charakteristisch gefärbt. Es enthält 91,5⁰/₀ Guajakol.

Aufbewahrung. Unter den indifferenten Arzneimitteln.

Anwendung. Den gesunden Magen passirt es unzersetzt; im Darme erfolgt Spaltung in Guajakol und Kohlensäure. Diese Spaltung erfolgt schon im Magen bei krankhaften Zuständen desselben. Man giebt es bei Tuberkulose anfangs täglich zu 0,2—0,5 g und steigt bis auf 2—4 g. Die Ausscheidung erfolgt durch den Urin als Guajacylschwefelsäure.

Guajacolum valerianicum. Guajakolvalerianat. Valeriansäure-Guajacyl-

ester. Geosot. $C_6H_4 . OCH_3 . C_4H_9CO_2$. Mol. Gew. = 208.

Die Darstellung erfolgt durch Einwirkung von Valerylchlorid auf Guajakolnatrium.

Gelbliche, ölige Flüssigkeit, zugleich nach Guajakol und nach Baldriansäure riechend, spec. Gew. 1,037. Siedepunkt 245—265⁰ C. Wenig löslich in Wasser, leicht löslich in Alkohol, Aether, Benzol, Chloroform.

Wird wie das Guajakol selbst bei Lungentuberkulose angewendet. Man giebt es in Gelatinekapseln in 0,2 g und zwar 3—6 Kapseln täglich.

Guajacolum benzoïcum. Guajakolbenzoat. Benzoylguajakol. Benzosol. Benzo-

Guajakol. Benzoësaures Guajakol. $C_6H_4(OCH_3) . C_6H_5CO_2$. Mol. Gew. = 228.

Entsteht durch Einwirkung von Benzoylchlorid auf Guajakolkalium und wird durch Umkrystallisiren aus Alkohol rein dargestellt.

Eigenschaften. Farbloses, krystallinisches Pulver ohne Geruch und Geschmack, fast unlöslich in Wasser, leicht löslich in Aether, in Chloroform und in heissem Alkohol. Es schmilzt im Kapillarrohre bei 56⁰ C.[1] Durch alkoholische Kalilauge wird es in Guajakolkalium und Kaliumbenzoat gespalten. Durch koncentrirte Schwefelsäure wird es mit citronengelber Farbe gelöst. Die alkoholische Lösung wird durch Eisenchlorid nicht charakteristisch gefärbt.

$$C_6H_4 \diagdown^{OCH_3}_{(C_6H_5CO_2)}$$

Guajakolbenzoat.

Aufbewahrung. Unter den indifferenten Arzneimitteln.

Anwendung. An Stelle des Guajakols und Kreosots. Es bietet vor diesen beiden die Vorzüge, dass es geschmacklos ist und den Verdauungstraktus nicht reizt. Den Magen

---

[1] Ein aus synthetischem Guajakol hergestelltes Präparat schmilzt nach Thoms bei 59⁰ C.

passirt es unzersetzt, und wird alsdann im Darme zu Guajakol und Benzoësäure gespalten, welche beide leicht resorbirt werden. Man giebt es in Tagesdosen von 1—10 g.

Guajacolum salicylicum. Guajakolsalicylat. Guajakol-Salol. Salicoyl-Guajakol. Salicylsäure-Guajakolester. $C_7H_5O_3 . C_7H_7O$. Mol. Gew. = 244.

Zur Darstellung wird ein Gemisch gleicher Molekulargewichte Guajakolnatrium und Natriumsalicylat mit Phosphoroxychlorid behandelt. $2[C_6H_4 . OCH_3 . ONa] + 2[C_6H_4 (OH)CO_2Na] + POCl_3 = 3NaCl + PO_3Na + 2[C_6H_4(OH)CO_2 . C_6H_4(OCH_3)]$.

Eigenschaften. Weisses, krystallinisches Pulver, ohne Geruch und Geschmack, fast unlöslich in Wasser, löslich in Alkohol, in Aether und in Chloroform. Schmilzt im Kapillarrohre bei 65° C. Durch alkoholische Kalilauge wird es in Guajakolkalium und Kaliumsalicylat gespalten.

Die alkoholische Lösung bringt beim Eintropfen in wässeriges Eisenchlorid nur eine Trübung hervor. Die alkoholische Lösung selbst aber wird durch Eisenchlorid weinroth gefärbt.

Aufbewahrung. Unter den indifferenten Arzneimitteln.

Anwendung. Bei innerlicher Darreichung wird es im Darme zu Guajakol und Salicylsäure gespalten, welche beide leicht resorbirt werden. Man giebt es Phthisikern als den Appetit erregendes und die Verdauung beförderndes Mittel in Einzelgaben von 1—10 g täglich, ferner als Darmantisepticum.

Guajacolum cinnamylicum. Guajakolcinnamat. Cinnamyl-Guajakol. Zimmtsaures Guajakol. Styrakol. $C_9H_7O_2 . C_6H_4(OCH_3)$. Mol. Gew. = 254.

Zur Darstellung werden gleiche Molekulargewichte Guajakol und Cinnamylchlorid bei gewöhnlicher Temperatur gemischt und nach 2 Stunden einige Zeit auf dem Wasserbade erwärmt, dann aus siedendem Alkohol umkrystallisirt. — Farblose, bei 130° C. schmelzende Krystallnadeln, welche in Wasser so gut wie unlöslich, in Alkohol, Chloroform und Aceton löslich sind.

Soll antiseptisch wirken. Wird innerlich bei Lungentuberkulose, ferner zur Hemmung von Gährungs- und Fäulnissprocessen bei chronischem Blasenkatarrh, Gonorrhoe, Magen- und Darmkatarrh angewendet. Dosis 1 g mehrmals täglich.

Guacamphol-HENNING. Kamphersäure-Guajakolester. $C_8H_{14}(CO_2 . C_6H_4 . OCH_3)_2$. Mol. Gew. = 412. Entsteht durch Einwirkung von Kamphersäurechlorid auf Guajakol-Natrium und stellt farblose, geruch- und geschmacklose Nadeln dar, unlöslich in Wasser, leicht löslich in heissem Alkohol und in Chloroform. Durch Kalilauge wird der Ester langsam verseift. Die Verbindung soll gegen Diarrhoe und gegen die Nachtschweisse der Phthisiker Verwendung finden.

Guajacolum jodoformiatum v. MOSETIG.
Guajakol-Jodoform v. MOSETIG.

Rp. Olei Amygdalarum 1,0
Guajacoli 4,0
Jodoformii 1,0.

Durch mässige Wärme zu lösen. Injektionen von 0,5—1,0 ccm (!) gegen Gelenktuberkulose

Pilulae Guajacoli à 0,1 g.
(Form. Berol.)

Rp. Guajacoli 6,0
Radicis Liquiritiae 11,4
Glycerini 0,6.

Fiant pilulae N. 60.

Pilulae Guajacoli à 0,05 g.
(Form. Berol.).

Rp. Guajacoli 3,0
Radicis Liquiritiae 5,7
Glycerini 0,3.

Fiant pilulae N. 60.

Pastilli Guajacoli compositi AMOS.

Rp. Acidi arsenicosi
Strychnini hypophosphorosi āā 0,001
Calcii hypophosphorosi
Natrii hypophosphorosi āā 0,025

Ferri hypophosphorosi 0,05
Chinini hypophosphorosi 0,02
Guajacoli carbonici 0,025.

Zu 1 Pastille. Gegen Lungentuberkulose.

Solutio Picot.
PICOT'sche Lösung.

Rp. Guajacoli 5,0
Jodoformii 1,0
Paraffini liquidi
Olei Olivae āā q. s. ad 100,0 ccm.

Ist zu sterilisiren.

Solutio Pignol.
PIGNOL'sche Lösung.

Rp. Eucalyptoli 14,0
Guajacoli 5,0
Jodoformii 1,0
Olei Amygdalarum (seu
Olivarum) q. s. ad 100,0 ccm.

Ist zu sterilisiren.

Solutio Morel-Lavallée.
MOREL-LAVALLÉE'sche Lösung.

Rp. Eucalyptoli 12,0
Guajacoli 5,0
Jodoformii 4,0
Olei Olivarum q. s. ad 100,0 ccm.

Ist zu sterilisiren.

Solutio Dubourg.

DUBOURG'sche Lösung.

Rp. Jodoformii   1.0
     Guajacoli   5,0
     Olei Olivarum q. s. ad   100,0 ccm.

Ist zu sterilisiren.

Sirupus Calcii chlorhydrophosphorici cum Guajacolo.

Rp. 1. Balsami tolutani   15,0
    2. Spiritus (90 Proc.)
    3. Aquae destillatae   āā   75,0
    4. Calcii phosphorici   60,0
    5. Acidi hydrochlorici (25 Proc.) 70,0
    6. Aquae destillatae   120,0
    7. Guajacoli   10,0
    8. Spiritus (90 Proc.)   500,0
    9. Spiritus Arrac   30,0

   10. Vini Malacensis   60,0
   11. Sirupi Sacchari   900,0.

Man bereitet eine filtrirte Lösung von 1—3, ferner von 4—6, endlich von 7—10, vereinigt diese und filtrirt nach dem Absetzen. 3—4mal täglich 1 Theelöffel bis 1 Esslöffel. Bei Phthisis.

Mixtura Guajacoli SAHLI.

Rp. Guajacoli   1—2,0 g.
    Aquae destillatae   180,0
    Spiritus (90 Proc.)   20,0.

1 Theelöffel bis 1 Esslöffel in einem Glase Wasser nach den Mahlzeiten zu nehmen. Gegen Phthisis.

Vinum Guajacoli FRAENTZEL.

Rp. Guajacoli   13,5
    Tincturae Gentianae   30,0
    Spiritus (90 Proc.)   250,0
    Vini Hispanici q. s. ad 1000,0.

2—3mal täglich 1 Esslöffel in einem Weinglase voll Wasser.

II. Acidum guajacolocarbonicum. Guajakolkarbonsäure. Methoxysalicylsäure. $C_6H_3(OH)(OCH_3) \cdot CO_2H + 2H_2O$. Mol. Gew. $= 204$.

Darstellung. Man leitet unter Erhitzen über Guajakol-Alkali-Salze Kohlensäure. Hierbei entstehen, analog der Bildung der Salicylsäure, wahrscheinlich zunächst die Salze der Guajacylkohlensäure, z. B. unter Zugrundelegung des Guajakolnatriums zunächst Guajacyl-Natriumkarbonat, welches bei weiterem Erhitzen in guajakolkarbonsaures Natrium übergeht.

$$C_6H_4 \underset{ONa}{\overset{OCH_3}{<}} + CO_2 = CO_3 \underset{C_6H_4 \cdot OCH_3}{\overset{Na}{<}} = C_6H_3 \underset{CO_2Na}{\overset{OH}{<}} OCH_3$$

Guajakol-Natrium.   Guajacyl-Natriumkarbonat.   Guajakolkarbonsaures Natrium.

Aus der Lösung des entstandenen Natriumsalzes wird die freie Säure durch Ansäuern ausgefällt und durch Krystallisation aus heissem Wasser oder verdünntem Alkohol gereinigt.

Eigenschaften. Weisses, krystallinisches, sauer reagirendes, geruchloses Pulver von bitterem Geschmack, schwer löslich in kaltem Wasser, ziemlich leicht löslich in heissem Wasser, leicht löslich in Alkohol und in Aether, desgleichen in Natriumbikarbonatlösung. Schmelzpunkt der wasserfreien Säure 148—150° C.

Die kalte wässerige Lösung wird durch Eisenchloridlösung rein blau gefärbt.

Aufbewahrung. Unter den indifferenten Arzneimitteln.

Anwendung. Die Verbindung ist aus dem Versuchsstadium noch nicht heraus; sie wirkt antiseptisch, wahrscheinlich auch antirheumatisch.

Natrium guajacolocarbonicum, guajakolkarbonsaures Natrium, methoxysalicylsaures Natrium, $C_6H_3(OCH_3)(OH)CO_2Na$ wird durch Neutralisation der Guajakolkarbonsäure mit eisenfreiem Natriumbikarbonat in verdünnter alkoholischer Lösung dargestellt.

Weisses, krystallisches Pulver, entweder schwach sauer reagirend oder neutral, leicht löslich in Wasser. Die wässerige Lösung wird durch Eisenchlorid rein blau gefärbt.

Es soll ähnlich, aber milder wie Natriumsalicylat wirken, und frei von Nebenwirkungen sein. Noch im Versuchsstadium!

III. Acidum guajacolosulfuricum. Guajakolsulfosäure. Ortho-Guajakolsulfosäure. $C_6H_3(OH)(OCH_3)SO_3H$. (1:2:6). Mol. Gew. $= 204$.

Zur therapeutischen Anwendung gelangt nur die Ortho-Säure, weil die Para-Säure unangenehme Nebenwirkungen besitzt. Die Ortho-Säure entsteht durch Mischen von Guajakol mit konc. Schwefelsäure in geringem Ueberschuss und Erwärmen bis auf höchstens 70—80° C. Man löst das Reaktionsgemisch in Wasser, stellt durch Sättigen mit Baryumkarbonat (s. S. 86) das Baryumsalz dar und zerlegt dieses mit berechneten Mengen Schwefelsäure, dampft die wässerige Lösung ein und krystallisirt die Säure aus verdünntem Alkohol um.

Weisse, glänzende, wasserfreie Blättchen, welche bei 270° C. noch nicht schmelzen und sich in 3 Th. Wasser von 15° C. oder in 1 Th. siedendem Wasser auflösen. In Alkohol von 95 Proc. sind sie kaum löslich, unlöslich in Aether, Benzol, Chloroform, Aceton. Konc. Schwefelsäure löst sie auch beim Erwärmen ohne Färbung auf. — Silbernitratlösung wird schon in der Kälte, rascher beim Erwärmen reducirt, mit Ferrichloridlösung entsteht eine blaue Färbung, die auf vorsichtigen Zusatz von Ammoniak in Hellgelb umschlägt. — Der Geschmack der freien Säure ist bitterlich, ohne an denjenigen des Guajakols irgendwie zu erinnern.

Thiokolum. **Thiokol. o-Guajakolsulfosaures Kalium.** $C_6H_3(OH)(OCH_3)SO_3K$. **Mol. Gew. = 242.** Die Darstellung erfolgt durch Umsetzung von o-Guajakolsulfosaurem Baryum (s. oben) mit Kaliumsulfat. Beim Eindampfen der wässerigen Lösung erhält man aus mässig koncentrirter Lösung das Salz als grosse rhombische Krystalltafeln, aus ganz koncentrirter Lösung dagegen als weisses geruchloses Krystallpulver ohne Krystallwasser. In dieser Form gelangt das „Thiokol" in den Handel.

Farbloses Krystallpulver, sehr leicht (1 + 1) löslich in Wasser, etwas schwerer löslich in verdünntem Alkohol, fast unlöslich in 96 proc. Alkohol. Die wässerige Lösung giebt mit Ferrichlorid die schon oben erwähnte Blaufärbung; sie zeigt ferner ein bemerkenswerthes Reduktionsvermögen gegen Silbernitrat und Kaliumpermanganat. Sie ist neutral und von schwach bitterlichem, hinterher süsslichem Geschmack, nicht nach Guajakol riechend.

Man giebt Thiokol in Gaben von 0,5—1,0 g und zwar zu 2—4,0 g täglich als ungiftigen Ersatz des Guajakols bei Lungentuberkulose, namentlich in deren Frühstadien.

Sirolin. Eine 6—7 proc. Auflösung des Thiokols in 40 proc. Zuckerlösung, mit Orangenschalenauszug parfümirt. Ein Esslöffel Sirolin enthält = 1,0 g Thiokol. Man giebt das Sirolin in Tagesgaben von 1—5 Theelöffel.

Bestimmung des Thiokols in Zuckerlösungen. 5 g der Substanz (genau gewogen) werden in einem schräg gestellten Kjeldahlkölbchen mit 25 ccm Salpetersäure von 1,28—1,30 spec. Gew. zunächst gelinde erwärmt, dann $1^1/_2$ Stunde im Sieden erhalten. Man verdünnt mit ca. 150 ccm Wasser und bestimmt die Schwefelsäure durch Fällung mit Baryumchlorid. 233 Th. $BaSO_4$ = 242 Th. $C_7H_7KO_5S$. (Thiokol).

Calcium guajacolosulfuricum. **o-Guajakolsulfosaures Calcium. Guajacyl.** $[C_6H_3(OH)(OCH_3)SO_3]_2 \cdot Ca$. **Mol. Gew. = 446.**

Zur Darstellung neutralisirt man die wässerige Lösung der o-Guajakolsulfosäure auf dem Wasserbade mit Calciumkarbonat. Man filtrirt, dampft das Filtrat zur Trockne, löst den Rückstand in 4—5fachem Gewicht 90 proc. Alkohols und bringt die filtrirte Lösung durch Eindampfen zur Trockne.

Ein bläulichgraues Pulver, in Wasser und Alkohol leicht löslich, in Oel unlöslich. Die wässerige Lösung giebt mit Ferrichlorid die schon oben erwähnte Blaufärbung, auch wirkt sie reducirend gegen Silbernitrat und Kaliumpermanganat.

Die wässerige Lösung des Salzes 1 : 20, welche violettroth gefärbt, aber haltbar und nicht ätzend ist, dient in subkutanen Injektionen als lokales Anästheticum. Man spritzt 0,5—1,5 ccm der 5 procentigen, oder 1 ccm der 10 procentigen Lösung ein. Die Gefühllosigkeit soll nach 6—8 Minuten eintreten.

IV. Aethakolum. **Ajakol. Guaethol. Thanathol. Brenzcatechinmonoäthyläther.** $C_6H_4(OH)O \cdot C_2H_5$ (1 : 2). **Mol. Gew. = 138.**

Zur Darstellung wird Brenzkatechin mit äquivalenten Mengen Aethylalkohol unter Zusatz von Chlorzink am Rückflusskühler oder im geschlossenen Gefässe auf 180—220° C. erhitzt. Man verdünnt das Reaktionsprodukt mit Wasser, destillirt mit Wasserdampf, bindet das übergegangene Produkt an Natronlauge, schüttelt die alkalische Lösung mit Aether aus, zerlegt sie durch Säure, rektificirt das Produkt und lässt in der Kälte krystallisiren.

Eigenschaften. Grosse farblose, feucht aussehende und ätzend anzufühlende Krystalle von einem dem Guajakol ähnlichen Geruch. Schmelzp. 26° C., Siedep. 209—210° C. In Wasser schwerlöslich (1 : 120), leicht löslich in Alkohol und in Aether. Das spec. Gew. der verflüssigten Krystalle ist bei 15° C. = 1,0913. Das einmal verflüssigte Präparat bedarf längerer Zeit, bevor es wieder krystallisirt.

Fügt man zur alkoholischen Lösung wenig Eisenchlorid, so färbt sie sich zunächst blau, durch mehr Eisenchlorid wird die Färbung grünlich, schliesslich olivenfarbig. Verdünnt man jetzt mit Wasser, so nimmt die Lösung feurig braunrothe Färbung an.

Aufbewahrung. Vorsichtig, vor Licht geschützt.

Anwendung. In gleichen Dosen und unter den nämlichen Indikationen wie das Guajakol.

V. Guajacetin. Guacetin. Brenzcatechinmonoacetsaures Natrium. Natrium guajaceticum. $C_6H_4(OH)OCH_2CO_2Na$. Mol. Gew. = 190.

Darstellung. Ein Salz eines Säure-Esters des Brenzcatechins, z. B. Monobenzolsulfobrenzcatechinnatrium, wird mit monochloressigsaurem Natrium behandelt und dann die Benzolsulfosäure durch Erhitzen mit Alkalilösung abgespalten. — An Stelle des Benzolsulfonesters kann man auch die Ester vom Typus des Monoacet- und Monobenzoylester des Brenzcatechins verwenden und an Stelle der Monochloressigsäure die Alkoholäther D. R. P. 87668.

$$C_6H_4\begin{cases} O\;\boxed{Na\;\;Cl}\;CH_2CO_2H \\ \quad\quad + \\ SO_3C_6H_5 \end{cases} = C_6H_4\begin{cases} OCH_2CO_2H \\ \boxed{SO_3C_6H_5 + K}\;OH \end{cases} = C_6H_4\begin{cases} OCH_2CO_2H \\ OH \end{cases} \quad C_6H_4\begin{cases} OCH_3 \\ OH \end{cases}$$

Benzolsulfon-Brenzcatechin-Natrium. · Benzolsulfon-Brenzcatechin-monoacetsäure. Brenzcatechin-monoacetsäure. Guajakol.

Es wird zunächst die freie Säure dargestellt und diese durch Neutralisiren mit Natriumkarbonat in das Natriumsalz übergeführt.

Eigenschaften. Farbloses, geruchloses Krystallpulver, aus vierkantigen Säulen bestehend, welches beim Erhitzen unter Verbreitung aromatischer Dämpfe verkohlt und einen beträchtlichen Salzrückstand hinterlässt, der die Flamme gelb färbt, alkalisch reagirt und mit Säuren aufbraust. Das zu Tabletten komprimirte Salz bläht sich beim Erhitzen etwa wie Rhodanquecksilber auf. Beim Eindampfen des Guajacetins mit verdünnter Schwefelsäure tritt Geruch nach Cumarin auf.

Es löst sich in 15 Th. Wasser von 15^0 C. zu einer neutralen Flüssigkeit, welche bitterlich schmeckt; durch wenig Eisenchlorid entsteht in dieser Lösung zunächst violette, durch mehr Eisenchlorid blaue Färbung unter Abscheidung von missfarbenen Flocken. Silbernitrat lässt die wässerige Lösung vorübergehend klar, alsdann erfolgt Ausscheidung des krystallinischen Silbersalzes, welches beim Erwärmen der Flüssigkeit, besonders auf Zusatz eines Tropfens Ammoniak, rasch zersetzt wird. — Säuren scheiden aus der konc. wässerigen Lösung die freie Brenzcatechinmonoacetsäure in Krystallen aus, welche in reinem Zustande bei 130—131° C. schmelzen.

Von konc. Schwefelsäure wird das Guajacetin (Na-Salz) zunächst ohne Färbung aufgenommen, von Salpetersäure wird es sehr schnell braunroth gefärbt. Die Formel des Guajacetins ist $C_6H_4(OH)OCH_2CO_2Na$ (Mol. Gew. 190); seine Beziehungen zum Guajakol zeigen obige Konstitutionsformeln.

Prüfung. Die wässerige Lösung sei neutral bez. sie reagire sehr schwach sauer. — Verascht man 0,5 Proc. des Salzes, dampft die Asche mit einem Ueberschuss verdünnter Schwefelsäure ein und verwandelt den Salzrückstand durch Erhitzen in einer Ammonium-karbonat-Atmosphäre in neutrales Natriumsulfat, so betrage das Gewicht desselben nicht mehr als 0,187 g.

Man löse 3 g Guajacetin in 60 ccm Wasser, füge zu dieser Lösung 10 ccm verdünnte Schwefelsäure und schüttele mit 30 ccm Aether aus. Die abgehobene ätherische Schicht wird 2—3 mal mit Wasser gewaschen; die nach dem Verdunsten hinterbleibenden Krystalle sollen bei 130—131° C. schmelzen.

Aufbewahrung. Unter den indifferenten Arzneimitteln. Nicht lichtempfindlich.

Anwendung. Bei der Behandlung der Tuberkulose, wo früher Kreosot und ähnliche Präparate gereicht wurden, 3—4—6 mal täglich je 0,5 g als Pulver oder in einer Flüssigkeit (Wein) gelöst. Es ist geschmacklos, reizt den Verdauungstraktus nicht, erzeugt keine Uebelkeit etc.

Migrol. (Dr. Majert.) Von Majert & Ebers als dispensirte Pulver in den Handel gebracht. Jedes Pulver enthält je 0,25 g Coffeïn guajaceticum und Natrium guajaceticum. Gegen Migräne und ähnliche nervöse Beschwerden sollen täglich bis zu drei Pulver genommen werden.

VI. Gujasanol. Salzsaures Diäthylglycocoll-Guajakol. $C_6H_4(OCH_3)OCO . CH_2$ $N(C_2H_5)_2 . HCl.$ Mol. Gew. $= 273,5$.

Zur Darstellung lässt man das gechlorte Acetyl-Guajakol $C_6H_4(OCH_3)OCO . CH_2Cl$ auf Diäthylamin einwirken.

Das Gujasanol krystallisirt in weissen Prismen vom Schmelzpunkt 184° C., welche schwach nach Guajakol riechen, einen salzigen, bitteren Geschmack besitzen und in Wasser ausserordentlich leicht löslich sind. Die wässerige Lösung ist gegen Lackmus neutral und lässt auf Zusatz von kohlensaurem Alkali das freie Diäthyl-Glycocoll als basisches Oel ausfallen. Die wässerige Lösung giebt mit Eisenchlorid keine besondere Färbung.

Nach Heinz ist das Gujasanol nicht giftig. Die 2procentige wässerige Lösung reizt Wunden nicht; diese Lösung soll desodorirend, antiseptisch und schwach anästhesirend wirken. Der antiseptische Werth des Gujasanols soll etwa gleich dem der Borsäure sein. Das Gujasanol spaltet im Organismus Guajakol ab; aus dem Harn lässt sich nach dem Gebrauch von Gujasanol des Guajakol durch Ansäuern mit Salzsäure und Ausschütteln mit Aether gewinnen. Das Präparat ist gegen zerstreutes Licht nicht empfindlich.

Guajacum.

Gattung der **Zygophyllaceae.**

I. Guajacum officinale L. Heimisch auf vielen westindischen Inseln und auf der
Nordküste von Südamerika. Immergrüner Baum, bis 13 m hoch, mit 2—3paarig gefiederten Blättern, Fiedern eiförmig bis eiförmig-länglich. Die hellblauen Blüthen in Dolden. Frucht eine zweifächerige, verkehrt herzförmige, von den Seiten zusammengedrückte Kapsel, in jedem Fach ein Same. Liefert die Hauptmasse der Droge.

II. Guajacum sanctum L. Heimisch auf einem Theile der Antillen, den Bahamas-
Inseln und im südlichen Florida. Blätter 3—4paarig, Blättchen kurz bespitzt. Frucht fünfflüglig und fünffächrig. Beide Arten liefern

1) das Kernholz: **Lignum Guajaci** (Austr. Germ. Helv.). **Guajaci Lignum** (Brit. U-St.). **Lignum sanctum, benedictum, gallicum. Lignum vitae. — Guajakholz. Pockholz. Franzosenholz. Schlangenholz. — Bois de gayac (Gall.). — Guaiacum wood. Pockwood.**

Beide Arten führen auf: Helv., Brit., U-St., Gall., nur die erstgenannte: Germ., Austr.

Beschreibung. Die Droge kommt in schweren Blöcken und Aststücken ohne Rinde in den Handel. Das Holz besteht aus dem helleren, gelblichen, schmalen Splint und dem schwärzlich-grünen Kernholz. Nur das letztere liefert die Droge. Es ist sehr schwer (spec. Gew. 1,3), lässt koncentrische Kreise erkennen und ist schlecht zu spalten, da die Elemente des Holzes abwechselnd rechts- und linksschief verlaufen.

Unter dem Mikroskop lässt das Holz eine Zellreihe breite, 4—6 Zellen hohe Markstrahlen erkennen. Die Gefässe in den Holzstrahlen sind gross, oft den Zwischenraum zwischen zwei Markstrahlen ausfüllend; mit ihnen zusammen fallen schmale tangentiale Bänder von Parenchym auf. Die Hauptmasse wird von stark verdickten Holzfasern gebildet. In den Parenchymzellen Einzelkrystalle von Kalkoxalat (Fig. 279). Es riecht, namentlich beim Erwärmen, angenehm aromatisch und schmeckt kratzend, der Splint ist so gut wie geruch- und geschmacklos.

Bestandtheile. Harz, im Kernholz 22,02 Proc., im Splint 2,85 Proc. (vergl. unten). Asche im Kernholz 0,6 Proc., im Splint 0,91 Proc.

Handelswaare. Seiner grossen Härte wegen und, weil es so schwer zu bearbeiten, bezieht man das Holz geraspelt (Rasura ligni Guajaci, Lignum Guajaci raspatum). Man hat darauf zu achten, dass die Waare nicht allzuviel des hellfarbigen Splints enthält, den man bei genauerem Betrachten an seiner hellen Farbe leicht erkennt. Zur annähernden quantitativen Bestimmung desselben löst man 5 g trocknes Natriumchlorid in 15 g Wasser und schüttelt in dieser Lösung vom spec. Gew. 1,091 etwa 5 g der Droge. Die Spähne des Kernholzes sinken unter, die des Splintes bleiben oben und schwimmen.

Wirkung und Anwendung. Soll den Stoffwechsel befördern, gilt als Diaphoreticum und Sudorificum, speciell bei Syphilis; man benutzt es selten für sich als Abkochung (1 : 20), meist in Theemischungen. Soll ein Theil des Harzes in die wässerige Abkochung übergehen, so ist ein entsprechender Zusatz von Kalium- oder Natriumkarbonat erforderlich. — Seiner Härte wegen findet das Holz vielfach zu Drechslerarbeiten — Kegelkugeln und dergl. — Verwendung.

Extractum Guajaci. Extractum Ligni Guajaci aquosum. Guajakholzextrakt. Extrait de gayac (Gall.). 1 Th. geraspeltes Guajakholz kocht man zweimal je 1 Stunde mit 9 Th. destill. Wasser, dampft die durch Absetzenlassen geklärten Seihflüssigkeiten zur Honigkonsistenz ein, mischt etwa $^1/_8$ ihres Gewichts Weingeist (80 proc.) hinzu und dampft weiter zu einem weichen Extrakt ein.

Man kann dasselbe auch aus grob gepulvertem Holz wie Extr. Aurantii corticis (S. 853), wobei etwa 13 Proc. Ausbeute erzielt wird, oder aus fein gepulvertem Holz im Verdrängungswege bereiten.

Sirupus Guajaci. Sirupus de ligno Guajaci. Sirop de gayac (Gall.). 300,0 geraspeltes Guajakholz kocht man zweimal je 1 Stunde mit 3000,0 destill. Wasser, dampft die vereinigten Seihflüssigkeiten auf 600,0 ein, filtrirt, löst 1000,0 Zucker und bringt auf das spec. Gew. von 1,26. — Ex tempore: 10 Th. Guajakholztinktur, 90 Th. Zuckersirup.

Tinctura Guajaci Ligni (Ergänzb.). Tinctura Guajaci (Helv.). Guajakholztinktur. Teinture de gayac (bois) (Gall.). Ergänzb.: Aus 1 Th. fein zerschnittenem Guajakholz und 5 Th. verdünntem Weingeist. Helv.: ebenso, doch mit 94 proc. Weingeist. — Gall.: Aus grob gepulvertem Holz mit 60 proc. Weingeist, ebenso. — Diet. verwendet Weingeist von 90 Proc. — Anwendung: Als Zusatz zu Zahn- und Mundwässern.

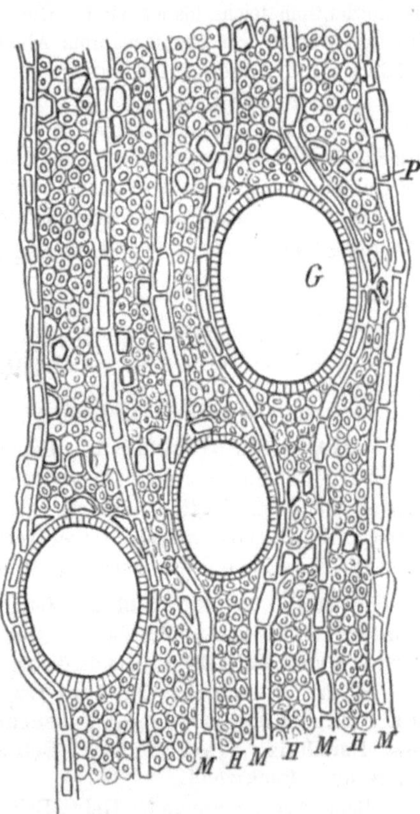

Fig. 279. Querschnitt durch Lignum Guajaci.
G Gefässe. M Markstrahlen. H Holzstrahlen.
P Holzparenchym.

2) Das Harz des Kernholzes: **Resina Guajaci** (Austr. Ergänzb. Helv.). **Guajaci Resina** (Brit. U-St.). **Guajacum. Gummi Guajaci.** — **Guajakharz. Franzosenharz. Heiligharz.** — **Résine de gayac** (Gall.). — **Guaiac. Guaiacum resin.**

Darstellung. Das Harz fliesst zuweilen freiwillig oder nach künstlichen Einschnitten aus. Es bildet dann bis 5 cm grosse Körner (Resina Guajaci in granis). Oder man gewinnt es durch Ausschwälen, indem man 1 m lange Ast- und Stammstücke der Länge nach durchbohrt, am Feuer erwärmt und das aus dem Bohrloch ausfliessende Harz auffängt. Grosse, dunkelgrüne oder rothbraune, an der Oberfläche meist grünlich bestäubte, spröde, an den Kanten durchscheinende, glänzende Stücke, die wenig mit Rinden- und Holztheilen verunreinigt sind (Resina Guajaci in massis). Die Hauptsorte des Handels. Durch Lösen in Weingeist und Eindampfen der Lösung gewinnt man endlich ein gereinigtes Harz (Resina Guajaci depurata).

Eigenschaften. Spec. Gew. 1,23—1,25, schmilzt bei etwa 90° C. mit schwachem Benzoëgeruch, erweicht beim Kauen und ist von scharfem, kratzenden Geschmack. Löslich in Aether, Alkohol, Amylalkohol, Chloroform, Alkalien, Kreosot, Nelkenöl; in anderen ätherischen Oelen, in Benzol und Schwefelkohlenstoff nicht oder nur unvollständig löslich. Oxydirende Reagentien färben es schön blau, reducirende und Erwärmung bedingen Entfärbung.

Bestandtheile. Der in Alkohol lösliche Theil des Harzes besteht aus 10,5 Proc. Guajakharzsäure $C_{20}H_{24}O_4$, krystallinisch, Schmelzpunkt 78° C., 70,35 Proc.; Guajakonsäure $C_{20}H_{24}O_5$, amorph. Schmelzpunkt 74—76° C., färbt sich mit Oxydationsmitteln blau; 9,76 Proc. Guajacinsäure (Guajak-β-Harz) $C_{20}H_{22}O_7$, hellbraunes Pulver, schmilzt bei 200° C.; wenig bekannt Guajaksäure (Guajacylsäure); Guajakgelb $C_{20}H_{20}O_7$, krystallinisch, Schmelzpunkt 115° C.; Guajaköl, dickflüssig, hellgelb, von aromatischem Geruch; Vanillin. Der in Alkohol nicht lösliche Theil besteht aus Holz und Rindentheilen, Gummi und einem in Alkalien löslichen Körper. Die Gesammtmenge dieser letzteren Bestandtheile ist bis zu 15,47 Proc. gefunden worden. — Der durch Oxydation entstehende blaue Körper ist leicht zersetzlich, er hat die Zusammensetzung $C_{20}H_{20}O_6$. Asche 3,0—6,6 Proc.

Verfälschung. Das Harz kommt mit Colophonium verfälscht vor. Zu dessen Nachweis wird eine fein zerriebene Probe mit der 4—5fachen Menge Petroläther 10—15 Minuten gut geschüttelt, abfiltrirt und das Filtrat mit einem gleichen Volumen wässeriger Kupferacetatlösung (1 : 1000) geschüttelt; es soll keine Trübung eintreten.

Anwendung. Wirkt diuretisch und in grossen Dosen abführend. Findet Anwendung als schweisstreibendes Mittel bei sekundärer Syphilis, Rheuma, Skrophulose, Gicht. Dosis 0,25—1,0 mehrmals täglich in Pillen, Pulver, Emulsion, Tinktur etc.

Tinctura Guaiaci[1]) (Austr. U-St.). Tinctura Guajaci Resinae (Ergänzb.). Guajakharztinktur. Guajaktinktur.[1]) — Teinture ou Alcoolé de résine de gayac (Gall.). — Tincture of Guaiac. Ergänzb.: Aus 1 Th. gepulvertem Guajakharz und 5 Th. Weingeist (87 proc.). — Austr.: Durch Digestion ebenso. — U-St.: Aus 200 g grob gepulvertem Harz und q. s. 91 proc. Weingeist zu 1000 ccm Tinktur. — Gall.: Aus 1 Th. Harz und 5 Th. Weingeist (80 proc). — Es empfiehlt sich, das Harz mit dem Weingeist anzureiben und von letzterem etwas zurückzustellen, um damit beim Filtriren den Filterrückstand auszuwaschen.

Dunkelbraune, angenehm riechende Tinktur, die mit wässerigen Flüssigkeiten Harz abscheidet.

Bei Rheumatismus mehrmals täglich zu 20—60 Tropfen in Wein, häufig mit Tinct. Colchici.

Tinctura Guajaci ammoniata. Elixir guajacinum volatile. Ammoniakalische Guajaktinktur. Ammoniated Tincture of Guaiac. Germ. I.: 18 Th. Guajakharz, 60 Th. Weingeist (87 proc.), 30 Th. Ammoniakflüssigkeit (10 proc.). Grünbraune Tinktur, die man zu 10—30 Tropfen in schleimigen Mitteln giebt. — Brit.: 75 ccm 32,5 proc. Ammoniakflüssigkeit, 800 ccm Weingeist (90 proc.), 200 g gepulvertes Guajakharz stellt man 48 Stunden unter öfterm Schütteln bei Seite, filtrirt, löst 3,1 ccm ätherisches Muskatnussöl und 2,1 ccm Citronenöl und bringt mit q. s. Weingeist auf 1000 ccm Flüssigkeit. Dosis 2—3,5 ccm. — U-St.: 200 g Guajakharz zieht man 7 Tage mit 800 ccm aromatischem Ammoniakspiritus aus, filtrirt und bringt unter Nachwaschen mit derselben Flüssigkeit auf 1000 ccm Tinktur.

Anatherin-Mundwasser.

Anatherine. Eau pour la bouche.

Rp.	Tincturae Guajaci (lign.)			Olei Salviae	
	Tincturae Chinae			Olei Origani	
	Tincturae Cinnamomi			Olei Caryophyll.	āā 2,0
	Tincturae Galangae			Olei Menth. pip.	7,5
	Tincturae Ratanhiae			Spiritus Aether. nitros.	10,0
	Tincturae Alkann. acid.			Spiritus (87 %)	1800,0
	Tincturae Santali rubri	āā	50,0	Aquae destillat.	830,0.
	Olei Cinnamomi		0,5		

---

[1]) Es ist zu beachten, dass Helv. hierunter die aus dem Holz bereitete Tinktur versteht.

Anatherin-Mundwasser
nach POLAK und STOEDER.

Rp. Tinctur. Myrrhae   160,0
Tinctur. Catechu   80,0
Tinctur. Guajaci
Tinctur. Ratanhiae āā 40,0
Tinctur. Caryophyllor.   30,0
Spiritus Cochlear.   20,0
Olei Cinnamom.   gtts.   XX
Olei Rosae   gtts.   I
Spiritus (90 proc.)
Aquae destill.   āā   315,0.

Apozema sudatorium.
Apozème sudorifique (Gall.).
Schweisstreibender Trank.

Rp. 1. Ligni Guajaci rasp.   60,0
    2. Rad. Sarsaparill. conc. 30,0
    3. Ligni Sassafras conc.   10,0
    4. Rad. Liquiritiae conc.   20,0
    5. Aquae destillat.   q. s.
Man lässt 1 mit 2 l Wasser eine Stunde kochen,
fügt 2—4 hinzu und stellt l. a. 1 l Flüssigkeit her.

Aqua Calcariae composita.
Carmichael.
Aqua benedicta composita.

Rp. Ligni Guajaci   100,0
Ligni Sassafras   10,0
Fructus Coriandri
Fructus Anisi   āā   5,0
Radic. Liquiritiae   20,0
Aquae Calcariae   1500,0.
3 Tage digeriren, dann auspressen und filtriren.

Aqua gingivalis JACKSON.
Aqua balsamica JACKSON.

Rp. Cort. Aurant. fruct. recent.
Cort. Citri fruct. recent.
Radic. Angelicae   āā   100,0
Ligni Guajaci
Radic. Pyrethri   āā   300,0
Balsam. Tolutani
Benzoës   āā   150,0
Myrrhae   50,0
Spiritus diluti (70 proc.) 5000,0.
Man macerirt, destillirt über 4500,0 und fügt hinzu
Spiritus Cochleariae
Spiritus Menthae pip.   āā   500,0
Vanillini   0,25.

Collutorium antiscorbuticum AUDIBERTI.

Rp. Ligni Guajaci gr. pulv.   100,0
Fruct. Anisi stellat.   25,0
Herb. Salviae   50,0
Spiritus (90 proc.)   400,0
Aquae Cinnamomi   700,0.
Man digerirt einen Tag, presst und stellt 1000,0
Filtrat her.

Decoctum Guajaci compositum WALDENBURG.

Rp. Ligni Guajaci   50,0
Rad. Sarsaparill.
Rad. Bardanae
Rhizom. Graminis   āā   10,0
Aquae   q. s.
Coque. Colaturae refrigeratae   400,0 adde
Tinctur. aromat.   10,0
Spirit. Aether. nitros.   5,0.
In einem Tage zu verbrauchen.

Elixir antarthriticum EMÉRIGON.
Ratafia des Caraibes.

Rp. Tinct. lign. Guajaci   10,0
Spiritus Vini Gallici   90,0.

Emulsio guajacina.
Mixtura antarthritica BERGER.

Rp. Resin. Guajaci pulv.   10,0
Gummi arabici   5,0
Sacchari albi pulv.   15,0
Aquae Menthae pip.   150,0.
M. f. emulsio.

Glyceritum Guajaci (Nat. form.).
Glycerite of Guaiac.

Rp. 1. Resinae Guajaci pulv.   85 g
    2. Liquoris Potassae (U-St.)
      (Liq. Kali caust. 5 proc.)   65 ccm
    3. Glycerini   600 ccm
    4. Aquae destill. q. s. ad   1000 ccm.
1 mit 2 und 300 ccm Wasser 24 Stunden maceriren,
filtriren, 3 und 4 zufügen.

Guttae Jesuitarum.
Jesuitertropfen.

Rp. Tinct. Guajaci resin.   100,0
Balsami Peruvian.   1,0
Olei Foeniculi   gtts.   X.
1—3 Theelöffel täglich.

Mistura Guajaci (Brit.).
Guaiacum Mixture.

Rp. 1. Resinae Guajaci pulv.
    2. Sacchari albi pulv.   āā   10,0
    3. Tragacanth. pulv.   1,6
    4. Aquae Cinnamom. (Brit.)   400,0 ccm.
Man mischt 1—3 und fügt nach und nach 4 hinzu.
Dosis 15—30 g. (Nat. form. schreibt statt Tra-
ganth. = Gummi arabic. 15,0 vor.)

Pilulae alterantes QUARIN.

Rp. Resinae Guajaci   15,0
Sulfuris depurat.   20,0
Stibii sulfurati nigr.   5,0
Extract. Cardui bened.   q. s.
Man formt Pillen von 0,15.   Täglich 8—10 Stück.

Pilulae antarthriticae FRANK.

Rp. Hydrarg. et Stibii sulfurat.
Resinae Guajaci
Extracti Dulcamar.   āā   5,0.
Zu 120 Pillen. Dreimal täglich 5—10 Stück.

Pilulae guajacinae.

Rp. Resinae Guajaci   10,0
Sapon. medicati   6,0
Stibii sulfurati aurant.   0,75
Spiritus   q. s.
Man formt Pillen von 0,12.   Morgens und Abends
10—15 Stück.

Pilulae reducentes Marienbadenses.
Marienbader Reduktions-Pillen.

I. Nach DIETERICH.

Rp. Kalii bromati   10,0
Natrii bicarbonici
Extract. Scillae   āā   20,0
Ligni Guajaci pulv.
Radic. Senegae pulv.   āā   40,0
Extract. Taraxaci   q. s.
Man formt 0,15 schwere Pillen, die mit Zimmt-
pulver bestreut oder versilbert werden.

II. Nach VOMÁČKA.

Rp. Kalii jodati
Natrii bicarbonici
Extracti Scillae   āā   35,0
Ligni Guajaci pulv.
Rad. Senegae pulv.   āā   70,0
Extract. Ferri pomat.   q. s.
Man formt 0,15 schwere Pillen und versilbert
dieselben.

Pilulae odontalgicae.
Zahnpillen. (Wiener Vorschr.).
Rp. Resinae Guajaci
Mentholi
Radic. Pyrethri plv.   āā   2,5
Cerae flavae   3,5
Ol. Caryophyllor.
Ol. Cajeputi   āā   gtts.   X.
Man formt Pillen von 0,03 g. In Stöpselgläsern
aufzubewahren.

Ptisana Guajaci (Gall.).
Tisane de Gayac.
Rp. Ligni Guajaci raspati   50,0
Aquae destillat. q. s. ad colat. 1000,0.
Durch einstündiges Kochen zu bereiten.

Pulvis antiscotodynicus ROMBERG.
Rp. Resinae guajaci   5,0
Sulfuris depurati
Tartari depurati āā   20,0
Elaeosacch. Citri   10,0.
Morgens und abends 1 Theelöffel.

Pulvis depurans JÜNGKEN.
Rp. Hydrarg. et Stibii sulfurat.
Resinae Guajaci   āā   5,0
Rhizomatis Rhei
Magnes. carbonic.
Sacchari albi   āā   2,5.
2—3 Theelöffel täglich.

Pulvis depurans LEBERT.
Rp. Resinae Guajaci
Hydrarg. sulfurat. nigr.
Rhizomatis Rhei   āā   5,0
Magnesiae ustae   20,0.
Wie das vorige.

Pulvis purificans Berolinensis.
Rp. Resinae Guajaci   2,0
Hydrarg. et Stibii sulfurat.
Magnesii carbonici   āā   0,6.
d. tal. dos. 6.   2stündlich ¹/₂ Pulver.

Sapo guajacinus.
Guajakharzseife.
Rp. Resinae Guajaci pulv. 6,0
Kali caustici fusi   3,0
Aquae destill.   q. s.
Zu 10,0 Pillenmasse. Dosis 0,1—0,4.

Sirupus antirheumaticus RICORD.
Rp. Tinct. Guajaci resin.
Tinct. Colchici sem.   āā   7,5
Sirupi Sacchari   85,0.
Dreimal täglich 1 Esslöffel.

Sirupus depurativus compositus LARREY.
Rp. Sirupi depurativi LARREY   100,0
Hydrargyr. bichlor. corros.
Ammon. hydrochloric.
Extract. Opii   āā   0,05.

Sirupus depurativus LARREY.
Sirop dépuratif de LARREY.
Rp. 1. Radic. Sarsaparillae   100,0
2. Ligni Guajaci   25,0
3. Ligni Sassafras
4. Rhizom. Chinae   āā   5,0
5. Folior. Sennae   3,0
6. Succi Sambuci   20,0
7. Aquae fervidae   850,0
8. Sacchari albi   635,0.
Man digerirt 1—7 eine Stunde, presst, bringt die
Flüssigkeit auf 365,0 und löst 8.

Sirupus Guajaci ammoniatus.
Rp. Tinct. Guajaci ammoniat.   15,0
Sirupi Sacchari   85,0.
3—4mal täglich ¹/₂ Esslöffel.

Sirupus haemocatharticus DEVERGIE.
DEVERGIE's blutreinigender Sirup.
Sirop dépuratif de DEVERGIE.
Rp. 1. Radic. Bardanae
2. Radic. Lapathi acuti
3. Radic. Saponariae āā   12,5
4. Ligni Guajaci   25,0
5. Stipit. Dulcamar.   20,0
6. Folior. Sennae   3,0
7. Aquae fervidae   500,0
8. Mellis depurati
9. Sacchari albi   āā   65,0.
Man digerirt 1—7 zwölf Stunden, presst, dampft
auf 70,0 ein und bringt mit 8—9 zum Sirup.
Täglich 3 Esslöffel.

Species Lignorum (Austr. Germ. Helv.).
Species ad decoctum Lignorum. Species
purificantes s. sudorificae. Holzthee.
Species zum Holzthee. Holztrank. Blutreinigungsthee.   Espèces ligneuses ou
sudorifiques (Gall.).

I. Germ.
Rp. Ligni Guajaci gr. conc.   5,0
Radicis Ononidis gr. conc.   3,0
Radicis Liquiritiae gr. conc.   1,0
Ligni Sassafras gr. conc.   1,0.

II. Helvet.
Rp. Ligni Guajaci
Ligni Juniperi
Radic. Sarsaparillae
Radic. Liquiritiae
Corticis Sassafras   āā.

III. Austr.
Rp. Radicis Bardanae
Radicis Sarsaparillae āā   50,0
Radicis Liquiritiae
Ligni Santali rubri   āā   25,0
Ligni Juniperi
Ligni Guajaci
Ligni Sassafras   āā   100,0.

IV. Gall.
Rp. Ligni Guajaci raspat.
Rad. Sarsaparill. sciss. et conc.
Ligni Sassafras conc.
Rhizom. Chinae conc.   āā.

V. Ph. Suecic.
Rp. Ligni Guajaci   50,0
Ligni Juniperi   35,0
Rad. Saponariae   10,0
Rad. Liquirit.   5,0.

VI. Ph. Norveg.
Rp. Ligni Guajaci   40,0
Ligni Sassafras
Radic. Bardanae   āā   20,0
Radic. Liquirit. mund.   5,0
Stipit. Dulcamar.   10,0
Fruct. Foeniculi   2,0.

Tinctura antacrida (Nat. form.).
Antacrid Tincture. Dysmenorrhoea
Mixture. FENNER's Guaiac Mixture.
Rp. 1. Resinae Guajaci subt. pulv.
2. Terebinth. canadensis   āā   125 g
3. Hydrargyri bichlorat. corros.   5,5 g
4. Olei Sassafras   30 ccm
5. Spiritus (91 proc.)   q. s. ad 1000 ccm.
Man erhitzt 1 und 2 mit 750 ccm von 5 in einem
lose verschlossenen Glaskolben im Wasserbade
bis zum Sieden, filtrirt, fügt 3 in 30 ccm von 5
gelöst und 4 hinzu und bringt durch Nachwaschen des Filters mittels 5 auf 1000 ccm.

Tinctura antarthritica.
Clinici Berolinensis.

Rp. Tinctur. kalinae   60,0
    Tinctur. Guajac. ammon. 32,5
    Tinctur. Opii simplic.   7,5
10—20 Tropfen dreimal täglich.

Tinctura antarthritica HATFIELD.

Rp. Tinctur. Guajaci resin.
    Spiritus saponati āā 20,0.
Dreimal täglich 1 Theelöffel.

Tinctura haemocathartica.
Blutreinigungstropfen. Holztinktur.

Rp. Resinae Guajaci
    Terebinth. laricin. āā 20,0
    Succi Juniperi inspiss. 30,0
    Olei Juniperi fruct.
    Olei Foeniculi āā 2,0
    Spiritus diluti (70 proc.) 1000,0.
Durch Digestion zu bereiten. Theelöffelweise.

Tinctura odontica Francofurtana.
Frankfurter Zahntinktur.

Rp. Tinct. Guajaci ligni   40,0
    Aquae vulnerar. vin. 10,0
    Spiritus   4,0
    Spiritus Cochleariae
    Tinctur. Myrrhae āā 20,0
    Tinctur. Cinnamomi 5,0
    Olei Menthae pip.
    Olei Caryophyllor. āā 0,5.

Tinctura Guajaci composita (Nat. form.).
Compound Tincture of Guaiac. DEWEE'S
Tincture of Guaiac.

Rp. 1. Resinae Guajaci   125 g
   2. Kalii carbonici   6 g
   3. Fructus Pimentae pulv. 30 g
   4. Lapidis pumicis ., 60 g
   5. Spiritus (91 proc.) 435 ccm

    6. Aquae   435 ccm
    7. Spiritus diluti (41 proc.) q. s. ad 1000 ccm.
Man mischt 1—4, reibt mit 5 an, setzt nach und nach 6 hinzu, filtrirt und bringt durch Nachwaschen mittels 7 auf 1000 ccm.

Tinctura stomatica.
Zahn- und Mundessenz.

Rp. Tinct. Guajaci ligni   40,0
    Tinct. Myrrhae
    Mixtur. oleoso-balsam. āā 5,0
    Tinct. Cinnamom. 10,0
    Aquae Cinnam. vinos.
    Glycerini āā 20,0
    Sacchari Vanillini 1,0
    Olei Menth. pip. gtts. X.
1 Theelöffel unter das Mundspülwasser zu mischen.

Tinctura stomatica ALEXANDER.

Rp. Tinct. Guajaci ligni 50,0
    Tinct. Chinae
    Spiritus Cochlear. āā 25,0
    Olei Menth. piper. 0,5.

Tinctura stomatica VOGLER
Tinctura dentifricia VOGLER.
VOGLER's Zahn- und Mundessenz.

Rp. Tinct. Guajaci lign.   50,0
    Tinct. Cinnamomi 15,0
    Tinct. Chinae
    Tinct. Opii simplicis āā 2,5
    Olei Menthae pip. gtts. III
    Spiritus Cochleariae 30,0.

Trochiscus Guaiaci Resinae (Brit.).
Guaiacum Resin Lozenge.

    Rp Resinae Guajaci 97,2.
Mittels q. s. Fruchtgrundlage (Fruit basis, s. unter Ribes) formt man 500 Pastillen; jede enthält 0,1944 Guajakharz.

Anatherin-Mundwasser von J. G. POPP in Wien. **1)** 4,0 rothes Sandelholz, 2,0 Guajakholz, 5,0 Myrrhe, 3,0 Nelken, 1,0 Zimmt, je 0,1 Nelken- und Zimmtöl, 290,0 Spiritus (90 proc.), 145,0 Rosenwasser (HAGER). **2)** 4,0 Guajakholz, je 1,0 Myrrhe und Salpeter, 120,0 Kornbranntwein, 180,0 Löffelkrautspiritus digerirt man eine Nacht, destillirt 240,0 ab, digerirt damit je 1,0 Raute, Löffelkraut, Rosenblätter, Schwarzen Senf, Meerrettig, Bertramwurzel, Chinarinde, Bärlappkraut, Salbei, Vetiver- und Alkannawurzel 14 Tage und mischt zu je 120,0 des Filtrats 1,0 Salpeteräther-Weingeist. (Urvorschrift.) **3)** 160,0 Myrrhentinktur, 80,0 Catechutinktur, je 40,0 Guajak- und Ratanhiatinktur, 30,0 Nelkentinktur, 20,0 Löffelkrautspiritus, 20 Tropfen Zimmtöl, 1 Tropfen Rosenöl, 630,0 Weingeist von 50 Proc. (Niederl. Gesellsch.)

Antivenereal Elixir WOLKER'S entspricht obigen Guttae Jesuitarum (s. S. 1263).

Blutreinigungspulver von J. U. HOHL. 1,0 Guajakharz, 2,0 Stiefmütterchen, 1,5 Ringelblumen, 0,5 Goldschwefel, 1,0 Sarsaparille, 2,0 Schafgarbe, 12,0 Zucker in 12 Pulver getheilt.

Holztropfen. Holztinktur. Essentia lignorum, Königseer. Mit Sassafrasöl versetzte Tinktur aus Holzthee.

Kaiser-Zahnwasser, GOLDMANN's. Mischung aus Guajakholz- und Benzoëtinktur.

Kaiser-Zahnwasser von GRÖSSLER. Guajakharztinktur mit Spuren Benzoë.

Pain Killer, PERRY DAVIS' besteht aus 20 g Kampherspiritus, 20 g Capsicumtinktur, 100 g Guajakharztinktur.

Reinigungsthee, Jerusalemer, von CARSCH sind entharzte Guajakholzspähne.

Salztropfen, Salztinktur, Königseer. Eine Tinktur aus Holzthee, mit Perubalsam, Sassafrasöl, Tinctura kalina und Ammon. carbon. pyrooleos. versetzt.

SCHLUMBERGERS Thee und **Salbe.** 1) 30,0 Sassafras, 15,0 Sarsaparille, 90,0 Holzthee, 7,5 Sennesblätter, 15,0 rothes Sandelholz. 2) Je 20,0 Wermuth- und Kalmuspulver, 5,0 rothes Sandelholz, 200,0 Fett.

Sirop antigoutteux de BOUBÉE in Auch ist eine Lösung von Guajakextrakt in Zuckersirup.

STANDISH's diaphoretic Liquor ist eine mit Rum versetzte Abkochung von Holzthee und Rosinen.

Universalpillen, Dr. MATTHAEYI's, von JASPERS, gegen Nerven- und Hämorrhoidalleiden, sind 200 glänzende Pillen aus Guajakharz, Ammoniak und Senna. (3 M.)

Wundersaft von J. ZEIDLER in **Berlin,** in 5 Nummern. Mischungen aus Zuckerlösung und ammoniakalischer Guajakholztinktur.

Zahnschmerzmittel von GOLZ in Berlin, besteht im wesentlichen aus Guajakholz und der Tinktur daraus.

Zahntinktur, Dr. JOHN BAREL's, ist Guajakharztinktur.

Zahntinktur von VOGLER. Eine Tinktur aus Guajakholz, Sassafras, Bertramwurzel, Pfeffer, Nelken- und Sandelholz.

Zahntinktur von WEBER ist eine weingeistige Lösung verschiedener Harze mit Kampher und Terpentinöl.

II. Ausser den Arten der Gattung Guajacum enthalten auch andere Zygophyllaceae im Holz mit Oxydationsmitteln sich blau färbende Stoffe, also vermuthlich Guajakonsäure. Es kommen in dieser Beziehung in Betracht: 1) Das Guajakholz von Chile von **Porlieria hygrometrica R. et P.**, das in Form dünner Aeste, die nur wenig dunkles Kernholz haben, verwendet wird. 2) Das Holz einer oder mehrerer **Bulnesia-Arten** (B. Sarmienti Lor. und B. arborea). Es kommt in dicken Stücken mit reichlichem dunklen Kernholz nach Europa unter dem Namen Palo balsamo, Bois de Gayac. Es giebt bei der Destillation 5—6 Proc. ätherisches Oel, das im Handel auch den ihm nicht zukommenden Namen Champacaöl führt. — Das Oel ist zäh, dickflüssig, bei gewöhnlicher Temperatur langsam krystallinisch erstarrend. Spec. Gew. bei 30º C. 0,965—0,975. Drehungswinkel bei 30º — 6º bis 7º. Es enthält Guajakalkohol (Guajol), ein Sesquiterpenhydrat $C_{15}H_{26}O$, das nicht Träger des Geruches ist. Man verwendet es in der Parfümerie und neuerdings in Bulgarien zur Verfälschung des Rosenöles. Das Holz kommt gelegentlich als Lignum Guajaci in den Handel.

Guarana.

Guarana (Ergänzb. Helv. Austr. U-St. Gall.). **Pasta Guaranae. Pasta seminum Paulliniae. — Guarana. Guaranapaste.**

Wird aus den Samen der **Paullinia Cupana Kunth** (P. sorbilis Mart.) (Familie der **Sapindaceae—Paullinieae**) gewonnen. Die Pflanze, ein Kletterstrauch, wächst in den Provinzen Para und Amazonas in Brasilien und scheint zuweilen auch kultivirt zu werden. Die glänzend braunen oder braunrothen Samen, die etwa 12—15 mm gross, eirund oder kurz kegelförmig sind, werden zerstossen, nachdem sie schwach geröstet sind und aus ihnen unter Zusatz von wahrscheinlich heissem Wasser eine Paste geformt, die man in Walzen oder seltner Kugeln formt und trocknet.

Beschreibung. Die Paste ist aussen rothbraun, knochenhart, sehr schwierig zu pulvern, auf dem Bruch chokoladenfarbig und von gröberen Bruchstücken der Samen ungleichmässig. Geruch und Geschmack erinnern an Kakao. Unter dem Mikroskop erkennt man neben aufgequollenen unversehrte kuglige oder zu 2—3 zusammengesetzte Stärkekörnchen, Parenchymzellen, Reste von Spiralgefässen, mässig verdickte, isodiametrische Steinzellen und kleine Krystallnadeln.

Bestandtheile. 3,1—5,0 Proc. Coffeïn (Guaranin). Asche etwa 2 Proc., erheblich höhere Angaben, z. B. 7,4 Proc., sind verdächtig.

Verfälschungen. Man soll der Pasta fremdes Stärkemehl (Maniok) und Kakao beimengen. Beides würde sich durch das Mikroskop ermitteln lassen. — Da nach den vorliegenden Untersuchungen Steinzellen im Samen der P. Cupana fehlen, so würden dieselben, die in der Droge anscheinend ständig vorkommen, auch auf eine Beimengung schliessen lassen.

Pulverung. Die Guarana wird grob gepulvert, bei gelinder Wärme völlig ausgetrocknet, dann durch ein feines Sieb geschlagen. Das Pulver bewahrt man in gelben Stöpselgläsern auf.

Anwendung. Gegen Migräne (Hemicranie) in Gaben von 0,5—2,0 mehrmals täglich in Pulver-, Pastillen- oder Tablettenform. In Brasilien als Genussmittel. Es ist von allen verwandten Genussmitteln dasjenige, das am meisten Coffeïn enthält.

Extractum Guaranae. Guarana depurata. Grob gepulverte Guarana digerirt man mit 45 proc. Weingeist, filtrirt und dampft zum weichen Extrakt ein. Auch durch Eindampfen aus dem folgenden zu erhalten. Ausbeute 30—35 Proc. Gabe 0,25—1,0.

Extractum Guaranae fluidum (U-St.) Fluid Extract of Guarana. Aus 1000,0 gepulverter Guarana (No. 80) und einer Mischung von 750 ccm 91 proc. Weingeist und 250 ccm Wasser im Verdrängungswege. Man befeuchtet mit 200 ccm, fängt zuerst 800 ccm auf und stellt l. a. 1000 ccm Fluidextrakt her. Es sind etwa 6000,0 Lösungsmittel erforderlich.

Tinctura Guaranae. Tinctura Paulliniae. Guaranatinktur. Wird aus 1 Th. grob gepulverter Guarana und 5 Th. verdünntem Weingeist bereitet.

Elixir Erythroxyli et Guaranae (Nat. form.).
Elixir of Erythroxylon (or Coca) and Guarana.

Rp. Extracti Cocae fluidi (U-St.)   125 ccm
Extracti Guaranae fluidi   125 ccm
Talci pulverati   15 g
Elixir Taraxaci comp. (Nat. form.) 750 ccm.
Man mischt, lässt absetzen und filtrirt.

Elixir Guaranae.
Guarana-Elixir.

I.

Rp. Pastae Guaranae
Glycerini   āā 20,0
Aquae Cinnamom. spir. 70,0
Tinctur. Aurant. cort.
Tinctur. Vanillae   āā 5,0.
Man macerirt 8 Tage, presst und filtrirt.

II. Nation. formul.

Rp. Extract. Guaranae fluid.   200 ccm
Elixir aromatici (U-St.)   200 ccm
Elixir Taraxaci comp. (Nat. form.) 600 ccm.

Pasta Cacao cum Guarana.
Guarana-Chokolade.
Rp. Pastae Guaranae pulv. subt. 50,0
Pastae Cacao   450,0
Sacchari albi pulv.   500,0
Wie Pasta Cacao aromat. (S. 526) zu bereiten.

Pastilli Guaranae.
Trochisci Guaranae. Guarana-Pastillen.
Rp. 1. Pastae Guaranae   100,0
2. Sacchari albi subtilissime pulv. siccati 400,0

3. Sacchari Vanillini   2,0
4. Pastae Cacao   500,0.
Man mischt 1, 2, 3 unter sich, dann mit der geschmolzenen Kakaomasse und formt 1000 Pastillen, indem man die abgewogenen Dosen auf erwärmte Platten setzt und durch Aufschlagen glättet.

Pulvis Guaranae compositus.
Pulvis nervinus e Paullinia.
Rp. Pastae Guaranae   1,0
Pulveris aromatici   0,25
Sacchari Lactis   0,5.
D. tal. dos. X. Täglich 2—3 Pulver.

Sirupus Guaranae.
Guaranasirup.
Rp. Tinctur. Guaranae   15,0
Sirupi Sacchari   85,0
oder: Extr. Guaran. liquid. 5,0
Sirupi Sacchari   95,0.

Tabulettae Guaranae.
Guarana-Tabletten.
I.
Rp. Pastae Guaranae pulv. 25,0
Sacchari albi pulv.   2,5
Mucilag. Gummi arab. q. s.
Man presst 0,3 schwere Pastillen.
II.
Rp. Pastae Guaranae   10,0
Sacchari albi
Gummi arabici   āā 2,0
Aquae destill.   gtts. VI.
Man presst 20 Tabletten und bestreut mit Bärlapp.

Anti-Migräne-Geist, Krausser's, ist eine verdünnte Guaranatinktur.

Guarana von Grimault & Co. in Paris. 12 Pulver, wovon jedes angeblich aus 1,75 g Guarana besteht.

Warner's Safe Nervine. Nach neueren Angaben: 5,0 Guarana, 3,0 Löwenzahn, je 1,0 Enzian, Süssholz, Pomeranzen, je 0,5 Cardamomen, Zimmt, 6,0 Bromkalium, 30,0 Zucker, 250,0 verd. Weingeist.

Gummi.

Gummi Acaciae (Austr.). **Acaciae Gummi** (Brit.). **Gummi arabicum** (Germ. Helv.). **Acacia** (U-St.). **Gummi Mimosae. — Arabisches Gummi. Akazien-** oder **Mimosengummi. — Gomme arabique vraie** (Gall.). **Gomme du Sénégal** (Gall.). — **Gum arabic** (U-St.). **Gum Acacia.**

Die Stammpflanzen und die Heimath der Droge werden von den einzelnen Arzneibüchern wie folgt festgestellt. Germ.: Hauptsächlich von Acacia Senegal aus dem oberen Nilgebiet und aus Senegambien. Helv.: Acacia Senegal. U-St.: Acacia Senegal. Gall. Acacia Senegal Willd. und A. Arabica Willd.

Abstammung. **Acacia Senegal Willdenow** (syn.: Acacia Verek Guille-min et Perrottet), Familie der **Mimosaceae—Acacieae,** ist ein kleiner, stachliger, 6 m hoher Baum oder Strauch mit 3—4 cm langen, doppelt gefiederten Blättern, bis 8 cm langen Blüthenständen und blassgelben Blüthen. Heimisch in Senegambien, im Stromgebiete des weissen Nil und des Atbara in Kordofan und südlich bis nach Deutsch-Ostafrika gehend, vermuthlich auch in den zwischen Senegambien und dem Nil gelegenen Ländern Innerafrikas. Wennschon nur diese Art als Stammpflanze von den Arzneibüchern fast ausschliesslich genannt wird, so ist es doch nicht zweifelhaft, dass auch das Gummi anderer Arten mitgesammelt wird. Es werden als solche genannt speciell in Ostafrika: Acacia abyssinica Hochstetter, A. glaucophylla Steud., A. stenocarpa Hochst., A. fistula Schweinf., A. nilotica Del., A. Seyal Del., A. Ehrenbergiana Hayne. Das Gummi bildet sich in der Rinde der Pflanzen durch Verschleimung und zwar zuerst der primären Membran, später der sekundären Verdickungsschichten. Wenn nach der Regenzeit trockene Winde wehen, so tritt das Gummi aus Rissen der Rinde aus und trocknet zu knolligen oder wurmförmigen Stücken.

Beschreibung. Das ostafrikanische Gummi bildet rundliche, knollige, eiförmige, auch längliche und durch Zerspringen eckige Stücke von verschiedener Grösse und Farbe. Sie sind farblos, weisslich, gelblich bis braunroth und von verschiedenem Grade der Durchsichtigkeit. Es bricht leicht in scharfkantige, muschlige, glasglänzende Stücke. Die ganzen Stücke sind meist von zahllosen Rissen durchsetzt. — Beim Senegal-Gummi treten die Risse weniger hervor, die Stücke sind häufig wurmförmig gekrümmt, und wenn auch das einzelne Stück farblos erscheint, in Masse etwas röthlich. — In der doppelten Gewichtsmenge Wasser soll es sich langsam aber vollständig zu einem klaren, meistens gelblichen, sauer reagirenden Schleim lösen. Mit Glycerin ist die wässerige Lösung mischbar. In Alkohol, Aether und Oelen ist es unlöslich, doch löst Alkohol von weniger als 52 Proc. eine seinem Wassergehalt entsprechende Menge auf. Mit Bleizuckerlösung ist der Schleim ohne Trübung mischbar, dagegen bewirkt Bleiessig noch in einer Verdünnung von 1 auf 10000 Wasser eine Trübung. Auf alkalische Kupferlösung wirkt Gummi bei 60—70⁰ C. nicht reducirend ein, scheidet aber nach dem Kochen eine geringe Menge Kupferoxydul ab. Spec. Gew. lufttrocken: 1,487, bei 100⁰ C. 1,525. Es dreht die Polarisationsebene links, doch kommt auch rechts drehendes, sowohl bei arabischem (Kordofan, Geddah, Suakin), wie bei Senegal-Gummi vor. Ausserdem findet sich rechtsdrehendes unter Mogadorgummi und unter solchem aus Deutsch-Südwestafrika.

Bestandtheile. Es ist ein wechselndes Gemenge von wenigstens zwei Gummiarten, einem rechts- und einem linksdrehenden. Das linksdrehende ist das Calciumsalz der Arabinsäure $C_{89}H_{142}O_{74} \cdot CaO$. Asche 3—4 Proc.

Sorten. Bis zum Beginn der Wirren in Oberägypten wurde der pharmaceutische Bedarf fast ausschliesslich durch das in diesen Ländern gesammelte Gummi gedeckt und nur dieses war von den Arzneibüchern zugelassen. Das hat sich seit dem fast völligen Aufhören von Zufuhren aus jenen Gegenden geändert, und das Senegal-Gummi gilt dem genannten gegenüber fast überall als gleichwerthig. Seit einigen Jahren haben aber Zufuhren wieder begonnen. Die im folgenden aufgeführten Sorten speciell des ostafrikanischen Gummis sind einigermassen unbestimmt und wechselnd in ihrer Beschaffenheit.

I. Gummi von Acacia Verek und verwandten Arten.

In Wasser löslich. Den Forderungen der Pharmakopöen meist entsprechend.

a. Ostafrikanisches Gummi.

1. Kordofan-Gummi. Beste Sorte. Ziemlich selten. Der obigen Beschreibung entsprechend. Diesem ähnlich das Berkam-Gummi.

2. Gezireh-Gummi, kommt über Kassala und Massaua in den Handel. Kleine Körner, wenig gelblich. Ebenfalls ziemlich selten. Schleim etwas weniger konsistent wie 1.

3. Sennaar-Gummi. Zwischen Sennaar und dem Rothen Meere gesammelt. Blassgelb.

4. **Suakin-Gummi** (Samagk-, Savakumi-, Hidschodzi-, Talca-Gummi), hauptsächlich von **Acacia stenocarpa Hochst.** Kleine, gelbe oder bräunliche Stückchen. Schleim wenig klebend. — Unter diesem Namen kommen auch kleine, von den besseren Sorten abgesiebte Stückchen vor.

5. **Geddah-Gummi** (berberisches Gummi, vergl. unten). Südlich von Arkiko gesammelt, kommt über Dschidda (Geddah) in den Handel. Kleine Körner von meist dunkler Farbe und unangenehmem Geschmack, schwer löslich. Schlechte Sorte. Unter diesem Namen allerdings auch bessere Sorten. Anscheinend ähnlich das **Aden-Gummi.**

b. Westafrikanisches Gummi. Senegal-Gummi.

1. **Gummi vom Unterlauf des Flusses** (Gomme du bas du fleuve). Knollige oder wurmförmige Stücke von gelblicher bis gelbbrauner Farbe.

2. **Gummi vom Oberlauf des Flusses** (Gomme du haut du fleuve). Kleinere, hellere Stücke, darunter mehr wurmförmige, besser in Wasser löslich wie 1.

3. In dieselbe Gruppe gehören die ebenfalls aus Senegambien in den Handel gelangenden Sorten: **Salabreda** (Gomme friable), **Mediné** vom Mittellauf des Flusses, **Galam** (von **Acacia vera Willd. u. A. albida Del.**).

II. Gummisorten anderer Herkunft,

aber ebenfalls ganz oder doch grossentheils in Wasser löslich und theilweise sehr wohl im Stande, die officinellen Sorten zu ersetzen.

a. Akazien-Gummi:

α. Aus Afrika.

1. **Nordafrikanisches Gummi** (Mogador-, Marokkanisches, Berberisches G., vergl. oben). Von **Acacia gummifera Willd.** und **A. arabica Willd.** In Wasser unvollkommen löslich, mittelmässige Sorte. Indessen kommt unter diesem Namen auch Gummi vor, das dem Gezireh-Gummi nahesteht, und welches, vielleicht aus dem Sudan stammend, infolge der unsicheren Verhältnisse in Ostafrika, einen nordwestlichen Weg genommen hat.

2. **Gummi aus Deutsch-Südwestafrika.** Unter diesem Namen (auch **Gummi von Angra Pequeña**) ist in den letzten Jahren ziemlich reichlich Gummi nach Europa gekommen, das wenigstens z. Th. in Wasser völlig löslich war und sich für die meisten Verwendungen trefflich eignete. Es stammt von **Acacia horrida Willd.** Anderes, nicht lösliches, dürfte von **Acacia Giraffae Willd.** stammen.

3. **Kap-Gummi,** wenigstens zum grossen Theil mit dem vorigen identisch. Es kommt aber unter diesem Namen auch ganz unlösliches Gummi vor. Soll auch von **Acacia Karroo Hayne** und **A. capensis Colla** gesammelt werden.

β. Aus Indien. Amrad-Gummi.

Von **Acacia arabica Willd.** (Babool-Gummi), strohgelb bis braun, zu 95 Proc. einen ziemlich dünnen, röthlichen Schleim liefernd. Klebfähigkeit gut.

Acacia leucophloea Willd., hellbraun, löslich. Klebkraft ziemlich gut.

Acacia Catechu Willd., hellbraun, säuerlich, nur theilweise löslich. Klebkraft schwach.

Acacia ferruginea D. C., braun, mit brauner Farbe löslich. Klebkraft ziemlich gut.

Acacia farnesiana Willd., braun, süsslich, mit brauner Farbe löslich. Der Schleim gelatinirt aber nach kurzer Zeit. Klebkraft schwach.

Acacia modesta Wall., hellbraun, löslich. Klebkraft gut.

γ. Aus Australien. Wattle-Gummi.

Für den Export soll nur von **Acacia pycnantha Benth.** in Viktoria in Südaustralien gesammelt werden. Das Gummi ist in Wasser löslich. Ebenso liefert **A. decurrens Willd., A. homalophylla Cunn., A. pendula Cunn., A. sentis F. Müll.,** lösliches Gummi (Sidney-Gummi). Bei **A. binervata D. C., A. dealbata Lk., A. elata Cunn., A. glaucescens Willd., A. penninervis Sieber** bleiben 4—12 Proc. ungelöst, bei **A. decurrens Willd., A. mollissima Willd., A. vestita Ker Gawl.** 9—41 Proc.

δ. Aus Amerika.

Acacia Angico Mart.

b. Gummi von anderen Pflanzen:

α. Aus Indien.

Anogeissus latifolia Wall. (Ghatti-, Dhaura-Gummi), strohfarbene Stücke, die im Wasser zu 85 Proc. löslich sind, deren Klebkraft aber nur mittelmässig ist.

Bauhinia variegata L., braun, völlig löslich. Klebkraft wie beim vorigen.

Albizzia amara Boiv., hellbraun, von süsslichem Geschmack, nur theilweise löslich. Klebkraft sehr gut.

Buchanania latifolia Roxb., gelblich bis braun, von süssem Geschmack, angenehmem Geruch, völlig löslich. Klebkraft schwach.

Odina Wodier Roxb. (**Jingan-Gum**), dunkelbraun, von saurem Geruch und Geschmack. Völlig löslich. Klebkraft schwach.

Terminalia tomentosa Wight et Arnott, gelb, nur zum Theil löslich. Klebkraft gut.

β. Aus Australien.

Panax Murrayi F. Müll., P. elegans C. Moore et F. Müll., P. sambucifolium var. angustum Sieber liefern in Wasser nicht völlig lösliches Gummi von aromatischem Geruch. Das der erstgenannten Art scheint das beste zu sein.

γ. Aus Amerika.

Anacardium occidentale L. (**Cajugummi**), löslich in Wasser.

Prosopis dulcis Gill. (**Mezquite-Gummi**), löslich in Wasser, von süssem Geschmack.

Hymenaea Courbaril L.

Bunchosia glandulifera H. B. K. (**Ciruela-Gummi**) aus Caracas. Völlig löslich zu einem klaren, dicken Schleim.

III. Gummisorten von geringer Löslichkeit oder unlöslich.

a. Aus Afrika.

Prunus Bokhariensis Royle und **P. Puddum Roxb.** Von der Ostküste des rothen Meeres. Zur Verfälschung des Kordofan-Gummi benutzt. Quillt im Wasser nur auf.

Aus Deutsch-Ostafrika nach Europa gelangtes Gummi von Akazien, ist gelb bis braun. Es löst sich, ist aber von geringer Klebkraft.

b. Aus Europa.

Dahin gehört das gelegentlich auch bei uns gesammelte Gummi der **Kirsch-, Pflaumen-** und **Aprikosenbäume.**

c. Aus Indien.

Bombax malabaricum D. C. (**Moscherus, Moschras**). Quillt in Wasser nur auf. Enthält Gerbstoff, daher als Adstringens benutzt.

Moringa pterygosperma Gärtn. (ebenfalls als Moscherus bezeichnet). Quillt nur in Wasser auf.

Eriodendron anfractuosum D. C., Stereospermum chelonoides D. C., Ailanthus malabarica D. C., Macaranga indica Müll. Arg. Alle dem vorigen ähnlich, wenig bekannt.

d. Aus Australien.

Mezoneuron Scortechinii Fr. M. (**Barrister-Gummi**). Quillt in Wasser nur auf, in verdünnter Salzsäure lösen sich 69 Proc.

e. Aus Amerika.

Acacia micrantha Benth. (**Cuji-Gummi**) aus Caracas. Es lösen sich 26 Proc., der Rest ist Gallerte.

Pereskia Guamacho (**Guaramacho-Gummi**) aus Caracas. Zu 48 Proc. löslich, der Rest ist Gallerte.

Cedrela odorata L. (**Cedern-Gummi**) aus Caracas. 25 Proc. lösen sich, der Rest ist Gallerte.

Puya species (**Chagual-** und **Maguey-Gummi**) Chile. In kochendem Wasser zu 18 Proc. löslich, doch sind immer einzelne Stücke völlig löslich.

Surrogate für Gummi. Der grosse Mangel an Gummi in den letzten Jahren hat veranlasst, dass andere Stoffe und Kunstprodukte an seiner Stelle empfohlen wurden: **Kunstgummi** wird aus Dextrin bereitet. Aus der Frucht eines **Mesembryanthemum** hat man einen Schleim extrahirt und durch Abdampfen koncentrirt. Den in Wasser unlöslichen Theil des Kirschgummis behandelt man im Dampfbade mit einer wässrigen Lösung von 1 Proc. $NaHO$ und 2,5 Proc. Na_2CO_3 und macht ihn so löslich. Diese und ähnliche Surrogate stehen an Klebkraft auch minderwerthigem Gummi nach.

In kaltem Wasser gar nicht oder nur zum Theil lösliche Gummisorten können häufig löslich und so für die Technik verwendbar gemacht werden, indem man sie entweder mit Wasser kocht, oder unter Druck bei höherer Temperatur mit Wasser behandelt, oder mit verdünnten Alkalien oder Säuren behandelt. Auch **Myrrhengummi**, der bei Bereitung von Tinctura Myrrhae bleibende Rückstand, giebt in Wasser gelöst einen technisch gut brauchbaren Klebschleim.

Prüfung. Die Prüfung der officinellen Sorten ergiebt sich aus dem oben unter Beschreibung Gesagten. Speciell das Verhalten beim Lösen in Wasser ist bei den einzelnen Gummisorten recht verschieden; die officinellen geben einen filtrirbaren Schleim, andere geben einen scheinbar völlig homogenen Schleim, der aber nicht filtrirbar ist, andere eine mehr oder weniger konsistente Gallerte, bei anderen wieder quellen die einzelnen Körnchen soweit auf, dass scheinbar ein gleichmässiger Schleim entsteht, in dem aber bei genügender Verdünnung die einzelnen Körnchen sich erkennen lassen, bei anderen trennt sich der Schleim bald in zwei Theile, einen gewöhnlich sehr konsistenten dicken und einen wässerigen, dünnen, und schliesslich kommen Sorten vor, die nur mehr oder weniger aufquellen.

Nicht selten ist Gummi mit **Bdellium (Bdellium d'Afrique** (Gall.)**)**, einem von Balsamodendron africanum Arn. und B. Mukul Hook. abstammenden Gummiharz verfälscht. Dasselbe ist zu etwa 30 Proc. in Wasser löslich, der Rest in Aether und kochendem Alkohol. Ferner kommen Verfälschungen mit Dextrin nicht selten vor, die man nachweist, indem man 3 ccm einer Lösung, die aus 15 Tropfen Liq. Ferri sesquichlorati, 15 Tropfen gesättigter Lösung von rothem Blutlaugensalz, 5 Tropfen verdünnter Salzsäure (spec. Gew. 1,165) und 60 ccm Wasser besteht, mit 6 ccm einer 20procentigen Lösung des betr. Gummi zusammenbringt. Bei reinem Gummi wird die Mischung gelb und bleibt so 10—12 Stunden lang, im anderen Falle ändert sich die Farbe bald in Blau. Mit schwefliger Säure gebleichtes Gummi wird in der Lösung mit Baryumchlorid Fällung geben, ebenso durch Chlor gebleichtes mit Silbernitrat. Solches Gummi hat an Löslichkeit eingebüsst.

Für die Beurtheilung der technischen Verwendbarkeit eines Gummi ist die Bestimmung der Viskosität von grossem Werthe; man bestimmt dieselbe entweder mit dem Lunge'schen Viskosimeter, mit dem ermittelt wird, binnen welcher Zeit eine Spindel von bestimmter Grösse und Schwere bis zu einer bestimmten Marke in den Schleim einsinkt (Zeitschrift f. angew. Chemie 1895 p. 437), oder, wenn die Menge des zur Verfügung stehenden Gummis zu gering ist, bestimmt man, binnen welcher Zeit eine bestimmte Menge des Schleimes aus der Oeffnung einer Bürette oder eines cylindrischen Scheidetrichters ausfliesst (Apotheker-Zeitung 1897 No. 75, 1898 No. 22). In beiden Fällen dient ein Kordofan-Gummi bester Beschaffenheit zum Vergleich.

Für Recepturzwecke genügt allein das farblos und blank lösliche Gummi arabicum albissimum electum; für den Handverkauf hält man die helleren Sorten Senegal-Gummi vorräthig, die kaum halb so theuer sind und als Klebmittel völlig genügen.

Pulverung. Das Gummi wird durch Absieben vom anhängenden Staube befreit, gröblich zerstossen, wobei Holztheile und dergl. herauszulesen sind, bei gelinder Wärme (höchstens 30° C., nach Gall. bei etwa 40° C.) einen Tag getrocknet, dann mittels sehr sauberer Siebe in ein feines Pulver (VI Germ. Helv.) verwandelt. Höhere Temperaturen und längeres Trocknen können das Gummi derart verändern, dass es zur Bereitung von Oelemulsionen untauglich wird. Der Verlust durch Trocknen und Verstäuben kann bis zu 18 Proc. betragen.

Aufbewahrung. An einem trocknen Orte in Holzkästen, das feine Pulver in dichtverschlossenen Hafengläsern, da es aus der Luft Feuchtigkeit anzieht und zusammenbackt.

Anwendung. In der Pharmacie als Hauptbestandtheil vieler Hustenpastillen, als Bindemittel bei Emulsionen, Pillen, Pasten, Pastillen, als Hülfsmittel beim Pulvern mancher Drogen (Koloquinthen, Fructus Capsici); äusserlich als Streupulver, zum Stillen von Blutungen. Technisch als Klebmittel.

In flüssigen Arzneimischungen, falls man dieselben klar haben will, sind Gummilösungen unverträglich mit starken Säuren, Metallsalzen, besonders Bleiessig, Brom- und Ferrisalzen, mit Sulfaten, Oxalaten, Silikaten, ferner mit Aether, wie mit grösseren Mengen Weingeist und weingeistigen Tinkturen.

Basis simplex ad trochiscos. Simple Basis (Brit.). Einfache Pastillen-grundlage. 496 g Zuckerpulver und 19,5 g gepulvertes arabisches Gummi werden gemischt und mit 35,5 ccm Gummischleim und q. s. Wasser zum Teig angestossen. Die Masse ist für 500 Pastillen bestimmt. Das aufzunehmende Arzneimittel wird zuvor sorgfältig mit den Pulvern gemischt; da Brit. die Dosis für eine Pastille angiebt, so ist die betreffende Zahl mit 500 zu vervielfältigen.

Decoctum album. Apozème blanc (Gall.). Decoction blanche de Syden-ham. Je 10,0 Gummipulver und Calciumphosphat mischt man mit 20,0 Brodkrume und 60,0 Zucker, fügt etwa 1 l Wasser hinzu, kocht $^1/_4$ Stunde, seiht unter gelindem Pressen durch, setzt 10,0 Orangenblüthenwasser und q. s. Wasser zu 1 l Flüssigkeit zu.

Mixtura gummosa (Austr. Ergänzb. Helv.). Mistura Acaciae (Nat. form.). Potio gummosa s. demulcens. Julapium pectorale s. bechicum. — Gummimixtur. — Potion gommeuse (Gall.). Julep gommeux. Mixture of Acacia.

Form.

Austr.	Ergänzb. Berolin.		Helv.	Gall.
Gummi arab. pulv. 10,0	Mucil. Gummi arab. 25,0	20,0	Gummi arab. 10,0	10,0
Sacchari alb. pulv. 5,0	Sirupi simpl. 15,0	20,0	Sirup. Sacch. 10,0	30,0
Aquae destill, 135,0	Aquae destill. 60,0	160,0	Aquae Aurant. flor. 5,0	10,0
			Aquae destill. 75,0	100,0

Nat. form.: Gummi arabici pulv., Sacchari āā 75 g, Aquae destillat. 850 ccm. Bei Bedarf frisch zu bereiten.

Mucilago Gummi Acaciae (Austr.). Mucilago Acaciae (Brit. U.-St.). Mucilago Gummi arabici (Germ. Helv.). Mucago cum Gummi (Gall.). Mucilago Gummi Mimosae. — Akaziengummischleim. Gummischleim. Gummiarabi-cumlösung. — Mucilage de gomme. — Mucilage of Gum Acacia. Slime of Arabic gum.

	Austr.	Germ.	Helv.	Brit.	U-St.	Gall.
Gummi arabici	1	1	1		3,4	1
Aquae destillatae	2	3	1,5		6,6	1

Nach Germ., Helv., Brit., U-St. verwendet man Gummi in Stücken, dass man schnell mit Wasser abwäscht, bis dieses klar bleibt; nach Austr. und Gall. löst man Gummi-pulver unter Anreiben im Wasser. Den fertigen Schleim seiht man durch Flanell. Das erstere Verfahren dauert zwar länger, liefert aber einen klareren Schleim. In jedem Falle ist die Anwendung von Wärme zu vermeiden; auch heftiges Schütteln ist nicht vortheil-haft. Arbeitet man mit grösseren Mengen, so giebt man das abgewaschene Gummi auf ein Porcellansieb und hängt dieses in das das Wasser enthaltende Ansatzgefäss; zur Dar-stellung im kleinen bedient man sich einer eckigen Medicinflasche, die man hinlegt und öfters wendet. Gummischleim muss klar und gelblich gefärbt sein; er darf weder süss noch sauer schmecken, FEHLING'sche Lösung nicht reduciren und durch Jodlösung nicht gebläut werden. Man bewahrt ihn in ganz gefüllten, kleineren Flaschen im Kühlen auf, wegen seiner begrenzten Haltbarkeit in nicht zu grosser Menge. Zusätze von Salicylsäure u. dergl. sind selbstverständlich unstatthaft.

Einen klaren Gummischleim zum Kleben bereitet man aus billigen Gummisorten (in Körnern), indem man die Lösung an einem etwa 80° heissen Ort 1—2 Tage absetzen lässt, die gebildete Haut entfernt und klar abgiesst. Ein Zusatz von 2—3 Proc. Glycerin zu diesem Schleim erhält die damit bestrichenen Gegenstände biegsam (z. B. Papierkapseln zum Ausgiessen von Pflastern). Um das Gelatiniren des Klebschleims zu verhindern, wird empfohlen, demselben etwa 20 Proc. Kalkwasser zuzusetzen.

Pasta gummosa (Austr. Ergänzb.). Pasta Althaeae. Massa cum Gummi. Lederzucker. Weisse Reglise. Eibischpaste. Jungfernleder. Gummiteig. — Pâte de gomme (Gall.). Pâte dite de guimauve. Ergänzb.: Je 200,0 mittelfein gepulvertes arabisches Gummi und Zucker mischt man, dampft im kupfernen Kessel mit 100,0 Wasser zur Honigdicke ein, rührt 150,0 frisches zu Schaum geschlagenes Eiweiss darunter und erhitzt unter fortwährendem Schlagen mit breitem Holzspatel, bis eine Probe von dem letzteren nur noch schwierig abfliesst und nicht mehr an den Händen klebt. Man mischt 1,0 Pomeranzenblüthenölzucker zu, giesst in Formen und trocknet in der Wärme aus. — Austr. schreibt auf je 500 g Gummi und Zucker das Eiweiss von 12 Eiern und 50 g Orangenblüthenwasser vor, sonst ebenso. — Gall. 1000 g weisses Senegal-Gummi wäscht man, löst in 1000 g Wasser, dampft mit 1000 g Zucker ein und verfährt nach Zu-satz von 100,0 Orangenblüthenwasser und 12 Eiweis wie bei den vorigen. — Es ist wesent-lich, dass das Eiweiss frisch und im kühlen Raume geschlagen ist! Die fertige Masse giesst man entweder auf eine Marmorplatte, oder in mit Stärke bestäubte Papierkapseln aus, trocknet bei etwa 40° C., schneidet in Streifen und trocknet nochmals. Auch kann man flache Kästen mit Stärkemehl füllen, in dieses beliebige Formen eindrücken und die nur bis zur Dickflüssigkeit eingedampfte Masse in letztere eingiessen. Sie muss dann vor dem

Trocknen zunächst einige Zeit kalt gestellt werden. — Das Schneiden der getrockneten Paste erfolgt im Grossbetriebe durch kleine Kreissägen.

Als **Eibischpaste** sollte diese Zubereitung nur dann bezeichnet werden, wenn man statt des Wassers einen wässerigen Auszug aus Eibischwurzel verwendete. — Aufbewahrung in Blechkästen an einem trocknen Ort.

Ptisana cum Gummi. Tisane de gomme (Gall.). 20,0 arabisches oder Senegal-Gummi wäscht man, löst in 1000,0 kaltem Wasser und seiht durch.

Sirupus gummosus (Ergänzb.). Sirupus Gummi arabici (Helv.). Sirupus Acaciae (U-St.). Sirupus cum Gummi. Gummisirup. Sirop de gomme (Gall.). Syrup of Acacia. Ergänzb.: 1 Th. Gummischleim, 3 Th. weisser Sirup. — Helv.: 10 Th. arab. Gummi (II, gewaschen), in 9 Th. Wasser, 1 Th. Pomeranzenblüthenwasser gelöst, 80 Th. Zuckersirup. — U-St.: 25 ccm Gummischleim, 75 ccm Zuckersirup. — Gall.: Aus 1000 g gewaschenem, weissem Gummi, 4300 g Wasser und 6700 g Zucker macht man einen Sirup vom spec. Gew. 1,33. — Nach Ergänzb. und U-St. nur bei Bedarf zu bereiten.

Bartwichse (VOM.).

Rp. 1. Gummi arabici 150,0
2. Saponis medic. 100,0
3. Aquae destill. 300,0
4. Cerae flav. 200,0
5. Cetacei 20,0
6. Glycerini 20,0.

Man löst 1 und 2 in 3 unter Erwärmen, fügt 4 u. 5 geschmolzen hinzu, rührt unter Zusatz von 6 kalt, parfümirt, färbt mit Umbra oder Kienruss, und füllt in Tuben.

Charta adhaesiva.

Ostindisches Pflanzenpapier.

Rp. Gummi arabici 45,0
Aquae destillatae 55,0
Olei Geranii ros. gtt. I.

Man löst kalt, streicht mit breitem Pinsel auf Seidenpapier und trocknet an der Luft. Die Bogen werden durch Beschweren geglättet, dann zerschnitten. Setzt man der Lösung 1,0 Salicylsäure und 2—3,0 Glycerin zu, so erhält man die Charta adhaesiva antiseptica s. salicylata, einen Ersatz für Englisch Pflaster.

Linctus gummosus.

(Münch. Nosokom.-Vorschr.)

Rp. Mucilag. Gummi arab.
Aquae destillat. āā 20,0
Sirupi simplicis 10,0.

Linctus pectoralis.

Brusttrank.

Rp. Mucilag. Gummi arab. 70,0
Sirup. Papaveris 30,0.

Massa pectoralis (Gall.).

Pâte pectorale.

Rp. 1. Specier. pectoral. Gall. (S. 233) 100,0
2. Aquae destillat. ebull. 3000,0
3. Gummi Senegal. loti 3000,0
4. Sacchar. albi 2000,0
5. Aquae Laurocerasi 100,0
6. Extracti Opii 1,5.

Man übergiesst 1 mit 2, löst in der Seihflüssigkeit 3 unter Erwärmen, fügt 4 hinzu, und lässt, sobald gelöst, ohne zu rühren 12 Stunden im siedenden Wasserbade stehen. Hierauf entfernt man die Schaumschicht, rührt sorgfältig 6, in 5 gelöst, darunter, giesst in geölte Blechformen aus und trocknet bei 40° C., indem man die genügend erhärtete Paste wendet. Zuletzt wird sie mit Fliesspapier abgerieben. 100 g enthalten etwa 0,02 g Opiumextrakt.

Mixtura gummosa FULLER.

Rp. Mucilag. Gummi arab. 30,0
Sirupi Althaeae 20,0
Aquae destillat. 50,0.

Mucilago Gummi arabici ad usum technicum.

I. Flüssiger Leim.

Rp. Mucilag. Gummi arab. ordinar. 980,0
Aluminii sulfurici 20,0.

Man löst, lässt einige Wochen im Kühlen stehen und giesst klar ab

II. Kontor-Gummi. Universal-Klebschleim.

Rp. 1. Gummi arabici 100,0
2. Aquae destillat. frigid. 140,0
3. Glycerini 10,0
4. Acidi acetici dilut. (30%) 20,0
5. Aluminii sulfurici 6,0.

Man löst und mischt in obiger Reihenfolge und füllt nach dem Absetzen auf kleinere Gefässe. Zum Kleben von Papier auf Pappe, Holz, Glas, Porcellan, Metall.

III. Leim zum Aufkleben von Papier auf Blech.

Rp. Mucilag. Gummi arab. 90,0
Glycerini 10,0.

Das Blech ist zuvor mittels Salmiakgeist zu reinigen.

IV. Wasserfester Gummilack.

Man vermischt Gummischleim mit Kaliumbichromatlösung und setzt die damit überzogenen Gegenstände (Papierschilder, Glassachen etc.) dem Sonnenlichte aus.

Pastilli Gummi arabici.

Pastilli s. Trochisci gummosi s. pectorales. Gummipastillen. Hustenpastillen.

Rp. Gummi arabici pulv. 400,0
Sacchari albi „ 595,0
Elaeosacch. Aurant. flor. 5,0
Sirupi simpl. q. s.

Zu 1000 Pastillen.

Potio pectoralis (Gall.).

Potion pectorale.

Rp. Infusi Specierum pectoralium (Gall.) 120,0
Sirupi gummosi 30,0.

Pulvis anticatarrhalis (Nat. form.).

Catarrh Powder. Catarrh Snuff.

Rp. Morphin. hydrochlor. 0,41
Gummi arab. subt. pulv. 25,0
Bismuth. subnitr. 75,0.

Pulvis contra tussim STEIGER.

Pulvis anticatarrhalicus. STEIGER's Hustenpulver.

Rp. Gummi arabici pulv.
Sacchari albi „ āā 20,0.

Pulvis diureticus (Gall.).
Poudre diurétique.

Rp. Kalii nitrici   pulv.
   Radicis Althaeae   „   āā 10,0
   Radicis Liquiritiae „   20,0
   Gummi arabici   „
   Sacchari Lactis   „   āā 60,0.
10,0 hiervon auf 1 l Wasser als Schüttelmixtur.

Pulvis gummosus.

Species Diatragacanthae. Pulvis Acaciae comp. Gummipulver. Zusammengesetztes Gummipulver. Poudre gommeuse. Compound powder of gummi.

I. Germ. Nat. form.

Rp. Gummi arabici subt. pulv. 3,0
   Radic. Liquirit.   „   „ · 2,0
   Sacchari albi   „   „   1,0.

II. Helv.

Rp. Gummi arabici pulv.
   Tragacanth.   „   āā 2,0
   Sacchari albi   „   6,0.

III. Austr.

Rp. Amyli Tritici pulv.
   Radic. Liquirit. .,   āā 50,0
   Gummi arabici „
   Sacchari albi   „   āā 100,0.

Pulvis gummosus alkalinus.
Sapo vegetabilis.

Rp. Kalii carbonici pur.   1,0
   Gummi arabici pulv.   9,0.
Bei Darmverstopfung zu 2,0—3,0.

Pulvis incrassans FULLER.

Rp. Gummi arabici pulv.
   Radic. Althaeae „
   Radic. Liquirit. .,
   Resinae Draconis „   āā.

Sirupus pectoralis (Nat. form.).
Pectoral Syrup JACKSON's Pectoral or Cough (Syrup).

Rp. Morphin. hydrochlor.   0,55 g
   Olei Sassafras   0,5 ccm
   Sirupi Acaciae (U-St.) q. s. ad 1000 ccm.

Sirupus pectoralis.
Hustensaft. (Wiener Handverkauf.)

Rp. Mucilag. Gummi arab.
   Sirupi Senegae
     „ Kermesini   āā 20,0
     „ Aurant. flor.   60,0
   Aquae Amygdal. amar. dil.   5,0.

Tabellae cum Gummi (Gall.).
Tablettes de gomme.

Rp. Gummi arabici pulv.   100,0
   Sacchari albi   .,   900,0
   Aquae Aurant. flor.   75,0.
Man formt l. a. Tabletten von 1 g.

Colle blanche, Pariser Leim, ist ein dicker Gummischleim.

Diamantine, GUIGNOT's. Eine Mischung aus 5—8 Th. arab. Gummi, 3 Th. Dextrin, 2 Th. Tragacanth, 3 Th. Gelatine, q. s. Farbstoff wird gelöst, eingetrocknet und gepulvert.

Emser Katarrhpastillen. Bestehen aus 66 Th. Zucker, 33 Th. arab. Gummi, 0,6 Th. Emser Quellsalz, 0,4 Th. isländ. Moos. (Pharm. Zeitg. 1885.)

Epidermin ist eine Salbengrundlage aus Gummi, Wachs, Wasser und Glycerin.

Pâte nutritive, Pastillen für Sänger, Redner, bestehen aus Gummi, Zucker und feinem Leim.

Pectorin, Dr. KENT's, gegen Verschleimung. Ein Pulver aus Kakao, Gummi und Zucker.

Tegmin, Hautdeckmittel bei Impfpocken, ist eine Emulsion aus Wachs, Gummipulver und Wasser (1:2:3) mit 5 Procent Zinkoxyd und wenig Lanolin. (RIEDEL's Mentor.)

Gutta Percha.

Gutta Percha (Germ. Gall.). **Guttapercha. Guttapertscha. Gummi gettania. Gutta Tuban.**

Guttapercha ist der coagulirte und weiter verarbeitete Milchsaft von Bäumen einer Anzahl Arten aus der Familie der **Sapotaceae.** Es kommen als solche hauptsächlich in Betracht: **Palaquium Gutta (Hook.) Burck,** früher in Uferwäldern auf Singapore heimisch, jetzt völlig ausgerottet und nur noch in Kulturen vorhanden, **Palaquium oblongifolium Burck,** heimisch auf Malakka, Riouw, Sumatra und Borneo, **Palaquium borneense Burck** auf Borneo, **Palaquium Treubii Burck** auf Banka. Die beiden letztgenannten Arten sind vielleicht auch schon ausgerottet. Die beste Droge liefert P. oblongifolium. **Payena Leerii Benth. et Hook.,** auf Malakka, Sumatra, Borneo, Banka und Amboina liefert ferner vorzügliches, hellfarbiges Guttapercha, das aber leichter faserig wird, als das von Palaquium-Arten. **Payena macrophylla (Hassk.) Benth. et Hook.** liefert Gutta von minderem Werthe. **Mimusops Elengi L.,** heimisch im westlichen Vorderindien und Ceylon, vielfach kultivirt. **(Mimusops Balata Gärtn.** in Surinam liefert hauptsächlich die verwandte **Ballata).** Ausserdem liefern zahlreiche andere Pflanzen Guttapercha oder diesem ähnliche Stoffe, doch ist hier die Gewinnung über das Stadium des Experiments nicht hinaus gekommen. Die Guttapercha ist in Form eines Milchsaftes in zahlreichen Milch-saftschläuchen der Rinde und des Markes enthalten. Zur Gewinnung derselben macht man Einschnitte in den Stamm, oder fällt den Baum und macht dann Einschnitte. Der heraustretende Milchsaft erstarrt entweder schon am Baum, oder wird bei geringeren Sorten in Kokos-schalen aufgefangen und durch Kochen allein oder mit Wasser coagulirt. Neuerdings ge-winnt man auch Guttapercha durch Extrahiren der Blätter mit Toluol etc., sie hat dann eine von Chlorophyll herrührende grünliche Farbe, die aber bei weiterer Verarbeitung leicht zu beseitigen ist. So gewonnene Guttapercha ist aber für manche Zwecke, so zu Isolatoren, nicht geeignet. Der Ertrag von einem Baum ist nach der Art der Pflanze, der Art des Anzapfens und der Jahreszeit ein sehr wechselnder, z. B. von 330 g bis 6 Kilo, durchschnittlich höchstens $1^1/_4$ Kilo.

Beschreibung. Rohe Guttapercha hat eine faserige, blätterige, zuweilen fast holzartige Struktur, lässt sich leicht schneiden, ist biegsam, aber kaum elastisch. Spec. Gew. 0,96—0,99. Da sie häufig verunreinigt zu sein pflegt, so erweicht man sie in warmem Wasser, walzt sie zu Bändern aus, wobei sie von Steinen etc. befreit wird, und legt mehrere solcher Bänder zusammen, die man zu Spähnen zerschneidet. Diese werden von neuem erweicht, in feine Stücke gerissen und zu Klumpen vereinigt. — Sie ist nun ausser-ordentlich plastisch, sinkt in Wasser unter, lässt sich bei 45—60° C zu Röhren, Platten etc. ausziehen. Sie wird bei 100° C weich. Löslich in der Kälte in Chloroform und Schwefel-kohlenstoff, in der Wärme in Petroläther, Benzol und Terpentinöl, in Aether und Alkohol unvollkommen löslich, in Wasser und fetten Oelen unlöslich. Mit der Zeit wird sie durch Sauerstoffaufnahme brüchig, eine Mischung von 9 Th. Guttapercha und 1 Th. Kampfer soll diesen Uebelstand nicht besitzen.

Bestandtheile. Die Hauptmasse ist ein Gutta genannter Kohlenwasserstoff $(C_{10}H_{16})n$. Man erhält ihn zu 75—82 Proc., indem man eine mit Thierkohle entfärbte Chloroformlösung mit Alkohol fällt. Ferner Oxydationsprodukte desselben: 4—6 Proc. Fluavil $C_{20}H_{32}O$, in kaltem und siedendem Alkohol löslich, und 14—16 Proc. Alban $C_{40}H_{64}O_2$, nur in siedendem Alkohol löslich. Ausserdem enthält sie einen der Gutta nahestehenden Körper Guttan.

Verfälschungen und Surrogate. Guttapercha wird des hohen Preises wegen häufig verfälscht, alle solche Verfälschungen verändern die eben angeführten physikalischen Eigenschaften. Als Surrogat wird eine bei 120° C hergestellte Mischung aus 1 Th. Theer, 10 Th. Paraffin und 2 Th. Kautschuk genannt. Auch Mischungen aus Wachs und Harz werden als Ersatz angeführt.

Pharmaceutische Verwendung findet sie als

1) **Gutta Percha depurata** (Ergänzb.). Gutta Percha alba. Gereinigte Guttapercha. Zahnkitt. Gutta-Percha purifiée (Gall. Suppl.).

Darstellung. 1 Th. rohe Guttapercha erweicht man in warmem Wasser, zerzupft sie in kleine Flocken, löst in 6 Th. Schwefelkohlenstoff und filtrirt nach zweitägigem Absetzen-lassen durch Glaswolle in eine Flasche, welche 6 Th. 90 proc. Weingeist enthält. Die gut durchgeschüttelte Mischung stellt man bei Seite, bis sich zwei Schichten gebildet haben, hebert die obere, weingeistige Harzlösung ab, schüttelt die untere nochmals mit 5 Th. Weingeist, trennt wiederum durch Abhebern, bringt dann die Guttapercha-Schwefelkohlen-stofflösung nebst 2—3 Th. destill. Wasser in den zinnernen Einsatz einer Destillirblase und destillirt bei höchstens 50° C. unter sorgfältiger Kühlung (man lässt das Abflussrohr unter Wasser münden!) den Schwefelkohlenstoff ab. Die zurückbleibende Gutta knetet man mit heissem Wasser und formt sie in 3—5 mm dicke Stängelchen. Ausbeute 60—80 Proc.

Wegen der leichten Entzündlichkeit des Lösungsmittels ist diese Arbeit höchst feuergefährlich; man nehme sie unter Ausschluss offener Feuerungen vor und halte bren-nende Lichter, Cigarren u. dgl. vom Arbeitsraume fern (s. S. 633).

Gefahrlos, wenn auch kostspieliger, ist die Reinigung mittels Chloroform; man braucht davon 15—16 Th. auf 1 Th. Guttapercha, verfährt im Uebrigen, wie vorhin an-gegeben. Eine helle Gutta erhält man aber nur, wenn man die Chloroformlösung mittels Weingeist ausfällt. Aus der Flüssigkeit scheidet man durch Wasser das Chloroform aus.

Auch durch Digeriren mit der 20—22fachen Menge Steinkohlenbenzin und Fällen mittels 90 proc. Weingeist lässt sich die rohe Guttapercha reinigen.

Aufbewahrung. Anwendung. Vor Licht geschützt an einem kühlen Ort unter Wasser, dem man zweckmässig einige Tropfen Chloroform zusetzt, oder auch in einer Mischung aus 10 Th. Wasser, 3 Th. Glycerin, 2 Th. Weingeist. Zum Gebrauch erweicht man ein Stückchen in heissem Wasser und drückt es dann in die vorher gereinigte, mittels Baumwolle getrocknete Zahnhöhlung.

2) Als Grundlage für **Guttapercha-Pflastermulle,** Perchemplastra. Es sind Mullgewebe, die mit einer dünnen Guttaparchaschicht überzogen, daher für Wasser undurchlässig sind, ihre Vorzüge bestehen darin, dass sie die Haut nicht reizen, sich allen Körpertheilen leicht anschmiegen und eine grosse Genauigkeit in der Vertheilung des wirksamen Bestandtheils ermöglichen. Die in der Wärme erweichende Grundmasse nimmt von trockenen Arzneistoffen bis zu 70 Proc. auf. Die Pflastermulle werden in vorzüglicher Beschaffenheit und grosser Auswahl besonders von P. BEIERSDORF & Co. in Hamburg-Eimsbüttel in den Handel gebracht. Sie sind übrigens von begrenzter Haltbarkeit.

Auch für andere Formen, wie Stäbchen, Blättchen, Kügelchen eignet sich eine Guttapercha, welche Arzneikörper aufgenommen hat.

3) Als **Percha lamellata** (Germ.). Gutta Percha foliacea s. chartacea. Charta Gutta Percha. — Guttaperchapapier, -Blatt. — Gutta Percha lamelleuse. Papier de guttapercha. Guttapercha tissu. — Lamellated guttapercha. Lamellar percha. — Wird aus der rohen, durch Kneten etc. gereinigten Handelswaare auf Walzwerken hergestellt und kommt gewöhnlich in langen Streifen von 45 und 90 cm Breite und 3 verschiedenen Stärken, auf Holzstäbe gerollt, in den Handel. Gutes Guttaperchapapier soll bei Körperwärme nicht kleben. Es dient dazu, bei feuchten Umschlägen die Verdunstung zu verhindern, ferner in gleichen Fällen wie Gichtpapier (in Frankreich als Tissu electro - magnétique). Guttaperchapapier bietet einen billigen Ersatz für die theueren Kautschukstopfen zum Verschluss von Laugengefässen; ein mit demselben umhüllter Korkstopfen erfüllt den nämlichen Zweck, wie jene. Ferner empfiehlt es sich, bei allen selten gebrauchten Reagentien, Laugen, Salzlösungen, Tinkturen einen Streifen Gummipapier zwischen Stöpsel und Hals der Standgefässe zu legen; bei Beobachtung dieser Massregel erzielt man einen dichteren Verschluss und wird nie fest verkittete Glasstöpsel vorfinden. — Zum Befestigen von Papierschildern auf Blechgefässen in Kellerräumen legt man eine Scheibe Guttaperchapapier zwischen Schild und Gefäss und erhitzt letzteres durch eine Flamme von innen, oder durch heisses Wasser; derart angeklebte Schilder sind nur mit Gewalt zu entfernen. (Auch bei Porcellan- und Glasgefässen ist das Verfahren anwendbar.)

Man bewahrt Guttaperchapapier kühl, aufgerollt in Blechbüchsen, doch nicht zu lange auf, da es mit der Zeit brüchig wird. (Solche durchs Alter unbrauchbar gewordene Vorräthe sind immer noch für Hufkitt, zu Kitt für Gummireifen, Leder und dergleichen verwendbar.)

Traumaticinum (Ergänzb.). Gutta-percha Chloroformio soluta. Solutio Guttaperchae. Liquor Guttae Perchae. (In England früher: Chloropercha). Traumaticin. Guttaperchalösung. Soluté chloroformique de gutta-percha (Gall. Suppl.). Ergänzb.: 1 Th. Guttaperchapapier löst man in 8 Th. Chloroform und filtrirt nach längerem Absetzen. Klare Flüssigkeit. — Gall.: 1 Th. gereinigte Guttapercha, 9 Th. Chloroform. — Diet.: 4 Th. gereinigte Guttapercha, 16 Th. Chloroform, 1 Th. entwässertes Natriumsulfat. Man löst unter Schütteln und giesst klar ab. Soll die Lösung hellfarbig sein, so nimmt man weisse Guttapercha. — Nat. form.: 15 g Guttapercha in Scheibchen löst man in 75 ccm Chloroform, fügt eine Mischung von 17 g gepulvertem Bleiweiss und 25 ccm Chloroform hinzu — sonst wie vorige. — Man kann diese Lösung auch aus roher Guttapercha bereiten. Vergl. darüber oben unter No. 1. — Bei Frost-, Brand-, Schnittwunden wie Kollodium, entweder rein, oder mit arzneilichen Zusätzen. Die Klebkraft lässt sich durch Zusatz von Kautschuk erhöhen.

Aquariumkitt. 120 Th. Guttapercha, 240 Th. Schwarzes Pech, 8 Th. Schellack schmilzt man zusammen und rollt in Stangen aus.

Flüssiges Pergament heisst eine ätherische Lösung von Guttapercha, die zum Ueberziehen von Bildern und Karten, zum Fixiren von Kreidezeichnungen u. dgl. dient und mittels Zerstäubers aufgetragen wird.

Gewebe, elektro-magnetisches, ist ein mit Guttapercha überzogenes Baumwollengewebe. Es wird durch Guttaperchapapier vollständig ersetzt.

Gewebe, gas- und wasserdichtes, von HEINR. HIRZEL. Zwischen zwei Stücke eines dichten Stoffes legt man Guttaperchapapier und lässt das Ganze durch heisse Walzen gehen. Zuletzt giebt man einen Ueberzug von Kopallack.

Guttapercha cum corporibus medicamentosis (MANNOURY & ROBIQUET). 2 Th. Guttapercha schmilzt man auf dem Wasserbade und mischt 1 Th. des vorgeschriebenen Arzneimittels hinzu.

Guttapercha incarnata. Fleischfarbig erhält man die gereinigte Guttapercha durch Zusatz von 0,1 Proc. Karmin. Sie wird von Zahnärzten gebraucht.

Kitt für helle Lederschuhe. 45 Th. Guttapercha, 30 Th. Terpentinöl, 300 Th. Schwefelkohlenstoff.

Kitt für Lederriemen, für Leder auf Holz oder Metall. 20 Th. Guttapercha löst man in 10 Th. Terpentinöl und 50 Th. Schwefelkohlenstoff, und fügt 20 Th. gepulv. syrischen Asphalt hinzu. Das Leder wird an der zu kittenden Stelle zuvor mit CS_2 abgerieben.

Kitt für Pferdehufe. Hufkitt. 3 Th. gerein. Ammoniakgummi, 1 Th. Terpentin schmilzt man im Wasserbade und verarbeitet mit 6 Th. Guttapercha. Zum Gebrauche wird die Masse in heissem Wasser erweicht, nöthigenfalls mit Kienruss gefärbt. Der auszufüllende Hufspalt ist gründlich zu reinigen. (Diet.)

Velvril, ein Guttapercha- und Kautschukersatz, wird aus Nitrocellulose und Nitroricinoleum dargestellt.

Volkanit ist eine dem Ebonit (S. 680) ähnliche Zusammensetzung.

Bacilli caustici.
Rp.   Guttaperchae depur.
    Zinci chlorati   āā.
Man schmilzt im Wasserbade und presst die weiche Masse in Glasröhren oder rollt sie unter Bestreuen mit Stärkemehl in Stäbchen aus.

Bacilli medicamentosi BOUILHON.
Rp. 1. Guttaperchae
    2. Corporis medicamentosi āā.
Man schmilzt 1 im Wasserbade, mischt 2 hinzu und formt in Stäbchen.

Caementum odontalgicum.
Schmerzstillender Zahnkitt.

I.
Rp 1. Acidi tannici
    2. Catechu pulv.   āā 9,0
    3. Olei Caryophyllor.   1,0
    4. Opii pulverati
    5. Caryophyll. pulv.   āā 3,0
    6. Guttaperchae   75,0.
Man erweicht 6 im Wasserbade und verarbeitet mit der Mischung von 1—5 zu Stäbchen.

II. Nach DIETERICH.
Rp 1. Salol.
    2. Terebinth. laricin. āā 10,0
    3. Guttaperchae   80,0.
3 wird in warmem Wasser erweicht und mit 1 und 2 durchgeknetet.

Lacca conservatrix Heller.
HELLER's Leichenlack.
Rp.   Guttaperchae concis. 100,0
    Carbonei sulfurati   800,0.

Lacca Guttaperchae ad documenta et literas.
Dokumenten-Lack.
Rp.   Guttapeichae conc. et siccat.   10,0
    Olei Lithanthracis rectif. levior.
    Benzoli Lithanthrac.   āā 50,0
    Carbonei sulfurati   40,0
    Olei Eucalypti citriodor.   20,0.
Man löst, lässt absetzen, filtrirt und verdünnt nöthigenfalls mit Benzol. Dient zum Ueberziehen von Schriftstücken, die gegen Feuchtigkeit, gegen saure oder alkalische Dämpfe geschützt werden sollen. Die betreffenden Gegenstände sind vorher zu trocknen.

Lutum ad corium.
Lederkitt.

I.
Rp.   Guttaperchae   15,0
    Olei Terebinth.   10,0
    Carbonei sulfurati 100,0.

II.
Rp.   Guttaperchae   20,0
    Olei Terebinth.   10,0
    Carbonei sulfurati   50,0
    Asphalti syriaci   20,0.
Zum Kitten von Leder, von Leder auf Holz oder Metall. Die zu kittende Stelle wird vorher mit Benzin gereinigt.

Vet.   **Lutum ad ungulam** DEFAYS.
Cornu artificiale. DEFAY's Hufkitt.
Rp.   Guttaperchae   100,0
    Ammoniaci dep. 50,0.
Im Wasserbade zusammenzuschmelzen.

Massa elastica DUERR.
DUERR's Guttaperchamasse.
Rp.   Guttaperchae crudae 100,0
    Resinae Pini   30,0
    Adipis suilli   40,0.
Man schmilzt, seiht durch und walzt in Platten von 1,5—2,5 mm Dicke aus.

Solutio Guttaperchae AKTON.
Rp.   Guttaperchae depurat.   10,0
    Cautschuk   1,5
    Benzini Lithanthrac.   150,0.
Zum Schutze der Haut bei Sektionen etc.

Unguentum ad corium.
Wasserdichte Lederschmiere.
Rp. 1. Olei Rapae crudi   1000,0
    2. Guttaperchae concis.   250,0
    3. Cerae flavae
    4. Paraffini   āā 500,0
    5. Adipis suilli   3000,0
    6. Terebinth. laricin.   1000,0
    7. Eboris usti subt. pulv. 5—8000,0.
1 wird zum Sieden erhitzt, 2 gelöst, dann 3—6 und zuletzt 7 zugefügt.

Vernix Guttaperchae ad corium.
Lederfirniss.
Rp. 1. Guttaperchae siccat.   100,0
    2. Olei Lini   800,0
    3. Olei Lithanthrac. rect. levior.
    4. Vernicis Copal   āā 100,0.
Unter Erhitzen wird 1 in 2 gelöst, 3 und 4 und ein beliebiger Farbstoff (Russ, Ocker, Umbra, Zinnober, Ultramarin) mit Oel angerieben zugesetzt.

Vernix ad texta gossypina et lintea.
Wasserdicht machender Firniss für Gewebe.
Rp.   Guttaperchae p.   1
    Vernicis Lini p.   9—11.
Man löst unter Erwärmen und seiht durch.

Gutti.

† **Gutti** (Germ. Helv.). **Cambogia** (Brit. U-St.). **Gummi Guttae. Gummi resina Guttae. Gummi de Goa. Gutta gamba. Scammonium orientale.** — **Gummigutt.** — **Gomme-gutte** (Gall.). — **Gamboge** ist das Gummiharz der in die Familie der Guttiferae — Clusioideae — Garcinieae gehörigen **Garcinia Hanburyi Hook. f.** (syn.: G. Morella var.: pedicellata Hanbury), heimisch in Cambodscha, dann in zweiter Linie **G. Morella Desr.** auf Ceylon, **G. Roxburghii Engl.** in Canara, **G. Wightii T. Anders** im südlichen Vorderindien, **G. heterandra Wall., G. Gaudichaudii Planch. et Triana** in Cochinchina, endlich liefert **G. pictoria (Roxb.) Engl.** nur wenig brauchbares Gummigutt. Es ist in Form einer Emulsion in schizogenen Sekretbehältern der Rinde, des Markes und auch der Blätter und Früchte enthalten. Man gewinnt es, indem man Einschnitte in die Rinde macht und das ausfliessende Gutti in Bambusröhren auffängt, oder indem man grössere Stücke der äusseren Rindentheile ablöst und jeden Morgen das ausgetretene Sekret abkratzt. Eine geringe Sorte wird durch Auskochen der Blätter und der Schale der unreifen Frucht erhalten. — Das getrocknete und aus den Bambusröhren herausgestossene kommt als Röhrengutti, eines in Klumpen als Schollengutti, Cake-Gambogi in den Handel, es ist auch ein Gutti in lacrimis vorgekommen.

Beschreibung. Cylindrische oder unregelmässige, grünlich-gelbe, zerreibliche Stücke, im Bruch breitmuschelig, glatt und wachsglänzend, an den Kanten etwas durchscheinend, zerrieben dunkelcitronengelb, geruchlos, anfangs geschmacklos, hinterher süsslich und im Munde brennend. Mit Wasser (1:2) angerieben, entsteht eine gelbe Emulsion, in der sich unter dem Mikroskop Harztröpfchen erkennen lassen. Die Emulsion wird durch Ammoniak klar feurigroth, dann braun. Wird das Ammoniak neutralisirt, so entfärbt sich die Lösung und es fallen gelbe Flocken aus. In Weingeist bis zu 80 Proc., in Aether zu einem geringeren Theile löslich. Jodzahl nach E. Dieterich 94,23—108,72. Nach Kremel: Säurezahl 100, Esterzahl 56,7, Verseifungszahl 156,7.

Bestandtheile. 72 Proc. Gambogiasäure $C_{20}H_{24}O_4$. Dieselbe bildet eine fast undurchsichtige, kirschrothe, geruch- und geschmacklose, sauer reagirende Masse, die sich bei 260° C, ohne zu schmelzen, zersetzt. Unlöslich in Wasser, löslich in Weingeist und Aether. Ferner enthält die Droge 25 Proc. Gummi, 5 Proc. Wasser und weniger als 1 Proc. Asche.

Prüfung. Gutti kommt mit Reismehl, Sand und gepulverter Baumrinde verfälscht vor, welche Verfälschungen man erkennt, wenn man die Droge mit Wasser anreibt, absetzen lässt und den Bodensatz auswäscht. Das Genauere ist dann mit dem Mikroskop festzustellen.

Die ammoniakalische Lösung mit etwas Silbernitrat versetzt und aufgekocht, erleidet keine Reduktion, andernfalls liegt wahrscheinlich Verfälschung mit Dextrin vor, die beim Schollengutti beobachtet ist.

Zum Nachweis des Gutti in Gemischen, z. B. in Geheimmitteln, empfiehlt Hirschsohn, wenn eine Flüssigkeit vorliegt, dieselbe mit Glaspulver einzutrocknen, zu zerreiben und mit Petroläther zu behandeln. Ist der Auszug farblos, so wird die Extraktion nach dem Zusatz von HCl bis zur sauren Reaktion wiederholt, da bei Gegenwart von Seife (z. B. in Pillen) Gutti sonst nicht aufgenommen wird.

Ist auch jetzt der Auszug farblos, so fehlt Gutti. Andernfalls wird der Auszug mit Wasser und einigen Tropfen Ammoniak versetzt und geschüttelt, die wässerige Schicht erscheint dann gelbgefärbt und der Petroläther farblos.

Aufbewahrung. Abgabe. Gutti gehört zu den vorsichtig aufzubewahrenden Mitteln. Man hält es in Stücken, einen kleinen Vorrath fein gepulvert für Recepturzwecke vorräthig und giebt es im Handverkauf nur als Malerfarbe an zuverlässige Personen in kleinen Mengen und gegen Giftschein ab.

Anwendung. Als starkes Abführmittel zu 0,1 bis 0,3 g mehrmals täglich in Pillen oder Emulsion, als harntreibendes Mittel in kleineren Gaben meist mit Scilla oder Alkalien. Starke Dosen können den Tod herbeiführen. — Als Bandwurmmittel ist es veraltet. In der Technik zu Lacken und Goldlacken.

Grösste Einzelgabe Germ. 0,5 g Helv. 0,2 g

„ Tagesgabe „ 1,0 „ „ 1,0 „

Bei Thieren wirken tödtlich: 5—10 g bei Schafen, 20—30 g bei Pferden, 50—80 g bei Rindern.

Citrinamentum.
Gelbe Tinte.

Rp.	Gutti	5,0
	Aluminis	1,0
	Gummi arabici	4,0
	Acidi acetici diluti (30 proc.)	4,0
	Olei Caryophyllor. gtts.	V
	Aquae destillatae	86,0.

Wird zweckmässiger durch eine wässerige Lösung von Anilin-Orange (Chrysoïdin) (1,5 : 100,0 nebst 3,0 Zucker) ersetzt.

Liquor Gutti alkalinus.
Elixir Gambogiae alkalinum. Solutio Gummi Guttae alkalina.

Rp.	Gutti pulverat.	1,0
	Liquor. Kalii carbonici	6,0
	Aquae destillat.	3,0.

Zu 20—30—40 Tropfen mehrmals täglich.

Pilula Cambogiae composita (Brit.).
Compound Pill of Gamboge.

Rp.	Gutti pulver.	
	Aloës Barbadensis	
	Pulv. Cinnamom. comp. āā	25,0
	Saponis duri pulv.	50,0
	Sirupi Glucosi	25,0.

Man stösst zur Pillenmasse. Gabe: 0,25—0,5 g.

Pilulae D. Bontius (Gall.).
Pilules de BONTIUS.

Rp.	1. Aloës gr. pulv.	
	2. Gutti gr. pulv.	
	3. Ammoniaci pulv. āā	1,0
	4. Aceti	6,0.

Man löst unter Erwärmen 1—3 in 4, seiht durch, dampft zur Pillenmasse ein und macht daraus Pillen von 0,2 g. Ebenso zusammengesetzt sind die Pilulae hydragogae LEMORT.

Pilulae laxantes.
(Nouv. Remèdes).

Rp.	Gutti	
	Podophyllini āā	0,3
	Extract. Hyoscyami	0,9
	Sapon. amygdal.	q. s.

Zu 30 Pillen. Abends eine Pille.

Sapo Gutti.

Rp.	Gutti subt. pulv.	3,3
	Saponis medicati	6,6
	Spiritus guttas aliquot.	

Man dampft im Wasserbade zur Trockne.

Vernisium aureum.
Lack für vergoldete Gegenstände.

Rp.	Gutti	30,0
	Extract. lign. Santal. spir.	3,0
	Laccae in tabulis alb.	200,0
	Sandarac	50,0
	Terebinth. laricin.	25,0
	Alkohol (95 %)	800,0.

Viridamentum.
Grüne Tinte.

Rp.	Gutti pulverati	1,0
	Coeruleamenti	10,0—20,0.

Diese Mischung ersetzt man besser durch eine wässerige Lösung von Methylgrün, 1,0 : 100,0, dazu 2,0 Zucker.

AYER's Pills. Ueberzuckerte Pillen aus Aloë, Gutti, Koloquinthen und Pfeffer.

BRANDRETH's Pillen, aus Amerika, bestehen aus Gutti, Podophyllin, Safran, Nelken, Gelbwurzel, Minzenöl und Kermessaft.

Carignano-Pulver, von PYAT und DEYEUX, angeblich nach einer Vorschrift der Prinzessin CARIGNANO, besteht aus: 25,0 Gutti, 37,5 Bernstein, je 12,5 rother Koralle und Siegelerde, je 1,2 Zinnober, Mineralkermes und Beinschwarz. Es sind abgetheilte Pulver zu 0,1 g.

Gesundheitspillen von FRANK in Paris sind versilberte Pillen aus 1 Th. Gutti und 4 Th. Aloë.

Horses purging balls, Englische Pferdepillen, sind 30 g schwere Pillen aus 500 Th. Aloë, 50 Th. Gutti, 120 Th. Seife, 15 Th. Anisöl, 10 Th. Glycerin, 5 Th. Anispulver.

Kaiserpillen, KEYSSER'sche Pillen. Wasserpillen, Königseer; Pilulae imperiales. Je 10,0 Gutti, Jalapenharz, Scammonium, Aloë, 2,0 Koloquinthenextrakt, 5,0 Seife, 12,5 Enzianwurzel zu 500 Pillen gemacht. Die Bestandtheile wechseln; bisweilen ist Kalomel, selbst Crotonöl darunter. Mit diesen stimmen die **Magen- und Gallenpillen** ziemlich überein.

KNIGHT'sche Pillen, in Amerika gebräuchlich, sind Pillen von 0,27 g und enthalten 1 Th. Gutti, 3 Th. Scammonium, 6 Th. Aloë.

Magentropfen, Dr. SPRANGER's. Ein schwach weingeistiger Auszug aus Aloë, Gutti und Rhabarber.

Pillen von CAUVIN in Paris. 30 Pillen aus 1,25 Gutti, je 2,0 Aloë und Jalape, 0,6 Rhabarber.

Reinigungspillen von Dr. LANG in München. 48 Pillen aus 1,0 Gutti, 5,0 Schwefelquecksilber, 0,5 Eibisch- und Gummipulver.

Gymnema.

Gattung der **Asclepiadaceae** — **Cynanchoideae** — **Tylophoreae** — **Marsdeniinae**.

I. Gymnema silvestre (Willd.) R. Br. Heimisch von Westafrika durch das südliche Asien bis Australien. Die Pflanze ist ein holziger Schlingstrauch mit gegenständigen, ganzrandigen, 4—9 cm langen und $2^1/_2$—$4^1/_2$ cm breiten, elliptischen oder eirunden, spitzigen, am Grunde abgerundeten oder herzförmigen Blättern, die etwas lederartig und auf beiden Seiten kurzflaumig sind. Man verwendet die Blätter, selten die Wurzel.

Bestandtheile der Blätter. 6 Proc. Gymnemasäure $C_{32}H_{55}O_{12}$, ferner Weinsäure, Zucker, ein Bitterstoff. Die Gymnemasäure ist in Alkohol und Wasser löslich, in Aether, Chloroform und Schwefelkohlenstoff unlöslich. **Gymnema hirsutum Wall.** und **G. montanum Hook f.** enthalten ebenfalls Gymnemasäure.

Anwendung. Die Blätter haben, wenn man sie kaut, die Eigenthümlichkeit, die Geschmacksempfindung für „süss" aufzuheben für 1—2 Stunden. Sie verdanken das der Gymnemasäure. — Der Grund dafür liegt nicht in der Bildung unlöslicher Niederschläge mit den süssschmeckenden Substanzen, sondern beruht auf einer temporären Lähmung der süss empfindenden Geschmacksfasern. Die Empfindung für bitter, salzig und sauer wird nicht aufgehoben, höchstens die für „bitter" in minimaler Weise bei manchen Individuen abgeschwächt.

Die Wurzel wird gegen Schlangengift angewendet.

II. Gymnema latifolium Wall. In Niederländisch-Indien. Enthält in den Blättern Laurocerasin.

Gynocardia.

Gattung der **Flacourtiaceae** — **Pangieae** — **Hydnocarpeae**.

Einzige Art: **Gynocardia odorata R. Br.** Heimisch in Hinterindien. Verwendung finden die Samen: **Semen Gynocardiae. Semen Chaulmugrae.**

Beschreibung. Dieselben sind $2^1/_2$—3 cm lang und ungefähr halb so breit, unregelmässig eiförmig-kantig. Die dünne Samenschale umschliesst das ölige Endosperm mit dem Embryo, dessen Kotyledonen blattförmig, flach und herzförmig sind.

Bestandtheile. 51 Proc. fettes Oel, von dem man 25—30 Proc. durch Auspressen gewinnt. Bei gewöhnlicher Temperatur ist das Oel salbenartig, von grüngelber Farbe, charakteristischem Geruch und angenehmem Geschmack. Es enthält 18 Proc. Gynocardiasäure. Die Säure ist leicht löslich in Alkohol und Aether, sie schmilzt bei 29° C.

Anwendung. Man verwendet die Samen, das Oel und die Säure (Dosis 1—3 g täglich) in Indien gegen Lepra, angeblich mit grossem Erfolg. Die Pulpa der Frucht dient als Fischgift und nach dem Auskochen als Nahrungsmittel, die Rinde als Fiebermittel.

Sapo Gynocardiae. 1000 g Chaulmugraöl verseift man im Dampfbade mit einer Lauge aus 175 g Aetznatron und 750 g destill. Wasser, löst den Seifenleim unter Erhitzen in 2500 g destill. Wasser, setzt eine Lösung von 300 g Kochsalz in 900 g Wasser zu und lässt Erkalten. Die ausgeschiedene Seife wird gewaschen und getrocknet. (P. G. Unna.)

Pilulae Saponis Gynocardiae Unna.

Rp. Saponis Gynocardiae   30,0
      Aquae destillatae   20,0
solve in balneo vaporis, adde
      Massae Sebi pro pilulis keratinatis [1]   20,0
      Terrae siliceae   10,0.
M. f. massa, e qua form. pilul. keratinatae pond. 0,45. Jede Pille enthält 0,18 g Gynocardiaseife. Bei Lepra täglich 10 Pillen.

Unguentum contra combustiones.
Brandsalbe.

Rp. Aristoli   5,0
      Olei Gynocardiae   50,0
      Adipis Lanae   45,0.

Unguentum Gynocardiae.

Rp. Olei Gynocardiae
      Unguent. Paraffini   āā.

---

[1] Sebi taurini 500, Cerae flavae 100, Liquatis et colatis adde Cumarini 0,5 in Spiritu 5,0 soluti (P. G. Unna).